TRATADO DE obesidade

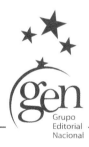

O GEN | Grupo Editorial Nacional – maior plataforma editorial brasileira no segmento científico, técnico e profissional – publica conteúdos nas áreas de ciências da saúde, exatas, humanas, jurídicas e sociais aplicadas, além de prover serviços direcionados à educação continuada e à preparação para concursos.

As editoras que integram o GEN, das mais respeitadas no mercado editorial, construíram catálogos inigualáveis, com obras decisivas para a formação acadêmica e o aperfeiçoamento de várias gerações de profissionais e estudantes, tendo se tornado sinônimo de qualidade e seriedade.

A missão do GEN e dos núcleos de conteúdo que o compõem é prover a melhor informação científica e distribuí-la de maneira flexível e conveniente, a preços justos, gerando benefícios e servindo a autores, docentes, livreiros, funcionários, colaboradores e acionistas.

Nosso comportamento ético incondicional e nossa responsabilidade social e ambiental são reforçados pela natureza educacional de nossa atividade e dão sustentabilidade ao crescimento contínuo e à rentabilidade do grupo.

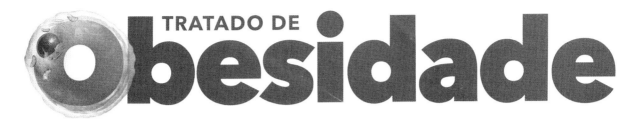

TRATADO DE obesidade

Autor Coordenador
Marcio C. Mancini

Chefe do Grupo de Obesidade e Síndrome Metabólica e da disciplina de Endocrinologia e Metabologia do Hospital das Clínicas da Faculdade de Medicina da Universidade de São Paulo (HCFMUSP). Pesquisador do Laboratório de Investigações Médicas LIM-18 da Faculdade de Medicina da Universidade de São Paulo (FMUSP). Residência Médica em Clínica Médica e em Endocrinologia e Metabologia no HCFMUSP. Doutor em Ciências pela FMUSP na área de Endocrinologia orientado pelo Professor Alfredo Halpern. Ex-Presidente do Conselho Deliberativo da Associação Brasileira para o Estudo da Obesidade e da Síndrome Metabólica (Abeso) em duas gestões. Ex-Presidente do Departamento de Obesidade da Sociedade Brasileira de Endocrinologia e Metabologia (SBEM) em duas gestões. Coordenador do Departamento de Obesidade da Sociedade Brasileira de Diabetes (SBD). Membro titulado da SBEM. Membro da Abeso, da SBEM e da SBD. Extensa atividade didática em cursos de Graduação, Pós-Graduação e Extensão Universitária. Orientador Pleno da Pós-Graduação *Stricto Sensu* da disciplina de Endocrinologia e Metabologia da FMUSP. Professor da disciplina de Obesidade da Pós-Graduação da FMUSP. Ex-Presidente do XII Congresso Brasileiro de Obesidade e Síndrome Metabólica. Ex-Membro da Câmara Técnica em Endocrinologia e Metabologia do Conselho Regional de Medicina do Estado de São Paulo (CREMESP). Diretor Nacional da SBEM em duas gestões. Editor Associado dos *Archives of Endocrinology & Metabolism* (AE&M).

Coautores
Bruno Geloneze

Médico pela Universidade Estadual de Campinas (Unicamp). Especialista em Endocrinologia e Metabologia pela Unicamp. Doutor em Endocrinologia e Metabologia pela Unicamp. Professor Livre-Docente da Unicamp. Pesquisador Principal do Centro de Pesquisa em Obesidade e Comorbidades da Unicamp.

João Salles

Médico pela Universidade de Vassouras. Especialista em Endocrinologia e Metabologia pela Faculdade de Ciências Médicas da Santa Casa de São Paulo (FCMSCSP). Doutor em Endocrinologia e Metabologia pela Escola Paulista de Medicina da Universidade Federal de São Paulo (Unifesp). Professor Adjunto da FCMSCSP. Membro da Sociedade Brasileira de Diabetes (SBD), da Sociedade Brasileira de Endocrinologia e Metabologia (SBEM) e da Associação Brasileira para Estudo da Obesidade e Síndrome Metabólica (Abeso).

Josivan Gomes de Lima

Médico Endocrinologista. Graduado em Medicina pela Universidade Federal do Rio Grande do Norte (UFRN). Doutor em Ciências da Saúde pela UFRN. Professor Adjunto da UFRN.

Mario Kehdi Carra

Médico pela Faculdade de Medicina da Fundação do ABC. Especialista em Endocrinologia e Metabologia pelo Hospital das Clínicas da Faculdade de Medicina da Universidade de São Paulo (HCFMUSP). Membro da Sociedade Brasileira de Endocrinologia e Metabologia (SBEM) e da Associação Brasileira para o Estudo da Obesidade e Síndrome Metabólica (Abeso). Médico Assistente da disciplina de Endocrinologia do HCFMUSP.

4ª edição

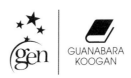

- O autor deste livro e a editora empenharam seus melhores esforços para assegurar que as informações e os procedimentos apresentados no texto estejam em acordo com os padrões aceitos à época da publicação, *e todos os dados foram atualizados pelo autor até a data do fechamento do livro.* Entretanto, tendo em conta a evolução das ciências, as atualizações legislativas, as mudanças regulamentares governamentais e o constante fluxo de novas informações sobre os temas que constam do livro, recomendamos enfaticamente que os leitores consultem sempre outras fontes fidedignas, de modo a se certificarem de que as informações contidas no texto estão corretas e de que não houve alterações nas recomendações ou na legislação regulamentadora.
- Data do fechamento do livro: 30/08/2024.
- O autor e a editora se empenharam para citar adequadamente e dar o devido crédito a todos os detentores de direitos autorais de qualquer material utilizado neste livro, dispondo-se a possíveis acertos posteriores caso, inadvertida e involuntariamente, a identificação de algum deles tenha sido omitida.
- **Atendimento ao cliente: (11) 5080-0751 | faleconosco@grupogen.com.br**
- Direitos exclusivos para a língua portuguesa
  Copyright © 2025 by
  Editora Guanabara Koogan Ltda.
  Uma editora integrante do GEN | Grupo Editorial Nacional
  Travessa do Ouvidor, 11
  Rio de Janeiro – RJ – CEP 20040-040
  www.grupogen.com.br
- Reservados todos os direitos. É proibida a duplicação ou reprodução deste volume, no todo ou em parte, em quaisquer formas ou por quaisquer meios (eletrônico, mecânico, gravação, fotocópia, distribuição pela Internet ou outros), sem permissão, por escrito, da EDITORA GUANABARA KOOGAN LTDA.
- Capa: Bruno Sales
- Imagem da capa: iStock (© wildpixel, Sinhyu)
- Editoração eletrônica: Eramos Serviços Editoriais
- Ficha catalográfica

CIP-BRASIL. CATALOGAÇÃO NA PUBLICAÇÃO
SINDICATO NACIONAL DOS EDITORES DE LIVROS, RJ

T698
4. ed.

Tratado de obesidade / autor coordenador Marcio C. Mancini ; coautores Bruno Geloneze ... [et al.]. - 4. ed. - Rio de Janeiro : Guanabara Koogan, 2025.

    Inclui bibliografia e índice
    ISBN 978-85-277-4072-2

    1. Obesidade. I. Mancini, Marcio C. II. Geloneze, Bruno.

                        CDD: 616.398
24-93357   CDU: 616.399

Meri Gleice Rodrigues de Souza – Bibliotecária – CRB-7/6439

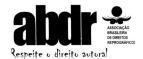

Colaboradores

Adriana Perez Angelucci
Médica Endocrinologista. Graduada em Medicina pela Universidade de São Paulo (USP). Especialista em Endocrinologia e Metabologia pela USP. Mestre em Health Science pela Eastern Institute of Technology (New Zealand).

Adriana Servilha Gandolfo
Nutricionista pelo Centro Universitário São Camilo. Especialista em Saúde Materno-Infantil pela Faculdade de Saúde Pública da Universidade de São Paulo (FSP/USP). Mestre em Ciências pela Faculdade de Medicina da Universidade de São Paulo (FMUSP).

Adriane Maria Rodrigues
Médica pela Universidade Federal do Paraná (UFPR). Especialista em Endocrinologia pela UFPR. Doutora em Medicina Interna pela UFPR. Membro da Associação Brasileira para o Estudo da Obesidade e Síndrome Metabólica (Abeso). Diretora do Departamento de Adrenal e Hipertensão da Sociedade Brasileira de Endocrinologia e Metabologia (SBEM).

Adriano Namo Cury
Médico pela Faculdade de Ciências Médicas da Santa Casa de São Paulo (FCMSCSP). Especialista em Endocrinologia pela Irmandade da Santa Casa de Misericórdia de São Paulo. Especialista em Educação em Saúde pela Faculdade de Medicina da Universidade de São Paulo (FMUSP). Doutor em Medicina pela FCMSCSP. Professor Adjunto da FCMSCSP. Membro da Sociedade Brasileira de Endocrinologia e Metabologia (SBEM).

Adriano Segal
Médico Psiquiatra. Graduado em Medicina pela Faculdade de Medicina da Universidade de São Paulo (FMUSP). Especialista em Psiquiatria pelo Hospital das Clínicas da Faculdade de Medicina da Universidade de São Paulo (HCFMUSP). Doutor em Psiquiatria pela FMUSP. Professor *Ad Hoc* do HCFMUSP. Membro da Associação Brasileira para o Estudo da Obesidade e Síndrome Metabólica (Abeso), da Associação Brasileira de Psiquiatria (ABP) e do Departamento de Obesidade da Sociedade Brasileira de Diabetes (SBD). Psiquiatra pelo Instituto de Psiquiatria (IPq) do HCFMUSP. Coordenador do Departamento de Transtornos Alimentares e Psiquiatria da Abeso. Vice-coordenador da Comissão de Transtornos Alimentares da ABP. Coordenador da Psiquiatria do Ambulatório de Obesidade do Serviço de Endocrinologia e Metabologia – HCFMUSP.

Alessandra Escorcio Rodrigues Almeida
Nutricionista pelo Centro Universitário São Camilo. Especialista em Nutrição Clínica pelo Ganep Educação. Mestre em Ciências da Saúde pela Faculdade de Medicina da Universidade de São Paulo (FMUSP). Doutoranda em Ciências da Saúde pela FMUSP. Membro da Associação Brasileira para o Estudo da Obesidade e Síndrome Metabólica (Abeso).

Alexandra Passos Gaspar
Médica pela Faculdade de Medicina do ABC (FMABC). Especialista em Fisiatria pela Universidade Federal de São Paulo (Unifesp). Doutora em Endocrinologia pela Unifesp. Membro da Associação Brasileira de Medicina Física e Reabilitação (ABMFR). *Fellow* pela Universidade de Pittsburgh e Rehabilitation Institute of Chicago.

Alexandre Amado Elias
Médico pela Faculdade de Medicina de Valença. Especialista em Cirurgia do Aparelho Digestivo pelo Colégio Brasileiro de Cirurgia Digestiva (CBCD). Mestre em Cirurgia pela Santa Casa de São Paulo. Doutor em Cirurgia pela Universidade Federal de Pernambuco (UFPE). Membro do Instituto Garrido. *Proctor* em Cirurgia Robótica pela Intuitive e pela Rede D'Or.

Alexandre de Matos Soeiro
Médico pela Universidade de São Paulo (USP). Especialista e Doutor em Cardiologia pela USP. Professor Colaborador da USP.

Alexandre Pinto de Azevedo
Médico Psiquiatra. Graduado em Medicina pela Universidade Federal de Pernambuco (UFPE). Especialista em Psiquiatria pelo Hospital das Clínicas da Universidade Federal de Pernambuco (HCUFPE). Mestre em Psiquiatria pela USP. Membro da Associação Brasileira de Medicina do Sono (ABMS). Coordenador do Grupo Especializado em Comer Compulsivo e Obesidade do Programa de Transtornos Alimentares do Instituto de Psiquiatria do Hospital das Clínicas da Faculdade de Medicina da Universidade de São Paulo (IPq/HCFMUSP). Assistente do Programa de Transtornos do Sono do IPq/HCFMUSP. Coordenador científico da Comissão de Sono da Associação Paulista de Medicina (APM).

Amélio F. Godoy-Matos
Médico pela Faculdade de Ciências Médicas da Universidade de Pernambuco (FCM/UPE). Especialista em Endocrinologia pela Associação Médica Brasileira (AMB). Mestre em Endocrinologia pela Pontifícia Universidade Católica do Rio de Janeiro (PUC-RJ). Doutor em Fisiopatologia Clínica e Experimental pela Universidade do Estado do Rio de Janeiro (UERJ). Professor Associado da PUC-RJ. Membro da Associação Brasileira para o Estudo da Obesidade e Síndrome Metabólica (Abeso), da Sociedade Brasileira de Endocrinologia e Metabologia (SBEM), da Sociedade Brasileira de Diabetes (SBD) e da Endocrine Society.

Ana Carolina Junqueira Vasques
Graduada em Nutrição pela Universidade Federal de Viçosa (UFV). Mestre em Ciências da Nutrição pela UFV. Doutora em Clínica Médica pela Universidade Estadual de Campinas (Unicamp). Professora Associada da Unicamp. Membro da Associação Brasileira para o Estudo da Obesidade e Síndrome Metabólica (Abeso). Uma das idealizadoras do Projeto MeNu – Medicina Culinária e Nutrição na Atenção à Saúde. Coordenadora associada do Laboratório de Investigação em Metabolismo e Diabetes da Unicamp.

Ana Claudia Latronico
Médica pela Faculdade de Ciências Médicas de Santos (FCMS). Especialista em Endocrinologia e Metabologia pela Faculdade de Medicina da Universidade de São Paulo (FMUSP). Doutora em Endocrinologia e Metabologia pela FMUSP. Professora Titular da FMUSP. Membro da Academia Brasileira de Ciências (ABC).

Ana Claudia Pelissari Kravchychyn
Graduada em Nutrição e Educação Física pelo Centro Universitário de Maringá e pela Universidade Estadual de Maringá (UEM). Mestre em Educação Física pela UEM. Doutora em Nutrição pela Universidade Federal de São Paulo (Unifesp). Professora Adjunta da Universidade Federal de Viçosa (UFV). Membro da Associação Brasileira para o Estudo da Obesidade e Síndrome Metabólica (Abeso).

Ana Maria Pita Lottenberg
Nutricionista pela Faculdade São Camilo. Mestre em Ciências dos Alimentos pela Universidade de São Paulo (USP). Doutora em Ciências dos Alimentos pela USP. Professora da Faculdade Israelita de Ciências da Saúde Albert Einstein. Membro da Associação Brasileira para o Estudo da Obesidade e Síndrome Metabólica (Abeso).

Ana Paola Monegaglia Vidigal
Nutricionista pelo Centro Universitário São Camilo. Especialista em Nutrição Clínica Preventiva pela Universidade São Marcos. Especialista em Gestão em Negócio em Alimentação pelo Instituto de Pesquisa, Capacitação e Especialização (IPCE).

Ana Paula Silva Caldas
Nutricionista pela Universidade Federal do Maranhão (UFMA). Especialista em Nutrição Clínica em Gastroenterologia pela Universidade de São Paulo (USP). Mestre em Ciência da Nutrição pela Universidade Federal de Viçosa (UFV). Doutora em Ciência da Nutrição pela UFV.

Ana R. Dâmaso
Professora de Educação Física. Graduada em Educação Física pela Universidade Estadual de Goiás (UEG). Especialista em Metodologia do Ensino Superior pela UEG. Mestre em Biodinâmica do Movimento Humano pela Escola de Educação Física e Esporte da Universidade de São Paulo (EEFE/USP). Doutora em Nutrição pela Escola Paulista de Medicina da Universidade Federal de São Paulo (EPM/Unifesp). Professora Associada do Programa de Pós-graduação em Nutrição da EPM/Unifesp. Membro da Associação Brasileira para o Estudo da Obesidade e Síndrome Metabólica (Abeso). Pós-doutorado em Ciências Pediátricas pela EPM/Unifesp. Livre-Docente em Obesidade Clínica e Experimental da EPM/Unifesp.

André Faria
Médico pela Universidade do Estado do Rio de Janeiro (UERJ). Especialista em Endocrinologia e Metabologia pela Universidade de São Paulo (USP). Doutor em Ciências pela USP. Membro da Sociedade Brasileira de Endocrinologia e Metabologia (SBEM) e da Associação Brasileira para o Estudo da Obesidade e Síndrome Metabólica (Abeso).

André Morrell
Médico pela Universidade de São Paulo. Especialista em Cirurgia Digestiva e Robótica pela USP. Professor de Cirurgia Robótica do Instituto Morrell.

Andressa Heimbecher Soares
Médica pela Universidade Federal do Paraná (UFPR). Especialista em Endocrinologia e Metabologia pelo Hospital do Servidor Público Estadual de São Paulo. Doutora em Ciências Médicas pela Faculdade de Medicina da Universidade de São Paulo (FMUSP). Professora Instrutora da disciplina de Endocrinologia e Metabologia da Faculdade de Ciências Médicas da Santa Casa de São Paulo (FCMSCSP). Membro da Sociedade Brasileira de Endocrinologia e Metabologia (SBEM).

Andrey Santos
Biólogo pela Universidade Estadual de Campinas (Unicamp). Doutor em Clínica Médica pela Faculdade de Ciências Médicas (FCM) da Unicamp.

Anna Carolina Batista Dantas
Médica pela Universidade Federal do Rio Grande do Norte (UFRN). Especialista em Cirurgia Geral e Cirurgia do Aparelho Digestivo pelo Hospital das Clínicas da Faculdade de Medicina da Universidade de São Paulo (HCFMUSP). Membro da Sociedade Brasileira de Cirurgia Bariátrica e Metabólica (SBCBM), da Federação Internacional de Cirurgia da Obesidade & Distúrbios Metabólicos (IFSO, do inglês International Federation for the Surgery of Obesity and Metabolic Disorders) e da Sociedade Americana de Cirurgia Bariátrica e Metabólica (ASMBS, do inglês American Society for Metabolic and Bariatric Surgery).

Ariana Ester Fernandes
Nutricionista pela Faculdade de Saúde Pública da Universidade de São Paulo (FSP/USP). Mestre em Ciências Médicas pela Faculdade de Medicina da USP (FMUSP). Doutora em Ciências Médicas pela FMUSP. Membro da Associação Brasileira para o Estudo da Obesidade e Síndrome Metabólica (Abeso).

Arnaldo Pinto Lopes Filho
Médico pela Faculdade de Medicina da Universidade de São Paulo (FMUSP). Especialista em Psiquiatria pelo Instituto de Psiquiatria da FMUSP.

Beatriz Sant Anna
Endocrinologista. Graduada em Medicina pela Pontifícia Universidade de Católica do Paraná (PUC-PR). Especialista em Endocrinologista pelo Hospital do Servidor Público Municipal de São Paulo. Mestre em Endocrinologia pela Faculdade de Medicina da Universidade de São Paulo (FMUSP).

Bianca Emsenhuber
Médica pela Universidade de Santo Amaro (Unisa). Especialista em Nefrologia pela Beneficência Portuguesa de São Paulo.

Bruno Caramelli
Médico pela Faculdade de Medicina da Universidade de São Paulo (FMUSP). Especialista em Cardiologia pelo Instituto do Coração do Hospital das Clínicas da FMUSP (InCor HCFMUSP). Doutor em Cardiologia pela FMUSP. Professor Associado da FMUSP.

Bruno Halpern
Médico pela Faculdade de Medicina da Universidade de São Paulo (FMUSP). Especialista em Endocrinologia e Clínica Médica pela FMUSP. Doutor em Ciências pela FMUSP.

Caetano Marchesini
Médico pela Universidade Federal do Paraná (UFPR). Especialista em Cirurgia do Aparelho Digestivo pelo Hospital de Clínicas da UFPR. Mestre em Cirurgia do Aparelho Digestivo pela UFPR. Membro titular da Sociedade Brasileira de Endoscopia Digestiva (Sobed) e da Sociedade Brasileira de Cirurgia Laparoscópica e Robótica. Membro internacional da American Society of Metabolic and Bariatric Surgery (ASMBS). Titular do Colégio Brasileiro de Cirurgiões. Ex-presidente da Sociedade Brasileira de Cirurgia Bariátrica e Metabólica (SBCBM). Presidente eleito do Capítulo Latino-Americano da International Federation for the Surgery of Obesity and Metabolic Disorders.

Caio Abner Vitorino Gonçalves Leite
Médico pela Universidade Federal do Ceará (UFC). Especialista em Oncologia Clínica pela Beneficência Portuguesa de São Paulo. Mestre em Farmacologia pela UFC. Doutor em Oncologia pela A.C. Camargo Cancer Center. Membro da Sociedade Brasileira de Oncologia Clínica (SBOC).

Carina Rossoni
Nutricionista pela Universidade Regional do Noroeste do Estado do Rio Grande do Sul (Unijuí). Especialista em Nutrição Parenteral e Enteral pela Sociedade Brasileira de Nutrição Parenteral e Enteral (SBNPE). Mestre em Ciências da Saúde/Clínica Médica pela Pontifícia Universidade Católica do Rio Grande do Sul (PUCRS). Doutora em Ciências da Saúde/Clínica Cirúrgica pela PUCRS. Professora Auxiliar – Mestrado em Nutrição Clínica da Universidade Lusófona. Membro das Comissões de Especialidades Associadas (COESAS) da Sociedade Brasileira de Cirurgia Bariátrica e Metabólica (SBCBM) (2015-2016). Conselheira do Núcleo de Saúde Alimentar da SBCBM (2017-2022), do Departamento de Cirurgia Bariátrica da Associação Brasileira para o Estudo da Obesidade e Síndrome Metabólica (Abeso) (2019-2022) e da Comissão de Nutrição da Organização Brasileira de Doença de Crohn e Colite (GEDIIB) (2021-atual). Coordenadora do Bariatric Channel Health Specialities. Membro da Federação Internacional de Cirurgia da Obesidade & Distúrbios Metabólicos (IFSO, do inglês International Federation for the Surgery of Obesity and Metabolic Disorders), da SBCBM, da Sociedade Portuguesa de Cirurgia da Obesidade e Doenças Metabólicas (SPCO), da Abeso e da GEDIIB.

Carla Mourilhe
Nutricionista pela Universidade Estácio de Sá. Mestre em Fisiopatologia Clínica e Experimental pela Clínica de Hipertensão da Universidade do Estado do Rio de Janeiro (CLINEX/UERJ). Doutora em Nutrição pelo Instituto de Nutrição Josué de Castro da Universidade Federal do Rio de Janeiro (INJC/UFRJ). Membro da Associação Brasileira de Nutrição (ASBRAN). Nutricionista Coordenadora do Grupo de Obesidade e Transtornos Alimentares do Instituto de Psiquiatria (IPUB) da UFRJ.

Carlos Alberto Longui
Médico pela Universidade de Mogi das Cruzes (UMC). Especialista em Endocrinologia Pediátrica pela Irmandade da Santa Casa de Misericórdia de São Paulo. Doutor em Endocrinologia pela Faculdade de Medicina da Universidade de São Paulo (FMUSP). Professor Titular da Faculdade Ciências Médicas da Santa Casa de São Paulo (FCMSCSP). Membro da Academia de Medicina de São Paulo (AMSP).

Carlos Alberto Werutsky
Médico pela Universidade Federal do Rio Grande do Sul (UFRGS). Especialista em Nutrologia pela Associação Brasileira de Nutrologia (ABRAN). Mestre em Ciência do Movimento Humano pela UFRGS. Doutor em Clínica Médica pela Faculdade de Medicina de Ribeirão Preto da Universidade de São Paulo (FMRP-USP). Diretor de Departamento da ABRAN. Membro do Centro de Medicina Especializada do Hospital Nove de Julho (CME-H9J).

Carlos Eduardo Ferreira de Moraes
Nutricionista pela Universidade Estácio de Sá. Mestre em Nutrição Humana pela Universidade Federal do Rio de Janeiro (UFRJ). Doutor em Saúde Mental pela UFRJ. Membro da Academy for Eating Disorders (AED).

Carlos Eduardo Seraphim
Médico pela Faculdade de Medicina da Universidade de São Paulo (FMUSP). Especialista em Endocrinologia e Metabologia pela FMUSP. Doutor em Ciências da Endocrinologia pela FMUSP.

Carlos Vicente Serrano Jr.
Médico pela Faculdade de Medicina da Universidade de São Paulo (FMUSP). Especialista em Cardiologia pela FMUSP. Doutor em Cardiologia pela FMUSP. Professor Associado da FMUSP. Membro da Associação Médica Brasileira (AMB). Livre-Docente pela FMUSP. Diretor da Unidade Clínica de Aterosclerose do Instituto do Coração (InCor) do Hospital das Clínicas da FMUSP (HCFMUSP). Pós-doutorado pela Johns Hopkins University.

Carol Góis Leandro
Professora. Graduada em Educação Física pela Universidade Federal de Pernambuco (UFPE). Mestre em Ciências do Desporto pela Universidade do Porto (Portugal). Doutora em Ciências do Desporto pela Universidade do Porto (Portugal). Professora Titular da UFPE. Membro da Academia Pernambucana de Ciências (APC).

Carolina C. Rocha Betônico
Médica pela Universidade Federal de Uberlândia (UFU). Especialista em Endocrinologia e Metabologia pela UFU. Doutora em Ciências

da Saúde pela Universidade de São Paulo (USP). Professora Titular da Fundação Educacional do Município de Assis (FEMA). Membro da Sociedade de Endocrinologia e Metabologia (SBEM).

Carolina Ferraz
Médica pela Universidade Federal do Paraná (UFPR). Especialista em Endocrinologia pela Irmandade da Santa Casa de Misericórdia de São Paulo. Doutora em Endocrinologia pela Universidade de Dresden. Professora Assistente da Faculdade de Ciências Médicas da Santa Casa de São Paulo (FCMSCSP). Membro da Sociedade Brasileira de Endocrinologia e Metabologia (SBEM).

Caroline Dário Capitani
Nutricionista pela Pontifícia Universidade Católica de Campinas (PUC-Campinas). Professora Adjunta MS3.2 da Faculdade de Ciências Aplicadas da Universidade Estadual de Campinas (FCA/Unicamp).

Cecília Zanin Palchetti
Nutricionista pela Pontifícia Universidade Católica de Campinas (PUC-Campinas). Mestre em Ciências pela Universidade Federal de São Paulo (Unifesp). Doutora em Ciências pela Unifesp. Pós-doutoranda do Departamento de Nutrição da Faculdade de Saúde Pública da Universidade de São Paulo (FSP/USP). Vinculada ao Eixo Nutrição do Instituto Nacional de Ciência e Tecnologia (INCT) – Expossoma.

Celso R. F. Carvalho
Fisioterapeuta pela Universidade Federal de São Carlos (UFSCar). Especialista em Educação Física pela Faculdade de Educação Física de Santos. Mestre em Fisiologia Humana pela Universidade de São Paulo (USP). Doutor em Fisiologia Humana pela USP. Professor de Fisioterapia Respiratória da Faculdade de Medicina da USP (FMUSP). Membro da Sociedade Brasileira de Pneumologia e Tisiologia (SBPT) e da Associação Brasileira de Fisioterapia Cardiorrespiratória e Fisioterapia em Terapia Intensiva (Assobrafir). Pesquisador Produtividade em Pesquisa do Conselho Nacional de Desenvolvimento Científico e Tecnológico (CNPq), nível 1B.

Cesar Luiz Boguszewski
Médico pela Universidade Federal do Paraná (UFPR). Especialista em Clínica Médica e Endocrinologia e Metabologia pela UFPR. Mestre em Medicina Interna pela UFPR. Doutor em Endocrinologia e Metabologia pela Universidade de Gotemburgo (Suécia). Professor Titular da UFPR. Membro da Sociedade Brasileira de Endocrinologia e Metabologia (SBEM).

Chong Ae Kim
Geneticista Médica. Graduada em Medicina pela Universidade de Brasília (UnB). Especialista em Genética pelo Instituto da Criança da Faculdade de Medicina da Universidade de São Paulo (FMUSP). Mestre em Medicina pela FMUSP. Doutora em Medicina pela FMUSP. Professora Associada do Departamento de Pediatria da FMUSP. Membro da Sociedade Brasileira de Genética Médica e Genômica (SBGM). Livre-Docente pela FMUSP.

Cintia Cercato
Médica Endocrinologista. Graduada em Medicina pela Universidade Federal da Bahia (UFBA). Especialista em Endocrinologia pela Universidade de São Paulo (USP). Doutora em Ciências (área de concentração: Endocrinologia e Metabologia) pela USP. Professora da pós-graduação da disciplina de Endocrinologia da Faculdade de Medicina da USP (FMUSP). Membro da Sociedade Brasileira de Endocrinologia e Metabologia (SBEM), da Associação Brasileira para o Estudo da Obesidade e Síndrome Metabólica (Abeso) e da Sociedade Brasileira de Diabetes (SBD).

Claudia Faria
Médica pela Universidade Federal de Uberlândia (UFU). Especialista em Endocrinologia Pediátrica pela Irmandade da Santa Casa de Misericórdia de São Paulo. Mestre em Pediatria pela Faculdade de Ciências Médicas da Santa Casa de São Paulo (FCMSCSP). Doutora em Ciências da Saúde pela FCMSCSP. Professora Titular do Instituto Máster de Ensino Presidente Antônio Carlos (IMEPAC) Araguari.

Claudia Pinto Marques Souza de Oliveira
Médica pela Universidade Estadual do Pará (UEPA). Especialista em Gastroenterologia pela Faculdade de Medicina da Universidade de São Paulo (FMUSP). Doutora em Gastroenterologia pela FMUSP. Professora Associada da FMUSP. Membro da Sociedade Brasileira de Hepatologia (AASLD), da European Association for the Study of the Liver (EASL), da Associação Latino-Americana para o Estudo do Fígado (ALEH), da Sociedade Brasileira de Hepatologia (SBH) e da Federação Brasileira de Gastroenterologia (FBG).

Cristiane de Freitas Paganoti
Médica pela Pontifícia Universidade Católica de Campinas (PUC-Campinas). Especialista em Ginecologia e Obstetrícia pelo Hospital e Maternidade Celso Pierro (hospital da PUC-Campinas). Mestre em Ciências pela Universidade de São Paulo (USP). Doutora em Ciências pela USP. Especialização em Gestação de Alto Risco pelo Hospital das Clínicas da Faculdade de Medicina da USP (HCFMUSP). Pós-doutorado (*Clinical Research Fellow* – em andamento) na Maternal-Fetal Medicine Unit do Gold Coast University Hospital, Griffith University, Austrália.

Cristiane Kochi
Médica pela Universidade Santo Amaro (Unisa). Especialista em Endocrinopediatria pela Santa Casa de São Paulo. Mestre em Pediatria pela Faculdade de Ciências Médicas da Santa Casa de São Paulo (FCMSCSP). Doutora em Pediatria pela FCMSCSP. Professora Titular da FCMSCSP. Membro da Sociedade Brasileira de Pediatria (SBP).

Cristiano Roberto Grimaldi Barcellos
Médico pela Faculdade de Ciências Médicas de Santos (FCMS). Especialista em Endocrinologia pela Pontifícia Universidade Católica de São Paulo (PUC-SP). Doutor em Ciências (área de Endocrinologia) pela Faculdade de Medicina da Universidade de São Paulo (FMUSP). Professor do Ambulatório de Endocrinologia do Exercício e do Esporte da Escola Paulista de Medicina da Universidade

Federal de São Paulo (EPM/Unifesp). Membro da Sociedade Brasileira de Endocrinologia e Metabologia (SBEM). Título de Especialista em Endocrinologia pela SBEM. Diretor do Departamento de Endocrinologia do Exercício e do Esporte da SBEM. Subcoordenador do Departamento de Pré-diabetes e Diabetes tipo 2 da Sociedade Brasileira de Diabetes (SBD).

Cynthia Melissa Valerio
Médica pela Pontifícia Universidade Católica do Paraná (PUCRS). Especialista em Endocrinologia e Metabologia pelo Instituto Estadual de Diabetes e Endocrinologia Luiz Capriglione (IEDE). Mestre em Clínica Médica (Nutrologia) pela Universidade Federal do Rio de Janeiro (UFRJ). Professora da Pós-graduação de Endocrinologia da Pontifícia Universidade Católica do Rio de Janeiro (PUC-RJ). Membro da Diretoria da Associação Brasileira para o Estudo da Obesidade e Síndrome Metabólica (Abeso) e do Departamento de Dislipidemia da Sociedade Brasileira de Endocrinologia e Metabologia (SBEM).

Daniel Damiani
Médico pela Universidade Cidade de São Paulo (UNICID). Especialista em Neurologia pelo Instituto de Assistência Médica ao Servidor Público Estadual (IAMSPE). Professor Preceptor de Neurologia da UNICID. Membro Titular da Academia Brasileira de Neurologia (ABN).

Daniel Riccioppo
Médico pela Faculdade de Medicina da Universidade de São Paulo (FMUSP). Especialista em Cirurgia do Aparelho Digestivo pela Universidade Federal de São Paulo (Unifesp). Doutor em Ciências em Gastroenterologia pela FMUSP. Assistente-Doutor da Unidade de Cirurgia Bariátrica e Metabólica, Disciplina de Cirurgia do Aparelho Digestivo do Hospital das Clínicas da FMUSP (HCFMUSP).

Daniela Calderaro
Médica pela Faculdade de Medicina da Universidade de São Paulo (FMUSP). Especialista em Cardiologia pelo Instituto do Coração (InCor). Doutora em Ciências pela FMUSP. Professora Colaboradora do Departamento de Cardiopneumologia da FMUSP.

Daniela Mayumi Usuda Prado Rocha
Nutricionista pela Universidade Federal de Viçosa (UFV). Mestre em Ciência da Nutrição pela UFV. Doutora em Ciência da Nutrição pela UFV.

Daniéla Oliveira Magro
Nutricionista pela Pontifícia Universidade Católica de Campinas (PUC-Campinas). Especialista em Saúde Pública pela Faculdade de Ciências Médicas da Universidade Estadual de Campinas (FCM/Unicamp). Mestre em Saúde Coletiva pela FCM/Unicamp. Doutora em Saúde Coletiva pela FCM/Unicamp. Professora/pesquisadora – Mestrado profissional da FCM/Unicamp. Pós-doutorado em Ciências da Cirurgia pela FCM/Unicamp.

Danielle Menosi Gualandro
Médica pela Faculdade de Medicina do ABC (FMABC). Especialista em Cardiologia pelo Instituto do Coração (InCor) do Hospital das Clínicas da Faculdade de Medicina da Universidade de São Paulo (HCFMUSP). Doutora em Cardiologia pela Universidade de São Paulo (USP).

Danilo Mardegam Razente
Médico-Cirurgião do Aparelho Digestivo. Graduado em Medicina pela Pontifícia Universidade Católica do Paraná (PUCPR). Especialista em Cirurgia do Aparelho Digestivo pelo Hospital das Clínicas da Faculdade de Medicina da Universidade de São Paulo (FMUSP). Membro da Sociedade Brasileira de Cirurgia Bariátrica e Metabólica (SBCBM).

Debora K. Kussunoki
Médica pela Faculdade de Medicina da Universidade de São Paulo (FMUSP). Especialista em Psiquiatria pelo Instituto de Psiquiatria do Hospital das Clínicas da FMUSP (IPq/HCFMUSP). Membro da Associação Brasileira para o Estudo da Obesidade e Síndrome Metabólica (Abeso), da Associação Brasileira de Psiquiatria (ABP), da Sociedade Brasileira de Cirurgia Bariátrica e Metabólica (SBCBM) e da Federação Internacional de Cirurgia da Obesidade & Distúrbios Metabólicos (IFSO, do inglês International Federation for the Surgery of Obesity and Metabolic Disorders). Coautora do livro *Cirurgias bariátricas e metabólicas: tópicos de Psicologia e Psiquiatria*. Psiquiatra no Ambulatório de Obesidade e Síndrome Metabólica do serviço de Endocrinologia do HCFMUSP.

Débora R. Bertola
Médica. Graduada em Pediatria (residência) pelo Instituto da Criança da Faculdade de Medicina da Universidade de São Paulo (FMUSP). Especialista em Genética Médica pelo Instituto da Criança da FMUSP. Mestre em Medicina pelo Departamento de Pediatria da FMUSP. Doutora em Ciências pelo Departamento de Pediatria da FMUSP. Membro do Comitê da Sociedade Internacional de Displasias Esqueléticas (ISDS).

Débora Rodrigues de Melo Brito
Médica pela Universidade de Pernambuco (UPE). Especialista em Endocrinologia e Metabologia pelo Instituto de Medicina Integral Professor Fernando Figueira (IMIP). Especialista em Clínica Médica pelo Hospital Barão de Lucena. Membro da Sociedade Brasileira de Endocrinologia e Metabologia (SBEM). Mestranda em Ciências Médicas pela SL Mandic-Campinas.

Decio Mion Jr.
Médico pela Faculdade de Medicina da Universidade de São Paulo (FMUSP). Especialista em Nefrologia pela Sociedade Brasileira de Nefrologia (SBN). Doutor em Medicina pela FMUSP. Professor Livre-Docente da FMUSP.

Denis Pajecki
Médico pela Faculdade de Medicina da Universidade de São Paulo (FMUSP). Especialista em Cirurgia do Aparelho Digestivo pelo Hospital das Clínicas da FMUSP (HCFMUSP). Mestre em Ciências pela FMUSP. Doutor em Ciências pela FMUSP. Professor Livre-Docente da FMUSP. Membro da Unidade de Cirurgia Bariátrica e Metabólica do HCFMUSP.

Denise Machado Mourão
Docente permanente da Universidade Federal do Sul da Bahia (UFSB). Graduada em Nutrição pela Universidade Federal de Viçosa (UFV). Doutora em Ciência e Tecnologia de Alimentos pela UFV. Professora Adjunta III da UFSB.

Diogo N. de Oliveira
Farmacêutico pela Universidade Estadual de Campinas (Unicamp). Mestre em Ciências Médicas pela Unicamp. Doutor em Fisiopatologia Médica pela Unicamp.

Diogo Turiani Hourneaux de Moura
Médico pela Universidade de Mogi das Cruzes (UMC). Especialista em Endoscopia Digestiva pelo Hospital das Clínicas da Faculdade de Medicina da Universidade de São Paulo (HCFMUSP). Mestre em Ciências em Gastroenterologia pelo Departamento de Gastroenterologia da Faculdade de Medicina da Universidade de São Paulo (FMUSP). Doutor em Ciências em Gastroenterologia pelo Departamento de Gastroenterologia da FMUSP. Professor Livre-Docente da disciplina de Cirurgia do Aparelho Digestivo do Departamento de Gastroenterologia da FMUSP. Membro da Sociedade Brasileira de Endoscopia Digestiva (Sobed). Pós-doutorado pela Division of Gastroenterology, Hepatology and Endoscopy – Brigham and Women's Hospital – Harvard Medical School.

Dioze Guadagnini
Biomédica e pesquisadora. Graduada em Biomedicina pela Uniararas.

Dirce Maria Lobo Marchioni
Graduada em Nutrição pela Universidade de São Paulo (USP). Mestre em Saúde Pública pela USP. Doutora em Saúde Pública pela USP. Professora Titular da USP. Membro da Associação Brasileira de Saúde Coletiva (Abrasco).

Durval Damiani
Médico pela Universidade de São Paulo (USP). Especialista em Endocrinologia Pediátrica pelo Instituto da Criança do Hospital das Clínicas da Faculdade de Medicina da USP (ICr/HCFMUSP). Mestre e Doutor em Medicina (Pediatria) pela Faculdade de Medicina da USP (FMUSP). Membro da Sociedade Brasileira de Endocrinologia e Metabologia (SBEM), da Sociedade Brasileira de Pediatria (SBP) e da Endocrine Society. Chefe da Unidade de Endocrinologia Pediátrica do Instituto da Criança (ICr) do HCFMUSP.

Edna R. Nakandakare
Médica pela Faculdade de Medicina da Universidade de São Paulo (FMUSP). Especialista em Endocrinologia pelo Hospital das Clínicas da FMUSP (HCFMUSP). Doutora em Endocrinologia pela FMUSP. Professora Doutora da FMUSP.

Eduardo Guimarães Hourneaux de Moura
Médico pela Faculdade de Medicina de Sorocaba – Pontifícia Universidade Católica de São Paulo (PUC-SP). Especialista em Endoscopia pelo Serviço de Endoscopia Gastrointestinal do Hospital das Clínicas da Faculdade de Medicina da Universidade de São Paulo (HCFMUSP). Mestre em Gastroenterologia pelo Instituto Brasileiro de Estudos e Pesquisa em Gastroenterologia de São Paulo (IBEPEGE). Doutor em Cirurgia do Aparelho Digestivo pela Faculdade de Medicina da Universidade de São Paulo (FMUSP). Professor Livre-Docente do Departamento de Gastroenterologia da FMUSP. Membro da Sociedade Brasileira de Endoscopia Digestiva (Sobed). Diretor do Serviço de Endoscopia Gastrointestinal do HCFMUSP. Coordenador do Programa de Residência Médica em Endoscopia da FMUSP. Professor do Programa de Pós-graduação de Ciências em Gastroenterologia da FMUSP. Coordenador da Disciplina Optativa de Endoscopia da FMUSP.

Elaine Valdna Oliveira dos Santos
Nutricionista pela Universidade Federal da Paraíba (UFPB). Especialista em Alimentação e Nutrição na Atenção Básica pela Fundação Oswaldo Cruz (Fiocruz – RJ). Mestre em Ciências da Nutrição pela UFPB.

Eliana Pereira de Araujo
Graduada em Enfermagem pela Universidade Estadual de Campinas (Unicamp). Mestre em Fisiologia pela Unicamp. Doutora em Fisiopatologia pela Unicamp. Professora Titular da Faculdade de Enfermagem da Unicamp. Membro da Endocrine Society.

Eliane Lopes Rosado
Nutricionista pela Universidade Federal de Viçosa (UFV). Mestre em Ciência e Tecnologia de Alimentos pela UFV. Doutora em Ciência e Tecnologia de Alimentos pela UFV/Universidade de Navarra (UNAV) – Espanha. Professora Titular da Universidade Federal do Rio de Janeiro (UFRJ).

Emanuelle Costa Pantoja
Médica pela Universidade do Estado do Pará (UEPA). Especialista em Endocrinologia e Metabologia (Residência Médica) pela UEPA. Especialista em Clínica Médica pelo Hospital Universitário João de Barros Barreto da Universidade Federal do Pará (HUJBB/UFPA) – Residência Médica. Mestre em Cirurgia e Pesquisa Experimental pela UEPA. Professora Adjunta do Centro Universitário Metropolitano da Amazônia (Unifamaz). Graduada em Licenciatura em Ciências Biológicas pelo Instituto Federal do Pará (IFPA).

Erica Sakamoto
Médica pela Faculdade de Medicina da Universidade de São Paulo (FMUSP). Especialista em Cirurgia do Aparelho Digestivo pelo Hospital das Clínicas da FMUSP (HCFMUSP).

Erika Cardoso dos Reis
Professora e pesquisadora. Graduada em Nutrição pela Universidade Federal Fluminense (UFF). Especialista em Saúde Pública pela Escola Nacional de Saúde Pública Sergio Arouca da Fundação Oswaldo Cruz (ENSP/Fiocruz). Mestre e Doutora em Saúde Pública pela ENSP/Fiocruz. Professora Adjunta da Universidade Federal de Ouro Preto (UFOP).

Erika Paniago Guedes
Médica pela Universidade Federal de Goiás (UFG). Especialista em Endocrinologia e Metabologia e Endocrinologia Pediátrica pela Sociedade Brasileira de Endocrinologia e Metabologia (SBEM).

Mestre em Endocrinologia pela Universidade Federal do Rio de Janeiro (UFRJ). Doutora em Endocrinologia pela UFRJ. Professora Adjunta da Universidade de Rio Verde (UniRV). Membro da SBEM, da Associação Brasileira para o Estudo da Obesidade e Síndrome Metabólica (Abeso) e da Sociedade Brasileira de Diabetes (SBD).

Everton Cazzo

Médico pela Faculdade de Medicina de Marília (Famema). Especialista em Cirurgia do Aparelho Digestivo pela Universidade Estadual de Campinas (Unicamp). Mestre em Cirurgia pela Unicamp. Doutor em Cirurgia pela Unicamp. Professor Associado da Unicamp. Membro do Colégio Brasileiro de Cirurgiões (CBC), do Colégio Brasileiro de Cirurgia Digestiva (CBCD) e da Sociedade Brasileira de Cirurgia Bariátrica e Metabólica (SBCBM). Livre-Docência em Cirurgia pela Unicamp.

Fabiana Mandel Cyrulnik

Médica pela Pontifícia Universidade Católica de Campinas (PUC-Campinas). Especialista em Endocrinologia pela Santa Casa de São Paulo.

Fernanda Ferreira Cruz

Graduada em Medicina pela Universidade Federal do Rio de Janeiro (UFRJ). Doutora em Ciências pela UFRJ. Professora Adjunta da UFRJ.

Fernanda Gaspar do Amaral

Graduada em Biomedicina pela Uniararas. Especialista em Análises Clínicas pela Uniararas. Doutora em Ciências – Fisiologia Humana pela Universidade de São Paulo (USP). Professora Adjunta da Universidade Federal de São Paulo (Unifesp). Membro da Unifesp.

Fernanda Pisciolaro

Nutricionista pela Universidade São Camilo. Especialista em Distúrbios Metabólicos e Risco Cardiovascular pelo Centro de Extensão Universitária. Membro da Associação Brasileira para Estudo da Obesidade e Síndrome Metabólica (Abeso) e do Grupo Especializado em Nutrição e Transtornos Alimentares (Genta). Colaboradora do Instituto Nutrição Comportamental. Coordenadora dos cursos e das equipes de nutrição ambulatorial do Programa de Transtornos Alimentares (Ambulim) do Instituto de Psiquiatria do Hospital das Clínicas de São Paulo.

Fernanda Reis de Azevedo

Nutricionista pelo Centro Universitário São Camilo. Doutora em Ciências pelo Programa de Cardiologia da Faculdade de Medicina da Universidade de São Paulo (FMUSP).

Fernando Cotait Maluf

Médico pela Faculdade de Ciências Médicas da Santa Casa de São Paulo (FCMSCSP). Especialista em Cancerologia Clínica pela Associação Médica Brasileira (AMB) – Sociedade Brasileira de Cancerologia (SBC). Doutor em Urologia pela FCMSCSP. Professor Livre-Docente da FCMSCSP. Membro da International Gynecologic Cancer Society (IGCS), da International Kidney Cancer Coalition (IKCC) e da Sociedade Americana de Oncologia Clínica (ASCO, do inglês American Society of Clinical Oncology).

Fernando Flexa Ribeiro Filho

Médico Endocrinologista. Graduado em Medicina pela Universidade Federal do Pará (UFPA). Especialista em Endocrinologia pela Universidade Federal de São Paulo (Unifesp). Mestre em Endocrinologia Clínica pela Unifesp. Doutor em Medicina pela Unifesp. Professor Adjunto da Universidade do Estado do Pará (UEPA). Membro da Sociedade Brasileira de Endocrinologia e Metabologia (SBEM).

Fernando Gerchman

Médico pela Universidade Federal do Rio Grande do Sul (UFRGS). Especialista em Medicina Interna e Endocrinologia e Metabologia pelo Hospital de Clínicas de Porto Alegre. Mestre em Endocrinologia pela UFRGS. Doutor em Endocrinologia pela UFRGS. Professor Associado da UFRGS. Membro da Sociedade Brasileira de Endocrinologia e Metabologia (SBEM), da Sociedade Brasileira de Diabetes (SBD) e da Alumni da Universidade de Washington. *Postdoc Clinical Research Fellow* da Universidade de Washington.

Fernando L. Torres Gomes

Médico pela Universidade Federal do Espírito Santo (UFES). Especialista em Cardiologia pelo Instituto do Coração (InCor) do Hospital das Clínicas da Faculdade de Medicina da Universidade de São Paulo (HCFMUSP). Doutor em Cardiologia pela USP. Professor Adjunto da UFES.

Filippe Camarotto Mota

Médico pela Faculdade de Medicina da Universidade de São Paulo (FMUSP). Especialista em Cirurgia do Aparelho Digestivo pela FMUSP.

Flávia Luísa Dias-Audibert

Nutricionista pelo Centro Universitário Filadélfia (Unifil). Especialista em Biologia Aplicada à Saúde pela Universidade Estadual de Londrina (UEL). Mestre em Patologia pela UEL. Doutora em Ciências pela Universidade Estadual de Campinas (Unicamp).

Flávia T. Motta

Médica pela Escola Superior de Ciências da Santa Casa de Misericórdia de Vitória (EMESCAM). Especialista em Endocrinologia e Metabologia pelo Hospital das Clínicas da Faculdade de Medicina da Universidade de São Paulo (HCFMUSP). Membro da Sociedade Brasileira de Endocrinologia e Metabologia (SBEM).

Francisco Tustumi

Médico-Cirurgião do Aparelho Digestivo. Graduado em Medicina pela Universidade de São Paulo (USP). Especialista em Cirurgia do Aparelho Digestivo pela USP. Mestre, Doutor e Pós-Doutor em Ciências em Gastroenterologia pela USP. Membro do Colégio Brasileiro de Cirurgia Digestiva e da Society for Surgery of the Alimentary Tract.

Gabriela Castilho

Bióloga. Graduada em Ciências Biológicas pela Universidade Presbiteriana Mackenzie. Doutora em Endocrinologia pelo Laboratório de Lípides da Faculdade de Medicina da Universidade de São Paulo (LIM-10/FMUSP).

Gabriella Richter da Natividade
Médica pela Universidade Federal do Rio Grande do Sul (UFRGS). Especialista em Clínica Médica pelo Hospital de Clínicas de Porto Alegre.

Georgia Finardi Di Biagio
Nutricionista especializada em *marketing* na indústria de alimentos francesa. Graduada em Nutrição Humana pela Faculdade de Saúde Pública da Universidade de São Paulo (FSP/USP). Especialista em Market Research and Consumer Behavior pela IE Business School. Mestre em Nutrition Qualité et Santé parcours Communication & Innovation pela Faculté des Sciences et Ingénierie de la Sorbonne Université. Membro da Associação Brasileira para o Estudo da Obesidade e Síndrome Metabólica (Abeso).

Geovana Manzan Sales
Pesquisadora. Graduada em Farmácia pela Universidade Estadual de Campinas (Unicamp).

Geraldo Lorenzi Filho
Médico pela Faculdade de Medicina da Universidade de São Paulo (FMUSP). Especialista em Pneumologia e Medicina do Sono pela FMUSP. Professor Associado da disciplina de Pneumologia da FMUSP.

Giovanio Vieira da Silva
Médico Nefrologista. Graduado em Medicina pela Universidade Federal de Santa Catarina (UFSC). Especialista em Nefrologia pelo Hospital das Clínicas da Faculdade de Medicina da Universidade de São Paulo (HCFMUSP). Doutor em Nefrologia pela Faculdade de Medicina da Universidade de São Paulo (FMUSP). Membro da Sociedade Brasileira de Nefrologia (SBN).

Giovanni Guido Cerri
Médico pela Faculdade de Medicina da Universidade de São Paulo (FMUSP). Especialista em Radiologia pelo Hospital das Clínicas da FMUSP (HCFMUSP). Doutor em Medicina pela FMUSP. Professor Titular pela FMUSP. Membro da Academia Nacional de Medicina (ANM).

Gustavo Calestini
Médico Endocrinologista. Graduado em Medicina pela Faculdade de Ciências Médicas de Santos (FCMS). Especialista em Endocrinologia e Metabologia pelo Instituto de Assistência Médica ao Servidor Público Estadual (IAMSPE). Endocrinologista do setor de Imunoquímica e Provas Funcionais do Laboratório Clínico do Hospital Israelita Albert Einstein.

Gustavo Duarte Pimentel
Nutricionista pela Universidade Metodista de Piracicaba (Unimep). Especialista em Cuidados Nutricionais do Paciente e Desportista da Universidade Estadual Paulista (Unesp). Mestre em Ciências pela Universidade Federal de São Paulo (Unifesp). Doutor em Ciências pela Universidade Estadual de Campinas (Unicamp). Professor Adjunto da Universidade Federal de Goiás (UFG). Membro da Associação Brasileira de Nutrição Esportiva (ABNE). Pesquisador PQ2 do Conselho Nacional de Desenvolvimento Científico e Tecnológico (CNPq).

Heloisa Balan Assalin
Biomédica. Graduada em Ciências Biológicas – Modalidade Médica pela Universidade Estadual Paulista (Unesp). Mestre em Fisiopatologia em Clínica Médica pela Faculdade de Medicina da Unesp. Doutora em Ciências pela Universidade Estadual de Campinas (Unicamp).

Helton de Sá Souza
Graduado em Educação Física pelo Centro Universitário de Volta Redonda (UniFOA). Especialista em Atividade Física, Exercício Físico e Aspectos Psicobiológicos pela Universidade Federal de São Paulo (Unifesp). Mestre em Ciências pela Unifesp. Doutor em Ciências pela Unifesp. Professor Adjunto da Universidade Federal de Viçosa (UFV).

Henrique Suplicy
Médico pela Universidade Federal do Paraná (UFPR). Especialista em Endocrinologia e Metabologia pela Sociedade Brasileira de Endocrinologia e Metabologia (SBEM). Mestre em Endocrinologia e Metabologia pela Pontifícia Universidade Católica do Rio de Janeiro (PUC-RJ). Doutor em Medicina Interna e Ciências da Saúde (área de concentração: Endocrinologia e Metabologia) pela UFPR. Professor Associado aposentado da UFPR. Presidente da Academia Paranaense de Medicina.

Henrique Yoshio Shirozaki
Médico. Graduado em Ciências Médicas pela Universidade de Taubaté (Unitau). Especialista em Cirurgia do Aparelho Digestivo pelo Colégio Brasileiro de Cirurgia Digestiva (CBCD). Membro da Sociedade Brasileira de Cirurgia Bariátrica e Metabólica (SBCBM).

Hilton T. Libanori
Médico pela Faculdade de Medicina da Universidade de São Paulo (FMUSP). Especialista em Cirurgia do Aparelho Digestivo pela FMUSP. Mestre em Ciências Policiais e de Segurança Pública pela Academia de Polícia Militar do Barro Branco. Doutor em Cirurgia Gastroenterológica pela FMUSP. Membro do Hospital Israelita Albert Einstein. Docente da Pós-graduação (MEC) *lato sensu* em Cirurgia do Aparelho Digestivo e Coloproctologia Robótica Einstein.

Hugo Braz Marques
Nutricionista pela Universidade do Estado do Rio de Janeiro (UERJ). Especialista em Saúde da Família pela Escola Nacional de Saúde Pública Sergio Arouca da Fundação Oswaldo Cruz (ENSP/Fiocruz). Mestre em Educação Profissional em Saúde pela Escola Politécnica de Saúde Joaquim Venâncio (EPSJV) da Fiocruz. Doutor em Saúde Pública pela ENSP/Fiocruz.

Irineu Rasera Junior
Médico pela Faculdade de Medicina da Universidade de São Paulo (FMUSP). Especialista em Cirurgia Geral pelo Hospital das Clínicas da FMUSP (HCFMUSP). Doutor em Bases da Cirurgia pela Faculdade de Medicina de Botucatu da Universidade Estadual Paulista (Unesp). Professor Colaborador da Faculdade de Medicina de Botucatu da Unesp. Membro Titular da Sociedade Brasileira de Cirurgia Bariátrica e Metabólica (SBCBM). Professor de Medicina da Afya – FESAR (Redenção, PA) e da ITPAC (Palmas, TO).

Isabela Coral Gerólamo
Nutricionista. Graduada em Nutrição e Metabolismo pela Universidade de São Paulo (USP). Especialista em Nutrição Clínica Pediátrica pela USP. Mestre em Ciências da Nutrição, Esporte e Metabolismo pela Universidade Estadual de Campinas (Unicamp).

Iza Franklin Roza Machado
Médica pela Escola Superior da Santa Casa de Misericórdia de Vitória (EMESCAM). Especialista em Clínica Médica e Endocrinologia pelo Hospital das Clínicas da Faculdade de Medicina da Universidade de São Paulo (HCFMUSP). Membro da Sociedade Brasileira de Endocrinologia e Metabologia (SBEM).

Jacqueline Rizzolli
Médica pela Universalidade Federal das Ciências da Saúde de Porto Alegre (UFCSPA). Especialista em Endocrinologia pela Pontifícia Universidade Católica do Rio Grande do Sul (PUCRS). Mestre em Clínica Médica (área de atuação em Endocrinologia) pela Universidade Federal do Rio Grande do Sul (UFRS). Membro da Associação Brasileira para o Estudo da Obesidade e Síndrome Metabólica (Abeso), da Sociedade Brasileira de Endocrinologia e Metabologia (SBEM), da Sociedade Brasileira de Cirurgia Bariátrica e Metabólica (SBCBM) e da Sociedade Brasileira de Diabetes (SBD). Coordenadora do Departamento de Cirurgia Bariátrica da Abeso.

Jeany Delafiori
Farmacêutica pela Universidade Estadual de Campinas (Unicamp). Doutora em Ciências pela Unicamp.

João Batista Marchesini
Médico pela Universidade Federal do Paraná (UFPR). Especialista em Cirurgia do Aparelho Digestivo pela Associação Médica Brasileira (AMB)/Colégio Brasileiro de Cirurgia Digestiva (CBCD). Mestre em Cirurgia pela UFPR. Doutor em Cirurgia pela UFPR. Professor Emérito da UFPR. Membro do Colégio Brasileiro de Cirurgiões (CBC), do CBCD, da Sociedade Brasileira de Videocirurgia, Robótica e Digital (Sobracil), da Sociedade Brasileira de Cirurgia Bariátrica e Metabólica (SBCBM), do American College of Surgeons (ACS), da Federação Internacional de Cirurgia da Obesidade & Distúrbios Metabólicos (IFSO, do inglês International Federation for the Surgery of Obesity and Metabolic Disorders), entre outros. Diplomado especialista pelo American Board of Surgery.

João Egidio Romão Junior
Médico pela Universidade Federal Fluminense (UFF). Especialista em Nefrologia pela Sociedade Brasileira de Nefrologia (SBN)/Associação Médica Brasileira (AMB). Doutor em Nefrologia pela Universidade de São Paulo (USP). Professor Livre-Docente da USP. Chefe da Clínica de Nefrologia e Transplante do Hospital Beneficência Portuguesa de São Paulo.

João Roberto Wiese Júnior
Médico Endocrinologista. Graduado em Medicina pela Universidade Federal de Santa Catarina (UFSC). Especialista em Endocrinologia pelo Hospital das Clínicas da Faculdade de Medicina da Universidade de São Paulo (HCFMUSP).

João Victor Vecchi Ferri
Médico-Cirurgião do Aparelho Digestivo. Graduado em Medicina pela Universidade Federal de Pelotas (UFPel). Especialista em Cirurgia do Aparelho Digestivo pelo Hospital de Clínicas de Porto Alegre. Membro do Colégio Brasileiro de Cirurgia Digestiva (CBCD) e da Sociedade Brasileira de Cirurgia Bariátrica e Metabólica (SBCBM). *Preceptorship* em Endoscopia Digestiva pela Santa Casa de Misericórdia de Porto Alegre. *Fellowship* em Cirurgia Bariátrica e Metabólica pela Clínica Caetano Marchesini.

Jorge Rafael Violante Cumpa
Médico pela Universidad Autónoma de Nuevo León (UANL). Especialista em Endocrinologia pela UANL. Mestre em Fisiopatologia Médica pela Universidade Estadual de Campinas (Unicamp).

José Barreto Campello Carvalheira
Médico pela Universidade de Pernambuco (UPE). Especialista em Oncologia Clínica pela Universidade Estadual de Campinas (Unicamp). Doutor em Clínica Médica pela Unicamp. Professor Titular da Unicamp.

José Carlos Appolinario
Médico pela Universidade Federal do Rio de Janeiro (UFRJ). Especialista em Psiquiatria pelo Instituto de Psiquiatria (IPUB) da UFRJ. Mestre em Psiquiatria e Saúde Mental pelo IPUB da UFRJ. Doutor em Psiquiatria e Saúde Mental pelo IPUB da UFRJ. Professor Permanente do Programa de Pós-graduação em Psiquiatria e Saúde Mental (PROPSAM) do IPUB da UFRJ. Membro da Associação Brasileira de Psiquiatria (ABP).

José Carlos de Lima Junior
Médico pela Universidade Federal do Rio Grande do Norte (UFRN). Especialista em Clínica Médica pela Universidade Estadual de Campinas (Unicamp). Doutor em Fisiopatologia Médica pela Unicamp. Membro de The Biophysical Society (EUA). Pós-doutorado no Departamento de Fisiologia da Universidade da Califórnia (São Francisco). Pós-doutorado no Departamento de Bioquímica e Biofísica Molecular na Universidade de Washington (Saint Louis).

José Carlos Pareja
Professor aposentado da Universidade Estadual de Campinas (Unicamp). Professor Pesquisador de Cirurgia do Laboratório de Investigação Metabólica e Diabetes (Limed) do Gastrocentro-Unicamp.

José Cipolla Neto
Médico pela Faculdade de Medicina da Universidade de São Paulo (FMUSP). Doutor em Ciências, Fisiologia Humana pelo Instituto de Ciências Biomédicas da Universidade de São Paulo (ICB/USP). Professor Titular sênior da USP. Membro da USP.

José Tadeu Stefano
Biomédico pela Universidade Santo Amaro (Unisa). Mestre em Ciências pela Universidade Federal de São Paulo (Unifesp). Doutor em Ciências pela Faculdade de Medicina da Universidade de São Paulo (FMUSP). Pesquisador do Laboratório de Gastroenterologia Clínica e Experimental (LIM-07) do Departamento de Gastroenterologia e Hepatologia do Hospital das Clínicas da FMUSP

(HCFMUSP). Pós-doutorado pelo Departamento de Gastroenterologia da FMUSP. Doutor em Ciências pela FMUSP. Mestre em Ciências pela Unifesp.

Josefina Bressan
Nutricionista pela Universidade Federal de Viçosa (UFV). Especialista em Nutrição Clínica pela Universidade Federal do Rio de Janeiro (UFRJ). Mestre em Microbiologia Agrícola pela UFV. Doutora em Fisiología y Nutrición pela Universidade de Navarra. Professora Titular da UFV. Coordenadora do Programa de Pós-graduação em Ciência da Nutrição da UFV.

Júlia Oberger
Médica pela Universidade do Vale do Itajaí (Univali). Especialista em Endocrinologia e Metabologia pelo Serviço de Endocrinologia e Metabologia do Hospital de Clínicas da Universidade Federal do Paraná (SEMPR/UFPR). Mestre em Medicina Interna pela UFPR.

Júlia Pagotto Matos
Profissional de Educação Física pela Universidade Federal de Viçosa (UFV).

Karina Setani
Médica Pediatra pela Universidade de São Paulo (USP).

Kênnyo E. F. Santos
Médico pela Universidade Federal do Rio Grande do Norte (UFRN). Especialista em Cardiologia pelo Hospital Universitário Onofre Lopes (HUOL) da UFRN. Especialista em Clínica Médica pela Faculdade de Medicina da Universidade de São Paulo (FMUSP). Membro da Sociedade Brasileira de Cardiologia (SBC).

Larissa Garcia Gomes
Médica pela Universidade Federal do Espírito Santo (Ufes). Especialista em Endocrinologia e Metabologia pela Faculdade de Medicina da Universidade de São Paulo (FMUSP). Doutora em Endocrinologia e Metabologia pela FMUSP.

Lício Augusto Velloso
Médico e Professor universitário. Graduado em Medicina pela Universidade Estadual de Campinas (Unicamp). Membro da Academia Brasileira de Ciências (ABC).

Lígia M. Antunes-Correa
Graduada em Educação Física pela Faculdade de Educação Física da Universidade Estadual de Campinas (FEF/Unicamp). Doutora em Ciências pela Faculdade de Medicina da Universidade de São Paulo (FMUSP). Professora Doutora do Departamento de Estudos da Atividade Física Adaptada da FEF/Unicamp.

Lilian Maria José Albano
Médica pela Pontifícia Universidade Católica de São Paulo (PUC-SP). Especialista em Genética pela Faculdade de Medicina da Universidade de São Paulo (FMUSP). Mestre em Pediatria pela Universidade Federal de São Paulo (Unifesp). Doutora em Medicina pela FMUSP. Ex-médica geneticista da Unidade de Genética do Instituto da Criança do Hospital das Clínicas da FMUSP (ICr/HCFMUSP).

Lívia Porto Cunha da Silveira
Médica pela Faculdade de Ciências Médicas da Santa Casa de São Paulo (FCMSCSP). Especialista em Endocrinologia pelo Hospital da Santa Casa de São Paulo. Membro da Sociedade Brasileira de Diabetes (SBD).

Louise Cominato
Médica pela Faculdade de Ciências Médicas de Santos (FCMS). Especialista em Endocrinopediatria pela Faculdade de Medicina da Universidade de São Paulo (FMUSP). Mestre em Pediatria pela FMUSP. Doutora em Pediatria pela FMUSP. Professora da Pós-graduação em Pediatria da FMUSP. Membro da Endocrine Society, da Sociedade Brasileira de Endocrinologia e Metabologia (SBEM) e da Sociedade Brasileira de Pediatria (SBP).

Lucas Moura
Nutricionista pelo Centro Universitário Maurício de Nassau (UNINASSAU). Mestre em Modelos de Decisão e Saúde pela Universidade Federal da Paraíba (UFPB). Doutorando em Nutrição em Saúde Pública pela Universidade de São Paulo (USP).

Luciana Boavista Barros Heil
Médica pela Universidade Federal do Rio de Janeiro (UFRJ). Especialista em Anestesiologia pela UFRJ. Mestre em Ciências Cirúrgicas pela UFRJ. Membro da Sociedade Brasileira de Anestesiologia (SBA), da European Society of Anesthesiology and Intensive Care e da American Thoracic Society. Doutoranda pelo Programa de Pós-Graduação em Clínica Médica da UFRJ.

Luciana Lopes de Souza
Médica pela Fundação Técnico-Educacional Souza Marques (FTESM). Especialista em Endocrinologia e Metabologia pela Sociedade Brasileira de Endocrinologia e Metabologia (SBEM). Mestre em Medicina (área de atuação: Endocrinologia) pela Universidade Federal do Rio de Janeiro (UFRJ). Membro da SBEM, da Associação Brasileira para o Estudo da Obesidade e Síndrome Metabólica (Abeso) e da Sociedade Brasileira de Diabetes (SBD). Coordenadora da Endocrinologia do Hospital Copa D'Or e Endocrinologista do Hospital Copa Star.

Luciana Mela Umeda
Médica Endocrinologista. Graduada em Medicina pela Pontifícia Universidade Católica de São Paulo (PUC-SP). Especialista em Endocrinologia e Metabologia pela Sociedade Brasileira de Endocrinologia e Metabologia (SBEM). Doutora em Endocrinologia pela Universidade Federal de São Paulo (Unifesp). Professora da Universidade da Cidade de São Paulo (Unicid). Membro da SBEM. Pós-doutorado em Endocrinologia pela Universidade Estadual de Campinas (Unicamp).

Luis Eduardo Calliari
Médico pela Faculdade de Ciências Médicas da Santa Casa de São Paulo (FCMSCSP). Especialista em Endocrinologia Pediátrica pela Santa Casa de São Paulo. Mestre em Endocrinologia pela Universidade Federal de São Paulo (Unifesp). Professor Assistente da FCMSCSP.

Luiz F. Viola

Médico Endocrinologista. Graduado em Medicina pela Universidade Federal de Ciências da Saúde de Porto Alegre (UFCSPA). Especialista em Endocrinologia e Metabologia pelo Instituto Estadual de Diabetes e Endocrinologia do Rio de Janeiro (IEDE). Professor de Clínica Médica e Semiologia da Universidade Federal de Rondonópolis (UFR). Membro da Sociedade Brasileira de Endocrinologia e Metabologia (SBEM). Certificate of European Board Examination in Endocrinology, Diabetes & Metabolism (EBEEDM) – European Society of Endocrinology (ESE).

Luiz Vicente Berti

Médico pela Faculdade de Medicina de Vassouras. Especialista em Cirurgia do Aparelho Digestivo e Cirurgia Bariátrica e Metabólica pelo Conselho Federal de Medicina (CFM). Professor convidado do serviço de cirurgia do esôfago, estômago e obesidade da Santa Casa de São Paulo. Membro da Sociedade Brasileira de Cirurgia Bariátrica e Metabólica (SBCBM), do Colégio Brasileiro de Cirurgiões (CBC), do Colégio Brasileiro de Cirurgia Digestiva (CBCD) e da International Federation for the Surgery of Obesity and Metabolic Disorders (IFSO).

Manoella B. S. Gonçalves

Médica pela Universidade Federal do Rio Grande do Sul (UFRGS). Bolsista de Iniciação Científica no Serviço de Endocrinologia do Hospital de Clínicas de Porto Alegre (2021-2023).

Marcela R. Simões

Nutricionista pela McGill University. Especialista em Fisiologia do Exercício pela McGill University. Mestre em Fisiopatologia Médica pela Universidade Estadual de Campinas (Unicamp). Doutoranda em Fisiopatologia Médica pela Faculdade de Ciências Médicas (FCM) da Unicamp.

Marcelo Roque de Oliveira

Cirurgião. Graduado em Medicina pela Pontifícia Universidade Católica de São Paulo (PUC-SP). Especialista em Cirurgia do Aparelho Digestivo pelo Colégio Brasileiro de Cirurgia Digestiva (CBCD). Membro da Sociedade Brasileira de Cirurgia Bariátrica e Metabólica (SBCBM), da Federação Internacional de Cirurgia da Obesidade & Distúrbios Metabólicos (IFSO, do inglês International Federation for the Surgery of Obesity and Metabolic Disorders), da Associação Brasileira para o Estudo da Obesidade e Síndrome Metabólica (Abeso), da Sociedade Brasileira de Videocirurgia, Robótica e Digital (Sobracil) e do International Center of Excellence for Bariatric Surgery. Cirurgião do Instituto Garrido.

Márcia Costa dos Santos

Médica pela Universidade Federal do Pará (UFPA). Especialista em Endocrinologia e Metabologia pela Fundação Santa Casa de Misericórdia do Pará. Doutora em Medicina (Endocrinologia e Metabologia) pela Universidade Federal de São Paulo (Unifesp). Professora Auxiliar da UFPA. Membro do Programa de Pós-graduação em Atenção e Estudo Clínico no Diabetes (PPG Diabetes) da UFPA. Título de Especialista em Endocrinologia pela Sociedade Brasileira de Endocrinologia – SBE (2009). Preceptora do Programa de Residência Médica em Endocrinologia do Hospital Universitário João de Barros Barreto (HUJBB) da UFPA.

Márcia Nery

Médica pela Faculdade de Medicina da Universidade de São Paulo (FMUSP). Especialista em Diabetes pela FMUSP. Doutora em Endocrinologia pela FMUSP. Membro da Sociedade Brasileira de Diabetes (SBD).

Marcia Queiroz

Médica pela Universidade Estadual de Londrina (UEL). Especialista em Endocrinologia pelo Hospital Brigadeiro. Mestre em Endocrinologia pela Faculdade de Medicina da Universidade de São Paulo (FMUSP). Doutora em Ciências da Saúde pela FMUSP. Professora Adjunta do Programa de Pós-graduação em Medicina da Universidade Nove de Julho (Uninove).

Marco Aurelio Santo

Médico pela Faculdade de Medicina da Universidade de São Paulo (FMUSP). Especialista em Cirurgia do Aparelho Digestivo pela FMUSP. Mestre em Cirurgia do Aparelho Digestivo pela FMUSP. Doutor em Cirurgia do Aparelho Digestivo pela FMUSP. Professor Livre-Docente Associado da FMUSP. Diretor do Serviço de Cirurgia Bariátrica e Metabólica do Hospital das Clínicas da FMUSP (HCFMUSP).

Marcos Antonio Tambascia

Professor Doutor. Graduado em Medicina pela Pontifícia Universidade Católica de São Paulo (PUC-SP). Especialista em Endocrinologia pela Universidade de São Paulo (USP). Doutor em Medicina pela Universidade Estadual de Campinas (Unicamp). Professor Livre-Docente da Unicamp. Membro da Sociedade Brasileira de Diabetes (SBD). Professor de Endocrinologia da Faculdade de Medicina São Leopoldo Mandic.

Maria Aparecida Zanetti Passos

Nutricionista pela Universidade Federal de Ouro Preto (UFOP). Especialista em Nutrição do Adolescente pela Universidade Federal de São Paulo (Unifesp). Mestre em Saúde do Adolescente pela Unifesp. Doutora em Educação e Saúde da Infância e Adolescência pela Unifesp.

Maria Carolina Santos Mendes

Nutricionista pela Universidade Federal de Ouro Preto (UFOP). Mestre em Ciências da Nutrição pela Universidade Federal de Viçosa (UFV). Doutora em Ciências pela Universidade Estadual de Campinas (Unicamp).

Maria Edna de Melo

Médica pela Universidade Federal do Rio Grande do Norte (UFRN). Especialista em Endocrinologia e Metabologia pelo Instituto Estadual de Diabetes e Endocrinologia Luiz Capriglione (IEDE). Doutora em Endocrinologia pela Universidade de São Paulo (USP). Membro da Associação Brasileira para o Estudo da Obesidade e Síndrome Metabólica (Abeso), da Sociedade Brasileira de Endocrinologia e Metabologia (SBEM) e da Sociedade Brasileira de Diabetes (SBD). Ex-Presidente da Abeso.

Maria Eduarda Martelli

Nutricionista pela Universidade Estadual de Campinas (Unicamp). Mestre em Ciências da Nutrição e do Esporte e Metabolismo pela Faculdade de Ciências Aplicadas da Unicamp. Doutoranda pelo Programa de Clínica Médica da Faculdade de Ciências Médicas da Unicamp.

Maria Elizabeth Rossi da Silva

Médica pela Faculdade de Medicina da Universidade de São Paulo (FMUSP). Especialista em Endocrinologia pela FMUSP. Mestre em Endocrinologia pela FMUSP. Doutora em Endocrinologia pela FMUSP. Membro da Sociedade Brasileira de Diabetes (SBD) e da Sociedade Brasileira de Endocrinologia e Metabologia (SBEM). Chefe da Unidade de Diabetes do Hospital das Clínicas da FMUSP (HCFMUSP). Responsável pelo Laboratório de Investigação Médica LIM-18 da FMUSP.

Maria Laura da Costa Louzada

Graduada em Nutrição pela Universidade Federal de Ciências da Saúde de Porto Alegre (UFCSPA). Doutora em Nutrição em Saúde Pública pela Universidade de São Paulo (USP). Professora Doutora da USP. Membro da Associação Brasileira para o Estudo da Obesidade e Síndrome Metabólica (Abeso).

Maria Lucia Livramento

Psicóloga da Pontifícia Universidade Católica (PUC) do Recife. Especialista em Psicologia Hospitalar pelo Hospital das Clínicas da Faculdade de Medicina da Universidade de São Paulo (HCFMUSP). Doutora em Ciências da Saúde pela Faculdade de Medicina da Universidade de São Paulo (FMUSP).

Maria Silvia Ferrari Lavrador

Graduada em Nutrição pela Universidade Federal de Alfenas (UNIFAL). Especialista em Nutrição nas Doenças Crônicas Não Transmissíveis pela Faculdade Israelita de Ciências da Saúde Albert Einstein (FICSAE). Especialista em Nutrição Materno-Infantil pela Universidade Federal de São Paulo (Unifesp). Mestre em Ciências pela Unifesp. Doutora em Ciências pela Faculdade de Medicina da Universidade de São Paulo (FMUSP). Professora Associada da FICSAE.

Maria Teresa Zanella

Médica pela Escola Paulista de Medicina da Universidade Federal de São Paulo (EPM/Unifesp). Especialista em Endocrinologia pela EPM/Unifesp. Mestre em Medicina/Endocrinologia pela EPM/Unifesp. Doutora em Medicina/Endocrinologia pela EPM/Unifesp. Professora Titular Sênior de Endocrinologia da EPM/Unifesp. Membro da Sociedade Brasileira de Endocrinologia e Metabologia (SBEM).

Mariana Fadil Romão

Médica pela Universidade Federal de Alfenas (UNIFENAS). Especialista em Endocrinologia e Metabologia pelo Hospital Beneficência Portuguesa de São Paulo. Residência em Clínica Médica pelo Hospital Municipal Prof. Dr. Alípio Corrêa Netto (SUS-SP). Coordenadora Médica no Hospital das Clínicas da Faculdade de Medicina da Universidade de São Paulo (HCFMUSP).

Mariana Farage Martins

Endocrinologista. Graduada em Medicina pela Universidade Federal do Rio de Janeiro (UFRJ). Especialista em Endocrinologia pelo Instituto Estadual de Diabetes e Endocrinologia Luiz Capriglione (IEDE). Mestre em Endocrinologia pela UFRJ. Membro da Sociedade Brasileira de Metabologia e Endocrinologia (SBEM), da Associação Brasileira para o Estudo da Obesidade e Síndrome Metabólica (Abeso) e da Endocrine Society.

Mario José Abdalla Saad

Médico pela Faculdade de Medicina do Triângulo Mineiro. Professor Titular da Faculdade de Ciências Médicas da Universidade Estadual de Campinas (FCM/Unicamp).

Marisa Passarelli

Bióloga. Graduada em Ciências Biológicas pela Universidade Presbiteriana Mackenzie. Especialista em Fisiologia Humana pelo Instituto de Ciências Biomédicas da Universidade de São Paulo (ICB/USP). Doutora em Ciências – Fisiologia Humana e Biofísica pelo ICB/USP. Professora Livre-Docente pela disciplina de Endocrinologia da Faculdade de Medicina da USP (FMUSP). Professora do Programa de Endocrinologia da FMUSP e do Programa de Pós-graduação em Medicina da Universidade Nove de Julho (Uninove). Pós-doutorado do Departamento de Metabolismo, Endocrinologia e Nutrição da Universidade de Washington (Seattle, EUA).

Marise Lazaretti-Castro

Médica pela Faculdade de Medicina do ABC. Especialista em Endocrinologia pelo Instituto Nacional de Assistência Médica da Previdência Social (INAMPS). Mestre em Endocrinologia pela Escola Paulista de Medicina da Universidade Federal de São Paulo (EPM/Unifesp). Doutora em Endocrinologia pela EPM/Unifesp. Professora Adjunta da EPM/Unifesp. Livre-Docente.

Matheus Alves Alvares

Médico pela Faculdade de Ciências Médicas de Santos (FCMS) – Centro Universitário Lusíada (UNILUS). Especialista em Pediatria e Endocrinologia Pediátrica pela Irmandade da Santa Casa de Misericórdia de São Paulo. Mestre em Ciências da Saúde pela Faculdade de Ciências Médicas da Santa Casa de São Paulo (FCMSCSP). Professor da disciplina de Pediatria pela Faculdade de Ciências Médicas de Santos (FCMS) – Centro Universitário Lusíada (UNILUS). Membro da Sociedade Latino-Americana de Endocrinologia Pediátrica (SLEP) e da Sociedade Brasileira de Pediatria (SBP).

Mauro Fisberg

Médico pela Escola Paulista de Medicina da Universidade Federal de São Paulo (EPM/Unifesp). Especialista em Nutrologia pela EPM/Unifesp e pelo World Hunger Program da United Nations University (UNU). Doutor em Ciências pela EPM/Unifesp. Professor Associado da EPM/Unifesp. Membro da Sociedade Brasileira de Pediatria (SBP), Sociedade de Pediatria de São Paulo (SPSP), Sociedad Latinoamericana de Gastroenterología, Hepatología y Nutrición Pediátrica (LASPGHAN).

Milena Monfort-Pires
Pesquisadora. Graduada em Nutrição e em Esporte pela Universidade de São Paulo (USP). Mestre em Nutrição em Saúde Pública pela Faculdade de Saúde Pública da USP. Doutora em Nutrição em Saúde Pública pela Faculdade de Saúde Pública da USP. Atualmente é pesquisadora de Pós-doutorado no Turku PET Centre, University of Turku, Finlândia.

Milessa da Silva Afonso
Nutricionista pela Universidade Estadual Paulista (Unesp). Mestre em Ciência dos Alimentos pela Faculdade de Ciências Farmacêuticas da Universidade de São Paulo (FCF/USP). Doutora em Fisiologia pela Faculdade de Medicina da USP (FMUSP).

Miller Barreto de Brito e Silva
Médico pela Universidade Federal do Ceará (UFC). Especialista em Cirurgia Bariátrica pelo Hospital das Clínicas da Faculdade de Medicina da Universidade de São Paulo (HCFMUSP).

Monica Beyruti
Nutricionista pela Universidade São Camilo. Especialista em Nutrição em Cardiologia pela Sociedade de Cardiologia do Estado de São Paulo (SOCESP). Especialista em Fisiologia do Exercício pela Universidade Federal de São Paulo (Unifesp). Membro do Departamento de Nutrição da Associação Brasileira para o Estudo da Obesidade e Síndrome Metabólica (Abeso) e da Comissão de Comunicação da Sociedade Brasileira de Alimentação e Nutrição (SBAN).

Mônica de Oliveira
Médica pela Universidade Federal de Pernambuco (UFPE). Especialista em Endocrinologia e Metabologia pelo Instituto Estadual de Diabetes e Endocrinologia Luiz Capriglione (IEDE). Mestre em Medicina Interna pela Universidade de Pernambuco (UPE).

Mônica Siqueira Ferreira
Analista de Bioequivalência. Graduada em Ciências Biológicas pela Universidade Estadual de Campinas (Unicamp). Doutora em Ciências pela Unicamp.

Mônica Tourinho Almeida Albuquerque
Médica pela Escola Bahiana de Medicina e Saúde Pública (EBMSP). Especialista em Endocrinologia pela Universidade de São Paulo (USP). Membro da Sociedade Brasileira de Endocrinologia e Metabologia (SBEM).

Ney Cavalcanti
Médico pela Universidade Federal de Pernambuco (UFPE). Ex-professor emérito de Endocrinologia da Faculdade de Ciências Médicas da Universidade de Pernambuco (FCM/UPE). *Fellow* em Endocrinologia e Diabetes pelo Oxford Center for Diabetes, Oxford University, Reino Unido.

Nídia Celeste Horie
Médica pela Universidade Estadual de Campinas (Unicamp). Especialista em Clínica Médica e Geriatria pela Faculdade de Medicina da Universidade de São Paulo (FMUSP). Doutora em Ciências pela FMUSP. Foi colaboradora do Grupo de Obesidade e Doenças Metabólicas do Serviço de Endocrinologia e Metabologia da FMUSP. Atua na área de Medicina Preventiva e Geriatria do Hospital Israelita Albert Einstein.

Nilza Scalissi
Médica pela Faculdade de Ciências Médicas da Santa Casa de São Paulo (FCMSCSP). Especialista em Endocrinologia pela FCMSCSP. Mestre e Doutora em Ciência da Saúde pela FCMSCSP. Professora Adjunta de Clínica pela Irmandade da Santa Casa de Misericórdia de São Paulo (ISCMSP).

Osmar Monte
Médico pela Faculdade de Ciências Médicas da Santa Casa de São Paulo (FCMSCSP). Especialista em Endocrinologia e Metabologia pela Sociedade Brasileira de Endocrinologia e Metabologia (SBEM). Professor Emérito da FCMSCSP. Membro da Academia de Medicina de São Paulo (AMSP).

Pai Ching Yu
Médica pela Faculdade de Medicina da Universidade de São Paulo (FMUSP). Especialista em Cardiologia pela Sociedade Brasileira de Cardiologia (SBC). Doutora em Cardiologia pela FMUSP.

Patricia Constante Jaime
Nutricionista pela Universidade Federal de Goiás (UFG). Especialista em Nutrição Hospitalar pelo Hospital das Clínicas da Faculdade de Medicina da Universidade de São Paulo (HCFMUSP). Mestre em Saúde Pública pela Universidade de São Paulo (USP). Doutora em Saúde Pública pela USP. Professora Titular da USP.

Patricia Cruz
Nutricionista pelo Centro Universitário São Camilo. Especialista em Transtornos Alimentares pelo Instituto de Psiquiatria do Hospital das Clínicas da Faculdade de Medicina da Universidade de São Paulo (IPq/HCFMUSP). Mestre em Ciências pela Faculdade de Saúde Pública da Universidade de São Paulo (USP). Professora Assistente do Centro Universitário São Camilo. Membro da Associação Brasileira para o Estudo da Obesidade e Síndrome Metabólica (Abeso). Colaboradora da Liga de Obesidade Infantil do HCFMUSP.

Patricia D. Freitas
Fisioterapeuta pela Universidade Federal de Minas Gerais (UFMG). Especialista em Fisioterapia Cardiorrespiratória pela Université Paul Sabatier (Toulouse, França). Mestre em Atividade Física Adaptada pela Université Paul Sabatier (Toulouse, França). Doutora em Ciências pela Universidade de São Paulo (USP).

Patricia Rieken Macedo Rocco
Médica pela Universidade Federal do Rio de Janeiro (UFRJ). Mestre em Ciências Biológicas pela UFRJ. Doutora em Ciências pela UFRJ. Professora Titular da UFRJ. Membro Titular da Academia Nacional de Medicina (ANM) e da Academia Brasileira de Ciências.

Patricia Yukari Saiki
Farmacêutica pela Universidade Estadual de Campinas (Unicamp). Especialista em Tecnologia Industrial e Gestão Farmacêutica pelas Faculdades Oswaldo Cruz (FOC). Mestre em Ciências pela Unicamp.

Paula Pessin Fabrega Branisso
Médica pela Faculdade de Ciências Médicas de Santos (FCMS). Especialista em Endocrinologia pelo Hospital do Servidor Público Estadual de São Paulo. Doutora em Ciências Médicas pela Faculdade de Medicina da Universidade de São Paulo (FMUSP).

Paula Pires
Médica pela Universidade de Brasília (UnB). Especialista em Endocrinologia e Metabologia pela Universidade de São Paulo (USP). Membro da Sociedade Brasileira de Endocrinologia e Metabologia (SBEM) e da Associação Brasileira para o Estudo da Obesidade e Síndrome Metabólica (Abeso).

Pedro Genta
Médico pela Faculdade de Medicina da Universidade de São Paulo (FMUSP). Especialista em Pneumologia e Medicina do Sono pela FMUSP. Professor Livre-Docente da FMUSP.

Pedro Leme Silva
Graduado em Fisioterapia pela Universidade Federal do Rio de Janeiro (UFRJ). Mestre em Ciências Biológicas pela UFRJ. Doutor em Ciências pela UFRJ. Professor Adjunto da UFRJ. Membro da Sociedade Brasileira de Fisiologia (SBFis).

Pedro Paulo de Paris Caravatto
Médico pela Faculdade de Ciências Médicas da Santa Casa de São Paulo (FCMSCSP). Especialista em Cirurgia Bariátrica pelo Hospital das Clínicas da Faculdade de Medicina da Universidade de São Paulo (HCFMUSP). Membro Titular da Sociedade Brasileira de Cirurgia Bariátrica e Metabólica (SBCBM).

Priscila de Lima Sanches
Professora. Graduada em Educação Física pela Faculdade de Educação Física de Santo André (Fefisa). Especialista em Fisiologia do Exercício e Obesidade, Emagrecimento e Saúde pela Universidade Federal de São Paulo (Unifesp). Mestre em Ciências pela Unifesp. Doutora em Ciências pela Unifesp

Priscilla Rizental Coutinho
Médica Endocrinologista. Graduada em Medicina pela Faculdade Evangélica do Paraná. Especialista em Endocrinologia e Metabologia pela Faculdade Evangélica do Paraná. Mestre em Segurança Alimentar e Nutricional pela Universidade Federal do Paraná. Membro da Sociedade Brasileira de Endocrinologia e Metabologia (SBEM).

Rachel Sayuri Honjo Kawahira
Médica pela Universidade Federal do Paraná (UFPR). Especialista em Genética Médica pelo Hospital das Clínicas da Faculdade de Medicina de Ribeirão Preto da Universidade de São Paulo (HCFMRP-USP). Doutora em Ciências pela Universidade de São Paulo (USP). Membro da Sociedade Brasileira de Genética Médica e Genômica (SBGM). Médica Assistente da Unidade de Genética do Instituto da Criança do Hospital das Clínicas da Faculdade de Medicina da USP (ICr/HCFMUSP) e do Núcleo de Genética do Hospital Sírio-Libanês. Coordenadora da Genética no Núcleo de Pediatria do Hospital Sírio-Libanês. Coordenadora do Grupo de Trabalho de Telemedicina da SBGM (2020-atual) e do Grupo de Trabalho de Residência Médica da SBGM (2024).

Rafaela Alkmin da Costa
Médica Assistente da Clínica Obstétrica do Hospital das Clínicas da Faculdade de Medicina da Universidade de São Paulo (HCFMUSP). Graduada em Medicina pela Faculdade de Medicina da Universidade de São Paulo (FMUSP). Especialista em Obstetrícia e Ginecologia pelo HCFMUSP. Doutora em Ciências pela FMUSP. Professora Colaboradora da FMUSP. Livre-Docente pela FMUSP.

Raiane Crespo
Médica pela Universidade Federal do Espírito Santo (UFES). Especialista em Endocrinologia pela Universidade de São Paulo (USP). Doutora em Síndrome dos Ovários Policísticos pela USP.

Raíssa Lyra
Médica Endocrinologista. Graduada em Medicina pela Faculdade Pernambucana de Saúde – Instituto de Medicina Integral Professor Fernando Figueira (FPS-IMIP). Especialista em Endocrinologia pelo IMIP. Professora Associada da Faculdade de Medicina de Olinda (FMO). Membro da Sociedade Brasileira de Endocrinologia e Metabologia (SBEM) e da Sociedade Brasileira de Diabetes (SBD). *Fellowship* no Oxford Centre for Diabetes, Endocrinology and Metabolism – OCDEM (Oxford, Reino Unido) em 2022.

Raquel Muniz
Médica pela Escola de Medicina Souza Marques (EMSM). Especialista em Endocrinologia pelo Instituto Estadual de Diabetes e Endocrinologia Luiz Capriglione (IEDE). Membro da Sociedade Brasileira de Endocrinologia e Metabologia (SBEM). Médica dos serviços de Diabetes e Metabologia do IEDE.

Raul Manhães de Castro
Graduado em Medicina pela Universidade Federal de Pernambuco (UFPE). Especialista em Psicofarmacologia pela Universidade Federal do Rio Grande do Norte. Mestre em Nutrição pela UFPE. Doutor em Sciences De La Vie pela Université Paris 6. Professor Emérito da UFPE. Membro da Academia Pernambucana de Ciências (APC). Membro honorário Associação Brasileira das Origens Desenvolvimentistas da Saúde e da Doença (DOHaD Brasil).

Regina Maria de Carvalho Pinto
Médica pela Faculdade de Medicina do ABC (FMABC). Especialista em Pneumologia pela Sociedade Brasileira de Pneumologia e Tisiologia (SBPT). Doutora em Ciências da Saúde – Pneumologia pela Faculdade de Medicina da Universidade de São Paulo (FMUSP). Professora Colaboradora do Departamento de Cardiopneumologia – Disciplina de Pneumologia – da FMUSP (2014 até a presente data). Médica Pneumologista – Assistente da Divisão de Pneumologia do Instituto do Coração (InCor) do Hospital das Clínicas da FMUSP (HCFMUSP) – Grupo de Doenças Pulmonares Obstrutivas.

Regina Matsunaga Martin
Médica pela Faculdade de Medicina da Universidade de São Paulo (FMUSP). Especialista em Endocrinologia pelo Hospital das Clínicas da FMUSP (HCFMUSP). Doutora em Endocrinologia pela FMUSP. Membro da Associação Brasileira de Avaliação Óssea e Osteometabolismo (Abrasso).

Regina S. Moisés

MD, PhD. Graduada em Medicina pela Escola Paulista de Medicina da Universidade Federal de São Paulo (EPM/Unifesp). Especialista em Endocrinologia e Metabologia pela Sociedade Brasileira de Endocrinologia e Metabologia (SBEM). Mestre em Endocrinologia e Metabologia pela EPM/Unifesp. Doutora em Medicina pela EPM/Unifesp. Professora Titular da EPM/Unifesp. Membro da Sociedade Brasileira de Diabetes (SBD).

Renato M. Ito

Médico pela Faculdade de Medicina de Ribeirão Preto da Universidade de São Paulo (FMRP-USP). Especialista em Cirurgia de Obesidade pela Real e Benemérita Sociedade Portuguesa de Beneficência de São Paulo. Membro da Sociedade Brasileira de Cirurgia Bariátrica e Metabólica (SBCBM) e da Federação Internacional de Cirurgia da Obesidade & Distúrbios Metabólicos (IFSO, do inglês International Federation for the Surgery of Obesity and Metabolic Disorders). MBA em Executivo em Administração – Gestão de Saúde pela Fundação Getulio Vargas (FGV).

Ricardo de Andrade Oliveira

Médico pela Universidade do Grande Rio. Especialista em Endocrinologia pela Universidade Federal do Rio de Janeiro. UFRJ. Mestre em Clínica Médica pela UFRJ. Membro da Sociedade Brasileira de Endocrinologia e Metabologia (SBEM), da Associação Brasileira para o Estudo da Obesidade e Síndrome Metabólica (Abeso) e da Sociedade Brasileira de Diabetes (SBD). *Specialist Endocrinologist by* Dubai Health Authority.

Ricardo V. Cohen

Médico pela Faculdade de Ciências Médicas da Santa Casa de São Paulo (FCMSCSP). Especialista em Cirurgia Bariátrica pela Associação Médica Brasileira (AMB). Doutor em Cirurgia pela Faculdade de Medicina da Universidade de São Paulo (FMUSP).

Roberta Borges de Castro

Médica pela Universidade Federal de Uberlândia (UFU). Especialista em Endocrinologia Pediátrica pela Irmandade da Santa Casa de Misericórdia de São Paulo. Mestre em Ciências da Saúde pela Faculdade de Ciências Médicas da Santa Casa de São Paulo (FCMSCSP).

Roberta de Lucena Ferretti

Nutricionista pelo Centro Universitário São Camilo. Especialista em Pediatria em Ciências Aplicadas à Pediatria pela Universidade Federal de São Paulo (Unifesp). Mestre em Pediatria em Ciências Aplicadas à Pediatria pela Unifesp. Doutora em Pediatria em Ciências Aplicadas à Pediatria pela Unifesp. Professora efetiva da Universidade de Taubaté. Membro do Comitê Científico da Criança e do Adolescente da Sociedade Brasileira de Nutrição Parenteral e Enteral (BRASPEN).

Roberta de Souza Dias

Médica pela Universidade do Estado do Pará (UEPA). Especialista em Clínica Médica pelo Instituto de Assistência Médica ao Servidor Público Estadual (IAMSPE). Residência médica em Endocrinologia em andamento no IAMSPE.

Roberta Marcondes Machado

Nutricionista pela Universidade Anhembi Morumbi. Especialista em Nutrição nas Doenças Crônicas Não Transmissíveis pelo Instituto de Ensino e Pesquisa do Hospital Israelita Albert Einstein. Doutora em Ciências pela Faculdade de Medicina da Universidade de São Paulo (FMUSP). Professora da Faculdade Israelita de Ciências da Saúde Albert Einstein (FICSAE).

Rocío Miluska Parrales Donayre

Médica. Graduada em Medicina Humana pela Universidad Nacional Federico Villarreal. Especialista em Gastroenterologia pela Universidad Ricardo Palma. Mestre em Pesquisa Clínica pela Universidad San Martin de Porres. Membro da Sociedad de Gastroenterologia del Perú. Especialização em Medicina da Obesidade.

Rodolfo Augusto Bacelar de Athayde

Médico pela Universidade Federal da Paraíba (UFPB). Especialista em Pneumologia pelo Instituto do Coração (InCor) do Hospital das Clínicas da Faculdade de Medicina da Universidade de São Paulo (HCFMUSP). Especialista em Medicina do Sono pela Faculdade de Medicina da Universidade de São Paulo (FMUSP). Professor da disciplina de Pneumologia do Centro Universitário de João Pessoa (UNIPÊ). Membro da Sociedade Brasileira de Pneumologia e Tisiologia (SBPT). Título de Especialista em Pneumologia pela SBPT. Coordenador da disciplina de Pneumologia do UNIPÊ. Professor da disciplina de Pneumologia da Faculdade de Enfermagem e de Medicina Nova Esperança (FAMENE). Preceptor da residência de Clínica Médica do UNIPÊ. Médico Assistente do Complexo de Doenças Infectocontagiosas Dr. Clementino Fraga.

Rodrigo O. Moreira

Médico pela Universidade Federal de Juiz de Fora (UFJF). Especialista em Endocrinologia e Metabologia pela Sociedade Brasileira de Endocrinologia e Metabologia (SBEM). Mestre em Endocrinologia pela Universidade Federal do Rio de Janeiro (UFRJ). Doutor em Endocrinologia pela UFRJ. Coordenador do Curso de Medicina do Centro Universitário Presidente Antônio Carlos (UNIPAC). Professor da Faculdade de Medicina do Centro Universitário de Valença (UNIFAA). Ex-Presidente da SBEM (biênio 2019-2020). Presidente da Comissão do Título de Especialista em Endocrinologia e Metabologia – TEEM (biênios 2021-2022 e 2023-2024).

Rodrigo Ramos Catharino

Professor. Graduado em Farmácia pela Universidade São Francisco (USF). Mestre e Doutor em Ciências de Alimentos pela Faculdade de Engenharia de Alimentos da Universidade Estadual de Campinas (FEA-Unicamp). Professor Titular da FEA-Unicamp.

Ronaldo José Pineda Wieselberg

Médico Endocrinologista. Graduado em Medicina pela Faculdade de Ciências Médicas da Santa Casa de São Paulo (FCMSCSP). Especialista em Endocrinologia pela Sociedade Brasileira de Endocrinologia e Metabologia (SBEM). Mestre em Saúde Pública pela Imperial College London. Presidente da ADJ Diabetes Brasil (gestão 2024-2025).

Rosa Ferreira dos Santos

Médica pela Faculdade de Ciências Médicas da Santa Casa de São Paulo (FCMSCSP). Especialista cm Endocrinologia e Metabologia pela Sociedade Brasileira de Endocrinologia e Metabologia (SBEM). Doutora em Endocrinologia e Metabologia pela Faculdade de Medicina da Universidade de São Paulo (FMUSP). Membro da SBEM. Pós-doutorado em Endocrinologia e Metabologia pela Universidade de Stanford (Califórnia, EUA).

Rosa Hasan

Médica pela Faculdade de Medicina do ABC (FMABC). Especialista em Neurologia pelo Hospital das Clínicas da Faculdade de Medicina da Universidade de São Paulo (HCFMUSP). Médica Neurologista e especialista em Medicina do Sono. Coordenadora do Laboratório de Sono e do Ambulatório de Sono do Instituto de Psiquiatria (IPq) do HCFMUSP. Responsável pelo setor de Polissonografia do Alta Excelência Diagnóstico.

Rossana Pulcineli Vieira Francisco

Médica pela Pontifícia Universidade Católica de Campinas (PUC-Campinas). Especialista em Obstetrícia e Ginecologia pela Faculdade de Medicina da Universidade de São Paulo (FMUSP). Mestre em Obstetrícia e Ginecologia pela FMUSP. Doutora em Obstetrícia e Ginecologia pela FMUSP. Professora Associada da FMUSP.

Ruth Rocha Franco

Médica pela Universidade São Francisco. Especialista em Endocrinologia Pediátrica pela Sociedade Brasileira de Endocrinologia e Metabologia (SBEM) e pela Sociedade Brasileira de Pediatria (SBP). Mestre em Pediatria pela Faculdade Medicina da Universidade de São Paulo (FMUSP). Coordenadora do Ambulatório de Síndrome de Prader-Willi e Cirurgia Bariátrica do Instituto da Criança do Hospital das Clínicas da FMUSP (ICr/HCFMUSP).

Ruy Lyra

Graduado em Medicina pela Universidade de Pernambuco. Mestre e Doutor em Genética pela Universidade Federal de Pernambuco (UFPE). Professor de Endocrinologia da UFPE. *Senior Research Fellow* do Harris Manchester College, Oxford University, associado ao Tseu Medical Institute.

Sâmella de Oliveira Ananias Gonçalves

Nutricionista pelo Centro Universitário de Volta Redonda (UNIFOA). Membro do Laboratório de Investigação em Metabolismo e Diabetes da Universidade Estadual de Campinas (LIMED/Unicamp). Mestranda em Ciências da Nutrição e do Esporte e Metabolismo na Faculdade de Ciências Aplicadas (FCA) da Unicamp.

Sandra Lopes Souza

Professora. Graduada em Nutrição pela Universidade Federal de Pernambuco (UFPE). Mestre em Nutrição pela UFPE. Doutora em Ciências Morfofuncionais pela Universidade de São Paulo (USP). Professora Titular de Anatomia da UFPE. Professora da Pós-graduação em Nutrição e da Pós-graduação em Neuropsiquiatria e Ciências do Comportamento da UFPE.

Sandra Roberta Ferreira Vivolo

Médica pela Pontifícia Universidade Católica de Campinas (PUC-Campinas). Especialista em Endocrinologia pela Universidade Federal de São Paulo (Unifesp). Mestre em Endocrinologia Clínica pela Unifesp. Doutora em Endocrinologia Clínica pela Unifesp. Professora Titular da Faculdade de Saúde Pública da Universidade de São Paulo (USP).

Sebastião Mauro Bezerra Duarte

Nutricionista pela Universidade Paulista (UNIP). Mestre em Ciências em Gastroenterologia pela Faculdade de Medicina da Universidade de São Paulo (FMUSP). Doutor em Ciências em Gastroenterologia pela FMUSP. Nutricionista clínico do Ambulatório de Doença Hepática Esteatótica Associada à Disfunção Metabólica do Hospital das Clínicas da FMUSP (HCFMUSP).

Sérgio Santoro

Médico Cirurgião. Graduado em Medicina pela Universidade de São Paulo (USP). Especialista em Cirurgia Geral e do Aparelho Digestivo pela USP. Mestre em Medicina pela USP. Membro Titular da Sociedade Brasileira de Cirurgia Bariátrica e Metabólica (SBCBM). Membro do Colégio Brasileiro de Cirurgiões (CBC) e do Colégio Brasileiro de Cirurgia Digestiva (CBCD). Cirurgião no Hospital Albert Einstein.

Sergio Setsuo Maeda

Médico pela Universidade Estadual de Campinas (Unicamp). Especialista em Endocrinologia e Metabologia pela Santa Casa de São Paulo. Mestre em Endocrinologia Clínica pela Universidade Federal de São Paulo (Unifesp). Doutor em Endocrinologia Clínica pela Unifesp. Membro da Sociedade Brasileira de Endocrinologia e Metabologia (SBEM) e da Associação Brasileira de Avaliação Óssea e Osteometabolismo (Abrasso).

Silvia Pereira

Nutricionista pela Universidade Federal do Rio de Janeiro (UFRJ). Especialista em Nutrição Clínica pelo Centro Universitário São Camilo. Mestre em Clínica Médica pela UFRJ. Doutora em Clínica Médica pela UFRJ. Professora Associada da UFRJ. Membro da Associação Brasileira para o Estudo da Obesidade e Síndrome Metabólica (Abeso), da Federação Internacional de Cirurgia da Obesidade & Distúrbios Metabólicos (IFSO, do inglês International Federation for the Surgery of Obesity and Metabolic Disorders) e da Sociedade Brasileira de Cirurgia Bariátrica e Metabólica (SBCBM). Pós-doutorado em Ciências Nutricionais pela UFRJ.

Taíse Rosa de Carvalho

Médica pela Universidade Federal de Pelotas (UFPel). Especialista em Endocrinologia e Metabologia pela Pontifícia Universidade Católica do Rio Grande do Sul (PUCRS). Mestre em Medicina e Ciências da Saúde pela PUCRS. Professora Assistente da PUCRS.

Tarissa Beatrice Zanata Petry

Médica pela Faculdade de Ciências Médicas da Santa Casa de São Paulo (FCMSCSP). Especialista em Endocrinologia e Metabologia pela FCMSCSP. Doutora em Ciência da Saúde pela FCMSCSP.

Tatiana de Carvalho Andreuci Torres Leal

Médica pela Universidade de Mogi das Cruzes (UMC). Especialista em Cardiologia pela Universidade de São Paulo (USP). Professora Colaboradora da USP. Membro da Sociedade Brasileira de Cardiologia (SBC).

Tatiane Vilaça

Médica pela Faculdade de Medicina Universidade Federal de Minas Gerais (UFMG). Especialista em Endocrinologia pelo Hospital das Clínicas da UFMG. Mestre em Medicina Translacional pela Universidade Federal de São Paulo (Unifesp). Doutora pela University of Sheffield. Pós-doutorado pela University of Sheffield.

Thaís Castanheira de Freitas Resende

Médica pela Universidade Federal de Goiás (UFG). Especialista em Endocrinologia e Metabologia pela Universidade de São Paulo (USP). Doutora em Endocrinologia e Metabologia pela USP. Membro da Sociedade Brasileira de Endocrinologia e Metabologia (SBEM).

Thiago Dieb Ristum Vieira

Médico pela Universidade de São Paulo (USP). Especialista em Radiologia pelo Hospital Sírio-Libanês. Doutor em Radiologia pela USP.

Thiago Fraga Napoli

Médico pela Faculdade de Ciências Médicas da Santa Casa de São Paulo (FCMSCSP). Especialista em Endocrinologia e Metabologia pela Santa Casa de Misericórdia de São Paulo. Doutor em Ciências da Saúde (Endocrinologia) pela FCMSCSP. Professor de Residência Médica em Endocrinologia e Metabologia do Instituto de Assistência Médica ao Servidor Público Estadual (IAMSPE). Membro da Sociedade Brasileira de Endocrinologia e Metabologia (SBEM) e da Associação Brasileira para o Estudo da Obesidade e Síndrome Metabólica (Abeso).

Thomas Szego

Médico pela Faculdade de Medicina da Universidade de São Paulo (FMUSP). Especialista em Cirurgia Geral/Digestiva pelo Colégio Brasileiro de Cirurgiões (CBC) e pelo Colégio Brasileiro de Cirurgia Digestiva (CBCD). Doutor em Cirurgia pela FMUSP. Professor Titular da OSEC – Faculdade de Medicina de Santo Amaro.

Vanessa Cherniauskas

Médica pela Faculdade de Ciências Médicas da Santa Casa de São Paulo (FCMSCSP). Especialista em Endocrinologia e Metabologia pela FCMSCSP. Doutoranda em Endocrinologia e Metabologia pela FCMSCSP. Preceptora do Núcleo de Tireoide e do Curso de Especialização em Endocrinologia da Beneficência Portuguesa de São Paulo. Professora Instrutora da disciplina de Endocrinologia da FCMSCSP. Membro da Sociedade Brasileira de Endocrinologia e Metabologia (SBEM) e da Latin American Thyroid Society (LATS). Preceptora do Núcleo de Tireoide e do Curso de Especialização em Endocrinologia da Beneficência Portuguesa de São Paulo.

Vanessa Melo Ferreira

Médica pela Universidade Federal do Pará (UFPA). Especialista em Oncologia Clínica pelo Hospital Israelita Albert Einstein. Oncologista Clínica no Hospital Beneficência Portuguesa de São Paulo.

Vinicius Nahime Brito

Médico pela Universidade Federal do Triângulo Mineiro (UFTM). Especialista em Endocrinologia e Metabologia pela UFTM. Mestre em Medicina pela Universidade de São Paulo (USP). Doutor em Ciências pela USP. Professor Livre-Docente da USP. Membro da Sociedade Brasileira de Endocrinologia e Metabologia (SBEM), da European Society for Paediatric Endocrinology (ESPE) e da Endocrine Society.

Walter S. Gonçalves

Médico pela Universidade Federal do Rio de Janeiro (UFRJ). Especialista em Psiquiatria pela UFRJ. Mestre em Psiquiatria e Saúde Mental pela UFRJ.

Agradecimentos

Aos meus saudosos pais, Elza e Peppino, pela formação, pelo amor e pelo cuidado.

À minha vida, Maria Edna, pelo amor, pela atenção, pelo companheirismo, pela doação, pelo espírito generoso e pelo zelo constante. Sua bondade, encanto natural, inabalável lealdade, inteligência e beleza me fazem valorizar cada instante dos mais de 20 anos de nossas vidas juntos!

Aos meus amados filhos Bruno, Fabio e Patricia. É muito bom partilhar bons momentos e testemunhar o crescimento pessoal e profissional de vocês, sempre cingido de valores morais, justiça e caráter!

À minha amada filha Leticia, acompanhar o seu desenvolvimento acadêmico e pessoal me inunda de orgulho! Ter você por perto é sempre um presente especial!

À minha amada filha Maria, pequena dádiva que não é mais pequena. Agradeço a Deus por você ser essa menina doce e carinhosa, e por poder participar do seu desenvolvimento pessoal e intelectual!

Ao meu eterno e saudoso amigo Alfredo Halpern, pelos infindáveis ensinamentos ministrados na vida acadêmica e pessoal que outrora compartilhamos.

Aos pacientes com obesidade, que padecem por ignorância, estigma e preconceito de leigos e também de médicos, profissionais da saúde e gestores públicos, os quais necessitam revisar seus julgamentos para considerá-los dignos de tratamento, como em qualquer área da medicina.

Marcio C. Mancini

É com muita alegria que dedico este livro aos meus professores, aos meus alunos, à minha esposa, Ana Carolina Vasques, e aos meus filhos adultos, Lucas e Pedro Geloneze, que muito me ensinaram com suas perguntas certas sobre tudo e a toda hora, e ao Bruno Vasques Geloneze, mais um filho que chegou recentemente e me incentiva a viver mais e a estudar muito mais.

Bruno Geloneze

A Renata, João Gabriel e Felipe, por serem a razão da minha vida.

Aos meus pais, Eduardo e Anete, pelo carinho, caráter e paixão pelo magistério.

João Salles

Primeiramente a Deus, por me dar mais do que mereço.

À minha esposa, Lúcia Helena, por sempre me acompanhar e apoiar nessa jornada.

Aos meus filhos, também médicos, Natália, Débora e Lucas, pela paciência nos momentos de minha ausência e por seguirem nossos passos na arte de cuidar da saúde de pessoas.

E aos pacientes, razão e motivação para desenvolvermos este trabalho.

Josivan Gomes de Lima

Um livro sempre é um ensinamento para quem se interessa. Assim, dedico-o aos meus filhos, Fabio e Caio, e aos meus pais, Moacyr e Marly, todos exemplos de estímulo de vida e empenho. Um especial agradecimento ao Dr. Marcio C. Mancini, pela parceria e amizade.

Mario Kehdi Carra

Prefácio à Quarta Edição

Apaixonei-me pela obesidade na Residência Médica, cativado pelas ideias e pensamentos do saudoso Prof. Alfredo Halpern. Na época, havia pouca difusão da obesidade como doença séria, complexa, com enormes consequências para a saúde e para a qualidade de vida. Ele foi, sem dúvida, o pioneiro na defesa dos pacientes com obesidade, dos médicos que tratavam da obesidade e da obesidade como doença, não como escolha pessoal. A escassez de informações sobre obesidade faz parte da motivação deste livro, que tem como objetivo compilar vários tópicos a ela relacionados. O Prof. Alfredo escreveu o prefácio da primeira edição, lançada em 2010, e da segunda edição, em 2015, antes de a medicina perder esse grande e brilhante médico, professor, fundador do Grupo de Obesidade (da disciplina de Endocrinologia do Hospital das Clínicas da Faculdade de Medicina da USP – HCFMUSP) e da Abeso (Associação Brasileira para o Estudo da Obesidade e Síndrome Metabólica), e meu grande amigo e mentor. Para o prefácio da terceira edição, em 2021, convidei Eric Ravussin, também muito próximo dele e de muitos colegas brasileiros.

Mas, qual é a história do *Tratado de Obesidade*? Não lembro quando surgiu essa intenção de coordenar um tratado sobre obesidade. Há muita carência de informações (principalmente as sérias) sobre o assunto. Tive a oportunidade de vivenciar essa falta de conhecimento sobre obesidade (até mesmo de colegas que fizeram Residência Médica em Endocrinologia e Metabologia!) nos anos em que fui membro da Comissão do Título de Especialista em Endocrinologia e Metabologia (TEEM), que anualmente aplica uma prova para concessão do título. Dependendo do serviço onde foi feita a residência, o candidato tinha um desempenho magnífico ou pífio nas questões da prova que versavam sobre obesidade! Isso reflete que, em muitos serviços, o ensino sobre obesidade ainda é insuficiente.

Mas, voltando ao assunto, como nasceu o *Tratado de Obesidade*? Foi em uma reunião da Diretoria da Abeso, em 2008 ou 2009, quando eu era Presidente pela segunda vez, que introduzi o assunto e, assim, brotou a semente da primeira edição. Não é por acaso, então, que o autor coordenador e os coautores são os membros daquela diretoria.

Frequentemente cito trechos de um texto escrito por um médico endocrinologista do HCFMUSP, Cassio Ravaglia, há mais de meio século, em 1973. Dizia ele que "a preocupação de leigos e médicos com obesidade é crescente. Os seus portadores são vítimas de um excesso gorduroso que tem causas bem mais complexas e mais sutis do que as que vêm sendo divulgadas." Prossegue: "O homem citadino é hoje um autêntico exemplo do que não deveria ser. A obesidade é mais um sintoma de uma sociedade em crise, que tolhe ao homem elementos básicos de sua vida física e mental!" É triste observar que esses excertos retratam com clareza o panorama atual. Evidentemente, houve muito progresso no entendimento da fisiopatologia da obesidade desde então, e um

extraordinário marco foi a descoberta da leptina, há exatos 30 anos! Hoje percebemos a obesidade como uma condição clínica resultante da suscetibilidade biológica (genética) em contato com condições ambientais que estimulam um consumo excessivo de calorias e uma redução do gasto energético (ambiente obesogênico).

Não é só o conhecimento que aumenta ao longo dos anos, o *Tratado de Obesidade* também, que nasceu com 93 capítulos em 760 páginas, na segunda edição cresceu para 98 capítulos (782 p.), e na última edição, lançada no meio da difícil e aflitiva pandemia de covid-19, alcançou 113 capítulos (906 p.). Pessoalmente, tive a satisfação de participar como autor ou coautor de 13 dos 113 capítulos desta quarta edição. Esses 113 tópicos, escritos por um conjunto de excelentes colaboradores, estão organizados em oito partes: *Introdução, Fisiopatologia e Laboratório, Avaliação Clínica, Efeitos da Obesidade em Órgãos e Sistemas, Tratamento Não Farmacológico da Obesidade e de suas Comorbidades, Tratamento Farmacológico da Obesidade e de suas Comorbidades, Tratamento Cirúrgico da Obesidade,* e *Tópicos Atuais e Perspectivas.*

Alguns capítulos sofreram divisão, outros foram fundidos, alguns foram removidos ou modificados, mas sete são inéditos, escritos por 15 novos colaboradores. Temas muito atuais, como o papel dos alimentos ultraprocessados no desenvolvimento da obesidade; hipogonadismo funcional; assédio, discriminação e preconceito contra a pessoa com obesidade; complicações materno-fetais; infecções virais, covid-19 e obesidade; tirzepatida; e *bypass* gástrico com anastomose única foram acrescidos aos demais.

Isso posto, esta quarta edição é uma leitura indispensável para aqueles que almejam continuar bem-informados e atualizados sobre os últimos progressos nas pesquisas sobre obesidade, tratamentos atuais e perspectivas. Pessoalmente, revisei cada um dos capítulos, esclarecendo dúvidas dos revisores, aos quais agradeço pelo minucioso cuidado.

A linguagem, sempre que possível, foi adaptada para uma linguagem que prioriza a pessoa (*person-first language*), uma linguística empática e inclusiva, que coloca uma pessoa antes do diagnóstico, descrevendo que condição ela "tem" ("paciente com obesidade") em vez de afirmar o que uma pessoa "é" ("paciente obeso"). Essa linguagem evita a marginalização ou a desumanização (consciente ou inconsciente) ao discutir pessoas com doenças crônicas ou deficiências. Evitaram-se expressões em relação à medicação, como "remédio para emagrecer" e mesmo "medicamento antiobesidade", dando preferência por "medicamento para obesidade".

Tenho uma dívida de gratidão com cada um dos quase 240 colaboradores que participaram da redação dos capítulos, permitindo que esta obra ganhe vida, e espero que as pessoas que se debruçarem na leitura deste tratado tenham tanto prazer quanto eu tive em participar de sua elaboração.

Marcio C. Mancini

Prefácio à Primeira Edição

Considero-me – e acho que sou considerado – o decano no Brasil no que tange ao estudo e à difusão científica da obesidade como doença séria, complexa, multifatorial, crescente e com grande repercussão para a saúde e para a qualidade de vida.

Os últimos 30 anos testemunharam uma verdadeira reviravolta no que concerne à obesidade, em todos os seus aspectos, que incluem desde o maior entendimento sobre aspectos relacionados à biologia molecular até a procura incessante de medicamentos ou procedimentos cirúrgicos para tratá-la.

Por outro lado, eventos relacionados à obesidade (encontros, cursos, simpósios, congressos) vêm se multiplicando em progressão geométrica. O mesmo sucede com publicações especialmente dirigidas ao assunto.

Assim, fico muito satisfeito de assistir à realização deste *Tratado de Obesidade*, cujos autores, encabeçados por Marcio C. Mancini, reúnem todas as condições para a elaboração de uma obra desta magnitude.

A pergunta muitas vezes formulada é: há necessidade de um Tratado nesta época quando a comunicação científica se dá com facilidade e rapidez pela internet? De minha parte, acho que sim.

Um Tratado representa a condensação em um volume – ou mais, dependendo da matéria – de tudo o que diz respeito ao assunto, expondo de uma maneira profunda o que se sabe sobre cada um dos tópicos.

E é isto que verificamos neste *Tratado de Obesidade*: dividido em cinco tópicos, o livro é bastante abrangente e praticamente cobre todos os aspectos relacionados à obesidade.

Mais ainda, os colaboradores pertencem à nata dos profissionais ligados aos assuntos abordados.

No meu entender, seu lançamento representa um evento importante para todos aqueles (e há cada vez mais) interessados no assunto.

Alfredo Halpern (*in memoriam*)
Professor Livre-Docente da Faculdade de Medicina da USP

Sumário

PARTE 1   Introdução, *1*

1   Considerações Históricas sobre Obesidade, *3*
Marcio C. Mancini

2   Definições Antropométricas da Obesidade, *7*
Erika Paniago Guedes ▪ Luciana Lopes de Souza

3   Avaliação da Composição Corporal, *15*
Maria Teresa Zanella ▪ Fernando Flexa Ribeiro Filho ▪
Emanuelle Costa Pantoja

**4   Epidemiologia da Obesidade no
Brasil e no Mundo,** *25*
Dirce Maria Lobo Marchioni ▪ Cecília Zanin Palchetti ▪
Elaine Valdna Oliveira dos Santos ▪ Lucas Moura

**5   Custo Econômico da Obesidade no
Brasil e no Mundo,** *35*
Erika Cardoso dos Reis ▪ Hugo Braz Marques

6   Prevenção da Obesidade: Factível ou Utopia?, *41*
Mauro Fisberg ▪ Maria Aparecida Zanetti Passos ▪
Roberta de Lucena Ferretti

**7   Políticas Públicas de Saúde na Prevenção da
Obesidade no Mundo e no Brasil,** *51*
Georgia Finardi Di Biagio ▪ Louise Cominato ▪
Ruth Rocha Franco ▪ Maria Edna de Melo

PARTE 2   Fisiopatologia e Laboratório, *57*

**8   Fisiopatologia da Obesidade e da
Ciclicidade do Peso,** *59*
Adriana Perez Angelucci ▪ Marcio C. Mancini

9   Regulação Central do Balanço Energético, *70*
Lício Augusto Velloso ▪ Eliana Pereira de Araujo

10   Regulação Periférica do Balanço Energético, *75*
Cesar Luiz Boguszewski ▪ João Roberto Wiese Júnior

11   Causas Não Tradicionais para Ganho de Peso, *89*
Carlos Eduardo Seraphim

12   Determinantes Endócrinos da Obesidade, *95*
Amélio F. Godoy-Matos ▪ Rodrigo O. Moreira ▪
Mariana Farage Martins

13   Genética Molecular da Obesidade, *104*
Marcio C. Mancini ▪ Ariana Ester Fernandes ▪
Maria Edna de Melo

**14   Importância da Nutrição Perinatal no
Desenvolvimento da Obesidade e da
Síndrome Metabólica,** *112*
Sandra Lopes Souza ▪ Carol Góis Leandro ▪
Raul Manhães de Castro

**15   Aspectos Epidemiológicos da Obesidade e da
Síndrome Metabólica: Ênfase no Papel de
Fatores Dietéticos,** *124*
Milena Monfort-Pires ▪ Marcela R. Simões ▪
Sandra Roberta Ferreira Vivolo

**16   Papel dos Alimentos Ultraprocessados no
Desenvolvimento de Obesidade e Diabetes,** *135*
Maria Laura da Costa Louzada ▪ Patricia Constante Jaime

**17   Tecido Adiposo Ectópico como Fator de Risco
para Resistência Insulínica,** *142*
Gustavo Calestini ▪ Thiago Fraga Napoli ▪
João Salles ▪ Roberta de Souza Dias

**18   Obesidade e Eixo Hipotalâmico-
Hipofisário-Adrenal,** *147*
Claudia Faria ▪ Roberta Borges de Castro ▪
Cristiane Kochi ▪ Carlos Alberto Longui

**19   Fisiologia e Morfologia do Tecido
Adiposo Humano,** *154*
Maria Eduarda Martelli ▪ José Carlos de Lima Junior ▪
Ana Carolina Junqueira Vasques ▪ Bruno Geloneze

**20   Atividade do Sistema Nervoso Simpático
na Obesidade,** *177*
Maria Carolina Santos Mendes ▪ Lígia M. Antunes-Correa ▪
Gustavo Duarte Pimentel ▪ José Barreto Campello Carvalheira

21   Hormônios Tireoidianos e Obesidade, *187*
Adriano Namo Cury ▪ Nilza Scalissi

**22   Investigação Laboratorial da
Resistência à Insulina,** *194*
Bruno Geloneze ▪ Ana Carolina Junqueira Vasques ▪
Jorge Rafael Violante Cumpa ▪ Marcos Antonio Tambascia

PARTE 3   Avaliação Clínica, *203*

**23   Avaliação da Ingestão e do
Comportamento Alimentar,** *205*
Denise Machado Mourão ▪ Daniela Mayumi Usuda
Prado Rocha ▪ Ana Paula Silva Caldas ▪ Josefina Bressan

**24   Avaliação do Gasto Energético e da
Oxidação de Substratos Energéticos,** *220*
Alessandra Escorcio Rodrigues Almeida ▪ Marcio C. Mancini

**25   Topografia do Tecido Adiposo:
da Lipodistrofia à Obesidade,** *227*
João Salles ▪ Márcia Costa dos Santos ▪ Carolina Ferraz ▪
Vanessa Cherniauskas ▪ Gabriela Castilho ▪
Andressa Heimbecher Soares

XXX Tratado de Obesidade

26 **Avaliação do Paciente com Obesidade e Síndrome Metabólica**, *235*
Ruy Lyra ▪ Mônica de Oliveira ▪ Ney Cavalcanti ▪ Raíssa Lyra ▪ Débora Rodrigues de Melo Brito

27 **Diagnóstico de Síndrome Metabólica no Adulto**, *243*
Rosa Ferreira dos Santos

28 **Paciente de Peso Normal Metabolicamente com Obesidade**, *249*
Thaís Castanheira de Freitas Resende

29 **Aterosclerose e Síndrome Metabólica**, *253*
Osmar Monte ▪ Cristiane Kochi ▪ Matheus Alves Alvares

30 **Avaliação da Obesidade na Infância e na Adolescência**, *259*
Durval Damiani ▪ Daniel Damiani ▪ Louise Cominato

31 **Síndromes Genéticas Associadas à Obesidade**, *268*
Chong Ae Kim ▪ Lilian Maria José Albano ▪ Débora R. Bertola ▪ Rachel Sayuri Honjo Kawahira

32 **Síndromes Genéticas Causadoras de Resistência à Insulina**, *277*
Regina S. Moisés

33 **Síndrome Metabólica na Infância e na Adolescência**, *282*
Cristiane Kochi ▪ Luis Eduardo Calliari

34 **Avaliação da Obesidade em Adultos com 60 anos ou Mais**, *303*
Nídia Celeste Horie

PARTE 4 Efeitos da Obesidade em Órgãos e Sistemas, *313*

35 **Obesidade e Doenças Associadas**, *315*
Marcio C. Mancini ▪ Bruno Halpern ▪ Mônica Tourinho Almeida Albuquerque ▪ Luiz F. Viola ▪ Flávia T. Motta

36 **Obesidade e Metabolismo de Carboidratos: Diabesidade**, *331*
Maria Elizabeth Rossi da Silva

37 **Obesidade e Metabolismo de Lipídeos**, *346*
Edna R. Nakandakare ▪ Marisa Passarelli

38 **Obesidade e Hipertensão Arterial Sistêmica**, *352*
Decio Mion Jr. ▪ Giovanio Vieira da Silva

39 **Obesidade e Doença Cardiovascular Tromboembólica**, *359*
Alexandre de Matos Soeiro ▪ Fernando L. Torres Gomes ▪ Tatiana de Carvalho Andreuci Torres Leal ▪ Karina Setani ▪ Erica Sakamoto ▪ Carlos Vicente Serrano Jr.

40 **Função Endotelial e Estresse Oxidativo na Obesidade e na Síndrome Metabólica**, *365*
Cynthia Melissa Valerio ▪ Raquel Muniz ▪ Luiz F. Viola

41 **Obesidade, Apneia Obstrutiva do Sono e Hipoventilação**, *369*
Rodolfo Augusto Bacelar de Athayde ▪ Pedro Genta ▪ Geraldo Lorenzi Filho

42 **Mecanismos Modificadores do Fenótipo Obesidade na Asma**, *379*
Patricia D. Freitas ▪ Regina Maria de Carvalho Pinto ▪ Celso R. F. Carvalho

43 **Obesidade e Doença do Refluxo Gastroesofágico**, *386*
Anna Carolina Batista Dantas ▪ Denis Pajecki

44 **Colecistolitíase e Obesidade**, *390*
Francisco Tustumi ▪ Denis Pajecki ▪ Marco Aurelio Santo

45 **Doença Hepática Esteatótica Associada à Disfunção Metabólica**, *395*
José Tadeu Stefano ▪ Sebastião Mauro Bezerra Duarte ▪ Claudia Pinto Marques Souza de Oliveira

46 **Obesidade, Doenças Osteometabólicas, Gota e Osteoartrose**, *401*
Alexandra Passos Gaspar ▪ Sergio Setsuo Maeda ▪ Tatiane Vilaça ▪ Marise Lazaretti-Castro

47 **Obesidade e Doença Renal Crônica**, *410*
Bianca Emsenhuber ▪ Mariana Fadil Romão ▪ João Egidio Romão Junior

48 **Obesidade e Câncer**, *419*
Fernando Cotait Maluf ▪ Vanessa Melo Ferreira ▪ Caio Abner Vitorino Gonçalves Leite

49 **Síndrome dos Ovários Policísticos e Obesidade**, *423*
Iza Franklin Roza Machado ▪ Raiane Crespo ▪ Larissa Garcia Gomes

50 **Adiposidade e Puberdade**, *430*
Carlos Eduardo Seraphim ▪ Vinicius Nahime Brito ▪ Ana Claudia Latronico

51 **Hipogonadismo Funcional da Obesidade, Infertilidade e Disfunção Sexual em Homens**, *441*
Andressa Heimbecher Soares ▪ Cristiano Roberto Grimaldi Barcellos ▪ Ricardo de Andrade Oliveira

52 **Complicações Materno-Fetais na Gestante com Obesidade**, *452*
Cristiane de Freitas Paganoti ▪ Rafaela Alkmin da Costa ▪ Rossana Pulcineli Vieira Francisco

53 **Infecções Virais, Covid-19 e Obesidade**, *455*
Fernando Gerchman ▪ Gabriella Richter da Natividade ▪ Manoella B. S. Gonçalves

54 **Transtornos Alimentares Relacionados com o Ciclo Sono-Vigília**, *462*
Alexandre Pinto de Azevedo ▪ Rosa Hasan

55 **Transtornos Alimentares e Obesidade**, *468*
Carlos Eduardo Ferreira de Moraes ▪ Carla Mourilhe ▪ Walter S. Gonçalves ▪ José Carlos Appolinario

56 Transtornos do Humor e Outros Transtornos Psiquiátricos Associados à Obesidade, *475*
Adriano Segal ▪ Debora K. Kussunoki

57 Assédio, Discriminação e Preconceito Contra a Pessoa com Obesidade, *479*
Arnaldo Pinto Lopes Filho

PARTE 5 Tratamento Não Farmacológico da Obesidade e de suas Comorbidades, *487*

58 Redução da Densidade Energética no Tratamento da Obesidade no Adulto, *489*
Silvia Pereira

59 Dieta de Muito Baixas Calorias, *493*
Mônica Beyruti

60 Terapia Nutricional em Portador de Obesidade com Diabetes, Hipertensão e Dislipidemia, *498*
Ana Maria Pita Lottenberg ▪ Milessa Silva Afonso ▪ Maria Silvia Ferrari Lavrador ▪ Roberta Marcondes Machado

61 Abordagem Nutricional da Obesidade na Infância e na Adolescência, *507*
Adriana Servilha Gandolfo

62 Dietas da Moda: do Mito à Evidência, *517*
Mônica Beyruti ▪ Ana Paola Monegaglia Vidigal

63 Orientação Nutricional no Transtorno da Compulsão Alimentar, *524*
Fernanda Pisciolaro

64 Importância de Medidas Cognitivo-Comportamentais no Tratamento da Obesidade, *530*
Adriano Segal

65 Entrevista Motivacional, *535*
Maria Lucia Livramento

66 Exercício Físico no Tratamento da Obesidade: Como Prescrever?, *539*
Ana R. Dâmaso ▪ Priscila de Lima Sanches ▪ Helton de Sá Souza ▪ Júlia Pagotto Matos ▪ Ana Claudia Pelissari Kravchychyn

67 Gorduras: Verdade e Mitos, *552*
Ana Maria Pita Lottenberg ▪ Maria Silvia Ferrari Lavrador ▪ Roberta Marcondes Machado

68 Adoçantes: Verdades e Mitos, *558*
Carlos Alberto Werutsky

69 Medicina Culinária: Abordagem Transdisciplinar e Experiencial Aplicada à Obesidade, *567*
Caroline Dário Capitani ▪ Ana Carolina Junqueira Vasques ▪ Isabela Coral Gerólamo ▪ Sâmella de Oliveira Ananias Gonçalves ▪ Lício Augusto Velloso ▪ Bruno Geloneze

PARTE 6 Tratamento Farmacológico da Obesidade e de suas Comorbidades, *575*

70 Farmacoterapia da Obesidade: Princípios Gerais do Tratamento, *577*
Marcio C. Mancini ▪ Maria Edna de Melo

71 Sibutramina, *581*
Marcio C. Mancini ▪ Maria Edna de Melo

72 Orlistate, *589*
Henrique Suplicy ▪ Priscilla Rizental Coutinho ▪ Júlia Oberger ▪ Adriane Maria Rodrigues

73 Liraglutida, *599*
Marcio C. Mancini

74 Semaglutida, *610*
Marcio C. Mancini ▪ Cintia Cercato

75 Combinação de Naltrexona e Bupropiona, *619*
Marcio C. Mancini

76 Tirzepatida, *629*
Cintia Cercato ▪ João Roberto Wiese Júnior

77 Medicamentos Psiquiátricos no Tratamento de Transtornos Alimentares e Obesidade, *637*
Adriano Segal ▪ Debora K. Kussunoki

78 Associações de Medicamentos no Tratamento da Obesidade, *643*
Bruno Halpern ▪ Luiz F. Viola ▪ Raquel Muniz

79 Tratamento Farmacológico da Obesidade na Infância e na Adolescência, *652*
Maria Edna de Melo ▪ Louise Cominato ▪ Ruth Rocha Franco

80 Prevenção de Diabetes *Mellitus* Tipo 2 por Mudança de Estilo de Vida e Farmacoterapia, *658*
Marcio C. Mancini ▪ Josivan Gomes de Lima ▪ Kênnyo E. F. Santos

81 Tratamento Farmacológico da Obesidade no Paciente com Diabetes *Mellitus* Tipo 2, *668*
João Salles ▪ Ronaldo José Pineda Wieselberg

82 Tratamento Farmacológico do Diabetes *Mellitus* Tipo 2 na Obesidade, *672*
Marcia Queiroz ▪ Carolina C. Rocha Betônico ▪ Márcia Nery

PARTE 7 Tratamento Cirúrgico da Obesidade, *685*

83 Cirurgia Bariátrica: Histórico, *687*
Denis Pajecki ▪ Marco Aurelio Santo

84 Princípios Básicos do Tratamento: Indicações e Objetivos, *691*
Luiz Vicente Berti ▪ Pedro Paulo de Paris Caravatto ▪ Thomas Szego ▪ Danilo Mardegam Razente

85 *Bypass* Gástrico em Y de Roux, *696*
Denis Pajecki ▪ Miller Barreto de Brito e Silva ▪ Marco Aurelio Santo

86 Gastrectomia Vertical Laparoscópica, *701*
Tarissa Beatrice Zanata Petry ■ Lívia Porto Cunha da Silveira ■
Ricardo V. Cohen

87 Derivação Biliopancreática com *Duodenal Switch,* *707*
João Batista Marchesini ■ Caetano Marchesini ■
João Victor Vecchi Ferri

88 *Bypass* **Gástrico com Anastomose Única,** *713*
Daniel Riccioppo

89 Banda Gástrica Ajustável, *719*
Denis Pajecki

90 Interposição Ileal, *722*
Miller Barreto de Brito e Silva ■ Filippe Camarotto Mota ■
Denis Pajecki ■ Marco Aurelio Santo

91 Gastrectomia Vertical com Bipartição Intestinal, *725*
Filippe Camarotto Mota ■ Sérgio Santoro ■
Marco Aurelio Santo

92 Mecanismos de Ação das Cirurgias Bariátricas e Metabólicas, *736*
Bruno Geloneze ■ Ana Carolina Junqueira Vasques ■
Luciana Mela Umeda ■ José Carlos Pareja ■ Everton Cazzo

93 Urgências em Cirurgia Bariátrica, *757*
Hilton T. Libanori ■ Irineu Rasera Junior

94 Limites para Exames Radiológicos no Paciente com Obesidade Grave, *760*
Thiago Dieb Ristum Vieira ■ Giovanni Guido Cerri

95 Avaliação Pré-Operatória Cardiorrespiratória de Pacientes com Obesidade, *766*
Cintia Cercato ■ Marcio C. Mancini ■ Paula Pires

96 Avaliação do Paciente com Doença Arterial Coronariana Antes da Cirurgia Bariátrica, *774*
Fernanda Reis de Azevedo ■ Daniela Calderaro ■
Danielle Menosi Gualandro ■ Pai Ching Yu ■ Bruno Caramelli

97 Avaliação Psiquiátrica Pré-Cirurgias Bariátricas e Metabólicas, *779*
Adriano Segal ■ Debora K. Kussunoki

98 Cuidados Nutricionais Pré e Pós-Cirurgia, *784*
Mario Kehdi Carra ■ Patricia Cruz

99 Prevenção e Tratamento de Deficiências de Vitamina B$_1$, Vitamina B$_{12}$ e Ácido Fólico no Paciente Bariátrico, *795*
Daniéla Oliveira Magro ■ Carina Rossoni

100 Prevenção e Tratamento da Deficiência de Vitamina D e Cálcio e da Perda Óssea após Cirurgia Bariátrica, *802*
Regina Matsunaga Martin

101 Prevenção e Tratamento de Deficiência de Ferro e Anemia após Cirurgia Bariátrica, *811*
Jacqueline Rizzolli ■ Taíse Rosa de Carvalho

102 Risco Cirúrgico e Anestésico no Paciente com Obesidade Grave, *818*
Luciana Boavista Barros Heil ■ Pedro Leme Silva ■
Fernanda Ferreira Cruz ■ Patricia Rieken Macedo Rocco

103 Cirurgia Bariátrica em Adolescentes, *827*
Marcelo Roque de Oliveira ■ Alexandre Amado Elias ■
Renato Massaru Ito ■ Henrique Yoshio Shirozaki ■
Ruth Rocha Franco ■ André Morrell

104 Cirurgia Bariátrica em Idosos, *834*
Denis Pajecki ■ Marco Aurelio Santo

105 Cirurgia Metabólica em Pacientes com Obesidade Classe 1, *839*
Hilton T. Libanori

106 Tratamento Endoscópico da Obesidade, *843*
Eduardo Guimarães Hourneaux de Moura ■ Diogo Turiani
Hourneaux de Moura ■ Rocío Miluska Parrales Donayre

107 Tratamento Endoscópico das Complicações da Cirurgia da Obesidade, *852*
Eduardo Guimarães Hourneaux de Moura ■ Diogo Turiani
Hourneaux de Moura ■ Rocío Miluska Parrales Donayre

PARTE 8 Tópicos Atuais e Perspectivas, *863*

108 Nutrigenômica e Nutrigenética na Obesidade, *865*
Eliane Lopes Rosado

109 Papel da Metabolômica na Obesidade e Doenças Associadas, *877*
Rodrigo Ramos Catharino ■ Diogo N. de Oliveira ■
Mônica Siqueira Ferreira ■ Jeany Delafiori ■ Flávia Luísa
Dias-Audibert ■ Patricia Yukari Saiki ■ Geovana Manzan Sales

110 Sobrecarga de Ferro e Disfunção Metabólica Associada à Doença Hepática Esteatótica, *884*
Paula Pessin Fabrega Branisso ■ Cintia Cercato

111 Microbiota Intestinal e Obesidade, *890*
Andrey Santos ■ Dioze Guadagnini ■
Heloisa Balan Assalin ■ Mario Jose Abdalla Saad

112 Perspectivas do Tratamento Farmacológico da Obesidade, *898*
Fabiana Mandel Cyrulnik ■ André Faria ■
Beatriz Sant Anna ■ Marcio C. Mancini

113 Relevância da Melatonina na Regulação do Metabolismo Energético e do Peso Corpóreo, *909*
José Cipolla Neto ■ Fernanda Gaspar do Amaral

Índice Alfabético, *917*

1 Introdução

1 | Considerações Históricas sobre Obesidade

Marcio C. Mancini

Introdução

A obesidade é um problema de saúde pública mundial, com incidência e prevalência crescentes, e de custo elevado, que acarreta ou agrava muitas condições clínicas e doenças. Há algumas poucas décadas, é tratada como doença, com complicações e fisiopatologia razoavelmente definidas. Até o século XVII, o termo "obesidade" não é utilizado; depois desse período, ele é registrado na literatura médica para descrever a condição de um indivíduo corpulento devido ao excesso de gordura. O interesse no impacto da obesidade na qualidade de vida surgiu no século XVIII, mas só em meados do século XIX essa condição foi reconhecida como causa de problemas de saúde, e apenas nas primeiras décadas do século XX foram documentadas as suas complicações e o aumento da mortalidade. O aumento exponencial da incidência de obesidade nos últimos 60 anos levou a Organização Mundial da Saúde (OMS) a declará-la uma epidemia global e uma crise mundial de saúde pública.

Ao contrário de outras doenças crônicas, a obesidade não é uma assassina silenciosa, mas uma enfermidade cujas manifestações externas são evidentes. Como problema de saúde pública, portanto, essa doença é fácil de detectar, o que possibilita um tempo potencialmente considerável para prevenir as suas complicações. Se a detecção é fácil, a prevenção não é, na melhor das hipóteses, uma simples tarefa.

História da obesidade

O acúmulo de gordura é um processo fisiológico adaptativo de armazenamento de energia que se tornou desadaptativo quando o avanço tecnológico alterou o equilíbrio entre a disponibilidade de alimentos e o gasto de energia, em especial aquele despendido na obtenção de alimentos. A história da obesidade está indelevelmente relacionada com a história da alimentação. É um exemplo clássico de um efeito colateral do processo evolutivo.

Na evolução da humanidade, a gordura corporal serviu ao propósito da natureza, dotando as espécies de um mecanismo para armazenar as reservas alimentares. Durante os tempos pré-históricos, quando o fardo das doenças era o da pestilência e da fome, a seleção natural recompensou os genótipos econômicos que conseguiam armazenar mais gordura a partir do alimento erraticamente disponível e libertá-la da forma mais módica possível. Isso proporcionou uma vantagem evolutiva e, há cerca de 20 mil anos, no ambiente hostil dos primeiros caçadores e coletores, fez a diferença entre a vida e a morte, não apenas para o indivíduo, mas (e mais significativamente) para a espécie.

A descoberta da agricultura e da domesticação de animais, há aproximadamente 12 mil anos, aos poucos reduziu o precário abastecimento alimentar, mas que ainda permaneceu escasso, errático e sujeito aos caprichos da natureza. A escassez crônica de alimentos e a subnutrição foram o padrão ao longo da maior parte da história humana. A disponibilidade de um aumento gradual no abastecimento de alimentos só ocorreu depois dos avanços tecnológicos progressivos a partir do século XVIII. Embora a subnutrição tenha persistido até a primeira metade do século XX, o crescente aumento da quantidade e variedade de alimento disponível promoveu a ampliação da expectativa de vida e do tamanho corporal, proporcionando crescimento econômico, redução da carga de trabalho e aumento do tempo de lazer. É razoável pressupor que a consequente redução da atividade física em associação à abundância de alimentos de fácil acesso desencadeou o aumento da quantidade de pessoas com sobrepeso e da obesidade que ocorre na segunda metade do século XX. O ser humano moderno tem acesso fácil a uma ampla gama de alimentos com um mínimo de energia gasta para obtê-los.

A história contada do que a humanidade levou milhares de gerações para alcançar está documentada nas últimas três gerações de índios Pima, que no passado lutavam por comida no deserto do Arizona e nas últimas décadas têm acesso a excesso de alimento, exercendo um mínimo de atividade física na vida sedentária de sua reserva. Os seus genes econômicos, que outrora eram uma vantagem, atualmente acarretam um prejuízo responsável pela colossal incidência de obesidade e diabetes.

Evidentemente, como é exposto copiosamente em vários capítulos desta 4ª edição do *Tratado de Obesidade*, a patogênese da obesidade é mais complexa do que um simples paradigma entre alimento disponível e esforço despendido para consegui-lo, sendo influenciada por vários fatores além da dieta e do exercício.

Fatores sociais, psicológicos e culturais

A escassez de alimento na maior parte da história humana e a consequente suposição de que excesso de gordura era bom refletem o ideal de que a corpulência era o padrão desejável ao longo do tempo nas artes e na literatura.

A representação mais antiga da corpulência, que supostamente reflete a idealização da figura feminina, data de cerca de 25 mil anos a.C., é a Vênus de Willendorf (Figura 1.1).

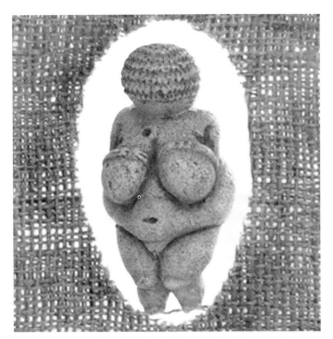

Figura 1.1 Vênus de Willendorf. (Fonte: Wikimedia Commons.)

O reconhecimento de que a obesidade era um impedimento à boa saúde e à longevidade está documentado nos escritos da Grécia, do Egito e da Índia antigos. No século IV a.C., Hipócrates escreveu:

> Todas as doenças começam no intestino. Tudo em excesso é combatido pela natureza. Se pudéssemos dar a cada indivíduo a quantidade certa de nutrição e exercício, nem pouco nem muito, teríamos encontrado o caminho mais seguro para a saúde. Deixe a comida ser o seu remédio e o remédio ser o seu alimento. É muito prejudicial à saúde ingerir mais alimento do que a constituição pode suportar quando, ao mesmo tempo, não se faz exercício para eliminar esse excesso. Os médicos mais famosos curam mudando a dieta e o estilo de vida de seus pacientes. (*Corpus* Hipocrático)

Ele atribuiu a fadiga ao excesso de peso e ainda afirmou:

> A corpulência não é apenas uma doença, mas o prenúncio de outras. Aqueles que são constitucionalmente muito volumosos são mais propensos a morrer do que aqueles que são magros.

A relação de outras doenças com a obesidade também é antiga. No Egito, no século XV a.C., há menção de tratamentos para o excesso de micção, provavelmente secundário ao diabetes, documentados no Papiro de Ebers, descoberto em 1874 e decifrado em 1915.

Os médicos hindus Charaka, Sushruta e Vagbhata observaram no século II a.C. que as formigas pretas eram atraídas pela "urina de mel". Aristeu de Capadócia, contemporâneo de Galeno, no século II, foi o primeiro a usar o termo "diabetes" para descrever uma aflição de derretimento da carne e dos membros em urina, retratando claramente sintomas e sinais dessa doença.

A Bíblia (tanto o Antigo Testamento quanto o Novo Testamento) e o Talmude consideram a obesidade negativamente: em *Juízes 3:17*, "E ele apresentou o tributo a Eglom, rei de Moabe. Ora, Eglon era um homem muito gordo"; em *Provérbios 23:20*, "Não estejas entre os bêbados ou entre os glutões comedores de carne"; em *Provérbios 28:7*, "O companheiro dos glutões envergonha o seu pai"; e ainda em *Filipenses 3:19*, "O fim deles é a destruição, o deus deles é o seu ventre, e a glória deles é a vergonha, com a mente voltada para as coisas terrenas". A perspectiva bíblica da gula foi essencialmente definida pelo monge do século IV, Evagruis Ponticus, como um dos sete pecados capitais, e reiterada pelo Papa Gregório I, ao fim do século VI. Como descrito, a tradição bíblica ocidental apresenta a obesidade como indesejável e vergonhosa.

Apesar disso, as pinturas religiosas que dominam as artes no fim da Idade Média revelam figuras femininas corpulentas, que são ainda mais evidentes na arte renascentista, tão ostensivas nas pinturas de Rubens, que deram origem ao adjetivo rubenesco (que significa roliço, arredondado, curvilíneo) (Figura 1.2). Essa tendência do imaginário artístico só começou a mudar no fim do século XIX, mas ainda assim, a corpulência continuou a ser associada à riqueza, ao poder e à influência.

As atitudes em relação à obesidade começaram a mudar no fim do século XIX, principalmente por motivos estéticos, mas apenas no fim do século XX as pessoas com obesidade passaram a ser estigmatizadas.

A história da obesidade inclui, ainda, uma variedade de costumes tribais em várias regiões do mundo, como, por exemplo, engordar meninas e mulheres para torná-las mais desejáveis. Esse costume foi documentado em ilhas do Pacífico Sul, como Fiji, Nauru, Samoa, Taiti e Tonga, mas é descrito também na Jamaica, no Kuwait, na Mauritânia, na África do Sul e no Afeganistão. Por exemplo, o costume de *ha-apon*, que, literalmente, significa "engordar", era praticado no Taiti (consistia em enclausurar jovens em uma casa por 1 ano, sem poder realizar as atividades mais simples, e posteriormente, depois de "engordada", era admirada como exemplo de beleza e fertilidade).

Consequências da obesidade na saúde

As doenças associadas à obesidade começaram a ser notadas e registradas na literatura médica do século XIX, uma época em que um estágio mais avançado dessa enfermidade era considerado indesejável para a saúde, e, além disso, também moralmente repreensível. Durante a maior parte do século XIX até o início do XX, os médicos acreditavam que um pequeno sobrepeso era saudável e prudente (algo entre 10 e 20 kg), pois forneceria uma reserva de "vitalidade" caso o indivíduo fosse cometido por uma doença

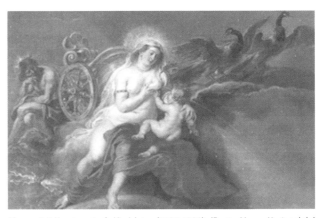

Figura 1.2 Nascimento da Via Láctea (1636-1638). (Fonte: Museu Nacional del Prado.)

prolongada. Ser magro não era considerado saudável, e acreditava-se que essa condição se associava à neurastenia (fadiga de causa mental). Em vez de conselhos sobre como reduzir a ingestão calórica, a ênfase era ganhar peso. William Osler, em seu livro *The Principles and Practice of Medicine*, atribui a obesidade a "comer demais, um vício que é mais prevalente e apenas um pouco atrás do consumo excessivo de álcool em seus efeitos desastrosos", embora não mencione quais seriam os aludidos "efeitos desastrosos". Naquela época, em geral o excesso de peso ainda era considerado um sinal de sucesso e de estar bem de vida, e a medicina pouco se dedicava à obesidade; as comorbidades causadas pela obesidade eram consideradas de modo independente, não como uma síndrome metabólica, e apenas perifericamente relacionadas com seu agente causador. Na maior parte do século XX, a atenção direcionada à obesidade tinha uma perspectiva social, não sendo considerada ainda como um problema médico.

O primeiro alarme contra o excesso de peso foi dado depois que cálculos efetuados por seguradoras relacionaram níveis de excesso de peso com o aumento da mortalidade nos primeiros anos do século XX.

Foi na década de 1930 que o excesso de gordura começou a ser considerado um problema de saúde, inicialmente pelos psiquiatras, que atribuíam a obesidade a depressão, hipocondria e melancolia – fruto de conflitos subconscientes – e a um distúrbio fisiológico.

Algumas vezes, doenças associadas à obesidade foram descritas na literatura não médica. A síndrome da hipoventilação da obesidade foi "documentada", em 1956, e denominada "síndrome de Pickwick", após a descrição do caso de Joe, um rapaz apneico com obesidade grave, no livro de Charles Dickens *The Posthumous Papers of the Pickwick Club*, publicado em 1838.

Na década de 1960, a obesidade começou a ser estudada, e a gordura corporal começou a ser concebida como um órgão, com hormônios, receptores, genética e biologia celular.

Ciência do estudo da obesidade

Os primórdios da termodinâmica nutricional baseiam-se nos estudos pioneiros de Lavoisier sobre a respiração, no fim do século XVIII. Com o passar das décadas, a ligação entre a produção de calor corporal e o trabalho muscular, e a conversão de alimentos em energia (estudos de James Joule no século XIX) começou a ser revelada, e os valores dos alimentos foram expressos em calorias.

Nos séculos XIX e XX, a fisiologia da digestão e da fome promoveu o avanço em estudos de absorção gastrointestinal, sensação de saciedade, compreensão dos distúrbios devido a deficiências nutricionais, como escorbuto, bócio, beribéri, raquitismo e pelagra, e seus efeitos no organismo. A identificação subsequente das deficiências relacionadas com nutrientes forneceu a base para a terapia médica da obesidade com medicamentos.

Na segunda metade do século XIX, após reconhecimento de que o peso variava de acordo com a altura, os investigadores recorreram ao índice de Quetelet (um astrônomo belga), mais conhecido como "índice de massa corporal" (IMC), que é atualmente utilizado para a classificação de sobrepeso (IMC $\geq$ 25 kg/m^2) e obesidade ($\geq$ 30).

Infelizmente as pessoas com obesidade continuam a ser consideradas responsáveis pela sua doença. Indivíduos com esse preconceito perpetuam a ideia de que a obesidade não é uma doença, com exceção de algumas sociedades médicas ligadas à área. Boa parte dos médicos não tenta tratar a obesidade, apenas orienta seus pacientes a comer menos e se exercitar mais. Muitos profissionais tratam seus pacientes que sofrem de obesidade com preconceito, diferentemente de como cuidam dos pacientes com outras doenças crônicas. A mídia também tem uma visão preconceituosa da obesidade, ao mesmo tempo que enaltece corpos atléticos e magros.

Para examinar a epidemia de obesidade, devem-se apurar as causas e os mecanismos. Embora exista forte evidência relacionando a tendência à obesidade com a genética, nunca foi comprovado que nenhuma epidemia teve como causa uma mutação genética. Elas têm sido o resultado da introdução, ou proliferação, de um agente descontrolado no ambiente e do seu efeito na população. Na obesidade, os vetores primários são o estilo de vida sedentário e a disponibilidade de comida calórica e barata, além de outros fatores complementares, como a redução de horas de sono e o estilo de vida urbano moderno agindo em um organismo biologicamente suscetível.

Historicamente o tratamento com medicamentos começou a ser proposto a partir do fim do século XIX. A Tabela 1.1 lista essas medicações, desde os hormônios tireoidianos até os fármacos mais usados atualmente.

Os médicos e o público devem ser educados para compreender que a obesidade não deve ser estigmatizada, ridicularizada ou ser alvo de preconceito. Há uma crise da saúde relacionada com a obesidade por ser uma doença que ameaça a vida. Indivíduos acometidos por essa doença merecem ser tratados com dignidade e com terapias eficazes.

Tabela 1.1 Relação histórica das medicações antiobesidade.

Medicamento	Período	Efeitos colaterais/eventos adversos
T3, T4, extratos tiroidianos	1893-1994	Perda de massa (muscular/óssea)
Dinitrofenol	Operários que manipulavam esse produto perdiam peso (1935; 1981-2010)	Neuropatia, catarata, morte
Anfetamina	Primeiro estudo clínico (1938)	Potencial de abuso (1966)
Rainbow pills (misturas de medicamentos digitálicos, hormônio tireoidiano, anfetamina, laxantes, diuréticos)	(1940-1968) No Brasil, usados esporadicamente em fórmulas magistrais (1980-atual)	Arritmias e morte

(continua)

Tabela 1.1 Relação histórica das medicações antiobesidade. (*Continuação*)

Medicamento	Período	Efeitos colaterais/eventos adversos
Aminas simpatomiméticas (catecolaminérgicas) "anfetamínicos": fentermina, dietilpropiona, mazindol	Décadas de 1950-1970 – prescritos nos EUA até os dias atuais. Retiradas do mercado pela Agência Nacional de Vigilância Sanitária em 2010 devido ao abuso de prescrição em formulações magistrais	Redução de fome com menor potencial de abuso. Má prática e conduta antiética de alguns prescritores
Fenfluramina	Década de 1960	Valvulopatia
Combinação fentermina e fenfluramina (Phen-fen)	1980-1996. Menos EA do que monoterapia. Em 1996, 18 milhões de prescrições	Valvulopatia (fenfluramina)
Dexfenfluramina	Aprovada em 1996 para tratamento a longo prazo	Valvulopatia (1998)
Efedrina em combinação com metilxantinas e cafeína, *Ephedra* (*ma-huang*), fenilpropanolamina	(1950-1997)	Risco de AVE (2003)
Sibutramina	1998 até os dias atuais	Risco de infarto agudo do miocárdio em pacientes com doença arterial coronariana (contraindicação)
Orlistate	1999 até os dias atuais	Bom efeito metabólico, esteatorreia
Rimonabanto	2006	Risco de suicídio (2008)
Liraglutida	2014	Bom efeito metabólico, efeito adverso gastrointestinal
Lorcasserina	2016	Proibida em 2020 devido a desequilíbrio em casos de câncer
Semaglutida	2021	Bom efeito metabólico, efeito adverso gastrointestinal
Tirzepatida	2023	Maior perda ponderal já documentada

AVE: acidente vascular encefálico; EA: efeito adverso.

Bibliografia

Bray GA. Medical consequences of obesity. J Clin Endocrinol Metab. 2004;89:2583-9.

Bray GA. Medical treatment of obesity: the past, the present and the future. Best Pract & Res Clin Gastroenterol. 2014;28:665-84.

Bray GA. Obesity: a time bomb to be defused. Lancet. 1998;352: 160-1.

Bray GA, Purnell JQ. An historical review of steps and missteps in the discovery of anti-obesity drugs. In: Feingold KR, Anawalt B, Blackman MR et al., editors. Endotext [internet]. South Dartmouth (MA): MDText.com, 2022. Available from: www.ncbi.nlm.nih.gov/books/NBK581942/?report=printable. Accessed on: 3 abr. 2024.

Buchwald H. A short history of obesity. General Surg News. 2018;1-5.

Burwell CS, Robin ED, Whaley RD, et al. Extreme obesity associated with alveolar hypoventilation – a Pickwickian syndrome. Am J Med. 1956;21:811-8.

Carpenter KJ. A short history of nutrition (1785-1885). J Nutr. 2003;133(3023-42):638-45.

Eknoyan G. A history of obesity, or how what was good became ugly and then bad. Adv Kid Dis Health. 2006;13(4):421-7.

Joslin EP. Fat and the diabetic. New Engl J Med. 1933;209:519-28.

2 | Definições Antropométricas da Obesidade

Erika Paniago Guedes ▪ Luciana Lopes de Souza

Introdução

A obesidade é uma grande epidemia mundial, representando um ônus para a sociedade e para o sistema público de saúde por associar-se a importante morbimortalidade. Estimativas para níveis globais de sobrepeso e obesidade (IMC $\geq$ 25 kg/m^2) sugerem que mais de 4 bilhões de pessoas poderão ser afetadas até 2035, em comparação com mais de 2,6 bilhões em 2020, refletindo um aumento de 38% da população mundial em 2020 para mais de 50% em 2035. No Brasil, essa doença crônica aumentou significativamente, saindo de 11,8% em 2006 para 20,3% em 2019, de acordo com a Pesquisa de Vigilância de Fatores de Risco e Proteção para Doenças Crônicas por Inquérito Telefônico (Vigitel), com frequência de obesidade semelhante entre homens e mulheres.

A Organização Mundial da Saúde (OMS) define obesidade como "uma condição de acúmulo anormal ou excessivo de gordura no tecido adiposo, a uma extensão que possa prejudicar a saúde". Além do excesso de gordura corporal (localizado ou generalizado), a obesidade também tem sido definida como doença com etiologia complexa e multifatorial, resultante da interação de estilo de vida, genes e fatores emocionais. A definição de obesidade mais utilizada é baseada no índice de massa corporal (IMC), que retrata o grau de corpulência, porém sem definir exatamente o conteúdo corporal de gordura ou de massa magra. E, mais importante, o IMC não caracteriza o significativo aspecto da epidemiologia metabólica e cardiovascular moderna: a distribuição da adiposidade corporal.

A adiposidade localizada na região central do corpo, mais especificamente a abdominal, está associada a maior risco cardiometabólico (RCM). Dessa maneira, é de extrema importância a avaliação rigorosa da anamnese e das medidas antropométricas, como altura, peso, IMC, além das circunferências de cintura (CC) e de quadril (CQ).

Índice de massa corporal

O IMC, ou Índice de Quetelet, foi desenvolvido por Lambert Quetelet no fim do século XIX, tornando-se um preditor internacional de obesidade adotado pela OMS. A fórmula para seu cálculo está demonstrada a seguir. Apesar de apresentar limitações, o IMC tem sido adotado como uma ferramenta clínica rápida e simples, para primeiro classificar os pacientes em categorias de risco e monitorar mudanças na adiposidade ao longo do tempo, seja em níveis individuais ou populacionais. A medida do IMC tem como objetivo avaliar se a pessoa está no peso ideal e identificar a associação entre IMC e doença crônica ou mortalidade.

A classificação adaptada pela OMS baseia-se em padrões internacionais desenvolvidos para pessoas adultas descendentes de europeus, com os mesmos pontos de corte aplicados para homens e mulheres (Tabela 2.1).

$$IMC = Peso \ (kg)/Altura^2 \ (m)$$

Apesar de o conceito de obesidade ser baseado no acúmulo de tecido adiposo no organismo, o sistema de classificação mundialmente aceito e proposto pela OMS não utiliza a quantidade ou a distribuição de gordura corporal como critério básico. Um IMC elevado pode ser razoavelmente assumido como um excesso de massa gorda, sendo um índice de obesidade aceitável, embora não forneça informações sobre a composição corporal ou sua distribuição.

Como o IMC não permite a individualização de massa gorda e massa magra, em algumas situações, essa medida pode ser sub ou supervalorizada. Para o tratamento de pacientes com obesidade, é recomendada a realização de atividade física, a qual promove aumento de músculo esquelético e de massa magra corporal e redução significativa de massa gordurosa, incluindo a abdominal, o que pode não impactar significativamente em redução do IMC, superestimando-o. O mesmo ocorre em atletas com grande quantidade de massa muscular. Já em pacientes idosos, que tendem a apresentar sarcopenia, o IMC pode ser subvalorizado.

O IMC também não permite a individualização entre tecido adiposo subcutâneo e visceral. É importante considerar que a gordura visceral (GV) é um fator de risco potencial para a doença cardiovascular (DCV), independentemente da gordura corporal total, e que indivíduos com o mesmo IMC podem ter diferentes níveis de massa gordurosa visceral. Além disso, a distribuição de gordura abdominal é claramente influenciada pelo sexo: para determinado acúmulo de gordura corporal, o homem tem, em média, o dobro da quantidade de gordura abdominal em relação à mulher na pré-menopausa.

Tabela 2.1 Classificação do peso corporal pelo índice de massa corporal de acordo com a Organização Mundial da Saúde.

Classificação	IMC (kg/m²)	Risco de complicações
Baixo peso	< 18,5	Baixo
Faixa normal	18,5 a 24,9	Médio
Sobrepeso	25 a 29,9	Levemente aumentado
Obesidade/classe 1	30 a 34,9	Moderado
Obesidade/classe 2	35 a 39,9	Grave
Obesidade/classe 3	$\geq$ 40	Muito grave

Existe uma grande heterogeneidade entre indivíduos que atendem à definição atual de obesidade (IMC $\geq$ 30 kg/m^2). Entre pessoas com obesidade com IMC entre 30 e 40 kg/m^2, o nível de risco difere marcadamente, dependendo de fatores como distribuição regional de gordura corporal, qualidade nutricional geral, nível de atividade física e aptidão cardiorrespiratória. O conceito de obesidade metabolicamente saudável tem sido usado para se referir a um subgrupo de indivíduos com obesidade de menor risco e com baixo nível de GV, que comem bem e que são fisicamente ativos. Dentro dessa mesma faixa de IMC, existem os indivíduos com obesidade visceral e com características da síndrome metabólica (SM), colocando-os em alto risco de eventos cardiovasculares, especialmente se forem sedentários e tiverem padrões alimentares inadequados.

A classificação de indivíduos com obesidade com base no IMC também difere entre diferentes etnias, grupos e faixas etárias. Por exemplo, os pontos de corte do IMC para definir excesso de peso e obesidade foram considerados altos para as populações asiáticas, resultando em um subdiagnóstico de excesso de gordura corporal nessas populações. Diretrizes da Ásia e do Pacífico estabeleceram pontos de corte de IMC específicos para essa população para capturar melhor a gordura corporal e o risco de doenças. Em relação à idade, indivíduos mais velhos tendem a ter uma porcentagem maior de gordura corporal em determinado IMC, motivo pelo qual os pontos de corte estabelecidos para o IMC também podem ser menos precisos em populações mais idosas ($\geq$ 65 anos). Na faixa etária pediátrica, são propostos gráficos de acordo com idade e sexo, como discutido adiante.

Apesar das limitações do IMC, existem evidências consistentes de que o excesso de peso está associado à elevação do risco de morte. Entretanto, a maioria dos estudos que investigou o efeito da adiposidade na taxa de mortalidade utilizou como base o IMC ou outras medidas do peso relativo, em oposição às medidas mais diretas da gordura corporal. Uma curva em J ou em U é comumente observada na relação entre IMC e mortalidade, mostrando aumento de mortalidade tanto nas faixas mais baixas como nas mais altas de IMC, mas que poderia ser consequência de fatores como doença preexistente e tabagismo. A Figura 2.1 mostra a relação entre IMC e mortalidade por qualquer causa em uma população de mais de 1 milhão de indivíduos de 19 a 84 anos. Discute-se, ainda, que a curva em U representaria o resultado da massa gorda e da massa livre de gordura, com maior mortalidade ocorrendo pelo excesso de massa gorda e pela redução de massa magra.

A verificação do IMC em diferentes momentos da vida adulta parece ser necessária para uma análise rigorosa da relação entre risco de mortalidade e esse índice. No estudo de Greenberg, de 2001, a determinação da média do IMC durante a vida adulta demonstrou ser um preditor de mortalidade mais confiável que sua determinação em um momento apenas. Sua medida em uma única análise não possibilita a efetiva remoção de fatores que influenciam a mortalidade mais tardiamente na vida, sobretudo se diferentes faixas etárias estão misturadas no basal, como doenças crônicas e fatores associados a baixo nível de saúde, como a sarcopenia e a diminuição da massa mineral óssea.

Uma medida ideal da obesidade seria um índice que refletisse o grau de adiposidade e sua distribuição, bem como sua associação com riscos para a saúde, de uma forma unificada, considerando sexo, idade e grupos étnicos. Quando o IMC é usado isoladamente como medida de obesidade, apenas uma associação modesta com fatores de risco cardiovascular é encontrada. No entanto, quando medidas de obesidade abdominal, como circunferência da cintura ou relação cintura-quadril (RCQ), são incluídas como medida de adiposidade abdominal, é encontrada uma forte associação com fatores de risco de síndrome cardiovascular e metabólica.

Medidas antropométricas relacionadas com a distribuição de gordura

O tecido adiposo está anatomicamente distribuído em diferentes proporções no corpo humano, sendo esse padrão de distribuição também dependente de vários fatores, como sexo, idade, raça, etnia, dieta, atividade física, níveis hormonais e medicamentos. Para um dado nível de adiposidade geral, a localização do excesso de gordura é importante na avaliação da saúde. Assim, um padrão de distribuição androide de gordura (em tronco ou central) associa-se a mais riscos para a saúde do que um padrão de distribuição ginoide (em extremidades ou periférica). Outro modo de classificar a gordura corporal leva em conta a distribuição nos compartimentos subcutâneo e visceral (tecido adiposo subcutâneo [TAS] e tecido adiposo visceral [TAV]). As características metabólicas são distintas, sendo que o TAV exibe maior correlação com SM e risco cardiovascular. Durante a consulta clínica, é possível utilizar alguns parâmetros antropométricos para avaliação da composição corporal, como a CC, a RCQ e a medida das pregas cutâneas.

A circunferência abdominal (CA) ou da cintura (CC), recomendada pela OMS e usada mundialmente, deve ser medida com o paciente em posição ortostática, ereto, sem roupas e sapatos, no ponto médio da distância entre o rebordo costal inferior e a crista ilíaca, visto do aspecto anterior. Alguns autores sugerem que a CC seja medida no nível do umbigo, mas muitos indivíduos com obesidade apresentam o umbigo projetado para baixo, distorcendo-a. Essa medida reflete melhor o conteúdo de GV que a RCQ.

Diferentes pontos de corte para a CC já foram propostos. Os mais usados são: (1) Painel de Tratamento de Adultos-III do Programa Nacional de Educação em Colesterol (NCEP-ATPIII), que define maior risco de desenvolvimento de alterações metabólicas se a cintura for maior do que 102 cm no homem e maior ou igual a 88 cm na mulher; (2) critério da Federação Internacional de Diabetes (IDF), estabelecido em 2005. Os pontos de corte de cintura da IDF dependem da etnia do indivíduo (Tabela 2.2). A utilização da fita métrica para medida da CC como um índice simples de adiposidade abdominal foi proposta em 1994. Dentro de cada unidade específica de IMC, foi demonstrado que uma CC elevada era preditiva de um aumento da acumulação de adiposidade visceral.

Em um consenso de especialistas sobre obesidade visceral, foi recomendado que a CC seja avaliada rotineiramente no exame clínico, como um "sinal vital". A melhor capacidade da CC para prever resultados de saúde em relação ao IMC pode ser, pelo menos parcialmente, explicada pela sua capacidade para identificar adultos com massa aumentada de GV. Entretanto, o consenso reforça que a medida combinada do IMC e da CC é o melhor preditor de fenótipos de obesidade de alto risco. Recomendam, ainda, que a redução da CC também seja utilizada como medida da eficácia do tratamento para redução da obesidade abdominal.

A medida do quadril é tomada no maior diâmetro da região glútea, passando sobre os trocânteres maiores do fêmur. Essa medida tem maior utilidade quando avaliada na RCQ. Ainda não existe um ponto de corte universal para a RCQ, mas a OMS e o NCEP consideram essa relação um dos critérios para caracterizar a síndrome metabólica (SM), com um valor de corte de 0,90 para

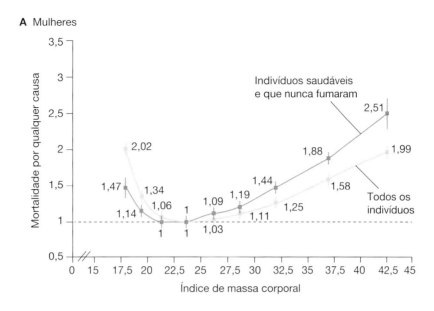

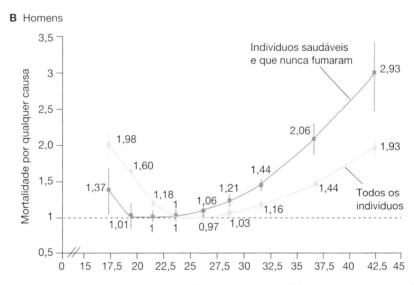

Figura 2.1 Curva de mortalidade *versus* índice de massa corporal em mulheres (**A**) e em homens (**B**). (Adaptada de Berrington de Gonzalez et al., 2010.)

homens e 0,85 para mulheres. A RCQ é um indicador associado ao aumento do risco de doenças crônicas não transmissíveis, que também têm aumentado significativamente nos últimos anos. Em qualquer nível de IMC, um aumento da proporção de gordura abdominal, como determinado por uma RCQ elevada, foi associado com maior risco para a saúde. Os estudos demonstram que a RCQ é capaz de predizer a incidência de diabetes e hipertensão arterial, associando-se inversamente e melhor com baixos níveis de lipoproteínas de alta densidade (HDL) do que a CC.

O estudo INTERHEART, que analisou uma população de mais de 27 mil pessoas em 52 países de diferentes continentes, trouxe importantes informações sobre adiposidade central e RCM. Esse estudo identificou a RCQ como a medida antropométrica que mais contundentemente se associou com infarto agudo do miocárdio (IAM), em homens e mulheres, independentemente do IMC e de outros fatores de risco relacionados. O risco atribuível à população, considerando os dois maiores quintis da RCQ, foi de cerca de 25%. Ela também mostrou-se melhor preditora que a medida da CC na maioria das etnias.

Enquanto a RCQ avalia melhor a distribuição da adiposidade central *versus* periférica, a CC captura melhor a adiposidade abdominal. Ao comparar três diferentes medidas antropométricas, sendo a CC (diâmetro sagital abdominal, realizada com o paciente deitado com as pernas flexionadas, medindo-se a distância sagital em centímetros), a altura lateral do abdômen, no nível da crista ilíaca (L4-5) sem comprimi-lo e a RCQ, a CC demonstrou mais precisamente a variância da GV, medida por tomografia computadorizada.

Além disso, é importante considerar que a medida da CC é mais prática no dia a dia dos ambulatórios e avalia tanto a GV como a gordura subcutânea (GSC). É assim que grande parte dos estudos

Tabela 2.2 Medidas de cinturas de acordo com a etnia propostas no consenso de síndrome metabólica da Federação Internacional de Diabetes (2006).

Região/Grupo étnico	Circunferência de cintura	
Europeus	Homem	≥ 94 cm
	Mulher	≥ 80 cm
Sul-asiáticos	Homem	≥ 90 cm
	Mulher	≥ 80 cm
Chineses	Homem	≥ 90 cm
	Mulher	≥ 80 cm
Japoneses	Homem	≥ 85 cm
	Mulher	≥ 90 cm
Centro-americanos e Sul-americanos	Usar medidas sul-asiáticas até que estejam disponíveis referências específicas	
Leste do Mediterrâneo e mundo árabe	Usar medidas europeias até que estejam disponíveis referências específicas	

que relacionam a adiposidade abdominal com os diversos aspectos cardiometabólicos utilizou a CC como marcador. Uma avaliação do perfil do risco cardiometabólico em 6.938 mulheres estadunidenses evidenciou que aquelas com CC ≥ 88 cm apresentaram maior probabilidade de apresentar hipertensão arterial (*odds ratio*, razão de chances [OR]: 1,9; p < 0,0001), colesterol total ≥ 200 mg/dℓ (OR: 1,2; p = 0,006), colesterol HDL < 50 mg/dℓ (OR: 2,5; p < 0,0001), glicemia de jejum ≥ 100 mg/dℓ (OR: 2,0; p < 0,0001), risco global de *Framingham* ≥ 10% e DCV ou diabetes (OR: 2,0; p < 0,0001). O aumento da CC associou-se também à elevação do nível de lipoproteínas de baixa densidade (LDL) oxidadas, independentemente do IMC, em uma amostra de 586 homens e mulheres. Avaliando, ainda, a relação entre obesidade e o risco de desenvolvimento de diabetes *mellitus* 2 (DM2) em 909 mulheres que apresentaram diabetes gestacional, um grupo coreano demonstrou uma forte associação com a CC (OR: 5,8; intervalo de confiança [IC] 95%: 2,8 a 11,8).

A medida isolada da CC para avaliação do risco cardiovascular não deve ser usada para substituir o IMC como métrica de adiposidade. Piché et al. discutem que, embora valores de corte de CC tenham se mostrado úteis na identificação de um subgrupo de pacientes com sobrepeso ou obesidade e com maior risco de síndrome metabólica, eles não são específicos do IMC. Considerando o mesmo sexo, um indivíduo de peso normal e cintura de 102 cm não descreve o mesmo fenótipo de obesidade quando comparado a outro com obesidade classe 1 e CC de 102 cm. Nesse exemplo, presumivelmente, a pessoa com peso normal na verdade tem obesidade central com provável excesso de TAV, enquanto a pessoa com obesidade com a mesma cintura é mais bem caracterizada por obesidade geral. Também, apesar do seu valor acrescentado em relação ao IMC, uma cintura aumentada pode resultar de um excesso de conteúdo subcutâneo ou visceral de tecido adiposo abdominal. O fenótipo da "cintura hipertrigliceridêmica" (CC elevada e hipertrigliceridemia) tem sido proposto como um tipo de avaliação prática e acessível na identificação e no monitoramento de indivíduos com risco cardiometabólico elevado. A combinação de hipertrigliceridemia e aumento da CC parece associar-se mais significativamente à predição de alterações cardiometabólicas.

Em um estudo prospectivo, avaliou-se o impacto da CC, no contexto da SM, no risco de mortalidade cardiovascular e por todas as causas em uma população de 20.789 homens brancos, não hispânicos, com idade entre 20 e 83 anos. Nesse estudo, houve significativa tendência para elevadas taxas de mortalidade por todas as causas (p = 0,01) e pela cardiovascular (p = 0,005) nas diferentes categorias de CC quando havia pelo menos dois fatores de risco adicionais. Esses resultados sugerem que a medida da CC, associada a outras avaliações do perfil metabólico, pode fornecer mais informações sobre o risco de mortalidade.

A medição das dobras cutâneas utiliza um paquímetro para obter uma medida da adiposidade subcutânea (espessura das dobras cutâneas) em locais selecionados do corpo (como bíceps, tríceps, subescapular e suprailíaco), usando uma dobra de pele, e, portanto, não permite a avaliação de gordura visceral. Essas medidas são, então, somadas e utilizadas em equações de predição, específicas para idade e sexo, para estimar a densidade corporal e, posteriormente, a massa gorda. Os paquímetros comumente usados são Holtain, Lange e Harpenden, que medem com aproximação de 0,2 mm. A precisão das equações de predição de dobras cutâneas e outras metodologias de composição corporal para a medição do percentual de gordura corporal já foi avaliada. No entanto, foram levantadas preocupações em relação à precisão desse método, uma vez que existem fontes potenciais de erros, como a habilidade do técnico, o tipo de paquímetro e a equação de previsão utilizada. Essa técnica deve ser usada com cautela em indivíduos idosos e com obesidade.

Obesidade em crianças e adolescentes: uma situação especial

Na faixa etária pediátrica, o primeiro passo é uma avaliação antropométrica precisa. O peso (em kg) deve ser idealmente medido e registrado com precisão. Após os 2 anos, a altura em pé (em cm) é idealmente medida usando um estadiômetro com precisão de mm; nos menores de 2 anos, o comprimento é medido usando um infantômetro (régua antropométrica), com a criança em decúbito dorsal. O IMC é, então, calculado da mesma forma que em adultos, dividindo-se o peso em quilograma pela altura em metros quadrados. Com a medida da altura dos pais, pode ser determinada a altura parental média, que informa sobre o potencial de crescimento genético da criança e ajuda a diferenciar obesidade primária, em que as crianças são geralmente altas, da secundária, que pode ser associada ao crescimento reduzido.

O segundo passo é usar os dados expostos anteriormente em gráficos específicos para idade, sexo e região geográfica. Em crianças e adolescentes, a classificação de sobrepeso e obesidade a partir do IMC é mais arbitrária, ou seja, não se correlaciona com morbidade e mortalidade do mesmo modo que é definida a obesidade em adultos, apesar de também estar significativamente associada à adiposidade. Devido à variação da corpulência durante o crescimento, a interpretação difere de acordo com sexo e faixa etária. Podem ser usados os gráficos americanos propostos pelo Centro de Controle de Doenças (CDC, do inglês Centers for Disease Control and Prevention), com curvas de percentil do IMC, de acordo com a idade e o sexo, baseados em dados de crianças e adolescentes norte-americanos, de 2 a 20 anos. A Força Tarefa Internacional para Obesidade (IOTF, do inglês International Obesity Task Force) também publicou critérios para classificação de sobrepeso e obesidade em adolescentes, a partir da avaliação de dados de mais de 60 mil indivíduos entre 6 e 18 anos, em seis localidades espalhadas pelo mundo: Brasil, EUA, Inglaterra, Hong Kong, Singapura e Holanda (Tabela 2.3). Desde 2007, o Brasil adotou as curvas de IMC da OMS em percentil ou escore Z, ajustadas para idade e sexo, para o diagnóstico de obesidade em crianças e adolescentes. Em todos os sistemas classificatórios, é considerado o diagnóstico de obesidade quando o IMC está acima do percentil 95 (P95) ou do Z-IMC > +2, considerando os desvios padrões para idade e sexo. Considera-se sobrepeso quando o IMC está entre os percentis 85 e 95 (P8595) ou Z-IMC entre +1 e +2. A Tabela 2.4 descreve os valores de IMC para o diagnóstico nutricional na faixa etária pediátrica, de acordo com os gráficos de IMC da OMS. Os gráficos da OMS em escore Z estão representados nas Figuras 2.2 e 2.3.

É importante observar o IMC infantil como um preditor confiável de doenças crônicas mais tarde na vida. Existe, por exemplo, correlação entre o aumento do IMC e um aumento da incidência de DM2 e câncer de endométrio na idade adulta. Também já foi demonstrada uma associação positiva entre o IMC infantil e a morte cardiovascular no percentil 50 a 74 da faixa do IMC; observou-se uma relação ainda mais forte com o IMC acima do percentil 95. E além da manifestação da doença em adultos, pesquisadores observaram correlação entre depressão e ideação suicida com o aumento de IMC na faixa etária pediátrica. Outra observação é que crianças com padrões de sono mais curtos têm IMC mais elevado, o que provavelmente sugere uma correlação bidirecional.

Assim como em adultos, é importante avaliar a distribuição de gordura corporal em crianças e adolescentes. A CC é um importante preditor do tecido adiposo visceral, hipertensão arterial, DM2 e perfil lipídico anormal em adolescentes e é um componente da síndrome metabólica pediátrica. Essa medição também identifica crianças que não estão com sobrepeso ou obesidade, mas que apresentam adiposidade central e, assim, estão sob maior risco de SM. Em 2006, foi publicada uma avaliação norte-americana de quatro pesquisas nacionais em saúde (NHANES, do inglês *National Health and Nutrition Examination Survey* 1988-1994, 1999-2000, 2001-2002 e 2003-2004), em que foram anotados pontos de corte de CC para o percentil 90 na faixa etária pediátrica, em relação ao sexo (Tabela 2.5). Porém, ainda existe discordância sobre a influência do local de medição da CC na gordura visceral total e nos fatores de risco metabólicos em jovens, e as evidências atuais sobre o local ideal de medição da CC para prever fatores de risco à saúde não são claras e merecem investigação adicional. Alguns estudos sugeriram o critério de CC recomendado pela OMS para adultos (a meio caminho entre a borda superior da crista ilíaca e a costela inferior), mas a identificação de dois pontos de referência nesse protocolo é mais demorada e pode levar a erros de medição. Já o Instituto Nacional de Saúde dos EUA recomenda a medição da CC na borda superior da crista ilíaca por ser mais simples e prático. Embora pontos de referência externos, como o umbigo, sejam fáceis de identificar, a localização pode mudar com perda ou ganho significativo de peso. Dadas as diferenças significativas entre sexo e raça nas relações entre CC e adiposidade visceral em crianças e adolescentes, são necessários mais estudos em vários grupos raciais e étnicos e estágios puberais.

Tabela 2.3 Pontos de corte do índice de massa corporal internacionais para definir sobrepeso e obesidade pelo sexo, entre 2 e 18 anos, determinados por uma pesquisa populacional no Brasil, na Inglaterra, em Hong Kong, na Holanda, em Singapura e nos EUA.

Idade (anos)	IMC = 25 kg/m²		IMC = 30 kg/m²	
	Meninos	Meninas	Meninos	Meninas
2	18,4	18	20,1	20,1
2,5	18,1	17,8	19,8	19,5
3	17,9	17,6	19,4	19,4
3,5	17,7	17,4	19,4	19,2
4	17,6	17,3	19,3	19,1
4,5	17,5	17,2	19,3	19,1
5	17,4	17,1	19,3	19,2
5,5	17,5	17,2	19,5	19,3
6	17,6	17,3	19,8	19,7
6,5	17,7	17,5	20,2	20,1
7	17,9	17,8	20,6	20,5
7,5	18,5	18	21,1	21
8	18,4	18	21,6	21,6
8,5	18,8	18,7	22,2	22,2
9	19,1	19,1	22,8	22,8
9,5	19,5	19,5	23,4	23,5
10	19,8	19,9	24	24,1
10,5	20,2	20,3	24,6	24,8
11	20,6	20,7	25,1	25,4
11,5	20,9	21,2	25,6	25,1
12	21,2	21,7	26	26,7
12,5	21,6	22,1	26,4	27,2
13	21,9	22,6	26,8	27,8
13,5	22,3	23	27,2	28,2
14	22,6	23,3	27,6	28,6
14,5	23	23,7	28	28,9
15	23,3	23,9	28,3	29,1
15,5	23,6	24,2	28,6	29,3
16	23,9	24,4	28,9	29,4
16,5	24,2	24,5	29,1	29,6
17	24,5	24,7	29,4	29,7
17,5	24,7	24,8	29,7	29,8
18	25	25	30	30

Fonte: Fujiwara et al., 2011.

Tabela 2.4 Diagnóstico do estado nutricional pelos gráficos de índice de massa corporal para a idade, de acordo com a OMS.

Valor encontrado		Diagnóstico
< Percentil 0,1	< Escore Z –3	Magreza acentuada
≥ Percentil 0,1 e < percentil 3	3 ≥ Escore Z –3 e < Escore –2	Magreza
≥ Percentil 3 e < percentil 85	≥ Escore Z –2 e < Escore +1	Eutrofia
≥ Percentil 85 e < percentil 97	≥ Escore Z +1 e < Escore +2	Sobrepeso
≥ Percentil 97 e ≤ percentil 99,9	≥ Escore Z +2 e ≤ Escore +3	Obesidade
> Percentil 99,9	> Escore Z +3	Obesidade grave

Tabela 2.5 Pontos de corte da circunferência de cintura em crianças e adolescentes de uma população de acordo com o sexo e a idade.

	Meninos		Meninas	
Idade (anos)	n	≥ percentil 90	n	≥ percentil 90
2	560	51,8	544	52,4
3	488	53,4	562	54,6
4	545	55,5	527	56,7
5	491	57,3	541	60,5
6	259	66,1	272	62,5
7	271	69	263	68,4
8	259	70,9	245	69
9	279	78	269	80,8
10	287	80	252	79
11	273	84,2	280	80,9
12	203	85,9	215	81,2
13	188	90	224	89,5
14	181	96	219	91,9
15	178	95,9	187	89
16	193	90,2	218	92,1
17	188	98	189	94,6
18	169	97,6	163	92,8
19	156	102,1	172	97,7

Fonte: NHANES III, 1988-1994.

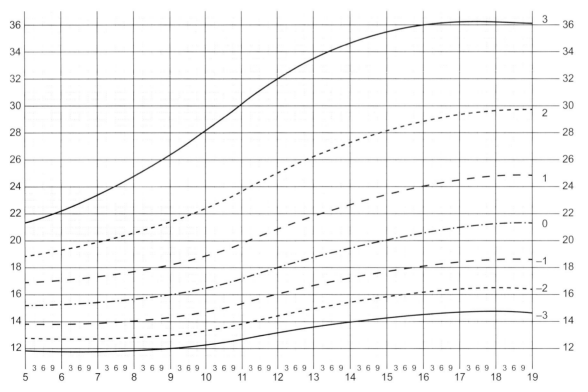

Figura 2.2 Gráfico em escore Z para o índice de massa corporal de meninas de 5 a 19 anos. (Adaptada de Brasil, 2007.)

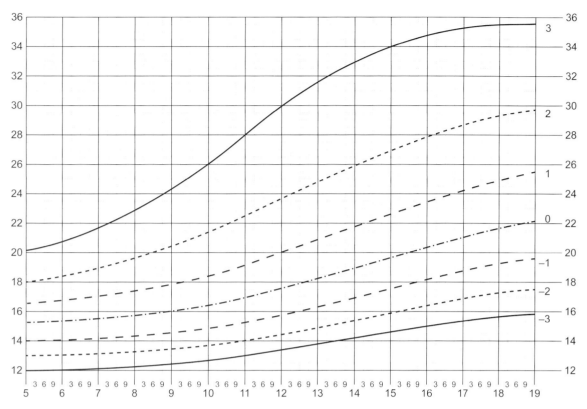

Figura 2.3 Gráfico em escore Z para o índice de massa corporal de meninos de 5 a 19 anos. (Adaptada de Brasil, 2007.)

Bibliografia

American Association of Clinical Endocrinologists, American College of Endocrinology, Task Force on Healthy Eating Clinical Practice Guidelines. AACE/ACE position statement on the prevetion, diagnosis, and treatment of obesity (1998 Revision). Endocrine Practice. 1998;4(5):297.

Barlow SE. Expert committee and treatment of child and adolescent overweight and obesity: expert committee recommendations regarding the prevention, assessment. Report Pediatrics. 2007;120:S164-S192.

Berrington de Gonzalez A, Hartge P, Cerhan JR, et al. Bodymass index and mortality among 1.46 million white adults. N Engl J Med. 2010;363(23):2211-9.

Brandon LJ. Comparison of existing skinfold equations for estimating body fat in african american and white women. Am J Clin Nutr. 1998;67(6):115561.

Brasil. Ministério da Saúde. Secretaria de Atenção à Saúde. Departamento de Atenção Básica. Incorporação das curvas de crescimento da Organização Mundial da Saúde de 2006 e 2007 no SISVAN (Sistema de Vigilância Alimentar e Nutricional) do Governo Federal Brasileiro. Disponível em: http://189.28.128.100/nutricao/docs/geral/curvas_oms_2006_2007.pdf. Acesso em: 17 abr. 2020.

Centers for Disease Control and Prevention (CDC) – Safer – Healthier – People. Overweight children and adolescents: recommendations to screen, assess and manage. Disponível em: http://www.nccpeds.com/ContinuityModulesFall/Fall%20Continuity%20Source%20Materials/CDC%20Obesity%20Module.pdf. Acesso em: 17 abr. 2020.

Cole TJ, Bellizzi MC, Flegal KM, et al. Establishing a standard definition for child overweight and obesity worldwide: international survey. BMJ. 2000;320:1240-3.

Esmaillzadeh A, Mirmiran P, Azizi F. Clustering of metabolic abnormalities in adolescents with the hypertriglyceridemic waist phenotype. Am J Clin Nutr. 2006;83:36-46.

Ford ES, Mokdad AH, Cook S. Recent trends in waist circumference and waistheight ratio among US children and adolescents. Pediatrics. 2006;118(5):e1390-8.

Fox CS, Massaro JM, Hoffmann U, et al. Abdominal visceral and subcutaneous adipose tissue compartments: association with metabolic risk factors in the Framingham Heart Study. Circulation. 2007;116(1):39-48.

Fujiwara CTH, Melo ME, Reinhardt HL, et al. Estudo Comparativo entre curvas de índice de massa corpórea internacionais e a brasileira. Arq Bras Endocrinol Metab. 2011;55(suppl. 2):S35.

Godoy-Matos AF, Guedes EP, Souza LL, et al. Management of obesity in adolescents: state of art. Arq Bras Endocrinol Metabol. 2009; 53(2):252-61.

Greenberg JA. Biases in the mortality risk versus body mass index relationship in the NHANES-1 epidemiologic follow-up study. Int J Obesity. 2001;25:10718.

Instituto Brasileiro de Geografia e Estatística. Pesquisa de Orçamento Familiares 2008-2009: antropometria e estado nutricional de crianças, adolescentes e adultos no Brasil. Rio de Janeiro: IBGE; 2010. 130 p.

Instituto Brasileiro de Geografia e Estatística. Pesquisa nacional de saúde: 2019: atenção primária à saúde e informações antropométricas. Rio de Janeiro: IBGE; 2020. 57 p.

International Diabetes Federation. The IDF consensus worldwide definition of the metabolic syndrome. Brussels: IDF; 2006.

Jagim AR, Tinsley GM, Merfeld BR, et al. Validation of skinfold equations and alternative methods for the determination of fat-free mass in young athletes. Front Sports Act Living. 2023;5:1240252.

Katzmarzyk PT, Craig CL, Bouchard C. Adiposity, adipose tissue distribution and mortality rates in the Canada Fitness Survey followup study. Inter J Obes. 2002;26:1054-9.

Katzmarzyk PT, Janssen I, Ross R, et al. The importance of waist circumference in the definition of metabolic syndrome: prospective analyses of mortality in men. Diabetes Care. 2006;29:404-9.

Khanna D, Peltzer C, Kahar P, et al. Body mass index (BMI): A screening tool analysis. Cureus. 2022;14(2):e22119.

Kuczmarski RJ, Ogden CL, Guo SS, et al. 2000 CDC growth charts for the United States: methods and development. Vital Health Stat. 2002;246(11):1-190.

Kuriyan R. Body composition techniques. Indian J Med Res. 2018; 148(5):648-58.

Lahti-Koski M, Pietinen P, Männistö S, et al. Trends in waist-to-hip ratio and its determinants in adults in Finland from 1987 to 1997. Am J Clin Nutr. 2000;72(6):1436-44.

LaMonte MJ, Ainsworth BE, DuBose KD, et al. The hypertriglyceridemic waist phenotype among women. Atherosclerosis. 2003;171(1):123-30.

Lapidus L, Bengstoon C, Larsson B, et al. Distribution of adipose tissue and risk of cardiovascular disease and death: a 12-year follow-up of participants in the population study of women and Gothenburg, Sweden. Br Med J. 1984;289(6454):1257-61.

Larsson B, Svärdsudd K, Welin L, et al. Abdominal adipose tissue distribution, obesity and risk of cardiovascular disease and death: 13-year follow-up of participants in the study of men born in 1923. Br Med J. 1984;288(6428):1401-4.

Lee S, Kim Y, Han M. Influence of waist circumference measurement site on visceral fat and metabolic risk in youth. J Obes Metab Syndr. 2022;31(4):296-302.

Lemieux I, Pascot A, Couillard C, et al. Hypertriglyceridemic waist: a marker of the atherogenic metabolic triad (hyperinsulinemia; hyperapolipoprotein B; small, dense LDL) in men? Circulation. 2000;102(2):179-84.

Lesser GT. Is body mass index really the best measure of obesity in individuals? J Am Coll Cardiol. 2009;53(6):526.

Megnien JL, Denarie N, Cocaul M, et al. Predictive value of ratiotohip ratio on cardiovascular risk events. Int J Obes Relat Metab Disord. 1999;23(1):907.

Molarius A, Seidell JC, Sans S, et al. Waist and hip circumferences, and waisthip ratio in 19 populations of the WHO MONICA Project. Int J Obes Relat Metab Disord. 1999;23(2):116-25.

National Cholesterol Education Program (NCEP) Expert Panel on Detection, Evaluation, and Treatment of High Blood Cholesterol in Adults (Adult Treatment Panel III). Third Report of the National Cholesterol Education Program (NCEP) Expert Panel on Detection, Evaluation, and Treatment of High Blood Cholesterol in Adults (Adult Treatment Panel III) final report. Circulation. 2002;106(25):3143-421.

Nimptsch K, Konigorski S, Pischon T. Diagnosis of obesity and use of obesity biomarkers in science and clinical medicine. Metabolism. 2019;92:61-10.

Orzano AJ, Scott JG. Diagnosis and treatment of obesity in adults: an applied evidencebased review. JAPFD. 2004;17(5):359-69.

Paley CA, Johnson MI. Abdominal obesity and metabolic syndrome: exercise as medicine? BMC Sports Sci Med Rehabil. 2018;10:7.

Pan WH, Yeh WT. How to define obesity? Evidence-based multiple action points for public awareness, screening, and treatment: an extension of AsianPacific recommendations. Asia Pac J Clin Nutr. 2008;17(3):370-4.

Piché ME, Tchernof A, Després JP. Obesity phenotypes, diabetes, and cardiovascular diseases. Circ Res. 2020;126(11):1477-500.

Pouliot MC, Després JP, Lemieux S, et al. Waist circumference and abdominal sagittal diameter: best simple anthropometric indexes of abdominal visceral adipose tissue accumulation and related cardiovascular risk in men and women. Am J Cardiology. 1994;73(7):460-8.

Rexrode KM, Carey VJ, Hennekens CH, et al. Abdominal adiposity and coronary heart disease in women. JAMA. 1998;280(21):1843-8.

Rezende F, Rosado L, Franceschini S, et al. Revisão crítica dos métodos disponíveis para avaliar a composição corporal em grandes estudos populacionais e clínicos. Arch Latinoam Nutr. 2007;57(4):327-34.

Risérus U, Ärnlöv J, Brismar K, et al. Sagittal abdominal diameter is a strong anthropometric marker of insulin resistance and hyperproinsulinemia in obese men. Diabetes Care. 2004;27(8):2041-6.

Ritchie SA, Connell JM. The link between abdominal obesity, metabolic syndrome and cardiovascular disease. Nutr Metab Cardiovasc Dis. 2007;17:319-26.

Ross R, Neeland IJ, Yamashita S, et al. Waist circumference as a vital sign in clinical practice: a Consensus Statement from the IAS and ICCR Working Group on Visceral Obesity. Nat Rev Endocrinol. 2020;16(3):177-89.

Seidell JC, Perusse L, Despres JP, et al. Waist and hip circumferences have independent and opposite effects on cardiovascular disease risk factors: the Quebec Family Study. Am J Clin Nutr. 2001;74(3):315-21.

Snijder MB, Dekker JM, Visser M, et al. Associations of hip and thigh circumferences independent of waist circumference with the incidence of type 2 diabetes: the Hoorn Study. Am J Clin Nutr. 2003;77(5):119-27.

Sociedade Brasileira de Endocrinologia e Metabologia, Sociedade Brasileira de Clínica Médica. Obesidade: etiologia. Projeto Diretrizes AMB/CFM, 2005.

Tanko LB, Bagger YZ, Alexandersen P, et al. Peripheral adiposity exhibits an independent dominant antiatherogenic effect in elderly women. Circulation. 2003;107:1626-31.

Third Report of Cholesterol Education Program (NCEP) Expert panel on detection, evaluation, and treatment of high blood cholesterol in adults (adult treatment panel III). NIH. 2000;1-3670.

Troiano RP, Frongillo EA Junior, Sobal J, et al. The relationship between body weight and mortality: a quantitative analysis of combined information from existing studies. Int J Obes Relat Metab Disord. 1996;20(1):63-75.

Wajchenberg BL. Subcutaneous and visceral adipose tissue: their relation to the metabolic syndrome. Endocr Rev. 2000;21:697-738.

World Health Organization. Obesity: preventing and managing the global epidemic. Report of a World Health Organization Consultation. Geneva, Switzerland: World Health Organization. WHO Obesity Technical Report Series. 2000;894:256.

World Health Organization: Obesity: preventing and managing the global epidemic. Geneva: WHO; 1997.

World Obesity Federation. World Obesity Atlas 2023. London: World Obesity Federation; 2023. 232 p.

Wu CH, Yao WJ, Lu FH, et al. Sex differences of body fat distribution and cardiovascular dysmetabolic factors in old age. Age Ageing. 2001;30(4):331-6.

Yusuf S, Hawken S, Ounpuu S, et al. On behalf of the INTERHEART Study Investigators. Obesity and the risk of myocardial infarction in 27,000 participants from 52 countries: a case-control study. Lancet. 2005;366(9497):1640-9.

3 | Avaliação da Composição Corporal

Maria Teresa Zanella ■ Fernando Flexa Ribeiro Filho ■ Emanuelle Costa Pantoja

Introdução

A obesidade resulta de um balanço energético positivo persistente por um período prolongado, ocasionando o excesso de peso. Considera-se que o corpo humano é composto por duas partes principais: uma relacionada com a produção e o acúmulo de energia, constituída por gordura, proteínas, glicogênio, entre outros e, a segunda, composta pela água que está ligada ou, intimamente associada, a outros elementos. Nesse modelo, no entanto, não é considerada a contribuição da massa óssea e do conteúdo mineral. Desse modo, a avaliação da composição corporal consiste na área dedicada ao estudo e à aplicação de métodos para quantificar os componentes corporais individualmente.

Tradicionalmente, as técnicas usadas para quantificar os variados elementos do corpo humano podem ser organizadas em cinco níveis, com avaliação de mais de 40 componentes diferentes. Desse ponto de vista, pode-se avaliar a composição corporal das seguintes perspectivas: atômica, molecular, celular, tecidual e corporal total, como apresentado na Figura 3.1.

Do ponto de vista **atômico**, o corpo humano é constituído basicamente por apenas seis elementos: oxigênio, hidrogênio, carbono, nitrogênio, cálcio e fósforo; juntos, correspondem a mais de 98% da massa corporal; menos de 2% é constituído por sódio, potássio, magnésio, cloro, enxofre e aproximadamente outros 40 elementos que juntos totalizam cerca de 10 g da massa corpórea. O corpo de um homem de 70 kg, por exemplo, é constituído por 61% de oxigênio, 23% de carbono, 10% de hidrogênio, 2,6% de nitrogênio e 1,4% de cálcio. Métodos capazes de quantificar um ou mais desses elementos estimam os diferentes componentes corporais, como água corporal, massa óssea, massa magra (MM), por exemplo.

A análise **molecular** é, sem dúvida, a mais utilizada para a avaliação da composição corporal por meio de variados métodos. Do mesmo modo que a perspectiva atômica, apesar de haver mais de 100 mil compostos químicos no corpo humano, essa análise considera cinco elementos principais: água, proteína, glicogênio, lipídeos e minerais. A água é o principal componente corporal, representando em torno de 60% da composição total de um indivíduo do sexo masculino (50% no feminino), e, aproximadamente, 57% dessa água corporal encontra-se no compartimento intracelular. O nível molecular é comumente expresso em modelos de apenas dois componentes: massa gorda (MG) e massa livre de gordura (MLG), sendo essa última considerada metabolicamente ativa. Outros métodos, como a *dual-energy*

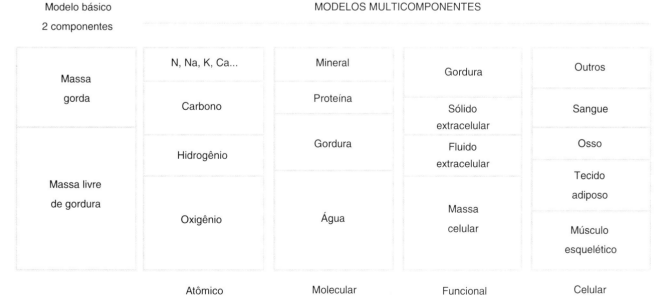

Figura 3.1 Modelos representativos dos diferentes modos de avaliação corporal.

x-ray absorptiometry (DEXA), descrevem a composição corporal em três componentes: MG, massa óssea e MM tecidual. Métodos que estimam a composição corporal em quatro ou mais componentes são denominados "multicomponentes".

Do ponto de vista **celular**, o corpo humano é constituído por massa celular, fluido extracelular e sólidos extracelulares. A massa celular, por sua vez, pode ser subdividida em quatro categorias: tecido celular conjuntivo, células epiteliais, neurais e musculares. Adipócitos, osteoblastos, osteoclastos e células sanguíneas constituem o tecido conjuntivo. O fluido extracelular, composto basicamente por água (94%), é dividido em intravascular, representado pelo plasma, e líquido intersticial, que, por sua vez, constituem, aproximadamente, 5 e 20% do peso corporal, respectivamente.

A avaliação **tecidual** representa a soma dos variados componentes do nível celular, e os tecidos ósseo, adiposo e muscular correspondem a 75% do peso corporal. A avaliação da composição corporal pela perspectiva tecidual é feita por métodos de imagem capazes de dimensionar e quantificar órgãos específicos e sua composição.

Por fim, a avaliação de **corpo inteiro** é a perspectiva final e pode ser mensurada de, pelo menos, 10 diferentes formas, como, por exemplo, altura, superfície corporal, circunferências, peso corporal, índice de massa corporal (IMC) e densidade corporal.

A avaliação da composição corporal apresenta muitas utilidades, sendo a mais difundida a quantificação da MG e consequente diagnóstico da obesidade e identificação de indivíduos com maior risco para desenvolver comorbidades relacionadas com o excesso de peso. Além disso, a composição corporal é útil para a análise do estado nutricional, especialmente em idosos, assim como quantificar a massa óssea de uma região corporal específica e possibilitar o diagnóstico da osteoporose, por exemplo; outra utilidade é estimar de modo mais preciso o gasto energético basal a partir da determinação da MM, metabolicamente ativa.

Principais métodos de avaliação da composição corporal

O único método capaz de quantificar precisamente todos os componentes corporais diretamente é a dissecção anatômica, com especificidades sobre cada tecido, bem como sua densidade, composição e peso. Os demais métodos, considerados *in vitro*, baseiam-se na quantificação de um ou mais componentes, e, a partir de fórmulas matemáticas, assumindo suposições, estimam o componente de interesse; assim, quanto mais componentes conseguem ser medidos diretamente, mais preciso é o método, pois menores serão as estimativas. A Tabela 3.1 mostra os métodos utilizados para avaliação da composição corporal.

Tabela 3.1 Diagnóstico de sobrepeso e obesidade baseado no índice de massa corporal (kg/m²).

Baixo peso	< 18,5
Normal	18,5 a 24,9
Sobrepeso	25 a 29,9
Obesidade classe 1	30 a 34,9
Obesidade classe 2	35 a 39,9
Obesidade classe 3	≥ 40,0

Pesagem hidrostática

Esse método se baseia nas descobertas feitas pelo matemático e físico grego Arquimedes (287-212 a.C.), que, ao submergir em uma banheira, propôs um dos princípios básicos da hidrostática no qual "todo corpo mergulhado em um fluido sofre uma impulsão vertical, dirigida de baixo para cima, igual ao peso do volume do fluido deslocado". A densidade de um corpo é calculada pela massa dividida pelo volume. Considera-se que essa densidade é definida por apenas dois componentes – MM e MG –, com valores específicos de 0,9 g/cm³ para a gordura e 1,1 g/cm³ para MM; desse modo, o peso submerso é diretamente proporcional ao percentual de gordura corporal que é estimado a partir de equações. Trata-se de um método inócuo, de custo relativamente baixo, visto que o equipamento uma vez adquirido pode ser utilizado indefinidamente, e de alta reprodutibilidade, sendo utilizado como comparação para novos meios de quantificação da gordura corporal. No entanto, pela necessidade de equipamento específico, trata-se de um método laboratorial que não serve para avaliações de campo, além disso, alguns indivíduos não conseguem submergir para a realização da pesagem.

Antropometria

Sem dúvida, as medidas antropométricas são o meio mais utilizado para avaliação da composição corporal devido a simplicidade, praticidade e baixo custo, sendo amplamente aplicadas em estudos epidemiológicos; entretanto, apesar de sua grande utilidade na análise de grupos populacionais, apresentam baixa acurácia na avaliação individual.

Peso e índice de massa corporal

Dentre as medidas antropométricas, o peso é o que apresenta a maior correlação com a gordura corporal; o IMC, calculado a partir da divisão do peso pela altura elevada ao quadrado, é adotado mundialmente como medida para o diagnóstico nutricional de obesidade e desnutrição. Os valores de corte, relacionados com anormalidades associadas ao excesso de peso, são propostos pela Organização Mundial da Saúde e permitem a classificação da adiposidade em graus ou classes. Esses valores estão apresentados na Tabela 3.2. O IMC é um recurso padronizado de estimativa da quantidade de gordura corporal a partir da estatura e do peso; todavia, nota-se que esse índice é melhor em predizer a quantidade de gordura corporal que de MM, e apresenta diferenças na sua correlação com a composição corporal, que divergem em função de sexo, idade, etnia e forma corporal. De fato, em relação ao percentual de gordura corporal, aproximadamente 30% dos indivíduos com IMC na faixa da normalidade apresentam excesso de MG; por outro lado, indivíduos sedentários, quando comparados a atletas com o mesmo IMC, apresentam maior percentual de gordura corporal. Quanto à faixa etária, tanto em homens como em mulheres, observa-se que o mesmo IMC se associa a elevado percentual de MG quanto maior a idade; quanto à etnia, tem-se demonstrado que populações asiáticas apresentam percentuais elevados de MG em comparação a indivíduos ocidentais, tanto que pontos de corte menores têm sido propostos para o diagnóstico de obesidade entre asiáticos. Apesar de suas limitações, o IMC é essencial como ferramenta de saúde pública para avaliação do perfil nutricional de uma população no decorrer do tempo; porém, na avaliação individual, deve ser interpretado em conjunto com outras formas de definição da MG, propiciando um diagnóstico mais preciso.

Tabela 3.2 Percentual de gordura corporal de acordo com o índice de massa corporal (IMC) (kg/m^2), faixa etária e etnia.

	Mulheres			Homens		
Idade e IMC	Caucasianas	Afro-americanas	Asiáticas	Caucasianos	Afro-americanos	Asiáticos
20 a 39 anos						
< 18,5	21	20	25	8	8	13
≥ 25	33	32	35	21	20	23
≥ 30	39	38	40	26	26	28
40 a 59 anos						
< 18,5	23	21	25	11	9	13
≥ 25	35	34	36	23	22	24
≥ 30	41	39	41	29	27	29
60 a 79 anos						
< 18,5	25	23	26	13	11	14
≥ 25	38	35	36	25	23	24
≥ 30	43	41	41	31	29	29

Pregas cutâneas

A avaliação da gordura corporal mediante medidas de dobras cutâneas é outro recurso amplamente utilizado, visto que apresenta pré-requisitos para ser considerado um método de campo simples, de baixo custo, portátil e com referências para variadas populações. A lógica em se utilizarem as pregas cutâneas consiste no fato de haver uma relação entre a gordura localizada nos depósitos adiposos subcutâneos e a gordura corporal total. Existem alguns pressupostos que são assumidos quando se utilizam as dobras cutâneas para avaliação da gordura corporal: a dobra reflete adequadamente a gordura subcutânea; a distribuição da gordura subcutânea é igual para todos; e a soma das dobras cutâneas pode ser utilizada para estimar a gordura total. Pela somatória de diferentes dobras cutâneas, com base em equações, obtém-se a densidade corporal e, a partir desta, o percentual de gordura corporal total.

As pregas cutâneas são medidas pelo adipômetro, equipamento com modelos profissionais com precisão de 0,1 mm. Nessa mensuração, deve-se exercer uma pressão constante de 10 g/mm^2. Existem nove pregas cutâneas utilizadas na prática clínica: subescapular, tríceps, bíceps, peitoral, axilar média, suprailíaca, abdominal, coxa e panturrilha média; dentre estas, as mais frequentemente usadas são:

- Subescapular: localizada em sentido diagonal (45°), abaixo do ângulo inferior da escápula
- Tríceps: medida no sentido vertical, no ponto mesoumeral da região posterior do braço
- Bíceps: medida no sentido vertical, no ponto mesoumeral da região anterior do braço
- Suprailíaca: localizada em sentido diagonal, acima da crista ilíaca em um ponto coincidente com a linha axilar anterior
- Coxa: medida no sentido vertical, no ponto médio femoral, na região anterior da coxa.

Estudos comparativos com medição da gordura de cadáveres demonstraram alta correlação, em torno de 0,85, com a gordura subcutânea medida pelas dobras cutâneas; a maioria dos estudos utilizou como referência a pesagem hidrostática, mais recentemente a DEXA, e, do mesmo modo, apresentaram-se boas correlações entre os métodos (r = 0,7 a 0,9). Apesar desses resultados, cabe ressaltar que diferentes fatores influenciam no resultado dessas medidas, impactando na estimativa do percentual de gordura corporal. Dentre eles, destacam-se: a habilidade do avaliador, o tipo de adipômetro utilizado, fatores individuais e a equação de predição utilizada.

Diferenças interavaliadores variam de 3 a 9%, e determinadas regiões corporais apresentam diferenças interexaminadores maiores, como, por exemplo, a dobra cutânea da coxa. Também existem variações em relação ao adipômetro utilizado, devendo-se, portanto, utilizar sempre o mesmo equipamento na avaliação de um grupo de indivíduos para que possam ser comparáveis. Dentre os fatores individuais, ressaltam-se o grau de hidratação, a espessura da pele, que pode variar entre 0,5 e 2 mm em alguns indivíduos (como os musculosos e as pessoas com obesidade), e a gordura subcutânea, que pode não ser facilmente separada do músculo adjacente, contribuindo para erros de mensuração. Além dos fatores citados, a escolha adequada da equação a ser utilizada é de fundamental importância. Existem mais de 100 equações para estimar a gordura corporal pelas dobras cutâneas, validadas em grupos mais homogêneos ou generalizadas com base em amostras com características heterogêneas.

Infelizmente a maioria das equações disponíveis não atende esses critérios, e, dependendo da equação escolhida, pode-se obter baixa acurácia devido a diferenças referentes a etnia, faixa etária, nível de atividade física e quantidade de gordura corporal. Existem equações nacionais e outras já validadas na população brasileira, porém nota-se o predomínio da utilização das equações de Jackson & Pollock e Durin & Wormersley. Admitem-se, como aceitáveis, erros de predição de até 3,5% de gordura corporal.

Circunferências

A avaliação da composição corporal baseada em circunferências é pouco utilizada na prática clínica para determinação do percentual de gordura corporal, sendo mais aplicada no estudo da distribuição da gordura corporal. Dentre as circunferências utilizadas, destacam-se a do braço, da coxa, da cintura e do quadril. A **circunferência braquial**, medida no ponto médio entre o acrômio e o olécrano, é muito utilizada na avaliação nutricional de crianças e pacientes hospitalizados, apresentando uma alta correlação com o IMC e sendo um bom marcador de estados de deficiência nutricional. A **circunferência da coxa**, medida logo abaixo da prega glútea, também apresenta alta correlação com o IMC e, junto à circunferência braquial, pode ser alterada conforme a massa muscular, representando a gordura periférica ou centrífuga, correlacionando-se inversamente com as doenças cardiovasculares.

A **circunferência da cintura** (CC), isolada ou em conjunto com a circunferência do quadril, é o recurso mais utilizado na prática clínica para avaliação da distribuição da gordura corporal, com ênfase na gordura abdominal diretamente relacionada com doenças crônicas não transmissíveis, como diabetes *mellitus* (DM), hipertensão arterial e, consequentemente, é um indicador de maior risco de morbimortalidade cardiovascular. Não há um consenso sobre o local exato para se realizar a mensuração da CC (ponto médio entre o último arco costal e a crista ilíaca; na altura da cicatriz umbilical; maior ou menor diâmetro abdominal; ou imediatamente acima das cristas ilíacas). A CC apresenta elevada correlação com o IMC e também se correlaciona com a gordura corporal total, tanto que há equações de predição da gordura corporal com base apenas na CC e na idade. Em relação ao risco cardiovascular, também não há um ponto de corte definido, existindo diferentes teorias; no entanto, deve-se observar que, em geral, homens têm CC maior que mulheres e, assim como o IMC, também existem diferenças conforme a etnia (populações asiáticas apresentam índice relacionado com risco cardiovascular bem menor); de modo semelhante, acredita-se que a altura também influencie a CC, e há propostas que sugerem a correção da medida da cintura pela altura isoladamente ou por peso e altura, como o índice de conicidade. A **circunferência do quadril**, medida na altura da linha transtrocanteriana, é utilizada em conjunto com a medida da cintura no cálculo da razão cintura-quadril (RCQ) como marcador de centralização da adiposidade; a medida do quadril representaria a gordura subcutânea; e a cintura, a gordura intra-abdominal, no entanto, a CC também quantifica gordura subcutânea da região abdominal. De fato, a RCQ apresenta forte correlação com o IMC e também varia conforme sexo, idade e etnia.

Bioimpedância elétrica

O corpo humano é composto, em sua maior parte, por água e íons, portanto capazes de conduzir a corrente elétrica; por outro lado, há tecidos que são maus condutores e impõem resistência à passagem da corrente elétrica, como é o caso do tecido adiposo. Desse modo, existe uma relação direta entre a concentração de íons e a condutividade elétrica, e uma relação indireta com a resistência; com base nesses fundamentos, a bioimpedância elétrica (BIA) trata-se de um método de avaliação da composição corporal fundamentado na condução de uma corrente elétrica de baixa intensidade através do corpo.

A impedância elétrica é a oposição de um condutor a uma corrente alternante e consiste em dois componentes: resistência e reactância. A resistência é a restrição à passagem da corrente elétrica pelo corpo e depende, basicamente, da quantidade de água nos tecidos; a reactância é outra força resistiva caracterizada pelo armazenamento da corrente elétrica, por um curto período, funcionando como um condensador, antes de ser liberada, na passagem da corrente pelas membranas celulares, devido ao seu conteúdo lipídico, e no meio intracelular. A BIA é o vetor resultante de dois outros condutores representados pela resistência e pela reactância, sendo a inclinação da impedância denominada "ângulo de fase" (AF; Figura 3.2). Na prática, a impedância é a voltagem perdida na passagem da corrente elétrica constante (800 uA) em frequência específica entre dois eletrodos corporais; assim, a MLG, rica em água e eletrólitos, apresenta baixa impedância, que chega ao nível máximo quando encontra o tecido adiposo. Desse modo, pode-se calcular a MG pela diferença de condutividade.

Na BIA, há ainda o AF, que reflete a integridade das membranas celulares e/ou distribuição da água nos compartimentos intra e extracelulares, sendo utilizado como marcador prognóstico e de estado nutricional. Processos inflamatórios, enfermidades e mudanças fisiológicas podem causar distúrbios elétricos nas propriedades dos tecidos, interferindo diretamente no AF. Há uma associação entre valores reduzidos de AF em pessoas com obesidade e maior quantidade de marcadores inflamatórios, como interleucina-6 e proteína C reativa de alta sensibilidade. Mulheres com obesidade costumam ter AF menor que 6,17. As equações utilizadas para a avaliação da composição corporal por BIA baseiam-se em alguns pressupostos: o corpo é constituído por cinco cilindros (braços, pernas e tronco); a MLG é composta por 73% de água; a densidade corporal é uniforme; o volume do líquido condutor, água corporal total (ACT), é diretamente relacionado com o comprimento ao quadrado e inversamente à resistência. Essas suposições, entretanto, não são verdadeiras na prática, já que a forma corporal é variada entre indivíduos, inclusive com mesmo peso; a composição da MLG é extremamente variável, visto que engloba desde líquidos, como o cefalorraquidiano, até ossos e espaços ocupados por ar; portanto, com percentuais de água e densidades diferentes; por fim, de acordo com a teoria que associa volume, comprimento e resistência, braços e pernas contribuem com 47 e 50%, respectivamente, da resistência corporal, embora correspondam a apenas 4 e 17%, nessa ordem, do peso corporal. Por outro lado, o tronco, que representa 50% do peso corporal, contribui com apenas 5 a 12% da resistência.

Atualmente existem no mercado diversificados aparelhos de BIA, desde modelos para uso domésticos a profissionais. Em termos gerais, os equipamentos diferem em relação à quantidade de frequências disponíveis e ao total de eletrodos e sua localização. Em relação à frequência, os aparelhos podem ser mono ou multifrequências. Aqueles com apenas uma frequência utilizam 50 ou 100 Hz e calculam, basicamente, a água extracelular e estimam a ACT e a MLG, não conseguindo determinar a água intracelular.

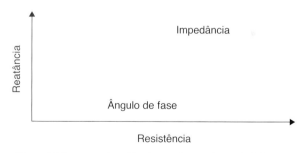

Figura 3.2 Representação gráfica da impedância e do ângulo de fase.

Os modelos multifrequências funcionam com variação de 1 a 500 Hz e são capazes de determinar tanto a água intra como extracelular; no entanto, em frequências abaixo de 5 e acima de 200 Hz, há baixa reprodutibilidade das medidas. No que se refere à quantidade e ao posicionamento dos eletrodos, classicamente, usa-se o modelo tetrapolar com dois condutores colocados na mão e no pé, e dois receptores, no punho e tornozelo, em um dos lados do corpo; outro modelo, de uso profissional, utiliza oito eletrodos, sendo dois para cada mão e cada pé; com isso, o equipamento é capaz de estimar a MG regional dos membros e do tronco. Equipamentos de uso pessoal utilizam eletrodos apenas nos membros superiores ou inferiores, com sistemas conhecidos como de "mão a mão" ou "perna a perna", nos quais o indivíduo posiciona os pés sobre uma balança ou segura com as mãos dois cilindros de metal. Nesse sistema, a corrente circula apenas pelos membros superiores ou inferiores, e a estimativa da MG é bem menos precisa.

Há ainda a espectroscopia bioelétrica, que utiliza multifrequências e usa modelos matemáticos que relacionam a resistência e o líquido corporal em diferentes frequências e empiricamente produzem equações para determinar a composição corporal, a partir de combinações de outras equações; todavia, essa tecnologia ainda precisa de aperfeiçoamento, pois apresenta acurácia muito variável.

Dual-energy x-ray absorptiometry

A DEXA é considerada o padrão-ouro para avaliação da massa óssea e diagnóstico de osteoporose. Nos últimos anos, com avanços nos aparelhos de densitometria, estes começaram a ser utilizados também na avaliação da composição corporal. O princípio do método é a absorciometria de fóton duplo com uma fonte de raios X emitindo feixes em duas faixas de energia e, conforme a atenuação ao passar pelos tecidos, capaz de distinguir os diferentes componentes da composição corporal; assim o corpo é dividido em píxeis e a atenuação é medida individualmente. MG, MM e massa óssea apresentam altas proporções de carbono, oxigênio e cálcio, respectivamente, proporcionando atenuações diferentes e, portanto, diferenciando a composição corporal em três componentes: massa óssea, MG e MM livre de massa óssea.

A DEXA utiliza pressupostos mais reais que a BIA e a antropometria, cujos propósitos nem sempre são cumpridos. As principais suposições consideram que tanto a massa óssea como o tecido adiposo apresentam coeficientes de atenuação constantes e fixos. Assim como outros métodos, há a necessidade de a MM livre de massa óssea também apresentar hidratação normal (73% da MM), porém percentuais entre 68 e 78% não alteram significativamente a determinação da MG; no entanto, estados de hiper-hidratação, como edema e ascite, podem afetar a estimativa. Outro fator que influencia a composição corporal avaliada pela DEXA é a espessura dos tecidos e as regiões avaliadas, já que valores acima de 20 a 25 cm superestimam a MG e a massa óssea, como, por exemplo, na avaliação da massa óssea de coluna lombar em pessoas com obesidade grave. A DEXA apresenta acurácia e reprodutibilidade elevadas com precisão de 1% para a massa óssea e 2 a 3% para MG e MM. A evolução tecnológica de aparelhos e *softwares* tem tornado esse método cada vez mais preciso e rápido, sendo considerado por alguns autores como parâmetro de validação de outros, como BIA e antropometria; todavia, como estudos de comparação com o padrãoouro *in vitro*, que é a análise da composição corporal de cadáveres, são pouco realizados atualmente, faltam validações para os modelos mais atuais e, portanto, mais precisos, que, em geral, são validados com métodos multicomponentes.

A DEXA é capaz de definir tanto a composição corporal total como regional; portanto, é útil no estudo da adiposidade abdominal. Novos *softwares* possibilitam avaliar a região de interesse, por exemplo, a faixa entre L1 e L4 que corresponderia à gordura visceral analisada pela tomografia computadorizada (TC), com alta correlação entre os métodos.

A partir das informações produzidas pela DEXA, é possível estabelecer o índice de gordura corporal (IMG) ou *fat mass index*, calculado pela relação entre a gordura total em quilograma e a altura do indivíduo em metros quadrados. Nas mulheres, são considerados normais valores de IMG entre 5 e 9; e no sexo masculino, os valores de normalidade encontram-se entre 3 e 6. Quando comparado ao índice de massa livre de gordura (IMLG), é possível uma avaliação antropométrica mais criteriosa dos compartimentos corporais, para analisar se o excesso ou déficit de peso corporal ocorreu devido a alterações na MLG, na MG ou a ambas. De acordo com esse parâmetro, baixo IMLG e elevado IMG seriam equivalentes à "magreza"; baixo IMLG e elevado IMG corresponderiam à obesidade; elevado IMLG e reduzido IMG representariam a hipertrofia muscular; e por fim, elevados IMLG e IMG corresponderiam a excesso de MLG e de MG, simultaneamente.

Outra utilidade da DEXA é a avaliação da massa muscular nos membros superiores e inferiores, de especial interesse em atletas, pessoas que realizam programas de atividade física para ganhar massa muscular e idosos que apresentam, fisiologicamente, redução das massas óssea e muscular e, consequentemente, maior risco de fraturas. Uma limitação para o uso da DEXA é a avaliação da composição corporal em pessoas com obesidade grave devido a dois fatores: limite de peso do equipamento, entre 120 e 150 kg, e o fato de a superfície corporal muito extensa não conseguir ser escaneada pelo aparelho que apresenta uma largura limite; essa dificuldade tem sido superada pelo desenvolvimento de escâneres especiais e *softwares* capazes de calcular a composição corporal com base na composição de um hemicorpo.

Sem embargo, a DEXA pode ser útil no diagnóstico e acompanhamento de sarcopenia, com a particularidade de que não avalia a massa muscular esquelética (MME), mas sim a MM corporal. Isto é, abrange tanto a MME como líquidos e vísceras, uma vez que apresentam densidade radiológica similar. Para realizar a análise da MM na DEXA, é necessário que se utilize a massa magra apendicular (MMA), que consiste no somatório da MM de pernas e braços, excluindo-se a região do tronco. A MMA possibilita o cálculo do índice de Baumgartner, ou índice da MMA, constituído pela relação entre MMA dividida pela altura elevada ao quadrado (em metros). Consideram-se, na avaliação de sarcopenia, valores inferiores a 5,5 kg/m^2 para mulheres e menores que 7 kg/m^2 para homens como confirmatórios para diagnóstico de baixa MM. A DEXA é um método não invasivo, rápido, de fácil aplicação e custo relativamente baixo, se comparada a outros métodos de imagem e, portanto, umas das técnicas mais utilizadas em estudos para avaliação da composição corporal. Entre as desvantagens, há a exposição à radiação; no entanto, essa quantidade é extremamente baixa (0,04 a 0,86 mrem), correspondendo a entre 1 e 10% da radiação empregada em uma radiografia de tórax. Apesar desse baixo percentual de radiação, esse fato limita seu uso em grávidas. A utilização de um equipamento de alta tecnologia também restringe seu uso em estudos epidemiológicos, sendo, por isso, considerado um método laboratorial. Por fim, existem diferenças na análise da composição corporal entre as variadas marcas que comercializam o aparelho (Hologic, GE-Lunar e Norland) por utilização de diferentes tecnologias e modelos matemáticos e, portanto, não comparáveis entre si; isso limita o uso da DEXA em estudos multicêntricos e longitudinais, visto que implica a utilização do mesmo modelo em todos os locais, para que os dados obtidos possam ser comparados.

Métodos de imagens

A ultrassonografia (US) é um método simples, de fácil execução, baixo custo, inócuo e de alta reprodutibilidade; nos últimos anos, sua aplicação na avaliação da gordura corporal tem ganhado destaque. Com base no princípio da reflexão de ondas sonoras em contato com superfícies de diferentes densidades e a transformação desses sinais em imagens, a US é capaz de mapear a espessura da gordura e do músculo em diferentes regiões corporais e quantificar mudanças no padrão topográfico de deposição da gordura. Aparentemente, sua utilização limitar-se-ia na avaliação da distribuição da gordura corporal, que, sem dúvida, é sua principal utilização na avaliação da composição corporal; no entanto, de acordo com pressupostos semelhantes aos das dobras cutâneas, a mensuração da gordura em determinada região apresenta alta correlação com a medida da ACT e, assim, é capaz de estimar a MG.

A principal aplicação da US, no que tange à composição corporal, é a avaliação da distribuição da gordura corporal, especialmente, na quantificação da adiposidade abdominal, sendo possível discriminar tanto a gordura visceral como a subcutânea. Inicialmente, as medidas feitas pela US são distâncias, ou seja, medidas lineares; todavia, atualmente, novos *softwares* têm viabilizado a avaliação de uma área em uma região corporal específica, melhorando ainda mais essa estimativa. Devido ao avanço tecnológico dos aparelhos, outra aplicação desse método de imagem tem sido a avaliação da deposição ectópica de gordura, principalmente, hepática e intramuscular, associada às alterações metabólicas e hemodinâmicas da síndrome de resistência à insulina.

A obtenção de imagens corporais em diferentes planos pela TC e sua posterior reconstrução por meio de *softwares* é amplamente utilizada no estudo de alterações anatômicas e, atualmente, também na avaliação da composição corporal. Assim como a US, a TC é utilizada, principalmente, para análise da gordura em algumas regiões do corpo, em vez da gordura corporal total. A TC e a ressonância magnética (RM) são consideradas o padrão-ouro na determinação da adiposidade abdominal, bem como, recentemente, também vêm sendo usadas para avaliar a deposição ectópica de gordura com maior precisão que a US. Com os avanços tecnológicos, a análise tornou-se mais difundida, precisa e rápida, e sua utilização tem crescido; no entanto, seu alto custo, exposição à radiação e necessidade de equipamento e pessoal especializados ainda limitam seu uso na prática clínica, sendo considerado um método laboratorial de avaliação corporal e usado em estudos clínicos. Duas novas técnicas que utilizam a TC também são úteis na avaliação corporal: TC quantitativa (TCQ) e TC com emissão de pósitrons (PET). A TCQ mensura a massa óssea de maneira volumétrica e diferencia ossos corticais de trabeculares, bem como avalia a qualidade óssea, porém, com maior exposição à radiação que a DEXA; a PET, por sua vez, analisa a atividade metabólica de órgãos e, em relação à adiposidade corporal, tem se mostrado útil na identificação do tecido adiposo marrom com maior atividade metabólica, em relação ao tecido adiposo branco.

A RM se assemelha à TC na avaliação da composição corporal, sendo mais aplicada na determinação da obesidade abdominal, diferenciando a gordura visceral da subcutânea. Os avanços da tecnologia têm proporcionado exames mais rápidos, com melhor precisão e definição de imagens, sendo possível escanear todo o corpo. Dentre as aplicações dos novos aparelhos, está a capacidade de "dissecar" a MM de órgãos específicos com alta taxa metabólica, como fígado, coração, rins, além de determinar a quantidade de água e lipídeos no músculo esquelético, com a utilização da espectroscopia. Mais recente ainda é o desenvolvimento da RM quantitativa que utiliza propriedades dos átomos de hidrogênio para diferenciar os sinais provenientes do tecido adiposo, MM e água corporais; esse exame pode ser feito em menos de 3 minutos, porém ainda não há validação suficiente com outros métodos. A RM é um método não invasivo, rápido e preciso, porém de custo muito elevado, com tecnologia altamente especializada e não muito disponível, mesmo em centros de pesquisa, o que a torna pouco utilizada para avaliação da composição corporal.

Outros métodos

Outros métodos também utilizados na avaliação da composição corporal, embora em menor escala que os citados anteriormente, devem ser considerados, conforme disponibilidade do laboratório de pesquisa e objetivo do estudo em questão.

A **hidrometria ou técnica de diluição** se propõe a avaliar a ACT por meio da utilização de isótopos de oxigênio ou hidrogênio e o deutério. O método consiste na ingestão ou infusão de um isótopo que, após um período de equilíbrio, é mensurado em fluidos orgânicos, como saliva, urina e sangue e, a partir da distribuição e concentração, consegue-se estimar a MM com base na ACT, seguindo o pressuposto de uma hidratação constante da MLG e, por conseguinte, calcular a MG. O isótopo deve se distribuir, universalmente, na água corporal, não ser tóxico e não ser metabolizável; o emprego de outro traçador como o brometo de sódio é capaz de estimar a água extracelular, e o uso de água duplamente marcada, além de mensurar a ACT, pode calcular o gasto energético diário. Apesar de ser relativamente simples, tem seu uso limitado em estudos com grande quantidade de indivíduos e, por considerar a taxa de hidratação constante da MLG, apresenta tendência a superestimar a ACT entre 1 e 5%.

A **pletismografia por deslocamento de ar** utiliza o mesmo fundamento da pesagem hidrostática, apenas substituindo o meio líquido pelo ar, sendo medida a densidade corporal por meio do deslocamento de ar dentro de uma câmara fechada e ajustada pelo volume de ar pulmonar e, a partir da densidade corporal, estima-se a MG. O método apresenta excelente correlação com a pesagem hidrostática para o percentual de MG, além disso, é não invasivo, de realização rápida, porém de alto custo e com tendência a superestimar a MG quando comparado à DEXA e a modelos multicomponentes. Recentemente, com base no mesmo princípio da pesagem hidrostática, foi desenvolvido um aparelho (BOD POD®) para realização de pletismografia por deslocamento de ar que consiste em uma câmara fechada cujo volume de ar é mensurado com e sem a presença do indivíduo, sendo quantificado o volume de ar pulmonar para maior precisão do volume corporal. O método apresenta forte correlação com a pesagem hidrostática, também com alta reprodutibilidade, além de ser inócuo e mais rápido que a pesagem hidrostática; todavia, o equipamento é de alto custo e as mesmas suposições adotadas pela pesagem hidrostática limitam seu uso clínico.

O uso do **escâner fotônico tridimensional** é recente. Trata-se de um aparelho capaz de produzir imagens digitais tridimensionais de um objeto ou do corpo humano e estimar medidas a partir destas.

Nos poucos estudos realizados, volume corporal, circunferências e percentual de gordura foram superestimados quando comparados à antropometria e à pesagem hidrostática; em homens, observou-se que o IMC se associa mais com a circunferência do tórax e da cintura, e em mulheres, com o quadril e o busto, nas imagens obtidas pelo escâner. Esse método é uma nova ferramenta que pode ser útil em estudos epidemiológicos e no estudo, especialmente, das formas corporais e, consequentemente, da distribuição da gordura.

Outra nova tecnologia utilizada na avaliação da gordura corporal é a **interactância "quase" infravermelha** baseada na absorção e na reflexão da luz através da densidade óptica; nesse princípio, a gordura seria capaz de absorver a luz, e a MM seria refletida, assim seria possível determinar a composição corporal da região na qual o aparelho estivesse posicionado, e a partir de equações, estimar a gordura corporal total; no entanto, estudos de validação ainda são necessários.

A **análise de ativação de nêutrons** *in vivo* (IVNA) é usada para avaliar a composição corporal em nível atômico, com base nas reações nucleares, sendo capaz de estimar todos os principais elementos encontrados no corpo humano. Equipamentos de análise de atividade gama são usados para quantificar o cálcio corporal total (TBCa) e o nitrogênio corporal total (TBN): basicamente, todo o cálcio corporal está localizado nos ossos e sua avaliação é representativa da massa óssea corporal; por sua vez, o TBN corresponde à massa proteica e, consequentemente, à massa muscular e à MM, além de ser capaz de avaliar o estado nutricional em indivíduos doentes. A variabilidade do TBCa e do TBN é de 1 a 2% e 3 a 4%, respectivamente, enquanto a dose de radiação necessária para obtenção dessas medidas é elevada para o TBCa (> 3 mSv) e baixa para o TBN (< 0,3 mSv). O **potássio corporal total** (TBK) é utilizado para avaliar a MLG partindo do princípio de que o potássio é um íon, principalmente, intracelular e, mediante sua mensuração, pode-se estimar a massa celular corporal (BCM) e, por conseguinte, a MM. Uma proporção pequena do potássio é de isótopos radioativos (^{40}K) e com distribuição relativamente constante para a MLG – 60 e 66 mmoL/kg para mulheres e homens, respectivamente; assim, por meio de um contador de radiação, consegue-se avaliar o TBK. Embora bem menos frequente, também é possível avaliar outros elementos como sódio, cloro e fósforo, por exemplo. Apesar de sua utilidade e aplicação em modelos multicomponentes, seu custo extremamente elevado, necessidade de infraestrutura e pessoal especializados e exposição à radiação, a IVNA está disponível em poucos centros de pesquisa especializados em estudos de avaliação da composição corporal.

Avaliação da composição corporal em situações especiais

Alguns grupos de indivíduos merecem considerações diferenciadas no que tange à avaliação da composição corporal, e, entre eles, destacam-se idosos, crianças e adolescentes, grupos étnicos, gestantes, pacientes em tratamento para perda de peso e atletas. Nesses indivíduos, pressupostos básicos necessários para diferentes métodos não são válidos, tais como grau de hidratação da MLG e composição da MM.

Composição corporal de acordo com a faixa etária

Os indivíduos apresentam variadas mudanças na composição corporal com o avanço da idade, e, em relação aos idosos, essas alterações se caracterizam por perda de massa muscular, redução da massa óssea, aumento da centralização da gordura corporal. A composição da MLG é heterogênea e composta por proteína, água e minerais. Como descrito anteriormente, métodos como BIA, pesagem hidrostática e antropometria consideram que a MLG apresenta uma hidratação constante, em torno de 73%, porém, em idosos ela está reduzida, da mesma maneira que a mineralização entre 50 e 70 anos decresce 1% ao ano.

A perda de massa e força musculares ocorre normalmente no processo de envelhecimento, representando a maior alteração na composição da MLG, e é de grande importância na incidência de comorbidades relacionadas com os idosos. Entre as possíveis causas da redução da massa muscular, encontram-se a redução da atividade física e da ingestão proteica, anormalidades endócrinas (alterações em esteroides sexuais e hormônio do crescimento), ação da atividade inflamatória sistêmica subclínica e diminuição da estimulação neuronal na musculatura. Em relação à gordura corporal, observa-se aumento progressivo da MG até por volta dos 60 anos; a partir dessa fase, ela começa a declinar, e, paralelamente ao aumento da MG, há redução da gordura subcutânea, significando maior concentração da gordura na região troncular e em depósitos ectópicos. Por esse motivo, mesmo sem alteração do peso, idosos apresentam maior percentual de gordura corporal se comparados a adultos com o mesmo IMC. Do mesmo modo que a MLG e a MG sofrem mudanças, a distribuição da água corporal também, visto que há redução da massa celular total e, consequentemente, da água intracelular, com aumento proporcional da água extracelular. Além das particularidades inerentes ao envelhecimento, discute-se também que os estudos de composição corporal realizados em idosos podem apresentar falha metodológica de seleção, denominada "efeito sobrevivência", na qual a composição corporal "menos favorável" está sub-representada na amostra. Outro ponto a ser considerado é que, em idosos, a massa muscular apendicular e a proporção de MLG estão mais relacionadas com doenças respiratórias e neoplasias do que a MG corporal. Entre os métodos mais indicados na avaliação de idosos, destacam-se os de imagem, como a TC e a RM, e a DEXA; a BIA pode ser utilizada, mas com equações especiais para idosos ou técnicas alternativas, como a análise de vetor.

A avaliação da composição corporal em crianças e adolescentes também merece considerações especiais, com base no conceito de que criança não é um adulto pequeno. De fato, o próprio crescimento, por si, já altera a composição corporal, havendo, durante a puberdade, a influência dos esteroides sexuais; portanto, até o final da adolescência o indivíduo é considerado "quimicamente" imaturo. Em termos gerais, em crianças e adolescentes a MLG apresenta maior hidratação e menor quantidade de minerais se comparada aos adultos; logo, as suposições utilizadas pelos métodos não são válidos para esse grupo. Em relação às medidas antropométricas, existem gráficos de IMC padronizados conforme sexo e faixa etária, divididos em percentis para o diagnóstico de sobrepeso e obesidade. De modo semelhante, há tabelas para utilização das pregas cutâneas em crianças; ainda, há equações específicas para a aplicação da BIA, conforme a faixa etária. A DEXA vem sendo considerada como o método mais preciso para avaliação da composição corporal de crianças e adolescentes, porém existe o inconveniente da exposição à radiação, mesmo que em doses extremamente pequenas.

Gestação

Outro grupo que apresenta particularidades são as gestantes, por motivos óbvios de mudança corporal. Em relação à água corporal que aumenta no decorrer da gestação e sua distribuição, com predomínio da água extracelular sobre a intracelular, ocorre o inverso do observado em adultos saudáveis. A BIA e as medidas antropométricas são os métodos mais utilizados na avaliação de gestantes, sendo aplicadas equações específicas, obtidas a partir do acompanhamento de gestantes saudáveis; no entanto, a validação com métodos multicomponentes não é possível pela exposição à radiação ou a isótopos radioativos.

Variações étnico-raciais na composição corporal

Em relação à composição corporal, no que tange a diferenças raciais, vale considerar que a maioria dos estudos é realizada com indivíduos caucasianos ou afro-americanos; logo, nem sempre os achados podem ser aplicados em outras populações de etnias diferentes. Em termos gerais, por exemplo, negros apresentam mais massa óssea e conteúdo proteico, diferenças na distribuição da adiposidade subcutânea e maior comprimento dos membros em relação ao tronco, resultando em maior densidade da MLG, o que, em modelos de dois componentes, resulta em medida subestimada do percentual de gordura corporal. Indivíduos asiáticos, comparados a ocidentais, apresentam maior percentual de gordura corporal para um mesmo IMC; por outro lado, populações da Polinésia, comparadas a caucasianas, apresentam menor percentual de gordura corporal para um mesmo IMC. Desse modo, a utilização de equações em modelos de dois componentes, bem como pontos de corte de IMC e circunferências corporais, devem ser diferenciados para grupos populacionais específicos, pois essa generalização pode provocar erros na estimativa.

Diabetes *mellitus*

Há ainda diferenças entre indivíduos com ou sem comorbidades, em relação à composição corporal. Entre pessoas com IMC semelhante, o grupo com DM apresentou elevação da MG e redução de massa muscular. Outrossim, estudos demonstraram relação direta entre DM e obesidade sarcopênica. A resistência insulínica encontrada em pacientes com DM pode resultar em atrofia das fibras musculares, diminuição da massa muscular e consequente declínio de força muscular.

Fármacos antidiabéticos também estão associados a alterações na composição corporal. Inibidores do cotransportador sódio-glicose 2, por exemplo, promovem perda de peso, redução do IMC e da circunferência abdominal, diminuição das gorduras visceral e subcutânea; contudo, causam declínio da massa muscular. Por outro lado, ainda são escassas as evidências de que essa classe de fármacos induza a sarcopenia.

Obesidade e pós-operatório de bariátrica

O conceito de obesidade está relacionado com o excedente de adiposidade corporal associado ao aparecimento de comorbidades. Em estudos populacionais maiores, o IMC detém boa correlação com adiposidade corporal; no entanto, ainda apresenta grande taxa de erro como estratégia de avaliação individual. Quando utilizado como parâmetro diagnóstico único para obesidade, um quantitativo significativo de pessoas permanece subdiagnosticado, o que promove prejuízos na instituição de tratamentos adequados a esse grupo.

Nesse sentido, uma quantidade crescente de estudos sugere que seja medido o percentual de gordura corporal (%GC), visto que este possibilita a detecção de mais indivíduos com maior risco cardiometabólico. Embora não exista um consenso internacional, os pontos de corte mais utilizados na literatura científica para %GC são: 30 a < 35% para sobrepeso e a partir de 35% para obesidade, em mulheres; 20 a < 25% para sobrepeso e a partir de 25% para obesidade, em homens.

Já existe a proposta de um sistema de fenotipagem da obesidade fundamentado na combinação da medida do %GC e da medida de distribuição de adiposidade, representada pela CC. Trata-se de um sistema que envolve nove diferentes tipos (1a até 3c), agrupados em cinco fenótipos diferentes, de acordo com o risco cardiometabólico. Essa classificação parece interessante para definir melhor o risco cardiometabólico associado à obesidade, assim como para identificar precocemente indivíduos com necessidade de intervenções terapêuticas.

Os avanços nas técnicas de composição corporal possibilitaram a detecção da **obesidade sarcopênica**, representada pelo excesso de adiposidade concomitante ao déficit de massa e ao declínio da função muscular esquelética. Dessa maneira, o diagnóstico é estabelecido a partir da avaliação funcional do músculo esquelético, utilizando-se, por exemplo, o teste de preensão palmar. Caso seja detectada alteração na função muscular, dever-se-á proceder com a investigação da composição corporal, a fim de evidenciar o aumento de MG e a perda da MME. Estima-se que 11% dos idosos no mundo apresentem obesidade sarcopênica, e sabe-se que esse diagnóstico está relacionado com o aumento da mortalidade.

Nos últimos anos, houve um recrudescimento do total de cirurgias bariátricas para o tratamento de obesidade em nível global. Os procedimentos cirúrgicos mais frequentemente empregados são: *bypass* gástrico em Y de Roux (BGYR), gastrectomia vertical laparoscópica e cirurgia laparoscópica de banda gástrica ajustável. Submeter-se à cirurgia bariátrica provoca significativas mudanças na composição corporal do paciente com obesidade. Considerando-se todas as faixas de IMC, pessoas que realizaram cirurgia bariátrica tiveram maior perda de MG do que de MLG. Na cirurgia de BGYR, houve decréscimo de cerca de 50% de MG e de cerca de 15% de MLG, em estudos de acompanhamento de 6 meses.

Há, ainda, diferenças significativas entre pacientes de pós-operatório de bariátrica sedentários e aqueles que realizaram exercícios físicos ao longo do processo; no primeiro grupo, houve redução de cerca de 11% da MM ao longo de 1 ano; em contrapartida, no último grupo, houve um incremento de 15% de MM no mesmo período.

Considerações finais

Diante da atual pandemia que a obesidade se tornou nos últimos anos, o interesse pela quantificação da gordura corporal e sua distribuição é crescente. Por esse motivo, a avaliação da composição corporal tem grande relevância no entendimento do papel dessa doença e sua associação com algumas comorbidades. Por sua simplicidade, o IMC é a medida usada para o diagnóstico e a classificação do excesso de gordura corporal, porém não se trata de ferramenta adequada para avaliação individual, bem como não deveria ser generalizado. Outro meio proposto para o diagnóstico da obesidade é a determinação do percentual de gordura corporal avaliada pelos métodos descritos anteriormente, reduzindo-se o erro estimado da utilização isolada do IMC.

Outro aspecto que deve ser considerado na avaliação da composição corporal é a escolha do(s) método(s) a ser(em) utilizado(s). Nessa decisão, devem-se considerar o objetivo do estudo, a logística, os recursos financeiros e humanos disponíveis, bem como os equipamentos disponíveis e os indivíduos a serem avaliados. Por exemplo, estudos epidemiológicos englobando uma população só possibilitam a utilização de métodos de campo, como antropometria e BIA; outro quesito a ser analisado é, conforme as características dos indivíduos, se existem na literatura equações preditivas validadas para estimar a composição corporal no grupo de interesse; quando não houver, é mais adequada a utilização de métodos multicomponentes com maior acurácia. De forma semelhante, os métodos multicomponentes são preferíveis em estudos longitudinais em que se pretende avaliar mudanças na composição corporal após determinada intervenção. Em termos gerais, independentemente do método escolhido, a equipe deve ser treinada para minimizar os erros técnicos e reforçar rigorosamente orientações, especialmente, quanto à hidratação, além de sempre avaliar o coeficiente de variabilidade inter e intraexaminadores para o método escolhido.

Bibliografia

Alberti KG, Zimmet P, Shaw J. Metabolic syndrome – a new world-wide definition. A Consensus Statement from the International Diabetes Federation. Diabet Med. 2006;23(5):469-80.

Alirezaei T, Soori H, Irilouzadian R, et al. Novel anthropometric indices as screening tools for obesity: a Study on Healthy Iranians. J Nutr Metabol. 2023;2023:1-9.

Al-Sofiani ME, Ganji SS, Kalyani RR. Body composition changes in diabetes and aging. J Diabetes Complications. 2019;33(6):451-9.

Andreacchi AT, Griffith LE, Guindon GE, et al. Body mass index, waist circumference, waist-to-hip ratio, and body fat in relation to health care use in the Canadian Longitudinal Study on Aging. Int J Obesity. 2021;45(3):666-76.

Baad VMA, Bezerra LR, Holanda NCP, et al. Body composition, sarcopenia and physical performance after bariatric surgery: differences between sleeve gastrectomy and Roux-En-Y gastric bypass. Obes Surg. 2022;32(12):3830-8.

Baik I. Optimal cutoff points of waist circumference for the criteria of abdominal obesity: comparison with the criteria of the International Diabetes Federation. Circ J. 2009;73(11):2068-75.

Blüher M. Obesity: global epidemiology and pathogenesis. Nat Rev Endocrinol. 2019;15(5):288-98.

Bray GA, Jablonski KA, Fujimoto WY, et al. Relation of central adiposity and body mass index to the development of diabetes in the Diabetes Prevention Program. Am J Clin Nutr. 2008;87(5):1212-8.

Bray GA. Beyond BMI. Nutrients. 2023;15(10):2254.

Chaves LGCM, Gonçalves TJM, Bitencourt AGV, et al. Avaliação da composição corporal pela densitometria de corpo inteiro: o que os radiologistas precisam saber. Radiol Bras. 2022;55:305-11.

Darsini D, Hamidah H, Notobroto HB, et al. Health risks associated with high waist circumference: a systematic review. J Public Health Res. 2020;9(2).

Delavari A, Forouzanfar MH, Alikhani S, et al. First nationwide study of the prevalence of the metabolic syndrome and optimal cutoff points of waist circumference in the Middle East: the national survey of risk factors for noncommunicable diseases of Iran. Diabetes Care. 2009;32(6):1092-7.

Donini LM, Busetto L, Bischoff SC, et al. Definition and diagnostic criteria for sarcopenic obesity: ESPEN and EASO consensus statement. Clin Nutr. 2022;41:990-1000.

Durnin JV, Womersley J. Body fat assessed from total body density and its estimation from skinfold thickness: measurements on 481 men and women aged from 16 to 72 years. Br J Nutr. 1974;32(1):77-97.

Gao Q, Mei F, Shang Y, et al. Global prevalence of sarcopenic obesity in older adults: a systematic review and meta-analysis. Clin Nutr. 2021;40:4633-41.

Hall KD, Farooqi IS, Friedman JM, et al. The energy balance model of obesity: beyond calories in calories out. Am J Clin Nutr. 2022;115(5):1243-54.

Hemke R, Buckless C, Torriani M. Quantitative imaging of body composition. Semin Musculoskeletal Radiol. 2020;24(04):375-85.

Holmes CJ, Racette SB. The utility of body composition assessment in nutrition and clinical practice: an overview of current methodology. Nutrients. 2021;13(8):2493.

Jackson AS, Pollock ML. Generalized equations for predicting body density of men. Br J Nutr. 1978;40(3):497-504.

Jackson AS, Pollock ML, Ward A. Generalized equations for predicting body density of women. Med Sci Sports Exerc. 1980;12(3):175-81.

Ke JF, Wang JW, Lu JX, et al. Waist-to-height ratio has a stronger association with cardiovascular risks than waist circumference, waist-hip ratio and body mass index in type 2 diabetes. Diabetes Res Clin Pract. 2022;183:109151.

Khadra D, Itani L, Tannir H, et al. Association between sarcopenic obesity and higher risk of type 2 diabetes in adults: a systematic review and meta analysis. World J Diabetes. 2019;10(5):311-23.

Kim TN, Park MS, Yang SJ, et al. Prevalence and determinant factors of sarcopenia in patients with type 2 diabetes: the Korean Sarcopenic Obesity Study (KSOS). Diabetes Care. 2010;33(7):1497-9.

Korth O, Bosy-Westphal A, Zschoche P, et al. Influence of methods used in body composition analysis on the prediction of resting energy expenditure. Eur J Clin Nutr. 2007;61(5):582-9.

Lear SA, James PT, Ko GT, et al. Appropriateness of waist circumference and waist-to-hip ratio cutoffs for different ethnic groups. Eur J Clin Nutr. 2010;64(1):42-61.

Lee S, Kim Y, Han M. Influence of waist circumference measurement site on visceral fat and metabolic risk in youth. J Obes Metabol Syndr. 2022;31(4):296.

Lemieux I, Després JP. Metabolic syndrome: past, present and future. Nutrients. 2020;12(11):3501.

Li Y, Gui J, Liu H, et al. Predicting metabolic syndrome by obesity-and lipid-related indices in mid-aged and elderly Chinese: a population-based cross-sectional study. Front Endocrinol. 2023;14:1201132.

Lin X, Xu Y, Xu J, et al. Global burden of noncommunicable disease attributable to high body mass index in 195 countries and territories, 1990-2017. Endocrine. 2020;69(1):310-20.

Longo GZ, Silva DAS, Gabiatti MP, et al. Phase angle association with metabolic profile in adults: a population-based study. Nutrition. 2021;90:111233.

Messina C, Albano D, Gitto S, et al. Body composition with dual energy X-ray absorptiometry: from basics to new tools. Quant Imaging Med Surg. 2020;10(8):1687.

Mohajan D, Mohajan, HK. Body mass index (BMI) is a popular anthropometric tool to measure obesity among adults. J Innovations Med Res. 2023;2(4):25-33.

Moltrer M, Pala L, Mannucci E, et al. Body mass index (BMI), waist circumference (WC), waist-to-height ratio (WHtR) e waist body mass index (wBMI): Which is better? Endocrine. 2022;76(3):578-83.

Norgan NG. Laboratory and field measurements of body composition. Public Health Nutr. 2005;8(7A):1108-22.

Pan R, Zhang Y, Wang R, et al. Effect of SGLT-2 inhibitors on body composition in patients with type 2 diabetes mellitus: a meta-analysis of randomized controlled trials. PLoS One. 2022;17(12):e0279889.

Perdomo CM, Cohen RV, Sumithran P, et al. Contemporary medical, device, and surgical therapies for obesity in adults. Lancet. 2023;401:02403-5.

Perreault L, Pi-Sunyer F, Sullivan D (eds.). Determining body composition in adults. UpToDate; 2018.

Ponti F, Santoro A, Mercatelli D, et al. Aging and imaging assessment of body composition: from fat to facts. Front Endocrinol. 2020;10:488049.

Ross R, Neeland IJ, Yamashita S, et al. Waist circumference as a vital sign in clinical practice: a consensus statement from the IAS and ICCR working group on visceral obesity. Nat Rev Endocrinol. 2020;16(3):177-89.

Rudolf MC, Walker J, Cole TJ. What is the best way to measure waist circumference? Int J Pediatr Obes. 2007;2(1):58-61.

Salmón-Gómez L, Catalán V, Frühbeck G, et al. Relevance of body composition in phenotyping the obesities. Rev Endocr Metabol Dis. 2023;24(5):809-23.

Seyedhoseinpour A, Barzin M, Mahdavi M, et al. BMI category-specific waist circumference thresholds based on cardiovascular disease outcomes and all-cause mortality: tehran lipid and glucose study (TLGS). 2023;23(1).

Souza RGMD, Gomes AC, Prado CMMD, et al. Métodos de análise da composição corporal em adultos obesos. Rev Nutrição. 2014;27:569-83.

Toomey CM, Cremona A, Hughes K, et al. A review of body composition measurement in the assessment of health. Topics Clin Nutr. 2015;30(1):16-32.

Wang M, Tan Y, Shi Y, et al. Diabetes and sarcopenic obesity: pathogenesis, diagnosis, and treatments. Front Endocrinol. 2020; 11:568.

Ward LC. Bioelectrical impedance analysis for body composition assessment: reflections on accuracy, clinical utility, and standardisation. Eur J Clin Nutr. 2018;73(2):194-9.

4 | Epidemiologia da Obesidade no Brasil e no Mundo

Dirce Maria Lobo Marchioni ▪ Cecília Zanin Palchetti ▪
Elaine Valdna Oliveira dos Santos ▪ Lucas Moura

Introdução

A obesidade é uma doença complexa e multifatorial, que combina variadas influências, como, por exemplo, genética, fisiologia, comportamento, aspectos socioeconômicos, ambientais, culturais, entre muitos outros, e ultrapassa a visão simplista comumente adotada de um desbalanço entre a energia acumulada e a energia gasta pelos indivíduos ao longo do tempo, com consequências para a qualidade de vida e piora dos indicadores de morbimortalidade.

O excesso de peso é, com frequência, avaliado pelo índice de massa corporal (IMC), calculado pela divisão do peso pela altura elevada ao quadrado (kg/m^2), considerando para sobrepeso e obesidade valores de IMC acima de $25 \ kg/m^2$ e de $30 \ kg/m^2$, respectivamente. Tem como vantagem o fato de ser simples, prático e de baixo custo para a avaliação de populações; entretanto, não considera aspectos próprios de cada idade, a distribuição da adiposidade corporal, as múltiplas comorbidades, entre outros fatores.

De acordo com a Organização Mundial da Saúde (OMS), a prevalência atual de obesidade é três vezes maior do que a registrada em 1970, com 1 em cada 8 pessoas vivendo com obesidade no mundo. De 1990 a 2022, as prevalências de sobrepeso e obesidade aumentaram na população mundial, com exceção de alguns países, em particular no Sudeste Asiático e na África Subsaariana, acompanhadas também de mudanças no padrão de distribuição populacional de baixo peso. Assim, a dupla carga de doença – caracterizada pela manifestação simultânea da desnutrição e de sobrepeso e obesidade – representa um desafio para a saúde pública e que, somada às mudanças climáticas, configura um panorama de sindemia global.

Com as alterações globais para padrões dietéticos baseados em alimentos cada vez mais processados, a adoção de dietas saudáveis e sustentáveis provenientes de sistemas alimentares igualmente sustentáveis é um desafio. A transformação do sistema alimentar global é fundamental para a melhoria da qualidade da alimentação, com potenciais efeitos nos indicadores de desnutrição e obesidade, e também com impactos positivos na saúde planetária.

Considerando os efeitos que o excesso de peso e a obesidade provocam na saúde e na qualidade de vida, bem como a carga para o sistema de saúde, a condução de pesquisas populacionais que englobem o monitoramento do estado nutricional e a investigação dos determinantes e condicionantes é muito relevante para a identificação e o desenvolvimento de políticas públicas. Além disso, a produção de dados robustos que possibilitem uma análise mais ampla de características, como o perfil antropométrico, o consumo alimentar, a aquisição de alimentos pelas famílias e a insegurança alimentar, é necessária para compreender as causas específicas e os fatores associados a esse panorama. Nesse sentido, o Brasil tem tradição na condução de inquéritos dessa natureza que possibilitem descrever a epidemiologia da obesidade, como evidenciado a seguir.

Epidemiologia descritiva do excesso de peso e obesidade no Brasil: resultados de inquéritos nacionais

Pesquisa de Orçamentos Familiares

Realizada pelo Instituto Brasileiro de Geografia e Estatística (IBGE), a Pesquisa de Orçamentos Familiares (POF) objetiva principalmente identificar o perfil das condições de vida da população brasileira por meio da análise dos orçamentos domésticos. As primeiras edições foram realizadas em 1987 e 1995, com a participação de 13.707 e 19.816 domicílios, respectivamente, sem a aferição de medidas antropométricas. A POF seguinte aconteceu no período de 2002 a 2003, abrangendo 48.470 domicílios e mantendo o objetivo de fornecer informações sobre as características da composição orçamentária de domicílios brasileiros e as condições de vida da população. A metodologia aplicada proporcionou ainda a obtenção de medidas antropométricas de cada um dos moradores dos domicílios avaliados. No período de 2008-2009, foi realizada uma nova POF, com a participação de 55.970 domicílios, o que resultou na avaliação de 188.461 pessoas.

De acordo com os dados obtidos na POF 2002-2003, 40,6% da população apresentava excesso de peso; com a POF 2008-2009, estimou-se que essa condição passou a atingir quase metade da população (49%). Nesse período, houve aumento da prevalência tanto para homens (de 41,1% para 50,1%) quanto para mulheres (de 40% para 48%). Com relação à obesidade, as prevalências foram de 11,1% para a população total em 2002-2003 e de 14,8% no período de 2008-2009, com maiores percentuais em mulheres (de 13,1% para 16,9%), quando comparadas aos homens (de 8,9% para 12,5%). As prevalências de excesso de peso e obesidade aumentaram com a idade até a faixa de 45 a 54 anos para homens e de 55 a 64 anos para as mulheres, tanto na POF 2002-2003 quanto na POF 2008-2009. As prevalências totais e por faixas etárias podem ser observadas na Tabela 4.1.

É possível observar ainda as diferenças nas frequências de excesso de peso e obesidade em cada região do país, como mostra a Tabela 4.2. Nota-se que esse problema atinge todas as regiões

Tabela 4.1 Prevalência de excesso de peso e obesidade por sexo, na população com 20 anos ou mais, segundo o critério de idade, no Brasil, nos períodos de 2002 a 2003 e 2008 a 2009 (%).

Idade (anos)	POF 2002-2003			POF 2008-2009		
	Total	Masculino	Feminino	Total	Masculino	Feminino
Excesso de peso						
20 a 24	19,5	20,3	18,7	27,3	30,2	24,2
25 a 29	30,8	35,4	26	38,2	42,5	33,9
30 a 34	37,7	41,1	34,3	47,3	52,7	42,2
35 a 44	44,7	48,3	41,4	52,8	55,8	50
45 a 54	52,1	51,5	52,6	58,3	58,7	58
55 a 64	53,9	50	57,4	60,7	58	63
65 a 74	49,1	43,9	53,3	56,2	52,2	59,5
75 ou mais	38,5	33,3	42,5	48,6	43,9	51,9
Total	40,6	41,1	40	49	50,1	48
Obesidade						
20 a 24	3,9	3,1	4,7	5,6	5,1	6,1
25 a 29	6,6	6,2	7	9,7	9,3	10
30 a 34	9,7	8,2	11,3	13,1	12,9	13,3
35 a 44	12,1	11,3	12,8	15,6	13,6	17,4
45 a 54	15,6	12,4	18,4	19,3	16,8	21,5
55 a 64	17,1	11,9	21,8	21,3	15,9	26
65 a 74	14	10,2	17,1	17,9	12,4	22,4
75 ou mais	10,5	5,6	14,3	15,8	11,9	18,6
Total	11,1	8,9	13,1	14,8	12,5	16,9

Adaptada de IBGE, 2004; 2010.

Tabela 4.2 Prevalência de excesso de peso e obesidade por sexo, na população com 20 anos ou mais, segundo os critérios de idade e sexo, nos períodos de 2002 a 2003 e 2008 a 2009, nas grandes regiões do Brasil (%).

Grandes regiões	POF 2002-2003						POF 2008-2009					
	Masculino			Feminino			Masculino			Feminino		
	Situação do domicílio			Situação do domicílio			Situação do domicílio			Situação do domicílio		
	Total	Urbano	Rural	Total	Urbano	Rural	Total	Urbano	Rural	Total	Urbano	Rural
Excesso de peso												
Norte	35,9	38,7	28	35	34,8	35,7	47,7	50,4	40,9	46,7	46,5	47,4
Nordeste	32,9	37,8	21	38,8	39,4	36,8	42,9	47,1	32,2	46	46,8	43,5
Sudeste	44,4	45,7	32	40,7	40,5	43,1	52,4	53,5	41,3	48,5	48,4	50,2
Sul	46,2	47,7	40	43,4	42,4	49,2	56,8	58,1	50,6	51,6	50,9	56,1
Centro-Oeste	43,4	44,9	34,2	37,1	36,4	42,5	51	51,8	45,7	45,6	44,7	53,3
Brasil	41,1	43,8	28,5	40	39,9	40,7	50,1	52,4	38,8	48	48	47,9
Obesidade												
Norte	7,7	9	3,9	10,6	10,8	9,9	10,6	11,6	7,9	15,2	15,1	15,5
Nordeste	6,7	8,1	3,2	11,7	12	10,8	9,9	11,5	5,7	15,2	15,6	13,8
Sudeste	10	10,3	7	13,8	13,9	13	13	13,1	11,4	17,5	17,4	18,4
Sul	10,1	10,7	7,7	15,1	14,4	18,6	15,9	16,4	13,8	19,6	19,3	21,2
Centro-Oeste	8,6	9	6,1	10,6	10,5	11,7	13,3	13,4	12,1	16,3	16	18,8
Brasil	8,9	9,7	5,1	13,1	13,2	12,7	12,5	13,2	8,8	16,9	17	16,5

Adaptada de IBGE, 2004; 2010.

do país de forma ampla, tanto no meio urbano quanto rural, com avanço das prevalências ao longo dos anos. Em ambos os períodos avaliados (2002-2003 e 2008-2009), as maiores prevalências de excesso de peso são no sexo masculino, com exceção do Nordeste, em que a prevalência para excesso de peso é de 38,8% para o sexo feminino e de 32,9% para o sexo masculino na POF 2002-2003, e de 46% para o sexo feminino e 42,9% para o sexo masculino na POF 2008-2009. O excesso de peso mostrou-se mais frequente nos domicílios urbanos do que nos rurais para a população total, na avaliação de 2002-2003, com menores frequências para as regiões Nordeste e Norte, respectivamente, e para domiciliados na área rural dessas regiões. Na POF 2008-2009, a maior frequência na área urbana manteve-se apenas para homens, com exceção do Nordeste, com maior percentual para área urbana em ambos os sexos (masculino: 47,1%; feminino: 46,8%).

Para a obesidade, as maiores prevalências foram observadas no sexo feminino, em toda a tendência temporal avaliada, com maiores percentuais na área urbana, exceto para pessoas do sexo feminino domiciliadas nas regiões Sul e Centro-Oeste, em que esses índices foram de 14,4% para área urbana e 18,6% para área rural (região Sul) e de 10,5% para área urbana e 11,7% para área rural (POF 2002-2003). Na POF 2008-2009, apenas as mulheres da região Nordeste apresentaram maiores percentuais de obesidade em áreas urbanas (15,6%) quando comparadas às rurais (13,8%), com todas as demais regiões apresentando maiores valores para áreas rurais, quando comparadas às urbanas. A última POF realizada no Brasil contempla o período de 2017-2018 e não incluiu a coleta de dados antropométricos da população.

Pesquisa Nacional de Saúde

Inquérito de base domiciliar de âmbito nacional, realizado pelo Ministério da Saúde em parceria com o IBGE, que apresenta como principal objetivo coletar informações sobre as necessidades de saúde da população brasileira, seus fatores determinantes e condicionantes e, com isso, contribuir para a elaboração de políticas públicas com intervenções em saúde mais efetivas. A primeira edição da Pesquisa Nacional de Saúde (PNS) foi realizada em 2013, com a participação de 64.348 entrevistas domiciliares e aferição de peso e altura de 59.592 pessoas com 18 anos ou mais de idade. A segunda PNS foi realizada em 2019, com 94.114 domicílios participantes, com aferição de peso e altura de moradores de 15 anos ou mais de idade, a partir de uma subamostra de domicílios com seleção por amostragem aleatória simples, o que resultou em 7.060 entrevistas efetuadas.

Em 2019, a prevalência total de excesso de peso para adolescentes de 15 a 17 anos foi de 19,4%, sendo de 16% para sexo masculino e 22,9% para sexo feminino. Para obesidade, o percentual total foi 6,7% nessa faixa etária, com 5,4% para sexo masculino e 8% para sexo feminino. Para pessoas com 18 anos ou mais, entre 2013 e 2019, a prevalência de excesso de peso aumentou na população total, passando de 56,9% para 60,3%, o que representa cerca de 96 milhões de pessoas.

Em adultos, a prevalência de excesso de peso passou de 55,5% para 57,5% em homens e de 58,2% para 62,6% em mulheres, considerando 2013 e 2019, respectivamente. A prevalência total passou de 56,9% em 2013 para 60,3% em 2019. Também houve aumento no percentual total referente à obesidade, de 20,8% em 2013 para 25,9% em 2019. Para homens, a prevalência foi de 16,8% em 2013 e de 21,8% em 2019, e para mulheres, de 24,4%

em 2013 e 29,5% em 2019. Para ambos os sexos e em ambos os anos avaliados, houve aumento da prevalência de excesso de peso e obesidade com o avanço da idade em adultos; em 2013, devido à maior estratificação por faixas etárias, é possível observar redução da prevalência de excesso de peso e obesidade quanto maior a idade em idosos. O mesmo ocorre para a obesidade. Na Tabela 4.3, é possível verificar esses e outros resultados referentes às prevalências de excesso de peso e obesidade para adultos nos anos de 2013 e 2019, segundo a PNS.

Em comparação aos dados da POF 2002-2003 e 2008-2009, houve aumento gradativo do excesso de peso em ambos os sexos, com a prevalência para mulheres ultrapassando a dos homens a partir da PNS 2013. O padrão da relação entre obesidade e idade mostra-se sempre mais elevado no sexo feminino. O aumento da obesidade foi ainda mais acentuado, superando, em 2019, o dobro dos valores observados em 2002-2003 para ambos os sexos.

Tabela 4.3 Prevalência de excesso de peso e obesidade por sexo, na população com 18 anos ou mais, segundo critério de idade, no Brasil, em 2013 e 2019.

Idade (anos)	PNS 2013			PNS 2019		
	Total	Masculino	Feminino	Total	Masculino	Feminino
Excesso de peso						
18 a 24	32,9	33,5	32,2	33,7	25,7	41,7
25 a 39	–	–	–	57,6	58,3	57
25 a 29	48,2	50	46,2	–	–	–
30 a 34	55,5	58,2	52,9	–	–	–
35 a 44	63,2	62,4	63,8	–	–	–
40 a 59	–	–	–	70,3	67,1	73,1
45 a 54	66,8	64,2	69,1	–	–	–
55 a 64	68	64,3	71,2	–	–	–
60 ou mais	–	–	–	64,4	63,3	65,3
65 a 74	64,4	61,5	66,7	–	–	–
75 ou mais	52,6	44,6	58,5	–	–	–
Total	56,9	55,5	58,2	60,3	57,5	62,6
Obesidade						
18 a 24	10,4	8,8	12,1	10,7	7,9	13,5
25 a 39	–	–	–	23,7	19,3	27,9
25 a 29	15,4	13,4	17,6	–	–	–
30 a 34	18,3	16,5	19,9	–	–	–
35 a 44	23,6	19	27,6	–	–	–
45 a 59	–	–	–	34,4	30,2	38
45 a 54	25,5	20,4	30	–	–	–
55 a 64	27,8	25,5	32,3	–	–	–
60 ou mais	–	–	–	24,8	21,2	27,5
65 a 74	24,3	19,4	28,3	–	–	–
75 ou mais	18,2	10,9	23,6	–	–	–
Total	20,8	16,8	24,4	25,9	21,8	29,5

Adaptada de IBGE, 2015; 2019.

Sistema de Vigilância de Fatores de Risco e Proteção para Doenças Crônicas por Inquérito Telefônico

Esse sistema investiga, desde 2006, a frequência e a distribuição sociodemográfica de fatores de risco e proteção para doenças crônicas nas capitais das 27 unidades federativas do Brasil e considera a magnitude do impacto das doenças crônicas não transmissíveis (DCNT) para a qualidade de vida da população brasileira, analisando, entre outros fatores, o estado nutricional, por meio de medidas (peso e altura) autorreferidas.

Os dados do Sistema de Vigilância de Fatores de Risco e Proteção para Doenças Crônicas por Inquérito Telefônico (VIGITEL) dos últimos 18 anos – período para o qual há resultados publicados da pesquisa – evidenciam a transição do estado nutricional das populações das capitais brasileiras, com aumento do excesso de peso e obesidade em quase todas elas e diferenciais expressivos por sexo e anos de escolaridade, o que também ilustra a heterogeneidade da distribuição espacial desse fenômeno no Brasil. A seguir, são apresentados os dados das evoluções temporais do excesso de peso (Tabela 4.4) e obesidade (Tabela 4.5) entre os anos de 2006 e 2023.

De 2006 a 2021, a frequência de adultos com excesso de peso variou de 42,6% a 57,2%, com aumento médio de 1 ponto percentual por ano, com superioridade entre as mulheres, variando de 38,5 a 55% no mesmo período – cerca de 1,19% por ano. Essas progressões também foram verificadas para todas as faixas etárias e de escolaridade. Em relação à obesidade, houve incremento de 11,75% em 2006 para 22,3% em 2021, com aumento médio de 0,66% por ano, que também variou para ambos os sexos e com superioridade para o sexo feminino (12,1% em 2006 para 22,6% em 2021). O aumento da obesidade também foi constatado para todas as idades e níveis de escolaridade.

Em 2023, a frequência de adultos com excesso de peso foi de 61,4% e variou de 50 a 65,2% nas capitais dos estados brasileiros (Tabela 4.6), com maiores e menores prevalências entre os homens em Porto Alegre (68,8%) e Teresina (50,7%) e, entre as mulheres, em Manaus (64,5%) e Palmas (44%), respectivamente. Considerando o total da população, a frequência foi mais alta até os 54 anos e menor conforme maior nível de escolaridade. A prevalência de obesidade entre adultos foi de 24,3%, com valores semelhantes para homens (23,8%) e mulheres (24,8%), com maiores e menores frequências entre os sexos nas cidades de Macapá (33,4%) e Fortaleza (29,8%) e Distrito Federal (16,9%) e Goiânia (15,9%), para homens e mulheres, respectivamente. Assim como o excesso de peso, a obesidade tendeu a ser maior na população total e em homens de até 54 anos, bem como entre mulheres de até 64 anos, diminuindo de acordo com maiores níveis de escolaridade.

Estudo de Riscos Cardiovasculares em Adolescentes

A obesidade em crianças e adolescentes é uma problemática de saúde pública mundial, com prevalências elevadas em países de alto rendimento e crescentes em países de baixo e médio desenvolvimento. No Brasil, a avaliação do estado nutricional dos adolescentes é realizada, principalmente, utilizando a referência proposta pela OMS, em 2007, por meio do IMC por idade e altura para a idade, conforme recomendação do Sistema de Vigilância Alimentar e Nutricional (SISVAN). Considerando que o excesso de peso na infância e adolescência é associado à persistência desse quadro na vida adulta com maior morbimortalidade, a inclusão desse público nas pesquisas é fundamental para apoiar a tomada de decisão em saúde.

O Estudo de Riscos Cardiovasculares em Adolescentes (ERICA) é um ensaio multicêntrico, realizado no Brasil no período de 2013 a 2014, com estudantes de 12 a 17 anos em municípios com mais de 100 mil habitantes, e apresenta representatividade nacional, regional, de capitais e estratos do interior das cinco regiões nas quais esses municípios estão localizados. O ERICA teve como objetivo a obtenção de estimativas de prevalências de obesidade, diabetes *mellitus*, de marcadores de resistência à insulina e de inflamação, e do perfil de fatores de risco para doenças cardiovasculares nessa população.

De acordo com resultados do ERICA entre os adolescentes de 12 a 14 anos, a prevalência nacional de sobrepeso foi de 19,2% (sexo feminino) e 17,6% (sexo masculino) e, na faixa etária de 15 a 17 anos, esses percentuais para os sexos feminino e masculino foram de 15,9% e 15,6%, respectivamente. A prevalência de obesidade foi maior entre os adolescentes do sexo masculino, com 10,8% (12 a 14 anos) e 7,3% (15 a 17 anos). Consideradas as macrorregiões do país, as maiores prevalências de sobrepeso para adolescentes do sexo feminino foram observadas no Sul (12 a 14 anos: 21,8%; 15 a 17 anos: 18,7%) e, para o sexo masculino, no Nordeste (12 a 14 anos: 19,7%) e no Sudeste (15 a 17 anos: 17,4%). Quanto à obesidade, a prevalência para o sexo feminino foi maior no Sul (12 a 14 anos: 12,1%) e no Sudeste (15 a 17 anos: 7,3%) e, para o sexo masculino, na região Sul (12 a 14 anos: 15,6%; 15 a 17 anos: 8,7%). A Tabela 4.7 apresenta os resultados das prevalências de sobrepeso e obesidade nos adolescentes do Brasil e em suas cinco macrorregiões.

Estudo Nacional de Alimentação e Nutrição Infantil

Primeira pesquisa de base domiciliar do Brasil que investigou, de forma simultânea em sua primeira edição, em 2019, as práticas de aleitamento materno, de alimentação complementar e consumo alimentar, do estado nutricional e antropométrico, e do perfil de adequação de micronutrientes (hemoglobina, ferritina, vitamina A, vitamina B12 e zinco) em crianças com menos de 5 anos. Além disso, o Estudo Nacional de Alimentação e Nutrição Infantil (ENANI) também avaliou as mães e contemplou outros temas, como desenvolvimento infantil, atividade física, uso de suplementos de vitaminas e minerais, habilidades culinárias dos cuidadores das crianças, insegurança alimentar e ambiente alimentar doméstico e comunitário. A pesquisa abrangeu crianças de 123 municípios das 27 unidades federativas do Brasil.

Especificamente sobre a avaliação antropométrica, esta foi realizada no estudo mediante obtenção de informações sobre peso corporal e comprimento/estatura das crianças, o que possibilitou conhecer os dados de estado nutricional e antropométricos. Na Tabela 4.8, são apresentadas as prevalências de peso elevado para a idade, sobrepeso e obesidade em crianças com menos de 5 anos e a identificação de sobrepeso e obesidade em suas respectivas mães biológicas, por sexo, área de domicílio, região e raça/cor.

Os resultados do ENANI 2019 constataram que a prevalência de sobrepeso ($2 < $ Z-IMC/I ≤ 3) no Brasil foi de 7%, com maior prevalência na região Sul (8,5%) e para a faixa etária de 12 a 23 meses (10,7%). Quanto à obesidade (Z-IMC/I > 3), a incidência observada para o país foi de 3%. Considerando o índice de

Capítulo 4 ▪ Epidemiologia da Obesidade no Brasil e no Mundo

Tabela 4.4 Percentual de adultos (≥ 18 anos) com excesso de peso (IMC ≥ 25 kg/m²), no conjunto das capitais dos estados brasileiros e no Distrito Federal, por ano, segundo características sociodemográficas (VIGITEL, 2006-2023).

Variáveis	2006	2007	2008	2009	2010	2011	2012	2013	2014	2015	2016	2017	2018	2019	2020	2021	2023
Sexo																	
Masculino	47,5	48,8	49,8	50,1	52,4	53,4	54,5	54,7	56,5	57,6	57,7	57,3	57,8	57,1	58,9	59,9	63,4
Feminino	38,5	38,7	40,7	42,3	44,6	44,9	48,1	47,4	49,1	50,8	50,5	51,2	53,9	53,9	56,2	55	59,6
Idade (anos)																	
18 a 24	20,6	21	23,2	25,5	27,7	25,7	28,9	29,7	31,5	33,2	30,3	32,1	32,1	30,1	30,6	35,7	37,4
25 a 34	37,5	39,8	41	41,4	44,3	46	47,7	45,3	48	49,6	50,3	50	52,9	53,1	55,1	54,4	61
35 a 44	48,8	48	49,4	50,4	51,8	55,1	55,9	56,4	58,6	60,2	61,1	60,9	61,3	61	64,9	62,4	65,8
45 a 54	54,8	55	55,3	55,2	57,9	57,7	60,8	60,7	61,6	62,4	62,4	61,6	64	63,7	65,2	64,4	70,7
55 a 64	56,6	57,2	58,6	59,4	60,4	60,3	60,3	62,7	61,8	63,8	62,4	61	63,1	63,1	65	64,1	66,4
65 e mais	52,1	51,2	53,6	54,2	56,6	54,3	58,5	56,3	57,8	57,3	57,7	59,6	60,6	59,8	60,9	60,7	60,9
Anos de escolaridade																	
0 a 8	48,9	49,7	50,3	52	54,2	54,4	57,3	58,1	58,9	61,7	59,2	59,7	61,8	61	63	63,3	64,3
9 a 11	37,4	37,2	40,7	42	44,4	45,8	46,7	47,3	51,6	52	53,3	53	54,5	53,8	56	56	61,1
12 e mais	37,3	40	40,7	40,5	43,6	44,6	48,4	45,5	45	46,8	48,8	49,6	51,3	52,2	54,6	53,8	59,3

IMC: índice de massa corporal. (Adaptada de Brasil, 2022; 2023.)

Tabela 4.5 Percentual de adultos (≥ 18 anos) com obesidade (IMC ≥ 30 kg/m²), no conjunto das capitais dos estados brasileiros e no Distrito Federal, por ano, segundo características sociodemográficas (VIGITEL, 2006-2023).

Variáveis	2006	2007	2008	2009	2010	2011	2012	2013	2014	2015	2016	2017	2018	2019	2020	2021	2023
Sexo																	
Masculino	11,4	13,6	13,4	13,9	14,4	15,5	16,5	17,5	17,6	18,1	18,1	19,2	18,7	19,5	20,3	22,0	23,8
Feminino	12,1	13,1	13,9	14,7	15,6	16,5	18,2	17,5	18,2	19,7	19,6	18,7	20,7	21,0	22,6	22,6	24,8
Idade (anos)																	
18 a 24	4,4	4,1	4,8	6,5	5,7	5,7	7,5	6,3	8,5	8,3	8,5	9,2	7,4	8,7	9,9	12,2	13,3
25 a 34	9,8	11,4	11,2	11,9	12,2	13,7	15,1	15	15,1	17,9	17,1	16,5	18	19,3	19,6	20,8	23,9
35 a 44	12,8	14,9	15,2	15,6	16,6	19,6	19,7	20,1	22	23,6	22,5	22,3	23,2	22,8	24,7	25,5	27
45 a 54	16,1	19,5	18,6	17,9	21,6	21,2	22,6	22,5	21,3	21,7	22,8	23,3	24	24,5	27,1	26,2	30
55 a 64	18	19,5	20,8	21,6	19,8	21,1	23,4	24,4	23,1	22,7	22,9	22,6	24,6	24,3	26,2	26,2	26,1
65 e mais	16,1	15,6	17,4	17,8	19,4	17,7	19	20,2	19,8	19,4	20,3	20,3	21,5	20,9	20,2	21,8	22,4
Anos de escolaridade																	
0 a 8	15,3	16,9	17,5	18,1	18,8	19,7	21,7	22,3	22,7	23,6	23,5	23,3	24,5	24,2	25,3	25,8	26,9
9 a 11	9	10,7	11	12,2	13,1	14,2	15,2	15,1	17,2	17,8	18,3	17,8	19,4	19,9	20,8	22,8	24,1
12 e mais	8,6	9,9	10,2	10,6	11,7	13	14,4	14,3	12,3	14,6	14,9	16	15,8	17,2	19,3	19	22,7

Adaptada de Brasil, 2022; 2023.

Tabela 4.6 Percentual de adultos (≥ 18 anos) com excesso de peso (IMC ≥ 25 kg/m²) e obesidade (IMC ≥ 30 kg/m²), por sexo, segundo capitais brasileiras e Distrito Federal (VIGITEL, 2023).

Capitais/DF	Excesso de peso (%)				Obesidade (%)			
	Masculino	IC 95%*	Feminino	IC 95%	Masculino	IC 95%	Feminino	IC 95%
Aracaju	64,7	(57,3 a 72,1)	61,4	(55,9 a 67)	24,9	(18,2 a 31,6)	25,1	(20,1 a 30)
Belém	64,3	(56,8 a 71,9)	62,6	(56,8 a 68,4)	22,8	(16,4 a 29,2)	28,2	(22,7 a 33,7)
Belo Horizonte	55,5	(48 a 63)	59,9	(54,2 a 65,7)	20,2	(14,2 a 26,3)	21,1	(16,9 a 25,3)
Boa Vista	58,8	(51,5 a 66)	57,4	(51,8 a 63)	25,3	(19,2 a 31,5)	24,6	(20,1 a 29,1)
Campo Grande	66,9	(59,5 a 74,3)	59,1	(52,4 a 65,7)	27,9	(19,7 a 36,2)	26,2	(21,1 a 31,2)
Cuiabá	60,1	(52 a 68,1)	62,9	(56,5 a 69,4)	24,5	(18 a 31)	29,7	(23,7 a 35,8)
Curitiba	64,7	(57,5 a 72)	56,4	(50,5 a 62,3)	21,9	(16 a 27,8)	26,7	(21,3 a 32,1)
Florianópolis	59,2	(52,1 a 66,3)	54,6	(48,4 a 60,8)	20,6	(14,8 a 26,5)	23	(17,4 a 28,6)
Fortaleza	65,4	(57,2 a 73,5)	61,6	(55,1 a 68,1)	25,2	(18,1 a 32,4)	29,8	(24,2 a 35,3)
Goiânia	55,9	(47,8 a 63,9)	54,3	(48,7 a 59,9)	19,7	(14 a 25,4)	15,9	(12 a 19,9)
João Pessoa	58,4	(50,4 a 66,4)	57	(51 a 63)	21,4	(14,4 a 28,4)	23,3	(17,6 a 29)
Macapá	64,6	(57,4 a 71,7)	59,3	(53,1 a 65,5)	33,4	(26,6 a 40,3)	27,5	(21,8 a 33,3)
Maceió	65,1	(57,5 a 72,6)	51,6	(44,9 a 58,3)	23,6	(17,4 a 29,8)	19,3	(14,6 a 24)
Manaus	62,4	(53,6 a 71,1)	64,5	(58,6 a 70,4)	26,4	(18,9 a 33,9)	27,5	(22,5 a 32,5)
Natal	59,4	(51,4 a 67,4)	62,7	(56,7 a 68,7)	22,9	(16,6 a 29,2)	21	(16,5 a 25,5)
Palmas	57,7	(50 a 65,3)	44	(37,9 a 50)	20,9	(15,3 a 26,5)	17,3	(13 a 21,5)
Porto Alegre	68,8	(61,8 a 75,8)	57,2	(50,6 a 63,8)	26,8	(19,8 a 33,9)	29,6	(22,6 a 36,5)
Porto Velho	56,5	(47,3 a 65,8)	54,8	(48,1 a 61,4)	22,4	(15,7 a 29,1)	21,1	(16,1 a 26,1)
Recife	57,1	(48,1 a 66,2)	62,4	(56,8 a 68)	25,4	(18 a 32,9)	27	(21,9 a 32,1)
Rio Branco	61,7	(53,9 a 69,4)	59,6	(53,5 a 65,8)	25,3	(18,5 a 32,1)	26,9	(21,3 a 32,6)
Rio de Janeiro	68,4	(61,7 a 75,2)	62,5	(56,2 a 68,8)	25,2	(19,1 a 31,3)	27	(21,4 a 32,6)
Salvador	60,1	(52,1 a 68)	63,1	(57,6 a 68,6)	24,1	(17,1 a 31)	26,8	(21,6 a 32)
São Luís	52,6	(43,6 a 61,5)	51,4	(45,2 a 57,5)	17,3	(11,3 a 23,3)	19,5	(14,8 a 24,2)
São Paulo	66,8	(60,1 a 73,6)	59,8	(54 a 65,7)	25,6	(19,2 a 31,9)	23,2	(18,4 a 28)
Teresina	50,7	(43,2 a 58,1)	49,4	(42,9 a 56)	19,8	(14,1 a 25,5)	21,7	(16,2 a 27,2)
Vitória	58,9	(51,5 a 66,2)	53,8	(47,3 a 60,2)	18,6	(13,7 a 23,5)	19,4	(14,7 a 24,2)
Distrito Federal	62,4	(55 a 69,7)	58,6	(52,7 a 64,4)	16,9	(11,4 a 22,4)	26,2	(20,4 a 32)

IC: intervalo de confiança. (Adaptada de Brasil, 2023.)

Tabela 4.7 Prevalências de sobrepeso e obesidade em municípios com 100 mil habitantes ou mais, segundo critérios de sexo e faixa etária (ERICA, 2013-2014).

Sexo/idade	Brasil Sobrepeso %	IC 95%	Brasil Obesidade %	IC 95%	Norte Sobrepeso %	IC 95%	Norte Obesidade %	IC 95%	Nordeste Sobrepeso %	IC 95%	Nordeste Obesidade %	IC 95%	Centro-Oeste Sobrepeso %	IC 95%	Centro-Oeste Obesidade %	IC 95%	Sudeste Sobrepeso %	IC 95%	Sudeste Obesidade %	IC 95%	Sul Sobrepeso %	IC 95%	Sul Obesidade %	IC 95%
Feminino																								
12 a 14 anos	19,2	17,5 a 21	8,5	7,7 a 9,4	17,1	15,1 a 19,4	6,4	5,3 a 7,7	20,6	18 a 23,6	7,4	6,3 a 8,6	18,4	16,4 a 20,7	6,2	5,2 a 7,3	18,4	15,5 a 21,6	8,9	7,6 a 10,3	21,8	17,7 a 26,6	12,1	9,5 a 15,4
15 a 17 anos	15,9	14,6 a 17,3	6,7	5,8 a 7,7	13,6	12,1 a 15,3	4,7	4 a 5,5	14,4	13,1 a 15,9	6,1	5,1 a 7,2	14,1	12,5 a 15,9	5,6	4,7 a 6,7	16,5	14,1 a 19,2	7,3	5,7 a 9,3	18,7	16,7 a 20,9	7,1	5,5 a 9
Total	17,6	16,4 a 18,9	7,6	7,1 a 8,3	15,5	14,1 a 16,9	5,6	4,9 a 6,4	17,7	16,2 a 19,2	6,8	6 a 7,6	16,4	15 a 17,8	5,9	5,3 a 6,6	17,5	15,3 a 19,9	8,1	7,1 a 9,2	20,3	18 a 22,9	9,8	8,1 a 11,7
Masculino																								
12 a 14 anos	17,6	15,9 a 19,3	10,8	9,7 a 12	16,5	14,6 a 18,7	7,9	6,7 a 9,3	19,7	17,3 a 22,5	9,4	7,3 a 12	16,7	14,4 a 19,2	11,4	8,9 a 14,6	17,1	14,3 a 20,3	10,7	9 a 12,6	17	13,7 a 20,9	15,6	13,2 a 18,3
15 a 17 anos	15,6	14,1 a 17,2	7,3	6,6 a 8,1	13,6	12,1 a 15,2	7,3	5,9 a 9	11,5	10,2 a 13	6,8	5,6 a 8,1	15,4	12,9 a 18,3	6,1	4,8 a 7,7	17,4	14,7 a 20,4	7,4	6,2 a 8,8	17	13,6 a 21	8,7	7,2 a 10,5
Total	16,6	15,6 a 17,8	9,2	8,4 a 9,9	15,1	13,9 a 16,4	7,6	6,6 a 8,8	15,9	14,4 a 17,4	8,1	6,7 a 9,9	16,1	14,6 a 17,7	8,9	7,4 a 10,6	17,2	15,4 a 19,2	9,1	8 a 10,4	17	14,4 a 19,9	12,4	11 a 13,9

Adaptada de Bloch et al., 2016.

Parte 1 ▪ Introdução

Tabela 4.8 Prevalências de peso elevado para idade, sobrepeso e obesidade em crianças com menos de 5 anos e de sobrepeso e obesidade em suas respectivas mães biológicas, por sexo, situação do domicílio, região e raça/cor (ENANI, 2019).

	Crianças com menos de 5 anos			Mães biológicas	
	PEI* (%)	Sobrepeso (%)	Obesidade (%)	Sobrepeso (%)	Obesidade (%)
Variável	Z > 2	2 < Z-IMC/I ≤ 3	Z-IMC/I > 3	IMC ≥ 25 kg/m²	IMC ≥ 30 kg/m²
Sexo					
Masculino	5,4	8,1	3	–	–
Feminino	4,6	6	3,1	–	–
Área de domicílio					
Urbana	5	7	3	32,2	26,5
Rural	5,8	8,8	4	34	21,5
Região					
Norte	5	6	1,9	31	19
Nordeste	6,1	7	3,4	33,9	25
Sudeste	4,3	7,4	3,1	32,1	28,2
Sul	5,3	8,5	3,4	30,9	31,1
Centro-oeste	4,5	4,6	2,1	30,8	23,8
Raça/cor					
Branca	5,4	7,5	3,1	32,8	26,7
Parda	4,9	6,5	3,2	32,2	24,9
Preta	3,8	7,6	1,8	31,1	31,3

*PEI: Peso elevado para a idade. (Adaptada de Estudo Nacional de Alimentação e Nutrição Infantil – ENANI, 2019.)

peso elevado para a idade (Z > 2), maiores prevalências foram constatadas para crianças do sexo masculino (5,4%). A região Nordeste apresentou maior incidência entre as crianças com menos de 5 anos (6,1%) e a menor prevalência foi verificada para a região Centro-Oeste (4,5%). Além disso, foi observado maior percentual de peso elevado para idade em crianças nos domicílios situados na zona rural do país (5,8%) e de raça/cor branca (5,4%).

Em relação às mães biológicas das crianças com menos de 5 anos, a prevalência de sobrepeso foi de 32,2% no Brasil e entre aquelas residentes em domicílios localizados na zona rural (34%), com menor prevalência entre as mães adolescentes (23,9%). A prevalência de obesidade foi de 26,3%, com maior prevalência na zona urbana (26,5%) e entre as mães na faixa de 40 anos ou mais (38,1%). Consideradas as regiões do Brasil, verificou-se maior prevalência de sobrepeso na região Nordeste (33,9%) e de obesidade na região Sul (31,1%). E, considerada a raça/cor, a prevalência de sobrepeso foi maior entre as mães brancas (32,8%) e a prevalência de obesidade entre as mães pretas (31,3%).

Epidemiologia descritiva do excesso de peso e obesidade no mundo: o desafio da dupla carga de doenças

Dados da *NCD Risk Factor Collaboration*

Metanálise publicada em *The Lancet* avaliou a prevalência de obesidade em crianças e adolescentes (5 a 19 anos) e adultos (≥ 20 anos) em 200 países e territórios no período de 1990 a 2022.

Identificou-se a obesidade quando o IMC (kg/m²) > 2 desvios-padrão da mediana de referência para crianças e adolescentes, e para adultos foi considerado o IMC ≥ 30 kg/m² (NCD Risk Factor Collaboration, 2024). Para a estimativa no Brasil, foram considerados 86 estudos para o sexo feminino e 85 para o sexo masculino na faixa etária de 5 a 19 anos, além de 60 estudos para mulheres e 52 para homens com idade ≥ 20 anos. Essa análise compilada de dados demonstrou que, em 2022, a prevalência de obesidade em meninas foi de 14,3% (3,1 milhões), e em meninos foi de 17,1% (3,9 milhões). Nas mulheres adultas, observou-se incidência de obesidade de 32,6% (27 milhões), correspondendo a um aumento de 20,7% comparado ao ano de 1990. No contexto da América Latina, as maiores prevalências de obesidade em mulheres foram descritas no Chile (45%), Argentina, Paraguai e Uruguai (37% para cada um destes países). Ao mesmo tempo que, em homens adultos, esse índice foi de 25% (19 milhões), significando um aumento de 19,2% desde 1990. Argentina (36%), Chile (34%), Uruguai (32%) e Paraguai (31%) apresentaram maiores prevalências de obesidade em homens comparados aos dados do Brasil.

Indivíduos de 5 a 19 anos

No período de 1990 a 2022, a prevalência de obesidade ajustada pela idade aumentou em crianças e adolescentes do sexo feminino em 186 países (93%) e do sexo masculino em 195 países (98%), e na maioria dos países, esse percentual mais que duplicou. Nesse mesmo período, os maiores aumentos na prevalência de obesidade foram observados em nações da Polinésia e da Micronésia, nos países do Caribe, em Brunei e no Chile. No ano de 2022, percentuais acima de 20% foram relatados em meninas em 21 países (11%) e meninos em 35 países (18%), em países e territórios situados em sua maioria na Polinésia e na Micronésia, na América Latina e no Caribe, no Oriente Médio e no Norte de África, contrastando com menores prevalências descritas em alguns países do Sul e Sudeste Asiático e da África Subsaariana. Ainda em 2022, a obesidade em escolares e adolescentes foi mais prevalente que a magreza (IMC < 2 desvios-padrão da mediana de referência) entre as meninas em 133 países (67%) e os meninos em 125 países (63%), ao passo que a magreza prevaleceu sobre a obesidade entre as meninas em 35 países (18%) e os meninos em 42 países (21%). Dados preocupantes alertam que a prevalência global de obesidade ajustada por idade elevou-se de 1,7% (1,5 a 2) em 1990 para 6,9% (6,3 a 7,6) em 2022 em crianças em idade escolar e em adolescentes do sexo feminino e de 2,1% (1,9 a 2,3) para 9,3% (8,5 a 10,2) do sexo masculino. Globalmente 65,1 milhões (59,4 a 71,7) de meninas e 94,2 milhões (85,3 a 103) de meninos apresentaram obesidade em 2022, correspondente ao aumento de 51,2 milhões (45,2 a 57,8) e 76,7 milhões (67,6 a 85,7), respectivamente, em relação ao início da década de 1990.

Indivíduos com 20 anos ou mais

Na população adulta, a incidência da obesidade ajustada por idade aumentou de 1990 a 2022 em 188 países (94%) no sexo feminino e em todos os países e territórios, com exceção de um, no sexo masculino. Os maiores índices observados no período foram descritos em alguns países do Caribe e do Oriente Médio e no Norte de África, considerando ambos os sexos; alguns países da África Subsaariana para as mulheres; e nos EUA, Brunei, alguns países da Europa Central e Polinésia, e Micronésia para os homens. A prevalência de obesidade foi inferior a 5% entre as mulheres em seis países (Burundi, Etiópia, Japão, Madagascar, Vietnã e Timor-Leste) e entre os homens em 17 países (9%) localizados no Sul e no Sudeste Asiático, e na África Subsaariana. Em contrapartida, na Polinésia e na Micronésia, essa prevalência ultrapassou 60% entre as mulheres em oito países (4%) e homens em seis países (3%). Em 2022, os índices de obesidade foram maiores que os de magreza entre as mulheres em 177 países (89%) e os homens em 145 países (73%). A prevalência global da obesidade em adultos elevou-se de 8,8% (8,5 a 9,1) para 18,5% (17,9 a 19,1) em mulheres e de 4,8% (4,6 a 5,0) para 14,0% (13,4 a 14,6) em homens, compreendendo os anos de 1990 a 2022. A quantidade absoluta de mulheres e homens com

obesidade em 2022 foi de 504 milhões (489 a 520) e 374 milhões (358 a 391), respectivamente. Comparado a 1990, houve aumento de 377 milhões (360 a 393) de mulheres e 307 milhões (290 a 324) de homens com obesidade no mundo. Em 2022, os países que apresentaram maior quantidade absoluta de adultos com obesidade foram os EUA (57 milhões [43,8%] de mulheres; 52 milhões [41,6%] de homens); China (44 milhões [7,8%] de mulheres; 49 milhões [8,9%] de homens) e Índia (44 milhões [9,8%] de mulheres; 26 milhões [5,4%] de homens). Cabe ressaltar que Índia e China, as nações mais populosas do mundo, também apresentaram quantidades absolutas importantes de magreza em sua vasta população. Na Índia, essa condição foi observada em 61 milhões (13,7%) de mulheres e 58 milhões (12,5%) de homens; e na China, em 28 milhões (5,9%) de mulheres e 15 milhões (2,9%) de homens. São países, portanto, caracterizados pelos dois extremos, magreza e obesidade, e que enfrentam desafios de grande relevância para a saúde de suas populações (Tabela 4.9).

Considerações finais

Segundo dados da OMS, em 2022, 1 em cada 8 pessoas no mundo viviam com obesidade. A obesidade em adultos no mundo mais que duplicou desde 1990 e em adolescentes quadruplicou. Ainda, 2,5 bilhões de adultos (18 anos ou mais) tinham excesso de peso e, destes, 890 milhões viviam com obesidade. Mais de 390 milhões de crianças e adolescentes com idades entre 5 e 19 anos tinham excesso de peso, incluindo 160 milhões que viviam com obesidade e 37 milhões de crianças com menos de 5 anos apresentavam excesso de peso. No Brasil, o sobrepeso e a obesidade têm se mostrado crescentes ao longo dos anos, em todas as fases da vida da população.

Os riscos para a saúde causados por essas condições estão cada vez mais bem documentados e compreendidos. Em 2019, o IMC acima do ideal provocou cerca de 5 milhões de mortes por DCNT, como doenças cardiovasculares, diabetes, câncer, distúrbios neurológicos, doenças respiratórias crônicas e distúrbios digestivos.

Na maioria dos casos, a obesidade é uma doença multifatorial, tendo entre seus determinantes o ambiente físico, a exposição alimentar, o interesse econômico e político, a desigualdade social, o acesso limitado ao conhecimento científico e à cultura, o comportamento contextual e a genética. A sindemia global, que abrange a epidemia de obesidade, de desnutrição e as mudanças climáticas, pois compartilham das mesmas causas, ancora-se no sistema agroalimentar global contemporâneo que não está promovendo a

Tabela 4.9 Resumo dos dados mundiais de prevalência e quantidade absoluta de indivíduos com obesidade conforme faixa etária e sexo.

Faixa etária/sexo	Prevalência de obesidade, expressa em % (IC 95%)		Quantidade absoluta de indivíduos com obesidade, expressa em milhões (IC 95%)	
	2019	2022	2022	Aumento de 1990 a 2022
5 a 19 anos				
Sexo feminino	1,7 (1,5 a 2)	6,9 (6,3 a 7,6)	65,1 (59,4 a 71,7)	51,2 (45,2 a 57,8)
Sexo masculino	2,1 (1,9 a 2,3)	9,3 (8,5 a 10,2)	94,2 (85,3 a 103)	76,7 (67,6 a 85,7)
≥ 20 anos				
Sexo feminino	8,8 (8,5 a 9,1)	18,5 (17,9 a 19,1)	504 (489 a 520)	377 (360 a 393)
Sexo masculino	4,8 (4,6 a 5)	14 (13,4 a 14,6)	374 (358 a 391)	307 (290 a 324)

IC: Intervalo de confiança. (Adaptada de NCD Risk Factor Collaboration, 2024.)

segurança alimentar. Fatores estruturais, que limitam a disponibilidade de alimentos saudáveis e sustentáveis a preços localmente acessíveis, com a falta de mobilidade física fácil e segura na vida cotidiana de todas as pessoas e com a ausência de ambiente legal e regulatório adequado, promovem um ambiente obesogênico exacerbado a indivíduos e populações, e em diferentes contextos.

Os padrões alimentares e de atividade física de cada pessoa são em grande parte o resultado de condições ambientais e sociais que restringem enormemente a escolha pessoal. A obesidade é uma responsabilidade social, e não individual, e as soluções para esse problema podem ser alcançadas por meio da criação de ambientes e comunidades de apoio que incorporem dietas saudáveis e atividade física regular como os comportamentos mais acessíveis, disponíveis e econômicos da vida cotidiana.

Bibliografia

Bloch KV, Klein CH, Szklo M, et al. ERICA: prevalências de hipertensão arterial e obesidade em adolescentes brasileiros. Rev Saúde Pública. 2016;50(Supl. 1):1-9.

Brasil. Ministério da Saúde. Orientações para a coleta e análise de dados antropométricos em serviços de saúde. Norma técnica do Sistema de Vigilância Alimentar e Nutricional – SISVAN. Brasília: Ministério da Saúde; 2011. Disponível em: https://bvsms.saude.gov.br/bvs/publicacoes/orientacoes_coleta_analise_dados_antropometricos.pdf. Acesso em: 8 Mai. 2024.

Brasil. Ministério da Saúde. Portaria nº 2.350, de 5 de outubro de 2011. Institui no âmbito do Ministério da Saúde, o Comitê Gestor da Pesquisa Nacional de Saúde (PNS). Diário Oficial da República Federativa do Brasil. Brasília: Ministério da Saúde; 2011. Disponível em: http://bvsms.saude.gov.br/bvs/saudelegis/gm/2011/prt2350_05_10_2011.html. Acesso: 29 Abr. 2024.

Brasil. Ministério da Saúde. Secretaria de Vigilância em Saúde e Ambiente. Departamento de Análise Epidemiológica e Vigilância de Doenças Não Transmissíveis. Vigitel Brasil 2023: vigilância de fatores de risco e proteção para doenças crônicas por inquérito telefônico: estimativas sobre frequência e distribuição sociodemográfica de fatores de risco e proteção para doenças crônicas nas capitais dos 26 estados brasileiros e no Distrito Federal em 2023. Brasília: Ministério da Saúde; 2023. 131 p.: il.

Brasil. Ministério da Saúde. Secretaria de Vigilância em Saúde. Departamento de Análise em Saúde e Vigilância de Doenças Não Transmissíveis. Vigitel Brasil 2006-2021: vigilância de fatores de risco e proteção para doenças crônicas por inquérito telefônico: estimativas sobre frequência e distribuição sociodemográfica do estado nutricional e consumo alimentar nas capitais dos 26 estados brasileiros e no Distrito Federal entre 2006 e 2021: estado nutricional e consumo alimentar. Brasília: Ministério da Saúde; 2022. 75 p.: il.

Estudo Nacional de Alimentação e Nutrição Infantil (ENANI). Edições da pesquisa: ENANI 2019. Disponível em: https://enani.estudiomassa.com.br/enani-2019/. Acesso em: 25 abr. 2024.

Ferreira SRG, Macotela, Y, Velloso LA, et al. Determinants of obesity in Latin America. Nat Metab. 2024;6:409-32.

GBD 2019 Risk Factor Collaborators. Global Burden of 87 Risk Factors in 204 Countries and Territories, 1990-2019: a systematic analysis for the global burden of disease study 2019. Lancet. 2020;396:1223-49.

Horesh A, Tsur AM, Bardugo A, et al. Adolescent and childhood obesity and excess morbidity and mortality in young adulthood – a systematic review. Curr Obes Rep. 2021;10(3):301-10.

Instituto Brasileiro de Geografia e Estatística (IBGE). Pesquisa de Orçamentos Familiares 2002-2003: análise da disponibilidade domiciliar de alimentos e do estado nutricional no Brasil. Rio de Janeiro: IBGE; 2004.

Instituto Brasileiro de Geografia e Estatística (IBGE). Pesquisa de Orçamentos Familiares 2008-2009: avaliação nutricional da disponibilidade domiciliar de alimentos no Brasil. Rio de Janeiro: IBGE; 2010.

Instituto Brasileiro de Geografia e Estatística (IBGE). Pesquisa de Orçamentos Familiares 2017-2018: avaliação nutricional da disponibilidade domiciliar de alimentos no Brasil. Rio de Janeiro: IBGE; 2020.

Instituto Brasileiro de Geografia e Estatística (IBGE). Pesquisa Nacional de Saúde 2013: percepção do estado de saúde, estilos de vida e doenças crônicas. Rio de Janeiro: IBGE; 2015.

Instituto Brasileiro de Geografia e Estatística (IBGE). Pesquisa Nacional de Saúde 2019: atenção primária à saúde e informações antropométricas. Rio de Janeiro: IBGE; 2019.

Jebeile H, Kelly AS, O'Malley G, et al. Obesity in children and adolescents: epidemiology, causes, assessment, and management. Lancet Diabetes Endocrinol. 2022;10(5):351-65.

Lin X, Li H. Obesity: epidemiology, pathophysiology, and therapeutics. Front. Endocrinol. 2021;12:1-9.

Marchioni DML, Carvalho AM, Villar BS. Dietas sustentáveis e sistemas alimentares: novos desafios da nutrição em saúde pública. Rev USP. 2021;128:61-76. Disponível em: https://www.revistas.usp.br/revusp/article/download/185411/171516/486813. Acesso em: 6 jun. 2024.

Martinelli SS, Cavalli SB. Alimentação saudável e sustentável: uma revisão narrativa sobre desafios e perspectivas. Ciênc Saúde Coletiva. 2019;24(11):4251-62.

Monteiro CA, Moubarac JC, Cannon G, et al. Ultra-processed products: global dominance. Obes Rev. 2013;14:21-8.

NCD Risk Factor Collaboration. Worldwide trends in underweight and obesity from 1990 to 2022: a pooled analysis of 3663 population-representative studies with 222 million children, adolescents and adults. The Lancet. 2024;403(10431):1027-50.

Stopa CSR, Szwarcwald ML, Oliveira ECM, et al. Pesquisa Nacional de Saúde 2019: histórico, métodos e perspectivas. Epidemiol Serv Saúde. 2020;29(5):e2020315.

Swinburn BA, Kraak VI, Allender S, et al. The global syndemic of obesity, undernutrition, and climate change: The Lancet Commission report. Lancet. 2019; 393(10173):791-846.

Triches RM. Dietas saudáveis e sustentáveis no âmbito do sistema alimentar no século XXI. Saúde Debate. 2020;44(126):881-94.

Tumas N, López SR. Double burden of underweight and obesity: insights from new global evidence. Lancet. 2024;403(10431):998-9.

Universidade Federal do Rio de Janeiro (UFRJ). Estado nutricional antropométrico da criança e da mãe: prevalência de indicadores antropométricos de crianças brasileiras menores de 5 anos de idade e suas mães biológicas: ENANI 2019. Rio de Janeiro: UFRJ; 2022. 96 p. Disponível em: https://enani.nutricao.ufrj.br/index.php/relatorios/. Acesso em: 25 Abr. 2024.

Universidade Federal do Rio de Janeiro (UFRJ). Projeto ERICA – Estudo de Riscos Cardiovasculares em Adolescentes. 2011. Disponível em: http://www.erica.ufrj.br/. Acesso em: 8 maio 2024.

Willett W, Rockström J, Loken B, et al. Food in the Anthropocene: the EAT – Lancet Commission on healthy diets from sustainable food systems. Lancet. 2019;393(10170):447-92.

World Health Organization (WHO). Body mass index (BMI). 2024a. Available from: https://www.who.int/data/gho/data/themes/topics/topic-details/GHO/body-mass-index. Accessed on: Apr. 23, 2024.

World Health Organization (WHO). Obesity and overweight. 2024b. Available from: https://www.who.int/news-room/fact-sheets/detail/obesity-and-overweight. Accessed on: Apr. 23, 2024.

5 | Custo Econômico da Obesidade no Brasil e no Mundo

Erika Cardoso dos Reis ▪ Hugo Braz Marques

Epidemia de obesidade e seus impactos na saúde

A obesidade é um agravo de origem multifatorial cuja prevalência vem alcançando proporções pandêmicas nas últimas décadas, com predisposições a doenças crônicas não transmissíveis (DCNT), como as cardiovasculares, câncer, diabetes *mellitus* tipo 2 (DM2), dislipidemias, osteoartrites e apneia do sono. Entendida sob perspectiva sistêmica, sua determinação se dá por interação cumulativa com o meio ambiente e os contextos social, cultural, econômico e político, por meio de graus variados de exposição e proteção decorrentes das relações de poder estabelecidas no atual modo de produção.

Em países de baixa e média rendas, aponta-se para a manifestação da dupla carga de má nutrição, representada pela coexistência de excesso de peso e obesidade, com desnutrição e deficiências de micronutrientes – condições paradoxais que se determinam mutuamente ao longo das fases do ciclo da vida.

Em contexto de esgotamento na conciliação do modelo de desenvolvimento econômico com sustentabilidade e justiça social, tem-se ressaltado a determinação sinérgica das pandemias de obesidade, desnutrição e mudanças climáticas pela configuração vigente do sistema alimentar hegemônico, que tem favorecido maiores disponibilidade e acessibilidade a alimentos com alto grau de processamento industrial, alta densidade energética, pobre valor nutricional e agregados de aditivos químicos, com elevada pegada ecológica, de carbono e hídrica sobre a natureza.

Para o ano de 2035, estima-se prevalência de excesso de peso em 3,3 bilhões de adultos em todo o mundo, o que representa um incremento de 50% em 15 anos. Sugere-se que o excesso de peso impulsione cerca de 12% das 41 milhões de mortes anuais atribuíveis às DCNT, sobretudo em países em desenvolvimento. No Brasil, projeta-se um incremento de 1,9% na prevalência de excesso de peso em adultos entre os anos de 2020 e 2035, com correlações ambientais relativas à emissão anual de cerca de 2,2 toneladas de gases de efeito estufa a partir de CO_2. Ressalta-se que, no ano de 2019, o número de mortes por DCNT associadas ao excesso de peso correspondeu a 177.929 casos.

No ano de 2023, entre os 21.690 indivíduos respondentes do inquérito telefônico para vigilância de fatores de risco e proteção para doenças crônicas, em todas as capitais brasileiras e no Distrito Federal, identificou-se frequência de excesso de peso de 61,4% e de obesidade de 24,3%.

Tem-se percebido que a insegurança alimentar não é mais uma condição restrita a pessoas em déficit nutricional, uma vez que o comprometimento no acesso regular e permanente a alimentos de qualidade e em quantidade suficiente, sem prejuízo às demais necessidades essenciais, também pode favorecer a obesidade, em função do recurso imediato e da acessibilidade física e financeira facilitadas para opções de alimentos ultraprocessados (AUP).

Insegurança alimentar leve consiste na incerteza quanto ao acesso aos alimentos no futuro, comprometendo-se a qualidade da dieta para não repercutir no risco de provisão quantitativa para sustentabilidade da família. Insegurança alimentar moderada já expressa reduções quantitativas de alimentos e/ou ruptura no padrão alimentar de adultos da família, resultante da falta de alimentos. Insegurança alimentar grave representa redução quantitativa de alimentos para adultos e crianças, experimentando-se a fome.

No quarto trimestre do ano de 2023, a Pesquisa Nacional por Amostra de Domicílios Contínua estimou que 27,6% do universo amostral de 78,3 milhões de domicílios particulares permanentes era ocupado por famílias em insegurança alimentar. Dessa parcela de 21,6 milhões de domicílios, 18,2% vivenciavam insegurança alimentar leve; 5,3%, insegurança alimentar moderada; e 4,1%, insegurança alimentar grave ou fome, com maiores proporções nas regiões Norte e Nordeste. A insegurança alimentar se relaciona com outras formas de iniquidade, predominando casos moderados e graves em famílias lideradas ou com principal provisão atribuída a mulheres, com rendimento mensal *per capita* entre ¼ e 1 salário mínimo, e/ou pessoas que se reconhecem como pretas ou pardas, o que evidencia a interseccionalidade de diversos sistemas discriminatórios na privação de direitos sociais.

No mundo, 2,8 milhões de pessoas morrem a cada ano como resultado do excesso de peso ou obesidade. No Brasil, segundo a Pesquisa Nacional de Saúde (PNS) realizada em 2019, 60,3% da população brasileira adulta (18 anos ou mais) estão com excesso de peso (índice de massa corporal [IMC] igual ou maior que 25 kg/m^2) e, entre essa parcela, 25,9% estão com obesidade (IMC igual ou maior que 30 kg/m^2). Os dados significam que, em 2019, um em cada quatro brasileiros de 18 anos ou mais apresentava obesidade, sendo o percentual mais alto entre as mulheres (29,5% contra 21,8% dos homens). Com relação à obesidade grave, os dados do Sistema de Vigilância Alimentar e Nutricional de 2023 indicam que 4,4% dos adultos avaliados nos serviços de saúde apresentam IMC acima de 40 kg/m^2.

Esses dados destacam a urgência e a importância de formular e implementar políticas públicas eficazes e adequadas para a prevenção e o tratamento do sobrepeso e da obesidade, para reduzir essas prevalências nas próximas décadas.

No Brasil, o número de DCNT vem aumentando expressivamente, já sendo responsáveis por mais da metade das mortes, com destaque para doenças do aparelho circulatório, câncer, diabetes e doença respiratória crônica, grupo em que a obesidade representa um importante fator de risco de adoecimento. A Organização Mundial da Saúde (OMS) estima que aproximadamente 80% das doenças cardíacas, acidente vascular encefálico e DM2 e 40% dos cânceres podem ser prevenidos por meio de intervenções de baixo custo e eficazes voltadas aos principais fatores de risco, com fortes evidências de que a alimentação saudável e a atividade física adequada (pelo menos 30 minutos de atividade física de intensidade moderada em 5 dias por semana) desempenham um papel importante na prevenção dessas doenças.

Desse modo, considerando a gravidade do problema da obesidade e sua relação com outras DCNT, além da preocupação dos diferentes países e de seus sistemas de saúde em prover cuidados baseados nas melhores evidências científicas com a intenção de conter o crescimento da obesidade, este capítulo tem por objetivo discutir a epidemia da obesidade no mundo e o seu impacto nos custos em saúde.

Custo econômico da obesidade no mundo: adultos

A demanda por mais eficiência e maior eficácia na gestão dos sistemas de saúde, visando à implementação de seus princípios e diretrizes, indica a necessidade de desenvolver e consolidar o campo da economia da saúde no mundo inteiro. As alternativas de alocação de recursos devem ser analisadas levando em consideração a integralidade do cuidado, com a possibilidade, dada a importância de oferecer uma assistência à saúde que responda às necessidades das pessoas, de combinar eficiência e equidade nessa ação.

Segundo Del Nero, a economia da saúde define-se como a área do conhecimento que visa à otimização das ações de saúde, ou seja, o estudo das condições ótimas de distribuição dos recursos disponíveis para assegurar à população a melhor assistência à saúde e o melhor estado de saúde possível, considerando a disponibilidade limitada de recursos.

O número de estudos de impacto econômico na saúde tem crescido desde o desenvolvimento da metodologia de "custo da doença", por volta dos anos 1960. Ainda que muitos estudos empreguem variações dessa metodologia – que combina custos diretos e indiretos –, os modelos de crescimento macroeconômico têm sido cada vez mais utilizados, com coerência para compreender a natureza dinâmica das perdas para a sociedade. Também houve um aumento do interesse em entender melhor as consequências microeconômicas de problemas de saúde, sobretudo na renda das famílias dos países em desenvolvimento.

Há diferenças importantes nos estudos de avaliação econômica, que podem ser divididos em duas perspectivas: a perspectiva do órgão prestador de serviços, que identifica e quantifica todos os insumos utilizados com um serviço/procedimento em um período determinado, aos quais se atribui um valor monetário; e a perspectiva da sociedade, que inclui os custos diretos com o serviço/procedimento e os custos indiretos que envolvem o tempo perdido pelos pacientes e seus familiares, além daqueles relacionados com a perda de produtividade e a morte prematura.

As doenças crônicas produzem um grande impacto econômico direto na saúde de diversos países. No Brasil, os gastos em saúde com as DCNT chegam a totalizar 72% do gasto total, além de essas doenças serem responsáveis pela maior parte dos óbitos no Sistema Único de Saúde (SUS).

De natureza multifatorial, a obesidade constitui um dos elementos mais importantes para explicar o aumento da carga das DCNT, uma vez que determina consequências relevantes para a saúde dos indivíduos, estando frequentemente associada a enfermidades cardiovasculares (hipertensão arterial – HAS – e hiperlipidemias), DM2, osteoartrites e alguns tipos de câncer.

Em Portugal, um estudo realizado em 1999 estimou que 3,5% das despesas totais em saúde eram relacionadas com a obesidade (IMC $\geq$ 30 kg/m^2), proporção superior em comparação à de outros países, como Holanda – 1% (1995), França – 2% (1995), Austrália – 2% (1994), Canadá – 2,4% (1999) e Nova Zelândia – 2,5% (1997), onde também foram realizados estudos com a finalidade de avaliar os custos da obesidade.

Na Inglaterra, o ônus econômico da obesidade também foi considerado substancial em 2007, e os custos do sobrepeso e da obesidade para o sistema de saúde foram calculados em 4,2 bilhões de libras esterlinas por ano.

O estudo realizado por Finkelstein et al. nos EUA mostrou que, quando comparados com indivíduos eutróficos (20 kg/m^2 $\leq$ IMC < 25,0 kg/m^2), os indivíduos com IMC $\geq$ 30 kg/m^2 e < 35 kg/m^2 e com IMC $\geq$ 35 kg/m^2 apresentavam 14 e 25% mais visitas ao médico, respectivamente. Adultos com obesidade (IMC $\geq$ 30 kg/m^2) tiveram 38% mais visitas aos médicos da atenção primária, e os indivíduos com obesidade moderada ou grave tinham, respectivamente, 34 e 74% mais dias de internação do que os eutróficos. Os autores também identificaram que os indivíduos com obesidade exigiam 1,84 mais dispensações de medicamentos e 3,4 vezes mais gastos de medicamentos para doenças cardiovasculares.

Outra pesquisa norte-americana observou grandes diferenças nos custos de saúde relacionados com o tratamento da obesidade em virtude do grau de gravidade da obesidade dos indivíduos. Em geral, um IMC de 30 a 34,9 kg/m^2 provocou aumento de cerca de 25% nos gastos com cuidados da saúde; o IMC de 35 a 39,9 kg/m^2 foi associado a um aumento de cerca de 50%; e um IMC $\geq$ 40 kg/m^2 dobrou os custos com cuidados em saúde (custos 100% maiores do que os associados a pessoas eutróficas).

Além disso, uma revisão sistemática realizada em 2011 revelou que o custo direto médico do sobrepeso e da obesidade combinados é de aproximadamente 5 a 10% dos gastos de saúde dos EUA.

Outro estudo mais recente, também realizado nos EUA, em 2014, identificou que o gasto médico anual atribuível a um indivíduo com obesidade foi de US$ 1.901 (US$ 1.239 a US$ 2.582), representando US$ 149,4 bilhões em nível nacional.

Um estudo realizado pela OMS com os dados de países europeus indicou que, em geral, os custos diretos dos cuidados médicos devido à obesidade representavam entre 2 e 4% das despesas nacionais de saúde. Cálculos nos EUA indicam que pessoas com um IMC igual ou superior a 30 kg/m^2 detinham 36% a mais de custos anuais com cuidados de saúde do que aquelas com IMC entre 20 e 24,9 kg/m^2 (eutróficas). Neste estudo, os custos acumulados de diversas doenças crônicas, medidos durante um período de 8 anos, revelaram uma estreita ligação com o IMC: para os homens com idade entre 45 e 54 anos com um IMC de 22,5, 27,5, 32,5 e 37,5 kg/m^2, os custos totais foram US$ 19.600, US$ 24.000, US$ 29.600 e US$ 36.500, respectivamente. Além disso há os custos indiretos associados à perda de produtividade, como ausência do trabalho devido à doença ou morte precoce. As estimativas destas perdas na Inglaterra indicam que esses custos podem ser o dobro dos custos diretos de cuidados de saúde.

Uma pesquisa realizada no Brasil, amplamente divulgada pelo Ministério da Saúde, revelou que o excesso de peso e a obesidade têm crescido no país em todas as classes sociais, e que os gastos do SUS com a obesidade e as doenças atribuíveis a essa condição representaram, em 2011, 1,9% dos gastos com assistência à saúde de média e alta complexidades, e os custos da obesidade grave corresponderam a 23,8% dos custos da obesidade, apesar de sua prevalência 18 vezes menor.

Diversos trabalhos brasileiros vêm tentando dimensionar os custos da obesidade para o SUS. Sichieri et al. estudaram os custos das internações por sobrepeso e obesidade e doenças a elas atribuíveis para o ano de 2001 e, usando as bases de dados do Departamento de Informática do Sistema Único de Saúde (DATASUS), concluíram que o sobrepeso e a obesidade respondiam por 3,02% dos gastos do SUS com internações de homens e 5,83% com as internações de mulheres (excluídas as internações obstétricas).

Bahia et al., ao realizarem uma análise dos custos com todas as doenças relacionadas com o excesso de peso e a obesidade no Brasil no período entre 2009 e 2011, estimaram que os custos totais por ano foram de US$ 2,1 bilhões, sendo US$ 1,4 bilhão (68,4%) por internações e US$ 679 milhões por procedimentos ambulatoriais.

A pesquisa mais recente, citada anteriormente e realizada por Oliveira, estimou em seu estudo sobre os custos da obesidade no Brasil, no ano de 2011, que as despesas atribuíveis à obesidade (IMC $\geq$ 30 kg/m^2) – R$ 488 milhões – significaram naquele ano 1,9% dos gastos com assistência à saúde de média e alta complexidades, e que as despesas com a obesidade grave (IMC $\geq$ 40 kg/m^2) – R$ 116,2 milhões – representaram 23,8% desses gastos. Isso significa que as despesas com a obesidade grave compreendem uma parcela importante dos gastos totais com a obesidade e são relativamente maiores, principalmente pela existência de outras comorbidades, sobretudo em pessoas com esse nível de obesidade, que demandam mais ações e serviços de saúde.

Atualmente, algumas pesquisas têm se dedicado a comparar o custo das diferentes opções de tratamento para a obesidade, como o estudo realizado por Kelles, que acompanhou usuários submetidos à cirurgia bariátrica no período de 2004 a 2010. A autora identificou que houve um aumento significativo de demanda por ações e serviços de saúde após a realização do procedimento cirúrgico, assim como do número de internações hospitalares por esses usuários. Isso significa que o custo com o tratamento da obesidade não se encerrou com a realização da cirurgia, mas teve um incremento importante: 48,35% de aumento quando comparado ao custo por paciente antes da realização da cirurgia – mesmo após a exclusão de custos com cirurgia estética ou relacionadas com a gestação.

Considerando-se custos diretos inerentes a hospitalizações, procedimentos ambulatoriais e medicamentos no SUS, relativos ao tratamento de DCNT, Nilson et al. estimaram o total de R$ 3,45 bilhões ou mais de US$ 890 milhões no ano de 2018, dos quais 11% foram atribuídos à obesidade. Ao ser contemplada como predisponente à hipertensão arterial e ao diabetes, os custos diretos e indiretos da obesidade com o tratamento em saúde corresponderam a 41%, isto é, R$ 1,42 bilhão.

No entanto, dois estudos norte-americanos identificaram o contrário: o primeiro estimou os custos e benefícios da cirurgia bariátrica e verificou que o custo da cirurgia bariátrica seria o equivalente a 4 a 5 anos de tratamento ambulatorial, além dos outros benefícios à saúde após o procedimento cirúrgico; e o segundo, sobre o impacto econômico da cirurgia bariátrica em indivíduos com obesidade grave, identificou que o custo médio dessa cirurgia variou de aproximadamente US$ 17.000 a US$ 26.000, mas com as reduções do uso de medicamentos, custos com visitas médicas e custos hospitalares (incluindo visitas ao serviço de emergência e ambulatoriais), com todos os custos "recuperados" dentro de 2 anos no caso de pacientes com cirurgia laparoscópica e dentro de 4 anos naqueles com cirurgia aberta, concluindo, assim, que a cirurgia bariátrica é o tratamento mais eficaz para a obesidade grave.

Com um estudo semelhante, Süssenbach estimou custos da cirurgia bariátrica considerando o período pré-cirúrgico segundo a ocorrência de comorbidades, a cirurgia e o período pós-cirúrgico com base em uma amostra de pacientes no Rio Grande do Sul. A autora estimou os gastos anuais médios ambulatoriais antes da cirurgia em R$ 3.200,00. Os gastos com a cirurgia podiam variar segundo o financiador (SUS, plano de saúde, desembolso direto) e a técnica cirúrgica utilizada, com uma faixa de variação de R$ 5.179,00 para as técnicas convencionais via SUS a R$ 24.900,00 para a videolaparoscópica particular (desembolso direto). No período pós-cirúrgico, os gastos médios anuais foram de R$ 2.506,00.

Há também pesquisas que comparam o custo de diferentes técnicas cirúrgicas, como um estudo realizado nos EUA que avaliou a relação custo-eficácia da cirurgia bariátrica, com base nos anos de vida ajustados por qualidade após a realização do procedimento cirúrgico, usando gastroplastia com desvio intestinal em "Y de Roux" (*bypass* gástrico), banda gástrica ajustável e gastrectomia vertical em manga (todas via laparoscopia) como tratamento para obesidade grave. A gastroplastia com desvio intestinal em "Y de Roux" foi a técnica mais custo-efetiva quando comparada às outras duas analisadas e à não realização da cirurgia; no entanto, a gastrectomia vertical em manga foi mais custo-efetiva para pacientes com obesidade classe 2 (IMC $\geq$ 35 a $\leq$ 39,9 kg/m^2).

O conjunto desses trabalhos computa simultaneamente os custos das complicações e do tratamento da obesidade, dimensionando os impactos econômicos do problema em uma perspectiva mais macroeconômica, com uma utilidade limitada para a proposição de políticas para a área. Uma perspectiva adicional importante e menos contemplada na literatura nacional consiste em avaliar os custos das diferentes abordagens ao tratamento da obesidade ou das distintas etapas do cuidado com pacientes ao longo da linha de cuidado para a obesidade.

Não se identificaram na literatura nacional outros trabalhos que abordem especificamente os custos do tratamento ambulatorial da obesidade. No trabalho de Süssenbach, essa etapa da estimativa foi baseada em diretrizes e na opinião de especialistas.

Por sua vez, a World Obesity Federation (WOF) aponta para o impacto econômico de US$ 37,15 bilhões atribuível ao sobrepeso e à obesidade, com a estimativa de alcance de US$ 218,21 bilhões em 2060 no Brasil, o que equivale a US$ 972 *per capita* e a 4,7% do Produto Interno Bruto (PIB) nacional. O impacto econômico direto transcende os gastos nacionais com saúde, incluindo desfechos na economia relacionados à obesidade, ao tempo e ao deslocamento da pessoa e de seu cuidador em busca de atendimento e tratamento, ao passo que o impacto econômico direto abrange mortes prematuras e redução na produtividade tanto de indivíduos inseridos quanto não inseridos no mercado de trabalho.

A busca em oferecer a máxima qualidade do cuidado em saúde, combinada com a necessidade de uso racional de recursos (tanto públicos quanto privados), tem contribuído para aumentar a implementação de práticas com base nas melhores evidências científicas disponíveis, visando reduzir a heterogeneidade das práticas em saúde e otimizar as decisões dos profissionais da saúde, o que desempenha um papel importante para a gestão e a regulação dos sistemas de saúde. Isso representa a possibilidade de obter melhores resultados no cuidado da população assistida e tem impacto na redução da morbimortalidade, na qualidade de vida e do cuidado ofertado, além de padronizar as condutas frente a problemas clínicos semelhantes, independentemente de onde ou por quem estão sendo tratados.

A preocupação com a padronização e a qualidade das práticas em saúde tem ainda mais espaço quando se refere a um cenário com recursos financeiros limitados, que vem sendo um dos maiores problemas dos sistemas de saúde de diferentes países. Para Rotter et al., em um mundo com recursos limitados há uma pressão crescente em oferecer atendimento de qualidade que atenda às expectativas do paciente e contribua para a otimização dos custos em saúde.

Custo econômico da obesidade no mundo: crianças e adolescentes

De acordo com a OMS, estudos têm revelado um aumento da prevalência de obesidade na infância e na adolescência em vários países do mundo, especialmente em áreas urbanas, configurando-se como um dos mais sérios desafios da saúde pública deste século.

Mundialmente, estima-se que mais de 390 milhões de crianças e adolescentes com idade entre 5 e 19 anos estavam com sobrepeso ou obesidade em 2022. A prevalência do excesso de peso (incluindo obesidade) entre crianças e adolescentes entre 5 e 19 anos aumentou dramaticamente de apenas 8% em 1990 para 20% em 2022. O aumento ocorreu de forma semelhante entre meninos e meninas: em 2022, 19% das meninas e 21% dos meninos tinham excesso de peso.

O cenário de sobrepeso e obesidade crescente entre a população infantojuvenil é preocupante porque está diretamente ligado à redução da qualidade de vida e pelo fato de o quadro de sobrepeso e obesidade em si se apresentar como um fator de risco importante para outras doenças. A obesidade na infância e adolescência está associada a maior risco de obesidade adulta, além de morte prematura e incapacidade pela presença de outras DCNT, como doença coronariana, na vida adulta. Além de aumentar os riscos futuros, as crianças com obesidade podem experimentar hipertensão, diabetes, asma e outras doenças respiratórias, distúrbios do sono, doença hepática e psicológica, assim como a população adulta, bem como problemas como baixa autoestima.

Repercussões negativas afetam a qualidade de vida das crianças nessa condição, além de certamente contribuírem para agravar o processo no futuro. Alguns autores relatam que cerca de 50% dos indivíduos com obesidade apresentam menor sociabilidade, menor rendimento escolar, baixa autoestima e distúrbios de humor e sono.

Adicionalmente ao impacto na qualidade de vida das crianças e dos adolescentes, o sobrepeso e a obesidade infantil aumentam o impacto financeiro dos cuidados em saúde, com custos econômicos da obesidade nessa faixa etária significativos.

Os estudos sobre os gastos com o cuidado da obesidade na população infantojuvenil ainda são escassos, mas, entre alguns estudos que fizeram essas análises, um identificou que o custo anual de hospitalização relacionado com a obesidade entre crianças e adolescentes passou de US$ 35 milhões em 1979-1981 para US$ 127 milhões em 1997-1999.

Um estudo longitudinal realizado na Austrália estimou que os custos médicos anuais adicionais por excesso de peso e obesidade na população entre 6 e 13 anos foram de cerca de US$ 43 milhões (AUD) em 2015, identificando que o sobrepeso e a obesidade contribuem para maior utilização de médicos generalistas e especialistas.

Entre os adolescentes brasileiros, apesar dos poucos estudos de tendência temporal realizados, as evidências indicam um aumento preocupante da obesidade, com prevalências elevadas principalmente nas zonas urbanas.

Vale destacar que o sobrepeso na infância e adolescência representa um poderoso preditor de efeitos adversos à saúde na vida adulta e que a redução do peso e do IMC nessa faixa etária poderia reduzir o número de adultos com obesidade no futuro, o que contribuirá para a redução dos riscos para outras DCNT e, consequentemente, da demanda por cuidados médicos, demonstrando, além dos benefícios imediatos, melhora futura na qualidade de vida de crianças e adolescentes.

Considerações finais

A obesidade é um importante problema de saúde pública, e os gastos públicos e privados com essa condição crescem no mundo inteiro.

O aumento da demanda por cuidados de saúde das pessoas com obesidade tem se elevado tanto que a obesidade pode fazer com que os custos do tratamento aumentem para qualquer condição médica, mesmo se a obesidade não for a condição que resultou na intervenção médica.

As recomendações para o cuidado da obesidade se diferenciam entre si, mas há quase uma unanimidade quanto ao fato de esse cuidado precisar se basear em mudanças no estilo de vida, farmacoterapia e cirurgia bariátrica (quando indicada).

A redução do excesso de peso e da obesidade deve ser pautada em um projeto que inclua os pacientes e profissionais da saúde, sem excluir a abordagem socioambiental e o papel das políticas públicas no controle dos ambientes obesogênicos.

As políticas públicas implementadas pelo Ministério da Saúde deixam clara a necessidade de promover dietas saudáveis e estilos de vida reconhecendo a natureza complexa da obesidade e de outras DCNT, além da importância da intersetorialidade para assegurar ambientes que favoreçam dietas saudáveis e estilos de vida ativos para todos.

Os resultados dos diversos estudos apresentados apontam para a necessidade de maiores investimentos em novas estratégias de intervenção no campo das políticas públicas e programas voltados para as diferentes faixas etárias, destacando-se o enfoque na prevenção do sobrepeso e da obesidade e, consequentemente, das doenças associadas.

Bibliografia

Alsumali A, Eguale T, Bairdain S, et al. Cost-effectiveness analysis of bariatric surgery for morbid obesity. Obesity Surgery. 2018;28: 2203-14.

Andrade EIG, Acúrcio F de A, Cherchiglia ML, et al. Pesquisa e produção científica em economia da saúde no Brasil. Rev Adm Pública. 2007;41(2):211-35.

Andreyeva T, Sturm R, Ringel JS. Moderate and severe obesity have large differences in health care costs. Obesity Research. 2004;12(12): 1936-43.

Bahia L, Coutinho E, Barufaldi LA, et al. The costs of overweight and obesity-related diseases in the Brazilian public health system: cross-sectional study. BMC Public Health. 2012;12:440.

Barreto SMB, Oliveira Pinheiro ARO, Sichieri R, et al. Análise da estratégia global para alimentação, atividade física e saúde, da Organização Mundial de Saúde. Epidemiol Serv Saúde. 2005; 14(1):41-68.

Black N, Hughes R, Jones AM. The health care costs of childhood obesity in Australia: an instrumental variables approach. Econ Hum Biol. 2018;31:1-13.

Branca F, Nikogosian H, Lobstein T. The challenge of obesity in the WHO European Region and the strategies for response. World Health Organization; 2007.

Brasil. Ministério da Saúde. Diretrizes Metodológicas: estudos de avaliação econômica de tecnologias em saúde. Secretaria de Ciência, Tecnologia e Insumos Estratégicos, Departamento de Ciência e Tecnologia. Brasília: Ministério da Saúde; 2009.

Brasil. Ministério da Saúde. Linha de Cuidado da Obesidade – Rede de Atenção à Saúde das Pessoas com Doenças Crônicas [Internet]. Disponível em: http://portalsaude.saude.gov.br/portalsaude/noticia/9905/162/doencas associadas a obesidade custam-meio-bilhao-de-reais-ao-ano.html. Acesso em: 19 mar. 2013.

Brasil. Ministério da Saúde. Relatórios do Estado nutricional dos indivíduos acompanhados por período, fase do ciclo da vida e índice [Internet]. Secretaria de Atenção Primária à Saúde; 2023. Disponível em: https://sisaps.saude.gov.br/sisvan/relatoriopublico/estadonutricional. Acesso em: 28 abr. 2024.

Brasil. Ministério da Saúde. Secretaria de Vigilância em Saúde e Ambiente. Departamento de Análise Epidemiológica e Vigilância de Doenças Não Transmissíveis. Vigitel Brasil 2023: vigilância de fatores de risco e proteção para doenças crônicas por inquérito telefônico: estimativas sobre frequência e distribuição sociodemográfica de fatores de risco e proteção para doenças crônicas nas capitais dos 26 estados brasileiros e no Distrito Federal em 2023. Brasília: Ministério da Saúde; 2023.

Brasil. Ministério da Saúde. Secretaria de Vigilância em Saúde. Departamento de Análise em Saúde e Vigilância de Doenças Não Transmissíveis. Plano de Ações Estratégicas para o Enfrentamento das Doenças Crônicas e Agravos não Transmissíveis no Brasil 2021-2030. Brasília: Ministério da Saúde; 2021. 118 p.

Burrows R. Prevention and treatment of obesity since childhood: strategy to decrease the non transmissible chronic diseases in adult. Rev Med Chil. 2000;128(1):105-10.

Butland B, et al. Tackling obesities: Future choices – Project report. 2. ed. London: Foresight Programme of the Government Office for Science; 2007.

Cremieux P-Y, Buchwald H, Shikora SA, et al. A study on the economic impact of bariatric surgery. Am J Manag Care. 2008;14(9): 589-96.

Del Nero CR. O que é economia da saúde. In: Piola SF, Vianna SM, organizadores. Economia da saúde: conceito e contribuição para a gestão da saúde. 3. ed. Brasília: IPEA; 2002. p. 5-22.

Field MJ, Lohr KN, editors. Clinical practice guidelines: Directions for a new program. Washington (DC): National Academies Press (US); 1990.

Finkelstein EA, Brown DS. A cost-benefit simulation model of coverage for bariatric surgery among full time employees. Am J Manag Care. 2005;11(10):641-6.

Finkelstein EA, Fiebelkorn IC, Wang G. National medical spending attributable to overweight and obesity: how much, and who's paying? Health Affairs (Project Hope). 2003;Suppl Web Exclusives:W3-219-26.

Garzillo JMF. A alimentação e seus impactos ambientais. Abordagens dos guias alimentares nacionais e estudo da dieta dos brasileiros [Tese de Doutorado]. São Paulo: Faculdade de Saúde Pública, Universidade de São Paulo; 2019.

Grimshaw JM, Russell IT. Effect of clinical guidelines on medical practice: a systematic review of rigorous evaluations. Lancet (London, England). 1993;342(8883):1317-22.

Instituto Brasileiro de Geografia e Estatística (IBGE). Coordenação de Pesquisas por Amostra de Domicílios. Pesquisa Nacional por Amostra de Domicílios Contínua: Segurança alimentar 2023. Rio de Janeiro: IBGE; 2024.

Instituto Brasileiro de Geografia e Estatística (IBGE). Pesquisa Nacional de Saúde: 2019: Atenção primária à saúde e informações antropométricas. Rio de Janeiro: IBGE, Coordenação de Trabalho e Rendimento; 2020. p. 66.

Johnson E, McInnes MM, Shinogle JA. What is the economic cost of overweight children? East Econ J. 2006;32(1).

Kelles SMB. Impacto da cirurgia bariátrica, em médio prazo, na utilização de serviços de saúde, morbimortalidade e custos com atenção médica [Tese de doutorado]. Belo Horizonte: Universidade Federal de Minas Gerais; 2014.

Kim DD, Basu A. Estimating the medical care costs of obesity in the United States: systematic review, meta-analysis, and empirical analysis. Value Health. 2016;19(5):602-13.

Nilson EAF, Andrade RCS, Brito DA, et al. Custos atribuíveis a obesidade, hipertensão e diabetes no Sistema Único de Saúde, Brasil, 2018. Rev Panam Salud Publica, 2020;44(e32):1-7.

Oliveira ML. Estimativa dos custos da obesidade para o Sistema Único de Saúde do Brasil [Tese de Doutorado]. Brasília: Universidade de Brasília; 2013.

Penssan. Rede Brasileira de Pesquisa em Soberania e Segurança Alimentar e Nutricional. 2º Inquérito Nacional sobre Insegurança Alimentar no Contexto da Pandemia da Covid-19 no Brasil. II VIGISAN. São Paulo: Fundação Friedrich Ebert/Rede Penssan; 2022.

Penssan. Rede Brasileira de Pesquisa em Soberania e Segurança Alimentar e Nutricional. 2º Inquérito Nacional sobre Insegurança Alimentar no Contexto da Pandemia da Covid-19 no Brasil. Suplemento II: Insegurança alimentar e desigualdades de raça/cor da pele e gênero. São Paulo: Fundação Friedrich Ebert/Rede Penssan; 2023.

Pereira J, Mateus C, Amaral MJ. Custos da obesidade em Portugal – documento de trabalho 4/99. Lisboa: Associação Portuguesa de Economia da Saúde; 1999.

Popkin BM, Corvalan C, Grummer-Strawn LM. Dynamics of the double burden of malnutrition and the changing nutrition reality. Lancet. 2020;395(10217):65-74.

Rotter T, Kinsman L, Machotta A, et al. Clinical pathways for primary care: effects on professional practice, patient outcomes, and costs. The Cochrane Collaboration. 2013:1-14.

Schmidt MI, Duncan BB, Silva GA, et al. Doenças crônicas não transmissíveis no Brasil: carga e desafios atuais. The Lancet. 2011;61-73.

Segall-Corrêa AM, Escamilla RP, Sampaio MFA, et al. Acompanhamento e avaliação da segurança alimentar de famílias brasileiras: validação de metodologia e de instrumento de coleta de informação. Urbano/rural. Campinas: Universidade Estadual de Campinas; 2004.

Sichieri R, Nascimento S do, Coutinho W. The burden of hospitalization due to overweight and obesity in Brazil. Cad Saúde Pública. 2007;23(7):1721-7.

Smith T, Hillner B. Ensuring quality cancer care by the use of clinical practice guidelines and critical pathways. J Clin Oncol. 2001; 19(11):2886-97.

Strauss RS. Childhood obesity and self-esteem. Pediatrics. 2000; 105(1):e15.

Süssenbach SP. Custo orçamentário da cirurgia bariátrica [Dissertação de Mestrado]. Porto Alegre: Pontifícia Universidade Católica do Rio Grande do Sul; 2011.

Swinburn BA, Kraak VI, Allender S, et al. The Global Syndemic of Obesity, Undernutrition, and Climate Change: The Lancet Comission Report. Lancet. 2019;393(10173):791-846.

Trogdon JG, Finkelstein EA, Nwaise IA, et al. The economic burden of chronic cardiovascular disease for major insurers. Health Promot Pract. 2007;8(3):234-42.

Tsai AG, Williamson DF, Glick HA. Direct medical cost of overweight and obesity in the USA: a quantitative systematic review. Obes Rev. 2011;12(1):50-61.

Woolf S, Grol R, Hutchinson A, et al. Clinical guidelines: potential benefits, limitations, and harms of clinical guidelines. BMJ. 1999;318(7182):527-30.

World Health Organization (WHO). WHO Guide to identifying the economic consequences of disease and injury. Geneva: WHO; 2009.

World Health Organization. Diet, nutrition and the prevention of chronic diseases. World Health Organ Tech Rep Ser, Global Strategy on Diet, Physical Activity and Health. 2003;916:i-viii;1-149.

World Health Organization. Obesity: preventing and managing the global epidemic: report of a WHO consultation. Geneva: WHO; 2000.

World Health Organization. World Health Statistics 2012. Geneva: WHO; 2012.

World Health Organization. World Health Statistics 2024. Geneva: WHO; 2024.

World Obesity Federation (WOF). The Economic Impact of Overweight & Obesity in 2020 and 2060. 2nd Edition with Estimates for 161 Countries. London: World Obesity Federation; 2022.

World Obesity Federation (WOF). World Obesity Atlas 2024. London: World Obesity Federation; 2024.

6 | Prevenção da Obesidade: Factível ou Utopia?

Mauro Fisberg ▪ Maria Aparecida Zanetti Passos ▪ Roberta de Lucena Ferretti

Contexto da obesidade

A obesidade representa um agravo não transmissível, sendo documentada por muitos estudos que avaliaram o estado nutricional nessa população nas últimas décadas, os quais demonstraram um comportamento claramente epidêmico do problema. Esse contexto se caracteriza pelas mudanças seculares nos padrões nutricionais, ou seja, as modificações na estrutura da dieta dos indivíduos, o aumento do consumo de alimentos ricos em energia e pobres em fibras, maior consumo de doces e bebidas adoçadas e de alimentos ricos em sódio, declínio da atividade física e adoção de um estilo de vida sedentário.

As consequências da obesidade infantojuvenil podem ser notadas a curto e longo prazo – o primeiro grupo contempla distúrbios ortopédicos e respiratórios, diabetes, hipertensão e dislipidemias, além dos distúrbios psicossociais, e, no segundo, tem sido relatada mortalidade elevada por doenças coronarianas nos indivíduos que tinham obesidade na infância e adolescência. Além disso, a obesidade causa problemas psicossociais, como discriminação e aceitação diminuída pelos pares, e isolamento e afastamento das atividades sociais, observado como a pior consequência pelos estudiosos, pois seguirá a pessoa pelo resto da vida. E, quanto mais tempo o indivíduo se mantiver com obesidade, maior será a sua chance de apresentar complicações e de se tornar um adulto com obesidade.

Segundo a Organização Mundial da Saúde (OMS), estima-se um número de 300 milhões de adultos e 22 milhões de crianças com obesidade, taxas que têm apresentado significativo aumento, o que certamente culminará em adultos com obesidade ou obesidade grave. Uma coorte norte-americana do *US National Longitudinal Study of Adolescent Health* com adolescentes acompanhados até a idade adulta verificou que a obesidade na adolescência foi significativamente associada a aumento do risco de obesidade grave na idade adulta.

Um trabalho realizado com adolescentes de 10 a 15 anos na cidade de São Paulo observou 23% de excesso de peso em alunos de escolas públicas e 33% nos de escolas particulares, dos quais 8,21% e 7,83% das meninas e 9,91% e 17,84% dos meninos, respectivamente, estavam com obesidade.

Mesmo em trabalhos isolados que constataram uma pequena diminuição da obesidade infantil, como no estudo divulgado pelo Center for Disease Control and Prevention (CDC), em 2012, ainda se verifica uma alta taxa de obesidade, inclusive de obesidade grave, caracterizada por valores superiores ao escore Z +3 de índice de massa corporal (IMC) para idade.

Dados da Pesquisa de Orçamento Familiar (POF) indicam que o excesso de peso também representa um importante problema para a população brasileira. Em relação aos adolescentes, 21,7% dos garotos estavam em sobrepeso e 5,9% em obesidade, e 19,4% das garotas em sobrepeso e 4% em obesidade, aumentando em 6 vezes para meninos e três para meninas em um período de 34 anos, e oscilando entre 16 e 18% no Norte e no Nordeste e entre 20 e 27% no Sudeste, no Sul e no Centro-Oeste. Tanto no sexo masculino quanto no feminino, maior frequência foi observada nas áreas urbanas, especialmente no Norte e no Nordeste. A obesidade, verificada em um quarto dos casos de excesso de peso nos dois sexos, apresentou distribuição geográfica semelhante. Contudo, definir obesidade na infância e na adolescência não constitui uma tarefa tão simples, pois devem ser consideradas as taxas de crescimento, a variação do gênero e a variação da composição corporal nos diferentes estágios de maturação sexual.

Obesidade e riscos à saúde

Durante a infância e a adolescência, a deposição mineral óssea resulta em aumentos específicos da maturação em dimensões corticais e densidade trabecular. A massa óssea alcançada durante o crescimento compreende um determinante crítico do risco de osteoporose na idade adulta. Os indivíduos com obesidade tendem a ser mais altos do que a média na infância, embora tenham demonstrado durante a puberdade um menor pico de crescimento em comparação com indivíduos magros.

Certamente, a obesidade pode culminar em problemas respiratórios, afetando o tórax e o diafragma, e determinando alterações na função respiratória mesmo quando os pulmões estão normais, pelo aumento do esforço respiratório e pelo comprometimento do sistema de transporte dos gases, além de hipotonia dos músculos do abdômen, comprometendo, assim, a função respiratória dependente da ação diafragmática, o que resulta em redução da força e da capacidade de *endurance* dos músculos respiratórios.

As anormalidades mais comuns da função respiratória associadas à obesidade compreendem diminuição do volume de reserva expiratório (VRE) e da capacidade residual funcional (CRF), com propensão a desenvolver patologias pulmonares, na maior parte restritivas, com hipoventilação crônica e redução da capacidade aeróbica. Essas patologias se refletem em uma reduzida tolerância ao esforço, em razão das condições cardiopulmonares, ocorrendo facilmente dispneia. Alterações dessa natureza podem contribuir para o surgimento de dispneia, sintoma descrito como o mais prevalente em pessoas com obesidade. Alguns podem desenvolver ainda a síndrome da hipoventilação alveolar, além de haver risco aumentado para apneia obstrutiva do sono – condições que, na maior parte das vezes, estão associadas, cenário no qual o desenvolvimento de insuficiência respiratória e de *cor pulmonale* torna-se frequente. Asma e refluxo gastroesofágico também foram descritos como manifestações mais comuns em indivíduos com obesidade.

A hipertensão induzida pela obesidade provavelmente se deve a uma sobreposição ou à combinação dos seguintes fatores fisiopatológicos: distúrbios da função autonômica, resistência à insulina e anormalidades na estrutura e na função vascular. A ligação entre obesidade e hipertensão pode ser em parte mediada pela hiperatividade do sistema nervoso simpático (SNS), que pode incluir manifestações cardiovasculares (p. ex., aumento da frequência cardíaca e da pressão arterial), manifestações neuro-humorais (p. ex., aumento dos níveis de catecolaminas plasmáticas) e manifestações neurais (p. ex., aumento do tráfego do nervo simpático periférico, consistente com a hipótese de hiperatividade do SNS). Burke et al., em 1987, demonstraram no *Bogalusa Heart Study* que as crianças e os jovens adultos que morreram, principalmente de trauma, apresentaram forte associação entre IMC, pressão arterial sistólica e diastólica, além da ocorrência de estrias de gordura e placas fibrosas na aorta e nas artérias coronárias, e alterações do miocárdio nas necropsias.

A resistência à insulina, uma das consequências potenciais do excesso de peso, tem sido implicada na patogênese da hipertensão relacionada com a obesidade em crianças. A literatura já documentou amplamente a existência de associações positivas entre a insulina de jejum e os níveis de pressão arterial de repouso em crianças e adultos jovens com obesidade. Nos últimos 10 anos, houve um aumento na ocorrência do diabetes *mellitus* tipo 2 (DM2) em crianças e adolescentes, tendo sido considerado frequentemente assintomático em seus estágios iniciais, o que dificulta o diagnóstico. Alguns pacientes são identificados quando do encontro de glicosúria em testes de rotina para esportes, escola ou exames para ingresso no mercado de trabalho. É bem conhecido que os indivíduos com obesidade podem desenvolver diferentes graus de resistência à insulina, mas nem todos são capazes de desenvolver intolerância à glicose. Os fatores que tornam alguns indivíduos mais propensos a evoluir para o DM2 não são bem compreendidos atualmente, mas, no futuro, os marcadores genéticos poderão ajudar a identificar os filhos de pais com diabetes, situação que compreende o maior risco de desenvolver diabetes.

O início precoce dessa enfermidade sugere que os pacientes estarão em risco para o desenvolvimento de doenças cardiovasculares em uma idade jovem. De acordo com a tendência secular, que propicia cada vez mais o aumento da prevalência e da gravidade da obesidade na infância e na adolescência, provavelmente essa condição também aumentará na faixa etária pediátrica.

Cenário atual no contexto do excesso de peso

A obesidade tem crescido de maneira desordenada, constituindo uma epidemia real, descrita como "globesidade", o que representa um grave problema de saúde pública atual.

Enquanto a obesidade é uma realidade para 18,9% dos brasileiros, o sobrepeso já atinge mais da metade da população (54%), segundo dados da Pesquisa de Vigilância de Fatores de Risco e Proteção de Doenças Crônicas por Inquérito Telefônico (Vigitel), divulgados pelo Ministério da Saúde.

Entre os jovens, a obesidade aumentou 110% entre 2007 e 2017, índice que foi quase o dobro da média nas demais faixas etárias (60%). O crescimento foi menor nas faixas de 45 a 54 anos (45%), 55 a 64 anos (26%) e acima de 65 anos (26%). No mesmo período, o sobrepeso foi ampliado em 26,8%, um movimento também maior entre os mais jovens (56%), seguidos pelas faixas de 25 a 34 anos (33%), 35 a 44 anos (25%) e 65 anos ou mais (14%).

Um estudo de análise sistemática em nível global mostrou que a prevalência de excesso de peso em crianças e adolescentes nos países em desenvolvimento é de 12,9% em meninos e 13,4% em meninas. Nos países desenvolvidos, esses valores são ainda maiores: 23,8% dos meninos e 22,6% das meninas apresentam sobrepeso ou obesidade.

De acordo com o Departamento de Vigilância de Doença e Agravos Não Transmissíveis e Promoção da Saúde (DANTPS) do Ministério da Saúde, embora o ritmo de crescimento da ocorrência de obesidade tenha se estabilizado desde 2015, ainda representa um índice preocupante, tendo sido identificado como fator central desse processo a mudança na realidade das mesas dos brasileiros.

Na Pesquisa Nacional de Saúde do Escolar (Pense), realizada com escolares das capitais brasileiras, encontrou-se, na faixa etária de 11 a 19 anos, maior prevalência de excesso de peso entre os meninos (24%), em comparação com as meninas (22,1%).

Resultados semelhantes foram encontrados em um estudo longitudinal com crianças e adolescentes norte-americanos, no qual a prevalência de obesidade foi de 23,5% entre os meninos e de 17,8% entre as meninas que frequentavam a 8ª série e apresentavam média de idade de 14,1 anos.

Um dos aspectos capazes de explicar a maior frequência de excesso de peso entre os meninos é o maior monitoramento das meninas adolescentes com a imagem corporal e, consequentemente, com o peso. Dessa forma, apesar de ambos os sexos estarem submetidos aos mesmos fatores de risco ambientais, os meninos apresentam maior tendência ao sobrepeso e à obesidade. Um estudo longitudinal conduzido com britânicos nascidos em 1958 mostrou uma transmissão intergeracional da adiposidade. Nessa coorte de nascimento, verificou-se uma associação entre IMC elevados dos pais e filhos em três gerações. A grande associação entre excesso de peso dos adolescentes e sobrepeso ou obesidade nos pais, quando comparados com filhos de pais eutróficos, pode ser explicada, ao menos em parte, por aspectos comportamentais.

É importante enfatizar que as famílias com comportamentos transformacionais apresentam ingestão alimentar saudável e maiores níveis de atividade física entre adolescentes, o que parece estar diretamente relacionado com a prática de atividade física pelos pais, como verificado em um estudo com adolescentes de 14 a 19 anos no Brasil, que indicou que o sedentarismo dos pais pode compreender um dos fatores determinantes da situação de excesso de peso intrafamiliar.

As práticas alimentares dos genitores também estão relacionadas com o estado nutricional dos filhos – por exemplo, o consumo de frutas e vegetais pelos pais está ligado a menor peso dos filhos adolescentes, indicando que uma das estratégias para diminuir a prevalência de excesso de peso nos indivíduos dessa faixa etária consistiria na reeducação alimentar de pais e filhos. O aspecto genético tem forte impacto na modulação do estado nutricional de pais e filhos, porém é necessária maior elucidação dos mecanismos envolvidos. Um estudo realizado no Japão encontrou evidências que sugerem uma transmissão paterna da obesidade induzida por dieta rica em gordura, que pode se dar pela impressão genômica e está relacionada com a expressão dos genes *Peg3* e *Igf238*.

Principais fatores de risco para obesidade

Segundo alguns estudos, os principais fatores de risco para a obesidade estão associados às condições familiares e ambientais, destacando-se o peso materno pré-gestacional, o ganho de peso gestacional, o fumo durante a gestação, o desmame precoce e a introdução inadequada de alimentos complementares, além de emprego de fórmulas lácteas incorretamente preparadas, não realização do café da manhã, horas em frente à televisão, consumo de bebidas adoçadas, sedentarismo, frequência de idas a restaurantes, baixo nível educacional materno e baixo nível socioeconômico. Por sua vez, estudos nacionais realizados em Santos, Feira de Santana e Salvador revelaram um aumento de obesidade em crianças de escolas particulares, com melhor nível socioeconômico, mostrando a complexidade da doença e, como consequência, a dificuldade de tratamento.

O Estudo Latino-Americano de Nutrição e Saúde (ELANS), multicêntrico de base populacional, avaliou o consumo de açúcar total e adicional nos países latino-americanos (Argentina, Brasil, Chile, Colômbia, Costa Rica, Equador, Peru e Venezuela) e levou em consideração o nível sociodemográfico de uma amostra de 9.218 indivíduos (de 15 a 65 anos) que vivem em áreas urbanas. O estudo mostrou que há um alto consumo desses açúcares em relação às orientações adequadas da OMS, cenário em que as mulheres e os jovens tiveram maiores porcentagens de consumo total de energia proveniente do açúcar adicionado.

De acordo com alguns estudos, a amamentação ao seio está associada a uma redução na incidência de sobrepeso e obesidade na infância. Há menor probabilidade de os bebês amamentados exclusivamente ao seio por 3 a 5 meses apresentarem obesidade quando entram na escola. Outra importante publicação revelou uma relação inversa entre a duração da amamentação e o risco de apresentar excesso de peso – a chance de apresentar excesso de peso declinou de 0,81 após 3 meses de amamentação ao seio para 0,76 após 6 meses e para 0,67 após 9 meses, período após o qual ocorre um platô.

Para crianças pré-escolares, a chance de desenvolverem obesidade está relacionada 2,43 vezes com o fato de os pais apresentarem obesidade, 2,22 vezes se a mãe apresentar baixo nível educacional, 2,68 vezes se houver restrição alimentar e 1,56 vez se a criança assistir a mais de 2 horas de televisão por dia.

Outro estudo apontou uma relação interessante que possibilita aos pediatras ter um parâmetro capaz de identificar qual é a criança ou mesmo quando ela pode estar em risco para a obesidade futura. Assim, por meio de uma amostra de 1.042 crianças, obtida de estudo longitudinal de 10 localidades dos EUA, os pesquisadores verificaram a chance de crianças pré-escolares e as de ensino fundamental apresentarem obesidade aos 12 anos, de acordo com o IMC encontrado. Assim, pode-se verificar que:

- Crianças de 24, 36 ou 56 meses que apresentarem sobrepeso têm 5 vezes mais chance que as da mesma idade com o IMC inferior ao percentil 85 (P85)
- Crianças de 7, 9 ou 11 anos com excesso de peso também terão mais chance

- Sessenta por cento das crianças que apresentaram excesso de peso no período pré-escolar e 80% das crianças com excesso de peso em algum período do ensino fundamental também apresentaram essa relação positiva
- Duas em cada cinco crianças que apresentavam o IMC maior que o percentil 50 aos 3 anos e aquelas que tinham variações precoces do IMC, mesmo que não atingissem o P85, tinham excesso de peso posteriormente
- Crianças com 9 anos ou idade inferior, cujo IMC estava entre os percentis 75 e 85, tinham aproximadamente 40 a 50% de chance de apresentar excesso de peso
- Crianças com 54 meses, cujo IMC estava entre os percentis 50 e 75, apresentavam 4 vezes mais probabilidade de ter excesso de peso do que seus pares que estavam abaixo do P50, e aquelas cujo valor de IMC se encontrava entre os percentis 75 e 85 tinham 6 vezes mais chance de estarem acima do peso aos 12 anos. Esse trabalho fornece dados interessantes, indicando idades específicas em que já devem ser realizadas medidas preventivas em relação à obesidade e auxiliando os profissionais da saúde no atendimento primário à criança.

Na verdade, as maiores ferramentas na prevenção e tratamento da obesidade compreendem os cuidados profissionais em relação à saúde primária. Embora orientações preventivas no cuidado pediátrico possam ter um efeito benéfico sobre o ganho de peso, menos da metade das orientações recomendadas são fornecidas. Estudos demonstraram que apenas 19% dos médicos tinham consciência sobre as recomendações sobre obesidade e somente 3% realizavam todas as recomendações.

Em relação à herança genética, uma pesquisa recente que analisou a provável relação da obesidade em crianças e adolescentes de 5 a 19 anos com o estado nutricional de seus pais e avós verificou que, nas crianças com pais e avós com peso normal, a prevalência de excesso de peso foi de 7,9% e, naquelas cujos pais apresentavam sobrepeso e os avós peso normal, a prevalência foi de 17,9%. No entanto, quando os pais tinham obesidade e os avós estavam com seus pesos corporais dentro da normalidade, a prevalência passou para 31,9%. Outro importante fato observado foi que, quando os pais eram eutróficos e os avós apresentavam obesidade, a prevalência de a criança apresentar excesso de peso foi de 17,4%. Esse estudo demonstra a importância de considerar o estado nutricional dos avós no atendimento dessa população, especialmente quando o peso dos pais é normal.

No entanto, deve-se ressaltar também que os pais têm um papel central no desenvolvimento das preferências alimentares e sobre a ingestão energética de seus filhos, indicando que certas práticas alimentares, como controle excessivo sobre o quê e quanto a criança come, podem contribuir para o excesso de peso infantil. Boere-Boonekamp et al., em 2008, verificaram que os pais de crianças de 0 a 4 anos com alto risco para o desenvolvimento da obesidade apresentavam comportamentos característicos de um estilo de vida não saudável – aproximadamente uma em cada sete famílias não realizava o café da manhã, 43% consideravam produtos lácteos adoçados substitutos apropriados para o leite e 39% das crianças tinham sempre refrigerantes à sua disposição. Um quinto dos pais relatou não ter tempo para sair com seus filhos e aproximadamente uma em cada 10 crianças tinha um aparelho de televisão no quarto, promovendo alterações do sono.

De modo geral, como as mães estão mais presentes em diversas situações familiares, elas são de particular interesse para o estudo do comportamento alimentar das crianças, contexto em que se têm colocado dois aspectos: a restrição e a pressão. A primeira envolve o controle ao acesso da criança a *junk foods* e a quantidade total de alimentos que ela ingere. Já a pressão refere-se ao fato de a criança ter de comer alimentos saudáveis (em geral, frutas e vegetais) e aumentar a ingestão de alimentos de maneira geral. Assim, os pais podem criar ambientes capazes de favorecer o desenvolvimento de comportamentos e pesos saudáveis, ou promover excesso de peso e aspectos de distúrbio alimentar.

Claramente, existe certa tendência de as crianças gostarem principalmente de alimentos de alta densidade energética; entretanto, desde o nascimento, as predisposições genéticas são modificadas pelas experiências, contexto no qual, durante os primeiros anos, os pais têm um papel particularmente importante. O estilo dos pais constitui um fator crítico no desenvolvimento das preferências alimentares. Há maior probabilidade de as crianças comerem em ambientes que se apresentam emocionalmente positivos. Irmãos, pares e pais podem atuar como modelos para encorajar a provar alimentos novos, pois a repetida exposição consegue quebrar a resistência. Restringir o acesso a determinados alimentos aumenta a preferência da criança e forçá-la a comer determinado alimento diminuirá o interesse por ele.

Uma publicação recente apresentou uma proposta de intervenção no estilo de vida de pré-escolares sobre os parâmetros fisiológicos e psicológicos no período de 1 ano, na qual se incluíram crianças, seus pais e professores que receberam treinamento quanto à prática de atividade física e nutrição adequada por fisiologistas do exercício e nutricionistas. A intervenção consiste em lições sobre atividade física e sua promoção como atividade extracurricular, lições sobre nutrição, uso da mídia e sono, tarefas divertidas e materiais informativos para os pais e professores. Também são realizadas medidas antropométricas, de composição corporal, de capacidade aeróbica, habilidades motoras, duração do sono, comportamento e consumo alimentar, qualidade de vida, teste de atenção e memória. Os resultados desse trabalho foram publicados em 2010, compreendendo um dos estudos mais abrangentes sobre a maneira ideal e considerada mais efetiva de prevenção dessa epidemia, esperando-se que os resultados sejam bem promissores e que passem a servir de exemplo para implementação em diversos países.

O fato de apresentar obesidade em qualquer período da vida (lactente, pré-escolar, escolar) aumenta o risco de o adolescente apresentar excesso de peso em 3,63, 17,79 e 6,87 vezes, respectivamente. Vale ressaltar que todas as fases da infância são importantes para o estudo da obesidade, embora a adolescência represente um período crítico para o desenvolvimento do excesso de peso, já que, nessa etapa do crescimento, o indivíduo apresenta grande modificação da sua composição corporal, adquirindo aproximadamente 25% da sua estatura final e 50% da sua massa corporal, transformações que têm efeito no comportamento alimentar do adolescente, que tende a viver o momento atual sem se preocupar com as consequências de seus hábitos alimentares, muitas vezes prejudiciais. Cada vez mais, esses jovens vêm participando de uma vida social, tornando-se independentes quanto aos horários e locais de realização de suas refeições e, com frequência, comendo rápido e fora de casa, não fazendo o desjejum, pulando algumas refeições e substituindo-as por lanches calóricos, consumindo maior volume de alimentos industrializados e permanecendo por mais tempo sedentários, diante de computadores e televisão, o que altera a qualidade do sono.

Distúrbios do sono e associação com obesidade e comorbidades

É importante considerar os distúrbios do sono no contexto da obesidade. O IDEFICS (*Identification and prevention of Dietary- and lifestyle-induced health EFfects In Children and infantS*), um estudo realizado na Europa com os objetivos centrais de desenvolver, implementar e avaliar um programa de intervenção orientado para a comunidade com base em cenários de crianças de 2 a 9,9 anos em oito países europeus, considerado um projeto motivacional, ressaltou a importância do sono como parte de qualquer recomendação relacionada com a saúde.

Em grande parte, os distúrbios do sono se caracterizam por despertares noturnos recorrentes definidos por eventos específicos, ou seja, microexcitações ou marcadores comportamentais. Os despertares noturnos causam alterações fisiológicas abruptas que aumentam acentuadamente a atividade suprarrenal da hipófise simpática e hipotalâmica, como aumento da respiração, da frequência cardíaca, da pressão arterial e do cortisol.

Na apneia do sono, a respiração é repetidamente interrompida, resultando em despertares frequentes e microexcitação, que, por sua vez, afetam a qualidade do sono. Curiosamente, esses sistemas são postulados para contribuir com um aumento do depósito de gordura, particularmente nas regiões abdominais em adultos e jovens. Essas consequências clínicas resultam da ativação de diferentes caminhos biológicos, como a desregulação do controle cardiovascular autônomo, uma resposta inflamatória e imune alterada e uma desregulamentação do sistema leptina-ghrelina e sensibilidade à insulina.

Os despertares noturnos recorrentes reduzem consideravelmente a qualidade do sono, aumentam a sonolência diurna e alteram a arquitetura do sono, reduzindo o sono restaurador NREM e o sono REM. Tal redução no sono NREM leva à diminuição na secreção do hormônio do crescimento, na sensibilidade à insulina e na eficácia da glicose, bem como ao aumento nas concentrações dos níveis de cortisol e colesterol matinais.

Além disso, a fragmentação do sono é capaz de modificar a capacidade dos hormônios reguladores do apetite de sinalizar com precisão a ingestão e a despesa de energia apropriada, promovendo o aumento do consumo de alimentos, particularmente os não saudáveis, isto é, alimentos com carboidratos e facilitadores de ganho de peso corporal.

Assim, as respostas fisiopatológicas relacionadas com o sono fragmentado superficial podem promover uma resposta ao estresse noturno dentro dos sistemas nervoso e endócrino, acelerando a progressão da obesidade.

As alterações no padrão do sono podem causar desregulação dos hormônios leptina (um hormônio secretado pelos adipócitos que contribui para a saciedade) e ghrelina (hormônio secretado pelo estômago para estimular a fome), resultando em um aumento na energia ingerida, influenciando o apetite, a saciedade, a ingestão alimentar e o balanço energético. Em outro estudo, a restrição do sono promoveu maior ativação neuronal em resposta a estímulos alimentares, particularmente nas áreas associadas à recompensa. Tais achados sugerem que o sono curto aumenta a motivação para buscar comida para recompensa.

A perda do sono pode produzir alterações na atividade do eixo hipotálamo-hipófise-suprarrenal, que desempenha um papel importante ligando o estresse e as doenças cardiovasculares. Vários fatores comportamentais também podem desempenhar um papel na relação entre a duração do sono e a doença cardiometabólica. Por exemplo, a duração do sono pode estar relacionada com padrões alimentares não saudáveis, diminuição da atividade física e outros fatores de risco à saúde.

Um estudo de revisão sistemática e metanálise de estudos de intervenção sugere que a privação de sono pode levar a um balanço energético positivo líquido de 385 kcal por dia em virtude de um aumento significativo na energia ingerida total de 24 horas e nenhum efeito no gasto energético total de 24 horas. O balanço energético positivo percebido pode, portanto, contribuir para a ocorrência de ganho de peso corporal naqueles com duração curta do sono. No entanto, os resultados são principalmente baseados em estudos com horários de sono altamente restritivos conduzidos em condições laboratoriais controladas durante um curto período (1 dia a 2 semanas). Desconhece-se se o balanço energético positivo líquido observado é evidente durante um período prolongado de privação de sono menos restritiva que reflita os efeitos da dívida crônica do sono. Uma revisão sistemática que estudou o impacto da duração do sono na adiposidade e nos componentes do balanço energético concluiu que a privação do sono parece aumentar a ingestão de alimentos.

Modernidade e obesidade

Acredita-se que a modernidade tecnológica, o sedentarismo, a alimentação inadequada, o estresse e as condições genéticas associadas constituam os fatores que mais contribuem para o agravamento do problema de excesso de peso na sociedade. A falta de políticas públicas e de ações efetivas na área da saúde, tanto para a prevenção quanto para o tratamento da obesidade, agrava a incidência do problema, afetando um número cada vez maior de pessoas, pois, embora represente uma das manifestações mais visíveis atuais, trata-se ainda do mais negligenciável problema de saúde pública.

Em relação ao uso de dispositivo móvel, um estudo de revisão no período de 2002 a 2010 com adolescentes na Alemanha identificou que o sedentarismo está relacionado com menos horas diante da televisão, porém houve maior associação ao uso de computadores e celulares.

Atualmente, a utilização dos aplicativos móveis tem sido uma forma atraente de promover a mudança de comportamento em relação ao estilo de vida de crianças e adolescentes, já que esses instrumentos possibilitam o acesso a informações relativas à saúde e à atividade física em forma de jogos, tornando-as mais atrativas a esse público.

Mesmo que a maioria das crianças não tenha seu próprio *smartphone*, 57% dos pais usam esses aplicativos sofisticados, estimulando esse hábito em seus filhos. O acesso à telefonia móvel, independentemente da classe social, está crescendo, o que pode ser visto em um estudo com adolescentes de 12 a 17 anos, em que todos tinham um *smartphone*.

Em uma pesquisa sobre o uso de aparelhos celulares entre jovens em uma escola estadual de Florianópolis, constatou-se que a lei estadual que o proíbe não era cumprida, e que havia casos em que os alunos deixavam a sala para atender chamadas, atender em sala de aula aos sussurros ou mesmo se comunicar durante a realização de provas por meio de seus celulares. Segundo os autores, tais "dispositivos" tecnológicos tiram o foco do aluno da atividade escolar, cuja construção da identidade e da necessidade de consumo leva a transgressões às regras.

Os telefones celulares têm se tornado centrais na construção da identidade dos jovens, os quais são rápidos ao se apropriar das tecnologias móveis, pois costumam usá-las com intensidade para qualquer propósito. Como resultado, trata-se do maior grupo social que está interligado por comunicações sem fio, o que demonstra o potencial do uso dessa tecnologia. Ao mesmo tempo, a tecnologia aumenta a autonomia desses jovens, o que pode enfraquecer a relação de dependência entre eles e as instituições sociais tradicionais, especialmente a família e a escola.

Portanto, cabe aos profissionais da saúde se atentar em relação à idade de início da obesidade e dos fatores capazes de contribuir para esse cenário, reduzindo, assim, os danos a curto e longo prazos – o resultado do tratamento será positivo quando houver adesão, demandando um esforço extra da equipe multiprofissional para a manutenção da motivação tanto do paciente quanto da família.

Obesidade na adolescência: factível ou utopia?

Sabe-se que a obesidade representa uma doença complexa, em que os fatores genéticos, metabólicos, ambientais e comportamentais se inter-relacionam e se confundem, dificultando a definição de um padrão causal, um dos motivos possíveis pelos quais a sua prevalência vem aumentando de maneira expressiva, tanto em crianças e adolescentes quanto em adultos.

A questão da obesidade na infância e adolescência é muito importante, pois esses são os períodos da vida em que de fato se deve incentivar o controle dessa epidemia, relacionando os principais fatores de risco, de modo que tanto os profissionais da saúde quanto pais e professores possam se atentar à questão, além de estarem inseridos em resultados de estudos nos quais se propõem fatores de grande associação com obesidade futura, visto seu principal objetivo ser a prevenção da obesidade, cujo tratamento, uma vez instalada, tem se mostrado bastante difícil.

Entre os tratamentos para a obesidade, o clínico é fundamental, uma vez que tem como objetivos mudar o estilo de vida do indivíduo com obesidade, melhorar os seus hábitos alimentares e estimular a prática de atividade física. Não existem evidências que indiquem a composição mais adequada da dieta, no âmbito de promover maior perda de peso; porém, uma alimentação equilibrada promove mais saúde e bem-estar do que dietas altamente restritivas em algum tipo de nutriente. Revisões sistemáticas têm mostrado que as abordagens tradicionais para o excesso de peso, em especial os tratamentos clínico e farmacológico, têm obtido pouco êxito no controle da doença.

Por sua vez, intervenções multicomponentes a longo prazo em geral promovem a perda de peso em adultos com excesso de peso ou obesidade, apesar de se tratar de alterações pequenas e de a recuperação do peso ser comum.

São extensos os estudos na literatura que mostram a importância e os benefícios do aumento da atividade física e da diminuição do sedentarismo com uma dieta equilibrada para redução e prevenção do excesso de peso.

Nesse contexto, destaca-se o IDEFICS, aplicado em oito países europeus (Bélgica, Chipre, Estônia, Alemanha, Hungria, Itália, Espanha e Suécia), em que se realizou um inquérito de base (T0), que permitiu aos investigadores avaliar e descrever o *status quo* da saúde e dos hábitos alimentares e de estilo de vida das crianças na Europa, levando em consideração aspectos regionais, sociais, biológicos e de gênero. Após essa fase, o programa de prevenção primária foi implementado apenas nas regiões de intervenção selecionadas, em que se ofereceram atividades de promoção e prevenção da saúde em creches e escolas. Os efeitos a curto prazo da intervenção foram avaliados durante o segundo inquérito (T1) 2 anos depois, repetindo-se os mesmos exames em crianças de ambas as áreas – controle e intervenção – para comparação entre as duas regiões. Um questionário enviado por correio foi preenchido pelos pais no T2 para avaliar a sustentabilidade da intervenção.

A intervenção foi projetada para abordar os principais comportamentos relacionados à obesidade (dieta, atividade física e estresse) em quatro níveis: individual (crianças), família (pais), escolas e comunidade. Seis mensagens relacionadas com esses comportamentos foram entregues por meio de 10 módulos segmentados em todos os níveis (comunitário, escolar, familiar e individual), considerando dieta, substituição de bebidas adoçadas por água, aumento do consumo de frutas e vegetais, aumento da prática de atividade física, melhora da qualidade do sono etc.

Antes da implementação da intervenção do IDEFICS e tendo em mente recomendações internacionais, o IDEFICS analisou detalhadamente a adesão das crianças aos principais comportamentos relacionados com a obesidade infantil medidos inicialmente (T0), como água potável e bebida adoçada, consumo de frutas e verduras, tempo diário de televisão, atividade física, tempo com a família e duração adequada do sono, comparados às medidas realizadas após 2 anos (T1), para avaliar os efeitos da intervenção IDEFICS. Os principais resultados observados foram:

- Melhora do consumo diário de água, frutas e legumes:
  - Recomendação: enfatizar e promover a redução do consumo de bebidas açucaradas, especialmente de leite adoçado, em futuras recomendações e intervenções. A água pura deve ser promovida como a principal fonte de líquido para as crianças. É preciso promover o consumo de alimentos vegetais, uma vez que este é baixo e representa o principal contribuinte para uma dieta bem equilibrada
  - As famílias nas comunidades de intervenção relataram propensão ao consumo de açúcar significativamente menor, além de maior propensão à ingestão de água em comparação às famílias nas comunidades de controle
- Melhora da atividade física diária:
  - Recomendação: o aumento da atividade física moderada à vigorosa (AFMV) deve ter um lugar e um papel de destaque em qualquer recomendação relacionada à saúde (1 hora/dia)
- Redução do tempo de tela:
  - O IDEFICS reforça que se reduza o tempo de tela e que a promoção do sono suficiente deve fazer parte de qualquer recomendação relacionada com a saúde. No caso de crianças sem televisão no quarto, o tempo de sono é maior.

A American Academy of Pediatrics recomendou limitar a 1 a 2 horas o tempo de televisão por dia na tentativa de estimular as crianças a escolher outro tipo de passatempo, promovendo mais atividade física e maior controle de peso. É importante destacar que as atividades devem ser divertidas e adequadas ao estilo de vida da criança e da família, independentemente do benefício à saúde. Atividades como pular amarelinha, passear com o cachorro, pular corda, cuidar do jardim, dançar, andar de bicicleta e de *skate* podem ser mais facilmente incorporadas à rotina de vida de crianças e adolescentes.

Em um estudo com crianças paquistanesas com obesidade, verificou-se que 47% não praticavam atividade física e 80% tinham um alto consumo de *junk food* (definido como qualquer salgadinho rico em calorias de baixo valor nutricional), verificado tanto em classes baixas quanto altas, significando que todas as crianças estão em risco de apresentar excesso de gordura corporal promovido por esse tipo de alimento. Vale destacar que mais da metade dos pais dessas crianças pensava que os filhos estavam se alimentando corretamente, o que mostra a necessidade de educar os pais, bem como as crianças e adolescentes sobre os conceitos básicos de nutrição quanto a uma dieta equilibrada.

Em um estudo, Prado et al., em 2009, ofereceram um tratamento multidisciplinar de longo prazo a 728 adolescentes com obesidade internados, com média de idade de 15 anos, contemplando modificação no estilo de vida, restrição alimentar moderada, prática de atividade física regular, apoio psicológico, clínico e educacional e verificaram redução da massa corporal, da massa gorda e do IMC ($9,19 \pm 3,88$ e $7,72 \pm 3,99$ para meninos e meninas, respectivamente).

Entretanto, enfatizar a intervenção apenas na orientação de indivíduos sobre mudança de hábitos alimentares e estilo de vida tem sido insuficiente, pois muitas vezes a família negligencia a doença na expectativa de uma solução espontânea, exigindo que toda a família participe dessas mudanças, pois, assim, tanto a perda de peso quanto a sua manutenção serão maiores.

Em um estudo retrospectivo com 156 adolescentes atendidos no ambulatório de obesidade em um centro especializado em atendimento ao adolescente na cidade de São Paulo, verificou-se que a média de redução do IMC foi de $0,66$ kg/m^2 nos meninos e de $1,29$ kg/m^2 nas meninas, e o índice de gravidade da obesidade apresentou redução, chegando a valores de normalidade em 1,6% dos meninos e 2,2% das meninas. Os pacientes que apresentaram os melhores resultados foram aqueles que compareceram ao maior número de consultas, revelando maior adesão ao tratamento, com variação de IMC da ordem de $-15,12\%$ no sexo masculino e $-10,91\%$ no sexo feminino, valores que podem estar associados à formação de vínculo entre o paciente e o profissional, constituindo um caminho promissor na busca da adesão ao tratamento e acompanhamento do sobrepeso/obesidade.

Sem dúvida, o estabelecimento da relação de confiança entre usuários e profissionais da saúde representa um ponto importante, pois se trata de um processo construído no dia a dia, por meio das rotinas, das relações pessoais e das interações dos profissionais envolvidos no cuidado à saúde. A satisfação com o nível do atendimento e com a atitude do profissional tem sido relatada como fator que influencia a adesão do paciente ao tratamento, que pode ser estabelecida principalmente se o paciente encontrar o mesmo profissional em cada visita.

Epstein et al., em 2001, também observaram que, quando pais com obesidade aumentaram o consumo de frutas e vegetais, houve uma modificação do hábito alimentar dos filhos – que não apresentavam obesidade –, o que demonstra, consequentemente, a intervenção como uma ferramenta para a prevenção de obesidade em crianças de risco.

Em um trabalho preventivo realizado na Inglaterra com escolares sadios de 7 a 11 anos, randomizados em grupo-controle e de tratamento, no qual os principais objetivos eram reduzir a ingestão de bebidas carbonadas e acrescentar 1 hora de educação física na escola durante o período de 1 ano, verificou-se aumento de 0,1 no escore Z do IMC no grupo-controle e queda de 0,01 no tratado. Após 3 anos, houve um aumento do sobrepeso em ambos os grupos, com reversão da melhora observada nos primeiros 12 meses. Nos trabalhos com maior duração, observa-se que, mesmo que ocorra perda de peso, os pacientes não deixaram de apresentar obesidade; assim, a literatura ainda se mostra controversa quanto a como considerar positivo o resultado do tratamento da obesidade, independentemente da faixa etária. Acredita-se que, em adultos, a perda de 10% do peso pode acarretar melhora das comorbidades, mas, para crianças e adolescentes, as expectativas devem ser individualizadas. Entretanto, qualquer diminuição no escore Z do IMC deve ser considerada bom resultado terapêutico, até que as metas ideais a atingir não sejam determinadas. Mesmo sabendo das dificuldades de obter bons resultados com a obesidade, os autores defendem a continuidade do atendimento individualizado, aprimorando-o e estimulando a busca de mecanismos para manter o paciente no ambulatório, sem se esquecer da gravidade do problema, salientando a importância do diagnóstico precoce da obesidade, do apoio familiar, da mudança de hábitos alimentares e da realização de atividades físicas saudáveis.

Visto que o tratamento da obesidade não se mostra tão eficaz, o ideal seria realmente a prevenção, para o qual Benjamin et al., em 2008, coletaram dados sobre regulações estaduais existentes nos EUA quanto ao cuidado à criança, fornecidas pelo National Resource Center for Health and Safety in Child Care and Early Education, frequentemente atualizadas e disponíveis no *site* https://nrckids.org/. A partir desses dados, os autores publicaram os oito itens mais frequentemente citados em relação ao cuidado que se deve ter com a criança quanto à nutrição e à atividade física, destacando-se:

- A água deve ser livremente disponibilizada para a criança
- Bebidas adoçadas são limitadas; alguns adotam a ideia de que poderiam ser servidas apenas em ocasiões especiais
- Alimentos de baixo valor nutricional são limitados
- Não forçar a criança a comer
- Não utilizar o alimento como recompensa
- Apoio para amamentação e fornecimento de leite materno
- Limitar o tempo de televisão (33% dos estados apresentam regras quanto ao tempo de televisão nos centros de cuidado à criança e 29% nos cuidados pela família em suas residências – alguns limitam o tempo de televisão entre 1 e 2 horas por dia e outros não permitem que crianças com menos de 2 anos assistam à televisão)
- Atividade física diária: alguns recomendam 20 minutos de atividade moderada e intensa para cada 3 horas que as crianças estiverem nas creches; no entanto, existe outra proposta pelo estado de Massachusetts, em que as crianças devem fazer 60 minutos de atividade física diária, tanto na creche quanto sob os cuidados da família.

Os autores concluíram que a maioria das recomendações estaduais quanto ao cuidado com a criança tem uma preocupação pequena em relação à obesidade, mas que esta revisão pode compreender o primeiro passo em nível político para que outras regulamentações destinadas às creches sejam adotadas, considerando-se a prevenção da obesidade infantil.

August et al., em 2008, propuseram um guia prático para a prevenção e o tratamento da obesidade pediátrica, em que as medidas preventivas consistiriam em:

- Aleitamento materno no mínimo por 6 meses
- Os médicos estimularem e participarem dos esforços para educar crianças e pais sobre a aquisição de hábitos dietéticos e de atividades físicas saudáveis, bem como os sistemas de educação a fornecerem cursos de saúde promovendo hábitos alimentares adequados

- Os médicos promoverem e participarem na educação das comunidades sobre hábitos dietéticos e de atividades físicas saudáveis.

Novamente, o principal objetivo é sempre prevenir a obesidade, pois, uma vez detectada, o seu tratamento torna-se difícil.

Em relação a medidas preventivas, o Centro de Atendimento e Apoio ao Adolescente (CAAA), da Universidade Federal de São Paulo (Unifesp), dispõe do Ambulatório de Adolescência Geral, em que são fornecidas orientações para a aquisição de hábitos alimentares mais saudáveis e o acompanhamento do estado nutricional do adolescente. Quando da identificação de alguma alteração do estado nutricional, o adolescente já recebe todas as orientações necessárias no sentido de evitar o ganho de peso e constituir uma futura obesidade.

Como procurar formas, elaborar programas e mesmo sustentar projetos se não se acreditar na prevenção ou mesmo na melhora do quadro de obesidade?

Apesar das limitações e dificuldades conhecidas, o papel dos profissionais ligados à área é promover, por meio da maior conscientização dos pacientes, de seus pais e da sociedade como um todo, a aquisição de hábitos alimentares mais saudáveis e o equilíbrio entre a ingestão e o consumo energéticos.

Nesse sentido, a publicação de Baranowski et al., de 2009 poderá modificar o modo como muitos pesquisadores vêm trabalhando e talvez auxiliar na busca de um modelo preventivo mais satisfatório. Segundo os autores, os programas de intervenção alcançam mudança comportamental quando da realização de mudanças nas variáveis mediadoras, originadas de teorias ecológicas, sociais e psicológicas, as quais induzirão modificações relativamente estáveis no comportamento. As implicações desse modelo residem no fato de que:

- Os comportamentos associados ao problema de saúde precisam ser bem selecionados
- Os mediadores ecológico, social e psicológico, associados ao comportamento, também precisam ser identificados
- Os programas de intervenção, por consequência, deverão ser desenvolvidos para efetivamente manipularem os mediadores em um nível considerado aceitável.

Assim, o primeiro passo de um programa de intervenção consiste em escolher a população-alvo (p. ex., crianças de 7 a 9 anos) utilizando um canal específico (p. ex., ensino fundamental). Indicadores de adiposidade (p. ex., IMC, circunferência abdominal, relação cintura/estatura, dobras cutâneas) devem ser cuidadosamente selecionados, pois uma medida inadequada, mesmo com um grande número amostral, dificulta a detecção do efeito, podendo levar a conclusões errôneas.

No caso da obesidade, a identificação de um comportamento que precise ser alterado torna-se mais difícil, pois não há nesse caso causas comportamentais claramente identificadas de modo universal. O comportamento de uma relação com o problema de saúde pode existir em certos grupos (p. ex., crianças em idade de ensino fundamental), mas não nos objetivos de intervenção, como é o caso da relação entre bebidas adoçadas e obesidade, consumo de gorduras, sacarose etc., que podem representar simplesmente indicativos de uma dieta de má qualidade, porém não uma relação com a obesidade. Esse tipo de dificuldade também se verifica quanto ao nível de atividade física, principalmente quando a qualidade de medida é autorrelatada.

Em uma revisão da literatura com o objetivo de demonstrar a influência dos hábitos no âmbito familiar e sua relação direta com o desenvolvimento da obesidade na fase infantil, a elevada prevalência da obesidade na infância e suas consequências enfatizam a necessidade de uma abordagem a partir de programas educacionais, com o intuito de ampliar o conhecimento da criança sobre alimentação e saúde, bem como influenciar os pais a desenvolverem hábitos alimentares saudáveis em casa.

Diante do cenário exposto, os autores deste capítulo propõem que pesquisas bem delineadas podem constituir as melhores contribuições para a prevenção da obesidade, e, para isso, devem exigir que os métodos empregados tenham alta reprodutibilidade e validade, além de identificar possíveis fatores transversais confundidos ou moderadores, otimizando o efeito comportamental longitudinal e com medidas de viés comum. Este trabalho propõe como segundo passo que os pesquisadores selecionem as variáveis demográficas, ecológicas, sociais, psicológicas e biológicas que se tornarão as moderadoras para a intervenção, identificando, posteriormente, quais delas serão priorizadas para modificação e quais os procedimentos que devem ser utilizados para maximizar essa ação teórica. Assim, é preciso implementar um estudo-piloto que facilite o processo de avaliação, etapa após a qual os pesquisadores teriam os protocolos e experiência fundamentais para todos os procedimentos de implementação, intervenção e avaliação, quando a eficácia da proposta se tornaria o próximo passo.

Bibliografia

Alia KA, Wilson DK, St. George SM, et al. Effects of parenting style and parent-related weight and diet on adolescent weight status. J Pediatr Psychol. 2013;38(3):321-9.

American Academy of Pediatrics, Committee on Communications. Children, adolescents, and television. Pediatrics. 1995;96:786-87.

Araújo C, Toral N, Silva ACF, et al. Estado nutricional dos adolescentes e sua relação com variáveis sociodemográficas: Pesquisa Nacional de Saúde do Escolar (PENSE), 2009. Cien Saude Colet. 2010;15(2):3077-84.

Arvidsson L, Bogl LH, Eiben G, et al. Fat, sugar and water intakes among families from the IDEFICS intervention and control groups: first observations from I.Family. Obes Rev. 2015;16(Suppl. 2):127-37.

August GP, Caprio S, Fennoy I, et al. Prevention and treatment of pediatric obesity: an Endocrine Society clinical practice guideline based on expert opinion. J Clin Endocrinol Metab. 2008;93:4576-99.

Baker JL, Olsen LW, Sorensen TI A. Childhood body – Mass index and the risk of coronary heart disease in adulthood. N Engl J Med. 2007;352:23.

Baranowski T, Bryan GT, Rassin DK, et al. Ethnicity, infant-feeding practices, and childhood adiposity. J Dev Behav Pediatr. 1990;11:234-9.

Baranowisk T, Cerin E, Baranowisk J. Steps in the design, development and formative evaluation of obesity prevention-related behavior change trials. Inter J Beh Nutr Phys Act. 2009;6:6.

Benjamin SE, Cradock A, Walker EM, et al. Obesity prevention in child care: a review of U.S state regulations. BMC Public Health. 2008,8:188.

Benton D. Role of parents in the determination of the food preferences of children and the development of obesity. Int J Obes Metab Disord. 2004;28(7):858-69.

Berenson GS, Srnivasan SR. Bogalusa Heart Study Group. Cardiovascular risk factors in young with implications for aging: the Bogalusa Heart Study. Neurobiol Aging. 2005;26:303-7.

Boere-Boonekamp MM, L'Hoir MP, Beltman M, et al. Overweight and obesity in preschool children (0-4 years): behavior and views of parents. Ned Tijdscher Geneekd. 2008;152(6):324-30.

Boushey CJ, Kerr DA, Wright JC, et al. Use of technology in children's dietary assessment. Eur J Clin Nutr. 2009;63(Suppl. 1):S50-7.

Brasil. Ministério da Saúde. Cadernos de atenção básica: obesidade. 2006. Disponível em: http://189.28.128.100/nutricao/docs/geral/doc_ obesidade.pdf. Acesso em: 16 mar. 2020.

Bucksch J, Inchley J, Hamrik Z, et al. HBSC Study Group Germany. Trends in television time, non-gaming PC use and moderate-to-vigorous physical activity among German adolescents 2002-2010. BMC Public Health. 2014;14:351.

Burke GL, Voors AW, Shear CL, et al. Cardiovascular risk factors from birth to 7 years of age: the Bogalusa Heart Study. Blood pressure. Pediatrics. 1987;80(5 Pt 2):784-88.

Capers PL, Fobian AD, Kaiser K, et al. A systemic review and meta-analysis of randomized controlled trials of the impact of sleep duration on adiposity and components of energy balance. Obes Rev. 2015;16:771-82.

Cappuccio FP, D'Elia L, Strazzullo P, Miller MA. Quantity and quality of sleep and incidence of type 2 diabetes: a systematic review and meta-analysis. Diabetes Care. 2010;33(2):414-20.

Cheng LA, Mendonça G, Farias Júnior JC. Physical activity in adolescents: analysis of the social influence of parents and friends. J Pediatr. 2014;90(1):35-41.

Cintra IP, Passos MAZ, Fisberg M, Machado HC. Evolution of body mass index in two historical series of adolescents. J Pediatr. 2007; 83:157-62.

Costa R, Cintra IP, Fisberg M. Prevalência de sobrepeso e obesidade em escolares da cidade de Santos, SP. Arq Bras Endocrinol Metab. 2006;50(1):60-7.

Cunningham SA, Kramer MR, Narayan KMV. Incidence of childhood obesity in the United States. N Engl J Med. 2014;370(5):403-11.

Daniels SR, Arnett DK, Eckel RH, et al. Overweight in children and adolescents: pathophysiology, consequences, prevention, and treatment. Circulation. 2005;111(15):1999-2012.

Davis MM, McGonagle K, Schoeni RF, Stafford F. Grandparental and parental obesity influences on childhood overweight: implications for primary care practice. J Am Board Fam Med. 2008; 21(6):549-54.

Dehghan M, Akhtar-Danesh N, Merchant AT. Childhood obesity prevalence and prevention. Nutr J. 2005;4:24-51.

Dello Russo M, Ahrens W, de Henauw S, et al. The impact of adding sugars to milk and fruit on adiposity and diet quality in children: a cross-sectional and longitudinal analysis of the identification and prevention of dietary- and lifestyle-included health effects in children and infants (IDEFICS) study. Nutrients. 2018;10(10):1350.

Dewey KG. Is breastfeeding protective against child obesity? J Hum Lact. 2003;19:9-18.

Dietz WH, Robinson TN. Clinical practice. Overweight children and adolescents. N England J Med. 2005;352:2100-9.

Doak CM, Visscher TLS, Renders CM, Seidell JC. The prevention of overweight and obesity in children and adolescents: a review of interventions and programmes. Obes Rev. 2006;7:111-36.

Elliott MA, Cooperman NM, Jacobson MS. Pediatric obesity prevention and management. Minerva Pediatr. 2004;56:265-76.

Epstein LH, Gordy CC, Raynor HA, et al. Increasing fruit and vegetable intake and decreasing fat and sugar intake in families at risk of childhood obesity. Obes Res. 2001;9:171-8.

Estrada CL, Danielson KK, Drum ML, Lipton RB. Insufficient sleep in young patients with diabetes and their families. Biol Res Nurs. 2012;14:48-54.

Fernandes RL, Franzói S, Bueno FC. Obesidade infantil e alterações respiratórias – Uma revisão da literatura. Rev UNINGÁ. 2011;7(2):104-15.

Fisberg M, Baur L, Chen W, et al.; Latin American Society for Pediatric Gastroenterology, Hepatology, and Nutrition. Obesity in children and adolescents: Working Group Report of the Second World Congress of Pediatric Gastroenterology, Hepatology, Nutrition. J Pediatr Gastroenterol Nutr. 2004;39:S678-87.

Fisberg M. Atualização em obesidade na infância e adolescência. 2. ed. São Paulo: Atheneu; 2005.

Fisberg M, Kovalskys I, Gómez G, et al. Total and added sugar intake: assessment in eight Latin American countries. Nutrients. 2018;10:389.

Flynn MAT, McNeil DA, Maloff B, et al. Reducing obesity and related chronic disease risk in children and youth: a synthesis of evidence with 'best practice' recommendations. Obes Rev. 2006;7(Suppl. 1):7-66.

Gillman MW, Rifas-Shiman SL, Camargo Jr CA, et al. Risk of overweight among adolescents who were breastfeeding as infants. JAMA. 2001;285:2461-7.

Golan M, Crow S. Targeting parents exclusively in the treatment of childhood obesity: long-term results. Obes Res. 2004;12:357-61.

Harder T, Bergmann R, Kallischnigg G, Plagemann A. Duration of breastfeeding and risk of overweight: a meta-analysis. Am J Epidemiol. 2005;162:397-403.

Hawkins SS, Law C. A review of risk factors for overweight in preschool children: a policy perspective. Int J Pediatr Obes. 2006;1(4):195-209.

He Q, Karlberg J. BMI in childhood and its association with height gain, timing of puberty, and final height. Rev Pediatric Research. 2001;49(2):244-51.

Heald EP. Adolescent nutrition. Med Clin North Am. 1975;59:1329-36.

Hediger ML, Overpeck MD, Kuczmarski RJ, Ruan WJ. Association between infant breastfeeding and overweight in young children. JAMA. 2001;285:2453-60.

Huang H, Yan Z, Chen Y, Liu F. A social contagious model of the obesity epidemic. Sci Rep. 2016;6:37961.

Huang TK, Glass TA. Transforming research strategies for understanding and precenting obesity. JAMA. 2008;300(15):1811-3.

Identification and prevention of Dietary- and lifestyle-induced health EFfects In Children and infantS (IDEFICS). Disponível em: http://www.ideficsstudy.eu/home.html. Acesso em: 30 nov. 2018.

Imeri L, Opp MR. How (and why) the immune system makes us sleep. Nat Rev Neurosci. 2009;10(3):199-210.

Instituto Brasileiro de Geografia e Estatística. Pesquisa de Orçamentos Familiares. Antropometria e Estado Nutricional de Crianças, Adolescentes e Adultos no Brasil. Instituto Brasileiro de Geografia e Estatística. 2008-2009. Disponível em: https://biblioteca.ibge.gov.br/visualizacao/livros/liv45419.pdf. Acesso em: 16 mar. 2020.

Irwin MR, Wang M, Ribeiro D, et al. Sleep loss activates cellular inflammatory signaling. Biol Psychiatry. 2008;64(6):538-40.

Janackova S, Sforza E. Neurobiology of sleep fragmentation: cortical and autonomic markers of sleep disorders. Curr Pharm Des. 2008;14:3474-80.

Jiang J, Rosenqvist U, Wang H, et al. Risk factors for overweight in 2- to 6-year-old children in Beijing, China. Int J Pediatr Obes. 2006;1(2):103-8.

Kac G, Velasquez-Melendez G. The nutritional transition and the epidemiology of obesity in Latin America. Cad Saúde Pública. 2003;19(Supl. 1):4-5.

Keiser C, Rosário AS, Mensink GBM, et al. Potential determinants of obesity among children and adolescents in Germany: results from the cross-sectional KiGGS Study. BMC Public Health. 2009;9:46.

Khashayar P, Heshmat R, Qorbani M, et al. Metabolic syndrome and cardiovascular risk factors in a national sample of adolescent population in the Middle East and North Africa: The CASPIAN III Study. Int J Endocrinol. 2013;2013:702095.

Kolagota L, Adams W. Ambulatory management of childhood obesity. Obes Res. 2004;12:275-83.

Kong AP, Wing YK, Choi KC, et al. Associations of sleep duration with obesity and serum lipid profile in children and adolescents. Sleep Med. 2011;12:659-65.

Kosti RI, Panagiotakos DB. The epidemic of obesity in children and adolescents in the world. Cent Eur J Public Health. 2006;14:151-9.

Leão LSCS, Araújo LMB, Moraes LTLP, Assis AM. Prevalência de obesidade em escolares de Salvador, Bahia. Arq Bras Endocrinol Metab. 2003;47(2):151-7.

Lemmens VE, Oenema A, Klepp KI, et al. A systematic review of the evidence regarding efficacy of obesity prevention interventions among adults. Obes Rev. 2008;9(5):446-55.

Lenhart A. Teens, smartphones & texting, in Pew Research Center's Internet & American Life Project. Washington; 2012.

Leonard MB, Shults J, Wilson BA, et al. Obesity during childhood and adolescence augments bone mass and bone dimensions. Am J Clin Nutr. 2004;80:514-23.

Li L, Law C, Lo Conte R, Power C. Intergenerational influences on childhood body mass index: the effect of parental body mass index trajectories. Am J Clin Nutr. 2009;89:551-7.

Lobstein T, Dibb S. Evidence of a possible link between obesogenic food advertising and child overweight. Obes Rev. 2005;6(3):203-8.

Loke, KY. Consequences of childhood and adolescent obesity. Asia Pacific J Clin Nutr. 2002;11(3):S702-S704.

Loveman E, Frampton GK, Shepherd J, et al. The clinical effectiveness and cost-effectiveness of long-term weight management schemes for adults: a systematic review. Health Technol Assess. 2011;15(2):1-182.

Magnus A, Haby MM, Carter R, Swinburn B. The cost-effectiveness of removing television advertising of high-fat and/or high-sugar food and beverages to Australian children. Int J Obes (Lond). 2009;33(10):1094-102.

Matthiessen J, Groth MV, Fagt S, Biltoftjensen A, et al. Prevalence and trends in overweight and obesity among children and adolescents in Denmark. Scand J Public Health. 2008;36:153-60.

Mello ED, Luft VC, Meyer F. Obesidade infantil: como podemos ser eficazes? J Pediatr. 2004;80(3):173-82.

Messiah SE, Arheart KL, Lipshulyz SE, Miller TL. Body mass index, waist circumference, and cardiovascular risk factors in adolescents. J Pediatr. 2008;153:215-21.

Morrison JA, Friedman LA, Wang Ping, Glueck CJ. Metabolic syndrome in childhood predicts adult metabolic syndrome and type 2 diabetes mellitus 25 to 30 years later. J Pediatr. 2008:152:201-6.

Morton KL, Wilson AH, Perlmutter LS, Beauchamp MR. Family leadership styles and adolescent dietary and physical activity behaviors: a cross-sectional study. Int J Behav Nutr Phys Act. 2012;9(1):48.

Nader PR, O'Brien M, Houts R, et al.; National Institute of Child Health and Human Development Early Child Care Research Network. Identifying risk for obesity in early childhood. Pediatrics. 2006;118:594-601.

Neto CQ, Silva, JC, Pinto VC. Uma chamada a cobrar: a escola e o celular em sua difícil convivência. EntreVer. 2012;2(2):56-62.

Ng M, Fleming T, Robinson M, et al. Global, regional, and national prevalence of overweight and obesity in children and adults during 1980-2013: a systematic analysis for the Global Burden of Disease Study 2013. Lancet. 2014;384(9945):766-81.

Ng SF, Lin RC, Laybutt DR, et al. Chronic high-fat diet in fathers programs beta-cell dysfunction in female rat offspring. Nature. 2010;467:963-6.

Niederer I, Kriemler S, Zahner L, et al. Influence of a lifestyle intervention in preschool children on physiological and psychological parameters (Ballabeina): study design of a cluster randomized controlled trial. BMC Public Health. 2009,9:94.

O'Connor K, Shariff I, Huberman H, Ozuah PO. Can anticipatory guidance prevent childhood obesity? Results of a randomized control trial. Proc of Annual Meeting of the Pediatric Academic Societies, Washington, 14-17; 2005 (Abstract 1776).

O'Connor TM, Yang SJ, Nicklas TA. Beverage intake among preschool children and its effect on weight status. Pediatrics. 2006;118(4):1010-8.

Ogden CL, Carroll MD, Curtin LR, et al. Prevalence of overweight and obesity in the United States, 1999-2004. JAMA. 2006;295:1549-55.

Oliveira AMA, Cerqueira EMM, Souza JS, Oliveira AC. Prevalência de sobrepeso e obesidade infantil na cidade de Feira de Santana, BA. Arq Bras Endocrinol Metab. 2003;47(2):144-50.

Oliveira CL, Mello MT, Cintra IP, Fisberg M. Obesidade e síndrome metabólica na infância e adolescência. Rev Nutr. 2004;17(2):237-45.

Ornellas F, Carapeto PV, Mandarim-de-Lacerda CA, Aguila MB. Pais obesos levam a metabolismo alterado e obesidade em seus filhos na idade adulta: revisão de estudos experimentais e humanos. Jornal de Pediatría [en línea]. 2017;93.

Owen CG, Martin RM, Whincup PH, et al. Effect of infant feeding on the risk of obesity across the life course: a quantitative review of published evidence. Pediatrics. 2005;115;1367-77.

Pannain S, Van Cauter E. Sleep loss, obesity and diabetes: prevalence, association and emerging evidence for causation. Obesity Metab. 2008;4:28-41.

Passos MAZ, Cintra IP, Branco LM, et al. Body mass index percentiles in adolescents of the city of São Paulo, Brazil, and their comparison with international parameters. Arq Bras Endocrinol Metab. 2010;54(3).

Power C, Pouliou T, Li L, Cooper R, Hyppönen E. Parental and offspring adiposity associations: insights from the 1958 British birth cohort. Ann Hum Biol. 2011;38(4):390-9.

Prado WL, Siegfried A, Damaso AR, et al. Efeitos da terapia multidisciplinar de longo prazo sobre a composição corporal de adolescentes internados com obesidade severa. J Pediatr (Rio J). 2009;85(3):243-8.

Purcell K. Half of adult cell phone owners have apps on their phones. In: Pew Research Center's Internet & American Life Project. Washington, D.C.; 2011.

Rafalson L, Donahue RP, Stranges S, et al. Short sleep duration is associated with the development of impaired fasting glucose: the Western New York Health Study. Ann Epidemiol. 2010;20(12):883-9.

Rivera JA, de Cossio TG, Pedraza LS, et al. Childhood and adolescent overweight and obesity in Latin America: a systematic review. Lancet Diabetes Endocrinol. 2014;2(4):321-32.

Robbins JM, Mallya G, Polansky M, Schwarz DF. Prevalence, disparities, and trends in obesity and severe obesity among students in the Philadelphia, Pennsylvania, School District, 2006-2010. Prev Chronic Dis. 2012;9:120118.

Ronque ER, Cyrino ES, Dorea VR, et al. Prevalência de sobrepeso e obesidade em escolares de alto nível socioeconômico em Londrina, Paraná, Brasil. Rev Nutr. 2005;18:709-17.

Sá MPG. Fatores que podem interferir na efetividade do tratamento da obesidade em adolescentes [monografia de especialização em adolescência para equipe multidisciplinar pelo Centro de Atendimento e Apoio ao Adolescente do Departamento de Pediatria]. São Paulo: Unifesp; 2006.

Santos LC, Cintra IP, Fisberg M, Martini LA. Body trunk fat and insulin resistance in post-pubertal obese adolescents. São Paulo Med J. 2008;126(2):82-6.

Scaglioni S, Salvioni M, Galimberti C. Influence of parental attitudes in the development of children eating behaviour. British J Nutr. 2008;99(Suppl. 1):S22-S25.

Sharma M. Behavioural interventions for preventing and treating obesity in adults. Obes Rev. 2007;8(5):441-9.

Shrewsbury VA, Baur LA, Nguyen B, Steinbeck KS. Transition to adult care in adolescent obesity: a systematic review and why it is a neglected topic. Int J Obes (Lond). 2014;38(4):475-9.

Shrivastava SR, Shrivastava PS, Ramasamy J. Childhood obesity: a determinant of adolescent and adult hypertension. Int J Prev Med. 2014;5(Suppl. 1):S71-2.

Silva CP, Silva EB, Moura RLM, et al. Hábitos alimentares no âmbito familiar e sua relação no desenvolvimento da obesidade infantil. Int J Nutr. 2018;11(Suppl. S1):82.

Silva KS, Pelegrini A, Hoefelmann LP, et al. Prevalência de excesso de peso corporal em escolas públicas e privadas da cidade de Florianópolis, SC. Arq Bras Endrocrinol Metab. 2008;52(3):574-5.

Silveira D, Taddei JÁ, Escrivão MA, et al. Risk factors for overweight among Brazilian adolescents of low-income families: a case-control study. Public Health Nutr. 2006;9(4):421-8.

Soares LD, Petroski EL. Prevalência, fatores de risco e tratamento da obesidade infantil. Rev Bras Cineantropom Desempenho Hum. 2003;5(1):63-74.

Stamatakis KA, Punjabi NM. Effects of sleep fragmentation on glucose metabolism in normal subjects. Chest. 2010;137(1):95-101.

Steinberg J, Daniels SR; American Heart Association Atherosclerosis, Hypertension, and Obesity in the Young Committee (Council on Cardiovascular Disease in the Young); American Heart Association Diabetes Committee (Council on Nutrition, Physical Activity, and Metabolism). Obesity, insulin resistance, diabetes, and cardiovascular risk in children: An American Heart Association Scientific Statement from the Atherosclerosis, Hypertension, a Obesity in the Young Committee (Council on Cardiovascular Disease in the Young) and the Diabetes Committee (Council on Nutrition, Physical Activity, and Metabolism). Circulation. 2003;107:1448-53.

St-Onge M-P. The role of sleep duration in the regulation of energy balance: effects on energy intakes and expenditure. J Clin Sleep Med. 2013;9:73-80.

St-Onge M-P, McReynolds A, Trivedi ZB, et al. Sleep restriction leads to increased activation of brain regions sensitive. Am J Clin Nutr. 2012;95:818-24.

Suglia SF, Clark CJ, Gary-Webb TL. Adolescent obesity, change in weight status, and hypertension: racial/ethnic variations. Hypertension. 2013 Feb;61(2):290-5.

Tanski SE, Abrans M, Auinger P, Weitzman M. Parent reports of communication, interaction, and receipt of anticipatory guidance in pediatric healthcare encounters. Pediatric Academic Societies Annual Meeting, May 17, 2005. Pediatr Res. 2005;57(Suppl.):2797 (Abstract).

The NS, Suchindran C, North KE, et al. Association of adolescent obesity with risk of severe obesity in adulthood. JAMA. 2010;304.

Theorell-Haglöw J, Berne C, Janson C, et al. Associations between short sleep duration and central obesity in women. Sleep. 2010;33(5):593-8.

Thompson DR, Obarzanek E, Franko DL, et al. Childhood overweight and cardiovascular disease risk factors: The National Heart, Lung, and Blood Institute Growth and Health Study. J Pediatr. 2007;150(1):18-25.

Tobaldini E, Cogliati C, Fiorelli EM, et al. One night on-call: sleep deprivation affects cardiac autonomic control and inflammation in physicians. Eur J Intern Med. 2013;24(7):664-70.

Tobaldini E, Pecis M, Montano N. Effects of acute and chronic sleep deprivation on cardiovascular regulation. Arch Ital Biol. 2014;152(2-3):103-10.

Vasquez G, Duval S, Jacobs DR, Silventoien K. Comparison of body mass index, waist circumference, and waist/hip ratio in predicting incident diabetes: a meta-analysis. Epidemiol Rev. 2007;29:115-28.

Veerman JL, Beeck VEF, Barendregt JJ, Mackenbach JP. By how much would limiting TV food advertising reduce childhood obesity? Eur J Public Health. 2009;19(4):365-9.

Verbestel V, de Henauw S, Maes L, et al. Using the intervention mapping protocol to develop a community-based intervention for the prevention of childhood obesity in a multi-centre European project: the IDEFICS intervention. Int J Behav Nutr Phys Act. 2011;82(8).

Verbestel V, de Henauw S, Marild M, et al. The IDEFICS intervention toolbox – a guide to successful obesity prevention at community level. Public Health – Social and Behavioral Health. 2012;3-40.

Vigitel Brazil 2017: surveillance of risk and protective factors for chronic diseases by telephone survey: estimates of frequency and sociodemographic distribution of risk and protective factors for chronic diseases in the capitals of the 26 Brazilian states and the Federal District in 2017 a systematic analysis for the Global Burden of Disease Study 2013. Lancet. 2014;384(9945):766-81.

von Kries R, Koletzko B, Sauerwald T, et al. Breast feeding and obesity: cross sectional study. BMJ. 1999;319:147-50.

Warraich HJ, Javed F, Faraz-ul-Haq H, et al. Prevalence of obesity in scholl-going children of Karachi. PLoS One. 2009;4(3):e4816.

World Health Organization. Controlling the global obesity epidemic. Disponível em: http://www.who.int/nutrition/topics/obesity/en/. Acesso em: 7 out. 2009.

World Health Organization. Obesity and overweight. Disponível em: http://www.who.int/dietphysicalactivity/publications/facts/obesity/en/. Acesso em: 7 out. 2011.

World Health Organization. Obesity – Preventing and managing the global epidemic. Report of a WHO consultation on obesity. Geneva; 1998.

World Health Organization. World health statistics. Disponível em: http://www.who.int/gho/publications/world_health_statistics/ES_WHS2012_Brochure.pdf. Acesso em: 23 mar. 2013.

Yamborisut U, Mo-Suwan L. Prevalence of childhood and adolescent obesity in Thailand: a review. J Med Assoc Thai. 2014;97(1):44-51.

Zambon MP, Antonio MARG, Mendes RT, Filho AAB. Crianças e adolescentes obesos: dois anos de acompanhamento interdisciplinar. Rev Paul Pediatr. 2008;26(2):130-5.

7 | Políticas Públicas de Saúde na Prevenção da Obesidade no Mundo e no Brasil

Georgia Finardi Di Biagio ▪ Louise Cominato ▪ Ruth Rocha Franco ▪ Maria Edna de Melo

Introdução

Em contraste ao cenário da fome e da desnutrição, a prevenção e o tratamento da obesidade continuam sendo apontados como prioridade na agenda das políticas públicas em âmbito internacional e nacional. Na década de 2010, a taxa de prevalência de sobrepeso e obesidade aumentou em países como Canadá, França, México, Suíça e EUA, enquanto se estabilizou no Reino Unido, na Itália, na Coreia e na Espanha; contudo, não há nenhum sinal claro de redução da epidemia em qualquer país.

Estima-se que mais de 1,9 bilhão de adultos ($\geq$ 18 anos) estejam com excesso de peso no mundo, dos quais mais de 650 milhões tenham diagnóstico de obesidade (índice de massa corporal [IMC] $\geq$ 30 kg/m^2). Segundo dados da Organização para a Cooperação e o Desenvolvimento Econômico (OECD), um em cada quatro adultos tem obesidade na Austrália, no Canadá, no Chile, na África do Sul e no Reino Unido. No Brasil, mais da metade da população já está com excesso de peso, sendo de 18,9% o percentual de indivíduos com obesidade no conjunto da população adulta.

Em todo o mundo, entre crianças e adolescentes com idade entre 5 e 19 anos, mais de 340 milhões estão acima do peso ou têm obesidade, com uma das prevalências mais altas do mundo entre os países da América Latina, em que um em cada cinco está com sobrepeso ou obesidade.

Apesar do crescente número de estratégias de prevenção já estabelecidas, a falta de políticas públicas e ações estratégicas governamentais efetivas quanto a medidas universais de prevenção e controle da obesidade amplia sua incidência, afetando um número cada vez maior de pessoas. Além disso, a falta de reconhecimento da obesidade como doença crônica por gestores públicos e privados leva à negligência no desenvolvimento de políticas de prevenção.

Dados da Organização Mundial da Saúde (OMS) sugerem que, caso estratégias efetivas e consistentes de prevenção do excesso de peso não sejam implementadas e iniciadas para reverter essa epidemia, a obesidade ultrapassará o tabagismo como principal causa de morte evitável. Os mecanismos envolvidos na regulação do peso e no desenvolvimento da obesidade em crianças e adultos variam e, apesar de os fatores genéticos estarem fortemente associados, os fatores ambientais e os hábitos da vida contemporânea têm papel preponderante na epidemia atual.

Portanto, apesar de estarem engajados e conscientes de suas questões nutricionais urgentes, poucos países estão prontos para implementar mudanças em suas políticas públicas com estratégias efetivas relacionadas com a obesidade, motivo pelo qual essa condição é hoje reconhecida como uma grave ameaça global.

Estratégias populacionais para a prevenção da obesidade

A urgência de enfrentamento e prevenção vem exigindo uma atuação conjunta dos diferentes níveis de governo por meio de ações estratégicas intersetoriais e da participação social capazes de inserir as mudanças necessárias para o estabelecimento de sistemas alimentares saudáveis e sustentáveis em todos os subgrupos populacionais.

Nesse sentido, vários países, incluindo o Brasil, têm expressado formalmente sua vontade política, seja por meio da assinatura de acordos internacionais, seja pela definição de uma série de regulamentações, programas e planos nacionais nos setores de saúde com enfoque integrado e intersetorial que visam reduzir o peso da população e melhorar vários desfechos de saúde, abrangendo artrite, diabetes, câncer e doenças cardiovasculares.

Entre alguns exemplos, estão:

- **Taxação de bebidas açucaradas** e de produtos potencialmente insalubres, como alimentos ricos em sal, açúcar ou gordura, visando substituir o seu consumo por alimentos *in natura*, como frutas e hortaliças
- Aprimoramento das **normas de rotulagem de alimentos embalados,** como a rotulagem nutricional frontal para melhorar a visibilidade e legibilidade, facilitando o acesso à informação pelo consumidor e a ampliação do consumo de opções mais saudáveis
- Regulamentação da **composição das cestas básicas** para priorizar alimentos *in natura* ou minimamente processados, promovendo hábitos alimentares mais saudáveis e contribuindo para a redução do consumo de alimentos nocivos à saúde
- Regulamentação do *marketing* **de alimentos dirigidos ao público infantil,** para contenção do consumo excessivo habitual de alimentos com altos teores de açúcar, gordura e sal
- Estímulo da **prática de atividade física em espaços comunitários,** como ciclovias, parques, praças e pistas de caminhadas,

visando à redução do tempo de inatividade física e à melhora do desempenho, conforme orientado pelo *Guia de Atividade Física para a População Brasileira*
- Implementação de **intervenções alimentares na escola**, para a promoção de ambientes alimentares saudáveis e o desenvolvimento de ações de educação alimentar e nutricional.

Neste contexto desafiador, esta seção apresentará as mudanças mais relevantes de normas e regulamentações em vigor para prevenção da obesidade adotadas no mundo e no Brasil.

Taxação de bebidas açucaradas

As bebidas açucaradas são definidas como todas as bebidas com adição de açúcar, excluindo laticínios e iogurte. A tributação mais elevada de bebidas açucaradas e de outros produtos com alto valor energético e pobre em nutrientes é reivindicada como uma maneira de diminuir a compra e incentivar a escolha de alimentos considerados mais saudáveis. Em países de renda média, sua implementação tem se mostrado eficiente na redução do consumo dessas bebidas.

O Ministério das Finanças do México é um exemplo disso, ao ter implementado a taxação de bebidas açucaradas em janeiro de 2014 e tornado os produtores de alimentos legalmente responsáveis pelo cálculo, pela divulgação e pelo pagamento desses impostos. O aumento do imposto e, consequentemente, do preço dos produtos em cerca de 10% resultou na redução de 11,6% na demanda de bebidas açucaradas tributadas.

A taxação também já foi aprovada ou está em vigor em países como Reino Unido, Dinamarca, França e Hungria, além do fato de países escandinavos terem adotado impostos similares por muitos anos.

No Brasil, recentemente, um marco significativo foi alcançado no que diz respeito à taxação das bebidas açucaradas. A Comissão de Assuntos Sociais (CAS) aprovou o Projeto de Lei (PL) nº 2.183/2019, que propõe um aumento de 20% na taxação sobre a comercialização e a importação de refrigerantes e bebidas açucaradas, introduzindo a Contribuição de Intervenção no Domínio Econômico (Cide) específica para esses produtos, conhecida como "Cide-Refrigerantes".

De acordo com a proposta, 80% da receita gerada pela Cide-Refrigerantes será destinada ao Fundo Nacional de Saúde, para investimentos em ações e serviços públicos relacionados à saúde. O restante será direcionado para financiar projetos esportivos e paradesportivos.

Essa iniciativa, aliada a outras medidas em curso, visa não apenas aumentar a taxação sobre essas bebidas, mas também abordar questões relacionadas à promoção do acesso e à garantia da nutrição adequada, protegendo assim o direito humano à alimentação saudável.

Essa ação está alinhada com o Plano de Ação para a Prevenção da Obesidade em Crianças e Adolescentes, estabelecido pela Organização Pan-Americana da Saúde (OPAS), vinculada à OMS, em 2014, evidenciando o compromisso do país em enfrentar o desafio da obesidade e suas consequências para a saúde pública.

Rotulagem nutricional

A rotulagem nutricional de alimentos embalados deve garantir a informação necessária para que a população faça escolhas alimentares mais conscientes a partir de uma leitura simples, clara e objetiva. Por isso, o rótulo é considerado uma das ferramentas mais eficazes para influenciar o comportamento do consumidor no momento da compra.

Embora ainda exista grande variação nas regulamentações e diretrizes políticas sobre rotulagem nutricional em todo o mundo, seu uso em alimentos embalados já é obrigatório por lei na maioria dos países, por exemplo, EUA, Canadá, Austrália, Brasil, Chile, Coreia etc.

Em sua maioria, a rotulagem nutricional obrigatória situa-se na parte de trás da embalagem – *back of package* (BOP) –, embora, a partir do século XXI, alguns países venham aderindo ao sistema de rotulagem nutricional à frente da embalagem – *front of package* (FOP) –, compreendido como um sistema de rotulagem mais simples e de fácil identificação e compreensão.

Um exemplo consiste no sistema de rotulagem frontal denominado *Traffic Light* (ou "Sistema do Semáforo"), proposto pela Agência Regulatória de Alimentos do Reino Unido (também em uso no Equador e na Coreia do Sul). O rótulo indica níveis de gorduras, gorduras saturadas, açúcares e sódio encontrados em alimentos processados pelas cores de um semáforo: vermelho indica um nível excessivo do nutriente específico; amarelo aponta uma quantidade moderada; e verde indica quantidade adequada ou quantidade recomendada, de acordo com as recomendações nutricionais da OMS.

No Brasil, a Agência Nacional de Vigilância Sanitária (Anvisa) promulgou, em 6 de julho de 2022, uma nova regulamentação para a rotulagem de alimentos embalados, refletida na RDC nº 727/2022. Essa atualização apresenta uma abordagem semelhante ao "Sistema de Advertência" chileno, utilizando símbolos em formato de lupa para destacar nutrientes potencialmente prejudiciais à saúde quando consumidos em excesso (Figura 7.1).

De acordo com o *Guia Alimentar para a População Brasileira*, esses nutrientes críticos, como açúcares adicionados, gorduras saturadas e sódio, são frequentemente encontrados em alimentos ultraprocessados, cujo consumo excessivo pode aumentar o risco de doenças cardiovasculares, diabetes, hipertensão arterial, câncer e obesidade.

Portanto, a descrição da quantidade desses nutrientes na rotulagem dos alimentos é essencial para que os consumidores identifiquem os possíveis riscos à saúde associados aos produtos adquiridos. Quanto às alegações nutricionais nos rótulos, estas continuam sendo voluntárias, oferecendo aos fabricantes a opção de fornecer informações adicionais sobre o conteúdo nutricional de seus produtos.

Cesta básica

Recentemente, o Governo Federal promulgou um decreto que visa regulamentar a composição das cestas básicas brasileiras, um passo significativo no combate ao consumo excessivo de alimentos ultraprocessados e suas consequências para a saúde pública. Sob a liderança do Ministério de Desenvolvimento e Assistência Social, Família e Combate à Fome (MDS), a proposta foi elaborada em colaboração com órgãos e entidades federais especializados em segurança alimentar e nutricional. A medida tem como objetivo

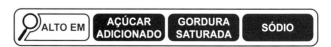

Figura 7.1 Nova rotulagem nutricional frontal: modelo com alto teor de três nutrientes.

principal a inclusão de mais alimentos *in natura* ou minimamente processados na composição das cestas básicas. Os critérios estabelecidos para a seleção dos alimentos levam em consideração não apenas os benefícios à saúde, mas também a sustentabilidade, a sazonalidade, as tradições locais, a produção orgânica e agroecológica da agricultura familiar e da sociobiodiversidade, bem como a garantia da variedade de alimentos frescos e minimamente processados.

Essa iniciativa reflete o compromisso do governo em promover hábitos alimentares mais saudáveis e contribuir para a redução do consumo de alimentos ultraprocessados, que têm sido associados ao aumento da obesidade e de outras doenças crônicas não transmissíveis (DCNT).

Regulamentação do *marketing* e da publicidade infantil

A comercialização de produtos alimentares voltados para crianças aumentou nos últimos anos, ilustrada por numerosos rótulos com *designs* muito atraentes, como o uso de cores marcantes, inclusão de imagens e/ou personagens de desenhos animados com o intuito de torná-los mais atrativos aos olhos desse público e influenciar na preferência para a compra.

Fica evidente que a adoção desse tipo de estratégia de mercado com enfoque nas crianças é preditora de padrões alimentares negativos, pois aumenta o gosto, a vontade e a compra de produtos alimentares com baixa qualidade nutricional. Soma-se a isso o fato de que o comportamento dos pais frente à rotulagem nutricional nem sempre é adequado em virtude do pouco tempo disponível para a leitura correta dos rótulos e da dificuldade de buscar informações relacionadas com a composição do alimento, inviabilizando a identificação das melhores escolhas alimentares.

Pensando na epidemia da obesidade infantil, faz-se necessário restringir a publicidade apelativa e a promoção de alimentos e bebidas não saudáveis dirigidos ao público infantil como estratégia para interferir positivamente nas escolhas alimentares e no auxílio ao controle do peso das crianças.

No Brasil, ainda não há uma legislação nacional direcionada especificamente à promoção comercial de alimentos. No entanto, a publicidade é regulada pelo Código de Defesa do Consumidor (Lei nº 8.078/1990) e tratada na Resolução nº 163/2014 do Conselho Nacional dos Direitos da Criança e do Adolescente (Conanda), que se soma ao sistema normativo composto da Constituição Federal, do Estatuto da Criança e do Adolescente e do próprio Código de Defesa do Consumidor.

Essas diretrizes são complementadas por esforços internacionais, como a resolução de 2010 da Assembleia Mundial da Saúde, que recomenda restrições na publicidade de alimentos para crianças, e o documento da OPAS de 2012, resultante de consulta de especialistas sobre o assunto.

Em outubro de 2021, o Google e o Conselho Nacional de Autorregulamentação Publicitária (Conar) lançaram o *Guia de Boas Práticas para a Publicidade* Online *Voltada ao Público Infantil*, em parceria com o Ministério Público do Estado de São Paulo.

Esse guia destaca a importância de considerar o desenvolvimento das crianças e adolescentes e promover a segurança, a preservação da identidade e a proteção de dados pessoais. Essa iniciativa complementa a regulamentação existente, como o Código de Defesa do Consumidor e a Resolução do Conanda, fortalecendo as práticas responsáveis na publicidade infantil.

A proibição da publicidade de alimentos e bebidas nas mídias públicas (p. ex., na televisão e no rádio) durante as horas em que as crianças são o público-alvo foi instituída no Chile, na Islândia, na Irlanda e no México. Outras proibições são aplicadas nas escolas (p. ex., no Chile, na Polônia, na Espanha e na Turquia), nos transportes públicos (p. ex., na Austrália) e em outros locais públicos (p. ex., na Noruega).

No Reino Unido, na Grécia, na Dinamarca e na Bélgica, a publicidade infantil está restrita, enquanto em Quebec, na Suécia e na Noruega a publicidade para crianças com idade inferior a 12 anos é ilegal. Em maio de 2016, a Comissão Europeia adotou uma nova proposta legislativa que altera a Diretiva de Serviços de Comunicação Audiovisual, na tentativa de proteger as crianças contra a publicidade de alimentos e bebidas não saudáveis em programas infantis, além de alcançar um equilíbrio entre a competitividade e a proteção dos consumidores.

As avaliações da regulação da publicidade relacionada com a nutrição entre as crianças sugerem efeitos positivos sobre a ingestão de calorias, a qualidade dos alimentos e, até certo ponto, a exposição das crianças.

Atividade física

A prática de atividade física diminuiu globalmente em virtude da adoção de um estilo de vida sedentário, e estima-se que 3,2 milhões de pessoas morrem a cada ano em decorrência de inatividade física. Há uma variedade de fatores relacionados com a inatividade física que contribuíram para a epidemia global de obesidade, como a redução de caminhada por um uso mais extensivo de transporte motorizado, um declínio nas atividades físicas ocupacionais pelo aumento da automação e do uso de tecnologia e o aumento no tempo de lazer gasto na realização de comportamentos sedentários.

Mudar o comportamento da atividade física em um nível comunitário exige a implementação de políticas e programas capazes de atingir um grande número de pessoas a partir de intervenções reconhecidamente eficazes no aumento da atividade física. Em uma divulgação recente, a OMS lançou um novo plano global para aumentar a prática de atividades físicas até 2030, uma estratégia que aborda 20 áreas políticas para tornar espaços públicos mais propícios à prática de exercícios para pessoas de todas as idades e habilidades, incentivando mais caminhadas, ciclismo, esportes, recreação ativa, dança e jogos.

Nos últimos anos, o Brasil tem feito avanços significativos no estímulo à atividade física. Em 2022, uma colaboração entre o Ministério da Saúde e a Universidade Federal de Pelotas resultou na publicação do *Guia de Atividade Física para a População Brasileira*. Esse guia, desenvolvido por cerca de 70 pesquisadores da área da atividade física e saúde, junto a técnicos do ministério e da OPAS, é a primeira publicação oficial do tipo no país.

Ele oferece recomendações detalhadas sobre a quantidade, a intensidade e os tipos de atividades aeróbicas, de força e de equilíbrio, abordando diferentes contextos, grupos e ciclos de vida.

Paralelamente, desde 2011, o Programa Academia da Saúde (PAS) tem desempenhado um papel crucial na promoção da atividade física. Seu objetivo consiste em promover a saúde da população implantando polos com infraestrutura, equipamentos e pessoal qualificado para orientar as práticas corporais de atividade física e de lazer, visando a modos de vida saudáveis. O PAS representa a principal estratégia para induzir o aumento da prática da atividade física na população. Orientado pela Política Nacional de Promoção da Saúde, o programa existe em 2.789 municípios, com mais de 1.779 polos finalizados e 2.046 novas propostas de polos habilitadas.

Nos países europeus, a *HEPA Europe* (Rede Europeia de Promoção da Atividade Física para Melhorar a Saúde) tem o objetivo de melhorar a saúde e o bem-estar na região europeia a partir das declarações políticas da OMS, como a estratégia europeia sobre atividade física, a atividade física e a saúde, e o plano de ação sobre DCNT.

Outro exemplo de ação estratégica para estímulo da prática de atividade física reside na reformulação de espaços urbanos saudáveis, com a construção e a reativação de ciclovias, parques, praças e pistas para caminhadas. As ciclovias recreativas ou a iniciativa "Ruas Abertas", que temporariamente fecham ruas para o transporte motorizado e criam um lugar seguro para as pessoas pedalarem, andarem, correrem e participarem de eventos sociais de promoção da saúde e culturais, constituem programas muito bem-sucedidos e popularizados em cidades da América do Sul, como em Bogotá, na Colômbia, contribuindo para uma consciência coletiva de ambientes físicos saudáveis.

Ainda entre os programas de incentivo à atividade física para prevenção da obesidade na infância, destacam-se os programas de atividade física para crianças com base no âmbito escolar. Nos países desenvolvidos, a atividade física na escola representa uma parte importante dos programas de prevenção da obesidade infantil.

Uma recente revisão sistemática mostrou que as intervenções escolares baseadas na atividade física obrigatória têm maior probabilidade de aumentar a atividade física de moderada a vigorosa em jovens (ou seja, 23 minutos por dia), o que representa quase 40% da recomendação da atividade física da OMS para esse grupo etário.

Alimentação escolar

Existem fortes evidências científicas que sugerem o ambiente escolar como fator preponderante para a composição e a qualidade das dietas infantis e, dado que as crianças estão expostas a esse ambiente muitas horas por semana, é importante projetar ações que busquem melhorá-lo, a fim de promoverem o crescimento e assegurarem o estado nutricional adequado.

Em consonância, refeições escolares proporcionam um mercado de oportunidades para melhorar a produção agrícola local e os sistemas alimentares, contribuindo para a segurança alimentar e nutricional. Nesse contexto, o governo brasileiro desenvolveu diretrizes dietéticas que incentivam o retorno a uma dieta baseada em alimentos minimamente processados, cujos programas de alimentação escolar exigem que as escolas tenham 70% de alimentos minimamente processados no cardápio.

Além disso, a lei estabelecida para regular o fornecimento de alimentos nas escolas brasileiras exige que uma proporção do suprimento provenha de alimentos não processados e frescos, como arroz, feijão, vegetais e frutas, dando origem a uma demanda de alimentos saudáveis. Da mesma forma, a lei exige que pelo menos 30% de todos os alimentos sejam originados de produtores locais, considerados setores produtivos vulneráveis.

O Programa de Saúde Escolar no Brasil destina-se a promover o atendimento integral da saúde dos alunos das escolas públicas, estando estruturado em quatro blocos que procuram: avaliar as condições de saúde; realizar ações de prevenção e promoção de condições de saúde; promover a formação contínua para profissionais e jovens; realizar avaliação e monitoramento das condições de saúde atuais dos alunos.

No entanto, essa ação governamental ainda não cobre todas as escolas do país. E, mesmo onde as normas e diretrizes estão em vigor, sua implementação e monitoramento enfrentam vários desafios, especialmente nas áreas mais vulneráveis. Ademais, há numerosos desafios de financiamento à medida que o Brasil e os demais países se esforçam para atingir essas ações, como ampliar a cobertura, melhorar a qualidade nutricional e a diversidade das refeições e vincular programas às economias locais.

Considerações finais

O enfrentamento da obesidade requer uma abordagem integral, que envolve a implementação de políticas públicas abrangentes, regulamentações eficazes e intervenções estratégicas em diversos setores sociais, incluindo medidas fiscais sobre bebidas açucaradas, promoção da atividade física e aprimoramento da oferta alimentar nas escolas.

Estratégias que visam aumentar a disponibilidade de alimentos saudáveis, facilitar escolhas saudáveis e promover atividades físicas regulares são consideradas eficazes e devem ser implementadas em níveis local, estadual, nacional e internacional, reconhecendo que mudanças modestas nos fatores de risco podem ter um impacto substancial na saúde da população. Essas intervenções ambientais devem ser complementares às abordagens individuais, não substituindo-as, e devem levar em conta a diversidade das populações-alvo.

Bibliografia

Agência Nacional de Vigilância Sanitária (Anvisa). Resolução da Diretoria Colegiada – RDC nº 727 de 1º de julho de 2022. Dispõe sobre a rotulagem dos alimentos embalados.

Anderson KL. A review of the prevention and medical management of childhood obesity. Child Adolesc Psychiatr Clin N Am. 2018;27(1):63-76.

Bauer UE, Briss PA, Goodman RA, et al. Prevention of chronic disease in the 21st century: elimination of the leading preventable causes of premature death and disability in the USA. Lancet. 2014;384(9937):45-52.

Beauchamp A, Backholer K, Magliano D, et al. The effect of obesity prevention interventions according to socioeconomic position: a systematic review. Obes Rev. 2014;15(7):541-54.

Brasil. Decreto nº 11.936, de 5 de março de 2024, Dispõe sobre a composição da cesta básica de alimentos no âmbito da Política Nacional de Segurança Alimentar e Nutricional e da Política Nacional de Abastecimento Alimentar. Disponível em: https://www.in.gov.br/en/web/dou/-/decreto-n-11.936-de-5-de-marco-de-2024-546760941. Acesso em: 30 abr. 2024.

Brasil. Ministério da Saúde. Secretaria de Atenção Primária à Saúde. Departamento de Promoção da Saúde. Guia de Atividade Física para a População Brasileira [Internet]. Brasília: Ministério da Saúde; 2021. Disponível em: https://bvsms.saude.gov.br/bvs/publicacoes/guia_atividade_fisica_populacao_brasileira.pdf. Acesso em: 30 abr. 2024.

Brasil. Ministério da Saúde. Secretaria de Vigilância em Saúde. Departamento de Análise de Situação de Saúde. Plano de ações estratégicas para o enfrentamento das doenças crônicas não transmissíveis (DCNT) no Brasil 2011-2022. Ministério da Saúde. Secretaria de Vigilância em Saúde. Departamento de Análise de Situação de Saúde. Brasília: Ministério da Saúde; 2011.160 p.: il. (Série B. Textos Básicos de Saúde.)

Brasil. Projeto de Lei nº 2183, de 2019. Institui Contribuição de Intervenção no Domínio Econômico incidente sobre a comercialização da produção e da importação de refrigerantes e bebidas açucarados (Cide-Refrigerantes), e dá outras providências. Disponível em: https://www25.senado.leg.br/web/atividade/materias/-/materia/136266. Acesso em: 30 abr. 2024.

Câmara Interministerial de Segurança Alimentar e Nutricional. Estratégia Intersetorial de Prevenção e Controle da Obesidade: recomendações para estados e municípios. Brasília, DF: CAISAN; 2014.

Castro IRR. Obesidade: urge fazer avançar políticas públicas para sua prevenção e controle. Cad Saúde Pública. 2017;33(7).

Cominato L, Di Biagio GF, Lellis D, et al. Obesity prevention: strategies and challenges in Latin America. Curr Obes Rep. 2018;7(2):97-104.

Dietz WH. The response of the US Centers for Disease Control and Prevention to the obesity epidemic. Annu Rev Public Health. 2015;36:575-96.

Google, Conar. Guia de Boas Práticas para a Publicidade Online Voltada ao Público Infantil. Disponível em: https://services.google.com/fh/files/blogs/guiapublicidadeinfantilgoogleconar.pdf. Acesso em: 30 abr. 2024.

Hawkes C, Smith TG, Jewell J, et al. Smart food policies for obesity prevention. Lancet. 2015;385(9985):2410-21.

Lipek T, Igel U, Gausche R, et al. Obesogenic environments: environmental approaches to obesity prevention. J Pediatr Endocrinol Metab. 2015;28(5-6):485-95.

Mozaffarian D. Dietary and policy priorities for cardiovascular disease, diabetes, and obesity: a comprehensive review. Circulation. 2016;133(2):187-225.

Seidell JC, Halberstadt J. The global burden of obesity and the challenges of prevention. Ann Nutr Metab. 2015;66(Suppl. 2):7-12.

Sharma AM, Ramos Salas X. Obesity prevention and management strategies in Canada: shifting paradigms and putting people first. Curr Obes Rep. 2018;7(2):89-96.

World Health Organization. Global action plan for the prevention and control of noncommunicable diseases 2013-2020. World Health Organization. 2013 iii, 103 p. [cited from 2020 March 16] Available from: http://www.who.int/iris/handle/10665/94384.

2 | Fisiopatologia e Laboratório

8 | Fisiopatologia da Obesidade e da Ciclicidade do Peso

Adriana Perez Angelucci ▪ Marcio C. Mancini

Introdução

Diante da epidemia de obesidade que a humanidade vem enfrentando, torna-se essencial entender quais motivos têm levado as pessoas a ganharem tanto peso, somente a partir do qual será possível combater e prevenir efetivamente as consequências graves do excesso de peso.

De modo bem simplista, entende-se que as pessoas engordam porque comem muito e são sedentárias. Durante muito tempo, e ainda atualmente por uma grande parte da população, a obesidade foi considerada consequência apenas de fatores comportamentais, relacionados, por exemplo, com a falta de força de vontade. Hoje, sabe-se que a fisiopatologia da obesidade é complexa e que existem indivíduos altamente suscetíveis ao ganho de peso e outros altamente resistentes. Inúmeros fatores genéticos, ambientais e comportamentais influenciam o balanço energético e o controle do peso.

Os objetivos deste capítulo são expor os componentes do balanço energético e detalhar os fatores que os influenciam e sua relação com a obesidade. Além disso, será feita uma revisão dos potenciais mecanismos envolvidos na dificuldade do tratamento da obesidade a longo prazo, ou seja, os mecanismos responsáveis por reganho de peso após o tratamento ("efeito sanfona"), bem como as possíveis implicações da ciclicidade do peso na saúde.

Balanço energético

Assim como todos os organismos vivos, o corpo humano necessita de energia como combustível para suas funções vitais, obtida predominantemente pela ingestão de alimentos. Como as células necessitam de combustível o tempo todo, mas o ser humano se alimenta apenas durante poucas horas do dia, é necessário que haja alguma maneira de estocar energia – no corpo humano, são os reservatórios de glicogênio (no fígado e nos músculos) e, principalmente, de gordura (no tecido adiposo) que suprem a constante demanda energética.

Os seres humanos e os mamíferos, em geral, conseguem equiparar a ingestão alimentar ao gasto energético, o que possibilita a manutenção do peso corporal relativamente estável por longos períodos. Isso resulta de um complexo sistema fisiológico de regulação da homeostase energética, que atua principalmente por meio da integração de sinais periféricos a centros reguladores hipotalâmicos. O objetivo primordial desse sistema consiste em garantir ao organismo a disponibilidade de energia mesmo em situações de falta de alimentos, ou seja, trata-se de um mecanismo de defesa contra a escassez de energia, que pode não funcionar tão bem em situações de abundância calórica.

Além disso, a ingestão de alimentos pelos seres humanos está regulada por mecanismos menos conhecidos, relacionados com um sistema de prazer e recompensa, que não necessariamente age em cooperação com o sistema homeostático.

O ganho de peso e o progressivo aumento da massa adiposa acabam limitando o ganho ponderal adicional, já que, à medida que o peso aumenta, aumenta também o gasto energético total (GET), pela elevação da taxa metabólica de repouso e do custo energético dos movimentos. Do mesmo modo, o aumento da massa adiposa produz fatores circulantes capazes de reduzir a ingestão calórica. Além disso, o desequilíbrio energético crônico acarreta situações como a resistência à insulina (RI), que, por promover o aumento da lipólise, a diminuição da oxidação de glicose e o consequente aumento na oxidação das gorduras, acaba por limitar o ganho de peso adicional. Em essência, tornar-se pessoa com obesidade possibilita um reajuste do balanço energético, porém nivelado em um peso maior. Sob esse aspecto, o desenvolvimento da obesidade pode ser considerado não um defeito adaptativo, mas sim uma resposta natural ao ambiente atual.

Em última análise, o principal determinante para o aparecimento da obesidade consiste no desequilíbrio energético, ou seja, uma ingestão excessiva de calorias em relação ao gasto energético durante um período, o que provoca um balanço positivo. Esse desequilíbrio é resultado da interação de fatores genéticos, ambientais e comportamentais.

Equilíbrio entre os nutrientes

Existem diferenças importantes entre os estoques de carboidrato, proteína e gordura no organismo. Conforme mostrado na Tabela 8.1, a primeira significativa e importante diferença se dá em relação à quantidade: o corpo humano é capaz de armazenar até 300 vezes mais calorias sob a forma de gordura do que de carboidrato (glicogênio). Outra diferença está relacionada com a utilização, já que carboidratos são utilizados mais rapidamente, enquanto as gorduras garantem fornecimento a longo prazo. Dessa maneira, pessoas com obesidade sobrevivem muito mais tempo em privação calórica do que magros, pela reserva de triglicerídeos (TG) no tecido adiposo. As reservas de carboidrato e proteínas são controladas de maneira muito mais rígida do que as de gordura.

60 Parte 2 ▪ Fisiopatologia e Laboratório

Tabela 8.1 Comparação do tamanho das reservas corporais dos macronutrientes em indivíduos eutróficos e com obesidade.

Macronutrientes	Indivíduo eutrófico (70 kg)		Indivíduo com obesidade (100 kg)	
	Gramas	kcal	Gramas	kcal
Carboidratos	500	2.000	600	2.400
Gorduras	13.000	120.000	37.600	350.000
Proteínas	6.250	25.000	7.000	28.000

Isso somente ocorre porque o balanço de cada um dos nutrientes é regulado individualmente, tanto em relação ao armazenamento quanto à sua utilização como combustível.

Balanço de proteínas

Normalmente, as proteínas constituem cerca de 15% do total de calorias da dieta. Já com relação ao total de calorias estocado no organismo de um homem de 70 kg, até um quinto é formado por proteínas. A ingestão diária de proteínas equivale a pouco mais de 1% do total proteico armazenado. Os estoques de proteínas aumentam em resposta a determinados estímulos (como hormônio de crescimento, androgênios e atividade física), e não simplesmente em resposta a um aumento da ingestão dietética. O balanço proteico é, portanto, rigidamente controlado e seu desequilíbrio não está envolvido diretamente no aparecimento da obesidade, embora se saiba que, indiretamente, a ingestão proteica pode afetar o balanço das gorduras.

Balanço de carboidratos

Normalmente, os carboidratos são as principais fontes de calorias provenientes da dieta, embora os estoques corporais de glicogênio sejam muito limitados (em média, de 500 a 1.000 g ou de 2.000 a 4.000 kcal). A ingestão diária de carboidratos corresponde a 50% a 100% dos estoques, comparado a apenas 1% das proteínas e gorduras. Com isso, os estoques de carboidratos variam muito mais em questão de horas ou dias do que os de proteínas e gorduras.

Assim como acontece com as proteínas, os estoques de glicogênio são rigidamente controlados: o aumento na ingestão dietética de carboidratos estimula o armazenamento de glicogênio, aumenta a oxidação da glicose e suprime a oxidação das gorduras. O excesso de carboidratos não convertido em glicogênio é oxidado (e não transformado em gordura), para manter o balanço equilibrado. Dessa forma, um aumento crônico na ingestão de carboidratos não provoca diretamente o ganho de peso, porque os estoques são limitados, a conversão em gorduras é extremamente rara em seres humanos e existe um aumento da oxidação para compensar o aumento da ingestão.

Balanço de gorduras

Diferentemente do que ocorre com as proteínas e os carboidratos, os estoques de gordura do organismo são enormes e a ingestão de gorduras não tem influência na oxidação dos ácidos graxos. Assim como as proteínas, a ingestão diária de gordura na dieta corresponde a menos de 1% dos estoques, embora o organismo armazene 6 vezes mais calorias sob a forma de gordura do que de proteína.

Se um aumento na quantidade e na porcentagem de gordura na dieta não altera a utilização dos ácidos graxos como substrato energético, o que promove a oxidação das gorduras? A quantidade de gordura corporal induz um efeito pequeno, porém significativo, na oxidação dos ácidos graxos, que, de certo modo, atenua o ganho de peso; entretanto, o grande determinante da oxidação das gorduras é o equilíbrio energético – quando é negativo (i. e., quando o gasto é maior que a ingestão), a oxidação das gorduras aumenta.

Os estoques de gordura funcionam como um "tampão" do equilíbrio energético. Um balanço negativo de 200 kcal em 24 horas representa 200 kcal saindo dos estoques de gordura, assim como um excesso de 200 kcal em 24 horas resulta em 200 kcal a mais no tecido adiposo. Como as taxas de oxidação dos aminoácidos e da glicose se ajustam à quantidade ingerida, a oxidação das gorduras é determinada pela diferença entre o GET e a ingestão calórica sob a forma de carboidratos e proteínas, mais do que pela ingestão calórica sob a forma de gordura consumida em 1 dia.

Em resumo, em condições fisiológicas, a gordura compreende o único nutriente capaz de se manter em um desequilíbrio crônico entre ingestão e oxidação, o que promove um aumento do tecido adiposo. Os demais macronutrientes influenciam indiretamente o ganho de adiposidade.

Considerações sobre genética e ambiente

A obesidade compreende uma doença poligênica e o aumento expressivo de sua prevalência nas últimas décadas é resultado principalmente de mudanças no "ambiente", ou seja, do aumento do consumo de alimentos altamente calóricos e da diminuição do gasto energético pela atividade física (GEAF).

A chance de um indivíduo desenvolver obesidade na vida adulta é influenciada tanto pelo fato de ter sido uma criança com obesidade quanto por ter pelo menos um dos pais com obesidade. Por exemplo, o risco de ser um adulto com obesidade dos 21 aos 30 anos varia de 8%, para pessoas que tinham obesidade entre 1 e 2 anos, mas têm pais magros, a 79%, para aquelas que tinham obesidade dos 10 aos 14 anos e têm pelo menos um dos pais com obesidade. No caso de crianças que apresentam obesidade a partir dos 6 anos, há uma chance maior de apresentarem obesidade na idade adulta.

Nos seres humanos, a carga genética explica de 40 a 70% da diferença de peso corporal entre os indivíduos, dados originados de estudos com gêmeos monozigóticos e dizigóticos. Entretanto, os gêmeos, como membros da mesma família, compartilham o mesmo ambiente, o que dificulta a separação da importância de cada aspecto individualmente. Além disso, mesmo em estudos feitos com pares de gêmeos que crescem em ambientes separados, deve-se lembrar que os gêmeos compartilharam o mesmo ambiente intrauterino, o que também contribui para futuras diferenças na massa corporal.

A importância da carga genética (e, de maneira menos conhecida, do ambiente intrauterino) na determinação do índice de massa corporal (IMC) pôde ser demonstrada em um estudo dinamarquês com mais de 5 mil indivíduos adotados que, portanto, cresceram em um ambiente afastado de seus pais biológicos. Os dados mostraram uma correlação muito forte do IMC com o dos pais biológicos e fraca com o dos pais adotivos.

Nem todos os indivíduos ganham a mesma quantidade de peso quando expostos a dietas hipercalóricas. Um estudo realizado com 12 pares de gêmeos monozigóticos submetidos à dieta hipercalórica (acréscimo de 1.000 kcal/dia) mostrou grande variação de ganho de peso entre os indivíduos, porém os membros do par ganharam peso de modo semelhante, demonstrando o componente genético do potencial para a obesidade.

Contudo, estudos em populações específicas demonstram bem o efeito do ambiente em indivíduos geneticamente suscetíveis. É clássico o estudo com os índios Pima, oriundos do México, que passaram a viver no Arizona, EUA. A partir da segunda metade do século XX, com a incorporação de um estilo de vida com dieta muito rica em gordura e sedentarismo, houve uma epidemia de obesidade e diabetes nessa população. Em contrapartida, os índios que permaneceram no México, com a mesma carga genética, porém isolados do "ambiente obesogênico", apresentaram uma incidência muito menor dessas doenças. Da mesma forma, estudos com aborígenes australianos tipicamente magros, ativos e adeptos de uma dieta pobre em gordura e calorias mostram aumento dos casos de diabetes e hipertrigliceridemia, paralelo ao aumento do IMC, quando essa população passou a viver em um ambiente urbano.

Expostos a um mesmo ambiente, alguns indivíduos são muito mais propensos a ganhar peso do que outros, em virtude, entre outros aspectos, das diferenças em múltiplos genes envolvidos em diversos aspectos do balanço energético, como a capacidade de formar tecido adiposo (lipogênese) e a de utilizar a gordura como substrato energético, como será explicado adiante. Em situações mais raras, mutações específicas em genes relacionados de forma direta com o controle hipotalâmico do apetite causam obesidade grave com pouca influência do ambiente, promovida pelas doenças monogênicas.

Pode-se considerar, então, que em uma população com disponibilidade calórica limitada, os indivíduos com alta suscetibilidade genética podem ter um grau de adiposidade relativamente maior que a média, mas em níveis absolutos normais ou até mesmo baixos (Figura 8.1). Entretanto, quando submetida a dietas hipercalóricas e hipergordurosas, o grau de adiposidade será maior em todos os indivíduos, levando aqueles geneticamente mais suscetíveis à obesidade grave.

Portanto, considera-se que a obesidade, na maioria dos casos, seja consequência de um "ambiente obesogênico" em um indivíduo geneticamente predisposto.

Determinantes do desequilíbrio energético

O desequilíbrio energético é determinado por um ou mais dos seguintes fatores, que atuam de maneira conjugada ou alternada: aumento da ingestão alimentar, diminuição do gasto energético, aumento da capacidade de estocar gordura, diminuição da capacidade de oxidação das gorduras; e cada um deles, por sua vez, tem múltiplas causas. A Figura 8.2 resume os principais pontos que serão expostos a seguir.

Aumento da ingestão alimentar

Os mecanismos fisiológicos de regulação da ingestão alimentar envolvem as sensações de fome (que leva um animal a procurar alimentos e a ingeri-los), de prazer na ingestão de alimentos (que o leva a continuar com uma refeição), de saciação (que o leva a interromper uma refeição) e de saciedade (que o leva a adiar a refeição seguinte). Qualquer fator que interfira nos mecanismos de fome, prazer, saciação e saciedade pode influenciar o padrão de ingestão alimentar. Por exemplo, fatores que diminuem a saciação levam ao hábito de fazer grandes refeições (hiperfagia), enquanto aqueles que diminuem a duração da saciedade promovem o aumento da frequência das refeições.

Pequenos aumentos na ingestão alimentar por períodos prolongados de tempo são suficientes para provocar um ganho significativo de massa adiposa. Em 1 ano, o consumo calórico 5% maior do que o gasto energético promove um ganho de 5 kg de gordura corporal. Ao longo de 30 anos, o consumo de apenas 8 kcal/dia acima do gasto energético consegue causar um aumento de 10 kg no peso.

Ao longo das últimas décadas, tem-se observado um aumento significativo no consumo calórico da população mundial, que

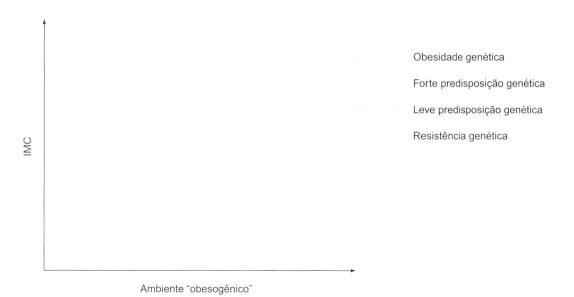

Figura 8.1 Interação entre genética e ambiente na fisiopatologia da obesidade: existem raros casos de obesidade genética em que o indivíduo desenvolve obesidade grave, independentemente do efeito do ambiente. Na maioria dos casos, é o "ambiente obesogênico" que determina a obesidade, em maior ou menor grau, conforme a suscetibilidade genética. IMC: índice de massa corporal.

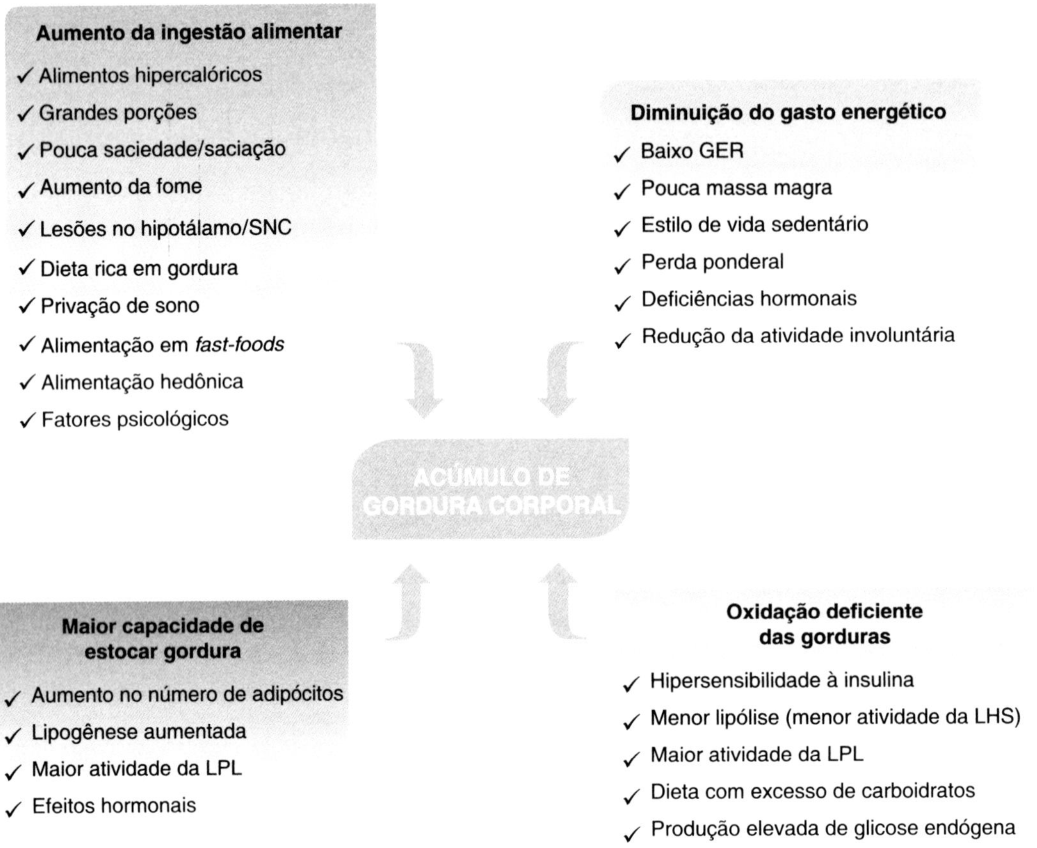

62 Parte 2 ▪ Fisiopatologia e Laboratório

Aumento da ingestão alimentar

✓ Alimentos hipercalóricos

✓ Grandes porções

✓ Pouca saciedade/saciação

✓ Aumento da fome

✓ Lesões no hipotálamo/SNC

✓ Dieta rica em gordura

✓ Privação de sono

✓ Alimentação em *fast-foods*

✓ Alimentação hedônica

✓ Fatores psicológicos

Diminuição do gasto energético

✓ Baixo GER

✓ Pouca massa magra

✓ Estilo de vida sedentário

✓ Perda ponderal

✓ Deficiências hormonais

✓ Redução da atividade involuntária

ACÚMULO DE GORDURA CORPORAL

Maior capacidade de estocar gordura

✓ Aumento no número de adipócitos

✓ Lipogênese aumentada

✓ Maior atividade da LPL

✓ Efeitos hormonais

Oxidação deficiente das gorduras

✓ Hipersensibilidade à insulina

✓ Menor lipólise (menor atividade da LHS)

✓ Maior atividade da LPL

✓ Dieta com excesso de carboidratos

✓ Produção elevada de glicose endógena

Figura 8.2 Determinantes do desequilíbrio energético. GER: gasto energético de repouso; LHS: lipase hormônio sensível; LPL: lipase lipoproteica; SNC: sistema nervoso central.

acontece em paralelo à explosão da epidemia de obesidade. Dados norte-americanos mostram que no ano 2000 o consumo calórico diário era 12% maior (ou 300 kcal/dia) do que em 1985. Além da quantidade, os dados mostram uma alteração qualitativa na dieta: dessas 300 kcal, cerca de 46% corresponde aos grãos (maioria refinados), 24% à adição de gorduras, 23% à adição de açúcares, 8% a frutas e vegetais. Observou-se, ainda, diminuição de 1% no consumo de carnes e laticínios.

Influência da composição de macronutrientes da dieta

A alteração da composição da dieta, particularmente o aumento do consumo de gorduras, também tem papel fundamental na epidemia de obesidade, pois uma dieta rica em gorduras está associada a uma desregulação dos mecanismos normais de saciedade. Por exemplo, os ácidos graxos livres (AGL) provenientes da dieta levam à resistência hipotalâmica aos sinalizadores de saciedade – leptina e insulina. Uma evidência prática disso resulta de trabalhos realizados em ratos, divididos em dois grupos – um com dieta rica em gordura e outro com dieta balanceada –, mostrando que os ratos em alimentação hipergordurosa comeram quase o dobro da dieta que o outro grupo. Outra alteração qualitativa importante refere-se ao aumento do consumo de açúcar refinado, que se tornou muito mais disponível comercialmente nas últimas décadas.

A dieta rica em gorduras e em açúcares refinados é composta por alimentos com alta densidade calórica, alta palatabilidade, baixo poder societógeno e fácil absorção e digestão, características que favoreçem o aumento da ingestão alimentar e, portanto, contribuem para o desequilíbrio energético.

Além disso, as diferenças em relação aos macronutrientes da dieta (excesso de carboidratos ou excesso de gordura) influenciam o tipo de substrato que o organismo oxida preferencialmente. Dessa forma, indivíduos que ingerem muito carboidrato oxidam ("queimam") as gorduras de modo menos eficiente e podem apresentar maior dificuldade em perder peso.

Fatores sociocomportamentais

Outro ponto importante a considerar está relacionado com o tamanho das porções: em comparação com dados mais antigos, o tamanho atual das porções oferecidas nos restaurantes e nos produtos industrializados aumentou consideravelmente. Como exemplo, uma porção de pipoca grande com refrigerante vendida nos cinemas fornece cerca de 1.000 a 1.500 kcal, mais da metade da ingestão diária recomendada para um adulto.

Além disso, a população diminuiu o número de refeições realizadas em casa, com aumento compensatório de refeições em redes de *fast-food*, que oferecem alimentos altamente calóricos. A própria necessidade de realizar refeições em um curto período acaba levando a um consumo maior, por atrapalhar os mecanismos de saciação. Da mesma forma, o estilo de vida moderno, extremamente competitivo, muitas vezes com privação de sono e de atividades de lazer, pode resultar em alterações comportamentais relacionadas com o hábito alimentar, em que o sistema de prazer e recompensa (não homeostático) se sobrepõe ao sistema regulador homeostático.

Sistema de prazer e recompensa versus sistema homeostático

Os seres humanos não se alimentam apenas em resposta ao sistema homeostático do balanço energético – há influência de um sistema de prazer e recompensa (sistema "hedônico"), que se apresenta muitas vezes de modo semelhante ao vício, como na drogadição, e age muitas vezes de forma independente do controle homeostático. Entretanto, avanços no entendimento dos mecanismos neurais e moleculares por trás da regulação da ingestão alimentar e do controle do apetite têm mostrado como o sistema de recompensa interage com o sistema homeostático.

O sistema endocanabinoide é um exemplo: os receptores canabinoides (CB1 e CB2) e seus ligantes endógenos (como a anandamida) estão envolvidos no sistema de recompensa, e sua ativação causa aumento do apetite em roedores e aumento do desejo por alimentos mais palatáveis. O sistema endocanabinoide interage com o sistema homeostático de várias maneiras. A sinalização da leptina (anorexígena) no hipotálamo fica prejudicada quando os níveis de endocanabinoides estão altos. Além disso, a ativação dos receptores CB1 inibe a via da melanocortina (anorexígena), promovendo aumento da ingestão alimentar.

Mecanismos de motivação e recompensa também são mediados pela sinalização da dopamina no núcleo *accumbens*, já que lesões nesse núcleo levam à diminuição da ingestão alimentar. Além disso, camundongos que não produzem dopamina normalmente morrem de inanição, ainda que voltem a se alimentar com a injeção de dopamina no corpo estriado. Os sinalizadores clássicos de fome e saciedade, como a ghrelina e a leptina, podem exercer seus efeitos também no sistema dopaminérgico, além dos efeitos clássicos no hipotálamo.

Outro sistema envolvido nos processos de recompensa é o sistema opioide. Opioides endógenos são associados ao efeito reforçador da alimentação, principalmente com alimentos mais palatáveis.

A ingestão de alimentos altamente palatáveis é capaz de "desligar" a regulação normal (homeostática) do apetite. Quando ocorre a ativação do apetite e o indivíduo se alimenta, o tronco encefálico recebe a informação sobre o conteúdo energético e o sabor do alimento e a transmite para o hipotálamo, que produz e libera diversos peptídeos que induzem o término da ingestão alimentar. No caso do consumo de alimentos altamente palatáveis, a sinalização do sabor é transmitida para o sistema de recompensa, que leva à liberação de mediadores como dopamina, serotonina, endocanabinoides e opioides. O circuito de recompensa se conecta com neurônios hipotalâmicos envolvidos no controle do apetite e consegue aumentar a expressão dos peptídeos orexígenos e bloquear a sinalização dos peptídeos da saciedade. Portanto, quando o alimento é altamente palatável, o estímulo para comer é mantido, e a ingestão passa a ser mediada por necessidades hedônicas em vez das biológicas.

Outros fatores

Outros fatores que influenciam a ingestão alimentar e podem promover a superalimentação incluem o menor custo e o maior acesso da população aos alimentos nos dias atuais.

Diminuição do gasto energético

Condição que promove o desequilíbrio energético e favorece o ganho de peso e o surgimento da obesidade, situação em que existe grande influência de fatores genéticos, ambientais e sociocomportamentais, conforme se observará a seguir.

Componentes do gasto energético

O GET diário é composto da seguinte maneira (Figura 8.3): cerca de 60 a 75% correspondem ao gasto energético de repouso (GER), de 15 a 30% ao GEAF e 10% à termogênese alimentar (TA). O GER inclui a energia necessária para as funções celulares vitais, no estado pós-absortivo, em vigília. E o GEAF é o componente mais variável entre os indivíduos: inclui a atividade física voluntária e as atividades involuntárias (p. ex., contrações musculares para manter a postura). A TA representa a energia utilizada na digestão, na absorção e na ativação do sistema nervoso simpático (SNS) após a ingestão alimentar.

Gasto energético pela atividade física

As mudanças sociocomportamentais das últimas décadas relacionam-se basicamente com o componente do GEAF, o qual, como corresponde a cerca de 20% do GET, pode influenciar significativamente o balanço energético diário.

Tanto nas atividades de trabalho quanto nas de lazer, os avanços tecnológicos diminuíram muito a necessidade de o ser humano se esforçar fisicamente para conseguir se deslocar, se comunicar, se divertir e mesmo se alimentar. Menos de 30% dos norte-americanos relatam fazer alguma atividade física em suas horas de lazer.

Embora esse número venha crescendo nos adultos, nos adolescentes a taxa de sedentarismo permanece estável. A mudança no perfil de trabalho constitui um fator até mesmo mais importante do que a atividade física nas horas de lazer: relatam-se um aumento de mais de 80% no número de indivíduos empregados em atividades sedentárias e uma diminuição de 25% no número de indivíduos em empregos que exigem muita atividade física.

Gasto energético de repouso

Como o maior componente do GET é o GER, deve-se entender os fatores que o influenciam, como o próprio GEAF: ao realizar uma atividade física voluntária, há uma elevação posterior do GER, que persiste por várias horas. Já a atividade física em excesso é capaz de causar uma diminuição do metabolismo de repouso.

Tanto nos seres humanos quanto nos animais, existe uma grande variação individual do GER, cujo principal fator determinante é a massa de tecido magro presente. Em seres humanos, as diferenças na massa magra explicam de 40 a 50% da variação entre indivíduos; o segundo fator mais importante é a quantidade de massa gorda. Embora o tecido adiposo tenha o metabolismo muito baixo, sua presença pode influenciar o gasto energético da massa magra. Mulheres apresentam GER menor que o dos homens, porém essa diferença desaparece quando se observa a massa magra. O GER também diminui com a idade, caso em que a diferença persiste mesmo após o ajuste por massa magra.

Mesmo assim, duas pessoas com a mesma idade e mesmas quantidades de tecido magro e gordo podem apresentar GER significativamente diferentes. Embora os motivos que explicam tais diferenças ainda não estejam totalmente esclarecidos, a diferença

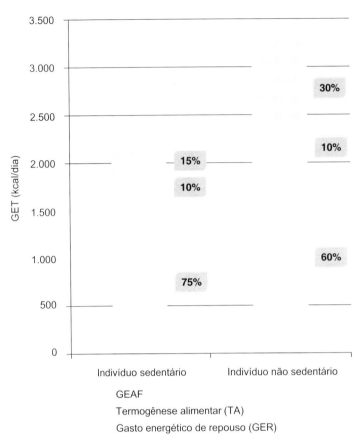

Figura 8.3 Componentes do gasto energético total (GET) diário em indivíduos sedentários e não sedentários (equivalente a um homem adulto de 70 kg). Nota-se que, em valores absolutos, o gasto energético pela atividade física (GEAF) representa o componente que mais varia, podendo corresponder de 15 a 30% do GET, e que indivíduos mais ativos também apresentam gasto energético de repouso (GER) ligeiramente maior.

no GER pode representar um dos componentes da suscetibilidade genética à obesidade.

A relação entre a leptina (hormônio produzido nas células adiposas e "marcador" da quantidade de gordura estocada no organismo) e o GER já foi extensamente estudada. Embora os estudos em roedores mostrem uma relação positiva entre níveis de leptina, temperatura corporal e GER, os resultados em seres humanos são conflitantes, já que alguns apresentam relação positiva, outros negativa e outros, ainda, ausência de qualquer relação entre os níveis de leptina e o GER. É possível que a leptina exerça seus efeitos termogênicos no tecido adiposo marrom.

Outros fatores genéticos também podem influenciar as taxas metabólicas dos tecidos, como polimorfismos nos genes dos receptores adrenérgicos e das proteínas desacopladoras mitocondriais.

Entendendo o ganho de peso e o efeito sanfona

Em alguns estudos, *uncoupling proteins* (UCP) foram associadas a variações no GER. O sistema adrenérgico está bastante envolvido no balanço energético, por estimular a TA e a lipólise. O papel das UCP consiste em dissipar o gradiente eletroquímico de prótons por meio da membrana mitocondrial e, desse modo, desacoplar a oxidação de substratos de conversão de adenosina difosfato (ADP) em adenosina trifosfato (ATP), gerando calor e exercendo efeito termogênico no tecido adiposo marrom. Assim, pequenas diferenças no funcionamento dessas proteínas podem constituir um componente que favorece a obesidade.

Relação com a obesidade

Na realidade, indivíduos com obesidade apresentam GER maior que os magros, porque têm maior massa celular, tanto magra quanto adiposa. Estudos falham em tentar mostrar que pessoas com obesidade "resistentes à dieta" tenham menor GER; na maior parte das vezes, o que ocorre é a subestimação da ingestão alimentar nesses pacientes. Provavelmente, nos indivíduos com obesidade que apresentam menor GET, a diferença está no GEAF (porque são menos ativos fisicamente) ou mesmo na TA. Estudos com indivíduos com e sem obesidade, pareados por massa adiposa e massa magra, mostram uma pequena (cerca de 75 kcal/dia), porém potencialmente significativa redução da TA, que pode ser causada pela RI e pela menor ativação do SNS vista nas pessoas com obesidade.

Um estudo longitudinal com 126 índios Pima mostrou que aqueles que inicialmente apresentavam GER no tercil inferior tiveram maior incidência cumulativa de ganho de 10 kg entre 1 e 4 anos. Contudo, o grande estudo *The Baltimore Longitudinal Study of Aging*, que seguiu mais de 700 homens por 10 anos, não mostrou relação entre o GER inicial e a variação de peso. Além disso, existem resultados controversos em estudos que avaliam o GER em crianças tentando correlacioná-lo com ganho de peso futuro.

A maioria dos estudos clínicos, portanto, não consegue demonstrar o envolvimento de um possível defeito no GER no aparecimento da obesidade. É preciso reconhecer, também, que os métodos de que se dispõe atualmente são limitados e podem não detectar pequenos, mas cronicamente significativos, defeitos no metabolismo energético.

Como já dito, o sistema homeostático do equilíbrio energético humano é regulado para tentar equiparar a ingestão ao gasto calórico, de modo a manter o peso corporal estável. Antes da epidemia de obesidade dos tempos atuais, os seres humanos viviam em um ambiente em que era muito mais difícil conseguir acesso às fontes alimentares e em que o GEAF no seu cotidiano era bem mais alto do que hoje. Dessa maneira, é razoável supor que a lógica do equilíbrio energético seja a de que a ingestão alimentar deve "seguir" o gasto energético: se o gasto diminui, a ingestão deve diminuir – todavia, não é o que ocorre na prática.

Assim, em tempos de baixo gasto energético e alta disponibilidade de alimentos, a evolução esperada consiste mesmo no ganho individual progressivo de peso até que se atinja um novo equilíbrio energético (é importante lembrar que o ganho de peso eleva o gasto energético basal), a menos que haja um aumento voluntário da atividade física e uma diminuição consciente da ingestão alimentar.

Aumento da capacidade de armazenar gordura

Os TG armazenados no tecido adiposo constituem a maior reserva energética do corpo humano (ver Tabela 8.1). Em comparação ao glicogênio, os TG são muito mais eficientes, por sua densidade energética: a oxidação dos TG fornece 9,3 kcal/g, comparada com 4,1 kcal/g fornecidas pela oxidação do glicogênio. Além disso, pela natureza hidrofóbica da gordura, os TG são armazenados compactados e capazes de ocupar grande parte do adipócito.

A conversão de glicose em TG (liponeogênese) representa uma parcela mínima do armazenamento de gordura nos adipócitos. Grande parte dos TG presentes no tecido adiposo provém dos quilomícrons (origem dietética) e do conteúdo das partículas de lipoproteínas de muito baixa densidade) (VLDL, do inglês *very-low-density lipoprotein*) de origem hepática.

A captação dos TG é dependente da ação da enzima lipase lipoproteica (LPL), produzida pelo adipócito e transportada para a membrana endoluminal do endotélio, onde entra em contato com as partículas de quilomícrons e VLDL-colesterol, hidrolisando os TG em ácidos graxos, que, então, são captados pela célula adiposa. Os AGL circulantes no plasma também podem ser captados pelos adipócitos diretamente, independentemente da ação da LPL.

A atividade da LPL nos diferentes tecidos é fundamental para a distribuição dos depósitos de gordura no organismo. Alguns fatores influenciam a atividade da LPL, entre eles a insulina e o cortisol. A insulina estimula a atividade da LPL no tecido adiposo, o que contribui para o acúmulo de gordura nesse tecido. Além disso, a insulina bloqueia a lipólise e estimula a diferenciação dos adipócitos. O cortisol parece ter ação sinérgica à da insulina ao ativar a LPL no tecido adiposo.

Outros fatores inibem a atividade da LPL, dificultando o acúmulo de TG no tecido adiposo: testosterona, hormônio do crescimento, catecolaminas, fator de necrose tumoral (TNF) e outras citocinas.

Diversos estudos apontam um aumento da atividade da LPL no tecido adiposo em indivíduos com obesidade, mostrando que ela se correlaciona positivamente com o aumento do IMC. Entretanto, não se pode determinar se tal aumento está envolvido na causa da obesidade ou é apenas consequência de uma dieta hipercalórica e hipergordurosa, associada ao aumento dos níveis de insulina e cortisol, típicos do indivíduo com obesidade.

Oxidação deficiente das gorduras

Lipólise

Para serem utilizados como substrato energético (oxidados), os TG armazenados no tecido adiposo precisam ser hidrolisados e convertidos em ácidos graxos, em um processo denominado "lipólise", realizada pela enzima lipase hormônio sensível (LHS) e que libera os ácidos graxos para a circulação, nos quais sua meia-vida é de apenas 3 a 4 minutos. Uma vez presentes na circulação, os ácidos graxos podem ser prontamente oxidados (p. ex., quando existe um aumento súbito das necessidades energéticas durante uma atividade física), mas, quando não utilizados, são reesterificados em TG no tecido adiposo, no fígado e nos músculos. Esses ácidos graxos são os principais precursores da síntese de TG das partículas de VLDL hepáticas, que redistribuem constantemente os TG aos tecidos, de acordo com diversos fatores, como a atividade da LPL.

A taxa de lipólise varia consideravelmente entre os indivíduos e também no mesmo indivíduo; por consequência, também há grande variação nos níveis plasmáticos dos ácidos graxos disponíveis para oxidação tissular. Os principais hormônios que influenciam a lipólise nos adipócitos são a insulina e as catecolaminas. O hormônio de crescimento (GH) e o cortisol também estimulam a lipólise, porém em menor grau.

A insulina bloqueia a lipólise por meio da inibição da ação da LHS. A inibição máxima da lipólise acontece com níveis de insulina encontrados no período pós-prandial. As catecolaminas, por sua vez, estimulam a lipólise. Pequenos aumentos nos níveis basais de catecolaminas já aumentam significativamente a taxa de lipólise.

Apesar de a insulina e de as catecolaminas influenciarem a lipólise e, consequentemente, os níveis de ácidos graxos circulantes, não existe um mecanismo de *feedback* no sentido contrário, ou seja, a taxa de lipólise e a de ácidos graxos plasmáticos não são capazes de aumentar ou diminuir os níveis de insulina e catecolaminas, falta de retroalimentação que explica em parte as grandes diferenças intraindividuais e interindividuais na lipólise e nos níveis de ácidos graxos circulantes.

Indivíduos com obesidade, principalmente aqueles com obesidade visceral, apresentam maiores concentrações basais de ácidos graxos circulantes, fator resultante do aumento da taxa de lipólise. Quando não há total utilização desses ácidos graxos como combustível, ou seja, quando a gordura não é oxidada, essas altas concentrações de ácidos graxos circulantes podem contribuir para um aumento na captação hepática, maior síntese de VLDL, maior formação de TG nos tecidos musculares e maior RI.

Competição pela oxidação

Os carboidratos e as gorduras competem entre si pela oxidação nos tecidos. A oxidação de carboidratos dá origem a alguns produtos que inibem o transporte de ácidos graxos para dentro das mitocôndrias, estimulam sua reesterificação em TG no citosol, inibem a cetogênese e estimulam a liponeogênese. Contudo, a oxidação de gorduras também gera produtos que inibem a captação de glicose, a glicólise e a oxidação do piruvato nos músculos e no fígado. Assim, a utilização de carboidratos inibe a utilização de ácidos graxos como substrato energético e vice-versa.

Quando ambos os substratos estão disponíveis, na presença de insulina, o organismo dá preferência à oxidação dos carboidratos, situação que tem relação com o balanço energético de cada nutriente individualmente: como as reservas de carboidratos são muito menores que as de gordura, o aumento do consumo de carboidratos deve estimular sua oxidação, à custa da redução da utilização dos ácidos graxos, que têm um reservatório muito maior – o tecido adiposo.

O tipo de substrato energético utilizado pelo organismo de um indivíduo em determinado período pode ser avaliado na prática pela calorimetria indireta, que avalia o quociente respiratório (QR), o qual basicamente relaciona a quantidade de CO_2 produzido com a quantidade de O_2 consumido na utilização de cada substrato para gerar energia. A "queima" de 1 g de carboidrato consome 0,746 ℓ de O_2 e produz 0,746 ℓ de CO_2 e resulta, portanto, em QR = 1,0. A "queima" de 1 g de gordura consome 2,019 ℓ de O_2 e produz 1,427 ℓ de CO_2, resultando, portanto, em QR = 0,7. Dessa forma, indivíduos cujo QR calculado na calorimetria se aproxima mais do valor 1,0 estão oxidando mais carboidratos, enquanto aqueles com valores menores de QR, mais próximos de 0,7, estão oxidando preferencialmente gorduras.

Relação com a obesidade

A capacidade de oxidar mais determinado tipo de substrato em detrimento de outro também pode ser influenciada por fatores além da composição dietética, como os genéticos. Indivíduos com menor capacidade de utilizar gordura como substrato energético podem ter maior dificuldade para perder peso.

Por exemplo, um estudo com calorimetria indireta em 152 índios Pima sem diabetes e com dieta normal (voltada para a manutenção do peso) mostrou grande variação do QR entre os indivíduos, a qual teve um importante componente familiar. Além disso, em 111 indivíduos seguidos prospectivamente, aqueles com os maiores valores de QR (acima do percentil 90, independentemente do gasto energético basal) tiveram uma chance 2,5 vezes maior de ganhar mais de 5 kg de peso do que aqueles com QR abaixo do percentil 10. Indivíduos com QR mais altos queimam gordura de forma menos eficiente e acabam ganhando mais peso ao longo de tempo.

Outro estudo pequeno, ainda com os índios Pima, avaliados no início do estudo e após 7 anos, mostrou um aumento significativo do QR nesse intervalo de tempo, além de mostrar correlação positiva do QR com a idade, independentemente do GER. Essa diferença no substrato energético utilizado pode compreender outro fator que explica o aumento da prevalência da obesidade com o aumento da idade.

Ciclicidade do peso

A manutenção do peso corporal estável, em qualquer nível de adiposidade, é regulada por fatores extremamente complexos, conforme anteriormente observado. As altas taxas de recidiva observadas nas tentativas de tratamento da obesidade são desanimadoras, e os motivos que levam a esse cenário não estão totalmente esclarecidos. Da mesma forma, não se sabe ao certo o impacto que as frequentes oscilações de peso (chamadas "efeito sanfona" ou "efeito ioiô") podem ter na saúde dos indivíduos com obesidade, nem mesmo se esses efeitos pioram a obesidade a longo prazo.

Estudos populacionais mostram que a porcentagem de indivíduos que se consideram "cicladores" em relação ao peso corporal é alta. Aproximadamente 20% dos homens e de 25 a 30% das mulheres relatam ter perdido propositalmente (com dietas hipocalóricas e/ou atividade física) uma grande quantidade de peso (de 5 a 10 kg) em mais de um período na vida, recuperando-o total ou parcialmente tempos depois. Entre os adultos que tentam perder peso, apenas 25% conseguem manter a perda de peso por mais de 1 ano e apenas 10% mantêm o peso por mais de 5 anos, implementando definitivamente as mudanças de estilo de vida adequadas. Os pesquisadores normalmente dividem os "cicladores" em graves (perda de mais de 9 kg em três ou mais episódios durante a vida), moderados (perda de 4,5 a 9 kg em três ou mais episódios durante a vida) e leves (perda 2,3 a 4,5 kg em três ou mais episódios durante a vida).

Mulheres são mais "cicladoras" que os homens, além de fazerem mais dietas hipocalóricas e apresentarem episódios de compulsão alimentar com maior frequência.

Na lógica do balanço energético, considera-se que o peso do organismo é o resultado de ajustes e compensações realizados por um sistema complexo de homeostase que adapta as necessidades do organismo aos fatores externos, sempre em busca do equilíbrio. O indivíduo que desenvolve obesidade atinge um novo equilíbrio, ajustado para aquela determinada situação de ingestão e gasto calórico.

"Ponto de ajuste" do peso corporal

Desde a década de 1980, existem controvérsias em relação à existência de um "ponto de ajuste" do peso corporal preestabelecido para cada indivíduo, que o organismo tentaria sempre alcançar, a fim de manter os estoques de gordura em níveis constantes predeterminados. Se isso for real, ou seja, se o organismo está sempre lutando contra as intervenções terapêuticas de redução de peso e defendendo arduamente determinada quantidade de gordura corporal, as intervenções comportamentais e ambientais têm poucas chances de sucesso. Esse ponto de ajuste hipotético seria determinado por fatores genéticos, perinatais, dietéticos, ambientais, neurais e psicológicos.

De fato, observam-se diversas alterações compensatórias nos componentes do balanço energético (ingestão alimentar, gasto energético, lipólise e lipogênese) como consequência de grandes alterações do peso corporal. Por exemplo, a leptina é o grande sinalizador da quantidade de tecido adiposo estocada no organismo. Em situações de perda de peso, os níveis de leptina diminuem e, consequentemente, há ampliação do sinal das vias hipotalâmicas anabólicas com a diminuição do sinal nas vias catabólicas. Além disso, durante períodos de perda de peso induzida por dieta, ocorre diminuição compensatória no gasto energético basal, que limita a continuidade da perda ponderal.

Considerações sobre a biologia dos adipócitos

A obesidade está associada a um aumento no número de adipócitos e no seu conteúdo de TG. Um adulto magro tem cerca de 35 bilhões de adipócitos contendo de 0,4 a 0,6 µg de TG cada, mas um adulto com obesidade grave chega a ter 125 bilhões de células adiposas com 0,8 a 1,2 µg de TG cada uma.

O processo de adipogênese é complexo. Mesmo que fosse possível atualmente manipular a adipogênese *in vivo*, o uso dessa estratégia como tratamento da obesidade sem alterar o desequilíbrio energético acabaria levando ao depósito de TG em outros tecidos que não o adiposo. Sabe-se que a deposição ectópica de TG tem efeitos deletérios, como a indução de RI.

Durante o tratamento da obesidade por meio de restrição calórica dietética, ocorre basicamente a redução do tamanho dos adipócitos, pela redução de seu conteúdo de TG. A redução do número de adipócitos também parece se dar após grandes e sustentadas perdas de peso em seres humanos, conforme resultado de um estudo. Entretanto, não existem evidências de desdiferenciação de adipócitos *in vivo* ou mesmo de apoptose de adipócitos após dietas hipocalóricas.

Efeito de restrições dietéticas crônicas

Restrições dietéticas crônicas alteram a manutenção do equilíbrio energético por diversos motivos. Alterações no equilíbrio dos mecanismos envolvidos na ingestão alimentar, na lipogênese e no gasto calórico podem ser consequências de restrições dietéticas. A perda de peso induzida apenas por dieta é composta pela perda de 75 a 85% de gordura e 15 a 25% de massa magra.

Um estudo com ratos com obesidade submetidos a restrição calórica e perda de peso por 16 semanas seguidas por mais 8 semanas de realimentação avaliou a ingestão e o gasto energético dos animais durante esses períodos. Os resultados mostraram uma diminuição persistente do GER durante o período de restrição calórica que não se atenuou com a continuação da restrição, e, nas 8 semanas seguintes, com o fim da restrição calórica externa, os ratos invariavelmente recuperaram quase exatamente o mesmo peso inicial. O ganho de peso ocorreu inicialmente por aumento da ingestão alimentar com manutenção do GER baixo. Quando o peso se aproximou do peso inicial (refeitos os estoques de gordura), a ingestão alimentar e o GER voltaram aos níveis basais.

Ratos geneticamente propensos à obesidade apresentam diversas alterações nas funções neurais relacionadas com a ingestão alimentar quando são mantidos com baixos níveis de adiposidade com dietas pobres em gordura, as quais resultam em um grande aumento da massa adiposa, como se os níveis de leptina precisassem atingir um nível maior para que ela pudesse ser sentida pelos centros hipotalâmicos. Esta passa a ser a atual massa adiposa a ser defendida pelo organismo.

Outro estudo com ratos submetidos a oito ciclos de privação calórica e perda de peso acompanhados de realimentação e reganho de peso mostrou que esses ratos apresentaram níveis de leptina consideravelmente menores que os ratos do grupo controle (mesmo após os períodos de realimentação). Além disso, os ratos submetidos aos ciclos apresentaram maior atividade de algumas enzimas envolvidas na lipogênese no tecido adiposo. As alterações metabólicas e comportamentais exibidas pelos ratos submetidos a alterações dietéticas crônicas podem ter sua base biológica na plasticidade neuronal. Estudos em seres humanos tentando correlacionar níveis de leptina com ciclicidade do peso não mostram uma associação independente entre esses fatores.

Papel da atividade física

Diante da diminuição do GER e do aumento das forças homeostáticas que estimulam o apetite em períodos que se seguem à perda de peso, um modo de manter o equilíbrio energético depois de atingido um menor nível de adiposidade se dá por meio do aumento da atividade física voluntária.

Em ratos, o exercício físico diminui consideravelmente a massa adiposa "defendida" pelo organismo, equilibrando novamente os estímulos anabólicos e catabólicos. Para a mesma perda de gordura, ratos que se exercitam não apresentam o aumento do tônus das vias orexígenas observado na perda de gordura decorrente da restrição dietética. Apesar da diminuição da leptina, os ratos que se exercitam não aumentam a ingestão alimentar de modo compensatório. Além disso, quando comparados aos ratos sedentários, os ratos ativos preferem ingerir dieta com menor porcentagem de gordura.

Em seres humanos, um dos principais fatores que diferenciam os indivíduos que deixaram de ter obesidade e que conseguem se manter no peso adequado daqueles que recuperam toda a gordura perdida reside justamente no hábito de realizar atividade física voluntária frequentemente.

Impacto da variação cíclica do peso na evolução da obesidade

Os resultados dos estudos em relação ao impacto de restrições dietéticas frequentes na evolução da obesidade humana são controversos – alguns mostram impacto negativo, com alterações deletérias na composição corporal e no metabolismo basal, outros evidenciam efeito positivo, restringindo o ganho de peso total a longo prazo, enquanto outros não mostram impacto algum.

Na realidade, a maioria dos estudos em seres humanos falha ao tentar mostrar que o "efeito sanfona" em si leve a uma redução persistente do metabolismo de repouso que predisponha o indivíduo a maior ganho de peso posteriormente. O efeito na diminuição das taxas metabólicas ocorre durante o episódio de perda ponderal e correlaciona-se com a perda de massa celular (gorda e magra). Também em relação à composição corporal, a maior parte dos estudos não encontra relação entre a ciclicidade do peso e uma possível menor massa magra resultante em cada ciclo de perda e reganho de peso. A afirmação de que o indivíduo "ciclador" tem relativamente cada vez menos massa magra não apresenta comprovação científica irrefutável.

Entretanto, um estudo com 370 atletas finlandeses que se submeteram a ciclos de perda e ganho de peso pelo esporte (boxe, judô etc.) mostrou os seguintes resultados: os atletas que ciclavam o peso apresentaram aumento maior no IMC após 40 anos, quando comparados a outros atletas não "cicladores" e a outros indivíduos não atletas. O risco de um atleta "ciclador" desenvolver obesidade, comparado aos outros atletas e aos não atletas, foi 3,18 e 2 vezes maior, respectivamente.

Outro estudo em um grupo de mulheres mostrou que aquelas que ciclavam o peso mais comumente apresentavam maior IMC, maior percentual de massa gorda, maior circunferência abdominal e menor taxa de metabolismo de repouso por quilo de peso, além de menores níveis de adiponectina em relação às não "cicladoras". Na verdade, mulheres que ciclam o peso com frequência fazem menos atividade física e têm mais episódios de compulsão alimentar, o que pode contribuir com o maior ganho de peso, conforme os resultados de um estudo com mais de 2.400 mulheres do *Nurses' Health Study II*.

Por sua vez, um estudo com indivíduos que entraram em um programa de perda de peso com dieta de muito baixa caloria em mais de uma oportunidade mostrou que a velocidade de perda de peso foi semelhante nas diversas tentativas, independentemente de ser a primeira, a segunda ou a terceira tentativas, o que refuta a hipótese de que as sucessivas restrições calóricas dificultam cronicamente a perda de peso.

Impacto da variação cíclica do peso na morbimortalidade

Muito se questiona sobre o impacto do "efeito sanfona" na saúde dos indivíduos com obesidade, tanto em relação ao aumento do risco de algumas doenças quanto à mortalidade.

Estudos em ratos mostram um efeito deletério no metabolismo dos ácidos graxos de ratos submetidos a ciclos de perda e reganho de peso, com alterações em enzimas envolvidas na lipogênese, o que resulta no aumento no tamanho dos adipócitos e na piora no perfil metabólico e lipídico.

Não existe certeza em relação ao que ocorre em seres humanos. Um estudo avaliou a correlação entre a ciclicidade do peso e alguns fatores de risco cardiovascular (RCV) em uma amostra de mais de 450 indivíduos com obesidade de ambos os sexos. O resultado mostrou que a variação cíclica do peso não esteve associada a efeitos deletérios na composição corporal, na distribuição de gordura, nem nos fatores de RCV de maneira independente, mas sim relacionada com o acúmulo global de gordura ao longo dos anos.

Em mulheres sem obesidade, foram avaliados os efeitos de variações intencionais cíclicas no peso corporal em relação a parâmetros antropométricos, bioquímicos, metabólicos e hormonais. Ao final de dois ciclos de perda e reganho de peso, em relação aos valores basais, mostrou-se uma diminuição significativa da massa magra, dos níveis de tri-iodotironina (T3) e tiroxina total (T4), bem como redução do metabolismo de repouso. Além disso, houve aumento significativo na pressão arterial sistólica e diastólica. O perfil lipídico não se alterou, exceto por um aumento discreto dos TG. Tais resultados sugerem um efeito deletério da variação do peso corporal induzida apenas por restrição calórica na saúde de mulheres jovens sem obesidade.

Um grande estudo prospectivo com mais de 40 mil mulheres do *Nurses' Health Study* não mostrou aumento na mortalidade geral e cardiovascular daquelas que relataram ciclos repetidos de perda ponderal intencional. Já outro estudo prospectivo com homens observou que aqueles com flutuações de peso apresentaram pequeno aumento da mortalidade quando comparados aos de peso estável, mesmo na presença de obesidade.

Também foi estudado o risco de desenvolvimento de diabetes *mellitus* tipo 2 (DM2) em mulheres com alterações recorrentes do peso corporal no *Nurses' Health Study II*. As variações cíclicas do peso correlacionaram-se positivamente com o aumento do IMC, mas não houve aumento do risco de DM2 nas mulheres "cicladoras" quando ajustado para IMC. Da mesma maneira, a ciclicidade do peso não parece ter efeito significativo duradouro nos níveis pressóricos nem no perfil lipídico, de acordo com a maioria dos estudos.

Outro tema muito estudado consiste no efeito das variações cíclicas de peso no metabolismo ósseo. Um estudo com mais de 4.500 homens noruegueses mostrou correlação positiva entre episódios de perda de peso significativa entre 20 e 50 anos e maior incidência de fratura de antebraço, aspecto que pode estar relacionado com as variações nos níveis de leptina, que tem um papel sabidamente importante no metabolismo ósseo. Outro estudo com judocas avaliou os marcadores do metabolismo ósseo e os níveis de leptina durante os períodos de perda e reganho de peso e mostrou correlação negativa entre os níveis dos marcadores de reabsorção óssea (cortisol e CTX – interligadores C-terminais de colágeno) e os níveis de leptina, tanto na fase de perda quanto na de reganho de peso. Contudo, um estudo com mulheres com obesidade na pré-menopausa não mostrou diferenças na densidade mineral óssea (DMO) relacionadas com a história de ciclicidade de peso.

Em idosos, ciclos repetidos de perda e ganho de peso geralmente levam a perda global maior de massa magra, mesmo após recuperação do peso, do que em indivíduos que mantêm o peso corporal estável. A perda de massa magra em idosos está associada a pior qualidade de vida e aumento da limitação das atividades diárias.

Fatores determinantes do sucesso ou fracasso na manutenção da perda de peso

Uma revisão da literatura em relação aos fatores preditores de manutenção da perda de peso a longo prazo mostra que o indivíduo que obtém sucesso na manutenção do peso consegue atingir maior perda de peso inicialmente e alcançar a meta proposta por si próprio, representando aqueles com maior motivação, os que conseguem manter um estilo de vida ativo fisicamente e fazer refeições regulares, incluindo café da manhã. O automonitoramento do comportamento alimentar, o suporte social, a estabilidade psicológica e a capacidade de lidar com situações de estresse também constituem fatores positivos.

Por sua vez, os fatores que representam maior risco de reganho de peso incluem história de ciclicidade do peso e alterações do comportamento alimentar, como compulsão alimentar e ingestão alimentar em resposta a estresse e emoções negativas.

Em última análise, a necessidade de o organismo manter os estoques de energia (gordura) é um estímulo fisiológico poderoso. Os indivíduos geneticamente predispostos à obesidade devem manter uma vigilância consciente e constante dos principais determinantes do equilíbrio energético que se pode ter controle: a ingestão alimentar e o GEAF.

Considerações finais

A obesidade representa uma doença complexa de causa multifatorial, cujo determinante básico é o desequilíbrio energético, ou seja, um excesso de ingestão calórica em relação ao gasto energético durante determinado período. Inúmeros fatores genéticos, ambientais, comportamentais, sociais e psicológicos interagem na determinação do balanço energético. E, embora muito se tenha progredido no entendimento dessa complexa rede de fatores, ainda existem grandes lacunas para seu profundo conhecimento.

A sobrevivência do organismo humano dependeu durante muito tempo da sua enorme capacidade de armazenar energia no tecido adiposo e defender esses depósitos em situações de privação calórica. A obesidade constitui um problema recente na evolução da espécie humana, pois é resultado de alterações na disponibilidade de alimentos e no estilo de vida dos tempos modernos em um organismo adaptado ao longo dos séculos para a situação justamente oposta.

Apesar dos avanços do conhecimento, as estratégias terapêuticas atuais para o problema do excesso de peso são limitadas e os resultados, desanimadores. A solução definitiva para a redução do crescimento epidêmico da obesidade persiste como um desafio que está longe de ser superado.

Bibliografia

Abbott WG, Howard BV, Christin L, et al. Short-term energy balance: relationship with protein, carbohydrate, and fat balances. Am J Physiol. 1988:E332-7.

Andrade BM, Mendes CM, Araújo LM. Weight cycling during treatment of obese women. Arq Bras Endocrinol Metabol. 2004;48(2):276-81.

Angel A, Bray GA. Synthesis of fatty acids and cholesterol by the liver, adipose tissue and intestinal mucosa from obese and control subjects. Eur J Clin Invest. 1979;9:355-62.

Astrup A, Gøtzsche PC, van de Werken K, et al. Meta-analysis of resting metabolic rate in formerly obese subjects. Am J Clin Nutr. 1999;69:1117-22.

Astrup A, Grunwald GK, Melanson EL, et al. The role of low-fat diets in body weight control: a meta-analysis of ad libitum dietary intervention studies. Int J Obes Relat Metab Disord. 2000;24:1545-52.

Barsh GS, Farooqi IS, O'Rahilly S. Genetics of body-weight regulation. Nature. 2000;404(6778):644-51.

Benini ZL, Camilloni MA, Scordato C, et al. Contribution of weight cycling to serum leptin in human obesity. Int J Obes Relat Metab Disord. 2001;25(5):721-6.

Bouchard C, Perusse L. Genetics of obesity. Annu Rev Nutr. 1993;13:337.

Bouchard C, Tremblay A, Després JP, et al. The response to long-term overfeeding in identical twins. N Engl J Med. 1990;332:1477-82.

Cone RD, Elmquist JK. Neuroendocrine control of energy stores. In: Kronenberg HM, Melmed S, Polonsky KS, Larsen PR, editors. Williams textbook of endocrinology. 11. ed. Philadelphia: Saunders Elsevier; 2008. p. 1537-61.

Elfhag K, Rössner S. Who succeeds in maintaining weight loss? A conceptual review of factors associated with weight loss maintenance and weight regain. Obes Rev. 2005;6(1):67-85.

Flatt JP. Dietary fat, carbohydrate balance, and weight maintenance: effects of exercise. Am J Clin Nutr. 1987;45(Suppl. 1):296.

Field AE, Byers T, Hunter DJ, et al. Weight cycling, weight gain, and risk of hypertension in women. Am J Epidemiol. 1999;150(6):573-9.

Field AE, Manson JE, Laird N, et al. Weight cycling and the risk of developing type 2 diabetes among adult women in the United States. Obes Res. 2004;12(2):267-74.

Field AE, Manson JE, Taylor CB, et al. Association of weight change, weight control practices, and weight cycling among women in the Nurses' Health Study II. Int J Obes Relat Metab Disord. 2004;28(9):1134-42.

Field AE, Malspeis S, Willett WC. Weight cycling and mortality among middle-aged or older women. Arch Intern Med. 2009;169(9):881-6.

Field AE, Wing RR, Manson JE, et al. Relationship of a large weight loss to long-term weight change among young and middle-aged US women. Int J Obes Relat Metab Disord. 2001;25(8):1113-21.

Frayn KN. Physiological regulation of macronutrient balance. Int J Obes Relat Metab Disord. 1995;19(Suppl. 5):S4-10.

Gallagher KI, Jakicic JM, Kiel DP, et al. Impact of weight-cycling history on bone density in obese women. Obes Res. 2002;10(9):896-902.

Graci S, Izzo G, Savino S, et al. Weight cycling and cardiovascular risk factors in obesity. Int J Obes Relat Metab Disord. Jan 2004;28(1):65-71.

Halpern A, Mancini MC. Obesidade e síndrome metabólica para o clínico. São Paulo: Roca; 2009.

Hellerstei MK, Parks EJ. Obesidade e sobrepeso. In: Greenspan FS, Gardner DG. Endocrinologia básica e clínica 7. ed. Rio de Janeiro: McGraw-Hill; 2006. p. 655-72.

Kajioka T, Tsuzuku S, Shimokata H, Sato Y. Effects of intentional weight cycling on non-obese young women. Metabolism. Fev 2002;51(2):149-54.

Klein S, Romijn JA. Obesity. In: Kronenberg HM, Melmed S, Polonsky KS, Larsen PR, editors. Williams textbook of endocrinology. 11. ed. Philadelphia: Saunders Elsevier; 2008. p. 1563-87.

Kochan Z, Karbowska J, Swierczynski J. The effects of weight cycling on serum leptin levels and lipogenic enzyme activities in adipose tissue. J Physiol Pharmacol. 2006;57(Suppl. 6):115-27.

Lahti-Koski M, Männistö S, Pietinen P, Vartiainen E. Prevalence of weight cycling and its relation to health indicators in Finland. Obes Res. 2005;13(2):333-41.

Lauer JB, Reed GW, Hill JO. Effects of weight cycling induced by diet cycling in rats differing in susceptibility to dietary obesity. Obes Res. 1999;7(2):215-22.

Lee JS, Visser M, Tylavsky FA, et al.; Health ABC Study. Weight loss and regain and effects on body composition: the health, aging, and body composition study. J Gerontol A Biol Sci Med Sci. 2009;65(1):78-83.

Leibel RLM, Rosenbaum M, Hirsch J. Changes in energy expenditure resulting from altered body weight. N Engl J Med. 1995;332-621.

Li Z, Hong K, Wong EM, et al. Weight cycling in a very low-calorie diet programme has no effect on weight loss velocity, blood pressure and serum lipid profile. Diabetes Obes Metab. 2007;9(3):379-85.

Lim K, Murakami E, Lee S, et al. Effects of intermittent food restriction and refeeding on energy efficiency and body fat deposition in sedentary and exercised rats. J Nutr Sci Vitaminol (Tokyo). 1996;42(5):449-68.

Maes HH, Neale MC, Eaves LJ. Genetic and environmental factors in relative body weight and human adiposity. Behav Genet. 1997;27:325-51.

Miller GD, Dimond AG, Stern JS. The effect of repeated episodes of dietary restriction and refeeding on systolic blood pressure and food intake in exercise-trained normotensive rats. Obes Res. 2000;8(4):324-36.

Murgatroyd PR, Goldberg GR, Leahy FE, et al. Effects of inactivity and diet composition on human energy balance. Int J Obes. 1999;23:1269-75.

O'Dea K. Marked improvement in carbohydrate and lipid metabolism in diabetic Australian aborigines after temporary reversion to traditional lifestyle. Diabetes. 1984;33:596-603.

O'Dea K, White N, Sinclair A. An investigation of nutrition related risk factors in an isolated aboriginal community in Northern Australia: advantages of a traditionally-orientated life style. Med J Aust. 1988;148:177-80.

Petersmarck KA, Teitelbaum HS, Bond JT, et al. The effect of weight cycling on blood lipids and blood pressure in the Multiple Risk Factor Intervention Trial Special Intervention Group. Int J Obes Relat Metab Disord. 1999;23(12):1246-55.

Pratley RE. Gene-environment interactions in the pathogenesis of type 2 diabetes mellitus: lessons from the Pima Indians. Proc Nutr Soc. 1998;57:175-81.

Prentice AM, Jebb SA, Goldberg GR, et al. Effects of weight cycling on body composition. Am J Clin Nutr. 1992;56(Suppl. 1):209S-16S.

Prouteau S, Benhamou L, Courteix D. Relationships between serum leptin and bone markers during stable weight, weight reduction and weight regain in male and female judoists. Eur J Endocrinol. 2006;154(3):389-95.

Ravussin E, Burnand B, Schutz Y, Jéquier E. Twenty-four-hour energy expenditure and resting metabolic rate in obese, moderately obese and control subjects. Am J Clin Nutr. 1982;35:566-73.

Ravussin E, Lillioja S, Knowler WC, et al. Reduced rate of energy expenditure as a risk factor for body-weight gain. N Engl J Med. 1988;318:467-72.

Richelsen B, Vrang N. Why is weight loss so often followed by weight regain? Basal biological response as a possible explanation. Ugeskr Laeger. 2006;168(2):159-63.

Rosenbaum M, Leibel RL, Hirsch J. Obesity. N Engl J Med. 1997;337:396-408.

Rzehak P, Meisinger C, Wölke G, et al. Weight change, weight cycling and mortality in the ERFORT Male Cohort Study. Eur J Epidemiol. 2007;22(10):665-73.

Saarni SE, Rissanen A, Sarna S, et al. Weight cycling of athletes and subsequent weight gain in middleage. Int J Obes (Lond). 2006;30(11):1639-44.

Schutz Y, Flatt JP, Jequier E. Failure of dietary fat intake to promote fat oxidation: a factor favoring the development of obesity. Am J Clin Nutr. 1989:307-14.

Schwartz MW, Woods SC, Seeley RJ, et al. Is the energy homeostasis system inherently biased toward weight gain? Diabetes. 2003;52(2):232-8.

Seidell JC, Muller DC, Sorkin JD, Andres R. Fasting respiratory exchange ratio and resting metabolic rate as a predictor of weight gain: the Baltimore longitudinal study on aging. Int J Obes Relat Metab Disord. 1992;16:667-74.

Skov AR, Toubro S, Buemann B, Astrup A. Normal levels of energy expenditure in patients with reported "low metabolism". Clin Physiol. 1997;17:279-85.

Søgaard AJ, Meyer HE, Tonstad S, et al. Weight cycling and risk of forearm fractures: a 28-year follow-up of men in the Oslo Study. Am J Epidemiol. 2008;167(8):1005-13.

Sorensen TI, Price RA, Stunkard AJ, et al. Genetics of obesity in adult adoptees and their biological siblings. BMJ. 1989; 298:87-90.

Strychar I, Lavoie ME, Messier L, et al. Anthropometric, metabolic, psychosocial, and dietary characteristics of overweight/obese postmenopausal women with a history of weight cycling: a MONET (Montreal Ottawa New Emerging Team) study. J Am Diet Assoc. 2009;109(4):718-24.

Stunkard AJ, Foch TT, Hrubec Z. A twin study of human obesity. JAMA. 1986;256:51-4.

Stunkard AJ, Sørensen TI, Hanis C, et al. An adoption study of human obesity. N Engl J Med. 1986;314:193-8.

Tschoep M. Endotext.org [homepage na internet]. South Dartmouth: American Association of Clinical Endocrinologists; MDText. com Inc c2008 [atualizada em 8 Fev 2010; acesso em 1 Fev 2010]. Disponível em: http://www.endotext.org/obesity/index.htm.

Van Wye G, Dubin JA, Blair SN, Di Pietro L. Weight cycling and 6-year weight change in healthy adults: the aerobics center longitudinal study. Obesity (Silver Spring). 2007;15(3):731-9.

Wadden TA, Foster GD, Letizia KL, Mullen JL. Long-term effects of dieting on resting metabolic rate in obese outpatients. JAMA. 1990;264:707-11.

Wadden TA, Foster GD, Stunkard AJ, Conill AM. Effects of weight cycling on the resting energy expenditure and body composition of obese women. Int J Eat Disord. 1996;19(1):5-12.

Whitaker RC, Wright JA, Pepe MS, et al. Predicting obesity in young adulthood from childhood and parental obesity. N Engl J Med. 1997;337:869-73.

9 Regulação Central do Balanço Energético

Lício Augusto Velloso ▪ Eliana Pereira de Araujo

Introdução

A obesidade resulta da perda do controle coordenado entre ingestão e gasto calórico, em que o primeiro se sobrepõe ao segundo. Enquanto o ganho calórico depende unicamente do consumo alimentar, o gasto energético global é composto por dispêndio energético voluntário e involuntário. O gasto energético voluntário resulta da energia consumida com atividade física, e o involuntário é formado pelos gastos com funções fisiológicas, como respiração, batimentos cardíacos, manutenção da temperatura corporal e renovação celular etc. Várias das funções envolvidas na homeostase energética são total ou parcialmente controladas por neurônios localizados em núcleos hipotalâmicos. Com o aumento da prevalência da obesidade e da mortalidade por doenças intimamente relacionadas com a obesidade, observou-se um incremento nos esforços e no investimento para avançar no conhecimento dos mecanismos envolvidos no controle da fome e do gasto energético, com o objetivo de desenvolver novas abordagens profiláticas e terapêuticas para essa doença. Neste capítulo, serão apresentados os principais avanços obtidos na caracterização dos mecanismos centrais que participam da regulação do balanço energético.

Controle central da homeostase energética

Em condições fisiológicas, observa-se uma tendência marcante da manutenção da estabilidade do peso corporal na maior parte dos seres humanos, o que exige que dois fenômenos biológicos sejam perfeitamente acoplados: a percepção neural dos estoques de energia do organismo e a regulação do gasto energético.

O funcionamento adequado do mecanismo sensor depende da integração de três diferentes tipos de informação produzidos em tecidos ou órgãos periféricos, compostos por sinais hormonais, de nutrientes e neurais. A leptina e a insulina carreiam informações a respeito de estoques estáveis de energia constituindo-se, portanto, em sinais hormonais de adiposidade; por sua vez, a insulina e vários hormônios produzidos pelo trato digestório, como a colecistoquinina (CCK), o glucagon, o peptídeo 1 semelhante ao glucagon (GLP-1) e a ghrelina, atuam como sinais mais dinâmicos, informando a respeito da disponibilidade imediata de energia. Tanto os sinais de adiposidade quanto os de saciedade são detectados predominantemente por neurônios de primeira ordem, localizados no núcleo arqueado do hipotálamo que, a seguir, se integram com neurônios de segunda ordem, localizados no núcleo paraventricular (PVN) e na área lateral hipotalâmica (ALH). Os mesmos neurônios de primeira ordem são alvo da ação de nutrientes. Glicose, ácidos graxos e aminoácidos controlam vias de sinalização que se integram com sinais produzidos por hormônios e, dessa maneira, modulam a atividade dos neurônios do núcleo arqueado. Os sinais neurais originam-se no trato digestório e oferecem informações momentâneas a respeito da ingestão e da absorção de nutrientes, sendo carreados ao sistema nervoso central (SNC) pelo nervo vago, alcançando o núcleo do trato solitário (NTS).

A partir dos núcleos hipotalâmicos e do NTS, os sinais progridem para outras regiões do SNC, onde coordenam a ingestão de alimentos, produzindo sinais de saciedade ou de fome. Como todo sistema de regulação homeostática, o SNC dispõe de mecanismos efetores que controlam as diversas variáveis necessárias para que a massa corporal se mantenha constante. Mecanismos comportamentais controlam a sensação de fome, enquanto os endócrinos e neurais norteiam o gasto de energia.

Sinais gerados nos tecidos periféricos

Os sinais hormonais produzidos na periferia em resposta às oscilações dos níveis de nutrientes exercem efeitos centrais que se distribuem entre dois extremos: o controle da adiposidade e o controle imediato da fome. A leptina representa o mais importante sinal periférico responsável por estabelecer uma conexão entre os sítios de estoque de energia e o SNC. Trata-se de um hormônio peptídico de 16 kDa, produzido predominantemente pelo tecido adiposo branco em proporção direta à sua massa total no organismo. Mutações do gene da leptina ou de seu receptor, que resultem em perda funcional do sistema, levam a quadros graves de obesidade. Em razão da característica de regulação da produção de leptina, a qual sofre oscilações predominantemente em decorrência de mudanças na massa de tecido adiposo do que propriamente à ingestão imediata de alimento, a leptina representa o componente dos sinais periféricos com ação mais específica e robusta no controle da adiposidade.

Uma função intermediária entre o controle da adiposidade e o controle imediato da fome (saciedade) é desempenhada pela insulina, cujos níveis sanguíneos oscilam em função tanto da ingestão imediata de alimentos quanto da massa adiposa total do organismo. Não apenas por sua ação potente, mas também por atuar como sinal auxiliar ao da leptina, a insulina é considerada o segundo mais importante sinalizador periférico para o hipotálamo.

No outro extremo do controle do fluxo de energia por sinais periféricos, independentemente do controle imediato da saciedade, encontra-se um grupo de hormônios produzidos pelo trato digestório. No período de jejum prolongado, o estômago produz o hormônio peptídico ghrelina, cujos níveis crescentes no sangue atuam no hipotálamo e potencializam os efeitos orexigênicos produzidos primariamente pela redução da disponibilidade de nutrientes e pelos baixos níveis de leptina e insulina. Logo após a ingestão de nutrientes, os níveis de ghrelina caem rapidamente, dando lugar ao aumento da secreção de hormônios com papel anorexigênico, como a CCK, o peptídeo YY e o GLP-1. Uma vez elevados no sangue, tais hormônios atuam no hipotálamo, em paralelo à insulina, promovendo a indução de sinais anorexigênicos.

Núcleo arqueado e sinais de adiposidade

No núcleo arqueado, duas subpopulações de neurônios agem como sensores de primeira ordem para os sinais oriundos da periferia. Neurônios do neuropeptídeo Y (NPY) *agouti-related peptide* (AgRP) são ativados durante períodos de jejum ou quando os estoques periféricos de energia estão baixos, enquanto neurônios pró-opiomelanocortina (POMC), hormônio melanócito-estimulante alfa (α-MSH)/peptídeo transcrito regulado por anfetamina e cocaína (CART) estão ativos em períodos pós-prandiais ou quando existem grandes estoques periféricos de energia. O controle funcional desses grupos de neurônios é feito predominantemente pela integração dos sinais produzidos pelos hormônios leptina e insulina, pelos sinais dos hormônios do trato digestório e pela própria disponibilidade de nutrientes. Em períodos de jejum ou de carência de nutrientes, os níveis sanguíneos relativos de leptina e insulina estão baixos, de modo que os receptores desses hormônios presentes em ambos os grupos de neurônios do núcleo arqueado permanecem, na sua maioria, inativos. Os baixos níveis de nutrientes aliados aos níveis elevados de ghrelina ativam mecanismos sensores presentes exclusivamente nos neurônios NPY/AgRP. A depleção de nutrientes leva a um aumento dos níveis intraneuronais de monofosfato de adenosina (AMP), ocorrendo, como consequência, a ativação da enzima AMP quinase (AMPK). Por meio da sinalização celular pela via da AMPK, há a indução da transcrição do gene do NPY, o que promove o aumento da expressão desse neurotransmissor no núcleo arqueado. Nesse momento, a elevação dos níveis de ghrelina potencializa a atividade da AMPK e promove o aumento da frequência de oscilação dos níveis de Ca^{2+} nos mesmos neurônios, o que leva à liberação de NPY nos terminais sinápticos. A maior parte desses terminais sinápticos encontra-se em projeções dos neurônios NPY/AgRP para o PVN e ALH, onde ocorre a modulação funcional dos neurônios de segunda ordem; entretanto, algumas projeções curtas estabelecem uma comunicação inibitória entre os neurônios NPY/AgRP e os neurônios POMC/CART. Assim, em períodos de depleção de nutrientes, enquanto os neurônios NPY/AgRP encontram-se plenamente ativos, os neurônios POMC/CART estão inibidos tanto pela sinalização inibitória dos primeiros quanto pelas reduzidas concentrações de leptina e insulina.

Com a ingestão alimentar, ocorrem o aumento da disponibilidade de nutrientes e a redução da liberação de ghrelina pelo estômago, que resulta na interrupção da sinalização pela AMPK e na redução da oscilação de Ca^{2+} em neurônios NPY/AgRP, além de aumentar a concentração sanguínea de leptina e insulina. Nessas circunstâncias, os neurônios NPY/AgRP tornam-se inibidos, enquanto os neurônios POMC/CART são ativados. A ativação dos neurônios POMC/CART decorre, em parte, da perda do tônus ini-

bitório oferecido por neurônios NPY/AgRP, mas principalmente da ativação das vias de sinalização celular da leptina e da insulina.

A leptina sinaliza em neurônios do núcleo arqueado por meio da forma longa de seu receptor, chamado "ObRb". Após a ligação do hormônio, ocorre dimerização de receptores seguida pela ativação da enzima com atividade tirosinoquinase, Janus quinase 2 (JAK2), que se encontra associada ao receptor. Uma vez ativa, a JAK2 promove sua autofosforilação e a subsequente fosforilação de vários resíduos tirosina no receptor. Dessa maneira, criam-se locais ativos no receptor, os quais recrutam e ativam proteínas intermediárias que darão continuidade ao sinal da leptina no ambiente intracelular. A ativação do fator de transcrição *signal transducer and activator of transcription 3* (STAT3) é o evento mais bem estudado da sinalização da leptina no hipotálamo. Por meio dessa via, a leptina estimula a transcrição dos genes que codificam os neurotransmissores anorexigênicos POMC (α-MSH) e CART. Outra via controlada pela leptina é a que leva à ativação da enzima fosfato-3-inositol quinase (PI3K), por meio da qual a leptina controla a liberação dos neurotransmissores α-MSH e CART nos terminais sinápticos. Entretanto, essa via responde também aos sinais gerados pela insulina, sistema em que o sinal da leptina desempenha um papel potencializador. Inversamente, atuando por meio de seu receptor, a insulina ativa predominantemente a via PI3K e exerce efeito potencializador do sinal da leptina pela via JAK2/STAT3.

Assim como ocorre com neurônios NPY/AgRP, os neurônios POMC/CART projetam-se para os núcleos PVN e ALH, onde controlam a atividade de neurônios de segunda ordem; entretanto, conexões inibitórias curtas controlam a atividade de neurônios NPY/AgRP.

Portanto, durante um ciclo completo de jejum/alimentação/jejum, há transição do estado de ativação dos neurônios NPY/AgRP com inativação dos neurônios POMC/CART para o estado inverso e, finalmente, para o estado original. São exatamente tais ciclos que proporcionam os sinais que modulam funcionalmente os neurônios de segunda ordem no PVN e ALH.

Integração entre sinais hormonais e sinais carreados por nutrientes

Por meio de estudos de neuroimagem, observou-se que o hipotálamo apresenta uma rápida resposta funcional à glicose, caracterizada por uma queda do sinal obtido por ressonância eletromagnética minutos após a ingestão dessa hexose por via oral (VO). Parte desse sinal deve corresponder às modulações funcionais induzidas pela glicose em neurônios do núcleo arqueado do hipotálamo. Em períodos de privação nutricional, quando a disponibilidade de nutrientes é baixa, discretos aumentos na relação AMP/trifosfato de adenosina (ATP) em neurônios NPYérgicos do núcleo arqueado promovem a ativação da enzima AMPK, que, uma vez ativa, leva ao aumento da transcrição do gene do NPY, resultando na potencialização dos sinais orexigênicos. Nutrientes como a glicose e alguns aminoácidos têm a propriedade de inibir a atividade da AMPK e, assim, reduzir sinais anorexigênicos. A glicose atua sobre essa via ao promover a produção de ATP como resultado de sua metabolização. Aminoácidos inibem a AMPK por meio da ativação das proteínas mTOR e S6K. As mesmas proteínas podem, ainda, ter sua atividade funcional modulada pela leptina e pela insulina de tal maneira que a via mTOR/AMPK configura-se como ponto de interseção entre vias hormonais e de nutrientes no controle da fome e da termogênese, uma característica que coloca essa via em uma posição de destaque como potencial alvo para a abordagem terapêutica da obesidade.

Ácidos graxos também exercem importante função regulatória sobre os neurônios hipotalâmicos, cujo efeito varia conforme o estado nutricional do organismo. Em jejum prolongado, o aumento dos níveis de ácidos graxos circulantes em decorrência de lipólise resulta no aumento da sua translocação mitocondrial e em subsequente betaoxidação, gerando um sinal orexígenico ao estimular a expressão de NPY e AgRP. Por sua vez, quando há aumento de ácidos graxos em paralelo ao aumento de outros nutrientes, como carboidratos, durante períodos de hiperalimentação, a translocação mitocondrial de ácidos graxos fica inibida, promovendo um sinal anorexígenico, pela inibição da expressão de NPY e AgRP.

Controle funcional dos neurônios de segunda ordem

Estudos utilizando técnicas de estereotaxia realizados na década de 1950 revelaram que neurônios localizados nos núcleos PVN e ALH desempenham papel importante na regulação da fome. Tais estudos mostravam que a lesão do PVN promovia aumento da ingestão alimentar, enquanto o estímulo nessa área provocava saciedade; por sua vez, lesões da ALH causavam saciedade e o estímulo aumentava a fome. A identificação da leptina possibilitou um avanço na caracterização funcional dessas regiões anatômicas de tal maneira que hoje se entende que neurônios do PVN e ALH são primariamente responsivos a projeções oriundas do núcleo arqueado, caracterizando-se, portanto, como neurônios de segunda ordem no controle da fome e da termogênese.

Na ALH, duas subpopulações distintas de neurônios respondem aos estímulos oriundos do núcleo arqueado. Neurônios produtores de orexina/hipocretina estão ativos no período de jejum e regulam não apenas a fome, como inicialmente se suspeitava, mas também, principalmente, estabelecem uma conexão neural entre fome, vigília e prazer. Estudos têm revelado a importante participação da orexina em processos como narcolepsia e enxaqueca, acreditando-se que esse neurotransmissor seja o principal responsável pela manutenção do estado de vigília durante o jejum, uma vez que o sucesso na busca e na obtenção de alimento tem importância fundamental para a sobrevivência do organismo. A outra subpopulação de neurônios da ALH é composta por células que expressam o neurotransmissor **hormônio concentrador de melanina (MCH)**, cuja expressão também é estimulada no período de jejum. Porém, suas funções distinguem-se um pouco daquelas exercidas pela orexina. O MCH, além de ser um moderado estimulador da fome, tem papel mais relevante na inibição do gasto energético por termogênese e da motilidade.

No PVN, duas outras subpopulações de neurônios de segunda ordem respondem às projeções vindas do núcleo arqueado, os quais produzem os neurotransmissores hormônios liberadores de corticotrofina (CRH) e de tireotrofina (TRH), inibidos durante o período de jejum. Após a ingestão alimentar, seus níveis elevam-se gradativamente, contribuindo para o estabelecimento de um estado de saciedade e elevada termogênese que caracteriza esse período fisiológico. A maior parte dos estudos sugere que a TRH e a CRH teriam funções sobrepostas no controle da fome e da termogênese; entretanto, alguns indicam que a TRH, tanto direta quanto indiretamente, controlando a produção de hormônio tireoestimulante (TSH),

desempenharia função predominante no controle da termogênese. De qualquer maneira, é importante ressaltar que esses neurotransmissores têm um papel central na integração dos sinais de adiposidade com sinais de controle endócrino, particularmente a função tireoidiana e a suprarrenal.

Mecanismos efetores do controle da fome e da termogênese

Apesar do grande avanço produzido pela identificação da leptina, atualmente ainda se sabe muito pouco a respeito dos mecanismos que integram a função dos neurônios de primeira e segunda ordem no hipotálamo, com os mecanismos efetores do controle da fome e do gasto energético.

No que diz respeito ao controle da fome, é importante ressaltar que, diferentemente dos organismos mais primitivos utilizados na maior parte dos estudos, em seres humanos a busca por alimento tem conotação não apenas fisiológica, mas também social e comportamental. Para que decisões relativas à busca por alimento, ao início e à interrupção da refeição sejam adequadamente tomadas, há necessidade de uma correta integração entre os sinais hipotalâmicos e alguns centros corticais. O córtex insular recebe e processa informações a respeito do gosto, da aparência, da textura e do odor do alimento, as quais são processadas em conjunto com sinais neurais oriundos do córtex orbitofrontal, que informam a respeito do prazer produzido pelo consumo de determinado alimento. Por fim, esse conjunto de informações é confrontado com os sinais mais fisiológicos, oriundos predominantemente da ALH. Somente após a integração de todas essas informações, decisões referentes à ingestão ou não de um alimento serão tomadas.

Contudo, o controle do gasto energético é mais autônomo e sofre menor interferência de conexões corticais. A termogênese em tecidos periféricos é controlada por hormônios, sobretudo os tireoidianos, e por sinais neurais, particularmente os simpáticos e parassimpáticos, ambos os quais têm a propriedade, por exemplo, de controlar a expressão de proteínas desacopladoras ou UCP. Tais proteínas desacoplam a respiração mitocondrial da geração de ATP, e, como resultado, a energia produzida pela cadeia de elétrons na membrana mitocondrial é despendida na forma de calor. Em alguns mamíferos, o tecido adiposo marrom, rico em mitocôndrias, representa um importante local de termogênese. Em seres humanos adultos, são encontrados apenas focos residuais desse tecido. Assim, acredita-se que a maior parcela da termogênese ocorra em tecido muscular. Entretanto, estudos recentes revelaram que linhagens germinativas comuns diferenciam-se em músculo esquelético e tecido adiposo marrom e que, de acordo com o tipo de estímulo, tal diferenciação poderia ocorrer na vida adulta. Além de possibilitarem avanços na caracterização fisiológica do controle da termogênese, esses dados abrem novas perspectivas terapêuticas para a obesidade.

Por fim, é importante ressaltar que parte do gasto energético depende da motivação do organismo para a movimentação. O controle da motilidade é bastante complexo e decorre, em parte, de sinais hipotalâmicos produzidos predominantemente na ALH, os quais se conectam com centros corticais de regiões motoras, nas quais se integram, ainda, sinais cognitivos que contribuirão para a definição do padrão de motricidade do organismo.

Assim, fica claro que o controle do fluxo de energia por um organismo depende da integração de múltiplos mecanismos regulatórios. A redundância e a complexidade do sistema certamente decorrem da sua importância primordial para a sobrevivência.

Disfunção hipotalâmica e obesidade

A frequente associação clínica entre diabetes *mellitus* tipo 2 e obesidade, aliada ao fato de que pacientes com obesidade são em geral hiperleptinêmicos e hiperinsulinêmicos, fomentou a hipótese de que o inadequado controle da fome e da termogênese, que predispõe ao desenvolvimento de obesidade, decorresse de uma resistência hipotalâmica à ação da leptina e da insulina. Tal suspeita foi confirmada por meio de estudos realizados em diferentes modelos animais de obesidade. O primeiro desafio a ser vencido na caracterização da ação da leptina e da insulina no hipotálamo consistiu no desenvolvimento de métodos reprodutíveis que possibilitassem a mensuração dos efeitos anorexigênico e termogênico desses hormônios quando agem diretamente no hipotálamo. Por se tratar de um órgão de difícil acesso, somente utilizando métodos de estereotaxia alcançou-se tal objetivo. Atualmente, por meio de métodos padronizados de estereotaxia, sabe-se que, em animais experimentais magros, a leptina e a insulina, quando injetadas em dose única diretamente no hipotálamo, reduzem em cerca de 50% a ingestão espontânea de alimento nas 12 horas subsequentes ao tratamento. Em animais com obesidade por defeitos genéticos, como camundongos *ob/ob* (portadores de mutação no gene da leptina) ou *db/db* (portadores de mutação no gene do receptor de leptina), ou em animais com obesidade por consumo de dietas hipercalóricas, a ação hipotalâmica da leptina ou da insulina fica bastante comprometida, reduzindo não mais que 10 a 20% a ingestão alimentar.

Uma vez evidenciado o desenvolvimento da resistência à leptina e à insulina no hipotálamo, o passo seguinte foi explorar os mecanismos envolvidos com a gênese dessa disfunção. O primeiro mecanismo evidenciado referiu-se à indução de uma elevada expressão da proteína SOCS3, que pertence a uma família de reguladores da ação de citocinas. Sinais produzidos a partir de receptores de citocinas (família de receptores à qual pertence o receptor da leptina) levam à indução da expressão do gene da SOCS3. Uma vez expressa, tal proteína atua como bloqueador físico dos sinais produzidos, ao se ligar a locais funcionalmente ativos dos respectivos receptores. Além disso, algumas proteínas citoplasmáticas, como os substratos do receptor de insulina 1 (IRS1) e 2 (IRS2), que participam das vias de sinalização da leptina e da insulina, podem ser ligadas à SOCS3 e, assim, direcionadas para a degradação proteossômica, o que diminui a quantidade de intermediários das vias de sinalização e reduz a magnitude do sinal produzido. Animais mutantes, nos quais o gene da SOCS3 é danificado, são resistentes ao desenvolvimento de obesidade induzida por dieta. Assim, a proteína SOCS3 parece constituir um alvo terapêutico interessante para o tratamento de obesidade. Entretanto, há que se ressaltar que, por desempenhar importante papel regulatório das vias inflamatórias, a manipulação do gene da SOCS3 pode acarretar disfunção de componentes controladores do sistema imune, cujas consequências são imprevisíveis.

A identificação do segundo e do terceiro mecanismos envolvidos na gênese da disfunção hipotalâmica se deu a partir de estudos nos quais se avaliou a expressão gênica diferencial por meio de um arranjo gênico que investigou mais de 1.000 genes no hipotálamo de animais alimentados com dieta-padrão e dieta hiperlipídica. Tal estudo revelou que aproximadamente 15% dos genes avaliados tinham sua expressão modulada pelo consumo da dieta hiperlipídica, e que uma parcela considerável desses genes era composta por reguladores ou efetores da resposta imune, entre eles uma série

de citocinas. A indução dessa resposta inflamatória começa poucas semanas após o início do consumo da dieta. A ocorrência de citocinas inflamatórias no hipotálamo ativa enzimas com função serina quinase nos neurônios hipotalâmicos – a JNK e a IKK –, que inativam alguns importantes mediadores das respostas anorexigênicas da leptina e da insulina, contribuindo para a instalação da resistência a esses hormônios. A inibição da atividade dessas enzimas, seja por métodos farmacológicos, seja por métodos genéticos, reverte o fenótipo de obesidade induzido pela dieta e melhora a resposta hipotalâmica à leptina e à insulina.

O quarto e último mecanismo identificado até o momento diz respeito à ativação da proteína fosfatase PTP1B, que catalisa a retirada de grupos fosfato de resíduos tirosina presentes em vários intermediários das vias de sinalização da insulina e da leptina. Ao desfosforilar tais proteínas, a PTP1B as inativa. Assim como nos casos da SOCS3, da JNK e da IKK, a PTP1B é induzida por meio de mecanismos inflamatórios no hipotálamo. A ingestão de dieta hiperlipídica e o tratamento com a citocina inflamatória fator de necrose tumoral alfa (TNF-α) levam ao aumento da expressão dessa fosfatase e, assim, reduzem a transdução dos sinais anorexigênicos por meio das vias da insulina e da leptina. Aqui também, a inibição da atividade ou da expressão da PTP1B tem um papel protetor no desenvolvimento de obesidade induzida por dieta.

Dessa maneira, fica claro que, em todos os mecanismos indutores de resistência hipotalâmica à leptina e à insulina identificados até o momento, a inflamação tem um papel central. Portanto, a caracterização dos mecanismos envolvidos com a geração da inflamação local deve possibilitar um avanço considerável na definição dos mecanismos patogenéticos participantes do desenvolvimento da obesidade. Um passo dado nesse sentido consistiu na caracterização dos tipos de ácidos graxos existentes na dieta que exercem papel inflamatório local mais acentuado. Tais estudos revelaram que ácidos graxos saturados de cadeias longas, predominantemente o esteárico (C18:0), o ácido araquídico (C20:0) e o ácido behênico (C22:0), são aqueles com maior potência inflamatória, e que ácidos graxos insaturados, como o oleico (C18:1) e o linoleico (C18:2), têm importante papel anti-inflamatório.

Assim, pode-se resumir que, de acordo com estudos realizados até o presente momento, a disfunção hipotalâmica provocada por mecanismos ambientais depende predominantemente da instalação de um processo inflamatório no hipotálamo, um processo que leva à ativação de proteínas como SOCS3, JNK, IKK e PTP1B, as quais, por mecanismos moleculares distintos, interferem na ação dos principais hormônios adipostáticos e anorexigênicos – a leptina e a insulina.

Distúrbios genéticos em seres humanos com obesidade

A obesidade monogênica é um evento raro, mas, por meio da caracterização de genes que, ao perderem ou ganharem função, levam à instalação dessa doença, deve-se avançar no desenvolvimento de modalidades terapêuticas mais eficazes para as formas poligênicas ou predominantemente ambientais/comportamentais de obesidade. Até o momento, apenas dez genes foram caracterizados, cujas mutações promovem o quadro de obesidade. Sem dúvida, as mutações do receptor de α-MSH, MC4R, representam a forma mais prevalente de obesidade monogênica, respondendo por até 4% dos casos de obesidade em indivíduos com índice de massa corporal (IMC) superior a 40 kg/m^2. Trata-se de uma doença com característica de transmissão autossômica dominante que se instala ainda na infância e progride rapidamente para um quadro extremo de obesidade. Mutações do gene codificador da POMC também levam a quadros de obesidade de início precoce, porém, na maior parte desses casos, há alteração da coloração da pele e dos cabelos, uma vez que todo o sistema estimulador de melanócitos é comprometido.

Frustrando boa parte da expectativa produzida com a caracterização da leptina, mutações no gene *ob* (codificador da leptina) ou no *db* (codificador do receptor de leptina) são extremamente raras em seres humanos, tendo sido identificadas em apenas algumas poucas famílias. Um fato importante a se ressaltar a respeito de mutações do gene *ob* é que, uma vez identificados, tais indivíduos são passíveis de tratamento com leptina recombinante, apresentando boa resposta terapêutica.

Outras mutações identificadas em seres humanos e que levam ao desenvolvimento de obesidade são as dos genes: *SIM1*, que codifica uma proteína participante da via de ativação do sistema de sinalização da melanocortina; do fator neurotrófico derivado do cérebro (BNDF), que codifica uma proteína com função neurotrófica capaz de ativar sinalização pela via JAK2/STAT3, a mesma ativada pela leptina; o do receptor de BNDF, TRKB; o codificador da enzima carboxipeptidase E, envolvida na clivagem funcional de neurotransmissores; o de outro receptor de α-MSH, MC3R; e o *Tub*.

E ainda um aspecto mais importante a ser ressaltado a respeito de todos os poucos genes mutados em quadros de obesidade monogênica humana reside no fato de que, sem exceção, eles codificam proteínas que participam de processos funcionais no hipotálamo, reforçando o papel central desse órgão no controle da adiposidade corporal.

Na década de 2010 vários estudos de associação de genoma completo (GWAS, do inglês *genomic wide-association studies*) buscaram identificar novos genes potencialmente relacionados com o desenvolvimento da obesidade, confirmando, de modo geral, que, do ponto de vista genético, as formas não monogênicas de obesidade são bastante complexas e heterogêneas, e nenhum gene isoladamente tem peso muito grande no desenvolvimento da doença. O gene *fto* (*fat mass and obesity associated*) emergiu em praticamente todos os estudos como aquele com maior ligação ao desenvolvimento de obesidade, o qual codifica a enzima dioxigenase dependente de alfacetoglutarato. Os primeiros estudos não foram capazes de identificar como o mecanismo determinado pelos polimorfismos de *fto* aumentariam a chance de desenvolvimento de obesidade. Entretanto, alguns estudos mais recentes sugerem que polimorfismos intrônicos de *fto* modificam o padrão de expressão de dois outros genes, *irx3* e *rpgrip1L*, e que seriam estes, e não o *fto* propriamente dito, que se relacionariam com a obesidade. O gene *irx3* codifica um fator de transcrição de mesmo nome, que desempenha papel importante no desenvolvimento embrionário do hipotálamo e durante a vida adulta, regulado pela dieta e que controla a termogênese, sendo considerado hoje um potencial alvo para o tratamento da obesidade. Portanto, no momento é possível concluir que as formas poligênicas da obesidade são bastante complexas e que, certamente, a expressão final da doença depende de um importante componente ambiental.

Bibliografia

Appleyard SM, Bailey TW, Doyle MW, et al. Proopiomelanocortin neurons in nucleus tractus solitarius are activated by visceral afferents: regulation by cholecystokinin and opioids. J Neurosci. 2005;25:3578-85.

Benoit SC, Clegg DJ, Seeley RJ, Woods SC. Insulin and leptin as adiposity signals. Recent Prog Horm Res. 2004;59:267-85.

Carvalheira JB, Siloto RM, Ignacchitti I, et al. Insulin modulates leptin-induced STAT3 activation in rat hypothalamus. FEBS Lett. 2001;500:119-24.

Cavadas C, Aveleira CA, Souza GF, Velloso LA. The pathophysiology of defective proteostasis in the hypothalamus – from obesity to ageing. Nat Rev Endocrinol. 2016;12:723-33.

Chaudhri OB, Salem V, Murphy KG, Bloom SR. Gastrintestinal satiety signals. Annu Rev Physiol. 2008;70:239-55.

De Araujo TM, Razolli DS, Correa-da-Silva F, et al. The partial inhibition of hypothalamic IRX3 exacerbates obesity. EBioMed. 2019;39:448-60.

De Souza CT, Araujo EP, Bordin S, et al. Consumption of a fat-rich diet activates a proinflammatory response and induces insulin resistance in the hypothalamus. Endocrinology. 2005;146:4192-9.

Elmquist JK. Hypothalamic pathways underlying the endocrine, autonomic, and behavioral effects of leptin. Int J Obes Relat Metab Disord. 2001;25(Suppl. 5):578-82.

Farooqi S. Monogenic obesity syndromes provide insights into the hypothalamic regulation of appetite and associated behaviors. Biol Psychiatry. 2022;91:856-9.

Farooqi S, O'Rahilly S. Genetics of obesity in humans. Endocr Rev. 2006;27:710-8.

Ferreira SRG, Macotela Y, Velloso LA, Mori MA. Determinants of obesity in Latin America. Nat Matab. 2024;6:409-32.

Halaas JL, Gajiwala KS, Maffei M, et al. Weight-reducing effects of the plasma protein encoded by the obese gene. Science. 1995;269:543-6.

Harding R, Leek BF. Central projections of gastric afferent vagal inputs. J Physiol. 1973;228:73-90.

Howard JK, Flier JS. Attenuation of leptin and insulin signaling by SOCS proteins. Trends Endocrinol Metab. 2006;17:365-71.

Khosla T, Billewicz WZ. Measurement of change in body-weight. Br J Nutr. 1964;18:227-39.

Montague CT, Farooqi IS, Whitehead JP, et al. Congenital leptin deficiency is associated with severe early-onset obesity in humans. Nature. 1997;387:903-8.

Myers MG, Cowley MA, Munzberg H. Mechanisms of leptin action and leptin resistance. Annu Rev Physiol. 2008;70:537-56.

Pereira-da-Silva M, Torsoni MA, Nourani HV, et al. Hypothalamic melanin-concentrating hormone is induced by cold exposure and participates in the control of energy expenditure in rats. Endocrinology. 2003;144:4831-40.

Picardi PK, Calegari VC, Prada P de O, et al. Reduction of hypothalamic protein tyrosine phosphatase improves insulin and leptin resistance in diet-induced obese rats. Endocrinology. 2008;149:3878-80.

Quarta C, Claret M, Zeltser LM, et al. POMC neuronal heterogeneity in energy balance and beyond: an integrated view. Nat Metab. 2021;3:299-308.

Swanson LW, Mogenson GJ. Neural mechanisms for the functional coupling of autonomic, endocrine and somatomotor responses in adaptive behavior. Brain Res. 1981;228:1-34.

Teitelbaum P, Stellar E. Recovery from the failure to eat produced by hypothalamic lesions. Science. 1954;120:894-5.

Torsoni MA, Carvalheira JB, Pereira-Da-Silva M, et al. Molecular and functional resistance to insulin in hypothalamus of rats exposed to cold. Am J Physiol Endocrinol Metab. 2003;285:E216-23.

Velloso LA. The hypothalamic control of feeding and thermogenesis: implications on the development of obesity. Arq Bras Endocrinol Metabol. 2006;50:165-76.

Wolfgang MJ, Lane MD. The role of hypothalamic malonyl-CoA in energy homeostasis. J Biol Chem. 2006;281:37265-69.

Zhang Y, Proenca R, Maffei M, Barone M, Leopold L, Friedman JM. Positional cloning of the mouse obese gene and its human homologue. Nature. 1994;372:425-32.

10 Regulação Periférica do Balanço Energético

Cesar Luiz Boguszewski ■ João Roberto Wiese Júnior

Introdução

De acordo com a Organização Mundial da Saúde (OMS), quase 2 bilhões de adultos apresentam excesso de peso, dos quais mais de 650 milhões têm obesidade. No Brasil, a Pesquisa de Vigilância de Fatores de Risco e Proteção para Doenças Crônicas por Inquérito Telefônico (Vigitel) de 2021 mostrou que cerca de seis em cada dez brasileiros estão acima do peso e 22% da população já se encontra na faixa de obesidade.

A pandemia de obesidade é multifatorial e envolve em sua patogênese fatores genéticos, ambientais, nutricionais, socioeconômicos e comportamentais. O mau funcionamento de um ou vários desses fatores promove desequilíbrio do balanço energético, seja provocando uma ingestão calórica excessiva, seja promovendo redução do gasto energético, ou por ambas as condições atuando simultaneamente, resultando, por consequência, no acúmulo de tecido adiposo e no progressivo ganho de peso corporal.

A homeostase energética é determinada pela integração de elementos do sistema nervoso central (SNC) com sinais oriundos dos tecidos periféricos, capazes de regular a ingestão de alimentos e a resposta metabólica. A elucidação do papel de cada participante desse sistema homeostático complexo é de fundamental importância no desenvolvimento de novas estratégias terapêuticas contra a obesidade e suas morbidades, além de oferecer oportunidades para o tratamento de outros distúrbios nutricionais, como anorexia e caquexia. Neste capítulo, serão revistos os principais fatores periféricos envolvidos na regulação do balanço energético.

Definição e regulação do balanço energético

O balanço energético é determinado pela energia adquirida por meio da ingestão de alimentos, utilizada para manter o gasto energético que compreende a taxa metabólica basal, a termogênese e a atividade muscular. Fisiologicamente, toda energia adquirida é metabolizada para manter o gasto energético, e a sobra energética é estocada na forma de gordura para ser usada nos períodos de escassez. O balanço entre a ingestão alimentar e o gasto energético é controlado por um sistema neural localizado no SNC – que envolve principalmente o hipotálamo, o tronco encefálico caudal e partes do córtex e do sistema límbico –, o qual recebe sinais periféricos promovidos pelo sistema gustatório, pelo trato gastrointestinal (TGI), pelo fígado, pela veia porta, pelo pâncreas e pelo tecido adiposo, que indicam como estão os estoques disponíveis de energia e modulam o comportamento alimentar. Todos esses componentes se comunicam por conexões feitas pelo sistema nervoso autônomo ou pela ação de hormônios e nutrientes.

O tronco encefálico caudal compreende um local importante que integra informações oriundas do sistema gustativo e do TGI, além de conter neurônios autônomos que controlam a parte motora da alimentação desde a boca até o canal alimentar e os órgãos abdominais. Contudo, é no hipotálamo, particularmente no núcleo arqueado (ARC), que se situa o principal centro de comando do balanço energético. Nessa tarefa, destacam-se duas importantes populações de neurônios – uma que produz os neurotransmissores orexígenos neuropeptídeo Y (NPY) e *Agouti-related protein* (AgRP); e outra que produz os neurotransmissores anorexígenos pró-opiomelanocortina (POMC) e *cocaine and amphetamine-regulated transcript* (CART) –, que interagem em diferentes níveis e dos quais partem projeções para outros núcleos hipotalâmicos, especialmente o núcleo paraventricular (NPV) e o hipotálamo lateral (HL), de onde serão desencadeadas respostas endócrinas, autonômicas e comportamentais aos estímulos de fome e saciedade, envolvendo neurônios de várias áreas cerebrais e da medula espinal. Vários neurotransmissores produzidos nesses núcleos hipotalâmicos estão fisiologicamente envolvidos com a homeostase energética, incluindo o hormônio liberador da corticotrofina (CRH), o hormônio liberador da tireotrofina (TRH), o hormônio concentrador de melanina (MCH), o *brain-derived neurotrophic factor* (BDNF) e as orexinas. O núcleo ARC recebe as informações nutricionais relevantes originadas da periferia por vias neuronais, metabólicas ou endócrinas, e as interpreta em conjunto com informações provenientes do córtex cerebral e do sistema límbico referentes a estímulos do meio ambiente, incluindo desde aqueles captados pelos sentidos da visão, do olfato e do paladar até outros relacionados com memória, aprendizado, emoções, hábitos e costumes alimentares (Figura 10.1).

Sistema gustativo

A regulação da ingestão alimentar começa já na cavidade oral, por meio das papilas gustativas. Três receptores ligados à proteína G (T1R1, T1R2 e T1R3) são responsáveis pela percepção de gostos doces e pelo reconhecimento de aminoácidos, os quais indicam alimentos benéficos. A estimulação de tais receptores induz à ingestão alimentar. Os gostos amargos de muitas toxinas potencialmente prejudiciais ao organismo são percebidos por aproximadamente

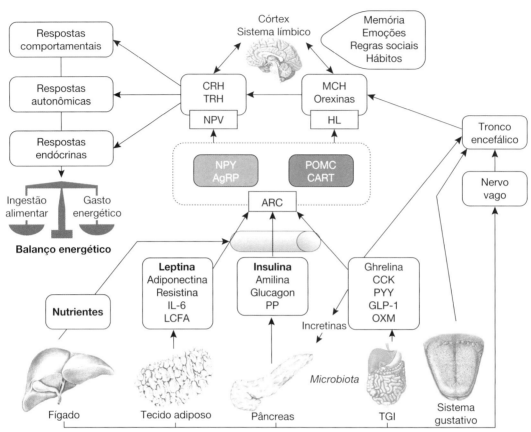

Figura 10.1 Mecanismos envolvidos no controle do balanço energético. O balanço entre a ingestão alimentar e o gasto energético é regulado pelo sistema nervoso central (SNC), que recebe vários sinais periféricos (nutrientes e hormônios) provenientes do fígado, do tecido adiposo, do pâncreas, do trato gastrointestinal (TGI) e do sistema gustativo, os quais indicam como estão os estoques de energia corporal e influenciam o comportamento alimentar. Esses sinais chegam ao SNC por via sanguínea, atravessando a barreira hematoencefálica e ligando-se a receptores específicos em duas populações neuronais no núcleo arqueado (ARC) do hipotálamo: NPY/AgRP e POMC/CART. Desses neurônios, partem conexões para outros núcleos hipotalâmicos, como o hipotálamo lateral (HL) e o núcleo paraventricular (NPV), que dão origem a novos sinais anabólicos ou catabólicos. A proteinoquinase ativada por adenosina monofosfato (AMPK) hipotalâmica é o sensor canônico que integra e modula os sinais orexígenos (que a ativam) e anorexígenos (que a inibem). Muitos dos sinais periféricos, particularmente aqueles produzidos no sistema gustativo e no TGI, chegam ao SNC pela ligação a receptores localizados no tronco encefálico e em aferentes vagais. O córtex e o sistema límbico participam desses mecanismos proporcionando a interação entre os estímulos internos e aqueles provenientes do meio ambiente. A integração cerebral de todas essas vias de sinalização resulta em respostas comportamentais, autonômicas e endócrinas com o objetivo de preservar o equilíbrio energético. CCK: colecistoquinina; CRH: hormônio liberador da corticotrofina; GLP-1: *glucagon like peptide 1*; IL-6: interleucina-6; LCFA: ácidos graxos de cadeia longa; MCH: hormônio concentrador de melanina; OXM: oxintomodulina; PP: polipeptídeo pancreático; PYY: peptídeo YY; TRH: hormônio liberador da tireotrofina.

30 receptores ligados à proteína G (da família T1R2), que, quando estimulados, inibem a ingestão alimentar. O gosto salgado é percebido pelo canal de sódio sensível à amilorida, e o azedo pelo receptor PKD2 L1, membro de uma nova família de canais iônicos chamada "TRP" (do inglês *transient receptor potential*). Em roedores, o translocador de ácido graxo CD36 e o canal de potássio KV 1.5 foram identificados como sensores de gordura, porém nenhum receptor com essa característica foi demonstrado em seres humanos até o momento.

Os sinais gustativos são processados principalmente no córtex insular, localizado profundamente dentro do sulco de Sylvian, composto de três subdivisões – granular (porção dorsal), agranular (porção ventral) e disgranular (porção intermediária). Há conexões intracorticais desses sinais com outros provenientes do sistema límbico, responsáveis pela percepção da experiência desencadeada pela ingestão de alimentos. Os sinais gerados pelo sistema gustativo são também enviados para o tronco encefálico, responsável não somente pelo controle da musculatura oromotora, mas também da musculatura do TGI e de outros órgãos abdominais.

Trato gastrointestinal

O TGI representa uma importante fonte de sinais periféricos responsáveis pelo controle da ingestão alimentar. A presença de alimento no estômago não só leva à distensão mecânica do órgão, mas também à ativação de canais iônicos e de receptores sensíveis à acidez, como ASIC3, que geram sinais para o SNC por meio de inervações vagais aferentes, das quais participam os fatores neurotróficos BDNF e neurotrofina-3. Os nutrientes ingeridos promovem ações locais no intestino superior que provocam sinais para o início da digestão e a absorção dos alimentos. Outros sinais levam à sensação de saciedade, direta ou indiretamente por efeitos sobre a função gástrica e promovendo o término da refeição. Mesmo durante a ingestão de uma refeição, o esvaziamento gástrico de líquidos provoca rápida disponibilização de nutrientes no intestino. Os nutrientes ingeridos geram sinais vagais gástricos aferentes e duodenais que estimulam a liberação de uma variedade de peptídeos e hormônios que agem no SNC e na periferia, modulando a digestão, a saciedade e o apetite. Entre esses fatores, os principais estão resumidos na Tabela 10.1 e são abordados em mais detalhes neste capítulo.

Ghrelina

Produzida pelas células oxínticas na mucosa gástrica e, em menores quantidades, no intestino, no pâncreas e em outros tecidos, é um agente orexígeno importante na ingestão alimentar a curto prazo. Foi descrita em 1999 como o ligante natural do GHS-R (do inglês *growth hormone secretagogue receptor*), por meio do qual estimula a secreção hipofisária de GH e exerce algumas outras atividades neuroendócrinas. O GHS-R é amplamente distribuído no corpo, em maiores concentrações no hipotálamo (especialmente nos núcleos ARC, NPV e HL) e na hipófise, e, em menores níveis, em tecidos periféricos, como pâncreas endócrino, TGI, células imunológicas e coração, estando presente em áreas cerebrais envolvidas com recompensa, emoção e memória, indicando um papel da ghrelina em aumentar o desejo por comida e em comportamentos alimentares não homeostáticos. No balanço energético, a ghrelina é o "hormônio da fome", por se tratar da única substância produzida em tecidos periféricos com propriedades orexígenas. Sua administração crônica causa hiperfagia e obesidade em roedores; já seu emprego intravenoso ou subcutâneo em voluntários sadios promove um aumento de 30% na ingestão de alimentos e induz uma elevação rápida nos níveis de insulina e glicose. Animais *knockout* para os genes da ghrelina e do GHS-R não apresentam mudanças significativas na ingestão alimentar e no peso corporal quando submetidos à dieta-padrão. Contudo, a ausência de ghrelina ou de seu receptor torna os animais resistentes à obesidade induzida por dieta e favorece o uso de gordura como substrato energético, quando de sua submissão a uma ração rica em gordura. Nos camundongos *ob/ob*, a ausência de ghrelina atenua o diabetes, mas não a obesidade, indicando um possível papel fisiológico desse agente no metabolismo da glicose. A ação central da ghrelina inibe a atividade do tecido adiposo marrom (TAM).

Tabela 10.1 Principais peptídeos do trato gastrointestinal envolvidos no controle da ingestão alimentar.

Peptídeo	Local de produção	Receptor	Local de ação	Efeito na ingestão alimentar	Efeitos no TGI e no metabolismo
Ghrelina acilada	Estômago	GHS-R	Nervo vago Hipotálamo Tronco encefálico Tecidos periféricos	Aumento	Controle da motilidade gástrica Influência na função endócrina pancreática Regulação de adipocinas
Ghrelina desacilada	Estômago Circulação	?	Ilhotas pancreáticas Músculo Adipócitos Endotélio	Não	Antagonista funcional endógeno da ghrelina acilada
Obestatina	Estômago	GLP-1? GPR39? Outro?	Adipócitos Ilhotas pancreáticas Músculo Coração Cérebro	Redução ou sem efeito	Estimula adipogênese e inibe lipólise Aumenta a captação de glicose e ácidos graxos livres Aumenta os níveis de adiponectina Reduz os níveis de leptina Aumenta citocinas pró-inflamatórias
CCK	Duodeno Jejuno	CCK-1	Nervo vago Hipotálamo Tronco encefálico	Redução	Estimula a contração da vesícula biliar Aumenta a produção de enzimas pancreáticas
PYY	Ao longo do TGI, sobretudo no cólon e no reto	Y2R	Nervo vago Hipotálamo Tronco encefálico	Redução*	Reduz a secreção e o esvaziamento gástrico Reduz a motilidade intestinal
GLP-1	Ao longo do TGI, sobretudo no íleo e no reto	GLP-1	Nervo vago Hipotálamo?	Redução	Age como incretina Aumenta a liberação de glucagon Reduz o esvaziamento gástrico e a motilidade do TGI
GIP	Células K no delgado proximal	GIPR	Hipotálamo Pâncreas	Redução	Age como incretina Estimula o tamponamento de lipídeos pelo TAB Reduz a náusea
OXM	Ao longo do TGI, sobretudo no íleo e no reto	GLP-1 Glucagon	Hipotálamo?	Redução	Age como incretina Reduz os níveis de ghrelina Reduz a secreção pancreática Reduz a secreção e a motilidade gástrica
PP	Pâncreas	Y4R	Nervo vago Hipotálamo Tronco encefálico	Redução	Reduz o esvaziamento gástrico Reduz a motilidade intestinal Reduz a secreção biliar e pancreática
Enterostatina	Pâncreas	CCK-1	Cérebro?	Redução ou sem efeito	Controle da digestão de gordura
Amilina	Pâncreas	RAMP1	Cérebro	Redução	Reduz o esvaziamento e a secreção gástrica Aumenta a secreção de glucagon

*A administração central dentro dos ventrículos laterais promove o aumento do apetite. TAB: tecido adiposo branco; TGI: trato gastrointestinal.

A ghrelina estimula o apetite por ação no núcleo ARC do hipotálamo, atingido por ela tanto pela circulação sanguínea quanto pela inervação vagal, via tronco encefálico. Enquanto a supressão pós-prandial dos níveis de ghrelina parece não depender da sinalização vagal, as elevações promovidas nos períodos de jejum dependem dessa inervação, uma vez que são completamente abolidas pela vagotomia subdiafragmática. A ghrelina atua como um antagonista funcional das ações centrais da leptina, promovendo estimulação da atividade dos neurônios NPY e inibição dos neurônios POMC. Ainda, pode ser produzida localmente no cérebro, em neurônios adjacentes ao 3º ventrículo que fazem conexões com outros neurônios anorexígenos e orexígenos, formando um circuito central com potencial participação na homeostase energética. As ações orexígenas da ghrelina ocorrem de maneira independente dos seus efeitos sobre a secreção hipofisária de GH.

As concentrações séricas de ghrelina variam amplamente ao longo do dia, com valores mais altos durante o sono, elevações nos períodos pré-prandiais e queda rápida após as refeições. Em virtude desse padrão de secreção, a ghrelina foi inicialmente apontada como o "sinal iniciador da refeição", mas atualmente acredita-se que seu papel fisiológico envolva mais a preparação metabólica para o influxo de calorias. A queda pós-prandial dos níveis de ghrelina é proporcional à ingestão calórica em indivíduos magros, mas não nos com obesidade, nos quais a supressão pós-prandial é ausente ou muito reduzida. Os níveis de ghrelina caem menos após a ingestão de gorduras do que de carboidratos ou de proteínas. Além dos alimentos, inúmeros outros fatores, como glicose e insulina, hormônios e peptídeos gastrointestinais, influenciam a secreção gástrica de ghrelina. Sua concentração sérica está inversamente relacionada com o índice de massa corporal (IMC), exceto na síndrome de Prader-Willi, na qual a obesidade está associada a altas concentrações séricas de ghrelina. Variações de peso são acompanhadas de mudanças nos níveis séricos de ghrelina, que se elevam quando ocorre perda de peso, e vice-versa, as quais parecem estar sob controle da fosforilação do mTOR no tecido gástrico, que atuaria como um sensor periférico de energia, modulando a produção de ghrelina. A via intracelular do mTOR foi sugerida como um potencial elo entre a ghrelina e outra via fisiológica importante envolvida com o balanço energético: o sistema endocanabinoide, que será abordado mais adiante. Percebe-se o bloqueio farmacológico dos receptores endocanabinoides CB1 presentes nas células gástricas como um sinal comparável à ingestão de alimentos, resultando em ativação da via mTOR, que, por sua vez, reduz a secreção de ghrelina com subsequente diminuição do sinal orexígeno enviado ao cérebro pelo nervo vago.

A ghrelina é um peptídeo de 28 aminoácidos que se apresenta em duas formas:

- Ghrelina acilada, que apresenta um ácido n-octanoico na serina 3 de sua cadeia peptídica, essencial para a ativação do GHS-R e a modulação dos efeitos neuroendócrinos e orexígenos
- Ghrelina desacilada, a mais abundante na circulação (95%), incapaz de ativar o GHS-R, mas biologicamente ativa, exercendo ações metabólicas periféricas independentes do GHS-R.

A reação que produz a forma acilada resulta da ação enzimática da ghrelina O-aciltransferase (GOAT), que promove uma ligação covalente entre o grupo hidroxila da serina 3 e o ácido n-octanoico. Medicações que inibem a GOAT podem prevenir obesidade induzida por dieta, aumentar a secreção pancreática de insulina e melhorar a sensibilidade periférica à insulina. Além das modificações pós-translacionais da ghrelina que resulta em peptídeos com diferentes funções, o gene codificador da ghrelina é responsável pela produção do peptídeo denominado "obestatina".

Ghrelina desacilada e obestatina

A ghrelina desacilada (*Des-Acyl Ghrelin* ou DAG) não se liga e não é capaz de ativar o GHS-R, motivo pelo qual tem sido considerada um produto de degradação fisiologicamente inativo da ghrelina. No entanto, estudos recentes têm chamado a atenção para efeitos independentes da DAG por meio de um receptor específico ainda não identificado ou de outro receptor de ghrelina desconhecido que se diferencia do receptor GHS-R. Há também evidências de que a DAG atua como um antagonista dos efeitos orexígenos da ghrelina. Camundongos transgênicos que não produzem DAG apresentam diminuição do peso corporal, da ingestão alimentar, da massa gordurosa, dos níveis de ácidos graxos livres e do esvaziamento gástrico, além de demonstrarem leve diminuição do crescimento linear. Em roedores, a DAG tem sido associada a efeitos na restauração da função das células progenitoras endoteliais, aumento da regeneração muscular e remodelação vascular. Tanto em modelos animais quanto humanos, uma deficiência relativa de DAG, caracterizada por níveis séricos mais baixos ou por aumento na relação ghrelina/DAG, vem sendo relacionada com obesidade, diabetes *mellitus* tipo 2 (DM2) e síndrome metabólica (SM). A administração intravenosa de DAG melhora a sensibilidade à insulina, inibe a lipólise e exibe propriedades hipoglicemiantes em voluntários saudáveis e com diabetes e obesidade. Além disso, a DAG consegue ativar o TAM por meio de mecanismos ainda desconhecidos.

Assim como a DAG, a obestatina exibe atividades antidiabetogênicas, além do fato de seus níveis séricos encontrarem-se diminuídos na SM e nenhum receptor específico ter sido ainda encontrado. O receptor da GLP-1 (do inglês *glucagon-like peptide*) e o receptor órfão GPR39 ligado à proteína G vêm sendo apontados como candidatos, mas dados mais conclusivos ainda são necessários para sustentar a participação deles nos efeitos da obestatina. No tecido adiposo, a obestatina estimula adipogênese, inibe lipólise e promove captação de glicose e ácidos graxos. Camundongos tratados com obestatina apresentam níveis mais elevados de adiponectina, redução dos níveis de leptina e menor liberação de citocinas pró-inflamatórias do tecido adiposo, músculo e fígado. A obestatina promove maior sobrevida celular em vários tecidos, incluindo células beta pancreáticas, células musculares esqueléticas e cardiomiócitos, e seus efeitos centrais são mais controversos, com alguns estudos, mas não todos, sugerindo supressão da ingestão alimentar e redução do peso corporal.

Colecistoquinina

Estudos realizados no início da década de 1970 revelaram que a colecistoquinina (CCK), um peptídeo produzido predominantemente no duodeno e no jejuno, influenciava o apetite por meio de ações em receptores específicos no nervo vago, no tronco encefálico ou diretamente em núcleos hipotalâmicos. A CCK é secretada pelas células enteroendócrinas em resposta a proteína e gordura, mas não a glicose, e seus níveis séricos se elevam 15 minutos após o início da refeição. No TGI, a liberação pós-prandial de CCK inibe o esvaziamento gástrico e estimula a contração da vesícula biliar e a secreção de enzimas pelo pâncreas. Alguns estudos sugerem que, por meio de um mecanismo de ação central, a CCK poderia estimular a atividade do TAM. Existem dois receptores para CCK – CCK1 (ou CCKA) e CCK2 (ou CCKB) –, e os efeitos da CCK na ingestão alimentar são mediados via CCK1, expresso no pâncreas, nos aferentes e eferentes vagais, e no SNC. Além disso, a CCK pode ser localmente produzida no cérebro, onde exerce efeitos relacionados com recompensa, memória e saciedade ao ligar-se aos receptores CCK2.

As concentrações plasmáticas de CCK são baixas em jejum, situação na qual os neurônios aferentes vagais expressam o receptor canabinoide CB1, o receptor do hormônio concentrador de melanina MCH-1 e o próprio MCH, todos fatores relacionados com o estímulo da ingestão alimentar. A liberação pós-prandial de CCK provoca rápida redução da expressão desses fatores orexígenos e, concomitantemente, estímulo de fatores anorexígenos, como os receptores Y2 e CART. Assim, as variações nas concentrações séricas da CCK determinam a resposta dos neurônios aferentes vagais para o estímulo ou a inibição do apetite.

A administração periférica de CCK reduz o tamanho e a duração da refeição, tanto em roedores quanto em seres humanos, além do fato de doses mais altas causarem náuseas e aversão à comida. Entretanto, o interesse pela CCK como alvo terapêutico para obesidade diminuiu progressivamente com a demonstração de que os animais compensam a redução na ingestão alimentar aumentando o número de refeições, sem haver, assim, nenhuma mudança significativa no peso corporal. Em seres humanos, estudos com agonistas CCK1R demonstraram que são ineficazes em promover perda de peso ou modificar fatores de risco cardiovasculares e metabólicos.

Peptídeo YY

Estruturalmente relacionado com o polipeptídeo pancreático (PP) e com o NPY, todos pertencendo à mesma família de proteínas, nas formas PYY1-36 e PYY3-36, o peptídeo YY (PYY) é produzido pelas células L por todo o intestino em concentrações teciduais que aumentam distalmente, com valores mais altos no íleo distal, no cólon e no reto. Também está presente em neurônios localizados no núcleo reticular gigantocelular da medula rostral, além das células alfa, gama e delta do pâncreas, onde exerce ações parácrinas. O PYY1-36 é a forma predominante estocada nas células intestinais (com GLP-1), liberado na circulação e clivado pela enzima dipeptidil peptidase (DPP-IV), originando a forma ativa PYY3-36, que apresenta 34 aminoácidos em virtude da retirada da parte N-terminal. No TGI, o PYY inibe o esvaziamento gástrico, a secreção e a motilidade intestinal.

A secreção de PYY é proporcional à quantidade calórica, à composição de macronutrientes e à consistência dos alimentos de uma refeição, com concentração sérica baixa no jejum e que se eleva rapidamente nas primeiras 2 horas após a refeição, permanecendo elevada por até 6 horas. Sua secreção é estimulada não apenas pela ocorrência de nutrientes no lúmen intestinal, como também por reflexos neurais originados na parte superior do intestino. Em seres humanos, dietas ricas em carboidratos e pobres em gordura se associam aos mais elevados níveis de secreção de PYY, ao passo que, em roedores, a ingestão de proteínas representa o maior estímulo para a sua produção. Indivíduos com níveis circulantes pós-prandiais baixos de PYY exibem menor saciedade e os valores se relacionam negativamente com marcadores de adiposidade. Indivíduos com obesidade apresentam níveis basais mais baixos de PYY, que não se alteram após as refeições; em contraste, os níveis basais são elevados em pacientes com anorexia nervosa e em outras condições associadas à redução do apetite, e a elevação

nas concentrações séricas pode constituir um dos motivos para a redução da ingestão alimentar e a perda de peso após cirurgia bariátrica.

O efeito anorexígeno do PYY se dá por meio da sua ligação com receptores inibitórios pré-sinápticos Y2 presentes nos neurônios NPY/AgRP do núcleo ARC, que inibem a produção de NPY e possibilitam maior atividade dos neurônios POMC/CART. Entretanto, o PYY consegue atuar mesmo na ausência do sistema melanocortina, como observado em animais geneticamente modificados que não expressam POMC ou MC4R. A existência de receptor Y2 no nervo vago e a perda do efeito anorexígeno do PYY após vagotomia demonstram que os aferentes vagais são essenciais para os efeitos anoréticos do PYY administrado perifericamente. De modo adicional, a administração de PYY reduz os níveis de ghrelina, possivelmente um mecanismo adicional para seu efeito anorexígeno. Contudo, o PYY também exerce efeitos diretamente no tecido adiposo, onde age estimulando angiogênese e adipogênese, com efeito semelhante ao do GLP-1, inibindo a motilidade ileal. Vários estudos em modelos animais e humanos com infusão ou expressão suprafisiológica de PYY demonstram uma associação desse peptídeo à elevação de termogênese, ao aumento de frequência cardíaca e ao favorecimento de oxidação de gordura. Os efeitos sobre o TAM, entretanto, não estão completamente elucidados, embora pareça que o PYY consiga ativá-lo por meio de mecanismos de ação central.

Camundongos PYY–/– são hiperfágicos e apresentam obesidade, ao passo que animais transgênicos com elevadas concentrações de PYY são resistentes à obesidade induzida por dieta. Em roedores, a administração periférica de doses fisiológicas de PYY reduz significativamente a ingestão alimentar. Por sua vez, a administração central de PYY no interior dos ventrículos laterais aumenta o apetite em animais e, quando feita de maneira crônica, resulta em obesidade. Acredita-se que esse efeito ocorra pela ligação do PYY a receptores Y1 e Y5 localizados no NPV, que, quando estimulados, aumentam o apetite. A aplicação intravenosa de PYY reduz o apetite e a ingestão calórica tanto em voluntários de peso normal quanto em indivíduos com obesidade, demonstrando que não há resistência à ação desse peptídeo na obesidade, embora haja dúvidas se a redução da ingestão alimentar promovida pelo PYY não é, na verdade, secundária a alguns efeitos colaterais, como aversão à comida e náuseas. Análogos do PYY têm sido testados em ensaios clínicos como potenciais medicamentos para tratamento da obesidade.

GLP-1 (*glucagon-like peptide 1*)

O gene *pro-glucagon* é clivado em partes diferentes pela ação das enzimas convertase 1 e convertase 2, processo que varia entre os diferentes tecidos – no pâncreas, o principal produto dessa clivagem é o glucagon, enquanto, no intestino, são GLP-1, GLP-2 e oxintomodulina (OXM). Como o PYY, o GLP-1 é secretado pelas células L intestinais e liberado na circulação em resposta ao contato dos macronutrientes com a mucosa intestinal e aos reflexos neurais originados na parte superior do intestino. Ele age fisiologicamente como uma "incretina", interferindo no esvaziamento gástrico e na motilidade intestinal, promovendo o aumento da secreção pancreática de insulina, inibindo a secreção de glucagon e influenciando a homeostase de glicose.

O GLP-1 é um peptídeo de 30 aminoácidos com meia-vida curta, pois é rapidamente degradado pela enzima DPP-IV. Seus níveis na circulação se elevam após as refeições e reduzem no jejum. Indivíduos com obesidade e DM2 apresentam níveis séricos mais baixos e menores elevações pós-prandiais de GLP-1, que melhoram com a perda de peso. Receptores de GLP-1 estão presentes em núcleos hipotalâmicos e áreas do tronco encefálico envolvidas no controle do balanço energético. No núcleo ARC, os receptores GLP-1 são encontrados em neurônios que também expressam POMC/CART. Após a estimulação do receptor GLP-1, os neurônios POMC/CART são ativados com concomitante inibição dos neurônios NPY/AgRP, o que resulta em redução do apetite e aumento do intervalo entre as refeições. Ambos os tipos de neurônios se projetam para o núcleo parabraquial lateral, onde o término da refeição é regulado.

Os receptores de GLP-1 também são encontrados nas fibras nervosas parassimpáticas aferentes no intestino (com suas terminações nervosas próximas às células L e aos capilares que drenam a mucosa) e na região hepatoportal. A estimulação desses receptores participa da regulação metabólica, mas também pode ser um mecanismo que medeia os efeitos do GLP-1 circulante sobre o apetite e a ingestão de alimentos. Isso não parece ser importante quando as concentrações de GLP-1 estão na faixa fisiológica.

A injeção central de GLP-1 em roedores produz anorexia, induz à saciedade e aumenta o gasto energético, levando à redução do peso quando administrado cronicamente; já sua injeção sistêmica promove melhora da resistência hepática e periférica à insulina em animais submetidos à dieta rica em gordura via mecanismos de ação central. Em pessoas com peso normal e com excesso de peso, a infusão periférica de GLP-1 causa uma redução dose-dependente na ingestão calórica, além de reduzir a taxa de esvaziamento gástrico.

O papel do GLP-1 na redução do peso corporal está bem estabelecido e levou ao desenvolvimento de agonistas do receptor de GLP-1 para o tratamento de pacientes com DM2, mas também para indivíduos com sobrepeso e obesidade, sem alterações no metabolismo glicêmico. O motivo pelo qual o uso terapêutico de agonistas de GLP-1 não causa hipoglicemia em pessoas com obesidade sem diabetes é que o estímulo à secreção pancreática desses agentes é glicose-dependente, isto é, somente ocorre na presença de hiperglicemia. Os inibidores da DPP-IV, também liberados para o tratamento de diabetes, são igualmente úteis para aumentar os níveis pós-prandiais de GLP-1 e insulina, mas neutros em relação a mudanças no peso corporal.

Oxintomodulina

A OXM é um peptídeo de 37 aminoácidos que se origina da clivagem do gene *pro-glucagon* e liberada das células L intestinais na circulação em quantidades proporcionais ao conteúdo calórico das refeições. Originalmente caracterizada como inibidora da secreção ácida gástrica, também inibe a secreção pancreática e a motilidade gastrointestinal. A OXM exerce seus efeitos sobre o gasto energético ao se ligar ao receptor do glucagon, ao passo que a maioria de seus efeitos sobre o apetite se dá após ligação ao receptor do GLP-1. Embora a afinidade da ligação da OXM ao receptor seja menor que a observada com o GLP-1, os dois peptídeos são igualmente eficazes em provocar anorexia. Assim, as diferenças nos efeitos biológicos da OXM e do GLP-1 podem se originar de variações na penetração tecidual, na degradação ou nas vias de sinalização. Entretanto, a existência de um receptor específico para OXM, até hoje não identificado, não pode ser totalmente descartada.

Similarmente ao GLP-1, a OXM tem meia-vida curta por ser rapidamente inativada na circulação pela ação da DPP-IV.

A OXM também age como incretina, tem efeito protetor sobre as células beta pancreáticas em modelos experimentais de diabetes e reduz a ingestão de alimentos quando administrada centralmente a roedores e perifericamente em roedores e em seres humanos, diminuindo o peso corporal e a adiposidade se dada cronicamente. Uma das possíveis explicações para esse efeito consiste na supressão dos níveis de ghrelina, que chega a cair 44% em seres humanos que receberam infusão periférica de OXM. Uma observação particularmente importante reside no fato de que a perda de peso observada é maior do que seria esperado unicamente pela redução na ingestão alimentar, indicando que a OXM promove aumento do gasto energético. De fato, um estudo mostrou que a administração de OXM por 4 dias em voluntários humanos provocou um aumento de 10% no gasto energético total. Resultados preliminares em estudos de curta duração sugerem que a OXM pode constituir o primeiro tratamento para obesidade humana a combinar supressão do apetite sem taquifilaxia com aumento do gasto energético. Estudos de fase 2 com um análogo da OXM chamado "mazdutida" têm demonstrado resultados promissores, com perdas de até 15,4% do peso corporal em 24 semanas.

Polipeptídeo insulinotrópico dependente de glicose

O polipeptídeo insulinotrópico dependente de glicose (GIP), um polipeptídeo de 42 aminoácidos, foi o primeiro hormônio com efeito incretínico a ser descrito. É produzido e secretado predominantemente pelas células K presentes em regiões proximais do intestino delgado, mas também pelas células alfa pancreáticas e algumas regiões do SNC. A secreção de GIP pelas células K ocorre após contato dessas células com macronutrientes, especialmente lipídeos. Assim como GLP-1 e OXM, a meia-vida do GIP é curta, sendo rapidamente degradado pela enzima DPP-IV. O GIP exerce seus efeitos por meio da ativação de seu receptor (GIPR), que está expresso em células beta, alfa e delta das ilhotas pancreáticas, endotélio vascular, adipócitos, cardiomiócitos e SNC. No SNC, o GIPR está expresso em áreas hipotalâmicas importantes para regulação do consumo energético, como os núcleos ARC, NPV e dorsomedial, e no núcleo ventromedial, cuja ativação resulta em um efeito anorexígeno.

Com base em estudos com roedores transgênicos *knockout* para o receptor GIP, que ganham menos peso com uma dieta rica em gordura, o GIP foi inicialmente visto como hormônio obesogênico, especialmente exercendo papel anabólico no tecido adiposo que favoreceria o armazenamento de triglicerídeos (TG). Consequentemente, antagonistas do receptor GIP ou outras intervenções que interferem na secreção ou ação do GIP têm sido exploradas em modelos animais de obesidade ou DM2. Por outro lado, estudos recentes forneceram evidências de que o GIP ou agonista de seu receptor previnem a obesidade induzida pela dieta e reduzem o peso corporal em animais com obesidade estabelecida. Assim, medidas terapêuticas opostas em relação ao agonismo/antagonismo do GIP podem ser benéficas no tratamento da obesidade, da SM e do DM2. Os mecanismos pelos quais ações opostas no GIPR são capazes de gerar efeitos semelhantes em relação ao peso corporal e controle glicêmico ainda são alvo de estudos.

O papel do GIP como alvo terapêutico da obesidade ganhou destaque nos últimos anos com o desenvolvimento da molécula tirzepatida, um coagonista do receptor de GLP-1 e GIP, que demonstrou excelentes resultados no controle glicêmico de pessoas com

DM2 e expressiva perda de peso em indivíduos com sobrepeso ou obesidade. Atualmente, diversas moléculas com ação agonista e uma com ação antagonista no GIPR estão sob investigação, com resultados preliminares favoráveis.

Apolipoproteína A-IV

A apolipoproteína A-IV (apoA-IV) é produzida pela mucosa intestinal a partir da digestão dos lipídeos ingeridos, apontada por evidências crescentes como muito importante no controle integrado da ingestão de alimentos, do metabolismo e da homeostase da glicose. A apo A-IV intestinal responde exclusivamente à ingestão de lipídeos. O rápido aumento da apo A-IV circulante após a ingestão de lipídeos é consistente com o seu envolvimento na regulação a curto prazo da saciedade e da homeostase da glicose com estimulação da secreção pancreática de insulina. O efeito sacietógeno promovido pela liberação intestinal de apo A-IV é mediado por sinais vagais aferentes e centralmente, pois existem evidências de neurônios que contêm apo A-IV no hipotálamo. Além da absorção de gordura ativa, a síntese e a secreção de apo A-IV pelo intestino são estimuladas pelo PYY.

Estudos com roedores e em humanos sugerem que há uma elevada produção de apo A-IV nas fases iniciais em resposta a dietas hiperlipídicas, porém, cronicamente, esse sistema torna-se menos responsivo. Tal atenuação da secreção de apo A-IV em resposta à alimentação lipídica crônica é provavelmente mediada pelo aumento da leptina circulante. Na homeostase da glicose, efeitos incretínicos da apo A-IV têm sido documentados, principalmente na secreção de insulina dependente de glicose. Alguns estudos sugerem que níveis pré-operatórios altos de apo A-IV correlacionam-se positivamente com melhora na sensibilidade à insulina na cirurgia bariátrica, independentemente da perda de peso após *bypass* gástrico.

Microbiota intestinal

O intestino humano abriga mais de 100 trilhões de bactérias e arqueias que formam uma complexa e diversificada microbiota. Estima-se em aproximadamente 1.100 espécies mais prevalentes formando a microbiota intestinal, com um número médio estimado de 160 a 500 espécies bacterianas por indivíduo. Cada ser humano tem sua própria microbiota intestinal, definida antes dos 2 anos e que permanece estável ao longo da vida em condições saudáveis. Técnicas de sequenciamento de última geração estimam que o conteúdo de genes da microbiota intestinal é 150 vezes maior do que o do genoma humano, a maioria dos quais não tem função ainda estabelecida. A microbiota dos mamíferos é predominantemente constituída de Bacteroidetes e Proteobacteria gram-negativos e de Actinobactérias e Firmicutes gram-positivos. Aparentemente, o hospedeiro humano fornece um ambiente rico em nutrientes para sua microbiota, que, por sua vez, exerce efeitos metabólicos e colabora com funções estruturais e de proteção ao seu hospedeiro, incluindo fermentação colônica, digestão de polissacarídeos vegetais, defesa imunológica (local e sistêmica) e regeneração do epitélio intestinal.

Alterações importantes na composição e na função da microbiota intestinal têm sido demonstradas na obesidade. Tanto animais quanto seres humanos com excesso de peso podem apresentar número reduzido de Bacteroidetes e aumento proporcional de Firmicutes. No entanto, esses achados precisam ser confirmados e mais bem compreendidos, uma vez que alguns pesquisadores afirmam que essas diferenças são menos importantes do que aspectos funcionais da microbiota avaliados por metagenômica. Há vários fatores de confusão entre os estudos, incluindo tipos de dieta, idade, uso prévio de antibióticos e perfil genético. Por exemplo, dietas ricas em gordura podem afetar a integridade do epitélio intestinal, resultando no aumento da permeabilidade para pequenos compostos e endotoxinas, que levariam à inflamação sistêmica. Assim, o mais provável é que interações múltiplas entre fatores dietéticos, flora intestinal, sistema imune inato e hospedeiro atuem em conjunto e promovam a disfunção da barreira intestinal.

Alguns estudos têm relacionado a produção de alguns produtos bacterianos, como ácidos graxos de cadeia curta (propionato, butirato e acetato) advindos de fibras não digeríveis no cólon que sofrem fermentação bacteriana, com a regulação positiva do metabolismo. Esses ácidos graxos de cadeia curta parecem formar a barreira intestinal para evitar que outros metabólitos, como lipopolissacarídeos, ultrapassem a barreira intestinal, ganhem a circulação sistêmica e promovam o aumento do tônus inflamatório, além de parecerem agir nas células L intestinais levando à produção de GLP-1.

Além disso, a microbiota poderia modular a composição corporal pelo aumento da extração de energia dos alimentos e pela regulação do armazenamento de gordura. As alterações na flora podem acometer os eixos de comunicação TGI-SNC discutidos previamente, afetando a diferenciação das células L intestinais, as vias de sinalização dos nutrientes, a secreção de hormônios do TGI, as funções cerebrais relacionadas com o balanço energético e o comportamento do hospedeiro, fatores que, somados, são capazes de promover aumento da ingestão calórica, ganho de peso e anormalidades metabólicas.

Fígado

Trata-se da mais importante fábrica metabólica do organismo humano, e todos os nutrientes absorvidos, com exceção dos ácidos graxos de cadeia longa, são coletados na veia porta e passam por ele antes de chegarem à circulação. As paredes da veia porta são inervadas com fibras aferentes vagais que agem como sensores de glicose e são sensíveis a GLP-1, atuando na supressão da ingestão de alimentos induzida por dietas ricas em proteínas e na saciedade promovida pela glicose na presença de insulina.

Pâncreas

As células beta pancreáticas são sensores de glicose e que, por meio da insulina e da amilina, enviam sinais ao SNC sobre a disponibilidade de glicose e participam dos mecanismos de controle do apetite e do esvaziamento gástrico. Com a leptina produzida pelo tecido adiposo, a insulina atua como "sinal de adiposidade", informando o comando central sobre os estoques corporais de energia.

Insulina

Secretada pelo pâncreas em resposta à alimentação e aos nutrientes circulantes, seus níveis séricos são diretamente proporcionais à quantidade de gordura corporal e influenciados pela sensibilidade periférica ao hormônio, especialmente aquela determinada pela gordura visceral. A insulina atravessa a barreira hematoencefálica para se ligar aos receptores de insulina (IR) que existem em altas concentrações nos neurônios POMC/CART e NPY/AgRP do núcleo ARC. O IR é composto de uma subunidade alfa extracelular que se liga à insulina e de uma subunidade beta intracelular que carreia o sinal e tem atividade tirosinoquinase intrínseca. Seus substratos IRS 1 e IRS 2 são identificados em células neuronais, com grande expressão do mRNA do IRS 2 no núcleo ARC. Animais geneticamente modificados que não produzem IRS 2 neuronal têm ingestão alimentar aumentada, maior adiposidade e infertilidade, o que sugere que os efeitos centrais da insulina sejam mediados por esse substrato. Os receptores Ob e IR compartilham vias de sinalização intracelular por meio do IRS e do PTP1B (do inglês *protein tyrosine phosphatase 1B*); a inibição do último parece aumentar a sensibilidade à insulina e à leptina, já que animais geneticamente modificados que não expressam PTP1B são magros, sensíveis à insulina e resistentes à obesidade induzida por dieta.

Várias evidências atestam que a ação central da insulina promove anorexia, aumento do gasto energético e redução do peso corporal. De acordo com experimentos em animais, os efeitos da insulina no SNC se opõem parcialmente ao impacto periférico do hormônio na homeostase energética. Após administração intravenosa ou subcutânea, a insulina promove ganho de peso corporal na forma de músculo e gordura, ou seja, tem propriedades anabólicas. Contudo, quando administrada diretamente no SNC através de via intranasal em humanos ou intracerebroventricular em animais, a insulina tem ação anorexígena. Ao mesmo tempo, a insulina cerebral também pode promover processos anabólicos nos tecidos periféricos. No entanto, o efeito final no comportamento alimentar em seres humanos é, claramente, hipofágico. Observou-se que homens jovens saudáveis consumiam menos calorias quando recebiam de forma aguda uma dose de 160 unidades de insulina humana regular por via intranasal. A mesma dose, quando administrada diariamente durante um período de 8 semanas, reduziu o peso e o teor de gordura corporal e diminuiu a circunferência da cintura e as concentrações de leptina. Essas descobertas em seres humanos corroboram os respectivos resultados em animais, demonstrando que a ação central da insulina é um sinal de *feedback* negativo fundamental no controle do comportamento alimentar. Esse efeito tem o potencial para o desenvolvimento de análogos de insulina com maior e mais rápida sinalização hipotalâmica do que periférica, evitando o ganho de peso comumente observado no tratamento de pessoas com DM2.

Na obesidade, a resposta aos efeitos anorexígenos desencadeados pela ação central da insulina endógena ou exógena encontra-se atenuada, mecanismo semelhante à resistência central à ação da leptina também observada em indivíduos com obesidade. O hipotálamo, o giro fusiforme, as regiões do estriado e o córtex pré-frontal parecem ser particularmente vulneráveis à resistência à insulina associada à obesidade. Atualmente, não está claro se a resistência cerebral à insulina é uma causa ou consequência da obesidade. No entanto, esses estudos mostram que a resistência cerebral à insulina é altamente relevante para o metabolismo periférico e o comportamento alimentar.

Glucagon

O glucagon é secretado pelas células alfa pancreáticas e seu principal alvo de ação é o fígado, aumentando a produção hepática de glicose. O hormônio é secretado em resposta à hipoglicemia, ao jejum prolongado, ao exercício e às refeições ricas em proteínas. A liberação de glucagon é regulada pelas vias endócrinas e parácrinas, por substâncias nutricionais e pelo sistema nervoso autônomo.

Os fatores estimuladores da secreção de glucagon incluem hipoglicemia, aminoácidos e o GIP, enquanto a hiperglicemia e o GLP-1 inibem a liberação de glucagon. Além disso, a liberação de glucagon é inibida de forma parácrina por fatores como somatostatina, insulina, zinco e, possivelmente, amilina.

Foi demonstrado que a administração aguda de glucagon reduz a ingestão de alimentos e diminui a fome. Por outro lado, a inibição pré-prandial da sinalização do glucagon aumenta a ingestão de alimentos em roedores, fornecendo evidências do papel do glucagon na regulação do apetite. É um tanto contraintuitivo que o glucagon reduza a ingestão de alimentos, uma vez que os níveis de glucagon são normalmente elevados no jejum e diminuem na alimentação. Assim, o efeito observado na administração de glucagon (em concentrações suprafisiológicas) pode ser parcialmente devido à reatividade cruzada com o receptor GLP-1 (que normalmente resulta na supressão da ingestão de alimentos). O mecanismo por trás do potencial efeito redutor do apetite do glucagon não é totalmente compreendido, mas pode surgir de alterações metabólicas hepáticas induzidas pelo glucagon ou do glucagon atuando diretamente no SNC.

Além de um efeito potencial do glucagon na ingestão alimentar, as evidências sugerem que ele contribui para um balanço energético negativo, estimulando o gasto energético. Em seres humanos, esse efeito foi observado em estudos nos quais a infusão de glucagon promoveu aumento do gasto energético em repouso. No entanto, o efeito do glucagon endógeno no gasto energético de repouso permanece obscuro. Além disso, os mecanismos exatos por trás do aumento no gasto energético de repouso provocado pelo glucagon exógeno ainda não foram determinados. Especulou-se que o glucagon ativa o TAM, porém isso foi recentemente contestado em um estudo *in vivo* que não encontrou nenhum efeito direto do glucagon nesse tecido. Estudos com roedores indicam que as ações do glucagon para aumentar o gasto energético podem ser mediadas indiretamente, em parte, pelo fator de crescimento de fibroblastos 21 (FGF21), uma vez que o aumento do gasto energético induzido pelo glucagon é abolido em animais com deleção do receptor FGF21.

Polipeptídeo pancreático

Produzido nas células PP das ilhotas de Langerhans e, em menores quantidades, no cólon e no reto, é um peptídeo de 36 aminoácidos liberado na circulação em quantidades proporcionais ao conteúdo calórico das refeições. Seus níveis sanguíneos são mais baixos nas primeiras horas da manhã e mais altos à noite, com elevações pós-prandiais que duram até 6 horas. No TGI, consegue inibir a secreção pancreática e biliar e reduzir a motilidade intestinal.

O PP induz anorexia por meio de sinais enviados pelo tronco encefálico ou modulando diretamente neuropeptídeos hipotalâmicos, possivelmente atuando em receptores Y4 e Y5 na área postrema do núcleo ARC. Animais que não expressam o receptor Y4 apresentam níveis séricos elevados de PP e aumento da ingestão alimentar, ao passo que os transgênicos que produzem PP em excesso apresentam reduzida ingestão alimentar e menor ganho de peso. Animais vagotomizados não exibem os efeitos inibitórios do PP sobre o apetite. Assim como observado com outros peptídeos gastrintestinais, o PP pode agir reduzindo a expressão da ghrelina, mecanismo que poderia compreender uma das explicações para a redução de 12% da ingestão calórica observada em portadores da síndrome de Prader-Willi após infusão de PP, uma vez que esses indivíduos não apresentam mudança nos níveis de PP após a refeição. Em outros modelos humanos, a infusão intravenosa de PP levou à redução de 21,8% da ingestão calórica sem afetar o esvaziamento gástrico. Em pacientes com anorexia nervosa e com doença maligna avançada, os níveis basais de PP são elevados. Similarmente ao observado com o PYY, somente a administração periférica de PP promove redução do apetite em roedores e em seres humanos, enquanto a administração central provoca efeito contrário. Animais com obesidade parecem ser menos sensíveis aos efeitos do PP que aqueles de peso normal.

Enterostatina e amilina

O pâncreas exócrino também é responsável pela produção da enterostatina, um peptídeo produzido em resposta à ingestão de gorduras para facilitar sua digestão. Os efeitos da enterostatina parecem depender da presença de receptores CCK1. Embora a administração de enterostatina em animais reduza a ingestão de gorduras, nenhum efeito significativo tem sido observado em seres humanos. Adicionalmente, estudos animais vêm sugerindo que a enterostatina pode induzir a atividade do TAM por meio de ações centralmente mediadas.

Amilina, um peptídeo cossecretado com a insulina pelas células beta pancreáticas em uma proporção de 100:1, inibe o esvaziamento gástrico, a secreção ácida gástrica e a secreção de glucagon, além de reduzir a ingestão alimentar e o tamanho das refeições em animais. Sua ação se faz por meio de receptores localizados na área postrema e em vias ascendentes para o hipotálamo e estruturas do sistema límbico. Suas ações centrais promovem um estímulo agudo de ativação do TAM mediado pelo RAMP1 (do inglês *receptor activity modifying protein 1*). A pranlintida é o primeiro análogo sintético da amilina aprovado para o controle do diabetes com perda de peso de até 7,9%. Cagrilintida é um análogo de amilina de ação prolongada mais recente – em um estudo de fase 2, cagrilintida 1 vez/semana resultou em uma perda de peso dose-dependente entre 6 e 10,8%, em comparação com 9% com liraglutida 3 mg e 3% com placebo. Outras moléculas à base de amilina que estão em fase inicial de ensaios clínicos incluem agonistas de amilina de ação prolongada e um agonista duplo de amilina e calcitonina.

Tecido adiposo

A teoria lipostática estabelecida por Gordon Kennedy em 1953 postulava que fatores produzidos pelo tecido adiposo controlariam a ingestão alimentar por meio de ações no hipotálamo. Em 1959, Hervey et al. desenvolveram experimentos de parabiose nos quais a circulação sanguínea de um rato com lesão no hipotálamo foi cirurgicamente acoplada à circulação de um rato normal – o rato com lesão hipotalâmica passou a comer em excesso e desenvolveu obesidade, ao passo que o rato normal perdeu peso. No final da década de 1960, estudos similares de parabiose foram realizados por Coleman em camundongos normais, *ob/ob* e *db/db*, em que se confirmou a existência de um "fator circulante" que não era produzido pelo camundongo *ob/ob* e ao qual o camundongo *db/db* era resistente, que desempenharia papel fundamental na homeostase energética e nos mecanismos de controle do peso corporal. Somente três décadas mais tarde, no ano de 1994, esse "fator circulante" foi identificado e recebeu o nome de "leptina".

Desde a descoberta da leptina, identificaram-se vários outros fatores chamados "adipocinas" (por sua semelhança com as citocinas do sistema imunológico e inflamatório), confirmando o papel importante desempenhado pelo tecido adiposo como um órgão endócrino. Das adipocinas atualmente conhecidas e mais bem caracterizadas, a leptina, a adiponectina, a resistina, o fator de necrose tumoral alfa (TNF-α) e a interleucina-6 (IL-6) têm ação sobre a ingestão alimentar e o gasto energético (Tabela 10.2). Já as demais adipocinas, como adipsina, visfatina e vaspina, apresentam ação mais pronunciada sobre o metabolismo lipídico e a resistência insulínica.

Leptina

Hormônio peptídico produzido pelo gene *ob* no tecido adiposo que ocupa papel central na homeostase energética, a leptina é secretada em maiores quantidades nas fases pós-prandiais e em menores quantidades em períodos de jejum, cuja secreção também é influenciada por fatores metabólicos e hormonais. Dessa maneira, a leptinemia é maior em mulheres, parcialmente pela maior quantidade de tecido adiposo, mas também em virtude do estímulo pelos estrogênios e da menor inibição pelos androgênios. A produção de leptina é maior na gordura subcutânea em relação à visceral e seus níveis sanguíneos se correlacionam diretamente com a massa de gordura corporal. Todavia, os níveis de leptina caem mais rapidamente com a privação de alimentos do que com reduções na quantidade de gordura, motivo pelo qual se especula que o papel fisiológico da leptina seja primordialmente na proteção contra desnutrição, e não na prevenção de ganho de peso.

A leptina circulante é transportada até o cérebro, onde atravessa a barreira hematoencefálica por um mecanismo saturável, ligando-se ao seu receptor (ob/r) no núcleo ARC do hipotálamo.

Tabela 10.2 Adipocinas com efeitos sobre a ingestão alimentar.

Adipocina	Fonte	Função
Leptina	Diversa, principalmente o tecido adiposo	↓ fome ↑ saciedade ↓ gasto energético ↓ insulina ↓ insulinorresistência ↓ lipogênese ↑ lipólise
Adiponectina	Tecido adiposo	Efeito incerto sobre a ingestão alimentar ↓ insulinorresistência ↑ lipólise
Asprosina	Tecido adiposo branco	↓ fome ↑ saciedade ↓ gliconeogênese ↓ insulinorresistência
Resistina	Macrófagos	?
TNF-α	Tecido adiposo e células imunes	↓ fome ↑ saciedade ↑ insulinorresistência
IL-6	Tecido adiposo, células imunes e músculo	↓ fome ↑ saciedade ↑ gasto energético ↑ insulinorresistência

IL-6: interleucina-6; TNF-α: fator de necrose tumoral alfa.

Codificado pelo gene *db*, o ob/r é um receptor transmembrana pertencente à família das citocinas e que se apresenta em vários subtipos, e somente a isoforma ob/rb contém um domínio intracelular longo e completo imprescindível para ação biológica da leptina. O ob/rb tem grande expressão em núcleos hipotalâmicos – particularmente núcleo ARC, ventromedial, dorsomedial e HL – e em tecidos periféricos, incluindo pulmões, rins, fígado, pâncreas, suprarrenais, ovários, células-tronco hematopoéticas e músculo esquelético, onde a leptina desempenha outras funções biológicas. O ob/rb também se encontra no núcleo do trato solitário (NTS), indicando que a leptina exerce seus efeitos pelo menos em parte por ações no tronco encefálico. A ligação da leptina ao ob/rb promove dimerização do receptor e ativação do sistema JAK/STAT, resultando na fosforilação de proteínas citoplasmáticas e na transmissão do sinal para o núcleo com modulação da transcrição gênica. Simultaneamente, a ativação das proteínas JAK/STAT leva à expressão de proteínas inibidoras da sinalização, como a SOCS-3 (do inglês *suppressor of cytokine signaling-3*) e a PTP1B, que modulam a resposta biológica da leptina. Os efeitos biológicos finais da ação hipotalâmica da leptina consistem na redução da ingestão alimentar, no aumento do gasto energético e na perda de peso, que resultam do estímulo para produção dos peptídeos anorexígenos POMC/CART e inibição dos peptídeos orexígenos NPY/AgRP.

O defeito genético do gene *ob* com deficiência congênita de leptina promove um quadro de obesidade de início precoce associado a hiperfagia, redução do gasto energético, deficiências imunológicas e anormalidades endócrinas relacionadas, como hipogonadismo hipogonadotrópico, hipercortisolemia e hiperinsulinemia. A administração de leptina recombinante pode reverter esse fenótipo tanto em animais quanto em seres humanos. Similarmente ao observado com o gene *ob*, uma mutação no gene *db* pode causar obesidade monogênica em roedores e em seres humanos, mas, nesses casos, sem resposta à terapia com leptina. Já na anorexia nervosa, os níveis séricos de leptina são muito baixos e se elevam progressivamente com a retomada da ingestão normal de alimentos e a recuperação do peso corporal. De modo oposto, a obesidade se associa a níveis séricos elevados de leptina e transporte menos eficiente pela barreira hematoencefálica, caracterizando um estado de resistência central aos efeitos da leptina, a qual, por sua vez, pode ser secundária à obesidade ou vice-versa. Ainda, fatores genéticos, idade, dieta rica em gordura, sedentarismo e estresse podem contribuir para o aparecimento de defeitos no transporte central da leptina ou levar a anormalidades na sua sinalização. A expressão intracelular aumentada da SOCS-3 compreende um dos mecanismos potencialmente participantes, pois animais geneticamente modificados que não produzem SOCS-3 neuronal são resistentes à obesidade induzida por dieta, e, em seres humanos com obesidade, sua atividade encontra-se aumentada. Outros fatores que contribuem para o aumento da resistência à leptina são o PTP1B, proteínas séricas que interagem com a leptina (*serum leptin-interacting proteins*, como a proteína C reativa) e P-STAT.

Quando indivíduos com obesidade são submetidos à perda de peso induzida por dieta, há uma piora no transporte de leptina pela barreira hematoencefálica e consequente agravamento da resistência à leptina, justificando a dificuldade em se manter um balanço energético negativo durante emagrecimento. Estudos em ratos e em seres humanos demonstram que medicações catecolaminérgicas podem facilitar a passagem da leptina pela barreira hematoencefálica, melhorando a sensibilidade hipotalâmica e explicando parte do seu efeito anorexígeno. Contudo, fármacos serotoninérgicos promovem anorexia ao se ligarem a receptores serotoninérgicos 5-HT$_{2C}$ expressos em neurônios POMC, ativando as mesmas vias anorexígenas críticas para os efeitos biológicos da leptina. Há evidências de que a ativação concomitante de receptores serotoninérgicos 5-HT$_{1B}$, presentes nos neurônios NPY/AgRP, poderia produzir efeitos catabólicos ainda maiores e se tornar um alvo para o desenvolvimento de novas medicações. Além da resistência à leptina, a menor produção de leptina pelo tecido adiposo, observada em indivíduos heterozigotos para mutação no gene *ob*, associa-se à prevalência aumentada de sobrepeso e obesidade nessa população, sugerindo que deficiência parcial ou relativa de leptina possa ser também um mecanismo etiológico na obesidade humana.

Além de inibir a fome e aumentar a saciedade por meio da ativação de neurônios hipotalâmicos, a leptina desempenha papel importante na regulação periférica da lipogênese e no acúmulo de lipídeos em tecidos extra-adiposos. A leptina estimula a lipólise e inibe o acúmulo de TG no fígado e nos músculos, pela ativação da AMPK (do inglês *AMP-activated protein kinase*), inibindo a acetil-coenzima A carboxilase (ACC), reduzindo a malonil-CoA, aumentando a atividade da carnitina palmitil transferase 1 (CPT-1) e estimulando a oxidação de ácidos graxos. Além disso, a leptina tem papel na homeostase da glicose, por meio da inibição da secreção de insulina pelas células beta (contribuindo ainda mais para a inibição da lipogênese) e do aumento da sensibilidade insulínica.

Adiponectina e resistina

A adiponectina é um fator secretado exclusivamente pelos adipócitos, cujos efeitos sobre a ingestão alimentar são bastante conflitantes – alguns estudos mostram aumento, outros redução e, ainda outros, não encontraram nenhum efeito significativo para mais ou para menos. Da mesma forma, alguns estudos sugerem que a adiponectina aumenta o gasto energético, ao passo que outros mostram exatamente o oposto. Tais resultados divergentes podem ser atribuídos ao local de ação e ao tipo de receptor ativado. Dois receptores de membrana da adiponectina foram descritos – AdipoR1 e AdipoR2 –, responsáveis pelos efeitos da adiponectina em tecidos-alvo, como fígado, coração, rins e pâncreas. Os AdipoR pertencem à família do receptor de progesterona e controlam o metabolismo glicídico e lipídico, pelo menos em parte, mediando a atividade da ceramidase. Após a ligação da adiponectina no AdipoR2, um íon de zinco (Zn^{2+}) posicionado no túnel entre a membrana e o citoplasma se divide para formar dois pontos de entrada para o citoplasma, o que faz com que a ceramida lipídica entre no túnel e seja hidrolisada para formar duas moléculas: esfingosina e um ácido graxo livre ligado ao Zn^{2+}. Essas moléculas são liberadas no interior da célula, onde a esfingosina é prontamente fosforilada em esfingosina 1-fosfato (S1P). Essas alterações nos níveis intracelulares de ceramida, esfingosina, S1P e ácidos graxos livres são fundamentais para as respostas metabólicas à adiponectina. Em contraste, o AdipoR1 apresenta arquitetura distinta, e nenhum ácido graxo livre é observado no túnel de ligação e nenhuma atividade intrínseca da ceramidase é demonstrada. Essa distinção entre as duas formas de AdipoRs explica as diferentes respostas metabólicas da adiponectina após sua ligação com cada receptor.

Em ratos, a injeção central de adiponectina aumenta o gasto energético com redução da massa gordurosa e do peso corporal, sem alterar a quantidade de ração ingerida. A administração periférica resulta em menor ganho de peso, melhora da sensibilidade insulínica e melhora da dislipidemia. Já a deleção do receptor AdipoR1 causa obesidade, com gasto energético reduzido, enquanto a deleção do AdipoR2 leva a gasto energético aumentado e perda de peso. Em contraste, a ativação do AdipoR1 no ARC promove aumento da fome e queda do gasto energético. A deficiência de adiponectina leva a resistência insulínica, intolerância à glicose, dislipidemia e predisposição a lesão vascular e aterosclerose. A adiponectina reverte essas anormalidades por meio do estímulo da oxidação dos ácidos graxos, da supressão da gliconeogênese e da inibição da inflamação. Em seres humanos, seus níveis plasmáticos estão inversamente relacionados com adiposidade e resistência insulínica, aumentando após emagrecimento induzido por dieta ou cirurgia bariátrica. Assim, o papel da adiponectina parece se relacionar mais com o aumento do gasto energético e com a proteção contra a resistência insulínica e a aterosclerose, com pouco efeito sobre a ingestão alimentar.

De modo contrário, a resistina é um peptídeo produzido nos adipócitos de roedores, que, de maneira parácrina, aumenta a resistência insulínica. Seus níveis plasmáticos estão aumentados na obesidade, e embora possa se tratar de um elo entre obesidade e diabetes, sua relevância fisiopatológica ainda não está esclarecida. O papel da resistina em seres humanos é questionado, uma vez que ela é expressa em macrófagos, mas não em adipócitos humanos.

Asprosina

A asprosina, codificada pelos éxons 65 e 66 do gene Fibrilina 1 (*FBN1*) foi descoberta pela primeira vez em 2016 como uma nova adipocina em um estudo de pacientes com envelhecimento prematuro neonatal (NPS). Os pacientes com NPS que não têm asprosina atribuída a uma mutação truncada no *FBN1* mantêm a euglicemia, apesar de níveis de insulina plasmática significativamente mais baixos. Além disso, os pacientes com NPS apresentam menor ingestão alimentar e são extremamente magros.

O TAB é uma importante fonte de asprosina; no entanto, não está claro se a asprosina é derivada apenas de adipócitos brancos, dado que o RNAm de *FBN1* é altamente expresso em vários órgãos, incluindo pulmão e coração. Além disso, as células beta pancreáticas também podem secretar asprosina em condições de hiperlipidemia. Após sua síntese, a asprosina é liberada no sangue e apresenta concentração plasmática aumentada no jejum. Além de atuar nos tecidos-alvo periféricos, a asprosina também pode atravessar a barreira hematoencefálica e ter efeito no SNC.

Os receptores centrais da asprosina estão localizados principalmente no núcleo ARC hipotalâmico, contribuindo para a promoção do apetite. A asprosina aumenta a amplitude dos neurônios AgRP e altera seu potencial de membrana, o que aumenta a atividade dos neurônios AgRP por um eixo proteínas G monofosfato de adenosina cíclico (AMPc)-proteinoquinase A (PKA). Ao mesmo tempo, essa sinalização inibe a atividade dos neurônios POMC de forma dependente do GABA, estimulando assim a ingestão alimentar e regulando a homeostase energética.

Estudos mais recentes descobriram que a asprosina desempenha um papel crucial e conflitante na obesidade. Numerosos estudos relataram aumento das concentrações de asprosina em seres humanos e ratos com obesidade. Foi relatado que os níveis séricos de asprosina são patologicamente elevados em adultos, crianças e camundongos com obesidade, enquanto a redução do peso corporal e da ingestão de alimentos pode ser observada em camundongos com obesidade por meio do uso de um anticorpo específico para asprosina. Além disso, uma associação positiva foi observada entre as concentrações circulantes de asprosina e a circunferência da cintura e trigliceridemia. Em contraste, um estudo observacional mostrou redução das concentrações séricas de asprosina em crianças de 6 a 14 anos com obesidade em comparação com crianças saudáveis com peso normal, e em outro, os níveis de asprosina foram negativamente associados ao IMC quando ajustados para idade e sexo.

Um estudo incluindo 117 indivíduos com IMC >35 kg/m^2 e 57 participantes normais descobriu que os níveis de asprosina em jejum eram marcadamente mais elevados nos participantes com obesidade. Além disso, o estudo revelou que pacientes com maiores níveis plasmáticos de asprosina antes da cirurgia bariátrica apresentaram maiores reduções no peso corporal 6 meses após a cirurgia. Especificamente, o estudo encontrou que os níveis pré-cirúrgicos de asprosina em pacientes com resposta eficaz eram significativamente mais elevados do que os não respondedores.

Em conjunto, os dados coletados sugerem que a asprosina poderia ser um biomarcador da massa do tecido adiposo, mas nenhuma relação de causa e efeito com o desenvolvimento de obesidade pode ser determinada até o momento. Entretanto, o peso corporal total dos camundongos não mudou com a administração de asprosina recombinante, sugerindo que ela não deve ter papel terapêutico relevante.

Interleucina-6

Secretada pelo tecido adiposo, pode exercer atividades parácrinas e endócrinas. Sua administração intracerebral resulta em aumento do gasto energético e suas concentrações no líquido cefalorraquidiano se correlacionam negativamente com a massa gordurosa. Esses dados, em conjunto com a observação de que a ausência de IL-6 se associa à obesidade na vida adulta em animais geneticamente modificados, sugerem um potencial papel protetor da IL-6 contra o desenvolvimento de obesidade. Entretanto, muitos dados não são consistentes entre os diferentes grupos de pesquisa, e a real participação da IL-6 no controle energético requer estudos adicionais.

Tecido adiposo marrom

O TAM e o TAB fazem parte do tecido adiposo humano, sendo o TAB o principal local de armazenamento de energia e liberação de hormônios e citocinas que regulam várias funções vinculadas ao metabolismo corporal. Já o TAM age principalmente na manutenção da temperatura corporal, mantendo-a mais elevada que a temperatura ambiente, por meio de sua ativação e produção de calor pela termogênese induzida pelo frio (desencadeada pelo sistema nervoso simpático e tireoide) e pela dieta. Esse efeito é mediado pela ativação da proteína desacopladora 1 (UCP1) dentro das mitocôndrias, abundantes no TAM e que contribuem para sua cor acastanhada. Dessa maneira, os adipócitos marrons conseguem rapidamente oxidar gordura e seus substratos, gerando calor e aumentando a taxa metabólica.

O TAM é abundante na infância, enquanto, em adultos, acreditava-se ser inexistente ou negligenciável. Nos últimos anos, entretanto, surgiram claras evidências da persistência de TAM ativo na vida adulta, principalmente nas regiões supraclavicular e paravertebral, expressão bastante variável entre os indivíduos. Estudos com tomografia por emissão de pósitrons marcada com fluorodesoxiglicose (PET-FDG) demonstraram que o volume de TAM em adultos se correlaciona inversamente com o IMC, a gordura corporal e a gordura visceral, sugerindo que a termogênese por ele promovida contribua para o peso corporal. Entretanto, essa relação inversa depende da idade e somente é observada em indivíduos com 40 anos ou mais. Além da idade e do peso, a temperatura ambiente constitui um fator determinante da quantidade de TAM em seres humanos. Maior volume de TAM tem também sido relacionado com menores concentrações séricas de leptina, GIP, ghrelina e glucagon, sugerindo uma ligação cruzada entre o TAM e o eixo enteropancreático.

Nos últimos anos, estudos com roedores demonstraram a presença de células positivas para UCP-1 no TAB com propriedades muito semelhantes às dos adipócitos do TAM, chamadas "bege", e que têm sido implicadas na proteção contra obesidade, uma vez que conseguem assumir o fenótipo termogênico do TAM em resposta a estímulos como frio, fatores endócrinos ou compostos químicos. Em roedores que apresentam pouca quantidade de TAM, tem sido possível induzir o "amarronzamento" do TAB por frio, exercício, caquexia e drogas, como liraglutida, ácido quenodesoxicólico e proteínas morfogênicas ósseas (especificamente BMP7 e BMP8b). A ativação do TAM em modelos animais também proporciona melhora em parâmetros metabólicos e vasculares, como redução nos níveis de TG, colesterol e supressão na formação de placas ateroscleróticas.

O papel das células bege e do TAM na fisiologia humana é muito menos compreendido, mas há evidências de melhora na captação de glicose e aumento da taxa metabólica basal induzida pelo frio. Embora os agonistas dos receptores beta-3-adrenérgicos induzam termogênese e melhora da tolerância a glicose por ativação da UCP-1, seu uso em seres humanos é limitado pelos efeitos cardiovasculares indesejáveis associados à ativação concomitante de receptores beta-1 e beta-2-adrenérgicos. A capsaicina pode aumentar a termogênese pela ativação do receptor de potencial transitório vaniloide do tipo 1 (TRPV1) e do sistema nervoso simpático, além de diminuir a gordura corporal. Em alguns estudos, os capsinoides aumentaram o gasto energético de repouso nos indivíduos com pouca atividade do TAM.

Sistema endocanabinoide

O conjunto formado pelos dois principais endocanabinoides – anandamida e 2-araquidonoil glicerol (2-AG) – seus receptores (CB1 e CB2) e as enzimas que atuam na sua biossíntese e degradação constituem o sistema endocanabinoide, presente no cérebro e em vários outros tecidos. Os endocanabinoides são sintetizados a partir do ácido araquidônico e rapidamente hidrolisados para compostos inativos por ação de enzimas catalisadoras específicas. Tanto a anandamida quanto o 2_AG modulam atividade neuronal por meio do processo de supressão retrógrada de liberação de neurotransmissores, que agem em neurônios pós-sinápticos, estimulando a produção rápida, transitória e sob demanda de endocanabinoides a partir de precursores fosfolipídicos presentes na membrana celular. A anandamida e o 2-AG são liberados e percorrem a sinapse de modo retrógrado, interagindo com os receptores CB1 nos axônios pré-sinápticos e provocando uma variedade de eventos intracelulares que modulam a atividade desses neurônios. O resultado final da ação dos endocanabinoides depende do fato de a sinapse ser excitatória ou inibitória, o que resultará na repressão ou na liberação da transmissão neuronal.

O receptor canabinoide CB1 é aquele implicado nas funções anabólicas dos endocanabinoides, com ampla e abundante distribuição no cérebro, incluindo áreas vitais na homeostase energética, como o hipotálamo, o tronco encefálico e a região mesolímbica, e nos tecidos periféricos que participam do controle energético, como TGI, tecido adiposo, fígado, músculo, tireoide e pâncreas. A ação dos endocanabinoides nos receptores CB1 resulta em maior apetite, ganho de peso, lipogênese e menor sensibilidade insulínica. No hipotálamo, os endocanabinoides aumentam a produção de neurotransmissores orexígenos, ao mesmo tempo que reduzem os neurotransmissores anorexígenos. No centro de recompensa da região mesolímbica, eles promovem motivação para procura e consumo de comida e aumentam a palatabilidade dos alimentos, e, no tronco encefálico, bloqueiam os sinais de náuseas e saciedade transmitidos pelo nervo vago. Perifericamente, eles facilitam a absorção de nutrientes no TGI, estimulam a lipogênese e comprometem a captação de glicose no músculo. Consoante essas ações, camundongos geneticamente modificados que não apresentam CB1 são hipofágicos, magros, sensíveis à insulina e resistentes à obesidade induzida por dieta.

Os níveis de anandamida e 2-AG e a expressão de CB1 no hipotálamo são influenciados pela leptina, pela ghrelina e pelos glicocorticoides, ao passo que, na região mesolímbica e no tronco encefálico, os níveis são regulados pela dopamina e pela CCK, respectivamente. Assim como ocorre com outros sinais orexígenos, a ação da leptina diminui os níveis de endocanabinoides, bloqueando a síntese de 2-AG e aumentando a degradação da anandamida. De modo contrário, níveis circulantes aumentados de ghrelina em situações de privação alimentar se associam a maior atividade endocanabinoide cerebral, sugerindo que parte do efeito orexígeno da ghrelina ocorra por ativação do sistema endocanabinoide. Uma hipótese tentadora sugere que a obesidade humana seja provocada por um sistema endocanabinoide hiperativo. A ativação transitória desse sistema que ocorre após jejum e/ou exposição a alimentos palatáveis induz maior apetite, menor saciedade, maior lipogênese e menor gasto energético. Dessa maneira, uma hiperatividade sustentada poderia levar à hiperfagia com progressivo e excessivo acúmulo de gordura e subsequente desenvolvimento de obesidade e SM. E essa excessiva atividade endocanabinoide, por sua vez, poderia ser causada por dietas ricas em gordura que ofereceriam maior substrato para síntese de anandamida e 2-AG, perpetuada com o surgimento de resistência à leptina, comum na obesidade.

O bloqueio do sistema endocanabinoide por meio de antagonistas do CB1 surgiu como uma promissora terapia da obesidade e das comorbidades associadas. Antagonistas CB1 são capazes de reduzir o apetite e o peso corporal de animais geneticamente com obesidade, como camundongos *ob/ob*, *db/db* e ratos Zucker, e naqueles com obesidade induzida por dieta. Em adição à redução ponderal, outros benefícios foram descritos, incluindo melhora na sensibilidade insulínica, aumento da adiponectina, perfil lipídico e esteatose hepática. Em seres humanos, os benefícios do bloqueio do sistema endocanabinoide foram testados com o uso do rimonabanto em quatro protocolos clínicos denominados *Rimonabant in Obesity* (RIO), com duração de até 2 anos, que abrangeram mais de 6.600 participantes com sobrepeso e obesidade, associados ou não a diabetes e dislipidemia.

Resumidamente, esses estudos demonstraram que o uso de 20 mg de rimonabanto promove reduções significativas de peso corporal e medida de circunferência abdominal, com perda média de 7,4 kg após 2 anos e com um terço dos participantes apresentando redução de 10% ou mais no peso corporal. Observaram-se melhoras metabólicas significativas com elevação do colesterol de lipoproteínas de alta densidade (HDL), redução dos TG, aumento da adiponectina, redução de proteína C reativa, melhora no índice *Homeostasis Model Assessment-Insulin Resistance* (HOMA-IR) de sensibilidade insulínica, redução da hemoglobina glicada em pessoas com diabetes e redução de 57% dos pacientes com SM. Os eventos adversos mais frequentemente relatados foram náuseas, depressão e ansiedade. Entretanto, os pacientes com história de distúrbios do humor clinicamente significativos, comuns em pessoas com obesidade, foram excluídos dos estudos. Com o subsequente monitoramento do uso clínico da medicação após aprovação em alguns países, os riscos associados à depressão e à ansiedade sobrepujaram os potenciais benefícios do combate à obesidade, e a comercialização do rimonabanto foi suspensa. Todavia, o sistema endocanabinoide permanece com um foco atrativo para o tratamento da obesidade e da SM, e novas abordagens estão em andamento para o desenvolvimento de análogos desprovidos de efeitos psiquiátricos indesejáveis.

Sistema hipotalâmico: sensor de ácidos graxos

A adiposidade é sinalizada não apenas pelas adipocinas, mas também diretamente pelos ácidos graxos circulantes, metabolizados em áreas específicas hipotalâmicas, determinando alterações na ingestão alimentar. Ácidos graxos de cadeia longa (LCFA, do inglês *long-chain fatty acids*) não ligados à albumina atravessam livremente a barreira hematoencefálica. Além disso, o próprio SNC constitui fonte de LCFA por meio do metabolismo lipídico. Nas células hipotalâmicas, os LCFA são esterificados a LCFA-CoA. Níveis elevados de LCFA-CoA indicam abundância de lipídeos, ativando sinais anorexigênicos e inibindo os orexigênicos, além de inibirem a produção hepática de glicose. Dando suporte a essa hipótese, mostrou-se que a infusão intravenosa ou intraventricular de lipídeos inibe a ingestão alimentar em primatas, com inibição da expressão de NPY e AgRP, independentemente das alterações dos níveis de insulina ou leptina, e sem contato do nutriente com o TGI. A presença de LCFA-CoA no SNC leva a uma cadeia complexa de alterações da expressão de enzimas envolvidas no metabolismo de lipídeos e glicose, como AMPK, malonil-CoA e ACC. Curiosamente, estudos recentes demonstraram que a ação anorética da leptina requer inibição da AMPK hipotalâmica, achado que, correlacionado com os efeitos centrais dos ácidos graxos, evidencia o papel do sistema central sensor de ácidos graxos como integrador de múltiplos sinais homeostáticos periféricos.

A AMPK presente nos núcleos ARC, NPV, dorsomedial, ventromedial e HL desempenha um papel crucial como sensor do balanço energético. A AMPK é ativada em situações que levam à redução nos níveis energéticos intracelulares, como na hipoxia e na hipoglicemia, ou quando há aumento na utilização de energia, como no jejum ou na contração muscular. A ativação da AMPK hipotalâmica promove aumento da alimentação e ganho de peso, enquanto sua inibição resulta em hipofagia e perda de peso. As evidências apontam para uma inibição da AMPK hipotalâmica pelos principais fatores anorexígenos (leptina, insulina, GLP-1 e estradiol) e ativação pelos sinais orexígenos (AgRP, NPY, adiponectina, glicocorticoides, ghrelina, endocanabinoides). No entanto, apesar do seu papel inquestionável na regulação da alimentação, os efeitos crônicos da AMPK estão mais relacionados com sua influência sobre o gasto energético. Nesse aspecto, a AMPK guarda relação com o TAM e a termogênese pela modulação do sistema nervoso simpático. A administração central de tri-iodotironina (T3) dentro do núcleo ventromedial (mas não no ARC) promove resposta termogênica associada a aumento da atividade simpática no TAM. Em outros estudos, a administração de adenovírus contendo as isoformas de AMPK-CA (forma constitutivamente ativa da AMPK-α2) no núcleo ventromedial reduziu a ativação do TAM e impediu a perda de peso. Nos tecidos periféricos, entretanto, a ação fisiológica da AMPK é anabólica, promovendo aumento da ingestão alimentar e redução da termogênese. Essa regulação diferencial no SNC e nos tecidos periféricos limita seu potencial terapêutico na obesidade para compostos que atuem especificamente na AMPK hipotalâmica.

Considerações finais

Inúmeros nutrientes e hormônios produzidos nos tecidos periféricos estão envolvidos na regulação do balanço energético, principalmente aqueles provenientes do tecido adiposo, do pâncreas e do TGI. O SNC integra os vários sinais advindos da periferia com outros provenientes dos órgãos dos sentidos e do próprio córtex cerebral, e organiza respostas neuro-hormonais que visam manter um balanço adequado entre o consumo e o gasto de energia. O funcionamento inadequado de um ou mais componentes dessa engrenagem complexa pode resultar em desequilíbrio energético, a base fisiopatológica da obesidade e de outros tantos distúrbios nutricionais. A esperança de todos é que os avanços importantes que a ciência tem apresentado nessa área, particularmente nos últimos 30 anos, desde a descoberta da leptina em 1994, propiciem o desenvolvimento de novas abordagens terapêuticas realmente eficazes e seguras contra a obesidade e outros distúrbios nutricionais e metabólicos.

Bibliografia

Agrawal R, Reno CM, Sharma S, et al. Insulin action in the brain regulates both central and peripheral functions. Am J Physiol Endocrinol Metab. 2021;321(1):E156-63.

Bluher S, Mantzoros CS. Leptin in humans: lessons from translational research. Am J Clin Nutr. 2009;89:991S-7S.

Boguszewski CL, Paz-Filho G, Velloso LA. Neuroendocrine body weight regulation: integration between fat tissue, gastrointestinal tract, and the brain. Endokrynol Pol. 2010;61:194-206.

Boguszewski CL, van der Lely AJ. The role of the gastrointestinal tract in the control of energy balance. Transl Gastrointest Cancer. 2015;4(1):3-13.

Brasil. Ministério da Saúde. Secretaria de Vigilância em Saúde. Departamento de Vigilância de Doenças e Agravos não Transmissíveis e Promoção da Saúde. Vigitel Brasil 2017: vigilância de fatores de risco e proteção para doenças crônicas por inquérito telefônico: estimativas sobre frequência e distribuição sociodemográfica de fatores de risco e proteção para doenças crônicas nas capitais dos 26 estados brasileiros e no Distrito Federal em 2017. Brasília: Ministério da Saúde; 2018.

Camilleri M. Peripheral mechanisms in appetite regulation. Gastroenterology. 2015;148(6):1219-33.

Chandrashekar J, Hoon MA, Ryba NJ, et al. The receptors and cells for mammalian taste. Nature. 2006;444:288-94.

Chondronikola M, Porter C, Malagaris I, et al. Brown adipose tissue is associated with systemic concentrations of peptides secreted from the gastrointestinal system and involved in appetite regulation. Eur J Endocrinol. 2017;177(1):33-40.

Coppari R, Ramadori G, Elmquist JK. The role of transcriptional regulators in central control of appetite and body weight. Nat Clin Pract Endocrinol Metab. 2009;5:160-6.

Dailey MJ, Moran TH. Glucagon-like peptide 1 and appetite. Trends Endocrinol Metab. 2013;24:85-91.

Duca F, Gérard P, Covasa M, et al. Metabolic interplay between gut bacteria and their host. Front Horm Res. 2014;42:73-82.

Fernandez G, Cabral A, Cornejo MP, et al. Des-Acyl ghrelin directly targets the arcuate nucleus in a ghrelin-receptor independent manner and impairs the orexigenic effect of ghrelin. J Neuroendocrinol. 2016; 28(2):12349.

Folgueira C, Seoane LM, Casanueva FF. The brain-stomach connection. Front Horm Res. 2014;42:83-92.

Guyenet SJ, Schwartz MW. Clinical review: regulation of food intake, energy balance, and body fat mass: implications for the pathogenesis and treatment of obesity. J Clin Endocrinol Metab. 2012;97:745-55.

Holst JJ, Albrechtsen NJW, Gabe MBN, et al. Oxyntomodulin: actions and role in diabetes. Peptides. 2018;100:48-53.

Holst JJ, Rosenkilde MM. GIP as a therapeutic target in diabetes and obesity: insight from incretin co-agonists. J Clin Endocrinol Metab. 2020;105(8):e2710-6.

Kajimura S, Saito M. A new era in brown adipose tissue biology: molecular control of brown fat development and energy homeostasis. Annu Rev Physiol. 2014;76:225-49.

Kojima M, Kangawa K. Drug insight: the functions of ghrelin and its potential as a multitherapeutic hormone. Nat Clin Pract Endocrinol Metab. 2006;2:80-8.

Kullmann S, Heni M, Hallschmid M, et al. Brain insulin resistance at the crossroads of metabolic and cognitive disorders in humans. Physiol Rev. 2016;96(4):1169-209.

Lafferty RA, Flatt PR, Irwin N. Emerging therapeutic potential for peptide YY for obesity-diabetes. Peptides. 2018;100:269-74.

Lee HK, Choi EB, Pak CS. The current status and future perspectives of studies of cannabinoid receptor 1 antagonists as antiobesity agents. Curr Top Med Chem. 2009;9:482-503.

López M. EJE PRIZE 2017: hypothalamic AMPK: a golden target against obesity? Eur J Endocrinol. 2017;176(5):R235-R246.

Maffei A, Haley M, Fontanini A. Neural processing of gustatory information in insular circuits. Curr Opin Neurobiol. 2012;22:709-16.

Marlatt KL, Ravussin E. Brown adipose tissue: an update on recent findings. Curr Obes Rep. 2017;6(4):389-96.

Meijnikman AS, Gerdes VE, Nieuwdorp M, et al. Evaluating causality of gut microbiota in obesity and diabetes in humans. Endocr Rev. 2018;39:133-53.

Melson E, Ashraf U, Papamargaritis D, et al. What is the pipeline for future medications for obesity? Int J Obes (Lond). 2024.

Menzies JR, Skibicka KP, Leng G, et al. Ghrelin, reward and motivation. Endocr Dev. 2013;25:101-11.

Murphy KG, Dhillo WS, Bloom SR. Gut peptides in the regulation of food intake and energy homeostasis. Endocr Rev. 2006;27:719-27.

Qin J, Li R, Raes J, et al. A human gut microbial gene catalogue established by metagenomic sequencing. Nature. 2010;464:59-65.

Rao R, Roche A, Febres G, et al. Circulating apolipoprotein A-IV pre-surgical levels are associated with improvement in insulin sensitivity after Roux-en-Y gastric bypass surgery. Surg Obes Relat Dis. 2017;13(3):468-73.

Rasouli N, Kern PA. Adipocytokines and the metabolic complications of obesity. J Clin Endocrinol Metab. 2008;93(11 Suppl. 1):S64-73.

Rix I, Nexøe-Larsen C, Bergmann NC, et al. Glucagon physiology. In: Feingold KR, Anawalt B, Boyce A, et al., editors. Endotext. South Dartmouth (MA): MDText.com, Inc.; 2000.

Senin LL, Al-Massadi O, Folgueira C, et al. The gastric CB1 receptor modulates ghrelin production through the mTOR pathway to regulate food intake. PLoS One. 2013;8:e80339.

Sharma MD, Garber AJ, Farmer JA. Role of insulin signaling in maintaining energy homeostasis. Endocr Pract. 2008;14:373-80.

Tilg H, Kaser A. Gut microbiome, obesity, and metabolic dysfunction. J Clin Invest. 2011;121:2126-32.

Van den Beukel JC, Grefhorst A. Interactions between the gut, the brain and brown adipose tissue function. Front Horm Res. 2014;42:107-22.

Wang F, Kohan AB, Lo CM, et al. Apolipoprotein A-IV: a protein intimately involved in metabolism. J Lipid Res. 2015;56(8):1403-18.

Yuan M, Li W, Zhu Y, et al. Asprosin: a novel player in metabolic diseases. Front Endocrinol (Lausanne). 2020;11:64.

Zhihong Y, Chen W, Qianqian Z, et al. Emerging roles of oxyntomodulin-based glucagon-like peptide-1/glucagon co-agonist analogs in diabetes and obesity. Peptides. 2023;162:170955.

11 | Causas Não Tradicionais para Ganho de Peso

Carlos Eduardo Seraphim

Introdução

Tradicionalmente, sempre se interpretou o ganho de peso como o resultado de um balanço simples entre dois fatores, também conhecidos como *big two* – dieta inadequada e sedentarismo/inatividade –, o significa dizer que, basicamente, existe um saldo entre a quantidade de energia ingerida e a quantidade de energia gasta. Se esse saldo é positivo, há ganho de peso, e, se negativo, há perda de peso. Ainda assim, as estratégias para perda de peso que enfatizam apenas esses dois grandes fatores têm resultados muito modestos: no final do estudo LOOK-AHEAD, o grupo que realizou de maneira intensiva dieta e atividade física obteve uma perda de peso apenas 2,5% maior que o grupo-controle. Nesse sentido, nos últimos tempos têm sido elucidadas diversas outras causas plausíveis para obesidade além das "duas grandes".

Duração do sono

Curtas durações de sono têm sido descritas como associadas ao ganho de peso. Em um estudo com crianças de 5 a 10 anos, por exemplo, a menor duração de sono foi relacionada com maior *odds ratio* a sobrepeso/obesidade na vida adulta. Em outro estudo com adultos de 18 a 64 anos, observou-se que os que dormiam menos de 6 horas/dia tinham 2,97 vezes mais chance de estar na faixa de sobrepeso ou obesidade. Metanálises identificaram que menos de 10 horas de sono em crianças e menos de 5 horas de sono em adultos se correlacionam positivamente com maior quantidade de adiposidade, principalmente a central. E a associação parece ser maior entre indivíduos de 20 a 39 anos. Um estudo da *National Health and Nutrition Examination Survey* (NHANES) mostrou que, a cada 1 hora de redução de sono, aumenta-se em 10% o risco de obesidade.

Há também estudos demonstrando que, após uma noite de sono reduzido, o indivíduo aumenta a ingestão energética no dia seguinte. Um estudo da Mayo Clinic submeteu alguns indivíduos a um período de 14 dias dormindo apenas 4 horas por noite, e os comparou a outro grupo que dormiu normalmente. A restrição do sono levou a uma ingestão média de 308 kcal acima da ingestão do grupo-controle, e levou ao ganho de 0,5 kg e de 7,8 cm² de gordura visceral. Se encurtar o sono aumenta o ganho de peso, alongar o sono pode ter benefício também. Um estudo publicado no *JAMA Internal Medicine* avaliou 80 adultos que dormiam menos de 6,5 horas e os fez dormir mais (média de 1,2 hora a mais). Após a extensão do sono, os indivíduos passaram a ingerir 270 calorias a menos.

No entanto, dormir demais, além da média indicada, também pode estar associado a maior prevalência de obesidade, como apontado em alguns estudos menores. A coorte do *Wisconsin Study* apresentou menor índice de massa corporal (IMC) nos pacientes com sono médio de 7,7 horas, mas aqueles que dormiam mais de 9 horas e os que dormiam menos de 6 horas acumularam maior adiposidade visceral medida por tomografia computadorizada (TC) de abdômen. Destaca-se que esses valores de sono são válidos apenas para adultos. Esses dados sugerem que a correlação entre sono e obesidade se daria no formato de uma curva em "U", na qual tanto indivíduos que dormem pouco (< 6 horas) quanto os que dormem muito (> 9 horas) apresentariam um risco maior de obesidade. Os motivos pelos quais a maior duração de sono pode influenciar no ganho de peso podem ser diversos. Em primeiro lugar, entre os pacientes que dormem mais de 9 horas/dia, encontra-se uma grande proporção de indivíduos que o fazem por ter uma baixa qualidade de sono, por apneia obstrutiva do sono etc. Além disso, nesse grupo há maior prevalência de indivíduos que fazem uso de medicações indutoras de sono. Outro grupo de pacientes com duração maior de sono pode incluir os mais sedentários e inativos, com hábitos de vida mais propensos ao ganho de peso.

Além da influência da quantidade de sono sobre a incidência de obesidade, destaca-se o desalinhamento dos ciclos sono-vigília, chamado por alguns autores de *jet lag* social, que corresponde a um padrão de vida caracterizado por pouca quantidade de sono durante a semana de trabalho e compensação durante os finais de semana. No entanto, os resultados dos estudos que avaliaram este aspecto são conflitantes e falham em identificar o *jet lag* social como preditor isolado de obesidade.

Também há influência do chamado "cronótipo" do indivíduo: alguns estudos apontam que pacientes com cronótipo noturno (*i. e.*, aqueles que tendem a acordar mais tarde e se tornar mais produtivos no final da tarde/noite) têm maiores índices de obesidade/sobrepeso, talvez pelo fato de tenderem a acumular um déficit de sono durante as semanas de trabalho. Enquanto isso, os indivíduos com padrão vespertino (aqueles que acordam e dormem mais cedo) tenderiam a apresentar um sono de melhor qualidade durante a semana. Ainda assim, os resultados dos estudos que avaliaram os cronótipos são conflitantes, e talvez dependam do fato de o indivíduo ser capaz de se adaptar à rotina ou incorrer em *jet lag* social. Um estudo recente, por exemplo, demonstrou que em 390 adultos saudáveis não houve correlação entre qualquer cronótipo e obesidade. No entanto, indivíduos com latência de início de sono maior que 12 minutos e aqueles com cronótipo vespertino que dormiam menos de 6 horas ou tinham eficiência de sono menor que 85% apresentaram maior prevalência de obesidade. Possivelmente, o cronótipo do indivíduo propicia maior risco de obesidade quando está desalinhado com a rotina de trabalho, promovendo menores quantidade e qualidade do sono.

Os mecanismos pelos quais a restrição de sono pode levar ao ganho de peso são diversos. Do ponto de vista neuro-hormonal, os estudos são um pouco incompatíveis, já que a maior parte dos estudos demonstra redução de leptina e aumento de ghrelina após alguma restrição de sono, enquanto outros menores apontaram aumento de leptina (que poderia corresponder à resistência a esse hormônio). Além disso, quando há restrição de sono, ocorrem menor redução dos níveis de cortisol pela noite e disfunção da produção de melatonina, em especial nos pacientes com hábitos de sono mais erráticos, o que contribui positivamente para o ganho de peso. Em estudos experimentais, mesmo restrições de sono mais pontuais levam a maior produção endógena de glicose, maior quantidade de ácidos graxos livres circulantes pela manhã e maior quantidade de catecolaminas circulantes e fatores inflamatórios como interleucina (IL)-1β, IL-6, IL-17 e proteína C reativa. Do ponto de vista comportamental, observa-se que os indivíduos com maior restrição de sono desenvolvem um hábito alimentar com maior ingestão de calorias e preferem alimentos mais processados e com maior quantidade de calorias, além de tenderem a fazer menos atividade física. Mais recentemente, tem-se aventado que a restrição de sono possa provocar alterações epigenéticas relacionadas com a expressão de genes *CLOCK* (do inglês *circadian locomotor output cycles kaput*) circadianos, cursando com alterações nas vias de inflamação, na resposta imune, entre outros, o que fornece mais uma explicação para o efeito observado em relação à obesidade.

Apneia obstrutiva do sono

A síndrome da apneia obstrutiva do sono é uma condição que cursa com colapso repetitivo das vias respiratórias superiores durante o sono, levando a dessaturação, hipercapnia, sono fragmentado e atividade aumentada do sistema autônomo simpático, consequentemente, a uma pior qualidade de sono. Ainda, independentemente da obesidade, a apneia obstrutiva do sono tem, por si só, efeitos cardiometabólicos deletérios. Além da atividade simpática aumentada, provoca desregulação do ciclo noturno de cortisol, aumento de citocinas inflamatórias e diminuição da atividade do receptor ativado por proliferadores de peroxissomo (PPAR)-gama nos macrófagos pulmonares, com efeitos deletérios na inflamação sistêmica e no metabolismo de lipídeos e carboidratos. Novamente, o sono fragmentado e a sonolência diurna excessiva se associam a menor nível de atividade física durante o dia e maior ingestão de alimentos mais calóricos.

O principal tratamento da apneia obstrutiva do sono consiste no uso de pressão positiva contínua nas vias respiratórias (CPAP, do inglês *continuous positive airway pressure*). Contudo, muito embora a relação entre apneia do sono e ganho de peso seja bem esclarecida na literatura, o efeito do tratamento com CPAP sobre a redução de peso ainda é muito controverso. Uma metanálise inclusive identificou que houve um pequeno ganho de peso com o tratamento, atribuído ao menor gasto energético com a redução da atividade simpática noturna e a menor esforço respiratório. Por outro lado, alguns estudos demonstram que o uso do CPAP poderia favorecer a perda de peso. Um estudo publicado em 2019 no *European Respiratory Journal* demonstrou que o uso de CPAP por 9 meses em pacientes com apneia do sono (grave em 83% deles) levou à perda de peso de forma significativa (acima de 5% de peso) em 47% dos casos, enquanto apenas 6% ganharam peso.

Período da alimentação e ritmo circadiano

Em mamíferos, o ritmo circadiano é organizado de maneira hierárquica, sobre o qual o núcleo supraquiasmático tem papel fundamental. Ele recebe aferências da retina e governa a ritmicidade de diversos processos fisiológicos e neurocomportamentais. Considera-se que a coordenação entre o ciclo de alimentação e jejum e o ciclo circadiano do indivíduo seja importante para a correta homeostase e a maior eficiência metabólica. Os primeiros indícios de que poderia haver um papel do *timing* da alimentação sobre o ganho de peso surgiram de estudos em roedores, animais noturnos e que tendem a consumir 70 a 80% de sua alimentação durante a noite. Quando alimentados apenas durante o dia (período em discordância de seu ritmo circadiano), ganharam mais peso quando comparados a roedores alimentados com a mesma quantidade de calorias durante a noite. Esses achados estão em concordância com o fato de que, em humanos, trabalhadores noturnos têm um risco maior de obesidade, síndrome metabólica e doenças cardiovasculares.

Estudos de associação genômica ampla (GWAS, do inglês *genome-wide association studies*) identificaram associações fortes entre diabetes *mellitus* tipo 2 e variantes genéticas dos genes *CLOCK CRY2* e *MTNR1B*; as últimas também foram relatadas como tendo efeito sobre resposta a dietas para perda de peso e gasto energético. Ademais, polimorfismos nos genes *CLOCK* e *PER2* foram associados a cronótipos específicos, que, como já elucidado, podem ter associação com ganho de peso e período preferencial de alimentação do indivíduo. Todos esses fatores apontam para que, também no humano, o ritmo circadiano tenha um papel importante em relação à obesidade/síndrome metabólica.

Um estudo relacionando com a perda de peso conduzido em 420 indivíduos na Espanha demonstrou que o *timing* da alimentação influenciava o resultado. Os participantes que comiam mais tarde tinham um resultado de perda de peso mais lento quando comparados aos que se alimentavam preferencialmente mais cedo. Um paralelo evidente desse aspecto é evidenciado quando da observação de pacientes com síndrome do comedor noturno, muito fortemente relacionada com a obesidade.

Outro estudo realizado em 1.097 finlandeses durante um período de 7 anos mostrou que aqueles que tinham maior consumo alimentar durante a noite apresentavam um *odds ratio* de 1,97 de ter obesidade, independentemente do cronótipo individual.

É importante destacar que trabalhadores noturnos e indivíduos expostos a *jet lags* frequentes (p. ex., que viajam muito a trabalho) têm risco maior de apresentar ganho de peso e síndrome metabólica.

Tempo de tela

Utiliza-se o termo "comportamento sedentário" para descrever atividades desempenhadas com pouco ou nenhum gasto energético, geralmente em posição deitada ou sentada durante o tempo de vigília. A crescente utilização de *wearables* (dispositivos que medem a atividade do indivíduo por meio de acelerômetros, geralmente na forma de relógios) tornou possível obter maiores informações sobre os hábitos de vida contemporâneos. Nos EUA, por exemplo, os adultos têm comportamento sedentário de 7,5 a 9 horas do dia, o que tende a aumentar com a idade. "Tempo de tela" é um termo inicialmente cunhado para designar o tempo gasto pelo indivíduo assistindo à televisão. Mais recentemente, com a multiplicação de dispositivos como *notebooks* e celulares, passou a incluir todo o tempo voltado ao uso de mídias audiovisuais, tornando-se um parâmetro de sedentarismo bem estabelecido.

Estudos da década de 1980 já correlacionavam o tempo de tela (à época, televisão) e a obesidade. Em um estudo longitudinal nos EUA, por exemplo, em crianças e adolescentes de 10 a 15 anos, havia uma correlação positiva e crescente entre tempo gasto assistindo à televisão e obesidade, que mostrou que até 60% do risco de sobrepeso em 4 anos podia ser atribuído ao excesso de tempo de tela. Coortes subsequentes com maior tempo de seguimento associaram o tempo de tela na infância e adolescência ao risco de obesidade na vida adulta. Em um estudo na Nova Zelândia, até 26% da prevalência de obesidade/sobrepeso aos 26 anos se associou ao hábito de assistir a mais de 2 horas de televisão durante dias de semana na infância.

Estudos randomizados controlados em que um grupo de crianças tinha restrição ao tempo de tela demonstraram resultados positivos sobre o ganho de peso. Ao longo dos 7 meses de um estudo na Califórnia em que alunos do 4º ano foram randomizados para receber um programa de redução de tempo de tela, o grupo que reduziu o tempo de tela teve menor ganho de peso e menor ganho de circunferência abdominal.

Apesar de a conclusão mais óbvia ser a de que o maior tempo de tela se correlacione com maior sedentarismo, constituindo-se a causa de maior ganho de peso, os estudos que avaliaram a questão apresentaram resultados distintos. Em um estudo de intervenção em crianças de 4 a 7 anos, por exemplo, a quantidade de atividade diária, medida por acelerômetros, não se diferenciou nos grupos, isto é, quem assistiu mais à televisão não praticava menos atividade física. Na realidade, o que diferiu foi a quantidade de ingestão calórica – maior no grupo com maior tempo de tela –, o que sugere que, além do efeito sobre o sedentarismo, a televisão e outras mídias audiovisuais expõem o indivíduo a maior ganho calórico, principalmente por meio de *snacks* e outros alimentos com alto valor calórico e pouco valor nutricional.

Desreguladores endócrinos

Nos últimos anos, cada vez mais têm sido estudados compostos químicos ambientais com a capacidade de interferir na ação de hormônios. Por definição, o termo "desreguladores endócrinos" corresponde a qualquer substância exógena que cause algum evento adverso sobre a saúde do indivíduo ou sobre sua prole, secundariamente a alguma interferência na função endócrina. No início, havia maior interesse na interferência desses compostos sobre a capacidade reprodutiva, porém, mais recentemente, tem sido descrito seu papel no metabolismo, pois alguns desses elementos poderiam ter ação no controle da função de adipócitos e promover um desequilíbrio metabólico que culmina no ganho de peso.

Alguns desreguladores podem ter origem natural, como os fitoestrógenos, mas a maioria desses compostos compreende elementos químicos sintéticos produzidos e liberados no ambiente pelo ser humano. A magnitude da exposição a esses desreguladores é significativa, já que, diariamente, todo indivíduo tem algum contato com algum deles. São principalmente encontrados em pesticidas/herbicidas, produtos industrializados e domésticos, plásticos, detergentes e produtos de cuidado pessoal. A Figura 11.1 demonstra alguns dos desreguladores endócrinos que sabidamente têm propriedades obesogênicas, como:

- Poluentes persistentes orgânicos (POP): compostos estáveis com baixa degradação e que tendem a bioacumular-se no ambiente. Muitos são lipofílicos e se acumulam no tecido adiposo. Os mais conhecidos são os inseticidas diclorodifeniltricloroetano (DDT) e seu produto de degradação diclorodifenildicloroetileno (DDE), que se acumulam no tecido adiposo humano e são conhecidos desreguladores endócrinos
- Bisfenol A e os ftalatos: utilizados na produção de plásticos e com importante atividade como desreguladores endócrinos
- Parabenos: empregados principalmente na produção de itens de cuidado pessoal, alimentos, produtos farmacêuticos e produtos de papel. Concentram-se em diversos tecidos humanos, incluindo o tecido mamário, e têm propriedades estrogênicas conhecidas
- Fitoestrógenos: produzidos naturalmente por plantas e pela ingestão alimentar, podem ter efeitos no metabolismo humano. Isoflavonas são seus principais representantes, encontrados em soja, legumes, lentilhas e grão-de-bico, com atividade estrogênica conhecida. Contudo, ainda que tenham esse efeito, como são obtidos em fontes naturais, tendem a ser mais bem aceitos pela população em geral em relação aos compostos sintéticos, exigindo mais estudos para avaliar se sua relação risco-benefício é positiva ou negativa.

De modo geral, estudos apontam o maior impacto da exposição durante o período de vida intrauterino e/ou neonatal, o qual representa um momento de maior suscetibilidade aos efeitos dos desreguladores. Modelos animais demonstram que roedores expostos a tributilestanhos (TBT), dietilestilbestrol (DES) ou bisfenóis na vida intrauterina têm maior prevalência de obesidade.

Os mecanismos pelos quais os desreguladores podem causar ganho de peso vêm sendo aos poucos elucidados, embora, de maneira geral, sejam necessários estudos mais amplos para avaliar

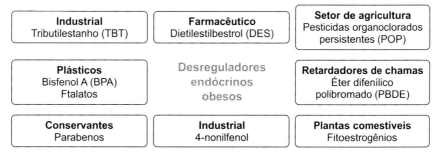

Figura 11.1 Desreguladores endócrinos com atividade obesogênica conhecida. (Adaptada de Darbre, 2017.)

o real impacto populacional de cada composto especificamente. A seguir, exibem-se alguns dos mecanismos obesogênicos dos desreguladores endócrinos propostos:

- Aumento de quantidade de adipócitos
- Aumento do tamanho dos adipócitos
- Alteração da regulação endócrina da embriogênese do tecido adiposo
- Alteração de hormônios que regulam o apetite e a saciedade
- Alteração de taxa metabólica basal
- Favorecimento ao balanço energético positivo
- Alteração da sensibilidade à insulina e do metabolismo de lipídeos no tecido periférico.

Do ponto de vista molecular, os desreguladores exercem tais funções por meio de mecanismos predominantemente epigenéticos, o que significa dizer que podem se ligar a fatores de transcrição no núcleo que controlam o influxo de lipídeos e/ou os mecanismos de proliferação de adipócitos. São exemplos desses fatores que podem sofrer interferência dos desreguladores os PPAR e os receptores de esteroides sexuais.

Finalmente, vale ressaltar o papel nas vias de apetite. Embora os bisfenóis tenha evidência em estudos laboratoriais com animais de indução de obesidade, nenhum estudo populacional em humanos havia conseguido correlacionar níveis de bisfenóis na urina com obesidade, mesmo sabendo que em 90% da população norte-americana houve detecção positiva para bisfenóis na urina. Mais recentemente, no entanto, demonstrou-se que os níveis de bisfenóis em humanos correlacionam-se com os níveis de leptina e ghrelina, conhecidos mediadores das vias de regulação de apetite.

Temperatura e altitude

Zona termoneutra corresponde à faixa de temperatura ambiente em que não é necessário gasto energético adicional com a finalidade de atingir homotermia, isto é, de manter a temperatura corporal estável. No ser humano, essa temperatura é de aproximadamente 23 °C. Quando o indivíduo é exposto a temperaturas acima ou abaixo da zona termoneutra, deve se adaptar para manter a homotermia.

Se a temperatura ambiente for menor que a zona termoneutra, o indivíduo começa a aumentar seu gasto energético para produzir mais calor, da ordem de 25 a 37 kcal/dia durante 1 °C abaixo da zona termoneutra. Anedoticamente, estudos de consumo em restaurantes demonstram que há maior ingestão de alimentos em restaurantes com ar-condicionado, possivelmente porque as menores temperaturas induzem maior gasto energético e, portanto, maior necessidade de reposição energética.

Um estudo populacional na Coreia envolvendo 124.354 indivíduos demonstrou que havia uma correlação positiva entre a temperatura ambiente e o IMC e a cintura abdominal dos indivíduos, isto é, regiões mais quentes tendiam a ter maiores IMC, mesmo após o controle para possíveis interferentes.

Em um estudo norte-americano que analisou dados antropométricos e ambientais de 422.603 indivíduos, aqueles que viviam em maiores altitudes tinham menor chance de obesidade – nessa coorte, indivíduos que viviam a menos de 500 metros acima do nível do mar, quando comparados àqueles que viviam a mais de 3.000 metros de altitude, tinham um *odds ratio* de 4,6 (intervalo de confiança [IC] 95%: 2,2 a 9,69) para obesidade, e, na média, os indivíduos que viviam a menos de 500 metros

do nível do mar apresentavam um IMC maior em 2,4 unidades. Em outros estudos, de intervenção, indivíduos que faziam dieta e atividade física em zonas de maior altitude/hipoxia tendiam a apresentar maior perda de peso.

São diversos os mecanismos fisiológicos que explicariam essa correlação. No que tange à altitude, haveria interferência da menor concentração de oxigênio (hipoxia), que levaria a aumento das demandas metabólicas, além de alteração da sinalização de leptina, tendência a menor peso gestacional e menor crescimento durante a infância e tônus simpático aumentado ao longo da vida. Ainda, esse mecanismo poderia ser adaptativo, já que em altas altitudes seria benéfico ao indivíduo ter menor peso. Já a temperatura mais baixa, conforme exposto, correlaciona-se com maiores catabolismo e gasto energético.

Outros fatores

Diminuição do tabagismo. Tabagistas tendem a apresentar menor peso que a população não tabagista, como se observa em diversos estudos populacionais. Além disso, a cessação do tabagismo sabidamente correlaciona-se com ganho de peso. Tais fatores se explicam pelo efeito termogênico e supressor de apetite da nicotina. Como as taxas de tabagismo têm diminuído ao longo dos anos, esse fator tem sido frequentemente citado em correlação com o aumento da obesidade.

Iatrogênese farmacológica. Diversos medicamentos, destacando-se os antipsicóticos atípicos e corticosteroides, induzem ganho de peso. Olanzapina e clozapina, por exemplo, promovem ganho de mais de 4 kg em 10 semanas em alguns estudos. Nos últimos 30 anos, a prescrição de antipsicóticos para pacientes psiquiátricos aumentou continuamente, chegando a 70% das prescrições para esse grupo, o que contribui para o ganho de peso.

Etnia e idade. Estudos na população norte-americana demonstram que, quando comparados aos norte-americanos de origem europeia, os de etnia hispânica e os afro-americanos (somente as mulheres) tendem a apresentar maior IMC. Além disso, o IMC sabidamente aumenta com a idade.

Aumento da idade da gestação. Algumas evidências apontam que ter filhos em idades mais avançadas, aspecto que tem se tornado mais comum com a globalização, predispõe a maior ganho de peso na mãe e no filho. Meninas de 9 a 10 anos tinham 14% mais chance de obesidade a cada 5 anos de incremento na idade da mãe na ocasião da gestação. Esse estudo em específico não avaliou meninos; no entanto, há outros que demonstram que a idade mais avançada de gestação é fator de risco para obesidade em ambos os sexos.

Efeitos intrauterinos e intergeracionais. Fatores epigenéticos intrauterinos podem influenciar o peso do indivíduo ao longo da vida. A própria obesidade materna e a ocorrência de diabetes durante a gestação e a lactação podem promover os mesmos efeitos na prole. Assim, haveria um efeito transgeracional obesogênico, o que potencializa a epidemia de obesidade. Não só a obesidade materna na gestação, mas também o baixo peso ao nascimento da criança se associam a maior risco de obesidade na vida adulta.

Urbanização. A relação entre urbanização e obesidade é complexa. De forma geral, cada país e cada região sua podem ter padrões diferentes. Estudos nos EUA, por exemplo, demonstram que habitantes de áreas rurais têm maior prevalência de obesidade.

Esse achado possivelmente é associado à pior qualidade de dieta encontrada nas zonas rurais e à maior dificuldade de deslocamento a pé. Outro possível motivo apontado é a maior poluição em zonas urbanas, que poderia promover hipoxia relativa, diminuindo a eficácia energética nas cidades. Tais dados se referem aos EUA, onde há mais estudos, mas destaca-se que podem variar de acordo com cada país – na Índia, por exemplo, ocorre o oposto, e há maior obesidade nas zonas urbanas, talvez pela pior qualidade de alimentação e pelas condições sanitárias nas grandes cidades daquele país. Já no Brasil, cada região apresenta um comportamento um pouco diferente: no Norte e Nordeste, devido à grande quantidade de pessoas vivendo em miséria nas zonas rurais, há maior obesidade nas áreas urbanas, que concentram a população com melhores condições socioeconômicas. Já no Centro-Oeste há tendência de maior obesidade em áreas rurais que nas urbanas.

Ingestão de cálcio. Estudos populacionais correlacionam menor ingestão de cálcio, especialmente abaixo de 600 mg/dia, com maior taxa de obesidade. O mecanismo proposto seria de que influência da ingestão de cálcio sobre a 1,25 vitamina D poderia induzir o metabolismo dos adipócitos, o qual tem sido refutado por alguns pesquisadores, que propõem uma influência do cálcio no trato gastrointestinal, pelo fato de se ligar a lipídeos, o que aumentaria a excreção fetal de gordura. Outra possibilidade seria a de que os alimentos ricos em cálcio teriam maior quantidade de proteína e maior efeito de saciedade. Adicionalmente, esse efeito pode representar apenas um fator de confusão, já que não há estudos randomizados controlados de qualidade sobre o tópico.

Comportamento alimentar desinibido. Pacientes com menor inibição de comportamento alimentar tendem a compensar eventos estressores negativos com ingestão alimentar, bem como a ter maior dificuldade em recusar ingestão de alimentos oferecidos, e responder com maior ingestão a alimentos altamente palatáveis. Além disso, esses pacientes tendem a responder pior ao tratamento para perda de peso e recidivar mais a obesidade.

"Dieta de cafeteria." Trata-se de um termo utilizado na literatura para designar alimentos que têm se tornado comuns na alimentação contemporânea, com alto teor de gordura e carboidratos simples, como *milk shakes*, bebidas açucaradas, doces e *snacks* altamente calóricos. Dado o estilo de vida atual, são alimentos de rápido consumo, tornando-se convenientes aos trabalhadores que não querem gastar tempo preparando alimentos, com uma correlação importante com o *jet lag* social vivido nas atuais rotinas de trabalho. Ainda, há evidências de que esses tipos de alimentos possam corromper o ritmo circadiano e vice-versa, além do fato de serem altamente palatáveis e induzirem maior ingestão alimentar, interferindo diretamente no apetite hedônico e aumentando as vias relacionadas com o *wanting*.

Traços de personalidade do indivíduo. Estudos correlacionam traços de desorganização no desenvolvimento psicológico da criança com maior risco de obesidade na vida adulta. Além disso, traços de estabilidade emocional e elevada autoconsciência parecem ser protetores contra obesidade. Em homens, a extroversão se associa a maior risco de obesidade, possivelmente devido a maiores sociabilidade e impulsividade. Maiores níveis de educação, e não de inteligência, também se correlacionaram com menor risco de obesidade.

Na Tabela 11.1 encontramos diversos fatores que se associam a maior risco de obesidade.

Tabela 11.1 Fatores de risco que influenciam ou se associam à obesidade.

Comportamento individual/estilo de vida	Pouca atividade física
	Dieta desregulada/desbalanceada
	Baixo consumo de frutas e vegetais
	Consumo excessivo de álcool
	Consumo excessivo de bebidas açucaradas
	Consumo excessivo de *fast food*
	Consumo excessivo de carne vermelha
Fatores socioeconômicos	Vulnerabilidade socioeconômica e pobreza
	Baixa educação
	Desemprego
	Estado civil
	Sistema de transporte público e legislação local para publicidade de alimentos
	Cultura local
	Isolamento social
Fatores de saúde	Baixo peso ao nascimento
	Peso elevado ao nascimento
	Transtornos de ansiedade e/ou depressão
	Deficiência física e/ou mental
Fatores ambientais	Tabagismo materno
	Diabetes na gestação
Fatores biológicos	Sono curto/irregular
	Genética para obesidade/síndrome metabólica
	Menopausa
Fatores psicológicos	Funcionamento neuropsicológico disfuncional na infância
	Personalidade extrovertida ou ansiosa
	Satisfação subjetiva da qualidade de vida
	Traumas no passado
	Autoimagem ruim

Bibliografia

Biddle SJH, García Bengoechea E, Pedisic Z, et al. Screen time, other sedentary behaviours, and obesity risk in adults: a review of reviews. Curr Obes Rep. 2017;6(2):134-47.

Carneiro G, Zanella MT. Obesity metabolic and hormonal disorders associated with obstructive sleep apnea and their impact on the risk of cardiovascular events. Metabolism. 2018;84:76-84.

Chaput JP, Sjödin AM, Astrup A, et al. Risk factors for adult overweight and obesity: the importance of looking beyond the 'big two'. Obes Facts. 2010;3(5):320-7.

Cheng H, Montgomery S, Green A, Furnham A. Biomedical, psychological, environmental and behavioural factors associated with adult obesity in a nationally representative sample. J Public Health. 2019;42(3):570-78.

Covassin N, Singh P, et al. Effects of experimental sleep restriction on energy intake, energy expenditure, and visceral obesity. J Amer Col ardiology. 2022;79(13).

Darbre PD. Endocrine disruptors and obesity. Curr Obes Rep. 2017; 6(1):18-27.

Jiang P, Turek FW. Timing of meals: when is as critical as what and how much. Am J Physiol Endocrinol Metab. 2017;312(5):E369-E80.

Keith SW, Redden DT, Katzmarzyk PT, et al. Putative contributors to the secular increase in obesity: exploring the roads less traveled. Int J Obes (Lond). 2006 Nov;30(11):1585-94.

Koren D, Taveras EM. Association of sleep disturbances with obesity, insulin resistance and the metabolic syndrome. Metabolism. 2018;84:67-75.

Maukonen M, Kanerva N, Partonen T, Männistö S. Chronotype and energy intake timing in relation to changes in anthropometrics: a 7-year follow-up study in adults. Chronobiol Int. 2019;36(1):27-41.

McMahon DM, Burch JB, Youngstedt SD, et al. Relationships between chronotype, social jetlag, sleep, obesity and blood pressure in healthy young adults. Chronobiol Int. 2019;1-17.

Pociene I, Gauronskaite R, Kogan J, et al. Weight changes after initiation of CPAP in sleep apnea patients. Eur Respir J. 2019;54(Suppl. 63):PA4167.

Robinson TN, Banda JA, Hale L, et al. Screen media exposure and obesity in children and adolescents. Pediatrics. 2017;140(Suppl. 2): S97-S101.

Safaei M, Sundarajaran EA, et al. A systematic literature review on obesity: Understanding the causes & consequences of obesity and reviewing various machine learning approaches used to predict obesity. Comput Biol Med. 2021;136:104754.

Tan X, Chapman CD, Cedernaes J, Benedict C. Association between long sleep duration and increased risk of obesity and type 2 diabetes: a review of possible mechanisms. Sleep Med Rev. 2018;40:127-34.

Tasali E, Wroblewski MS, Kahn E, et al. Effect of sleep extension on objectively assessed energy intake among adults with overweight in real-life settings a randomized clinical trial. JAMA Intern Med. 2022;182(4):365-74.

Voss JD, Masuoka P, Webber BJ, et al. Association of elevation, urbanization and ambient temperature with obesity prevalence in the United States. Int J Obes (Lond). 2013;37(10):1407-12.

Wing RR, Bolin P, Brancati FL, et al. Cardiovascular effects of intensive lifestyle intervention in type 2 diabetes. N Engl J Med. 2013;369(2):145-54.

Yang HK, Han K, Cho JH, et al. Ambient temperature and prevalence of obesity: a nationwide population-based study in Korea. PLoS One. 2015;10(11):e0141724.

12 Determinantes Endócrinos da Obesidade

Amélio F. Godoy-Matos ▪ Rodrigo O. Moreira ▪ Mariana Farage Martins

Introdução

Entre as diversas causas envolvidas na obesidade, como ampla-mente apresentado neste livro, os principais fatores que desenca-deiam o excesso de peso correspondem ao aumento da ingestão alimentar e ao sedentarismo. De maneira menos expressiva, as causas genéticas vêm ganhando cada vez mais espaço, com evi-dências crescentes sugerindo que polimorfismos genéticos podem ser encontrados em um número cada vez maior de pacientes com obesidade grave. Além dessas causas, diversas doenças endócri-nas podem levar ao ganho de peso, como o hipotireoidismo, a deficiência de hormônio de crescimento, o hipercortisolismo e as lesões hipotalâmicas, que induzem aumento significativo de peso por diferentes e intrincados mecanismos. O objetivo deste capítulo será apresentar, de maneira geral, os mecanismos envol-vidos no ganho de peso nas principais doenças endócrinas, além de expor dados sobre o sistema endocanabinoide (SEC), o qual, embora tenha sido um pouco esquecido nos últimos anos, ainda tem importante papel na gênese da obesidade e poderá vir a repre-sentar um alvo terapêutico nos próximos anos.

Hipercortisolismo como determinante da obesidade

A atividade glicocorticoide pode ser dividida em três cenários:

- Aumento dos níveis de cortisol [ou da atividade do eixo hipo-tálamo-hipófise-suprarrenal (HHS)]
- Aumento da sensibilidade ao cortisol
- Aumento da atividade tecidual do cortisol.

Hiperatividade do eixo hipotálamo-hipófise-suprarrenal

Certamente, uma evidência clínica secular de que estados de hipercortisolismo conduzem ao excesso de peso, e que, ao con-trário, estados de privação de glicocorticoides favorecem a hipo-rexia e a perda de peso, foi o gatilho para investigações sobre o eixo HHS. Com efeito, camundongos *ob/ob* e *db/db*, deficientes na sinalização da leptina, quando submetidos à adrenalectomia, exibiram menor ganho de peso. Todavia, quando tratados com hidrocortisona, demonstraram recuperação dose-dependente do peso e da ingestão alimentar. Apesar disso, estudos em seres humanos não conseguiram demonstrar a ocorrência de hipercor-tisolismo em pessoas com obesidade, observando-se, no máximo,

maior *turnover* do cortisol. É interessante notar que os primeiros estudos não davam importância a diferentes fenótipos de distri-buição da gordura corporal, considerados pela primeira talvez por Jean Vague, com a descrição clássica da obesidade androide ou ginoide.

A partir da descrição da relevância da distribuição do tecido adiposo, os estudos visaram estabelecer, dada a maior semelhança da obesidade androide com a síndrome de Cushing, se haveria diferença na atividade do eixo HHS, levando em consideração a distribuição de gordura. Com efeito, a semelhança dos fenótipos confunde-se aqui com o fenótipo da síndrome metabólica (SM):

- Obesidade central
- Hipertensão arterial
- Intolerância à glicose
- Dislipidemia
- Alterações menstruais
- Acne
- Hirsutismo.

Assim, a partir da discussão da função dos glicocorticoides na obesidade, é importante esclarecer que suas relações estão mais propriamente ligadas aos papéis da gordura visceral (GV) e da SM.

Diversos autores conseguiram demonstrar que pacientes com obesidade central apresentavam aumento da excreção urinária de cortisol ou relação cortisona/cortisol elevada na urina. Além disso, alterações na fisiologia do eixo HHS foram demonstra-das em pacientes com deposição central/abdominal de gordura: menor resposta do cortisol à supressão com dexametasona, maior resposta a estímulos psicológicos estressantes e hiper-resposta do hormônio adrenocorticotrófico (ACTH) e do cortisol ao fator libe-rador de corticotrofina (CRF) ou à vasopressina.

Partindo do pressuposto de que um aumento da atividade do eixo HHS poderia resultar em hiperplasia das suprarrenais, 52 mulheres foram estudadas pelo grupo dos autores deste capí-tulo, utilizando a tomografia computadorizada (TC) para medir o volume das suprarrenais e quantificar os depósitos visceral e subcutâneo de gordura. Interessantemente, demonstrou-se uma relação positiva entre o teor de GV e da relação cintura-quadril (RCQ) com o volume das suprarrenais. Quando separadas entre aquelas com GV < 120 cm^2 e ≥ 120 cm^2, observou-se que o volume das suprarrenais era maior naquelas com maior GV. No prossegui-mento das investigações, quando se estudaram 11 mulheres com obesidade e diabetes em comparação àquelas sem diabetes, ajusta-das para idade e peso, mais uma vez foi demonstrada forte correla-ção entre a GV ou entre a razão GV/gordura subcutânea (GSC) e o volume das suprarrenais. É interessante observar a possibilidade de demonstrar que o volume das suprarrenais era significativamente maior nas pessoas com diabetes. Em conjunto, os dados definitivamente sugerem que o eixo HHS possa estar hiperativado em estados de obesidade e na SM, contribuindo de alguma maneira para a manutenção de um estado metabólico desfavorável.

Evidências recentes sugerem que a própria ativação do eixo HHS seria capaz de se correlacionar também com a fisiopatologia da esteatose hepática, efeito que, entretanto, seria o oposto do esperado. Aparentemente, pacientes com doença de Cushing apresentam menor prevalência de esteato-hepatite metabólica, mesmo acumulando tecido adiposo visceral. Uma possível explicação para esse achado estaria relacionada com o possível efeito anti-inflamatório dos glicocorticoides, que regula principalmente a inflamação subclínica crônica e os níveis de interleucina-6 (IL-6) – embora ainda objeto de debate, trata-se de um achado extremamente controverso.

Aumento da sensibilidade ao cortisol: atividade glicocorticoide e genes na obesidade

O gene do receptor glicocorticoide (GR) está localizado no cromossomo 5q31 e contém 10 éxons que codificam para uma isoforma com 777 e outra com 742 aminoácidos. A primeira (GR A ou alfa), de tamanho molecular maior, é mais ativa e, portanto, de maior sensibilidade; a outra tem tamanho menor e menor sensibilidade (GR B ou alfa). Além disso, vários polimorfismos foram encontrados, entre os quais dois conferem maior sensibilidade ao cortisol (Bcl I [RLFP] e N363S), e o outro, menor sensibilidade ou resistência (ER22/23EK).

Embora os estudos não sejam unânimes, pode-se compreender que os polimorfismos associados a maior sensibilidade (Bcl I e N363S) se relacionam com uma composição corporal de maior índice de massa corporal (IMC), mais deposição central de gordura e perfil metabólico mais desfavorável, com sugestão de maior resistência à insulina (RI) e maior risco cardiovascular. Em contraste, o polimorfismo ER22/23EK estaria associado a melhor composição corporal, melhor perfil metabólico, maior longevidade e menor risco de demência senil, mas maior risco de depressão.

Outro polimorfismo, localizado no éxon 9 beta, associa-se a maiores expressão e estabilização da variante GR beta. De modo interessante, apesar de se associar a melhor composição corporal, também revela aumento da proteína C reativa e do risco de infarto. Como está relacionado com maior risco de doenças autoimunes, é possível existir alguma interação negativa em relação à inflamação e ao risco cardiovascular.

Um importante estudo publicado por Wüst et al., em 2004, analisou as respostas ao estresse psicossocial e à infusão de ACTH ou ingestão de dexametasona em portadores dos polimorfismos Bcl I e N363S comparados com indivíduos selvagens (sem polimorfismos). Aqueles com o alelo N363S demonstraram maior resposta do cortisol salivar ao estresse e maior supressão com dexametasona, embora a resposta ao ACTH não tenha sido diferente. Os portadores do Bcl I, entretanto, não foram diferentes e até mesmo tenderam a exibir respostas atenuadas. Assim, isso sugere que a resposta do cortisol ao estresse é diferente em diversos genótipos, mas o estudo está em concordância com maior suscetibilidade para um eixo HHS hiperativo, naqueles com um genótipo de maior sensibilidade ao cortisol, como resposta a fatores ambientais.

Contudo, o fato de os genótipos dos GR carregarem maior ou menor associação à obesidade *per se* ainda não está claro.

Um novo mecanismo de ação ligando os glicocorticoides ao excesso de peso envolve o tecido adiposo marrom (TAM). Embora existam evidências sugerindo que os glicocorticoides possam estimular a diferenciação dos pré-adipócitos marrons, eles parecem inibir a expressão e a atividade da *uncoupling protein 1* (UCP 1). Alinhado com essa hipótese, a administração de corticosterona em modelos animais diminuiu a atividade termogênica e a expressão da UCP 1, enquanto aumentou o acúmulo de lipídeos no TAM. Esses dados sugerem que os corticosteroides podem interferir no funcionamento do TAM e promover até mesmo uma conversão de TAM em tecido adiposo branco.

Sensibilidade tecidual aos glicocorticoides: papel da 11 beta-hidroxiesteroide desidrogenase tipo 1

A enzima 11 beta-hidroxiesteroide desidrogenase tipo 1 (11 beta-HSD1) interconverte glicocorticoides (GC) da forma inativa para a forma ativa, atuando, assim, nos tecidos reconvertendo cortisona para cortisol (Figura 12.1). Embora a enzima tenha atividade nos dois sentidos, isto é, de desidrogenase e de redutase, comporta-se mais como redutase. A enzima se expressa em diversos tecidos, mas, de maneira mais relevante e de interesse para este capítulo, tem grande expressão no tecido adiposo, no fígado e sistema no nervoso central (SNC), em especial mais no tecido adiposo visceral do que no subcutâneo, motivo pelo qual tem sido implicada na gênese da obesidade e da SM. Entretanto, sua expressão no fígado é menor, o que sugere menor exposição do órgão ao cortisol.

Um dos mais interessantes modelos animais de obesidade central e SM foi descrito por Masuzaki et al., em 2001, que desenvolveram camundongos transgênicos que superexpressavam o gene da 11 beta-HSD1. Os animais desenvolveram hiperfagia, aumentaram de peso (notadamente GV), tornaram-se mais resistentes à insulina, hiperglicêmicos e dislipidêmicos, ou seja, um fenótipo típico da SM. Uma experiência contrária demonstrou que animais deficientes no gene da 11 beta-HSD mostraram-se resistentes ao ganho de peso e ao diabetes, embora sob dieta rica em gorduras.

Em seres humanos, as evidências são mais difíceis de explicar. Em geral, a maioria dos estudos sugere uma correlação entre o IMC e a expressão ou atividade do mRNA da 11 beta-HSD1, enquanto os dados relativos à relação com o tecido adiposo visceral são mais conflitantes. De fato, alguns estudos que avaliaram espécimes de tecido adiposo obtidos em cirurgias eletivas não conseguiram demonstrar relação entre a 11 beta-HSD1 e o IMC ou percentual de gordura; outros, porém, conseguiram associar a atividade da enzima ao IMC ou ao total da GV.

Uma das evidências da importância da 11 beta-HSD1, pelo menos no tocante à RI e ao diabetes, origina-se de estudos que mostraram melhoras desses parâmetros com o uso da carbenexolona, um agente natural derivado do alcaçuz, que inibe não seletivamente a ação da enzima. Recentemente, estudos em macacos e roedores demonstraram eficácia da administração oral de um inibidor seletivo da 11 beta-HSD1, o INU-101, na ligação a essa enzima nos adipócitos. Em um modelo experimental com ratos diabéticos, houve significativa perda de peso e melhora do perfil lipídico, sinalizando um possível papel terapêutico.

Em resumo, a maior atividade da 11 beta-HSD condicionaria a um aumento da atividade do cortisol localmente, sobretudo no

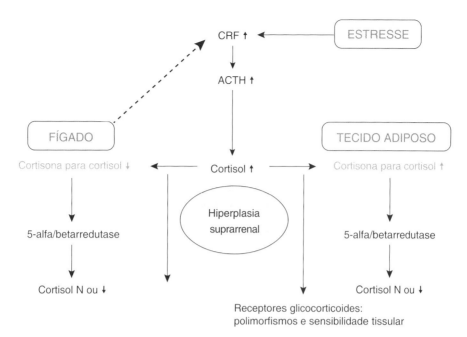

Figura 12.1 Relação entre a hiperativação do eixo hipotálamo-hipófise-suprarrenal e o metabolismo do cortisol pelo fígado e pelo tecido adiposo. ACTH: hormônio adrenocorticotrófico; CRF: fator liberador de corticotrofina; N: normal; ↑: aumentado; ↓: diminuído.

tecido adiposo visceral, onde há maior quantidade de GR, o que levaria a um aumento da GV (*Cushing omental*). É interessante notar que nesse modelo os níveis de cortisol plasmáticos não estariam aumentados, o que, de fato, representa uma regra nesses pacientes. A cascata de eventos decorrentes de um depósito aumentado de GV constitui a base da fisiopatologia da SM.

Hipotireoidismo como determinante da obesidade

O hipotireoidismo primário é a causa mais comum de hipotireoidismo (99% dos casos), ocorrendo em 2% das mulheres e em até 0,2% dos homens adultos. Embora se caracterize por uma ampla variedade de sintomas, estes podem passar despercebidos em casos leves, e a doença permanecer não diagnosticada por um longo período. Entre os sintomas mais comuns, cerca de 50% dos pacientes com hipotireoidismo clínico podem apresentar ganho de peso em comparação a apenas 13,8% em um grupo-controle. Embora compreenda um sintoma frequente, o ganho de peso normalmente é muito discreto, e, para entendê-lo, é preciso lembrar que os hormônios tireoidianos (HT) são essenciais para a regulação de um importante número de processos no corpo humano, incluindo crescimento e desenvolvimento, atividade neuromuscular, termogênese, consumo de energia e diversas reações metabólicas.

O peso corporal é regulado diretamente por um fino balanço entre a entrega e a queima de calorias. Por sua interação com o tecido adiposo, a tireoide participa da regulação desse peso corporal por diferentes mecanismos:

- Transcrição de inúmeros fatores relacionados com adipogênese tanto do tecido adiposo branco quanto do TAM
- Transcrição de genes envolvidos na oxidação e no metabolismo de lipídeos (lipólise e lipogênese)
- Genes regulando diretamente a termogênese no TAM.

Um dos efeitos mais importantes da tri-iodotironina (T_3) envolve sua ação no tecido adiposo branco, no qual participa ativamente com uma atividade lipolítica mediada por um mecanismo relacionado com o monofosfato de adenosina cíclico (cAMP) e diretamente integrada com o sistema nervoso simpático. O alentecimento desses processos em pacientes com hipotireoidismo representa um dos principais mecanismos relacionados com o acúmulo de tecido adiposo. Além disso, recentemente demonstrou-se que o próprio hormônio tireoestimulante (TSH) parece estimular diretamente a adipogênese – embora o mecanismo ainda não seja totalmente conhecido, parece que o TSH atua diretamente estimulando as vias do receptor ativado por proliferador de peroxissomos gama (PPAR-γ) e do glicerol 3 fosfato aciltransferase 3 (GPAT3).

É interessante observar que parte do ganho de peso observado em pacientes com hipotireoidismo não está relacionada obrigatoriamente com excesso de tecido adiposo. Outros mecanismos podem ajudar a explicar o ganho de peso observado nos pacientes, mas, de maneira geral, está associado aos seguintes fatores:

- O hipotireoidismo causa acúmulo de ácido hialurônico na derme e em outros tecidos. Como o material é higroscópico, produz edema mucinoso responsável pelo espessamento de estruturas e pela aparência "inchada"
- Pela redução do peristaltismo intestinal e pela deposição de glicoproteínas na parede do intestino, os pacientes com hipotireoidismo invariavelmente se queixam de constipação intestinal, que pode levar a impactação fecal, mixedema, megacólon e íleo mixedematoso
- A redução dos níveis de tiroxina (T_4) livre – e, consequentemente, a redução também dos níveis de T_3 – leva a importantes efeitos cardíacos. A diminuição dos níveis dos HT promove redução no inotropismo e no cronotropismo cardíaco, que, em alguns casos, compromete o débito cardíaco. Em pacientes com

hipotireoidismo mais grave, podem ocorrer tanto derrame pericárdico quanto derrame pleural, além de ascite. Os exsudatos são comumente ricos em proteínas e glicosaminoglicanas
- A redução no débito cardíaco também resulta na redução do fluxo renal, da taxa de filtração glomerular e da reabsorção e da secreção tubulares, acarretando diminuição no *clearance* de água consequente à redução no débito urinário. Desse modo, a quantidade de água total no organismo aumenta com o aumento de peso
- Também há aumento de volume no espaço extravascular em razão da elevação da permeabilidade dos capilares a proteínas.

Outros mecanismos envolvidos com o ganho de peso no hipotireoidismo incluem a interação dos HT com outros hormônios, sendo as mais importantes:

- A diminuição dos HT leva à redução na secreção do hormônio do crescimento (GH) e na síntese de *insulin like growth factor 1* (IGF-1)
- O hipotireoidismo se caracteriza por diminuição da atividade adrenérgica por uma queda na responsividade do cAMP à adrenalina. Como tanto T_3 quanto T_4 participam da regulação das atividades termogênicas e lipolíticas das catecolaminas, essa regulação está prejudicada em pacientes com hipotireoidismo (Figura 12.2)
- Assim como os HT, a leptina também regula o gasto energético. De maneira geral, a leptina pode alterar funções hipotalâmicas, hipofisárias e do TAM pela regulação das 5-deiodinases e direcionando a produção local de T_3. Evidências recentes sugerem que níveis aumentados de leptina podem ter algum efeito suprimindo a atividade do hipotálamo e reduzindo a produção de hormônio liberador de tireotrofina (TRH). Contudo, ainda permanece objeto de estudo o fato de ser um efeito clinicamente significativo.

Os HT também participam da regulação da resposta do corpo humano à alimentação. A hiperfagia, ou mesmo um discreto excesso alimentar (tal como uma refeição exagerada), leva ao aumento na atividade do sistema nervoso simpático (SNS) e à concomitante ativação das monodeiodinases, responsáveis pela deiodinação da tiroxina (T_4) para tri-iodotironina (T_3) e de T_3 para di-iodotironina (T_2). O aumento na atividade do SNS e na disponibilidade de T_3 e T_2 atua sinergicamente para elevar a taxa de metabolismo basal. A diminuição dos HT no hipotireoidismo consequentemente levaria também a uma diminuição da resposta à alimentação.

Outro aspecto interessante reside no efeito dos HT no controle do apetite. Estudos experimentais já demonstraram que o aumento da concentração de T_3 no núcleo arqueado promove proliferação e estimulação de neurônios orexigênicos que produzem neuropeptídeo Y (NPY) e peptídeo relacionado com agouti (AgRP). Além disso, T_3 parece exercer efeito inibitório na expressão hipotalâmica de receptores para o receptor da melanocortina, um importante mediador de atividade anorexígena.

Tem-se sugerido que uma taxa metabólica baixa constitui um preditor do risco de desenvolvimento da obesidade e que as variações nas concentrações de T_3 contribuem para as alterações observadas no gasto energético (600 kJ/dia), ou seja, as variações na taxa metabólica e as diferenças no peso corporal entre seres humanos com ingestão calórica similar podem ser explicadas por diferenças no gasto energético pelo tecido muscular. O gasto energético é regulado sinergicamente pelo SNS e pelos HT. Uma infusão de adrenalina, que causa cerca de 25% de aumento no gasto energético, estimula a atividade das deiodinases e aumenta o consumo de oxigênio em até 90%.

Alguns mecanismos diferentes (e adicionais) explicam o ganho de peso em pacientes com hipotireoidismo central, como o fato de ele compreender uma causa rara de hipotireoidismo, geralmente relacionado com efeitos hipofisários ou hipotalâmicos. A associação entre hipotireoidismo central e obesidade grave já foi descrita em pacientes com mutações no receptor da leptina. As consequências clínicas do hipotireoidismo central na vida adulta dependerão de sua etiologia (hereditária ou adquirida), da gravidade do comprometimento da função tireoidiana (como visto anteriormente), da extensão com outras deficiências hormonais (p. ex., GH) e da idade do paciente.

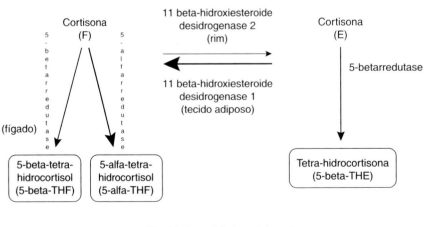

Figura 12.2 Importância do tecido adiposo na regulação dos níveis e do metabolismo do cortisol.

Deficiência de hormônio de crescimento como determinante da obesidade

Pacientes com deficiência de hormônio do crescimento (DGH) apresentam aumento de tecido adiposo e diminuição de massa magra em comparação a indivíduos pareados pelo IMC de aproximadamente 6 a 8 kg. O aumento de peso é predominantemente causado por excesso de GV, sendo revertido pela reposição de GH. As alterações na distribuição do tecido adiposo parecem ser explicadas por diferentes mecanismos. Em consequência da perda dos efeitos lipolíticos e anabólicos do GH, ocorre profunda e significativa mudança nas quantidades de tecido adiposo visceral. Por sua vez, a perda de massa magra é correlacionada com redução combinada de massa óssea, músculo, massa visceral e volume extracelular. Em outro extremo, os efeitos do GH também são evidenciados em pacientes com acromegalia (tumor hipofisário produtor de GH). Os pacientes apresentam constantemente aumento de massa magra associado à diminuição do tecido adiposo visceral.

O próprio aumento de tecido adiposo parece alterar os padrões do eixo somatotrófico e contribuir para um efeito cascata. Existem evidências de que o aumento de peso associado tanto ao aumento da ingestão alimentar quanto à idade esteja relacionado com redução da secreção do GH na forma espontânea e pós-estímulo, o que leva, de maneira geral, à redução dos níveis de GH.

Níveis de androgênios e estrogênios como determinantes da obesidade

O estado de hipogonadismo masculino (e também feminino) também se associa ao aumento de peso. A relação entre os hormônios sexuais e a distribuição de tecido adiposo depende de vários mecanismos diferentes, que envolvem a expressão dos receptores específicos, a ativação enzimática [principalmente da lipase lipoproteica (LPL)] e a regulação da cascata lipolítica.

Assim como o GH, um dos mecanismos de ação dos androgênios envolve a expressão de seus receptores. A densidade dos receptores parece variar em diferentes regiões do corpo, sendo maior no tecido adiposo visceral do que no tecido adiposo subcutâneo (pelo menos em modelos animais). Evidências indiretas sugerem que a distribuição também seja similar em seres humanos. O número de receptores lipolíticos aumenta em situações de excesso de testosterona, assim como existem efeitos diretos nos níveis de ciclase, proteinoquinase A e na LPL. Em situações de redução de androgênios, diminui-se a expressão dos receptores, com consequente queda da atividade lipolítica e aumento de peso, principalmente de gordura abdominal.

As ações da testosterona descritas anteriormente se referem sobretudo ao tecido adiposo masculino. No tecido adiposo feminino, os receptores parecem ter as mesmas especificidade e afinidade, sugerindo que sejam idênticos no homem e na mulher. O 17 beta-estradiol aparentemente diminui a afinidade e a expressão do receptor androgênico, enquanto a testosterona aumenta a sua expressão. Assim, parece que os estrogênios protegem do efeito androgênico por efeito direto na *down regulation* dos receptores. Os achados reforçam o conceito do aumento da deposição de tecido adiposo em homens hipogonádicos (ou com excesso de estrogênios) e da diminuição de tecido adiposo em mulheres com hiperandrogenismo. Outra implicação importante desses achados se refere ao acúmulo de gordura – e consequente aumento do risco cardiovascular – em mulheres na menopausa. A centralização de gordura corporal evidenciada na menopausa, que resulta em um padrão de distribuição mais típico do sexo masculino, pode estar relacionada com perda dos efeitos protetores do estrogênio e consequente aumento da expressão dos receptores androgênicos. Outro mecanismo estaria relacionado com o efeito do estrogênio sobre a LPL, especificamente na região glútea. Sabe-se que mulheres na menopausa apresentam diminuição da atividade da LPL na região secundária ao hipoestrogenismo, efeito parcialmente revertido com a terapia de reposição hormonal.

Também há evidências de que os efeitos regulatórios pós-receptores dos androgênios sejam diferentes nos tecidos adiposos masculino e feminino. Estudos experimentais mostram que a ooforectomia é seguida por alterações significativas em diversos pontos da cascata lipolítica, revertidas com a administração de 17 beta-estradiol, enquanto a administração de testosterona ainda deixa alterações distais aos receptores beta-adrenérgicos. Em ratos machos, existem anormalidades semelhantes após castração completamente revertidas a partir de reposição de testosterona. Essas observações sugerem que a testosterona exerça diferentes efeitos no tecido adiposo de homens e mulheres.

Após a menopausa, normalmente existe um aumento de massa adiposa e tecido adiposo visceral, além de diminuição de massa magra. Papadakis et al., em 2018, estudando com absorciometria por dupla emissão de raios X (DEXA) mulheres entre 50 e 80 anos que nunca usaram reposição hormonal *versus* mulheres que usam atualmente ou já usaram, demonstraram que a terapia de reposição hormonal foi associada à redução significativa de adiposidade visceral, IMC e gordura androide, com nenhum benefício verificado em relação à massa magra (livre de gordura). Esse benefício foi observado somente em mulheres atualmente usando restituição hormonal, mas sem se manter após sua descontinuação, sugerindo cautela na suspensão do tratamento.

A diminuição dos níveis de testosterona tem importantes implicações na distribuição do tecido adiposo em homens. Sabe-se que a administração de testosterona induz diminuição na captação de ácidos graxos livres (AGL) pelo tecido adiposo, particularmente o tecido adiposo visceral (diminuição da lipogênese), além de produzir aumento da mobilização dos AGL, com efeito lipolítico. Dessa maneira, em homens hipogonádicos, e até mesmo na andropausa, a diminuição dos níveis de testosterona teria efeito contrário, isto é, aumentaria a lipogênese (aumento da captação de AGL) e diminuiria a lipólise (diminuição da mobilização dos AGL). Os achados explicam o aumento de peso nessas situações, principalmente de GV, e a importância da reposição de testosterona nessas populações, frequentemente associada a perda de peso significativa e melhora no padrão de distribuição de gordura.

Tumores hipotalâmicos como determinantes da obesidade

Alguns dos casos mais graves de obesidade de causa endócrina resultam de lesões hipotalâmicas, sobretudo craniofaringeomas (tumores benignos da região suprasselar) e sequelas de procedimentos cirúrgicos. Nos pacientes, a prevalência de obesidade pode chegar a quase 50% dos casos. Embora o mecanismo correto não seja completamente conhecido, acredita-se que o ganho de peso esteja bastante relacionado com a desregulação do hipotálamo (provável dano no núcleo da saciedade), levando a hiperfagia (fome hipotalâmica), obesidade e RI. Outros autores sugerem que a obesidade nesses casos estaria associada à insensibilidade de estruturas hipotalâmicas à leptina. As concentrações elevadas de leptina sérica encontradas apenas em pacientes com lesões suprasselares sugere a possível existência de uma desregulação do mecanismo normal de *feedback* entre o tecido adiposo e o hipotálamo. Além disso, a associação dessas lesões a outras deficiências hormonais (p. ex., HT e GH) compreende uma combinação que predisporia a causas mais graves de obesidade.

Sistema endocanabinoide como causa da obesidade

Desde 3000 a.C., tem-se descrito o uso da *Cannabis sativa* como estimulador do apetite, especialmente para comidas doces e palatáveis. A clonagem, na década de 1990, de um receptor acoplado à proteína G ligante do Δ9 tetra-hidrocanabinol (Δ9 THC), substância psicoativa da maconha, associada à descoberta nessa mesma década de ligantes endógenos dos receptores canabinoides (chamados "endocanabinoides") viabilizou uma série de descobertas sobre um novo e importante sistema de controle metabólico intitulado "SEC".

Receptores endocanabinoides CB1 estão amplamente distribuídos no SNC e em diversos órgãos periféricos, enquanto CB2 basicamente se localizam no sistema imunológico. Há evidências da existência de outros receptores que ainda não foram clonados. Os endocanabinoides (ECB) mais amplamente estudados são anandamida (AEA) e 2 aracdonoil glicerol (2-AG), lipídeos sintetizados a partir de ácidos graxos de cadeia longa, principalmente o ácido araquidônico. A síntese ocorre de acordo com a demanda, desencadeada por ativação sináptica ou por lipopolissacarídeos bacterianos. A regulação da atividade desse sistema se dá pela rápida degradação dessas moléculas por hidrolases [fosfolipase N acilfosfatidiletanolamina seletiva (hidrolase amida de ácido graxo – FAAH), e lipase Sn 1 diacilglicerol seletiva, respectivamente].

De maneira geral, a função do SEC pode ser resumida como um sistema de recuperação fisiológica ao estresse. Atividade neuronal excessiva, dano celular ou estímulo excessivo de receptores celulares por citocinas inflamatórias são exemplos de situações nas quais o SEC é ativado para restaurar a homeostase. No entanto, estímulos crônicos ou prolongados conseguem produzir um desequilíbrio do SEC, com efeito de "retroalimentação" do estímulo inicial, em que o SEC fica permanentemente ativado ou hiperativado.

O SEC tem papel fundamental em diversos sistemas envolvidos no controle da homeostase energética, como:

- Regulação da ingestão alimentar, principalmente de alimentos palatáveis
- Modulação do metabolismo intermediário, atuando nos tecidos periféricos (fígado, adipócito e músculo)
- Interação com outros eixos endócrinos (suprarrenal, gonadotrófico, somatotrófico, tireotrófico).

A regulação da ingestão alimentar é complexa e envolve sinais centrais e periféricos. Estudos pioneiros utilizando Δ9 THC em seres humanos, sob condições experimentais estritas, demonstraram mudança no padrão alimentar e no peso corporal, com aumento de ambos. No entanto, o aumento da ingestão alimentar ficou restrito aos primeiros dias de tratamento, enquanto o peso continuou a aumentar, atingindo um ganho médio de 2,3 kg em 21 dias de tratamento, a despeito da estabilização da ingestão alimentar. Isso sugere um efeito limitado dos canabinoides em estimular o apetite, enquanto há um efeito metabólico mais prolongado responsável pelo ganho de peso. Posteriormente, provou-se que o efeito hiperfágico ocorria via receptores CB1, de maneira dose-dependente. Altas concentrações de 2-AG e AEA, durante o jejum, no núcleo *accumbens*, e o declínio de 2-AG após alimentação suportam a teoria de que os ECB aumentam progressivamente durante o jejum/intervalo das refeições, chegando a um nível crítico no jejum e caindo após alimentação. Posteriormente, essa teoria foi sustentada com estudos que verificaram a relação inversa entre leptina e ECB. Di Marzo et al., em 2001, demonstraram que o tratamento agudo com leptina reduzia a concentração de 2-AG e AEA no hipotálamo tanto de ratos normais quanto daqueles com sinalização deficiente de leptina, efeito abolido com o tratamento com antagonista ECB. Os dados sugerem que a resistência à leptina poderia se relacionar com a hiperativação do SEC, o que se demonstrou posteriormente em modelos animais. Hoje, sabe-se que existe uma relação inversa entre leptina e ECB.

O SEC também modula a ingestão alimentar atuando na expressão e/ou na ação de outros peptídeos orexígenos e anorexígenos: hormônio liberador de corticotrofina (CRH) no núcleo paraventricular, peptídeo relacionado com a cocaína anfetamina (CART) no núcleo dorsomedial, MCH (*melanin concentrating hormone*), melanocortina e orexinas no hipotálamo lateral.

No intestino, receptores CB1 compartilham locais de produção de peptídeos envolvidos no controle alimentar. A ghrelina, um peptídeo produzido pelo fundo gástrico, é considerada um dos mais potentes estímulos orexigênicos e adipogênicos, conseguindo orquestrar fome e "procura por alimento" de acordo com seu nível plasmático. Cani et al., em 2004, demonstraram que ratos tratados com antagonista CB1 (rimonabanto) apresentavam importante redução de ingestão alimentar, quando alimentados *ad libitum*, efeito que se correlacionava com a diminuição de ghrelina plasmática, sugerindo relação com atividade do SEC.

Os efeitos no controle do metabolismo energético dos ECB não se restringem à modulação do apetite. A ativação de receptores CB1 nos adipócitos promove maturação de pré-adipócitos e aumento do acúmulo de triacilglicerol e do tamanho dos adipócitos, via estímulo de PPAR-γ. O efeito de lipogênese estimulada por ECB também envolve:

- Ativação de lipase lipoproteica, que capta ácidos graxos no sangue periférico para síntese de triacilglicerol
- Inibição de adenilato ciclase, inibindo lipólise e promovendo lipogênese
- Inibição da AMP quinase (AMPK), que inibe oxidação lipídica
- Aumento da captação de glicose basal e estimulada por insulina, além da ativação da enzima sintetase de ácidos graxos (FAS) promovendo síntese *de novo* de ácidos graxos e glicerol.

Esses efeitos são regulados de maneira autócrina pelo adipócito, que produz leptina, ativa PPAR-γ-δ (*feedback* negativo no conteúdo de receptores CB1) e PPAR-γ, regulando negativamente CB1. A hiperinsulinemia aumenta a produção de FAAH, promove degradação de AEA e desativação do SEC, no tecido adiposo subcutâneo, processo que parece estar inibido em pessoas com obesidade.

Diversos estudos usando diferentes antagonistas CB1 (destaque para SR141716, que chegou ao mercado com o nome genérico de rimonabanto) corroboram a hipótese de um importante efeito periférico do SEC na periferia, independentemente do controle do apetite. Ravinet et al., em 2003, após tratamento de ratos com SR141716 por 40 dias, demonstraram que, apesar de o efeito anorético durar apenas poucos dias (restringindo-se aos primeiros dias), houve importante redução de peso, à custa de tecido adiposo branco, até o final de 5 semanas de experimento. Posteriormente, outros autores obtiveram resultado semelhante, sustentando a hipótese de efeitos periféricos no tecido adiposo, mediados por um receptor CB1. Dados de um estudo mais abrangente, envolvendo 5 meses de tratamento com SR141716 de ratos submetidos à dieta com alto conteúdo de gordura, corroboram essa hipótese. Além disso, Poirier et al., em 2005, observaram que a perda de peso (de até 78% em comparação ao grupo placebo) era acompanhada de normalização de leptina, insulina e glicose plasmática. Notavelmente, o grupo tratado com SR141716 normalizou triglicerídeo (TG) e HDL colesterol, além de obter relação HDL colesterol/LDL colesterol significativamente maior que o grupo-controle. Não fica claro, entretanto, se esses efeitos metabólicos seriam secundários ao aumento da adiponectina.

Matias et al., em 2006, foram além ao demonstrarem, a partir de um estudo com biopsia de gordura visceral e subcutânea de seres humanos, que:

- Há importante aumento de 2-AG na GV de indivíduos com obesidade, mas não na subcutânea
- Quanto maior o nível de 2-AG, maior o acúmulo de GV
- Existe relação inversa entre 2-AG e sensibilidade à insulina (SI), que independe do peso corporal e da massa de tecido adiposo corporal
- SREBP 1c, conhecido fator envolvido na doença gordurosa do fígado e na resistência hepática à insulina, está diretamente relacionado com os níveis de 2-AG
- Não há alteração no nível de AEA periférico nas pessoas com obesidade.

Sugere-se, assim, que o SEC estaria hiperativado na obesidade, principalmente na GV, contribuindo de maneira importante para a SM. Além disso, 2-AG parece ser o ECB mais considerado na periferia, enquanto AEA seria mais representativa no SNC.

Os ECB modulam o eixo HHS atuando diretamente tanto no hipotálamo quanto em receptores hipofisários, com a habilidade de inibir, indiretamente, a secreção de GH indiretamente, e diretamente a secreção de prolactina, além de estimular a liberação de ACTH. Agonistas canabinoides demonstraram capacidade de produzir efeito ansiolítico de forma dose-dependente, reforçando a relação do SEC com resposta ao estresse (Figura 12.3).

Considerações finais

Diversos hormônios participam da regulação da formação e da distribuição do tecido adiposo, interagindo entre si de diferentes maneiras, assim como o fazem com o tecido adiposo. Desse modo, é possível haver hormônios com ações que levam tanto ao acúmulo de lipídeos (lipogênese) quanto à sua mobilização (lipólise) – o cortisol e a insulina pertencem ao primeiro grupo, enquanto os androgênios e o GH, ao segundo. Além disso, aparentemente tanto a testosterona quanto o GH agem como antagonistas dos efeitos da insulina e do cortisol. Já os efeitos dos estrogênios e progestógenos ainda permanecem em discussão. Parece que os hormônios teriam um efeito específico de estímulo de lipogênese no tecido adiposo subcutâneo e de prevenção de acúmulo de tecido adiposo visceral, mas os efeitos ainda estão sendo estudados.

Os efeitos de cortisol, insulina, testosterona e GH parecem ser mais pronunciados no tecido adiposo visceral em relação a outros tecidos. Além disso, o SEC vem ganhando cada vez mais espaço como um coadjuvante à ação dos hormônios, modulando a distribuição do tecido adiposo. O efeito mais específico nesse tipo

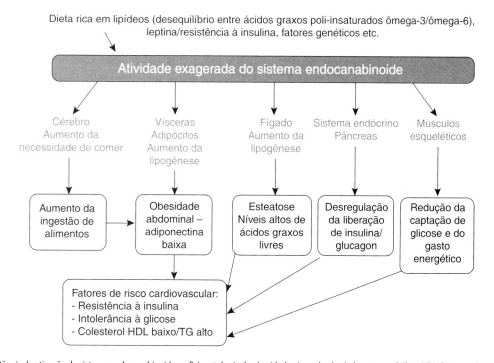

Figura 12.3 Importância da ativação do sistema endocanabinoide na fisiopatologia da obesidade visceral e da síndrome metabólica. HDL: lipoproteínas de alta densidade; TG: triglicerídeo.

de adipócito pode ter inúmeras explicações. Primeiro, o número de adipócitos é maior nessa região, associado a maiores vascularização e inervação, o que implica uma observação extremamente relevante: indica que, para cada alteração nos níveis hormonais, as consequências serão muito maiores no tecido adiposo visceral em relação ao subcutâneo. Somam-se a esse fato estudos que sugerem maior densidade de receptores de GH e androgênios no tecido adiposo, o que levaria a um aumento ainda maior dos hormônios nesse tipo de tecido.

Em resumo, parecem existir efeitos compensatórios de diferentes hormônios no tecido adiposo, modulados indiretamente pelo SEC – de um lado, cortisol e insulina funcionam facilitando o acúmulo de tecido adiposo (principalmente no tecido adiposo visceral), e, de outro, GH e testosterona (em homens), e provavelmente o estrogênio (em mulheres), atuam inibindo o acúmulo de lipídeos na região visceral, mobilizando os adipócitos no tecido adiposo subcutâneo.

Bibliografia

Abel EL. Cannabis: effects on hunger and thirst. Behav Biol. 1975;15(3):255-81.

Anagnostis P, Athyros VG, Tziomalos K, et al. The pathogenetic role of cortisol in the metabolic syndrome: a hypothesis. J Clin Endocrinol Metabol. 2009;94(8):2692-701.

Astrup A, Buemann B, Christensen NJ, et al. The contribution of body composition substrates, and hormones to the variability in energy expenditure and substrate utilization in promenopausal women. J Clin Endocrinol Metab. 1992;74:279-86.

Björntorp P, Rosmond R. Hypothalamic origin of the metabolic syndrome X. Ann NY Acad Sci. 1999;892:297-307.

Björntorp P. The regulation of adipose tissue distribution in humans. Int J Obes. 1996;20:291-302.

Cabanelas A, Lisboa PC, Moura EG, Pazos Moura CC. Leptin acute modulation of the 5' deiodinase activities in hypothalamus, pituitary and brown adipose tissue of fed rats. Horm Metab Res. 2006;38:481-5.

Cani PD, Montoya ML, Neyrinck AM, et al. Potential modulation of plasma ghrelin and glucagon like peptide 1 by anorexigenic cannabinoid compounds, SR141716A (rimonabant) and oleoylethanolamide. Br J Nutr. 2004;92(5):757-61.

Christie MJ, Vaughan CW. Neurobiology cannabinoids act backwards. Nature. 2001;410(6828):527-30.

Cota D, Marsicano G, Tschop M, et al. The endogenous cannabinoid system affects energy balance via central orexigenic drive and peripheral lipogenesis. J Clin Invest. 2003;112(3):423-31.

De Pergola G. The adipose tissue metabolism: role of testosterone and dehydroepiandrosterone. Int J Obes Relat Metab Disord. 2000;24(Suppl. 2):S59-63.

de Vile CJ, Grant DB, Hayward RD, et al. Obesity in childhood craniopharyngioma: relation to post operative hypothalamic damage shown by magnetic resonance imaging. J Clin Endocrinol Metab. 1996;81:2734-7.

Di Marzo V. Targeting the endocannabinoid system: to enhance or reduce? Nat Rev Drug Discov. 2008;7(5):438-55.

Di Marzo V, Bifulco M, De Petrocellis L. The endocannabinoid system and its therapeutic exploitation. Nat Rev Drug Discov. 2004;3(9):771-84.

Di Marzo V, Goparaju SK, Wang L, et al. Leptin regulated endocannabinoids are involved in maintaining food intake. Nature. 2001;410(6830):822-5.

Di S, Malcher Lopes R, Halmos KC, Tasker JG. Nongenomic glucocorticoid inhibition via endocannabinoid release in the hypothalamus: a fast feedback mechanism. J Neurosci. 2003;23(12):4850-7.

Gasperi V, Fezza F, Pasquariello N, et al. Endocannabinoids in adipocytes during differentiation and their role in glucose uptake. Cell Mol Life Sci. 2007;64(2):219-29.

Godoy Matos AF, Vieira AR, Moreira RO, et al. The potential role of increased adrenal volume in the pathophysiology of obesity related type 2 diabetes. J Endocrinol Invest. 2006;29(2):159-63.

Greenberg I, Kuehnle J, Mendelson JH, Bernstein JG. Effects of marihuana use on body weight and caloric intake in humans. Psychopharmacology (Berl). 1976;49(1):79-84.

Haarbo J, Marslew U, Gotfredsen A, Christiansen C. Postmenopausal hormone replacement therapy prevents central distribution of body fat after menopause. Metabolism. 1991;40(12):1323-6.

Harz KJ, Muller HL, Waldeck E, et al. Obesity in patients with craniopharyngioma: assessment of food intake and movement counts indicating physical activity. J Clin Endocrinol Metab. 2003;88:5227-31.

Hong SP, Han D, Chang KH, Ahn SK. A novel highly potent and selective 11β-hydroxysteroid dehydrogenase type 1 inhibitor, INU-101. Eur J Pharmacol. 2018;835:169-78.

Kola B, Hubina E, Tucci SA, et al. Cannabinoids and ghrelin have both central and peripheral metabolic and cardiac effects via AMP activated protein kinase. J Biol Chem. 2005;280(26):25196-201.

Kreitschmann Andermahr I, Suarez P, et al. GH/IGF I regulation in obesity-mechanisms and practical consequences in children and adults. Horm Res Paediatr. 2010;73(3):153-60.

Krotkiewski M. Thyroid hormones in the pathogenesis and treatment of obesity. Eur J Pharmacol. 2002;440:85-98.

Lee MJ, Pramyothin P, Karastergiou K, Fried SK. Deconstructing the roles of glucocorticoids in adipose tissue biology and the development of central obesity. Biochim Biophys Acta. 2014;1842(3):473-81.

Li Z, Schmidt SF, Friedman JM. Developmental role for endocannabinoid signaling in regulating glucose metabolism and growth. Diabetes. 2013;62(7):2359-67.

Lynch MA, Andrews JF, Moore RE. Administration of low doses of TSH result in a rapid increase in the metabolic rate of young lambs. Horm Metab Res. 1985;17(3):136-40.

Ma S, Jing F, Xu C, et al. Thyrotropin and obesity: increased adipose triglyceride content through glycerol 3 phosphate acyltransferase 3. Sci Rep. 2015;5:7633.

Manenschijn L, van den Akker E, Lamberts S, van Rossum E. Clinical features associated with glucocorticoid receptor polymorphisms: an overview. Ann NY Acad Sci. 2009;1179:179-98.

Maniatis AK, Simmons JH, Zeitler PS. Hypothalamic obesity in a patient with craniopharyngioma: dysregulation of neurohormonal control of energy balance. Curr Opin Pediatr. 2005;17:275-9.

Marin P, Björntorp P. Endocrine metabolic pattern and adipose tissue distribution. Horm Res. 1993;39(Suppl. 3):81-5.

Masuzaki H, Paterson J, Shinyama H, et al. A transgenic model of visceral obesity and metabolic syndrome. Science. 2001;294(5549):2166-70.

Matias I, Gonthier MP, Orlando P, et al. Regulation, function, and dysregulation of endocannabinoids in models of adipose and beta-pancreatic cells in obesity and hyperglycemia. J Clin Endocrinol Metab. 2006;91(8):3171-80.

Matsuda LA, Lolait SJ, Brownstein MJ, et al. Structure of a cannabinoid receptor and functional expression of the cloned cDNA. Nature. 1990;346(6284):561-4.

Morton NM, Paterson JM, Masuzaki H, et al. Novel adipose tissue-mediated resistance to diet induced visceral obesity in 11β hydroxysteroid dehydrogenase type 1-deficient mice. Diabetes. 2004;53:931-8.

Navarro M, Hernandez E, Munoz RM, et al. Acute administration of the CB1 cannabinoid receptor antagonist SR 141716A induces anxiety like responses in the rat. Neuroreport. 1997 Jan 20;8(2):491-6.

Osei Hyiaman D, DePetrillo M, Pacher P, et al. Endocannabinoid activation at hepatic CB1 receptors stimulates fatty acid synthesis and contributes to diet induced obesity. J Clin Invest. 2005;115(5):1298-305.

Papadakis GE, Hans D, Gonzalez Rodriguez E, et al. Menopausal hormone therapy is associated with reduced total and visceral adiposity: The OsteoLaus Cohort. J Clin Endocrinol Metab. 2018;103(5):1948-57.

Pasquali R, Vicennati V. Activity of the hypothalamic-pituitary-adrenal axis in different obesity phenotypes. Int J Obes Relat Metab Disord. 2000;24(Suppl. 2):S49.

Poirier B, Bidouard JP, Cadrouvele C, et al. The antiobesity effect of rimonabant is associated with an improved serum lipid profile. Diabetes Obes Metab. 2005;7(1):65-72.

Ravinet TC, Arnone M, Delgorge C, et al. Antiobesity effect of SR141716, a CB1 receptor antagonist, in diet induced obese mice. Am J Physiol Regul Integr Comp Physiol. 2003;284(2):R345-53.

Ravussin E, Lillioja S, Knowler WC, et al. Reduced rate of energy expenditure as a risk factor for body weight gain. N Engl J Med. 1998;318:467-72.

Rettori V, Aguila MC, Gimeno MF, et al. In vitro effect of delta 9 tetrahydrocannabinol to stimulate somatostatin release and block that of luteinizing hormone releasing hormone by suppression of the release of prostaglandin E2. Proc Natl Acad Sci USA. 1990;87(24):10063-6.

Rosmond R, Radulovic E, Holm GR. A brief update of glucocorticoid receptor variants and obesity risk. Ann NY Acad Sci. 2006;1083:153-64.

Santini F, Marzullo P, Rotondi M, et al. Mechanisms in endocrinology: the crosstalk between thyroid gland and adipose tissue: signal integration in health and disease. Eur J Endocrinol. 2014;171(4):R137-52.

Silva JE. The thermogenic effect of thyroid hormone and its clinical implications. Ann Intern Med. 2003;139:205-13.

Simonsen L, Bulow J, Madsen J, Christensen NJ. Thermogenic response to epinephrine in the forearm and abdominal subcutaneous tissue. Am J Physiol. 1992;263:E850-E5.

Smith TJ, Bahn RS, Gorman CA. Connective tissue, glycosaminoglycans, and diseases of the thyroid. Endocr Rev. 1989;10:366-91.

Steyn FJ, Xie TY, Huang L, et al. Increased adiposity and insulin correlates with the progressive suppression of pulsatile GH secretion during weight gain. J Endocrinol. 2013;218(2):233-44.

Tarantino G, Finelli C. Pathogenesis of hepatic steatosis: the link between hypercortisolism and non alcoholic fatty liver disease. World J Gastroenterol. 2013;19(40):6735-43.

Valcavi R, Jordan V, Dieguez C, et al. Growth hormone responses to GRF 1 a 29 in patients with primary hypothyroidism before and during replacement therapy with thyroxine. Clin Endocrinol (Oxf). 1986;24:693-8.

Williams CM, Kirkham TC. Anandamide induces overeating: mediation by central cannabinoid (CB1) receptors. Psychopharmacology (Berl). 1999;143(3):315-7.

Wüst S, Van Rossum EF, Federenko IS, et al. Common polymorphisms in the glucocorticoid receptor gene are associated with adrenocortical responses to psychosocial stress. J Clin Endocrinol Metab. 2004;89:565-73.

Xu XF, De Pergola G, Björntorp P. Testosterone increases lipolysis and the number of beta-adrenoceptors in male rat adipocytes. Endocrinology. 1991;128(1):379-82.

Yen PM. Physiological and molecular basis of thyroid hormone action. Physiol Rev. 2001;81:1097-142.

Zulewski H, Muller B, Exer P, et al. Estimation of tissue hypothyroidism by a new clinical score: evaluation of patients with various grades of hypothyroidism and controls. J Clin Endocrinol Metab. 1997;82:771-6.

13 | Genética Molecular da Obesidade

Marcio C. Mancini ▪ Ariana Ester Fernandes ▪ Maria Edna de Melo

Introdução

A obesidade resulta de um desequilíbrio positivo crônico entre a ingestão de energia e o gasto energético. Intuitivamente, alguns podem inferir que a simples medição dos componentes desses dois lados da equação energética deva conseguir identificar facilmente os principais contribuintes para a obesidade em indivíduos predispostos ou afetados; contudo, na prática, o acúmulo de massa de gordura em excesso geralmente ocorre de modo gradual e diário, tornando-se necessário um pequeno desequilíbrio de energia (algumas vezes mínimo e difícil de detectar na avaliação clínica) para provocar a obesidade. No entanto, o fato de a adiposidade ser um traço altamente hereditário oferece a oportunidade de usar a genética molecular moderna para obter indícios ou revelações de mecanismos fisiopatológicos antes inatingíveis. Por meio da descoberta de variações alélicas nos genes conhecidos inequivocamente associados à obesidade, é possível começar a estabelecer uma imagem de que tipo de fatores biológicos determina a suscetibilidade à obesidade em face de um ambiente altamente "obesogênico", enquanto outros sujeitos permanecem magros compartilhando do mesmo ambiente.

A herdabilidade de uma característica fenotípica resulta tanto do número de genes quanto da variação da expressão de cada um deles. Tradicionalmente, o modelo ideal para a determinação do componente genético é fundamentado em estudos de gêmeos, já que os gêmeos monozigóticos têm 100% de seus genes em comum e os dizigóticos, em média 50%. Tais estudos sugerem uma herdabilidade de massa corporal entre 40 e 70% com uma concordância em pessoas com obesidade de 0,7 a 0,9 entre gêmeos monozigóticos em comparação com 0,35 a 0,45 entre gêmeos dizigóticos, dependendo da idade de separação dos gêmeos e da duração do acompanhamento. Esses valores não se diferenciam significativamente entre gêmeos criados separados e juntos, e entre gêmeos criados ou não pelos próprios pais.

Contudo, os estudos de adoção são úteis para destacar os efeitos ambientais, uma vez que pais adotivos e filhos adotados não compartilham qualquer carga genética. Uma das maiores coortes, com base em mais de 5 mil indivíduos, mostrou uma forte relação entre o índice de massa corporal (IMC) de indivíduos adotados e o IMC de seus pais biológicos, assim como de seus irmãos biológicos criados separadamente. Essa relação é observada, embora de maneira mais tímida, entre meios-irmãos biológicos criados separados.

Em muitos países, tem havido um aumento recente e rápido tanto da prevalência da obesidade quanto do diabetes *mellitus* tipo 2 (DM2), especialmente em crianças, o qual não pode, ao longo das últimas décadas, ser atribuído a alterações genéticas. No entanto, fatores genéticos ainda parecem desempenhar um papel importante na determinação individual do sujeito que desenvolve obesidade e/ou DM2.

Apesar de a simples curiosidade continuar a ser um impulso no esforço científico, o enorme investimento em genômica humana tem sido impulsionado pela promessa ou "oferta futura" de que o aumento do conhecimento genético se traduza em melhores ferramentas para o tratamento e a prevenção das doenças. Embora atualmente essa oferta esteja em discordância com a escassez de tratamentos inovadores, eficazes e seguros emergentes no setor farmacêutico, deve-se enfatizar a necessidade de uma visão a longo prazo na guerra contra as doenças crônicas metabólicas complexas, como obesidade e DM2. Futuramente, o conhecimento crescente da arquitetura genética da doença metabólica poderá trazer benefícios concretos para a saúde humana, como a descoberta e a validação dos principais pontos nodais de controle de elementos-chave da homeostase metabólica, que leve a decisões relativas à seleção de alvos moleculares para novas terapêuticas, fato que provavelmente ocorrerá de modo gradual.

Doenças monogênicas que provocam obesidade

A obesidade humana pode ocorrer em síndromes genéticas, como as síndromes de Prader-Willi e a de Bardet-Biedl, fortemente associadas a um apetite voraz, coexistindo um atraso de desenvolvimento neuropsicológico. No entanto, em meados dos anos 1990, foi descrito o primeiro ser humano com defeito genético que leva à obesidade grave na ausência de atraso de desenvolvimento. Essa descoberta foi facilitada por um assombroso aumento do número de pesquisas sobre o controle de balanço energético em modelos animais obesos e, em particular, pela descoberta da leptina, um hormônio derivado do adipócito que influencia o controle central do balanço energético, além do reconhecimento do sistema de melanocortinas, muito importante na mediação das ações da leptina. Atualmente, são conhecidos pelo menos 17 defeitos de gene único que claramente resultam em uma forma grave de obesidade humana não sindrômica localizados nos seguintes genes (Figura 13.1): adenilato ciclase 3 (*ADCY3*), fator neurotrófico derivado do cérebro (*BDNF*), gene codificador da carboxipeptidase E (*CPE*) quinase regulada por fosforilação de tirosina de dupla especificidade 1a (*DYRK1B*), supressor de quinase de ras 2 (*KSR2*), leptina (*LEP*), receptor de leptina (*LEPR*), receptor de melanocortina tipo 4 (*MC4R*), proteína acessória 2 do receptor de melanocortina tipo 2 (*MRAP2*), membro 2 do grupo b da subfamília 0 de receptores nucleares (*NR0B2*), receptor tirosinoquinase neurotrófico 2

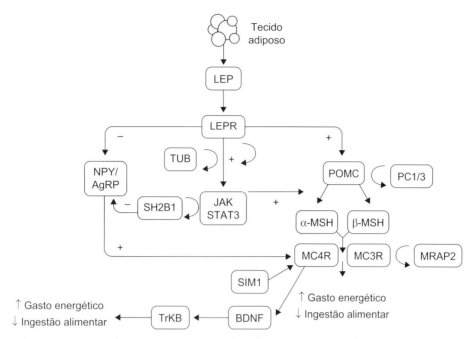

Figura 13.1 Proteínas envolvidas na via leptino-melanocortinérgica associadas à obesidade monogênica por sua influência na ingestão alimentar e no gasto energético.

(*NTRK2*), proproteína convertase subtilisina/kexina tipo 1 (*PCSK1*), pró-opiomelanocortina (*POMC*), receptor gama ativado pelo proliferador de peroxissoma (*PPARG*), proteína 1 do adaptador B (*SH2B1*), fator de transcrição SIM1 (*SIM1*) e fator de transcrição TUBBY (*TUB*), todos afetando o controle do balanço energético; quando o equilíbrio do balanço energético é estudado em detalhe em indivíduos afetados, é evidente que ocorrem grande aumento no apetite e redução da saciedade. Em contraste, os estudos sobre o gasto de energia tendem a revelar, quando existe, uma diminuição muito sutil, apesar de haver, na deficiência do MC4R, uma tendência modesta, mas significativa, de redução da taxa metabólica basal (TMB). A reversão total da obesidade grave que ocorre nos indivíduos com deficiência de leptina, com a administração de leptina recombinante humana, corrobora a confirmação do princípio de que, se uma clara base molecular para a obesidade é passível de ser encontrada individualmente, então o tratamento com base no mecanismo da doença pode ser altamente eficaz.

A leptina secretada pelo tecido adiposo liga-se ao LEPR no hipotálamo, inibindo a produção de neuropeptídeo Y/agouti (NPY/AgRP) e estimulando a produção de POMC. A POMC sofre modificações pós-tradução produzindo o hormônio estimulador de melanócitos alfa e beta (α e β-MSH) pelo processamento das enzimas pró-hormônio convertase 1 (PC1/3) e CPE. Os α e β-MSH são agonistas dos receptores de melanocortina tipos 3 e 4 (MC3R e MC4R) e induzem sua atividade, resultando em diminuição da ingestão alimentar e aumento do gasto energético. A proteína acessória associada ao receptor de melanocortina 2 (MRAP2) pode reduzir a responsividade de MC3R e MC4R aos hormônios α e β-MSH e resultar em obesidade. Por sua vez, o SIM1 age como um facilitador da atividade do MC4R, a qual também estimula a liberação do do BDNF, que se ligará ao receptor de neurotrofina (TrkB), influenciando a ingestão de alimentos e o gasto energético. Além da ativação da POMC, a ligação da leptina ao LEPR ativa a via de sinalização Janus quinase (JAK)/transdutor de sinal e ativador de transcrição (STAT) que resulta na ativação do STAT3, com o auxílio da proteína 1 do adaptador B (SH2B1). Então, o STAT3 migrará para o núcleo com a ajuda do fator de transcrição TUB e ativará genes-alvo relacionados à homeostase da energia, mediando os efeitos anorexígenos da leptina.

A maioria das causas de obesidade monogênica humana parece atuar por meio do aumento do ponto de ajuste (*set point*) em que a adiposidade corporal se estabiliza no indivíduo. Indivíduos com mutações nos genes da leptina, do receptor de leptina e do *MC4R*, por exemplo, apresentam obesidade em tenra idade e permanecem com obesidade grave, mas não necessariamente cada vez mais grave ao longo de suas vidas. Outros indivíduos, gradual e progressivamente, tornam-se pessoas com obesidade mais grave ao longo do tempo, aventando-se a hipótese da ocorrência de um transtorno neurológico progressivo em que um sistema adipostático degenere de modo gradual.

Apesar dos avanços recentes na genética molecular da obesidade, as variações detectadas até agora explicam apenas uma fração muito pequena da participação da genética nessas doenças.

A seguir, serão detalhados os fenótipos decorrentes de mutações nos genes associados à obesidade grave na via leptino-melanocortinérgica.

Deficiência de leptina

As primeiras documentações sobre a importância de fatores sinalizadores de fome e saciedade foram observadas em experimentos de parabiose em camundongos *ob/ob* e *db/db*, cujo cruzamento da circulação possibilitou que fatores de saciedade desconhecidos na ocasião passassem da circulação de um dos camundongos para a circulação do outro. Na ocasião, postulou-se a existência de um hormônio circulante indutor de saciedade e de seu receptor, confirmando-se após cerca de 2 décadas, com a clonagem dos genes *LEP* e *LEPR* e a caracterização de seus produtos, a proteína ob, sendo depois cunhados "leptina" e "receptor da leptina", respectivamente.

A deficiência total ou parcial de leptina desencadeia várias respostas neuroendócrinas que conservam energia, quando da redução da disponibilidade de comida. Camundongos portadores das mutações *ob* e *db* apresentam fenótipos semelhantes, caracterizados por obesidade de início precoce, hiperfagia, baixa temperatura central, resistência à insulina (RI) e suscetibilidade a DM2. A mutação *ob* provoca ausência de produção de leptina.

Em 1997, a primeira mutação humana no gene que codifica a leptina (*LEP*) foi relatada em dois primos com obesidade grave de uma família consanguínea de origem paquistanesa. Essa deleção de uma única base em homozigose no códon 133 no *LEP* causou um *frameshift* na leitura do DNA, resultando em uma proteína truncada com uma região C-terminal aberrante. Desde então, foram identificadas 11 mutações no *LEP*, incluindo quatro *frameshift* (c.104_106delTCA, c.135del3bp, c.398delG, c.481_482delCT), cinco *missense* (R105W, N103K, L72S, H118L, S141C) e duas *nonsense* (W121X, c.163 C>T).

A deficiência congênita de leptina representa uma doença genética rara, tendo sido identificados até o momento menos de 100 indivíduos no mundo. A maioria dos pacientes com mutações no *LEP* tem origem paquistanesa, mas também há relatos de casos na Turquia, no Egito, na China, na Áustria e no Turquemenistão em famílias com histórico de casamentos consanguíneos, manifestando a exuberância clínica da deficiência da leptina quando apresentam mutação em homozigose. Classicamente, o fenótipo é caracterizado por obesidade precoce grave associada a hiperfagia marcante e ausência de desenvolvimento puberal decorrente de hipogonadismo hipogonadotrófico, por deficiência de hormônio liberador de gonadotrofina (GnRH). Além do setor gonadotrófico, verificou-se resposta deficiente do hormônio de crescimento ao estímulo com hipoglicemia, embora com estatura normal. A resposta do hormônio tireoestimulante (TSH) ao estímulo com hormônio liberador de tireotrofina (TRH) foi característica de hipotireoidismo hipotalâmico. Com relação ao setor corticotrófico, em alguns pacientes observou-se elevação de cortisol e hormônio adrenocorticotrófico (ACTH), com alteração do ritmo de secreção deste hormônio. Em alguns pacientes do sexo masculino, verificou-se osteopenia, achado distinto dos pacientes com obesidade, e os níveis de paratormônio estavam elevados ou no limite superior da normalidade. A leptina participa da modulação da resposta imune de células T, e sua deficiência nesses pacientes está associada a uma diminuição da resposta imune, com maior risco de infecções. A administração subcutânea de leptina por mais de 4 anos teve efeitos extremamente benéficos nas múltiplas anormalidades associadas à deficiência de leptina congênita humana. Os familiares heterozigotos apresentavam níveis subnormais de leptina, prevalência de obesidade maior do que a esperada e porcentagem de gordura corporal maior que os controles pareados da mesma etnia.

Deficiência do receptor de leptina

A mutação *db* em camundongos consiste na substituição de uma única base no gene do receptor da leptina, que desarranja a sua estrutura normal, alterando o local de *splice* e criando um transcrito com um códon de parada prematuro, e havendo perda do *motif* C-terminal intracelular, fator crítico para a ativação da tirosinoquinase. Diferentes mutações do gene do receptor da leptina também foram identificadas em dois modelos de obesidade em ratos, o rato Zucker (mutação fa/fa) e o rato Koletsky (mutação f/f). As mutações nesses murinos ocorrem no domínio extracelular do receptor da leptina, que resulta em redução da expressão do receptor na superfície celular, levando à diminuição da sinalização leptinérgica. É interessante que o fenótipo desses dois animais caracteriza-se, além do fenótipo do camundongo *db/db*, por dislipidemia (Zucker) e por hipertensão (Koletsky).

Assim como na deficiência do gene *LEP*, mutações no gene receptor da leptina (*LEPR*) são raras em seres humanos, ocorrendo em menos de 3% dos pacientes com obesidade severa de início na infância. O primeiro paciente descrito com mutação no *LEPR* apresentava níveis elevados de leptina, uma vez que a mutação levava à formação de uma proteína truncada, ficando circulante e resultando em níveis desproporcionalmente elevados de leptina sérica. De modo subsequente, outras mutações no *LEPR* foram descritas, e, diferentemente da primeira, os pacientes não apresentaram valores séricos de leptina diferentes de outros pacientes com classe semelhante de obesidade. Assim, valores de leptina muito elevados sugerem alterações no receptor, embora essa possibilidade não seja excluída com valores normais.

O quadro clínico é semelhante ao dos pacientes com deficiência de leptina, marcado por obesidade grave e precoce. Durante a infância e a adolescência, eles apresentam estatura elevada, mas, pela ausência do estirão puberal, em virtude do hipogonadismo hipogonadotrófico, terminam com estatura final baixa. Indivíduos do sexo feminino apresentam desenvolvimento uterino e até mesmo ciclos menstruais irregulares de aparecimento tardio, o que pode ser atribuído à atividade da aromatase no tecido adiposo abundante, embora se observe alguma atividade do eixo gonadotrófico na fase folicular com níveis normais de hormônios foliculoestimulante (FSH) e luteinizante (LH). O eixo tireotrófico é normal nos pacientes. A hiperinsulinemia observada nos pacientes é proporcional ao grau de adiposidade, e DM2 ocorre nos pacientes com mais idade. Nesses indivíduos, há um número maior de infecções, principalmente respiratórias, sendo observadas diminuição das células T CD4+ e maior resposta das células beta. Os indivíduos heterozigotos apresentam maior percentual de massa adiposa que os controles.

Deficiência da pró-opiomelanocortina

A POMC é a molécula precursora de uma série de hormônios do eixo hipotálamo-hipófise-suprarrenal após o processamento pós-transcrição, como α-MSH, o ACTH e a betaendorfina. Esses neuropeptídeos derivados da POMC são agonistas fisiológicos do MC4R. Normalmente, a síntese hipotalâmica de α-MSH é estimulada pelo aumento do nível de leptina e o sinal produzido por sua ligação ao MC4R promove gasto energético e redução da ingestão de alimento.

As primeiras mutações do gene da POMC foram identificadas em dois pacientes sem parentesco. Um deles era um homozigoto composto para duas mutações no éxon 3. Uma troca G por T no alelo paterno do nucleotídeo 7013 (G7013T) resultou em interrupção prematura no códon 79, que acarreta completa ausência de ACTH, α-MSH e betaendorfina. No alelo materno, a deleção de 1 pb (C7133Δ) leva a uma mutação em *frameshift* que provoca a perda do domínio de ligação ao receptor do ACTH e α-MSH. No irmão desse paciente foi encontrada heterozigose composta. Ele morreu aos 7 meses de idade de insuficiência hepática seguida de colestase causada por insuficiência suprarrenal por hipoplasia bilateral. Um segundo paciente era homozigoto para uma troca no nucleotídeo 3804 (C3804A) no éxon 2, que abole a translação da POMC. Ambos desenvolveram obesidade precoce com hiperfagia e exibiam sintomas compatíveis com a ausência dos neuropeptídeos derivados do gene *POMC*. A ausência de α-MSH era responsável pela obesidade, assim como pela alteração da pigmentação e pelos cabelos ruivos (ausência do ligante do receptor MC1R na pele), característica fenotípica que não é observada em 100% das mutações descritas. Além disso, a falta de ACTH, ligante do MC3R, acarretava insuficiência suprarrenal. Embora mutações espontâneas não tenham sido documentadas em roedores, experimentos com *knock-out* do gene *POMC* confirmaram a função das melanocortinas na homeostase energética.

Deficiência do receptor de melanocortina tipo 4

As primeiras mutações do gene *MC4R* foram descritas em 1998 em alguns pacientes com obesidade. Dois grupos documentaram mutações em *frameshift* em heterozigose cossegregadas de maneira dominante, com obesidade precoce grave. Desde então, 188 variantes foram identificadas no *MC4R*, das quais 68 são patogênicas ou provavelmente patogênicas (dados do NCBI *Variation Viewer*, 30 de dezembro de 2018). A deficiência no *MC4R* tem sido relatada como a causa mais comum de obesidade monogênica, com frequência variando de menos de 0,5 até 5,8%, possivelmente por diferentes prevalências em diferentes grupos étnicos e por variações na idade de início da obesidade e da gravidade da obesidade da população estudada. O MC4R é um receptor acoplado à proteína G com sete domínios transmembrana. Estudos funcionais mostraram que muitas das mutações *missense* e todas as *frameshift* descritas levam à inativação completa ou parcial do MC4R. As atividades dos receptores mutantes (determinadas em cultura de células) correlacionam-se com a gravidade da obesidade em 500 indivíduos com obesidade precoce grave. Heterozigotos para mutações que aboliam a sinalização do receptor tinham IMC médio maior do que heterozigotos para mutações que provocavam inativação parcial do receptor; homozigotos para as mutações apresentavam fenótipo mais grave do que heterozigotos, achados que indicam que a obesidade resultante de mutações no *MC4R* está associada a um padrão codominante de herança, similarmente às formas mais comuns de obesidade, mas diferente das doenças monogênicas previamente descritas.

Deficiência de carboxipeptidase E e pró-hormônio convertase subtilisina/kexina tipo 1

Um processamento defeituoso da POMC causa a obesidade no camundongo *fat/fat*. A mutação *fat* inativa o gene codificador da CPE. Essa enzima é necessária para a quebra da porção C-terminal de muitos pró-hormônios e pró-neuropeptídeos, como proinsulina, pró-NPY, pró-gonadotrofinas e POMC. A mutação *fat* codifica uma CPE não funcional, com consequente secreção de precursores incompletamente processados destituídos da atividade biológica dos peptídeos normais. O camundongo *fat/fat*, portanto, exibe doenças endócrinas múltiplas, incluindo hiperinsulinemia, infertilidade e hipoadrenalismo, bem como obesidade de início mais tardio pela falta de α-MSH. Em humanos, há apenas um relato de deficiência da CPE, causada por uma mutação truncada em homozigose (c.76_98 del e p.E26RfsX68), em uma mulher sudanesa com obesidade grave de início na infância, deficiência intelectual, DM2 e hipogonadismo hipogonadotrófico.

Foram documentados 26 casos de mutações no gene *PCSK1*, que, do mesmo modo que a CPE, está envolvido no processamento de pró-hormônios e pró-neuropeptídeos. Mutações no *PCSK1* têm sido associadas à suscetibilidade à obesidade e à deficiência de proteína convertase 1/3. Aproximadamente 80% dos indivíduos afetados apresentaram obesidade grave de início precoce, além de diversos distúrbios endócrinos, incluindo deficiência de hormônio do crescimento, hipotireoidismo central leve, hipogonadismo, hipocortisolismo e hipoglicemia pós-prandial. Quando avaliados, os níveis de proinsulina estavam aumentados entre 8 e 154 vezes.

As demais mutações de gene único que causam obesidade estão descritas na Tabela 13.1.

Genética molecular da obesidade comum

O objetivo principal de identificar os genes responsáveis pela obesidade humana na população geral consiste em proporcionar abordagens mais racionais para seu tratamento, seja por esclarecer a fisiopatologia subjacente, seja por estratificar os pacientes em grupos nos quais se possa determinar a eficácia dos diferentes tratamentos. O sucesso dessa abordagem, contudo, tem sido limitado, em parte pela complexidade subjacente, em parte porque pode haver um grande número de genes com efeito relativamente pequeno.

As influências genéticas não se limitam à determinação de quadros de obesidade grave, influenciando o peso corporal de maneira consistente com o perfil de herança poligênica. Os determinantes genéticos de variação interindividual na massa de gordura corporal tendem a ser múltiplos, a interagir entre si e determinar um efeito moderado. Por essa complexidade, a busca de variações genéticas que predisponham à obesidade comum tem sido um trabalho desafiador.

Características como medidas antropométricas, IMC, massa gorda e/ou sua distribuição são analisadas nos estudos, atividade que é refinada quando, da relação com genes denominados "candidatos", se observa a relação funcional do gene em estudo. Assim, uma variação genética que influenciaria a função dos receptores beta-adrenérgicos pode ser mais facilmente identificada se a TMB for estudada como variável desfecho.

Os primeiros estudos desenvolvidos foram os estudos de ligação, nos quais se identificaram as regiões do genoma que cossegregam com a doença na família e que consistem em uma varredura do genoma por meio do uso de marcadores genéticos previamente conhecidos e em intervalos relativamente constantes ao longo de todo o genoma. Os marcadores mais utilizados são os microssatélites, capazes de abranger de 2 até 15 ou 20 alelos. Tais varreduras são complicadas pelo fato de que, em vez de um, devem ser realizados múltiplos testes para que todo o genoma seja rastreado. Por isso, os estudos de ligação têm representado técnicas extremamente poderosas para a identificação de defeitos genéticos causadores de doenças monogênicas, mas sua utilidade na identificação de regiões cromossômicas contendo genes de suscetibilidade para doenças complexas não é tão precisa, dadas a falta de padrões claros de herança e as múltiplas influências genéticas e ambientais que as caracterizam. Mesmo assim, a identificação de uma região genômica que cossegregue com a doença ou com uma característica quantitativa, indicando um novo gene candidato, torna esse tipo de estudo mais útil que os estudos de associação. Vários *loci* foram identificados com evidência positiva para ligação com obesidade. Em dois estudos, um realizado em norte-americanos de origem mexicana e o outro em pares de irmãos franceses, foi encontrada uma ligação significativa dos níveis de leptina ao cromossomo 2p21. No estudo dos EUA, também foi encontrada evidência sugestiva de ligação de quantidade

Tabela 13.1 Genes com variantes que contribuem para a obesidade monogênica grave não sindrômica em seres humanos.

Gene	Nome	Localização	Características associadas à obesidade
ADCY3	Adenilato ciclase 3	2p23.3	Hiperfagia e aumento da gordura corporal
BDNF	Fator neurotrófico derivado do cérebro	11p14.1	Hiperfagia, obesidade grave, hiperatividade e comprometimento da função cognitiva
CPE	Carboxipeptidase E	4q32.3	Deficiência intelectual, diabetes *mellitus* tipo 2 e hipogonadismo hipogonadotrófico
KSR2	Supressor de quinase de Ras 2	12q24.22-q24.23	Hiperfagia, resistência à insulina e redução da taxa metabólica basal
LEP	Leptina	7q32.1	Hiperfagia, hipogonadismo hipogonadotrófico, hipotireoidismo hipotalâmico e hipercortisolismo
LEPR	Receptor de leptina	1p31.3	Hiperfagia, hipogonadismo hipogonadotrófico, hipotireoidismo hipotalâmico e hipercortisolismo
MC4R	Receptor de melanocortina tipo 4	18q21,32	Hiperfagia, aumento do crescimento linear e da estatura final, hiperinsulinemia em jejum e secreção insuficiente do hormônio de crescimento
NTRK2	Receptor nurotrófico de tirosinoquinase tipo 2	9q21.33	Hiperfagia, crescimento linear aumentado, comprometimento da função cognitiva
PCSK1	Pró-hormônio convertase subtilisina/kexina tipo 1	5q15	Hiperfagia, homeostase da glicose diminuída, diminuição do crescimento linear, hipotireoidismo, hipocortisolismo e hipogonadismo hipogonadotrófico
POMC	Pró-opiomelanocortina	2p23.3	Deficiência de hormônio adrenocorticotrófico (ACTH), cabelos ruivos e pele pálida
SH2B1	Proteína 1 do adaptador de SH2B	16p11.2	Hiperfagia, resistência à insulina e diminuição do crescimento linear
TUB	Tubby	11p15.4	Visão subnormal

de massa adiposa a esta mesma localização, enquanto no estudo francês não se verificou qualquer indício de ligação com o IMC. A possível importância dessa região é reforçada por um estudo em afro-americanos, que também mostrou ligação com os níveis de leptina nessa população. Essa região do cromossomo 2 inclui o gene da POMC, no qual mutações com perda de função têm sido identificadas, como causa de obesidade monogênica, conforme descrito anteriormente. Outras regiões sugestivas de ligação descritas estão na Tabela 13.2.

Tabela 13.2 Genes candidatos identificados em estudos de ligação genética.

Gene	Localização	População	Variável fenotípica	Escore LOD
POMC	2p	Americanos de origem mexicana	Leptina sérica	4,95
POMC	2p	Pares de irmãos franceses	Leptina sérica	2,68
?	10p	Pares de irmãos franceses	IMC	4,85
CART	5p	Pares de irmãos franceses	Leptina sérica	3,0
?	11q	Índios Pima	Gordura corporal	2,8
?	11q	Índios Pima	IMC	3,5
ASIP GNAS1 CEBP-B	20q	Americanos caucasianos	IMC e gordura corporal	3,1

IMC: índice de massa corporal; LOD: *logarithm (base 10) of odds* (logaritmo – base 10 – de chances); ?: gene não identificado nesse *locus*.

Os estudos de associação genética avaliam correlações entre variações genéticas em um local polimórfico e um fenótipo ou característica de interesse, analisando indivíduos geneticamente não relacionados. Essas variações podem estar diretamente envolvidas na predisposição à doença ou indiretamente envolvidas por meio de desequilíbrio de ligação com variações patogênicas nas proximidades. Até o momento, os estudos de associação têm sido largamente restritos às variações em genes candidatos que promoveriam o desenvolvimento da obesidade, por exemplo, por meio do aumento do aporte calórico ou da diminuição do gasto energético. Essa estratégia tem sido amplamente utilizada na genética da obesidade, mas apresenta algumas falhas que incluem a incerteza de que os indivíduos realmente não sejam geneticamente relacionados, e, assim, a variação genética seja mais relacionada com um *background* genético do que com a característica em estudo. Além disso, muitos estudos de associação apresentam baixo poder estatístico e há um viés de publicação para a comunicação de resultados positivos, o que tende a exagerar a validação da informação ou a força de uma associação. Muitos desses problemas são exemplificados por estudos de um polimorfismo comum no receptor beta-3 adrenérgico. Apesar da realização de muitos estudos de associação, envolvendo milhares de indivíduos, os resultados têm sido marcadamente inconsistentes. Os principais genes com estudos de associação em obesidade e as variáveis fenotípicas analisadas estão relacionados na Tabela 13.3.

Estudos de associação e rastreamento do genoma

Os estudos de associação e rastreamento do genoma (GWA, do inglês *genome wide association*) consistem na varredura de milhares (até mais de 500 mil) polimorfismos de um único nucleotídeo

Tabela 13.3 Principais genes com estudos de associação em obesidade e as variáveis fenotípicas analisadas.

Gene	Localização	Proteína	Variável fenotípica relacionada
LEPR	1p31	Receptor de leptina	Percentual de gordura, percentual de massa livre de gordura em indivíduos com sobrepeso, obesidade grave em crianças, IMC, diâmetro abdominal sagital, gordura abdominal total e subcutânea, leptina sérica
POMC	2p23.3	Pró-opiomelanocortina	Leptina sérica em norte-americanos de origem mexicana e em crianças com obesidade
GHRL	3p26-p25	Ghrelina	Obesidade
NPY5R	4q31-q32	Receptor de neuropeptídeo Y tipo 5	Obesidade grave em índios Pima
CART	5q	Transcrito regulado por cocaína e anfetamina	Relação cintura-quadril
MC4R	18q22	Receptor de melanocortina tipo 4	Percentual de gordura, percentual de massa livre de gordura
CCKAR	4p15.2-p15.1	Receptor de colecistoquinina tipo A	Percentual de gordura e leptina sérica
ADRB2	5q31-q32	Receptor beta 2-adrenérgico	IMC, massa adiposa, volume de adipócito, circunferência abdominal, circunferência de quadril, relação cintura-quadril, leptina sérica
PPARG	3p25	Receptor gama ativado por proliferadore de peroxissoma	Leptina sérica, IMC, massa adiposa, massa magra, circunferência abdominal, circunferência de quadril, obesidade grave de início precoce, aumento de peso em 10 anos
GCCR	5q31-q32	Receptor de glicocorticoide	Obesidade visceral em indivíduos magros, IMC, diâmetro sagital abdominal, leptina sérica e relação cintura-quadril

IMC: índice de massa corporal.

(SNP) em um único experimento, o que facilita o estudo de um número maior de indivíduos, conferindo um elevado poder estatístico. Tais estudos começam a identificar variações genéticas que estão subjacentes a diferenças de adiposidade na população. A ausência de SNP já conhecidos em genes como LEPR e POMC e a identificação de outros em genes de efeito biológico indefinido têm sido constantes nos estudos de GWA. O SNP rs9939609 no primeiro íntron do gene associado a massa gorda e obesidade (*fat mass and obesity-associated gene – FTO*) foi o primeiro a emergir como inequivocamente associado à obesidade humana. O *FTO* é altamente expresso pela alimentação no hipotálamo, o que representa um desafio, já que a associação genética é conhecida, mas não se compreende a biologia subjacente a essa associação. Indivíduos portadores de SNP com alto risco de desenvolvimento de obesidade apresentam consistentemente aumento de apetite e, assim, parece claro que, como nas doenças monogênicas, o mecanismo subjacente a essa variação genética comum na adiposidade humana sugira fundamentar-se principalmente na ingestão de energia. Não obstante, existem achados que sugerem que o *FTO* possa ter outras implicações. Ratos com deleção gênica do *FTO* são pequenos e têm aumento de gasto energético. Apesar de ter sido demonstrado que o *FTO* codifica uma dioxigenase com capacidade de desmetilar o DNA *in vitro*, não se conhece o seu substrato fisiológico nem como essa função enzimática está ligada ao seu papel na regulação do balanço de energia.

O segundo SNP rs17782313 de risco para obesidade encontra-se no cromossomo 18, sendo o *MC4R* o seu gene mais próximo. A associação deste SNP à estatura e à ingestão de alimentos é uma reminiscência do fenótipo de deficiência grave de MC4R encontrado nos camundongos Agouti e sugere que o SNP pode, de fato, estar em funcionamento por meio de um efeito sobre o *MC4R*. Muitos dos SNP fortemente associados à obesidade identificados estão localizados junto de genes conhecidos e expressos no sistema nervoso central (SNC), onde se relacionam com plasticidade sináptica e vias glutamatérgicas que se modificam com a alimentação.

Após a descoberta do *FTO*, diversos *loci* relacionados com a obesidade foram documentados (Tabela 13.4), embora tenham sido identificados em populações predominantemente europeias. A participação de outras etnias aumentou principalmente nos últimos 10 anos, passando de 4% em 2009 para 19% em 2016. A partir de então, algumas diferenças de efeito de SNP entre gêneros e origem étnica começaram a ser relatadas: os *loci* próximos aos genes *SEC16B* e *ZFP64* têm maior efeito nas mulheres e dois SNP próximos aos genes *NEGR1* e *PRKD1* exercem efeitos diferentes entre indivíduos de origem europeia e africana, enquanto outro próximo ao *GBE1* difere entre europeus e asiáticos.

O rs11727676 observado próximo ao gene *HHIP*, que está associado a maior IMC, implica menor risco de DM2 e maiores níveis de colesterol de lipoproteínas de alta densidade (HDL). Da mesma maneira, o SNP rs2176040, próximo aos genes *LOC646736* e *IRS1*, está relacionado com melhor perfil metabólico (menores níveis de triglicerídeos e glicemia de jejum, maiores níveis de adiponectina e colesterol de lipoproteínas de alta densidade (HDL), redução do risco de doença arterial coronariana e nefropatia diabética). Tais achados indicam um aumento no IMC à custa de um predomínio de gordura subcutânea.

Os SNP identificados nos estudos de GWA interferem de modo heterogêneo no peso corporal. O SNP rs9939609 no gene *FTO* é o mais estudado, mais relacionado com a obesidade e o que confere maior impacto no peso corporal. Estima-se que o rs9939609 implique aumento de 1,1 kg no peso corporal de um indivíduo adulto. O impacto de SNP no peso corporal, assim como as funções dos genes relacionados, está apresentado na Tabela 13.5.

É fundamental fazer uma distinção entre três categorias de SNP: aqueles comuns, com uma frequência do alelo menor (MAF) maior ou igual a 5%; aqueles de baixa frequência, com MAF na faixa de < 5 a 1%; e as variantes raras, em que o alelo menor tem uma frequência de < 1%. Além disso, é importante destacar que os *chips* baseados em microarranjos utilizados em estudos de associação de todo o genoma (GWAS) anteriores geralmente cobrem

110   Parte 2 ▪ Fisiopatologia e Laboratório

Tabela 13.4 Localização cromossômica de genes próximos aos polimorfismos de nucleotídeo único relacionados com a obesidade em 205 *loci* identificados nos estudos de associação e rastreamento do genoma.

Cromossomo	Genes relacionados com os SNPs associados à obesidade
1	*NEGR1, SEC16B, FPGT, TNNI3K, GNAT2, AMPD2, PTBP2, FUBP1, USP33, AGBL4, NAV1, ELAVL4, TAL1, ZBTB7B*
2	*TMEM18, LRP1B, POMC, NCOA1, ADCY3, LICO1122, ERBB4, KCNK3, UBE2E3, EHBP1, LOC646736, IRS1, COBLL1, CREB1, KLF7, FIGN, KCNKE, PLCD4, FANCL, ADAM23, PARK2, PLCD4, CYP27A1, USP37, TTLL4, STK36, ZNF14*
3	*CADM2, ETV5, FIHT, RASA2, RARB, GBE1, ITIH4, ADAMTS9*
4	*GNPDA2, GABRG1, SLC39A8, NUP54SCARB2, HHIP, GNPDAZ*
5	*POC5, HMGCR, COL4A3BP, GALNT10, ZNF608, PCSK1*
6	*SNRPC, C6orf106, TFAP2B, FOXO3, HSS00296402, TDRG1, LRFN2, CDKAL1, IFNGR1, OLIG3, LOC285762, MIR548A2, SLC22A3, HMGA1, KLHL32*
7	*HIP1, PMS2L3, PMS2P5, WBSCR16, PMS2L11, ASB4, DDC, MIR148A, NFE2L3, CALCR, ACHE*
8	*HNF4G, RALYL, ELP3, ERBBA, LOC284, ZBTB10*
9	*LINGO2, TLR4, C9orf93, LMX1B, EPB41L4B, C9orf4, FAM120AOS, NTRK2, ZNF169, KLF9*
10	*TCF7L2, HIF1AN, NT5C2, CYP17A1, SFXN2, GRID1*
11	*LGR4, LIN7C, BDNF, TRIM66, TUB, C1QTNF4, SPI1, CELF1, CADM1, HSD17B12, KCNQ1, MTCH2*
12	*BCDIN3D, FAIM2, CLIP1, ALDH2, MYL2, ATP2B1, RQCD1, RAPGEF3, PRKAG1, RAB21, KSR2, HIP1R*
13	*OLFM4, MTIF3, GTF3A, MIR548A2, SPRYD7*
14	*PRKD1, NRXN3, STXBP6, AKAP6*
15	*MAP2K5, LBXCOR1SCG3, DMXL2, LOC100237559, BBS4*
16	*FTO, SH2B1, APOBR, ATXN2L, SBK1, SULT1A2, TUFM, IQCK, GPRC5B, NLRC3, KAT8, ZNF646, VKORC1, ZNF668, STX1B, FBXL19, SBK1, APOBR, CBLN1, GP2, MAPK3, KCTD13, INO80E, TAOK2, DOCA, FAM57B, ZFHX3*
17	*RPTOR, MAP2 K3, RABEP1, SMG6, N29617*
18	*MC4R, NPC1, C18orf8, GRP, RAB27B, LOC284260, RIT2*
19	*KCTD15, QPCTL, GIPR, ZC3H4, TOMM40, APOE, APOC1, GDF15, PGPEP1, GIPR, TMEM160, ZFR2*
20	*CBLN4, SLC2A10, ENTPD6*
21	*ETS2, MIR548X2*

SNP: polimorfismo de nucleotídeo único.

Tabela 13.5 Função de genes relacionados com polimorfismos de nucleotídeo único associados à obesidade que apresentam maior impacto no peso corporal.

Gene	Função	Efeito no peso corporal (kg)*
FTO Fat mass and obesity-associated	Dioxigenase que repara DNA e RNA por desmetilação oxidativa	1,1
MC4R Receptor de melanocortina tipo 4	Receptor acoplado à proteína G ativado por ACTH e MSH (alfa, beta e gama) que leva à redução do apetite	0,7
TMEM18 Proteína transmembrana 18	Repressão de transcrição	0,9
SEC16B SEC16 homólogo B (*S. cerevisiae*)	Participa na transcrição e na exportação de proteínas do retículo endoplasmático	0,7
BDNF Fator neurotrófico derivado do cérebro	Participa da diferenciação neuronal, do crescimento axônico, da modulação da morfologia dendrítica e regula a transmissão e a plasticidade sináptica	0,6
SLC39A8 Família de carreador de soluto 39, membro 8	Transportador de zinco	0,6
GNPDA2 Glicosamina-6-fosfato 2-desaminase	Catalisa a conversão de D-glicosamina-6-fosfato em D-frutose-6-fosfato e amônia	0,5
GPRC5B Receptor acoplado à proteína G, família C, grupo 1, membro B	Desconhecida	0,5

*Aumento no peso corporal em indivíduo adulto com altura de 1,70 m. ACTH: hormônio adrenocorticotrófico; MSH: hormônio estimulador de melanócitos.

bem os SNP comuns e de baixa frequência, dependendo da plataforma e do *chip* utilizados. No entanto, as variantes raras não são adequadamente abordadas na maioria dos GWAS relatados até o momento. Dados recentes mostram que os SNP comuns representam aproximadamente dois terços da herdabilidade do IMC; portanto, as variantes de baixa frequência e raras podem potencialmente explicar a fração restante da estimativa de herdabilidade.

Implicações clínicas da genética molecular

Embora o diagnóstico genético atualmente leve a um número limitado de intervenções, especialmente em casos de obesidade grave que se manifesta na infância, ele pode ter um impacto significativo na redução dos sentimentos de culpa e responsabilidade do paciente, além de mitigar o estigma social e a discriminação. No entanto, é importante ressaltar que existem dois tratamentos específicos para a obesidade que são adaptados ao genótipo do paciente. O primeiro envolve a administração de leptina humana recombinante em pacientes com deficiência de leptina devido a mutações no gene *LEP*. Embora a deficiência congênita de leptina seja extremamente rara, a terapia de reposição desse hormônio tem sido notavelmente benéfica, reduzindo significativamente a ingestão de alimentos, o peso corporal e a massa de gordura, além de normalizar a função endócrina. O segundo tratamento adaptado ao genótipo é o setmelanotida, um agonista seletivo do MC4R, recentemente aprovado pela Food and Drug Administration (FDA) para condições raras de obesidade monogênica, incluindo deficiências de LEPR, PCSK1 e POMC. A setmelanotida atua como um substituto do α-MSH, ausente em pacientes com deficiência de POMC, PCSK1 e LEPR. A administração diária de setmelanotida resulta em uma perda de peso significativa e redução da sensação de fome. Em ensaios clínicos de fase 3, pacientes com deficiência de POMC perderam, em média, 25,6% do peso inicial após 1 ano de tratamento, com 80% dos pacientes alcançando pelo menos 10% de perda de peso.

Considerações finais

Sem dúvida, nas sociedades em que as calorias são de acesso dispendioso e árduo e se desperdiça muita atividade física para adquiri-las, obesidade e DM2 tornam-se incomuns. É difícil refutar a afirmação de que, se as populações modernas voltassem a um estado primitivo no qual o ser humano dependia de caça e coleta, obesidade e diabetes não compreenderiam as principais ameaças de saúde pública que hoje representam. Contudo, a carga genética que algumas pessoas recebem pode ser tão adversa que seriam suscetíveis a sofrer doenças metabólicas apesar de seus maiores esforços para evitá-las. A genética molecular humana tornou possível a identificação de subconjuntos significativos de pacientes com obesidade e/ou diabetes, em que os fatores biológicos intrínsecos têm um papel extraordinário, e alguns pacientes com esses subtipos apresentam respostas terapêuticas benéficas para intervenções específicas direcionadas ao mecanismo subjacente. É provável que esses fatores tenham papel contínuo na dissecção fisiopatológica e na validação de alvos terapêuticos para formas mais comuns de doenças metabólicas.

Bibliografia

Badano JL, Mitsuma N, Beales PL, et al. The ciliopathies: an emerging class of human genetic disorders. Annu Rev Genomics Hum Genet. 2006;7:125-48.

Bouchard C. Genetics of obesity: what we have learned over decades of research. Obesity (Silver Spring). 2021;29(5):802-20.

Cecil JE, Tavendale R, Watt P, et al. An obesity-associated FTO gene variant and increased energy intake in children. N Engl J Med. 2008;359:2558-66.

Clement K, Vaisse C, Lahlou N, et al. A mutation in the human leptin receptor gene causes obesity and pituitary dysfunction. Nature. 1998;392:398-401.

Dina C, Meyre D, Gallina S, et al. Variation in FTO contributes to childhood obesity and severe adult obesity. Nature Genet. 2007;39:724-6.

Fairbrother U, Kidd E, Malagamuwa T, et al. Genetics of severe obesity. Curr Diab Rep. 2018;18(10):85.

Farooqi IS, Keogh JM, Yeo GS. Clinical spectrum of obesity and mutations in the melanocortin 4 receptor gene. N Engl J Med. 2003;20;348(12):1085-95.

Farooqi IS, Wangensteen T, Collins S, et al. Clinical and molecular genetic spectrum of congenital deficiency of the leptin receptor. N Engl J Med. 2007;356(3):237-47.

Huszar D, Lynch CA, Fairchild-Huntress V, et al. Targeted disruption of the melanocortin-4 receptor results in obesity in mice. Cell. 1997;88:131-41.

Jackson RS, Creemers JW, Ohagi S, et al. Obesity and impaired prohormone processing associated with mutations in the human prohormone convertase 1 gene. Nature Genet. 1997;16:303-6.

Krakoff J, Ma L, Kobes S, et al. Lower metabolic rate in individuals heterozygous for either a frameshift or a functional missense MC4R variant. Diabetes. 2008;57:3267-72.

Krude H, Biebermann H, Luck W, et al. Severe early-onset obesity, adrenal insufficiency and red hair pigmentation caused by POMC mutations in humans. Nature Genet. 1998;19:155-7.

Lindgren CM, Heid IM, Randall JC, et al. Genome-wide association scan meta-analysis identifies three loci influencing adiposity and fat distribution. PLoS Genet. 2009;5:6:e100-508.

Locke AE, Kahali B, Berndt SI, et al. Genetic studies of body mass index yield new insights for obesity biology. Nature. 2015;518(7538):197-206.

Loos RJ. Genetic determinants of common obesity and their value in prediction. Best Pract Res Clin Endocrinol Metab. 2012;26(2):211-26.

Loos RJF, Yeo GSH. The genetics of obesity: from discovery to biology. Nat Rev Genet. 2022;23(2):120-33.

Mancini MC. Endocrinologia molecular: obesidade. In: Monte O, Longui CA, Calliari LE, et al. editores. Endocrinologia para a pediatra. 3. ed. São Paulo: Atheneu; 2006. p. 865-81.

Montague CT, Farooqi IS, Whitehead JP, et al. Congenital leptin deficiency is associated with severe early onset obesity in humans. Nature. 1997;387:903-8.

Nogueiras R, Wiedmer P, Perez-Tilve D, et al. The central melanocortin system directly controls peripheral lipid metabolism. J Clin Invest. 2007;117:3475-88.

O'Rahilly S. Human genetics illuminates the paths to metabolic disease. Nature. 2009;62:307-14.

O'Rahilly S, Farooqi IS. Human obesity: a heritable neurobehavioral disorder that is highly sensitive to environmental conditions. Diabetes. 2008;57:2905-10.

O'Rahilly S, Farooqi IS. The genetics of obesity in humans. In: Endotext. com Chapter 8. 2005. Disponível em: http://www. endotext.org/obesity/obesity8/obesityframe8.htm. Acesso em: 23 mar. 2010.

Turcot V, Lu Y, Highland HM, et al. Protein-altering variants associated with body mass index implicate pathways that control energy intake and expenditure underpinning obesity. Nat Genet. 2018;50(1):26-41.

Wardle J, Carnell S, Haworth CM, et al. Evidence for a strong genetic influence on childhood adiposity despite the force of the obesogenic environment. Am J Clin Nutr. 2008;87:398-404.

Wasim M, Awan FR, Najam SS, et al. Role of leptin deficiency, inefficiency, and leptin receptors in obesity biochem genet. 2016;54(5):565-72.

Zhang Y, Proenca R, Maffei M, et al. Positional cloning of the mouse obese gene and its human homologue. Nature. 1994;372:425-32.

14 | Importância da Nutrição Perinatal no Desenvolvimento da Obesidade e da Síndrome Metabólica

Sandra Lopes Souza ■ Carol Góis Leandro ■ Raul Manhães de Castro

Introdução

Milênios de seleção natural contribuíram para a construção de complexos mecanismos fisiológicos para assegurar a adaptabilidade das espécies aos desafios do meio ambiente. Nesse contexto, a nutrição sempre será característica imanente da existência/dos seres vivos; no entanto, aparentemente, o homem enquanto espécie, na sua fase atual, demonstra não estar estrutural e metabolicamente preparado para enfrentar a transição alimentar, fruto de sua própria ação sobre o meio. Em uma abordagem para o quadro geral de entendimento das causas da obesidade e da síndrome metabólica (SM) nesse mamífero singular, é imprescindível analisar a pressão evolutiva exercida pela nutrição durante a história da humanidade. O resultado da incompatibilidade entre os padrões dietéticos modernos e o tipo de dieta que nossa espécie desenvolveu para se alimentar como caçador-coletor pré-histórico promove, agora, a prevalência de obesidade e SM (Figura 14.1). O sobrepeso e a obesidade são caracterizados por acúmulo anormal ou excessivo da reserva natural de gordura do indivíduo. Essas condições representam risco para a saúde, e, atualmente, têm contribuído para o aumento da taxa de mortalidade no mundo. Além disso, representam importantes problemas de natureza estética e psicológica. A associação do sobrepeso a algumas condições, como resistência à insulina (RI), hiperinsulinemia, hipertensão arterial (HA), aumento de lipoproteínas de muito baixa densidade (VLDL, do inglês *very low density lipoprotein*) do colesterol e dos triglicerídeos (TG), diminuição das lipoproteínas de alta densidade (HDL, do inglês *high density lipoprotein*) do colesterol, obesidade abdominal, microalbuminúria, hipercoagulabilidade, é denominada "SM". Nessa perspectiva, o sobrepeso e a obesidade representam significativo fator de risco para várias doenças crônicas, como diabetes *mellitus* (DM), doenças cardiovasculares (DCV) e câncer. A partir dessas constatações, compreende-se que a biologia evolutiva constitui uma área cujas novas descobertas possibilitam uma aproximação entre essa ciência e a medicina.

O estudo da evolução humana com base em evidências filogenéticas e comparativas demonstra amálgama indissolúvel entre a evolução natural e a cultural. O desenvolvimento do modo de vida cultural do nosso ancestral hominídeo proporcionou um contexto específico de triagem, dentro do qual se exerceu sistemática pressão seletiva, favorecendo o comportamento cultural.

Constatam-se as consequências dessa pressão, não apenas no desenvolvimento do cérebro, mas também da inteligência. Em contraste com o padrão primata ancestral, verificam-se alterações gerais nas ligações socioafetivas, sobretudo no binômio

mãe-filhote e, consequentemente, nas estratégias ontogenéticas de crescimento e desenvolvimento. Ao longo da evolução humana, supõe-se ter havido uma juvenilização da espécie, por meio de um prolongamento do período perinatal e, além disso, conservaram-se no adulto alguns traços restritos à infância no ancestral mais primitivo. A determinação de um controle genético possivelmente não excluiu os efeitos do ambiente e da experiência, podendo ter exercido papel regulador ou de potenciação e ter produzido sensibilidade diferencial aos estímulos, inclinações motivacionais particulares, pré-organização de processos fisiológicos e períodos de maior vulnerabilidade.

No ser humano, o período perinatal do desenvolvimento é extremamente preservado das possíveis agressões na estreita relação materno-infantil, mas também se revela muito sensível às mudanças ambientais, especialmente nutricionais. Os fatores materno-uterinos, como tamanho, idade materna e estado nutricional da mãe, incluindo-se a história de gestações anteriores ou não, influenciam os fetos humanos, os quais, em geral, podem não alcançar seu sumo potencial de crescimento. Nos seres humanos, em particular, influências ambientais atingem o feto pela relação maternoplacentária ou o recém-nascido por meio da lactação, promovendo adaptações fisiológicas que lhes aumentam a chance de sobrevida. Constituem o período perinatal: o início da gestação, da fertilização até a implantação do ovo, a organogênese, o desenvolvimento fetal e o período neonatal. A relação fetoplacentária e o aleitamento materno promovem o desenvolvimento do filhote humano; portanto, em acometimentos multicausais como a obesidade e a SM, também é crucial analisar o papel da nutrição no período perinatal. Analisar as relações multifatoriais do binômio mãe-filhote. Essa é, sem dúvida, uma fase considerada extremamente crítica para o desenvolvimento do ser humano. Em uma perspectiva mais abrangente no estudo particular da obesidade, deve-se considerar: o ambiente evolucionário natural do indivíduo em contraposição ao contemporâneo; o valor adaptativo dos traços físicos e psicológicos no ambiente natural, o que modifica a concepção de ajustamento e de patologia; a ligação entre fatores causais e funcionais; assim como intensificação dos estudos comparativos.

A alimentação humana variou muito no decorrer dos milênios, sobretudo após o advento da agricultura, e de modo espetacular após a revolução industrial no século XIX. Atualmente, o homem moderno guarda quase exatamente o mesmo patrimônio genético e as funções metabólicas que seu antepassado direto do paleolítico superior. Apesar disso, existe um grande arsenal de alimentos planejados para garantir a segurança alimentar eficiente de maneira

Capítulo 14 ■ Importância da Nutrição Perinatal no Desenvolvimento da Obesidade e da Síndrome Metabólica

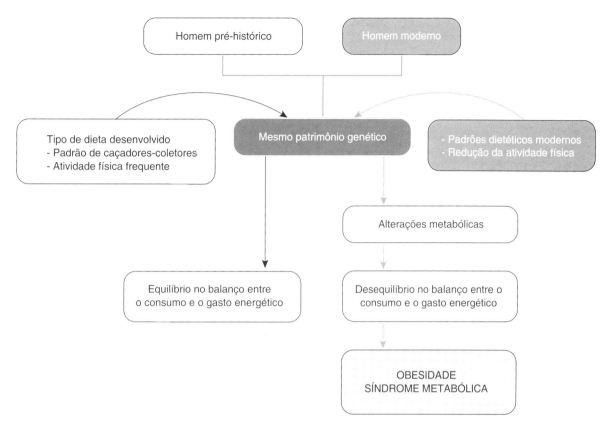

Figura 14.1 Hábitos adquiridos durante a evolução humana e sua relação com a obesidade e a síndrome metabólica.

muito mais veloz que os mecanismos forjados na velocidade natural durante a evolução das espécies. A rapidez da evolução cultural do ser humano ultrapassou a da sua evolução biológica. Antes havia um atraso de milhares de anos entre os ajustes ambientais e a disponibilidade de alimento; de 100 anos até os dias atuais, o avanço tecnológico vem modificando a relação do homem com o meio ambiente. No mundo moderno, portanto, a realidade é bem diferente daquela dos nossos antepassados hominídeos. Atualmente, alimentos variados podem ser conservados por dias, semanas e até anos. A publicidade, por vezes enganosa, incita a população a comer produtos altamente calóricos por preço razoável. Alimentos provenientes de áreas longínquas do planeta de diversos tipos e nacionalidades são cada vez mais acessíveis e em tempo mínimo. O cérebro humano, condicionado em épocas de penúria, atualmente encontra fartura e o mecanismo evolucionário que selecionou seres humanos capazes de acumular gordura, orientação adequada no passado, volta-se contra o homem. A inadequação entre a alimentação do homem moderno e suas possibilidades fisiológicas poderia explicar alguns transtornos patológicos e uma série de distúrbios metabólicos. A fisiologia humana – ainda do período paleolítico – combinada com a abundância alimentar e a redução surpreendente da atividade física das últimas décadas, resultado de nossa capacidade cognitiva, está produzindo uma população com sobrepeso e obesidade, acometida pela SM. É a transição nutricional, ou seja, de uma sociedade de caçadores-coletores marcada por períodos de fome, que passou pelas revoluções agrícola e industrial que melhoraram a segurança alimentar, para uma sociedade moderna caracterizada por alimentos disponíveis livremente e de recuo nas atividades que implicam esforço físico. Nessa nova era, o consumo de energia em algumas sociedades ultrapassou em muito o seu gasto e, em contraste ao período Paleolítico, durante o qual a atividade física regularmente consumia o "excesso" de energia; esse ciclo crucial foi perdido. Esse processo de sobrecarga de gorduras reduz a flexibilidade metabólica e aumenta a taxa de degeneração de tecidos e órgãos, o que, combinado com uma população envelhecida, está aumentando significativamente a carga de doenças não comunicáveis na população mundial. Reverter esse processo é tarefa árdua e muitas vezes inglória; no entanto, é preciso estar alerta. Os hábitos alimentares inadequados, o excesso de peso, a SM e a obesidade associam-se à diminuição da qualidade e da duração da vida. Felizmente, com base nos conhecimentos atuais, o ser humano está caminhando na direção da proposição de dietas que supram as nossas necessidades, de acordo com seu potencial fisiológico e suas características individuais, genéticas ou étnicas.

De fato, o aumento da incidência de obesidade e da SM no mundo, iniciado sobretudo nas últimas décadas do século XX, é consequência direta da combinação do consumo excessivo de alimentos e o crescente sedentarismo. Muitos fatores socioculturais propiciaram o aumento do consumo médio de calorias pelas sociedades humanas. A população mundial passou a ingerir mais alimentos com elevada densidade energética, como açúcar e gorduras saturadas, porém pobres em nutrientes plásticos e reguladores. O estilo de vida cada vez mais sedentário tem contribuído para o excesso de peso. De acordo com relatório da Organização Mundial da Saúde (OMS) publicado em 2023, as doenças crônicas não transmissíveis (DCNT) matam 41 milhões de pessoas por ano, o equivalente a 74% de todas as mortes no mundo. A cada ano, 17 milhões de pessoas morrem de uma DCNT antes dos 70 anos, e aproximadamente 86% dessas mortes prematuras ocorrem em países de baixa e média rendas. As DCV são responsáveis pela maioria dos óbitos por DCNT, ou 17,9 milhões de pessoas por ano, seguidas por cânceres (9,3 milhões), doenças respiratórias (4,1 milhões) e DM (2 milhões). Esses quatro grupos de enfermidades são responsáveis por mais de 80% de todas as mortes prematuras por DCNT. O tabagismo, a inatividade física, o consumo de álcool e as dietas pouco saudáveis aumentam o risco de morte por DCNT.

Atualmente, existem no planeta mais de 1 bilhão de pessoas com sobrepeso. Uma pesquisa realizada pelo Instituto Brasileiro de Geografia e Estatística indica um aumento da quantidade de pessoas com obesidade no Brasil. De acordo com a Pesquisa Nacional de Saúde (PNS, 2020), atualmente mais da metade dos adultos apresenta excesso de peso (60,3%, o que representa 96 milhões de pessoas), com prevalência maior no público feminino (62,6%) do que no masculino (57,5%). Já a condição de obesidade atinge 25,9% da população, alcançando 41,2 milhões de adultos. E, em 2020, das crianças acompanhadas na Atenção Primária à Saúde do Sistema Único de Saúde, 15,9% dos menores de 5 anos e 31,7% das crianças de 5 a 9 anos apresentavam excesso de peso.

Uma constatação preocupante, mas até certo ponto esclarecedora, é que, no mundo, 1/3 dos indivíduos com obesidade se localiza em países em desenvolvimento. Nesses países, verificava-se, até poucas décadas atrás, a prevalência da desnutrição perinatal. Há muito tempo tem sido apontada a relação entre a deficiência nutricional no período perinatal e sua repercussão deletéria na vida adulta. Na década de 1960, pesquisadores demonstraram que as dimensões do corpo no adulto estavam relacionadas com o estado nutricional no período perinatal. A ideia dos períodos críticos de desenvolvimento teve grande destaque após observações experimentais e clínicas de sequelas duradouras ou mesmo irreversíveis da desnutrição perinatal sobre, por exemplo, o desenvolvimento e o funcionamento do cérebro. Durante a ontogênese do sistema nervoso, as fases gestacional e perinatal que envolvem processos de formação e diferenciação neuronal, sinaptogênese, multiplicação glial e mielinização são particularmente decisivas para a determinação das características morfofuncionais desse sistema no adulto. Nessa fase de rápidas proliferação e diferenciação celular, as modificações ambientais, em especial as nutricionais, podem alterar aspectos relacionados com o desenvolvimento. Estudiosos têm reforçado por meio de achados experimentais e clínicos a ideia do período crítico de desenvolvimento, observando, por exemplo, efeitos irreversíveis de "agressões nutricionais" no período perinatal na estrutura e na função do cérebro adulto. Evidências epidemiológicas indicaram que a desnutrição no período perinatal predispõe o indivíduo adulto a uma série de doenças, como diabetes *mellitus* tipo 2 (DM2) e HA. Nesses estudos, pessoas nascidas com baixo peso permaneceram biologicamente diferentes daquelas com peso adequado, de modo persistente, até a idade adulta. Outros estudos posteriores apontaram a associação entre baixo peso e alterações, como: padrão alterado de lipídeos plasmáticos, redução da densidade óssea, respostas diferenciadas ao estresse, artérias menos elásticas, padrões de secreção hormonal específicos e maior incidência de depressão. Para uma possível explicação da associação entre agressões no período crítico do desenvolvimento e repercussões tardias, foi proposta a hipótese do fenótipo poupador. Segundo essa proposição, o feto adapta seu organismo a um ambiente intrauterino adverso, ajustando-o para utilização reduzida de nutrientes plásticos e energéticos, garantindo sua sobrevivência. Esse processo adaptativo, todavia, promoveria o favorecimento metabólico de estruturas em detrimento de outras, conferindo alterações persistentes no crescimento e na função dos tecidos. A hipótese do fenótipo poupador expande a ideia de período crítico do desenvolvimento e propõe um ordenamento do padrão metabólico do organismo, a partir de agressões nutricionais em períodos sensíveis e críticos do desenvolvimento. Essa hipótese fornece elementos para entender a origem de algumas patologias que tomaram proporções epidemiológicas. Do ponto de vista etiológico, propicia a reflexão sobre a plasticidade metabólica e todas suas possíveis consequências. A hipótese do fenótipo poupador, embora preditiva em aspectos específicos, não explica acertos metabólicos duradouros que surgem em resposta a variações do ambiente fetal no período perinatal, também persistentes, porém sem aparente valor adaptativo. Atualmente, com os avanços na medicina e a redução das taxas de mortalidade no período perinatal entre os recém-nascidos pré-termo ou com baixo peso, constata-se em paralelo que ampliar a possibilidade de sobrevida também pode produzir consequências a longo prazo. Situações supostamente fisiológicas e adaptativas do binômio mãe-filho diante de condições ambientais adversas parecem relacionar-se com desfechos inusitados no futuro.

Em relação ao entendimento da função dos fatores genéticos e fenotípicos no desenvolvimento da saúde e da doença no ser humano, sobretudo associados às mudanças do ambiente nutricional, no século XX foram obtidos vários avanços nesses aspectos. Na década de 1930, durante estudos das taxas de mortalidade na Inglaterra e na Suécia, pesquisadores observaram que as condições ambientais durante o período perinatal e a infância são decisivas na sobrevida de cada geração. Um famoso estudo de 1976 em uma população de 300 mil homens adultos, filhos de mulheres expostas a longo período de escassez alimentar durante o cerco alemão da Holanda, na Segunda Guerra Mundial, constatou padrões distintos de composição corporal dependendo da idade de exposição à desnutrição durante a vida intrauterina. Caso a mãe tivesse sofrido desnutrição durante o último trimestre da gestação, havia baixa incidência de obesidade nos filhos; contudo, havia aumento se a desnutrição tivesse ocorrido no primeiro semestre. Em 1962, foi lançada a "hipótese do genótipo poupador", com a teoria de que determinadas populações, devido a caracteres genéticos adquiridos por seleção natural, apresentavam maior propensão à RI. Mutação aleatória causaria essa RI. Essa característica metabólica poderia conferir adaptabilidade benéfica àqueles indivíduos expostos aos ambientes com escassez alimentar. Por seleção natural, os indivíduos mais adaptados sobreviveriam pela transmissão da referida característica para as gerações seguintes. No entanto, evidências atuais sobre interações de gene e ambiente indicam que essas considerações sobre efeitos puramente genéticos e independentes do meio são desprovidas de dados experimentais ou clínicos. É evidente que o desequilíbrio metabólico que resulta em sobrepeso e obesidade é fruto da combinação tanto de fatores ambientais quanto genéticos. Polimorfismos em variados genes que controlam o apetite e o metabolismo predispõem à obesidade, mas a condição requer a disponibilidade de calorias em quantidades suficientes, e talvez outros fatores, para se desenvolver plenamente, certamente a influência ambiental. Portanto, interações de gene e ambiente são relações muito mais complexas que triviais, podendo persistir por muitas gerações.

Estudos clínicos realizados em recém-nascidos pré-termo concluíram que os efeitos do consumo de distintos tipos de dietas lácteas no crescimento somático, no sistema imune e no desenvolvimento neuropsicomotor originaram o termo "programação", que se refere ao conceito no qual determinados estímulos ou insultos aplicados em um período crítico ou em alguma etapa sensível do desenvolvimento perinatal teriam efeitos duradouros ou persistentes na estrutura ou na função do organismo. Tomando-se o exemplo da desnutrição que incide no período perinatal, o organismo parece se adaptar à situação de restrição nutricional, "programando" o metabolismo da insulina. E essa adaptação tende a aumentar sua aptidão para a continuidade posterior de um provável ambiente de nutrição restrita. As respostas adaptativas seriam "preditivas" e causariam uma alteração persistente do funcionamento do organismo e modificações nas interações do gene com seus produtos, provavelmente por meio de processos epigenéticos. Vale ressaltar que a epigenética é descrita como a ideia de que a experiência de um organismo e as influências ambientais podem estimular seus genes a se expressarem de maneira diferente. Refere-se a um conjunto de fatores que atuam simultaneamente com a sequência de ácido desoxirribonucleico (DNA) na determinação da função genômica em eucariotos. A herança epigenética simplesmente altera a capacidade de um gene de ser manifestado ou silenciado em um descendente sem promover modificações na sequência do DNA propriamente dita. No entanto, o fenótipo não seria proveniente apenas de alterações na sequência dos seus nucleotídeos. Por esse motivo, as evidências científicas sugerem que a epigenética é uma ferramenta de adaptação a curto prazo, em relação à seleção natural, justamente por haver rapidez na adaptação do organismo, provocada por alterações do ambiente (Figura 14.2).

Por se tratar de aspectos essenciais para a sobrevivência do indivíduo, espera-se que a nutrição, o metabolismo, o crescimento, a reprodução e as respostas ao estresse sejam os mais facilmente passíveis de programação. O problema torna-se aparente quando há a transição do ambiente nutricional escasso para o abundante. Assim, a evolução de várias expressões fenotípicas, que representam condições, inclusive mórbidas, depende da suscetibilidade genética do indivíduo, da exposição aos fatores ambientais, assim como do período de ocorrência desses eventos. A fase perinatal apresenta estágios críticos caracterizados por alta plasticidade; a exposição às mudanças drásticas pode ter consequências de ordem organizacional e produzir alterações duradouras ou irreversíveis no funcionamento do organismo. Decorrem desses achados algumas proposições já com boa base experimental. Uma delas é o conceito amplo para as espécies de plasticidade fenotípica; ou seja, um organismo vivo pode reagir aos desafios impostos pelo ambiente, mudando sua forma, estado, movimento ou padrão de atividade. Em particular no desenvolvimento humano, acredita-se que uma variedade de fenótipos pode ser expressa por um único genótipo, a depender do tipo de interação do binômio mãe-filho com diferentes condições ambientais. É a denominada "plasticidade do desenvolvimento".

Por meio da genética molecular, é possível testar as hipóteses das relações entre os indivíduos de uma população, entre distintas populações e a escala de suas histórias de vida, traçando, dessa maneira, a filogenia. Durante a história humana, a seleção natural modulada pelas condições ambientais vigentes moldou as frequências genotípicas da população e, em conjunto com outros mecanismos evolutivos, transformou a espécie humana, mantendo-a em uma via de seleção estabilizadora que desfavoreceu os indivíduos com fenótipos extremos. Nesse contexto, outro aspecto importante foi a adaptação; a seleção natural promoveu o aumento da frequência de alelos dos indivíduos que sobreviveram e se reproduziram melhor que outros em ambientes específicos. No passado (recente em termos evolutivos), não havia epidemia de obesidade e SM. No estudo do surgimento dessas patologias, é interessante analisar questões sobre as características adaptativas do homem em relação ao seu ambiente. Essas indagações implicam explicações evolutivas do organismo humano e dos mecanismos biológicos (estruturais, funcionais, bioquímicos e genéticos), para as quais as respostas resultam no conhecimento de como alguns atributos têm conferido vantagens ou desvantagens adaptativas. Em qualquer das áreas específicas de interesse no estudo da importância

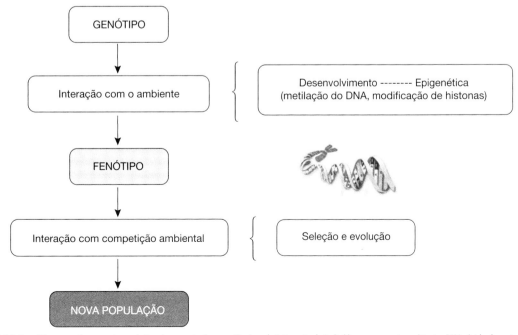

Figura 14.2 Epigenética como ferramenta evolutiva decorrente da experiência e da interação do indivíduo com o meio ambiente. DNA: ácido desoxirribonucleico.

Parte 2 ▪ Fisiopatologia e Laboratório

da nutrição perinatal no desenvolvimento da obesidade e da SM, mesmo nos extremos da genética ou do ambientalismo, a natureza dos fenômenos exige uma perspectiva abrangente, mais plena, que nada mais é do que uma compreensão integrada dos efeitos dos fatores hereditários, ambientais e, inclusive culturais, com reconhecimento da complexidade e inseparabilidade entre eles.

Programação fetal e síndrome metabólica: resistência à insulina e hipertensão arterial

Como descrito anteriormente, a plasticidade durante o desenvolvimento é um processo em que fatores ambientais que atuam na janela crítica de crescimento e maturação de órgãos e sistemas (fases fetal, neonatal e primeira infância) ajustam a trajetória do desenvolvimento e alteram o fenótipo do indivíduo na vida adulta. Essas alterações parecem ser irreversíveis e são atribuídas, pelo menos em parte, aos processos epigenéticos do genoma fetal que estabelecem novos padrões de expressão de genes que alteram o estado metabólico e permanecem até a vida adulta. A hipótese da origem perinatal de doenças da vida adulta propõe que a SM (DCV, DM2, dislipidemias, obesidade e HA) também pode provir do período em que ocorrem esses ajustes durante o desenvolvimento, em resposta à desnutrição fetal e infantil.

Ao ponderar essa hipótese, alguns estudos epidemiológicos demonstraram que o peso ao nascimento, um indicador do ambiente nutricional no período fetal, tem uma relação inversa com o aparecimento da SM na vida adulta. Em 1992, Hales e Barker avaliaram homens nascidos entre 1920 e 1930 na cidade de Hertfordshire (Inglaterra), cujo peso ao nascer e no primeiro ano de vida era conhecido. Do total de homens avaliados, os que apresentavam intolerância à insulina relataram baixo peso ao nascimento (< 2,5 kg). A proporção de homens com intolerância à glicose foi de 26% (6/23) para aqueles que pesaram 8,16 kg ou menos no primeiro ano de vida e de 13% (3/24) para os que pesaram 12,25 kg ou mais no primeiro ano de vida. A medida da pressão arterial foi inversamente relacionada com o peso ao nascimento e fortemente associada à concentração de glicose no plasma. Estudos recentes nos países em desenvolvimento demonstraram que os distúrbios no crescimento envolvidos com a desnutrição são paradoxalmente associados ao aumento do índice peso/altura. No Brasil, foi investigada a prevalência de obesidade e desnutrição em 535 famílias (2.411 indivíduos) de uma zona de baixa renda na cidade de São Paulo. Nesse estudo, houve 30% de prevalência de desnutrição infantil. Os índices de obesidade foram de 6,4% em rapazes e de 8,7% em moças. A associação entre sobrepeso e deficiência no crescimento foi de 5,8% em rapazes e 6,8% para moças, ocorrendo relação forte entre peso/altura infantil e sobrepeso no adulto. Resultados similares foram observados em um estudo transversal, uma análise de transição nutricional em crianças das zonas rural e urbana da região Nordeste do Brasil. Na cidade de Vitória de Santo Antão, Zona da Mata do estado de Pernambuco, o projeto "Crescer com Saúde" tem acompanhado a relação entre o peso ao nascimento e o crescimento e desenvolvimento de crianças e adolescentes. Foram observados déficits em habilidades motoras e diminuição da massa magra em crianças que nasceram com baixo peso. Em Moçambique, verificou-se que crianças dos 7 aos 10 anos que nasceram com baixo peso apresentam déficits em altura e índice de massa corporal (IMC), aumento de massa gorda, redução de massa magra, habilidades motoras e baixo nível de aptidão física. É interessante que o treinamento pliométrico (saltos alternados durante 12 semanas, 2 vezes/semana) foi capaz de recuperar os déficits motores e a massa magra de crianças com sobrepeso e obesidade.

As investigações sobre programação e o processo de surgimento de doenças têm avançado por meio de estudos experimentais com modelo animal. Animais provindos de mães submetidas a uma dieta hipoproteica e/ou hipocalórica apresentam algumas alterações na vida adulta, dentre elas: deficiência na estrutura dos rins, aumento na pressão arterial, diminuição na secreção de insulina, intolerância à glicose, maior deposição de gordura nas vísceras, redução na expressão de receptores hepáticos para o glucagon, menor sensibilidade à insulina (SI) no músculo, resistência à ação antilipolítica da insulina em adipócitos e alterações na expressão gênica de peptídeos em regiões do encéfalo envolvidas no controle alimentar. Em muitas instâncias, as alterações metabólicas e os distúrbios associados têm origem endócrina (níveis circulantes de insulina, catecolaminas, cortisol e fatores de crescimento) e são acompanhados pelas remodelações na expressão de receptores hormonais em tecidos-chave do metabolismo, como o fígado, o tecido adiposo e o músculo. Essas informações fortalecem a hipótese da programação nutricional e fornecem dados para o entendimento dos mecanismos que afetam a estrutura e a função de órgãos de um indivíduo que foi suscetível à programação metabólica.

Estudos mais recentes demonstram que a adiposidade neonatal, as concentrações de leptina no cordão umbilical e a supernutrição materna são fortes indicadores de disfunções metabólicas em sua prole. Da mesma maneira, crianças de mães com obesidade ou expostas à hiperglicemia *in utero* (diabetes gestacional) também apresentam alto risco de DM2 quando adultas. Assim, as alterações na quantidade e na qualidade de nutrientes consumidos no período perinatal podem programar o indivíduo a obter um aumento ou propiciar a preservação dos estoques de gordura corporal ao longo da vida.

O feto se adapta a um ambiente intrauterino adverso, otimizando a utilização do suprimento alterado de nutrientes para assegurar sua sobrevivência por redistribuição do fluxo de sangue em órgãos vitais e alterações na produção de hormônios placentários e fetais que controlam o crescimento. Se a disponibilidade de nutriente é maior do que aquela predita no período pré-natal, a taxa de crescimento pós-natal pode extrapolar o ganho de peso normal (*catch up*) e ocorrer aumento de deposição de gordura que pode causar RI e, certamente, o risco de desenvolver a SM e maior risco para DAC. Em fetos com retardo de crescimento intrauterino (RCIU), há redução no acúmulo de lipídeos nos adipócitos; entretanto, embora o percentual de gordura corporal esteja reduzido, o tecido adiposo visceral está aumentado. Crianças com RCIU e que apresentaram um rápido *catch up* de crescimento na infância exibem maior distribuição de gordura centralizada, mesmo sem evidenciar obesidade. Mais interessante é que esse tecido adiposo parece hiporresponsivo à ação das catecolaminas e precocemente resistente à insulina.

O mecanismo proposto parece estar relacionado com as alterações epigenéticas ocorridas na vida perinatal em órgãos-chave do metabolismo. Nos adipócitos, um dos fenômenos mais bem descritos refere-se ao polimorfismo do gene que codifica o receptor ativado pelos proliferadores de peroxissoma gama-2 (PPAR-γ2). Nos adipócitos, o PPAR-γ2 regula a expressão de numerosos genes envolvidos no metabolismo de lipídeos, incluindo o gene *AP2*, a acetilcoenzima A (acetil-CoA) sintetase e a lipase lipoproteica (LPL), e controla a expressão da proteína transportadora de ácidos graxos 1 (FATP-1) e do CD36, ambos envolvidos na captação de lipídeos pelos adipócitos. Em ratos, demonstrou-se que filhotes recém-nascidos de mães desnutridas (50% de restrição da dieta recebida pelo controle *ad libitum*) apresentaram aumento da expressão de PPAR-γ2 e diminuição na expressão da lipase dependente de hormônio. Aos 9 meses de idade, esses filhotes apresentaram aumento na expressão de fatores de transcrição lipogênicos e adipogênicos, e das enzimas LPL e ácido graxo sintase, o que promoveu a hipertrofia dos adipócitos.

O aumento no tecido adiposo visceral provoca RI, e maior concentração plasmática de TG e ácidos graxos são indicadores de risco aterogênico. Há também incremento da secreção de adipocinas indutoras de inflamação, como o fator de necrose tumoral alfa (TNF-α), a interleucina-6 (IL-6), o fator transformador de crescimento beta (TGF-β) e as adipocinas. Outras adipocinas liberadas pelos adipócitos estão envolvidas em regulação da pressão sanguínea (angiotensinogênio), homeostase vascular (inibidor do ativador de plasminogênio 1 [PAI-1]), angiogênese (fator de crescimento endotelial vascular [VEGF]) e homeostase glicêmica (adiponectina). A adiponectina está associada a maior SI e sua concentração é inversa à quantidade de gordura corporal total. Animais adultos que sofreram desnutrição perinatal apresentam menor concentração de adiponectina e RI. A redução de adiponectina pode estar relacionada com maior concentração de cortisol no plasma, uma vez que os glicocorticoides (GC) inibem a produção da adiponectina. Em seres humanos, a baixa liberação de adiponectina pelo tecido adiposo associa-se a disfunção vascular, aterogênese e acúmulo de gordura no fígado.

O tecido adiposo também secreta a leptina que está envolvida no controle central do comportamento alimentar. Estudos com modelo de restrição proteica e/ou calórica no período perinatal têm avaliado a função da leptina e da adiponectina na SM. A desnutrição durante a lactação provoca hiperleptinemia, hiperinsulinemia e HA em filhotes de ratos na idade adulta. O mecanismo proposto refere-se a uma preexistente resistência à leptina fetal, exposição excessiva a GC e distúrbios no sistema de *feedback* adipoinsular, desencadeando hiperinsulinemia e aumento compensatório da produção de leptina pelas células delta do pâncreas e do tecido adiposo. Além disso, animais submetidos à desnutrição neonatal apresentam, na vida adulta, resistência central à leptina e redução na sua ação anorexigênica por alteração na expressão de neuropeptídeos que regulam o comportamento alimentar.

É interessante observar que as mudanças no metabolismo hepático induzidas pela desnutrição ocorrem antes mesmo do que é verificado no tecido adiposo e no músculo esquelético. O fígado é o órgão central na metabolização de carboidratos e lipídeos, atuando como sensor inicial de nutrientes. Em animais jovens que foram submetidos à restrição dietética (30% da dieta *ad libitum* do controle), foram observadas alterações na expressão de mensageiro de ácido ribonucleico (mRNA) para várias enzimas envolvidas na glicogênese, glicogenólise e glicólise, na SI (diminuição da atividade das proteínas da cascata de sinalização intracelular da insulina), na homeostase da glicose mesmo sem hiperinsulinemia e na junção mitocondrial (menor eficiência nas enzimas envolvidas na betaoxidação e na cadeia de transporte de elétrons). De fato, as alterações ocorridas na expressão de genes que codificam enzimas-chave na metabolização de carboidratos e lipídeos do músculo esquelético parecem ser alteradas mais tardiamente.

O músculo esquelético, principal local de consumo de glicose pós-prandial, também é alvo de estudos sobre a influência da nutrição perinatal na SM. A restrição de proteína no período perinatal relaciona-se com o surgimento de DM2 e RI periférica no músculo de ratos adultos (> 180 dias de vida). Em seres humanos, vários estudos epidemiológicos têm demonstrado relação inversa entre peso ao nascimento e RI. O mecanismo proposto ainda não está bem estabelecido, mas pode ter associação à elevada concentração plasmática de ácidos graxos livres (AGL), aos níveis aumentados de GC, ao eixo hormônio do crescimento-fator de crescimento similar à insulina tipo 1 (GH-IGF-1) no plasma e às alterações na expressão de proteínas da via de sinalização intracelular da insulina no músculo.

Ácidos graxos livres, glicocorticoides, eixo hormônio do crescimento-fator de crescimento similar à insulina tipo 1 e proteínas sinalizadoras da ação intracelular da insulina

Um dos mecanismos propostos para a redução da ação da insulina no músculo esquelético é o aumento prolongado dos AGL no plasma, que parece envolver a inibição de enzimas-chave da via glicolítica (fosfofrutoquinase e hexoquinase), bem como a inibição do transporte de glicose no músculo (aumento dos metabólitos intracelulares de ácidos graxos). Os AGL interferem diretamente na expressão, transcrição ou no recrutamento para a superfície celular do transportador de glicose 4 (GLUT-4). Há também uma relação inversa entre aumento de TG intramuscular e ácidos graxos saturados na membrana plasmática com SI. Ratos desnutridos no período perinatal e alimentados posteriormente com dietas equilibradas *ad libitum* apresentam aumento da concentração plasmática de AGL, são intolerantes à glicose, hiperlipidêmicos e hiperinsulinêmicos, e apresentam redução na atividade glicolítica e captação de glicose muscular estimulada pela insulina.

A desnutrição perinatal também pode atuar no surgimento do DM2 pelo aumento da concentração plasmática de hormônios que modulam a ação da insulina, como, por exemplo, os GCs. Estes têm ação antagônica à insulina e ação permissiva ao glucagon e à adrenalina, que atuam na metabolização de carboidratos e lipídeos (aumentam a lipólise nos adipócitos e a glicólise no músculo esquelético). É interessante observar que os GCs atuam na redistribuição de gordura dos depósitos subcutâneos para o mesentério e o omento, contribuindo para a gênese da SM, assim como para a hiperinsulinemia e a RI. Isso também ocorre pela relação direta com o padrão de aumento da expressão dos receptores de glicocorticoide (RG) em vários tecidos. Estudos prévios observaram que os níveis de mRNA do RG são positivamente relacionados com o grau de RI e com o IMC em homens hiperinsulinêmicos. A dinâmica de regulação da concentração de cortisol intracelular é mediada pela atividade da enzima 11β-hidroxiesteroide desidrogenase (11β-HSD), que atua como um mecanismo pré-receptor que regula a ação ativa do GC para sua forma inativa de cortisona. A concentração de cortisol pode se elevar para além dos níveis fisiológicos durante o final da gestação; contudo, o feto é normalmente protegido pela enzima 11β-HSD encontrada na placenta. A exposição pré-natal ao excesso de GC afeta a maturação de órgãos, condição que persiste até a vida adulta. Em animais, essa exposição elevada resulta em baixo peso ao nascimento e, na vida adulta, causa HA, hiperglicemia e RI. A manipulação nutricional no período perinatal pode provocar aumento na concentração plasmática de GC e alterar a sensibilidade a esse hormônio em vários tecidos, modulando a expressão e a função dos RGs. Animais submetidos a uma dieta hipoproteica ou hipocalórica durante o período perinatal apresentaram redução persistente na expressão de RG hepático e efeito paralelo na expressão do gene do fibrinogênio (que são responsivos aos GCs). Em ratas gestantes, uma dieta restrita em proteína induz aumento na expressão do RG e redução na atividade da enzima 11β-HSD2 no fígado, nos pulmões, nos rins e no cérebro dos filhotes. No fígado, o aumento da atividade do RG estimula a ação da enzima fosfoenolpiruvatocarboxiquinase (PEPCK), aumentando a gliconeogênese e contribuindo para RI. Há também um aumento na expressão da enzima glicoquinase (GK) no fígado dos filhotes que repercute no aumento da captação de glicose (Figura 14.3).

Menor taxa de crescimento *in utero* também pode alterar o eixo GH-IGF-1 e promover a redução na secreção de GH e na atividade do IGF-1. Da mesma maneira, maiores IMC, obesidade central e níveis plasmáticos de insulina e de lipídeos estão relacionados com redução na secreção noturna de GH. A diminuição plasmática de IGF-1 relaciona-se com HA e perfil lipídico aterogênico no DM2. Essas alterações também podem ocorrer na expressão de receptores no músculo esquelético e no tecido adiposo, uma vez que a expressão de receptores híbridos de insulina/IGF-1 é aumentada no DM2 e na hiperinsulinemia primária, enquanto os receptores de insulina diminuem. O músculo é o principal local de captação de glicose estimulado pela insulina *in vivo*. Queda na atividade do IGF-1 pode resultar em aumento nos receptores de IGF-1 no músculo e o consumo de glicose nesse tecido é prejudicado. A seguir, a glicose seria captada por tecidos que não expressam receptores para o IGF-1, como os adipócitos. Nesse cenário, uma consequência metabólica é o aumento da lipogênese mediada pela insulina nos adipócitos e a diminuição da síntese de glicogênio no músculo. A escassez de nutrientes durante a gestação e a lactação pode afetar o eixo GH-IGF-1. Em seres humanos, o baixo peso ao nascimento relaciona-se com a diminuição na secreção (aumento

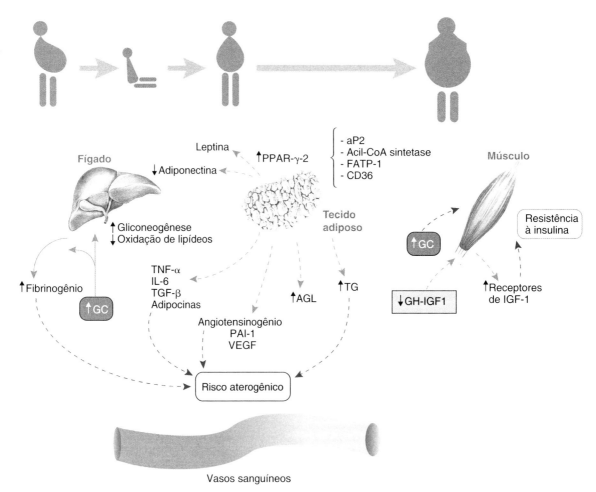

Figura 14.3 O mecanismo proposto parece estar relacionado com as alterações epigenéticas ocorridas na vida perinatal em órgãos-chave do metabolismo. Nos adipócitos, há diminuição na liberação das adiponectinas e polimorfismo do gene que codifica o receptor ativado pelos proliferadores de peroxissoma gama-2 (PPAR-γ2), envolvidos na expressão de aP2, acetilcoenzima A sintetase, proteína transportadora de ácidos graxos 1 (FATP-1) e do CD36. O aumento de ácidos graxos livres (AGL) e de triglicerídeos (TG) associado à liberação de citocinas inflamatórias, adipocinas e fatores de coagulação aumenta o risco aterogênico. Também existe relação entre programação perinatal e liberação de hormônios envolvidos no metabolismo, como os glicocorticoides (GC), que aumentam a gliconeogênese e diminuem a oxidação de lipídeos no fígado e causam resistência à insulina no músculo. O eixo hormônio do crescimento-fator de crescimento similar à insulina 1 (GH-IGF-1) amplia a expressão de receptores de IGF-1 no músculo e associa-se à resistência à insulina no músculo. IL-6: interleucina-6; PAI-1: inibidor do ativador do plasminogênio 1; TGF-β: fator transformador de crescimento beta; TNF-α: fator de necrose tumoral alfa; VEGF: fator de crescimento endotelial vascular.

de GH na urina) e na ação do GH em adultos com obesidade. Estudos também demonstram que a desnutrição intrauterina resulta em menores concentrações de IGF-1 no sangue do cordão umbilical. Ademais, a desnutrição pré-natal e na primeira infância resulta em resistência ao GH na vida adulta, caracterizada por alta concentração de GH no soro e baixo nível de IGF-1.

Outro mecanismo que pode explicar o surgimento da RI em indivíduos submetidos à nutrição inadequada no período perinatal é a programação da expressão de proteínas da cascata de sinalização intracelular da insulina no músculo. A sinalização intracelular da insulina começa com sua ligação ao receptor de insulina (IR). A ativação do IR fosforila os substratos do receptor de insulina 1 e 2 (IRS-1 e IRS-2). A fosforilação das proteínas IRS aciona a fosfatidilinositol 3-quinase (PI3-quinase), que, por sua vez, ativa a fosforilação da proteinoquinase B (Akt), possibilitando o transporte de glicose no músculo e no tecido adiposo por meio da translocação da proteína GLUT-4 para a membrana celular. A PI3-quinase também ativa a síntese de glicogênio no fígado e no músculo, e a lipogênese no tecido adiposo por estímulo da proteinoquinase C (PKC). A expressão do IR não é alterada no músculo ou no tecido adiposo de animais adultos que foram desnutridos na vida perinatal, sugerindo que, como em seres humanos, a base molecular da RI esteja em um defeito nas etapas seguintes à ligação da insulina com seu receptor. Três moléculas na via de sinalização da insulina foram dramaticamente reduzidas em suas expressões no músculo esquelético de seres humanos que apresentaram baixo peso ao nascimento: a PKC, a subunidade p110b da PI3-quinase e o GLUT-4.

Desnutrição proteica e expressão de genes envolvidos na homeostase de lipídeos

Uma consideração importante sobre o entendimento do mecanismo responsável pela indução do fenótipo é a interação de qualquer processo fisiológico resultante em diferentes fenótipos, alteração ambiental ou polimorfismo genético, em particular aqueles localizados nos promotores de genes. É possível que indivíduos com diferentes variações no mesmo gene possam diferir em suas respostas ao ambiente perinatal. Um estudo demonstrou que o aumento do risco de RI em adultos associou-se somente aos indivíduos que apresentaram baixo peso ao nascimento e que tinham o genótipo Pro12Ala ou Ala12Ala do gene *PPARG2*. Embora o número de genes estudados ainda seja limitado, os efeitos estáveis da restrição de nutriente na transcrição são demonstrados em vários estudos. Em ratos, a limitação do consumo de proteínas durante a gestação e/ou a lactação também altera a expressão de genes envolvidos na homeostase de lipídeos. Há um aumento na expressão das enzimas acetil-CoA carboxilase e da ácido graxo sintetase no fígado de filhotes alimentados com dieta hipoproteica durante o período perinatal. Os filhotes também apresentam maior concentração plasmática de TG e ácidos graxos não esterificados (AGNE). Há aumento na expressão de PPAR-γ no fígado acompanhado de ampliação em seu gene-alvo acetil-CoA oxidase (AOX). Nos adipócitos, a expressão de PPAR-γ2 foi reduzida. O aumento da expressão de PPAR-γ poderia induzir maior utilização de TG; contudo, a elevação da síntese de TG pelos hepatócitos, resultado do aumento do fluxo de AGNE do tecido adiposo (pela redução da expressão de PPAR-γ) e da RI, pode ter excedido a capacidade de retirada dos ácidos graxos como regulado pelo PPAR-γ.

Nutrição perinatal e balanço energético

Pessoas com obesidade são consideradas portadores de genes que favorecem o desenvolvimento da obesidade em um ambiente de fartura alimentar. Esses genes controlam a produção de moléculas que, por meio de mecanismos neuroendócrinos, regulam o balanço energético do organismo. Os ajustes impressos na genética metabólica durante os períodos de má nutrição (escassez ou excesso) poderão preparar o organismo para sobrevivência em ambiente nutricional semelhante na vida adulta. Esses ajustes podem ocorrer, particularmente, nos mecanismos moleculares, celulares e comportamentais do controle da aquisição e da utilização de energia.

Durante períodos precoces após o nascimento, o leite materno supre, em quantidade e qualidade, as necessidades para adequados crescimento e desenvolvimento. A OMS recomenda que o lactente seja alimentado com leite materno exclusivo até os 6 meses de vida, sem nenhum acréscimo de quaisquer líquidos ou alimentos sólidos, garantindo seus plenos crescimento e desenvolvimento. O aleitamento materno contribui consideravelmente para a redução das taxas de mortalidade infantil. No entanto, para o ser humano, é um hábito comum utilizar o leite de outras espécies de mamíferos e fórmulas industrialmente processadas que não têm a composição exata do leite materno humano. Além disso, na rotina diária, adicionam-se farinhas de cereais e carboidratos simples ao leite, o que ultrapassa as necessidades energéticas do lactente e dificulta o processo de digestão e absorção dos nutrientes. Nos neonatos, particularmente aqueles que apresentam RCIU, o fornecimento de energia em excesso após o nascimento promove rápido ganho de peso corporal, o que contribui consideravelmente para o desenvolvimento da obesidade na vida adulta.

A manutenção do peso ideal ocorre com o equilíbrio entre a energia adquirida e a utilizada, denominado "balanço energético". O perfil metabólico estabelecido sob condições nutricionais adversas no período perinatal poderá favorecer o estabelecimento de balanço energético positivo pelo excesso na aquisição e no armazenamento de energia, bem como pela maior eficiência na sua utilização. A maior vulnerabilidade a influências ambientais nos mecanismos de controle do balanço energético ocorre entre os períodos de gestação e os primeiros anos de vida no ser humano. Esse é o período de maturação e desenvolvimento da complexa rede de controle da homeostase energética dos organismos.

Controle do balanço energético durante o período perinatal

O perfeito funcionamento do conjunto de mecanismos que controla o balanço energético mantém o peso corporal ideal por várias décadas de vida. Este será, em uma visão simplificada, o resultado da relação entre a quantidade e a qualidade do que se ingere e da eficiência com a qual se utiliza e armazena a energia. A procura e a apreensão do alimento é um comportamento motivacional complexo mantido sob ação de várias substâncias intermediadoras, desejos conscientes, fatores sensoriais, como odor, gosto, estímulo auditivo e visual, estado emocional, entre outros. Nesses processos, estão envolvidas estruturas localizadas no sistema nervoso central (SNC) e na periferia do corpo. O sistema digestório com suas glândulas anexas secreta, entre outros hormônios, a colecistoquinina (CCK), a ghrelina, o peptídeo YY e a insulina, enquanto o tecido adiposo produz e secreta a leptina e as adipocitocinas, entre outras substâncias envolvidas no armazenamento de energia. Mais recentemente foi observado que o hormônio irisina, secretado principalmente pelo musculo esquelético após o exercício, estimula a saciedade e regula a metabolização da glicose e a SI no músculo esquelético. Essas substâncias secretadas perifericamente têm como alvo principal regiões do SNC envolvidas no controle do balanço energético. O hipotálamo, estrutura diencefálica, integra e traduz as informações, provenientes da periferia e de outras estruturas do SNC, em sensação de fome ou de saciedade. Durante o período de desenvolvimento desse sistema de controle intricado e complexo, todos os fatores supracitados são vulneráveis a fatores ambientais. Algumas informações nutricionais são detectadas ainda durante o período gestacional. O feto pode adquirir memória alimentar por detectar estímulos sensoriais de gosto e odor (*flavor*) dos alimentos consumidos pela mãe. No período pós-natal, a quantidade e a qualidade do leite materno se adaptam às condições informadas pelo meio, o que pode influenciar a maturação dos mecanismos de controle da homeostase energética. A composição do leite humano, especialmente no que se refere aos micronutrientes, é muito variada e pode ser influenciada por variados fatores, como a individualidade genética, a nutrição materna e o período de lactação. Para uma mesma mulher, são registradas variações no decorrer da lactação, ao longo do dia e durante uma mesma mamada, havendo diferenças entre o leite anterior e o posterior, com alterações na concentração de macro e micronutrientes. O leite posterior apresenta maior concentração de lipídeos, nutriente altamente atuante nos mecanismos de saciedade. Assim, poderíamos considerar esse ajuste como uma estratégia primitiva para maturação do disparo da saciedade dos lactentes. Informações organolépticas dos alimentos consumidos pela mãe podem ser transmitidas para o recém-nascido pelo leite, preparando o organismo para preferências alimentares da sociedade onde estará inserido.

Armazenamento de energia

A quantidade de nutrientes, a sensibilidade endócrina e a atividade metabólica do tecido adiposo no período perinatal estão diretamente associadas aos fatores nutricional, metabólico e hormonal materno. As modificações na deposição de tecido adiposo no feto dependem do período da intervenção nutricional. Em períodos iniciais da gestação, a nutrição atua na sensibilidade endócrina do tecido adiposo. Assim, pode alterar os níveis de mRNA de receptores de IGF-1, aumentando a sensibilidade do tecido adiposo aos efeitos anabólicos do IGF. O nível de IGF-1 no plasma de fetos é diretamente relacionado com o fornecimento de glicose. Essa ação da restrição nutricional em conjunto com os elevados níveis do transportador de glicose 1 (GLUT-1) promoverá efeito anabólico da glicose no crescimento do tecido adiposo, principalmente quando o organismo for exposto a um ambiente rico em nutrientes em estágios posteriores da vida. Por outro lado, quando a restrição nutricional for imposta no final da gestação, coincidirá com o rápido crescimento do tecido adiposo fetal, e, por conseguinte, promoverá redução da deposição de lipídeos. Nesse período, a morfologia e o metabolismo dos adipócitos, bem como o nível da proteína mitocondrial de desacoplamento 1 (UCP-1), responsável pela termogênese no período final da gestação, são sensíveis à nutrição. Nessa fase, a restrição nutricional pode reduzir a deposição de tecido adiposo sem alterar os níveis de UCP-1, enquanto o aumento no consumo alimentar reduzirá a massa de tecido adiposo, aumentando

os níveis de UCP-1. Filhos de mães com diabetes ou obesidade não apresentam diferença na quantidade de tecido adiposo comparados aos filhos de mães normais. Também não foi observada qualquer correlação entre obesidade materna e o desenvolvimento do tecido adiposo nos 6 primeiros meses de vida. Entre o início e o meio da gestação, a restrição nutricional materna induz obesidade após o nascimento associada a níveis elevados de mRNA de receptores de IGF-1, enquanto no final da gestação parece não influenciar a adiposidade. No conjunto, essas adaptações estarão associadas à predisposição da prole à obesidade adulta. A magnitude dessas adaptações é relacionada com o ambiente nutricional da mãe e, consequentemente, do feto. Quando ocorre desnutrição perinatal, os organismos desenvolvem mecanismos para preservar toda e qualquer energia consumida posteriormente na vida. A desnutrição é capaz de promover compulsão alimentar na vida adulta, bem como retardar o ponto de saciedade, aumentando o consumo alimentar. Estudos em animais experimentais apontam para o envolvimento do sistema de neurotransmissão serotoninérgico nesse processo. Até mesmo o desmame precoce pode promover alterações de receptores serotoninérgicos envolvidos na saciedade.

Catch up de crescimento e obesidade

Durante os dois primeiros anos de vida, ocorrem variações na taxa de ganho de peso associadas ao crescimento intrauterino e à nutrição pós-natal. Quando há restrição ou aumento do crescimento fetal, ocorrerá elevação (*catch up*) ou redução (*catch down*), respectivamente, na taxa de crescimento pós-natal. Esses ajustes representam mecanismos compensatórios ao crescimento fetal. Cerca de 90% dos neonatos com baixo peso para a idade gestacional apresentam elevadas taxas de crescimento nos primeiros meses de vida. O rápido crescimento pós-natal é determinante para a adiposidade na vida adulta, programando vários componentes da SM, incluindo a RI, a HA e a obesidade. Em estudo longitudinal realizado na Inglaterra, observou-se que o rápido ganho de peso durante os 2 primeiros meses de vida foi associado a elevado IMC aos 10 anos. Os efeitos desses mecanismos compensatórios podem ser ampliados, dependendo da nutrição ofertada nesse período.

Vários estudos verificaram uma relação importante entre o tipo de leite ingerido nas primeiras semanas de vida e a predisposição ao desenvolvimento de obesidade na vida adulta. Neonatos nutridos com leite materno apresentam baixa taxa de crescimento, cujo aspecto temporal parece obedecer ao ritmo normal de crescimento e desenvolvimento. Por outro lado, neonatos que recebem fórmulas alimentares apresentam rápido ganho de peso nas primeiras semanas de vida e risco aumentado para obesidade na adolescência. Em crianças que receberam fórmulas alimentares, cada 100 g de ganho de peso absoluto durante a primeira semana de vida foram associados a 28% no aumento do risco para desenvolver sobrepeso na vida adulta. Nesse estudo, sugere-se que a primeira semana de vida seja mais sensível aos efeitos do rápido crescimento influenciado pelo consumo de fórmulas alimentares infantis.

Esses efeitos são consequência das diferenças no conteúdo energético e de proteína entre os tipos de leite. *Davin Area Research on Lactation Infant, Nutrition and Growth* (DARLING) foi um importante estudo longitudinal com o objetivo de comparar a ingestão de nutrientes, o crescimento e a morbidade entre neonatos nutridos por leite materno ou fórmulas infantis. Esse estudo confirmou a menor ingestão calórica e de proteína por neonatos amamentados. A ingestão de energia por quilograma de peso corporal das fórmulas foi aproximadamente 15 a 20% mais elevada que aquela pelo leite materno. Essa diferença ainda foi mais acentuada quanto à proteína, aproximadamente 55 a 80%. Outra teoria sobre a relação entre nutrição neonatal e obesidade adulta é a "hipótese da proteína na vida precoce". A concentração de proteína do leite oferecida a neonatos também parece exercer relevante papel no desenvolvimento de sobrepeso e obesidade na vida adulta. O maior ganho de peso durante os primeiros meses de vida em neonatos alimentados com fórmulas pode ser devido, ao menos em parte, às diferentes ingestões de proteína metabolizável. Ingestão de proteína acima das necessidades individuais pode aumentar a secreção de insulina e do IGF-1. Essas ações apresentam caráter duradouro e podem ser consideradas fatores de risco para obesidade na vida adulta.

Devido à importância do acompanhamento do crescimento e do desenvolvimento, a OMS publicou um novo padrão de curva de crescimento infantil que possibilita a identificação da velocidade do crescimento nos 2 primeiros anos de vida. Esse modelo resultou de estudo realizado em seis países de diferentes localizações geográficas (Brasil, EUA, Gana, Índia, Omã e Noruega) entre os anos de 1997 e 2003. Além das referências normalmente utilizadas (peso/idade, altura/idade e peso/altura), foram descritos novos padrões para prega cutânea tricipital e subescapular, perímetro braquial e IMC. Essas novas referências são particularmente úteis para avaliar a epidemia atual de obesidade infantil.

Nutrição perinatal e controle hipotalâmico do balanço energético na vida adulta

Alterações no estado nutricional e o meio hormonal têm influência epigenética no desenvolvimento perinatal e na programação de sistemas de regulação imaturos, promovendo distúrbios permanentes nos processos regulatórios. Estudos com animais experimentais apontam os circuitos hipotalâmicos de controle do comportamento alimentar como alvo para a programação metabólica. Em roedores, a maturação completa das redes de controle da ingestão alimentar ocorre no período pós-natal, mas, durante a gestação, alguns neuropeptídeos já se encontram em núcleos hipotalâmicos. Conhecendo o tempo de maturação para esses mecanismos, a experimentação com roedores é de extrema relevância para o entendimento dos efeitos das agressões ambientais na rede neuronal responsável pela manutenção da homeostase energética. Sabemos, por exemplo, que desnutrição materna nesse período promove malformação de circuitos hipotalâmicos envolvidos no balanço energético, com alterações morfofuncionais particularmente de conexões sinápticas. A restrição alimentar também ajusta a expressão e a ação de peptídeos importantes nesse processo. O desequilíbrio nutricional durante a gravidez e a lactação pode provocar modificação permanente da ingestão alimentar devido à plasticidade no desenvolvimento do hipotálamo. Em ratos, no final da gestação e no início da lactação, a desnutrição materna promove aumento de células positivas para BrdU (um indicador de proliferação celular) no hipotálamo dos filhotes. Esses achados indicam que a proliferação celular no hipotálamo pode sofrer ajustes durante a janela de vulnerabilidade de desenvolvimento dessa estrutura com consequências para toda a vida.

A complexidade do controle hipotalâmico no balanço energético envolve um número excepcional de peptídeos, neurotransmissores e conexões sinápticas. O hipotálamo é formado por vários grupamentos celulares com funções distintas, porém integrativas,

na homeostase energética. O núcleo arqueado recebe a maior parte das informações periféricas do balanço energético, produzindo e liberando peptídeos orexígenos, como o neuropeptídeo Y (NPY) e a proteína relacionada ao *AGOUTI* (AgRP), e anorexígenos, como a pró-opiomelanocortina (POMC) e o transcrito relacionado com cocaína e anfetamina (CART). Esses neuropeptídeos são liberados principalmente no núcleo paraventricular (NPV) e na área hipotalâmica lateral (AHL), onde são localizados seus receptores. Os neurônios POMC liberam o hormônio melanócito estimulante alfa (α-MSH) que, atuando em seus receptores, promove redução da ingestão alimentar. A AgRP, coproduzida nos neurônios NPY, estimula a ingestão alimentar agindo como antagonista nos receptores α-MSH. Na AHL, é produzido o hormônio concentrador de melanina (MCH) que promove a ingestão alimentar a curto prazo. O MCH, o NPY e a AgRP reduzem o gasto energético por inibir a atividade de hormônios da tireoide. Esses neurônios do núcleo arqueado são estimulados ou inibidos por várias substâncias centrais (neurotransmissores) e periféricas (sinais de adiposidade, nutrientes, hormônios do sistema digestório). Dentre eles, podem-se destacar a serotonina, a dopamina, a leptina, os AGL, a glicose, a CCK, a ghrelina e a insulina. Em 2020, foi descrito que um peptídeo – a prepronociceptina – é liberado no núcleo arqueado do hipotálamo em resposta ao consumo de uma dieta rica em gordura. Esse peptídeo parece fornecer entrada sináptica inibitória para neurônios POMC, que são anorexígenos, promovendo, como resultado, a hiperfagia.

Em seres humanos e outros primatas, bem como em ovelhas, a rede neuronal que controla o balanço energético está formada antes do nascimento, continuando sua maturação até os primeiros anos de vida. Essa rede pode responder a informações do estado nutricional, como insulina e glicose, mesmo antes do nascimento. No ser humano, neurônios NPY e suas projeções para o NPV hipotalâmico foram observados na 20ª semana de gestação. Em roedores, essas redes ainda são imaturas antes do nascimento, alcançando a maturação completa próximo ao desmame. Observou-se, então, que a indução de hiperglicemia na gestação promoveu diminuição na expressão de NPY ao nascimento. Ratos jovens que foram submetidos à desnutrição perinatal apresentam maior limiar para saciedade, o que resulta em maior duração de cada refeição. Esses animais também apresentam aumento na expressão de NPY e AgRP e redução na expressão de POMC. A desnutrição perinatal reduz as concentrações de CCK, outro agente anoréxico, nos núcleos arqueado, dorsomedial, ventromedial e AHL. Nesses organismos, o aumento na ação de fatores orexígenos e a redução dos anorexígenos favorecem o balanço energético positivo, um importante fator de risco para o desenvolvimento da obesidade. Os efeitos da desnutrição perinatal nos peptídeos hipotalâmicos são acentuados quando a dieta oferecida durante o período de recuperação nutricional é densamente energética.

O desenvolvimento de neurônios hipotalâmicos envolvidos na manutenção da homeostase energética é modulado pela leptina, um sinal periférico de adiposidade. A placenta humana produz leptina que será distribuída para a mãe e para o feto. No rato, o aumento da concentração de leptina na segunda semana de vida modula o desenvolvimento e a maturação dos mecanismos envolvidos no comportamento alimentar e no metabolismo energético. Em organismos adultos, a leptina atua no hipotálamo inibindo neurotransmissores orexígenos (NPY e AgRP) e estimulando os anorexígenos (POMC e CART), o que resulta em redução da ingestão alimentar. Apesar dessas particularidades, essa ação da leptina não ocorre nas primeiras semanas após o nascimento. Nesse período, a leptina parece promover hiperfagia, atuando na ingestão alimentar voluntária. Durante o desenvolvimento hipotalâmico, a ação da leptina pode ser perturbada pela nutrição materna inadequada, com efeitos persistentes no controle do balanço energético. Durante a morfogênese hipotalâmica, diferentes níveis de leptina poderão alterar a distribuição de sinapses inibitórias e excitatórias para neurônios NPY ou POMC, modificando de modo permanente a resposta para estímulos anorexigênicos ou orexigênicos. Em camundongos com deficiência genética de leptina (*ob/ob*), ocorre redução da densidade de corpos neuronais no arqueado. As projeções neuronais do arqueado para o NPV são interrompidas nesses camundongos; no entanto, a administração de leptina durante o período neonatal, mas não na vida adulta, restabelece o desenvolvimento dessas projeções neuronais. No período neonatal, ocorrem produção e secreção elevadas de leptina, configurando esse período como o de maior vulnerabilidade. Nesse momento, acontece o maior desenvolvimento dos axônios do núcleo arqueado para seus locais-alvo. A leptina parece promover a formação de redes hipotalâmicas que na vida adulta serão sensíveis a sua própria sinalização no controle da ingestão alimentar. Em seres humanos, a concentração plasmática de leptina é baixa em recém-nascidos com RCIU. Na vida adulta, por outro lado, indivíduos com baixo peso ao nascimento apresentam níveis elevados de leptina comparados àqueles de mesmo IMC, mas com elevado peso ao nascimento. Na vida pós-natal, a razão entre leptina e massa de tecido adiposo é elevada em crianças que receberam fórmulas alimentares suplementadas comparadas às que consumiram fórmulas sem suplementação ou leite materno durante os primeiros meses de vida. A programação nutricional da relação entre leptina e tecido adiposo pode ser um importante mecanismo de associação da nutrição perinatal e a obesidade na vida adulta.

Filhotes de ratas com obesidade apresentam elevados níveis plasmáticos de leptina no primeiro dia de vida. Em seres humanos, elevados níveis de leptina têm sido descritos em neonatos de mães com diabetes gestacional, e níveis reduzidos para recém-nascidos com baixo peso para a idade gestacional. Esses neonatos apresentaram risco elevado para o desenvolvimento de obesidade e DM2 na vida adulta. Ratos com aumento da disponibilidade de leite durante a lactação apresentam obesidade na vida adulta acompanhada de hiperfagia, hiperleptinemia, hiperinsulinemia, hiperglicemia e RI. Os mecanismos de controle do balanço energético no hipotálamo parecem estar associados a essas alterações, sendo verificada resistência à insulina e à leptina (sinais periféricos de adiposidade) no núcleo arqueado. A ação inibitória da insulina e da leptina em neurônios orexigênicos no arqueado é reduzida ou parcialmente revertida para uma ação estimulatória. O ambiente com excesso na disponibilidade de leite materno induz a obesidade em ratos em associação à inibição de neurônios no NPV pelo CART e pelas melanocortinas. Essa ação é contrária àquela em animais-controle, nos quais existe uma resposta estimuladora ou bimodal. Esses animais também apresentam aumento da ação inibitória da orexina-B em neurônios do NPV, o que contribui para a hiperfagia persistente e o gasto energético reduzido nesses animais. Estudos recentes em ovelhas, cuja maturação do controle do balanço energético se aproxima mais do ser humano em relação temporal, revelaram associação entre hiperalimentação pré-natal e modificações em mecanismos hipotalâmicos. Esses animais apresentaram hiperfagia nas 3 primeiras semanas de vida pós-natal relacionada com aumento da concentração plasmática de glicose. Também foram observadas elevada adiposidade subcutânea e reduzida expressão de receptores de leptina no núcleo arqueado.

Os sinais que atuam no controle periférico da ingestão alimentar são predominantes durante o desenvolvimento pós-natal. Poucos estudos descrevem os níveis de ghrelina em animais com restrição do crescimento fetal. Níveis elevados de ghrelina nesses animais podem induzir a fome, contribuindo para o *catch up* do crescimento.

Considerações finais

A alimentação balanceada é essencial nas etapas de crescimento e desenvolvimento do organismo. O período perinatal apresenta fases críticas caracterizadas por alta plasticidade, e a exposição às mudanças drásticas pode ter consequências de ordem organizacional e duradouras ou irreversíveis no funcionamento do organismo. Algumas ideias, com base experimental, decorrem desses achados. Uma delas seria a hipótese de uma plasticidade que interfere na direção do desenvolvimento, ou seja, um genótipo originaria uma variedade de estados fisiológicos distintos em resposta a diferentes condições ambientais durante o desenvolvimento. A desnutrição no período perinatal predispõe o indivíduo adulto a DCV e DM2 ou a fatores de risco associados, como HA, intolerância à glicose e hiperlipidemia. O organismo se adapta a um ambiente intrauterino adverso otimizando a utilização de nutrientes para assegurar sua sobrevivência. Se houver aumento na disponibilidade de nutrientes após esse período crítico, o organismo pode apresentar alterações metabólicas associadas a obesidade e DM2.

Os eventos que ocorrem na vida perinatal causam alterações no epigenoma que são associadas ao aumento da suscetibilidade às doenças. Os dados disponíveis de estudos epidemiológicos demonstram a importância da nutrição no período crítico do desenvolvimento na plasticidade do organismo em se adaptar. Da mesma maneira, as evidências experimentais fornecem a base molecular para o entendimento da relação entre nutrição perinatal e o surgimento da SM.

Bibliografia

Brito Alves JL, Toscano AE, Costa-Silva JH, et al. Transcriptional response of skeletal muscle to a low protein perinatal diet in rat offspring at different ages: the role of key enzymes of glucose-fatty acid oxidation. J Nutr Biochem. 2017;41:117-23.

Galindo LC, Barros ML, Pinheiro IL, et al. Neonatal serotonin reuptake inhibition reduces hypercaloric diet effects on fat mass and hypothalamic gene expression in adult rats. Int J Dev Neurosci. 2015;46:76-81.

Góes-Nobre I, Jurema-Santos GC, Oliveira TP, et al. Food consumption habits, gestational age and birth weight are predictive for children with excess weight: an analysis based on artificial neural network. Nutr Health. 2022;2601060221124040.

Hales CN, Barker DJP. Type 2 (non-insulin-dependent) diabetes mellitus: The thrifty phenotype hypothesis. Diabetologia 1992;35(7):595-601.

Jais A, Paeger L, Sotelo-Hitschfeld T, et al. PNOCARC neurons promote hyperphagia and obesity upon high-fat-diet feeding. Neuron. 2020;106(6):1009-25.e10.

Martimiano PHM, Oliveira ASB, Ferchaud-Roucher V, et al. Maternal protein restriction during gestation and lactation in the rat results in increased brain levels of kynurenine and kynurenic acid in their adult offspring. J Neurochem. 2017;140(1):68-81.

Nobre GG, Almeida MB, Nobre IG, et al. Twelve weeks of plyometric training improves motor performance of 7- to 9-year-old boys who were overweight/obese: a randomized controlled intervention. J Strength Cond Res. 2017;31(8):2091-9.

Pesquisa Nacional de Saúde: 2019: percepção do estado de saúde, estilos de vida, doenças crônicas e saúde bucal: Brasil e grandes regiões. IBGE, Coordenação de Trabalho e Rendimento. Rio de Janeiro: IBGE; 2020.

Pinheiro IL, Silva AI, Reginato A, et al. Neonatal fluoxetine exposure modulates serotonergic neurotransmission and disturb inhibitory action of serotonin on food intake. Behav Brain Res. 2019;357-8:65-70.

Santos FK, Santos MAM, Almeida MB, et al. Biological and behavioral correlates of body weight status among rural Northeast Brazilian schoolchildren. Am J Hum Biol. 2018;30(3):e23096.

Sawaya AL, Leandro CG, Waitzberg D. Fisiologia da nutrição na saúde e na doença: da biologia molecular ao tratamento. 2. ed. Rio de Janeiro: Atheneu; 2018.

Simões-Alves A, Costa-Silva JH, Bassot A, et al. Diet enriched in saturated fatty acids induces liver oxidative stress and elicits inflammatory pathways prior to metabolic disruption in perinatal protein undernutrition. Nutr Res. 2023;118:104-15.

Souza JA, Silva MC, Matos RJB, et al. Pre-weaning maternal separation increases eating later in life in male and female offspring, but increases brainstem dopamine receptor 1a and 2a only in males. Appetite. 2018;123:114-9.

Souza SL, Orozco-Solis R, Grit I, et al. Perinatal protein restriction reduces the inhibitory action of serotonin on food intake. Eur J Neurosci. 2008;27(6):1400-8.

Tavares GA, Almeida LCA, Souza JA, et al. Early weaning leads to disruption of homeostatic and hedonic eating behaviors and modulates serotonin (5 HT) and dopamine (DA) systems in male adult rats. Behav Brain Res. 2020;383:112531.

World na Health Organization. Noncommunicable diseases. 2023. Available from: https://www.who.int/news-room/fact-sheets/detail/noncommunicable-diseases. Accessed on: 18 dez. 2023.

15 | Aspectos Epidemiológicos da Obesidade e da Síndrome Metabólica: Ênfase no Papel de Fatores Dietéticos

Milena Monfort-Pires ▪ Marcela R. Simões ▪ Sandra Roberta Ferreira Vivolo

Introdução

A relação entre hábitos dietéticos e risco aumentado para obesidade e doenças crônicas não transmissíveis (DCNT) está bem estabelecida na literatura. Dados oriundos de estudos experimentais, ensaios clínicos e estudos epidemiológicos evidenciaram a associação entre dietas com elevado teor de gorduras saturadas e sódio e consumo insuficiente de fibras com aumento da prevalência de obesidade e, consequentemente, de DCNT. Entre elas, destacam-se a associação dos hábitos dietéticos com o diabetes *mellitus* tipo 2 (DM2), a hipertensão arterial (HA) e as dislipidemias, que contribuem para a ocorrência da doença cardiovascular aterosclerótica, principal causa de mortalidade de diversas populações.

Nas últimas décadas, países em desenvolvimento passaram por grandes modificações nos padrões de consumo alimentar, o que agravou o cenário epidemiológico de aumento na incidência de DCNT. Segundo dados da Federação Internacional de Obesidade (World Obesity Atlas), em 2020 a obesidade atingia cerca de 14% da população mundial, taxa que deve aumentar para 24% em 2035. Ao contrário de países desenvolvidos, nos quais a prevalência de obesidade tem se mantido estável, em países em desenvolvimento como o Brasil observa-se um aumento acentuado de indivíduos com excesso de peso. O aumento do consumo de alimentos ultraprocessados (UPF, do inglês *ultraprocessed foods*), com alta densidade energética e baixa densidade de nutrientes, em paralelo ao baixo consumo de frutas e hortaliças, associados à inatividade física, têm colaborado para a mudança do quadro epidemiológico nesses países, incluindo o Brasil. Dados da Pesquisa de Orçamentos Familiares (POF) indicam que, entre o final da década de 1970 e 2008, o excesso de peso (índice de massa corporal – IMC entre 25 e 29,9 kg/m^2) quase triplicou entre os homens (de 18 para 50%), e, em mulheres, passou de 28 para 48%. De acordo com a POF 2008-2009, a proporção de pessoas com obesidade na população (IMC >30 kg/m^2) cresceu mais de 4 vezes entre os homens (de 2,8 para 12,4%) e mais de 2 vezes entre as mulheres (de 8 para 16,9%). Dados mais recentes do Sistema de Vigilância de Fatores de Risco por Telefone (Vigitel) mostram que a prevalência de excesso de peso referido na população adulta brasileira aumentou de 43,2% em 2006 para 57% em 2021, enquanto a de obesidade passou de 11,6 para 22,4% nos últimos 15 anos, sendo ligeiramente superior em mulheres (22,6% em mulheres e 22% em homens). Embora a ingestão média relativa de macronutrientes das famílias brasileiras atenda a recomendações internacionais e o consumo de alimentos com elevado teor de processamento seja inferior ao de outros países da América Latina, percebe-se um aumento no consumo de UFP com elevado teor de gorduras, sódio e açúcares.

O excesso de alimentos com elevada densidade energética e baixa de nutrientes é considerado um importante fator de risco para o aumento da adiposidade, em especial da visceral. A adiposidade excessiva, especialmente intra-abdominal, constitui um distúrbio-chave no desenvolvimento da síndrome metabólica (SM) e é considerada o principal fator de risco modificável para o desenvolvimento de doenças cardiovasculares (DCV). De fato, o conjunto de doenças que compõem a SM – obesidade central, intolerância à glicose, hipertensão arterial, hipertrigliceridemia, baixa lipoproteína de alta densidade (colesterol HDL) – predispõe à aterogênese, responsável pela elevação da mortalidade por DCV.

Estudos epidemiológicos conduzidos em nosso meio têm possibilitado reforçar a função de certos hábitos alimentares tipicamente ocidentais na gênese de doenças que compõem a SM. Estudos de populações migrantes, como o caso dos japoneses e de seus descendentes no Brasil, representam uma oportunidade de avaliar o impacto de fatores ambientais na ocorrência de DCNT. O Brasil conta com a maior população de origem japonesa vivendo fora do Japão, sendo mais de 70% na região Sudeste, principalmente no estado de São Paulo. Pesquisadores do *Japanese-Brazilian Diabetes Study* (JBDS) foram motivados a investigar o impacto do ambiente nesses brasileiros "geneticamente" japoneses. Parte da experiência na investigação das relações entre dieta e SM em nipo-brasileiros é mencionada neste capítulo.

Importância da adiposidade central para a síndrome metabólica

O tecido adiposo branco tornou-se alvo de ampla investigação nas últimas décadas em grande parte por sua capacidade de produzir citocinas e hormônios, o que o caracteriza como importante órgão imune-endócrino. O tecido adiposo branco é responsável pela secreção de diversas adipocitocinas que interferem na sensibilidade à insulina, na inflamação subclínica e na aterogênese. A produção de citocinas é proporcional à massa adiposa e varia, também, com a localização preferencial desse tecido, visceral ou subcutânea. O acúmulo de gordura, em especial visceral, promove distúrbios metabólicos e hemodinâmicos em decorrência da produção anormal dessas substâncias. Na obesidade central, indicativa de hipertrofia do tecido visceral, sua produção está alterada, o que resulta em efeitos deletérios em diferentes tecidos. As evidências sobre a importância do acúmulo intra-abdominal de gordura levaram as sociedades científicas a considerar sua ocorrência um critério fundamental na definição de SM.

Desde sua descrição em 1988, critérios para SM foram propostos por diversas sociedades científicas. A SM, condição caracterizada pela combinação de diferentes fatores de risco modificáveis, tem na resistência à insulina (RI) o evento fisiopatológico central, capaz de promover as principais doenças que integram a doença. Estima-se que a SM seja responsável pelo aumento de até 5 vezes do risco de desenvolvimento de DM2 e de 2 vezes do risco cardiovascular (RCV) em um período de 5 a 10 anos. Um dos critérios mais amplamente empregados foi proposto pelo *National Cholesterol Education Program Expert Panel on Detection, Evaluation, and Treatment of High Blood Cholesterol in Adults* (NCEP-ATP III), fundamentado na ocorrência de pelo menos três entre cinco componentes: glicemia de jejum $\geq$ 100 mg/dℓ, pressão arterial $\geq$ 130 × 85 mmHg, triglicerídeos (TG) $\geq$ 150 mg/dℓ, colesterol HDL $\leq$ 40 mg/dℓ (50 para mulheres) e circunferência abdominal $\geq$ 102 cm (88 cm para mulheres). Posteriormente, o NCEP sugeriu pequenas modificações em seus critérios, buscando incorporar o conhecimento na área. A International Diabetes Federation (IDF), por sua vez, reforça o papel da obesidade central como elemento principal, porém o aumento da circunferência abdominal não representa mais critério obrigatório. As diferentes etnias no estabelecimento dos valores de corte para circunferência abdominal também são consideradas – populações específicas, como as asiáticas e hispânicas, apresentam diferenças quantitativas e qualitativas na adiposidade corporal, com potenciais diferenças no impacto sobre a morbimortalidade. De forma similar, indivíduos de origens sul e latino-americanas apresentam a própria definição de obesidade central. De fato, verifica-se, por exemplo, que asiáticos apresentam maior adiposidade abdominal para um mesmo IMC em comparação aos caucasoides, o que evidencia a importância do emprego de valores de corte distintos para diferentes etnias. No Brasil, as diretrizes de diagnóstico e tratamento da SM recomendam que mulheres com cintura superior a 88 cm e homens superior a 102 cm realizem monitoramento mais frequente dos fatores de RCV. Considerando a elevada miscigenação étnica da população brasileira, é provável que os valores do NCEP sejam muito elevados na identificação de obesidade central. Estudos locais, prospectivos, são necessários para estabelecer valores limítrofes, considerando os padrões de morbidade e mortalidade dos brasileiros.

Pesquisadores do JBDS, por exemplo, têm utilizado os valores de corte de IMC de 25 kg/m² para nipo-brasileiros para diagnosticar obesidade, e de cintura de 80 e 90 cm para mulheres e homens, respectivamente, para obesidade central, o mesmo critério utilizado pela IDF para população de origem japonesa.

Do ponto de vista fisiopatológico, a importância da obesidade, em especial visceral, decorre em grande parte do fato de se tratar de um estado de inflamação subclínica crônica. A hipertrofia dos adipócitos resulta em secreção aumentada de citocinas pró-inflamatórias; a infiltração desse tecido por monócitos amplia a cascata inflamatória. Entre as adipocitocinas com ação pró-inflamatória, estão o fator de necrose tumoral alfa (TNF-α) e as interleucinas (IL),

que estimulam a síntese hepática de proteínas de fase aguda, como a proteína C reativa e o fibrinogênio. Mediadores inflamatórios participam do processo aterosclerótico, e vários estudos revelam o valor da proteína C reativa na predição de eventos cardiovasculares. O TNF-α, além de participar da resposta inflamatória, deteriora o metabolismo glicolipídico, e, uma vez que sua produção é proporcional ao grau de adiposidade, esses efeitos ficam exacerbados na obesidade. É importante ressaltar que o TNF-α pode se correlacionar tanto com o IMC quanto com a razão cintura/quadril, evidenciando a importância do acúmulo de gordura visceral no risco para SM e DCV. Além disso, estima-se que 25% da IL-6 do organismo seja secretada pelo tecido adiposo, e que o tecido adiposo visceral libere 2 a 3 vezes mais que o subcutâneo. A IL-6 está elevada em indivíduos com obesidade e diminui em resposta à perda de peso. Ainda, há evidências de correlação da IL-6 com o IMC, a razão cintura/quadril, as concentrações de ácidos graxos livres, a insulinemia e com HOMA-IR (marcador de resistência à insulina). Observou-se que a IL-6 determinou a redução da secreção de adiponectina e que seus valores, quando elevados, são preditivos de DM2 e infarto do miocárdio. O último desfecho pode estar relacionado com a sua ação deletéria no sistema de coagulação. Tais ações sugerem papel relevante na patogênese da SM e na DCV. A adiponectina, em contraste com outras adipocitocinas, encontra-se diminuída em situações de obesidade, DM2, dislipidemia e DCV, e estudos sugerem se tratar de um fator de risco independente.

O impacto de alimentos, padrões alimentares ou nutrientes específicos sobre esses biomarcadores tem sido amplamente investigado como forma de identificar a instalação do processo fisiopatológico da SM. Padrões alimentares que incluem alto consumo de hortaliças, bem como de ácidos graxos insaturados (em especial ômegas-3 e 6), associam-se a um melhor perfil desses biomarcadores. Por outro lado, padrões dietéticos contendo altos teores de gorduras saturadas e *trans*, sódio e UFP formam o pior perfil. Também foi evidenciado que os alimentos com propriedades antioxidantes, ricos em polifenóis e contendo ácidos graxos das classes ômega-3 e ômega-9 (caso do azeite de oliva), atuam positivamente sobre marcadores de risco cardiometabólico. Na mesma linha dos achados de estudos em animais e *in vitro*, ensaios clínicos demonstram efeitos deletérios do consumo de ácidos graxos saturados (AGS) no metabolismo de forma aguda (pós-prandial) e crônica. Além disso, estudos epidemiológicos publicados nos últimos anos têm evidenciado forte correlação entre o consumo com elevado teor de processamento e aumento do risco cardiometabólico, embora os mecanismos ainda sejam pouco conhecidos. Em suma, as evidências disponíveis indicam que a dieta influencia diretamente o perfil de risco cardiometabólico dos indivíduos em grande parte mediado pela inflamação, mas também pelo aumento da adiposidade. Citocinas inflamatórias agravam o estado de RI presente na SM. Essa linha de pesquisa reforça a importância dos hábitos alimentares na prevenção de DCNT, uma vez que provocam efeitos fisiopatológicos a curto prazo, podendo produzir, a longo prazo, anormalidades metabólicas que elevam o RCV.

Contribuição de hábitos dietéticos para adiposidade corporal na síndrome metabólica

Pelo fato de a alimentação inadequada contribuir, junto à inatividade física, para o surgimento da obesidade abdominal, o controle da SM por meio da dieta quase sempre tem como principal estratégia a redução da adiposidade, o que promove, como consequência, redução da inflamação e da RI. Para tanto, dietas com restrição calórica (redução do consumo energético em torno de 500 a 600 kcal) são indicadas para o tratamento. Entretanto, há inúmeras evidências de que a redução no aporte energético deve estar associada a uma melhora na qualidade da dieta para que os benefícios metabólicos sejam mais abrangentes. Ainda assim, sabe-se que alguns nutrientes e padrões dietéticos modificam o risco cardiometabólico independentemente do aumento da adiposidade corporal. A redução no consumo de alimentos com alta densidade energética e baixa densidade de nutrientes, alimentos ricos em sódio e álcool, bem como o aumento do consumo de produtos *in natura*, ricos em fibras e ácidos graxos insaturados, têm se mostrado efetivos para reduzir o risco cardiometabólico. A redução no consumo de alimentos com alto teor de processamento, por exemplo, tende a promover redução da ingestão energética, uma vez que muitos deles apresentam alta densidade energética e baixa densidade de nutrientes.

Apesar da dificuldade na obtenção de dados dietéticos robustos em estudos epidemiológicos devido a questões inerentes aos métodos disponíveis para análise do consumo energético e de nutrientes (bem como a complexidade na condução de ensaios clínicos controlados), estudos realizados em modelos animais e em seres humanos evidenciaram o papel deletério da ingestão excessiva de gorduras saturadas no metabolismo glicolipídico. Estudos epidemiológicos e clínicos mostraram a associação entre o consumo de AGS e *trans*, com redução na sensibilidade à insulina e aumento do estado inflamatório subclínico. Além de atuar em fatores de risco, o consumo elevado de gorduras (entre elas, as saturadas) se mostra diretamente associado ao aumento de adiposidade corporal, outro fator de risco independente para DCV. É importante ressaltar que há evidências de que a substituição de AGS por ácidos graxos monoinsaturados (MUFA) foi capaz de reduzir fatores de RCV, como pressão arterial, lipoproteínas de baixa densidade (LDL) e selectina-E. Resultados da European Prospective Investigation into Cancer and Nutrition (EPIC) mostraram ainda que a composição dos ácidos graxos no plasma associava-se ao risco de DM2, sendo os AGS de cadeiras pares (14:00, 16:00 e 18:00) os que se relacionaram com maior risco, ao passo que insaturados e aqueles de cadeias ímpares, a risco reduzido. Além disso, estudos experimentais evidenciaram o efeito dos AGS nas células. Ao se ligarem aos receptores *toll-like* do tipo 4 (TLR4), os AGS induzem a expressão de genes inflamatórios em diferentes tecidos, inclusive no hipotálamo, onde ocorre o controle da ingestão energética. Isso significa que, além do impacto em tecidos periféricos, nutrientes, por exemplo, gorduras saturadas, têm um papel na regulação central da fome e da saciedade, por meio do hipotálamo. Neurônios específicos no núcleo arqueado do hipotálamo – peptídeo relacionado com a proteína Agouti (AgRP, do inglês *agouti-related protein*) e pró-opiomelanocortina (POMC, do inglês *proopiomelanocortin*) – funcionam como sensores de hormônios, de sinalização neural e nutricional, impactando diretamente a regulação central da fome e do controle da homeostase energética. Estudos em animais e seres humanos mostraram que uma exposição aguda e prolongada à dieta hiperlipídica (rica em gordura saturada) foi capaz de criar uma inflamação hipotalâmica, a qual promoveu disfunções no funcionamento deste órgão, afetando, negativamente, o controle da fome, a ingestão calórica e a saciedade. Além disso, já foram demonstrados outros mecanismos pelos quais AGS podem induzir inflamação e RI, como a geração de espécies reativas de oxigênio (que ativam vias que regulam a atividade da IL-1β) e pela

biossíntese de ceramidas, que prejudica a sinalização da insulina. Por outro lado, existem evidências de que o consumo elevado de ácidos graxos poli-insaturados (PUFA) da classe ômega-3 (presente principalmente em peixes de águas frias) e MUFA ômega-9 (presente no azeite de oliva) seja benéfico para prevenção e/ou controle de SM e DCV. Estudos *in vitro* e *in vivo* revelaram efeitos anti-inflamatórios dos ácidos graxos ômega-3, bem como redução na expressão de genes pró-inflamatórios. Apesar do papel protetor desse nutriente, dietas ricas em ômega-3 parecem apresentar maiores benefícios quando comparadas aos suplementos. Ainda assim, duas metanálises recentes evidenciaram a associação entre redução nos fatores de risco para SM e consumo de suplementos de ômega-3. Além disso, outra metanálise mostrou que a substituição de AGS por MUFA ou PUFA pode ser benéfica para indivíduos com SM ou DM2 pela redução na inflamação, pela melhora da sensibilidade à insulina e no perfil lipídico. Observou-se ainda que a suplementação com ácido eicosapentaenoico (EPA) e ácido docosa-hexaenoico (DHA) pode promover efeitos distintos no metabolismo, ao passo que a suplementação com EPA parece ser mais efetiva para redução do colesterol total; ambos os suplementos foram efetivos no controle dos TG. Além dos efeitos diretos no metabolismo lipídico, foi observada redução em moléculas de adesão endotelial. Há também evidências de que dietas ricas em PUFA não promovem aumento do peso corporal e são mais facilmente mantidas que as dietas do tipo *low-fat* (pobre em gorduras). Alguns estudos têm ressaltado que dietas com baixo teor de gorduras podem não ser eficazes para a perda de peso a longo prazo, uma vez que são difíceis de manter e podem, na ausência de orientações dietéticas adequadas, compensatoriamente levar ao aumento do consumo de carboidratos refinados, acentuando a hipertrigliceridemia. Portanto, a qualidade das gorduras parece ter papel mais importante do que sua quantidade.

De fato, estudos conduzidos em países nos quais o consumo de gorduras totais é superior às atuais recomendações dietéticas, mas com maior proporção de ácidos graxos insaturados para saturados, evidenciaram o papel protetor desses nutrientes. Em países como a Espanha, onde o percentual de ácidos graxos insaturados chega a 40 a 45% do valor calórico total (VCT) e onde o consumo de gorduras saturadas é mais baixo, há menor mortalidade por DCV. Em um grande ensaio clínico realizado na Espanha, evidenciou-se o papel protetor da dieta mediterrânea com suplementação de azeite de oliva ou oleaginosas na redução da mortalidade cardiovascular (PREDIMED). Outros estudos, de prevenção secundária, também relataram melhora de fatores de risco com a adoção de dieta rica em azeite de oliva extravirgem, quando comparada à dieta *low-fat* (CORDIOPREV). É importante ressaltar que, nesses estudos, os benefícios do azeite não decorreram apenas do tipo de ácidos graxos consumido, mas também dos chamados "compostos bioativos" presentes nesses alimentos, como os compostos fenólicos presentes nos azeites de oliva extravirgens. De fato, a aderência ao padrão mediterrâneo também apresentou associação negativa com o desenvolvimento de SM e DM2 e com componentes da SM. Em estudos de intervenção com dietas similares à mediterrânea, os resultados também foram favoráveis – em um deles, observaram-se redução nas concentrações do colesterol LDL e aumento do colesterol HDL após a substituição de dieta rica em gorduras saturadas por ricas em MUFA. Além dos efeitos sobre fatores de RCV clássicos, observou-se melhora nas apolipoproteínas A e B. Em um estudo realizado no Brasil, um desjejum com componentes da dieta mediterrânea foi capaz de reduzir o número de componentes da SM em indivíduos de risco cardiometabólico, ao passo que um desjejum rico em AGS piorou os critérios. Ainda no mesmo estudo, observou-se um aumento da expressão de genes pró-inflamatórios após desjejum rico em gorduras saturadas e pobre em fibras, o que não ocorreu após desjejum com componentes mediterrâneos. Outros ensaios clínicos também evidenciaram o papel protetor da dieta mediterrânea, como um realizado na Itália, em que indivíduos com SM foram aconselhados a aumentar o consumo de grãos integrais, hortaliças, frutas, oleaginosas e azeite de oliva visando à redução de risco cardiometabólico. Após 2 anos de intervenção, os parâmetros antropométricos, clínicos e bioquímicos melhoraram em comparação àqueles em uma dieta denominada "prudente", mostrando se tratar de uma dieta efetiva em melhorar RI, função endotelial, inflamação e reduzir a prevalência de SM. Além disso, a dieta mediterrânea tem sido indicada para o tratamento de doença hepática esteatótica metabólica, encontrada em muitos indivíduos com SM.

Invariavelmente, relata-se o papel importante dos ácidos graxos insaturados na prevenção e no controle de dislipidemias, na redução da RI e em outros fatores da SM. O consumo de azeite de oliva e oleaginosas – como castanhas e nozes – deve ser estimulado, atentando-se ao consumo energético total proposto. Além deles, outra característica marcante à qual se atribuem benefícios da dieta mediterrânea e de outros padrões alimentares saudáveis é o alto teor de frutas, verduras e legumes, bem como de cereais e grãos integrais, alimentos que apresentam elevado conteúdo de fibras solúveis ou insolúveis, consideradas essenciais no controle da adiposidade corporal e no controle de dislipidemias, DM2, SM e mesmo alguns tipos de câncer. No *Nurses' Health Study*, o ganho de peso após 12 anos de acompanhamento foi associado diretamente ao consumo de produtos alimentícios à base de grãos refinados e inversamente à ingestão de fibras e grãos integrais. Na mesma linha, uma coorte de homens jovens mostrou que cada 40 g de ingestão de grãos integrais associavam-se a uma redução de 0,49 kg no ganho de peso. Em metanálise publicada em 2017, observou-se uma tendência de papel protetor do consumo de fibras dietéticas, que não pôde ser comprovado por falta de coortes e ensaios clínicos mais extensos.

As fibras solúveis (presentes em frutas, hortaliças, aveia, cevada e leguminosas), em especial por sua viscosidade, atuam favoravelmente sobre o metabolismo glicolipídico, possibilitando menores picos da glicemia pós-prandial e resultando em potenciais efeitos benéficos sobre a sensibilidade à insulina. Alguns autores também têm atribuído os efeitos favoráveis das fibras na obesidade e DM2 à maior saciedade, por aumento no tempo da mastigação e diminuição na velocidade de absorção de macronutrientes. Acredita-se que isso resulte da capacidade das fibras solúveis de formar soluções viscosas que prolongam o esvaziamento gástrico e, consequentemente, promovem inibição do transporte de glicose, TG e colesterol no intestino. Ademais, tais fibras podem interferir na absorção e no ciclo êntero-hepático do colesterol, reduzindo sua concentração sérica. Em última análise, o consumo desse tipo de fibras favorece um perfil glicêmico e de lipoproteínas de menor risco para DCV.

Já as fibras insolúveis (presentes nos grãos integrais) diminuem a velocidade do trânsito e da absorção intestinal de nutrientes. As elevações glicêmicas são menos pronunciadas nas refeições que incluem alimentos integrais, resultando em menor estímulo sobre as células beta e, portanto, menos hiperinsulinemia. Há evidências de associação inversa entre o consumo de fibras insolúveis e o índice de RI (HOMA-IR). No *Framingham Offspring Study II*, por

exemplo, o consumo de grãos integrais associou-se à redução no risco de DM2, por melhora da função da célula beta, com aumento da secreção insulínica.

Importante ressaltar que diversas pesquisas mostram que os benefícios das fibras também estão relacionados à melhora do estado inflamatório. No *National Health and Nutrition Examination Survey* (NHANES), após ajuste para variáveis de confusão, o consumo aumentado de fibras associou-se inversamente à proteína C reativa elevada. O quartil de maior consumo associou-se à diminuição de 36% do risco de proteína C reativa elevada, enquanto a gordura saturada elevou esse risco em 58%. Portanto, os autores concluíram que fibra e gordura saturada podem mediar a relação entre dieta, inflamação e risco cardiometabólico. Sabe-se que fibras dietéticas são fermentadas no intestino e produzem ácidos graxos de cadeia curta, capazes de modular a expressão de citocinas inflamatórias (IL-6 e TNF-α) e atuar inibindo fatores de transcrição como o fator nuclear kappa-B (NF-kappa-B), responsável pela transcrição de genes inflamatórios. Além disso, o consumo de fibras está diretamente associado à modulação da microbiota intestinal para uma composição mais benéfica, a qual parece ser responsável por diminuir o processo inflamatório, podendo melhorar os perfis lipídicos e glicêmicos em indivíduos com SM. As Diretrizes sobre Dislipidemia e Prevenção da Aterosclerose recomendam, para a redução da colesterolemia, o consumo de 20 a 30 g de fibra alimentar/dia para adultos, das quais de 5 a 10 g provenientes de fibras solúveis. Tal recomendação está na mesma linha da Organização Mundial da Saúde (OMS), que preconiza o consumo de fibras maior que 25 g/dia, por meio de frutas, hortaliças e grãos integrais, para a prevenção de DCNT.

Além dos benefícios associados às fibras, o consumo de frutas e hortaliças promove outros benefícios pela diversidade de micronutrientes existentes (alta densidade de nutrientes e baixa densidade energética). Um estudo mostrou que a capacidade antioxidante total da dieta, especialmente em virtude das frutas e hortaliças, está associada a componentes da SM (pressão arterial e glicemia) em jovens adultos. Dessa maneira, diversos investigadores ressaltam que cinco porções de frutas e hortaliças/dia, ou o equivalente a 500 g/dia, são consideradas adequadas para a redução do risco cardiometabólico.

De maneira geral, as recomendações de dieta saudável para obesidade e SM são compatíveis com aquelas preconizadas para a população geral, com reduções no VCT para perda de peso (entre 500 e 600 kcal/dia), consumo elevado de frutas e hortaliças e cereais integrais. Assim, sociedades científicas preconizam, para a prevenção de eventos cardiovasculares, uma dieta normolipídica (de 25 a 35% das calorias totais), restrita em gordura saturada e colesterol e rica em ácidos graxos insaturados. Além disso, ressaltam a importância da restrição do consumo de gordura *trans* e do ajuste das calorias ao peso desejável. O consumo de carboidratos integrais deve ser estimulado e corresponder à metade do total de carboidratos ingeridos.

Uma vez que as dietas são compostas de alimentos que atuam de forma sinérgica e são diretamente influenciados por fatores culturais, adaptar as diretrizes dietéticas aos fatores socioeconômicos, à disponibilidade de alimentos e aos hábitos alimentares de diferentes regiões do país torna-se essencial. Recomenda-se evitar padrões dietéticos já associados a efeitos metabólicos deletérios, por exemplo. Estudos prospectivos como o *Atherosclerosis Risk In Communities* (ARIC) comprovaram o impacto deletério do consumo do padrão dietético ocidental (conhecido como *Western diet*) – caracterizado por alta ingestão de grãos refinados, carnes processadas, frituras e carne vermelha – no risco de SM. Ao analisar componentes dietéticos individuais, encontrou-se risco de desenvolver SM 26% maior no mais alto quintil de ingestão de carnes, 25% no maior tercil de consumo de frituras e 34% no maior tercil de refrigerantes *diet*, enquanto a ingestão de produtos lácteos pareceu ser protetora (risco 13% menor de SM).

Além do padrão dietético característico das dietas ocidentais, em estudos epidemiológicos, o aumento do consumo de UPF tem sido diretamente relacionado ao ganho de peso e ao maior risco para SM e DCV. Apesar de os mecanismos fisiopatológicos da associação entre esses alimentos e o risco cardiometabólico não estarem bem estabelecidos, estudos preliminares em animais sugerem que fatores como a hiperpalatabilidade, a redução no tempo de mastigação e do tempo de trânsito intestinal, bem como possíveis modificações na microbiota intestinal e no sistema de recompensa do cérebro, promovidos pelo consumo de UPF podem elevar o risco cardiometabólico. O sistema de classificação de alimentos pelo grau de processamento (Nova) foi desenvolvido por pesquisadores brasileiros e é a base do *Guia Alimentar para a População Brasileira*. Diversos estudos epidemiológicos empregaram a classificação proposta pela Nova e observaram correlações elevadas entre o consumo desses alimentos e o risco para obesidade, SM, DCV e outras DCNT. Em um ensaio clínico cruzado no qual participantes receberam dietas similares com diferentes graus de processamento em ordem aleatória, o consumo energético e o ganho de peso foram significativamente superiores durante o consumo de UPF, reforçando a relação entre o consumo desses alimentos com ganho de peso e a SM.

Outra abordagem nutricional que recentemente ganhou importância no controle da obesidade e da SM é o jejum intermitente. Essa abordagem foca em restringir o período do dia no qual o indivíduo se alimenta. Dessa forma, indivíduos podem ficar dias inteiros, ou horas no dia (geralmente 18 horas), sem nenhuma ingestão calórica. A ideia por trás dessa abordagem é a troca do substrato que será utilizado pelo corpo para promover energia (*metabolic switching*). Em um estado alimentado, o corpo utiliza, principalmente, a glicose, e o excesso de gordura é armazenado no tecido adiposo. Com o jejum, há uma quebra das reservas de TG no tecido adiposo, o qual é convertido em ácidos graxos, e funciona como a principal fonte energética para os principais tecidos do corpo. Assim, estudos mostraram o impacto positivo do jejum intermitente na perda de peso, na redução da resistência à insulina e na diminuição do RCV. Essa abordagem ainda é bem recente; mais pesquisas são necessárias para entender as possíveis consequências a longo prazo e o uso em determinadas condições médicas.

Ao contrário do padrão ocidental, o padrão Abordagem Dietética para Parar a Hipertensão (DASH, do inglês *Dietary Approaches to Stop Hypertension*), definido pelo consumo aumentado de frutas, hortaliças, lácteos pobres em gorduras e grãos integrais, e reduzido de gorduras saturadas, totais e colesterol e restrito a 2,4 g de sódio, tem sido associado à proteção cardiovascular. Em ensaio clínico randomizado controlado envolvendo portadores de SM, aqueles que consumiram a dieta DASH – em comparação com a dieta-controle – apresentaram elevação do colesterol HDL e redução do peso corporal, da pressão arterial, dos TG e da glicemia, indicando que esse tipo de dieta pode reduzir o risco cardiometabólico. De forma similar, dados recentes sugerem que a dieta nórdica saudável, rica em frutas vermelhas (ricas em compostos antioxidantes), peixes e cereais integrais, apresenta benefícios metabólicos, incluindo redução em

marcadores inflamatórios. Entre os padrões alimentares aqui referidos, o mediterrâneo acumula as maiores evidências de benefícios à saúde cardiometabólica, e as publicações nessa linha não estão mais restritas aos pesquisadores da região mediterrânea. Além dos grandes estudos realizados na Espanha e na Itália (p. ex., PREDIMED e CORDIOPREV), considerados referências para descrever os efeitos de dietas na prevenção de DCV, outros trabalhos conduzidos fora de países mediterrâneos vêm mostrando o papel de componentes da dieta na prevenção e no controle de DCNT. Uma análise do *Nurses' Health Study*, por exemplo, mostrou que a aderência ao padrão de dieta mediterrâneo estava associada à maior longitude de telômeros, um importante marcador biológico relacionado com o envelhecimento.

Padrões dietéticos com manipulação de macronutrientes (*low-fat*, *low-carb* e dietas com elevado teor de proteínas) costumam apresentar resultados controversos e elevada popularidade. Dietas pobres em carboidrato, por exemplo, tornaram-se populares em virtude de seus resultados para a perda de peso a curto prazo, embora sejam comumente ricas em AGS e deficientes em frutas, hortaliças e grãos integrais, padrão dietético que contrasta com as recomendações para proteção cardiometabólica. Além disso, estudos em modelos animais mostraram que dietas ricas em AGS e pobres em carboidratos (menos de 20% do VCT) atuam de maneira negativa sobre diversos territórios, podendo promover redução na densidade mineral óssea e alterações hormonais. Ainda, demonstrou-se papel deletério de AGS de cadeia longa sobre o metabolismo glicolipídico, em especial palmítico, láurico e mirístico.

A estratégia básica para prevenção e tratamento da SM inclui mudanças no estilo de vida, entre as quais a dieta apresenta papel fundamental. Nesse contexto, as recomendações nutricionais não devem focar apenas em um nutriente específico, mas sim basear-se em um padrão dietético saudável. Esse padrão deve ter como foco especialmente a qualidade de gorduras consumidas (adequação do consumo de ácidos graxos saturados e restrição de ácidos graxos *trans*), com aumento do consumo de insaturadas (em especial azeite de oliva extravirgem e peixes de águas frias), e o estímulo à ingestão de alimentos ricos em fibras – grãos integrais, frutas e hortaliças –, garantindo balanceamento adequado de macronutrientes e micronutrientes necessários à saúde. Dietas extremamente radicais, que enfatizam apenas um macronutriente, podem trazer prejuízos metabólicos e não devem ser recomendadas, à exceção de quando o paciente não consegue seguir outros tipos de dietas. Como a perda de peso é fundamental para a SM, em alguns casos as dietas restritivas e ricas em gorduras ou carboidratos podem surgir como alternativas viáveis, devendo-se, porém, atentar sempre aos fatores de risco do indivíduo. A associação de dieta saudável com atividade física representa a melhor estratégia para perda de peso e para melhora de diversos marcadores de risco.

Obesidade e síndrome metabólica em populações, com ênfase na nipo-brasileira

Com relação à SM, relatam-se prevalências que variam desde 1,7% (em mulheres italianas) até 56,7% (em indígenas norte-americanas). O NHANES III revelou que 23,1% da população norte-americana apresentava SM pelo NCEP. Mulheres de origem mexicana (35,6%), mulheres afro-americanas (25,7%) e caucasoides (22,8%) apresentaram prevalências maiores que as dos homens dos

Capítulo 15 ▪ Aspectos Epidemiológicos da Obesidade e da Síndrome Metabólica: Ênfase no Papel de Fatores Dietéticos **129**

respectivos grupos étnicos (28,3%, 16,4% e 24,8%). A taxa encontrada nos nipo-brasileiros representa uma das maiores do mundo, semelhante às encontradas no *Strong Heart Study*. As prevalências de SM descritas na literatura apresentam uma ampla variação, em parte por diferentes critérios empregados para o diagnóstico e pelas faixas etárias diversas, o que limita a comparabilidade das estimativas em nível mundial. Ademais, fatores genéticos e ambientais devem influenciar a ocorrência da SM nas populações.

Diante do reconhecido papel de fatores dietéticos e do elevado percentual de nipo-brasileiros com excesso de peso, o JBDS buscou aprofundar o conhecimento sobre o impacto de hábitos de vida ocidentais na gênese das doenças que compõem a SM. Estudos semelhantes já haviam sido conduzidos nos EUA, explorando os efeitos da imigração japonesa ao Ocidente. Os achados em nipo-americanos sugeriam que certa proteção contra o DM2 dos residentes do Japão desaparecia nos imigrantes que aumentavam a gordura corporal e passavam a apresentar altas prevalências da doença, apoiando a participação do ambiente ocidental.

Os trabalhos do JBDS foram realizados junto à população nipo-brasileira residente em Bauru, interior de São Paulo. Um levantamento demográfico dessa ocasião contabilizava 2.954 indivíduos de primeira a quarta geração. A primeira fase do estudo (1993) buscou estimar a prevalência de DM2 e estados pré-diabéticos em indivíduos de primeira geração (nascidos no Japão ou isseis) e segunda geração (nascidos de pais da primeira geração ou nisseis). Na segunda fase (2000), foram envolvidos, além dos indivíduos da primeira fase, todos os isseis e nisseis a partir de 30 anos. O foco de interesse deixou de ser apenas o DM2, ampliando-se para suas complicações e demais componentes da SM.

Lições da população nipo-brasileira

Entre os 647 nipo-brasileiros participantes da primeira fase do JBDS, com idades entre 40 e 79 anos, 22,6% foram identificados como portadores de DM2, sem diferença significativa entre os sexos. Essa prevalência era 3 vezes a encontrada no Japão e similar à dos nipo-americanos residentes em Seattle. Questionava-se o motivo pelo qual a população nipo-brasileira, exposta ao mesmo ambiente que o restante dos brasileiros, apresentava prevalência tão superior. Análises preliminares apontavam associação entre ganho de peso na vida adulta com distúrbios da tolerância à glicose. Aparentemente, a coexistência de gerações possibilitaria conhecer se a manutenção de costumes mais orientais por parte da primeira geração teria alguma proteção contra ganho de peso e distúrbios metabólicos. A análise por escalas sociométricas mostrou que, de fato, a segunda geração afastava-se mais dos hábitos tradicionais japoneses. Apesar disso, as diferenças de prevalências de DM2 entre as gerações não foram significativas.

Ainda mais alarmante foi a prevalência encontrada na segunda fase, quando 36% dos nipo-brasileiros apresentavam DM2, uma das maiores taxas detectadas mundialmente. Interpretou-se que deveria haver uma forte suscetibilidade genética que, associada a condições ambientais desfavoráveis, relacionadas ao estilo de vida ocidental, estaria contribuindo para esse quadro. Ainda, pelo fato de a obesidade constituir o principal fator de risco para a doença, sua ocorrência foi também investigada, além de outras comorbidades.

Utilizando-se o valor de corte de IMC > 25 kg/m² para definir obesidade nos nipo-brasileiros, encontrou-se prevalência de 34,6% para homens e de 39,6% para mulheres de primeira geração, sendo mais acentuada na segunda geração. Os nipo-brasileiros, em média, não apresentam valores de IMC elevados, porém é bastante alta a prevalência de obesidade central, diagnosticada pela razão cintura/quadril.

Fatores dietéticos na predição e no controle da síndrome metabólica em nipo-brasileiros

A hipótese testada pelo JBDS reside no fato de que, entre os fatores ambientais, certos hábitos alimentares (consumo excessivo de gorduras e reduzido de fibras) e inatividade física são determinantes na suscetibilidade aumentada da população nipo-brasileira à obesidade e a doenças cardiometabólicas no ambiente ocidental. De fato, resultados da primeira fase mostraram que a dieta dos nipo-brasileiros de Bauru continha o dobro do percentual de gordura em relação ao valor energético total quando comparada à consumida no Japão (Tabela 15.1).

Na segunda fase, a ingestão de gorduras – ajustada para diversos fatores – mostrou-se associada de modo independente à SM, e o consumo de ácido graxo linoleico sugeria papel protetor (Figura 15.1). Na coorte acompanhada de 1993 a 2000, observou-se que em homens nipo-brasileiros a ingestão de carnes vermelhas associou-se à ocorrência da SM (Figura 15.2). Baixa atividade física também foi verificada nessa mesma população. Os achados sugeriam fortemente que hábitos dietéticos associados à baixa atividade física poderiam contribuir para a obesidade central e os consequentes distúrbios metabólicos nos nipo-brasileiros.

Diante do preocupante quadro de morbidade dessa população nipo-brasileira, desenvolveu-se a terceira fase do estudo, intitulada "Intervenção sobre o estilo de vida da população nipo-brasileira de alto risco para SM, residentes em Bauru, SP". A hipótese era a de que um programa de intervenção no estilo de vida resultaria em benefícios sobre o perfil de risco cardiometabólico da população envolvida.

Em 2005, 728 nipo-brasileiros de primeira e segunda gerações, que haviam participado da segunda fase do estudo, aderiram ao programa de 2 anos de intervenção de mudança em estilo de vida. Após o primeiro ano, 650 indivíduos foram reavaliados e, no ano seguinte, 500. A estratégia de intervenção no estilo de vida baseou-se fundamentalmente na orientação de dieta saudável e prática de atividade física. Os participantes foram agendados para consulta individual com nutricionista, sessões em grupo para recomendações de dieta e atividade física e eventos de exercício para a comunidade. As dietas foram orientadas segundo o estado nutricional inicial e avaliadas por três recordatórios alimentares de 24 horas. Estimulou-se a prática de 30 minutos/dia de atividade física, na maioria dos dias da semana.

Tabela 15.1 Média do consumo de macronutrientes dos japoneses e migrantes japoneses.

	Bauru (Brasil)	Seattle (EUA)*	Japão**
Idade (anos)	40 a 79	45 a 74	45 a 69
Energia (kcal)	2.970	2.137	2.016
Carboidrato (%)	53,1	48,5	61,1
Proteína (%)	14,5	16,5	14,8
Gordura (%)	32,4	32,4	16,7

*Tsunehara et al., 1990; **Kawate et al., 1979.

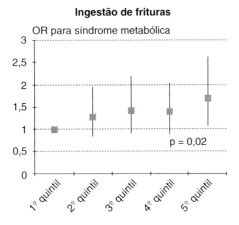

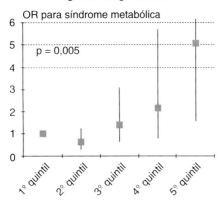

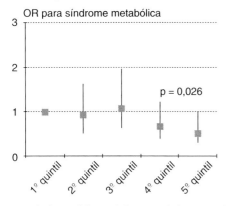

Figura 15.1 Razões de chances (OR) para síndrome metabólica em nipo-brasileiros segundo quintis de ingestão de nutrientes, ajustadas para idade, sexo, atividade física, escolaridade, fumo, geração, calorias totais, fibra e álcool.

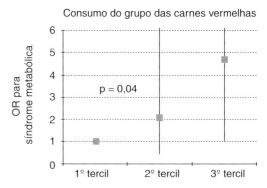

Figura 15.2 Razão de chance (OR) de síndrome metabólica na coorte de homens nipo-brasileiros segundo tercil de consumo do grupo das carnes vermelhas, ajustado para sexo, idade, tabagismo, educação, geração, atividade física, consumo de energia, fibra e álcool.

Após 1 ano de intervenção, observou-se redução significativa no IMC e na circunferência abdominal. Apesar da queda discreta nos parâmetros antropométricos, houve melhora significativa nos parâmetros de pressão arterial, glicemia, perfil lipídico e escore de Framingham, em comparação ao comportamento no período pré-intervenção. Pesquisadores do *Finnish Diabetes Prevention Study* e do *Diabetes Prevention Program* (DPP) mostraram que é possível a prevenção de DM2 com uma pequena redução da adiposidade. Na versão indiana do DPP, o IDPP, houve redução de 26,4% no risco relativo de DM2 sem alteração significativa de peso ou circunferência abdominal na população. Em outro estudo conduzido no Japão, a redução no risco de desenvolver DM2 foi mais acentuada do que aquela esperada pela diminuição no IMC, sugerindo que o efeito benéfico das intervenções pode não ser atribuído somente às reduções na adiposidade corporal.

Após 2 anos, permaneceram as reduções nas médias das variáveis antropométricas, clínicas e na maioria das metabólicas, com exceção da glicemia e do TG, que não atingiram significância estatística. O impacto do programa não dependeu do número de metas atingidas. Após excluir os indivíduos com DM2 no início do estudo, 72,5% dos indivíduos mantiveram ou regrediram seu estado de tolerância à glicose. Níveis mais baixos de proteína C reativa no início do estudo tiveram associação independente com a manutenção ou regressão do grau de tolerância à glicose após 2 anos de intervenção, ajustado para insulina, idade e variáveis antropométricas (Tabela 15.2). Os indivíduos mais velhos e aqueles com menores níveis de proteína C reativa, IMC e circunferência abdominal foram os mais propensos a responder ao programa de intervenção.

A intervenção trouxe benefício no perfil cardiometabólico de nipo-brasileiros de alto RCV. A comparação com as mudanças observadas no período pré-intervenção reforçou o papel da intervenção na melhora de parâmetros antropométricos, clínicos e laboratoriais dos participantes. Conclui-se que o programa foi efetivo em manter ou regredir o grau de tolerância à glicose após 2 anos de intervenção na maioria dos indivíduos sem DM2. Os achados sugerem que o estado inflamatório pode ser preditivo de deterioração do metabolismo da glicose, independentemente da adiposidade corporal.

Tabela 15.2 Fatores preditivos da não deterioração de tolerância à glicose de nipo-brasileiros submetidos a 2 anos de intervenção por meio de mudanças em hábitos de vida. Ajustes para o índice de massa corporal ou circunferência da cintura não alteram os resultados.

	Razão de chance (*odds ratio*) (IC 95%)	Valor p
≥ 60 anos	0,53 (0,26 a 1,10)	0,06
GJA ou TGD	5,9 (2,8 a 12,2)	< 0,001
PCR ≥ 0,14	1	
PCR ≥ 0,04 a < 0,14	2,2 (1 a 4,9)	0,06
PCR < 0,04	3,3 (1,3 a 9,1)	0,01

GJA: glicemia de jejum alterada; IC 95%: intervalo de confiança de 95%; PCR: proteína C reativa; TGD: tolerância à glicose diminuída.

Considerações finais

A literatura dispõe de evidências consistentes sobre a contribuição de fatores ambientais (dieta inadequada e inatividade física) para o aumento da adiposidade corporal, que constitui importante fator de risco para as principais doenças responsáveis pela morbimortalidade nas populações. Em particular, fatores relacionados com um padrão dietético ocidental, com alta densidade energética, rico em gorduras saturadas e carboidratos refinados, bem como em UPF e pobre em fibras alimentares, têm sido associados a maior risco cardiometabólico em estudos epidemiológicos. Estudos de populações migrantes, como o caso dos japoneses nas Américas que alteraram radicalmente seu padrão alimentar no novo ambiente, representaram uma oportunidade para investigar essa linha de pesquisa. Contudo, há inúmeras evidências de que o padrão de dieta mediterrâneo, rico em MUFA e PUFA, além de alimentos ricos em fibras e polifenóis, associa-se a menor incidência de doenças metabólicas e cardiovasculares, o que leva as mais modernas recomendações nutricionais a reforçarem a importância de se atentar não apenas para as quantidades de nutrientes, mas também, particularmente, para a qualidade deles.

Houve muitos avanços com o objetivo de elucidar os mecanismos pelos quais nutrientes e padrões de dietas favorecem ou não o ganho de peso e o aumento do risco cardiometabólico. A ativação da resposta inflamatória e da indução de RI, envolvidas na obesidade e nas comorbidades, também pode ser mediada por modificações na microbiota intestinal provocada por hábitos alimentares, entre outros fatores.

Limitações dos instrumentos de avaliação do consumo alimentar ainda dificultam assegurar relações causais com morbidades, mas dados disponíveis na literatura hoje indicam a preconização de uma dieta rica em frutas, verduras e legumes, com cereais integrais e maior consumo de ácidos graxos insaturados em detrimento dos saturados. Evidenciou-se que tais modificações dietéticas podem atuar desde a redução do peso e da adiposidade abdominal, passando pela inflamação e RI, levando à redução do RCV elevado encontrado em indivíduos com SM.

Bibliografia

Alberti KG, Zimmet P, Shaw J. Metabolic syndrome – a new worldwide definition. A Consensus Statement from the International Diabetes Federation. Diabet Med. 2006;23(5):469-80.

Alberti KGMM, Eckel RH, Grundy SM, et al. Harmonizing the metabolic syndrome: a joint interim statement of the International Diabetes Federation Task Force on Epidemiology and Prevention; National Heart, Lung, and Blood Institute; American Heart Association; World Heart Federation; International Atherosclerosis Society; and International Association for the Study of Obesity. Circulation. 2009;120:1640-5.

American Diabetes Association. Nutrition recommendations and interventions for diabetes: a position statement of the American Diabetes Association. Diabetes Care. 2008;31(1):S61-S78.

Anania C, Perla FM, Olivero F, et al. Mediterranean diet and nonalcoholic fatty liver disease. World J Gastroenterol. 2018 May 21;24(19):2083-94.

ASCEND Study Collaborative Group. Effects of n-3 fatty acid supplements in diabetes mellitus. N Engl J Med. 2018;379(16):1540-50.

Azadbakht L, Mirmiran P, Esmaillzadeh A, et al. Beneficial effects of a dietary approaches to stop hypertension eating plan on features of the metabolic syndrome. Diabetes Care. 2005;28:2823-31.

Balkau B, Charles MA. Comment on the provisional report from the WHO consultation. European Group for the Study of Insulin Resistance (EGIR). Diabet Med. 1999;16(5):442-3.

Bielohuby M, Sisley S, Sandoval D, et al. Impaired glucose tolerance in rats fed low-carbohydrate, high-fat diets. Am J Physiol Endocrinol Metab. 2013;305(9):E1059-70.

Biesalski HK. Diabetes preventive components in the Mediterranean diet. Eur J Nutr. 2004;43(Suppl. 1):1/26-1/30.

Bloomgarden ZT. American Association of Clinical Endocrinologists (AACE) consensus conference on the insulin resistance syndrome: 25-26 August 2002, Washington, DC. Diabetes Care. 2003;26(3):933-9.

Borst SE. The role of TNF-alpha in insulin resistance. Endocrine 2004;23:177-82.

Bos MB, de Vries JHM, Feskens EJM, et al. Effect of a high monounsaturated fatty acids diet and a Mediterranean diet on serum lipids and insulin sensitivity in adults with mild abdominal obesity. Nutr Metab Cardiovasc Dis. 2010;20:591-8.

Brasil. Ministério da Saúde/Secretaria de Vigilância em Saúde. Sistema de Informação sobre Mortalidade. Porcentagem de óbitos segundo grupo de causas. Período: 2004. Disponível em: http://tabnet.datasus.gov.br/cgi/tabcgi.e.xe?idb2006/c04.def.

Brasil. Ministério da Saúde. Secretaria de Vigilância em Saúde. Vigitel Brasil 2017: vigilância de fatores de risco e proteção para doenças crônicas por inquérito telefônico: estimativas sobre frequência e distribuição sociodemográfica de fatores de risco e proteção para doenças crônicas nas capitais dos 26 estados brasileiros e no Distrito Federal em 2017/Ministério da Saúde, Secretaria de Vigilância em Saúde. Brasília: Ministério da Saúde; 2018. 130 p.: il.

Brasil. Ministério da Saúde. Secretaria de Vigilância em Saúde. Vigitel Brasil 2021: vigilância de fatores de risco e proteção para doenças crônicas por inquérito telefônico: estimativas sobre frequência e distribuição sociodemográfica de fatores de risco e proteção para doenças crônicas nas capitais dos 26 estados brasileiros e no Distrito Federal em 2021/Ministério da Saúde, Secretaria de Vigilância em Saúde. Brasília: Ministério da Saúde; 2022.

Bulcão C, Ferreira SR, Giuffrida FM, et al. The new adipose tissue and adipocytokines. Curr Diabetes Rev. 2006;2:19-28.

Calder PC. Fatty acids and inflammation: the cutting edge between food and pharma. Eur J Pharmacol. 2011;668(Suppl. 1):S50-8.

Cameron AJ, Shaw JE, Zimmet PZ. The metabolic syndrome: prevalence in worldwide populations. Endocrinol Metab Clin North Am. 2004;33(2):351-75.

Ceriello A, Esposito K, La Sala L, et al. The protective effect of the Mediterranean diet on endothelial resistance to GLP-1 in type 2 diabetes: a preliminary report. Cardiovasc Diabetol. 2014;13(1):140.

Chen JP, Chen GC, Wang XP, et al. Dietary fiber and metabolic syndrome: a meta-analysis and review of related mechanisms. Nutrients. 2017;10(1):E24.

Chuang SY, Chen CH, Chou P. Prevalence of metabolic syndrome in a large health check-up population in Taiwan [abstract]. J Chin Med Assoc. 2004;67(12):611-20.

Costa MB, Ferreira SRG, Franco LJ, et al.; JBDS Group. Dietary patterns in an at risk population for glucose intolerance. J Epidemiol. 2000;10(2):111-7.

Cronin P, Joyce SA, O'Toole PW, et al. Dietary fibre modulates the gut microbiota. Nutrients. 2021;13(5):1655.

Crous-Bou M, Fung TT, Prescott J, et al. Mediterranean diet and telomere length in Nurses' Health Study: population based cohort study. BMJ. 2014;349:66-74.

de la Iglesia R, Loria-Kohen V, Zulet MA, et al. Dietary strategies implicated in the prevention and treatment of metabolic syndrome. Int J Mol Sci. 2016; 17(11):E1877.

Delgado-Lista J, Perez-Martinez P, Garcia-Rios A, et al. CORonary Diet Intervention with Olive oil and cardiovascular PREVention study (the CORDIOPREV study): rationale, methods, and baseline characteristics: a clinical trial comparing the efficacy of a Mediterranean diet rich in olive oil versus a low-fat diet on cardiovascular disease in coronary patients. Am Heart J. 2016;177:42-50.

Delgado-Lista J, Perez-Martinez P, Garcia Rios A, et al. Mediterranean diet and cardiovascular risk: beyond traditional risk factors. Crit Rev Food Sci Nutr. 2014.

Després JP, Lemieux I. Abdominal obesity and metabolic syndrome. Nature. 2006;44(14):881-7.

Doro AR, Gimeno SGA, Hirai AT, et al. Análise da associação de atividade física à síndrome metabólica em estudo populacional de nipo-brasileiros. Arq Bras Endocrinol Metab. 2006;50(6):1066-74.

Eckel RH, Grundy SM, Zimmet PZ. The metabolic syndrome. Lancet. 2005;365:1415-28.

Einhorn D, Reaven GM, Cobin RH, et al. American College of Endocrinology position statement on the insulin resistance syndrome. Endocr Pract. 2003;9(3):237-52.

Engel DF, Velloso LA. The timeline of neuronal and glial alterations in experimental obesity. Neuropharmacology. 2022;208:108983.

Esposito K, Ceriello A, Giugliano D. Diet and the metabolic syndrome. Metab Syndr Relat Disord. 2007;5:291-6.

Esposito K, Giugliano D. Diet and inflammation: a link to metabolic and cardiovascular diseases. Euro Heart J. 2006;27:15-20.

Esposito K, Marfella R, Ciotola M, et al. Effect of a Mediterranean-style diet on endothelial dysfunction and markers of vascular inflammation in the metabolic syndrome. JAMA. 2004;292(12):1440-6.

Estruch R, Ros E, Salas-Salvadó J, et al.; PREDIMED Study Investigators. Primary prevention of cardiovascular disease with a Mediterranean diet supplemented with extra-virgin olive oil or nuts. N Engl J Med. 2018;378(25):e34.

Fain JN. Release of interleukins and other inflammatory cytokines by human adipose tissue is enhanced in obesity and primarily due to the nonfat cells. Vitam Horm. 2006;74:433-77.

Fantuzzi G, Mazzone T. Adipose tissue and atherosclerosis. Arterioscler Thromb Vasc Biol. 2007;27:996-1003.

Feldeisen SE, Tucker KL. Nutritional strategies in the prevention and treatment of metabolic syndrome. Appl Physiol Nutr Metab. 2007;32(1):46-60.

Ferdinand KC, Clark LT. The epidemic of diabetes mellitus and the metabolic syndrome in African-Americans. Rev Cardiovasc Med. 2004;5(Suppl. 3):S28-S33.

Ferreira SRG, Almeida B, Siqueira AFA, et al. Intervenções na prevenção do diabetes mellitus tipo 2: é viável um programa populacional no nosso meio? Arq Bras Endocrinol Metab. 2005;49(4):479-84.

Ferreira SRG, Almeida-Pititto B. Uma reflexão sobre a imigração japonesa ao Brasil sob o ângulo da adiposidade corporal. Arq Bras Endocrinol Metab. 2009;53(2):175-82.

Ferreira SRG, Iunes M, Franco LJ, et al.; Japanese-Brazilian Diabetes Study Group. Disturbances of glucose and lipid metabolism in first and second generation Japanese-Brazilians. Diabetes Res Clin Prac. 1996;34(Suppl.):S59-S63.

Ferreira SRG, Lerario DDG, Gimeno SGA, et al.; Japanese-Brazilian Diabetes Study Group. Obesity and central adiposity in Japanese immigrants: role of the Western dietary pattern. J Epidemiol. 2002;12:431-8.

Ferreira SRG, Macotela Y, Velloso LA, et al. Determinants of obesity in Latin America. Nat Metab. 2024;6(3):409-32.

Field AE, Willett WC, Lissner L, et al. Dietary fat and weight gain among women in the Nurses' Health Study. Obesity. 2007;15(4):967-76.

Ford ES, Giles WH, Mokdad AH. Increasing prevalence of the metabolic syndrome among US adults. Diabetes Care. 2004;27(10):2444-9.

Forouhi NG, Koulman A, Sharp SJ, et al. Differences in the prospective association between individual plasma phospholipid saturated fatty acids and incident type 2 diabetes: the EPIC-InterAct case-cohort study. Lancet Diabetes Endocrinol. 2014;2(10):810-8.

Freire RD, Castro TG, Cardoso MA, et al. Dietary intakes associated with metabolic syndrome in a cohort of Japanese ancestry. Br J Nutr. 2006;96(3):532-38.

Freire RD, Shinzato AR, Cardoso MA, et al.; Japanese-Brazilians Diabetes Study Group. Dietary fat is associated with metabolic syndrome in Japanese-Brazilians. Diabetes Care. 2005;28(7):1779-85.

Fujimoto WY. The growing prevalence of non-insulin-dependent diabetes in migrant Asian populations and its implications for Asia. Diabetes Res Clin Pract. 1992;15:167-84.

Fujimoto WY, Bergstrom RW, Newell-Morris L, et al. Nature and nurture in the aetiology of type 2 diabetes mellitus in Japanese-Americans. Diabet Metab Rev. 1989;5:607-25.

GBD 2017 Diet Collaborators. Health effects of dietary risks in 195 countries, 1990-2017: a systematic analysis for the Global Burden of Disease Study 2017. Lancet. 2019;393(10184):1958-72.

Gimeno SGA, Ferreira SRG, Franco LJ, et al.; Japanese-Brazilians Diabetes Study Group. Prevalence and 7-year incidence of type 2 diabetes mellitus in a Japanese-Brazilian population: an alarming public health problem. Diabetologia. 2002;45:1635-8.

Grundy SM. Adipose tissue and metabolic syndrome: too much, too little or neither. Eur J Clin Invest. 2015;45(11):1209-17.

Grundy SM, Brewer HB Jr., Cleeman JI, et al. Definition of metabolic syndrome: report of the National Heart, Lung, and Blood Institute/ American Heart Association conference on scientific issues related to definition. Circulation. 2004;109(3):433-8.

Grundy SM, Cleeman JI, Daniels SR, et al. Diagnosis and management of the metabolic syndrome: an American Heart Association/National Heart, Lung, and Blood Institute Scientific Statement. Circulation. 2005;112(17):2735-52.

Gupta R, Deedwania PC, Gupta A, et al. Prevalence of metabolic syndrome in an Indian urban population. Int J Cardiol. 2004;97(2):257-61.

Hall KD, Ayuketah A, Brychta R, et al. Ultra-processed diets cause excess calorie intake and weight gain: an inpatient randomized controlled trial of ad libitum food intake. Cell Metab. 2019;30(1):67-77.e3.

Hall WD, Clark LT, Wenger NK, et al. The metabolic syndrome in African-Americans: a review. Ethn Dis. 2003;13(4):414-28.

Hamdy O, Porramatikul S, Al-Ozairi E. Metabolic obesity: the paradox between visceral and subcutaneous fat. Curr Diabetes Rev. 2006;2:367-73.

Han TS, Lean MEJ. A clinical perspective of obesity, metabolic syndrome and cardiovascular disease. JRSM Cardiovasc Dis. 2016;5:1-13.

Hara K, Yamauchi T, Kadowaki T. Adiponectin: an adipokine linking adipocytes and type 2 diabetes in humans. Curr Diab Rep. 2005;5:136-40.

Hotamisligil GS. Inflammation and metabolic disorders. Nature. 2006;444:860-7.

Ilanne-Parikka P, Eriksson JG, Lindström J, et al.; Finnish Diabetes Prevention Study Group. Effect of lifestyle intervention on the occurrence of metabolic syndrome and its components in the Finnish Diabetes Prevention Study. Diabetes Care. 2008;31:805-7.

Institute of Medicine. Dietary reference intakes for energy, carbohydrate, fiber, fat, fatty acids, cholesterol, protein and amino acids. Washington (DC): National Academy Press; 2005.

Instituto Brasileiro de Geografia e Estatística (IBGE). Pesquisa de Orçamentos Familiares 2002-2003: análise da disponibilidade domiciliar de alimentos e do estado nutricional no Brasil. Rio de Janeiro: IBGE; 2004. p. 137.

Instituto Brasileiro de Geografia e Estatística (IBGE). Pesquisa de Orçamentos Familiares 2008-2009. Diretoria de Pesquisas, Coordenação de Trabalho e Rendimento. Rio de Janeiro: IBGE; 2011.

International Life Sciences Institute. Whole grain intake and insulin sensitivity: evidence from observational studies. Nutr Rev. 2004;62(7):286-91.

Jaber LA, Brown MB, Hammad A, et al. The prevalence of the metabolic syndrome among Arab-Americans. Diabetes Care. 2004;27(1):234-8.

Jang H, Park K. Omega-3 and omega-6 polyunsaturated fatty acids and metabolic syndrome: A systematic review and meta-analysis. Clin Nutr. 2020;39(3):765-73.

Juge-Aubry CE, Henrichot E, Meier CA. Adipose tissue: a regulator of inflammation. Best Pract Res Clin Endocrinol Metab. 2005;19:547-66.

Juul F, Vaidean G, Parekh N. Ultra-processed foods and cardiovascular diseases: potential mechanisms of action. Adv Nutr. 2021; 12(5):1673-80.

Kaczmarczyk MM, Miller MJ, Freund GG. The health benefits of dietary fiber: beyond the usual suspects of type 2 diabetes mellitus, cardiovascular disease and colon cancer. Metabolism. 2012;61(8):1058-66.

Kaline K, Bornstein SR, Bergmann A, et al. The importance and effect of dietary fiber in diabetes prevention with particular consideration of whole grain products. Horm Metab Res. 2007;39:697-703.

Kastorini CM, Milionis HJ, Esposito K, et al. The effect of Mediterranean diet on metabolic syndrome and its components. A meta-analysis of 50 studies and 534,906 individuals. JACC. 2011;57(11):1299-313.

Kawale R, Hara H, Egusa G, et al. The high prevalence of diabetes mellitus and hyperinsulinemia among the Japanese American living in Hawaii and Los Angeles. Diabetes Res Clin Pract. 1994;24(Suppl.):S37-S42.

Kawate R, Yamakido M, Nishimoto Y, et al. Diabetes mellitus and its vascular complications in Japanese migrants on the Island of Hawaii. Diabetes Care. 1979;2(2):161-70.

Kesse-Guyot E, Ahluwalia N, Lassale C, et al. Adherence to mediterranean diet reduces the risk of metabolic syndrome: a 6-year prospective study. Nutr Metab Cardiovasc Dis. 2012:23(7):677-83.

Kim KA, Gu W, Lee IA, et al. High fat diet-induced gut microbiota exacerbates inflammation and obesity in mice via the TLR4 signaling pathway. PLoS One. 2012;7(10):e47713.

King DE, Egan BM, Geesey ME. Relation of dietary fat and fiber to elevation of C-reactive protein. Am J Cardiol. 2003;92(11):1335-9.

Knowler WC, Barrett-Connor E, Fowler SE, et al. The Diabetes Prevention Program: reduction in the incidence of type 2 diabetes with lifestyle intervention or metformin. N Engl J Med. 2002;346:393-403.

Koliaki C, Liatis S, Kokkinos A. Obesity and cardiovascular disease: revisiting an old relationship. Metabolism. 2019;92:98-107.

Kosaka K, Noda M, Kuzuya Y. Prevention of type 2 diabetes by lifestyle intervention: a Japanese trial in IGT males. Diabetes Res Clin Pract. 2005;67(2):152-62.

Lakka HM, Laaksonen DE, Lakka TA, et al. The metabolic syndrome and total and cardiovascular disease mortality in middle-aged men. JAMA. 2002;288:2709-16.

Lee WY, Park JS, Noh SY, et al. Prevalence of the metabolic syndrome among Korean metropolitan subjects. Diabetes Res Clin Pract. 2004;65(2):143-9.

Lerario DDG, Gimeno SGA, Franco LJ, et al. Excesso de peso e implicações da gordura abdominal para a síndrome metabólica em nipo-brasileiros. Rev Saúde Pública. 2002;36(1):4-11.

Libby P, Ridker PM, Maseri A. Inflammation and atherosclerosis. Circulation. 2002;105:1135-43.

Lopez-Miranda J, Perez-Jimenez F, Ros E, et al. Olive oil and health: summary of the II international conference on olive oil and health consensus report, Jaén and Córdoba (Spain) 2008. Nutr Metabol Cardiovasc Dis. 2010;20:284-94.

Ludwig DS, Pereira MA, Kroenke CH, et al. Dietary fiber, weight gain, and cardiovascular disease risk factors in young adults. JAMA. 1999;282(16):1539-46.

Lutsey PL, Steffen LM, Stevens J. Dietary intake and the development of the metabolic syndrome: The Atherosclerosis Risk in Communities Study. Circulation. 2008;117:754-61.

MacKeown NM, Meigs JB, Liu S, et al. Wholegrain intake is favorably associated with metabolic risk factors for type 2 diabetes and cardiovascular disease in the Framingham Offspring Study. Am J Clin Nutr. 2002;76:390-8.

Malta DC, Andrade SC, Claro RM, et al. Evolução anual da prevalência de excesso de peso e obesidade em adultos nas capitais dos 26 estados brasileiros e no Distrito Federal entre 2006 e 2012. Rev Bras Epidemiol Suppl PeNSE. 2014;17(Suppl. 1):267-76.

Manson JE, Cook NR, Lee IM, et al. Marine n-3 fatty acids and prevention of cardiovascular disease and cancer. N Engl J Med. 2019;380(1):23-32.

Margioris AN. Fatty acids and postprandial inflammation. Curr Opin Clin Nutr Metab Care. 2009;12(2):129-37.

Meigs JB, Wilson PW, Nathan DM, et al. Prevalence and characteristics of the metabolic syndrome in the San Antonio Heart and Framingham Offspring Studies. Diabetes. 2003;52(8):2160-7.

Meijer K, de Vos P, Priebe MG. Butyrate and other short-chain fatty acids as modulators of immunity. What relevance for health? Curr Opin Clin Nutr Metab Care. 2010;13(6):715-21.

Mielke G, Hallal PC, Malta DC, et al. Time trends of physical activity and television viewing time in Brazil: 2006-2012. Int J of Behav Nutr Phys Act. 2014;11:101.

Milanski M, Degasperi G, Coope A, et al. Saturated fatty acids produce an inflammatory response predominantly through the activation of TLR4 signaling in hypothalamus: implications for the pathogenesis of obesity. J Neurosci. 2009;29(2):359-70.

Monfort-Pires M, Crisma AR, Bordin S, et al. Greater expression of postprandial inflammatory genes in humans after intervention with saturated when compared to unsaturated fatty acids. Eur J Nutr. 2018;57(8):2887-2895. doi:10.1007/s00394-017-1559-z.

Monfort-Pires M, Ferreira SRG. Inflammatory and metabolic responses to dietary intervention differ among individuals at distinct cardiometabolic risk levels. Nutrition. 2017;33:331-7.

Monteiro CA, Cannon G, Levy RB, et al. Ultra-processed foods: what they are and how to identify them. Public Health Nutr. 2019;22(5):936-41.

Moraes ACF, Silva IT, Almeida-Pititto B, et al. Microbiota intestinal e risco cardiometabólico: mecanismos e modulação dietética. Arq Bras Endocrinol Metabol. 2014;58(4):317-27.

NCEP-ATP III. Executive summary of the third report of the National Cholesterol Education Program (NCEP) expert panel on detection, evaluation, and treatment of high blood cholesterol in adults. JAMA. 2001;285(19):2486-97.

O'Keefe JH, Gheewala NM, O'Keefe JO. Dietary strategies for improving post-prandial glucose, lipids, inflammation, and cardiovascular health. JACC. 2008;51:249-55.

Oliveira EP, Souza MLA, Lima MDA. Prevalência de síndrome metabólica em uma área rural do semiárido baiano. Arq Bras Endocrinol Metab. 2006;50(3):456-65.

Pan XR, Li GW, Hu UH. Effect of diet and exercise in preventing DM type 2 in people with impaired glucose tolerance. The Da Qing IGT and Diabetes Study. Diabetes Care. 1997;20:537-54.

Pischon T, Hankinson SE, Hotamisligil GS, et al. Habitual dietary intake of n-3 and n-6 fatty acids in relation to inflammatory markers among US men and women. Circulation. 2003;108:155-60.

Puchau B, Zulet MA, Echávarri AG, et al. Dietary total antioxidant capacity is negatively associated with some metabolic syndrome features in healthy young adults. Nutrition. 2010;26(5):534-41.

Rajala MW, Scherer PE. Minireview: the adipocyte – at the crossroads of energy homeostasis, inflammation, and atherosclerosis. Endocrinology. 2003;144:3765-73.

Ramachandran A, Snehalatha C, Mary S, et al.; Indian Diabetes Prevention Programme (IDPP). The Indian Diabetes Prevention Programme shows that lifestyle modification and metformin prevent type 2 diabetes in Asian Indian subjects with impaired glucose tolerance (IDPP-1). Diabetologia. 2006;49(2):289-97.

Reaven GM. Role of insulin resistance in human disease. Diabetes. 1988;37:1595-606.

Resnick HE. Metabolic syndrome in American Indians. Diabetes Care. 2002;25:1246-7.

Ritchie SA, Connell JM. The link between abdominal obesity, metabolic syndrome and cardiovascular disease. Nutr Metab Cardiovasc Dis. 2007;17:319-26.

Ros E, Martínez-González MA, Estruch R, et al. Mediterranean diet and cardiovascular health: teachings of the PREDIMED study. Adv Nutr. 2014;5(3):330S-6S.

Rosenbaum P, Gimeno SGA, Sanudo A, et al. Analysis of criteria for metabolic syndrome in a population-based study of Japanese-Brazilians. Diabetes Obes Metab. 2005;7(4):352.

Sanchez-Moreno C, Cano MP, de Ancos B, et al. High-pressurized orange juice consumption affects plasma vitamin C, antioxidative status and inflammatory markers in healthy humans. J Nutr. 2003;133(7):2204-9.

Santos AC, Lopes C, Barros H. Prevalence of metabolic syndrome in the city of Porto. Rev Port Cardiol. 2004;23(1):45-52.

Sartorelli DS, Damião R, Chaim R, et al.; JBDS. Dietary ω-3 fatty acid and ω-3:ω-6 fatty acid ratio predict improvement in glucose disturbances in Japanese Brazilians. Nutrition. 2010;26:184-91.

Schwab U, Lauritzen L, Tholstrup T, et al. Effect of the amount and type of dietary fat on cardiometabolic risk factors and risk of developing type 2 diabetes, cardiovascular diseases, and cancer: a systematic review. Food Nutr Res. 2014;10:58.

Science and Technology Agency. Natural Resources Investigative Society, eds. Standard table of nutritive values of Japanese foods, supplement. 3. ed. Tokyo: Japanese Ministry of Finance Printing Office; 1976.

Shai I, Schwarzfuchs D, Henkin Y, et al. for the Dietary Intervention Randomized Controlled Trial (DIRECT) Group. Weight Loss with a low-carbohydrate, Mediterranean, or low-fat diet. N Engl J Med. 2008;359:229-41.

Sharman MJ, Volek JS. Weight loss leads to reductions in inflammatory biomarkers after a very-low-carbohydrate diet and a low fat diet in overweight men. Clinical Science. 2004;107:365-9.

Shi H, Kokoeva MV, Inouye K, et al. TLR4 links innate immunity and fatty acid–induced insulin resistance. J Clin Invest. 2006;116(11): 3015-25.

Siqueira AAF, Franco LJ, Gimeno SGA, et al.; Japanese-Brazilians Diabetes Study Group. Macrovascular disease in a Japanese-Brazilian population of high prevalence of metabolic syndrome: associations with classical and non-classical risk factors. Atherosclerosis. 2007;195(1):160-6.

Siri-Tarino PW, Sun Q, Hu FB, et al. Meta-analysis of prospective cohort studies evaluating the association of saturated fat with cardiovascular disease. Am J Clin Nutr. 2010;91(3):535-46.

Sociedade Brasileira de Cardiologia. I Diretriz Brasileira de Diagnóstico e Tratamento da Síndrome Metabólica. Arq Bras Cardiol. 2005;84(Suppl. 1):1-28.

Sociedade Brasileira de Hipertensão, Sociedade Brasileira de Cardiologia, Sociedade Brasileira de Endocrinologia e Metabologia, Associação Brasileira de Diabetes, Associação Brasileira para o Estudo da Obesidade. I Brazilian guidelines on diagnosis and treatment of metabolic syndrome. Arq Bras Cardiol. 2005;84(Suppl. 1):1-28.

Solá R, Fitó M, Estruch R, et al. Effect of a traditional Mediterranean diet on apolipoproteins B, A-I, and their ratio: a randomized, controlled trial. Atherosclerosis. 2010;218:174-80.

Souza AM, Bezerra IN, Cunha DB, et al. Avaliação dos marcadores de consumo alimentar do VIGITEL (2007-2009). Rev Bras Epidemiol. 2011;14(Supl. 1):44-52.

Takemura Y, Walsh K, Ouchi N. Adiponectin and cardiovascular inflammatory responses. Curr Atheroscler Rep. 2007;9:238-43.

Thom T, Haase N, Rosamond W, et al.; American Heart Association Statistics Committee and Stroke Statistics Subcommittee. Heart disease and stroke statistics-2006 update: a report from the American Heart Association Statistics Committee and Stroke Statistics Subcommittee. Circulation. 2006;113:e85-151.

Tortosa A, Bes-Rastrollo M, Sanches-Villegas A, et al. Mediterranean diet inversely associated with the incidence of metabolic syndrome: the SUN prospective cohort. Diabetes Care. 2007;30(11):2957-9.

Tsunehara C, Leonetti DL, Fujimoto WY. Diet of second-generation Japanese-American men with and without non-insulin-dependent diabetes. Am J Clin Nutr. 1990;52(4):731-8.

Tuomilehto J, Lindstrom J, Eriksson JG, et al. Prevention of type 2 diabetes mellitus by changes in lifestyle among subjects with impaired glucose tolerance. New Eng J Med. 2001;344(18):1343-50.

Tushuizen ME, Pouwels PJ, Bontemps S, et al. Postprandial lipid and apolipoprotein responses following three consecutive meals associate with liver fat content in type 2 diabetes and the metabolic syndrome. Atherosclerosis. 2010;211(1):308-14.

Uusitupa M, Hermansen K, Savolainen MJ, et al. Effects of an isocaloric healthy Nordic diet on insulin sensitivity, lipid profile and inflammation markers in metabolic syndrome – a randomized study (SYSDIET). J Intern Med. 2013;274(1):52-66.

Vafeiadou K, Weech M, Altowaijri H, et al. Replacement of saturated with unsaturated fats had no impact on vascular function but beneficial effects on lipid biomarkers, E-selectin, and blood pressure: results from the randomized, controlled Dietary Intervention and VAScular function (DIVAS) study. Am J Clin Nutr. 2015;102(1):40-8.

Van Gaal LF, Mertens IL, DeBlock CE. Mechanisms linking obesity with cardiovascular disease. Nature. 2006;444:875-80.

Vasim I, Majeed CN, DeBoer MD. Intermittent fasting and metabolic health. Nutrients. 2022;14(3):631.

Veum VL, Laupsa-Borge J, Eng Ø, et al. Visceral adiposity and metabolic syndrome after very high-fat and low-fat isocaloric diets: a randomized controlled trial. Am J Clin Nutr. 2017;105(1):85-99.

Vincent-Baudry S, Defoort C, Gerber M, et al. The Medi-RIVAGE study: reduction of cardiovascular disease risk factors after a 3-mo intervention with a Mediterranean-type diet or a low-fat diet. Am J Clin Nutr. 2005;82:964-71.

Vinolo MAR, Rodrigues HG, Nachbar RT, et al. Regulation of inflammation by short chain fatty acids. Nutrients. 2011;3(10):858-76.

Visser M, Bouter LM, McQuillan GM, et al. Elevated C-reactive protein levels in overweight and obese adults. JAMA. 1999;282:2131-5.

Wang Y, Wang Y, Shehzad Q, et al. Does omega-3 PUFAs supplementation improve metabolic syndrome and related cardiovascular diseases? A systematic review and meta-analysis of randomized controlled trials. Crit Rev Food Sci Nutr. 2023;1-24.

Weisell RC. Body mass index as an indicator of obesity. Asia Pacific J Clin Nutr. 2002;11(Suppl.):S681-4.

Willett WC. The Mediterranean diet: science and practice. Publ Health Nutr. 2006;9:105-10.

World Health Organization. Definition, diagnosis and classification of diabetes mellitus and its complications. Report of a WHO consultation: WHO/NCD/NCS1999 Contract No: 99.2.

World Health Organization. Diet, nutrition and the prevention of chronic diseases. Report of a joint WHO/FAO expert consultation. Geneva: World Health Organization; 2003. [WHO Technical Report Series, 916].

World Health Organization. Global status report on noncommunicable diseases. Geneva: WHO; 2010.

World Obesity Federation Global Obesity Observatory. Obesity Atlas 2023 [Internet]. Available from: https://data.worldobesity.org/publications/?cat=19.

Zhang HJ, Gao X, Guo XF, et al. Effects of dietary eicosapentaenoic acid and docosahexaenoic acid supplementation on metabolic syndrome: A systematic review and meta-analysis of data from 33 randomized controlled trials. Clin Nutr. 2021;40(7):4538-50.

16 Papel dos Alimentos Ultraprocessados no Desenvolvimento de Obesidade e Diabetes

Maria Laura da Costa Louzada ▪ Patricia Constante Jaime

Introdução

Neste capítulo, inicialmente será abordada a classificação de alimentos Nova e o conceito de alimentos ultraprocessados, e em seguida, as principais evidências científicas que respaldam a expansão do reconhecimento global desse conceito, com enfoque nos impactos negativos de uma dieta fundamentada nesse tipo de alimento, especificamente o desenvolvimento de obesidade e diabetes *mellitus* (DM). Por fim, apresenta um breve debate sobre suas implicações para as diretrizes clínicas e para as políticas públicas.

Alimentos ultraprocessados e a classificação de alimentos Nova

Alimentos ultraprocessados constituem o quarto grupo do sistema Nova de classificação de alimentos. Esse sistema, proposto em 2009 por pesquisadores do Núcleo de Pesquisas Epidemiológicas em Nutrição e Saúde/Universidade de São Paulo, provocou uma ruptura paradigmática na ciência da Nutrição e nos dias atuais é amplamente utilizado pela comunidade científica global. Nele todos os alimentos são classificados de acordo com características do processamento industrial a que eles foram submetidos. São quatro os grupos: alimentos *in natura* ou minimamente processados, ingredientes culinários processados, alimentos processados e alimentos ultraprocessados (Figura 16.1).

Os alimentos ultraprocessados são formulações industriais, em geral prontas para o consumo, feitas em várias etapas de processamento industrial, com partes de componentes alimentares (como gorduras, açúcares, amido, isolados de proteínas), pouca ou nenhuma matriz original desse alimento e adição de substâncias quimicamente modificadas, como aditivos alimentares. São fáceis de ser encontrados e produzidos a partir de uma combinação de ingredientes de baixo custo. Sua fabricação e comercialização é realizada por poucas corporações internacionais com o objetivo de substituir todos os outros grupos de alimentos, e suas preparações culinárias são amplamente publicizadas. É comum em mensagens promocionais provocações explícitas que promovem o consumo excessivo sem sutilezas, como "coma sem parar", e a associação entre seu consumo e a felicidade ou a tranquilidade, além da associação clássica com desenhos e personagens infantis. Da extensa lista de alimentos ultraprocessados, incluem-se: refrigerantes, salgadinhos de pacote, guloseimas, pães, bolos e tortas embalados e produzidos em larga escala, margarinas, cereais matinais, barras de cereal, bebidas com sabor de fruta, produtos à base de carne mecanicamente separada, refeições prontas congeladas, macarrão e sopas instantâneos, e variados produtos prontos para consumo, como os mais recentes "hambúrgueres à base de plantas" (vendidos como saudáveis e sustentáveis, mas ultraprocessados). Sal, açúcar e gorduras são ingredientes comuns em alimentos ultraprocessados, mas o que caracteriza esses produtos são os componentes considerados marcadores do ultraprocessamento pelo sistema Nova: substâncias alimentícias de uso não culinário (como isolados proteicos, carne mecanicamente separada, amidos e óleos modificados, e variedades de açúcar não convencionais) e aditivos com funções cosméticas (como corantes, aromatizantes e realçadores de aroma, emulsificantes, texturizantes e edulcorantes/adoçantes artificiais) (Figura 16.2).

Alimentos ultraprocessados e obesidade

Até o final de 2023, sete grandes estudos prospectivos de coorte, realizados com adultos da Espanha, do Brasil, da França, da China, do Reino Unido, da Grécia, da Itália, da Alemanha, da Holanda, da Dinamarca, da Suécia e da Noruega, tinham sido publicados com o objetivo de avaliar a associação entre o consumo de alimentos ultraprocessados e os indicadores de obesidade. Em todos eles, foram observadas relações diretas e significativas entre o alto consumo desses alimentos e a incidência de sobrepeso, obesidade e/ou obesidade abdominal, com as estimativas de risco (HR, do inglês *hazard ratio*) variando de 1,15 (intervalo de confiança [IC] 95%: 1,11 a 1,19) para o risco de sobrepeso no estudo multicêntrico europeu *European Prospective Investigation into Cancer and Nutrition* (EPIC) a 1,79 (IC 95%: 1,06 a 3,03) para o risco de obesidade no estudo UK Biobank (Tabela 16.1).

Evidências complementares são provenientes de um ensaio clínico randomizado. O estudo intitulado *Ultra-processed diets cause excess calorie intake and weight gain: an inpatient randomized controlled trial of ad libitum food intake* investigou o impacto de dietas ultraprocessadas no ganho de peso e de gordura por meio de um rigoroso ensaio clínico controlado e randomizado do tipo *crossover*. Esse estudo envolveu participantes admitidos em uma instalação de pesquisa hospitalar, que receberam, por 2 semanas

CLASSIFICAÇÃO NOVA DE ALIMENTOS

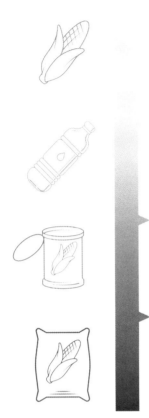

Alimentos *in natura* e minimamente processados
São os alimentos obtidos diretamente da natureza ou que são submetidos a poucos processos industriais (p. ex.: moagem e refinamento) antes de serem consumidos. Não sofrem adição de sal, óleo ou açúcar.
P. ex.: cereais, frutas e carnes.

Ingredientes culinários processados
São produtos extraídos de alimentos *in natura* ou da natureza. Utilizados para cozinhar e temperar os alimentos *in natura* e minimamente processados, criando preparações culinárias.
P. ex.: óleo, sal e açúcar.

Alimentos processados
São uma mistura de alimentos *in natura* ou minimamente processados com sal, óleo, açúcar ou vinagre. Têm o objetivo de conservar os alimentos por mais tempo e confefir sabor ou textura diferentes.
P. ex.: milho em lata, queijos e pão francês.

Alimentos ultraprocessados
São formulações industriais que contêm pouco ou nenhum alimento integral. Feitos de substâncias derivadas de alimentos e com adição de corantes, saborizantes e outros aditivos alimentares cosméticos que modificam cheiro, cor, sabor e textura desses produtos.
P. ex.: salgadinho em pacote, refeições prontas congeladas e refrigerantes.

Figura 16.1 Definição dos grupos da classificação Nova. (Adaptada do Núcleo de Pesquisas Epidemiológicas em Nutrição e Saúde/Universidade de São Paulo.)

alternadamente, dietas sem alimentos ultraprocessados e dietas com mais 80% de alimentos ultraprocessados. Importante destacar que esses indivíduos puderam consumir a quantidade de alimentos desejada (ingestão livre). Os pesquisadores projetaram cuidadosamente as dietas para que fossem equivalentes em termos de macronutrientes apresentados, densidade energética, açúcar e teor de fibras, garantindo que a principal diferença entre os dois grupos fosse o grau de processamento dos alimentos. Os resultados revelaram diferenças significativas entre os dois grupos. Ao final do período de 2 semanas com o consumo da dieta ultraprocessada, os participantes apresentaram um ganho de peso de 0,9 ± 0,3 kg ($p = 0,009$) e de gordura corporal de 0,4 ± 0,1 kg ($p = 0,0015$), e aqueles que não seguiram essa dieta, no final desse mesmo período, perderam 0,9 ± 0,3 kg ($p = 0,007$) de peso e 0,3 ± 0,1 kg ($p = 0,05$) de gordura corporal.

Embora mais incipientes, alguns estudos também têm demonstrado o impacto negativo do alto consumo de alimentos ultraprocessados em indicadores de obesidade materno-infantis. Entre crianças, estudos de coorte encontraram associações positivas entre índices de massa corporal (IMC), valores de massa gorda, circunferência da cintura e o alto consumo de alimentos ultraprocessados. No Brasil, destaca-se um estudo realizado com a Coorte de Nascimento de Pelotas, em 2004. O estudo revelou que crianças que aumentaram em 100 g a ingestão diária de alimentos ultraprocessados entre 6 e 11 anos apresentaram um incremento no IMC superior em 0,14 kg/m^2 em relação àquelas que mantiveram um consumo estável no mesmo período. O *Avon Longitudinal Study of Parents and Children* (ALSPAC), na Inglaterra, acompanhou indivíduos entre 7 e 24 anos, e investigou o impacto do consumo de alimentos ultraprocessados nas trajetórias de adiposidade da infância até a fase adulta. Em uma amostra de 9.025 crianças, observou-se que os indicadores de adiposidade (peso, gordura corporal e circunferência da cintura) apresentaram aumento maior e mais acelerado no grupo de indivíduos no quintil de maior consumo de ultraprocessados em comparação com o grupo no 1º quintil.

Em gestantes, três estudos de coorte encontraram uma associação positiva entre o alto consumo de alimentos ultraprocessados e o ganho de peso excessivo no terceiro trimestre gestacional. Adicionalmente, um ensaio clínico randomizado controlado mostrou que gestantes com excesso de peso que participaram de sessões individualizadas de aconselhamento nutricional com incentivo ao consumo de alimentos *in natura* e minimamente processados em detrimento de alimentos ultraprocessados tiveram maior chance de não ganhar peso em excesso durante a gestação (*odds ratio* [OR]: 0,56; IC 95%: 0,32 a 0,98; $p = 0,04$), em comparação àquelas que apenas foram às consultas de pré-natal de rotina.

Por fim, estudos ecológicos longitudinais corroboram a tese do papel negativo dos alimentos ultraprocessados na epidemia de obesidade. Um estudo envolvendo 80 países demonstrou que

COMO IDENTIFICAR UM ULTRAPROCESSADO?

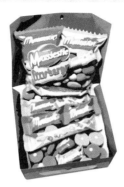

- Embalagens com cores vibrantes e ilustrações
- Alegações nutricionais e de saúde

Lista de ingredientes: farinha de trigo enriquecida com ferro e ácido fólico, açúcar, cacau, gordura vegetal, óleo vegetal, glicose em pó, amido, sal, corante caramelo IV, fermentos químicos bicarbonato de amônio, bicarbonato de sódio e fosfato monocálcico; aromatizantes e emulsificantes: lecitina de soja, ésteres de ácido diacetil tartárico e ácidos graxos com poliglicerol e mono e diglicerídeos de ácidos graxos

Ingredientes de uso industrial

Aditivos alimentares que alteram cor, cheiro, sabor e textura

A LUPA

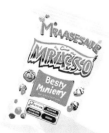

A partir de outubro de 2023, esse selo deve aparecer em **grande parte** dos alimentos **ultraprocessados** que contêm açúcar, gordura e sódio em excesso

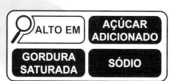

MAS...
Fique sempre atento à "lista de ingredientes" para identificar itens embalados que não apresentem a lupa!

Figura 16.2 Identificação de alimento ultraprocessado. (Adaptada de Núcleo de Pesquisas Epidemiológicas em Nutrição e Saúde /Universidade de São Paulo.)

Tabela 16.1 Estudos prospectivos sobre a associação entre o consumo de alimentos ultraprocessados e os indicadores de obesidade em adultos.

Estudos	Análise
Mendonça et al., 2016 *Seguimiento Universidad de Navarra* (SUN)	Mais alto quartil de consumo de alimentos ultraprocessados apresentou 26% (IC 95%: 1,10 a 1,45) de maior risco de desenvolvimento de sobrepeso e obesidade em relação ao mais baixo quartil
Canhada et al., 2020 Estudo Longitudinal Brasileiro de Saúde do Adulto (Elsa-Brasil)	Mais alto quartil de consumo de alimentos ultraprocessados apresentou 33% (IC 95%: 1,12 a 1,58) de maior risco de desenvolvimento de obesidade abdominal e 20% (IC 95%: 1,03 a 1,40) mais risco de desenvolvimento de sobrepeso e obesidade em relação ao mais baixo quartil
Sandoval-Insausti et al., 2020 *Seniors Study on Nutrition e Cardiovascular Risk in Spain* (Enrica)	Mais alto tercil de consumo de alimentos ultraprocessados apresentou 61% (IC 95%: 1,01 a 2,56) de maior risco de desenvolvimento de obesidade abdominal em relação ao mais baixo tercil
Beslay et al., 2020 *Nutrinet Santé* (França)	Mais alto quartil de consumo de alimentos ultraprocessados apresentou 22% (IC 95%: 1,12 a 1,58) de maior risco de desenvolvimento de sobrepeso e 20% (IC 95%: 1,08 a 1,33) mais risco de desenvolvimento de obesidade em relação ao mais baixo quartil
Cordova et al., 2021 *Epic Study* (10 países)	Mais alto quintil de consumo de alimentos ultraprocessados apresentou 15% (IC 95%: 1,11 a 1,19) de maior risco de desenvolvimento de sobrepeso e 16% (IC 95%: 1,09 a 1,23) mais risco de desenvolvimento de obesidade em relação ao mais baixo quintil
Li et al., 2021 *China Nutrition e Health Survey* (CNHS)	Alto consumo de alimentos ultraprocessados (> 50 g) apresentou 50% (IC 95%: 1,129 a 1,74) mais risco de desenvolvimento de obesidade abdominal e 45% (IC 95%: 1,21 a 1,74) mais risco de desenvolvimento de sobrepeso em relação ao consumo zero
Rauber et al., 2021 UK Biobank	Mais alto quartil de consumo de alimentos ultraprocessados apresentou 30% (IC 95%: 1,14 a 1,48) de maior risco de desenvolvimento de obesidade abdominal e 79% (IC 95%: 1,06 a 3,03) mais risco de desenvolvimento de obesidade em relação ao mais baixo quartil

as alterações anuais nas vendas de alimentos ultraprocessados de 2002 a 2014 estavam correlacionadas com as trajetórias do IMC de adultos, após ajustes para mudanças em renda nacional, escolaridade e taxa de urbanização. No Brasil, mais de 1/4 (28,6%) do aumento da prevalência da obesidade entre 2002 e 2009 foi atribuído ao aumento da aquisição de alimentos ultraprocessados no mesmo período.

Alimentos ultraprocessados e diabetes

Até o final de 2023, 10 grandes estudos prospectivos de coorte, realizados com adultos da Espanha, do Brasil, do Reino Unido, da Holanda, da França, da Coreia do Sul, dos EUA e do Canadá, tinham sido publicados com o objetivo de avaliar a associação entre o consumo de alimentos ultraprocessados e o desenvolvimento de diabetes *mellitus* tipo 2 (DM2). Em todos eles, foram observadas associações diretas e significativas entre o alto consumo desses alimentos e a maior incidência dessa doença, mesmo após ajuste para o IMC. As estimativas de risco (HR) variaram de 1,19 (IC 95%: 1,09 a 1,29) em coorte de acompanhamento de enfermeiras estadunidenses a 1,55 (IC 95%: 1,27 a 1,9) no estudo holandês *Lifeline* (Tabela 16.2). Metanálise que realizou a análise combinada de sete dessas coortes confirmou as associações significativas entre maior exposição a alimentos ultraprocessados e risco superior de desenvolver DM2 (HR dose-resposta para o aumento de 10% no consumo total de alimentos ultraprocessados [média de 1,12: IC 95%: 1,11 a 1,13]; OR comparando alto *versus* baixo consumo de alimentos ultraprocessados [média de 1,4: IC 95%: 1,23 a 1,59]). Somam-se a essas evidências os resultados de um estudo de coorte espanhol que constatou que mulheres no mais alto tercil de consumo pré-gestacional de alimentos ultraprocessados tiveram 2,05 (IC 95%: 1,03 a 4,07) mais chance de desenvolvimento de diabetes gestacional em relação àquelas no quintil mais baixo de consumo.

Mecanismos que apoiam a plausibilidade das evidências

Diferentes características decorrentes da concepção, produção e composição dos alimentos ultraprocessados impactam negativamente na qualidade da alimentação, desencadeando cascatas de mudanças metabólicas que explicam as associações encontradas nos estudos epidemiológicos.

Em primeiro lugar, valendo-se de *marketing* agressivo, conveniência, facilidade de acesso e hiperpalatabilidade, esses produtos facilmente substituem padrões alimentares saudáveis e diminuem a diversidade da alimentação. Uma revisão sistemática de estudos com amostras representativas de 13 países com dietas tradicionais com características muito distintas (México, Brasil, Chile, Colômbia, Reino Unido, Portugal, França, Itália, EUA, Canadá, Taiwan, Coreia e Austrália), demonstrou consistentemente que o consumo de alimentos ultraprocessados estava negativamente correlacionado com o de alimentos variados *in natura* ou minimamente processados, ricos em nutrientes, incluindo cereais, frutas, verduras e legumes, e leguminosas. Dois estudos, conduzidos na Austrália e no México, também demonstraram que o consumo de alimentos ultraprocessados se associou a menor diversidade alimentar, avaliada pelo indicador de consumo de 10 grupos alimentares da Organização das Nações Unidas para a Alimentação e a Agricultura (FAO).

Em segundo lugar, alimentos ultraprocessados comprometem a qualidade nutricional da dieta e o consumo de compostos bioativos. A mesma revisão sistemática supramencionada demonstrou que a maior ingestão de alimentos ultraprocessados também se correlacionou ao aumento substancial da ingestão de açúcares livres e gorduras totais e saturadas, e à diminuição de fibras, proteínas, potássio, zinco e magnésio, e vitaminas A, C, D, E, B_{12} e niacina. Além disso, estudos representativos em nível nacional

Tabela 16.2 Estudos prospectivos que avaliaram a associação entre o consumo de alimentos ultraprocessados e o diabetes *mellitus* tipo 2 em adultos.

Estudo	Análise
Levy et al., 2021 UK Biobank	Mais alto quartil de consumo de alimentos ultraprocessados apresentou 44% (IC 95%: 1,04 a 2,02) de maior risco de desenvolvimento de DM2 em relação ao mais baixo quartil
Llavero-Valero et al., 2021 *Seguimiento Universidad de Navarra* (SUN)	Mais alto quartil de consumo de alimentos ultraprocessados apresentou 53% (IC 95%: 1,06 a 2,22) de maior risco de desenvolvimento de DM2 em relação ao mais baixo quartil
Duan et al., 2022 *Lifeline Cohort Study* (Holanda)	Mais alto quartil de consumo de alimentos ultraprocessados apresentou 55% (IC 95%: 1,27 a 1,9) de maior risco de desenvolvimento de DM2 em relação ao mais baixo quartil
Sen et al., 2022 *CARTaGENE Study* (Canadá)	Mais alto tercil de consumo de alimentos ultraprocessados apresentou 47% (IC 95%: 1,07 a 2,03) de maior risco de desenvolvimento de DM2 em relação ao mais baixo tercil
Chen et al., 2023 *Nurses' Health Study* (EUA)	Mais alto quintil de consumo de alimentos ultraprocessados apresentou 19% (IC 95%: 1,09 a 1,29) de maior risco de desenvolvimento de DM2 em relação ao mais baixo quintil
Chen et al., 2023 *Nurses' Health Study II* (EUA)	Mais alto quintil de consumo de alimentos ultraprocessados apresentou 23% (IC 95%: 1,13 a 1,34) de maior risco de desenvolvimento de DM2 em relação ao mais baixo quintil
Chen et al., 2023 *Health Professionals Follow-up Study* (EUA)	Mais alto quintil de consumo de alimentos ultraprocessados apresentou 23% (IC 95%: 1,08 a 1,4) de maior risco de desenvolvimento de DM2 em relação ao mais baixo quintil
Srour et al., 2020 *NutriNet-Santé* (França)	Mais alto quartil de consumo de alimentos ultraprocessados apresentou 30% (IC 95%: 1,00 a 1,61) de maior risco de desenvolvimento de DM2 em relação ao mais baixo quartil
Canhada et al., 2023 Estudo Longitudinal Brasileiro de Saúde do Adulto (Elsa-Brasil)	Mais alto quartil de consumo de alimentos ultraprocessados apresentou 29% (IC 95%: 1,13 a 1,46) de maior risco de desenvolvimento de DM2 em relação ao mais baixo quartil
Cho et al., 2024 *The Korean Genome and Epidemiology Study* (KoGES)	Mais alto quartil de consumo de alimentos ultraprocessados apresentou 32% (IC 95%: 1,11 a 1,56) de maior risco de desenvolvimento de DM2 em relação ao mais baixo quartil

DM2: diabetes *mellitus* tipo 2.

nos EUA e no Brasil demonstraram uma associação inversamente linear entre os quintis de participação de alimentos ultraprocessados na dieta e a presença de polifenóis totais (em termos de ingestão) e fitoestrogênios (concentrações urinárias) benéficos à saúde.

Em terceiro lugar, alimentos ultraprocessados têm baixo poder de saciedade, foram associados a algumas alterações de comportamento alimentar e sua participação relativa na dieta tem sido diretamente relacionada com aumento da ingestão total de energia. Estudo francês descreveu, com base em um grupo de alimentos em geral consumidos naquele país, que quanto maior o grau de processamento, menor é o seu potencial de saciedade. Essa diferença foi atribuída, pelo menos em parte, ao maior poder hiperglicemiante de alimentos ultraprocessados em relação aos outros grupos alimentares. Em estudo realizado nos EUA, os alimentos altamente processados foram os mais associados a alterações comportamentais (p. ex., dependência e compulsão) por aproximadamente 400 adultos. Nove dos dez alimentos mais associados a transtornos de comportamento alimentar foram os altamente processados e ricos em gordura e carboidratos refinados. Martini et al., em metanálise, demonstraram que há um aumento médio de mais de 200 kcal no teor de energia total consumida quando a participação relativa de alimentos ultraprocessados na dieta passa de 15% para 75%. No contexto brasileiro, ao serem contrastados o menor e o maior quintis de alimentos ultraprocessados na dieta, observou-se que a média da ingestão total de energia aumentou significativamente de 1.585 para 1.873 kcal (p < 0,001). Notavelmente essas calorias adicionais provinham, predominantemente, de *snacks*, e não de preparações culinárias.

Por fim, alimentos ultraprocessados elevam a quantidade de xenobióticos, isto é, substâncias estranhas ao organismo, na alimentação. Por mais que esses compostos não sejam exclusivos dos alimentos ultraprocessados, elementos como acrilamida, acroleína, aminas heterocíclicas e gorduras *trans* são produzidos na manufatura ou liberados de embalagens plásticas dos alimentos ultraprocessados, agindo como disruptores endócrinos. Além disso, esses alimentos apresentam diversas categorias de aditivos alimentares utilizados para modificar cheiro, textura, cor, crocância e outras características cosméticas. Os aditivos são substâncias de uso regulado a partir de análises toxicológicas isoladas, e, portanto, com poucas evidências sobre os potenciais impactos negativos em enfermidades de maior latência, como as doenças crônicas não transmissíveis (DCNT), e decorrentes do consumo combinado, como é o caso provocado pela ingestão de muitos ultraprocessados. Montera et al., em 2021, avaliaram os aditivos alimentares na composição de quase 10 mil produtos embalados e vendidos em quatro grandes redes de supermercados no Brasil. Os resultados de seu estudo demonstraram que mais de 30% dos ingredientes da lista da maioria dos alimentos classificados como ultraprocessados são aditivos alimentares. Para refrigerantes e bebidas aromatizadas de frutas, esses componentes representaram mais de 70% do total de ingredientes listados.

Implicações para as diretrizes clínicas e políticas públicas

Diante da robustez das evidências nos impactos negativos dos alimentos ultraprocessados, torna-se premente a necessidade de implementação de ações concretas para reduzir seu consumo. A aceitação global desses achados já se reflete em avanços notáveis, com guias alimentares de países como Brasil (o pioneiro), Uruguai, México, Chile, Equador, Peru, Canadá, França e Bélgica e recomendações de entidades nacionais e internacionais, como a FAO e a Organização Pan-Americana da Saúde, enfatizando a importância de evitar esse tipo de alimento. Essa perspectiva também foi incorporada de forma inédita nas diretrizes de promoção da saúde cardiometabólica da American Heart Association, em 2021, por meio da mensagem "Prefira alimentos minimamente processados em vez de alimentos ultraprocessados".

Evidências crescentes, no entanto, apontam a urgência da "tradução" dessas mensagens em intervenções normativas e regulatórias sobre as práticas de cuidado nos serviços de saúde e sobre os ambientes alimentares. Essas medidas incluem, por exemplo, a regulamentação da publicidade de alimentos ultraprocessados, da sua oferta em ambientes institucionais, como em escolas e hospitais, a implementação de medidas que melhorem a informação nutricional nos rótulos, as estratégias fiscais para aumentar o preço de ultraprocessados e reduzir o custo dos alimentos saudáveis, além de formação de profissionais e fortalecimento do aconselhamento individual para promoção da alimentação saudável nos serviços de saúde.

No Brasil, o Plano de Ações Estratégicas para o Enfrentamento das Doenças Crônicas e Agravos Não Transmissíveis reconhece os alimentos ultraprocessados no rol de fatores de risco e estabelece como uma de suas metas a redução do seu consumo. As ações para sua concretização, no entanto, são uma mistura de avanços e desafios. O exemplo emblemático é representado pelo Programa Nacional de Alimentação Escolar (PNAE), que teve suas normas atualizadas para se adequar às diretrizes alimentares nacionais. A Resolução nº 6 do Fundo Nacional de Desenvolvimento da Educação (FNDE), de 2020, estabelece que, no mínimo, 75% dos recursos devem ser destinados à aquisição de alimentos *in natura* ou minimamente processados e, no máximo, 20% à aquisição de alimentos processados e ultraprocessados. Ainda define uma lista de itens proibidos para compra com recursos do PNAE, que inclui, por exemplo: refrigerantes e refrescos artificiais, cereais com aditivo ou adoçados, chocolates, balas e guloseimas similares, bolacha recheada, barra de cereal com aditivo ou adoçadas, temperos com glutamato monossódico ou sais sódicos, maionese e alimentos em pó ou para reconstituição. Também em 2020, foram aprovadas, após um longo processo jurídico, novas normas que dispõem sobre a rotulagem nutricional dos alimentos embalados, que visam identificar, por meio de um desenho de uma lupa, alimentos ultraprocessados com altos níveis de açúcar adicionado, sódio e gordura saturada.

Em 5 de março de 2023, considerando os impactos em saúde do consumo de alimentos ultraprocessados, o Governo Federal utilizou a classificação Nova na revisão da composição da cesta básica de alimentos, apresentada no Decreto nº 11.936/2024. Buscou-se assegurar a variedade de grupos alimentares e retirar alimentos ultraprocessados da cesta. Com a nova composição, na cesta básica constarão exclusivamente alimentos *in natura* ou minimamente processados e ingredientes culinários, distribuídos em 10 grupos diferentes: feijões (leguminosas); cereais; raízes e tubérculos; legumes e verduras; frutas; castanhas e nozes (oleaginosas); carnes e ovos; leites e queijos; açúcares, sal, óleo e gorduras; café, chá, mate e especiarias. No Sistema Único de Saúde, o *Guia Alimentar para a População Brasileira* é reconhecido como referencial teórico central para ações de promoção da alimentação saudável, particularmente na Atenção Básica, e alguns instrutivos foram desenvolvidos com o objetivo de oferecer suporte aos profissionais da saúde nessas ações. Recentemente os Protocolos de Uso do Guia Alimentar

para a População Brasileira têm se destacado como estratégias de uso dessas evidências na prática clínica, fornecendo diretrizes sistematizadas para que profissionais da saúde (de todas as formações) realizem orientações alimentares de forma rápida e prática.

Por outro lado, um dos principais desafios persistentes relaciona-se com as medidas de regulação de preços dos alimentos. Mesmo frente às evidências de que são eficazes para controle das taxas de obesidade, o Brasil nunca implementou medidas de taxação seletiva de alimentos ultraprocessados e mantém subsídios concedidos às empresas de refrigerantes na Zona Franca de Manaus. De forma similar, o Brasil ainda carece de um enfrentamento mais concreto contra a publicidade de alimentos ultraprocessados, especialmente as propagandas destinadas a crianças e adolescentes. Mesmo com a existência de legislações que reconhecem como abusiva a prática do direcionamento de publicidade e comunicação mercadológica à criança com a intenção de persuadi-la ao consumo de qualquer produto ou serviço, as suas implicações dependem de regulamentações que ainda não foram implementadas.

Dados de inquéritos nacionais apontam que a participação de alimentos ultraprocessados na cesta de compras das famílias brasileiras tem aumentado desde a década de 1970, mas a análise do período mais recente (2009-2018) descreve uma leve desaceleração desse crescimento, que pode ser atribuída, principalmente, ao declínio da aquisição de refrigerantes. Análises subnacionais, no entanto, mostram que essa melhora não se distribui igualmente em toda a população brasileira, já que um aumento intenso do consumo de alimentos ultraprocessados ainda persiste na população rural, indígena, e com menores renda e escolaridade.

Desse modo, conclui-se que melhoras mais contínuas e equitativas ainda dependem do combate eficiente e com coragem dos desafios persistentes. O poder econômico considerável da indústria alimentícia e a inércia política emergem como barreiras substanciais a serem transpostas. Torna-se essencial prosseguir com esforços voltados a educação, advocacia e implementação de políticas capazes de enfrentar os malefícios dos alimentos ultraprocessados, assegurando, assim, um futuro mais saudável para todas as pessoas.

Bibliografia

Beslay M, Srour B, Méjean C, et al. Ultra-processed food intake in association with BMI change and risk of overweight and obesity: a prospective analysis of the French NutriNet-Santé cohort. PLoS Med. 2020;17(8):e1003256.

Brasil. Decreto nº 11.936, de 5 de março 2024. Dispõe sobre a composição da cesta básica de alimentos no âmbito da Política Nacional de Segurança Alimentar e Nutricional e da Política Nacional de Abastecimento Alimentar.

Brasil. Resolução nº 6, de 08 de maio de 2020. Dispõe sobre o atendimento da alimentação escolar aos alunos da educação básica no âmbito do Programa Nacional de Alimentação Escolar (PNAE).

Canhada SL, Luft VC, Giatti L, et al. Ultra-processed foods, incident overweight and obesity, and longitudinal changes in weight and waist circumference: the Brazilian longitudinal study of adult health (ELSA-Brasil). Pub Health Nutr. 2020;23(6):1076-86.

Canhada SL, Vigo Á, Levy R, et al. Association between ultra-processed food consumption and the incidence of type 2 diabetes: the ELSA-Brasil cohort. Diabetol Metab Syndr. 2023;15(1):233.

Chang K, Khandpur N, Neri D, et al. Association between childhood consumption of ultraprocessed food and adiposity trajectories in the Avon longitudinal study of parents and children birth cohort. JAMA Pediatr. 2021;175(9):e211573.

Chen Z, Khandpur N, Desjardins C, et al. Ultra-processed food consumption and risk of type 2 diabetes: three large prospective U.S. cohort studies. Diabetes Care. 2023;46(7):1335-44.

Cho Y, Ryu S, Kim R, et al. Ultra-processed food intake and risk of type 2 diabetes in Korean adults. J Nutr. 2024;154(1):243-51.

Coletro HN, Bressan J, Diniz AP, et al. Habitual polyphenol intake of foods according to Nova classification: implications of ultra-processed foods intake (CUME study). Int J Food Sci Nutr. 2023;74(3):338-49.

Cordova R, Kliemann N, Huybrechts I, et al. Consumption of ultra-processed foods associated with weight gain and obesity in adults: a multi-national cohort study. Clin Nutr. 2021;40(9):5079-88.

Costa CDS, Assunção MCF, Mola CL, et al. Role of ultra-processed food in fat mass index between 6 and 11 years of age: a cohort study. Int J Epidemiol. 2021;50(1):256-65.

Duan MJ, Vinke PC, Navis G, et al. Ultra-processed food and incident type 2 diabetes: studying the underlying consumption patterns to unravel the health effects of this heterogeneous food category in the prospective Lifelines cohort. BMC Med. 2022;20(1):7.

Fardet A, Méjean C, Labouré H, et al. The degree of processing of foods which are most widely consumed by the French elderly population is associated with satiety and glycemic potentials and nutrient profiles. Food Funct. 2017;8(2):651-8.

Food and Agriculture Organization (FAO). Food-based dietary guidelines. Available from: https://www.fao.org/nutrition/education/food-based-dietary-guidelines. Accessed on: 8 Mar. 2024.

Gombi-Vaca MF, Steele EM, Andrade GC, et al. Association between ultra-processed food and snacking behavior in Brazil. Eur J Nutr. 2024.

Gomes CB, Malta MB, Benício M, et al. Consumption of ultraprocessed foods in the third gestational trimester and increased weight gain: a Brazilian cohort study. Public Health Nutr. 2021;24:3304-12.

Hall KD, Ayuketah A, Brychta R, et al. Ultra-processed diets cause excess calorie intake and weight gain: an inpatient randomized controlled trial of ad libitum food intake. Cell Metab. 2019;30(1):67-77.e3.

Houshialsadat Z, Cediel G, Sattamini I, et al. Ultra-processed foods, dietary diversity and micronutrient intakes in the Australian population. Eur J Nutr. 2024;63(1):135-44.

Levy RB, Andrade GC, Cruz GLD, et al. Three decades of household food availability according to Nova – Brazil, 1987-2018. Rev Saúde Pública. 2022;56:75.

Levy RB, Rauber F, Chang K, et al. Ultra-processed food consumption and type 2 diabetes incidence: A prospective cohort study. Clin Nutr. 2021;40(5):3608-14.

Li M, Shi Z. ultra-processed food consumption associated with overweight/obesity among Chinese adults-results from China Health and Nutrition Survey 1997-2011. Nutrients. 2021;13(8):2796.

Lichtenstein AH, Appel LJ, Vadiveloo M, et al. 2021 Dietary Guidance to Improve Cardiovascular Health: a scientific statement from the American Heart Association. Circulation. 2021;144(23).

Llavero-Valero M, Escalada-San Martín J, Martínez-González MA, et al. Ultra-processed foods and type-2 diabetes risk in the SUN project: A prospective cohort study. Clin Nutr. 2021;40(5):2817-24.

Louzada ML, Steele EM, Rezende LFM, et al. Changes in obesity prevalence attributable to ultra-processed food consumption in Brazil between 2002 and 2009. Int J Public Health. 2022;67:1604103.

Louzada MLC, Tramontt CR, Jesus JGL, et al. Developing a protocol based on the Brazilian Dietary Guidelines for individual dietary advice in the primary healthcare: theoretical and methodological bases. Fam Med Community Health. 2022;10(1):e001276.

Louzada MLDC, Cruz GLD, Silva KAAN, et al. Consumption of ultra-processed foods in Brazil: distribution and temporal evolution 2008-2018. Rev Saude Publica. 2023;57:12.

Marí-Sanchis A, Díaz-Jurado G, Basterra-Gortari FJ, et al. Association between pre-pregnancy consumption of meat, iron intake, and the risk of gestational diabetes: the SUN project. Eur J Nutr. 2018;57(3):939-49.

Marrón-Ponce JA, Sánchez-Pimienta TG, Rodríguez-Ramírez S, et al. Ultra-processed foods consumption reduces dietary diversity and micronutrient intake in the Mexican population. J Hum Nutr Diet. 2023;36(1):241-51.

Martini D, Godos J, Bonaccio M, et al. Ultra-processed foods and nutritional dietary profile: a meta-analysis of nationally representative samples. Nutrients. 2021;13(10):3390.

Mendonça RD, Pimenta AM, Gea A, et al. Ultraprocessed food consumption and risk of overweight and obesity: the University of Navarra Follow-Up (SUN) cohort study. Am J Clin Nutr. 2016;104(5):1433-40.

Monteiro CA, Cannon G, Lawrence M, et al. Ultra-processed foods, diet quality, and health using the Nova classification system. FAO. 2019.

Monteiro CA, Cannon G, Levy RB, et al. Ultra-processed foods: what they are and how to identify them. Public Health Nutr. 2019;22(5):936-41.

Montera VDSP, Martins APB, Borges CA, et al. Distribution and patterns of use of food additives in foods and beverages available in Brazilian supermarkets. Food Funct. 2021;12(17):7699-708.

Pan American Health Organization (PAHO). Ultra-processed food and drink products in Latin America: trends, impact on obesity, policy implications. 2015. Available from: https://iris.paho.org/handle/10665.2/7699. Accessed on: 26 Feb. 2024.

Pan F, Wang Z, Wang H, et al. Association between ultra-processed food consumption and metabolic syndrome among adults in China – results from the China Health and Nutrition Survey. Nutrients. 2023;15(3):752.

Passos CMD, Maia EG, Levy RB, et al. Association between the price of ultra-processed foods and obesity in Brazil. Nutr Metab Cardiovasc Dis. 2020;30(4):589-98.

Rauber F, Chang K, Vamos EP, et al. Ultra-processed food consumption and risk of obesity: a prospective cohort study of UK Biobank. Eur J Nutr. 2021;60(4):2169-80.

Rohatgi KW, Tinius RA, Cade WT, et al. Relationships between consumption of ultra-processed foods, gestational weight gain and neonatal outcomes in a sample of US pregnant women. Peer J. 2017;5:e4091.

Sandoval-Insausti H, Jiménez-Onsurbe M, Donat-Vargas C, et al. ultra-processed food consumption is associated with abdominal obesity: a prospective cohort study in older adults. Nutrients. 2020;12(8):2368.

Sartorelli DS, Crivellenti LC, Baroni NF, et al. Effectiveness of a minimally processed food-based nutritional counselling intervention on weight gain in overweight pregnant women: a randomized controlled trial. Eur J Nutr. 2023;62(1):443-54.

Schulte EM, Avena NM, Gearhardt AN. Which foods may be addictive? The roles of processing, fat content, and glycemic load. PLoS One. 2015;10(2):e0117959.

Sen A, Brazeau AS, Deschênes S, et al. Ultra-processed foods consumption, depression, and the risk of diabetes complications in the CARTaGENE project: a prospective cohort study in Quebec, Canada. Front Endocrinol (Lausanne). 2024;14:1273433.

Silva C, Saunders C, Peres W, et al. Effect of ultra-processed foods consumption on glycemic control and gestational weight gain in pregnant with pregestational diabetes mellitus using carbohydrate counting. Peer J. 2021;9:e10514.

Srour B, Fezeu LK, Kesse-Guyot E, et al. Ultraprocessed food consumption and risk of type 2 diabetes among participants of the NutriNet-Santé prospective cohort. JAMA Intern Med. 2020;180(2):283-91.

Steele EM, Buckley JP, Monteiro CA. Ultra-processed food consumption and exposure to acrylamide in a nationally representative sample of the US population aged 6 years and older. Prev Med. 2023;174:107598.

Steele EM, Monteiro C. Association between dietary share of ultra-processed foods and urinary concentrations of phytoestrogens in the US. Nutrients. 2017;9(3):209.

Vandevijvere S, Jaacks LM, Monteiro CA, et al. Global trends in ultra-processed food and drink product sales and their association with adult body mass index trajectories. Obes Rev. 2019;20 Suppl 2:10-9.

17 Tecido Adiposo Ectópico como Fator de Risco para Resistência Insulínica

Gustavo Calestini ▪ Thiago Fraga Napoli ▪ João Salles ▪ Roberta de Souza Dias

Introdução

A definição de obesidade, conforme concentração de peso por área – índice de massa corporal (IMC) –, determina apenas uma visão quantitativa do excesso ponderal. Entretanto, clinicamente há paradoxos nos quais pessoas com classes maiores de obesidade têm menor disfunção metabólica detectável. Classes de obesidade e complicações não são, necessariamente, diretamente proporcionais.

A interação de tecidos adiposo, hepático e muscular leva à criação de organismos mais ou menos suscetíveis ao desenvolvimento de resistência à insulina (RI). E essa diferença não é apenas de acordo com a quantidade de gordura total, mas com sua distribuição relativa (central × periférica) e a atividade inflamatório-lipolítica, dependente de fatores genéticos, ambientais, étnicos etc.

Perfis metabólicos não são similares nem por IMC, massa adiposa total ou distribuição de gordura corporal. E, tendo como evidência de que não se trata de uma questão quantitativa, mas qualitativa do tecido adiposo (TA), os critérios de circunferência abdominal para diagnóstico de síndrome metabólica variam conforme sexo e etnia.

O próprio processo de ganho de peso, com exposição à dieta hiperlipídica, e a obesidade estabelecida são potenciais geradores de RI, que ocorre fundamentalmente por associação de fenômenos metabólicos e inflamatórios.

Resistência insulínica durante o processo de ganho de peso

A exposição à dieta hiperlipídica, conforme estudos em animais, favorece a proliferação de certas populações gram-positivas da flora intestinal (Firmicutes – em ratos), que levam ao aumento da permeabilidade intestinal ao lipopolissacáride (LPS) presente no componente gram-negativo (Bacteroidetes), por meio da dissolução das *tight junctions* do epitélio intestinal. Uma vez na circulação, o LPS dispara eventos inflamatórios em baixa, porém constante ou frequente escala, por intermédio dos receptores TLR4 (*Toll-like receptor-4*), que ativa vias inflamatórias intracelulares (JNK/IKK), as quais realizam a fosforilação inativadora do substrato do receptor de insulina-1 (IRS-1 – intermediário na transmissão do sinal ativado pelo receptor de insulina) em serina, interrompendo a cascata insulínica.

Em consumo de dieta hiperlipídica, é curioso o fato de que pode haver concomitância de estados de RI e ganho ponderal. Em ratos, constata-se RI induzida no músculo pela diminuição dos intermediários da via IR/IRS/PI-3 K/Akt (via de sinalização insulínica), assim como no TA. Contudo, no TA (gordura epididimal) houve um desvio da via para substrato IRS-2/Akt, além de ativação da via CAP-Cbl (*Casitas b-lineage lymphoma* – Cbl), ambas promovendo o aumento de transportadores de glicose 4 (GLUT4) e de massa adiposa. Em ratos *knockout* para CAP/Cbl expostos ao mesmo ambiente, o ganho de peso foi proporcionalmente menor.

A dieta hiperlipídica também é causadora de RI no fígado e no hipotálamo. A RI hipotalâmica, por sua vez, modula a sensibilidade insulínica hepática.

Tecido adiposo visceral e resistência à insulina

Mesmo em um contexto de obesidade universal (central + periférica), o TA visceral está associado de modo independente à RI e de maneira mais extensa a DM2, hipertensão arterial e doença arterial coronariana. Tal fenômeno é atribuível ao perfil metabólico desse tecido, além de sua localização estratégica que drena diretamente para a circulação portal, despejando seu conteúdo lipídico-inflamatório diretamente sobre o fígado e favorecendo a RI.

O TA visceral apresenta maior taxa de lipólise e fornece cerca de 26% dos ácidos graxos livres (AGL) circulantes, ou seja, produz um quarto dos AGL, apesar de não constituir 25% da massa adiposa total, demonstrando a relevância lipolítica frente ao tecido periférico.

Outra propriedade metabólica consiste na expressão aumentada de aquaporina adiposa (canal de glicerol específico de adipócitos) pelo TA visceral com maior liberação de glicerol e utilização hepática deste para a síntese de glicose. A arquitetura fisiológica que fundamenta esse fenômeno se dá pela ocorrência de:

- Maior sensibilidade catecolaminérgica, especialmente beta-3 no indivíduo com obesidade
- Menor sensibilidade à insulina (queda de efeito lipogênico)
- Menor sensibilidade alfa-2 (menor efeito antilipólise)
- Maior atividade 11-beta-hidroxiesteroide-desidrogenase tipo 1 (maior conversão de cortisona em cortisol, ocasionando um Cushing tópico no paciente metabólico).

A hipótese dos ciclos gêmeos exemplifica como o TA visceral tem íntima relação com a RI. Ela postulou que o diabetes *mellitus* tipo 2 (DM2) é resultado do excesso de gordura hepática que fornece gordura excessiva ao pâncreas, resultando na disfunção dos dois órgãos. Já era bem estabelecido que a resistência hepática à insulina era proporcional à gordura hepática e sabia-se que ocorria previamente ao início do diabetes. Consequentemente, os níveis de glicose plasmática se elevariam, e, em seguida, a elevação compensatória dos níveis de insulina. Dessa forma, a conversão de glicose em triglicerídeos seria estimulada, criando-se um ciclo vicioso. O acúmulo de gordura hepática aumentaria o transporte de triglicerídeos para o restante dos órgãos, incluindo o pâncreas. A exposição crônica às gorduras inibe a secreção de insulina estimulada pela glicose e as células beta absorvem avidamente os AGL e os estocam como triglicerídeos. Portanto, repercutindo em hiperglicemia e mais lipogênese.

Desde a publicação da hipótese, em 2008, estudos de ressonância magnética confirmam que a redução da gordura hepática e pancreática cursa com abolição da resistência insulínica e restauração das células beta em indivíduos com DM2 de curta duração, derrubando a crença de que o DM2 seria uma condição permanente e tornando cada vez mais possível a sua remissão.

Além do padrão de maior *turnover* lipídico, a gordura visceral apresenta intrinsecamente outra característica pró-RI: a inflamação. A produção local de fatores como interleucina-6 (IL-6) deflagra RI. Em ratos em dieta hipercalórica, o bloqueio da via da IKK (via inflamatória intracelular que fosforila IRS-1 em serina, desativando-o) levou à queda da atividade inflamatória e da RI/hiperglicemia.

A medida da circunferência da cintura representa um marcador historicamente utilizado para estimar gordura visceral e, na concomitância de níveis elevados de triglicerídeos (cintura hipertriglicerídêmica), há alta probabilidade (80%) de aumento dos níveis de TA visceral.

Tecido adiposo subcutâneo e resistência à insulina

O TA subcutâneo constitui a maior parte da massa gorda de um indivíduo, que será incapaz de contribuir para um ambiente de boa sensibilidade insulínica se produzir inflamação e aumento de AGL, que podem ocorrer em consequência dos fatores expostos a seguir.

Estudos mostraram que pessoas com obesidade desde jovens teriam maior número de células adiposas que aquelas que engordaram após a idade adulta e que não haveria aumento dessa massa após a puberdade.

O TA subcutâneo abdominal se caracteriza por alta absorção de gordura derivada da dieta e um alto *turnover* de lipídeos; já o gluteofemoral tem baixo *turnover* de lipídeos e alta capacidade de armazenamento.

A dinâmica que envolve a expansão desse TA já estabelecido, frente a um ambiente com excesso de calorias, é provavelmente o que fará com que se formem tecidos adiposos de perfis diversos, dando origem a quadros de obesidade com maior ou menor RI.

Em seres humanos, comprovou-se que o TA de pacientes com diabetes tem maior proporção de adipócitos pequenos, além de volume médio maior dos adipócitos grandes, em comparação ao TA de indivíduos com menor RI.

In vitro, os adipócitos de maior volume têm maiores RI e taxa de lipólise, além de estarem associados à maior incidência de DM2. Lipólise e RI são interconectadas pelas vias descritas a seguir.

A maior proporção de adipócitos pequenos também esteve relacionada com a maior atividade inflamatória. Houve melhora da RI promovida por pioglitazona com aumento do número de adipócitos pequenos, o que se deve ao seu efeito sobre os pré-adipócitos, convertendo-os em adipócitos tipo 1. Assim, aumenta o compartimento de estoque adiposo, tornando-o adequadamente armazenado. Vale lembrar que o pré-adipócito apresenta uma capacidade de secreção de adipocinas inflamatórias maior que a do adipócito maduro.

Somados os fatos, chega-se à conclusão de que o TA do indivíduo com obesidade com RI tem adipócitos maiores, provavelmente em maior lipólise, coexistindo com adipócitos pequenos, que refletem uma adipogênese atravancada, determinada pela RI, e colabora ainda para maior inflamação com consequente aumento da RI. A facilitação da adipogênese, mediada por glitazona (TZD), resultou no aumento do número de adipócitos pequenos, melhorando a RI, ou seja, a questão da ligação entre adipócitos pequenos e RI também pode não ser apenas quantitativa, mas qualitativa, pois, quando em maior número, com sua gênese facilitada e distribuindo a responsabilidade de expansão tecidual entre mais células, a RI foi menor.

Considerando esse ambiente pró-inflamatório, contribuiria para a gênese e/ou perpetuação inflamatória a atração de monócitos da circulação via quimiocinas. O macrófago é constituinte natural do TA, mas em sua forma anti-inflamatória: subtipo M2. Na obesidade, há a atração do monócito, que se diferenciará em M1 (pró-inflamatório). Adicionalmente, o adipócito M2 pode se converter em M1 em ambientes inflamados, embora esse mecanismo não tenha sido comprovado na obesidade.

Em nível populacional, existe correlação significativa entre TA subcutâneo e visceral. Quanto maiores a plasticidade e a expansibilidade do TA subcutâneo, maior a proteção quanto à deposição de gordura visceral e ectópica, estabelecendo um limiar máximo de estoque adiposo mantendo a saúde. Uma vez que este seja ultrapassado, a gordura passaria a extravasar seu ambiente de estoque saudável, promovendo a doença.

Acúmulo de gordura ectópica

A lipólise e a oferta de gordura pela dieta promovem excesso de AGL circulantes, que acabam por se depositar em tecidos ectopicamente, sobretudo no fígado e nos músculos, dentro de hepatócitos e miócitos, respectivamente.

A detecção do acúmulo de lipídeos intracelulares é possível por ressonância magnética com espectroscopia, tanto em fígado quanto em músculo, a partir da qual a presença de diacilglicerol (DAG) hepatocitário em seres humanos já foi associada à de RI em pessoas com obesidade. Outro método que pode auxiliar na triagem e no diagnóstico de esteatose e fibrose hepática é a elastografia. Além dos supracitados, a tomografia computadorizada pode ser utilizada para quantificar gordura ectópica, principalmente por técnicas com resolução espacial aumentada. A *dual-energy X-ray absorptiometry* (DEXA) é capaz de estimar a distribuição total e abdominal de gordura, incluindo a visceral, de modo indireto, com a limitação de subestimá-la em pacientes com peso normal e superestimá-la naqueles com obesidade muito grave.

Uma vez no ambiente intracelular, os AGL podem ser convertidos em triglicerídeos (inertes metabolicamente) ou em metabólitos desfavoráveis, como acetil-CoA, DAG e ceramidas.

O fenômeno da indução de RI por modulação da lipólise ou aporte lipídico é induzível e reversível laboratorialmente. Estudos realizados em seres humanos concluem que a infusão de AGL determina o aumento da RI, assim como a inibição da lipólise por acipimox conduz à redução da RI muscular. A ingestão de dieta hiperlipídica também consegue induzir esteatose hepática e RI agudamente em ratos, após 3 dias, com aumento de DAG intracelular e potencialização da via JNK/IKK.

Há, ainda, outra maneira de o DAG se acumular no meio intracelular, não pelo excesso de aporte, mas em decorrência do menor clareamento do conteúdo lipídico citosólico: por menor taxa de oxidação em mitocôndria, um mecanismo sugerido em trabalho em idosos, cruzando conteúdo intramiocelular e RI. Conseguiu-se demonstrar que havia redução da capacidade oxidativa mitocondrial como causa de maior conteúdo lipídico intracelular por ressonância magnética com espectroscopia, ao mesmo tempo que nesses indivíduos não foi detectada maior taxa de lipólise, ou seja, disfunção mitocondrial leva a acúmulo de DAG e acetil-CoA, por menor taxa de metabolização. A disfunção mitocondrial provavelmente derivaria do acúmulo de ROS (*reactive oxigen species*) no idoso.

O excesso de energia proveniente de um balanço energético positivo induz acúmulo de deposição hepática de gordura com maior produção hepática de VLDL (do inglês *very low-density protein*) e triacilglicerol associado a maior resistência hepática à insulina, promovendo hiperglicemia. Caso o limiar pessoal de gordura já tenha sido alcançado, o triacilglicerol será desviado para se depositar na ilhota pancreática com desdiferenciação de células beta.

Outro órgão que também é passível de depósito de gordura é o coração, condição denominada "gordura epicárdica" ou "gordura ectópica no coração". Essa gordura se deposita entre o pericárdio parietal e visceral e tem como função proteger o coração, fornecer AGL para energia dos cardiomiócitos e reter calor. No entanto, quando em excesso, leva à lipotoxicidade, à hipertrofia cardíaca e à disfunção diastólica, além de estar associada à doença coronariana.

Vias de resistência à insulina ativadas por lipólise e inflamação

A via de sinalização insulínica se dá pelo acoplamento da insulina ao seu receptor, o qual apresenta atividade tirosinoquinase. Ativado, fosforila em tirosina IRS-1 e 2 (*insulin receptor substrate-1/2*), que, uma vez fosforilado, ativa PI3-quinase, a qual desencadeia maior expressão de GLUT4 (transportador de glicose) em membrana, incrementando o transporte de glicose.

Os mecanismos para que essa via seja obstruída ocorrem por interferências inflamatórias ou metabólicas.

Pela via inflamatória, fatores advindos do TA [como IL-6 e fator de necrose tumoral alfa (TNF-α)] chegam à célula e interagem com a via NF-kappa-B/IKK/JNK, a qual tem atividade serinoquinase. Uma vez fosforilado em serina, o substrato IRS-1 se torna inativo, já que não se apresenta novamente "fosforilável" em tirosina quando da ativação do receptor de insulina.

Pela via metabólica, tem-se a ativação de vias ligadas à família de enzimas fosfoquinase C (PKC), as quais, sob estímulo do excesso de DAG intracelular, acarretam fosforilação de diferentes pontos da transmissão do sinal intracelular insulínico:

- No músculo, PKC-teta fosforila IRS-1 em serina, tornando-o inativo, como já explicado
- No fígado, PKC-épsilon, quando ativada, liga-se ao receptor de insulina, inativando-o, o que ocasiona menor fosforilação (e menor ativação) da enzima GSK3 (glicogênio sintetase quinase 3), ativadora da glicogênio sintetase, que inibe a glicogênese e favorece a glicogenólise

- Ainda no fígado, a inativação do receptor de insulina leva a menor fosforilação (e menor inativação) do fator de transcrição FOXO, aumentando sua passagem ao núcleo. Como efeito, estimula a síntese das enzimas PEP-CK (fosfoenolpiruvato carboxiquinase) e G6P (glicose-6-fosfatase), catalisadoras, respectivamente, do primeiro passo da gliconeogênese (conversão de oxalacetato em fosfoenolpiruvato) e do processo de retirada do fosfato ligado à glicose, que conclui a gliconeogênese.

Vias hiperglicemiantes derivadas da lipólise, mas independentes de inflamação

Além da associação entre vias metabólico-inflamatórias causando RI, há outra teoria em pauta ligando o processo lipolítico ao surgimento do diabetes, também por maior aporte de AGL ao fígado, mas não pelos processos já descritos.

A gliconeogênese hepática pode ser e é acionada por bloqueio da via de sinalização insulínica. Contudo, o maior aporte de AGL parece favorecer a gliconeogênese por estímulo alostérico das enzimas constituintes da via gliconeogênica, isto é, o maior aporte de AGL proveniente da lipólise é convertido em acetil-CoA, o qual, pelo aumento de sua concentração, estimula a atividade da enzima piruvato carboxilase, que inicia a via.

A lipólise também elabora como subproduto glicerol, o qual, convertido em gliceraldeído-3-fosfato no fígado, é igualmente incorporado à via gliconeogênica, aumentando a formação de glicose.

O aumento da gliconeogênese por esse mecanismo, associado aos anteriormente citados, poderia contribuir para o agravamento de hiperglicemia, a glicotoxicidade pancreática e a progressão para diabetes.

Potenciais alvos terapêuticos

O tratamento atual do diabetes contempla diversas vias possíveis para contribuir com o controle glicêmico.

Inicialmente, a instituição de dieta hipocalórica, com o objetivo de perda ponderal em torno de 10%, mostrou-se um método eficaz na melhora da RI e da esteatose hepática, bem como da RI e da gordura intramiocelular. Uma perda ponderal mínima de 5 kg, seja por meio de mudança de estilo de vida (MEV), farmacoterapia ou cirurgia bariátrica, possibilita redução de 5% da esteatose hepática avaliada por parâmetros radiológicos ou histológicos. Inclusive, apenas MEV, em alguns estudos, proporcionou redução de 25% da esteatose hepática e redução de 19% da fibrose hepática.

Os dados da literatura são discrepantes em relação à composição da dieta e à diminuição da gordura ectópica, demonstrando haver diferença fenotípica individual. Até o momento, sabe-se que a qualidade da gordura e do carboidrato interfere na gordura ectópica, devendo-se preferir dietas com ácidos graxos mono e poli-insaturados e carboidratos com baixo índice glicêmico. Um maior consumo de fibras também parece estar relacionado a um menor risco de esteatose hepática. O consumo excessivo de frutose na forma de sucos de frutas e bebidas açucaradas e alimentos ultraprocessados também deve ser desencorajado. A quantidade segura de álcool permitida segue controversa. Redução de 15% de peso em indivíduos com DM2 de curta duração possibilitou que a glicemia de jejum voltasse ao normal pela diminuição de 30% no conteúdo de gordura hepática com normalização da sensibilidade à insulina e retorno ao normal da resposta de primeira fase da insulina pela diminuição de gordura pancreática.

Tão importante quanto a dieta, a atividade física tem efeito aditivo e também é capaz de reverter RI muscular, tanto pela melhora da atividade inflamatória da obesidade quanto pela redução de acúmulo de TA ectópico, aguda e cronicamente. Exercício físico aeróbico associado a resistido de moderada a alta intensidade, pelo menos 3 vezes/semana, é recomendado para redução da esteatose hepática.

Medicações

Algumas medicações podem contribuir para a melhora do acúmulo de gordura ectópica ensejando RI, sendo as principais descritas a seguir.

Metformina

Atua tanto no músculo quanto no TA, e, embora a ação seja mais pronunciada no fígado, sabe-se que, no músculo humano, ocorre ativação da enzima AMPK (proteinoquinase ativada por monofosfato de adenosina), a qual ativa uma forma atípica de PKC, que aumenta a expressão de GLUT. Essa medicação também provavelmente está ligada à redução da gordura intramiocelular, por via incerta.

No fígado, em termos de melhora do ectopismo lipídico, ela ativa AMPK, a qual inibe a via da ACC (acetil-CoA-carboxilase), o que leva à menor síntese de malonil-CoA, um substrato para a formação de ácidos graxos e um inibidor alostérico da carnitina-palmitoil-transferase (enzima que catalisa a entrada de ácidos graxos ligados à acetil-CoA na mitocôndria). Sua diminuição causa tanto queda na síntese de AG intracelulares quanto maior degradação dos existentes, melhorando a RI.

Glitazonas

Essas substâncias são capazes de reverter a distopia lipídica, reduzindo a esteatose e a gordura intramiocelular.

Ativando o receptor ativado por proliferador de peroxissomos gama (PPAR-γ), via PGC-1 (sua proteína coativadora), estimula maior biogênese mitocondrial e ativação de diversos genes facilitadores da atividade oxidativa, melhorando a RI.

Além disso, a pioglitazona facilita a atividade do IRS-1, assim como inibe a via da MAPK (*mitogen activated protein kinase*), ativada quando da existência de RI por fosforilação em serina da IRS-1, e promove proliferação celular e inflamação. Portanto, a pioglitazona facilita a ação insulínica e inibe a atividade inflamatória decorrente da RI.

Ainda, vale lembrar, a atenuação da RI associou-se a uma distribuição de gordura corporal mais adequada e ao aumento do número de adipócitos pequenos na periferia, contribuindo para a melhora da atividade inflamatória do TA.

Leptina

Em estudo em pacientes lipodistróficos, a terapia crônica com leptina recombinante reduziu a RI, em associação a menor acúmulo de TA em hepatócitos e tecido muscular.

Fator derivado de fibroblastos-21 (FGF-21)

Ainda em estudo e não comercializado, trata-se de um potente regulador da glicemia. As vias pelas quais atua são incompletamente compreendidas, mas, em pesquisa em ratos, constatou-se que seu uso reduziu DAG no músculo e no fígado, com menor ativação da PKC.

Dinitrofenol-metil éter

Em estudo em ratos com DM2, o emprego desse desacoplador da atividade mitocondrial seletivo hepático melhorou a RI, reduziu gordura intra-hepatocitária e miocitária, e, por consequência, aplacou a atividade PKC-épsilon e teta, respectivamente.

O dinitrofenol-metil éter (DNPME) é um derivado do 2,4-dinitrofenol (DNP) que tem ação hepatosseletiva, diferentemente do DNP. Na década de 1930, utilizou-se o DNP para perda ponderal por ser termogênico, mas foi retirado do mercado pela Food and Drug Administration (FDA) em 1938 por sua associação com hipertermia fatal.

Tirzepatida

O novo análogo de polipeptídeo insulinotrópico dependente de glicose (GIP) e peptídeo semelhante ao glucagon 1 (GLP1) tem ação sobre o tecido adiposo periférico, levando ao melhor acúmulo dos triglicerídeos de forma tópica e adequada. Tal ação, associada à perda ponderal acentuada atingida, além do favorecimento do metabolismo lipídico pela maior atividade de lipase lipoproteica (LPL) estimulada pelo medicamento no citado tecido, contribuem para a reversão do tecido adiposo ectópico.

Bibliografia

Befroy DE, Petersen KF, Dufour S, et al. Impaired mitochondrial substrate oxidation in muscle of insulin-resistant offspring of type 2 diabetic patients. Diabetes. 2007;56:1376-81.

Belfort R, Harrison SA, Brown K, et al. A placebo-controlled trial of pioglitazone in subjects with nonalcoholic steatohepatitis. N Engl J Med. 2006;355:2297-307.

Buresh R. Exercise and glucose control. J Sports Med Phys Fitness. 2014;54(4):373-82.

Camporez JP, Jornayvaz FR, Petersen MC, et al. Cellular mechanisms by which FGF21 improves insulin sensitivityin male mice. Endocrinology. 2013;154:3099-109.

Caricilli AM, Saad MJ. The role of gut microbiota on insulin resistance. Nutrients. 2013;5:829-51.

Constantinopoulos P, Michalaki M, Kottorou A, et al. Cortisol in tissue and systemic level as a contributing factor to the development of metabolic syndrome in severely obese patients. Eur J Endocrinol. 2015;172(1):69-78.

Cowin GJ, Jonsson JR, Bauer JD, et al. Magnetic resonance imaging and spectroscopy for monitoring liver steatosis. J Magn Reson Imaging. 2008;28(4):937-45.

Cuthbertson DJ, Steele T, Wilding JP, et al. What have human experimental overfeeding studies taught us about adipose tissue expansion and susceptibility to obesity and metabolic complications? Int J Obes (Lond). 2017;41(6):853-65.

Czech MP. Cellular basis of insulin insensitivity in large rat adipocytes. J Clin Invest. 1976;57:1523-32.

DeFronzo RA. From the triumvirate to the ominous octet: a new paradigm for the treatment of type 2 diabetes mellitus. Diabetes. 2009;58(4):773-95.

Diamanti-Kandarakis E, Christakou CD, Kandaraki E, Economou FN. Metformin: an old medication of new fashion: evolving new molecular mechanisms and clinical implications in polycystic ovary syndrome. Eur J Endocrinol. 2010;162:193-212.

Dresner A, Laurent D, Marcucci M, et al. Effects of free fatty acids on glucose transport and IRS-1-associated phosphatidylinositol 3-kinase activity. J Clin Invest. 1999;103:253-9.

Ellis BA, Poynten A, Lowy AJ, et al. Long-chain acyl-CoA esters as indicators of lipid metabolism and insulin sensitivity in rat and human muscle. Am J Physiol Endocrinol Metab. 2000;279:E554-60.

Kleinridders A, Ferris HA, Cai W, Kahn CR. Insulin action in brain regulates systemic metabolism and brain function. Diabetes. 2014;63:2232-43.

Kraakman MJ, Murphy AJ, Jandeleit-Dahn K, Kammoun HL. Macrophage polarization in obesity and type 2 diabetes: weighing down our understanding of macrophage function? Front Immunol. 2014;5:470.

Lim EL, Hollingsworth KG, Aribisala BS, et al. Reversal of type 2 diabetes: normalisation of beta cell function in association with decreased pancreas and liver triacylglycerol. Diabetologia. 2011;54:2506-14.

Magkos F, Su X, Bradley D, et al. Intrahepatic diacylglycerol content is associated with hepatic insulin resistance in obese subjects. Gastroenterology. 2012;142(7):1444.e2-1446.e2.

Mayerson AB, Hundal RS, Dufour S, et al. The effects of rosiglitazone on insulin sensitivity, lipolysis, and hepatic and skeletal muscle triglyceride content in patients with type 2 diabetes. Diabetes. 2002;51:797-802.

McLaughlin T. Metabolic heterogeneity of obesity: role of adipose tissue. Int J Obes. 2012;2(Suppl.):S8-10.

McLaughlin T, Abbasi F, Kim HS, et al. Relationship between insulin resistance, weight loss and coronary heart disease risk in obese healthy women. Metabolism. 2001;50:795-800.

McLaughlin T, Deng A, Yee G, et al. Inflammation in subcutaneous adipose tissue: relationship to adipose cell size. Diabetologia. 2010;53:369-77.

McLaughlin T, Lamendola C, Coghlan N, et al. Subcutaneous adipose cell size and distribution: relationship to insulin resistance and body fat. Obesity (Silver Spring). 2014;22(3):673-80.

McLaughlin T, Lamendola C, Liu A, Abbasi F. Preferential fat deposition in subcutaneous versus visceral depots is associated with insulin sensitivity. J Clin Endocrinol Metab. 2011;96:E1756-60.

McLaughlin T, Liu T, Yee G, et al. Pioglitazone increases the proportion of small cells in human subcutaneous adipose tissue. Obesity. 2010;18:926-31.

Neeland IJ, Ross R, Després JP, et al.; International Atherosclerosis Society; International Chair on Cardiometabolic Risk Working Group on Visceral Obesity. Visceral and ectopic fat, atherosclerosis, and cardiometabolic disease: a position statement. Lancet Diabetes Endocrinol. 2019;7(9):715-25.

Perry RJ, Kim T, Zhang XM, et al. Reversal of hypertriglyceridemia, fatty liver disease, and insulin resistance by a liver targeted mitochondrial uncoupler. Cell Metab. 2013;18:740-8.

Petersen KF, Befroy D, Dufour S, et al. Mitochondrial dysfunction in the elderly: possible role in insulin resistance. Science. 2003;300:1140-2.

Petersen KF, Dufour S, Befroy D, et al. Reversal of nonalcoholic hepatic steatosis, hepatic insulin resistance, and hyperglycemia by moderate weight reduction in patients with type 2 diabetes. Diabetes. 2005;54:603-8.

Petersen KF, Dufour S, Morino K, et al. Reversal of muscle insulin resistance by weight reduction in young, lean, insulin-resistant offspring of parents with type 2 diabetes. Proc Natl Acad Sci USA. 2012;109:8236-40.

Petersen KF, Oral EA, Dufour S, et al. Leptin reverses insulin resistance and hepatic steatosis in patients with severe lipodystrophy. J Clin Invest. 2002;109:1345-50.

Prada PO, Pauli JR, Ropelle ER, et al. Selective modulation of the CAP/Cbl pathway in the adipose tissue of high fat diet treated rats. FEBS Lett. 2006;580(20):4889-94.

Salans LB, Cushman SW, Weismann RE. Studies of human adipose tissue. J Clin Invest. 1973;52:929-41.

Samuel VT, Liu ZX, Qu X, et al. Mechanism of hepatic insulin resistance in non-alcoholic fatty liver disease. J Biol Chem. 2004;279(31):32345-53.

Shulman GI. Ectopic fat in insulin resistance, dyslipidemia, and cardiometabolic disease. N Engl J Med. 2014;371(23):2237-8.

Sleigh A, Raymond-Barker P, Thackray K, et al. Mitochondrial dysfunction in patients with primary congenital insulin resistance. J Clin Invest. 2011;121:2457-61.

Smith SR, Baghian S, Needham A, et al. Pioglitazone changes the distribution of adipocyte size in type 2 diabetics. Adipocytes. 2006;1:11-22.

Spalding KL, Arner E, Westermark PO, et al. Dynamics of fat cell turnover in humans. Nature. 2008;453:783-7.

Tankó LB, Bagger YZ, Alexandersen P, et al. Peripheral adiposity exhibits an independent dominant antiatherogenic effect in elderly women. Circulation. 2003;107(12):1626-31.

Taylor R, Barnes AC. Translating aetiological insight into sustainable management of type 2 diabetes. Diabetologia. 2018;61(2):273-83.

Trouwborst I, Bowser SM, Goossens GH, Blaak EE. Ectopic fat accumulation in distinct insulin resistant phenotypes; targets for personalized nutritional interventions. Front Nutr. 2018;5:77.

Wajchenberg, BL. Subcutaneous and visceral adipose tissue: their relation to the metabolic syndrome. Endocrine Reviews. 2000; 21(6):697-738.

Weyer C, Foley JE, Bogardus C, et al. Enlarged subcutaneous abdominal adipocyte size, but not obesity itself, predicts type II diabetes independent of insulin resistance. Diabetologia. 2000;43:1298-506.

18 | Obesidade e Eixo Hipotalâmico-Hipofisário-Adrenal

Claudia Faria ▪ Roberta Borges de Castro ▪ Cristiane Kochi ▪ Carlos Alberto Longui

Introdução

Anormalidades do eixo hipotalâmico-hipofisário-adrenal (HHA), bem como do metabolismo periférico do cortisol, têm sido descritas em indivíduos com obesidade ou em portadores de síndrome metabólica (SM).

Alterações do eixo HHA *in vivo* podem ser identificadas em condições basais a partir de sangue, urina ou saliva ou durante estudos dinâmicos de estímulo ou de supressão. Alterações do metabolismo periférico do cortisol também podem ser detectadas pela quantificação direta dos metabólitos do cortisol na urina, embora essa questão envolva uma investigação mais complexa.

As anormalidades do eixo HHA na obesidade abdominal podem estar associadas à resistência insulínica (RI), o que sugere a participação dessas alterações hormonais na etiopatogenia da SM, com aumento do risco de complicações cardiovasculares.

Neste capítulo, estão resumidas as evidências disponíveis, bem como os dados conflitantes da participação das alterações do eixo HHA na obesidade abdominal, e os principais métodos de detecção laboratorial dessas alterações.

Anormalidades do eixo hipotalâmico-hipofisário-adrenal na obesidade e na síndrome metabólica

O cortisol é o principal hormônio sintetizado pelo córtex adrenal e desempenha papel importante no metabolismo e na resposta adaptativa ao estresse. Em condições fisiológicas, a secreção de cortisol relaciona-se à atividade do eixo HHA e apresenta variação circadiana, que depende tanto da taxa de secreção hormonal quanto do espectro de sensibilidade hipotalâmico-hipofisária aos glicocorticoides (GC).

A secreção hormonal pode ser influenciada por fatores moduladores da atividade do eixo HHA, entre eles o ritmo circadiano, o estresse e o *feedback* negativo. Esse último fator é exercido pelo próprio hormônio GC atuando sobre os receptores de glicocorticoides (GR), os quais estão presentes no hipotálamo e na hipófise e atuam como fatores de transcrição, alterando a expressão dos genes-alvo em resposta a um sinal hormonal específico.

O efeito final do cortisol depende da sensibilidade de cada indivíduo, que está relacionada com a expressão tecido-específica da isoforma ativa do receptor glicocorticoide (GR-α). A sensibilidade aos GC varia amplamente entre as espécies, os indivíduos, os tecidos, os tipos celulares e até mesmo durante as fases do ciclo celular.

Em condições fisiológicas, vários fatores influenciam a cascata de eventos que leva à modulação da sensibilidade aos GC. Esses fatores incluem: a concentração circulante de cortisol, que reflete a atividade do eixo HHA; a fração de cortisol livre, que é influenciada pela concentração de globulina ligadora de cortisol (CBG, do inglês *cortisol binding globulin*); a biodisponibilidade do cortisol, modulada pela atividade das enzimas 11 beta-hidroxiesteroide desidrogenases tipos 1 e 2 (11β-HSD1 e 11β-HSD2); a afinidade do receptor para ligação ao cortisol; a densidade intracelular de GR; a taxa de fosforilação do GR e sua capacidade de translocação nuclear e interação com o elemento responsivo ao GC presente nos genes-alvo da ação moduladora do cortisol.

O cortisol é altamente lipofílico e no sangue está ligado à sua proteína carreadora (90% do cortisol estão ligados à CBG; 6% estão ligados, com baixa afinidade, à albumina; e somente 4% estão na forma livre, que é a ativa). A cortisona é a forma biologicamente inativa. A relação cortisona/cortisol é tecido-específica e é regulada pela expressão das enzimas 11β-HSD1 e 11β-HSD2 – a tipo 1 converte localmente cortisona em cortisol e está predominantemente expressa no fígado (maior expressão da enzima e que pode afetar a concentração cortisona/cortisol sistêmica), no tecido adiposo e no sistema nervoso central. A 11β-HSD2 converte cortisol em cortisona; portanto, evita a ação do GC localmente em tecidos específicos. Está expressa principalmente nos rins (maior expressão), no cólon, nas glândulas salivares e nas sudoríparas.

A secreção de cortisol é, em essência, determinada pela atividade do eixo HHA, a qual é controlada por uma variedade de fatores neurais e hormonais integrados nos centros hipotalâmicos, incluindo a via de sinalização endocanabinoide. Os GC possuem a capacidade de ativar a via endocanabinoide, conhecida por regular o apetite, o balanço energético e diversos processos metabólicos. O *feedback* negativo, o ritmo circadiano e as respostas do eixo HHA ao estresse e ao estímulo inflamatório são exemplos desses fatores moduladores. Condições patológicas também podem interferir na resposta HHA. A secreção de cortisol aumenta em resposta a trauma, queimaduras, doenças sistêmicas, hipoglicemia e exercícios físicos extenuantes, e também por causa de estresse psicológico agudo e depressão endógena. As citocinas proinflamatórias, especialmente as interleucinas-1 e 6 (IL-1 e IL-6), o fator inibidor da leucemia e o fator de necrose tumoral alfa, aumentam a secreção de GC e constituem importante interação dos sistemas imune e endócrino.

Regulação anormal do eixo é observada tanto em doenças que cursam com hipercortisolismo, como a síndrome de Cushing, quanto em estados descritos como pseudo-Cushing, que incluem o alcoolismo, a depressão e a obesidade.

Na obesidade, alterações da atividade do eixo HHA já foram descritas, embora haja considerável divergência, dependendo da gravidade e dos fatores desencadeantes. A obesidade já foi associada a concentrações séricas de cortisol baixas, elevadas ou normais. Estudos prévios que tenham observado aumento do cortisol sérico atribuíram esse aumento à maior atividade do eixo HHA, secundário à menor produção hepática de cortisol em decorrência da diminuição da atividade hepática da 11β-HSD1. Hipoteticamente, esses estudos sugeriram uma relação entre o aumento da atividade do eixo HHA e um menor *feedback* negativo. Outros estudos indicam que concentrações normais ou reduzidas de cortisol em pessoas com obesidade seriam decorrentes de aumento do *clearance* renal de cortisol, acompanhado de diminuição da produção hepática.

Os resultados contraditórios acerca dos valores basais de cortisol refletem a diversidade de aspectos envolvidos na regulação do eixo HHA em indivíduos com obesidade. A maior parte dos estudos sugere que, apesar da existência de hiperatividade HHA na obesidade, as concentrações de cortisol permanecem normais em decorrência do aumento da metabolização periférica do cortisol. Esses achados são compatíveis com a quantidade aumentada de compostos urinários oriundos da metabolização do cortisol e com o aumento da atividade de enzimas envolvidas nessa metabolização, como a 11β-HSD2.

Na obesidade de predomínio abdominal, parece haver um hipercortisolismo funcional, especialmente em condições que cursam com o fenótipo da SM, caracterizada por aumento de circunferência abdominal, hipertensão arterial (HA), hipertrigliceridemia, baixa lipoproteína de alta densidade (colesterol HDL) e elevação glicêmica, com um estreito elo entre a SM e a RI.

A RI e o consequente hiperinsulinismo implicam a gênese da hipertensão, da dislipidemia, da obesidade visceral, dos distúrbios do metabolismo da glicose, dos estados pró-inflamatórios e pró-trombóticos, o que sugere associação direta entre RI, SM e doenças cardiovasculares (DCV).

O estado de RI é gerado por fatores que causam diminuição da captação periférica de glicose e aumento da síntese de glicose, provocando hiperglicemia e hiperinsulinemia. Entre esses fatores ressaltam-se os mecanismos de *down-regulation* dos receptores de insulina no músculo, mutações do receptor de insulina, diminuição da translocação da proteína transportadora de glicose 4 (GLUT-4) para a membrana celular, aumento da disponibilidade de substratos para a gliconeogênese e alterações de proteínas das vias pós-receptoras de sinalização intracelular. Como parte desses mecanismos geradores de RI destacam-se os GC (Figura 18.1), capazes de aumentar os substratos para gliconeogênese, diminuir a translocação do GLUT-4 para a membrana citoplasmática e modular a transcrição de substratos da via sinalizadora do receptor de insulina. O metabolismo anormal dos GC pode representar um fator independente, capaz de agravar as complicações crônicas relacionadas com a SM.

A influência dos GC na sensibilidade à insulina (SI) é aparente nas síndromes clínicas de hipercortisolismo, como na síndrome de

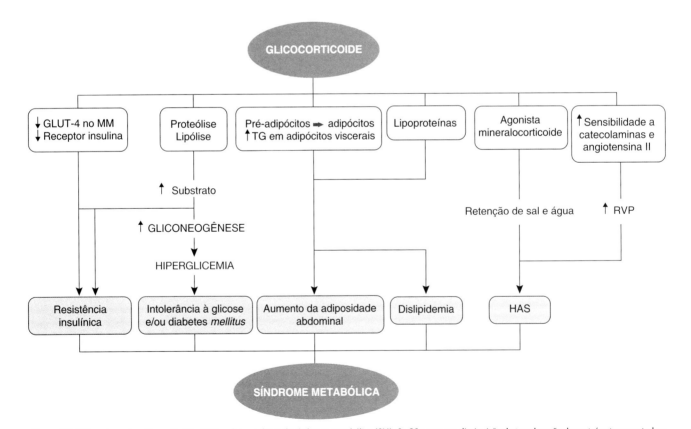

Figura 18.1 Mecanismo dos glicocorticoides (GC) na fisiopatologia da síndrome metabólica (SM). Os GC provocam diminuição da translocação da proteína transportadora de glicose 4 (GLUT-4) no músculo (MM), alterações dos receptores de insulina, proteólise e lipólise, causando resistência insulínica e hiperglicemia com consequente intolerância à glicose e/ou diabetes *mellitus*. O esteroide também é responsável pelo aumento da adiposidade abdominal e dislipidemia, visto que provoca diferenciação de pré-adipócitos em adipócitos, estoque de triglicerídeos (TG) em gordura visceral (VC) e aumento de lipoproteínas. Os GC são agonistas dos receptores mineralocorticoides e provocam retenção de sal e água, além de aumentar a sensibilidade a catecolaminas e angiotensina II, causando hipertensão arterial. Assim, os efeitos metabólicos dos GC determinam anormalidades semelhantes às observadas na SM. HAS: hipertensão arterial sistêmica; RVP: resistência vascular periférica; ↑: aumento; ↓: diminuição.

Cushing, na qual os pacientes desenvolvem quadros variáveis de intolerância à glicose ou diabetes *mellitus*, HA, obesidade central e dislipidemia. Indivíduos com maior sensibilidade aos GC estão mais sujeitos aos efeitos metabólicos da RI e, consequentemente, às DCV.

As anormalidades do eixo HHA na obesidade abdominal foram demonstradas por diversos estudos dinâmicos, os quais evidenciaram secreção aumentada de cortisol tanto após estresse quanto após estímulo com neuropeptídeos e secretagogos, sugerindo uma desregulação neuroendócrina central. As alterações propostas incluem:

- Resistência ao *feedback* negativo (redução de supressão do hormônio adrenocorticotrófico [ACTH] e cortisol), observada a partir da administração de doses baixas ou muito baixas de dexametasona, tanto por via oral quanto por intravenosa
- Concentrações diurnas elevadas de ACTH e alterações da dinâmica pulsátil da secreção de ACTH
- Aumento da responsividade do ACTH após administração do hormônio liberador da corticotrofina (CRH) ou de arginina vasopressina (AVP)
- Aumento da taxa de síntese de cortisol (Figura 18.2), detectado por ensaios com isótopos radioativos.

Segundo Björntorp, o aumento da atividade do eixo HHA, junto à ativação do sistema simpático, tem sido relacionado com a incapacidade dos indivíduos de enfrentar eventos estressantes a longo prazo. Essa sequência de eventos tem sido demonstrada por Shively e Clarkson, ao expor cronicamente macacos *cynomolgus* ao estresse físico e psicológico. Nesses casos, observou-se que ocorrem depósito de gordura visceral, RI, hiperinsulinemia, intolerância à glicose, hiperplasia adrenal, aumento da resposta do cortisol ao hormônio adrenocorticotrófico (estímulo com ACTH), anormalidades do perfil lipídico, com redução de colesterol HDL e aumento de triglicerídeos (TG), e aterosclerose coronariana significativamente maior que em controles. Em conjunto, essas alterações poderiam sugerir que a obesidade abdominal resulta em parte da adaptação crônica aos fatores estressantes.

Segundo Björntorp, o aumento da atividade do eixo HHA e da síntese de cortisol observados na obesidade abdominal são contrabalançados pelo aumento da excreção urinária de cortisol livre e de seus metabólitos, bem como por um *clearance* periférico aumentado de cortisol. Essas anormalidades resultariam em concentrações normais ou mesmo baixas de cortisol. Em pacientes com aumento da adiposidade central podem ocorrer alterações da atividade de dois sistemas enzimáticos, com aumento da atividade da 11β-HSD1 no fígado e no tecido adiposo, que reativa o cortisol a partir do composto inativo cortisona e aumento da atividade da 5-alfarredutase, que metaboliza cortisol aos compostos tetra-hidroderivados excretados na urina.

As maiores expressão e atividade da 11β-HSD1 amplifica a ação glicocorticoide no adipócito, por possibilitar maior concentração intracelular de cortisol, ou seja, por aumento da disponibilidade do hormônio ativo e consequente ligação ao GR. A ação favorece a diferenciação de pré-adipócitos, promovendo acúmulo

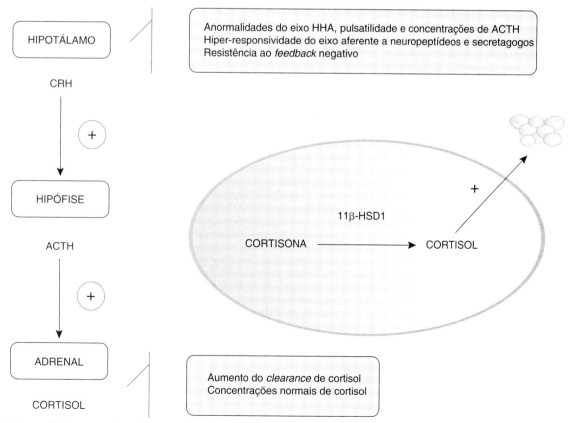

Figura 18.2 Anormalidades centrais da atividade do eixo hipotalâmico-hipofisário adrenal (HHA) e do metabolismo periférico do cortisol na obesidade. O aumento da atividade do eixo HHA provavelmente acontece devido ao *clearance* periférico aumentado do cortisol, que resulta em concentrações plasmáticas normais desse glicocorticoide (GC). Perifericamente, o mRNA e a atividade da 11 beta-hidroxiesteroide desidrogenase tipo 1 (11β-HSD1) podem estar elevados no tecido adiposo visceral. ACTH: hormônio adrenocorticotrófico; CRH: hormônio liberador de corticotrofina. (Adaptada de Espíndola-Antunes e Kater, 2007.)

de gordura visceral e anormalidades metabólicas comuns na SM. Um efeito metabólico protetor foi observado em ratos geneticamente modificados, submetidos à deleção do gene da 11β-HSD1 ou à superexpressão da 11β-HSD2.

Um efeito inibidor sobre a 11β-HSD1 tem sido testado em quadros de obesidade, SM e diabetes *mellitus* tipo 2 (DM2). A genisteína, uma isoflavona presente na soja, age como um inibidor não competitivo tanto da 11β-HSD1 quanto da hexose-6-fosfato desidrogenase (H6PD), a qual oferece fosfato de dinucleotídeo de nicotinamida e adenina (NADPH) para uma plena atividade de redutase da 11β-HSD1. Outra molécula com potencial utilidade é a UI-1499, um inibidor seletivo da 11β-HSD1. Portanto, um aumento da ação glicocorticoide dependente de maior concentração local de cortisol ou de maior sensibilidade tecido-específica parece ser um dos mecanismos fisiopatológicos envolvidos no binômio SM-RI.

A 11β-HSD1 amplifica o efeito glicocorticoide local, bem como modula o metabolismo de nutrientes e a inflamação. Por sua vez, a 11β-HSD1 é alvo de múltiplos agentes imunomoduladores e reguladores metabólicos. Dessa maneira, representa um importante componente da interface inflamação/obesidade.

Estudos recentes sugerem que os GR e o receptor da vitamina D são potenciais genes mediadores da RI. A expressão de GR sofre importantes mecanismos de *down* e *up-regulation*, exercendo influência sobre a sensibilidade aos GC. Comparado a outros tecidos, existe maior expressão do GR em tecido adiposo visceral e músculo, principais tecidos-alvo da ação insulínica na captação de glicose, o que resulta em maior ação do cortisol nesses tecidos, fenômeno que parece correlacionar-se à RI nesses tecidos e à presença da SM.

Em estudo realizado em nosso grupo, Endocrinologia Pediátrica da Santa Casa de São Paulo, indivíduos com RI apresentaram mecanismo protetor que consta de *down-regulation* do GR-α de forma tecido-específica. A redução do GR foi mais pronunciada no tecido adiposo visceral, o que reduziu a ação do cortisol no tecido e possibilitou melhor ação da insulina, causando maior adipogênese visceral. No tecido muscular, a redução protetora do GR não foi significativa e manteve maior efeito do cortisol no músculo, com consequente agravo da RI no nível muscular.

A ação dos GC no tecido adiposo é complexa. A exposição crônica a baixas doses de GC leva à adipogênese, enquanto a exposição aguda a doses elevadas de GC está associada ao aumento da lipólise. Essa diferença de ação parece estar associada à diferença de expressão dos receptores de GC e mineralocorticoide (MR). O receptor de MR é expresso tanto no tecido adiposo branco quanto no marrom, assim como no cérebro, coração, fígado e rim. O MR é tipicamente ativado pela aldosterona, porém o cortisol e a prednisona têm afinidade de ligação ao MR maior do que ao GR. Alguns estudos sugerem que o tratamento crônico com baixas doses de GC pode preferencialmente ativar as ações pró-lipogênicas mediadas pelo MR no tecido adiposo, enquanto o tratamento agudo com altas doses ativa a lipólise mediada pelo GR.

Além das diferentes ações mediadas pelo MR ou pelo GR, também é importante salientar que o GR apresenta isoformas (alfa, beta, gama, GR-A e GR-P). A isoforma GR-beta parece ter papel principal na inibição da ação do GR-α, e também é expressa no tecido adiposo. Alguns estudos sugerem que o aumento da expressão da isoforma beta ou a redução da expressão da isoforma alfa pode ser um dos mecanismos da resistência ao GC observada na obesidade. Portanto, estudos recentes têm demonstrado que o GC e os receptores de GC e MR nos adipócitos têm papel tanto na adipogênese quanto na lipólise. No entanto, muitos desses mecanismos, tanto no tecido adiposo branco quanto no marrom, ainda precisam ser melhor elucidados. Alguns polimorfismos descritos do gene do GR foram associados a diferentes graus de sensibilidade ao GC, assim como diferentes perfis metabólicos e antropométricos. No entanto, esses achados não foram consistentes em diferentes populações.

A atividade da 11β-HSD1 é anormal em pacientes com obesidade e sofre modificações expressivas após a cirurgia bariátrica. Ocorre aumento da atividade da 11β-HSD1 hepática, redução da atividade da 11β-HSD1 no tecido subcutâneo e diminuição significativa dos metabólitos urinários do cortisol, indicando menor atividade do eixo HHA. A expressão da 11β-HSD1 apresenta correlação positiva com o índice de massa corporal (IMC) no adipócito omental e correlação negativa com o IMC no tecido hepático. Após a perda de peso, existe importante redução da atividade da 11β-HSD1 no tecido adiposo subcutâneo.

O reconhecimento das alterações hormonais em pessoas com obesidade, incluindo as alterações do eixo HHA e do metabolismo do cortisol, pode ser de grande importância na compreensão dos mecanismos fisiopatológicos que conduzem ao desenvolvimento da obesidade, das alterações metabólicas associadas e do risco evolutivo para as DCV.

Glicocorticoides, hormônios reguladores do apetite e comportamento alimentar na obesidade

O comportamento alimentar homeostático (comer por necessidade) é controlado principalmente por dois grupos de neurônios hipotalâmicos, localizados no núcleo arqueado: os orexígenos (neuropeptídeo Y – NPY/peptídeo relacionado ao Agouti – AgRP) e os anorexígenos (pró-opiomelanocortina – POMC/transcrito regulado por cocaína e anfetamina – CART). Os hormônios circulantes reguladores do apetite têm papel fundamental nesse controle do apetite, não só como determinantes de início ou término da ingestão alimentar a curto prazo (ghrelina, PYY e *glucagon-like peptide-1* – GLP-1), mas também como sensores a longo prazo de estoque energético (leptina e insulina). Já o comer hedônico, ou seja, o desejo de comer alimentos altamente palatáveis (ricos em açúcar e gordura), é mediado pelos circuitos de recompensa mesolímbicos em resposta aos sinais alimentares (p. ex., visão, olfato e paladar).

Os GC podem agir diretamente nos núcleos hipotalâmicos e mesolímbicos ou indiretamente, por meio da interação com os hormônios reguladores do apetite. Essa ação dos GC pode acarretar redução do comportamento homeostático e aumento do hedônico.

Estudos sugerem que os GC possam ter papel na sinalização em sistema nervoso central da leptina e da insulina, estando implicados na resistência central desses hormônios, portanto, reduzindo sua ação em neurônios anorexígenos.

O NPY, além de sua ação central, também age perifericamente, promovendo a lipogênese. O excesso de GC (pelo estresse crônico ou pelo uso exógeno de GC) estimula a liberação de NPY pelos neurônios hipotalâmicos, o que acarreta aumento da ingestão e do ganho de peso. No entanto, o GLP-1 pode, direta ou indiretamente, inibir a expressão do NPY hipotalâmico. Portanto, talvez o uso de substâncias agonistas do receptor do GLP-1 poderia ter efeitos benéficos no tratamento da obesidade associada ao excesso crônico de GC.

Métodos de detecção laboratorial das anormalidades do eixo hipotalâmico-hipofisário-adrenal na obesidade

O procedimento diagnóstico empregado na investigação de pacientes com suspeita de síndrome de Cushing inclui avaliação do ritmo circadiano de secreção do cortisol, quantificação de 24 horas da taxa de excreção de cortisol livre na urina e testes de supressão com dexametasona.

Esses métodos de avaliação podem sofrer influências das anormalidades do eixo HHA observadas em pacientes com obesidade. Diversos estudos procuram identificar alterações da atividade do eixo, em particular em pacientes com obesidade com o fenótipo abdominal de distribuição do tecido adiposo. Para esses casos, os métodos utilizados incluem a avaliação de ACTH e de cortisol em condições basais, em amostras de sangue, urina ou saliva e durante estudos dinâmicos após estímulo com neuropeptídeos, estresse psicológico ou supressão do eixo HHA.

Além disso, estudos avaliam a densidade de GR em diferentes tecidos, incluindo o adiposo. Na década de 2010, inseriu-se o estudo do metabolismo periférico do cortisol, particularmente nos tecidos adiposo visceral e hepático.

Marcadores basais de atividade do eixo hipotalâmico-hipofisário-adrenal

As concentrações séricas basais de ACTH e cortisol são geralmente normais na obesidade abdominal, embora concentrações ligeiramente mais baixas de cortisol matinal tenham sido previamente observadas. Não parece haver um impacto significativo da obesidade sobre o ritmo circadiano do eixo HHA; no entanto, alguns estudos encontraram concentrações de cortisol inferiores ao normal em amostras isoladas ou em amostras de 24 horas em homens adultos com obesidade. Estudos que avaliaram a pulsatilidade do eixo HHA mostraram que mulheres com obesidade visceral apresentam maior frequência e menor amplitude de pulsos de ACTH, especialmente no período da manhã, apesar do cortisol basal sem alterações. Esses resultados sugerem que ocorre dissociação entre a pulsatilidade de ACTH e de cortisol, relacionada com a presença de alteração primária da secreção de ACTH, que, por sua vez, está associada à alteração da regulação da produção basal de cortisol envolvendo vias periféricas noradrenérgicas.

A avaliação do cortisol salivar, utilizada em diversos estudos epidemiológicos, pode ter papel promissor na investigação da atividade do eixo HHA. O procedimento de coleta não é invasivo, é livre de estresse e utiliza pequenas amostras que possibilitam a avaliação da fração livre do cortisol. Embora a concentração de cortisol livre na saliva seja aproximadamente de 30 a 50% menor em comparação ao sangue, sua mensuração pode ser útil na avaliação de alterações sutis do eixo HHA em várias condições patológicas.

Rosmond e Björntorp realizaram uma série de estudos do eixo HHA em indivíduos com obesidade ou com SM, usando a quantificação do cortisol salivar. Em um desses estudos, o cortisol salivar de indivíduos adultos do sexo masculino foi avaliado aleatoriamente em repetidas ocasiões, sendo esses indivíduos posteriormente submetidos ao teste de supressão com 500 µg de dexametasona. Os autores identificaram dois tipos de curva diurna de cortisol, uma delas com alta variabilidade e elevados valores de cortisol matinal e outra com baixa variabilidade e baixos valores

de cortisol matinal. Ambas estavam fortemente relacionadas com a supressão do cortisol salivar por dexametasona. Quando o tipo de curva de cortisol foi analisado em relação às características clínico-laboratoriais, os indivíduos com alta variabilidade apresentaram correlações positivas entre a supressão do cortisol e da testosterona, circunferência abdominal, pressão arterial (PA) diastólica, glicemia, insulinemia e colesterol de lipoproteínas de baixa densidade (LDL). É interessante que os indivíduos com baixa variabilidade de cortisol matinal apresentaram correlações negativas entre a supressão do cortisol e da testosterona e o colesterol HDL. Os resultados desse estudo mostraram interações entre a secreção de cortisol diurno, a supressão de cortisol salivar e as características antropométricas, endócrinas e metabólicas presentes na SM.

Abraham et al., em 2013, em estudo avaliando 369 adultos com obesidade e 60 voluntários eutróficos, não encontraram relação entre medidas de cortisol (salivar e/ou urinário de 24 horas) com o IMC ou outros componentes da SM. A revisão de literatura realizada pelos mesmos autores mostrou inconsistência entre os valores de cortisol e os parâmetros metabólicos.

Nos poucos estudos em que as concentrações de CRH foram mensuradas no líquido cefalorraquidiano, relataram-se valores normais ou baixos desse peptídeo em pessoas com obesidade. A interpretação desses resultados é difícil, porém há dados consistentes com a hipótese de que o aumento da leptina observado em indivíduos com obesidade possa exercer inibição hipotalâmica de secreção de CRH e de ACTH.

Em relação à excreção urinária de 24 horas de cortisol livre, há relatos de valores aumentados em mulheres com obesidade abdominal. Nesse subgrupo observam-se ainda correlações positivas entre os valores de cortisol livre urinário e as variáveis antropométricas de distribuição visceral do tecido adiposo, como a circunferência abdominal e a relação cintura-quadril. De fato, verificou-se que as concentrações de cortisol livre em urina de 24 horas podem ser significativamente maiores nos indivíduos com obesidade abdominal em relação às observadas nos que apresentam obesidade periférica. Alguns estudos relatam que as taxas de excreção de cortisol urinário durante o período noturno podem distinguir melhor os indivíduos com obesidade com diferentes fenótipos de obesidade, sugerindo que esse período provavelmente seja o melhor momento para investigar as alterações sutis da atividade do eixo HHA na obesidade.

Apesar de ter menos relatos na literatura, a medida de cortisol no cabelo parece ser promissora. Uma vez que o cabelo cresce por volta de 1 cm/mês, a medida de cortisol no cabelo reflete sua concentração por um período maior, e há evidências de que a sua medida tem correlação com a medida de cortisol urinário de 24 horas. Apesar de ainda serem limitados, estudos sugerem que as concentrações de cortisol no cabelo são maiores em indivíduos com obesidade em comparação a indivíduos eutróficos e com sobrepeso.

Em estudos transversais, o aumento de 9,8% na concentração do cortisol capilar foi associado a IMC 2,5 kg/m² maior. Além disso, o aumento da determinação capilar de cortisol também está associado à maior prevalência de SM.

Avaliação dinâmica do eixo hipotalâmico-hipofisário-adrenal

Os estudos dinâmicos de estímulo ou de inibição resultaram em dados mais consistentes acerca das anormalidades do eixo HHA observadas na obesidade abdominal. Os resultados dos testes de estímulo evidenciaram aumento da secreção de cortisol após estresse e aumento das concentrações de ACTH e de cortisol após administração de CRH ou AVP. Estudos anteriores mostraram que os testes do CRH e de AVP são altamente reprodutíveis em ambos os sexos. Diferente do que ocorre no sexo masculino, mulheres com obesidade ou com sobrepeso apresentam maiores concentrações de ACTH e de cortisol em resposta ao teste de estímulo com AVP. Além disso, maior resposta do cortisol após estímulo com diferentes doses de ACTH foi demonstrada na presença de obesidade abdominal. Essas observações sugerem maior suscetibilidade das mulheres com obesidade, particularmente com o fenótipo abdominal, à regulação anormal do eixo HHA.

Os testes de supressão com dexametasona também foram empregados para a investigação da resistência do eixo HHA na obesidade, e a base fisiológica desses testes envolve a presença de GR-α nas células corticotróficas da hipófise. Os testes com altas doses de dexametasona amplamente utilizados para a investigação da síndrome de Cushing resultam em supressão completa do cortisol, semelhante aos indivíduos com peso normal. Dessa forma, doses mais baixas de dexametasona foram empregadas para a avaliação da sensibilidade ao GC em diferentes indivíduos.

Hindmarsh e Brook avaliaram a supressão induzida pela dexametasona em crianças eutróficas, que receberam doses de GC que variaram entre 100, 300 e 500 μg/m^2, com o objetivo de identificar a dose mínima capaz de suprimir o eixo HHA. Observou-se que o uso de dexametasona em dose única de 300 μg/m^2 é capaz de suprimir o cortisol em todos os indivíduos normais.

Em um grupo de indivíduos do sexo masculino com diferentes fenótipos de obesidade, Ljung et al., em 1996, encontraram diminuição da resposta supressora do cortisol após administração noturna de 500 μg de dexametasona por via oral, sugerindo sensibilidade hipofisária reduzida, supostamente devido a uma regulação negativa dos GR.

Em outro estudo, indivíduos com peso normal e indivíduos com obesidade foram aleatoriamente submetidos ao teste de supressão *overnight* com diferentes doses de dexametasona (3,5, 7 e 15 μg/kg de peso corporal, e uma dose-padrão de 1 mg). Os resultados mostraram que o fator obesidade não teve efeito sobre as concentrações de cortisol e de ACTH após cada teste, embora o sexo e as concentrações séricas de dexametasona tenham influenciado a supressão do eixo HHA em ambos os grupos. Observou-se também que, diferentemente dos homens, a obesidade abdominal teve um impacto significativo na redução da supressão do cortisol em mulheres. De fato, em um modelo de regressão múltipla para investigar o poder preditivo de idade, IMC, circunferência abdominal e concentrações de dexametasona sobre o percentual de supressão do cortisol após as três doses baixas utilizadas, verificou-se que valores mais elevados de circunferência abdominal influenciavam a resposta de supressão do cortisol. Essas observações evidenciaram que, em mulheres com quantidades crescentes de gordura abdominal, a supressão de cortisol foi significativamente reduzida em relação ao esperado com base em doses crescentes de dexametasona.

A experiência prévia do nosso grupo em crianças resulta inicialmente da utilização do teste de supressão com dose muito baixa de dexametasona (75 μg/m^2) por via oral. Esse teste identificou uma variável resposta do cortisol, possibilitando a discriminação da sensibilidade ao GC tanto em crianças com obesidade quanto em crianças com peso normal. Posteriormente, houve a padronização da dose de 20 μg/m^2 de dexametasona, administrada por via intravenosa, com o intuito de eliminar a etapa intestinal de absorção, bem como a metabolização hepática da dexametasona. A utilização desse teste possibilitou a identificação de um espectro variável de redução do cortisol, sem supressão de suas concentrações, evidenciando a variação de sensibilidade ao GC presente em cada indivíduo.

Atualmente, o teste de supressão por via intravenosa com dose muito baixa de dexametasona (20 μg/m^2) tem sido empregado em diferentes estudos, possibilitando a detecção de alterações sutis da responsividade do eixo HHA, tanto em condições fisiológicas quanto em doenças que cursam com anormalidades de sensibilidade ao GC. Recentemente, adolescentes e adultos com obesidade com o fenótipo de distribuição abdominal do tecido adiposo foram submetidos a esse teste de supressão do eixo HHA em dois diferentes estudos conduzidos em nosso grupo. De maneira semelhante, a redução percentual do cortisol foi menor nos indivíduos com obesidade quando comparados a indivíduos-controle, sugerindo menor capacidade de supressão do eixo HHA nesse subgrupo de indivíduos com obesidade e SM.

Estudo realizado por Martins et al., em 2017, avaliou a sensibilidade do eixo HHA para diferentes doses de dexametasona em pacientes com SM e em controles saudáveis. Não houve diferença na dosagem de cortisol basal, tanto plasmático quanto salivar, porém houve menor capacidade em suprimir o eixo nos pacientes com SM. Além disso, também encontraram menor frequência do polimorfismo *BclI* (rs41423247), que poderia contribuir com a menor sensibilidade ao GC e maior expressão GR-beta e menor expressão da interleucina-4 (IL-4), que é citocina anti-inflamatória. Esses achados poderiam explicar, do ponto de vista molecular, o mecanismo da resistência ao GC na SM.

Bibliografia

Abraham SD, Rubino D, Sinaii N, et al. Cortisol, obesity and the metabolic syndrome: a cross-sectional study of obese subjects and review of the literature. Obesity (Silver Spring). 2013;21(1):E105-17.

Aguilera G. Regulation of pituitary ACTH secretion during chronic stress. Front Neuroendocrinol. 1994;15:321-50.

Arnaldi G, Angeli A, Atkinson AB. Diagnosis and complications of Cushing's syndrome: a consensus statement. J Clin Endocrinol Metab. 2003;88:5593-602.

Bailly D, Goudemand M, Parquet PJ. The dexamethasone suppression test in depression. Critical review. Encephale. 1984;10(4):155-69.

Bamberger CM, Schulte HM, Chrousos GP. Molecular determinants of glucocorticoid receptor function and tissue sensitivity to glucocorticoids. Endocr Rev. 1986;17(3):245-61.

Bansilal S, Farkouh ME, Fuster V. Role of insulin resistance and hyperglycemia in the development of atherosclerosis. Am J Cardiol. 2007;99(4A):6B-14B.

Bertagna X, Coste J, Raux-Demay MC, et al. The combined corticotropin releasing hormone/lysine vasopressin test discloses a corticotroph phenotype. J Clin Endocrinol Metab.1994;79:390-4.

Björntorp P. Centralization of body fat. In: International Textbook of Obesity. Chichester: John Wiley & Sons; 2001. p. 213-24.

Bowles NP, Karatsoreos IN, Li X, et al. A peripheral endocannabinoid mechanism contributes to glucocorticoid-mediated metabolic syndrome. Proc Natl Acad Sci. 2015;112(1):285-90.

Byun SY, Shin YJ, Nam KY, et al. A novel highly potent and selective 11b-hydroxysteroid dehydrogenase type 1 inhibitor, UI-1499. Life Sci. 2015;120:1-7.

Chalew S, Nagel H, Shore S. The hypothalamic-pituitary-adrenal axis in obesity. Obes Res. 1995;3:371-82.

Cobra JF, Melo MR, Faria CD, et al. Simultaneous evaluation of in vivo glucocorticoid sensitivity and expression of glucocorticoid receptor alpha-isoform in rheumatoid arthritis patients. Arq Bras Endocrinol Metabol. 2009;53(1):24-30.

de Kloet ER, Reul JM. Feedback action and tonic influence of corticosteroids on brain function: a concept arising from the heterogeneity of brain receptor systems. Psychoneuroendocrinology. 1987;12:83-105.

Diederich S, Hanke B, Burkhardt P, et al. Metabolism of synthetic corticosteroids by 11betahydroxysteroid-dehydrogenases in man. Steroids. 1998;63(5-6):271-7.

Duclos M, Corcuff JB, Etcheverry N, et al. Abdominal obesity increases overnight cortisol excretion. J Endocrinol Invest. 1999;22(6):465-71.

Epel EE, Moyer AE, Martin CD, et al. Stress-induced cortisol, mood, and fat distribution in men. Obes Res. 1999;7(1):9-15.

Espíndola-Antunes D, Kater CE. Adipose tissue expression of 11beta-hydroxysteroid dehydrogenase type 1 in Cushing's syndrome and in obesity. Arq Bras Endocrinol Metabol. 2007;51(8):1397-403.

Faria CD, Cobra JF, Sousa e Silva T, et al. A very low dose intravenous-dexamethasone suppression test as an index of glucocorticoid sensitivity. Horm Res. 2008;69(6):357-62.

Faria CD, Longui CA. Molecular aspects of glucocorticoid sensitivity. Arq Bras Endocrinol Metabol. 2006;50(6):983-95.

Fernandez-Rodriguez E, Stewart PM, Cooper MS. The pituitary-adrenal axis and body composition. Pituitary. 2009;12(2):105-15.

Hindmarsh PC, Brook CG. Single dose dexamethasone suppression test in children: dose relationship to body size. Clin Endocrinol (Oxf). 1985;23(1):67-70.

Jessop DF, Dallman MF, Flaming D, et al. Resistance to glucocorticoid feedback in obesity. J Clin Endocrinol Metab. 2001;86:4109-14.

John K, Marino JS, Sanchez ER, et al. The glucocorticoid receptor: cause of or cure for obesity? Am J Physiol Endocrinol Metab. 2016;310:E249-57.

Kang S, Tsai LT, Zhou Y, et al. Identification of nuclear hormone receptor pathways causing insulin resistance by transcriptional and epigenomic analysis. Nat Cell Biol. 2015;17(1):44-56.

Kershaw EE, Flier JS. Adipose tissue as an endocrine organ. J Clin Endocrinol Metab. 2004;89(6):2548-56.

Kershaw EE, Morton NM, Dhillon H, et al. Adipocyte-specific glucocorticoid inactivation protects against diet-induced obesity. Diabetes. 2005;54(4):1023-31.

Kuckuck S, van der Valk ES, Scheurink AJW, et al. Glucocorticoids, stress and eating: The mediating role of appetite-regulating hormones. Obes Rev. 2023;24(3):e13539.

Laugero KD. Reinterpretation of basal glucocorticoid feedback: implications to behavioral and metabolic disease. Vitam Horm. 2004;69:1-29.

Lee MJ, Pramyothin P, Karastergiou K, et al. Deconstructing the roles of glucocorticoids in adipose tissue biology and the development of central obesity. Biochim Biophys Acta. 2014;1842(3):473-81.

Lee RA, Harris CA, Wang JC. Glucocorticoid receptor and adipocyte biology. Nucl Receptor Res. 2018;5:101373.

Licinio J, Mantzoros C, Negrao AB. Human leptin levels are pulsatile and inversely related to pituitary-adrenal function. Nat Med. 1997;3:560-75.

Ljung T, Andersoson B, Bengtsson BA, et al. Inhibition of cortisol secretion by dexamethasone in relation to body fat distribution: a dose-response study. Obes Res. 1996;4(3):277-82.

Ljung T, Holm G, Friberg P, et al. The activity of the hypothalamic-pituitary-adrenal-axis and the sympathetic nervous system in relation to waist-hip circumference in men. Obes Res. 2000;8:487-95.

Longui CA, Giusti MM, Calliari LE, et al. Partial glucocorticoid resistance in obese children detected by very low dose dexamethasone suppression test. J Pediatr Endocrinol Metab. 2003;16(9):1277-82.

Luger A, Deuster PA, Kyle SB, et al. Acute hypothalamic-pituitary-adrenal responses to the stress of treadmill exercise. Physiologic adaptations to physical training. N Engl J Med. 1987;316(21):1309-15.

Martins CS, Elias D, Colli LM, et al. HPA axis dysregulation, NR3C1 polymorphisms and glucocorticoid receptor isoforms imbalance in metabolic syndrome. Diabetes Metab Res Rev. 2017;33:e2842.

Masuzaki H, Paterson JM, Shinyama H, et al. A transgenic model of visceral obesity and the metabolic syndrome. Science. 2001;294:2166-70.

Meikle AW. Dexamethasone suppression tests: usefulness of simultaneous measurement of plasma cortisol and dexamethasone. Clin Endocrinol. 1982;16(4):401-8.

Morton NM, Seckl JR. 11beta-hydroxysteroid dehydrogenase type 1 and obesity. Front Horm Res. 2008;36:146-64.

Okret S, Poellinger L, Dong Y, et al. Down-regulation of glucocorticoid receptor mRNA by glucocorticoid hormones and recognition by the receptor of a specific binding sequence within a receptor cDNA clone. Proc Natl Acad Sci USA. 1986;83(16):5899-903.

Pasquali R, Ambrosi B, Armanini D, et al. Cortisol and ACTH response to oral dexamethasone in obesity and effects of sex, body fat distribution, and dexamethasone concentrations: a dose-response study. J Clin Endocrinol Metab. 2002;87:166-75.

Pasquali R, Biscotti D, Spinucci G, et al. Pulsatile secretion of ACTH and cortisol in premenopausal women: effect of obesity and body fat distribution. Clin Endocrinol (Oxf). 1998;48(5):603-12.

Pasquali R, Cantobelli S, Casimirri F, et al. The hypothalamic pituitary-adrenal axis in obese women with different patterns of body fat distribution. J Clin Endocrinol Metab. 1993;77:341-6.

Pasquali R, Vicennati V. The abdominal obesity phenotype and insulin resistance are associated with abnormalities of the hypothalamic-pituitary-adrenal axis in humans. Horm Metab Res. 2000;32:521-5.

Purnell JQ, Brandon DD, Isabelle LM, et al. Association of 24 h-cortisol production rates, cortisol binding globulin, and plasma free cortisol levels with body composition, leptin levels, and aging in adult men women. J Clin Endocrinol Metab. 2004;89:281-7.

Rask E, Walker BR, Söderberg S, et al. Tissue-specific changes in peripheral cortisol metabolism in obese women: increased adipose 11beta-hydroxysteroid dehydrogenase type 1 activity. J Clin Endocrinol Metab. 2002;87(7):3330-6.

Reaven GM. Insulin resistance: the link between obesity and cardiovascular disease. Endocrinol Metab Clin North Am. 2008;37(3):581-601.

Reaven GM. Role of insulin resistance in human disease. Diabetes. 1988;37(12):1595-607.

Rodriguez ACI, Epel ES, White ML, et al. Hypothalamic-pituitary-adrenal axis dysregulation and cortisol activity in obesity: A systematic review. Psychoneuroendocrinology, 2015;62:301-18.

Rosenbaum P, Ferreira SRG. Uma atualização em risco cardiovascular da síndrome metabólica. Arq Bras Endocrinol Metab. 2003;47(3):220-7.

Rosmond R, Björntorp P. New targets for the clinical assessment of salivary cortisol secretion. J Endocrinol Invest. 2001;24:639-41.

Sandeep TC, Walker BR. Pathophysiology of modulation of local glucocorticoid levels by11 b-hydroxysteroid dehydrogenase. Trends Endocrinol Metab. 2000;12(10):446-53.

Shively C, Clarkson T. Regional obesity and coronary atherosclerosis in females: a non-human primate model. Acta Med Scand. 1989;723 (Suppl):71-8.

Silva TS, Longui CA, Faria CD, et al. Impact of prolonged physical training on the pituitary glucocorticoid sensitivity determined by very low dose intravenous dexamethasone suppression test. Horm Metab Res. 2008;40(10):718-21.

Smith SR. The endocrinology of obesity. Endocr Metab Clin North Am. 1996;25(4):921-42.

Smoak KA, Cidlowski JA. Mechanisms of glucocorticoid receptor signaling during inflammation. Mech Ageing Dev. 2004;125(10-11): 697-706.

Staab CA, Maser E. 11beta-hydroxysteroid dehydrogenase type 1 is an important regulator at the interface of obesity and inflammation. J Steroid Biochem Mol Biol. 2010;119(1-2):56-72.

Stewart PM. The adrenal cortex. In: Larsen PR, Kronenberg HM, Melmed S, et al. Williams textbook of endocrinology. 10. ed. Philadelphia: Saunders; 2003. p. 491-539.

Stewart PM. Tissue-specific Cushing's syndrome uncovers a new target in treating the metabolic syndrome – 11 beta-hydroxysteroid dehydrogenase type 1. Clin Med. 2005;5(2):142-6.

Tagawa N, Kubota S, Kobayashi Y, et al. Genistein inhibits glucocorticoid amplification in adipose tissue by suppression of 11b-hydroxysteroid dehydrogenase type 1. Steroids. 2015;93:77-86.

Vegiopoulos A, Herzig S. Glucocorticoids, metabolism and metabolic diseases. Mol Cell Endocrinol. 2007;275(1-2):43-61.

Vicennati V, Ceroni L, Gagliardi L, et al. Response of the hypothalamic-pituitary-adrenal axis to small dose arginine-vasopressin and daily urinary free cortisol before and after alprazolam pre-treatment differs in obesity. J Endocrinol Invest. 2004;27(6):541-7.

Vicennati V, Garelli S, Rinaldi E, et al. Cross-talk between adipose tissue and the HPA axis in obesity and overt hypercortisolemic states. Horm Mol Biol Clin Investig. 2014;17(2):63-77.

Wajchenberg BL. Subcutaneous and visceral adipose tissue: their relation to the metabolic syndrome. Endocr Rev. 2000;21:697-738.

Wang M. The role of glucocorticoid action in the pathophysiology of the metabolic syndrome. Nutr Metab (Lond). 2005;2(1):3.

Whorwood CB, Donovan SJ, Flanagan D, et al. Increased glucocorticoid receptor expression in human skeletal muscle cells may contribute to the pathogenesis of the metabolic syndrome. Diabetes. 2002;51(4):1066-75.

Whorwood CB, Donovan SJ, Wood PJ, et al. Regulation of glucocorticoid receptor alpha and beta isoforms and type I 11beta-hydroxysteroid dehydrogenase expression in human skeletal muscle cells: a key role in the pathogenesis of insulin resistance? J Clin Endocrinol Metab. 2001;86(5):2296-308.

19 | Fisiologia e Morfologia do Tecido Adiposo Humano

Maria Eduarda Martelli ■ José Carlos de Lima Junior ■
Ana Carolina Junqueira Vasques ■ Bruno Geloneze

Introdução

Todas as espécies do reino animal têm tecidos capazes de armazenar energia. Com exceção dos nematoides e dos tubarões, que armazenam energia na forma de gordura no epitélio intestinal e no fígado, respectivamente, a maior parte das espécies o faz na forma de gordura em um tecido específico de origem mesodérmica, chamado "tecido adiposo", sendo essa capacidade de armazenamento de energia uma importante vantagem evolutiva. Os adipócitos são centrais tanto no balanço energético quanto na homeostase lipídica e podem ser classificados em três tipos distintos: adipócitos brancos, que estocam energia na forma de triglicerídeos (TG); adipócitos marrons, que têm um papel central na manutenção da temperatura e são especializados no gasto energético e no *clearance* de TG; e adipócitos bege/*brite*, de origem embriogênica mais complexa e similar à dos adipócitos brancos. Apesar de se parecer mais com o adipócito marrom, a célula bege/*brite* apresenta características dos tecidos branco e marrom (Figura 19.1). O tecido adiposo marrom (TAM) é uma prerrogativa única dos mamíferos, cuja aquisição evolutiva e de sua proteína mitocondrial com características singulares, a proteína desacopladora 1 (UCP-1), possibilitou que o ser humano lidasse com o estresse de períodos de frio, seja durante o nascimento, seja durante a hibernação, ou, ainda, utilizar energeticamente dietas pobres em proteínas.

Muito embora reconhecido desde o século XVI, seu entendimento central no metabolismo e principalmente o papel relevante da UCP-1 datam apenas dos últimos 30 anos.

O tecido adiposo é essencial para a manutenção do equilíbrio energético. Os adipócitos compreendem células altamente especializadas no desempenho de funções reguladoras na homeostasia, cuja função primária e mais conhecida é a de funcionar como um estoque de energia. O acúmulo de calorias na forma de TG é realizado pela insulina, e a liberação dessa energia para a circulação sistêmica na forma de ácidos graxos livres (AGL) durante o jejum é feita pelas catecolaminas por meio dos receptores beta-adrenérgicos. A diferenciação do adipócito representa um processo regulado por diversos genes, como o receptor ativado pelo proliferador de peroxissomos gama (PPAR-γ) e *cytosine-cytosine-adenosine-adenosine-thymidine* (CCAAT)/ *Enhancer binding protein* α (C/EBP-α).

Até a década de 1990, o tecido adiposo era considerado apenas um depósito inerte para o excesso de combustível. Duas descobertas posteriores evidenciaram uma nova perspectiva sobre a biologia do tecido adiposo e suscitaram a ideia de que a obesidade e a resposta inflamatória estão relacionadas. Em 1994, houve a descoberta da leptina como produto do tecido adiposo e, em 1993, constatou-se que o tecido adiposo proveniente de animais com obesidade apresentava significativo aumento do fator de necrose

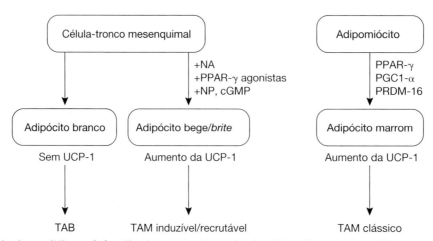

Figura 19.1 Cores do tecido adiposo. cGMP: monofosfato cíclico de guanosina; NA: noradrenalina; NP: peptídeo natriurético; PGC1-α: receptor ativador do peroxissomo 1-alfa; PPAR-γ: proliferador de peroxissomos tipo gama; PRDM-16: domínio de conteúdo PR 16; TAB: tecido adiposo branco; TAM: tecido adiposo marrom; UCP-1: proteína desacopladora 1. (Adaptada de Pfeifer e Hoffmann, 2015.)

tumoral alfa (TNF-α), uma das principais citocinas pró-inflamatórias envolvidas na resposta imune e na resistência à insulina (RI). Atualmente, o acúmulo de evidências demonstra que o tecido adiposo desempenha importante papel na regulação energética por vias autócrina, parácrina e endócrina.

Essas funções possibilitam ao adipócito influenciar a atividade metabólica de outros tecidos, como cérebro, hipotálamo, músculo, fígado e células beta pancreáticas. Diversos hormônios e outros fatores são secretados ativamente pelo adipócito (Tabela 19.1). Assim, as células adiposas desempenham uma função muito mais dinâmica do que se julgava, influenciando mecanismos fisiológicos com a regulação de sua própria diferenciação, crescimento e regulação da homeostase metabólica e glicêmica.

Tecido adiposo

Características estruturais, distribuição anatômica e regulação

Com base nas suas características morfológicas, na assinatura gênica, no tipo predominante de adipócito e na origem embriológica, o tecido adiposo é comumente classificado em três tipos: tecido adiposo branco (TAB), TAM e tecido adiposo bege.

Tecido adiposo branco

Tecido que leva esse nome por sua cor branco-amarelada, contém adipócitos com uma única inclusão lipídica grande (chamada "unicelular"). A inclusão lipídica não é cercada por nenhuma membrana, mas é circunscrita por uma proteína denominada "perilipina". O citoplasma é comprimido em uma borda fina que contém um pequeno complexo de Golgi, retículo endoplasmático (RE), ribossomos e filamentos. O tecido conjuntivo ao redor do adipócito apresenta células precursoras, fibroblastos, células imunes, fibras reticulares e nervos não mielinizados. As mitocôndrias pleomórficas se localizam próximo ao núcleo. A gotícula lipídica é destituída de organelas (Figura 19.2).

O branco é o tecido adiposo predominante em mamíferos adultos, representando de 15 a 20% do peso corporal em homens e de 20 a 25% em mulheres. Pode ser dividido em subcutâneo (superficial ou profundo) e interno (visceral ou não visceral – Tabelas 19.2 e 19.3), os quais se associam de formas diferentes com a saúde

Tabela 19.1 Tecido adiposo: aspectos funcionais.

- Conceito antigo: órgão responsável apenas pela estocagem e pelo fornecimento de energia
- Conceito atual: o adipócito é metabolicamente ativo e funciona como um órgão com ações autócrinas, parácrinas e endócrinas
- Secreção ativa de várias substâncias
  - Hormônios: leptina, resistina, adiponectina, esteroides
  - Ácidos graxos livres, LPL, ApoE, CETP
  - Citocinas: TNF-α, IL-6
  - Proteínas com ação cardiovascular: PAI-1, angiotensinogênio
  - Fatores de crescimento: IGF-1, TGF-β

ApoE: apolipoproteína E; CETP: proteína de transferência de colesterol esterificado; IGF-1: fator de crescimento similar à insulina 1; IL-6: interleucina-6; LPL: lipase lipoproteica; PAI-1: inibidor do ativador do plasminogênio 1; TGF-β: fator transformador do crescimento beta; TNF-α: fator de necrose tumoral alfa.

cardiovascular – a gordura visceral apresenta maior atividade inflamatória e maior efeito deletério nos marcadores cardiometabólicos. O dimorfismo sexual do contorno corporal em seres humanos responde, em grande parte, por diferenças no TAB subcutâneo, as quais são parcialmente influenciadas por hormônios sexuais, pois o padrão feminino (ginecoide) de distribuição de gordura tende a se alterar para a localização central (android) na menopausa.

A regulação do total de gordura corporal marca uma função fisiológica de integração exercida pelo tecido adiposo. Os estoques de glicogênio são muito pequenos para abastecer o organismo em situações de jejum; portanto, a gordura acumulada em forma de TG funciona como um estoque de energia a longo prazo. A quantidade de gordura acumulada é um reflexo do equilíbrio entre o consumo e o gasto calórico ao longo do tempo, sendo o conteúdo de TG nos adipócitos um índice do acúmulo de gordura e sua mobilização.

Existem múltiplas influências na estocagem de gordura nos adipócitos. Em resumo, a insulina estimula o acúmulo de gordura (lipogênese) ativando a lipase lipoproteica (LPL), que retira ácidos graxos das lipoproteínas ricas em TG. Outras influências podem ser específicas para certas localizações da gordura, como é o caso do cortisol, que funciona como hormônio lipogênico em certos locais (gordura troncular) e lipolítico em outros (gordura periférica). As catecolaminas podem estimular a mobilização de gordura via ativação de receptores beta-adrenérgicos ou inibi-la pela ativação de receptores alfa-adrenérgicos. A lipólise é ativada pela fosforilação da lipase hormônio sensível (HSL) e pela fosforilação da perilipina (PER), que recobrem os pacotes lipídicos. A fosforilação da PER permite que a HSL acesse as gotículas de lipídeos, o que resulta na hidrólise do TG em AGL, que serão liberados na circulação (Figura 19.3). Na RI decorrente da obesidade, esse processo está prejudicado.

Os adipócitos, frente a um balanço energético positivo, podem se expandir por dois mecanismos distintos: hipertrofia (aumento de tamanho) e hiperplasia (aumento em número) – o predomínio de adipócitos hipertróficos é associado com o surgimento de alterações metabólicas e maior risco para o desenvolvimento de diabetes *mellitus* tipo 2 (DM2), enquanto a expansão adipocitária por hiperplasia é associada com maior sensibilidade à insulina (SI). Ambos os processos ocorrem no contexto da obesidade, embora a hipertrofia ocorra em maior magnitude. A combinação de expansão dos adipócitos e sua capacidade de diferenciação sugerem que a capacidade de estocar energia não tem limite. É provável que a RI, em especial a sua ação no adipócito, bloqueie a adiposidade, dificultando a lipogênese e a diferenciação adipocitária e limitando a progressão da obesidade, contribuindo para o acúmulo de gordura em regiões ectópicas.

A expansão dos estoques de gordura, em especial a diferenciação celular, depende da disponibilidade de novos vasos sanguíneos. A angiogênese no tecido adiposo parece estar regulada por fatores como a leptina, e a inibição da angiogênese em animais pode bloquear o ganho de peso induzido por dieta hipercalórica. Ademais, a limitação da angiogênese prejudica o processo de hiperplasia do tecido adiposo, favorecendo a expansão do tecido adiposo por hipertrofia, culminando em maior atividade inflamatória e surgimento de RI.

Nas situações de balanço negativo de energia, os estoques de TG se reduzem, processo no qual há um "esvaziamento" do adipócito até sua morte programada (apoptose). O processo de diferenciação e apoptose de adipócitos desempenha importante papel na homeostasia humana e compreende um campo de pesquisa vasto, mas ainda pouco explorado.

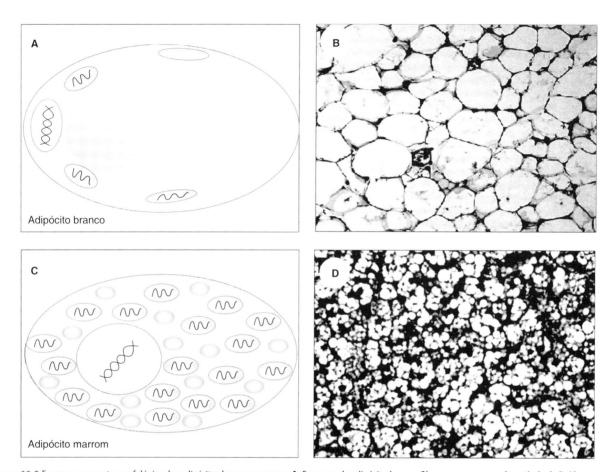

Figura 19.2 Esquema e aspecto morfológico dos adipócitos branco e marrom. **A.** Esquema do adipócito branco. Observa-se uma grande gotícula de lipídeo ocupando quase todo o volume celular com núcleo e mitocôndrias localizados na periferia da célula. **B.** Secção histológica de tecido adiposo branco corado com hematoxilina e eosina. **C.** Esquema do adipócito marrom. Observam-se diversas gotículas de lipídeos, inúmeras mitocôndrias e núcleo central. **D.** Secção histológica de tecido adiposo marrom corado com hematoxilina e eosina.

Tabela 19.2 Classificação anatômica do tecido adiposo.

Compartimento do tecido adiposo	Definições
Total de tecido adiposo	Quantidade de tecido adiposo, geralmente excluindo medula óssea e tecido adiposo na cabeça, na mão e nos pés
Tecido adiposo subcutâneo	Camada entre a derme e a aponeurose e a fáscia dos músculos, inclui o tecido adiposo mamário
Tecido adiposo superficial	Camada entre a pele e a fáscia da parte inferior do tronco, dos glúteos e das coxas
Tecido adiposo profundo	Camada abaixo da fáscia muscular da parte inferior do tronco, dos glúteos e das coxas
Tecido adiposo interno	Tecido adiposo total menos tecido adiposo subcutâneo
Tecido adiposo visceral	Tecido adiposo dentro do tórax, do abdômen e da pélvis
Tecido adiposo não visceral	Tecido adiposo interno, exceto o visceral
Tecido adiposo intramuscular	Camada de tecido dentro das fibras musculares
Tecido adiposo perimuscular	Camada de tecido infiltrada entre as fibras musculares
Tecido adiposo intermuscular	Camada abaixo da fáscia e entre grupos musculares adjacentes
Tecido adiposo paraósseo	Camada adjacente ao osso, abaixo do grupo muscular
Outro tecido adiposo não visceral	Tecido retro-orbital, tecido adiposo aberrante (p. ex., lipoma)

Tabela 19.3 Classificação anatômica do tecido adiposo visceral.

Compartimento do tecido adiposo visceral

Tecido adiposo visceral

Tecido adiposo intratorácico

   Intrapericárdico

   Extrapericárdico

Tecido adiposo abdominal

   Intraperitoneal (omento, mesentério)

   Extraperitoneal

   Pré-peritoneal

   Retroperitoneal (perirrenal)

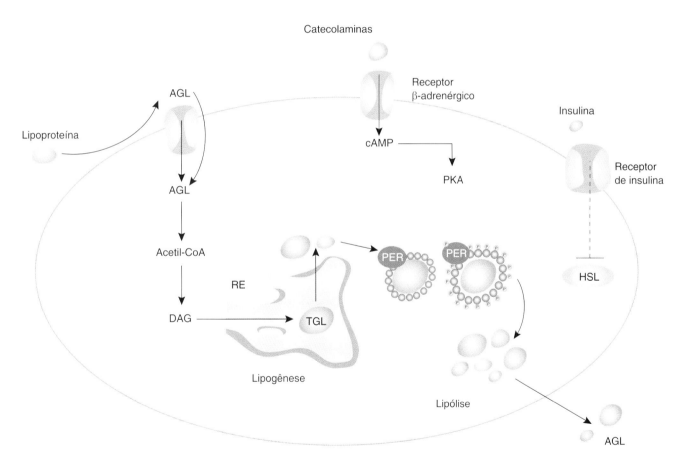

Figura 19.3 Lipólise e lipogênese no adipócito branco (TAB): em situações de alta carga energética, as principais funções do adipócito branco consistem em sintetizar e acumular energia na forma de triglicerídeos (TG), em um processo denominado "lipogênese". Por sua vez, em situações de baixa carga energética, há ativação da lipólise, processo no qual há a mobilização do TAB produzindo ácidos graxos livres (AGL). Na lipogênese, os AGL são liberados das lipoproteínas – quilomícrons e lipoproteína de muito baixa densidade (VLDL) – por um processo catalisado pela lipase lipoproteica. Os AGL entram nos adipócitos por difusão passiva ou transporte ativo. Uma vez dentro do adipócito, o AGL é convertido em acetil-CoA e, posteriormente, em diacilglicerol (DAG), utilizado como substrato na via de síntese de triglicerídeos livres (TGL) no retículo endoplasmático (RE). As gotículas de lipídeos nascentes no RE são liberadas e posteriormente cobertas por perilipina (PER), a qual, quando desfosforilada, impede que lipases atinjam o TG. O processo de lipólise é ativado pela fosforilação da PER pela proteinoquinase A (PKA), que, por sua vez, é ativada pelo monofosfato de adenosina cíclico (cAMP), em resposta à catecolamina. Quando fosforilada, a PER se desloca da gotícula de lipídeo, permitindo que a lipase hormônio sensível (HSL) hidrolise o TAG em AGL. A insulina é capaz de inibir a lipólise pela inibição da HSL.

O acúmulo de gordura é também regulado por estímulos nervosos – tanto a via simpática quanto a parassimpática podem modular a lipólise. Em modelos animais, pode-se considerar a ação simpática a controladora do catabolismo (lipólise) e a via parassimpática a controladora do anabolismo (lipogênese). A importância da regulação e a possível desregulação dessas vias nervosas são pouco conhecidas na espécie humana, mas podem se tornar um alvo terapêutico seguro para o tratamento da obesidade. Claramente, a inervação autonômica do TAB está envolvida na regulação da massa adiposa; contudo, seu papel na regulação dos processos metabólicos, como a SI e a secreção de peptídeos, é praticamente desconhecido.

Diferenciação do tecido adiposo

O processo de diferenciação dos adipócitos, denominado "adipogênese", pode ser dividido em duas fases – determinação (formação dos pré-adipócitos) e diferenciação terminal (expansão clonal e maturação) –, que ocorrem em quatro estágios. O primeiro refere-se aos precursores mesenquimais, células multipotentes capazes de se diferenciar em várias linhagens celulares, além dos adipócitos, como os condrócitos, os osteoblastos e os miócitos. Os pré-adipócitos diferenciam-se das células mesenquimais; trata-se de um tipo celular já comprometido com o fenótipo de adipócito com morfologia parecida com fibroblastos. O próximo estágio consiste na expansão clonal das células, seguida da diferenciação terminal, na qual ocorre a ativação transcricional de genes específicos de adipócito, como genes relacionados com o metabolismo de lipídeos e de carboidratos. Por fim, origina-se o adipócito maduro, caracterizado pela ocorrência de grandes gotículas de lipídeos rodeadas por PER, bem como pela expressão de diversos genes específicos, como o fator de transcrição PPAR-γ, o hormônio leptina e o transportador de glicose GLUT-4. Com relação ao adipócito marrom maduro, o grande marcador da diferenciação terminal dessa célula é a presença da proteína desacopladora mitocondrial UCP-1.

O processo de diferenciação de um adipócito depende da ativação de uma cascata de fatores de transcrição específicos, entre os quais se destacam o PPAR-γ e o C/EBP (proteína ligadora de CCAAT), que desempenham papel fundamental na complexa cascata transcricional que ocorre durante a adipogênese (Figura 19.4).

O PPAR-γ é membro de uma família de receptores nucleares, cuja atividade é necessária e suficiente para a adipogênese. Até o momento, não existe outro fator de transcrição capaz de promover adipogênese de modo independente do PPAR-γ. Há duas isoformas principais do PPAR-γ: o PPAR-γ 1 e o PPAR-γ 2, ambos altamente expressos nos adipócitos, embora apenas o segundo seja exclusivo de adipócito. Até agora, ainda não se conhece o ligante endógeno do PPAR-γ, mesmo que existam evidências de que alguns metabólitos lipídicos consigam ativar diretamente essa proteína. Por sua vez, o PPAR-γ pode ser ativado por compostos sintéticos denominados "glitazonas", usados clinicamente como agentes antidiabéticos. Quando o PPAR-γ se encontra na ausência de um ligante, esse fator de transcrição age como repressor da transcrição gênica, atividade que depende do recrutamento de moléculas correpressoras. Uma vez ativado, o PPAR-γ muda de conformação estrutural, expondo locais de ligação com moléculas coativadoras, além de se dimerizar com o receptor retinoide X (RXR), formando um heterodímero. Entre as moléculas coativadoras necessárias para ativar o PPAR-γ, estão os receptores de esteroides (SRC) e o coativador 1 alfa do PPAR-γ (PGC1-α). Recentemente, a importância do PPAR-γ para o desenvolvimento do adipócito tem sido demonstrada in vivo em modelos de animais geneticamente modificados. Um exemplo pode ser visto em animais que não têm PPAR-γ 2 no organismo nem PPAR-γ 1, especificamente nos adipócitos,

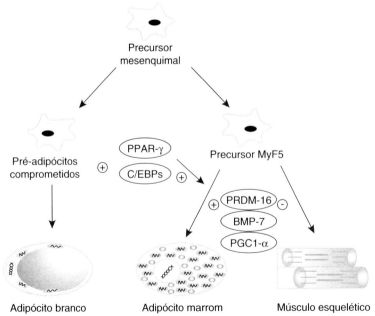

Figura 19.4 Adipogênese. A integração de muitos fatores regula a adipogênese. O adipócito branco origina-se da diferenciação de células precursoras mesenquimais. O adipócito marrom resulta de um precursor distinto, o qual expressa o fator miogênico 5 (MyF5). Esse precursor também pode dar origem às células musculares. A ativação de PRDM-16, proteína da morfogenética óssea 7 (BMP-7) e coativador 1 alfa do PPAR-γ (PGC1-α) está envolvida na diferenciação do adipócito marrom em detrimento do músculo esquelético. C/EBP: proteína ligadora de CCAAT; PPAR-γ: proliferador de peroxissomos tipo gama; PRDM-16: proteína contendo homologia com o domínio PR-16.

os quais não desenvolvem gordura branca e desenvolvem pouca gordura marrom, o que evidencia que o PPAR-γ é de fato essencial para diferenciação do tecido adiposo *in vivo*.

Outro fator de transcrição importante para a diferenciação de pré-adipócitos em adipócitos corresponde ao fator de transcrição C/EBP, cuja família consiste em cinco membros, C/EBP-α, C/EBP-β, C/EBP-γ, C/EBP-δ e C/EBP-ζ, expressos sequencialmente durante a diferenciação do adipócito. Após o tratamento de pré-adipócitos com indutores de diferenciação, observa-se aumento rápido e transitório na expressão de C/EBP-β e C/EBP-δ. Posteriormente, os adipócitos em diferenciação passam por aproximadamente duas rodadas de multiplicação. A proliferação celular é cessada logo após o aumento da expressão do C/EBP-α. Evidências sugerem que o aumento inicial de C/EBP-β e de C/EBP-δ é necessário para o aumento tanto da expressão de C/EBP-α quanto de PPAR-γ. C/EBP-α promove a ativação transcricional de muitos genes que codificam proteínas necessárias para o fenótipo do adipócito, como a proteína ligadora de ácidos graxos (aP2) e a fosfoenol-piruvato carboxiquinase (PEPCK). No quarto dia de diferenciação, há um aumento da expressão de C/EBP-ζ; acredita-se que esse fator atue contrarregulando a expressão dos outros CEBP.

Existem muitos outros fatores capazes de, em conjunto com PPAR-γ e C/EBP, ativar a diferenciação de adipócitos. Entre eles, pode-se destacar o fator similar a Krüppel (KLF), cuja transcrição é ativada por C/EBP-β e C/EBP-δ e que, com essas proteínas, regula a expressão de PPAR-gama 2. Outras proteínas importantes são as proteínas da morfogenética óssea (BMP), principalmente a BMP-4 – essencial para impulsionar o comprometimento e a diferenciação dos adipócitos – e a BMP-7 – importante para a diferenciação do TAM –, e os fatores de crescimento de fibroblasto (FGF). A diferenciação das células mesenquimais em adipócitos requer não somente a indução de diversos fatores de transcrição, mas também a supressão de proteínas que atuam inibindo a adipogênese. Entre os clássicos fatores inibidores da adipogênese, destacam-se as proteínas WNT e betacatenina.

A via da WNT e da betacatenina é bem estabelecida na morfogênese de órgãos como osso, intestino e sistema hematopoético. As WNT compreendem uma família de proteínas secretadas que agem de maneira parácrina e autócrina pela ligação em receptores de membrana. A ativação de receptores de membrana pela proteína WNT desencadeia a ativação de uma cascata intracelular, na qual está presente a betacatenina. A ativação de WNT/betacatenina bloqueia a diferenciação dos adipócitos, enquanto sua inibição induz a adipogênese, indicando que a sinalização por WNT deve inibir o desenvolvimento dos adipócitos.

Atividade metabólica do tecido adiposo branco

O TAB é composto de adipócitos, pré-adipócitos, macrófagos, células endoteliais, fibroblastos, leucócitos, vasos sanguíneos e tecido nervoso, o que lhe confere a qualidade de ser um mediador no metabolismo e na inflamação (Figura 19.5).

O adipócito pode ser considerado uma fábrica metabólica, produtora de diversas adipocitocinas responsáveis por diferentes ações na homeostasia e em vários estados patológicos, como na síndrome metabólica (SM) e no DM2. Nessas condições, são produzidas quantidades elevadas de resistina, angiotensinogênio, inibidor 1 do ativador do plasminogênio (PAI-1), interleucinas etc., enquanto há redução na produção de adiponectina (Figura 19.6). Nesse caso, pode-se considerar a célula adiposa disfuncional.

Existe uma heterogeneidade na produção das citocinas em relação aos diferentes locais de depósitos de tecido adiposo, que apresentam papéis diferentes, dependendo do padrão de produção e da secreção de adipocinas, características que definem o tecido adiposo como miniórgãos endócrinos (Figura 19.7).

Adipocitocinas

Leptina

Produto do gene *ob*, sua cadeia única tem massa molecular de 16 kDa e sua principal função consiste na regulação do peso corporal. O nome leptina provém da palavra grega *leptos*, que significa "magro".

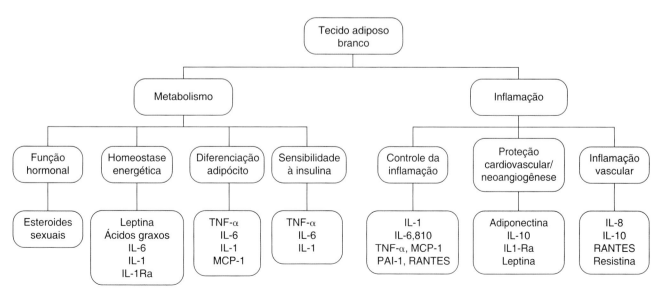

Figura 19.5 Papel do tecido adiposo branco no metabolismo e na inflamação. IL: interleucina; MCP-1: proteína quimioatrativa de monócitos 1; PAI-1: inibidor do ativador do plasminogênio 1; RANTES: proteína regulada por ativação das células T expressas e presumivelmente secretadas (do inglês *regulated on activation normal T cell expressed and presumably secreted protein*); TNF-α: fator de necrose tumoral alfa.

A leptina é produzida por adipócitos diferenciados, mas também em outros locais, como estômago, músculo esquelético, fígado, placenta etc. Sua ação no sistema nervoso central (SNC), em especial no hipotálamo, suprime o consumo de comida e estimula o gasto energético. O receptor da leptina faz parte da família dos receptores de citocinas classe I encontrados em todos os locais do organismo, indicando que, provavelmente, a função da leptina não seja totalmente conhecida. Os camundongos *db/db* (diabéticos) apresentam resistência extrema à leptina causada por mutação no receptor desta. Várias isoformas de receptores foram descritas. O receptor ob/ra parece o transportador da leptina, e o ob/re é a forma solúvel do receptor transmembrana. O ob/rb compreende uma forma longa do receptor que apresenta altas concentrações no hipotálamo e é responsável pelo sinal lipostático conferido à leptina. Esse conceito é reforçado pelo sucesso do tratamento dos animais deficientes de leptina (*ob/ob*) e dos raros casos de seres humanos com deficiência de produção da leptina que reduzem o peso corporal de maneira significativa com o uso de leptina exógena.

Em geral, os indivíduos com obesidade apresentam níveis elevados de leptina, e sua administração induz uma perda limitada de peso. A percepção atual é de que, na espécie humana, existe uma dessensibilização para o sinal da leptina, um fenômeno reconhecido como resistência à leptina e que pode ocorrer por pelo menos dois mecanismos: saturação do transporte da leptina pela barreira hematoencefálica e anormalidades na ativação do receptor ou na transdução do sinal.

A leptina influencia diversos eixos hormonais. Recentemente, em seres humanos, demonstrou-se que a redução de leptina induzida pela restrição alimentar é responsável pela supressão do eixo hipotalâmico-hipofisário-gonadal observada nos estados de privação alimentar. Assim, a leptina parece agir na integração entre o tecido adiposo, os centros hipotalâmicos que regulam a homeostasia energética e o sistema reprodutivo, indicando se as reservas de energia estariam adequadas para a reprodução normal. Um aspecto interessante da função da leptina reside no seu potencial envolvimento na inflamação, pois age diretamente nos macrófagos aumentando a sua ação fagocítica e sua capacidade de produção de citocinas. Dessa forma, a leptina deve desempenhar papel relevante na inflamação associada ao DM2 e à aterosclerose.

Adiponectina

A adiponectina (Acrp 30 ou AdipoQ) apresenta duas características únicas:

- É secretada exclusivamente pela célula adiposa
- Trata-se do único fator secretado pelo adipócito com propriedades sensibilizadoras da ação da insulina.

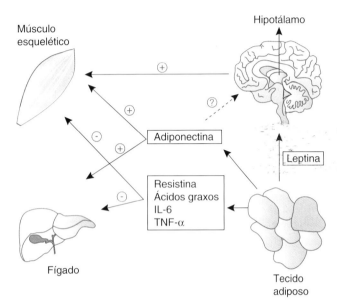

Figura 19.6 Mecanismos de associação entre adipocitocinas e resistência à insulina. O tecido adiposo produz diversas substâncias com atividade endócrina, como leptina, adiponectina, resistina, fator de necrose tumoral alfa (TNF-α), interleucina-6 (IL-6) e ácidos graxos. A leptina é produzida em um nível diretamente proporcional à massa adiposa e age diretamente no hipotálamo, controlando a fome e o gasto energético. A adiponectina é produzida em um nível inversamente proporcional ao da massa adiposa e atua aumentando a sensibilidade à insulina no músculo e no fígado. A resistina, o TNF-α e a IL-6 agem diminuindo a ação da insulina no fígado e no músculo esquelético e são produzidos em proporção direta à massa adiposa (+: efeito sensibilizador; –: efeito promotor de resistência à insulina).

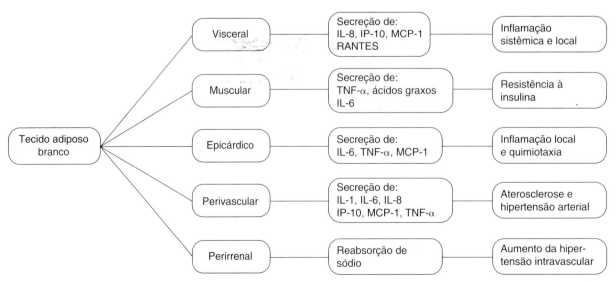

Figura 19.7 Efeitos locais do tecido adiposo branco (TAB) e suas consequências sistêmicas – TAB como miniórgãos endócrinos. IL: interleucina; IP-10: proteína induzida por interferona-gama-10; MCP-1: proteína quimioatrativa de monócitos 1; PAI-1: inibidor do ativador do plasminogênio 1; RANTES: proteína regulada por ativação das células T expressas e presumivelmente secretadas (do inglês *regulated on activation normal T cell expressed and presumably secreted protein*); TNF-α: fator de necrose tumoral alfa.

Os níveis de adiponectina estão reduzidos na obesidade e no DM2, mas podem aumentar com o tratamento do DM2 com glitazonas e com a redução de peso. Paradoxalmente, em recém-nascidos existe uma hiperadiponectinemia relacionada com o grau de adiposidade. É provável que a "adiposidade disfuncional" do adulto não ocorra no nascimento e que bebês mais pesados secretem mais adiponectina. A magnitude da redução dos níveis de adiponectina tem relação direta com a intensidade da RI observada nos tecidos periféricos, como músculo e fígado. Estudos recentes demonstraram que a adiponectina representa um potente agente anti-inflamatório, que inibe uma série de processos envolvidos no desenvolvimento da aterosclerose em animais e seres humanos. Nos estudos do tipo caso-controle, os níveis baixos de adiponectina estão relacionados com o desenvolvimento futuro de diabetes, mas não de obesidade.

Os mecanismos pelos quais a adiponectina melhora a ação da insulina não estão totalmente elucidados, embora a redução dos níveis circulantes de AGL pelo aumento de oxidação de gordura pelo músculo seja um dos já identificados.

A adiponectina é uma proteína plasmática abundante derivada do adipócito, com propriedades sensibilizadoras da ação da insulina, anti-inflamatórias e antiaterogênicas. As comorbidades associadas aos níveis reduzidos de adiponectina podem ser reflexos de uma síndrome clínica, chamada aqui "síndrome da hipoadiponectinemia". A modulação dos níveis de adiponectina representa um alvo terapêutico para o tratamento da RI e de suas manifestações clínicas.

Resistina

Descoberta em pré-adipócitos durante o processo de diferenciação em adipócitos, quando é injetada em animais, provoca um estado de RI. Ao contrário, sua neutralização com o emprego de anticorpos antirresistina leva à redução na glicemia e ao aumento na captação de glicose em cultura de células. A infusão de resistina em animais promove intensa RI. A insulina inibe a expressão de resistina em adipócitos. Em seres humanos com DM2, existe uma elevação concomitante dos níveis de insulina (hiperinsulinemia) e resistina, o que sugere o comprometimento do efeito supressor da insulina sobre a produção de resistina, ou seja, a RI no adipócito não bloqueia a produção de resistina. Também em seres humanos com obesidade e diabetes, a redução da resistina se correlaciona com RI hepática. No entanto, o impacto clínico da resistina na obesidade e na RI permanece controverso. Os níveis de resistina estão mais elevados em pessoas com obesidade que em magros, havendo ainda significativa correlação entre os níveis de resistina e o índice de massa corporal (IMC). Contudo, o IMC é um forte preditor da RI, mas a resistina, quando ajustada pelo IMC, não é preditiva da RI. Os dados demonstram, ainda, que a resistina não representa um preditor significativo do grau de RI em seres humanos.

Angiotensinogênio

A principal fonte de angiotensinogênio em seres humanos é o fígado, embora as células adiposas representem um importante local de expressão e produção dessa proteína. A expressão tecidual de angiotensinogênio no adipócito está elevada no indivíduo com obesidade. A angiotensina II é um potente vasoconstritor e está envolvida no desenvolvimento da aterosclerose na vasculatura muscular pela inibição da cascata de ação insulínica.

Assim, pode-se especular se o achado da RI, da hipertensão arterial (HA) e da aterosclerose acelerada na obesidade e no diabetes representa uma manifestação da "síndrome da disfunção do adipócito".

Inibidor do ativador do plasminogênio 1

Serina quinase que inibe a ativação do plasminogênio, é responsável pela quebra deste para plasmina, ativando a cascata fibrinolítica. Níveis elevados de PAI-1 descontrolam o equilíbrio fisiológico entre os sistemas de trombogênese e fibrinólise, o que favorece a formação de microtrombos e acelera o processo de aterosclerose. Tanto na obesidade quanto no DM2, os níveis de PAI-1 estão elevados e correlacionam-se com o desenvolvimento de doença arterial coronariana (DAC) e infarto do miocárdio. O tecido adiposo é a principal fonte de PAI-1, além do fato de níveis elevados de insulina potencializarem o adipócito na sua produção. Assim, a célula adiposa disfuncional, ao produzir PAI-1, pode acelerar processos comuns à doença cardiovascular (DCV) e ao conjunto RI, obesidade e diabetes.

Fator de necrose tumoral alfa

Produto derivado do adipócito com relevante papel na RI observado na sepse e nas neoplasias. Quando é infundido em roedores, observam-se intensa RI, estímulo à lipólise e ativação de vias celulares inflamatórias. O TNF-α promove RI estimulando a fosforilação do substrato do receptor da insulina (IRS-1) em serina. Os níveis circulantes de TNF-α estão elevados na obesidade e no diabetes, mas a correlação deles com RI é fraca, um fato que reforça a percepção de que o TNF-α provoca RI de forma parácrina, e não sistêmica.

Interleucina-6

Trata-se de uma citocina inflamatória, altamente expressa em adipócitos, que desempenha importante papel na regulação da função da célula beta. Em seres humanos com DM2, os níveis de IL-6 se associam ao grau de intensidade da intolerância à glicose e da inflamação, indicada pelos níveis de proteína C reativa (PCR). A correlação entre IL-6 e PCR representa um reflexo do efeito direto sobre a produção e secreção de PCR pelo fígado, de modo que parte dos efeitos inflamatórios da IL-6 é produzida pela própria PCR.

Adipsina e proteína estimuladora da acilação

As proteínas adipsina e proteína estimuladora da acilação (ASP) são expressas em adipócitos e constituem componentes da via alternativa do complemento. As células adiposas não são lisadas, apesar de produzirem ASP, pois não apresentam os componentes distais da via do complemento. A ASP aumenta o depósito de lipídeos em adipócitos, aumentando a captação de glicose e sua deposição como TG. Em consonância com essa observação, existem aumentos moderados de adipsina e intensos de ASP na obesidade e no DM2 em seres humanos.

Visfatina

Recentemente foi isolada uma adipocitocina expressa em adipócitos isolados da gordura visceral de roedores e seres humanos, a visfatina, cujos níveis circulantes aumentam em caso de ganho de peso. Proteína previamente identificada como fator estimulador de colônias de célula pré-B (PBEF), uma citocina expressa em linfócitos, a ação da visfatina é curiosa, pois é hipoglicemiante semelhante à insulina tanto em culturas de células quanto em ratos, reduzindo a glicemia. Animais mutantes heterozigotos para o gene da visfatina são levemente hiperglicêmicos. Outro dado surpreendente reside no fato de que a visfatina tem a capacidade de se ligar ao receptor de insulina e estimulá-lo. O papel definitivo desse hormônio na fisiopatologia e no tratamento do diabetes ainda permanece alvo de especulações.

Omentina

A omentina é predominantemente secretada pelo tecido adiposo visceral e parece exercer efeitos positivos no metabolismo por meio da inibição das espécies reativas de oxigênio (ROS) por meio da sinalização da via fosfatidil inositol 3 quinase/proteinoquinase B (PI3K/AKT), da redução da inflamação, podendo inclusive reduzir a formação e a ruptura das placas ateroscleróticas instáveis e a secreção de substâncias bioativas derivadas do endotélio, contribuindo para melhora da função vasomotora.

Outras funções endócrinas do tecido adiposo

Estudos recentes demonstram que o tecido adiposo produz esteroides sexuais e glicocorticoides (GC) a partir de seus precursores, transformando, por exemplo, androgênios em estrogênios e cortisona em cortisol. A conversão de esteroides sexuais em adipócito é quantitativamente importante, produzindo entre 10 e 20% dos níveis circulantes; ao contrário, a conversão de GC é menos expressiva. Essa conversão/produção está aumentada na obesidade.

Em resumo, várias proteínas são produzidas no tecido adiposo, exercendo funções autócrinas, parácrinas e endócrinas em conjunto com outros órgãos e sistemas como SNC, fígado e músculo, importantes na coordenação do consumo e na estocagem de energia. Entre essas proteínas, há a leptina, a ASP e a adiponectina, cujas produções, ao se alterarem, desempenham importantes efeitos na adiposidade corporal e na SI. A produção desses e de outros hormônios pelo tecido adiposo parece ser regulada pelo *status* nutricional (alimentação, jejum e variação do peso corporal). Um conhecimento mais amplo da regulação bioquímica e molecular da síntese desses hormônios e dos seus mecanismos precisos de ação levará ao desenvolvimento de novas abordagens no manejo clínico da obesidade, da dislipidemia, da RI, da aterosclerose e do diabetes.

Atividade inflamatória do tecido adiposo

Em 1993, houve uma transição no estudo do tecido adiposo no contexto da obesidade e da RI, quando os pesquisadores Hotamisligil et al. descobriram que o tecido adiposo proveniente de animais com obesidade apresentava significativo aumento da expressão do TNF-α, uma das principais citocinas pró-inflamatórias envolvidas na resposta imune. Até aquele momento, acreditava-se que as únicas células capazes de produzir citocinas eram as do sistema imune, e não havia evidências de que a obesidade poderia suscitar resposta inflamatória.

A partir dessa descoberta, estudos posteriores mostraram que, de fato, os genes mais abundantemente regulados no tecido adiposo e outros tecidos de animais e seres humanos com obesidade são envolvidos nas respostas inflamatórias e no estresse celular. Durante as últimas duas décadas, mostrou-se, por exemplo, que, além do TNF-α, a obesidade promove aumento de IL-6, PCR, proteína quimiotática de monócitos (MCP-1), fator de transcrição NF-κB e proteinoquinases como c-Jun (JNK) e IKK, responsáveis pela regulação da transcrição de diversas proteínas mediadoras de resposta inflamatória. Portanto, hoje não há dúvidas de que o tecido adiposo de indivíduos com obesidade se encontra em um estado pró-inflamatório. É importante ressaltar que os níveis dos mediadores inflamatórios encontrados no tecido adiposo e em outros tecidos de indivíduos com obesidade são muito menores que os detectados em indivíduos com infecção grave. Por isso, sugere-se que a obesidade promova um estado de inflamação branda, também conhecida como "inflamação de baixo grau".

O aumento da produção das citocinas inflamatórias no tecido adiposo dos indivíduos com obesidade ocorre não apenas pela produção dessas moléculas pelos adipócitos, mas também pela grande quantidade de macrófagos que infiltram esse tecido, uma característica típica de processos inflamatórios. Estudos recentes, que utilizaram transplante de medula óssea, mostraram que os macrófagos encontrados no tecido adiposo de animais com obesidade são essencialmente derivados da medula óssea. No tecido adiposo de pessoas com obesidade, nota-se que a maior parte dos macrófagos se agrega, em estruturas em forma de coroa, ao redor dos adipócitos mortos (Figura 19.8). Em seres humanos, a

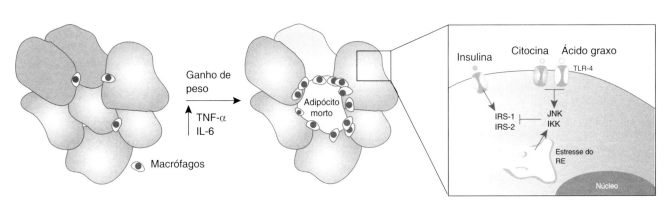

Figura 19.8 Processo inflamatório no tecido adiposo branco. O ganho de peso leva ao aumento da massa adiposa. A expansão do adipócito branco dispara uma resposta inflamatória caracterizada pela infiltração de macrófagos e pelo aumento da produção de citocinas inflamatórias, como o fator de necrose tumoral alfa (TNF-α) e a interleucina-6 (IL-6). Os macrófagos que infiltram o tecido se aglomeram ao redor dos adipócitos mortos em uma disposição em forma de coroa. O aumento de mediadores inflamatórios e de nutrientes ativa receptores de membrana, que, por sua vez, ativam proteínas serinas quinases, como a JNK e a IKK. Essas proteínas são capazes de fosforilar os substratos dos receptores de insulina (IRS-1 e IRS-2) em resíduos de serina, impedindo a transdução de sinal da insulina. O excesso de nutrientes pode disparar também um processo denominado "estresse do retículo endoplasmático" (RE), que está diretamente associado à ativação da resposta inflamatória no adipócito. TLR-4: receptor *Toll-like* 4.

infiltração de macrófagos no tecido adiposo correlaciona-se diretamente com o tamanho do adipócito e o IMC. De fato, pessoas sem obesidade têm cerca de 10% de macrófagos infiltrados no tecido adiposo, podendo essa quantidade chegar a cerca de 40% em pessoas com obesidade. Além disso, na obesidade é observada uma polarização dos macrófagos para o fenótipo M1, que tem caráter inflamatório; característica contrária é descrita em pessoas com peso dentro da normalidade, em que os macrófagos presentes são do tipo M2, que têm atividade anti-inflamatória.

É interessante notar que, embora a associação entre as respostas inflamatória e metabólica no tecido adiposo tenha sido descoberta nos últimos 20 anos e pareça bastante surpreendente, diversas evidências mostram que as respostas metabólica e imune evoluíram de maneira coordenada durante a história.

Por exemplo, em organismos inferiores como a drosófila, as respostas imune e metabólica são exercidas por um mesmo órgão, o corpo gorduroso. Além disso, os macrófagos e os adipócitos dividem muitas características em comum, como a capacidade de armazenar lipídeos e a dependência de fatores de transcrição, como PPAR-γ, para sua diferenciação.

Contudo, uma questão que permanece em aberto nesse contexto é: que fatores primordiais iniciam a resposta inflamatória no tecido adiposo de indivíduos com obesidade? Tentando responder a isso, em 2004 demonstrou-se que um dos fatores associados ao início da inflamação na obesidade decorre do estresse celular promovido pelo aumento da sobrecarga de nutrientes que acontece na obesidade, atingindo principalmente a organela RE.

O RE compreende uma rede de endomembranas que exerce papel fundamental na síntese, no processamento e no enovelamento de proteínas. Em condições normais, as proteínas são enoveladas em suas estruturas secundária e terciária por chaperonas no interior do RE. Somente proteínas bem enoveladas deixam o RE e se encaminham para o citoplasma ou para outras organelas, e proteínas malformadas são destruídas ou reformuladas para ganhar sua estrutura adequada. Entretanto, quando a demanda de síntese de proteínas é muito grande, proteínas malformadas começam a se acumular, criando uma perturbação denominada "estresse de RE". Quando o RE está sofrendo esse tipo de estresse, a célula dispara uma resposta protetora chamada "resposta a proteínas malformadas" (UPR). Se a ativação da UPR não for suficiente para restaurar a homeostase do RE, a célula inicia, então, um programa de apoptose.

No tecido adiposo, bem como em outros tecidos de animais e seres humanos com obesidade, o processo de estresse do RE está drasticamente aumentado e a UPR está ativada. O estresse de RE correlaciona-se diretamente com o aumento da resposta inflamatória celular e pode ativar a inflamação por diferentes mecanismos, que incluem o aumento direto da expressão de moléculas inflamatórias, como a JNK e a IKK, e a produção de ROS. De fato, o tratamento de animais com obesidade com pequenas chaperonas que inibem o processo de estresse de RE atenua a resposta inflamatória nesse tecido, sugerindo tratar-se de um fator fundamental nesse contexto.

Outro mecanismo determinante, capaz de ligar a obesidade à alteração na produção de citocinas no tecido adiposo, é a hipóxia que ocorre nesse tecido durante a obesidade. O tecido adiposo de indivíduos com obesidade apresenta zonas localizadas de hipóxia, muito provavelmente pela rápida expansão da massa gordurosa. Além disso, a obesidade promove diminuição do fluxo sanguíneo no tecido adiposo, fator mais aparente em capilares que contêm leucócitos aderidos. A hipóxia no tecido adiposo tem sido observada por diferentes grupos e correlaciona-se diretamente com o aumento de citocinas inflamatórias, como TNF-α, e com a indução de um clássico regulador de hipóxia, o fator de transcrição HIF-1 no tecido adiposo. Em tumores, a principal função do HIF-1 consiste na indução de uma resposta angiogênica pelo aumento de fatores como o fator de crescimento vascular endotelial (VEGF).

Também na obesidade, a expansão dos adipócitos contribui para inflamação e hipóxia local, levando ao remodelamento da matriz extracelular, culminado em fibrose no TAB.

Ainda existe a hipótese de que a inflamação no tecido adiposo resulte da toxicidade direta exercida pela sobrecarga lipídica. A concentração de ácidos graxos plasmáticos encontra-se cronicamente elevada em animais e seres humanos com obesidade tanto pela incapacidade da insulina em inibir a lipólise no tecido adiposo quanto pelo consumo excessivo de lipídeos provindos da dieta.

Os lipídeos podem ativar diretamente membros dos receptores de resposta imune inata denominados *Toll-like receptors* (TLR), capazes de reconhecer padrões moleculares associados a patógenos e que exercem função essencial na resposta imune inata. Existem pelo menos 12 membros da família dos TLR que reconhecem diferentes tipos de padrão molecular. Sua ativação dispara uma potente resposta imune contra o agente infeccioso, que inclui a produção de citocinas pró-inflamatórias e quimiocinas. Vale ressaltar que evidências recentes mostram que os TLR, principalmente TLR-2 e TLR-4, podem ser ativados por lipídeos e exercer importante papel na resposta inflamatória que ocorre na obesidade. O reconhecimento de lipídeos pelos TLR pode induzir uma produção de citocinas pró-inflamatórias tanto nos macrófagos quanto nos adipócitos, já que esses receptores são também expressos nos adipócitos. Em ambas as células, a ativação dos TLR pelos lipídeos resulta na ativação do NF-κB e também da JNK. De fato, evidências mostram que, em animais e seres humanos com obesidade, a expressão de TLR-2 e 4 está aumentada, além do fato de animais deficientes para TLR-4 serem protegidos da obesidade induzida pela dieta.

Além disso, o mecanismo pelo qual o tecido adiposo se expande influencia diretamente sua atividade inflamatória. Frente a um balanço energético positivo, o TAB pode se expandir tanto por hipertrofia quanto por hiperplasia. O predomínio da expansão dos adipócitos por hipertrofia está associado com um pior perfil inflamatório. A célula hipertrofiada recruta macrófagos para o TAB exacerbando a inflamação por meio de secreção de citocinas pró-inflamatórias, contribuindo diretamente para a RI. Maior lipólise basal também é observada em condições de hipertrofia, decorrente da RI, podendo levar ao acúmulo de gordura em regiões ectópicas. Por outro lado, a capacidade do tecido adiposo em expandir por hiperplasia se associa com a SI e um perfil metabólico mais favorável.

Inflamação, resistência à insulina e adipócito

A associação entre DM2 e obesidade está bem estabelecida. Estudos populacionais transversais e prospectivos confirmam a elevação da incidência do diabetes determinada pelo aumento do peso corporal. O efeito diabetogênico da obesidade está relacionado com três fatores:

- IMC
- Duração da obesidade
- Ganho de peso recente.

Além da quantidade de gordura, a sua distribuição desempenha papel essencial sobre a ação da insulina. Pessoas com obesidade com acúmulo troncular da gordura (obesidade androide) são mais resistentes à insulina, hiperinsulinêmicas e dislipidêmicas em comparação àquelas com distribuição na parte inferior do corpo (obesidade ginecoide). A primeira referência ao termo "androide" para a distribuição da gordura foi estabelecida por Jean Vague em 1947, demonstrando sua associação com o aumento de risco para certas doenças crônicas, como DM2, aterosclerose e gota. O entendimento das bases metabólicas da distribuição central da gordura foi reforçado pelos estudos com tomografia computadorizada (TC), ressonância magnética (RM) e ultrassonografia (US), demonstrando associação entre gordura central e acúmulo de gordura nos depósitos intra-abdominais. Existem vários depósitos abdominais, incluindo os subcutâneos, divididos em anterior e posterior e em profundo e superficial, sendo o anterior superficial o de maior capacidade fisiológica de expansão. Os depósitos intra-abdominais são o omental e o mesentérico, reconhecidos em conjunto como a gordura visceral e a perirrenal. A gordura visceral recebe maior atenção, pois sua drenagem sanguínea converge para a veia porta, levando produtos metabólicos (p. ex., hormônios, citocinas, AGL etc.) diretamente para o fígado. A correlação dos diferentes depósitos de gordura a RI está bem estabelecida. A gordura intra-abdominal apresenta os mais altos índices. Também os depósitos subcutâneos exibem correlações positivas com RI, sendo interessante o fato de que tanto a gordura abdominal subcutânea posterior quanto a subcutânea profunda exibem as associações mais fortes com a RI. A gordura perirrenal claramente não apresenta correlação com a RI.

A maior associação da gordura visceral com a RI pode ser justificada pela gordura visceral apresentar maior atividade lipolítica e metabólica evidenciada por maior secreção de citocinas inflamatórias, maior volume do adipócito em comparação com o tecido adiposo subcutâneo, bem como liberação direta de AGL para o fígado via sistema porta.

A observação da ligação entre gordura visceral e RI não significa que haja uma relação causal entre elas e, embora exista uma clara ligação entre as duas, a sua natureza não está estabelecida. Por enquanto, não há resposta definitiva que determine se a RI causaria um depósito preferencial de gordura visceral ou se essa gordura causaria a RI. Uma resposta parcial para o dilema consiste na remoção do tecido adiposo visceral, o que ocasiona melhora da RI em animais e em seres humanos. A teoria portal, baseada no aumento de liberação de AGL na circulação portal, não foi confirmada in vivo. Uma hipótese seria a capacidade da gordura visceral de modular o comportamento biológico dos tecidos subcutâneos, normalmente muito mais relevantes em termos quantitativos. A secreção de alguma substância pelo tecido visceral poderia alterar a produção de hormônios e citocinas pelo tecido subcutâneo, determinando a presença de RI sistêmica.

Existem várias evidências da ligação entre inflamação crônica, RI, DM2, SM e aterosclerose. O reconhecimento do tecido adiposo como um órgão endócrino torna razoável o reconhecimento do tecido adiposo disfuncional como a ligação entre a SM e as DCV.

A quantidade de citocinas no tecido adiposo se correlaciona diretamente com o aparecimento da RI nesse tecido, bem como em outros, como fígado e músculo. Os mecanismos pelos quais a inflamação crônica produz RI não estão totalmente elucidados. Uma possibilidade para explicar tal associação consiste na intersecção entre as vias inflamatória e de sinalização da insulina.

A insulina age por meio da ativação de um receptor de membrana com atividade tirosinoquinase intrínseca. A ligação da molécula de insulina promove a autofosforilação do receptor em resíduos de tirosina, que, por sua vez, fosforila proteínas responsivas a esse receptor, IRS-1 e IRS-2, que, quando fosforiladas em resíduos de tirosina, desencadeiam a ativação de uma cascata de transdução de sinal pela via PI3-K-AKT, que culmina em diversos efeitos, entre eles a translocação do transportador de glicose do citosol para a membrana plasmática, proporcionando a captação de glicose.

As citocinas, contudo, agem por intermédio de receptores de membrana, que, quando ativados, induzem a expressão de proteínas serina quinases como JNK e I-kappa-beta-quinase (IKK-β). A JNK e a IKK-β são capazes de fosforilar mediadores da via de sinalização da insulina, como os IRS, em resíduos de serina, uma fosforilação inibitória que impede a transdução de sinal adequada em resposta à insulina (ver Figura 19.8). Animais deficientes para JNK-1 e IKK são protegidos contra a RI e o desenvolvimento de DM2 após exposição a dieta hiperlipídica ou obesidade induzida por modificação genética. Atualmente, o aumento das citocinas inflamatórias constitui um dos principais fatores causadores da RI em pessoas com obesidade. Com base no conhecimento desses mecanismos, postula-se que haja uma estreita ligação entre inflamação e RI, mediada em parte pela função hormonal do adipócito.

Gordura tópica versus ectópica na resistência à insulina e disfunção de célula beta

Uma questão importante reside no fato de como uma célula adiposa disfuncional pode se converter em adipócitos sadios. E outra é como a gordura depositada em outros tecidos pode ser redistribuída, levando à melhora da SI no músculo e no fígado e aumentando a capacidade funcional da célula beta. As glitazonas representam uma nova classe terapêutica com propriedades hipoglicemiantes, sensibilizadoras da ação da insulina e restauradoras da função da célula beta. O uso das glitazonas mostra que, quanto maior o ganho de peso, melhor é o controle glicêmico alcançado, um achado paradoxal, já que toda a discussão gira em torno da associação entre a classe de obesidade e a RI. As glitazonas atuam ao se ligarem ao receptor nuclear PPAR-γ, crítico para o processo de diferenciação de pré-adipócitos em adipócitos. Estudos clínicos demonstram que o efeito positivo das glitazonas consiste no produto da redução da gordura visceral e do aumento da gordura subcutânea. Além disso, existem evidências experimentais da redução dos adipócitos grandes com RI de localização subcutânea profunda pelo estímulo à sua apoptose e do aumento preferencial dos adipócitos pequenos e com SI característicos do tecido adiposo subcutâneo superficial. O resultado desse redirecionamento da gordura seria responsável pela mudança do padrão de produção de citocinas pelo estímulo dos PPAR, com aumento dos níveis circulantes de adiponectina e redução dos níveis de IL-6 e PAI-1. Além disso, existem evidências de uma redução benéfica do conteúdo lipídico intramiocitário e hepático.

A redução da RI sistêmica resulta em menor estresse para a célula beta, embora isso corresponda a uma parte da ação dos agonistas PPAR. Um efeito adicional potencial de redução do conteúdo de gordura na própria ilhota de Langerhans é a melhor ação da insulina na própria célula beta, o que resultaria na recuperação da função da célula beta. O estudo Troglitazone in the Prevention of

Diabetes (TRIPOD), que utilizou a troglitazona, demonstrou um efeito protetor da conversão de pré-diabetes em pessoas com diabetes que perdurou por até 8 meses após a suspensão da medicação. Especula-se que esse efeito prolongado constitua o produto do efeito a longo prazo dos PPAR no redirecionamento da gordura e na redução da esteatose pancreática.

Gordura disfuncional *versus* gordura funcional e efeito protetor da gordura periférica

Na obesidade, são encontradas várias comorbidades associadas à produção excessiva de adipocitocinas (p. ex., TNF, IL, PAI-1 etc.), à redução da adiponectina e à RI. No entanto, é clara a associação mais forte entre a gordura visceral e a gordura ectópica a doenças como diabetes e aterosclerose, o que torna plausível designar essa gordura como disfuncional.

O extremo oposto da obesidade pode ser representado pelas lipodistrofias congênitas, nas quais intensa RI constitui a causa do diabetes e da aterosclerose acelerada. Nesse caso, existe uma redução da produção de leptina e adiponectina, importante em sinalização e ação insulínicas, relacionadas com a escassez de tecido adiposo subcutâneo; por sua vez, existem depósitos de gordura ectópica (disfuncional) em fígado e músculo. Quadro semelhante é encontrado em situações de redução de tecido adiposo com redução de adiponectina e leptina, como a AIDS e a hipogamaglobulinemia variante comum, nas quais há RI e a dificuldade de depositar gordura no tecido celular subcutâneo (gordura funcional) acarreta as alterações metabólicas da síndrome de RI.

Contudo, há evidências clínicas de que as deposições de gordura na cintura e no quadril exibem associações opostas a glicemia, perfil lipídico e DCV, o que poderia levar a atribuir à gordura periférica uma função protetora contra a RI.

Gorduras epicárdica e pericárdica no desenvolvimento das doenças metabólicas

O acúmulo de gordura em regiões ectópicas, como coração, fígado, músculo, rim e pâncreas, é uma das características do TAB disfuncional, que ocorre em condições limitadas de expansibilidade do TAB frente a um balanço energético positivo. No caso do coração, existem dois depósitos de tecido adiposo: o epicárdico (EAT) e o perivascular (PVAT).

O EAT se localiza principalmente nos sulcos atrioventriculares e interventriculares e tem funções importantes para a funcionalidade do coração, servindo como suporte mecânico e depósito de energia para o miocárdio. Esse depósito se encontra disfuncional com captação de glicose e lipídeos prejudicada em algumas condições patológicas, como a obesidade e o diabetes. Nessas condições, são observadas, no EAT, maior adipogênese, regulação positiva dos receptores de lipoproteínas de baixa (LDL) e muito baixa densidade (VLDL), maiores concentrações de AGL e acúmulo de TG e diacilglicerol (DAG). O acúmulo de DAG promove RI por meio da inibição de IRS-1 e ativa a resposta inflamatória por meio do NF-κB, estando essas alterações associadas com o desenvolvimento de esteatose miocárdica, fibrilação arterial e aterosclerose.

O PVAT se localiza ao redor da aorta e das artérias pequenas. Em condições de funcionalidade preservada, tem função anti-inflamatória importante, apresentando acúmulo de linfócitos T regulatórios e secreção de citocinas anti-inflamatórias, como a IL-10. Por outro lado, na obesidade esse depósito pode se expandir e passa a apresentar um fenótipo pró-inflamatório e secretar substâncias vasoconstritoras que podem contribuir para a aterogênese e a hipertensão.

Condições de disfunção do tecido adiposo além da obesidade: lipedema e lipodistrofias

A obesidade é, sem dúvida, a disfunção do tecido adiposo mais prevalente. No entanto, existem situações menos conhecidas nas quais é observado também um TAB disfuncional, entre elas, o lipedema e as lipodistrofias merecem destaque.

O lipedema pode ser definido como uma doença crônica e progressiva que afeta principalmente as mulheres, com início normalmente durante a puberdade. Sua principal característica é a deposição anormal de tecido adiposo subcutâneo nas extremidades inferiores do corpo. Pouco se sabe da fisiopatologia dessa doença, mas existem evidências para uma suscetibilidade poligênica associada a alterações hormonais, linfáticas e microvasculares. O estrogênio contribui para a sua fisiopatologia e alteração na expressão dos seus receptores, bem como a alteração na sua sinalização e a distribuição estão envolvidas em seu desenvolvimento. Além disso, o lipedema se manifesta com alterações na microcirculação, levando a redução na angiogênese, inflamação, distúrbios microlinfáticos no TAB disfuncional junto à proliferação de células-tronco, contribuindo para um aumento maciço de tecido adiposo na região afetada. Apesar da presença do TAB disfuncional no lipedema, nesses pacientes a prevalência de diabetes é baixa, justificada pelo acúmulo de gordura ocorrer em região ginecoide, padrão de distribuição mais protetivo do ponto de vista cardiometabólico.

Por outro lado, as lipodistrofias são consideradas um grupo de transtornos metabólicos cuja principal característica é a disfunção do TAB, que pode ocorrer em determinadas regiões ou acometer praticamente todo o corpo. Elas podem ser classificadas em familiar ou adquirida, de acordo com sua origem, e em parcial ou generalizada, de acordo com o padrão clínico de perda de gordura. Sua fisiopatologia ainda não está totalmente elucidada. No caso das lipodistrofias congênitas, que podem ter padrão de herança tanto recessivo quanto dominante, são observadas mutações em enzimas que são importantes para formação e manutenção do TAB. Dessa forma, são encontradas mutações que impactam na formação dos pré-adipócitos e adipócitos, na maturação dos adipócitos ou na apoptose do adipócito maduro, o que impede a adequada formação e a funcionalidade do TAB. Entre as mutações descritas, as mais conhecidas são alterações nos genes *LMNA*, *PPARg*, *AGPAT1* e *BSCL2*, responsáveis pela lipodistrofia parcial familiar tipo 2 (LPF tipo 2), lipodistrofia parcial familiar tipo 3 (LPF tipo 3), lipodistrofia generalizada congênita tipo 1 (LGC tipo 1) e lipodistrofia generalizada congênita tipo 2 (LGC tipo 2), respectivamente. Nesses pacientes, as consequências do TAB disfuncional acarreta complicações semelhantes às encontradas na obesidade, porém com maior magnitude, estando o grau das complicações metabólicas associado à extensão de perda do tecido adiposo. Nesse sentido, as principais alterações metabólicas descritas são RI, diabetes lipoatrófico, hipertrigliceridemia, hiperfagia decorrente da diminuição da produção de leptina e acúmulo ectópico de gordura, principalmente em fígado, coração e músculo.

Tecido adiposo nos fenótipos metabólicos da obesidade

A observação clínica de que um subgrupo de pessoas com obesidade não tem alterações cardiometabólicas fez surgir o conceito de obesidade metabolicamente saudável (MHO, do inglês *metabolically healthy obesity*). A partir disso, pesquisadores buscaram compreender quais fatores estão associados com a MHO. Resumidamente, indivíduos com MHO têm um padrão de distribuição de gordura mais favorável evidenciado por menor quantidade de gordura visceral e maior quantidade de gordura ginoide associado a adipócitos menores devido à maior expansão por hiperplasia, o que mantém a funcionalidade do TAB, contribuindo para melhor SI e menor quantidade de marcadores inflamatórios em comparação com pessoas com obesidade metabolicamente não saudável (MUO, do inglês *metabolically unhealthy obesity*). Além disso, o fenótipo MHO é associado com maiores níveis de atividade física e maior capacidade cardiorrespiratória quando comparado com o fenótipo MUO. No entanto, as pessoas com MHO não são isentas de risco cardiovascular, apesar de apresentarem menor risco que o fenótipo MUO; os indivíduos MHO apresentam maior risco quando comparados com pessoas eutróficas metabolicamente saudáveis e alguns autores defendem um caráter transitório da MHO, já que parte dessas pessoas evoluem para a MUO ao longo do tempo.

Estudo BRAMS

Os resultados e as análises do Estudo Brasileiro de Síndrome Metabólica (BRAMS), coordenado por pesquisadores da Universidade Estadual de Campinas (Unicamp), que se iniciou em 1998, têm sido empregados e realizados até hoje. Epidemiológico, transversal e multicêntrico, esse estudo conta com a participação de pesquisadores de cinco instituições em diferentes estados do Brasil e seu objetivo vem sendo elucidar na população brasileira a base fisiopatológica das doenças cardiometabólicas e determinar seus principais fatores de risco.

Sabe-se que o depósito de gordura subcutânea na parte superior do corpo reflete-se em uma elevação da circunferência do pescoço (CP) e está intimamente associado à gordura visceral e à elevação do risco cardiovascular. Um estudo desenvolvido pelos autores deste capítulo, com os dados de um dos braços do BRAMS, determinou a correlação da CP com RI e componentes da SM em adolescentes de 10 a 19 anos, com diferentes graus de adiposidade e de estadiamento puberal. Após ajuste para idade, percentual de gordura e estágio puberal, a CP se correlacionou com circunferência da cintura (CC), pressão arterial, TG e marcadores de RI, em ambos os sexos, achados que reforçam que a CP é útil para detectar RI e marcadores da SM em adolescentes.

Em outro braço do BRAMS, que avaliou adultos de 16 a 69 anos e com IMC entre 18,5 e 40 kg/m², a CP esteve associada à CC e ao IMC. Esse estudo demonstrou uma correlação positiva de CP com TG, glicemia e insulinemia de jejum, e HOMA-IR, embora a CP tenha se correlacionado negativamente com lipoproteínas de alta densidade (HDL).

Seguem alguns dados ainda não publicados do BRAMS associados ao depósito de gordura:

- Acúmulo de gordura visceral associado a maior elevação da glicemia e secreção de insulina reflete resistência à ação da insulina
- Correlação positiva entre espessura da gordura visceral e espessura da íntima média da carótida
- Correlação negativa entre espessura da gordura visceral e taxa de infusão de glicose no *clamp* hiperinsulinêmico
- Associação de obesidade generalizada e central com níveis de tolerância à glicose e aterosclerose subclínica.

Tecido adiposo marrom e tecido adiposo bege/*brite*

A importância da termorregulação na evolução dos mamíferos foi brevemente descrita na introdução: o principal processo fisiológico envolvido corresponde à termogênese, isto é, a geração de calor. A oxidação de substratos, carboidratos e lipídeos pelo TAM é acoplada à síntese de trifosfato de adenosina (ATP) à medida que ocorre o fluxo de elétrons de alta energia ao longo da cadeia respiratória com prótons bombeados pela membrana mitocondrial interna. Regularmente, esse gradiente eletroquímico gerado pelo bombeamento de prótons é acoplado à síntese de ATP no último componente da cadeia transportadora de elétrons, mas, no TAM, em decorrência da UCP-1, essa energia é dissipada em um ciclo fútil de geração de calor por um vazamento de prótons pela membrana mitocondrial interna em direção à matriz mitocondrial. Assim, na presença de substratos e estímulo, o TAM é um tecido com aumentada capacidade desacopladora via UCP-1 e que promove ciclos fúteis de energia e liberação de calor. Tal característica termodinâmica não é única dos mamíferos, já que alguns peixes de águas profundas, como o marlim e o atum, promovem também um ciclo fútil de cálcio no retículo sarcoplasmático do seu *heater organ* próximo ao cérebro, a fim de gerar calor e manter a região da cabeça aquecida. Entretanto, nos seres humanos, inicialmente, tal geração de calor tornou-se uma importante alternativa terapêutica com o objetivo de levar à perda de peso, uma vez que modificaria a balança energética e promoveria maior gasto energético.

O TAM desempenha, como principal função, a produção de calor, mas, nos últimos anos, vem tomando uma posição de destaque também por suas funções metabólicas. Sua ocorrência foi inicialmente detectada em neonatos e crianças e pouco identificada em adultos. Porém, trabalhos publicados a partir de 2009, por meio de estudos com tomografia por emissão de pósitrons (*PET scan*), já demonstram que o TAM existe e é funcional em adultos (Figura 19.9).

Pode-se encontrar depósitos de TAM em adultos desde a região anterior do pescoço até o tórax, mais frequentemente detectados em mulheres na razão de 2:1 em relação aos homens, embora também haja menor volume de tecido nas regiões perirrenal e retroperitoneal (ver Figura 19.9). Em adultos, estima-se que a massa de TAM varie entre 50 a 500 g dependendo da saúde metabólica dos indivíduos. Estudos demonstram que está inversamente correlacionado com IMC, idade, temperatura do ambiente e uso de betabloqueadores adrenérgicos. Van Marken et al., em 2009, demonstraram que o TAM está diretamente correlacionado com o metabolismo energético e identificaram uma correlação positiva entre sua atividade e a taxa metabólica em repouso. Em outros estudos, verificaram-se uma alta taxa metabólica do TAM em homens jovens expostos ao frio e menor atividade em indivíduos com sobrepeso e obesidade. Além disso, um estudo publicado na renomada revista *Nature Medicine*, no ano de 2021, que avaliou o TAM de cerca de 53 mil pacientes a partir de exames de PET-TC que foram realizados com o objetivo de diagnóstico e acompanhamento de câncer – portanto, sem estimulação prévia –, observou

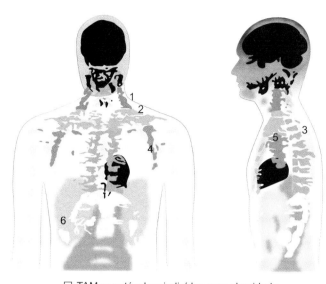

Figura 19.9 Localização do tecido adiposo marrom (TAM) em adultos. 1. cervical; 2. supraclavicular; 3. paravertebral; 4. axilar; 5. mediastinal; 6. abdominal.

que os pacientes TAM positivos tiveram menores prevalências para as doenças cardiometabólicas e que a presença de TAM esteve correlacionada de maneira independente com menores chances de DM2, dislipidemia, doença arterial coronariana, doença cerebrovascular, insuficiência cardíaca congestiva e hipertensão, evidenciando a contribuição do TAM para a manutenção da saúde cardiovascular.

O TAM é composto de adipócitos com uma constituição molecular única – o citoplasma do adipócito (denominado "multilocular") marrom contém inúmeras gotículas de lipídeos e muitas mitocôndrias, bem desenvolvidas e que apresentam grande número de cristas e UCP-1 (Figura 19.10). Como já mencionado, a UCP-1 confere ao TAM propriedades termogênicas e é essencial na produção de calor conhecida como "termogênese facultativa independente do tremor". Portanto, a capacidade do TAM em promover termogênese é determinada pela concentração de UCP-1, cuja atividade é regulada principalmente pelos ácidos graxos, que constituem o substrato para oxidação durante a termogênese.

Diferentemente da gordura branca, pouco vascularizada, o TAM é altamente vascularizado, fenômeno resultante da alta expressão de fatores angiogênicos, como VEGF. Esse tecido é ricamente inervado e responsivo ao sistema nervoso simpático (SNS).

Ao contrário do TAB, que acumula energia na forma de TG, o TAM converte a energia deles em calor. Estima-se que, no frio, o TAM dissipe calor a uma potência de 100 a 400 W/kg, contribuindo para 60 a 70% do calor produzido nessa situação. Recém-nascidos podem ter de 40 a 200 g de TAM em todo o corpo, com estudos recentes demonstrando cerca de 400 mℓ de TAM em adultos magros, aproximadamente o dobro do volume dos indivíduos com obesidade.

A ativação da produção de calor no TAM está associada ao aumento do número e da atividade das mitocôndrias, um fenômeno controlado pelo coativador do receptor ativado por peroxissomo, o PGC1-α. O PGC1-α tem sua expressão elevada durante a exposição ao frio e interage com fatores transcricionais, regulando a expressão de genes que codificam proteínas mitocondriais. A presença do PGC1-α é essencial para o processo termogênico no TAM, já que animais que não expressam essa proteína são intolerantes ao frio.

O principal mecanismo de produção de calor no TAM decorre da atividade da UCP-1, uma proteína que consta na membrana mitocondrial interna que atua desacoplando o gradiente de prótons gerado pela fosforilação oxidativa da síntese de ATP (ver Figura 19.10). Acredita-se que, por esse mecanismo, a UCP-1 dissipe, na forma de calor, a energia contida no gradiente eletroquímico que seria utilizada para sintetizar ATP. O papel crucial da UCP-1 na termogênese é evidenciado pelo fato de que ratos expostos ao frio apresentam drástico aumento na expressão dessa proteína, enquanto ratos que não a expressam são intolerantes a baixas temperaturas. Além disso, existem inúmeros trabalhos que correlacionam diretamente a elevação do gasto energético com o aumento da expressão da UCP-1. No entanto, pelo menos em animais, já foi descrita a termogênese independente da UCP-1; a creatina quinase B ativa o ciclo fútil mediado pela creatina, o qual libera grandes quantidades de ADP, ativando a resposta β-adrenérgica e favorecendo a termogênese.

A ativação do desacoplamento mitocondrial e da termogênese no TAM depende da ação conjunta do sistema adrenérgico (catecolaminas) e dos hormônios tireoidianos. A ação das catecolaminas, principalmente a noradrenalina (NA), é mediada pelos receptores beta-3-adrenérgicos, altamente expressos na membrana dos adipócitos marrons. A ativação dos receptores beta-3 promove o aumento da termogênese no TAM por dois mecanismos relacionados com a produção de monofosfato de adenosina cíclico (cAMP). Em um deles, o cAMP ativa a proteinoquinase A (PKA), que, por sua vez, fosforila um fator de transcrição denominado "elemento de ligação responsivo a cAMP" (CREB), que vai até o núcleo e ativa a expressão de vários genes, incluindo o da desiodase tipo 2 (D2), enzima que converte o hormônio tireoidiano tiroxina (T4) em tri-iodotironina (T3), a forma ativa, e o da UCP-1. O aumento dos níveis de T3 gerados pela D2 também contribui para a ativação da expressão da UCP-1 e dos próprios receptores adrenérgicos, amplificando essa sinalização. O aumento de cAMP também promove a ativação da lipólise, elevando os níveis de ácidos graxos, que, por sua vez, estimulam diretamente a atividade da UCP-1, aumentando sua permeabilidade a prótons (ver Figura 19.10).

Por sua alta atividade metabólica, o TAM é um tecido determinante do peso corporal. A ablação genética do TAM gera animais propensos ao desenvolvimento da obesidade. Da mesma forma, a deleção da UCP-1 em animais mantidos na termoneutralidade promove aumento do ganho de peso. Além disso, uma linhagem de camundongos com TAM entremeado no músculo esquelético é completamente protegida da obesidade induzida pela dieta.

Diferenciação do tecido adiposo marrom e do tecido adiposo bege/*brite*

Até muito recentemente, acreditava-se que adipócitos brancos e marrons surgissem de um precursor mesenquimal comum e que essas células posteriormente se diferenciassem em adipócitos branco e marrom, de acordo com estímulos do meio, porque ambos os tipos celulares requerem PPAR-γ para seu desenvolvimento. Surpreendentemente, no entanto, nos últimos anos

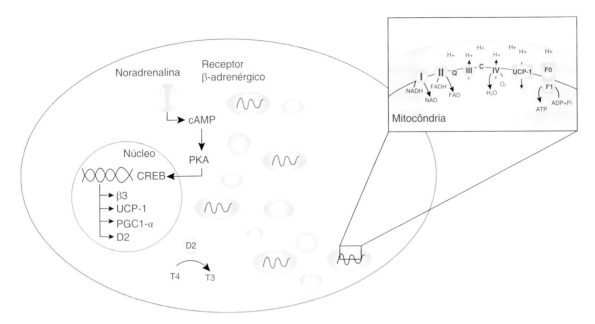

Figura 19.10 Ativação da termogênese no adipócito marrom. As catecolaminas, como a noradrenalina (NA), agem na célula por meio de receptores de membrana. O principal receptor adrenérgico expresso no TAM é o beta-3. A ligação da NA ao receptor beta-3 resulta na ativação da proteína G estimulatória e no aumento dos níveis de AMP (monofosfato de adenosina) cíclico. O aumento de AMP cíclico (cAMP) estimula a PKA, que consegue fosforilar *cAMP response element-binding* (CREB), um fator de transcrição que ativa a expressão de desiodase tipo 2 (D2) e UCP-1. A proteína D2 é responsável pela conversão de T4 a T3. E a T3, por sua vez, atua no núcleo estimulando a transcrição de mais receptores adrenérgicos, PGC1-α e UCP-1, promovendo, assim, um ciclo sinérgico. Na mitocôndria, a UCP-1 atua desacoplando o gradiente de prótons gerados pela cadeia transportadora de elétrons da síntese de trifosfato de adenosina (ATP), convertendo a energia contida no gradiente eletroquímico em calor. FAD: flavina adenina dinucleotídeo; FADH: FAD reduzida; NAD: nicotinamida adenina dinucleotídeo; NADH: NAD reduzida.

alguns trabalhos vêm mostrando que os adipócitos marrons surgem de uma população de progenitores distintos da dos adipócitos brancos.

Estudos de expressão gênica global que tentaram traçar a origem dos adipócitos marrons mostraram que essas células apresentam uma assinatura molecular diferente da do TAB e semelhante à do músculo esquelético, como a expressão de *MyF5*, um gene até então encontrado exclusivamente em precursores de células musculares. Além disso, a gordura marrom, e não a branca, expressa muitos genes e micro-RNA (miRNA) característicos de precursores musculares. Esses achados sugerem que os adipócitos marrons dividem a mesma origem mesenquimal do músculo, um tecido que também utiliza lipídeos para a produção de energia (ver Figura 19.4).

Um coativador de transcrição que exerce importante papel na diferenciação do TAM é o PGC1-α, altamente expresso na gordura marrom e pouco na branca. Essa proteína é uma das principais responsáveis pela ativação da biogênese mitocondrial e da termogênese na gordura marrom, de modo que animais sem PGC1-α apresentam um TAM disfuncional, com baixa quantidade de mitocôndrias. A ausência de PGC1-α especificamente na gordura marrom não impede a diferenciação dessas células, mas sim sua capacidade termogênica.

Outra proteína descoberta recentemente que se mostrou essencial para a formação do adipócito marrom é a PRDM-16, um fator de transcrição do tipo *zinc finger*, cuja expressão ectópica na gordura branca promove a indução de genes mitocondriais e de genes específicos de gordura marrom. Por sua vez, a deleção dessa proteína na gordura marrom promove a desdiferenciação desse tipo celular. Embora a PRDM-16 consiga se ligar diretamente a uma região específica do DNA, e por isso seja considerada um fator de transcrição, mutações que impedem a ligação de PRDM-16 no DNA não diminuem sua capacidade de estimular a diferenciação da gordura marrom, o que evidencia que a ação da PRDM-16 decorra da interação direta dela com outras proteínas. De fato, a PRDM-16 é capaz de coativar a atividade transcricional do PGC1-α e do PPAR-γ pela interação direta com essas proteínas. Um fato interessante reside no fato de que a PRDM-16 promove a supressão de genes específicos de gordura branca e de músculo esquelético. Contudo, a deleção da PRDM-16 no TAM induz a expressão de genes específicos de músculo esquelético. O TAM de animais geneticamente modificados sem a PRDM-16 apresenta morfologia anormal, com características de músculo esquelético. Portanto, acredita-se que a PRDM-16 consiga exercer um controle bidirecional, transformando adipócito marrom em músculo esquelético e vice-versa.

Outra molécula importante que se mostrou capaz de induzir a diferenciação de TAM *in vitro* é o fator de diferenciação de osso BMP-7. As BMP são proteínas secretadas que modificam o desenvolvimento de células mesenquimais, e a BMP-7, em particular, representa um poderoso indutor da diferenciação de TAM. A expressão excessiva de BMP-7 em animais com obesidade promove aumento da massa de TAM, o que resulta no aumento do gasto energético e na redução do ganho de peso.

A capacidade de PRDM-16 e BMP-7 de ativar a diferenciação da gordura marrom tem feito com que sejam vistos atualmente como bons alvos moleculares para o desenvolvimento de medidas terapêuticas que podem aumentar a massa de TAM. Nesse sentido, pesquisadores acreditam que substâncias que aumentem a expressão dessas proteínas poderiam constituir uma alternativa no tratamento da obesidade.

O TAB abriga adipócitos com propriedades termogênicas chamados "bege/*brite*", células recrutadas do TAB sob o estímulo da termogênese que apresentam origem distinta da das células adiposas marrons clássicas e que podem ser estimuladas pelo frio, por hormônios e por algumas substâncias. O recrutamento também pode ser estimulado pelo exercício; consequentemente, o músculo esquelético secreta irisina, hormônio que promove a expressão da UCP-1 nos adipócitos brancos. A irisina administrada de forma exógena induz o "escurecimento" do tecido adiposo subcutâneo e a termogênese, aumentando a formação do tecido adiposo bege/*brite*.

As células bege/*brite* apresentam várias características semelhantes aos adipócitos marrons "clássicos", como numerosas gotículas de lipídeos multiloculares, grande quantidade de mitocôndrias e presença da expressão da proteína UCP-1. Com relação a sua origem, estudos demonstram que os adipócitos bege podem se formar tanto pela interconversão de adipócitos brancos quanto pela proliferação e diferenciação de precursores específicos. Estudos em animais indicam que essas células têm papel importante no gasto energético e no controle do metabolismo corporal. Ao contrário das células do TAM, os adipócitos bege/*brite* não se originam do mesmo precursor, expressando apenas os genes da termogênese em resposta a uma ativação específica, enquanto o TAM os expressa no estado basal. Com a exposição crônica ao frio, agonistas dos receptores beta-adrenérgicos ou PPAR-γ estimulam a transformação do "branco em bege", aspecto que pode ser reversível, pois adipócitos bege que perdem a atividade da UCP-1 revertem suas propriedades termogênicas e se convertem em células muito semelhantes aos adipócitos brancos 5 semanas após a exposição a temperaturas amenas. Por esse mesmo mecanismo descrito, camundongos alimentados cronicamente com dieta hiperlipídica têm um estímulo potente para diferenciação dos precursores dos adipócitos bege dentro de adipócitos brancos. Em seres humanos, a distribuição do tecido adiposo bege dentro do TAB ainda não é totalmente conhecida. No entanto, evidências atuais apontam que o TAM humano tem maior similaridade com o tecido adiposo bege de roedores.

Vias de sinalização que regulam o tecido adiposo marrom

Em adultos, o SNS representa o maior regulador do TAM, não apenas pela ativação da lipólise e pela produção de calor de forma aguda nos adipócitos marrons e nas células bege/*brite*, mas também pelo recrutamento de depósitos termogênicos.

O frio estimula os canais de receptores transientes de potencial (TRP) nos neurônios sensoriais periféricos a iniciarem a ativação central do SNS. As fibras do SNS inervam o TAM e liberam a NA, que atua no controle funcional e na proliferação celular dos adipócitos marrons maduros, interagindo com dois tipos de receptores – alfa e beta –, associados à ativação de diferentes vias de sinalização, sendo a mais estudada a da estimulação beta-adrenérgica na termogênese. Dos três subtipos de receptores beta-adrenérgicos, o beta-3 é o mais importante, acoplando-se às proteínas G e promovendo a termogênese no TAM. Camundongos que não apresentam TAM ou apresentam ausência de receptores beta-adrenérgicos têm obesidade. Outro estudo indicou que roedores alimentados com dieta com alto teor lipídico, que não apresentam betarreceptores, desenvolveram obesidade grave.

O frio também induz a ativação de macrófagos no TAM e no TAB, que produzem catecolaminas e aumentam o gasto energético.

A melanocortina é um hormônio sistêmico produzido pelo SNC, e o receptor 4 da melanocortina (MCR4) é muito importante para a ativação do TAM, já que suas vias estão envolvidas na regulação do SNS. A deleção do MCR4 em camundongos leva à anulação do efeito indutivo da UCP-1 na termogênese. Ainda, sabe-se que disfunções na sinalização da melanocortina resultam em obesidade tanto em seres humanos quanto em camundongos.

O hormônio tireoidiano T3 estimula a resposta aguda da termogênese e é fundamental para a manutenção da cascata de sinalização de NA, essencial na ativação completa da termogênese. Ambos atuam de forma sinérgica, estimulando a lipólise e a expressão de genes como o da UCP-1. O hipotireoidismo reduz o efeito adrenérgico do TAM, enquanto o hipertireoidismo aumenta sua atividade. O TAM expressa a enzima D2, que converte T4 em T3 e é controlada pela NA e pela própria T3 no tecido. Estudos em camundongos mostram que aqueles que não apresentavam essa enzima produziam uma resposta inadequada ao frio. A D2 é induzida pelos ácidos biliares, cuja administração aumenta o gasto energético do TAM em murinos, evitando, assim, o desenvolvimento de obesidade e RI.

As BMP desempenham importante papel na adipogênese – as BMP-2 e BMP-4 mostraram uma capacidade de mobilizar as células-tronco pluripotentes para a linhagem adipocitária e recrutar adipócitos induzíveis ao escurecimento, "marronização", no TAB.

A irisina é uma miocina secretada pelo músculo esquelético, inicialmente identificada em ratos e seres humanos após o exercício. Ela aumenta o número de células suscetíveis à "marronização" e protege os camundongos submetidos à dieta para ganho de peso, fazendo, em parte, o papel benéfico do exercício. Porém, em seres humanos sua importância é controversa – alguns estudos não demonstram sua elevação após o exercício, e outros estudos mostram que o tremor aumenta os níveis de irisina em seres humanos expostos ao frio, estimulando a atividade termogênica dos adipócitos. Alguns trabalhos, ainda, verificaram uma ligação entre a irisina e o fator de crescimento FGF-21, ambos relacionados com a indução da "marronização". O FGF-21 também aparece como regulador do TAM. Experimentos com administração de FGF-21 ou animais transgênicos com sua superexpressão evidenciaram aumento da massa do TAM e do gasto energético.

As prostaglandinas contribuem para a ativação central do TAM e para a indução à "marronização" das células suscetíveis no TAB.

A orexina constitui um hormônio produzido pelo hipotálamo lateral e que está relacionado com as funções de sono, vigília e apetite. Sua deficiência se associa a transtornos no padrão do sono e obesidade em seres humanos e animais. Estudos em ratos sem orexina verificaram que, apesar da redução alimentar, os animais exibiam ganho de peso diante de uma dieta hiperlipídica. Ao examinar o TAM interescapular desses animais, observou-se uma redução de TG intracelular que ocorre na pobre diferenciação desses adipócitos marrons. Esse grupo demonstrou que a orexina é fundamental na diferenciação dos adipócitos marrons.

Os segundos mensageiros são importantes para transmitir os sinais hormonais dos receptores até o citosol dos adipócitos: o cAMP e cGMP. O cAMP é o mensageiro fundamental que ativa a PKA. A HSL e a PER são importantes alvos da PKA, que medeia atividades catalíticas e ativa a lipólise, além de ativar a expressão da UCP-1 por meio da via cAMP/PKA.

Os efeitos dos peptídeos natriuréticos (NP) e do óxido nítrico (NO) nos adipócitos marrons são mediados pelo cGMP, que, desse modo, tem importante papel no desenvolvimento do TAM e nas funções centrais de mediar o recrutamento de células bege.

Os miRNA compreendem uma classe de pequenos RNA não codificantes, que regulam a expressão de genes em plantas e animais. Estudos iniciais revelam que os adipócitos brancos e marrons expressam diferentes tipos de miRNA, sendo os dois tipos mais importantes e estudados o miRNA 133 e o miRNA 155.

Existem evidências de que alguns hormônios podem influenciar a atividade e a capacidade do TAM. Dessa maneira, os glicocorticoides e os mineralocorticoides reduzem o metabolismo de glicose do TAM em seres humanos, enquanto o estrogênio estimula a sua função mediada pelo SNC.

Os metabólitos acetato, propionato e succinato, advindos da microbiota intestinal ou células isquêmicas inflamatórias, e o β-hidroxibutirato, decorrente da oxidação lipídica hepática excessiva, podem reduzir a termogênese do TAM por meio da ativação dos receptores acoplados à proteína G.

Recentemente, diversos grupos têm demonstrado um papel central da metainflamação sistêmica da obesidade e da imunidade inata no controle da função do TAM. Em estudo recente, de Lima-Júnior et al., em 2019, identificaram que camundongos deficientes em interleucina-10 (IL-10), um componente central da imunidade inata tipo 2, apresentam uma importante alteração estrutural na organização das cristas mitocondriais do TAM interescapular, o que é associado a uma pior respiração mitocondrial dependente da UCP-1 e a outras má-adaptações fisiológicas ao frio, por exemplo. Ainda, após realizar um sequenciamento de RNA do TAM dos camundongos *knockouts* para IL-10 e de leucócitos de seres humanos com uma mutação no receptor da IL-10, identificaram que as principais famílias de genes afetadas pela deficiência de IL-10 são aquelas envolvidas na estrutura de membranas e da membrana mitocondrial. Demonstraram também que os níveis séricos de IL-10 se correlacionam positivamente com a atividade do TAM induzido pelo frio em seres humanos. Ainda, os autores não demonstraram que o tratamento de adipócitos marrons com IL-10 recombinante fosse capaz de induzir vias termogênicas, mas o tratamento com o biológico anti-TNF recuperou parcialmente as alterações estruturais das cristas mitocondriais e a respiração mitocondrial, o que sugere que a inflamação constitui um regulador da atividade e da estrutura do TAM. É possível extrapolar essa evidência para o fato de que indivíduos com obesidade têm uma mudança na atividade do TAM eventualmente ocasionada pela metainflamação da obesidade e que essa alteração pode ser reversível ao menos parcialmente. Previamente, outros grupos investigaram papéis imunometabólicos da interleucina-33 (IL-33) e da interleucina-4 (IL-4), as quais possivelmente atuam no controle da liberação de catecolaminas pelos macrófagos e pelos terminais simpáticos vizinhos ao TAM, mas também em adaptações fisiológicas, como a termogênese perinatal, crucial no primeiro contato dos mamíferos com o ambiente frio fora da cavidade uterina.

Tecido adiposo marrom como órgão secretor de fatores autócrinos e parácrinos

Evidências sugerem que o TAM libera alguns fatores que agem tanto nas próprias células marrons (ação autócrina) quanto nos outros tipos celulares (ação parácrina). Em resumo, esses fatores secretados pelo TAM (Tabela 19.4) são derivados dos estudos

Tabela 19.4 Fatores bioativos secretados pelo tecido adiposo marrom preferencialmente expressos em adipócitos marrons *versus* brancos e/ou ativados no tecido adiposo marrom sob estímulo termogênico.

Fator	Principal função
Tri-iodotironina	A/P
Prostaglandinas	A
Angiotensinogênio	A/P
IL-1 α	P/A
IGF-1	A
IL-6	A/P/E
VEGF-A	P
FGF-2	A
Óxido nítrico	A/P
FGF-21	A/E
RBP-4	A/P/E (?)
BMP8b	A/P/E (?)
PGDS	A/E

A: autócrino; BMP8b: proteína 8 da morfogenética óssea; E: endócrino; FGF-2: fator de crescimento do fibroblasto tipo 2; FGF-21: fator de crescimento do fibroblasto 21; IGF-1: fator de crescimento similar à insulina tipo 1; IL-1 α: interleucina-1 alfa; IL-6: interleucina-6; P: parácrino; PGDS: prostaglandina D sintetase tipo lipocalina; RBP-4: proteína ligante do retinol-4; VEGF-A: fator A de crescimento endotelial vascular. (Adaptada de Villarroya et al., 2013.)

realizados em ratos e camundongos, e alguns são secretados pelos adipócitos marrons sob condições de recrutamento do TAM ou em resposta à ativação termogênica. Eles incluem o VEGF-A, que favorece a angiogênese em condições de ativação/vascularização simpática, o fator de crescimento similar à insulina tipo 1 (IGF-1) e o FGF-2, que podem aumentar a densidade dos precursores celulares dos adipócitos marrons. Evidências indiretas também apontam a importância da geração das prostaglandinas locais no desenvolvimento dos adipócitos bege/*brite* nos depósitos de TAB.

Em geral, em comparação ao TAB, a expressão de genes de citocinas inflamatórias é baixa no TAM, possivelmente pelo menor fenótipo inflamatório para infiltração local de células imunes. Entretanto, a interleucina-1 alfa (IL-1 α) e a IL-6 são expressas e liberadas pelos adipócitos marrons em resposta ao estímulo termogênico. A IL-6, considerada pró-inflamatória, pode atuar como uma miocina (produzida pelo músculo esquelético) com propriedades e ações metabólicas para agir à distância do local onde foi liberada. Outro hormônio liberado pelo TAM, a proteína 8 da morfogenética óssea (BMP8b), foi recentemente identificado e apresentou capacidade única de sensibilizar o adipócito marrom à ação da NA.

A prostaglandina D sintetase tipo lipocalina (PGDS) é secretada ao meio extracelular e pode agir como carreadora de moléculas lipolíticas, como os hormônios tireoidianos e o ácido retinoico, ambos fatores hormonais relevantes na atividade do TAM.

Tri-iodotironina, produto clássico do tecido adiposo marrom

Até agora, o único papel endócrino do TAM referia-se à sua capacidade de liberar T3. A enzima 5' tiroxina deiodinase tipo 2, presente especialmente no TAM, converte T4 em T3, que ativa de forma intensa a atividade termogênica do TAM. A geração local de T3 contribui para a geração de vias intracelulares de ativação termogênica dos adipócitos marrons. Levando em consideração o papel dos hormônios tireoidianos na promoção do processo catabólico do gasto energético, seria lógico pensar que o TAM enviaria sinais periféricos que contribuiriam para o gasto energético e a termogênese.

Proteína ligante do retinol-4

Trata-se de uma proteína circulante que transporta o retinol que, em 1994, foi declarada uma adipocina do TAB que transmite sinais para o fígado e outros tecidos. Desde então, há muitas controvérsias em relação ao seu papel na indução da resistência à insulina. Um estudo recente demonstrou que a ativação termogênica do TAM está fortemente associada à indução da expressão da proteína ligante do retinol-4 (RBP-4), quando ativada pela NA. A ação do TAM na liberação de RBP-4 e no metabolismo sistêmico ainda não é bem conhecida. A ativação do TAM se associa a aumento sistêmico da SI, porém tal função está relacionada com o transporte do retinol feito pela RBP-4, e o frio induz a hidrólise de ésteres de retinol sob condições de aumento da lipólise do TAM com ativação da termogênese.

Fator de crescimento do fibroblasto 21

Um dos membros da família dos fatores de crescimento do fibroblasto, promove a oxidação da glicose em vários órgãos, como fígado, TAB, pâncreas e, possivelmente, SNC, parecendo ser um protetor contra obesidade e DM2 em roedores. Em condições basais, o fígado parece compreender o principal local para produção de FGF-21. Entretanto, a ativação termogênica induz a expressão gênica do FGF-21 no TAM e desencadeia o gatilho para sua liberação pelo adipócito marrom. O papel autócrino do FGF-21 no TAM não pode ser excluído, porém já se demonstrou *in vivo* que a ativação da produção de FGF-21 pelo TAM se dá após sua ativação termogênica. Recentes estudos demonstraram que o transplante de TAM pode melhorar o quadro metabólico e aumentar os níveis de FGF-21. Assim como RBP-4, o FGF-21 também é expresso pelo TAB, mas não há nenhuma indução associada à termogênese. Propõe-se que a FGF-21 desempenhe um papel principalmente autócrino no TAB, parecendo ser capaz de cruzar a barreira hematoencefálica, agindo no cérebro ao aumentar a sensibilidade hepática à insulina e a taxa metabólica em ratos com obesidade induzida por dieta.

O FGF-21 parece estar expresso e ser secretado pelos adipócitos bege/*brite* em seres humanos.

12-13-diHOME e 12-HEPE

O 12-13-diHOME e o 12-HEPE são lipídeos bioativos secretados pelo TAM e que estimulam a captação de glicose e ácidos graxos no músculo e no próprio TAM, contribuindo para a termogênese.

Neurregulina 4

As concentrações de neurregulina 4 (NRG-4) aumentam no TAM após a exposição ao frio, e o aumento dessa batocina está associado a efeitos metabólicos benéficos, como favorecimento da oxidação de metabólitos, inervação nervosa e angiogênese, contribuindo para melhor resposta da termogênese.

Ligante 14 de quimiocina

Em situações de termogênese ativa, o TAM secreta o ligante 14 de quimiocina (CXCL14), que tem ação parácrina, contribuindo para o aumento da ativação do TAM e a indução da "marronização" do TAB por meio do recrutamento dos macrófagos M2.

Micro-RNA 455

O micro-RNA 455 (miR-455) é um regulador positivo da adipogênese do TAM. Mecanisticamente, o miR-455 ativa a expressão gênica de marcadores adipogênicos, como PPAR-γ e PGC-1α. Além disso, esse micro-RNA ativa a isoforma α1 da proteinoquinase ativada por monofosfato de adenosina (AMPKα1) para promover a diferenciação adipogênica e a biogênese mitocondrial.

Abordagens terapêuticas

Os tratamentos para obesidade têm como focos a redução da energia consumida por meio de dietas hipocalóricas e a elevação do gasto energético com exercícios. Necessita-se urgentemente de terapias farmacológicas seguras e efetivas para obesidade; poucas terapias conhecidas agem no TAB, e nenhuma no TAM.

Terapias centradas no tecido adiposo marrom

A farmacoterapia atual age na diminuição do consumo de energia ou no aumento do gasto energético. Por sua grande capacidade de dissipar energia, o TAM é um alvo promissor para aumentar o gasto energético. Em roedores, o efeito do TAM no metabolismo energético, glicídico e lipídico é bem estabelecido. Em seres humanos, devido à menor quantidade de TAM, esse efeito ainda precisa ser melhor explorado. No entanto, estudos clínicos prospectivos e retrospectivos sugerem que pessoas com TAM têm melhor saúde cardiometabólica, confirmando a possibilidade do TAM como possível alvo terapêutico para obesidade e suas complicações metabólicas. Existem alvos terapêuticos que regulam o TAM. Entretanto, substâncias candidatas não estão disponíveis, uma vez que os seus efeitos no TAM humano são limitados.

Há basicamente duas estratégias envolvendo o TAM na perda de peso: sua ativação ou aumento da sua massa (recrutamento).

Ativação do tecido adiposo marrom

A ativação do TAM em camundongos mostrou ter efeitos metabólicos favoráveis sobre dislipidemia, obesidade e diabetes. A exposição ao frio representa o maior ativador do TAM tanto em animais quanto em seres humanos. A exposição repetitiva ao frio por pelo menos 2 horas, a 17 °C, por 6 semanas aumenta a atividade do TAM em seres humanos e causa redução do IMC. Entretanto, a exposição ao frio induz sensação de desconforto e efeitos indesejáveis, como alterações do perfil lipídico e o desenvolvimento precoce de placas ateroscleróticas. Esses efeitos colaterais são problemáticos em pacientes com comorbidades relacionadas com a obesidade e podem aumentar o risco de eventos cardiovasculares. O decréscimo da temperatura do ambiente está associado a aumento da incidência de mortalidade por distúrbios cardiovasculares, como infarto do miocárdio e acidente vascular encefálico. Ainda, com o avanço do entendimento da plasticidade do TAM, hoje se conhece que ele retorna a um estado metaforicamente não ativo após poucas horas de finalizado o estímulo.

Outra alternativa para induzir a ativação do TAM pelo frio seria estimular vias de sinalização endógenas. Ratos, cães e camundongos com obesidade apresentaram uma resposta antiobesidade quando tratados com agonistas beta-3-adrenérgicos. Os beta-3 adrenorreceptores induzem lipólise e aumentam os marcadores dos adipócitos marrons em adipócitos subcutâneos e viscerais de seres humanos. Porém, a utilização dos beta-3 agonistas em seres humanos ainda não foi testada em um ensaio randomizado, duplo-cego e placebo-controlado. Ainda assim, as evidências atuais de estudos fase 2 com um tamanho amostral muito pequeno e protocolos translacionais demonstraram que o perfil de efeitos adversos pode ser pouco tolerável e também arriscado do ponto de vista cardiovascular, com aumento da frequência cardíaca e da temperatura corporal.

Similarmente, a estimulação de outros adrenorreceptores que não o beta-3 pode representar uma nova alternativa para perda de peso. Entretanto, o estímulo não específico dos beta-adrenorreceptores pode causar sérios efeitos colaterais, principalmente no sistema cardiovascular, como arritmias e HA. Um estudo que utilizou PET-*scan* em seres humanos revelou que a administração do agonista beta-adrenérgico não específico isoproterenol em concentrações que induzem a termogênese sem efeitos adversos não resultou em ativação significativa do TAM em 9 de 10 indivíduos, possivelmente pela baixa concentração da substância empregada. Portanto, são necessárias estratégias farmacológicas para ativar o TAM e aumentar o gasto energético em pessoas com obesidade, independentemente dos beta-adrenorreceptores.

Os NP são potenciais candidatos para ativação alternativa do TAM em seres humanos. Em camundongos, a administração ou a superexpressão transgênica do peptídeo natriurético cerebral (BNP, do inglês *brain natriuretic peptide*) aumenta a expressão de UCP-1, PGC1-α e marcadores mitocondriais no TAB e no TAM. Os NP conseguem ativar a lipólise dos adipócitos marrons em seres humanos *in vivo* e *in vitro*, mas o mesmo não ocorre em roedores. A ação do NP tem sido testada em seres humanos por causar, além de lipólise, o aumento do consumo de oxigênio. Ainda não se sabe se a terapia com NP realmente ativa o TAM em seres humanos, causando diminuição da obesidade, além do fato de seus efeitos colaterais serem desconhecidos.

A ativação direta, indireta ou central dos adipócitos marrons por substâncias pode causar ativação do TAM. Tem-se utilizado o agonista do MCR4 em modelos humanos e primatas; em macacos, esse tratamento reduziu o peso corporal, mas, em seres humanos, causou efeitos colaterais, como aumento dos batimentos cardíacos e da pressão arterial.

Outra família de candidatos envolve as tiazolidinedionas, hipoglicemiantes orais usados no tratamento antidiabético cujo mecanismo de ação envolve a ativação dos receptores PPAR, mencionados anteriormente por seu papel na adipogênese. De fato, tais medicações integram coquetéis de diferenciação *in vitro* de adipócitos marrons, mas, em humanos, a pioglitazona falhou em aumentar a atividade ou o volume do TAM tanto em indivíduos saudáveis quanto em pessoas com diabetes. Em resumo, atualmente ainda não há opções terapêuticas disponíveis nesse contexto.

Aumento da massa do tecido adiposo marrom

A ativação farmacológica do TAM só pode funcionar quando houver quantidades suficientes desse tecido. Sabe-se que somente 0,05% do IMC é de TAM. O estímulo beta-adrenérgico promove a proliferação de pré-adipócitos marrons, porém, como relatado anteriormente, o seu uso crônico pode causar efeitos cardiovasculares importantes.

O frio estimula os canais de TRP em neurônios sensoriais periféricos, iniciando a ação do SNS, cujas fibras inervam o TAM e liberam NA. A estimulação dos TRP por substâncias como capsinoides pode aumentar o recrutamento do TAM. Resultados promissores têm sido obtidos após um tratamento prolongado, de 6 a 12 semanas, que reduz a gordura corporal e aumenta o gasto calórico.

As catequinas, presentes no chá verde, aumentam o gasto e a oxidação de gordura em estudos experimentais e clínicos. Sua atuação se dá pela inibição da catecol-O-metil transferase e da fosfodiesterases, aumentando a resposta noradrenérgica e a resposta termogênica. Em homens TAM positivos, o consumo de catequina + cafeína por um período de 5 semanas aumentou o gasto energético induzido pelo frio.

O ácido quenodesoxicólico, um ácido biliar, ativa a iodotironina desiodinase tipo 2 (DIO-2) por meio da ativação do receptor 5 da proteína G Takeda (TGR-5) e parece exercer efeito positivo sobre a captação de glicose do TAM. Um estudo em mulheres jovens mostrou que o tratamento de 2 dias com esse composto aumentou o gasto energético basal.

Bons resultados também vêm sendo obtidos com estudos animais *in vitro* que usam o cGMP, com potencial de aumentar células indutíveis à "marronização". A utilização de sildenafila, um inibidor da cGMP, induz à "marronização" precoce, após 7 dias de emprego em camundongos. A administração crônica da sildenafila em camundongos expostos a dieta hipercalórica diminui o ganho de peso, reduz a massa gorda e aumenta o gasto energético. Os inibidores da difosfoesterase-5, nesse caso a sildenafila, são bem tolerados e amplamente utilizados para disfunção erétil e hipertensão pulmonar. Essa classe de medicamentos representa um potente agente antiobesidade que aumenta os tecidos indutíveis para "marronização", embora sejam necessários mais estudos para esclarecer a dose e o tempo preciso para sua utilização e os seus efeitos colaterais.

O estímulo do sinal da cGMP pode ser obtido com o precursor do ácido nítrico, a L-arginina (L-arg). Em ratos, a suplementação dietética com L-arg reduziu o ganho de peso em modelo de obesidade animal induzida por dieta. A ingestão de L-arg tem efeito antiobesidade em seres humanos, já que sua administração por 21 dias em estudos clínicos demonstrou significativa redução do peso corporal, superior àquela obtida com dieta hipocalórica e exercícios.

A utilização de hormônios endógenos, como FGF e BMP, para recrutamento do TAM parece ser promissora. O tratamento de adipócitos marrons isolados de humanos com BMP-4 e BMP-7 aumenta a expressão de marcadores de termogênese. O BMP-7 recombinante já é utilizado para tratamento de doenças ósseas em seres humanos e pode ser usado futuramente para atrair adipócitos marrons.

Pacientes com DM2 tratados com um análogo do FGF-21 por 28 dias apresentaram menor perfil aterogênico e redução dos níveis de insulina em jejum. Entretanto, como efeito adverso, os pacientes tiveram reações alérgicas globais e anticorpos contra o análogo do FGF-21. O seu tratamento mais prolongado possibilitou a redução do peso, por induzir células adiposas à "marronização".

O FGF-19 constitui outro hormônio endógeno que poderia ser usado para recrutamento do TAM; em seres humanos, contribui para a remissão do DM2 após cirurgia de *bypass* gástrico em Y de Roux.

Transplante de tecido adiposo marrom

A despeito de diversas opções terapêuticas para o tratamento da obesidade e doenças relacionadas, mesmo as alternativas mais promissoras ainda apresentam limitações importantes. Nesse contexto, mesmo os benefícios metabólicos das opções bem estabelecidas não são claros. Assim, ainda há espaço para novos alvos. E desde que o transplante de TAM se tornou uma das possibilidades, embora que ainda restrito a um contexto animal, alguns estudos mecanísticos têm sido conduzidos com o objetivo de desvendar os desfechos metabólicos associados e que poderiam resultar em uma aplicação clínica.

De maneira geral, o transplante de TAM tem um efeito no perfil lipídico, levando à diminuição dos níveis séricos de LDL, colesterol total e TG. Além disso, o transplante de TAM em um modelo murino de diabetes *mellitus* tipo 1 levou a menores níveis de glicose e a melhora também dos sinais clínicos de diabetes. Em outro estudo, o transplante diminuiu a glicemia de jejum e melhorou a tolerância à glicose em um modelo genérico de obesidade por ausência de leptina. Ainda, o transplante de TAM significativamente também foi capaz de aumentar a SI em camundongos com obesidade induzida por dieta.

Embora os mecanismos não sejam completamente esclarecidos, o transplante de TAM para a cavidade peritoneal em geral tem um efeito positivo em melhorar a tolerância à glicose de maneira dose-dependente em diferentes modelos, o que não ocorreu quando o transplante foi realizado para o compartimento subcutâneo. Por ora, essa alternativa não aparece como uma grande opção terapêutica, mas tem um potencial de desvendar mecanismos envolvidos com benefícios metabólicos ligados ao aumento da massa do TAM.

Efeitos da cirurgia bariátrica

Vijgen et al., em 2012, avaliaram dez pacientes com obesidade classe 3, antes e 1 ano após a realização da cirurgia de *bypass* gástrico em Y de Roux laparoscópica. Avaliou-se a atividade do TAM por meio da estimulação ao frio e de PET-*scan*. Antes da cirurgia, apenas dois pacientes apresentavam ativação do TAM; 1 ano após a cirurgia, o número subiu para cinco, o que demonstra que a perda de peso causada pela cirurgia pode aumentar a atividade do TAM. Sabe-se também que o GLP-1, por mecanismos de ação central, ativa a termogênese do TAM por ativação simpática e pode estar envolvido em tal mecanismo de ação.

Atrelado a isso, posteriormente, Rachid et al., em 2015, e de Lima-Júnior et al., em 2019, demonstraram em dois artigos distintos que o *bypass* gástrico em Y de Roux é capaz de recrutar TAM em indivíduos com obesidade classe 3, concomitantemente à diminuição da inflamação sistêmica de baixo grau. Rodovalho et al., em 2017, observaram que tal potencial de recrutamento é menor em indivíduos já com diabetes, a despeito de similar mudança nos parâmetros antropométricos e metabólicos.

Considerações finais

Atualmente, vivencia-se a epidemia do maior fator de risco para o desenvolvimento de doenças como DM2, dislipidemia, DCV, esteatose hepática e alguns tipos de câncer: a obesidade. Essas doenças surgem como resultado da RI induzida pela obesidade e pelo fato de o tecido adiposo não ser apenas um órgão armazenador de energia, mas também o maior órgão endócrino do organismo, secretando hormônios, citocinas e proteínas capazes de influenciar a homeostasia de células e tecidos em todo o organismo e participar da fisiopatologia de uma série de doenças. Muitas perguntas permanecem quanto à regulação do desenvolvimento do adipócito, aos mecanismos moleculares de secreção, ação e fisiologia das citocinas e às suas relações com tecidos-alvo. Sabe-se que uma série de novos produtos ainda será descoberta e provavelmente mudará a compreensão da biologia do tecido adiposo, além do fato de que a identificação de fatores de transcrição capazes de modificar o destino do adipócito, transformando o tecido adiposo em um órgão mais eficaz no gasto energético, trará novas opções de tratamento da obesidade.

Bibliografia

Abate N, Garg A, Peshock RM, et al. Relationship of generalized and regional adiposity to insulin sensitivity in men with NIDDM. Diabetes. 1996;45:1684-93.

Almind K, Manieri M, Sivitz WI, et al. Ectopic brown adipose tissue in muscle provides a mechanism for differences in risk of metabolic syndrome in mice. Proc Natl Acad Sci. 2007;104:2366-71.

Arner P, Kriegholm E, Engfeldt P, et al. Adrenergic regulation of lipolysis in situ at rest and during exercise. J Clin Invest. 1990;85:893-8.

Arshwell M, Cole TJ, Dixon AK. Obesity: new insight into anthropometric classification of fat distribution shown by computed tomography. Br Med J. 1985;290:1692-4.

Baratta M. Leptin – from a signal of adiposity to a hormone mediator in peripheral tissues. Med Sci Monit. 2002; 8:RA282-92.

Bays H, Mandarino L, DeFronzo RA. Role of adipocyte, free fatty acids, and ectopic fat in pathogenesis of type 2 diabetes mellitus: peroxisomal proliferator-activated receptor agonists provide a rational therapeutic approach. J Clin Endocrinol Metab. 2004;89:463-78.

Becher T, Palanisamy S, Kramer DJ, et al. Brown adipose tissue is associated with cardiometabolic health. Nat Med. 2021;1:58-65.

Berg AH, Combs TP, Du X, et al. The adipocyte-secreted protein Acrp30 enhances hepatic insulin action. Nat Med. 2001;7:947-53.

Bianco AC, Maia AL, Silva WS, et al. Adaptive activation of thyroid hormone and energy expenditure. Bioscience Reports. 2005;25:191-208.

Birgel M, Gottschiling-Zeller H, Rohrig K, et al. Role of cytokines in the regulation of plasminogen activator inhibitor-1 expression and secretion in newly differentiated subcutaneous human adipocytes. Arterioscler Thromb Vasc Biol. 2000;20:1682-7.

Björntorp P. "Portal" adipose tissue as a generator of risk factors for cardiovascular disease and diabetes. Arterioscl. 1990;10:493-6.

Brun RP, Kim JB, Hu E, et al. Adipocyte differentiation: a transcriptional regulatory cascade. Curr Opin Cell Biol. 1996;8:826-32.

Buchanan TA, Xiang AH, Peters RK, et al. Preservation of pancreatic beta cell function and prevention of type 2 diabetes by pharmacological treatment of insulin resistance in high-risk Hispanic women. Diabetes. 2002;51:2796-803.

Buso G, Depairon M, Tomson D, et al. Lipedema: a call to action! Obesity. 2019;27(10):1567-76.

Cannon B, Nedergaard J. Brown adipose tissue: function and physiological significance. Physiol Rev. 2004;84:277-359.

Carey V, Walters E, Colditz G, et al. Body fat distribution and risk of non-insulin-dependent diabetes mellitus in women: the Nurses' Health Study. Am J Epidemiol. 1997;45:614-9.

Carpentier AC, Blondin DP, Haman F, et al. Brown adipose tissue – A translational perspective. Endocr Rev. 2023;44(2):143-92.

Chechi K, Nedergaard J, Richard D. Brown adipose tissue as an antiobesity tissue in humans. Obes Rev. 2014 Feb;15(2):92-106.

Choy LN, Rosen BS, Spigelman BM. Adipsin an endogenous pathway for complement from adipose cells. J Biol Chem. 1992;267:12736-41.

Cianflone K, Maslowska M, Sniederman AD. Acylation stimulating protein (ASP), an adipocyte autocrine: new directions. Semin Cell Dev Biol. 1999;10:31-41.

Clement K, Vaisse C, Lahlou N, et al. A mutation in the human leptin receptor gene causes obesity and pituitary dysfunction. Nature. 1998;392:398-401.

Clevers H. Wnt/betacatenin signaling in development and disease. Cell. 2006;127(3):469-80.

Cnop M. Fatty acids and glucolipotoxicity in the pathogenesis of type 2 diabetes. Biochem Soc Trans. 2008;36:348-52.

Cohen P, Spiegelman B. Brown and beige fat: molecular parts of a thermogenic machine. Diabetes. 2015;64:2346-51.

Coleman RA, Lewin TM, Muoio D. Physiological and nutritional regulation of enzymes of triacylglycerol synthesis. Ann Rev Nutr. 2000;20:77-103.

Cypess AM. Reassessing human adipose tissue. N Engl J Med. 2022;386(8):768-79.

Cypess AM, Lehman S, Williams G, et al. Identification and importance of brown adipose tissue in adult humans. N Engl J Med. 2009;360:1509-17.

da Silva C de C, Zambon MP, Vasques AC, et al. Neck circumference as a new anthropometric indicator for prediction of insulin resistance and components of metabolic syndrome in adolescents: Brazilian Metabolic Syndrome Study. Rev Paul Pediatr. 2014;32(2):221-9.

Darlington GJ, Ross SE, MacDougald OA. The role of C/EBP genes in adipocyte differentiation. J Biol Chem. 1998;273:30057-60.

de Lima-Júnior JC, Rodovalho S, Van de Sande-Lee S, et al. Effect of pioglitazone treatment on brown adipose tissue volume and activity and hypothalamic gliosis in patients with type 2 diabetes mellitus: a proof-of-concept study. Acta Diabetol. 2019b;56(12):1333-9.

de Lima-Júnior JC, Souza GF, Moura-Assis A, et al. Abnormal brown adipose tissue mitochondrial structure and function in IL10 deficiency. EBioMedicine. 2019a;39:436-47.

Desprès JP, Nadeau A, Tremblay A, et al. Role of deep abdominal fat in the association between regional adipose tissue distribution and glucose tolerance in obese women. Diabetes. 1989;38:304-9.

Diaz MB, Herzig S, Vegiopoulos A. Thermogenic adipocytes: from cells to physiology and medicine. Metabolism. 2014;63(10):1238-49.

Enerback S, Jacobsson A, Simpson EM, et al. Mice lacking mitochondrial uncoupling protein are cold-sensitive but not obese. Nature. 1997;387:90-4.

Farmer SR. Molecular determinants of brown adipocyte formation and function. Genes Dev. 2008;22:1269-75.

Farooqi IS, Jebb SA, Langmack G, et al. Effects of recombinant leptin therapy in a child with congenital leptin deficiency. N Engl J Med. 1999;34:879-84.

Farooqi IS, Keogh JM, Kamath S, et al. Partial leptin deficiency in human adiposity. Nature. 2001;414:34-5.

Feldmann HM, Golozoubova V, Cannon B, et al. UCP1 ablation induces obesity and abolishes diet-induced thermogenesis in mice exempt from thermal stress by living at thermoneutrality. Cell Metab. 2009;9:203-9.

Ferrara D, Montecucco F, Dellegri F, et al. Impact of different ectopic fat depots on cardiovascular and metabolic diseases. J Cell Physiol. 2019;234(12):21630-41.

Ferraroni N, Geloneze B, Mansour E, et al. Severe hypoleptinemia associated with insulin resistance in patients with common variable immunodeficiency. Clin Endocrinol. 2005;63(1):63-5.

Ferreira I, Snidjer MB, Twisk JWR, et al. Central fat versus peripheral fat and lean mass: apposite (adverse versus favorable) associations with arterial siffness? The Amsterdan growth and health longitudinal study. J Clin Endocrinol Metab. 2004;89:2632-9.

Frayn KN, Karpe F, Fielding BA, et al. Integrative physiology of human adipose tissue. Int J Obes. 2003;27:875-8.

Friedman JM, Halaas JL. Leptin and the regulation of body weight in mammals. Nature. 1998;22:763-70.

Fruebis J, Tsao TS, Javorschi S, et al. Proteolytic cleavage product of 30-kDa adipocyte complement-related protein increases fatty acid oxidation I muscle and causes weight loss in mice. Proc Natl Acad Sci USA. 2001;98:2005-10.

Fukuhara A, Matsuda M, Nishizawa M. Visfatin: a protein secreted by visceral fat that mimics the effects of insulin. Science. 2005;307:426-30.

Funahashi H, Yada T, Suzuki R, et al. Distribution, function, and properties of leptin receptors in the brain. Int Rev Cytol. 2003;224:1-27.

Gabriely I, Barzilai N. Surgical removal of visceral adipose tissue: effects on insulin action. Curr Diab Rep. 2003;3:201-6.

Geloneze B, Pereira J, Pareja JC, et al. Circulating concentrations of adiponectin increase in parallel with enhancement of insulin sensitivity during weight loss in humans. Diabetes. 2002;52(Suppl. 1):A393.

Geloneze B, Tambascia MA, Pareja JC, et al. Serum leptin levels after bariatric surgery across a range of glucose tolerance from normal to diabetes. Obes Surg. 2001;11:693-8.

Geloneze SR, Tambascia MA, Pareja JC, et al. Non-esterified fatty acids (NEFA) production in vivo by visceral adipose tissue. Diabetologia. 47(Suppl. 1):A54.

Gereben B, Zavacki AM, Ribich S, et al. Cellular and molecular basis of deiodinase-regulated thyroid hormone signaling. Endocr Rev. 2008;29:898-938.

Gesta S, Tseng YH, Kahn CR. Developmental origin of fat: tracking obesity to its source. Cell. 2007;131:242-56.

Hainault I, Nebout G, Turban S, et al. Adipose tissue-specific increase in angiotensinogen expression in the obese (fa/fa) Zucker rat. Am J Physiol. 2002;282:E59-66.

Harman-Boehm I, Blüher M, Redel H, et al. Macrophage infiltration into omenta versus subcutaneous fat across different populations: effect of regional adiposity and the comorbidities of obesity. J Clin Endocrinol Metab. 2007;92:2240-7.

Hirosumi J, Tuncman G, Chang L, et al. A central role for JNK in obesity and insulin resistance. Nature. 2002;420:333-6.

Hotamisligil GS. Inflammation and endoplasmic reticulum stress in obesity and diabetes. Int J Obes (Lond). 2008;7:S52-4.

Hotamisligil GS, Erbay E. Nutrient sensing and inflammation in metabolic diseases. Nat Rev Immunol. 2008;8:923-34.

Hotamisligil GS, Peraldi P, Budavari A, et al. IRS-1 mediated inhibition of insulin receptor tyrosine kinase activity TNF-α and obesity-induced insulin resistance. Science. 1996;271:665-8.

Hotamisligil GS, Shargill NS, Spiegelman BM. Adipose expression of tumor necrosis factor-alpha: direct role in obesity-linked insulin resistance. Science. 1993;259:87-91.

Kajimura S, Saito M. A new era in brown adipose tissue biology: molecular control of brown fat development and energy homeostasis. Annu Rev Physiol. 2014;76:225-49.

Kajimura S, Seale P, Spiegelman BM. Transcriptional control of brown fat development. Cell Metab. 2010;11:257-62.

Katz JR, Mohamed-Ali V, Wood PJ, et al. An in vivo study of the cortisol-cortisone shuttle in subcutaneous abdominal adipose tissue. Clin Endocrinol. 1999;50:63-8.

Kim S, Moustaid-Moussa N. Secretory, endocrine and autocrine/paracrine function of the adipocyte. J Nutr. 2000;130:3110S-15S.

Koutnikova H, Auwerx J. Regulation of adipocyte differentiation. Ann Med. 2001;33(8):556-61.

Krakoff J, Funahashi T, Stehouwer CDA, et al. Inflammatory markers, adiponectin, and risk of type 2 diabetes in the Pima Indian. Diabetes Care. 2003;26:1745-51.

Lanthier N, Leclercq IA. Adipose tissues as endocrine target organ. Best Pract Res Clin Gastroenterol. 2014;28(4):545-58.

Lee MW, Odegaard JI, Mukundan L, et al. Activated type 2 innate lymphoid cells regulate beige fat biogenesis. Cell. 2015;160(1-2):74-87.

Lee P, Swarbrick MM, Ho KK. Brown adipose tissue in adult humans: a metabolic renaissance. Endocr Rev. 2013;34(3):413-38.

Lefterova MI, Lazar MA. New developments in adipogenesis. Trends Endocrinol Metab. 2009;20:107-14.

Leite CC, Wajchenberg BL, Radominski R, et al. Intra-abdominal thickness by ultrasonography to predict risk factors for cardiovascular disease and its correlation with anthropometric measurements. Metabolism. 2002;51:1034-40.

Leone TC, Lehman JJ, Finck BN, et al. PGC-1 alpha deficiency causes multisystem energy metabolic derangements: muscle dysfunction, abnormal weight control and hepatic steatosis. PLoS Biology. 2005;3:e101.

Lim K, Haider A, Adams C, et al. Lipodistrophy: a paradigm for understanding the consequences of "overloading" adipose tissue. Physiol Rev. 2021;101(3):907-93.

Lima MM, Pareja JC, Alegre SM, et al. Acute effect of Roux-en-y gastric bypass on whole-body insulin sensitivity: a study with the euglycemic-hyperinsulinemic clamp. J Clin Endocrinol Metab. 2010;95(8):3871-5.

Lin J, Handschin C, Spiegelman BM. Metabolic control through the PGC-1 family of transcription coactivators. Cell Metabolism. 2005;1:361-70.

Lindsay RS, Funahashi T, Hanson RL, et al. Adiponectin and development of type 2 diabetes in the Pima Indian population. Lancet. 2002;360:57-8.

Longo M, Zatterale F, Naderi J, et al. Adipose tissue dysfunction as determinant of obesity-associated metabolic complications. Int J Mol Sci. 2019;20(9):2358.

Lowell BB, Spiegelman BM. Towards a molecular understanding of adaptive thermogenesis. Nature. 2000;404:652-60.

McTerman PG, Fischer FM, Harte AL, et al. Resistin, central obesity, and type 2 diabetes. Lancet. 2002;359:46-7.

Misra A, Garg A, Abate N, et al. Relationship of anterior and posterior subcutaneous fat to insulin sensitivity in nondiabetic men. Obes Res. 1997;5:93-9.

Miyasaki Y, Pipek R, Mandarino LJ, et al. Tumor necrosis factor alfa and insulin resistance in obese type 2 diabetic patients. Int J Obes. 2003;27:88-94.

Nedergaard J, Cannon B. The changed metabolic world with human brown adipose tissue: therapeutic visions. Cell Metabolism. 2010;11:268-72.

Neels JG, Olefsky JM. Inflamed fat: what starts the fire? J Clin Invest. 2006;116:33-5.

Ozcan U, Cao Q, Yilmaz E, et al. Endoplasmic reticulum stress links obesity, insulin action, and type 2 diabetes. Science. 2004;306:457-61.

Ozcan U, Yilmaz E, Ozcan L, et al. Chemical chaperones reduce ER stress and restore glucose homeostasis in a mouse model of type 2 diabetes. Science. 2006;313:1137-40.

Pardo IM, Geloneze B, Tambascia MA, et al. Hyperadiponectinemia in newborns: relationship with leptin levels and birth weight. Obes Res. 2004;12:521-4.

Payab M, Abedi M, Foroughi Heravani N, et al. Brown adipose tissue transplantation as a novel alternative to obesity treatment: a systematic review. Int J Obes (Lond). 2021;45(1):109-21.

Petersen KF, Oral EA, Dufour S, et al. Leptin reverses insulin resistance and hepatic steatosis in patients with severe lipodystrophy. J Clin Invest. 2002;109:1345-50.

Pfeifer A, Hoffmann LS. Brown, beige, and white: the new color code of fat and its pharmacological implications. Annu Rev Pharmacol Toxicol. 2015;55:207-27.

Phillips AS, Ciaraldi TP, Kong AP, et al. Modulation of circulating and adipose tissue adiponectin levels by antidiabetic therapy. Diabetes. 2003;52:667-74.

Pickup JC, Crook MA. Is type II diabetes mellitus a disease of the innate immune system? Diabetologia. 1998;41:1241-8.

Pi-Sunyer F. Weight and non-insulin-dependent diabetes mellitus. Am J Clin Nutr. 1996;63(Suppl. 3):426S-9S.

Poulain-Godefroy O, Le Bacquer O, Plancq P, et al. Inflammatory role of toll-like receptors in human and murine adipose tissue. Mediators Inflamm. 2010;823486.

Pradhan AD, Manson JE, Rifai N, et al. C-reactive protein, interleukin 6, and risk of developing type 2 diabetes. JAMA. 2001;286:327-34.

Puigserver P, Spiegelman BM. Peroxisome proliferator-activated receptor-gamma coactivator 1 alpha (PGC-1 α): transcriptional coactivator and metabolic regulator. Endocr Rev. 2003;24(1):78-90.

Rachid B, van de Sande-Lee S, Rodovalho S, et al. Distinct regulation of hypothalamic and brown/beige adipose tissue activities in human obesity. Int J Obes. 2015;39(10):1515-22.

Rahmouni K, Mark AL, Haynes WG, et al. Adipose depot-specific modulation of angiotensinogen gene expression in diet-induced obesity. Am J Physiol Endocrinol Metab. 2004;286:E891-5.

Ribeiro-Filho FF, Faria AN, Azjen S, et al. Methods of estimation of visceral fat: advantages of ultrasonography. Obes Res. 2003;1:1488-94.

Roberts AW, Thomas A, Rees A, et al. Peroxisome proliferator-activated receptor-gamma agonists in atherosclerosis: current evidence and future directions. Curr Opin Lipidol. 2003;14:567-73.

Rodovalho S, Rachid B, de Lima-Júnior JC, et al. Impairment of body mass reduction-associated activation of brown/beige adipose tissue in patients with type 2 diabetes mellitus. Int J Obes. 2017;41(11):1662-8.

Ross R, Lerger L, Morris D, et al. Quantification of adipose tissue by MRI: relationship with anthropometric variables. J Appl Physiol. 1992;72:787-95.

Rupnick MA, Folkman MJ. Adipose tissue mass can be regulated through the vasculature. Proc Natl Acad Sci USA. 2002;99:10730-5.

Saad MJ. Molecular mechanisms of insulin resistance. Braz J Med Biol Res. 1994;27:941-57.

Seale P, Bjork B, Yang W, et al. PRDM16 controls a brown fat/skeletal muscle switch. Nature. 2008;454:961-7.

Seale P, Kajimura S, Spiegelman BM. Transcriptional control of brown adipocyte development and physiological function: of mice and men. Genes Dev. 2009;23:788-97.

Shi Y, Burn P. Lipid metabolic enzymes: emerging drug targets for the treatment of obesity. Nat Rev Drug Discov. 2004;3:695-710.

Shoelson SE, Lee J, Yuan M. Inflammation and the IKK beta/Ikappa B/NF-kappa B axis in obesityand diet-induced insulin resistance. Int J Obes Relat Metab Disord. 2003;3:S49-52.

Silva JE. Thermogenic mechanisms and their hormonal regulation. Physiological Reviews. 2006;86:435-64.

Sindelar DK, Havel PJ, Seeley RJ, et al. Low plasma leptin levels contribute to diabetic hyperphagia in rats. Diabetes. 1999;48:1275-80.

Smith SR, Bai F, Charbonneau C, et al. A promoter genotype and oxidative stress potentially link resistin to human insulin resistance. Diabetes. 2003;52:1611-8.

Stabe C, Vasques AC, Lima MM, et al. Neck circumference as a simple tool for identifying the metabolic syndrome and insulin resistance: results from the Brazilian Metabolic Syndrome Study. Clin Endocrinol (Oxf). 2013;78(6):874-81.

Stanford KI, Middelbeek RJW, Townsend KL, et al. Brown adipose tissue regulates glucose homeostasis and insulin sensitivity. J Clin Invest. 2013;123(1):215-23.

Thomas EL, Saeed N, Hajnal JV, et al. Magnetic resonance imaging of total body fat. J Appl Physiol. 1998;85:1778-85.

Tiikkainen M, Hakkinen AM, Korsheninnikova E, et al. Effects of rosiglitazone and metformin on liver fat content, hepatic insulin resistance, insulin clearance, and gene expression in adipose tissue in patients with type 2 diabetes. Diabetes. 2004;53:2169-76.

Tontonoz P, Hu E, Spiegelman BM. Stimulation of adipogenesis in fibroblasts by PPAR gamma 2, a lipid-activated transcription factor. Cell. 1994;79:1147-56.

Tontonoz P, Spiegelman BM. Fat and beyond: the diverse biology of PPARgamma. Annu Rev Biochem. 2008;77:289-312.

Trayhurn P, Hoggard N, Mercer JG, et al. Leptin: fundamental aspects. Int J Obes. 1999;23:22-8.

Trayhurn P, Wang B, Wood IS. Hypoxia and the endocrine and signaling role of white adipose tissue. Arch Physiol Biochem. 2008;114:267-76.

Tseng YH, Kokkotou E, Schulz TJ, et al. New role of bone morphogenetic protein 7 in brown adipogenesis and energy expenditure. Nature. 2008;454:1000-4.

Tsukumo DM, Carvalho-Filho MA, Carvalheira JB, et al. Loss-of-function mutation in Toll-like receptor 4 prevents diet-induced obesity and insulin resistance. Diabetes. 2007;56(8):1986-98.

Unger RH. Minireview: weapons of lean body mass destruction: the role of ectopic lipids in the metabolic syndrome. Endocrinology. 2003;144:5159-65.

Vague J. La différenciation sexuelle, facteur déterminant des formes de l'obésité. La Presse Médicale. 1947;30:339-40.

van Marken Lichtenbelt WD, Vanhommerig JW, Smulders NM, et al. Cold-activated brown adipose tissue in healthy men. N Engl J Med. 2009;360:1500-8.

Van Snick J. Interleukin 6: an over-view. Ann Rev Immunol. 1990; 8:253-78.

Velloso LA, Folli F, Sun XJ, et al. Crosstalk between the insulin and angiotensin signaling systems. Proc Natl Acad Sci USA. 1996;93:12490-5.

Vernochet C, Peres SB, Farmer SR. Mechanisms of obesity and related pathologies: transcriptional control of adipose tissue development. FEBS J. 2009;276:5729-37.

Vijgen GH, Bouvy ND, Teule GJ, et al. Increase in brown adipose tissue activity after weight loss in morbidly obese subjects. J Clin Endocrinol Metab. 2012;97(7):E1229-33.

Villarroya J, Cereijo R, Villarroya F. An endocrine role for brown adipose tissue? Am J Physiol Endocrinol Metab. 2013;305(5):E567-72.

Virtanen KA, Lidell ME, Orava J, et al. Functional brown adipose tissue in healthy adults. N Engl J Med. 2009;360:1518-25.

Virtanen KA, van Marken Lichtenbelt WD, Nuutila P. Brown adipose tissue functions in humans. Biochim Biophys Acta. 2013;1831(5):1004-8.

Vozarova B, Stepan N, Lindsay RS, et al. Low plasma adiponectin concentrations do not predict weight gain in humans. Diabetes. 2002;51:2964-7.

Wajchenberg BL. Subcutaneous and visceral adipose tissue: their relation to the metabolic syndrome. Endoc Rev. 2000;21:697-738.

Wannamethee SG, Shaper AG. Weight change and duration of overweight and obesity in the incidence of type 2 diabetes. Diabetes Care. 1999;22:1266-72.

Webber J. Energy balance in obesity. Proc Nutr Soc. 2003;62:539-43.

Weisberg SP, McCann D, Desai M, et al. Obesity is associated with macrophage accumulation in adipose tissue. J Clin Invest. 2003; 112:1796-808.

Weyer C, Funahashi T, Tanaka S, et al. Hypoadiponectinemia in obesity and type 2 diabetes: close association with insulin resistance and hyperinsulinemia. J Clin Endocrinol Metab. 2001;86:1930-5.

Yamauchi T, Kamon J, Minokoshi Y, et al. Adiponectin stimulates glucose utilization and fatty-acid oxidation by activating AMP-activated protein kinase. Nat Med. 2002;8:1288-95.

Yamauchi T, Kamon J, Waki H, et al. The fat-derived hormone adiponectin reverses insulin resistance associated with both lipoatrophy and obesity. Nat Med. 2001;7:941-6.

Yang WS, Jeng CY, Wu TJ, et al. Synthetic peroxisome proliferators-activated receptor gamma agonist, rosiglitazone, increases plasma levels of adiponectin in type 2 diabetic patients. Diabetes Care. 2002;25:376-80.

Yang WS, Lee WJ, Funahashi T, et al. Weight reduction increases plasma levels of an adipose-derived anti-inflammatory protein, adiponectin. J Clin Endocrinol Metab. 2001;86:3815-9.

Yoshino M, Kayser BD, Yoshino J, et al. Effects of diet versus gastric bypass on metabolic function in diabetes. N Engl J Med 2020; 383:721-732.

Yu JG, Javorschi S, Henever AL, et al. The effect of thiazolidinediones on plasma adiponectin levels in normal, obese, and type 2 diabetic subjects. Diabetes. 2002;51:2968-74.

Zhang Y, Proenca R, Maffei M, et al. Positional cloning of the mouse obese gene and its human homologue. Nature. 1994;372:425-32.

20 | Atividade do Sistema Nervoso Simpático na Obesidade

Maria Carolina Santos Mendes ■ Lígia M. Antunes-Correa ■ Gustavo Duarte Pimentel ■ José Barreto Campello Carvalheira

Introdução

O sistema nervoso simpático (SNS) modula inúmeras funções fisiológicas – desde a temperatura corporal até a pressão arterial (PA) – por meio da liberação da noradrenalina, que age nos receptores alfa e beta-adrenérgicos. Quando os pesquisadores iniciaram os estudos sobre os efeitos da dieta na termogênese, na década de 1960, tentaram implicar o SNS neste processo. Entretanto, apenas com a observação de Landsberg et al., em 1984, que demonstraram aumento da atividade simpática durante a ingestão alimentar para algumas regiões, incluindo o tecido adiposo marrom, enquanto observavam diminuição no jejum prolongado, o SNS foi finalmente considerado um importante modulador eferente que conecta a dieta ao gasto energético. Dessa maneira, a redução da atividade simpática direcionada à termogênese, ao *browning*, à homeostase de glicose pelo pâncreas e à oxidação de lipídeos pelo músculo aparece como um dos fatores de risco para o desenvolvimento da obesidade. Porém, numerosos estudos destacaram o papel da hiperatividade simpática como crucial para o desenvolvimento da hipertensão arterial (HA) relacionada com a obesidade.

Neste capítulo, serão abordados os principais mecanismos fisiopatológicos envolvidos nesse controle seletivo da atividade simpática na obesidade, isto é, diminuído na termogênese e aumentado na hipertensão relacionada com a obesidade.

Atividade simpática e termogênese

Balanço energético

Os principais fatores envolvidos no balanço energético são a ingestão calórica, que se refere a todo alimento ingerido posteriormente metabolizado pelo organismo, e o gasto energético, que consiste na somatória do gasto metabólico basal, do efeito da termogênese induzida pela dieta ou por exposição ao frio (termogênese adaptativa) e da atividade física, ou seja, qualquer movimento que aumente o metabolismo basal, como caminhar ou varrer a casa.

Em condições fisiológicas, esse balanço é mantido pelo equilíbrio entre a ingestão calórica e o gasto energético. No entanto, quando há desequilíbrio entre estas variáveis por um longo período, o balanço energético pode ser positivo (ingestão calórica maior do que o gasto energético), favorecendo o estabelecimento da obesidade, ou negativo (ingestão calórica menor que o gasto energético), induzindo a redução dos estoques energéticos periféricos e, consequentemente, do peso corporal.

A proporção com que a ingestão alimentar e o gasto energético contribuem para a homeostasia do peso corporal varia entre os indivíduos, pois pode ser muito influenciada por componentes genéticos e epigenéticos e, mais recentemente, pela composição da microbiota intestinal, que também vem ganhando destaque nesse cenário. De acordo com as concepções atuais sobre a homeostasia do peso corporal, os indivíduos nascem com sua composição corporal geneticamente determinada. Assim, a relação entre consumo e gasto energético é modulada com o objetivo de manter e estabilizar os estoques energéticos do indivíduo no patamar determinado pelo seu *set point*. Sempre que essa estabilidade é afetada, uma série de mecanismos fisiológicos atua sobre o balanço energético, visando restabelecer a homeostasia das reservas energéticas.

Em 1990, Bouchard et al. desenvolveram um estudo cujo objetivo principal consistia em avaliar a influência genética no controle do peso corporal, no qual 12 pares de gêmeos monozigóticos foram submetidos à dieta hipercalórica, durante um período aproximado de 3 meses. Durante esse tempo, observaram-se alterações significativas na composição e na distribuição da gordura corporal desses indivíduos. O aumento do peso corporal entre os pares de gêmeos variou de 4,3 kg a 13,3 kg; no entanto, entre os irmãos monozigóticos, não houve variações significativas no aumento do peso corporal, na distribuição do tecido adiposo e na massa adiposa. Diante disso, a explicação mais provável para a resistência ao aumento do peso corporal e para a diferença na distribuição da massa adiposa, observadas entre os pares de gêmeos, seria a atuação significativa dos fatores genéticos na determinação do peso e da composição corporal. Tais fatores genéticos são os responsáveis pela determinação do *set point* e, consequentemente, pela modulação da termogênese induzida pela dieta e da ingestão alimentar.

Entretanto, estudos genômicos conseguem explicar parcialmente as características associadas à homeostase energética, ampliando a atenção para o papel da epigenética e da microbiota intestinal nesse contexto. Assim, pesquisas sobre os mecanismos epigenéticos (metilação do DNA, RNA codificantes e não codificantes e regulação da heterocromatina) contribuem com evidências que explicam o efeito do ambiente parental no estado metabólico da prole. Já nas últimas décadas, os microrganismos presentes no trato gastrointestinal têm ganhado destaque como componentes que influenciam as etapas do balanço energético, com evidências de sua influência nos processos de saciedade, na capacidade de extração de energia dos alimentos, no desenvolvimento da massa adiposa, na tolerância à glicose e sensibilidade à insulina (SI), na inflamação e no gasto energético.

Sistema nervoso central: principal órgão responsável pelo balanço energético do corpo

Atualmente, o hipotálamo é reconhecido como a principal estrutura anatômica do sistema nervoso central (SNC), envolvida no controle da ingestão alimentar e no gasto energético. Os núcleos hipotalâmicos arqueado e paraventricular têm a função de integrar as informações periféricas sobre os estoques energéticos à modulação da ingestão alimentar.

Estudos realizados entre as décadas de 1930 e 1950 demonstraram que lesões no núcleo hipotalâmico ventromedial de primatas e roedores induziam hiperfagia e obesidade, enquanto estímulos no núcleo hipotalâmico lateral levavam à anorexia. De modo complementar, um estudo subsequente ressaltou a importância da interação entre o tecido adiposo e o hipotálamo no controle do peso corporal.

Nesse estudo, Hervey, em 1959, avaliou dois grupos de ratos (usar-se-ão as terminologias "rato 1" e "rato 2") que foram submetidos à cirurgia de parabiose (conexão entre os sistemas circulatórios desses animais). Além disso, o rato 1 teve o hipotálamo ventromedial lesionado, o que desencadeou um aumento na adiposidade deste animal. No entanto, o rato 2, cujo hipotálamo se manteve intacto, reduziu significativamente seu consumo alimentar. Esses achados levaram o autor a concluir que o rato 1 era portador de um "fator de saciedade" circulante, responsável pela redução da ingestão alimentar observada no rato 2, mas que se encontrava inoperante no rato 1, devido à lesão no núcleo do hipotálamo ventromedial.

Adicionalmente, surgiu, na década de 1950, a hipótese lipostática, segundo a qual a quantidade de gordura corporal teria correlação negativa com a ingestão alimentar, ou seja, o tecido adiposo teria um papel importante na sinalização aferente para o controle central da ingestão alimentar. No entanto, a despeito dessas evidências, durante algum tempo, o tecido adiposo continuou sendo compreendido como um simples "depósito" de armazenamento da gordura corporal, cujo reconhecimento como órgão endócrino dotado de atividade metabólica se deu somente na década de 1990, após a identificação de uma série de moléculas sinalizadoras – as adipocinas – sintetizadas nas células adiposas, incluindo leptina, adiponectina, entre outras.

Com relação às respostas eferentes, estudos em animais e alguns estudos com humanos mostraram que o tecido adiposo branco (TAB) e o tecido adiposo marrom (TAM) são inervados por ramos eferentes do SNS. Esses ramos são controlados por áreas do SNC, incluindo núcleo paraventricular do hipotálamo, sistema tegmental noradrenérgico e núcleo caudal da rafe. Os estudos também demostraram que são encontrados ramos eferentes simpáticos tanto nos adipócitos quanto nos vasos sanguíneos do tecido adiposo. Cabe ressaltar que a densidade de inervação varia de acordo com a localização e o tipo do tecido. Além disso, devido às limitações metodológicas, a maioria dos estudos foi realizada em animais, sendo assim, as particularidades da inervação simpática no tecido adiposo de humanos não são totalmente conhecidas até o momento.

Classicamente, o SNS é conhecido por ativar a lipólise no tecido adiposo, por meio da ativação da enzima lipase hormônio-sensível. Mais recentemente, o SNS tem sido considerado a via eferente por meio da qual o cérebro controla a termogênese adaptativa, fato corroborado pelas seguintes evidências:

- Exposição ao frio e às dietas aumenta a atividade simpática
- Administração exógena de noradrenalina e adrenalina estimula o gasto energético

- TAM tem rica inervação simpática
- Atividade termogênica do TAM é completamente dependente de estímulo simpático
- Ácidos graxos liberados após a lipólise aumentam a termogênese no TAM via sensores neurais.

Os receptores beta-adrenérgicos, e não os alfa-adrenérgicos, são responsáveis pela transmissão do sinal termogênico para os tecidos periféricos. Existem três tipos de receptores beta-adrenérgicos que medeiam a termogênese, dos quais um, o beta-3, tem recebido atenção especial. Esse subtipo é expresso primariamente em adipócitos do TAB e do TAM em roedores; no entanto, sua densidade em adipócitos marrons de seres humanos é controversa. Ligantes específicos foram desenvolvidos e apresentam ações antiobesidade em roedores. Entretanto, o desenvolvimento de agentes com efeito similar em seres humanos não obteve sucesso, o que pode decorrer da menor quantidade de TAM e/ou menor quantidade de receptores beta-3 no tecido adiposo em humanos. Adicionalmente, alguns autores propuseram que receptores beta-1, e não beta-3, podem ser o regulador primário do metabolismo dos adipócitos marrons em humanos. De fato, o subtipo de receptor beta que regula a termogênese em humanos ainda é um tema sob investigação.

Há mais de 20 anos, propôs-se que a termogênese adaptativa tem origem no TAM, sob controle do SNS. Tal atividade é mediada primariamente pela proteína desacopladora 1 (UCP-1), que desacopla a fosforilação oxidativa (i. e., ATP não é sintetizada durante a oxidação mitocondrial de substratos alimentares, sendo completamente convertido em calor). No início, a descoberta de que a noradrenalina ativa a termogênese primariamente pelos receptores beta-3 levou à hipótese de que o eixo SNS-receptor beta-3-UCP-1 regulava a termogênese adaptativa. Entretanto, animais exclusivamente sem o receptor beta-3 não desenvolvem obesidade. Foi apenas em 2002 que o entendimento do eixo SNS-termogênese adaptativa foi definitivamente consolidado (Figura 20.1). Alguns autores mostraram que camundongos sem os três receptores beta-adrenérgicos apresentam obesidade extrema, não respondem à exposição ao frio e ao estímulo farmacológico, sugerindo que os receptores beta-1 e beta-2 têm um papel compensatório em animais sem o receptor beta-3. Dessa forma, apesar do destaque para os receptores beta-3 na termogênese adaptativa, não podemos desconsiderar a participação dos beta-1 e beta-2, mesmo em roedores.

Entre as proteínas controladoras da homeostase energética, destaca-se a da proteinoquinase ativada por adenosina monofosfato (AMPK) hipotalâmica. A AMPK é ativada em condições de depleção energética intracelular (aumento das razões adenosina monofosfato/trifosfato [AMP/ATP] e adenosina difosfato/trifosfato [ADP/ATP], e em condições de privação de glicose, sem alteração na razão de nucleotídeos de adenina), sinalizando o aumento da produção e a redução do consumo de energia. Em modelos animais, a ablação genética e farmacológica da isoforma AMPKα2, em diferentes neurônios hipotalâmicos, pode ativar características hiperfágicas e hipofágicas, de acordo com a região inativada. Assim, por controle do SNS, a AMPK consegue regular o balanço energético, modulando os mecanismos de fome e da saciedade. Uma função particular da AMPK, também mediada pelo SNS, é regular o gasto energético pela termogênese TAM e no escurecimento do TAB. Além disso, na periferia, o eixo AMPK-hipotálamo-SNS regula o metabolismo de glicose e lipídeos em diferentes tecidos que participam do controle metabólico, como fígado, células beta pancreáticas, TAB, TAM, músculo esquelético e coração.

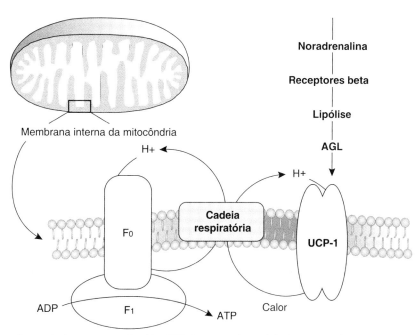

Figura 20.1 Ativação da termogênese pelo sistema nervoso simpático (SNS). O aumento da atividade dos receptores beta-adrenérgicos ativa a lipólise, que aumenta a concentração de ácidos graxos livres (AGL), os quais, por sua vez, ativam a proteína desacopladora 1 (UCP-1). A UCP-1 leva ao gasto energético por promover ciclos fúteis de geração de calor, ou seja, sem que o gradiente de hidrogênio gerado passe pela cadeia respiratória. ADP, adenosina difosfato; ATP, adenosina trifosfato; F0 e F1, complexo enzimático atpase/atp sintetase, complexo v; h+: próton.

Tecido adiposo marrom em seres humanos

Embora se soubesse da existência do TAM em exames de necropsia, tentativas de encontrar a sua funcionalidade durante a vida ou o uso da termogênese para induzir redução de peso não obtiveram sucesso. Entretanto, em 2009, estudos de medicina nuclear usando tomografia computadorizada acoplada à tomografia por emissão de pósitrons (PET-TC) para avaliar a captação de 18F-fluorodeoxiglicose conseguiram revelar TAM em seres humanos adultos. Aliado a isso, as descobertas de que os adipócitos marrons são derivados de precursores miogênicos do músculo esquelético e de que existe um terceiro tipo de adipócito (bege), que também expressa UCP-1 como os demais, despertaram novamente o interesse pelo papel da gordura marrom no metabolismo humano.

O tecido descoberto apresentava receptores beta-3 adrenérgicos e UCP-1, indicando o potencial do TAM humano de responder à atividade simpática. De modo interessante, detectou-se uma correlação inversa entre a atividade do TAM, a temperatura externa, a idade e o índice de massa corporal (IMC), indicando a participação desse tecido na termogênese induzida por frio e dieta, e hormônios, respectivamente.

A localização do TAM foi inesperada – tanto em roedores quanto em crianças, acumula-se na região interescapular e perirrenal, porém, em seres humanos adultos, situa-se em depósitos cervicais, supraclaviculares, axilares e paravertebrais. Assim, está presente e pode ser ativado na maioria dos adultos. Sua quantidade total está inversamente associada à adiposidade e aos índices de síndrome metabólica, sugerindo que o aumento do volume e/ou a atividade do TAM podem constituir um alvo para modular o gasto energético e, consequentemente, para o tratamento da obesidade.

Tecido adiposo bege

Como é conhecido, o TAM foi caracterizado por seu potente papel de dissipar calor, ao passo que se identificou o TAB primariamente como capaz de possibilitar que os animais sobrevivam a longos períodos de jejum, por estocar energia e liberar ácidos graxos durante o jejum. Entretanto, conforme mencionado, evidências para um terceiro tipo de tecido adiposo têm sido descritas em roedores e seres humanos (Figura 20.2).

Esse terceiro tipo de tecido adiposo é chamado "bege", pois é constituído por células do TAB, com características de células do TAM, particularmente em razão das quantidades maiores de mitocôndrias e da expressão aumentada de UCP-1. O tecido adiposo bege pode armazenar o excesso de energia, mas, quando estimulado, pode dissipar calor, como o TAM.

Estudos envolvendo o processo de escurecimento do TAB representaram um grande avanço na área da obesidade e novas perspectivas para o seu tratamento, uma vez que essa conversão está associada ao maior gasto energético. O processo pelo qual ocorre o fenômeno de escurecimento do TAB é chamado *browning* ou *beiging*. Entretanto, a transformação do TAB em TAM não é possível, pois cada célula adiposa é derivada de uma linhagem de células progenitoras diferentes; por sua vez, o tecido adiposo bege e o TAB derivam da mesma linhagem celular. Além disso, as células bege são distribuídas por todo o corpo humano, e são altamente ativadas em resposta a uma variedade de fatores, como exercício físico, exposição prolongada ao frio, hormônios, ativadores de receptores beta-3 adrenérgicos, citocinas e compostos alimentares. Cabe ressaltar que o aumento de UCP-1 pode estar direta ou indiretamente associado ao aumento da atividade do SNS. A seguir, será discutido como esses fatores aumentam o gasto energético modulando a homeostase de energia.

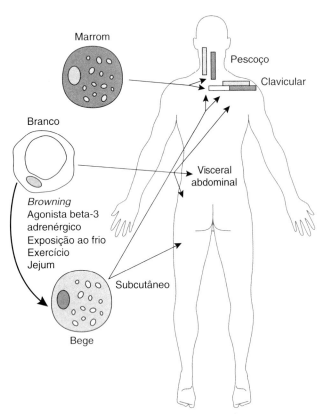

Figura 20.2 Características morfológicas e anatômicas dos tecidos adiposos branco, marrom e bege em seres humanos.

Nos últimos anos, observou-se em roedores e seres humanos submetidos ao exercício físico o aumento da expressão da molécula irisina, proteína contendo o domínio 5 da fibronectina do tipo 3 (FNDC5) no tecido muscular. Esse aumento promove a elevação de seus níveis circulantes que atuam no TAB, elevando a expressão de UCP-1, a qual está diretamente associada ao aumento do gasto energético. Além disso, a elevação de irisina e UCP-1 está relacionada com atenuação dos efeitos deletérios da obesidade, como a melhora da SI e a redução da adiposidade. Apesar dos resultados controversos, um estudo recente demonstrou que o treinamento físico combinado por 16 semanas aumentou os níveis de FNDC5 no TAB, mesmo sem alterar os níveis circulantes em pacientes com diabetes *mellitus* tipo 2 e com sobrepeso. E, semelhantemente à irisina derivada do músculo, o fator de crescimento de fibroblasto 21 (FGF21), secretado pelo fígado, age como um potente indutor da termogênese, pois aumenta a produção de calor e a expressão proteica da UCP-1 no TAB.

Algumas evidências sugerem que o FGF21 e a irisina atuam como modulares do SNS no TAB, por operarem na ativação da lipólise. Além disso, sabe-se que o exercício físico e o jejum aumentam os níveis séricos de FGF21 em seres humanos.

Em nível central, a injeção intracerebroventricular de FGF21 aumenta a ingestão alimentar, o gasto energético e melhora a SI, sem modificar o peso corporal. Contudo, a deleção dos receptores de FGF21 no núcleo supraquiasmático e no complexo vagal dorsal induz um fenótipo de caquexia.

Posteriormente, foi descrito que a molécula meteorina, expressa no músculo esquelético e induzida pelo exercício físico, potencializa o gasto de energia por maior expressão da UCP-1 no TAB. Assim, com uma função semelhante à da irisina e do FGF21, a meteorina induz a conversão do TAB em tecido adiposo bege e pode aumentar a expressão da UCP-1 e do coativador 1-alfa do receptor ativado por proliferador de peroxissomos gama (PGC1-α), dois potentes marcadores termogênicos. A meteorina também contribui para a melhora da SI, já que, do ponto de vista mecânico, age induzindo a secreção de citocinas abundantes em eosinófilos (interleucinas [IL]-4/13), as quais induzem a ativação alternativa de macrófagos, processo que também ocorre quando roedores são expostos ao frio. Interessantemente, a ativação alternativa dos macrófagos está associada ao aumento da expressão da tirosina hidroxilase nessas células e à consequente secreção local de noradrenalina no tecido adiposo, contribuindo para o fenômeno de *browning*. É importante destacar que o desequilíbrio da ativação dos macrófagos, além de seus efeitos diretos na termogênese, é considerado atualmente um dos fatores cruciais para a gênese da resistência à insulina (RI) na obesidade. O desvio da ativação dos macrófagos em direção ao modo alternativo está associado à redução da atividade inflamatória das células imunes nos tecidos metabolicamente ativos com consequente redução da RI, enquanto a ativação clássica leva ao aumento dos níveis das citoquinas pró-inflamatórias, promovendo a RI.

Curiosamente, foi descrito recentemente que, quando a IL-6 é induzida pelo exercício, consegue promover a ativação alternativa de macrófagos (M2) via aumento dos níveis de IL-4, com consequente inibição da ativação clássica dos macrófagos (M1). Assim, o papel dos macrófagos M2 potencializando a termogênese induzida por essas citocinas, bem como os efeitos do exercício físico, do jejum e da exposição ao frio na secreção dos marcadores termogênicos (irisina, FGF21 e meteorina), trouxe, nos últimos anos, um significativo avanço no entendimento de como o tecido adiposo e o balanço energético modulam a SI e a inflamação em indivíduos com obesidade, contribuindo para compreensão mais completa do complexo sistema fisiológico que controla o metabolismo.

Hormônios que regulam a termogênese via atividade simpática

Hormônios da tireoide

Inúmeros hormônios têm a capacidade de proporcionar a regulação dos TAM via resposta simpática. Vale destacar que a deficiência do receptor de hormônios tireoidianos causa hipotermia, intolerância ao frio e reduzida termogênese no TAM em virtude da resposta simpática prejudicada, efeitos que independem da morfologia do TAM. Por sua vez, em sujeitos com RI e obesidade, o tratamento com hormônio da tireoide aumenta a atividade do TAM e da UCP-1.

Estrogênios

Estrogênios podem atuar no SNC, e sua ação no núcleo ventromedial do hipotálamo tem sido reconhecida como moduladora da atividade do SNS. Vale ressaltar que a deleção ou o nocaute condicional do receptor de estrogênio no núcleo ventromedial induz o incremento de peso corporal, massa adiposa, hiperfagia, hiperglicemia e reduzida termogênese no TAM, devido à menor expressão da UCP-1, PGC1-α e receptor beta-3. Por outro lado, o tratamento intracerebroventricular com estradiol tem sido descrito como ativador da atividade simpática termogênica, uma vez que o antagonista beta-3-adrenérgico foi capaz de atenuar os efeitos do balanço energético negativo promovido pelo estradiol.

Adiponectina

Evidências recentes mostraram que a adiponectina, secretada pelo TAB, reduz a termogênese ao inibir a função do TAM, via redução da expressão da UCP1. Por sua vez, a ablação da adiponectina aumenta a temperatura, a expressão de UCP-1 no TAM e o *browning*. No entanto, o tratamento crônico com o agonista do receptor beta-adrenérgico reverte a ativação da termogênese induzida pela ausência da adiponectina.

Leptina

Sabe-se que a leptina induz a maior atividade do SNS para o TAM e que camundongos *ob/ob* (deficientes na produção de leptina), *db/db* (deficientes no receptor de leptina) e ratos *fa/fa* (deficientes no receptor de leptina) têm o TAM atrofiado, com baixa expressão de UCP-1 e reduzida atividade termogênica e simpática. Além disso, esses efeitos são mediados pelo sistema da melanocortina por meio da estimulação do *alpha-melanocyte-stimulating hormone* (α-MSH), que ativa o SNS em direção ao TAM.

Peptídeo semelhante ao glucagon 1 (GLP-1)

Tem-se relatado que a administração intracerebroventricular de GLP-1 (hormônio secretado pelas células L do intestino, que tem parte dos seus efeitos mediados pelo SNC) reduz a massa corporal por aumentar a termogênese do TAM e a atividade dos nervos simpáticos que inervam o TAM. Estudo em roedores sugere que o GLP-1 está associado à atenuada atividade da AMPK no núcleo ventromedial do hipotálamo e maior *browning* no TAB. Além disso, estudos sugerem que tratamentos com análogos do GLP1 (exenatida e liraglutida) em seres humanos com obesidade e diabetes podem ativar o gasto energético.

Melanocortina

O sistema de melanocortina também influencia o gasto calórico pela regulação de mecanismos envolvendo geração de calor, metabolismo celular e atividade locomotora, ou seja, funções que envolvem neurônios autonômicos responsivos à melanocortina. A temperatura corporal é regulada por um mecanismo independente do receptor de melanocortina (MC4R) e possivelmente dependente da frequência cardíaca. Já o gasto energético é modulado pelo eixo hipotálamo-hipófise-tireoide. O hormônio tireoidiano estimula o SNS promovendo termogênese adaptativa no TAM, como já mencionado. A melanocortina hipotalâmica parece estimular o eixo da tireoide, enquanto o *agouti related peptide* (AgRP) o inibe.

Atividade simpática e hipertensão associada à obesidade

O aumento da incidência de obesidade representa um dos maiores problemas de saúde pública enfrentados na atualidade. A relação entre obesidade e hipertensão arterial sistêmica (HAS) é bastante conhecida, fundamentada em estudos experimentais que mostram que o ganho de peso, sobretudo quando associado ao aumento da adiposidade visceral, está relacionado com o aumento da PA, enquanto a perda de peso reduz a PA de pacientes hipertensos. Nesse sentido, resultados do estudo de Framingham demonstram que o excesso de peso aparece como fator de risco para 65 a 75% dos casos de HAS. Numerosos estudos destacaram o papel da hiperatividade simpática como crucial para o desenvolvimento da HA relacionada com a obesidade. Rins, músculo esquelético e vasos sanguíneos compreendem os principais tecidos-alvo do aumento da atividade do SNS na obesidade. Assim, a ativação simpática sustentada consegue aumentar a PA, causando vasoconstrição arterial, aumento da reabsorção tubular de sódio e aumento da liberação de renina (Figura 20.3).

Adicionalmente, o aumento do estresse oxidativo cerebral, a inflamação crônica, a sensibilidade barorreflexa prejudicada, o aumento da angiotensina II (Ang II), a apneia do sono e a hipoxia cerebral, a hiperinsulinemia, a hipogrelinemia, a hipoadiponectinemia e a hiperleptinemia são alguns dos mecanismos propostos para explicar o aumento da atividade do SNS na obesidade.

Papel da leptina

A leptina produzida pelo tecido adiposo informa o estado nutricional do indivíduo aos centros hipotalâmicos, que regulam a ingestão alimentar e o gasto energético. Assim, a redução da quantidade de tecido adiposo leva à diminuição dos níveis circulantes de leptina, estimulando a ingestão alimentar e reduzindo o gasto energético. Contrariamente, o aumento do estoque de tecido adiposo está associado à elevação dos níveis séricos de leptina, diminuindo a ingestão alimentar e aumentando o gasto energético.

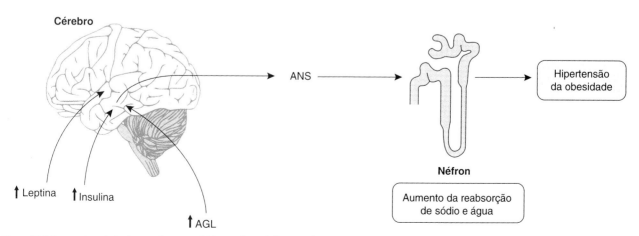

Figura 20.3 Resumo dos principais mecanismos envolvidos na gênese da hiperatividade simpática na obesidade. AGL: ácidos graxos livres; ANS: atividade nervosa simpática.

182 Parte 2 ▪ Fisiopatologia e Laboratório

A leptina é expressa principalmente no tecido adiposo e, em menores quantidades, no epitélio gástrico e na placenta. É uma proteína codificada pelo gene da obesidade (*ob*), encontrada no plasma de camundongos normais, como um monômero com peso molecular de 16 kDa, não detectada em plasma de camundongos *ob/ob* e observada em concentrações elevadas em camundongos *db/db*. A administração de leptina a camundongos *ob/ob* resulta em diminuição da ingestão alimentar, perda de peso e redução dos níveis glicêmicos, além de aumentar a atividade simpática em TAM, com consequente elevação do gasto energético. Entretanto, o mesmo resultado não foi observado quando da injeção desse hormônio nos animais *db/db*.

Os níveis séricos de leptina correlacionam-se de maneira positiva com o IMC na maioria das populações estudadas. Sua secreção diminui com o jejum prolongado e o estímulo beta-adrenérgico e aumenta em resposta à administração de insulina e glicocorticoide. A leptina é secretada de modo pulsátil e inversamente relacionado com a atividade do eixo hormônio adrenocorticotrófico-cortisol, ou seja, ocorrem diminuição da secreção de leptina ao amanhecer e aumento no final da tarde.

Estudos recentes mostram que a leptina tem papel importante no elo entre a obesidade e o aumento da atividade simpática. Além de seus efeitos no controle do gasto energético e da ingestão alimentar, a leptina age diretamente no hipotálamo para aumentar a ativação do SNS, afetando coração, rins e, consequentemente, níveis pressóricos. Dessa maneira, a administração intracerebroventricular de leptina em ratos tem como consequência o aumento de cerca de 10% na PA média. Por outro lado, camundongos com obesidade (*ob/ob*)apresentam PA menor que o controle, enquanto a administração de leptina eleva a PA aos níveis do controle, apesar da redução da ingestão alimentar e do peso.

É importante ressaltar o aparente paradoxo na fisiopatologia da obesidade e regulação da atividade simpática. Em indivíduos com obesidade, o aumento do peso está associado à resistência à ação da leptina no hipotálamo; no entanto, o aumento dos níveis pressóricos é decorrente da hiperatividade simpática causada pela ação direta dos níveis elevados de leptina. Assim, a partir dessa contradição, surgiu o conceito de resistência seletiva à leptina.

Esse conceito está fundamentado na observação da independência entre o controle do peso e o aumento da atividade simpática em diferentes modelos de animais com obesidade, nos quais, apesar da resistência central aos efeitos da leptina para reduzir o peso, observava-se a manutenção de sua capacidade de aumentar a atividade eferente simpática. Esse conceito foi expandido para seres humanos ao se constatar forte correlação entre as concentrações plasmáticas de leptina e a atividade simpática renal e, recentemente, a demonstração de redução da atividade simpática em seres humanos com obesidade com mutações que diminuem a atividade da leptina.

Mecanismo de ação da leptina

A homologia do receptor de leptina à classe 1 dos receptores de citocinas forneceu informações importantes para a descoberta dos possíveis mediadores intracelulares da ação da leptina. Os receptores da classe 1 das citocinas agem por meio das famílias das proteínas *janus kinase* (JAK) e *signal transducers activators of transcription* (STAT). Em geral, as proteínas JAK estão constitutivamente associadas às sequências de aminoácidos dos receptores

e adquirem sua atividade tirosinoquinase após a ligação do hormônio a seu receptor. Uma vez ativada, a proteína JAK fosforila o receptor, induzindo a formação de um local de ligação para as proteínas STAT, as quais são ativadas após terem se associado ao receptor e serem fosforiladas pela JAK. As proteínas STAT ativadas são translocadas para o núcleo e estimulam a transcrição. No entanto, a homologia do receptor de leptina à classe 1 dos receptores de citocinas possibilita que várias outras citocinas amplifiquem a transmissão do sinal da leptina. Assim, as proteínas subsequentes ao receptor de leptina (JAK e STAT) podem exercer uma interface no controle da ingestão alimentar, regulando fatores de saciedade e adiposidade a longo prazo (pela própria leptina) ou desenvolvendo sinais anorexigênicos patológicos (pelas citocinas).

O receptor de leptina é capaz de estimular outras vias de sinalização além da JAK/STAT, como a via da proteinoquinase ativadora de mitose (MAPK) e a via de fosfatidilinositol 3-quinase (PI3-quinase), AMPK (AMP, do inglês adenosine monophosphate-*activated protein kinase*) e mTOR (*mammalian target of rapamycin*), mais recentemente envolvidas no controle da homeostase energética.

Após a ativação dos receptores de leptina no cérebro e das proteínas envolvidas na transmissão do sinal desse hormônio, respostas neuronais integradas são necessárias para modular a ingestão alimentar e o gasto energético. Alguns neurotransmissores importantes para o funcionamento dessa rede neuronal estimulam a ingestão alimentar, como o neuropeptídeo Y (NPY) e o AgRP, enquanto outros provocam redução da ingestão alimentar, como o *cocaine and anphetamine regulated transcription* (CART) e o α-MSH, derivado de um polipeptídeo precursor denominado *Proopiomelanocortin* (POMC). A leptina regula o balanço energético diminuindo os níveis de neuropeptídeos anabólicos NPY e AgRP e aumentando a concentração de neuropeptídeos catabólicos CART e α-MSH.

Estudos recentes indicam que o sistema melanocortinérgico hipotalâmico está fortemente ligado ao aumento da atividade simpática em animais e seres humanos. A leptina estimula os neurônios POMC no núcleo arqueado do hipotálamo, que se projetam para o núcleo paraventricular e liberam o hormônio estimulante alfamelanocortina (α-MSH). O α-MSH ativa os receptores de melanocortina (MC4R) nos neurônios pré-simpáticos, resultando em aumento da atividade eferente simpática e dos níveis pressóricos. Por outro lado, os efeitos ativadores do SNS relacionados com a hiperleptinemia da obesidade são abolidos na ausência do receptor MC4R. Além disso, o aumento da ativação simpática parece ser modulado sinergicamente pelos níveis de leptina e angiotensina II no hipotálamo. Adicionalmente, níveis elevados de leptina estimulam diretamente a retenção de sódio nos túbulos renais, bem como a secreção de aldosterona. O aumento da retenção de sódio contribui para o aumento do volume sanguíneo e a manutenção dos níveis pressóricos. Sendo assim, na obesidade, os níveis elevados de leptina, associados à ativação do SNS e do sistema renina-angiotensina-aldosterona, contribuem para a fisiopatologia da HA.

Mecanismos de resistência seletiva à leptina

Os mecanismos de resistência seletiva à leptina estão relacionados com a ação diferencial dessa adipocina em diferentes núcleos neuronais. O núcleo arqueado do hipotálamo é conhecido por ser o principal local de ação da leptina para o controle da ingestão alimentar e do gasto energético. Nessa região, a leptina diminui a atividade do NPY em neurônios e auxilia a regulação da termogênese no TAM em camundongos. Em contraste, os efeitos simpáticos cardiovasculares da leptina são mediados pelos núcleos ventromedial e dorsomedial do hipotálamo. Na obesidade, os efeitos da leptina no núcleo arqueado estão diminuídos, porém nos núcleos ventromedial e dorsomedial parecem não estar. Assim, provavelmente a seletividade para resistência à leptina é causada pela inabilidade da leptina em ativar neurônios do núcleo arqueado, enquanto a ação da leptina em núcleos relacionados com a atividade simpática direcionada ao sistema cardiovascular é preservada.

Outros hormônios envolvidos no controle da atividade simpática

A insulina, assim como a leptina, é considerada um hormônio que sinaliza ao hipotálamo o estoque de tecido adiposo e modula a ingestão alimentar. A insulina circula em níveis proporcionais ao conteúdo de tecido adiposo e atravessa a barreira hematoencefálica via um sistema de transporte saturável em níveis proporcionais aos plasmáticos. Seus receptores são expressos por neurônios envolvidos na ingestão alimentar. A administração de insulina no SNC reduz a ingestão alimentar e diminui o peso corporal, enquanto a deficiência desse hormônio causa hiperfagia.

A hiperinsulinemia também tem sido envolvida no aumento da atividade simpática associada à obesidade. Em ratos, a insulina, como a leptina, causa ativação do SNS em diferentes tecidos, incluindo o rim. Sua habilidade em aumentar a atividade simpática renal é preservada em animais com obesidade, apesar da RI desses animais. Apesar desses achados, o papel da insulina e da hiperinsulinemia no desenvolvimento da hipertensão associada à obesidade ainda é controverso. Dessa maneira, tratamentos com furosemida combinados com dieta hipossódica ou prazosina previnem o desenvolvimento de hipertensão em cachorros com obesidade induzida por dieta, sem prevenir o desenvolvimento de RI. Por sua vez, o tratamento da RI com ácido acetilsalicílico não previne o desenvolvimento da hipertensão nesses animais. Esses dados sugerem que nem a RI nem a hiperinsulinemia são responsáveis pela hipertensão associada à obesidade em cães.

Os altos níveis circulantes de ácidos graxos livres (AGL) em indivíduos com obesidade parecem participar da ativação do SNS. O aumento da liberação de AGL na veia porta provindos da lipólise poderia explicar a associação da obesidade visceral com a elevação da atividade simpática e da PA.

Estudos mais recentes indicam a possibilidade do envolvimento de outras adipocinas, como a ghrelina e a adiponectina, na hipertensão associada à obesidade. A ghrelina parece ter efeitos centrais e periféricos nas respostas simpáticas. Recentemente, alguns estudos mostraram mecanismos potenciais da regulação do sistema nervoso autônomo cardíaco, mediada pela ghrelina. Animais tratados com ghrelina apresentam redução da PA, da atividade nervosa simpática renal e cardíaca, bem como da mortalidade após infarto do miocárdio. Por outro lado, o uso de antagonistas do receptor de ghrelina resultou em elevação precoce da PA e aumento da atividade nervosa simpática. Além disso, os níveis circulantes de ghrelina têm correlação inversa com os níveis pressóricos em pacientes. O mecanismo pelo qual a ghrelina regula a PA parece estar relacionado com a modulação do SNS no núcleo do trato solitário e com a vasodilatação direta. Em relação à adiponectina, foi descrito que os níveis plasmáticos são significativamente menores em homens com hipertensão. A adiponectina tem efeitos anti-inflamatórios, aumenta a sensibilidade à insulina, reduz a gordura hepática e muscular e facilita o metabolismo de lipídeos. A obesidade e o aumento da produção de citocinas pró-inflamatórias reduzem a produção de adiponectina e contribuem para o desenvolvimento da HA. Os aumentos pressóricos associados à redução da adiponectina são decorrentes da redução dos efeitos anti-inflamatórios e da produção de óxido nítrico vasodilatador, assim como do aumento da atividade do SNS. Entretanto, o papel dessas adipocinas no controle da PA permanece controverso e sob investigação por causa do número limitado de dados relacionando a interação entre esses peptídeos.

Considerações finais

A obesidade está claramente associada à modulação da atividade simpática, um dos principais mecanismos envolvidos em sua gênese e na gênese da HA associada à obesidade. O entendimento dos mecanismos envolvidos no controle da atividade simpática certamente levará ao desenvolvimento de novas estratégias para enfrentar esse importante problema de saúde pública. Nesse sentido, estudos recentes destacam que, além da modulação da termogênese via ativação simpática direcionada ao TAM, o TAB é modulado diretamente pelo SNS, favorecendo a formação de tecido adiposo bege e contribuindo significativamente para a modulação do gasto energético. Assim, a redescoberta da existência de TAM e a recente identificação do tecido adiposo bege em seres humanos adultos aparecem como alvos promissores para o tratamento da obesidade. Ademais, o aumento da atividade simpática, especialmente para rins e vasos sanguíneos, em decorrência da obesidade, está associado ao desenvolvimento da HA. O completo entendimento dos mecanismos associados, bem como possíveis estratégias de tratamento podem auxiliar no controle pressórico de pacientes com obesidade.

Bibliografia

Ahima RS, Flier JS. Adipose tissue as an endocrine organ. Trends Endocrinol Metab. 2000;11:327-32.

Ahima RS, Prabakaran D, Mantzoros C, et al. Role of leptin in the neuroendocrine response to fasting. Nature. 1996;382:250-2.

Arch JR, Ainsworth AT, Cawthorne MA, et al. Atypical beta-adrenorreceptor on brown adipocytes as target for antiobesity drugs. 1984;309:163-5.

Astrup A. Thermogenesis in human brown adipose tissue and skeletal muscle induced by sympathomimetic stimulation. Acta Endocrinol Suppl (Copenh). 1986;278:1-32.

Bachman ES, Dhillon H, Zhang CY, et al. BetaAR signaling required for diet-induced thermogenesis and obesity resistance. Science. 2002;297:843-5.

Bado A, Levasseur S, Attoub S, et al. The stomach is a source of leptin. Nature. 1998;394:790-3.

Baskin DG, Breininger JF, Schwartz MW. Leptin receptor mRNA identifies a subpopulation of neuropeptide Y neurons activated by fasting in rat hypothalamus. Diabetes. 1999;48:828-33.

Baskin DG, Wilcox BJ, Figlewicz DP, Dorsa DM. Insulin and insulin-like growth factors in the CNS. Trends Neurosci. 1988;11:107-11.

Baura GD, Foster DM, Porte D Jr, et al. Saturable transport of insulin from plasma into the central nervous system of dogs in vivo. A mechanism for regulated insulin delivery to the brain. J Clin Invest. 1993;92:1824-30.

Beiroa D, Imbernon M, Gallego R, et al. GLP-1 agonism stimulates brown adipose tissue thermogenesis and browning through hypothalamic AMPK. Diabetes. 2014;63:3346-58.

Bonfante ILP, Monfort-Pires M, Duft RG, et al. Combined training increases thermogenic fat activity in patients with overweight and type 2 diabetes. Int J Obes (Lond). 2022;46:1145-54.

Bookout AL, de Groot MH, Owen BM, et al. FGF21 regulates metabolism and circadian behavior by acting on the nervous system. Nat Med. 2013;19:1147-52.

Bostrom P, Wu J, Jedrychowski MP, et al. A PGC1-alpha-dependent myokine that drives brown-fat-like development of white fat and thermogenesis. Nature. 2012;481:463-8.

Bouchard C, Perusse L. Genetic aspects of obesity. Ann N Y Acad Sci. 1993;699:26-35.

Bouchard C, Tremblay A, Despres JP, et al. The response to long-term overfeeding in identical twins. N Engl J Med. 1990;322:1477-82.

Campfield LA, Smith FJ, Guisez Y, et al. Recombinant mouse OB protein: evidence for a peripheral signal linking adiposity and central neural networks. Science. 1995;269:546-9.

Carvalheira JB, Qiu Y, Chawla A. Blood spotlight on leukocytes and obesity. Blood. 2013;7;122:3263-7.

Carvalheira JB, Ribeiro EB, Araujo EP, et al. Selective impairment of insulin signaling in the hypothalamus of obese Zucker rats. Diabetologia. 2003;46:1629-40.

Cheung CC, Clifton DK, Steiner RA. Proopiomelanocortin neurons are direct targets for leptin in the hypothalamus. Endocrinology. 1997;138:4489-92.

Coleman DL. Effects of parabiosis of obese with diabetes and normal mice. Diabetologia. 1973;9:294-8.

Commins SP, Watson PM, Levin N, et al. Central leptin regulates the UCP1 and ob genes in brown and white adipose tissue via different beta-adrenoreceptor subtypes. J Biol Chem. 2000;275:33059-67.

Considine RV, Sinha MK, Heiman ML, et al. Serum immunoreactive-leptin concentrations in normal-weight and obese humans. N Engl J Med. 1996;334:292-5.

Correia ML, Haynes WG, Rahmouni K, et al. The concept of selective leptin resistance: evidence from agouti yellow obese mice. Diabetes. 2002;51:439-42.

Correia ML, Rahmouni K. Role of leptin in the cardiovascular and endocrine complications of metabolic syndrome. Diabetes Obes Metab. 2006;8:603-10.

Cousin B, Cinti S, Morroni M, et al. Occurrence of brown adipocytes in rat white adipose tissue: molecular and morphological characterization. J Cell Sci. 1992;103(Pt4):931-42.

Cowley MA, Smart JL, Rubinstein M, et al. Leptin activates anorexigenic POMC neurons through a neural network in the arcuate nucleus. Nature. 2001;411:480-4.

Cunningham S, Leslie P, Hopwood D, et al. The characterization and energetic potential of brown adipose tissue in man. Clin Sci (Lond). 1985;69:343-8.

Cypess AM, Lehman S, Williams G, et al. Identification and importance of brown adipose tissue in adult humans. N Engl J Med. 2009;360:1509-17.

De Vos P, Saladin R, Auwerx J, Staels B. Induction of ob gene expression by corticosteroids is accompanied by body weight loss and reduced food intake. J Biol Chem. 1995;270:15958-61.

Dunbar JC, Hu Y, Lu H. Intracerebroventricular leptin increases lumbar and renal sympathetic nerve activity and blood pressure in normal rats. Diabetes. 1997;46:2040-3.

Eikelis N, Schlaich M, Aggarwal A, et al. Interactions between leptin and the human sympathetic nervous system. Hypertension. 2003;41:1072-9.

Fan W, Boston BA, Kesterson RA, et al. Role of melanocortinergic neurons in feeding and the agouti obesity syndrome. Nature. 1997;385:165-8.

Flegal KM, Carroll MD, Ogden CL, et al. Prevalence and trends in obesity among US adults, 1999-2008. JAMA. 2010;303(3):235-41.

Fleming DGV. Humoral and metabolic factors in the regulation of food and water intake. Food intake studies in parabiotic rats. Ann N Y Acad Sci. 1969;157:985-1003.

Frederich RC, Hamann A, Anderson S, et al. Leptin levels reflect body lipid content in mice: evidence for diet-induced resistance to leptin action. Nat Med. 1995;1:1311-4.

Garretson JT, Szymanski LA, Schwartz GJ, et al. Lipolysis sensation by white fat afferent nerves triggers brown fat thermogenesis. Mol Metab. 2016;5:626-34.

Garrison RJ, Kannel WB, Stokes J, Castelli WP. Incidence and precursors of hypertension in young adults: the Framingham Offspring Study. Prev Med. 1987;16:235-51.

Golozoubova V, Hohtola E, Matthias A, et al. Only UCP1 can mediate adaptive nonshivering thermogenesis in the cold. Faseb J. 2001;15:2048-50.

Greenfield JR, Miller JW, Keogh JM, et al. Modulation of blood pressure by central melanocortinergic pathways. N Engl J Med. 2009;360:44-52.

Hall JE. The kidney, hypertension, and obesity. Hypertension. 2003;41:625-33.

Havel PJ, Uriu-Hare JY, Liu T, et al. Marked and rapid decreases of circulating leptin in streptozotocin diabetic rats: reversal by insulin. Am J Physiol. 1998;274:R1482-91.

Haynes WG, Morgan DA, Walsh SA, et al. Receptor-mediated regional sympathetic nerve activation by leptin. J Clin Invest. 1997;100:270-8.

Heaton JM. The distribution of brown adipose tissue in the human. J Anat. 1972;112:35-9.

Heldin CH. Dimerization of cell surface receptors in signal transduction. Cell. 1995;80:213-23.

Hervey GR. The effects of lesions in the hypothalamus in parabiotic rats. J Physiol. 1959;145:336-52.

Himms-Hagen J. Brown adipose tissue thermogenesis and obesity. Prog Lipid Res. 1989;28:67-115.

Hill JW, Faulkner LD. The role of the melanocortin system in metabolic disease: new developments and advances. Neuroendocrinology. 2017;104(4):330-46.

Ito M, Grujic D, Abel ED, et al. Mice expressing human but not murine beta3-adrenergic receptors under the control of human gene regulatory elements. Diabetes. 1998;47:1464-71.

Iwashima Y, Katsuya T, Ishikawa K, et al. Hypoadiponectinemia is an independent risk factor for hypertension. Hypertension. 2004;43:1318-23.

Jequier E. Pathways to obesity. Int J Obes Relat Metab Disord. 2002;26(Suppl. 2):S12-7.

Kennedy GC. The role of depot fat in the hypothalamic control of food intake in the rat. Proc R Soc Lond B Biol Sci. 1953;140:578-96.

Kim KH, Kim SH, Min YK, et al. Acute exercise induces FGF21 expression in mice and in healthy humans. PLoS One. 2013;8:e63517.

Kristensen P, Judge ME, Thim L, et al. Adiponectin stimulates AMP-activated protein kinase in the hypothalamus and increases food intake. Cell Metab. 2007;6:55-68.

Kuo JJ, Silva AA, Hall JE. Hypothalamic melanocortin receptors and chronic regulation of arterial pressure and renal function. Hypertension. 2003;41:768-74.

Landsberg L, Saville ME, Young JB. Sympathoadrenal system and regulation of thermogenesis. Am J Physiol. 1984;247:E181-9.

Larsen PJ, Hastrup S. Hypothalamic CART is a new anorectic peptide regulated by leptin. Nature. 1998;393:72-6.

Larsen TM, Toubro S, van Baak MA, et al. Effect of a 28-d treatment with L-796568, a novel beta(3)-adrenergic receptor agonist, on energy expenditure and body composition in obese men. Am J Clin Nutr. 2002;76:780-8.

Lee P, Brychta RJ, Linderman J, et al. Mild cold exposure modulates fibroblast growth factor 21 (FGF21) diurnal rhythm in humans: relationship between FGF21 levels, lipolysis, and cold-induced thermogenesis. J Clin Endocrinol Metab. 2013;98:E98-102.

Lee P, Linderman JD. Irisin and FGF21 are cold-induced endocrine activators of brown fat function in humans. Cell Metab. 2014;19:302-9.

Leibel RL. Obesity: a game of inches. Pediatrics. 1995;95:131-2.

Lempradl A, Pospisilik JA, Penninger JM. Exploring the emerging complexity in transcriptional regulation of energy homeostasis. Nat Rev Genet. 2015;16:665-81.

Licinio J, Wong ML. Pathways and mechanisms for cytokine signaling of the central nervous system. J Clin Invest. 1997;100:2941-7.

Lin Y, Matsumura K, Fukuhara M, et al. Ghrelin acts at the nucleus of the solitary tract to decrease arterial pressure in rats. Hypertension. 2004;43:977-82.

Lockie SH, Heppner KM, Chaudhary N, et al. Direct control of brown adipose tissue thermogenesis by central nervous system glucagon-like peptide-1 receptor signaling. Diabetes. 2012;61:2753-62.

López M, Nogueiras R, Tena-Sempere M, Diéguez C. Hypothalamic AMPK: a canonical regulator of whole-body energy balance. Nat Rev Endocrinol. 2016;12(7):421-32.

Maffei M, Halaas J, Ravussin E, et al. Leptin levels in human and rodent: measurement of plasma leptin and ob RNA in obese and weight-reduced subjects. Nat Med. 1995;1:1155-61.

Mark AL, Shaffer RA, Correia ML, et al. Contrasting blood pressure effects of obesity in leptin-deficient ob/ob mice and agouti yellow obese mice. J Hypertens. 1999;17:1949-53.

Marrif H, Schifman A, Stepanyan Z, et al. Temperature homeostasis in transgenic mice lacking thyroid hormone receptor-alpha gene products. Endocrinology. 2005;146:2872-84.

Martínez de Morentin PB, González-García I, Martins L, et al. Estradiol regulates brown adipose tissue thermogenesis via hypothalamic AMPK. Cell Metab. 2014;20:41-53.

Martinez-Sanchez N, Sweeney O, Sidarta-Oliveira D, et al. The sympathetic nervous system in the 21st century: Neuroimmune interactions in metabolic homeostasis and obesity. Neuron. 2022;110:3597-626.

Masuzaki H, Ogawa Y, Sagawa N, et al. Nonadipose tissue production of leptin: leptin as a novel placentaderived hormone in humans. Nat Med. 1997;3:1029-33.

Matsumura K, Tsuchihashi T, Abe I, Iida M. Central alpha-melanocyte-stimulating hormone acts at melanocortin-4 receptor to activate sympathetic nervous system in conscious rabbits. Brain Res. 2002;948:145-8.

Mauer J, Chaurasia B, Goldau J, et al. Signaling by IL-6 promotes alternative activation of macrophages to limit endotoxemia and obesity-associated resistance to insulin. Nat Immunol. 2014;15:423-30.

Menegon LF, Zaparolli A, Boer PA, et al. Long-term effects of intracerebroventricular insulin microinjection on renal sodium handling and arterial blood pressure in rats. Brain Res Bull. 2008;76:344-8.

Michelotto JB, Carvalheira JB, Saad MJ, Gontijo JA. Effects of intracerebroventricular insulin microinjection on renal sodium handling in kidney-denervated rats. Brain Res Bull. 2002;57:613-8.

Milanski M, Degasperi G, Coope A, et al. Saturated fatty acids produce an inflammatory response predominantly through the activation of TLR4 signaling in hypothalamus: implications for the pathogenesis of obesity. J Neurosci. 2009;29:359-70.

Miller DS, Mumford P, Stock MJ. Gluttony. 2. Thermogenesis in overeating man. Am J Clin Nutr. 1967;20:1223-9.

Morgan DA, Thedens DR, Weiss R, Rahmouni K. Mechanisms mediating renal sympathetic activation to leptin in obesity. Am J Physiol Regul Integr Comp Physiol. 2008;295:R1730-6.

Musatov S, Chen W, Pfaff DW, et al. Silencing of estrogen receptor alpha in the ventromedial nucleus of hypothalamus leads to metabolic syndrome. Proc Natl Acad Sci USA. 2007;104:2501-6.

Nedergaard J, Bengtsson T, Cannon B. Unexpected evidence for active brown adipose tissue in adult humans. Am J Physiol Endocrinol Metab. 2007;293:E444-52.

Niswender KD, Morton GJ, Stearns WH, et al. Intracellular signaling. Key enzyme in leptin-induced anorexia. Nature. 2001;413:794-5.

Nguyen KD, Qiu Y, Cui X, et al. Alternatively activated macrophages produce catecholamines to sustain adaptive thermogenesis. Nature. 2011;480:104-8.

Parvanova A, Reseghetti E, Abbate M, Ruggenenti P. Mechanisms and treatment of obesity-related hypertension-Part 1: Mechanisms. Clin Kidney J. 2023;17:sfad282.

Pelleymounter MA, Cullen MJ, Baker MB, et al. Effects of the obese gene product on body weight regulation in ob/ob mice. Science. 1995;269:540-3.

Plata-Salaman CR. Leptin (OB protein), neuropeptide Y, and interleukin-1 interactions as interface mechanisms for the regulation of feeding in health and disease. Nutrition. 1996;12:718-9.

Poykko SM, Kellokoski E, Horkko S, et al. Low plasma ghrelin is associated with insulin resistance, hypertension, and the prevalence of type 2 diabetes. Diabetes. 2003;52:2546-53.

Qiao L, Yoo HS, Bosco C, et al. Adiponectin reduces thermogenesis by inhibiting brown adipose tissue activation in mice. Diabetologia. 2014;57:1027-36.

Rahmouni K, Correia ML, Haynes WG, Mark AL. Obesity-associated hypertension: new insights into mechanisms. Hypertension. 2005;45:9-14.

Rahmouni K, Haynes WG, Morgan DA, Mark AL. Selective resistance to central neural administration of leptin in agouti obese mice. Hypertension. 2002;39:486-90.

Rahmouni K, Morgan DA, Morgan GM, et al. Hypothalamic PI3 K and MAPK differentially mediate regional sympathetic activation to insulin. J Clin Invest. 2004;114:652-8.

Ranson SW, Fisher C, Ingram WR. Adiposity and diabetes mellitus in a monkey with hypothalamic lesions. Endocrinol. 1938;23:175-81.

Rao RR, Long JZ, White JP, et al. Meteorin-like is a hormone that regulates immune-adipose interactions to increase beige fat thermogenesis. Cell. 2014;157:1279-91.

Riis-Vestergaard MJ, Richelsen B, Bruun JM, et al. Beta-1 and not beta-3 adrenergic receptors may be the primary regulator of human brown adipocyte metabolism. J Clin Endocrinol Metab. 2020;105:dgz298.

Rocchini AP, Yang JQ, Gokee A. Hypertension and insulin resistance are not directly related in obese dogs. Hypertension. 2004;43:1011-6.

Rothwell NJ, Stock MJ. A role for brown adipose tissue in diet-induced thermogenesis. Nature. 1979;281:31-5.

Saito M, Okamatsu-Ogura Y, Matsushita M, et al. High incidence of metabolically active brown adipose tissue in healthy adult humans: effects of cold exposure and adiposity. Diabetes. 2009;58:1526-31.

Saladin R, De Vos P, Guerre-Millo M, et al. Transient increase in obese gene expression after food intake or insulin administration. Nature. 1995;377:527-9.

Sarruf DA, Thaler JP, Morton GJ, et al. Fibroblast growth factor 21 action in the brain increases energy expenditure and insulin sensitivity in obese rats. Diabetes. 2010;59:1817-24.

Seale P, Bjork B, Yang W, et al. PRDM16 controls a brown fat/skeletal muscle switch. Nature. 2008;454:961-7.

Sipols AJ, Baskin DG, Schwartz MW. Effect of intracerebroventricular insulin infusion on diabetic hyperphagia and hypothalamic neuropeptide gene expression. Diabetes. 1995;44:147-51.

Sironi AM, Gastaldelli A, Mari A, et al. Visceral fat in hypertension: influence on insulin resistance and beta-cell function. Hypertension. 2004;44:127-33.

Sjogren M, Alkemade A, Mittag J, et al. Hypermetabolism in mice caused by the central action of an unliganded thyroid hormone receptor alpha1. EMBO J. 2007;26:4535-45.

Skarulis MC, Celi FS, Mueller E, et al. Thyroid hormone induced brown adipose tissue and amelioration of diabetes in a patient with extreme insulin resistance. J Clin Endocrinol Metab. 2010;95:256-62.

Spiegelman BM, Flier JS. Obesity and the regulation of energy balance. Cell. 2001;104:531-43.

Stephens TW, Basinski M, Bristow PK, et al. The role of neuropeptide Y in the antiobesity action of the obese gene product. Nature. 1995;377:530-2.

Strosberg AD, Pietri-Rouxel F. Function and regulation of the beta 3-adrenorreceptor. Trends Pharmacol Sci. 1996;17:373-81.

Tartaglia LA. The leptin receptor. J Biol Chem. 1997;272:6093-6.

Tataranni PA, Young JB, Bogardus C, Ravussin E. A low sympathoadrenal activity is associated with body weight gain and development of central adiposity in Pima Indian men. Obes Res. 1997;5:341-7.

Timmons JA, Wennmalm K, Larsson O, et al. Myogenic gene expression signature establishes that brown and white adipocytes originate from distinct cell lineages. Proc Natl Acad Sci USA. 2007;104:4401-6.

Ueno N, Oh-ishi S, Segawa M, et al. Effect of age on brown adipose tissue activity in the obese (ob/ob) mouse. Mech Ageing Dev. 1998;100:67-76.

Van Marken Lichtenbelt WD, Vanhommerig JW, Smulders NM, et al. Cold-activated brown adipose tissue in healthy men. N Engl J Med. 2009;360:1500-8.

Virtanen KA. BAT thermogenesis: linking shivering to exercise. Cell Metab. 2014;19:352-4.

Virtanen KA, Lidell ME, Orava J, et al. Functional brown adipose tissue in healthy adults. N Engl J Med. 2009;360:1518-25.

Xu Y, Nedungadi TP, Zhu L, et al. Distinct hypothalamic neurons mediate estrogenic effects on energy homeostasis and reproduction. Cell Metab. 2011;14:453-65.

Watts K, Jones TW, Davis EA, Green D. Exercise training in obese children and adolescents: current concepts. Sports Med. 2005;35:375-92.

Weyer C, Tataranni PA, Snitker S, et al. Increase in insulin action and fat oxidation after treatment with CL 316,243, a highly selective beta3-adrenorreceptor agonist in humans. Diabetes. 1998;47:1555-61.

Wikstrom L, Johansson C, Salto C, et al. Abnormal heart rate and body temperature in mice lacking thyroid hormone receptor alpha 1. EMBO J. 1998;17:455-61.

Woods SC, Lotter EC, McKay LD, Porte D Jr. Chronic intracerebroventricular infusion of insulin reduces food intake and body weight of baboons. Nature. 1979;282:503-5.

Woods SC, Porte D Jr, Bobbioni E, et al. Insulin: its relationship to the central nervous system and to the control of food intake and body weight. Am J Clin Nutr. 1985;42:1063-71.

Wu J, Boström P, Sparks LM, et al. Beige adipocytes are a distinct type of thermogenic fat cell in mouse and human. Cell. 2012;150:366-76.

Wynne K, Stanley S, McGowan B, Bloom S. Appetite control. J Endocrinol. 2005;184:291-318.

Yuan MJ, Li W, Zhong P. Research progress of ghrelin on cardiovascular disease. Biosci Rep. 2021;41:BSR20203387.

Zingaretti MC, Crosta F, Vitali A, et al. The presence of UCP1 demonstrates that metabolically active adipose tissue in the neck of adult humans truly represents brown adipose tissue. Faseb J. 2009;23:3113-20.

21 | Hormônios Tireoidianos e Obesidade

Adriano Namo Cury ■ Nilza Scalissi

Introdução

O aumento da prevalência da obesidade nos últimos 30 anos revelou ainda mais a íntima relação entre essa condição e as principais doenças crônicas determinantes da saúde pública, como o diabetes, a hipertensão arterial (HA), a dislipidemia, e o consequente aumento do risco de mortalidade pelas doenças cardiovasculares (DCV). Nos EUA, a prevalência da obesidade está em torno de 30% da população adulta, com crescimento mais evidente entre 1988 e 2008 e, entre 2008 e 2018, com progressão estável principalmente entre as mulheres. O crescimento da obesidade em crianças e adolescentes como resultado de um estilo de vida mais sedentário, associado à ingestão de alimentos em quantidade inadequada e de qualidade questionável, é ainda mais alarmante.

Os hormônios tireoidianos (HT) desempenham papel fundamental na regulação do metabolismo por meio da modulação da termogênese e do gasto calórico. As possíveis relações entre HT, peso corporal ou homeostase do tecido adiposo envolvem tanto aspectos da etiologia da obesidade quanto possíveis estratégias de tratamento ao compreender as vias de gasto energético no tecido gorduroso.

Processos metabólicos regulados pelo hormônio tireoidiano

Para compreensão dos efeitos do HT no metabolismo e consequente regulação do peso corporal, é importante conceituar os modos de gasto energético. A taxa metabólica basal corresponde à mínima energia necessária para as funções biológicas essenciais (em repouso e jejum de 12 horas na temperatura ambiente) envolvendo os seguintes elementos:

- Ciclos celulares iônicos e de substratos, a exemplo da glicólise
- Ciclos metabólicos no fígado e no tecido adiposo, como gliconeogênese/glicogenólise, lipólise/lipogênese, respectivamente
- Trabalho muscular, como batimentos cardíacos e peristaltismo
- Energia despendida mínima pelas glândulas exócrinas no tubo digestório.

Dá-se o nome "termogênese obrigatória" ao calor produzido pela taxa metabólica basal e "termogênese adaptativa" ao calor produzido pelo aumento da taxa metabólica que é modulada pelo HT. A termogênese adaptativa pode variar em intensidade de acordo com estímulo desencadeador, como a contração muscular voluntária na prática de atividade física, exposição ao frio ou dieta hipercalórica.

Os HT aceleraram o gasto energético ao modular processos celulares no metabolismo basal. A relação entre os HT e sua eficiência termodinâmica envolve a própria geração de calor por meio da síntese e hidrólise do trifosfato de adenosina (ATP). Na síntese, o HT influencia a ineficiência mitocondrial pela própria produção de calor proveniente do fluxo de prótons na matriz da mitocôndria não utilizados na ressíntese do ATP no ciclo de Krebs. Como efetor direto no metabolismo basal, estimulando a hidrólise do ATP, o HT regula as atividades metabólicas nos diferentes tecidos.

O exemplo mais claro da relação entre HT e gasto energético, não envolvendo a taxa metabólica basal, é decorrente da interação do HT com o sistema nervoso simpático (SNS), que determina produção de calor em resposta à exposição ao frio (não relacionada com o tremor muscular), um exemplo da termogênese adaptativa.

A fisiologia do tecido adiposo marrom (TAM), presente essencialmente em pequenos mamíferos e recém-nascidos da espécie humana, representa um dos melhores modelos de gasto energético da termogênese adaptativa. Ativação do sistema nervoso central (SNC) pelo hipotálamo estimula a produção de catecolaminas pelo SNS, com efeito singular no TAM que é rico nessas inervações. Além disso, o TAM, por estímulo do SNS, expressa uma proteína exclusiva desacopladora mitocondrial denominada "UCP-1", que tem a função de promover o influxo de prótons para matriz mitocondrial, produzindo calor e caracterizando a grande capacidade termogênica desse tecido.

As catecolaminas atuam por via de dois subtipos de receptores adrenérgicos (RA), alfa e beta, que promovem efeitos biológicos e metabólicos distintos. O estímulo do RA-beta promove lipólise, vasodilatação, aumento do débito cardíaco e geração de monofosfato de adenosina cíclico (cAMP) e, dessa maneira, participa da termogênese adaptativa. Por sua vez, a ligação no RA-α estimula a síntese da enzima deiodinase tipo 2 (D2) que converte tiroxina (T4) em tri-iodotironina (T3) no TAM.

A termogênese adaptativa no TAM é decorrente do sinergismo da ação da D2 e da atividade da UCP-1, amplificada pela ação da noradrenalina via cAMP, que promove expressão do gene da UCP-1. Por ação da D2 que está estimulada ocorre aumento da concentração de T3 intranuclear com consequente estímulo de genes relacionados com transdução adrenérgica (Figura 21.1). Estudos em ratos com *knockout* inativador do gene da D2 demonstraram geração insuficiente de T3 para manter

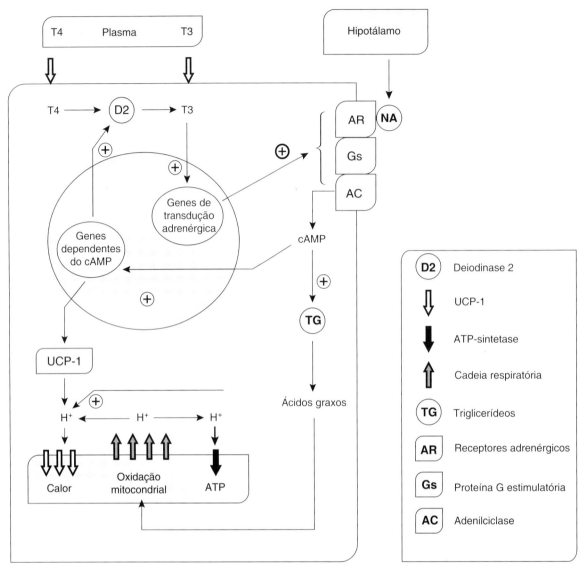

Figura 21.1 Mecanismos do gasto energético e termogênese no tecido adiposo marrom (TAM) envolvendo sistema nervoso simpático (SNS), atividade da D2 e geração intracelular de tri-iodotironina (T3). ATP: trifosfato de adenosina; cAMP: monofosfato de adenosina cíclico; NA: noradrenalina; T4: tiroxina; UCP-1: proteína desacopladora-1.

a termogênese adaptativa quando eram expostos ao frio, com aumento da produção de calor somente após administração exógena de T3, demonstrando que a expressão e a atividade da D2 e a oferta de T3 são cruciais para termogênese.

A UCP-1 faz parte de uma grande família de proteínas desacopladoras mitocondriais. Enquanto a UCP-1 é exclusiva do TAM, a UCP-2 é expressa em músculo esquelético, fígado, coração, pulmão, rins e tecido adiposo branco (TAB), a UCP-3 é expressa no músculo esquelético e a UCP-4, no cérebro.

As UCP funcionam como dissipadoras de energia na ressíntese de ATP, produzindo calor pelo gradiente de prótons entre a membrana interna e a matriz mitocondrial. A atividade das UCP consome substratos energéticos e, por esse motivo, despertam muito interesse na patogênese da obesidade. São proteínas que induzem um ciclo "fútil" de prótons com redução da eficiência da síntese de ATP dependente do nutriente, já que não ocorre desacoplamento mitocondrial sem a presença de ácidos graxos livres (AGL), fator limitante de sua atividade.

O HT, na verdade, não afeta diretamente a eficiência mitocondrial, mas o faz de maneira indireta. Promove lipólise, maior oferta de AGL para a mitocôndria e maior expressão da UCP-2 e UCP-3 por meio de receptores ativados por proliferadores do peroxissoma (PPAR) e, dessa maneira, influencia o desacoplamento mitocondrial.

Na tentativa de correlacionar UCP-3 e disfunções no tecido muscular em pessoas com obesidade, observou-se que mutações no gene da UCP-3 tanto em humanos como em modelos animais podem ser observadas na obesidade e na resistência à insulina (RI), e a menor expressão da UCP-3 se relaciona com deficiência ou resistência à leptina.

O mecanismo de interação do sistema adrenérgico e dos HT depende diretamente da expressão dos receptores do hormônio tireoidiano (RT) que se localizam no núcleo da célula-alvo. As isoformas RT-α e RT-β presentes no TAM e no TAB apresentam papéis específicos no adipócito. A expressão do RT-α é necessária para potencializar a ação lipolítica das catecolaminas tanto no TAB quanto no TAM, enquanto a isoforma RT-β é necessária para estímulo da UCP-1 no TAM.

O gasto energético é modulado pela quantidade de T3 intracelular que é dependente da concentração de HT circulante e da conversão de T4 em T3 por ação da D2 intracelular que atua sobre a T4. A afinidade e saturação dos RT e a concentração nuclear de T3 são cruciais para o controle metabólico. Enquanto a concentração de T3 na circulação é responsável por uma saturação de até 50% dos RT no tecido-alvo, essa saturação pode chegar a 100% devido à ação da D2.

Existe, portanto, uma complexa interação de SNS, atividade da D2, oferta tecidual de T3, grau de saturação de TR e expressão de UCP em diferentes tecidos, promovendo gasto energético e termogênese. A ausência do TAM no humano adulto direciona naturalmente o raciocínio do controle da termogênese para a musculatura esquelética, que representa 40% da massa corporal e expressa UCP-3. Esse raciocínio foi reforçado após a clonagem do c-DNA da D2 humana e o achado do mRNA da D2 na célula muscular esquelética.

O HT participa do gasto energético por diferentes vias:

- Ativação das enzimas glicolíticas
- Ativação dos canais Na^+/K^+ voltagem-dependentes
- Modulação do ciclo do Ca^{2+} entre o retículo sarcoplasmático e citosol, que é etapa essencial para contratura e relaxamento da fibra muscular
- Estímulo da captação e utilização de glicose por aumentar a expressão do transportador de glicose 4 (GLUT-4) no músculo esquelético.

A maior atividade da D2 no tecido adiposo e no músculo esquelético determina maior geração de T3, e se correlaciona ao aumento da geração de cAMP e da produção de calor.

Outros fatores que favorecem a importância no gasto energético e, portanto, sua importância na patogênese da obesidade são a menor utilização de glicose e a menor atividade da D2 na musculatura esquelética observadas na RI. O polimorfismo do gene da D2 (*Thr92Ala*) parece promover captação muscular de glicose 20% menor quando comparadas mulheres com e sem obesidade. Esse polimorfismo correlaciona-se também a diabetes *mellitus* tipo 2 (DM2) e RI, sendo o genótipo homozigoto (ala/ala) mais frequente em pessoas com diabetes e obesidade com menor atividade da D2; portanto, que apresentam um relativo "hipotireoidismo" intracelular, determinando menor captação de glicose, por menor expressão do GLUT-4, e, portanto, RI.

Outra interface importante na termogênese e no gasto energético envolve o sistema nervoso adrenérgico, a leptina, o neuropeptídeo Y (NPY), o transcrito regulado por cocaína e anfetamina (CART) e o hormônio estimulador do melanócito alfa (α-MSH) sobre o estímulo da fome e saciedade, modulação do hormônio liberador de tireotrofina (TRH) e as aferências sobre o núcleo paraventricular (NPV) no hipotálamo. As catecolaminas aumentam o *set point* de inibição do TRH por T3, o CART estimula a síntese e a liberação do TRH e o NPY inibe a transcrição do TRH. São vias que interferem e modulam a produção dos HT e, consequentemente, a termogênese e o gasto calórico.

Associações clínicas entre hormônio tireoestimulante, hormônio tireoidiano e obesidade

Uma vez estabelecido que os HT participam de maneira direta ou indireta no controle do gasto energético, é importante lembrar que, na disfunção tireoidiana, são observadas variações no peso corporal. Pacientes com hipotireoidismo frequentemente apresentam pequeno ganho ponderal, diminuição da termogênese e redução do gasto energético total em até 50%, enquanto pacientes com hipertireoidismo podem apresentar perda ponderal mesmo quando há aumento da ingestão calórica, com aumento do gasto energético em até 50%. Essas alterações de peso não estão relacionadas com a alteração de massa gorda.

É comum tentar relacionar a função tireoidiana com a obesidade, muitas vezes com resultados divergentes no que diz respeito à função tireoidiana, ao volume glandular e ao índice de massa corporal (IMC). Dados da literatura mostram que populações com obesidade considerados eutireoidianos e sem doença tireoidiana autoimune apresentam correlação entre os maiores valores de IMC e as maiores concentrações de hormônio tireoestimulante (TSH), havendo correlação entre a classe de obesidade e a concentração de TSH.

Esse quadro laboratorial configura o diagnóstico de hipotireoidismo subclínico e levanta o questionamento da causa determinante dessa elevação do TSH. Os valores elevados de TSH associados a valores normais de T4 livre podem ser decorrentes apenas de obesidade e suas comorbidades, como dislipidemia e doença isquêmica coronariana, sem que isso represente uma real disfunção tireoidiana, o que, portanto, não indica a reposição de HT no indivíduo com obesidade com esse perfil de TSH.

Apesar de o significado clínico dessa relação entre TSH e peso corporal ainda não estar bem esclarecido, a elevação do TSH poderia ser considerada um marcador indireto e precoce de desequilíbrio no balanço energético e consequente ganho ponderal, ou ainda servir como preditor de risco para obesidade.

Entre os mecanismos fisiológicos que estariam implicados nessa elevação do TSH na obesidade, pode-se citar:

- Doença autoimune da tireoide não diagnosticada
- Deficiência de iodo diminuindo a síntese de HT
- Alteração na regulação do eixo hipotálamo-hipófise-tireoide
- Resistência aos HT
- Processo adaptativo para aumento do gasto energético.

A presença de doença autoimune da tireoide e de deficiência de iodo foi excluída da amostra na maioria dos estudos populacionais de obesidade, sendo, portanto, duas causas pouco prováveis para explicar as modificações do eixo hipotálamo-hipófise-tireoide.

A elevação do TSH na obesidade, decorrente da dificuldade de interação de T3 a seu receptor, caracterizando resistência hormonal, é questionável, pois a normalização de TSH após a perda ponderal de 5 a 10% do peso inicial leva à suposição de que essa elevação seja decorrente de um processo adaptativo para modular o gasto energético.

Até o presente momento, a explicação mais razoável para a elevação do TSH na obesidade é mediada pela leptina. A regulação neuroendócrina mediada pela leptina na secreção de TRH pode ocorrer diretamente por meio do NPV no hipotálamo ou indiretamente, ativando ou inibindo neurônios do núcleo arqueado com consequente elevação do TSH.

Leptina: relação entre obesidade e eixo hipotálamo-hipófise-tireoide

Enquanto existem cada vez mais evidências clínicas da associação da obesidade ao aumento do TSH, a via fisiológica que explica essas alterações ainda permanece pouco elucidada. Atualmente a leptina é o principal e mais promissor fator de conexão entre a obesidade e a função tireoidiana.

A leptina é um hormônio de 16 kDa produzido pelos adipócitos e encontrado na circulação em concentração proporcional à quantidade de tecido adiposo. Há 3 décadas, Zhang et al., em 1994, demonstraram que ratos com deficiência de leptina ou com mutação do receptor da leptina apresentavam obesidade grave, relacionando pela primeira vez esse hormônio com o peso corporal.

Parece haver relação entre o hipotireoidismo e a leptina. Em humanos, a leptina e o TSH apresentam ritmos circadianos quase idênticos e a deficiência da leptina parece alterar a pulsatilidade do TSH, por meio da diminuição do estímulo sobre o NPV do hipotálamo que secreta TRH, sugerindo um possível efeito de regulação da leptina sobre o TSH. Em contrapartida, as mudanças na concentração plasmática do TSH parecem modular os pulsos de leptina por intermédio do estímulo direto sobre os adipócitos.

A relação entre a leptina e o eixo tireotrófico também ficou clara ao se demonstrar que a leptina administrada a ratos com hipertireoidismo promovia um incremento na concentração do TSH. Em contrapartida, nada ocorria quando estavam em hipotireoidismo, havendo um provável efeito modulador local da leptina sobre o eixo, considerando-se também a presença de receptores de leptina na hipófise anterior de ratos.

A produção de leptina pelo adipócito é proporcional à massa de tecido adiposo, e a leptina, com seu padrão pulsátil nas condições de jejum e pós-prandial, regula o eixo hipotálamo-hipofisário de acordo com a massa de adipócitos existente; dessa maneira, o jejum promove a não pulsatilidade do TSH e, após administração exógena de leptina, essa pulsatilidade é restaurada.

Em condições de restrição calórica prolongada levando à perda ponderal ocorre queda dos HT, sem aumento compensatório do TSH. Após a administração de leptina, a concentração de HT se normaliza antes mesmo da recuperação do peso e da massa adiposa, estabelecendo claramente o papel regulatório da leptina sobre eixo hipotálamo-hipófise-tireoide.

Existem evidências da relação da leptina e da secreção do TSH pela ação direta da leptina na expressão do gene do TRH no NPV do hipotálamo, aumentando sua secreção, e por meio do estímulo dos neurônios produtores de POMC (pró-opiomelanocortina), CART (transcrito regulado por cocaína e anfetamina), AgRP (peptídeo agouti) e NPY, envolvidos no controle da fome e saciedade (Figura 21.2).

Outra forma de ação da leptina sobre o gasto energético basal seria por modular, em tecidos periféricos, a conversão de T4 para T3, por meio do aumento da atividade da deiodinase em diferentes tecidos.

Em resumo, o ganho ponderal com consequente crescimento da massa de tecido adiposo e aumento da secreção de leptina pode justificar a modulação positiva do hipotálamo, que aumenta a secreção TRH, na tentativa de equilibrar aquisição calórica e gasto energético por intermédio da modulação da atividade da D2 responsável pela oferta de T3 intracelular.

Tratamento da obesidade e hormônios tireoidianos

A terapia para obesidade mais validada tem abordagem multidisciplinar e é composta por atividade física, terapia comportamental, educação nutricional e intervenção farmacológica ou cirúrgica. Nos diversos estudos publicados para o tratamento da obesidade, apenas alguns analisam o efeito sobre a função tireoidiana.

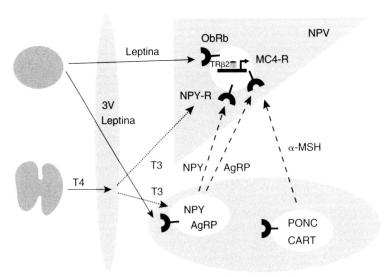

Figura 21.2 Múltiplas vias de modulação do hormônio liberador de tireotrofina (TRH), a leptina sinalizando diretamente no núcleo paraventricular (NPV) ou indiretamente pela modulação neuroendócrina no núcleo arqueado. 3V: terceiro ventrículo; AgRP: peptídeo agouti; CART: transcrito regulado por cocaína e anfetamina; MC4R: receptor de melanocortina-4; α-MSH: hormônio estimulador de melanócitos alfa; NPY-R: receptor do neuropeptídeo Y; ObRb: receptor da leptina tipo b; POMC: pró-opiomelanocortina; T3: tri-iodotironina; T4: tiroxina; TRβ2: *tribbles* pseudoquinase 2.

Reinehr et al., em 2002, compararam a função tireoidiana e a concentração de leptina de crianças com obesidade entre 4 e 16 anos acompanhadas por 1 ano com dieta e atividade física, com crianças que mantiveram o IMC elevado no mesmo período, concluindo que a perda ponderal de 10% leva à redução das concentrações de T3 e T4, mas não modificou significantemente o TSH, em concordância com outros autores que não relacionaram de maneira significativa as variações do TSH com o IMC antes e após a perda ponderal. Porém, os mesmos autores, em 2006, ao analisarem a variação do TSH diante da perda ponderal em crianças com obesidade, encontraram redução de TSH e T3 livre, sendo o prévio achado de elevação de TSH e T3 livre na obesidade uma provável consequência da própria obesidade.

O melhor exemplo da interferência da obesidade sobre a produção dos HT pode ser observado nos pacientes com obesidade grave e hipotireoidismo subclínico submetidos à cirurgia para obesidade, *bypass* gástrico em Y de Roux (DGYR), sem doença prévia tireoidiana ou presença dos anticorpos tireoidianos. Com IMC inicial 53 ± 10,4 kg/m² e prevalência de 25% de hipotireoidismo subclínico, houve redução de TSH e T3, mas não de T4 livre, após perda ponderal, sem correlação do TSH ao IMC inicial, e redução do TSH algo independente do IMC, portanto, havendo melhora da função tireoidiana com a perda de peso em pessoas com obesidade grave submetidas à cirurgia bariátrica (CB).

Quanto à correlação entre leptina, tecido adiposo e TSH na obesidade, os dados da literatura são controversos. Alguns correlacionam as variações de TSH à leptina plasmática, elevada no indivíduo com obesidade eutireóideo e no hipotireoidismo clínico, ou simplesmente o achado da leptina elevada em pacientes com obesidade, correlacionando o TSH à variação ponderal. Contudo, outros autores não demonstram qualquer correlação entre função tireoidiana, da leptina e do IMC. Em pacientes com obesidade grave submetidos à CB e com perda ponderal relevante, há redução da leptina, mas não necessariamente se correlaciona a variação da leptina plasmática à função tireoidiana, não existindo, portanto, trabalhos conclusivos sobre o tema.

Perspectivas terapêuticas

Os receptores tireoidianos e suas isoformas apresentam expressões diferentes nos diversos tecidos. Pacientes submetidos à terapêutica com HT, por exemplo, no tratamento de câncer da tireoide, sofrem alguns efeitos da dose suprafisiológica como: aumento do gasto metabólico, lipólise, diminuição do colesterol, aumento da contratilidade cardíaca e supressão do TSH. Outros efeitos mais graves da tireotoxicose induzida pela medicação seriam arritmia cardíaca, perda de massa óssea, taquicardia, fadiga muscular e ansiedade. Tais efeitos são seletivamente mediados por uma das isoformas dos receptores dos HT. Sabe-se que o RT-α faz a mediação dos efeitos dos HT no coração, enquanto o RT-β, no colesterol plasmático e na secreção do TSH.

Com essas informações, o desenvolvimento de compostos tireomiméticos com efeito seletivo para RT-β poderia ser eficaz na modulação do metabolismo lipídico, no gasto calórico e na própria obesidade, sem causar os efeitos colaterais indesejados devido ao estímulo do RT-α.

O GC-1 é um análogo sintético de HT com afinidade seletiva pelo RT-β, e seu uso em ratos promoveu aumento do gasto energético, consumiu massa lipídica, reduziu colesterol sem efeito deletério sobre o coração ou sobre a massa óssea e ainda reduziu a composição corporal lipídica em ratos sem aumentar o consumo alimentar muscular ou o consumo alimentar como acontece com o uso de T3. Houve prevenção da obesidade e suas alterações metabólicas em ratos submetidos à dieta hipercalórica usando GC-24 (uma molécula RT-beta seletiva de segunda geração), e evitou-se a intolerância à glicose com melhora da sensibilidade insulínica (SI), reduziram-se triglicerídeos (TG) plasmáticos e aumentou-se o gasto energético, impedindo o aumento da massa adiposa, sem efeito de hipertrofia cardíaca. Em ratos *ob/ob*, o uso de agonista seletivo RT-beta chamado "KB-141" promoveu melhora da homeostase glicêmica, reduziu o colesterol e melhorou o conteúdo de gordura corporal.

Portanto, o potencial uso tireomimético de moléculas seletivas que modulam o gasto energético previne a obesidade, melhora o perfil lipídico e glicêmico, sem alterar a função e a estrutura cardíaca, e as massas óssea e muscular, indicando o caminho promissor como provável fármaco para o tratamento da obesidade e da síndrome metabólica (SM).

É importante destacar que HT participa em experimentos com modelos animais e em estudos envolvendo o tecido adiposo de humanos, em que HT não só é fundamental na ativação metabólica do TAM, mas estimula o tecido adiposo não marrom a adquirir características de TAM com melhora da eficácia no gasto energético. O TAM e tecido adiposo bege são hoje alvos de diversos fármacos que podem participar e modular o gasto metabólico e potencialmente tratar a obesidade, como o mirabegron (Myrbetriq®), agonista do receptor beta-3 que ativa o TAM em adultos com incremento de até 203 kcal/dia do metabolismo basal, ou mesmo a liraglutida, que acredita-se (baseado em modelos animais) levar a um aumento do gasto energético por meio do incremento da termogênese do TAM ou por estar envolvida na mudança do tecido adiposo com características de marrom, influenciando todo metabolismo basal e gasto energético.

Bibliografia

Alagna S, Cossu ML, Masala A, et al. Evaluation of serum leptin levels and thyroid function in morbidly obese patients treated with bariatric surgery. Eat Weight Disord. 2003;8(2):95-9.

Amorim BS, Ueta CB, Freitas BC, et al. A TRbeta-selective agonist confers resistance to diet-induced obesity. J Endocrinol. 2009;203(2):291-9.

Aubert J, Champigny O, Saint-Marc P, et al. Up-regulation of UCP-2 gene expression by PPAR agonists in preadipose and adipose cells. Biochem Biophys Res Commun. 1997;238(2):606-11.

Baxter JD, Webb P, Grover G, Scanlan TS. Selective activation of thyroid hormone signaling pathways by GC-1: a new approach to controlling cholesterol and body weight. Trends Endocrinol Metab. 2004;15(4):154-7.

Beiroa D, Imbernon M, Gallego R, et al. GLP-1 agonism stimulates brown adipose tissue thermogenesis and browning through hypothalamic AMPK. Diabetes. 2014;63(10):3346-58.

Bianco AC, Maia AL, da Silva WS, Christoffolete MA. Adaptive activation of thyroid hormone and energy expenditure. Biosci Rep. 2005;25(3-4):191-208.

Bryzgalova G, Effendic S, Khan A, et al. Anti-obesity, anti-diabetic, and lipid lowering effects of the thyroid receptor beta subtype selective agonist KB-141. J Steroid Biochem Mol Biol. 2008;111(3-5):262-7.

Cabanelas A, Lisboa PC, Moura EG, Pazos-Moura CC. Leptin acute modulation of the 5'-deiodinase activities in hypothalamus, pituitary and brown adipose tissue of fed rats. Horm Metab Res. 2006;38(8):481-5.

Canani LH, Capp C, Dora JM, et al. The type 2 deiodinase A/G (Thr92Ala) polymorphism is associated with decreased enzyme velocity and increased insulin resistance in patients with type 2 diabetes mellitus. J Clin Endocrinol Metab. 2005;90(6):3472-8.

Chan JL, Heist K, DePaoli AM, et al. The role of falling leptin levels in the neuroendocrine and metabolic adaptation to short-term starvation in healthy men. J Clin Invest. 2003;111(9):1409-21.

Chiellini G, Apriletti JW, Yoshihara HA, et al. A high-affinity subtype-selective agonist ligand for the thyroid hormone receptor. Chem Biol. 1998;5(6):299-306.

Croteau W, Davey JC, Galton VA, St Germain DL. Cloning of the mammalian type II iodothyronine deiodinase. A selenoprotein differentially expressed and regulated in human and rat brain and other tissues. J Clin Invest. 1996;98(2):405-17.

Cypess AM, Weiner LS, Roberts-Toler C, et al. Activation of human brown adipose tissue by a beta3-adrenergic receptor agonist. Cell Metab. 2015;21(1):33-8.

da Veiga MA, Oliveira KJ, Curty FH, de Moura CC. Thyroid hormones modulate the endocrine and autocrine/paracrine actions of leptin on thyrotropin secretion. J Endocrinol. 2004;183(1):243-7.

de Jesus LA, Carvalho SD, Ribeiro MO, et al. The type 2 iodothyronine deiodinase is essential for adaptive thermogenesis in brown adipose tissue. J Clin Invest. 2001;108(9):1379-85.

Depieri TZ, Pinto RR, Catarin JK, et al. UCP-3: regulation of genic expression on skeletal muscle and possible role on body weight control. Arq Bras Endocrinol Metabol. 2004;48(3):337-44.

Diehl AM, Hoek JB. Mitochondrial uncoupling: role of uncoupling protein anion carriers and relationship to thermogenesis and weight control "the benefits of losing control". J Bioenerg Biomembr. 1999;31(5):493-506.

Ezaki O. Regulatory elements in the insulin-responsive glucose transporter (GLUT4) gene. Biochem Biophys Res Commun. 1997;241(1):1-6.

Flegal KM, Carroll MD, Ogden CL, Curtin LR. Prevalence and trends in obesity among US adults, 1999-2008. JAMA. 2010;303(3):235-41.

Flegal KM, Graubard BI, Williamson DF, Gail MH. Cause-specific excess deaths associated with underweight, overweight, and obesity. JAMA. 2007;298(17):2028-37.

Flier JS, Harris M, Hollenberg AN. Leptin, nutrition, and the thyroid: the why, the wherefore, and the wiring. J Clin Invest. 2000;105(7):859-61.

Freitas FR, Moriscot AS, Jorgetti V, et al. Spared bone mass in rats treated with thyroid hormone receptor TR betaselective compound GC-1. Am J Physiol Endocrinol Metab. 2003;285(5):E1135-41.

Grover GJ, Egan DM, Sleph PG, et al. Effects of the thyroid hormone receptor agonist GC-1 on metabolic rate and cholesterol in rats and primates: selective actions relative to 3,5,3'-triiodo-L-thyronine. Endocrinology. 2004;145(4):1656-61.

Himms-Hagen J. Brown adipose tissue metabolism and thermogenesis. Annu Rev Nutr. 1985;(5):69-94.

Himms-Hagen J, Harper ME. Biochemical aspects of the uncoupling proteins: view from the chair. Int J Obes Relat Metab Disord. 1999;23(Suppl 6):S30-2.

Hollenberg AN. The role of the thyrotropin-releasing hormone (TRH) neuron as a metabolic sensor. Thyroid. 2008;18(2):131-9.

Iacobellis G, Ribaudo MC, Zappaterreno A, et al. Relationship of thyroid function with body mass index, leptin, insulina sensitivity and adiponectin in euthyroid obese women. Clin Endocrinol (Oxf). 2005;62(4):487-91.

Kim B. Thyroid hormone as a determinant of energy expenditure and the basal metabolic rate. Thyroid. 2008;18(2):141-4.

Knudsen N, Laurberg P, Rasmussen LB, et al. Small differences in thyroid function may be important for body mass index and the occurrence of obesity in the population. J Clin Endocrinol Metab. 2005;90(7):4019-24.

Kokkoris P, Pi-Sunyer FX. Obesity and endocrine disease. Endocrinol Metab Clin North Am. 2003;32(4):895-914.

Liu YY, Brent GA. Thyroid hormone crosstalk with nuclear receptor signaling in metabolic regulation. Trends Endocrinol Metab. 2010;2(3):155-73.

Liu YY, Schultz JJ, Brent GA. A thyroid hormone receptor alpha gene mutation (P398 H) is associated with visceral adiposity and impaired catecholamine-stimulated lipolysis in mice. J Biol Chem. 2003;278(40):38913-20.

Lloyd RV, Jin L, Tsumanuma I, et al. Leptin and leptin receptor in anterior pituitary function. Pituitary. 2001;4(1-2):33-47.

Malnick SD, Knobler H. The medical complications of obesity. QJM. 2006;99(9):565-79.

Manji N, Boelaert K, Sheppard MC, et al. Lack of association between serum TSH or free T4 and body mass index in euthyroid subjects. Clin Endocrinol (Oxf). 2006;64(2):125-8.

Mantzoros CS. The role of leptin and hypothalamic neuropeptides in energy homeostasis: update on leptin in obesity. Growth Horm IGF Res. 2001;11(Suppl A):S85-9.

Matzen LE, Kvetny J, Pedersen KK. TSH, thyroid hormones and nuclear-binding of T3 in mononuclear blood cells from obese and non-obese women. Scand J Clin Lab Invest. 1989;49(3):249-53.

Menendez C, Baldelli R, Camiña JP, et al. TSH stimulates leptin secretion by a direct effect on adipocytes. J Endocrinol. 2003;176(1):7-12.

Mentuccia D, Proietti-Pannunzi L, Tanner K, et al. Association between a novel variant of the human type 2 deiodinase gene Thr92Ala and insulin resistance: evidence of interaction with the Trp64Arg variant of the beta-3 adrenergic receptor. Diabetes. 2002;51(3):880-3.

Michalaki MA, Vagenakis AG, Leonardou AS, et al. Thyroid function in humans with morbid obesity. Thyroid. 2006;16(1):73-8.

Moulin de Moraes CM, Mancini MC, de Melo ME, et al. Prevalence of subclinical hypothyroidism in a morbidly obese population and improvement after weight loss induced by Roux-en-Y gastric bypass. Obes Surg. 2005;15(9):1287-91.

Motomura K, Brent GA. Mechanisms of thyroid hormone action. Implications for the clinical manifestation of thyrotoxicosis. Endocrinol Metab Clin North Am. 1998;27(1):1-23.

Nyrnes A, Jorde R, Sundsfjord J. Serum TSH is positively associated with BMI. Int J Obes (Lond). 2006;30(1):100-5.

Ogden CL, Carroll MD, Curtin LR, et al. Prevalence of overweight and obesity in the United States, 1999-2004. JAMA. 2006;295(13):1549-55.

Onur S, Haas V, Bosy-Westphal A, et al. L-tri-iodothyronine is a major determinant of resting energy expenditure in underweight patients with anorexia nervosa and during weight gain. Eur J Endocrinol. 2005;152(2):179-84.

Pinkney JH, Goodrick SJ, Katz J, et al. Leptin and the pituitary-thyroid axis: a comparative study in lean, obese, hypothyroid and hyperthyroid subjects. Clin Endocrinol (Oxf). 1998;49(5):583-8.

Reinehr T, Andler W. Thyroid hormones before and after weight loss in obesity. Arch Dis Child. 2002;87(4):320-3.

Reinehr T, de Sousa G, Andler W. Hyperthyrotropinemia in obese children is reversible after weight loss and is not related to lipids. J Clin Endocrinol Metab. 2006;91(8):3088-91.

Reinehr T. Obesity and thyroid function. Mol Cell Endocrinol. 2010;316(2):165-71.

Reinehr T, Isa A, de Sousa G, et al. Thyroid hormones and their relation to weight status. Horm Res. 2008;70(1):51-7.

Ribeiro MO, Bianco SD, Kaneshige M, et al. Expression of uncoupling protein 1 in mouse brown adipose tissue is thyroid hormone receptor-beta isoform specific and required for adaptive thermogenesis. Endocrinology. 2010;151(1):432-40.

Rosen ED, Spiegelman BM. Adipocytes as regulators of energy balance and glucose homeostasis. Nature. 2006;444(7121):847-53.

Rosenbaum M, Murphy EM, Heymsfield SB, et al. Low dose leptin administration reverses effects of sustained weight-reduction on energy expenditure and circulating concentrations of thyroid hormones. J Clin Endocrinol Metab. 2002;87(5):2391-4.

Rothwell NJ, Stock MJ, Stribling D. Diet-induced thermogenesis. Pharmacol Ther. 1982;17(2):251-68.

Rotondi M, Leporati P, La Manna A, et al. Raised serum TSH levels in patients with morbid obesity: is it enough to diagnose subclinical hypothyroidism? Eur J Endocrinol. 2009;160(3):403-8.

Salvatore D, Bartha T, Harney JW, Larsen PR. Molecular biological and biochemical characterization of the human type 2 selenodeiodinase. Endocrinology. 1996;137(8):3308-15.

Semiz S, Senol U, Bircan, et al. Correlation between age, body size and thyroid volume in an endemic area. J Endocrinol Invest. 2001;24(8):559-63.

Shalitin S, Yackobovitch-Gavan M, Phillip M. Prevalence of thyroid dysfunction in obese children and adolescents before and after weight reduction and its relation to other metabolic parameters. Horm Res. 2009;71(3):155-61.

Silva JE, Bianco SD. Thyroid-adrenergic interactions: physiological and clinical implications. Thyroid. 2008;18(2):157-65.

Silva JE, Larsen PR. Adrenergic activation of triiodothyronine production in brown adipose tissue. Nature. 1983;305(5936):712-3.

Trost SU, Swanson E, Gloss B, et al. The thyroid hormone receptor-betas-selective agonist GC-1 differentially affects plasma lipids and cardiac activity. Endocrinology. 2000;141(9):3057-64.

Villicev CM, Freitas FR, Aoki MS, et al. Thyroid hormone receptor beta-specific agonist GC-1 increases energy expenditure and prevents fat-mass accumulation in rats. J Endocrinol. 2007;193(1):21-9.

Weiner J, Hankir M, Heiker JT, et al. Thyroid hormones and browing of adipose tissue. Mol Cell Endocrinol. 2017;458:156-9.

Zhang Y, Proenca R, Maffei M, et al. Positional cloning of the mouse obese gene and its human homologue. Nature. 1994; 372(6505):425-32.

22 | Investigação Laboratorial da Resistência à Insulina

Bruno Geloneze ▪ Ana Carolina Junqueira Vasques ▪
Jorge Rafael Violante Cumpa ▪ Marcos Antonio Tambascia

Introdução

A obesidade é um problema de saúde pública, sendo causa direta ou indireta do aumento de mortalidade e comorbidades, e diminuição da qualidade de vida das pessoas acometidas por ela. No Brasil, aproximadamente 65% dos adultos entre 20 e 59 anos estão com sobrepeso ou obesidade. A importância de identificar de forma oportuna pessoas com sobrepeso e obesidade por meio de marcadores clínicos e laboratoriais é importante para a prática clínica, já que se sabe o impacto que essa doença tem no aumento da resistência à insulina (RI), pelo qual a população afetada apresenta um risco mais alto de desenvolver doenças metabólicas e não metabólicas como diabetes *mellitus* tipo 2 (DM2), hipertensão arterial sistêmica, dislipidemia, doença hepática esteatótica metabólica, doença cardiovascular como infarto agudo do miocárdio, eventos cerebrovasculares, entre outras.

Conceito e causa da resistência à insulina

Seria impossível entender o conceito de sensibilidade/resistência à insulina sem discorrer sobre o hormônio em questão. A insulina é um hormônio polipeptídico secretado pelas células beta do pâncreas, tendo diversos locais de ação, como o músculo, o tecido adiposo e o fígado, além de apresentar múltiplas funções, sendo uma das principais a metabolização dos macronutrientes (glicose, lipídeos, proteínas) e a manutenção da homeostase da glicose em estados de jejum e pós-prandiais.

A RI é definida como uma ação reduzida da insulina em seu tecido-alvo; no entanto, é importante entender que essa resistência é uma condição que nem sempre é patológica. Por exemplo, durante a adolescência e a gravidez, a RI existe devido a ações conjuntas de outros hormônios, como hormônio do crescimento, cortisol, lactogênio placentário, que são necessários para o desenvolvimento adequado desses estados fisiológicos. Outras condições patológicas também podem ocasionar a RI: as de origem inflamatória, como as infecções ou doenças autoimunes, as de origem genética, como as lipodistrofias, também existem as secundárias à tomada de remédios, como os corticosteroides ou os antirretrovirais, ou as de procedência multifatorial, como é o caso do sobrepeso/da obesidade, com prevalência genética, ambiental, inflamatória, entre outras (Figura 22.1). Nesse estado de RI, existe uma resposta compensatória inicial, em que ocorre uma hipersecreção compensatória de insulina pelo pâncreas para manter a glicemia em níveis normais, o que, a longo prazo, se não for melhorada, pode causar falência das células beta, aumento da apoptose dessas células e desenvolvimento de estados como glicose de jejum alterada, intolerância aos carboidratos e, finalmente, DM2.

É relevante lembrar que a medição de insulina não estava disponível até 1960, quando Yalow e Berson desenvolveram o radioimunoensaio, que possibilitou, pela primeira vez, mensurar esse hormônio de forma quantitativa. Além de auxiliar no desenvolvimento de outros estudos, proporcionou o entendimento mais detalhado das ações que a insulina promove no corpo humano.

Desse modo, o objetivo deste capítulo é descrever os diferentes métodos disponíveis para avaliar a RI, assim como sua utilidade na pesquisa e na prática clínica.

Brazilian Metabolic Syndrome Study

Sabe-se que existem populações mais propensas a apresentar RI, devido a uma combinação de fatores ambientais e genéticos únicos para cada população/etnia. O Brasil é um país multiétnico que conta com acervo genético muito diversificado; portanto, é importante ter estudos populacionais que descrevam pontos de corte específicos para nossa população para avaliar o risco de RI e comorbidades relacionadas.

No caso da população brasileira, existem dados do *Brazilian Metabolic Syndrome Study* (BRAMS), que foi um estudo populacional, multicêntrico, transversal, desenvolvido entre 1998 e 2011, de aproximadamente 6.000 participantes adultos entre 18 e 60 anos em 5 cidades diferentes do Brasil. Os indivíduos avaliados tinham um índice de massa corporal (IMC) entre 18,5 e 60 kg/m^2; alguns tinham DM2, segundo critérios da American Diabetes Association (ADA), e outros não. Foram excluídos desse estudo aqueles com tolerância diminuída à glicose. A população avaliada pelo BRAMS realizou múltiplas medidas antropométricas, como a circunferência da cintura (CC), o diâmetro abdominal sagital, a gordura abdominal, a relação cintura/altura e a circunferência do pescoço. Estas foram validadas por meio de marcadores de RI, como o *clamp* euglicêmico hiperinsulinêmico e o HOMA-IR (do inglês *homeostasis model assessment of insulin resistance*), que possibilitaram definir pontos de corte para a população brasileira, ajustados por idade e gênero.

A população adolescente do Brasil foi avaliada no *Pediatric Brazilian Metabolic Syndrome Study* (BRAMS-P), estudo multicêntrico com 1.053 participantes, sendo os critérios de inclusão:

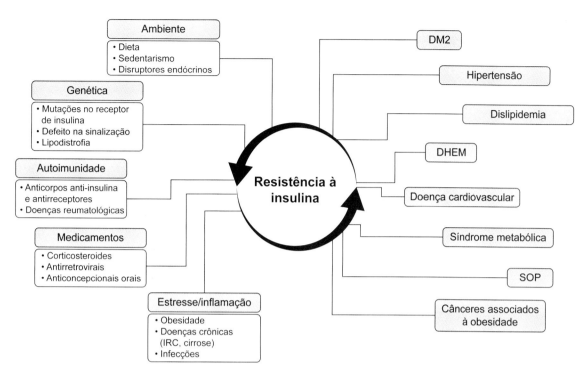

Figura 22.1 Patologias que causam resistência à insulina. *A obesidade causa resistência à insulina de variadas formas e é um estado de inflamação crônica leve. DHEM: doença hepática esteatótica metabólica; DM2: diabetes *mellitus* tipo 2; IRC: insuficiência renal crônica; SOP: síndrome dos ovários policísticos.

idades de 10 a 19 anos e IMC no percentil > 5, utilizando a tabela dos Centers for Disease Control and Prevention, dos EUA, para idade e sexo. Como no BRAMS (população adulta), o BRAMS-P também avaliou a síndrome metabólica e suas associações com marcadores de RI, como o HOMA-IR, o *clamp* hiperglicêmico e as medidas antropométricas, categorizando os resultados de acordo com o estado puberal dos participantes (pré e pós-puberal). Os resultados desses estudos serão descritos na próxima seção.

Métodos de avaliação laboratorial

Existem muitos processos para avaliar a RI, com diferentes técnicas de medição, alguns avaliam a insulina e sua interação com outras variáveis, e há outros que avaliam a RI sem medir a insulina. Esses métodos podem ser categorizados em três grandes grupos (Tabela 22.1).

Testes que interrompem a relação de *feedback* existente entre glicemia e secreção de insulina

Técnicas de clamp

Essas técnicas foram desenvolvidas por Andres et al., em 1966, e, posteriormente, descritas por DeFronzo et al., em 1979. Especificamente o *clamp* hiperinsulinêmico euglicêmico (CHE) tem sido um dos maiores avanços na história da avaliação da sensibilidade à insulina, pois possibilita ao pesquisador manipular de forma independente tanto a glicose quanto a insulina sérica, "interrompendo" momentaneamente a relação de retroalimentação entre essas variáveis em condições normais.

Tabela 22.1 Métodos de avaliação da resistência à insulina.

Testes que interrompem a relação de *feedback* entre glicemia e secreção de insulina	Testes que analisam o ciclo de *feedback* entre glicemia e secreção de insulina durante estímulos orais intravenosos e em jejum	Marcadores que utilizam indicadores bioquímicos diferentes da insulina e indicadores antropométricos e clínicos
• Técnicas de *clamp* • Técnicas de supressão de insulina • Testes de tolerância à insulina	• Teste de tolerância intravenosa à glicose com amostragem frequente • Teste de tolerância oral à glicose • Insulina em jejum • HOMA-IR • QUICKI • Índice TyG • Fenótipo cintura-hipertrigliceridêmica	• Circunferência de cintura • Circunferência de pescoço • Relação cintura/altura • Diâmetro abdominal sagital

HOMA-IR: *homeostasis model assessment of insulin resistance*; QUICKI: *quantitative insulin sensitivity check index*; TyG: índice triglicerídeos glicose.

Clamp hiperinsulinêmico euglicêmico

O CHE é considerado o padrão-ouro para a avaliação da sensibilidade à insulina *in vivo*. O estudo consiste em induzir um estado de hiperinsulinemia no participante mediante infusão rápida de insulina a uma taxa fixa de infusão (40 mUI/m^2) utilizada na maioria dos estudos, provocando dois efeitos importantes: supressão da produção hepática de glicose e aumento na absorção (cerca de

80%) e na metabolização desse carboidrato pelos tecidos sensíveis à insulina (tecido muscular), situação muito diferente se comparada com o estado de jejum, no qual aproximadamente 60% da glicose é utilizada por tecidos independentes da ação da insulina (tecido neuronal, cérebro, entre outros). Por essa técnica, a quantidade de glicose endógena a ser avaliada é mínima e facilita a interpretação posterior do estudo.

Concomitantemente à infusão de insulina, é administrada glicose intravenosa (soro glicosado entre 20 e 25%) por meio de uma bomba de infusão. A taxa de infusão de glicose (GIR, do inglês *glucose infusion rate*), ao contrário da infusão de insulina, pode ser variável e modificada a cada 5 minutos, dependendo da glicemia do paciente. O objetivo do estudo, como o nome indica, é manter um estado de euglicemia (90 mg/dℓ) com uma taxa fixa de glicose em um estado de hiperinsulinemia constante, pois sob essas condições presume-se que a glicose que está sendo infundida seja igual àquela que está sendo metabolizada *in vivo*. O resultado é expresso como valor de M, que é a taxa de infusão de glicose durante o *steady state*, expressa em mg/kg/min.

$$M = GIR - SC - UC$$

Desse modo, é importante ajustar os dados para os seguintes fatores: (1) quantidade de glicose eliminada pela urina (UC); (2) taxa de glicose adicionada ou removida independente das mudanças de captação de glicose, denominada "correção de espaço" (SC); e (3) quantidade de massa magra, visto que o músculo é que metabolizará a maior parte da glicose infundida.

Não existe um estudo epidemiológico realizado no Brasil que avalie o ponto de corte específico do CHE para RI, principalmente porque o *clamp* é um método complicado de se realizar devido ao tempo despendido e ao alto custo do exame; portanto, não é uma ferramenta ideal para estudos epidemiológicos. No entanto, existe um estudo multicêntrico com aproximadamente 2.000 pacientes, no qual foram avaliados adultos saudáveis de populações europeias e mexicano-americanas, em que foi observado que o ponto de corte para RI era um valor de M < 5 mg/kg/m².

Apesar de ter sido desenvolvido há vários anos, o CHE tem sofrido poucas variações em sua metodologia, sendo uma das mais relevantes a inclusão de marcadores de glicose por meio da medicina nuclear para avaliar de modo mais preciso a quantidade de glicose realmente metabolizada. Essa mudança, entretanto, também tornou o estudo ainda mais custoso, requerendo ainda mais tempo para sua execução, e, por esse motivo, não foi adotada por todos. Por último, é importante ressaltar que o CHE continua sendo um estudo relevante na área de pesquisa, principalmente na área farmacológica, pois avalia os efeitos de novos medicamentos sobre a sensibilidade à insulina; no entanto, apesar de ser o padrão-ouro para analisar a sensibilidade à insulina, esse exame tem algumas desvantagens. Dentre elas, a necessidade de pessoal treinado para realizar o estudo, seu alto custo, o tempo investido para sua realização e a impossibilidade de realizá-lo de forma populacional.

Clamp hiperglicêmico

O principal objetivo do *clamp* hiperglicêmico (CHi) é avaliar a função secretora das células beta do pâncreas. Essa técnica proporcionou o conhecimento mais detalhado da dinâmica das fases de secreção de insulina. O estudo consiste em estimular as células beta do pâncreas por meio de um estado de hiperglicemia constante pela aplicação de um *bolus* de glicose (dose-dependente do peso do paciente e da glicemia no início do exame), seguida pela infusão de glicose a uma taxa variável para manter o nível desse monossacarídeo de 180 mg/dℓ (variabilidade < 5%). Esse estudo torna possível avaliar a primeira e a segunda fases de secreção de insulina por meio da medição da insulina e do peptídeo-C; além disso, analisa a sensibilidade à insulina com boa correlação quando comparado com o CHE pelo *insulin sensitivity index* (ISI), que é a relação entre a taxa média de infusão de glicose na última hora do estudo pela concentração de insulina secretada nesse tempo.

Além disso, o CHi tem sido utilizado como referência para avaliar a relação entre RI (utilizando HOMA-IR e CHi) com a atividade física moderada/intensa e o "tempo sentado" em uma população de adolescentes brasileiros. Nessa relação, avaliou-se que participantes que passavam maior "tempo sentados" apresentavam parâmetros metabólicos piores que os adolescentes que ficavam menos tempo nessa posição e com risco maior de desenvolver síndrome metabólica.

No entanto, assim como no caso do CHE, a principal limitação do CHi é o custo, o tempo investido para realizar a avaliação e a necessidade de uma equipe de treinada para realizar o protocolo corretamente; portanto, seu uso na prática clínica é praticamente nulo, mas continua sendo relevante na pesquisa.

Teste de supressão de insulina

Consiste em uma infusão intravenosa quádrupla das seguintes substâncias: adrenalina, propranolol, insulina e glicose. A adrenalina é conhecida por seu potente efeito inibidor na secreção de insulina; no entanto, ela também age no fígado estimulando a secreção de glicose na corrente sanguínea, portanto, é necessário bloquear essa ação administrando o propranolol, um bloqueador dos receptores beta-adrenérgicos. Uma vez bloqueada a secreção hepática de glicose e a secreção endógena de insulina, esta é aplicada concomitantemente em uma taxa de infusão fixa para alcançar um nível estável de insulina plasmática ao longo da avaliação (*steady-state plasma insulin* [SSPI]) e uma infusão de glicose também é iniciada em uma taxa contínua. O objetivo do estudo é avaliar o grau de RI do indivíduo mediante a medição da glicose plasmática a cada 5 a 10 minutos para obter o estado estável de glicose plasmática (SSPG, do inglês *steady-state plasmatic glucose*). Este SSPG serve como marcador da RI do participante, pois, quanto mais alto for o SSPG, reflete que a glicose não está sendo metabolizada corretamente pelos tecidos em um estado de hiperglicemia; ao contrário, um SSPG na faixa normal reflete um estado de sensibilidade à insulina, pois a glicose que está sendo infundida está sendo metabolizada adequadamente.

O estudo requer jejum de 8 horas e tem duração aproximada de 120 a 150 minutos. O teste de supressão de insulina (TSI) tem sido utilizado em vários estudos como uma ferramenta útil para avaliar a RI, tendo uma boa correlação com o CHE (r = 0,93), mas apresenta algumas limitações. Em primeiro lugar, o uso de adrenalina por seus efeitos adrenérgicos pode ser perigoso em alguns pacientes; portanto, hoje em dia, prefere-se o uso de somatostatina como agente substituto para o bloqueio da secreção endógena de insulina por seu menor efeito no sistema cardiovascular; e em segundo lugar, em participantes com intolerância aos carboidratos ou com DM2, a RI pode ser superestimada, pois nesses pacientes pode não ser possível bloquear totalmente a produção hepática de glicose, alterando diretamente o SSPG.

Teste de tolerância à insulina

Primeiro método desenvolvido para avaliar a sensibilidade à insulina *in vivo*. Consiste na administração de uma dose de insulina intravenosa (0,1 UI/kg). Durante esse teste, ocorre a avaliação da queda da glicose plasmática durante os primeiros 15 minutos, sendo mensurada a glicose plasmática antes e após a aplicação da insulina (−5, 0, 3, 5, 7, 10 e 15 minutos), sob a premissa de que, quanto mais pronunciada for a queda da glicose, mais sensível se presume que seja o participante. O resultado é relatado como declínio da taxa de glicose durante o teste de tolerância à insulina por minuto (Kitt) e apresenta boa correlação com o CHE para a avaliação da sensibilidade à insulina.

Uma das principais críticas a esse teste é o risco de hipoglicemia, sendo especialmente arriscado em pacientes com doenças cardiovasculares, como pessoas com cardiopatia isquêmica ou em indivíduos com epilepsia. Outra crítica importante dessa avaliação é que a resposta de hormônios contrarreguladores, como cortisol, hormônio do crescimento, glucagon e catecolaminas, pode alterar o resultado do exame, aumentando a glicose plasmática diante do estímulo de uma queda rápida dessa substância no sangue.

A realização do teste em pessoas que não apresentam fatores de risco para hipoglicemia juntamente com a realização de medidas de glicemia durante os primeiros 15 minutos minimiza o risco dos efeitos colaterais do teste. Apesar de algumas informações descritas anteriormente, o teste de tolerância à insulina tem sido utilizado com sucesso em vários estudos com adequada precisão e segurança.

Testes que analisam o ciclo de *feedback* existente entre glicemia e secreção de insulina durante estímulos orais ou intravenosos e em jejum

Teste de tolerância intravenosa à glicose com amostragem frequente

Em 1989, Bergman et al. desenvolveram um modelo matemático para estimar a sensibilidade à insulina a partir da injeção dessa substância. Composto por duas equações, tal modelo ficou mais conhecido como "análise do modelo mínimo da cinética da glicose e da insulina". Esse protocolo sofreu sucessivas modificações para a obtenção de índices mais aprimorados de avaliação da RI.

O desaparecimento (*clearance*) da glicose do plasma depende de três processos: (1) da resposta secretória de insulina; (2) da habilidade de a glicose induzir sua própria metabolização pela regulação da sua captação pelos tecidos ou pela supressão da produção hepática da glicose; (3) e da capacidade da glicose em induzir sua metabolização e inibir a liberação de mais glicose pelo fígado. O índice de sensibilidade à insulina (S_I) representa o *clearance* de glicose por unidade de insulinemia plasmática (S_I é expresso em unidades por minuto por uU/mℓ). Em uma simulação de computador, são colocadas as concentrações de insulina durante o teste em um programa específico que recria a variação de glicemias observadas, determinando a sensibilidade à insulina.

O teste é realizado às 8 horas da manhã, após um período de jejum de 10 a 12 horas. Posiciona-se um cateter na veia antecubital para coleta das amostras. Após as coletas basais de sangue (tempos −20, −10 e 0 minuto), é injetada glicose na dose padronizada de 300 mg/kg de peso corporal em *bolus* durante 1 minuto. Nos 240 minutos subsequentes, são coletadas mais amostras nos tempos 2, 3, 4, 5, 6, 8, 10, 14, 19, 22, 24, 27, 30, 40, 50, 70, 120, 150, 180, 210 e 240 minutos.

Várias modificações vêm sendo propostas ao modelo inicial visando simplificá-lo e torná-lo menos dispendioso com menos amostras, ou aumentando a resposta insulínica "tardia" por meio da injeção de tolbutamida (secretagogo de insulina), ou mesmo de insulina, aos 20 minutos a partir do basal. Após a infusão da glicose em *bolus*, a glicemia alcança picos elevados e posteriormente começa a cair. A insulina, liberada em resposta ao aumento da glicemia, acelera o declínio da glicemia a uma taxa dependente da concentração e da ação insulínica. Assim, a extensão na qual uma dada concentração periférica de insulina acelera o *clearance* de glicose é o reflexo da sensibilidade à insulina.

Embora esse modelo seja eficiente em extrair um S_I preciso em indivíduos normais, há maior variabilidade de resposta em indivíduos com diabetes. As vantagens desse método referem-se a sua relativa simplicidade, menores custos quando comparado ao *clamp*, baixo risco de efeitos colaterais como hipoglicemia, quando não se utiliza o protocolo com infusão de insulina, e, principalmente, por poder estudar a primeira e a segunda fase de secreção de insulina. Além do mais, como a musculatura esquelética e o tecido adiposo são os principais tecidos responsáveis pelo retorno dos níveis glicêmicos próximos aos valores pré-teste, o S_I representa, principalmente, um reflexo da RI periférica.

Algumas desvantagens são evidentes, como a impossibilidade de utilização do teste em diabetes *mellitus* tipo 1 ou mesmo em DM2 com deficiência intensa na produção de insulina. Além disso, questões técnicas mais elaboradas também estão presentes: o S_I inclui possíveis erros de avaliação de glicose injetada em conjunto com glicose endogenamente produzida. Assim, o teste pode superestimar a sensibilidade à insulina em 30%. Esses problemas podem ser evitados com o uso de glicose radioativamente marcada, mas, como foi comentado na seção sobre *clamp*, o custo limita o uso da glicose marcada. Outra questão relevante diz respeito à utilização do protocolo modificado, que envolve a infusão de insulina, podendo causar redução acentuada na glicemia, com consequente resposta dos hormônios contrarreguladores à hipoglicemia, o que, ao final, pode provocar uma subestimação dos valores de S_I. Vários estudos têm comparado o teste de tolerância intravenosa à glicose com amostras frequentes com o *clamp*, encontrando correlações desde pobres a excelentes. Em um estudo conduzido com adultos metabolicamente saudáveis, identificou-se como valor de referência para RI um S_I abaixo de $2,1 \times 10^{-4}$ mU·ℓ^{-1}·minuto^{-1}, referente ao percentil 25.

Teste de tolerância oral à glicose

Método atualmente utilizado na prática clínica como teste diagnóstico para DM2 e diabetes gestacional, principalmente, mas há diversos estudos que utilizaram esse teste para avaliação da sensibilidade à insulina. O estudo convencional consiste no consumo oral de uma solução com 75 g de glicose em jejum para avaliar as mudanças nos níveis de glicose e de insulina plasmática durante o estudo, que tem duração de 2 a 3 horas. Os valores relatados da curva baseiam-se nas medições de glicose e insulina a cada 30 minutos, obtendo-se uma razão glicose/insulina ou insulina/glicose para toda a curva (AUC). Por esse estudo, observou-se que o menor incremento na quantidade de glicose por unidade de insulina durante a curva reflete maior sensibilidade à insulina no indivíduo estudado.

A principal limitação do teste de tolerância oral à glicose é a sua baixa reprodutibilidade, pois os resultados podem variar em

198 Parte 2 ▪ Fisiopatologia e Laboratório

até 30%. Outras limitações relevantes são a variabilidade na absorção de glicose pelo intestino em diferentes indivíduos e os efeitos inibitórios que o consumo de grandes quantidades de carboidratos pode ter na secreção hepática de glicose, tornando impossível medir com precisão a ingestão de glicose induzida pela insulina.

Níveis de insulina em jejum

A possibilidade de medir os níveis de insulina de maneira precisa representou uma excelente ferramenta para o início e o desenvolvimento de técnicas para avaliar a sensibilidade à insulina. Atualmente, há vários métodos que apresentam de forma confiável os níveis de insulina da pessoa a ser avaliada; dentre eles, os mais relevantes são o radioimunoensaio (ELISA, do inglês *enzyme-linked immunosorbent assay*) e a quimioluminescência. Esses novos métodos evitam erros na medição dos níveis de insulina, identificando corretamente a molécula ativa e diferenciando-a da pró-insulina.

Os níveis de insulina representam uma ferramenta epidemiológica útil para a avaliação da RI devido ao seu baixo custo e à sua acessibilidade. Apesar dessas vantagens, na prática clínica, apresenta algumas limitações, pois os resultados podem se tornar confusos em alguns grupos de pacientes, como, por exemplo, em pessoas com massa muito reduzida de células beta, como ocorre no caso de DM2, em que os níveis de insulina em jejum seriam esperados na faixa normal. Isso não significa que a pessoa não tenha RI, mas, sim, um pâncreas incapaz de compensar essa resistência. Além disso, por ser um teste não dinâmico, só possibilita avaliar a RI hepática no estado de jejum, e não o estado de sensibilidade/resistência à insulina de forma dinâmica.

Existem diferentes definições de hiperinsulinemia; entre as mais relevantes estão as do Grupo Europeu para o Estudo da Resistência à Insulina, identificando-a a partir de um percentil ≥ 75. Outra proposta é classificar os níveis como: normal ≤ 15 mU/ℓ; limítrofe alto −15 a 20 mU/ℓ; e alto > 20 mU/ℓ.

Homeostasis model assessment of insulin resistance

Um dos marcadores de RI mais utilizados na prática clínica, em estudos clínicos e epidemiológicos, devido à facilidade de sua realização (uma amostra em jejum), baixo custo, reprodutibilidade e uma correlação positiva com o CHE (r = 0,88, p < 0,0001), sendo os resultados reproduzidos em diferentes populações, com diferentes faixas etárias, incluindo a brasileira. O HOMA-IR é o resultado de um modelo matemático que utiliza a relação entre a produção hepática de glicose e a produção de insulina durante o estado de jejum, baseando-se no conceito de que a resistência hepática à insulina é equivalente à resistência periférica à insulina. É descrito que o fígado produz cerca de 90% da glicose no estado de jejum e que a insulina secretada durante esse estado regula a produção hepática de glicose e a captação de glicose pelos tecidos para manter a euglicemia em indivíduos saudáveis. Níveis elevados de glicose ou insulina no estado de jejum sugerem fortemente RI.

$$\text{HOMA-IR} = [(\text{glicemia em mmol}/\ell) \times (\text{insulinemia em mU/m}\ell)]/22,5$$

ou

$$\text{HOMA-IR} = [(\text{glicemia em mg/d}\ell) \times (\text{insulinemia em mU/m}\ell)]/405$$

Mais recentemente foi publicado o HOMA2-IR, uma atualização do modelo original com bases fisiológicas mais precisas na predição da resposta homeostática. Entre as modificações está a distinção entre RI hepática e periférica; a incorporação da estimativa de secreção de pró-insulina ao modelo, viabilizando a utilização de ensaios específicos ou não para insulina, e, por último, a modificação na curva de secreção insulínica e a inclusão ao modelo da perda renal de glicose, possibilitando a avaliação da RI e da capacidade secretória da célula beta em concentrações glicêmicas superiores a 10 mmol/ℓ. Além dessas modificações, foi desenvolvido o programa de computador *HOMA2 Calculator*, com o objetivo de viabilizar os cálculos da sensibilidade à insulina e da capacidade secretória da célula beta. Contudo, vale ressaltar que estudos abordando detalhadamente e demonstrando a superioridade do HOMA2-IR sobre o modelo do HOMA-IR são inexistentes na literatura.

No BRAMS, foi relatado um ponto de corte para o HOMA-IR de 2,71 (Tabela 22.2) para expressar RI em pacientes adultos e idosos, e um ponto de corte utilizando o HOMA2-IR de 1,8 na

Tabela 22.2 Pontos de corte bioquímicos para resistência à insulina em população brasileira.

Marcador	Amostra	População estudada	Desenlace	Ponto de corte	Referência bibliográfica
HOMA-IR	1.203/1.317	Adultos e idosos (sem diabetes)	RI	> 2,71	Geloneze et al. (2006; 2009)
	80	Adolescentes púberes	RI	> 3.22	Silva et al. (2023)
		Adolescentes pós-púberes	RI	> 2,91	Silva et al. (2023)
HOMA2-IR	1.203	Adultos e idosos (sem diabetes)	RI	> 1,8	Geloneze et al. (2009)
Índice TyG	377	Adolescentes saudáveis (11 a 17 anos)	RI	> 7,91 (meninos) > 7,94 (meninas	Reckziegel et al. (2023)
Cintura-hipertrigliceridêmica	861	Meninas púberes	RI	CC > 84 cm TG > 87 mg/dℓ	Barreiro-Ribeiro et al. (2016)
	−	Meninas pós- púberes	RI	CC > 88,5 cm TG > 78 mg/dℓ	Barreiro-Ribeiro et al. (2016)
	−	Meninos púberes	RI	CC > 94 cm TG > 79 mg/dℓ	Barreiro-Ribeiro et al. (2016)
	−	Meninos pós-púberes	RI	CC > 99 cm TG 86 mg/dℓ	Barreiro-Ribeiro et al. (2016)

CC: circunferência da cintura; RI: resistência à insulina; TG: triglicerídeos.

mesma população. Em adolescentes púberes, o ponto de corte para o HOMA-IR foi de 4,07 e para pós-púberes foi de 2,91.

Embora o HOMA-IR tenha demonstrado sua utilidade como marcador de risco para várias doenças metabólicas em estudos observacionais, esse modelo não é perfeito. Algumas das principais limitações dessa ferramenta são: avaliação somente do estado de jejum, sem considerar as alterações de glicose e insulina pós-prandiais e a necessidade de ter pontos de corte específicos de acordo com as características étnicas da população.

Quantitative insulin sensitivity check index

Marcador bioquímico para avaliar a sensibilidade à insulina, o *quantitative insulin sensitivity check index* (QUICKI) já foi validado contra o padrão-ouro para avaliar a sensibilidade à insulina (CHE), obtendo uma correlação positiva. O QUICKI é o resultado de uma equação matemática que utiliza a glicemia e a insulina do paciente.

$$QUICKI = 1/(\log_{\text{Glicemia basal}} + \log_{\text{Insulinemia basal}})$$

A vantagem de usar a transformação logarítmica das variáveis nessa equação é a possibilidade de normalizar a distribuição dessas variáveis, ajudando a controlar a alta variabilidade nos níveis de insulina dos pacientes com hiperglicemia e baixa sensibilidade à insulina. No entanto, a transformação logarítmica tem a desvantagem de tornar a fórmula menos fácil de usar, o que pode complicar seu uso na prática médica diária, e como não há um ponto de corte específico para muitas populações, impossibilita seu uso em grande escala

Índice de triglicerídeos e glicose

Marcador de RI que utiliza os níveis séricos de triglicerídeos (TG) juntamente com os níveis de glicose (índice TyG) durante o jejum, tornando-se uma excelente ferramenta em centros onde medir os níveis séricos de insulina não seja possível ou confiável.

$$\text{Ln [triglicerídeos de jejum (mg/d}\ell) \times}$$
$$\text{glicemia de jejum (mg/d}\ell)/2]$$

Em que Ln é o logaritmo neperiano ou normal.

A base fisiopatológica desse índice consiste no fato de que em pessoas com RI ocorre uma alteração na metabolização dos ácidos graxos, devido ao aumento do tecido adiposo no corpo, predominantemente na região abdominal, promovendo uma elevação no fluxo de ácidos graxos livres para o fígado. Isso provoca uma alteração na metabolização das lipoproteínas em nível hepático (aumento da produção de TG e lipoproteina de densidade muito baixa [VLDL]), que serão liberados na circulação, desempenhando um papel importante na alteração da metabolização da glicose e resultando em RI. Tem sido comparado com o padrão-ouro (CHE) e com o HOMA-IR (o marcador bioquímico em jejum mais utilizado), obtendo correlações positivas com ambos os métodos. Na população mexicana, onde foi descrito pela primeira vez, foi relatado que um valor superior a 4,55 para mulheres e 4,68 para homens representa RI. No caso dos adultos brasileiros, ainda não há pontos de corte específicos para RI, mas, no caso dos adolescentes, um estudo feito no Rio Grande do Sul, onde foram avaliados os dados de 377 adolescentes saudáveis entre 11 e 17 anos, definiram-se pontos de corte de 7,91 para os meninos e 7,94 para as meninas.

Fenótipo cintura hipertrigliceridêmica

Esse marcador misto combina um parâmetro físico, como a CC, com um marcador bioquímico (TG). Essa ferramenta foi desenvolvida para avaliar o risco de doença cardiovascular usando a relação positiva entre a CC e os níveis de apolipoproteína B e insulina, e a relação entre os níveis de TG e os de partículas de lipoproteina de baixa densidade (LDL) pequenas e densas.

Esse método foi avaliado em diferentes populações de adultos e adolescentes, demonstrando boa correlação como marcador de risco cardiovascular e como marcador de RI. Em uma população adolescente brasileira, observou-se que essa ferramenta tem boa correlação com o CHE para detectar RI. Nesse estudo, foram estipulados os seguintes pontos de corte de acordo com o estado puberal e gênero: em pré-púberes foi relatada uma CC > 84 e TG > 87 mg/dℓ; em mulheres pós-púberes, foi relatada uma CC > 88,5 cm e TG > 78 mg/dℓ; em homens pubescentes, foi relatada uma CC > 95 cm com TG > 79 mg/dℓ; e em homens pós-púberes, foi relatada uma CC > 99 cm com TG > 86 mg/dℓ. Pontos de corte para a população adulta brasileira ainda não foram determinados.

Marcadores clínicos de resistência à insulina

Comprovou-se que a quantidade de adiposidade visceral é um excelente marcador de RI. Nesse contexto, têm sido buscados variados marcadores clínicos não invasivos que possam ser aferidos de maneira fácil e rápida durante o atendimento de um paciente, para identificar precocemente populações em risco para doenças metabólicas (Tabela 22.3). Alguns exemplos muito utilizados na prática clínica atual são a CC e o diâmetro abdominal sagital (altura abdominal), que são excelentes indicadores de adiposidade visceral. Ambas as medidas foram avaliadas em população brasileira.

Uma variação no uso da CC é a relação cintura/altura, que ajuda a padronizar essa medição dependendo da altura da pessoa avaliada, pois espera-se uma relação diretamente proporcional entre ambas as variáveis (maior altura, maior CC e vice-versa). Por último, existe outro marcador clínico que demonstrou boa correlação com o grau de adiposidade visceral sem a necessidade de avaliar a área abdominal: a circunferência do pescoço, que também se mostrou um bom marcador de risco cardiovascular.

Considerações finais

A RI é um estado geralmente assintomático, mas revela um alto risco para desenvolver doenças metabólicas com comorbidades de alto impacto na qualidade de vida das pessoas que a apresentam, sendo muito importante sua identificação precoce. Atualmente há muitos métodos para avaliar a RI. Até o momento, não existe nenhum estudo perfeito; portanto, recomenda-se o uso da maioria dos sinais clínicos que não incorrem em custos adicionais na avaliação do paciente. Na maioria dos casos, o diagnóstico pode ser feito clinicamente, mas, às vezes, a avaliação pode ser complementada por marcadores bioquímicos que o avaliador tenha disponível, testes que não demandem muito tempo para ser realizados e que sejam de baixo custo, com o objetivo de monitorar os pacientes com os mesmos marcadores a longo do tempo.

Tabela 22.3 Medidas antropométricas e sua relação com desfechos clínicos na população brasileira.

Medida antropométrica/ local anatômico de aferição	Amostra	Gênero e faixa etária	Valor de corte	Desfecho estudado	Referência bibliográfica
Circunferência da cintura					
Nível da cicatriz umbilical	80	Meninas de 4 a 5 anos	> 55,6 cm	Excesso de gordura androide	Filgueiras et al. (2019)
	104	Meninas de 6 a 7 anos	> 69,3 cm		
	197	Meninas de 8 a 9 anos	> 68,8 cm		
	104	Meninos de 4 a 5 anos	> 60,9 cm		
	122	Meninos de 6 a 7 anos	> 64,4 cm		
	181	Meninos de 8 a 9 anos	> 65 cm		
Ponto médio entre última costela e crista ilíaca	179	Meninas de 10 a 19 anos	> 83 cm	Síndrome metabólica	Santos et al. (2019)
	140	Meninos de 10 a 19 anos	> 80,5 cm		
Ponto médio entre última costela e crista ilíaca	157	Meninas púberes	> 84 cm	Índice HOMA-IR, teste de *clamp*	Barreiro-Ribeiro et al. (2016)
	307	Meninas pós-púberes	> 88,5 cm		
	136	Meninos púberes	> 94 cm		
	221	Meninos pós-púberes	> 99 cm		
Ponto médio entre última costela e crista ilíaca	557	Meninas pré-púberes	> 71,7 cm	Excesso de peso	Vianna et al. (2014)
		Meninas púberes	> 67,9 cm		
		Meninas pós-púberes	> 70,3 cm		
		Meninos púberes	> 66,5 cm		
	1.206	Mulheres ≥ 20 anos	> 87 cm	Risco cardiovascular	Vasques et al. (2009)
	906	Homens ≥ 20 anos	> 95 cm		
Nível da cicatriz umbilical	300	Homens de 40 a 59 anos	> 88,8 cm	Índice HOMA-IR	Oliveira e Geloneze (2022)
Ponto médio entre última costela e crista ilíaca	138	Homens de 20 a 59 anos	> 89,3 cm	Índice HOMA-IR	Cardinal et al. (2018)
	8.121	Mulheres de 35 a 74 anos	> 86 cm	Síndrome metabólica	Cintra et al. (2014)
	6.772	Mulheres de 35 a 74 anos	> 92 cm		
Diâmetro abdominal sagital					
Nível da cicatriz umbilical	824	Mulheres de 18 a 65 anos	> 21 cm	Índice HOMA-IR, teste de *clamp*	Vasques et al. (2015)
Ponto médio entre as cristas ilíacas	57	Mulheres de 20 a 83 anos	> 19,3 cm	Gordura visceral	Vasques et al. (2009)
	51	Homens de 20 a 81 anos	> 20,5 cm		
No menor perímetro entre a última costela e a crista ilíaca	138	Homens de 20 a 59 anos	> 20 cm	HOMA-IR	Filgueiras et al. (2019)
Relação cintura-altura					
Nível da cicatriz umbilical	80	Meninas de 4 a 5 anos	≥ 0,5	Excesso de gordura androide	Cintra et al. (2014)
	104	Meninas de 6 a 7 anos	≥ 0,5		
	197	Meninas de 8 a 9 anos	≥ 0,47		
	104	Meninos de 4 a 5 anos	≥ 0,51		
	122	Meninos de 6 a 7 anos	≥ 0,51		
	181	Meninos de 8 a 9 anos	≥ 0,49		
Ponto médio entre última costela e crista ilíaca	4.371	Meninas de 10 a 15 anos	≥ 0,475	Obesidade	Castanheira et al. (2018)
	3.648	Meninos de 10 a 15 anos	≥ 0,489		
	5.026	Mulheres de 35 a 54 anos	≥ 0,55	Desfechos cardiometabólicos	Corrêa et al. (2017)
	4.238	Homens de 35 a 54 anos	≥ 0,54		
	5.428	Mulheres e homens ≥ 60 anos	≥ 0,55	Obesidade	Ferretti et al. (2015)

Medida antropométrica/ local anatômico de aferição	Amostra	Gênero e faixa etária	Valor de corte	Desfecho estudado	Referência bibliográfica
Circunferência do pescoço					
Abaixo da proeminência laríngea, perpendicular ao eixo longo do pescoço e no nível da cartilagem cricoide	916	Meninas de 10 a 17 anos	> 32,7 cm	Obesidade	Silva et al. (2023)
	752	Meninos de 10 a 17 anos	> 38 cm		
Ponto médio do pescoço	50	Meninas pré-púberes	> 32 cm	Índice de HOMA-IR	Silva et al. (2023)
	169	Meninas púberes	> 34,1 cm		
	59	Meninos pré-púberes	> 30,3 cm		
	110	Meninos púberes	> 34,8 cm		
Base do pescoço abaixo da cartilagem cricoide	752	Mulheres de 18 a 60 anos	> 36,1 cm	Índice HOMA-IR, teste de *clamp*	Stabe et al. (2013)
	301	Homens de 18 a 60 anos	> 39,6 cm		
Logo acima da cartilagem cricoide e perpendicular ao eixo longo do pescoço, com o indivíduo sentado	4.916	Mulheres de 35 a 74 anos	> 34,1 cm	Três fatores de risco cardiovascular, incluindo HOMA-IR	Baena et al. (2016)
	3.810	Homens de 35 a 74 anos	> 40 cm		
	621	Mulheres > 18 anos	> 34,5 cm	Risco de diabetes	Voaco et al. (2018)
		Homens > 18 anos	> 39,5 cm		

HOMA-IR: *homeostasis model assessment of insulin resistance*.

Bibliografia

Akinmokun A, Selby PL, Ramaiya K, et al. The short insulin tolerance test for determination of insulin sensitivity: a comparison with the euglycaemic clamp. Diabet Med. 1992;9(5):432-7.

Almeida-Pititto B, Silva IT, Goulart AC, et al. Neck circumference is associated with non-traditional cardiovascular risk factors in individuals at low-to-moderate cardiovascular risk: cross-sectional analysis of the Brazilian Longitudinal Study of Adult Health (ELSA-Brasil). Diabetol Metab Syndr. 2018;10:82.

Andres R, Swerdloff R, Pozefsky T, et al. Manual feedback technique for the control of blood glucose concentration. In: Skeggs Jr. LT (ed.). Automation in Analytical Chemistry. New York: Mediad; 1966.

Angelidi AM, Filippaios A, Mantzoros CS. Severe insulin resistance syndromes. J Clin Invest. 2021;131(4):e142245.

Ascaso JF, Pardo S, Real JT, et al. Diagnosing insulin resistance by simple quantitative methods in subjects with normal glucose metabolism. Diabetes Care. 2003;26(12):3320-5.

Baena CP, Lotufo PA, Fonseca MG, et al. Neck circumference is independently associated with cardiometabolic risk factors: cross-sectional analysis from ELSA-Brasil. Metabol Syndr Related Disord. 2016;14(3):145-53.

Balkau B, Charles MA. Comment on the provisional report from the WHO consultation. European Group for the Study of Insulin Resistance (EGIR). Diabet Med. 1999;16:442-3.

Barreiro-Ribeiro F, Vasques AC, Silva CC, et al. Hypertriglyceridemic waist phenotype indicates insulin resistance in adolescents according to the clamp technique in the BRAMS Study. Childhood Obesity. 2016;12(6):446-54.

Ben-Noun L, Sohar E, Laor A. Neck circumference as a simple screening measure for identifying overweight and obese patients. Obesity Res. 2001;9(8):470-7.

Bergman RN. Lilly lecture 1989. Toward physiological understanding of glucose tolerance. Minimal-model approach. Diabetes. 1989;38(12):1512-27.

Browning LM, Hsieh SD, Ashwell M. A systematic review of waist-to-height ratio as a screening tool for the prediction of cardiovascular disease and diabetes: 0,5 could be a suitable global boundary value. Nutr Res Rev 2010;23(2):247-69.

Cardinal TR, Vigo A, Duncan BB, et al. Optimal cut-off points for waist circumference in the definition of metabolic syndrome in Brazilian adults: baseline analyses of the Longitudinal Study of Adult Health (ELSA-Brasil). Diabetol Metabol Syndr. 2018;10:49.

Castanheira M, Chor D, Braga JU, et al. Predicting cardiometabolic disturbances from waist-to-height ratio: findings from the Brazilian Longitudinal Study of Adult Health (ELSA-Brasil) baseline. Public Health Nutr. 2018;21(6):1028-35.

Chung CP, Oeser A, Solus JF, et al. Inflammation-associated insulin resistance: differential effects in rheumatoid arthritis and systemic lupus erythematosus define potential mechanisms. Arthritis Rheum. 2008;58(7):2105-12.

Cintra IP, Passos MAZ, Santos LC, et al. Waist-to-height ratio percentiles and cutoffs for obesity: a cross-sectional study in Brazilian adolescents. Health Popul Nutr. 2014;32(3):411-9.

Cobelli C, Pacini G, Toffolo G, et al. Estimation of insulin sensitivity and glucose clearance from minimal model: new insights from labeled IVGTT. Am J Physiol. 1986; 250(5 Pt 1):e591-8.

Corrêa MM, Tomasi E, Thumé E, et al. Waist-to-height ratio as an anthropometric marker of overweight in elderly Brazilians. Razão cintura-estatura como marcador antropométrico de excesso de peso em idosos brasileiros. Cad Saúde Pública. 2017;33(5):e00195315.

DeFronzo RA, Tobin JD, Andres R Glucose clamp technique: a method for quantifying insulin secretion and resistance. Am J Physiol. 1979;237(3):e214-23.

Esmaillzadeh A, Mirmiran P, Azizi F. Clustering of metabolic abnormalities in adolescents with the hypertriglyceridemic waist phenotype. Am J Clin Nutrition. 2006;83(1):36-184.

Ferretti RL, Cintra IP, Passos MAZ, et al. Elevated neck circumference and associated factors in adolescents. BMC Public Health. 2015;15:208.

Filgueiras MS, Vieira SA, Fonseca PCA, et al. Waist circumference, waist-to-height ratio and conicity index to evaluate android fat excess in Brazilian children. Public Health Nutr 2019;22(1):140-6.

Gastaldelli A. Measuring and estimating insulin resistance in clinical and research settings. Obesity. 2022;30(8):1549-63.

Geloneze B, Repetto EM, Geloneze SR, et al. The threshold value for insulin resistance (HOMA-IR) in an admixtured population IR in the Brazilian Metabolic Syndrome Study. Diabetes Res Clin Pract. 2006;72(2):219-20.

Geloneze B, Vasques AC, Stabe CF, et al. HOMA1-IR and HOMA2-IR indexes in identifying insulin resistance and metabolic syndrome: Brazilian Metabolic Syndrome Study (BRAMS). Arq Bras Endocrinol Metabol. 2009;53(2):281-7.

González-González JG, Violante-Cumpa JR, Zambrano-Lucio M, et al. HOMA-IR as a predictor of health outcomes in patients with metabolic risk factors: a systematic review and meta-analysis. High Blood Press Cardiovasc Prev. 2022; 29(6):547-64.

Greenfield MS, Doberne L, Kraemer F, et al. Assessment of insulin resistance with the insulin suppression test and the euglycemic clamp. Diabetes. 1981;30(5):387-92.

Guerrero-Romero F, Villalobos-Molina R, Jiménez-Flores JR, et al. Fasting triglycerides and glucose index as a diagnostic test for insulin resistance in young adults. Arch Med Res. 2016;47(5):382-7.

Guilherme FR, Molena-Fernandes CA, Hintze LJ, et al. Hypertriglyceridemic waist and metabolic abnormalities in Brazilian schoolchildren. PLoS One. 2014;9(11):e111724.

Kahn BB, Flier JS. Obesity and insulin resistance. J Clin Invest. 2000;106(4):473-81.

Katz A, Nambi SS, Mather K, et al. Quantitative insulin sensitivity check index: a simple, accurate method for assessing insulin sensitivity in humans. J Clin Endocrinol Metabol. 2000;85(7):2402-10.

Kodama K, Tojjar D, Yamada S, et al. Ethnic differences in the relationship between insulin sensitivity and insulin response: a systematic review and meta-analysis. Diabetes Care. 2013;36(6):1789-96.

Li M, Chi X, Wang Y, et al. Trends in insulin resistance: insights into mechanisms and therapeutic strategy. Sig Transduct Target Ther. 2022;7:216.

Mari A, Pacini G, Murphy E, et al. A model-based method for assessing insulin sensitivity from the oral glucose tolerance test. Diabetes Care. 2001;24(3):539-48.

Matthews DR, Hosker JP, Rudenski AS, et al. Homeostasis model assessment: insulin resistance and beta-cell function from fasting plasma glucose and insulin concentrations in man. Diabetologia. 1985;28(7):412-9.

Moran A, Jacobs Jr. DR, Steinberger J, et al. Association between the insulin resistance of puberty and the insulin-like growth factor-I/growth hormone axis. J Clin Endocrinol Metabol. 2022;87(10):4817-20.

Oliveira Lima MM, Geloneze B. Functional tests for assessing human beta-cell function and insulin sensitivity. In: Basic protocols in foods and nutrition. Humana Press. 2022.

Pouliot MC, Després JP, Lemieux S, et al. Waist circumference and abdominal sagittal diameter: best simple anthropometric indexes of abdominal visceral adipose tissue accumulation and related cardiovascular risk in men and women. Am J Cardiol. 1994;73(7):460-8.

Reckziegel MB, Nepomuceno P, Machado T, et al. The triglyceride-glucose index as an indicator of insulin resistance and cardiometabolic risk in Brazilian adolescents. Arch Endocrinol Metabol. 2023;67(2):153-61.

Roberts CK, Hevener AL, Barnard RJ. Metabolic syndrome and insulin resistance: underlying causes and modification by exercise training. Compr Physiol. 2013;3(1):1-58.

Rocco ER, Mory DB, Bergamin CS, et al. Optimal cutoff points for body mass index, waist circumference and HOMA-IR to identify a cluster of cardiometabolic abnormalities in normal glucose-tolerant Brazilian children and adolescents. Arq Bras Endocrinol Metabol. 2011;55(8):638-45.

Sampaio LR, Simões EJ, Assis AM, et al. Validity and reliability of the sagittal abdominal diameter as a predictor of visceral abdominal fat. Arq Bras Endocrinol Metabol. 2007;51(6):980-6.

Santos IAD, Passos MAZ, Cintra IP, et al. Cut off values for waist circumference to predict overweight in Brazilian adolescents, according to pubertal staging. Pontos de corte de circunferência da cintura de acordo com o estadiamento puberal para identificar sobrepeso em adolescentes. Rev Paulista Pediatria. 2019;37(1):49-57.

Silva CC, Zambon MP, Vasques ACJ, et al. The threshold value for identifying insulin resistance (HOMA-IR) in an admixed adolescent population: A hyperglycemic clamp validated study. Arch Endocrinol Metab. 2023;67(1):119-25.

Silva RPC, Vergara CMAC, Sampaio HAC, et al. Sistema de Vigilância Alimentar e Nutricional: tendência temporal da cobertura e estado nutricional de adultos registrados, 2008-2019. Epidemiol Serv Saúde. 2022; 31(1):e2021605.

Silva TO, Norde MM, Vasques AC, et al. Association of physical activity and sitting with metabolic syndrome and hyperglycemic clamp parameters in adolescents – BRAMS pediatric study. Front Endocrinol. 2023;14:1191935.

Simental-Mendía LE, Rodríguez-Morán M, Guerrero-Romero F. The product of fasting glucose and triglycerides as surrogate for identifying insulin resistance in apparently healthy subjects. Metab Syndr Relat Disord. 2008;6(4):299-304.

Stabe C, Vasques AC, Lima MM, et al. Neck circumference as a simple tool for identifying the metabolic syndrome and insulin resistance: results from the Brazilian Metabolic Syndrome Study. Clin Endocrinol. 2013;78(6):874-81.

Stumvoll M, Mitrakou A, Pimenta W, et al. Use of the oral glucose tolerance test to assess insulin release and insulin sensitivity. Diabetes Care. 2000;23(3):295-301.

Trikudanathan S, Raji A, Chamarthi B, et al. Comparison of insulin sensitivity measures in South Asians. Metabolism. 2013;62(10):1448-54.

Vasques AC, Cassani RS, Forti AC, et al. Sagittal abdominal diameter as a surrogate marker of insulin resistance in an admixtured population – Brazilian Metabolic Syndrome Study (BRAMS). PLoS One. 2015;10(5):e0125365.

Vasques AC, Novaes FS, Oliveira MS, et al. TyG index performs better than HOMA in a Brazilian population: a hyperglycemic clamp validated study. Diabetes Res Clin Pract. 2011;93(3):e98-e100.

Vasques AC, Rosado LE, Rosado GP, et al. Habilidade de indicadores antropométricos e de composição corporal em identificar a resistência à insulina [Predictive ability of anthropometric and body composition indicators in the identification of insulin resistance]. Arq Bras Endocrinol Metabol. 2009;53(1):72-9.

Vianna CA, Linhares RS, Bielemann RM, et al. Accuracy and adequacy of waist circumference cut-off points currently recommended in Brazilian adults. Public Health Nutr. 2014;17(4):861-9.

Volaco A, Martins CM, Soares JQ, et al. Neck circumference and its correlation to other anthropometric parameters and Finnish Diabetes Risk Score (FINDRISC). Curr Diabetes Rev. 2018;14(5):464-71.

Wilcox G. Insulin and insulin resistance. Clin Biochem Rev. 2005;26(2):19-39.

Wondmkun YT. Obesity, insulin resistance, and type 2 diabetes: associations and therapeutic implications. Diabetes Metab Syndr Obes. 2020;13:3611-6.

Yalow RS, Berson SA. Immunoassay of endogenous plasma insulin in man. J Clin Invest. 1960;39(7):1157-75.

3 Avaliação Clínica

23 | Avaliação da Ingestão e do Comportamento Alimentar

Denise Machado Mourão ▪ Daniela Mayumi Usuda Prado Rocha ▪
Ana Paula Silva Caldas ▪ Josefina Bressan

Introdução

O consumo e o comportamento alimentar desempenham papéis importantes no desenvolvimento da obesidade e de outras condições crônicas não transmissíveis (CCNT). A complexa relação da saúde com o consumo e o comportamento alimentar tem sido objeto de extensos estudos. Nesse contexto, diversas ferramentas foram desenvolvidas para avaliar direta e indiretamente a ingestão alimentar, bem como os aspectos comportamentais que influenciam essa ingestão. Essas ferramentas têm como objetivo compreender as relações entre os componentes da alimentação e a saúde.

A avaliação da ingestão alimentar é parte da avaliação nutricional e desempenha papel importante no estabelecimento da conduta dietoterápica. Diferentes métodos podem ser empregados para a avaliação da ingestão de alimentos e bebidas, seja de forma prospectiva, seja de forma retrospectiva. Os métodos prospectivos avaliam a ingestão atual de alimentos. Esses métodos incluem o registro alimentar e o registro alimentar por pesagem. Esse último permite a quantificação de alimentos de maneira mais precisa, por meio da pesagem, e não requer estimativa, como no primeiro. Já os métodos retrospectivos avaliam a ingestão de alimentos feita no passado e incluem o recordatório de 24 horas (R24 h), questionários de frequência alimentar (QFA) e histórico alimentar. Esses métodos dependem da memória do entrevistado e de sua capacidade de lembrar todos os alimentos e porções consumidos em um período de referência. Para melhorar a acurácia, é possível obter informações sobre as quantidades das porções dos alimentos por meio de modelos e fotos de alimentos, bem como utilizando xícaras de uso doméstico padrão, colheres etc., o que torna a avaliação mais confiável. O uso de tecnologias digitais também tem se mostrado interessante e promissor, possibilitando a utilização de outras formas de avaliação.

A compreensão do comportamento alimentar é necessária para identificar estratégias eficazes de prevenção e tratamento da obesidade e de outras CCNT. O comportamento alimentar envolve aspectos como preferências, hábitos, cultura, emoções e até mesmo fatores sociais e econômicos. Entender esses elementos é fundamental na definição de estratégias para mudanças de hábitos alimentares a longo prazo. Neste capítulo, são apresentados os diferentes métodos de determinação dos componentes do apetite, sendo destacadas, também, as ferramentas relacionadas aos aspectos psicológicos do comportamento alimentar, voltadas para a avaliação de desordens alimentares e para o processo de mudança desses comportamentos.

Investigação do consumo alimentar

A determinação do consumo alimentar é uma tarefa difícil de ser realizada com exatidão, dada a grande variabilidade na ingestão de um indivíduo para outro, e até mesmo pela variação diária que ocorre com o mesmo indivíduo. Desse modo, as determinações advindas de um hábito alimentar desestruturado, sem um padrão de rotina alimentar, são mais propensas a imprecisões. A escolha de um método de avaliação do consumo alimentar, portanto, deve refletir o que se pretende medir, considerando que cada método tem suas vantagens e desvantagens. De forma geral, quatro aspectos devem nortear a investigação do consumo alimentar:

- Obtenção do consumo de alimentos e bebidas, tanto o atual quanto o habitual
- Monitoramento do padrão desse consumo, para avaliação de tendências ou mudanças
- Relação desse padrão com as CCNT, especialmente a obesidade
- Fornecimento de dados para planejamento das estratégias de ação no tratamento.

Quando se trata dos métodos disponíveis para a avaliação do consumo alimentar, é importante lembrar que ainda não existe um padrão ouro para essa investigação. Todos os métodos, tanto os disponíveis na literatura quanto os utilizados na prática clínica, apresentam vantagens e limitações. Assim, considera-se o mais adequado aquele que atenda tanto às características individuais de cada pessoa quanto aos objetivos específicos e recursos disponíveis para realização dessa investigação. Como exemplos de características individuais que devem ser observadas na escolha da técnica, é possível citar nível socioeconômico, idade, sexo, escolaridade, tempo disponível para tal investigação, entre outros.

Outros fatores que devem ser considerados ao avaliar o consumo alimentar são as distorções no relato da ingestão alimentar, as quais parecem estar relacionadas mais fortemente com os seguintes aspectos:

- Sexo: as mulheres em geral sub-relatam seu consumo mais que os homens
- Idade: idosos apresentam maiores índices de falhas de memória
- Composição corporal: grande parte das pessoas com obesidade subestima o consumo de alimentos calóricos
- Aspectos psicossociais: algumas pesssoas apresentam tendência de fornecer resposta mais aceitável ou desejável socialmente.

Adicionalmente, outros aspectos a considerar são aqueles relacionados às variações do dia a dia e que afetam a ingestão alimentar, como o contraste entre dias da semana e finais de semana, bem como férias e feriados, as estações do ano e as festas sociais. Além de fatores fisiológicos, como lactação e período menstrual, entre outros. A Figura 23.1 apresenta uma categorização de componentes relacionados com o sub-relato da ingestão alimentar.

Registro ou diário alimentar

Entre os métodos prospectivos de avaliação da ingestão alimentar, destaca-se o registro dietético ou diário alimentar. Trata-se de um método que coleta informações sobre a ingestão atual de um indivíduo ou de um grupo populacional cujo consumo deve ser registrado no momento em que ocorre. O registro deve ser feito pelo próprio indivíduo ou, no caso de crianças ou pessoas com dificuldade de registro dos alimentos consumidos, um responsável que possa anotar as informações. O registro pode ser feito em um formulário (aberto, estruturado ou fechado) específico para esse fim, mas não necessariamente em um formulário de papel.

O número de dias de registro depende do objetivo do investigador. Se o objetivo, por exemplo, for coletar informações sobre a ingestão média de um grupo populacional, então 1 dia de registro poderá ser suficiente. No entanto, se o propósito da avaliação for obter a ingestão individual, então é necessário mais de um dia, incluindo 1 dia de final de semana. Na prática, recomenda-se que esses registros sejam feitos pelo menos em 3 dias, não consecutivos, para aumentar a chance de capturar a variabilidade do consumo,

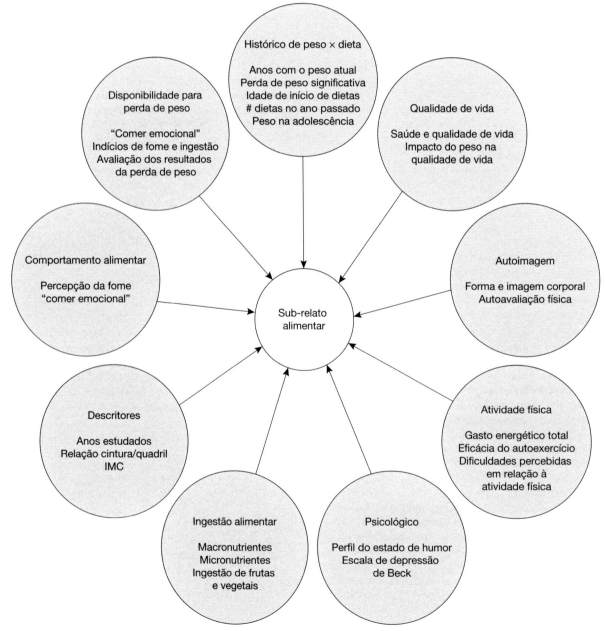

Figura 23.1 Categorização de componentes relacionados com o sub-relato da ingestão alimentar. IMC: índice de massa corporal. (Adaptada de Abbot et al., 2008.)

sendo dois deles preferencialmente de terça a quinta-feira e outro no sábado ou domingo. Em geral, para todos os métodos, evita-se, sempre que possível, a segunda-feira, pois parece ser o dia que apresenta mais influências e interferências decorrentes das alterações no consumo alimentar. Períodos muito longos de registro, maiores que 7 dias, são desaconselhados por apresentarem baixa adesão, em razão da redução do relato do consumo alimentar. Além disso, observa-se que muitos indivíduos desenvolvem a prática de preencher o registro retrospectivamente, e não concomitantemente ao seu consumo. Ressalta-se que o registro pode representar a alimentação/consumo atual, mas não a habitual. A ingestão habitual, contudo, pode ser estimada por meio de vários registros durante vários meses.

O registro da alimentação deve ser o mais detalhado possível, o que requer alto grau de motivação, além de demandar um treinamento adequado, do indivíduo ou outra pessoa responsável pelo registro, antes de iniciar os registros. É recomendado ilustrar, por meio de recursos gráficos, como os detalhes do registro podem fazer diferença na estimativa e quantificação dos nutrientes ingeridos. Sequencialmente, no treinamento desses indivíduos devem ser utilizados utensílios culinários que auxiliam na melhor compreensão e diferenciação dos tamanhos das porções estimadas em medidas caseiras. O uso de álbuns fotográficos de porções e modelos tridimensionais de alimentos pode ser considerado para auxiliar nesse processo.

O treinamento adequado possibilita que o indivíduo compreenda melhor a necessidade de um registro tão detalhado e preciso, que inclua não somente o que comeu e quanto, mas, sempre que possível, a marca, a preparação e o tamanho mais aproximado da porção consumida. Ressalta-se, ainda, que outros detalhes devem ser anotados, como adição de sal, açúcar, óleo e molhos, se a casca do alimento foi ingerida ou desprezada e se o alimento ou bebida consumido era regular, *diet* ou *light*. Ao mostrar ao indivíduo que 50 g do cereal da marca "x" diferem imensamente da marca "y", tanto em termos quantitativos quanto qualitativos, há maior e melhor compreensão e, consequentemente, participação mais consciente do indivíduo ao fazer seus registros de modo mais adequado.

Ao final do período de registro, o entrevistador deve revisar o registro alimentar com o respondente para esclarecer dúvidas e investigar o consumo de alimentos frequentemente esquecidos (óleos e gorduras de adição, lanches, bebidas, incluindo bebidas alcoólicas etc.).

Uma das maiores vantagens desse método é que, ao registrar o consumo no momento em que ele ocorre, minimiza-se o viés da memória. Ademais, trata-se de um método quantitativo. No entanto, é importante lembrar que alguns indivíduos alteram o seu consumo alimentar não intencionalmente, por meio da autorreflexão. Ou até mesmo alteram hábitos alimentares intencionalmente, por estarem sob avaliação, preferindo alimentos mais simples (para não ter que detalhar os ingredientes) e com porções já definidas (uma barra de cereal), evitando as idas aos restaurantes e diminuindo a frequência das refeições para evitar a sobrecarga nas respostas.

Ainda, alguns podem não relatar o consumo atual. Nesse sentido a percepção do que é uma alimentação saudável pode até fazer com que os indivíduos omitam alimentos considerados nutricionalmente "ruins" (*fast-food* e refrigerantes) ou superestimem o consumo de alimentos considerados "bons" (hortaliças e frutas) para a saúde. Ainda, indivíduos com excesso de peso e aqueles preocupados com a perda de peso ou sua imagem corporal podem subestimar o seu consumo alimentar. O método também pode ser muito complexo para alguns indivíduos, especialmente para aqueles que não têm o hábito de preparar sua comida ou não têm familiaridade com o uso de utensílios culinários. Além disso, é possível que alimentos de consumo esporádico ou que apresentam alterações de disponibilidade conforme a estação do ano não sejam capturados no registro alimentar. As características, bem como as vantagens e limitações desse e de outros métodos, estão resumidas na Tabela 23.1.

Apesar de suas limitações, os registros alimentares têm sido o método de preferência de muitos profissionais, visto que essas desvantagens podem ser minimizadas com um bom treinamento e esclarecimento dos pacientes.

Registro alimentar por pesagem

O método de registro alimentar por pesagem utiliza o mesmo princípio do registro alimentar, porém, é mais preciso para estimar o consumo de alimentos, visto que os indivíduos entrevistados devem utilizar uma balança para pesar todos os alimentos consumidos. Assim, todos os alimentos e bebidas consumidos devem ser pesados e anotados em um formulário com a descrição detalhada do tamanho da porção, nome de marcas, formas de preparo etc. Para obter resultados mais precisos, as sobras poderão ser pesadas ou estimadas. De forma semelhante ao registro alimentar, um período de 1 a 7 dias deve ser estabelecido para avaliação do consumo alimentar, a depender do objetivo do investigador. Nesse período, os dias de final de semana devem ser incluídos, para avaliar mudanças na ingestão de alimentos nesses dias. Dependendo do estudo, os entrevistados podem ser solicitados a pesar os alimentos consumidos fora de casa, ou os alimentos consumidos devem ser registrados com o maior detalhamento possível (nome da preparação, marca, quantidade consumida etc.).

Nota-se que, assim como no registro alimentar, os indivíduos devem estar motivados para a coleta de dados precisos e para evitar mudanças no padrão alimentar habitual, para simplificar o processo da mensuração do consumo alimentar. Além do treinamento acerca de como realizar o registro e a pesagem dos alimentos consumidos, o entrevistador é aconselhado a realizar visitas domiciliares durante o período de estudo para garantir procedimentos adequados de registro e pesagem. As principais desvantagens da pesagem direta de alimentos em relação ao registro alimentar incluem os custos com equipamentos (balanças) e a necessidade de pessoal para treinamento e supervisão, bem como a dificuldade na pesagem de alimentos consumidos fora de casa, além de requerer um elevado grau de cooperação do entrevistado.

Recordatório de 24 horas

O R24 h consiste em uma entrevista na qual o indivíduo relata e quantifica todos os alimentos e bebidas ingeridos em um período prévio, geralmente de 24 horas ou, mais comumente, do dia anterior à entrevista. O entrevistador deve ser bem treinado, em especial no questionamento dos detalhes das porções e preparações consumidas. Preferencialmente, o R24 h deve ser conduzido pessoalmente, mas também pode ser feito por telefone ou de forma *online*. Nesse método, em geral se utiliza a estimativa de consumo por meio de medidas caseiras que posteriormente serão transformadas em gramas de alimento consumido.

No formulário em que são feitas as anotações devem constar horário em que o alimento foi consumido, local, alimentos ou bebidas consumidas, tipo de preparação e ingredientes utilizados

Tabela 23.1 Características dos métodos de avaliação do consumo alimentar.

Método	Características	Vantagens	Limitações
Prospectivo			
Registro alimentar	Registro da ingestão no momento do seu consumo, pelo próprio indivíduo ou outra pessoa	Quantificação do consumo alimentar Descrição do consumo mais precisa Minimiza viés de memória O consumo habitual pode ser estimado a partir da aplicação de vários registros Baixo custo	Pode representar o consumo atual, mas não o habitual Requer motivação do indivíduo Requer tempo, treinamento e grau de instrução (alfabetização) Pode alterar comportamentos alimentares
Registro alimentar por pesagem	Registro da ingestão no momento do seu consumo, pelo próprio indivíduo ou outra pessoa	Quantificação do consumo alimentar de forma precisa Não requer estimativa Descrição do consumo mais precisa Minimiza o viés de memória O consumo habitual pode ser estimado a partir da aplicação de vários registros	Pode representar o consumo atual, mas não o habitual Requer motivação do indivíduo, tempo, treinamento e grau de instrução (alfabetização) Pode alterar comportamentos alimentares Dificuldade de pesagem de alimentos fora de casa Alto custo
Retrospectivo			
Recordatório de 24 h (R24 h)	Avaliação do consumo nas 24 h precedentes ou no dia anterior à entrevista	Quantificação do consumo atual Não requer grau de instrução (alfabetização) do entrevistado Não interfere no hábito alimentar Rapidez na aplicação	Pode representar o consumo atual, mas não o habitual Depende da memória do entrevistado Depende da cooperação do entrevistado Depende da comunicação/confiança entre entrevistado e entrevistador Consumo relatado pode ser atípico
Questionário de frequência alimentar (QFA)	Avaliação da ingestão alimentar habitual	Não interfere no hábito alimentar	Depende da memória do entrevistado Depende da cooperação do entrevistado Subestimação de alimentos não contemplados na lista Não é adequado para avaliação qualitativa da ingestão de nutrientes
História alimentar	Avaliação detalhada da ingestão alimentar habitual e sua variação ao longo do tempo (até 1 ano)	Quantificação do consumo habitual Não requer grau de instrução (alfabetização) do entrevistado Não interfere no hábito alimentar	Longo tempo de entrevista Não é adequado para estudos epidemiológicos Depende da memória do entrevistado Pode não ser adequado para crianças e idosos

em preparações, se possível. No caso dos alimentos industrializados, deve-se incluir a marca comercial, as quantidades utilizadas e outras informações pertinentes, como se o produto é *light*, *diet*, enriquecido com folato etc. Recomenda-se, ainda, que no momento da entrevista, quando feita pessoalmente ou de forma *online*, o profissional utilize também álbuns de fotografias, modelos tridimensionais de alimentos ou de medidas caseiras, facilitando assim a descrição precisa sobre o tamanho e o volume da porção consumida pelo indivíduo.

A qualidade da informação coletada dependerá da memória e da cooperação do paciente, assim como da capacidade do profissional de estabelecer um canal de comunicação do qual obtenha o conhecimento por meio do diálogo. No entanto, o questionamento de acontecimentos cronologicamente sequenciados poderá ajudar na recordação. Dessa maneira, o entrevistador poderá usar vários artifícios que auxiliem o resgate da memória dos acontecimentos passados durante a conversa, como o horário em que o entrevistado acordou ou foi dormir ou a rotina de trabalho. Essa habilidade de colocação das perguntas por parte do profissional é de fundamental importância, pois auxilia o entrevistado a recordar pequenos detalhes que poderiam ser ignorados ou esquecidos facilmente, como no caso das pequenas refeições ou "beliscadas".

Para evitar viés de coleta de informações do R24 h, métodos como o de "Múltiplos Passos" (MPM, do inglês *Multiple-Pass Method*) podem ser utilizados. O MPM ajuda o entrevistado a lembrar de forma detalhada os alimentos consumidos no dia anterior, minimizando os erros de relato do consumo alimentar. Esse método é composto de cinco etapas:

- Listagem rápida dos alimentos consumidos no dia anterior
- Listagem de alimentos comumente esquecidos (bebidas alcoólicas e não alcoólicas, doces, entre outros)
- Definição da hora e do local de consumo dos alimentos
- Detalhamento e revisão dos alimentos e bebidas consumidas, como modo de preparo, adição de algum alimento, quantidade consumida
- Revisão final das informações coletadas.

Conforme mencionado anteriormente, um dos pontos fundamentais dessa técnica é o bom funcionamento da memória, influenciada, entre outros fatores, pela inteligência, pelo humor, pela atenção, pela compreensão da importância da informação e pela frequência da exposição. Devido à relevância da memória esse método não é aconselhado no caso de pacientes que apresentam algum tipo de deficiência cognitiva. Da mesma maneira, ele não é recomendado para idades extremas ou quando se requer que um responsável ou cuidador relate a informação. Por outro lado, crianças a partir de 12 ou 13 anos devem ser capazes de responder a entrevistas com precisão, sem a assistência de adultos.

Outra questão importante na coleta de informações é a postura do entrevistador. Este deve formular perguntas de maneira imparcial, sem induzir as respostas, mas ao mesmo tempo estar atento às possíveis combinações entre os alimentos, para investigar a ingestão de alimentos que podem não ter sido mencionados pelo entrevistado. O entrevistador também deve auxiliar na descrição dos tamanhos das porções, mas, ao mesmo tempo, deve permanecer neutro, sem demonstrar ou expressar censura, surpresa, aprovação ou reprovação às respostas dadas.

Apesar de esse método ser utilizado especialmente para avaliar a ingestão atual, já foi estabelecido que uma única aplicação do R24 h não é capaz de estimar o consumo habitual. Essa limitação se deve à elevada variabilidade da ingestão de nutrientes em diferentes dias. Dependendo do dia da semana, a ingestão relatada pode ser atípica. Há o efeito da sazonalidade da alimentação, que modifica a oferta e a disponibilidade de determinados alimentos, que também deve ser levada em conta. Além disso, evidências indicam que muitos indivíduos sub-relatam sua ingestão, em especial nesse método, com tendência maior observada em mulheres, quando comparadas aos homens, e em indivíduos com obesidade. Para avaliar o consumo habitual, vários R24 h podem ser aplicados, preferencialmente em dias não consecutivos, já que os hábitos alimentares de dias consecutivos se correlacionam. Contudo, ressalta-se que a aplicação de R24 h repetitivamente pode influenciar a próxima entrevista.

Uma das vantagens na utilização do R24 h é a sua rapidez, visto que sua aplicação requer aproximadamente 20 a 30 minutos. O imediato período de recordação predispõe o entrevistado a uma participação mais efetiva. Além disso, o paciente não precisa ser alfabetizado e o método é o que menos propicia alteração no comportamento alimentar, desde que as informações sejam coletadas com questionamentos adequados e no dia posterior ao consumo. Tais características tornam o método útil tanto na prática clínica quanto em estudos epidemiológicos.

Ressalta-se, ainda, que, para avaliar a adequação do consumo alimentar, é preciso conhecer a dieta habitual, e não a atual, visto que os efeitos da ingestão inadequada, do excesso ou da deficiência não são constatados poucos dias após essa averiguação.

Questionário de frequência alimentar

O QFA é um método que consiste em uma lista de alimentos, bebidas e preparações predefinidas, na qual o entrevistado deve identificar a frequência do consumo. A estimativa da ingestão, nesse método, está mais relacionada com a ingestão usual (consumo diário, semanal, mensal), porém pode também utilizar unidades de tempo relativas a períodos mais longos (quantas vezes ao ano). O QFA pode ser aplicado mediante entrevista pessoal, *online* ou ser autoadministrado. No caso de autoadministração, é fundamental que se faça a leitura dos itens e que o entrevistado receba uma explicação detalhada do questionário antes de tentar respondê-lo sozinho. Isso auxilia na obtenção de dados mais fidedignos. Além disso, requer que o entrevistado seja alfabetizado.

Existem vários tipos de QFA, específicos por faixa etária, por exemplo, ou que podem conter inúmeros itens ou grupos de alimentos. Listas pequenas, em geral com menos de 50 alimentos, não avaliam corretamente o consumo alimentar, e listas muito extensas, com mais de 100 alimentos, podem gerar fadiga ou tédio ao entrevistado. Didaticamente, classifica-se o QFA em três categorias:

- Qualitativo, no qual são coletados apenas dados qualitativos da frequência de consumo de itens ou grupos de alimentos, sem mencionar o tamanho das porções
- Semiquantitativo, no qual o tamanho da porção de referência já é especificado, e o entrevistado relata a frequência de consumo dos alimentos, considerando o tamanho padrão das porções
- Quantitativo, no qual há um espaço adicional para que se descreva o tamanho da porção de cada alimento incluído na lista. Isso permite uma avaliação mais precisa.

Assim, nesses últimos, o QFA pode fornecer uma estimativa quantitativa do consumo alimentar habitual; contudo, sua acurácia é limitada, pois não há uma avaliação quantitativa direta das porções consumidas.

Na prática clínica, verifica-se que a presença de porções médias de referência no questionário auxilia bastante o entrevistado a julgar se consome mais ou menos do que aquela porção, em medidas caseiras. As informações sobre a frequência de ingestão e o tamanho da porção possibilitam estimativa da ingestão de nutrientes. O QFA é considerado o mais prático e informativo método de avaliação em estudos que investigam a associação entre o consumo alimentar e a ocorrência de desfechos clínicos, em geral relacionados com CCNT. Nesse caso, a escolha dos alimentos da lista do QFA deve ser elaborada com base na hipótese do estudo, contendo alimentos ou preparações fontes do(s) nutriente(s) que se deseja investigar.

Entre suas vantagens, o QFA é considerado um método de baixo custo e relativamente rápido, além de ser um excelente método para a obtenção do padrão alimentar ou para a identificação do consumo de nutrientes ou de alimentos específicos. Entretanto, os QFA mais utilizados não oferecem detalhes quanto à quantidade consumida ou sobre o momento da ingestão. Além disso, pode haver uma subestimação se os alimentos de consumo habitual não estiverem presentes na lista.

Assim, recomenda-se que, quando se optar pela utilização desse método, o questionário a ser usado seja escolhido segundo as características específicas do entrevistado ou grupo em questão, incluindo, por exemplo, alimentos regionais. No caso de esse QFA específico já existir, deve-se avaliar se ele está adequado para a população na qual será aplicado. Se o QFA ainda não existir, recomenda-se que seja elaborado com base nessas características, além de ser previamente testado e validado.

O desenvolvimento de questionários mais curtos e desenhados especificamente para as necessidades do grupo ou público em questão é uma opção melhor que a dos QFA tradicionais. Nesses casos, é necessária a seleção de alimentos que estejam em acordo com o padrão dietético da população ou indivíduos do estudo, com uma lista de quase todos os alimentos possíveis de serem consumidos na comunidade, além da identificação do tamanho das porções frequentemente mais consumidas. Outro ponto a ressaltar quanto ao uso do QFA é com relação à necessidade de o entrevistado recorrer a vários processos cognitivos no momento da aplicação do questionário. Por exemplo, quanto ao uso da memória passada, estimando a frequência e a quantidade de alimentos consumidos, fazendo cálculos para associar frequência à quantidade de alimentos. Dessa maneira, recomenda-se a averiguação da integridade desses aspectos antes da utilização do questionário.

No Estudo Longitudinal de Saúde do Adulto (ELSA Brasil) foi construído e validado um questionário QFA semiquantitativo com 114 itens alimentares, para avaliar o consumo alimentar da população brasileira. Os autores verificaram que o QFA ELSA-Brasil não tem a mesma acurácia dos métodos de registro alimentar diário, ele possibilita estimar razoavelmente o consumo habitual em um longo período, com alto custo-benefício, e torna possível a avaliação do consumo de nutrientes, alimentos e grupos de alimentos, além da identificação de padrões alimentares. A versão reduzida desse questionário, o QFA ELSA-Brasil Reduzido, com 76 itens alimentares, também manteve a capacidade de medir relativamente bem a ingestão de energia e nutrientes.

A análise das respostas dos QFA tem sido agrupada de acordo com a Nova classificação dos quatro grupos alimentares – (1) Alimentos *in natura* ou minimamente processados; (2) Ingredientes culinários processados; (3) Alimentos processados; e (4) Alimentos e bebidas ultraprocessados –, uma vez que o maior consumo do grupo 4 está diretamente relacionado à maior prevalência de CCNT. Oviedo-Solís et al., em 2022, demonstraram que a aplicação do QFA semiquantitativo foi eficiente para estimar a energia proveniente de alimentos minimamente processados, processados e ultraprocesssados consumidos por adultos. Em crianças de 5 e 6 anos, o QFA também foi aplicado com boas validade e reprodutibilidade na mensuração da energia diária ingerida a partir de cada um dos grupos da classificação Nova.

Apesar das várias limitações do QFA, seu uso pode auxiliar no diagnóstico do estado nutricional e no direcionamento de medidas de tratamento, especialmente quando utilizado em conjunto com outros métodos. Quando combinado com o R24 h, o QFA pode auxiliar na estimativa da ingestão usual em níveis populacional e individual, por meio do emprego de modelagem estatística Multiple Source Method (MSM), desenvolvida pelo European Prospective Investigation into Cancer and Nutrition (EPIC). Dessa forma, o QFA pode contribuir de modo a complementar e apurar a veracidade das informações obtidas por outros métodos, visto que sua aplicação exclusiva não é recomendada quando se objetiva avaliar qualitativamente a ingestão de nutrientes.

História alimentar

A história alimentar é um método retrospectivo muito utilizado na prática clínica, especialmente na primeira consulta, também chamado "anamnese alimentar". Esse método avalia o consumo alimentar habitual e suas variações durante um longo período (último mês ou ano). O método originalmente criado por Burke, em 1947, consiste na associação de uma entrevista detalhada acerca do consumo alimentar habitual e padrões alimentares, com uma lista de alimentos com frequência e periodicidade de consumo, e também 3 dias de registro alimentar. Desde então, o método passou por diversas variações, e a história alimentar pode ser composta por questionário detalhado e extenso que contém, entre outros elementos, informações sobre apetite, número de refeições, uso de suplementos e medicamentos, preferências, aversões e restrições alimentares, sintomas gastrintestinais (p. ex., náuseas, vômito, disfagia, odinofagia, flatulência etc.), condições socioeconômicas, atividade física, mudanças passadas e recentes no peso corporal. Adicionalmente, utiliza-se um questionário semelhante ao R24 h para verificar e validar os dados coletados, complementando com informações a respeito dos detalhes de consumo, como alimentos consumidos, tamanho das porções, intervalo entre as refeições etc.

Realizado na forma de entrevista pessoal ou *online*, apresenta como principal vantagem a descrição do consumo habitual com dados tanto quantitativos como qualitativos. No entanto, existem algumas desvantagens associadas a esse método, como a dependência da memória do entrevistado, a duração longa da entrevista (até 2 horas) e a necessidade de tempo e recursos para checar e codificar as informações coletadas. Assim, esse método é raramente utilizado em estudos epidemiológicos e pode não ser adequado para crianças e idosos.

Outra característica desse método é que exige grande habilidade por parte do entrevistador, que deve ser altamente treinado para não influenciar as respostas do entrevistado, e demanda cooperação e capacidade de comunicação do entrevistado.

Marcadores bioquímicos para avaliação do consumo alimentar

Marcadores bioquímicos (biomarcadores) fornecem uma avaliação mais objetiva do consumo alimentar. Trata-se de medidas ou dosagens de nutrientes específicos em fluidos, tecidos e excreções corporais que possibilitam, de maneira sensível e específica, demonstrar se o indivíduo apresenta deficiência, adequação ou possível intoxicação de determinado nutriente. Pela dificuldade na obtenção de dados mais exatos da quantidade de nutrientes ingerida, com os inquéritos dietéticos, tem aumentado muito o interesse na utilização de biomarcadores para avaliar a ingestão alimentar. Essas análises auxiliam e complementam os outros métodos, uma vez que têm maior acurácia, refletem a ingestão a longo prazo, não requerem memória e não sofrem interferências de erros sistemáticos.

Outra vantagem do uso desses marcadores é que possibilitam avaliar a biodisponibilidade do nutriente, o que não é mensurado pelos inquéritos dietéticos. Alguns métodos de avaliação do consumo alimentar, como o R24 h, podem não conseguir captar a variação diária de uma variedade de nutrientes e alimentos, como vitaminas, minerais, colesterol, consumo de peixe etc. Entretanto, é importante lembrar que a concentração de nutrientes nos tecidos e nos fluidos corporais pode ser afetada por vários fatores, como herança genética, tabagismo, consumo crônico ou moderado de álcool, atividade física, metabolismo, obesidade. Acrescenta-se, ainda, que algumas doenças, mesmo na forma subclínica, podem afetar os níveis dos marcadores bioquímicos.

A grande limitação de utilizar esses biomarcadores na investigação do consumo alimentar é quanto ao custo, pois, dependendo do nutriente ou metabólito, ele pode ser bem elevado. Além disso, trata-se de um método mais invasivo em relação aos métodos anteriormente abordados. Em geral, amostras de sangue venoso são coletadas, mas também é possível dosar biomarcadores em urina, saliva, tecidos, fezes etc. Outra questão importante é a variabilidade inter e intrapessoal entre os biomarcadores de consumo alimentar. As concentrações dos metabólitos podem ser influenciadas por fatores genéticos, diferentes taxas de absorção, metabolismo e excreção, composição corporal, estilo de vida, tabagismo, uso de drogas, localização geográfica etc. Por exemplo, o consumo de carne vermelha é associado com o biomarcador creatinina, mas a creatinina também é produzida no catabolismo muscular. Metabólitos do resveratrol estão associados ao consumo de vinho; contudo, a variabilidade entre as pessoas deve ser considerada em virtude, por exemplo, à produção de metabólitos do resveratrol pela microbiota intestinal. Portanto, idealmente, biomarcadores robustos não deveriam ser influenciados por esses fatores. Além disso, poucos biomarcadores são bem validados, com exceção do nitrogênio urinário para proteína, potássio e sódio; carotenoides para legumes e frutas; e ácidos graxos ômega-3 para o óleo de peixe.

Como já mencionado anteriormente, é possível que algumas pessoas com obesidade apresentem maior frequência de sub-relatos de alimentos nos inquéritos alimentares em relação a indivíduos sem obesidade, denotando uma subestimativa das calorias totais ingeridas no dia, o que também parece ocorrer para alguns nutrientes específicos. Nesse aspecto, destaca-se a importância da utilização de biomarcadores na complementação da investigação do consumo alimentar. Um exemplo comum é a subnotificação de alimentos ricos em gordura e açúcar, em comparação aos ricos em proteínas.

Um biomarcador bastante utilizado na investigação do consumo de glicídeos é a hemoglobina glicada, que reflete as concentrações médias da glicose durante os últimos 2 a 3 meses que precedem o exame. Na Tabela 23.2 estão descritos os principais biomarcadores de nutrientes utilizados em recomendações e avaliação nutricional.

Já é uma prática bastante comum a suplementação proteica de vitaminas do complexo B, vitaminas A, D, C, ferro, cálcio, magnésio e zinco em pacientes pós-bariátricos, especialmente nos primeiros meses do pós-operatório de técnicas que envolvam derivação intestinal. Entretanto, em especial nesses indivíduos, observadas suas drásticas modificações fisiometabólicas e, consequentemente, alimentares, faz-se necessária a utilização de biomarcadores específicos para um melhor direcionamento no tratamento e sucesso na manutenção do peso perdido a longo prazo, sem que haja prejuízos das reservas corporais de alguns nutrientes.

Além disso, é importante o uso de biomarcadores na complementação da investigação do consumo alimentar em indivíduos com obesidade, especialmente em razão da maior ocorrência de sub-relatos, uma vez que a comparação dos métodos anteriormente citados muitas vezes não produz resultados congruentes.

Com o desenvolvimento de novas tecnologias, a metabolômica nutricional tem permitido a descoberta de novos biomarcadores de exposição e *status* nutricional. A metabolômica permite a quantificação de até milhares de metabólitos simultaneamente, aumentando, desse modo, o número de dados gerados a partir de várias pesquisas no mundo. Assim, foram criados bancos de dados e outras ferramentas computacionais para integrar informações úteis, como o perfil metabólico de alimentos e descoberta de biomarcadores do consumo alimentar (p. ex., FoodBAll – *The Food Biomarkers Alliance* – e FooDB).

Recomenda-se o uso dos biomarcadores sempre que possível, especialmente quando há necessidade de uma investigação mais profunda e específica de algum(ns) nutriente(s). Trata-se de uma ferramenta de alto custo, mas que pode ser extremamente útil na complementação da avaliação do consumo alimentar, e proporciona melhor direcionamento no tratamento clínico dos pacientes. Contudo, mais estudos na área são necessários para validação de biomarcadores de consumo alimentar.

Fontes de erros na avaliação do consumo alimentar

Mesmo diante da complexidade da avaliação do consumo alimentar, advindo especialmente dos erros inerentes de cada método de investigação, é inegável sua contribuição na conduta do tratamento e na prescrição dietoterápica, especialmente tendo em vista todas as peculiaridades já mencionadas em relação ao paciente com

obesidade. Todavia, são recomendados alguns cuidados para evitar as principais fontes de erros ao utilizar os métodos de avaliação do consumo alimentar anteriormente citados:

- Motivar a participação do entrevistado
- Monitorar a cooperação do entrevistado, bem como a capacidade de memória e habilidade de comunicação (se necessário, solicitar a ajuda de um acompanhante que tenha contato próximo com o entrevistado)
- Estabelecer uma relação cordial e respeitosa com o entrevistado
- Esclarecer uma relação de confiança com o entrevistado, explicitando os objetivos da avaliação e também os aspectos éticos envolvidos
- Treinar/padronizar o profissional para utilização do método de avaliação empregado
- Elaborar ou utilizar um instrumento de coleta adequado aos objetivos propostos
- Instruir o preenchimento de questionários ou registros com linguagem clara, de fácil compreensão e com exemplos de preenchimento
- Utilizar auxílio de medidas tradicionalmente utilizadas, modelos fotográficos, modelos tridimensionais de alimentos para estimar quantitativamente o consumo
- Utilizar informações confiáveis sobre conversão de medidas em gramas e de composição centesimal de alimentos
- Para alimentos ou preparações cujas informações não se encontrem disponíveis em tabelas de composição centesimal, buscar informações nos rótulos, nos serviços de orientação ao consumidor das empresas, em receitas das preparações, em receitas-padrão ou procedendo a análises bromatológicas em laboratório
- Realizar a listagem e checagem dos alimentos comumente esquecidos (bebidas alcoólicas e não alcoólicas, doces e outros).

Uso da tecnologia digital para mensurar a ingestão alimentar

Atualmente, tem-se verificado o avanço das técnicas mencionadas anteriormente, aliadas ao uso da tecnologia dos dispositivos móveis, especialmente *smartphones* e *tablets*. Esse avanço tem se mostrado bem vantajoso, uma vez que os métodos tradicionais de coleta de dados referentes ao consumo alimentar requerem treinamento prévio dos indivíduos, além de demandarem certo tempo em sua rotina.

O uso dessas tecnologias vem despontando no cenário mundial como uma importante e promissora ferramenta de trabalho, a qual não só agiliza o processo, mas também proporciona maior confiabilidade dos dados, redução dos custos, retorno imediato e redução de uma sobrecarga na investigação tanto para o paciente quanto para o investigador por meio da automatização do processo.

Assim, tecnologias inovadoras têm sido pesquisadas para auxílio da investigação do consumo alimentar, incluindo métodos computadorizados como R24 h autoadministrável, QFA, *smartphones* e métodos fotográficos, os quais têm se mostrado os mais precisos. O método remoto de fotografia de alimentos antes e após o consumo, por exemplo, consiste na utilização de *smartphones* equipados com câmera fotográfica e capacidade de transferência de dados e proporciona a medição precisa do consumo alimentar em tempo real, com baixo erro quando comparado a métodos de autorrelato da ingestão. Ainda, *softwares* específicos também podem ser utilizados para estimar o tamanho dessas porções. Algumas tecnologias

Parte 3 ▪ Avaliação Clínica

Tabela 23.2 Recomendação nutricional e biomarcadores de nutrientes utilizados em avaliação nutricional.

| Nutrientes | Recomendação nutricional | | | Biomarcadores |
	Faixa etária (anos)	Mulheres	Homens	
Proteínas	0,8 a 1,0 kg de peso corporal/dia			Proteínas plasmáticas Índice de creatinina/altura Balanço nitrogenado Balanço nitrogenado + excreção urinária de 3-metil-histidina
Glicídeos	50% do valor energético total (VET) diário, sendo recomendados 20 a 30 g de fibras/dia (6 g solúveis)			Glicemia de jejum; glicemia pós-prandial; hemoglobina glicada; frutosamina; curva glicêmica; glicose urinária
Lipídeos	30 a 35% do VET < 7% do VET em ácido graxo saturado > 10% do VET em ácido graxo poli-insaturado > 20% do VET em ácido graxo monoinsaturado Colesterol: 300 mg/dia			Perfil lipídico Índice de Castelli
Vitamina A (μg/dia)	9 a 13 14 a ↑70	600 900	600 700	Retinol plasmático Betacaroteno plasmático Alfacaroteno plasmático Licopeno plasmático Luteína plasmática
Vitamina D (mg/dia)	9 a 50 51 a 70 ↑70	5 10 15	5 10 15	25-hidroxivitamina D plasmática
Vitamina E (mg/dia)	9 a 13 14 a ↑70	11 11	11 15	–
Vitamina K (μg/dia)	9 a 13 14 a 18 19 a ↑70	60 75 120	60 75 120	Tempo de protrombina Protrombina plasmática Vitamina K plasmática
Tiamina (mg/dia)	9 a 13 14 a 18 19 a ↑70	0,9 1,0 1,1	0,9 1,2 1,2	Tiamina urinária, no sangue total, plasmática ou em eritrócitos, atividade da transcetolase eritrocitária
Riboflavina (mg/dia)	9 a 13 14 a 18 19 a ↑70	0,9 1,0 1,1	0,9 1,3 1,3	Riboflavina urinária Atividade da enzima glutationa redutase eritrocitária
Niacina (mg/dia)	9 a 13 14 a 70	4 5	4 5	Atividade da enzima nicotinamida adenina dinucleotídeo (NAD) Ácido nicotínico na urina: N^1-metilnicotinamida (NMN) e N1-metil-2 piridona-5-carboxamida (2-piridona)
Piridoxina (mg/dia)	9 a 13 14 a 50 51 a ↑70	1,0 1,2 1,5	1,0 1,3 1,7	Piridoxina plasmática Xanturinato urinário após consumo de triptofano
Ácido pantotênico (mg/dia)	9 a 13 14 a ↑70	4 5	4 5	Ácido pantotênico urinário ou no sangue total
Cobalamina (μg/dia)	9 a 13 14 a ↑70	1,8 2,4	1,8 2,4	Cobalamina plasmática
Ácido fólico (μg/dia)	9 a 13 14 a ↑70	300 400	300 400	Folato em eritrócitos Folato plasmático ou sérico, homocisteína plasmática
Biotina (mg/dia)	9 a 13 14 a 18 19 a 70	20 25 30	20 25 30	Ligação com a avidina Antagonista da biotina
Vitamina C (mg/dia)	9 a 13 14 a 18 19 a ↑70	45 65 75	45 75 90	Vitamina C plasmática
Ferro (mg/dia)	9 a 18 14 a 18 19 a 50 51 a 70	8 15 18 8	9 11 8 8	Ferritina, saturação de transferrina Receptor de transferrina, ferro sérico
Sódio (mg/dia)	9 a 70	1.500	1.500	Sódio urinário
Cálcio (mg/dia)	9 a 18 19 a 50 51 a 70	1.300 1.000 1.200	1.300 1.000 1.200	Estrôncio plasmático, concentração sérica do paratormônio

Fonte: Rosa et al., 2008.

incluem tutoriais *online*, com imagens digitais de alimentos e porções, que facilitam sua utilização. Dessa forma, o método pode ser empregado em indivíduos iletrados ou com baixo grau de instrução.

Entre as várias vantagens dessas tecnologias, destaca-se o armazenamento digital dos dados, o qual diminui a possibilidade de deterioração ou perda do material coletado, bem como viabiliza sua consulta quantas vezes for necessário. Além disso, o banco de dados estruturado pode ser utilizado para investigar outras relações em análises futuras. Destaca-se, ainda, que, embora a aquisição de equipamentos como máquinas fotográficas ou filmadoras para registro da imagem do alimento represente um custo inicial maior que outros métodos de inquéritos dietéticos, sua reutilização em pesquisas posteriores dilui o investimento. Contudo, existem algumas limitações, como a dificuldade de aplicação do método com indivíduos que não estão familiarizados com tecnologia ou novos dispositivos, sendo necessário um treinamento. Ainda, o acesso à internet pode ser necessário e pode haver problemas técnicos na transferência de dados, no armazenamento, na duração de bateria etc. Outro aspecto importante é que esses novos métodos parecem não superar os problemas metodológicos relacionados ao autorrelato, como subestimativa do relato e alteração do consumo alimentar durante o período de coleta de dados.

No contexto brasileiro, as perspectivas atuais sobre o uso de ferramentas digitais para avaliação do consumo alimentar ganham relevância, alinhando-se às tendências globais, nas quais tais estratégias já são adotadas, inclusive em estudos de base populacional. Porém, tendo em vista a diversidade cultural e culinária, o Brasil enfrenta desafios únicos ao tentar avaliar o consumo alimentar da sua população. As ferramentas digitais despontam como potenciais soluções inovadoras e eficazes para superar essas barreiras, proporcionando métodos mais precisos, acessíveis e sustentáveis. A nosso favor, contam a expansão do acesso à internet e o aumento da penetração de *smartphones*, que contribuem para a viabilidade dessas ferramentas digitais. Contudo, para seu uso disseminado, é essencial garantir a equidade no acesso, considerando as disparidades socioeconômicas e as diferenças de infraestrutura entre as regiões brasileiras.

Até o momento, algumas ferramentas (*softwares* e aplicativos) têm sido validadas ou estão em processo de validação no Brasil, porém nenhuma tem sido amplamente divulgada e utilizada em território nacional. A ferramenta mais promissora é a versão brasileira do *software* GloboDiet, voltado para pesquisas na área de epidemiologia nutricional. A International Agency for Research on Cancer-World Health Organization (IARC-WHO) desenvolveu a metodologia para avaliação do consumo alimentar de forma padronizada e personalizada, com o objetivo de utilizá-la em pesquisas e em estudos de vigilância alimentar e nutricional. A adaptação para o contexto brasileiro considerou a tradução e a adequação de aproximadamente 70 bases de dados. O *software* GloboDiet orienta uma entrevista conduzida em cinco etapas: informações gerais do participante; lista rápida de alimentos e receitas; detalhamento dos alimentos/das receitas e das quantidades consumidas por meio, principalmente, do manual fotográfico; controle da quantidade de alimentos e nutrientes; e informações sobre o uso de suplementos dietéticos. Atualmente, o programa está em processo de validação e seu manual está disponível na internet.

Assim, essas novas tecnologias têm se mostrado bastante promissoras quanto à precisão da avaliação do consumo alimentar. Entretanto, trabalhos adicionais são necessários tanto para o aprimoramento das tecnologias mencionadas como para o desenvolvimento de novas ferramentas.

Métodos de determinação dos componentes do apetite

Diferenciação conceitual entre fome, apetite, saciação e saciedade

Nesse ponto é necessário fazer algumas diferenciações conceituais para melhor compreensão do assunto. Dessa maneira, o termo *fome* refere-se a um forte desejo por alimento, que está associado a diversas sensações objetivas. As intensas contrações rítmicas do estômago, após várias horas sem alimento, são conhecidas como "contrações da fome". Todavia, mesmo após remoção completa do estômago, ainda ocorrem as sensações psíquicas da fome, o que leva a pessoa à procura do alimento. O termo *apetite* é quase sempre utilizado com o mesmo sentido de fome. Porém, dois aspectos o diferenciam da fome: apresenta menor intensidade que a sensação de fome propriamente dita; e, em geral, implica desejo de certos tipos de alimentos e não de qualquer nutriente. Esse termo é usado ainda para indicar a soma total dos processos que influenciam o consumo de alimentos. A Figura 23.2 mostra os principais fatores determinantes do apetite.

Segundo Blundell et al., o apetite controla o tipo e a quantidade de alimento a ser ingerido. A fome determina quando e, até certo ponto, quanto de comida será ingerido, se pode ser condicionada e é influenciada por estímulos fisiológicos e ambientais.

Atualmente, aceita-se que o controle do apetite seja fundamentado em uma rede de interações que faz parte de um sistema

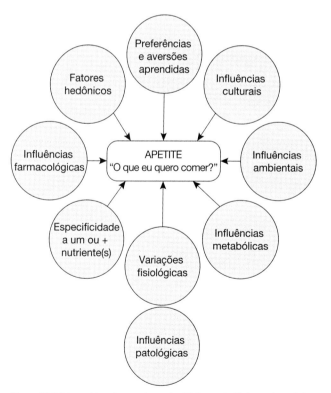

Figura 23.2 Fatores determinantes do apetite: (1) fatores hedônicos: odor, paladar, cheiro, textura; (2) preferências e aversões aprendidas: apetite não específico; (3) influências culturais: cultura/religião; (4) influências ambientais: temperatura/*marketing*/ambiente obesogênico; (5) influências farmacológicas: medicamentos que reduzem o apetite; (6) variações fisiológicas; (a) influências metabólicas: requerimento calórico, níveis de neurotransmissores, hormônios; (b) influências de patologias: anorexia, diabetes, obesidade, câncer; (c) especificidade a um ou mais nutriente(s): sódio, açúcar etc.

psicobiológico e se divide em três níveis: eventos psicológicos (percepção da fome, desejo de comer, sensações hedônicas) e operações comportamentais (refeições, ingestão de energia e macronutrientes); eventos fisiológicos e metabólicos periféricos; e interações metabólicas e de neurotransmissores no cérebro. O apetite reflete a operação sincrônica de eventos e processos nesses três níveis (Figura 23.3). Eventos neurais desencadeiam e orientam o comportamento, mas cada ato deste envolve uma resposta no sistema fisiológico periférico que, por sua vez, é traduzida em atividade neuroquímica cerebral. Essa atividade cerebral representa a força de motivação para comer e a disposição de abster-se da alimentação. Assim, é importante ressaltar:

- O comportamento alimentar é governado por um sistema redundante que tem numerosas entradas aferentes; todavia, nem todas são necessárias para o sistema funcionar
- Esse sistema usa sugestões sensórias múltiplas para aprender sobre as consequências de ingerir certos alimentos
- É sensível a mudanças externas e internas do ambiente e a mudanças na provisão de energia e nutrientes
- A evolução tem selecionado nossa fisiologia e comportamento para favorecer o superconsumo em vez de subconsumo. Isso significa que ele é mais responsivo para déficit em energia e nutrientes do que para incrementos
- O sistema tende a existir em decorrência de um equilíbrio entre entrada e gasto de energia, o que mantém um peso corporal estável. Esse equilíbrio pode ser rompido de tal modo que eleve esse peso. Assim, um novo equilíbrio pode ser então alcançado, com um peso corporal mais alto
- É interconectado com outros sistemas biológicos que influenciam a motivação e o comportamento. Outras influências, externas e internas, podem causar um grande distúrbio, de modo que o alimento (energia e nutriente) seja mal utilizado. Isso ocorre, especialmente, na gênese dos transtornos alimentares.

Outra diferenciação conceitual que precisa ser bem definida é quanto à saciação e à saciedade. A saciação é o processo que resulta na suspensão da alimentação ou término de uma refeição por motivos relacionados com a sensação de plenitude gástrica. Já a saciedade se refere ao período de tempo entre as refeições, quando não há ingestão de alimentos, por motivo principal da ausência da fome. Seu início se dá em decorrência da sensação de saciação, e seu término em consequência da sensação de fome. A saciação é, em parte, aprendida e, em parte, também determinada por componentes fisiológicos e ambientais.

A saciedade está intimamente relacionada com o tipo de alimento ingerido. Quando se trata de alimentos sólidos, segue-se a seguinte hierarquia societógena: proteína > carboidratos > lipídeos. Porém, isso não ocorre da mesma maneira para alimentos líquidos, nem ao se compararem pessoas magras e pessoas com obesidade.

A saciação pode ser estimada pelo valor das calorias ingeridas em uma refeição, considerando-se que o indivíduo pare de comer assim que atingir um grau de plenitude gástrica correspondente à sensação de confortavelmente cheio ou saciado. Pode, ainda, ser estimada por meio de pergunta específica que compõe a escala analógica visual (VAS, do inglês *visual analogue scale*), como "Quão cheio ou saciado você se sente agora?".

Já a saciedade pode ser estimada pela medida do tempo decorrido entre duas refeições, quando geralmente se considera a próxima refeição a ingestão de qualquer alimento, sólido ou líquido, maior ou igual a 150 kcal.

O percentual de compensação energética, que corresponde à quantidade de calorias ingeridas a mais ou a menos que o habitual, também apresenta resultados diferenciados entre indivíduos com e sem obesidade, dependendo do tipo de alimento ingerido anteriormente, a que chamamos carga e que pode ser calculado pela fórmula:

[(Ingestão energética na ausência da carga) – (Ingestão energética total no dia de teste – carga experimental/ingestão energética na ausência da carga) × 100)]

Entretanto, nessa área de pesquisa, é preciso levar em consideração as várias intercorrências que pode haver na estimativa tanto da saciação quanto da saciedade, como eventos que fazem com que o indivíduo coma sem estar com fome, ou que interrompa a alimentação sem ainda estar saciado, ou ainda que continue comendo mesmo já tendo atingido a saciação. Todos esses fatores estão intimamente relacionados com o padrão de comportamento alimentar de cada pessoa. A Figura 23.4 mostra a relação entre saciação e saciedade e os níveis de operação do apetite.

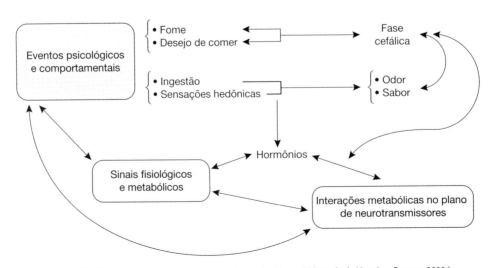

Figura 23.3 Rede de interações de um sistema psíquico-fisiológico. (Adaptada de Mourão e Bressan, 2009.)

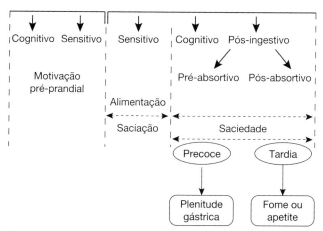

Figura 23.4 Relação entre saciação e saciedade e os níveis de operação do apetite.

Aspectos metodológicos de investigação da ingestão alimentar e escalas de avaliação dos componentes do apetite

Considerando que o próprio ambiente experimental pode afetar os resultados de estudos sobre ingestão alimentar, pesquisadores da área enfrentam a questão como o principal problema metodológico. O comportamento alimentar pode ser estudado em pessoas no seu próprio cotidiano, onde erros são grandes, mas o comportamento é natural. Por outro lado, em laboratório, onde há maior controle experimental, corre-se o risco de se criar um panorama que não corresponde à realidade, em razão da artificialidade do ambiente laboratorial.

Especialmente quando se avalia o impacto de diferentes refeições e dietas no apetite, os fatores psicológicos podem interferir como um efeito fisiológico da refeição, influenciando os resultados. Além disso, a sensação de apetite, em pessoas participando de um estudo, pode ser influenciada, no dia do teste, por fatores relevantes ao próprio ambiente, condições climáticas, entre outros. Também é provável que a variação na avaliação do apetite possa decorrer da variação tanto metodológica como biológica.

Escala analógica visual

Com os diversos estudos desenvolvidos nos últimos anos sobre o controle da ingestão de alimentos, verificou-se a necessidade de adotar um método confiável e eficiente para mensurar apetite. Em 2000, a VAS foi validada para esse fim.

A utilização dessa escala na investigação sobre a ingestão alimentar possibilita a obtenção de valiosas informações, com relação aos efeitos de manipulação dietética, farmacêutica e psicológica, no que diz respeito à motivação para comer. Além de tornar a quantificação possível, a VAS exibe um bom grau de confiabilidade e validade de predição de início de uma refeição, o que possibilita seu uso experimentalmente.

Tanto em experimentação como em estudos clínicos, a VAS deve ser aplicada em um certo intervalo de tempo, o que possibilita a identificação do grau de subjetividade da variável a ser analisada, pois apresenta modificações com o tempo em resposta à manipulação clínica ou nutricional. A escala é do tipo não estruturada, ou seja, não tem pontos fixos delimitados entre seu início e fim. Ela é tipicamente construída com linhas de 100 mm horizontais que representam a "continuidade" do sentimento subjetivo (p. ex., fome) a ser avaliado. Palavras-chave são posicionadas nas duas extremidades da linha, expressando assim a mais negativa ou positiva sensação, como: "nenhuma fome" (0 mm) e "com máxima fome" (100 mm). A marca feita sobre a linha horizontal da escala (traço vertical) deve corresponder à sensação questionada naquele momento, por exemplo, com relação à plenitude gástrica (saciação). O modelo de questões mais comumente usadas está descrito no trabalho de Flint et al., de 2000.

O uso dessa escala na forma de questionário escrito (método tradicional) foi considerado compatível com a sua utilização na forma eletrônica, que agrega vantagens tecnológicas, como sua praticidade de uso e rápida obtenção dos dados.

Contudo, existem algumas limitações a respeito da coleta de dados da VAS, especialmente porque, quando se aplica o questionário, não há uma supervisão durante o período de tempo em que o teste está sendo realizado. É possível haver dúvidas na hora da realização do questionário, quando o indivíduo não é bem treinado e esclarecido sobre cada ponto do teste, e isso pode provocar erros como dados preenchidos de forma trocada, incompletos ou marcados erroneamente. Além disso, não existem garantias de que a escala será preenchida completamente em determinada hora do dia, especificada pelo investigador.

Escala de magnitude e intensidade de saciedade

A escala de magnitude e intensidade de saciedade (SLIM) é um tipo de escala estruturada, ou seja, com delimitações específicas previamente determinadas. Diferentemente da VAS, a SLIM apresenta pontos intermediários, como moderadamente faminto e muito pouco faminto. Além disso, algumas modalidades da SLIM apresentam vários termos técnicos diferentes ao longo da mesma escala, como fome, vários graus de plenitude gástrica, entre outros. Essa escala pode ser ainda bipolar, indo de uma extremidade máxima de valores negativos a outra extremidade com valores positivos.

A SLIM foi inicialmente desenvolvida em um estudo de percepção oral e gustativa. Segundo Cardello et al., a SLIM apresenta algumas vantagens com relação à VAS, como ter maior poder discriminatório entre os componentes do apetite investigados e ser um instrumento simples e de fácil utilização. Porém, na prática, em indivíduos com grau de escolaridade mais baixo, a utilização dessa escala fica comprometida, visto sua complexidade de compreensão e utilização. Além disso, há de se ter maior cuidado na utilização dessa escala quanto a suas adaptações, inclusive traduções, em relação à escala original.

Comportamento alimentar e métodos utilizados para avaliação do padrão de comportamento alimentar

É preciso esclarecer que a ingestão alimentar é uma forma de comportamento e pode ser definida segundo sua estrutura, frequência e tamanho dos episódios de ingestão. Esse padrão de comportamento, juntamente com a composição de nutrientes e densidade calórica do alimento, determina a ingestão deste. A princípio, esse comportamento opera em nível de musculatura esquelética e está sob controle consciente, apesar de muitas vezes não parecer. Teoricamente, as pessoas deveriam estar aptas a decidir voluntariamente quando e como processar sua ingestão. Na prática, isso não acontece, e as pessoas acham extremamente difícil exercer esse controle. Tanto pessoas com obesidade quanto pessoas sem obesidade alegam não conseguir ter controle pleno sobre sua própria ingestão.

Além de alguns métodos, como o diário alimentar, já mencionados anteriormente, que podem auxiliar na percepção de modificações indevidas na alimentação, existem instrumentos mais específicos que denotam alterações em nível psíquico do comportamento alimentar. A seguir, serão apresentadas três metodologias: o questionário alimentar de três fatores (TEFQ, do inglês *Three Factor Eating Questionnaire*), a escala de compulsão alimentar periódica (ECAP), para determinação de transtorno da compulsão alimentar periódica, e o modelo transteórico, o qual se refere às etapas de mudança do comportamento.

Questionário alimentar de três fatores

O TEFQ é um instrumento de avaliação que estima o comportamento alimentar em três dimensões:

- Fator I – Restrição. Controle cognitivo restritivo do comportamento alimentar devido à tendência de alguns indivíduos em restringirem sua alimentação em função do controle do peso corporal. Algumas estratégias típicas desse tipo de comportamento são evitar alimentos gordurosos, comer porções pequenas e parar de comer antes de atingir a saciação
- Fator II – Desinibição. Tendência ao superconsumo e ao comer oportunístico em um ambiente obesogênico. Alguns exemplos típicos desse comportamento são comer em resposta a acontecimentos ou sensações negativas, ingerir grandes quantidades de comida e não resistir a alimentos altamente palatáveis, consumindo-os em grande quantidade
- Fator III – Suscetibilidade à fome. Percepção das sensações relacionadas com a fome, sua frequência e amplitude, e a extensão na qual essa sensação dispara o ato de comer. Um exemplo seria quando o indivíduo sente muita fome diversas vezes por dia, que seu estômago parece um "saco sem fundo".

O TEFQ foi desenvolvido por Stunkard e Messick e, posteriormente, adaptado para o português em uma versão reduzida por Nattaci e Ferreira Júnior. Segundo esses autores, um alto valor para o fator I indica que o indivíduo está mais atento a informações como o conteúdo calórico e nutricional do alimento; portanto, mais responsivo a estratégias tradicionais focadas em mudança de comportamento. Por outro lado, um alto valor obtido para o fator II denota maior responsividade a tratamentos em grupo, especialmente em se tratando de desinibição emocional relacionada com ansiedade, depressão e isolamento. No caso do fator III, indivíduos com altos escores poderiam se beneficiar de técnicas cognitivo-atribucionais relacionadas com a sensação de fome ou, a longo prazo, do uso de medicações que auxiliem na supressão do apetite.

Bryant et al., em 2008, afirmam que a desinibição está positivamente associada ao índice de massa corporal (IMC) e à obesidade, ou seja, quanto maior o nível de desinibição, maior o IMC, e que indivíduos com obesidade apresentam escores mais altos de desinibição em comparação aos sem obesidade. Entretanto, Drapeau et al. verificaram que, embora indícios de mudanças no comportamento alimentar tenham sido associados a mudanças no peso corporal, em um período de 6 anos de acompanhamento, surpreendentemente, os indivíduos que apresentaram maiores escores de desinibição foram os que tiveram menores mudanças no peso. Segundo Bryant et al., isso demonstra que o fator desinibição não atua isoladamente, mas com frequência exerce seus efeitos em uma interação com os outros dois fatores, restrição e fome. Os autores também ressaltam que um alto escore de desinibição está geralmente associado a um alto grau do comportamento restritivo e que a relação entre desinibição e peso corporal é fraca.

Outros trabalhos mostraram que indivíduos com maior peso tiveram altos escores de desinibição e baixos de restrição alimentar, enquanto os que tiveram altos escores de desinibição e altos de restrição tiveram um IMC mais baixo. De modo similar, os altos escores de desinibição foram simultaneamente correlacionados a altos valores de fome e IMC.

Recomenda-se que o TEFQ em estudos que avaliem o comportamento alimentar mediante determinado alimento ou grupo de alimentos seja realizado no sentido de rastrear e fazer triagem de indivíduos que não apresentam altos escores nos três níveis dos fatores analisados, especialmente para o fator I, de restrição.

Escala de compulsão alimentar periódica

Durante muito tempo, indivíduos com obesidade foram considerados um grupo homogêneo com base apenas no excesso de peso, sendo ignoradas diferenças comportamentais que poderiam contribuir para esse estado. Mais tarde, verificou-se que nem todos os indivíduos com obesidade podem ser considerados comedores compulsivos, os quais representam uma subcategoria entre a população com sobrepeso e obesidade. É importante ressaltar que a compulsão por comida não é gula, mas reflexo de um desequilíbrio neuropsicológico, no qual alterações biológicas fazem com que sentimentos como insatisfação, angústia e insegurança, entre outros, sejam momentaneamente amenizados pelo comer compulsivo.

O transtorno da compulsão alimentar TCA é caracterizado pela ingestão de grande quantidade de alimentos em um período delimitado (em geral menor que 2 horas), acompanhado da sensação de perda de controle sobre o que ou o quanto se come. Para caracterizar o diagnóstico, esses episódios devem ocorrer pelo menos 1 dia/semana durante 3 meses, estar associados a algumas características de perda de controle e não acompanhados de comportamentos compensatórios dirigidos para a perda de peso. Em pacientes com obesidade, a utilização de um instrumento que permita uma avaliação contínua do nível de gravidade da compulsão alimentar representa uma ferramenta importante na avaliação, uma vez que estudos evidenciam que a comorbidade psiquiátrica nesses indivíduos parece estar relacionada à gravidade da compulsão alimentar, e não à gravidade da obesidade.

Entretanto, ainda há grande incerteza diagnóstica quanto ao TCA e seus instrumentos de determinação. Apesar disso, a escala de compulsão alimentar periódica (ECAP) tem sido bastante utilizada como um instrumento que auxilia na determinação do TCA.

A ECAP foi construída em três etapas. Na primeira, foram definidas as características da compulsão alimentar, originando um grupo de 16 itens. Desses, oito eram manifestações comportamentais e oito descreviam sentimentos e cognições relacionados à compulsão alimentar. A segunda etapa envolveu a construção de afirmativas que refletiam a gravidade de cada característica, às quais foram atribuídos pontos (de 0 a 3). Na etapa três, os entrevistadores utilizaram três dimensões (frequência, quantidade de comida e grau de emoção envolvido em um episódio de compulsão alimentar) para criar um critério externo de gravidade da compulsão alimentar.

Esse procedimento resultou em uma escala Likert, constituída de uma lista de 16 itens e 62 afirmativas. Em cada item, deve ser selecionada a afirmativa que melhor representa a resposta do indivíduo.

Cada afirmativa corresponde a um número de pontos (0 a 3), abrangendo desde a ausência ("0") até a gravidade máxima ("3") da compulsão alimentar. O escore final é o resultado da soma dos pontos de cada item. No Brasil, ela foi traduzida e adaptada por Freitas et al., em 2001, e validada no ano seguinte. O diferencial dessa escala é que ela foi adaptada e validada para pacientes com obesidade e, por isso, apresenta maior sensibilidade para essa população.

Modelo transteórico

Diversas estratégias de educação nutricional são atualmente descritas na literatura. Entretanto, alcançar a motivação para uma mudança efetiva do padrão alimentar ainda é um grande desafio. A aplicação do modelo transterórico (MTT) parece ter um papel promissor em relação à melhor compreensão da mudança de comportamento alimentar. Estratégias que envolvam o direcionamento para cada estágio de mudança de comportamento, identificado segundo essa teoria, podem ser mais eficazes quanto à motivação dos indivíduos a adotar práticas alimentares mais saudáveis.

Contudo, para que o indivíduo modifique de fato seus hábitos, é necessária a internalização das regras de boas práticas alimentares. Dessa maneira, o objetivo de uma intervenção nutricional não deve ser apenas o fornecimento de informações, mas também o alcance da modificação no comportamento alimentar. Assim, quando se trabalha em prol de mudar práticas alimentares, é necessário conhecer os fatores que motivam os indivíduos ou evitam que eles realizem modificações em sua alimentação. A motivação refere-se ao processo de estimular o indivíduo a agir. Porém, apenas a motivação intrínseca[a] é um preditor real da adoção de hábitos alimentares saudáveis.

O MTT, comumente conhecido como "os estágios de mudança de comportamento", integra processos e princípios de mudança provenientes das principais teorias de intervenção. De acordo com esse modelo, as alterações no comportamento relacionado com a saúde ocorrem por meio de estágios distintos, os quais representam a dimensão temporal da mudança do comportamento, ou seja, mostram quando a mudança ocorre e qual é o grau de motivação para realizá-la.

Pré-contemplação. As mudanças ainda não foram consideradas ou realizadas pelo indivíduo, e não há ainda nenhuma intenção de adotá-las em um futuro próximo. Nesse estágio, as pessoas não percebem ou recusam o conhecimento do risco, ou, por outra razão, não adotam um comportamento mais saudável. Em relação ao comportamento alimentar, esse estágio corresponde àqueles que não reconhecem suas práticas alimentares como inadequadas ou não dispõem da motivação necessária para alterá-las. A pessoa só deixa essa fase e passa para o estágio seguinte quando é capaz de refletir sobre si mesma e sobre seu problema e começa a sentir-se insatisfeita com sua condição.

Contemplação. Início da percepção em que o indivíduo sente necessidade de superar sua dificuldade, reconhece que o problema existe e está seriamente decidido a superá-lo, mas ainda não consegue comprometer-se com a mudança. Nesse estágio, há reconhecimento dos benefícios da mudança, mas são identificadas diversas barreiras que impedem a ação desejada. Há um conflito entre manter o prazer imediato gerado pelos alimentos ou privar-se dele. Um exemplo é o indivíduo que reconhece ter um padrão alimentar pouco saudável, mas acredita que a falta de tempo, o preço ou o sabor desagradável de alimentos tidos como saudáveis não possibilitam a adoção de uma alimentação adequada. As pessoas frequentemente permanecem nesse estágio por um longo período, em razão da dificuldade de avaliação dos custos e benefícios da mudança de seu comportamento.

Preparação ou decisão. São os primeiros passos rumo à mudança, quando o indivíduo pretende alterar seu comportamento em um futuro próximo. Caracteriza-se como um período de planejamento de estratégias para essa mudança. Geralmente, após a superação de tentativas anteriores frustradas, são realizadas pequenas mudanças e um plano de ação é adotado, ainda sem assumir um compromisso sério com ele. Nesse ponto, a pessoa propõe-se a "na próxima segunda-feira" começar uma dieta, começar a fazer exercícios ou comer um pouco menos, mas não segue à risca as normas propostas, e os resultados não ocorrem como desejado.

Ação. Quando o indivíduo implementa o seu plano de mudança do comportamento e começa a efetuá-lo de maneira consciente, a mudança de atitude finalmente ocorre e as alterações do comportamento são percebidas. É um estágio que exige grande dedicação e disposição para evitar recaídas, e o indivíduo passa a adotar estratégias que ajudem a mantê-lo longe das tentações. É nesse momento que recebe o reconhecimento daqueles à sua volta e sente-se entusiasmado com seu desempenho. Um exemplo é o indivíduo que guarda os alimentos longe de seu campo de visão, ou não vai ao supermercado sem uma lista de compras previamente definida, ou evita comer enquanto realiza outras atividades.

Manutenção. É a última fase, quando os hábitos adotados continuam sendo seguidos e a prática comportamental já está solidificada e incorporada à rotina. Para isso é muito importante que o indivíduo consiga organizar sua rotina e seu ambiente de modo a facilitar que os comportamentos desejados perpetuem-se. O foco nessa fase é prevenir recaídas e consolidar os ganhos obtidos durante a ação. Em relação à alimentação, poderia corresponder a um adulto que passou por uma educação alimentar e adotou um hábito alimentar saudável há mais de 1 ano.

Os estágios de mudança do comportamento não devem ser observados como uma sequência estática e linear, mas como uma evolução dinâmica com um delineamento em espiral, uma vez que há uma continuidade da mudança de comportamento iniciada no estágio anterior. Além disso, deve-se reconhecer que os estágios podem ser interrompidos por recaídas, durante as quais ocorre regressão à fase anterior. Porém, as recaídas não devem ser interpretadas como fracasso, mas como uma oportunidade de aprendizado para evitar que erros se repitam no futuro.

O MTT pode ser considerado um instrumento promissor de auxílio à compreensão da mudança comportamental relacionada com a saúde, especialmente em pacientes com obesidade. No entanto, a padronização de protocolos para utilização desse método e de questionários para sua avaliação ainda precisa ser desenvolvida e validada no Brasil, especificamente para o comportamento alimentar.

---

[a] Motivação intrínseca é a que surge do indivíduo, abrange seus desejos, necessidades e metas e é estabelecida a partir do desejo de alcançar uma recompensa interna. Exemplos de motivações internas são os desejos de ter uma boa saúde, de prevenir doenças ou de perder peso. Já a motivação extrínseca é uma resposta a recompensas ou punições externas ao indivíduo e inclui o suporte social recebido e possíveis recompensas materiais. As orientações médicas para o controle de uma patologia são exemplos de uma motivação extrínseca, bem como as queixas de familiares em ocasiões sociais sobre o consumo alimentar de um indivíduo, que podem atuar tanto de forma positiva como negativa, isto é, podem estimular ou prejudicar a realização de mudanças no comportamento alimentar.

Considerações finais

A investigação e a avaliação dos padrões de ingestão alimentar são de fundamental importância tanto no aspecto preventivo à obesidade quanto no acompanhamento do paciente que já se encontra em tratamento. Sendo assim, faz-se necessário o domínio das técnicas adequadas para essa tarefa. Os métodos apresentados neste capítulo para esse fim auxiliam na realização dessas determinações, porém todos apresentam limitações. Dessa maneira, a escolha dos recursos a serem utilizados nessa investigação deve ser feita com muita cautela.

O estudo do comportamento alimentar é um elemento importante para o sucesso das intervenções nutricionais, o que justifica a necessidade dessa investigação. O comportamento alimentar de indivíduos com obesidade pode apresentar padrões completamente diferentes de uma pessoa para outra. Portanto, cada caso deve ser observado de maneira individualizada.

O transtorno da compulsão alimentar periódica não está presente, necessariamente, em todos esses indivíduos. Além da entrevista clínica, a utilização de questionários/escalas, como a ECAP e o TEFQ, pode auxiliar na investigação de alterações no comportamento alimentar.

Bibliografia

Abbot JM, Thomson CA, Ranger-Moore J, et al. Psychosocial and behavioral profile and predictors of self-reported energy underreporting in obese middle-aged women. J Am Diet Assoc. 2008;108(1):114-9.

Avelino GF, Previdelli AN, Castro MA, et al. Underreporting of energy intake and associated factors in a population-based study. Cad Saúde Pública. 2014;30(3):663-8.

Blundell J, de Graaf C, Hulshof T, et al. Appetite control: methodological aspects of the evaluation of foods. Obes Rev. 2010;11(3):251-70.

Boushey CJ, Kerr DA, Wright J. Use of technology in children's dietary assessment. Eur J Clin Nutr. 2009;(63):S50-S57.

Brouwer-Brolsma EM, Brennan L, Drevon CA, et al. Combining traditional dietary assessment methods with novel metabolomics techniques: present efforts by the Food Biomarker Alliance. Proc Nutr Soc. 2017;76(4):619-27.

Bryant EJ, King NA, Blundell JE. Disinhibition: its effects on appetite and weight regulation. Obes Rev. 2008;9(5):409-19.

Cardello A, Schutz H, Lesher L, Merrill E. Development and testing of a labeled magnitude scale of perceived satiety. Appetite. 2005;44:1-13.

Carter MC, Burley VJ, Nykjaer C, Cade JE. 'My Meal Mate' (MMM): validation of the diet measures captured on a smartphone application to facilitate weight loss. Brit J of Nutr. 2013;109(3):539-46.

Coutinho WF. Assessment and treatment of binge eating in obese patients. Einstein (São Paulo). 2006;4(supl.1):S49-S52.

Drapeau V, Provencher V, Lemieux S, et al. Do 6-y changes in eating behaviors predict changes in body weight? Results from the Quebec Family Study. International Journal of Obesity. 2003;27(7):808-14.

Fangupo LJ, Haszard JJ, Leong C, et al. Relative validity and reproducibility of a food frequency questionnaire to assess energy intake from minimally processed and ultra-processed foods in young children. Nutrients. 2019;11:1-13.

Flint A, Raben A, Blundell JE, Astrup A. Reproducibility, power and validity of visual analogue scales in assessment of appetite sensations in single test meal studies. Int J Obes Relat Metab Disord. 2000;24(1):38-48.

Food and Agriculture Organization of the United Nations. Dietary assessment: a resource guide to method selection and application in low resource settings. Rome: FAO; 2018.

Freitas S, Lopes CS, Coutinho W, Appolinario JC. Tradução e adaptação para o português da Escala de Compulsão Alimentar Periódica. Revista Brasileira de Psiquiatria. 2001;23:215-20.

Harttig U, Haubrock J, Knüppel S, et al. The MSM program: web-based statistics package for estimating usual dietary intake using the Multiple Source Method. Eur J Clin Nutr. 2011;65 Suppl 1:S87-91.

Jia W, Chen HC, Yue Y, et al. Accuracy of food portion size estimation from digital pictures acquired by a chest-worn camera. Public Health Nutr. 2014;17:1671-81.

Kevin WD, Patricia MG, Laurence SF, et al. Statistical methods for estimating usual intake of nutrients and foods: a review of the theory. Journal of the American Dietetic Association. 2006;106(10):1640-50.

Mannato LW, Pereira TSS, Velasquez-Melendez G, et al. Comparison of a short version of the Food Frequency Questionnaire with its long version – a cross-sectional analysis in the Brazilian Longitudinal Study of Adult Health (ELSA-Brasil). Sao Paulo Med J. 2015;133(5):414-20.

Marchioni DML, Gorgulho BM, Steluti J. Consumo alimentar: guia para avaliação. In: Consumo alimentar: guia para avaliação. Barueri: Manole; 2019. 300 p.

Martin CK, Nicklas T, Gunturk B, et al. Measuring food intake with digital photography. J Hum Nutr Diet. 2014;27 (Suppl 1):72-81.

Martini LA. Marcadores bioquímicos da ingestão alimentar. In: Fisberg RM, Slater B, Marchioni DML, editores. Inquéritos alimentares: métodos e bases científicas. Barueri: Manole; 2005. p. 132-58.

Mata JS, Freitas JV, Crispim SP, et al. Technological tools for assessing children's food intake: a scoping review. J Nutr Sci. 2023;12(43):1-18.

Molina MCB, Benseñor IM, Cardoso LO, Velasquez-Melendez G. Reprodutibilidade e validade relativa do Questionário de Frequência Alimentar do ELSA-Brasil. Cad Saúde Pública. 2013;29:379-89.

Moshfegh AJ, Rhodes DG, Baer DJ, et al. The US Department of Agriculture Automated Multiple-Pass Method reduces bias in the collection of energy intakes. Am J Clin Nutr. 2008;88(2):324-32.

Moshfegh AJ, Rhodes DG, Martin CL. National food intake assessment: technologies to advance traditional methods. Annu Rev Nutr. 2022;42:401-22.

Mourão DM, Bressan J. Influência de alimentos líquidos e sólidos no controle do apetite. Rev Nutr. 2009;22:537-47.

Mourão DM, Bressan J, Campbell WW, Mattes RD. Effects of food form on appetite and energy intake in lean and obese young adults. Int J Obes (Lond). 2007;31(11):1688-95.

Natacci LC, Ferreira Júnior MF. The three factor eating questionnaire – R21: tradução para o português e aplicação em mulheres brasileiras. Rev Nutr Campinas. 2011;24(3):383-94.

Oviedo-Solís CI, Monterrubio-Flores EA, Rodríguez-Ramírez S, et al. A semi-quantitative food frequency questionnaire has relative validity to identify groups of NOVA food classification system among mexican adults. Front Nutr. 2022;9:1-10.

Pereira AF, Uehara SK. Métodos de inquéritos dietéticos. In: Rosa G, Pereira AF, Bento CT, et al., editores. Avaliação nutricional do paciente hospitalizado: uma abordagem teórico-prática. Rio de Janeiro: Guanabara Koogan; 2008. p. 7-19.

Raper N, Perloff B, Ingwersen L, et al. An overview of USDA's Dietary Intake Data System. J Food Compos Anal. 2004;17(3-4):545-55.

Rosa G, Lopes M, Bento CT, et al. Exames laboratoriais empregados na avaliação nutricional. In: Rosa G, editor. Avaliação nutricional do paciente hospitalizado: uma abordagem teórico-prática. Rio de Janeiro: Guanabara Koogan; 2008. p. 83-138.

Sharp DB, Allman-Farinelli M. Feasibility and validity of mobile phones to assess dietary intake. Nutrit. 2014;30(11):1257-66.

Silva Júnior EL, Gonzalez LFC. Alimentos ultraprocessados como fator de risco para a diabetes. Revista Multidisciplinar de Educação e Meio Ambiente. 2021;2(2).

Silva LSL, Abdalla PP, Araújo RG, et al. O consumo de alimentos ultraprocessados é determinante no desenvolvimento da obesidade. Arq Bras Ed Física. 2021;4(2):142-9.

Sjödén P, Fellenius J, Fellenius R. Assessment methods for eating behavior, food intake and food preferences. Scandinavian Journal of Behaviour Therapy. 1986;(15):163-77.

Spencer L, Wharton C, Moyle S, Adams T. The transtheoretical model as applied to dietary behaviour and outcomes. Nutr Res Rev. 2007;20(1):46-73.

Steele R. An overview of the state of the art of automated capture of dietary intake information. Crit Rev Food Sci Nutr. 2015;55(13):1929-38.

Steluti J, Crispim SP, Araujo MC, et al. Tecnologia em saúde: versão brasileira do software GloboDiet para avaliação do consumo alimentar em estudos epidemiológicos. Rev Bras Epidemiol. 2020;23:E200013.

Stumbo JP. New technology in dietary assessment: a review of digital methods in improving food record accuracy. Proc Nutr Society. 2013;72(1):70-6.

Stunkard AJ, Messick S. The three-factor eating questionnaire to measure dietary restraint, disinhibition and hunger. J Psychosom Res. 1985;29:71-83.

Toral N, Slater B. Abordagem do modelo transteórico no comportamento alimentar. Ciência & Saúde Coletiva. 2007;12:1641-50.

24 | Avaliação do Gasto Energético e da Oxidação de Substratos Energéticos

Alessandra Escorcio Rodrigues Almeida ■ Marcio C. Mancini

Introdução

O organismo necessita de energia para realizar suas atividades e mantém trocas constantes com o meio ambiente. A energia química necessária para o organismo é obtida a partir da oxidação das ligações C–H dos carboidratos, lipídeos e proteínas, que ocorre no citosol e nas mitocôndrias das células. Para que essa reação bioquímica ocorra, é consumido oxigênio (O_2) e são produzidos gás carbônico (CO_2) e água (H_2O).

É fundamental manter um equilíbrio entre a quantidade de energia consumida, ou seja, a ingestão calórica (IC) e o gasto energético total (GET). Esse equilíbrio é chamado "balanço energético (BE)". Quando a IC é maior que o GET, ocorre um BE positivo, que favorece o aumento do estoque energético e o ganho de peso. A situação oposta leva a BE negativo, consequente depleção do estoque energético e perda de peso.

Por isso, independentemente da causa básica que desencadeie a obesidade, o BE está sempre intimamente relacionado com a sua prevalência. O GET é composto de gasto metabólico de repouso (GMR), gasto com termogênese alimentar (GTA) e gasto com atividade física (GAF) (Figura 24.1).

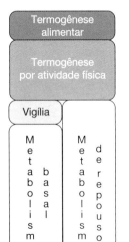

Figura 24.1 Composição do gasto energético total (GET).

O GMR é o principal componente do GET, sendo o seu cálculo uma das informações fisiológicas mais importantes tanto no tratamento individual como em estudos nutricionais clínicos ou epidemiológicos.

É importante fazer uma ressalva quanto à diferença entre GMR, o qual pode ser definido como a necessidade energética em repouso, e o gasto metabólico ou gasto energético basal (GEB), definido pela necessidade energética para manter os processos vitais básicos. É difícil obter o GEB, pois a medida deve ser realizada durante o sono. Por esse motivo, em geral, é mensurado o GMR, o qual apresenta uma diferença do GEB em torno de 3% e pode ser aferido com o indivíduo em repouso, porém acordado, em ambiente termoneutro e confortável, sendo, portanto, de mais fácil realização.

Com relação ao GAF, este representa o efeito térmico de qualquer movimento que ultrapasse o GEB. Já o GTA é o custo energético da digestão, absorção e assimilação dos macronutrientes.

Gasto metabólico de repouso

De acordo com diversos estudos, o GMR pode ser um importante preditor de obesidade, uma vez que tem uma correlação inversa com o ganho de peso. O GMR é uma informação valiosa no tratamento da obesidade e por isso deve ser calculado da maneira mais fidedigna possível. Existem diversos métodos para mensurá-lo: calorimetria direta (CD) ou indireta (CI), ou pelo método de água duplamente marcada. Além disso, pode ser estimado pela aplicação de equações matemáticas.

Calorimetria direta

Trata-se da medida da troca de calor do organismo com o ambiente. O indivíduo deve permanecer em repouso e em condições basais, em uma câmara isolada termicamente, pela qual passa um fluxo de água, que é avaliado de acordo com a sua velocidade (mℓ/min) e temperatura (de entrada e saída). Considerando que caloria é a unidade de medida que se despende para elevar a temperatura em 1°C, a partir dessa análise é obtido o GMR do indivíduo.

A CD é um método utilizado para validar outros, mas apresenta as desvantagens de ser muito caro e de isolar o indivíduo em uma câmara pequena.

Calorimetria indireta

É a medida da troca de gases do organismo com o ambiente, no qual a determinação do gasto energético é realizada pela mensuração do consumo de oxigênio e produção de gás carbônico. A CI é o método padrão-ouro para cálculo do GMR, mensurando-o de modo simples, desde que realizado por um profissional bem treinado e em um aparelho adequadamente calibrado.

A CI é realizada por meio de uma bomba calorimétrica, que mede *in vitro* a combustão dos nutrientes, registrando a quantidade de oxigênio inspirada (VO_2) e de gás carbônico produzido (VCO_2) na combustão completa dos substratos energéticos.

A calorimetria se baseia no pressuposto de que todo O_2 consumido é utilizado para oxidar os substratos energéticos e que todo CO_2 produzido a partir da oxidação dos nutrientes é eliminado pela respiração, possibilitando, assim, a quantificação do total de energia produzida.

A relação entre a quantidade de O_2 consumido e de CO_2 produzido é conhecida como "quociente respiratório (QR)", indicando qual tipo de substrato está sendo utilizado pelo organismo. O QR pode ser proteico (QRp) ou não proteico (QRnp), indicando a participação dos carboidratos e gorduras. A diferença entre os tipos de QR acontece a partir da determinação da taxa de excreção diária do nitrogênio na urina, uma vez que os carboidratos e lipídeos são oxidados completamente até CO_2 e H_2O. Além disso, as proteínas liberam nitrogênio, o qual é excretado na urina.

Vale ressaltar que, como a análise de concentração de nitrogênio urinário diário é de difícil determinação e sujeita a muitos erros, recomenda-se a exclusão da oxidação de proteínas no cálculo da produção de energia, sendo o erro introduzido de aproximadamente 2%.

Os valores do QR devem estar entre 0,67 e 1,3, e quanto mais próximo de 0,7 for o resultado, maior é a oxidação de lipídeos, e quanto mais perto de 1,0, maior é a oxidação de carboidratos.

No caso da oxidação dos carboidratos, por uma questão de estrutura química, cada oxigênio consumido produz uma molécula de dióxido de carbono:

$$C_6H_{12}O_6 + 6\ O_2 \rightarrow 6\ CO_2 + 6\ H_2O$$

Ou seja, igual a 1,0.

Para as gorduras, a reação química ainda é diferente:

$$C_{55}H_{104}O_6 + 78\ O_2 \rightarrow 55\ CO_2 + 52\ H_2O$$

Ou seja, igual a 0,7.

A Tabela 24.1 apresenta as características metabólicas de cada substrato alimentar (macronutriente).

Água duplamente marcada

Fundamenta-se na liberação de hidrogênio e oxigênio pela água corporal a partir da ingestão de uma dose de dois isótopos estáveis.

Esse método é realizado a partir da ingestão de água com isótopos estáveis de hidrogênio e oxigênio, os quais são misturados com a água corporal. As taxas de perda de hidrogênio e oxigênio são medidas pelo declínio de suas concentrações em algum fluido do corpo, geralmente a urina. A diferença entre a taxa de perda de ambos os isótopos (hidrogênio e oxigênio) indica a produção de dióxido de carbono. Esse valor é então aplicado às equações clássicas de CI para calcular o gasto energético.

A grande vantagem dessa técnica é a garantia da mensuração da produção de dióxido de carbono por períodos longos (5 a 20 dias) e exige apenas uma amostra de urina. Além disso, possibilita que os indivíduos sejam estudados em seu estado livre e ambiente habitual e não é invasivo. A desvantagem é o alto custo do isótopo de oxigênio e do aparelho para sua avaliação, pouco disponível.

Fórmulas

O cálculo do GMR é costumeiramente realizado por fórmulas. Há diversas que podem ser utilizadas para estimá-lo (Tabela 24.2), como:

- Harris e Benedict: feita com base em uma população de 136 homens e 103 mulheres por aproximadamente 10 anos, foi finalizada em 1917 e apenas 5% da população tinha índice de massa corporal (IMC) > 30 kg/m^2
- Owen: publicada em 1986 e 1987 com dados coletados de 60 homens e 44 mulheres com diversas faixas de IMC
- Miffin: publicada em 1990, elaborada a partir de dados de 251 homens e 247 mulheres, sendo 42% da população com IMC > 30 kg/m^2, com IMC máximo de 42 kg/m^2
- Schofield: publicada em 1985, foi uma compilação de 114 estudos classificados como cientificamente adequados, resultando em uma amostra de 7.173 indivíduos (4.809 homens e 2.364 mulheres) de origem norte-americana e europeia
- FAO/WHO/UNU: publicada em 1985, foi uma adaptação da fórmula criada por Schofield, em que a amostra aumentou para 11 mil indivíduos. Entretanto, por ser limitada a norte-americanos e europeus, essa amostra não é adequada para ser aplicada livremente em indivíduos de outras partes do mundo
- Herry e Reis: publicada em 1991, a equação foi elaborada a partir de dados da literatura que se encaixassem em alguns critérios como GMR mensurado em jejum sob determinadas condições: padrões de repouso e em indivíduos saudáveis, com descrição do equipamento utilizado no trabalho e dados disponíveis sobre idade, sexo, massa corporal e estatura. Foram utilizados indivíduos de ambos os sexos e residentes apenas nos trópicos, somando um total de 2.822. Ainda assim, estudos indicam que essa equação traz valores superestimados para residentes dessa localidade.

Entre as fórmulas descritas, a mais utilizada na prática clínica é a equação de Harris e Benedict (HB), apesar de alguns estudos

Tabela 24.1 Características metabólicas dos diferentes substratos alimentares.

Substrato	Valor calórico (kcal)	Consumo de O_2 (ℓ/g)	Produção de CO_2 (ℓ/g)	Coeficiente respiratório (CO_2/O_2)	Valor calórico O_2 (kcal)
Carboidratos	4,1	0,75	0,75	1,0*	5,0
Gorduras	9,3	2,03	1,43	0,7	4,7
Proteínas	4,3	0,97	0,78	0,8	4,5

*Por exemplo, para oxidar uma molécula de glicose são consumidos 0,75 ℓ de O_2 e produzidos 0,75 ℓ de CO_2; por isso, quando se oxida glicose, o valor é de 5 kcal/ℓ, pois é consumido 1 ℓ de O_2 para oxidar 1 glicose e são liberadas 5 kcal. (Adaptada de Douglas, 2002.)

222 Parte 3 ▪ Avaliação Clínica

Tabela 24.2 Diferentes fórmulas para calcular o gasto metabólico de repouso.

Referência	Idade	Sexo	Equação	N
Harris e Benedict (1919) (kcal/dia)	15 a 74	M	$66,4730 + 13,7516(MC) + 5,0033(E) - 6,7550(I)$	136
	15 a 74	F	$655,095 + 9,5634(MC) + 1,8496(E) - 4,6756(I)$	103
Schofield (1985) (MJ/dia)	< 3	M	$0,249(MC) - 0,127$	162
		F	$0,244(MC) - 0,130$	137
	3 a 10	M	$0,095(MC) + 2,110$	338
		F	$0,085(MC) + 2,033$	413
	10 a 18	M	$0,074(MC) + 2,754$	734
		F	$0,056(MC) + 2,898$	575
	18 a 30	M	$0,063(MC) + 2,896$	2.870
		F	$0,062(MC) + 2,036$	829
	30 a 60	M	$0,048(MC) + 3,653$	646
		F	$0,034(MC) + 3,538$	372
	≥ 60	M	$0,049(MC) + 2,459$	50
		F	$0,038(MC) + 2,755$	38
FAO/WHO/UNU (1985) (MJ/dia)	< 3	M	$0,255(MC) - 0,226$	
		F	$0,255(MC) - 0,214$	
	3 a 10	M	$0,0949(MC) + 2,07$	
		F	$0,0941(MC) + 2,09$	
	10 a 18	M	$0,0732(MC) + 2,72$	
		F	$0,0510(MC) + 3,12$	
	18 a 30	M	$0,0640(MC) + 2,84$	
		F	$0,0615(MC) + 2,08$	
	30 a 60	M	$0,0485(MC) + 3,67$	
		F	$0,0364(MC) + 3,47$	
	≥ 60	M	$0,0565(MC) + 2,04$	
		F	$0,0439(MC) + 2,49$	
Henry e Rees (1991) (MJ/dia)	3 a 10	M	$0,113(MC) + 1,689$	196
		F	$0,063(MC) + 2,466$	88
	10 a 18	M	$0,084(MC) + 2,122$	409
		F	$0,047(MC) + 2,951$	233
	18 a 30	M	$0,056(MC) + 2,800$	1.174
		F	$0,048(MC) + 2,562$	350
	30 a 60	M	$0,046(MC) + 3,160$	274
		F	$0,048(MC) + 2,448$	98
Owen et al. (1986/1987) (kcal/dia)	15 a 74	M	$879 + 10,2(MC)$	60
	15 a 74	F	$795 + 7,2(MC)$	44
Miffin et al. (1990) (kcal/dia)	15 a 74	M	$5 + 10(MC) + 6,25(E) - 5(I)$	251
	15 a 74	F	$-161 + 10(MC) + 6,25(E) - 5(I)$	247

E: estatura (cm); FAO/WHO/UNU: Food and Agriculture Organization/World Health Organization/United Nations University; I: idade (anos); MC: peso corporal (kg). Nota: para converter MJ em kcal, multiplicar por 239.

mostrarem que ela pode levar a uma superestimação do GMR. No entanto, dependendo da população estudada, a equação de HB pode levar à subestimação do GMR, segundo outros estudos. Em indivíduos com obesidade existe uma discrepância maior que em indivíduos sem obesidade, uma vez que as equações, além de antigas, não tinham em sua amostra número expressivo de indivíduos com obesidade. Especificamente na população brasileira, a tendência é de superestimação leve do GMR de adultos, a qual pode variar de acordo com a faixa de IMC (Figura 24.2). Tanto a sub como a superestimação podem induzir um tratamento inadequado dos pacientes com obesidade, especialmente mulheres, nas quais as diferenças dos valores calculados e estimados podem ser ainda maiores.

Um dos motivos que faz com que os resultados calculados por fórmulas não sejam corretos é que nem sempre a população à qual a fórmula é aplicada corresponde àquela utilizada para sua elaboração. Além disso, elas foram propostas há muito tempo e, nesse período, a população sofreu diversas mudanças que influenciam diretamente o GMR.

Na população com obesidade, as fórmulas mais utilizadas parecem se adequar ainda menos em função da dificuldade de escolher o peso a ser aplicado na fórmula, uma vez que estudos mostram que o uso do peso atual leva à superestimação e o uso do peso ideal ou ajustado leva à subestimação.

O uso de fórmulas não adequadas para o cálculo dessas necessidades pode influenciar diretamente no sucesso do tratamento clínico da obesidade. Por esse motivo, é sempre melhor optar por equações baseadas em população similar à avaliada ou que tenham menor erro. Na população brasileira, a mais indicada é a de HB.

Logo, para o cálculo do GMR, especialmente em pessoas com obesidade, recomenda-se o uso da CI, que é o padrão-ouro. No caso da impossibilidade da sua realização, autores têm sugerido a criação de fatores de correção para as fórmulas que as tornem mais adequadas para a população estudada, ou então a criação de novos modelos baseados na população a ser estudada. Uma boa opção para mulheres brasileiras com IMC de até 35 kg/m² é o uso da equação desenvolvida a partir de um modelo de regressão linear múltipla utilizando os dados dessa população (Rodrigues, 2010):

$$\text{GMR estimado} = 407,57 + 9,58 \text{ (peso, kg)} + 2,05 \text{ (altura, cm)} - 1,74 \text{ (idade, anos)}$$

Fatores que influenciam o metabolismo

O GMR está relacionado, principalmente, com a massa magra (MM) do indivíduo, mas é influenciado também pela superfície corpórea (SAC), massa gorda (MG), idade, sexo e fatores genéticos.

O peso é a variável de maior influência no GMR, seguido pelo IMC, medida que está diretamente relacionada com a prevalência de componentes da síndrome metabólica, em especial de risco cardiovascular.

O grau de sobrepeso é um fator de grande influência nas equações preditivas e, vale lembrar, a maior parte das equações utilizadas hoje em dia foi feita com base em indivíduos sem sobrepeso ou obesidade.

Por esse motivo, atualmente existe uma necessidade evidente de que as fórmulas propostas sejam elaboradas de acordo com a classe de obesidade. Entretanto, não existe um consenso quanto ao uso da composição corporal, mas a maior parte dos estudos indica que o uso da MM e da MG em fórmulas para o cálculo do GMR parece não ter grande influência, apesar de a MM ser metabolicamente mais ativa. Logo, as novas equações propostas têm sido elaboradas de acordo com a classificação de IMC.

Etnia é também um fator significativo. Estudos mostram, por exemplo, que mulheres afro-americanas têm GMR menor que mulheres americanas de origem europeia, evidenciando, portanto, a influência da etnia nesse gasto.

A idade possui uma correlação inversa com o GMR, ou seja, quanto maior a idade, menor o GMR, pois o organismo passa a

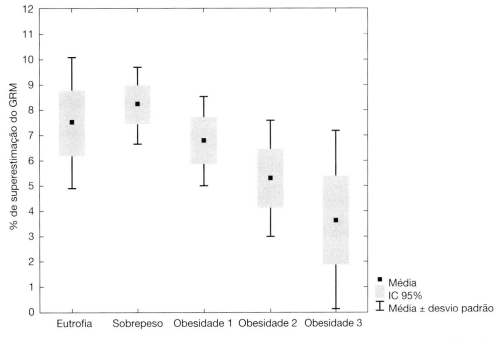

Figura 24.2 Percentual dos valores de superestimação do gasto metabólico de repouso (GMR) obtido pela equação de Harris e Benedict (HB) de acordo com a faixa de índice de massa corporal (IMC, em kg/m²). IC: intervalo de confiança. (Fonte: Rodrigues, 2010.)

gastar menos energia com a idade. Entre as possíveis justificativas para esse declínio estão as alterações na composição corporal, como redução da MM e da atividade física, as quais influenciam diretamente o GMR, alteração na função tireoidiana e menor atividade do sistema nervoso simpático.

Estudos recentes têm destacado a possibilidade de existir uma janela crítica de desaceleração do GMR, uma vez que nesse período alterações de composição corporal ou de estilo de vida não são suficientes para justificar tais alterações. Nos homens, esse declínio parece ser mais intenso, ocorrendo em torno dos 41 anos, enquanto nas mulheres esse declínio se dá por volta dos 50 anos.

Todavia, ao longo da vida, homens tendem a ter um metabolismo maior que mulheres, provavelmente por a quantidade de MM ser maior nos indivíduos do sexo masculino, além da ação dos hormônios androgênicos que estimulam mais o metabolismo quando comparados ao estrogênios.

Assim como a idade, o QR tem uma correlação inversa com o GMR, sendo também um importante preditor de obesidade, visto que indivíduos com um QR alto têm maior chance de ganhar peso quando comparados a indivíduos com QR menor.

Além desses fatores, hiperinsulinemia, pressão arterial, tabagismo, diabetes, apneia noturna, entre outros, parecem ter influência significativa sobre o GMR.

Existem ainda estudos recentes que têm avaliado a influência da flora intestinal sobre o GMR, já que está bem claro que a composição dela difere entre indivíduos com ou sem obesidade. Em pessoas com obesidade, a flora é capaz de aumentar a produção de fatores inflamatórios relacionados com a obesidade e pode promover alterações no gasto energético.

Termogênese alimentar

Trata-se do custo energético da digestão, absorção e assimilação dos macronutrientes. Representa aproximadamente 10% do GET. O GTA pode variar de acordo com composição, volume, horário e, principalmente, modo de preparo do alimento. Alimentos crus e integrais têm custo energético maior por conterem maior quantidade de fibras. Já alimentos cozidos têm custo energético menor, uma vez que suas fibras foram abrandadas pelo cozimento. A mastigação também despende energia e, portanto, eleva o GTA.

A genética do indivíduo também apresenta grande influência no GTA, assim como idade, grau de atividade física e sensibilidade à insulina. A idade tem uma relação inversa com o GTA, que diminui de acordo com o aumento da idade.

Em virtude de todas essas variáveis, que nem sempre são controláveis, de todos os componentes do GET, o GTA é definitivamente o mais difícil de mensurar e o que está sujeito a maior variação, pois excede o custo de absorção, transporte e armazenamento dos nutrientes. Existem diversas variáveis envolvidas, mas a justificativa para um aumento ou declínio do GET certamente não está nas alterações do GTA, uma vez que ele representa aproximadamente 10% do GET.

Gasto com atividade física

É consenso que a obesidade tem grande relação com sedentarismo. Baixos níveis de atividade física podem ser classificados tanto como causa quanto como consequência da obesidade. A atividade física tem grande influência no GET e pode ser uma maneira natural de elevá-lo, além de trazer benefícios bem conhecidos para a saúde, como proteção cardiovascular e auxílio no controle glicêmico.

Estudos mostram uma correlação inversa entre peso e níveis de atividade física, apesar de evidências indicarem que, quanto maior o peso, maior o gasto energético do indivíduo. Os níveis de atividade física parecem cair com o aumento da idade e da adiposidade.

Entre os métodos para se aferir o GAF, destacam-se a câmara respiratória e a água duplamente marcada. Para prática clínica, existem valores predefinidos chamados "fatores de atividade física", determinados pela Food and Agriculture Organization/Organização Mundial da Saúde (FAO/OMS), que devem ser aplicados ao GMR estimado ou mensurado para que o GET seja obtido (Tabela 24.3).

Aspectos fisiológicos do balanço energético

Existem diversos mecanismos fisiológicos moduladores da homeostase energética. Entre eles, é possível citar a ação de nutrientes, monoaminas, peptídeos e esteroides.

Nutrientes. Existem vários nutrientes que podem aumentar ou reduzir a ingestão alimentar. Alguns agem de maneira sistêmica e outros de maneira periférica. A ação também varia de acordo com o modo de administração. A Tabela 24.4 indica a ação de cada nutriente na ingestão alimentar.

Monoaminas. São derivados de aminoácidos gerados no processo de descarboxilação. As principais monoaminas são as catecolaminas, entre elas a dopamina, a noradrenalina e a adrenalina, provenientes da fenilalanina; a serotonina, derivada da triptamina; e a histamina, derivada da histidina. As monoaminas atuam no organismo como neurotransmissores. A Tabela 24.5 indica a ação de cada uma delas na ingestão alimentar.

Peptídeos. São formados a partir da conjugação de dois ou mais aminoácidos e podem ter ação direta no balanço energético. A Tabela 24.6 indica a ação de cada um na ingestão alimentar.

Esteroides. Participam ativamente do controle fisiológico do balanço energético, afetando a ingestão alimentar, conforme descrito na Tabela 24.7.

Tabela 24.3 Fatores de correção do gasto metabólico de repouso de acordo com a atividade física.

Tipo de atividade	Homens	Mulheres
Leve	1,3	1,3
Moderada	1,7	1,6
Intensa	2,1	1,9

Tabela 24.4 Ação de nutrientes na ingestão alimentar.

Aumentam a ingestão alimentar	Diminuem a ingestão alimentar
2-deoxi-D-glicose	Glicose
2,5-anidromanitol	Lactato
Glucosamina	Piruvato
N-acetilglucosamina	3-hidroxibutirato
1,5-anidroglucitol	3,4-di-hidroxibutanoato
Metilpalmoxirato	2-buteno-4-olido
2,4,5-tri-hidroxipentanoato	2-mercaptacetato
	5-hidroxitriptofano

Adaptada de Mancini e Halpern, 2002.

Tabela 24.5 Ação das monoaminas na ingestão alimentar.

Aumentam a ingestão alimentar	Diminuem a ingestão alimentar
–	Noradrenalina
	Serotonina
	Dopamina

Adaptada de Mancini e Halpern, 2002.

Tabela 24.6 Ação de peptídeos na ingestão alimentar.

Aumentam a ingestão alimentar	Diminuem a ingestão alimentar
Ghrelina	Amilina
	Apolipoproteína IV
	Bombesina
	Ciclo (His-Pro)
	Colecistoquinina
	Enterostatina
	Glucagon
	Peptídeo semelhante ao glucagon 1 (GLP-1)
	Peptídeo liberador de gastrina (GRP)
	Insulina
	Leptina
	Neuromedinas B e C
	Somatostatina

Adaptada de Mancini e Halper, 2002.

Tabela 24.7 Ação de esteroides na ingestão alimentar.

Aumentam a ingestão alimentar	Diminuem a ingestão alimentar
Megesterol	Desidroepiandrosterona (DHEA)
Medroxiprogesterona	7-oxo-DHEA
	Oleilestrona

Adaptada de Mancini e Halpern, 2002.

Considerações finais: metabolismo e fatores de risco para obesidade

A prevalência da obesidade está aumentando em proporções epidêmicas em todo o mundo nas últimas décadas, constituindo um grande problema de saúde pública na maioria dos países, por estar associada ao desenvolvimento de patologias crônicas.

Alta ingestão calórica e baixos níveis de atividade física estão intimamente relacionados com a sua prevalência. No que diz respeito ao metabolismo, existem diversos fatores de risco envolvidos, entre os quais se destaca o cálculo inadequado do GMR, visto que ele é o principal componente do GET, principal indicador do valor calórico final a ser recomendado ao paciente para proporcionar um BE negativo. A superestimação ou subestimação dos valores de GMR, mesmo pequenas, podem ser prejudiciais para o tratamento da obesidade. Estudos mostram que erros em torno de 50 kcal/dia no cálculo do BE podem ter impacto significativo no controle e na perda de peso.

O QR também é um valioso preditor para obesidade, pois, quanto maior o QR, maior é a chance de o paciente ganhar peso. Nessa situação, a oxidação de carboidratos é privilegiada em detrimento da oxidação de gorduras. Logo, indivíduos com um QR alto têm mais chance de ganhar peso ao longo dos anos quando comparados a indivíduos com QR menor. Portanto, é possível afirmar que o QR e o GMR estão envolvidos em alterações do peso a longo prazo.

Bibliografia

Bogardus C, Lilioja S, Ravussin E, et al. Familial dependence of the resting metabolic rate. N Eng J Med. 1986;315:96-100.

Cani PD, Delzenne NM. The role of the gut flora in energy metabolism and metabolic disease. Current Pharmaceutical Design. 2009;15:1546-58.

Carrasco N. Gasto energético de reposo medido en obesos y no obesos: comparación con la estimación por formulas y ecuaciones propuestas para población chilena. Rev Med Chile. 2002;130(1):51-60.

Cercato C, Silva S, Sato A, et al. Risco cardiovascular em uma população de obesos. Arq Bras Endocrinol Metabol. 2000;44(1):45-8.

Compher C, Cato R, Bader J, Kinosian B. Harris-Benedict equations do not adequately predict energy requirements in elderly hospitalized African Americans. J. Med Assoc. 2004;96(2):209-14.

De Lorenzo A, Tagliabue A, Andreoli A, et al. Mesured and predict resting metabolic rate in Italian males and females, aged 18-59y. Eur J Clin Nut. 2001;55(3):208-14.

Delzenne NM, Cani PD. Interaction between obesity and the gut flora: relevance in nutrition. Annu Rev Nutr. 2011;31:15-31.

Diener JRC. Calorimetria indireta. Rev Assoc Med Bras. 1997; 43(3):245-53.

Douglas CR. Metabolismo energético. In: Douglas CR. Tratado de fisiologia aplicada à nutrição. São Paulo: Robe Editorial, 2002. p. 85-94.

Fett CA, Fett CRW, Marchinini JS. Gasto energético de repouso vs estimado e relação com a composição corporal de mulheres. Arq Bras Endocrinol Metabol. 2006;50(6):1050-8.

Food and Agriculture Organization/World Health Organization/United Nations University (FAO/WHO/UNU). Energy and protein requirements. Geneva: World Health Organization, 1985. [WHO Technical Report Series, 724.]

Frankenfield D, Roth-Yousey L, Compher C. Comparison of predictive equations for resting metabolic rate in healthy nonobese and obese adults: systematic review. J Am Diet Assoc. 2005;105(5):775-89.

Frankenfield DC. Bias and accuracy of resting metabolic rate equations in non-obese and obese adults. Clin Nutr. 2013;32(6):976-82.

Frankenfield DC, Rowe WA, Smith JS, Cooney RN. Validation of several established equations for resting metabolic rate in obese and nonobese people. J Am Assoc. 2003;103(9):1152-9.

Frisard MI, Broussard A, Davies SS, et al. Aging, resting metabolic rate, and oxidative damage: results from the Louisiana Healthy Aging Study. J Gerontol A Biol Sci Med Sci. 2007;62(7):752-9.

Hall KD, Sacks G, Chandramohan D, et al. Quantification of the effect of energy imbalance on bodyweight. Lancet. 2011;378:826-37.

Harris JA, Benedict FG. A biometric study of basal metabolism in man. Boston: Carnegie Institution of Washington, 1919.

Henry CJK, Rees DG. New predictive equations for the estimation of basal metabolic rate in tropical peoples. Eur J Clin Nutr 1991;45: 177-85.

Johnstone AM, Murison SD, Duncan JS, et al. Factors influencing variation in basal metabolic rate include fat-free mass, fat-free mass, fat mass, age, and circulating thyroxine but not sex, circulating leptin, or triiodothyronine. Am J Clin Nutr. 2005;82(5):941-8.

Jonge L, Zhao X, Mattingly MS, et al. Poor sleep quality and sleep apnea are associated with higher resting energy expenditure in obese individuals with short sleep duration. J Clin Endocrinol Metab. 2012;97(8):2881-9.

Kien CL, Ugrasbul F. Prediction of daily energy expenditure during a feeding trial using measurements of resting energy expenditure, fat free mass, or Harris Benedict equations. Am J Clin Nutr. 2004;80(4):876-80.

Mancini MC, Halpern A. Aspectos fisiológicos do balanço energético. Arq Bras Endocrinol Metab.2002:46(3):230-48.

Massarini S, Ferrulli A, Ambrogi F, et al. Routine resting energy expenditure measurement increases effectiveness of dietary intervention in obesity. Acta Diabetol. 2018;55(1):75-85.

Mifflin MD, St Jeor ST, Hill LA, et al. A new predictive equation for resting energy expenditure in healthy individuals. Am J Clin Nutr. 1990;51(2):241-47.

Muller JM, Bosy-Westphal A, Klaus S, et al. World Health Organization equations have shortcomings for predicting resting energy expenditure in persons from a modern, affluent population: generation of a new reference standard from a retrospective analysis of a German database of resting energy-expenditure. Am J Clin Nutr. 2004;80:1379-90.

Owen OE, Holup JL, D'Alessio DA, et al. A reappraisal of caloric requirements in healthy men. American Journal of Clinical Nutrition 1987;46:875-85.

Owen OE, Kavle E, Owen RS, et al. A reappraisal of caloric requirements in healthy women. American Journal of Clinical Nutrition 1986;44:1-19.

Porter C, Cohen NH. Indirect calorimetry in critically ill patients: role of the clinical dietitian in interpreting results. J Am Diet Assoc. 1996;96:49-57.

Ravussin E. Metabolic differences and the development of obesity. Metabolism. 1995;44(Suppl 9):12-4.

Ravussin E, Swinburn BA. Energy metabolism. In: Stunkard AJ, Wadden TA. Obesity: theory and therapy. New York: Raven Press; 1993. pp. 97-123.

Rodrigues AE. Padronização do gasto metabólico de repouso e proposta de nova equação para uma coorte feminina brasileira [dissertação de mestrado]. São Paulo: Faculdade de Medicina da Universidade de São Paulo; 2010.

Rodrigues AE, Mancini MC, Dalcanale L, et al. Characterization of metabolic resting rate and proposal of a new equation for a female Brazilian population. Arq Bras Endocrinol Metabol. 2010;54(5):470-6.

Rodrigues AE, Marostegan PF, Mancini MC, et al. Análise da taxa metabólica de repouso avaliada por calorimetria indireta em mulheres obesas com baixa e alta ingestão calórica. Arq Bras Endocrinol Metab. 2008;52(1):76-84.

Sabounchi NS, Rahmandad H, Ammerman A. Best-fitting prediction equations for basal metabolic rate: informing obesity interventions in diverse populations. Int J Obes (Lond). 2013;37(10):1364-70.

Schofield WN. Predicting basal metabolic rate, new standards and review of previous work. Hum Nutr Clin Nutr 1995;39C:5-41.

Siervo M, Bertoli S, Battezzati A, et al. Accuracy of predictive equations for the measurement of resting energy expenditure in older subjects. Clin Nutr. 2014;33(4):613-9.

Siervo M, Oggioni C, Lara J, et al. Age-related changes in resting energy expenditure in normal weight, overweight and obese men and women. Maturitas. 2015;80:406-13.

Simonson DC, DeFronzo R. Indirect calorimetry: methodological and interpretative problems. Am J Physiol. 1990;258:E399-412.

Soares MJ, Müller MJ. Resting energy expenditure and body composition: critical aspects for clinical nutrition. Eur J Clin Nutr. 2018;72(9):1208-14.

Stephen A, McClave MD, Lowen CL, et al. Clinical use of the respiratory quotient obtained from indirect Calorimetry. J Parenter Enteral Nutr. 2003;27(1):21-6.

Stewart CL, Goddy CM, Bransom R. Comparison of two systems of measuring energy expenditure. JPEN J Perenter Enteral Nutr. 2005;29(3):212-7.

Suman OE, Mlcak RP, Chinkes DL, Herndon DN. Resting energy expenditure in severely burned children: analysis of agreement between indirect calorimetry and prediction equations using the Bland-Altman method. Burns. 2006;32(3):335-42.

Tverskaya R, Rising R, Brown D, Lifshitz F. Comparison of several equations and derivation of a new equation for calculating basal metabolic rate in obese children. J Am Col of Nut. 1998;17(4):333-6.

Vasconcellos M. Fontes de inadequação das recomendações internacionais sobre requerimentos humanos de energia para a população brasileira. Rev Bras Epidemiol. 2002;5(1):59-72.

Warlich V, Anjos A. Aspectos históricos e metodológicos da medição e estimativa da taxa metabólica basal: uma revisão da literatura. Cad Saúde Pública. 2001;17(4):801-7.

Warlich V, Anjos LA. Validação de equações de predição da taxa metabólica basal em mulheres residentes em Porto Alegre, RS, Brasil. Rev Saúde Publica. 2001;35(1):39-45.

Weg MWV, Watson JM, Klesges RC, et al. Development and cross-validation of a prediction equation for estimating resting energy expenditure in healthy African-American and European-American women. European Journal of Clinical Nutrition. 2004;58:474-80.

Weir JBDV. New methods for calculating metabolic rate with special reference to protein metabolism. J Physiol. 1949;109:1-9.

Weyer C, Pratley RE, Salbe AD, et al. Energy expenditure, fat oxidation and body weight regulation: a study of metabolic adaptation to long term weight change. The Journal of Clinical Endocrinology and Metabolism. 2000;85(3): 1087-94.

Yamada TM. Modelo de calorímetro indireto experimental. Acta Cir Bras. 1989;4(1):30-5.

25 | Topografia do Tecido Adiposo: da Lipodistrofia à Obesidade

João Salles ■ Márcia Costa dos Santos ■ Carolina Ferraz ■ Vanessa Cherniauskas ■ Gabriela Castilho ■ Andressa Heimbecher Soares

Introdução

A obesidade, definida por um índice de massa corporal (IMC) superior a 30 kg/m², está em ascensão global. Esse aumento está vinculado a maior incidência de diabetes *mellitus* tipo 2 (DM2) e de doenças cardiovasculares (DCVs) e cerebrovasculares. Estudos prospectivos têm consistentemente mostrado que a obesidade central, caracterizada pelo acúmulo de gordura na região abdominal, está intimamente associada a riscos aumentados de mortalidade, intolerância à glicose, resistência à insulina, dislipidemia e hipertensão arterial sistêmica (HAS). Acredita-se que esses riscos sejam mediados principalmente pelo acúmulo de gordura visceral, que é influenciado por alterações endócrinas envolvendo hormônios esteroides, o hormônio do crescimento (GH, do inglês *growth hormone*), o cortisol e a insulina, mais do que pelo total de tecidos adiposo e subcutâneo.

Além disso, a obesidade abdominal é um marcador de tecido adiposo "disfuncional" e está associada à síndrome metabólica (SM), representando um fator de risco independente para complicações cardiovasculares. Contudo, isoladamente, a SM não é um critério suficiente para prever o risco global de DCV.

Contrariando essa visão negativa sobre o tecido adiposo, em 2008, Stefan et al. conduziram um estudo que revelou um fenômeno intrigante: eles identificaram um fenótipo de distribuição de tecido adiposo em indivíduos com obesidade que parece ser metabolicamente benigno. Esse fenótipo pode atuar como um fator protetor, mitigando algumas das complicações tipicamente associadas à obesidade; isso sugere que nem todas as formas de acúmulo de gordura abdominal apresentam o mesmo risco. Essa descoberta pode promover novos estudos para abordagens terapêuticas diferenciadas.

Neste capítulo, entre outros assuntos, serão abordados: fisiologia do tecido adiposo, métodos de avaliação, metabolismo do tecido, adipocinas e outros reguladores de sinalização.

Fisiologia do tecido adiposo

Classificação

O tecido adiposo pode ser categorizado em dois tipos principais: o branco e o marrom (Tabela 25.1). O tecido marrom distingue-se do branco pela sua capacidade de dissipar energia química em forma de calor, graças aos altos níveis da proteína desacopladora 1 (UCP1), essencial para a termogênese. Essa característica torna o tecido adiposo marrom particularmente eficaz na prevenção da hipotermia e no combate à obesidade, por meio da oxidação de lipídeos. Por outro lado, o tecido adiposo branco é especializado no armazenamento de energia excessiva sob a forma de triglicerídeos (TG).

Em termos de localização, os adipócitos marrons são predominantemente encontrados na região interescapular, e os adipócitos bege, que são semelhantes aos marrons, aparecem nos mesmos locais que os adipócitos brancos, geralmente nos depósitos subcutâneos. Durante a infância, os bebês apresentam uma reserva de tecido adiposo marrom interescapular significativa, que se extingue na vida adulta. No entanto, adultos podem desenvolver depósitos de tecido adiposo termogênico em áreas paraespinais e supraclaviculares, com células semelhantes aos adipócitos marrons e bege.

O tecido adiposo branco, por sua vez, é composto por duas formas principais: a gordura subcutânea e a intra-abdominal. Esta se subdivide em visceral, que inclui principalmente a gordura mesentérica e do omento, e retroperitoneal, que abrange o tecido adiposo ao longo da superfície ventral dos rins e ao redor do intestino. Mårin et al. descreveram que a gordura visceral está mais fortemente associada a alterações metabólicas e à elevação da pressão arterial em comparação com a gordura retroperitoneal.

Com o avanço da idade e o aumento do peso, tanto o tecido adiposo subcutâneo quanto o visceral tendem a aumentar em ambos os sexos. Nas mulheres, observa-se um incremento do tecido adiposo subcutâneo até os 60 a 70 anos, seguido por acréscimo da gordura visceral. Nos homens com obesidade, a gordura subcutânea começa a diminuir após os 50 anos. A predominância de gordura abdominal pode ser explicada pelo aumento no tamanho e na quantidade dos adipócitos, particularmente nos casos de obesidade grave. Nas mulheres, as células adiposas do omento são menores e têm menor atividade de lipase lipoproteica (LPL) em comparação com as do tecido adiposo subcutâneo.

O tecido adiposo visceral é composto por adipócitos metabolicamente mais ativos e mais sensíveis à lipólise, resultando em uma redução mais significativa da gordura abdominal com a perda de peso.

Geneticamente se estima que cerca de 50% da variância fenotípica na gordura visceral se deva a fatores genéticos. Pesquisas recentes identificaram um grande número de genes, *loci* e regiões cromossômicas em diferentes cromossomos que são responsáveis pela distribuição do tecido adiposo em seres humanos.

Tabela 25.1 Comparação das características dos diferentes tecidos adiposos.

Característica	Tecido adiposo marrom	Tecido adiposo branco visceral	Tecido adiposo branco subcutâneo
Função principal	Dissipar energia química como calor	Armazenar energia; envolvimento em alterações metabólicas e elevação da pressão arterial	Armazenar energia excessiva, como os triglicerídeos
Localização predominante	Região interescapular, áreas paraespinais e supraclaviculares (adultos)	Gordura mesentérica e do omento	Depósitos subcutâneos generalizados no corpo
Associado a condições metabólicas e à pressão arterial	Menos relevante para pressão arterial e alterações metabólicas diretas	Alta sensibilidade à lipólise, respondendo bem à perda de peso	Variável, com atividade enzimática diferente entre os sexos
Sensibilidade à lipólise	–	Aproximadamente 50% da variância fenotípica é influenciada por fatores genéticos	–

Métodos de avaliação

Para avaliar o tecido adiposo visceral, utilizam-se tanto medidas antropométricas – como a relação cintura-quadril (RCQ), a circunferência abdominal e o diâmetro sagital do abdômen –, quanto técnicas de imagem avançadas. Entre os métodos de imagem, destacam-se a tomografia computadorizada (TC), a ressonância magnética (RM), a densitometria por emissão de raios X de dupla energia (DEXA) e a ultrassonografia (US), além da bioimpedância.

Embora a RCQ seja útil para indicar a distribuição regional do tecido adiposo, ela não deve ser considerada um indicador isolado de risco cardiovascular, dado que não reflete diretamente a quantidade de gordura visceral. Por outro lado, a circunferência abdominal, medida no ponto médio entre a borda inferior da última costela e a crista ilíaca, mostra uma correlação forte com o tecido adiposo visceral, influenciando significativamente o perfil metabólico em ambos os sexos.

A TC oferece uma avaliação precisa do volume de tecido adiposo, tanto visceral quanto subcutâneo, com uma margem de erro mínima. Pesquisas, como o estudo de Kvist et al., de 1988, confirmam que a medição da gordura visceral em uma única imagem na altura de L4-L5 é altamente representativa do total de gordura visceral.

A RM é reconhecida por sua alta reprodutibilidade na mensuração dos volumes de tecido adiposo total e visceral. Já a US, ao medir a distância entre o músculo abdominal e a aorta a 5 cm do umbigo na linha xifoumbilical, mostra-se um método eficaz para prever quantidades de gordura subcutânea e visceral.

Atualmente, a DEXA é considerada o padrão-ouro na avaliação da composição corporal. Esse método é extremamente efetivo ao fornecer dados detalhados sobre massa óssea, massa magra e massa de gordura de todo o corpo, com uma exposição radiológica mínima, conforme documentado por Snijder et al.

Dinâmica metabólica do tecido adiposo: funções e regulação da lipólise, antilipólise e lipogênese

O tecido adiposo, um componente crucial na regulação metabólica sistêmica, é muito mais do que um simples reservatório de energia. Além de armazenar TG e regular a temperatura corporal, esse tecido desempenha um papel vital na modulação da mobilização lipídica. Composto por uma variedade de células – incluindo adipócitos, pré-adipócitos, macrófagos, células endoteliais, fibroblastos e leucócitos –, ele está no centro de importantes processos metabólicos.

Durante períodos de excesso calórico, os adipócitos expandem seu volume por meio da lipogênese, armazenando energia sob a forma de TG. Essa expansão é crucial para o desenvolvimento da obesidade. Inversamente, em situações de déficit calórico, a lipólise é ativada, fragmentando os TG armazenados em glicerol e ácidos graxos livres (AGL), que são então liberados na corrente sanguínea. Esse processo garante que outros tecidos, como músculos e fígado, recebam os substratos energéticos necessários, mantendo assim o equilíbrio energético do corpo. O mecanismo está esquematizado na Figura 25.1.

Além de sua função como depósito de energia, o tecido adiposo atua como um órgão endócrino sofisticado. Ele secreta uma gama de adipocinas-citocinas – incluindo leptina, adiponectina, visfatina, apelina, vaspina, hepcidina, chemerina e omentina. Essas substâncias são essenciais na comunicação metabólica entre o tecido adiposo e outras estruturas, como músculo, fígado, pâncreas e cérebro, influenciando assim o metabolismo sistêmico. A interação dessas adipocinas com outros órgãos evidencia a complexidade da regulação metabólica, no qual o tecido adiposo desempenha um papel central tanto em condições de saúde quanto em patologias metabólicas como a obesidade.

Esse conjunto de funções ilustra a importância do tecido adiposo na manutenção da homeostase energética e na modulação de processos metabólicos em todo o organismo, destacando sua função vital muito além de um armazenador de gordura. Adicionalmente, as catecolaminas são importantes reguladores da lipólise nos adipócitos humanos, estimulando os receptores adrenérgicos beta-1, beta-2 e beta-3 (ativos principalmente nos adipócitos do omento) ou inibindo os alfa-2 adrenérgicos. Os mecanismos que controlam a inibição da lipólise envolvem a insulina e a adenosina. Esta, encontrada em maior quantidade no omento do que no tecido adiposo subcutâneo, é um potente antilipolítico e vasodilatador, regulando tanto a lipólise quanto a sensibilidade à insulina no tecido adiposo humano.

Em ambos os sexos, e independentemente do nível de obesidade, as células adiposas femorais e glúteas demonstram uma resposta lipolítica menos intensa às catecolaminas em comparação com o tecido adiposo subcutâneo abdominal, o qual apresenta maior concentração e sensibilidade aos receptores beta-1 e -2, além de reduzida afinidade e número de receptores alfa-2.

O tecido adiposo visceral, ao ser comparado com o subcutâneo abdominal e femoral, revela maior sensibilidade à lipólise induzida por catecolaminas. Esse tecido é também igualmente sensível aos receptores alfa-2-adrenérgicos e mostra menor sensibilidade aos efeitos antilipolíticos da insulina.

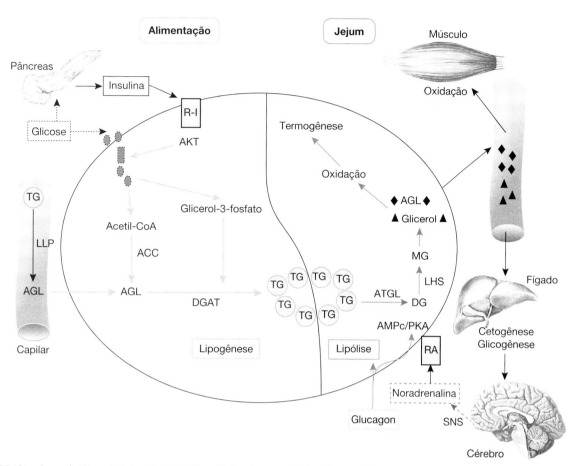

Figura 25.1 Lipogênese e lipólise controladas pelo tecido adiposo. Na lipogênese, o carboidrato é convertido em ácidos graxos e promove a biossíntese de triglicerídeos (TG) e, assim, ocorre a expansão da gotícula lipídica nos adipócitos. A lipólise decompõe o TG para liberar ácidos graxos livres (AGL) e glicerol que podem ser oxidados no músculo ou captados pelo fígado para a realização da cetogênese e da glicogênese. A captação de AGL circulante por fígado, músculo e outros tecidos é a principal via de mobilização lipídica. As vias lipogênica e lipolítica são sensíveis à nutrição, bem como a hormônios como insulina, noradrenalina e glucagon. É necessária uma regulação sutil da lipogênese e da lipólise para a homeostase energética sistêmica e a sensibilidade à insulina. ACC: acetil-CoA carboxilase; acetil-CoA: acetil-coenzima A; AMPc: adenosina monofosfato cíclico; ATGL: lipase de triglicerídeos de adipócitos; DGAT: diacilglicerol aciltransferase; LHS: lipase hormônio-sensível; MG: monoacilglicerídeo; PKA: proteinoquinase A; RA: receptor adrenérgico; R-I: receptor de insulina; SNS: sistema nervoso simpático. (Adaptada de Luo e Liu, 2016.)

A insulina tem um papel crucial na regulação do tecido adiposo. Sua ação principal é potencializar o armazenamento de energia e impedir a oxidação de AGL. Esse hormônio promove o armazenamento de gordura por meio de várias vias, como a supressão intensa da atividade da lipase hormônio-sensível no tecido adiposo. Ela também favorece a deposição de gordura circulante no tecido adiposo, ativando a enzima LPL, que catalisa a hidrólise de lipoproteínas de densidade muito baixa (colesterol VLDL) e dos TG dos quilomícrons em AGL, tornando-os disponíveis para transferência para as células adiposas.

Reguladores de sinalização da adipogênese

Essenciais para o processo de diferenciação de pré-adipócitos em adipócitos. Variados sinais extracelulares, que incluem moléculas sinalizadoras e fatores fisiológicos sistêmicos, desempenham papéis cruciais nesse processo. Ligantes específicos, como insulina, glicocorticoides e proteínas morfogenéticas ósseas (BMP, do inglês *bone morphogenetic proteins*), ativam diretamente o receptor ativado por proliferador de peroxissoma gama (PPAR-γ) e/ou a proteína alfa de ligação intensificadora CCAAT (C/EBP-α), facilitando assim a transformação de pré-adipócitos em adipócitos. Contrariamente, outras vias de sinalização, como as famílias de ligantes WNT e Hedgehog, inibem a adipogênese ao reprimir diretamente o complexo PPAR-γ-C/EBP-α ou suprimir outras cascatas pró-adipogênicas, como a inibição da sinalização da insulina pelo Hedgehog. Além disso, estados fisiológicos sistêmicos, como estresse oxidativo, produção de espécies reativas de oxigênio, inflamação, alterações do ritmo circadiano e exposição a baixas temperaturas, exercem influências complexas e contextuais na adipogênese e na saúde metabólica. A seguir são mencionados alguns dos fatores de maior relevância na prática clínica no tratamento da obesidade.

Insulina

Hormônio peptídeo pancreático anabólico, a insulina é secretada em resposta ao aumento da glicose plasmática e promove a captação desse carboidrato por tecidos periféricos, como musculatura esquelética e adipócitos, para uso ou armazenamento. A sinalização da insulina é mediada pela ligação de alta afinidade aos receptores de insulina em tecidos especializados ou por ligação de baixa afinidade ao receptor do fator de crescimento semelhante à insulina 1 (IGF-1, do inglês *insulin-like growth factor 1*), presente em todas as células. Além disso, a insulina funciona como um sinalizador crucial na diferenciação dos pré-adipócitos. A elevação persistente dos níveis de insulina plasmática é típica da supernutrição, e uma resposta adaptativa lógica a tal condição é o aumento na quantidade de adipócitos, produzindo assim mais locais de armazenamento seguro para macronutrientes.

Inflamação

Característica comum das disfunções metabólicas induzidas pela dieta. Diferente da inflamação aguda típica de infecções, a inflamação de baixo grau associada à obesidade envolve muitos dos mesmos agentes imunológicos, incluindo os macrófagos. Essas células são predominantes no tecido adiposo e desempenham um papel crucial, amplificando a produção local de substâncias pró-inflamatórias durante o consumo de dietas ricas em gordura. Existe uma correlação direta entre o aumento do tamanho dos adipócitos e a maior infiltração de macrófagos no tecido adiposo branco, evidenciando uma ligação estreita entre a adiposidade e a inflamação.

Os pré-adipócitos podem adquirir um fenótipo inflamatório sob a influência dos macrófagos, com aumento na expressão de citocinas pró-inflamatórias e redução da capacidade adipogênica em resposta a estímulos inflamatórios, o que pode ocasionar a fibrose do tecido adiposo. Essa inflamação crônica tem um papel significativo na patologia de várias disfunções do tecido adiposo, incluindo a perturbação da adipogênese, que por sua vez contribui para a resistência à insulina e o desenvolvimento de condições metabólicas adversas.

Ciclo circadiano

Os reguladores circadianos, tanto periféricos quanto centrais, são fundamentais para sincronizar os ritmos diurnos e noturnos, bem como o comportamento, incluindo a alimentação e o estado fisiológico geral. Alterações nos padrões circadianos, como as que ocorrem em trabalhadores por turnos, estão associadas a aumento no risco de desenvolver obesidade, incluindo a obesidade abdominal que frequentemente acompanha a SM. Essas desregulações podem desencadear uma cascata de respostas metabólicas adversas, impactando negativamente a saúde geral. Um artigo de revisão recente menciona que o desalinhamento do relógio biológico, conhecido como "*jetlag* social" – a variação semanal nos horários de sono –, é proposto como contribuinte para o aumento do risco de obesidade, potencialmente devido ao desalinhamento dos ciclos comportamentais em relação ao sistema circadiano endógeno.

Glicocorticoides

Hormônios esteroides conhecidos por sua habilidade em suprimir a inflamação e facilitar a mobilização de nutrientes dos tecidos metabólicos para o tecido adiposo, desempenham um papel crucial na regulação metabólica. Normalmente os níveis plasmáticos de glicocorticoides em indivíduos saudáveis atingem um pico logo após o despertar e diminuem ao longo do dia, no entanto, em pessoas com obesidade, esses níveis tendem a permanecer elevados.

Esses hormônios são um dos três componentes essenciais na diferenciação de adipócitos *in vitro*, sendo considerados sinais pró-adipogênicos fundamentais. Nos pré-adipócitos, os glicocorticoides induzem a parada do crescimento e são essenciais para a diferenciação terminal. Eles influenciam diferentes fatores de transcrição que são cruciais para essa diferenciação, como os C/EBP. Para pontuar, C/EBP refere-se a *CCAAT/enhancer binding proteins*, uma família de fatores de transcrição que desempenham um papel crucial na regulação da expressão gênica. Estes estão envolvidos em variados processos biológicos, incluindo a diferenciação celular, o desenvolvimento, a resposta imune e o metabolismo. Eles são particularmente importantes na diferenciação de vários tipos de células, incluindo adipócitos, o que os torna centrais no estudo da obesidade e de outras condições metabólicas.

E, para finalizar o raciocínio, também se sabe que a sinalização de glicocorticoide aumenta a sensibilidade dos pré-adipócitos à insulina, potencializando os efeitos adipogênicos da via insulínica.

Produtos endócrinos do tecido adiposo

O tecido adiposo não se limita apenas a armazenar e liberar lipídeos; ele também funciona como um órgão endócrino, sintetizando e secretando uma variedade de citocinas e hormônios. Essa capacidade endócrina promove a comunicação entre adipócitos e entre essas células e outros órgãos, facilitando a regulação metabólica.

Os adipócitos têm receptores para variados hormônios, com destaque para adenosina, insulina, glicocorticoides, catecolaminas e testosterona, que são particularmente prevalentes no tecido visceral. Os efeitos dos receptores para GH, hormônios tireoidianos e estrogênio ainda são pouco entendidos.

Adipocinas

Definidas como citocinas secretadas pelo tecido adiposo, são um dos principais fatores endócrinos produzidos pelos adipócitos. A seguir, destacam-se algumas substâncias específicas liberadas pelo tecido adiposo, e cujas atuações estão resumidas na Figura 25.2:

- LPL: essencial na regulação do depósito de TG derivados da circulação, encontrada na membrana luminal do endotélio, cuja atividade é potencializada por insulina e TG, facilitando a distribuição do tecido adiposo corporal
- Proteína estimulante de acilação (ASP): potente estimulador da síntese de TG nos adipócitos, secretada após a liberação de ácidos graxos das lipoproteínas ricas em TG e quilomícrons, aumentando o acúmulo de TG nos adipócitos. Sua atividade é induzida pela insulina, mas age independentemente dela
- Proteína transportadora de éster de colesterol (CETP, do inglês *cholesteryl ester transfer protein*): responsável pela troca de éster de colesterol e TG entre as lipoproteínas, a CETP é um modulador crucial do transporte reverso de colesterol. A síntese e a secreção da CETP são estimuladas por jejum e por dietas ricas em colesterol e gordura saturada, além de insulina. A CETP apresenta-se aumentada no tecido adiposo omental em pessoas com obesidade, o que está negativamente relacionado com as lipoproteínas de alta densidade (colesterol HDL) e favorece um perfil aterogênico das lipoproteínas. Shen et al., em 1996, demonstraram que na obesidade há aumento da atividade da CETP no omento em relação ao tecido subcutâneo, o que é negativamente relacionado com o HDL-colesterol e as taxas de HDL-2 e HDL-3, que favorecem um perfil aterogênico das lipoproteínas
- Inibidor do ativador do plasminogênio 1 (PAI-1): maior regulador do sistema fibrinolítico, sintetizado principalmente por

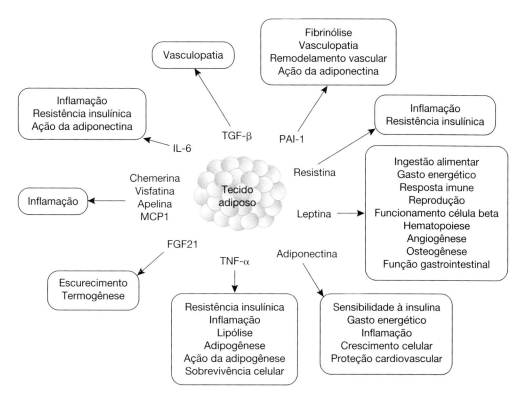

Figura 25.2 Funções fisiológicas das adipocinas. As adipocinas são citocinas derivadas do tecido adiposo e regulam a sensibilidade à insulina. Atuam na função cardiovascular, no comportamento e no crescimento celular, resultando, assim, no desenvolvimento de doenças metabólicas induzidas pela obesidade. FGF21: fator de crescimento dos fibroblastos 21; IL-6: interleucina-6; MCP1: proteína quimioatraente de monócitos 1; PAI-1: inibidor do ativador do plasminogênio 1; TGF-β: fator transformador do crescimento beta; TNF-α: fator de necrose tumoral alfa. (Adaptada de Luo e Liu, 2016.)

hepatócitos e células endoteliais, mas também por adipócitos. Na obesidade, o aumento da secreção de PAI-1 pelo tecido adiposo visceral está correlacionado significativamente com a SM e o risco de trombose e aterosclerose, especialmente associado a eventos coronarianos.

Estrogênios

Produzidos no tecido adiposo pela ação da aromatase nos androgênios. Estrogênios, especialmente a estrona, são sintetizados predominantemente no tecido adiposo, principalmente em mulheres na pós-menopausa. A atividade da aromatase, que converte androstenediona em estrona, é mais intensa em tecidos adiposos de nádegas e coxas em mulheres com obesidade, sugerindo um efeito parácrino devido aos receptores de estrogênio nos adipócitos, que são estimulados pela insulina e pelo cortisol.

Leptina

Hormônio polipeptídico secretado pelo tecido adiposo, derivado do gene da obesidade (gene *ob*), localizado no cromossomo 7q32.1. Sua secreção é proporcional à quantidade de gordura corporal, e ela informa os centros hipotalâmicos para reduzir a ingestão de alimentos. A leptina age inibindo a proteína relacionada com o agouti (AgRP) e o neuropeptídeo Y (NPY) no núcleo arqueado do hipotálamo, enquanto estimula o transcrito regulado por anfetamina e cocaína e a pró-opiomelanocortina, aumentando o gasto energético e diminuindo a ingestão de alimentos. Em humanos, mutações no receptor MC4R e no gene da leptina são as causas mais comuns de obesidade monogenética.

A insulina, os glicocorticoides e o fator de necrose tumoral alfa (TNF-α) estimulam a secreção de leptina, que pode provocar uma disfunção transitória das células beta do pâncreas, sugerindo a existência de um eixo adipoinsular onde a insulina promove a produção de leptina que, por sua vez, inibe a produção insulínica.

A secreção de leptina é proporcional ao tamanho dos adipócitos, sendo mais intensa nos adipócitos subcutâneos, que são 50% maiores que os do omento. Ela apresenta maior concentração em mulheres e segue um ritmo circadiano, com seu pico à noite e seu nadir à tarde, contrastando com os padrões de cortisol e de hormônio adrenocorticotrófico (ACTH). A insulina, os glicocorticoides e o TNF-α estimulam a secreção de leptina, que pode causar disfunção transitória das células beta do pâncreas, sugerindo a existência de um eixo adipoinsular no qual a insulina promove a produção de leptina que, por sua vez, inibe a produção insulínica. A deficiência congênita de leptina provoca hiperfagia e obesidade, enquanto na maioria das pessoas com obesidade, os níveis elevados de leptina sugerem uma adaptação ao excesso deste hormônio, indicando resistência à leptina.

Angiotensinogênio

Predominantemente sintetizado no fígado, essa proteína é secretada em grandes quantidades pelo tecido adiposo, especialmente o visceral. Ele é convertido na circulação em angiotensina I e, subsequentemente, em angiotensina II, que promove a transformação de pré-adipócitos em adipócitos. Esse processo desempenha um papel crucial no desenvolvimento do tecido adiposo e na HAS relacionada com a obesidade. A interação entre os sistemas de sinalização da insulina e da angiotensina II é evidente, e medicamentos que bloqueiam a angiotensina II podem melhorar a sensibilidade à insulina em pacientes hipertensos com resistência prévia à insulina.

Agentes que inibem a ação da angiotensina II, como os inibidores da enzima de conversão da angiotensina e os bloqueadores do seu receptor AT1, promovem a redução da pressão arterial e também o aumento da sensibilidade insulínica em pacientes hipertensos previamente resistentes à insulina.

Adiponectina

Proteína específica do tecido adiposo, identificada pelo gene *apM1*, também conhecida como "GBP28" ou "acrp30". Altamente presente na circulação, ela alcança diferentes tecidos e modula a sensibilidade à insulina e a homeostase energética. Principalmente no fígado, a adiponectina ajuda a reduzir a gliconeogênese. Ela está ligada a marcadores inflamatórios, como a proteína C reativa e o TNF-α, e oferece proteção cardiovascular e efeitos anti-inflamatórios. Níveis reduzidos de adiponectina estão presentes em pessoas com DCV, independentemente de obesidade ou diabetes. Ela também demonstra propriedades antiaterogênicas, agindo diretamente nos macrófagos ou indiretamente no controle de lipídeos. O tratamento com glitazona aumenta os níveis de adiponectina e com metformina não altera seus níveis, indicando que o aumento de adiponectina melhora a ação da insulina, apesar de não afetar diretamente o controle glicêmico.

Fator de necrose tumoral alfa

Citocina secretada e atuante nos adipócitos, sendo mais prevalente em pessoas com obesidade, associa-se à hiperinsulinemia e pode induzir resistência à insulina ao fosforilar o substrato do receptor de insulina (IRS-1) em serina. TNF-α também diminui a expressão do transportador de glicose GLUT-4, aumenta a ação da lipase hormônio-sensível e reduz a atividade da LPL. Essas ações limitam a entrada de ácidos graxos nos adipócitos, prevenindo a hipertrofia adipocitária e funcionando como um regulador do tecido adiposo ("adipostato").

Receptor ativado por proliferador de peroxissoma gama

O PPAR-γ é um fator de transcrição nuclear encontrado principalmente em três isoformas, sendo a gama-1 predominante no tecido adiposo. Ele regula a diferenciação de pré-adipócitos em adipócitos maduros e, na obesidade, pode induzir a apoptose de adipócitos grandes.

A superexpressão de PPAR-γ é capaz de induzir a diferenciação de fibroblastos em adipócitos, e sua deficiência impede a adipogênese, resultando em lipodistrofia. A ativação de PPAR-γ, mediante ligantes específicos como insulina, glicocorticoides e BMP, é essencial para essa diferenciação. Contudo, vias de sinalização como WNT e Hedgehog podem suprimir a adipogênese, reprimindo diretamente o complexo PPAR-γ-C/EBP-α ou interferindo em outras vias pró-adipogênicas.

Para elucidar um aspecto mais complexo, as vias de sinalização WNT consistem em uma família de proteínas sinalizadoras essenciais para diferentes funções celulares, incluindo o desenvolvimento embrionário e a regulação em células adultas. "WNT" deriva da combinação dos termos *wingless* e *integrated* ou "Int-1", identificados em estudos com *Drosophila* e mamíferos. Similarmente, a via Hedgehog compreende uma série de proteínas que, ao interagirem com seus receptores, ativam fatores de transcrição, influenciando a expressão gênica, essenciais para o desenvolvimento de órgãos e tecidos, e associação a doenças quando alteradas. A formação do complexo PPAR-γ-C/EBP-α facilita a diferenciação de pré-adipócitos em adipócitos maduros.

Adicionalmente, condições sistêmicas como estresse oxidativo, inflamação e variações de temperatura afetam complexamente a adipogênese e a saúde metabólica, segundo Rosen et al.

Interleucina-6

Secretada principalmente pelo tecido adiposo visceral e estimulada pelo TNF-α, a interleucina-6 (IL-6) exerce funções parácrinas e autócrinas nos adipócitos. Ela interfere na atividade da LPL, elevando os níveis hepáticos de ácidos graxos e TG, o que pode resultar em hipertrigliceridemia e esteatose hepática. A IL-6 também influencia a síntese de proteínas de fase aguda e a produção adrenal de cortisol, por estímulo hipofisário de ACTH e hipotalâmico de hormônio liberador de corticotrofinas.

Fator de crescimento semelhante à insulina tipo 1

O IGF-1 atua como um sinal que promove a diferenciação dos pré-adipócitos. Durante períodos de alta insulina plasmática, indicativo de supernutrição, ocorre um aumento na quantidade de adipócitos para prover locais de armazenamento para macronutrientes. Dado que os pré-adipócitos expressam níveis mais altos de receptores IGF-1 do que receptores de insulina, é necessária uma quantidade maior desse hormônio para ativar sua sinalização em pré-adipócitos do que em adipócitos maduros. O IGF-1, regulado pelo GH e cortisol, é crucial na proliferação e diferenciação adipocítica, agindo de maneira parácrina e autócrina.

Resistina

Produzida majoritariamente por monócitos e macrófagos, e também por pré-adipócitos e adipócitos, a resistina parece desempenhar um papel central na indução da resistência à insulina. Isso ocorre por meio da regulação negativa da sinalização de adiponectina e da resistência ao fator de crescimento de fibroblastos 21 (FGF21). Além disso, a resistina promove a produção de citocinas inflamatórias como TNF-α e IL-6, além de moléculas de adesão e quimiocinas. Observou-se que seus níveis circulantes são elevados em pessoas com obesidade e diabetes, e aumentam ainda mais com o envelhecimento.

Fator de crescimento de fibroblastos 21

Molécula polivalente de proteína, identificada como hepatocina, adipocina e miocina, com múltiplas funções no metabolismo. Como adipocina, sua produção é induzida pelo frio, mas ainda não está claro se suas ações metabólicas dependem exclusivamente do tecido adiposo. Estudos indicam que o FGF21 promove benefícios no controle do peso corporal, na homeostase da glicose e nos níveis plasmáticos de TG. Em pessoas com obesidade e DM2, os níveis elevados de FGF21 podem representar uma resposta compensatória ou indicar resistência à própria proteína.

Fisiopatologia do tecido visceral

Pessoas com obesidade central, especialmente visceral, têm maior risco de complicações metabólicas e cardiovasculares, em parte devido à atividade metabólica do tecido adiposo visceral. O armazenamento excessivo de calorias promove a expansão do tecido adiposo, seja por hiperplasia, formação de novos adipócitos considerada adaptativa e saudável, ou por hipertrofia, aumento dos adipócitos existentes que pode causar hipoxia, fibrose e inflamação.

Em geral, a hiperplasia do tecido adiposo é considerada saudável e adaptável, uma vez que esse conjunto de células é capaz de manter boa vascularização e níveis adequados de adiponectina, hormônio anti-inflamatório sensibilizador da insulina, bem como de outras adipocinas moduladoras do metabolismo. Por sua vez, a hipertrofia dos adipócitos associa-se à hipoxia em virtude de seu tamanho excessivamente expandido, o qual produz uma resposta insuficiente para induzir vascularização. Desse modo, o tecido adiposo sob hipoxia induz maior expressão de genes pró-fibróticos e provoca fibrose do tecido ou até sua necrose, causando, assim, infiltração de células imunes e inflamação dos tecidos. Esses fatores combinados reduzem a função do tecido adiposo, acarretando níveis persistentemente altos de nutrientes (açúcares e lipídeos) no sangue e contribuindo para o início precoce da doença metabólica, causando deposição lipídica tóxica em outros tecidos como músculo e fígado, que corresponde ao fenótipo de obesidade metabolicamente não saudável (Figura 25.3).

Na obesidade visceral, há aumento da atividade lipolítica em relação a outros locais de tecido adiposo, o que está relacionado com a maior expressão de receptores beta-adrenérgicos, principalmente beta-3, associados à menor expressão de adrenorreceptores alfa-2. Isso resulta em maior mobilização de ácidos graxos para o sistema porta hepático, promovendo a redução do *clearance* hepático de insulina por degradação e inibição de sua ligação, provocando hiperinsulinemia sistêmica, assim como inibição da supressão da produção hepática de glicose pela insulina. Além disso, os ácidos graxos aceleram a gliconeogênese por fornecerem contínua fonte de energia (trifosfato de adenosina) e substrato, e produzem maior síntese e secreção de VLDL-colesterol pelo aumento da esterificação de ácidos graxos e menor degradação de apolipoproteína B.

No tecido muscular esquelético, a elevação de ácidos graxos induz a redução da sensibilidade insulínica periférica e menor disponibilidade de glicose. A alteração, associada à menor extração hepática de insulina, ocasiona hiperinsulinemia periférica, inibição da lipólise do tecido adiposo subcutâneo e consequente aumento do tecido visceral (omento e mesentérico). Estudos de Simoneau et al.,

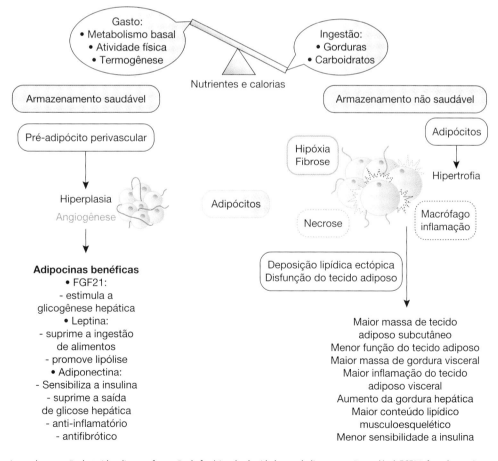

Figura 25.3 Mecanismos de expansão do tecido adiposo e formação do fenótipo de obesidade metabolicamente não saudável. FGF21: fator de crescimento de fibroblastos 21. (Adaptada de Ghaben et al., 2019.)

em 1995, mostraram que a ocorrência de TG no interior dos miócitos pode ser responsável pela resistência insulínica.

Em indivíduos com obesidade com predisposição genética ao DM2, a exposição crônica a altas concentrações de ácidos graxos contribui para maior resistência insulínica muscular e falência de células beta pancreáticas. Estas são incapazes de aumentar a secreção de insulina para vencer a resistência insulínica periférica, além de reduzirem sua resposta à hiperglicemia pós-prandial (secreção de insulina estimulada pela glicose), desencadeando o diabetes.

A elevação de AGL é considerada um elo entre a obesidade visceral e a resistência insulínica; contudo, as adipocinas emitidas pelo tecido adiposo visceral e outras alterações metabólicas, endócrinas e hemodinâmicas também desempenham papel significativo na obesidade central. Especificamente, a obesidade visceral se destaca pelo aumento da secreção de cortisol, induzido por um eixo hipotalâmico-hipofisário excessivamente ativo ou sensível, refletindo uma resposta anormal ao estresse. Este estado de hipercortisolismo, em conjunto com a hiperinsulinemia, diminui tanto a LPL quanto a atividade lipolítica, resultando em um acúmulo de gordura semelhante ao observado na síndrome de Cushing. Além disso, a testosterona reduz a gordura visceral ao aumentar a lipólise em adipócitos viscerais e diminuir a atividade da LPL.

O tecido adiposo tem um papel crucial na regulação da homeostase metabólica sistêmica, atuando no armazenamento de energia, na função endócrina e na termogênese adaptativa. A disfunção desse tecido está associada à obesidade e às suas complicações. Compreender a biologia e a patologia do tecido adiposo é fundamental para identificar novos alvos terapêuticos na prevenção e no tratamento de distúrbios relacionados com a obesidade. Evidências sobre as funções endócrina e termogênica do tecido adiposo sugerem que abordagens terapêuticas focadas nesse tecido são viáveis e promissoras.

Bibliografia

Abate N, Garg A, Peshock RM, et al. Relationships of generalized and regional adiposity to insulin sensitivity in men. J Clin Invest. 1995;96:88-98.

Arab A, Karimi E, Garaulet M, et al. Social jetlag and obesity: a systematic review and meta-analysis. Obes Rev. 2024;25(3):e13664.

Berne RB, Levy MN. Tratado de fisiologia humana. 4. ed. Rio de Janeiro: Guanabara Koogan; 2000.

Björntorp P. Endocrine abnormalities in obesity. Metabolism. 1995;44(9 Suppl 3):21-3.

Björntorp P. Portal adipose tissue as a generator of risk factors for cardiovascular disease and diabetes. Arteriosclerosis. 1990;10(4):493-6.

Boden G. Role of fatty acids in the pathogenesis of insulin resistance and NIDDM. Diabetes. 1997;46(1):3-10.

Carvalho-Filho MA, Carvalheira JBC, Velloso LA, et al. Cross-talk das vias de sinalização com a associação entre diabetes melito e hipertensão arterial e doença cardiovascular. Arq Bras Endocrinol Metab. 2007;51(2):195-203.

Chen WW, Li L, Yang GY, et al. Circulating FGF-21 levels in normal subjects and in newly diagnose patients with type 2 diabetes mellitus. Exp Clin Endocrinol Diabetes. 2008;116(1):65-8.

Després JP, Lemieux I. Abdominal obesity and metabolic syndrome. Nature. 2006;444(7121):881-7.

Gerber M, Boettner A, Seidel B, et al. Serum resistin levels of obese and lean children and adolescents: biochemical analysis and clinical relevance. J Clin Endocrinol Metab. 2005;90(8):4503-9.

Ghaben AL, Scherer PE. Adipogenesis and metabolic health. Nat Rev Mol Cell Biol. 2019;20(4):242-58.

Goossens GH. The metabolic phenotype in obesity: fat mass, body fat distribution, and adipose tissue function. Obes Facts. 2017;10(3):207-15.

Hu FB, Willett WC, Li T, et al. Adiposity as compared with physical activity in predicting mortality among women. N Engl J Med. 2004;351(26):2694-703.

Kissebah AH. Central obesity: measurement and metabolic effects. Diabetes Rev. 1997;5:8-20.

Kvist H, Chowdhury B, Grangard U, et al. Total and visceral adipose-tissue volumes derived from measurements with computed tomography in adult men and women: predictive equations. Am J Clin Nutr. 1988;48:1351-61.

Luo L, Liu M. Adipose tissue in control of metabolism. J Endocrinol. 2016;231(3):R77-99.

Mårin P, Andersson B, Ottoson M, et al. The morphology and metabolism of intraabdominal adipose tissue in men. Metabolism. 1992;41(11):1242-8.

Phillips SA, Ciaralti TP, Kong AP, et al. Modulation of circulating and adipose tissue adiponectin levels by antidiabetic therapy. Diabetes. 2003;52(3):667-74.

Pouliot MC, Després JP, Lemieux S, et al. Waist circumference and abdominal sagittal diameter: best simple anthropometric indexes of abdominal visceral adipose tissue accumulation and related cardiovascular risk in men and women. Am J Cardiol. 1994;73(7):460-8.

Rosen ED, Walkey CJ, Puigserver P, et al. Transcriptional regulation of adipogenesis. Genes Dev. 2000;14(11):1293-307.

Seufert J, Kieffer TJ, Leech CA, et al. Leptin suppression of insulin secretion and gene expression in human pancreatic islets: implications for the development of adipogenic diabetes melito. J Clin Endocrinol Metab. 1999;84(2):670-6.

Shen GX, Zhang JY, Blanchard R, et al. Analysis of cholesteryl ester transfer activity in adipose tissue. Int J Obes Relat Metab Disord. 1996;20 Suppl 3:S114-20.

Shetty GK, Economides PA, Horton ES, et al. Circulating adiponectin and resistin levels in relation to metabolic factors, inflammatory markers, and vascular reactivity in diabetic patients and subjects at risk for diabetes. Diabetes Care. 2004;27(10):2450-7.

Simoneau JA, Colberg SR, Thaete FL, et al. Skeletal muscle glycolytic and oxidative enzyme capacities are determinants of insulin sensitivity and muscle composition in obese women. FASEB J. 1995;9(2):273-8.

Snijder MB, van Dam RM, Visser M, et al. What aspects of body fat are particularly hazardous and how do we measure them? Int J Epidemiol. 2006;35(1):83-92.

Stefan N, Kantartzis K, Machann J, et al. Identification and characterization of metabolically benign obesity in humans. Arch Intern Med. 2008;168(15):1609-16.

Wajchenberg BL. B-cell failure in diabetes and preservation by clinical treatment. Endocr Reviews. 2007;28(2):187-218.

Wajchenberg BL. Subcutaneous and visceral adipose tissue: their relation to the metabolic syndrome. Endocr Rev. 2000;21(6):697-738.

26 | Avaliação do Paciente com Obesidade e Síndrome Metabólica

Ruy Lyra ▪ Mônica de Oliveira ▪ Ney Cavalcanti ▪ Raíssa Lyra ▪ Débora Rodrigues de Melo Brito

Introdução

A síndrome metabólica (SM), descrita por Reaven em 1988, é definida como um conjunto de anormalidades metabólicas que resultam em um estado pró-inflamatório e pró-trombótico e elevam significativamente o risco cardiovascular, a incidência de diabetes *mellitus* e o risco de morte por todas as causas. Os componentes dessa síndrome incluem obesidade abdominal, resistência insulínica, hipertensão arterial (HA) e dislipidemia aterogênica.

Estima-se que a SM acometa 25% da população adulta brasileira, prevalência crescente que acompanha a atual epidemia mundial da obesidade. Os mecanismos patogênicos da SM são complexos e ainda não completamente elucidados; contudo, os fatores genéticos e os hábitos de vida, como o consumo excessivo de calorias e o sedentarismo, desempenham papel essencial na gênese da síndrome. A adiposidade visceral tem demonstrado ser o gatilho para a ocorrência da resistência insulínica, que, em conjunto com a alteração do perfil das adipocinas e a elevação dos ácidos graxos livres, apresenta efeitos metabólicos e mitogênicos. Mais recentemente, tem-se mostrado a associação entre alterações quantitativas e qualitativas da flora intestinal e a ocorrência de obesidade e doenças metabólicas. No entanto, as vias fisiopatológicas dessa relação ainda carecem de esclarecimentos.

Apesar dos esforços para estabelecer critérios diagnósticos unificados para a SM, ainda são utilizadas diferentes definições por distintas organizações, gerando confusão diagnóstica e heterogeneidade nas publicações científicas sobre o tema.

Fisiopatologia

Os maiores fatores de risco para a SM parecem ser o aumento do peso e, particularmente, a alteração na distribuição da gordura corporal. Existem evidências de que alterações genéticas podem determinar a disposição do tecido adiposo e influenciar o desenvolvimento de uma ou mais características da SM.

As células adiposas acumuladas no território visceral possuem receptores com alta afinidade para as catecolaminas e para o cortisol, o que leva à acentuada atividade lipolítica local, com consequente liberação excessiva de ácidos graxos livres (AGL) e citocinas inflamatórias na circulação esplâncnica. A resistência insulínica (RI) decorrente da lipólise inapropriada ainda é a hipótese mais aceita para a fisiologia subjacente da SM.

No músculo esquelético, os AGL e o acúmulo de lipídeos parecem reduzir a fosforilação da tirosina, limitando o transporte insulinodependente da glicose. No fígado, também ocorre redução da efetividade das vias de sinalização da insulina, levando ao aumento da produção de glicose, triglicerídeos e apolipoproteína B. O efeito da resistência insulínica no tecido adiposo, por sua vez, amplifica o estado de lipólise, que é inibido pela insulina em condições fisiológicas. Ademais, a liberação excessiva de citocinas pró-inflamatórias pelos adipócitos torna-se elemento agravante à RI local e a distância (músculo esquelético e fígado) e promove o estado pró-inflamatório característico da síndrome.

Resistência insulínica

Vários fatores medeiam a RI, incluindo os níveis elevados de AGL e a alteração no perfil das adipocinas. O excesso de gordura visceral tem efeito negativo sobre a expressão da adiponectina, adipocina com propriedades anti-inflamatórias e antiaterogênicas, que age sensibilizando os tecidos à ação da insulina. O excedente de AGL leva à deposição ectópica de gordura, que pode interferir nas funções celulares e apresenta diferentes consequências na dependência do órgão acometido. Os mecanismos que levam à disfunção orgânica devida à gordura ectópica resultam da sobrecarga do sistema de oxidação mitocondrial dos lipídeos. O consequente acúmulo de metabólitos dos AGL, como a acil-CoA de cadeia longa, o diacilglicerol e as ceramidas, induz à ativação sustentada de enzimas que fosforilam substratos do receptor de insulina, levando à diminuição da atividade desse receptor e, em última análise, à redução da sensibilidade à insulina.

A disfunção mitocondrial observada no músculo esquelético de indivíduos com obesidade resulta em maior formação de radicais livres derivados do estresse oxidativo. Quando o tecido adiposo é exposto ao estresse oxidativo, há redução da produção de adiponectina e elevação das citocinas inflamatórias. Ocorre também interferência na fosforilação do receptor da insulina e na transcrição e translocação do transportador de glicose 4 (GLUT4). Os AGL também são capazes de induzir a expressão de genes pró-inflamatórios dos macrófagos que infiltram o tecido adiposo, resultando em maior produção do fator de necrose tumoral alfa (TNF-α), interleucina-6 e interleucina-1 beta (IL-6 e IL-1β), citocinas capazes de intervir nas vias de sinalização intracelulares da insulina.

A alimentação é o principal fator modulador da composição da flora intestinal. Assim, alimentos com elevados teores de gorduras saturadas e poli-insaturadas, típicos de padrões alimentares ocidentais, criam um ambiente propício para seleção das bactérias do filo Firmicutes. A ingestão de frutas e hortaliças, por sua vez, resulta em aumento da produção de derivados da fermentação de carboidratos que criam um ambiente desfavorável para a proliferação de Firmicutes, favorecendo a proliferação de bactérias de outros filos. Desse modo, a flora intestinal pode se adaptar rapidamente à disponibilidade de um nutriente específico, produzindo diferentes respostas metabólicas no indivíduo.

Observou-se que indivíduos saudáveis apresentavam flora intestinal distinta de sujeitos com resistência à insulina e dislipidemias. A alteração da flora intestinal nesses sujeitos permite o aumento da absorção de lipopolissacarídeos, assim como a ativação de vias pró-inflamatórias, resultando em resistência à insulina. A quantidade de bactérias Firmicutes é maior em indivíduos com obesidade do que em pessoas sem obesidade, e o perfil inverso é observado para as Bacteroidetes. Essa mudança traz impactos significativos sobre a produção de ácidos graxos de cadeia curta (com aumento da relação acetato/butirato), resultando em desarranjos metabólicos que parecem interferir na sensibilidade à insulina. Além disso, outras substâncias produzidas pela flora, como as flagelinas e os peptidoglicanos, levam a um estado inflamatório local, com impacto negativo sobre a permeabilidade intestinal e a produção dos hormônios incretínicos.

Hipertensão arterial sistêmica

A obesidade e a RI estão associadas à disfunção endotelial, hiperatividade do sistema nervoso simpático (SNS), hiperleptinemia e ativação do sistema renina angiotensina aldosterona (SRAA), fatores que podem levar ao desenvolvimento da HA em indivíduos com SM. Uma das vias fisiopatogênicas da HA nessa condição vem do comprometimento da natriurese, decorrente de um aumento da taxa de filtração glomerular e consequente aumento da reabsorção tubular de sódio. Diversos mecanismos parecem estar envolvidos no comprometimento da natriurese, entre os quais é possível destacar a hiperatividade do SNS, o aumento da pressão intratubular (decorrente da maior pressão intra-abdominal) e a ativação do SRAA. A ativação desse sistema é amplificada por maior produção de angiotensinogênio derivado dos adipócitos.

O tecido adiposo secreta leptina, hormônio que age no hipotálamo induzindo a saciedade e estimulando o SNS. Estudos experimentais sugerem uma dissociação dos efeitos anoréticos e simpaticotônicos da leptina nos pacientes com obesidade, de modo que eles seriam resistentes aos efeitos anoréticos dessa substância, mas preservariam a sensibilidade à estimulação do SNS, componente da gênese da HA nesse grupo. Além disso, o efeito vasoconstritor da leptina pode ser potencializado pela disfunção endotelial, que resulta em menor produção de substâncias vasodilatadoras, como o óxido nítrico e a endotelina-1.

Dislipidemia

Na SM, o perfil lipídico frequentemente envolve baixos níveis de colesterol associado à lipoproteína de alta densidade (HDL-C, do inglês *high density lipoprotein cholesterol*) e elevados níveis de triglicerídeos (TG). Na RI ocorre um aumento da produção de AGL pelos adipócitos. O aumento da carga de AGL no fígado resulta em aumento da produção hepática de TG e colesterol associado à lipoproteína de muito baixa densidade (VLDL-C, do inglês *very low density lipoprotein cholesterol*). Os adipócitos produzem ainda a proteína de transferência de colesterol esterificado (CETP, do inglês *cholesterol ester transfer protein*), que

facilita a transferência de ésteres de colesterol da HDL para a VLDL, levando à redução de HDL e à elevação dos TG, perfil lipídico que caracteriza a SM. Alterações estruturais também são observadas nas partículas de colesterol associado à lipoproteína de baixa densidade (LDL-C, do inglês *low density lipoprotein cholesterol*), que, além de serem pequenas e densas, têm propriedades altamente aterogênicas.

Estado pró-trombótico

Na SM ocorre um defeito no sistema de coagulação e fibrinólise, com ativação dos fatores VIII e de von Willebrand, e elevação dos níveis de fibrinogênio e do inibidor do ativador de plasminogênio tipo 1 (PAI-1, do inglês *plasminogen activator inhibitor-1*). O PAI-1 é uma protease protrombótica que age inibindo o ativador do plasminogênio e se configura como o principal regulador do sistema fibrinolítico. Seus níveis plasmáticos guardam correlação positiva com a quantidade de gordura visceral e com os níveis de TG e insulina. O mecanismo de superexpressão do PAI-1 na SM permanece desconhecido e provavelmente envolve múltiplos fatores.

Classificação

Não há uniformidade na literatura quanto à melhor definição da SM. As classificações têm suas particularidades, e as mais aceitas atualmente são a do National Cholesterol Education Program – Adult Treatment Panel (NCEP ATP III), a da International Diabetes Federation (IDF) e da Organização Mundial da Saúde (OMS). Entretanto, ainda existem as classificações do Group for the Study of Insulin Resistance (EGIR) e da American Association of Clinical Endocrinologists (AACE). A falta de uniformidade dificulta a comparação de diferentes estudos, o que torna o tema ainda mais complexo. Apesar das divergências entre as definições, a maioria das sociedades concorda que os componentes centrais são obesidade abdominal, RI, dislipidemia e HA.

As primeiras classificações surgiram no final da década de 1990 com as publicações do EGIR e da OMS. A definição da OMS enfatiza a RI como o maior fator de risco e a considera essencial para o diagnóstico da SM, identificada como hiperinsulinemia, intolerância à glicose ou diabetes *mellitus* tipo 2 (DM2) (Tabela 26.1).

Para avaliação da RI nos pacientes com níveis glicêmicos normais, faz-se necessário o *clamp* euglicêmico hiperinsulinêmico, técnica laboratorial complexa que inviabiliza a realização na prática clínica. Foram validadas, então, a utilização do modelo de avaliação da homeostase (HOMA, do inglês *homeostase model of assessment*) ou da medida da insulina de jejum para a definição da RI. Entretanto, a simples dosagem dessa insulina exige ensaio laboratorial mais complexo e não há uniformidade metodológica, o que continua tornando o critério da OMS difícil de ser utilizado no dia a dia. De acordo com a OMS, o objetivo primário do diagnóstico da SM é identificar indivíduos com elevado risco para o desenvolvimento de doenças cardiovasculares (DCV), assim como atentar para o risco de indivíduos sem diabetes desenvolverem diabetes, o que torna a avaliação da RI um ponto fundamental. Desse modo, para a OMS, o diagnóstico da SM deve ser fundamentado em marcadores de RI associados a mais dois outros fatores, como obesidade, hipertensão, níveis de TG elevados, HDL-C reduzido ou microalbuminúria.

Tabela 26.1 Critérios da Organização Mundial da Saúde (OMS) para definição da síndrome metabólica.

Presença de diabetes *mellitus*, intolerância à glicose ou resistência à insulina e dois ou mais dos critérios abaixo

Hiperlipidemia	Triglicerídeos $\geq$ 150 mg/dℓ e/ou colesterol-HDL < 40 mg/dℓ em homens e < 50 mg/dℓ em mulheres
Obesidade central	Relação cintura-quadril > 0,90 em homens e > 0,85 em mulheres e/ou IMC > 30 kg/m^2
Hipertensão arterial	Pressão arterial $\geq$ 140 $\times$ 90 mmHg
Microalbuminúria	Excreção urinária de albumina $\geq$ 20 μg/min

Há dois outros pontos que tornam os critérios da OMS menos utilizados: um é a necessidade de realização da microalbuminúria, exame também dispendioso, e outro é o elevado ponto de corte da pressão arterial (PA), que foi revisado e reduzido de 160 × 90 mmHg para > 140 × 90 mmHg. Os critérios do EGIR são semelhantes aos da OMS, mas não consideram a microalbuminúria como base para o diagnóstico.

Em 2001, o NCEP desenvolveu sua primeira orientação em relação à SM, focada essencialmente no risco de DCV. A definição, ao contrário da OMS e do EGIR, não considerava a RI *per se* como fundamental para o diagnóstico. Posteriormente, os critérios do NCEP ATP III foram atualizados enfatizando as alterações glicêmicas na definição, incluindo explicitamente o diabetes e reduzindo o ponto de corte da glicemia de jejum (GJ), tendo sido alterado para 100 mg/dℓ, como firmado pela American Diabetes Association (ADA).

A definição atual do ATP III ratifica o diagnóstico da SM com quaisquer de três dos cinco critérios: obesidade centrípeta, hipertensão, hipertrigliceridemia, HDL-C baixo ou disglicemia (Tabela 26.2). A classificação do NCEP é uma das mais utilizadas por sua praticidade e facilidade de execução. Entretanto, por não utilizar a avaliação da RI, já incluindo aqueles com alterações no metabolismo da glicose, exclui do diagnóstico uma grande parcela de pacientes de potencial risco.

Em 2003, a AACE também publicou seus critérios diagnósticos, objetivando demonstrar a interdependência de doenças metabólicas e DCV. Os critérios são focados na RI, mas excluem os pacientes com diabetes do diagnóstico.

Em 2006, a IDF propôs novos critérios para a síndrome. A nova definição considerava a obesidade central como um critério essencial para o diagnóstico e assumia diferentes pontos de corte

Tabela 26.2 Critérios do National Cholesterol Education Program – Adult Treatment Panel (NCEP ATP III) para definição da síndrome metabólica.

Obesidade abdominal	Cintura > 102 cm em homens e > 88 cm em mulheres
Triglicerídeos séricos	$\geq$ 150 mg/dℓ ou tratamento farmacológico
Colesterol HDL	< 40 mg/dℓ em homens e < 50 mg/dℓ em mulheres ou tratamento farmacológico
Hipertensão arterial	Pressão $\geq$ 130 $\times$ 85 mmHg ou tratamento farmacológico
Glicemia de jejum	Glicemia de jejum $\geq$ 100 mg/dℓ ou tratamento farmacológico

para a cintura, variando de acordo com a etnia da população a ser estudada. Entretanto, por falta de dados específicos, não assumiam um ponto definido para a população sul-americana, conforme observado na Tabela 26.3. Por extrapolação, o ponto de corte foi estabelecido em $\geq$ 90 cm para homens e em $\geq$ 80 cm para mulheres para indivíduos da América do Sul e da América Central. A origem étnica do paciente deve ser considerada, e não o local onde ele nasceu. Um brasileiro com ascendência europeia deve ser avaliado com o ponto de corte para os europeus, por exemplo.

A IDF, a American Heart Association/National Heart, Lung, and Blood Institute (AHA/NHLBI), a World Heart Federation (WHF), a International Atherosclerosis Society (IAS) e a International Association for the Study of Obesity (IASO) publicaram um posicionamento científico na tentativa de harmonizar as diferentes definições da síndrome em um único critério. O documento conjunto e oficial não mais apontava a obesidade centrípeta como condição essencial para o diagnóstico, mas persistia valorizando diferentes pontos de corte para diversas populações. Dessa maneira, para diagnosticar a SM pela mais nova definição, são necessários três dos seguintes critérios: circunferência abdominal aumentada conforme população específica, hipertrigliceridemia, HDL-C baixo, HA ou alterações no metabolismo da glicose (Tabela 26.4).

Diante do exposto, apesar da heterogeneidade das definições, esforços têm sido dispensados no intuito de uniformizar o diagnóstico da SM. Considerando as diferenças das populações (e consequentemente a necessidade de adotar pontos de corte mais específicos) e a facilidade de aplicação dos critérios, o posicionamento conjunto da IDF com outras sociedades (mas não ratificado pela ADA) parece, no momento, o mais oportuno.

Condições associadas

Síndrome metabólica e doença hepática esteatótica metabólica

A doença hepática esteatótica metabólica (DHEM, ou MASLD, do inglês *metabolic dysfunction associated steatotic liver disease*) é considerada uma epidemia emergente. Tem sido prevalente em mais de 30% dos adultos nos países desenvolvidos, com contínuo incremento. Em 80% dos indivíduos afetados, a DHEM está associada à obesidade, embora a doença também possa se desenvolver em indi-

Tabela 26.3 Valores específicos da circunferência abdominal de acordo com etnia e gênero.

Etnia	Circunferência (cm)	
	Homens ($\geq$)	Mulheres ($\geq$)
Europeus	94	80
Caucasianos		
Risco muito elevado	94	80
Alto risco	102	88
Sul-asiáticos	90	80
Chineses	85	80
Japoneses	85	90
Oriente Médio/Mediterrâneo	94	80
África Subsaariana	94	80
Américas do Sul e Central	90	80

Tabela 26.4 Critérios da International Diabetes Federation (IDF) para a definição da síndrome metabólica.

Obesidade abdominal	Definição conforme etnia específica (ver Tabela 26.3)
Triglicerídeos séricos	≥ 150 mg/dℓ ou tratamento farmacológico
Colesterol HDL	< 40 mg/dℓ em homens e < 35 mg/dℓ em mulheres ou tratamento farmacológico
Hipertensão arterial	Pressão ≥ 130 × 85 mmHg ou tratamento farmacológico
Glicemia de jejum	Glicemia de jejum ≥ 100 mg/dℓ ou tratamento farmacológico

víduos magros. A DHEM pode apresentar-se como esteatose simples ou evoluir em 10 a 20% para a sua complicação inflamatória, a esteato-hepatite metabólica (EHADM, ou MASH, do inglês *metabolic-associated steato-hepatitis*). A doença pode progredir ainda em direção à cirrose hepática e, finalmente, ao carcinoma hepatocelular, uma complicação que é cada vez mais observada também na população não cirrótica.

Com o aumento contínuo da obesidade nos países ocidentais, a prevalência de DHEM seguiu uma tendência semelhante, uma vez que essa condição está intimamente associada a obesidade, resistência à insulina, hipertensão e dislipidemia, sendo também considerada como a manifestação hepática da SM. Ainda, quase 2/3 dos pacientes com obesidade e DM2 apresentam esteatose hepática. Entre os pacientes com DHEM, a SM tem sido associada ao aumento do risco para EHADM e fibrose, bem como para evolução para insuficiência hepática.

O fígado desempenha importante papel no metabolismo dos AGL. O tecido adiposo em abundância, como observado nos pacientes com obesidade, libera maior quantidade de AGL, a qual deve ser oxidada ou armazenada no fígado. Alterações como redução na oxidação dos AGL e na exportação da gordura e disfunção mitocondrial ocasionam deposição de gordura hepática. O aporte excessivo de AGL para o fígado provoca aumento das ceramidas, substâncias relacionadas com o aumento da taxa de apoptose dos adipócitos. Associados a isso, fatores de transcrição e adipocinas também parecem desempenhar papel relevante no desenvolvimento da doença. Assim, inicialmente, existe um pequeno aumento nos marcadores de necrose hepática, principalmente de aminotransferase glutâmico-pirúvica (TGP). Posteriormente, a formação de peróxidos e radicais livres aumenta em razão da entrada dos AGL nas mitocôndrias, e a doença progride com inflamação e degeneração hepatocelular. O aumento no estresse oxidativo danifica as membranas plasmáticas, o DNA mitocondrial e as proteínas relacionadas com cadeias respiratórias, levando, por fim, ao comprometimento histológico e funcional do fígado.

A resistência insulínica é um importante mecanismo fisiopatológico subjacente, embora não esteja presente em todos os indivíduos com DHEM. Os aspectos inflamatórios também são de importância crucial, particularmente na fibrose associada à EHADM, que comumente se desenvolve subsequentemente a eventos inflamatórios avassaladores no fígado.

Síndrome metabólica e doença renal crônica

Pacientes portadores de SM parecem apresentar maior prevalência de doença renal crônica (DRC), definida pelo *clearance* de creati-nina abaixo de 60 mℓ/min/1,73 m^2 e microalbuminúria. Diversos estudos relataram que a maior distribuição de gordura visceral, intimamente relacionada à resistência insulínica e, portanto, à SM, é um importante fator de risco para doenças cardiovasculares e DRC. Dados do NHANES III (*third National Health and Nutrition Examination Survey*) demonstraram, em uma análise multivariada, que a SM aumentou significativamente o risco de DRC, com risco relativo de 2,6 para redução da filtração glomerular e de 1,9 para microalbuminúria. Em uma coorte prospectiva, 10% dos indivíduos com SM na linha de base desenvolveram subsequentemente DRC em comparação com 6% entre aqueles sem a SM.

Os mecanismos pelos quais a SM está associada à diminuição da função renal têm sido relacionados tanto à disfunção metabólica quanto às comorbidades presentes nesses pacientes, por serem ambas condições crônicas que afetam a qualidade de vida e o estado funcional dos indivíduos. Quanto à fisiopatologia dos danos renais em pacientes com SM, destacam-se fatores associados ao desenvolvimento da doença renal: obesidade, hipertensão, hiperglicemia, resistência insulínica, ativação de fatores pró-inflamatórios (IL-6, TNF-α), aumento da expressão de adipocinas, aumento do estresse oxidativo, disfunção endotelial e disbiose. Como consequência de tais condições, há hiperfiltração glomerular, ativação do eixo renina-angiotensina-aldosterona (RAA) e secreção anormal de fatores de crescimento, que desencadeiam microalbuminúria, proliferação vascular renal, proliferação de células mesangiais, expansão da matriz mesangial e, finalmente, DRC.

É crescente a associação entre SM e disfunção renal com hábitos de vida. Diante disso, deve ser dada atenção a modificações comportamentais dos pacientes que se enquadram em ambas as condições. A intervenção dietoterápica deve ser parte integral da terapia para pacientes com DRC progressiva.

Síndrome metabólica e síndrome dos ovários policísticos

O hiperandrogenismo representa o distúrbio endócrino mais comum em mulheres em idade reprodutiva, com prevalência entre 6 e 15%. O distúrbio hiperandrogênico mais comum é a síndrome dos ovários policísticos (SOP), cujo diagnóstico é dado pela presença de dois dos três critérios de Rotterdam: oligoanovulação, hiperandrogenismo e ovários policísticos detectados pela ultrassonografia.

Há uma tendência de superposição substancial entre o fenótipo da SOP e a SM, que faz com que a obesidade, a intolerância à glicose, a HA, a doença macrovascular e a dislipidemia sejam, muitas vezes, encontradas nas duas síndromes.

Pacientes com SOP ficam expostas a um estado de inflamação crônica de baixo grau, que pode ser evidenciado pelo aumento dos níveis de adipocinas, quimiocinas e interleucinas, predispondo essas mulheres a um risco aumentado para DCV.

A RI é comumente encontrada nas pacientes com SOP. O hiperinsulinismo compensatório à RI sensibiliza as células ovarianas da teca a secretarem androgênios em resposta aos níveis aumentados de hormônio luteinizante (LH), que também são secundários ao hiperinsulinismo. E parece haver um efeito semelhante do hiperinsulinismo sobre a secreção de androgênios adrenais, induzido pelo hormônio adrenocorticotrófico (ACTH). Adicionalmente, a insulina em excesso também pode atuar aumentando o fator de crescimento insulina símile-1 (IGF-I), o qual, quando superexpresso, induz ao aumento da produção de androgênios pelas células da teca e reduz a expressão da aromatase nas células da granulosa.

Níveis elevados de androgênios podem ter um impacto negativo no desenvolvimento folicular, causando atresia, luteinização prematura e dificultando a ovulação, por prejudicar a seleção do folículo dominante.

Apesar de a obesidade não fazer parte dos critérios definidores da SOP, ela está presente em até 80% dos casos. A associação entre SM e SOP não parece ser causal, e ambas as síndromes frequentemente coexistem. Mulheres com SOP têm maior prevalência de SM, enquanto mulheres com SM frequentemente apresentam características endócrinas de SOP. A obesidade é responsável pela intensificação da RI pela ação da gordura visceral, que apresenta maior resposta lipolítica às catecolaminas. O impacto metabólico adverso do tecido adiposo visceral (TAV) tem sido atribuído a propriedades biológicas distintas dos adipócitos nesse compartimento, em comparação com outros depósitos de tecido adiposo. Sugeriu-se que o TAV tem uma grande quantidade de receptores beta-adrenérgicos com maior atividade lipolítica, com consequente maior liberação de ácidos graxos livres no fígado, prejudicando a depuração e a ação insulínica.

As portadoras de SOP frequentemente apresentam hipertrigliceridemia, níveis aumentados de VLDL-C e LDL-C, bem como valores reduzidos de HDL-C. Além das alterações quantitativas no perfil lipídico, parece haver modificações qualitativas na composição desse perfil e capacidade diminuída para a remoção do colesterol a partir do tecido, com diminuição do potencial antiaterogênico, e consequente maior risco cardiovascular nessa população.

Síndrome metabólica e síndrome da apneia obstrutiva do sono

A síndrome da apneia obstrutiva do sono (SAOS) é um distúrbio obstrutivo das vias respiratórias, potencialmente sério, associado à obesidade. É caracterizada por episódios repetitivos parciais ou, em alguns casos, avançados, de cessação da respiração por pelo menos 10 segundos/min, resultando em cenários hipopneicos que podem levar à apneia.

Estimativas de prevalência para SAOS variam entre 4 e 24% para homens e 2 e 16% para mulheres, e essa prevalência aumenta para todos os que têm fatores de risco, como obesidade e diabetes. A relação entre SM e SAOS coexiste em até 60% dos casos. Pacientes com apneia têm maior prevalência de SM quando comparados com indivíduos sem apneia, mesmo quando controlado o índice de massa corporal (IMC).

O excesso de peso é fator de risco importante para o desenvolvimento da SAOS, mais do que a idade ou o sexo. A obesidade central está ligada a maior produção de leptina e maior resistência a esse hormônio. Além disso, a obesidade central se relaciona com a deposição de gordura no pescoço, ao contrário da obesidade periférica. Isso leva a um estreitamento mais notável das vias respiratórias superiores durante o sono. Consequentemente, está correlacionado com um aumento na incidência de SAOS. Essas anormalidades metabólicas e anatômicas da pessoa com obesidade aumentam a chance de colapso das vias respiratórias superiores, sendo a circunferência do pescoço um melhor preditor da síndrome do que a obesidade geral.

A hipoxemia intermitente causada pela SAOS causa excitação simpática, diminuição da sensibilidade à insulina e da captura de glicose pela musculatura esquelética, além de estímulo à gliconeogênese hepática. Como consequência, há aumento da liberação de fatores pró-inflamatórios, causando mais resistência insulínica. Além disso, é também descrito que a hipoxemia intermitente pode causar, diretamente, disfunção das células beta pancreáticas.

Síndrome metabólica e câncer

Pacientes com câncer e SM têm mortalidade maior quando comparados com indivíduos com câncer e sem esse diagnóstico. Ambas as condições são biologicamente complexas e compartilham vários fatores de risco modificáveis e não modificáveis para a sua ocorrência, incluindo obesidade, sedentarismo, dieta, ingestão alcoólica, tabagismo, distúrbios do ciclo circadiano, exposição à poluição atmosférica, entre outros. Dados epidemiológicos têm demonstrado que a SM está associada a um risco aumentado de vários tipos de câncer, como colorretal, mama, endometrial, hepático e pancreático. Enquanto sobrepeso e obesidade são causas já sabidas e evitáveis para o desenvolvimento do câncer, a ligação com os outros componentes da SM (hiperglicemia, dislipidemia, hipertensão) ainda é uma questão de debate. Estudos têm mostrado que, quanto mais critérios o paciente preencher para SM, maior a mortalidade.

Os mecanismos fisiopatológicos que podem promover o desenvolvimento do câncer nos pacientes com SM incluem hiperinsulinemia e RI, anormalidades no metabolismo dos hormônios sexuais e adipocinas, estado de inflamação crônica e hiperglicemia. A hiperinsulinemia pode exercer seu potencial oncogênico por meio de estimulação patológica de diferentes cascatas de sinalização celular, do aumento da atividade da aromatase, enzima responsável pela conversão periférica de androgênios em estrogênios, com maiores concentrações de estradiol e androgênios livres, podendo levar à regulação positiva de estrogênio e receptores androgênicos em células de câncer de mama e próstata. Além do exposto, o tecido adiposo branco inflamado, estimulado por aumento dos níveis de insulina, é responsável por uma liberação exacerbada de AGL na corrente sanguínea, fonte energética para o crescimento de células cancerígenas. A hiperglicemia crônica pode atuar como agente carcinogênico por meio de diferentes mecanismos:

- Produtos finais de glicação avançada podem causar oxidação carcinogênica com dano ao DNA celular
- A hiperglicemia promove o fenômeno de transição mesenquimal epitelial
- Muitos tipos de câncer têm uma superexpressão dos transportadores de glicose (GLUT), principalmente GLUT1 e GLUT3, e atividade aumentada de enzimas envolvidas na glicólise
- Alta captação/armazenamento de glicose por células cancerígenas está associada com maior potencial de agressividade e de poder metastático, além de resistência a quimioterápicos.

Síndrome metabólica e hipogonadismo

Homens com obesidade, SM e DM2 têm baixos níveis de testosterona total e livre e de globulina ligadora de hormônios sexuais (SHBG). Por outro lado, a presença de baixa testosterona e/ou SHBG prediz o desenvolvimento de SM e DM2. A adiposidade visceral presente em homens com testosterona diminuída, a SM e/ou DM2 levam a um estado de inflamação crônica. A obesidade é um estado pró-inflamatório que resulta em aumento da liberação e secreção de citocinas e adipocinas pró-inflamatórias, AGL e estrogênios do tecido adiposo. Esses aumentos são importantes fatores de risco que podem contribuir para o desenvolvimento da SM e do DM2, além de deficiência androgênica e disfunção erétil.

Estudos epidemiológicos sustentam uma relação bidirecional entre a testosterona sérica e a obesidade, bem como entre a testosterona e a SM. Como a obesidade suprime a SHBG e, consequentemente, as concentrações totais de testosterona, as alterações na SHBG confundem a relação entre a testosterona e a obesidade.

A disfunção erétil pode resultar da SM por meio de níveis de testosterona alterados secundários a níveis de estrogênio aumentados, doença aterosclerótica e hiperglicemia. A testosterona estimula a expressão da síntese do óxido nítrico, aumentando assim a disponibilidade de óxido nítrico no tecido cavernoso peniano, facilitando a ocorrência da ereção. A aterosclerose pode afetar a vasculatura do pênis, assim como toda a vasculatura corporal. Diante disso, tem sido sugerido que a disfunção erétil pode ser usada como um marcador para doença arterial coronariana em homens assintomáticos.

A hiperglicemia também pode causar glicação do tecido cavernoso peniano, levando à inibição da renovação do colágeno e à disfunção erétil. Além disso, a elevação de citocinas pró-inflamatórias sob condições de resistência à insulina pode impedir a produção de testosterona. A obesidade central, associada à SM, pode causar aumento da atividade da aromatase, enzima que converte a testosterona em estradiol. A alteração da relação estradiol/testosterona pode levar à deposição adicional de tecido adiposo visceral, o que leva a maior elevação do estradiol, criando um ciclo vicioso de hipogonadismo e obesidade.

Síndrome metabólica e terapia antirretroviral

A sobrevida maior dos pacientes portadores do HIV tem evidenciado os efeitos metabólicos da terapia antirretroviral altamente seletiva (HAART). A combinação de inibidores da transcriptase reversa (ITR) com os inibidores de protease (IP) está associada ao aumento da incidência da SM nesses pacientes. Observam-se neles uma diminuição do tecido adiposo subcutâneo periférico e um aumento do tecido adiposo visceral, caracterizando alterações lipodistróficas. A redução do tecido adiposo periférico está associada a hiperinsulinemia, hipertrigliceridemia, HDL-C baixo e esteatose hepática. O uso de IP, por exemplo, inibe a ativação do receptor ativado por proliferador de peroxissoma gama (PPAR-γ, do inglês *peroxisome proliferator-activated receptor*) e, com isso, reduz a diferenciação de pré-adipócitos em adipócitos. Já os ITR são capazes de aumentar a apoptose dos adipócitos, resultado da toxicidade mitocondrial.

Aspectos práticos da avaliação clínica da síndrome metabólica

O IMC não parece ser um bom marcador para a avaliação da SM. A distribuição do tecido adiposo vem sendo considerada o mais importante fator relacionado com o aumento de distúrbios metabólicos e de eventos cardiovasculares, e não apenas o simples excesso ponderal. O IMC *per se* pode falhar como indicador de maior ou menor risco para a SM. Por exemplo, a SM pode estar presente em indivíduos com IMC regular (IMC < 25 kg/m^2), mas que apresentam vários outros marcadores da SM, como também em pessoas com IMC elevado (IMC > 30 kg/m^2) e sem SM e naqueles com aumento expressivo de massa magra (p. ex., halterofilistas).

A relação cintura-quadril (RCQ) possibilita estimar tanto a gordura visceral (cintura) como a periférica (quadril), sendo, desse modo, um bom marcador da distribuição de gordura corporal. Apesar de bom critério para diagnóstico, há críticas quanto à sua utilização para acompanhamento, já que pacientes que perdem grande quantidade de peso mantêm a RCQ inalterada. Além disso, são usadas duas variáveis, o que torna mais trabalhosa a obtenção de um índice, cuja proposta principal é tornar-se uma ferramenta de triagem.

A simples medida da cintura tem se tornado a melhor maneira de avaliar adiposidade corporal. Estima a gordura visceral e é marcador da perda de peso. Assim, as diversas sociedades têm utilizado a circunferência abdominal como marcador da obesidade centrípeta. A medida da cintura deve ser feita ao final da expiração profunda, na linha média horizontal entre a crista ilíaca e o último rebordo costal, com o paciente em pé e braços estendidos ao lado do corpo.

Vem sendo dada importância crescente à gordura periférica. Estudos têm demonstrado que essa gordura parece ser benéfica e protetora quanto à ocorrência de eventos cardiovasculares. Sua massa está negativamente correlacionada com fatores de risco metabólicos aterogênicos, e sua redução seletiva (mediante lipossucção, por exemplo) não melhora o perfil de risco cardiovascular.

Recentemente, alguns trabalhos têm procurado valorizar a relação entre cintura e altura como um bom preditor de DCV. Uma relação cintura-altura ≥ 0,55 parece predizer mais adequadamente o risco de DCV que o IMC ou mesmo a medida da circunferência abdominal. Entretanto, em outro estudo que avaliou dados de mais de 45 mil mulheres norte-americanas da *Nurse's Health Study Cohort*, a relação cintura-altura não foi superior às medidas da circunferência abdominal ou mesmo da RCQ na predição do risco para DCV, sendo melhor apenas que o IMC.

Portanto, pesquisas precisam ser desenvolvidas na busca de mais esclarecimentos a respeito da distribuição da gordura corporal, para que se possa definir a obesidade baseada na localização anatômica mais do que no seu volume e, assim, melhorar a avaliação do risco cardiometabólico.

Controvérsias

Diversos autores questionam a verdadeira utilidade do diagnóstico da SM. São vários os argumentos:

- Falta de clareza no diagnóstico, dificultando a comparação entre os diversos estudos
- Patogênese não claramente definida. Vários fenótipos podem ser encontrados em pacientes com o diagnóstico de SM, e suas diferentes possibilidades de terapêutica tornam a síndrome não homogênea
- Inclusão de pacientes com DCV ou diabetes como parte da SM, cuja intenção principal seria identificar pacientes de risco
- O risco de DCV associado à SM não tem se mostrado, de modo inequívoco, maior que o risco dos seus componentes individualmente.

O tratamento da SM não é diferente do tratamento dos vários componentes individualmente. Entretanto, ao encontrar um componente, deve-se procurar pelos demais. Independentemente de a SM ser ou não uma entidade única, é inquestionável a necessidade de identificar e tratar seus componentes individualmente, a fim de reduzir a morbimortalidade associada ao diabetes e à DCV.

Bibliografia

Alberti KG, Zimmet PZ. Definition, diagnosis and classification of diabetes melito and its complications. Part 1: diagnosis and classification of diabetes melito provisional report of a WHO consultation. Diabet Med. 1998;15(7):539-53.

Alberti KGMM, Eckel RH, Grundy SM, et al. Harmonizing the metabolic syndrome. A Joint Interim Statement of International Diabetes Federation Task Force on Epidemiology and Prevention; National Heart, Lung, and Blood Institute; American Heart Association; World Heart Federation; International Atherosclerosis Society; and International Association for the Study of obesity. Circulation. 2009;120(16):1640-5.

American Diabetes Association. Standards of medical care for patients with diabetes melito. Diabetes Care. 2004;27 Suppl 1:S15-35.

Bahia L, Aguiar LG, Villela N, et al. Relationship between adipokines, inflammation, and vascular reactivity in lean controls and obese subjects with metabolic syndrome. Clinics. 2006;61(5):433-40.

Balkau B, Charles MA. Comment on the provisional report from the WHO consultation. European Group for the Study of Insulin Resistance (EGIR). Diabet Med. 1999;16(5):442-3.

Bellastella G, Scappaticcio L, Esposito K, et al. Metabolic syndrome and cancer: "The common soil hypothesis". Diabetes Res Clin Pract. 2018;143:389-97.

Bloomgarden ZT. American Association of Clinical Endocrinologists (AACE) consensus conference on the insulin resistance syndrome: 25-26 August 2002, Washington DC. Diabetes Care. 2003;26(4):1297-303.

Boden G, Chen X, Ruiz J, et al. Mechanisms of fatty acid-induced inhibition of glucose uptake. J Clin Invest. 1994;93(6):2438-46.

Castaneda A, Jauregui-Maldonado E, Ratnani I, et al. Correlation between metabolic syndrome and sleep apnea. World J Diabetes. 2018;9(4):66-71.

Castro AV, Kolka CM, Kim SP, Bergman RN. Obesity, insulin resistance and comorbidities? Mechanisms of association. Arq Bras Endocrinol Metabol. 2014;58(6):600-9.

Charlton MR, Burns JM, Pedersen RA, et al. Frequency and outcomes of liver transplantation for nonalcoholic steatohepatitis in the United States. Gastroenterology 2011;141(4):1249-53.

Chen J, Muntner P, Hamm LL, et al. The metabolic syndrome and chronic kidney disease in US adults. Ann Intern Med. 2004;140(3):167-74.

Costa MB, De Paula RB. Aspectos fisiopatológicos da síndrome metabólica. Rev Med Minas Gerais. 2006;15(4):234-41.

Coughlin SR, Mawdsley L, Mugarza JA, et al. Obstructive sleep apnea is independently associated with an increased prevalence of metabolic syndrome. Eur Heart J. 2004;25(9):735-41.

DeFronzo RA, Ferrannini E. Insulin resistance. A multifaceted syndrome responsible for NIDDM, obesity, hypertension, dyslipidemia, and atherosclerotic cardiovascular disease. Diabetes Care. 1991;14(3):173-94.

Delitala AP, Capobianco G, Delitala G, et al. Polycystic ovary syndrome, adipose tissue and metabolic syndrome. Arch Gynecol Obstet. 2017;296(3):405-19.

Després JP. Body fat distribution and risk of cardiovascular disease: an update. Circulation. 2012;126(10):1301-13.

Dietrich P, Hellerbrand C. Non-alcoholic fatty liver disease, obesity and the metabolic syndrome. Best Pract Res Clin Gastroenterol. 2014;28(4):637-53.

Expert Panel on Detection, Evaluation, and Treatment of High Blood Cholesterol in Adults. Executive Summary of the Third Report of The National Cholesterol Education Program (NCEP) Expert Panel on Detectation, Evaluation, and Treatment of High Blood Cholesterol in Adults (Adult Treatment Pannel III). JAMA. 2001;285(19):2486-97.

Gallagher EJ, Leroith D, Karnieli E. Insulin resistance in obesity as the underlying cause for the metabolic syndrome. Mt Sinai J Med. 2010;77(5):511-23.

Gami AS, Witt BJ, Howard DE, et al. Metabolic syndrome and risk of incident cardiovascular events and death: a systematic review and meta-analysis of longitudinal studies. J Am Coll Cardiol. 2007;49(4):403-14.

Ginsberg HN, Zhang YL, Hermandez-Ono A. Regulation of plasma triglycerides in insulin resistance and diabetes. Arch Med Res. 2005;36(3):232-40.

Grander C, Grabherr F, Moschen AR, Tilg H. Non-alcoholic fatty liver disease: cause or effect of metabolic syndrome. Visc Med. 2016;32(5):329-34.

Gustafson B, Hammarstedt A, Andersson CX, Smith U. Inflamed adipose tissue: a culprit underlying the metabolic syndrome and atherosclerosis. Arterioscler Thromb Vasc Biol. 2007;27(11):2276-83.

Hamaguchi M, Kojima T, Takeda N, et al. The metabolic syndrome as a predictor of nonalcoholic fat liver disease. Ann Inter Med. 2005;143(10):722-8.

Han TS, Lean ME. A clinical perspective of obesity, metabolic syndrome and cardiovascular disease. JRSM Cardiovasc Dis. 2016;5:2048004016633371.

Hanley AJ, Karter AJ, Williams K, et al. Prediction of type 2 diabetes melito with alternative definitions of the metabolic syndrome: the insulin resistance atherosclerosis study. Circulation. 2005;112(24):3713-21.

Joycea T, Chirinob YI, Nataliaa MT, Josec PC. Renal damage in the metabolic syndrome (MetSx): Disorders implicated. Eur J Pharmacol. 2018;818:554-68.

Jura M, Kozak LP. Obesity and related consequences to ageing. Age (Dordr). 2016;38(1):23.

Kurella M, Lo JC, Chertow GM. Metabolic syndrome and the risk for chronic kidney disease among non diabetic adults. J Am Soc Nephrol. 2005;16(7):2134-40.

Legro RS. Polycystic ovary syndrome and cardiovascular disease: a premature association? Endocr Rev. 2003;24(3):302-12.

Leow MKS, Addy CL, Mantzoros S. Clinic review 159: Human immunodeficiency virus/highly active antiretroviral therapy associated metabolic syndrome: clinical presentation, pathophysiology and therapeutic. J Clin Endocrinol Metab. 2003;88(5):1961-76.

Loomba R, Abraham M, Unalp A, et al. Association between diabetes, family history of diabetes, and risk of nonalcoholic steatohepatitis and fibrosis. Hepatology. 2012;56:943e51.

McCracken E, Monaghan M, Sreenivasan S. Pathophysiologic of the Metabolic Syndrome. Clin Dermatol. 2018;36(1):14-20.

McNeill AM, Rosamond WD, Girman CJ, et al. The metabolic syndrome and 11-year risk of incident cardiovascular disease in the atherosclerosis risk in comunities study. Diabetes Care. 2005;28(2):385-90.

Monte SM, Longato L, Tong M, Wands JR. Insulin resistance and neurodegeneration: roles of obesity, type 2 diabetes melito and non-alcoholic steatohepatitis. Curr Opinion Investig Drugs. 2009;10(10):1049-60.

Page JH, Rexrode KM, Hu F, et al. Waist-height ratio as a predictor of coronary heart disease among women. Epidemiology. 2009;20(3):361-6.

Palaniappan L, Carnethon MR, Wang Y, et al. Predictors of the incident metabolic syndrome in adults: the Insulin Resistance Atherosclerosis Study. Diabetes Care. 2004;27(3):788.

Park YW, Zhu S, Palaniappan L, Heshka S, et al. The metabolic syndrome: prevalence and associated risk factor findings in the US population from the Third National Health and Nutrition Examination Survey, 1988-1994. Arch Intern Med. 2003;163(4):427-36.

Pascale A, Marchesi N, Marelli C, et al. Microbiota and metabolic diseases. Endocrine. 2018;61(3):357-71.

Pearlman M, Loomba R. State of the art: treatment of nonalcoholic steatohepatitis. Curr Opin Gastroenterol. 2014;30(3):223-37.

Penalva DAF. Síndrome metabólica: diagnóstico e tratamento. Revista de Medicina. 2008;87(4):245-50.

Peppa M, Koliaki C, Papaefstathiou A, et al. Body composition determinants of metabolic phenotypes of obesity in nonobese and obese postmenopausal women. Obesity (Silver Spring). 2013;21(9):1807-14.

Preis SR, Massaro JM, Robins SJ, et al. Abdominal subcutaneous and visceral adipose tissue and insulin resistance in the Framingham heart study. Obesity (Silver Spring). 2010;18(11):2191-8.

Rochlani Y, Pothineni NV, Kovelamudi S, Mehta JL. Metabolic syndrome: pathophysiology, management and modulation by natural compounds. Ther Adv Cardiovasc Dis. 2017;11(8):215-25.

Saklayen MG. The global epidemic of the metabolic syndrome. Curr Hypertens Rep. 2018;20(2):12.

Segula D. Complications of obesity in adults: a short review of the literature. Malawi Med J. 2014;26(1):20-4.

Siavash M, Sadeghi M, Salarifar F, et al. Comparison of body mass index and waist/height ratio in predicting definite coronary artery disease. Ann Nutr Metab. 2008;53(3-4):162-6.

Souza MDG, Vilar L, Andrade CB, et al. Prevalência de obesidade e síndrome metabólica em frequentadores de um parque. Arq Bras Cir Dig. 2015;28(Suppl. 1):31-5.

Sutherland JP, McKinley B, Eckel RH. The metabolic syndrome and inflammation. Metab Syndr Relat Disord. 2004;2(2):82-104.

Tchernof A, Despres JP. Pathophysiology of human visceral obesity: an update. Physiol Rev. 2013;93(1):359-404.

Vasan RS, Pencina MJ, Cobain M, et al. Estimated risks for developing obesity in the Framingham Heart Study. Ann Intern Med. 2005;143(7):473-80.

Wang C, Jackson G, Jones TH, et al. Low testosterone associated with obesity and the metabolic syndrome contributes to sexual dysfunction and cardiovascular disease risk in men with type 2 diabetes. Diabetes Care. 2011;34(7):1669-75.

27 | Diagnóstico de Síndrome Metabólica no Adulto

Rosa Ferreira dos Santos

Introdução

O conjunto de fatores que compõem a síndrome metabólica (SM) recebeu vários nomes ao longo dos anos: "síndrome de Reaven", "síndrome X", "síndrome dismetabólica", "síndrome plurimetabólica", "quarteto mortal" e "síndrome de resistência à insulina". A SM tem recebido maior atenção da comunidade médica desde a década de 2000, mas síndromes semelhantes foram descritas desde o início do século XX, e embora as definições sejam diferentes em alguns componentes, todas convergem para um fenótipo dismetabólico semelhante.

Em 1988, o professor Gerald Reaven descreveu a síndrome X ou síndrome de resistência à insulina, cuja característica era a presença simultânea de vários fatores metabólicos que conferiam risco à doença cardiovascular (DCV) e ao diabetes *mellitus* tipo 2 (DM2). Reaven propôs ainda que a resistência à insulina desempenhava papel central na fisiopatologia da síndrome X, assim como do DM2 e da DCV.

Posteriormente denominada "síndrome metabólica", trata-se de uma patologia que afeta parcelas crescentes da população mundial e inclui distúrbios altamente comuns relacionados à "civilização" (essencialmente de origem metabólica), como a ampla e rica disponibilidade de alimentos, hábitos sedentários (devido ao exercício físico minimizado), a expectativa de vida prolongada (devido, em parte, à diminuição da incidência de doenças infecciosas) e uma proteção adicional por fortes estruturas sociais/psicológicas. Apesar de vários rótulos no passado, o termo "SM" agora é usado universalmente, tendo sido formalizado pela primeira vez em 1998 pela Organização Mundial da Saúde (OMS), que priorizou como base a intolerância à glicose, enquanto a definição do Painel III de Educação e Tratamento do Colesterol no Adulto (NCEP-ATPIII) priorizou o tratamento do colesterol associado à lipoproteína de baixa densidade (LDL-C) para reduzir doença cardíaca coronariana. Apesar de prioridades diferentes de acordo com o grupo de estudo, ambas as definições têm o mesmo objetivo: detectar indivíduos em maior risco de DCV e DM2. A SM foi vista como outro alvo que poderia ser abordado além do LDL-C, para reduzir o risco de doenças cardíacas. Em 2005, surgiu a definição da Federação Internacional de Diabetes (IDF), que priorizou como base para diagnóstico o perímetro da cintura.

Embora cada definição tenha sua particularidade (uma enfatizando intolerância à glicose, outra a dislipidemia e outra, a obesidade central), todas reconhecem os mesmos fatores de risco como componentes de sua definição, e ficou estabelecido que devem estar presentes, no mínimo, três dos cinco fatores de risco para caracterizar a SM. Os fatores de risco são:

- Obesidade abdominal medida pela circunferência da cintura (CC)
- Concentração plasmática de triglicerídeos

- Concentração plasmática de colesterol associado à lipoproteína de alta densidade (HDL-C, do inglês *high-density lipoprotein*)
- Hipertensão arterial
- Intolerância à glicose, sem excluir diabetes.

Posteriormente, em conformidade com a ADA, o limiar da glicemia de jejum passou de 110 mg/dℓ para 100 mg/dℓ, podendo incluir também pacientes já em tratamento de dislipidemia e hipertensão. Embora o último critério da IDF estivesse de acordo com o do NCEP, a CC foi considerada pela IDF fator central para o diagnóstico de SM. Os valores da CC foram revistos, de acordo com a etnia e a idade, como um marcador da gordura abdominal. A obesidade, definida por meio do índice de massa corporal (IMC), não é marcador da gordura visceral; portanto, não é considerada na definição de SM. Segundo a IDF, a medida da CC varia de acordo com a etnia (Tabelas 27.1 e 27.2).

Epidemiologia

Origem étnica

A prevalência de SM varia de acordo com alguns fatores, como critérios de definição, idade, sexo, *status* socioeconômico e origem étnica das coortes de estudo. No entanto, em estudos publicados na década de 2010, estimou-se que um quarto a um terço dos adultos atendiam aos critérios de SM em várias etnias. Dados transversais de 1999 a 2010 da Pesquisa Nacional de Exame de Saúde e Nutrição (NHANES) nos EUA mostraram que em adultos com 20 anos ou mais, a prevalência geral de SM ajustada à idade aumentou de 37,6% (intervalo de confiança [IC] 95%: 34 a 41,4%) em 2011-2012 para 41,8% (IC 95%: 38,1 a 45,7%) em 2017-2018. Entre os componentes da SM, a prevalência de glicose elevada aumentou de 48,9% (IC 95%: 45,7 a 52,5%) em 2011-2012 para 64,7% (IC 95%: 61,4 a 67,9%) em 2017-2018. A prevalência de SM em participantes com baixo nível educacional aumentou de 44,4% (IC 95%: 38,8 a 50,1%) em 2011-2012 para 55,0% (IC 95%: 50,8 a 59,1%) em 2017-2018.

Na Europa, o estudo DECODE incluiu dados de nove estudos populacionais realizados em Finlândia, Holanda, Reino Unido, Suécia, Polônia e Itália. Usando os pontos de corte mais baixos da IDF, 41% dos homens e 38% das mulheres preencheram os critérios de SM nas idades de 47 a 71 anos. A alta prevalência de SM não é exclusiva aos EUA e à Europa; em indianos asiáticos, a prevalência é de 5% nas populações rurais, mas aumenta para mais de um terço da população em ambientes urbanos. A prevalência de SM nos Estados do Conselho de Cooperação do Golfo (Kuwait, Omã, Catar, Bahrein, Arábia Saudita e Emirados Árabes Unidos) é de 21 a 37% em homens e 32 a 43% em mulheres.

244 Parte 3 ▪ Avaliação Clínica

Tabela 27.1 Critérios de definições de síndrome metabólica de acordo com as diferentes sociedades.

Condição requerida (associada a dois dos seguintes fatores)		OMS Hiperinsulinemia (RI)	EGIR Hiperinsulinemia (RI)	NCEP-ATPIII Associação de três dos seguintes fatores	AACE Disglicemia	IDF Obesidade central (etnia e gênero)
Circunferência da cintura	Homens	IMC > 30 C/Q > 0,90	≥ 94 cm	≥ 102 cm	–	–
	Mulheres	IMC > 30 C/Q > 0,85 cm	≥ 80 cm	≥ 88 cm	–	–
Hipertensão ou em tratamento	Em ambos os gêneros	PA ≥ 140 × 90 mmHg ou medicação	PA ≥ 140 × 90 mmHg ou medicação	PA ≥ 130 × 85 mmHg ou medicação	PA ≥ 130 × 85 mmHg ou medicação	PA ≥ 130 × 85 mmHg ou medicação
Triglicerídeos ou em tratamento	Em ambos os gêneros	≥ 150 mg/dℓ ou medicação	≥ 177 mg/dℓ ou medicação	≥ 150 mg/dℓ ou medicação	≥ 150 mg/dℓ ou medicação	≥ 150 mg/dℓ ou medicação
Colesterol HDL ou em tratamento	Homens	≤ 35 mg/dℓ	≤ 35 mg/dℓ	≤ 40 mg/dℓ	≤ 40 mg/dℓ	≤ 40 mg/dℓ
	Mulheres	≤ 35 mg/dℓ	≤ 35 mg/dℓ	≤ 50 mg/dℓ	≤ 50 mg/dℓ	≤ 50 mg/dℓ
Glicemia de jejum ou em tratamento	Em ambos os gêneros	–	≥ 100 mg/dℓ	≥ 100 mg/dℓ ou medicação	–	≥ 100 mg/dℓ ou medicação
Microalbuminúria	Em ambos os gêneros	≥ 30 mg/g	–	–	–	–

AACE: Associação Americana de Endocrinologia Clínica; C/Q: relação cintura/quadril; EGIR: Grupo Europeu para o Estudo da Resistência à Insulina; HDL: lipoproteína de alta densidade; IDF: Federação Internacional de Diabetes; IMC: índice de massa corporal; NCEP-ATPIII: Programa Nacional de Educação em Colesterol-Painel III; OMS: Organização Mundial da Saúde; PA: pressão arterial; RI: resistência à insulina.

Tabela 27.2 Pontos de corte sugeridos para circunferência da cintura para determinar obesidade visceral segundo definição harmonizada e organizações nacionais.

População/etnia	Circunferência da cintura (cm)	
	Homens	Mulheres
EUA (NCEP/ATPIII)	> 102	> 88
Canadá	> 102	> 88
Europeus	> 94	> 80
Sociedades Europeias de Cardiologia	> 102	> 88
Sul-asiáticos	> 90	> 80
China	> 90	> 80
China *Task Force*	> 85	> 80
Japão	> 85	> 90
Américas do Sul e Central	> 90	> 80
Oriente Médio/Mediterrâneo	> 94	> 80
África Subsaariana	> 94	> 80

Adaptada de Alberti et al., 2009.

No estudo NHANES coreano (KNHANES), realizado de 1998 a 2008, a SM estava presente em 25% da população maior de 20 anos, usando os critérios do NCEP, mas com um limiar mais baixo de CC na Ásia. Os participantes japoneses do KOPS (Estudo Populacional de Kyushu e Okinawa), idades de 30 a 69 anos, tiveram prevalência de 36% nos homens, mas apenas em 10% nas mulheres, sendo a prevalência maior em áreas urbanas.

Idade

A prevalência de SM também aumenta com o envelhecimento. Segundo análise dos dados do *Framingham Offspring Study*, houve aumento de aproximadamente 50% a partir dos 50 anos. Nos EUA, o *Cardiovascular Health Study* (CHS), realizado em adultos com mais de 65 anos, a prevalência de SM foi de 35%.

A prevalência estadunidense de SM em indivíduos mais idosos foi avaliada por estudos que utilizaram a definição do NCEP do Reino Unido e da Europa. A coorte do Estudo Prospectivo da Pravastatina em Idosos de Risco (PROSPER) incluiu participantes sem diabetes de 70 a 82 anos do Reino Unido, Irlanda e Holanda, com IMC ≥ 30 kg/m², como critério para obesidade. A prevalência de SM foi de 28%, semelhante ao *British Regional Heart Study* (BRHS), sendo 27% em homens de 60 a 79 anos. Na China, a prevalência estimada de SM em idosos entre 60 e 95 anos foi maior do que nas coortes mais jovens em quase 60%, segundo a definição harmonizada (Tabela 27.3).

Fenótipo

O fenótipo da SM também está associado a outras doenças primárias. A obesidade abdominal está presente em 40 a 85% das mulheres com síndrome dos ovários policísticos (SOP), assim como outros componentes da SM, como a resistência à insulina, dislipidemia e hipertensão arterial. A prevalência de SM em mulheres estadunidenses com SOP é 2 vezes maior do que naquelas com a mesma idade, mas sem SOP. Um estudo envolvendo mulheres italianas com SOP encontrou menor prevalência de SM nestas do que em estadunidenses. Em 2003, o consenso de Roterdã recomendou que mulheres portadoras de SOP fossem investigadas quanto à presença de SM, de acordo com os critérios do NCEP, e de resistência à insulina ou intolerância à glicose, pelo teste oral de tolerância à glicose (TOTG).

Comorbidades

A sobrevida de indivíduos portadores do vírus da imunodeficiência humana (HIV) aumentou ao longo dos anos em razão do uso da

Tabela 27.3 Prevalência da síndrome metabólica em alguns países, de acordo com definições do Programa Nacional de Educação em Colesterol-Painel III e da Federação Internacional de Diabetes, segundo gênero e idade.

País	Número de sujeitos avaliados	Idade (anos)	NCEP-ATPIII		IDF	
			Homens (%)	Mulheres (%)	Homens (%)	Mulheres (%)
Austrália	11.247	≥ 25	24,4	19,9	34,4	27,4
China	15.540	35 a 74	9,8	17,8	N/R	N/R
Dinamarca	2.493	41 a 72	18,6	14,3	23,8	17,5
Índia	2.350	≥ 20	17,1	19,4	N/R	N/R
Irlanda	890	60 a 69	21,8	21,5	N/R	N/R
Coreia do Sul	40.698	20 a 28	5,2	9,05	N/R	N/R
EUA	1.876	≥ 20	42,6	41,1	36,4	40

N/R: não relatado.

terapia antirretroviral combinada (TARVc), mas observou-se que esses pacientes gradativamente desenvolveram características dismetabólicas como hiperlipidemia, adiposidade central, lipoatrofia periférica, intolerância à glicose, resistência à insulina e, consequentemente, maior risco para DCV. A síndrome lipodistrófica é, muitas vezes, atribuída ao uso de TARVc.

O hipopituitarismo também está associado a anormalidades metabólicas e ao aumento do risco cardiometabólico. Verhelst et al., em 2011, analisaram a prevalência de SM em pacientes com deficiência de hormônio do crescimento (GH), de início adulto e não tratada, em um banco de dados de pacientes da Europa e da Argentina. A prevalência de SM foi superior a 40% no geral, mas variou de 38 a 60%, dependendo do país. Não houve influência da presença de outras deficiências hipofisárias. No Estudo de Controle e Complicações do Hipopituitarismo, a prevalência de SM em pacientes adultos com deficiência de GH foi de 42%; já a prevalência ajustada pela idade foi de 52% nos EUA e 29% na Europa. Após 3 anos de terapia com GH, houve redução significativa no número de pacientes com obesidade central. Entretanto, no geral, a prevalência de SM não mudou, em virtude do aparecimento de hipertensão e disglicemia.

Na verdade, o diagnóstico de SM foi criado para predizer riscos de doenças metabólicas e cardiovasculares e morte prematura. O objetivo foi chamar a atenção para cada um dos componentes da SM e modificá-los segundo os critérios de normalidade, tentando-se inicialmente mudanças no estilo de vida e, se necessário, tratamento farmacológico, com o objetivo de prevenir particularmente DCV e diabetes.

Entre as diferentes definições de SM, a do NCEP aborda de forma mais veemente e precisa o risco cardiovascular, identificando com maior acurácia indivíduos com risco de infarto agudo do miocárdio (IAM), independentemente de idade, sexo, DCV anterior, tabagismo, hipercolesterolemia, diabetes e hipertensão. Outros estudos apoiam que os critérios do NCEP são mais precisos e sensíveis para a previsão de DCV, visto que o diagnóstico de SM indica um risco relativo (RR) ajustado 2 vezes maior de DCV. No estudo Framingham, indivíduos com SM apresentaram RR de DCV ajustado para a idade de 2,88 para homens e 2,25 para mulheres em um seguimento de 8 anos. O estudo de Malmö verificou que o evento IAM apresentou risco de 2,04 após ajuste para idade, sexo, história familiar de IAM, tabagismo atual e LDL-C.

O estudo DECODE, utilizando a definição da IDF modificada por falta de informações sobre o uso de medicações antilipídicas, mostrou um risco (HR) de 2,24 para homens e 2,32 para homens com obesidade abdominal associada a outros dois fatores de risco.

A ausência de diagnóstico de SM não confere segurança para DCV. A partir dos dados do NHANES, a chance de um futuro IAM é de 23 a 42% sem o diagnóstico de SM. No CHS, eventos de DCV ocorreram em 18% daqueles sem diagnóstico de SM. Esses achados sugerem que outros fatores de risco cardiovascular deveriam ser acrescentados à definição de SM. A relevância do diagnóstico de SM está no fato de que a presença concomitante dos fatores de risco confere um risco maior do que cada um deles individualmente.

No estudo de Intervenção em Múltiplos Fatores de Risco (MRFIT), a presença de um diagnóstico de SM pelos critérios do NCEP, usando IMC ≥ 30 kg/m², aumentou a mortalidade total [*hazard ratio* (HR): 1,21] e a mortalidade por DCV (HR: 1,49). Separando os componentes, a HR tornou-se significativa apenas quando mais de dois componentes estavam presentes e aumentou ainda mais quando foram acrescentados mais fatores de risco ou componentes da SM. Nesse contexto, a HR para mortalidade por DCV foi de 2,98, se todos os cinco fatores de risco estivessem presentes, em comparação com 1,51, se houvesse apenas três componentes.

A prevalência de SM no *United Kingdom Prospective Diabetes Study* (UKPDS) foi de 61% em pacientes com DM2 recém-diagnosticado. Esse subgrupo apresentava um risco muito maior de IAM ou acidente vascular encefálico (AVE) durante 10 anos de seguimento. Entretanto, havia uma superposição de risco durante 10 anos com ou sem SM, sugerindo que a presença de SM no DM2 não aumentaria o risco de DCV já existente pelo DM2.

No que se refere ao risco para DM2, quanto mais componentes da SM o indivíduo tiver, maior o risco. Isso foi visto no *Western Scotland Coronary Prevention Study* (WOSCOPS), ou seja, o risco para DM2 usando o critério NCEP foi de 7,3 com três componentes e 24,4 com quatro ou mais componentes. Na coorte Framingham, a glicemia de jejum maior que 100 mg/dℓ (isoladamente) previu um HR de 12,1 para o risco de DM2, enquanto a combinação dos outros dois ou três componentes proferiram RR entre 2,4 e 4,1. Mesmo na combinação de dois ou três componentes da SM sem a glicemia, o RR de 3,1 a 5,4 era menor do que na intolerância à glicose sozinha.

A SM também está associada à doença hepática esteatótica metabólica (DHEM, ou MASLD, do inglês *metabolic dysfunction associated steatotic liver disease*), e a prevalência de DHEM está diretamente relacionada à obesidade, sendo a causa mais comum de doença hepática crônica. A DHEM está associada a várias alterações patológicas no fígado, que vão da esteatose à esteato-hepatite, podendo evoluir para cirrose e para carcinoma hepatocelular.

A DHEM tem sido frequentemente referida como SM do fígado, sendo cogitada sua inclusão como um dos componentes da SM. Além disso, a prevalência da DHEM aumenta com o número de componentes presentes na SM. Em estudo transversal no México, a DHEM esteve presente em 87% dos homens e 76% das mulheres com SM.

Outras doenças estão associadas à SM e ao seu principal componente: a obesidade visceral. Vinte por cento das mortes por câncer em mulheres e 14% em homens podem ser atribuídas à obesidade. Há dados que comprovam o aumento da prevalência de câncer de cólon, rim, próstata, endométrio e mamas associado à obesidade. Além disso, a obesidade confere pior resultado ao tratamento do câncer, pela presença de fatores que favorecem o desenvolvimento da doença, como inflamação do tecido adiposo, hiperglicemia ou hiperinsulinemia, e até mesmo níveis aumentados de fator de crescimento semelhante à insulina (IGF-1).

Em resumo, a SM confere aumento de 2 vezes no risco de DCV entre 5 e 10 anos e aumento de 5 vezes no desenvolvimento de diabetes. A intolerância à glicose parece ser o melhor preditor para o desenvolvimento de diabetes, mas na prática clínica, um paciente que apresenta obesidade abdominal ou outros componentes da SM deve ser avaliado quanto ao metabolismo da glicose.

Fisiopatologia

Apesar do número considerável de características "sindrômicas" envolvidas na SM, uma análise cuidadosa e sistemática da patogenia da maioria dessas doenças em conjunto mostrou que partilham um número bastante comum de mecanismos globais que provocam o seu aumento, sendo a inflamação o mais importante deles. Atualmente, a definição de SM como uma condição de doença discreta e sustentada pela inflamação está sendo usada por um número crescente de médicos e cientistas. No entanto, uma análise sistemática de suas possíveis inter-relações conjuntas, afetando o número crescente de candidatos a componentes sindrômicos da SM, ainda não foi concluída. Além de uma "causa interna" para o aparecimento e desenvolvimento da SM, em última análise, com base em uma alteração profunda na regulação de energia, existem fatores intervenientes adicionais bastante importantes que provocam, desenvolvem e modulam a SM em cada indivíduo afetado por ela, sendo eles:

- **O ambiente criado pelo homem:** a relação direta da incidência de SM com um meio ambiente altamente evoluído com grande controle de várias condições, como segurança, nutrição, reprodução, domínio ambiental, que definem os seres humanos contemporâneos. A SM pode ser facilmente reconhecida em animais que vivem próximo aos seres humanos e em modelos experimentais por eles criados. Nesse contexto, a SM é um distúrbio transmitido ou causado por seres humanos
- **Predisposição transmissível:** baseia-se na existência comprovada, mas insuficientemente definida como condicionamento genético e/ou epigenético no desenvolvimento da SM. O máximo que se sabe é que as doenças sindrômicas da SM estão pelo menos parcialmente relacionadas aos genes
- **Fatores socioepidemiológicos:** desenvolvidos paralelamente ao crescente controle do meio ambiente pelo ser humano, o que permite a configuração e a manutenção de um ambiente favorável ao desenvolvimento do complexo SM, mas também pela insegurança alimentar

- **Momento de desenvolvimento da SM relacionado ao sexo:** existem diferenças na composição endócrina da SM em mulheres e homens adultos. Apesar de a SM afetar proporcionalmente mais mulheres do que homens, os riscos implícitos para os homens parecem mais elevados do que para as mulheres.
- **Senescência, a transição biológica da maturidade à idade avançada, é acelerada pela SM:** esse processo envolve RI, inflamação e obesidade sarcopênica, causando diminuição da qualidade de vida e do bem-estar, fragilidade, risco aumentado de demência, aumento do uso dos recursos de saúde e redução da expectativa de vida.
- **Efeito da dieta e do estilo de vida no aparecimento e desenvolvimento da SM:** estreitamente relacionado com o DM2, com a obesidade e com uma série de outras doenças dela derivadas.

Complexidade da síndrome metabólica: principais mecanismos patogênicos conhecidos

Esteatose hepática, com perda da função hepática, distúrbios do estado redox e partição energética

Inter-relacionada com distúrbios de eliminação, transporte e deposição da síntese lipídica, como obesidade e hiperlipidemia, bem como alterações no suporte do metabolismo, como o das purinas/urato. O fígado é o principal local de manipulação de substrato digerido; dano hepático resulta na rápida extensão de uma onda de funcionalidade alterada nos tecidos periféricos, eventualmente afetando a regulação de sistemas inteiros. Esteatose hepática (ou seja, acúmulo no parênquima hepático de triacilgliceróis), também conhecida como "DHEM" (doença hepática gordurosa metabólica), tem sido proposta como a base ou principal distúrbio metabólico inicial da SM porque afeta o ponto crítico da triagem energética e partição entre intestino/dieta e circulação sistêmica. Entretanto, a DHEM é uma consequência da alteração da função da insulina, em sua atuação no ponto principal de interseção dos sistemas humanos com a microbiota principal do intestino. Isso resulta em uma exportação excessiva de lipoproteínas carregadas de TAG (triacilglicerol) que o fígado secreta porque não pode lidar com elas. A inflamação crônica do fígado pode induzir um efeito dominó em muitos outros sistemas homeostáticos, dando lugar ao aparecimento de conhecidas complicações/patologias dos componentes da SM.

Resistência à insulina, intolerância à glicose e diabetes mellitus tipo 2

O acúmulo ectópico de gordura sob a forma de TAG está relacionado com RI, intolerância à glicose e DM2, incluindo ainda prejuízos da microcirculação e da função renal.

Distúrbios da síntese e função de corticosteroides

Na obesidade (particularmente a visceral), ocorrem distúrbios funcionais e de secreção de glicocorticoides, que são necessários para prevenir e corrigir danos causados pela inflamação. Os corticosteroides também mostram um efeito crítico no comportamento, em conjunto com outros hormônios esteroides, incluindo o apetite (por meio de uma miríade de citocinas adicionais, RNAs não codificantes e outros fatores proteicos).

Regulação da reatividade dos vasos sanguíneos

Um aspecto importante dos corticosteroides é a sua regulação da reatividade dos vasos sanguíneos, afetando o fluxo sanguíneo e a pressão arterial, em grande parte em contraposição à DHEA (deidroepiandrosterona); interagindo com testosterona (e outros androgênios), estrogênio e insulina; e até mesmo agindo em coordenação com catecolaminas.

Implicação com câncer e outros mecanismos de proliferação celular

A perda de um rígido controle metabólico-hormonal e/ou disfunções nutricionais devido ao excesso de nutrientes (e/ou seu manuseio no intestino e no fígado) podem promover o crescimento neoplásico e, especialmente, de células como: fibroblastos, adipócitos, células-tronco, macrófagos e outras células relacionadas à defesa, facilitando a evolução de alguns tipos de câncer.

Inflamação: conceito e tipos

A relação da SM com a inflamação afeta de forma independente a maioria dos seus componentes.

Mecanismos de inflamação bioquímica

Os mecanismos de inflamação bioquímica (BI) podem ser organizados ao longo de caminhos e temas de modulação, principalmente nos seguintes grupos:

- Modulação da expressão genética e epigenética
- Processos relacionados com alterações na disponibilidade ou manuseio de oxigênio e efeitos da hipóxia
- Acúmulo de radicais livres: devido a sua produção excessiva e/ou mecanismos de supressão alterados. Os radicais livres são especialmente prejudiciais no contexto da polarização e sinalização da membrana
- Controle de possíveis incorporações ao genoma funcional humano, especialmente nos descendentes (epigenética)
- Excesso de nutrientes fornecedores de energia: o acúmulo excessivo de reservas de energia corporal sem um mecanismo evolutivo para enfrentar uma situação tão biologicamente improvável é um fator crítico para o desenvolvimento (e a manutenção) da SM.

Em indivíduos suscetíveis, a inabilidade da célula beta para compensar a resistência à insulina resulta em hipoinsulinemia relativa, promovendo aumento da atividade da lipase hormônio-sensível, aumentando a lipólise especialmente da gordura visceral e levando ao aumento de ácidos graxos livres (AGL) circulantes, que por sua vez são conduzidos à circulação portal e armazenados no fígado em forma de triglicerídeos. O fluxo de AGL estimula a liberação de lipoproteína de muito baixa densidade (VLDL) pelo fígado, levando à hipertrigliceridemia. A proteína de transferência do éster de colesterol transporta moléculas de triglicerídeos para o colesterol HDL. Os triglicerídeos em excesso também são transferidos para LDL, que então se torna um substrato mais atraente para a lipase hepática, o que gera lipólise dos triglicerídeos e resulta em partículas pequenas e densas de LDL. As partículas pequenas de LDL são mais aterogênicas do que as grandes, além de serem mais sensíveis à oxidação. Essas subclasses de moléculas de LDL são mais facilmente absorvidas por parede arterial. Clinicamente, a dislipidemia da obesidade é caracterizada por hipertrigliceridemia, colesterol HDL baixo e aumento na relação entre LDL pequenas e densas sobre colesterol LDL normal.

O aumento do fluxo de AGL para os tecidos periféricos inibe a captação de glicose mediada pela insulina pelos tecidos insulinossensíveis, principalmente o tecido muscular esquelético, aumentando a resistência à insulina, a gliconeogênese hepática e a glicemia. Gradativamente, a célula beta pancreática aumenta a secreção de insulina para compensar a resistência ao hormônio até o momento de ocorrer seu esgotamento e redução em sua produção e secreção e o aparecimento de hiperglicemia, intolerância à glicose e DM2.

O desenvolvimento da hipertensão arterial é multifatorial, ocorrendo disfunção endotelial em resposta à geração de espécies reativas de oxigênio, à ativação do sistema nervoso simpático induzida pela hiperinsulinemia, à inibição da enzima óxido nítrico sintase e aos efeitos das citocinas derivadas do tecido adiposo. Na obesidade, também ocorre a hiperatividade do sistema renina-angiotensina-aldosterona dependente do tecido adiposo. Além disso, o tecido adiposo não é constituído por células inertes, mas é um órgão endócrino ativo.

As adipocinas secretadas pelo adipócito (leptina, resistina, visfatina, proteínas de quimioligação com monócitos e ácidos graxos, inibidor de ativação do plasminogênio 1 [PAI1] e adiponectina) produzem efeitos metabólicos de amplo alcance. Entre elas, a adiponectina é um agente altamente positivo ao metabolismo da glicose e à sensibilidade à insulina, e quanto mais alto o seu nível plasmático, menor o estado de inflamação e maior a sensibilidade à insulina.

Na obesidade, há uma relação íntima entre os adipócitos e os macrófagos, sendo estes os responsáveis pela produção de citocinas, como a interleucina-6 (IL-6) e o fator de necrose tumoral alfa (TNF-α), que aumentam a inflamação e a resistência à insulina em nível pós-receptor, além de aumentar também o risco cardiovascular. Os macrófagos evoluem para necrose, provavelmente em razão do aumento da produção de espécies reativas de oxigênio nas mitocôndrias, causado pela oxidação de AGL e ativação patológica da resposta das proteínas no retículo endoplasmático.

Os estudos do genoma humano forneceram uma ferramenta poderosa para identificar indivíduos geneticamente predispostos ao desenvolvimento de SM. A incapacidade da célula beta pancreática em compensar a resistência à insulina, por exemplo, pode ser uma característica fundamental, e muitos dos genes que preveem risco de DM2 estão associados à função das células beta, e não à propensão à obesidade (como, por exemplo, variantes do gene *TCF7L2*, altamente associadas a risco de DM2 precoce e não relacionado à obesidade).

Bibliografia

Alberti KG, Eckel RH, Grundy SM, et al. Harmonizing the metabolic syndrome: a joint interim statement of the International Diabetes Federation Task Force on Epidemiology and Prevention; National Heart, Lung, and Blood Institute; American Heart Association; World Heart Federation; International Atherosclerosis Society; and International Association for the Study of Obesity. Circulation. 2009;120(16):1640-5.

Alemany M. The metabolic syndrome, a human disease. Int J Mol Sci. 2024;25(4):2251.

Balkau B, Charles MA. Comment on the provisional report from the WHO consultation. European Group for the Study of Insulin Resistance (EGIR). Diabet Med.1999;16(5):442-3.

Bergman RN, Kim SP, Hsu IR, et al. Abdominal obesity: role in the pathophysiology of metabolic disease and cardiovascular risk. Am J Med. 2007;120(2 Suppl 1):S3-8.

Castro-Martinez MG, Banderas-Lares DZ, Ramirez-Martinez JC, Escobedo-de la Peña J. Prevalence of nonalcoholic fatty liver disease in subjects with metabolic syndrome. Cir Cir. 2012;80(2):128-33.

Einhorn D, Reaven GM, Cobin RH, et al. American College of Endocrinology position statement on the insulin resistance syndrome. Endocr Pract. 2003;9(3):237-52.

Expert Panel on Detection, Evaluation, and Treatment of High Blood Cholesterol in Adults. Executive summary of the third report of The National Cholesterol Education Program (NCEP) expert panel on detection, evaluation, and treatment of high blood cholesterol in adults (adult treatment panel III). JAMA. 2001;285(19): 2486-97.

Fedorowski A, Burri P, Hulthén L, Melander O. The metabolic syndrome and risk of myocardial infarction in familial hypertension (hypertension heredity in Malmö evaluation study). J Hypertens. 2009;27(1):109-17.

Fox CS, Massaro JM, Hoffmann U, et al. Abdominal visceral and subcutaneous adipose tissue compartments: association with metabolic risk factors in the Framingham Heart Study. Circulation. 2007;116(1):39-48.

Freitas P, Carvalho D, Souto S, et al. Impact of lipodystrophy on the prevalence and components of metabolic syndrome in HIV-infected patients. BMC Infect Dis. 2011;11:246.

Hossain P, Kawar B, El NM. Obesity and diabetes in the developing world–a growing challenge. N Engl J Med. 2007;356(3):213-5.

Ingelsson E, Langenberg C, Hivert MF, et al. Detailed physiologic characterization reveals diverse mechanisms for novel genetic loci regulating glucose and insulin metabolism in humans. Diabetes 2010;59(5):1266-75.

Kahn R, Buse J, Ferrannini E, Stern M; American Diabetes Association; European Association for the Study of Diabetes. The metabolic syndrome: time for a critical appraisal: joint statement from the American Diabetes Association and the European Association for the Study of Diabetes. Diabetes Care. 2005;28(9):2289-304.

Lee SR, Cha MJ, Kang DY, et al. Increased prevalence of metabolic syndrome among hypertensive population: ten years' trend of the Korean National Health and Nutrition Examination Survey. Int J Cardiol. 2013;166(3):633-9.

Liang X, Or B, Tsoi MF, et al. Prevalence of metabolic syndrome in the United States National Health and Nutrition Examination Survey 2011-18, Postgrad Med J. 2023;99(1175):985-92.

Liu M, Wang J, Jiang B, et al. Increasing prevalence of metabolic syndrome in a Chinese elderly population: 2001–2010. PLoS One. 2013;8(6):e66233.

Mabry RM, Reeves MM, Eakin EG, Owen N. Gender differences in prevalence of the metabolic syndrome in Gulf Cooperation Council Countries: a systematic review. Diabet Med. 2010;27(5):593-7.

Matsuzawa Y, Funahashi T, Nakamura T. Contribution of visceral fat accumulation and its molecular mechanism. J Atheroscler Thromb. 2011;18(8):629-39.

Moran LJ, Misso ML, Wild RA, Normal RJ, et al. Impaired glucose tolerance, type 2 diabetes and metabolic syndrome in polycystic ovary syndrome: a systematic review and meta-analysis. Hum Reprod Update 2010;16(4):347-63.

Pandit K, Goswami S, Ghosh S, et al. Metabolic syndrome in South Asians. Indian J Endocrinol Metab. 2012;16(1):44-55.

Randeva HS, Tan BK, Weickert MO, et al. Cardiometabolic aspects of the polycystic ovary syndrome. Endocr Rev. 2012;33(5):812-41.

Reaven GM. Banting lecture 1988. Role of insulin resistance in human disease. Diabetes. 1988;37(12):1595-607.

Reaven GM. Relationships among insulin resistance, type 2 diabetes, essential hypertension, and cardiovascular disease: similarities and differences. J Clin Hypertens (Greenwich). 2011;13(4):238-43.

Ridker PM, Pradhan A, MacFadyen JG, et al. Cardiovascular benefits and diabetes risks of statin therapy in primary prevention: an analysis from the JUPITER trial. Lancet. 2012;380(9841): 565-71.

Samson SL, Garber AJ. Metabolic syndrome. Endocrinol Metab Clin N Am. 2014;43(1):1-23.

Sattar N, McConnachie A, Shaper AG, et al. Can metabolic syndrome usefully predict cardiovascular disease and diabetes? Outcome data from two prospective studies. Lancet. 2008;371(9628):1927-35.

Simmons RK, Alberti KG, Gale EA, et al. The metabolic syndrome: useful concept or clinical tool? Report of a WHO Expert Consultation. Diabetologia. 2010;53(4):600-5.

Verhelst J, Mattsson AF, Luger A, et al. Prevalence and characteristics of the metabolic syndrome in 2479 hypopituitary patients with adult-onset GH deficiency before GH replacement: a KIMS analysis. Eur J Endocrinol. 2011;165(6):881-9.

West M. Dead adipocytes and metabolic dysfunction: recent progress. Curr Opin Endocrinol Diabetes Obes. 2009;16(2):178-82.

World Health Organization. Obesity and overweight. Disponível em: http://www.who.int/mediacentre/factsheets/fs311/en/. Acesso em: 6 abr. 2020.

28 | Paciente de Peso Normal Metabolicamente com Obesidade

Thaís Castanheira de Freitas Resende

Introdução

No início da década de 1980 foi descrito pela primeira vez um grupo de pessoas que teria peso normal conforme o índice de massa corporal (IMC), mas que apresentava componentes metabólicos associados à obesidade, como resistência insulínica, hiperinsulinemia, diabetes *mellitus* tipo 2 (DM2), hipertrigliceridemia e doença coronariana prematura. Esse grupo de pessoas passou a ser conhecido como "indivíduos de peso normal metabolicamente com obesidade" (MONW, do inglês *metabolically obese normal-weight*) e desde então é alvo de estudos que visam principalmente identificar precocemente esses indivíduos, visto que possuem maior risco de morbimortalidade cardiovascular, e iniciar intervenção terapêutica apropriada. Ao longo dos anos a existência dos MONW não apenas foi comprovada, mas observou-se também haver uma alta prevalência na população geral.

Observando a possibilidade de diferentes fenótipos, pode-se classificar a relação entre peso e *status* metabólico em quatro grupos:

- Pessoas de peso normal e metabolicamente saudáveis
- Pessoas com obesidade metabolicamente saudáveis (MHO, do inglês *metabolic healthy obese*)
- MONW
- Pessoas com obesidade metabolicamente anormais.

Indivíduos MONW e MHO estão em lados opostos do espectro, e muito se questiona sobre quais mecanismos estão presentes em um sujeito com múltiplas complicações metabólicas, a despeito de baixa gordura corporal, e em outro metabolicamente saudável, apesar do excesso de gordura.

No famoso estudo *Framingham Offspring*, 75 dos 2.902 participantes foram identificados como MONW e acompanhados por 7 anos. Desses, 21% apresentaram doença cardiovascular e 6,7% evoluíram para DM2, número muito maior do que o observado no grupo MHO (8,1% e 3%, respectivamente).

Classificação e diagnóstico

Os critérios utilizados para classificar um indivíduo como MHO ou MONW variam com os estudos. Contudo, alguns pontos são comuns nos diversos trabalhos. Para identificar um indivíduo como MHO, é necessário:

- IMC ≥ 30 kg/m^2
- Ausência de síndrome metabólica, hipertensão, diabetes e dislipidemia
- Ausência de evento cardiovascular prévio.

A prevalência estimada de MHO na população é 7,27%, mostrando que pessoas saudáveis com obesidade representam uma condição de prevalência menor. São mais comuns entre a população com menos de 40 anos e mulheres. A grande discussão acerca dos MHO seria se isso é uma condição temporária da obesidade, com consequente evolução para alterações metabólicas, ou se é um perfil permanente.

Os MONW são mais comuns na população geral, com prevalência variando de 20 a 30%. A incidência dessa condição aumenta com a idade e em homens. Observou-se maior prevalência entre pessoas que fumam e que são usuárias de álcool em excesso. Os critérios diagnósticos ainda não são consensuais entre os estudos. Lee et al., em 2015, sugeriram que MONW seriam aqueles com IMC < 25 kg/m^2 e pelo menos dois dos seguintes aspectos: hipertensão, intolerância à glicose ou diabetes, hipertrigliceridemia, lipoproteína de alta densidade (HDL, do inglês *high-density lipoprotein*) baixa e índice HOMA-IR no percentil 90 ou mais. Já outros autores são mais abrangentes e colocam como critérios apenas IMC < 25 kg/m^2 e intolerância à glicose. Apesar dessa heterogeneidade de opiniões, consideram-se os pilares da fisiopatologia dos pacientes MONW:

- IMC < 25 kg/m^2
- Hipertrigliceridemia
- DM2 ou intolerância à glicose
- Doença cardiovascular prévia.

Critérios como hipertensão e colelitíase são discutíveis como critérios diagnósticos nessa população e vistos mais como fatores de risco, assim como:

- Gota
- Síndrome dos ovários policísticos (SOP)
- Baixo peso ao nascimento
- Diabetes gestacional prévio
- Sedentarismo
- História familiar.

Estudos a longo prazo observaram a presença desses fatores de risco e critérios metabólicos também na prole dos pacientes MONW, indicando um fator genético associado.

Em 1998, Ruderman et al. propuseram um escore clínico e laboratorial para identificação de MONW (Tabela 28.1). Nesse método, seriam avaliados e pontuados critérios referentes à presença e à gravidade de: hiperglicemia, hipertrigliceridemia, hipertensão, SOP, doença cardiovascular prematura, história familiar, hiperuricemia e presença de outros fatores de risco. Um escore maior ou igual a 7 configuraria MONW.

Métodos de imagem estão sendo implementados para quantificar e caracterizar esses pacientes por meio da medida de gordura

Tabela 28.1 Escore diagnóstico de Ruderman et al., 1998.

Condição associada	Pontuação
Hiperglicemia	
Diabetes *mellitus* tipo 2 (DM2)	4
Intolerância à glicose	4
Diabetes gestacional	3
Alteração de glicemia de jejum (100 a 125 mg/dℓ)	2
Hipertrigliceridemia (jejum)	
Triglicerídeos > 150 mg/dℓ e colesterol < 35	3
Triglicerídeos > 150 mg/dℓ	2
Triglicerídeos 100 a 150 mg/dℓ	1
Hipertensão essencial (HAS)	
Pressão arterial > 140/90 mmHg	2
Pressão arterial 125 a 140/85 a 90 mmHg	1
Doença coronariana < 60 anos	3
Ácido úrico > 8 mg/dℓ	2
Síndrome dos ovários policísticos (SOP)	4
História familiar (1º grau)	
DM2 ou intolerância à glicose	3
HAS < 60 anos	2
Hipertrigliceridemia	3
Doença coronariana < 60 anos	2
Fatores de risco	
Baixo peso ao nascimento (< 2,5 kg)	2
Inatividade (< 90 min de atividade física semanal)	2
Evidência de obesidade ou adiposidade central	
Ganho de peso após 18 anos: 4/8/12 kg	1/2/3
IMC 23 a 25/25 a 27 kg/m²	1/2
Cintura (mulher: 71 a 76 cm/> 76 cm; homem: 86 a 92 cm/> 92 cm)	1/2
Grupo étnico de risco (negros, orientais e latinos)	1

visceral. Tanto a tomografia computadorizada quanto a ressonância magnética são capazes de identificar a gordura visceral distinguindo-a da subcutânea, além de avaliar especificamente o depósito de gordura hepático, uma situação comum nos pacientes MONW. Outro método é a densitometria de corpo inteiro (DEXA), um exame mais acessível, com menos radiação do que os demais e que possibilita avaliar adequadamente a composição corporal e especificamente o tecido adiposo visceral. O surgimento dessas ferramentas diagnósticas vem para preencher a lacuna deixada ao usar apenas o IMC como medida absoluta de quantificação de gordura corporal, situação que não reflete a verdade em pacientes magros metabolicamente doentes.

Fisiopatologia

Para entender o que leva um indivíduo a ser metabolicamente doente, é necessário entender dois conceitos básicos: resistência insulínica e obesidade.

A resistência insulínica é definida como um estado celular, tecidual ou sistêmico em que grandes quantidades de insulina são necessárias para desencadear uma resposta adequada. Pacientes conhecidos como "MONW" apresentam, apesar de peso normal, doença cardiovascular, síndrome metabólica (SM) e, curiosamente, nível elevado de insulina circulante e resistência insulínica.

Apesar de peso normal, esse grupo de pessoas apresenta maior índice de gordura visceral (Figura 28.1), avaliada em exames de imagem. Além disso, pequenos ganhos de peso ao longo da vida teriam impacto metabólico maior.

Obesidade é definida classicamente como IMC ≥ 30 kg/m², porém sabe-se que essa definição não abrange toda a complexidade da condição. Aumentos discretos em peso corporal têm grande impacto em sensibilidade à insulina. O aumento de adipócitos é responsável por maior disponibilidade de ácido graxos livres (AGL) e outros fatores (fator de necrose tumoral alfa – TNF-α – e citocinas inflamatórias), sendo a deposição de gordura abdominal a mais frequentemente relacionada ao pior perfil metabólico.

Os pacientes MONW comumente apresentam IMC normal, porém a deposição de gordura visceral é alta e pouco avaliada em virtude da baixa disponibilidade de métodos específicos para diferenciar a deposição de gordura. Um exemplo claro disso foi um estudo realizado no Japão com lutadores de sumô. Esses atletas apresentavam IMC alto, baixo índice de gordura visceral e alto índice de gordura subcutânea. A resistência insulínica dessa subpopulação foi baixa, mostrando o impacto positivo da baixa deposição de gordura abdominal e atividade física em um perfil metabólico favorável.

Outros fatores são potencialmente contribuintes ao desenvolvimento de MONW, entre eles o mais intrigante: a inatividade física. Vários estudos correlacionaram o sedentarismo a maior prevalência de doença coronariana, DM2, hipertensão e certos tipos de câncer. Além disso, há maior resistência insulínica em indivíduos com menor condicionamento físico. A importância do sedentarismo é mais evidente após a franca melhora do perfil metabólico dos pacientes com o início de atividade física.

Quadro clínico

Vários trabalhos ao longo dos anos tentaram determinar o real impacto clínico das pessoas MONW. Em 2013, Kwon et al. avaliaram a doença coronariana nesses pacientes e observaram alta

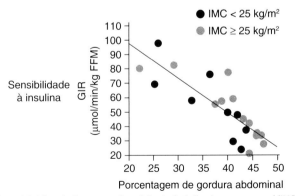

Figura 28.1 Associação entre gordura abdominal e índice de massa corporal (IMC). Observa-se que mesmo alguns pacientes com IMC normal apresentam > 40% de gordura intra-abdominal e baixa sensibilidade à insulina. FFM: massa livre de gordura; GIR: taxa de infusão de glicose. (Fonte: Ruderman et al., 1998.)

prevalência e maior gravidade de acometimento de artérias coronárias. Além disso, os pacientes MONW apresentaram tendência a um estado pró-trombótico, maior chance de disfunção ventricular, insuficiência cardíaca e mortalidade.

Em alguns pontos levantados, a gravidade das comorbidades foi maior no grupo de MONW do que no grupo de pessoas saudáveis com obesidade, como mostrado em uma série coreana de 2013 que observou maior mortalidade cardiovascular em pessoas MONW com 65 anos ou mais, em comparação aos MHO. O alto risco de acometimento cardiovascular pode ser em parte explicado pela alta prevalência de DM2 ou resistência insulínica nessas pessoas, destacando-se mais uma vez a deposição de gordura visceral como um dado concreto em relação ao perfil metabólico em detrimento do IMC propriamente dito.

Recentemente, surgiu o conceito de doença hepática esteatótica metabólica em indivíduos de peso normal. Feldman et al., em 2016, observaram o comportamento da doença hepática em indivíduos com peso normal e com obesidade portadores de doença hepática e controles saudáveis. Concluíram que muitos pacientes com peso normal eram subdiagnosticados para doença hepática devido ao uso exclusivo do IMC como fator de risco primordial nessas situações, sendo que a circunferência abdominal mostrou-se um parâmetro mais confiável nessa população.

Tratamento

O tratamento dos pacientes MONW tem como objetivo deter o desenvolvimento de comorbidades às quais eles são mais propensos: DM2, hipertensão, hipertrigliceridemia, dislipidemia e doença cardiovascular. Se essas condições já estiverem presentes, o objetivo passa a ser atenuá-las. Os dois pilares do tratamento são dieta e atividade física.

A dieta recomendada é a hipocalórica balanceada, visto que, nesses pacientes, pequenas alterações em peso têm grandes repercussões. A recomendação é de no máximo 30% de gordura (evitando gordura *trans*) e menos de 300 mg/dia de colesterol.

O exercício deve ser fortemente recomendado e mais benéfico quando associado a um plano dietético. O objetivo principal é reduzir a gordura visceral, e não o peso total. Essa medida isolada já implica reduções na resistência insulínica. Ambas estratégias aplicadas juntas mostraram redução de até 50% na incidência de DM2 nesse grupo populacional.

O uso de medicamentos nessa população ainda é discutível, mas considera-se uma boa opção em pacientes que apresentaram falha da terapia com dieta e atividade física. Os medicamentos de primeira escolha seriam aqueles com ação na redução da resistência insulínica, como a metformina e as tiazolidinedionas (p. ex., pioglitazona), com bons resultados naqueles já intolerantes à glicose. O momento da introdução e a dose dessas medicações ainda não são consensuais, e estudos a longo prazo são necessários.

Um consenso recente da Associação Europeia para o Estudo da Obesidade (EASO) estabeleceu que o acúmulo de gordura abdominal está associado ao risco aumentado de desenvolvimento de complicações cardiometabólicas, sendo um determinante mais forte do desenvolvimento da doença do que o próprio IMC, mesmo em indivíduos com IMC baixo e livres de manifestações clínicas evidentes. Além disso, chama a atenção para redução do risco de subtratamento nesse grupo específico de pacientes.

A prevenção da evolução de um indivíduo com peso normal metabolicamente saudável para um indivíduo de peso normal metabolicamente com obesidade é essencial. Para isso é necessária a identificação dos grupos de risco. Na literatura, filhos de pacientes MONW e crianças de baixo peso ao nascimento estariam mais propensos ao desenvolvimento de MONW na vida adulta, merecendo, então, intervenção precoce por meio do estímulo contínuo à atividade física e dieta com baixo teor de gordura desde a infância e a adolescência.

Situações especiais

Em 2012, uma publicação chamou atenção para a prevalência de MONW na população infantil. Muitas vezes, suspeita-se apenas de um perfil metabólico ruim nas crianças com obesidade, o que não é exclusivo. Crianças sem obesidade, mas com história familiar de hipertensão, DM2, dislipidemia e doenças ateroscleróticas, devem ser triadas como possíveis candidatas a MONW. Nessa população, a intervenção precoce com restrição calórica e atividade física pode ser mais benéfica e evitar a morbidade na vida adulta.

Considerações finais

O peso corporal não é um marcador absoluto de saúde metabólica. Outros pontos têm grande importância na avaliação, destacando-se a quantidade de gordura visceral. Assim, deve-se estar atento ao grupo de pacientes MONW, ou seja, pessoas com IMC dentro da normalidade, porém com perfil metabólico ruim e tendência a piores desfechos cardiovasculares. São de suma importância a identificação e a intervenção precoce desses pacientes, muitas vezes subdiagnosticados por não apresentarem excesso de peso, a fim de evitar a grande morbimortalidade cardiovascular à qual eles também estão sujeitos.

Bibliografia

Appleton SL, Seaborn CJ, Visvanathan R, et al. Diabetes and cardiovascular disease outcomes in the metabolically healthy obese phenotype: a cohort study. Diabetes Care. 2013;36(8):2388-94.

Busetto L, Dicker D, Frühbeck G, et al. A new framework for the diagnosis, staging and management of obesity in adults. Nature Med. 2024 (no prelo).

Calori G, Lattuada G, Piemonti L, et al. Prevalence, metabolic features, and prognosis of metabolically healthy obese Italian individuals: the Cremona Study. Diabetes Care. 2011;34(1):210-5.

Conus F, Allison DB, Rabasa-Lhoret R, et al. Metabolic and behavioral characteristics of metabolically obese but normal weight women. J Clin Endocrinol Metab 2004;89(10):5013-20.

De Lorenzo A, Martinoli R, Vaia F, Di Renzo L. Normal weight obese (NWO) women: an evaluation of a candidate new syndrome. Nutr Metab Cardiovasc Dis. 2006;16(8):513-23.

Ding C, Chan Z, Magkos F. Lean, but not healthy: the 'metabolically obese, normal-weight' phenotype. Curr Opin Clin Nutr Metab Care. 2016;19(6):408-17.

Eckel N, Mühlenbruch K, Meidtner K, et al. Characterization of metabolically unhealthy normal-weight individuals: risk factors and their associations with type 2 diabetes. Metabolism. 2015;64(8):862-71.

Feldman A, Eder SK, Felder TK, et al. Clinical and metabolic characterization of lean Caucasian subjects with nonalcoholic fatty liver. Am J Gastroenterol. 2016;112:102-10.

Graffy P, Pickhardt P. Quantification of hepatic and visceral fat by CT and MR imaging: relevance to the obesity epidemic, metabolic syndrome and NAFLD. Br J Radiol. 2016;89:1062.

Hamer M, Stamatakis E. Metabolically healthy obesity and risk of all-cause and cardiovascular disease mortality. J Clin Endocrinol Metab. 2012;97(7):2482-8.

Kelishadi R, Cook SR, Motlagh ME, et al. Metabolically obese normal weight and phenotypically obese metabolically normal youths: the CASPIAN Study. J Am Diet Assoc. 2008;108(1):82-90.

Kramer CK, Zinman B, Retnakaran R. Are metabolically healthy over-weight and obesity benign conditions?: A systematic review and meta-analysis. Ann Intern Med. 2013;159(11):758-69.

Kwon BJ, Kim DW, Her SH, et al. Metabolically obese status with normal weight is associated with both the prevalence and severity of angiographic coronary artery disease. Metabolism. 2013;62(7):952-60.

Lee SH, Han K, Yang HK, et al. A novel criterion for identifying metabolically obese but normal weight individuals using the product of triglycerides and glucose. Nutr Diabetes. 2015;5:e149.

Neeland I, Grundy S, Li X, et al. Comparison of visceral fat mass measurement by dual-X-ray absorptiometry and magnetic resonance imaging in a multiethnic cohort: the Dallas Heart Study. Nutr Diabetes. 2016;6(7):e221.

Pan XR, Cao HB, Li GW, et al. Effects of diet and exercise in preventing NIDDM in people with impaired glucose tolerance. Diabetes Care. 1997;20(4):537-44.

Ruderman N, Chisholm D, Pi-Sunyer X, Schneider S. The metabolically obese, normal-weight individual revisited. Diabetes. 1998;47(5):699-713.

Ruderman NB, Schneider SH, Berchtold P. The "metabolically-obese," normal-weight individual. Am J Clin Nutr. 1981;34:1617-21.

Shea JL, Randell EW, Sun G. The prevalence of metabolically healthy obese subjects defined by BMI and dual-energy X-ray absorptiometry. Obesity (Silver Spring). 2011;19(3):624-30.

Wang B, Zhuang R, Luo X, et al. Prevalence of metabolically healthy obese and metabolically obese but normal weight in adults worldwide: a meta-analysis. Horm Metab Res. 2015;47(11):839-45.

29 | Aterosclerose e Síndrome Metabólica

Osmar Monte ▪ Cristiane Kochi ▪ Matheus Alves Alvares

Introdução

Em 1988, Reaven chamou a atenção para diversos fatores de risco cardiovasculares (dislipidemia, hipertensão, hiperglicemia) que ocorriam simultaneamente em alguns pacientes, denominando essa associação "síndrome X", a qual, atualmente, é chamada "síndrome metabólica (SM)". Esse termo tem sido amplamente utilizado em diversas áreas da medicina atual.

A SM se caracteriza por algumas das seguintes manifestações, que ocorrem de maneira simultânea ou sequencial: resistência à insulina (RI), hiperinsulinemia compensatória, intolerância à glicose ou diabetes *mellitus* tipo 2 (DM2), dislipidemia aterogênica [hipertrigliceridemia, colesterol de lipoproteínas de alta densidade (HDL) baixo e colesterol de lipoproteínas de baixa densidade (LDL) de partículas pequenas e densas], obesidade visceral, hipertensão arterial (HA). Outras anomalias metabólicas incluem hiperuricemia, aumento na concentração de fatores pró-coagulantes, como inibidor do fator ativador de plasminogênio (PAI-1), fibrinogênio, fator VII, fator de von Willebrand, antitrombina II, de valores circulantes elevados de marcadores da inflamação, como a proteína C reativa (PCR), além da disfunção endotelial. Todas essas alterações compõem a SM e conferem elevada morbidade cardiovascular. As várias definições de SM propostas são apresentadas nas tabelas dos Capítulos 26, *Avaliação do Paciente com Obesidade e Síndrome Metabólica*, e 27, *Diagnóstico de Síndrome Metabólica no Adulto*.

Cada componente da SM é responsável por determinado risco cardiovascular (RCV). Quando combinados, esses fatores de risco potencializam-se, e há uma relação evidente entre SM e complicações cardiovasculares.

Evidências na literatura sugerem que a resistência à insulina (RI) é fator importante na relação entre alteração metabólica que ocorre na SM e a doença cardiovascular (DCV). No entanto, os mecanismos precisos entre essas duas condições ainda não são totalmente conhecidos.

Resistência à insulina

A RI é definida como diminuição da capacidade de a insulina endógena ou exógena estimular a utilização celular da glicose, em função de defeitos que comprometem os mecanismos pós-receptores de sua ação ou pela deficiência no receptor insulínico. A RI precede o aparecimento dos diferentes componentes da SM, podendo ser o fator determinante e desencadeador dessa síndrome.

A insulina sintetizada e secretada pelas células beta pancreáticas exerce sua ação pela ligação ao seu receptor. Seus tecidos-alvo típicos são: fígado, músculo e tecido adiposo. O receptor de insulina é uma molécula heterotetramérica composta de duas subunidades beta extracelulares e duas subunidades beta transmembrana unidas por pontes dissulfeto. A união da insulina circulante ao domínio extracelular do receptor da insulina das células efetoras induz uma alteração conformacional no receptor, que possibilita a autofosforização dos resíduos de tirosina da subunidade beta do domínio citoplasmático e a consequente ativação do receptor. Uma vez que este é ativado, aumenta a atividade catalítica da subunidade beta, que, por sua vez, fosforila diversos substratos proteicos endógenos, incluindo substrato do receptor de insulina (IRS)-1, IRS-2, IRS-3, IRS-4, proteína 1 de ligação associada ao receptor do fator de crescimento (GAB-1) e domínio 2 de homologia SRC (Shc). Esses substratos atuam como proteínas intracelulares de ancoragem para várias outras e estimulam uma cascata de reações de fosforização e desfosforização catalisadas pela enzima fosfatidilinositol-3-quinase (PIK-3) e pelas enzimas quinases associadas a microtúbulos (MAP), que possibilitam a translocação de transportadores de glicose (GLUT) à superfície celular.

Entre outras ações da insulina, destacam-se:

- Síntese de glicogênio
- Síntese proteica
- Síntese de ácidos graxos (AG)
- Atividade mitogênica, antilipólica e antiapoptótica.

Múltiplas causas contribuem para a alteração da via de sinalização da insulina, como citocinas pró-inflamatórias, consumo excessivo de nutrientes, como os ácidos graxos saturados, que desencadeiam o estresse intracelular.

Cabe ressaltar que, na RI, como mecanismo compensador, há hiperprodução de insulina (hiperinsulinemia), estado que pode ser compatível com glicemia normal. Somente quando a hiperinsulinemia compensadora é insuficiente para manter a homeostasia da glicose, ocorrerá intolerância a esta e, posteriormente, diabetes. Alguns autores consideram o percentil 75 dos valores de insulina plasmática em jejum (p75: > 12 mU/ℓ) como ponto de corte para o diagnóstico de RI. Outros autores consideram que valores de insulina de jejum maiores que 16 mU/ℓ (p90) indicam hiperinsulinemia. Concentrações plasmáticas de insulina em jejum superiores a 16 mU apresentam risco 1,6 vez maior de desenvolver DCV.

Estudo realizado por Stern et al., em 2005, utilizando o *clamp* euglicêmico, tornou possível o desenvolvimento de critérios clinicamente viáveis e rotineiros para o diagnóstico de RI. O modelo 1 utiliza o índice de massa corporal (IMC) e/ou *homeostatic model assessment for insulin resistance* (HOMA-IR). Esse modelo tem sensibilidade de 84,9% e especificidade de 78,8%:

- IMC > 28,9, ou
- HOMA-IR > 4,65, ou
- IMC > 27,5 e HOMA-IR > 3,6.

O modelo 2 só utiliza critérios clínicos e tem sensibilidade de 78,7% e especificidade de 79,6%:

- IMC > 28,7, ou
- IMC > 27 e história familiar de DM.

Já o modelo 3 utiliza variáveis clínicas e determinações de lipídeos. Tem sensibilidade de 81,3% e especificidade de 76,3%:

- IMC > 28,7, ou
- IMC > 27 e história familiar de DM, ou
- História familiar de DM negativa, mas triglicerídeos (TG) > 2,44 mmol/ℓ.

Os três modelos derivados desse estudo devem ser difundidos como critérios para se definir RI em estudos clínicos ou na prática médica, mas o modelo 1 apresenta melhor sensibilidade e deve ser utilizado sempre que possível.

A RI está relacionada a fatores de RCV. A associação entre gordura corporal, atividade física e RI é mediada por adipocitocinas, como leptina, adiponectina, proteína ligadora de retinol 4, visfatina, vaspina, hepatocinas, como fator de crescimento de fibroblastos-21, fetuína e globulina ligadora de hormônios sexuais (SHBG), bem como hormônios secretados pelo músculo, como a irisina.

A associação entre a RI e o desenvolvimento de doenças cardiovasculares está bem documentada em estudos epidemiológicos. Além disso, sabe-se que a insulina regula a expressão e a função de várias substâncias vasoativas e fatores aterogênicos. A insulina promove a vasodilatação mediada pela produção de óxido nítrico (NO) pelo endotélio vascular; porém também estimula, simultaneamente, a produção de endotelina-1 (ET-1), que é potente vasoconstritor.

Na RI, o hiperinsulinismo altera o balanço entre essas substâncias vasoativas, com aumento da ET-1 e menor biodisponibilidade de NO. Além disso, ocorre um ciclo vicioso entre o estresse oxidativo, que leva à RI e ao hiperinsulinismo, aumentando a produção de radicais livres de oxigênio e culminando em menor produção de NO e menor vasodilatação.

Hipertensão arterial

É outro fator independente de RCV. A relação que mantém com a RI é uma das questões mais controversas dessa síndrome. O mecanismo implicado é o aumento da atividade do sistema nervoso simpático (SNS), que ocorre em pessoas com obesidade e insulinorresistentes. Mesmo assim, ultimamente se especula que os AG e a ação alterada da insulina podem desencadear a disfunção endotelial, contribuindo para a HA.

A hiperinsulinemia também é responsável por modificar o tipo de fibra muscular da parede arterial e pela densidade da rede capilar do tecido muscular, o que poderia explicar tanto o desenvolvimento da HA como da RI.

Marcadores inflamatórios

O tecido adiposo secreta diferentes citocinas inflamatórias, que estão associadas ao processo aterosclerótico por um ambiente inflamatório crônico que contribui para a disfunção endotelial.

O mais sensível marcador inflamatório entre todas as citocinas inflamatórias é a PCR, a qual é produzida pelo fígado e regulada por outras citocinas inflamatórias, principalmente fator de necrose tumoral alfa (TNF-α) e interleucina-6 (IL-6). Existe forte relação entre obesidade e valores plasmáticos de PCR, o que sugere um estado crônico inflamatório de baixo grau.

Sabe-se que o aumento do tecido adiposo, com a progressão da obesidade, se caracteriza pelo aumento da infiltração de macrófagos, e estes são importantes fontes de inflamação nesse tecido, provocando alterações na área extracelular e modificações da função parácrina do adipócito. Assim, na obesidade, o adipócito começa a secretar TNF-α, que estimula os pré-adipócitos a secretarem proteína quimiotática para monócitos 1 (MCP-1). Simultaneamente, as células endoteliais também secretam MCP-1.

Desse modo, pré-adipócitos e endotélio seriam responsáveis pela atração dos macrófagos ao tecido adiposo. Uma vez que isso acontece, qualquer que seja o estímulo primário nessa ação, os macrófagos, junto à célula adiposa e outros tipos de células, podem perpetuar um círculo vicioso de recrutamento de macrófagos, produção de citocinas inflamatórias e dano da função do adipócito.

Estresse oxidativo

Embora existam provas de que obesidade, DM2 e doença vascular compartilhem de um ambiente caracterizado pela RI e pela inflamação crônica de baixa intensidade, evidências sobre a relação dessas alterações com o estresse oxidativo são mais escassas. Fisiologicamente, a insulina inibe a geração de espécies reativas de oxigênio (ERO), a atividade do fator nuclear kappa B (NF-κB) e a expressão do p47^{phox} (ou fator citosólico do neutrófilo 1 – NCF1), aumenta a expressão do inibidor do NF-κB em células mononucleares e diminui a concentração plasmática de moléculas de adesão intercelular-1 (ICAM-1) e da MCP-1.

Além disso, a insulina suprime a transcrição de fatores pró-inflamatórios, como o fator ativador de proteína 1 (AP-1), e de genes de resposta rápida de crescimento 1 e 2, da metaloproteinase da matriz-9 (MMP-9), do fator tissular (TF) e do inibidor ativador de plasminogênio tipo 1 (PAI-1). Ou seja, a insulina tem efeito anti-inflamatório e antioxidante.

A produção de ERO aumenta no tecido adiposo de ratos com obesidade com incremento da expressão de fosfato de dinucleotídeo de nicotinamida e adenina (NADPH) oxidase e diminuição de enzimas antioxidantes. Em cultura de adipócitos, os valores elevados de AG aumentam o estresse oxidativo pela ativação da NADPH oxidase e desregulam a produção de citocinas, incluindo adiponectina, PAI-1, IL-6 e MCP-1. A inibição da NADPH oxidase reduz a produção de ERO no tecido adiposo, atenuando a desregulação das citocinas e a esteatose hepática.

Nos estados de RI, como a SM e o DM2, existiria, no espaço subendotelial, o aumento da expressão das moléculas de adesão e do receptor similar à lectina oxidado das LDL-1 (LOX-1). A ativação do LOX-1 aumenta a captação das LDL oxidadas pelos macrófagos, contribuindo para o processo da aterogênese.

Implicações fisiopatológicas das alterações do metabolismo lipídico na síndrome metabólica

A dislipidemia na SM se caracteriza pela elevação de TG e colesterol de lipoproteínas de densidade muito baixa (VLDL-C) e diminuição HDL-C e da LDL pequena e densa (LDLpd), característica do fenótipo lipoproteico aterogênico.

No metabolismo lipídico normal, há liberação de ácidos graxos livres (AGL) dos adipócitos ao sangue circulante, até o fígado e músculo. No fígado, uma parcela é oxidada e a maior parte é reesterificada a TG. Existe um transporte contínuo de AGL entre tecido adiposo e fígado. Porém, se o processo de reesterificação se satura, o acúmulo de TG pode conduzir à esteatose hepática. Se houver RI, o maior fluxo de AGL ao fígado produz aumento da síntese de TG e de VLDL-C ricas em TG e apolipoproteína B.

Contudo, em condições normais, a insulina inibe a secreção de VLDL-C à circulação. Nos tecidos adiposo e muscular, há descenso da atividade da lipase lipoproteica (LPL), diminuindo a depuração dos TG do VLDL-C, o que favorece o acúmulo de lipoproteínas de densidade intermediária (IDL) e LDL-C. A vida média dessas partículas se alonga, favorecendo sua exposição à ação da proteína de transferência de colesterol esterificado (CETP, do inglês *cholesteryl ester transfer protein*).

A troca entre os TG do VLDL-C com ésteres de colesterol no HDL-C por ação da CETP é realizada, originando HDL-C e LDL-C ricos em TG que, pela ação da lipase hepática durante sua passagem pelo fígado, originam as LDLpd e HDLpd. As HDLpd são retiradas da circulação com maior facilidade que suas homólogas, resultando em diminuição do HDL-C e da apolipoproteína A-I (ambas antiaterogênicas). As LDLpd também são mais aterogênicas por sua maior capacidade de penetração na túnica íntima arterial e boa aderência aos glicosaminoglicanos, por sua maior suscetibilidade à oxidação e sua união seletiva aos receptores varredores (LOX-1) dos macrófagos.

A quantificação sérica das lipoproteínas passa por duas fases: a pré-analítica, que envolve procedimentos de coleta, preparo da amostra ou fatores intrínsecos do indivíduo, como estilo de vida, uso de medicações e doenças associadas; e a analítica, relacionada aos métodos e procedimentos utilizados pelos laboratórios.

A fase pré-analítica inclui o preparo do paciente para a coleta. Atualmente, vários estudos têm demonstrado que não há necessidade de jejum para coleta de colesterol total, HDL-c e apolipoproteínas (ApoAI e ApoB), pois o estado pós-prandial não interfere na concentração dessas partículas. Com relação aos TG, valores muito elevados no pós-prandial estão associados a maior RCV. É importante ressaltar que os laboratórios devem colocar em seus laudos valores de jejum e sem jejum.

Fisiopatologia da aterosclerose e sua relação com a síndrome metabólica

Aterosclerose é consequência patológica da SM e está relacionada com diferentes aspectos da síndrome.

As lipoproteínas associadas ao aumento do risco de arteriosclerose são: LDL-C elevado, HDL-C diminuído, elevação da Lp(a) e aumento de TG. As partículas LDLpd, típicas da SM, também aumentam esse risco.

A função patogênica do LDL-C nas artérias é facilitada pela permeabilidade do endotélio e da membrana basal da túnica média. Além disso, a ausência de vasos linfáticos aumenta a permanência do LDL-C no espaço subendotelial, facilitando sua oxidação. Esse fluxo massivo de LDL-C modificado pode superar a capacidade de remoção dos macrófagos presentes na íntima arterial.

Muitas das alterações funcionais que acontecem na SM, incluindo hiperglicemia, elevação dos AGL e RI, comprometem a função endotelial, afetando a biodisponibilidade de óxido nítrico endotelial. Esse fato possibilitaria a ativação de NF-κB, resultando na expressão de citocinas pró-inflamatórias, moléculas de adesão leucocitária, migração de células musculares vasculares da túnica média e transformação posterior de macrófagos em células espumosas, caracterizando o início da aterosclerose.

A HA é componente integral da SM. O aumento do tônus simpático estaria associado à obesidade, aparentemente por efeito direto da LP e da insulina, que aumentam a atividade do SNS. A insulina estimula o crescimento do músculo liso vascular e causa engrossamento da íntima e da média arteriais, contribuindo para a HA e a formação da placa ateromatosa. O músculo liso arterial dos hipertensos responde de modo supranormal à tensão da parede, causando hipertrofia e hiperplasia ou aumento da produção de colágeno e elastina.

A hiperglicemia crônica do paciente com diabetes é responsável pelas complicações microvasculares em decorrência da ação deletéria dos produtos finais de glicação avançada (AGE), que estimulam a formação de ERO. Esses produtos favoreceriam a arteriosclerose pelo aumento da ligação cruzada da matriz extracelular, que leva ao aumento das proteínas da matriz, principalmente colágeno tipo IV, laminina e fibronectina. O aumento dessas proteínas reduz a elasticidade dos vasos e altera as propriedades de filtração da membrana basal glomerular. Ademais, há diminuição da produção de óxido nítrico pelo aumento do peroxinitrito, radical citotóxico. Simultaneamente, o radical livre superóxido, além de inativar a enzima óxido nítrico sintetase, iniciaria uma cascata de reações no processo endotelial, aumentando a expressão de moléculas de adesão no endotélio, molécula de adesão celular vascular-1 (VCAM-1), ICAM-1 e quimocinas como MCP-1. Esse processo favorece a migração de monócitos, linfócitos T e mastócitos em áreas suscetíveis da íntima arterial, nas quais ocorreria a oxidação de LDL-C e LDL-glicado.

A hiperglicemia modifica a função plaquetária, aumentando sua agregação e adesividade. No DM, os fatores de coagulação no plasma, como fator VII, trombina e fator tecidual, estão elevados, ao contrário dos anticoagulantes endógenos, como a trombomodulina e PCR. Além disso, no endotélio os valores de ET-1 e o fator de von Willebrand são elevados, o que favorece o processo trombótico.

Em condições de RI e nas hiperglicemias, existe migração de células musculares da túnica média para a íntima arterial e posterior proliferação. Essas células produzem o fator derivado de plaquetas (PDGF) e o fator de crescimento semelhante à insulina 1 (IGF-1), em virtude da estimulação de vários fatores endoteliais. A hiperinsulinemia estimula a produção de ET-1 (potente hormônio vasoconstritor), aumenta o conteúdo de dimetil-L-arginina (inibidor competitivo da enzima óxido nítrico sintetase) e diminui a produção de prostaciclina (PGI, prostaglandina vasodilatadora e antiagregante plaquetária).

Além disso, o estado inflamatório crônico associado à SM tem importantes repercussões na etiopatogenia da aterosclerose. Sabe-se que a concentração da PCR é um dos marcadores da aterosclerose. Esse marcador da resposta inflamatória se relaciona com outros como IL-6, IL-1 e TNF-α. Algumas dessas citocinas são produzidas por adipócitos e se encontram elevadas em indivíduos com obesidade. Portanto, essa seria outra via de influência da SM na aterosclerose.

O endotélio arterial que regula o tônus muscular constitui uma barreira permeável a componentes sanguíneos e atua como transdutor na resposta inflamatória da aterosclerose. Tanto no DM como na SM existe disfunção endotelial pela dislipidemia aterogênica presente. As LDLpd teriam um potencial aterogênico elevado e os mecanismos propostos para essa associação seriam sua baixa afinidade aos receptores nativos de LDL-C, propensão a sofrer estresse oxidativo, meia-vida plasmática prolongada e alta penetração à íntima. Em adultos (e, descobriu-se recentemente, em crianças), foi demonstrada alta prevalência de LDLpd associada a obesidade abdominal, gordura visceral e RI.

Uma vez dentro do espaço subendotelial, as LDLpd e LDL oxidadas ativariam o NF-κB, provocando quimiotaxia para monócitos e linfócitos T, os quais posteriormente seriam transformados em macrófagos pela ação do fator estimulante de crescimento de macrófagos (M-CSF, do inglês *macrophage colony-stimulating factor*). Além disso, a presença de receptores LOX-1 nos macrófagos possibilitaria a internalização do LDL-C oxidado, contribuindo para a formação de células espumosas que, por sua vez, produzem mais ERO e liberam novas citocinas, que atraem mais monócitos e células musculares lisas da túnica média, promovendo então a formação da camada fibrosa do ateroma.

Mais recentemente, estudos têm demonstrado que a expressão de alguns micro-RNAs (miRNAs) pode acelerar o processo inflamatório e a evolução para aterosclerose, enquanto outros podem retardar esse processo. Vários miRNA também foram descritos nos mecanismos etiopatogênicos da SM. Esses novos achados indicam não só que os miRNA têm papel importante no mecanismo fisiopatológico da aterosclerose, como também podem ter alguma importância como potencial estratégia terapêutica.

Tecido adiposo e sistema cardiovascular

O tecido adiposo produz adipocitocinas com efeitos endócrinos e parácrinos no sistema cardiovascular, sendo importantes para a homeostasia dele.

Nos indivíduos com aumento da gordura visceral, há mudança da secreção de citocinas anti-inflamatórias/antioxidativas para citocinas pró-inflamatórias/pró-oxidativas, desencadeando a DCV.

Estudos recentes têm demonstrado que o tecido adiposo não é apenas a fonte, mas também o destinatário de sinais do sistema cardiovascular.

A gordura perivascular e a parede do vaso são consideradas, atualmente, como uma única estrutura fisiológica. Alterações nessa gordura perivascular estão associadas a maior risco de DCV. Estudos de imagem que visualizam e quantificam alterações da gordura perivascular das artérias coronárias permitem quantificar o grau de inflamação coronariana e predizer o risco de futuros infartos. Os resultados dessa análise de imagem sugerem que o tecido adiposo poderia servir como sensor de DCV com valor de prognóstico clínico, especialmente quando se avaliam a gordura perivascular e interações endócrino-cardíacas.

O coração é órgão de alta demanda metabólica e necessita de fornecimento contínuo de substrato energético. A glicose é a fonte energética principal, especialmente em fases de alta demanda energética, como durante atividade física e estresse. A insulina permite a captação de glicose pelas células cardíacas e, em contrapartida, o coração libera cardiocinas (peptídeo natriurético atrial e peptídeo natriurético cerebral), que também interagem com o metabolismo da insulina, afetando como a glicose é processada em órgãos distantes do coração.

Na RI, há alteração desse equilíbrio bidirecional entre insulina e coração, que pode ter impacto na anatomia e no funcionamento do coração.

No estado de RI, por não ter a possibilidade de utilizar a glicose como fonte energética, os cardiomiócitos vão passar a depender dos ácidos graxos.

Como há elevação dos ácidos graxos na circulação, isso leva a maior acúmulo de lipídeos no coração (condição conhecida como "lipotoxicidade cardíaca"), o que está associado à formação de esteatose cardíaca e ao início de uma série de eventos, como: alteração de atividade mitocondrial, aumento do estresse oxidativo e inflamação dos cardiomiócitos.

O dano subsequente às células do músculo cardíaco e a apoptose dessas células alteram a estrutura e a função do coração, acarretando insuficiência cardíaca. A RI também leva à disfunção diastólica, que é fator crítico para o desenvolvimento da insuficiência cardíaca com fração de ejeção preservada.

Considerações finais

No paciente com SM, o risco de desenvolvimento e progressão da doença aterosclerótica é elevado em virtude de uma série de fatores de origem metabólica, que inter-relacionados e associados à RI, estão diretamente envolvidos no desenvolvimento de diabetes e doença aterosclerótica.

O reconhecimento dos componentes da SM em adultos e crianças está baseado em evidências acumuladas nos últimos anos. Portanto, são necessárias a detecção precoce desses componentes e a adoção de métodos preventivos para se reduzir o risco do desenvolvimento da aterosclerose. O foco principal dessas medidas deve ser direcionado a pacientes com obesidade, RI, dislipidemia e HA.

Considerando a disfunção endotelial como elemento inicial e essencial no aparecimento e progressão da aterosclerose, observa-se que a inter-relação de diversos distúrbios metabólicos presentes na SM contribui de modo primordial para a lesão endotelial, influenciando de maneira direta o processo aterosclerótico. Portanto, o diagnóstico precoce da SM, que se associa de modo complexo mas direto com a precoce e rápida DCV, faz-se necessário para a definição de estratégias terapêuticas para esses pacientes.

Bibliografia

Abbasi F, Brown BW Jr, Lamendola C, et al. Relationship between obesity, insulin resistance, and coronary heart disease risk. J Am Coll Cardiol. 2002;40:937-43.

Aljada A, Ghanim H, Mohanty P, et al. Insulin inhibits the pro-inflammatory transcription factor early growth response gene-1 (Egr-1) expression in mononuclear cells (MNC) and reduces plasma tissue factor (TF) and plasminogen activator inhibitor-1 (PAI-1) concentrations. Clin Endocrinol Metab. 2002;87(3):1419-22.

Amhed N. Advanced glycation end products – role in pathology and diabetic complications. [Review] Diabetes Res Clin Pract. 2005;67:3-21.

Ashraf FUN, Ghouri K, Someshwar F, et al. Insulin resistance and coronary artery disease: untangling the web of endocrine-cardiac connections. Cureus. 2023;15(12):e51066.

Baran B, Akyüz F. Non-alcoholic fatty liver disease: What has changed in the treatment since the beginning? World J Gastroenterol. 2014;20(39):14219-29.

Björntorp P. Abdominal fat distribution and the metabolic syndrome. J Cardiovasc Pharmacol. 1992;20(Suppl 8):S26-8.

Boudreau DM, Malone DC, Raebel MA, et al. Health care utilization and costs by metabolic syndrome risk factors. Metab Syndr Relat Disord. 2009;7:305-14.

Brewer HB Jr. Hypertriglyceridemia: changes in the plasma lipoproteins associated with an increased risk of cardiovascular disease. Am J Cardiol. 1999;83:3F-12F.

Cai D, Yuan M, Frantz DF, et al. Local and systemic insulin resistance resulting from hepatic activation of IKK-beta and NF-kappaB. Nat Med. 2005;11(2):183-90.

Cameron AJ, Shaw JE, Zimmet PZ. The metabolic syndrome: Prevalence in worldwide populations. Endocrinol Metab Clin North Am. 2004;33(2):351-75, table of contents.

Chait A, Brazg RL, Tribble DL, Krauss RM. Susceptibility of small, dense, low-density lipoproteins to oxidative modification in subjects with the atherogenic lipoprotein phenotype, pattern B. Am J Med. 1993;94:350-6.

Chapman MJ, Guérin M, Bruckert E. Atherogenic, dense low density lipoproteins: pathophysiology and new therapeutic approaches. Eur Heart J. 1998;19(Suppl A):A24-30.

Collins T, Cybulsky MI. NF-kappa B; pivotal mediator or innocent bystander in atherogenesis? [Review] Clin Invest. 2001;107:255-64.

Cornier MA, Dabelea D, Hernandez TL, et al. The metabolic syndrome. Endocr Rev. 2008;29:777-822.

Creager MA, Lüscher TF, Cosentino F, Beckman JA. Diabetes and vascular disease: pathophisiology, clinical consequences and medical therapy [Review] Circulation. 2003;108:1527-32.

De Caterina R. Endothelial dysfunction: common denominators in vascular disease. [Review] Curr Opin Lipidol. 2000;11:9-23.

DeFronzo RA. Insulin resistance, hyperinsulinemia, and coronary artery disease: a complex metabolic web. J Cardiovasc Pharmacol. 1992;20:S1-16.

DeFronzo RA, Bonadonna RC, Ferrannini E. Pathogenesis of NIDDM: a balanced overview. Diabetes Care. 1992;15:318-68.

Després JP, Lemieux I. Abdominal obesity and metabolic syndrome. Nature. 2006;444:881-7.

Eckel RH, Grundy SM, Zimmet PZ. The metabolic syndrome. Lancet 2005;365:1415-28.

Evans JL, Goldfine ID, Maddux BA, Grodsky GM. Are oxidative stress-activated signaling pathways mediators of insulin resistance and β-cell dysfunction? Diabetes. 2003;52:1-8.

Expert Panel on Detection, Evaluation, and Treatment of High Blood Cholesterol in Adults. Executive summary of the third report of the National Cholesterol Education Program (NCEP) Expert Panel on Detection, Evaluation, and Treatment of High Blood Cholesterol in Adults (Adult Treatment Panel III). JAMA. 2001;285:2486-97.

Fain J. Release of interleukins and other inflammatory cytokines by human adipose tissue is enhanced in obesity and primarily due to the nonfat cells. Vitam Horm. 2006;74:443-77.

Faludi AA, Izar MCO, Saraiva JFK, et al. Atualização da Diretriz Brasileira de Dislipidemias e Prevenção da Aterosclerose – 2017. Arq Bras Cardiol. 2017;109(2Supl.1):1-76.

Festa A, D'Agostini R Jr, Mykkänen L, et al. Relative contribution of insulin and its precursors to fibrinogen and PAI-1 in a large population with different states of glucose tolerance. The Insulin Resistance Atherosclerosis Study (IRAS). Atheroscler Thomb Vasc Biol. 1999;19:562-8.

Florez H, Mendez A, Casanova-Romero P, et al. Increased apolipoprotein C-III levels associated with insulin resistance contribute to dyslipidemia in normoglycemic and diabetic subjects from a triethnic population. Atherosclerosis. 2006;188(1):134-41.

Ford ES, Giles WH, Dietz WH. Prevalence of the metabolic syndrome among US adults: findings from the third National Health and Nutrition Examination Survey. JAMA. 2002;287:356-9.

Fox CS, Massaro JM, Hoffmann U, et al. Abdominal visceral and subcutaneous adipose tissue compartments: association with metabolic risk factors in the Framingham Heart Study. Circulation. 2007;116:39-48.

Gaeta G, De Michele M, Cuomo S, et al. Arterial abnormalities in the offspring of patients with premature myocardial infarction. N Engl J Med. 2000;343:840-6.

Galili O, Versari D, Sattler KJ, et al. Early experimental obesity is associated with coronary endothelial dysfunction and oxidative stress. Am J Physiol Heart Circ Physiol. 2007;292:H904-11.

Garg UC, Hassid A. Nitric oxide-generating vasodilators and 8-bromocyclic guanosine monophosphate inhibit mitogenesis and proliferation of cultured rat vascular smooth muscle cells. J Clin Invest. 1989;83:1774-7.

Greenberg AS, McDaniel ML. Identifying the links between obesity, insulin resistance and betacell function: potential role of adipocyte-derived cytokines in the pathogenesis of type 2 diabetes. Eur J Clin Invest. 2002;32(Suppl 3):24-34.

Groop L, Forsblom C, Lehtovirta M, et al. Metabolic consequences of a family history of NIDDM (the Bosnian Study): evidence for sex-specific parental effects. Diabetes. 1996;45(11):1585-93.

Gu HF, Almgren P, Lindholm E, et al. Association between the human glycoprotein PC-1 gene and elevated glucose and insulin levels in a paired-sibling analysis. Diabetes. 2000;49(9):1601-3.

Hotamisligil GS, Shargill NS, Spiegelman BM. Adipose expression of tumor necrosis factor-alpha: direct role in obesity-linked insulin resistance. Science. 1993;259:87-91.

Hubert HB, Feinleib M, McNamara PM, Castelli WP. Obesity as an independent risk factor for cardiovascular disease: a 26-year follow-up of participants in the Framingham Heart Study. Circulation. 1983; 67:968-77.

Jackson AO, Regine MA, Subrata C, Long S. Molecular mechanisms and genetic regulation in atherosclerosis. Int J Cardiol Heart Vasc. 2018;21:36-44.

Jurimae J, Gruodyte R, Saar M, et al. Plasma visfatin and adiponectin concentrations in physically active adolescent girls: Relationships with insulin sensitivity and body composition variables. J Pediatr Endocrinol Metab. 2011;24:419-25.

Kang HS, Gutin B, Barbeau P, et al. Low-density lipoprotein particle size, central obesity, cardiovascular fitness, and insulin resistance syndrome markers in obese youths. Int J Obes. 2002;26(8):1030-5.

Kannel WB, McGee DL. Diabetes and cardiovascular disease: The Framingham Study. Circulation 1979;59:8-13.

Kaplan NM. The deadly quartet: upper-body obesity, glucose intolerance, hypertriglyceridemia and hypertension. Arch Intern Med. 1989;149:1514-20.

Kapuria D, Takyar VK, Etzion O, et al. Association of hepatic steatosis with subclinical atherosclerosis: systematic review and meta-analysis. Hepatol Commun. 2018;2(8):873-83.

Khovidhunkit W, Memon RA, Feingold KR, Grunfeld C. Infection and inflammation-induced proatherogenic changes of lipoproteins. J Infect Dis. 2000;181(Suppl 3):S462-72.

Korner A, Neef M, Friebe D, et al. Vaspin is related to gender, puberty and deteriorating insulin sensitivity in children. Int J Obes (Lond). 2011;35:578-86.

Kubes P, Suzuki M, Granger D. Nitric oxide: an endogenous modulator of leukocyte adhesion. Proc Natl Acad Sci USA. 1991;88:4651-5.

Larrad MTM, Sánchez JLG, Ríos MS. Insulin resistance. A genetic approach. Overview. Nutrition and aging. Nestlé Nutrition Workshop Series Clinical & Performance Program. 2002;6:79-95.

Legro RS, Arslanian SA, Ehrmann DA, et al. Diagnosis and treatment of polycystic ovary syndrome: an Endocrine Society Clinical Practice Guideline. J Clin Endocrinol Metab. 2013;98:4565-92.

Libby P, Ridker PM, Maseri A. Inflammation and atherosclerosis. [Review] Circulation. 2002;105:1135-43.

Little P, Byrne CD. Abdominal obesity and the "hypertriglyceridaemic waist" phenotype. BMJ. 2001;322:687-9.

Mahmoud AM, Ali MM, Miranda ER, et al. Nox2 contributes to hyperinsulinemia-induced redox imbalance and impaired vascular function. Redox Biol. 2017;13:288-300.

McLaughlin T, Abbasi F, Lamendola C, Reaven G. Heterogeneity in the prevalence of risk factors for cardiovascular disease and type 2 diabetes mellitus in obese individuals: effect of differences in insulin sensitivity. Arch Intern Med. 2007;167:642-8.

Mendall MA, Patel P, Asante M, et al. Relation of serum cytokine concentrations to cardiovascular risk factors and coronary heart disease. Heart. 1997;78:273-7.

Miller AW, Tulbert C, Puskar M, Busija DW. Enhanced endothelin activity prevents vasodilatation to insulin in insulin resistance. Hypertension. 2002;40:78-82.

Nishikawa T, Edelstein D, Brownlee M. The missing link: a single unifying mechanism for diabetic complications. Kidney Int Suppl. 2000;77:S26-30.

O'Leary DH, Polak JF, Kronmal RA, et al. Cardiovascular health study collaborative research group. Carotid artery intima and media thickness as a risk factor for myocardial infarction and stroke in older adults. N Engl J Med. 1999;340(1):14-22.

Petrie JR, Ueda S, Webb DJ, et al. Endothelial nitric oxide production and insulin sensitivity: a physiological link with implications for pathogenesis of cardiovascular disease. Circulation. 1996;93:1331-3.

Polkinghorne MD, West HW, Antoniades C. Adipose tissue in cardiovascular disease: from basic science to clinical translation. Annu Rev Physiol. 2024;86:175-98.

Rainwater DL, Mitchell BD, Comuzzie AG, Haffner SM. Relationship of low-density lipoprotein particle size and measures of adiposity. Int J Obes. 1999;23:180-9.

Reaven GM. Role of insulin resistance in human disease. Diabetes. 1988;37:1595-607.

Reinehr T, Elfers C, Lass N, Roth CL. Irisin and its relation to insulin resistance and puberty in obese children: A longitudinal analysis. J Clin Endocrinol Metab. 2015;100:2123-30.

Rexrode KM, Manson JE, Hennekens CH. Obesity and cardiovascular disease. Curr Opin Cardiol. 1996;11:490-5.

Rhie YJ, Choi BM, Eun SH, et al. Association of serum retinol binding protein 4 with adiposity and pubertal development in korean children and adolescents. J Korean Med Sci. 2011;26:797-802.

Ridker PM, Buring JE, Cook NR, Rifai N. C-reactive protein, the metabolic syndrome, and risk of incident cardiovascular events: an 8-year follow-up of 14 719 initially healthy American women. Circulation. 2003;107:391-7.

Ridker PM, Wilson PW, Grundy SM. Should C-reactive protein be added to metabolic syndrome and to assessment of global cardiovascular risk? Circulation. 2004;109:2818-25.

Shimokawa H. Primary endothelial dysfunction: atherosclerosis. [Review] J Mol Cell Cardiol. 1999;31:23-37.

Sinaiko A, Steinberger J, Moran A, et al. Relation of body mass index and insulin resistance to cardiovascular risk factors, inflammatory factors, and oxidative stress during adolescence. Circulation. 2005;111(15):1985-91.

Sorensen K, Aksglaede L, Munch-Andersen T, et al. Sex hormone-binding globulin levels predict insulin sensitivity, disposition index, and cardiovascular risk during puberty. Diabetes Care. 2009; 32:909-14.

Stern SE, Williams K, Ferrarinni E, et al. Identification of individuals with insulin resistance using routine clinical measurements. Diabetes. 2005;54:333-9.

Sun D, Li S, Zhang X, et al. Uric acid is associated with metabolic syndrome in children and adults in a community: the Bogalusa Heart Study. PLoS One. 2014;9(10):e89696.

The European Group for the Study of Insulin Resistance (EGIR). The frequency of the WHO metabolic syndrome in European cohorts, and an alternative definition of the insulin resistance syndrome. Diabet Metabolism ES. 2002;28:364-76.

Turati LA, Rodrigues AC. Mecanismos das complicações diabéticas micro e macrovasculares. In: Lyra R, Cavalcanti N, Santos RD, organizadores. Diabetes melito: uma abordagem cardiovascular. São Paulo: Clannad; 2019.

Uzunlulu M, Telci Caklili O, Oguz A. Association between metabolic syndrome and cancer. Ann Nutr Metab. 2016;68:173-9.

Vessby B, Tegblad S, Lithell H. The insulin sensitivity is related to the fatty acids of the serum lipids and of the skeletal muscle phospholipids in 70 years old men. Diabetologia. 1994;37:1044-50.

Vicent D, Ilany J, Kondo T, et al. The role of endothelial insulin signaling in the regulation of vascular tone and insulin resistance. J Clin Invest. 2003;111(9):1373-80.

Weiss R, Dziura J, Burgert TS, et al. Obesity and the metabolic syndrome in children and adolescents. N Engl J Med. 2004;350(23):2362-74.

Wittrup HH, Tybjaerg-Hansen A, Nordestgaard BG. Lipoprotein lipase mutations, plasma lipids, lipoproteins, and risk of ischemic heart disease. A meta-analysis. Circulation. 1999;99:2901-07.

Yudkin JS, Stehouwer CD, Emeis JJ, Coppack SW. C-reactive protein in healthy subjects: associations with obesity, insulin resistance, and endothelial dysfunction: a potential role for cytokines originating from adipose tissue? Arterioscler Thromb Vasc Biol. 1999;19: 972-8.

30 | Avaliação da Obesidade na Infância e na Adolescência

Durval Damiani ▪ Daniel Damiani ▪ Louise Cominato

Introdução

O aumento da prevalência da obesidade nas várias faixas etárias, em diferentes partes do mundo, etnias e condições socioeconômicas, continua a ser uma realidade. Essa doença tem assumido proporções verdadeiramente pandêmicas e, apesar das tentativas de reter sua progressão, vemos que poucos resultados positivos têm sido alcançados.

A obesidade em geral e a obesidade infantil, particularmente, têm se constituído um formidável desafio para todos que tentam uma abordagem terapêutica definitiva. Apesar de ser um dos mais antigos problemas metabólicos de que se tem notícia, sua compreensão fisiopatológica ainda fica aquém do esperado para uma abordagem que procure distinguir, dentre as várias causas de obesidade, a mais adequada àquela determinada criança.

Se, por um lado, são conhecidas razoavelmente suas repercussões metabólicas, tende-se a simplificar seu significado com a associação de que toda obesidade é resultado de mau hábito alimentar, decorrente de baixa autoestima e de falta de preocupação com a imagem corporal. Em outras palavras, a obesidade seria culpa exclusiva do indivíduo com obesidade, o que é uma grande injustiça.

Por ser multifatorial, vários fatores têm papel importante na gênese desse acúmulo excessivo de tecido adiposo: genéticos, socioeconômicos, psicológicos, hormonais, ligados a lesões do sistema nervoso central (SNC). A separação entre obesidade endógena (provocada por síndromes somáticas dismórficas, lesões do SNC, obesidade monogênica, endocrinopatias) e exógena (resultante da ingestão excessiva quando comparada ao consumo energético do indivíduo) é de grande valia, já que as causas endógenas, particularmente as endocrinopatias, devem ser tratadas no sentido da correção do distúrbio de base, com consequente normalização dos índices ponderais.

Os estudos realizados em gêmeos mono e dizigotos têm possibilitado uma separação entre os fatores genéticos e ambientais, realçando que os primeiros exercem um papel de primordial importância na etiologia da obesidade, enquanto os últimos seriam apenas agravantes.

Epidemiologia

Segundo a Organização Mundial da Saúde (OMS), a obesidade infantil é um dos maiores desafios de saúde pública do século XXI. O problema é global e está afetando constantemente muitos países de baixa e média renda, particularmente em ambientes urbanos.

A prevalência vem aumentando a um ritmo alarmante. Globalmente, em 2022, o número estimado de crianças com excesso de peso com menos de 5 anos era de mais de 37 milhões.

A prevalência mundial de sobrepeso e obesidade infantil aumentou de 8%, em 1990, para 20% ou 390 milhões, em 2022 (WHO, 2022).

No Brasil, dados da Pesquisa de Orçamentos Familiares (POF 2008-2009) realizada pelo Instituto Brasileiro de Geografia e Estatística (IBGE) apresentaram um aumento importante no número de crianças acima do peso no país, principalmente na faixa entre 5 e 9 anos. O número de meninos acima do peso ficou maior que o dobro entre 1989 e 2009, passando de 15 para 34,8%. Já o número daqueles com obesidade aumentou mais que 300% nesse mesmo grupo etário, indo de 4,1%, em 1989, para 16,6%, em 2008-2009. Entre as meninas, a variação foi ainda maior: de 2,4%, em 1989, para 11,8%, em 2009 (Figura 30.1).

Um dado interessante a ser ressaltado é que, nas últimas décadas, no Brasil, tem ocorrido um processo de transição nutricional. Entre 1974 e 1989, houve redução na prevalência de desnutrição infantil de 19,8 para 7,6%, enquanto a obesidade aumentou de 5,7 para 9,6%. Em crianças e adolescentes de 6 a 18 anos, moradores das regiões Sudeste e Nordeste, houve aumento de sobrepeso e obesidade de 4,1 para 13,9% entre 1974 e 1996.

Um estudo com mais de 10 mil alunos de escolas públicas e privadas de Santos (SP), na faixa etária de 7 a 10 anos, mostrou prevalência de sobrepeso e obesidade de 15,7 e 18%, respectivamente, sendo os maiores índices em alunos de estabelecimentos privados. Em um estudo realizado em Recife (PE), em 2001, sobrepeso e obesidade atingiam 35% dos alunos. Em uma avaliação mais recente, envolvendo várias classes socioeconômicas, entre 1.616 crianças e adolescentes foram encontrados 14,5% de sobrepeso e 8,3% de obesidade. Entre pré-escolares, sobrepeso atingiu 22,2%, obesidade 13,8% e ambos predominaram em famílias de poder aquisitivo mais elevado. Em Salvador (BA), entre 387 alunos, a prevalência de obesidade alcançou 15,8%.

O Estudo Brasileiro de Riscos Cardiovasculares em Adolescentes (ERICA), realizado com mais de 85.000 adolescentes de todas as regiões do país, mostrou prevalência de sobrepeso de 17,1%, e obesidade de 8,4%.

Segundo o World Obesity Atlas 2024, a tendência é que, até 2035, mais de 20 milhões de crianças e adolescentes estejam acima do peso, cerca de 50% dessa população.

Definição

Em determinadas situações, a condição de obesidade é tão óbvia que se sabe que o paciente tem obesidade apenas olhando para

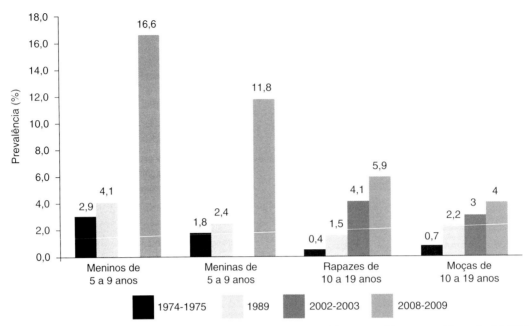

Figura 30.1 Pesquisa de Orçamentos Familiares (POF): antropometria e estado nutricional de crianças, adolescentes e adultos no Brasil (2008-2009).

ele, sem a necessidade de se recorrer a índices específicos. O acúmulo excessivo e generalizado de gordura em subcutâneo e em outros tecidos define a obesidade e pode ser quantificado de várias maneiras, por exemplo, pelo estudo de composição corporal, na qual se separa a massa magra (principalmente músculo) da gorda (tecido adiposo). Isso pode ser feito por absorção diferencial de dois feixes de raios X com energias diferentes, em um método conhecido como "DEXA" (*dual-energy X-ray absorptiometry*), por impedanciometria ou pelo uso de índices e pregas cutâneas que, de modo indireto, informam sobre o excesso de tecido gorduroso presente no paciente.

A distribuição do excesso de tecido adiposo propicia diferentes fenótipos de obesidade: generalizada, androide – na qual a distribuição de tecido adiposo se faz preferencialmente no tronco, propiciando uma relação cintura-quadril elevada (obesidade "em maçã") –, ginoide – em que a distribuição de gordura se faz preferencialmente em cintura pélvica e extremidades (obesidade "em pera") – e visceral ou intra-abdominal.

A grande vantagem de se ter um índice de avaliação da obesidade é para a comparação sequencial no mesmo paciente, o que possibilita ter uma ideia clara da evolução terapêutica. O índice que tem tido aplicação mais difundida e aceita é o índice de massa corporal (IMC ou índice de Quetelet), que correlaciona o peso (kg) ao quadrado da altura (m²). Simples de obter, descarta a influência da altura no peso e se correlaciona estreitamente à adiposidade. Por outro lado, não consegue distinguir os locais diferenciais de depósito de tecido adiposo, o que transforma os vários indivíduos com obesidade em pacientes muito diferentes do ponto de vista metabólico e na sua resposta à redução de ingestão alimentar. Em outras palavras, o mesmo IMC pode significar tipos de obesidade muito diferentes, dependendo do local em que se acumula esse tecido adiposo.

$$IMC = \frac{\text{Peso (kg)}}{\text{Altura}^2 \text{ (m}^2\text{)}}$$

Existem curvas de normalidade para IMC, variando seu valor conforme a idade. De modo geral, considera-se normal um IMC ≤ 19. Em adultos, o IMC > 25 define sobrepeso, e acima de 30, obesidade. Em crianças e adolescentes, a faixa de normalidade está entre os percentis 5 e 85, sobrepeso entre 85 e 95 e obesidade acima de 95 ou 97.

Sempre que curvas diferentes são utilizadas, procura-se saber se há a detecção de casos por uma curva e a não detecção pela outra. Em 2013, um estudo realizado por Kuba et al., em Niterói, a comparação foi feita, mostrando que as curvas da OMS acabam classificando como obesidade mais pacientes do que a curva do Centers for Disease Control and Prevention (CDC). Esse poder de detecção maior acaba evidenciando pacientes que já apresentam algum fator de risco cardiovascular adicional, e não é simplesmente uma detecção com aumento de falso-positivos. O Ministério da Saúde do Brasil oficialmente adota as curvas da OMS. (Tabela 30.1).

Levando em conta que o acúmulo de gordura visceral é o maior responsável pelos efeitos deletérios da obesidade, a relação entre a cintura e a altura tem se mostrado um índice extremamente interessante. Ele pode ser aplicado a qualquer idade, raça e sexo, e se essa relação supera 0,50, pode-se dizer que há acúmulo de gordura visceral nesse paciente. Em outras palavras, a cintura de um indivíduo normal deve ser igual ou menor que a metade de sua estatura.

Outro índice bastante usado é o índice de obesidade (IO), que indica quanto o peso do paciente excede seu peso ideal obtido do percentil 50 da sua altura, segundo a seguinte fórmula:

$$IO = \frac{[(\text{peso corporal medido}) - 1]}{\text{peso ideal}} \times 100$$

De acordo com o IO, uma obesidade é considerada leve de 20 a 30%, moderada de 30 a 50% e grave quando excede 50%.

Um grande problema do método é assumir que qualquer aumento de peso acima do peso ideal (ou peso corporal padrão) represente aumento de gordura. Outro problema é como selecionar o peso ideal para determinada altura, principalmente na época da puberdade, na qual crianças com a mesma altura apresentam

Tabela 30.1 Classificação do grau de adiposidade pelos escores Z do índice de massa corporal nas curvas da Organização Mundial da Saúde ajustadas para gênero e idade.

Condição	Idade: do nascimento até 5 anos** (pontos de corte)	Idade: de 5 a 19 anos* (pontos de corte)
Magreza grave*/desnutrição grave**	Escore Z < 3	Escore Z < 3
Magreza*/desnutrição**	Escore Z < 2	Escore Z < 2
Eutrofia	Escore Z ≥ 3 e ≤ +1	Escore Z ≥ 3 e ≤ +1
Risco de sobrepeso	Escore Z +1 e ≤ +2	
Sobrepeso	Escore Z > +2 e ≤ +3	Escore Z ≥ +1 (equivalente ao IMC 25 kg/m^2 aos 19 anos) e ≤ +2
Obesidade	Escore Z > +3	Escore Z ≥ +2 (equivalente ao IMC 30 kg/m^2 aos 19 anos) e ≤ +3
Obesidade grave		Escore Z > +3

*De 5 a 19 anos, usa-se a denominação "baixo peso" ou "magreza grave" quando o escore Z é < 3 e "baixo peso" ou "magreza" quando o escore Z é < 2. **Do nascimento até 5 anos, usa-se a denominação "desnutrição grave" quando o escore Z é < 3 e "desnutrição" quando o escore Z é < 2.

composições físicas diversas e, portanto, pesos diferentes, já que o aumento de massa magra propiciando aumento de peso não traduz aumento de gordura corporal. Dessa maneira, nem todas as crianças com IO > 20% têm, de fato, obesidade e nem todas com índice < 20% são necessariamente sem obesidade. Em uma tentativa de compensar tal erro, a medida da prega cutânea deve ser tomada e as curvas de peso e altura devem ser observadas. Tendo em mente tais limitações, o uso do IO pode se constituir um método útil para triagem de crianças com obesidade.

Curvas pôndero-estaturais

Repetidamente tem sido dito que a ficha de pediatra que não tenha uma curva pôndero-estatural não é uma ficha pediátrica, já que a característica que diferencia mais claramente o paciente pediátrico é sua capacidade de crescer. Dificilmente se vê a criança com a mesma altura duas vezes em visitas sequenciais.

Tem-se considerado uma diferença entre o percentil de peso e o de altura superior a 40 como indicativa de obesidade. A avaliação simultânea das curvas de peso e altura possibilita o reconhecimento entre obesidade exógena (decorrente de ingestão excessiva em relação aos gastos energéticos da criança, não se acompanhando de outras doenças) e endógena (obesidade acompanhada ou decorrente de outras doenças). A criança com obesidade exógena apresenta, em geral, altura superior ao percentil 50 (ou superior ao seu alvo estatural parental), enquanto nas formas endógenas, acompanha-se de estaturas mais baixas. Sempre deve chamar a atenção uma criança acima do peso e abaixo da altura-alvo.

Prega cutânea

Comparações realizadas entre medidas de pregas cutâneas e densitometria demonstram baixa sensibilidade (a prega tricipital detecta de 23 a 50% dos indivíduos com obesidade), mas alta especificidade (85 a 100%). Uma única prega cutânea indica a espessura de gordura naquele local e, embora haja uma boa correlação entre pregas cutâneas tomadas em diferentes locais, há uma variação de 30% entre elas (Tabela 30.2).

Índice de obesidade de Newen-Goldstein

O índice de obesidade de Newen-Goldstein faz uma relação entre o peso e a altura do paciente com peso e altura ideais para a idade, segundo a seguinte fórmula:

$$\text{IO (Newen-Goldstein)} = \frac{\text{peso do paciente} \times \text{altura ideal}}{\text{peso ideal} \times \text{altura do paciente}}$$

Nessa fórmula, o peso ideal para a idade é o percentil 50 de peso para a idade; e a altura ideal para a idade é o percentil 50 da altura para a idade.

São considerados normais os valores entre 91 e 110, sobrepeso de 111 a 120 e obesidade com índice superior a 120.

Índice ponderal (de Rohrer)

O índice ponderal (IP) é a relação entre a altura e a raiz cúbica do peso, com valores normais variáveis de acordo com a idade:

$$\text{IP} = \frac{\text{peso}}{\text{altura}^3}$$

Pelo exposto anteriormente, facilmente conclui-se que não há método ideal, prático e preciso para avaliar a obesidade. A escolha do método ou dos métodos a serem utilizados deve se basear na praticidade e aplicabilidade a cada situação clínica, além de reconhecer as limitações de cada método para aplicá-lo conscientemente e dele tirar o maior proveito, em benefício do paciente.

Tabela 30.2 Critérios de obesidade segundo a prega cutânea tricipital.

	Prega cutânea mínima (mm)	
Idade (anos)	Homens	Mulheres
5	12	14
6	12	15
7	13	16
8	14	17
9	15	18
10	16	20
11	17	21
12	18	22
13	18	23
14	17	23
15	16	24
16	15	25
17	14	26
18	15	27
19	15	27
20	16	28

Etiologia

Pode-se dizer que a obesidade é fundamentalmente uma doença genética. Não simplesmente no sentido de uma mutação gênica isolada (obesidade monogênica), que ocorre com baixa frequência, mas uma constituição genética que propicia ganho de peso. Os dados disponíveis atualmente sugerem que 60 a 80% da variabilidade no peso corporal podem ser explicados por fatores herdados. Por outro lado, é claro que o aumento epidêmico da obesidade nas últimas décadas teve como fator decisivo as mudanças ambientais. Tanto no que se refere ao microambiente da criança (cuidadores) como, em um leque mais amplo, a amigos, vizinhança, escola, comunidade e políticas nacionais, as influências alimentares são extremamente fortes. Nessa mesma linha, amamentação (atuando como fator protetor do ganho de peso), condição socioeconômica, modelos que podem scr seguidos (muitos deles com obesidade), atividades recreativas, espaço para atividades, segurança, temperatura, ambiente e políticas alimentares interferem na maneira como se pode ganhar peso, desde que haja uma base genética que predisponha à obesidade.

Mais de 300 *loci* genéticos são potencialmente envolvidos na regulação do peso, e algumas variantes extremamente raras afetam a função do gene e o comportamento em tal extensão que a obesidade pode se instalar mesmo sem um ambiente particularmente obesogênico.

Há algumas endocrinopatias que se acompanham de ganho de peso, mas são muito pouco frequentes (2 a 3% dos casos) e incluem hipotireoidismo, deficiência de hormônio de crescimento, síndrome de Cushing e insulinoma, apenas para citar algumas. À exceção do insulinoma, todas as outras condições mencionadas acompanham-se de alteração do crescimento estatural (baixa estatura) e atraso de idade óssea, o que contrasta com a obesidade exógena em que se verifica o avanço de idade óssea e estatura normal ou aumentada para a idade.

Distúrbios hipotalâmicos podem ser a base de alguns casos de obesidade e podem resultar de malformações congênitas (a deleção do gene *SIM1* impede o desenvolvimento hipotalâmico) ou de lesões traumáticas (50% das crianças operadas por craniofaringioma desenvolvem obesidade hipotalâmica).

Alterações nas vias de sinalização da leptina podem levar à obesidade. A leptina produzida no tecido adiposo subcutâneo é o sinal que informa o hipotálamo de que a quantidade de tecido adiposo está adequada e, portanto, manda uma mensagem de inibição do apetite para o núcleo arqueado, inibindo o neuropeptídeo Y (NPY), um potente orexígeno. As alterações nessas vias respondem por 3 a 4% das obesidades graves, de início precoce.

Em alguns neurônios hipotalâmicos, responsivos à leptina, há indução de formação de pró-opiomelanocortina (POMC), que é precursora de hormônio adrenocorticotrófico (ACTH), hormônio melanócito-estimulante (MSH), betalipotrofina, betaendorfina, pela ação da pró-convertase 1 (PC1). O α-MSH liga-se a receptores de melanocortina tipos 3 e 4 (*MC3R* e *MC4R*) que inibem o apetite. Assim, alterações nessa via, incluindo mutações nos *MC3R*, *MC4R* e da própria PC1, são indutoras de obesidade e são as mais frequentemente encontradas nesse grupo de alterações genéticas monogênicas.

Mutações de genes que afetam o equilíbrio energético também têm sido implicadas na obesidade, como *FTO* (*fat mass and obesity-associated gene*), *PPARG* (*peroxisome proliferator-activated receptors*). Portadores de mutação levando a alteração de receptores beta-adrenérgicos e perilipina (proteínas que protegem as gotículas lipídicas no adipócito, evitando que sofram lipólise) são mais resistentes à perda de peso.

Várias síndromes são relacionadas com a obesidade, mas, em geral, a procura por serviço médico se dá por outros motivos ligados à síndrome, que nao necessariamente a obesidade. O conjunto dessas síndromes responde por uma pequena fração dos casos de obesidade e o motivo da obesidade nesses quadros sindrômicos frequentemente é desconhecido. As síndromes de Prader-Willi (SPW), Bardet-Biedl e Alström são particularmente notáveis pela intensa hiperfagia. Na SPW (*Online Mendelian Inheritance in Man* [OMIM] 176270), os pacientes correm risco de morte por duas situações antagônicas: ocorre intensa hipotonia nos primeiros 2 anos de vida, o que dificulta a alimentação e pode levar a óbito por inanição; e, paradoxalmente, após os 3 a 4 anos, inicia-se intensa hiperfagia, que acabará levando a criança ao óbito por hipoventilação alveolar decorrente de extrema classe de obesidade. Curiosamente, enquanto no indivíduo com obesidade exógena as concentrações de ghrelina são baixas, na SPW, a ghrelina é alta, o que pode contribuir para a intensa hiperfagia desses pacientes (ela é um potente orexígeno produzido no fundo gástrico). A genética molecular da SPW revela que 75% dos afetados apresentam deleção envolvendo o cromossomo 15 paterno, 20% apresentam dissomia uniparental do cromossomo 15 materno e 1 a 2% apresentam defeitos no centro de *imprinting*. O teste de metilação é capaz de detectar as três situações, embora não diferencie uma da outra. Com isso, esse deve ser o primeiro teste genético a ser solicitado em casos suspeitos de SPW (detecta 99% dos afetados).

As síndromes de Bardet-Biedl e Alström estão associadas à alteração da função ciliar. Esses cílios são necessários na regulação de peso em ratos. Há evidências mostrando que proteínas alteradas na síndrome de Bardet-Biedl interagem com o receptor de leptina, alterando a condução de mensagens. Na síndrome de Alström, descrita em 1959 (OMIM 203800), ocorrem degeneração retiniana, obesidade, surdez neurossensorial e diabetes *mellitus* (DM). É uma síndrome rara, de herança autossômica recessiva e o gene responsável (*ALMS1*) localiza-se no cromossomo 2p13.

Das obesidades "adquiridas", é possível citar o uso de medicamentos que podem levar ao ganho de peso: insulina ou secretagogos de insulina, glicocorticoides (GC), substâncias psicotrópicas, lítio e outros antidepressivos como os tricíclicos, anticonvulsivantes como o valproato e a carbamazepina; fármacos anti-hipertensivos como propranolol, nifedipino e clonidina; anti-histamínicos e agentes quimioterápicos.

O vírus AD36, um tipo aviário de adenovírus, tem sido implicado no ganho de peso e pode, potencialmente, ter um papel etiológico nas obesidades adquiridas.

Os fatores ambientais têm um papel decisivo no ganho de peso. Quando se fala que 80% da obesidade têm uma base genética, não se está, de modo algum, dando importância menor aos fatores ambientais e de estilo de vida. Não há genética que faça o indivíduo engordar sem comida. Grupos com a mesma base genética, criados em ambientes diferentes, expressam diferentes graus de ganho de peso. Um exemplo são os índios Pima: os que vivem nos EUA, em uma reserva do Arizona, têm muito mais obesidade do que seus pares que vivem em vilas isoladas do México. A diferença é explicada por fatores ambientais e de estilo de vida. Ao lado disso, existe a possibilidade de fatores ambientais alterarem a expressão gênica, de modo que, por meio de metilação ou de alterações de acetilação de histonas, certos genes podem não ser transcritos e interferirem no ganho de peso. Tal fenômeno é conhecido como "epigenética". Há fortes evidências de que a nutrição materna é um fator-chave que leva a alterações desse tipo.

Diagnóstico diferencial

Os distúrbios genéticos monogênicos e endócrinos respondem por menos de 10% dos casos de obesidade infantil. No entanto, deve-se descartar cuidadosamente essas causas, pois merecem uma modalidade de terapia bem diferente, que implica reposição hormonal. A Tabela 30.3 enfatiza alguns aspectos de diagnóstico diferencial da obesidade infantil.

O excesso de peso com desenvolvimento neuropsicomotor normal, a altura acima de percentil 50 para a idade e a idade óssea discretamente avançada praticamente fecham o diagnóstico de obesidade exógena. Distúrbios endócrinos respondem por uma fração muito pequena dos casos e a exploração endócrina é indicada apenas quando houver retardo estatural e/ou de idade óssea associado ao ganho de peso ou quando houver sinais específicos de endocrinopatia.

Nos casos de hipotireoidismo, a maior parte do ganho de peso associado ao desenvolvimento do mixedema se deve ao acúmulo de fluido mais do que de tecido adiposo. A administração de hormônio tireoidiano (HT) com o intuito de provocar perda de peso em pacientes que não apresentam hipotireoidismo leva à perda de massa magra mais do que de gordura e provoca aumento do apetite, estando contraindicado no tratamento da obesidade exógena. A avaliação clínica associada à avaliação laboratorial possibilitará excluir os hipotireoidismos dos casos de obesidade exógena.

Nas deficiências de hormônio de crescimento (GH, do inglês *growth hormone*), pode haver acúmulo de gordura truncal, porém, fatos marcantes são a baixa velocidade de crescimento e o retardo importante de idade óssea. Um dado que não pode ser esquecido é que crianças com obesidade podem não responder aos testes de estímulo para GH, os quais podem ser incorretamente interpretados como deficiência de GH quando, na verdade, não são. O dado que diferencia melhor essa deficiência da alteração de resposta pela obesidade é a idade óssea, que é avançada ou normal, enquanto está atrasada na deficiência de GH. Além disso, a velocidade de crescimento é absolutamente diferente nas duas situações: a criança com obesidade é, em geral, grande, acima do percentil-alvo de sua estatura, e mantém velocidade de crescimento normal, o que não ocorre nas deficiências de GH.

Na síndrome de Cushing, a distribuição de tecido adiposo (centrípeta), a face de aspecto característico, as estrias vermelhas, a policitemia, a pletora, a diminuição da força muscular, a osteoporose, entre outras, tornam possível o diagnóstico correto. Vale lembrar que, nesses casos, a idade óssea está atrasada e o crescimento é lento, opondo-se frontalmente ao que ocorre na obesidade exógena. A avaliação laboratorial, mostrando concentrações elevadas de cortisol com perda do ritmo circadiano e não supressão com doses fisiológicas de dexametasona, possibilita a diferenciação com a obesidade exógena em casos difíceis.

As deficiências gonadais, particularmente a síndrome dos ovários policísticos (SOP), apresentam outras características clínicas como hirsutismo, hipertensão arterial (HA) e alterações menstruais que possibilitam a diferenciação com obesidade exógena. Uma marca importante da síndrome hiperandrogênica (nome preferido em relação a ovários policísticos) é a resistência à insulina (RI).

As lesões hipotalâmicas raramente levam à obesidade, mas quando o fazem é por alteração diencefálica.

Síndromes congênitas como síndrome de Frölich (distrofia adiposo-genital), Prader-Willi, Laurence-Moon-Biedl, pseudo-hipoparatireoidismo e Eisenmenger apresentam deficiências hipotalâmicas como eventual causa do aumento de peso. No entanto, as outras características dessas síndromes separam-nas dos casos de obesidade exógena. A doença de Blount (necrose asséptica do côndilo mediotibial) pode estar associada à obesidade.

Em algumas situações, ocorre distribuição incomum de tecido adiposo, como na lipodistrofia parcial e na lipomatose múltipla.

Comorbidades

As comorbidades mais frequentes na infância e na adolescência são dislipidemias, hipertensão arterial sistêmica (HAS), hipertrofia ventricular esquerda, resistência à insulina, diabetes *mellitus* tipo 2 (DM2), esteatose hepática e SOP. Maior risco de fenômenos tromboembólicos e determinados tipos de câncer também tem sido descrito como consequência da obesidade infantil. Essas comorbidades devem ser investigadas, acompanhadas e tratadas o mais precocemente possível para melhorar a expectativa e a qualidade de vida futura dessas crianças.

Na avaliação de 320 adolescentes com obesidade acompanhados pelo ambulatório de obesidade do Instituto da Criança do Hospital das Clínicas da Faculdade de Medicina da Universidade de São Paulo (ICr-HC-FMUSP), 71% apresentavam, no início do acompanhamento, síndrome metabólica; 75,4%, resistência à insulina; 7,5%, pré-diabetes; 2,6%, DM2; 25% tinham esteatose hepática; e 22% eram hipertensos. A perda de peso levou à melhora das comorbidades.

Abordagem da criança e do adolescente com obesidade

Ao se deparar com uma criança ou com um adolescente portador de obesidade, sabe-se estar diante de uma tarefa árdua, na qual, por um lado, tenta-se evitar sérias complicações metabólicas, psicossociais, comportamentais que advêm do ganho excessivo de peso e, por outro, tem-se consciência de que os recursos terapêuticos, especialmente no que diz respeito a medicamentos antiobesidade, são muito limitados. Procura-se incutir no paciente e em seus familiares a noção de que perder peso está longe de ser um tratamento simplesmente estético. De fato, é a oportunidade de possibilitar uma qualidade de vida muito mais satisfatória e reduzir significativamente os riscos envolvidos nessa complicada síndrome endócrina.

Tabela 30.3 Diagnóstico diferencial da obesidade infantil.

Aspecto	Endócrina/genética	Exógena
Família	Obesidade incomum	Obesidade comum em membros da família
Altura	Frequentemente baixa	Alta estatura (> 50%)
QI	Frequentemente baixo	Normal
Idade óssea	Retardada	Normal
Exame físico	Malformações detectadas	Normal

QI: quociente de inteligência.

A Figura 30.2 orienta os passos iniciais para se seguir diante de um paciente com obesidade.

É importante definir a partir de que idade a criança iniciou seu ganho de peso excessivo. Quando ela já apresenta obesidade nos primeiros 6 meses, é possível que algum defeito envolvendo a via de sinalização de leptina esteja presente. Um dado extremamente importante é a curva de crescimento e a idade óssea. Nos casos de obesidade exógena, em geral, a curva de crescimento é normal ou até acima do esperado para o alvo estatural da criança. Por sua vez, a idade óssea tende a estar avançada. Já quando a velocidade de crescimento é baixa e a idade óssea é atrasada, uma causa endócrina é bastante provável e deve ser descartada. Entram nesses diagnósticos diferenciais o hipotireoidismo, o hipercortisolismo, o hipoparatireoidismo e o pseudo-hipoparatireoidismo tipo 1A (PHP 1A), que envolvem defeitos de sinalização de proteína G e podem abranger outras glândulas como tireoide e gônadas, cujos hormônios estimulantes agem por intermédio de proteína G.

Avaliação metabólica

A obesidade tem o potencial de induzir alterações metabólicas extremamente importantes e que acabam por se refletir em aumento do risco cardiovascular e, eventualmente, em DM2.

A RI induzida pelo aumento do tecido adiposo (uma condição pró-inflamatória) acaba levando a alterações hepáticas (desde a esteatose até a esteato-hepatite metabólica, com potencial de evoluir para cirrose hepática). O acúmulo de ácidos graxos livres (AGL) no fígado, nos adipócitos, no pâncreas e particularmente no músculo esquelético em pacientes com obesidade interfere na cascata de sinalização de insulina e é um importante fator na gênese da RI. O acúmulo de AGL no fígado, tornando-o resistente à insulina, faz com que o órgão perca a capacidade de suprimir a secreção de glicose, elevando a glicemia, induzindo, por conseguinte, à hiperinsulinemia. Na verdade, em decorrência da hiperinsulinemia, o fígado torna-se uma "máquina de produzir gordura".

Resistência à insulina, HAS, dislipidemia, tolerância à glicose alterada e, eventualmente, DM2 devem ser pesquisados em todo paciente com obesidade. Não se deve esquecer, no entanto, que a obesidade por si só não é um marcador para identificar pacientes com síndrome metabólica (SM) ou risco cardiovascular, já que os locais de deposição de gordura contam mais do que a quantidade total de gordura armazenada.

Em um estudo com adolescentes com obesidade publicado recentemente, a gordura abdominal e subcutânea foi medida por ultrassonografia e comparada com diversos parâmetros clínicos e laboratoriais. A gordura subcutânea também foi associada à resistência à insulina, sugerindo que esse tipo de gordura é um bom marcador para essa ocorrência em adolescentes, diferentemente do que já é consenso em adultos.

Tratamento

Diante dessa verdadeira "epidemia" de obesidade que existe atualmente e mediante o fato de que seu quadro é extremamente complexo no que diz respeito às suas repercussões nos diversos sistemas orgânicos, o tratamento deve ser instituído a partir do instante em que o problema é detectado. Não há lugar para adiamentos e o pediatra não deve encorajar um ganho de peso excessivo de seu paciente. Ele deve tomar medidas de conscientização da família e, conforme a idade, da própria criança, para que o ritmo de ganho de peso seja controlado.

Apesar de não se conhecerem todos os mecanismos fisiopatogênicos envolvidos na obesidade – o que impede a realização de tratamentos verdadeiramente individualizados junto aos pacientes –, as medidas básicas de controle e de modificação dos hábitos de vida podem e devem ser instituídas o mais precocemente possível, e a cooperação de todos (familiares ou não) que têm contato com a criança é de fundamental importância.

Na Figura 30.3, é proposto um programa de perda de peso com três componentes: dieta, mudança de comportamento e atividade

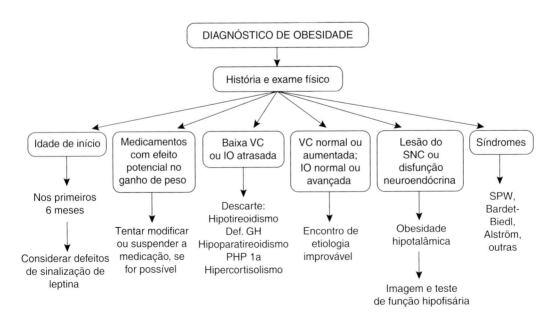

Figura 30.2 Esquema de abordagem inicial diante de um paciente com obesidade. GH: hormônio do crescimento; IO: idade óssea; PHP: pseudo-hipoparatireoidismo; SNC: sistema nervoso central; SPW: síndrome de Prader-Willi; VC: velocidade de crescimento.

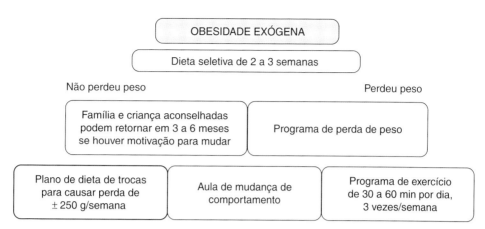

Figura 30.3 Representação esquemática de um programa pediátrico de perda de peso.

física. Rocchini acredita que dietas para redução de peso de adolescentes não devem ter menos que 1.200 kcal/dia pela dificuldade de prover vitaminas e nutrientes para promover crescimento e desenvolvimento normais. Uma dieta baseada em troca de alimentos é recomendada, porque ensina à criança a essência de uma boa nutrição e torna-a particularmente envolvida em determinar sua própria dieta.

O componente "mudança de comportamento" inclui aulas centralizadas em educação nutricional, manutenção de registros, obtenção de controle sobre os fatores externos que determinam a hora de se alimentar e reforço do comportamento alterado. O propósito da mudança de comportamento é que a criança com obesidade precisa aprender a alimentar-se adequadamente no que diz respeito à quantidade, ao intervalo entre as refeições e aos alimentos saudáveis, ter consciência dos hábitos correntes e normalizar e aceitar a responsabilidade pelo comportamento alimentar. Todas as crianças devem ser encorajadas a se exercitar por 30 a 60 minutos por dia por pelo menos 3 vezes/semana. O programa de perda de peso deverá ter um sistema de reforço extra para ajudar a criança a se estabilizar e manter o novo hábito. A família precisa ser orientada para dar à criança um suporte positivo sem contrariar ou controlar o programa de perda de peso proposto. Por meio dessa estratégia, Rocchini conseguiu uma perda de peso adequada naqueles adolescentes que estavam motivados a perder peso.

Quando se lida com obesidade infantil, é importante lembrar que, se uma criança não quer perder peso, nenhum programa de perda de peso terá sucesso, mesmo com aproximação, organização ou custo.

No Ambulatório de Obesidade – Grupo BOIA (Brigada contra a Obesidade na Infância e Adolescência) do ICr-HC-FMUSP –, adolescentes entre 10 e 19 anos são avaliados clinicamente e do ponto de vista nutricional por uma equipe multiprofissional, e seus dados antropométricos e sua circunferência abdominal são analisados.

São realizadas reuniões multidisciplinares antes de cada consulta, com participação de pacientes e acompanhantes. Nessas reuniões, temas como alimentação saudável, atividade física e complicações associadas à obesidade são abordados em palestras e dinâmicas de grupo, com participação ativa dos envolvidos.

Para rastrear as principais complicações da obesidade, além da avaliação clínica, são avaliados o perfil lipídico, a glicemia e insulinemia de jejum, curva glicêmica de 2 horas, enzimas hepáticas e ultrassonografia de abdômen. Polissonografia, teste ergométrico e monitoramento ambulatorial da pressão arterial (MAPA) podem ser necessários em casos específicos.

A educação alimentar é o primeiro passo. Enfatiza-se a explicação sobre o funcionamento dos alimentos, sobre quais podem ser ingeridos em maior quantidade e a importância dos horários. É necessário que essas orientações sejam dadas tanto para a criança ou o adolescente como para a família.

A restrição calórica realizada em nosso Ambulatório de Obesidade fica entre 1.200 e 2.000 kcal/dia, conforme a idade e a atividade do indivíduo. Dietas muito restritivas, além de poderem atrapalhar o crescimento dessas crianças, são muito pouco toleradas. O objetivo é a perda de peso gradual, já que perdas aceleradas de peso são associadas a maior chance de ganho de peso a médio e longo prazos.

O cardápio é individualizado, levando em conta as preferências alimentares, o horário de atividades e o padrão socioeconômico.

As 10 principais orientações alimentares gerais são:

1. Mantenha horário adequado e regular para as refeições, atividade física e sono.
2. Coma devagar. A dica é descansar os talheres na mesa após levá-los à boca.
3. Faça 5 a 6 refeições diárias: café da manhã, lanche, almoço, lanche da tarde, jantar e ceia.
4. Evite comer na frente da televisão (ou de qualquer outra "tela" como computador, *tablet* etc.).
5. Inicie as refeições comendo salada.
6. Evite sucos com e sem açúcar ou refrigerantes.
7. Evite frituras, alimentos industrializados e doces.
8. Não repita refeições.
9. Beba água.
10. Nos fins de semana, siga o mesmo esquema feito durante a semana.

Tratamento medicamentoso

Apesar de a farmacoterapia ter seu papel no tratamento da obesidade de adultos, poucos fármacos têm mostrado eficácia para uso em crianças com obesidade.

Um medicamento que está sendo usado e inibe a recaptação de serotonina ao lado da inibição da recaptação de noradrenalina (tendo, portanto, efeito sacietógeno junto ao aumento do gasto energético) é a sibutramina, uma amina terciária que é comercializada desde os anos 1990.

Um estudo duplo-cego placebo-controlado com delineamento do tipo *crossover* realizado no ICr-HC-FMUSP para avaliar a eficácia da sibutramina na perda de peso concluiu que esta induziu mais perda de peso em adolescentes com obesidade comparada ao placebo, sem efeitos colaterais significativos.

O orlistate, inibidor de lipases gastrintestinais, foi estudado em adolescentes e pode ser indicado.

Substâncias que alteram a secreção de insulina ou a RI têm sido testadas em pacientes com obesidade. A metformina, aprovada para o tratamento do DM2, age estimulando a proteinoquinase ativada por AMP cíclico (AMPc). Com isso, suprime-se a neoglicogênese hepática, e a produção hepática de glicose e as concentrações séricas de insulina e de glicose são reduzidas.

A octreotida (um análogo da somatostatina, inibidor de insulina e de hormônio de crescimento) tem sido investigada no tratamento da obesidade hipotalâmica. Em uma avaliação de 6 meses, o grupo placebo ganhou 9,2 kg e aumentou o IMC em 2,2 pontos, enquanto o grupo tratado com octreotida ganhou 1,6 kg e teve uma redução de IMC de 0,2.

A liraglutida e a semaglutida são medicamentos da classe dos agonistas do receptor do peptídeo semelhante ao glucagon (GLP)-1, expresso nos neurônios do núcleo arqueado do hipotálamo, envolvidos na regulação do apetite, que estimulam diretamente os neurônios responsáveis pela síntese de POMC/CART (transcrito regulado por cocaína-anfetamina), aumentando a sensação de saciedade. Além disso, inibem indiretamente a neurotransmissão nos neurônios que expressam NPY/AGRP (proteína regulada por Agouti), reduzindo a sensação de fome, por meio de vias de sinalização dependentes do ácido gama-aminobutírico (GABA), e em circuitos associados à recompensa e ao prazer, atuando no apetite homeostático e no apetite hedônico.

A eficácia e a segurança da liraglutida foram comprovadas em um ensaio clínico randomizado, duplo-cego, que envolveu 251 adolescentes. Após 56 semanas, observou-se uma redução no IMC de pelo menos 5% em 43,3% dos participantes do grupo tratado com liraglutida, em comparação com 18,7% no grupo que recebeu placebo. Os eventos adversos gastrointestinais foram os mais comumente relatados com o uso da liraglutida.

Em um ensaio clínico com a semaglutida, 201 adolescentes com obesidade foram randomizados na proporção de 2:1 para os grupos semaglutida 2,4 mg e placebo, respectivamente. O grupo tratado com semaglutida apresentou uma redução média do IMC de –16,1% após 68 semanas, em comparação com um aumento de 0,6% no grupo placebo. Houve redução nos fatores de risco cardiometabólicos, como circunferência abdominal e níveis de hemoglobina glicada e lipídeos, com maior incidência de eventos adversos gastrointestinais no grupo semaglutida (62% *versus* 42% no grupo placebo), sendo aprovada para o tratamento da obesidade em adolescentes a partir dos 12 anos.

Tratar a obesidade possibilita duração e qualidade de vida muito superiores às alcançadas com a manutenção ou o agravamento da obesidade.

Cirurgia bariátrica

A cirurgia bariátrica (CB) deve ser vista como uma opção de exceção no tratamento da obesidade em crianças e em adolescentes. No entanto, é o modo mais duradouro e efetivo de perda de peso. A Associação Americana de Cirurgia Pediátrica aceita a recomendação para cirurgia em meninas acima de 13 anos e em meninos acima de 15 anos quando IMC > 40 kg/m^2 com comorbidades e acima de 50 como um índice isolado. No Brasil, entre 16 e 18 anos, a CB pode ser indicada com a anuência dos pais ou responsáveis, quando o Escore Z do IMC for > +4 e as cartilagens epifisárias estiverem fechadas, com a presença de um pediatra na equipe.

Além do *bypass* gástrico em Y de Roux, a gastrectomia vertical (*sleeve*), na qual se diminui o volume gástrico sem mexer no intestino, é uma opção.

Considerações finais

Tratar a obesidade, especialmente na criança e no adolescente, é um enorme desafio, devido ao seu caráter multifatorial, com forte componente genético, que exige mudanças de comportamento não só da criança ou do adolescente, mas de toda a família.

Em virtude do aumento pandêmico da obesidade no mundo todo, torna-se imperativo que medidas preventivas sejam efetivamente adotadas, até que se possa dispor de arsenal terapêutico digno do desafio que essa doença apresenta. Reconhecer e tratar mais precocemente esse grave distúrbio metabólico pode significar melhora significativa tanto na longevidade como na qualidade de vida.

Cabe aos pediatras, que têm a oportunidade de atender essas crianças, iniciar os passos para combater o excesso de peso junto a uma equipe multidisciplinar.

Bibliografia

Baldisserotto M, Damiani D, Cominato L, et al. Subcutaneous fat: a better marker than visceral fat for insulin resistance in obese adolescents. e-SPEN Journal. 2013;8(6):e251-5.

Bhattacharya S, Saleem SM, Bera OP. Prevention of childhood obesity through appropriate food labeling. Clin Nutr ESPEN. 2022;47:418-21.

Bloch VK, Klein CH, Szklo M, et al. ERICA: prevalences of hypertension and obesity in Brazilian adolescents; Rev Saúde Pública. 2016;50 (suppl 1):1s-12s.

Capella JF, Capella RF. Bariatric surgery in adolescence. Is this the best age to operate? Obes Surg. 2003;13:826-32.

Cominato L, Di Biagio GF, Lellis D, et al. Obesity prevention: strategies and challenges in Latin America. Curr Obes Rep. 2018;7(2):97-104.

Cominato L, Franco R, Damiani D. Adolescent obesity treatments: news, views, and evidence. Arch Endocrinol Metab. 2021;65(5):527-36.

Cominato L, Franco RR, Ybarra M, et al. Obesity as a thrombogenic and cardiovascular risk factor in children. Horm Res Paediatr. 2021;94(11-12):410-5.

Costa RF, Cintra I de P, Fisberg M. Prevalence of overweight and obesity in school children of Santos city, Brazil. Arq Bras Endocrinol Metab. 2006;50(1):60-7.

Crocker MK, Yanovski JA. Pediatric obesity: etiology and treatment. Endocrinol Metab Clin N Am. 2009;38:525-48.

D'Adamo E, Santoro N, Caprio S. Metabolic syndrome in Pediatrics: old concepts revised, new concepts discussed. Endocrinol Metab Lin N Am. 2009;38:549-63.

Damiani D, Kuba VM, Cominato L, et al. Metabolic syndrome in children and adolescents: doubts about terminology but not about cardiometabolic risks. Arq Bras Endocrinol Metabol. 2011;55(8):576-82.

Davenport JR, Watts AJ, Roper VC, et al. Disruption of intraflagellar transport in adult mice leads to obesity and slow-onset cystic kidney disease. Curr Biol. 2007;17(18):1586-94.

Dolan K, Creighton L, Hopkins G, Fielding G. Laparoscopic gastric banding in morbidly obese adolescents. Obes Surg. 2003;13:101-4.

Fisberg M, Cintra IP, Costa RF, Santos LC. Obesidade infanto-juvenil? Epidemiologia, diagnóstico, composição corporal e tratamento. In: Setian N, Damiani D, Manna TD, et al. Obesidade na criança e no adolescente: buscando caminhos desde o nascimento. São Paulo: Roca; 2007. p. 7-28.

Franco RR, Cominato L, Damiani D. The effect of sibutramine on weight loss in obese adolescents. Arq Bras Endocrinol Metabol. 2014;58(3):243-50.

Franco RR, Ybarra M, Cominato L, et al. Laparoscopic sleeve gastrectomy in severely obese adolescents: effects on metabolic profile. Arch Endocrinol Metab. 2017;61(6):608-13.

Holder JL Jr, Butte NF, Zinn AR. Profound obesity associated with a balanced translocation that disrupts the SIM1 gene. Hum Mol Genet. 2000;9(1):101-8.

Kelly AS, Auerbach P, Barrientos-Perez M, et al. A randomized, controlled trial of liraglutide for adolescents with obesity. N Engl J Med. 2020;382(22):2117-28.

Kim CA, Albano LMJ, Bertola DR. Síndromes associadas à obesidade. In: Setian N, Damiani D, Manna TD, et al. Obesidade na criança e no adolescente: buscando caminhos desde o nascimento. São Paulo: Roca; 2007. p. 193-212.

Kuba VM, Leone C, Damiani D. Is waist-to-height ratio a useful indicator of cardio-metabolic risk in 6-10-year-old children? BMC Pediatr. 2013;13:91.

Lustig RH, Hinds PS, Ringwald-Smith K, et al. Octreotide therapy of pediatric hypothalamic obesity: a double-blind, placebo-controlled trial. J Clin Endocrinol Metab. 2003;88(6):2586-92.

McGarry JD. Banting lecture 2001: dysregulation of fatty acid metabolism in the etiology of type 2 diabetes. Diabetes. 2002;51:7-18.

Monteiro CA, Mondini L, Medeiros SAL, Popkin BM. The nutrition transition in Brazil. Eur J Clin Nutr. 1995;49:105-13.

Ogden CL, Carroll MD, Kit BK, Flegal KM. Prevalence of childhood and adult obesity in the United States, 2011-2012. JAMA. 2014;311(8):806-14.

Oliveira CL, Fisberg M. Obesidade na infância e adolescência – uma verdadeira epidemia. Arq Bras Endocrinol Metab. 2003;47:107-8.

Rocchini AP. Adolescent obesity and hypertension. Pediatr Clin North Am. 1993;40:81-93.

Rodgers BM. Bariatric surgery for adolescents: a view from the American Pediatric Surgical Association. Pediatrics. 2004;114:255-6.

Seo S, Guo DF, Bugge, et al. Requirement of Bardet-Biedl syndrome proteins for leptin receptor signaling. Hum Mol Genet. 2009;18(7):1323-31.

Silva GAP, Balaban G, Motta MEFA. Prevalência de sobrepeso e obesidade em crianças e adolescentes de diferentes condições socioeconômicas. Rev Bras Saúde Matern Infant (Recife). 2005;5(1):53-9.

Souza Leão SC, Araújo LMB, Moraes LTLP, Assis AM. Prevalência de obesidade em escolares de Salvador, Bahia. Arq Bras Endocrinol Metab. 2003;47:151-7.

Styne DM, Arslanian SA, Connor EL, et al. Pediatric obesity-assessment, treatment, and prevention: an Endocrine Society Clinical Practice Guideline. J Clin Endocrinol Metab. 2017;102(3):709-57.

Velhote MC, Damiani D, Santoro S. Bariatric surgery in pediatrics – is it time? J Pediatr Endocrinol Metab. 2007;20(7):751-61.

Wang Y, Monteiro C, Popkin BM. Trends of obesity and underweight in older children and adolescents in the United States, Brazil, China, and Russia. Am J Clin Nutr. 2002;75:971-7.

Wardle J, Carnell S, Haworth CM, Plomin R. Evidence for a strong genetic influence on childhood adiposity despite the force of the obesogenic environment. Am J Clin Nutr. 2008;87:398-404.

Weghuber D, Barrett T, Barrientos-Pérez M, et al. Once-weekly semaglutide in adolescents with obesity. N Engl J Med. 2022;387(24):2245-57.

Weihrauch-Blüher S, Schwarz P, Klusmann JH. Childhood obesity: increased risk for cardiometabolic disease and cancer in adulthood. Metabolism. 2019;92:147-52.

World Health Organization. Obesity and overweight [Internet]. 2022. [cited 2024 April 22]. Available from: http://www.who.int/mediacentre/factsheets/fs311/en/.

World Obesity Federation. World Obesity Atlas 2024 [Internet]. [cited 2024 April 22]. Available from: https://www.worldobesity.org/resources/resource-library/world-obesity-atlas-2024.

Yitzhak A, Mizrahi S, Avinoach E. Laparoscopic gastric banding in adolescents. Obes Surg. 2006;16:1318-22.

Zhou B, Meyers R, Li Y, et al. Role of AMP-activated protein kinase in mechanism of metformin action. J Clin Invest. 2001;108(8):1167-74.

31 | Síndromes Genéticas Associadas à Obesidade

Chong Ae Kim ▪ Lilian Maria José Albano ▪ Débora R. Bertola ▪ Rachel Sayuri Honjo Kawahira

Introdução

A obesidade constitui uma doença heterogênea em que os fatores ambientais desempenham um papel considerável. Contudo, há fortes evidências de que o peso pode ser geneticamente determinado.

Diferentes estudos que observaram a obesidade em gêmeos monozigotos e dizigotos, em crianças adotadas, compartilhando ou não dos mesmos fatores ambientais, trouxeram fortes evidências de que múltiplos genes contribuem significativamente para a ocorrência da obesidade. Inicialmente muitos foram identificados em ratos com obesidade e, posteriormente, verificou-se que a obesidade em seres humanos decorria de mutações em alguns desses genes. Publicação do Consórcio GIANT (*Genetic Investigation of ANthropometric Traits*) de 2018, que inclui dados de mais de 700 mil indivíduos, reportou mais de 900 polimorfismos de nucleotídeo único (SNPs, do inglês *single-nucleotide polymorphism*) associados ao índice de massa corporal (IMC). Em 2024, segundo o catálogo de *Online Mendelian Inheritance in Man* (OMIM), a obesidade está associada a mais de 700 entradas, incluindo síndromes e genes descritos.

Ao se estudar a genética da obesidade, primeiramente é possível classificá-la em obesidade não sindrômica (isolada) ou sindrômica (quando há outros achados clínicos, tais como malformações congênitas ou deficiência intelectual).

As obesidades sindrômicas podem decorrer de:

- Síndromes monogênicas de herança autossômica dominante, recessiva e ligada ao X
- Alterações cromossômicas numéricas, estruturais (microdeleções ou microduplicações)
- Doenças de herança não mendeliana, como as alterações do *imprinting* genômico, entre outras.

As principais síndromes em que a obesidade assume um aspecto importante e de maior interesse na prática clínica serão discutidas neste capítulo.

Síndrome de Prader-Willi (OMIM 176270)

A síndrome de Prader-Willi (SPW) constitui a causa genética mais comum de obesidade, estimando-se sua incidência entre 1 a cada 10 mil e 29 mil nascidos vivos. O quadro clínico é extremamente variável e de acometimento multissistêmico, caracterizado por deficiência intelectual, hipotonia neonatal grave e dificuldade para se alimentar na lactância precoce, que, posteriormente, evolui para hiperfagia e obesidade grave. A fácies é típica e os dismorfismos craniofaciais são constituídos de:

- Dolicocefalia
- Estreitamento do diâmetro bifrontal
- Fendas palpebrais inclinadas para cima
- Lábio superior fino
- Comissura labial voltada para baixo.

As mãos e os pés são pequenos, sendo comuns o hipogonadismo e a baixa estatura (Figura 31.1). Há atraso evidente nas aquisições motoras, observando-se, na maioria dos afetados, deficiência intelectual leve (com média do quociente de inteligência [QI] entre 60 e 70) e, em aproximadamente 20% dos casos, uma deficiência intelectual moderada.

Indivíduos com a SPW são capazes de aprender a ler, a escrever e a fazer cálculos aritméticos simples. Além disso, exibem habilidade especial para montar quebra-cabeças. Acessos de raiva, teimosia, características obsessivo-compulsivas e dificuldade com mudanças de rotina que dificultam o convívio social são comumente observados na infância. Costumam mentir, praticar "furtos" de alimentos, apresentar atitudes agressivas, beliscar a própria pele e arrancar a crosta das feridas.

A hipotonia pode ser observada já na vida intrauterina, pela diminuição dos movimentos fetais e pela posição fetal anômala – condições que, muito frequentemente, levam a um parto assistido. A hipotonia é importante e melhora entre 8 e 11 meses de idade. No período neonatal, as crianças apresentam pouca movimentação, letargia, choro fraco, sucção débil e reflexos diminuídos, e não é raro ser suspeitada uma doença neuromuscular. Em geral, a causa da hipotonia é exaustivamente investigada, realizando-se com frequência biopsia muscular. Contudo, o resultado apresenta-se normal. O aleitamento materno raramente é possível, utilizando-se frequentemente sondas para alimentação, o que compromete de maneira significativa o ganho ponderal no primeiro ano de vida.

O peso de nascimento, em geral, situa-se na faixa da normalidade. Com a melhora do tônus muscular e normalização da sucção, a dificuldade inicial do ganho ponderal é amenizada, observando-se, a partir de 1 ano, rápido ganho de peso e obesidade centrípeta que decorre de hiperfagia por provável distúrbio hipotalâmico com perda da saciedade.

O apetite voraz desses pacientes faz com que tenham o hábito de ingerir alimentos em condições não convencionais, como congelados, estragados e até mesmo lixo. O alto limiar para vomitar, a hiperfagia, o sedentarismo e o baixo gasto energético são fatores que contribuem para o excesso de peso.

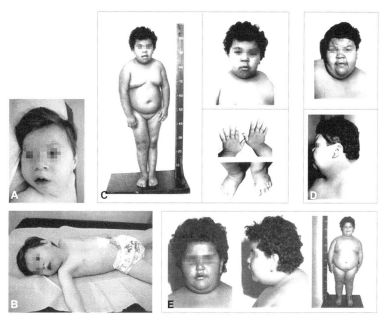

Figura 31.1 Três pacientes com síndrome de Prader-Willi: menino de 6 meses apresentando fácies típica (**A**) e hipotonia neonatal (**B**); obesidade em uma menina de 7 anos e 5 meses (**C**) e, posteriormente, aos 15 anos (**D**); menina com 6 anos e 10 meses (**E**).

Três mecanismos diferentes são responsáveis pela SPW:

- Deleção (75%)
- Dissomia uniparental (de 20 a 25%)
- Defeito no centro de *imprinting* (de 1 a 2%).

Aproximadamente 75% dos casos apresentam microdeleção na região 15q11.2-q13 de origem paterna, passível de ser detectada por estudos citogenéticos de alta resolução, pela hibridização *in situ* por fluorescência (FISH), pela MLPA (*Multiplex Ligation-dependent Probe Amplification*) ou plataformas de *array* cromossômico. Cerca de 1% dos afetados podem apresentar outros rearranjos cromossômicos que envolvem o cromossomo 15, o que resulta em deleções na mesma região crítica. Translocações aparentemente balanceadas e que presumivelmente alteram o centro de *imprinting* também podem ser detectadas em menos de 1% dos casos. Na região crítica da SPW, com um intervalo de 500 kb, há vários genes sujeitos ao fenômeno do *imprinting*, entre os quais o mais conhecido é o SNRPN (*small nuclear ribonucleoprotein N*), que codifica um polipeptídeo N, com expressão preferencial no cérebro e no coração. Entretanto, o(s) gene(s) responsável(is) pela SPW não foi(foram) ainda identificado(s), sendo provável que ela decorra da deficiência de múltiplos genes, compatível com uma síndrome de genes contíguos.

Holm et al., em 1993, classificaram os critérios diagnósticos em maiores, menores e de suporte (Tabela 31.1), sendo necessário para se estabelecer o diagnóstico clínico um somatório de pontuação de:

- Cinco pontos (três critérios necessariamente maiores), para crianças < 3 anos
- Oito pontos (quatro critérios maiores), para crianças > 3 anos.

O diagnóstico é feito em 99% dos afetados pelo teste de metilação do gene *SNRPN/SNURF*, capaz de demonstrar a deleção (75%), a dissomia uniparental (de 20 a 25%) e defeitos no centro de *imprinting* (de 1 a 2%) na região crítica do cromossomo 15 (15q11.2-q13). Para confirmar o mecanismo exato dessa síndrome, entretanto, estudos genéticos adicionais são necessários.

Tabela 31.1 Critérios diagnósticos para a síndrome de Prader-Willi.

Critérios maiores – 1 ponto cada	Critérios menores – 0,5 ponto cada	Critérios de suporte – nenhum ponto
• Hipotonia central • Dificuldades alimentares • Obesidade rápida (entre 1 e 6 anos) • Face característica • Hipogonadismo • Deficiência intelectual	• Diminuição dos movimentos fetais/letargia infantil • Distúrbios típicos do comportamento • Distúrbios do sono/apneia do sono • Baixa estatura • Hipopigmentação • Mãos e pés pequenos • Mãos estreitas com retificação da borda ulnar • Exotropia, miopia • Saliva espessa • Problemas na articulação da fala • Hábito de beliscar a pele	• Alto limiar para dor • Alto limiar para vômitos • Instabilidade térmica • Escoliose e/ou cifose • Adrenarca precoce • Osteoporose • Habilidade especial para quebra-cabeças • Estudos neuromusculares normais

270 Parte 3 ▪ Avaliação Clínica

Para detectar as mutações no centro de *imprinting*, é necessário o sequenciamento dessa região. A deleção pode ser detectada pelo teste de FISH, MLPA ou *array* cromossômico. Atualmente, está disponível o teste de MS-MLPA (MLPA sensível à metilação), que é capaz de detectar a microdeleção na região da SPW, casos de dissomia uniparental e até mesmo microdeleção no centro de *imprinting*. O estudo cromossômico paterno está indicado nos casos de deleção, pois rearranjos podem ser detectados, o que pode mudar o risco de recorrência na família (Tabela 31.2).

Como todos esses testes são relativamente dispendiosos e podem não estar disponíveis amplamente, é recomendável seguir um guia prático para indicação do teste molecular na fase de investigação, quando ainda não se dispõe do diagnóstico (Tabela 31.3).

A obesidade desses pacientes é de difícil controle e pode levar a vários distúrbios:

- No sistema cardiovascular: hipertensão arterial (HA), síndrome de Pickwick, tromboflebites, edema crônico nos membros inferiores, arteriosclerose precoce
- Diabetes *mellitus* tipo 2 (DM2)
- Apneia obstrutiva do sono (AOS).

A prevenção da obesidade constitui um dos maiores desafios dessa síndrome, preconizando-se um controle dietético rigoroso e a prática precoce de exercícios físicos. Infelizmente, nenhum medicamento ou tratamento cirúrgico tem mostrado eficácia a longo prazo. O uso do hormônio de crescimento (GH, do inglês *growth hormone*) tem se mostrado benéfico, pois promove melhora da estatura, da composição corporal e do IMC, modificando a história natural da doença, além de poder estar implicado na melhoria da cognição e do desenvolvimento motor em idade jovem. Há recomendações nacionais e internacionais para os endocrinologistas na avaliação pré-tratamento e no seguimento de pacientes com SPW em uso de GH. A octreotida e os agonistas da somatostatina diminuíram as concentrações da ghrelina, mas não alteraram o apetite voraz desses pacientes. O topiramato foi capaz de reduzir o hábito que eles têm de beliscar a pele.

Estudos de correlação entre o genótipo e o fenótipo mostraram que os pacientes com dissomia uniparental exibem, menos frequentemente, fácies típica, hipopigmentação da pele e dos cabelos e habilidade para quebra-cabeças e, mais frequentemente, maior QI verbal, doenças psicóticas e distúrbios do sono.

O diagnóstico diferencial é procedido, especialmente, pela síndrome de Bardet-Biedl. Devem ser consideradas também outras possibilidades, como a osteodistrofia de Albright, a síndrome de Cohen e as outras causas de obesidade pós-natal.

Síndrome de Bardet-Biedl (OMIM 209900)

A síndrome de Bardet-Biedl (SBB), conhecida antigamente como "síndrome de Laurence-Moon-Bardet-Biedl", na atualidade é considerada distinta da síndrome de Laurence-Moon, a qual apresenta ataxia e paralisia espástica, ausentes na SBB. Já na SBB, há polidactilia e obesidade, ausentes na síndrome de Laurence-Moon. A incidência é estimada entre 1:140.000 e 1:160.000 nascidos vivos.

A SBB deve sempre ser considerada em pacientes com obesidade e dificuldade visual progressiva. As manifestações clínicas incluem obesidade (que, da mesma maneira que na SPW, é truncal ou centrípeta), distrofia retiniana, polidactilia pós-axial, disfunção

Tabela 31.2 Frequência de afetados pela síndrome de Prader-Willi, segundo o método empregado para detecção do mecanismo etiológico envolvido e seus respectivos riscos de recorrências.

Método	Mecanismo	% de indivíduos	Risco de recorrência (%)
Metilação, MS-MLPA	Anormalidade na metilação	99	Depende do mecanismo
FISH, *array*, MS-MLPA	Deleção *de novo*	75	< 1
Cariótipo, FISH	Translocação e deleção*		Até 25
Microssatélites, MS-MLPA	Dissomia uniparental	De 20 a 25	< 1
	Dissomia uniparental decorrente de translocação robertsoniana		< 1
Sequenciamento do centro de *imprinting*, MS-MLPA	Mutação no centro de *imprinting*	< 1	≤ 50
	Sem mutação no centro de *imprinting*		< 1

*A maioria dos casos decorre de uma deleção *de novo*, mas em uma pequena porcentagem um dos pais pode apresentar uma translocação balanceada, acarretando uma segregação anômala e risco de recorrência maior. FISH: hibridização *in situ* por fluorescência; MLPA: amplificação de sonda dependente de ligação multiplex (do inglês multiplex ligation-dependent probe amplification); MS-MLPA: MLPA sensível à metilação.

Tabela 31.3 Guia prático para indicação do teste molecular.

< 2 anos	De 2 a 6 anos	De 6 a 12 anos	≥ 13 anos
Hipotonia neonatal com sucção débil	Hipotonia com história de sucção débil na infância	Hipotonia com história de sucção débil	Déficit cognitivo
	Atraso global do desenvolvimento	Atraso global do desenvolvimento	Retardo mental leve
		Hiperfagia	Hiperfagia
		Obesidade centrípeta	Obesidade centrípeta
			Hipogonadismo hipotalâmico
			Distúrbios típicos de comportamento

renal, hipogonadismo hipogonadotrófico (nos meninos), malformações geniturinárias complexas (nas meninas) e dificuldade de aprendizado.

A distrofia retiniana é o achado cardinal e ocorre, praticamente, em todos os casos. Entre 4 e 9 anos, em geral, inicia-se cegueira noturna progressiva, evidente a partir dos 7 a 8 anos. Primeiramente, ocorre perda da visão central; posteriormente, a visão periférica é perdida. Por esse motivo, enquanto a visão periférica ainda está preservada, é comum o relato de que a criança se choca com objetos colocados exatamente em sua frente e inclina a cabeça para um dos lados olhando com o canto dos olhos para pegar objetos dispostos no chão. A cegueira ocorre, em média, aos 15,5 anos.

O peso de nascimento geralmente é normal. No primeiro ano de vida, observa-se ganho de peso significativo. Aproximadamente 38% dos lactentes mostram um percentil acima de 90 na curva de crescimento. O tecido adiposo exibe distribuição difusa na infância, principalmente nas regiões do tronco e proximal dos membros na vida adulta.

A etiologia da obesidade na SBB é multifatorial e inclui mecanismos diversos, como alterações no controle central e periférico do gasto energético. Níveis plasmáticos de leptina estão aumentados nesses indivíduos, e esse pode vir a ser um alvo interessante de tratamento. A polidactilia pós-axial ocorre em 58 a 98% dos casos e, em geral, de modo assimétrico. Pode ser unilateral e ocorrer quase exclusivamente no lado ulnar, incidindo nas mãos e/ou nos pés.

Os meninos apresentam hipogonadismo hipogonadotrófico de causa desconhecida, com pênis pequeno e/ou volume reduzido de testículos, criptorquidia e hipospadia (Figura 31.2). Atribui-se a essas anomalias uma falência gonadal primária e/ou do eixo hipotálamo-hipofisário. Na biopsia testicular, observam-se fibrose e degeneração dos túbulos seminíferos.

Nas meninas pode haver atresia uterina e vaginal parcial ou completa, septo vaginal transverso, duplicação uterina, ausência de orifício vaginal ou uretral, hipoplasia ovariana e das trompas e ausência de broto mamário. A puberdade pode ser tardia, sendo possível ocorrer amenorreia. As características sexuais secundárias são normalmente desenvolvidas em ambos os sexos.

O palato pode ser ogival e as raízes curtas com anomalias dentárias, como oligodontia, microdontia e hipodontia, especialmente nos pré-molares.

Inúmeras anomalias ecocardiográficas já foram descritas (50%), e as estenoses valvares e os defeitos septais atriais/ventriculares são os mais frequentemente relatados.

O envolvimento hepático pode ser congênito. Contudo, só é detectado na infância ou na adolescência, sendo constituído de:

- Fibrose perilobular ou periporta com ductos biliares pequenos
- Proliferação dos ductos com dilatação cística
- Cirrose biliar
- Hipertensão portal
- Dilatações císticas congênitas, tanto do trato biliar intra-hepático como do extra-hepático.

Várias alterações renais tanto estruturais como funcionais são observadas, e é considerada como patognomônica da SBB a combinação de deformidade calicial, divertículos tubulares císticos e rins com lobulação fetal. A poliúria e a polidipsia resultantes de diabetes *insipidus* nefrogênico podem ocorrer mesmo sem anormalidades estruturais.

Os portadores dessa síndrome apresentam distúrbios do aprendizado e do comportamento; ataxia e incoordenação motora são relativamente comuns. Alguns pacientes podem apresentar espasticidade dos membros inferiores.

Até o presente estudo, já foram identificados 24 genes relacionados com a SBB: *BBS1*, *CCDC28B*, *BBS2*, *ARL6* (*BBS3*), *BBS4*, *BBS5*, *MKKS* (*BBS6*), *BBS7*, *TTC8* (*BBS8*), *PTHB1* (*BBS9*), *BBS10*, *TRIM32* (*BBS11*), *BBS12*, *MKS1* (*BBS13*), *TMEM67*, *CEP290* (*BBS14*), *WDPCP* (*BBS15*), *SDCCAG8* (*BBS16*), *LZTFL1* (*BBS17*), *BBIP1* (*BBS18*), *IFT27* (*BBS19*), *IFT74* (*BBS22*), *IFT172* (*BBS20*) e *CFAP418* (*BBS21*).

O gene *CCDC28B*, assim como mutações nos genes *MKS1* e *MKS3*, modifica a expressão fenotípica da SBB em pacientes que apresentam mutações em outros genes. Carmi et al., em 1995, observaram que a polidactilia pós-axial, quando ocorre nos quatro membros, está mais associada a mutações no *locus* do cromossomo 3, enquanto a das mãos, mais frequentemente associada a mutações do cromossomo 15, está mais ligada a um início precoce da obesidade grave.

Cerca de 20% dos indivíduos com SBB não têm mutações identificáveis em qualquer dos genes BBS já conhecidos, o que significa que possivelmente outros ainda não identificados devem estar envolvidos. As frequências de mutações já relatadas são as

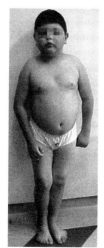
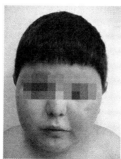
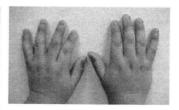

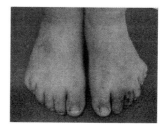

Figura 31.2 Síndrome de Bardet-Biedl em menino de 9 anos e 3 meses que apresenta obesidade, distrofia retiniana, polidactilia e hipogenitalismo.

seguintes: *BBS1* (cerca de 23,2%); *BBS10* (cerca de 20%); *BBS2* (cerca de 8,1%); *BBS9* (cerca de 6%); *MKKS/BBS6* (cerca de 5,8%); *BBS12* (cerca de 5%); *MKS1* (cerca de 4,5%); *BBS4* (cerca de 2,3%); *BBS7* (cerca de 1,5%); *TTC8* (cerca de 1,2%).

O estudo molecular é complexo, pelo grande número de genes envolvidos e os genes em questão não são específicos para a SBB. Atualmente, o uso de panéis multigenes ou do Sequenciamento do Exoma possibilita o estudo simultâneo de todos os genes relacionados com a SBB.

Assim, mutações no *locus* do gene *BBS6* podem estar associadas à síndrome McKusick-Kaufman, que apresenta quadro clínico semelhante ao da SBB, sugerindo que a síndrome de McKusick-Kaufman possa fazer parte do espectro da SBB. A síndrome de Meckel-Gruber, caracterizada por uma tríade composta de encefalocele occipital, rins policísticos e polidactilia pós-axial, também apresenta alterações em genes relacionados com a SBB.

O padrão de herança inicialmente descrito foi o autossômico recessivo com variabilidade tanto interfamiliar como intrafamiliar. Contudo, em algumas famílias, observou-se a necessidade da presença de três alelos com mutação para a manifestação do fenótipo da síndrome (e não apenas dois, como preconizado para heranças autossômicas recessivas), sugerindo modelo de herança conhecido como "trialélico" – com frequência estimada em menos de 10% dos casos de SBB.

Para se estabelecer o diagnóstico clínico da SBB são necessárias quatro alterações primárias ou três primárias e mais duas secundárias (Tabela 31.4). Devido à sobreposição com outras síndromes genéticas que cursam com alterações renais e polidactilia, aliado ao fato de que alguns pacientes podem não preencher totalmente os critérios (devido à expressividade variável da doença), recomenda-se a confirmação molecular do diagnóstico.

A obesidade pode constituir o achado mais importante em alguns indivíduos, e todas as complicações que dela decorrem são observadas. Contudo, as repercussões preponderantes se devem às anomalias renais e não propriamente à obesidade.

Dessa maneira, a maior causa de morbiletalidade é a insuficiência renal. Aproximadamente cerca de 15 a 55% dos casos evoluem para falência renal crônica progressiva que requer diálise peritoneal. A HA ocorre em 50 a 66% dos afetados, manifestando-se em geral na quarta década de vida. A insuficiência renal terminal constitui a maior causa de óbito da doença, que ocorre, em média, aos 43 anos.

A deficiência intelectual é incomum, ocorre em apenas 9% dos casos, observando-se, mais frequentemente (62%), uma dificuldade do aprendizado de leve a moderada com necessidade de

Tabela 31.4 Classificação das alterações da síndrome de Bardet-Biedl, segundo Beals et al. (1999).

Alterações primárias	Alterações secundárias
• Distrofia retiniana	• Atraso da fala
• Obesidade	• Estrabismo, catarata, astigmatismo
• Polidactilia pós-axial	• Braquidactilia/sindactilia
• Hipogenitalismo	• Atraso do desenvolvimento
• Anomalias renais	• Poliúria, polidipsia
• Dificuldade do aprendizado	• Ataxia, incoordenação motora
	• Espasticidade nos membros inferiores
	• Diabetes *mellitus*
	• Anomalias dentárias, hipodontia, palato ogival
	• Anomalias cardíacas
	• Fibrose hepática

escola especializada em, aproximadamente, metade dos casos. A fala é ininteligível até os 4 anos. Labilidade emocional, hiperatividade, sintomas obsessivo-compulsivos e teimosia são alguns dos distúrbios do comportamento também observados.

A intolerância à glicose pode ocorrer antes da instalação do diabetes *mellitus* não dependente de insulina (tipo 2), que incide, em geral, em 45% dos afetados, nos adolescentes e adultos. Ocasionalmente, a insulina é requerida para o controle da hiperglicemia aguda, podendo o diabetes estar relacionado com a classe de obesidade.

O diagnóstico diferencial deve ser realizado, especialmente com a síndrome de McKusick-Kaufman e outras doenças que cursam com dificuldades visuais e/ou polidactilia.

Síndrome de Cohen (OMIM 216550)

A síndrome de Cohen, descrita principalmente na população finlandesa, é rara e de incidência desconhecida. A herança é autossômica recessiva e o gene (*VPS13B*) foi mapeado no cromossomo 8q22-q23. Caracteriza-se por obesidade, hipotonia, deficiência intelectual, dentes incisivos centrais proeminentes, além de mãos e pés estreitos. Microcefalia, neutropenia e anormalidades oftalmológicas, como miopia elevada e distrofia retiniana progressiva, foram incluídas a partir de estudos finlandeses. A obesidade centrípeta torna-se evidente entre 5 e 12 anos e raramente é acentuada, verificando-se, posteriormente, constituir um achado não tão frequente como inicialmente descrito. A hipotonia é geralmente detectada na lactância (92%) e pode ocorrer ao nascimento e persistir até a adolescência. A boca tende a ficar aberta, com exposição da gengiva superior e os dentes proeminentes.

A distrofia retiniana é progressiva e de início precoce, e a anormalidade é mais característica. Estrabismo ou algum erro de refração é observado em 82% dos pacientes, geralmente em uma idade precoce (abaixo dos 5 anos), progredindo para miopia alta na segunda década de vida em 70% dos casos.

Síndrome de Alström (OMIM 203800)

A síndrome de Alström, cujo gene (*ALMS1*) se localiza no cromossomo 2p13, é rara e apresenta padrão de herança autossômico recessivo. Caracteriza-se por obesidade, degeneração retiniana, diabetes *mellitus* e surdez neurossensorial, quadro de certa maneira superponível ao da SBB. Contudo, os pacientes não apresentam polidactilia e raramente mostram deficiência intelectual e hipogonadismo.

Nem sempre é reconhecida na faixa pediátrica e pode ser apenas uma suspeita por ocasião do desenvolvimento do DM2 na segunda ou terceira década de vida. Por outro lado, a distrofia retiniana de cones e bastonetes tem início precoce, manifestando-se ao nascimento ou na lactância como um déficit visual progressivo, nistagmo e fotofobia.

O peso de nascimento geralmente é normal, e ocorre um ganho excessivo desde o primeiro ano de vida, tendendo a ficar no limite superior da normalidade na adolescência. Na infância, a obesidade é centrípeta.

O déficit auditivo neurossensorial é progressivo e, durante o primeiro ano de vida, já pode ser detectada uma perda auditiva nas frequências mais altas. Na primeira década de vida, em 70% dos casos, desenvolve-se surdez.

A miocardiopatia dilatada que ocorre na infância também constitui outro sinal de alerta para o pediatra e, mais tardiamente, os pacientes podem desenvolver nefropatia crônica progressiva e insuficiência renal, sendo esta a principal causa de morte. A miocardiopatia dilatada de início precoce (entre 3 semanas e 4 meses de vida) e de início na adolescência ocorre em mais de 60% dos casos e pode evoluir para insuficiência cardíaca. Nos casos de início precoce, 80% sobrevivem e apresentam boa recuperação e 10% apresentam recorrência com progressão do quadro. Aproximadamente 50% dos afetados apresentam atraso motor e dificuldade da fala, e 30% problemas de aprendizado.

Osteodistrofia hereditária de Albright (OMIM 103580)

A osteodistrofia hereditária de Albright (OHA) é uma doença gênica de herança autossômica dominante, cujo gene (GNAS) foi mapeado no cromossomo 20q13.2.

Os indivíduos afetados costumam apresentar baixa estatura, obesidade, fácies arredondada, calcificações ectópicas no tecido celular subcutâneo e no cérebro (especialmente no plexo coroide), braquidactilia e outras anomalias esqueléticas.

A deficiência intelectual em geral é leve e a braquidactilia acomete especialmente o quarto e o quinto metacarpos. A braquidactilia da OHA não deve ser confundida com a braquidactilia tipo E, que também exibe herança autossômica dominante, baixa estatura e face arredondada, mas não pseudo-hipoparatireoidismo (PHP), deficiência intelectual, catarata ou calcificações ectópicas da OHA.

PHP é um termo utilizado para o grupo heterogêneo de doenças que apresentam resistência ao paratormônio (PTH). É subdividido nos tipos Ia, Ib, Ic e II de acordo com o fenótipo e a patogênese.

O PHP tipo Ia caracteriza-se por hipocalcemia, hiperfosfatemia e PTH com níveis séricos elevados e decorre de deficiência de aproximadamente 50% da atividade da subunidade alfa da proteína Gs, a qual está acoplada ao receptor do paratormônio (PTH/PTHrP), com consequente redução da capacidade de ativação da adenilciclase.

Clinicamente, os tipos Ia e Ic do PHP são idênticos e podem incluir os achados da OHA, deficiência de PTH e resistência hormonal múltipla. O PHP1a se distingue do Ic pela presença de inativação das mutações GNAS e/ou atividade reduzida da Gs-alfa – o maior subproduto proteico do locus GNAS.

Pacientes com PHP1b também apresentam resistência hormonal, a maioria limitada aos tecidos-alvo do PTH, mas não exibem qualquer dos achados da OHA ou redução da atividade da Gs-alfa.

Na OHA há um pseudo-hipoparatiroidismo (PPHP), em que os níveis de PTH são normais. A maioria dos casos de OHA resulta de mutações heterozigotas inativadoras do gene GNAS, responsável pela regulação do imprinting genômico. Assim, o modo de herança da OHA é autossômico dominante, porém a resistência hormonal (que, além do PTH, pode incluir o TSH e as gonadotrofinas) depende da origem parental do alelo que sofreu mutação: a doença se expressa de forma completa em indivíduos com o alelo GNAS1 materno que sofreu mutação e incompletamente naqueles com mutações no alelo paterno, em que não se observa resistência hormonal.

Outras doenças, como a síndrome de McCune-Albright, a heteroplasia óssea progressiva, a displasia fibrosa poliostótica e alguns tumores hipofisários, são decorrentes de mutações nesse mesmo gene (GNAS). Diversas mutações já foram identificadas, mas apenas a deleção do éxon 7 é recorrente.

A síndrome de McCune-Albright, cujos sinais cardinais são displasia fibrosa poliostótica, manchas cor de café com leite e puberdade precoce, também exibe herança autossômica dominante e faz parte do diagnóstico diferencial da OHA.

Síndrome de Börjeson-Forssman-Lehmann (OMIM 301900)

A síndrome de Börjeson-Forssman-Lehmann, cuja origem foi identificada no gene PHF6, apresenta grande variabilidade interfamiliar e intrafamiliar e herança ligada ao cromossomo X. A deficiência intelectual é um achado cardinal dessa síndrome. Suas principais características são dismorfismos faciais com fissuras palpebrais estreitas e orelhas grandes, especialmente com lóbulos longos e flácidos, obesidade truncal (76%), ginecomastia (97%), hipogonadismo (86%), anomalias de dígitos características (96%), como dedos curtos, achatados e hiperflexíveis, artelhos curtos e separados, háluces largos e curtos e/ou em martelo. O peso de nascimento em geral é normal, observando-se, no período neonatal e na lactância, hipotonia, deficiência do crescimento e atraso do desenvolvimento. A deficiência intelectual situa-se entre leve e moderada, há um atraso de fala e do desenvolvimento das habilidades motoras, e na adolescência exibem dificuldade do aprendizado generalizada, que os torna dependentes de terceiros.

Outras síndromes com obesidade

Algumas síndromes monogênicas relativamente frequentes na prática clínica também podem ocorrer com obesidade, como a síndrome de Kabuki (Figura 31.3), de Rubinstein-Taybi (Figura 31.4) e de Simpson-Golabi-Behmel, entre outras.

Embora as aberrações cromossômicas ocorram em geral com deficiência do crescimento, algumas podem apresentar obesidade. A mais conhecida delas é a síndrome de Down (Figura 31.5).

Outras aberrações cromossômicas podem resultar em obesidade:

- Deleções 1p36; 2q37; 6q16.2; 9q34; 16p11.2
- Duplicação 3p25.3p26.2
- Dissomia uniparental do cromossomo 14
- Deleção/imprinting da região 11p13 associada a tumor de Wilms, aniridia, genitália ambígua e deficiência intelectual
- Variação do número de cópias (CNV, do inglês copy number variation) detectada por microarray mostrou associação à obesidade, ao menos em três estudos, em que foram observadas deleção 7q22.1-22.3, duplicação Xq28 e trissomia parcial 19q. Estudo de Philips et al., de 2020, revisou outras CNVs também reportadas até o momento, envolvendo as regiões cromossômicas 11q11, 1p21.1, 10q11.22, 10q26.3, 16q12.2, 16p12.3 e 4q25.

Pacientes com deleção 1p36 apresentam dificuldade para se alimentar na lactância e exibem dismorfismos craniofaciais como microcefalia e/ou braquicefalia, olhos profundamente situados, ponte nasal deprimida, queixo pontiagudo e orelhas assimétricas com hélices espessas. Além da hiperfagia e obesidade, outros achados observados são:

- Hipotonia
- Retardo de crescimento

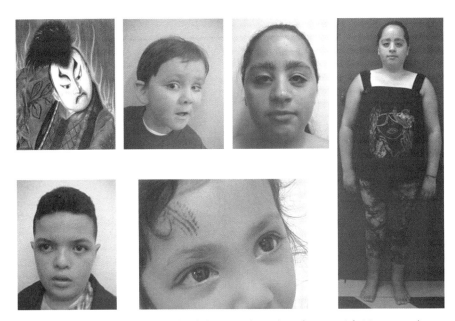

Figura 31.3 Representação gráfica da máscara atribuída à síndrome de Kabuki comparada aos dismorfismos craniofaciais apresentados por quatro diferentes pacientes com a doença.

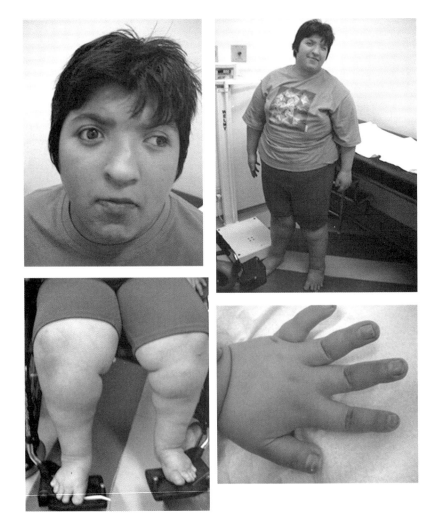

Figura 31.4 Paciente com obesidade e deficiência intelectual, estrabismo, fissuras palpebrais inclinadas para baixo, hipoplasia malar, nariz proeminente com prolongamento do septo nasal evidenciando a columela curta e polegares e háluces alargados – achados típicos da síndrome de Rubinstein-Taybi.

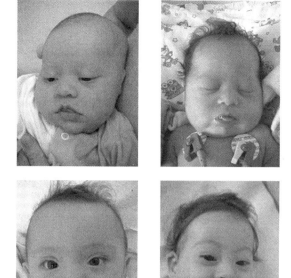

Figura 31.5 Dismorfismos craniofaciais típicos da síndrome de Down em diferentes pacientes.

- Epilepsia
- Surdez
- Lesões labiopalatais
- Hipermetropia
- Defeitos cardíacos estruturais
- Miocardiopatia dilatada.

A deleção de aproximadamente 3 Mb na região 2q37, que compreende os genes receptor 35 da proteína G (GPR35), *gly-pican 1* (GPC1) e *serine-threonine protein kinase 25* (STK25), é responsável por um quadro similar ao da OHA, em que a obesidade é ocasionalmente observada. Os afetados apresentam deficiência intelectual leve com face arredondada, olhos fundos, nariz com a ponta bulbosa, vermelhões labiais espessos e cabelos esparsos. Podem ocorrer convulsões.

Considerações finais

A SPW constitui a causa genética mais comum de obesidade, devendo sempre ser lembrada nos casos de hipotonia neonatal de causa central. A complexidade dos mecanismos etiológicos envolvidos – deleções (75%), dissomia uniparental (20 a 25%) e defeitos no centro de *imprinting* (1 a 2%) – requer o reconhecimento de suas principais características e de seus critérios, a fim de que a solicitação dos testes citogenéticos e moleculares adequados (teste de metilação, cariótipo com bandas, FISH e/ou sequenciamento da região do centro de *imprinting*, MS-MLPA ou *array*) seja a mais racional possível.

Diante de pacientes com obesidade e dificuldade visual progressiva, a SBB deve ser considerada. São importantes para o diagnóstico e o manejo adequados: o reconhecimento das principais características, dos critérios diagnósticos e dos modelos de herança, além de orientar o estudo molecular, uma vez que todos esses testes são relativamente dispendiosos.

Embora síndromes como SPW, SBB, OHA, Alström e Cohen sejam mais frequentemente aventadas em casos de obesidade sindrômica, outras causas devem ser consideradas.

Convém ressaltar que, ainda que o cariótipo clássico com bandas seja normal, o estudo da obesidade sindrômica requer a investigação da possibilidade de se ter alguma microdeleção detectável apenas pela citogenética molecular como teste de MLPA ou pela triagem de todos os cromossomos pelo *array* (*Chromosomal Microarray Analysis*). Dessa maneira, o estudo da obesidade sindrômica requer a investigação de múltiplas possibilidades e a aplicação de testes genéticos específicos, como o Painel de Genes e Exoma, que pelo sequenciamento de nova geração (*Next Generation Sequencing*) contribui muito na elucidação diagnóstica. No entanto, esses exames ainda não estão disponíveis rotineiramente nos serviços públicos.

Bibliografia

Adegbite NS, Xu M, Kaplan FS, et al. Diagnostic and mutational spectrum of progressive osseous heteroplasia (POH) and other forms of GNAS-based heterotopic ossification. Am J Med Genet A. 2008;146A:1788-96.

Beals PL, Elcioglu N, Woof AS, et al. New criteria for improved diagnosis of bardet-Biedl syndrome: results of population survey. J Med Genet. 1999;36(6):437-46.

Bochukova EG, Huang N, Keogh J, et al. Large rare chromosomal deletions associated with severe early-onset obesity. Nature. 2010;463:666-70.

Bradfield JP, Taal HR, Timpson NJ, et al. A genome-wide association meta-analysis identifies new childhood obesity loci. Nat Genet. 2012;44(5):526-31.

Carmi R, Rokhlina T, Kwitek-Black AE, et al. Use of DNA pooling strategy to identify a human obesity syndrome locus on chromosome 15. Hum Mol Genet. 1995;4(1):9-13.

Carvalho LML, Jorge AAL, Bertola DR, et al. A comprehensive review of syndromic forms of obesity: genetic etiology, clinical features and molecular diagnosis. Curr Obes Rep. 2024.

Cassidy SB, McCandless SE. Prader-Willi syndrome. In: Cassidy SB, Allanson JE. Management of genetic syndromes. 3. ed. New Jersey: John Wiley & Sons; 2010. p. 625-50.

Chandler KE, Biswas S, Lloyd IC, et al. The ophthalmic findings in Cohen syndrome. Br J Ophthalmol. 2002;86:1395-8.

Chandler KE, Kidd A, Al-Gazali L, et al. Diagnostic criteria, clinical characteristics, and natural history of Cohen syndrome. J Med Genet. 2003;40:233-41.

De Sanctis L, Romagnolo D, Olivero M, et al. Molecular analysis of the GNAS1 gene for the correct diagnosis of Albright hereditary osteodystrophy and psedohypoparathyroidism. Pediatr Res. 2003;53:749-55.

Driscoll DJ, Miller JL, Cassidy SB. Prader-Willi Syndrome. 1998 Oct 6 [Updated 2023 Nov 2]. In: Adam MP, Feldman J, Mirzaa GM, et al., editors. GeneReviews® [Internet]. Seattle (WA): University of Washington, Seattle; 1993-2024.

Haqq AM, Stadler DD, Rosenfeld RG, et al. Circulating ghrelin levels are suppressed by meals and octreotide therapy in children with Prader-Willi syndrome. J Clin Endocrinol Metab. 2003;88:3573-6.

Hearn T, Renforth GL, Spalluto C, et al. Mutation of ALMS1, a large gene with a tandem repeat encoding 47 amino acids, causes Alström syndrome. Nat Genet. 2002;31:79-82.

Holm VA, Cassidy SB, Butler MG, et al. Prader-Willi syndrome: consensus diagnostic criteria. Pediatrics. 1993 Feb;91(2):398-402.

Katsanis N, Lupski JR, Deales PL. Exploring the molecular basis of Bardet-Biedl syndrome. Hum Mol Genet. 2001;10:2293-9.

Khan SA, Muhammad N, Khan MA, et al. Genetics of human Bardet-Biedl syndrome, an updates. Clin Genet. 2016;90:3-15.

Kivitie-Kallio S, Norio R. Cohen syndrome: essential features, natural history, and heterogeneity. Am J Med Genet. 2001;102:125-35.

Kolehmainen J, Black GCM, Saarinen A, et al. Cohen syndrome is caused by mutations in a novel gene, COH1, encoding a transmembrane protein with a presumed role in vesicle-mediated sorting and intracellular protein transport. Am J Hum Genet. 2003;72:1359-69.

Kolehmainen J, Wilkinson R, Lehesjoki AE, et al. Delineation of Cohen syndrome following a large-scale genotype-phenotype screen. Am J Hum Genet. 2005;75:122-7.

Marguet C, Mallet E, Basuyau JP, et al. Clinical and biological heterogeneity in pseudohypoparathyroidism syndrome. Horm Res. 1997;48:120-30.

Marshall JD, Ludman MD, Shea SE, et al. Genealogy, natural history, and phenotype of Alström syndrome in a large Acadian kindred and three additional families. Am J Med Genet. 1997;73:150-61.

Melluso A, Secondulfo F, Capolongo G, et al. Bardet-Biedl syndrome: current perspectives and clinical outlook. Ther Clin Risk Manag. 2023;19:115-32.

Michaud JL, Héon E, Guilbert F, et al. Natural history of Alström syndrome in early childhood: onset with dilated cardiomyopathy. J Pediatr. 1996;128:225-9.

Myers SE, Carrel AL, Whitman BY, Allen DB. Sustained benefit after 2 years of growth hormone on body composition, fat utilization, physical strength and agility and growth in Prader-Willi syndrome. J Pediatr. 2000;137:42-9.

Online Mendelian Inheritance in Man, OMIM®. McKusick-Nathans Institute of Genetic Medicine, Johns Hopkins University (Baltimore, MD). [cited 2024 Feb. 26]. Available from: https://omim.org/.

Passone CGB, Franco RR, Ito SS, et al. Growth hormone treatment in Prader-Willi syndrome patients: systematic review and meta-analysis. BMJ Paediatr Open. 2020;4(1):e000630.

Phillips M, Babu JR, Wang X, et al. DNA copy number and structural variation (CNV) contributions to adult and childhood obesity. Biochem Soc Trans. 2020;48(4):1819-28.

Tan TM, Vanderpump M, Khoo B, et al. Somatostatin infusion lowers plasma ghrelin without reducing appetite in adults with Prader-Willi syndrome. J Clin Endocrinol Metab. 2004;89:4162-5.

Varela MC, Kok F, Setian N, et al. Impact of molecular mechanisms, including deletion size, on Prader-Willi syndrome phenotype: study of 75 patients. Clin Genet. 2005;67:47-52.

Walters RJ, Jacquemont S, Valsesia A, et al. A new highly penetrant form of obesity due to deletions on chromosome 16p11.2. Nature. 2010;463:671-7.

Weinstein LS, Liu J, Sakamoto A, et al. Minireview: GNAS: normal and abnormal functions. Endocrinology. 2004;145:5459-64.

Yengo L, Sidorenko J, Kemper KE, et al.; GIANT Consortium. Meta-analysis of genome-wide association studies for height and body mass index in ~700000 individuals of European ancestry. Hum Mol Genet. 2018;27(20):3641-9.

32 | Síndromes Genéticas Causadoras de Resistência à Insulina

Regina S. Moisés

Introdução

Resistência à insulina (RI), ou seja, menor responsividade aos efeitos biológicos da insulina nos diferentes tecidos, está presente em situações fisiológicas, como puberdade, gravidez e envelhecimento, e patológicas, como diabetes *mellitus* tipo 2 (DM2), síndrome dos ovários policísticos (SOP) e obesidade. Em resposta à RI há um aumento na secreção de insulina pelas células beta pancreáticas na tentativa de manter a homeostase glicídica. Frequentemente, a RI está associada à obesidade, principalmente às formas com distribuição centrípeta de gordura. Porém, neste capítulo, iremos abordar um grupo de alterações raras em que a RI é desproporcional à classe de obesidade, muitas vezes ocorrendo em sua ausência.

Apesar de a RI ser uma condição metabólica comum, sua fisiopatologia permanece ainda pouco conhecida. Nesse sentido, as formas monogênicas de RI, apesar de raras, representam modelos fisiopatológicos interessantes, e seu estudo tem implicações para o entendimento das formas mais comuns de RI.

Acanthosis nigricans é, em geral, a primeira manifestação e ocorre em praticamente todas as formas de síndromes genéticas de RI. Oligomenorreia, hirsutismo e outras evidências de hiperandrogenismo ovariano são manifestações bastante prevalentes, e sua presença em adolescentes com peso adequado deve aventar a possibilidade de RI grave. Intolerância à glicose e diabetes *mellitus* (DM) ocorrem frequentemente, mas não são achados universais e em geral não são as primeiras manifestações. Há ainda características que são limitadas a alguns tipos específicos de RI, como dislipidemia e esteatose hepática, anormalidades no desenvolvimento ou na topografia do tecido adiposo. Ainda, complicações não metabólicas, como cardiomiopatia hipertrófica, podem ocorrer dependendo da causa genética.

Em relação aos critérios bioquímicos para diagnóstico de RI grave, apesar de a avaliação da insulinemia de jejum ou no pico após sobrecarga oral de glicose ser uma forma conveniente, não existem critérios formais para sua interpretação. Alguns autores propõem que, em indivíduos sem diabetes e com índice de massa corporal (IMC) < 30 kg/m^2, insulinemia de jejum > 150 pmol/ℓ e/ou > 1.500 pmol/ℓ no pico após sobrecarga de glicose seria indicador de RI grave. Já necessidades de insulina exógena > 3 U/kg/dia naqueles pacientes com deficiência completa de insulina e IMC < 30 kg/m^2 também seriam indicativos. Entretanto, na presença de obesidade ou deficiência parcial das células beta, a história clínica e os achados físicos são mais importantes.

As formas monogênicas de RI são condições raras, porém subdiagnosticadas, podendo ser classificadas em três grupos: síndromes lipodistróficas, síndromes decorrentes de defeitos na sinalização da insulina e síndromes complexas associadas com RI.

Síndromes lipodistróficas

As lipodistrofias são um grupo heterogêneo de distúrbios caracterizados por perda parcial ou generalizada de gordura corporal e graus variáveis de hipertrofia do tecido adiposo em regiões não distróficas. A perda de tecido adiposo é associada com alterações metabólicas, sendo hipertrigliceridemia, RI e hiperglicemia achados frequentes nos pacientes com lipodistrofia. O grau de perda de tecido adiposo correlaciona-se à gravidade das alterações metabólicas. As lipodistrofias podem ser clinicamente classificadas, de acordo com o padrão da perda de gordura, em formas generalizadas ou parciais; e de acordo com sua origem, em formas adquiridas ou genéticas (familiares). A Tabela 32.1 mostra a classificação e as principais características dessas formas de lipodistrofia.

Lipodistrofia generalizada congênita ou síndrome de Berardinelli-Seip (*Online Mendelian Inheritance in Man* [OMIM] 269700)

Condição de herança autossômica recessiva, caracteriza-se por ausência quase completa de tecido adiposo, reconhecida ao nascimento ou no primeiro ano de vida, RI importante, hipertrigliceridemia, esteatose hepática e DM. Durante a infância, os pacientes afetados apresentam apetite excessivo, crescimento acelerado e avanço da idade óssea. A estatura final geralmente é normal ou levemente aumentada; entretanto, características de acromegalia ou gigantismo foram observadas em alguns pacientes. Hepatomegalia ocorre em idade precoce em decorrência da esteatose hepática, que pode evoluir para cirrose. Hiperinsulinemia de jejum e pós-prandial são observadas em todos os afetados e o diabetes desenvolve-se em geral durante a puberdade, quando são necessárias altas doses de insulina para o controle metabólico. Hipertrigliceridemia importante pode ser observada desde a infância, e como resultado esses pacientes frequentemente desenvolvem xantomas eruptivos e pancreatite aguda.

A lipodistrofia generalizada congênita (LGC) apresenta quatro principais subtipos, de acordo com anormalidades genéticas presentes, todos com padrão de herança autossômica recessiva. Duas alterações moleculares foram identificadas como causas mais frequentes da síndrome de Berardinelli-Seip: mutações no gene

Tabela 32.1 Classificação e principais características das formas familiares de lipodistrofia.

Classificação	Tipo	Subtipo	Gene envolvido	Padrão de herança	Fenótipo
Generalizada	Lipodistrofia generalizada congênita	Tipo 1	AGPAT2	HAR	Preservação do tecido adiposo mecânico RI grave Hipertrigliceridemia Esteatose hepática Hiperfagia
		Tipo 2	BSCL2	HAR	Ausência de tecido adiposo metabolicamente ativo e mecânico
		Tipo 3	CAV1	HAR	Baixa estatura Hipocalcemia Resistência à vitamina D
		Tipo 4	PTRF	HAR	Distrofia muscular Anormalidades esqueléticas
Parcial	Lipodistrofia parcial familiar	Tipo 1 (variante de Kobberling)	Possivelmente poligênica	–	Perda de gordura em extremidades Quantidade normal ou aumentada de gordura em face, pescoço e tronco
		Tipo 2 (variante de Dunnigan)	LMNA	HAD	Perda de gordura em extremidades Aspecto musculoso Acúmulo de gordura em face e pescoço
		Tipo 3	PPARG	HAD	Perda de gordura em extremidades
		Tipo 4	PLIN1	HAD	Perda de gordura em extremidades
		Tipo 5	CIDEC	HAR	Perda de gordura em extremidades
		Tipo 6	LIPE	HAR	Perda de gordura em membros inferiores Lipomatose múltipla simétrica Miopatia

HAD: herança autossômica dominante; HAR: herança autossômica recessiva; RI: resistência à insulina.

AGPAT2 (que codifica o 1-acilglicerol-3-fosfato-aciltransferase-2) no cromossomo 9 e mutações no gene *BSCL2* (que codifica a proteína seipina) no cromossomo 11. A LGC tipo 1 é associada a variantes no gene *AGPAT2* codificador de uma proteína que catalisa uma reação de acilação durante a síntese de triglicerídeos e fosfolipídeos, e os pacientes afetados apresentam ausência de tecido adiposo metabolicamente ativo (subcutâneo, intra-abdominal e intratorácico) e preservação do tecido adiposo mecânico (articular, regiões plantar, palmar e perineal). Várias mutações em homozigose ou heterozigose composta foram identificadas nesses pacientes. Já o gene *BSCL2*, responsável pela LGC tipo 2, codifica uma proteína de 398 aminoácidos que tem papel importante na diferenciação dos adipócitos. Pacientes com mutação nesse gene apresentam ausência de tecido adiposo metabolicamente ativo e mecânico e maior prevalência de retardo mental e cardiomiopatia hipertrófica do que pacientes com mutações no gene *AGPAT2*.

No Brasil, foram identificadas mutações tanto no gene *AGPAT2* quanto no gene *BSCL2* em portadores da síndrome de Berardinelli-Seip, o que evidencia uma heterogeneidade genética. Mutações nos genes *AGPAT2* e *BSCL2* corresponderem a 95% dos casos de lipodistrofia generalizada congênita. Outros genes identificados em associação com essa condição são *CAV1* e *PTRF*. Kim et al., em 2008, identificaram mutação no gene *CAV1*, que codifica uma proteína de 22 kDa (caveolin 1), um componente-chave das cavéolas (invaginações da membrana plasmática). Essa proteína liga-se aos ácidos graxos na membrana plasmática e os transporta para as gotículas de gordura. Mutação em homozigose foi identificada em um único caso: uma paciente brasileira com lipodistrofia congênita generalizada e baixa estatura (LGC tipo 3). A LGC tipo 4 é causada por mutações no gene *PTRF* (*polymerase I and transcription release factor*) envolvido na estrutura e na função das cavéolas. Os pacientes afetados, além da lipodistrofia generalizada, apresentam envolvimento da musculatura esquelética cardíaca. Os casos descritos apresentam miopatia com elevação dos níveis de creatinofosfoquinase sérica, cardiomiopatia hipertrófica, arritmias induzidas por exercício e estenose pilórica.

Lipodistrofia parcial familiar

A lipodistrofia parcial familiar (LDPF) é um distúrbio heterogêneo, de herança autossômica dominante, na maioria dos casos, com vários fenótipos. Pacientes afetados apresentam distribuição normal do tecido adiposo ao nascimento e a perda em membros e tronco tem início na infância ou na puberdade, o que lhes confere um aspecto musculoso. Perdas variáveis de gordura ocorrem no tronco, além de um acúmulo de gordura na face e no pescoço, frequentemente resultando em queixo duplo e face arredondada, com fenótipo semelhante ao de pacientes com síndrome de Cushing. Além disso, pode haver acúmulo de gordura em regiões supraclavicular, giba, axila e intra-abdominal.

O diagnóstico clínico é mais evidente nas mulheres; há maior dificuldade diagnóstica nos homens, pois apresentam, normalmente, uma aparência mais musculosa. Em relação às alterações metabólicas, os pacientes afetados apresentam RI grave e consequente desenvolvimento de DM, *acanthosis nigricans*, hirsutismo e SOP. O DM se desenvolve por volta dos 20 anos, e em muitos casos há necessidade de altas doses de insulinoterapia para controle metabólico. Também são características as alterações nos lipídeos, que precedem as anormalidades no metabolismo dos carboidratos, com hipertrigliceridemia e baixos níveis de colesterol de lipoproteínas de alta densidade (HDL). Como resultado, esses pacientes são predispostos a quilomicronemia e pancreatite aguda. As mulheres apresentam o dobro da prevalência de DM e mais que o triplo da prevalência de doença vascular aterosclerótica em relação aos homens.

A gravidade dessas complicações metabólicas está relacionada com a extensão da perda do tecido adiposo; assim, os pacientes com as formas generalizadas de lipodistrofia são mais afetados do que aqueles com as formas parciais.

Bases genéticas da lipodistrofia parcial familiar

A LDPF tipo 1, ou síndrome de Kobberling, caracteriza-se por perda de gordura em região glútea e membros inferiores, geralmente com início na infância. Ocorre também um acúmulo de gordura em região abdominal, com distribuição normal ou discretamente elevada em face e região cervical. Existe, porém, uma heterogeneidade fenotípica entre os pacientes com LDPF tipo 1. Acredita-se que essa forma de lipodistrofia apresente uma etiologia poligênica.

A LDPF tipo 2, ou variante de Dunnigan (OMIM 151660), é a forma mais comum de LDPF e caracteriza-se por perda gradual de tecido adiposo em pernas e braços, de início na puberdade. Essa perda de tecido adiposo confere uma pseudo-hipertrofia muscular, mais evidente em mulheres. Posteriormente, ocorre perda progressiva de gordura em abdômen anterior e tórax, e há acúmulo em face, pescoço, região supraclavicular e intra-abdominal. A LDPF tipo 2 associa-se com mutações em heterozigose no gene *LMNA*, o qual, mapeado no cromossomo 1q21-q23, codifica a laminina tipo A, sendo as lamininas A e C as principais isoformas. As lamininas pertencem à família de proteínas que compõem a lâmina nuclear, uma estrutura entre a cromatina e a membrana nuclear. O gene *LMNA* contém 12 éxons, e as mutações verificadas na LDPF tipo 2 são principalmente localizadas dentro de uma região altamente conservada (éxon 8) que codifica a porção carboxiterminal. Aproximadamente 80% dos pacientes apresentam uma substituição em heterozigose na posição 482 (R482W/Q/L). Entretanto, outras mutações na porção carboxiterminal da proteína, codificada pelos éxons 8 e 11, também já foram descritas.

Identificamos mutações no gene *LMNA* também em pacientes com formas atípicas de lipodistrofias. Mutações no gene *LMNA* também foram descritas em várias outras condições, como distrofia muscular de Emery-Dreyfus, distrofia muscular de cinturas tipo 1B, cardiomiopatia hipertrófica e síndromes progeroides.

NA LDPF tipo 3 (OMIM 604367), as características clínicas são semelhantes ou menos proeminentes à LDPF tipo 2, com a perda de gordura afetando predominantemente as pernas. Também ocorre menor acúmulo de gordura em face e região cervical quando comparada à LDPF tipo 2. Diferentes mutações em heterozigose no gene *PPARG* foram relatadas em pacientes com essa forma de lipodistrofia. As manifestações de RI e hipertensão arterial (HA) são mais graves que na LDPF tipo 2. O *PPARG* codifica o receptor ativado por proliferadores de peroxissoma tipo gama (PPAR-γ, do inglês *peroxisome proliferator-activated receptor gamma*), um receptor nuclear essencial para transcrição de genes envolvidos na sensibilidade à insulina, inflamação e adipogênese.

Em virtude do papel crítico do PPAR-γ na adipogênese e sua alta expressão em adipócitos, as mutações desse gene podem causar lipodistrofia, porém não está claro por que a condição é restrita a certas localizações.

Há ainda outros genes associados a formas bastante raras de LDPF como *PLINK* (LDPF tipo 4), *CIDEC* (PDPF tipo 5) e *LIPE* (LDPF tipo 6).

Tratamento

O tratamento das síndromes lipodistróficas requer uma dieta balanceada com 50 a 60% de carboidratos, 20 a 30% de gordura e 20% de proteínas. A hiperfagia, decorrente de hipoleptinemia, piora as anormalidades metabólicas e a esteatose hepática e, portanto, deve ser evitada. Exercício físico, desde que não haja contraindicação, deve ser estimulado. Deve-se dar atenção a DM, hipertrigliceridemia e problemas cosméticos relacionados a perda ou acúmulo de tecido adiposo, uma vez que a reversão da perda do tecido adiposo não é possível.

Em relação ao DM, os sensibilizadores de insulina são a primeira linha de tratamento. Metformina melhora a sensibilidade à insulina pela diminuição da gliconeogênese hepática e pelo aumento da captação periférica de glicose. O uso de glitazonas tem sido relatado como benéfico em pacientes com lipodistrofia em alguns estudos, enquanto em outros não se verificaram benefícios no controle glicêmico. Além da melhora na glicemia, as glitazonas podem também melhorar a dislipidemia. Um ponto ainda a ser mais bem investigado é se o uso de glitazona promove a diferenciação de adipócitos melhorando a lipodistrofia. Por causa da RI, algumas vezes são necessárias altas doses de insulina para o controle metabólico, medida que pode ser problemática, especialmente em pacientes jovens e naqueles com perda importante de tecido subcutâneo.

Em relação ao tratamento da dislipidemia, uma vez que o distúrbio predominante é a hipertrigliceridemia, o uso de fibratos é a primeira opção. A niacina piora a resistência à insulina e deve ser evitada. Plasmaférese pode ser uma opção para níveis muito elevados de triglicerídeos e prevenção de pancreatite. Para melhora dos problemas cosméticos, preenchimentos faciais podem ser úteis para melhorar a aparência. Lipoaspiração ou lipectomia podem ser realizadas nos depósitos de gordura do queixo, giba e região vulvar, porém a recidiva pode ocorrer.

Recente estudo mostrou que o tratamento de pacientes com LDPF com análogos de peptídeo semelhante ao glucagon 1 (GLP-1) promoveu redução de peso, da hemoglobina glicada e de triglicerídeos, demonstrando ser uma terapia segura e efetiva para esses pacientes.

Lipodistrofias generalizadas são caracterizadas por níveis extremamente baixos de leptina, sendo sua reposição uma opção terapêutica. Javor et al., em 2005, demonstraram a eficácia a longo prazo da administração de leptina em pacientes com lipodistrofia generalizada, havendo melhoras na glicemia, dislipidemia e esteatose hepática. Observaram-se benefícios também em portadores de lipodistrofia parcial. Metreleptina, um análogo da leptina humana, é o único medicamento aprovado especificamente para o tratamento da lipodistrofia. Nos EUA a metreleptina foi aprovada para o tratamento das complicações metabólicas em pacientes com lipodistrofia generalizada, enquanto no Japão foi aprovada para lipodistrofia parcial e generalizada. No Brasil, foi recentemente aprovada para lipodistrofias generalizadas ou parciais em pacientes adultos e pediátricos com idade superior a 12 anos. Nos pacientes com lipodistrofia generalizada, a metreleptina promove redução do apetite e da ingestão alimentar, redução da HbA1c e triglicerídeos. Redução no volume hepático e nos níveis de transaminases também foi observada. Já na lipodistrofia parcial, a resposta ao uso de metreleptina é menos evidente, sendo os benefícios maiores nos pacientes com as formas mais graves (HbA1c > 8%, triglicerídeos > 500 mg/dℓ e leptina < 4 ng/mℓ).

Síndromes de resistência à insulina decorrentes de defeitos na sinalização da insulina

O receptor de insulina é uma glicoproteína transmembrana com peso molecular de aproximadamente 300 a 400 kDa. É composto de duas subunidades alfa, extracelulares, que apresentam o sítio de ligação da insulina e duas subunidades beta que atravessam a membrana plasmática e têm atividade tirosinoquinase intrínseca. Seu receptor é codificado por um único gene localizado no braço curto do cromossomo 19.

Diferentes mutações foram identificadas no gene do receptor de insulina (*INSR*) em pacientes com síndromes genéticas associadas com RI grave. Alguns pacientes, com história de consanguinidade entre os pais, apresentam mutações em homozigose. Outros apresentam heterozigose composta, tendo herdado dois diferentes alelos com mutação: um do pai e outro da mãe. Uma minoria dos indivíduos afetados, aqueles com menor grau de RI, apresenta mutação em heterozigose.

Mais de 70 diferentes mutações no gene do receptor de insulina foram identificadas em portadores de RI grave, incluindo mutações *missense* e *nonsense*, e a gravidade do defeito na função do receptor parece correlacionar-se com a gravidade da síndrome clínica. Além disso, em vários pacientes há evidências de que o nível de mRNA é diminuído, apesar de nenhuma mutação ter sido identificada nos 22 éxons do gene.

Clinicamente, há três síndromes de RI associadas a mutações no *INSR*: RI tipo A, síndrome de Rabson-Mendenhall e síndrome de Donohue (anteriormente referida como leprechaunismo). Esses diferentes fenótipos possivelmente representam um *continuum* na gravidade da disfunção do receptor de insulina. As mutações mais graves causam a síndrome de Donohue, enquanto as menos graves causam RI tipo A, e a síndrome de Rabson-Mendenhall é associada a defeitos de gravidade intermediária.

A RI tipo A, descrita por Kahn et al., em 1976, é definida pela presença da tríade de RI, *acanthosis nigricans* e hiperandrogenismo na ausência de obesidade ou lipoatrofia. Apesar de características clínicas semelhantes, trata-se de um grupo heterogêneo de pacientes, e em cerca de apenas 10% dos casos foram identificados defeitos no receptor de insulina. Também é possível que defeitos na sinalização da insulina pós-receptor contribuam para o desenvolvimento da síndrome. Manifesta-se clinicamente na peripuberdade com oligomenorreia, hiperandrogenismo e *acanthosis nigricans*, e o DM desenvolve-se mais tardiamente.

A síndrome de Rabson-Mendenhall caracteriza-se por apresentar retardo do crescimento, abdômen protuberante, dismorfia facial, pseudopuberdade precoce e hipertricose. Hiperplasia da glândula pineal foi observada em vários casos. Dentição anormal e espessamento das unhas também são características da síndrome. Pode-se desenvolver DM ainda na infância e o controle metabólico é difícil, mesmo com altas doses de insulina.

A síndrome de Donohue, descrita por Donohue e Uchida em 1954, associa-se a mutações em homozigose ou heterozigose composta no gene do receptor de insulina. Os indivíduos afetados apresentam retardo importante do crescimento intrauterino e no período pós-natal, características dismórficas como lábios finos e implantação baixa das orelhas, diminuição do tecido adiposo subcutâneo e *acanthosis nigricans*. O prognóstico é ruim e poucas crianças sobrevivem após o primeiro ano de vida.

Uma característica da RI associada com mutações no gene *INSR* é a ausência de dislipidemia e esteatose hepática, diferentemente das síndromes lipodistróficas. Também os níveis de adiponectina são normais ou elevados, enquanto nos pacientes com lipodistrofia são diminuídos. Semple et al., em 2008, relataram que, na RI grave, adiponectinemia maior que 7 mg/ℓ tem valor preditivo positivo de 97% para defeitos no receptor de insulina e valores menores que 5 mg/ℓ um valor preditivo negativo de 97%.

O tratamento de condições que resultam em RI grave é desafiador e frequentemente não é bem-sucedido. Inicialmente, o tratamento do DM é realizado com o uso de sensibilizadores de insulina, como metformina ou glitazona, porém, na evolução em geral há necessidade de doses progressivas de insulina. O uso de fator de crescimento semelhante à insulina tipo 1 (IGF-1) recombinante ou da proteína ligadora 3 do IGF (IGFBP-3) é uma possibilidade terapêutica. O receptor de IGF-1 apresenta homologia estrutural e funcional com o receptor de insulina. Estudos *in vivo* e *in vitro* mostram que IGF-1 e insulina estimulam captação de glicose, síntese de glicogênio e inibição do catabolismo proteico. O objetivo do tratamento é aumentar a captação periférica de glicose e diminuir a produção hepática de glicose com consequente diminuição da hiperinsulinemia. Estudos iniciais, relatados na década de 1990, mostraram redução nos níveis de glicemia e insulinemia. Entretanto, nesses estudos altas doses foram utilizadas, verificando-se complicações como dor muscular, retenção hídrica e hipertensão intracraniana benigna. A combinação de IGF-1 com IGFBP-3 diminuiria os efeitos colaterais.

Síndromes complexas associadas com a resistência à insulina

Grupo de desordens em que a RI grave é parte de uma variedade de alterações. Em algumas dessas condições, a RI é desproporcional ao grau de excesso de adiposidade e frequentemente o mecanismo da RI não é bem esclarecido.

A síndrome de Alström (OMIM 203800) é uma condição de herança autossômica recessiva caracterizada por distrofia retiniana, disacusia neurossensorial, obesidade centrípeta, cardiomiopatia, DM e hipertrigliceridemia. Verificou-se que a adiposidade corporal diminui com a idade, enquanto a RI aumenta.

A síndrome de Werner (OMIM 277700) é também de herança autossômica recessiva e decorrente de mutações inativadoras no gene *WRN*, que codifica uma proteína envolvida na replicação e reparo do DNA. Caracteriza-se por envelhecimento prematuro, osteoporose, catarata e atrofia cutânea.

Considerações finais

As síndromes de RI grave são condições raras e com amplo espectro fenotípico. Algumas condições cursam com lipodistrofia, e a gravidade das alterações metabólicas correlaciona-se ao grau da perda de tecido adiposo. Diferentes genes foram associados a essas condições e o estudo dessas formas mais raras e graves de RI pode ser um instrumento importante na identificação de genes que podem ser relevantes também para as formas mais comuns e menos graves da doença. O conhecimento das bases genéticas permitirá o tratamento dos diferentes grupos de pacientes estratificados de acordo com seu genótipo e o desenvolvimento de novas terapias, além de facilitar intervenções precoces para prevenção da doença.

Bibliografia

Agarwal AK, Arioglu E, De Almeida S, et al. AGPAT2 is mutated in congenital generalized lipodystrophy linked to chromosome 9q34. Nat Genet. 2002;31(1):21-3.

Agarwal AK, Garg A. A novel heterozygous mutation in peroxisome proliferator activated receptor gamma gene in a patient with familial partial lipodystrophy. J Clin Endocrinol Metab. 2002;87:408-11.

Al Shali K, Cao H, Knoers N, et al. A single base mutation in the peroxisome proliferator activated receptor gamma4 promoter associated with altered in vitro expression and partial lipodystrophy. J Clin Endocrinol Metab. 2004;89(11):5655-60.

Araujo-Vilar D, Santini F. Diagnosis and treatment of lipodystrophy: a step-by-step approach. J Endocrinol Invest 2019;42:61-73.

Brown RJ, Araujo-Vilar D, Cheung PT. The diagnosis and management of lipodystrophy syndromes: a multi-society practice guideline. J Clin Endocrinol Metab 2016;101:4500-11.

Cao H, Hegele RA. Nuclear laminin A/C R482Q mutation in Canadian kindreds with Dunnigan type familial partial lipodystrophy. Hum Mol Genet. 2000;9:109-12.

Capell BC, Collins FS. Human laminopathies: nuclei gone genetically awry. Nat Rev Genet. 2006;7:940-52.

Di Cola G, Cool MH, Accili D. Hypoglycemic effect of insulin growth factor I in mice lacking insulin receptors. J Clin Invest. 1997;99:2538-44.

Dimitriadis G, Parry-Billings M, Bevan S, et al. Effects of insulin like growth factor I on the rates of glucose transport and utilization in rat skeletal muscle in vitro. Biochem J. 1992;285(Pt 1):269-74.

Donohue WL, Uchida I. Leprechaunism: a euphemism for a rare familial disorder. J Pediatr. 1954;45:505-19.

Foss-Freitas MC, Imam S, Neidert A, et al. Efficacy and safety of glucagon-like peptide 1 agonists in a retrospective study of patients with familial partial lipodystrophy. Diabetes Care. 2024;47(4):653-9.

Fu M, Kazlauskaite R, Baracho MF, et al. Mutations in Gng3lg and AGPAT2 in Berardinelli Seip congenital lipodystrophy and Brunzel Syndrome: phenotype variability suggests important modifier effects. J Clin Endocrinol Metab. 2004;89(6):2916-22.

Garg A. Gender differences in the prevalence of metabolic complications in familial partial lipodystrophy (Dunnigan variety). J Clin Endocrinol Metab. 2000;85:1776-82.

Garg A, Vinaitheerthan M, Weatherall P. Phenotypic heterogeneity in patients with familial partial lipodystrophy (Dunnigan variety) related to the site of missense mutations in laminin A/C (LMNA) gene. J Clin Endocrinol Metab. 2001;86:59-65.

Gomes KB, Fernandes AP, Ferreira AC, et al. Mutations in the seipin and AGPAT2 genes clustering in consanguineous families with Berardinelli Seip congenital lipodystrophy from two separate geographical regions of Brazil. J Clin Endocrinol Metab. 2004;89(1):357-61.

Guettier JM, Park JY, Cohran EK, et al. Leptin therapy for partial lipodystrophy linked to a PPAR gamma mutation. Clin Endocrinol. 2008;68(4):547-54.

Hayashi YK, Matsuda C, Ogawa M, et al. Human PTRF mutations cause secondary deficiency of caveolins resulting in muscular dystrophy with generalized lipodystrophy. J Clin Invest. 2009;119(9):2623-33.

Hegele RA, Cao H, Frankowski C, et al. PPARG F388 L, a transactivation deficient mutant, in familial partial lipodystrophy. Diabetes. 2002;51(12):3586-90.

Herbst KL, Tannock LR, Deeb SS, et al. Kobberling type of familial partial lipodystrophy: an under recognized syndrome. Diabetes Care. 2003;26(6):1819-24.

Iwanishi M, Ebihara K, Kusakabe T, et al. Clinical characteristics and efficacy of pioglitazone in a Japanese diabetic patient with an unusual type of familial lipodystrophy. Metabolism. 2009;58(12):1681-7.

Javor ED, Cochran EK, Musso C, et al. Long term efficacy of leptin replacement in patients with generalized lipodystrophy. Diabetes. 2005;54(7):1994-2002.

Kahn CR, Flier JS, Bar RS, et al. The syndromes of insulin resistance and acanthosis nigricans: insulin receptor disorders in man. N Engl J Med. 1976;294:739-45.

Kim CA, Delépine M, Boutet E, et al. Association of a homozygous nonsense caveolin 1 mutation with Berardinelli Seip congenital lipodystrophy. J Clin Endocrinol Metab. 2008;93(4):1129-34.

Kuzuya H, Matsuura N, Sakamoto M, et al. Trial of insulin-like growth factor I therapy for patients with extreme insulin resistance syndromes. Diabetes. 1993;42(5):696-705.

Magré J, Delepine M, Khallouf E, et al. Identification of the gene altered in Berardinelli Seip congenital lipodystrophy on chromosome 11q13. Nat Genet. 2001;28(4):365-70.

Melvin A, O'Rahilly S, Savage DB. Genetic syndromes of severe insulin resistance. Cur Opin Genet Dev 2018;50:60-7.

Moreau F, Boullu Sanchis S, et al. Efficacy of pioglitazone in familial partial lipodystrophy of the Dunnigan type: a case report. Diabetes Metab. 2007;33(5):385-9.

Mory PB, Crispim F, Freire MB, et al. Phenotypic diversity in patients with lipodystrophy associated with LMNA mutations. Eur J Endocrinol. 2012;167(3):423-31.

Morrow LA, O'Brien MB, Moller DE, et al. Recombinant human insulin like growth factor I therapy improves glycemic control and insulin action in the type A syndrome of severe insulin resistance. J Clin Endocrinol Metab. 1994;79(1):205-10.

Owen KR, Donohue M, Ellard S, Hattersley A. Response to treatment with rosiglitazone in familial partial lipodystrophy due to a mutation in the LMNA gene. Diabet Med. 2003;20:823-7.

Savage DB, Semple RK, Chatterjee VKK, et al. A clinical approach to severe insulin resistance. Endocr Dev. 2007;11:122-32.

Schoenle EJ, Zenobi PD, Torresani T, et al. Recombinant human insulin like growth factor I (rhIGF I) reduces hyperglycaemia in patients with extreme insulin resistance. Diabetologia. 2001;34(9):675-9.

Semple RK, Cochran EK, Soos MA, et al. Plasma adiponectin as a marker of insulin receptor dysfunction: clinical utility in severe insulin resistance. Diabetes Care. 2008;31(5):977-9.

Semple RK, Savage DB, Cochran EK, et al. Genetic syndromes of severe insulin resistance. Endocr Rev. 2011;32(4):498-514.

Speckman RA, Garg A, Du F. Mutational and haplotype analyses of families with familial partial lipodystrophy (Dunnigan variety) reveal recurrent missense mutations in the globular C terminal domain of laminin A/C. Am J Hum Genet. 2000;66:1192-8.

33 | Síndrome Metabólica na Infância e na Adolescência

Cristiane Kochi ■ Luis Eduardo Calliari

Introdução

Nos últimos 30 anos, a prevalência de obesidade praticamente triplicou entre crianças de 2 a 5 anos e de 12 a 19 anos e quadruplicou entre crianças de 6 a 11 anos nos EUA. A obesidade vem aumentando nas últimas décadas em todo o mundo, inclusive no Brasil. Dados publicados em 2010 pelo Instituto Brasileiro de Geografia e Estatística (IBGE), baseados na Pesquisa de Orçamentos Familiares 2008-2009, mostram que, em crianças de 5 a 9 anos, o excesso de peso compromete 34,8% dos meninos e 32% das meninas; e a obesidade, 16,6% dos meninos e 11,8% das meninas, mostrando elevado percentual de excesso de peso em crianças pequenas. Nos adolescentes, 21,7% dos meninos e 19,4% das meninas estão com excesso de peso; e 5,9% dos meninos e 4% das meninas, com obesidade. Entre crianças menores de 5 anos houve excesso de peso em 6,6%, segundo o levantamento da Pesquisa Nacional sobre Demografia da Criança e da Mulher (PNDS, 2006).

No entanto, dados publicados no início de 2014 mostram uma tendência de estabilização da epidemia da obesidade e até redução em algumas faixas etárias. Os dados da *National Health and Nutrition Examination Survey* (NHANES) 2011-2012, com avaliação de 26.690 crianças e adolescentes (2 a 19 anos) mostram uma prevalência de obesidade de 17,3%, praticamente a mesma de levantamentos anteriores. Esses dados estadunidenses são semelhantes aos publicados por países ocidentais, nos quais a prevalência de obesidade também está estabilizada ou em declínio. Embora essas informações sejam animadoras, as taxas de excesso de peso e obesidade continuam elevadas. Além disso, dados recentes da NHANES indicam uma tendência à elevação da prevalência dos tipos mais graves de obesidade, excedendo 2% pela primeira vez.

De acordo com o Centers for Disease Control and Prevention (CDC), de 2017 a 2020, a prevalência de obesidade foi de 19,7% entre crianças e adolescentes de 2 a 19 anos – cerca de 25% de todos os adolescentes tinham obesidade.

Em estudo feito pela World Obesity Federation (WOF), baseado em dados de 2000-2016 e assumindo-se que não haja intervenções, é previsto que a prevalência de sobrepeso e obesidade para crianças e adolescentes (5 a 19 anos) aumente de 22 para 39% em 2035.

Para o Brasil, a WOF prevê que a taxa de crescimento anual de 2020 a 2035 dos números projetados de crianças e adolescentes com excesso de peso seja de 1,8%, e em 2035, 50% das crianças e dos adolescentes estarão com sobrepeso e obesidade, o equivalente a mais de 20 milhões de pessoas entre 5 e 19 anos. Desse grupo, cerca de 1,9 milhão de crianças terão hipertensão arterial (HA);

mais de 700 mil, hiperglicemia; e 2 milhões, colesterol de lipoproteínas de alta densidade (HDL) baixo, secundários ao índice de massa corporal (IMC) elevado.

Esses dados são importantes visto que a chance de uma criança com obesidade se tornar um adulto com obesidade aumenta com a idade e a classe de obesidade, e a redução de 5 a 10% do peso diminui significativamente o risco de complicações decorrentes da resistência insulínica (RI). Um adolescente com obesidade tem 80% de chance de se tornar um adulto com obesidade e com maior gravidade. Em adultos, a associação entre obesidade, especialmente a obesidade visceral, HA, dislipidemia e alteração do metabolismo de carboidratos forma a síndrome metabólica (SM).

Com o aumento da prevalência de obesidade, é imperativo que seja avaliada também a prevalência de SM na infância.

Definição

Diferentemente do que ocorre em adultos, ainda não está bem estabelecida a definição de SM na faixa etária pediátrica.

Em revisão realizada por Li et al., em 2006, levantando todas as publicações a partir de 1998 com definições de SM, foram encontrados 27 artigos, com 46 definições diferentes, algumas utilizando critérios modificados dos descritos para os adultos. Além de apresentarem critérios diferentes, os valores de corte para cada variável também foram diversos em cada estudo, dificultando a comparação da prevalência de SM em populações distintas. Essa revisão mostra a atual dificuldade na definição de SM na infância, desde quais fatores devem ser incluídos na sua classificação até os valores de corte de cada variável. No entanto, todos os critérios concordam em relação aos componentes essenciais: intolerância à glicose, obesidade central, dislipidemia e hipertensão. É importante ressaltar que os valores de corte devem ser sempre relacionados à idade e ao gênero.

A Sociedade Brasileira de Pediatria adota o critério utilizado pela International Diabetes Federation (IDF) proposto em 2007 (Tabela 33.1), que valoriza a circunferência abdominal (CA) como fator de risco para doença cardiovascular (DCV).

No entanto, as definições para SM têm algumas limitações: alguns critérios, como doença hepática esteatótica metabólica ou hiperuricemia, que sabidamente estão associados a maior risco de diabetes *mellitus* tipo 2 (DM2) e DCV, não estão contemplados; crianças jovens também não estão contempladas pela maioria das definições; há variação dos pontos de corte dos critérios utilizados, o que pode subestimar a prevalência de SM.

Tabela 33.1 Definição de síndrome metabólica de acordo com os critérios da International Diabetes Federation.

Faixa etária	Critérios
Entre 6 e 10 anos	Obesidade abdominal (circunferência abdominal acima do percentil 90) Não é feito o diagnóstico de SM, mas é suspeitado se houver história familiar positiva para diabetes *mellitus* tipo 2, hipertensão arterial, obesidade, dislipidemia e doença cardiovascular
Entre 10 e 16 anos	Obesidade abdominal (circunferência abdominal acima do percentil 90) + dois dos seguintes critérios: • Glicemia de jejum alterada (> 100 mg/dia) ou diabetes *mellitus* tipo 2 • Hipertensão arterial sistólica (> 130 mmHg) e/ou diastólica (> 85 mmHg) • Triglicerídeos acima de 150 mg/dia • Colesterol HDL < 40 mg/dia
Acima de 16 anos	Seguem os critérios da IDF para adultos

HDL: lipoproteína de alta densidade; IDF: International Diabetes Federation; SM: síndrome metabólica.

Prevalência

A prevalência da SM na infância é menor do que em adultos, variando de 6 a 10% em geral, porém apresenta um aumento importante em crianças e adolescentes com obesidade. Como não há consenso na definição de SM, os dados de sua prevalência variam de acordo com o critério utilizado, dificultando, inclusive, a comparação de diferentes populações.

Apesar disso, a prevalência de alguns fatores como idade, sexo, etnia, puberdade e IMC tende a ser consistente. Independentemente do critério utilizado, a prevalência de SM é maior em meninos do que em meninas, em púberes em relação aos pré-púberes e em indivíduos com obesidade em relação aos eutróficos. Com relação à etnia, dados da NHANES 2001-2006 mostram que a prevalência de SM em hispânicos foi de 11,2%, comparada a 8,9% em brancos e 4% em afro-americanos. Os dados da NHANES 2014 mostraram que a prevalência de SM foi menor que 1% em meninos eutróficos, 6,8% em meninos com sobrepeso e 34,5% em meninos com obesidade. Já em meninas, a prevalência foi de 1,7% em eutróficas, 9,2% em meninas com sobrepeso e 24,6% nas com obesidade.

Em recente revisão de Reisinger et al., a prevalência de SM na infância variou de 0,3 a 26,4%.

O Estudo dos Riscos Cardiovasculares em Adolescentes (ERICA) avaliou no Brasil 73.399 estudantes, com média de idade de 14,7 anos e encontrou HA em 9,6% e obesidade em 8,4%, principalmente no sexo masculino. Como esperado, adolescentes com obesidade tiveram prevalência de HA mais elevada (28,4%) do que aqueles com sobrepeso (15,4%) ou eutróficos (6,3%). Em uma coorte desse estudo compreendendo 37.504 adolescentes, a prevalência de SM no Brasil foi de 2,6%, discretamente maior no sexo masculino, entre 15 e 17 anos, estudantes de escolas públicas e adolescentes com obesidade.

Fisiopatologia da síndrome metabólica

A insulina tem papel fundamental na patogênese da SM. A etiologia da RI é multifatorial, incluindo fatores genéticos, hormonais e ambientais. Atualmente, considera-se que o principal fator de risco para RI seja a obesidade.

Os mecanismos pelos quais a obesidade leva à RI são múltiplos: alteração da sinalização pós-receptor de insulina, interferência com o transporte de glicose, redução do *clearance* de insulina relacionada com o acúmulo intraportal de ácidos graxos livres (AGL) e aumento das citocinas produzidas pelos adipócitos. A RI ocorre em nível celular de vários tecidos e resulta em aumento da liberação hepática de glicose e menor captação de glicose pelos tecidos muscular e adiposo.

Para que haja manutenção da concentração normal de glicemia, o pâncreas aumenta a produção e a secreção de insulina, causando o hiperinsulinismo compensatório. Apenas os pacientes com secreção deficiente de insulina evoluem para intolerância à glicose ou diabetes *mellitus* (DM).

Componentes da síndrome metabólica

Índice de massa corporal

O diagnóstico de sobrepeso e obesidade em crianças e adolescentes era feito com base no IMC acima dos percentis 85 e 95, respectivamente, do gráfico do National Center for Health Statistics. A partir de 2009, o Brasil adotou as novas curvas da Organização Mundial da Saúde (OMS), que incluem curvas de IMC desde o lactente jovem até os 19 anos (Figuras 33.1 a 33.4), modificando os critérios para sobrepeso e obesidade, de acordo com a idade cronológica da criança (Tabela 33.2).

Vários estudos de prevalência de SM mostram que, quanto maior a classe de obesidade, maior a prevalência de SM, sugerindo que o IMC seja um bom marcador de risco para SM em crianças e adolescentes. Além disso, também sugerem que o IMC na faixa etária pediátrica possa ser um preditor de SM em adultos.

No entanto, o IMC é um índice de adiposidade, mas não a mede. Portanto, indivíduos com IMC normal, com aumento da adiposidade abdominal, também apresentam risco para SM e DCV.

Circunferência abdominal

A CA está relacionada com gordura visceral e RI. Porém, na faixa etária pediátrica, ainda não há um consenso na medida de CA e valores de corte. Segundo dados da NHANES III, houve um aumento da gordura abdominal em 65,4% nos meninos e em 69,4% nas meninas em comparação aos dados da NHANES II.

A CA pode ser medida na altura da cicatriz umbilical ou no ponto médio entre a última costela e a crista ilíaca. Em adultos, essa última medida está mais bem correlacionada a gordura visceral e RI.

A CA também pode ser avaliada de acordo com a estatura ou com o IMC, já havendo gráficos da população pediátrica. Contudo, em alguns desses estudos, a medida da CA foi realizada na altura da cicatriz umbilical. A vantagem da medida da CA em relação a estatura ou IMC é a utilização de um método que não necessita de correção para o sexo e estadiamento puberal. Maffeis et al., em 2008, avaliando a relação CA/estatura, sugeriram um valor de corte de 0,5, independentemente da idade ou sexo, e as crianças com valores acima desse número teriam maior risco para SM.

Estudo de Fernández et al., de 2004, avaliando a população pediátrica da NHANES III de 2 a 18 anos, demonstrou que a medida da CA varia de acordo com a etnia e a evolução puberal. Além disso, a velocidade de aumento da CA também ocorre de maneira diferente em cada etnia.

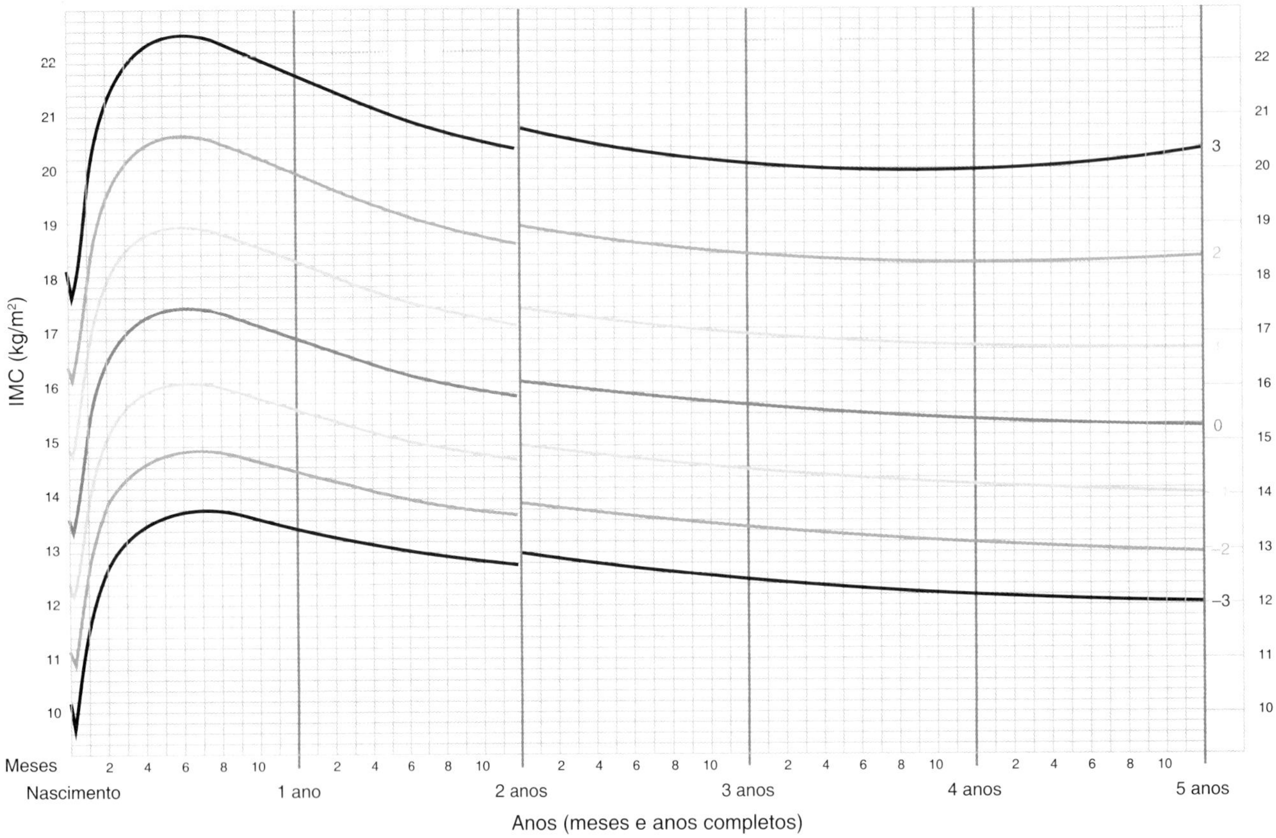

284 Parte 3 ▪ Avaliação Clínica

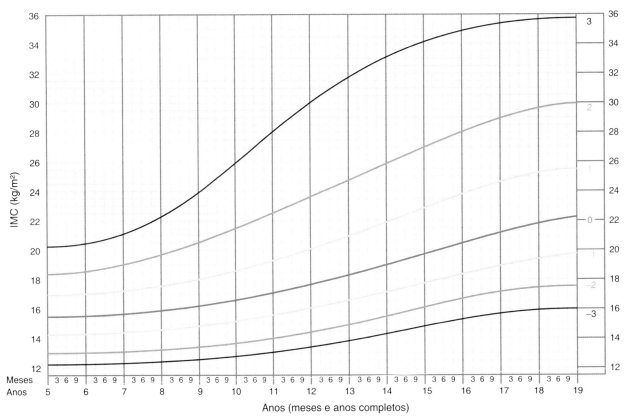

Figura 33.1 Gráfico do índice de massa corporal-escore Z (Z-IMC) de meninos até 5 anos.

Figura 33.2 Gráfico do índice de massa corporal-escore Z (Z-IMC) de meninos de 5 a 19 anos.

Capítulo 33 ▪ Síndrome Metabólica na Infância e na Adolescência   285

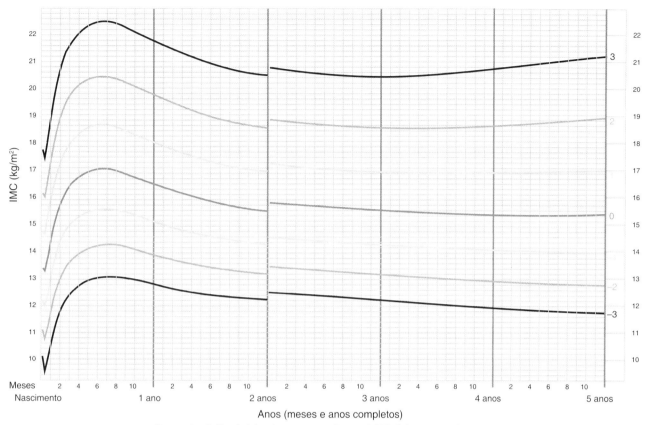

Figura 33.3 Gráfico do índice de massa corporal-escore Z (Z-IMC) de meninas até 5 anos.

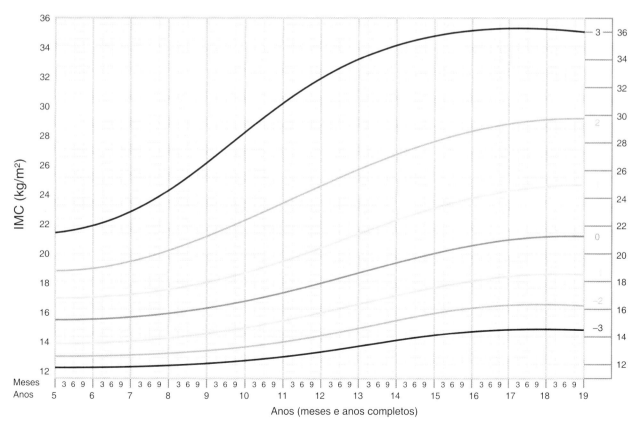

Figura 33.4 Gráfico do índice de massa corporal-escore Z (Z-IMC) de meninas de 5 a 19 anos.

Tabela 33.2 Diagnóstico nutricional de acordo com as novas curvas da Organização Mundial da Saúde.

Escore Z IMC	Até 5 anos	> 5 anos e adolescentes
Entre +1 e +2 DP	Risco de sobrepeso	Sobrepeso
Entre +2 e +3 DP	Sobrepeso	Obesidade
> +3 DP	Obesidade	Obesidade grave

DP: desvio-padrão; IMC: índice de massa corporal. (Adaptada de OMS, 2006.)

Resistência insulínica

A RI é multifatorial, com influências genéticas e ambientais. História familiar de obesidade, DM2 precoce (abaixo dos 50 anos) e dislipidemia são fatores de risco para SM na infância. Mães com obesidade visceral e diabetes gestacional também estão associadas à SM na criança (Tabela 33.3).

A patogênese da RI tem sido estudada por muitos anos e, atualmente, sugere-se que o acúmulo de AGL no fígado, nos adipócitos, no pâncreas e no músculo esquelético de pacientes com obesidade interferindo com a cascata de sinalização da insulina seja o principal determinante da RI.

O fenótipo associado a ela inclui: acantose *nigricans*, obesidade troncular, estrias brancas, alta estatura, hiperandrogenismo (hirsutismo, acne e irregularidade menstrual).

A acantose *nigricans* é um achado muito frequente e por si só pode levar a uma suspeita de hiperinsulinismo. Essa alteração pode ser graduada quantitativamente em acantose leve, moderada ou grave conforme seu aspecto e sua distribuição (Tabela 33.4).

Laboratorialmente, pode ser identificada pela dosagem sérica de insulinemia basal, pelo cálculo do *homeostatic model assessment insulin resistance* (HOMA-IR), da área sob a curva (ASC) ou pela fórmula de Matsuda. O *clamp* euglicêmico-hiperinsulinêmico é o exame considerado padrão-ouro para detecção de hiperinsulinismo; no entanto, só é utilizado em estudos clínicos. É inviável para prática clínica, pois é um método invasivo, caro e trabalhoso, com coletas de sangue muito frequentes. No entanto, as correlações entre o *clamp* e outros métodos de avaliação de RI na pediatria ainda são limitadas. O principal problema é a falta de valores de corte bem estabelecidos para a população pediátrica, o que acaba dificultando a avaliação da prevalência da RI nos diferentes estudos.

Em 2007, Cuartero et al. avaliaram crianças e adolescentes eutróficos e determinaram os valores de corte para insulinemia, peptídeo C e HOMA-IR, levando em consideração sexo e o estadiamento puberal. Segundo esses dados, considera-se RI quando os valores de insulinemia basal ou do HOMA-IR estão acima do percentil 90 para o sexo e estadiamento puberal. Essa proposta de avaliar os valores de HOMA-IR e de insulinemia basal de acordo com o estadiamento puberal é interessante, pois já está bem estabelecido que ocorre uma redução na sensibilidade insulínica (SI) na puberdade, com hiperinsulinismo compensatório, principalmente nos estágios III e IV de Tanner. Estudos com *clamp* euglicêmico mostram que a insulina aumenta no início da puberdade, alcança o pico no meio da puberdade, voltando a valores próximos aos da fase pré-puberal ao final dela. Os principais fatores responsáveis por essa RI transitória parecem ser o hormônio de crescimento (GH, do inglês *growth hormone*, fator de crescimento 1 semelhante à insulina (IGF-1) e os esteroides sexuais, que aumentam durante a puberdade.

Tabela 33.3 Características familiares, clínicas e físicas como fatores de risco para resistência insulínica em crianças e adolescentes.

História familiar	História do paciente	Exame físico
• Intolerância à glicose ou DM2	• Pequeno ou grande para idade gestacional	• Acantose *nigricans*
• Sobrepeso/obesidade	• Pubarca precoce	• Estrias
• Hipertensão	• Obesidade	• Obesidade visceral
• Síndrome metabólica	• Hábitos de vida (dieta/ sedentarismo)	• Adipomastia
• Hiperuricemia		• Hipertensão
• Doença coronariana	• Medicamentos	• SOP
• AVE		• Alta estatura
• Pancreatite crônica		
• Diabetes gestacional		
• SOP		
• Esteatose hepática		

AVE: acidente vascular encefálico; DM2: diabetes *mellitus* tipo 2; SOP: síndrome dos ovários policísticos. (Adaptada de Eyzaguirre e Mericq, 2009.)

Tabela 33.4 Escore de acantose *nigricans*.

Pescoço

0 Ausente
1 Visível à observação minuciosa, extensão não mensurável
2 Limitado à nuca. Extensão máxima de 7,5 cm
3 Estende-se às margens laterais do pescoço. Mede entre 7,5 e 15 cm
4 Extensão lateral e anterior do pescoço. Mede mais de 15 cm

Axila

0 Ausente
1 Visível à observação minuciosa, extensão não mensurável
2 Localizada na porção central da axila
3 Envolve toda a fossa axilar, não visível com o braço fechado
4 Visto de frente e de costas, mesmo com o braço fechado

Articulações metacarpofalângicas

0 Ausente
1 Presente

Joelhos

0 Ausente
1 Presente

Cotovelos

0 Ausente
1 Presente

Acantose leve: de 1 a 3 pontos

Acantose moderada: de 4 a 7 pontos

Acantose grave: de 8 a 11 pontos

Outros autores definem diferentes valores de corte para o HOMA-IR, como 2,5, 3,16 e 4,9. No entanto, o valor de corte de 2,5, normalmente utilizado para adultos, não é indicado para a população pediátrica. Recente estudo nacional descreveu o ponto de corte de HOMA em adolescentes > 3,22 e pós-púberes > 2,91 para definir a RI.

A avaliação da insulinemia durante a realização de teste oral de tolerância à glicose (TOTG; oferta de 1,75 g de glicose oral/kg) também pode levar ao diagnóstico de RI. Qualquer pico superior a 150 mU/ℓ ou um valor superior a 75 mU/ℓ no tempo 120 minutos do teste são diagnósticos de hiperinsulinemia.

A glicemia de jejum (GJ) isoladamente não é um bom parâmetro para identificar crianças e adolescentes com obesidade com alteração da homeostase da glicose. Além disso, em adultos, os fatores de risco para desenvolvimento de DM2 e DCV parecem ter melhor correlação com os valores de glicemia 2 horas após sobrecarga oral de glicose do que com valores basais de glicemia. Sabin et al., em 2008, avaliando crianças e adolescentes com obesidade com TOTG, observaram que valores de glicemia aos 60 minutos acima de 140 mg/dia apresentaram maior correlação com a SM do que valores basais ou de 2 horas.

Hipertensão arterial

Em crianças e adolescentes com sobrepeso e obesidade, a prevalência de HA varia de 3,8 a 24,8%. Além disso, pacientes com obesidade têm alteração no ciclo circadiano da pressão arterial, 50% dos quais não apresentam a esperada queda noturna na pressão arterial. Com o aumento da prevalência de obesidade, observou-se também aumento do número de crianças e adolescentes hipertensos, e o risco de HA é maior quanto mais grave for a obesidade. A HA na SM pode ser multifatorial, mas o hiperinsulinismo tem papel importante, por meio do estímulo do sistema nervoso simpático (SNS), alterando a reatividade vascular, e do aumento da retenção de sal e água pelos rins.

Em 2004, a American Academy of Pediatrics (AAP) determinou os valores normais de pressão arterial (Tabelas 33.5 e 33.6). Em 2017, novo consenso foi publicado, com mudanças em algumas definições (p. ex., "pré-hipertensão" para valores elevados de pressão arterial). Por definição, considera-se normal quando os valores de pressão arterial (PA) sistólica e/ou diastólica estiverem abaixo do percentil 90. No adolescente, sempre que a PA for de 120×80 mmHg, deve-se considerá-lo pré-hipertenso, independentemente do percentil. Na Tabela 33.7 são apresentadas as definições atuais de acordo com a AAP.

A PA deve ser medida pelo menos em três ocasiões diferentes, com o paciente em repouso e com o manguito adequado para o tamanho do braço. Em pacientes com sobrepeso e obesidade, o consenso recomenda que a aferição da PA deva ser feita em todas as consultas médicas.

Em crianças e adolescentes, a medida de PA deve sempre estar relacionada com idade, sexo e estatura. No novo consenso, os dados das novas tabelas normativas foram obtidos das medidas de cerca de 50 mil crianças e adolescentes e já estão dispostos de acordo com as novas definições. Além disso, diferentemente da publicação anterior, as crianças com sobrepeso e obesidade foram excluídas, representando assim dados normativos de crianças eutróficas (ver Tabelas 33.5 e 33.6).

O consenso também inclui uma tabela simplificada para triagem inicial da PA (Tabela 33.8), que é baseada no percentil 90 da pressão arterial, para idade e gênero, para crianças que estão até o percentil 5 de estatura. Essa tabela serve apenas como triagem inicial, indicando quais pacientes devem ter um monitoramento da PA e não deve ser utilizada para diagnóstico de pressão elevada ou HA.

Dislipidemia

Na SM, as alterações lipídicas mais frequentes são o aumento dos triglicerídeos (TG) e a redução do colesterol HDL. De acordo com a I Diretriz Brasileira de Prevenção de Aterosclerose na Infância e Adolescência, os valores de corte são fixos durante toda a faixa etária pediátrica (ver Tabelas 33.9 e 33.10). No entanto, a AAP, em 2008, discutiu esses valores fixos durante toda a faixa etária

pediátrica, pois os pré-púberes se comportam de maneira diferente dos púberes. Um exemplo disso é o colesterol total, cujos valores são maiores durante a fase pré-puberal, reduzindo durante a fase puberal para depois aumentarem novamente. Portanto, a AAP sugere que os valores sejam corrigidos para a idade e o sexo e sejam considerados alterados quando os valores de colesterol de lipoproteínas de baixa densidade (LDL) estiverem acima do percentil 95 e os do colesterol HDL abaixo do percentil 5.

O problema dos valores de corte dos lipídeos na infância e adolescência é que não há um escore semelhante ao utilizado em adultos (escore de Framingham) para avaliar fatores de risco cardiovascular (RCV). Recentemente, dados avaliando a sensibilidade e a especificidade dos critérios de classificação de dislipidemia na infância e adolescência (National Cholesterol Education Program [NCEP] e NHANES) em predizer alterações da espessura da íntima da carótida mostraram que não há diferença entre as duas, porém, os valores de colesterol total, colesterol LDL e TG, pelo critério do NCEP, tiveram maior associação com a dislipidemia no adulto do que aqueles obtidos pela NHANES, que preconiza valores diferenciados para sexo e idade cronológica.

Outros: esteatose hepática, hiperuricemia e apneia do sono

Além dos componentes tradicionais, outros fatores têm sido associados à SM, como esteatose hepática (EH), hiperuricemia e apneia obstrutiva do sono (AOS).

A esteato-hepatite metabólica (EHADM, ou MASH, do inglês *metabolic dysfunction-associated steatohepatitis*) é frequente em adolescentes com obesidade, e atualmente é a doença hepática mais comum em crianças e adolescentes, tendo sua prevalência mais do que dobrado nos últimos 20 anos. A prevalência global em crianças é de cerca de 10%, podendo chegar a 17% em adolescentes e de 40 a 70% em crianças e adolescentes com obesidade. O desenvolvimento da EH é influenciado por idade, sexo e etnia, sendo duas vezes mais comum no sexo masculino.

Estudos recentes mostram que 66% das crianças com EH diagnosticada por biopsia tinham SM. Dessas, 63% tinham aumento da concentração de TG, 45% tinham valores baixos de HDL, 40% com HA e 10% com intolerância à glicose.

O conteúdo lipídico normal no fígado é de 5%. Portanto, conteúdo maior do que 5% confirmado histologicamente, e na ausência de consumo excessivo de álcool, doença hepática viral, autoimune ou induzida por medicamentos, é definido como EH. A alteração hepática pode evoluir de uma simples esteatose, ao longo do tempo, para esteato-hepatite, com ou sem fibrose. A esteato-hepatite pode progredir para cirrose, insuficiência hepática ou carcinoma hepatocelular, sendo seus portadores possíveis candidatos ao transplante hepático. No entanto, somente a minoria de pacientes com EH evolui para cirrose, sugerindo também uma interação entre predisposição genética e fatores ambientais.

As crianças parecem ser afetadas em 2,6% dos casos e, se forem com obesidade, a prevalência de EHADM pode variar de 22,5 a 53% quando examinadas com ultrassonografia hepática.

A sintomatologia geralmente é pouco específica, sendo que as queixas mais frequentes são fadiga, fraqueza, mal-estar e dor no quadrante superior direito do abdômen. A hepatomegalia constitui o achado mais comum ao exame físico, mas é de difícil identificação nos indivíduos com obesidade. Embora se acredite que a etiologia para o desenvolvimento da EH seja multifatorial, há uma forte associação entre esta e a RI.

Tabela 33.5 Valores da pressão arterial de meninos, de acordo com a idade e o percentil de estatura.

Idade (anos)	Percentil de PA	PAS (mmHg) Percentil de altura ou altura medida							PAD (mmHg) Percentil de altura ou altura medida						
		5%	10%	25%	50%	75%	90%	95%	5%	10%	25%	50%	75%	90%	95%
1	Altura (cm)	77,2	78,3	80,2	82,4	84,6	86,7	87,9	77,2	78,3	80,2	82,4	84,6	86,7	87,9
	50º	85	85	86	86	87	88	88	40	40	40	41	41	42	42
	90º	98	99	99	100	100	101	101	52	52	53	53	54	54	54
	95º	102	102	103	103	104	105	105	54	54	55	55	56	57	57
	95º + 12 mmHg	114	114	115	115	116	117	117	66	66	67	67	68	69	69
2	Altura (cm)	86,1	87,4	89,6	92,1	94,7	97,1	98,5	86,1	87,4	89,6	92,1	94,7	97,1	98,5
	50º	87	87	88	89	89	90	91	43	43	44	44	45	46	46
	90º	100	100	101	102	103	103	104	55	55	56	56	57	58	58
	95º	104	105	105	106	107	107	108	57	58	58	59	60	61	61
	95º + 12 mmHg	116	117	117	118	119	119	120	69	70	70	71	72	73	73
3	Altura (cm)	92,5	93,9	96,3	99	101,8	104,3	105,8	92,5	93,9	96,3	99	101,8	104,3	105,8
	50º	88	89	89	90	91	92	92	45	46	46	47	48	49	49
	90º	101	102	102	103	104	105	105	58	58	59	59	60	61	61
	95º	106	106	107	107	108	109	109	60	61	61	62	63	64	64
	95º + 12 mmHg	118	118	119	119	120	121	121	72	73	73	74	75	76	76
4	Altura (cm)	98,5	100,2	102,9	105,9	108,9	111,5	113,2	98,5	100,2	102,9	105,9	208,9	11,5	113,2
	50º	90	90	91	92	93	94	94	48	49	49	50	51	52	52
	90º	102	103	104	105	105	106	107	60	61	62	62	63	64	64
	95º	107	107	108	108	109	110	110	63	64	65	66	67	67	68
	95º + 12 mmHg	119	119	120	120	121	122	122	75	76	77	78	79	79	80
5	Altura (cm)	104,4	106,2	109,1	112,4	115,7	118,6	120,3	104,4	106,2	109,1	112,4	115,7	118,6	120,3
	50º	91	92	93	94	95	96	96	51	51	52	53	54	55	55
	90º	103	104	105	106	107	108	108	63	64	65	65	66	67	67
	95º	107	108	109	109	110	111	112	66	67	68	69	70	70	71
	95º + 12 mmHg	119	120	121	121	122	123	124	78	79	80	81	82	82	83
6	Altura (cm)	110,3	112,2	115,3	118,9	122,4	125,6	127,5	110,3	112,2	115,3	118,9	122,4	125,6	127,5
	50º	93	93	94	95	96	97	98	54	54	55	56	57	57	58
	90º	105	105	106	107	109	110	110	66	66	67	68	68	69	69
	95º	108	109	110	111	112	113	114	69	70	70	71	72	72	73
	95º + 12 mmHg	120	121	122	123	124	125	126	81	82	82	83	84	84	85

Capítulo 33 ▪ Síndrome Metabólica na Infância e na Adolescência — 289

Idade (anos)		Pressão arterial sistólica							Pressão arterial diastólica						
7	Altura (cm)	116,1	118	121,4	125,1	128,9	132,4	134,5	116,1	118	121,4	125,1	128,9	132,4	134,5
	50º	94	94	95	97	98	98	99	56	56	57	58	58	59	59
	90º	106	107	108	109	110	111	111	68	68	69	70	70	71	71
	95º	110	110	111	112	114	115	116	71	71	72	73	73	74	74
	95º + 12 mmHg	122	122	123	124	126	127	128	83	83	84	85	85	86	86
8	Altura (cm)	121,4	123,5	127	131	135,1	138,8	141	121,4	123,5	127	131	135,1	138,8	141
	50º	95	96	97	98	99	99	100	57	57	58	59	59	60	60
	90º	107	108	109	110	111	112	112	69	70	70	71	72	72	73
	95º	111	112	112	114	115	116	117	72	73	73	74	75	75	75
	95º + 12 mmHg	123	124	124	126	127	128	129	84	85	85	86	87	87	87
9	Altura (cm)	126	128,3	132,1	136,3	140,7	144,7	147,1	126	128,3	132,1	136,3	140,7	144,7	147,1
	50º	96	97	98	99	100	101	101	57	58	59	60	61	62	62
	90º	107	108	109	110	112	113	114	70	71	72	73	74	74	74
	95º	112	112	113	115	116	118	119	74	74	75	76	76	77	77
	95º + 12 mmHg	124	124	125	127	128	130	131	86	86	87	88	88	89	89
10	Altura (cm)	130,2	132,7	136,7	141,3	145,9	150,1	152,7	130,2	132,7	16,7	141,3	145,9	150,1	152,7
	50º	97	98	99	100	101	102	103	59	60	61	62	63	63	64
	90º	108	109	111	112	113	115	116	72	73	74	74	75	75	76
	95º	112	112	114	116	118	120	121	76	76	77	77	78	78	78
	95º + 12 mmHg	124	124	126	128	130	132	133	88	88	89	89	90	90	90
11	Altura (cm)	134,7	137,3	141,5	146,4	151,3	155,8	158,6	134,7	137,3	141,5	146,4	151,3	155,8	158,6
	50º	99	99	101	102	103	104	106	61	61	62	63	63	63	63
	90º	110	111	112	114	116	117	118	74	74	75	75	75	76	76
	95º	114	114	116	118	120	123	124	77	78	78	78	78	78	78
	95º + 12 mmHg	126	126	128	130	132	135	136	89	90	90	90	90	90	90
12	Altura (cm)	140,3	143	147,5	152,7	157,9	162,6	165,5	140,3	143	147,5	152,7	157,9	162,6	165,5
	50º	101	101	102	104	106	108	109	61	62	62	62	62	63	63
	90º	113	114	115	117	119	121	122	75	75	75	75	75	76	76
	95º	116	117	118	121	124	126	128	78	78	78	78	78	79	79
	95º + 12 mmHg	128	129	130	133	136	138	140	90	90	90	90	90	91	91

(continua)

Tabela 33.5 Valores da pressão arterial de meninos, de acordo com a idade e o percentil de estatura. (*Continuação*)

Idade (anos)	Percentil de PA	PAS (mmHg) Percentil de altura ou altura medida							PAD (mmHg) Percentil de altura ou altura medida						
		5%	10%	25%	50%	75%	90%	95%	5%	10%	25%	50%	75%	90%	95%
13	Altura (cm)	147	150	154,9	160,3	165,7	170,5	173,4	147	150	154,9	160,3	165,7	170,5	173,4
	50º	103	104	105	108	110	111	112	61	60	61	62	63	64	65
	90º	115	116	118	121	124	126	126	74	74	74	75	76	77	77
	95º	119	120	122	125	128	130	131	78	78	78	78	80	81	81
	95º + 12 mmHg	131	132	134	137	140	142	143	90	90	90	90	92	93	93
14	Altura (cm)	153,8	156,9	162	167,5	172,7	177,4	180,1	153,8	156,9	162	167,5	172,7	177,4	180,1
	50º	105	106	109	111	112	113	113	60	60	62	64	65	66	67
	90º	119	120	123	126	127	128	129	74	74	75	77	78	79	80
	95º	1123	125	127	130	132	133	134	77	78	79	81	82	83	84
	95º + 12 mmHg	135	137	139	142	144	145	146	89	90	91	93	94	95	96
15	Altura (cm)	159	162	166,9	172,2	177,2	181,6	184,2	159	162	166,9	172,2	177,2	181,6	184,2
	50º	108	110	112	113	114	114	114	61	62	64	65	66	67	68
	90º	123	124	126	128	129	130	130	75	76	78	79	80	81	81
	95º	127	129	131	132	134	135	135	78	79	81	83	84	85	85
	95º + 12 mmHg	139	141	143	144	146	147	147	90	91	93	95	96	97	97
16	Altura (cm)	162,1	165	169,6	174,6	179,5	183,8	186,4	162,1	165	169,6	174,6	179,5	183,8	186,4
	50º	111	112	114	115	115	116	116	63	64	66	67	68	69	69
	90º	126	127	128	129	131	131	132	77	78	79	80	81	82	82
	95º	130	131	133	134	135	136	137	80	81	83	84	85	86	86
	95º + 12 mmHg	142	143	145	146	147	148	149	92	93	95	96	97	98	98
17	Altura (cm)	163,8	166,5	170,9	175,8	180,7	184,9	187,5	163,8	166,5	170,9	175,8	180,7	184,9	187,5
	50º	114	115	116	117	117	118	118	65	66	67	68	69	70	70
	90º	128	129	130	131	132	133	134	78	79	80	81	82	82	83
	95º	132	133	134	135	137	138	138	81	82	84	85	86	86	87
	95º + 12 mmHg	144	145	146	147	149	150	150	93	94	96	97	98	98	99

PA: pressão arterial; PAD: pressão arterial diastólica; PAS: pressão arterial sistólica. (Adaptada de Flynn et al., 2017.)

Tabela 33.6 Valores da pressão arterial de meninas, de acordo com a idade e o percentil de estatura.

Idade (anos)	Percentil de PA	PAS (mmHg)							PAD (mmHg)						
		Percentil de altura ou altura medida							Percentil de altura ou altura medida						
		5%	10%	25%	50%	75%	90%	95%	5%	10%	25%	50%	75%	90%	95%
1	Altura (cm)	75,4	76,6	78,6	80,8	83	84,9	86,1	75,4	76,6	78,6	80,8	83	84,9	86,1
	50º	84	85	86	86	87	88	88	41	42	42	43	44	45	46
	90º	98	99	99	100	101	102	102	54	55	56	56	57	58	58
	95º	101	102	102	103	104	105	105	59	59	60	60	61	62	62
	95º + 12 mmHg	113	114	114	115	116	117	117	71	71	72	72	73	74	74
2	Altura (cm)	84,9	86,3	88,6	91,1	93,7	96	97,4	84,9	86,3	88,6	91,1	93,7	96	97,4
	50º	87	87	88	89	90	91	91	45	46	47	48	49	50	51
	90º	101	101	102	103	104	105	106	58	58	59	60	61	62	62
	95º	104	105	106	106	107	108	109	62	63	63	64	65	66	66
	95º + 12 mmHg	116	117	118	118	119	120	121	74	75	75	76	77	78	78
3	Altura (cm)	91	92,4	94,9	97,6	100,5	103,1	104,6	91	92,4	94,9	97,6	100,5	103,1	104,6
	50º	88	89	89	90	91	92	93	48	48	49	50	51	53	53
	90º	102	103	104	104	105	106	107	60	61	61	62	63	64	65
	95º	106	106	107	108	109	110	110	64	65	65	66	67	68	69
	95º + 12 mmHg	118	118	119	120	121	122	122	76	77	77	78	79	80	81
4	Altura (cm)	97,2	98,8	101,4	104,5	107,6	110,5	112,2	97,2	98,8	101,4	104,5	107,6	110,5	112,2
	50º	89	90	91	92	93	94	94	50	51	51	53	54	55	55
	90º	103	104	105	106	107	108	108	62	63	64	65	66	67	67
	95º	107	108	109	109	110	111	112	66	67	68	69	70	70	71
	95º + 12 mmHg	119	120	121	121	122	123	124	78	79	80	81	82	82	83
5	Altura (cm)	103,6	105,3	108,2	11,5	114,9	118,1	120	103,6	105,3	108,2	11,5	114,9	118,1	120
	50º	90	91	92	93	94	95	96	52	52	53	55	56	57	57
	90º	104	105	106	107	108	109	110	64	65	66	67	68	69	70
	95º	108	109	109	110	111	112	113	68	69	70	71	72	73	73
	95º + 12 mmHg	120	1211	121	122	123	124	125	80	81	82	83	84	85	85
6	Altura (cm)	110	118,9	114,9	118,4	122,1	125,6	127,7	110	118,9	114,9	118,4	122,1	125,6	127,7
	50º	92	92	93	94	96	97	97	54	54	55	56	57	58	59
	90º	105	106	107	108	109	110	111	67	67	68	69	70	71	71
	95º	109	109	110	111	113	110	111	82	83	84	84	85	86	86
	95º + 12 mmHg	121	121	122	123	124	125	126	82	83	84	84	85	86	86

(continua)

Idade (anos)	Percentil de PA	PAS (mmHg) Percentil de altura ou altura medida							PAD (mmHg) Percentil de altura ou altura medida						
		5%	10%	25%	50%	75%	90%	95%	5%	10%	25%	50%	75%	90%	95%
7	Altura (cm)	115,9	117,8	121,1	124,9	128,8	132,5	134,7	115,9	117,8	121,1	124,9	128,8	132,5	134,7
	50º	92	93	94	95	97	98	99	55	55	56	57	58	59	60
	90º	106	106	107	109	110	111	112	68	68	69	70	71	72	72
	95º	109	110	111	112	113	114	115	72	72	73	73	74	74	75
	95º + 12 mmHg	121	122	123	124	125	126	127	84	84	85	85	86	86	87
8	Altura (cm)	121	123	126,5	130,6	134,7	138,5	140,9	121	123	126,5	130,6	134,7	138,5	140,9
	50º	93	94	95	97	98	99	100	56	56	57	59	60	61	61
	90º	107	107	108	110	111	112	113	69	70	71	72	72	73	73
	95º	110	111	112	113	115	116	117	72	73	74	74	75	75	75
	95º + 12 mmHg	122	123	124	125	127	128	129	84	85	86	86	87	87	87
9	Altura (cm)	125,3	127,6	131,3	135,6	140,1	144,1	146,6	125,3	127,6	131,3	135,6	140,1	144,1	146,6
	50º	95	95	97	98	99	100	101	57	58	59	60	60	61	61
	90º	108	108	109	111	112	113	114	71	71	72	73	73	73	73
	95º	112	112	113	114	116	117	118	74	74	75	75	75	75	75
	95º + 12 mmHg	124	124	125	126	128	129	130	86	86	87	87	87	87	87
10	Altura (cm)	129,7	132,2	136,3	141	145,8	150,2	152,8	129,7	132,2	136,3	141	145,8	150,2	152,8
	50º	96	97	98	99	101	102	103	58	59	59	60	61	61	62
	90º	109	110	111	112	113	115	116	72	73	73	73	73	73	73
	95º	113	114	114	116	117	119	120	75	75	76	76	76	76	76
	95º + 12 mmHg	125	126	126	128	129	131	132	87	87	88	88	88	88	88
11	Altura (cm)	135,6	138,3	142,8	147,8	152,8	157,3	160	135,6	138,3	142,8	147,8	152,8	157,3	160
	50º	98	99	101	102	104	105	106	60	60	60	61	62	63	64
	90º	111	112	113	114	116	118	120	74	74	74	74	74	75	75
	95º	115	116	117	118	120	123	124	76	77	77	77	77	77	77
	95º + 12 mmHg	127	128	129	130	132	135	136	88	89	89	89	89	89	89

Idade 12

Altura (cm)	142,8	145,5	149,9	154,8	159,6	163,8	166,4
PAS 50º	102	102	104	105	107	108	108
PAS 90º	114	115	116	118	120	122	122
PAS 95º	118	119	120	122	124	125	126
PAS 95º + 12 mmHg	130	131	133,2	134	136	137	138
PAD 50º	61	61	61	62	64	65	65
PAD 90º	75	75	75	75	76	76	76
PAD 95º	78	78	78	78	79	79	79
PAD 95º + 12 mmHg	90	90	90	90	91	91	91

Idade 13

Altura (cm)	148,1	150,6	154,7	159,2	163,7	167,8	170,2
PAS 50º	104	105	106	107	108	108	109
PAS 90º	116	117	119	121	122	123	123
PAS 95º	121	122	123	124	126	127	127
PAS 95º + 12 mmHg	133	134	135	136	138	139	139
PAD 50º	62	63	63	64	65	65	66
PAD 90º	75	75	76	76	76	76	76
PAD 95º	79	79	79	79	80	80	81
PAD 95º + 12 mmHg	91	91	91	91	92	92	93

Idade 14

Altura (cm)	150,6	153	156,9	161,3	165,7	169,7	172,1
PAS 50º	105	106	107	108	109	109	109
PAS 90º	118	118	120	122	123	123	123
PAS 95º	123	123	124	125	126	127	127
PAS 95º + 12 mmHg	135	135	136	137	138	139	139
PAD 50º	63	63	64	65	66	66	66
PAD 90º	76	76	76	76	77	77	77
PAD 95º	80	8	80	80	81	81	82
PAD 95º + 12 mmHg	92	92	92	92	93	93	93

Idade 15

Altura (cm)	151,7	154	157,9	162,3	166,7	170,6	173
PAS 50º	105	106	107	108	109	109	109
PAS 90º	118	119	122	122	123	123	124
PAS 95º	124	124	125	126	127	127	128
PAS 95º + 12 mmHg	136	136	138	138	139	139	140
PAD 50º	64	64	64	65	66	67	67
PAD 90º	76	76	76	77	77	78	78
PAD 95º	80	80	80	81	82	82	82
PAD 95º + 12 mmHg	92	92	92	93	94	94	94

Idade 16

Altura (cm)	152,1	154,5	158,4	162,8	167,1	171,1	173,4
PAS 50º	106	107	108	109	109	110	110
PAS 90º	119	120	123	123	124	124	124
PAS 95º	124	125	127	127	128	128	128
PAS 95º + 12 mmHg	136	137	139	139	140	140	140
PAD 50º	64	646	65	66	66	67	67
PAD 90º	76	76	76	77	78	78	78
PAD 95º	80	80	80	81	82	82	82
PAD 95º + 12 mmHg	92	92	92	93	94	94	94

Idade 17

Altura (cm)	152,4	154,7	158,7	163	167,4	171,3	173,7
PAS 50º	107	108	110	110	110	110	111
PAS 90º	120	121	124	124	124	125	125
PAS 95º	125	125	127	128	128	128	128
PAS 95º + 12 mmHg	137	137	139	139	140	140	140
PAD 50º	64	64	65	66	66	66	67
PAD 90º	76	76	77	77	78	78	78
PAD 95º	80	80	80	81	82	82	82
PAD 95º + 12 mmHg	92	92	92	93	94	94	94

PA: pressão arterial; PAD: pressão arterial diastólica; PAS: pressão arterial sistólica. (Adaptada de Flynn et al., 2017.)

294   Parte 3 ▪ Avaliação Clínica

Tabela 33.7 Definições atualizadas da pressão arterial.

Tipo	De 1 a 13 anos	> 13 anos
PA normal	< p90	< 120 × < 80
PA elevada	> p90 e < p95 ou 120 × 80 e < p95	120 × < 80 a 129 × < 80
Hipertensão arterial estágio 1	> p95 e < p95 + 12 mmHg ou 130 × 80 até 139 × 89	130 × 80 a 139 × 89
Hipertensão arterial estágio 2	> p95 + 12 mmHg ou > 140 × 90	> 140 × 90

p: percentil; PA: pressão arterial.

Tabela 33.8 Valores de pressão arterial que necessitam de maior avaliação (simplificada para triagem).

	PA (mmHg)			
	Meninos		Meninas	
Idade (anos)	Sistólica	Diastólica	Sistólica	Diastólica
1	98	52	98	54
2	100	55	101	58
3	101	58	102	60
4	102	60	103	62
5	103	63	104	64
6	105	66	105	67
7	106	68	106	68
8	107	69	107	69
9	107	70	108	71
10	108	72	109	72
11	110	74	111	74
12	113	75	114	75
≥ 13	120	80	120	80

PA: pressão arterial.

Atualmente, o modelo mais aceito para a patogênese da EH é o duplo: a RI parece ser responsável pelas alterações no estoque de lipídeos e pela lipólise em tecidos-alvo, levando ao aumento do fluxo de ácidos graxos (AG) dos adipócitos para o fígado, com acúmulo subsequente de TG nos hepatócitos. O estresse oxidativo ativa as citocinas inflamatórias, como o fator de necrose tumoral alfa (TNF-α), e gera espécies reativas de oxigênio como radicais hidroxila e ânions superóxido, que podem reagir com o excesso de lipídeos, formando os peróxidos, que causam dano celular. Contudo, acredita-se que outros fatores também podem estar envolvidos, como alteração da microbiota, algumas adipocitocinas,

apneia do sono, sistema ghrelina/ghrelina-O-acetiltransferase e metabolismo da vitamina D.

Laboratorialmente, o índice transaminase glutâmico-oxaloacética (TGO)/transaminase glutamicopirúvica (TGP) possibilita a diferenciação dos pacientes com EHADM daqueles com hepatite alcoólica, tendo um predomínio da TGP nos casos de EHADM. A elevação de TGP é comumente encontrada em crianças, ao contrário dos adultos.

O fígado com EH apresenta aumento difuso da ecogenicidade comparada com a dos rins. A ultrassonografia (US) tem sensibilidade de 89% e especificidade de 93% na detecção de esteatose, e sensibilidade e especificidade de 77 e 89%, respectivamente, para o diagnóstico de fibrose. Achados ultrassonográficos sugestivos de esteatose não possibilitam diferenciar entre esteatose simples e EHADM. A biopsia hepática é considerada padrão-ouro para diagnóstico da patologia. Outros exames de imagem também podem ser realizados, entre eles, a tomografia e a ressonância de fígado, apresentando boa correlação entre eles.

A hiperuricemia também é achado frequente em pacientes com SM, estando relacionada com RI e intolerância à glicose. O ácido úrico é produto final do metabolismo das purinas. Alta ingestão de fontes de purina e de frutose está associada à alta concentração sérica de urato. A hiperuricemia também está associada à fisiopatologia da HA, doença renal crônica, DM2, insuficiência cardíaca congestiva e aterosclerose. Atualmente, observa-se alto consumo de açúcar de adição, que contém grande quantidade de frutose. Esse consumo elevado de frutose está associado a lipogênese hepática *de novo*, dislipidemia, RI e aumento da produção de ácido úrico. Muitos estudos mostram associação entre alta concentração sérica de ácido úrico e componentes da SM. É descrito que cada aumento de 1 kg/m^2 do IMC está associado ao aumento de 5,74 µmol/ℓ de ácido úrico sérico. Além disso, alguns estudos mostram que a hiperuricemia também está relacionada ao aumento da espessura da camada íntima-média carotídea, que é um marcador de RCV bem estabelecido.

A concentração sérica de ácido úrico ainda não faz parte dos critérios diagnósticos de SM, mas em virtude de sua importância

Tabela 33.9 Valores dos lipídeos em crianças e adolescentes (mg/dℓ).

	Desejáveis	Limítrofes	Aumentados
Colesterol total	< 150	150 a 169	≥ 170
Colesterol LDL	< 100	100 a 129	≥ 130
Colesterol HDL	> 45	–	–
Triglicerídeos	< 100	100 a 129	≥ 130

HDL: lipoproteínas de alta densidade; LDL: lipoproteínas de baixa densidade. (Fonte: I Diretriz Brasileira sobre Prevenção da Aterosclerose em crianças e adolescentes, 2005.)

Capítulo 33 ▪ Síndrome Metabólica na Infância e na Adolescência

Tabela 33.10 Distribuição em percentis dos valores de lipídeos em crianças e adolescentes (de 5 a 19 anos), de ambos os sexos.

		Sexo masculino			Sexo feminino		
		5 a 9 anos	10 a 14 anos	15 a 19 anos	5 a 9 anos	10 a 14 anos	15 a 19 anos
Colesterol total (mg/dℓ)							
50º	percentil	153	161	152	164	159	157
75º	percentil	168	173	168	177	171	176
90º	percentil	183	191	183	189	191	198
95º	percentil	186	201	191	197	205	208
Triglicerídeos (mg/dℓ)							
50º	percentil	48	58	68	57	68	64
75º	percentil	58	74	88	74	85	85
90º	percentil	70	94	125	103	104	112
95º	percentil	85	111	143	120	120	126
Colesterol LDL (mg/dℓ)							
50º	percentil	90	94	93	98	94	93
75º	percentil	103	109	109	115	110	110
90º	percentil	117	123	123	125	126	129
95º	percentil	129	133	130	140	136	137
Colesterol HDL (mg/dℓ)							
50º	percentil	38	37	30	36	37	35
75º	percentil	43	40	34	38	40	38
90º	percentil	49	46	39	48	45	43
95º	percentil	55	55	46	52	52	51

HDL: lipoproteínas de alta densidade; LDL: lipoproteínas de baixa densidade. Considerados alterados valores de LDL > p95 e de HDL < p5. Valores de LDL entre p90 e p95 e HDL entre p5 e p10 = limítrofes. (Adaptada de Daniels e Greer, 2008.)

na fisiopatologia, deveria ser considerada como parâmetro diagnóstico adicional.

Atualmente, alterações dos parâmetros do sono têm sido relacionadas ao risco cardiometabólico. Estudos sugerem que crianças com curta duração do sono (abaixo de 8 horas) ou com qualidade pobre/insuficiente de sono têm maior risco de aumento de PA e RI, independentemente da obesidade. Os mecanismos para essa associação ainda não são conhecidos, mas a leptina e o tipo de dieta podem ter algum papel.

Com relação à AOS, é condição comum em crianças e adultos com obesidade. Estudos mostram que a SM está presente em cerca de 16% das crianças e adolescentes sem AOS, porém está presente em cerca de 59% daquelas com AOS.

Na RI e no DM2, existe aumento dos marcadores inflamatórios como a proteína C reativa (PCR), velocidade de hemossedimentação (VHS) e TNF-α. Há correlação positiva entre o IMC e a PCR na infância. A microalbuminúria também é marcador de lesão endotelial, podendo estar aumentada nos pacientes com SM.

Papel das adipocitocinas

Antigamente, acreditava-se que o tecido adiposo servia apenas como estoque energético do organismo. No entanto, hoje se sabe que é importante órgão endócrino que secreta várias substâncias, coletivamente denominadas "adipocitocinas". A alteração do perfil de secreção dessas adipocitocinas tem sido descrita como característica comum tanto na EH como na SM em crianças e adolescentes. As adipocitocinas têm papel importante no crescimento, reprodução, metabolismo ósseo, sistema imune, desenvolvimento de câncer, entre outros.

É possível destacar a leptina, que age no hipotálamo, inibindo a ingestão alimentar e aumentando o gasto energético. A resistência à leptina observada em indivíduos com obesidade leva à RI e ao desenvolvimento de EH e SM em crianças e adolescentes.

Outra adipocitocina importante é a adiponectina, que tem função antiaterogênica e anti-inflamatória e melhora a SI, tendo, portanto, papel protetor contra o desenvolvimento de diabetes e DCV. Redução nas concentrações plasmáticas de adiponectina está associada a obesidade, RI, HA, DM2 e risco aumentado de malignidades. A resistina tem impacto na SI, porém seu papel na SM ainda é controverso.

O fator de crescimento de fibroblasto 21 (FGF-21) é produzido preferencialmente pelo fígado, mas também pode ser sintetizado em menor quantidade pelos tecidos adiposos branco e marrom. Estudos sugerem que o FGF-21 melhora a sinalização da insulina, promove lipólise no tecido adiposo branco, reduz a gliconeogênese, melhora o perfil lipídico e permite a conversão do tecido adiposo branco em bege. Em pacientes com obesidade, no entanto, observa-se concentração sérica elevada de FGF-21, sugerindo resistência a essa adipocitocina.

Além dessas adipocitocinas, várias outras têm sido descritas na literatura, podendo ser biomarcadores possíveis para distúrbios metabólicos: proteína ligadora do retinol 4 (RBP-4), lipocalina-2, omentina-1 e vaspina.

O tecido adiposo também secreta várias citocinas pró-inflamatórias, como TNF-α e interleucinas-6 e 8 (IL-6 e IL-8), que estão associadas ao ganho excessivo de peso, HA e RI. O aumento dessas citocinas pró-inflamatórias contribui para o estado inflamatório de baixo grau que ocorre na obesidade, que, em parte, é responsável por maior RCV.

Prevenção

A prevenção da SM começa durante a gestação, garantindo um acompanhamento adequado do crescimento fetal, para evitar as causas de restrição de crescimento intrauterino (RCIU) e prematuridade.

As crianças que nascem pequenas para idade gestacional apresentam maior risco para SM. Ong et al., em 2000, acompanhando o crescimento de crianças com RCIU, observaram que, aos 5 anos, essas crianças apresentavam maiores IMC e CA. Meas et al., em 2008, mostraram que as crianças que foram pequenas para idade gestacional tornaram-se adultos com maior IMC e evolutivamente ganharam mais peso em comparação àquelas que tiveram peso adequado ao nascer. As crianças com RCIU apresentam maior risco de desenvolvimento de RI, especialmente aquelas com crescimento intrauterino desproporcionado e que ganham peso rapidamente (principalmente até os 6 meses de idade cronológica).

De maneira importante, a obesidade materna durante a gestação ou o ganho ponderal excessivo durante a gravidez estão associados a recém-nascidos de maior peso de nascimento e maior risco futuro de obesidade e DM2. Essa "programação metabólica" que ocorre durante o período gestacional resulta de alterações epigenéticas, que vão ter impacto nas respostas metabólicas futuras desse recém-nascido. Essas alterações epigenéticas são mediadas por metilação do DNA, modificações da histona, remodelamento da cromatina e pelos micro-RNA. Os miRNA são RNA pequenos, não codificantes, de cerca de 22 nucleotídeos e que têm como principal função a diminuição da expressão gênica. Recentemente, vários miRNA foram associados a obesidade, RI, dislipidemia, disfunção endotelial e inflamação, sendo importantes biomarcadores de distúrbios metabólicos em crianças. Embora ainda recente, o estudo dos miRNA é um campo interessante para pesquisa em diagnóstico e manejo de pacientes com alterações metabólicas.

Após o nascimento, o aleitamento materno é fator protetor contra o ganho de peso excessivo, e para cada mês de aleitamento materno, há redução de 4% do risco de obesidade. Além do aleitamento materno, a introdução adequada da alimentação complementar também é importante na redução do risco de obesidade e SM. Sua introdução precoce está associada ao risco aumentado de problemas respiratórios e acúmulo de gordura.

Estudos sugerem que a oferta alta de proteínas (3 g de proteína/100 kcal × 1,8 g/100 kcal) no primeiro ano de vida está associada a maior adiposidade e RI no futuro, tanto aos 2 quanto aos 7 anos de idade cronológica, provavelmente por ativar vias de sinalização pós-receptor da insulina, alterando a cascata de fosforilação.

A alimentação adequada, com a quantidade de macro e micronutrientes ofertada de acordo com as necessidades de cada faixa etária, e a prática regular de atividade física são fundamentais na prevenção de doenças crônicas.

Novos marcadores para síndrome metabólica

Proteínas

O valor potencial de várias proteínas e citocinas na caracterização do risco metabólico em crianças e adolescentes tem sido muito discutido nos últimos anos. Algumas dessas proteínas descritas foram a cardiotrofina 1 (CT-1), a proteína de alta mobilidade do grupo Box 1 (HMGB1) e a RBP-4. A CT-1 é uma proteína de 201 aminoácidos, da superfamília das citocinas, que tem importância no metabolismo energético e potencial ligação com obesidade e DM2.

A HMGB1 tem sido proposta como novo marcador diagnóstico de SM em crianças e adolescentes, por sua relação com citocinas inflamatórias. Em estudo comparando crianças com obesidade e eutróficas, a HMGB1 apresentou maiores sensibilidade e especificidade que outros preditores para identificar a SM nos indivíduos com obesidade. A RBP-4 apresentou correlação positiva com resistência à insulina, CA, pressão sistólica e GJ em estudo com crianças e adolescentes com obesidade. Contudo, o uso rotineiro dessas proteínas para diagnóstico e acompanhamento de crianças e adolescentes com obesidade ainda precisa ser mais bem estudado.

Marcadores genéticos

Vários genes associados à SM já foram descritos. Em 2019, foram descritos polimorfismos no gene do neuropeptídeo Y, sendo a variante rs16131 associada à obesidade em crianças espanholas. A variante T-1131C do gene da apolipoproteína A5 parece estar associada à SM. A frequência alélica dessa variante foi maior (31,3%) no grupo com SM do que no grupo-controle (11,7%), em estudo de adolescentes com obesidade.

Marcadores antropométricos e comportamentais

Alguns estudos têm demonstrado que a relação CA/estatura associada à história familiar de DM2 e acantose *nigricans* estaria relacionada com o maior risco de SM.

Além dos marcadores antropométricos e genéticos, alguns fatores comportamentais foram descritos, como não tomar café da manhã e o alto consumo de açúcar, especialmente a ingestão de 10 g/dia de açúcar por meio de bebidas doces, e o tempo de atividades sedentárias (televisão, computadores etc.).

Tratamento

Uma criança ou adolescente que desenvolve SM vai conviver muitos anos com alterações metabólicas graves, que podem comprometer sua qualidade de vida e sua sobrevida. Por esse motivo, seu tratamento nessa fase consiste em tentar resgatar, para o paciente e sua família, hábitos que possam auxiliar a reverter de maneira mais prolongada tais alterações. Mudança de estilo de vida, por reeducação alimentar e orientação de atividade física, deve ser o foco principal da terapêutica, visando à criação de nova rotina de vida da família como um todo, propiciando melhora duradoura dos fatores de risco.

Estudos com programas de intervenção, incluindo a participação de familiares, mostraram, após 1 ano, redução do IMC, melhora dos valores de colesterol, HOMA-IR e composição corporal. Weiss et al., em 2005, demonstraram que uma pequena redução do IMC foi suficiente pra evitar a progressão para DM2 em adolescentes com intolerância à glicose, em comparação àqueles cujo IMC aumentou 3 kg/m² em 2 anos.

As propostas de modificação de estilo de vida associando intervenções múltiplas (físicas, alimentares, psicológicas e médicas) também têm resultados variados. Estudo de Dâmaso et al. de 2013, mostrou resultados animadores com esse tipo de abordagem, com redução de peso associada à diminuição das comorbidades, da gordura visceral, de parâmetros laboratoriais (TG, insulina, colesterol LDL) e do marcador inflamatório inibidor do ativador do plasminogênio tipo 1 (PAI-1), com aumento da adiponectina.

O exercício físico está associado a melhora do perfil lipídico, redução das citocinas inflamatórias e do estresse oxidativo, mesmo que não haja redução importante do peso. Além disso, também promove melhorias do ponto de vista psicológico.

É fato, no entanto, que a intervenção nos hábitos do paciente e sua família nem sempre é eficaz. Em casos selecionados, portanto, o tratamento farmacológico pode ser considerado como alternativa, no qual o benefício a longo prazo, visando à redução do RCV dessas crianças, justifica a busca por terapêuticas mais invasivas.

O uso de medicamentos no tratamento da SM em crianças e adolescentes pode ser considerado uma alternativa quando não houver melhora da composição corporal e das anormalidades metabólicas após instituição de programa de mudança de estilo de vida.

Medicamentos como sibutramina e orlistate foram liberados pela Food and Drug Administration (FDA) para uso a partir dos 16 e dos 13 anos, respectivamente. Esses medicamentos levam à perda de peso a curto prazo, porém os efeitos benéficos metabólicos são altamente variáveis.

A metformina, um agente sensibilizador da insulina, é aprovada para pacientes acima de 12 anos para tratamento de DM2, mas não para obesidade. No entanto, vários estudos têm sido publicados com seu uso para adolescentes com obesidade com RI, adolescentes com síndrome dos ovários policísticos (SOP), crianças com RI e RCIU. Em grande parte, os resultados da metformina em relação à perda de peso são pequenos, não justificando, na maioria dos casos, sua indicação unicamente para esse fim. Deve-se também levar em conta a escassez de dados na literatura com relação à eficácia e à segurança a longo prazo do uso dessas medicações em crianças e adolescentes.

Um dos aspectos relevantes da orientação de crianças e adolescentes com obesidade e SM refere-se aos objetivos da perda ponderal. Quando a criança tem menos de 7 anos, sem complicações secundárias, é aceitável apenas a manutenção do peso ou a melhora do IMC por meio de ganho estatural superior ao ganho ponderal. Em crianças acima de 7 anos, essa manutenção é suficiente se o IMC estiver entre os percentis 85 e 95 e sem complicações. No entanto, a perda ponderal é recomendada se houver complicações ou se o percentil do IMC for acima do p95. Nesses casos, a AAP recomenda perda ponderal de aproximadamente 0,45 kg/mês. Se houver sintomas de SM, perda mais acentuada pode ser requerida.

Atualmente, vários grupos acreditam que mais importante do que fazer o diagnóstico de SM é reconhecer e tratar precocemente as comorbidades.

Tratamento comportamental

Consiste na modificação do estilo de vida do paciente, principalmente no que se refere a dieta e atividade física. O tratamento deve visar à reeducação de hábitos do paciente, e a inclusão da família é fundamental para o sucesso, principalmente quando o objetivo é a manutenção da perda de gordura a longo prazo.

Dieta

A orientação nutricional baseia-se inicialmente em avaliação e compreensão dos hábitos alimentares do paciente, com identificação de padrões de comida e alimentação, mesmo que pacientes com obesidade geralmente sub-reportem sua ingestão alimentar. O conhecimento do ambiente e da rotina da criança também auxilia a compreender as causas do excesso de peso. Sempre questionar sobre quem mora na casa, quem faz a comida, onde e com quem a criança fica no horário em que não está na escola, espaço para atividades físicas etc. Também se deve inquirir sobre a rotina alimentar na escola, muitas vezes responsável por facilitar erros alimentares.

A dieta é a base e o início de qualquer orientação para perda ponderal. Deve ser sempre balanceada e adequada à idade e ao estágio puberal do paciente, possibilitando crescimento adequado e evitando ganho ponderal. A simples manutenção do peso durante a fase de crescimento leva naturalmente a uma redução do IMC, com consequente modificação da composição corporal. É um tratamento de baixo custo, fácil compreensão, e ainda é útil como prevenção da evolução da obesidade e promoção de saúde a longo prazo. Porém, nem sempre a orientação dietética é eficaz, e mesmo que se alcance uma melhora, esta é, muitas vezes, pouco duradoura.

Estratégias gerais para a abordagem nutricional incluem restrição calórica total para alcançar um balanço energético (BE) neutro ou levemente negativo. Geralmente a dieta é baseada em 4 a 6 refeições por dia, mantendo-se 60 a 65% de carboidratos, 10 a 12% de proteínas e 25% de gordura. Deve-se orientar a redução de alimentos com densidade calórica elevada, como gorduras saturadas, salgadinhos e doces, reduzir ou retirar sucos e refrigerantes, substituindo por água ou bebidas não calóricas, e estimular uma dieta balanceada contendo fibras, frutas, vegetais, peixes e produtos integrais, respeitando-se as características culturais e regionais. Em adolescentes que já completaram o crescimento ou com obesidade mais pronunciada, a dieta deve ser mais restrita para produzir BE negativo.

A associação a outras comorbidades pode estabelecer modificações mais específicas, como na redução mais intensa de gorduras saturadas nos casos de dislipidemia, de sal nos casos de HA e de açúcares de absorção rápida nos casos de DM2.

A dificuldade de manutenção da modificação alimentar deve ser combatida com apoio familiar irrestrito, além de suporte psicológico quando necessário. A utilização de equipes multiprofissionais com psicólogo, nutricionista e professor de educação física torna mais provável o sucesso do tratamento.

Para que haja uma conclusão mais definitiva sobre a eficácia e segurança de restrições calóricas mais intensas em crianças e adolescentes com obesidade e SM, há a necessidade de estudos a longo prazo.

Atividade física

O aumento do gasto calórico por meio do aumento da atividade física diária é outro componente fundamental das modificações comportamentais. A atividade física induz significante melhora em praticamente todos os parâmetros metabólicos e também no peso, principalmente quando associada à dieta.

A atividade pode ser programada (academia, esportes) ou não (cotidianas – caminhar, subir escadas). Diretrizes estadunidenses recomendam 60 a 90 minutos, não obrigatoriamente consecutivos, em todos ou na maioria dos dias da semana, de atividades adequadas à faixa etária.

A atividade também deve ser prazerosa, divertida e, para tal, deve ser ajustada às habilidades da criança. O exercício deve ser incluído nas atividades de lazer da família. Dependendo da evolução e da tolerância da criança, deve-se aumentar gradualmente frequência, duração e intensidade da atividade.

Dentro das modificações de estilo de vida, é muito importante associar o aumento de atividade com restrição do tempo diário de TV, *videogames* e uso de computador. Além disso, é preciso manter a atividade por tempo prolongado, pois há descrições de que, após a parada, o retorno aos níveis basais pode ocorrer em até 1 ano, e há evidências de deterioração após esse período.

Tratamento medicamentoso

O tratamento medicamentoso para a SM em crianças e adolescentes deve ser considerado apenas na falência das modificações comportamentais, e se houver importante associação a comorbidades. Pode visar à obesidade, como gênese do problema, à redução da RI periférica ou ao tratamento das comorbidades.

Considerando-se que a SM é uma associação de várias alterações metabólicas, pode-se discutir a terapêutica medicamentosa tanto para os fatores indutores da síndrome, como a obesidade e a RI, quanto para suas consequências, como dislipidemia, DM e HA. Cada uma dessas últimas condições citadas pode ser tratada especificamente, e há várias diretrizes para essa orientação. Neste capítulo, será abordado apenas o tratamento medicamentoso para a gênese da SM, ou seja, obesidade e RI.

Atualmente, os seguintes medicamentos são liberados pela FDA para tratamento da obesidade em adolescentes: orlistate (a partir dos 12 anos), fentermina (a partir dos 16 anos e por período curto – 6 meses), liraglutida (a partir dos 12 anos) e, mais recentemente, semaglutida (também a partir dos 12 anos).

Em metanálise recente, Cochrane comparou três medicamentos (orlistate, sibutramina e metformina) contra placebo. Em um universo de 1.180 participantes, a perda de peso foi de -3,9 kg em favor das intervenções medicamentosas.

Estudo realizado por Singhal et al., em 2021, comparando o impacto das medicações no escore Z do IMC, mostrou que a maior variação foi obtida pela liraglutida (redução de 0,25 DP no escore Z do IMC) em relação às outras (orlistate, fentermina, topiramato e metformina).

Sibutramina

Promove saciedade e aumenta o gasto energético por meio da inibição da recaptação dos neurotransmissores serotonina e noradrenalina em neurônios pré-sinápticos, aumentando a transmissão destas nas terminações hipotalâmicas. A sibutramina é o medicamento que tem exibido maior segurança para uso em adolescentes, com alguns estudos demonstrando bons resultados na perda de peso nessa faixa etária. Além de induzir a perda de peso, a substância também propiciou melhora nos parâmetros metabólicos relacionados com a SM, como colesterol total, colesterol LDL e insulina. Sua eficácia também parece ser maior que a de outras medicações, conforme metanálise realizada por McGovern et al., em 2008.

Nos quatro principais estudos placebo-controlados que avaliaram adolescentes com obesidade, a perda de peso foi significativamente maior no grupo que usou a sibutramina do que no grupo que usou o placebo. Dois estudos nacionais avaliaram a sibutramina em adolescentes como sobrepeso e obesidade. Godoy-Matos et al., em 2005, demonstraram variação de IMC no grupo que usou sibutramina de -3,6 ± 2,5 kg/m², significativamente maior que no grupo placebo, de 0,9 ± 0,9 kg/m². O outro estudo nacional, realizado por Franco et al., em 2014, duplo-cego, com 73 adolescentes, mostrou que 75% dos pacientes com sibutramina perderam mais de 10% do peso inicial, contra 46% do grupo placebo em 13 meses, com significativa redução do IMC.

Efeitos colaterais descritos incluem HA, taquicardia, cefaleia, boca seca, tontura, constipação intestinal e insônia. Está indicado o monitoramento de PA e da frequência cardíaca nos pacientes em uso de sibutramina.

Orlistate

É um inibidor da lipase intestinal, que interfere na absorção intestinal de gorduras (TG), possibilitando redução da quantidade calórica adquirida mesmo após ingestão. Um grande estudo multicêntrico, randomizado, resultou em redução do IMC no grupo orlistate quando comparado com placebo.

Dois estudos de 3 meses de duração, um com crianças de 8 a 12 anos e outro em adolescentes, revelaram tolerabilidade, perda de peso com efeitos benéficos em lipídeos, RI e enzimas hepáticas, sem interferir no crescimento. Houve também melhora na autoestima.

Efeitos colaterais mais encontrados são flatulência e evacuações oleosas, que são menos intensas quando se inicia o tratamento com dose baixa e com aumento lento e gradual.

Seu uso é recomendado em associação a multivitamínicos em virtude da redução da absorção intestinal de vitaminas A, D, E e K. A preocupação com a interferência na absorção de vitaminas essenciais pode ser um fator limitante de seu uso em obesidade na adolescência.

Metformina

Em pediatria, a RI é um desafio crescente, dada a sua associação com diversas doenças, como causa direta ou fator secundário importante. A metformina é bem estabelecida como hipoglicemiante oral em adultos e em crianças ou adolescentes com obesidade com DM2. É a medicação anti-hiperglicemiante oral mais utilizada em pediatria, suprimindo a produção hepática de glicose, reduzindo lipogênese e, em menor grau, aumentando a SI na periferia. Metformina é, por bula, um medicamento antidiabético de uso oral utilizado para o tratamento do DM2, isoladamente ou em combinação com outros antiadiabéticos orais. Pode ser utilizado também para o tratamento do diabetes *mellitus* tipo 1 em complementação à insulinoterapia. Recentemente foi acrescentada a indicação para prevenção de DM2 em adultos com sobrepeso (IMC igual ou acima de 24 kg/m²; igual ou acima de 22 kg/m² entre asiáticos) com pré-diabetes e pelo menos um fator de risco adicional (HA, idade acima de 40 anos, dislipidemia, histórico familiar de diabetes ou histórico de diabetes gestacional), nos quais a modificação intensiva no estilo de vida (dieta rigorosa e exercícios físicos regulares) isoladamente não proporcionou controle glicêmico adequado. Também está indicado na síndrome dos ovários policísticos.

Apesar de a indicação ser para maiores de 10 anos com DM2, melhorando GJ, hemoglobina glicada (HbA1c) e RI, pode ser benéfica também em crianças e adolescentes com RI estabelecida e com EHADM, alteração intimamente ligada à obesidade.

Freemark e Bursey realizaram estudo com 29 adolescentes com obesidade e com RI (IMC > 30 e insulina basal > 15), com antecedentes familiares de DM2, no qual se usou metformina (500 mg 2 vezes/dia) ou placebo por 6 meses. Houve redução de IMC com metformina de 0,12 DP (1%) contra aumento de 0,23 DP (2%) com placebo, além de queda na glicemia (todas normais) e insulinemia.

Estudo de Love-Osborne et al. de 2008 avaliou 85 adolescentes com obesidade com RI (insulina basal > 15; HOMA > 2,5), comparando metformina (1.000 mg/dia) e placebo por 6 meses. Não houve impacto na variação média do IMC entre os grupos após o período. Somente no grupo metformina houve pacientes com redução maior que 5% no IMC (22,9%). O resultado aparentemente mais interessante desse estudo refere-se à análise dos dados vista após a separação dos grupos quanto à adesão ao tratamento: os pacientes aderentes ao tratamento com metformina eram os que tinham maior redução média do IMC e maior porcentagem de pacientes com redução de IMC > 5% (26,7%), sugerindo que a adesão ao tratamento deva ser estritamente monitorada nos estudos com adolescentes.

No entanto, esses dados ainda não possibilitam que seja traçada uma conclusão de que o uso de metformina em adolescentes com obesidade resistentes à insulina possa ser considerado "protetor" contra o desenvolvimento de DM2. As diretrizes da Sociedade Brasileira de Diabetes (SBD) incorporaram a metformina como tratamento do pré-diabetes para adultos, indicando que ela "deve ser considerada" na prevenção do DM2 em indivíduos com obesidade e fatores de risco.

Para tentar responder a esse questionamento (se a metformina reduz o risco de evolução para diabetes no adolescente), foi criado o Consórcio RISE (*Restoring Insulin Secretion*) *Pediatric Medication Study*. O RISE é um estudo multicêntrico estadunidense que avaliou o efeito da metformina e de glargina seguida de metformina em reduzir o risco de evolução para DM2 ou de melhorar a SI em adolescentes com intolerância à glicose ou DM2 recém-diagnosticado. Após 12 meses não houve impacto do uso de metformina (ou de insulina + metformina) em relação à função de célula B (*clamp*), IMC, HbA1c, GJ ou glicemia aos 120 minutos em TOTG. A conclusão do estudo é que a metformina, isoladamente ou com insulina, não foi capaz de impedir a evolução para DM2 em adolescentes em alto risco (obesidade + intolerância à glicose).

Efeitos colaterais da metformina incluem diarreia, vômitos, dor epigástrica, náuseas, e podem interferir na aderência ao medicamento. A acidose láctica ocorre em menos de 1/100.000 pacientes, principalmente quando associada à insuficiência hepática ou renal, devendo ser evitada nesses casos. Não há ainda dados de resultados a longo prazo, em relação à segurança.

Incretinomiméticos: agonistas do receptor de peptídeo semelhante ao glucagon 1

Aumentam secreção de insulina, suprimem glucagon, aumentam tempo de esvaziamento gástrico, promovem saciedade e são utilizados por via subcutânea (SC). Estudos mostraram redução de HbA1c de 0,5 a 0,8%, associada a perda de peso e redução de glicemia pós-prandial. Efeitos colaterais incluem náuseas, vômitos e cefaleia, que geralmente melhoram com o tempo.

Seu uso em adolescentes com obesidade foi avaliado por Danne et al., em 2016, que observaram efeitos favoráveis em IMC, peso,

glicemia e HbA1c, porém sem significância estatística. Mais de 95% dos pacientes desse estudo apresentaram efeitos colaterais gastrointestinais. A liraglutida, um agonista do peptídeo semelhante ao glucagon 1 (GLP-1), foi aprovada pela FDA para uso em adolescentes portadores de DM2 em junho de 2019. A aprovação foi baseada em um estudo duplo-cego, randomizado, com liraglutida contra placebo, realizado em pacientes portadores de DM2 com idade cronológica entre 10 e 17 anos. Foram incluídos pacientes com obesidade (IMC > p85), em tratamento com metformina, com ou sem insulina. O número de pacientes avaliado foi de 134, idade cronológica média de 14,6 anos (66 com liraglutida 1,8 mg/dia e 68 no grupo placebo). Houve redução da HbA1c mais acentuada no grupo liraglutida (redução de 0,64% *versus* aumento de 0,42% no grupo placebo). A melhora glicêmica foi acompanhada de redução de peso (-2,3 kg *versus* 0,99 placebo), mesmo considerando que metade dos pacientes não chegou à dose máxima de 1,8 mg. Vale ressaltar que a aprovação foi para adolescentes com DM2, e não com SM.

Recentemente, a liraglutida foi liberada pela FDA e pela Agência Nacional de Vigilância Sanitária (Anvisa) para tratamento de adolescentes acima dos 12 anos com obesidade, na dose de até 3 mg/dia. Em estudo realizado por Kelly et al., em 2020, comparando a liraglutida com placebo, por 56 semanas, em associação à orientação da mudança de estilo de vida, foi observada redução no escore Z do IMC mais importante no grupo da liraglutida (variação em relação ao basal de 0,26). No entanto, após a suspensão da medicação, durante 26 semanas de acompanhamento, houve aumento significativo no IMC do grupo liraglutida em relação ao placebo. Houve maior frequência de eventos adversos no grupo de liraglutida e a maioria foi de queixas gastrointestinais. Não houve evento adverso grave.

Em dezembro de 2022, a FDA liberou o uso da semaglutida para tratamento da obesidade em adolescentes maiores de 12 anos, na dose de 2,4 mg semanal. Em estudo realizado por Weghuber et al. (*STEP teens trial*), após 68 semanas de uso de semaglutida em relação ao placebo (associado à intervenção no estilo de vida), foi observada redução do IMC de 16,1%, enquanto no grupo placebo houve aumento de 0,6%. No grupo semaglutida, 62% dos pacientes tiveram redução de IMC maior que 10%, e 53% tiveram redução maior que 15%. Em relação aos eventos adversos, alterações gastrointestinais (principalmente náuseas, vômito e diarreia) foram mais frequentes no grupo semaglutida (62% dos pacientes em comparação a 42% no grupo placebo) e foram considerados leves ou moderados e de curta duração.

Kelly et al., em 2023, em análise *post hoc* do estudo clínico da semaglutida (*STEP teens trial*), observaram que 44,9% dos pacientes que receberam semaglutida mudaram sua categoria de diagnóstico de obesidade para eutrofia ou sobrepeso, enquanto o mesmo aconteceu em 12,1% dos pacientes no grupo placebo, mostrando a eficácia terapêutica.

Outros medicamentos para diabetes mellitus tipo 2 e/ou resistência insulínica (em estudo)

Sulfonilureias (alguns países com aprovação abaixo de 18 anos)

Aumentam a secreção pancreática de insulina pela ligação com os receptores no canal de potássio dependente de trifosfato de adenosina (ATP). Em adultos, é associada à redução de 1,5 a 2% na HbA1c.

Efeitos colaterais mais comuns são hipoglicemia e ganho ponderal. Há somente um estudo na faixa etária pediátrica, que não mostrou superioridade à metformina e aumentou peso e hipoglicemia.

Glitazonas (não aprovadas para menores de 18 anos)

Aumentam a SI no músculo, gordura e fígado, com efeito muscular maior que o da metformina.

Estudos em adultos são associados a uma redução de HbA1c de 0,5 a 1,3%. No *TODAY Study*, a adição de rosiglitazona com metformina reduziu o risco de progressão para necessidade de insulina em 23%. Efeitos colaterais incluem ganho de peso, anemia e retenção de líquidos. Toxicidade hepática associada a outros membros dessa família de medicamentos não foi encontrada com as glitazonas novas. Não se sabe ainda quais serão as restrições ao uso das glitazonas no futuro.

Inibidores das alfaglicosidases (não aprovados para menores de 18 anos)

Reduzem a absorção de carboidratos no intestino proximal e a HbA1c em 0,5 a 1%. Não há estudos em crianças ou adolescentes. O efeito colateral mais frequente é flatulência.

Inibidores de dipeptidil peptidase 4 (não aprovados para menores de 18 anos)

São administrados por via oral, resultam em maiores concentrações de GLP-1 e estão associados à redução de 0,5% na HbA1c. Vários estudos em jovens estão sendo conduzidos.

Inibidores do cotransportador sódio-glicose SGLT2 (não aprovados para menores de 18 anos)

Inibem a reabsorção renal de glicose, levando a aumento da glicosúria e redução da HbA1c semelhante à metformina, além de discreta perda de peso. Efeitos colaterais incluem aumento discreto de infecções urinárias. Em virtude da ação cardioprotetora em adultos, vários estudos estão em desenvolvimento para avaliar sua ação em adolescentes.

Tratamento cirúrgico

Cirurgia bariátrica

A cirurgia bariátrica (CB) é o procedimento cirúrgico que ajuda na perda de peso por meio da redução da absorção de nutrientes pelo trato gastrointestinal ou pela restrição da ingestão alimentar. Deve ser considerada nos casos com sérias comorbidades, para realização em centros especializados.

As técnicas mais descritas na literatura de procedimentos em adolescentes são o *bypass* gástrico em Y de Roux (DGYR), a banda gástrica ajustável (BGA), Scopinaro e Capella. Resultados recentes de um consórcio estadunidense demonstraram os efeitos sobre o DM2 e outras comorbidades, que excedem os efeitos das medicações. Esse estudo sugere que as técnicas de bandeamento gástrico e gastrectomia em "manga" (*sleeve*) estão associadas a menor risco de complicações.

O consenso das sociedades científicas, subscrito pelo Conselho Federal de Medicina (CFM) e pelo Ministério da Saúde, descreve as indicações da CB para pacientes com obesidade classe 3 e IMC > 40 kg/m^2 ou obesidade classe 2 e IMC > 35 kg/m^2 e associado a comorbidades como DM2, dislipidemia, HA, hérnias ou AOS. Nos outros casos, deve haver seleção rigorosa dos pacientes. Em adolescentes com obesidade, devem ser considerados para cirurgia apenas aqueles que tenham pelo menos 95% da altura final e que tenham falhado em perder peso após 6 meses ou mais, sob orientação com Z-IMC > +4.

A CB promove redução de peso, melhora na intolerância à glicose e nos valores de GLP-1 e polipeptídeo inibitório gástrico (GIP). A melhora na tolerância à glicose pode ser vista já nos primeiros dias, mesmo antes da ocorrência da perda de peso.

Pacientes e familiares devem ser avisados dos riscos e dos efeitos colaterais da cirurgia e compreender que os resultados da perda de peso somente ocorrem quando pacientes aderem à dieta e às recomendações de atividade física.

Complicações agudas descritas em adolescentes no período peroperatório incluem embolismo pulmonar, infecções de parede abdominal, estenose, desidratação e úlceras marginais. Complicações tardias incluem obstrução do intestino delgado, hérnias incisionais, deficiências nutricionais e reganho ponderal em até 15% dos casos.

Em crianças e adolescentes há poucos dados em relação à evolução a longo prazo. Um estudo com acompanhamento de 5 a 10 anos sugere que a cirurgia é segura e eficaz em adolescentes, chegando a uma média de perda do excesso de peso de aproximadamente 63%. Houve também redução das comorbidades relacionadas com a obesidade.

Metanálise feita por Black et al., em 2013, encontrou descrição de 637 adolescentes, provenientes de 23 estudos. Os resultados mostram que, após 1 ano, houve redução média de IMC de 13,5 kg/m^2, com evidências de resolução de comorbidades e melhora na qualidade de vida.

Entretanto, ainda há dúvidas sobre a capacidade de os adolescentes aderirem à suplementação crônica de vitaminas e sais minerais, além de manterem bons hábitos alimentares.

Bibliografia

Bao W, Srinivasan SR, Berenson GS. Persistent elevation of plasma insulin levels is associated with increased cardiovascular risk in children and young adults. The Bogalusa Heart Study. Circulation. 1996;93:54-9.

Barlow SE, Dietz WH. American Academy of Pediatrics. Obesity evaluation and treatment: Expert Committee recommendations. Pediatrics. 1998;102(3):E29.

Berkowitz RI, Fujioka K, Daniels SR, et al. Sibutramine Adolescent Study Group. Effects of sibutramine treatment in obese adolescents: a randomized trial. Ann Intern Med. 2006;145(2):81-90.

Black JA, White B, Viner RM, Simmons RK. Bariatric surgery for obese children and adolescents: a systematic review and meta-analysis. Obes Rev. 2013;14(8):634-44.

Bloch KV, Klein CH, Szklo M, et al. ERICA: prevalences of hypertension and obesity in Brazilian adolescents. Rev Saúde Pública. 2016;50 Suppl 1:9s.

Brasil. Ministério da Saúde. Centro Brasileiro de Análise e Planejamento. Pesquisa Nacional de Demografia e Saúde da Criança e da Mulher (PNDS) 2006. 2009. Disponível em: http://bvsms.saude.gov.br/bvs/publicacoes/pnds_crianca_mulher.pdf. Acesso em: 22 abr. 2020.

Bussler S, Penke M, Flemming G, et al. Novel insights in the metabolic syndrome in childhood and adolescence. Horm Res Paediatr. 2017;88(3-4):181-93.

Calcaterra V, Klersy C, Muratori T, et al. Prevalence of metabolic syndrome (MS) in children and adolescents with varying degrees of obesity. Clinical Endocrinology. 2008;(68):868-72.

Centers for Disease Control and Prevention. 2000 CDC growth charts: United States [online] Hyaltsville: 2002. Disponível em: http://www.cdc.gov/growthcharts. Acesso em: 22 abr. 2020.

Cuartero BG, Lacalle CG, Lobo CJ, et al. Índice Homa y Quicki, insulina y péptido C en niños sanos. Puntos de corte de riesgo cardiovascular. An Pediatr (Barc). 2007;66(5):481-90.

Dâmaso AR, de Piano A, Campos RM, et al. Multidisciplinary approach to the treatment of obese adolescents: effects on cardiovascular risk factors, inflammatory profile, and neuroendocrine regulation of energy balance. Int J Endocrinol. 2013;2013:541032.

Daniels SR, Greer FR. Committee on Nutrition. Lipid screening and cardiovascular health in childhood. Pediatrics. 2008;122(1):198-208.

Danne T, Biester T, Kapitzke K, et al. Liraglutide in an adolescent population with obesity: a randomized, double-blind, placebo-controlled 5-week trial to assess safety, tolerability, and pharmacokinetics of liraglutide in adolescents aged 12-17 years. J Pediatr. 2016;181:146-53.e3.

Eyzaguirre F, Mericq V. Insulin resistance markers in children. Horm Res. 2009;71(2):65-74.

Fernández JR, Redden DT, Pietrobelli A, Allison DB. Waist circumference percentiles in nationally representative samples of African-American, European-American, and Mexican-American children and adolescents. J Pediatr. 2004;145:439-44.

Flynn JT, Kaelber DC, Baker-Smith CM, et al. Clinical practice guideline for screening and management of high blood pressure in children and adolescents. Pediatrics. 2017;140(3). pii: e20171904.

Franco RR, Cominato L, Damiani D. O efeito da sibutramina na perda de peso de adolescentes obesos. Arq Bras Endocrinol Metab. 2014;58(3):243-50.

Freemark M, Bursey D. The effects of metformin on body mass index and glucose tolerance in obese adolescents with fasting hyperinsulinemia and a family history of type 2 diabetes. Pediatrics. 2001;107(4):E55.

Giacaglia L, Barcellos C, Genestreti P, et al. Tratamento farmacológico do pré-diabetes. Diretriz Oficial da Sociedade Brasileira de Diabetes; 2023.

Godoy-Matos A, Carraro L, Vieira A, et al. Treatment of obese adolescents with sibutramine: a randomized, double-blind, controlled study. J Clin Endocrinol Met. 2005;90(3):1460-5.

Gottschalk M, Vlajnic A, Danne T, Cara JF. Glimepiride versus metformin as monotherapy in pediatric patients with type 2 diabetes: a randomized, single-blind comparative study. Diabetes Care. 2007;30:790-4.

Günther ALB, Remer T, Kroke A, Buyken AE. Early protein intake and later obesity risk: which protein sources at which time points throughout infancy and childhood are important for body mass index and body fat percentage at 7 y of age? Am J Clin Nutr. 2007;86:1765-72.

Johnson WD, Kroon JJM, Greenway FL, et al. Prevalence of risk factors for metabolic syndrome in adolescents. National Health and Nutrition Examination Survey (NHANES), 2001-2006. Arch Pediatr Adolesc Med. 2009;163(4):371-7.

Kavey RE, Daniels SR, Lauer RM, et al. American Heart Association guidelines for primary prevention of atherosclerotic cardiovascular disease beginning in childhood. J Pediatr. 2003;142(4):368-72.

Kelly AS, Arslanian S, Hesse D, et al. Reducing BMI below the obesity threshold in adolescents treated with once-weekly subcutaneous semaglutide 2.4 mg. Obesity (Silver Spring). 2023;31(8):2139-49.

Kelly AS, Auerbach P, Barrientos-Perez M, et al. A randomized, controlled trial of liraglutide for adolescents with obesity. N Engl J Med. 2020;382(22):2117-28.

Keskin M, Kurtoglu S, Kendirci M, et al. Homeostasis model assessment is more reliable than the fasting glucose/insulin ratio and quantitative insulin sensitivity check index for assessing insulin resistance among obese children and adolescents. Pediatrics. 2005;115:e500-e503.

Khokhar A, Umpaichitra V, Chin VL, Perez-Colon S. Metformin use in children and adolescents with prediabetes. Pediatr Clin N Am. 2017;64:1341-53.

Koletzko B, Kries R, Monasterolo RC, et al. Lower protein in infant formula is associated with lower weight up to age 2 y: a randomized clinical Trial. Am J Clin Nutr. 2009;89:1-10.

Kuschnir MC, Bloch KV, Szklo M, et al. ERICA: prevalence of metabolic syndrome in Brazilian adolescents. Rev Saúde Pública. 2016;50 Suppl 1:11s.

Li C, Ford ES, Mokdad AH, Cook S. Recent trends in waist circumference and waist-height ratio among US children and adolescents. Pediatrics. 2006;118(5):1390-8.

Love-Osborne K, Sheeder J, Zeitler P. Addition of metformin to a lifestyle modification program in adolescents with insulin resistance. J Pediatrics. 2008;152(6):817-22.

Maahs D, De Serna DG, Kolotkin RL, et al. Randomized, doubleblind, placebo Controlled trial of orlistat for weight loss in adolescents. Endocr Pract. 2006;12(1):18-28.

Maffeis C, Banzato C, Talamini G. Obesity Study Group of the Italian Society of Pediatric Endocrinology and Diabetology. Waisty-to-height ratio, a useful index to identify high metabolic risk in overweight children. J Pediatr. 2008;152(2):207-13.

Magnussen CG, Venn A, Thomson R, et al. The association of pediatric low and high-density lipoprotein cholesterol dyslipidemia classifications and change in dyslipidemia status with carotid intima-media thickness in adulthood. Evidence from the Cardiovascular Risk in Young Finns Study, the Bogalusa Heart Study, and the CDAH (Childhood Determinants of Adult Health) Study. J Am Coll Cardiol. 2009;53:860-9.

Mancini MC. Obesidade: diagnóstico e tratamento. In: Monte O, Longui CA, Calliari LE, Kochi C, organizadores. Endocrinologia para o pediatra. 3. ed. São Paulo: Atheneu; 2006. p. 429-39.

Matielli JD. Cirurgia bariátrica em crianças e adolescentes. Arquivos Brasileiros de Endocrinologia e Metabologia. 2007;51/6 (Suppl 1):S336-S337.

McGovern L, Johnson JN, Paulo R, et al. Treatment of pediatric obesity. A systematic review and meta-analysis of randomized trials. J Clin Endocrinol Metab. 2008;93:4600-5.

Mead E, Atkinson G, Richter B, et al. Drug interventions for the treatment of obesity in children and adolescents. Cochrane Database Syst Rev. 2016;11:CD012436.

Meas T, Deghmoun S, Armoogum P, et al. Consequences of being born small for gestational age on body composition: an 8-year follow-up study. J Clin Endocrinol Metab. 2008;93(10):3804-9.

Michalsky MP, Inge TH, Teich S, et al. Adolescent bariatric surgery program characteristics: The Teen Longitudinal Assessment of Bariatric Surgery (Teen Labs) Study Experience. Senin Pediatr Surg. 2014;23(1):5-10.

Monte O. Síndrome metabólica. In: Monte O, Longui CA, Calliari LE, Kochi C. Endocrinologia para o pediatra. São Paulo: Atheneu; 2006. p. 453-8.

National High Blood Pressure Education Program Working Group on High Blood Pressure in Children and Adolescents. The fourth report on the diagnosis, evaluation, and treatment of high blood pressure in children and adolescents. Pediatrics. 2004;114:555-76.

Ogden CL, Carroll MD, Kit BK, Flegal KM. Prevalence of childhood and adult obesity in the United States, 2011-2012. JAMA. 2014;311:806-14.

Ong KK, Ahmed ML, Emmett PM, et al. Association between postnatal catch-up growth and obesity in childhood: prospective cohort study. BMJ. 2000;320(7240):967-71. Erratum in: BMJ. 2000;320(7244):1244.

Organización Mundial de la Salud. Curso de capacitación sobre la evaluación del crecimiento del niño. Versión 1, Noviembre 2006. Ginebra: OMS; 2006.

Owens S, Galloway R. Childhood obesity and the metabolic syndrome. Curr Atheroscler Rep. 2014;16:436-43.

Perseghin G, Bonfanti R, Magni S, et al. Insulin resistance and whole body energy homeostasis in obese adolescents with fatty liver disease. Am J Physiol Endocrinol Metab. 2006;291(4):E697-703.

Reisinger C, Nkeh-Chungag BN, Fredriksen PM, et al. The prevalence of pediatric metabolic syndrome-a critical look on the discrepancies between definitions and its clinical importance. Int J Obes. 2021;45(1):12-24.

Sabin MA, Hunt LP, Ford AL, et al. Elevated glucose concentrations during an oral glucose tolerance test are associated with the presence of metabolic syndrome in childhood obesity. Diabet Med. 2008;25:289-95.

Sartorio A, Del Col A, Agosti F, et al. Predictors of non-alcoholic fatty liver disease in obese children. Eur J Clin Nutr. 2007;61(7):877-83.

Silva CC, Zambon MP, Vasques ACJ, et al. The threshold value for identifying insulin resistance (HOMA-IR) in an admixed adolescent population: A hyperglycemic clamp validated study. Arch Endocrinol Metab; 2023;67(1):119-25.

Singhal V, Schwenk F, Kumar S. Evaluation and management of childhood and adolescent obesity. Mayo Clin Proc. 2007;82(10): 1258-54.

Singhal V, Sella AC, Malhotra S. Pharmacotherapy in pediatric obesity: current evidence and landscape. Curr Opin Endocrinol Diabetes Obes. 2021;28(1):55-63.

Skinner AC, Skelton JA. Prevalence and trends in obesity and severe obesity among children in the United States, 1999-2012. JAMA Pediatr. 2014;168:561-6.

Sun SS, Liang R, Huang T T-K, et al. Childhood obesity predicts adult metabolic syndrome: The Fels Longitudinal Study. J Pediatr. 2008;152:191-200.

The RISE Consortium. Impact of insulin and metformin versus metformin alone on b-cell function in youth with impaired glucose tolerance or recently diagnosed type 2 diabetes. Diabetes Care. 2018;41:1717-25.

TODAY Study Group, Zeitler P, Hirst K, et al. A clinical trial to maintain glycemic control in youth with type 2 diabetes. N Engl J Med. 2012;366(24):2247-56.

Van Mil EGAH, Westerterp KR, Kester ADM, et al. The effect of sibutramine on energy expenditure and body composition in obese adolescents. J Clin Endocrinol Met. 2007;92(4):1409-14.

Weiss R, Taksali SE, Tamborlane WV, et al. Predictors of changes in glucose tolerance status in obese youth. Diabetes Care. 2005; 28:902-9.

Weghuber D, Barrett T, Barrientos-Pérez M, et al. Once-weekly semaglutide in adolescents with obesity. N Engl J Med. 2022;387(24):2245-57.

World Obesity Federation. World Obesity Atlas 2024. London: World Obesity Federation; 2024. Available from: https://data.worldobesity.org/publications/?cat=22.

Zimmet P, Alberti G, Kaufman F, et al. The metabolic syndrome in children and adolescents. Lancet. 2007;369(9579):2059-61.

34 | Avaliação da Obesidade em Adultos com 60 anos ou Mais

Nídia Celeste Horie

Epidemiologia: obesidade e envelhecimento no Brasil

O envelhecimento das populações é um fenômeno mundial. No Brasil, o censo de 2022 registrou aproximadamente mais de 32.113.490 (15,6% da população) pessoas na faixa etária de 60 anos ou mais, um aumento de 56% em relação a 2010, quando era de 20.590.597 (10,8% da população). O aumento da expectativa de vida em países em desenvolvimento, embora seja um indicador de melhoria no acesso da população aos serviços de saúde e de saneamento básico, representa uma preocupante consequência: crescimento da prevalência das doenças crônicas não transmissíveis, como a obesidade, que, além do seu já bem conhecido impacto na saúde, provoca significativos prejuízos na qualidade de vida e independência funcional.

Segundo dados do Instituto Brasileiro de Geografia e Estatística, no Brasil a prevalência da obesidade aumenta com a idade, mas começa a decrescer a partir dos 60 anos (Figura 34.1). Acima dessa faixa etária, a incidência de obesidade é de 24,8%, sendo 21,2% entre os homens e 27,5% entre as mulheres, correspondendo a quase 8 milhões de pessoas com obesidade.

Envelhecimento e mudança de composição corporal

A composição corporal muda com o envelhecimento: há aumento da gordura corporal e diminuição das massas muscular e óssea. O peso corporal tende a ampliar-se, atingindo seu pico por volta dos 65 anos em homens e mais tarde em mulheres, e depois desse período decresce, embora a variação encontrada seja discreta em estudos longitudinais com pessoas saudáveis com 65 anos ou mais. Mesmo não ocorrendo mudança de peso, a proporção de gordura aumenta e a distribuição desta tende a se ampliar no compartimento visceral, acompanhada de acréscimo na circunferência de cintura. Ocorre infiltração gordurosa na musculatura, piorando a sua qualidade (Tabela 34.1). A massa livre de gordura, dos 20 aos 70 anos, pode diminuir cerca de 40%. A variação da composição corporal também depende do nível de condicionamento físico: pessoas mais idosas menos condicionados tendem a perder mais peso, tanto à custa de massa magra quanto de gordura (Figura 34.2). Dos 30 aos 70 anos, a altura reduz cerca de 3 cm em mulheres e 5 cm em homens, e até os 80 anos essa redução chega a 5 cm em homens e 8 cm em mulheres, o que, consequentemente, poderia provocar um aumento no índice de massa corporal (IMC) de até 1,5 kg/m^2 em homens e 2,5 kg/m^2 em mulheres, mesmo com mínima variação de peso.

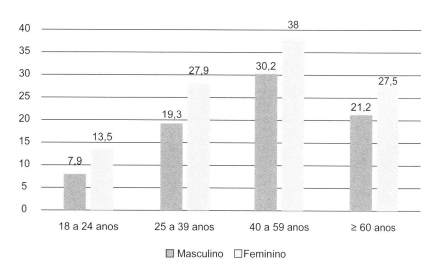

Figura 34.1 Prevalência de obesidade segundo faixa etária e sexo no Brasil, em 2019. (Adaptada de IBGE, 2019.)

Tabela 34.1 Efeitos da obesidade e do envelhecimento na distribuição de gordura corporal.

Subcompartimentos		Efeitos	
		Obesidade	Envelhecimento
Subcutâneo	67,1%	+	±
Intramuscular	12,2%	+	+
Visceral	20,7%	+	+
Abdominal	18,9%	+	+
Intraperitoneal	13,5%		
Retroperitoneal	5,4%		
Torácico	1,8%	+	+

Adaptada de Zamboni et al., 2005.

Obesidade e incapacidade

A avaliação de funcionalidade é particularmente importante no adulto com 65 anos ou mais . Estima-se que aproximadamente 1/4 da população idosa no Brasil apresente dificuldades de locomoção. Dados da Pesquisa Nacional de Saúde 2019 mostram algum tipo de limitação em 24,8% das pessoas com 60 anos ou mais, com maior prevalência em mulheres do que em homens.

Dados do estudo Saúde, Bem-estar e Envelhecimento na América Latina e Caribe, obtidos entre 1999 e 2000, mostravam uma *odds ratio* (OR) para limitação em atividades básicas de vida diária de 1,63, associado a um IMC maior ou igual a 35 kg/m^2, e o menor risco de limitação funcional para aqueles com IMC entre 25 e 30 kg/m^2.

O *Established Populations for Epidemiologic Studies of the Elderly* acompanhou mais de 12 mil pessoas com 65 anos ou mais residentes na comunidade, nos EUA, por 7 anos e avaliou o surgimento de incapacidade ou óbito. O IMC de menor risco para incapacidade foi 24 kg/m^2 e para óbito variou de 27,2 kg/m^2, em modelo ajustado para comorbidades, a 25,1 kg/m^2, em padrão que excluiu tabagistas e óbito nos primeiros 2 anos de acompanhamento (Figura 34.3). Para homens com IMC entre 25 e 30 kg/m^2, a expectativa de vida total e a expectativa de vida livre de incapacidade foram maiores. Para mulheres, a expectativa de vida total foi maior entre aquelas com IMC entre 30 e 35 kg/m^2, enquanto a expectativa de vida livre de incapacidade foi maior para aquelas com IMC entre 25 e 30 kg/m^2. A proporção de tempo de vida livre de incapacidade em relação ao tempo de vida total decai bruscamente para aqueles com IMC igual ou maior a 30 kg/m^2, e essa associação é mais marcante em mulheres (Figura 34.4).

O impacto funcional da obesidade é acumulativo: pessoas com sobrepeso ou obesidade na idade adulta têm o risco de limitação de mobilidade aumentado após os 65 anos, sendo ainda maior quando o início da obesidade é precoce, e permanece, em parte, quando há perda de peso mais tardia na idade adulta (Figura 34.5). Ainda que pessoas com obesidade com 70 a 79 anos apresentem mobilidade normal, há maior incidência de limitação funcional nessa faixa etária. A perda intencional de peso, por sua vez, pode provocar melhora da capacidade funcional, velocidade de marcha, força e equilíbrio nessa população.

Obesidade e risco de institucionalização

A internação de uma pessoa com 65 anos ou mais em uma instituição de longa permanência (ILP), também conhecida como "asilo", frequentemente é um evento que sucede a perda da independência funcional. A proporção de pessoas com obesidade entre as novas admissões em ILP nos EUA está aumentando e, embora não existam dados oficiais, espera-se tendência semelhante no Brasil. Em média, o adulto com 65 anos ou mais e com obesidade é admitido com menos idade, mais comorbidades e maior dependência de terceiros para executar atividades básicas de vida diária, como sair da cama, caminhar no quarto, vestir-se e tomar banho (OR em relação a pessoas sem obesidade 1,18 a 1,7). Indivíduos com 65 anos ou mais e com IMC igual ou maior a 35 kg/m^2 e também aqueles com sobrepeso em progressão evoluem com maior risco de institucionalização.

Obesidade, fragilidade e sarcopenia

A fragilidade tem sido descrita como uma síndrome associada ao envelhecimento e caracterizada por declínio da reserva funcional e prejuízo na capacidade adaptativa, resultante do enfraquecimento de múltiplos sistemas, o que causa aumento da vulnerabilidade. Embora o baixo peso e a perda de peso não intencional sejam frequentemente considerados fatores de risco para fragilidade, pesquisas recentes têm demonstrado também a associação da obesidade, particularmente o seu componente visceral (Figura 34.6), e da sarcopenia como agentes contribuintes. Essa última é definida como uma síndrome caracterizada por perda progressiva e generalizada de força e massa muscular, aumentando risco de incapacidade física, má qualidade de vida e morte.

A obesidade sarcopênica ocorre pela combinação de adiposidade corporal aumentada e diminuição de força e massa muscular. Sarcopenia e obesidade reforçam-se mutuamente em diferentes níveis, tanto comportamentais quanto biológicos: com o envelhecimento, o nível de atividade física diminui, reduzindo o estímulo trófico para o músculo, e ao mesmo tempo favorecendo um balanço energético positivo e ganho de peso à custa de gordura. Além disso, a perda de massa muscular reduz a massa de tecido sensível à insulina, promovendo a resistência à insulina, que por sua vez promove a síndrome metabólica e a obesidade. Há infiltração gordurosa no músculo, diminuindo sua qualidade. O aumento da gordura corporal promove a produção de fator de necrose tumoral alfa, interleucina-6 e outras adipocinas que colaboram para promover a resistência à insulina, assim como potencializam um efeito catabólico direto no músculo, perpetuando esse círculo vicioso. Além disso, a sobrecarga mecânica proporcionada pelo excesso de peso corporal potencializa o efeito deletério da sarcopenia na funcionalidade. A Tabela 34.2 apresenta alguns métodos para avaliação de sarcopenia.

Obesidade e comorbidades

A relação da obesidade com doenças metabólicas e cardiovasculares já foi extensamente abordada em outros capítulos desta obra. Neste capítulo, serão debatidas duas doenças particularmente importantes em pessoas com 65 anos ou mais.

Osteoporose

Classicamente se considera que a obesidade está associada a um menor risco de osteoporose e fraturas, e que esse achado seria justificado pelo aumento da carga mecânica sobre o esqueleto, pela

Capítulo 34 ■ Avaliação da Obesidade em Adultos com 60 anos ou Mais   305

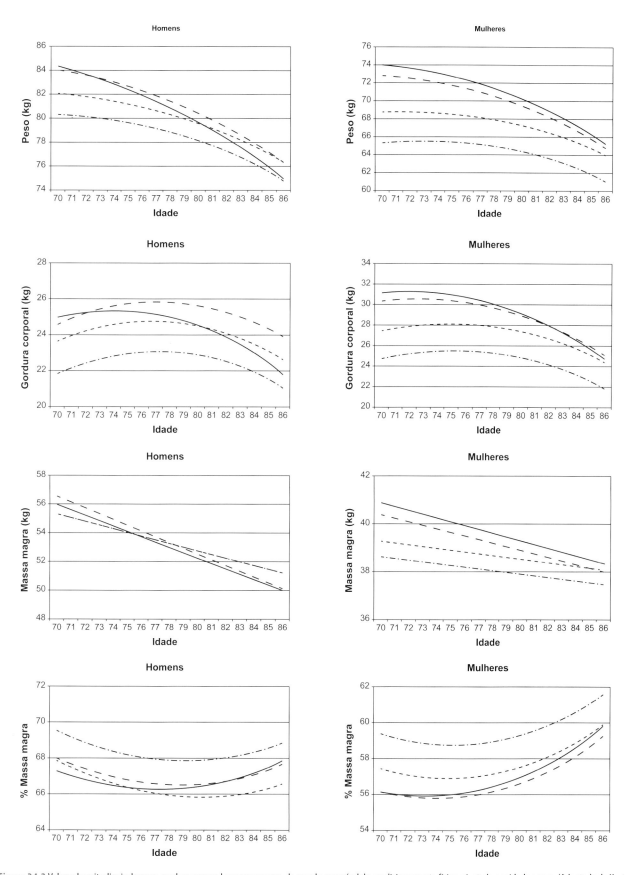

Figura 34.2 Valores longitudinais de peso, gordura corporal e massa magra, de acordo com nível de condicionamento físico, ajustado por idade e raça. (Adaptada de Koster et al., 2010.)

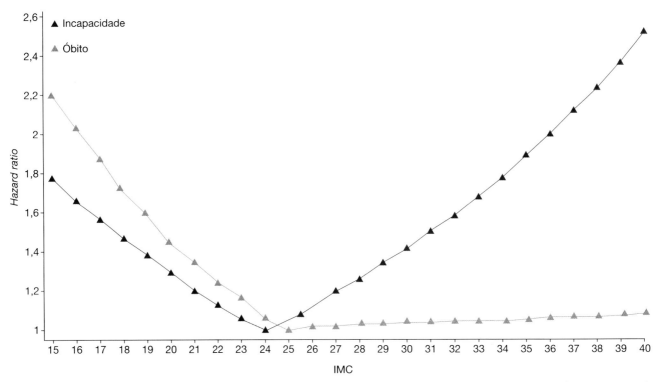

Figura 34.3 Risco relativo de ocorrência de incapacidade ou morte em 7 anos de acompanhamento de americanos com 65 anos ou mais, segundo índice de massa corporal (IMC) inicial. (Adaptada de Al Snih et al., 2007.)

maior produção de estrogênios pelos adipócitos com consequente redução da remodelação óssea, além da hiperinsulinemia, que pode estimular a formação óssea e induzir maior produção ovariana de esteroides sexuais e menor produção hepática da proteína que se liga aos hormônios sexuais (SHBG, do inglês *sex hormone-binding globulin*), promovendo maior concentração sérica de estrogênios e androgênios. Uma metanálise incluindo dados de mais de 60 mil indivíduos mostrou que a relação entre IMC e risco de fraturas é mais significativa para pacientes de baixo peso, e, à medida que a faixa de IMC aumenta, essa relação não é linear. Quando se avaliou o risco de fratura ajustado para a densidade mineral óssea (DMO), o IMC só foi preditivo de fratura de quadril quando menor ou igual a 20 kg/m². Outros estudos mostram correlação em U com risco para alguns tipos de fratura, com o estudo longitudinal na Coreia mostrando, além do risco maior de fraturas associado ao baixo peso, um aumento do risco de fratura de úmero em adultos com obesidade. Pesquisa que acompanhou mulheres no climatério por 25 anos na Finlândia evidenciou maior risco de fratura de fêmur nos primeiros anos após a menopausa em mulheres com obesidade e nas com peso normal, quando comparadas com aquelas com sobrepeso (Figura 34.7). O grupo com maior risco de fratura foi o de mulheres com obesidade e baixa massa óssea, e aquelas com IMC maior também tinham risco maior de mortalidade pós-fratura.

A relação entre DMO e obesidade ainda é controversa. Enquanto a maioria dos estudos encontra uma associação positiva entre a massa magra e a DMO, poucos mostram a gordura corporal como importante determinante da DMO. Em mulheres pós-menopausa já foi demonstrado, após ajuste para tamanho corporal, que massa magra e gordura foram significativamente associadas à DMO, sendo a primeira mais forte preditora do que a última. Em homens, a associação positiva entre peso e força do fêmur proximal é explicada por massa magra, sugerindo que o efeito protetor do IMC na prevenção da fratura não é mediado pelo tecido adiposo, mas pela influência do aumento da massa muscular que acompanha a elevação do IMC. Outro estudo incluindo chineses e caucasianos (n = 6.477) encontrou correlação positiva entre massa óssea e IMC, com atribuição maior ao efeito da massa magra, uma vez que, após estratificar os indivíduos por peso, foi descoberta uma relação inversa entre a massa óssea e a gordura corporal. Um estudo (idade média = 44,1 ± 14,2 anos, IMC 35,8 ± 5,9 kg/m²) sobre DMO em pacientes com sobrepeso e obesidade encontrou que, para indivíduos com IMC entre 25 e 30 kg/m², o efeito em DMO foi neutro ou protetor, e naqueles com IMC acima de 30 kg/m², foi associado a menor massa óssea do que o esperado para idade, com confirmação de osteoporose inclusive naqueles com IMC acima de 40 kg/m². Muitas hipóteses já foram sugeridas para explicar esses achados, mas ainda carecem de comprovação: citocinas pró-inflamatórias, hipercortisolismo, interferência da leptina no metabolismo ósseo, déficit de vitamina D.

Uma baixa concentração sérica de 25-hidroxivitamina D tem sido associada a diabetes, dislipidemia, hipertensão arterial (HA), doenças cardiovasculares e obesidade. No *Osteoporotic Fractures in Men Study*, detectou-se deficiência de vitamina D (< 20 ng/mℓ) em 21% dos homens idosos com IMC abaixo de 25 kg/m², e naqueles com IMC acima de 30 kg/m², foi detectado déficit em 33,6% dos casos (Figura 34.8). Entre as possíveis causas da hipovitaminose D no indivíduo com obesidade estão aumento da captação no tecido adiposo, pouca exposição solar, baixa liberação de vitamina D3 na pele para a circulação após exposição solar e pouco consumo dietético de cálcio e de vitamina D. Já foi demonstrado que, ao suplementar vitamina D, o

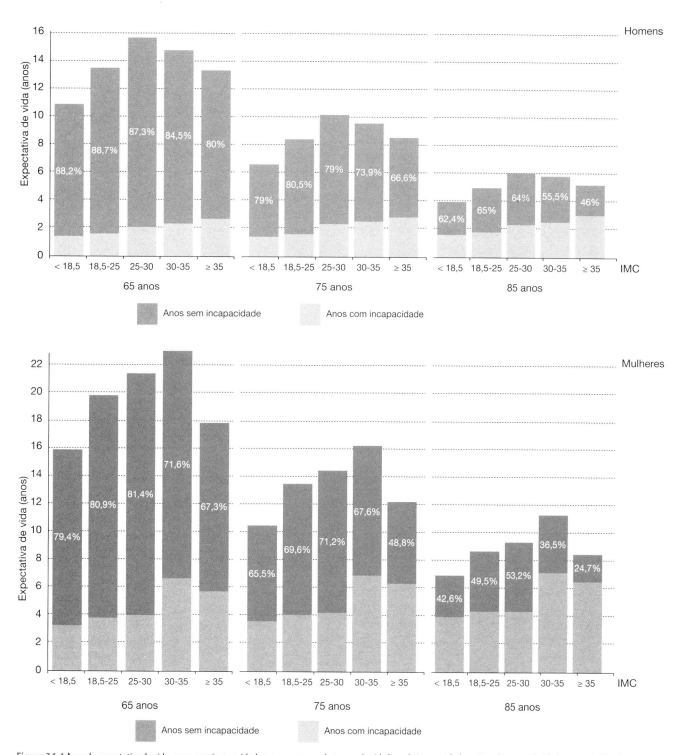

Figura 34.4 Anos de expectativa de vida com e sem incapacidade e porcentagem de tempo de vida livre de incapacidade, estimados segundo idade, sexo e índice de massa corporal (IMC) iniciais (1982-1983), nos EUA. (Adaptada de Al Snih et al., 2007.)

aumento do nível de 25-hidroxivitamina D é inversamente proporcional ao IMC, o que significa que adultos com obesidade provavelmente necessitam de doses maiores de vitamina D para alcançarem níveis séricos desejáveis.

A perda de 10% do peso corporal promove uma redução de 2 a 3% da DMO do quadril. Uma das maiores preocupações ao submeter um paciente mais velho ao emagrecimento é a prevenção da perda concomitante de massa óssea, que pode ocorrer sendo a perda de peso intencional ou não.

Demência, déficit cognitivo e obesidade

Vários estudos longitudinais mostram a obesidade na vida adulta como fator de risco para doença de Alzheimer (DA) em pessoas com 65 anos ou mais, e alguns demonstram que essa associação

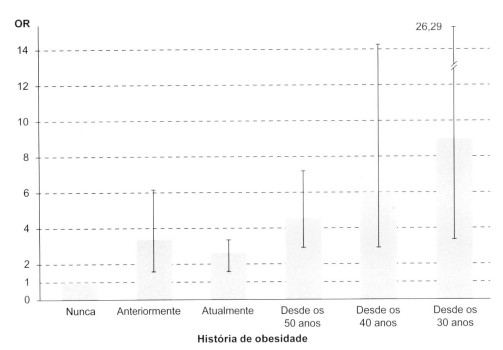

Figura 34.5 Risco de limitação para caminhar de acordo com história de obesidade, sexo e idade. (Adaptada de Stenholm et al., 2007.)

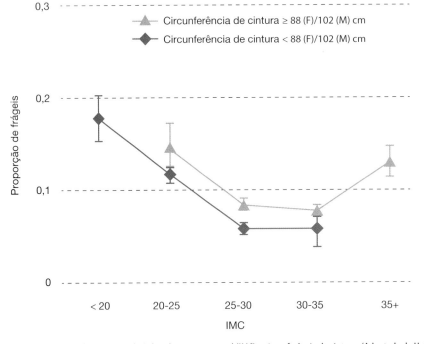

Figura 34.6 Proporção de pessoas idosas frágeis segundo índice de massa corporal (IMC) e circunferência de cintura. (Adaptada de Hubbard et al., 2010.)

ocorre independentemente de diabetes e de doenças cardiovasculares. Revisão sistemática recente sobre IMC e demência mostrou um risco significativamente aumentado quando o IMC está elevado, após excluir da análise os pacientes que desenvolveram demência no início do acompanhamento. Essa associação foi mais forte em estudos mais longos e com pacientes mais jovens, e ainda mais importante em mulheres do que em homens.

Outros mostram a associação contrária: o estudo PAQUID acompanhou mais de 3 mil indivíduos por 8 anos e demonstrou que aqueles com IMC < 21 kg/m² apresentavam maior risco de demência do que aqueles com IMC entre 23 e 26 kg/m². É comum o quadro clínico da DA ser precedido por perda de peso em até 10 anos, o que justifica parcialmente que estudos que acessam apenas o peso ou IMC na época do diagnóstico da demência não mostrem a mesma associação entre IMC e declínio cognitivo.

Muitos estudos sobre indivíduos sem demência já demonstraram associação entre maior IMC e pior desempenho cognitivo, particularmente em testes de desempenho executivo e memória, e também maior declínio no desempenho ao longo de anos de acompanhamento.

Tabela 34.2 Alguns métodos para avaliação de sarcopenia.

Método	Cálculo	Valor de referência para sarcopenia
DEXA	Índice de massa muscular esquelética = massa muscular apendicular/altura^2	Dois desvios-padrão abaixo da média para adultos jovens (*Rosetta Study*) Homens < 7,26 kg/m^2 Mulheres < 5,5 kg/m^2
DEXA	Homens: massa magra apendicular (kg) = −22,59 + 24,21 × altura (m) + 0,21 × gordura corporal (kg) Mulheres: massa magra apendicular (kg) = −13,21 + 14,76 × altura (m) + 0,23 × gordura corporal (kg)	20º percentil da distribuição dos resíduos da regressão linear da massa magra apendicular ajustada para gordura corporal e altura. Homens: −2,29; mulheres: −1,73
BIA	Índice de massa muscular (absoluta) = massa muscular/altura^2 (NHANES III)	**Homens** Sarcopenia — Grave — ≤ 8,5 kg/m^2 Moderada — 8,51 a 10,75 kg/m^2 **Mulheres** Sarcopenia — Grave — ≤ 5,75 kg/m^2 Moderada — 5,76 a 6,75 kg/m^2
Dinamometria	Força de preensão manual testada com dinamômetro	Homens < 30 kg, mulheres < 20 kg
Velocidade de marcha usual	Mede-se o tempo em que o paciente caminha por 4 m em marcha habitual e calcula-se a velocidade média	< 0,8 m/s

BIA (do inglês *bioimpedance analysis*): bioimpedância elétrica; DEXA (do inglês *dual energy X-ray absorptiometry*): absorciometria de raios X de dupla energia; NHANES III: *Third National Health & Nutrition Examination Survey*.

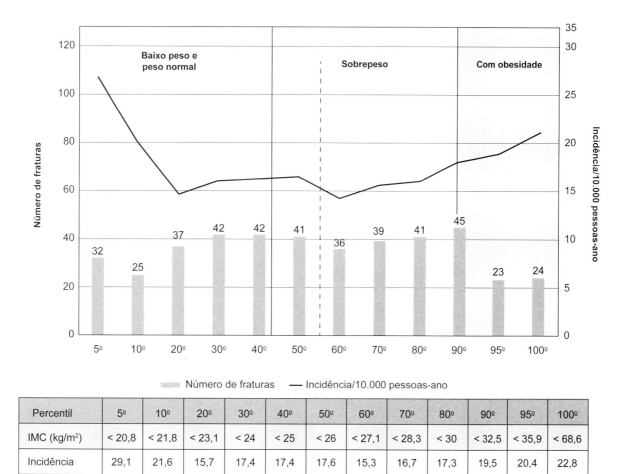

Figura 34.7 Incidência e quantidade acumulativa de fraturas de fêmur (por 10 mil pessoas/ano) em 25 anos, segundo percentil de índice de massa corporal (IMC) inicial. (Adaptada de Rikkonen et al., 2021.)

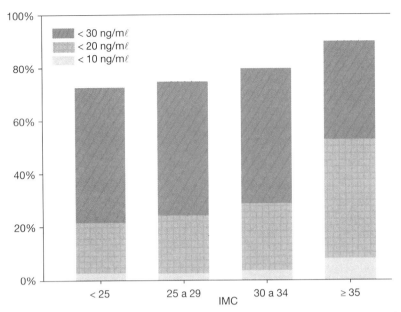

Figura 34.8 Prevalência de deficiência e insuficiência de vitamina D em homens idosos, por categoria de índice de massa corporal (IMC). (Adaptada de Orwoll et al., 2009.)

Estudos de neuroimagem em humanos mostram que o IMC está inversamente associado ao fluxo sanguíneo cerebral. Já se demonstrou maior IMC correlacionado a menor volume cerebral, atrofia temporal e diminuição de substância cinzenta.

Há diferentes hipóteses para a correlação entre obesidade e déficit cognitivo, como: alteração no metabolismo de glicose, resistência à insulina, adipocinas, atividade inflamatória aumentada, transtornos do sono, HA, dislipidemia e modulação da memória pela ação da leptina.

Diagnóstico da obesidade na população idosa

A obesidade é definida como uma doença em que há excesso de gordura corporal a ponto de causar danos à saúde. Como a medida da gordura corporal depende de métodos auxiliares, o IMC foi adotado como um substituto prático pela sua correlação com a adiposidade corporal. Essa correlação também existe em pessoas idosas, embora seja modificada pelo processo de envelhecimento (Figura 34.9).

Há diferentes propostas de pontos de corte de IMC para definir a obesidade em adultos mais velhos. A definição prática dos pontos de corte de IMC para adultos que a Organização Mundial da Saúde estabeleceu em 1997 foi baseada em estudos populacionais prévios que mostravam correlação de IMC com morbidade e mortalidade. Embora não houvesse diferenciação segundo sexo ou etnia, seu uso rapidamente se disseminou tanto na avaliação clínica como na pesquisa, dada a praticidade de uso e a facilidade em estabelecer comparações.

Na população idosa, além da mudança da composição corporal, também muda o risco relacionado a diferentes faixas de IMC, o que poderia justificar um ponto de corte diferenciado. Alguns estudos mostram que o risco relativo de morte associado ao IMC aumentado tem uma tendência a diminuir com o avançar da idade (Figura 34.10), promovendo um efeito protetor contra o sobrepeso e a obesidade. Assim, o IMC associado à menor mortalidade é um pouco maior nos adultos idosos se comparado com adultos jovens. Há uma relação linear entre aumento de IMC e mortalidade até os 75 anos, mas não depois dessa faixa etária. Uma hipótese para essa falta de correlação seria a curta expectativa de vida e as múltiplas doenças servindo de confundidores em pacientes com idade avançada. Outra teoria seria a de que pessoas que chegaram a essa idade com excesso de peso seriam biologicamente menos predispostas às consequências cardiovasculares e metabólicas da obesidade, pois aquelas mais predispostas já teriam morrido. Ainda existe o chamado "paradoxo da obesidade", que é um fenômeno de epidemiologia reversa, em que condições que antes do desenvolvimento de doenças aumentariam seu risco de incidência, posteriormente podem diminuir a possibilidade de mortalidade. Um estudo recente em adultos idosos que foram hospitalizados mostrou que, dos pacientes com IMC menor que 30 kg/m², aqueles que morreram perderam maior quantidade de peso do que os que não morreram, e em pacientes com IMC maior que 30 kg/m², a relação foi inversa: os que morreram haviam apresentado maior ganho de peso que aqueles que sobreviveram. A obesidade foi associada à menor mortalidade intra-hospitalar e pós-alta hospitalar, porém também relacionada com melhores estado nutricional, capacidade funcional, menor reação de fase aguda, menos disfunção orgânica e menor incidência de doenças, como demência, pneumonia, sepse ou câncer, e que quando esses fatores foram isolados, a obesidade não mostrava diminuição de risco independente. Além disso, óbito causado por muitas doenças, como câncer, demência ou insuficiência cardíaca congestiva, costuma ser precedido em meses ou anos por perda de peso; logo, ainda que a obesidade aumente o risco da doença, esse efeito pode ser anulado nas curvas de mortalidade pela evolução de peso consequente à história natural da doença.

Muitos pesquisadores tentaram responder à pergunta sobre qual o IMC ideal para pessoas mais velhas por meio de estudos longitudinais que observaram correlação entre IMC, mortalidade e morbidade, mas os resultados variam muito de acordo com o tempo de acompanhamento, o que era de se esperar, considerando que obesidade é uma doença que tem efeitos deletérios a médio e longo prazos. Além disso, há a conhecida interação de tabagismo e menor peso corporal, funcionando como viés em estudos que não isolam essa característica. Em estudo longitudinal com quase 2 milhões de

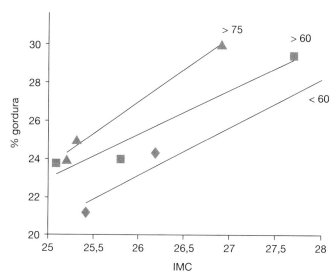

Figura 34.9 Relação entre índice de massa corporal (IMC) e porcentagem de gordura corporal, segundo faixa etária (menor que 60 anos, entre 60 e 75 anos e maior que 75 anos). (Adaptada de Ritz, 2009.)

noruegueses, inicialmente entre 20 e 74 anos, acompanhados entre 1963 e 2000, foi descrita uma curva J ou U, correlacionando IMC e mortalidade, com menor risco de mortalidade para IMC 24 kg/m^2 em homens e 25,7 kg/m^2 em mulheres entre 70 e 74 anos.

No Brasil, o Ministério da Saúde adota como valor limite para sobrepeso em pessoas idosas, IMC ≥ 27 kg/m^2 e, para eutrofia, IMC de 22 até 26,9 kg/m^2, com base em referência publicada em 1994 pela Associação Americana de Dietética. Em 2001, a Organização Pan-Americana de Saúde definiu, para uso no estudo *Encuesta multicentrica: salud, bien estar y envejecimiento* (SABE), pré-obesidade como IMC de 28 até 29,9 kg/m^2 e IMC ≥ 30 kg/m^2 como obesidade, sendo considerado normal o IMC entre 23 e 28 kg/m^2. Apesar de diferentes pontos de corte para eutrofia e sobrepeso em pessoas idosas, a maioria das pesquisas ainda utiliza o IMC de 30 kg/m^2 como limite.

Além do IMC, outras medidas antropométricas são utilizadas na avaliação nutricional de pessoas idosas. Quanto à porcentagem de gordura corporal, considera-se que valores iguais ou maiores que 33 a 35% para mulheres e que de 25 a 28% para homens definam a obesidade. A correlação entre gordura corporal e três medidas antropométricas (IMC, circunferência abdominal e relação cintura-quadril) diminui com o envelhecimento, mas mantém-se clinicamente significativa. Circunferência abdominal e IMC, assim como em adultos jovens, associam-se a risco cardiovascular. Não estão estabelecidos pontos de corte específicos em pessoas mais velhas quanto à circunferência de cintura ou de quadril.

Tratamento da obesidade em pessoas idosas

Na literatura, ainda é controverso o limite seguro para promoção da perda de peso na população idosa, mas alguns autores defendem que a manutenção de peso seria desejável, mesmo nas pessoas com obesidade, pois a perda de peso estaria associada ao aumento de risco de mortalidade. Um importante viés desses estudos, entretanto, é a dificuldade em distinguir perda de peso intencional de não intencional. Em revisão de literatura, já se observou que a manutenção de peso seria benéfica para aqueles que desenvolveram obesidade após os 65 anos, e que a promoção de perda ponderal seria mais interessante para pacientes com história mais longa de obesidade.

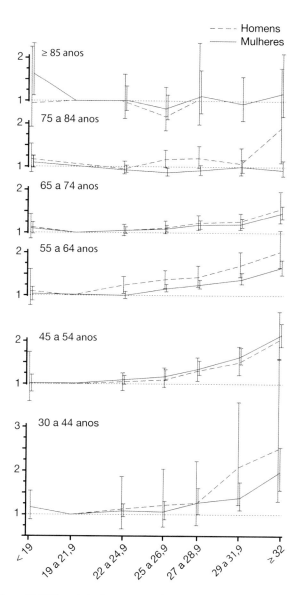

Figura 34.10 Risco relativo de morte por qualquer causa segundo faixa etária, índice de massa corporal (IMC) e sexo em não fumantes (ajustado para idade, escolaridade, atividade física e consumo de álcool; categoria de referência IMC 19 a 21,9 kg/m^2). (Adaptada de Stevens, 1998.)

Em revisão sistemática com análise de 69 estudos sobre tratamento de obesidade em coortes de pessoas idosas, intervenções relacionadas com o estilo de vida apresentaram resultados semelhantes daqueles em pacientes jovens: o tratamento com cirurgia bariátrica mostrou resolução de diabetes *mellitus* tipo 2, com índice de complicações semelhante ou levemente superior. Os dados de farmacoterapia ainda são insuficientes.

Os objetivos do tratamento da obesidade podem variar segundo os grupos etários: enquanto em jovens, prevenção de complicações médicas e diminuição de risco de mortalidade podem ser primordiais, em pacientes mais velhos, aumento da sobrevida livre de incapacidade e melhora da qualidade de vida são os principais objetivos. Ao avaliar esses pacientes em busca de tratamento para obesidade, é importante entender as suas motivações; frequentemente, controle de dor osteoarticular, de multimorbidades e dependência funcional são os objetivos.

A osteoporose deve ser pesquisada mediante avaliação da DMO no exame de DEXA, e instituído tratamento específico se necessário. A dosagem de 25-hidroxivitamina D deve ser lembrada, já que a prevalência de déficit dessa vitamina é maior entre as pessoas com obesidade. Considerando o risco de sarcopenia, a atividade física programada é ainda mais importante no tratamento.

Tratamentos específicos para obesidade, farmacológicos ou não, serão discutidos em outros capítulos desta obra. É importante destacar, entretanto, mais algumas particularidades: pacientes idosos, tanto ou mais do que jovens, são capazes de aderir a programas de modificação de estilo de vida. A flexibilidade de horários proporcionada pela aposentadoria frequentemente facilita o engajamento em programas de atividade física. A limitação econômica, porém, também é frequente, e deve ser lembrada no momento de sugerir adaptações dietéticas e prescrições de medicamentos. O uso de polifarmácia é frequente nessa faixa etária, e, embora não impeça que se use medicação específica para obesidade, o risco de interação medicamentosa deve ser avaliado com cuidado.

Considerações finais

Obesidade e envelhecimento são duas das questões mais desafiadoras da saúde pública atual, particularmente em países em desenvolvimento, que passam por uma transição demográfica e nutricional. Estratégias para diagnóstico, manejo e prevenção precisam ser aprimoradas, tanto por meio de pesquisas clínicas como por políticas públicas.

Bibliografia

Al Snih S, Graham JE, Kuo YF, et al. Obesity and disability: relation among older adults living in Latin America and the Caribbean. Am J Epidemiol. 2010;171(12):1282-8.

Al Snih S, Ottenbacher KJ, Markides KS, et al. The effect of obesity on disability vs mortality in older Americans. Arch Intern Med. 2007;167(8):774-80.

Bales CW, Buhr G. Is obesity bad for older persons? A systematic review of the pros and cons of weight reduction in later life. J Am Med Dir Assoc. 2008;9(5):302-12. Review.

Bradway C, DiResta J, Fleshner I, et al. Obesity in nursing homes: a critical review. J Am Geriatr Soc. 2008;56(8):1528-35.

Cruz-Jentoft AJ, Baeyens JP, Bauer JM, et al. Sarcopenia: European consensus on definition and diagnosis: report of the European working group on sarcopenia in older people. Age Ageing. 2010;39(4):412-23.

Delmonico MJ, Harris TB, Lee JS, et al.; Health, Aging and Body Composition Study. Alternative definitions of sarcopenia, lower extremity performance, and functional impairment with aging in older men and women. J Am Geriatr Soc. 2007;55(5):769-74.

Ensrud KE, Ewing SK, Stone KL, et al.; Study of Osteoporotic Fractures Research Group. Intentional and unintentional weight loss increase bone loss and hip fracture risk in older women. J Am Geriatr Soc. 2003;51(12):1740-7.

Felix HC. Personal care assistance needs of obese elders entering nursing homes. J Am Med Dir Assoc. 2008;9(5):319-26.

Gorospe CE, Dave JK. The risk of dementia with increased body mass index. Age Ageing. 2007;36:23-9.

Greco EA, Fornari R, Rossi F, et al. Is obesity protective for osteoporosis? Evaluation of bone mineral density in individuals with high body mass index. Int J Clin Pract. 2010;64(6):817-20.

Haywood C, Sumithran P. Treatment of obesity in older persons – a systematic review. Obes Rev. 2019;20(4):588-98.

Ho-Pham LT, Nguyen ND, Lai TQ, et al. Contributions of lean mass and fat mass to bone mineral density: a study in postmenopausal women. BMC Musculoskelet Disord. 2010;11:59.

Horie NC, Cercato C, Mancini MC, et al. Long-term pharmacotherapy for obesity in elderly patients. Drugs Aging. 2010;27(6):1-10.

Hubbard RE, Lang IA, Llewellyn DJ, et al. Frailty, body mass index, and abdominal obesity in older people. J Gerontol Biol Sci Med Sci. 2010;65(4):377-81.

Instituto Brasileiro de Geografia e Estatística (IBGE). Coordenação de População e Indicadores Sociais, Pessoas com deficiência e as desigualdades sociais no Brasil. Rio de Janeiro: IBGE; 2022.

Instituto Brasileiro de Geografia e Estatística (IBGE). Indicadores sociodemográficos e de saúde no Brasil: 2009. Rio de Janeiro: IBGE; 2009.

Koster A, Visser M, Simonsick EM, et al.; Health, Aging and Body Composition Study. Association between fitness and changes in body composition and muscle strength. J Am Geriatr Soc. 2010;58(2):219-26.

Laet C, Kanis JA, Odén A, et al. Body mass index as a predictor of fracture risk: a meta-analysis. Osteoporos Int. 2005;16(11):1330-8.

Lissner L, Bengtsson C, Björkelund C, et al. A 24-year follow-up of body mass index and cerebral atrophy. Neurology. 2004;63(10):1876-81.

Martín-Ponce E, Santolaria F, Alemán-Valls MR, et al. Factors involved in the paradox of reverse epidemiology. Clin Nutr. 2010;29(4):501-6.

Nourhashemi F, Deschamps V, Larrieu S, et al. Body mass index and incidence of dementia. The PAQUID Study. Neurology. 2003;60:117-9.

Orwoll E, Nielson CM, Marshall LM, et al.; Osteoporotic Fractures in Men (MrOS) Study Group. Vitamin D deficiency in older men. J Clin Endocrinol Metab. 2009;94(4):1214-22.

Rikkonen T, Sund R, Sirola J, et al. Obesity is associated with early hip fracture risk in postmenopausal women: a 25-year follow-up. Osteoporos Int. 2021;32:769-77.

Ritz P. Editorial: obesity in the elderly: should we be using new diagnostic criteria? J Nutr Health Aging. 2009;13(3):168-9.

Selim M, Jones R, Novak P, et al. The effects of body mass index on cerebral blood flow velocity. Clin Auton Res. 2008;18(6):331-8.

Stenholm S, Rantanen T, Alanen E, et al. Obesity history as a predictor of walking limitation at old age. Obesity (Silver Spring). 2007;15(4):929-38.

Stevens J, Cai J, Pamuk ER, et al. The effect of age on the association between body-mass-index and mortality. N Engl J Med. 1998;338:1-7.

Taki Y, Kinomura S, Sato K, et al. Relationship between body mass index and gray matter volume in 1,428 healthy individuals. Obesity. 2008;16:119-24.

The Nutrition Screening Initiative. Incorporating nutrition screening and interventions into medical practice. A Monograph for Physicians. Washington D.C. US: American Academy of Family Physicians. The American Dietetic Association, National Council on Aging Inc; 1994.

Travison TG, Araujo AB, Esche GR, et al. Lean mass and not fat mass is associated with male proximal femur strength. J Bone Miner Res. 2008;23(2):189-98.

Vanhanen M, Koivisto K, Moilanen L, et al. Association of metabolic syndrome with Alzheimer disease: a population-based study. Neurology. 2006;67(5):843-7.

Villareal DT, Apovian CM, Kushner RF, et al. American Society for Nutrition; NAASO, The Obesity Society. Obesity in older adults: technical review and position statement of the American Society for Nutrition and NAASO, The Obesity Society. Obes Res. 2005;13(11):1849-63.

Villareal DT, Banks M, Sinacore DR, et al. Effect of weight loss and exercise on frailty in obese older adults. Arch Intern Med. 2006;166(8):860-6.

Ward MA, Carlsson CM, Trivedi MA, et al. The effect of body mass index on global brain volume in middle-aged adults: a cross sectional study. BMC Neurol. 2005;5:23.

Whitmer RA, Gunderson EP, Barrett-Connor E, et al. Obesity in middle age and future risk of dementia: a 27 year longitudinal population based study. BMJ. 2005;330(754):1360.

World Health Organization (WHO). Anales da 36ª Reunión del Comité Asesor de Investigaciones en salud. Encuesta multicéntrica: salud, bien estar y envejecimiento (SABE) en América Latina y el Caribe. Washington (DC): WHO; 2001.

Yi SW, Bae JH, Kim YM, et al. Relationship between body mass index and fracture risk at different skeletal sites: a nationwide cohort study. Arch Osteoporos. 2002;17:99.

Zamboni M, Mazzali G, Zoico E, et al. Health consequences of obesity in the elderly: a review of four unresolved questions. Int J Obes (Lond). 2005;29(9):1011-29.

Zhao L, Liu Y, Liu P, et al. Relationship of obesity with osteoporosis. J Clin Endocrinol Metab. 2007;92:1640-6.

4 | Efeitos da Obesidade em Órgãos e Sistemas

35 | Obesidade e Doenças Associadas

Marcio C. Mancini ▪ Bruno Halpern ▪ Mônica Tourinho Almeida Albuquerque ▪
Luiz F. Viola ▪ Flávia T. Motta

Introdução

A obesidade é uma doença crônica, complexa, progressiva e recorrente, de difícil tratamento e associada a muitas outras enfermidades e condições que podem causar incapacidade, assim como reduzir a expectativa de vida.

Caracterizada pelo acúmulo excessivo de tecido adiposo (TA), a obesidade é notável não apenas pela sua prevalência, mas também pelo seu papel central no desenvolvimento de uma ampla gama de doenças. Entre estas, destacam-se complicações como diabetes *mellitus* tipo 2 (DM2), dislipidemia, neoplasias, doenças cardiovasculares (DCV), hipertensão arterial sistêmica (HAS), insuficiência cardíaca cardiometabólica, apneia obstrutiva do sono, gota, doença hepática esteatótica metabólica (DHEM, ou MASLD, do inglês *metabolic dysfunction associated steatotic liver disease*), síndrome de pseudotumor cerebral, entre outras.

A gravidade da obesidade não consiste somente no volume de TA acumulado, mas também em sua distribuição e funcionalidade, já que esse tecido é reconhecido como um importante órgão endócrino. A concentração de gordura visceral, por exemplo, está intimamente ligada a depósitos ectópicos de gordura e a uma elevada produção de adipocitocinas e mediadores pró-inflamatórios, ilustrando a complexidade desse estado patológico.

Na publicação especial sobre tratamento da obesidade, da Gastroenterology Clinics of North America, em 2023, foi identificado um total de 224 complicações relacionadas com a obesidade, o que ressalta a complexidade dessa condição. Dentre esses problemas, aproximadamente metade está ligada a processos de estresse oxidativo e inflamação crônica, decorrentes geralmente da ação de adipocinas pró-inflamatórias, resistência à insulina (RI) e disfunção endotelial. Nessa mesma publicação, mostrou-se que os efeitos mecânicos do TA foram responsáveis por 30,4% das condições relacionadas com a obesidade, incluindo o efeito direto do excesso de peso (21,4%) e a deposição de gordura em áreas ectópicas, provocando lesões em órgãos-alvo (8,9%). O aumento da atividade do sistema renina-angiotensina-aldosterona (SRAA) e do sistema nervoso simpático (SNS) também desempenha um papel importante, sendo responsável por 2,2% das doenças relacionadas à obesidade. Outros 8% das comorbidades são causados por uma combinação de fatores, incluindo desregulação na função imune, alterações cerebrais e endócrino-metabólicas (hormônios sexuais, hipercortisolemia e hiperuricemia). Notavelmente, 9,4% das condições relacionadas com a obesidade têm mecanismos ainda desconhecidos. A Tabela 35.1 lista as 224 comorbidades associadas à obesidade identificadas até o momento.

A disfunção do TA, associada à inflamação crônica e ao estresse oxidativo, emerge como um fator fundamental no desenvolvimento das complicações associadas à obesidade. Esse distúrbio se caracteriza por alterações na expansão do TA e na liberação de ácidos graxos livres (AGL) para a circulação, além da produção anormal de adipocitocinas.

O aumento do TA no organismo resulta de um desequilíbrio energético positivo e provoca alterações nos processos de lipogênese e lipólise. Esse excesso pode decorrer de aumento do tamanho dos adipócitos (hipertrofia) ou de sua quantidade (hiperplasia). Os adipócitos, as unidades fundamentais de armazenamento de gordura, apresentam propriedades endócrinas específicas, dependendo de sua localização, seja no compartimento visceral ou subcutâneo, o que, por sua vez, pode ocasionar efeitos metabólicos distintos no corpo.

As limitações na capacidade de expansão do TA no compartimento subcutâneo, descritas pela "teoria da expansibilidade", geralmente resultam no aumento do tecido adiposo visceral (TAV) e, consequentemente, na propensão ao desenvolvimento de depósitos ectópicos de gordura. Há entendimentos de que a proximidade do TAV com a veia porta poderia explicar maior fluxo de AGL para o fígado, promovendo repercussões metabólicas. No entanto, mais de 70% dos AGL derivam de tecidos não viscerais, o que destaca a importância da expansão da capacidade de armazenamento do TA subcutâneo como um mecanismo protetor contra a lipotoxicidade e suas consequências no organismo, incluindo RI, DM2 e DCV.

A associação tão ampla de uma doença com tantas outras reforça a importância do correto diagnóstico da obesidade e, mais do que isso, da importância de médicos e profissionais da saúde especializados com conhecimento sobre opções de tratamento para oferecer ao paciente, pois, infelizmente, a obesidade ainda é estereotipada como um "estilo de vida", que pode ser facilmente tratado com mudanças comportamentais, o que não corresponde à realidade apresentada em estudos clínicos e epidemiológicos (em que os índices de obesidade só aumentam).

É importante ressaltar também que a obesidade não acomete de maneira uniforme os indivíduos. Há pessoas em que ganhos de peso discretos podem ser suficientes para grandes alterações metabólicas, e outros com obesidade mais grave e poucas alterações.

Tabela 35.1 Comorbidades associadas à obesidade com relação às alterações mecanicistas (n = 224).

Inflamação/Estresse oxidativo

Mecanismo autônomo

Ortopedia	• Dor crônica na perna • Fratura da clavícula • Fratura de quadril • Fratura de membros inferiores • Fratura da coluna vertebral • Fratura de membros superiores • Dor lombar	• Osteoartrite (quadris) • Osteoartrite (joelhos) • Osteoporose • Osteoartrite (mãos) • Tendinite do manguito rotador • Ciática • Tendinite dos membros superiores
Obstetrícia	• Descolamento prematuro de placenta • Transtornos do parto • Infecção do trato genital • TVP materna	• TEP materno • Sepse materna • Trombose materna
Dermatologia	• Alopecia • Dermatite atópica • Dermatófitos	• Hidradenite supurativa • Psoríase • Pioderma gangrenoso
ORL	• Rinite alérgica • Rinossinusite crônica • Obstrução nasal	• Otite média (eosinofílica) • Distúrbio da ATM
Hematologia	• Síndrome antifosfolípideo • TVP	• Leucemia • Tromboembolismo venoso
Infecção	• Cistites de repetição • Amigdalite	• Infecção das vias aéreas superiores
Descendência	• Asma nos descendentes • Autismo nos descendentes	• Epilepsia nos descendentes
Bucomaxilofacial	• Edentulismo • Gengivite	• Periodontite
Reumatologia	• Fibromialgia • Artrite psoriática	• Artrite reumatoide
Urogenital	• Hipertrofia prostática benigna • Sintomas do trato urinário inferior	• Infecções do trato urinário
Endocrinologia	• Resistência à insulina	• Hipotireoidismo
Geriatria	• Atrofia cerebral	• Déficit cognitivo
Neurologia	• Síndrome da dor crônica	• Esclerose múltipla
Oftalmologia	• Catarata	• Glaucoma
Vascular	• Aneurisma da aorta abdominal	• Tromboflebite
Psiquiatria	• Depressão	• Sentimentos negativos (angústia, raiva, nojo, medo e vergonha)
GI/Hepatologia	• Diverticulose do cólon	• Pancreatite
Cardiovascular	• Aterosclerose carotídea	
Ginecologia	• Leiomiomatose uterina	
Micronutrientes	• Deficiência de ferro	
Respiratório	• Bronquite crônica	
Transplante	• Disfunção de enxerto de órgão sólido	

Inflamação/estresse oxidativo + Adipocinas promotoras de crescimento

Oncologia	• Carcinoma anaplásico da tireoide • Colangiocarcinoma • Adenocarcinoma colorretal • Câncer do endométrio • Melanoma cutâneo	• Carcinoma de mama ductal invasivo • Meningioma • Adenocarcinoma do pâncreas • Carcinoma papilífero da tireoide • Adenocarcinoma prostático

Inflamação/estresse oxidativo + Adipocinas promotoras de crescimento (*Continuação*)

	• Câncer epitelial do ovário	• Carcinoma de células renais
	• Carcinoma de células escamosas do esôfago	• Glioma
	• Câncer extra-hepático das vias biliares	• Câncer de mama inflamatório
	• Câncer da vesícula biliar	• Câncer de endométrio T1
	• Adenocarcinoma da junção esofagogástrica (cárdia)	• Câncer de endométrio invasivo T2
		• Carcinoma de células uroteliais
Hematologia	• MGUS	• Linfoma não Hodgkin
	• Mieloma múltiplo	• Macroglobulinemia de Waldenström e plasmocitoma
GI/Hepatologia	• Adenoma colorretal	
Dermatologia	• Acrocórdons	• Acantose *nigricans*

Inflamação/estresse oxidativo + Resistência à insulina

Endocrinologia	• Dislipidemia	• Pré-diabetes
	• Hipercolesterolemia	• Nódulos de tireoide
	• Hipertrigliceridemia	• Diabetes *mellitus* tipo 2
GI/Hepatologia	• Calculose biliar	• EHADM
		• Cirrose associada a EHADM
Dermatologia	• Acrocórdons	• Líquen escleroso
	• Acantose *nigricans*	
Obstetrícia	• Diabetes *mellitus* gestacional	• Parto prematuro
	• RPMPT	
Reprodutor	• Hipogonadismo secundário (H)	• Disfunção sexual (M)
Geriatria	• Fragilidade	
Ginecologia	• Irregularidade menstrual	
Neurologia	• Neuropatia periférica	
Descendência	• Obesidade na descendência	
Oncologia	• Carcinoma folicular da tireoide	
Cardiovascular	• Insuficiência cardíaca	

Inflamação/estresse oxidativo + disfunção endotelial

Cardiovascular	• Infarto agudo do miocárdio	• Angina estável
	• Doença arterial coronariana	• Angina instável
	• Insuficiência cardíaca	
Obstetrícia	• Eclâmpsia	• Pré-eclâmpsia
	• Hipertensão gestacional	

Efeito mecânico

Mecânica (efeito direto do excesso de adiposidade)

Ortopedia	• Dor crônica na perna	• Transtornos nos discos intervertebrais
	• Fratura de clavícula	• Dor lombar
	• Fratura de quadril	• Osteoartrite (quadris)
	• Fratura de membros inferiores	• Osteoartrite (joelhos)
	• Fratura da coluna vertebral	• Fratura osteoporótica
	• Fratura de membros superiores	
Dermatologia	• Celulite	• Linfedema
	• Elefantíase nostra verrucosa	• Hiperqueratose plantar
	• Intertrigo	• Estrias de distensão
	• Queratose pilar	
GI/Hepatologia	• Esofagite erosiva	• Hérnia de hiato
	• DRGE	• Esôfago de Barrett
	• Asma associada a DRGE	

(*continua*)

Tabela 35.1 Comorbidades associadas à obesidade com relação às alterações mecanicistas (n = 224). (*Continuação*)

Mecânica (efeito direto do excesso de adiposidade)

Respiratório	• Asma • Atelectasia	• BIE • Apneia obstrutiva do sono
Urogenital	• Noctúria • Bexiga hiperativa	• Incontinência urinária de esforço (M) • Incontinência urinária de urgência (M)
ORL	• Otite média (eosinofílica) • Rinorreia liquórica primária	• Encefalocele do osso temporal
Neurologia	• Meralgia parestésica	• Compressão do nervo ulnar
Traumatologia	• Lesões relacionadas com quedas	• Risco aumentado de lesões
Obstetrícia	• Edema periférico	• Hipotensão pós-epidural
Oncologia	• Adenocarcinoma de esôfago	• Displasia gástrica de alto grau
Cirurgia geral	• Hérnia ventral	
Cardiovascular	• Doença arterial periférica	
Geriatria	• Úlcera de pressão (escara)	
Ginecologia	• Incontinência fecal (M)	
Neonatologia	• Complicações neonatais	
Reprodutor	• Má qualidade do sêmen	
Vascular	• Insuficiência venosa	
Oftalmologia	• Glaucoma	
Transplante	• Disfunção de enxerto de órgão sólido	

Mecânica (distribuição ectópica de gordura com danos e disfunção de órgãos-alvo)

Renal	• Albuminúria • Doença renal crônica • Nefropatia diabética • Insuficiência renal terminal	• Glomerulonefrite • Nefrosclerose • Proteinúria
Cardiovascular	• Fibrilação atrial • Disfunção diastólica	• Insuficiência cardíaca • Aumento do átrio esquerdo
GI/Hepatologia	• DHEM • EHADM	• Cirrose associada a EHADM • Pancreatite
Neurologia	• Síndrome do túnel do carpo	
Oncologia	• Carcinoma hepatocelular	
Oftalmologia	• Degeneração macular	
Endocrinologia	• Osteoporose	
Urologia	• Cálculo renal	

Ativações do SRAA e do SNS

Cardiovascular	• AVE hemorrágico • Hipertensão	• Hipertrofia ventricular esquerda
Dermatologia	• Hiperidrose	
Ginecologia	• Síndrome pré-menstrual	
Transplante	• Disfunção de enxerto de órgão sólido	

Outros (incluem imunidade diminuída, hormônios sexuais alterados, estrutura cerebral alterada, cortisol elevado, produção aumentada de ácido úrico ou secundária a uma ou mais comorbidades)

Dermatologia	• Erisipela • Foliculite	• Onicomicose • *Tinea cruris*
Cardiovascular	• AVE isquêmico • AVE misto	• Morte súbita

Outros (incluem imunidade diminuída, hormônios sexuais alterados, estrutura cerebral alterada, cortisol elevado, produção aumentada de ácido úrico ou secundária a uma ou mais comorbidades) *(Continuação)*

Reprodutor	• Subfertilidade (M), FIV • Subfertilidade (M), natural	• Disfunção erétil
Obstetrícia	• Hemorragia pós-parto • Nascimento pós-termo	• Aborto espontâneo
Psiquiatria	• Episódio maníaco	• Estresse
Reumatologia	• Gota	• Hiperuricemia
Micronutrientes	• Deficiência de vitamina D	
Ginecologia	• Irregularidades menstruais • Síndrome pré-menstrual	• Leiomiomatose uterina
Urogenital	• Sintomas do trato urinário inferior	• Cálculo renal
Infecção	• Cistites de repetição	
Desconhecido		
Psiquiatria	• Transtorno de personalidade antissocial • Ansiedade • TDAH	• Transtorno de personalidade esquiva • Síndrome do pânico
Oncologia	• Tumor carcinoide do apêndice • TNE pancreático	• Câncer peritoneal • Carcinoma de células transicionais
Neurologia	• Cefaleia idiopática • Enxaquecas	• Pseudotumor cerebral
Obstetrícia	• Incompetência istmocervical	• Polidrâmnio
Trabalho social	• Baixa autoestima	• Vulnerabilidade percebida*
ORL	• Doença de Ménière	
GI/Hepatologia	• Pólipos da vesícula biliar	
Ginecologia	• Dispareunia	
Infecção	• Múltiplas infecções por fungos	
Micronutrientes	• Deficiência de tiamina	

*Reflete a sensação individual de suscetibilidade de desenvolver um problema de saúde. AVE: acidente vascular encefálico; ATM: articulação temporomandibular; BIE: broncoconstrição induzida por exercício; DHEM: doença hepática esteatótica metabólica; DRGE: doença do refluxo gastroesofágico; FIV: fertilização *in vitro*; GI: gastrointestinal ou gastroenterologia; H: homem; M: mulher; EHADM: esteato-hepatite metabólica; MGUS: gamopatia monoclonal de significado indeterminado; ORL: otorrinolaringologia; RPMPT: ruptura prematura de membrana pré-termo; SNS: sistema nervoso simpático; SRAA: sistema renina-angiotensina-aldosterona; TDAH: transtorno de déficit de atenção e hiperatividade; TEP: tromboembolismo pulmonar; TNE: tumor neuroendócrino; TVP: trombose venosa profunda.

Reconhecendo esses fatores, organizações médicas internacionais, como a Associação Americana de Endocrinologia Clínica (AACE) e a Associação Europeia para o Estudo da Obesidade (EASO), apoiam a ideia de que a obesidade seja tratada como uma "doença crônica baseada na adiposidade" (ABCD, do inglês *adiposity-based chronic disease*). Essa definição considera não apenas a quantidade e a distribuição da gordura corporal, mas também a funcionalidade do TA, estabelecendo diagnósticos mais específicos de complicações decorrentes da disfunção adipocitária. Como tal, o conceito de obesidade já não se limita ao índice de massa corporal (IMC); pelo contrário, ele reflete o estado geral de saúde do indivíduo afetado, propiciando melhor reconhecimento da gravidade e das indicações de tratamento.

Neste capítulo, abordam-se as doenças mais prevalentes associadas à obesidade e com maior impacto em saúde pública.

Impacto da obesidade na mortalidade além do índice de massa corporal

Estudos epidemiológicos importantes comprovaram a associação entre obesidade e aumento da mortalidade global. A relação entre IMC e mortalidade segue uma distribuição em forma de J, evidenciando riscos elevados tanto para indivíduos com baixo peso quanto para aqueles significativamente com IMC mais elevado.

Uma metanálise de 230 estudos de coorte realizada por Aune et al. revelou a correlação entre o IMC e a mortalidade. O estudo constatou que, entre aqueles que nunca fumaram, um IMC de 22 a 23 kg/m^2 estava associado ao menor risco de morte. Além disso, com um acompanhamento mais longo, a pesquisa indicou que a faixa de IMC com menor risco diminuiu para 20 a 22 kg/m^2. Os resultados mostraram que o risco relativo (RR) de morte prematura aumentou gradualmente com níveis mais elevados de IMC.

Especificamente, um IMC de 30 kg/m² ou mais foi relacionado a um RR de 1,24 (intervalo de confiança [IC] de 95%: 1,14 a 1,36); para um IMC igual ou maior que 35 kg/m², o risco subiu para 1,66 (IC 95%: 1,43 a 1,94), chegando a 2,37 (IC 95%: 1,91 a 2,95) para aqueles com IMC igual ou acima de 40 kg/m². É interessante ressaltar que cada aumento de 5 kg/m² no IMC entre os não fumantes saudáveis estava associado a um incremento de 21% no risco (IC 95%: 1,18 a 1,25). Além disso, pesquisas realizadas em 2009 estimaram que o sobrepeso pode diminuir a expectativa de vida em 1 a 2 anos, a obesidade classe 1 em 2 a 4 anos e a classe 3 pode resultar em uma redução de até 8 a 10 anos – um dado (apontado pelos autores) equivalente aos riscos de mortalidade associados ao tabagismo. Outros estudos epidemiológicos de grande escala também demonstraram aumento de mortalidade associada à obesidade, como *Nurses' Health Study*, *National Health and Nutrition Examination Survey* (NHANES) e *Women's Health Initiative Observational Study*.

Já existem evidências da relação inversa, ou seja, da redução da mortalidade relacionada com a perda de peso intencional em pacientes com obesidade, embora essa seja uma relação mais complexa e mais difícil de ser demonstrada, pela própria dificuldade na perda e na manutenção do peso perdido com estratégias clínicas. Um estudo prospectivo avaliou 43.457 mulheres de 40 a 64 anos que estavam acima do peso por meio de questionários de saúde, com avaliação de mortalidade após 12 anos. Os dados mostraram que, naquelas com comorbidades associadas, a perda de peso intencional foi associada a 20% na redução em todas as causas de mortalidade, principalmente em virtude da diminuição de mortes relacionadas com câncer e diabetes. Já nas mulheres sem comorbidades associadas, apenas perdas de peso superiores a 9 kg foram associadas à redução de mortalidade. Um estudo semelhante em homens mostrou resultados menos consistentes.

O estudo de segurança CV SELECT, recentemente publicado, incluiu mais de 17 mil pacientes sem diabetes com excesso de peso ou obesidade, os quais apresentavam também doença aterosclerótica. O estudo, conduzido de forma duplo-cega, comparou o uso de semaglutida 2,4 mg/semana a um placebo, adicionados ao tratamento padrão, visando à prevenção de eventos cardiovasculares adversos maiores (MACE, do inglês *major adverse cardiovascular events*) ao longo de um período médio de acompanhamento de 40 meses. Os resultados evidenciaram uma diminuição relativa de 20% no risco de MACE em pacientes tratados com semaglutida em comparação ao placebo, além dos cuidados habituais, o que representa uma redução absoluta de 1,5%, dada a incidência de 8% em pacientes sob placebo e de 6,5% nos pacientes tratados com semaglutida. Curiosamente, notou-se que o principal parâmetro de avaliação começou a divergir entre os grupos antes que uma perda de peso significativa ocorresse, indicando que os efeitos da semaglutida nos eventos cardiovasculares não se devem apenas à perda de peso.

A redução de mortalidade de pacientes com obesidade submetidos à cirurgia bariátrica, em que índices maiores de perda de peso são alcançados, também foi demonstrada. No estudo *Swedish Obese Subjects* (SOS), uma coorte prospectiva de mais de 4 mil pessoas com obesidade, com 2.010 deles submetidos à cirurgia bariátrica, apresentou, após 16 anos de acompanhamento, 129 mortes no grupo controle e 101 mortes no grupo em que houve intervenção cirúrgica, com *odds ratio* (OR) de 0,76 do grupo cirúrgico em comparação com o controle. A diferença estatística apareceu após 10,9 anos de acompanhamento, período no qual a mudança de peso médio foi de 2% no grupo controle e de 14 a 25% no grupo de operados. Dados extraídos da mesma coorte mostraram que a perda de peso induzida pela cirurgia bariátrica tem benefícios no diabetes e em outros fatores de risco cardiovascular, sintomas cardiovasculares, síndrome da apneia obstrutiva do sono (SAOS), dores articulares e qualidade de vida.

Embora, em estudos epidemiológicos, a elevação do IMC esteja associada a aumento do risco de mortalidade, as comorbidades associadas à obesidade, a redução da qualidade de vida e/ou do estado funcional do indivíduo surgem como alternativas mais acuradas na predição desse desfecho. O sistema de Edmonton, proposto por pesquisadores canadenses, é uma classificação que busca prever a mortalidade em pessoas com sobrepeso e obesidade, com base em sintomas, complicações e gravidade, fornecendo informações valiosas independentemente de IMC, síndrome metabólica (SM) e medidas antropométricas tradicionais. Esse sistema, que avalia comorbidades e estado funcional em uma escala de estadiamento de 0 a 4 pontos (subdividindo-se em três subseções de complicações médicas, mentais e funcionais) demonstrou sua utilidade ao ser aplicado a dados de duas importantes pesquisas nacionais dos EUA (NHANES III e NHANES 1999-2004), revelando que mais de 3/4 da amostra com sobrepeso ou obesidade se enquadraram nos estágios de 1 ou 2, e que pontuações mais elevadas estavam significativamente associadas a maior mortalidade. Esse achado sustenta a aplicabilidade clínica desse sistema na avaliação dos riscos ligados à obesidade e na determinação da prioridade do tratamento, desafiando o uso do IMC como critério exclusivo para indicação de tratamento.

Tendo em conta a utilidade do sistema de Edmonton na avaliação dos riscos associados à obesidade com base nas complicações e sua gravidade, o foco se amplia na discussão sobre tratamento e prognóstico com a introdução da classificação da obesidade controlada, proposta por Halpern et al. Essa classificação se aprofunda na trajetória de peso dos pacientes, salientando o impacto significativo da perda de peso no manejo da obesidade e de suas comorbidades. Essa proposta de classificação reconhece a complexidade da obesidade além dos parâmetros tradicionais, sugerindo que modestas reduções de peso – acima de 5% – podem promover melhorias clínicas substanciais, com benefícios ainda maiores observados em reduções de 10 a 15%. Diferenciando a obesidade em "controlada" e "reduzida", com base no peso máximo alcançado durante a vida e em proporções específicas de perda de peso, essa abordagem oferece uma estratégia para avaliar e interpretar os resultados terapêuticos, propondo a porcentagem de perda de peso como uma meta viável de tratamento. Assim, essas classificações são um complemento às avaliações tradicionais, enriquecendo o arsenal clínico para um direcionamento mais efetivo na avaliação e no tratamento da obesidade.

Diabetes *mellitus* tipo 2

A associação entre obesidade e DM2 é uma das mais fortes dentre os fatores de risco para qualquer tipo de doença, chegando a se elevar 50 a 80 vezes em indivíduos europeus brancos com IMC acima de 35 kg/m² em comparação com indivíduos de IMC menor que 23 kg/m². Estudos clássicos como o *Nurse's Health Study*, com uma coorte de mais de 100 mil mulheres, mostraram a obesidade como principal fator de risco para diabetes de acordo com um acompanhamento de 14 anos, além de evidenciar que esse risco é diretamente proporcional à quantidade de quilos ganhos (com ganho de peso de 5 a 7,9 kg, o RR de diabetes foi de 1,9; e com ganho de peso de 8 a 10,9 kg, o RR foi de 2,7). Já em homens, a associação foi estudada pelo *Health Professionals Follow Up Study* (coorte de 27.270 homens), com 884 novos casos de DM2 nos 13 anos de acompanhamento. O RR foi analisado a partir de quintis de circunferência abdominal (CA) e IMC, com quintis de CA de 1, 2, 2,7, 5 e 12, e de IMC foram 1, 1,1, 1,8, 2,9, e 7,9. Esse estudo mostrou maior correlação para CA do que para IMC, embora as duas variáveis tenham sido importantes.

Em um estudo de caso-coorte, pacientes com obesidade, mesmo com estilo de vida adequado, apresentaram 8 vezes mais chance de desenvolver DM2. Além disso, o próprio ganho de peso na vida adulta é um preditor de DM2. Até mesmo um modesto ganho de 5 a 7,9 kg a partir dos 18 anos foi associado com um aumento de 90% do risco de diabetes em mulheres (IC 95%: 1,5 a 2,3). O RR correspondente para mulheres que ganharam de 8 a 10,9 kg foi de 2,7 (IC 95%: 2,1 a 3,3). No entanto, grande parte dos pacientes acometidos com diabetes não apresenta obesidade, demonstrando a importância de outros fatores na patogênese da doença, como, por exemplo, a distribuição de gordura corporal.

Apesar da forte associação, o mecanismo causador não é consenso entre especialistas, podendo variar conforme sexo, etnia e, principalmente, padrão de acúmulo de gordura. Homens têm diagnóstico de DM2 em idade mais jovem e com menor IMC do que mulheres. Já os sul-asiáticos desenvolvem DM2 com IMC mais baixo do que europeus brancos. O fator que parece ser mais definidor, porém, é o padrão ginecoide de acúmulo de gordura (maior concentração da gordura em regiões de pernas e quadris e menor em região abdominal), menos associado ao risco de diabetes e a outras doenças metabólicas por traduzir maior capacidade de acúmulo de gordura subcutânea diante de um excesso calórico, principalmente em membros inferiores. Por outro lado, um excesso de gordura androide (acúmulo de gordura em região abdominal e sua relativa ausência em quadris e pernas) aparenta ser o principal desencadeador de risco de RI e DM2. Acredita-se, pela teoria da expansibilidade, que armazenar gordura em região subcutânea seja um fator protetor contra as doenças metabólicas, porém no momento em que essa capacidade de lipogênese subcutânea é alcançada (com forte componente genético), o excesso calórico acaba por se depositar em fígado, músculo, pâncreas, coração etc. Esse limiar de acúmulo é variável entre indivíduos e parece ser a principal explicação para que o mesmo peso em diferentes pessoas possa ter impacto metabólico totalmente distinto.

Existe claro benefício da perda de peso na prevenção, no controle e até na remissão de DM2. O clássico estudo *Diabetes Prevention Program* (DPP) mostrou que os indivíduos submetidos à mudança de estilo de vida, com média de perda de peso de 5,5% durante 2,8 anos, reduziram a chance de converter pré-diabetes em diabetes em 58%. No *Look AHEAD* (*Action for Health in Diabetes*), a intervenção também foi em estilo de vida, mas em indivíduos já com diagnóstico de DM2, e o grupo intensivo teve melhor controle da doença, redução dos fatores de risco cardiovascular e do uso de medicações após 1 ano, tendo obtido uma média de 8,6% de peso perdido, 7,3% alcançando remissão do diabetes ao final de 4 anos de acompanhamento (sendo mais provável naqueles com menos de 2 anos de doença, menor índice de hemoglobina glicada (HbA1c) basal, maior perda de peso no 1º ano e fisicamente mais ativos). No acompanhamento desse estudo, que durou 9 anos, houve uma tendência de recuperação do peso, de modo que o objetivo primário

do estudo – redução de risco cardiovascular – não foi demonstrado, porém a perda de peso maior no grupo intervenção ao longo desse período mostrou vários outros benefícios.

No estudo DIRECT, o emprego de dietas de muito baixas calorias (VLCD, do inglês *very low calorie diets*) mostrou a capacidade de induzir a remissão do DM2 em quase metade (46%) dos participantes em um período de 1 ano. É relevante observar que os indivíduos participantes apresentavam um IMC variando de 27 a 45 kg/m² e tinham menos de 6 anos de diagnóstico da doença. Esse estudo evidencia a necessidade da manutenção de uma perda de peso consistente para o controle dos níveis glicêmicos, uma vez que, entre aqueles que alcançaram a meta de redução de 15 kg de peso corporal, a taxa de remissão do diabetes foi de 86% (definida nesse estudo como valores de HbA1c abaixo de 6,5% após 2 meses sem o uso de medicamentos antidiabéticos). Durante o acompanhamento de 2 anos, 70% dos pacientes que mantiveram a perda de peso de 15 kg ou mais permaneceram em remissão, e a recorrência da doença foi associada a um reganho de peso no grupo intervenção.

Os estudos de reversão de diabetes mostram que o paciente deve ser alertado sobre essa possibilidade precocemente, pois os resultados são melhores em indivíduos com menor tempo de diagnóstico de DM2 (em média, menos de 6 anos). Mesmo naqueles com mais tempo de diagnóstico, o tratamento do diabetes não deve ser dissociado do tratamento da obesidade, pois ainda assim há benefício na melhora de RI hepática e na secreção de insulina, o que se reflete em melhor controle de doença com menor risco de complicações. Infelizmente, o que ainda se observa com muita frequência é o ganho de peso progressivo que costuma acontecer após o diagnóstico de DM2. O *Coronary Artery Risk Development in Young Adults* (CARDIA) *Study* demonstrou ganho médio de 1 kg/ano em 20 anos de acompanhamento em indivíduos recémdiagnosticados, mesmo nos praticantes de atividade física, o que demonstra a gravidade do problema.

Síndrome metabólica

Agrupamento de distúrbios metabólicos, incluindo obesidade abdominal (CA aumentada), dislipidemia, HAS e alterações no metabolismo glicídico, a SM é um forte preditor para DCV. Comumente diagnosticada por critérios da International Diabetes Federation (IDF), a SM é particularmente prevalente em indivíduos com obesidade. Estudos realizados em populações europeias indicam que a prevalência dessa síndrome oscila significativamente de acordo com a faixa etária, situando-se entre 24 e 65% para homens com obesidade e entre 43 e 78% para mulheres com obesidade. O aumento da CA, dado que reflete grau de adiposidade visceral, é forte preditor de risco para DCV, independentemente do IMC.

A patogênese da SM inclui não apenas o aumento de peso e da RI, mas também a expansão do TAV e de depósitos ectópicos de gordura. A medida da CA chega a ser mais associada a comorbidades como dislipidemia, HAS e DM2 do que o próprio IMC, visto que este não diferencia padrões de acúmulo de gordura. Estudo publicado em 2016 conseguiu identificar 53 regiões do genoma associadas à RI, o que foi correlacionado à capacidade limitada de estocagem de gordura periférica dos indivíduos. Pessoas com baixa capacidade de acúmulo de gordura subcutânea, fenômeno explicado pela "teoria da expansibilidade" têm limiar mais baixo para acúmulo de gordura visceral, sendo então mais predispostos a doenças metabólicas.

O estudo multicêntrico INTERHEART confirmou a importância da associação da obesidade, particularmente central, com o risco de infarto agudo do miocárdio (IAM). Em um estudo, foi observado que pacientes hospitalizados por IAM apresentavam uma prevalência significativa de SM (46%). De acordo com recente metanálise, verificou-se que pacientes com níveis baixos de colesterol lipoproteína de alta densidade (colesterol HDL) e glicemia de jejum igual ou superior a 100 mg/dℓ apresentaram um risco aumentado de complicações cardiovasculares. O estudo *International Day for the Evaluation of Abdominal Obesity* (IDEA) avaliou 177.345 indivíduos em 63 países e encontrou associação de medida de CA com DCV e diabetes em todos os níveis de IMC, incluindo < 25 kg/m^2, reforçando a teoria dos diferentes limiares para acúmulo de gordura visceral. Há uma relação crescente de associação entre DCV e CA, com homens no último quintil (CA > 107 cm) com risco de DCV 2,2 vezes maior que os no primeiro quintil (CA < 84 cm).

Estimular perda de peso em pacientes com aumento da CA, mesmo que apresentem IMC normal, é de extrema importância. O estudo *Counterpoint* demonstrou que houve redução de gordura hepática e melhora no padrão de RI em 30% com apenas 15% de perda de peso, concluindo que essa eliminação de gordura visceral ocorre em proporção maior que a do peso total, favorecendo melhora metabólica mesmo em indivíduos que não alcançaram o peso ideal.

O estudo ReTUNE investigou a hipótese do "limiar pessoal de gordura", explorando se indivíduos com DM2 e um IMC inferior a 27 kg/m^2 poderiam alcançar a remissão da doença mediante a perda de peso induzida pela dieta. Durante um período de 12 meses, 20 participantes foram submetidos a ciclos repetidos de perda de peso de 5%, com avaliações metabólicas realizadas após cada ciclo e ao final do estudo. Os resultados mostraram que, ao reduzir o conteúdo de gordura hepática e melhorar a função das células beta pancreáticas, 70% dos participantes (14/20) conseguiram alcançar a remissão do DM2, permanecendo livres de medicação, com uma perda de peso inicial de 6,5%. Esse estudo sugere a hipótese de que o excesso de gordura, independentemente do IMC, desempenha um papel crítico no desenvolvimento do DM2. Essas percepções têm implicações profundas para o manejo clínico do DM2, recomendando a perda de peso como uma estratégia terapêutica eficaz, mesmo para indivíduos sem obesidade, mas com DM2.

Hipertensão arterial sistêmica

Dentre os pacientes diagnosticados com HAS, observa-se um aumento na sua ocorrência conforme o IMC aumenta. Em um estudo envolvendo as coortes do *Framingham Offspring* e *Third Generation*, constatou-se que, enquanto 11,5% dos participantes com IMC na faixa normal apresentavam HAS, a prevalência subia para 22,8% nos indivíduos com sobrepeso e chegava a 37,6% naqueles com obesidade. Uma metanálise feita por Guh et al. identificou que homens com IMC entre 25 e 29,9 kg/m^2 apresentaram um RR de 1,28 (IC 95%: 1,1 a 1,5) para desenvolver HAS, e aqueles com IMC 30 kg/m^2 tiveram um RR de 1,84 (IC 95%: 1,51 a 2,24). Já para as mulheres, os riscos observados foram de 1,65 (IC 95%: 1,24 a 2,19) para IMC entre 25 e 29,9 kg/m^2 e de 2,42 (IC 95%: 1,59 a 3,67) para IMC igual ou acima de 30 kg/m^2. Estima-se que o risco de desenvolver HAS aumente entre 20 e 30% a cada incremento de 5% no peso corporal.

A combinação de obesidade com HAS também aumenta o risco de insuficiência cardíaca congestiva (ICC) devido ao desenvolvimento de dilatação e hipertrofia do ventrículo esquerdo. Indivíduos com obesidade demonstram uma hiperativação do SNS, refletida em níveis plasmáticos elevados de noradrenalina e maior estimulação dos receptores periféricos alfa-1 e beta-adrenérgico. Paralelamente, fatores como lipotoxicidade, RI e aumento do estresse oxidativo contribuem para elevar a resistência vascular e o tônus, criando um ambiente propício para elevações na pressão arterial. Além disso, a disfunção dos adipócitos induz um aumento na produção de leptina e angiotensinogênio, desencadeando respostas fisiológicas como a ativação do SNS e do SRAA, intensificando ainda mais os níveis pressóricos.

A redução do peso tem um papel crucial no controle da pressão arterial. O estudo GATEWAY revelou que a perda de peso induzida pela cirurgia bariátrica é uma estratégia eficaz no manejo da HAS em pacientes com obesidade. No estudo, os pacientes submetidos ao *bypass* gástrico em Y de Roux obtiveram uma redução significativa na necessidade de medicamentos anti-hipertensivos, com 83,7% deles diminuindo o uso desses medicamentos em ≥ 30% e mantendo a pressão arterial controlada, em oposição a apenas 12,8% no grupo sob terapia médica convencional. Além disso, cerca de 51% dos pacientes operados obtiveram remissão completa da HAS, sem necessidade de qualquer medicação anti-hipertensiva, o que não foi observado no grupo controle.

A perda de peso com tratamento clínico também apresenta efeitos benéficos na redução dos níveis pressóricos. O tratamento com tirzepatida mostrou reduções significativas na pressão arterial sistólica (PAS) de 2,8 a 12,6 mmHg nas doses de 5, 10 e 15 mg nos estudos SURPASS, juntamente com uma perda de peso que variou de 6,6 a 13,9%. Análises *post-hoc* mostraram que a maior parte dessas reduções estava relacionada com a perda de peso, embora também tenham sido observados efeitos independentes dela. É importante ressaltar que a redução da PAS não foi afetada pelo uso de medicamentos anti-hipertensivos e foi mais evidente em pacientes com valores mais altos de PAS inicialmente (acima de 140 mmHg), com reduções de 14 a 17,5 mmHg.

Dislipidemia

Em um estudo com participantes sem DCV das coortes originárias *Framingham Offspring* e *Third Generation*, níveis aumentados de lipoproteína de baixa densidade no colesterol (colesterol LDL) correlacionaram-se positivamente conforme aumento das categorias de IMC. O perfil lipídico de indivíduos com obesidade inclui níveis elevados de triglicerídeos (TG), diminuição do colesterol HDL e valores normais ou ligeiramente elevados de colesterol LDL, com aumento na fração pequena e densa de LDL.

Em indivíduos com obesidade, o período pós-prandial cursa com um quadro de hiperlipidemia, que ocorre quando o TA não consegue captar partículas ricas em TG devido à sua sobrecarga. Além disso, a capacidade de lipólise das lipoproteínas ricas em TG fica comprometida devido à redução da expressão da lipase lipoproteica nos tecidos adiposo e muscular. Como resultado, a lipólise dos quilomícrons é reduzida e a síntese de lipoproteína de muito baixa densidade (VLDL) no fígado aumenta, exacerbando a hipertrigliceridemia. O TAV e a DHEM agravam a situação ao aumentar a produção hepática das moléculas de VLDL ricas em TG. Níveis elevados de VLDL na circulação sofrem trocas enzimáticas com colesterol HDL e colesterol LDL por meio da proteína de transferência de colesterol esterificado (CETP), resultando em partículas menores de colesterol HDL que são metabolizadas e excretadas pela urina, promovendo uma redução nas concentrações plasmáticas. Além disso, com níveis elevados de TG, o colesterol contido nas moléculas de LDL é reduzido devido ao aumento da atividade da CETP. Uma partícula de LDL enriquecida em TG é hidrolisada pela lipase hepática, formando partículas pequenas e densas de colesterol LDL, que apresentam propriedades mais aterogênicas, estabelecendo assim a tríade característica da dislipidemia aterogênica: hipertrigliceridemia com baixos níveis de HDL e aumento de LDL pequeno e denso.

A depuração prejudicada de moléculas de VLDL ricas em TG na corrente sanguínea estabelece sua manutenção prolongada, o que aumenta a probabilidade de sua passagem pelo endotélio vascular e a deposição na forma de placas. Isso desencadeia o desenvolvimento de lesões ateroscleróticas e o processo inflamatório associado à aterosclerose. Além disso, citocinas pró-inflamatórias contribuem para o perfil lipídico pró-aterogênico em indivíduos com obesidade. Os macrófagos no TA, em conjunto com níveis aumentados de fator de necrose tumoral alfa, interleucina-1 e interleucina-6, contribuem para a dislipidemia. Em contraste, concentrações reduzidas de adiponectina, que normalmente melhoram o perfil lipídico, estão presentes em quantidades menores em pacientes com obesidade.

O tratamento da obesidade tem impactos positivos no perfil lipídico, o que contribui para uma redução no risco cardiovascular. Em uma metanálise que contemplou 73 estudos, observou-se que intervenções de mudança no estilo de vida, tratamento farmacológico e cirurgia bariátrica promoveram diminuições nos níveis de TG e colesterol LDL, além de um aumento no colesterol HDL após 6 a 12 meses de tratamento. Por cada quilograma de peso perdido, os níveis de TG decaíram 4 mg/dℓ, 1,25 mg/dℓ e 2,47 mg/dℓ nas intervenções de estilo de vida, tratamento farmacológico e cirurgia bariátrica, respectivamente. Para o colesterol LDL, as reduções foram, em termos absolutos, menos expressivas, com reduções de 1,28 mg/dℓ, 1,67 mg/dℓ e 0,33 mg/dℓ, e o colesterol HDL aumentou 0,46 mg/dℓ, 0,37 mg/dℓ e 0,42 mg/dℓ, respectivamente. Apesar desses efeitos sobre os valores absolutos, a perda de peso está associada, principalmente, à redução nos níveis de partículas de colesterol LDL pequenas e densas e LDL oxidado, que são formas particularmente aterogênicas do colesterol LDL e marcadores significativos de risco cardiovascular.

Doença cardiocerebrovascular

Obesidade e aterosclerose têm mecanismos patogênicos similares, ambas desencadeando processo inflamatório com consequente disfunção endotelial e doença arterial. O estresse associado à obesidade causa alterações estruturais e funcionais no coração, sendo a mais frequente a hipertrofia e a dilatação do ventrículo esquerdo e suas consequências: aumento na PAS e na PAD, acúmulo de gordura epicárdica, aumento atrial e aumento de tônus de SNS. Por conta desses fatores, a obesidade é fator de risco independente para DCV, incluindo doença arterial coronariana (DAC), IAM, ICC, acidente vascular encefálico (AVE), HAS e fibrilação atrial (FA). O acúmulo ectópico de gordura também atinge o coração, com aumento da gordura epicárdica, sabidamente associada a maior risco cardiovascular.

Dados do *Nurse's Health Study* evidenciaram risco aumentado em 3,3 vezes para DCV com IMC > 29 kg/m^2 em comparação com mulheres com IMC < 21 kg/m^2. O ganho de peso também eleva o risco, independentemente do IMC basal, o que mostra benefício do tratamento em qualquer estágio de sobrepeso ou obesidade. O *Framingham Heart Study*, pesquisa que vem sendo conduzida há 7 décadas e é destinada à compreensão das DCV e de seus fatores de risco, não só demonstrou a relação entre obesidade e risco de angina, IAM, DAC ou AVE, diabetes, HAS e hipercolesterolemia, mas também sinalizou para o fato de que o tempo de exposição à obesidade é fator adicional de risco, com OR de 1,31 nos indivíduos com menor tempo de exposição e OR de 1,8 naqueles com maior tempo de exposição à obesidade, quando comparados aos que nunca apresentaram obesidade. O mesmo estudo demonstrou associação entre obesidade e risco de FA, com um acréscimo de 4% no risco de FA para cada unidade de aumento do IMC.

O aumento de peso precoce na vida foi associado a maior risco cardiovascular em um estudo prospectivo com mais de 200 mil adolescentes noruegueses entre 1963 e 1975. Os participantes com IMC mais alto apresentaram elevação do risco de morte por doenças endócrinas, nutricionais, metabólicas e cardiovasculares em comparação àqueles com a faixa de IMC inferior. Especificamente, homens e mulheres na categoria mais alta de IMC (percentil 85) quase triplicaram os RR para mortalidade por doença cardíaca isquêmica (2,9 [IC 95%: 2,3 a 3,6]) e 3,7 [IC 95%: 2,3 a 5,7], respectivamente).

A obesidade e o sobrepeso também são fatores de risco para doenças cerebrovasculares. Em uma metanálise conduzida por Strazzullo et al. que reuniu 25 estudos prospectivos com mais de 2 milhões de participantes, o RR para AVE isquêmico, para homens e mulheres conjuntamente foi de 1,22 (IC 95%: 1,05 a 1,41) para aqueles com sobrepeso; e de 1,64 (IC 95%: 1,36 a 1,99) para aqueles com obesidade.

A maioria das diretrizes propõe perda de 5 a 10% de peso para redução de risco cardiovascular como meta geral, mas os fatores de risco que melhoram variam, dependendo dessa proporção. Uma perda de 5% do peso reduz concentração de glicose, insulina, TG, transaminases, PAS, mas não colesterol LDL, colesterol HDL e pressão arterial diastólica (PAD), fatores que em geral melhoram com pelo menos 10% de peso perdido para melhor controle. No estudo *Look AHEAD*, os pacientes que obtiveram perda de peso superior a 10% apresentaram redução de risco cardiovascular. Embora seja uma subanálise do estudo global, isso sugere que, apesar de a perda de peso sustentada ser difícil, deve ser incentivada, pois os respondedores terão claro benefício. Nos estudos de redução de mortalidade global em indivíduos com perda de peso intencional, as DCV são as que costumam impactar mais na melhora da sobrevida, reforçando a importância do controle de peso com esse objetivo.

Doença hepática esteatótica metabólica

A DHEM, ou doença hepática esteatótica associada à disfunção metabólica, tem sido reconhecida como a manifestação hepática da SM. Estudos indicam que a DHEM afeta cerca de 25 a 30% da população ocidental. Em pacientes com DM2, mais da metade deles apresenta a condição, e aqueles com sobrepeso ou obesidade têm uma prevalência estimada em mais de 65%. Atualmente, a DHEM está emergindo como uma das principais causas de cirrose e transplante hepático no mundo ocidental.

O mecanismo patogênico da DHEM envolve não apenas a redução da capacidade de expansão do TA periférico e o acúmulo de gordura visceral/ectópica, mas também inclui características como a RI e os depósitos ectópicos de gordura. Recentemente evidências sugeriram o papel do glucagon em sua fisiopatologia, em que a resistência hepática ao glucagon promoveria a redução da ureagênese e o aumento dos níveis plasmáticos de aminoácidos. Desse modo, pacientes com DHEM apresentam hiperglucagonemia, mesmo antes de desenvolverem diabetes. Além disso, aspectos como RI, desregulação adipocitária com aumento de citocinas inflamatórias e diminuição da adiponectina desempenham papéis cruciais no quadro fisiopatológico da doença. A lipotoxicidade hepática, que resulta em dano aos hepatócitos, apoptose e fibrose, desempenha um papel central na progressão da doença. No espectro da DHEM, é possível distinguir diferentes grupos de pacientes com base no grau de acometimento hepático, o que influencia diretamente o prognóstico deles.

O diagnóstico da DHEM abrange a investigação de diferentes estágios da condição, como a esteatose (acúmulo de gordura no fígado), esteato-hepatite (esteatose acompanhada por inflamação), fibrose (inflamação coexistindo com maior quantidade de tecido de fibrose, desde o grau 0 ao 4, dependendo do nível de acometimento histológico do órgão) e cirrose (grau final de inflamação, sendo caracterizada por nódulos de hepatócitos danificados em meio a cicatrizes). Enquanto os níveis de enzimas hepáticas não fornecem informações completas sobre a gravidade ou o estágio da doença hepática, a diferenciação entre esteatose e esteato-hepatite sem fibrose é possível apenas por meio da biopsia hepática. No entanto, devido à natureza invasiva desse procedimento, a biopsia hepática não é realizada rotineiramente, sendo reservada para situações especiais em que uma avaliação detalhada é essencial para o diagnóstico e o planejamento de tratamento mais preciso.

Quando se trata da fibrose hepática, várias ferramentas podem ser empregadas para sua avaliação. O *Fibrosis-4 Index for Liver Fibrosis* (FIB-4), por exemplo, é um índice clínico que considera variados parâmetros laboratoriais para estimar a fibrose e sua progressão. Além disso, a elastografia hepática, que mede a rigidez do fígado de modo não invasivo, também é um método comumente utilizado para diagnosticar e quantificar a fibrose hepática, oferecendo uma abordagem mais detalhada e quantitativa para avaliar a função hepática.

No tratamento da DHEM, diretrizes específicas das Sociedade Brasileira de Endocrinologia e Metabologia (SBEM), da Sociedade Brasileira de Hepatologia (SBH) e da Associação Brasileira para o Estudo da Obesidade e Síndrome Metabólica (ABESO) destacam a importância da perda de peso, da melhoria na distribuição de gordura e na redução da inflamação, sendo essenciais para benefícios em desfechos hepáticos. Reduções modestas de peso, em aproximadamente 3%, já demonstram melhoras na esteatose, e perdas acima de 5% são necessárias para reduzir a inflamação e a fibrose. Perdas mais significativas, entre 7 e 10%, mostraram melhorias visíveis na atividade da doença, refletindo em recuperação histológica hepática. Em relação a medicamentos, evidências respaldam benefícios de classes como vitamina E, pioglitazona e agonistas do peptídeo semelhante a glucagon 1 (GLP-1). Destaca-se o resmetirom como o primeiro medicamento aprovado pela agência norte-americana Food and Drug Administration para pacientes com esteato-hepatite e fibrose, um agonista seletivo do receptor de hormônio tireoidiano tipo B. Um estudo mostrou sua eficácia em resolver a esteato-hepatite e melhorar a fibrose em pacientes com confirmação por biopsia ou elastografia.

A cirurgia bariátrica é outra opção terapêutica que oferece benefícios hepáticos e é indicada nas recomendações-padrão para pacientes com obesidade. Em um estudo em pacientes que realizaram cirurgia bariátrica, a taxa de melhora na esteatose e na esteato-hepatite foi relatada em torno de 88% dos casos, ficando a resolução da fibrose na ordem de 30%. A DHEM pode ser considerada a manifestação hepática da SM, com prevalência que varia de 6 a 30% conforme população e método diagnóstico, mas alcançando patamar de doença hepática crônica mais frequente na atualidade. Costuma preceder o aparecimento do diabetes, estando presente em mais de 50% de pacientes no momento do diagnóstico do diabetes, o que pode ser explicado pela teoria do acúmulo de gordura ectópica. Diante de ganho de peso e baixo limiar para acúmulo de gordura visceral, há depósito de gordura hepática, e, com isso, RI, dislipidemia, HAS, além dos outros componentes da SM.

Insuficiência cardíaca de fração de ejeção preservada cardiometabólica

A prevalência da ICC no mundo é de 63,4 milhões de pessoas e nos países desenvolvidos corresponde a 1 a 3% da população adulta. Destes, 50% têm insuficiência cardíaca de fração de ejeção preservada (ICFEp), e nota-se aumento progressivo de sua prevalência com potencial de se tornar a forma mais comum de ICC no futuro. Ela está associada a mortalidade e taxa de hospitalização altas.

A ICFEp cardiometabólica é decorrente da lipotoxicidade e da ativação de vias inflamatórias com aumento de citocinas pró-inflamatórias, que causam comprometimento estrutural e funcional das células, desenvolvimento progressivo de fibrose e consequente disfunção orgânica do coração. As principais comorbidades associadas a ela são obesidade, DM2, dislipidemia e HAS.

A ICFEp é um desafio diagnóstico. Ela não é sinônimo de disfunção diastólica, tem vários fenótipos, seus sinais e sintomas são inespecíficos, os pacientes têm comorbidades significativas e os níveis de biomarcador peptídeo natriurético tipo B e sua pró-molécula (respectivamente, BNP e NT-proBNP) podem não refletir a doença. O seu diagnóstico segue quatro etapas:

1. Descartar causas não cardíacas durante investigação de edema e/ou dispneia.
2. Comprovar diagnóstico de ICC pela evidência de dois ou mais critérios clínicos maiores (ortopneia, distensão venosa jugular, estertores, terceira bulha, refluxo hepatojugular, edema agudo de pulmão, cardiomegalia) ou um critério clínico maior e dois menores (dispneia aos esforços, tosse noturna, edema, > 120 bpm, efusão pleural, edema maleolar, hepatomegalia), associada a aumento de BNP (ambulatorial $\geq$ 35 pg/mℓ/hospitalar $\geq$ 100 pg/mℓ) e proBNP (ambulatorial $\geq$ 125 pg/mℓ/hospitalar $\geq$ 300 pg/mℓ) e/ou alterações no ecocardiograma (fração de ejeção do ventrículo esquerdo [FEVE] > 50%, remodelamento, disfunção diastólica, sinais inequívocos de congestão).
3. Excluir mimetizadores, como amiloidose, sarcoidose, cardiopatia hipertrófica e hemocromatose.
4. Realizar o escore H2 FPEF (do inglês *score for heart failure with preserved ejection fraction* – insuficiência cardíaca com fração de ejeção preservada), que inclui: IMC $\geq$ 30 kg/m^2, uso de pelo menos dois anti-hipertensivos, FA, pressão sistólica da artéria pulmonar > 35 mmHg no ecocardiograma, idade > 60 anos e pressão de enchimento > 9 na ecocardiografia com doppler. Uma pontuação $\geq$ 6 é altamente sugestiva de ICFEp.

O tratamento consiste em estratificação de risco e manejo de comorbidades, estratégias não farmacológicas, controle dos sintomas e uso de terapia modificadora da doença.

Os inibidores de cotransportador de sódio-glicose tipo 2 (iSGLT2) demonstraram benefícios cardiovasculares significativos em indivíduos com e sem DM2. Em indivíduos com ICC, ele reduz significativamente o risco de hospitalização por descompensação cardíaca e morte cardiovascular em todos os subgrupos de fração de ejeção. Portanto, esse medicamento deve ser iniciado durante uma internação por descompensação cardíaca ou ambulatorialmente em todos os indivíduos com ICFEp, salvo contraindicações. O início da administração de iSGLT2 durante a internação está associado a maior adesão a longo prazo e à persistência de sua prescrição, e é seguro se o paciente estiver clinicamente estável. Uma metanálise sugere redução na morte cardiovascular com o uso de iSGLT2 em indivíduos com insuficiência cardíaca com fração de ejeção intermediária (ICFEI)/ICFEp. Evidências de melhora no estado de saúde e na qualidade de vida com o uso desse fármaco na ICFEp foram observadas no estudo PRESERVED-HF. O uso de empagliflozina também foi associado à redução da descontinuação da espironolactona, possivelmente devido ao menor risco de hipercalemia.

Naqueles com FEVE < 55 a 60%, o uso de espironolactona, sacubitril/valsartana ou candesartana pode ser considerado. Até o momento não houve aprovação de nenhuma terapia para combater a ICFEp relacionada com a obesidade. Kosiborod et al. randomizaram 529 pacientes com ICFEp e IMC ≥ 30 kg/m² para receber semaglutida 2,4 mg 1 vez/semana ou placebo durante 52 semanas. Os desfechos primários foram a mudança em relação ao valor basal no *Kansas City Cardiomyopathy Questionnaire* (KCCQ-CSS) e a alteração no peso corporal. Os desfechos secundários incluíram a mudança na distância percorrida em 6 minutos; um desfecho composto hierárquico que incluiu morte, eventos de ICC e diferenças na alteração no KCCQ-CSS e na distância percorrida em 6 minutos; e a alteração no nível de proteína C reativa (PCR).

A alteração média no KCCQ-CSS foi de 16,6 pontos com semaglutida e 8,7 pontos com placebo, e a alteração percentual média no peso corporal foi de −13,3% com semaglutida e −2,6% com placebo. A mudança média na distância percorrida em 6 minutos foi de 21,5 metros com semaglutida e 1,2 metro com placebo. A alteração percentual média no nível de PCR foi de −43,5% com semaglutida e −7,3% com placebo. Em pacientes com ICFEp e obesidade, o tratamento com semaglutida produziu maiores reduções nos sintomas e nas limitações físicas, mais melhorias na função do exercício e aumento na perda de peso em comparação com o placebo.

Neoplasias

A obesidade é responsável por 4 a 8% de todas as neoplasias no mundo. O *European Prospective Investigation into Cancer and Nutrition* e o *American Cancer Prevention Study II*, que envolveram uma coorte de mais de 900 mil indivíduos sem neoplasias em 1982 após acompanhamento médio de 16 anos, encontraram associação significativa entre obesidade e câncer. Nos EUA, 4,7% dos casos novos de câncer nos homens e 9,6% nas mulheres se deviam à obesidade e cerca de 21% deles poderiam ser prevenidos se a população tivesse um IMC < 25 kg/m².

A International Agency for Research on Cancer 2020 encontrou forte associação da obesidade com 13 tipos de câncer: mama pós-menopausa, colorretal, endometrial, esofágico, pancreático, renal, hepático, de estômago, de vesícula biliar, de ovário, de tireoide, mieloma múltiplo e meningioma. Entre todos os tumores, o mais associado à obesidade foi o endometrial (40,8%).

Mulheres têm maior propensão a cânceres de mama (aproximadamente 16% são atribuídos à obesidade), ovário e endométrio, além de vesícula biliar e carcinoma de células renais. Homens têm maior risco de neoplasias de colón, reto e próstata.

As evidências sugerem que o ganho de peso durante a idade adulta relaciona-se com um risco aumentado de desenvolvimento de cânceres de mama pós-menopausa, ovário, colorretal, endometrial, renal e de próstata de alto risco. Uma revisão abrangente com 204 revisões sistemáticas e metanálises observou o aumento de 9% no câncer retal em homens e de 56% no câncer do sistema do trato biliar a cada 5 kg/m² de aumento no IMC. O risco de câncer de mama pós-menopausa em mulheres sem terapia de reposição hormonal foi de 11% a cada aumento de 5 kg de peso na idade adulta. O risco de câncer de endométrio aumentou 21% a cada aumento de 0,1 na relação cintura-quadril (RCQ), enquanto o risco de câncer de ovário invasivo (independentemente da terapia de reposição hormonal) aumentou em 4% a cada aumento de 5 kg/m² para o IMC recente, 6% para o IMC máximo e 8% para o IMC no início da idade adulta.

Enquanto alguns cânceres têm relação linear com IMC, outros podem ter relações em J, U ou nenhuma relação e podem também associar-se à agressividade desses tumores.

O mecanismo que resulta na carcinogênese, no desenvolvimento de metástases e na progressão do câncer é complexo e ainda não é totalmente compreendido. A secreção e o metabolismo alterados dos ácidos graxos, o remodelamento da matriz extracelular, a secreção de fatores de crescimento semelhantes à insulina e ao estrogênio, a desregulação imunológica, a inflamação crônica e as alterações no microbiota intestinal têm sido associadas. A CA e a RCQ foram consideradas comparáveis ao IMC e melhores preditores de risco de câncer.

Além de maior incidência, a obesidade também está relacionada com um risco aumentado de 17% na mortalidade específica por câncer, de 13% no seu risco de recorrência, e a adiposidade visceral tem sido associada a sua maior progressão. Entre aqueles com IMC ≥ 40 kg/m², a mortalidade por todas as causas de câncer foi 52% maior nos homens e 62% maior em mulheres do que entre aqueles com IMC normal.

Embora o excesso de peso esteja ligado ao aumento do risco de câncer, as evidências sobre a diminuição desse risco pela perda de peso intencional são limitadas. A perda de peso substancial e sustentada na pós-menopausa foi associada a menor incidência de câncer de mama na coorte do *Nurses' Health Study* e menor risco de câncer relacionado com a obesidade, principalmente o câncer do endométrio, na coorte observacional da *Women's Health Initiative*.

No *Look AHEAD*, houve a comparação da incidência e da mortalidade por câncer em indivíduos com sobrepeso ou obesidade e DM2, que foram aleatoriamente designados para o grupo para apoio e educação em diabetes (DSE) *versus* intervenção intensiva no estilo de vida (ILI) por 10 anos. Após um acompanhamento médio de 11 anos, 684 participantes (332 no ILI e 352 no DSE) foram diagnosticados com câncer. As taxas de incidência de câncer relacionado com a obesidade foram de 6,1 e 7,3 por 1.000 pessoas/

ano em ILI e DSE, respetivamente, com uma taxa de risco de 0,84 (IC 95%: 0,68 a 1,04). Uma intervenção intensiva no estilo de vida destinada à perda de peso reduziu a incidência de câncer relacionados com a obesidade em 16% em adultos com excesso de peso ou obesidade e DM2. Não houve diferença significativa entre os dois grupos na incidência total de câncer e nos cânceres não relacionados com a obesidade ou na mortalidade total por câncer.

Após média de 10 anos de acompanhamento e quase 20 kg de perda de peso mantidos após cirurgia bariátrica, o estudo SOS mostrou redução de novos casos de câncer em mulheres operadas em comparação com grupo controle (grupo intervenção [79]; grupo controle [130]; p = 0,0001), não havendo diferença entre os homens.

A obesidade também aumenta os efeitos adversos relacionados com o tratamento, como maior incidência de complicações pós-operatórias nas ressecções tumorais, pior resposta à radioterapia e à quimioterapia e maior risco de toxicidade a elas, cardiotoxicidade e maiores taxas de neuropatias relacionadas a taxanos e platina. Um grande estudo realizado na Dinamarca, com mais de 18 mil mulheres com câncer de mama em estágio inicial, mostrou que a obesidade estava relacionada a maiores chances de desenvolver metástase 10 anos após o tratamento (46%) e morte (38%). Outro estudo unicêntrico demonstrou que mulheres com câncer de mama e IMC ≥ 30 kg/m^2 têm menor chance de resposta patológica completa em comparação a mulheres com IMC < 25 kg/m^2.

Exercício físico regular associado a plano dietético e terapia comportamental são os principais elementos das estratégias de redução de peso. O tratamento com análogos do GLP-1 e a cirurgia bariátrica resultam em perda de peso mais rápida e podem ser considerados em sobreviventes selecionados, mas são necessários mais dados sobre eficácia e segurança dessas intervenções na população geral.

Síndrome da apneia obstrutiva do sono e síndrome de hipoventilação da obesidade

A SAOS é caracterizada por episódios de apneia e hipopneia em decorrência da obstrução parcial ou total das vias aéreas superiores durante o sono, desencadeando hipoxemia, hipercapnia e fragmentação do sono. O diagnóstico é confirmado pelo índice apneia-hipopneia (IAH), verificado pelo exame de polissonografia, a partir de 5 ou mais episódios/h, diante de sonolência diurna excessiva. A SAOS é considerada leve se 5 a 15 episódios/h; moderada se 15 a 30 episódios/h; e grave se superior a 30 episódios/h.

A medida da circunferência cervical (CC) ajuda na estratificação de risco para SAOS. Ao valor da CC devem ser somados 4 cm, caso o indivíduo seja portador de HAS; 3 cm, se apresentar roncos habituais; e mais 3 cm além dos três anteriores, se engasgos ou respiração entrecortada na maioria das noites. Se a soma for inferior a 43 cm, a probabilidade de SAOS é baixa; de 43 a 48 cm é moderada; e quando maior que 48 cm, a probabilidade é alta.

Sua prevalência na população é de 3 a 7% nos homens e 2 a 5% nas mulheres, aumenta com a idade e com a adiposidade. O *Wisconsin Sleep Cohort Study* mostrou que o ganho de 10% de peso resulta em aumento de 32% no IAH e em 6 vezes no risco de SAOS moderada a grave.

A SAOS aumenta o risco de distúrbios neurocognitivos (como sonolência diurna, déficit de memória e concentração), cardiovasculares (HAS, DAC, AVE, arritmias e ICC), além de interferir em eixos hormonais, principalmente na redução do eixo gonadotrófico em homens. Pacientes com SAOS também têm 9 vezes mais chances de serem diagnosticados com SM.

A obesidade promove o acúmulo de TA ao redor das vias aéreas faríngeas, reduz seu lúmen e aumenta sua propensão ao colapso. Por outro lado, a SAOS contribui para a obesidade por aumento da fome por desequilíbrio hormonal na regulação do apetite, leva a fadiga e a alterações de humor, aumentando o risco de ganho de peso. Os níveis de leptina são elevados e correlacionam-se com a gravidade da SAOS, porém há uma resistência à sua ação.

O tratamento da SAOS baseia-se em quatro estratégias: tratamento da obesidade, tratamento comportamental da SAOS, tratamento físico e procedimentos cirúrgicos. O tratamento farmacológico da obesidade é indicado em pacientes com SAOS e IMC ≥ 25 kg/m^2 ou adiposidade central, quando houve falência do tratamento não farmacológico isoladamente. Os fármacos para o tratamento da obesidade são divididos em *on-label*, como a sibutramina (inibidor da recaptação de noradrenalina e serotonina), orlistate (inibidor da lipase no trato gastrointestinal), liraglutida e semaglutida (agonistas de GLP-1) e a associação de bupropiona e naltrexona (inibidor da recaptação de noradrenalina e dopamina + antagonista opioide); e *off-label*, como topiramato (agonista gabaérgico), fluoxetina e sertralina (serotoninérgicos). A fluoxetina e a sertralina são úteis em pacientes com obesidade e humor depressivo, no transtorno de compulsão alimentar e em pacientes com bulimia nervosa. Na SAOS, a fluoxetina melhora a ventilação e a capacidade respiratória, pois suprime a fase REM (do inglês *rapid eye movement*) do sono, na qual ocorrem as maiores dessaturações de oxigênio. Os agentes serotoninérgicos prolongam a meia-vida dos benzodiazepínicos, potencializam os efeitos do álcool e dos depressores do SNC; por esse motivo, devem ser usados com cautela. A cirurgia bariátrica em centro especializado deve ser considerada em pacientes com obesidade resistente ao tratamento clínico.

As medidas clínicas comportamentais incluem: evitar álcool, tabagismo, sedativos, anti-histamínicos, privação de sono, elevar a cabeceira da cama em 15 cm, evitar decúbito dorsal e refeições pesadas antes de dormir.

Para casos mais graves de SAOS, a melhor alternativa é usar a pressão positiva contínua nas vias aéreas (CPAP, do inglês *continuous positive air pressure*). Essa terapia pode melhorar o acúmulo de gordura visceral, o IAH e o controle de sintomas, mesmo em pacientes sem perda de peso significativa. Não há evidências, entretanto, de que o uso de CPAP isoladamente reduza o risco cardiovascular, o que reforça a importância de se tratar o excesso de peso. Também foram desenvolvidos aparelhos intraorais removíveis para o tratamento de ronco e apneia, com o objetivo de reposicionar anteriormente a língua e/ou a mandíbula. Entre os procedimentos cirúrgicos utilizados, a uvulopalatofaringoplastia é o mais comum, mas não é o tratamento de primeira escolha para SAOS devido aos resultados clínicos muito variados. Complicações pós-operatórias abrangem rinolalia, refluxo nasofaríngeo, infecções e sangramento. Medicações descongestionantes podem ser úteis ao diminuir a congestão nasal e o edema faríngeo da SAOS.

A síndrome de hipoventilação da obesidade (SHO) é definida pela associação de obesidade, distúrbio respiratório do sono e hipercapnia diurna (PaCO$_2$ ≥ 45 mmHg, ao nível do mar) durante a vigília, quando não há causa neuromuscular, mecânica ou metabólica alternativa. Aproximadamente 90% dos pacientes com SHO apresentam SAOS, e quase 70% deles com SAOS grave. Os demais pacientes apresentam hipoventilação não obstrutiva do sono, sem ou com SAOS leve.

Sua prevalência é estimada em 0,4% da população adulta. O diagnóstico é estabelecido por gasometria arterial e polissonografia. A hipercapnia diurna é explicada por vários mecanismos coexistentes, como alterações no sistema respiratório relacionadas com a obesidade, alterações no impulso respiratório e anormalidades respiratórias durante o sono.

O CPAP é o tratamento de primeira linha para o fenótipo SHO com SAOS grave concomitante. A pressão positiva contínua nas vias aéreas em dois níveis (BIPAP, do inglês *bilevel positive air pressure*) é preferida para pacientes com SHO e hipoventilação durante o sono, sem ou com SAOS leve (< 30% dos pacientes com SHO). Os pacientes com SAOS são propensos a desenvolver SHO, e esse diagnóstico não deve passar despercebido, pois há sintomas clínicos e complicações mais graves do que em pacientes com SAOS isoladamente.

Síndrome de pseudotumor cerebral

Doença de etiologia ainda desconhecida, também chamada "hipertensão intracraniana idiopática", que causa aumento da pressão intracraniana, sem motivo aparente. Afeta preferencialmente mulheres em idade fértil, aproximadamente 70 a 80% dos pacientes têm obesidade e mais de 90% dos indivíduos apresentam sobrepeso. O risco aumenta em função do IMC e do ganho de peso no ano anterior.

Os sintomas são cefaleia, náusea, vômito, perda transitória da visão, comprometimento dos campos visuais, fotopsia, diplopia e dor ocular. Outros sintomas incluem zumbido sincronizado com pulso e dor nos ombros ou braços.

Os sinais oftalmológicos incluem diminuição da acuidade visual, perda de campo visual e papiledema. A perda permanente da visão pode afetar até 30% dos pacientes, e paralisias do 6º ou 7º nervo também podem ocorrer. O risco de perda de visão aumenta proporcionalmente ao IMC, especialmente com níveis superiores a 40 kg/m². Cada aumento de 10 kg/m² no IMC confere um risco 1,4 vez maior de perda grave de visão. Homens têm maior probabilidade de pior prognóstico visual.

Vários mecanismos foram propostos ligando a obesidade ao seu desenvolvimento, mas a fisiopatologia permanece desconhecida.

Para o seu diagnóstico são utilizados os critérios Dandy modificados: sinais e sintomas de aumento da pressão intracraniana (PIC – cefaleia, náusea, vômito, escurecimentos visuais transitórios, papiledema); ausência de sinais neurológicos localizados, exceto paralisia do 6º nervo craniano; pressão de abertura do líquido cefalorraquidiano (LCR) > 25 cmH$_2$O com composição normal; ausência de evidência de hidrocefalia, lesão de massa, estrutural ou vascular nos exames de imagem; e nenhuma outra causa de aumento da PIC identificada.

O objetivo do tratamento é aliviar os sintomas e preservar a visão. Embora a punção lombar promova alívio das manifestações, estas são frequentemente transitórias e requerem combinação com terapia ou adicional a longo prazo.

Todos os pacientes com obesidade devem perder de 5 a 10% do peso, o que geralmente propicia a remissão do quadro. O risco de recorrência aumenta com o reganho de peso.

A terapia medicamentosa é indicada para pacientes com doença leve a moderada. A acetazolamida, um inibidor da anidrase carbônica, é o tratamento de escolha, pois acredita-se que ela reduza a taxa de produção de LCR. Quando for ineficiente ou não

tolerado, esse medicamento poderá ser combinado ou substituído por topiramato, com eficácia na melhora da cefaleia e no auxílio à perda de peso, e com eficácia semelhante à acetazolamida para sintomas visuais. A furosemida também pode ser útil, mas não é tão efetiva na redução da PIC. Os esteroides não são mais recomendados devido aos efeitos colaterais indesejados a longo prazo e à hipertensão intracraniana de rebote após sua retirada.

O tratamento cirúrgico deve ser a opção de escolha entre pacientes com cefaleias refratárias ou perda de campo visual mais grave/rapidamente progressiva, quando todas as outras opções não conseguirem prevenir a perda visual progressiva.

Em uma revisão da literatura em 2011, Fridley et al. encontraram 62 casos tratados com cirurgia bariátrica, principalmente *bypass* gástrico. Em 92% dos pacientes, houve resolução dos sintomas; 97% tiveram resolução do papiledema; e 92% apresentaram resolução completa ou quase completa dos déficits de campo visual. A diminuição média da pressão de abertura do LCR após a cirurgia foi de 25 cmH$_2$O. O momento ideal e as indicações para cirurgia bariátrica ainda são desconhecidos, mas ela pode ser sugerida para pacientes que continuam com quadro moderado ou grave apesar do tratamento medicamentoso e para aqueles que não obtiveram melhora no tratamento cirúrgico (fenestração da bainha do nervo óptico, desvio do LCR).

Osteoartrite

Forma mais comum de artrite no mundo. Classicamente se caracteriza por dor e perda funcional da articulação. É uma doença crônica e progressiva, que tem a obesidade como principal fator de risco (60%) para o seu aparecimento e progressão. Isso se deve à sobrecarga articular pelo excesso de peso, mas principalmente pela produção de mediadores pró-inflamatórios pelo TA, produzindo inflamação crônica que também afeta os tecidos articulares. Acomete principalmente os joelhos, com menor impacto nos quadris, mas também as articulações das mãos (2 vezes mais do que nos eutróficos). A SM também é fator de risco independente para osteoartrite (OA).

Mulheres e homens com obesidade, respectivamente, têm risco 4 e 5 vezes maior de desenvolver OA de joelho em comparação com indivíduos eutróficos. Os sintomas e a gravidade da dor nas articulações também aumentam proporcionalmente ao IMC. Para cada 5,5 kg de ganho de peso, há um risco 36% maior de desenvolver OA. Além disso, têm 1,72 vez mais probabilidade de desenvolver doença incapacitante pela OA.

A perda de peso e o exercício físico regular reduzem a inflamação e a sobrecarga articular, e podem melhorar significativamente os sintomas desses pacientes, restaurando a função e a qualidade de vida desses indivíduos. Para mulheres com obesidade, para cada 5,5 kg de peso perdidos, o risco de OA do joelho decai mais de 50%.

A cirurgia bariátrica melhora a artralgia nos joelhos devido à perda de peso do pós-operatório, mas os pacientes que mais se beneficiam são os jovens e aqueles com menor grau de acometimento da articulação, não havendo correlação entre IMC inicial e grau de melhora, mas, sim, com a quantidade de peso perdida.

Gota

Doença de deposição de cristais causada pela elevação crônica de ácido úrico acima do ponto de saturação para o urato monossódico. É um tipo comum de artrite e a forma mais comum de apresentação é por crises agudas de sinovite articular, podendo ocorrer dano permanente. A associação entre gota e IMC vem de longa data, com aumento significativo de risco a partir de IMC 25 kg/m² e elevação progressiva (RR de 1,78, 2,67, 3,62 e 4,64 para pessoas com IMC de 25 kg/m², 30 kg/m², 35 kg/m² e 40 kg/m², respectivamente, em relação a pessoas com IMC de 20 kg/m²).

Além da obesidade, estudos mostram associação de gota e hiperuricemia com SM, e a hiperuricemia podendo ter papel em inflamação, HAS, DCV, adipogênese e RI.

Perda de peso é uma recomendação comum para pacientes portadores de gota, mas os dados não são muito consistentes. A perda de peso rápida promovida após cirurgia bariátrica ou estratégias de dietas de baixíssimas calorias pode aumentar os níveis de ácido úrico, resultando em maior risco de crise de gota nas primeiras semanas após o procedimento, o que está de acordo com o conceito de que variações rápidas nos níveis de ácido úrico são fator de risco para crise. Pacientes com história prévia de gota devem ser alertados sobre essa possibilidade, e alguns deles podem se beneficiar do tratamento profilático.

Depressão e estigma do peso

Obesidade e depressão são duas doenças muito prevalentes e em ascendência nas últimas décadas. Segundo dados da Organização Mundial da Saúde (OMS), em 2019, cerca de 280 milhões de pessoas, incluindo 5% de todos os adultos, foram diagnosticadas com depressão. A doença é mais comum nas mulheres do que nos homens e pode causar dificuldades em todos os aspectos da vida, incluindo desempenho escolar, produtividade no trabalho, relacionamento com família, amigos e comunidade. Além disso, também é uma causa importante de mortalidade prematura, principalmente devido ao suicídio.

Embora apresentem esse crescimento em paralelo, os estudos de corte transversal apresentaram resultados conflitantes. Uma metanálise de estudos prospectivos mostrou que a obesidade eleva o risco de desenvolvimento de depressão com OR de 1,55, relação significativa para adultos de 20 a 59 anos (Luppino et al., 2010). Nesse mesmo estudo, a depressão não foi preditiva de desenvolvimento de obesidade. Em uma coorte de 6.804 pessoas analisada pelo *English Longitudinal Study of Ageing* (ELSA), após 2 anos de acompanhamento, os participantes com IMC > 30 kg/m² tiveram 54% a mais de chance de apresentar sintomas depressivos, mas com perda de significância na associação após ajustes para saúde metabólica e diagnóstico de base de depressão. O *Behavioral Risk Factor Surveillance System*, que inquiriu 217.379 adultos, mostrou que a prevalência de transtorno depressivo maior, moderado ou grave, aumentou de 6,5%, com IMC normal, para 25,9%, com IMC > 35 kg/m². A prevalência de obesidade foi de 25,4% entre os que não tinham transtorno depressivo maior *versus* 57,8% daqueles com transtorno depressivo maior moderado a grave.

O ganho de peso em indivíduos com depressão pode decorrer também do tratamento. Durante o acompanhamento, pode ocorrer em sinal de melhora naquele paciente que tinha perdido peso pela doença, sendo considerado sintoma residual naqueles que tiveram aumento de apetite enquanto depressivos e como efeito adverso de antidepressivos.

Em um estudo inglês de coorte com quase 300 mil participantes sendo avaliados por 10 anos, a incidência de ganho de peso maior que 5% foi de 8,1 por 100 mil pessoas entre os participantes sem uso de antidepressivo, enquanto entre os que usavam foi de 11,2 por 100 mil participantes. O ganho de peso varia conforme a classe da medicação, com maior risco para tricíclicos e inibidores da monoamina-oxidase, em relação aos inibidores de recaptação da serotonina, com exceção da paroxetina e da mirtazapina.

Apesar de a associação entre depressão e ganho de peso não ser ainda totalmente entendida, o paciente deve ser alertado sobre esse risco e os profissionais da saúde devem monitorar seu peso. Se necessário, o tratamento do sobrepeso e da obesidade deve ser instituído precocemente.

O estigma do peso é a desvalorização social do indivíduo pelo seu peso ou tamanho corporal. Pessoas com obesidade são estereotipadas negativamente e enfrentam preconceito e tratamento injusto em muitos ambientes sociais. Até 40% deles relatam vivenciar estigma e/ou discriminação, e essas taxas aumentam proporcionalmente ao IMC.

Esse estigma se baseia nas crenças de que indivíduos com obesidade são culpados pelo seu peso por serem preguiçosos, desmotivados, sem força de vontade e autodisciplina, e não aderentes ao tratamento.

As consequências deletérias incluem sintomas depressivos, ansiedade, baixa autoestima, má imagem corporal, suicídio, uso de substâncias, transtornos alimentares, aumento do consumo de alimentos, redução da atividade física, aumento do estresse, ganho de peso e aumento do risco de mortalidade.

As evidências revelam que os médicos expressam preconceitos implícitos e explícitos sobre o peso em níveis semelhantes aos da população em geral. Uma pesquisa recente evidenciou que 48% dos indivíduos já testemunharam comunicações ou comportamentos estigmatizantes por parte da equipe médica, incluindo comentários ofensivos, zombaria sobre a aparência e expressões faciais de repulsa ou sorrisos maliciosos.

Vários estudos sugerem que os adultos com obesidade consideram os médicos uma das fontes interpessoais mais comuns de estigma de peso nas suas vidas. Isso influencia negativamente na efetividade dos cuidados, além de estar associado a menores motivação e adesão do paciente ao tratamento.

Para tentar minimizá-la, deve-se usar uma linguagem respeitosa e empática, com abordagens centradas no paciente, como entrevistas motivacionais, para apoiá-los na realização de mudanças de comportamento e envolvê-los de forma participativa na determinação de metas e na abordagem de barreiras.

Considerações finais

A obesidade é uma doença complexa e está associada a outras condições clínicas, desde aquelas que interferem apenas na qualidade de vida até as que causam ou contribuem para doenças graves e com potencial de reduzir a expectativa de vida. É importante salientar que o excesso de peso pode ser muito relativo: um modesto ganho de peso pode ter impacto metabólico negativo em indivíduos com baixo limiar de acúmulo de gordura visceral, da mesma maneira que indivíduos com IMC elevado, mas com padrão de acúmulo ginecoide, podem não ter alteração, mas isso não significa que sejam saudáveis, visto que a obesidade é fator de risco independente para várias doenças.

Bibliografia

Abdullah A, Amin FA, Stoelwinder J, et al. Estimating the risk of cardiovascular disease using an obese years metric. BMJ Open. 2014;4(9):e005629.

Al Lawati NM, Patel SR, Ayas NT. Epidemiology, risk factors, and consequences of obstructive sleep apnea and short sleep duration. Prog Cardiovasc Dis. 2009;51:285-93.

Alberti KG, Zimmet P, Shaw J; IDF Epidemiology Task Force Consensus Group. The metabolic syndrome--a new worldwide definition. Lancet. 2005;366(9491):1059-62.

Andò S, Gelsomino L, Panza S, et al. Obesity, leptin and breast cancer: epidemiological evidence and proposed mechanisms. Cancers. 2019;11(1):E62.

Aune D, Norat T, Vatten LJ. Body mass index and the risk of gout: a systematic review and dose-response meta-analysis of prospective studies. Eur J Nutr. 2014;53(8):1591-601.

Aune D, Sen A, Prasad M et al. BMI and all cause mortality: systematic review and non-linear dose-response meta-analysis of 230 cohort studies with 3.74 million deaths among 30.3 million participants. BMJ. 2016;353:i2156.

Billiet L, Doaty S, Katz JD, et al. Review of hyperuricemia as new marker for metabolic syndrome. ISRN Rheumatol. 2014;2014:852-954.

Blüher M. Adipose tissue dysfunction contributes to obesity related metabolic diseases. Best Pract Res Clin Endocrinol Metab. 2013;27(2):163-77.

Bradley TD, Floras JS. Obstructive sleep apnea and its cardiovascular consequences. Lancet. 2009;373:82-93.

Brawer R, Brisbon N, Plumb J. Obesity and cancer. Prim Care. 2009;36(3):509-31.

Bray GA, Heisel WE, Afshin A, et al. The science of obesity management: an endocrine society scientific statement. Endocr Rev. 2018;39(2):79-132.

Bray GA, Kim KK, Wilding JPH; World Obesity Federation. Obesity: a chronic relapsing progressive disease process. A position statement of the World Obesity Federation. Obes Rev. 2017;18(7):715-23.

Capone F, Vettor R, Schiattarella GG. Cardiometabolic HFpEF: NASH of the Heart. Circulation. 2023;147(6):451-3.

Chan JM, Rimm EB, Colditz GA, et al. Obesity, fat distribution, and weight gain as risk factors for clinical diabetes in men. Diabetes Care. 1994;17(9):9619.

Chen SX, Bomfim FA, Youn HA, et al. Predictors of the effect of bariatric surgery on knee osteoarthritis pain. Semin Arthritis Rheum. 2018;48(2):162-7.

Chin K, Shimizu K, Nakamura T, et al. Changes in intraabdominal visceral fat and serum leptin levels in patients with obstructive sleep apnea syndrome following nasal continuous positive airway pressure therapy. Circulation. 1999;100(7):706-12.

Colditz GA, Willett WC, Rotnitzky A, et al. Weight gain as a risk factor for clinical diabetes mellitus in women. Ann Intern Med. 1995;122(7):481-6.

Coughlin S, Mawdsley L, Mugarza JA, et al. Obstructive sleep apnea is independently associated with an increased prevalence of metabolic syndrome. European Heart J. 2004;25:735-41.

Courties A, Berenbaum F, Sellam J. The phenotypic approach to osteoarthritis: a look at metabolic syndrome associated osteoarthritis. Joint Bone Spine. 2019;86(6):725-30.

Csige I, Ujvárosy D, Szabó Z, et al. The impact of obesity on the cardiovascular system. J Diabetes Res. 2018;2018:3407306.

Diabetes Prevention Program Research Group, Knowler WC, Fowler SE, et al. 10 year follow up of diabetes incidence and weight loss in the Diabetes Prevention Program Outcomes Study. Lancet. 2009;374(9702):1677-86.

Fava M. Weight gain and antidepressants. J Clin Psychiatry. 2000;61(Suppl 11):37-41.

Felson DT, Anderson JJ, Naimark A, et al. Obesity and knee osteoarthritis. The Framingham Study. Ann Intern Med. 1988;109(1):18-24.

Frey W, Pilcher J. Obstructive sleep related breathing disorders in patients evaluated for bariatric surgery. Obes Surg. 2003;13:676-83.

Fridley J, Foroozan R, Sherman V, et al. Bariatric surgery for the treatment of idiopathic intracranial hypertension. J Neuros. 2011;114:34-39.

Frühbeck G, Busetto L, Dicker D, et al. The ABCD of obesity: an EASO position statement on a diagnostic term with clinical and scientific implications. Obes Facts. 2019;12(2):131-6.

Gafoor R, Booth HP, Gulliford MC. Antidepressant utilization and incidence of weight gain during 10 years' follow up: population based cohort study. BMJ. 2018;361:k1951.

Godoy-Matos AF, Silva Júnior WS, Valerio CM. NAFLD as a continuum: from obesity to metabolic syndrome and diabetes. Diabetol Metab Syndr. 2020;12:60.

Gregg EW, Chen H, Wagenknecht LE, et al. Association of an intensive lifestyle intervention with remission of type 2 diabetes. JAMA. 2012;19;308(23):2489-96.

Griggs JJ, Sorbero ME, Lyman GH. Undertreatment of obese women receiving breast cancer chemotherapy. Arch Intern Med. 2005;165:1267-73.

Guh DP, Zhang W, Bansback N, et al. The incidence of co-morbidities related to obesity and overweight: A systematic review and meta-analysis. BMC Public Health 2009;9:88.

Hall JE, Carmo JM, Silva AA, et al. Obesity-induced hypertension: interaction of neurohumoral and renal mechanisms. Circ Res. 2015;116(6):991-1006.

Halpern B, Mancini MC, Melo ME, et al. Proposal of an obesity classification based on weight history: an official document by the Brazilian Society of Endocrinology and Metabolism (SBEM) and the Brazilian Society for the Study of Obesity and Metabolic Syndrome (ABESO). Arch Endocrinol Metab. 2022;66(2):139-51.

Halpern B, Mendes TB. Obesity, weight loss and gynecologic neoplasms: a narrative review. Women Health. 2022;62(5):372-83.

Hankinson AL, Daviglus ML, Bouchard C, et al. Maintaining a high physical activity level over 20 years and weight gain. JAMA. 2010;304(23):2603-10.

Harrison SA, Bedossa P, Guy CD, et al. A phase 3, randomized, controlled trial of resmetirom in NASH with liver fibrosis. N Engl J Med. 2024;390(6):497-509.

Hasan B, Nayfeh T, Alzuabi M, et al. Weight loss and serum lipids in overweight and obese adults: a systematic review and meta-analysis. J Clin Endocrinol Metab. 2020;105(12):dgaa673.

Hursting SD, Dunlap SM. Obesity, metabolic dysregulation, and cancer: a growing concern and an inflammatory (and microenvironmental) issue. Ann NY Acad Sci. 2012;1271:82-7.

Jafarzadeh SR, Clancy M, Li JS, et al. Changes in the structural features of osteoarthritis in a year of weight loss. Osteoarthr Cartil. 2018;26(6):775-82.

Jehan S, Zizi F, Pandi-Perumal SR, et al. Obstructive sleep apnea and obesity: implications for public health. Sleep Med Disord. 2017;1(4):00019.

Jiang N, Li Y, Shu T, et al. Cytokines and inflammation in adipogenesis: an updated review. Front Med. 2019;13(3):314-29.

Kittleson M, Panjrath G, Amancherla K, et al. 2023 ACC Expert Consensus Decision Pathway on management of heart failure with preserved ejection fraction: a report of the American College of Cardiology Solution Set Oversight Committee. J Am Coll Cardiol. 2023;81(18):1835-78.

Klop B, Elte JW, Cabezas MC. Dyslipidemia in obesity: mechanisms and potential targets. Forum Nutr. 2013;5(4):1218-40.

Kosiborod MN, Abildstrøm SZ, Borlaug BA, et al. Semaglutide in patients with heart failure with preserved ejection fraction and obesity. N Engl J Med. 2023;389:1069-84.

Landecho MF, Tuero C, Valentí V, et al. Relevance of leptin and other adipokines in obesity-associated cardiovascular risk. Nutrients. 2019;11(11):2664.

Lean MEJ, Leslie WS, Barnes AC, et al. Durability of a primary care-led weight-management intervention for remission of type 2 diabetes: 2-year results of the DiRECT open-label, cluster randomised trial. Lancet Diabetes Endocrinol. 2019;7(5):344-55.

Lean MEJ, Leslie WS, Barnes AC, et al. Primary care led weight management for remission of type 2 diabetes (DiRECT): an open label, cluster randomised trial. Lancet. 2018;391(10120):541-51.

Lee CM, Huxley RR, Wildman RP, Woodward M. Indices of abdominal obesity are better discriminators of cardiovascular risk factors than BMI: a meta-analysis. J Clin Epidemiol. 2008;61(7):646-53.

Li X, Zhai Y, Zhao J, et al. Impact of metabolic syndrome and it's components on prognosis in patients with cardiovascular diseases: a meta-analysis. Front Cardiovasc Med. 2021;8:704145.

Lim EL, Hollingsworth KG, Aribisala BS, et al. Reversal of type 2 diabetes: normalization of beta cell function in association with decreased pancreas and liver triacylglycerol. Diabetologia. 2011;54(10):250614.

Lingvay I, Mosenzon O, Brown K, et al. Systolic blood pressure reduction with tirzepatide in patients with type 2 diabetes: insights from SURPASS clinical program. Cardiovasc Diabetol. 2023;22(1):66.

Logue J, Walker JJ, Colhoun HM, et al. Do men develop type 2 diabetes at lower body mass indices than women? Diabetologia. 2011;54(12):30036.

Look AHEAD Research Group, Pi Sunyer X, Blackburn G, et al. Reduction in weight and cardiovascular disease risk factors in individuals with type 2 diabetes: one year results of the look AHEAD trial. Diabetes Care. 2007;30(6):1374-83.

Lotta LA, Gulati P, Day FR, et al. Integrative genomic analysis implicates limited peripheral adipose storage capacity in the pathogenesis of human insulin resistance. Nat Genet. 2017;49(1):17-26.

Luppino FS, Wit LM, Bouvy PF, et al. Overweight, obesity, and depression: a systematic review and meta-analysis of longitudinal studies. Arch Gen Psychiatry. 2010;67(3):220-9.

Magkos F, Fraterrigo G, Yoshino J, et al. Effects of moderate and subsequent progressive weight loss on metabolic function and adipose tissue biology in humans with obesity. Cell Metab. 2016;23(4):591-601.

Mancini AF, Tavares S. Apneia do sono em obesos. Arq Bras Endocrinol Metabol. 2000;44(1).

Masa JF, Pépin JL, Borel JC, et al. Obesity hypoventilation syndrome. Eur Resp Rev. 2019;28:180097.

Meyer EJ, Wittert GA. Approach the patient with obstructive sleep apnea and obesity. J Clin Endocrinol Metab. 2024;109(3):e1267-79.

Molenaar EA, Hwang S-J, Vasan RS, et al. Burden and rates of treatment and control of cardiovascular disease risk factors in obesity: the Framingham Heart Study. Diabetes Care. 2008;31(7):1367-72.

Moreira RO, Valerio CM, Villela-Nogueira CA, et al. Brazilian evidence-based guideline for screening, diagnosis, treatment, and follow-up of metabolic dysfunction-associated steatotic liver disease (MASLD) in adult individuals with overweight or obesity: A joint position statement from the Brazilian Society of Endocrinology and Metabolism (SBEM), Brazilian Society of Hepatology (SBH), and Brazilian Association for the Study of Obesity and Metabolic Syndrome (Abeso). Arch Endocrinol Metab. 2023;67(6):e230123.

Moreno-Indias I, Tinahones FJ. Impaired adipose tissue expandability and lipogenic capacities as ones of the main causes of metabolic disorders. J Diabetes Res. 2015;2015:970375.

Natsis M, Antza C, Doundoulakis I, et al. Hypertension in obesity: novel insights. Curr Hypertens Rev. 2020;16(1):30-6.

Nedunchezhiyan U, Varughese I, Sun AR, et al. Obesity, inflammation, and immune system in osteoarthritis. Front Immunol. 2022;13:907750.

Nielsen SM, Bartels EM, Henriksen M, et al. Weight loss for overweight and obese individuals with gout: a systematic review of longitudinal studies. Ann Rheum Dis. 2017;76(11):1870-82.

Padwal RS, Pajewski NM, Allison DB, et al. Using the Edmonton obesity staging system to predict mortality in a population-representative cohort of people with overweight and obesity. CMAJ. 2011;183(14):E1059-66.

Pati S, Irfan W, Jameel A, et al. Obesity and cancer: a current overview of epidemiology, pathogenesis, outcomes, and management. Cancers (Basel). 2023;15(2):485.

Peppard PE, Young T, Palta M, et al. Longitudinal study of moderate weight change and sleep disordered breathing. JAMA. 2000;284(23):3015-21.

Pories WJ, Caro JF, Flickinger EG, et al. The control of diabetes mellitus (NIDDM) in the morbidly obese with the Greenville gastric bypass. Ann Surg. 1987;206(3):316-23.

Prospective Studies Collaboration, Whitlock G, Lewington S, et al. Body mass index and cause specific mortality in 900000 adults: collaborative analyses of 57 prospective studies. Lancet. 2009;373(9669):1083-96.

Puhl RM. Weight stigma and barriers to effective obesity care. Gastroenterol Clin North Am. 2023;52(2):417-28.

Reaven GM. The metabolic syndrome: time to get off the merry go round? J Intern Med. 2011;269(2):127-36.

Savarese G, Becher PM, Lund LH, et al. Global burden of heart failure: a comprehensive and updated review of epidemiology. Cardiovasc Res. 2023;118(17):3272-87.

Sattar N, Gill JMR. Type 2 diabetes as a disease of ectopic fat? BMC Medicine. 2014;12:123.

Schiavon CA, Bersch-Ferreira AC, Santucci EV, et al. Effects of bariatric surgery in obese patients with hypertension: the GATEWAY randomized trial (gastric bypass to treat obese patients with steady hypertension). Circulation. 2018;137(11):1132-42.

Schnurr TM, Jakupović H, Carrasquilla GD, et al. Obesity, unfavourable lifestyle and genetic risk of type 2 diabetes: a case-cohort study. Diabetologia. 2020;63(7):1324-32.

Sjöström L, Gummesson A, Sjöström CD, et al. Effects of bariatric surgery on cancer incidence in obese patients in Sweden (Swedish Obese Subjects Study): a prospective, controlled intervention trial. Lancet Oncol. 2009;10(7):653-62.

Slater N, Rowley C, Venables RH, et al. Evaluating associations between metabolic health, obesity and depressive symptoms: a prospective analysis of data from the English Longitudinal Study of Ageing (ELSA) with a 2 year follow up. BMJ Open. 2018;8(12):e025394.

Sousa AG, Cercato C, Mancini MC, et al. Obesity and obstructive sleep apnea hypopnea syndrome. Obes Rev. 2008;9(4):340-54.

Strazzullo P, D'Elia L, Cairella G, et al. Excess body weight and incidence of stroke: Meta-analysis of prospective studies with 2 million participants. Stroke. 2010;41(5):e418-26.

Strine TW, Mokdad AH, Dube SR, et al. The association of depression and anxiety with obesity and unhealthy behaviors among community dwelling US adults. Gen Hosp Psychiatry. 2008;30(2):127-37.

Subramaniam S, Fletcher WA. Obesity and weight loss in idiopathic intracranial hypertension: a narrative review. J Neuroophthalmol. 2017;37(2):197-205.

Sugerman HJ, DeMaria EJ, Felton WL 3rd, et al. Increased intra-abdominal pressure and cardiac filling pressures in obesity-associated pseudotumor cerebri. Neurology. 199;49(2):507-11.

Taylor R, Barnes AC, Hollingsworth KG, et al. Aetiology of type 2 diabetes in people with a normal body mass index: testing the personal fat threshold hypothesis. Clin Sci (Lond). 2023;137(16):1333-46.

Toth PP. Triglyceride-rich lipoproteins as a causal factor for cardiovascular disease. Vasc Health Risk Manag. 2016;12:171-83.

Thottam GE, Krasnokutsky S, Pillinger MH. Gout and metabolic syndrome: a tangled web. Curr Rheumatol Rep. 2017;19(10):60.

Vasankari T, Fogelholm M, Kukkonen-Harjula K, et al. Reduced oxidized low-density lipoprotein after weight reduction in obese premenopausal women. Int J Obesity. 2001;25(2):205-11.

Vgontzas AN, Bixler EO, Chrousos GP. Sleep apnea is a manifestation of the metabolic syndrome. Sleep Med Rev. 2005;9(3):211-24.

Vilar-Gomez E, Martinez-Perez Y, Calzadilla-Bertot L, et al. Weight loss through lifestyle modification significantly reduces features of nonalcoholic steatohepatitis. Gastroenterology. 2015;149(2):367-78.e5.

Virtue S, Vidal-Puig A. It's not how fat you are, it's what you do with it that counts. PLoS Biol. 2008;6(9):e237.

Wang Y, Rimm EB, Stampfer MJ, et al. Comparison of abdominal adiposity and overall obesity in predicting risk of type 2 diabetes among men. Am J Clin Nutr. 2005;81(3):555-63.

Williamson DF, Pamuk E, Thun M, et al. Prospective study of intentional weight loss and mortality in never smoking overweight US white women aged 40 64 years. Am J Epidemiol. 1995;141(12):1128-41.

Wong VWS, Adams LA, Lédinghen V, et al. Noninvasive biomarkers in NAFLD and NASH – current progress and future promise. Nat Rev Gastroenterol Hepatol. 2018;15(8):461-78.

Yee B, Liu P, Phillips C, et al. Neuroendocrine changes in sleep apnea. Curr Opin Pulm Med. 2004;10:475-81.

Younossi Z, Anstee QM, Marietti M, et al. Global burden of NAFLD and NASH: Trends, predictions, risk factors and prevention. Nat Rev Gastroenterol Hepatol. 2018;15(1):11-20.

Yu E, Ley SH, Manson JE, et al. Weight history and all cause and cause specific mortality in three prospective cohort studies. Ann Intern Med. 2017;166(9):613-20.

Yuen MMA. Health complications of obesity: 224 obesity-associated comorbidities from a mechanistic perspective. Gastroenterol Clin North Am. 2023;52(2):363-80.

Yusuf S, Hawken S, Ounpuu S, et al. Obesity and the risk of myocardial infarction in 27,000 participants from 52 countries: a case control study. Lancet. 2005;366(9497):1640-9.

36 Obesidade e Metabolismo de Carboidratos: Diabesidade

Maria Elizabeth Rossi da Silva

Introdução

A obesidade é uma doença crônica multifacetada, de genética e etiologia complexas, acompanhada de elevada morbidade e mortalidade. O acúmulo excessivo de gordura corporal, particularmente a abdominal, e os depósitos ectópicos de gordura, armazenados sob a forma de triglicerídeos (TG), estão associados à secreção aumentada de ácidos graxos (AG) e inúmeros peptídeos, responsáveis por distúrbios metabólicos que contribuem para o desenvolvimento de resistência à ação da insulina (RI) e várias comorbidades, como: diabetes *mellitus* tipo 2 (DM2), dislipidemia (aumento do colesterol de lipoproteínas de baixa densidade [LDL] e redução do colesterol de lipoproteínas de alta densidade [HDL]), hipertensão arterial sistêmica (HAS), hipercoagulabilidade, doenças cardiovasculares (DCV) e articulares, além de asma, colecistopatia e alguns tipos de câncer. Hipócrates observou, há cerca de 2.500 anos, que os indivíduos com obesidade tinham sobrevida menor que os magros.

A importante interdependência entre obesidade e diabetes está explicitada no termo "diabesidade", cunhado por Zimmet et al.

A passagem da obesidade para o diabetes ocorre na vigência de disfunções progressivas na secreção e ação da insulina em tecidos-alvo, tais como músculo, fígado e tecido adiposo.

Epidemia de diabesidade

A Organização Mundial da Saúde (OMS) descreveu a crescente prevalência de obesidade e diabetes como a epidemia do século XXI. Obesidade é a doença metabólica mais frequente no mundo e sua incidência e prevalência estão crescendo rapidamente. A prevalência de obesidade praticamente dobrou entre 1980 e 2014, e estima-se que, atualmente, 1,9 bilhão de adultos têm sobrepeso ou obesidade.

Segundo dados do Instituto Brasileiro de Geografia e Estatística (IBGE), entre 2003 e 2019, a proporção de brasileiros com obesidade, com 20 anos ou mais, mais que dobrou: passou de 12,2 para 26,8%. Nesse período de 17 anos, a obesidade feminina passou de 14,5 para 30,2% e se manteve acima da masculina, que aumentou de 9,6 para 22,8%. Já a proporção de pessoas com excesso de peso no Brasil, com 20 anos ou mais, aumentou de 43,3 para 61,7% – entre os homens, foi de 43,3 para 60%, e entre as mulheres, de 43,2 para 63,3%. Essa progressão é preocupante, considerando a predisposição ao desenvolvimento de DM2, HAS e DCV. O risco relativo de a pessoa com obesidade desenvolver diabetes é 10 vezes ou mais superior ao da pessoa sem obesidade.

O excesso de peso também ocorreu em 19,4% dos adolescentes de 15 a 17 anos, um total estimado de 1,8 milhão de pessoas, sendo 22,9 e 16% do sexo feminino e do sexo masculino, respectivamente. A obesidade esteve presente em 6,7% dos adolescentes: 8% do sexo feminino e 5,4% do sexo masculino.

Tendência de crescimento semelhante foi observada para DM2, com predições alarmantes, inclusive em crianças e adolescentes. A OMS estima que a prevalência mundial de diabetes seja de 9%, acometendo 347 milhões de indivíduos. Já o diabetes atinge 10,2% da população brasileira, conforme dados da pesquisa Vigitel 2023 (Vigilância de Fatores de Risco e Proteção para Doenças Crônicas por Inquérito Telefônico), índice que representa aumento de 9,1% em relação a 2021.

Mecanismos responsáveis pelo diabetes *mellitus* tipo 2 e sua inter-relação com a obesidade

A homeostasia da glicose é um processo que envolve vários sistemas, hormônios e nutrientes, incluindo:

- O trato gastrointestinal, que processa os alimentos (liberando glicose para a circulação) e secreta hormônios incretínicos em resposta à alimentação. Tanto o GLP-1 (peptídeo glucagon símile-1) quanto o GIP (polipeptídeo insulinotrópico glicose-dependente), produzidos pelas células intestinais L e K, respectivamente, potencializam em até 70% a secreção de insulina induzida pela refeição. GLP-1 ainda aumenta a neogênese e a proliferação das células beta e inibe sua apoptose em animais. As células L do íleo e do colo ainda secretam, em resposta à alimentação, o peptídeo YY, que cruza a barreira sangue-cérebro e atua no núcleo arqueado, reduzindo o apetite
- O sistema pancreático endócrino produz hormônios-chave na regulação da glicose: a insulina e a amilina, pelas células beta pancreáticas, e o glucagon, pelas células alfa. A insulina é o principal hormônio de armazenagem de glicose nos tecidos periféricos e o glucagon, o responsável pela manutenção da glicemia nos intervalos alimentares, por meio do estímulo da produção hepática de glicose. A secreção de glucagon é regulada negativamente por insulina e amilina, a qual também retarda o esvaziamento gástrico
- O sistema hepático, que capta e produz glicose nos períodos pós-alimentar e de jejum, respectivamente
- O sistema nervoso central (SNC), que regula a saciedade e o apetite por via humoral ou sinalização neuronal

- Os tecidos muscular esquelético e adiposo, que armazenam o excedente energético e o liberam, quando necessário
- A própria glicose, que, quando elevada, regula negativamente a produção hepática de glicose e facilita o seu transporte para os tecidos muscular e adiposo.

Todos esses sistemas funcionam intrinsecamente interligados e finamente regulados. A evolução para diabetes resulta da ruptura de importantes mecanismos de sinalização, das atividades de vários órgãos e sistemas e de processos reguladores hormonais.

Inúmeros estudos evidenciam a associação de dois defeitos principais na etiologia da intolerância à glicose e do DM2: deficiência e resistência à ação da insulina (RI). No entanto, ainda há dúvidas sobre a supremacia de um deles.

Em uma fase inicial, a redução na ação insulínica é acompanhada de aumento compensatório da sua secreção e a normoglicemia é mantida. Estudos longitudinais têm mostrado que pessoas com predisposição genética para distúrbios na secreção de insulina desenvolvem diabetes quando adquirem RI, decorrente principalmente da obesidade. Assim, o diabetes se manifesta quando a secreção de insulina declina a um nível que não pode mais compensar a RI. DM2 e RI são altamente correlacionados – mais de 80% dos portadores de DM2 manifestam RI, que precede o aparecimento do diabetes. A metanálise de Gerich com mais de 60 estudos em populações com risco de desenvolverem diabetes – familiares de primeiro grau de portadores de diabetes ou mulheres com diabetes gestacional prévio – evidenciou, na maioria deles, além da menor ação insulínica, diminuição na sua secreção e, em apenas 13%, aumento. Esses dados sugerem que o defeito na secreção de insulina tem importante causa genética.

O sedentarismo, que reduz a utilização da glicose, a grande oferta de nutrientes perante a hiperalimentação e a resistência dos tecidos insulinossensíveis à entrada de glicose atuam na elevação da glicemia e desencadeiam o diabetes.

Progressão para o diabetes

A glicemia é uma variável contínua, e os limiares, entre o normal e o alterado, são arbitrários. Os fatores de risco para a progressão da doença incluem pré-diabetes (elevação da glicemia de jejum entre 100 e 125 mg/dℓ), obesidade ou ganho de peso, idade, hiperinsulinemia e diminuição da resposta secretora de insulina à glicose, HAS e dislipidemia (elevação dos TG e redução do colesterol HDL). Estudo longitudinal de 5 anos de Festa et al. – *The Insulin Resistance Atherosclerosis Study* – pontuou que a tolerância normal à glicose era mantida por aumento compensatório da secreção de insulina. Células beta funcionais são capazes de manter a homeostase da glicose indefinidamente, e, na RI associada à obesidade, o volume de células beta está aumentado.

Com a progressão da insensibilidade à ação insulínica, a falha no aumento da sua secreção ou sua redução (por exaustão) são determinantes na evolução para tolerância alterada à glicose (IGT) e DM2. Assim, o declínio progressivo da secreção insulínica, particularmente o da fase 1, é o defeito funcional mais crítico da célula beta no desenvolvimento do DM2 (Figura 36.1). Essa disfunção é progressiva, já adiantada por ocasião do diagnóstico do diabetes, e continua a declinar com o passar dos anos.

Estudos em familiares de pacientes com diabetes têm sugerido que a disfunção das células beta pode, em alguns casos, preceder a RI e, inclusive, contribuir para ela. Além disso, a RI favorece a hiperglicemia e a inflamação, torna o ambiente metabólico tóxico, ao qual as células beta são particularmente sensíveis, tornando-as mais vulneráveis à disfunção e à apoptose.

Resistência à ação da insulina

Mecanismos de ação da insulina

A insulina atua em tecidos-alvo após ligar-se ao seu receptor, presente na membrana celular. O receptor de insulina é composto de duas subunidades alfa e duas subunidades beta, ligadas por pontes

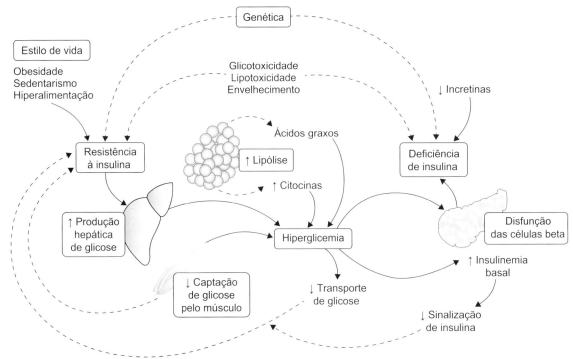

Figura 36.1 Progressão do diabetes *mellitus* tipo 2.

dissulfídicas. A insulina liga-se às subunidades α, extracelulares, e ativa o domínio tirosinoquinase das subunidades beta, intracelulares, resultando na fosforilação em cadeia de várias moléculas, particularmente as dos membros da família de substratos do receptor de insulina (IRS 1, 2, 3, 4), as isoformas da proteína adaptadora Shc e os membros da família de proteínas reguladoras do sinal (SIRP: Gab-1, Cbl, CAP e APS), responsáveis pelas ações anabólicas da insulina, seguida de estimulação da mitogênese e internalização do receptor.

Nas situações de alterações da ação insulínica, a subunidade beta sofre fosforilação em serina-treonina, desencadeada por várias isoformas da proteinoquinase C (PKC) e mTOR/S6 quinase, que reduz a capacidade de autofosforilação do receptor e a ação da insulina. Proteínas inflamatórias e ácidos graxos participam desse processo e ativam fatores de transcrição nucleares como NF-κB (fator nuclear *kappa*-B) e AP-1 (*activator protein-1*), afetando a transcrição do gene da insulina. A sinalização da insulina cessa com a internalização e a defosforilação do seu receptor, deflagradas por proteínas tirosina fosfatases cuja atividade também pode estar aumentada na resistência ao hormônio (Figura 36.2).

Embora a RI cause hiperinsulinemia, ela pode piorar a sinalização insulínica, reduzindo seus receptores, desativando as vias de sinalização pós-receptor e ocasionando a falência secretora da célula beta e da sua regulação gênica. Consequentemente, há inibição da translocação dos transportadores de glicose (GLUTs) para a superfície celular, prejudicando a captação de glicose para o interior das células dos tecidos adiposo, muscular esquelético e cardíaco. A síntese de proteínas, lipídeos e glicogênio também é afetada.

Uma das causas dominantes do desenvolvimento da RI é a mudança no estilo de vida, particularmente a superalimentação e o sedentarismo. Os principais componentes envolvidos na RI são descritos a seguir.

Tecido adiposo e resistência à ação da insulina

O tecido adiposo tem importante papel na homeostase nutricional. Controla o metabolismo energético via sinais endócrinos, parácrinos e autócrinos, que atuam sistemicamente por meio de dois mecanismos principais:

- Estocagem de TG, durante a entrada de nutrientes, e liberação de AG e glicerol, para prover combustível aos tecidos e compensar o gasto energético. Regula o metabolismo dos lipídeos e da glicose no fígado, nos músculos e em outros tecidos
- Produção de adipocitocinas: hormônios, enzimas, citocinas, fatores de crescimento e inúmeras proteínas com funções biológicas específicas no organismo.

Há três tipos distintos de tecido adiposo: branco, contendo adipócitos uniloculares, tecido conjuntivo e células do sistema imunológico; marrom, que corresponde a 1 a 2% da gordura do organismo; e bege, que, em resposta ao frio ou estímulo adrenérgico, pode ser convertido em marrom. Os tecidos adiposos marrom e bege são multiloculares, têm alta densidade de mitocôndrias e dissipam calor.

O tecido adiposo pode ainda ser subdividido em subcutâneo e visceral. Outros fatores que favorecem a obesidade visceral, além da alimentação e do sedentarismo, são o hormônio de crescimento e os glicocorticoides.

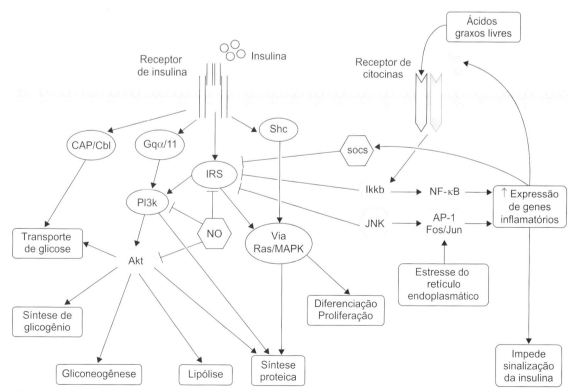

Figura 36.2 Vias de sinalização da insulina. Akt: PKB, proteinoquinase B; AP-1: ativador de proteína-1; CAP/Cbl: Cbl *associated protein/casitas B-lineage linphoma*; Fos/Jun: *Finkel-Biskis-Jinkis osteosarcoma protein/C-Jun kinase*; Gqα/11: proteína G heterotrimérica/11; Ikkb: Ikb kinase; JNK: c-Jun amino-terminal kinase; NF-κB: fator nuclear κ-B; NO: óxido nítrico; PI3k: fosfatidilinositol 3 quinase; Ras/MAPK: *rat sarcoma protein/mitogen-activated protein kinase*; SOCS: *supressor of cytokine signaling*. (Modificada de De Luca e Jerrold, 2008.)

Estudos em ratos indicam que o tecido adiposo magro é composto de um sistema equilibrado de células imunológicas, como eosinófilos, células linfoides inatas tipo 1 e células T *natural killer* (NKT), contrabalançadas por células T auxiliares tipo 2 (Th2), células T reguladoras (Tregs) e macrófagos tipo 2 (M2), que compõem o sistema anti-inflamatório e mantêm normais o armazenamento de lipídeos e a função endócrina, preservando a ação sistêmica da insulina. Na obesidade, a composição dessas células fica desequilibrada, passando para o fenótipo inflamatório, com números relativamente maiores de neutrófilos, células dendríticas, células T auxiliares tipo 1 (Th1), macrófagos pró-inflamatórios (M1), células T CD8+ e redução de células Tregs. Em seres humanos, o quadro é semelhante.

Essa inflamação crônica favorece as múltiplas complicações da obesidade, incluindo a RI e a disfunção das células beta (que são fatores fisiopatológicos chave no desenvolvimento do DM2), a esteato-hepatite metabólica associada à cirrose e ao hepatocarcinoma, a doença cardiovascular e cerebrovascular, a demência, a doença de Alzheimer, a apneia do sono, a fibrose pulmonar e vários tipos de câncer.

O adipócito, além de armazenar calorias, tem ação imunomoduladora, por meio da produção de citocinas e hormônios chamados coletivamente "adipocinas", que modulam a inflamação crônica. Também apresenta antígenos e libera lipídeos pró-inflamatórios que podem ativar o sistema imunológico. Secreta proteínas da matriz extracelular (ECM), quimioatrativos e vesículas extracelulares (EVs) que atuam local e sistematicamente. Na obesidade, predomina o direcionamento para inflamação em detrimento da função metabólica, com profundas implicações na adipogênese, na regulação do apetite, no metabolismo energético e nas interações imunológicas.

A crescente necessidade de estocagem de gordura induz o crescimento do tecido adiposo por hiperplasia e hipertrofia – aumento do número e do tamanho dos adipócitos, respectivamente. Defeitos na expansividade do tecido adiposo favorecem a RI. Dessa maneira, quando há balanço calórico positivo nas dietas hipercalóricas e no sedentarismo, se a energia for armazenada por meio de lipogênese e hipertrofia de adipócitos, há risco de síndrome metabólica (SM), diferentemente de quando há adipogênese, com recrutamento e distinção de novas células adiposas e hiperplasia. Isso explica o fato de nem todos os indivíduos com obesidade serem portadores de SM e diabetes, que se deve principalmente à forma como a gordura é estocada. A qualidade, mais que a quantidade de tecido adiposo, determina a saúde metabólica. A maior capacidade de armazenar o excesso calórico dos adipócitos jovens, além de favorecer melhor quadro metabólico, impede o depósito gorduroso em outros tecidos, como o fígado, os músculos e o pâncreas, quadro que pode ser observado no indivíduo com obesidade metabolicamente saudável. Por outro lado, a obesidade também piora o perfil de adipocinas com seus consequentes efeitos deletérios.

Além dos genéticos, outros fatores influenciam a predisposição para a proliferação (hiperplasia) ou hipertrofia (diferenciação e lipogênese) dos adipócitos, como os hormônios angiotensina II, os glicocorticoides e as catecolaminas. Os antipsicóticos, os glicocorticoides e os antirretrovirais podem aumentar a adiposidade visceral.

Na obesidade e no diabetes há diminuição tanto da expressão de genes da adipogênese como redução da proliferação e diferenciação dos adipócitos. As células gordurosas hipertrofiadas representam a incapacidade da massa adiposa de expandir, resultando em vascularização inadequada, hipóxia, difusão limitada, fibrose,

infiltração de macrófagos e inflamação crônica de baixo grau. Esse quadro é acompanhado por redução da adipogênese, da capacidade termogênica e diminuição da sensibilidade à insulina (SI), resultando nas doenças cardiometabólicas como DM2. Ocorre o desequilíbrio entre a produção de adipocinas antidiabéticas sensibilizadoras de insulina (incluindo adipsina e adiponectina) e aquelas pró-diabéticas e pró-inflamatórias (RBP4 e resistina).

As citocinas e os mediadores inflamatórios amplificam e mantêm a inflamação, recrutando e ativando macrófagos, mudando a forma como o tecido adiposo se comunica com órgãos vizinhos como o pâncreas, o fígado e o coração. O tecido adiposo é responsável por 10 a 20% da utilização corporal de glicose, a qual está fortemente comprometida nos estados de RI, como no diabetes e na obesidade. Como é o nosso maior órgão endócrino, a quantidade de adipocinas que secreta com ação sistêmica, inclusive no SNC, pode afetar a homeostase de todo o corpo, produzindo vários sinais que interferem nos processos metabólicos e causam inflamação (Figura 36.3).

Os adipócitos hipertrofiados, resistentes à ação da insulina, reduzem sua capacidade de *clearance* de glicose e TG. Esse defeito de armazenagem possibilita a saída de grande quantidade de AG e sua armazenagem em depósitos gordurosos alternativos.

Ao absorver o influxo de AG pós-prandial, a plasticidade do tecido adiposo controla o suprimento energético dos demais órgãos e a capacidade de dispor da carga energética ingerida. Essa plasticidade está alterada na obesidade e na lipodistrofia. A perda de peso, que melhora a estocagem de gordura no adipócito e o perfil das citocinas, induz à melhora metabólica.

A doença metabólica está relacionada principalmente com os adipócitos hipertrofiados viscerais. Imagens de ressonância magnética (RM) e tomografia computadorizada (TC) mostraram que o acúmulo de gordura visceral é especificamente associado à diminuição da SI. Na demanda energética, a gordura visceral é mais rapidamente mobilizada que a subcutânea, liberando vários produtos na veia porta, a qual é responsável por 80% do suprimento de sangue para o fígado.

Já o tecido adiposo subcutâneo, que normalmente responde por apenas 20% da gordura corporal, quando em excesso, particularmente o da porção superior do corpo, também contribui para as várias anormalidades da SM, que dependem da quantidade total de gordura corporal.

A plasticidade dos adipócitos é também evidenciada pela sua capacidade de desdiferenciação para pré-adipócito, fibroblasto ou mioblasto.

A proteína 27 específica de gordura (FSP27) é uma proteína localizada na superfície da gota lipídica e promove a fusão da gota, tornando-a grande e unilocular. A maior superfície da gota lipídica facilita o acesso de lipases, como a *adipose triglyceride lipase* (ATGL), resultando na maior liberação de ácidos graxos. FSP27 parece regular o estoque lipídico e a lipólise, e sua diminuição, observada em indivíduos com obesidade, tem sido relacionada à mobilização de gordura e à RI. No fígado, tem sido associada à esteatose.

O tecido adiposo disfuncional libera adipocinas com efeitos pró-inflamatórios, pró-trombóticos, antiadipogênicos e anti-fibrinolíticos. Os principais produtos do tecido adiposo estão descritos a seguir.

Moléculas relacionadas com inflamação e sinalização da insulina

O sistema imunológico é responsável pela defesa do organismo, mas também é grande regulador do metabolismo, sendo os macrófagos as células mais importantes nessa interação imunometabólica.

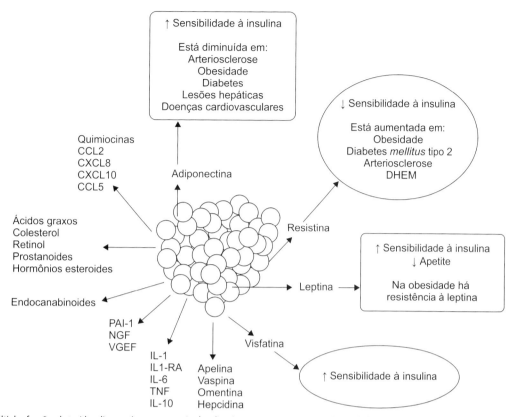

Figura 36.3 Múltiplas funções do tecido adiposo: síntese e secreção de adipocinas, captação, estoque e síntese de lipídeos. CC: ligante de quimiocina; CXCL: quimiocina do motivo CXC, do inglês *chemokine (C-X-C motif) ligand*; DHEM: doença hepática esteatótica metabólica; IL: interleucinas; IL-1RA: antagonista do receptor da IL-1; NGF: fator de crescimento neuronal; PAI-1: inibidor 1 do ativador do plasminogênio; TNF: fator de necrose tumoral; VEGF: fator de crescimento do endotélio vascular. (Modificada de Lago et al., 2007.).

Em animais, os macrófagos representam 30 a 50% das células do sistema imune no tecido adiposo branco, 80 a 90% nas ilhotas pancreáticas e predominam como células de Kupffer no fígado.

Doenças metabólicas, como obesidade e diabetes, estão associadas à inflamação de baixo grau. Os nutrientes e excedentes metabólicos ativam vias envolvidas na inflamação clássica, com elevação dos níveis do fator de necrose tumoral alfa (TNF-α), de interleucinas (IL-6 e IL-8) e de proteína C reativa (PCR), implicados nas alterações da cascata de sinalização insulínica. Em paralelo, o tecido adiposo libera adipocinas, lipídeos e moléculas de RNA-microRNAs (miRNAs) na forma de EVs, que também têm papel na comunicação intercelular, transferindo moléculas bioativas que atuam no hepatócito, músculo esquelético, hipotálamo, célula beta pancreática, cardiomiócito, influindo em SI, apetite, risco de DCV, DM2 e neoplasias. Impactam processos inflamatórios e metabólicos tanto localmente quanto em locais distantes. Vários miRNAs altamente enriquecidos em adipócitos também podem ser exportados por meio dessas vesículas: miR-221, miR-201, miR-222, miR-16, let-7b, miR-103, miR-146b e miR-148a.

O tecido adiposo marrom também secreta EVs como exossomos, regulado pelo receptor beta-3 adrenérgico. Tratamento de camundongos com obesidade com esses exossomos melhorou o desempenho geral, o estado metabólico (menores peso corporal, glicemia e adiposidade), reduziu o acúmulo de lipídeos no coração e melhorou a função ventricular.

As causas da inflamação na obesidade são inúmeras, envolvendo a morte dos adipócitos hipertrofiados, liberando seu conteúdo lipídico tóxico, hipóxia local, lipo e glicotoxicidade e estresse oxidativo. Há vários mecanismos:

- O aumento do número e do tamanho dos adipócitos extrapola a capacidade local de suprimento de oxigênio, não compensada por falha na angiogênese, causando hipóxia e ativação das vias do estresse e inflamação, liberação de citocinas e outros sinais pró-inflamatórios. Em modelos animais de obesidade e, em menor intensidade, no homem, a hipóxia é suficiente para promover a ativação de fatores induzidos por hipóxia (HIFs), a expansão da matriz extracelular e a fibrose do tecido adiposo
- O fluxo sanguíneo reduzido no tecido adiposo de pacientes com obesidade e diabetes pode contribuir para o menor *clearance* de TG e escape de AG para a circulação
- A sobrecarga calórica também causa estresse no retículo endoplasmático, no núcleo e na mitocôndria, tornando o tecido adiposo disfuncional
- As quimiocinas, produzidas pelo processo inflamatório local, atraem grande quantidade de macrófagos pró-inflamatórios, que formam estruturas semelhantes a coroas ao redor dos adipócitos grandes mortos ou degenerados. Esses macrófagos, por sua vez, também secretam citocinas, que exacerbam o processo inflamatório e a RI. Macrófagos residentes no tecido adiposo apresentam dois fenótipos: o fenótipo M1, pró-inflamatório, que secreta TNF-α, IL-1β, IL-6, óxido nítrico e MCP-1 (*monocyte chemoatractant protein 1*); e o fenótipo M2, anti-inflamatório, que secreta IL-10 e melhora a sensibilidade à ação da insulina. Mediadores inflamatórios liberados pelo tecido adiposo na obe-

sidade, como os AG saturados, as citocinas e interferon-gama, induzem o recrutamento de monócitos e sua diferenciação para o fenótipo M1

- O IFNγ, produzido principalmente por células efetoras CD4+, células CD8+ e, em menor extensão, pelos macrófagos. Regula grande parte do comportamento do adipócito, suprime os genes dos adipócitos envolvidos na síntese e no metabolismo de AG (*FASN, LPL, ACC2, DGAT1, DGAT2*), os do IRS-1 e o receptor de insulina, bem como a expressão de ADIPOQ, que codifica a adiponectina, e *PPARG*, o gene do peroxissomo receptor γ ativado por proliferador (PPAR-γ). Age por meio da estimulação da via do transdutor de sinal e do ativador da transcrição 1 (STAT1), aumenta o TNF-α e o NLRP3, e estimula a via do maior complexo de histocompatibilidade II, mediando a apresentação de antígenos para ativa células Th1 CD4+

- O excesso de lipídeos escapa do tecido adiposo incompetente e disfuncional. A sua deposição em outros tecidos causa lipotoxicidade, com inflamação e disfunção

- O processo inflamatório se estende ao fígado, resultante da esteatose ou da ativação de vias hepáticas do estresse, perpetuando a inflamação, e células de Kupffer, semelhantes a macrófagos residentes, também são ativadas e liberam citocinas

- A superalimentação e a obesidade ainda favorecem o aumento dos ácidos graxos livres (AGL) circulantes que causam resposta inflamatória nas células do endotélio vascular, nos adipócitos e em vários tecidos, caracterizada por aumento do NF-κB e do fator inibidor da migração de macrófagos (MIF), implicados como fatores causais da RI

- O tecido adiposo visceral desempenha importante papel na defesa do organismo contra patógenos. Na obesidade, além dos macrófagos pró-infamatórios (M1), há aumento de linfócitos B produtores de imunoglobulinas e redução de eosinófilos (produtores da IL-4 que medeia a ativação de M2) e de Tregs, responsáveis pela manutenção de um ambiente anti-inflamatório.

Todos esses fatores resultam em inflamação sistêmica e estabelecem um elo entre obesidade, SM, RI, DM2 e DCV.

As principais proteínas relacionadas com a inflamação são abordadas a seguir.

Fator de necrose tumoral alfa

O TNF-α é uma citocina pró-inflamatória com efeitos no metabolismo de lipídeos, na coagulação e na função endotelial. Está aumentado em indivíduos com obesidade e diabetes. É potente inibidor da adipogênese e bloqueia a diferenciação dos adipócitos, ativando principalmente os receptores TNF (TNFR1 e TNFR2), estimulando as vias de sinalização NF-κB, ERK1/2 e JNK.

O TNF-α ativa o seu receptor, estimulando, por meio de IkkB (inibidor do fator nuclear kappa-B quinase subunidade beta), a via do NF-κB, regulador transcricional relacionado com a inflamação, com a produção de citocinas e de moléculas de adesão, que participam do processo de aterosclerose. Via IkkB, causa fosforilação em serina de IRS-1, interferindo na sinalização insulínica e na expressão de genes. Também aumenta a síntese de AG e de colesterol pelo fígado, contribuindo para inflamação, lipólise e prejuízo na ação insulínica, o que justifica a correlação entre TNF-α, obesidade e RI.

Os macrófagos e células da fração vascular do estroma são responsáveis por praticamente todo TNF-α expresso pelo tecido adiposo. Tratamento com glitazonas reprime a expressão de genes dependentes da ativação dos macrófagos e impede a inibição do fator de transcrição PPAR-γ, sendo estes alguns dos mecanismos pelos quais as glitazonas melhoram a SI e restauram a adipogênese.

Interleucinas-6 e 8 e proteína quimiotática de monócitos 1 (MCP-1)

As IL-6 e IL-8 estão aumentadas na obesidade e são preditoras do desenvolvimento de DM2. A IL-6 é uma citocina multifuncional que regula a resposta imune, a produção de TG e PCR pelo fígado e de PAI-1 (inibidor do ativador do plasminogênio 1) no tecido adiposo, além de diminuir a ação insulínica, na dependência da degradação do substrato do seu receptor. Aumenta a expressão de SOCS-3 (*suppressor of cytokine signaling 3*) e reduz a de adiponectina. A PCR é um marcador de inflamação vascular, de aterogênese, de RI e da SM e prediz o risco de DM2 e de DCV. Seus níveis diminuem com a perda de peso e dietas hipocalóricas.

A MCP-1 (ou CCL-2) e a IL-8 têm papel fundamental no recrutamento de leucócitos nos locais de inflamação.

Várias outras interleucinas, como as IL-1β, IL-18 e IL-1F6, IL-15 e IL-17, também inibem adipogênese e favorecem inflamação, enquanto IL-33, IL-37 e IL-10 têm efeitos anti-inflamatórios.

Ácidos graxos

Na obesidade, o excesso de AG liberado do tecido adiposo, principalmente o visceral, chega ao fígado, onde induz RI e aumento da produção hepática de glicose e de lipoproteínas de muito baixa densidade (VLDL)/TG, contribuindo para a lipotoxicidade. Os mecanismos responsáveis pela intensificação da síntese de VLDL são: aumento da disponibilidade de substrato, inibição da degradação de apo B mediada pela insulina e redução do *clearance* hepático de insulina, o que contribui para a hiperinsulinemia. Os AG são ainda implicados na regulação central da produção de glicose.

A grande disponibilidade de AGL para os tecidos resulta na formação de radicais livres durante sua fosforilação oxidativa, no acúmulo intramiocelular de TG e na produção de metabólitos lipídicos tóxicos (*fatty-acyl CoAs*, diacilglicerol e metabólitos ceramidas) e intermediários, que refletem o dano oxidativo e interferem na cascata de sinalização insulínica, causando a fosforilação em serina dos substratos do seu receptor. O acúmulo de diacilglicerol em músculos e no fígado ativa a via proteinoquinase K teta (PKC), ativando também a cascata de quinases serina-treonina, conduzindo a fosforilação de IRS-1 em serina. Consequentemente, há diminuição da captação e oxidação de glicose, inibição da atividade da glicogênio sintase e da síntese de glicogênio. Isso talvez explique por que a IGT é observada frequentemente na obesidade. A oxidação lipídica está aumentada sistemicamente, incluindo nas musculaturas esquelética e cardíaca e no fígado, nos estados insulinorresistentes e na esteatose. Os AG também participam na disfunção das células beta pancreáticas, mediada por estresse oxidativo. O dano oxidativo é amplificado pela peroxidação de lipídeos estocados, podendo, por sua vez, interferir na função mitocondrial e na SI, e produzir inflamação nos órgãos-alvo.

Por outro lado, a redução dos níveis de AG com acipimox facilita a ação da insulina em pacientes com obesidade, com ou sem diabetes.

Os AG saturados são os mais potentes indutores da resposta inflamatória – ativam a via NF-κB pelos receptores *Toll-like* 4 (TLR-4) do sistema imune inato nos macrófagos, o que resulta na ativação da sinalização de IkkB/NF-κB e de JNK/AP-1, culminando na expressão e secreção de citocinas/quimiocinas pró-inflamatórias, incluindo IL-1β, IL-6, TNF, MCP-1 etc. (ver Figura 36.2). A via de sinalização de nutrientes mTOR (*mammalian target of rapamycin*) também parece integrar o acúmulo de nutrientes com a RI.

Os AGL têm papel importante na progressão para o diabetes, pois induzem *feedback* negativo duplo na secreção e na ação da insulina e aumentam a produção hepática de glicose. Predizem, inclusive, a progressão de IGT para DM2. Os AG são associados à disfunção endotelial e à menor síntese de óxido nítrico (NO), prejudicando a vasodilatação mediada pela insulina e contribuindo para a hipertensão arterial (HA) e para a dislipidemia da SM, caracterizada pelo aumento de partículas colesterol LDL pequenas e densas e de TG, além de redução de colesterol HDL.

Leptina

A leptina é um hormônio peptídico de 167 aminoácidos que regula o metabolismo energético: aumenta o gasto energético por meio da ativação do sistema nervoso simpático, diminui a ingestão calórica, age na saciedade e no controle do peso e reduz a adipogênese. É o sinal metabólico de suficiência energética, informando o SNC sobre o estoque energético periférico. Está envolvida na sinalização insulínica, imunidade e combate a infecções, função vascular e regulação da pressão arterial. É produzida principalmente pelo adipócito diferenciado.

As concentrações e a expressão de leptina estão diretamente associadas à adiposidade, sendo mais elevadas nas mulheres (portadoras de maior quantidade de tecido adiposo subcutâneo) e nos períodos de alto suprimento energético – os pós-prandiais. Suprimem os peptídeos orexígenos, como proteína relacionada a Agouti (AgRP), neuropeptídeo Y (NPY), hormônio concentrador de melanina (MCH), orexinas e ácido gama-aminobutírico (GABA), e aumentam os peptídeos anorexígenos, como pró-opiomelanocortina (POMC) e transcrito regulado por cocaína e anfetamina (CART), e o gasto calórico, contribuindo para a perda de peso.

Diminuição da leptinemia ou resistência à leptina (nos camundongos *ob/ob* ou *db/db*) resulta em maior expressão de peptídeos orexígenos, causando hiperfagia, hipogonadismo hipogonadotrófico, redução dos hormônios tireoidianos e o do crescimento.

A leptina é um hormônio sensibilizador da ação insulínica, e sua deficiência favorece o diabetes. Elevações da glicose e insulina estimulam a secreção de leptina pelo adipócito, que, por sua vez, reduz a secreção de insulina pela célula beta, aumenta a captação e a oxidação de glicose pelos músculos e diminui a produção hepática de glicose, via redução da secreção do glucagon. A leptina induz mudanças na expressão gênica das células beta, com regulação negativa dos genes *INS* e *Pp1* e regulação positiva de *Socs3*. Estimula a proliferação de células beta de fetos, mas não de ratos adultos, sugerindo que a leptina pode desempenhar um papel na determinação da massa de células beta ao nascimento.

Favorece, ainda, a oxidação lipídica, via ativação da proteinoquinase ativada por monofosfato de adenosina (AMPK), e limita a deposição ectópica de gordura em fígado e músculos, reduzindo a lipotoxicidade e melhorando a sinalização insulínica nesses tecidos.

O bloqueio da sinalização da leptina é mediado pela ativação da proteína fosfatase 1B (PTP-1B) e de SOCS-3. Essas proteínas, altamente expressas na obesidade induzida por dieta rica em gordura, restringem a ação da leptina, resultando em resistência.

A hiperleptinemia da obesidade é geralmente associada à resistência à leptina, condição em que ela não reduz a saciedade, mas aumenta a capacidade de estocar gordura e reduz sua oxidação. A resistência à leptina ainda diminui a expressão do gene *PPARG* no fígado, responsável pela ativação de enzimas que oxidam lipídeos, que favorecem a esteatose, além do acúmulo ectópico de gordura na musculatura esquelética, no coração e no pâncreas. A hiperleptinemia da pessoa com obesidade, associada à hiperinsulinemia e à RI, incrementa, via ação hipotalâmica, a secreção de catecolaminas que estimulam a lipólise, mas podem resultar em HA.

Assim, a resistência à leptina agrava a disfunção do adipócito e o acúmulo de gordura em tecidos não adiposos (lipotoxicidade) e favorece o DM2.

O estado crônico inflamatório da obesidade é parcialmente atribuído ao papel da leptina no estímulo da fagocitose pelos macrófagos, na promoção de células Th1 mediadoras da liberação de citocinas inflamatórias como TNF-α e IL-6. Muitos estudos evidenciaram a associação dos níveis de leptina à doença cardiovascular, embora haja ainda controvérsias.

Mutações no gene da leptina resultam em hiperfagia, ganho ponderal, alterações na fertilidade e regulação da temperatura corpórea. Deficiência de leptina interfere na resposta imune, reduz a fagocitose pelos macrófagos e a produção de citocinas.

Adiponectina

Secretada exclusivamente pelo tecido adiposo, é considerada um marcador de SI. É a adipocina mais abundante do tecido adiposo.

É uma proteína multifuncional com efeitos pleiotrópicos que afetam o músculo esquelético, o fígado, as células endoteliais e da parede vascular. Tem efeito antiapoptótico nas células beta e melhora a sua função, aumenta a sensibilidade à ação da insulina, via translocação de GLUT-4 para a superfície celular, e a captação de glicose, e reduz a produção hepática de glicose. Aumenta a expressão da proteína desacopladora-2 e da acil-coenzima oxidase no músculo e de PPAR-γ no tecido adiposo. Induz a ativação e fosforilação de AMPK no fígado e músculo esquelético, aumentando a produção de trifosfato de adenosina (ATP), e, por meio da inibição das enzimas acetil-CoA carboxilase e malonil-CoA, inibe a síntese de AG e favorece sua oxidação. O aumento da expressão ou da ativação desses genes estimula o catabolismo lipídico no fígado e músculos, além de reduzir os estoques de TG, o depósito ectópico de gordura e o risco de desenvolver obesidade e RI. Parte dos efeitos benéficos advêm da capacidade de reduzir espécies ceramidas tóxicas da via dos esfingolípideos.

Tem potente efeito anti-inflamatório. Suprime a sinalização NF-κB, reduz a expressão de moléculas de adesão na parede endotelial e estimula a produção do vasodilatador óxido nítrico, contribuindo para a diminuição do risco aterogênico. Induz a polarização de macrófagos M2 anti-inflamatório e reduz a produção de espécies reativas de oxigênio (ROS) e TNF-α, IFN-γ e IL-17.

A adiponectina trimérica (unidade básica com 247 aminoácidos) é chamada "adiponectina de baixo peso molecular" (LMW, do inglês *low molecular weight*). Duas unidades de LMW se ligam para formar um hexâmero-adiponectina de médio peso molecular (MMW, do inglês *medium molecular weight*) e várias unidades formam a adiponectina de alto peso molecular (HMW, do inglês *high molecular weight*). HMW parece ser a forma biologicamente ativa da adiponectina, responsável pelos efeitos benéficos antiaterogênicos, anti-inflamatórios e antidiabéticos.

No contexto de doenças metabólicas, como DM2, DCV e SM, vários fatores contribuem para a hipoadiponectinemia: citocinas pró-inflamatórias como TNF-α, IL-6, o estresse do retículo endotelial, a hipóxia do tecido adiposo, a hipertrofia e a apoptose dos adipócitos e o balanço energético positivo. A redução de adiponectina favorece e perpetua a inflamação, e seus níveis são correlacionados negativamente aos marcadores de inflamação, como PCR, IL-6 e índices de RI.

A adiponectinemia aumenta com o exercício e com a perda de peso. Seus níveis são maiores no sexo feminino e nas pessoas com obesidade metabolicamente saudáveis e diminuem na obesidade e na puberdade, em paralelo ao desenvolvimento de RI.

Resistina

Produzida pelos adipócitos, porém, mais especificamente pelo estroma vascular e macrófagos, foi associada aos estados inflamatórios e fibrose hepática, mas sua relação com risco de DCV ou diabetes não foi totalmente estabelecida. Sua ação é reduzida pela Ang-(1-7). Induz RI na obesidade, prejudicando a função das células beta em modelos de ratos com DM2, regulando negativamente o receptor de insulina e a viabilidade das células beta.

Visfatina

Adipocina produzida pelos adipócitos, principalmente os da região visceral, é capaz de mimetizar e aumentar a sensibilidade à ação da insulina. Liga-se aos receptores de insulina com efeitos hipoglicêmicos, aumenta a captação e diminui a produção de glicose pelo fígado. Também conhecida como "nicotina amida fosforribosiltransferase externa" (eNAMPT), é uma enzima envolvida na biossíntese de NAD. Camundongos Nampt1/ fêmeas, mas não machos, apresentam tolerância diminuída à glicose e defeitos na secreção de insulina que foram atribuídos à falta de atividade biossintética de NAD1 em células beta. A visfatina também demonstrou desempenhar um papel na proteção contra apoptose de células beta, mas seus efeitos são ainda controversos.

Proteína 4 de ligação aos ácidos graxos

A proteína 4 de ligação aos ácidos graxos (FABP4), também conhecida como "proteína 2 dos adipócitos" (AP2), é uma adipocina com papel no metabolismo da glicose e na lipólise dos adipócitos. O efeito direto exato da FABP4 nas células beta ainda não está claro; alguns estudos descreveram um efeito positivo na secreção de insulina induzida por glicose na ilhota pancreática, enquanto outros mostraram que FABP4 afeta negativamente a secreção de insulina, a viabilidade das células beta e favorece inflamação.

Clusterina

A clusterina reduz a ativação da fosfofosfatidil inositol 3-quinase (PI3K) — um mediador da sinalização da insulina — e aumenta a via pró-inflamatória do NF-κB em linhas celulares de macrófagos murino. Seres humanos com obesidade apresentam níveis mais elevados de clusterina com impacto negativo na saúde cardiometabólica. Prediz resistência sistêmica à insulina e está associada a múltiplos componentes da SM com dislipidemia, HAS e risco aumentado de DCV.

Adipsina

A adipsina é produzida predominantemente pelos adipócitos brancos e catalisa a etapa limitante da via alternativa no sistema complemento. Seus níveis séricos estão mais elevados na obesidade humana e no diabetes, e se correlacionam com todas as causas de morte e reinternação de pacientes com doença arterial coronariana.

Vaspina

A serina inibidora de protease derivada do tecido adiposo visceral (*visceral adipose tissue-derived serine protease inhibitor* ou Serpin A12) é uma adipocina que melhora a RI ativando a sinalização IRS/PI3K/Akt/Glut, bem como inibindo a inflamação pela via IκBα/NF-κB. Tanto a expressão do mRNA quanto os níveis circulantes de vaspina são elevados em indivíduos com obesidade e DM2.

Omentina

A omentina/intelectina-1 é altamente expressa em tecido adiposo branco humano. Os níveis circulantes são reduzidos na obesidade e na RI. Omentina-1 participa na redução da inflamação induzida pela obesidade e na melhoria da saúde metabólica em termos de comorbidades associadas à obesidade.

Apelina

Produzida pelos adipócitos, tem efeitos pleiotróficos que atuam no sistema cardiovascular, no hipotálamo e no eixo adipócito-ilhotas pancreáticas, inferindo melhora na homeostase da glicose e na SI, no comportamento alimentar, na regulação do tônus vascular, no inotropismo cardíaco e na imunidade. Favorece a transformação de tecido adiposo branco em marrom. É potente fator angiogênico e cardioprotetor, mas sua função na obesidade e no risco cardiovascular requer melhor definição. Sua elevação com exercícios físicos tem sido associada à melhora dos níveis pressóricos.

Dipeptidil peptidase-4 (DPP-4)

Essa serina protease produzida pelos adipócitos pode inativar vários hormônios, inclusive os hormônios incretínicos GLP-1 e GIP, interferindo na produção de insulina. Sua expressão tem correlação com peso corpóreo, sendo mais elevada em mulheres com obesidade e em pacientes com diabetes.

Outras adipocinas, como a proteína ligadora de ácido graxo do adipócito (A-FABP) e a chemerina, também estão relacionadas com RI e doença cardiovascular.

Outros fatores secretados pelo tecido adiposo, como nesfatina-1, proteína ligadora de retinol 4 (RBP4), fator de crescimento de fibroblastos 21 (FGG21) e proteína secretada relacionada ao receptor *frizzled*-5 (SFRP5), afetam a função das células beta pancreáticas, ressaltando a importância da manutenção da comunicação saudável do pâncreas com o tecido adiposo por meio da secreção regulada de adipocinas. Também estão aumentados na obesidade e implicados na piora da ação da insulina: o angiotensinogênio, na HA e na inflamação, e o inibidor 1 do ativador do plasminogênio tecidual (PAI-1), que interfere na fibrinólise e contribui para a patogênese da aterotrombose e da DCV. Mais recentemente, a adipocina lipocalina 2 (LPN-2) também tem sido relacionada com a RI.

Endocanabinoides

A hiperprodução de endocanabinoides pelo tecido gorduroso reduz a expressão de adiponectina, diminui o gasto energético do tecido adiposo e a oxidação de gordura, e estimula a lipogênese. A insulina inibe a síntese de endocanabinoides, justificando o achado de aumento dos níveis de endocanabinoides nos quadros de RI, que influencia a regulação da homeostase da glicose no fígado, no músculo e no cérebro e na progressão para diabetes.

Sistema renina angiotensina aldosterona

Várias doenças, como DM2, obesidade, doenças renais e doença hepática esteatótica metabólica (DHEM, ou MASLD, do inglês *metabolic dysfunction associated steatotic liver disease*), têm aumento da produção de hormônios da cascata sistema renina angiotensina aldosterona (SRAA). A clivagem de angiotensinogênio pela renina libera angiotensina I, posteriormente transformada em angiotensina II por meio da enzima conversora de angiotensina (ACE). Angiotensina II via receptor tipo I (AT1) causa vasoconstrição, inflamação, estresse oxidativo, proliferação e fibrose, com repercussão no sistema cardiovascular, ativação do sistema nervoso central, retenção de sódio, alteração do *feedback* tubuloglomerular e hipertensão – aumento do débito cardíaco e da frequência cardíaca em repouso e hipertrofia ventricular esquerda concêntrica. A RI resulta em hiperinsulinemia, que ativa o sistema nervoso central, e disfunção endotelial, que favorece menor disponibilidade de óxido nítrico e aumento de endotelina-1, causando vasoconstrição e hipertensão. Há aumento da nicotinamida adenina dinucleotídeo fosfato (NADH) e de ROS que causam albuminúria via obliteração e alterações dos podócitos. O próprio tecido adiposo produz angiotensinogênio.

Por outro lado, os receptores tipo 2 (AT2) têm efeitos benéficos, com vasodilatação, antiproliferação, melhora do funcionamento cardíaco e natriurese. Angiotensina II é transformada em angiotensina-(1-7) (Ang-1-7) pela ACE2 e atua, via receptor MAS de membrana, melhorando doenças metabólicas e crônicas. Ativa várias vias metabólicas, além do receptor de insulina e seu substrato IRS. Modula estoque de gordura, captação de glicose e regulação da produção de adipocinas, com efeitos inibitórios na inflamação, fibrose, DHEM, progressão do DM e DCV.

Em resumo, o tecido adiposo, por meio da produção de inúmeras proteínas, coordena uma série de sinais em sintonia com o SNC, o fígado e os músculos, regulando o consumo e os estoques de energia.

A incapacidade do tecido adiposo de estocar AG de modo ilimitado parece ser o fator comum dos distúrbios caracterizados por RI. Geralmente, nos estados patológicos, como obesidade, SM e DM2, a célula adiposa hipertrofiada está disfuncional – reduz a liberação de adiponectina e, juntamente com os macrófagos, libera várias proteínas responsáveis pela inflamação e RI.

O estresse oxidativo nas células adiposas é exacerbado pela hipoperfusão tecidual e hipóxia relativa, promovendo quimioatração e inflamação. Tais anomalias influenciam adversamente vias metabólicas por mecanismos de lipotoxicidade, estoque ectópico de gordura, inflamação sistêmica e RI. Depósitos de gordura epicárdica, visceral abdominal e intermuscular são mais ativos metabolicamente e pouco sensíveis à insulina. Sua expansão exacerba o fluxo de substratos e citocinas locais e para órgãos vitais, promovendo acúmulo de TG e lesões oxidativas. No fígado, a grande oferta de AG diminui o *clearance* de insulina, expondo os tecidos periféricos, o cérebro e os vasos

à hiperinsulinemia, que agrava a insensibilidade à insulina e causa ativação simpática.

Após anos de obesidade, a resistência persistente à captação de glicose, a despeito do mecanismo compensador dos níveis elevados de glicose e insulina, gradualmente leva ao DM2.

Ativação do sistema SRAA e do sistema nervoso simpático, inflamação e estresse oxidativo, alterações hemodinâmicas, RI e disfunção endotelial são vias que fazem a interface da obesidade central com as doenças metabólicas cardiorrenais: obesidade, diabetes, insuficiência cardíaca, doença renal crônica, hipertensão, dislipidemia e doença arterial coronariana.

Tecido adiposo do epicárdio e perirrenal e resistência à ação da insulina

O tecido adiposo ao redor do coração, ou tecido adiposo do epicárdio (EAT), está em contato íntimo com os vasos coronarianos e com a superfície dos ventrículos. Tem alta taxa de lipólise e lipogênese e está envolvido com o suprimento de energia para o miocárdio, com a termorregulação, com a proteção do sistema nervoso autônomo cardíaco e com a regulação do diâmetro do lúmen vascular. Compreende 20% do peso cardíaco e está aumentado na obesidade, quando seu efeito cardioprotetor está comprometido, estando relacionado com risco de DCV. Nessa condição, apresenta denso infiltrado de células inflamatórias, principalmente de macrófagos, e produz adipocinas inflamatórias e aterogênicas que comprometem os grandes vasos e a microcirculação cardíaca. Na obesidade e no DM2, a RI afeta a função endócrina do tecido adiposo perivascular, alterando a secreção de moléculas vasoconstritoras e vasodilatadoras, e aumentando a produção de ROS.

A infiltração de adipócitos no miocárdio, ao perturbar a condução elétrica, pode permitir o desenvolvimento de arritmias. As adipocinas que são secretadas pelo EAT incluem a leptina e a visfatina, que atuam de maneira pró-fibrótica. A leptina, em particular, é considerada um preditor de mau prognóstico em pacientes com insuficiência cardíaca ou doença coronariana.

As adipocinas adiponectina, proteína 3 relacionada a C1q/TNF (CTRP3), apelina, omentina e adrenomedulina, produzidas pelo EAT, com efeito antifibrótico, antiapoptose e anti-isquemia, estão reduzidas. O tecido adiposo perirrenal, um pequeno componente da gordura visceral entre a cápsula e a fáscia renal, também libera adipocinas e citocinas pró-inflamatórias que podem alterar significativamente as funções cardíaca e renal.

Fígado e resistência à ação da insulina

O fígado tem papel central na regulação do metabolismo da glicose, dos AG e dos aminoácidos. É a principal fonte de produção endógena de glicose (glicogenólise e gliconeogênese), maior local de utilização de AG (esterificação e oxidação), metabolização de aminoácidos e o principal local de degradação da insulina. Enquanto camundongos *knockout* para os receptores de insulina no músculo e tecido adiposo têm RI tecidual sem desenvolver diabetes, aqueles *knockout* para receptores de insulina no fígado evoluem com hiperglicemia de jejum e pós-prandial e subsequente diminuição na ação hormonal no músculo, evidenciando o papel fundamental do fígado no processo.

A resistência hepática à ação insulínica impede a supressão da produção hepática de glicose, com forte impacto na elevação dos níveis glicêmicos, evidenciado na relação direta entre produção hepática de glicose e glicemia de jejum (GJ).

Dessa maneira, defeitos da sinalização da insulina na supressão da produção hepática de glicose, tanto diretos (inibição da glicogenólise) quanto principalmente indiretos, via inabilidade na ação periférica de supressão da lipólise e da secreção de glucagon, participam da gliconeogênese e da elevação da glicemia.

O aumento do conteúdo hepático de gordura – doença hepática DHEM – está presente em 25 e 50% dos pacientes com obesidade e diabetes, respectivamente. Tem importante papel na lesão hepática, no antagonismo da ação da insulina e na intolerância à glicose. Acúmulo ectópico de lipídeos intracelulares favorece a formação do metabólito tóxico diacilglicerol, que ativa a proteinoquinase C épsilon (PKCε), determinando a resistência insulínica. Elevações das transaminases, especialmente a alanino-aminotransferase (ALT), são preditoras de DM2. O aumento de AG circulantes e intracelulares (e seus metabólitos) induz inflamação via aumento de NF-κB. Há ainda maior expressão de genes envolvidos no recrutamento de macrófagos e na inflamação, determinantes importantes na RI. Estresse celular causado por ROS, estresse do retículo endoplasmático, hipóxia e lipotoxicidade estimulam as vias inflamatórias.

Várias citocinas atuam no fígado, aumentando a produção hepática de glicose (chaperona lipídica de adipócitos AP2, CTRP3), ou aumentando a produção de lipídeos (gremlin-1, isthmin-1, sFRP4, visfatina, ZAG). Outras citocinas têm efeito protetor (*leucin–rich alpha 2 glycoprotein 1* [LRG1], vaspina, leptina).

A adiponectina reduz a glicogenólise hepática, a neoglicogênese, a lipogênese, melhora a sensibilidade hepática à insulina, reduz a infiltração de macrófagos e a inflamação, e protege de carcinoma hepatocelular.

Produzidos pelo tecido adiposo marrom, o FGF21 reduz a esteatose e a fibrose e favorece a termogênese, e a neurorregulina 4 (NRG4) reduz a lipogênese e aumenta a betaoxidação.

Outras moléculas de sinalização derivadas de gordura envolvidas na comunicação com o fígado incluem miRNAs empacotados em EVs ou exossomos.

Tecido muscular e resistência à ação da insulina

O principal local de armazenamento da glicose após a refeição (75%), principalmente sob a forma de glicogênio, é o tecido muscular esquelético, e a diminuição da metabolização não oxidativa da glicose, por alteração da enzima glicogênio sintase, é o principal distúrbio responsável pela inibição da ação da insulina.

Os músculos representam a maior sede de RI, quando o uso preferencial da energia oriunda da oxidação dos AGL restringe a utilização da glicose, a partir do glicogênio, e limita a captação de glicose e a posterior síntese de glicogênio, elevando a glicemia. A alternância fisiológica entre períodos de depleção e repleção de glicogênio, em concordância com as refeições, tende a desaparecer e ser substituída pela elevação permanente nos níveis de glicose e insulina circulantes, o que agrava a RI.

Na obesidade, a lipólise exacerbada e a dieta rica em gorduras provêm de uma fonte aumentada de AG ao tecido muscular, favorecendo o seu acúmulo, tanto entre os músculos quanto dentro deles (intramiocelular), e de seus metabólitos tóxicos (ceramidas, diacilglicerol). O diacilglicerol ativa a PKC, responsável pela fosforilação em serina do substrato de receptor de insulina IRS-1, interferindo na sinalização insulínica.

Quando a capacidade de oxidar gordura não é suficiente frente ao excesso alimentar, ou a oxidação não é prontamente ativada, perante maquinaria inadequada para esse processo, o excedente de gordura é acumulado em depósitos ectópicos. Assim, boa capacidade de oxidar gordura pode ajudar a manter a concentração normal de lipídeos intramiocelulares (IMCL) e a sensibilidade normal à insulina nos indivíduos com obesidade. O acúmulo de IMCL parece depender, em parte, da reduzida capacidade de oxidá-los, que, por sua vez, é responsável pela economia de energia e dificuldade de perder peso.

A função dos IMCL na RI foi bem documentada em estudos usando H^1-RM. Infusão intravenosa de lipídeos e dieta rica em gordura em humanos aumenta o conteúdo de IMCL, enquanto a perda de peso o reduz, em paralelo com a melhora na SI. Drástica perda de peso induzida por derivação biliopancreática é associada à redução de IMCL em 86% e à normalização da SI, mesmo com a persistência de certa classe de obesidade.

O tecido muscular também secreta proteínas, como a IL-6 e as quimiocinas, em resposta à inflamação. A irisina, mioquina com grande impacto na fisiologia do tecido adiposo, é capaz de transformar tecido adiposo branco em marrom e acelerar a termogênese. Sua produção é dependente da expressão de PGC-1α (coativador 1α do PPAR-γ), importante regulador da biogênese mitocondrial e do metabolismo oxidativo, com melhora do metabolismo da glicose e lipídico. É também produzida pelos adipócitos.

A leptina está envolvida na oxidação e na absorção de glicose e AG e na inibição da lipogênese no tecido muscular. Sensibiliza o tecido muscular à insulina via proteína ligadora de fator de crescimento semelhante à insulina tipo 2 (IGFBP2), regula a capilarização e a angiogênese. Adiponectina melhora a SI, o gasto energético e a oxidação de AG via ativação da AMPK e PGC-1α. Permite o desenvolvimento e a manutenção da massa muscular e reduz a inflamação. Apelina, vaspina e visfatina também têm efeitos benéficos no metabolismo da glicose e lipídeos. Resistina regula negativamente a homeostase da glicose no músculo e desestabiliza a miogênese. Chemerina induz a RI, reduz a captação muscular de glicose, aumenta citocinas IL-6 e TNF-α e ROS e desregula mitocôndrias.

Anomalias mitocondriais e resistência à ação da insulina

Mitocôndrias são as principais organelas que oxidam os AG. Essa capacidade oxidativa está diminuída nas condições de RI, obesidade e DM2. Redução da massa mitocondrial e da capacidade oxidativa parece predispor a aumento do conteúdo de gordura intramiocelular e prejuízo da ação insulínica no músculo esquelético, com acúmulo de diacilglicerol. A biopsia de músculos de pacientes com DM2 mostra a diminuição da capacidade oxidativa da mitocôndria. Indivíduos com RI também têm diminuição das fibras musculares tipo 1 (que são mais oxidativas e contêm maior número de mitocôndrias) em relação às do tipo 2 (mais glicolíticas).

Alguns genes que regulam a biogênese das mitocôndrias e o tipo de fibra muscular parecem ser menos expressos em pacientes com obesidade e diabetes, como os coativadores 1α (PGC-1α) e 1β (PGC-1β) do PPAR-γ.

Resta definir se a relação entre a redução da massa mitocondrial e do tipo de fibra muscular com a insensibilidade à ação da insulina e as alterações no metabolismo oxidativo é herdada ou adquirida. Como a insulina aumenta a biogênese de mitocôndrias, estas podem estar reduzidas na situação de RI.

No entanto, os IMCL são paradoxalmente aumentados em atletas, que são extremamente insulinossensíveis. Na obesidade, supõe-se que esse acúmulo seja por diminuição da atividade de betaoxidação do AG muscular, enquanto em atletas ocorre a despeito de alta capacidade oxidativa. Russel et al. postularam que esse paradoxo pode estar associado ao estado de peroxidação dos IMCL. Os níveis de peroxidação lipídica são 3 vezes maiores nos indivíduos com obesidade que no grupo-controle sem obesidade, mas diminuídos em 45% nos atletas. Esse dado sugere ligação entre peroxidação lipídica e RI, trazendo o conceito de lipídeo bom e ruim. O IMCL bom, estocado como adaptação ao treino de *endurance*, é constantemente mobilizado para o exercício físico. Ao contrário, o lipídeo ruim, estocado nos indivíduos com obesidade, não é mobilizado. Esses lipídeos ruins podem afetar a SI pela produção de bioprodutos da peroxidação lipídica, como 4-hidroxi-trans-2-nonenal (HNE-4) e/ou malondialdeído.

Finalmente, a habilidade de perder peso também é relacionada com a capacidade de oxidar gordura. Assim, a economia de energia em algumas pessoas com obesidade parece ser sustentada por defeitos na oxidação lipídica.

O treinamento com exercícios, que aumenta a lipase lipoproteica, a carnitina palmitoiltransferase 1 (CPT-1) e o número de mitocôndrias, acelera a oxidação de gorduras. Além disso, exercícios de alta intensidade são capazes de alterar o tipo de fibra muscular e a densidade de mitocôndrias.

Cérebro e resistência à ação da insulina

A insulina modula a expressão de neuropeptídeos envolvidos no controle do apetite e na homeostase da glicose, interferindo em conexões do SNC que regulam a produção hepática de glicose, a síntese de glicogênio muscular e o metabolismo de gordura nos adipócitos. Alterações na sinalização da insulina no hipotálamo favorecem os distúrbios no metabolismo de carboidratos e a obesidade.

Diminuição da secreção de insulina

Estudos têm evidenciado que o aumento da demanda e a resistência à ação da insulina na obesidade levam, inicialmente, ao aumento da massa de células beta. A proliferação de células beta parece ser muito restrita em seres humanos e a expansão da funcionalidade das células beta parece advir de outros mecanismos, como neogênese a partir de células ductais, aumento do tamanho das células beta (hiperplasia) ou transdiferenciação a partir de células alfa para células beta. Com o tempo, pode ocorrer exaustão, disfunções secretórias e perda da massa de células beta por apoptose, desdiferenciação ou transdiferenciação das células beta para células alfa. (Figura 36.4).

A proliferação compensatória, a manutenção da identidade ou a inibição da apoptose das células beta podem ser estimuladas por resistina, irisina, visfatina, apelina, proteína inflamatória de macrófagos 1 alfa (MIP-1α), RANTES/CCL5 e inibidor tecidual da metaloproteinase 1 (TIMP-1), principalmente em animais. Os efeitos dessas citocinas podem depender das suas concentrações

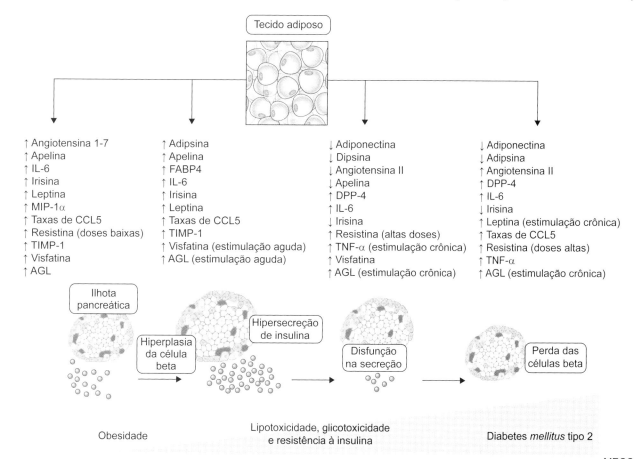

Figura 36.4 Possíveis alterações na secreção de adipocinas na transição da obesidade para DM2 e a deterioração da massa e função das células beta pancreáticas. AGL: ácidos graxos livres; CCL5: quimiocina ligante do motivo CC-5; DPP-4: dipeptidil peptidase-4; FABP4: proteína 4 de ligação aos ácidos graxos; IL-6: interleucina-6; MIP-1α: proteína inflamatória de macrófagos 1 alfa; TIMP-1: Inibidor tissular de metaloprotease 1; TNF-α: fator de necrose tumoral alfa. (Modificada de Biondi et al., 2022.)

ou da presença de resistência aos seus efeitos, de forma que podem ter resultados benéficos ou deletérios, com efeitos bimodais.

A leptina e o TNF-α inibem a secreção de insulina e reduzem a função e a massa de células beta, enquanto e adiponectina promove a secreção e a sobrevida das células beta, inibe apoptose via AMPK, PPAR-γ, ativação de ERK1/2, entre outros mecanismos. Apelina tem efeitos semelhantes aos da adiponectina e reduz a transdiferenciação das células beta para α. Visfatina, na forma de dímero extracelular, aumenta a secreção de insulina e a proliferação de células beta e reduz apoptose. Na forma monomérica, prevalente no DM2, tem efeitos deletérios. Adipsina melhora a secreção de insulina; lipocalina-2, chemerina, FGF21 e GDF15 aumentam a funcionalidade das células beta e facilitam a sua proliferação.

Há vários receptores de adipocinas nas células beta, incluindo os de leptina, de adiponectina (AdipoR1 e AdipoR2), C3aR1 (a jusante de adipsina e C3a), apelina (APJ), RBP4 STRA6, adipsina/fator D do complemento (CFD).

A proteína fosfatase de dupla especificidade 26 (DUSP26) desempenha um papel crucial na manutenção da identidade de células β e na regulação de vias apoptóticas (Figura 36.5).

Embora a RI inicie a sequência de eventos que levam ao DM2, a falência secretora das células beta é necessária e responsável pelo desencadeamento da doença. Ambas têm componentes genético e adquirido.

A elevação crônica dos AG, acrescida dos picos lipídicos pós-prandiais, prejudica a sinalização da insulina nos músculos e no fígado e aumenta a produção hepática de glicose. Essa situação inicialmente é compensada pela maior biossíntese e secreção de insulina e da massa de células beta.

Posteriormente, a piora progressiva da SI, associada a alterações na expressão de genes e na sinalização da insulina pela elevação progressiva dos AG, determina a falência das células beta. Apoptose das células beta e falência secretória contribuem para o desencadeamento do diabetes. No entanto, qual fator de predisposição é o mais importante: a redução na massa ou a função das células beta? Khan et al., em excelente revisão, analisam esses dois tópicos, que apresentamos a seguir.

Diminuição na massa de células beta pancreáticas

Embora a função da célula beta seja crítica, a diminuição da massa de células beta é um fator importante na progressão para o diabetes. Em indivíduos normais, a massa de células beta é mantida pelo equilíbrio entre formação (neogênese, replicação e hipertrofia) e perda (apoptose e necrose). Nos indivíduos com obesidade ou com RI, para atender à demanda aumentada de insulina, há aumento do número de ilhotas e de células beta, além de hipertrofia destas.

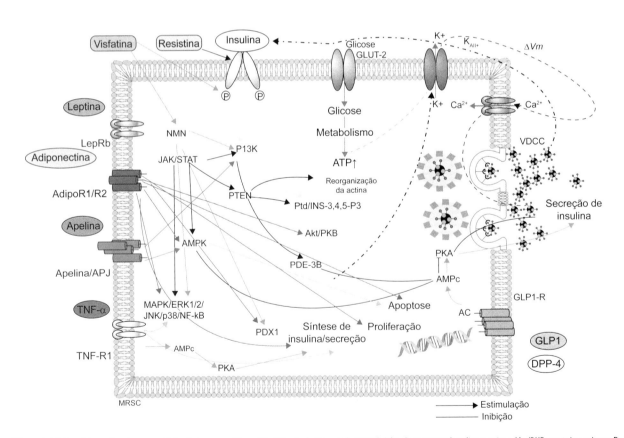

Figura 36.5 Papel das adipocinas nas células beta pancreáticas. (Modificada de Kim et al., 2023.) AdipoR: receptor de adiponectina; Akt/PKB: proteinoquinase B; AMPK: proteinoquinase ativada por 5'AMP; ApelinR: receptor de apelina; DPP-4: dipeptidilpeptidase-4; ERK: quinases reguladas por sinal extracelular; GLP1: peptídeo-1 semelhante ao glucagon; GLUT-2: transportador de glicose 2; InsR: receptor de insulina; JAK/STAT: Janus quinase/transdutor de sinal e ativador de transcrição; JNK: quinases c-Jun N-terminais; KATP: canal de potássio sensível ao ATP; LepRb: isoforma longa do receptor de leptina; MAPK: proteinoquinase ativada por mitógeno; NF-κB: fator nuclear potenciador da cadeia leve kappa de células B ativadas; NMN: mononucleotídeo de nicotinamida; PDE-3B: fosfodiesterase 3B; PDX-1: homeobox 1 pancreático e duodenal; PI3K: fosfatidilinositol 3 quinase; PtdIns-3,4,5-P3: fosfatidilinositol (3,4,5)-trifosfato; PTEN: homólogo de fosfatase e tensina; VDCC: canal de cálcio dependente de voltagem.

As ilhotas de pacientes com DM2 têm anormalidades morfológicas. O volume de células é diminuído precocemente, já em condições de alteração da tolerância à glicose. A redução da massa de células beta ocorre em pacientes de peso normal ou com obesidade, sendo de 24% naqueles com até 5 anos de diagnóstico do diabetes e de 54%, decorridos 15 anos ou mais.

Alteração na função das células beta pancreáticas

Defeito na resposta precoce de insulina após glicose oral é bem estabelecido em indivíduos com alteração na tolerância à glicose. Esse defeito é mais proeminentemente detectado no teste de tolerância à glicose intravenosa (GTT IV). Há redução progressiva na resposta aguda de insulina para glicemias de jejum > 90 mg/dℓ, a qual é ausente para glicemias > 115 mg/dℓ e no DM2, embora a diminuição da massa de células beta possa ser ainda pequena. Por outro lado, a resposta a secretagogos diferentes da glicose não é totalmente abolida, mesmo na condição de diabetes.

Várias alterações no padrão secretor da célula beta também foram identificadas, como a perda dos pulsos rápidos de secreção de insulina (que ocorrem a cada 15 minutos) ou daqueles de periodicidade de 80 a 150 minutos. Paralelamente, alterações no processo de proteólise da molécula precursora proinsulina em insulina e peptídeo C resultam em maior liberação de proinsulina e proinsulinemia desproporcional.

Assim, há comprometimento global funcional das células beta, que interfere na biossíntese de insulina, sua pulsatilidade e resposta secretora, implicando também inadequada inibição da secreção de glucagon.

No diabetes coexistem a redução da massa e a função de células beta. Estudos em animais têm sugerido que a redução da massa não é suficiente para alterar o ritmo de liberação de insulina. Pelo contrário, é acompanhada de melhora da função das células beta e da SI, sugerindo que apenas quando as células beta são disfuncionais há repercussão na homeostase da glicose. Por outro lado, disfunções dessas células podem ocasionar perda da massa de células beta, cuja apoptose é favorecida pelas elevações subsequentes da glicemia e de AGL. Concomitantemente, alterações no processamento do precursor do polipeptídeo amiloide da ilhota (IAPP), o pró-IAPP, parecem atuar nesse processo. Esse peptídeo amiloidogênico, secretado pelas células beta, geralmente não se agrega formando fibrilas amiloides, mas esse processo tem sido observado no DM2 e implicado na morte e na redução da massa de células beta.

Conclui-se que a lesão na célula beta é multifatorial, geneticamente determinada, possivelmente por vários genes, e influenciada pelo ambiente. Além da maior oferta calórica e do sedentarismo, a mudança na flora intestinal, a diminuição da diversidade da flora bacteriana, e, portanto, de genes que afetam o metabolismo, têm sido observadas na população com obesidade. Grande parte dos alimentos industrializados ingeridos é absorvida na porção superior do intestino delgado, o que resulta em nutrição inadequada para a flora, cuja disfunção causa produção de endotoxinas e inflamação. Por outro lado, excesso de gordura alimentar e restrição de fibras determinam maior eficiência na absorção de nutrientes. A flora interfere ainda na motilidade e na secreção dos hormônios intestinais, modifica a permeabilidade intestinal e sua função imunológica que resulta em obesidade, absorção de lipopolissacarídeos e inflamação (endotoxemia metabólica).

Glicotoxicidade e lipotoxicidade

Dois defeitos adquiridos parecem interferir na secreção de insulina, traduzidos nos conceitos de glicotoxicidade e lipotoxicidade, em que o excesso de glicose, de AG e seus metabólitos atuam, de maneira deletéria, sobre as células beta pancreáticas.

Na glicotoxicidade, a hiperglicemia crônica depleta os grânulos secretores de insulina, reduzindo sua disponibilidade na demanda secretória. O tratamento intensivo do diabetes, reduzindo os níveis glicêmicos, possibilita a regranulação dessas células e a melhora da resposta insulínica aos estímulos. Rápida eliminação da glicotoxicidade no diabetes recente pode causar sua remissão.

Na lipotoxicidade, a exposição prolongada aos AG atua adversamente na conversão de proinsulina em insulina e na sua secreção, e torna as células beta disfuncionais. Com o aparecimento do diabetes, o ambiente metabólico é mais deteriorado, acarretando maior declínio funcional das células beta.

Paralelamente, a inflamação crônica da obesidade agrava a lesão celular via mediadores inflamatórios, espécies reativas de oxigênio e componentes do complemento que vão culminar com o surgimento do diabetes. Essa inflamação está associada a depósitos amiloides, fibrose e morte celular.

Ferrannini et al., em 2005, analisaram a sensibilidade à ação da insulina (captação de glicose medida pelo *clamp* euglicêmico) e à secreção de insulina (deconvolução dos níveis de peptídeo C durante o teste oral de tolerância à glicose – TOTG) em estudo *cross-sectional* de pacientes com obesidade e magros com tolerância normal à glicose (NGT), tolerância alterada à glicose (IGT) e DM2, com o intuito de elucidar a evolução de NGT para DM2. A taxa de secreção de insulina mostrou ser uma curva em formato de U invertido, aumentando de NGT para IGT e decaindo em seguida. Já a SI reduziu-se rapidamente do magro com NGT para o indivíduo com obesidade com NGT e declinou mais ainda nos pacientes com IGT e DM2. A associação entre SI e glicemia de 2 horas do TOTG era fortemente dependente do índice de massa corporal (IMC).

SI e parâmetros dinâmicos da função da célula beta explicaram 89% da variabilidade da glicemia de 2 horas no TOTG. A SI estava diminuída em 40% nos indivíduos com obesidade com NGT, 57% nos IGT e 74% nos pacientes com DM2. O mesmo padrão foi observado na secreção de insulina, com decréscimo de 37% nos indivíduos com obesidade com NGT, 62% nos IGT e 90% nos DM2. Em conclusão, a diminuição tanto da SI quanto da secreção de insulina é defeito precoce e declina de maneira semelhante do magro com NGT para o indivíduo com obesidade com NGT e daí para o DM2.

Corroborando esses dados, em estudo com indígenas Pima, a progressão para IGT e DM2 foi acompanhada de diminuição da resposta aguda de insulina em 27% e de adicionais 51%, respectivamente, enquanto nos não progressores aumentou em 30%.

No geral, os estudos têm mostrado que indivíduos com IGT têm grave resistência à ação da insulina nos músculos e sensibilidade hepática à insulina pouco diminuída ou normal, sendo caracterizados por defeitos nas respostas precoce (0 a 30 minutos) e tardia (60 a 120 minutos) de insulina no TOTG. Já aqueles com glicemia de jejum alterada (IFG) têm resistência hepática moderada à ação da insulina e sensibilidade normal no tecido muscular, associada à diminuição da secreção basal e precoce de insulina.

Prevenção do diabetes *mellitus* tipo 2

Considerando que o pré-diabetes não é uma situação benigna, estando já associado a risco aumentado de retinopatia, nefropatia, neuropatia e doença macrovascular, intervenções precoces são indicadas para prevenir essas complicações e o desenvolvimento de DM2.

Intervenções não farmacológicas

Mudanças no estilo de vida, que incluem dietas hipocalóricas e exercícios de moderada intensidade (que melhoram a SI) têm efeitos benéficos, comprovados por inúmeros estudos, na redução do risco de progressão da tolerância alterada à glicose para diabetes. São eles: *Malmö Study* (redução > 50%), *DaQuing Study* (47%), *Finnish Diabetes Prevention Study* (58%) e *Diabetes Prevention Program* (58%). Essas foram as intervenções mais efetivas. No entanto, o grande desafio ainda é a manutenção dessas mudanças ao longo da vida. Estudos recentes têm enfatizado ainda a importância da mudança no estilo de vida na microbiota intestinal, com efeitos favoráveis na atenuação da inflamação.

Intervenções farmacológicas

Medicamentos que diminuem a RI (metformina e glitazonas), reduzem a absorção de gorduras (orlistate) ou carboidratos (acarbose) ou melhoram a secreção de insulina (nateglinida), entre outros, foram avaliados na prevenção do diabetes nos estudos relacionados a seguir:

- *Diabetes Prevention Program* (DPP): intervenção com metformina reduziu o desenvolvimento de diabetes em 31% dos intolerantes à glicose
- *Biguanids and the Prevention of the Risk of Obesity* (BICRO): metformina e mudanças no estilo de vida melhoraram o peso, o perfil de glicose e lipídeos e a RI em pessoas com obesidade
- *Troglitazone in the Prevention of Diabetes* (TRIPOD): a troglitazona reduziu em 55% o risco de diabetes em mulheres com diabetes gestacional
- *Pioglitazone in the Prevention of Diabetes* (PIPOD): mesmo grupo anterior, no qual prevaleceu baixa taxa de progressão para diabetes
- *Xenical in the Prevention of Diabetes in Obese Subjects* (XENDOS): mudanças no estilo de vida e uso de orlistate (inibidor da lipase gastrointestinal) reduziram o peso e a evolução para DM2 em 37% dos intolerantes à glicose
- *Study to Prevent Non-Insulin-Dependent Diabetes Mellitus* (STOP-NIDDM): tratamento com o inibidor das alfaglicosidades intestinais (acarbose) reduziu a progressão para diabetes em 25% e causou discreta perda de peso
- *Diabetes Reduction Assessment with Ramipril and Rosiglitazone Medication* (DREAM): rosiglitazona reduziu o risco de diabetes ou morte em 60% em pessoas com pré-diabetes
- *Nateglinide and Valsartan in Impaired Glucose Tolerance Outcomes Research* (NAVIGATOR): nateglinida não foi efetiva na redução da progressão para diabetes
- Terapias baseadas no efeito incretínico, como o uso de inibidores da enzima DPP-4 (que degrada o GLP-1) ou de análogos de GLP-1 (resistentes à DPP-4), melhoram a secreção de insulina e a tolerância à glicose. Em animais, aumentam a massa de células beta. No entanto, esse benefício não parece se manter após a suspensão das medicações. Estudos *SCALE Obesity Prediabetes, ACT NOW* e STEP trial.

Esses dados sugerem que intervenções farmacológicas associadas a mudanças no estilo de vida podem auxiliar a retardar a progressão do diabetes.

Considerações finais

A manutenção da homeostase normal da glicose depende da interação dinâmica e finamente balanceada entre SI nos músculos, no fígado e no tecido adiposo e secreção de insulina. Mesmo quando ocorre RI intensa, as células beta pancreáticas normais são capazes de secretar quantidade hormonal suficiente para superar a alteração na sua ação. Assim, a evolução para DM2 requer a presença de defeitos tanto na ação quanto na secreção de insulina, ambos fatores com importante componente genético e adquirido. O aparecimento de um deles é, com frequência, seguido da emergência do outro. Estudos populacionais sugerem que a RI possa ser o defeito herdado que inicia o processo. Esse defeito compreende anomalias na via da síntese de glicogênio, alterações proximais no transporte e fosforilação de glicose e na transdução do sinal insulínico. Intervenções farmacológicas associadas a mudanças no estilo de vida (dieta e exercícios) podem auxiliar na prevenção do diabetes.

Bibliografia

Al-Chalabi S, Syed AA, Kalra PA, et al. Mechanistic links between central obesity and cardiorenal metabolic diseases. Cardiorenal Med. 2024;14(1):12-22.

Biondi G, Marrano N, Borrelli A, et al. Adipose tissue secretion pattern influences β-cell wellness in the transition from obesity to type 2 diabetes. Int J Mol Sci. 2022;23(10):5522.

Bradley D, Deng T, Shantaram D, et al. Orchestration of the adipose tissue immune landscape by adipocytes. Annu Rev Physiol. 2024;86:199-223.

Buse JB, Polonsky KS, Burant CF. Type 2 diabetes mellitus. In: Kronenberg HM, Melmed S, Polonsky KS, Larsen PR, editors. William's textbook of endocrinology. 11. ed. Philadelphia: Saunders; 2008. p. 1563-88.

Butler AE, Janson J, Bonner-Weir S, et al. Beta cell deficit and increased beta cell apoptosis in humans with type 2 diabetes. Diabetes. 2003;52:102-10.

Campbell RK. Fate of the beta cell in the pathophysiology of type 2 diabetes. J Am Pharm Assoc. 2009;49(Suppl 1):S10-15.

Caselli C. Role of adiponectin system in insulin resistance. Mol Genet Metab. 2014;113:155-60.

De Luca C, Jerrold M. Inflammation and insulin resistance. FEBS Letters. 2008;582:97-105.

Defronzo RA, Tripathy D. Skeletal muscle insulin resistance is the primary defect in type 2 diabetes. Diabetes Care. 2009;32(Suppl 2):S157-63.

Exley MA, Hand L, O'Shea D, Lynch L. Interplay between the immune system and adipose tissue in obesity. J Endocrinol. 2014;223:R41-8.

Ferrannini E, Gastaldelli Y, Miyazaki Y, et al. Beta-cell function in subjects spanning the range from normal glucose tolerance to overt diabetes: a new analysis. J Clin Endocrinol Metab. 2005;90(1):493-500.

Festa A, Williams K, D'Agostino RJR, et al. The natural course of beta cell function in nondiabetic and diabetic individuals: the Insulin Resistance Atherosclerosis Study. Diabetes. 2006;55:1114-20.

Fonseca VA. Defining and characterizing the progression of type 2 diabetes. Diabetes Care. 2009;32(Suppl):S151-6.

Garber AJ. Combined pharmacologic/nonpharmacologic intervention in individuals at high risk of developing type 2 diabetes: Pro-pharmacologic therapy. Diabetes Care. 2009;32(Suppl 2):S184-8.

Gerich JE. The genetic basis of type 2 diabetes mellitus: impaired insulin secretion versus impaired insulin sensitivity. Endocr Rev. 1998;19:491-503.

Gilani A, Stoll L, Homan EA, et al. Adipose signals regulating distal organ health and disease. Diabetes. 2024;73(2):169-77.

Golay A. Link between obesity and type 2 diabetes. Best Pract Res Clin Endocrinol Metab. 2005;19:649-63.

Golia E, Limongelli G, Natale F, et al. Adipose tissue and vascular inflammation in coronary artery disease. World J Cardiol. 2014;6(7):539-54.

Harold EB, González-Campoy JM, Bray GA, et al. Pathogenic potential of adipose tissue and metabolic consequences of adipocyte hypertrophy and increased visceral adiposity. Expert Review of Cardiovascular Therapy. 2008;6(3):343-68.

Iozzo P. Where does insulin resistance start? The adipose tissue. Diabetes Care. 2009;32(Suppl):S168-73.

Jiang N, Li Y, Shu T, Wang J. Cytokines and inflammation in adipogenesis: an updated review. Front Med. 2018.

Kahn SE, Zraika S, Utzschneider KM, Hull RL. The beta cell lesion in type 2 diabetes: there has to be a primary functional abnormality. Diabetologia. 2009;52:1003-12.

Karki S. FSP27 and links to obesity and diabetes mellitus. Curr Obes Rep. 2019.

Khan M, Joseph F. Adipose tissue and adipokines: the association with and application of adipokines in obesity. Scientifica (Cairo). 2014;2014:328-592.

Kim J, Oh CM, Kim H. The interplay of adipokines and pancreatic beta cells in metabolic regulation and diabetes. Biomedicines. 2023;11(9):2589.

Komolka K, Albrecht E, Wimmers K, et al. Molecular heterogeneities of adipose depots – potential effects on adipose-muscle cross-talk in humans, mice and farm animals. J Genomics. 2014;2:31-44.

Kotzampassi K, Giamarellos-Bourboulis EJ, Stavrou G. Obesity as a consequence of gut bacteria and diet interactions. ISRN Obes. 2014;2014:651-895.

Kraakman MJ, Murphy AJ, Jandeleit-Dahm K, Kammoun HL. Macrophage polarization in obesity and type 2 diabetes: weighing down our understanding of macrophage function? Front Immunol. 2014;5:470.

Lago F, Dieguez C, Gómez-Reino J, Gualillo O. Adipokines as emerging mediators of immune response and inflammation. Nature Clin Pract Rheumatol. 2007;3:716-24.

Lam TK, Carpentier A, Lewis GF, et al. Mechanisms of the free fatty acid-induced increase in hepatic glucose production. Am J Physiol Endocrinol Metab. 2003;284:E12-9.

Lelis DF, Freitas DF, Machado AS, et al. Angiotensin-(1-7), Adipokines and Inflammation. Metabolism. 2019 pii: S0026-0495(19)30062-9.

Liu W, Liu T, Zhao Q, et al. Adipose tissue-derived extracellular vesicles: a promising biomarker and therapeutic strategy for metabolic disorders. Stem Cells Int. 2023;2023:9517826.

Martin SS, Qasim A, Reilly MP. Leptin resistance: a possible interface of inflammation and metabolism in obesity-related cardiovascular disease. J Am Coll Cardiol. 2008;52(15):1201-10.

Masoodi M, Kuda O, Rossmeisl M, et al. Lipid signaling in adipose tissue: Connecting inflammation & metabolism. Biochim Biophys Acta. 2014. pii: S1388-1981(14)00209-1.

McNelis JC, Olefsky JM. Macrophages, immunity, and metabolic disease. Immunity. 2014;41:36-48.

Papaetis GS. Incretin-based therapies in prediabetes: Current evidence and future perspectives. World J Diabetes. 2014;5(6):817-34.

Park HK, Ahima RS. Physiology of leptin: energy homeostasis, neuroendocrine function and metabolism. Metabolism. 2015; 64(1):24-34.

Perreault L, Davies M, Frias JP, et al. Changes in glucose metabolism and glycemic status with once-weekly subcutaneous semaglutide 2.4 mg among participants with prediabetes in the STEP Program. Diabetes Care. 2022;45(10):2396-405.

Perseghin G. Viewpoints on the way to a consensus session where does insulin resistance start? The liver. Diabetes Care. 2009;32(Suppl. 2):S164-7.

Pagotto U. Where does insulin resistance start? The brain. Diabetes Care. 2009;32(Suppl 2):S174-7.

Russell AP, Gastaldi G, Bobbioni-Harsch E, et al. Lipid peroxidation in skeletal muscle of obese as compared to endurance-trained humans: a case of good vs. bad lipids? FEBS Lett. 2003;551(1-3):104-6.

Santomauro AT, Boden G, Silva ME, et al. Overnight lowering of free fatty acids with acipimox improves insulin resistance and glucose tolerance in obese diabetic and non-diabetic subjects. Diabetes. 1999;48(9):1836-41.

Scherer PE. The many secret lives of adipocytes: implications for diabetes. Diabetologia. 2019;62(2):223-32.

Scherer T, Buettne C. The dysregulation of the endocannabinoid system in diabesity – a tricky problem. J Mol Med. 2009;87(7):663-8.

Sierawska O, Sawczuk M. Interaction between selected adipokines and musculoskeletal and cardiovascular systems: a review of current knowledge. Int J Mol Sci. 2023;24(24):17287.

Vázquez-Vela MEF, Torres N, Tovar AR. White adipose tissue as endocrine organ and its role in obesity. Mexico Archives of Medical Research. 2008;39:715-28.

Wajchenberg BL. Subcutaneous and visceral adipose tissue: their relation to the metabolic syndrome. Endocrine Reviews. 2000; 216):697-738.

Wajchenberg BL, Nery M, Cunha MC, Silva MER. Adipose tissue at the crossroads in the development of the metabolic syndrome, inflammation and atherosclerosis [Tecido adiposo na encruzilhada no desenvolvimento da síndrome metabólica, inflamação e aterosclerose]. Arq Bras Endocrinol Metab. 2009;53(2):145-50.

Xie L, Wang H, Hu J, et al. The role of novel adipokines and adipose-derived extracellular vesicles (ADEVs): Connections and interactions in liver diseases. Biochem Pharmacol. 2024;222:116104.

Xu S, Lu F, Gao J, et al. Inflammation-mediated metabolic regulation in adipose tissue. Obes Rev. 2024;25(6):e13724.

Yoo HJ, Choi KM. Adipokines as a novel link between obesity and atherosclerosis. World J Diabetes. 2014;5(3):357-63.

Zimmet P, Alberti KG, Shaw J. Global and societal implications of the diabetes epidemic. Nature. 2001;414(6865):782-7.

37 | Obesidade e Metabolismo de Lipídeos

Edna R. Nakandakare ▪ Marisa Passarelli

Introdução

Na obesidade, as alterações no metabolismo de lipídeos manifestam-se, principalmente, de acordo com o grau de resistência insulínica (RI), hiperinsulinemia e inflamação crônica, favorecendo o estabelecimento de um perfil pró-aterogênico que eleva a incidência das doenças cardiovasculares (DCV). Classicamente, a dislipidemia na obesidade é caracterizada por hipertrigliceridemia, predomínio de lipoproteínas de densidade baixa (LDL) pequenas e densas e menor concentração de colesterol de lipoproteínas de densidade alta (HDL).

Metabolismo de quilomícrons e VLDL na resistência à insulina

Os triglicerídeos (TG) são os principais componentes lipídicos da dieta, os quais, aliados à síntese *de novo* de ácidos graxos (AG), contribuem para o conteúdo intestinal de TG a ser exportado pelos quilomícrons (QM). A proteína de ligação ao elemento responsivo a esterol tipos 1a e 1c (SREBP1, do inglês *sterol regulatory element-binding protein 1*) estimula a transcrição de genes que codificam para enzimas responsáveis pela síntese de AG. Sua quantidade e atividade são positivamente moduladas pela insulina. Na vigência de hiperinsulinemia, a ativação de SREBP1 é favorecida, o que culmina na produção de grandes partículas de QM com núcleo enriquecido em TG. A apolipoproteína (Apo) B48 é a principal Apo dos QM e sua condensação às moléculas de TG ocorre pela atividade da proteína microssomal de transferência de triglicerídeos (MTP, do inglês *microssomal transfer protein*), cuja atividade é aumentada na resistência insulínica. Os QM são lançados à linfa intestinal, atingindo a circulação sanguínea através do ducto torácico. O prejuízo na metabolização dos QM decorre da menor atividade da lipase lipoproteica, mediante a resistência insulínica, contribuindo para a hiperlipidemia pós-prandial.

Mecanismo semelhante ocorre no hepatócito, com ativação de SREBP1a e SREBP1c e elevada produção de AG e TG. É importante notar que tanto no intestino como no hepatócito, a via de ativação de SREBP1 na hiperinsulinemia não está sujeita à resistência. Não obstante, a atividade da MTP, que é freada pelo sinal insulínico, aumenta na vigência de RI. Sendo assim, um grande conteúdo de TG é transferido à molécula nascente de Apo B100 (principal componente estrutural das lipoproteínas de muito baixa densidade [VLDL]), levando à secreção de grandes partículas de VLDL (*large buoyant VLDL*). Em decorrência de sua lipidação, há menor degradação da Apo B, embora a síntese dessa Apo não seja afetada.

Além do exposto, a síntese hepática de TG depende do fluxo de AG provenientes do tecido adiposo, o qual é grandemente aumentado na RI. Nessa condição, o efeito inibitório da insulina sobre a lipase hormônio-sensível do tecido adiposo é muito reduzido, o que possibilita a hidrólise de TG, aliada ao efeito estimulador pelos hormônios contrarregulatórios. Os AG são transportados na circulação, principalmente em associação à molécula de albumina, mas também são ligados às lipoproteínas. O aporte de AG ao fígado favorece a ressíntese de TG, que são secretados no núcleo das VLDL à circulação.

A captação hepática de QM, VLDL e seus remanescentes é, em grande parte, mediada pela proteína relacionada ao receptor de LDL (LRP, do inglês *LDL-related receptor protein*), receptores modulados pela insulina e que desempenham importante papel na determinação da trigliceridemia no jejum e no período pós-prandial. O balanço hepático no conteúdo de TG é, em última instância, determinado pela captação e secreção de lipoproteínas, pela síntese *de novo* e oxidação de AG e reflete-se na trigliceridemia plasmática e/ou desenvolvimento de esteatose hepática.

Da mesma forma que ocorre com os QM, o catabolismo das VLDL diminui na obesidade, em decorrência da redução na síntese e atividade da lipase lipoproteica. A insulina é o principal estimulador fisiológico da transcrição do gene da lipase e aumenta a produção de Apo C2, cofator para a atividade enzimática. Na RI, além da diminuição da síntese de lipase e Apo C2, observa-se aumento na produção de Apo C3, que diminui a atividade da lipase. Além disso, maior concentração plasmática dos AG na superfície das lipoproteínas restringe a ação da lipase lipoproteica, pois bloqueia a interação da enzima com as lipoproteínas.

O suprimento elevado de AG ao tecido muscular leva ao acúmulo inter e intramiocelular de TG, descrito como importante mecanismo na gênese e perpetuação da RI. Derivados de AG, como Acil-CoA, ceramidas e diacilglicerol ativam a proteinoquinase teta, a qual fosforila resíduos de serina no substrato do receptor de insulina (IRS) em vez de tirosina, o que compromete a cascata de sinalização do receptor de insulina. Além disso, esse mesmo perfil de fosforilação em serina no IRS é observado mediante a ativação de janus quinase (JNK) por mediadores inflamatórios produzidos por macrófagos infiltrados no tecido adiposo visceral (macrófagos inflamatórios, denominados "M1").

Outros efeitos adversos decorrentes do maior aporte de AG advindos do tecido adiposo refletem-se na lipotoxicidade pancreática, que contribui para a perda da capacidade secretora de insulina pelas células beta e alterações morfológicas e funcionais da musculatura cardíaca.

Formação de LDL pequenas e densas

A maior quantidade de lipoproteínas ricas em TG e de seus remanescentes na circulação sanguínea favorece a atividade da proteína de transferência de colesterol esterificado (CETP). Esta promove a troca de colesterol esterificado de lipoproteínas ricas em colesterol (LDL e HDL) com as partículas ricas em TG (VLDL, lipoproteínas de densidade intermediária [IDL], QM e remanescentes). Em virtude do aumento no conteúdo de TG, as LDL tornam-se mais suscetíveis à ação da lipase hepática, com a formação de partículas menores e mais densas.

Lipoproteínas de baixa densidade pequenas e densas são menos reconhecidas pelos receptores B-E do fígado e de células periféricas. Por seu tamanho reduzido, atravessam mais facilmente a camada endotelial dos vasos, atingindo a íntima arterial, onde podem ser modificadas por oxidação e, então, são captadas pelos macrófagos. Há uma correlação direta entre a trigliceridemia e a formação de LDL pequenas e densas, de onde advém parte da contribuição da hipertrigliceridemia como fator de risco independente para a doença macrovascular aterosclerótica. LDL pequenas também são mais suscetíveis à modificação por glicação e glicoxidação, situação na qual já atingem a camada íntima arterial com modificação química que as torna avidamente captadas por macrófagos.

Metabolismo das HDL na resistência à insulina

As HDL são inversamente associadas ao risco de doença aterosclerótica, o que decorre de sua atuação no transporte reverso de colesterol, atividades antioxidante, anti-inflamatória, antiagregante, vasodilatadora, inibição do sistema complemento e melhora da secreção de insulina e sensibilidade periférica a esse hormônio. Além disso, a HDL transporta lípideos bioativos, proteínas com funções diversas e microRNAs.

A formação das HDL depende da síntese de Apo A-1 no fígado e intestino. Este contribui com cerca de 25 a 30% do total de colesterol HDL circulante no plasma. Nesses órgãos, a exportação do excesso de colesterol para as Apo A-1 leva à geração de pré-beta-HDL ou partículas nascentes de HDL. Além disso, grande parte das HDL origina-se durante a metabolização de quilomícrons e VLDL pela lipase lipoproteica. Nesse processo, à medida que se reduz o tamanho das lipoproteínas que contêm Apo B, desprendem-se componentes da superfície da partícula, como apoproteínas, fosfolípideos e colesterol livre, que dão origem às pré-beta-HDL ou HDL nascentes.

As Apo A-1, principais componentes das HDL, removem colesterol celular por intermédio dos transportadores ABCA-1, os quais, à custa da hidrólise de moléculas de trifosfato de adenosina (ATP), transferem colesterol e fosfolípideos do folheto interno para o externo da membrana plasmática. Forma-se, então, pré-beta-HDL, que também remove colesterol celular e, à medida que sofre ação da enzima lecitina colesterol aciltransferase (LCAT), transforma-se em partículas maduras de HDL, denominadas "HDL3". Na circulação, o colesterol esterificado das HDL3 pode ser transferido para as LDL e VLDL por intermédio da CETP.

Em troca, as HDL3 recebem TG, transformando-se em HDL2, as quais também são capazes de retirar colesterol celular, pela interação com os receptores ABCG-1 (do inglês *ATP-binding cassette G1*).

No fígado, as HDL2 interagem com os receptores SR-B1 (do inglês *scavenger receptor type B-1*), que removem seletivamente o colesterol esterificado, em detrimento do componente proteico da lipoproteína. Esse receptor também está presente nas gônadas e adrenais, nas quais a HDL serve como fonte adicional de colesterol, sob o controle de hormônio adrenocorticotrófico (ACTH) e gonadotrofinas.

VLDL, QM e LDL enriquecidas em colesterol podem ser removidas pelos receptores hepáticos B-E e da família LRP. Por sua conversão em ácidos biliares, o colesterol pode ser eliminado na bile e excretado nas fezes. Esse sistema de remoção de colesterol da periferia e transporte ao fígado é denominado "transporte reverso de colesterol".

Em decorrência da resistência insulínica e, consequentemente, do prejuízo na atividade da lipase lipoproteica, forma-se menor quantidade de HDL nascente. Além disso, pelo aumento da atividade da CETP, decorrente da hipertrigliceridemia, há maior transferência de colesterol esterificado das HDL para as VLDL, LDL e QM, o que reduz o colesterol HDL. É interessante notar que, vinculada ao aumento da atividade da CETP, está a formação de HDL menores e mais densas, associadas ao maior risco de manifestação primária e secundária de DCV. O mecanismo é semelhante ao de geração de LDL pequenas e densas pela ação da lipase hepática. Em virtude do aumento da atividade da lipase hepática, prevalece o acúmulo de pequenas HDL no plasma.

O aumento de SREBP1, conforme descrito anteriormente, mediante a hiperinsulinemia, vincula-se à maior geração do microRNA 33, o qual impede a tradução do mRNA do receptor ABCA-1 (do inglês *ATP-binding cassette transporter A1*), diminuindo a geração hepática de pré-beta HDL. Esse evento caracteriza a associação intra-hepática entre maior síntese de TG e menor geração e HDL.

Na obesidade, há uma correlação positiva entre a trigliceridemia e a concentração plasmática de pré-beta-HDL e inversa com grandes partículas de HDL2. Embora pequenas partículas de HDL sejam boas receptoras de colesterol celular, a eficiência ao longo do transporte reverso de colesterol, que se traduz em benefício cardiovascular, decorre da maturação das HDL pequenas em partículas maiores e enriquecidas em lípideos, as quais, em última análise, representam a rota final de entrega de colesterol ao fígado para eliminação na bile e excreção fecal.

Na RI e na hipertrigliceridemia, são descritas alterações em diversas etapas do transporte reverso de colesterol, o que pode contribuir para o acúmulo arterial de colesterol.

Além de mediarem o transporte reverso de colesterol, as HDL exercem papel fundamental na proteção contra oxidação das LDL na parede arterial. Diversos componentes da estrutura da HDL, como Apo A-1, LCAT, PAF-acetil-hidrolase e, principalmente, a enzima paraoxonase (PON-1), são responsáveis pela função antioxidante dessa lipoproteína.

A PON-1 associa-se inversamente ao risco de aterosclerose em seres humanos e modelos animais experimentais. Sua atividade encontra-se diminuída em mulheres com obesidade, com aumento na concentração de hidroperóxidos lipídicos (produtos de oxidação lipídica) nas frações de HDL e LDL. Em crianças com obesidade, a atividade da PON-1 também está reduzida, correlacionando-se positiva e negativamente às concentrações séricas de adiponectina e leptina, respectivamente.

As HDL isoladas de indivíduos com obesidade abdominal são incapazes de contrabalançar o efeito inibitório de LDL oxidadas sobre o relaxamento vascular, o que também agrava o risco de DCV em pessoas com obesidade.

Metabolismo de colesterol no tecido adiposo

O tecido adiposo representa de 10 a 20% da massa corpórea dos indivíduos normais. Além de sua principal função na reserva de TG, apresenta grande estoque de colesterol, cerca de 25% do colesterol corpóreo. Caracteristicamente, no tecido adiposo a maior parte do colesterol encontra-se na forma não esterificada, ao contrário das células que acumulam colesterol, nas quais ocorre principalmente na forma esterificada, como nos tecidos esteroidogênicos e nos macrófagos presentes na lesão aterosclerótica. Nos adipócitos, além de sua presença na membrana plasmática, cerca de 1/3 do colesterol não esterificado acumula-se na monocamada de fosfolipídeos presente no citoplasma, que envolve a gotícula de gordura.

Em geral, na maioria das células, o excesso de colesterol não esterificado é deletério, pois a esterificação do colesterol ocorre no retículo endoplasmático, o que possibilita seu estoque em gotículas citoplasmáticas.

As gotículas de colesterol esterificado sofrem contínua hidrólise, que produz colesterol livre biologicamente disponível. No entanto, nos adipócitos, o colesterol livre não é prontamente liberado, em virtude de sua solubilidade nos TG, mantendo-se em equilíbrio na gotícula de gordura. A proteína de transferência de colesterol esterificado intracelular facilita o transporte de colesterol esterificado do retículo endoplasmático para a gotícula de gordura.

Apesar do grande conteúdo de colesterol no tecido adiposo, sua taxa de síntese é baixa, sendo a maior parte proveniente da captação das lipoproteínas circulantes, principalmente de LDL oxidadas e HDL. Adipócitos de coelhos hipercolesterolêmicos e da linhagem 3T3-L1 captam LDL oxidadas principalmente pelo receptor *scavenger* CD 36, à semelhança dos macrófagos. Outro receptor que remove LDL oxidada (OLR 1) é encontrado em pequena quantidade nos adipócitos, os quais podem aumentar a sua expressão pela ação das glitazonas.

Grande parte do colesterol do tecido adiposo também é captada das HDL por dois processos seletivos, dependente e independente do SR-B1. Na captação seletiva, somente o colesterol esterificado é internalizado, não ocorrendo a endocitose da partícula. Os receptores SR-B1 estão localizados na membrana plasmática dos adipócitos, em regiões denominadas "cavéolas", que são enriquecidas em colesterol, esfingomielina e caveolina. Nessa região, as HDL ligam-se ao SR-B1 e transferem o colesterol esterificado para a cavéola. No entanto, o colesterol esterificado pode ser extraído pela própria HDL ou transferido para a membrana em compartimento intracelular, constituindo uma fonte reversível de colesterol esterificado na membrana plasmática. Apesar da abundância dos SR-B1 nos adipócitos, sua regulação é pouco conhecida. Estudos demonstram que a insulina e a angiotensina 2 induzem a translocação desses receptores dos sítios intracelulares para a membrana plasmática, provocando aumento do influxo, depósito de colesterol nos adipócitos e redução nas HDL.

A captação do colesterol pela via independente do SR-B1 é responsável por cerca de 1/3 do colesterol dos adipócitos, e isso ocorre pela associação da Apo E à LRP. Nesse processo, o colesterol esterificado da HDL é transferido para a membrana plasmática, provavelmente pela CETP presente na superfície da HDL ou secretada pelo adipócito. Esse colesterol esterificado é distribuído na membrana plasmática sem sofrer hidrólise e, subsequentemente, a Apo E secretada pelos adipócitos remove o colesterol esterificado da membrana plasmática. A Apo E ligada ao colesterol esterificado é captada e internalizada por endocitose pela LRP em associação a moléculas de proteoglicanos heparana sulfato.

A remoção de colesterol dos adipócitos ocorre por meio dos principais receptores responsáveis pelo efluxo de colesterol: ABCA-1, ABCG-1 e SR-B1. Na doença de Tangier, na qual se encontra mutação no ABCA-1 e este não é funcional, o conteúdo de colesterol no adipócito é normal, indicando que não há contribuição de ABCA-1 na homeostase do colesterol nos adipócitos. No entanto, estudos demonstram que aceptores de colesterol, como Apo A-1, conseguem mobilizar o colesterol das gotículas de gordura para a membrana plasmática dos adipócitos para serem removidos. Outros resultados demonstram que pequenas quantidades de colesterol oxidado estimulam a síntese de ABCA-1, que facilita o efluxo de colesterol celular. Estudos em pacientes com obesidade submetidas a cirurgia bariátrica evidenciaram que o conteúdo de ABCG-1 é reduzido tanto nos adipócitos viscerais quanto do tecido subcutâneo quando comparadas com mulheres magras; não foram encontradas diferenças em ABCA-1 e SR-B1 entre adipócitos viscerais e subcutâneos ou entre pessoas com ou sem obesidade.

Nos adipócitos, a sinalização da insulina é dependente da cavéola. Isso ocorre pela translocação das proteínas transportadoras de glicose (GLUT) dos estoques intracelulares para as cavéolas. Fato interessante é que a hexocinase está localizada junto dos transportadores de glicose nas cavéolas, o que indica que a glicose não é apenas captada nas cavéolas, mas também pode ser metabolizada. A alteração provocada pela depleção de colesterol nas cavéolas reduz o transporte e o metabolismo de glicose estimulado pela insulina. Isso indica que a diminuição do conteúdo de colesterol na membrana plasmática, uma característica do desequilíbrio de colesterol no adipócito aumentado, deve ser importante no desenvolvimento da RI, que é um marcador da célula adiposa do indivíduo com obesidade.

Diversos estudos salientam o desequilíbrio do colesterol no adipócito aumentado. Evidências demonstram que a relação entre colesterol e TG nas gotículas de gordura é constante e independente do tamanho do adipócito. Quanto maior o tamanho do adipócito, maior é o seu conteúdo de colesterol. Portanto, na obesidade, o depósito excessivo de TG nos adipócitos também é acompanhado pela sobrecarga de colesterol intracelular.

Evidências demonstram que, na obesidade, apesar do excesso de colesterol nos adipócitos hipertrofiados, observa-se redução no conteúdo de colesterol na membrana plasmática. Desse modo, a quantidade absoluta de colesterol na membrana por célula pode ser similar à de adipócitos normais, porém, no adipócito hipertrofiado, esse conteúdo de colesterol na membrana sinalizaria uma depleção, decorrente da maior superfície celular. Em função disso, ocorre ativação do fator de transcrição SREBP-2, que promove a transcrição de genes que regulam o metabolismo do colesterol. Dessa maneira, o desequilíbrio na homeostase do colesterol pode determinar disfunções nos adipócitos.

Estudos demonstraram que a depleção aguda de colesterol da membrana plasmática de células adiposas pode influenciar a resposta hormonal e a RI. O efeito da depleção do colesterol por longo tempo em adipócitos 3T3-L1 tratados com mevastatina (inibidor da síntese de colesterol) não provocou alterações morfológicas nas células, mas a expressão de vários genes foi modificada, principalmente com aumento na produção de angiotensinogênio, fator de necrose tumoral alfa (TNF-α) e interleucina-6 (IL-6). Além disso, a expressão do transportador de glicose 4 (GLUT4) foi reduzida no adipócito que sofreu depleção em colesterol, contribuindo também para a alteração do metabolismo de glicose.

Estudo em primatas não humanos demonstrou que a ingestão de grande quantidade de colesterol na dieta induziu o aumento no tamanho dos adipócitos viscerais, o acúmulo de colesterol no tecido adiposo visceral e a resposta inflamatória. Dessa maneira, evidencia-se a inter-relação do colesterol alimentar com a disfunção metabólica.

Controle da dislipidemia na obesidade

A dislipidemia na obesidade está associada ao desenvolvimento da RI. Inicialmente, diversas medidas deverão ser tomadas para melhora na sensibilidade insulínica, como controle de peso, modificações nos hábitos alimentares e aumento das atividades físicas.

Dieta e hipertrigliceridemia

A recomendação da dieta no controle da trigliceridemia baseia-se no ajuste da necessidade calórica individual e na distribuição adequada dos nutrientes, ou seja, de 50 a 60% em carboidratos, de 25 a 30% em gorduras (até 10% em gorduras poli-insaturadas, até 20% em monoinsaturadas, até 7% em saturadas e até 1% em *trans*) e 15% em proteínas do valor calórico total, além de 20 a 30 g/dia de fibras. A redução do excesso de peso, em geral, é suficiente para o controle da hipertrigliceridemia. Isso é decorrente da diminuição da secreção hepática de VLDL e aumento na atividade da lipase lipoproteica. Ocasionalmente, pode ocorrer elevação na concentração plasmática de colesterol LDL.

Outra recomendação para pacientes portadores de hipertrigliceridemia é suspensão da ingestão de bebidas alcoólicas. O consumo do álcool aumenta a síntese de AG e reduz sua oxidação. O álcool é metabolizado principalmente pela álcool desidrogenase (ADH), que o converte em acetaldeído, que, sob a ação da acetaldeído desidrogenase, forma acetil-CoA, CO_2 e H_2O. A acetil-CoA é precursora de AG, utilizados na síntese de TG. Além disso, o consumo crônico de etanol inibe o receptor ativado por proliferadores de peroxissomos alfa (PPAR-α), que reduz a oxidação dos AG no fígado. Em última análise, o álcool gera energia, poupando sua produção a partir de glicose e de AG. O metabolismo hepático do álcool poupa o dos AG advindos do tecido adiposo e possibilita maior oferta desses para produção de TG, sua exportação como VLDL e seu acúmulo celular, que caracteriza o fígado gorduroso.

Em consequência à melhora da trigliceridemia, ocorre o aumento na concentração plasmática de colesterol HDL. Isso é decorrente da menor atividade da CETP e do aumento na atividade da lipase lipoproteica.

Ácidos graxos ômega-3

Os AG eicosapentanoico (EPA) e docosa-hexanoico (DHA), existentes no óleo de peixe, e o AG alfalinolênico, presente em óleos vegetais, estão associados à diminuição da trigliceridemia, da incidência de morte súbita e infarto do miocárdio, do risco de arritmias e inibição da agregação plaquetária. Os AG ômega-3 podem reduzir os TG em até 30 a 40%, desde que ingeridos em altas doses (pelo menos 4 g/dia).

Tratamento farmacológico

Estatinas

Embora a hipertrigliceridemia e a redução do colesterol HDL, sem variação na concentração do colesterol LDL, sejam as alterações mais frequentemente presentes na obesidade, as estatinas são utilizadas para a redução do risco de DCV. Esses fármacos agem inibindo competitivamente a HMG-CoA redutase, limitando a síntese do colesterol, que resulta no aumento da produção dos receptores B-E. A redução plasmática média do colesterol LDL na maior dose das diversas estatinas varia entre 45 e 60%. A trigliceridemia é reduzida entre 10 e 25%, enquanto o colesterol HDL é alterado em cerca de 10%. As estatinas não devem ser consideradas medicamento de primeira escolha em casos de hipertrigliceridemia grave.

Fibratos

São eficientes na redução da trigliceridemia (de 20 a 50%) e aumento do colesterol HDL (de 10 a 25%), com efeito variável na concentração de colesterol LDL. Esse grupo de fármacos ativa o PPAR-α, um receptor nuclear que atua na regulação de genes relacionados ao metabolismo de lipídeos, estimulando a oxidação de AG, a redução da síntese hepática de TG e, consequentemente, a formação de VLDL. Os fibratos aumentam a atividade da lipase lipoproteica, acelerando o catabolismo das VLDL e do QM, o que contribui para o aumento da formação de HDL. A redução da trigliceridemia também está associada ao aumento do colesterol HDL, pela menor atividade da CETP.

Diversos estudos epidemiológicos demonstraram a eficiência dos fibratos na redução de DCV, entre eles *Helsinki Heart Study* e *Veterans Affairs HDL-C Intervention Trial* (VA-HIT). No entanto, o estudo randomizado e multicêntrico *Fenofibrate Intervention and Endpoint Lowering in Diabetes* (FIELD), desenhado para avaliar a eficácia do fenofibrato na redução de eventos cardiovasculares fatais e não fatais, em indivíduos com diabetes *mellitus* tipo 2 (DM2) com e sem coronariopatia isquêmica, após 5 anos de seguimento, demonstrou que não houve diferença na redução desses eventos com tratamento com fenofibrato, embora a utilização de estatinas no grupo placebo possa ter interferido nos resultados. Contudo, ocorreu redução de 24% de infarto do miocárdio não fatal e de 21% na revascularização miocárdica.

A análise de um subgrupo do estudo *Action to Control Cardiovascular Risk in Diabetes* (ACCORD) indicou que o tratamento com fenofibrato reduziu os eventos cardiovasculares em indivíduos portadores de TG > 200 mg/dℓ e colesterol HDL < 40 mg/dℓ. Metanálises de estudos com fibratos confirmam esses dados. A análise *post-hoc* dos estudos FIELD e ACCORD demonstrou que o fenofibrato está associado à melhora das complicações microvasculares (retinopatia e microalbuminúria) do DM2, de maneira independente da redução de lipídeos plasmáticos.

Um novo fibrato, pemafibrato, demonstrou melhores eficiência e tolerância ao fenofibrato; no entanto, não reduziu eventos em indivíduos portadores de DM2.

Ácido nicotínico

É eficaz na redução da trigliceridemia (de 20 a 50%) e considerado o melhor agente na elevação do colesterol HDL (de 10 a 40%), além de reduzir as concentrações de lipoproteína (a) [Lp(a)]. Atua inibindo a lipólise no adipócito, que reduz o fluxo de AGL para o fígado, diminuindo a produção de TG e VLDL. A lipólise mobiliza o conteúdo de TG pela ação da lipase hormônio-sensível. Essa enzima é ativada pela fosforilação por via da proteinoquinase A (PKA) em decorrência do aumento na concentração de monofosfato de adenosina cíclico (cAMP).

A perilipina é uma proteína que recobre a gotícula de gordura, também fosforilada pela PKA, que possibilita o acesso da lipase hormônio-sensível à gotícula de gordura. O ácido nicotínico, por meio do receptor acoplado à proteína G na membrana celular (GPR109A), inibe a sinalização da proteína G, reduz a concentração de cAMP e, consequentemente, a lipólise.

A redução na concentração plasmática de TG está associada ao aumento na concentração de colesterol HDL, em decorrência da menor atividade da CETP. Além disso, o ácido nicotínico estimula a transferência de colesterol pelo transportador ABCA-1 dos macrófagos para a HDL, aumentando o fluxo do colesterol na parede arterial para o fígado.

A eficácia do ácido nicotínico na redução de eventos cardiovasculares foi demonstrada em diversos estudos, entre eles *Coronary Drug Project* (CDP) e *HDL Atherosclerosis Treatment Study* (HATS). A associação do ácido nicotínico à estatina foi mais eficaz na redução da espessura da camada íntima-média da artéria carótida em comparação à associação de estatina e ezetimiba. Conforme dados mais recentes, observados nos estudos randomizados *Atherothrombosis Intervention in Metabolic Syndrome with Low HDL/High Triglycerides: Impact on Global Health* (AIM-HIGH) e *Treatment of HDL to Reduce the Incidence of Vascular Events* (HPS2-THRIVE), a adição de niacina à estatina, apesar de reduzir a trigliceridemia, não resultou em benefício na taxa de eventos cardiovasculares.

Considerações finais

Novas abordagens farmacológicas para o tratamento da hipertrigliceridemia estão em desenvolvimento. Terapias com oliginucleotídeos antissenso, anti-Apo C3 (volanesorsena, olezarsena) estão sendo testadas e com boas perspectivas. Volanersorsena mostrou ser eficiente na redução da trigliceridemia e dos episódios de pancreatite aguda em indivíduos portadores de síndrome de hiperquilomicronemia familial. Em estudo clínico fase 2b com olezarsena, indivíduos com hipertrigliceridemia moderada (150 a 499 mg/dℓ) e alto risco de doença cardiovascular apresentaram diminuição nas concentrações plasmáticas de TG, Apo B e não colesterol HDL, em 12 semanas.

Bibliografia

ACCORD Study Group. Effects of combination lipid therapy in type 2 diabetes mellitus. N Engl J Med. 2010;362:1563-74.

Araki E, Yamashita S, Arai H, et al. Effects of pemafibrate, a novel selective PPARα modulator, on lipid and glucose metabolism in patients with type 2 diabetes and hypertriglyceridemia: a randomized, double-blind, placebo-controlled, phase 3 trial. Diabetes Care. 2018;41:538-46.

Bays HE, Kirkpatrick C, Maki KC, et al. Obesity, dyslipidemia, and cardiovascular disease: A joint expert review from the obesity medicine association and the National Lipid Association 2024. Obesity Pillars. 2024;100108.

Behbodikhah J, Ahmed S, Elyasi A, et al. Apolipoprotein B and cardiovascular disease: Biomarker and potential therapeutic target. Metabolites. 2021;11(10):690.

Blüher M. Adipose tissue dysfunction in obesity. Exp Clin Endocrinol Diabetes. 2009;117:241-50.

Brown BG, Zhao XQ, Chait A, et al. Simvastatin and niacin, antioxidant vitamins, or the combination for the prevention of coronary disease. N Engl J Med. 2001;345(22):1583-92.

Carr MC, Ayyobi AF, Murdoch SJ, et al. Contribution of hepatic lipase, lipoprotein lipase, and cholesteryl ester transfer protein to LDL and HDL heterogeneity in healthy women. Arterioscler Thromb Vasc Biol. 2002;22(4):667-73.

Choromanska B, Mysliwiec P, Hady HR, et al. The implication of adipocyte ATP-binding cassette A1 and G1 transporters in metabolic complications of obesity. J Physiol Pharmacol. 2019;70(1). doi: 10.26402/jpp.2019.1.14. Epub 2019 Jun 3.

Chui PC, Guan HP, Lehrke M, Lazar MA. PPARgamma regulates adipocyte cholesterol metabolism via oxidized LDL receptor 1. J Clin Invest. 2005;115:2244-56.

Chung S, Cuffe H, Marshall SM, et al. Dietary cholesterol promotes adipocyte hypertrophy and adipose tissue inflammation in visceral, but not in subcutaneous, fat in monkeys. Arterioscler Thromb Vasc Biol. 2014;34(9):1880-7.

Das Pradhan A, Glynn RJ, Fruchart JC, et al. Triglyceride lowering with pemafibrate to reduce cardiovascular risk. N Engl J Med. 2022;387(21):1923-34.

Dash S, Xiao C, Morgantini C, Lewis GF. New insights into the regulation of chylomicron production. Annu Rev Nutr. 2015;35:265-94.

Engin AB. Adipocyte-macrophage cross-talk in obesity. Adv Exp Med Biol. 2017;960:327-43.

Fazio S, Linton MF. Unique pathway for cholesterol uptake in fat cells. Arterioscler Thromb Vasc Biol 2004;24:1538-9.

Ferretti G, Bacchetti T, Moroni C, et al. Paraoxonase activity in high density lipoproteins: a comparison between healthy and obese females. J Clin Endocrinol Metab. 2005;90(3):1728-33.

Frohlich J, Fong B, Julien P, et al. Interaction of high density lipoprotein with adipocytes in a new patient with Tangier disease. Clin Invest Med. 1987;10:377-82.

Glineur C, Gross B, Neve B, et al. Fenofibrate inhibits endothelin-1 expression by peroxisome 20 proliferator-activated receptor α-dependent and independent mechanisms in human endothelial cells. Arterioscler Thromb Vasc Biol. 2013;33:621-8.

Gordon T, Castelli WP, Hjortland MC, et al. High density lipoprotein as a protective factor against coronary heart disease. The Framingham Study. Am J Med. 1977;62:707-14.

Graham MJ, Lee RG, Brandt TA, et al. Cardiovascular and metabolic effects of ANGPTL3 antisense oligonucleotides. N Engl J Med. 2017;377(3):222-32.

Harris WS, Miller M, Tighe AP, et al. Omega-3 fatty acids and coronary heart disease risk: clinical and mechanistic perspectives. Atherosclerosis. 2008;197(1):12-24.

Hermans MP. Non-invited review: prevention of microvascular diabetic complications by fenofibrate: lessons from FIELD and ACCORD. Diab Vasc Dis Res. 2011;8:180-9.

Hirano T. Pathophysiology of diabetic dyslipidemia. J Atheroscler Thromb. 2018;25(9):771-82.

Jones A, Peers K, Wierzbicki AS, et al. Long-term effects of volanesorsen on triglycerides and pancreatitis in patients with familial chylomicronaemia syndrome (FCS) in the UK Early Access to Medicines Scheme (EAMS). Atherosclerosis. 2023;375:67-74.

Kabayama K, Sato T, Saito K, et al. Dissociation of the insulin receptor and caveolin-1 21 complex by ganglioside GM3 in the state of insulin resistance. Proc Natl Acad Sci USA. 2007;104:13678-83.

Kamanna VS, Kashap ML. Mechanism of action of niacin. Am J Cardiol. 2008;101:20B-6B.

Keech A, Simes RJ, Barter P, et al. Effects of long-term fenofibrate therapy on cardiovascular events in 9795 people with type 2 diabetes mellitus (the FIELD study): randomised controlled trial. Lancet. 2005;366(9500):1849-61.

Krause BR, Hartman AD. Adipose tissue and cholesterol metabolism. J Lipid Res. 1984;25:97-110.

Kuniyasu A, Hayashi S, Nakayama H. Adipocytes recognize and degrade oxidized low density lipoprotein through CD36. Biochem Biophys Res Commun. 2002;295:319-23.

Le Lay S, Krief S, Farnier C, et al. Cholesterol, a cell size-dependent signal that regulates glucose metabolism and gene expression in adipocytes. J Biol Chem. 2001;276:16904-10.

Lee J, Lee SH. Lipid variability in patients with diabetes mellitus. Cardiovasc Prev Pharmacother. 2023;5(4):126-33.

Lovren F, Teoh H, Verma S. Obesity and atherosclerosis: mechanistic insights. Can J Cardiol. 2015;31(2):177-83.

Manninen V, Elo MO, Frick MH, et al. Lipid alterations and decline in the incidence of coronary heart disease in the Helsinki Heart Study. JAMA. 1988;260(5):641-51.

Najafi-Shoushtari SH, Kristo F, Li Y, et al. MicroRNA-33 and the SREBP host genes cooperate to control cholesterol homeostasis. Science. 2010;328(5985):1566-9.

Nicholls SJ, Nelson AJ. HDL and cardiovascular disease. Pathology. 2019;51(2):142-7.

Ortegren U, Aboulaich N, Ost A, Strålfors P. A new role for caveolae as metabolic platforms. Trends Endocrinol Metab. 2007;18:344-9.

Ouimet M, Barrett TJ, Fisher EA. HDL and reverse cholesterol transport. Circ Res. 2019;124(10):1505-18.

Perry RJ, Samuel VT, Petersen KF, Shulman GI. The role of hepatic lipids in hepatic insulin resistance and type 2 diabetes. Nature. 2014;510(7503):84-91.

Perségol L, Vergès B, Gambert P, Duvillard L. Inability of HDL from abdominally obese subjects to counteract the inhibitory effect of oxidized LDL on vasorelaxation. J Lipid Res. 2007;48(6):1396-401.

Prattes S, Hörl G, Hammer A, et al. Intracellular distribution and mobilization of unesterified cholesterol in adipocytes: triglyceride droplets are surrounded by cholesterol-rich ER-like surface layer structures. J Cell Sci. 2000;113:2977-89.

Razavi AC, Jain V, Grandhi GR, et al. Does elevated high-density lipoprotein cholesterol protect against cardiovascular disease? J Clin Endocrinol Metabol. 2024;109(2):321-32.

Rubins HB, Robins SJ, Collins D, et al. Gemfibrozil for the secondary prevention of coronary heart disease in men with low levels of high-density lipoprotein cholesterol. Veterans Affairs High-Density Lipoprotein Intervention Trial Study Group. N Engl J Med. 1999;341:410-8.

Sasahara T, Yamashita T, Sviridov D, et al. Altered properties of high density lipoprotein subfractions in obese subjects. J Lipid Res. 1997;38(3):600-11.

Schreibman PH, Dell RB. Human adipocyte cholesterol. Concentration, localization, synthesis, and turnover. J Clin Invest 1975;55:986-93.

Shimano H, Sato R. SREBP-regulated lipid metabolism: convergent physiology – divergent pathophysiology. Nat Rev Endocrinol. 2017;13(12):710-30.

Taylor AJ, Villines TC, Stanek EJ, et al. Extended-release niacin or ezetimibe and carotid intima–media thickness. N Engl J Med. 2009;361:2113-22.

Tchernof A, Després JP. Pathophysiology of human visceral obesity: an update. Physiol Rev. 2013;93(1):359-404.

Tian L, Jia L, Mingde F, et al. Alterations of high density lipoprotein subclasses in obese subjects. Lipids. 2006;41(8):789-96.

Vassiliou G, Benoist F, Lau P, et al. The low density lipoprotein receptor-related protein contributes to selective uptake of high density lipoprotein cholesteryl esters by SW872 liposarcoma cells and primary human adipocytes. J Biol Chem. 2001;276:48823-30.

Vassiliou G, McPherson R. A novel efflux-recapture process underlies the mechanism of high-density lipoprotein cholesteryl ester-selective uptake mediated by the low-density lipoprotein receptor-related protein. Arterioscler Thromb Vasc Biol. 2004;24:1669-75.

Velamakanni S, Wei SL, Janvilisri T, van Veen HW. ABCG transporters: structure, substrate specificities and physiological roles: a brief overview. J Bioenerg Biomembr. 2007;39:465-71.

Witztum JL, Gaudet D, Freedman SD, et al. Volanesorsen and triglyceride levels in familial chylomicronemia syndrome. N Engl J Med. 2019;381(6):531-42.

Yvan-Charvet L, Bobard A, Bossard P, et al. In vivo evidence for a role of adipose tissue SR-BI in the nutritional and hormonal regulation of adiposity and cholesterol homeostasis. Arterioscler Thromb Vasc Biol. 2007;27:1340-5.

Zhang Y, Ono-Hernandez A, Ko C, et al. Regulation of hepatic lipoprotein assembly and secretion by the availability of fatty acids. I. Differential responses to the delivery of fatty acids via albumin or remnant-like emulsion particles. J Biol Chem. 2004;279: 19362-74.

38 | Obesidade e Hipertensão Arterial Sistêmica

Decio Mion Jr. ▪ Giovanio Vieira da Silva

Introdução

O sedentarismo, associado à oferta excessiva de alimentos calóricos, tem contribuído de modo relativamente rápido para o aumento da epidemia de obesidade no mundo. Em consequência, o número de doenças associadas à obesidade cresce paralelamente, tornando-se um desafio para diferentes profissionais da área da saúde, que necessitam combatê-la, a curto e a longo prazo, ou pelo menos atenuar as consequências decorrentes.

A associação entre obesidade e hipertensão está bem estabelecida. O excesso de peso é associado a maior prevalência de hipertensão arterial sistêmica (HAS) desde idades jovens. Na vida adulta, mesmo entre indivíduos fisicamente ativos, o incremento de 2,4 kg/m^2 no índice de massa corporal (IMC) acarreta maior risco de desenvolver hipertensão.

Os mecanismos determinantes da associação do excesso de massa corporal e elevação da pressão arterial são diversos: hiperatividade do sistema nervoso simpático (SNS), aumento da atividade do sistema renina-angiotensina, resistência à insulina (RI), disfunção endotelial e estresse oxidativo.

Este capítulo aborda dados epidemiológicos e características da medida da pressão arterial no subgrupo de indivíduos com obesidade e apresenta os mecanismos envolvidos na conexão obesidade-hipertensão, que em última análise auxiliam no planejamento de estratégias terapêuticas visando impedir o desenvolvimento dos distúrbios cardiovasculares associados a essas condições.

Obesidade e hipertensão arterial sistêmica: dados epidemiológicos

De acordo com os dados da Organização Mundial da Saúde (OMS), a obesidade, definida como IMC de 30 kg/m^2 ou maior, é um dos mais graves problemas de saúde a ser enfrentado. Em 2025, estima-se que cerca de 2,3 bilhões de adultos ao redor do mundo estarão acima do peso (IMC > 25 kg/m^2), dos quais 700 milhões desses indivíduos estarão com obesidade.

No Brasil, dados da Pesquisa de Vigilância de Fatores de Risco e Proteção para Doenças Crônicas por Inquérito Telefônico (Vigitel) de 2023 apontam que, entre os entrevistados, a frequência de adultos com obesidade foi de 24%.

Em adultos, a obesidade está associada ao aumento do risco de morbidade e mortalidade, principalmente em decorrência da doença cardiovascular (DCV). Entre os fatores de risco de doença cardiovascular, está bem estabelecida a correlação entre obesidade e hipertensão arterial. Com o aumento da prevalência da obesidade nos últimos 30 anos, a prevalência da hipertensão arterial, definida como pressão arterial sistólica ≥ 140 mmHg e/ou pressão arterial diastólica ≥ 90 mmHg ou em tratamento com anti-hipertensivos, também aumentou durante o mesmo período. Indivíduos com obesidade apresentam 3,5 vezes maior probabilidade de apresentarem hipertensão e 60% dos adultos hipertensos estão acima do peso. Semelhante aos adultos, a prevalência de hipertensão é 3 vezes maior em crianças com obesidade, comparando-se às crianças sem obesidade.

Diversos estudos na literatura têm avaliado a relação entre obesidade e hipertensão. Um dos primeiros estudos a demonstrar essa associação foi a Coorte de Framingham. As relações entre categorias de IMC, fatores de risco para DCV e doença vascular foram examinadas prospectivamente em participantes do *Framingham Heart Study* com idade entre 35 e 75 anos, acompanhados durante 44 anos. O desfecho primário foi nova DCV, incluindo angina de peito, infarto do miocárdio, doença coronariana ou acidente vascular encefálico. Foram comparados indivíduos com sobrepeso (IMC entre 25 e 29 kg/m^2) e com obesidade (IMC ≥ 30 kg/m^2), tomando-se como referência pessoas com peso normal (IMC 18,5 a 24,9 kg/m^2). O risco relativo (RR) ajustado pela idade para novo diagnóstico de hipertensão arterial foi altamente associado a sobrepeso (gênero masculino: RR 1,46; feminino: RR 1,75).

Medida da pressão arterial em indivíduos com obesidade

O principal fator de erro relacionado com a medida da pressão arterial nas pessoas com obesidade é a relação inadequada entre o tamanho do manguito usado nos esfigmomanômetros para medir a pressão arterial e a circunferência do braço. O uso de manguitos pequenos em relação ao diâmetro do braço, por causa da dificuldade de compressão adequada da artéria braquial durante a medida, pode elevar falsamente os valores da pressão arterial, o que ocasiona, inclusive, diagnóstico incorreto de hipertensão arterial.

Assim, o primeiro aspecto a ser observado é o uso do manguito adequado à circunferência do braço, de acordo com sua medida (ponto médio do braço, entre ombro e cotovelo). Conforme a Diretriz Brasileira de Hipertensão, revisada e publicada em 2020, para que a medida da pressão arterial seja feita de maneira adequada, é necessário empregar manguitos mais longos e mais largos para que ocorra compressão adequada da artéria braquial. A bolsa de borracha deve ser posicionada de modo que seu centro fique sobre o local onde se palpa o pulso da artéria braquial. Para braços com circunferência entre 35 e 44 cm o manguito ideal deve ter 16×36 cm (adulto grande), e para braços com circunferência entre 45 e 52 cm o manguito deve ter 16×42 cm.

Na impossibilidade do uso de manguito adequado à circunferência do braço, outras possibilidades seriam: corrigir a leitura obtida com o manguito padrão de acordo com tabelas próprias; utilizar fita de correção aplicada no manguito ou colocar o manguito no antebraço e auscultar a artéria radial, sendo esta a menos indicada.

No entanto, em estudo realizado nas Ligas de Obesidade e Hipertensão do Hospital das Clínicas da Faculdade de Medicina da Universidade de São Paulo, 129 pacientes com IMC de 40 ± 7 kg/m², circunferência de braço de 39 cm ± 4 cm e circunferência de antebraço de 29 cm ± 2 cm tiveram a pressão arterial medida no braço com manguito adequado e no antebraço com manguito padrão. Os resultados desse estudo indicaram que a medida da pressão arterial no antebraço superestimou os valores quando comparados com as medidas no braço.

Em relação ao monitoramento ambulatorial da pressão arterial (MAPA), o excesso de tecido adiposo pode comprometer a detecção das oscilações da pressão arterial, assim como a flacidez própria da obesidade pode dificultar a sustentação do manguito ao longo das 24 horas. Essas características podem resultar em um número maior de erros de medidas. Além disso, alguns pacientes têm braço curto, em formato de cone. Nessa situação, a distância reduzida entre o ombro e o cotovelo junto à maior circunferência do braço exige a utilização de manguitos largos e longos, que poderão resultar tanto em compressão inadequada da artéria braquial quanto em ineficácia na obtenção da pressão arterial.

Estudo realizado por Kotsis et al., em 2005, avaliou o impacto da obesidade nos níveis de pressão arterial obtidos pelo MAPA. Nesse estudo foram avaliados 3.216 pacientes hipertensos não tratados ou pacientes que compareceram ao serviço para exames de rotina, distribuídos em diferentes faixas de IMC. Os autores observaram que a taxa de pacientes com hipertensão "do avental branco", ou seja, pressão arterial elevada no consultório e normal fora dele, aumentou de 22%, nos indivíduos com peso normal, para 31,7%, naqueles com sobrepeso, e 35,3%, nos indivíduos com obesidade, sugerindo que diante dessa elevada prevalência de hipertensão arterial do avental branco, o MAPA deveria ser considerado nos pacientes com obesidade com maior frequência. Da mesma maneira, os autores observaram que o percentual de descenso da pressão arterial durante o sono era menor nos indivíduos com obesidade em comparação aos de peso normal. Além da elevação da pressão arterial sistólica e da diastólica, a pressão de pulso e a frequência cardíaca também se mostraram mais elevadas nos pacientes com obesidade.

As prevalências da hipertensão do avental branco e do efeito do avental branco são bastante variáveis na literatura, dependendo das características da população estudada. Em uma avaliação de mais de 6 mil indivíduos foi observada prevalência geral de 29%, mas quando considerados somente aqueles com IMC ≥ 30 kg/m², a prevalência aumentou para 42%. No estudo THOP (Den Hond et al., 2003), a proporção de efeito do avental branco foi mais elevada em indivíduos com obesidade (15,7%) que em indivíduos com sobrepeso (2,9%) ou com peso normal (5%).

Mecanismos associados a obesidade e hipertensão arterial

A hipertensão arterial e a obesidade são duas condições complexas e crônicas com origens multifatoriais, a despeito de um único mecanismo de causa e efeito. Os principais mecanismos propostos correlacionando a obesidade à hipertensão arterial incluem aumento da atividade do SNS, variações hemodinâmicas, ativação do sistema renina-angiotensina, hiperleptinemia, RI, disfunção endotelial e estresse oxidativo (Tabela 38.1).

Mecanismos renais

Na obesidade, o mecanismo de controle da pressão arterial e natriurese, de acordo com o princípio de ganho infinito, está modificado e leva ao aumento da pressão arterial. Fisiologicamente, a elevação da pressão arterial aumenta a excreção de sódio e água pela diurese e natriurese pressórica. Quando a excreção de sódio e água excede o consumo, o volume líquido extracelular diminui, reduzindo o retorno venoso e o débito cardíaco, até a pressão arterial retornar ao normal. Inversamente, quando a pressão arterial diminui, o rim retém sódio e água, até a pressão arterial retornar ao normal. Dessa maneira, a natriurese pressórica age como fator fundamental do sistema *feedback*, que normalmente estabiliza a pressão arterial e os líquidos corpóreos.

Mesmo durante fases precoces da obesidade, antes da perda da função dos néfrons em decorrência da lesão glomerular, ocorre a retenção primária de sódio, em virtude do aumento da reabsorção tubular. Esse mecanismo pode ser compensado parcialmente pela vasodilatação renal, aumento da filtração glomerular e das quantidades de água e eletrólitos filtrados. Mas como consequência de uma compensação incompleta, o volume extracelular está expandido, o que resulta em aumento da pressão arterial.

Uma condição estrutural do rim relacionada à obesidade pode levar a hipertensão e doença renal. Nesse contexto, a característica

Tabela 38.1 Mecanismos supostamente causadores da hipertensão relacionada com a obesidade.

Mecanismo primário	Mecanismos relacionados
Retenção de sódio	Efeito antinatriurético da insulina
	Aumento da atividade do sistema nervoso simpático renal
	Aumento dos níveis de aldosterona
	Aumento da atividade do cortisol
	Compressão anatômica renal
Hiperatividade do sistema nervoso simpático	Resistência à insulina
	Renina-angiotensina
	Leptina/outras adipocinas
	Apneia obstrutiva do sono
	Polimorfismos do receptor beta-adrenérgico
	Estresse psicossocial
Aumento dos níveis circulantes de renina-angiotensina	Aumento da atividade do sistema nervoso simpático renal
Prejuízo da função vascular endotelial	Resistência à insulina
Outros mecanismos vasculares	Resistência à insulina
	Alteração do transporte de íons nos vasos

histológica primária é glomerulosclerose segmentar focal, com hialinose e fibrose glomerular, além do acúmulo de lipídeos no glomérulo e adesão da cápsula de Bowman. A hiperfiltração resultante da elevação do fluxo sanguíneo renal está sempre presente na obesidade, antes da ocorrência da glomerulopatia, sendo considerada causa primária da esclerose gradual do glomérulo, em virtude do estresse físico e, eventualmente, de um círculo vicioso em que os néfrons são lesados, a retenção de sódio aumenta e a pressão arterial alcança valores mais elevados para a manutenção do balanço de sódio.

Sistema renina-angiotensina-aldosterona

Apesar da marcante retenção de sódio e expansão do volume extracelular em decorrência dos distúrbios relacionados à natriurese pressórica, a obesidade está associada à ativação do sistema renina-angiotensina-aldosterona. Os mecanismos para explicar a ativação do sistema-renina-angiotensina-aldosterona na obesidade não estão completamente elucidados. Entre os mecanismos propostos, consideram-se a presença de um sistema renina-angiotensina específico do tecido adiposo branco, que é a forma predominante do tecido adiposo em seres humanos.

O tecido adiposo branco de seres humanos expressa todos os componentes do sistema renina-angiotensina, incluindo a proteína angiotensinogênio, as enzimas renina e conversora da angiotensina e os receptores de membrana para angiotensina II dos subtipos AT1 e AT2, além de sintetizar e secretar a angiotensina II. Considera-se, portanto, a existência de um sistema renina-angiotensina específico desse tecido. Foi demonstrada a participação da angiotensina II produzida localmente pelo tecido adiposo branco na regulação do metabolismo lipídico, do fluxo sanguíneo, do crescimento (hipertrofia e hiperplasia) e da atividade secretora do próprio tecido adiposo branco.

Elevados níveis plasmáticos e expressão aumentada de angiotensinogênio no tecido adiposo têm sido verificados na obesidade e são fatores que contribuem para o aumento da produção local de angiotensina II nesses pacientes. Estudos experimentais demonstraram que o angiotensinogênio produzido pelo tecido adiposo pode atuar localmente, estimulando a diferenciação de adipócitos locais, e pode entrar na circulação, tendo efeitos sistêmicos. Isso reforça a hipótese de que o aumento da massa de tecido adiposo é um dos responsáveis pelos níveis aumentados de angiotensinogênio e pelo aumento da pressão arterial observada em pacientes com obesidade.

Além disso, a obesidade aumenta a reabsorção de sódio nos segmentos proximais do néfron, que está estreitamente relacionada com o aumento da ativação do sistema renina-angiotensina-aldosterona e com o aumento da gordura perirrenal. O acúmulo de tecido adiposo perirrenal promove compressão mecânica, aumenta a pressão intrarrenal e obstrui o fluxo de urina. Esses mecanismos levam à retenção de sódio e à elevação dos níveis de pressão arterial. Adicionalmente, a ativação tecidual do sistema renina-angiotensina-aldosterona pode potencializar o aumento da reabsorção renal de sódio e o desvio da pressão arterial de natriurese, o que contribui para a elevação da pressão arterial e a sensibilidade ao sal presente na obesidade associada à hipertensão arterial.

Os níveis plasmáticos de aldosterona frequentemente estão elevados em pacientes com obesidade. Essa alteração não pode ser explicada apenas pelo aumento da atividade de renina plasmática ou por outros fatores que promovem a produção de aldosterona.

Estudos apontam para um efeito da gordura visceral sobre a esteroidogênese. Além do sistema renina-angiotensina específico do tecido adiposo branco, foi demonstrado que adipócitos humanos isolados secretam fatores estimulantes da esteroidogênese e da secreção de mineralocorticoides pelo córtex da glândula adrenal. Tais fatores ainda não foram bem caracterizados, mas postula-se que por ações parácrinas ou endócrinas possam contribuir diretamente para o hiperaldosteronismo e o consequente desenvolvimento de hipertensão arterial durante a obesidade. O efeito da aldosterona que aumenta os níveis da pressão arterial na obesidade ocorre pela sua ação tanto em receptores para mineralocorticoides quanto para glicocorticoides, localizados em diferentes tecidos, incluindo cérebro, coração, rins e vasculatura.

Sistema nervoso simpático

A hiperatividade do SNS é uma característica comum da obesidade tanto em seres humanos quanto em modelos animais. A longo prazo, a hiperatividade do SNS pode elevar a pressão arterial pela vasoconstrição periférica e pelo aumento da reabsorção tubular de sódio. Em seres humanos, o maior determinante da descarga simpática muscular e da ativação simpática renal é a gordura corporal. O excesso crônico de ingestão de alimentos apresenta efeito marcante sobre a atividade simpática e pode ser mediado pela leptina e/ou insulina. Níveis elevados de leptina, uma citocina que regula o peso corporal e níveis elevados de ácidos graxos livres (AGL) também podem desencadear a ativação simpática.

Vários mecanismos têm sido propostos, associando a obesidade visceral à ativação do SNS. Entre eles, incluem-se alterações dos reflexos barorreceptores, disfunção do eixo hipotálamo-hipófise, RI, hiperinsulinemia, hiperleptinemia e altas concentrações de angiotensina II circulante. O aumento da reabsorção de sódio e o deslocamento da pressão arterial de natriurese desempenham importante função no aumento da pressão arterial com o ganho de peso.

Hiperleptinemia

A leptina é um hormônio produzido exclusivamente pelas células adiposas e seus níveis plasmáticos estão altamente correlacionados (r = 0,63) ao IMC. Sua função primária é manter o peso corporal estável, com ação direta no hipotálamo para diminuir o apetite e aumentar o gasto de energia. Adicionalmente à sua ação sobre o sistema nervoso central (SNC), a leptina estimula a atividade do SNS em tecidos periféricos e tem ação direta sobre o rim. Contudo, na obesidade são visualizados níveis extremamente elevados (hiperleptinemia), definindo um estado de resistência à leptina, com distúrbio da regulação do balanço de energia. Postula-se que os níveis circulantes elevados de leptina em humanos com obesidade aumentem a atividade do SNS por meio da superexpressão do neuropeptídeo Y. Normalmente, o neuropeptídeo Y é suprimido pelos altos níveis de leptina, mas está hiperativado no estado de resistência à leptina, ativando o SNS e levando à hipertensão arterial.

Resistência à insulina e hiperinsulinemia

Na obesidade, frequentemente se detectam RI e hiperinsulinemia compensatória. Estudos clínicos sugerem uma relação de causa e efeito entre obesidade e RI, tendo em vista que ganho/perda de peso se correlaciona intimamente a diminuição/aumento da sensibilidade à insulina, respectivamente. A RI na obesidade contribui para várias alterações metabólicas e cardiovasculares que favorecem o desenvolvimento de condições como a hipertensão arterial.

A RI é definida como efeito diminuído da insulina sobre a captação, o metabolismo e o armazenamento de glicose, em virtude da redução da sensibilidade de tecidos periféricos à ação desse hormônio. A hiperinsulinemia compensatória é um sinal evidente de perda da homeostase glicêmica nessa condição. A RI na obesidade é um transtorno complexo. Múltiplas vias endócrinas, inflamatórias e neurais são simultaneamente prejudicadas e podem modular vias de sinalização intrínseca à célula e também funcionais em vários tecidos, como o hepático, o adiposo e o muscular, além do sistema imune e do sistema nervoso, levando à RI.

A RI/hiperinsulinemia ocorre na maioria dos indivíduos hipertensos e essa condição constitui uma característica fisiopatológica comum, associando obesidade, diabetes *mellitus* tipo 2 (DM2) e hipertensão arterial. Entre os mecanismos propostos para essa associação, insere-se a RI na musculatura lisa vascular, com prejuízo nos processos de troca iônica (Ca^+-ATPase e Na^+-ATPase) mediados pela insulina, levando ao acúmulo de Ca^{2+} e Na^+ na parede vascular, o que facilita a ação de agentes vasoconstritores, como a angiotensina II e a noradrenalina. A capacidade da insulina de promover vasodilatação dependente do endotélio por modulação da produção ou liberação do óxido nítrico está prejudicada. Essas observações indicam que a obesidade e a RI, independentemente de outros fatores de risco, estão associadas a alterações da função endotelial, além de a hiperinsulinemia compensatória poder induzir remodelamento e hipertrofia de células do músculo liso vascular, contribuindo para o aumento dos níveis de pressão arterial.

A insulina pode ainda estimular o SNS, aumentar a reabsorção de sódio diretamente nos túbulos renais ou indiretamente, elevando a produção de aldosterona, e sensibilizar as adrenais em relação à ação da angiotensina II. Essas alterações são agravadas pelo fato de que nos rins e no SNS de indivíduos com obesidade parece não haver RI, como ocorre no tecido adiposo, na musculatura esquelética e no fígado.

Tratamento da hipertensão arterial na obesidade

Perda de peso no controle da pressão arterial

Visto que o aumento do peso corporal está intimamente ligado à gênese do aumento da pressão arterial, nada mais racional do que pelo menos tentar a perda de peso como estratégia para o tratamento da hipertensão arterial em pacientes com obesidade.

Evidências demonstram a importante relação clínica entre perda de peso e redução da pressão arterial. Metanálise publicada em 2008 que incluiu 38 ensaios clínicos foi categórica em afirmar que a perda de peso induzida por dietas hipocalóricas reduziu cerca de 6 mmHg da pressão sistólica e 4 mmHg da pressão diastólica.

Outra observação importante mostra que a perda de peso mantida a longo prazo está relacionada com a redução da pressão arterial. Em uma amostra de 181 pacientes acompanhados por 4 anos, a perda do peso corporal de 10% foi capaz de reduzir a pressão arterial pela MAPA de 24 horas em 6 mmHg para a pressão arterial sistólica e 3 mmHg para a pressão arterial diastólica.

Do ponto de vista prático, apesar de a meta terapêutica em relação à obesidade em última análise ser a normalização do IMC, espera-se, em relação à pressão arterial, que se consiga uma redução da pressão arterial sistólica da ordem de 1 mmHg para cada redução de 1 kg em pessoas com sobrepeso/obesidade.

As grandes limitações para essa abordagem no tratamento da hipertensão arterial em pacientes com obesidade são a dificuldade em perder peso apresentada por alguns pacientes e, principalmente, a inabilidade de manter a perda de peso ao longo do tempo. Para tais situações, o uso de tratamento medicamentoso específico para perda de peso e até mesmo a implementação de técnicas cirúrgicas para esse objetivo podem ser úteis.

Tratamento medicamentoso da obesidade em pacientes hipertensos

Na prescrição de qualquer medicamento para o tratamento da obesidade, o risco/benefício da tomada de tal conduta deve ser sempre avaliado, particularmente se o paciente tiver hipertensão arterial associada.

Não há dúvida de que a perda de peso é eficiente em reduzir a pressão arterial. De acordo com as diretrizes do National Institutes of Health, o tratamento farmacológico da obesidade deve ser considerado se o paciente tem IMC $\geq$ 30 kg/m² ou $\geq$ 27 kg/m² com comorbidades incluindo-se hipertensão arterial, DM2, dislipidemia e/ou apneia obstrutiva do sono que não respondam a dieta, exercícios físicos e mudanças do estilo de vida.

No entanto, a perda de peso não deve ser obtida a qualquer custo, mas sim por meio de um planejamento que preze pela segurança, de modo que o paciente possa apresentar todos os benefícios da perda de peso sem ser exposto a riscos excessivos, como apresentar elevação da pressão arterial induzida por um medicamento para obesidade.

Entre as alternativas de tratamento medicamentoso para obesidade, algumas opções preenchem esses requisitos, embora outras suscitem muita discussão acerca de sua segurança, especificamente para pacientes hipertensos ou com doença cardiovascular manifesta.

Sibutramina

Embora a sibutramina usada como adjuvante a dietas para a perda de peso seja capaz de reduzir em até 10% o peso corporal de indivíduos que a usaram em comparação àqueles que fizeram uso de placebo, além de ser um medicamento que auxilia na manutenção da perda de peso atingida quando usada continuamente, talvez seja a substância disponível para o tratamento da obesidade mais contestada quanto a sua segurança, particularmente em pacientes hipertensos ou com DCV instalada.

Muitos desses questionamentos estão intimamente relacionados com seu mecanismo de ação. A sibutramina é um inibidor da recaptação da noradrenalina e da serotonina, sendo considerada uma medicação simpaticomimética. Embora reduza significativamente a ingestão de comida, a ação farmacológica da sibutramina pode, pelo menos em tese, elevar consideravelmente a pressão em pacientes normotensos ou impedir a redução da pressão arterial induzida pela perda de peso em pacientes hipertensos.

Uma metanálise com o objetivo de estudar a inter-relação de perda de peso com sibutramina e pressão arterial incluiu 21 ensaios clínicos e mostrou que apesar de pacientes que usaram a sibutramina terem apresentado consistente perda de peso, houve pequena, mas estatisticamente significativa, elevação da pressão arterial sistólica e diastólica, da ordem de 1 a 3 mmHg. Portanto, com base nesse estudo, a sibutramina deve ser usada com cautela em pacientes com pressão arterial normal-alta (pressão arterial sistólica entre 135 e 139 mmHg e pressão arterial diastólica entre 85 e 89 mmHg) e, quando prescrita para pacientes hipertensos, eles devem estar com a pressão arterial controlada e ser acompanhados com cuidadoso monitoramento clínico, particularmente quanto à elevação da pressão arterial.

Em 2010, com base no estudo *Sibutramine Cardiovascular Outcomes Trial* (SCOUT Trial), agências europeias e norte-americanas de regulamentação farmacológica suspenderam a comercialização da medicação na comunidade europeia, alegando que os riscos da medicação suplantavam em muito seus benefícios.

No Brasil, a Agência Nacional de Vigilância Sanitária (Anvisa) decidiu manter seu uso, porém estabeleceu um controle mais rígido sobre a venda. Os profissionais da saúde são obrigados a notificar qualquer efeito adverso relacionado com o produto, e a validade das receitas é de até 30 dias.

Orlistate

O orlistate atua bloqueando a absorção de gordura no tubo digestivo ao inibir as lipases pancreáticas. Quanto a sua eficácia, vários ensaios clínicos demonstraram que o orlistate foi mais efetivo que o placebo tanto na perda de peso inicial quanto na prevenção da recuperação do peso perdido quando usado cronicamente. Em média, a perda de peso observada com orlistate variou de 8 a 10% do peso corporal.

Em relação aos seus efeitos na pressão arterial, a perda de peso induzida pelo orlistate foi acompanhada de redução da pressão arterial de forma significativa, em média menos 2,5 mmHg para pressão arterial sistólica e menos 2 mmHg para a pressão arterial diastólica. Outro efeito útil do orlistate é a melhora do perfil lipídico: a redução dos valores de colesterol observada com o uso da medicação parece ser, pelo menos em parte, independente da perda de peso, fato explicado por seu exclusivo mecanismo de ação.

A grande limitação para o uso do orlistate são os efeitos adversos nada desprezíveis no sistema digestivo, que chegam a acometer até 30% dos pacientes tratados com a medicação, além de seus custos significativamente altos. A metade da dose (60 mg) apresentou menos efeitos colaterais, com redução da absorção de gorduras em 25%, quando comparada à redução de 30% com a dose de 120 mg, promovendo manutenção de perda de peso em dois terços ao final de 2 anos. Contudo, houve redução significativa da pressão arterial sistólica somente com o uso da dose maior.

Agonistas do peptídeo semelhante ao glucagon 1

As incretinas têm um papel importante na homeostase da glicose pelo aumento da liberação de insulina e supressão da liberação do glucagon pelas células pancreáticas. O peptídeo semelhante ao glucagon 1 (GLP-1) é a maior incretina endógena, mas é rapidamente metabolizado, não apresentando utilidade terapêutica. Os agonistas de GLP-1 injetáveis, como liraglutida e semaglutida, mimetizam o GLP-1 endógeno, têm duração maior de ação e são indicados para o DM2 e também como tratamento medicamentoso da obesidade.

Os agonistas GLP-1 aumentam a secreção de insulina dependente de glicose, suprimem a secreção inapropriada de glucagon e diminuem o esvaziamento gástrico. Dessa maneira, têm se mostrado úteis para a melhora do controle glicêmico, diminuição do apetite e aumento da saciedade, reduzindo assim tanto as glicemias como o peso corporal e, paralelamente, a pressão arterial.

Independentemente da redução da pressão arterial que acompanha a perda de peso com o uso dessa classe de medicamentos, uma série de ensaios clínicos tem apontado os agonistas de GLP-1 como capazes de reduzir eventos cardiovasculares em pacientes de alto risco, como nefropatas e cardiopatas, situações estas que frequentemente coexistem em pessoas com obesidade.

Antidepressivos

Dois tipos de medicamentos antidepressivos podem ser usados como tratamento adjuvante da obesidade: fluoxetina e bupropiona.

A fluoxetina, ao inibir a recaptação da serotonina, mostrou-se útil na perda de peso a curto prazo quando usada em doses mais altas (60 mg/dia) do que aquelas comumente usadas para o tratamento da depressão (20 a 40 mg/dia). No entanto, a recuperação do peso perdido parece ser maior com essa medicação do que com a sibutramina ou o orlistate, sendo a fluoxetina uma opção para o tratamento de depressão em pacientes com obesidade, visto que outros antidepressivos, particularmente os tricíclicos, cursam com ganho de peso.

A bupropiona está reservada para a prevenção do ganho de peso relacionado com a interrupção do tabagismo. Além de ser um adjuvante útil na tentativa de parar de fumar, a bupropiona induz perda de peso superior ao placebo.

Tanto a fluoxetina quanto a bupropiona não apresentam interação em relação à pressão arterial e podem ser usadas com segurança em pacientes hipertensos.

Metformina

Ensaios clínicos realizados em pacientes com diabetes com metformina mostraram uma discreta, porém significativa, redução do peso com o uso da medicação – < 1 a 2 kg – em comparação com placebo.

Embora a metformina não possa ser classificada como um medicamento para perder peso, parece ser uma opção interessante para pacientes com síndrome metabólica, intolerância à glicose ou diabetes já instalado. Os benefícios na redução da pressão arterial observados com o uso da metformina são relacionados exclusivamente com seus efeitos na perda de peso.

Cirurgia bariátrica

As indicações cirúrgicas clássicas para o tratamento da obesidade são reservadas para pacientes com obesidade mais grave, com IMC $\geq$ 40 kg/m², sem resposta ao tratamento clínico. No contexto da hipertensão arterial, casos de hipertensão resistente, ou seja, pressão arterial não controlada a despeito de pelo menos três classes de anti-hipertensivos em doses otimizadas, a recomendação de cirurgia para pacientes com IMC > 35 kg/m² também está bem estabelecida.

Em metanálise de 136 estudos para a avaliação do impacto da cirurgia bariátrica sobre a perda de peso e as comorbidades relacionadas com a obesidade, incluindo-se diabetes e hipertensão, a porcentagem média de redução do peso foi de 61% para todos os pacientes, com resolução do diabetes em 77%, enquanto a hipertensão foi resolvida em 62% dos pacientes.

No *Swedish Obese Subjects Study* (SOS) foram avaliados 4.047 pacientes com obesidade submetidos à cirurgia bariátrica e reavaliados após 2 e 10 anos, comparando-se àqueles tratados convencionalmente. Após 2 anos, o peso dos pacientes aumentou em 0,1% no grupo-controle e diminuiu 23% no grupo submetido à cirurgia bariátrica. Após 10 anos, o peso havia aumentado 1,6% no grupo-controle e diminuiu 16,1% no grupo submetido à intervenção cirúrgica. Após 2 anos, o grupo submetido à intervenção cirúrgica apresentou significativas diminuições da pressão arterial (–4 mmHg e –5,2 mmHg para pressão arterial sistólica e diastólica, respectivamente) quando comparado ao grupo-controle (+0,5 mmHg e +0,3 mmHg para pressão arterial sistólica e diastólica, respectivamente). Aos 10 anos, no grupo submetido à cirurgia, a pressão sistólica havia aumentado 0,5 mmHg do valor basal inicial, enquanto no grupo-controle aumentou 4,4 mmHg. Por sua vez, a pressão diastólica permaneceu 2,6 mmHg abaixo da inicial no grupo da cirurgia, enquanto no grupo-controle ficou 2 mmHg abaixo da inicial. Embora o controle da pressão arterial tenha sido maior no grupo submetido à cirurgia tanto em 2 anos (21% controle *versus* 34% cirurgia) quanto em 10 anos (11% controle *versus* 19% cirurgia), nenhuma diferença na incidência de hipertensão foi verificada entre os grupos nas análises de 2 e 10 anos.

Mais recentemente, o estudo GATEWAY, ensaio clínico randomizado que comparou o tratamento cirúrgico da obesidade com o tratamento clínico em pacientes com obesidade e hipertensão, mostrou taxas de remissão da hipertensão arterial da ordem de 46% a longo prazo (5 anos após a intervenção cirúrgica).

Baseado nesses estudos, a cirurgia bariátrica demonstrou apresentar efeito benéfico sobre o peso corpóreo e a pressão arterial, tanto a curto quanto a longo prazo.

Anti-hipertensivos em pacientes com obesidade

Em geral, medicamentos anti-hipertensivos serão necessariamente prescritos em pacientes com obesidade que não alcançam a meta de controle da pressão arterial apenas com a redução de peso, ou que simplesmente não conseguem perder peso ou sustentar a perda de peso.

Na ausência de ensaios clínicos desenhados especificamente para se avaliar o desempenho de diferentes anti-hipertensivos em pacientes com obesidade, algumas considerações oriundas de estudos observacionais ou de análise *post hoc* de grandes ensaios clínicos realizados com essas medicações necessitam ser relatadas:

- Existe um contraponto importante no uso de betabloqueadores em pacientes com obesidade, visto que essas medicações, provavelmente por reduzirem o gasto metabólico basal do indivíduo, dificultam a perda de peso. Aliado a essa observação, soma-se o fato de que os betabloqueadores podem causar efeitos metabólicos adversos, como aumento da RI e piora da dislipidemia, duas condições frequentes em pacientes com obesidade. Além disso, apresentam um conhecido efeito adverso de intolerância ao exercício físico, instrumento adjuvante importante no tratamento da obesidade. Tudo isso contraindicaria ainda mais o uso de betabloqueadores nessa população. Portanto, não devem ser usados como primeira classe de medicamento no tratamento da hipertensão arterial em pacientes com obesidade e hipertensão, salvo se o paciente apresentar comorbidades associadas que obriguem o uso dessa classe de medicação, como doença coronariana, insuficiência cardíaca e alguns tipos de arritmias

- Os mesmos receios de efeitos metabólicos adversos também têm sido apontados como contraindicação relativa ao uso de diuréticos como anti-hipertensivos em pacientes com obesidade. No entanto, evidências mais recentes indicam que o uso de baixas doses de diuréticos tiazídicos, de 12,5 a 25 mg de hidroclorotiazida ou clortalidona, limitaria o aparecimento desses efeitos adversos. Além do mais, diuréticos reduzem de maneira expressiva a pressão arterial em pacientes classificados como "sal-sensíveis", em que há significativa parcela de pacientes com obesidade. Portanto, tendo em vista sua boa potência anti-hipertensiva, aliada ao baixo custo de aquisição, os diuréticos são apontados como alternativa interessante para o tratamento da hipertensão arterial em pacientes com obesidade, desde que usados em baixas doses (até 25 mg de hidroclorotiazida ou clortalidona)

- Diretrizes clínicas para o tratamento da hipertensão arterial sugerem que inibidores da enzima de conversão da angiotensina, antagonistas da angiotensina II ou bloqueadores dos canais de cálcio devem ser as classes de anti-hipertensivos preferencialmente prescritas para pacientes com obesidade. Tais indicações são baseadas na ausência de efeitos metabólicos indesejáveis com o uso dessas medicações, o que se soma ao fato de que em alguns estudos os inibidores da enzima de conversão da angiotensina foram capazes de prevenir o aparecimento de novos casos de diabetes, risco sempre presente em pacientes com obesidade (Tabela 38.2).

Tabela 38.2 Benefícios e efeitos adversos no tratamento anti-hipertensivo na obesidade.

Classe do fármaco	Benefícios potenciais na obesidade	Efeitos adversos
Diuréticos	Otimização da natriurese (perda de sódio)	Diminuição da sensibilidade à insulina Aumento do colesterol LDL e dos triglicerídeos
Alfabloqueadores	Diminuição do colesterol total Aumento da sensibilidade à insulina Vasodilatação	Hipotensão ortostática
Inibidores da enzima de conversão da angiotensina	Aumento da sensibilidade à insulina	Tosse
Antagonista do receptor da angiotensina II	Diminuição da aldosterona Aumento da sensibilidade à insulina	Angioedema
Betabloqueadores	Diminuição da frequência cardíaca Aumento da liberação de insulina	Diminuição da sensibilidade à insulina Aumento dos triglicerídeos
Antagonistas de canais de cálcio	Otimização da natriurese (perda de sódio) Vasodilatação Metabolismo neutro	Edema de membros inferiores
Simpaticolíticos de ação central	Diminuição da atividade simpática	Fadiga Sedação Diminuição do metabolismo de ácidos graxos

LDL: lipoproteína de alta densidade.

Bibliografia

Barroso WKS, Rodrigues CIS, Bortolotto LA, et al. Brazilian Guidelines of Hypertension - 2020. Arq Bras Cardiol. 2021;116(3):516-658.

Brasil. Ministério da Saúde. Secretaria de Vigilância em Saúde. Departamento de Análise em Saúde e Vigilância de Doenças não Transmissíveis. Vigitel Brasil 2023: vigilância de fatores de risco e proteção para doenças crônicas por inquérito telefônico: estimativas sobre frequência e distribuição sociodemográfica de fatores de risco e proteção para doenças crônicas nas capitais dos 26 estados brasileiros e no Distrito Federal em 2023/Ministério da Saúde, Secretaria de Vigilância em Saúde, Departamento de Análise em Saúde e Vigilância de Doenças não Transmissíveis. Brasília: Ministério da Saúde; 2023.

Den Hond E, Celis H, Vandenhoven G, et al. THOP investigators. Determinants os white-coat syndrome assessed by ambulatory blood pressure or self-measured home blood pressure. Blood Press Monit. 2003;8(1):37-40.

Drucker DJ. Mechanisms of action and therapeutic application of glucagon-like peptide-1. Cell Metab. 2018;27(4):740-56.

Fagard RH, Celis H, Thijs L, et al. Daytime and nighttime blood pressure as predictors of death and cause-specific cardiovascular events in hypertension. Hypertension. 2008;51(1):55-61.

Frohlich ED, Susic D. Mechanisms underlying obesity associated with systemic and renal hemodynamics in essential hypertension. Curr Hypertens Rep. 2008;10(2):151-5.

GBD 2019 Risk Factor Collaborators. Global burden of 87 risk factors in 204 countries and territories, 1990–2019: a systematic analysis for the Global Burden of Disease Study 2019. Lancet. 2020;396(10258):1223-49.

Gorzelniak K, Engeli S, Janke J, et al. Hormonal regulation of the human adipose-tissue rennin angiotensin system relationship to obesity and hypertension. J Hypertens. 2002;20(5):963-75.

Hall JE, Silva AA, Paula RB, et al. Obesity-associated hypertension and kidney disease. Curr Opin Nephrol Hypertens. 2003;12(2):195-200.

Hankinson AL. Epidemiologic and pathophysiologic links between obesity and hypertension. Current Cardiovascular Risk Reports. 2009;3:264-71.

Hollander PA, Elbein SC, Hirsch IB, et al. Role of orlistat in the treatment of obese patients with type 2 diabetes. A 1-year randomized double-blind study. Diabetes Care. 1998;21(8):1288-94.

Horvath K, Jeitler K, Siering U, et al. Long-term effects of weight-reducing interventions in hypertensive patients: systematic review and meta-analysis. Arch Intern Med. 2008;168(6):571-80.

Kang YS. Obesity associated hypertension: new insights into mechanism. Electrolyte Blood Press. 2013;11(2):46-52.

Kim J, Montagnami M, Koh KK, Quon MJ. Reciprocal relationships between insulin resistance and endothelial dysfunction: molecular and pathophysiological mechanisms. Circulation. 2006;113(15):1888-904.

Kim SH, Lee YM, Jee SH, Nam CM. Effect of sibutramine on weight loss and blood pressure: a meta-analysis of controlled trials. Obes Res. 2003;11(9):1116-23.

Kotchen TA. Obesity-related hypertension: epidemiology, pathophysiology, and clinical management. Am J Hypertens. 2010;23(11):1170-8.

Kotsis V, Stabouli S, Bouldin M, et al. Impact of obesity on 24-hour ambulatory blood pressure and hypertension. Hypertension. 2005;45(4):602-7.

Kotsis V, Stabouli S, Papakatsika S, et al. Mechanisms of obesity-induced hypertension. Hypertension Research. 2010;33(5):386-93.

Lincoff AM, Brown-Frandsen K, Colhoun HM, et al.; SELECT Trial Investigators. Semaglutide and cardiovascular outcomes in obesity without diabetes. N Engl J Med. 2023;389(24):2221-32.

Mann JFE, Ørsted DD, Brown-Frandsen K, et al.; LEADER Steering Committee and Investigators. Liraglutide and renal outcomes in type 2 diabetes. N Engl J Med. 2017;377(9):839-48.

Ozemek C, Tiwari S, Sabbahi A, et al. Impact of therapeutic lifestyle changes in resistant hypertension. Prog Cardiovasc Dis. 2020;63(1):4-9.

Pierin AMG, Alavarce DC, Gusmão JL, et al. Blood pressure measurement in obese patients: comparison between upper arm and forearm measurements. Blood Press Monit. 2004;9(3):101-5.

Qatanani M, Lazar MA. Mechanisms of obesity-associated insulin resistance: many choices on the menu. Genes Dev. 2007;21(12):1443-5.

Rahmouni K, Correia MLG, Haynes WG, Mark AL. Obesity associated hypertension: new insights into mechanisms. Hypertension. 2004;45(1):9-14.

Schiavon CA, Bersch-Ferreira AC, Santucci EV, et al. Effects of bariatric surgery in obese patients with hypertension: the GATEWAY randomized trial (gastric bypass to treat obese patients with steady hypertension). Circulation. 2018;137(11):1132-42.

Schiavon CA, Cavalcanti AB, Oliveira JD, et al. Randomized trial of effect of bariatric surgery on blood pressure after 5 years. J Am Coll Cardiol. 2024;83(6):637-48.

Schillaci G, Pasqualini L, Vaudo G, et al. Effect of body weight changes on 24-hour blood pressure and left ventricular mass in hypertension: a 4-year follow-up. Am J Hypertens. 2003;16(8):634-9.

Wilson PWF, D'Agostino RB, Sullivan L, et al. Overweight and obesity as determinants of cardiovascular risk. Arch Intern Med. 2002;162(16):1867-72.

Xu D, Nair A, Sigston C, et al. Potential roles of glucagon-like peptide 1 receptor agonists (GLP-1 RAs) in nondiabetic populations. Cardiovasc Ther. 2022;2022:6820377.

39 | Obesidade e Doença Cardiovascular Tromboembólica

Alexandre de Matos Soeiro ▪ Fernando L. Torres Gomes ▪ Tatiana de Carvalho Andreuci Torres Leal ▪ Karina Setani ▪ Erica Sakamoto ▪ Carlos Vicente Serrano Jr.

Introdução

A obesidade é definida pela Organização Mundial da Saúde (OMS) como um acúmulo anormal ou excessivo de gordura que provoca riscos à saúde. Apesar da baixa especificidade, o índice de massa corporal (IMC) ainda é uma ferramenta extremamente útil para avaliar o excesso de gordura corporal, principalmente em estudos de populações, sendo IMC $\geq$ 30 kg/m^2 uma confirmação da doença. Contudo, é importante ressaltar que este não descreve as variações na composição corporal de cada indivíduo, desconsiderando também fatores como idade, sexo e etnias.

Cada vez mais prevalente, a obesidade já é considerada uma epidemia que provoca grandes problemas para a saúde pública, principalmente nos países ocidentais. De acordo com os dados da OMS, em 2022, 43% da população mundial adulta estava na faixa de sobrepeso (IMC > 25 kg/m^2) e 16% apresentava obesidade (IMC > 30 kg/m^2, intervalo de confiança (IC) 95%: 12,4 a 13,9). No Brasil, 25,9% da população apresentava obesidade em 2019, segundo a Pesquisa Nacional de Saúde.

Além dos indicadores epidemiológicos preocupantes, outras características atraem atenção para o maior conhecimento da obesidade. Verificou-se, por exemplo, que, mesmo após o controle de fatores de risco como o diabetes *mellitus* (DM), a hipertensão arterial (HA) ou a dislipidemia, as chances de eventos cardiovasculares permanecem elevadas em pacientes com excesso de peso, o que indica que a obesidade já é, por si só, um fator de risco independente (Tabela 39.1). Sabendo que as doenças do aparelho circulatório correspondem à principal causa de morte no Brasil e no mundo, fica evidente a necessidade de se entender mais sobre essa relação. Entre as doenças cardiovasculares (DCV) mais prevalentes, podem-se destacar as doenças coronariana e cerebrovascular, a trombose venosa profunda, o tromboembolismo pulmonar (TEP) e o infarto do miocárdio.

Assim, considerando a atual tendência mundial, o conhecimento mais aprofundado da obesidade e de sua relação com DCV passa a ser cada vez mais necessário, tanto para contribuir com os tratamentos de ambas as enfermidades como para garantir a prevenção.

Fisiopatologia: obesidade e aterosclerose

A relação entre obesidade e aterosclerose excede não apenas o considerável aumento do risco cardiovascular (RCV) gerado pelas duas condições clínicas, mas também por apresentarem fisiopatologias semelhantes. Uma vez consideradas doenças de depósito lipídico, muito se acredita que ambas tenham componentes de inflamação crônica em sua etiopatogenia, com participação intrínseca tanto de células imunológicas quanto de citocinas mediadoras.

Sabe-se que a resistência à insulina (RI) tem correlação ativa com a obesidade e a aterosclerose. Entretanto, o próprio tecido adiposo secreta diversos mediadores que produzem efeitos adversos como RI, disfunção endotelial, hipercoagulabilidade e dislipidemia, além de agirem de maneira pró-inflamatória, fatores participantes da aterosclerose. Esses mediadores são chamados "adipocinas" e têm importante participação no desenvolvimento da DCV e da doença da artéria coronária (DAC).

As adipocinas têm ação parácrina, autócrina e endócrina. Participam na distribuição de gordura pelo corpo, influenciam o equilíbrio metabólico e também a resposta pró-inflamatória e trombótica, gerando diretamente lesão endotelial, fator desencadeante da aterosclerose.

Tabela 39.1 Risco aumentado para doenças relacionadas com a obesidade em relação direta com o aumento do índice de massa corporal (IMC).

Doença	IMC < 25 kg/m^2	IMC 25 a 29,9 kg/m^2	IMC 30 a 34,9 kg/m^2	IMC $\geq$ 35 kg/m^2
Diabetes *mellitus* tipo 2	1	2,42	3,35	6,16
Colecistopatia calculosa	1	1,97	3,30	5,48
Hipertensão arterial	1	1,92	2,82	3,77
Artrite	1	1,56	1,87	2,39
Acidente vascular encefálico	1	1,53	1,59	1,75
Doença cardiovascular	1	1,39	1,86	1,67

Entre as adipocinas, destacam-se:

- Leptina
- Adiponectina
- Óxido nítrico (ON)
- Resistina
- Fator de necrose tumoral alfa (TNF-α)
- Interleucina-6 (IL-6)
- Angiotensinogênio
- Inibidor 1 do ativador do plasminogênio (PAI-1)
- Proteína C reativa (PCR).

Com exceção da adiponectina, a circulação dessas substâncias está aumentada em pessoas com obesidade e a gordura intra-abdominal produz diversas dessas adipocinas em quantidades maiores que outras regiões de tecido adiposo. A Tabela 39.2 as descreve e demonstra suas repercussões sobre o tecido endotelial e a RI.

A adiponectina e o ON têm efeitos opostos sobre a homeostase lipídica, metabólica e inflamatória em comparação com outras adipocinas. O ON mantém a característica vasodilatadora do endotélio e inibe o efeito de alguns vasoconstritores como a endotelina e a angiotensina II. Inibe também a ativação leucocitária e plaquetária, dificultando a agregação e possibilitando um efeito protetor endotelial e não trombótico.

Os níveis de adiponectina são diminuídos em indivíduos com obesidade e inversamente proporcionais à RI e aos níveis de PCR. Indivíduos com DAC apresentam níveis menores de adiponectina comparados com controles, mesmo quando ajustados para idade e IMC, sugerindo que a adiponectina, diferentemente de outras adipocinas, tem efeito protetor contra a aterosclerose. Produz efeito antiaterogênico por suprimir a resposta inflamatória endotelial e a transformação de macrófagos em células espumosas.

O angiotensinogênio é o principal precursor da angiotensina II e age também diretamente sobre moléculas de adesão da superfície de células inflamatórias. Entre outras funções, participa também em cadeias enzimáticas que controlam a disponibilidade de ON endotelial, produzindo maior facilidade para lesão local e vasoconstrição.

A resistina é um hormônio produzido pelo tecido adiposo, que é capaz de aumentar a RI predominantemente no músculo e no fígado. Seus níveis séricos são diretamente proporcionais à densidade de tecido adiposo. Além do efeito sobre o receptor da insulina, reduzindo sua sensibilidade e reverberando o efeito da hiperinsulinemia compensatória, ele age também sobre a expressão de receptores endoteliais de endotelina. Também apresenta um efeito ativo sobre células inflamatórias, por exemplo, reduzindo a produção de receptores do TNF-α, fator associado, um potente inibidor do CD40 ligante, marcador hoje considerado crucial na instabilidade da placa aterosclerótica.

A PCR é uma proteína de fase aguda da inflamação cuja produção no fígado está relacionada com outros fatores inflamatórios, como IL-1, IL-6 e TNF-α. Os níveis plasmáticos de PCR são um dos marcadores mais importantes na atualidade de DCV. A elevação sérica é maior em indivíduos com obesidade e síndrome metabólica (SM). Não é apenas um marcador de doença, mas também participa no processo de aterosclerose, ativando moléculas de adesão plaquetária e inflamatória, aumentando os receptores de angiotensina I, e PAI-1, reduzindo os de ON e potencializando a hiperglicemia e a RI.

Indivíduos com obesidade são classicamente portadores de hiperleptinemia potencializada pelo efeito de resistência à leptina. Estudos recentes também relacionam a liberação de leptina com a DCV. Em um estudo de caso e controle incluso na análise do *West of Scotland Coronary Prevention Study* (WOSCOPS), níveis elevados de leptina estão relacionados com um risco 20% maior de DCV e DAC, predizendo morbidade, mesmo após ajustados os dados para fatores de risco clássicos como IMC e PCR. Além do efeito sobre o controle de peso e a regulação do

Tabela 39.2 Efeitos das adipocinas.

Adipocinas	Ação vascular	Ação sobre a resistência à insulina
Adiponectina	Diminui as moléculas de adesão, a proliferação da camada miointimal do vaso e a diferenciação de macrófagos em células espumosas	Níveis plasmáticos têm efeito inversamente proporcional à resistência à insulina. Diminui os níveis de TNF-α
Angiotensinogênio	Diminui a disponibilidade de ON e a angiogênese. Aumenta a expressão de moléculas de adesão das células inflamatórias	Propicia a hipertensão, ativando a cascata do sistema renina-angiotensina
PCR	Diminui a ação da ON sintase endotelial e a angiogênese. Aumenta a liberação de IL-6, assim como a expressão de moléculas de adesão dos macrófagos. Aumenta a captação e a oxidação de colesterol LDL, a angiogênese, a proliferação de células miointimais e a apoptose das células endoteliais	Aumenta a expressão e a ativação de PAI-1 nas células endoteliais. Prediz doença arterial coronariana a longo prazo e desenvolvimento de DM
IL-6	Aumenta as moléculas de adesão do endotélio e a proliferação de células musculares lisas do vaso	Produz resistência à insulina por diminuir a expressão do receptor. Aumenta a produção hepática de PCR
Leptina	Aumenta a produção de ON; entretanto, aumenta também a liberação de endotelina. Propicia a angiogênese, o estresse oxidativo e a apoptose de células musculares lisas vasculares	Aumenta o transporte de glicose, o tônus simpático e a pressão arterial
PAI-1	Formação do trombo	Aumenta a liberação de TNF-α, angiotensina II e ácidos graxos livres
Resistina	Liberação de endotelina, maior expressão de moléculas de adesão	Aumenta a resistência à insulina no músculo e no fígado. Reduz a captação de glicose e a ação da insulina nos tecidos
TNF-α	Diminui a vasodilatação e a disponibilidade de ON. Aumenta a apoptose das células endoteliais e a expressão de moléculas e receptores pró-inflamatórios	Reduz a diferenciação dos adipócitos. Aumenta a resistência à insulina, à lipólise e a concentração sérica de ácidos graxos livres

DM: diabetes *mellitus*; IL-6: interleucina-6; LDL: lipoproteína de baixa densidade; ON: óxido nítrico; PAI-1: inibidor 1 do ativador do plasminogênio; PCR: proteína C reativa; TNF-α: fator de necrose tumoral alfa. (Adaptada de Lau et al., 2005.)

apetite, comprovou-se que a leptina age também com um efeito parácrino, aumentando a liberação de IL-6, TNF-α e reduzindo a secreção de adiponectina. Dessa maneira, modula a resposta imune e a sinalização endotelial.

Diversos estudos em animais e seres humanos comprovaram que existe infiltração de macrófagos no tecido adiposo, tanto em obesidade induzida por dieta como aquela geneticamente determinada. Pouco se sabe do fator inicial responsável pela quimiotaxia de macrófagos no tecido adiposo. Observou-se apenas uma quantidade maior dessas células ao redor de adipócitos necróticos, o que sugere que o excesso de células com aporte sanguíneo prejudicado possa resultar em isquemia local e indução de processo inflamatório.

Além da própria liberação de citocinas pelas células adiposas, os macrófagos encontrados no tecido adiposo liberam maior quantidade de TNF-α, o qual, por sua vez, tem participação na indução de RI, com maior secreção de resistina e leptina, e na liberação de outros mediadores inflamatórios, como IL-1, IL-6 e proteína quimiotáxica do monócito-1 (MCP-1). Estudos demonstraram que o tecido adiposo de ratos com obesidade apresenta maior quantidade e densidade de linfócitos T do que o de ratos magros. O mecanismo de infiltração não está bem definido. Acredita-se que os linfócitos T gerem secreção de interferona-gama (IFN-γ), que, por sua vez, produz um efeito autócrino, estimulando ainda mais sua liberação, e parácrino, aumentando a expressão e liberação de TNF-α por macrófagos do tecido. Desse modo, o efeito pró-inflamatório e aterogênico é mantido.

Ultimamente, alguns estudos relataram que o tecido adiposo perivascular não tem apenas uma função de suporte. De acordo com as observações, ele apresenta implicações na biologia vascular e na fisiopatologia da aterosclerose. Composto principalmente por adipócitos, esse tecido secreta uma série de moléculas responsáveis por modular a contração da célula muscular lisa, assim como sua proliferação e migração.

Além da liberação de diversos hormônios e citocinas inflamatórias, a obesidade também é responsável por grande repercussão hemodinâmica no organismo. Indivíduos com obesidade apresentam um aumento sobre o volume total de sangue e sobre o débito cardíaco, principalmente por causa de maior demanda metabólica determinada pelo aumento do peso e, por consequência, maior volume sistólico, com elevação, apesar de discreta, da frequência cardíaca.

A curva de Frank-Starling está desviada para a esquerda, em decorrência do volume de enchimento ventricular consideravelmente maior. A longo prazo, a repercussão é a dilatação das câmaras cardíacas, aumentando a tensão sobre a parede ventricular e a massa miocárdica, o que gera hipertrofia ventricular, particularmente do tipo excêntrico. Com o aumento do retorno venoso, pequenas variações de volume sanguíneo corporal produzem exacerbações da pressão diastólica final do ventrículo esquerdo, o que justifica certo grau de edema e dispneia nesses indivíduos.

Há aumento do volume atrial produzido não apenas pela disfunção diastólica resultante da hipertrofia ventricular, mas também pela elevação do volume circulante e do débito cardíaco. A sobrecarga atrial está diretamente relacionada com ocorrência de arritmias, principalmente a fibrilação atrial (FA).

Durante o esforço habitual, há elevação de 20 mmHg nas pressões de enchimento ventricular esquerdo nesses pacientes, o que produz pressões desproporcionalmente maiores sobre a câmara direita, assim como sobre a resistência pulmonar.

A longo prazo, a doença vascular pulmonar, frequente em pessoas com obesidade, pode ser justificada pela sobrecarga de volume nas câmaras cardíacas, assim como pelo efeito resultante da hipoventilação e da apneia do sono e pelo TEP recorrente.

Obesidade e doença da artéria coronária

A associação a fatores de risco clássicos para DCV, como HA, DM, dislipidemias e SM, é conhecida há bastante tempo. Entretanto, o conhecimento mais recente de que, mesmo após o controle dessas doenças associadas, o RCV continua elevado, propiciou a consideração da obesidade como fator de RCV independente. A associação entre obesidade e DAC clinicamente significativa é evidente em dois estudos prospectivos clássicos de longo seguimento: o *Framingham Heart Study* e o *Nurses' Health Study*.

O risco relativo para DAC, partindo de adultos com IMC 21 kg/m², aumentou de 1,19 em pacientes com IMC de 21 a 22,9 kg/m² para 3,56 em pacientes com IMC > 29 kg/m².

O *Asia Pacific Cohort Collaboration Study*, estudo com seguimento superior a 7 anos e que envolveu 430 mil pacientes adultos, encontrou um aumento de 9% em eventos cardíacos isquêmicos para cada unidade de mudança no IMC.

A relação entre obesidade e morte por DCV é ainda mais evidente quando são considerados pacientes com obesidade abdominal. No estudo *Trandolapril Cardiac Evaluation* (TRACE), uma análise de banco de dados mostrou aumento de mortalidade em torno de 23% em comparação com pacientes que não tinham obesidade abdominal, já excluindo influência de DM e HA.

Além disso, o excesso de adiposidade é fortemente relacionado com infarto do miocárdio (IM) sem elevação do segmento ST em indivíduos jovens.

Por sua vez, quando se analisam pacientes com DCV conhecida ou após IM, o aumento do IMC se correlaciona inversamente à elevação de mortalidade.

Esse paradoxo da obesidade também é descrito em pacientes submetidos à revascularização do miocárdio. Romero-Corral et al., em 2006, relataram que pacientes com sobrepeso e obesidade portadores de DAC apresentaram risco menor para mortalidade geral e por DCV quando comparados com pacientes coronariopatas com peso normal ou abaixo do peso considerado ideal. No entanto, em pacientes com IMC ≥ 35 kg/m² foi encontrado aumento em morte por DCV sem influência nas taxas de mortalidade geral. Mais recentemente, o mesmo fenômeno paradoxal foi descrito em pacientes submetidos a testes de estresse físico.

Embora o mecanismo para esse efeito seja incerto, em conjunto, esses estudos sugerem que, a despeito de a obesidade aumentar o risco para desenvolvimento de DAC, pelo menos o sobrepeso e a obesidade leve parecem apresentar prognóstico melhor em pacientes com DAC.

O excesso de peso associado ao acúmulo de gordura na região mesentérica é uma obesidade do tipo central, visceral ou androide. Sabe-se que a chamada "obesidade visceral" está associada a maior mortalidade que a obesidade periférica.

A causa dessa diferença se deve ao tecido adiposo visceral ser metabolicamente mais ativo do que o tecido adiposo subcutâneo, causando, por exemplo, maior produção de glicose e, consequentemente, diabetes *mellitus* tipo 2 (DM2) e hiperinsulinemia. Essa secreção maior de insulina ocasiona, entre outros malefícios, retenção de sódio, o que resulta em HA. Essas condições caracterizam a SM, atualmente considerada um desafio de saúde pública, pois representa uma substancial elevação de risco para DM (2 vezes), bem como para DCV (2 a 3 vezes).

Estudo recente em pacientes com DM mostrou de maneira significativa, mediante realização de angiotomografia de artérias coronárias, maior prevalência de placas ateroscleróticas pouco calcificadas em indivíduos com obesidade, sendo esse o principal fator relacionado com tal achado. Esse dado apresenta importante significado clínico, uma vez que são essas placas que apresentam maior instabilidade e maior chance de ruptura, levando a eventos isquêmicos agudos.

Obesidade e disfunção endotelial

Disfunção endotelial coronariana é considerada um estágio precoce de aterosclerose e pode ocorrer nos vasos epicárdicos, nos vasos de resistência ou em ambos. Al Suwaidi et al. avaliaram o impacto da obesidade na função endotelial coronariana em pacientes com artérias coronárias normais ou levemente doentes à angiografia. Um total de 397 pacientes consecutivos com essas características foi submetido à reatividade vascular coronariana usando adenosina intracoronária, acetilcolina e nitroglicerina. Os pacientes foram divididos em três grupos com base no IMC: normal (IMC < 25 kg/m^2), com sobrepeso (IMC 25 a 29 kg/m^2) e com obesidade (IMC ≥ 30 kg/m^2). O aumento no fluxo coronariano em resposta à acetilcolina foi significativamente menor no grupo de pacientes com obesidade do que no grupo de pacientes com IMC normal (Figura 39.1). Por análise multivariada, os grupos de pacientes com sobrepeso e obesidade foram independentemente associados à disfunção endotelial coronariana. O estudo demonstrou que obesidade é independentemente associada à disfunção endotelial coronariana em pacientes com coronárias angiograficamente normais ou DAC leve.

Além disso, nos últimos anos tem-se observado que os níveis de dimetil-L-arginina e inibidor endógeno do óxido nítrico estão reduzidos em indivíduos com obesidade, enquanto prostaglandinas vasoconstritoras se elevam nesses pacientes, o que pode facilitar mecanismos de vasoconstrição coronária. Os adipócitos são considerados atualmente grande fonte de radicais livres e citocinas pró-inflamatórias, que serão responsáveis pelo início do estresse oxidativo. Consequentemente, macrófagos e linfócitos T infiltram o tecido adiposo, amplificando o estresse oxidativo e o processo inflamatório.

Obesidade e acidente vascular encefálico

Inúmeros estudos demonstram associação entre IMC e acidente vascular encefálico (AVE). De fato, a obesidade é considerada um potencial fator de risco reversível para AVE, porém só recentemente a independência dessa relação de outros fatores de risco como dislipidemia, HA e DM foi identificada. Em uma coorte prospectiva do *Physicians' Health Study*, dos 21.414 homens participantes do estudo, o grupo sobrepeso (IMC entre 25 e 29 kg/m^2) apresentou um risco relativo para AVE em geral de 1,32, para AVE isquêmico de 1,35 e para AVE hemorrágico de 1,25, quando comparado ao grupo de homens com IMC < 25 kg/m^2. Homens com obesidade (IMC ≥ 30 kg/m^2) apresentaram riscos relativos significativamente mais altos quando comparados com homens com IMC < 25 kg/m^2, sendo de 1,91 para AVE em geral, 1,87 para AVE isquêmico e 1,92 para AVE hemorrágico. Cada unidade de aumento no IMC representou elevação de 4% no risco de AVE isquêmico e de 6% no de AVE hemorrágico. Contudo, a gravidade nos casos de AVE isquêmico não se relacionou com o IMC.

A grande incidência de AVE na população com excesso de peso pode se explicar pelo estado pró-inflamatório e pró-trombótico que acompanha a acumulação excessiva de tecido adiposo.

Obesidade e doença vascular periférica

A combinação de aumento no volume intravascular e sobrecarga linfática de alto volume, assim como atividade física reduzida, leva a insuficiência venosa e edema relacionados com obesidade.

A incidência de tromboembolismo venoso (TEV) no tercil superior de IMC foi 2,42 vezes maior do que no tercil inferior, e a circunferência abdominal > 100 cm em homens também se relacionou com TEV.

A obesidade é associada a risco aumentado para embolia pulmonar, especialmente em mulheres. Em estudos de necropsia, a

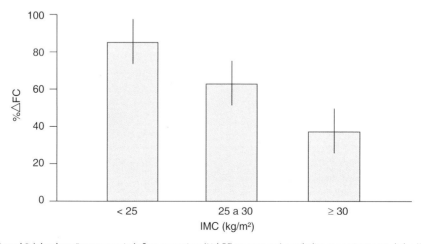

Figura 39.1 Média (± desvio-padrão) das alterações percentuais do fluxo coronariano (%ΔFC) em resposta à acetilcolina nos pacientes estudados. IMC: índice de massa corporal.

obesidade grave foi um fator de risco independente para morte por embolia pulmonar após exclusão de fatores de risco clinicamente estabelecidos, ambientais e moleculares.

Obesidade e hipertensão arterial

A HA é aproximadamente 6 vezes mais frequente em pacientes com obesidade do que em homens e mulheres sem. Além disso, ganho de peso em indivíduos jovens é um potente fator de risco para seu desenvolvimento subsequente. Um aumento de 10 kg no peso é associado a pressão arterial (PA) sistólica aproximadamente 3 mmHg e PA diastólica 2,3 mmHg mais altas. Isso implica risco 12% maior para DAC e 24% maior para AVE.

Fatores considerados como causa de aumento da PA sistêmica na obesidade estão relacionados com mudanças no débito cardíaco e na resistência vascular periférica, uma vez que:

$$PA = DC \times RVS$$

Em que:

- PA: pressão arterial
- DC: débito cardíaco
- RVS: resistência vascular sistêmica.

Esses fatores incluem tanto efeitos diretos da obesidade na hemodinâmica (o aumento na demanda de oxigênio produzido pelo excesso de tecido adiposo da ordem de 1,5 mℓ/kg/min requer aumento no débito cardíaco, no volume de sangue e no volume de pulso) como mecanismos que levam a obesidade a causar aumento na resistência vascular sistêmica: disfunção endotelial, RI, sistema nervoso simpático (SNS), citocinas secretadas pelos adipócitos (p. ex., IL-6 e TNF-α) e apneia obstrutiva do sono (AOS).

A HA tipicamente leva a aumento da espessura dos ventrículos sem dilatação das câmaras, processo conhecido como "remodelamento concêntrico", quando a massa do ventrículo esquerdo não está aumentada, ou hipertrofia concêntrica de ventrículo esquerdo, quando a massa ventricular está aumentada. Na obesidade, ocorre dilatação das câmaras sem aumento considerável na espessura da parede ventricular, processo que acarreta hipertrofia ventricular esquerda excêntrica.

Obesidade e insuficiência cardíaca

A insuficiência cardíaca (IC) ainda apresenta taxas de incidência, prevalência e mortalidade crescentes. Embora várias novas modalidades terapêuticas tenham sido introduzidas nos últimos anos, a taxa de mortalidade geral ainda se encontra em torno de 50%. IMC elevado predispõe à IC por estar associado a HA, diabetes e DAC, além de ser considerado fator de risco direto para disfunção ventricular.

Em um estudo com 5.881 pacientes participantes do *Framingham Heart Study,* Kenchaiah et al., em 2004, demonstraram que, após 14 anos de seguimento, para cada 1 kg/m² de aumento no IMC, o risco para IC aumenta 5% nos homens e 7% nas mulheres. De fato, aumento no risco para IC foi observado em todas as categorias de IMC. Em um estudo com 74 pacientes com obesidade grave, aproximadamente um terço apresentava evidência clínica de IC, e sua probabilidade aumenta de modo importante de acordo com o tempo de obesidade grave.

Embora sejam conhecidos os efeitos adversos da obesidade na função cardiovascular sistólica e particularmente na diastólica, além da forte relação epidemiológica entre IC e obesidade, geralmente definida pelo critério de IMC, alguns estudos sugerem que pacientes com obesidade portadores de IC apresentam melhor prognóstico.

Em metanálise de nove estudos observacionais de pacientes com IC (n = 28.209), em que cada paciente foi seguido por uma média de 2,7 anos, Oreopoulos et al., em 2008, demonstraram que, comparados com indivíduos sem IMC elevado, pacientes portadores de IC com obesidade e com sobrepeso apresentaram reduções de mortalidade geral (até 17% a menos) e mortalidade cardiovascular (até 21% a menos). Em outro estudo, analisando o IMC em 108.927 portadores de IC descompensada, IMC mais alto foi associado a menor mortalidade, e o aumento em 5 unidades no IMC significou risco de mortalidade 10% menor.

Algumas explicações para esse fenômeno foram estudadas como um estado catabólico: pessoas com obesidade e IC teriam reserva metabólica maior. O perfil metabólico e neuroendócrino na obesidade também pode ser um dos motivos pois esse tipo de paciente apresenta níveis menores de peptídeos natriuréticos atriais circulantes e resposta ao SNS e ao sistema renina-angiotensina atenuada. O fato de pacientes com obesidade e IC também serem hipertensos pode justificar melhor tolerância às medicações para IC. Atualmente, ainda não se sabe o real motivo desse paradoxo. No entanto, em todos os serviços de cardiologia no mundo, a recomendação de perda de peso nesse grupo de pacientes tem sido mantida.

Obesidade e arritmias cardíacas

"Morte súbita é mais comum naqueles que são naturalmente gordos do que nos magros." Essa frase atribuída a Hipócrates reflete a importante associação entre obesidade e morte súbita arrítmica. Indivíduos com obesidade apresentam maior risco de arritmias e morte súbita, mesmo na ausência de disfunção cardíaca. Além disso, o risco de morte súbita cardíaca está aumentado em ambos os sexos.

No *Framingham Heart Study*, a frequência anual de morte súbita cardíaca em homens e mulheres com obesidade foi estimada em 40 vezes mais do que o risco de parada cardíaca inexplicada em uma população sem obesidade.

Alguns mecanismos arritmogênicos mais comumente encontrados na obesidade poderiam explicar essa associação. Existe uma relação positiva entre IMC e intervalo QT corrigido (QTc), e já se sabe que um intervalo QTc prolongado é preditor de maior mortalidade mesmo em populações saudáveis. Muitos estudos demonstraram associação entre obesidade e QTc prolongado, conexão ainda mais clara na presença de obesidade grave.

Potenciais tardios aumentados se relacionam com maior risco de morte súbita cardíaca, e a prevalência e o número de potenciais tardios anormais aumentam com a classe de obesidade. Essa maior prevalência na obesidade pode ser explicada pelas alterações patológicas da cardiomiopatia desses pacientes como hipertrofia dos miócitos, fibrose e infiltração de células mononucleares e de gordura.

Outro tipo de arritmia muito comum na presença de obesidade são as arritmias atriais, com destaque para a fibrilação atrial (FA). A incidência de FA vem aumentando na população em geral em virtude do envelhecimento e consequente maior prevalência de HA, DAC e IC. A obesidade, por estar associada a essas condições e por seus efeitos hemodinâmicos e impacto na estrutura e função do ventrículo e do átrio esquerdos, contribui para o aumento na prevalência de FA. Wanahita et al. revisaram 16 estudos envolvendo 123 mil pacientes para avaliar o impacto da obesidade na FA. Em um subgrupo de cinco estudos populacionais, envolvendo 78.602 pacientes, os portadores de obesidade apresentaram risco 50% maior de desenvolver FA, e esse aumento estava relacionado com o IMC.

Obesidade e hipertensão pulmonar

A hipertensão pulmonar pode estar associada à obesidade grave, particularmente durante exercício e também com as evidências hemodinâmicas de hipertrofia arteriolar pulmonar.

Obesidade também é associada à AOS e à hipoventilação pulmonar; hipoxia alveolar é o mais importante estímulo à vasoconstrição pulmonar.

Bibliografia

Al Suwaidi J, Higano ST, Holmes DR Jr, et al. Obesity is independently associated with coronary endothelial dysfunction in patients with normal or mildly diseased coronary arteries. J Am Coll Cardiol. 2001;37(6):1523-8.

Fillip M, Maciag J, Nosalski R, et al. Endothelial dysfunction related to oxidative stress and inflammation in perivascular adipose tissue. Postepy Biochem. 2012;58:186-94.

Goldhaber SZ, Grodstein F, Stampfer MJ, et al. A prospective study of risk factors for pulmonary embolism in women. JAMA. 1997;277(8):642-5.

Instituto Brasileiro de Geografia e Estatística. Pesquisa nacional de saúde: 2019: percepção do estado de saúde, estilos de vida, doenças crônicas e saúde bucal: Brasil e grandes regiões. IBGE, Coordenação de Trabalho e Rendimento; 2019.

Kenchaiah S, Evans JC, Levy D, et al. Obesity and the risk of heart failure. N Engl J Med. 2002;347(5):305-13.

Kenchaiah S, Gaziano JM, Vasan RS. Impact of obesity on the risk of heart failure and survival after the onset of heart failure. Med Clin North Am. 2004a;88(5):1273-94. Review.

Kenchaiah S, Narula J, Vasan RS. Risk factors for heart failure. Med Clin North Am. 2004b;88(5):1145-72. Review.

Kim JA, Montagnani M, Chandrasekran S, Quon MJ. Role of lipotoxicity in endothelial dysfunction. Heart Fail Clin. 2012;8:589-607.

Kwan AC, May HT, Sibley CT, et al. Coronary artery plaque volume and obesity inpatients with diabetes: the factor-64 study. Radiology. 2014;17:140611.

Lau DC, Dhillon B, Yan H, et al. Adipokines: molecular links between obesity and atherosclerosis. Am J Physiol Heart Circ Physiol. 2005;288(5):H2031-41.

Lavie CJ, Alpert MA, Arena R, et al. Impact of obesity and the obesity paradox on prevalence and prognosis in heart failure. JACC Hear Fail. 2013;1:93-102.

Mauricio MD, Aldasoro M, Ortega, J. Vila JM. Endothelial dysfunction in morbid obesity. Curr Pharm Des. 2013;19:5718-29.

Oreopoulos A, Ezekowitz JA, McAlister FA, et al. Association between direct measures of body composition and prognostic factors in chronic heart failure. Mayo Clin Proc. 2010;85(7):609-17.

Oreopoulos A, Padwal R, Kalantar-Zadeh K, et al. Body mass index and mortality in heart failure: a meta-analysis. Am Heart J. 2008;156(1):13-22.

Pinheiro ARO, Freitas SFT, Corso ACT. Uma abordagem epidemiológica da obesidade. Rev Nutr. 2004;17(4):523-33.

Rist PM, Lee IM, Kase CS, et al. Physical activity and functional outcomes from cerebral vascular events in men. Stroke. 2011;42(12):3352-6.

Romero-Corral A, Montori VM, Somers VK. Association of bodyweight with total mortality and with cardiovascular events in coronary artery disease: a systematic review of cohort studies. Lancet. 2006;368:666-78.

Rost NS, Wolf PA, Kase CS, et al. Plasma concentration of C-reactive protein and risk of ischemic stroke and transient ischemic attack: the Framingham Study. Stroke. 2001;32(11):2575-9.

Steppan CM, Bailey ST, Bhat S, et al. The hormone resistin links obesity to diabetes. Nature. 2001;409(6818):307-12.

Verna S, Anderson TJ. Fundamentals of endothelial function for the clinical cardiologist. Circulation. 2002;105:546-9.

Wanahita N, Messerli FH, Bangalore S, et al. Atrial fibrillation and obesity-results of a meta-analysis. Am Heart J. 2008;155(2):310-5.

World Health Organization. Obesity and overweight. Disponível em: https://www.who.int/news-room/fact-sheets/detail/obesity-and-overweight. Acesso em: 9 jul. 2024.

40 Função Endotelial e Estresse Oxidativo na Obesidade e na Síndrome Metabólica

Cynthia Melissa Valerio ▪ Raquel Muniz ▪ Luiz F. Viola

Introdução

O tecido adiposo é considerado um órgão dinâmico que pode apresentar diferentes composições e localizações. Para a compreensão deste capítulo, é importante saber que o tecido adiposo é composto de aproximadamente 50% de adipócitos, sendo o restante do conteúdo celular formado por células do sistema imune, como macrófagos, linfócitos e eosinófilos, assim como fibroblastos e precursores de adipócitos. A composição do tecido adiposo visceral e subcutâneo apresenta diferenças, com maior infiltração de células inflamatórias e secreção de fatores de vasoconstrição pelo tecido adiposo visceral.

O aumento do tecido adiposo na obesidade envolve processos de hipertrofia e hiperplasia de adipócitos. Além da maior infiltração de macrófagos consequente à expansão do tecido, adipócitos hipertrofiados têm sua liberação modificada de adipocinas, com maior liberação de moléculas pró-inflamatórias. As citocinas inflamatórias têm capacidade de recrutar células do sistema imune que aderem ao endotélio e estimulam a expressão de moléculas de adesão. Assim, alterações do tecido adiposo, relacionadas com sua expansão e localização na obesidade, podem levar a um processo inflamatório crônico e estresse oxidativo, que se relacionam com o desenvolvimento de disfunção endotelial.

O endotélio vascular desempenha um papel no transporte capilar de nutrientes e medicamentos, além de regular a angiogênese, o tônus e a permeabilidade vascular, sendo um fator importante da homeostase vascular local. Em condições saudáveis, a homeostase vascular é mantida pelo equilíbrio entre fatores de relaxamento e contração derivados do endotélio, com destaque para o óxido nítrico (NO) e produtos derivados da cicloxigenase (COX), endotelina-1 (ET-1) e espécies reativas de oxigênio (ROS).

O desequilíbrio na função endotelial favorece os fatores de vasoconstrição, com possível impacto na pressão arterial. Além disso, a perda da função endotelial é capaz de levar a aumento da permeabilidade, com maior predisposição a acúmulo e modificação de lipoproteínas e células inflamatórias no espaço subendotelial. Assim, a disfunção endotelial é considerada um fator precoce de promoção de aterosclerose e trombose e é um indicador independente de eventos cardiovasculares (CV).

Neste capítulo, abordaremos a disfunção endotelial na obesidade e na síndrome metabólica, assim como exploraremos os efeitos da perda de peso na função endotelial. Para melhor embasamento, as características principais do endotélio vascular e do tecido adiposo que o envolve serão descritas brevemente.

Conceitos fundamentais

Endotélio vascular

O endotélio vascular é uma camada interna dos vasos sanguíneos que reveste todo o sistema cardiovascular. Ele desempenha funções vitais, incluindo o controle da permeabilidade microvascular, coagulação, inflamação, tonalidade vascular, bem como o surgimento de novos vasos por meio da angiogênese tanto em estados normais quanto patológicos. As células endoteliais são metabolicamente ativas e se comportam de maneira semelhante às glândulas endócrinas ou parácrinas. Elas liberam vasodilatadores como o óxido nítrico (ON), prostaciclina, prostaglandina E2 (PGE2), fator de hiperpolarização derivado do endotélio, bem como substâncias vasoconstritoras, como endotelinas, tromboxano e endoperóxidos. Ao contrário de outros tipos de células saudáveis, as células endoteliais geram a maior parte de seu trifosfato de adenosina (ATP) por meio da glicólise. As células endoteliais possuem uma captação de glicose independente de insulina por meio do transportador de glicose 1 (GLUT1). A hiperglicemia, associada à obesidade e à síndrome metabólica, provavelmente aumenta a concentração de glicose nas células endoteliais, o que por si só é suficiente para causar estresse oxidativo e disfunção endotelial.

Uma função vital do endotélio é induzir o relaxamento das células musculares lisas vasculares subjacentes por meio da liberação de NO e, assim, aumentar o fluxo sanguíneo. O NO possui vários benefícios, além de promover vasodilatação e antiagregação plaquetária, como efeitos antiproliferativos, antiaterogênicos, anti-inflamatórios, antifibrinolíticos e antiapoptóticos. A produção de NO é regulada pela ativação do óxido nítrico-sintase endotelial (eNOS), que gera NO a partir de L-arginina com o envolvimento de cofatores como cálcio-calmodulina e dinucleotídeo de adenina nicotinamida fosfato reduzido (NADPH). O NO estimula a ciclase guanilato solúvel, resultando na produção de guanosina monofosfato cíclica (GMPc) e subsequente relaxamento da musculatura lisa. Além disso, o NO regula a liberação de endotelina. Essa regulação intrincada pelo endotélio vascular de vasodilatadores e vasoconstritores na camada de músculo liso é essencial para a manutenção da tonalidade vascular e saúde.

Assim, percebemos que o endotélio desempenha um papel duplo: reduz a tonalidade vascular, previne a adesão de leucócitos e a inflamação nas paredes dos vasos de um lado, enquanto mantém a permeabilidade vascular para nutrientes, hormônios, macromoléculas e leucócitos e restringe a adesão plaquetária do outro.

Tecido adiposo perivascular

Os vasos sanguíneos estão frequentemente envolvidos pelo tecido adiposo perivascular (TAPV). Esse tecido circunda a maioria dos grandes vasos sanguíneos, incluindo a aorta e os vasos mesentéricos, desempenhando funções essenciais tanto na proteção mecânica quanto na regulação do tônus vascular. O TAPV contribui para regular a contração e o relaxamento vascular, mitigando a vasoconstrição através de fatores de relaxamento derivados de adipócitos perivasculares e facilitando a constrição em resposta à excitação dos nervos perivasculares por meio de fatores constritores também originados dos adipócitos perivasculares. No entanto, o TAPV sofre alterações em pacientes com obesidade, com perda de função e redução da capacidade de vasodilatação, estando envolvido na patogênese de diversas condições vasculares como hipertensão arterial sistêmica (HAS), disfunção endotelial e outras anormalidades vasculares observadas na obesidade.

O TAPV desempenha um papel crucial na secreção de substâncias bioativas, incluindo o fator de crescimento do endotélio vascular (VEGF), fator de necrose tumoral alfa (TNF-α), leptina, adiponectina, fator de crescimento semelhante à insulina (IGF) e interleucinas (IL) como IL-6 e IL-8, além do ativador de plasminogênio, resistina e angiotensinogênio. Assim como acontece nos tecidos adiposos subcutâneo e visceral, o processo de hipertrofia e hiperplasia de adipócitos, ocasionado pela obesidade, confere ao TAPV uma natureza mais inflamatória e propícia à atração de macrófagos. A proximidade dos adipócitos do TAPV com a parede dos vasos facilita a passagem de fatores inflamatórios derivados desses adipócitos para a corrente sanguínea, contribuindo para efeitos sistêmicos.

Esse aumento do fenótipo inflamatório e a mudança do espectro de adipocitocinas liberadas também atuam mitigando o efeito vasorrelaxante usual do TAPV e promovendo maior resistência vascular à insulina. A consequência é um ciclo de inflamação e estresse oxidativo exacerbados pelo acúmulo de gordura perivascular, que não só diminui a capacidade de relaxamento dos vasos e aumenta sua rigidez, como também agrava a resistência à insulina, afetando negativamente a vasodilatação mediada por insulina e levando a um processo de remodelamento vascular.

Além das alterações relacionadas ao TAPV, a gordura pode se depositar ao redor do coração e artérias coronárias, levando à formação de tecidos adiposos pericárdico, pericoronário e miocárdico, que também vão manifestar efeitos deletérios através da lipotoxicidade e da secreção de citocinas inflamatórias.

Papel da lipotoxicidade e do estresse oxidativo na função endotelial

O endotélio vascular é influenciado por estímulos específicos que podem alterar sua permeabilidade. O transporte através do endotélio pode ocorrer tanto pelas células endoteliais quanto pelas junções entre essas células, que podem ser arranjadas ou desarranjadas para controlar a permeabilidade paracelular. Essas junções são compostas principalmente pela caderina vascular endotelial (CVE), que é alvo de fosforilação em resposta ao VEGF. A CVE fosforilada está associada a um aumento na permeabilidade vascular e essa interrupção das junções entre as células endoteliais ocorre nas fases iniciais de disfunção endotelial.

Na obesidade, a exposição prolongada à hiperlipidemia e à lipólise de lipoproteínas ricas em triglicerídeos (TG) pode provocar o acúmulo dessas substâncias no espaço subendotelial, levando a maior expressão de moléculas inflamatórias e estímulo à produção de radicais livres, que contribuem para o aumento da permeabilidade endotelial. Além disso, as lipoproteínas ricas em TG e as partículas remanescentes de baixa densidade podem ser internalizadas pelas células endoteliais via endocitose por meio de receptores de lipoproteínas de baixa densidade (LDL), o que leva a reações pró-inflamatórias intracelulares, como a maior expressão de TNF-α e moléculas de adesão. Essa maior expressão de TNF-α induz a ativação de vias que aumentam a produção de ROS e reduzem a biodisponibilidade de NO, com redução da capacidade de vasodilatação, contribuindo para o processo de disfunção endotelial. Uma vez que essas vias estejam ativadas, está deflagrado o mecanismo principal que estará envolvido na formação da placa aterosclerótica no futuro.

Além das alterações mencionadas, as lipoproteínas também aumentam a expressão de diversos genes associados à liberação de citocinas inflamatórias, como os da molécula de adesão celular vascular-1 (VCAM-1), molécula de adesão celular de plaquetas-1 (PECAM-1), molécula de adesão celular endotelial-1 (ELAM-1), molécula de adesão celular intercelular-1 (ICAM-1), P-selectina, proteína quimioatrativa para monócitos 1 (MCP-1), IL-6, entre outros. Adicionalmente, destaca-se a importância do inflamassoma proteína 3 que contém domínio de pirina da família NLR (NLRP3), um complexo de proteínas que ativa a caspase 1, culminando na liberação de citocinas pró-inflamatórias, como IL-1α e IL-18. Por fim, a visfatina, uma proteína secretada pelos adipócitos, pode intensificar a atividade da caspase-1 por ativar os inflamassomas NLRP3. Assim como a visfatina, outras adipocinas, como leptina e resistina, podem agir sobre as células imunes, levando à inflamação local e generalizada, além de terem capacidade de afetar a função endotelial vascular através da regulação sobre a liberação vascular de NO e superóxido.

Nas condições fisiológicas normais, as células endoteliais resistem à adesão de leucócitos. No entanto, quando há inflamação, as células endoteliais começam a expressar em sua superfície moléculas de adesão seletivas que facilitam a ligação de várias classes de leucócitos circulantes à membrana celular endotelial. A transcrição de E-selectina, VCAM-1 e ICAM-1 é induzida pelas citocinas inflamatórias IL-1α e TNF-α. Alguns mediadores da inflamação que se originam das células endoteliais inflamadas, como fibronectina, ICAM-1 e fator de von Willebrand (vWF), dentre outros, promovem a adesão e ativação plaquetária.

Os macrófagos participam das vias inflamatórias que são ativadas nos tecidos adiposos de indivíduos com obesidade. A MCP-1, por exemplo, é uma quimiocina pró-inflamatória, que pode ser produzida pelos adipócitos, mas é predominantemente produzida por macrófagos e células endoteliais em resposta a lipoproteínas modificadas. Assim, o aumento da adiposidade visceral e sua característica de infiltração por células imunes, como os macrófagos, estão significativamente associados a níveis mais elevados de MCP-1 circulantes. Os macrófagos do tecido adiposo também são responsáveis por quase toda a expressão de TNF-α no tecido adiposo.

O TNF-α não apenas aumenta a adesão dos monócitos à parede vascular, ampliando a expressão de MCP-1, mas também transforma os monócitos em macrófagos, estimulando o fator estimulante de colônias de macrófagos (M-CSF). O TNF-α também aumenta a expressão de moléculas de adesão como o ICAM-1 e VCAM-1, assim como estimula células endoteliais resultando em acúmulo do fator nuclear kappa B (NF-κB), que tem papel no estímulo de vias de estresse oxidativo e disfunção endotelial.

O aumento do tecido adiposo visceral contribui para os níveis elevados de inibidor do ativador de plasminogênio tipo 1 (PAI-1) no plasma, que é um dos inibidores de protease e é um regulador chave da fibrinólise. Assim, a expansão da gordura visceral é um indicador independente da atividade do PAI-1 no plasma. Níveis elevados de PAI-1 estão associados à resistência à insulina e à aterotrombose.

Os níveis de adiponectina estão diminuídos em indivíduos com obesidade. A adiponectina regula a homeostase vascular afetando vias de sinalização nas células endoteliais e modulando respostas inflamatórias no espaço subendotelial. Os efeitos da adiponectina no sistema cardiovascular são parcialmente mediados pela ativação das vias da proteinoquinase ativada (AMPK) e cicloxigenase-2 (COX-2), reduzindo, assim, a apoptose das células endoteliais e a síntese de TNF-α, ao mesmo tempo que promovem a produção de NO. Por outro lado, a falta de produção de NO é responsável pela diminuição da síntese de adiponectina, diminuição da biogênese mitocondrial e danos oxidativos mitocondriais em adipócitos, além de disfunção endotelial. Além disso, a adiponectina protege o endotélio contra injúrias decorrentes da hiperlipidemia por múltiplos mecanismos, incluindo a promoção da atividade da eNOS, inibição da atividade da óxido nítrico-sintase induzível (iNOS), preservação do NO bioativo e atenuação do estresse oxidativo.

Efeitos da perda de peso na disfunção endotelial

A avaliação da função endotelial pode ser feita pela análise de responsividade a estímulos vasodilatadores ou vasoconstritores, com testes invasivos, ou pela dosagem de marcadores séricos. Essa análise é feita para melhor compreensão sobre os efeitos da obesidade e síndrome metabólica na função endotelial, bem como para esclarecimento do efeito da perda de peso na disfunção endotelial. No entanto, sua avaliação ainda é restrita à pesquisa básica, não havendo indicação para sua realização na prática clínica de rotina.

A perda de peso está associada a efeitos benéficos na função endotelial, efeito este comprovado pela medida da concentração de algumas moléculas envolvidas nessa função ou por análise de responsividade a estímulos vasodilatadores ou vasoconstritores. Os benefícios da perda de peso apenas com dieta ou dieta e exercício físico foram avaliados em uma metanálise de 37 estudos e 1.449 participantes, incluindo estudos com diferentes intervenções, com duração de 3 a 52 semanas. Houve demonstração de melhora dos biomarcadores de função endotelial com a perda de peso, sendo encontrada em subanálises a redução dos níveis de ICAM-1, E-selectina, VCAM-1 e VEGF. Também foi encontrada a redução dos níveis de nitrato e nitrito, que são produtos do metabolismo do NO, mostrando que possivelmente houve aumento da disponibilidade de NO, o que pode estar relacionado à redução dos níveis das moléculas de adesão mencionadas previamente.

Para avaliar o impacto da liraglutida na função endotelial, um estudo monitorou os níveis de PAI-1, MCP-1 e P-selectina em pacientes com obesidade e pré-diabetes, divididos em três grupos (liraglutida na dose de 1,8 mg, dieta hipocalórica e sitagliptina). Após 14 semanas de tratamento, a concentração de P-selectina não apresentou mudanças, mas os níveis de PAI-1 foram menores nos grupos liraglutida e dieta hipocalórica em relação à sitagliptina, sendo que no grupo liraglutida essa redução foi vista a partir da segunda semana de tratamento. A redução dos níveis de MCP-1 foi encontrada apenas no grupo liraglutida, também a partir da segunda semana, momento no qual a liraglutida ainda estava em progressão de dose e a perda de peso foi de 1,4 kg. Dessa forma, o estudo sugere que a liraglutida parece ter um efeito anti-inflamatório precoce, demonstrado pela redução de PAI-1 e MCP-1, precedendo a perda de peso.

Buscando resultados sobre o impacto do uso de sibutramina e orlistate na função endotelial microvascular, um estudo randomizado e controlado utilizou medidas realizadas de fluxometria por *Doppler* e iontoforese. Após 9 meses de tratamento, a perda de peso atingiu 5,6% no grupo orlistate e 4,5% no grupo sibutramina, com melhora dos parâmetros de função endotelial apenas no grupo orlistate. Essa melhora foi associada à redução dos níveis de colesterol total e colesterol LDL, assim como à redução da pressão arterial, que também foram evidenciadas apenas no grupo orlistate. É possível que, com uma perda ponderal maior, o grupo sibutramina obtivesse melhora da função endotelial, mas os resultados sugerem que provavelmente não há benefícios diretamente relacionados à medicação.

Outra metanálise, com 29 estudos e 1.123 participantes, avaliou o efeito da perda de peso por cirurgia bariátrica nas concentrações de MCP-1, ICAM-1, VCAM-1 e E-selectina, mostrando redução dos níveis séricos dessas moléculas de adesão, exceto nos níveis de VCAM-1. O mecanismo para redução desses biomarcadores ainda não é conhecido, mas é sugerido que, em parte, seja uma consequência da própria redução do tecido adiposo.

O impacto da cirurgia bariátrica na disfunção endotelial também foi avaliado por um estudo com pacientes que apresentaram recorrência de ganho de peso após a cirurgia. Nesse estudo, foram comparados dois grupos de pessoas com obesidade, pareados por índice de massa corporal (IMC), sendo um de pacientes que fizeram cirurgia bariátrica e apresentavam história prévia de perda de peso. Como resultados, não houve diferenças no teste de reatividade endotelial e microvascular, mas foi demonstrado provável perfil metabólico e inflamatório favorável no grupo de cirurgia bariátrica prévia, expresso por níveis de adiponectina mais altos e níveis reduzidos de IL-6.

Considerações finais

O estresse oxidativo tem relação bidirecional com a obesidade e a síndrome metabólica, com origem inicial em fatores como padrões alimentares com excesso de carboidratos e gordura saturada, ausência de exercício físico e distúrbios do sono, levando ao estímulo de vias intracelulares de produção ROS, que atuam contribuindo para o ganho de peso e desenvolvimento de alterações metabólicas. As citocinas inflamatórias e as ROS são capazes de estimular mecanismos envolvidos na disfunção endotelial a partir da lesão de estruturas do endotélio, maior produção de substâncias que estimulam vasoconstrição e maior expressão de moléculas de adesão. A compreensão dos mecanismos envolvidos na disfunção endotelial é importante, já que esta corresponde a um fator precoce no desenvolvimento de placas de aterosclerose e no risco cardiovascular aumentado dos pacientes com obesidade e síndrome metabólica.

Bibliografia

Al-Tahami BA, Ismail AA, Bee YT, et al. The effects of anti-obesity intervention with orlistat and sibutramine on microvascular endothelial function. Clin Hemorheol Microcirc. 2015;59(4):323-34.

Engin A. Endothelial dysfunction in obesity. Adv Exp Med Biol. 2017;960:345-79.

Gao YJ. Dual modulation of vascular function by perivascular adipose tissue and its potential correlation with adiposity/lipoatrophy-related vascular dysfunction. Curr Pharm Des. 2007;13(21):2185-92.

Jamwal S, Sharma S. Vascular endothelium dysfunction: a conservative target in metabolic disorders. Inflamm Res. 2018;67(5):391-405.

Kerr SM, Livingstone MB, McCrorie TA, et al. Endothelial dysfunction associated with obesity and the effect of weight loss interventions. Proc Nutr Soc. 2011;70(4):418-25.

Kim JE, Kim JS, Jo MJ, et al. The roles and associated mechanisms of adipokines in development of metabolic syndrome. Molecules. 2022;27(2):334.

Koenen M, Hill MA, Cohen P, et al. Obesity, adipose tissue and vascular dysfunction. Circ Res. 2021;128(7):951-68.

Lastra G, Manrique C. Perivascular adipose tissue, inflammation and insulin resistance: link to vascular dysfunction and cardiovascular disease. Horm Mol Biol Clin Investig. 2015;22(1):19-26.

Lopes KG, de Souza MDGC, Bouskela E, et al. Microvascular function, inflammatory status, and oxidative stress in post-bariatric patients with weight regain. Nutrients. 2023;15(9):2135.

Mashayekhi M, Beckman JA, Nian H, et al. Comparative effects of weight loss and incretin-based therapies on vascular endothelial function, fibrinolysis and inflammation in individuals with obesity and prediabetes: A a randomized controlled trial. Diabetes Obes Metab. 2023;25(2):570-80.

Mathur R, Ahmid Z, Ashor AW, et al. Effects of dietary-based weight loss interventions on biomarkers of endothelial function: a systematic review and meta-analysis. Eur J Clin Nutr. 2023;77(10):927-40.

Meneghini A, Chagas ACP. Obesity, endothelial dysfunction, and arterial hypertension. Rev SOCESP. 2023;33(4):373-81.

Picchi A, Gao X, Belmadani S, et al. Tumor necrosis factor-alpha induces endothelial dysfunction in the prediabetic metabolic syndrome. Circ Res. 2006;99(1):69-77.

Sabaratnam R, Svenningsen P. Adipocyte-endothelium crosstalk in obesity. Front Endocrinol (Lausanne). 2021;12:681290.

Seyyedi J, Alizadeh S. Effect of surgically induced weight loss on biomarkers of endothelial dysfunction: a systematic review and meta-analysis. Obes Surg. 2020;30(9):3549-60.

Storch AS, Mattos JD, Alves R, et al. Métodos de investigação da função endotelial: descrição e suas aplicações. Int J Cardiovasc Sci. 2017;30(3):262-73.

Wang YI, Schulze J, Raymond N, et al. Endothelial inflammation correlates with subject triglycerides and waist size after a high-fat meal. Am J Physiol Heart Circ Physiol. 2011;300(3):H784-91.

Yuen MMA. Health complications of obesity: 224 obesity-associated comorbidities from a mechanistic perspective. Gastroenterol Clin North Am. 2023;52(2):363-80.

41 | Obesidade, Apneia Obstrutiva do Sono e Hipoventilação

Rodolfo Augusto Bacelar de Athayde ■ Pedro Genta ■ Geraldo Lorenzi Filho

Apneia obstrutiva do sono

A apneia obstrutiva do sono (AOS) é definida pela obstrução total (apneia) ou parcial (hipopneia) recorrente da via respiratória superior durante o sono. A importância da AOS reside na alta prevalência da doença, no impacto na qualidade de vida dos portadores e de seus familiares e na sua íntima relação com diversas comorbidades.

Epidemiologia

Em um estudo epidemiológico conduzido na cidade de São Paulo, Tufik et al., em 2010, estimaram a prevalência de AOS na população adulta. Utilizando como definição de AOS a presença de um índice de apneia/hipopneia (IAH) > 15 eventos/h, foi observada uma prevalência de 9,6% entre as mulheres e 24,8% entre homens. Nesse mesmo estudo, foi visto o aumento da prevalência de modo progressivo com a idade. Além disso, houve predomínio no sexo masculino até a sexta década de vida. Após a menopausa, o sexo feminino se aproxima da prevalência do sexo masculino (Figura 41.1). Prevalência maior foi vista por Heinzer et al., em 2015, no estudo HypnoLaus, realizado na cidade de Lausanne, na Suíça: constatou-se uma prevalência média de 23,4% no sexo feminino e 49,7% no sexo masculino.

Obesidade e apneia obstrutiva do sono

Além da idade e do sexo masculino, a obesidade tem papel central como fator de risco independente para AOS. Na verdade, ela é considerada o principal fator de risco para AOS. Pela "epidemia de obesidade" vivida pela população mundial atualmente, é esperado também um aumento da prevalência de AOS. Várias evidências epidemiológicas demonstram a importância da obesidade no desenvolvimento e na progressão da AOS. Dos pacientes com diagnóstico de AOS, cerca de 70% têm sobrepeso ou obesidade. Existe forte evidência de que o excesso de peso seja um fator causal para AOS, pois leva à deposição de gordura ao redor da via respiratória superior, incluindo a região cervical e a língua, e contribui para a diminuição de seu lúmen. Sabe-se também que ganho e perda de peso se associam a aumento e redução da gravidade da AOS, respectivamente.

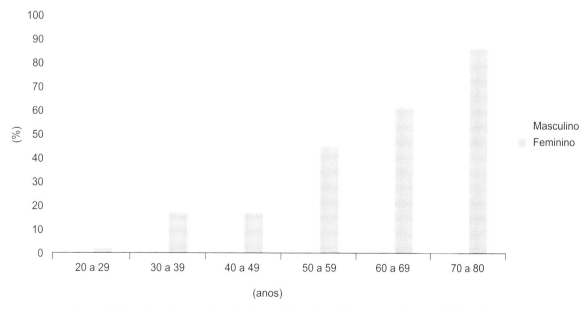

Figura 41.1 Prevalência de apneia obstrutiva do sono (AOS) conforme idade e gênero. (Adaptada de Tufik et al., 2010.)

A obesidade pode reduzir o volume pulmonar e atenuar a tração que a traqueia exerce sobre a faringe (tração traqueal), o que predispõe a via respiratória superior ao colapso. O aumento do volume da língua causado pela infiltração de gordura, secundário à obesidade, promove o alongamento da faringe e deixa-a mais vulnerável ao colapso. Mudanças induzidas pela obesidade no mecanismo central do controle respiratório também podem estar implicadas no aumento do risco da AOS.

Indivíduos com obesidade central e circunferência cervical aumentada (> 38 cm nas mulheres e > 43 cm nos homens) estão sob risco aumentado de apresentar AOS. A circunferência da cintura (> 102 cm em homens e > 88 cm em mulheres ocidentais) também é fator de risco independente para AOS, além de refletir distribuição central de gordura. Cerca de 40% dos indivíduos com índice de massa corporal (IMC) $\geq$ 40 kg/m^2 e 50% daqueles com IMC $\geq$ 50 kg/m^2 têm AOS clinicamente significativa. Indivíduos de origem asiática portadores de AOS têm IMC menor que indivíduos de raça branca. Tal achado deve estar relacionado com a maior porcentagem de gordura com distribuição central entre os asiáticos, motivo pelo qual a definição de obesidade entre asiáticos tem um ponto de corte menor (IMC $\geq$ 27,5 kg/m^2) em relação aos caucasianos (IMC $\geq$ 30 kg/m^2).

Existem evidências de que o ganho de peso também possa estar associado à AOS. Nesse sentido, a leptina, substância produzida pelos adipócitos com função de supressão do apetite e aumento do gasto energético, contribuiria para a perda de peso. Indivíduos com obesidade têm altos níveis de leptina, provavelmente por uma resistência à sua ação. Pacientes com obesidade e AOS têm níveis plasmáticos 50% maiores de leptina, se comparados com os que apresentam obesidade sem distúrbios respiratórios do sono. Tudo isso parece estar intimamente relacionado em um ciclo em que a obesidade predispõe ao aparecimento da AOS, que se perpetua por meio da sua influência negativa sobre o peso corporal.

A ausência de obesidade não afasta a possibilidade de AOS. Nos pacientes sem obesidade, anormalidades craniofaciais podem estar envolvidas, assim como estas podem acentuar a redução da via respiratória naqueles com obesidade. Alterações da estrutura craniofacial podem predispor à AOS por restrição das partes moles da via respiratória superior. De fato, existe interação da anatomia craniofacial e tecidos moles da via respiratória superior. Quando há estrutura óssea estreita (p. ex., retrognatia), o aumento de partes moles causado pelo ganho de peso eleva o risco de desenvolvimento de AOS. Caso haja estrutura craniofacial ampla, a deposição de gordura ao redor da via respiratória superior representa risco menor.

Outros fatores de risco para o desenvolvimento de AOS incluem diferenças individuais na ativação dos músculos da via respiratória e do controle da ventilação. A obesidade explica apenas 30 a 50% da variabilidade do IAH, porém é o único fator de risco que pode ser modificado.

A obesidade também se relaciona com a AOS por outras vias que não a compressão mecânica da via respiratória. Durante o sono, o indivíduo com obesidade tem redução significativa dos volumes pulmonares por aumento da gordura abdominal e pelo decúbito. A parede faríngea sofre influência da tração da traqueia por meio de estruturas mediastinais, o que resulta em dilatação da faringe por tensão de suas paredes laterais. A redução dos volumes pulmonares reduz a tração da traqueia que ocorre durante a negativação da pressão intratorácica e descenso do diafragma, o que leva a um aumento da espessura da parede faríngea e estreitamento da via respiratória.

A AOS é comum em familiares de portadores da doença. Pillar e Lavie encontraram AOS em 41% de filhos de portadores da AOS. Existe significativa sobreposição de substrato genético para obesidade e AOS. Em um estudo que avaliou o polimorfismo do receptor da leptina, correlacionaram-se significativamente AOS e obesidade, em comparação com indivíduos saudáveis.

A obesidade está intimamente ligada à fisiopatologia da AOS, por mecanismos diretos ou indiretos. A privação do sono é um fenômeno comum em nossa sociedade e pode também ser resultado da AOS em decorrência da fragmentação do sono. Indivíduos com sono restrito a 4 horas por duas noites tiveram um aumento de 28% nos níveis de ghrelina e redução de 18% dos níveis de leptina, quando comparados a indivíduos com 10 horas de sono por noite por duas noites seguidas. Além disso, esses indivíduos tiveram aumento de apetite por alimentos com alto teor calórico, ricos em carboidratos. Estudos epidemiológicos revelam relação direta entre tempo reduzido de sono e sobrepeso ou obesidade. A privação do sono leva ainda ao aumento de atividade inflamatória sistêmica e resistência à insulina (RI). A AOS, por sua vez, também está associada diretamente a distúrbios metabólicos como RI, elevação de colesterol total e triglicerídeos (TG) e redução de colesterol de lipoproteínas de alta densidade (HDL).

Apresentação clínica

O ronco é o principal sinal clínico e está presente em virtualmente todos os pacientes portadores de AOS. Nem todo indivíduo que ronca tem AOS. No entanto, quando o ronco é alto, frequente e perturba outras pessoas, a probabilidade de AOS é extremamente alta. Pausas respiratórias durante o sono, presenciadas pelo parceiro ou por algum familiar, são os sintomas mais específicos. O maior problema do ronco é que, na maior parte das vezes, não é percebido pelo paciente e pode facilmente não ser detectado pelo médico. A presença de sonolência excessiva diurna é uma consequência do sono fragmentado da AOS e, com frequência, não é relatada ou é confundida com estresse ou depressão. Outros sintomas associados à AOS incluem perda de qualidade de vida, fadiga, noctúria, impotência sexual, cefaleia matinal e insônia (Tabela 41.1).

Evidências crescentes mostram que a AOS contribui para várias doenças cardiovasculares (DCV), incluindo hipertensão arterial sistêmica (HAS), fibrilação atrial (FA), aterosclerose, insuficiência cardíaca (IC), infarto agudo do miocárdio (IAM) e acidente vascular encefálico (AVE), assim como para o desenvolvimento de transtornos de humor e déficit cognitivo. Algumas evidências apontam inclusive AOS como fator de comorbidade para a proliferação de alterações neoplásicas. O exame físico é centrado na avaliação da via respiratória superior, estando em maior evidência a avaliação da conformação do palato, da posição e do formato da mandíbula (já que indivíduos com retrognatia têm menor via respiratória), da presença de outras anomalias craniofaciais e do tamanho da via respiratória, que pode ser rapidamente avaliado pelo uso da classificação de Mallampati.

Diversos questionários foram desenvolvidos para auxiliar o diagnóstico de AOS. O questionário de Berlim, inicialmente testado em uma população de cuidados primários, mostrou sensibilidade de 86% e especificidade de 77%. Derivado do questionário de Berlim, o STOP-BANG (questionário que utiliza sinais e sintomas como mnemônico), mostra-se de mais fácil aplicação e com características de validação semelhantes (Tabela 41.2).

Tabela 41.1 Sintomas de apneia obstrutiva do sono (AOS).

Período	Sintomas	Comentários
Sono	Ronco frequente, alto	Sintoma mais frequente
	Apneias testemunhadas	Não diferencia apneias central e obstrutiva
	Engasgo	*Overlap* com laringospasmo
	Boca seca ou salivação excessiva	Inespecífico, mas indica respiração oral
	Noctúria	Comum na AOS grave
	Insônia	Mais comum em quadros leves
Despertar	Sono não reparador	Comum
	Cefaleia matinal	Inespecífico
Dia	Sonolência	Presente em 50% dos pacientes com AOS
	Fadiga	Mais comum entre mulheres
	Perda de memória, dificuldade de concentração, irritabilidade e mudanças de humor	Inespecífico Diagnóstico diferencial com doenças neuropsiquiátricas
	Disfunção sexual	Comumente não referido

Tabela 41.2 Questionário STOP-BANG.

Critérios		Perguntas
S	*Snoring* (ronco)	Você ronca alto?
T	*Tired* (cansaço)	Você frequentemente se sente cansado, fatigado ou sonolento durante o dia?
O	*Observed* (observado)	Já observaram você parar de respirar ou engasgando/sufocando durante o sono?
P	*Pressure* (pressão)	Você tem ou está tratando pressão alta?
B	*BMI* (IMC)	IMC ≥ 35 kg/m²?
A	*Age* (idade)	Idade > 50 anos?
N	*Neck* (pescoço)	Circunferência cervical ≥ 43 cm em homens ou ≥ 41 cm em mulheres?
G	*Gender* (sexo)	Sexo masculino?

Risco baixo: 0 a 2 respostas positivas

Risco intermediário: 3 a 4 respostas positivas

Risco alto: 5 a 8 respostas ou 2 STOP + sexo masculino ou IMC ≥ 35 kg/m² ou circunferência cervical aumentada

Diagnóstico

O diagnóstico da AOS exige a realização de polissonografia. Têm sido cada vez mais utilizados métodos simplificados sem perda de acurácia diagnóstica e com a possibilidade de realização no domicílio do paciente. Por meio da polissonografia são evidenciados os eventos respiratórios característicos da doença (Figura 41.2). Na Tabela 41.3 são descritos os critérios diagnósticos de AOS pela American Academy of Sleep Medicine (AASM), e na Tabela 41.4 a classificação de gravidade da AOS de acordo com o IAH.

Tratamento

Nos indivíduos com sobrepeso ou obesidade, o tratamento da AOS envolve, inicialmente, a perda de peso. A deposição de gordura sob a mandíbula, na língua, no palato mole e na região parafaríngea leva a menor diâmetro do lúmen da via respiratória e aumento da tendência ao colapso, predispondo à AOS. Enquanto a obesidade aumenta o risco de AOS, a própria apneia do sono pode predispor ao ganho de peso e obesidade. Pacientes com diagnóstico novo de AOS costumam apresentar um ganho recente de peso no período que antecedeu o diagnóstico. Em uma análise longitudinal que avaliou 690 indivíduos em Wisconsin, por um período de 4 anos, um aumento de 10% do peso corporal esteve associado a um incremento de 6 vezes no risco de AOS. Nesse mesmo estudo, a redução de 10% do peso diminuiu em 26% o IAH. Em estudo randomizado, pacientes com AOS leve e IAH médio de 10 eventos/h foram submetidos a dieta de 600 a 800 kcal e aconselhamento de estilo de vida ou a aconselhamento apenas. Após um ano, o grupo de tratamento com dieta perdeu 10 kg e apresentou redução de 4 pontos no IAH. Já o grupo de aconselhamento apenas perdeu 2,4 kg, sem alteração no IAH.

O uso da pressão positiva contínua em vias respiratórias (CPAP, do inglês *continuous positive airway pressure*) é o tratamento de escolha para AOS moderada e grave. A adesão à CPAP varia, conforme o estudo, de 65 a 80% e pode ser considerada boa em comparação ao tratamento de outras doenças crônicas. Os pacientes mais sintomáticos são os que melhor aderem ao tratamento. Orientação e suporte inicial são fundamentais para otimizar a adesão ao tratamento.

O tratamento dos sintomas nasais deve anteceder o início do uso do dispositivo. A máscara nasal deve ser a primeira opção por levar a maior adesão, maior eficácia e estar associada a menos efeitos colaterais. Somado a isso, o tratamento da AOS por 6 meses demonstrou redução na gordura visceral de pacientes independentemente da associação à perda ponderal. O mecanismo dessa associação é multifatorial, podendo, por exemplo, estar relacionado com os hábitos de vida, como sedentarismo causado por sonolência diurna e capacidade física diminuída. Apesar disso, metanálise realizada por Drager et al., em 2015, mostrou que o uso de CPAP está associado inicialmente com ganho de peso e aumento de IMC, devendo o uso de CPAP estar sempre associado a medidas dietéticas e de atividade física.

Chirinos et al., em 2014, avaliaram 136 adultos com obesidade e IMC médio de 39 kg/m² em relação a parâmetros metabólicos comparando três grupos: uso de CPAP; conjunto de intervenções de dieta, exercício físico e terapia cognitivo-comportamental; CPAP combinada com conjunto de intervenções. Este último não reduziu os níveis de proteína C reativa (PCR) mais do que qualquer grupo isolado. Em análises secundárias, a perda de peso proporcionou uma redução incremental na RI e níveis séricos de TG quando combinados com CPAP, além de reduções incrementais na pressão arterial em comparação com qualquer intervenção isolada.

Cirurgias bariátricas levam à grande perda ponderal, porém não garantem resolução da AOS. Greenburg et al., em 2009, publicaram uma metanálise que incluiu 12 estudos com 342 pacientes que realizaram polissonografia antes da cirurgia bariátrica e após ter sido atingida a maior perda ponderal. Houve uma redução de 71% do IAH: de 55 eventos/h [intervalo de confiança (IC) 95%: 49 a 60 eventos/h] para 16 eventos/h (IC 95%: 13 a 19 eventos/h). Em um estudo realizado por Dixon et al., em 2012, com 60 pacientes

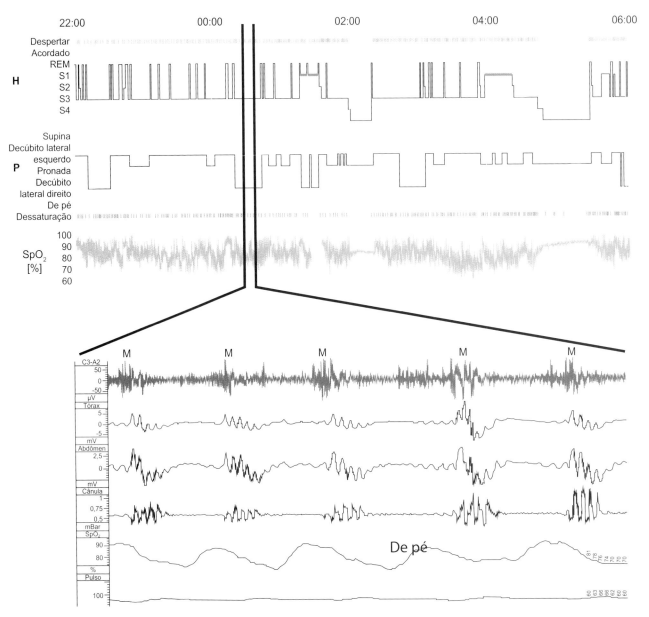

Figura 41.2 Resumo de uma noite de polissonografia de um indivíduo do sexo masculino, 36 anos, com índice de apneia/hipopneia (IAH) de 87 eventos/h. Nota-se a fragmentação do sono com despertares frequentes (hipnograma) e variação da oxi-hemoglobina. Na parte inferior da figura observa-se um recorte de 3 minutos mostrando apneias obstrutivas associadas com dessaturação e terminadas em microdespertar. C3-A2: eletroencefalograma; Cânula: fluxo respiratório por sensor nasal; H: hipnograma; M: microdespertar; P: posição; Pulso: frequência cardíaca; SpO$_2$: oximetria de pulso; Tórax/Abdômen: cintas de movimentação.

Tabela 41.3 Critérios diagnósticos da síndrome de apneia obstrutiva do sono (SAOS).

Para diagnóstico de AOS, deve-se preencher A + (B ou C)

A. 1 ou mais dos seguintes:
- Sonolência, fadiga, sono não reparador ou insônia
- Engasgos ou sufocamento durante o sono
- Apneia ou ronco presenciados pelo parceiro
- Diagnóstico de hipertensão arterial sistêmica, transtorno do humor, déficit cognitivo, coronariopatia, acidente vascular encefálico, insuficiência cardíaca, fibrilação atrial ou diabetes *mellitus* tipo 2

B. Polissonografia com IAH ≥ 5 eventos/h

C. Polissonografia com IAH ≥ 15 eventos/h

IAH: índice de apneia/hipopneia.

com obesidade com diagnóstico de AOS e divididos em dois grupos — um de restrição calórica e outro submetido à cirurgia bariátrica —, o grupo operado teve maior perda ponderal, mas sem diferença estatisticamente significante em relação à variação do

Tabela 41.4 Classificação de gravidade da apneia obstrutiva do sono (AOS).

Índice de apneia/hipopneia (IAH)	Classificação
0 a 5 eventos/h	Normal
5,1 a 15 eventos/h	Leve
15,1 a 30 eventos/h	Moderada
Mais de 30 eventos/h	Grave

IAH. É relevante saber que 7 a 20% desses pacientes não conseguem manter a perda de pelo menos 20% do IMC após 5 a 10 anos, o que demanda vigilância mesmo após o procedimento.

Outros tratamentos também são possíveis. Dispositivos intraorais para avanço mandibular foram desenvolvidos para o tratamento da AOS e são uma boa alternativa à CPAP quando esta não é tolerada. Os dispositivos intraorais são em geral bem tolerados e associados a boa adesão.

O tratamento cirúrgico pode ser indicado nos casos de falha terapêutica com CPAP, em indivíduos jovens sem obesidade. Diversas técnicas cirúrgicas que abordam diferentes níveis da faringe foram descritas. Porém, o resultado cirúrgico é variável, com retorno da AOS caso haja ganho ponderal. A terapia miofuncional aborda exercícios da orofaringe para o tratamento da AOS e do ronco. Alguns estudos mostraram melhora da gravidade de pacientes com AOS leve a moderada, além de melhora do ronco.

Do ponto de vista prático, é importante uma busca proativa da AOS em pacientes com obesidade. O tratamento de eleição para a AOS de moderada a grave é o uso contínuo noturno de CPAP, que garante a abertura da via respiratória superior durante o sono e a eliminação da AOS. Por sua vez, conforme destacado anteriormente, a perda de peso contribui para a melhora da AOS.

O tratamento da AOS também é importante na prevenção e nos cuidados de DCV. A utilização de CPAP reduz a incidência de hipertensão, reduz os níveis pressóricos de indivíduos com HAS portadores da doença, melhora a fração de ejeção do ventrículo esquerdo (FEVE) em pacientes com insuficiência cardíaca congestiva (ICC) e AOS e reduz a mortalidade cardiovascular, de alta prevalência em indivíduos com obesidade.

Síndrome de hipoventilação da obesidade

A síndrome de hipoventilação da obesidade (SHO) é definida por obesidade e hipoventilação diurna (pressão parcial do dióxido de carbono arterial [$PaCO_2$] > 45 mmHg) em paciente sem doença central, pulmonar, de caixa torácica, neuromuscular ou metabólica que explique a hipercapnia. Portanto, a SHO é um diagnóstico de exclusão e outras causas de hipercapnia devem ser pesquisadas. A obesidade é o marco principal da doença, existindo correlação entre IMC e prevalência da doença. A importância da identificação da SHO se deve à possibilidade de agudização do quadro com insuficiência respiratória e à alta mortalidade em pacientes não tratados.

Histórico

A sonolência associada à obesidade foi descrita em 1889, mesmo antes do reconhecimento da AOS. Bickelmann et al. publicaram um relato de caso em 1956 e popularizaram a atribuição "síndrome de Pickwick" (epônimo já em desuso), em uma referência ao folclórico personagem Fat Doy Joe, do livro *The Posthumous Papers of the Pickwick Club*, de Charles Dickens, que estava sempre sonolento, faminto e frequentemente dormia na realização de trabalhos diurnos. O paciente relatado por Bickelmann tinha hipoventilação diurna, hipoxemia crônica, policitemia e hipertensão pulmonar com evidências de *cor pulmonale*. A partir de então, diversos estudos caracterizaram a epidemiologia, o quadro clínico e a fisiopatologia da SHO.

Epidemiologia

A prevalência da SHO é incerta por ausência de estudos populacionais. A SHO é estimada em 10 a 30% dos pacientes com AOS, aumentando de acordo com o IMC, logo, ainda maior nos pacientes com obesidade extrema. Em pacientes com obesidade hospitalizados por qualquer motivo, tal prevalência pode chegar a 48% quando presente IMC > 50 kg/m². Pela ausência de estudos de prevalência na população geral, um exercício de correlações epidemiológicas é repetidamente citado. Mokhlesi et al, em 2007, inferem que se aproximadamente 3% da população geral dos EUA têm obesidade severa (IMC > 40 kg/m²) e metade desses indivíduos teria AOS, mantém-se, então, a estimativa de que 10 a 20% dos pacientes com obesidade severa e AOS teriam SHO. Um cálculo conservador aponta para uma prevalência de SHO de 0,15 a 0,3% na população geral dos EUA (aproximadamente 1:300-1:600 adultos).

Morbidade e mortalidade

O paciente com SHO utiliza mais recursos do sistema de saúde do que pacientes com obesidade sem SHO ou do que a população geral até o diagnóstico ser dado. A obesidade *per se* traz maior chance de doenças como HAS, diabetes, dislipidemias e hipotireoidismo. Comorbidades como insuficiência cardíaca, insuficiência coronariana e *cor pulmonale* são mais comuns no paciente com SHO, e a chance de necessitar de ventilação mecânica invasiva ou de admissão na unidade de terapia intensiva também é aumentada. Ainda, hipertensão pulmonar é mais comum (50% *versus* 15%) e mais severa em pacientes com SHO do que em pacientes com AOS.

A obesidade com IMC > 40 kg/m² associada com SHO e suas complicações leva a um risco aumentado de morte prematura no paciente internado, com mortalidade de 23% até o 18º mês após alta hospitalar, quase 2 vezes a mortalidade de pacientes com obesidade sem hipoventilação no mesmo período.

Apresentação clínica e diagnóstico

A SHO ocorre dentro de uma tríade: obesidade, alterações gasométricas diurnas (hipercapnia) e ausência de outras anormalidades que justifiquem os achados (Tabela 41.5).

A AASM define a SHO como presença de hipoventilação alveolar diurna aferida ao nível do mar, com paciente acordado por meio de PCO_2 arterial > 45 mmHg, em pacientes com IMC ≥ 30 kg/m², na ausência de outras causas de hipoventilação.

A grande maioria dos pacientes com SHO apresenta sintomas de AOS, incluindo ronco, engasgos noturnos, apneias presenciadas, sono não restaurador, sonolência diurna excessiva e fadiga. Em contraste aos pacientes com AOS apenas, os pacientes com SHO se queixam de dispneia, são frequentemente hipoxêmicos e podem apresentar sinais de *cor pulmonale*. Ao exame físico, um paciente com obesidade, pletórico, hipoxêmico, com circunferência cervical aumentada, via respiratória de área reduzida, P2 proeminente na ausculta cardíaca e edema de membros inferiores tem risco de ser um portador da síndrome.

A SHO é um diagnóstico de exclusão, devendo-se descartar outras causas de hipoventilação, como doença pulmonar obstrutiva crônica (DPOC), doença pulmonar intersticial grave, limitações ventilatórias mecânicas (p. ex., defeitos de caixa torácica, como a cifoescoliose), miopatias (p. ex., miastenia grave), doenças neurológicas, causas centrais (p. ex., doença cerebrovascular,

Tabela 41.5 Diagnóstico de síndrome de hipoventilação da obesidade (SHO), conforme American Academy of Sleep Medicine (AASM).

Critérios diagnósticos
- Presença de hipoventilação alveolar diurna aferida ao nível do mar, com paciente acordado por meio de PCO_2 arterial > 45 mmHg
- IMC ≥ 30 kg/m²
- Ausência de outras causas de hipoventilação

Diagnósticos de exclusão
- Doença pulmonar obstrutiva crônica (DPOC) ou outros distúrbios ventilatórios obstrutivos graves
- Doença intersticial pulmonar grave
- Limitação respiratória mecânica, como nas desordens graves da caixa torácica (p. ex., cifoescoliose)
- Condições neuropáticas e miopáticas (p. ex., esclerose lateral amiotrófica, distrofia muscular de Duchenne, miastenia grave, miosites, paralisia diafragmática)
- Distúrbios hidreletrolíticos (hipofosfatemia, hipomagnesemia, hipermagnesemia, hipocalemia, hipercalcemia)
- Causas centrais (p. ex., doença cerebrovascular, hipotireoidismo não tratado)
- Síndrome de hipoventilação alveolar congênita (síndrome de Ondine)
- Uso de sedativo-hipnóticos, opiáceos ou álcool

hipotireoidismo não tratado) e causas congênitas (p. ex., síndrome de Ondine) (ver Tabela 41.5).

Pacientes retentores crônicos de CO_2, como os portadores de SHO, comumente são taxados como portadores de DPOC, apesar de não terem distúrbios ventilatórios obstrutivos documentados. Um estudo retrospectivo feito por Marik e Desai (2012) mostrou que pacientes com obesidade grave admitidos em unidade de terapia intensiva por insuficiência respiratória secundária à SHO tinham diagnóstico e tratamento errôneo de DPOC em 75% dos casos e 86% estavam sendo tratados para ICC.

O rastreio inicial dos pacientes suspeitos pode ser feito por oximetria de pulso e dosagem do bicarbonato sérico venoso. Valores limítrofes de oximetria são achados comuns. Pacientes com SHO raramente apresentam PaO_2 > 70 mmHg quando a gasometria arterial é realizada. Consequentemente, SpO_2 < 93% à oximetria de pulso seria sugestiva de hipoventilação. Porém, valores maiores não são excludentes, o que demonstra que esse não é um critério necessário para se firmar o diagnóstico, apesar de auxiliar no rastreio. Oximetria noturna com hipoxemia sustentada e sem apneias associadas também aumenta a suspeição para hipoventilação. Um nível de bicarbonato sérico ≥ 27 mEq/ℓ mostrou sensibilidade de 92% e especificidade de 50%, justificando seu uso para o rastreio.

Após esse rastreio, a realização de gasometria arterial é mandatória. Para a exclusão de outras causas de hipoventilação, devem ser realizados prova de função pulmonar com avaliação de força muscular associada (como $PI_{máx}$ e $PE_{máx}$), radiografia de tórax, eletrocardiograma e função tireoidiana. Deve-se investigar ainda o uso de drogas e medicações, como sedativos, hipnóticos, opioides e abuso de álcool.

A polissonografia não é necessária para o diagnóstico da SHO. Porém, como se viu que esses indivíduos apresentam eventos obstrutivos, assim como piora de saturação no sono REM (Figura 41.3), para o tratamento de apneia do sono comórbida e para justificar possíveis terapêuticas, a polissonografia acaba sendo solicitada. Infelizmente, apesar de conceitualmente simples, o diagnóstico acaba sendo, na maioria das vezes, dado de modo tardio durante eventos agudos de insuficiência respiratória ou descompensação cardíaca. A Figura 41.4 mostra uma sugestão de algoritmo para rastreio e diagnóstico, afastadas outras causas de hipoventilação.

Fisiopatologia

Diversos mecanismos estão relacionados à patogênese da SHO (Figura 41.5), incluindo uma resposta orgânica anormal do sistema respiratório em determinados indivíduos com obesidade, assim como uma resposta central deficiente à hipercapnia e hipoxemia, além de alterações neuro-humorais.

Quanto à função pulmonar, a obesidade e a consequente maior espessura da caixa torácica impõem uma sobrecarga no trabalho

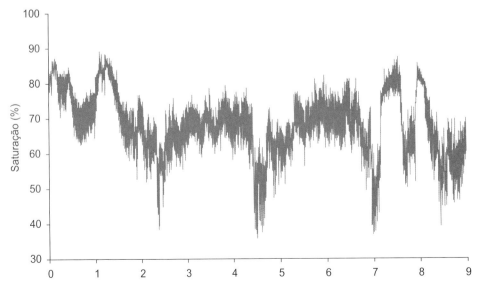

Figura 41.3 Paciente do sexo feminino, IMC 45 kg/m², $PaCO_2$ 55,6 mmHg, portadora de apneia obstrutiva do sono (AOS) e síndrome de hipoventilação da obesidade (SHO) – hipoxemia persistente e dessaturações frequentes, mais acentuadas em três períodos (entre 2 e 3 horas, 4 e 5 e 7 horas), sugestivas de concomitância com sono REM.

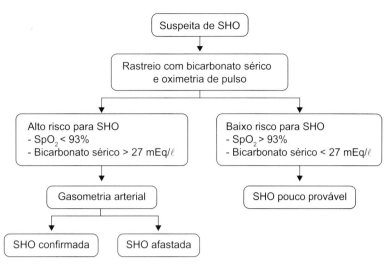

Figura 41.4 Sugestão de algoritmo para rastreio e diagnóstico, afastadas outras causas de hipoventilação. SHO: síndrome de hipoventilacao da obesidade; SpO_2: saturação pulmonar de oxigênio.

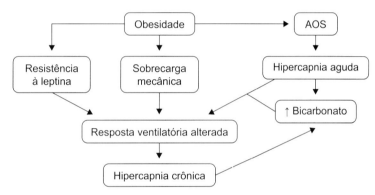

Figura 41.5 Fisiopatologia da síndrome de hipoventilação da obesidade (SHO); AOS: apneia obstrutiva do sono.

ventilatório. Comparados com outros pacientes com obesidade, aqueles portadores de SHO têm pior dinâmica ventilatória. Respirar em volumes menores afeta a mecânica ventilatória, reduzindo a complacência do sistema e aumentando sua resistência (cerca de 20% a mais em comparação com outros pacientes com obesidade e 60% a mais em comparação a indivíduos eutróficos). A troca gasosa também é afetada, piorando a relação ventilação/perfusão. Indivíduos com SHO tendem a ter volume corrente menor e frequência respiratória mais elevada, aumentando-se o efeito espaço-morto. Consequentemente, hipoxemia é um achado comum, o que também leva a um desfecho comum de hipertensão pulmonar secundária à hipoxia. A deposição de gordura abdominal também prejudica a influência do diafragma na ventilação, causando prejuízo à função muscular. Além disso, ocorre um adelgaçamento do diafragma e aumento do estresse oxidativo.

Pacientes com SHO apresentam retenção de CO_2 arterial. Inicialmente, acreditava-se que uma possível redução da quimiossensibilidade ao CO_2 fosse a causa desse achado, o que não se mostrou verdadeiro. Ao contrário do que ocorre com a hipoxia crônica, a baixa saturação diurna e noturna pode ser causa da redução da resposta ventilatória. A quimiossensibilidade é progressivamente prejudicada pelo aumento do nível de CO_2. Acredita-se que a hipercapnia crônica também possa resultar da incapacidade de eliminar o CO_2 durante o dia acumulado à noite em episódios de apneias e hipopneias (Figura 41.6). Um mecanismo secundário que também prejudica a quimiossensibilidade é o aumento do bicarbonato no soro e no líquido cefalorraquidiano.

A leptina, citocina produzida pelos adipócitos, pode justificar uma relação causal entre obesidade, controle ventilatório e hipercapnia crônica. A maioria dos dados é derivada de camundongos. Esses animais, quando apresentam obesidade monogênica por deficiência de leptina (*ob/ob*), desenvolvem hipercapnia diurna e redução da resposta ventilatória ao CO_2. A reposição de leptina reverte a hipoventilação nos camundongos deficientes da citocina. Ao contrário desse modelo animal, o mais comum em camundongos e em humanos com obesidade, não há deficiência, e sim uma elevação dos níveis de leptina. Acredita-se que a leptina teria inicialmente um efeito protetor, estimulando a resposta ventilatória. Com a manutenção da obesidade, ocorreria resistência à leptina (semelhante conceitualmente à RI) e, assim, à consequente diminuição da resposta ventilatória ao CO_2.

Medidas gerais de tratamento

Perda ponderal e cirurgia bariátrica

A perda ponderal significativa promove melhora de parâmetros ventilatórios. A cirurgia bariátrica é a intervenção de melhor resultado. Porém, dietas de baixa caloria podem apresentar resultados

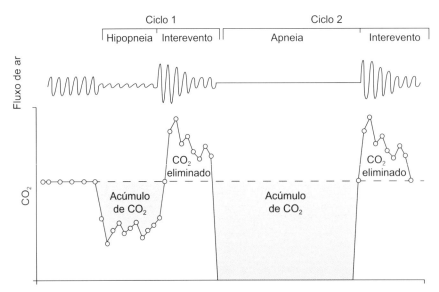

Figura 41.6 Influência dos eventos obstrutivos do sono na hipercapnia. (Adaptada de Berger et al., 2000.)

satisfatórios. A cirurgia bariátrica é o tratamento de escolha no manejo dos pacientes com obesidade grave, mas nem todo paciente é candidato ao procedimento, já que o número de comorbidades que aumentam o risco cirúrgico é elevado. Alguns pacientes, inclusive, terão o procedimento contraindicado por essas comorbidades.

Apenas um estudo avaliou o impacto da cirurgia bariátrica em pacientes com SHO. Sugerman et al., em 1992, avaliaram 61 pacientes com SHO submetidos ao procedimento. Em 31 pacientes houve melhora da PaO_2 (de 53 para 73 mmHg) e da $PaCO_2$ (de 53 para 44 mmHg) após 1 ano. Após 5 anos, apenas 12 pacientes tinham nova gasometria arterial, mas com notada piora (PaO_2 média = 68 mmHg e $PaCO_2$ média = 47 mmHg) e com aumento do IMC médio (de 38 para 40 kg/m²), já elevado desde o 1º ano pós-operatório.

Pressão positiva

A CPAP é o tratamento de escolha para a SHO estável. A CPAP promove melhora da ventilação alveolar por meio da diminuição da resistência das vias respiratórias superiores, alívio da carga muscular ventilatória e/ou aumento da atuação ventilatória central. Pacientes com SHO devem ser inicialmente tratados com CPAP se clinicamente estáveis e $PaCO_2$ não gravemente alterada (< 55 mmHg). Quando tal situação não é encontrada, deve-se promover o uso de ventilação não invasiva (VNI) com dois níveis de pressão. Nos casos em que não há AOS, a VNI também deve ser utilizada. A terapia de pressão positiva é tipicamente administrada com máscara nasal, porém no paciente crítico com insuficiência respiratória, máscaras oronasais são preferíveis.

Em um estudo multicêntrico randomizado espanhol que incluiu 221 pacientes, foram comparados VNI, CPAP e mudança de estilo de vida. VNI e CPAP foram mais eficazes do que a modificação do estilo de vida com relação à melhoria dos sintomas clínicos e parâmetros polissonográficos. No entanto, não houve diferenças significativas entre VNI e CPAP, embora a VNI tenha exibido ligeiramente melhores valores de função pulmonar. Outro estudo, duplo-cego, randomizado, comparando CPAP e VNI em 57 pacientes com SHO admitidos tanto em unidade de pronto atendimento quanto em unidades ambulatoriais, não apresentou diferenças entre CPAP e VNI em relação à falha de tratamento e encontrou similaridades em parâmetros ventilatórios, qualidade de vida e marcadores de risco cardiovascular após 3 meses, independentemente da gravidade da SHO. Apesar de uma tendência em melhora precoce no grupo VNI, a CPAP foi segura, mesmo em pacientes mais graves, desde que utilizada na urgência após estabilização com VNI e vigiados critérios de falência ao tratamento ($PaCO_2$ > 60 mmHg após 3 meses de uso ou aumento na $PaCO_2$ de 10 mmHg em qualquer momento). Em pacientes com hipoventilação refratária (manutenção de PCO_2 arterial > 45 mmHg apesar de comprovada adesão ao tratamento e utilização de pressão positiva nas vias respiratórias (PAP) obtida por exame de titulação, mesmo com a eliminação de eventos obstrutivos) ou dessaturação persistente (manutenção de SpO_2 < 90% também com comprovada adesão ao tratamento e PAP obtida por exame de titulação apesar da eliminação de eventos obstrutivos), a VNI deve ser utilizada.

Outros tratamentos

A oxigenoterapia isolada não é apropriada, mesmo em eventos agudos, por promover maior retenção de CO_2 noturno, piorando a qualidade do sono e sendo um erro comum no manejo do paciente com SHO. A hipercapnia pode ser agravada pela hiperoxia por vários mecanismos:

- Aumento da fração inalada de O_2 (FiO_2) pode levar à diminuição do volume-minuto e, consequentemente, do volume corrente por ação dos quimiorreceptores periféricos
- A oxigenação de áreas hipóxicas causa vasodilatação, que muda o fluxo sanguíneo para áreas antes pobremente ventiladas, causando aumento do espaço morto
- Efeito de Haldane: a redução da afinidade da hemoglobina pelo CO_2 diminui com a correção da hipoxia, causando maior liberação de CO_2 no plasma, aumentando a hipercapnia.

Em virtude disso, a oxigenoterapia é mais bem indicada para pacientes hemodinamicamente estáveis e sem trabalho ventilatório excessivo (frequência respiratória ≤ 30 irpm, sem uso de musculatura acessória ou outros sinais de risco de falência ventilatória), sob vigilância clínica, com alvo de SpO_2 entre 89 e 92%.

Não existem estudos que avaliem a indicação de flebotomia em pacientes com SHO. Pode-se indicar flebotomia em pacientes com hematócrito > 56% ou sintomas de hiperviscosidade, critérios extrapolados de cardiopatas e pneumopatas sem SHO.

A traqueostomia foi o primeiro tratamento instituído para SHO, porém hoje tem seu espaço reservado apenas para aqueles casos refratários ao uso de VNI, em virtude de risco e complicações inerentes ao procedimento e à própria obesidade. Diversas medicações, como medroxiprogesterona e acetazolamida, foram tentadas com objetivo de aumentar a resposta ventilatória, sem sucesso, não sendo indicadas para SHO.

Objetivos de tratamento

Os objetivos da terapia na SHO são reverter as anormalidades fisiológicas que dão origem à doença, ou seja, normalizar a ventilação durante o sono e reduzir o peso. As metas para pacientes com SHO incluem a normalização da $PaCO_2$ durante a vigília e no sono, a prevenção de dessaturações durante o sono e a vigília, o controle da eritrocitose, da hipertensão pulmonar e do *cor pulmonale*, e o alívio da hipersonia. A má aderência à pressão positiva será associada à melhora clínica incompleta e pode ser avaliada pela revisão do cartão de memória dos dispositivos de CPAP.

Bibliografia

American Academy of Sleep Medicine. International Classification of Sleep Disorders. 3. ed. Darien: AASM; 2014.

Andrade RGS, Piccin VS, Nascimento JA, et al. Impact of the type of mask on the effectiveness of and adherence to continuous positive airway pressure treatment for obstructive sleep apnea. J Bras Pneumol. 2014;40(6):658-68.

Basoglu OK, Tasbakan MS. Comparison of clinical characteristics in patients with obesity hypoventilation syndrome and obese obstructive sleep apnea syndrome: a case-control study. Clin Respir J. 2014;8(2):167-74.

Berg G, Delaive K, Manfreda J, et al. The use of health-care resources in obesity-hypoventilation syndrome. Chest. 2001;120(2):377-83.

Berger KI, Ayappa I, Chatr-Amontri B, et al. Obesity hypoventilation syndrome as a spectrum of respiratory disturbances during sleep. Chest. 2001;120:1231-8.

Berger KI, Ayappa I, Sorkin IB, et al. CO2 homeostasis during periodic breathing in obstructive sleep apnea. J Appl Physiol. 2000;88(1):257-64.

Bickelmann AG, Burwell CS, Robin ED, et al. Extreme obesity associated with alveolar hypoventilation; a Pickwickian syndrome. Am J Med. 1956;21(5):811-8.

Castro-Añón O, Pérez de Llano LA, De la Fuente Sánchez S, et al. Obesity-hypoventilation syndrome: increased risk of death over sleep apnea syndrome. PLoS One. 2015;10(2):e0117808.

Chin K, Shimizu K, Nakamura T, et al. Changes in intra-abdominal visceral fat and serum leptin levels in patients with obstructive sleep apnea syndrome following nasal continuous positive airway pressure therapy. Circulation. 1999;100:706-12.

Chirinos JA, Gurubhagavatula I, Teff K, et al. CPAP, weight loss, or both for obstructive sleep apnea. N Engl J Med. 2014;370:2265-75.

Dempsey JA, Veasey SC, Morgan BJ, O'Donnell CP. Pathophysiology of Sleep Apnea. Physiol Rev. 2010;90:47-112.

Dixon JB, Schachter LM, O'Brien PE, et al. Surgical vs conventional therapy for weight loss treatment of obstructive sleep apnea: a ran-domized controlled trial. JAMA. 2012;308(11):1142-9. https://doi.org/10.1001/2012.jama.11580.

Drager LF, Brunoni AR, Jenner R, et al. Effects of CPAP on body weight in patients with obstructive sleep apnoea: a meta-analysis of randomised trials. Thorax. 2015;70(3):258-64.

Genta PR, Marcondes BF, Danzi NJ, Lorenzi-Filho G. Ethnicity as a risk factor for obstructive sleep apnea: comparison of Japanese descendants and white males in São Paulo, Brazil. Braz J Med Biol Res. 2008;41:728-33.

Greenburg DL, Lettieri CJ, Eliasson AH. Effects of surgical weight loss on measures of obstructive sleep apnea: a meta-analysis. Am J Med. 2009;122(6):535-42.

Heinzer R, Vat S, Marques-Vidal P, et al. Prevalence of sleep-disordered breathing in the general population: the HypnoLaus study. Lancet Respir Med. 2015;3: 3108.

Howard ME, Piper AJ, Stevens B, et al. A randomised controlled trial of CPAP versus non-invasive ventilation for initial treatment of obesity hypoventilation syndrome. Thorax. 2017;72(5):437-44.

Lopata M, Onal E. Mass loading, sleep apnea, and the pathogenesis of obesity hypoventilation. Am Rev Respir Dis. 1982;126:640-5.

Manthous CA, Mokhlesi B. Avoiding management errors in patients with obesity hypoventilation syndrome. Ann Am Thorac Soc. 2016;13(1):109-14.

Marik PE, Desai H. Characteristics of patients with the "malignant obesity hypoventilation syndrome" admitted to an ICU. J Intensive Care Med. 2012;28(2):124-30.

Masa JF, Corral J, Alonso ML, et al. Efficacy of different treatment alternatives for obesity hypoventilation syndrome: Pickwick study. Am J Respir Crit Care Med. 2015;192(1):86-95.

Mokhlesi B, Kryger MH, Grunstein RR. Assessment and management of patients with obesity hypoventilation syndrome. Proc Am Thorac Soc. 2008;5(2):218-25.

Mokhlesi B, Tulaimat A, Faibussowitsch I, et al. Obesity hypoventilation syndrome: Prevalence and predictors in patients with obstructive sleep apnea. Sleep Breath. 2007;11(2):117-24.

Nowbar S, Burkart KM, Gonzales R, et al. Obesity-associated hypoventilation in hospitalized patients: prevalence, effects, and outcome. Am J Med. 2004;116:1-7.

O'Donnell CP, Schaub CD, Haines AS, et al. Leptin prevents respiratory depression in obesity. Am J Respir Crit Care Med. 1999;159:1477-84.

Patil SP, Schneider H, Schwartz AR, et al. Adult obstructive sleep apnea: pathophysiology and diagnosis. Chest. 2007;132:325-37.

Peppard PE, Young T, Palta M, et al. Longitudinal study of moderate weight change and sleep disordered breathing. JAMA. 2000;284(23):3015-21.

Phillips BG, Hisel TM, Kato M, et al. Recent weight gain in patients with newly diagnosed obstructive sleep apnea. J Hypertens. 1999;17:1297-300.

Phillips BG, Kato M, Narkiewicz K, et al. Increases in leptin levels, sympathetic drive, and weight gain in obstructive sleep apnea. Am J Physiol. 2000;279:H234-7.

Pillar G, Lavie P. Assessment of the role of inheritance in sleep apnea syndrome. Am J Respir Crit Care Med. 1995;151:688-91.

Piper AJ. Obesity hypoventilation syndrome - The big and the breathless. Sleep Med Rev. 2011;15(2):79-89.

Piper AJ, Grunstein RR. Current perspectives on the obesity hypoventilation syndrome. Curr Opin Pulm Med. 2007;13(6):490-6.

Popko K, Gorska E, Wasik M, et al. Frequency of distribution of leptin gene polymorphism in obstructive sleep apnea patients. J Physiol Pharmacol. 2007;58(Suppl 5) (Pt. 2):551-61.

Spiegel K, Tasali E, Penev P, Van Cauter E. Brief communication: sleep curtailment in healthy young men is associated with decreased leptin levels, elevated ghrelin levels, and increased hunger and appetite. Ann Intern Med. 2004;141(11):846-50.

Sugerman HJ, Fairman RP, Sood R, et al. Long-term effects of gastric surgery for treating respiratory insufficiency of obesity. Am J Clin Nutr. 1992;2(55):597S-601S.

Tufik S, Santos-Silva R, Taddei JA, Bittencourt LR. Obstructive sleep apnea syndrome in the Sao Paulo Epidemiologic Sleep Study. Sleep Med. 2010;11(5):441-6.

Tuomilehto HP, Seppä JM, Partinen MM, et al. Kuopio Sleep Apnea Group Lifestyle intervention with weight reduction: firstline treatment in mild obstructive sleep apnea. Am J Respir Crit Care Med. 2009;179(4): 320-7.

Watanabe T, Isono S, Tanaka A, et al. Contribution of body habitus and craniofacial characteristics to segmental closing pressures of the passive pharynx in patients with sleep-disordered breathing. Am J Respir Crit Care Med. 2002;165:260-5.

Weiner P, Waizman J, Weiner M, et al. Influence of excessive weight loss after gastroplasty for morbid obesity on respiratory muscle performance. Thorax. 1998;53:39-42.

42 | Mecanismos Modificadores do Fenótipo Obesidade na Asma

Patricia D. Freitas ▪ Regina Maria de Carvalho Pinto ▪ Celso R. F. Carvalho

Introdução

A asma é uma doença heterogênea, e as características clínicas, funcionais e inflamatórias desses pacientes passaram a chamar a atenção dos clínicos devido à elevada prevalência de pessoas com asma no Brasil. Entre as comorbidades clínicas, uma que despertou grande interesse foi a obesidade, que se encontra presente em aproximadamente 50% das pessoas com asma moderada a grave.

Em 2003, os resultados de uma coorte europeia chamaram a atenção para a prevalência de mulheres com índice de massa corporal (IMC) maior no grupo de pacientes graves. No ano seguinte, esses dados foram identificados em uma coorte estadunidense com 70% de mulheres com obesidade. No Brasil, a avaliação de uma coorte de indivíduos com asma grave identificou que 77% eram mulheres com obesidade e demonstrou o efeito da perda ponderal no controle de indivíduos com asma. Mais recentemente, um estudo multicêntrico de Freitas et al., em 2021, sobre pacientes com asma grave do Brasil e da Austrália, observou que mais de 50% tinham obesidade.

A publicação de um elevado número de pesquisas centradas na investigação da relação entre a asma e a obesidade, bem como dados ressaltando a obesidade como uma característica que identifica fenótipos em indivíduos com asma, têm sido realizados. Várias hipóteses foram elencadas, sendo as principais a participação de processo inflamatório, estresse oxidativo e fatores mecânicos.

Mecanismos modificadores

Papel da dieta na asma

Comer é parte essencial da vida e sabe-se que os alimentos desempenham um papel importante na preservação da saúde. Esse conceito foi inicialmente estabelecido por Hipócrates quando disse que "a comida deve ser a tua medicina". Atualmente, o papel da comida em doenças crônicas é indiscutível e as intervenções dietéticas fazem parte do tratamento de muitas delas. Além disso, já foi demonstrado que a dieta tem um fator-chave que influencia o desenvolvimento de doenças alérgicas, como a asma. Evidências mais recentes sugerem uma influência direta dos alimentos na fisiopatologia da asma, independentemente da condição alérgica. Uma pergunta-chave para os médicos é saber se as mudanças na dieta podem beneficiar pacientes com asma na prática rotineira.

A obesidade se tornou uma epidemia nos países desenvolvidos em decorrência dos padrões alimentares ocidentais. A obesidade se desenvolve quando a ingestão excede cronicamente a produção de energia em virtude do consumo excessivo de qualquer nutriente energético (gorduras, carboidratos ou proteínas) ou da pobre qualidade dos nutrientes, o que leva ao ganho de peso decorrente do acúmulo de gordura. Sendo assim, a obesidade se dá pela interação entre a ingestão excessiva de energia (gordura saturada, carboidratos refinados e sódio) e limitado consumo de alimentos "benéficos" (frutas, verduras, legumes e grãos integrais). Outro fator que pode influenciar a obesidade é a ingestão inadequada de nutrientes "benéficos", como fibra, vitaminas e outros fitoquímicos que têm propriedades antioxidante e anti-inflamatória. A dieta de baixa qualidade está associada a efeitos negativos, incluindo aumento do risco de doenças cardiovasculares (DCV), asma e câncer de cólon, e pelo fato de a dieta obesogênica ter um efeito inflamatório. Estudos epidemiológicos sugerem que o padrão alimentar ocidental, principalmente de alimentos ultraprocessados, aumenta o risco de sintomas de asma em crianças. Além disso, existem evidências de que a dieta ocidental está associada com o aumento de exacerbações da asma. Em resumo, a dieta obesogênica parece estar contribuindo para o desenvolvimento e a progressão de sintomas de asma.

A dieta tem sido cada vez mais reconhecida como um fator modificável na saúde pulmonar, já que os metabólitos da dieta desempenham um papel importante na regulação das respostas imunológicas. A comida atua como um gatilho na esofagite eosinofílica, doença inflamatória relacionada ao Th2 (predominantemente alérgica), de uma maneira não mediada por imunoglobulina (Ig) IgE. O fenótipo de asma alérgica também tem sido frequentemente associado à alergia alimentar, mas não se sabe se a dieta desempenha um papel na inflamação Th2. Embora as intervenções dietéticas tenham sido extensivamente estudadas em crianças com asma alérgica, sabe-se menos sobre dieta em relação à asma em adultos, que, muitas vezes, é não alérgica.

Papel da ingestão de ácidos graxos na fisiopatologia da asma

A obesidade eleva os níveis de ácido graxos como resultado do metabolismo lipídico. Quando o indivíduo não apresenta obesidade, o tecido adiposo é capaz de realizar uma homeostase lipídica ao armazenar grandes quantidades de ácidos graxos, porém a eficiência dessa função é reduzida ou perdida quando ocorre a sobrecarga crônica e sustentada de triglicerídeos e o aparecimento da resistência à insulina (RI). Nesse caso, os hormônios antipolíticos estão reduzidos e ocorre um aumento dos níveis de ácidos graxos circulantes.

O metabolismo lipídico também está alterado no período pós-prandial após o consumo de refeições com alto teor de gordura (comum em pessoas com obesidade), elevando os níveis de ácidos graxos. Esses níveis elevados de ácidos graxos (especialmente os saturados) podem ocasionar o aumento da resposta inflamatória por diversos mecanismos, entre eles ativação dos receptores do tipo *Toll* (TLR), estresse oxidativo, inflamação sistêmica, ativação de fator nuclear kappa B (NF-κB), número de neutrófilos periféricos, fator de necrose tumoral alfa (TNF-α), interleucina-6 (IL-6) e proteína C reativa (PCR). O excesso de ácidos graxos também ocasiona inflamação nas vias respiratórias pelo aumento dos neutrófilos e a expressão de TLR4 no escarro. Além disso, o tecido adiposo, que tem um efeito pró-inflamatório, aumenta a sensibilidade brônquica no asmático, causando inflamação local e sistêmica. Além disso, o tecido adiposo aumenta o estresse oxidativo e a peroxidação lipídica, causando a liberação de mediadores pró-inflamatórios, como TNF-α, IL-6 e leptina.

Papel da ingestão de fibras na fisiopatologia da asma

O hábito de se alimentar com dieta pobre em fibras está associado com o aumento tanto da inflamação sistêmica quanto da inflamação em vias respiratórias. Entre os fatores associados com a baixa ingestão de fibras está a inflamação eosinofílica e a piora da função pulmonar, sugerindo sua contribuição na fisiopatologia da asma. A possível ligação entre a ingestão de fibras e a inflamação é que as fibras, principalmente as solúveis, são fermentadas por bactérias como *Bifidobacterium* e *Lactobacillus* no cólon, que produzem ácidos graxos de cadeia curta (AGCC), como o propionato e o butirato. Aparentemente, algumas fibras, principalmente as solúveis, também podem atuar como prebióticos para aumentar a produção de AGCC. Sendo assim, os AGCC parecem ter propriedades anti-inflamatórias e ser o elo entre a fibra dietética e a inflamação.

Dois mecanismos-chave para ação dos AGCC têm sido propostos na asma: a ativação de receptores de ácidos graxos livres (AGL) e mudanças da expressão gênica que ocorrem sem alterar a sequência de DNA (regulação epigenética). Os AGCC derivados das fibras alimentares podem ativar dois receptores de AGL: o receptor 2 acoplado à proteína G (RAPG2), também conhecido como "GPR43", e o RAPG3 ou GPR41. Ambos são expressos por células do sistema imune, do trato gastrointestinal e adipócitos, sugerindo que esses receptores estimulam os linfócitos T reguladores (Treg) a ter efeitos anti-inflamatórios nas vias respiratórias.

Nesse sentido, existem evidências de que o aumento da ingestão de fibras alimentares leva ao aumento da expressão de TLR no período pós-prandial de pessoas com consumo excessivo de gordura, sugerindo que a interação entre a dieta e a inflamação possa ocorrer rapidamente. Já as modificações da expressão gênica que ocorrem sem alterar a sequência de DNA (regulação epigenética) podem ser induzidas dependendo da dieta. Estudos experimentais sugerem que uma dieta rica em fibras reduz a inflamação eosinofílica nas vias respiratórias e estimula a liberação de IL-4, IL-5, IL-13, IL-10 e interferon-gama (IFN-γ), bem como reduz a hiper-responsividade brônquica.

Antioxidantes e estresse oxidativo na asma

Indivíduos com asma têm uma resposta imune amplificada aos fatores-gatilho (alergênios e vírus), ocasionando o recrutamento e a ativação de células inflamatórias das vias respiratórias e liberação de espécies reativas de oxigênio (ERO). Esse aumento das ERO tem um papel importante na fisiopatologia da asma, porque as células inflamatórias são danificadas pelas ERO, prejudicando a função pulmonar, ao ocasionar, por exemplo, aumento da hiper-responsividade brônquica, hipersecreção de muco, lesão epitelial e edema.

A dieta ocidental é pobre em frutas, legumes, grãos integrais e antioxidantes e reduz a produção de antioxidantes. Uma possível explicação para o papel das ERO na asma é o baixo nível de antioxidantes, tanto de vitamina C quanto E, respectivamente, no plasma e no lavado broncoalveolar de pacientes com asma. Por sua vez, a suplementação dessas vitaminas tem mostrado reduzir, respectivamente, a inflamação neutrofílica e os níveis de citocinas circulantes e a auto-oxidação pela inibição da produção de ERO. Já os carotenoides (caroteno, licopeno, betacriptoxantina e luteína) são potentes inibidores da ativação de NF-κB e melhoram a função das células *natural killer* e a função fagocitária. A dieta com antioxidantes está positivamente associada à função pulmonar e à redução de desfechos relacionados à asma.

Frutas e vegetais e inflamação na asma

As frutas e os vegetais são um componente importante de uma dieta saudável e ajudam a prevenir a obesidade porque são pobres em energia, mas densos em nutrientes (vitaminas, minerais e fibras) e fitoquímicos (polifenóis, carotenoides, indóis, isotiocianatos e compostos organossulfurados). Além disso, o aumento da ingestão de frutas e vegetais pode ser benéfico para indivíduos com asma. A ingestão de frutas e vegetais tem sido mostrada como um fator contribuinte para reduzir a inflamação sistêmica e PCR plasmática, e o consumo de frutas tem sido inversamente associado com sintomas de chiado e positivamente associado com a função pulmonar. A ingestão de vegetais tem sido inversamente associada a sibilos e risco de desenvolver asma.

Estudos que modificaram a ingestão de frutas e verduras mostraram que indivíduos com asma que tiveram uma restrição na ingestão de frutas e vegetais apresentaram aumento de células inflamatórias no escarro e na expressão de genes regulados pelo NF-κB após 10 dias do início da dieta. Por outro lado, o aumento da ingestão de uma dieta à base de tomate (suco e extrato) levou a uma redução no infiltrado de células inflamatórias nas vias respiratórias. Em outro estudo, indivíduos com asma foram divididos em dois grupos, um com aumento e outro com diminuição do consumo de frutas e legumes por 2 semanas. Observou-se que, após esse período, o grupo que consumiu menos frutas e vegetais apresentou um risco 2 vezes maior na exacerbação da doença.

Uma dieta saudável com ingestão adequada (porções diárias) de frutas, verduras, fibras e alimentos antioxidantes, bem como a redução de alimentos ultraprocessados e o controle do peso são componentes importantes para reduzir o quadro alérgico e os sintomas da asma.

Resumo sobre o efeito da dieta em pessoas com asma

Os resultados da revisão sistemática mais recente, de Visser et al., destacam o potencial de intervenções dietéticas que podem afetar o processo inflamatório Th2 presente em certos fenótipos de asma. Os autores observaram que existe uma heterogeneidade entre os estudos. No entanto, constataram que as intervenções que envolvem fitoterapia e ácidos graxos ômega-3 têm as melhores evidências para serem utilizadas em pessoas com asma. Por outro lado, mostraram que existem poucas evidências de um efeito de antioxidantes, prebióticos e probióticos e dietas de estilo mediterrâneo na inflamação Th2.

Papel do exercício físico na asma

Asma, inatividade física e obesidade

A diminuição da atividade física é um dos mecanismos propostos para a associação entre asma e obesidade. Indivíduos com asma parecem ser mais suscetíveis à redução dos níveis de atividade física (AF) pelo fato de a própria prática de atividade física poder levar à indução do broncospasmo induzido pelo exercício (BIE), resultando em dispneia ao esforço e piora de sintomas respiratórios. Assim, muitos pacientes com asma evitam a prática de AF, sobretudo as mais intensas, pelo receio de exacerbação desses sintomas. Por sua vez, a ausência do exercício e a adoção do estilo de vida mais sedentário podem levar ao descondicionamento físico e à diminuição do limiar de indução dos sintomas pelo exercício, desencorajando ainda mais os pacientes a se exercitarem e perpetuando um ciclo vicioso de inatividade física e piora dos sintomas da asma. Relacionada a esse ciclo, a diminuição da AF também contribui para a obesidade, que, por sua vez, está associada a uma piora do controle clínico da asma, incluindo aumento dos sintomas e exacerbações da asma, piora da função pulmonar, maior uso de corticosteroides orais e piora na resposta à terapia de controle convencional da asma.

A obesidade tem sido reconhecida como um dos principais fatores responsáveis pelos sintomas respiratórios e pela limitação ao exercício físico. O excesso de peso está associado à redução dos níveis de AF, que, por sua vez, está relacionada com maior risco de comorbidades, que incluem, RI, DCV e descondicionamento muscular esquelético.

A obesidade tem várias consequências negativas para o músculo esquelético, incluindo inflamação, estresse oxidativo, além de diversas alterações estruturais, como redução do número relativo de fibras do tipo I e diminuição da densidade capilar, aumento do catabolismo muscular e prejuízo na síntese muscular de proteína, maior acúmulo de gordura intermuscular e alterações na massa mitocondrial, biogênese e metabolismo oxidativo com disfunção mitocondrial, que resultam em diminuição da força e resistência muscular e da funcionalidade. Essas alterações podem ser ainda mais pronunciadas em indivíduos com obesidade e asma, já que o uso da terapia com corticosteroide produz diversos efeitos deletérios nos músculos periféricos, como miopatia de fibras tipo I induzida por esteroides, aumento da porcentagem de fibras do tipo IIb e atividade reduzida de enzimas envolvidas na conversão oxidativa de energia, que promovem limitação periférica nessa população.

Além disso, indivíduos com obesidade têm maior risco de apresentar sintomas respiratórios, especialmente durante o exercício, uma vez que o excesso de peso tem sido associado à redução na respiração profunda, dispneia, aumento da sibilância e elevação da liberação de mediadores inflamatórios. Visto que esses indivíduos respiram a baixos volumes pulmonares, o fluxo expiratório durante a respiração basal é muito próximo do limite máximo, o que pode ser agravado em indivíduos com asma em razão da broncoconstrição. A limitação ao fluxo aéreo resulta em uma sensação de esforço expiratório, o que contribui para o aumento dos sintomas respiratórios e expirações incompletas, resultando em hiperinsuflação dinâmica (HD).

Indivíduos com asma e obesidade possuem uma elevada prevalência de HD, o que faz com que os músculos inspiratórios trabalhem em uma parte ineficiente da relação tensão-comprimento, levando a uma sobrecarga do músculo respiratório e aumentando a sensação de esforço respiratório. Portanto, os efeitos da limitação ao fluxo e da HD nessa população são ainda mais importantes durante o exercício em virtude da necessidade de aumento da ventilação para atingir as necessidades metabólicas do corpo em movimento.

Recentemente, foram identificados alguns fenótipos de asma baseados em características extrapulmonares tratáveis, entre elas, a obesidade, que, junto à inatividade física e aos sintomas de ansiedade e depressão, foram associados à piora clínica da asma, incluindo elevado risco de exacerbações e hospitalizações. A identificação dessas características extrapulmonares na prática clínica é extremamente importante para orientar intervenções individualizadas, por exemplo, a inclusão de um programa completo de perda de peso para indivíduos com obesidade e asma. Desse modo, a inclusão do exercício físico no programa de perda de peso tem sido recomendada para esses pacientes, não somente para adoção de um estilo de vida mais saudável, como também para melhora do controle clínico da doença.

Benefícios do treinamento físico na asma e na obesidade

O treinamento físico é reconhecido atualmente como um dos importantes pilares da reabilitação pulmonar em indivíduos com asma. Estudos recentes têm demonstrado efeitos benéficos do treinamento físico no aumento da capacidade física e na redução do risco de desenvolver BIE, na melhora dos sintomas da asma e dos fatores psicossociais, na diminuição do uso de corticosteroides, na melhora da inflamação das vias respiratórias, na redução da hiper-responsividade brônquica e dos níveis de citocinas e quimiocinas pró-inflamatórias. Em indivíduos com obesidade e asma, a inclusão do treinamento físico em um programa de perda de peso, junto à reeducação alimentar e à mudança comportamental, tem sido recomendada como estratégia complementar ao tratamento clínico-medicamentoso para controle dos sintomas da asma.

Uma vez que perder peso é, sem dúvida, uma tarefa difícil de alcançar na prática clínica, associar o treinamento físico com restrições dietéticas pode resultar em maior redução de peso a curto prazo (5 a 10% do peso corporal), com benefícios não somente para a asma como para a saúde em geral. O exercício físico, quando realizado em intensidade e frequência adequadas, tem um papel adicional na melhora do condicionamento físico, da composição corporal e da força muscular periférica, além de poder reduzir importantes comorbidades da obesidade, que incluem: melhora no sistema cardiovascular, redução do risco de desenvolver diabetes *mellitus* do tipo 2 (DM2) e aumento da taxa metabólica, assim como redução dos níveis de depressão e melhora dos fatores de saúde relacionados com qualidade de vida, incluindo a melhora do sono.

Sabe-se que o controle dos sintomas respiratórios em indivíduos com obesidade e asma é um importante desafio no tratamento desses pacientes, uma vez que a resposta aos medicamentos corticosteroides pode estar reduzida. Nesse sentido, estudos prévios já haviam demonstrado efeitos benéficos do treinamento físico na melhora dos sintomas da asma em indivíduos sem obesidade. Recentemente foi demonstrado que o exercício físico associado à dieta adicionou benefícios na melhora do controle clínico da asma, pela redução dos sintomas da asma e da frequência de exacerbações nesses indivíduos. Além disso, o aumento da perda de peso promovido pelo exercício também parece induzir alterações positivas na função pulmonar: volume de reserva expiratório (VRE) e capacidade pulmonar total (CPT), na hiper-responsividade das vias respiratórias, além de retardar o início da HD e da limitação ao fluxo expiratório em indivíduos com asma e obesidade.

O exercício físico também parece ter um efeito importante na redução da inflamação das vias respiratórias assim como na modulação do equilíbrio inflamatório/anti-inflamatório sistêmico. Em indivíduos com obesidade e asma, a melhora na inflamação das vias respiratórias parece ocorrer independentemente da perda de peso, uma vez demonstrada a redução significativa de eosinófilos das vias respiratórias, apesar de nenhuma mudança significativa no peso corporal no grupo de pacientes que realizaram apenas exercício físico. Esses resultados corroboram estudos prévios da literatura nos quais pacientes sem obesidade e com asma submetidos a um programa de treinamento físico apresentaram melhora da inflamação das vias respiratórias.

A melhora no condicionamento físico associada ao aumento da massa magra e da resistência muscular periférica parece também modular o equilíbrio inflamatório/anti-inflamatório em indivíduos com asma e obesidade submetidos ao exercício físico, pela redução da expressão de mediadores inflamatórios - IL-6 e a fração exalada de óxido nítrico (FeNO) - e pelo aumento da expressão dos marcadores anti-inflamatórios - IL-10 e adiponectina. O mecanismo requer mais investigações; no entanto, a melhora de importantes marcadores inflamatórios relacionados com a asma - níveis de FeNO, IL-4 e a quimiocina ligante (CCL-2) - foi observada apenas no grupo de pacientes que realizaram exercícios. Esses resultados sugerem que o treinamento físico pode melhorar as respostas Th2 em indivíduos com obesidade e asma, como já havia sido demonstrado em indivíduos sem obesidade e asma.

Prescrição do treinamento físico para indivíduos com obesidade e asma

Considerando todos os benefícios do exercício físico citados anteriormente, a importância do programa de treinamento físico para indivíduos com obesidade e asma se torna ainda mais relevante, já que, além dos benefícios conhecidos para os indivíduos com asma, o exercício físico também contribui para a perda de peso, que deve ser um tratamento complementar à intervenção medicamentosa convencional na abordagem dessa população. Desse modo, a prescrição de exercício físico para indivíduos com obesidade e asma deve seguir as mesmas considerações adotadas na organização do protocolo utilizado em pacientes com asma. O protocolo de exercício, no entanto, deve ser adaptado para os objetivos específicos dessa população, levando em consideração as limitações causadas pela obesidade.

O treinamento físico deve seguir algumas recomendações especiais, como aumento gradual da duração e da frequência dos treinos, bem como da intensidade inicial e da progressão dos exercícios. De forma geral, o treinamento físico para indivíduos com obesidade e asma deve iniciar com uma frequência um pouco mais baixa – 50 a 60% do consumo de oxigênio (VO_2) pico ou da frequência cardíaca máxima ($FC_{máx}$) –, e a duração do treino deve ser maior para indivíduos eutróficos com asma, pelo objetivo adicional de perda de peso (aproximadamente 60 minutos). Além disso, recomenda-se associar exercícios de resistência ao treino aeróbio a fim de oferecer um programa de treinamento físico mais equilibrado com o objetivo de aumentar a massa magra e o consumo metabólico basal, e também preparar o paciente para sustentar maior demanda de atividade aeróbia e diminuir o risco de lesões musculoesqueléticas e o estresse fisiológico em atividades diárias.

Em geral, a sessão de treinamento físico deve incluir uma fase de aquecimento, condicionamento e desaquecimento (Tabela 42.1). Recomenda-se realizar uma avaliação antes e após o término de cada treino a fim de monitorar exacerbações, pressão arterial, percepção subjetiva de esforço, FC e o pico de fluxo expiratório (PFE). Um broncodilatador de curta duração (como salbutamol na dose de 200 μg) deve ser ministrado no início do treino se o PFE atingir valores inferiores a 70% do valor máximo do paciente. O período de aquecimento e desaquecimento compreende uma duração aproximada de 10 minutos, incluindo exercícios em intensidade mais leve (50% da $FC_{máx}$ ou pontuação de esforço de Borg 12 a 14 ou de Borg modificado 4), com o objetivo principal de evitar o desencadeamento do BIE. Exercícios de alongamento muscular periférico dos grandes grupos musculares também podem ser incluídos nessas etapas.

A duração do período do condicionamento físico propriamente dito deve variar entre 40 e 60 minutos e deve incluir exercícios aeróbios como caminhada, ciclismo ou natação. Porém, é importante ressaltar que a melhor modalidade de exercício é aquela de que o paciente goste ou melhor se adapte e tenha prazer em realizá-la. Além disso, o local para realização do exercício deve ser isento de fatores desencadeantes alérgicos (pó, poeira, fungos [bolor], cheiros fortes, grande variação de temperatura ou muita poluição) e considerar as condições econômicas e socioculturais do paciente, por exemplo, a falta de referência de indivíduos fisicamente ativos e de locais seguros para a prática da atividade física. Assim, a abordagem das barreiras e dos facilitadores do exercício é indispensável para melhorar a aderência e o rendimento do paciente na prática de exercícios.

A parametrização da intensidade do treino pelo teste cardiopulmonar de esforço (TCPE) para determinar o limiar anaeróbio, o ponto de compensação respiratória e a potência aeróbia do paciente (Vo_2 pico) é considerada o teste padrão-ouro para prescrição da intensidade de exercício. Porém, a prescrição do exercício utilizando esse teste é limitada na prática clínica por seu elevado custo e pela dificuldade de realizá-lo no dia a dia. Por isso, outras ferramentas têm sido cada vez mais utilizadas para a prescrição da intensidade do exercício, como escala de percepção subjetiva de esforço (Borg entre 12 e 16 e Borg modificado entre 4 e 6) e frequência cardíaca de treinamento (FCT) baseada na frequência cardíaca máxima, que pode ser obtida pela fórmula:

$$FCT = FCR + [(FC_{máx} - FCR) \times \text{intensidade de treinamento}/100]$$

Em que:

- FCR: frequência cardíaca de repouso
- $FC_{máx}$: [208 – (0,7 × idade)].

Recomenda-se que o treino ocorra em intensidade moderada, entre 60 e 75% do Vo_2 pico ou da $FC_{máx}$, ou mesmo da FC correspondente a 2/3 da diferença entre o limiar anaeróbio e o ponto de compensação respiratória, ambos obtidos no TCPE, com uma frequência de 2 a 5 vezes/semana. Além disso, sintomas da asma e sinais vitais devem ser monitorados durante toda a sessão (Tabela 42.1).

Papel da cirurgia bariátrica

A cirurgia bariátrica é uma das intervenções no manejo de indivíduos com obesidade e asma, sendo o procedimento que causa a maior perda ponderal. Entretanto, vale ressaltar que a sua indicação está reservada para um grupo selecionado de pacientes. Uma revisão publicada em 2023, de Hudler et al., sobre asma e obesidade discute lacunas e futuras direções na asma relacionada à

Tabela 42.1 Protocolo de treinamento físico para indivíduos com obesidade e asma.

Etapas	Composição da sessão: opções de exercícios físicos	Duração (min)
Avaliação inicial	Avaliar comorbidades e medicações em uso Avaliar PFE, PA, percepção subjetiva de esforço e FC Utilizar BD se PFE < 70% do melhor valor de PFE do paciente	10 a 15
Aquecimento	Recomenda-se realizar alongamentos (MMSS e MMII) Tipos de exercício: caminhada, ciclismo ou jogos recreativos Equipamentos e recursos: bicicleta, esteira ergométrica, áreas externas Intensidade: 50% da $FC_{máx}$ (leve) ou pontuação de Borg 12 a 14 ou de Borg modificado 4	
Condicionamento físico	Modalidade de treino aeróbio: caminhada, ciclismo ou natação Recomenda-se associar treino resistido ao aeróbio em forma de circuito Intensidade: 60 a 75% do VO_2 pico ou da $FC_{máx}$ ou pontuação de Borg 14 a 16 ou de Borg modificado 6 Frequência: 2 a 3 vezes/semana com progressão para 3 a 5 vezes/semana Duração do programa: ≥ 12 semanas Monitoramento: FC, $SatO_2$, percepção subjetiva de esforço Equipamentos e recursos: bicicleta, esteira ergométrica, piscina, execução de exercícios em área livre, frequencímetro, oxímetro, percepção subjetiva de esforço	40 a 60
Desaquecimento	Exercício opcional: alongamentos (MMSS e MMII) Tipos de exercício para acalmar: caminhada, ciclismo Intensidade: 50% do VO_2 pico ou da $FC_{máx}$ (leve)	10 a 15
Avaliação final	Avaliar PFE, PA, percepção subjetiva de esforço e FC	

BD: broncodilatador de curta ação; FC: frequência cardíaca; $FC_{máx}$: frequência cardíaca máxima; MMII: membros inferiores; MMSS: membros superiores; PA: pressão arterial; PFE: pico de fluxo expiratório; $SatO_2$: saturação de oxigênio; VO_2: consumo de oxigênio. (Adaptada de Freitas et al., 2015.)

obesidade, incluindo dados de cirurgia bariátrica; outra revisão, de 2019, de Chaaban et al., aborda diversos aspectos mais específicos dessa intervenção em pacientes com obesidade e asma.

Estudos de seguimento de 1 ano após cirurgia bariátrica demonstraram melhora do controle da asma, com redução significativa do escore do Questionário de Controle da Asma (ACQ), redução de sintomas, melhora na qualidade de vida relacionada à saúde (QV), redução no uso de medicação de manutenção e resgate para a asma e redução de exacerbações.

A maioria das séries de casos mostra redução significativa do uso de medicação para asma após a cirurgia bariátrica. Estudo observacional de Guerron et al., de 2019, que acompanhou 715 pacientes mostrou redução da medicação ao longo do tempo, após cirurgia bariátrica, em 27, 37 e 47% em 30 dias, 6 meses e em 1 ano, respectivamente. Uma metanálise de Xie et al., publicada em 2023 (15 estudos; n = 982), apesar de algumas limitações, mostrou que a cirurgia metabólica e bariátrica permitiu a descontinuação da mediação para asma em 54% dos pacientes – intervalo de confiança (IC) IC 95%: 42 a 67, I2 = 86,2%, p < 0,001 –, reforçando que essa intervenção promove benefícios terapêuticos importantes em asmáticos com obesidade. Entretanto, se a perda de peso e as alterações de estilo de vida não são mantidas após a cirurgia, o controle da asma pode ser comprometido.

Poucos estudos avaliaram os efeitos da cirurgia bariátrica na função pulmonar de asmáticos. Tomados em conjunto, esses estudos sugerem efeitos positivos da cirurgia bariátrica na "restrição" pulmonar na população geral com obesidade e asma; os principais parâmetros de função pulmonar nos quais se observou melhora foram o volume expiratório forçado no primeiro segundo (VEF_1), a capacidade vital forçada (CVF), a capacidade residual funcional (CRF) e o VRE, bem como a melhora da hiper-responsividade brônquica. Uma metanálise publicada em 2019, de Upala et al.,

identificou a melhora da CVF e do VEF_1. Entretanto, o efeito em parâmetros de obstrução das vias respiratórias é variável e pode não se traduzir em melhores desfechos na asma.

O estudo de van Huistede et al., de 2015, avaliou 78 pacientes divididos em três grupos (indivíduos com obesidade e asma submetidos a cirurgia bariátrica, com obesidade sem asma submetidos a cirurgia bariátrica e indivíduos com obesidade e asma sem cirurgia bariátrica). Após 12 meses de seguimento, nos dois grupos que haviam sido submetidos à cirurgia bariátrica, ocorreu melhora significativa do VEF_1, da CRF e da CPT, refletindo melhora do "efeito restritivo" da obesidade nos parâmetros da função pulmonar. Entretanto, vale ressaltar que o grupo de indivíduos com asma que foram submetidos à cirurgia bariátrica apresentava, na condição basal, dados de função pulmonar (VEF_1% predito), de controle da asma (ACQ) e dose de corticosteroide inalado, caracterizando asma de menor gravidade. Portanto, não é possível extrapolar esses achados para indivíduos com asma grave.

O estudo nacional de Baltieri et al., de 2018, que acompanhou durante 1 ano 19 indivíduos com obesidade e asma submetidos à cirurgia bariátrica, demonstrou melhora significativa do controle da asma, avaliado pelo Teste de Controle da Asma (ACT). Nesse estudo, não se observaram alterações significativas nos volumes pulmonares; entretanto, diferentemente de outros estudos, o VRE não foi avaliado.

Os estudos de Hewitt et al., de 2014, e Maniscalco et al., de 2017, realizaram seguimento prospectivo, observacional, durante 5 anos e incluíram, respectivamente, 113 e 15 indivíduos com obesidade e asma. Ambos mostraram redução do IMC e melhora da função pulmonar (VEF_1 e CVF), que se manteve durante todo o período de seguimento. Além disso, o segundo estudo demonstrou melhora no controle da asma (ACQ) e na qualidade de vida (*Mini Asthma Quality of Life Questionnaire* – MiniAQLQ).

Entretanto, vale ressaltar que esse estudo incluiu pacientes com obesidade grave (IMC médio de aproximadamente 44 kg/m^2), mas com asma intermitente e/ou leve a moderada, e esses achados não podem ser extrapolados para indivíduos com asma grave.

Poucas séries de casos avaliaram os efeitos da cirurgia bariátrica na exacerbação da asma. Entretanto, o estudo de Hasegawa et al., de 2015, sobre indivíduos com obesidade e asma (n = 2.261) mostrou que a cirurgia bariátrica reduziu pela metade o risco de exacerbação com necessidade de emergência e/ou hospitalização.

Alguns estudos também avaliaram o comportamento dos níveis sistêmico e pulmonar de mediadores inflamatórios como leptina, adiponectina, TNF-α, IL-6 e IL-8, PCR, entre outros, em indivíduos com asma que foram submetidos à cirurgia bariátrica (Beuther e Sutherland, 2007). A leptina age no sistema nervoso central, em locais específicos (hipotálamo, mesencéfalo e tronco cerebral), responsáveis pelo controle do peso corporal, supressão da ingestão alimentar e regulação do gasto energético. Está paradoxalmente aumentada na obesidade e diminuiu significativamente após a cirurgia bariátrica. Já a adiponectina, que tem propriedades anti-inflamatórias, inibindo os efeitos pró-inflamatórios de citocinas, como TNF-α e IL-6, e induzindo a expressão de citocinas anti-inflamatórias, como IL-10 e IL-1, apresentou aumento significativo nas concentrações séricas após a cirurgia bariátrica, em indivíduos com obesidade e asma, indicando a possibilidade de ocorrência de um equilíbrio mais adequado entre as citocinas pró e anti-inflamatórias. Embora o papel tanto da adiponectina como da leptina, e também da resistina, em relação ao risco/gravidade da asma ainda não esteja bem definido, é provável a existência de sua participação na fisiopatologia que interliga a obesidade e a asma.

Estudos mostram redução significativa dos níveis séricos de IL-8 em pacientes com obesidade submetidos à cirurgia bariátrica, fato também observado em indivíduos com obesidade e asma, tendo esse efeito se mantido durante o seguimento de 1 ano. O aumento paradoxal da IL-6 12 meses após cirurgia bariátrica em indivíduos com obesidade e asma foi observado em alguns estudos.

A redução do TNF-α observada em indivíduos com obesidade submetidos à cirurgia bariátrica também foi demonstrada no estudo nacional (Baltieri et al., 2018) que avaliou indivíduos com obesidade e asma, no qual ocorreu redução de TNF-α, tanto sistêmico quanto pulmonar (escarro induzido), indicando redução do processo inflamatório.

A PCR está relacionada a diversas doenças inflamatórias e seu nível encontra-se aumentado na obesidade e está mais elevado em pacientes com asma quando comparado com indivíduos-controle, embora os dados relacionando os níveis de PCR e a gravidade da asma sejam controversos. Estudos mostram redução da PCR em indivíduos com obesidade e asma que perderam peso como resultado de cirúrgica bariátrica, indicando melhora da inflamação crônica.

Compilados, esses dados mostram que a cirurgia bariátrica reverte esse desequilíbrio de adipocinas em indivíduos com obesidade e asma, levando à diminuição da leptina e ao aumento da adiponectina, o que resulta em melhora do controle da doença, de parâmetros de função pulmonar e da inflamação crônica. Portanto, incluir a cirurgia bariátrica no manejo desses indivíduos, embora com indicação reservada para um grupo específico de pacientes, é uma intervenção que deve ser considerada.

Bibliografia

Arismendi E, Rivas E, Agusti A, et al. The systemic inflammome of severe obesity before and after bariatric surgery. PLoS One. 2014; 9(9):e107859.

Baltieri L, Cazzo E, de Souza AL, et al. Influence of weight loss on pulmonary function and levels of adipokines among asthmatic individuals with obesity: one-year follow-up. Respir Med. 2018;145:48-56.

Barbalho-Moulim MC, Miguel GP, Forti EM, et al. Pulmonary function after weight loss in obese women undergoing Roux-en-Y gastric bypass: one-year followup. ISRN Obes. 2013;2013:796454.

Berthon BS, Macdonald-Wicks LK, Gibson PG, Wood LG. Investigation of the association between dietary intake, disease severity and airway inflammation in asthma. Respirology. 2013;18(3):447-54.

Beuther DA, Sutherland ER. Overweight, obesity, and incident asthma: a meta-analysis of prospective epidemiologic studies. Am J Respir Crit Care Med. 2007;175(7):661-6.

Boulet LP, Turcotte H, Martin J, Poirier P. Effect of bariatric surgery on airway response and lung function in obese subjects with asthma. Respir Med. 2012;106(5):651-60.

Butland BK, Strachan DP, Anderson HR. Fresh fruit intake and asthma symptoms in young British adults: confounding or effect modification by smoking? Eur Respir J. 1999;13(4):744-50.

Chaaban TA. Bariatric surgery: a potential cure for asthma? Eur Respir Rev 2019;28(152):190003.

Chatzi L, Apostolaki G, Bibakis I, et al. Protective effect of fruits, vegetables and the Mediterranean diet on asthma and allergies among children in Crete. Thorax. 2007;62(8):677-83.

de Carvalho-Pinto RM, Cukier A, Angelini L, et al. Clinical characteristics and possible phenotypes of an adult severe asthma population. Respir Med. 2012;106(1): 47-56.

Dias-Junior SA, Reis M, de Carvalho-Pinto RM, et al. Effects of weight loss on asthma control in obese patients with severe asthma. Eur Respir J. 2014;43(5):1368-77.

Dixon AE, Pratley RE, Forgione PM, et al. Effects of obesity and bariatric surgery on airway hyperresponsiveness, asthma control, and inflammation. J Allergy Clin Immunol. 2011;128(3):508-15 e1-2.

Dolan CM, Fraher KE, Bleecker ER, et al. Design and baseline characteristics of the epidemiology and natural history of asthma: Outcomes and Treatment Regimens (TENOR) study: a large cohort of patients with severe or difficult-to-treat asthma. Ann Allergy Asthma Immunol. 2004;92(1):32-9.

Ellwood P, Asher MI, Bjorksten B, et al. Diet and asthma, allergic rhinoconjunctivitis and atopic eczema symptom prevalence: an ecological analysis of the International Study of Asthma and Allergies in Childhood (ISAAC) data. ISAAC Phase One Study Group. Eur Respir J. 2001;17(3):436-43.

Fanelli A, Cabral AL, Neder JA, et al. Exercise training on disease control and quality of life in asthmatic children. Med Sci Sports Exerc. 2007;39(9):1474-80.

Ferreira PG, Freitas PD, Silva AG, et al. Dynamic hyperinflation and exercise limitations in obese asthmatic women. J Appl Physiol (1985). 2017;123(3):585-93.

Franca-Pinto A, Mendes FA, de Carvalho-Pinto RM, et al. Aerobic training decreases bronchial hyperresponsiveness and systemic inflammation in patients with moderate or severe asthma: a randomised controlled trial. Thorax. 2015;70(8):732-9.

Freitas PD, Ferreira PG, Silva AG, et al. The role of exercise in a weight-loss program on clinical control in obese adults with asthma. A randomized controlled trial. Am J Respir Crit Care Med. 2017;195(1):32-42.

Freitas PD, Silva RA, Carvalho CRF. Efeitos do exercício físico no controle clínico da asma. Rev Med (São Paulo). 2015;94(4):246-55.

Freitas PD, Silva AG, Ferreira PG, et al. Exercise improves physical activity and comorbidities in obese adults with asthma. Med Sci Sports Exerc. 2018;50(7):1367-76.

Freitas PD, Xavier RF, McDonald VM, et al. Identification of asthma phenotypes based on extrapulmonary treatable traits. Eur Respir J. 2021;57(1):2000240.

Global Initiative for Asthma (GINA). Global Strategy for Asthma Management and Prevention. 2020. Disponível em: https://ginasthma.org/wp-content/uploads/2020/04/GINA-2020-full-report_-final-_wms.pdf. Acesso em: 7 maio 2020.

Guerron AD, Ortega CB, Lee HJ, et al. Asthma medication usage is significantly reduced following bariatric surgery. Surg Endosc. 2019;33(6):1967-75.

Guilleminault L, Williams EJ, Scott HA, et al. Diet and asthma: is it time to adapt our message? Nutrients. 2017;9(11). pii: E1227.

Guo CH, Liu PJ, Lin KP, Chen PC. Nutritional supplement therapy improves oxidative stress, immune response, pulmonary function, and quality of life in allergic asthma patients: an open-label pilot study. Altern Med Rev. 2012;17(1):42-56.

Hasegawa K, Tsugawa Y, Chang Y, et al. Risk of an asthma exacerbation after bariatric surgery in adults. J Allergy Clin Immunol. 2015;136:288-94.e8.

Hewitt S, Humerfelt S, Sovik TT, et al. Long-term improvements in pulmonary function 5 years after bariatric surgery. Obes Surg. 2014;24(5):705-11.

Hu FB, Stampfer MJ, Manson JE, et al. Dietary fat intake and the risk of coronary heart disease in women. N Engl J Med. 1997;337(21):1491-9.

Huang SL, Lin KC, Pan WH. Dietary factors associated with physician-diagnosed asthma and allergic rhinitis in teenagers: analyses of the first Nutrition and Health Survey in Taiwan. Clin Exp Allergy. 2001;31(2):259-64.

Hudler AC, Díaz IRR, Sharma S, et al. Gaps and future directions in clinical research on obesity-related asthma. Pulm Ther. 2023;9(3):309-27.

Julia V, Macia L, Dombrowicz D. The impact of diet on asthma and allergic diseases. Nat Rev Immunol. 2015;15(5):308-22.

Maniscalco M, Zamparelli AS, Vitale DF, et al. Long-term effect of weight loss induced by bariatric surgery on asthma control and health related quality of life in asthmatic patients with severe obesity: A pilot study. Respir Med. 2017;130:69-74.

Medeiros NS, de Abreu FG, Colato AS, et al. Effects of concurrent training on oxidative stress and insulin resistance in obese individuals. Oxid Med Cell Longev. 2015;2015:697181.

Mendes FA, Almeida FM, Cukier A, et al. Effects of aerobic training on airway inflammation in asthmatic patients. Med Sci Sports Exerc. 2011;43(2):197-203.

Mendes FA, Goncalves RC, Nunes MP, et al. Effects of aerobic training on psychosocial morbidity and symptoms in patients with asthma: a randomized clinical trial. Chest. 2010;138(2):331-7.

Özbey Ü, Balaban S, Sözener ZÇ, et al. The effects of diet-induced weight loss on asthma control and quality of life in obese adults with asthma: a randomized controlled trial. J Asthma. 2020;57(6):618-26.

Pakhale S, Baron J, Dent R, et al. Effects of weight loss on airway responsiveness in obese adults with asthma: does weight loss lead to reversibility of asthma? Chest. 2015;147(6):1582-90.

Ramos E, de Oliveira LV, Silva AB, et al. Peripheral muscle strength and functional capacity in patients with moderate to severe asthma. Multidiscip Respir Med. 2015;10(1):3.

Scott HA, Gibson PG, Garg ML, et al. Dietary restriction and exercise improve airway inflammation and clinical outcomes in overweight and obese asthma: a randomized trial. Clin Exp Allergy. 2013;43(1):36-49.

Silva AG, Freitas PD, Ferreira PG, et al. Effects of weight loss on dynamic hyperinflation in obese women asthmatics. J Appl Physiol. 2019;126(2):413-21.

The ENFUMOSA cross-sectional European multicentre study of the clinical phenotype of chronic severe asthma. European Network for Understanding Mechanisms of Severe Asthma. Eur Respir J. 2003;22(3):470-7.

Thorburn AN, McKenzie CI, Shen S, et al. Evidence that asthma is a developmental origin disease influenced by maternal diet and bacterial metabolites. Nat Commun. 2015;6:7320.

Upadhya B, Haykowsky MJ, Eggebeen J, Kitzman DW. Sarcopenic obesity and the pathogenesis of exercise intolerance in heart failure with preserved ejection fraction. Curr Heart Fail Rep. 2015;12(3):205-14.

Upala S, Thavaraputta S, Sanguankeo A. Improvement in pulmonary function in asthmatic patients after bariatric surgery: a systematic review and meta-analysis. Surg Obes Relat Dis. 2019;15(5):794-803.

van Huisstede A, Rudolphus A, Castro Cabezas M, et al. Effect of bariatric surgery on asthma control, lung function and bronchial and systemic inflammation in morbidly obese subjects with asthma. Thorax. 2015;70(7):659-67.

Visser E, Ten Brinke AT, Sizoo D, et al. Effect of dietary interventions on markers of type 2 inflammation in asthma: A systematic review. Respir Med. 2024;221:107504.

Westermann H, Choi TN, Briggs WM, et al. Obesity and exercise habits of asthmatic patients. Ann Allergy Asthma Immunol. 2008;101(5):488-94.

Wood LG, Garg ML, Gibson PG. A high-fat challenge increases airway inflammation and impairs bronchodilator recovery in asthma. J Allergy Clin Immunol. 2011;127(5):1133-40.

Wood LG. Diet, obesity, and Asthma. Ann Am Thorac Soc. 2017;14(Supplement_5):S332-8.

Xie L, Chandrasekhar A, DeSantis SM, et al. Discontinuation and reduction of asthma medications after metabolic and bariatric surgery: a systematic review and meta-analysis. Obes Rev. 2023;24(2):e13527.

43 | Obesidade e Doença do Refluxo Gastroesofágico

Anna Carolina Batista Dantas ▪ Denis Pajecki

Introdução

A doença do refluxo gastroesofágico (DRGE), uma condição multifatorial e prevalente que afeta cerca de 20% da população adulta, caracteriza-se pelo refluxo de conteúdo gástrico para o esôfago, ocasionando sintomas e complicações. No contexto da atual epidemia de obesidade, espera-se um aumento progressivo da incidência da DRGE, gerando apreensão devido ao crescimento da frequência de suas complicações, como esôfago de Barrett e adenocarcinoma esofágico.

Fisiopatologia

A literatura demonstra que pacientes com obesidade apresentam maior prevalência de anormalidades fisiológicas que prolongam a exposição ácida no esôfago. No entanto, a maioria dos estudos que investigaram essa associação analisou indivíduos em avaliação pré-operatória para cirurgia bariátrica, ou seja, com índice de massa corporal (IMC) acima de 35 ou 40 kg/m^2. Portanto, a aplicabilidade desses achados a pacientes com sobrepeso ou obesidade leve ainda precisa ser elucidada.

Múltiplos fatores podem ser atribuídos à relação entre obesidade e DRGE, entre os quais se destacam:

- Fatores mecânicos:
  - Dismotilidade esofágica
  - Menor pressão de repouso do esfíncter esofágico inferior (EEI)
  - Maior incidência de hérnia de hiato
  - Aumento da pressão intragástrica
  - Aumento do gradiente de pressão gastroesofágico
  - Maior número de relaxamentos transitórios do esfíncter esofágico inferior (RTEEI)
- Fatores fisiológicos:
  - Aumento do débito das secreções biliar e pancreática
  - Menor esvaziamento de sais biliares e liberação de gastrina.

A Figura 43.1 mostra os mecanismos patogênicos que levam o paciente com obesidade a desenvolver a DRGE.

É comum, por exemplo, o achado de alterações manométricas em pacientes assintomáticos, sendo uma das mais comuns a hipotonia do EEI. Em pacientes com sintomas de DRGE, as alterações manométricas também são comuns, chegando até 33%. Um estudo que comparou a pressão do EEI entre pacientes eutróficos, com sobrepeso ou obesidade, encontrou uma relação inversa entre o IMC e a pressão do EEI, ou seja, quanto maior o IMC, mais hipotônico o esfíncter.

Outro achado manométrico comum em pacientes com obesidade é o maior número de RTEEI. O principal estímulo para que isso aconteça é a distensão gástrica, principalmente da região do fundo. Quando comparados com pacientes eutróficos ou com sobrepeso, aqueles com obesidade tiveram muito mais episódios de RTEEI em um período pós-prandial de 2 horas (episódios/hora: com obesidade: 17,3; sobrepeso: 3,8; eutrófico: 2,1).

A hérnia de hiato é também um mecanismo associado à DRGE e à obesidade. Provavelmente, a hérnia nesses pacientes é secundária ao aumento da pressão intra-abdominal, forçando o fundo gástrico por meio de uma fraqueza no diafragma. Exames complementares em candidatos à cirurgia bariátrica revelaram até 50% de hérnia hiatal com sintomas de DRGE. Além disso, pacientes com hérnia hiatal têm maior chance de apresentar esofagite erosiva.

Vale lembrar que obesidade e DRGE se relacionam com a dieta. O aumento da ingestão de alimentos ricos em gordura resulta no aumento da secreção de hormônios, como secretina e colecistoquinina, levando ao relaxamento do EEI. Vários estudos também demonstraram correlação entre consumo de cafeína, álcool e chocolate com sintomas de DRGE.

Quadro clínico e diagnóstico

O quadro clínico clássico da DRGE se caracteriza por pirose e regurgitação, chamados "sintomas típicos". Além disso, o paciente pode apresentar disfagia, odinofagia, globus (sensação não dolorosa, constante ou intermitente, de um nódulo ou algo preso na faringe), náuseas e sintomas extraesofágicos, como tosse, pigarro e sibilância. Entretanto, a suposição da relação entre DRGE e tosse, rouquidão e outros sintomas extraesofágicos "isolados" (ou seja, na ausência de sintomas típicos de DRGE) superestima o diagnóstico de DRGE atípica, levando ao uso inadequado de medicamentos antissecretores, alto custo financeiro e desperdício de recursos limitados para exames.

Classicamente o diagnóstico pode ser baseado na presença dos sintomas típicos. Todavia, na mais recente atualização de 2024 do Consenso de Lyon, exames complementares são recomendados para todas as outras categorias de sintomas e para pacientes que não respondem aos inibidores da bomba de prótons (IBPs), antes de qualquer abordagem invasiva para DRGE ou tratamento medicamentoso a longo prazo. A endoscopia digestiva alta (EDA) deve ser priorizada em casos com sintomas atípicos, sinais de alarme

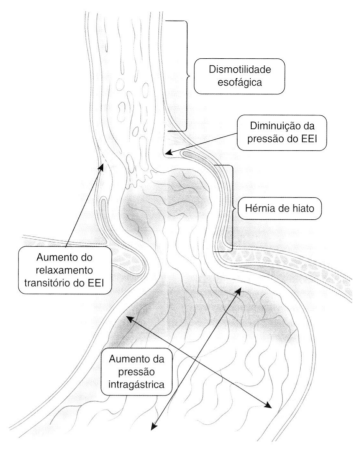

Figura 43.1 Potenciais mecanismos patogênicos que ocasionam a doença do refluxo gastroesofágico na pessoa com obesidade. EEI: esfíncter esofágico inferior.

ou fatores de risco para esôfago de Barrett. Os fatores de risco para esôfago de Barrett são sintomas de refluxo há mais de 5 anos, idade maior que 50 anos, sexo masculino, sintomas noturnos, tabagismo e obesidade. Desse modo, a rigor, todos os pacientes com obesidade e sintomas de refluxo deveriam fazer EDA no início da avaliação.

De acordo com o Consenso de Lyon 2.0 de 2024, o achado de esofagite grau B de Los Angeles já é evidência conclusiva para o diagnóstico de DRGE. Entretanto, principalmente nos pacientes com obesidade, o tempo e a gravidade dos sintomas se correlacionam fracamente com a intensidade da esofagite. A radiografia contrastada do esôfago tem baixa sensibilidade para o diagnóstico de DRGE. Pode ser feita para avaliar complicações como estenose esofágica ou associação com hérnia hiatal, mas nesses casos não dispensa a avaliação endoluminal com EDA. A manometria esofágica é indicada em pacientes com dor torácica e disfagia para excluir distúrbios motores do esôfago. A pH-metria de 24 horas está indicada em pacientes com sintomas atípicos ou refratários ao tratamento clínico.

Existe uma associação direta entre a presença de sintomas de DRGE com o aumento do IMC. Pacientes com sobrepeso já apresentam maior frequência de sintomas em relação àqueles com peso normal, porém pacientes com IMC > 30 kg/m² têm uma chance 3 vezes maior de ter sintomas recorrentes de refluxo. Além da maior frequência, quanto maior o IMC, mais graves os sintomas de pirose, regurgitação e achado endoscópico de esofagite erosiva. Esses achados foram mais pronunciados em mulheres com obesidade e mais frequentes para regurgitação do que pirose.

Em relação ao aumento da exposição esofágica ao ácido, os achados na literatura são contraditórios. Enquanto o estudo de Lundell et al., de 1995, que analisou endoscopia e pH-metria de 24 horas em 50 pacientes em pré-operatório de cirurgia bariátrica não observou diferença em relação à população geral, outro, de El-Serag, de 2007, encontrou maior número de episódios de refluxo e porcentagem de tempo com pH < 4 em pacientes com IMC ≥ 30 kg/m².

Complicações

As complicações a longo prazo associadas ao refluxo são esofagite erosiva, esôfago de Barrett e adenocarcinoma esofágico. A esofagite erosiva, encontrada por exame endoscópico, é relatada com mais frequência em pacientes com sobrepeso ou obesidade, com risco 3,3 vezes maior no paciente com obesidade em relação ao paciente com peso normal. Entretanto, casos de esofagite grave (classificação C ou D de Los Angeles) são vistos com baixa frequência nesses pacientes. Em um estudo do nosso serviço com mais de 700 pacientes candidatos à cirurgia bariátrica, somente 18% tiveram achado de esofagite na EDA; e desses, 77% tinham esofagite grau A.

O esôfago de Barrett, que consiste na metaplasia distal do tecido esofágico em reação à exposição ácida crônica, tem uma relação ainda mais forte com a obesidade. Estima-se que, a cada 5 pontos a mais no IMC, o risco de desenvolver aumente em até 35%. Estudos epidemiológicos e tomográficos relacionaram o aumento da gordura visceral, independente do IMC, a maior risco de desenvolver esôfago de Barrett.

O adenocarcinoma de esôfago tem entre os seus fatores de risco a obesidade e a DRGE, com um aumento de incidência de 6 vezes nos últimos 40 anos. Em pacientes sem outros fatores de risco associados, ou seja, jovens não fumantes, há uma relação direta entre aumento do IMC e incidência de DRGE. Uma metanálise com 12 estudos epidemiológicos mostrou que pacientes com obesidade grave têm *odds ratio* de 4,7 para adenocarcinoma de esôfago, se comparados a pacientes eutróficos.

Tratamento

O tratamento clínico inicial consiste em modificações de dieta e estilo de vida, como perda de peso, elevação da cabeceira e eliminação seletiva dos gatilhos alimentares, como cafeína, álcool, chocolate e alimentos com alto teor de gordura. O tratamento medicamentoso pode ser feito com IBPs (omeprazol, pantoprazol, esomeprazol etc.) ou, mais recentemente, com bloqueadores de ácido competitivo de potássio (P-CABSs) (vonoprazana) por 6 a 12 semanas. Conforme melhora dos sintomas, o tratamento de manutenção pode ser feito com doses reduzidas ou sob demanda. O tratamento da *H. pylori* não é recomendado em pacientes com DRGE e não afeta o controle dos sintomas nem a cicatrização da esofagite.

Assim como o ganho de peso e o aumento do IMC levam a aumento dos sintomas de DRGE, uma melhora expressiva é vista após a perda de peso, mesmo que modesta. Enquanto o estudo de Fraser-Moodie et al. mostrou melhora de 75% dos sintomas com perda de 4 kg outro, de Jacobson et al., mostrou diminuição em 40% de sintomas frequentes com a diminuição do IMC em 3,5 kg/m².

Atualmente, duas técnicas endoscópicas – radiofrequência e fundoplicatura transoral – estão disponíveis para tratamento da DRGE. Nenhuma delas é específica para obesidade nem foi testada nessa população.

O tratamento cirúrgico com fundoplicatura, reservado para pacientes com complicações da doença ou dependentes de medicação de forma ininterrupta, tem resultados conflitantes em pacientes com obesidade. Enquanto uma revisão com mais de 500 pacientes não observou associação entre IMC e complicações ou recidiva, outro estudo observou 31% de recorrência em pacientes com IMC $\geq$ 30 kg/m². Os autores sugerem que em pacientes com obesidade grave (IMC $\geq$ 35 kg/m²), o tratamento cirúrgico do refluxo seja realizado com o *bypass* gástrico em Y de Roux, a fim de tratar o refluxo, a obesidade e suas comorbidades, prevenindo a recidiva dos sintomas ou complicações anatômicas, como migração da fundoplicatura.

Cirurgia bariátrica

Com o aumento da prevalência da obesidade e da DRGE nas últimas décadas, a cirurgia bariátrica apresenta-se como uma oportunidade única de tratar ambas as afecções. A técnica mais consagrada e ainda a mais realizada no Brasil, o *bypass* gástrico em Y de Roux, tem resultado muito favorável no tratamento de DRGE, sendo utilizada não somente para tratar obesidade, mas como técnica cirúrgica de resgate para DRGE recidivada após fundoplicatura.

Um estudo com 239 pacientes com DRGE antes da cirurgia bariátrica mostrou melhora dos sintomas em 94% dos pacientes e diminuição do uso de IBP em 30% deles com menos de 1 ano após a cirurgia. Uma revisão com 49 publicações sobre o tratamento da DRGE em pacientes com obesidade e esôfago de Barrett mostrou persistência de sintomas somente em 12 a 15% dos pacientes submetidos ao *bypass* gástrico em Y de Roux, em comparação a 28 a 60% daqueles submetido à fundoplicatura. Apesar da limitação da maioria dos estudos em analisar retrospectivamente somente sintomas ou uso de IBP, existem evidências de maior qualidade, como um estudo brasileiro que avaliou EDA e pH-metria de 24 horas, além dos sintomas. Nesse estudo, que analisou os pacientes no período pré-operatório e 3 anos de pós-operatório, houve melhora em:

- Presença de sintomas típicos: de 64 para 23%
- Esofagite: de 45 para 19%
- Redução do escore de DeMeester: de 28,6 para 1,2.

Vários mecanismos são atribuídos à melhora do refluxo após o *bypass* gástrico em Y de Roux: diminuição da produção ácida em virtude do tamanho do *pouch* gástrico; tamanho pequeno e rápido esvaziamento gástrico, reduzindo os episódios de regurgitação; ausência de refluxo duodenal devido ao desvio intestinal.

Gastrectomia vertical

A gastrectomia vertical (GV) ou *sleeve* tem ganhado uma abrangência cada vez maior e já é a técnica cirúrgica para tratamento de obesidade mais realizada nos EUA e no Canadá. Apesar de demonstrar excelentes resultados na literatura com relação à perda de peso e ao controle das comorbidades, a relação da GV com a DRGE permanece controversa. Uma revisão sistemática que analisou 15 estudos mostrou piora dos sintomas em 4 deles, enquanto 7 mostraram melhora. Uma coorte retrospectiva com mais de 5 mil pacientes mostrou não somente que a maioria (84%) dos que tinham DRGE continuaram com sintomas, mas que 8,6% dos que não tinham refluxo passaram a ter após a cirurgia (refluxo *de novo*). Em contrapartida, um estudo comparou sintomas, EDA e pH-metria antes e após a GV, com melhora dos sintomas e dos parâmetros da pH-metria de forma significativa no pós-operatório, apesar de manter esofagite na EDA em 69% dos casos.

Dois mecanismos anatômicos são relacionados à piora da DRGE após a GV:

- Dissecção da crura diafragmática com disrupção do ângulo de His, que podem diminuir a pressão basal do EEI
- Menor complacência gástrica por seu formato tubulizado e com piloro, levando a um aumento de pressão na câmara gástrica.

Ambos os mecanismos formam um gradiente de pressão favorecendo o refluxo do conteúdo gástrico para o esôfago.

Considerando os dados conflitantes da literatura, a presença de DRGE em pacientes com obesidade candidatos à cirurgia bariátrica pode afetar a escolha da técnica cirúrgica, uma vez que impacta na qualidade de vida pós-operatória. A presença de DRGE em si não deve contraindicar a GV, mas naqueles pacientes com muitos sintomas, esofagite grave, esôfago de Barrett, hipotonia de EEI ou hérnia de hiato volumosa, o *bypass* gástrico deve ser favorecido.

Bibliografia

Braghetto I, Csendes A. Patients having bariatric surgery: surgical options in morbidly obese patients with Barrett's esophagus. Obes Surg. 2016;26(7):1622-6.

Chiu S, Birch DW, Shi X, et al. Effect of sleeve gastrectomy on gastroesophageal reflux disease: a systematic review. Surg Obes Relat Dis. 2011;7(4):510-5.

Corley DA, Kubo A. Body mass index and gastroesophageal reflux disease: a systematic review and meta-analysis. Am J Gastroenterol 2006;101(11): 2619-28.

DuPree CE, Blair K, Steele SR, Martin MJ. Laparoscopic sleeve gastrectomy in patients with preexisting gastroesophageal reflux disease: a national analysis. JAMA Surg. 2014;149(4):328-34.

El-Serag HB, Ergun GA, Pandolfino J, et al. Obesity increases esophageal acid exposure. Gut. 2007;56(6):749-55.

El-Serag HB, Hashmi A, Garcia J, et al. Visceral abdominal obesity measured by CT scan is associated with an increased risk of Barrett's oesophagus: a case-control study. Gut. 2014a;63(2):220-9.

El-Serag HB, Sweet S, Winchester CC, Dent J. Update on the epidemiology of gastro-oesophageal reflux disease: a systematic review. Gut. 2014b;63(6):871-80.

Fox M, Barr C, Nolan S, et al. The effects of dietary fat and calorie density on esophageal acid exposure and reflux symptoms. Clin Gastroenterol Hepatol. 2007;5(4):439-44.

Fraser-Moodie CA, Norton B, Gornall C, et al. Weight loss has an independent beneficial effect on symptoms of gastro-oesophageal reflux in patients who are overweight. Scand J Gastroenterol. 1999;34(4):337-40.

Gyawali CP, Yadlapati R, Fass R, et al. Updates to the modern diagnosis of GERD: Lyon consensus 2.0. Gut. 2024;73(2):361-71.

Hampel H, Abraham NS, El-Serag HB. Meta-analysis: obesity and the risk for gastroesophageal reflux disease and its complications. Ann Intern Med 2005;143(3):199-211.

Hong D, Khajanchee YS, Pereira N, et al. Manometric abnormalities and gastro-esophageal reflux disease in the morbidly obese. Obes Surg. 2004;14:744-9.

Hoyo C, Cook MB, Kamangar F, et al. Body mass index in relation to oesophageal and oesophagogastric junction adenocarcinomas: a pooled analysis from the International BEACON Consortium. Int J Epidemiol. 2012;41(6):1706-18.

Jacobson BC, Somers SC, Fuchs CS, et al. Body-mass index and symptoms of gastroesophageal reflux in women. N Engl J Med. 2006;354(22):2340-8.

Kahrilas PJ. Clinical manifestations and diagnosis of gastroesophageal reflux in adults. UpToDate. 2018. Disponível em: https://www.uptodate.com/contents/clinical-manifestations-and-diagnosis-of-gastroesophageal-reflux-in-adults. Acesso em: 11 maio 2020.

Kahrilas PJ, Shi G, Manka M, Joehl RJ. Increased frequency of transient lower esophageal sphincter relaxation induced by gastric distention in reflux patients with hiatal hernia. Gastroenterology. 2000;118(4):688-95.

Lee HL, Eun CS, Lee OY, et al. Association between GERD-related erosive esophagitis and obesity. J Clin Gastroenterol. 2008;42(6): 672-5.

Locke GR 3rd, Talley NJ, Fett SL, et al. Risk factors associated with symptoms of gastroesophageal reflux. Am J Med. 1999;106(6):642-9.

Lundell L, Ruth M, Sandberg N, Bove-Nielsen M. Does massive obesity promote abnormal gastroesophageal reflux? Dig Dis Sci. 1995;40(8):1632-5.

Madalosso CA, Gurski RR, Callegari-Jacques SM, et al. The impact of gastric bypass on gastroesophageal reflux disease in morbidly obese patients. Ann Surg. 2016;263(1):110-6.

Mercer CD, Rue C, Hanelin L, Hill LD. Effect of obesity on esophageal transit. Am J Surg. 1985;149(1):177-81.

Moraes-Filho JPP, Domingues G, Chinzon D; Brazilian GERD Counselors. Brazilian clinical guideline for the therapeutic management of gastroesophageal reflux disease (Brazilian Federation of Gastroenterology, FBG). Arq Gastroenterol. 2024;61:e23154.

Nebel OT, Castell DO. Inhibition of the lower oesophageal sphincter by fat--a mechanism for fatty food intolerance. Gut. 1973;14(4):270-4.

Nelson LG, Gonzalez R, Haines K, et al. Amelioration of gastroesophageal reflux symptoms following Roux-en-Y gastric bypass for clinically significant obesity. Am Surg. 2005;71(11):950-3.

Nocon M, Labenz J, Jaspersen D, et al. Association of body mass index with heartburn, regurgitation, and esophagitis: results of the progression of gastro- esophageal reflux disease study. J Gastroenterol Hepatol. 2007;22(11):1728-31.

Pace F, Bianchi Porro G. Gastroesophageal reflux disease: a typical spectrum disease (a new conceptual framework is not needed). Am J Gastroenterol. 2004;99(5):946-9.

Perez AR, Moncure AC, Rattner DW. Obesity adversely affects the outcome of antireflux operations. Surg Endosc. 2002;15:986-9.

Pohl H, Welch HG. The role of overdiagnosis and reclassification in the marked increase of esophageal adenocarcinoma incidence. J Natl Cancer Inst. 2005;97(2):142-6.

Quiroga E, Cuenca-Abente F, Flum D, et al. Impaired esophageal function in morbidly obese patients with gastroesophageal reflux disease: evaluation with multichannel intraluminal impedance. Surg Endosc. 2006;20(5):739-43.

Rebecchi F, Allaix ME, Ugliono E, et al. Increased esophageal exposure to weakly acidic reflux 5 years after laparoscopic Roux-en-Y gastric bypass. Ann Surg. 2016;264(5):871-7.

Santo MA, Quintanilha SR, Mietti CA, et al. Endoscopic changes related to gastroesophageal reflux disease: comparative study among bariatric surgery patients. Arq Bras Cir Dig 2015;28(Supl.1):36-8.

Stein DJ, El-Serag HB, Kuczynski J, et al. The association of body mass index with Barrett's oesophagus. Aliment Pharmacol Ther. 2005;22(10):1005-10.

Suter M, Dorta G, Giusti V, Calmes JM. Gastro-esophageal reflux and esophageal motility disorders in morbidly obese patients. Obes Surg. 2004;14(7):959-66.

Winslow ER, Frisella MM, Soper NJ, Klingensmith ME. Obesity does not adversely affect the outcome of laparoscopic antireflux surgery (LARS). Surg Endosc. 2003;17(12):2003-11.

Wu JC, Mui LM, Cheung CM, et al. Obesity is associated with increased transient lower esophageal sphincter relaxation. Gastroenterology. 2007;132(3):883-9.

44 Colecistolitíase e Obesidade

Francisco Tustumi ▪ Denis Pajecki ▪ Marco Aurelio Santo

Epidemiologia

A colecistolitíase é definida pela presença de cálculos na vesícula biliar, resultado de altas concentrações de colesterol ou bilirrubina na bile. Mais de 90% dos cálculos correspondem a cálculos de colesterol, enquanto o restante é representado pelos cálculos pigmentados. É afecção comum, acometendo de 10 a 20% da população mundial. Mais de 20% das pessoas com colecistolitíase apresentarão sintomas ao longo da vida. Trata-se de uma condição crônica e sua prevalência aumenta com o envelhecimento, atingindo um platô aos 50 anos em homens e aos 60 anos em mulheres. Além disso, a prevalência é maior em mulheres do que em homens.

Na Europa, aproximadamente 20% da população apresenta colecistolitíase. Nos EUA, estima-se que 10 a 15% das pessoas são afetadas por essa condição, com maior prevalência entre os hispânicos com ancestralidade de americanos nativos.

No Brasil, uma pesquisa realizada em Curitiba por meio de exames de ultrassonografia encontrou prevalência de 14,8% em maiores de 20 anos. Estudos de necropsia realizados em São Paulo em pacientes acima de 20 anos mostraram uma prevalência de 14,7% para homens e 26,4% para mulheres.

As populações nativas das Américas do Norte e do Sul representam os grupos com maior incidência de colecistolitíase no mundo. Nesses indivíduos, os fatores de risco genéticos promovem a formação de bile litogênica e a formação de cálculos mais precocemente (antes de 30 anos), resultando em uma prevalência de mais de 50% aos 50 anos em homens e mulheres.

Fisiopatologia

Cálculos de colesterol

A formação dos cálculos de colesterol é resultado da supersaturação de colesterol na bile, que não é capaz de ser solubilizado pelos ácidos biliares e fosfolipídeos. A bile supersaturada pode resultar da secreção excessiva de colesterol pelo fígado ou da secreção diminuída dos sais biliares e dos fosfolipídeos.

Hipersecreção hepática de colesterol

O colesterol secretado na bile é proveniente majoritariamente da síntese hepática *de novo* de colesterol, do colesterol captado das lipoproteínas de alta densidade (HDL) e dos quilomícrons (lipoproteínas que transportam o colesterol do intestino).

Desregulações na absorção, na biossíntese, no catabolismo ou na secreção biliar do colesterol pelos hepatócitos podem resultar na hipersecreção do colesterol.

A resistência à insulina (RI) promove maior secreção de colesterol pelos hepatócitos por meio da maior atividade dos transportadores de membrana de colesterol (ABCG5/ABCG8, do inglês *subfamily-G ATP-binding cassette [ABC] transporters 5 e 8*). Esse mecanismo explica a maior prevalência de cálculos biliares em indivíduos com obesidade e diabetes.

O estrogênio colabora com a formação de cálculos por meio da estimulação da síntese hepática e secreção de colesterol, assim como da redução da síntese de sais biliares. Isso é capaz de explicar pelo menos em parte a maior prevalência de colecistolitíase em mulheres do que em homens.

Hipomotilidade da vesícula biliar

A motilidade da vesícula biliar se altera precocemente com a formação de cálculos, principalmente porque grandes quantidades de colesterol são absorvidas da bile supersaturada pelas células epiteliais da vesícula. Esse colesterol em excesso é convertido e estocado na mucosa e lâmina própria, o que leva ao enriquecimento da membrana das células musculares e prejudica a sinalização dos receptores de colecistoquinina.

Outra alteração precoce é a inflamação crônica da parede da vesícula biliar em resposta à bile litogênica. Essa inflamação está associada com a fibrose da parede e ambos os eventos prejudicam a contração da vesícula. Assim, o tempo de permanência da bile supersaturada na vesícula aumenta e contribui para a formação de cristais de colesterol.

Cálculos pigmentados

Cálculos pigmentados resultam do metabolismo anormal da bilirrubina. Cálculos pretos são formados na vesícula biliar sem infecção, particularmente em pacientes com condições sistêmicas que levam ao aumento da bilirrubina sérica, como anemias hemolíticas, eritropoese ineficaz, doenças ileais, ressecções ileais extensas ou hepatopatia crônica, e são compostos de bilirrubinato de cálcio.

Os cálculos marrons podem se formar em qualquer parte da árvore biliar. A estase biliar secundária à obstrução dos ductos biliares e à infecção biliar, especialmente por *Escherichia coli,* são condições essenciais para a sua formação.

A *E. coli* produz betaglucoronidase, fosfolipase A1 e hidrolase, levando à produção de bilirrubinas desconjugadas. Estas são insolúveis em água e se combinam com o cálcio, formando cálculos com pigmentação marrom.

Fatores de risco

Fatores de risco genéticos

É evidente a contribuição de fatores de risco genéticos na predisposição para a formação de cálculos na vesícula biliar. Um estudo evolvendo mais de 43 mil gêmeos com colecistolitíase indicou que aproximadamente 25% do risco para os cálculos é determinado por fatores genéticos. Associações entre múltiplas variantes genéticas litogênicas e a formação de cálculos sugere que a contribuição genética é altamente heterogênea.

A avaliação genômica identificou uma variante do gene de transporte hepatobiliar de colesterol *ABCG8* (que transporta o colesterol do hepatócito para os canais biliares) como o fator de risco genético mais frequente em humanos. Uma série de outras variantes genéticas mais raras também podem estar associadas ao maior risco de colecistolitíase.

Fatores de risco exógenos

Estudos epidemiológicos identificaram uma série de fatores de risco para colecistolitíase. A formação de cálculos biliares é profundamente influenciada por alterações metabólicas e os principais fatores de risco exógenos estão relacionados a fatores dietéticos e síndrome metabólica (SM).

Existe um risco maior de formação de cálculos de colesterol em regiões que adotaram a "dieta ocidentalizada", termo que remete ao consumo hipercalórico, ou seja, de alimentos de alto valor energético com baixo valor nutricional, frequentemente com depleção de micronutrientes e fibras, e rico em carboidratos refinados e lipídeos (ultraprocessados). De fato, essas características foram descritas como fatores de risco para a formação de cálculos em estudos epidemiológicos. No Japão, em um estudo envolvendo 1.264 pacientes, encontrou-se uma forte associação entre a quantidade de calorias consumidas e a incidência de colecistolitíase. Dois grandes estudos epidemiológicos nos EUA encontraram um aumento no risco de colecistolitíase sintomática e colecistectomia associado a maior consumo de carboidratos acompanhado de aumento na carga glicêmica da dieta. Em especial, o consumo de açúcar refinado tem sido associado a maior risco de formação de cálculos. Finalmente, o baixo consumo de fibras também foi descrito como um fator de risco independente para colecistolitíase.

Tais aspectos dietéticos estão associados à formação de bile litogênica. A dieta hipercalórica associada ao baixo consumo de fibras aumenta a formação de cálculos por meio do aumento na secreção de colesterol na bile associado à hipomotilidade intestinal. O trânsito intestinal alentecido já foi associado à colecistolitíase, e uma dieta rica em fibras pode exercer seu fator protetor ao acelerar o trânsito intestinal, diminuindo a constipação intestinal e a formação de deoxicolato, que, por sua vez, aumenta a saturação de colesterol na bile. A dieta rica em carboidratos e com alta carga glicêmica pode levar a hipertrigliceridemia, diminuição do colesterol HDL sérico e maior RI, fatores frequentemente associados à colecistolitíase. O papel do consumo de lipídeos na formação de cálculos de colesterol ainda é controverso. Diferenças individuais no metabolismo dos lipídeos podem explicar os achados controversos na literatura, um conceito que foi recentemente reforçado ao se descreverem as influências genéticas no metabolismo lipídico, como a importância do gene *ABCG8* na absorção do colesterol da dieta.

É possível agrupar outros fatores de risco, associados à hipomotilidade da vesícula biliar, que aumentam a circulação êntero-hepática de bilirrubinas, e a medicações com efeito litogênico.

Entre os fatores que alteram a motilidade da vesícula biliar, é possível citar jejum prolongado, perda de peso acelerada, períodos prolongados de nutrição parenteral, lesões da medula espinal, cirurgias bariátricas e gastrectomias.

Os fatores de risco associados a maior circulação êntero-hepática são a cirrose hepática, as doenças inflamatórias intestinais, em especial a doença de Crohn, e as ressecções ileais. Tais fatores de risco estão associados a maior formação de cálculos tanto de colesterol quanto pigmentados.

Por fim, entre os medicamentos que levam a maior predisposição de colecistolitíase estão os inibidores de calcineurina, as terapias de reposição hormonal, os fibratos e a octreotida.

Quadro clínico e complicações

Pacientes com colecistolitíase podem ser assintomáticos, com diagnóstico resultante de achados incidentais em exames de rotina, como a ultrassonografia de abdômen.

Entre os sintomas mais comuns destacam-se os episódios de cólica biliar, caracterizada por dor aguda, de localização epigástrica ou em hipocôndrio direito que pode irradiar para as costas ou ombro, com duração de minutos a horas e frequentemente associada com ingestão de alimentos com gordura.

O diagnóstico frequentemente é pela ultrassonografia de abdômen, e a sua acurácia supera os 95%. Quando há alta suspeita de colecistolitíase sem achados na ultrassonografia, é possível realizar a colangiorressonância ou a ultrassonografia endoscópica para investigação de microlitíase.

As principais complicações associadas à colecistolitíase são a colecistite aguda, a coledocolitíase e a pancreatite aguda biliar. Há ainda relação direta entre a presença de cálculos e a incidência de carcinoma de vesícula biliar, com um risco relativo de 4,9.

Tratamento

Com base no risco de complicações e incidência de neoplasia aumentada, a disciplina de Cirurgia do Aparelho Digestivo do Hospital das Clínicas da Faculdade de Medicina da Universidade de São Paulo (HCFMUSP) recomenda o tratamento cirúrgico da colecistolitíase assintomática, suportada pelo aprimoramento de métodos menos invasivos (videolaparoscopia) e pela redução significativa de seus riscos e complicações. Tal recomendação, entretanto, deve ser avaliada individualmente, levando-se em consideração outros fatores, como a condição clínica do paciente e seu risco cirúrgico.

O tratamento da colecistite crônica é igualmente cirúrgico, salvo em situações de risco cirúrgico elevado por doenças sistêmicas graves. Nessa situação, a conduta é expectante, com uso de medicação sintomática e dieta pobre em gordura.

Colecistolitíase e obesidade

Epidemiologia e fisiopatologia da colecistolitíase na obesidade

A obesidade constitui um dos principais fatores de risco para a formação de cálculos biliares. Pelo menos 25% dos indivíduos com obesidade apresentam colecistolitíase. Mulheres com obesidade têm risco ainda mais elevado. Aquelas com índice de massa corporal (IMC) > 32 kg/m² apresentaram um risco 6 vezes maior para a formação de cálculos biliares em comparação a indivíduos-controle de peso normal. A incidência anual de colecistolitíase nessa população é de 2%.

A obesidade está associada a maior atividade da enzima hepática 3-hidroxil-3-metil-glutaril coenzima A (HMG-CoA) redutase, levando a maior síntese de colesterol no fígado e maior secreção na bile, gerando uma bile supersaturada de colesterol. Somado a isso, a motilidade da vesícula biliar está frequentemente alterada na obesidade, o que contribui para agregação dos cristais de colesterol e formação de cálculos.

Vários outros fatores associados à SM também estão associados a maior formação de cálculos biliares. Estudos prospectivos mostraram maior associação entre a formação de cálculos e a presença de obesidade central em relação à adiposidade periférica. Também já foi demonstrada a correlação entre adiposidade abdominal e risco aumentado para colecistolitíase sintomática e colecistectomia, independente do IMC.

A RI aumentada e a presença de diabetes *mellitus* também foram correlacionadas positivamente com a incidência de colecistolitíase. A resistência hepática à insulina aumenta a secreção de colesterol (por meio da maior atividade dos transportadores ABCG5/ABCG8), inibe a síntese de sais biliares e leva à dismotilidade da vesícula biliar.

A ausência de atividade física e o sedentarismo também foram descritos como fatores de risco para a formação de cálculos biliares e, por conseguinte, existe uma associação positiva entre atividade física e redução do risco de colelitíase, havendo uma redução de 70% do risco de colecistolitíase sintomática após 5 anos de atividade física. Outros estudos também identificaram a atividade física com fator independente para a redução do risco de colecistolitíase sintomática e colecistectomia em homens e mulheres. A prática de atividade física pode aumentar a secreção de sais biliares e a motilidade intestinal, que realiza seu papel protetor na formação de cálculos. Além disso, a atividade física exerce fatores protetores adicionais indiretamente, como o aumento do colesterol HDL plasmático, e por meio da sua influência nos triglicerídeos séricos e na liberação de insulina, os quais vão contribuir com menor saturação de colesterol na bile.

Perda de peso

Apesar de a perda sustentada de peso reduzir cronicamente o risco de colecistolitíase, a perda de peso acelerada (> 1,5 kg/semana) ou maior que 25% do peso corpóreo pode contribuir para a formação de cálculos biliares. O efeito litogênico da perda de peso pode ser observado a partir de 4 semanas; no entanto, geralmente ocorre entre 7 e 18 meses.

As principais estratégias para a perda de peso são dietas de muito baixa caloria e cirurgia bariátrica, ambas correlacionadas ao maior risco de colecistolitíase. O risco de colecistolitíase aumenta 25% em indivíduos com obesidade após uma dieta de 500 kcal por 8 semanas, e eleva-se em 30% após a cirurgia bariátrica.

Além disso, ganhar e perder peso ciclicamente também leva a maior risco de colecistolitíase, independentemente do peso corpóreo. Foi descrito um aumento de 31% no risco de colecistolitíase em mulheres com flutuação moderada de peso (4,5 a 8,5 kg), e de 68% em flutuações mais pronunciadas (> 9 kg). A flutuação rápida de peso altera a proporção de colesterol e sais biliares na bile.

Embora o mecanismo preciso para formação de cálculos não seja totalmente conhecido, diversos fatores relacionados à perda de peso podem contribuir para a formação de cálculos biliares. O desequilíbrio entre muco, cálcio, sais biliares e colesterol na vesícula biliar após a perda de peso pode resultar na formação de cálculos biliares. Pacientes com rápida perda de peso apresentam maior síntese de colesterol hepático e, consequentemente, maior concentração de colesterol na vesícula biliar, o que leva a supersaturação e aumento do risco de precipitação de colesterol. Adicionalmente, a motilidade da vesícula biliar pode ficar prejudicada com a redução do consumo de lipídeos na dieta, aumentando a probabilidade de formação de cálculos.

A utilização de estratégias preventivas pode reduzir o risco de colecistolitíase em indivíduos com rápida perda de peso. Em uma metanálise, a utilização do ácido ursodesoxicólico foi capaz de prevenir a formação de cálculos biliares com um risco relativo de 0,33 em relação aos indivíduos-controle, por meio da redução da absorção intestinal e da secreção biliar de colesterol. Outra estratégia favorável para a prevenção é o consumo de dietas ricas em gordura, por aumentar a motilidade da vesícula biliar.

Após a cirurgia bariátrica, pode ocorrer a disfunção do esfíncter de Oddi, cujo sintoma predominante é dor no abdômen superior, com ou sem aumento de transaminases. É uma entidade rara e se insere no diagnóstico diferencial de crises biliares agudas e de hérnias internas no contexto de cirurgias que apresentem desvios intestinais. As principais ferramentas diagnósticas são a manometria endoscópica do esfíncter quando possível ou a avaliação por colangiopancreatografia por ressonância magnética com estimulação de secretina. Uma vez confirmado o diagnóstico ou com alta suspeição, o tratamento pode ser feito por meio de esfincterotomia transduodenal ou esfincterotomia endoscópica. Nos casos em que não há acesso por endoscopia digestiva alta ao esfíncter, como após *bypass* gástrico ou derivações biliopancreáticas, é possível realizar a esfincterotomia endoscópica por meio de uma abordagem transgástrica laparoscópica.

Tratamento

A colecistectomia em indivíduos com obesidade apresenta dificuldades técnicas evidentes. No entanto, com o aperfeiçoamento da colecistectomia laparoscópica (tanto em relação à experiência do cirurgião, quanto aos avanços nos equipamentos cirúrgicos), os estudos mais recentes, apesar de apresentarem taxas de complicação ligeiramente maiores nos grupos com maior IMC, foram capazes de demonstrar a segurança desse procedimento nesses pacientes.

Entre os pacientes que serão submetidos à cirurgia bariátrica, já está bem estabelecido o aumento do risco de formação de cálculos após o procedimento. No entanto, uma metanálise demonstrou que a incidência de complicações biliares é relativamente baixa (5,5 casos/1.000 pacientes), sendo a maior parte delas complicações menores, como cólicas biliares ou discinesia biliar. Colecistite aguda (1,4 caso/1.000 pacientes), pancreatite aguda (0,1 caso/1.000 pacientes) e coledocolitíase (0,3 caso/1.000 pacientes) são condições raras após a cirurgia bariátrica. Além disso, estudos prospectivos e metanálises demonstraram que a colecistectomia profilática durante a cirurgia bariátrica apresenta maior taxa de complicações e, portanto, deve ser evitada. Isso se deve a dificuldades técnicas, como o posicionamento subótimo dos trocartes, o excesso de gordura visceral e o envolvimento da vesícula por um fígado grande e esteatótico levando a um maior tempo do procedimento.

No entanto, alguns estudos documentaram um aumento do risco de complicações da colecistectomia no período pós-operatório, provavelmente devido ao fato de que 36,2% das indicações de colecistectomia após a cirurgia bariátrica foram por colecistite aguda ou envolveram exploração da via biliar.

Conclui-se que, nos pacientes submetidos à cirurgia bariátrica, deve-se evitar a realização de colecistectomia profilática. No entanto, recomenda-se o seguimento pós-operatório atento a fim de evitar complicações biliares agudas. Recomenda-se também oferecer a colecistectomia para os casos em que for constatada a presença de colecistolitíase, para evitar situações emergenciais com maior risco de complicações. Contudo, naqueles pacientes que apresentarem sintomas biliares no momento da cirurgia bariátrica, a colecistectomia concomitante deve ser considerada.

A grande dificuldade está nos pacientes com coledocolitíase e antecedente de cirurgias bariátricas com reconstruções em Y de Roux ou derivações biliopancreáticas. Dispositivos de colangiopancreatografia retrógrada endoscópica (CPRE) convencionais geralmente não são úteis nesses casos. O manejo desses pacientes deve ser personalizado, com base na *expertise* institucional e na disponibilidade de recursos cirúrgicos e endoscópicos. A CPRE transluminal é uma estratégia tecnicamente complexa. Técnicas como enteroscopia de duplo balão, de balão único e espiral (*overtube* rotacional) facilitam o progresso do endoscópio. A CPRE transmural é uma estratégia que usa um orifício gastrointestinal artificial, como uma gastrostomia, para acessar a papila. A colangioscopia trans-hepática percutânea pode ser uma alternativa. A exploração do ducto biliar por via cirúrgica geralmente é reservada somente para situações em que abordagens menos invasivas não foram efetivas. Um consenso recentemente publicado documentou que a abordagem preferida entre os especialistas para tratar cálculos na via biliar principal em pacientes após *bypass* gástrico é a CPRE transgástrica assistida por laparoscopia. Dessa forma, o paciente com histórico de obesidade e que for submetido a reconstruções em Y de Roux ou biliopancreáticas deve ser orientado em relação aos riscos de desenvolvimento de colelitíase e, potencialmente, de migração de cálculos para a via biliar principal, o que pode demandar um tratamento complexo.

Bibliografia

Aerts R, Penninckx F. The burden of gallstone disease in Europe. Aliment Pharmacol Ther. 2003;18 (Suppl. 3):49-53.

Alessandrini A, Fusco MA, Gatti E, Rossi PA. Dietary fibers and cholesterol gallstones: a case-control study. Ital J Gastroenterol. 1982;14:156-8.

Banim PJ, Luben RN, Wareham NJ, et al. Physical activity reduces the risk of symptomatic gallstones: a prospective cohort study. Eur J Gastroenterol Hepatol. 2010;22:9838.

Berge KE, von Bergmann K, Lütjohann D, et al. Heritability of plasma non-cholesterol sterols and relationship to DNA sequence polymorphism in ABCG5 and ABCG8. J Lipid Res. 2002;43:48694.

Biddinger SB, Haas JT, Yu BB, et al. Hepatic insulin resistance directly promotes formation of cholesterol gallstones. Nat Med. 2008;14(7):778-82.

Buch S, Schafmayer C, Völzke H, et al. A genome-wide association scan identifies the hepatic cholesterol transporter ABCG8 as a susceptibility factor for human gallstone disease. Nat Genet. 2007;39(8):9959.

Carey MC, Small DM. The physical chemistry of cholesterol solubility in bile. Relationship to gallstone formation and dissolution in man. J Clin Invest. 1978;61:998-1026.

Coelho JC, Bonilha RG, Pitaki SA, et al. Prevalence of gallstones in a Brazilian population. International Surgery. 1999;84:25-8.

Costa Ribeiro T, Charruf AZ, Stolzemburg LCP, et al. Choledocoduodenal biliary bypass for recurrent choledocholithiasis in a patient with gastric bypass: an old trick to solve a modern problem. Obes Surg. 2024;34(6):2280-1.

Dickinson KJ, Beckett CG, May JC, Halstead JC. A laparoscopic transgastric approach to the treatment of sphincter of Oddi dysfunction postgastric bypass. BMJ Case Rep. 2013;2013:bcr2012007811.

Ellner SJ, Myers TT, Piorkowski JR, et al. Routine cholecystectomy is not mandatory during morbid obesity surgery. Surg Obes Relat Dis. 2007;3:456e60.

Erlinger S. Gallstones in obesity and weight loss. Eur J Gastroenterol Hepatol. 2000;12:1347-52.

Everhart JE, Yeh F, Lee ET, et al. Prevalence of gallbladder disease in American Indian populations: findings from the Strong Heart Study. Hepatology. 2002;35(6):1507-12.

Haffner SM, Diehl AK, Stern MP, Hazuda HP. Central adiposity and gallbladder disease in Mexican Americans. Am J Epidemiol. 1989;129:587-95.

Jurendini R, Matheus AS, Penteado S. Colecistopatia. In: Gama Rodrigues J, Machado MCC, Rasslam S. Clínica cirúrgica. Barueri: Manole; 2008. p. 764-73.

Katsika D, Grjibovski A, Einarsson C, et al. Genetic and environmental influences on symptomatic gallstone disease: a Swedish study of 43,141 twin pairs. Hepatology. 2005;41(5):1138-43.

Kermansaravi M, Shikora S, Dillemans B, et al.; MOGIPSO Collaborators. The management of biliary disease in patients with severe obesity undergoing metabolic and bariatric surgery – an international expert survey. Obes Surg. 2024;34(4):1086-96.

Kirwan JP, Kohrt WM, Wojta DM, et al. Endurance exercise training reduces glucose-stimulated insulin levels in 60- to 70-year-old men and women. J Gerontol. 1993;48:M84-90.

Lambou-Gianoukos S, Heller SJ. Lithogenesis and bile metabolism. Surg Clin North Am. 2008;88:1175-94.

Lammert F, Gurusamy K, Ko CW, et al. Gallstones. Nat Rev Dis Primers. 2016;2:16024.

Lammert F, Sauerbruch T. Mechanisms of disease: the genetic epidemiology of gallbladder stones. Nat Clin Pract Gastroenterol Hepatol. 2005;2:423-33.

Leitzmann MF, Giovannucci EL, Rimm EB, et al. The relation of physical activity to risk for symptomatic gallstone disease in men. Ann Intern Med. 1998;128(6):417-25.

Leitzmann MF, Rimm EB, Willett WC, et al. Recreational physical activity and the risk of cholecystectomy in women. N Engl J Med. 1999;341:777-84.

Li VK, Pulido N, Fajnwaks P, et al. Predictors of gallstone formation after bariatric surgery: a multivariate analysis of risk factors comparing gastric bypass, gastric banding, and sleeve gastrectomy. Surg Endosc. 2009;23:16404.

Liddle RA, Goldstein RB, Saxton J. Gallstone formation during weight-reduction dieting. Arch Intern Med. 1989;149:1750-3.

Maclure KM, Hayes KC, Colditz GA, et al. Weight, diet, and the risk of symptomatic gallstones in middle-aged women. N Engl J Med. 1989;321:563-9.

Marcus SN, Heaton KW. Intestinal transit, deoxycholic acid and the cholesterol saturation of bile – three inter-related factors. Gut. 1986;27:5508.

Miquel JF, Covarrubias C, Villaroel L, et al. Genetic epidemiology of cholesterol cholelithiasis among Chilean Hispanics, Amerindians, and Maoris. Gastroenterology. 1998;115(4):937-46.

Morgan KA, Glenn JB, Byrne TK, Adams DB. Sphincter of Oddi dysfunction after Roux-en-Y gastric bypass. Surg Obes Relat Dis. 2009;5(5):571-5.

Nakaie M, Bevilacqua RG, Birolini D, Oliveira MR. Incidência de colelitíase em autópsias no município de São Paulo. Revista Paulista de Medicina. 1982;100:11-5.

Nakeeb A, Comuzzie AG, Al-Azzawi H, et al. Insulin resistance causes human gallbladder dysmotility. J Gastrointest Surg. 2006;10:940-8.

Nervi F, Miquel JF, Alvarez M, et al. Gallbladder disease is associated with insulin resistance in a high risk Hispanic population. J Hepatol. 2006;45:299-305.

Nervi F, Miquel JF, Marshall G. The Amerindian epidemics of cholesterol gallstones: the North and South connection. Hepatology. 2003;37:947-8.

Paigen B, Carey MC. Gallstones. In: King RA, Rotter JI, Motulsky AG, editors. The genetic basis of common diseases. 2. ed. New York: Oxford University Press; 2002. p. 298-335.

Philipp E, Wilckens T, Friess E, et al. Cholecystokinin, gastrin and stress hormone responses in marathon runners. Peptides. 1992;13:125-8.

Plecka Östlund M, Wenger U, Mattsson F, et al. Population-based study of the need for cholecystectomy after obesity surgery. Br J Surg. 2012;99(6):964-9.

Portenier DD, Grant JP, Blackwood HS, et al. Expectant management of the asymptomatic gallbladder at Roux-en-Y gastric bypass. Surg Obes Relat Dis. 2007;3(4):476-9.

Portincasa P, Di Ciaula A, Palmieri V, et al. Effects of cholestyramine on gallbladder and gastric emptying in obese and lean subjects. Eur J Clin Invest. 1995;25:746-53.

Randi G, Franceschi S, La Vecchia C. Gallbladder cancer worldwide: geographical distribution and risk factors. Int J Cancer. 2006;118:1591-602.

Ruhl CE, Everhart JE. Association of diabetes, serum insulin, and C-peptide with gallbladder disease. Hepatology. 2000;31:299-303.

Sampliner RE, Bennett PH, Comess LJ, et al. Gallbladder disease in Pima Indians. Demonstration of high prevalence and early onset by cholecystography. N Engl J Med. 1970;283:1358-64.

Shaffer EA. Epidemiology and risk factors for gallstone disease: has the paradigm changed in the 21st century? Curr Gastroenterol Rep. 2005;7:132-40.

Shaffer EA, Small DM. Biliary lipid secretion in cholesterol gallstone disease. The effect of cholecystectomy and obesity. J Clin Invest. 1977;59:828-40.

Shea JA, Berlin JA, Escarce JJ, et al. Revised estimates of diagnostic test sensitivity and specificity in suspected biliary tract disease. Arch Intern Med. 1994;154:2573-81.

Shiffman ML, Kaplan GD, Brinkman-Kaplan V, Vickers FF. Prophylaxis against gallstone formation with ursodeoxycholic acid in patients participating in a very-low-calorie diet program. Ann Intern Med. 1995;122:899-90.

Simopoulos C, Polychronidis A, Botaitis S, et al. Laparoscopic cholecystectomy in obese patients. Obes Surg. 2005;15:243-6.

Stinton LM, Shaffer EA. Epidemiology of gallbladder disease: cholelithiasis and cancer. Gut Liver. 2012;6(2):172-87.

Stokes CS, Krawczyk M, Lammert F. Gallstones: environment, lifestyle and genes. Dig Dis. 2011;29:191-201.

Swartz DE, Felix EL. Elective cholecystectomy after Roux-en-Y gastric bypass: why should asymptomatic gallstones be treated differently in morbidly obese patients? Surg Obes Relat Dis. 2005;1:555-60.

Syngal S, Coakley EH, Willett WC, et al. Long-term weight patterns and risk for cholecystectomy in women. Ann Intern Med. 1999;130:4717.

Tiong L, Oh J. Safety and efficacy of a laparoscopic cholecystectomy in the morbid and super obese patients. HPB (Oxford). 2015; 17(7):600-4.

Tran ZV, Weltman A, Glass GV, Mood DP. The effects of exercise on blood lipids and lipoproteins: a meta-analysis of studies. Med Sci Sports Exerc. 1983;15:393-402.

Tsai CJ, Leitzmann MF, Willett WC, Giovannucci EL. Central adiposity, regional fat distribution, and the risk of cholecystectomy in women. Gut. 2006;55:708-14.

Tsai CJ, Leitzmann MF, Willett WC, Giovannucci EL. Dietary carbohydrates and glycaemic load and the incidence of symptomatic gallstone disease in men. Gut. 2005;54:823-8.

Tsai CJ, Leitzmann MF, Willett WC, Giovannucci EL. Glycemic load, glycemic index, and carbohydrate intake in relation to risk of cholecystectomy in women. Gastroenterology. 2005;129:105-12.

Tsai CJ, Leitzmann MF, Willett WC, Giovannucci EL. Long-term intake of dietary fiber and decreased risk of cholecystectomy in women. Am J Gastroenterol. 2004;99:1364-70.

Tsai CJ, Leitzmann MF, Willett WC, Giovannucci EL. Prospective study of abdominal adiposity and gallstone disease in us men. Am J Clin Nutr. 2004;80:38-44.

Tsai CJ, Leitzmann MF, Willett WC, Giovannucci EL. Weight cycling and risk of gallstone disease in men. Arch Intern Med. 2006;166: 2369-74.

Tsunoda K, Shirai Y, Hatakeyama K. Prevalence of cholesterol gallstones positively correlates with per capita daily calorie intake. Hepatogastroenterology. 2004;51:12714.

Tucker ON, Fajnwaks P, Szomstein S, Rosenthal RJ. Is concomitant cholecystectomy necessary in obese patients undergoing laparoscopic gastric bypass surgery? Surg Endosc. 2008;22:2450-4.

Tustumi F, Bernardo WM, Santo MA, Cecconello I. Cholecystectomy in patients submitted to bariatric procedure: a systematic review and meta-analysis. Obes Surg. 2018;28(10):3312-20.

Tustumi F, Pinheiro Filho JEL, Stolzemburg LCP, et al. Management of biliary stones in bariatric surgery. Ther Adv Gastrointest Endosc. 2022;15:26317745221105087.

Twisk J, Hoekman MF, Lehmann EM, et al. Insulin suppresses bile acid synthesis in cultured rat hepatocytes by down-regulation of cholesterol 7 alpha-hydrox- ylase and sterol 27-hydroxylase gene transcription. Hepatology. 1995;21:501-10.

Wang DQ, Cohen DE, Carey MC. Biliary lipids and cholesterol gallstone disease. J Lipid Res. 2009;50:S406-11.

Warschkow R, Tarantino I, Ukegjini K, et al. Concomitant cholecystectomy during laparoscopic Roux-en-Y gastric bypass in obese patients is not justified: a meta-analysis. Obes Surg. 2013;23:397-407.

Watkins JB, Crawford ST, Sanders RA. Chronic voluntary exercise may alter hepatobiliary clearance of endogenous and exogenous chemicals in rats. Drug Metab Dispos. 1994;22:537-43.

Weinsier RL, Ullmann DO. Gallstone formation and weight loss. Obes Res. 1993;1(1):51-6.

45 | Doença Hepática Esteatótica Associada à Disfunção Metabólica

José Tadeu Stefano ▪ Sebastião Mauro Bezerra Duarte ▪ Claudia Pinto Marques Souza de Oliveira

Introdução

A terminologia da doença hepática gordurosa não alcoólica (DHGNA) vem sendo atualizada, e essas mudanças estão relacionadas não apenas com nomenclatura, mas também com definição. Desde a primeira descrição da DHGNA, ficou claro que a doença estava ligada ao que são atualmente conhecidos como componentes da síndrome metabólica (SM), em particular sobrepeso/obesidade, resistência à insulina (RI), diabetes ou pré-diabetes e dislipidemia. Nesse contexto, tem sido reconhecido que o termo "doença hepática gordurosa não alcoólica" não refletia sua causa, bem como o fato de que a definição excludente de DHGNA não permite descrever com precisão a doença hepática crônica no contexto de fatores metabólicos. Em 2020, Eslam et al. propuseram novos nome e definição, com critério positivo de "metabólico", denominado "doença hepática gordurosa associada à disfunção metabólica" (MAFLD, do inglês *metabolic associated fatty liver disease*), quando a esteatose foi detectada na presença de alterações metabólicas. A proposta foi uma tentativa de resolver os problemas, mas, o termo MAFLD não foi aceito por unanimidade, notavelmente pelo fato de essa nomenclatura permitir a presença de fatores de doenças coexistentes sem reconhecer adequadamente os seus papéis contributivos e separados, além de que, em algumas culturas, o termo "gordo" (do inglês *fat*) pudesse pode sofrer estigma. Dessa forma, em 2023, um grande processo de consenso envolvendo uma ampla e abrangente gama de partes interessadas e seguindo uma metodologia rigorosa emitiu uma nova estrutura de terminologia e definições para resolver as questões, substituindo o termo "gordo" por "esteatótico". Nesse consenso, também o termo "esteato-hepatite não alcoólica" (NASH, do inglês *nonalcoholic steatohepatitis*) foi substituído por "esteato-hepatite associada à disfunção metabólica" (EHADM, ou MASH, do inglês *metabolic dysfunction-associated steatohepatitis*). A DHGNA passou, então, a ser denominada "doença hepática esteatótica associada à disfunção metabólica" (DHEM, ou MASLD, do inglês *metabolic dysfunction associated steatotic liver disease*).

Por definição, considera-se esteatose o acúmulo de gordura em mais de 5% dos hepatócitos. Para que se possa caracterizar como DHEM, o critério consiste na evidência de esteatose por imagem ou histologia hepática associada a um fator metabólico, com uso de álcool inferior a 140 g/semana para mulheres e 210 g/semana para homens, além da exclusão de outras causas de doença hepática que possam causar esteatose.

Epidemiologia, fatores de risco e história natural

A DHEM é considerada, atualmente, uma das causas mais frequentes de doença hepática, e sua prevalência vem aumentando significativamente nos últimos anos em decorrência do aumento da obesidade e de doenças metabólicas (RI, dislipidemia, obesidade central e hipertensão arterial) em países do mundo ocidental. Isso se deve principalmente ao estilo de vida sedentário e aos hábitos alimentares inapropriados, em indivíduos geneticamente suscetíveis. Estima-se que a prevalência global de DHEM em adultos seja de 32%, sendo maior entre homens (40%) em comparação às mulheres (26%). Nas Américas e no Sudeste Asiático, esse valor excede 40%. Prevê-se que, até 2030, esses números aumentem significativamente em várias regiões do mundo se as tendências atuais não forem controladas. Por outro lado, a DHEM também pode ser encontrada em 10 a 20% dos indivíduos com peso normal, com índice de massa corporal (IMC) entre 18,5 kg/m² e 24,9 kg/m².

Quando a avaliação ocorre em grupos específicos, observa-se maior prevalência de DHEM em pessoas com obesidade (57 a 80%) e com diabetes (21 a 78%). Quando existe associação de obesidade e diabetes *mellitus* tipo 2 (DM2), essa frequência é maior ainda: 100% de esteatose moderada, 50% de EHADM e 19% de cirrose. Em indivíduos com SM, a frequência de esteatose e de fibrose com relação aos indivíduos com IMC normal aumenta de 3 a 5 vezes. Os hispânicos têm sido considerados o grupo étnico de maior risco para DHEM, seguidos pelos caucasianos e afro-americanos. No Brasil, a frequência de DHEM na população geral não é conhecida. Contudo, estudos baseados em pacientes submetidos à ultrassonografia (US) abdominal descrevem uma frequência entre 18 e 19%. Um estudo envolveu 1.280 pacientes com DHEM provenientes de 12 estados brasileiros e mostrou que a doença é mais comum no sexo masculino e tem como principais fatores de risco a dislipidemia e a obesidade. Entre os pacientes participantes, 437 foram submetidos à biopsia, e foram constatados cirrose e carcinoma hepatocelular (CHC) em 15,4% e 0,7% deles, respectivamente.

Os fatores de risco predominantes para DHEM incluem obesidade, RI, DM2 e hipertensão arterial. A Organização Mundial da Saúde (OMS) estima que, em 2022, 43% de todos os indivíduos com 18 anos ou mais estavam acima do peso (IMC > 25 kg/m²) e 16% viviam com obesidade (IMC > 30 kg/m²). Em 2021, havia 529 milhões de pessoas vivendo com DM2, e a prevalência global de DM2 total padronizada por idade foi de 6,1% (5,8 a 6,5). Um total de 10 a 20% dos casos de DHEM em indivíduos de peso normal (mas metabolicamente não saudáveis) pode estar relacionado com alterações da microbiota intestinal (MI), com alterações genéticas, como o polimorfismo no gene *PNPLA3* (do inglês *patatin-like phospholipase domain containing* 3). Nos últimos anos, várias linhas de evidências sugerem que a MI representa um fator ambiental significativo, contribuindo para o desenvolvimento de DHEM e sua progressão para EHADM. Isso se deve ao desequilíbrio induzido pela disbiose na barreira endotelial do intestino, que facilita a translocação bacteriana sistêmica e a inflamação intestinal e hepática. Além disso, a MI produz metabólitos como lipopolissacarídeos, ácidos graxos de cadeia curta, ácidos biliares e etanol, os quais também podem afetar o fígado por meio de mecanismos diretos e indiretos. Evidências científicas cada vez mais robustas sugerem a associação do polimorfismo Ile148 Met C/G no gene *PNPLA3* à maior suscetibilidade à DHEM e à gravidade da esteatose, EHADM e até risco de CHC, incluindo também maior risco de DHEM em indivíduos de peso normal.

Estudos recentes têm demonstrado que cerca de 99% dos pacientes com DHGNA preenchem os critérios para DHEM, pois suas histórias naturais são idênticas, sugerindo que dados anteriores de história natural podem ser considerados para estudos futuros.

Considerando que a DHEM é um distúrbio multifacetado e que abrange um amplo espectro de fenótipos e sintomas clínicos, o conhecimento da história natural da doença torna-se fundamental para a identificação e a estratificação dos riscos de progressão da doença, na tentativa de abordar e alterar de forma eficaz os fatores de risco modificáveis, diminuindo, assim, as complicações da doença. A história natural da DHEM apresenta heterogeneidade significativa e demonstra uma natureza dinâmica. Quando comparados à população geral, todos os estágios histológicos da DHEM estão substancialmente relacionados à maior mortalidade global, e essa associação exibe um efeito dependente da gravidade da doença. Curiosamente, o estádio de fibrose é o fator preditor mais preciso de mortalidade entre pacientes com DHEM. A mortalidade atribuída à doença decorre predominantemente de questões relacionadas ao fígado e ao sistema cardiovascular, bem como CHC e cânceres extra-hepáticos.

De acordo com estudos de acompanhamento a longo prazo, 12 a 40% dos indivíduos com DHEM progridem para EHADM dentro de 8 a 13 anos. Aproximadamente, 15% dos pacientes com EHADM e fibrose precoce evoluem para cirrose e/ou descompensação hepática no mesmo período. Essa percentagem aumenta para 25% entre os pacientes com fibrose avançada ao diagnóstico. Cerca de 7% dos pacientes com DHEM e com cirrose compensada desenvolvem CHC dentro de 10 anos. Além disso, 50% deles necessitarão de transplante hepático ou irão a óbito por doença relacionada ao fígado. Embora a DHEM não tenha sido considerada no desenvolvimento de fibrose progressiva, recentemente, mostrou-se que a progressão da fibrose ocorre não apenas na EHADM, mas também na DHEM. Os dados disponíveis, que vêm principalmente de um número limitado de estudos com biopsias hepáticas pareadas, provavelmente superestimam as taxas de progressão entre pacientes com DHEM, pois incluem principalmente pacientes selecionados e encaminhados para avaliação adicional, em vez de abranger indivíduos com DHEM da população em geral.

Uma metanálise incluindo 11 desses estudos relatou que 150 e 261 de 411 pacientes com histologia de DHEM documentada tinham DHEM e EHADM, respectivamente. A progressão da fibrose ocorreu em 39% dos pacientes com DHEM com mais de 14 anos de evolução, enquanto a estabilidade foi observada em 53% e a melhora em 8% dos casos. Em pacientes com EHADM, as porcentagens correspondentes foram 35%, 39% e 27%.

Patogênese

A heterogeneidade dos fatores que contribuem para a fisiopatogênese da DHEM e da EHADM tem dificultado a melhor compreensão e o desenvolvimento de testes diagnósticos e terapia medicamentosa mais eficaz. Embora em alguns pacientes o desenvolvimento e a progressão da EHADM sejam impulsionados pelo aumento de ingestão alimentar e RI, em outros pacientes, a progressão da doença é fortemente influenciada por fatores genéticos. Os fatores que controlam o fornecimento e a disposição de ácidos graxos (AGs), diacilgliceróis, ceramidas, colesterol, fosfolipídeos e outros lipídeos intra-hepáticos, o excesso de oferta de energia e a expansão limitada do tecido adiposo contribuem para a RI e para as doenças metabólicas. Nesse contexto, existe substancial heterogeneidade interindividual no papel da lipogênese *de novo* entre os pacientes com DHEM e em como os tipos de gordura ou carboidrato consumidos podem desempenhar papel no desenvolvimento da EHADM em diferentes indivíduos. Por outro lado, a constatação da RI é quase universal em pacientes com DHEM e está presente no fígado, no tecido adiposo e no músculo. No tecido adiposo, a RI é caracterizada pelo aumento da liberação de AGs livres (AGLs) dos adipócitos (lipólise) em estado de jejum e piora com a progressão de DHEM para EHADM. Além disso, polimorfismos genéticos têm sido associados à doença hepática mais avançada e ao desenvolvimento de CHC na EHADM, refletindo a heterogeneidade genética associada ao fator ambiental da DHEM. O polimorfismo no gene *PNPLA3* está relacionado com a perda da atividade de hidrólise dos triglicerídeos (TGs), aumentando, por conseguinte, os níveis de TGs intra-hepáticos. A variante I148 M do *PNPLA3* tem a função intracelular de regulação do fluxo lipídico em hepatócitos, pertencendo a um grupo de enzimas que metabolizam lipídeos. Adicionalmente, essa variante *PNPLA3*-I148 M não está apenas relacionada com o desenvolvimento da doença, mas também com maior predisposição à progressão para fibrose.

Uma série de fatores adicionais contribui para a heterogeneidade na atividade e na progressão da doença. Fatores adicionais, como exposição a produtos derivados da MI, podem contribuir para o fenótipo da EHADM. O desequilíbrio na composição da MI, conhecido como "disbiose intestinal", está relacionado com diversas doenças como DM2, obesidade, aterosclerose e EHADM. Na DHEM, a disbiose intestinal aumenta a permeabilidade intestinal, favorecendo a translocação bacteriana e ativa diretamente, ou por meio de produtos do metabolismo bacteriano, com diferentes vias de sinalização. A disbiose intestinal também propicia maior produção de AGs com aumento da absorção e de níveis circulantes de AGLs, contribuindo para o acúmulo hepático e *status* pró-inflamatório, com liberação de interleucina 6 (IL-6) e fator de necrose tumoral alfa (TNF-α). A interação da MI com a família de receptores *toll-like* (TLRs) do hepatócito perpetua essa elevada expressão de citocinas e quimiocinas pró-inflamatórias.

A progressão da esteatose para a EHADM é microscopicamente caracterizada por acúmulo de gordura, inflamação e balonização dos hepatócitos, presença de corpúsculos de Mallory e fibrose. Nem todos os casos evoluem para EHADM e os fatores implicados nessa progressão têm sido bastante estudados. Além de fatores ambientais e genéticos, citocinas inflamatórias, peroxidação de lipídeos e disfunção mitocondrial parecem também estar envolvidos. O mecanismo é deflagrado e inicia uma sequência que leva à resposta inflamatória que, eventualmente, chega à fibrose e à cirrose.

Por fim, o perfil transcriptômico de grandes coortes de pacientes tem contribuído ainda mais para a compreensão da heterogeneidade e da progressão dessa doença. A resposta do fígado a lesões lipotóxicas inclui a ativação e o recrutamento de macrófagos residentes, o que contribui ainda mais para a lesão hepatocelular e a ativação de células estreladas como parte de uma interação complexa entre os tipos de células hepáticas.

De um modo geral, dentre os elementos fundamentais da patogênese da EHADM, destacam-se: (1) o desbalanço energético entre ingestão e gasto calórico, resultando em excesso de AGs não esterificados provenientes em grande parte do tecido adiposo visceral, e que se acumulam em depósitos adiposos ectópicos, como fígado e músculo esquelético; (2) as diferenças interindividuais em fatores genéticos, dietéticos, comportamentais e ambientais que influenciam o curso da doença; e (3) a inflamação sistêmica, particularmente decorrente do tecido adiposo disfuncional e a RI que contribui para o desenvolvimento da DHEM, promovendo a progressão da doença.

Diagnóstico

Na maioria das vezes, a DHEM é assintomática ou o paciente refere sintomas inespecíficos, como fadiga, indisposição e dor no quadrante superior direito, como é o caso da maioria das causas de doença hepática crônica. Ao exame clínico, pode haver hepatomegalia. Na maioria dos casos, a DHEM é diagnosticada de forma incidental durante avaliações clínicas de rotina pela elevação de enzimas hepáticas e em exames de rotina ou para avaliar outras morbidades, como US e tomografia de abdômen. Os níveis das enzimas são modestamente elevados e não guardam correlação com a gravidade da doença. Pacientes com DHEM geralmente apresentam sobrepeso ou obesidade e podem ter características adicionais da SM, como DM2, dislipidemia e/ou hipertensão arterial. Uma vez que se desenvolve cirrose, os pacientes podem apresentar nevos de aranha, eritema palmar, esplenomegalia ou cãibras musculares. A cirrose descompensada se apresenta com ascite, encefalopatia hepática ou varizes de esôfago. O CHC é uma complicação da cirrose, mas também pode se apresentar em pacientes sem cirrose na DHEM. Os achados laboratoriais podem incluir aumento de aminotransferases; entretanto, os pacientes podem apresentar enzimas hepáticas persistentemente normais, mesmo com fibrose avançada ou cirrose.

Recentemente, cada vez mais marcadores não invasivos para avaliação de esteatose e fibrose hepática na DHEM têm sido caracterizados. Para diagnosticar esteatose, a US modo B fornece uma avaliação semiquantitativa subjetiva da gravidade da esteatose, uma vez que não possui sensibilidade suficiente para detectar graus menores de esteatose, em particular naqueles indivíduos com obesidade classe 3 (IMC $\geq$ 40 kg/m^2). Outra ferramenta que vem sendo amplamente utilizada para a quantificação da esteatose hepática é o

parâmetro controlado de atenuação (CAP, do inglês *controlled attenuation parameter*), uma ferramenta utilizada em conjunto com a elastografia hepática transitória (EHT [FibroScan™ Echosens, Paris, França]). Esses métodos apresentam sensibilidade e especificidade de 76 e 79%, respectivamente, na detecção de esteatose envolvendo menos que 10% dos hepatócitos em indivíduos com sobrepeso e obesidade portadores de doenças hepáticas crônicas.

O exame de imagem considerado ideal para a quantificação de esteatose hepática é a espectroscopia por ressonância magnética (MRI-PDFF, do inglês *magnetic resonance imaging-proton density fat fraction*). Embora a MRI-PDFF seja superior ao CAP tanto para o diagnóstico quanto para a quantificação da gordura hepática, essa vantagem é moderada, uma vez que esse exame é dispendioso e é utilizado apenas em centros especializados e para fins de pesquisa.

No que se refere à fibrose, uma variedade de biomarcadores com dosagens variadas é comumente usada para detecção de casos de fibrose hepática. Para testes de primeira linha, destaca-se o *fibrosis-4* (FIB-4) como o biomarcador mais utilizado e recomendado em principais diretrizes, porque é barato, fácil de calcular e funciona como um semáforo em termos de risco de estratificação. Um valor abaixo de 1,3 tem alta sensibilidade, valor preditivo negativo para doença com fibrose avançada e está associado a um risco muito baixo de eventos relacionados com o fígado. Pode, portanto, servir para descartar fibrose hepática significativa e necessidade de encaminhamento e testes adicionais de fibrose. Pacientes com FIB-4 acima de 1,3 devem ser submetidos a mais testes de fibrose com um biomarcador sérico ou um método de elastografia, geralmente a EHT (Figura 45.1). O teste *Enhanced Liver Fibrosis* (ELF®) é um biomarcador sérico que foi validado na DHEM. Um ponto de corte de 9,8 pode ser usado para orientar encaminhamentos para cuidados secundários, enquanto um ponto de corte de 11,3 é indicativo de cirrose. Por outro lado, valores de EHT controlada por vibração (FibroScan™) de 8 e 12 kPa têm sensibilidade e especificidade elevadas para fibrose avançada. Outros métodos de imagem, como a US associada à elastografia, vêm sendo amplamente utilizados na avaliação da fibrose nesses pacientes. A elastografia por US avalia o grau de deformação (ou dureza) do órgão ou lesão, de modo que, quando há endurecimento do fígado, por fibrose ou cirrose, essa alteração é bem demonstrada no exame. Dentre eles, chama-se a atenção para a EHT (FibroScan™), a elastografia de onda de cisalhamento pontual (pSWE, do inglês *point-shear wave elastography*), e a elastografia bidimensional de onda de cisalhamento (2D-SWE, do inglês *2D-shear wave elastography*). A elastografia por ressonância magnética (RM) também pode ser utilizada para a análise de fibrose hepática. No entanto, nesse contexto, a biopsia hepática ainda é considerada o padrão-ouro para o diagnóstico da EHADM.

Outros achados bioquímicos, como hiperferritinemia com saturação de transferrina normal, são comuns e não indicam a necessidade de flebotomia, mas podem estar associados a um risco aumentado de eventos hepáticos. A ferritina é um marcador de resposta inflamatória e frequentemente está associada à SM. A elevação da ferritina pode ocorrer em pacientes com DHEM, mas a saturação da transferrina geralmente é normal. Em pacientes com EHADM, o ferro tem sido implicado na patogênese das lesões, mas até o momento, essa relação não é muito clara. Em pacientes heterozigotos para hemocromatose, observa-se elevada frequência de esteatose e o excesso de ferro hepático pode estar associado à doença hepática mais grave.

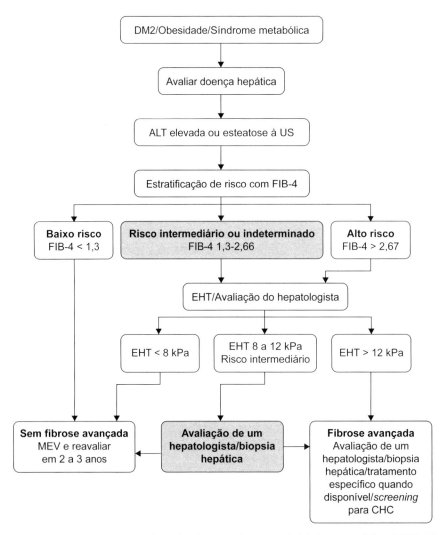

Figura 45.1 Algoritmo para avaliação clínica de pacientes com doença hepática esteatótica associada à disfunção metabólica (DHEM). ALT: alanina aminotransferase; CHC: carcinoma hepatocelular; DM2: diabetes *mellitus* tipo 2; EHT: elastografia hepática transitória; MEV: mudança de estilo de vida, US: ultrassonografia.

A biopsia hepática é o método que melhor avalia o estadiamento da DHEM, porque ela permite avaliar graus de esteatose e fibrose, além de identificar alterações necroinflamatórias. Em indivíduos com EHADM, o clássico é encontrar esteatose, infiltrado mono ou polimorfonuclear, balonização do hepatócito e fibrose. As limitações da biopsia são: método invasivo, por vezes pode não ser representativo e a interpretação da histologia não ser adequada, custo elevado e risco de complicações.

Tratamento

Modificações na dieta com perda de 7 a 10% do peso e aumento da atividade física visando à mudança da composição corporal ainda são a pedra angular do tratamento da DHEM. Essas indicações se baseiam em evidências científicas de que a disfunção do tecido adiposo é um fator etiológico crucial, e a perda de peso com melhora da composição corporal resultam na melhora da função do tecido adiposo e, consequentemente, na doença hepática. Estudos mostraram que os pacientes precisam atingir de 7 a 10% de perda de peso corporal para atingir melhora da fibrose.

Atualmente, não está claro se a estratégia para obter essa perda de peso (p. ex., restrição calórica e aumento da atividade física, tratamento medicamentoso ou cirurgia bariátrica/metabólica) contribui para melhora hepática. Medicamentos para redução de peso, como agonistas do receptor da proteína semelhante ao glucagon 1 (GLP-1) foram mais bem documentados, com a semaglutida mostrando 42% em relação ao placebo em termos de resolução de EHADM em pacientes não cirróticos em fase 2. Entretanto, em pacientes com cirrose por EHADM, 18 meses de tratamento com semaglutida não resultaram em regressão da fibrose, ilustrando que uma abordagem puramente metabólica que combata as causas das doenças extra-hepáticas não é suficiente para alcançar a regressão da fibrose nesse período. No entanto, relatórios de séries pós-cirurgia bariátrica de até 5 anos mostram a possibilidade de melhora da fibrose pela perda de peso, mas a manutenção a longo prazo da perda de peso parece necessária e não ocorre em todos os pacientes.

Em março de 2024, a Food and Drug Administration aprovou nos EUA o resmetirom, um agonista seletivo oral do receptor beta do hormônio tireoidiano (THR-β) direcionado ao fígado, que ativa parcialmente esse receptor, reduzindo o acúmulo de gordura hepática. Esse é o primeiro medicamento indicado em conjunto com dieta e exercícios para o tratamento de adultos com EHADM com fibrose hepática moderada a avançada (F2/F3). Essa medicação não é indicada para pacientes com cirrose descompensada no momento da redação deste capítulo e ainda não está disponível no Brasil.

Dentre as drogas preconizadas *off-label* baseadas em estudos randomizados controlados para o tratamento da EHADM de acordo com as recomendações de diretrizes estadunidenses, europeias e latino-americanas, destacam-se os agentes sensibilizadores de insulina, a pioglitazona, a vitamina E e os análogos GLP-1. A pioglitazona é o sensibilizador de insulina pertencente à classe das tiazolidinedionas mais estudado na EHADM. É um agonista de receptores ativados por proliferadores de peroxissoma gama (PPAR-γ, do inglês *peroxisome proliferator-activated receptor gamma*), encontrado no tecido adiposo, no músculo esquelético e no fígado. Ele age reduzindo a RI periférica, além de reduzir a produção de glicose pelo fígado. O estudo PIVENS comparou seu uso na dose de 30 mg/dia por 2 anos em pacientes sem cirrose e sem diabetes, com placebo e com vitamina E. Embora esse estudo não tenha demonstrado melhora no grau de fibrose hepática, ele mostrou melhora histológica da balonização, da inflamação e da esteatose, com diferença estatisticamente significativa em relação ao placebo. Estudos sobre os efeitos da medicação em pacientes com diabetes e EHADM apresentaram resultados semelhantes. Os principais efeitos colaterais relatados com o uso da droga a longo prazo foram: ganho de peso ponderal (cerca de 3 kg em 3 anos), aumento na incidência de fraturas, especialmente em mulheres, e insuficiência cardíaca congestiva. A pioglitazona pode ser utilizada em pacientes com e sem diabetes, com EHADM comprovada por biopsia, mas os efeitos a longo prazo ainda não foram totalmente elucidados e o tempo de tratamento seguro permanece obscuro.

A liraglutida é um análogo de GLP-1 que aumenta a secreção de insulina dependente de glicose, reduz a secreção inapropriada do glucagon e diminui a velocidade do esvaziamento gástrico, com consequente saciedade precoce. Um estudo multicêntrico, duplo-cego, randomizado, controlado, avaliando a eficácia e a ação da liraglutida na dose diária de 1,8 mg subcutânea por 48 semanas em pacientes com sobrepeso em comparação ao placebo, demonstrou melhora clínica e resolução histológica significativa da EHADM no grupo tratado. Recentemente, um estudo de fase 2 demonstrou melhora histológica da EHADM após o uso de semaglutida (agonista GLP-1) em comparação ao placebo. Um estudo multicêntrico global de fase 3 (ESSENCE trial) está sendo desenvolvido atualmente com a semaglutida para confirmar a melhora histológica e a segurança do medicamento em casos de EHADM, além da avaliação da melhora de desfechos hepáticos e cardiovasculares a longo prazo.

Dentre os fármacos com propriedades antioxidantes, a vitamina E é uma das mais estudadas e utilizadas. Seu uso ganhou destaque após o estudo PIVENS, mencionado anteriormente. No entanto, em 2015, Neuschwander-Tetri et al. avaliaram a eficácia do ácido obeticólico em pacientes adultos com EHADM e demonstraram que o ácido melhorou as características histológicas da doença, mas seus benefícios e sua segurança a longo prazo precisam de mais esclarecimentos. Estudo realizado por Kowdley et al. avaliou a eficácia e a segurança da vitamina E. Os resultados da vitamina E em pacientes com EHADM e DM2 foram comparados com os resultados dos pacientes com EHADM sem DM2 provenientes dos grupos de vitamina E e placebo do estudo PIVENS e de pacientes sem DM2 provenientes do grupo placebo do estudo FLINT. Nesse estudo, os autores não observaram nenhuma associação do uso de vitamina E com medidas adversas de segurança. O tratamento com vitamina E foi associado a melhora significativa na histologia da EHADM em pacientes com e sem diabetes. Segundo dados atuais da literatura, o uso de vitamina E deve ser restrito a pacientes sem cirrose e sem diabetes com EHADM comprovada por biopsia, pois ainda não existem evidências suficientes para indicá-la aos portadores de DM2 nem aos pacientes com cirrose. Ainda não se conhece o tempo ideal de uso, porém, sabe-se que o uso prolongado de vitamina E deve ser evitado, pois foram observados aumento da incidência de câncer de próstata em homens acima de 50 anos e da incidência de acidente vascular encefálico hemorrágico. Nos pacientes que apresentem enzimas hepáticas elevadas antes do tratamento, a não redução dos seus níveis após 6 meses de uso pode ser utilizada como critério de suspensão.

Considerações finais

A DHEM é uma das importantes causas de doença hepática crônica, levando a cirrose, insuficiência hepática e CHC. São importantes a sua detecção precoce e a recomendação de medidas preventivas e terapêuticas, especialmente a correção dos distúrbios metabólicos associados.

Bibliografia

Beysen C, Ruddy M, Stoch A. Dose-dependent quantitative effects of acute fructose administration on hepatic de novo lipogenesis in healthy humans. Am J Physiol Endocrinol Metab. 2018;315(1):e126-e132.

Chalasani N, Younossi Z, Lavine JE, et al. The diagnosis and management of nonalcoholic fatty liver disease: Practice guidance from the American Association for the Study of Liver Diseases. Hepatology. 2018;67(1):328-57.

Cotrim HP, Parise ER, Oliveira CP, et al. Nonalcoholic fatty liver disease in Brazil. Clinical and histological profile. Ann Hepatol. 2011;10(1):33-7.

Cotter TG, Rinella M. Nonalcoholic fatty liver disease 2020: The state of the disease. Gastroenterology. 2020;158(7):1851-64.

Cusi K. Role of obesity and lipotoxicity in the development of non-alcoholic steatohepatitis: pathophysiology and clinical implications. Gastroenterology. 2012;142(4):711-25.

Duarte SMB, Stefano JT, Oliveira CP. Microbiota and nonalcoholic fatty liver disease/nonalcoholic steatohepatitis (NAFLD/NASH). Ann Hepatol. 2019;18(3):416-21.

Dyson J, Jaques B, Chattopadyhay D, et al. Hepatocellular cancer: the impact of obesity, type 2 diabetes and a multidisciplinary team. J Hepatol. 2014;60(1):110-7.

Ekstedt M, Franzén LE, Mathiesen UL, et al. Long-term follow-up of patients with NAFLD and elevated liver enzymes. Hepatology. 2006;44(4):865-73.

Eslam M, Newsome PN, Sarin SK, et al. A new definition for metabolic dysfunction-associated fatty liver disease: An international expert consensus statement. J Hepatol. 2020;73(1):202-9.

Estes C, Anstee QM, Arias-Loste MT, et al. Modeling NAFLD disease burden in China, France, Germany, Italy, Japan, Spain, United Kingdom, and United States for the period 2016-2030. J Hepatol. 2018;69(4):896-904.

European Association for the Study of the Liver, Clinical Practice Guideline Panel, Chair, et al. EASL Clinical Practice Guidelines on non-invasive tests for evaluation of liver disease severity and prognosis – 2021 update. J Hepatol. 2021;75(3):659-89.

European Association for the Study of the Liver, European Association for the Study of Diabetes, European Association for the Study of Obesity. EASL-EASD-EASO Clinical Practice Guidelines for the management of non-alcoholic fatty liver disease. J Hepatol. 2016;64(6):1388-402.

GBD 2021 Diabetes Collaborators. Global, regional, and national burden of diabetes from 1990 to 2021, with projections of prevalence to 2050: a systematic analysis for the Global Burden of Disease Study 2021. Lancet. 2023;402(10397):203-34.

Ginès P, Krag A, Abraldes JG, et al. Liver cirrhosis. Lancet. 2021; 398(10308):1359-76.

Govaere O, Cockell S, Tiniakos D, et al. Transcriptomic profiling across the nonalcoholic fatty liver disease spectrum reveals gene signatures for steatohepatitis and fibrosis. Sci Transl Med. 2020;12(572): eaba4448.

Haas JT, Francque S, Staels B. Pathophysiology and Mechanisms of Non-alcoholic Fatty Liver Disease. Annu Rev Physiol. 2016;78:181-205.

Hagström H, Vessby J, Ekstedt M, et al. 99% of patients with NAFLD meet DHEM criteria and natural history is therefore identical. J Hepatol. 2024;80(2):e76-e77.

Hardy T, Oakley F, Anstee QM, et al. Nonalcoholic fatty liver disease: Pathogenesis and disease spectrum. Annu Rev Pathol. 2016;11:451-96.

Harrison SA, Bedossa P, Guy CD, et al. A phase 3, randomized, controlled trial of resmetirom in NASH with liver fibrosis. N Engl J Med. 2024;390(6):497-509.

Hasin-Brumshtein Y, Sakaram S, Khatri P, et al. A robust gene expression signature for NASH in liver expression data. Sci Rep. 2022;12(1):2571.

Huang Y, He S, Li JZ, et al. A feed-forward loop amplifies nutritional regulation of PNPLA3. Proc Natl Acad Sci USA. 2010;107(17):7892-7.

Kahn CR, Wang G, Lee KY. Altered adipose tissue and adipocyte function in the pathogenesis of metabolic syndrome. J Clin Invest. 2019;8129(10):3990-4000.

Karlas T, Petroff D, Sasso M, et al. Individual patient data meta-analysis of controlled attenuation parameter (CAP) technology for assessing steatosis. J Hepatol. 2017;66(5):1022-30.

Kirpich IA, Marsano LS, McClain J. Gut-liver axis, nutrition, and non-alcoholic fatty liver disease. Clin Biochem. 2015;48(13,14):923-30.

Kowdley K, Wilson LA, Van Natta ML, et al. Efficacy and safety of vitamin E in nonalcoholic steatohepatitis patients with and without diabetes: pooled analysis from the PIVENS and FLINT NIDDK NASH CRN trials. Hepatology. 2015;62:264AaA.

Le P, Payne JY, Zhang L, et al. Disease state transition probabilities across the spectrum of NAFLD: A systematic review and meta-analysis of paired biopsy or imaging studies. Clin Gastroenterol Hepatol. 2023;21(5):1154-68.

Lekakis V, Papatheodoridis GV. Natural history of metabolic dysfunction-associated steatotic liver disease. Eur J Intern Med. 2024; 122:3-10.

Long MT, Noureddin M, Lim JK. AGA clinical practice update: diagnosis and management of nonalcoholic fatty liver disease in lean individuals: expert review. Gastroenterology. 2022;163(3):764-74.

Loomba R, Abdelmalek MF, Armstrong MJ, et al. Semaglutide 2.4 mg once weekly in patients with non-alcoholic steatohepatitis-related cirrhosis: a randomised, placebo-controlled phase 2 trial. Lancet Gastroenterol Hepatol. 2023;8:511-22.

Loomba R, Ratziu V, Harrison AS, et al. Expert panel review to compare FDA and EMA guidance on drug development and endpoints in nonalcoholic steatohepatitis. Gastroenterology. 2022;162(3):680-8.

Ludwig J, Viggiano TR, McGill DB, et al. Nonalcoholic steatohepatitis: Mayo Clinic experiences with a hitherto unnamed disease. Mayo Clin Proc. 1980;55(7):434-8.

Luukkonen PK, Qadri S, Ahlholm N. Distinct contributions of metabolic dysfunction and genetic risk factors in the pathogenesis of non-alcoholic fatty liver disease. J Hepatol. 2022;76(3):526-35.

Neuschwander-Tetri BA, Loomba R, Sanyal AJ, et al. Farnesoid X nuclear receptor ligand obeticholic acid for non-cirrhotic, non-alcoholic steatohepatitis (FLINT): a multicentre, randomised, placebo-controlled trial. Lancet. 2015;385(9972):956-65.

Njei B, Al-Ajlouni YA, Ugwendum D, et al. Genetic and epigenetic determinants of non-alcoholic fatty liver disease (NAFLD) in lean individuals: a systematic review. Transl Gastroenterol Hepatol. 2024;9:11.

Pais R, Charlotte F, Fedchuk L, et al. A systematic review of follow-up biopsies reveals disease progression in patients with non-alcoholic fatty liver. J Hepatol. 2013;59(3):550-6.

Papatheodoridi M, Hiriart JB, Lupsor-Platon M, et al. Refining the Baveno VI elastography criteria for the definition of compensated advanced chronic liver disease. J Hepatol. 2021;74(5):1109-16.

Park CC, Nguyen P, Hernandez C, et al. Magnetic resonance elastography vs transient elastography in detection of fibrosis and noninvasive. Gastroenterology. 2017;152(3):598-607.e2.

Rinella ME, Lazarus JV, Ratziu V, et al. A multisociety Delphi consensus statement on new fatty liver disease nomenclature. Hepatology. 2023;78(6):1966-86.

Rinella ME, Neuschwander-Tetri BA, Siddiqui MS, et al. AASLD Practice Guidance on the clinical assessment and management of nonalcoholic fatty liver disease. Hepatology. 2023;77(5):1797-835.

Sanyal AJ, Chalasani N, Kowdley KV, et al. Pioglitazone, vitamin E, or placebo for nonalcoholic steatohepatitis. N Engl J Med. 2010;362(18):1675-85.

Sookoian S, Castaño GO, Burgueño AL, et al. A nonsynonymous gene variant in the adiponutrin gene is associated with nonalcoholic fatty liver disease severity. J Lipid Res. 2009;50(10):2111-6.

Teng ML, Ng CH, Huang DQ, et al. Global incidence and prevalence of nonalcoholic fatty liver disease. Clin Mol Hepatol. 2023;29(Suppl):S32-S42.

Vali Y, Lee J, Boursier J, et al. Enhanced liver fibrosis test for the non-invasive diagnosis of fibrosis in patients with NAFLD: A systematic review and meta-analysis. J Hepatol. 2020;73(2):252-62.

46 Obesidade, Doenças Osteometabólicas, Gota e Osteoartrose

Alexandra Passos Gaspar ▪ Sergio Setsuo Maeda ▪ Tatiane Vilaça ▪ Marise Lazaretti-Castro

Fisiologia óssea

O osso é um tecido conjuntivo altamente especializado, composto por matriz orgânica (colágeno) mineralizada por cristais de hidroxiapatita, combinando elasticidade e rigidez. Suas principais funções são suporte, possibilitar a movimentação, proteção de órgãos nobres (como o crânio e a coluna) e reservatório de íons. Sua formação inicia-se na vida intrauterina e mantém crescimento contínuo até a puberdade, quando ocorre também o pico da mineralização. Durante toda a vida, o tecido ósseo mantém-se em atividade por meio de processo acoplado de reabsorção-formação, que caracteriza a remodelação óssea. Após a terceira década de vida, há predominância discreta da reabsorção sobre a formação, levando à perda progressiva. Nas mulheres, o ritmo de perda é acelerado intensamente nos primeiros anos do climatério, uma vez que hormônios sexuais são importantes para manutenção óssea.

Três tipos principais de células compõem o tecido ósseo: osteoblastos, osteócitos e osteoclastos. Originados de células mesenquimais da medula óssea, os osteoblastos são células de intensa atividade metabólica, responsáveis pela síntese de matriz óssea. Posteriormente, convertem-se em osteócitos, sepultados na matriz, importantes para a manutenção e a sustentação; o tecido hematopoético, sob influência do fator estimulador de colônia de macrófagos e de RANKL (receptor ativador do fator nuclear κ-B), estimula a diferenciação dos osteoclastos, células multinucleadas responsáveis pela reabsorção.

O cálcio é um cátion divalente essencial. Suas concentrações são mantidas pela interação de hormônios calciotrópicos, principalmente paratormônio (PTH) e vitamina D, que agem no intestino, nos rins e no esqueleto.

O PTH é um hormônio peptídico de 84 aminoácidos produzido pelas paratireoides e secretado diante de queda da calcemia. Nos rins, induz o aumento da reabsorção tubular de cálcio e da excreção de fósforo, além de estimular a 1-alfa-hidroxilase. No esqueleto, promove o aumento da reabsorção óssea, além de ser o principal responsável por regulações agudas e rápidas do cálcio sérico.

A vitamina D é um hormônio esteroide cuja principal fonte é a produção cutânea pela ação de raios ultravioleta (UV) sobre 7-deidrocolesterol, originando o colecalciferol (vitamina D_3), que sofre duas hidroxilações: a primeira no fígado, formando a 25-hidroxivitamina D – 25(OH)D –, a forma mais abundante e que reflete os estoques corporais, e a segunda no rim, por um processo enzimático rigorosamente controlado, estimulado pelo PTH e por concentrações baixas de fósforo. O calcitrol – 1,25(OH)$_2$D – estimula a absorção de cálcio e fósforo no intestino, aumentando sua concentração plasmática e inibindo diretamente a liberação de PTH.

Interações entre os tecidos ósseo e adiposo

Estudos recentes sugerem múltiplas ligações entre osso e gordura. Adipócitos e osteoblastos originam-se da mesma célula precursora da medula óssea, em resposta a estímulos autócrinos, parácrinos e endócrinos distintos. A cada dia surgem novas evidências de interações de adipocinas com substâncias produzidas pelo esqueleto.

A leptina é uma adipocina produzida pelos adipócitos em quantidades proporcionais à massa gordurosa. Suas ações na homeostase energética e na função reprodutiva são bastante conhecidas e seu papel no metabolismo ósseo está em investigação. Camundongos livres de sua ação (portadores de mutações na molécula da leptina – *ob/ob* ou em seu receptor – *db/db*) são obesos, hipogonádicos e, surpreendentemente, têm massa óssea aumentada, o que sugere influência direta da leptina sobre a osteogênese. Estudos de manipulações genéticas e farmacológicas mostraram sua participação ativa na homeostase óssea. A leptina atua por meio de neurônios localizados na região ventromedial do hipotálamo em duas vias distintas e antagônicas: estimula o sistema nervoso simpático (SNS), que atua com os receptores beta-2 nos osteoblastos, levando à produção de RANKL e à diferenciação de osteoclastos, e também age via transcrito regulado pela cocaína e anfetamina (CART, do inglês *cocaine and amphetamine related transcript*) por mecanismos ainda desconhecidos, inibindo a diferenciação de osteoclastos. No entanto, sua ação final é antiosteogênica.

A evidência de que a leptina interfere no metabolismo ósseo motivou a procura por um *feedback* dos osteoblastos, modulando o metabolismo energético. Mais uma vez, manipulações genéticas em roedores evidenciaram a existência de uma substância produzida pelos osteoblastos e capaz de interferir no metabolismo energético. A osteocalcina é um componente da matriz óssea extracelular cuja forma não carboxilada é circulante (a carboxilação aumenta sua afinidade com a hidroxiapatita, levando à deposição no osso). Estudos em animais mostraram que a osteocalcina promove, na célula beta, proliferação e aumento da secreção de insulina e, no adipócito, aumento da produção de adiponectina. Em seres humanos, foi encontrada correlação inversa entre osteocalcina sérica e níveis de marcadores metabólicos, como glicemia de jejum (GJ), insulinemia, índice HOMA (do inglês *homeostatic model assessment*) e índice de massa corporal (IMC).

Dessa forma, observa-se uma interação de metabolismo ósseo e energético. Assim como o adipócito se estabeleceu como uma célula endócrina, o osteoblasto emerge com características semelhantes, participando de complexas interações que regulam a homeostase óssea e energética.

Obesidade e o metabolismo ósseo

Epidemiologicamente, a obesidade associa-se ao aumento da massa óssea e protege contra a osteoporose, doença óssea mais frequente na atualidade. Essa associação é explicada por múltiplos mecanismos. O aumento da densidade mineral óssea (DMO) pode ser primeiramente atribuído à sobrecarga mecânica. No entanto, o efeito não se restringe aos ossos que suportam peso, o que sugere a participação de outros fatores. Outra explicação seria o aumento da secreção de hormônios com efeitos positivos sobre a massa óssea, como a insulina e algumas adipocinas. Por fim, o tecido adiposo é o maior local de conversão de androgênios em estrogênios tanto em homens como em mulheres. A ação antirreabsortiva do estrogênio poderia contribuir para aumento da DMO e explicaria por que mulheres com obesidade têm, em relação às eutróficas, menor ritmo de perda óssea na pós-menopausa. Embora o efeito protetor seja incontestável, ainda há controvérsias sobre qual dos compartimentos seria o mais importante na determinação de DMO, massa gorda ou massa magra.

Obesidade e vitamina D

A prevalência de hipovitaminose D e do hiperparatireoidismo secundário torna-se maior com o aumento do IMC. Pessoas com obesidade apresentam menores níveis de 25(OH)D quando comparados a controles com peso normal. Estudos que avaliaram a capacidade cutânea de síntese de vitamina D não encontraram alterações; entretanto, diante de estímulo à síntese cutânea (exposição controlada à radiação UV), indivíduos com obesidade apresentam menor aumento do nível sérico. O IMC correlacionou-se inversamente à concentração de 25(OH)D após irradiação UV e ao pico de vitamina D após suplementação oral.

A alta prevalência de insuficiência de vitamina D nessa população resulta do sequestro de vitamina D na gordura visceral, da baixa exposição à luz solar, da baixa ingestão de alimentos que contenham vitamina D e da diminuição da síntese hepática de substratos para a formação de 25(OH)D. Além disso, existe uma relação independente entre obesidade e aumento do paratormônio (PTH), que é agravado pela redução de vitamina D, contribuindo para a presença de hiperparatireoidismo secundário. Estudos com vitamina D marcada em animais e seres humanos mostraram depósito no tecido adiposo. Acredita-se que, quando há aumento de massa gorda na obesidade, possa haver um sequestro de vitamina D pelo tecido adiposo, mas os mecanismos que regulam o processo são desconhecidos. Apesar da incidência aumentada de insuficiência de vitamina D e hiperparatireoidismo secundário, não se verifica prejuízo na massa óssea. Ao contrário, é um conhecimento já consolidado: o baixo peso associa-se ao maior risco de osteoporose e das consequentes fraturas.

Obesidade e osteoporose secundárias

O excesso de glicocorticoides (GC), de origem endógena ou exógena, favorece obesidade centrípeta e múltiplas alterações do perfil metabólico, além de interferir substancialmente no metabolismo ósseo. Os GC inibem a absorção intestinal de cálcio, opondo-se às ações da vitamina D, e diminuem a reabsorção tubular do íon nos rins. Na matriz óssea, promovem reabsorção ao estimular a diferenciação e a ação de osteoclastos, pois aumentam a expressão de RANKL. Agem, ainda, prejudicando a manutenção e a formação óssea ao favorecerem a apoptose de osteoblastos e diminuírem

sua replicação. Diante de ações tão desastrosas sobre a qualidade óssea, o comprometimento é bastante significativo, levando à osteoporose, que, às vezes, pode ser a primeira manifestação da síndrome de Cushing. O excesso de corticosteroide exógeno é a causa mais comum de osteoporose secundária, que deve ser tratada preferencialmente antes da ocorrência de fraturas.

Quando as fontes são endógenas, o tratamento da doença de base geralmente leva à recuperação óssea, algumas vezes parcial. Entretanto, quando os GC são usados como tratamento de outras doenças, as diretrizes recomendam utilizar a menor dose, durante o menor tempo possível e otimizar a ingestão de cálcio e vitamina D, para minimizar os efeitos deletérios. Em caso de uso por mais de 3 meses em doses superiores a 5 mg de prednisona ou equivalente, pode-se indicar o uso de bisfosfonatos.

Efeitos do tratamento de obesidade e diabetes na saúde óssea

Tratamento clínico

As variadas estratégias para controle de peso têm reflexos distintos na massa óssea. A restrição calórica é um fator de risco para a rápida perda óssea. Por sua vez, a atividade física preserva a DMO. Como a recomendação clínica preferencial para perda de peso moderada se baseia na combinação de dieta e exercícios, parece haver equilíbrio quando a perda óssea não é tão intensa e rápida, como a promovida por cirurgias bariátricas.

Várias medicações para obesidade são utilizadas como auxiliares no tratamento. O orlistate, inibidor da lipase, diminui a absorção de gorduras e induz significativa perda de peso. A curto prazo, o tratamento não afetou o balanço mineral ósseo e o *turnover* em mulheres e homens com obesidade. A longo prazo, o orlistate induziu pequeno aumento na reabsorção óssea, possivelmente associado à má-absorção de vitamina D e cálcio, quadro que torna recomendável a suplementação de vitaminas lipossolúveis e minerais. No entanto, após 1 ano de tratamento com orlistate, não foi observada redução de massa ou densidade óssea além da atribuída à perda de peso.

A sibutramina é um inibidor da recaptação de serotonina e noradrenalina com efeitos sobre a saciedade. Até o momento, não há evidências de efeito sobre a homeostase óssea.

As glitazonas são sensibilizadores da insulina usados no tratamento do diabetes *mellitus* tipo 2 (DM2) e agem por meio do receptor ativado por proliferadores de peroxissoma gama (PPAR-γ), um fator de transcrição de receptores nucleares, proteínas que regulam a ativação ou repressão de transcrição de genes específicos. A ativação do PPAR-γ promove aumento da sensibilidade à insulina (SI) e melhora do controle glicêmico; entretanto, também afeta a homeostase óssea. Como já citado anteriormente, adipócitos e osteoblastos originam-se da mesma célula mesenquimal. A ativação do PPAR-γ direciona a diferenciação para a célula adiposa, aumentando a adiposidade da medula óssea e diminuindo a osteoblastogênese, o que ocasiona diminuição da formação óssea. Estudos em ratos mostraram supressão da expressão de genes específicos dos osteoblastos (via Wnt e fator de transcrição Runx2), prejuízo na mineralização da matriz extracelular, diminuição da DMO e alteração da microarquitetura óssea. Em seres humanos, verificou-se a diminuição da formação óssea e a aceleração da perda em indivíduos saudáveis e com RI, além do aumento do risco de fraturas apendiculares em mulheres com DM2.

A metformina e as sulfonilureias têm um efeito neutro ou positivo na saúde óssea e no risco reduzido de fratura. Os resultados dos estudos pré-clínicos e clínicos apresentam resultados conflitantes sobre o perfil de segurança da insulina na saúde óssea, mas vale ressaltar que os episódios de hipoglicemia aumentam o risco de quedas e fraturas. Terapias à base das incretinas (agonistas do peptídeo semelhante ao glucagon 1 [GLP-1] e inibidores de dipeptidil peptidase 4 [dpp-4]) e inibidores de cotransportador de sódio-glicose 2 (SGLT2) são outros medicamentos para diabetes disponíveis no mercado. Embora as evidências de estudos em animais sugiram que a terapia baseada em incretinas tenha efeito anabólico no osso, dados clínicos limitados dos inibidores de DPP-4 e agonistas do receptor de GLP-1 indicaram efeito neutro na saúde óssea e no risco de fratura. Os inibidores de SGLT2 podem causar perda óssea ou aumento do risco de fraturas em virtude de alterações de concentração de cálcio, fosfato e sódio, embora metanálises recentes não tenham demonstrado esse risco.

Uma metanálise recente trouxe as seguintes considerações: alguns medicamentos (p. ex., omarigliptina, sitagliptina, vildagliptina, saxagliptina, empagliflozina, ertugliflozina, rosiglitazona, pioglitazona e nateglinida) podem aumentar o risco de fratura, enquanto outros (p. ex., dulaglutida, exenatida, liraglutida, semaglutida, lixisenatida, linagliptina, alogliptina, canagliflozina, dapagliflozina, glipizida, gliclazida, glibenclamida, glimepirida, metformina e insulina) podem apresentar benefícios.

Não há evidências de efeito significativo na fisiologia do tecido adiposo ou na regulação do peso corporal com o uso de substâncias que regulam a massa óssea.

Tratamento cirúrgico

Diante do aumento da prevalência de obesidade, observou-se também o aumento na realização de procedimentos cirúrgicos para tratamento. As cirurgias podem ser predominantemente restritivas, como a banda gástrica e a gastrectomia vertical (GV, ou *sleeve*), ou predominantemente disabsortivas, como as derivações biliopancreáticas (à duodenal *switch* e à Scopinaro), ou ter um mecanismo misto, como o *bypass* gástrico em Y de Roux.

A perda óssea é uma complicação conhecida em pacientes submetidos à cirurgia bariátrica (CB), que é mais frequente após procedimentos disabsortivos, embora também sejam observadas alterações em pacientes submetidos a procedimentos restritivos. Dados na literatura são controversos, com alguns estudos demonstrando diminuição da DMO femoral 1 ano após o procedimento, enquanto outros não evidenciam alterações significativas.

Entre os mecanismos envolvidos, sugere-se uma combinação de fatores, como a diminuição da carga corporal, alteração da absorção de cálcio e vitamina D, além de possíveis mecanismos neuro-hormonais (ghrelina, GLP-1, peptídeo YY [PYY], adipocinas).

Vários estudos mostram comprometimento ósseo após o *bypass* gástrico. A diminuição da DMO é bem documentada, inclusive com evidências de maior perda no primeiro ano após a cirurgia. Um estudo recente mostrou diminuição da DMO somente no fêmur, em proporção à diminuição de peso, sem alterações no rádio distal ou na coluna lombar, remetendo à importância do estímulo mecânico na manutenção da massa óssea. Em várias publicações, os marcadores de *turnover* ósseo estão significativamente aumentados. Estudos de acompanhamento sugerem aumento do risco de fraturas a longo prazo. Observa-se, ainda, diminuição do nível de 25(OH)D e hiperparatireoidismo secundário (com aumento compensatório do PTH em resposta ao balanço negativo de cálcio dietético e vitamina D, contribuindo para a perda óssea), com casos de osteomalácia sintomáticos descritos.

A diretriz da American Association of Clinical Endocrinologists/American College of Endocrinology, The Obesity Society, American Society for Metabolic and Bariatric Surgery, Obesity Medicine Association e American Society of Anesthesiologists American, de 2020, recomenda os seguintes suplementos pertinentes à saúde óssea após a cirurgia bariátrica: 1.200 a 1.500 mg/dia para SG e DGYR e 1.800 a 2.400 mg/dia para GV em dieta em doses fracionadas, 1.200 a 1.500 g/dia de citrato de cálcio e 2.000 a 3.000 UI/dia de vitamina D, objetivando manter níveis de 25(OH)D a partir de 30 ng/ml. Junto à ingestão suficiente de proteínas (60 a 120 g/dia), a avaliação da composição corporal deve ser monitorada durante a redução de peso, para a detecção e a prevenção de perda de massa magra. A avaliação de cálcio e 25(OH)D deve ser realizada em períodos de 3 a 6 meses no primeiro ano de pós-operatório e, em seguida, anualmente. Outros parâmetros que devem ser avaliados são: PTH, calciúria de 24 horas, cálcio corrigido pela albumina, creatinina e fosfatase alcalina. Sugere-se corrigir as deficiências existentes antes da cirurgia, quando existirem. A dosagem de PTH é considerada opcional. O tratamento com cálcio e colecalciferol (vitamina D3) deve ser utilizado para evitar ou minimizar o hiperparatireoidismo secundário, sem induzir franca hipercalciúria. Em casos graves de má-absorção de vitamina D, podem ser necessárias doses altas da vitamina (50.000 UI 1 a 3 vezes/semana ou mais; ou 3.000 a 6.000 UI/dia); em casos refratários, é possível associar calcitriol – $1,25(OH)_2D$ – para se objetivar redução do PTH. Em casos extremos, pode-se lançar mão da vitamina D intramuscular, mas há pouca experiência na literatura, e poucos são os serviços que disponibilizam essa apresentação manipulada no Brasil.

Atualmente está disponível no Brasil outra molécula de vitamina D, o calcifediol, que é a 25(OH)D na apresentação de 10 mcg por cápsula. O calcifediol apresenta vantagens farmacodinâmicas em relação ao colecalciferol, pois é mais hidrossolúvel e sua absorção acontece diretamente por meio da veia porta, ao passo que o colecalciferol precisa entrar nas micelas e seguir via linfática ao fígado para ser hidroxilado. Estudos mostram maior potência do calcifediol em elevar as concentrações de 25(OH)D em relação ao colecalciferol, promovendo um incremento mais rápido e efetivo (em 10 a 15 dias, ao passo que o colecalciferol leva 2 a 3 meses). Estudos demonstram ainda a efetividade do calcifediol especialmente em indivíduos com obesidade e após cirurgia bariátrica.

Além disso, são recomendados exercícios (a menos que estejam contraindicados) para ajudar a atenuar algumas das alterações ósseas adversas, com uma meta mínima de atividade física aeróbica moderada de 150 min/semana e meta-alvo de 300 min/semana, incluindo treinamento de força 2 a 3 vezes por semana.

No seguimento, recomenda-se ainda a realização de densitometria óssea (DO) basal e acompanhamento de até 2 anos para constatação de presença ou desenvolvimento de osteoporose, de acordo com recomendações da Sociedade Internacional de Densitometria Clínica (ISCD).

Na presença de osteoporose, o tratamento com bisfosfonatos só deve ser instituído após avaliação e tratamento da deficiência de cálcio e vitamina D. O objetivo é obter níveis normais de PTH, cálcio e fósforo, manter 25(OH)D entre 30 e 60 ng/ml e calciúria entre 70 e 250 mg/24 horas. Em pacientes com absorção oral inadequada ou possibilidade de úlceras anastomóticas ou esofágicas, recomenda-se a administração intravenosa de bisfosfonato, sendo o ácido zoledrônico o mais comumente utilizado.

Uma situação particular a ser considerada é quando ocorre a associação de hipoparatireoidismo e cirurgia bariátrica, em que há enorme prejuízo da absorção das medicações para o controle da hipocalcemia, podendo trazer dificuldade no controle metabólico. Nessa situação são necessárias doses muito altas de cálcio e vitamina D, e, algumas vezes, a reversão da cirurgia pode ser a única alternativa para a manutenção da calcemia dentro da normalidade.

A derivação biliopancreática é a intervenção que leva à maior perda de peso sustentada. No entanto, também está associada a maiores índices de desnutrição e deficiências de micronutrientes.

As diretrizes recomendam avaliação laboratorial, composta por avaliação de cálcio e 25(OH)D trimestral no primeiro ano após cirurgia e, em seguida, em intervalos de 3 a 6 meses. O PTH, a calciúria e os marcadores de reabsorção óssea devem ser monitorados a cada 6 a 12 meses. Há poucos dados sobre prevalência de fraturas nessa população, porém, a diminuição da DMO e o aumento do *turnover* ósseo estão bem estabelecidos.

Mesmo pacientes que não desenvolveram hiperparatireoidismo secundário apresentaram diminuição de DMO e aumento de marcadores de formação e reabsorção ósseas. Nesses casos, sugere-se que a perda óssea seja uma adaptação normal à diminuição do estímulo mecânico sobre os ossos, após perda de peso, hipótese que ainda necessita de confirmação.

A obesidade associa-se a baixos níveis de vitamina D. Diferentemente de várias comorbidades que melhoram após perda de peso, a deficiência de vitamina D não se extingue e frequentemente é exacerbada após tratamento cirúrgico. O cálcio é absorvido principalmente por mecanismo ativo dependente de vitamina D, no duodeno e na porção proximal do jejuno (regiões excluídas do trânsito em cirurgias que envolvem derivações). Jejuno distal e íleo são menos eficientes na absorção, levando à necessidade de aumento da ingestão.

Osteoartrose

A osteoartrose (OA) acomete cada vez mais indivíduos em decorrência do aumento da expectativa de vida da população em geral, já que guarda relação com o processo de envelhecimento e a degeneração articular. A OA é a doença articular mais frequente e motivo de procura constante de médicos reumatologistas, fisiatras e ortopedistas. Na OA acontece perda de cartilagem, e o organismo gera uma proliferação óssea para minimizar a lesão. Entretanto, esse mecanismo apenas intensifica a dor e, muitas vezes, a instabilidade articular. Portanto, trata-se de uma doença da articulação como um todo e não apenas da cartilagem. O American College of Rheumatology define a OA como um grupo de condições que gera sinais e sintomas articulares associados a defeitos da integridade da cartilagem articular e mudanças no osso subcondral.

Fatores mecânicos, genéticos, hormonais e metabólicos estão envolvidos na degeneração articular. A dor provocada pela OA é causa importante de morbidade na população e constitui alto custo para a saúde, em virtude do número elevado de faltas ao trabalho, uso excessivo de medicações e procedimentos cirúrgicos. A obesidade é, sem dúvida, um dos principais fatores de risco modificáveis para os sintomas de dor e para a progressão da OA de joelhos. A redução do IMC nesses pacientes diminui a dor e melhora a função física. Entretanto, não está claro se o peso em si ou se os aspectos específicos da composição corporal são os responsáveis pela progressão e pelos sintomas da OA de joelho. Definir esses fatores poderá auxiliar no entendimento da fisiopatologia da doença.

Uma das maiores evidências dessa relação é proveniente do estudo da coorte de Framingham, em que se observou, entre os 1.420 indivíduos avaliados, um risco aumentado para apresentar OA de joelhos nos pacientes. No seguimento de 7 a 10 anos, o estudo observou maior incidência radiológica de OA de joelhos nos pacientes com maior IMC, e uma redução de 10% do peso corporal promoveu melhora na função global dos pacientes, com diminuição de 28% da dor e da rigidez articular avaliadas por meio do questionário da Western Ontario and McMaster University (WOMAC) nas pessoas com OA.

Epidemiologia

A OA acomete 20% da população mundial, é mais comum em mulheres, na raça negra, nos joelhos e após 50 anos. Os trabalhos analisados para definição das diretrizes propostas pela American Academy of Orthopedic Surgeons (AAOS) mostraram prevalência de sintomas que variou nas diferentes faixas etárias (5% em adultos entre 26 e 45 anos, 17% entre 45 e 60 anos e 12% acima dos 60 anos).

Entre os fatores de risco para a perda funcional dos pacientes com OA de quadril e joelhos, que são as mais associadas à obesidade, estão:

- Dor
- Rigidez
- Baixa força muscular
- Frouxidão ligamentar da articulação de joelho
- Diminuição da propriocepção
- Redução do equilíbrio em ortostatismo
- Amplitude articular diminuída
- Alteração cognitiva e visual
- Obesidade
- Fatores psicológicos, como a ansiedade e depressão.

Fisiopatologia

Fatores biomecânicos

O processo degenerativo articular ocorre de forma gradual e a rigidez vai aumentando com limitação do movimento. Na articulação dos joelhos, inicialmente, há uma perda do movimento no final da marcha, e, com passar do tempo, limitação da excursão da torção tibial e aumento do momento de adução da coxa, fazendo com que o compartimento medial do joelho seja mais solicitado. O movimento de flexo-extensão vai reduzindo, a demanda muscular muda e a musculatura anterior da coxa (quadríceps) vai enfraquecendo. O fortalecimento muscular e a mobilização da articulação são fundamentais para diminuir o sintoma de rigidez e minimizar a perda funcional. Outro aspecto importante nesses pacientes está relacionado à piora da propriocepção, com consequente incremento da instabilidade articular, aumentando o risco de quedas.

É possível que o momento de adução aumente a sobrecarga em compartimento medial do joelho durante a marcha e a corrida. A articulação patelofemoral, por sua vez, tem maior sobrecarga com a flexão do joelho. Estima-se que uma flexão de 60° aumente a sobrecarga retropatelar em 3,3 vezes o peso corporal. O mau alinhamento da articulação (joelho em varo) certamente tem seu papel na fisiopatologia da OA do joelho.

Alguns trabalhos descrevem a importância de mecanoceptores da superfície dos condrócitos que, uma vez ativados, podem aumentar a expressão de citocinas e de fatores de crescimento, levando à produção de prostaglandinas e óxido nítrico (ON), o que desencadeia a cascata inflamatória. A obesidade proporciona uma sobrecarga nas articulações e pode ser um importante fator de detrimento desses mecanoceptores.

Fatores sistêmicos

O tecido adiposo está relacionado com a liberação de substâncias como as adipocinas (p. ex., leptina, adiponectina e resistina). Em pacientes com OA foram encontradas na cartilagem e em osteócitos concentrações elevadas de leptina, o que sugere que a desregulação esteja de alguma forma relacionada com a fisiopatologia da OA. A leptina gera um grau maior de destruição da cartilagem. Um estudo envolvendo ratos evidenciou que a injeção intra-articular de leptina induz a síntese de fator de crescimento semelhante à insulina tipo 1 (IGF-1) e de fator de transformação do crescimento beta (TGF-β), justificando a destruição da cartilagem.

Alguns estudos mais recentes corroboram esse aspecto mostrando que, corrigindo-se o IMC, os indivíduos com obesidade com componentes de síndrome metabólica (SM) apresentam mais dor e OA de joelho mais avançada quando comparados a indivíduos com mesmo IMC sem SM. Isso evidencia que os fatores inflamatórios associados são importantes nessa fisiopatologia e ganham cada vez mais relevância juntamente ao aspecto biomecânico.

Sinais e sintomas

Entre os principais sinais e sintomas da OA estão dor, rigidez articular, alterações funcionais, que geram menor mobilidade e consequente perda de força muscular, e alterações proprioceptivas. Indivíduos com OA também apresentam diminuição do controle neuromuscular, que gera marcha com baixa velocidade, habilidade funcional diminuída e maior chance de quedas.

A dor varia de acordo com o estágio da doença, não tem relação clinicorradiológica e está associada ao movimento da articulação, piorando com movimentos que aumentam a sobrecarga local. A dor que inicialmente surge em decorrência da inflamação articular e da distensão capsular, com a evolução da doença associa-se à dor gerada por espasmos musculares periarticulares, elevação do periósteo pelos osteófitos, aumento da pressão vascular no osso subcondral e compressão nervosa de estruturas periarticulares.

Diagnóstico

O diagnóstico é clinicorradiológico. A radiografia ainda é o exame complementar mais utilizado, por ser barato, de fácil acesso e por dar informações como diminuição do espaço articular, esclerose óssea subcondral e presença de osteófitos. A ressonância magnética (RM) e a tomografia computadorizada ficam reservadas para casos de dor mais aguda, para afastar lesão degenerativa de menisco associada ou para auxiliar no diagnóstico diferencial. Os locais mais afetados pela OA são mãos, coluna vertebral, joelhos e quadris (nos pacientes com obesidade, principalmente os dois últimos).

Tratamento

O tratamento está mais direcionado para os sintomas da doença e, especialmente, da dor, por ser o principal fator de limitação funcional. Deve-se afastar os fatores relacionados, como excesso de peso, sobrecarga mecânica, instabilidade articular e fraqueza muscular.

A orientação de dieta e exercícios (evitando-se excessiva flexão de joelhos) para perda de peso, a melhora da força muscular e maior estabilidade muscular são ótimos aliados no controle da dor. Nas diretrizes propostas pela AAOS com última revisão de 2021, a eliminação de pelo menos 5% do peso total para os que estão com sobrepeso tem nível de evidência 1 e grau de recomendação A. No tratamento de OA de joelhos, a dieta associada aos exercícios mostrou-se superior a dieta ou exercícios isolados para a melhora da dor e função. A dieta e a perda de peso diminuem substâncias inflamatórias como interleucina-6, C1M, C3M e CRPM no líquido sinovial da articulação de joelho, diminuindo a chance de piora da qualidade da cartilagem e a presença de edema articular. As diretrizes da Osteoarthritis Research Society International (OARSI) de 2019 confirmam evidências para alguns aspectos do tratamento não cirúrgico da OA e mencionam como nível de evidência 1B os exercícios na água e uso de auxiliar de marcha como a bengala.

Exercícios para fortalecimento muscular são fundamentais e podem ser isométricos, isotônicos ou isocinéticos, e a escolha dependerá do grau de dor e mobilidade e de cada fase de doença articular. O importante é não deixar de movimentar a articulação. Exercícios aeróbicos como caminhada também podem ser realizados e serão úteis. Porém, a caminhada deve ser cuidadosamente prescrita, com intensidade, tempo de duração e terrenos controlados, pois na doença moderada ou grave, caminhadas muito longas ou em superfícies irregulares e ambientes não planos podem piorar a dor, por sobrecarregarem articulação e induzirem maior produção de substâncias inflamatórias. Pacientes (especialmente aqueles com obesidade) apresentam grande benefício com exercícios aquáticos porque melhoram o equilíbrio e a força com menos sobrecarga.

Mais recentemente, o exercício com restrição parcial de fluxo sanguíneo mostrou-se também como uma alternativa eficaz para a melhora da dor e o ganho de força em pacientes com OA de joelhos. A vantagem desse tipo de técnica é causar menos estresse articular, ser realizado com menos carga e, ainda assim, resultar em ganho de força muscular e melhora da dor articular.

Também são boas medidas calçados adequados, como aqueles com solado à base de amortecedores para absorção de impacto, além da restrição de salto alto. Auxiliares de marcha, como a bengala para apoio no membro superior contralateral ao membro inferior afetado, pode minimizar a carga sobre ele. Nas diretrizes da AAOS, o uso de palmilhas com reforço em determinadas regiões, que podem auxiliar no alinhamento e diminuir a sobrecarga em alguns compartimentos, especialmente sobre a região medial do joelho, mostrou-se com fraco grau de evidência apesar de alguns pacientes referirem conforto com seu uso. No caso da OA de quadril, quando há diferença entre os comprimentos dos membros, essa correção parcial pode auxiliar e diminuir a chance de desenvolver uma OA mais grave, especialmente em pacientes com maior peso.

Técnicas de *taping* (colocação de tiras de esparadrapo ou bandagens elásticas adesivas em direções específicas para reforço articular) para alinhamento patelar podem, muitas vezes, aliviar a dor e melhorar a estabilidade articular (nível de evidência 2 e grau de recomendação B). Meios físicos, como o gelo local, são bons analgésicos, assim como o uso da acupuntura e da eletroterapia (estimulação elétrica transcutânea), pois aumentam o limiar de dor. O calor pode ser utilizado principalmente quando se observa o comprometimento do componente muscular periarticular associado.

O uso de joelheiras e órteses (*brace*) para OA de joelhos é contestável por falta de evidências científicas suficientes. Parece ter alguma eficácia se usado por curto período para melhorar o alinhamento, evitando a sobrecarga sobre o compartimento medial do joelho.

Tratamento medicamentoso

O uso de analgésicos (p. ex., paracetamol) e, em casos em que a dor seja mais limitante, um opioide mais fraco, como tramadol, parece ser mais eficaz e com menos risco especialmente em pessoas acima de 70 anos. Derivados da morfina (p. ex., codeína) podem ser de grande auxílio. Os anti-inflamatórios não esteroides (AINE) também podem ser bons aliados, porém devem ser utilizados com parcimônia por causa do risco de prejuízo gástrico e renal. O naproxeno parece ter boa eficácia, ter baixo custo e menos efeitos adversos.

Segundo o último consenso da AAOS, os condroprotetores (suplementos), como sulfato de glucosamina e condroitina, cúrcuma e extrato de ginseng, apesar de muito difundidos e utilizados na prática, precisam de mais evidências para serem recomendados para melhora da dor e função. Entretanto, esse tema ainda é controverso, e algumas revisões sugerem benefícios, especialmente quando iniciados em quadros leves ou moderados. Na prática, o que se observa é que, por falta de trabalhos que comprovem a ineficácia e por não existirem outras alternativas eficazes de tratamento, muitos médicos acabam utilizando esses suplementos.

O uso de ácido hialurônico intra-articular, apesar de possuir nível de evidência de 1 a 2 pela AAOS, tem recomendação inconclusiva para OA de joelho de grau leve a moderado. Já as novas diretrizes OARSI recomendam o uso do ácido hialurônico intra-articular como boa alternativa de tratamento para OA de joelhos. O consenso brasileiro de viscossuplementação reforça que o uso em OA de joelhos pode ser útil em casos leves ou moderados, e que o uso prévio ou concomitante de hexacetonido de triancinolona intra-articular pode otimizar o efeito do ácido hialurônico. Quando adotado em conjunto com outras medidas reabilitadoras e farmacológicas, gera efeito de analgesia, anti-inflamatório e condroprotetor.

Um estudo duplo-cego randomizado com pacientes com obesidade e OA de joelhos utilizando ácido hialurônico 70% mostrou, após 3 meses de uso, diminuição dos agentes pró-inflamatórios quando comparados ao grupo placebo.

O uso dos corticosteroides intra-articulares, segundo a AAOS, pode gerar um alívio de curta duração da dor e tem recomendação com evidência moderada.

Há ainda medicações tópicas, como capsaicina e AINE, que parecem boas opções com menos riscos de efeitos adversos que os AINE sistêmicos, e que geram melhora da dor e função.

O tratamento com injeção de plasma rico em plaquetas (PRP) tem sido cada vez mais estudado. Uma metanálise recente de estudos controlados encontrou um possível efeito positivo a longo prazo especialmente sobre a dor da OA de joelho. Entretanto, os autores comentam que, devido à grande variabilidade no preparo do produto injetado, a comparação entre estudos ficou comprometida, e que estudos com melhor qualidade metodológica e maior casuística são necessários para conclusões mais consistentes sobre esse tratamento.

A AAOS não recomenda artroscopia para desbridamento ou lavagem de articulação de joelho. A osteotomia tibial também não é recomendada, segundo a AAOS, por ter nível de evidência V e grau de recomendação inconclusivo.

Gota

A gota é uma artrite inflamatória que provoca dor articular de grande intensidade e tem como um dos maiores fatores de risco a hiperuricemia (ácido úrico plasmático acima de 7,0 mg/dia), o que leva a formação e deposição de cristais de urato monossódico em vários tecidos do organismo. Somados à presença da hiperuricemia, condições específicas de pH, temperatura e solubilidade do urato determinam a precipitação dos cristais. Por isso, a hiperuricemia nem sempre causa a gota, mas a gota sempre é causada pela hiperuricemia.

Um dos primeiros estudos a avaliar a epidemiologia de gota ocorreu em 1967, a partir dos dados obtidos na coorte de Framingham, que demonstrou uma prevalência de gota de 1,5% na população avaliada (2,8% em homens e 0,4% em mulheres), a qual é confirmada por outros estudos, que também demonstraram aumento de sua incidência com o aumento da idade. A obesidade está entre os fatores relacionados com esse aumento, além do uso de diuréticos, insuficiência renal terminal, hipertensão arterial e SM.

Obesidade e artrite gotosa

A artrite gotosa é a artrite inflamatória mais comum em homens. Há alta correlação entre os níveis plasmáticos de ácido úrico e sua ocorrência, e também alta correlação entre IMC e hiperuricemia.

Síndrome metabólica

A SM define-se como associação de obesidade, hipertrigliceridemia, reduzidas concentrações de colesterol HDL, hipertensão arterial sistêmica (HAS), hiperglicemia ou diabetes *mellitus*. A prevalência na população brasileira é de 33%, o que constitui um problema de saúde pública, pois aumenta de forma considerável o risco para doença cardíaca e insuficiência renal crônica (IRC).

As concentrações séricas aumentadas de ácido úrico têm alta correlação com resistência à insulina (RI), obesidade e hipertrigliceridemia, todas relacionadas com a SM. Em geral, a hiperuricemia é assintomática e apenas uma pequena parcela de pacientes apresentará manifestações clínicas como nefrolitíase ou gota. Ela é considerada um marcador da SM que, muitas vezes, pode preceder o aparecimento de HAS, diabetes e IRC.

Fisiopatologia e quadro clínico

A gota é causada pela deposição de cristais de urato monossódico, podendo ser primária – resultante de um defeito enzimático (geralmente associado a quadro de manifestação precoce da gota e retardo mental, como na síndrome de Lesch-Nyhan) – ou sem causa aparente (idiopática), ou, ainda, secundária à superprodução de purinas (como em neoplasias hematológicas) ou a condições associadas à diminuição da excreção de urato, como insuficiência renal e desidratação (Tabela 46.1).

Há intensa reação inflamatória, que se inicia com opsonização de cristais pela IgG, seguida de fagocitose pelos neutrófilos e eventual liberação de enzimas proteolíticas e mediadores inflamatórios. Receptores do tipo *Toll* - TLR-2 e 4 -, associados a adaptador de proteína MyD33, reconhecem os cristais de urato, promovendo fagocitose e produção de interleucina-1. Esta, juntamente a outros fatores pró-inflamatórios, como fator de necrose

Tabela 46.1 Principais causas de gota.

Primárias
Idiopática
Genética
Síndrome de Lesch-Nyhan (deficiência da HGPRTase) Superprodução de PRPP (atividade aumentada da PRPP sintase)
Doença de von Gierke (deficiência da glicose-6 fosfatase)
Secundárias
Superprodução de purinas
Doenças hematológicas
Medicações: tratamento com antimetabólitos e radioterapia
Excreção diminuída de urato
Insuficiência renal
Desidratação
Obesidade
Etanol
Medicações: diuréticos, etambutol, pirazinamida, levodopa

HGPRTase: hipoxantina-guanina-fosforribosil transferase; PRPP: fosforribosil pirofosfato.

tumoral alfa (TNF-α) e IL-8, estimulam a migração de neutrófilos locais. Algumas proteases, como a caspase, iniciam sua atividade local, que é regulada pelo inflamassoma (complexo multiproteico constituído por caspase 1 e outras proteínas, como Pycard e NALP, e algumas vezes caspase 5 e caspase 11), que age como um sensor intracelular da resposta inflamatória.

Clinicamente, a deposição dos cristais em membrana sinovial, cartilagem articular e estruturas periarticulares leva a quadro de dor, que se manifesta por artrite aguda, que ocorre com maior frequência na articulação metatarsofalângica do hálux (podagra). Pode ocorrer a formação de nódulos (tofo gotoso) como consequência da deposição de cristais de urato sobre uma matriz proteica, posteriormente associada à fibrose, em região periarticular, na hélice e na anti-hélice (no pavilhão auditivo) e sobre o tendão de Aquiles. Esse depósito pode ocorrer ainda em tecido subcutâneo e no rim, levando à nefropatia gotosa ou à formação de cálculos de ácido úrico.

Diagnóstico

O relato de ingestão excessiva de álcool ou de alimentos como carne vermelha, associados ao quadro de podagra, sugere fortemente o diagnóstico clínico. A concentração sérica de ácido úrico durante a crise aguda pode ser normal e, por isso, recomenda-se realizar a dosagem após o período de 2 a 3 semanas. Em quadros atípicos ou com ácido úrico sérico normal, pode-se optar por realizar punção articular diagnóstica (diagnóstico diferencial com artrite séptica).

A hiperuricemia pode, algumas vezes, estar associada a manifestações paraneoplásicas, por isso é importante a investigação em busca de neoplasias. Exames como velocidade de hemossedimentação (VHS), desidrogenase láctica (DHL) e eletroforese de proteínas, mesmo sendo inespecíficos, podem auxiliar a avaliação da função renal, com *clearance* de creatinina e ultrassonografia de vias urinárias (cálculo de urato). Avaliação para dislipidemia e DM2 também é recomendada em virtude da alta prevalência de SM nesses pacientes.

Quando viável, a avaliação genética do alelo HLA-B 58:01 é recomendada especialmente em asiáticos e africanos.

Tratamento

Em 2020, a diretriz do American College of Rheumatology (ACR) propôs que pacientes deveriam iniciar o tratamento para diminuição do ácido úrico nas seguintes situações:

- Presença clínica de tofo gotoso
- Lesão radiológica de erosão por gota
- Duas ou mais crises de gota no ano
- Uma crise de gota anual associada à doença renal crônica
- Nível sérico de ácido úrico acima de 9 mg/dℓ
- Presença de cálculo renal.

O tratamento deve envolver mudança de hábitos de vida, com dieta, exercícios físicos e restrição de bebidas alcoólicas. Apesar de a dieta ser recomendada especialmente para perda de peso, ela não é suficiente para redução do ácido úrico sérico quando feita individualmente. A meta de tratamento é o nível de ácido úrico sérico de 6 mg/dℓ.

Devem ser evitados alimentos ricos em purinas, como frutos do mar (mariscos) e refrigerantes (que reduzem a excreção de ácido úrico). Uma restrição rigorosa de alimentos que contenham purinas raramente é indicada, exceto em casos de insuficiência renal. A perda de peso é indicada de maneira gradual, para evitar uma crise aguda. É aconselhável grande ingestão de água para auxiliar a excreção de ácido úrico.

Atualmente, o tratamento da gota pode ser dividido em: crise de gota, fase intercrítica e artrite gotosa crônica. O objetivo central do tratamento deve ser reduzir o ácido úrico com medicações que incluem inibidor da xantina oxidase (alopurinol e febuxostate), agentes uricosúricos (pronenecida, dotinurad) e *porcine-like* uricase recombinante. No Brasil, nem todos esses medicamentos estão disponíveis e o mais utilizado é o alopurinol.

Na crise aguda de gota, a dor articular deve ser tratada inicialmente com repouso, gelo local e administração de AINEs, como diclofenaco (250 mg/dia), ibuprofeno (2.400 mg/dia) ou indometacina (150 mg/dia ou mais). A proteção gástrica com inibidores da bomba de próton é importante.

Pacientes com função renal alterada devem ser tratados com 0,5 mg de colchicina a cada 2 horas até a dor melhorar. Doses altas de colchicina, entretanto, levam a efeitos colaterais como náuseas e vômitos. Por isso, a administração de 0,5 mg 3 vezes/dia é a melhor posologia. Os GC (de 20 a 40 mg/dia de prednisolona) também são uma boa opção.

O paciente deve ser reavaliado entre 2 e 4 semanas, e, havendo crises recorrentes, deve-se associar o alopurinol, um inibidor da xantina oxidase que faz a conversão de hipoxantina e xantina em ácido úrico, resultando em xantinúria e aumento do *feedback* de inibição da síntese *de novo* dos nucleotídeos. O alopurinol deve ser introduzido na dose de 100 mg, que deve ser aumentada gradualmente, de 50 a 100 mg/semana, conforme o valor do ácido úrico sérico, até o máximo de 800 mg. O alopurinol pode ter efeitos colaterais como eczema e aumento de enzimas hepáticas e deve ser utilizado com precaução em pacientes com função renal alterada.

A probenecida (agente uricosúrico) pode ser utilizada em conjunto com alopurinol, caso não apresente a eficácia esperada. A intervenção precoce é importante para evitar destruição articular e lesões irreversíveis. Uma terapia mais recente, o febuxostate, que inibe seletivamente a xantina oxidase, pode ser uma alternativa útil para pacientes com alergia ao alopurinol.

Alguns fármacos uricosúricos mais recentes, como lesinurade e aralofenato, que agem bloqueando os canais de reabsorção de urato (URAT-1), podem ser adicionados ao conjunto de medicações, mas são ainda pouco utilizados.

Bibliografia

Adil M, Khan RA, Kalam A, et al. Effect of anti-diabetic drugs on bone metabolism: evidence from preclinical and clinical studies. Pharmacol Rep. 2017;69(6):1328-40.

Afinogenova Y, Danve A, Neogi T. Update on gout management: what is old and what is new. Curr Opin Rheumatol. 2022;34(2):118-24.

American Academy of Orthopaedic Surgeons. Management of Osteoarthritis of the Knee (NonArthroplasty): Evidence-Based Clinical Practice Guideline [Internet]. Available from: https://www.aaos.org/oak3cpg

Campos CG, Sousa EB, Hamdan PC, et al. Brazilian consensus statement on viscosupplementation of the knee (COBRAVI). Acta Ortopédica Brasileira. 2019;27(4):230-6.

Christensen R, Astrup A, Bliddal H. Weight loss: the treatment of choice for knee osteoarthritis? A randomized trial. Osteoarthritis Cartilage. 2005;13(1):20-7.

Compher CW, Badellino KO, Boullata JI. Vitamin D and the bariatric surgical patient: a review. Obes Surg. 2008;18:220-4.

Cuyul-Vásquez I, Leiva-Sepúlveda A, Catalán-Medalla O, et al. The addition of blood flow restriction to resistance exercise in individuals with knee pain: a systematic review and meta-analysis. Braz J Phys Ther. 2020;24(4):465-78.

Da-Hon L, Chien-Ho JL. On weight-bearing interventions, proprioception training versus trength training, for patients with knee osteoarthritis: a randomized clinical trial. J Orthop Sports Phys Ther. 2009;39(6):445-50.

Dandona P, Aljada A, Chaudhuri A, et al. Metabolic syndrome: a comprehensive perspective based on interactions between obesity, diabetes, and inflammation. Circulation. 2005;111(11):1448-54.

Elefteriou F, Ahn JD, Takeda S, et al. Leptin regulation of bone resorption by the sympathetic nervous system and CART. Nature. 2005;434(7032):514-20.

Elefteriou F, Takeda S, Ebihara K, et al. Serum leptin level is a regulator of bone mass. Proc Natl Acad Sci USA. 2004;101(9):3258-63.

Felson DT, Anderson JJ, Naimark A, et al. Obesity and knee osteoarthritis. The Framingham Study. Ann Intern Med. 1988;109:18-24.

Felson DT, Zhang Y, Hannan MT, et al. Risk factors for incident radiographic knee osteoarthritis in the elderly: the Framingham Study. Arthritis Rheum. 1997;40:728-33.

Filardo G, Previtali D, Napoli F, et al. PRP Injections for the treatment of knee osteoarthritis: a meta-analysis of randomized controlled trials. Cartilage. 2021;13(Suppl 1):364S-375S.

FitzGerald JD, Dalbeth N, Mikuls T, et al. 2020 American College of Rheumatology Guideline for the Management of Gout. Arthritis Rheumatol. 2020;72(6):879-95.

Gomez-Ambrosi J, Rodriguez A, Catalán V, Frühbeck G. The bone-adipose axis in obesity and weight loss. Obes Surg. 2008;18(9):1134-43.

Guilak F, Cohen DM, Estes BT, et al. Control of stem cell fate by physical interactions with the extracellular matrix. Cell Stem Cell. 2009;5(1):17-26.

Hall AP, Barry PE, Dawber TR, McNamara PM. Epidemiology of gout and hyperuricemia. A long-term population study. Am J Med. 1967;42:27-37.

Holanda N, Crispim N, Carlos I, et al. Musculoskeletal effects of obesity and bariatric surgery – a narrative review. Arch Endocrinol Metab. 2022;66(5):621-32.

Hungerford DS, Barry M. Biomechanics of the patellofemoral joint. Clin Orthop Relat Res. 1979;144:9-15.

Jodar E, Campusano C, de Jongh RT, et al. Calcifediol: a review of its pharmacological characteristics and clinical use in correcting vitamin D deficiency. Eur J Nutr. 2023;62(4):1579-97.

Karsenty G. Convergence between bone and energy homeostases: review leptin regulation on bone mass. Cell Metab. 2006;4:341-8.

Kim J, Nimeri A, Khorgami Z, et al.; American Society for Metabolic and Bariatric Surgery (ASMBS) Clinical Issues Committee. Metabolic bone changes after bariatric surgery: 2020 update, American Society for Metabolic and Bariatric Surgery Clinical Issues Committee position statement. Surg Obes Relat Dis. 2021;17(1):1-8.

Lazaretti-Castro M, Brandão CMA, Vieira JGH. Princípios da fisiologia óssea e da homeostase mineral. In: Saad M, Maciel RM, Mendonça BB, editores. Endocrinologia. São Paulo: Atheneu; 2007. p. 457-76.

Lee NK, Sowa H, Hinoi E, et al. Endocrine regulation of energy, metabolism by the skeleton. Cell. 2007;130(3):456-69.

Lee SJ, Hirsch JD, Terkeltaub R, et al. Perceptions of disease and health-related quality of life among patients with gout. Rheumatology. 2009;48:582-6.

Lenders CM, Feldman HA, Von Scheven E, et al. Relation of body fat indexes to vitamin D status and deficiency among obese adolescents. Am J Clin Nutr. 2009;90(3):459-67.

Maeda SS, Moreira CA, Borba VZC, et al. Diagnosis and treatment of hypoparathyroidism: a position statement from the Brazilian Society of Endocrinology and Metabolism. Arch Endocrinol Metab. 2018;62(1):106-24.

Magliano M. Obesity and arthritis. Menopause International. 2008; 14:149-54.

Mazziotti G, Angeli A, Bilezikian JP, et al. Glucocorticoid-induced osteoporosis: an update. Trends Endocrinol Metab. 2006;17(4):144-9.

McAlindon TE, LaValley MP, Gulin JP, Felson DT. Glucosamine and chondroitin for treatement of osteoarthrtis: a systematic quality assessment and metanalysis. JAMA. 2000;283(11):1469-76.

Mechanick JI, Apovian C, Brethauer S, et al. Clinical Practice Guidelines for the Perioperative Nutrition, Metabolic, and Nonsurgical Support of Patients Undergoing Bariatric Procedures - 2019 Update: Cosponsored by American Association of Clinical Endocrinologists/American College of Endocrinology, The Obesity Society, American Society for Metabolic and Bariatric Surgery, Obesity Medicine Association, and American Society of Anesthesiologists. Obesity (Silver Spring). 2020;28(4):O1-O58.

Nelson FR, Zvirbulis RA, Zonca B, et al. The effects of an oral preparation containing hyaluronic acid (Oralvisc®) on obese knee osteoarthritis patients determined by pain, function, bradykinin, leptin, inflammatory cytokines, and heavy water analyses. Rheumatol. Int. 2015;35(1):43-52.

Pan F, Tian J, Cicuttini F, Jones G. Metabolic syndrome and trajectory of knee pain in older adults. Osteoarthritis Cartilage. 2020;28(1):45-52.

Pottie P, Presle N, Terlain B, et al. Obesity and osteoarthritis: more complex than predicted! Ann Rheum Dis. 2006;65(11):1403-05.

Rzonca SO, Suva LJ, Gaddy D, et al. Bone is a target for the antidiabetic compound rosiglitazone. Endocrinology. 2004;145(1):401-6.

Schwartz AV, Sellmeyer DE, Vittinghoff E, et al. Thiazolidinedione use and bone loss in older diabetic adults. J Clin Endocrinol Metab. 2006;91(9):3349-54.

Scibora LM. Skeletal effects of bariatric surgery: examining bone loss, potential mechanisms and clinical relevance. Diabetes Obes Metab. 2014;16(12):1204-13.

Sharma L, Lou C, Cahue S, Dunlop DD. The mechanism of the effect of obesity in knee osteoarthritis: the mediating role of malalignment. Arthritis Rheum. 2000;43:568-75.

Shoji A, Yamanaka H, Kamatani N. A retrospective study of the relationship between serum urate level and recurrent attacks of gouty arthritis:

evidence for reduction of recurrent gouty arthritis with antihyperuricemic therapy. Arthritis Rheum. 2004;51:321-5.

Simpson KA, Martin NM, Bloom SR. Hypothalamic regulation of food intake and clinical therapeutic applications. Arq Bras Endocrinol Metab. 2009;53(2):120-8.

Takano Y, Hase-Aoki K, Horiuchi H, et al. Selectivity of febuxostate, a novel non-purine inhibitor of xanthine oxidase/xanthine dehydrogenase. Life Sciences. 2005;76(16):1835-947.

Wang X, Zhang F, Zhang Y, et al. Effect of SGLT2 inhibitors on fractures, BMD, and bone metabolism markers in patients with type 2 diabetes mellitus: a systematic review and meta-analysis. Osteoporos Int. 2023;34(12):2013-25.

Wortsman J, Matsuo LY, Chen TC, et al. Decreased bioavailability of vitamin D in obesity. Am J Clin Nutr. 2000;72(3):690-3.

Wucher H, Ciangura C, Poitou C, Czernichow S. Effects of weight loss on bone status after bariatric surgery: association between adipokines and bone markers. Obes Surg. 2008;18(1):58-65.

Yu EW. Bone metabolism after bariatric surgery. J Bone Miner Res. 2014;29(7):1507-18.

Zeng CY, Zhang ZR, Tang ZM, et al. Benefits and mechanisms of exercise training for knee osteoarthritis. Front Physiol. 2021;12:794062.

Zhang YS, Zheng YD, Yuan Y, et al. Effects of anti-diabetic drugs on fracture risk: a systematic review and network meta-analysis. Front Endocrinol (Lausanne). 2021;12:735824.

47 | Obesidade e Doença Renal Crônica

Bianca Emsenhuber ▪ Mariana Fadil Romão ▪ João Egidio Romão Junior

Introdução

A obesidade se tornou uma epidemia mundial e um dos maiores desafios de saúde pública. Sua prevalência varia amplamente em todo o mundo, aumentando com o desenvolvimento econômico da região, conforme visto entre populações na Ásia, América do Sul e Europa Oriental. Essa prevalência crescente tem implicações para o risco de desenvolvimento de diabetes, doenças cardiovasculares (DCV) e doença renal crônica (DRC).

A hipertensão arterial e o diabetes *mellitus* (DM) são considerados os dois principais fatores de risco associados ao desenvolvimento de DRC, os quais são classificados em:

- Fatores de risco médio:
  - Enfermidades sistêmicas (lúpus, vasculites)
  - Infecções urinárias de repetição
  - Litíase urinária
  - Uropatias obstrutivas e refluxo
  - Adultos > 60 anos
- Fatores de risco elevado:
  - Hipertensão arterial
  - DM
  - História familiar de DRC.

Cerca de 30 a 40% dos pacientes portadores de DM desenvolverão DRC. Além disso, relata-se com muita ênfase a obesidade, que está associada a um aumento de 23% no risco de desenvolvimento de DRC. Foram descritas recentemente anormalidades funcionais no rim relacionadas com a obesidade, como fluxo sanguíneo elevado, hiperfiltração glomerular, microalbuminúria e lesão tubulointersticial renal, bem como uma caracterizada glomerulopatia relacionada à obesidade (GRO).

Assim como na população geral, a obesidade tem grande importância no que diz respeito à morbidade e à mortalidade do paciente portador de DRC e nos transplantados renais. A DCV tem prevalência maior nesse grupo de doentes do que a observada na população em geral, e constitui a principal causa de mortalidade na população com DRC, especialmente naqueles pacientes mantidos em programa crônico de hemodiálise, diálise peritoneal e nos transplantados de rim.

Doença renal crônica

A DRC é um sério problema médico e de saúde pública. Estima-se que existam aproximadamente 10 a 12 milhões de brasileiros portadores de DRC, dos quais cerca de 130 mil estão em programa crônico de diálise. Conceitualmente, a DRC consiste em lesão renal e perda progressiva e irreversível da função dos rins (glomerular, tubular e endócrina), de tal forma que, em sua fase mais avançada, chamada "insuficiência renal crônica terminal (IRCT)", os rins não conseguem mais manter a normalidade do meio interno do paciente, comprometendo sua saúde.

Os critérios para diagnóstico de DRC, independentemente de sua causa, são baseados na presença de alterações estruturais renais (proteinúria, hematúria, alterações em exames de imagem ou em biopsia renal), na redução da taxa de filtração glomerular (TFG < 60 mℓ/min/1,73 m^2), no tempo conhecido da doença (acima de 3 meses) e no impacto na saúde do paciente. À medida que os rins perdem função, ocorrem adaptações renais e sistêmicas, de modo que é possível caracterizar diversas fases funcionais e clínicas (estágios) na evolução da DRC.

Nos pacientes com DRC, o estágio da doença deve ser determinado com base no nível de função renal e na intensidade da albuminúria presente, independentemente do diagnóstico. De acordo com o grau de perda de função renal do paciente, a DRC pode ser estratificada em seis categorias funcionais (Tabela 47.1):

- Categoria G1 – fase de DRC com função renal normal: corresponde às fases iniciais da DRC; o paciente já apresenta lesão renal, ainda que mantenha TFG preservada (> 90 mℓ/min/1,73 m^2)
- Categoria G2 – fase com função renal levemente reduzida ou DRC funcional: ocorre no início da perda de função dos rins e somente métodos acurados de avaliação da função do rim (*clearance*) irão detectar redução da função renal. TFG entre 60 e 89 mℓ/min/1,73 m^2
- Categoria G3 – fase de DRC moderada ou DRC laboratorial: nessa fase, raramente os sinais e sintomas da uremia estão presentes. Avaliação laboratorial simples já detecta níveis crescentes de ureia e creatinina plasmática. Essa fase tem sido dividida em duas subcategorias:
  - Categoria G3a: pacientes com TFG entre 45 e 59 mℓ/min/1,73 m^2 (leve a moderada)
  - Categoria G3b: pacientes com TFG entre 30 e 44 mℓ/min/1,73 m^2 (moderada a grave), com risco maior de progressão mais rápida e mortalidade
- Categoria G4 – fase de DRC grave ou clínica: começam a aparecer os sinais e sintomas marcados de DRC, como anemia, hipertensão arterial, edemas, hiperpotassemia, hiperfosfatemia e hiperparatireoidismo. TFG entre 15 e 29 mℓ/min/1,73 m^2
- Categoria G5 – fase de falência renal ou de IRCT: fase em que os rins perdem o controle do meio interno, agora bastante alterado a ponto de ser incompatível com a vida. O paciente pode

Tabela 47.1 Categorias da doença renal crônica de acordo com a taxa de filtração glomerular.

Categoria	TFG (mℓ/min/1,73 m^2)	Grau da DRC	DRC
G1	> 90	Sem lesão renal	Função renal normal
G2	60 a 89	Levemente reduzida	Funcional
G3a	45 a 59	Leve a moderadamente reduzida	Laboratorial
G3b	30 a 44	Moderada ou gravemente reduzida	Laboratorial
G4	15 a 29	Gravemente reduzida	Clínica
G5	< 15	Falência renal	Terminal

DRC: doença renal crônica; TFG: taxa de filtração glomerular.

encontrar-se intensamente sintomático (astenia, prurido, fraqueza, mal-estar e sintomas digestivos), tendo como opções terapêuticas o tratamento conservador medicamentoso, os métodos de depuração artificial do sangue (diálise peritoneal ou hemodiálise) e o transplante renal. TFG < 15 mℓ/min/1,73 m^2.

O motivo dessa categorização é que existe uma forte associação entre categorias de função renal reduzida e a presença de anormalidades clínicas e metabólicas relacionadas à DRC.

O critério de intensidade da albuminúria leva em consideração a albuminúria de 24 horas (taxa de excreção de albumina - TEA) ou a relação albumina/creatinina em amostra isolada de urina (RAC) (Tabela 47.2). A relevância dessa classificação está baseada em evidências que mostram que a presença e a intensidade de albuminúria estão associadas à velocidade de progressão da DRC e em aumento do risco de mortalidade cardiovascular dos pacientes.

Evidências clínicas mostram que mesmo pequenas alterações na função renal (redução na TFG e/ou aumento de albuminúria) têm grande impacto na saúde do paciente. Existe uma forte associação entre os estágios de DRC (categorias de TFG e albuminúria) com o prognóstico da progressão da doença renal, a necessidade de referenciar o paciente a um nefrologista, maior risco de agudização da DRC, de evento cardiovascular e de mortalidade por todas as causas dos pacientes portadores de DRC, havendo caráter somatório de gravidade à medida que alterações da TFG e albuminúria se intensificam (Figura 47.1).

Obesidade como fator de risco para a doença renal crônica

Diversos estudos populacionais têm mostrado a associação entre obesidade e o desenvolvimento e a progressão da DRC, primariamente com aumento da albuminúria e/ou decréscimo da TFG (< 60 mℓ/min/1,73 m^2). Maior índice de massa corporal (IMC) está associado à presença e ao desenvolvimento de proteinúria em indivíduos sem doença renal prévia (Figura 47.2). Além disso, em

numerosos estudos de base populacional, o IMC mais alto aparece associado à presença e ao desenvolvimento de redução na taxa de filtração glomerular estimada (eTFG), com perda mais rápida da eTFG ao longo do tempo e com a incidência de IRCT. Níveis elevados de IMC, principalmente obesidade classes 2 e 3, têm sido associados à progressão mais rápida da DRC em pacientes com a doença preexistente. Alguns estudos examinando a associação da obesidade abdominal (relação circunferência abdominal/quadril e circunferência abdominal) com DRC descrevem uma associação entre maior perímetro e albuminúria, diminuição da TFG e incidência de doença renal terminal, independentemente do nível de IMC.

Maior tecido adiposo visceral medido por tomografia computadorizada tem sido associado a maior prevalência de albuminúria em homens. Observação de associação independente de IMC entre obesidade abdominal e pior função renal também é descrita em relação à mortalidade em pacientes com IRCT e em transplantados renais, e sugere um papel direto da adiposidade visceral. Em geral, as associações entre obesidade e pior desfecho renal persistem mesmo após melhora dos efeitos cardiovasculares e metabólicos da obesidade, como hipertensão arterial e diabetes, sugerindo que a obesidade pode afetar a função renal por meio de mecanismos em parte não relacionados a essas complicações.

Glomerulopatia relacionada à obesidade

A GRO é o tipo de doença renal mais estudado nos indivíduos com obesidade (Figura 47.3). Em 1974 foi relatada pela primeira vez a associação entre obesidade grave e proteinúria, glomerulomegalia e glomerulosclerose segmentar e focal (GESF), sugerindo-se que a obesidade poderia causar DRC. Posteriormente, estudos clínicos indicaram que indivíduos com obesidade que desenvolveram proteinúria e doença renal progressiva tiveram maior probabilidade de exibir glomerulomegalia expressiva e GESF na biopsia renal. Em alguns casos, proteinúria maciça foi documentada em adultos com obesidade mórbidos na ausência de patologia glomerular. Por outro lado, glomerulomegalia expressiva também foi observada em necropsias de indivíduos com obesidade sem evidência de proteinúria *antemortem*.

A GRO é reconhecida como uma entidade caracterizada por glomerulomegalia, GESF progressiva e redução da função renal. Muitos estudos mostram o impacto direto da obesidade nos rins, incluindo hiperfluxo sanguíneo, pressão glomerular elevada, hiperfiltração glomerular, estresse podocitário e fibrose intersticial renal. Uma vez estabelecida a lesão, a GRO progride com o aparecimento de albuminúria elevada e proteinúria. A progressão da

Tabela 47.2 Categorias da doença renal crônica baseadas na intensidade da albuminúria.

Categoria	TEA (mg/24 h)	RAC (mg/g)	Grau de albuminúria
A1	< 30	< 30	Normal
A2	30 a 300	30 a 300	Aumento moderado
A3	> 300	> 300	Aumento grave

DRC: doença renal crônica; RAC: relação entre albuminúria e creatinina em amostra isolada de urina; TEA: taxa de excreção diária de albumina na urina.

				Albuminúria		
Prognóstico da DRC **TFG e albuminúria** **KDIGO 2012**				A1	A2	A3
				< 30 mg/g	30 a 300 mg/g	> 300 mg/g
TFG (mℓ/min/1,73m²)	G1	Normal ou elevada	≥ 90			
	G2	Redução leve	60 a 89			
	G3a	Redução leve/moderada	45 a 59			
	G3b	Redução moderada/severa	30 a 44			
	G4	Redução severa	15 a 29			
	G5	Falência renal	< 15			

Figura 47.1 Prognóstico de pacientes portadores de doença renal crônica (DRC), em função da taxa de filtração glomerular (TFG) e da albuminúria. Risco baixo (*branco*), leve (*cinza mais claro*), moderado (*cinza médio*) e grave (*cinza mais escuro*). KDIGO: Kidney Disease: Improving Global Outcomes.

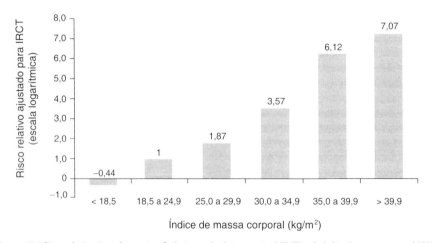

Figura 47.2 Risco relativo ajustado para insuficiência renal crônica terminal (IRCT) pelo índice de massa corporal (IMC).

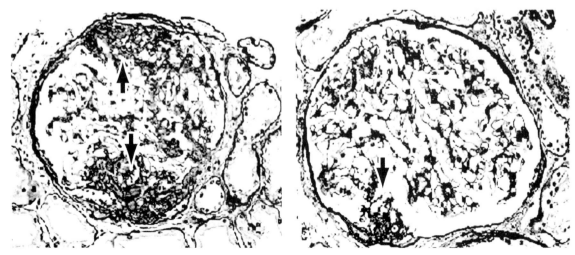

Figura 47.3 Glomerulopatia associada à obesidade, mostrando a presença de glomerulosclerose segmentar e focal (GESF, *à esquerda*) e glomerulomegalia (*à direita*). Notam-se focos de esclerose focal glomerular assinalados pelas setas.

GRO para a IRCT é bem mais lenta do que a da GESF idiopática. Dados de análise de série de necropsia nos EUA mostraram que a incidência de GRO aumentou de 0,2% em 1986 a 1990 para 2,0% em 1996 a 2000.

Os mecanismos exatos pelos quais a obesidade pode piorar ou causar DRC ainda não são claros. A obesidade resulta em anormalidades metabólicas complexas que têm efeitos amplos sobre a função renal. Algumas das consequências deletérias da obesidade podem ser mediadas por comorbidades associadas, como diabetes ou hipertensão arterial. Há também efeitos da adiposidade que podem afetar diretamente os rins, induzidos pela atividade endócrina do tecido adiposo por meio da produção de adiponectina, leptina e resistina, entre outras proteínas. Isso resulta em inflamação, estresse oxidativo, metabolismo lipídico anormal, ativações do sistema renina-angiotensina-aldosterona (SRAA) e aumento da produção e resistência à insulina (RI).

Esses efeitos resultam em alterações patológicas específicas nos rins que podem estar por trás do aumento de risco de DRC constatado em estudos observacionais. Essas alterações incluem acúmulo lipídico ectópico e aumento da deposição de gordura no seio renal, desenvolvimento de hipertensão glomerular e aumento da permeabilidade glomerular causada por lesão da barreira de filtração glomerular relacionada à hiperfiltração, e finalmente o desenvolvimento da glomerulomegalia e GESF (Figura 47.4). É importante ressaltar que a GRO frequentemente se apresenta associada a processos fisiopatológicos relacionados a outras condições ou idade avançada, levando a danos renais mais acentuados em pacientes com pressão arterial elevada ou nos idosos.

Fisiopatologia e fisiopatologia renal no paciente com obesidade

O tecido adiposo é uma importante fonte de fatores inflamatórios e imunomoduladores que têm grande impacto nas funções metabólicas e imunológicas sistêmicas do organismo. Os fatores de risco principais relacionados à obesidade definem a denominada "síndrome metabólica (SM)", que agrega diversas condições como dislipidemias, hipertensão arterial, hiperglicemia, resistência periférica à insulina, trombose e microinflamação sistêmica. Ao mesmo tempo, o tecido adiposo interfere na resposta imune por meio de secreção de citocinas, adipocinas e ácidos graxos não esterificados.

Os rins também são afetados por essas alterações sistêmicas observadas na obesidade e diversos estudos mostraram uma correlação direta entre obesidade e complicações renais, principalmente DRC, calculose urinária e câncer renal. A obesidade é considerada um fator de risco independente para o aparecimento e a progressão da DRC, sendo fatores determinantes a hipertensão arterial e o diabetes associado à obesidade, a qual acelerou a progressão da nefropatia da imunoglobulina A (IgA).

A fisiopatologia da proteinúria associada à obesidade não é bem conhecida, mas certamente inclui aumento no fluxo sanguíneo renal, da pressão capilar glomerular, da fração de filtração, de podocitopatias, de hipertrofia glomerular, da presença de hiperlipidemias e de aumento da síntese de diversas substâncias vasoativas e fibrogênicas, como angiotensina II, insulina, leptina, fator transformador de crescimento beta (TGF-β) e estrogênio. Essas substâncias podem afetar individualmente ou interativamente a hiperfiltração glomerular, a hipertrofia da célula mesangial e a produção de matriz mesangial, além da produção de colágeno, fibronectina, TGF-β e outros mediadores fibrogênicos.

Consistentes com essas alterações hemodinâmicas renais, a hiperperfusão e a hiperfiltração glomerular são achados frequentes relacionados com a obesidade, e há diversos estudos que mostram melhora significativa dessas alterações após perda rápida de peso de pacientes com obesidade. Diversos fatores identificados em pacientes com obesidade têm associação com alterações funcionais e morfológicas renais descritas nesses pacientes (Figura 47.5).

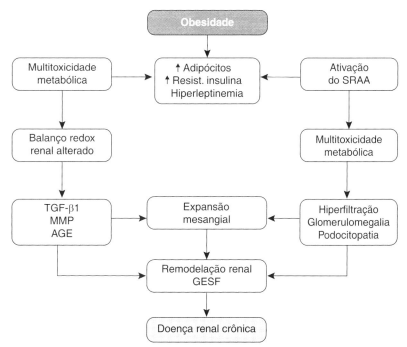

Figura 47.4 Principais vias e fatores na ativação de mecanismos fisiopatológicos na disfunção renal crônica da obesidade. AGE: produtos finais da glicação avançada; GESF: glomerulosclerose segmentar e focal; MMP: metaloproteinase da matriz; SRAA: sistema renina-angiotensina-aldosterona; TGF-β1: fator transformador de crescimento beta 1.

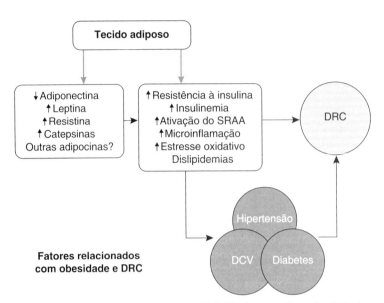

Figura 47.5 Fatores relacionados com obesidade e relação com a doença renal crônica (DRC). DCV: doença cardiovascular; SRAA: sistema renina-angiotensina-aldosterona.

Fatores hemodinâmicos

À medida que o indivíduo ganha peso, ocorre aumento da filtração glomerular por néfron para compensar a maior demanda metabólica. Observa-se dilatação da arteríola aferente glomerular, com maior transmissão da pressão arterial sistêmica para o leito glomerular. Ocorre hiperfiltração glomerular, que pode contribuir para o aparecimento de GESF. A hipertensão intraglomerular pode levar à lesão glomerular por uma grande variedade de mediadores.

Dislipidemias

A hiperlipidemia foi identificada como um fator causal de glomerulosclerose, e há dados que sugerem que o metabolismo anormal de lipídeos e o acúmulo ectópico de lipídeos também contribuem para o desenvolvimento da glomerulopatia relacionada com a obesidade. Comprovou-se em estudo de biopsias de pacientes com obesidade que aqueles com GESF e que apresentavam hiperlipidemia tinham depósitos de lipídeos em células epiteliais renais. No entanto, a maioria dos pacientes com obesidade relacionada com a GESF tinha níveis normais ou pouco elevados de colesterol, em contraste com os pacientes portadores de GESF idiopática, em que a hiperlipidemia era comum.

Existe evidência epidemiológica, clínica e experimental de que dislipidemia e/ou lipotoxicidade podem amplificar o dano renal e a progressão para DRC. Seu papel no surgimento da obesidade associada à glomerulosclerose é amplamente baseado em modelo animal (ratos). A lipotoxicidade nas células do túbulo proximal, como consequência da proteinúria e da maior capacidade da albumina de se ligar aos ácidos graxos livres (AGL), leva a inflamação tubulointersticial, fibrose e acelerada progressão da DRC. Porém, dislipidemia grave não é um fator predominante em pacientes com obesidade com glomerulosclerose, e pequena correlação tem sido observada entre os níveis séricos de lipídeos e a progressão da doença renal nesses pacientes. Em pacientes com massa renal reduzida, a obesidade e a ausência de diferenças em níveis de lipídeos distinguem aqueles que desenvolverão proteinúria, com progressiva perda de função renal. De potencial relevância, dados experimentais evidenciam que efeitos adversos da dislipidemia podem ser exacerbados em situações com redução da massa renal (nascimento prematuro, hipoplasia ou agenesia renal unilateral e pós-nefrectomia unilateral).

Hipertrofia glomerular

A obesidade está também associada à hipertrofia glomerular. Pressupunha-se que a hipertrofia glomerular, estimulada em parte por angiotensina II, insulina e outros fatores de crescimento, poderia levar ao excesso da produção de matriz extracelular em áreas mesangiais e ao desenvolvimento de GESF. A glomerulomegalia é a primeira alteração da obesidade relacionada com a GESF.

Substâncias vasoativas e fibrogênicas

O tecido adiposo funciona como um órgão endócrino que secreta diversas adipocinas (fator de crescimento endotelial vascular – VEGF, angiopoetinas, catepsinas, leptina, resistina e adiponectina), envolvidas nos processos de hipertrofia celular, acúmulo de matriz extracelular e fibrose intersticial renal. Atualmente, está claro o papel das adipocinas como mediadoras dos efeitos iniciais de uma dieta rica em gorduras na tolerância à glicose alterada e nos processos inflamatórios renais. Ao mesmo tempo, estudos mostram que os níveis séricos do hormônio protetor adiponectina estão reduzidos já nos primeiros estágios da obesidade e do acúmulo de tecido adiposo no organismo. Redução de adiponectina está relacionada a anormalidades funcionais de podócitos e aumento nos sinais inflamatórios, com aparecimento de proteinúria em trabalhos experimentais. Uma relação de causa e efeito entre adiponectina e albuminúria tem sido mostrada em alguns estudos.

Microinflamação

A inflamação é conhecida como achado constante em pacientes com obesidade e naqueles portadores de DRC, contribuindo para o aparecimento de glomerulosclerose e fibrose tubulointersticial renal. Os rins e o tecido adiposo também secretam compostos de ação pró-inflamatória, como a leptina e a angiotensina. O aumento desses compostos e a redução nas adiponectinas podem levar a alterações de podócitos, células mesangiais e tubulares renais, alterando a permisseletividade glomerular e a integridade tubulointersticial. Por fim, as alterações na microbiota intestinal observadas em pessoas com obesidade podem contribuir para maior transferência de fatores inflamatórios do lúmen intestinal, aumentando a RI e o estado de microinflamação sistêmica nos portadores de DRC.

Alguns pesquisadores têm observado uma relação entre adipocinas, tecido adiposo e microinflamação em pacientes com DRC. No entanto, outros trabalhos mostraram que as concentrações de adiponectina estão comumente elevadas nesses pacientes, algo que pode ser benéfico, pois essa adipocina parece ter efeito antiaterogênico e anti-inflamatório. Outros autores mostraram que o IMC prediz níveis de leptina e adiponectina e que elas estão associadas a marcadores inflamatórios (proteína C reativa [PCR] e interleucina-6 [IL-6]), o que sugere que o tecido adiposo tem papel importante na patogênese da inflamação crônica em pacientes dialisados.

Angiotensina II

A ativação do SRAA vista em pessoas com obesidade produz crescimento da resistência em arteríola eferente, que contribui para o desenvolvimento de hiperfluxo/hiperfiltração glomerular e o aumento da TFG e para o aumento de reabsorção tubular de sódio e água. Trabalhos mostraram os efeitos benéficos dos inibidores da enzima de conversão da angiotensina (IECA) e dos bloqueadores do receptor de angiotensina tipo I (BRA), havendo redução significativa da proteinúria e da lesão glomerular, sem efeitos no *clearance* de creatinina, na pressão arterial, na glicemia ou na insulinemia. Esses resultados sugerem que a angiotensina II tem um importante papel no desenvolvimento e na progressão da nefropatia, possivelmente em decorrência do impacto na hipertensão capilar glomerular ou na seletividade glomerular.

Insulina

Um grau elevado de RI, e não uma dieta rica em sal, parece levar ao aumento da fração de filtração glomerular e resultar em hiperfiltração glomerular, além de promover hipertrofia de podócitos. Estudos mostraram o papel da insulina em ratas Wistar obesas heminefrectomizadas e sugeriram que a vasoconstrição miogênica deficiente da arteríola aferente, em decorrência da vasodilatação induzida pela insulina, possibilitaria transmissão direta da pressão sistêmica para os glomérulos, causando a hipertensão/hiperfiltração glomerular.

Leptina

A leptina é produzida pelo tecido adiposo e primariamente metabolizada pelo rim. Sua concentração está elevada em pacientes com obesidade grave, que estão em risco de desenvolver GESF. A infusão de leptina em ratos a curto prazo induziu proliferação significativa da célula endotelial glomerular, aumentou a expressão celular do TGF-β1 e aumentou o colágeno tipo 4 presente nos glomérulos. Tais alterações estão associadas ao aparecimento de proteinúria e GESF. Dados sugerem que a leptina age como fator de crescimento e fator fibrogênico, pela estimulação inicial das células e expressão de TGF-β1, um importante fator modulador de fibrose. A leptina também tem seu papel em outras condições relacionadas com a obesidade, como a hipertensão arterial sistêmica. A administração de leptina em ventrículos cerebrais de ratos aumentou a atividade simpática renal a curto prazo.

Fator transformador de crescimento beta

O papel central do TGF-β1 foi estudado em um modelo genético de ratos com diabetes *mellitus* tipo 2 (DM2), que desenvolvem hiperglicemia, hiperinsulinemia, hiperleptinemia e, após período de 10 a 20 semanas, proteinúria com esclerose glomerular difusa. A administração de um anticorpo monoclonal anti-TGF-β1 diminuiu a concentração plasmática de TGF-β1 sem diminuir a glicemia, prevenindo o aumento da produção de colágeno tipo 4, de fibronectina renal e minimizando o aparecimento de glomerulopatia, além de evitar queda do *clearance* de creatinina.

Estrogênio

Em estudo realizado em ratos obesos, Zücker mostrou que a nefropatia foi mais grave em fêmeas. Por sua vez, a ooforectomia reduziu a proteinúria e a esclerose glomerular significativamente, enquanto a terapia com estrogênio piorou esses distúrbios. A suplementação com estrogênio em ratos mostrou aumento da lipoproteína de muito baixa densidade (VLDL, do inglês *very low density lipoprotein*), com aumento da deposição glomerular de apolipoproteínas A-IV e B.

Hipertensão arterial e obesidade e doença renal crônica

Um achado importante na hipertensão arterial associada à obesidade é o comprometimento da natriurese pressórica, secundário ao aumento da reabsorção tubular de sódio. Nas fases iniciais da obesidade, a pressão arterial não parece ser significativamente sensível à ingestão salina. No entanto, com a perpetuação do quadro da obesidade, a hipertensão intraglomerular e as anormalidades metabólicas levam à lesão glomerular e a uma dificuldade adicional na excreção de sódio. Essas alterações resultam em aumento da sensibilidade ao sal e em agravamento da hipertensão arterial.

Diversos mecanismos parecem estar envolvidos no comprometimento da natriurese pressórica, entre os quais se destacam a hiperatividade do sistema nervoso simpático, o aumento da pressão intratubular secundário a maior pressão abdominal, anormalidades estruturais dos rins e ativação do SRAA. Além disso, a obesidade central está associada à RI, que causa retenção de sal, estimula o sistema nervoso central (SNC) e atua como fator de crescimento. Um mecanismo recentemente descrito é a alça gastrorrenal, alterada em pacientes com obesidade e contribuindo para a retenção de sódio no organismo. Nessa alça, o sódio ingerido sinaliza canais de sódio nas células G do estômago, havendo maior secreção de gastrina e dopamina, inibindo sinergicamente o transporte tubular de sódio e promovendo maior natriurese.

A retenção salina em pessoas com obesidade pode estar relacionada com o aumento da atividade da aldosterona. Em estudo realizado em modelo de cães obesos, observou-se que o bloqueio da aldosterona com um antagonista de seus receptores, a eplerenona, atenuou o desenvolvimento de hipertensão arterial. Além disso, o bloqueio da aldosterona se associou à redução da hiperfiltração glomerular e não causou alterações de insulina plasmática. Esse foi o primeiro estudo a sugerir um papel relevante para a aldosterona na gênese da hipertensão arterial associada à obesidade. Portanto, independentemente dos mecanismos causais, ao induzir hipertensão arterial, a obesidade contribui de modo indireto para o aumento da incidência de DRC.

Diabetes, obesidade e doença renal crônica

Do ponto de vista nefrológico, a importância da obesidade decorre de sua associação com uma elevada morbidade, além de estar associada a patologias como hipertensão arterial e maior risco de DM2 (Figura 47.6). Assim, cerca de 80% dos indivíduos com diabetes estão acima do peso na ocasião do diagnóstico e, entre as pessoas com obesidade, a prevalência de DM2 é 2 a 3 vezes maior que em pacientes com IMC normal. Como consequência do maior número de casos novos de DM2 e sabendo-se que cerca de 40% dos pacientes com DM2 desenvolverão DRC, não é de se estranhar que a incidência de DRC secundária ao DM2 tenha aumentado de modo alarmante nos últimos anos. Nos EUA, o DM2 que se manifesta em conjunto com nefropatia diabética constitui a principal causa de DRC. No Brasil, os dados variam de acordo com os diferentes serviços, mas o DM2 encontra-se entre as duas principais causas de DRC.

Prematuridade, número de néfrons reduzidos e doença renal crônica

É consenso que a redução do número de néfrons observada em pacientes com história de nascimento prematuro ou ausência de um dos rins (agenesia ou nefrectomia) está associada a um risco maior para o desenvolvimento de DRC. Para os indivíduos prematuros, como o número de néfrons é fixado ao nascimento, o ganho de peso aumenta a demanda metabólica e hemodinâmica em cada néfron individualmente. Esse aumento da demanda metabólica no rim também pode mediar um risco aumentado de glomerulopatia e de DRC nesses indivíduos com sobrepeso e obesidade. Os podócitos são incapazes de se replicar na presença de hipertrofia glomerular e, para uma área de superfície glomerular, o número de podócitos diminui relativamente, levando ao descolamento dos processos podocitários da membrana basal glomerular.

Um estudo com uma série de pacientes com agenesia renal unilateral ou rins remanescentes evidenciou que o IMC foi a única variável clínica estatisticamente significativa associada ao risco de desenvolver proteinúria e progressão para insuficiência renal. O IMC foi a diferença mais importante entre os pacientes com DRC e os que permaneceram com função renal normal durante todo o acompanhamento. A influência da obesidade em pacientes com redução de massa renal também tem papel importante em transplantados renais. Estudos mostraram que aqueles com aumento do IMC > 5% em 1 ano após transplante renal apresentaram maior risco de perda funcional do enxerto.

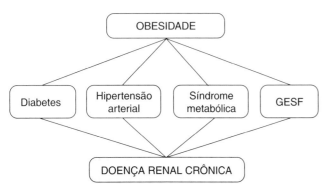

Figura 47.6 Relação entre obesidade e fatores de risco para doença renal crônica. GESF: glomerulosclerose segmentar e focal.

Obesidade e calculose renal

O efeito deletério da obesidade nos rins se estende a outras complicações, como a nefrolitíase. Maior IMC, maior ganho de peso ao longo do tempo e maior circunferência abdominal foram associados ao aumento da prevalência e incidência de nefrolitíase. Pacientes com obesidade apresentam níveis de ácido úrico sérico elevados, contribuindo para o risco de calculose renal, e cálculos de urato e de oxalato de cálcio são observados mais frequentemente nesses pacientes. A obesidade está associada a vários fatores de risco que contribuem para a nefrolitíase, entre eles a RI e o fato de que maior peso corpóreo esteja associado a menor pH da urina, aumento da excreção urinária de oxalato, ácido úrico, sódio e de fosfato. Dietas ricas em proteína e sódio aumentam a acidez urinária e reduzem o citrato urinário, contribuindo para o aparecimento de cálculos renais.

Para pacientes submetidos a cirurgia bariátrica, a frequência de calculose urinária aumenta. A cirurgia induz modificação da microbiota, reduzindo a população de *Oxalobacter formigenes* que degrada oxalato no lúmen intestinal. Isso leva a maior absorção entérica de oxalato, hiperoxalúria, nefropatia por oxalato e ao aparecimento de cálculos por oxalato de cálcio.

Obesidade e câncer renal

A obesidade está associada a vários tipos de neoplasias malignas, particularmente câncer dos rins, e a risco aumentado de aparecimento de carcinoma de células renais. Os mecanismos por trás do aumento do risco de câncer nos rins observados em indivíduos com obesidade ainda não são bem caracterizados. Um estudo analisando 22 publicações, examinando o peso corporal em relação ao câncer renal, mostrou que o aumento do IMC estava fortemente associado ao aumento do risco de câncer renal, tanto em mulheres quanto em homens. Em outro estudo, de base populacional de mais de 5 milhões de indivíduos do Reino Unido, o aumento no IMC de 5 kg/m^2 foi associado a um risco 25% maior de câncer de rim, com 10% de todos os cânceres renais atribuíveis ao excesso de peso. Outra grande análise examinando o impacto da obesidade sobre doenças malignas mostrou que 17% e 26% de todos os cânceres renais em homens e mulheres, respectivamente, estavam associados ao excesso de peso. Da mesma forma, uma associação entre obesidade e câncer renal foi consistente tanto em homens quanto em mulheres em populações de diferentes partes do mundo, em uma metanálise que incluiu dados de 221 estudos (dos quais 17 examinavam cânceres renais).

A RI, a consequente hiperinsulinemia crônica, o aumento da produção do fator de crescimento semelhante à insulina 1 (IGF, do inglês *insulin-like growth factor 1*) e numerosos efeitos humorais secundários complexos podem exercer efeitos estimulantes sobre o crescimento de vários tipos de células tumorais. Mais recentemente, as funções endócrinas do tecido adiposo, seus efeitos sobre a imunidade e a geração de um meio inflamatório com efeitos complexos sobre cânceres surgiram como explicações adicionais.

Obesidade e progressão da doença renal crônica

Além de causar lesão renal, a obesidade pode acelerar a perda funcional renal em pacientes portadores de glomerulopatias. Em um estudo realizado em portadores de nefropatia por IgA confirmada por biopsia renal, os autores observaram que pacientes com IMC > 25 kg/m² apresentavam maior probabilidade de desenvolver lesões histológicas mais complexas, hipertensão arterial e progressão para IRCT, quando comparados aos mais magros. Do mesmo modo, outro estudo avaliou pacientes proteinúricos e submetidos a uma dieta hipocalórica e normoproteica durante 5 meses, comparados a um grupo-controle de pacientes sem restrições dietéticas. Ao final do período de acompanhamento, os autores observaram que uma perda de apenas 4,1% do peso corporal foi associada a redução de 31% na proteinúria. Por sua vez, no grupo-controle houve tendência a aumento da proteinúria.

Um estudo mostrou que o risco de desenvolver IRCT dialítica foi 3 vezes maior em pessoas com obesidade quando comparados com indivíduos com IMC normal. Mesmo em fases avançadas de falência funcional renal, a obesidade parece acelerar a perda de função renal, como observado em pacientes mantidos em programação de diálise peritoneal.

Perda de peso e função renal em pessoas com obesidade

Uma questão pertinente é se a perda de peso em indivíduos com obesidade poderia beneficiar a evolução da DRC nesse grupo de pacientes, principalmente naqueles com redução da TFG, albuminúria elevada ou proteinúria. Diversos estudos mostraram o benefício da perda de peso na redução de albuminúria e/ou proteinúria, e os benefícios foram particularmente evidentes após cirurgia bariátrica, em pacientes com diabetes e naqueles portadores de síndrome metabólica. Uma revisão sistemática mostrou que a perda de peso após cirurgia bariátrica produziu a normalização da TFG em pacientes com hiperfiltração ou normofiltração e um aumento significativo da TFG em pacientes com DRC leve preexistente, sugerindo efeito benéfico da perda de peso na função renal de pessoas com obesidade. Da mesma maneira, efeitos semelhantes foram descritos em pacientes com perda de peso sustentável com uso de dietas isoladas, mudança de hábitos de vida, exercícios físicos ou em combinação com o uso de metformina. Entretanto, os mesmos benefícios não foram alcançados em pacientes com perda de função renal mais acentuada (Figura 47.7).

Uma atenção especial recente vem sendo dada para o uso de dieta específica para recomposição da microbiota. A dieta rica em fibras promove o crescimento de bactérias intestinais produtoras de ácidos graxos de cadeia curta (SCFA) e estudos iniciais demonstraram ser efetiva para o tratamento de SM, obesidade e DRC. A ingestão de dieta rica em fibras está associada a redução da microinflamação sistêmica e melhora na disfunção renal.

Ações terapêuticas complementares

Embora somente uma pequena proporção de pacientes com DRC evolua para IRCT dialítica, as terapias de substituição renal (diálise e transplante de rim) representam um grande ônus para os doentes e para o sistema público de saúde, necessitando-se, portanto, de ações para prevenir ou retardar a progressão da DRC. Como visto, diversos estudos mostraram que a perda de peso alcançada por qualquer intervenção produziu benefícios específicos renais em pacientes com obesidade com DRC, além dos conhecidos benefícios cardiovasculares sistêmicos.

O uso de medicamentos antagonistas do SRAA (IECA ou BRA II) deve ser implementado em pacientes com obesidade com albuminúria ou proteinúria. Em adição, os inibidores da SGT2 (gliflozinas) mostraram ser efetivos para a redução da velocidade de progressão da DRC e na prevenção de eventos renais (IRCT) e cardiovasculares maiores.

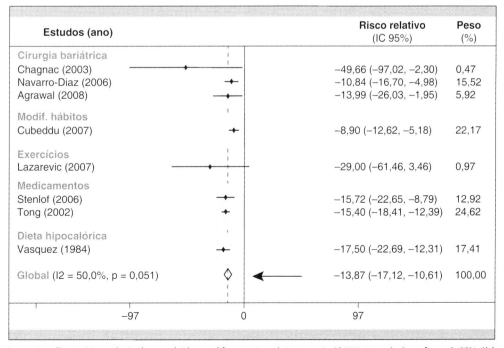

Figura 47.7 Redução na microalbuminúria e redução de peso obtidas por diferentes tipos de intervenção. IC 95%: intervalo de confiança de 95%. (Adaptada de Afshinnia et al., 2010.)

Os efeitos dos análogos do peptídeo semelhante ao glucagon 1 (GLP-1) e dos inibidores da dipeptidil-peptidase 4 (DPP-4) na doença renal têm sido estudados, sendo demonstrado um possível papel protetor no desenvolvimento e na progressão da DRC, com redução da proteinúria e da fibrose renal, por meio da diminuição do estresse oxidativo e da inflamação envolvidas na patogênese da nefropatia diabética. O uso de agonistas do receptor de GLP-1 no tratamento de pacientes portadores de DM2 esteve associado à redução significativa da excreção urinária de albumina. Outro estudo (LEADER) em pacientes com diabetes com alto risco de doença cardiovascular mostrou que o uso de liraglutida esteve associado a redução significativa de eventos cardiovasculares e progressão de doença renal.

Considerações finais

A obesidade é um fator de risco importante para o desenvolvimento e a progressão da DRC, embora dúvidas e controvérsias ainda existam em relação a essa associação. Atualmente, existem diversas evidências experimentais e clínicas associando obesidade, hipertensão arterial, diabetes, dislipidemia e o aparecimento de alterações morfológicas e funcionais renais. O tratamento de pacientes adultos com obesidade deve incluir a redução de peso, o que diminui a demanda metabólica dos rins, com simultânea redução das pressões sistêmicas e glomerulares. A perda sustentável de peso por qualquer tipo de intervenção trouxe melhorias na DRC associada à obesidade. Entretanto, pelo exposto neste capítulo, pode-se inferir que mais estudos são necessários para definir claramente o papel do tecido adiposo no desencadeamento e na progressão da DRC.

Bibliografia

Afshinnia F, Wilt TJ, Duval S, et al. Weight loss and proteinuria: systematic review of clinical trials and comparative cohorts. Nephrol Dial Transplant. 2010;25(4):1173-83.

Arnold M, Pandeya N, Byrnes G, et al. Global burden of cancer attributable to high body-mass index in 2012: a population-based study. Lancet Oncol. 2015;16(1):36-46.

Bhaskaran K, Douglas I, Forbes H, et al. Body-mass index and risk of 22 specific cancers: a population-based cohort study of 5.24 million UK adults. Lancet. 2014;384(9945):755-65.

Calle EE, Kaaks R. Overweight, obesity and cancer: epidemiological evidence and proposed mechanisms. Nat Rev Cancer. 2004;4:579-91.

Carbone A, Al Salhi Y, Tasca A, et al. Obesity and kidney stone disease: a systematic review. Minerva Urol Nefrol. 2018;70(4):393-400.

Chang A, Van HL, Jacobs DR Jr, et al. Lifestyle-related factors, obesity, and incident microalbuminuria: the CARDIA (Coronary Artery Risk Development in Young Adults) study. Am J Kidney Dis. 2013;62(2):267-75.

Chang AR, Zafar W, Grams ME. Kidney function in obesity-challenges in indexing and estimation. Adv Chronic Kidney Dis. 2018;25:31-40.

Dalamaga M, Diakopoulos KN, Mantzoros CS. The role of adiponectin in cancer: a review of current evidence. Endocr Rev. 2012;33:547-94.

de Vries AP, Ruggenenti P, Ruan XZ, et al. Fatty kidney: emerging role of ectopic lipid in obesity-related renal disease. Lancet Diabetes Endocrinol. 2014;2(5):417-26.

Foster MC, Hwang SJ, Larson MG, et al. Overweight, obesity, and the development of stage 3 CKD: the Framingham Heart Study. Am J Kidney Dis. 2008;52(1):39-44.

Foster MC, Hwang SJ, Massaro JM, et al. Association of subcutaneous and visceral adiposity with albuminuria: the Framingham Heart Study. Obesity (Silver Spring). 2011;19(6):1284-9.

Foster MC, Hwang SJ, Porter SA, et al. Fatty kidney, hypertension, and chronic kidney disease: the Framingham Heart Study. Hypertension. 2011;58(5):784-90.

Hocher B, Tsuprykov O. Diabetic nephropathy: renoprotective effects of GLP1R agonists and SGLT2 inhibitors. Nat Rev Nephrol. 2017;13:728-30.

Kovesdy CP, Czira ME, Rudas A, et al. Body mass index, waist circumference and mortality in kidney transplant recipients. Am J Transplant. 2010;10(12):2644-51.

Kramer H, Gutierrez OM, Judd SE, et al. Waist circumference, body mass index, and ESRD in the REGARDS (Reasons for Geographic and Racial Differences in Stroke) Study. Am J Kidney Dis. 2016;67(1):62-9.

Lakkis JI, Weir MR. Obesity and kidney disease. Prog Cardiovasc Dis. 2018;61:157-67.

Liang S, Cai GY, Chen XM. Clinical and pathological factors associated with progression of diabetic nephropathy. Nephrology (Carlton). 2017;22(Suppl 4):14-9.

Lu JL, Kalantar-Zadeh K, Ma JZ, et al. Association of body mass index with outcomes in patients with CKD. J Am Soc Nephrol. 2014;25(9):2088-96.

Lu JL, Molnar MZ, Naseer A, et al. Association of age and BMI with kidney function and mortality: a cohort study. Lancet Diabetes Endocrinol. 2015;3:704-14.

Ruster C, Wolf G. The role of the renin-angiotensin-aldosterone system in obesity-related renal diseases. Semin Nephrol. 2013;33:44-53.

Sinha MK, Collazo-Clavell ML, Rule A, et al. Hyperoxaluric nephrolithiasis is a complication of Roux-en-Y gastric bypass surgery. Kidney Int. 2007;72(1):100-7.

Tsuboi N, Utsunomiya Y, Kanzaki G, et al. Low glomerular density with glomerulomegaly in obesity-related glomerulopathy. Clin J Am Soc Nephrol. 2012;7(%):735-41.

Vivante A, Golan E, Tzur D, et al. Body mass index in 1.2 million adolescents and risk for end-stage renal disease. Arch Intern Med. 2012;172(21):1644-50.

Wolf G, Ziyadeh FN. Leptin and renal fibrosis. Contrib Nephrol. 2006;151:175-83.

48 | Obesidade e Câncer

Fernando Cotait Maluf ■ Vanessa Melo Ferreira ■ Caio Abner Vitorino Gonçalves Leite

Introdução

A Organização Mundial da Saúde (OMS) projeta que, até 2025, o número de adultos acima do peso no mundo alcance níveis alarmantes de 2,3 bilhões. Destes, estima-se que 700 milhões sofrerão de obesidade, caracterizada por um índice de massa corporal (IMC) superior a 30 kg/m². Essa realidade representa um desafio de proporções épicas para a saúde pública global.

No Brasil, a obesidade se configura como um problema de saúde pública, afetando cerca de 6,7 milhões de pessoas, de acordo com dados do Ministério da Saúde. Essa realidade preocupante se torna ainda mais grave quando se observa o número de casos de obesidade grave (classe 3 ou mais), caracterizada por um IMC acima de 40 kg/m², que alcançou 863.086 indivíduos em 2022 (Figura 48.1).

Condições metabólicas como a obesidade e o diabetes contribuem para 6% de todos os novos casos de câncer globalmente. Essa associação preocupante se deve a uma complexa interação de fatores, incluindo hiperinsulinemia, inflamação crônica e fatores de risco compartilhados. Entre os tipos de câncer mais fortemente ligados à obesidade e ao diabetes estão o câncer de endométrio, colorretal e de mama pós-menopausa.

A relação entre obesidade e câncer transcende o mero aumento do risco de desenvolvimento da doença, influenciando também a recorrência e a mortalidade em sobreviventes. Diante dessa realidade, abordar a obesidade como uma intervenção precoce em pacientes com câncer em estágios iniciais configura-se como um passo crucial para a melhora dos resultados a longo prazo.

Epidemiologia

Sobrepeso e obesidade, caracterizados por um IMC igual ou superior a 25 kg/m², representam um grave problema de saúde pública com implicações globais. Estima-se que a prevalência mundial padronizada por idade de sobrepeso e obesidade alcance quase 40% em ambos os sexos, afetando mais de 2 bilhões de adultos no mundo. Essa realidade alarmante exige medidas urgentes para combater essa epidemia e seus impactos na morbidade e na mortalidade.

A obesidade quase triplicou em todo o mundo desde 1975, refletindo mudanças significativas nos padrões de dieta e atividade física. Projeções sugerem um aumento contínuo nas próximas décadas. Em 2020, aproximadamente 39 milhões de crianças com menos de 5 anos estavam com excesso de peso ou com obesidade.

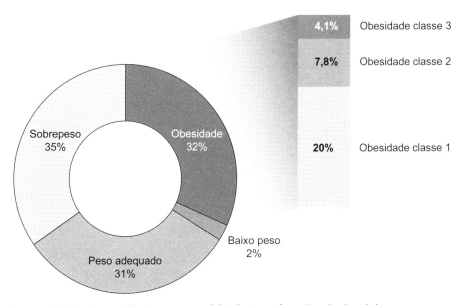

Figura 48.1 Distribuição da população brasileira por índice de massa corporal. Distribuição conforme classe de adiposidade entre as pessoas com obesidade. (Adaptada de Sistema de vigilância alimentar e nutricional, Sisvan, Ministério da Saúde.)

Se as tendências persistirem, espera-se que até 2025, 2,7 bilhões de adultos apresentem excesso de peso, com mais de 1 bilhão de pessoas sofrendo de obesidade e 177 milhões classificadas com IMC maior ou igual a 40 kg/m². Aproximadamente 38% da população adulta mundial deve apresentar excesso de peso até 2030.

Alguns estudos indicam que quase 40% de todos os casos de câncer podem ser atribuídos ao excesso de peso e à obesidade, com cânceres como os de endométrio, de mama pós-menopausa e colorretal respondendo por mais de 60% desses casos.

O excesso de gordura corporal representa um risco para o desenvolvimento de pelo menos 13 tipos de câncer, incluindo esôfago (adenocarcinoma), estômago (cárdia), pâncreas, vesícula biliar, fígado, intestino (cólon e reto), rins, mama (mulheres na pós-menopausa), ovário, endométrio, meningioma, tireoide e mieloma múltiplo. A epidemia de obesidade está diretamente relacionada à transição alimentar em curso, com o aumento do consumo de alimentos processados e ultraprocessados e a redução no padrão de atividade física contribuindo significativamente para esse cenário.

Mecanismos biológicos entre obesidade e câncer

A obesidade, caracterizada pelo acúmulo excessivo de gordura corporal, surge como consequência de um desequilíbrio energético crônico. O consumo excessivo de calorias, em relação ao gasto energético, leva ao armazenamento de energia na forma de lipídeos no tecido adiposo, no fígado e nos músculos. Essa condição metabólica complexa cria um ambiente propício para o desenvolvimento de câncer, desencadeando uma cascata de sinalizações celulares que promovem a proliferação e o crescimento descontrolados das células, além de estimular a angiogênese, o processo de formação de novos vasos sanguíneos que nutrem os tumores.

O tecido adiposo e seu microambiente desempenham um papel fundamental na carcinogênese, na metástase e na progressão do câncer. Mecanismos como secreção e metabolismo alterados de ácidos graxos, remodelamento da matriz extracelular, secreção de hormônios anabólicos e sexuais, desregulação imunológica, inflamação crônica e alterações na microbiota intestinal têm sido associados a esses processos (Figura 48.2).

A relação entre obesidade e um risco elevado de desenvolver certas malignidades é complexa e multifacetada, mediada por diversos mecanismos biológicos. Entre os principais mecanismos propostos, três se destacam:

- **Tecido adiposo como órgão endócrino:** o tecido adiposo, além de armazenar energia, atua como um "órgão" endócrino, secretando hormônios e outras moléculas que influenciam diversos processos fisiológicos. Na obesidade, ocorre um aumento na produção de aromatase, uma enzima que converte androgênios em estrogênio. Esse excesso de estrogênio está associado a maior risco de câncer de mama, de endométrio, de ovário e outros tipos de câncer hormônio-dependentes
- **Hiperinsulinemia e fator de crescimento semelhante à insulina-1 (IGF-1):** a obesidade frequentemente leva à hiperinsulinemia, caracterizada por níveis elevados de insulina no sangue. Essa condição está relacionada à resistência à insulina, que, por sua vez, aumenta a ação do IGF-1. Níveis elevados de IGF-1 e insulina estão associados ao desenvolvimento de diversos tipos de câncer, incluindo câncer de cólon, renal, de próstata e de endométrio
- **Inflamação crônica e adipocinas:** a obesidade também gera um ambiente pró-inflamatório devido à secreção aumentada de adipocinas pelo tecido adiposo, incluindo a leptina. Essa inflamação crônica de baixo grau contribui para a proliferação celular descontrolada e para a carcinogênese, aumentando o risco de desenvolvimento de câncer.

Esses distúrbios metabólicos estão associados a mecanismos oncogênicos, incluindo proliferação e migração celular, angiogênese e supressão da apoptose celular. Evidências também sugerem um aumento nos marcadores inflamatórios, como fator de necrose tumoral alfa, interleucina-6, interleucina-1 e proteína C reativa,

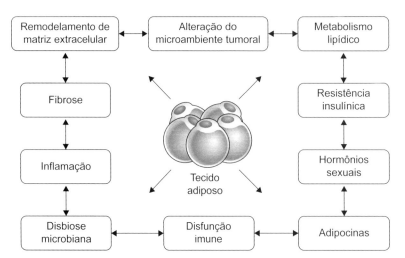

Figura 48.2 Mecanismo potencial de disfunção do tecido adiposo induzida pela obesidade no início, na progressão e na recorrência do tumor. O acúmulo excessivo de gordura resulta em disfunção do tecido adiposo, o que causa aumento da produção de citocinas pró-inflamatórias, hormônios sexuais e metabólitos lipídicos, com citocinas prejudicadas derivadas de adipócitos ou perfis de adipocinas e resistência à insulina. O tecido adiposo alterado é uma fonte de remodelação da matriz extracelular, fibrose, adipócitos associados ao câncer, metabolismo microbiano prejudicado, progenitores de adipócitos, inflamação e microambiente alterado. Esses fatores contribuem para a iniciação, o crescimento e a recorrência do tumor. (Adaptada de Pati et al., 2023.)

que podem promover a carcinogênese. Além disso, fatores de risco como estilo de vida sedentário e ingestão calórica excessiva podem contribuir para a mitogênese por meio da produção de espécies reativas de oxigênio.

Risco de câncer relacionado com a obesidade

O relatório de 2020 da Agência Internacional de Pesquisa sobre o Câncer (IARC) destacou fortes evidências da associação entre obesidade e 13 tipos diferentes de câncer, incluindo de mama pós-menopausa, colorretal, endometrial, esofágico, pancreático, renal, hepático, gástrico, vesicular, ovariano, tireoidiano, mieloma múltiplo e meningioma (Tabela 48.1). O excesso de peso e a obesidade aumentam o risco desses cânceres por meio de anomalias metabólicas e endócrinas, incluindo aumento da inflamação e níveis elevados de insulina, fator de crescimento semelhante à insulina e hormônios sexuais.

Obesidade e desfechos oncológicos

A obesidade não apenas aumenta o risco de câncer, mas também contribui para desfechos oncológicos adversos. Em uma análise abrangente envolvendo 6,3 milhões de indivíduos, constatou-se

Tabela 48.1 Crescimento do risco de câncer com a elevação de 5 kg/m² no índice de massa corporal.

Tumor primário	Risco relativo (IC 95%)	
	Mulheres	Homens
Endométrio	1,59 (1,50 a 1,68)	–
Vesícula biliar	1,59 (1,02 a 2,47)	1,09 (0,99 a 1,21)
Adenocarcinoma de esôfago	1,51 (1,31 a 1,74)	1,52 (1,33 a 1,74)
Rim	1,34 (1,25 a 1,43)	1,24 (1,15 a 1,34)
Mama (pós-menopausa)	1,12 (1,08 a 1,16)	–
Hepatocelular	1,12 (1,03 a 1,22)	1,19 (1,09 a 1,29)
Pâncreas	1,10 (1,04 a 1,16)	1,13 (1,04 a 1,22)
Cólon	1,09 (1,05 a 1,13)	1,24 (1,20 a 1,28)
Ovário	1,06 (1,00 a 1,12)	–
Estômago	1,04 (0,90 a 1,20)	0,97 (0,88 a 1,06)
Reto	1,02 (1,00 a 1,05)	1,09 (1,06 a 1,12)
Próstata avançado	–	1,08 (1,04 a 1,12)

IC: intervalo de confiança. (Fonte: Pati et al., 2023.)

que pacientes com obesidade enfrentam maior taxa de mortalidade global, específica do câncer e de recorrência após tratamentos curativos, em comparação com seus pares sem obesidade. Esse fenômeno não é restrito a um tipo específico de câncer, pois afeta pacientes com câncer de mama, colorretal, prostático, gastroesofágico, pancreático e uterino, como demonstrado na Tabela 48.2.

Diversos fatores contribuem para esses desfechos desfavoráveis. A síndrome metabólica, a influência hormonal em certos tipos de câncer, a baixa atividade física e possíveis subtratamentos são alguns dos aspectos que podem agravar a situação dos pacientes com obesidade. Além disso, a obesidade pode complicar os tratamentos, como cirurgias com maior incidência de complicações e resultados menos satisfatórios em radioterapia.

Obesidade e eventos adversos do tratamento oncológico

A obesidade também está associada a maior incidência de eventos adversos durante o tratamento oncológico. Por exemplo, os pacientes com obesidade têm uma probabilidade aumentada de desenvolver linfedema após cirurgias e dermatite aguda durante a radioterapia. Além disso, a neuropatia periférica e a cardiotoxicidade induzida pela quimioterapia tendem a ser mais comuns nesses pacientes, o que pode significativamente prejudicar sua qualidade de vida.

Os sintomas relacionados ao tratamento hormonal do câncer de mama, como fogachos, também parecem ser mais frequentes em mulheres com obesidade. No entanto, vale ressaltar que o uso de inibidores de ciclina mostrou-se associado a menor toxicidade e menor índice de descontinuação nessas pacientes.

Tratamento da obesidade no paciente oncológico

Intervenções adequadas, como mudanças no estilo de vida, podem ser eficazes na redução desses riscos. A combinação de exercícios físicos e dieta equilibrada não só pode auxiliar na perda de peso, mas também na redução de biomarcadores associados ao risco de câncer. É crucial que os pacientes mantenham esses hábitos saudáveis durante e após o tratamento do câncer, conforme recomendado pelas diretrizes de tratamento oncológico.

Para pacientes que não conseguem perder peso com mudanças no estilo de vida, opções farmacológicas, como análogos do peptídeo semelhante ao glucagon 1 (GLP-1), podem ser consideradas, assim como a cirurgia bariátrica, que mostrou reduzir o risco de câncer

Tabela 48.2 Associação entre obesidade e desfechos oncológicos (sobrevida global, sobrevida câncer específica, recorrência) por tumor primário.

Tumor primário	Sobrevida global (HR [IC 95%])	Sobrevida câncer específica (HR [IC 95%])	Recorrência (HR [IC 95%])
Mama	1,26 (1,20 a 1,33)	1,23 (1,15 a 1,32)	1,14 (1,10 a 1,19)
Colorretal	1,22 (1,14 a 1,31)	1,24 (1,16 a 1,33)	1,15 (1,01 a 1,30)
Próstata	1,07 (0,91 a 1,25)	1,26 (1,08 a 1,47)	1,29 (1,07 a 1,56)
Gastroesofágico	1,08 (0,77 a 1,52)	0,83 (0,58 a 1,16)	1,62 (1,13 a 2,32)
Pâncreas	1,36 (0,95 a 1,93)	1,28 (1,05 a 1,57)	–
Endométrio	1,20 (1,04 a 1,38)	1,02 (0,75 a 1,39)	0,98 (0,45 a 2,11)

HR: *hazard ratio*; IC: intervalo de confiança. (Fonte: Petrelli et al., 2021.)

Parte 4 ▪ Efeitos da Obesidade em Órgãos e Sistemas

em pacientes com obesidade. No entanto, é importante reconhecer a escassez de pesquisas específicas sobre o tratamento medicamentoso da obesidade em pacientes com câncer, destacando a necessidade de mais estudos nessa área.

Considerações finais

A obesidade representa uma das maiores crises de saúde globais, porém evitáveis, associada a um aumento significativo da morbilidade e da mortalidade, incluindo o aumento do risco de desenvolvimento de diversas doenças, como neoplasias. Cânceres como os de mama, colorretal, endometrial, esofágico, pancreático, renal, hepático, gástrico, vesicular, ovariano e tireoidiano estão fortemente ligados à obesidade.

O mecanismo pelo qual a obesidade contribui para o desenvolvimento do câncer é complexo e ainda não completamente compreendido. Ele envolve fatores como adipocinas, inflamação, alterações na matriz extracelular, metabolismo alterado de ácidos graxos e secreção de fatores de crescimento semelhantes à insulina e ao estrogênio.

A obesidade está associada a desfechos desfavoráveis no tratamento e na sobrevida dos pacientes com câncer. Além disso, pode complicar tratamentos, como cirurgias, radioterapia e quimioterapia, levando a resultados menos satisfatórios e maior incidência de complicações.

Intervenções como mudanças no estilo de vida, incluindo exercícios físicos e dieta equilibrada, são fundamentais para reduzir os riscos associados à obesidade. Para pacientes que não respondem às mudanças no estilo de vida, opções farmacológicas e cirurgia bariátrica podem ser consideradas para controlar o peso e reduzir os riscos de câncer.

Bibliografia

Associação Brasileira para o Estudo da Obesidade e da Síndrome Metabólica. Diretrizes brasileiras de obesidade. 4.ed. São Paulo: Abeso; 2016. 188 p.

Aune D, Sen A, Prasad M, et al. BMI and all cause mortality: systematic review and non-linear dose-response meta-analysis of 230 cohort studies with 3.74 million deaths among 30.3 million participants. BMJ. 2016;353:i2156.

Fisher WI, Johnson AK, Elkins GR, et al. Risk factors, pathophysiology, and treatment of hot flashes in cancer. CA Cancer J Clin. 2013;63(3):167-92.

Guenancia C, Lefebvre A, Cardinale D, et al. Obesity as a risk factor for anthracyclines and trastuzumab cardiotoxicity in breast cancer: a systematic review and meta-analysis. J Clin Oncol. 2016;34(26):3157-65.

Hopkins BD, Goncalves MD, Cantley LC. Obesity and cancer mechanisms: cancer metabolism. J Clin Oncol. 2016;34(35):4277-83.

Kaaks R, Kühn T. Epidemiology: obesity and cancer--the evidence is fattening up. Nat Rev Endocrinol. 2014;10(11):644-5.

Karra P, Winn M, Pauleck S, et al. Metabolic dysfunction and obesity-related cancer: Beyond obesity and metabolic syndrome. Obesity. 2022;30(7):1323-34.

Kelly T, Yang W, Chen CS, et al. Global burden of obesity in 2005 and projections to 2030. Int J Obes. 2008;32(9):1431-7.

Larson EA, Dalamaga M, Magkos F. The role of exercise in obesity-related cancers: Current evidence and biological mechanisms. Semin Cancer Biol. 2023;91:16-26.

Lega IC, Lipscombe LL. Review: Diabetes, obesity, and cancer-pathophysiology and clinical implications. Endocr Rev. 2020; 41(1):bnz014.

Ligibel JA, Bohlke K, May AM, et al. Exercise, diet, and weight management during cancer treatment: ASCO Guideline. J Clin Oncol. 2022;40(22):2491-507.

Liu XZ, Pedersen L, Halberg N. Cellular mechanisms linking cancers to obesity. Cell Stress. 2021;5(5):55-72.

López-Suárez A. Burden of cancer attributable to obesity, type 2 diabetes and associated risk factors. Metabolism. 2019;92:136-46.

Meeske KA, Sullivan-Halley J, Smith AW, et al. Risk factors for arm lymphedema following breast cancer diagnosis in Black women and White women. Breast Cancer Res Treat. 2009;113(2):383-91.

Melo ME, Pinho AC. Câncer e obesidade: um alerta do Inca. Rede Câncer. 2017;38:34-5.

Mizrahi D, Park SB, Li T, et al. Hemoglobin, body mass index, and age as risk factors for paclitaxel- and oxaliplatin-induced peripheral neuropathy. JAMA Netw Open. 2021;4(2):e2036695.

Parekh N, Chandran U, Bandera EV. Obesity in cancer survival. Annu Rev Nutr. 2012;32:311-42.

Pati S, Irfan W, Jameel A, et al. Obesity and cancer: a current overview of epidemiology, pathogenesis, outcomes, and management. Cancers. 2023;15(2):485.

Petrelli F, Cortellini A, Indini A, et al. Association of obesity with survival outcomes in patients with cancer: a systematic review and meta-analysis. JAMA Netw Open. 2021;4(3):e213520.

Pfeiler G, Hlauschek D, Mayer EL, et al. Impact of body mass index in patients with early hormone receptor-positive breast cancer receiving endocrine therapy with or without palbociclib in the PALLAS trial. J Clin Oncol. 2023;41:5118-30.

Renehan AG, Zwahlen M, Egger M. Adiposity and cancer risk: new mechanistic insights from epidemiology. Nat Rev Cancer. 2015;15(8):484-98.

Ri M, Aikou S, Seto Y. Obesity as a surgical risk factor. Ann Gastroenterol Surg. 2017;2(1):13-21.

Ross KH, Gogineni K, Subhedar PD, et al. Obesity and cancer treatment efficacy: Existing challenges and opportunities. Cancer. 2019;125(10):1588-92.

Sociedade Brasileira de Cirurgia Bariátrica e Metabólica. Obesidade atinge mais de 6,7 milhões de pessoas no Brasil em 2022. SBCBM [Internet]. 2023 Mar 3. Disponível em: https://www.sbcbm.org.br/obesidade-atinge-mais-de-67-milhoes-de-pessoas-no-brasil-em-2022/.

Steele CB, Thomas CC, Henley SJ, et al. Vital signs: trends in incidence of cancers associated with overweight and obesity – United States, 2005-2014. Morb Mortal Wkly Rep. 2017;66(39):1052-8.

Tee MC, Cao Y, Warnock GL, et al. Effect of bariatric surgery on oncologic outcomes: a systematic review and meta-analysis. Surg Endosc. 2013;27(12):4449-56.

Wang L, Wang W, Kaelber DC, et al. GLP-1 receptor agonists and colorectal cancer risk in drug-naive patients with type 2 diabetes, with and without overweight/obesity. JAMA Oncol. 2024;10(2):256-8.

Xie Y, Wang Q, Hu T, et al. Risk factors related to acute radiation dermatitis in breast cancer patients after radiotherapy: a systematic review and meta-analysis. Front Oncol. 2021;11:738851.

49 | Síndrome dos Ovários Policísticos e Obesidade

Iza Franklin Roza Machado ▪ Raiane Crespo ▪ Larissa Garcia Gomes

Introdução

A síndrome dos ovários policísticos (SOP) é a disfunção endócrina mais comum nas mulheres em idade reprodutiva, com uma prevalência que varia entre 5 e 18%, dependendo do critério diagnóstico utilizado. A expressão "síndrome dos ovários policísticos", no entanto, não reflete a complexidade dessa condição. A SOP é uma disfunção endócrino-metabólica associada a um amplo espectro de manifestações clínicas, como obesidade, diabetes *mellitus* tipo 2 (DM2), dislipidemia, hipertensão arterial, infertilidade, dentre outras comorbidades que afetam múltiplos aspectos da saúde da mulher, desde o início da idade reprodutiva até a pós-menopausa.

A obesidade, por sua vez, é considerada uma epidemia mundial que, apesar de não fazer parte no fenótipo da SOP de modo universal, é mais prevalente em mulheres com SOP quando comparadas às mulheres sem essa síndrome. Estudo recente demonstrou que 33% das pacientes diagnosticadas com SOP evoluíram com obesidade classe 3 na vida adulta, e apenas 8,4% das pacientes sem SOP apresentaram essa evolução. Além disso, demonstrou-se maior prevalência de SOP em pacientes com obesidade de acordo com estudos observacionais que incluíam mulheres que buscavam cirurgia bariátrica ou intervenções dietéticas.

A SOP e a obesidade apresentam igualmente alterações nas vias fisiopatológicas associadas a disfunção do tecido adiposo, resistência insulínica (RI) e hiperinsulinemia, com consequentes repercussões metabólicas e reprodutivas. Vale ressaltar que a SOP pode se manifestar em mulheres eutróficas, mas nem todas as mulheres com obesidade apresentam a SOP. Logo, a obesidade não é a causa da SOP, porém é um agravante de vários aspectos da síndrome, como os fatores de risco cardiovascular (RCV), a resposta ao tratamento da infertilidade e as complicações na gestação em mulheres que conseguem engravidar. Desse modo, o manejo da obesidade deve ser um dos pilares do tratamento da SOP.

Patogênese da síndrome dos ovários policísticos e papel da resistência insulínica

Os estudos que relacionaram a RI à SOP datam de 1980, quando Burghen et al. relataram que mulheres com essa síndrome apresentavam hiperinsulinemia em resposta ao teste oral de tolerância à glicose (TOTG), não justificada apenas pela obesidade. Estudos posteriores relataram alteração da sensibilidade à insulina em até 2/3 das pacientes com SOP, sendo a prevalência semelhante à da obesidade nessa população. No entanto, a RI nas pacientes com SOP não está necessariamente associada à obesidade. Sabe-se que algumas pacientes eutróficas com SOP têm algum grau de RI, e mesmo pacientes com obesidade apresentam RI de modo desproporcional ao nível de adiposidade. Recentemente o estudo longitudinal guiado por Ryu et al. envolvendo uma significativa coorte de pacientes coreanas demonstrou aumento de 2,6 vezes no risco de DM2 em mulheres com SOP quando comparadas ao grupo controle, mesmo após ajustes de fatores confundidores, como o índice de massa corporal (IMC). Esse estudo incluiu pacientes com idades entre 15 e 44 anos, e a maioria das pacientes, incluindo aquelas com SOP, eram eutróficas. Esses dados reforçam a associação de SOP e RI/DM2, independentemente da obesidade. Portanto, a RI na SOP é aparentemente uma característica intrínseca agravada pela obesidade, e não simplesmente uma consequência desta.

Nesse grupo de pacientes, a RI é tecido-específica. Defeitos nas ações metabólicas da insulina nas pacientes com SOP ocorrem nos tecidos muscular e adiposo, porém, as ações mitogênicas e esteroidogênicas da insulina nos ovários são preservadas. Pela atuação em seu próprio receptor ovariano, a insulina amplifica a resposta das células da teca ao hormônio luteinizante (LH) e aumenta a expressão das enzimas P450c17 e 3-beta-HSD2, o que culmina no incremento da produção de androgênios. Além disso, a insulina diminui a produção hepática da proteína carreadora de esteroides sexuais (SHBG, do inglês *sex hormone-binding globulin*), fato que propicia o aumento da fração livre dos androgênios.

Na SOP, o excesso de androgênios, em especial a testosterona, promove a diferenciação de pré-adipócitos em adipócitos, principalmente na região abdominal, com consequente acúmulo de obesidade visceral. Adipócitos hipertrofiados são suscetíveis à inflamação, pois provocam um fenômeno de compressão dos vasos sanguíneos, o que causa hipoperfusão tecidual e liberação de múltiplos mediadores inflamatórios. A inflamação tecidual reduz a capacidade de acúmulo de triglicerídeos pelo adipócito e provoca o aumento da liberação de ácidos graxos livres (AGL), que irão agravar ou perpetuar a RI.

Além da RI, outros fatores merecem destaque na fisiopatologia da SOP, como as disfunções das esteroidogêneses ovariana e adrenal, da foliculogênese e do eixo neuroendócrino. Em relação à esteroidogênese, sabe-se que defeitos intrínsecos das células da teca podem explicar parcialmente a hiperandrogenemia em pacientes com SOP. Estudos *in vitro* demonstraram que culturas de células da teca de mulheres com SOP são capazes de manter maior secreção de androgênios por ativação intrínseca da esteroidogênese, mesmo na ausência de fatores tróficos, como LH e insulina.

No hipotálamo, há elevação da frequência de pulsatilidade do hormônio liberador de gonadotrofinas (GnRH, do inglês *gonadotropin-releasing hormone*) promovendo o aumento das concentrações de LH em relação ao hormônio foliculoestimulante (FSH). O predomínio do LH desencadeará o aumento da síntese de androgênios pelas células da teca, e os níveis subótimos de FSH interromperão a progressão da foliculogênese e diminuirão a ação da aromatase, responsável pela conversão dos androgênios em estrogênios. Como consequência, haverá maiores produção e secreção de androgênios, os quais diminuem o *feedback* negativo realizado por estrogênio e progesterona na liberação de GnRH/LH, perpetuando o aumento de LH e o hiperandrogenismo tipicamente encontrados na síndrome.

Em relação à disfunção da foliculogênese, sabe-se que os ovários das pacientes com SOP classicamente têm aumento do número dos folículos pré-antrais e antrais pequenos. Acredita-se que o aumento do recrutamento dos folículos seja mediado principalmente pela elevação das concentrações dos androgênios, da insulina e, eventualmente, dos fatores produzidos pelos próprios folículos ovarianos. Essa ampliação da quantidade dos pequenos folículos provoca o aumento das concentrações de hormônio antimülleriano (AMH), as quais desencadeiam a redução da sensibilidade dos folículos ao FSH, fundamental na progressão da foliculogênese, inibindo a seleção do folículo dominante e a ovulação. O incremento do AMH também reduz a ação da aromatase, enzima que faz a conversão de androgênios em estrogênios, e age em nível central aumentando a secreção do LH, contribuindo para a perpetuação do *status* de excesso de androgênios.

A natureza complexa da associação entre excesso de androgênios, desregulação do eixo hipotalâmico-hipofisário-ovariano (HHO), RI e disfunção de tecido adiposo está sendo mais bem compreendida, porém os fatores que promovem essas alterações ainda precisam ser elucidados. Diante disso, percebe-se que o desenvolvimento da síndrome é multifatorial. Fatores genéticos influenciam na RI, na esteroidogênese, na foliculogênese e no eixo neuroendócrino e, quando associados a condições desfavoráveis como a obesidade, podem desencadear a cadeia de eventos necessária para o surgimento da SOP (Figura 49.1).

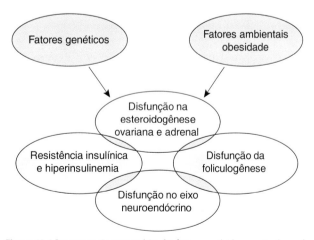

Figura 49.1 Representação esquemática dos fatores envolvidos na patogênese da síndrome dos ovários policísticos. Fatores genéticos podem promover de maneira não uniforme as disfunções da esteroidogênese ovariana e adrenal, da foliculogênese e do funcionamento do eixo neuroendócrino, e a resistência insulínica. A obesidade tem efeito negativo no funcionamento de todos esses fatores, piorando a manifestação clínica da síndrome.

Genética e síndrome dos ovários policísticos associada à obesidade

Ao utilizar randomização mendeliana em um grande banco de dados populacional contendo cerca de 250 mil mulheres submetidas à avaliação sistemática baseada em estudo genético, após análise de dados do estudo amplo de associação do genoma (GWAS, do inglês *genome-wide association study*), foi demonstrado moderado aumento do risco de SOP (*odds ratio* [OR]: 1,01 a 1,25) para cada incremento de 1 desvio-padrão no valor geneticamente previsto de IMC em mulheres. Isso reforça a presença de fatores genéticos predisponentes para as duas condições.

Alguns dos genes encontrados dentro dos *loci* de suscetibilidade nos GWAS estão relacionados com a regulação ovariana pelas gonadotrofinas, o metabolismo da glicose e dos lipídeos e a regulação do ciclo celular. Dentre os genes sinalizados nos GWAS da SOP associados à RI e ao risco de DM, destaca-se o gene do receptor da insulina, *INRS*, que conhecidamente tem importante papel na RI. Mutações no domínio tirosinoquinase do receptor de insulina são causas conhecidas de RI e hiperinsulinemia grave. O *FTO* é um gene localizado no cromossomo 16q12.2, e a ocorrência de polimorfismos nessa região tem associação com obesidade, SOP e DM2.

Os GWAS explicaram cerca de 10% da herdabilidade da SOP. Desse modo, especula-se que variantes raras com maior impacto no fenótipo poderiam relacionar-se ao componente herdável da síndrome. Nesse contexto, foi identificada uma variante rara do tipo perda de função no gene do *DLK1* (*Delta like non-canonical Notch ligand 1*) em uma família com duas irmãs afetadas por SOP, puberdade precoce central e DM2 prematuro. O gene *DLK1* codifica uma proteína importante na regulação do eixo HHO, assim como da diferenciação de adipócitos, e mutações inativadoras nesse gene acarretaram o quadro de precocidade do desenvolvimento puberal, irregularidade menstrual, obesidade e RI.

Critérios diagnósticos da síndrome dos ovários policísticos

A primeira iniciativa de definir critérios para diagnosticar a SOP ocorreu em 1990, na Conferência do National Institutes of Health (NIH). Os critérios diagnósticos no Consenso do NIH contemplaram o hiperandrogenismo e a anovulação crônica. Em 2003, foi publicado o Consenso de Rotterdam que reavaliou os critérios diagnósticos e incluiu o achado de ovários policísticos como parâmetro, sendo necessários dois dos três critérios para o diagnóstico da SOP. Em 2006, a Androgen Excess Society (AES) propôs uma nova forma de diagnóstico ao estabelecer que o hiperandrogenismo deveria ser condição *sine qua non* para diagnóstico dessa síndrome (Tabela 49.1).

O Consenso de Rotterdam, o mais aceito atualmente, ampliou as possibilidades de combinações das três manifestações clínicas clássicas, possibilitando a caracterização de diferentes fenótipos. Assim, ao utilizar esse Consenso, duas das três características mencionadas a seguir confirmam o diagnóstico: hiperandrogenismo clínico e/ou hiperandrogenemia, oligo/anovulação crônica e ovários de aspecto micropolicístico à ultrassonografia (USG), excluindo causas secundárias. Na última Diretriz de Síndrome dos Ovários Policísticos de 2023, foram incluídos como parâmetro diagnóstico alternativo ao critério ultrassonográfico os níveis

Tabela 49.1 Critérios diagnósticos da síndrome dos ovários policísticos (SOP).

Consenso	Critérios diagnósticos
National Institutes of Health (NIH)	Hiperandrogenismo clínico ou laboratorial e anovulação crônica
Rotterdam (2003) atualizado em *Guideline SOP* (2023)	Dois dos seguintes critérios: hiperandrogenismo clínico ou laboratorial; oligo/anovulação crônica; ovários policísticos à ultrassonografia (USG) ou elevação do hormônio antimülleriano
Androgen Excess Society	Hiperandrogenismo clínico ou laboratorial + disfunção ovulatória e/ou ovários policísticos à USG
Androgen Excess Society and PCOS Society (2009)	Hiperandrogenismo clínico ou laboratorial + disfunção ovulatória + ovários policísticos à USG

Nota: para o diagnóstico da SOP, é fundamental a exclusão de outras causas, como hiperplasia adrenal congênita forma não clássica, hiperprolactinemia, hipotireoidismo, síndrome de Cushing e tumores androgênicos.

elevados de AMH. É imperativa a exclusão das disfunções endócrinas com apresentação clínica semelhante à síndrome, como hiperplasia adrenal congênita forma não clássica, hiperprolactinemia, disfunções da tireoide, hipogonadismo hipogonadotrófico, falência ovariana precoce, síndrome de Cushing, síndromes de RI grave e tumores secretores de androgênios. Portanto, a SOP é considerada um diagnóstico de exclusão.

É importante frisar que na obesidade pode haver diminuição das gonadotrofinas e, consequentemente, irregularidade menstrual, o que muitas vezes resulta em diagnóstico equivocado de SOP nas pacientes com obesidade. Algumas mulheres, entretanto, já têm predisposição a essa síndrome e apresentam piora da sintomatologia do quadro após aumento do peso.

O diagnóstico da SOP na adolescência é ainda mais desafiador, já que nos primeiros anos pós-menarca, devido à imaturidade do eixo HHO, podem ocorrer ciclos menstruais irregulares, bem como ovários com aspecto micropolicístico à USG, sendo o parâmetro ultrassonográfico não considerado como critério diagnóstico nessa fase da vida. Portanto, na adolescência, são mandatórios para o diagnóstico da SOP a irregularidade menstrual e o hiperandrogenismo clínico e/ou laboratorial, sempre associados à exclusão dos diagnósticos diferenciais mencionados anteriormente.

Impacto da obesidade na síndrome dos ovários policísticos

A obesidade é uma doença epidêmica que afeta mais de 600 milhões de adultos no mundo, e as mulheres em idade reprodutiva também seguem essa tendência ao apresentarem uma prevalência de obesidade de 20 a 25% nessa fase da vida. As mulheres com SOP têm prevalência de obesidade ainda maior, com cerca de metade das pacientes acometidas. As complicações da obesidade na esfera reprodutiva, como irregularidade menstrual, patologias endometriais e infertilidade, são semelhantes às encontradas em mulheres com SOP.

A obesidade tem impacto negativo na fertilidade da mulher, que decorre inicialmente das repercussões no eixo HHO. Mulheres com obesidade têm maiores concentrações de insulina, a qual estimula a produção de androgênios pelos ovários. Uma proporção desses androgênios é convertida pela enzima aromatase do tecido adiposo em estrogênios, causando o efeito de *feedback* negativo no eixo HHO e afetando a produção das gonadotrofinas.

Em pacientes eutróficas acometidas pela SOP, notam-se aumento da pulsatilidade do GnRH e altos níveis de LH. Nas pacientes com SOP e obesidade, esse aumento de amplitude do LH é atenuado, porém seus níveis ainda são mais elevados nas pacientes com a SOP e obesidade em relação às pacientes com obesidade isolada. Estudo recente demonstra que a amplitude de LH correlaciona-se inversamente com o IMC, porém a frequência de pulso permanece elevada em mulheres com SOP independentemente da obesidade.

A obesidade também altera a qualidade dos oócitos. Evidências em modelos animais e em oócitos de mulheres com obesidade submetidas à fertilização *in vitro* demonstraram aumento da quantidade de aneuploidias, alterações das funções mitocondriais e aumento do estresse oxidativo no retículo endoplasmático desses oócitos. Um potencial mecanismo envolvido no dano de organelas dos oócitos é a lipotoxicidade, na qual as concentrações aumentadas de AGL circulantes se depositam em tecido não adiposo, causando danos de organelas por meio do aumento de espécies reativas de oxigênio. Essas alterações dos oócitos podem comprometer a fecundação, a implantação do embrião e a receptividade endometrial das mulheres com obesidade.

Adicionalmente o próprio tecido adiposo de pacientes com obesidade tem papel importante no aumento de androgênios, independentemente da concomitância da SOP. A enzima aldocetorredutase-1 C3 (AKR1C3) catalisa a conversão de androstenediona em testosterona no tecido adiposo. A testosterona, por sua vez, pode ser ativada em di-hidrotestosterona (DHT) pela 5-alfarredutase tipo 1, a qual também é abundante no tecido adiposo. A hiperinsulinemia, frequente na obesidade, estimula as células da teca ovariana a produzirem mais androgênios e, mais especificamente nos adipócitos, induz a expressão da AKR1C3, fatores que perpetuam a hiperandrogenemia. Outro papel importante da hiperinsulinemia é na diminuição da síntese hepática da SHBG, favorecendo maior disponibilidade da testosterona livre. No contexto da obesidade, há comumente aumento dos níveis de colesterol, triglicerídeos e AGL. O aumento desses últimos pode culminar em elevação da RI devido à: diminuição da captação de glicose nas células musculares, ativação de quinases de serina/treonina e redução da fosforilação da tirosina do receptor de insulina. A hiperinsulinemia resultante promove a produção androgênica a partir do estímulo direto nas células da teca, fato que pode piorar e perpetuar os sintomas e desfechos metabólicos da SOP.

Outro fator que parece contribuir para a hiperandrogenemia na obesidade é a inflamação crônica decorrente dessa condição. Em um estudo animal, o estímulo inflamatório aumentou os níveis de androstenediona proveniente das células da teca de roedoras e esse efeito foi bloqueado por medicação anti-inflamatória não esteroidal. Adicionalmente, um estudo envolvendo mulheres com SOP demonstrou que o uso de ibuprofeno foi capaz de reduzir significativamente os níveis de androgênios. Além dos fatores já mencionados, um recente estudo demonstrou que mulheres com SOP e sobrepeso apresentaram um nível baixo de adiponectina e alto de insulina. Esses estudos reforçam o conceito do papel da inflamação na produção ovariana de androgênios, os quais já estão atrelados à RI e à consequente deposição central de tecido adiposo.

Impacto do hiperandrogenismo na obesidade

Estudos em animais indicam que a exposição ao excesso de androgênios na vida intrauterina ou no período pós-natal precoce pode predispor ao aumento da adiposidade visceral, e às anormalidades metabólicas e reprodutivas que são características da SOP. Há relatos de que ratas que receberam um implante subcutâneo de liberação contínua de DHT desde o início da puberdade até a vida adulta apresentaram aumento do peso corporal, da gordura corporal total, da quantidade de gordura intra-abdominal e subcutânea, e incremento do tamanho dos adipócitos mesentéricos, quando comparadas a ratas que não receberam o implante de DHT. Adicionalmente, ratas fêmeas ooforectomizadas que receberam tratamento com testosterona demonstraram diminuição da sensibilidade à insulina.

Estudo realizado com primatas comparou filhas de macacas *Rhesus* que receberam testosterona durante a gestação com aquelas que não receberam esse hormônio. As filhas androgenizadas intraútero apresentaram, no período pós-natal, mais massa gorda abdominal total e tecido adiposo visceral, sem aumento da massa adiposa total e de massa muscular. A androgenização de macacas precocemente no período pré-natal, além de causar aumento do tecido adiposo visceral, resultou em disfunção ovulatória, RI, secreção de insulina anormal, intolerância à glicose, DM2 e dislipidemia.

Nos seres humanos, o papel exato dos androgênios na distribuição de peso corporal ainda é controverso. O'Reilly et al. demonstraram maior produção de androgênios no tecido adiposo abdominal por meio do aumento da atividade da enzima AKR1C3 em mulheres com SOP. O aumento dos androgênios no tecido adiposo foi capaz de promover lipogênese *de novo* e diminuição da lipólise intratecidual, justificando desse modo o acúmulo de lipídeos nos adipócitos das mulheres com SOP. Os adipócitos aumentados e cheios de gordura são resistentes à insulina e causam lipotoxicidade, com acúmulo de gordura em outros órgãos, RI sistêmica e hiperinsulinemia. Esta piora o hiperandrogenismo e o ciclo vicioso se perpetua (Figura 49.2). Nesse mesmo trabalho, a inibição da enzima AKR1C3 foi capaz de limitar a síntese de androgênios e diminuir a lipogênese *de novo*, representando um objetivo interessante no tratamento da SOP.

A hiperandrogenemia, muito frequente na obesidade, aumenta o ácido úrico por meio da indução do metabolismo hepático das purinas e do aumento de sua reabsorção renal. Essa hiperuricemia induz RI e, consequentemente, se associa a obesidade visceral, dislipidemia e hipertensão.

Risco cardiovascular

A SOP agrega vários fatores de RCV, como RI, obesidade, intolerância à glicose, perfil lipídico desfavorável e hipertensão arterial sistêmica, entre outros, bem como maiores concentrações de citocinas pró-inflamatórias, como o fator de necrose tumoral alfa e a interleucina-6, que promovem redução da sensibilidade à insulina e estimulam o processo de aterogênese.

Um estudo multicêntrico avaliou mulheres com SOP e demonstrou maior prevalência de fatores de RCV como obesidade, hipertensão arterial, RI, síndrome metabólica e dislipidemia no perfil hiperandrogênico da SOP. Outros estudos apresentaram associação da SOP a disfunção endotelial, aumento da espessura íntima-média e redução da complacência carotídeas, alterações que configuram a aterosclerose subclínica e são consideradas preditoras para o surgimento de doenças cárdio e cerebrovasculares. De fato, a maioria dos estudos realizados em mulheres com SOP mostrou prejuízo desses parâmetros vasculares em relação ao grupo controle, refletindo

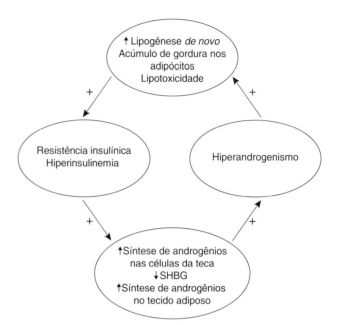

Figura 49.2 Correlação entre hiperandrogenismo, obesidade e resistência insulínica (RI) na SOP. A insulina amplifica a resposta do hormônio luteinizante (LH) nas células da teca, elevando a produção de androgênios, e provoca a diminuição da produção de globulina ligadora de hormônio sexual (SHBG) hepática, aumentando a fração de androgênios livres. A insulina também amplia a expressão de AKR1C3 no tecido adiposo, elevando a síntese de androgênios pelo tecido adiposo. O aumento de androgênios estimula a lipogênese *de novo* e o acúmulo excessivo de gordura no tecido adiposo, provocando lipotoxicidade, que por sua vez piora a RI, perpetuando o ciclo vicioso.

maior RCV associado à SOP. A aterosclerose subclínica foi correlacionada à RI em alguns estudos e, em outros, aos níveis de androgênios circulantes. Até o momento, não está bem definido o papel exercido pela obesidade nos parâmetros vasculares utilizados para a diagnóstico da aterosclerose subclínica.

Apesar das evidências relatadas, os estudos prospectivos realizados com o objetivo de determinar RCV não demonstraram maior prevalência de eventos coronarianos agudos em pacientes portadoras de SOP, a despeito do aumento significativo dos fatores de risco para evento cardiovascular. Entretanto, alguns vieses importantes devem ser considerados nesses estudos, como critérios diagnósticos utilizados, ausência de grupo comparativo, curto período de acompanhamento e faixa etária das pacientes estudadas.

Tratamento da síndrome dos ovários policísticos

Deve priorizar a melhora da qualidade de vida, as queixas da paciente (hiperandrogenismo, irregularidade menstrual ou infertilidade) e o manejo das condições metabólicas.

Hiperandrogenismo e irregularidade menstrual

O tratamento de primeira escolha para manifestações hiperandrogênicas como acne/hirsutismo e irregularidade menstrual é o uso dos contraceptivos orais combinados (COC) contendo baixa dose de estrogênio. Atualmente, não há respaldo científico suficiente que demonstre superioridade de uma combinação ou de determinado tipo de progestógeno em detrimento de outro, e, por esse motivo, não é possível fazer recomendação quanto ao tipo específico de combinação ou progestógeno ideal para SOP. Os COC melhoram o hiperandrogenismo por inibição direta da produção ovariana de androgênios e aumento da SHBG com diminuição dos androgênios livres, além de inibir o receptor de androgênios. Esses medicamentos também tratam a queixa de irregularidade menstrual e promovem proteção contra hiperplasia endometrial e câncer de endométrio.

Nos casos em que os COC não são eficientes para tratamento do hirsutismo após período mínimo de 6 meses, é possível associar os medicamentos antiandrogênios, sendo os principais a espironolactona (dose mínima recomendada de 100 mg) e o acetato de ciproterona (50 a 100 mg/dia). Paralelamente ao tratamento farmacológico do hirsutismo, devem ser recomendadas medidas auxiliares, como depilação, epilação e utilização de *laser*. O tratamento farmacológico da alopecia pode ser feito com inibidores da 5-alfarredutase (p. ex., finasterida, dutasterida), minoxidil tópico ou espironolactona. O uso de antiandrogênios deve sempre ser acompanhado de contracepção efetiva em mulheres com vida sexual ativa, em função do seu potencial teratogênico.

Infertilidade

A SOP representa a principal causa de infertilidade anovulatória, que chega a acometer 40% das pacientes com a síndrome. Nessa síndrome, a anovulação está relacionada com níveis subótimos de FSH, o que impede a progressão adequada da foliculogênese. Sendo assim, o tratamento da infertilidade na SOP visa inibir o *feedback* negativo do estradiol na hipófise anterior e restaurar os níveis de FSH compatíveis com a fase folicular.

O tratamento idealmente deve envolver controle dos fatores de risco adicionais para infertilidade comumente associados à SOP, como obesidade e diabetes. Além disso, o consumo de álcool e o tabagismo devem ser descontinuados. Atualmente, o tratamento de primeira linha para a anovulação crônica da SOP consiste no uso de indutores de ovulação, como letrozol (1ª linha). Este é um inibidor da aromatase, que reduz a produção estrogênica, com consequente atenuação do *feedback* negativo no eixo HHO e liberação do FSH, possibilitando recrutamento folicular. A medicação alternativa, o clomifeno, é um bloqueador seletivo do receptor estrogênico no hipotálamo, o que também causa restauração dos níveis de FSH. Estudo recente demonstrou que o letrozol foi associado a aumento na taxa de nascidos vivos de 40 a 50% quando comparado ao acetato de clomifeno e é atualmente recomendado como tratamento de primeira linha para fertilidade. A associação de clomifeno e metformina também pode ser utilizada como alternativa para manejo de infertilidade na SOP, principalmente nos casos com RI associada. A metformina isolada vem perdendo espaço, já que não foi capaz de aumentar a incidência de nascidos vivos. Caso não haja sucesso com as medidas anteriores, há a possibilidade de uso de gonadotrofinas ou cirurgia ovariana laparoscópica e, até mesmo, fertilização *in vitro*.

A síndrome da hiperestimulação ovariana é uma condição rara que ocorre quando muitos folículos crescem, causando distensão abdominal, desconforto, náuseas e dispneia. É mais frequente quando há uso prolongado do citrato de clomifeno. Em virtude das possíveis complicações, a indução de ovulação em pacientes com SOP deve sempre ser acompanhada por ginecologistas-obstetras com experiência na área.

Particularidades da paciente com obesidade

Segurança de contraceptivos orais combinados

Uma das principais causas de descontinuação do uso de COC é a impressão de ganho de peso associado ao medicamento. Revisões sistemáticas, entretanto, não comprovam ganho de peso significativo com uso de COC, sendo esta uma boa alternativa para controle do hiperandrogenismo dessas pacientes. No que se refere ao risco de tromboembolismo venoso, sabe-se que tanto a obesidade como o uso de COC são fatores de risco. Por se tratar de um evento raro, a indicação de COC pode ser feita com segurança em mulheres com obesidade que não tenham outros fatores de risco para trombose, como tabagismo, diabetes, hipertensão arterial sistêmica e eventos trombóticos prévios. Entre os COC, aqueles com etinilestradiol (especialmente de alta dose) e progesterona de última geração (p. ex., drospirenona, gestodeno) conferem maior risco de trombose; e COC com estradiol, a menor chance.

Uso de antiandrogênicos

A ciproterona é um potente bloqueador do receptor androgênico, porém com efeito glicocorticoide, podendo contribuir para ganho de peso. Assim, deve-se dar preferência para uso de outros antiandrogênicos, como espironolactona e finasterida, que têm efeito neutro no peso.

Efeito da perda de peso na fertilidade

Há um senso comum de que perdas de peso de pelo menos 5% melhoram a regularidade menstrual e a fertilidade, mas a evidência que confirma essa informação é fraca. Estudos que avaliaram perda de peso, seja com medidas comportamentais ou farmacológicas, não conseguiram comprovar melhora do principal desfecho de interesse, que é a taxa de nascidos vivos. Esses dados não diminuem a importância da perda de peso em mulheres com obesidade preconcepção em função dos diversos benefícios da perda de peso, como menor risco de diabetes gestacional e pré-eclâmpsia. Porém, especialmente em mulheres com idade limítrofe, atrasar o uso de terapias com maior sucesso de fertilidade (indutores de ovulação) para aguardar sucesso exclusivo pela perda de peso é uma decisão que deve ser avaliada com cautela.

Resistência insulínica

O importante papel da RI na gênese da SOP e o conhecido risco de DM nessas pacientes justificam uma atenção especial às disglicemias dessas pacientes. Assim, é obrigatório realizar TOTG em todas as pacientes ao diagnóstico e, posteriormente, a cada 3 ou 5 anos. Em pacientes com glicemia de jejum alterada, intolerância à glicose ou hemoglobina glicada alterada, é indicado o uso de metformina.

Diretrizes recentes buscam ampliar o uso da metformina em pacientes com maior risco metabólico, como determinados grupos étnicos, outros fatores de risco para diabetes, adolescentes com obesidade etc. Entretanto, a recomendação do uso de metformina da Endocrine Society ainda é restrita a pacientes com alteração de glicemia.

Tratamento da obesidade

Todas as pacientes com SOP devem ser incentivadas a ter um estilo de vida saudável. Em pacientes com obesidade, perdas de peso de 5 a 10% são fundamentais para controle das concentrações hormonais, melhora da qualidade de vida e do risco metabólico.

Dieta

Uma variedade de abordagens dietéticas balanceadas pode ser recomendada para reduzir a ingestão calórica e induzir perda de peso em mulheres com SOP e sobrepeso ou obesidade. Déficits calóricos de 30% (ou 500 a 750 kcal/dia) podem ser orientados para mulheres, considerando também taxa metabólica basal, peso corporal e níveis de atividade física. Busca-se adaptar mudanças na dieta às preferências alimentares, possibilitando uma abordagem flexível e individual para reduzir a ingestão calórica e evitar dietas indevidamente restritivas e nutricionalmente desequilibradas. Nenhuma dieta com restrição específica de um ou outro macronutriente mostrou-se superior nas pacientes com SOP quando comparadas à restrição calórica.

Exercício físico

A prática regular de exercício físico promove melhora de aspectos metabólicos e cardiovasculares das pacientes com SOP e deve ser indicada para todas as pacientes com a síndrome, independentemente do seu IMC. Atualmente se recomenda para mulheres adultas para prevenção de ganho de peso a realização de 150 a 300 min/semana de exercício físico de moderada intensidade ou 75 a 150 min/semana de intensidades vigorosas ou uma combinação equivalente de ambas, incluindo atividades de fortalecimento em 2 dias não consecutivos/semana. Para promover mais benefícios, com perda de peso modesta e prevenção de reganho de peso, recomendam-se pelo menos 250 min/semana de exercício físico de moderada intensidade ou 150 min/semana de intensidades vigorosas ou uma combinação equivalente de ambas, abrangendo atividades de fortalecimento em 2 dias não consecutivos/semana. Para adolescentes, recomendam-se pelo menos 60 minutos de atividade física de intensidade moderada a vigorosa por dia, incluindo fortalecimento muscular pelo menos 3 vezes/semana.

É importante frisar que qualquer tipo de exercício e de tempo dedicado a ele é melhor do que não fazer qualquer atividade; é possível obter grandes benefícios mesmo com tempo restrito de exercícios.

Tratamento farmacológico

O uso de fármacos para controle da obesidade, como orlistate, sibutramina, liraglutida e semaglutida, apresenta resultados já bem estabelecidos e deve ser considerado no tratamento de pacientes com SOP e obesidade.

Alguns estudos avaliaram pacientes com SOP no contexto de sobrepeso e obesidade. Recentemente, estudos compararam exenatida com metformina e demonstraram resultados conflitantes, sem clareza de superioridade de uma medicação em relação à outra. A liraglutida foi recentemente estudada e demonstrou-se superior ao placebo para regularização do ciclo menstrual, na redução de determinados androgênios, na melhora de alguns desfechos metabólicos e na diminuição do peso e da gordura corporal. Outro análogo de peptídeo semelhante ao glucagon 1 (GLP-1, do inglês *glucagon-like peptide 1*) estudado foi a semaglutida, que foi superior ao placebo para alguns desfechos metabólicos, na redução de peso e na redução da gordura visceral. Os análogos de GLP-1 foram mais relacionados com efeitos colaterais gastrointestinais em relação ao comparador dos estudos. Adicionalmente, o orlistate também foi estudado e apresentou superioridade em relação ao placebo para melhora parâmetros antropométricos e do perfil lipídico, mas não apresentou diferença em relação a controle dos androgênios e de outros parâmetros metabólicos. O orlistate ainda foi estudado em combinações com COC em relação ao COC isolado, e foi demonstrada superioridade do orlistate combinado ao COC no controle de androgênios específicos, melhora do perfil lipídico e de parâmetros antropométricos, enquanto não houve diferença em outros desfechos metabólicos. Ademais, o orlistate foi estudado em combinação com a metformina *versus* metformina isolada e não foi demonstrada diferença no controle de androgênios, nos desfechos metabólicos, bem como em resultados antropométricos. Ao interpretar esses estudos, é evidente o benefício dos análogos de GLP-1, liraglutida e semaglutida associados a modificações do estilo de vida no controle do excesso de peso em mulheres com SOP.

Cirurgia bariátrica

A eficácia da cirurgia bariátrica não é afetada pela SOP. Pacientes com SOP apresentam perda de peso e melhora dos parâmetros metabólicos similares às pacientes sem SOP. Além dos benefícios metabólicos, pacientes com SOP submetidas a cirurgia tendem a apresentar melhora do hiperandrogenismo e da ovulação. Estudos documentaram melhora da fertilidade após cirurgia bariátrica, porém com baixo poder estatístico. Recentemente, um estudo chinês avaliou 90 mulheres com SOP de 18 a 40 anos, com IMC $\geq$ 27,5 kg/m^2 e circunferência abdominal acima de 85 cm, e comparou o grupo que realizou gastrectomia vertical (*sleeve*) com o grupo que realizou tratamento clínico com metformina e COC. Foi demonstrada regularização do ciclo menstrual em 78% das pacientes que realizaram a cirurgia bariátrica e em apenas 15% das pacientes que realizaram o tratamento clínico, sendo as medianas de IMC de 23 kg/m^2 no grupo da cirurgia e de 30,1 kg/m^2 no grupo do tratamento clínico. Esse estudo demonstra a importância da perda de peso no controle adequado da SOP.

A indicação da cirurgia bariátrica em mulheres com SOP segue as mesmas recomendações e diretrizes da população geral, e a SOP pode ser considerada uma condição metabólica que reforça a indicação da cirurgia em limiares de IMC mais baixos, como nos casos de obesidade classe 2. As mulheres devem ser aconselhadas sobre métodos contraceptivos no pós-operatório de cirurgia bariátrica devido à possibilidade do rápido retorno das ovulações após a cirurgia bariátrica. A recomendação é aguardar 1 ano após a cirurgia para a tentativa de concepção, devido ao risco de restrição de crescimento fetal, prematuridade, complicações gestacionais e internação prolongada.

Bibliografia

Alvarez-Blasco F, Botella-Carretero JI, San Millán JL, et al. Prevalence and characteristics of the polycystic ovary syndrome in overweight and obese women. Arch Intern Med. 2006;166(19):2081-6.

Azziz R, Carmina E, Dewailly D, et al. Positions statement: criteria for defining polycystic ovary syndrome as a predominantly hyperandrogenic syndrome: an Androgen Excess Society guideline. J Clin Endocrinol Metab. 2006;91(11):4237-45.

Azziz R, Woods KS, Reyna R, et al. The prevalence and features of the polycystic ovary syndrome in an unselected population. J Clin Endocrinol Metab. 2004;89(6):2745-9.

Balen AH, Morley LC, Misso M, et al. The management of anovulatory infertility in women with polycystic ovary syndrome: an analysis of the evidence to support the development of global WHO guidance. Hum Reprod Update. 2016;22(6):687-708.

Blouin K, Blanchette S, Richard C, et al. Expression and activity of steroid aldoketoreductases 1C in omental adipose tissue are positive correlates of adiposity in women. Am J Physiol Endocrinol Metab. 2005;288(2):E398-404.

Broughton DE, Moley KH. Obesity and female infertility: potential mediators of obesity's impact. Fertil Steril. 2017;107(4):840-7.

Burghen GA, Givens JR, Kitabchi AE. Correlation of hyperandrogenism with hyperinsulinism in polycystic ovarian disease. J Clin Endocrinol Metab. 1980;50(1):113-6.

Carmina E, Orio F, Palomba S, et al. Endothelial dysfunction in PCOS: role of obesity and adipose hormones. Am J Med. 2006;119(4):356.e1-6.

Çelik E, Türkçüoğlu I, Ata B, et al. Metabolic and carbohydrate characteristics of different phenotypes of polycystic ovary syndrome. J Turk Ger Gynecol Assoc. 2016;17(4):201-8.

Christian RC, Dumesic DA, Behrenbeck T, et al. Prevalence and predictors of coronary artery calcification in women with polycystic ovary syndrome. J Clin Endocrinol Metab. 2003;88(6):2562-8.

Crespo RP, Bachega TASS, Mendonça BB, et al. An update of genetic basis of PCOS pathogenesis. Arch Endocrinol Metab. 2018;62(3):352-61.

Dunaif A, Segal KR, Futterweit W, et al. Profound peripheral insulin resistance, independent of obesity, in polycystic ovary syndrome. Diabetes. 1989;38(9):1165-74.

Ehrmann DA. Polycystic ovary syndrome. N Engl J Med. 2005;352(12):1223-36.

Eisner JR, Dumesic DA, Kemnitz JW, et al. Increased adiposity in female rhesus monkeys exposed to androgen excess during early gestation. Obes Res. 2003;11(2):279-86.

Elkind-Hirsch KE, Chappell N, Shaler D, et al. Liraglutide 3 mg on weight, body composition, and hormonal and metabolic parameters in women with obesity and polycystic ovary syndrome: a randomized placebo-controlled-phase 3 study. Fertil Steril. 2022;118(2):371-81.

Eng PC, Phylactou M, Qayum A, et al. Obesity-related hypogonadism in women. Endocr Rev. 2024;45(2):171-89.

Glueck CJ, Morrison JA, Daniels S, et al. Sex hormone-binding globulin, oligomenorrhea, polycystic ovary syndrome, and childhood insulin at age 14 years predict metabolic syndrome and class III obesity at age 24 years. J Pediatr. 2011;159:308-13.e2.

Gosman GG, King WC, Schrope B, et al. Reproductive health of women electing bariatric surgery. Fertil Steril. 2010;94(4):1426-31.

Group REA-SPCW. Revised 2003 consensus on diagnostic criteria and long-term health risks related to polycystic ovary syndrome. Fertil Steril. 2004;81(1):19-25.

Hazlehurst JM, Oprescu AI, Nikolaou N, et al. Dual-5α-reductase inhibition promotes hepatic lipid accumulation in man. J Clin Endocrinol Metab. 2016;101(1):103-13.

Hoeger KM. Obesity and lifestyle management in polycystic ovary syndrome. Clin Obstet Gynecol. 2007;50(1):277-94.

Igosheva N, Abramov AY, Poston L, et al. Maternal diet-induced obesity alters mitochondrial activity and redox status in mouse oocytes and zygotes. PLoS One. 2010;5(4):e10074.

Jungheim ES, Macones GA, Odem RR, et al. Associations between free fatty acids, cumulus oocyte complex morphology and ovarian function during in vitro fertilization. Fertil Steril. 2011;95(6):1970-4.

Knochenhauer ES, Key TJ, Kahsar-Miller M, et al. Prevalence of the polycystic ovary syndrome in unselected black and white women of the southeastern United States: a prospective study. J Clin Endocrinol Metab. 1998;83(9):3078-82.

Legro RS. Effects of obesity treatment on female reproduction: results do not match expectations. Fertil Steril. 2017;107(4):860-7.

Legro RS, Arslanian SA, Ehrmann DA, et al. Diagnosis and treatment of polycystic ovary syndrome: an Endocrine Society clinical practice guideline. J Clin Endocrinol Metab. 2013;98(12):4565-92.

Legro RS, Brzyski RG, Diamond MP, et al. Letrozole versus clomiphene for infertility in the polycystic ovary syndrome. N Engl J Med. 2014;371(2):119-29.

Lim SS, Davies MJ, Norman RJ, et al. Overweight, obesity and central obesity in women with polycystic ovary syndrome: a systematic review and meta-analysis. Hum Reprod Update. 2012;18(6):618-37.

Macut D, Božić-Antić I, Bjekić-Macut J, et al. Management of endocrine disease: polycystic ovary syndrome and nonalcoholic fatty liver disease. Eur J Endocrinol. 2017;177(3):R145-58.

Machtinger R, Combelles CM, Missmer SA, et al. The association between severe obesity and characteristics of failed fertilized oocytes. Hum Reprod. 2012;27(11):3198-207.

Mannerås L, Cajander S, Holmäng A, et al. A new rat model exhibiting both ovarian and metabolic characteristics of polycystic ovary syndrome. Endocrinology. 2007;148(8):3781-91.

Marcondes JA, Hayashida SA, Barcellos CR, et al. Metabolic syndrome in women with polycystic ovary syndrome: prevalence, characteristics and predictors. Arq Bras Endocrinol Metabol. 2007;51(6):972-9.

Merki-Feld GS, Skouby S, Serfaty D, et al. European society of contraception statement on contraception in obese women. Eur J Contracept Reprod Health Care. 2015;20(1):19-28.

Merz CN, Shaw LJ, Azziz R, et al. Cardiovascular disease and 10-year mortality in postmenopausal women with clinical features of polycystic ovary syndrome. J Womens Health (Larchmt). 2016;25(9):875-81.

Moghetti P, Tosi F, Bonin C, et al. Divergences in insulin resistance between the different phenotypes of the polycystic ovary syndrome. J Clin Endocrinol Metab. 2013;98(4):E628-37.

Morales AJ, Laughlin GA, Bützow T, et al. Insulin, somatotropic, and luteinizing hormone axes in lean and obese women with polycystic ovary syndrome: common and distinct features. J Clin Endocrinol Metab. 1996;81(8):2854-64.

Nelson VL, Legro RS, Strauss JF, et al. Augmented androgen production is a stable steroidogenic phenotype of propagated theca cells from polycystic ovaries. Mol Endocrinol. 1999;13(6):946-57.

O'Reilly MW, Kempegowda P, Walsh M, et al. AKR1C3-mediated adipose androgen generation drives lipotoxicity in women with polycystic ovary syndrome. J Clin Endocrinol Metab. 2017;102(9):3327-39.

Pasquali R. Obesity and androgens: facts and perspectives. Fertil Steril. 2006;85(5):1319-40.

Pastor CL, Griffin-Korf ML, Aloi JA, et al. Polycystic ovary syndrome: evidence for reduced sensitivity of the gonadotropin-releasing hormone pulse generator to inhibition by estradiol and progesterone. J Clin Endocrinol Metab. 1998;83(2):582-90.

Pirotta S, Joham A, Grieger JA, et al. Obesity and the risk of infertility, gestational diabetes, and type 2 diabetes in polycystic ovary syndrome. Semin Reprod Med. 2020;38(6):342-51.

Polotsky AJ, Allshouse AA, Crawford SL, et al. Hyperandrogenic oligomenorrhea and metabolic risks across menopausal transition. J Clin Endocrinol Metab. 2014;99(6):2120-7.

Rincon J, Holmäng A, Wahlström EO, et al. Mechanisms behind insulin resistance in rat skeletal muscle after oophorectomy and additional testosterone treatment. Diabetes. 1996;45(5):615-21.

Ryu KJ, Kim MS, Kim HK, et al. Risk of type 2 diabetes is increased in nonobese women with polycystic ovary syndrome: the National Health Insurance Service-National Sample Cohort Study. Fertil Steril. 2021;115(6):1569-1575.

Taylor AE, McCourt B, Martin KA, et al. Determinants of abnormal gonadotropin secretion in clinically defined women with polycystic ovary syndrome. J Clin Endocrinol Metab. 1997;82(7):2248-56.

Teede HJ, Tay CT, Laven JJE, et al. Recommendations from the 2023 International Evidence-based Guideline for the assessment and management of polycystic ovary syndrome. J Clin Endocrinol Metab. 2023;108(10):2447-69.

Vahratian A. Prevalence of overweight and obesity among women of childbearing age: results from the 2002 National Survey of Family Growth. Matern Child Health J. 2009;13(2):268-73.

Venkatesh SS, Ferreira T, Benonisdottir S, et al. Obesity and risk of female reproductive conditions: a Mendelian randomisation study. PLoS Med. 2022;19(2):e1003679.

50 | Adiposidade e Puberdade

Carlos Eduardo Seraphim ▪ Vinicius Nahime Brito ▪ Ana Claudia Latronico

Introdução

A puberdade compreende o período de transição entre a infância e a vida adulta, caracterizado pelo aparecimento e desenvolvimento dos caracteres sexuais secundários, aceleração do crescimento linear, maturação gonadal com consequente aquisição de fertilidade e modificações psicológicas em ambos os sexos. A idade cronológica de início da puberdade fisiológica é bastante variável, ocorrendo entre 8 e 13 anos no sexo feminino e 9 e 14 anos no sexo masculino. A tendência secular de antecipação do início da puberdade ocorreu em associação à significativa melhora das condições nutricionais e consequente aumento da adiposidade. De fato, a puberdade é um processo complexo e multifatorial, e os fatores metabólicos envolvendo o tecido adiposo influenciam diretamente essa etapa do desenvolvimento humano. Logo, a função reprodutiva e o metabolismo energético estão intimamente ligados por mecanismos ainda parcialmente elucidados, e a ativação do eixo hipotálamo-hipófise-gonadal, evento fundamental para o início da puberdade, está vinculada à alteração de composição corporal e ao balanço energético. Tanto as condições metabólicas como a reserva energética modulam o tempo da puberdade, e, de modo interessante, tais variáveis apresentam um controle genético importante. Isso é reforçado pelas evidências de que os sinais metabólicos são essenciais para desencadear a puberdade, assim como por evidências epidemiológicas que revelam modificações no tempo de puberdade tanto em crianças com sobrepeso e obesidade como naquelas com desnutrição e magreza, situações consideradas de estresse metabólico associadas ao excesso e à insuficiência de energia, respectivamente. As influências da adiposidade sobre a puberdade também apresentam um dimorfismo sexual. Enquanto no sexo feminino o excesso de adiposidade resulta no adiantamento do processo puberal de modo evidente nos estudos epidemiológicos, no sexo masculino tal situação pode resultar tanto em atraso quanto em antecipação puberal.

Neste capítulo, serão abordadas as principais vias de sinalização que integram os controles neuroendócrino e metabólico da puberdade, bem como as evidências epidemiológicas e os mecanismos genéticos potenciais envolvidos nesse processo.

Fisiologia da puberdade

O desenvolvimento puberal resulta de dois eventos fisiológicos independentes: a gonadarca, caracterizada pelo aumento da secreção dos esteroides gonadais (estradiol no sexo feminino e testosterona no sexo masculino), resultante da reativação do eixo hipotálamo-hipófise-gonadal (eixo gonadotrófico), e a adrenarca, definida como o aumento de androgênios da glândula suprarrenal e de seus precursores. A gonadarca é marcada pelo aumento da amplitude e da frequência dos pulsos do hormônio hipotalâmico estimulador da secreção de gonadotrofinas (GnRH) na circulação porta-hipofisária. O GnRH atua na hipófise anterior, estimulando a síntese e a secreção das gonadotrofinas, o hormônio luteinizante (LH) e o hormônio foliculoestimulante (FSH), na circulação periférica.

Considerado o hormônio da puberdade, o LH atua nas células de Leydig testiculares, estimulando a síntese de testosterona no sexo masculino, e nos folículos ovarianos, estimulando as etapas iniciais da esteroidogênese ovariana. A adrenarca corresponde ao processo de maturação da zona reticular da glândula suprarrenal caracterizado pela elevação desproporcional de 17-hidroxipregnenolona e desidroepiandrosterona (DHEA) em relação ao cortisol, em resposta ao estímulo fisiológico do hormônio corticotrófico (ACTH). A fosforilação da enzima P450c17 resulta na atividade 17,20-liase, além da elevada atividade da enzima citocromo P450 oxidorredutase (POR), da DHEA-sulfotransferase (SULT2A1), que resulta na conversão de DHEA em sulfato de DHEA (DHEA-S) e do citocromo b5 na zona reticular. Os principais androgênios adrenais que marcam a adrenarca são a DHEA e o DHEA-S. O aparecimento de acne, odor axilar e pelos axilares são decorrentes da maturação da glândula suprarrenal.

No sexo feminino, o desenvolvimento puberal consiste no aparecimento e desenvolvimento das mamas (telarca) e dos pelos pubianos (pubarca). O pico de velocidade de crescimento (8,3 cm/ano) ocorre geralmente com idade cronológica de 11,5 anos, correspondente ao estádio puberal Tanner 2 e 3. No sexo masculino, o aumento do volume testicular é seguido pelo desenvolvimento dos pelos pubianos e crescimento peniano. O pico de velocidade de crescimento (9,5 cm/ano) é mais tardio, ocorrendo aos 13,5 anos, correspondente ao estádio puberal Tanner 3 e 4. Portanto, considerando que a puberdade tenha a duração de 2,5 a 3 anos, os meninos ganham somente 3 a 5 cm a mais que as meninas, o que significa que a diferença média de 13 cm entre os sexos depende principalmente do período de crescimento pré-puberal mais prolongado no sexo masculino. Fisiologicamente, o ganho ponderal durante a puberdade é específico para cada sexo, com os meninos ganhando cerca de 5 kg/ano e as meninas 4,2 kg/ano. Os meninos adquirem cerca de 1 kg a mais de massa magra do que as meninas antes da puberdade. Na puberdade, os meninos adquirem massa magra mais rapidamente e por um período mais prolongado do que as meninas.

O desenvolvimento puberal foi classificado visualmente em 5 estádios por Marshall e Tanner, considerando o aparecimento e a progressão do desenvolvimento mamário nas meninas e o aumento do volume testicular nos meninos, e os pelos pubianos em ambos os sexos (estádios 1 a 5 para cada caractere sexual secundário). O estadiamento 2 reflete o início da puberdade, consistindo no broto mamário nas meninas e no aumento do volume testicular nos meninos. O estadiamento 2 para os pelos pubianos reflete o início da adrenarca em ambos os sexos. A Figura 50.1 mostra a representação do estadiamento dos caracteres sexuais secundários em ambos os sexos.

Nas meninas, estudos populacionais estadunidenses demonstram que o estadiamento Tanner 2 para mamas ocorre entre 10 e 10,3 anos em meninas brancas, e 8,8 e 9,5 anos em meninas negras, mais precocemente do que indicavam estudos anteriores estadunidenses e europeus, em que a média de idade era próxima aos 11 anos. Entretanto, um estudo dinamarquês mais recente revela que as meninas alcançam o Tanner 2 para mamas com média de idade de 9,9 anos, 1 ano mais cedo do que estudos anteriores. Um estudo chinês envolvendo 20 mil meninas demonstrou que a mediana da idade para Tanner 2 para mamas foi 9,2 anos, Tanner 2 para pelos pubianos foi significativamente mais tardio (11,2 anos) e a mediana da idade de menarca foi 12,3 anos. Apesar do significativo avanço da idade de telarca, as modificações na idade de menarca são bem mais modestas. Considerando os estudos americanos NHANES (*National Health and Nutrition Examination Survey*) e mesmo os estudos dinamarqueses atuais, observa-se que a média do intervalo entre a idade de telarca e menarca foi de 3,3 anos, muito maior do que a média de 2,3 anos relatada por Marshall e Tanner nos anos 1970. Tais observações sugerem que, embora o início da telarca esteja mais precoce, há uma progressão lenta do processo puberal, que não modificou a média de idade da menarca.

No sexo masculino, o estadiamento de Tanner é complementado pela medida do volume e do diâmetro testicular utilizando o orquidômetro de Prader ou um paquímetro, respectivamente. O volume testicular acima de 4 mℓ (ou 3 mℓ, segundo alguns autores) e diâmetro acima de 2,5 cm indica o início da puberdade.

A idade cronológica do aparecimento dos caracteres sexuais na população geral é bastante variável e apresenta uma distribuição normal. Estudos europeus demonstram que a idade de início de

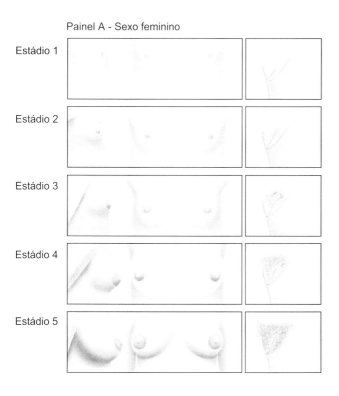

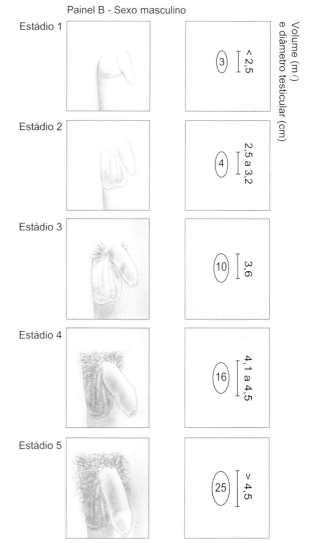

Figura 50.1 Estadiamento puberal de acordo com os critérios de Marshall e Tanner nos sexos feminino (**A**) e masculino (**B**). No sexo feminino, o desenvolvimento das mamas é classificado de estádio 1 (infantil) a 5 (adulto), e o estádio 2 de mamas corresponde ao aparecimento do broto mamário, que marca o início do desenvolvimento puberal. A classificação para os pelos pubianos varia de 1 (infantil, ausência de pelos pubianos) a 5 (adulto) em ambos os sexos. No sexo masculino, o desenvolvimento genital varia de 1 (infantil, testículos < 2,5 cm) a 5 (adulto), e o estádio 2, que marca o início do desenvolvimento puberal, é caracterizado pelo volume testicular > 4 mℓ ou diâmetro superior a 2,5 cm.

puberdade nos meninos varia entre 10,6 e 11,7 anos, considerando as populações chinesa, holandesa, grega e dinamarquesa quando se utiliza o critério de volume testicular > 4 mℓ. Outros marcadores mais tardios como engrossamento da voz ou idade da primeira ejaculação ocorreram entre 13,3 e 14,5 anos. Os marcadores de crescimento linear, como idade de início do estirão puberal ou do pico de velocidade de crescimento, ocorrem geralmente nos estádios Tanner 2 e entre Tanner 3 e 4, respectivamente.

Regulação neuroendócrina da puberdade

Além dos fatores hormonais envolvidos no início do processo puberal, fatores metabólicos, nutricionais e genéticos também estão implicados, indicando que o mecanismo do início da puberdade humana é complexo e multifatorial. A reativação dos pulsos do GnRH hipotalâmico representa o evento inicial do controle neuroendócrino da puberdade. Os mecanismos regulatórios da secreção de GnRH incluem fatores inibitórios, excitatórios e comunicação glial.

O padrão de atividade do eixo gonadotrófico é variável durante as fases do desenvolvimento. No período neonatal, a secreção de GnRH e, consequentemente, de LH e de FSH está elevada, assim como de testosterona no sexo masculino e estradiol no sexo feminino, porém sem manifestação clínica de puberdade. A secreção de FSH é maior no sexo feminino durante os 2 primeiros anos de vida, enquanto a secreção de LH predomina no neonato do sexo masculino nos primeiros 6 meses de vida. Esse período, denominado "minipuberdade", é seguido por um período de quiescência hormonal, durante o qual o eixo gonadotrófico apresenta baixa atividade em virtude dos mecanismos inibitórios hipotalâmicos dependentes e independentes dos esteroides sexuais. Na época da puberdade, a redução da atividade inibitória concomitante ao predomínio dos fatores estimulatórios da secreção de GnRH culminam na reativação da secreção pulsátil de GnRH.

A secreção de GnRH é coordenada por uma rede neuronal complexa, constituída de neurônios secretores de fatores estimulatórios (kisspeptina, glutamato, glicina, noradrenalina, dopamina, serotonina) e/ou inibitórios (opioides endógenos, ácido gama-aminobutírico [GABA], neuropeptídeo Y [NPY], peptídeo intestinal vasoativo [VIP], hormônio liberador de corticotropina [CRH], melatonina e *MKRN3* [*makorin RING finger protein 3*]) e pela ativação recíproca de mecanismos de comunicação glia-neurônio.

A kisspeptina é o principal peptídeo estimulatório da secreção de GnRH, porém os mecanismos que controlam sua ação ainda não são completamente esclarecidos. Os neurônios produtores de kisspeptina nos núcleos arqueado e periventricular anteroventral do hipotálamo também sintetizam neurocinina B e dinorfina, que exercem efeitos tanto estimulatórios como inibitórios sobre a secreção de kisspeptina e são chamados "neurônios KNDy" (produtores de kisspeptina-neurocinina B-dinorfina). Dessa maneira, os neurônios KNDy exerceriam um controle local refinado sobre a secreção de kisspeptina e poderiam ser alvo da retroalimentação negativa exercida pelo estradiol no período pré-puberal. Há forte evidência de que os neurônios KNDy e suas projeções, incluindo o contato com os neurônios de GnRH, tenham um papel central no mecanismo de retroalimentação negativa exercida pelos esteroides sexuais sobre a secreção de GnRH em roedores, ovelhas e primatas e possível participação na retroalimentação positiva do estradiol para induzir o pico pré-ovulatório de GnRH/LH em ovelhas.

Apesar de os efeitos da neurocinina B permanecerem controversos, está demonstrado que kisspeptina estimula e a dinorfina inibe a secreção de GnRH. Ou seja, os efeitos distintos dos esteroides ovarianos sobre esses dois peptídeos ou seus receptores podem ter efeito relevante no controle da secreção de GnRH. No início da puberdade, postula-se que ocorra redução dos efeitos inibitórios potenciais de neurocinina B, dinorfina e estradiol.

Os astrócitos hipotalâmicos e outras células neurogliais também estão implicados na regulação da puberdade e na função reprodutiva. Eles secretam fatores de transformação de fibroblastos beta (TGF-β) e de crescimento epidermal (EGF), que se ligam em receptores nos neurônios de GnRH, estimulando o crescimento e a função neuronal. As células neurogliais são justapostas aos neurônios secretores de GnRH de modo dinâmico, e um incremento nesse contato resulta em maior secreção de GnRH.

Por fim, genes "superiores" como *enhanced at puberty 1* (*EAP1*), *thyroid transcript factor 1* (*TTF1*) e *Oct2*, que codificam fatores de transcrição que se ligam nas regiões promotoras dos genes que codificam tanto fatores estimulatórios (kisspeptina) como inibitórios (pré-proencefalina) da secreção de GnRH, exercem papel relevante no controle da puberdade por meio de mecanismos ainda desconhecidos.

Regulação metabólica da puberdade

Leptina

A hipótese da "massa gorda crítica" motivou historicamente a busca por fatores comuns responsáveis pelo controle integralizado do metabolismo energético, início de puberdade e fertilidade. Em 1994, a identificação da leptina, peptídeo sintetizado pelos adipócitos, cujos valores séricos são proporcionais aos estoques de gordura corporal, desencadeou o interesse em compreender o papel desse hormônio na função reprodutiva. Diversos estudos demonstraram que a leptina exerce efeitos fundamentais no controle metabólico da puberdade e da fertilidade e que concentrações adequadas dessa adipocina são requeridas para a função reprodutiva normal. A leptina sinaliza a suficiência de energia, possibilitando que diversos sistemas fisiológicos, incluindo o cérebro, percebam a magnitude da reserva energética (Figura 50.2).

A via neuroanatômica que interliga a sinalização da leptina aos neurônios de GnRH ainda é pouco esclarecida. Uma vez que esses neurônios não expressam as isoformas de receptores LepR, é necessária uma via interneuronal composta por neurônios sensíveis à leptina e conectados aos neurônios de GnRH. Em virtude da ação estimulatória da kisspeptina diretamente sobre esses neurônios, tal via emerge como principal candidata para mediar os efeitos da leptina sobre a secreção de LH. Utilizando camundongos castrados *ob/ob* deficientes de leptina, foi possível identificar o controle regulatório do sistema kisspeptina sobre os neurônios de GnRH, excluindo a interferência dos esteroides sexuais gonadais. Por causa da falta de leptina circulante, esses camundongos, além de inférteis, eram obesos, porém apresentavam uma percepção de balanço energético negativo. Esses animais apresentavam uma expressão de mRNA de *KISS1* significativamente reduzida quando comparada com a dos animais selvagens. Isso foi parcialmente corrigido com a administração periférica exógena de leptina. Foi evidenciado o mRNA de LepRb em 40% dos neurônios de kisspeptina no núcleo arqueado, sugerindo que a leptina regula a expressão de *KISS1*. A restrição calórica e o jejum reduzem a expressão

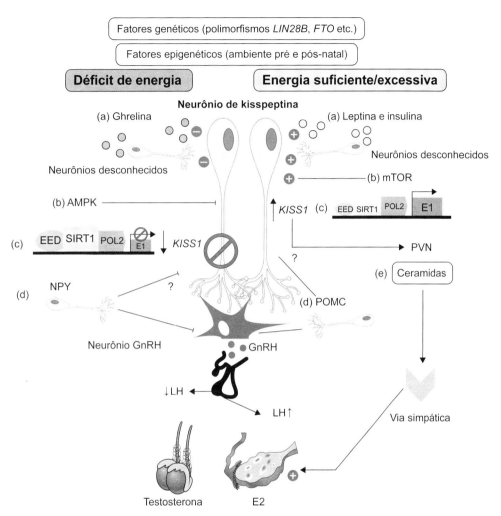

Figura 50.2 Resumo dos mecanismos de interação entre os sensores metabólicos e o eixo da puberdade. Quando há privação energética, há tendência de bloqueio da sinalização da puberdade via bloqueio da kisspeptina, que se dá por meio (a) da sinalização da ghrelina, (b) do aumento da concentração de proteinoquinase ativada por monofosfato de adenosina (AMPK), (c) da elevação da SIRT1, que bloqueia a região promotora do *KISS1*, e (d) da ação inibitória dos neurônios das vias orexígenas (neuropeptídeo Y [NPY]) sobre os neurônios de GnRH e, possivelmente, *KISS1*. Já no excesso de nutrientes ou na suficiência energética, há permissividade à ativação da kisspeptina, por meio (a) da leptina e da insulina, (b) do aumento intracelular do mTOR, (c) da redução da SIRT1, levando à expressão da *KISS1*, e (d) de aferentes da via de saciedade (pró-opiomelanocortina [POMC]) sobre os neurônios de GnRH e, possivelmente, *KISS1*. A via das ceramidas (e) é ativada por aferentes dos neurônios de kisspeptina no núcleo paraventricular (VPN). O aumento de ceramidas nessa região leva a estímulo direto ovariano por uma via alternativa mediada por sinalização simpática. EED: cofator repressor membro da família *polycomb*; GnRH: hormônio liberador de gonadotropinas; LH: hormônio luteinizante; mTOR: alvo da rapamicina em mamíferos; POL2: RNA polimerase 2; SIRT1: sirtuína.

hipotalâmica do mRNA de kisspeptina em diversas espécies, e sua expressão também é suprimida durante a lactação. A secreção de LH é prontamente restaurada nessas condições pelo tratamento com kisspeptina, que também restaura a secreção de LH em camundongos *ob/ob* deficientes de leptina.

Além da leptina, outros moduladores metabólicos também estão implicados na regulação dos neurônios de kisspeptina, como ghrelina, pró-opiomelanocortina (POMC), GABA e NPY. A colocalização de mRNA de receptor da leptina com expressão gênica do NPY é uma forte evidência de que o NPY hipotalâmico é alvo para a leptina. O NPY, por sua vez, está implicado na secreção de GnRH em roedores, primatas, ovelhas, ruminantes, entre outros. Outra evidência é que o efeito orexígeno do NPY é neutralizado pela injeção intracerebroventricular de leptina. Porém, é provável que outros sistemas neuronais medeiem a ação da leptina, visto que camundongos *ob/ob* portadores de mutação inativadora em homozigose no NPY tiveram a fertilidade apenas parcialmente restaurada pela administração de leptina. Evidências sugerem também a participação das fibras de POMC que estão em contato com os neurônios de kisspeptina. Os efeitos da leptina sobre a secreção de gonadotrofinas poderiam ser mediados indiretamente pelos neurônios de kisspeptina via seus efeitos nos neurônios de NPY e POMC.

Estudos conduzidos em modelos animais e em seres humanos com doenças do sistema reprodutivo (p. ex., hipogonadismo) e obesidade demonstram algumas evidências controversas dos efeitos da leptina. Injeções com essa substância aceleram a puberdade em roedoras fêmeas normais, sugerindo que uma massa gorda crítica seja requerida para iniciar a puberdade. Além disso, o tratamento crônico com leptina em camundongos *ob/ob* obesos deficientes de leptina não somente reduziu a ingestão alimentar e o peso corporal, mas também restaurou a fertilidade. As concentrações séricas de leptina aumentam durante a puberdade em diversas espécies animais (roedores, ruminantes e em mulheres) e a idade da menarca é inversamente relacionada com os valores de leptina no soro. No entanto, diversos estudos não foram capazes de reproduzir tais evidências, não observando modificações nas concentrações de leptina durante a puberdade, nem demonstrando seu efeito acelerador sobre a puberdade. Dessa maneira, o conceito de que a leptina não é um fator desencadeador do processo da puberdade, mas atua como um sinal permissivo que possibilita que a puberdade ocorra, é a teoria mais aceita.

Em seres humanos, os estudos epidemiológicos demonstram que os níveis de leptina são similares na fase pré-puberal em ambos os sexos, e as meninas apresentam uma concentração de leptina mais elevada do que os meninos nas fases mais adiantadas da puberdade. Uma vez que os estrogênios exercem efeito estimulatório sobre a leptina, independentemente da massa gorda corporal, sua elevação seria resultado do aumento da secreção de estradiol no início da puberdade, sendo a consequência, e não a desencadeadora do processo puberal, reforçando seu papel permissivo sobre o eixo gonadotrófico. De fato, o estradiol modula a resposta do eixo gonadotrófico à leptina, além de regular a expressão do seu gene, aumentando a expressão do mRNA da leptina no tecido adiposo no período da puberdade. Isso foi associado à maior secreção de LH e ao aumento na expressão gênica da forma longa do receptor hipotalâmico de leptina (LepRb).

Embora pacientes com mutações inativadoras em homozigose nos genes da leptina ou do seu receptor desenvolvam obesidade e hipogonadismo hipogonadotrófico, pacientes com história de diabetes lipoatrófico e leptina indetectável na circulação apresentaram maturação sexual normal e menarca, com gonadotrofinas e esteroides sexuais normais, apesar da deficiência grave de leptina.

Os efeitos centrais da administração intracerebroventricular de leptina em modelos animais dependem do estado metabólico. A leptina estimula a secreção de LH basal induzida pelo GnRH em ruminantes em jejum, o que não ocorre nos animais alimentados. A localização da expressão de LepRb nos núcleos ventromedial e arqueado do hipotálamo e na hipófise anterior de várias espécies animais sugere que a leptina atua no cérebro e/ou na hipófise para regular a secreção de gonadotrofinas.

De modo intrigante, alguns estudos revelaram que a deleção dos receptores de leptina nos neurônios de kisspeptina no núcleo arqueado hipotalâmico em camundongos não impediu os animais de desenvolverem a puberdade e tornarem-se férteis.

Os receptores de kisspeptina (Kiss1r), expressos nos neurônios de GnRH, estão expressos também em outras áreas do cérebro, bem como na periferia, sugerindo outros efeitos da sinalização da kisspeptina além da função reprodutiva. Os neurônios de kisspeptina podem estimular diretamente os neurônios anorexígenos POMC e indiretamente inibir os neurônios orexígenos NPY, exercendo um papel na regulação do balanço energético. A kisspeptina pode ainda ter um papel na ingestão alimentar e na homeostase da glicose.

Os neurônios KNDy expressam receptores de leptina, e a restrição alimentar inibe a expressão de mRNA de *KISS1* em roedores. Logo, um alvo para a ação da leptina seria essa população neuronal.

Efeitos periféricos dose-dependentes da leptina foram confirmados pela identificação de receptores de leptina nas células foliculares e da granulosa no ovário humano. O tratamento com doses suprafisiológicas de leptina inibe a esteroidogênese ovariana, enquanto doses fisiológicas estimulam a esteroidogênese *in vitro*, independentemente do IGF-1, fator de crescimento semelhante à insulina. Dessa maneira, a leptina pode modular diretamente o desenvolvimento e a função folicular ovariana. Além disso, a leptina pode exercer papel na função luteal, visto que a infusão de altas doses de leptina na artéria ovariana não teve efeito sobre a secreção de estradiol, mas aumentou a síntese de progesterona pelo corpo-lúteo. Além disso, a exposição de folículos pré-ovulatórios à leptina aumentou a capacidade esteroidogênica das células lúteas. A produção aumentada de progesterona foi associada à expressão aumentada da proteína regulatória aguda esteroidogênica (StAR), que pode representar o evento-chave do controle que a leptina exerce sobre a esteroidogênese.

Em resumo, a leptina exerce efeitos tanto centrais como periféricos para modular a função reprodutiva, principalmente no sexo feminino. No nível central, os neurônios de kisspeptina representam o principal mediador dos seus efeitos sobre a secreção de GnRH e, consequentemente, das gonadotrofinas. Se o efeito da leptina sobre os neurônios de kisspeptina é direto ou indireto, ainda não está completamente esclarecido. A Figura 50.3 mostra uma representação esquemática da interação potencial entre as vias metabólicas e o eixo reprodutivo.

Insulina

A insulina, produto da célula beta pancreática, exerce seu efeito central no hipotálamo, regulando o balanço energético, e parece regular a secreção de GnRH por um mecanismo interneuronal. Camundongos com deleção seletiva do receptor de insulina nos neurônios de kisspeptina apresentam atraso puberal e retardo na abertura vaginal, indicando que os neurônios de kisspeptina são os mediadores dos efeitos da insulina sobre a função reprodutiva. Entretanto, esses efeitos são limitados somente ao início da puberdade, uma vez que os animais são férteis e não há prejuízo na secreção de gonadotrofinas e esteroides sexuais. Por sua vez, o tratamento com insulina não parece restaurar a expressão de mRNA de *KISS1* de ratos diabéticos. Logo, o papel mediador dos neurônios de kisspeptina relacionado com os efeitos da insulina no cérebro não está elucidado.

Ghrelina

A ghrelina é um hormônio sintetizado no estômago, associado ao controle neural do apetite e do metabolismo. Ao contrário da leptina e da insulina, a ghrelina tem efeito orexígeno e afeta o eixo reprodutivo. Em condições de balanço energético negativo, a elevação da ghrelina plasmática suprime a secreção de GnRH. Os neurônios de kisspeptina mais uma vez parecem ser os mediadores do efeito desse hormônio. A ghrelina poderia inibir diretamente a ação da kisspeptina sobre o eixo reprodutivo, visto que reduz significativamente a resposta secretória de LH diante do estímulo com kisspeptina-10. Durante o jejum ou tratamento com ghrelina exógena, a expressão de mRNA de *KISS1* no núcleo periventricular anteroventral está reduzida sem afetá-lo no núcleo arqueado, indicando que a ghrelina pode utilizar os neurônios de kisspeptina para suprimir a secreção de LH. A ghrelina exerce seus efeitos sobre o receptor secretagogo do hormônio de crescimento (GHSR) no cérebro, porém não há uma evidência neuroanatômica clara ligando o circuito neural do GHSR ao reprodutivo. Nem os neurônios de GnRH e de kisspeptina expressam GHSR; logo, qualquer efeito da ghrelina sobre os neurônios de kisspeptina deve ser indireto.

Além disso, a adiposidade reduz as concentrações das globulinas ligadoras de esteroides sexuais (SHBG), que, por sua vez,

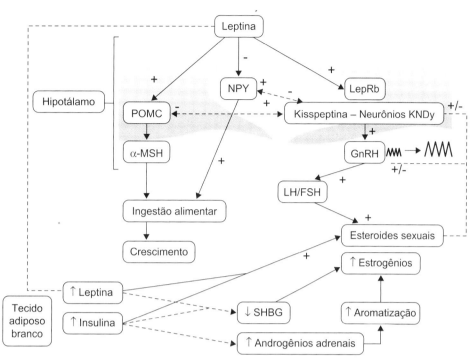

Figura 50.3 Interação do sistema metabólico e eixo reprodutivo: ações central e periférica da leptina. A leptina é sintetizada no tecido adiposo branco e secretada na circulação periférica. No hipotálamo, ela suprime a atividade do neuropeptídeo Y (NPY), peptídeo orexigênico, reduzindo os efeitos estimulatórios sobre a ingestão alimentar e os efeitos inibitórios sobre os neurônios de kisspeptina. A leptina estimula diretamente os neurônios de pró-opiomelanocortina (POMC) produtores do hormônio melanócito estimulante (α-MSH), suprimindo a ingestão alimentar. A ativação da POMC estimula os neurônios de kisspeptina. A leptina estimula diretamente os neurônios KNDy, que sintetizam kisspeptina-neurocinina-B-dinorfina, estimulando a síntese e a secreção pulsátil do hormônio liberador de gonadotropinas (GnRH) hipotalâmico. A leptina pode ter efeito direto nos gonadotrofos hipofisários, aumentando a sensibilidade ao GnRH. Perifericamente, a leptina e a insulina estimulam diretamente a síntese ovariana de estrogênios, a síntese adrenal de androgênios com consequente aumento da aromatização pelo tecido adiposo, além de reduzir as concentrações de globulinas ligadoras de esteroides sexuais (SHBG), aumentando as concentrações periféricas de estrogênios. As *linhas tracejadas* se referem a mecanismos hipotéticos. FSH: hormônio foliculoestimulante; LepRb: receptor hipotalâmico de leptina; LH: hormônio luteinizante.

aumentam a biodisponibilidade de esteroides sexuais, incluindo o estradiol, que poderia exercer efeito estimulatório na secreção do GnRH hipotalâmico, via estímulo dos neurônios de kisspeptina. Um mecanismo periférico de aromatização excessiva dos precursores adrenais no tecido adiposo, visto que a expressão da aromatase é elevada nesse tecido, contribuiria para estrogenização sem ativação central do eixo gonadotrófico.

A hiperinsulinemia e a resistência insulínica associadas à obesidade podem promover o início da puberdade. A hiperinsulinemia facilitaria o ganho de peso e o crescimento puberal, bem como o incremento da esteroidogênese ovariana estimulada pelo LH e pela suprarrenal. Por sua vez, as concentrações elevadas de androgênios promoveriam o desenvolvimento puberal, exercendo suas ações na periferia ou diretamente sobre o eixo gonadotrófico.

A compreensão da integração entre os sinais metabólicos periféricos e a função reprodutiva, representada pelo controle da secreção de GnRH, avançou significativamente, porém muitos pontos precisam ser elucidados. Leptina, insulina e ghrelina, exercendo seus efeitos centrais direta ou indiretamente via neurônios de kisspeptina, constituem os principais mediadores da interação metabolismo-reprodução. Outros sistemas como neurônios orexígenos de NPY e de peptídeo relacionado com proteína agouti (AgRP), neurônios anorexígenos de POMC e de transcrito relacionado a cocaína e anfetamina (CART) representam outros intermediários potenciais, visto que a maioria dos neurônios NPY/AgRP e POMC/CART no núcleo arqueado expressa receptores LepRb,

receptores para insulina e GHSR. Se essas vias estão envolvidas ativamente no controle metabólico dos neurônios de kisspeptina, ainda é desconhecido.

Outros mecanismos de regulação do balanço energético e puberdade

Além do importante papel dos hormônios periféricos sinalizadores de apetite e saciedade, como leptina, insulina e ghrelina, há evidência de diversos outros pontos de regulação entre a sinalização de suficiência ou insuficiência energética e a atividade do eixo reprodutivo. De forma geral, existem duas situações que levam a diferentes sinalizações, de forma pleiotrópica em diversas linhagens celulares: a deficiência de energia (magreza, anorexia) e a suficiência ou excesso de energia (peso normal e sobrepeso/obesidade).

A relação entre as concentrações intracelulares de proteinoquinase ativada por monofosfato de adenosina (AMPK) e do alvo de rapamicina em mamíferos (mTOR) é um dos muitos mecanismos de sinalização energética de que as células dispõem. Na deprivação energética, as concentrações intracelulares de AMPK se elevam em resposta à queda da concentração intracelular de trifosfato de adenosina (ATP). O AMPK aumenta a glicólise e a captação de ácidos graxos da periferia, bem como induz ao aumento do apetite. Há evidências em estudos com roedores de que o AMPK leve a um atraso puberal parcial, embora o mecanismo exato pelo qual isso ocorre ainda não seja conhecido. De forma oposta, quando há suficiência ou excesso de energia, os níveis de mTOR, que participa dos mecanismos de proliferação celular, aumentam. Além disso, a ativação do mTOR de forma aguda leva à secreção de LH em modelos animais, enquanto a inativação do mTOR resulta em redução dramática dos níveis de mRNA do *KISS1* no núcleo arqueado.

Outro mecanismo conhecido de sinalização de estoque energético celular é o das sirtuínas, das quais a SIRT1 é a mais estudada. Em situações de restrição calórica, as concentrações intracelulares de SIRT1 se elevam e agem por deacetilação em histonas. As sirtuínas são, portanto, partícipes importantes do maquinário epigenético, permitindo adaptações à depleção energética. Ao longo da ativação do eixo puberal, há uma queda de concentração intracelular de sirtuína nos neurônios hipotalâmicos. O mecanismo de interação entre a SIRT1 e o eixo reprodutivo foi descrito em diversos estudos em animais. A SIRT1, elevada em situações de déficit energético, atua recrutando o cofator repressor EED e inibindo, por meio desse, a região promotora do *KISS1*. De forma oposta, na obesidade, as concentrações intracelulares de SIRT1 diminuem e a região promotora do *KISS1* é liberada.

Por fim, na obesidade há aumento das concentrações de ceramidas no sistema nervoso central (SNC), que têm participação na regulação da resposta das vias de apetite e saciedade à leptina e à ghrelina. Em camundongos fêmeas com sobrepeso, demonstrou-se haver maiores concentrações de ceramidas no hipotálamo e precocidade sexual. A elevação das concentrações de ceramidas no núcleo paraventricular hipotalâmico exerce papel excitatório sobre o ovário, por meio de vias aferentes do sistema simpático. De forma oposta, o bloqueio da geração de ceramidas levou a atraso puberal e prejudicou a sinalização da kisspeptina. Os mecanismos metabólicos de regulação da ativação puberal encontram-se resumidos na Figura 50.2.

Influência da adiposidade no início da puberdade humana

A prevalência crescente de sobrepeso e obesidade, resultado de vários fatores como o ambiente obesogênico, estilo de vida sedentário e grande oferta de alimentos associados à suscetibilidade genética, tem sido associada à antecipação da puberdade em ambos os sexos. De fato, diversos estudos epidemiológicos revelam uma associação evidente entre valores aumentados de índice de massa corporal (IMC) e de desenvolvimento puberal antecipado nas meninas. Nos meninos, o efeito do excesso de adiposidade sobre o desenvolvimento puberal é controverso, embora a maioria dos estudos demonstre que a obesidade está associada à puberdade antecipada.

No sexo feminino, os efeitos da adiposidade sobre a idade da menarca, de início do desenvolvimento mamário e dos pelos pubianos têm sido extensamente avaliados por meio de estudos epidemiológicos transversais, o que metodologicamente é criticável para estabelecer uma relação causa-efeito. Tais estudos mostram claramente que meninas com IMC mais alto têm maior probabilidade de apresentar menarca mais cedo e que existe relação entre IMC e início da puberdade. Os parâmetros utilizados para determinar esse início são heterogêneos entre os estudos: um estudo dinamarquês examinou a associação entre IMC na idade pré-puberal e tempo de puberdade avaliada pela idade de início

do estirão de crescimento e pico da velocidade de crescimento. A análise dos dados de mais de 156 mil crianças demonstrou que, enquanto o IMC na idade de 7 anos era inversamente associado à idade de início do estirão de crescimento puberal e pico de velocidade de crescimento, uma tendência descendente na idade de puberdade em ambos os sexos foi evidente durante as quatro décadas do estudo, independentemente do IMC. Essas análises possibilitam concluir que a obesidade não é o único fator responsável pelo declínio na idade de início da puberdade e da menarca, e alguns eventos nas fases pré e pós-natais poderiam estar envolvidos. O baixo peso e o comprimento ao nascimento, assim como o ganho rápido de peso na infância, estão associados à idade de menarca adiantada nas meninas. A rápida aquisição de peso na infância está associada a concentrações reduzidas de GH e maiores de insulina secundária à resistência insulínica, além de redução das concentrações de SHBG e concentrações mais elevadas de androgênios adrenais e de leptina. Um estudo demonstrou que o menor tamanho ao nascimento e o maior ganho ponderal dos 4 meses a 1 ano de vida estão associados à idade mais precoce da menarca. Além disso, o ganho de peso precoce e rápido durante a infância está relacionado com o maior risco de sobrepeso e obesidade entre 5 e 8 anos.

A influência de fatores ambientais na idade de início da puberdade, como a exposição aos desreguladores endócrinos (DE) com ação estrogênica ou antiandrogênica, tem sido estudada nos últimos anos. Os efeitos da migração sobre a idade de início da puberdade também sugerem uma forte influência dos fatores ambientais. Os mecanismos pelos quais tais DE poderiam interferir no tempo da puberdade envolvem tanto a ação central como periférica de tais substâncias e novos conceitos também sugerem que os DE poderiam estar associados a alterações no balanço energético e ao consequente aumento da adiposidade.

Um estudo suíço, longitudinal, envolvendo 650 meninas com obesidade, entre 6 e 18 anos, não demonstrou diferença significativa no tempo médio de ocorrência de pubarca, comparadas à população geral. Entretanto, o estadiamento Tanner 3 para mamas foi alcançado mais precocemente (11,6 anos *versus* 12,2 anos) e os valores de DHEA-S foram mais elevados nas meninas entre 6 e 8 anos e 12 e 18 anos, comparadas com a população de referência. Esse estudo não avaliou a idade de menarca. Porém, uma pesquisa chilena revelou uma forte correlação negativa entre o escore Z do IMC e a idade da menarca. Desse modo, diversas questões permanecem ao considerar-se como a obesidade e o início e a progressão da puberdade estão conectados.

Nos meninos, a associação entre adiposidade e tempo de puberdade é menos evidente. Enquanto a maioria dos estudos europeus revela que a obesidade está associada à puberdade e ao engrossamento da voz mais precoce, os estudos americanos demonstram o efeito oposto, sendo aquela associada à puberdade atrasada nos meninos. Enquanto um estudo alemão não encontrou associação entre o IMC na idade pré-puberal e o início do estirão do crescimento, o estudo dinamarquês reportou associação negativa entre essas variáveis. O estudo demonstrou que o maior IMC estava associado ao declínio na idade de início da puberdade, bem como ao engrossamento mais precoce da voz em meninos em um estudo longitudinal. Avaliando duas coortes, uma de 1991 a 1993 (n = 824) e outra de 2006 a 2008 (n = 824), os pesquisadores demonstraram declínio na idade de início da puberdade (11,9 para 11,7 anos), avaliada pelo volume testicular > 3 mℓ, associada ao aumento da prevalência de sobrepeso e obesidade. Esse estudo avaliou também as concentrações de LH e testosterona, concluindo que o início mais precoce da puberdade se deve à ativação mais precoce do eixo gona-dotrófico, uma vez que os valores de LH ajustados para a idade eram significativamente mais elevados comparando as duas coortes. Curiosamente, os valores de testosterona também se elevaram mais precocemente, porém, na idade entre 18 e 20 anos, os valores foram significativamente menores na coorte atual, implicando fatores ambientais e genéticos para tal achado. O estudo suíço revela asso-ciação entre maior IMC na idade pré-puberal e idade mais precoce de pico de velocidade de crescimento.

Os estudos americanos NHANES e NICHD (National Institute of Child Health and Human Development) associaram sobre-peso/obesidade (IMC > 85 e > 95 percentis, respectivamente) em meninos à maturação sexual mais tardia. Tais estudos avaliaram a puberdade pelo método visual de Marshall e Tanner. No estudo longitudinal do NICHD os meninos com maior IMC na infância (média de escore Z do IMC de 1,84 aos 11,5 anos) tendiam a entrar na puberdade mais tardiamente do que os controles magros. Outro estudo longitudinal estadunidense, avaliando 401 meninos, encon-trou uma associação negativa entre o IMC elevado e a idade de iní-cio da puberdade, também avaliado pelo método de Tanner. Nesse estudo, 14% dos meninos com obesidade e 13,3% daqueles com sobrepeso eram pré-púberes na idade de 11,5 anos, em contraste com apenas 7,7% dos meninos com IMC normal.

Esses achados discordantes são, em parte, decorrentes das dificuldades metodológicas para avaliar a puberdade no sexo masculino. Poucos estudos avaliam de modo direto os estádios puberais no sexo masculino, utilizando-se apenas do método visual de Marshall e Tanner, sem avaliar volume ou diâmetro tes-ticular, ou então utilizando a idade do início do estirão puberal e do pico de velocidade de crescimento ou idade de mudança na voz, que são medidas pouco acuradas. A realização de ultrassonogra-fia testicular e medidas hormonais, embora ideais, não são viáveis em estudos epidemiológicos. Do mesmo modo, uma padronização universal para avaliação da puberdade masculina é essencial para obter correlações confiáveis entre as variáveis.

Ao contrário da relação linear entre IMC e idade de menarca nas meninas, no sexo masculino parece existir uma relação não linear entre obesidade e puberdade. Enquanto um leve aumento do IMC (sobrepeso) pode estar associado ao adiantamento da puber-dade, o aumento significativo do IMC (obesidade) está associado à puberdade mais tardia nos meninos. Não devem ser excluídas as restrições sobre a medida de adiposidade pelo IMC, visto que, na infância, as modificações no IMC refletem principalmente mudan-ças na estatura, em vez de na composição corporal durante esse período do desenvolvimento. Além disso, o IMC na infância está mais associado à massa magra do que à massa gorda. Outras meto-dologias que avaliam a adiposidade, estabelecendo o percentual de massa gorda, como a bioimpedanciometria e a densitometria de corpo inteiro, podem informar dados mais acurados que possibili-tem compreender a associação entre puberdade e adiposidade.

Evidências genéticas da associação entre puberdade e adiposidade

Uma vez que tanto o tempo de início da puberdade como a adi-posidade estão sob significativa influência de fatores genéticos, é desafiador encontrar variantes genéticas que expliquem, pelo menos em parte, as variações dessas características biológicas.

Aproximadamente 40 a 70% das diferenças interindividuais no peso e composição corporais parecem decorrer de variação gené-tica, e numerosos genes identificados parecem estar associados à regulação do peso corporal. Em contrapartida, fatores metabóli-cos são reguladores do eixo gonadotrófico e da variação no início da puberdade, mas tais influências estão sob controle genético. Estudos populacionais demonstram que o tempo da puberdade varia entre grupos raciais, sofrendo influência socioeconômica e genética, visto que há concordância entre as idades de menarca entre mãe e filha e a grande similaridade na idade de puberdade de gêmeos monozigóticos. O cálculo de hereditabilidade nesses estudos sugere que até 50 a 80% da variação no início da puber-dade pode ser controlada geneticamente. Visto que alterações no tempo de início da puberdade estão correlacionadas com um risco maior de desenvolvimento de síndrome metabólica, como obesi-dade, diabetes, doenças cardiovasculares, bem como neoplasias hormônio-dependentes ao longo da vida, a maquinaria molecular que dirige o desenvolvimento puberal é pouco conhecida. Fatores genéticos e ambientais devem contribuir para o incremento da adi-posidade pré-puberal, resultando em menarca mais precoce, baixa estatura e ganho de peso em mulheres adultas. Desse modo, a com-preensão da relação entre idade da menarca e obesidade pode ter implicação em saúde pública.

De fato, o gene associado à obesidade e à massa gorda (FTO) está relacionado ao declínio na idade de menarca e ao aumento do IMC na infância e na vida adulta. No estudo de variantes alélicas candidatas ou polimorfismos, também denominadas "SNP", foram identificados 11 *loci*[a] relacionados com a adiposidade (IMC e cir-cunferência do quadril), que também foram associados à idade de menarca entre mulheres europeias.

A utilização de estudos de associação do genoma ampliado (GWAS) possibilitou identificar 32 novos *loci* genéticos e vias associadas ao tempo de puberdade, muitos dos quais também associados às medidas de obesidade ao longo da vida, principal-mente no sexo feminino. Os principais estudos europeus ava-liaram a associação da idade de menarca, marcador tardio da puberdade feminina relativamente fácil de obter, com as varian-tes genéticas.

Dois estudos de GWAS do consórcio *Genetic Investigation of Anthropometric Traits* (GIANT) expandiram o número de *loci* associados a adiposidade geral (IMC) e central (relação cintura-quadril ajustada para o IMC), descrevendo novos *loci* distintos para cada uma dessas medidas em mulheres europeias, refinando as análises de associação.

Estudos de associação de genes candidatos apontaram para o envolvimento de um número de vias genéticas, a maioria envolvida na sinalização e no transporte dos hormônios sexuais, como genes do receptor estrogênico e SHBG e na biossíntese e metabolismo do estrogênio, como *CYP17*, *CYP19*, *CYP1A1* e *CYP1B1*, embora mui-tas dessas associações não tenham sido reproduzidas por outros estudos. Em 2009, quatro grandes estudos de GWAS em mulheres com ancestrais europeus foram publicados e identificaram dois novos *loci* associados à idade de menarca, *LIN28B* e uma região intergênica 9q13.2. Algumas dessas variantes estavam envolvidas na taxa de crescimento geral, como as variantes do *LIN28B* esta-vam associadas a tempo de puberdade, altura e IMC em crianças, bem como ao tamanho corporal e ao traço puberal em modelos

---

[a]Plural de *locus* – local fixo no cromossomo onde está localizado um gene ou marcador genético.

animais. Variantes próximas da região 9q13.2 também estão associadas à altura nos estudos de GWAS. Mais recentemente, um estudo de GWAS em mais de 85 mil mulheres identificou mais de 30 *loci* significativamente associados à idade de menarca, além de 10 *loci* sugestivos, compreendendo 42 *loci* associados à idade de menarca. Algumas dessas variantes já tinham sido previamente identificadas como *loci* de obesidade, enfatizando o compartilhamento de mecanismos genéticos entre adiposidade e tempo de menarca nas mulheres. Em relação ao tempo de menarca das meninas afro-americanas, é sabido que ocorre 4 a 6 meses mais cedo, e existe maior prevalência de doenças metabólicas, como obesidade, pré-diabetes e síndrome metabólica, quando comparadas com mulheres da raça branca. Uma metanálise de 15 estudos sugeriu evidências para a associação entre a idade de menarca em mulheres afro-americanas com variantes em *loci* envolvidos no crescimento e na sinalização da insulina, múltiplas associações independentes de variáveis próximas do *RORA* (receptor órfão A do ácido retinoico), previamente identificado como um possível *locus* de menarca em mulheres europeias, confirmando generalização étnica da maioria dos *loci* associados à idade de menarca em mulheres europeias.

Na busca de base genética comum para idade de puberdade em ambos os sexos, um estudo de GWAS foi conduzido com 3.769 meninos de 4 coortes independentes e 6.147 meninas. Nos meninos com idade entre 12,6 e 15 anos, o estadiamento puberal foi avaliado de acordo com o método visual de Tanner ou por relato usando fotografias e desenhos. Para avaliar o início da puberdade nas meninas, foi utilizado o desenvolvimento mamário Tanner 2 nas meninas, que variou entre 10,5 e 12,5 anos. Houve associação entre IMC mais elevado e puberdade adiantada nas meninas. Enquanto a relação entre IMC e início de puberdade em meninos permanece controversa, a maioria dos estudos demonstra que a obesidade está associada à puberdade mais precoce, com um subgrupo de meninos com sobrepeso revelando atraso no desenvolvimento puberal. Dessa maneira, a análise de associação entre *loci* de adiposidade conhecidos e estadiamento puberal foi testada, sendo demonstrada uma associação em ambos os sexos entre SNP relacionados com IMC e estadiamento puberal. A maioria dos alelos associada ao IMC elevado estava relacionada com o início puberal mais precoce, principalmente nas meninas, em concordância com os estudos que associaram IMC e idade de menarca. A importância desse estudo também se pauta na demonstração de que os *loci* associados à idade de menarca parecem ser importantes para o desenvolvimento puberal em ambos os sexos. Nos meninos, a relação entre IMC e puberdade não foi linear, estando alguns *loci* relacionados com o IMC elevado em associação com desenvolvimento puberal antecipado, e diversos outros alelos revelando associação oposta, com atraso puberal. Por exemplo, um alelo no *MC4R* (*rs571312*), um *locus* sabidamente relacionado com IMC aumentado, que não foi previamente associado à puberdade, mostrou, nesse estudo, associação com desenvolvimento puberal atrasado nos meninos. Esses dados suportam os achados de estudos epidemiológicos que não demonstram uma clara associação entre aumento da adiposidade e avanço puberal no sexo masculino. Foi identificado o primeiro *locus* para o desenvolvimento puberal masculino no cromossomo 16, próximo ao gene *myocardin-like* 2 (*MKL2*), que está associado ao início de puberdade e ao estirão de crescimento.

Puberdade precoce central de origem genética

A puberdade é considerada precoce quando ocorre antes dos 8 anos nas meninas e dos 9 anos nos meninos. É denominada "puberdade precoce central (PPC)" quando resulta da reativação prematura do eixo hipotálamo-hipófise-gonadal. A PPC é considerada "idiopática" quando há ausência de lesões orgânicas congênitas ou adquiridas no sistema nervoso central, e nenhuma alteração genética é identificada. Além disso, a PPC pode se apresentar na forma esporádica ou familial (quando mais de um membro da família é acometido), e pode ser sindrômica ou não sindrômica.

Nos últimos anos, a influência de fatores genéticos na regulação do início da puberdade ganhou papel de destaque. Inicialmente, mutações ativadoras no sistema kisspeptina (genes *KISS1R* e *KISS1*) foram identificadas em casos isolados de PPC, constituindo causas muito raras de PPC monogênica. Os avanços nas técnicas de sequenciamento de DNA tornaram possível o emprego de novas metodologias, como o sequenciamento exômico e genômico global, para identificar variantes genéticas relacionadas à PPC, previamente considerada idiopática. O sequenciamento exômico possibilitou a identificação de mutações inativadoras em um gene específico, o *MKRN3*, em 5 de 15 famílias estudadas. O *MKRN3* é um gene localizado no cromossomo 15 em uma região crítica para a síndrome de Prader-Willi. O *MKRN3* sofre *imprinting*, ou silenciamento do alelo materno, sendo expresso apenas pelo alelo paterno. Com base em um estudo de expressão do *MKRN3* em hipotálamos de camundongos, o *MKRN3* parece desempenhar um papel inibitório na secreção de GnRH, mas o mecanismo preciso pelo qual a deficiência do *MKRN3* leva ao fenótipo de PPC permanece indeterminado. Atualmente, mutações inativadoras no *MKRN3* representam a causa genética mais comum de PPC familial.

DLK1: um novo elo entre os sistemas reprodutivo e metabólico

Por meio de sequenciamento genômico do DNA de membros de uma família brasileira com cinco mulheres afetadas por PPC familial não sindrômica, foi identificado um defeito genético complexo no gene *DLK1* (*delta-like 1 homolog*), caracterizado por uma deleção de 14 Kb e duplicação de 269 pares de bases. O *DLK1*, também conhecido como "fator pré-adipogênico 1", codifica uma glicoproteína de 383 aminoácidos com localização preferencial na membrana citoplasmática. O *DLK1* é um gene "imprintado" expresso pelo alelo paterno, localizado no braço longo do cromossomo 14, em um *locus* associado à síndrome de Temple, que é caracterizada por retardo do crescimento pré e pós-natal, distúrbios alimentares no início da vida, hipotonia muscular, obesidade truncal e puberdade precoce. No entanto, os membros dessa família não apresentavam características fenotípicas da síndrome de Temple, exceto o aumento da adiposidade.

Em humanos, o *DLK1* é amplamente expresso nos tecidos embrionários, mas, no período pós-natal, sua expressão é maior nas glândulas suprarrenais, na hipófise e no tecido ovariano. Uma função neuroendócrina vem sendo sugerida ao *DLK1* em virtude da evidência de sua expressão em vários núcleos hipotalâmicos, bem como em linhagens celulares derivadas de neurônios da kisspeptina. A perda de função do *DLK1* afeta sua expressão na hipófise, mas até o momento não se sabe o mecanismo exato que liga a função do *DLK1* ao desenvolvimento puberal. Em modelos de camundongos *knockout* global para o *DLK1*, observou-se aumento da mortalidade neonatal. Nos camundongos sobreviventes, houve uma redução do crescimento, anormalidades esqueléticas, aumento da adiposidade, concentrações elevadas de colesterol e triglicerídeos. Já a hiperexpressão do *DLK1* se associou a um fenótipo metabólico mais favorável, com menor adiposidade e resistência à doença hepática esteatótica metabólica mesmo com dietas hiperlipídicas. O *DLK1* tem uma função inibitória conhecida sobre a adipogênese, e na sua ausência supõe-se haver maior expansão do tecido adiposo.

Houve grande heterogeneidade em relação às alterações metabólicas dos membros afetados na família com PPC e com mutação do *DLK1*. Nessa família, todas as pacientes afetadas apresentaram aumento da distribuição de gordura visceral avaliada pela bioimpedância, porém duas pacientes apresentaram peso normal, uma paciente apresentou obesidade e outra, sobrepeso, condições frequentes na população em geral. O *DLK1* é o segundo gene *imprintado* relacionado a distúrbios puberais, sendo o primeiro o *MKRN3*. Esses achados sugerem um importante papel do *imprinting* genômico na regulação do início da puberdade humana.

Mais recentemente, a identificação de três novas mutações inativadoras no *DLK1* em cinco mulheres pertencentes a três famílias com PPC colocou o *DLK1* como uma causa definitiva de PPC associada a alterações metabólicas. A análise de segregação foi consistente com o *imprinting* materno do *DLK1*. As concentrações séricas de *DLK1*, medidas por um imunoensaio, foram indetectáveis em todas as pacientes afetadas. Anormalidades metabólicas, como sobrepeso e/ou obesidade, início precoce de intolerância à glicose e diabetes *mellitus* tipo 2 e hiperlipemia foram mais prevalentes em mulheres com mutação no *DLK1* quando comparadas com um grupo de pacientes com PPC idiopática). De forma interessante, as alterações metabólicas foram semelhantes às descritas para os camundongos deficientes de *DLK1*. Duas irmãs afetadas também exibiram fenótipo de síndrome de ovário policístico e infertilidade. Tais achados sugerem que esse fator antiadipogênico representa um novo elo entre a reprodução e o metabolismo.

Considerações finais

A puberdade é um fenômeno complexo regulado por diversos mecanismos hormonais e não hormonais. Entre eles, o *status* energético e metabólico do organismo certamente influencia o início e a progressão do desenvolvimento puberal. A compreensão da interação entre as vias de sinalização do controle neuroendócrino e do controle metabólico da puberdade auxilia na elaboração de hipóteses que estão sendo cada vez mais estudadas em modelos animais e em seres humanos. A interação entre a leptina e os neurônios de kisspeptina emerge como ponto central na comunicação entre o tecido adiposo e o controle central da secreção de GnRH, por meio de mecanismos ainda não totalmente esclarecidos.

As evidências epidemiológicas e os estudos em modelos animais reforçam a influência da adiposidade sobre o início da puberdade humana. Tal influência parece ser mais evidente no sexo feminino, embora os estudos no sexo masculino sejam menos esclarecedores. A melhora das condições nutricionais resultando em maior adiposidade foi concomitante ao adiantamento na idade do início da puberdade, principalmente em meninas. Nos meninos, a associação entre adiposidade e idade

de puberdade não é linear, sendo a obesidade associada ao início precoce da puberdade, e a magreza e o sobrepeso associados ao atraso puberal.

No entanto, a falta de padronização dos parâmetros para estudar o início da puberdade em ambos os sexos, bem como dos instrumentos para medir a adiposidade corporal nos estudos epidemiológicos, resulta em dados conflitantes sobre a interação adiposidade e puberdade.

Estudos de associação de polimorfismos de genes candidatos ou GWAS demonstraram uma associação forte entre variantes alélicas relacionadas com adiposidade e puberdade, bem como identificaram novos *loci* potencialmente envolvidos nesses dois traços complexos da espécie humana.

Finalmente, a identificação do gene *DLK1*, envolvido na etiologia da puberdade precoce central familiar, representa um novo elo entre o sistema reprodutivo e o metabólico.

Bibliografia

Abreu AP, Dauber A, Macedo DB, et al. Central precocious puberty caused by mutations in the imprinted gene MKRN3. N Engl J Med. 2013;368(26):2467-75.

Brito VN, Canton APM, Seraphim CE, et al. The congenital and acquired mechanisms implicated in the etiology of central precocious puberty. Endocr Rev. 2023;44(2):193-221.

Cousminer DL, Stergiakouli E, Berry DJ, et al. Genome-wide association study of sexual maturation in males and females highlights a role for body mass and menarche loci in male puberty. Hum Mol Genet. 2014;23(16):4452-64.

Dauber A, Cunha-Silva M, Macedo DB, et al. Paternally inherited DLK1 deletion associated with familial central precocious puberty. J Clin Endocrinol Metab. 2017;102(5):1557-67.

De Bond JA, Smith JT. Kisspeptin and energy balance in reproduction. Reproduction. 2014;147(3):R53-63.

De Leonibus C, Marcovecchio ML. Update on statural growth and pubertal development in obese children. Pediatr Rep. 2012;4(4):e35.

Demerath EW, Liu CT, Franceschini N, et al. Genome-wide association study of age at menarche in African-American women. Hum Mol Genet. 2013;22(16):3329-46.

Dunger DB, Ahmed ML, Ong KK. Early and late weight gain and the timing of puberty. Mol Cell Endocrinol. 2006;254-255:140-5.

Elias CF. Leptin action in pubertal development: recent advances and unanswered questions. Trends Endocrinol Metab. 2012;23(1):9-15.

Gomes LG, Cunha-Silva M, Crespo RP, et al. DLK1 is a novel link between reproduction and metabolism. J Clin Endocrinol Metab. 2019;104(6):2112-20.

Graff M, Ngwa JS, Workalemahu T, et al. Genome-wide analysis of BMI in adolescents and young adults reveals additional insight into the effects of genetic loci over the life course. Hum Mol Genet. 2013;22(17):3597-607.

Hausman GJ, Barb CR, Lents CA. Leptin and reproductive function. Biochimie. 2012;94(10):2075-81.

He C, Kraft P, Chen C, et al. Genome-wide association studies identify loci associated with age at menarche and age at natural menopause. Nat Genet. 2013;41(6):724-8.

Kaplowitz PB. Link between body fat and the timing of puberty. Pediatrics. 2008;121 Suppl 3:S208-17.

Latronico AC, Brito VN, Carel JC. Causes, diagnosis, and treatment of central precocious puberty. Lancet Diabetes Endocrinol. 2016;4(3):265-74.

Lee JM, Kaciroti N, Appugliese D, et al. Body mass index and timing of pubertal initiation in boys. Arch Pediatr Adolesc Med. 2010;164(2):139-44.

Lehman MN, Coolen LM, Goodman RL. Minireview: kisspeptin/neurokinin B/dynorphin (KNDy) cells of the arcuate nucleus: a central node in the control of gonadotropin-releasing hormone secretion. Endocrinology. 2010;151(8):3479-89.

Louis GW, Greenwald-Yarnell M, Phillips R, et al. Molecular mapping of the neural pathways linking leptin to the neuroendocrine reproductive axis. Endocrinology; 2011;152(6):2302-10.

Macedo DB, Cukier P, Mendonça BB, et al. Advances in the etiology, diagnosis and treatment of central precocious puberty. Arq Bras Endocrinol Metabol. 2014;58(2):108-17.

Marshall WA, Tanner JM. Variations in pattern of pubertal changes in girls. Arch Dis Child. 1969;44(235):291-303.

Marshall WA, Tanner JM. Variations in the pattern of pubertal changes in boys. Arch Dis Child. 1970;45(239):13-23.

Monda KL, Chen GK, Taylor KC, et al. A meta-analysis identifies new loci associated with body mass index in individuals of African ancestry. Nat Genet. 2013;45(6): 690-6.

Ojeda SR, Dubay C, Lomniczi A, et al. Gene networks and the neuroendocrine regulation of puberty. Mol Cell Endocrinol. 2010;324(1-2):3-11.

Ong KK, Elks CE, Li S, et al. Genetic variation in LIN28B is associated with the timing of puberty. Nat Genet. 2009;41(6):729-33.

Perry JR, Stolk L, Franceschini N, et al. Meta-analysis of genome-wide association data identifies two loci influencing age at menarche. Nat Genet. 2009;41(6):648-50.

Sanchez-Garrido MA, Tena-Sempere M. Metabolic control of puberty: roles of leptin and kisspeptins. Horm Behav. 2013;64(2):187-94.

Smith JT, Acohido BV, Clifton DK, Steiner RA. KiSS-1 neurons are direct targets for leptin in the ob/ob mouse. J Neuroendocrinol. 2006;18(4):298-303.

Sorensen K, Aksglaede L, Petersen JH, Juul A. Recent changes in pubertal timing in healthy Danish boys: associations with body mass index. J Clin Endocrinol Metab. 2010;95(1):263-70.

Sorensen K, Mouritsen A, Aksglaede L, et al. Recent secular trends in pubertal timing: implications for evaluation and diagnosis of precocious puberty. Horm Res Paediatr. 2012;77(3):137-45.

Sulem P, Gudbjartsson DF, Rafnar T, et al. Genome-wide association study identifies sequence variants on 6q21 associated with age at menarche. Nat Genet. 2009;41(6):734-8.

Tinggaard J, Mieritz MG, Sørensen K, et al. The physiology and timing of male puberty. Curr Opin Endocrinol Diabetes Obes. 2012;19(3):197-203.

Wagner IV, Sabin MA, Pfäffle RW, et al. Effects of obesity on human sexual development. Nat Rev Endocrinol. 2012;8(4):246-54.

51 | Hipogonadismo Funcional da Obesidade, Infertilidade e Disfunção Sexual em Homens

Andressa Heimbecher Soares ▪ Cristiano Roberto Grimaldi Barcellos ▪
Ricardo de Andrade Oliveira

Hipogonadismo funcional no contexto da obesidade

A obesidade impacta negativamente na qualidade de vida e determina o aparecimento de comorbidades como aterosclerose, apneia do sono, síndrome metabólica (SM) e diabetes *mellitus* tipo 2 (DM2). Por meio de mecanismos fisiopatológicos em comum é possível observar que a obesidade também é causa de hipogonadismo (HG) funcional em homens. Além disso, a associação dessas condições clínicas contribui para o aumento do risco cardiovascular (CV) e, finalmente, pode levar à redução da expectativa de vida.

O entendimento da necessidade de avaliar de forma mais aprofundada o eixo hipotálamo-hipófise-testículo (HHT) no homem com obesidade é relativamente recente; somente nos últimos anos a disfunção gonadal relacionada com a obesidade foi definida e nomeada como HG masculino secundário à obesidade, com a sigla MOSH (do inglês *male obesity secondary hypogonadism*). Entender como investigar, diagnosticar, tratar e suas inter-relações com o risco CV estão entre os objetivos deste capítulo.

Definição e sintomas de hipogonadismo

Define-se HG no homem como a síndrome clínica que resulta da falência testicular em produzir níveis fisiológicos de testosterona e/ou de espermatozoides em número normal, levando à perda da função gonadal por ruptura do eixo HHT em algum nível.

O eixo HHT pode ser observado na Figura 51.1. Na hipófise anterior, o hormônio liberador de gonadotrofina (GnRH) hipotalâmico estimula a secreção do hormônio luteinizante (LH) e do hormônio foliculoestimulante (FSH). O LH age nas células de Leydig do testículo, levando à produção de testosterona, enquanto o FSH tem sua ação na célula de Sertoli testicular, estimulando a espermatogênese.

A deficiência androgênica ocasionada pelo HG acarreta sinais e sintomas específicos e inespecíficos, que dependem da idade de acometimento, de comorbidades associadas, da gravidade e duração da doença.

No contexto do MOSH, os indivíduos afetados apresentam sinais e sintomas relacionados ao desequilíbrio dos hormônios sexuais que geralmente se associa a uma carga de fatores de risco metabólicos e, ocasionalmente, comprometimento da fertilidade. Sabe-se que a perda pós-puberal da função hormonal testicular resulta em sintomas como a redução da libido e da atividade sexual, a perda de ereções espontâneas, a ginecomastia, a diminuição na frequência do barbear e dos pelos axilares e pubianos. Observa-se ainda infertilidade com contagem baixa ou ausência de espermatozoides ao espermograma, além de redução da densidade mineral óssea e fogachos.

Já sintomas menos específicos incluem: sensação de tristeza, declínio cognitivo, alterações do padrão de sono com aumento da sonolência, diminuição da energia, da motivação e do rendimento no trabalho.

Associação entre hipogonadismo, obesidade e síndrome metabólica: uma via de mão dupla

As evidências do impacto da obesidade e da SM sobre o eixo HHT e o sistema reprodutivo masculino são várias. Em 1977, Glass et al. foram os primeiros a demonstrar uma associação consistente entre obesidade e redução de testosterona. Nesse estudo, o perfil hormonal de dez homens com obesidade mostrou correlação negativa entre a testosterona sérica e a porcentagem do peso ideal. Além disso, nesse primeiro estudo, foi descrito que eles mantinham as características sexuais secundárias, com tamanho testicular normal, exceto por discreta perda de pelos em face.

Anos mais tarde, Vermeulen demonstrou que a hipotestosteronemia em homens com obesidade se deve à redução da capacidade de ligação da globulina ligadora de hormônios sexuais (SHBG), como consequência ao aumento da insulinemia.

Quanto à infertilidade, o estudo de Jensen et al. com 1.558 voluntários demonstrou que os níveis séricos de testosterona total (TT), SHBG e inibina B apresentaram redução com o aumento do índice de massa corporal (IMC), enquanto os níveis de estradiol (E_2)

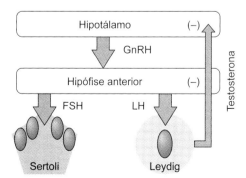

Figura 51.1 Eixo hipotálamo-hipófise-testículo. FSH: hormônio foliculoestimulante; GnRH: hormônio liberador de gonadotrofina; Leydig: células de Leydig; LH: hormônio luteinizante; Sertoli: células de Sertoli. (Adaptada de Dandona et al., 2010.)

sérico e de testosterona livre (TL) aumentavam de forma significante com o aumento do IMC. Adicionalmente, houve redução no número de espermatozoides em homens com IMC abaixo de 20 kg/m² ou acima de 25 kg/m².

Uma das peças fundamentais para o entendimento do impacto do IMC sobre os níveis de testosterona foi o *Massachusetts Male Aging Study*. Nele, buscou-se relacionar os fatores contributivos que levariam ao declínio da testosterona com a idade. As análises do estudo, apesar de claramente confirmarem que de fato ocorre redução da testosterona com a idade, indicam que outras alterações específicas, como o aumento do IMC, estão envolvidas para acelerar o declínio desse hormônio.

Cabe salientar que se, por um lado, a SM e a resistência à insulina (RI) estão implicadas em produzir estados patológicos que contribuem para a deficiência androgênica, por outro lado, o estado de deficiência androgênica (com baixos níveis de testosterona sérica e SHBG) é descrito como fator de risco para o desenvolvimento de SM em homens.

Finalmente, o reconhecimento da inter-relação entre obesidade e HG torna-se ainda mais importante quando, atualmente, detectam-se níveis epidêmicos de obesidade nos países ocidentais. Na realidade brasileira, os dados do inquérito epidemiológico por telefone Vigitel, publicados em 2023, indicam que a frequência de excesso de peso na população das capitais dos estados e do Distrito Federal foi de 61,4%, sendo maior entre os homens (63,4%) do que entre as mulheres (59,6%). Diante desses dados, certamente o MOSH será cada vez mais frequente à medida que aumenta o número de pacientes com obesidade.

Fisiopatologia do hipogonadismo associado à obesidade e à síndrome metabólica

Em termos fisiopatológicos, o excesso de gordura corporal desencadeia processos que afetam o gonadotrofo (mecanismo de HG secundário) e a produção testicular de testosterona e espermatozoides (mecanismo de HG primário). Dessa forma, com HG primário e secundário combinados, o MOSH é classificado em sua forma predominante, sendo secundário e funcional.

Sabe-se que a origem do HG na obesidade masculina é multifatorial, mas podemos ressaltar quatro mecanismos principais. O primeiro deles relaciona o aumento da leptina – em razão da expansão do tecido adiposo – à redução da testosterona. O segundo refere-se ao estado pró-inflamatório da obesidade e da SM sobre a produção testicular de testosterona; o terceiro mecanismo envolve a redução dos níveis séricos de SHBG nos homens com obesidade; e o quarto mecanismo resulta do excesso de E_2 e sua regulação negativa sobre o eixo HHT.

A leptina une os eixos metabólico e reprodutivo. Sabe-se que a função da leptina é a sinalização ao cérebro de reserva energética disponível e que a maior parte das pessoas com obesidade apresenta resistência funcional a esse hormônio.

Nos modelos clássicos de camundongos *ob/ob*, carreadores de mutação em homozigose para deficiência de leptina, observam-se hiperfagia, redução da taxa metabólica basal, espermatogênese anormal e esterilidade. No entanto, quando cobaias machos *ob/ob* foram submetidas à restrição calórica com perda de peso, não se observou restauração da fertilidade, diferentemente das cobaias *ob/ob* que receberam reposição de leptina. Esse achado sugeriu que a leptina poderia ter um papel direto na regulação do eixo reprodutivo. A síntese acelerada de leptina e a hiperinsulinemia diminuem

a expressão dos receptores de kisspeptina e, consequentemente, a ação da kisspeptina. Esse neuropeptídeo crítico é conhecido por controlar a secreção de gonadotrofinas. Na obesidade, em razão da resistência do sistema nervoso central à leptina, todo esse sistema de controle é alterado, e o excesso de leptina também poderia exercer uma ação direta negativa sobre a pulsatilidade do LH.

Identificou-se igualmente a presença de receptores funcionais de leptina nas células de Leydig de roedores, o que estaria relacionado à redução da testosterona sérica e poderia explicar a relação inversa entre o nível sérico de leptina e testosterona.

Além da influência da leptina na produção de testosterona nas células de Leydig, também foi observado seu efeito direto nas células germinativas, por meio da expressão de receptores funcionais de leptina nessas células. O conjunto dos efeitos desses dois mecanismos determina, então, que o excesso de leptina possa agir na fisiopatologia do HG, sendo provável que exista uma margem estreita na sua concentração que mantenha a função reprodutiva de forma fisiológica.

No contexto do padrão inflamatório da SM, a obesidade visceral associada à RI resulta em vários graus de deficiência androgênica, com a redução de testosterona sendo proposta como marcadora do estado metabólico anormal.

O segundo mecanismo da fisiopatologia do MOSH relaciona a existência de estado pró-inflamatório da SM e da obesidade ao desenvolvimento do HG. Nesse cenário, existe uma elevação nos níveis séricos de citocinas, especificamente a interleucina-1 beta (IL-1β), a interleucina-6 (IL-6) e o fator de necrose tumoral alfa (TNF-α). Essas citocinas teriam efeito de inibição sobre a esteroidogênese na célula de Leydig, por meio da alteração de expressão de diferentes enzimas envolvidas no processo.

O TNF-α reduz a expressão das enzimas esteroidogênicas P450scc, P450c17 e 3β-HSD em culturas de células de Leydig de ratos e reduz a expressão da proteína regulatória esteroidogênica aguda (*StAR*, do inglês *steroidogenic acute regulatory protein*) nas culturas de células de Leydig de suínos.

Além da ação testicular, estudos *in vitro* e estudos experimentais em animais demonstraram que o TNF-α e a IL-1β têm papel de suprimir o GnRH hipotalâmico e a secreção de LH.

O terceiro mecanismo resulta da redução nos níveis de SHBG nos pacientes com obesidade. A obesidade cria um ambiente hiperinsulinêmico devido à RI, afetando diretamente a produção hepática de SHBG e a redução de TT circulante. Baixos níveis de SBHG permitem que mais TL seja entregue aos tecidos e convertida em E_2 no tecido adiposo.

Em homens com obesidade leve a moderada, a redução da TT sérica pode ser atribuída à redução da SHBG, mas em homens com obesidade grave, a redução da TT vem associada aos outros fatores descritos nesta seção, que, em conjunto, contribuem para a redução hormonal.

O quarto mecanismo identificado é a atenuação dos pulsos de LH no paciente com obesidade. Aqui, foca-se na origem hipotálamo-hipofisária do HG, ou HG secundário. Nesses pacientes, o aumento da atividade da enzima aromatase está associado a um aumento na conversão de testosterona circulante em estrogênio, promovendo ainda mais um estado de hipogonadismo. O complexo enzimático aromatase é a maior fonte produtora de E_2 tanto no homem quanto na mulher, sendo encontrado nas células testiculares de Leydig, no tecido adiposo, na pele e no fígado. Em homens com obesidade, a expansão do tecido adiposo resulta no aumento da atividade da enzima aromatase. O resultado é a elevação no nível sérico de E_2 e o consequente desequilíbrio na relação T:E_2. Esse aumento de E_2 inibe a secreção de gonadotrofinas pela hipófise e ocasiona HG secundário. Essa é a descrição de parte do ciclo obesidade-hipogonadismo, em que a aromatase é peça fundamental ao modular o desvio (*shunt*) T:E_2, descrito a seguir.

Ciclo obesidade-hipogonadismo

O ciclo obesidade-HG foi inicialmente descrito por Cohen em 1999 e sintetiza o raciocínio de via de mão dupla. Seguindo a linha de raciocínio, à medida que há expansão do tecido adiposo abdominal e o consequente aumento da RI, ocorre um padrão de dislipidemia em que se observa aumento de triglicerídeos (TG) e redução do colesterol de lipoproteína de alta densidade (HDL). Além disso, a densidade da partícula do do colesterol de lipoproteína de baixa densidade (LDL) torna-se mais densa (padrão conhecido como "fenótipo tipo B"; partículas pequenas e densas) e forma uma tríade de aumento de risco CV quando associado à redução do colesterol HDL e ao aumento de TG.

A presença de níveis aumentados de E_2 por aumento do IMC causa expansão do depósito de gordura em tecido visceral, o que leva ao aumento adicional da atividade da aromatase. Ainda nesse ciclo, o HG induz redução de massa muscular, aumento da RI e aumento da atividade da lipase lipoproteica (LPL), além de aumento de gordura visceral. A LPL é o principal regulador enzimático da captação de TG no adipócito, preferencialmente no adipócito visceral. O aumento da ação da LPL acarreta igualmente expansão da gordura visceral que leva ao aumento adicional da atividade da aromatase, perpetuando assim o ciclo.

Com relação ao impacto na espermatogênese, ressalta-se que a inibina B, o mais acurado marcador da espermatogênese normal, apresenta-se reduzida em homens com obesidade comparados com os sem obesidade – cerca de 25 a 32% menor. Níveis subnormais de inibina B indicam espermatogênese irregular. Em primatas, os níveis de inibina B se correlacionam inversamente com a quantidade de células de Sertoli.

Observa-se também correlação inversa entre os níveis de leptina e inibina B, o que poderia explicar, em parte, os efeitos negativos tanto em redução de testosterona quanto em espermatogênese. Além desses efeitos, o hipoandrogenismo igualmente desregula funções controladas pelos adipócitos, como a RI, a pressão arterial, a reatividade vascular e a imunidade. O estado de RI determina a redução na produção de SHBG, que reduz a testosterona sérica e aumenta a ação da aromatase, elevando o E_2. Essa elevação de E_2 atenua os pulsos de LH e reduz a produção testicular androgênica, já afetada negativamente pela leptina.

Adicionalmente, a leptina tem ação inibitória hipotalâmica sobre o sistema neuronal GnRH produtor, junto aos efeitos da IL-6, do TNF-α e do E_2. A redução da amplitude dos pulsos de LH, já descrita anteriormente, contribui para a ciclicidade do processo, conforme a Figura 51.2.

Diagnóstico do hipogonadismo e MOSH

A Endocrine Society recomenda que o diagnóstico do HG seja feito em homens com sinais e sintomas associados ao baixo nível sérico de TT e/ou concentrações baixas de TL.

Para a avaliação de sintomas, existem ferramentas diagnósticas que podem ser úteis na identificação dos pacientes com maior probabilidade de apresentar níveis reduzidos de testosterona. A aplicação de questionários permite a padronização na triagem de possíveis pacientes hipogonádicos, uma vez que esses sintomas podem ser pouco específicos. Segundo Wang et al., o diagnóstico deve incluir a presença de sinais de hipoandrogenismo, sendo a redução de libido o sinal mais associado ao HG.

A aplicação do questionário ADAM (do inglês *Androgen Deficiency in Ageing Males*), que está na Tabela 51.1, permite que se inicie uma busca ativa durante a consulta sobre sintomas e sinais compatíveis com o HG tardio. Diversos estudos demonstraram que esse questionário tem alta sensibilidade na identificação do HG. Mas, por apresentar baixa especificidade, deverá ser associado à dosagem de testosterona sérica para o diagnóstico. Vale ressaltar que o questionário ADAM não é específico para o diagnóstico de MOSH, e sim para a triagem de HG tardio.

O questionário-padrão ADAM consiste em dez perguntas "sim ou não" sobre sintomas de deficiência de androgênios. Ele é considerado positivo se a resposta é "sim" em três ou mais questões ou se a resposta é "sim" nas questões 1 e 7. Uma das restrições ao uso dessa ferramenta é que as questões do tipo "sim ou

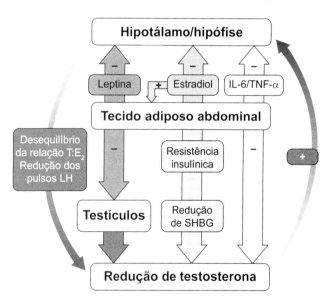

Figura 51.2 Ciclo obesidade-hipogonadismo. IL-6: interleucina-6; SHBG: globulina ligadora de hormônios sexuais; TNF-α: fator de necrose tumoral alfa. (Adaptada de Soares, 2018.)

Tabela 51.1 Questionário ADAM.

Questões	Sim	Não
1) Tem observado diminuição da libido?		
2) Tem observado falta de energia?		
3) Percebe redução da força muscular?		
4) Perdeu estatura?		
5) Nota se vem perdendo a alegria de viver?		
6) Fica triste ou rabugento com frequência?		
7) Percebe que as ereções são menos vigorosas?		
8) Tem diminuído as atividades esportivas?		
9) Sente sonolência após o jantar?		
10) Tem percebido uma piora no desempenho profissional?		

não", embora efetivas na identificação de sintomas associados à deficiência de androgênios, não oferecem informações sobre a gravidade dos sintomas.

O diagnóstico laboratorial do HG, por sua vez, é baseado na dosagem de TT. Segundo o último consenso da Endocrine Society, publicado em 2018, deve-se utilizar o limite inferior da TT normal de 264 ng/dℓ (9,2 nmol/ℓ). Esse é o limite em homens jovens sem obesidade em testes de TT certificados pelo Centers for Disease Control and Prevention (CDC). As dosagens de TT por radioimunoensaio (RIA), ensaios imunométricos ou cromatografia líquida acoplada à espectrometria de massa (LC-MS) são utilizadas e realizadas na maioria dos centros e hospitais.

Os pontos de corte de limite inferior de normalidade, de acordo com diferentes sociedades, são apresentados na Tabela 51.2.

De acordo com o documento, para laboratórios que não são certificados pelo CDC e que não participam de um programa de controle de qualidade baseado em precisão, o intervalo de referência pode variar consideravelmente, dependendo do ensaio e da população usada. É importante lembrar que, quando utilizamos o limite inferior do intervalo estabelecido em laboratórios locais, talvez não identifiquemos com precisão os homens com HG.

O fato é que o diagnóstico de HG masculino envolve uma série de desafios. De forma fisiológica, existe uma variação circadiana e circanual dos níveis desse hormônio. Alguns fatores interferem na dosagem de TT, tais como o uso de medicações orais, como glicocorticoides e opiáceos. Também ocorre uma redução dos níveis de TT na presença de doenças crônicas. Diante disso, foi estabelecido que a testosterona sérica deve ser coletada pela manhã – entre 8 e 11 horas – com no mínimo duas dosagens em dias diferentes e com 1 semana de intervalo entre elas.

Quando o paciente apresenta níveis de TT próximos ao limite inferior da normalidade, recomenda-se dosar a fração de TL. Vale revisar aqui que a TT (100%) é a soma da TL (2%) e da testosterona ligada à SHBG (44%) e à albumina sérica (54%).

Em condições em que há suspeita de alteração de SHBG (Tabela 51.3), indica-se dosar a TL pelo método de diálise de equilíbrio, que é mais confiável e acurado. Caso esse método não esteja disponível, deve-se calcular a TL por meio de fórmulas, em laboratórios confiáveis.

Em resumo, o algoritmo diagnóstico do HG se inicia com a história e o exame físico, considerando a possibilidade de aplicação do questionário ADAM – caso tardio – e da realização da dosagem

Tabela 51.2 Ponto de corte de testosterona total de acordo com diferentes sociedades.

Diretrizes	Testosterona total – Limite inferior de normalidade (ng/dℓ)
American Association of Clinical Endocrinologists	200
Endocrine Society	264
American Urological Association	300
British Society of Sexual Medicine	345
European Society of Urology	345
International Society of Sexual Medicine	350
International Society for the Study of Aging Male	350

Fonte: Zhua et al., 2022.

Tabela 51.3 Condições associadas à alteração de globulina ligadora de hormônios sexuais.

Aumento de concentração de SHBG	Redução de concentração de SHBG
Envelhecimento	Síndrome nefrótica
Hipertireoidismo	Hipotireoidismo
Cirrose hepática	Uso de glicocorticoides, androgênios, progestagênios
Uso de anticonvulsivantes	Acromegalia
Estrogênios	Obesidade e SM
HIV	Diabetes *mellitus* tipo 2
Polimorfismos do gene da SHBG	Polimorfismos do gene da SHBG
Condições de aumento de catabolismo como síndrome de má-absorção e desnutrição	

SHBG: globulina ligadora de hormônios sexuais; SM: síndrome metabólica. (Adaptada de Bhasin et al., 2010.)

da TT pela manhã. De forma geral, os níveis para continuar com a investigação são definidos como o limite inferior da TT para homens jovens de acordo com o laboratório de referência.

A partir desse ponto, segue-se para a avaliação da presença de doenças agudas, deficiências nutricionais e uso de medicamentos, além da repetição da dosagem de TT e das dosagens de LH e FSH. Causas de alteração de SHBG deverão ser consideradas e o cálculo ou a dosagem de TL poderá ser uma medida necessária. Conforme as dosagens de LH e FSH, associadas à confirmação de baixo nível de testosterona, define-se HG primário ou secundário, prosseguindo então para a investigação específica.

Quando estamos diante de um paciente com diagnóstico de HG central/secundário no contexto de um paciente com excesso de peso, tendo sido descartadas outras possíveis causas, a hipótese de MOSH deve ser lembrada. Segundo o Consenso da Endocrine Society, a obesidade se encaixa entre as causas funcionais de HG secundário. Saboor et al. propõem que o diagnóstico MOSH seja feito diante de algumas características. Elas são:

- IMC maior ou igual a 30 kg/m^2
- Presença de sinais e sintomas que sugiram HG, como piora da *performance* sexual, física ou mental. Ou, ainda, alterações das características sexuais, como ginecomastia e relato de fogachos. Por fim, perda da densidade mineral óssea e alterações metabólicas, como alterações de glicemia
- Presença de TT abaixo do limite inferior para homens jovens, confirmada em duas ocasiões, se a SHBG se encontra em níveis normais. No caso de SHBG anormal, dosagem de TL ou testosterona biodisponível (Tbio), em ensaio confiável, nos limites inferiores ao de homens jovens
- Dosagem de TL ou biodisponível, em ensaio confiável, nos limites inferiores ao de homens jovens, quando o SHBG está anormal
- LH e FSH baixos ou inapropriadamente normais, excluindo lesões hipotalâmicas e HG primário.

Hipogonadismo e risco cardiovascular

Existe crescente interesse nos últimos anos em relação ao impacto dos efeitos androgênicos no risco CV. Desde a constatação de que há uma diferença significativa na mortalidade CV entre os sexos, elaborou-se a hipótese que os androgênios são responsáveis pelo risco CV elevado em homens, ou, de forma complementar, que a falta de estrogênio nos homens poderia ser a causa da diferença no risco CV entre os sexos.

Em diversos estudos, uma linha comum é encontrada: a redução de testosterona que contribui para o desenvolvimento da SM também aumenta o risco CV.

O HG e sua relação com a SM envolve o aumento de mediadores de aterosclerose. O estado hipogonádico leva à expansão do tecido adiposo abdominal, que, por sua vez, acaba por perpetuar o HG. Em paralelo, os marcadores inflamatórios que resultam da SM também elevam o risco de aterosclerose. O ciclo obesidade-HG é mais uma vez implicado na amplificação do processo de dano endotelial. Os mecanismos propostos desse dano envolvem, basicamente, os mesmos fatores associados à SM: DM2, RI, adiposidade visceral, dislipidemia e o aumento de citocinas inflamatórias.

Diversos mecanismos estão envolvidos na associação entre HG e disfunção endotelial, os quais estão resumidos na Figura 51.3.

Uma vez feito o diagnóstico de HG tardio, a Endocrine Society preconiza a terapia de reposição de testosterona (TRT) exógena como tratamento padrão para homens hipogonádicos sintomáticos, a fim de manter as características sexuais secundárias e melhorar a função sexual, a sensação de bem-estar e a densidade mineral óssea. No entanto, existe uma tendência crescente de se avaliar quais grupos de pacientes teriam maior benefício a depender do tratamento proposto. É o que veremos a seguir.

Tratamento do hipogonadismo masculino secundário à obesidade

De acordo com as últimas diretrizes da European Academy of Andrology (EAA) para o manejo do HG funcional, o tratamento da obesidade deve ser a abordagem inicial no manejo do MOSH, pois promove o aumento dos níveis de testosterona e a melhora da disfunção sexual.

Nos casos que não respondem à perda de peso, a TRT está indicada quando a preservação da fertilidade não for uma preocupação.

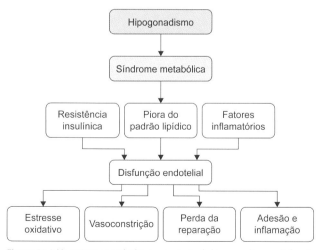

Figura 51.3 Mecanismos envolvidos na associação de hipogonadismo e disfunção endotelial. A deficiência androgênica é um fator de risco para síndrome metabólica e disfunção endotelial. Os mecanismos de aumento da resistência insulínica, piora do padrão lipídico e aumento de fatores inflamatórios contribuem para a disfunção endotelial. O resultado é o estresse oxidativo, a vasoconstrição, a perda da reparação do endotélio, a adesão celular ao endotélio e a inflamação. (Adaptada de Traish et al., 2009.)

Em contrapartida, quando existe o desejo de fertilidade, há opções *off-label*, como o citrato de clomifeno (CC), a gonadotrofina coriônica humana (hCG) e os inibidores de aromatase (IA).

Tratamento da obesidade

Sabe-se que a redução da massa de gordura corpórea, principalmente do compartimento visceral, leva à normalização do eixo gonadotrófico masculino e da função sexual por meio de vários mecanismos, como a diminuição da produção de leptina e E_2, além da redução da inflamação subclínica e da RI, levando à melhora dos perfis glicêmico e lipídico.

Além de melhorar as queixas de disfunção sexual, a perda de peso também promove o aumento dos níveis circulantes de testosterona. Há evidências de que uma redução ≥ 15% do peso inicial se associa ao aumento da ordem de 58 ng/dℓ da TT e de 52 pg/mℓ da TL. Sabe-se também que, quanto maior for a perda de peso, maior será a elevação dos níveis de TT.

Modificações do estilo de vida

A restrição calórica acompanhada da perda de peso leva ao aumento das concentrações de TT, TL e à melhora dos sinais e sintomas de HG de uma forma geral. Quanto ao modelo dietético seguido, há evidências de que a chamada "dieta de baixas calorias" (LCD, do inglês *low-calorie diet*), além de ser o padrão atual recomendado pela Associação Brasileira para o Estudo da Obesidade e da Síndrome Metabólica (ABESO) para o tratamento da obesidade, é eficaz em promover melhora clínica e dos níveis hormonais no HG funcional. A combinação dos resultados de 22 estudos que avaliaram 567 pacientes (média de idade de 44,9 anos e IMC de 36 kg/m²) após um período médio de 23 semanas de acompanhamento, demonstrou que a LCD se associou ao aumento significativo da TT. Além disso, uma metanálise demonstrou que o aumento das concentrações de TT foi proporcional à intensidade da perda de peso, tendo sido verificado um aumento de 28 ng/dℓ de TT para cada 5 kg de redução ponderal. Apesar disso, há evidências recentes de que a dieta cetogênica de muito baixas calorias promoveu os melhores resultados na reversão dos sintomas e na normalização hormonal em homens com MOSH.

Há evidências de que a prática regular de exercícios de maneira isolada, ou seja, independentemente de restrição calórica ou da perda de peso, pode promover melhora do MOSH, sobretudo entre os indivíduos mais idosos.

Os mecanismos subjacentes para isso foram demonstrados em estudos realizados em modelo animal e em ensaios clínicos. De acordo com esses estudos, os exercícios aeróbios (EA) reduzem o processo inflamatório hipotalâmico e, em última análise, permitem a regularização da amplitude e da frequência de pulsos do LH pela hipófise com aumento da produção testicular de testosterona.

Um estudo comparou o impacto da prática regular de EA nas concentrações de TT, TL e Tbio em homens com sobrepeso e com IMC normal. Os participantes foram orientados a realizar ≥ 150 min/semana de EA em diferentes intensidades (leve, moderado, moderado para vigoroso e vigoroso). Após 12 semanas, observou-se aumento significativo das concentrações de TT, TL e Tbio nos indivíduos do grupo com excesso de peso, mas não no grupo com IMC normal (Figura 51.4). Também foi demonstrado que o grupo com excesso de peso apresentou redução do IMC ao final das 12 semanas, ao contrário do grupo com IMC normal, que manteve o peso

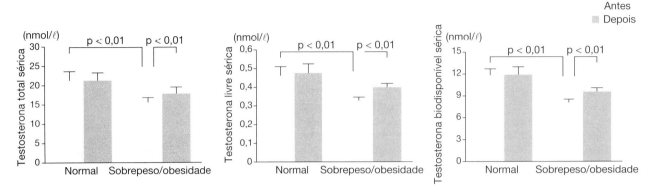

Figura 51.4 Mudanças nas concentrações de testosterona total, livre e biodisponível antes e após as 12 semanas de seguimento com exercícios aeróbios regulares. (Adaptada de Kumagai, 2018.)

ao final do seguimento. Esse achado poderia sugerir que a perda de peso, e não os exercícios isoladamente, levaria ao aumento das concentrações androgênicas. Entretanto, foi verificado, por meio de uma análise de regressão multivariável, que os EA se associam de maneira independente ao aumento da TT.

O impacto da redução de 10% do peso corporal por meio de intervenção dietética e exercícios sobre o perfil hormonal de portadores de MOSH foi avaliado em um ensaio clínico. A dieta prescrita nesse estudo seguiu o padrão da dieta do Mediterrâneo e foi associada a um déficit calórico diário de 170 a 250 kcal. Os participantes foram orientados a realizar 150 min/semana de EA leve (50 a 70% da frequência cardíaca máxima – $FC_{máx}$) e/ou 90 min/semana de EA de alta intensidade (> 70% da $FC_{máx}$). Após 3 meses de seguimento, houve aumento significativo da TT e redução do percentual de gordura corpórea.

Até o momento, há poucos dados na literatura sobre os efeitos das modificações de estilo de vida (MEV) sobre a qualidade do sêmen. Em um dos poucos estudos publicados verificou-se que um programa de 14 semanas baseado em restrição calórica e na prática de exercícios levou a uma perda ponderal que foi associada ao aumento da TT, do volume de sêmen e do número de espermatozoides. Além disso, esse estudo também demonstrou que maior perda de peso se associou à melhora mais acentuada da morfologia dos espermatozoides.

Medicamentos para obesidade

O impacto do uso de medicamentos para obesidade em indivíduos com MOSH por meio de ensaios clínicos foi pouco explorado até o momento. De qualquer forma, existem evidências de que o uso de liraglutida para o tratamento da obesidade promova melhora clínica, hormonal e da qualidade do sêmen em indivíduos com MOSH.

Resultados preliminares de um ensaio clínico revelaram os impactos da liraglutida no tratamento de indivíduos com obesidade e HG, mas com a fertilidade preservada. Nesse estudo, 110 homens com idade entre 18 e 35 anos e distúrbios metabólicos foram divididos em três grupos: o primeiro recebeu FSH altamente purificado (150 UI, 3 vezes/semana) e hCG (2.000 UI, 2 vezes/semana); o segundo recebeu liraglutida 3 mg/dia; e o terceiro, testosterona transdérmica (60 mg/dia). Após 4 meses de seguimento, o grupo que recebeu liraglutida foi o único que obteve redução significativa de peso, do IMC e da circunferência abdominal. Esse mesmo grupo também apresentou benefícios mais acentuados na função erétil e concentrações significativamente maiores de LH, FSH, TT e SHBG em relação aos demais grupos. Também foi observado que a liraglutida foi superior às gonadotrofinas na melhora da qualidade do sêmen (concentração, motilidade e morfologia dos espermatozoides). Segundo os autores, a combinação de resultados desse estudo demonstra o potencial da liraglutida para o tratamento do MOSH (Figura 51.5).

Em um outro estudo, a liraglutida (3 mg/dia) foi comparada à TRT (50 mg/dia de testosterona transdérmica 1%, em gel) para a reversão dos sintomas do HG em homens com MOSH. Após 16 semanas de seguimento, ambos os grupos apresentaram melhora da libido e da função sexual, mas sem diferenças significativas entre eles. Da mesma forma, houve aumento significativo da TT em relação ao nível basal nos dois grupos, sem diferença estatística. O grupo liraglutida apresentou redução média de 6% do peso corpóreo, que foi maior do que a redução ponderal do grupo TRT. Além disso, as concentrações de LH e FSH reduziram com o uso da testosterona, contrastando com o aumento observado no grupo liraglutida. Esses últimos achados demonstram que a liraglutida pode ter um impacto benéfico na recuperação do eixo HHT.

Cirurgia bariátrica

A perda de peso obtida com o tratamento cirúrgico da obesidade é maior do que com o tratamento clínico. Nesse contexto, há evidências de que a redução de 32% do peso após cirurgia bariátrica se associou ao aumento de cerca de 250 ng/dℓ das concentrações de TT.

A combinação de resultados de cinco metanálises demonstrou que a cirurgia bariátrica foi associada a aumento das concentrações de TT, TL, SHBG, gonadotrofinas hipofisárias (LH e FSH) e redução das concentrações de E_2. Além disso, está bem estabelecido que a perda ponderal observada com o tratamento cirúrgico da obesidade leva à melhora da função sexual, mas é importante ressaltar que esse benefício não depende apenas do aumento das concentrações de TT e TL, mas também da perda de peso propriamente dita e da melhora psicológica associada à nova imagem corporal.

Com relação à influência da cirurgia bariátrica no sêmen, uma metanálise revelou não haver impacto da cirurgia bariátrica no volume e na concentração do sêmen e na contagem total, na morfologia, na motilidade e na viabilidade dos espermatozoides.

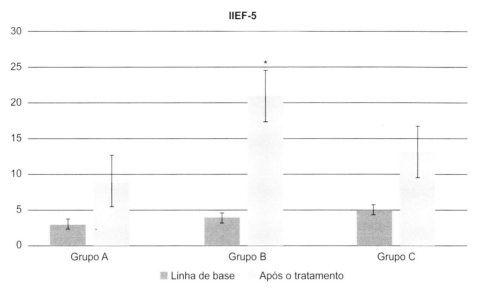

Figura 51.5 Parâmetros antropométricos, hormonais e de função erétil antes e após o tratamento nos três grupos de pacientes. IIEF-5: *International Index of Erectile Function 5 Items*. (Adaptada de La Vignera, 2023.)

Alguns trabalhos documentaram uma piora das características do sêmen em indivíduos submetidos à cirurgia bariátrica. Uma das possíveis explicações para esse achado reside na diminuição da absorção de nutrientes, levando a deficiências nutricionais.

Quanto ao impacto do tipo de cirurgia bariátrica sobre a restauração do eixo reprodutivo e das concentrações plasmáticas de TT, não parece haver diferença significativa entre as diferentes técnicas cirúrgicas.

Terapia de reposição com testosterona, citrato de clomifeno, gonadotrofina coriônica humana e inibidores de aromatase

Terapia de reposição com testosterona

A TRT promove melhora dos sintomas de disfunção sexual, da massa óssea e dos demais distúrbios associados ao HG, além de ser benéfica para a composição corporal e para os distúrbios metabólicos. Apesar disso, a TRT não é considerada a abordagem inicial para o tratamento de homens com MOSH e SM, estando indicada a esses pacientes somente quando as MEV e o controle do peso não promovem a melhora dos sintomas e a normalização dos hormônios.

Existem diferentes formulações de testosterona, de modo que a preparação ideal visa à efetividade e à segurança sem flutuações excessivas dos níveis hormonais. No Brasil, as opções de testosterona atualmente disponíveis são:

Para administração transdérmica:

- Testosterona gel 1% (um sachê = 50 mg). Posologia: um sachê ao dia
- Testosterona gel 1,62% (1 *pump* = 20 mg de testosterona). Posologia: 1 a 4 *pumps* ao dia.

Para administração intramuscular:

- Cipionato de testosterona (100 mg/mℓ). Posologia: uma ampola (2 mℓ) a cada 2 a 4 semanas
- Propionato de testosterona (30 mg) + fempropionato de testosterona (60 mg) + isocaproato de testosterona (60 mg) + decanoato de testosterona (100 mg). Posologia: uma ampola (1 mℓ) a cada 2 a 4 semanas
- Undecilato de testosterona (250 mg/mℓ). Posologia: uma ampola (4 mℓ) a cada 10 a 12 semanas.

As preparações injetáveis de testosterona de curta duração (cipionato de testosterona e combinação de sais de testosterona) promovem uma variação maior dos níveis plasmáticos desse hormônio, e, por essa razão, podem ter mais efeitos colaterais.

Para o início do tratamento, a EAA recomenda a testosterona em gel devido a algumas vantagens em relação às demais preparações. Por exemplo, a testosterona em gel tem efeito de curta duração, e isso é importante em razão da natureza potencialmente reversível da função HG funcional e a sua interrupção facilita a reavaliação do paciente após os primeiros meses do início da TRT. Uma outra vantagem da formulação em gel reside no fato de que os níveis de TT e TL tendem a subir a partir do primeiro dia de aplicação e, com a manutenção das aplicações diárias de maneira regular, as concentrações hormonais atingem estabilidade em poucos dias de tratamento. Além disso, graças ao seu perfil farmacocinético e à administração transdérmica, observa-se menor flutuação hormonal em relação às demais preparações e possibilidade de flexibilização de doses.

Há evidências de que o tratamento com a testosterona em gel reestabeleça as concentrações de TT e a melhora do paciente nos 3 primeiros meses de tratamento. Uma possibilidade é trocar a testosterona em gel pela testosterona injetável de longa duração (undecilato de testosterona), desde que médico e paciente compartilhem da decisão. Essa apresentação injetável de longa duração também está associada a concentrações plasmáticas estáveis do hormônio, mas ao contrário da testosterona em gel, sua meia-vida longa não permite flexibilizar as doses e, em casos de efeitos colaterais, não há como fazer uma rápida retirada do medicamento. Em situações nas quais não se observa melhora nos primeiros 6 meses de tratamento, recomenda-se a descontinuação da TRT para que seja feita uma nova investigação sobre a causa dos sintomas.

Os efeitos colaterais mais comuns da TRT são: eritrocitose, acne, ginecomastia, alopecia androgenética, surgimento ou agravamento de apneia obstrutiva do sono, crescimento de metástases de carcinoma de próstata e infertilidade associada à redução da produção de espermatozoides. Isso ocorre pelo fato de a testosterona inibir o eixo HHT e, por essa razão, provocar a supressão da espermatogênese e atrofia testicular. Por isso, se houver desejo de fertilidade, a TRT é contraindicada e terapias *off-label*, como o CC, a hCG e os IA, podem ser utilizadas.

As contraindicações para TRT incluem, além do desejo de fertilidade, histórico de câncer de próstata ou de mama, níveis de antígeno prostático específico (PSA) $\geq$ 4 ng/mℓ, presença de nódulo na próstata ainda não avaliado, hematócrito $\geq$ 48%, infarto agudo do miocárdio (IAM) ou acidente vascular encefálico (AVE) nos últimos 6 meses e insuficiência cardíaca descompensada.

Entretanto, no contexto dos eventos adversos e das contraindicações, um aspecto de segurança que vem ganhando destaque nos últimos anos é o risco CV associado à TRT.

Análise do risco cardiovascular associado à reposição de testosterona

Nos últimos anos, o número de prescrições de TRT para homens de meia-idade ou mais velhos com deficiência androgênica do envelhecimento masculino (DAEM) ou homens com MOSH aumentou exponencialmente. Entretanto, uma grande preocupação é a sua relação com o risco CV. A deficiência androgênica está associada a um aumento do risco cardiometabólico (piora de composição corporal, RI, aterosclerose acelerada, redução da capacidade cardiorrespiratória, entre outros), e, ademais, alguns estudos observacionais encontraram uma associação entre a TRT e o aumento do risco CV.

No entanto, um estudo de caso-controle que avaliou 6.355 norte-americanos beneficiários do sistema Medicare com idade $\geq$ 66 anos que foram tratados com pelo menos uma injeção de testosterona não encontrou um aumento de risco de IAM com o uso de testosterona. Pelo contrário, os autores encontraram que o tratamento com testosterona foi benéfico em homens com maior risco de IAM (HR: 0,69; IC 95%: 0,53 a 0,92). Achados semelhantes foram observados na coorte RHYME. Algumas metanálises avaliaram também a possível associação entre a reposição de testosterona e eventos CV. Uma delas, publicada por Corona et al., incluiu 93 ensaios clínicos randomizados da terapia com testosterona em homens adultos e não encontrou aumento do risco de MACE com o uso de testosterona.

Por outro lado, outros estudos apontaram um risco aumentado de eventos CV relacionados ao uso de testosterona. Em 2010, os resultados do estudo TOM foram publicados após a interrupção prematura pelo comitê de monitoramento de dados e segurança em razão de maior incidência de eventos CV no grupo testosterona do que no grupo placebo. O estudo incluía homens com idade $\geq$ 65 anos com baixos níveis de TT ou TL e que apresentavam limitação de mobilidade. No referido estudo, os homens foram randomizados para receber testosterona transdérmica 100 mg/dia ou placebo durante 6 meses. Ocorreram 23 eventos CV no grupo da testosterona e cinco no grupo placebo. Estes incluíram eventos ateroscleróticos e não ateroscleróticos e foram evidentes dentro de semanas após o início do tratamento.

O tipo de formulação de testosterona foi também estudado em razão de sua possível influência sobre o risco de CV. Entre 544.115 homens com idade $\geq$ 18 anos que estavam iniciando a TRT, aqueles que receberam injeções intramusculares estavam em risco aumentado de eventos CV (IAM, angina instável e AVE; HR: 1,26; IC 95%: 1,18 a 1,35), hospitalizações (HR: 1,16; IC 95%: 1,13 a 1,19) e morte (HR: 1,34; IC 95%: 1,15 a 1,56) em comparação com homens que receberam gel de testosterona transdérmica. Esse estudo, assim como outros citados neste capítulo, também não relatou concentrações séricas de testosterona durante o tratamento (uma limitação importante), sendo possível que homens em uso de testosterona intramuscular possam ter atingido concentrações suprafisiológicas de testosterona sérica.

Com isso, diante de dados divergentes sobre um possível papel positivo, neutro ou negativo relacionando a TRT ao risco CV, a Food and Drug Administration (FDA) emitiu uma orientação, em 2015, exigindo que fabricantes de produtos de testosterona conduzissem ensaios clínicos para determinar se a TRT estaria associada a um aumento do risco de eventos CV.

O estudo TRAVERSE (do inglês *The Testosterone Replacement Therapy for Assessment of Long-term Vascular Events and Efficacy Response in Hypogonadal Men*) foi desenhado para determinar os efeitos da TRT sobre a incidência de eventos CV adversos maiores entre homens de meia-idade e idosos com HG e doença CV preexistente ou de alto risco. Cabe aqui ressaltar que a maioria dos pacientes, em ambos os grupos, apresentava quadro de obesidade, com um IMC médio de 35 kg/m^2. O estudo foi um ensaio clínico randomizado com placebo, de não inferioridade, guiado por eventos, multicêntrico, conduzido em 316 centros de pesquisa estadunidenses. Os 5.204 pacientes foram aleatoriamente alocados na proporção de 1:1 para receber diariamente testosterona transdérmica 1,62% ou gel placebo correspondente. Para evitar o desmascaramento, os pacientes e a equipe do estudo permaneceram desconhecendo os níveis de testosterona pós-basais medidos no laboratório. Ajustes de dose para manter os níveis de testosterona entre 350 e 750 ng/dℓ ou em razão de um hematócrito maior que 54% foram gerenciados por um algoritmo automatizado.

Em relação aos resultados do estudo, o tempo médio de tratamento foi de 21,7 meses e o seguimento médio foi de 33 meses. Não houve aumento da incidência de um evento CV primário no grupo testosterona em relação ao grupo placebo (não inferioridade). Observou-se maior incidência de fibrilação atrial, lesão renal aguda e embolia pulmonar no grupo testosterona. A Figura 51.6 ilustra desfecho primário do estudo, conforme a curva de Kaplan-Mayer.

O estudo TRAVERSE concluiu que, em homens com HG e doença CV estabelecida ou alto risco CV, a TRT não foi inferior ao placebo em relação à incidência de eventos CV adversos maiores.

Citrato de clomifeno

O CC é um modulador seletivo do receptor de estrogênio (SERM) originalmente aprovado para o tratamento de mulheres com disfunção ovulatória que tem sido utilizado de maneira *off-label* para homens com HG funcional com desejo de manter a fertilidade.

O CC compete com o estrogênio para se ligar aos seus receptores no hipotálamo e na hipófise, impedindo o *feedback* negativo desse hormônio sobre essas glândulas. Isso resulta na normalização da produção hipotalâmica do GnRH e, consequentemente, no aumento da produção de LH e FSH pela hipófise. Essas gonadotrofinas, por sua vez, estimulam a produção de testosterona e a espermatogênese pelas células testiculares. Assim, é possível dizer que

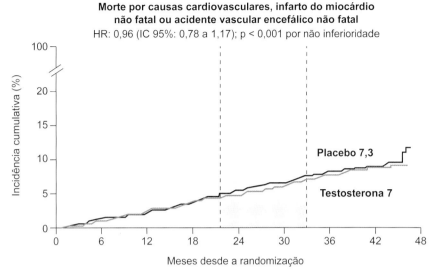

Figura 51.6 Desfecho primário do estudo TRAVERSE. (Adaptada de Lincoff et al., 2023.)

o CC, ao contrário da TRT, estimula o eixo HHT, não causando atrofia testicular e preservando a fertilidade.

Há evidências de que o CC promove a normalização das concentrações de TT, TL, LH, FSH e SHBG, como já demonstrado inclusive por Soares et al., e, da mesma forma, há indícios de que o CC leve à melhora da função sexual. Sob o ponto de vista metabólico, o CC promove melhora da composição corporal por meio do aumento da massa livre de gordura (principalmente da massa muscular esquelética) e da sensibilidade à insulina.

As doses de CC variam entre 25 e 50 mg/dia ou 25, 50 ou 100 mg em dias alternados, e as concentrações de TT geralmente aumentam dentro de 4 semanas após o início do tratamento. A presença de LH < 6 UI/ℓ e testículos com volume < 14 mℓ são considerados preditores de boa resposta ao CC.

Quanto ao perfil de segurança, ao contrário da TRT, o CC não demonstra associação com efeitos colaterais maiores, sendo, portanto, uma alternativa para o tratamento dos pacientes com MOSH.

Gonadotrofina coriônica

A hCG é um hormônio produzido naturalmente pela placenta durante a gravidez que tem sido usado para induzir a produção de testosterona e a espermatogênese em indivíduos com HG que têm contraindicação à TRT pelo desejo de manutenção da fertilidade.

Essa indicação é possível em razão da semelhança estrutural da hCG em relação ao LH, de modo que a hCG pode estimular as células de Leydig a produzir testosterona, permitindo a manutenção de um nível adequado desse hormônio intratesticular, que é considerado crucial para a saúde das células de Sertoli e, consequentemente, para a manutenção da fertilidade. De fato, há evidências de que a hCG promova o aumento das concentrações de TT e o aumento da contagem de espermatozoides em homens com HG. As doses de hCG variam entre 1.000 e 2.000 UI 2 a 3 vezes/semana.

De uma forma geral, a hCG apresenta um perfil de segurança semelhante ao do CC e, após o objetivo da fertilidade ter sido atingido, ela pode ser substituída pela TRT.

Inibidores de aromatase

Os inibidores de aromatase (IA) (anastrozol e letrozol) são considerados opções para o tratamento de homens com MOSH com desejo de manter a fertilidade. Em linhas gerais, os IA levam ao aumento das concentrações das gonadotrofinas hipofisárias, da TT e à redução das concentrações de estrogênio nesse perfil de pacientes.

Entretanto, existem alguns aspectos que merecem atenção no que se refere ao uso desses medicamentos como alternativa à TRT. Um deles é o fato de que os dados na literatura sobre o uso dos IA no tratamento de homens com MOSH são escassos. Poucos estudos foram realizados até o momento, sendo limitado também o número de ensaios clínicos randomizados. Além disso, de uma maneira geral, não foram demonstrados benefícios dos IA na composição corporal e em parâmetros metabólicos, tais como sensibilidade à insulina, perfil glicêmico e perfil lipídico. Nesse contexto, foi observado apenas um estudo no qual o anastrozol se associou à redução do colesterol total, do colesterol HDL e da massa total de gordura, mas sem benefício sobre a massa magra. Também não há relatos de que os IA tenham melhorado a força e o desempenho muscular. E, finalmente, um ponto importante é que alguns estudos documentaram piora da densidade mineral óssea associada ao uso de IA.

Devido a esses aspectos negativos, alguns autores não consideram os IA como uma alternativa ideal à TRT para o tratamento dos pacientes com MOSH.

Considerações finais

O MOSH é condição subdiagnosticada e subtratada, e estudos têm demonstrado cada vez mais potenciais benefícios metabólicos. O HG masculino tem sido estudado em sua conexão com a obesidade, o risco CV e a disfunção endotelial. As consequências da ausência de tratamento envolvem desde alterações de humor, disfunção sexual, osteoporose a eventos CV maiores. A partir do diagnóstico correto, ao implementar um tratamento, busca-se romper o ciclo obesidade-HG e oferecer mais uma estratégia para a manutenção da homeostase hormonal.

Bibliografia

Aggerholm AS, Thulstrup AM, Toft G, et al. Is overweight a risk factor for reduced semen quality and altered serum sex hormone profile? Fertil Steril. 2008;90(3):619-26.

Akishita M, Hashimoto M, Ohike Y, et al. Low testosterone level is an independent determinant of endothelial dysfunction in men. Hypertens Res. 2007;30(11):1029-34.

Baillargeon J, Urban RJ, Kuo YF, et al. Risk of myocardial infarction in older men receiving testosterone therapy. Ann Pharmacother. 2014;48(9):1138-44.

Barash IA, Cheung CC, Weigle DS, et al. Leptin is a metabolic signal to the reproductive system. Endocrinology. 1996;137(7):3144-7.

Basaria S, Coviello AD, Travison TG, et al. Adverse events associated with testosterone administration. N Engl J Med. 2010;363(2):109-22.

Bhasin S, Cunningham GR, Hayes FJ, et al. Testosterone therapy in men with androgen deficiency syndromes: an Endocrine Society clinical practice guideline. J Clin Endocrinol Metab. 2010;95(6):2536-59.

Brasil. Ministério da Saúde. Secretaria de Vigilância em Saúde e Ambiente. Departamento de Análise Epidemiológica e Vigilância de Doenças Não Transmissíveis. VIGITEL Brasil 2023: vigilância de fatores de risco e proteção para doenças crônicas por inquérito telefônico: estimativas sobre frequência e distribuição sociodemográfica de fatores de risco e proteção para doenças crônicas nas capitais dos 26 estados brasileiros e no Distrito Federal em 2023 [Internet]. Brasília: Ministério da Saúde; 2023. Disponível em: http://bvsms.saude.gov.br/bvs/publicacoes/vigitel_brasil_2023.pdf. Acesso em: 1º mar. 2024.

Chrysohoou C, Panagiotakos D, Pitsavos C, et al. Low total testosterone levels are associated with the metabolic syndrome in elderly men: the role of body weight, lipids, insulin resistance, and inflammation; the Ikaria study. Rev Diabet Stud. 2013;10(1):27-38.

Cohen PG. The hypogonadal-obesity cycle: role of aromatase in modulating the testosterone-estradiol shunt--a major factor in the genesis of morbid obesity. Med Hypotheses. 1999;52(1):49-51.

Colleluori G, Chen R, Turin CG, et al. Aromatase inhibitors plus weight loss improves the hormonal profile of obese hypogonadal men without causing major side effects. Front Endocrinol (Lausanne). 2020;11:277.

Corona G, Giagulli VA, Maseroli E, et al. Therapy of endocrine disease: Testosterone supplementation and body composition: results from a meta-analysis study. Eur J Endocrinol. 2016;174(3):R99-116.

Corona G, Goulis DG, Huhtaniemi I, et al. European Academy of Andrology (EAA) guidelines on investigation, treatment and monitoring of functional hypogonadism in males: Endorsing organization: European Society of Endocrinology. Andrology. 2020;8(5):970-87.

Corona G, Rastrelli G, Di Pasquale G, et al. Testosterone and cardiovascular risk: Meta-analysis of interventional studies. J Sex Med. 2018;15(6):820-38.

Corona G, Rastrelli G, Monami M, et al. Body weight loss reverts obesity-associated hypogonadotropic hypogonadism: a systematic review and meta-analysis. Eur J Endocrinol. 2013;168(6):829-43.

Corona G, Rastrelli G, Morelli A, et al. Treatment of functional hypogonadism besides pharmacological substitution. World J Mens Health. 2020;38(3):256-70.

Corona G, Rastrelli G, Sparano C, et al. Advances in the treatment of functional male hypogonadism. Expert Rev Endocrinol Metab. 2024;19(2):163-77.

Dandona P, Dhindsa S. Update: Hypogonadotropic hypogonadism in type 2 diabetes and obesity. J Clin Endocrinol Metab. 2011;96(9):2643-51.

Dandona P, Rosenberg MT. A practical guide to male hypogonadism in the primary care setting. Int J Clin Pract. 2010;64(6):682-96.

De Lorenzo A, Noce A, Moriconi E, et al. MOSH syndrome (Male Obesity Secondary Hypogonadism): clinical assessment and possible therapeutic approaches. Nutrients. 2018;10(4):474.

Denver RJ, Bonett RM, Boorse GC. Evolution of leptin structure and function. Neuroendocrinology. 2011;94(1):21-38.

Drug Safety and Availability. FDA Drug Safety Communication: FDA evaluating risk of stroke, heart attack and death with FDA-approved testosterone products [Internet]. [cited 2024 March 1].

Du Plessis SS, Cabler S, McAlister DA, et al. The effect of obesity on sperm disorders and male infertility. Nat Rev Urol. 2010;7(3):153-61.

Dunn JF, Nisula BC, Rodbard D. Transport of steroid hormones: binding of 21 endogenous steroids to both testosterone-binding globulin and corticosteroid-binding globulin in human plasma. J Clin Endocrinol Metab. 1981;53(1):58-68.

Fejes I, Koloszar S, Závaczki Z, et al. Effect of body weight on testosterone/estradiol ratio in oligozoospermic patients. Arch Androl. 2006;52(2):97-102.

Fernandez CJ, Chacko EC, Pappachan JM. Male Obesity-related secondary hypogonadism – Pathophysiology, clinical implications and management. Eur Endocrinol. 2019;15(2):83-90.

Food and Drug Administration. FDA Drug Safety Communication: FDA cautions about using testosterone products for low testosterone due to aging; requires labeling change to inform of possible increased risk of heart attack and stroke with use [Internet]. [cited 2024 March 1]. Available from: https://www.fda.gov/media/91048/download.

Gagliano-Jucá T, Basaria S. Testosterone replacement therapy and cardiovascular risk. Nat Rev Cardiol. 2019;16(9):555-74.

Gao Z, Liang Y, Yang S, et al. Bariatric surgery does not improve semen quality: evidence from a meta-analysis. Obes Surg. 2022;32(4):1341-50.

Giagulli VA, Carbone MD, Ramunni MI, et al. Adding liraglutide to lifestyle changes, metformin and testosterone therapy boosts erectile function in diabetic obese men with overt hypogonadism. Andrology. 2015;3(6):1094-103.

Glass AR, Swerdloff RS, Bray GA, et al. Low serum testosterone and sex-hormone-binding-globulin in massively obese men. J Clin Endocrinol Metab. 1977;45(6):1211-9.

Haffner SM, Valdez RA, Stern MP, et al. Obesity, body fat distribution and sex hormones in men. Int J Obes Relat Metab Disord. 1993;17(11):643-9.

Hakonsen LB, Thulstrup AM, Aggerholm AS, et al. Does weight loss improve semen quality and reproductive hormones? Results from a cohort of severely obese men. Reprod Health. 2011;8:24.

Hohl A, Spivakoski CS, Rigon FA, et al. Hipogonadismo masculino na síndrome metabólica e DM2. Diretriz Oficial da Sociedade Brasileira de Diabetes. 2023.

Hong CY, Park JH, Ahn RS, et al. Molecular mechanism of suppression of testicular steroidogenesis by proinflammatory cytokine tumor necrosis factor alpha. Mol Cell Biol. 2004;24(7):2593-604.

Huijben M, Lock MTWT, de Kemp VF, et al. Clomiphene citrate for men with hypogonadism: a systematic review and meta-analysis. Andrology. 2022;10(3):451-69.

Ide V, Vanderschueren D, Antonio L. Treatment of men with central hypogonadism: alternatives for testosterone replacement therapy. Int J Mol Sci. 2020;22(1):21.

Isidori AM, Caprio M, Strollo F, et al. Leptin and androgens in male obesity: evidence for leptin contribution to reduced androgen levels. J Clin Endocrinol Metab. 1999;84(10):3673-80.

Isidori AM, Giannetta E, Greco EA, et al. Effects of testosterone on body composition, bone metabolism and serum lipid profile in middle-aged men: a meta-analysis. Clin Endocrinol. 2005;63(3):280-93.

Jensen TK, Andersson AM, Jorgensen N, et al. Body mass index in relation to semen quality and reproductive hormones among 1,558 Danish men. Fertil Steril. 2004;82(4):863-70.

Jensterle M, Podbregar A, Goricar K, et al. Effects of liraglutide on obesity-associated functional hypogonadism in men. Endocr Connect. 2019;8(3):195-202.

Kalyani RR, Dobs AS. Androgen deficiency, diabetes, and the metabolic syndrome in men. Curr Opin Endocrinol Diabetes Obes. 2007;14(3):226-34.

Kim C, Barrett-Connor E, Aroda VR, et al.; Diabetes Prevention Program Research Group. Testosterone and depressive symptoms among men in the Diabetes Prevention Program. Psychoneuroendocrinology. 2016;72:63-71.

Kronenberg H, Williams RH. Williams textbook of endocrinology. 11. ed. Philadelphia, PA: Saunders/Elsevier; 2008. 1911p.

Kumagai H, Yoshikawa T, Zempo-Miyaki A, et al. Vigorous physical activity is associated with regular aerobic exercise-induced increased serum testosterone levels in overweight/obese men. Horm Metab Res. 2018;50(1):73-9.

La Vignera S, Condorelli RA, Calogero AE, et al. Sexual and reproductive outcomes in obese fertile men with functional hypogonadism after treatment with liraglutide: preliminary results. J Clin Med. 2023;12(2):672.

Laaksonen DE, Niskanen L, Punnonen K, et al. Sex hormones, inflammation and the metabolic syndrome: a population-based study. Eur J Endocrinol. 2003;149(6):601-8.

Layton JB, Meier CR, Sharpless JL, et al. Comparative safety of testosterone dosage forms. JAMA Intern Med. 2015;175(7):1187-96.

Lee RK, Chughtai B, Te AE, et al. Sexual function in men with metabolic syndrome. Urol Clin North Am. 2012;39(1):53-62.

Lincoff AM, Bhasin S, Flevaris P, et al. TRAVERSE Study Investigators. Cardiovascular safety of testosterone-replacement therapy. N Engl J Med. 2023;389(2):107-17.

Maggi M, Wu FCW, Jones TH, et al. Testosterone treatment is not associated with increased risk of adverse cardiovascular events: results from the Registry of Hypogonadism in Men (RHYME). Int J Clin Pract. 2016;70(10):843-52.

Makhsida N, Shah J, Yan G, et al. Hypogonadism and metabolic syndrome: implications for testosterone therapy. J Urol. 2005;174(3):827-34.

Mammi C, Calanchini M, Antelmi A, et al. Androgens and adipose tissue in males: a complex and reciprocal interplay. Int J Endocrinol. 2012;2012:789653.

Mazzola CR, Katz DJ, Loghmanieh N, et al. Predicting biochemical response to clomiphene citrate in men with hypogonadism. J Sex Med. 2014;11(9):2302-7.

Mederos MA, Bernie AM, Scovell JM, et al. Can serum testosterone be used as a marker of overall health? Rev Urol. 2015;17(4):226-30.

Miñambres I, Sardà H, Urgell E, et al. Obesity surgery improves hypogonadism and sexual function in men without effects in sperm quality. J Clin Med. 2022;11(17):5126.

Mounzih K, Lu R, Chehab FF. Leptin treatment rescues the sterility of genetically obese ob/ob males. Endocrinology. 1997;138(3):1190-3.

O'Donnell AB, Araujo AB, McKinlay JB. The health of normally aging men: the Massachusetts Male Aging Study (1987-2004). Exp Gerontol. 2004;39(7):975-84.

Pepe RB, Lottenberg AMP, Fujiwara CTH, et al. (coords.). Posicionamento sobre o tratamento nutricional do sobrepeso e da obesidade: Departamento de Nutrição da Associação Brasileira para o Estudo da Obesidade e da Síndrome Metabólica. 1. ed. São Paulo: Abeso; 2022.

Petak SM, Nankin HR, Spark RF, et al.; American Association of Clinical Endocrinologists. American Association of Clinical Endocrinologists Medical Guidelines for clinical practice for the evaluation and treatment of hypogonadism in adult male patients--2002 update. Endocr Pract. 2002;8(6):440-56.

Raven G, de Jong FH, Kaufman JM, et al. In men, peripheral estradiol levels directly reflect the action of estrogens at the hypothalamo-pituitary level to inhibit gonadotropin secretion. J Clin Endocrinol Metab. 2006;91(9):3324-8.

Rigon FA, Ronsoni MF, Hohl A, et al. Effects of bariatric surgery in male obesity-associated hypogonadism. Obes Surg. 2019;29(7):2115-25.

Rizzo M, Kotur-Stevuljevic J, Berneis K, et al. Atherogenic dyslipidemia and oxidative stress: a new look. Transl Res. 2009;153(5):217-23.

Saad F, Gooren L. The role of testosterone in the metabolic syndrome: a review. J Steroid Biochem Mol Biol. 2009;114(1-2):40-3.

Saad F, Gooren LJ. The role of testosterone in the etiology and treatment of obesity, the metabolic syndrome, and diabetes mellitus type 2. J Obes. 2011;2011:471584.

Saad F, Yassin A, Doros G, et al. Effects of long-term treatment with testosterone on weight and waist size in 411 hypogonadal men with obesity classes I-III: observational data from two registry studies. Int J Obes (Lond). 2016;40(1):162-70.

Saboor Aftab SA, Kumar S, Barber TM. The role of obesity and type 2 diabetes mellitus in the development of male obesity-associated secondary hypogonadism. Clin Endocrinol. 2013;78(3):330-7.

Seftel A. Male hypogonadism. Part II: etiology, pathophysiology, and diagnosis. Int J Impot Res. 2006;18(3):223-8.

Seftel AD, Kathrins M, Niederberger C. Critical update of the 2010 endocrine society clinical practice guidelines for male hypogonadism: A systematic analysis. Mayo Clin Proc. 2015;90(8):1104-15.

Shabsigh R, Katz M, Yan G, et al. Cardiovascular issues in hypogonadism and testosterone therapy. Am J Cardiol. 2005;96(12B):67M-72M.

Shah T, Nyirenda T, Shin D. Efficacy of anastrozole in the treatment of hypogonadal, subfertile men with body mass index ≥ 25 kg/m^2. Transl Androl Urol. 2021;10(3):1222-8.

Soares AH. Hipogonadismo associado à obesidade: efeitos do tratamento com citrato de clomifeno. 2017. [Tese – Doutorado em Endocrinologia]. São Paulo: Faculdade de Medicina, Universidade de São Paulo; 2018.

Soares AH, Horie NC, Chiang LAP, et al. Effects of clomiphene citrate on male obesity-associated hypogonadism: a randomized, double-blind, placebo-controlled study. Int J Obes (Lond). 2018;42(5):953-63.

Teerds KJ, de Rooij DG, Keijer J. Functional relationship between obesity and male reproduction: from humans to animal models. Hum Reprod Update. 2011;17(5):667-83.

Traish AM, Guay A, Feeley R, et al. The dark side of testosterone deficiency: I. Metabolic syndrome and erectile dysfunction. J Androl. 2009;30(1):10-22.

Traish AM, Saad F, Feeley RJ, et al. The dark side of testosterone deficiency: III. Cardiovascular disease. J Androl. 2009;30(5):477-94.

Travison TG, Araujo AB, Kupelian V, et al. The relative contributions of aging, health, and lifestyle factors to serum testosterone decline in men. J Clin Endocrinol Metab. 2007;92(2):549-55.

Vermeulen A. Androgen replacement therapy in the aging male – a critical evaluation. J Clin Endocrinol Metab. 2001;86(6):2380-90.

Vermeulen A. Decreased androgen levels and obesity in men. Ann Med. 1996;28(1):13-5.

Wang C, Catlin DH, Demers LM, et al. Measurement of total serum testosterone in adult men: comparison of current laboratory methods versus liquid chromatography-tandem mass spectrometry. J Clin Endocrinol Metab. 2004;89(2):534-43.

Wang C, Jackson G, Jones TH, et al. Low testosterone associated with obesity and the metabolic syndrome contributes to sexual dysfunction and cardiovascular disease risk in men with type 2 diabetes. Diabetes Care. 2011;34(7):1669-75.

Wang C, Nieschlag E, Swerdloff R, et al. Investigation, treatment and monitoring of late-onset hypogonadism in males. Int J Androl. 2009;32(1):1-10.

Winters SJ, Wang C, Abdelrahaman E, et al. Inhibin-B levels in healthy young adult men and prepubertal boys: is obesity the cause for the contemporary decline in sperm count because of fewer Sertoli cells? J Androl. 2006;27(4):560-4.

Xiong Y, Hales DB. The role of tumor necrosis factor-alpha in the regulation of mouse Leydig cell steroidogenesis. Endocrinology. 1993;132(6):2438-44.

Zhu A, Andino J, Daignault-Newton S, et al. What is a normal testosterone level for young men? Rethinking the 300 ng/dL cutoff for testosterone deficiency in men 20-44 years old. J Urol. 2022;208(6):1295-302.

52 | Complicações Materno-Fetais na Gestante com Obesidade

Cristiane de Freitas Paganoti ▪ Rafaela Alkmin da Costa ▪ Rossana Pulcineli Vieira Francisco

Introdução

À semelhança do que acontece na população global, cada vez mais gestantes com obesidade têm procurado pela assistência pré-natal. Nos EUA, estima-se que mais de 50% das gestantes apresentem sobrepeso ou obesidade. No Brasil, o excesso de peso afeta 25 a 30% das gestantes, mostrando a importância de que esse tema seja conhecido tanto por médicos obstetras quanto por endocrinologistas e generalistas.

Implicações da obesidade na gestação

O sobrepeso e a obesidade associam-se ao maior risco de complicações durante a gestação, a anestesia, o parto e o pós-parto. São complicações mais frequentes: as síndromes hipertensivas, o diabetes *mellitus*, os abortamentos, os partos prematuros, as másformações fetais, o óbito fetal, a macrossomia fetal, a dificuldade para a realização de anestesia locorregional e intubação orotraqueal, e o aumento nas taxas de cesárea. Sabe-se ainda que fetos de mulheres com obesidade podem ser expostos à programação fetal de doenças que se manifestarão na vida adulta.

Infertilidade e abortamentos

A obesidade é reconhecida como fator de risco para a infertilidade. Estima-se que 20% das pacientes com obesidade tenham síndrome dos ovários policísticos, e a maior parte das que apresentam infertilidade deve ter outras causas para esse aumento do risco. A obesidade também aumenta o risco de abortamento (risco relativo [RR] 1,2; intervalo de confiança [IC] 95%: 1,01 a 1,46) e de abortamento de repetição (RR 3,5; IC 95%: 1,03 a 12,01).

Diabetes *mellitus*

A associação entre obesidade e diabetes é clara. Deve-se ter em mente que, muitas vezes, as mulheres terão a oportunidade desse diagnóstico na primeira consulta de pré-natal; em outros casos, por sua vez, pode-se instalar o diabetes gestacional.

Fisiologicamente, em especial no terceiro trimestre, a gestação leva ao aumento da resistência insulínica, com o propósito de aumentar e manter o transporte facilitado de glicose para o feto. A associação entre obesidade e diabetes gestacional é evidente e tem sido apontada na literatura: o diagnóstico de diabetes gestacional é 3,7 vezes mais frequente em mulheres com obesidade.

Apesar de haver uma recomendação para que o rastreamento de diabetes gestacional seja realizado de forma universal, por meio da glicemia de jejum no início do pré-natal e do teste de tolerância à glicose oral (TTGO) de 75 g entre a 24ª e a 28ª semana de gestação, é possível considerar, dentro desse intervalo de idade gestacional, a realização do TTGO 75 g mais próxima da 24ª semana.

Síndromes hipertensivas na gestação

A associação entre obesidade e hipertensão arterial sistêmica, principalmente nas pacientes com síndrome metabólica, está bem estabelecida. Além dessa associação, sabe-se que o risco de desenvolvimento de pré-eclâmpsia também aumenta de 3 a 10 vezes em mulheres com obesidade quando comparadas com aquelas com índice de massa corporal (IMC) normal.

Eventos tromboembólicos

O ciclo gravídico-puerperal é caracterizado por ser um dos momentos de maior risco de ocorrência de eventos tromboembólicos. A lesão e a disfunção endotelial, mais comuns na presença de obesidade, podem potencializar o risco de ocorrência desses eventos durante a gestação. Assim, é importante que, caso exista necessidade de uso de profilaxia desses eventos, considere-se o peso materno para cálculo da dose adequada.

Distúrbios no crescimento fetal

Tanto a obesidade no início da gestação quanto o ganho excessivo de peso durante a gravidez se associam à presença de fetos grandes para idade gestacional (GIG) e macrossomia fetal. Uma das hipóteses para a ocorrência de macrossomia fetal em gestantes com obesidade é o excesso de oferta de substrato por meio da passagem placentária e o consequente aumento da produção de insulina fetal. Por outro lado, é preciso considerar que a associação entre obesidade e síndromes hipertensivas também pode afetar o crescimento fetal, levando à restrição do crescimento fetal (RCF).

Más-formações fetais

A maior frequência de más-formações fetais em mulheres com obesidade pode ter como causas a presença de diabetes pré-gestacional não diagnosticado e déficits nutricionais, especialmente a deficiência de ácido fólico. As más-formações mais comuns em gestantes com obesidade são defeitos do tubo neural, cardiovasculares, orofaciais, anorretais, hidrocefalia, hérnias diafragmáticas e onfalocele.

Prematuridade

Parece haver risco maior de prematuridade em mulheres com obesidade, especialmente em idades gestacionais mais precoces. Porém, é necessário avaliar cuidadosamente esses casos para verificar se os riscos são relacionados com a obesidade ou com doenças associadas.

Gestação prolongada

A associação entre gestação prolongada e obesidade é bem conhecida e relaciona-se diretamente com os valores de IMC no início da gravidez.

Obesidade e parto

O momento do parto pode ser um desafio para pacientes com obesidade. Muitas vezes o monitoramento fetal intraparto, necessário especialmente nos casos em que há outras comorbidades associadas, pode ser impossível de ser realizado nessas mulheres. Nesses casos, não se consegue avaliar o bem-estar fetal; sendo uma das indicações da realização da cesariana nessa população, o que justifica sua maior frequência nessas mulheres.

Anestesia

A equipe anestésica deve se preparar para prestar atenção qualificada e segura a essas mulheres. Deve-se assegurar o monitoramento da pressão arterial com manguito adequado ao diâmetro braquial, o acesso venoso periférico ou central (que pode ser guiado por ultrassonografia) e os cuidados no manejo das vias aéreas superiores, devido ao maior risco de apneia, aspiração por refluxo gastroesofágico e hipoxia pós-anestésica.

A palpação dos espaços intervertebrais e o acesso ao espaço peridural ou raquidiano podem ser dificultados e necessitar de agulhas mais longas, que precisam estar disponíveis, ao se considerar, especialmente, o risco de ocorrência de sofrimento fetal ou alguma urgência.

Infecção de ferida operatória

O risco de infecção de sítio cirúrgico nas pacientes com obesidade é maior, podendo ser aumentado em caso de associação entre obesidade e diabetes. Esse risco pode ser minimizado com técnica cirúrgica adequada, hemostasia rigorosa e fechamento do tecido celular subcutâneo (muitas vezes, em mais de um plano). Recomenda-se evitar a incisão longitudinal mediana pelo risco de deiscência.

Gestação após cirurgia bariátrica

Há um aumento constante no número de mulheres que engravidam após a cirurgia bariátrica. Apesar de gestações após cirurgia bariátrica parecerem seguras e poderem até colaborar com a redução dos riscos materno e fetal, há necessidade de mais estudos sobre esses resultados.

Avaliação preconceptiva

Apesar de não haver estudos robustos que avaliem o melhor intervalo de tempo entre a cirurgia bariátrica e a gravidez, a maioria das diretrizes recomenda que a gestação não aconteça antes de 12 meses da cirurgia.

O planejamento do melhor momento para que a gestação ocorra é extremamente importante. Para isso, é relevante oferecer à mulher métodos contraceptivos, para que evite uma gestação não planejada. Comorbidades como diabetes e hipertensão precisam ser identificadas para eventuais avaliações de lesões em órgão-alvo e troca de medicamentos.

As deficiências nutricionais, prevalentes após cirurgias bariátricas, precisam ser diagnosticadas e tratadas, assim como eventuais quadros depressivos, comuns nessa população.

Diabetes gestacional

O TTGO não é recomendado para pacientes que realizaram cirurgias disabsortivas, pelo risco do efeito *dumping*. Nas cirurgias restritivas pode haver intolerância ao volume de glicose ingerida. Alternativamente ao TTGO, método mais descrito na literatura e que é realizado na Clínica Obstétrica do Hospital das Clínicas da Faculdade de Medicina da Universidade de São Paulo, está o perfil glicêmico simples, com aferição de glicemia capilar em jejum e 1 hora após as refeições principais com cardápio habitual da gestante (depois do café da manhã, pós-almoço e pós-jantar) por 1 semana, entre 24 e 28 semanas de gestação, época em que seria realizado o TTGO. Considera-se o diagnóstico de diabetes *mellitus* gestacional quando menos de 70% das medidas estiverem dentro da meta glicêmica, a saber: 95 mg/dℓ no jejum e 140 mg/dℓ 1 hora pós-prandial.

Síndromes hipertensivas

O risco de a gestante apresentar hipertensão crônica ou pré-eclâmpsia depende muito do resultado obtido após a cirurgia bariátrica. Gestantes que fizeram cirurgia bariátrica e alcançaram grande perda ponderal, deixando de ter obesidade antes de engravidar, apresentam menor risco de síndromes hipertensivas durante a gravidez quando comparadas àquelas que engravidam ainda com diagnóstico de obesidade.

Deficiências nutricionais maternas

Pacientes que realizaram cirurgia bariátrica estão mais suscetíveis a carências nutricionais, mesmo fora do período gestacional, reforçando a importância do planejamento da gestação.

Nesse contexto, são descritos maior risco de anemia, deficiência de vitaminas B12, K e D, ácido fólico e cálcio. Atenção especial deve ser dada ao risco de más-formações do tubo neural por deficiência de folato. Recomenda-se a verificação trimestral dos níveis séricos de hemoglobina, ferro, ferritina, vitaminas B12 e D, ácido fólico e cálcio, a fim de repor esses nutrientes, se necessário.

Crescimento fetal

A realização de cirurgia bariátrica antes da gestação é fator de risco para diagnóstico de feto pequeno para idade gestacional (PIG) e fator de proteção para o diagnóstico de feto GIG e de macrossomia fetal.

Via de parto

A literatura é controversa sobre o risco de cesariana em pacientes que realizaram cirurgia bariátrica, tanto em mulheres que permaneceram com obesidade quanto naquelas que tiveram perda de peso relevante.

Intervenções para reduzir o risco de complicações maternas e fetais

- Aconselhamento pré-gestacional com o objetivo de discutir os riscos maternos e fetais e discutir a possibilidade de tratamento da obesidade previamente à gestação. É importante que a mulher com obesidade ou que foi submetida à cirurgia bariátrica engravide em um momento no qual esses riscos possam ser minimizados
- Abordagem multidisciplinar, preconceptiva e durante a assistência pré-natal
- Utilização de esfigmomanômetro com manguito adequado à circunferência braquial da paciente para aferição correta da pressão arterial
- Investigação do diabetes pré-gestacional e do gestacional
- Rastreamento de más-formações fetais e acompanhamento do crescimento fetal, esclarecendo à mulher as limitações que a obesidade pode agregar ao exame pela espessura e densidade do panículo adiposo
- Avaliação pré-anestésica antes do parto
- Atenção ao maior risco para hemorragia pós-parto
- Avaliação do risco de tromboembolismo nas internações clínicas, no parto e no puerpério, considerando eventuais fatores associados
- Avaliação de questões nutricionais nas pacientes que foram submetidas a cirurgias bariátricas previamente à gestação.

Bibliografia

ACOG practice bulletin no. 105: bariatric surgery and pregnancy. Obstet Gynecol. 2009;113(6):1405-13.

Alberti KG, Zimmet PZ. Definition, diagnosis and classification of diabetes mellitus and its complications. Part 1: diagnosis and classification of diabetes mellitus provisional report of a WHO consultation. Diabet Med. 1998;15(7):539-53.

American College of Obstetricians and Gynecologists. ACOG practice bulletin no. 105: Bariatric surgery and pregnancy. Obstet Gynecol. 2009;113(6):1405-13.

Bebber FE, Rizzolli J, Casagrande DS, et al. Pregnancy after bariatric surgery: 39 pregnancies follow-up in a multidisciplinary team. Obes Surg. 2011;21(10):1546-51.

Bongain A, Isnard V, Gillet JY. Obesity in obstetrics and gynaecology. Eur J Obstet Gynecol Reprod Biol. 1998;77(2):217-28.

Butwick A, Carvalho B, Danial C, et al. Retrospective analysis of anesthetic interventions for obese patients undergoing elective cesarean delivery. J Clin Anesth. 2010;22(7):519-26.

Carreau A-M, Nadeau M, Marceau S, et al. Pregnancy after bariatric surgery: balancing risks and benefits. Can J Diabetes. 2017;41(4):432-8.

Catalano PM, Shankar K. Obesity and pregnancy: mechanism of short term and long term adverse consequences for mother and child. BMJ. 2017;356:j1.

Denison FC, Price J, Graham C, et al. Maternal obesity, length of gestation, risk of postdates pregnancy and spontaneous onset of labour at term. BJOG. 2008;115(6):720-5.

Dietz PM, Callaghan WM, Morrow B, et al. Population-based assessment of the risk of primary cesarean delivery due to excess prepregnancy weight among nulliparous women delivering term infants. Matern Child Health J. 2005;9(3):237-44.

Edwards LE, Hellerstedt WL, Alton IR, et al. Pregnancy complications and birth outcomes in obese and normal-weight women: effects of gestational weight change. Obstet Gynecol. 1996;87(3):389-94.

Galazis N, Docheva N, Simillis C, et al. Maternal and neonatal outcomes in women undergoing bariatric surgery: a systematic review and meta-analysis. Eur J Obstet Gynecol Reprod Biol. 2014;181:45-53.

Gunatilake RP, Perlow JH. Obesity and pregnancy: clinical management of the obese gravida. Am J Obstet Gynecol. 2011;204(2):106-19.

Heslehurst N, Simpson H, Ells LJ, et al. The impact of maternal BMI status on pregnancy outcomes with immediate short-term obstetric resource implications: a meta-analysis. Obes Rev. 2008;9(6):635-83.

Lashen H, Fear K, Sturdee DW. Obesity is associated with increased risk of first trimester and recurrent miscarriage: matched case-control study. Hum Reprod. 2004;19(7):1644-6.

Leth RA, Uldbjerg N, Norgaard M, et al. Obesity, diabetes, and the risk of infections diagnosed in hospital and post-discharge infections after cesarean section: a prospective cohort study. Acta Obstet Gynecol Scand. 2011;90(5):501-9.

Madsen NL, Schwartz SM, Lewin MB, et al. Prepregnancy body mass index and congenital heart defects among offspring: a population-based study. Congenit Heart Dis. 2013;8(2):131-41.

Marchi J, Berg M, Dencker A, et al. Risks associated with obesity in pregnancy, for the mother and baby: a systematic review of reviews. Obes Rev. 2015;16(8):621-38.

Mechanick JI, Youdim A, Jones DB, et al. Clinical practice guidelines for the perioperative nutritional, metabolic, and nonsurgical support of the bariatric surgery patient: 2013 update – cosponsored by American Association of Clinical Endocrinologists, the Obesity Society, and American Society for Metabolic & Bariatric Surgery. Surg Obes Relat Dis. 2013;9(2):159-91.

Metwally M, Ong KJ, Ledger WL, et al. Does high body mass index increase the risk of miscarriage after spontaneous and assisted conception? A meta-analysis of the evidence. Fertil Steril. 2008;90(3):714-26.

Nomura RM, Dias MC, Igai AM, et al. Anemia during pregnancy after silastic ring Roux-en-Y gastric bypass: influence of time to conception. Obes Surg. 2011;21(4):479-84.

Paganoti CF, Costa RA, Francisco RPV. Diabetes gestacional. In: Zugaib M. Francisco RPV, editores. Protocolos assistenciais da Clínica Obstétrica FMUSP. 6. ed. São Paulo: Atheneu; 2022.

Roos N, Neovius M, Cnattingius S, et al. Perinatal outcomes after bariatric surgery: nationwide population based matched cohort study. BMJ. 2013;347:f6460.

Salihu HM, De La Cruz C, Rahman S, et al. Does maternal obesity cause preeclampsia? A systematic review of the evidence. Minerva Ginecol. 2012;64(4):259-80.

Sheiner E, Levy A, Menes TS, et al. Maternal obesity as an independent risk factor for caesarean delivery. Paediatr Perinat Epidemiol. 2004;18(3):196-201.

Stone RA, Huffman J, Istwan N, et al. Pregnancy outcomes following bariatric surgery. J Womens Health. 2011;20(9):1363-6.

Stothard KJ, Tennant PW, Bell R, et al. Maternal overweight and obesity and the risk of congenital anomalies: a systematic review and meta-analysis. JAMA. 2009;301(6):636-50.

Torloni MR, Betrán AP, Daher S, et al. Maternal BMI and preterm birth: a systematic review of the literature with meta-analysis. J Matern Fetal Neonatal Med. 2009;22(11):957-70.

Torloni MR, Betrán AP, Horta BL, et al. Prepregnancy BMI and the risk of gestational diabetes: a systematic review of the literature with meta-analysis. Obes Rev. 2009;10(2):194-203.

Wang Z, Wang P, Liu H, et al. Maternal adiposity as an independent risk factor for pre-eclampsia: a meta-analysis of prospective cohort studies. Obes Rev. 2013;14(6):508-21.

Yi XY, Li QF, Zhang J, et al. A meta-analysis of maternal and fetal outcomes of pregnancy after bariatric surgery. Int J Gynaecol Obstet. 2015;130(1):3-9.

53 | Infecções Virais, Covid-19 e Obesidade

Fernando Gerchman ▪ Gabriella Richter da Natividade ▪ Manoella B. S. Gonçalves

Introdução

A covid-19 é uma infecção respiratória aguda causada pelo coronavírus SARS-CoV-2 (síndrome respiratória aguda grave-coronavírus-2), potencialmente grave e de elevada transmissibilidade. De novembro de 2019 até março de 2024, foram confirmados 775 milhões de casos de covid-19 globalmente, com um total de 7 milhões de óbitos relacionados à doença. O SARS-CoV-2 é um betacoronavírus descoberto em amostras de lavado broncoalveolar obtidas de pacientes com pneumonia de causa desconhecida na cidade de Wuhan, província de Hubei, China, em dezembro de 2019. Pertence ao subgênero Sarbecovírus da família Coronaviridae e é o sétimo coronavírus conhecido a infectar seres humanos.

Os vírus de RNA, como sincicial respiratório, influenza, rinovírus e coronavírus, possuem genomas pequenos e podem manipular a célula hospedeira causando replicação viral. Os coronavírus são responsáveis por 10 a 30% dos resfriados comuns em humanos; por exemplo, os vírus HCoV-229E e HCoV-oc43 emergem no inverno e causam infecções respiratórias leves. Por outro lado, coronavírus como SARS-CoV (coronavírus da síndrome respiratória aguda grave) e MERS-CoV (coronavírus da síndrome respiratória do Oriente Médio) frequentemente causam doença grave, com maior taxa de mortalidade associada ao MERS-CoV (36%) do que ao SARS-CoV (10%). O SARS-CoV-2 é altamente patogênico em comparação aos dois anteriores, além de ter maior taxa de reprodução.

A infecção pode apresentar diferentes graus de gravidade, desde infecção assintomática até infecção respiratória aguda grave com evolução para óbito. Diversos fatores determinam maior risco de desfechos desfavoráveis relacionados à infecção. A necessidade de internação hospitalar associa-se a um aumento considerável no risco de óbito. A mortalidade dos pacientes hospitalizados com covid-19 varia de 10 a 26%. Quando avaliados pacientes com necessidade de internação em UTI, esses números aumentam para 22 a 48%. Idade avançada e sexo masculino são fatores bem estabelecidos de maior mortalidade. Entretanto, foi observado que pacientes hospitalizados também apresentam maior número de comorbidades. As principais comorbidades identificadas nos pacientes hospitalizados foram hipertensão, diabetes *mellitus* (DM), obesidade, doença cardiovascular, doença pulmonar obstrutiva crônica, doença renal crônica, câncer e doença hepática.

A obesidade foi identificada como um fator de risco independente para covid-19 grave e alguns estudos sugerem que a obesidade visceral pode aumentar o risco de complicações durante a doença. As alterações metabólicas da obesidade estão associadas a disfunção imunológica e aumento de citocinas pró-inflamatórias, levando a aumento de risco de infecções nosocomiais e de pós-operatório. No contexto das infecções virais, foi evidenciada maior necessidade de hospitalização e internação em UTI durante as pandemias por H1N1, MERS-CoV e SARS-CoV.

Neste capítulo, abordaremos os mecanismos fisiopatológicos associados a maior morbimortalidade da covid-19 em pessoas que vivem com obesidade, assim como as complicações relacionadas à síndrome pós-covid e o manejo da infecção nesses pacientes.

Fisiopatologia

A entrada do SARS-CoV-2 na célula do hospedeiro ocorre através de uma ligação das proteínas *Spike* (S) virais com o receptor da enzima conversora de angiotensina tipo 2 (ECA2) presente na superfície da célula e pelo *priming* da proteína S pela serino-protease TMPRSS2. A ECA2 compõe o sistema renina-angiotensina-aldosterona (RAA), importante regulador da pressão. No RAA, a renina promove a clivagem do angiotensinogênio em angiotensina-I, que é convertida em angiotensina-II pela ECA1, o que promove um efeito vasoconstritor e pró-inflamatório. A ECA2 promove a conversão da angiotensina-II em Ang-1-7, induzindo vasodilatação e atividade anti-inflamatória. A expressão do receptor de ECA2 e da TMPRSS2 é elevada nos epitélios alveolar, nasal e gastrointestinal, assim como na célula beta pancreática, células do túbulo renal proximal, podócitos e adipócitos. Estudos de quantificação da carga viral do SARS-CoV-2 demonstram um tropismo por diferentes órgãos e sistemas, com cargas virais mais altas no sistema respiratório, no miocárdio, nos rins, no sistema nervoso e no sistema gastrointestinal.

A expressão do receptor de ECA2 no tecido adiposo parece ser mais alta quando há maior ingestão de dietas ricas em gordura. Ademais, estudos em modelo animal demonstram que dietas indutoras de obesidade aumentam a expressão do receptor de ECA2 no tecido pulmonar. Alguns estudos também demonstram que uma série de citocinas pró-inflamatórias promovem o aumento da expressão do receptor de ECA2. Nesse contexto, a obesidade pode facilitar a infecção pelo SARS-CoV-2 tanto por aumento da expressão do receptor de ECA2 nos tecidos adiposo e pulmonar e demais órgãos quanto pelo seu estado de pró-inflamação crônica.

A obesidade também está associada a hipercoagulabilidade e risco aumentado de tromboembolismo. No estado pró-inflamatório crônico presente na obesidade, ocorre a ativação de vias de sinalização pró-trombóticas nas plaquetas e células vasculares

Parte 4 ▪ Efeitos da Obesidade em Órgãos e Sistemas

e redução da fibrinólise mediada pelo aumento da produção do inibidor do ativador de plasminogênio tipo 1 (PAI1). Na obesidade, a expressão do PAI1 é regulada principalmente no tecido adiposo visceral e ocorre um aumento de seus níveis em pacientes que vivem com obesidade e síndrome metabólica. O SARS-CoV-2 entra nas células endoteliais via receptor de ECA2 e induz endotelite, o que pode aumentar o risco de trombose. Esse dano no epitélio pulmonar é muito semelhante ao que ocorre em pacientes com síndrome do desconforto respiratório agudo causado por influenza A (H1N1).

Por fim, foi observado que, durante a infecção pelo SARS-CoV-2, ocorre uma ativação da resposta do sistema imune adaptativo e inato, gerando um aumento importante de mediadores pró-inflamatórios, chamada "tempestade de citocinas" ou *cytokine storm*, que pode levar a dano em órgãos-alvo, choque séptico e falência de múltiplos órgãos. Alguns estudos sugerem que pacientes com obesidade e outras doenças metabólicas podem apresentar redução de vias anti-inflamatórias, como a resposta ao choque térmico (HSR), o que prejudicaria a resolução da inflamação.

Fatores associados a maior gravidade da covid-19 em pacientes com obesidade

Em uma coorte prospectiva realizada no Reino Unido, foi observado que a obesidade se associou a maior risco de internação hospitalar quando comparada a pacientes com índice de massa corporal (IMC) abaixo de 25 kg/m^2 (risco relativo [RR] de 2,05, intervalo de confiança de 95% [IC 95%]: 1,68 a 2,49), independentemente de idade, sexo, diabetes ou doença cardiovascular. Além da obesidade, fatores de risco relacionados a estilo de vida não saudável também aumentaram o risco desse desfecho, como tabagismo e sedentarismo.

Outra coorte prospectiva de 8 milhões de pessoas no Reino Unido identificou que IMC elevado se associa tanto ao maior risco de infecção pelo SARS-CoV-2 (IMC 30 a 34,9, *hazard ratio* [HR]: 1,2, IC 95%: 1,15 a 1,25; IMC ≥ 35, HR: 1,54, IC 95%: 1,46 a 1,62) quanto de internação em UTI (IMC 30 a 34,9, HR: 2,59, IC 95%: 2,14 a 3,15; IMC ≥ 35, HR: 4,35, IC 95%: 3,54 a 5,35) quando comparado com pacientes eutróficos e após ajuste para confundidores. Os dados brasileiros corroboram a literatura mundial, demonstrando que a obesidade se associa a maior risco de internação hospitalar, internação em UTI e óbito.

Em pacientes hospitalizados, diversas coortes apontam que o IMC aumentado implica maior risco para desfechos adversos, como necessidade de ventilação mecânica invasiva, internação em UTI e óbito.

Quanto aos pacientes com obesidade internados em UTI por covid-19, o aumento do risco de óbito é contraditório na literatura. Uma coorte colombiana que avaliou 402 pacientes hospitalizados e 302 pacientes em UTI não identificou associação entre obesidade e óbito (HR: 0,99 [IC 95%: 0,92 a 1,07]). Também não foi observado aumento de mortalidade em 28 dias, tempo de ventilação mecânica invasiva ou tempo de internação em UTI nesses pacientes. Adicionalmente, não houve diferença na fisiologia respiratória ou no nível de marcadores inflamatórios dos pacientes com obesidade quando comparados a pacientes sem obesidade.

Outros fatores de risco metabólicos presentes em pacientes com obesidade também se associam a maior morbimortalidade. O aumento de gordura visceral está associado a maior risco de internação em UTI (*odds ratio* [OR]: 1,37; IC 95%: 1,07 a 1,89) e ventilação mecânica invasiva (OR: 1,32; IC 95%: 1,04 a 1,91) em pacientes com covid-19. Quanto ao metabolismo glicêmico, é observado que pacientes com covid-19 criticamente doentes que apresentam diabetes, hiperglicemia e maior variabilidade glicêmica possuem maior risco de óbito. A Tabela 53.1 traz um sumário dos principais estudos que avaliaram a associação entre obesidade e gravidade da covid-19.

Obesidade e vacinação para covid-19

O risco da infecção por SARS-CoV-2, hospitalização e óbito por covid-19 reduziram significativamente após a implementação das vacinas para a covid-19. Entretanto, a efetividade da vacinação não corresponde a 100% e foi observado que obesidade e anormalidades metabólicas, como hiperglicemia, hiperlipidemia e hipertensão, são fatores de risco modificáveis para covid-19 grave mesmo em pacientes vacinados. Dessa forma, o tratamento farmacológico e a obtenção de melhor controle dessas doenças podem reduzir o risco de desfechos adversos. Uma coorte populacional identificou que o uso de anti-hipertensivos, hipoglicemiantes e hipolipemiantes reduziu significativamente o risco de covid-19 grave.

A obesidade também está associada à redução da resposta imunogênica relacionada à vacina contra a covid-19. Um estudo com 3,6 milhões de participantes que avaliou a relação entre IMC, hospitalização e mortalidade pela covid-19 demonstrou que indivíduos com obesidade grave (IMC ≥ 40 kg/m^2) apresentavam 76% maior risco de hospitalização ou óbito por covid-19 (razão de taxa ajustada 1,76, IC 95%: 1,60 a 1,94). Ademais, por meio de um estudo de coorte longitudinal com 28 pacientes com obesidade grave comparados com 41 pacientes eutróficos (IMC 18,5 a 24,9 kg/m^2), foi observado que mais da metade dos pacientes com obesidade grave apresentavam títulos de anticorpos neutralizantes não quantificáveis após 6 meses da segunda dose da vacina, em comparação a apenas 12% do grupo com IMC normal. Embora os níveis de neutralização tenham normalizado após a terceira dose da vacina, também foi observado um declínio mais rápido nos pacientes com obesidade. Dessa forma, visto que pacientes com obesidade grave apresentam declínio acelerado da resposta humoral às vacinas contra covid-19, é necessário que esse grupo de indivíduos seja priorizado em campanhas de vacinação.

Tratamento da covid-19 em pacientes com obesidade

O manejo da covid-19 aguda depende da gravidade da doença, dos fatores de risco de cada indivíduo e do risco de progressão. No atendimento ambulatorial, o objetivo do tratamento é reduzir o risco de doença grave, hospitalização e óbito. Há esquemas de tratamento farmacológico específicos para a covid-19 e seu uso deve ser baseado na disponibilidade e no benefício. Pacientes com maior risco de formas graves da doença são idosos (especialmente ≥ 65 anos), pacientes com doença ou em uso de medicação imunossupressora, devido à incapacidade de obter resposta imune adequada à vacina para covid-19. Também apresentam maior risco os pacientes não vacinados ou com esquema de vacinação incompleto, tempo da última dose da vacina superior a 6 meses e condições clínicas relacionadas a maior risco, como obesidade, DM, doença pulmonar crônica, doença renal ou cardíaca, entre outras.

Tabela 53.1 Associação entre obesidade e gravidade da covid-19.

Autor; local do estudo	Participantes	Desfecho	Grupo de referência	Risco relativo (intervalo de confiança 95%) associado a obesidade	Ajuste
Anderson et al.; Nova Iorque, EUA	2.466 pacientes hospitalizados com covid-19	IOT ou morte	IMC 25 a 29,9	IMC 30 a 34,9; 1,1 (0,9 a 1,4); IMC 35 a 39,9; 1,3 (0,98 a 1,7); IMC ≥ 40; 1,6 (1,1 a 2,1)	Idade, sexo, etnia, HAS, asma ou DPOC, DRC, hipertensão pulmonar, tabagismo, câncer, DM
Bello-Chavolla et al.; México	51.633 pacientes com covid-19 confirmada	Morte relacionada com a covid-19	Sem obesidade	Obesidade clínica: 1,25 (1,17 a 1,34)	Idade, DM, pneumonia, DRC, DPOC, imunossupressão
Cunningham et al.; EUA	3.222 pacientes hospitalizados com covid-19 e idade entre 18 e 35 anos	VMI ou morte	Sem obesidade	Obesidade grave, 2,30 (1,77 a 2,98)	Idade, sexo, etnia, localidade, mês, asma, HAS, DM, tabagismo
Dennis et al.; Inglaterra	19.256 pacientes com covid-19 e internação em unidade de cuidados avançados ou UTI	Morte	IMC < 30	IMC ≥ 30: 1,06 (0,99 a 1,15)	Idade, sexo, etnia, doença respiratória crônica, asma, HAS, doença cardiovascular, DRC, doença neurológica, imunossupressão
Docherty et al.; Reino Unido	20.133 pacientes hospitalizados com covid-19	Admissão em UTI ou morte	Sem obesidade	Obesidade clínica: 1,33 (1,19 a 1,49)	Idade, sexo, doença cardiovascular crônica, doença pulmonar crônica, DRC, DM, doença neurológica crônica, demência, câncer, doença hepática moderada ou grave
Hamer et al.; Inglaterra	387.109 adultos	Admissão hospitalar	IMC <25	IMC 25 a 29,9: 1,32 (1,09 a 1,60); IMC ≥ 30: 1,97 (1,61 a 2,42)	Idade, sexo, nível educacional, etnia, DM, HAS, doença cardiovascular (IAM, angina ou AVE)
Hippisley-Cox et al.; Inglaterra	8.275.949 pacientes de clínica geral	Teste para covid-19 positivo	IMC 20 a 24,9	IMC 25 a 29,9: 1,04 (1 a 1,08); IMC 30 a 34,9: 1,20 (1,15 a 1,25); IMC ≥ 35: 1,54 (1,46 a 1,62)	Idade, condição econômica, etnia, localidade, tabagismo, comorbidades (doença cardiovascular, hipertensão, DM, DRC, asma, DPOC), medicações de uso contínuo
		Admissão em UTI		IMC 25 a 29,9: 1,64 (1,37 a 1,97); IMC 30 a 34,9: 2,59 (2,14 a 3,15); IMC ≥ 35: 4,35 (3,54 a 5,35)	
Kim et al.; EUA	2.491 pacientes hospitalizados com covid-19	Admissão em UTI	IMC < 30	IMC ≥ 30 a 34,9: 1,31 (1,16 a 1,47)	Idade, sexo, etnia, tabagismo, HAS, DM, doença pulmonar crônica, doença cardiovascular, doença neurológica, DRC, imunossupressão, uso de bloqueador do receptor de angiotensina
		Morte		IMC ≥ 30: 1,09 (0,92 a 1,30)	
Kim et al.; Nova Iorque, EUA	10.861 pacientes hospitalizados com covid-19	VMI	IMC 18,5 a 24,9	IMC 30 a 34,9: 1,48 (1,27 a 1,72); IMC 35 a 39,9: 1,89 (1,56 a 2,28); IMC ≥ 40; 2,31 (1,88 a 2,85)	Idade, sexo, doença cardiovascular, HAS, asma, DPOC, DRC, doença arterial coronariana, IC, câncer, DM, tabagismo
		Morte		IMC 30 a 34,9: 1 (0,87 a 1,16); IMC 35 a 39,9: 1,25 (1,03 a 1,52); IMC ≥ 40; 1,61 (1,30 a 2)	
Klang et al.; Nova Iorque, EUA	3.406 pacientes com covid-19	Morte	IMC < 30	Idade ≤ 50 anos; IMC 30 a 39,9: 1,1 (0,5 a 2,3); IMC ≥ 40: 5,1 (2,3 a 11,1)	Idade, sexo, doença arterial coronariana, IC, HAS, DM, hiperlipidemia, DRC, câncer, tabagismo, etnia
				Idade > 50 anos: IMC 30 a 39,9: 1,1 (0,9 a 1,3); IMC ≥40: 1,6 (1,2 a 2,3)	

(continua)

Tabela 53.1 Associação entre obesidade e gravidade da covid-19. (*continuação*)

Autor; local do estudo	Participantes	Desfecho	Grupo de referência	Risco relativo (intervalo de confiança 95%) associado a obesidade	Ajuste
Petrilli et al.; Nova Iorque e Long Island, EUA	5.279 pacientes com covid-19 confirmada	Admissão hospitalar	IMC < 25	IMC 30 a 39,9: 1,8 (1,47 a 2,2); IMC ≥ 40: 2,45 (1,78 a 3,36)	Idade, sexo, etnia, tabagismo, doença cardíaca congênita, IC, hiperlipidemia, HAS, DM, asma ou DPOC, DRC, câncer
		Doença crítica		IMC 30 a 39,9: 0,98 (0,77 a 1,2); IMC ≥ 40: 1,52 (1,04 a 2,2)	
		Morte		IMC 30 a 39,9: 1,02 (0,82 a 1,27); IMC ≥ 40: 1,41 (0,98 a 2,01)	
Price-Haywood et al.; EUA	3.481 pacientes com teste positivo para SARS-coV-2	Admissão hospitalar	IMC < 30	Diagnóstico de obesidade ou IMC ≥ 30: 1,43 (1,20 a 1,71)	Idade, sexo, raça, índice de comorbidade de Charlson, residência, seguro de saúde
		Mortalidade hospitalar		Diagnóstico de obesidade ou IMC ≥ 30: 1,05 (0,83 a 1,34)	
Sattar et al.; Inglaterra	374.922 adultos	Teste positivo para SARS-CoV-2; Morte relacionada com a covid-19	Não se aplica	IMC representado continuamente; tamanho de efeito não reportado	Idade, *status* socioeconômico, etnicidade, tabagismo, etilismo, doença cardiovascular, DM
Simonnet et al.; Lille, França	124 pacientes admitidos em UTI	VMI	IMC < 25	IMC 25 a 29,9: 1,69 (0,52 a 5,48); IMC 30 a 34,9: 3,45 (0,83 a 13,31); IMC ≥ 35: 7,36 (1,63 a 33,14)	Idade, sexo, DM, HAS, dislipidemia
Soares et al.; Espírito Santo, Brasil	10.713 pacientes diagnosticados com covid-19	Admissão hospitalar	Sem obesidade	Obesidade: 1,74 (1,35 a 2,23)	Idade, sexo, etnia, doença cardiovascular, DM, doença renal, doenças pulmonares, tabagismo, sintomas
Tartof et al.; sudeste da Califórnia, EUA	6.916 pacientes diagnosticados com covid-19	Morte	IMC 18,5 a 24	IMC 25 a 29: 0,90 (0,62 a 1,35); IMC 30 a 34: 1,26 (0,82 a 1,95); IMC 35 a 39: 1,16 (0,63 a 2,17); IMC 40 a 44: 2,68 (1,43 a 5,04); IMC ≥ 40: 4,18 (2,12 a 8,26)	Idade, sexo, etnicidade, tabagismo, comorbidades (hiperlipidemia, HAS, DM, IAM, AVE, doença pulmonar crônica, DRC etc.), tempo de diagnóstico
Williamson et al.; Inglaterra	17.278.392 pacientes de clínica geral no registro eletrônico de saúde	Morte relacionada a covid-19	IMC < 30	IMC 30 a 34,9: 1,05 (1 a 1,11); IMC 35 a 39,9: 1,40 (1,30 a 1,52); IMC ≥ 40: 1,920 (1,72 a 2,13)	Idade, sexo, tabagismo, etnia, doenças metabólicas hereditárias, HAS, doença respiratória, asma, doença cardiovascular, DM, câncer, doença hematológica maligna, DRC, doença hepática, AVE ou demência, outras doenças neurológicas, transplante de órgãos, asplenia, artrite reumatoide ou lúpus ou psoríase, outras condições imunossupressoras

AVE: acidente vascular encefálico; DM: diabetes *mellitus*; DPOC: doença pulmonar obstrutiva crônica; DRC: doença renal crônica; HAS: hipertensão arterial sistêmica; IAM: infarto do miocárdio; IC: insuficiência cardíaca; IMC: índice de massa corporal (em kg/m^2); IOT: intubação orotraqueal; UTI: unidade de terapia intensiva; VMI: ventilação mecânica invasiva. (Adaptada de Stefan et al., 2021.)

O manejo dos sintomas deve ser recomendado para todos os pacientes. Não é recomendado o uso de dexametasona ou outro corticosteroide sistêmico, a menos que o uso seja realizado para tratamento de uma condição subjacente com indicação específica.

Pacientes sob risco de covid-19 grave, como é o caso da obesidade (IMC ≥ 30 kg/m² ou percentil ≥ 95 em crianças) e do DM, possuem benefício de tratamento antiviral.

O tratamento de primeira linha no caso de pacientes não hospitalizados com doença leve a moderada que não necessitam de oxigenoterapia é o ritonavir com nirmatrelvir, que deve ser iniciado precocemente e dentro dos primeiros 5 dias do início dos sintomas.

Uma alternativa seria o uso de rendesivir, o qual também deve ser utilizado precocemente, dentro dos primeiros 7 dias do início dos sintomas; entretanto, seu uso pode ser limitado em contexto ambulatorial pela necessidade de administração endovenosa. Em situações de indisponibilidade dos fármacos de primeira linha, o molnupiravir pode ser utilizado (Tabela 53.2).

É importante observar que o ritonavir com nirmatrelvir possuem risco significativo de interações medicamentosas, uma vez que o ritonavir inibe o citocromo P450 (CYP3A4) e a glicoproteína P (P-gp). Como pacientes com obesidade com frequência possuem outras comorbidades e fazem uso de muitos medicamentos, é necessário atentar para a necessidade de suspender ou ajustar a dose dessas medicações, com atenção especial para: clopidogrel, amiodarona, eplerenona, ivabradina, estatinas, finerenona e alguns anticoagulantes.

Para pacientes que necessitam de internação hospitalar, a terapia varia conforme a gravidade da covid-19. Os pacientes com obesidade seguem a mesma recomendação dos demais indivíduos de alto risco.

Para pacientes hospitalizados por outras causas que não a covid-19, deve-se seguir a mesma recomendação dos pacientes ambulatoriais, com a adição de heparina profilática. Para pacientes hospitalizados por covid-19, mas sem necessidade de oxigenoterapia e com obesidade, deve-se iniciar tratamento com rendesivir. Nesses casos não se deve indicar a dexametasona ou outro corticoide sistêmico para covid-19, visto que o estudo *RECOVERY* demonstrou que dexametasona não reduziu mortalidade em pacientes hospitalizados sem necessidade de oxigenoterapia (taxa de risco de 1,19, IC 95%: 0,91 a 1,55). Outro estudo observacional com quase 18 mil pacientes nos EUA demonstrou que o uso de dexametasona nessa população aumentou o risco de mortalidade em 90 dias (HR: 1,76, IC 95%: 1,47 a 2,12).

Em pacientes hospitalizados que necessitam do oxigenoterapia, deve-se iniciar o tratamento com dexametasona (dexametasona 6 mg 1 vez/dia durante 10 dias ou até a alta) associada ao rendesivir. Caso haja aumento rápido da necessidade de oxigênio e inflamação sistêmica significativa, é necessário adicionar um dos seguintes imunomoduladores: preferencialmente baricitinibe ou tocilizumabe, e como alternativas, abatacepte ou infliximabe. Para pacientes que necessitam de oxigênio e possuem dímeros-D acima do limite superior da normalidade e baixo risco de sangramento, está indicado o uso de heparina em dose terapêutica. Os demais pacientes possuem indicação de heparina profilática.

Para pacientes mais graves que progridem para necessidade de cateter nasal de alto fluxo ou ventilação não invasiva, deve-se administrar dexametasona (caso ainda não tenha sido iniciada) com um dos seguintes imunomoduladores: preferencialmente baricitinibe ou tocilizumabe, como alternativas de segunda linha, abatacepte ou infliximabe. Caso o paciente evolua para a necessidade de ventilação mecânica invasiva ou oxigenação por membrana extracorpórea (ECMO), é recomendado adicionar um segundo imunomodulador, como baricitinibe ou tocilizumabe.

Síndrome pós-covid em pacientes com obesidade

Síndrome pós-covid ou covid longa é uma condição multissistêmica que ocorre em cerca de 10% dos indivíduos após a recuperação de um quadro de covid-19 grave. Estima-se que pelo menos 65 milhões de pessoas possuam a síndrome. A incidência varia na literatura e é estimada em 10 a 30% em pacientes não hospitalizados e 50 a 70% em pacientes que necessitaram de hospitalização. A vacinação contra a covid-19 pode reduzir significativamente a incidência para 10 a 12%. A covid longa é definida como a persistência dos sintomas após 4 a 12 semanas da covid-19. Os sintomas mais comuns são fadiga, dispneia, ansiedade, depressão, estresse pós-traumático e redução da qualidade de vida.

Obesidade é um importante fator de risco associado à covid prolongada e está implicada no aumento de sintomas físicos e psicológicos por pelo menos 1 ano após a alta hospitalar. Os sintomas podem ser divididos em grupos definidos como muito grave, grave, moderado com sintomas cognitivos e leve. Foi observado que os pacientes com sintomas muito graves, graves e moderados com sintomas cognitivos possuem níveis maiores de marcadores inflamatórios. Dessa forma, o estado pró-inflamatório crônico presente na obesidade pode agravar os sintomas e ser responsável pelo quadro mais prolongado. Nesse contexto, o manejo de pacientes com obesidade após o quadro de covid-19 deve ser focado em promover um estilo de vida saudável com nutrição e atividade física, a fim de reduzir o impacto da obesidade sobre a síndrome. A recomendação de exercícios físicos graduais pode auxiliar no controle de sintomas de fadiga e fisioterapia respiratória pode assistir nos sintomas de dispneia.

Sintomas prolongados também foram identificados em outras epidemias, como SARS ou MERS. Uma metanálise de 28 estudos identificou que pacientes com infecção por SARS-CoV e MERS-CoV apresentaram maiores taxas de estresse pós-traumático, depressão, ansiedade, disfunção pulmonar, intolerância ao exercício e pior qualidade de vida 6 meses após o quadro.

Adicionalmente, é importante ressaltar que existe uma relação bidirecional entre a pandemia de covid-19 e sintomas psicológicos

Tabela 53.2 Tratamentos para covid-19.

Medicação	População-alvo	Forma de uso	Administração
Ritonavir com nirmatrelvir	Adultos ou crianças acima de 12 anos	Iniciar nos primeiros 5 dias do início dos sintomas	Oral, 2 vezes/dia durante 5 dias
Rendesivir	Adultos e crianças	Iniciar dentro dos primeiros 7 dias do início dos sintomas	Intravenoso, infusão por 3 dias consecutivos
Molnupiravir	Adultos	Iniciar nos primeiros 5 dias do início dos sintomas	Oral, 4 comprimidos 2 vezes/dia durante 5 dias

e ganho de peso. Durante a pandemia, houve uma redução no nível de atividade física (48%), aumento do armazenamento de alimentos (49%) e da ingestão de alimentos relacionada com o comer emocional (61%) na população, fatores associados a ganho de peso.

Obesidade e covid na infância e na adolescência

Durante o período da pandemia, foi observado um importante aumento na prevalência de obesidade em adultos e crianças em diversos países, principalmente no primeiro ano de isolamento. Diversos fatores podem estar associados ao aumento nas taxas de obesidade, como diferença no padrão de consumo de alimentos, redução de atividade física e fatores psicológicos como ansiedade e depressão. Nesse período, observou-se um aumento de consumo de alimentos ultraprocessados, especialmente doces e lanches comprados prontos na população pediátrica. Adicionalmente, foi evidenciada uma redução importante no nível de atividade física e a adoção de um estilo de vida sedentário, associado ao distanciamento social. Do ponto de vista psiquiátrico, alguns dados evidenciaram um aumento na procura por atendimento em emergências psiquiátricas na população mais jovem. Adicionalmente, alguns estudos sugerem uma possível associação da covid-19 com o aumento da incidência de puberdade precoce no período da pandemia, o que poderia indiretamente também estar associado a obesidade, sedentarismo e saúde mental, visto que estes constituem fatores de risco para puberdade precoce. Por fim, é importante observar que a síndrome pós-covid também pode ocorrer em crianças e adolescentes, prolongando ainda mais o impacto da covid-19 sobre a obesidade.

Considerações finais

A relação entre obesidade e covid-19 apresenta espectro amplo, com mecanismos fisiopatogênicos que facilitam o desenvolvimento da infecção, como pior reposta imune à vacina e resposta inflamatória mais exacerbada contra o vírus, levando ao aumento de risco para o desenvolvimento de insuficiência respiratória aguda, necessidade de suporte ventilatório, internação em UTI e mortalidade. Embora o manejo farmacológico seja semelhante ao preconizado em adultos com covid-19 sem obesidade, este deve ser oferecido precocemente ao paciente com obesidade, a fim de se reduzir o risco de desenvolvimento das complicações relacionadas com a doença. A obesidade demanda um manejo diferenciado ao paciente com covid-19 e entra como mais um vírus que aumenta a letalidade quando infecta um paciente que vive com a doença. A infecção do paciente com obesidade não deve ser subestimada e medidas intensivas de vigilância em relação à piora clínica ou ao desenvolvimento de complicações devem ser realizadas a fim de se reduzir a morbimortalidade relacionada ao vírus.

Bibliografia

Ackermann M, Verleden SE, Kuehnel M, et al. Pulmonary vascular endothelialitis, thrombosis, and angiogenesis in covid-19. N Engl J Med. 2020;383(2):120-8.

Ahmed H, Patel K, Greenwood DC, et al. Long-term clinical outcomes in survivors of severe acute respiratory syndrome and Middle East respiratory syndrome coronavirus outbreaks after hospitalisation or ICU admission: A systematic review and meta-analysis. J Rehabil Med. 2020;52(5):jrm00063.

Al Heialy S, Hachim MY, Senok A, et al. Regulation of angiotensin-converting enzyme 2 in obesity: implications for covid-19. Front Physiol. 2020;11:555039.

Al-Aly Z, Bowe B, Xie Y. Long covid after breakthrough SARS-CoV-2 infection. Nat Med. 2022;28(7):1461-7.

Almandoz JP, Xie L, Schellinger JN, et al. Impact of covid-19 stay-at-home orders on weight-related behaviours among patients with obesity. Clin Obes. 2020;10(5):e12386.

Anderson LN, Yoshida-Montezuma Y, Dewart N, et al. Obesity and weight change during the covid-19 pandemic in children and adults: A systematic review and meta-analysis. Obes Rev. 2023;24(5):e13550.

Ayoubkhani D, Bosworth ML, King S, et al. Risk of long covid in people infected with severe acute respiratory syndrome coronavirus 2 after 2 doses of a coronavirus disease 2019 vaccine: community-based, matched cohort study. Open Forum Infect Dis. 2022;9(9):ofac464.

Bellaver P, Schneider L, Schaeffer AF, et al. Diabetes associates with mortality in critically ill patients with SARS-CoV-2 pneumonia: No diabetes paradox in covid-19. Heliyon. 2023;9(8):e18554.

Bhaskaran K, Dos-Santos-Silva I, Leon DA, et al. Association of BMI with overall and cause-specific mortality: a population-based cohort study of 3·6 million adults in the UK. Lancet Diabetes Endocrinol. 2018;6(12):944-53.

Borges Russo MK, Kowalewski LS, da Natividade GR, et al. Elevated extracellular HSP72 and blunted heat shock response in severe covid-19 patients. Biomolecules. 2022;12(10):1374.

Crothers K, DeFaccio R, Tate J, et al. Dexamethasone in hospitalised covid-19 patients not on intensive respiratory support. Eur Respir J. 2022;60(1):2102532.

De Nucci S, Zupo R, Castellana F, et al. Public health response to the SARS-CoV-2 pandemic: concern about ultra-processed food consumption. Foods. 2022;11(7):950.

de Wit E, van Doremalen N, Falzarano D, et al. SARS and MERS: recent insights into emerging coronaviruses. Nat Rev Microbiol. 2016;14(8):523-34.

Evans RA, Leavy OC, Richardson M, et al. Clinical characteristics with inflammation profiling of long covid and association with 1-year recovery following hospitalisation in the UK: a prospective observational study. The Lancet Respiratory Medicine. 2022;10(8):761-75.

Fan X, Han J, Zhao E, et al. The effects of obesity and metabolic abnormalities on severe covid-19-related outcomes after vaccination: A population-based study. Cell Metab. 2023;35(4):585-600.e5.

Gupte M, Boustany-Kari CM, Bharadwaj K, et al. ACE2 is expressed in mouse adipocytes and regulated by a high-fat diet. Am J Physiol Regul Integr Comp Physiol. 2008;295(3):R781-8.

Halim AA, Alsayed B, Embarak S, et al. Clinical characteristics and outcome of ICU admitted MERS corona virus infected patients. Egypt J Chest Dis Tuberc. 2016;65(1):81-7.

Halpern B, Louzada MLDC, Aschner P, et al. Obesity and covid-19 in Latin America: A tragedy of two pandemics-Official document of the Latin American Federation of Obesity Societies. Obes Rev. 2021;22(3):e13165.

Hamer M, Kivimäki M, Gale CR, et al. Lifestyle risk factors, inflammatory mechanisms, and covid-19 hospitalization: A community-based cohort study of 387,109 adults in UK. Brain Behav Immun. 2020;87:184-7.

Hennighausen L, Lee HK. Activation of the SARS-CoV-2 receptor. SSRN. 2020:3601827.

Hippisley-Cox J, Young D, Coupland C, et al. Risk of severe covid-19 disease with ACE inhibitors and angiotensin receptor blockers: cohort study including 8.3 million people. Heart. 2020;106(19):1503-11.

Hoffmann M, Kleine-Weber H, Schroeder S, et al. SARS-CoV-2 cell entry depends on ACE2 and TMPRSS2 and is blocked by a clinically proven protease inhibitor. Cell. 2020;181(2):271-80.e8.

Horby P, Lim WS, Emberson JR, et al. Dexamethasone in hospitalized patients with covid-19. N Engl J Med. 2021;384(8):693-704.

Iacopetta D, Catalano A, Ceramella J, et al. The ongoing impact of covid-19 on pediatric obesity. Pediatr Rep. 2024;16(1):135-50.

Kooistra EJ, de Nooijer AH, Claassen WJ, et al. A higher BMI is not associated with a different immune response and disease course in critically ill covid-19 patients. Int J Obes (Lond). 2021;45(3):687-94.

Krause M, Gerchman F, Friedman R. Coronavirus infection (SARS-CoV-2) in obesity and diabetes comorbidities: is heat shock response determinant for the disease complications?. Diabetol Metab Syndr. 2020;12:63.

Morgan OW, Bramley A, Fowlkes A, et al. Morbid obesity as a risk factor for hospitalization and death due to 2009 pandemic influenza A (H1N1) disease. PLoS One. 2010;5(3):e9694.

Moser JS, Galindo-Fraga A, Ortiz-Hernández AA, et al. Underweight, overweight, and obesity as independent risk factors for hospitalization in adults and children from influenza and other respiratory viruses. Influenza Other Respir Viruses. 2019;13(1):3-9.

Ouchi N, Parker JL, Lugus JJ, et al. Adipokines in inflammation and metabolic disease. Nat Rev Immunol. 2011;11(2):85-97.

Petersen A, Bressem K, Albrecht J, et al. The role of visceral adiposity in the severity of covid-19: Highlights from a unicenter cross-sectional pilot study in Germany. Metabolism. 2020;110:154317.

Petrosillo N, Viceconte G, Ergonul O, et al. Covid-19, SARS and MERS: are they closely related? Clin Microbiol Infect. 2020;26(6):729-34.

Pouwels S, Ramnarain D, Aupers E, et al. Obesity may not be associated with 28-day mortality, duration of invasive mechanical ventilation and length of intensive care unit and hospital stay in critically ill patients with severe acute respiratory syndrome coronavirus-2: a retrospective cohort study. Medicina (Kaunas). 2021;57(7).

Recovery Collaborative Group; Horby P, Lim WS, Emberson JR, et al. Dexamethasone in hospitalized patients with covid-19. N Engl J Med. 2021;384(8):693-704.

Reis ECD, Rodrigues P, Jesus TR, et al. Risk of hospitalization and mortality due to covid-19 in people with obesity: An analysis of data from a Brazilian state. PLoS One. 2022;17(3):e0263723.

Shimomura I, Funahashi T, Takahashi M, et al. Enhanced expression of PAI-1 in visceral fat: possible contributor to vascular disease in obesity. Nat Med. 1996;2(7):800-3.

Sprockel Díaz JJ, Coral Zuñiga VE, Angarita Gonzalez E, et al. Obesity and the obesity paradox in patients with severe covid-19. Med Intensiva (Engl Ed). 2023;47(10):565-74.

Stefan N, Birkenfeld AL, Schulze MB. Global pandemics interconnected – obesity, impaired metabolic health and covid-19. Nat Rev Endocrinol. 2021;17(3):135-49.

van der Klaauw AA, Horner EC, Pereyra-Gerber P, et al. Accelerated waning of the humoral response to covid-19 vaccines in obesity. Nat Med. 2023;29(5):1146-54.

Wolf M, Alladina J, Navarrete-Welton A, et al. Obesity and critical illness in covid-19: respiratory pathophysiology. Obesity (Silver Spring). 2021;29(5):870-8.

World Health Organization. Covid-19 epidemiological update 2024 [Internet]. Available from: https://www.who.int/publications/m/item/covid-19-epidemiological-update-edition-166. Acessed on: 1 jun. 2024.

54 | Transtornos Alimentares Relacionados com o Ciclo Sono-Vigília

Alexandre Pinto de Azevedo ▪ Rosa Hasan

Introdução

Os distúrbios caracterizados por comportamentos alimentares noturnos inadequados incluem síndromes que apresentam como característica principal o comportamento alimentar inadequado exclusivamente no período noturno, antes e/ou após o início do período principal de sono, ou seja, ao anoitecer ou após iniciado o sono. São síndromes que apresentam uma sintomatologia mista de transtorno do comportamento alimentar e de distúrbio do sono: a síndrome do comer noturno (SCN) e o distúrbio alimentar relacionado com o sono (DARS).

A primeira descrição clínica de um comportamento alimentar inadequado exclusivamente ocorrendo durante o período noturno em adultos ocorreu na década de 1950 em uma investigação de população de pacientes aparentemente refratários ao tratamento para a obesidade. Stunkard et al. descreveram uma síndrome caracterizada por hiperfagia noturna (aumento do consumo alimentar), insônia (dificuldade para iniciar e/ou manter o sono) e perda do apetite no período da manhã, à época denominada "síndrome alimentar noturna" e, atualmente, "SCN". O sintoma "insônia" foi descrito como dificuldade para iniciar o sono no começo da noite ou para reiniciar o sono a partir de despertares noturnos, caso não houvesse ingestão alimentar, predispondo à busca de alimentos em horário não usual. O comportamento hiperfágico foi então descrito como "ingestão alimentar de uma quantidade de alimento sem características de descontrole alimentar", como em geral encontrado em episódios de compulsão alimentar. A perda do apetite (anorexia) ao amanhecer seria consequência direta do consumo alimentar noturno. Um comportamento alimentar noturno inadequado com características diferentes das relatadas inicialmente por Stunkard et al. foi incluído na primeira versão da Classificação Internacional dos Transtornos do Sono (International Classification of Sleep Disorders) em 1990 com o nome de "síndrome do comer/beber noturno", classificando-se como dissonia/transtorno extrínseco do sono e caracterizada por início na infância e na pré-adolescência com os seguintes critérios diagnósticos clínicos sugeridos:

- Queixa de dificuldade de manter o sono
- Despertares frequentes e recorrentes para comer ou beber
- Início do sono normal após ingestão da comida ou bebida desejada
- Monitoramento polissonográfico que revela um aumento no número ou duração dos despertares
- Nenhuma evidência de transtornos clínicos ou psiquiátricos que justifique a queixa
- Ausência de qualquer outro distúrbio do sono responsável pela dificuldade em manter o sono.

Clinicamente, observava-se consumo alimentar noturno após despertares ao longo da noite associado à dificuldade em reiniciar o sono se a criança não comesse ou ingerisse líquidos. Essa síndrome já não é mais listada desde a segunda classificação internacional de 2005, pois concluiu-se que se tratava mais de uma inadequação comportamental alimentar reforçada pelos cuidadores do que, de fato, um distúrbio do sono.

Com a introdução da polissonografia (PSG) na prática clínica nos anos 1980, verificou-se que alguns pacientes que apresentavam comportamentos alimentares noturnos inadequados não preenchiam os critérios sugeridos para confirmação de SCN, pois seus episódios de consumo alimentar não eram aparentemente lembrados na manhã seguinte. Então, nas duas últimas décadas, apesar da escassez de informações padronizadas na literatura, pôde-se identificar dois padrões distintos de comportamento alimentar noturno inadequado – a SCN e o DARS –, cuja diferenciação se tornou mais clara desde 2005, quando a American Academy of Sleep Medicine (AASM) definiu critérios diagnósticos para o DARS em sua segunda classificação internacional de transtornos do sono.

Síndrome do comer noturno

Trata-se oficialmente de um novo transtorno alimentar (TA), incluído em 2013 na quinta revisão do *Manual Estatístico e Diagnóstico de Transtornos Mentais* (DSM-5), da American Psychiatric Association, como "Outro Transtorno Alimentar Especificado", e cuja descrição atual é clinicamente diferente daquela proposta por Stunkard et al. nos anos 1950. Ainda, apesar dos avanços em pesquisa nas últimas décadas, permanece insuficientemente conhecida. Contudo, com o crescimento alarmante da obesidade e a possível associação à SCN em alguns casos, evidenciou-se a necessidade de mais investigações a respeito da síndrome. A primeira descrição da SCN revelava uma população de pessoas com obesidade que apresentava a tríade hiperfagia noturna, insônia e redução do apetite pela manhã, além da observação de que os sintomas pioravam em situações de estresse. Stunkard et al. afirmavam que, a presença da síndrome era preditiva de prognóstico desfavorável no tratamento da obesidade com dificuldade de perda de peso durante o tratamento. Os indivíduos portadores da SCN alimentavam-se normalmente durante o dia, mas aumentavam o consumo alimentar no período da noite ou durante despertares noturnos. Nessa descrição original, estabeleceu-se o critério de que seria esperado que mais de 25% da ingestão calórica diária ocorreria após a última refeição noturna e que a insônia inicial estava presente em mais de 50% das noites, além de anorexia matinal.

Em 1996, Stunkard et al. revisaram esses critérios e os tornaram mais restritivos, exigindo que mais de 50% da ingestão calórica diária deveria ocorrer após as 19 horas, associada a dificuldades para adormecer ou manter-se dormindo e à anorexia matinal. Novos critérios foram adicionados nos anos seguintes, como resultado de um estudo controlado que analisou diários de sono e alimentar, incluindo despertares noturnos totais ou parciais (pelo menos um despertar) e quase sempre acompanhados de consumo alimentar; os sintomas deveriam estar presentes por pelo menos 3 meses e não ocorrer quando do diagnóstico de bulimia nervosa (BN) ou transtorno de compulsão alimentar (TCA). Insônia inicial, assim como sintomas ansiosos ou humor deprimido, não foi referida nessa revisão de critérios diagnósticos, embora estivesse frequentemente associada. Apesar de tais esforços, no DSM-5 essas definições objetivas sobre horário e quantidade calórica ingerida não constam para auxiliar o diagnóstico.

Apesar da tentativa de estabelecer critérios mais rígidos, vários estudos utilizam variantes desses critérios, como hiperfagia noturna com variações no período em que ocorrem (antes ou após iniciado o sono), quantidade calórica ingerida durante os episódios de consumo alimentar noturno e a característica nutricional dos episódios alimentares ocorridos após iniciado o período de sono. Isso implica diretamente a qualidade metodológica dos estudos de avaliação epidemiológica dessa síndrome, o que levaria a apontar que dados como prevalência estariam sub ou sobrevalorizados de acordo com os supostos critérios diagnósticos utilizados por cada centro de pesquisa. Um grupo de pesquisadores da Universidade da Pensilvânia na década de 2000 propôs a criação de um questionário para realizar a triagem de indivíduos com sintomas sugestivos da SCN: o *Night Eating Syndrome Questionnaire*, um questionário autoaplicável disponível no *site* da universidade que contém 16 questões sobre hábitos alimentares noturnos e hábitos de sono, com base em possíveis critérios diagnósticos para a SCN.

O'Reardon et al. compararam os padrões de alimentação e do ciclo sono-vigília de 46 indivíduos com sobrepeso e/ou obesidade portadores da SCN com 43 controles similares, avaliados por meio dos registros alimentares, pela actigrafia e por diários de sono. Os resultados mostraram que tempo de latência para início e término do sono, além do tempo total de sono, não foram diferentes entre os grupos. Realizando uma organização estatística dos resultados, no que se refere aos efeitos dos despertares na continuidade do sono do grupo com a SCN (tendência à fragmentação), o padrão básico da arquitetura de sono foi semelhante nos dois grupos, ou seja, ambos os grupos foram para a cama e despertaram pela manhã aproximadamente nas mesmas horas e, portanto, apresentaram o mesmo tempo total disponível para o sono. Do mesmo modo, o total de calorias ingeridas nas 24 horas não se diferenciou de maneira significativa entre os grupos, embora tenha havido diferenças no período e na distribuição horária da ingestão calórica total diária. No grupo portador de SCN, a ingestão calórica foi menor nas primeiras 8 horas do dia (das 6 às 14 horas), sem diferenças entre 14 e 22 horas, e maior nas últimas 8 horas (das 22 às 8 horas), em comparação ao grupo controle. É possível observar que o ritmo circadiano de sono parece estar preservado na SCN, embora o período de maior ingestão alimentar pareça estar atrasado. A síndrome pode, portanto, representar um possível exemplo de dissociação dos ritmos biológicos de sono e alimentar.

A SCN é, de forma prática, clinicamente caracterizada por episódios de hiperfagia entre o horário do jantar (ou última grande refeição do dia) e início do sono acompanhados de pelo menos um episódio de ingestão alimentar durante despertares do sono, sempre com lembrança do evento. Além disso, o consumo alimentar se dá de maneira razoavelmente organizada e coerente com o padrão alimentar habitual do indivíduo. Não há consumo de alimentos inadequados, combinações bizarras e/ou peculiares e não existe associação direta com qualquer distúrbio primário do sono. Estima-se que sua prevalência seja de 1,5% da população geral dos EUA, podendo atingir taxas mais elevadas em populações de portadores de obesidade. Em um estudo realizado para avaliar a prevalência da SCN em uma amostra de adultos com queixa de insônia em um centro específico para tratamento de distúrbios do sono, Manni et al. identificaram a SCN em 5,8% dos casos avaliados. As mulheres parecem ser mais acometidas (proporção de 2:1) e o reconhecimento dos sintomas em geral ocorre na terceira década de vida. Ainda, uma prevalência de até 27% pode ser encontrada em portadores de obesidade classe 3.

Embora os portadores da SCN apresentem alguns comportamentos similares aos dos portadores de TCA, há um período do dia específico para que ocorram os episódios de hiperfagia (exclusivamente noturnos), além da presença de perda do apetite pela manhã e fragmentação do sono. Importante ressaltar que o consumo alimentar durante a noite não apresenta características de impulsividade ou perda de controle, nem mesmo consumo de grande quantidade de alimentos, como tipicamente ocorre no TCA; o hábito alimentar diurno é necessariamente considerado dentro dos padrões normais nos portadores de SCN. Além disso, diferentemente dos indivíduos portadores de TCA (em que o descontrole se refere à quantidade de alimentos ingeridos), na SCN a queixa dos seus portadores se refere à impossibilidade de evitar comer em momentos sabidamente inadequados (à noite), na ausência de fome física, porém com uma sensação de urgência em comer; contudo, a ingestão de alimentos se dá em pequenas quantidades, como pequenos lanches a cada despertar.

Em geral, a avaliação polissonográfica aplicada nos portadores de SCN (em montagens especiais com vídeo e disponibilidade de alimentos no quarto de exame) revela um número variado de despertares noturnos completos (entre 2 e 8), rapidamente seguidos de ingestão alimentar e rápido retorno ao sono. A quantidade de calorias ingeridas à noite pode chegar a 2 mil kcal a depender do tipo de alimento consumido e do número de despertares para comer, e, segundo algumas investigações, cada episódio dura, em média, 3,5 minutos.

Pouco se sabe sobre a etiologia da SCN, embora a relação entre sono e apetite sugira que se dê uma atenção especial ao hipotálamo, não apenas pelos efeitos na alimentação, mediados por receptores no núcleo paraventricular ou por outros núcleos hipotalâmicos, mas sobretudo pelas propriedades sincronizadoras intrínsecas do núcleo supraquiasmático do hipotálamo anterior, também denominado "sistema temporizador central dos ritmos biológicos corporais". Um papel importante tem sido dado à dopamina nesses comportamentos alimentares, particularmente pelos efeitos desse neurotransmissor sobre a liberação da atividade do *nucleus accumbens* (NAC). Os neurônios dopaminérgicos do NAC são ativados por estímulos motivacionais, como a alimentação, que reforçam comportamentos de busca de recompensa e prazer. Tal raciocínio é viável para a hipótese de que mesmo pequenas quantidades de comida consigam aumentar a liberação de dopamina no NAC, o que facilita que os efeitos de gratificação e recompensa sejam atingidos, além do desenvolvimento, em alguns indivíduos biologicamente vulneráveis, de uma excessiva motivação direcionada ao consumo alimentar. Um estudo de avaliação neuroendócrina publicado em 1999 e conduzido por Birketvedt et al., em pacientes com sintomas sugestivos da SCN, demonstrou alterações no ritmo circadiano de liberação de melatonina, leptina e cortisol em pacientes com comportamento alimentar noturno, mas não no grupo controle. Os níveis séricos noturnos de melatonina estavam abaixo do normal, assim como os de leptina, supostamente facilitando um aumento da busca por comer durante a noite (baixo nível sérico de leptina) e um aumento dos despertares noturnos (baixo nível sérico de melatonina). Contudo, novos estudos não confirmaram esses últimos achados neuroendócrinos, revelando uma possível falha nessa relação etiopatogênica. Do mesmo modo, o modulador orexigênico ghrelina encontra-se em níveis plasmáticos elevados em pacientes portadores da SCN, o que sugere uma via facilitadora da ingestão alimentar. Os níveis de cortisol também estão mais elevados em pacientes com a SCN, indicando reação neuroendócrina ao estresse dos indivíduos. Ainda assim, pelas evidências científicas atuais ainda é considerado prematuro fazer uma relação de causa-efeito entre esses achados e o quadro clínico clássico da SCN.

Clinicamente, a SCN deve ser diferenciada de outros comportamentos alimentares noturnos inespecíficos, como:

- Ingestão alimentar comportamental como uma maneira de tentar combater a insônia
- Hábito de se alimentar antes de dormir
- Alimentação noturna para aliviar epigastralgia em pacientes portadores de esofagite, gastrite ou úlcera gastroduodenal
- Pacientes com diabetes que apresentam hipoglicemia durante o sono e despertam para comer
- Mais raramente, a síndrome de Kleine-Levin.

Além disso, deve ser diferenciada da BN por não apresentar comportamentos compensatórios inadequados associados nem distorção de imagem corporal, e do TCA pela organização temporal circadiana da ingestão alimentar e pelo fato de apresentar episódios de pequena ingestão alimentar, como repetidos lanches, em comparação aos episódios de compulsão alimentar dos demais transtornos citados. É importante deixar claro que é possível, segundo a literatura, haver comorbidade entre a SCN e outros TA, revelando taxas de prevalência de SCN de 10,3%, 34,9% e 51,7% em portadores de anorexia nervosa, bulimia nervosa e TCA, respectivamente. Indivíduos com a comorbidade SCN-TCA exibem níveis mais elevados de psicopatologia alimentar do que aqueles apenas com TCA. Portanto, a comorbidade SCN-TCA pode não ser simplesmente uma variante de TCA ou BN, mas sim uma entidade separada que pode levar a um distúrbio mais grave e exigir avaliação precoce e tratamento mais intensivo e adequado, inclusive para evitar o impacto sobre o ganho de peso, a obesidade e a síndrome metabólica. Não foi possível encontrar nenhum achado característico da arquitetura do sono capaz de distinguir pacientes portadores de SCN de pacientes com outro comportamento alimentar noturno, como os possíveis encontrados naqueles com TA diurno associado. Contudo, indivíduos com SCN apresentam baixos valores de "latência para comer" (período de tempo compreendido entre o despertar e o comportamento alimentar) após um despertar noturno e de baixa latência para reiniciar o sono após o episódio alimentar.

O DSM-5 não propõe critérios diagnósticos; contudo, descreve a síndrome no capítulo de transtornos alimentares sugerindo as seguintes diretrizes diagnósticas:

[...]episódios recorrentes de comer noturno, manifestado por consumo alimentar após despertares do sono ou pelo consumo excessivo alimentar no jantar. Há consciência e lembrança do consumo alimentar. O consumo alimentar noturno não é mais bem explicado por influências externas, como mudanças do ciclo sono-vigília do indivíduo, ou por normas sociais locais. O padrão alimentar desorganizado não é mais bem explicado por TCA ou outro transtorno mental, incluindo abuso de substâncias, e não é atribuído a outro transtorno médico ou ao efeito de alguma medicação.

A definição mais completa da SCN seria a de uma síndrome comportamental alimentar caracterizada por maior ingestão alimentar que ocorre no período noturno (após o jantar ou última grande refeição e/ou a partir de despertares noturnos ao longo da noite), acompanhada de anorexia matinal (perda do apetite) e insônia na ausência da ingestão alimentar (de início de noite e fragmentação do sono). Há lembrança total dos eventos de ingestão alimentar noturna na manhã seguinte, uma vez que os episódios cursam em estado pleno de vigília.

Tratamento

Como o número de estudos controlados sobre o tratamento da SCN até o momento é insuficiente para construir diretrizes, o tratamento ainda é empírico, com base nas respostas terapêuticas de poucos estudos clínicos e daqueles propostos para TCA e insônia. Uma grande limitação em avaliar terapêuticas farmacológicas ou não farmacológicas para a SCN parte do fato de que os critérios diagnósticos não são adequadamente construídos, permitindo que os investigadores utilizem critérios adaptados e determinando falhas em análises de revisão sistemática e metanálises, configurando ausência de força científica para sugerirem-se diretrizes terapêuticas.

Segundo proposta de Allison, um modelo de terapia cognitivo-comportamental (TCC) breve, com base em informações sobre a SCN, incluindo orientações sobre melhora de hábitos do sono e nutricionais, além do auxílio do registro de automonitoramento de comportamento alimentar (p. ex., diário), atividade física e técnicas de relaxamento, poderia auxiliar no controle dos sintomas do comer noturno, mas não há sistematização sobre esse tipo de terapia nem ensaios randomizados que avaliem respostas.

Um estudo randomizado, duplo-cego e controlado por placebo realizado por O'Reardon et al. avaliaram o uso de sertralina em doses flexíveis entre 50 e 200 mg/dia na SCN: a taxa de resposta no grupo submetido ao tratamento com o medicamento foi de 71% em comparação a 18% do grupo-controle durante as 8 semanas de avaliação. Em outro estudo também randomizado, duplo-cego, o escitalopram na dose de 20 mg/dia não demonstrou superioridade em relação ao placebo em 12 semanas de avaliação. Outros ensaios não randomizados documentaram o uso de paroxetina (20 a 40 mg/dia) e fluvoxamina (25 mg/dia). O topiramato parece ser um agente promissor no tratamento da SCN, embora não haja atualmente evidência científica de qualidade que dê suporte a essa sugestão, bem como para o uso de agomelatina (em doses propostas entre 25 e 50 mg/dia).

Distúrbio alimentar relacionado com o sono

Segundo padrão de comportamento alimentar noturno inadequado, o distúrbio alimentar relacionado com o sono está incluído como categoria diagnóstica desde a segunda versão da

Classificação Internacional dos Distúrbios do Sono da American Academy of Sleep Medicine (AASM) do Sono no capítulo de parassonias, apresentando como característica principal a amnésia total ou parcial para os episódios de consumo alimentar noturno, além de já dispor de critérios diagnósticos definidos (Tabela 54.1). Seu primeiro relato formal ocorreu no início dos anos 1990 e se caracteriza por episódios de comer e/ou beber sempre involuntários durante o sono, que, em geral, ocorrem durante despertares parciais com consequente ausência de lembrança em relação ao episódio. Na tentativa de serem despertados durante o evento, alguns indivíduos podem não ser facilmente trazidos à consciência, apresentando ausência de memória durante o ocorrido, tal como encontrado no sonambulismo, e não ter qualquer lembrança do episódio da ingestão alimentar.

Os episódios de comer noturno no DARS podem ser definidos pelo consumo de alimentos simples ou elaborados (como cozinhar alimentos) ou pelo consumo de formas ou combinações peculiares de alimentos ou mesmo de substâncias não comestíveis ou tóxicas (p. ex., *pizza* congelada, comida de animais, soluções de limpeza doméstica, carne crua, grãos de café etc.). Além disso, associa-se a queixas de má qualidade de sono (pelos despertares), perda do apetite e desconforto abdominal pela manhã e potenciais consequências adversas para a saúde, como ganho de peso, descompensação de diabetes, crises de gota ou intoxicação alimentar. Alguns episódios de despertares noturnos seguidos de ingestão alimentar podem ocorrer ao longo de uma mesma noite. Os episódios de ingestão alimentar ocorrem após um período depois de iniciado o sono e, algumas vezes, podem ser experimentados como uma espécie de lembrança de um sonho.

A real prevalência de DARS ainda não foi adequadamente avaliada. Estudos que utilizam questionários autoaplicáveis podem revelar taxas de prevalência sobrevalorizadas, uma vez que os episódios ocorrem em um estado sonambúlico, limitando a autopercepção do comportamento alimentar, como de 16,7% em populações de pacientes internados para tratamento de TA, de cerca de 8,7% em um grupo de tratamento ambulatorial de TA e de 4,6% em um grupo de universitários não selecionados – supostamente, esses dados de prevalência podem se referir ao diagnóstico de SCN, sendo um viés de confusão diagnóstica em publicações antigas.

Tabela 54.1 Critérios diagnósticos do transtorno alimentar relacionado com o sono.

Critérios A-D precisam estar presentes

A. Episódios recorrentes de comer disfuncional que ocorrem após um despertar durante o principal período de sono

B. Presença de pelo menos um dos seguintes em associação aos episódios recorrentes de comer involuntário:

    i. Consumo de formas ou combinações de alimentos peculiares ou substâncias não comestíveis ou tóxicas

    ii. Ferimentos relacionados com o sono ou comportamentos perigosos ocorridos durante a busca de alimentos ou enquanto cozinha alimentos

    iii. Consequências adversas à saúde resultantes da recorrência da alimentação noturna

C. Há perda parcial ou completa da consciência durante o episódio de consumo alimentar, com consequente comprometimento da lembrança

D. Esse distúrbio não é mais bem explicado por outro distúrbio do sono, transtorno mental, distúrbio clínico, medicamentos ou uso de substâncias

Fonte: American Academy of Sleep Medicine, 2014.

Indivíduos do sexo feminino compõem 66 a 88% dos pacientes nas séries relatadas, e a idade média do início dos sintomas varia entre 22 e 29 anos. Em séries de casos, a duração média dos sintomas até a apresentação clínica varia de 4 a 15 anos, sugerindo que o DARS em geral é um transtorno crônico. Tais taxas de prevalência podem estar sobrepostas aos casos de SCN não identificados.

Schenck et al. conduziram um estudo analisando uma série de 38 pacientes portadores de DARS durante um período de 7 anos que procuraram espontaneamente tratamento para transtornos do sono. Nesses casos, foram realizadas avaliações psiquiátricas e neurológicas, inclusive PSG. Cerca de dois terços desses pacientes eram do sexo feminino e a idade média por volta de 39 anos. Clinicamente, a síndrome foi caracterizada por ausência de sensação de fome durante os episódios de ingestão alimentar noturna (que tiveram uma curta duração e ocorreram imediatamente após o despertar noturno), ausência de consumo alcoólico durante os episódios e tendência a ingerir alimentos hipercalóricos e que não fazem parte da dieta habitual diurna dos indivíduos. Também há a possibilidade de sobreposição diagnóstica de SCN entre os avaliados nessa publicação por falhas dos critérios diagnósticos à época do estudo. Os achados da PSG revelaram várias comorbidades com outros distúrbios primários do sono, sendo mais frequentes o transtorno do despertar do tipo sonambulismo, a síndrome das pernas inquietas, o transtorno dos movimentos periódicos dos membros e a síndrome da apneia obstrutiva do sono (SAOS), distúrbios que cursam com fragmentação do sono, facilitando episódios do espectro sonambulismo.

A compreensão fisiopatológica do DARS permanece desconhecida. Mais da metade dos seus portadores apresentam história prévia de outra parassonia que precede o início dos episódios de comer noturno, sugerindo que outras parassonias representem fatores de risco para DARS – de fato, parece estar mais frequentemente associado a distúrbio primário do sono ou outra condição clínica. Classifica-se como a quarta variante dos distúrbios do despertar de acordo com a terceira edição da Classificação Internacional dos Distúrbios do Sono da AASM, de 2014. Trata-se de parassonias que ocorrem a partir de despertares do sono não REM (NREM) tradicionalmente agrupadas em: (a) despertar confusional; (b) sonambulismo; e (c) terror noturno. Sonambulismo compreende o transtorno do despertar mais frequentemente associado ao DARS e, embora o DARS, em sua história natural, se inicie como parte do comportamento noturno do sonambulismo, o comportamento de ingestão logo se torna o mais prevalente ou mesmo exclusivo de um comportamento automático noturno, diferenciando-se, portanto, do sonambulismo. Isso pode indicar que o DARS pode constituir um distúrbio variante do sonambulismo; a história de sonambulismo na infância parece ser um fator predisponente em muitos casos.

O DARS parece também estar relacionado ao uso de alguns medicamentos, associação bem descrita na literatura, por exemplo, com o uso de zolpidem. Várias publicações relatam episódios de comportamento alimentar e noturno sem lembrança para o evento precipitado pelo uso dessa medicação, com base na relação entre o início de seu uso e o início dos sintomas. O zolpidem, assim como outros agonistas dos receptores não benzodiazepínicos, atua seletivamente no receptor do ácido gama-aminobutírico A (GABA-A), mediando efeitos sedativos e amnésticos. Nesses casos, a retirada da medicação promove a remissão dos sintomas. Raramente os episódios persistem após a descontinuação do zolpidem entre os pacientes que não apresentavam DARS sem o medicamento. Além do zolpidem, outras medicações foram associadas à precipitação de episódios de DARS, como benzodiazepínicos, mirtazapina, risperidona, quetiapina, aripiprazol, carbonato de lítio etc. Por vezes, o início do quadro também pode estar associado a interrupção de tabagismo, etilismo ou do consumo excessivo dessas e de outras substâncias, além de estresse agudo, dietas restritivas e outras condições médicas (p. ex., encefalopatias). Kaur et al., em 2018, relataram associação entre DARS e doença de Parkinson.

O início dos sintomas pode ser insidioso e esporádico ou súbito com rápido surgimento dos episódios comportamentais noturnos. Em geral, tem curso crônico, com início dos sintomas na vida adulta, havendo diferentes fatores capazes de precipitar e manter o comportamento. Lacerações, queimaduras e outras lesões com frequência ocorrem durante o preparo e a ingestão noturna de alimentos; incêndios já foram relatados em decorrência do preparo de alimentos mais elaborados. Várias complicações clínicas podem se associar ao DARS, como sobrepeso e obesidade, descompensação de diabetes, dislipidemia e risco de ingestão de alimentos potencialmente alergênicos, embora essas prevalências não estejam adequadamente investigadas. É preciso lembrar também que o comportamento automático encontrado no sonambulismo do DARS não é exclusivamente dirigido ao consumo alimentar, sendo comportamento repetitivo de mastigação e deglutição eventual de substâncias não alimentares.

Avaliações polissonográficas têm diagnosticado outro distúrbio primário do sono em 80% dos casos de DARS, embora o diagnóstico seja clínico e não se indique PSG como rotina para seu diagnóstico. Os achados mais frequentes vêm sendo múltiplos despertares abruptos confusionais, com ou sem ingestão alimentar, durante o sono de ondas lentas. O nível de vigília varia do nível inconsciente a vários níveis de consciência parcial durante os despertares, apesar de o registro eletroencefalográfico (EEG) ser sugestivo de vigília, apontando uma dissociação entre o registro do EEG e o nível de consciência, tipicamente encontrada no sonambulismo do adulto sem esse comportamento alimentar.

Tratamento

Como indicado para toda parassonia, as medidas de higiene de sono devem integrar as orientações terapêuticas para o DARS. Evitar privação de sono é essencial, uma vez que a redução do tempo total de sono pode precipitar qualquer parassonia em indivíduos biologicamente vulneráveis, particularmente aquelas que fazem parte do espectro do sonambulismo, como o caso do DARS. Diagnosticar e tratar outros transtornos do sono comórbidos, como apneia do sono e/ou transtorno dos movimentos periódicos dos membros, também se tornam fundamentais, já que desestabilizam a arquitetura do sono por serem síndromes fragmentatórias e conseguem precipitar episódios de parassonias. Por vezes, tratar esses transtornos do sono, por si só, pode promover a remissão dos sintomas do DARS. Além disso, é preciso se atentar a possíveis medicamentos precipitadores já citados, cuja retirada pode promover por si a remissão dos episódios de DARS; nesse contexto, incluem-se também o uso de substâncias lícitas e ilícitas.

Duas classes de psicofármacos foram testadas com sucesso no tratamento do DARS – o topiramato e os agentes dopaminérgicos bromocriptina, levodopa e pramipexol. Doses entre 100 e 225 mg/dia de topiramato mostraram-se eficazes para redução dos episódios de comer noturno em pacientes com DARS de evolução crônica. Pramipexol, um agonista do receptor D3 dopaminérgico, foi testado

em estudo duplo-cego controlado por placebo em doses de 0,18 a 0,36 mg; os resultados revelaram que doses baixas do medicamento foram bem toleradas, melhorando algumas medidas de qualidade de sono e redução da atividade noturna encontrada no DARS.

Alguns estudos revelaram bons resultados com uso de agomelatina (em dose de 50 mg/dia) e melatonina (em dose de 4 mg). Relatos de casos com uso de sertralina em dose baixa (25 mg/dia) revelaram promoção de remissão dos episódios de DARS. Por fim, como toda parassonia do sono não REM, uma opção terapêutica deve consistir no emprego de clonazepam em baixas doses (até 0,5 mg/dia), embora haja relatos de casos com reação paradoxal ao clonazepam e precipitação de episódios de DARS com o medicamento. Importante ressaltar que alguns desses ensaios farmacológicos podem apresentar o viés de inclusão de portadores de SCN em seus estudos, comprometendo a capacidade de generalização de seus resultados para a prática clínica.

Compreensão dos mecanismos associados do controle alimentar e ciclo sono-vigília

Sistema hipocretinas/orexinas

Inicialmente denominadas "orexinas" por causa de seus efeitos sobre o apetite, o sistema hipocretinas localiza-se nas regiões posterolaterais do hipotálamo. O sistema hipocretinas projeta-se difusamente para todo o neuroeixo e para a medula espinal, exercendo um papel fundamental na regulação do ciclo sono-vigília e constitui o principal sistema responsável pela estabilidade do estado de vigília. O sistema hipocretinas projeta-se também para núcleos intra-hipotalâmicos de importância para o controle calórico: núcleo arqueado (secreção do neuropeptídeo Y – NPY) e núcleo paraventricular (secreção de hormônio liberador de corticotropina – CRH).

Atuação sobre o comportamento alimentar e o balanço energético

O controle adequado do comportamento alimentar depende da integração dos sistemas límbico, neuroendócrino, autônomo, metabólico e do ritmo vigília-sono. Sono e comportamentos alimentares são mutuamente exclusivos e consolidados em períodos distintos ao longo das 24 horas. Intuitivamente, sabe-se que a fome inibe o sono, assim como a plenitude ou a saciedade facilita a ocorrência de sono. Do ponto de vista evolutivo, para a sobrevivência do indivíduo e o sucesso da espécie, o sistema de homeostase energética de resposta rápida deve funcionar paralelamente ao sistema de alerta, isto é, o animal deve estar alerta de maneira otimizada para a busca calórica de forma eficiente. O sistema hipocretinas participa na manutenção da homeostase da necessidade de ingestão calórica (IC) por meio da promoção do aumento do estado de vigília.

O sistema hipocretinas se projeta nos neurônios do hipotálamo que secretam o NPY, o mais potente estimulante do apetite em animais de experimentação. Injeções intraventriculares de hipocretina em ratos têm um efeito estimulante sobre a atividade locomotora, o apetite e a IC pela liberação de NPY. A atividade do sistema hipocretinas é modulada por estímulos metabólicos representados pelos hormônios leptina e ghrelina e pela glicose plasmática. A leptina inibe as células produtoras de hipocretina, e a hipoleptinemia estimula o sistema hipocretinas. Os neurônios hipocretinas são altamente sensíveis ao nível de glicose plasmática (glicemia baixa determina estimulação do sistema hipocretinas e glicemia alta promove atuação inibitória). Elevação da leptina e da glicemia inibe o sistema hipocretinas e, consequentemente, impede a liberação de NPY, inibindo, assim, o apetite e a busca calórica imediata. O polipeptídeo insulinotrópico dependente de glicose (GIP), a ghrelina e a hipoglicemia estimulam o sistema hipocretinas. A privação calórica reduz a glicemia e a leptina, estimulando reflexamente a secreção de hipocretinas e, consequentemente, a atividade locomotora e os comportamentos alimentares a curto prazo. O sistema hipocretinas é mais sensível a mudanças agudas da disponibilidade energética periférica (glicemia) do que ao nível de estoques endógenos de energia (massa adiposa).

Esses mecanismos homeostáticos citados se integram ao estado de vigília e à busca calórica. Em outras palavras, a privação calórica estimula o sistema hipocretinas, que promove um estado ideal de vigília até que as necessidades calóricas estejam adequadamente preenchidas, permitindo que o animal permaneça alerta de maneira contínua durante o processo de busca e de alimentação.

Bibliografia

Allison K. Cognitive-behavioral therapy manual for night eating syndrome. In: Lundgren J, Allison K, Stunkard A, editors. Night eating syndrome: research, assessment, and treatment. New York: Guilford Press; 2012. p. 246-65.

Allison KC, Lundgren JD, O'Reardon JP, et al. The Night Eating Questionnaire (NEQ): psychometric properties of a measure of severity of the night eating syndrome. Eat Behav. 2008;9:62-72.

Allison KC, Tarves EP. Treatment of night eating syndrome. Psychiatr Clin North Am. 2011;34(4):785-96.

American Academy of Sleep Medicine. International Classification of Sleep Disorders. 3. ed. Darien, IL: AASM; 2014.

American Psychiatric Association: Diagnostic and statistical manual of mental disorders. 5. ed. Arlington, VA: American Psychiatric Association; 2013.

Aston-Jones G, Smith RJ, Moorman DE, Richardson KA. Role of lateral hypothalamic orexin neurons in reward processing and addiction. Neuropharmacology. 2009;56(Suppl. 1):112-21.

Birketvedt GS, Florhomen J, Sundsfjord J, et al. Behavioral and neuroendocrine characteristics of the Night Eating Syndrome. JAMA. 1999;282:657-63.

Echeverri B, Kozak AT, Gildner DJ, et al. Night eating syndrome subtypes: differences in binge eating and food addiction symptoms. Eat Weight Disord 2023;28(1):3.

Gluck ME, Venti CA, Salbe AD, Krakoff J. Night-time eating: commonly observed and related to weight gain in an inpatient food intake study. Am J Clin Nutr. 2008;88(4):900-5.

Ho T, Jimenez A, Sanchez I, et al. Sleep-related eating disorder associated with zolpidem: cases compiled from a literature review. Sleep Med X. 2020;2:100019.

Howell MJ, Schenck CH. Treatment of nocturnal eating disorders. Curr Treat Options Neurol. 2009b;11(5):333-9.

Howell MJ, Schenck CH, Crow SJ. A review of night-time eating disorders. Sleep Med Rev. 2009a;13(1):23-34.

Kaur H, Jahngir M, Siddiqui JH. Sleep-related eating disorder in a patient with Parkinson's disease. Cureus. 2018;10(9):e3345.

Latzer Y, Yutal AE, Givon M, et al. Dietary patterns of patients with binge eating disorders with and without night eating. Eat Weight Disord. 2020;25(2):321-8.

Lavery ME, Frum-Vassallo D. An updated review of night eating syndrome: an under-represented eating disorder. Curr Obes Rep. 2022;11(4):395-404.

Lipford MC, Auger RR. Sleep-related eating disorder. Sleep Med Clin. 2024;19(1):55-61.

Manni R, Ratti MT, Tartara A. Nocturnal eating: prevalence and features in 120 insomniac referrals. Sleep. 1997;20(9):734-8.

Marshall HM, Allison KC, O'Reardon JP, et al. Night eating syndrome among nonobese persons. Int J Eat Disord. 2004;35:217-22.

McCuen-Wurst C, Ruggieri M, Allison KC. Disordered eating and obesity: associations between binge-eating disorder, night-eating syndrome, and weight-related comorbidities. Ann N Y Acad Sci. 2018;1411(1):96-105.

Milano W, De Rosa M, Milano L, et al. Successful treatment with agomelatine in NES: a series of five cases. Open Neurol J. 2013;7:32-7.

Muscatello MRA, Torre G, Celebre L, et al. 'In the night kitchen': A scoping review on the night eating syndrome. Aust N Z J Psychiatry. 2022;56(2):120-36.

Napolitano MA, Head S, Babyak MA, Blumenthal JA. Binge eating disorder and night eating syndrome: psychological and behavioral characteristics. Int J Eat Disord. 2001;30:193-203.

O'Reardon JP, Peshek A, Allison KC. Night eating syndrome – diagnosis, epidemiology and management. CNS Drugs. 2005;19(12):997-1008.

O'Reardon JP, Stunkard AJ, Allison KC. A clinical trial of sertraline in the treatment of the night eating syndrome. Int J Eat Disord. 2004;35:16-26.

Rand CS, MacGregor AM, Stunkard AJ. The night eating syndrome in the general population and among postoperative obesity surgery patients. Int J Eat Disord. 1997;22:65-9.

Rosenhagen MC, Uhr M, Schüssler P, Steiger A. Elevated plasma ghrelin levels in night-eating syndrome. Am J Psychiatry. 2005;162(4):813.

Salman EJ, Kabir R. Night eating syndrome. In: StatPearls [Internet]. Treasure Island (FL): StatPearls Publishing; 2024.

Schenck C, Hurwitz T, Bundlie S, Mahowald M. Sleep-related eating disorder: polysomnographic correlates of a heterogeneous syndrome distinct from daytime eating disorders. Sleep. 1991;14:419-31.

Schenck CH. A study of circadian eating and sleeping patterns in night eating syndrome (NES) points the way to future studies on NES and sleep-related eating disorder. Sleep Med. 2006;7(8):653-6.

Schenck CH, Connoy DA, Castellanos M, et al. Zolpidem-induced sleep related eating disorder (SRED) in 19 patients. Sleep. 2005;28:295.

Schenck CH, Hurwitz TD, O'Connor KA, Mahowald MW. Additional categories of sleep-related eating disorders and the current status of treatment. Sleep. 1993;16(5):457-66.

Schenck CH, Mahowald MW. Review of nocturnal sleep-related eating disorders. Int J Eat Disord. 1994;15:343-56.

Striegel-Moore RH, Franko DL, Thompson D, et al. Night eating: prevalence and demographic correlates. Obesity. 2006b;14(1):139-47.

Stunkard AJ, Allison KC. Two forms of disordered eating in obesity: binge eating and night eating. Int J Obes Relat Metab Disord. 2003;27(1):1-12.

Stunkard A, Allison K, Lundgren J. Issues for DSM-V: night eating syndrome. Am J Psychiatry. 2008;165(4):424.

Stunkard A, Berkowitz R, Wadden T, et al. Binge eating disorder and the night-eating syndrome. Int J Obes Relat Metab Disord. 1996 Jan;20(1):1-6.

Stunkard AJ, Grace WJ, Wolff HG. The night-eating syndrome: a pattern of food intake among certain obese patients. Am J Med. 1955;19:78-96.

Tu C-Y, Tseng M-C M, Chang C-H. Night eating syndrome in patients with eating disorders: Is night eating syndrome distinct from bulimia nervosa? Journal of the Formosan Medical Association. 2019;118(6):1038-46.

Vander Wal JS, Gang CH, Griffing GT, Gadde KM. Escitalopram for treatment of night eating syndrome: a 12-week, randomized, placebo-controlled trial. J Clin Psychopharmacol. 2012;32(3):341-5.

Vinai P, Cardetti S, Studt S, et al. Clinical validity of the descriptor "presence of a belief that one must eat in order to get to sleep" in diagnosing the Night Eating Syndrome. Appetite. 2014;75:46-8.

Winkelman JW. Clinical and polysomnographic features of sleep related eating disorder. J Clin Psychiatry. 1998;59:14-9.

Winkelman JW. Sleep-related eating disorder and night eating syndrome: sleep disorders, eating disorders, or both? Sleep. 2006;29(7):876-7.

Winkelman JW. Treatment of nocturnal eating syndrome and sleep-related eating disorder with topiramate. Sleep Med. 2003;4:243-6.

Winkelman JW, Herzog D, Fava M. The prevalence of sleep-related eating disorders in psychiatric and non-psychiatric populations. Psychological Med. 1999;29:1461-6.

Yoshida J, Eguchi E, Nagaoka K, et al. Association of night eating habits with metabolic syndrome and its components: a longitudinal study. BMC Public Health. 2018;18(1):1366.

Zapp AA, Fischer EC, Deuschle M. The effect of agomelatine and melatonin on sleep-related eating: a case report. J Med Case Rep. 2017;11:275.

55 | Transtornos Alimentares e Obesidade

Carlos Eduardo Ferreira de Moraes ■ Carla Mourilhe ■
Walter S. Gonçalves ■ José Carlos Appolinario

Introdução

Os transtornos alimentares (TA) são condições psiquiátricas que afetam gravemente o comportamento alimentar e comprometem o indivíduo nos planos psicológico e somático. De acordo com as atuais classificações de transtornos mentais, o *Manual Estatístico e Diagnóstico de Transtornos Mentais*, 5ª edição, texto revisado (DSM-5-TR), e a 11ª Classificação Internacional de Doenças (CID-11), há três categorias diagnósticas principais: a anorexia nervosa (AN), a bulimia nervosa (BN) e o transtorno da compulsão alimentar (TCA). Já as demais formas de alterações do comportamento alimentar que não preenchem critérios específicos para os diagnósticos formais de AN, BN ou TCA podem ser manifestações parciais ou leves de TA, classificando-se como Outros Transtornos de Alimentação e Alimentares Específicos e Inespecíficos (OTAAEI), como os quadros de AN, BN e TCA subliminares e a síndrome do comer noturno (SCN). Neste capítulo, serão incluídas também algumas formas alteradas de alimentação e que têm sido foco de atenção na literatura atualmente, como o beliscamento e a adição por comida.

Os TA mais associados à obesidade se diferenciam, entre outros fatores, pela ocorrência ou não de episódios de compulsão alimentar e métodos compensatórios inadequados. Os episódios de compulsão alimentar são definidos por duas características: (1) consumo, em um período de 2 horas, de uma quantidade de alimentos definitivamente maior do que a maioria das pessoas comeria em condições semelhantes; (2) sensação de não conseguir parar de comer ou controlar o que ou o quanto está comendo. Por sua vez, os métodos compensatórios, geralmente consequentes aos episódios de compulsão alimentar, constituem mecanismos utilizados para evitar ganho de peso, como vômitos autoinduzidos, uso abusivo de laxantes e diuréticos, prática excessiva de atividades físicas e jejum.

Em média, os TA iniciam entre o final da adolescência e o início da vida adulta, estando associados a prejuízos funcionais e na vida pessoal. Ainda, vale ressaltar que menos da metade dos indivíduos diagnosticados recebe tratamento.

A relação da obesidade com os TA é investigada há muito tempo, já que clínicos e pesquisadores têm tentado avaliar se a obesidade é ou não um TA, ou seja, se existe algo de patológico no comportamento alimentar dos indivíduos afetados. As pesquisas mostraram que, em média, os indivíduos com obesidade comem mais do que aqueles com peso normal, mas a quantidade de comida consumida é proporcional à maior massa corporal.

Entretanto, existem subgrupos de indivíduos com obesidade com padrões anormais de alimentação. Nesse contexto, um estudo comparou as prevalências de obesidade e TA na população australiana entre 1995 e 2005. Nesse período, o aumento na prevalência de obesidade associada a TA foi maior do que o aumento observado em cada uma dessas condições, isoladamente.

Anorexia nervosa

Caracteriza-se pela restrição do consumo energético, pelo medo intenso de ganhar peso ou de tornar-se gordo e pela distorção da imagem corporal, comportamentos mantidos pelos indivíduos com AN mesmo quando o seu peso corporal é inferior ao recomendado para as respectivas idade, nível de atividade física e desenvolvimento. O paciente com AN pode apresentar um padrão restritivo, no qual não há episódios de compulsão alimentar e/ou purgação, ou um padrão caracterizado por restrição alimentar associada a episódios de compulsão e métodos compensatórios de controle de peso (Tabela 55.1). Nas mulheres, a amenorreia geralmente decorre da perda de peso, embora, em algumas pacientes, possa preceder a perda de peso ou permanecer mesmo após a adequação do peso corporal. Portanto, após grande discussão acerca

Tabela 55.1 Anorexia nervosa: critérios diagnósticos sugeridos pelo DSM-5-TR.

A. Restrição da ingestão energética, levando a um peso corporal significativamente baixo em relação a idade, sexo, desenvolvimento e saúde física (o peso significativamente baixo é definido como pesar menos do que o minimamente aceitável ou, para crianças e adolescentes, menos do que o mínimo esperado)

B. Medo intenso de ganhar peso ou tornar-se gordo, ou comportamento persistente que interfere no ganho de peso, mesmo quando o peso é significativamente baixo

C. Perturbação na maneira como o peso ou a forma do corpo é vivenciado. Autoavaliação indevidamente influenciada pelo peso ou pela forma corporal, ou persistente falta de reconhecimento da gravidade do baixo peso corporal atual

Subtipos:

- Restritivo: nos últimos 3 meses, o indivíduo não apresentou episódios de compulsão alimentar ou purgação. A perda de peso é acompanhada por restrição alimentar, jejum e/ou atividade física excessiva
- Compulsão/purgação: nos últimos 3 meses, o indivíduo apresentou episódios de compulsão alimentar ou purgação

Fonte: American Psychiatric Association, 2023.

de sua utilidade diagnóstica, a ocorrência de amenorreia deixou de integrar os critérios diagnósticos da AN no DSM-5. A prevalência da AN varia entre 0,6 e 1,2%, sendo mais comum em mulheres.

Apesar de estar no polo oposto à obesidade, a busca intensa por emagrecimento pode levar ao desenvolvimento de AN. Em um estudo com adolescentes norte-americanos que buscavam tratamento para AN ou outro TA restritivo, Lebow et al., em 2015, observaram que 36,1% tinham histórico de sobrepeso ou obesidade, e que obesidade prévia esteve associada a perda de peso mais intensa e maior duração da AN. Por fim, eles ressaltaram que a identificação da AN nesses pacientes pode ser tardia, o que prejudica o prognóstico desse TA.

A AN deve ser tratada por uma equipe interdisciplinar, considerando o tempo de doença, a intensidade da perda de peso, a presença de comorbidades clínicas e psiquiátricas e o contexto psicossocial, com o objetivo principal de reabilitar o peso corporal saudável. Adicionalmente, deve-se buscar a melhora das funções cognitivas e do comportamento alimentar, além do tratamento das comorbidades clínicas e psiquiátricas.

A psicoterapia é considerada o tratamento de escolha para AN, sendo a modalidade terapia cognitivo-comportamental (TCC) altamente recomendada no caso de pacientes adultos, já que aborda aspectos como consciência da gravidade do TA, melhoria do padrão alimentar e preocupação com peso e forma corporais. Entretanto, para adolescentes, a terapia de família parece ser mais efetiva na melhora de parâmetros físicos e psicológicos.

A abordagem nutricional deve objetivar inicialmente um consumo de 30 a 40 kcal/kg/dia, podendo atingir cerca de 70 a 100 kcal/kg/dia em alguns pacientes. Deve-se atentar ao risco para ocorrência de síndrome da realimentação, sobretudo nos pacientes com peso inferior a 70% do seu peso ideal; nesse sentido, a realimentação deve ocorrer de maneira cautelosa, com monitoramento rigoroso dos eletrólitos (fósforo, magnésio e potássio).

Em relação ao tratamento farmacológico, não há evidências robustas para o uso da maioria dos agentes ou das classes de medicamentos.

Bulimia nervosa

Caracteriza-se pela ocorrência de pelo menos um episódio por semana de compulsão alimentar seguido de métodos compensatórios inadequados de controle de peso nos últimos 3 meses. Adicionalmente, esses pacientes mantêm autoavaliação negativamente influenciada pelo peso e pela forma corporais (Tabela 55.2). A prevalência de BN pode variar de acordo com a metodologia

Tabela 55.2 Bulimia nervosa: critérios diagnósticos sugeridos pelo DSM-5-TR.

A. Episódios de compulsão alimentar recorrentes
B. Comportamentos compensatórios inadequados recorrentes com o objetivo de evitar o ganho de peso (p. ex., vômitos autoinduzidos, uso indevido de laxantes, diuréticos ou outras medicações; jejum; ou atividade física excessiva)
C. Tanto os episódios de compulsão alimentar quanto os comportamentos compensatórios inadequados ocorrem, em média, 1 vez/semana nos últimos 3 meses
D. Autoavaliação indevidamente influenciada pelo peso e pela forma corporal
E. O distúrbio não ocorre exclusivamente durante os episódios de AN

AN: anorexia nervosa. Fonte: American Psychiatric Association, 2023.

do estudo, em geral oscilando entre 0,6 e 1,5%. No Brasil, Kessler et al., em um estudo com amostra representativa da cidade de São Paulo, estimaram prevalência semelhante no período de 1 ano (0,9%), embora as taxas de prevalência ao longo da vida tenham sido superiores, chegando a 2%. Já na cidade do Rio de Janeiro, Appolinario et al. avaliaram uma amostra representativa de 2.297 adultos e estimaram uma prevalência de 0,7% no período de 3 meses. Ao estratificar por sexo, observa-se que, assim como a AN, o diagnóstico de BN é mais comum nas mulheres em relação aos homens.

A BN está associada a prejuízos funcionais e comorbidades como a obesidade, considerada um fator de risco para o seu desenvolvimento. Um estudo que comparou pacientes com diagnóstico de BN com e sem obesidade prévia observou que o grupo de pacientes bulímicos com histórico de obesidade apresentava os sintomas bulímicos e iniciava o tratamento mais tardiamente em comparação àqueles com peso saudável. Adicionalmente, os pacientes com obesidade e BN eram mais insatisfeitos com o peso corporal e tinham mais medo de engordar. Em outro estudo que comparou a relação entre excesso de peso e BN, Mitchell et al. observaram que o grupo de indivíduos com obesidade e BN apresentava maior frequência de uso abusivo de laxantes, automutilação e tentativas de suicídio.

O tratamento da BN deve objetivar a redução e, se possível, a eliminação dos episódios de compulsão alimentar e métodos compensatórios, o tratamento de complicações físicas e comorbidades psiquiátricas, o restabelecimento de comportamento alimentar saudável e equilibrado, o envolvimento familiar e a prevenção de recaídas. Em uma revisão sistemática sobre diferentes tipos de tratamento para BN, em que Slade et al. identificaram 21 estudos com 1.828 pacientes, as análises sugeriram que a TCC (específica para TA) constituiu a abordagem mais efetiva para atingir a remissão dos sintomas. Em relação à farmacoterapia, estudos indicam efeitos leves a moderados na remissão dos sintomas; contudo, deve-se levar em conta os efeitos adversos e as contraindicações. A fluoxetina é considerada a medicação mais segura para tratamento de BN. Entretanto, outros agentes como topiramato e naltrexona também se mostram efetivos, de acordo com as variáveis analisadas nos estudos. Por fim, a abordagem nutricional deve enfatizar a estruturação de um plano alimentar adequado e com variedade de alimentos, reduzindo a restrição alimentar, os episódios de compulsão e a purgação.

Transtorno da compulsão alimentar

Como descrito originalmente por Stunkard et al. e agora definido no capítulo de TA do DSM-5, pacientes com TCA experimentam episódios de compulsão alimentar recorrentes (pelo menos 1 vez/semana) que não são seguidos por qualquer comportamento compensatório não apropriado. A compulsão alimentar também é acompanhada por comportamentos característicos de perda de controle e sentimentos de angústia subjetiva, incluindo vergonha, nojo e/ou culpa (Tabela 55.3). O TCA é o TA mais comum na população: estimativas de prevalência indicam que 2 a 3% dos adultos em amostras comunitárias sofrem desse transtorno. Em um estudo com amostra representativa dos habitantes da cidade de São Paulo (SP), Kessler et al., em 2013, estimaram a prevalência de 1,8% nos últimos 12 meses, embora, ao ser avaliada a presença do diagnóstico de TCA ao longo da vida, esse

Tabela 55.3 Transtorno da compulsão alimentar: critérios diagnósticos sugeridos pelo DSM-5-TR.

A. Episódios recorrentes de compulsão alimentar (excesso alimentar + perda de controle)

B. Comportamentos associados à compulsão alimentar (pelo menos três):
1. Comer rapidamente
2. Comer até sentir-se cheio
3. Comer grandes quantidades de comida mesmo sem estar com fome
4. Comer sozinho por vergonha pela quantidade de comida
5. Sentir repulsa por si mesmo, depressão ou demasiada culpa após a compulsão

C. Acentuada angústia pela compulsão alimentar

D. Frequência e duração da compulsão alimentar: média de 1 episódio/semana nos últimos 3 meses

E. Não se utiliza de métodos compensatórios inadequados (p. ex., purgação). Não ocorre exclusivamente durante o curso da BN ou AN

AN: anorexia nervosa; BN: bulimia nervosa. Fonte: *American Psychiatric Association*, 2023.

número tenha chegado a quase 5% da população. Em outro estudo epidemiológico realizado no Brasil, Appolinario et al. estimaram uma prevalência de 1,4% nos últimos 3 meses em uma amostra representativa dos habitantes da cidade do Rio de Janeiro (RJ). Entre os pacientes com IMC ≥ 30 kg/m² que procuram tratamento clínico para obesidade, os índices de prevalência são, em geral, maiores. Especificamente nesse grupo de indivíduos, Palavras et al., em uma revisão sistemática de estudos sobre TCA na população latino-americana, observaram que a prevalência variou entre 16 e 51,6%. O diagnóstico de TCA é mais frequente nas mulheres; no entanto, a proporção de homens com TCA é maior em comparação a AN e BN.

A descrição dessa síndrome surgiu pela necessidade de se discriminarem indivíduos com obesidade com compulsão daqueles sem compulsão alimentar e dos bulímicos. Spitzer et al., em 1992, delinearam critérios diagnósticos para o TCA e realizaram um estudo multicêntrico para avaliar essa nova proposta diagnóstica, cujas discussões dos critérios sugeridos envolvem alguns tópicos semelhantes aos da BN.

Na base do diagnóstico de TCA, estão os episódios recorrentes de compulsão alimentar, que, como já referido, envolvem duas características principais: o excesso alimentar (para o tempo de duração da ingestão) e a perda de controle. Também se discute aqui a necessidade da presença do excesso alimentar, uma vez que alguns autores acreditam que não há associação entre a quantidade de alimentos ingeridos e a gravidade do TCA. No Brasil, Siqueira et al., em 2004, avaliaram a relação entre obesidade e compulsão alimentar em uma amostra não clínica de 2.858 indivíduos que participaram de um rastreamento de sobrepeso e obesidade em *shopping centers* de cinco cidades brasileiras. Os autores encontraram uma prevalência de 1,4% em homens e de 3,9% em mulheres de peso normal, enquanto, entre os indivíduos com sobrepeso ou obesidade, as prevalências foram de 6,5% nos homens e de 5,5% entre as mulheres.

Estudos iniciais sobre componentes comportamentais do TCA indicaram que as pessoas cuja forma de alimentação é compulsiva ingeriam significativamente mais comida do que as com obesidade, mas sem o transtorno, tanto quando instruídas a comer compulsivamente quanto normalmente. Além disso, pacientes com TCA relatam um início mais precoce da obesidade e um percentual maior de sua vida gasto com dietas do que os

pacientes com obesidade não portadores de TCA. Em termos de componentes psicológicos do transtorno, os pacientes com TCA têm autoestima mais baixa e se preocupam mais com o peso e a forma física em relação a outros indivíduos que também apresentam sobrepeso sem sofrerem do transtorno.

O TCA tem sido estudado em indivíduos em busca de tratamento cirúrgico para obesidade, grupo no qual os índices de prevalência variam de 4,2 a 55%, de acordo com a metodologia empregada. Em uma revisão sistemática sobre os efeitos da compulsão alimentar no peso de pacientes que realizaram cirurgia bariátrica, Meany et al., em 2014, concluíram que TCA/compulsão alimentar antes ou depois da cirurgia resulta em menor perda e/ou maior reganho de peso pós-cirúrgico. Adicionalmente, o diagnóstico de TCA pode constituir um fator de risco para comorbidades clínicas em pessoas com obesidade grave que buscam tratamento cirúrgico. Desse modo, ressalta-se a importância do diagnóstico precoce do TCA e de orientações preventivas a esses pacientes.

O TCA parece representar uma condição complexa com vários possíveis fatores etiológicos e mecanismos de manutenção, possibilitando diversos tipos de intervenções terapêuticas, por exemplo, orientação nutricional, diferentes modelos de psicoterapia de grupo ou individual e prescrição de psicofármacos.

Idealmente, o tratamento do TCA deve abordar três tipos de dificuldades:

- Compulsão alimentar (componente comportamental)
- Demais sintomas psicopatológicos específicos e associados ao TCA (componente subjetivo)
- Excesso de peso (componente somático).

Entretanto, as diferentes abordagens terapêuticas avaliadas em ensaios clínicos enfatizam uma ou mais das esferas citadas. A orientação nutricional objetiva a redução da frequência dos episódios de compulsão alimentar, bem como a perda de peso. Por sua vez, a maior parte dos estudos envolvendo psicoterapia considera a redução da compulsão alimentar e dos sintomas psicopatológicos associados às medidas de desfecho primário, sendo a perda de peso um desfecho secundário. Por último, as abordagens farmacológicas enfocaram tanto a perda de peso quanto a redução da compulsão alimentar.

Em relação à abordagem psicológica, a TCC tem sido considerada o tratamento de primeira escolha para TCA. Sua eficácia é demonstrada principalmente por meio da redução da frequência de episódios de compulsão alimentar. Ainda, observam-se efeitos positivos da TCC em relação a aspectos psicopatológicos, como preocupação com alimentação, peso e forma corporais.

Com relação ao tratamento farmacológico do TCA, a lisdexanfetamina é o único medicamento aprovado para uso em pacientes adultos, demonstrando eficácia na redução da frequência de episódios de compulsão alimentar e do peso corporal. Entretanto, outras classes de psicofármacos, como os antidepressivos e os antiepilépticos, têm sido utilizadas na prática clínica. Em relação aos antidepressivos, a fluoxetina e a bupropiona apresentam boa resposta na melhora da compulsão alimentar, ainda que não apresentem efetividade quanto à perda de peso. A sibutramina é uma medicação para tratamento da obesidade, que pode melhorar a compulsão. Já quanto ao uso de antiepilépticos, destaca-se o topiramato, que apresenta boa resposta com relação à perda de peso e à sintomatologia do TCA, embora a tolerabilidade e a aceitação de seu uso sejam comprometidas pelos efeitos adversos neurocognitivos em alguns pacientes.

Síndrome do comer noturno

O conceito de SCN foi originalmente elaborado por Stunkard et al., em 1955, como um transtorno com três componentes principais:

- Anorexia matutina
- Hiperfagia vespertina ou noturna (quando plenamente consciente)
- Insônia.

A SCN foi descrita inicialmente por esses autores como uma resposta especial a um estresse circadiano que surgia primariamente em indivíduos com obesidade. A SCN se caracteriza por episódios recorrentes de comer à noite, situação descrita como comer excessivamente após a hora do jantar (hiperfagia noturna) ou após o despertar do sono (ingestões noturnas). Os trabalhos mais recentes sobre a SCN concentraram-se no refinamento das suas características diagnósticas, influenciando os manuais diagnósticos. Segundo o DSM-5-TR, a SCN é caracterizada por hiperfagia noturna, isso é, o consumo de pelo menos 25% das kcal do dia após o jantar ou dois episódios de ingestão noturna por semana. Adicionalmente, o indivíduo deve estar consciente durante o episódio. São necessárias pelo menos três das seguintes características associadas: (1) anorexia matinal, (2) vontade de comer entre o jantar e a hora de dormir, (3) insônia, (4) a crença de que é necessário comer para adormecer, (5) humor deprimido à noite. Além disso, deve haver angústia ou prejuízo funcional e os episódios devem estar presentes há pelo menos 3 meses. Por fim, os sintomas não devem ser secundários a outras condições clínicas ou psiquiátricas (Tabela 55.4).

A associação da SCN com a obesidade foi evidenciada por Kucukgoncu et al., em 2015, que observaram maior prevalência desse transtorno em indivíduos com obesidade. Além disso, comer à noite está associado a ganho de peso e pode preceder a obesidade. Os resultados encontrados por McCuen-Wurst et al. em um estudo de revisão demonstraram que, entre as pessoas diagnosticadas com TCA e SCN, 5 a 15% apresentam obesidade e ambos os transtornos estão relacionados com comorbidades clínicas, como síndrome metabólica e diabetes. As estimativas atuais apontam que 1,5% da população norte-americana sofre de SCN, ainda que esse percentual cresça acentuadamente entre pessoas em tratamento nas clínicas para obesidade (10%) e entre pacientes submetidos à cirurgia bariátrica (27%). Aproximadamente 15% das pessoas que se identificam como portadoras de compulsão alimentar têm SCN, em comparação a 20% daquelas que sofrem de TCA.

Tabela 55.4 Síndrome do comer noturno: critérios diagnósticos sugeridos pela DSM-5-TR.

A. Hiperfagia noturna ($\geq$ 25% das kcal e/ou $\geq$ 2 episódios/semana)
B. Ter ciência da ingestão alimentar durante os episódios
C. Pelo menos três das seguintes características associadas
   1. Anorexia matinal
   2. Vontade de comer entre o jantar e a hora de dormir
   3. Insônia
   4. Crença de que é necessário comer para adormecer
   5. Humor deprimido à noite
D. Angústia ou prejuízo funcional diário
E. Os episódios estão presentes há mais de 3 meses
F. Os sintomas não devem ser secundários a outros transtornos alimentares, comorbidades psiquiátricas ou doenças metabólicas

Fonte: American Psychiatric Association, 2023.

Um estudo comparou o padrão alimentar, a alimentação desordenada, as características relacionadas com os TA e os sintomas depressivos em indivíduos com SCN, TCA e obesidade sem TCA ou SCN. Os achados indicaram que os participantes diagnosticados com SCN consumiam menos refeições durante o dia e mais durante a noite. Por sua vez, os indivíduos com TCA reportavam mais episódios de compulsão alimentar, exagero alimentar, desinibição (a tendência a perder o controle da alimentação em situações instigantes), preocupação com peso e forma corporais. Os autores concluíram que a SCN representa um constructo distinto do TCA, com diferenças marcantes em relação às características psicológicas e ao padrão alimentar.

O tratamento da SCN ainda está em fase inicial de avaliação. Entretanto, como qualquer outro TA, o tratamento bem-sucedido da SCN exige, em geral, uma combinação de intervenções que possam considerar as variáveis relacionadas com a síndrome. Assim, alteração do estilo de vida como exercícios físicos regulares, psicoeducação associada a aconselhamento nutricional, além de técnicas voltadas a relaxamento muscular parecem constituir uma boa abordagem acompanhada de intervenções farmacológicas. Sertralina e escitalopram se mostraram eficazes em estudos clínicos.

Beliscamento

O beliscamento é um comportamento alimentar alterado que tem sido relatado com frequência na literatura desde a década de 1990. No entanto, apenas em 2014 foi proposta uma definição consensual sobre os critérios diagnósticos para avaliá-lo. Conceição et al., em 2014, conceituaram o beliscamento como o consumo de pequenas quantidades de alimentos, fora das refeições ou lanches, de modo repetitivo e não planejado. Adicionalmente, foram descritos dois subtipos de beliscamento: o beliscamento não compulsivo, caracterizado por comer de forma distraída, e o beliscamento compulsivo, no qual existe uma sensação de perda de controle ao beliscar.

Poucos estudos avaliaram a prevalência de beliscamento em amostras representativas da população. No Brasil, Spirou et al., em 2023, estimaram uma prevalência de 30% de beliscamento não compulsivo e 10% de beliscamento compulsivo nos últimos 3 meses, entre os habitantes da cidade do Rio de Janeiro (RJ). Por sua vez, estudos clínicos indicam que o beliscamento é um comportamento frequente em grupos de indivíduos com obesidade, sobretudo em pacientes com TA ou em busca de tratamento para obesidade. Em uma revisão sistemática com 32 estudos, Heriseanu et al., em 2017, identificaram a prevalência de beliscamento em 23% dos indivíduos com obesidade em amostras comunitárias. Especificamente em relação a pacientes com obesidade em busca de tratamento para perda de peso, as prevalências encontradas foram de 42% (pré-tratamento) e 34% (pós-tratamento). No entanto, os autores discutem o viés que pode ter sido causado pela seleção de estudos realizados com amostras de pessoas com obesidade buscando tratamento para perda de peso. Nesse grupo, estima-se prevalência de 30% de TCA, um TA cujo beliscamento tem sido associado como um fenômeno alimentar frequente. Portanto, como os referidos estudos foram realizados com amostras de indivíduos com e sem TCA, as prevalências de beliscamento nesses grupos podem ter sido superestimadas.

Outra revisão sistemática demonstrou que a ocorrência de beliscamento impacta negativamente a perda de peso de pacientes após a realização de cirurgia bariátrica, com achados mais consistentes quando o fenômeno ocorre pós-cirurgia. Em relação

Parte 4 ▪ Efeitos da Obesidade em Órgãos e Sistemas

aos TA, esse fenômeno alimentar é prevalente principalmente no TCA (68%), como citado anteriormente; entretanto, também é frequente em indivíduos com BN (58%) e AN (34%).

A prevalência e o impacto do beliscamento em indivíduos com obesidade, com ou sem TA, sobretudo naqueles que realizam cirurgia bariátrica, sinalizam a importância da identificação, do acompanhamento e do tratamento desse comportamento alimentar.

Adição por comida

O conceito de adição por comida foi inicialmente descrito por Randolph, que identificou mecanismos semelhantes aos da adição por bebidas alcoólicas. Acredita-se que o consumo alimentar pode alterar o circuito de recompensas de forma similar às drogas de adição. O circuito de recompensas está relacionado com a ingestão alimentar. De fato, ele é influenciado pelo consumo de alimentos e pela obesidade induzida pela dieta; no entanto, não são todos os alimentos que estão associados a comportamentos aditivos. Os alimentos processados (ricos em açúcar, gorduras e sal) apresentam características semelhantes às de substâncias de abuso, como rápida absorção, e parecem estar associados à adição por comida. Em 2009, após estudos evidenciarem ainda mais essas semelhanças, Gearhardt et al. desenvolveram a *Yale Food Addiction Scale* (YFAS), considerada uma ferramenta confiável e válida para identificar comportamentos alimentares aditivos, sendo adaptada e validada para uso na população brasileira. Desde então, muitos estudos passaram a utilizar a alta pontuação na YFAS como ponto de corte para a identificação da adição por comida.

Embora não seja considerada formalmente um transtorno psiquiátrico pelo DSM-5, a adição por comida tem sido estudada em amostras clínicas e populacionais, associada a obesidade e TA. Em uma revisão sistemática de estudos que avaliaram prevalências de adição por comida em adultos, Pursey et al. identificaram a presença desse fenômeno alimentar em 19,9% da população geral. Os autores também relataram que as prevalências eram maiores em indivíduos com sobrepeso/obesidade, mulheres e maiores de 35 anos. Em um estudo que avaliou a associação entre adição por comida, índice de massa corporal (IMC), BN e TCA, Gearhardt et al. identificaram que, entre os participantes com BN, 83,6% também apresentavam critérios diagnósticos de adição por comida, além de graus mais elevados de psicopatologia alimentar (comportamento alimentar desordenado, início precoce de dietas, tempo gasto com dietas e existência de episódios de compulsão alimentar subjetivos). Vale ressaltar que esse foi o primeiro estudo a avaliar a associação entre BN e adição por comida. Em relação ao TCA, 47% dos participantes diagnosticados com esse TA também apresentavam os critérios diagnósticos para adição por comida. O referido estudo identificou que a presença de adição por comida esteve relacionada com sobrepeso/obesidade. Os indivíduos que apresentavam os critérios para tal comportamento alimentar alterado, sem BN ou TCA, tinham IMC – atual e ao longo da vida – mais elevado que o dos participantes diagnosticados somente com BN ou TCA e o grupo controle.

A adição por comida tem sido estudada também na população brasileira, como no estudo publicado Nunes-Neto et al., em 2018, realizado com uma amostra não clínica composta por 7.639 participantes, que identificou que a prevalência de adição por comida foi de 4,3% e mais comum em mulheres. Adicionalmente, os autores observaram que esse fenômeno alimentar esteve associado à redução na qualidade de vida dos participantes. Em outro estudo, realizado com uma amostra representativa dos habitantes da cidade do Rio de Janeiro (RJ), a prevalência de adição por comida foi de 2,8%. Além disso, os autores encontram associações positivas com o IMC e comorbidades psiquiátricas e clínicas.

Não há modelos específicos e bem estabelecidos para o tratamento da adição por comida. Alguns autores sugerem abordagens relacionadas com outras formas de adição, como o "Método dos 12 passos" e a redução da exposição a alimentos "gatilho", como os alimentos processados. Entretanto, deve-se ter em mente que essas abordagens vão na direção contrária dos conceitos de tratamento relacionados com os TA, que recomendam consumo moderado de todos os grupos alimentares, evitando o rótulo de alimento "bom" ou "ruim". Portanto, deve-se buscar um tratamento interdisciplinar e individualizado. Embora sejam necessários estudos adicionais, abordagens como TCC, entrevista motivacional, terapia familiar e farmacoterapia representam formas de tratamento bem estabelecidas de outras formas de adição e TA, podendo ser utilizadas no tratamento da adição por comida. Adicionalmente, reduções do consumo de alimentos aditivos e de comportamentos, como a compulsão alimentar, podem se tornar necessárias.

Comorbidades psiquiátricas dos transtornos alimentares

Nos TA, há um alto índice de comorbidades psiquiátricas. Kessler et al., em um estudo com amostras representativas de 14 países (incluindo o Brasil), observaram que indivíduos que em algum momento da vida receberam diagnóstico de BN ou TCA também apresentaram comorbidades psiquiátricas, sobretudo depressão, transtorno bipolar e ansiedade. Ademais, os autores verificaram associação significativa entre o diagnóstico de TA e alterações comportamentais e abuso de substâncias. Especificamente no contexto da obesidade, o TCA é um marcador de maior risco para outros transtornos psiquiátricos, como depressão, pânico e dependência de álcool.

O TCA é um fenótipo diferenciado dentro do espectro da obesidade, caracterizando-se por um grau mais elevado de impulsividade. Estudos comparando indivíduos que apresentam obesidade, com e sem TCA observaram que esses dois grupos apresentam diferenças quanto à impulsividade relacionada com a alimentação. Os indivíduos com obesidade e TCA apresentaram maior sensibilidade às recompensas e maior tendência a comportamentos desinibidos, sem preocupação com possíveis consequências.

Em relação a outras formas alteradas de comer, uma revisão sistemática recente demonstrou que a SCN está associada a ansiedade e depressão. Adicionalmente, a maioria dos estudos sobre comorbidades psiquiátricas e beliscamento indica associações positivas com ansiedade, depressão e impulsividade. Por sua vez, a adição por comida também está associada a comorbidades psiquiátricas. Em um estudo com pacientes com sobrepeso e obesidade em busca de tratamento para perda de peso, Imperatori et al. observaram que indivíduos com adição por comida, e que também apresentam compulsão alimentar, têm graus mais elevados de depressão e ansiedade.

Tratamento interdisciplinar

Os TA e as outras formas alteradas de comer compreendem condições complexas, que comprometem a saúde física e mental dos pacientes, capazes de se associar à obesidade. Nesse sentido, o tratamento deve ser interdisciplinar, com uma equipe de profissionais composta por psiquiatras, psicólogos, nutricionistas, endocrinologistas, clínicos gerais e professores de educação física. As abordagens devem ser colaborativas e baseadas em evidências, como anteriormente citado de modo mais detalhado no capítulo.

Considerações finais

Apesar de a obesidade não ser considerada um TA propriamente dito nas classificações atuais de doenças, há determinadas formas de alterações do comportamento alimentar, como os TA, a SCN, o beliscamento e a adição por comida, que parecem estar mais frequentemente associadas a alterações do peso corporal. Assim, o diagnóstico e o acompanhamento representam componentes fundamentais na avaliação e no tratamento abrangentes da obesidade nesses casos.

Bibliografia

Adami GF, Scopinaro N. Binge eating in massively obese patients undergoing bariatric surgery. Int J Eat Disord. 1995;17(1):45-50.

Allison KC, Grilo CM, Masheb RM, Stunkard AJ. Binge eating disorder and night eating syndrome: a comparative study of disordered eating. J Consult Clin Psychol. 2005;73(6):1107-15.

Allison KC, Lundgren JD, Moore RH, et al. Cognitive behavior therapy for night eating syndrome: A pilot study. Am J Psychother. 2010;6(1):91-106.

Allison KC, Studt SK, Berkowitz RI, et al. An open-label efficacy trial of escitalopram for night eating syndrome. Eat Behav. 2013;14:199-203.

Allison KC, Wadden TA, Sarwer DB, et al. Night eating syndrome and binge eating disorder among persons seeking bariatric surgery: Prevalence and related features. Obesity (Silver Spring). 2006;14(Suppl. 2):77S-82S.

American Psychiatry Association. Manual diagnóstico e estatístico de transtornos mentais: DSM-5-TR. 5. ed. rev. Porto Alegre: Artmed; 2023.

American Psychiatric Association. Treatment of patients with eating disorders, third edition. Am J Psychiatr. 2006;163:4-54.

Appolinario JC, Sichieri R, Lopes CS, et al. Correlates and impact of DSM-5 binge eating disorder, bulimia nervosa and recurrent binge eating: a representative population survey in a middle-income country. Soc Psychiatry Psychiatr Epidemiol. 2022;57(7):1491-503.

Bello NT, Yeomans BL. Safety of pharmacotherapy options for bulimia nervosa and binge eating disorder. Expert Opin Drug Saf. 2018;17(1):17-23.

Black AE, Prentice AM, Goldberg GR, et al. Measurements of total energy expenditure provide insights into the validity of dietary measurements of energy intake. J Am Diet Assoc. 1993;93(5):572-9.

Brewerton TD. Food addiction as a proxy for eating disorder and obesity severity, trauma history, PTSD symptoms, and comorbidity. Eat Weight Disord – Studies on Anorexia, Bulimia and Obesity. 2017;22(2):241-7.

Brownley KA, Berkman ND, Peat CM, et al. Binge-eating disorder in adults: A systematic review and meta-analysis. Ann Intern Med. 2017;165(6):409-20.

Bulik CM, Sullivan PF, Kendler KS. Medical and psychiatric morbidity in obese women with and without binge eating. Int J Eat Disord. 2002;32(1):72-8.

Conceição E, Mitchell JE, Engel SG, et al. What is "grazing"? Reviewing its definition, frequency, clinical characteristics and impact on bariatric surgery outcomes, and proposing a standardized definition. Surg Obes Relat Dis. 2014;10(5):973-82.

Cruz VL. Adição por comida: prevalência e fatores associados em um estudo de base populacional no Rio de Janeiro [Tese Doutorado]. Rio de Janeiro: Universidade do Estado do Rio de Janeiro, Instituto de Medicina Social Hesio Cordeiro; 2022.

Dahlgren CL, Wisting L, Rø Ø. Feeding and eating disorders in the DSM-5 era: a systematic review of prevalence rates in non-clinical male and female samples. J Eat Disord. 2017;5(56):1-10.

Darby A, Hay P, Mond J, Quirk F, et al. The rising prevalence of comorbid obesity and eating disorder behaviors from 1995 to 2005. Int J Eat Disord. 2009;42:104-8.

Davis C. Compulsive overeating as an addictive behavior: Overlap between food addiction and binge eating disorder. Curr Obes Rep. 2013;2:171-8.

Devlin MJ. Binge-eating disorder and obesity. A combined treatment approach. Psychiatr Clin North Am. 2001;24(2):325-35.

Fairburn CG, Cooper Z, O'Connor G. Eating disorder examination (Edition 16.0D). In: Cognitive behavior therapy and eating disorders. New York: Guilford Press; 2008.

Fairburn CG, Welch SL, Doll HA, et al. Risk factors for bulimia nervosa. Arch Gen Psychiatry. 1997;54:509-17.

Gearhardt AN, Boswell RG, White MA. The association of "food addiction" with disordered eating and body mass index. Eat Behav. 2014;15(3):427-33.

Gearhardt AN, Corbin WR, Brownell KD. Preliminary validation of the Yale Food Addiction Scale. Appetite. 2009;52:430-6.

Gearhardt AN, White MA, Masheb RM, et al. An examination of the food addiction construct in obese patients with binge eating disorder. Int J Eat Disord. 2012;45(5):657-63.

Giel KE, Teufel M, Junne F, et al. Food-related impulsivity in obesity and binge eating disorder – A systematic update of the evidence. Nutrients. 2017;9(11):1-15.

Goldfein JA, Walsh BT, LaChaussée JL, et al. Eating behavior in binge eating disorder. Int J Eat Disord. 1993;14(4):427-31.

Goldschmidt AB, Engel SG, Wonderlich SA, et al. Momentary affect surrounding loss of control and overeating in obese adults with and without binge eating disorder. Obesity (Silver Spring, Md.). 2012;20(6):1206-11.

Hay PJ. Understanding bulimia. Aust Fam Physician. 2007;36(9):708-13.

Hay P, Chinn D, Forbes D, et al. Royal Australian and New Zealand College of Psychiatrists clinical practice guidelines for the treatment of eating disorders. Aust N Z J Psychiatry. 2014;48(11):1-62.

Heriseanu AI, Hay P, Corbit L, Touyz S. Grazing in adults with obesity and eating disorders: A systematic review of associated clinical features and meta-analysis of prevalence. Clin Psychol Rev. 2017;58:16-32.

Hudson JI, Hiripi E, Pope Jr HG, Kessler RC. The prevalence and correlates of eating disorders in the National Comorbidity Survey Replication. Biol Psychiatry. 2007;61(3):348-58.

Imperatori C, Innamorati M, Contardi A, et al. The association among food addiction, binge eating severity and psychopathology in obese and overweight patients attending low-energy-diet therapy. Compr Psychiatry. 2014;55(6):1358-62.

Kessler RC, Berglund PA, Chiu WT, et al. The prevalence and correlates of binge eating. Biol Psychiatry. 2013;73:904-14.

Kessler RC, Shahly V, Hudson JI, et al. A comparative analysis of role attainment and impairment in bingeeating disorder and bulimia nervosa: Results from the WHO World Mental Health Surveys. Epidemiol Psychiatri Sci. 2014;23(1):27-41.

Kucukgoncu S, Midura M, Tek C. Optimal management of night eating syndrome: challenges and solutions. Neuropsychiatr Dis Treat. 2015;11:751-60.

Lebow J, Sim LA, Kransdorf LN. Prevalence of a history of overweight and obesity in adolescents with restrictive eating disorders. J Adolesc Health. 2015;56(1):19-24.

Leigh AS, Morris MJ. The role of reward circuitry and food addiction in the obesity epidemic: An update. Biol Psychol. 2018;131:31-42.

McCuen-Wurst C, Ruggieri M, Allison KC. Disordered eating and obesity: associations between binge-eating disorder, night-eating syndrome, and weight-related comorbidities. Ann N Y Acad Sci. 2018;1411:96-105.

McElroy SL, Crow S, Blom TJ, et al. Prevalence and correlates of DSM-5 eating disorders in patients with bipolar disorder. J Affect Disord. 2016;191:216-21.

Meany G, Conceição E, Mitchell JE. Binge eating, binge eating disorder and loss of control eating: effects on weight outcomes after bariatric surgery. Eur Eat Disord Rev. 2014;22(2):87-91.

Meule A, Allison KC, Platte P. Emotional eating moderates the relationship of night eating with binge eating and body mass. Eur Eat Disorders Rev. 2014;22(2):147-51.

Mitchell JE, King WC, Pories W, et al. Binge eating disorder and medical comorbidities in bariatric surgery candidates. Int J Eat Disord. 2015;48(5):471-6.

Mitchell JE, Pyle RL, Eckert E, et al. Bulimia nervosa with and without a history of overweight. Journal of Substancce Abuse. 1990a;374(2):369-74.

Mitchell JE, Pyle RL, Eckert ED, et al. Bulimia nervosa in overweight individuals. J Nerv Ment Dis. 1990b;178(5):324-7.

Mond JM, Latner JD, Hay PH, et al. Objective and subjective bulimic episodes in the classification of bulimic-type eating disorders: Another nail in the coffin of a problematic distinction. Behav Res Ther. 2010;48(7):661-9.

Nunes-Neto PR, Köhler CA, Schuch FB, et al. Psychometric properties of the modified Yale Food Addiction Scale 2.0 in a large Brazilian sample. Rev Bras Psiquiatr. 2018a;40(4):444-8.

Nunes-Neto PR, Köhler CA, Schuch FB, et al. Food addiction: Prevalence, psychopathological correlates and associations with quality of life in a large sample. J Psychiatr Res. 2018b;96:145-52.

Palavras MA, Kaio GH, Mari JJ, Claudino AM. A review of Latin American studies on binge eating disorder. Rev Bras Psiquiatr. 2011;33(Suppl. 1):S81-108.

Peat CM, Berkman ND, Lohr KN, et al. Comparative effectiveness of treatments for binge-eating disorder: Systematic review and network meta-analysis. Eur Eat Disorders Rev. 2017;25(5):317-28.

Pursey KM, Stanwell P, Gearhardt AN, et al. The prevalence of food addiction as assessed by the Yale Food Addiction Scale: A systematic review. Nutrients. 2014;6:4552-90.

Randolph TG. The descriptive features of food addiction. Addictive eating and drinking. Quarterly Journal of Studies on Alcohol. 1956;17:198-224.

Schag K, Schönleber J, Teufel M, et al. Etiology and pathophysiology food-related impulsivity in obesity and binge eating disorder – A systematic review. Obes Rev. 2013;14(6):477-95.

Schag K, Teufel M, Junne F, et al. Impulsivity in binge eating disorder: Food cues elicit increased reward responses and disinhibition. PLoS ONE. 2013;8(10):4-11.

Schulte EM, Avena NM, Gearhardt AN. Which foods may be addictive? The roles of processing, fat content, and glycemic load. PLoS ONE. 2015;10(2):1-18.

Siqueira KS, Appolinario JC, Sichieri R. Overweight, obesity, and binge eating in a non-clinical sample of five Brazilian cities. Obesity Research. 2004;12(12):1921-4.

Slade E, Keeney E, Mavranezouli I, et al. Treatments for bulimia nervosa: a network meta-analysis. Psychol Med. 2018;48(16):2629-36.

Smink FRE, van Hoeken D, Hoek HW. Epidemiology of eating disorders: Incidence, prevalence and mortality rates. Curr Psychiatry Rep. 2012;14(4):406-14.

Spirou D, Heriseanu AI, Sichieri R, et al. Grazing prevalence and associations with eating and general psychopathology, body mass index, and quality of life in a middle-income country. Nutrients. 2023;15(3):557.

Spitzer RL, Devlin MJ, Walsh BT, et al. Binge eating disorder: A multisite field trial of the diagnostic criteria. Int J Eat Disord. 1992;11(3):191-203.

Stunkard AJ, Allison KC. Two forms of disordered eating in obesity: binge eating and night eating. Int J Obes. 2003;27(1):1-12.

Stunkard AJ, Grace W, Wolff H. The night-eating syndrome. Am J Med. 1955;19:78-86.

Svaldi J, Schmitz F, Baur J, et al. Efficacy of psychotherapies and pharmacotherapies for Bulimia nervosa. Psychol Med. 2018:1-13.

Treasure J, Zipfel S, Micali N, et al. Anorexia nervosa. Nat Rev Dis Primers. 2015;1:1-22.

Vocks S, Tuschen-Caffier B, Pietrowsky R, et al. Meta-analysis of the effectiveness of psychological and pharmacological treatments for binge eating disorder. Int J Eat Disord. 2010;43:205-17.

Wal JSV, Maraldo TM, Vercellone AC, Gagne DA. Education, progressive muscle relaxation therapy, and exercise for the treatment of night eating syndrome. A pilot study. Appetite. 2015;89:136-44.

Yanovski Z, Nelson JE, Dubbert BK, Spitzer RL. Association of binge eating disorder and psychiatric comorbidity in obese subjects. Am J Psychiatr. 1993;150(10):1472-9.

Zwaan M, Marschollek M, Allison KC. The night eating syndrome (NES) in bariatric surgery patients. Eur Eat Disorders Rev. 2015;23:426-34.

Zwaan M, Mitchell JE, Seim HC, et al. Eating related and general psychopathology in obese females with binge eating disorder. Int J Eat Disord. 1994;15(1): 43-52.

56 | Transtornos do Humor e Outros Transtornos Psiquiátricos Associados à Obesidade

Adriano Segal ■ Debora K. Kussunoki

Introdução

O tema deste capítulo é extremamente complexo e relevante dos pontos de vista teórico e prático. Além de complexo e relevante, esse tema é também atávico: a associação entre obesidade e psiquismo, observada desde muito antigamente, já teve várias compreensões, passando por compreensões morais, psicodinâmicas, causais (psicopatologia causando obesidade ou obesidade causando psicopatologia), fisiopatológicas, entre outras.

A obesidade não é classificada como um transtorno psiquiátrico (TPq). Apesar disso, foi por muito tempo compreendida como uma manifestação somática (ou seja, uma consequência) de um conflito psicológico subjacente. Essa visão é ainda hoje compartilhada tanto pela população leiga quanto por uma ainda significativa – mas decrescente, ao menos em termos do que se fala em público ou se escreve – parte dos profissionais da saúde. Essa claramente não é a postura aceita pela comunidade científica.

Por outro lado, nas pessoas com obesidade que procuram por tratamento, existe um aumento de prevalência de TPqs propriamente ditos, tais como do humor, ansiosos e alimentares.

Assim, a pessoa que apresenta obesidade e um ou mais TPqs associados é sujeita a um duplo estigma e às suas consequências, como ilustra a Figura 56.1, criada pelo primeiro autor em 1999, mas ainda atual.

Concorrendo para que esse cenário se torne ainda mais sombrio, estão os fortes estigmas negativos aos quais as pessoas com obesidade, os pacientes psiquiátricos, a obesidade, os TPqs, os tratamentos para obesidade e/ou psiquiátricos e, por fim, os profissionais que tratam dos pacientes com obesidade e/ou com TPqs estão submetidos. Parte desse cenário negativo é resultado das citadas compreensões causa/efeito simplistas nas quais, direta ou indiretamente, uma pessoa seria responsável por ter determinada doença. Algo como responsabilizarmos um indivíduo por sua cardiopatia congênita.

De aproximadamente duas décadas para cá, o foco deixou de ser o da causalidade cartesiana e se voltou para aspectos etiofisiopatogênicos comuns entre a obesidade e alguns TPqs. Vale enfatizar que devemos abandonar a visão causal simplista, quaisquer que sejam a causa e o efeito escolhidos.

A obesidade e os TPqs são entidades distintas, como já dito. Ainda assim, eles compartilham várias vias biológicas com funções alteradas, incluindo desregulação de neurotransmissores, alterações do eixo hipotálamo-pituitário-adrenal, vias inflamatórias desreguladas, aumento dos estresses oxidativo e nitrosativo, redução das defesas antioxidantes, neuroprogressão e neurodegeneração, apoptose, diminuição de neurogênese e de plasticidade neuronal, e associação a diabetes *mellitus* tipo 2.

Outro aspecto comum digno de nota está na alteração dos ritmos circadianos, que leva a alterações do sono REM, diminuição da qualidade sono, diminuição do gasto energético, aumento do cortisol, aumento de glicose e insulina, diminuição de leptina, dessincronização do padrão de refeições, dieta desbalanceada e aumento da ingestão. Essas alterações podem levar a ganho de peso que, por sua vez, pode piorar o padrão do sono, gerando um ciclo vicioso.

Há também aumento de sintomas cognitivos nas áreas de atenção, processamento e função motora fina em todas as faixas etárias de pacientes com obesidade. Em pacientes mais idosos com obesidade, há aumento de risco de déficit de funções executivas, e a chance de quadros demenciais nessa população é duas vezes maior do que na população sem obesidade. Mais recentemente, a microbiota intestinal e suas correlações com a obesidade e com os TPqs têm sido muito estudadas.

Para além dos aspectos biológicos, a obesidade pode ter um impacto psiquiátrico negativo por meio de aspectos psicossociais que funcionariam como gatilho para o aparecimento de um TPq (não uma causa).

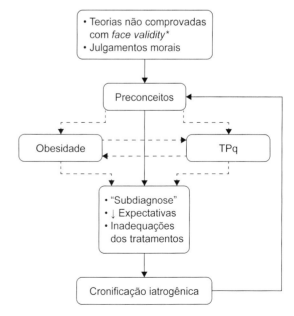

Figura 56.1 Estigmatização e inadequação terapêutica. *Face validity* é um método simples de avaliar se um teste mede o que os pesquisadores pretendiam; TPq: transtorno psiquiátrico.

A obesidade é uma doença física complexa, sujeita a fortes estigmas social e moral. Essa realidade cria uma variedade de atitudes negativas frente a ela. Pessoas com obesidade, como já dito, são alvo de preconceito e discriminação importantes. Esse preconceito pode ser visto já na infância, como demonstra um clássico estudo no qual crianças descreviam silhuetas desenhadas de uma criança com obesidade como correspondendo a uma criança "preguiçosa, suja, burra, feia, trapaceira e mentirosa". Estudos similares mostraram que, quando comparada a desenhos de doenças incapacitantes como cegueira e membros amputados e a desenhos de faces desfiguradas, o desenho da criança com obesidade era o último a ser escolhido para brincar pelas crianças do estudo, inclusive aquelas com sobrepeso, e o menos agradável, pelos adultos. Esses preconceitos foram também observados em trabalhos com estudantes universitários, que preferem se casar com estelionatários, usuários de cocaína, ladrões e pessoas cegas do que com pessoas com obesidade. Ainda hoje esses aspectos negativos são observados em vários estudos.

O fato de a obesidade ser uma doença recidivante, parcialmente mediada pela ingestão alimentar e ocasionalmente associada a aspectos hedônicos faz com que haja um reforço do estigma mediado pelo preconceito: atribui-se a culpa da recidiva a uma suposta lassidão moral do paciente.

Outro ponto dramático é a presença de atitudes e estereótipos negativos em relação à obesidade por parte dos diversos profissionais da área da saúde. Além de um primeiro aspecto, moral e ético, há outros aspectos negativos de grande importância, dos quais se destacam dois exemplos: a percepção dessas atitudes e estereótipos por parte do paciente com obesidade faz com que ele relute em procurar ajuda adequada à sua condição; os profissionais da saúde podem estar menos interessados em tratar de pacientes com sobrepeso, acreditando serem eles pessoas com pouca força de vontade e que menos provavelmente se beneficiarão de aconselhamento. Esse fenômeno não é recente. Em vários estudos, pacientes candidatos à cirurgia bariátrica relatam terem sido sempre ou quase sempre tratados de modo desrespeitoso pela classe médica em virtude do peso.

O termo "gordofobia", tradução livre e usual de *fat phobia*, tem sido muito usado nas mídias, especialmente as leigas, para se referir a parte desses aspectos.

De tudo isso, depreende-se que a obesidade é uma fonte importante e contínua de relevante sofrimento psicológico que, por sua vez, poderá levar ao desencadeamento de TPqs.

Não será realizado um aprofundamento em aspectos diagnósticos de cada um dos tipos de TPq citados (indica-se a referência da Associação Americana de Psiquiatria de 2022 e a referência do livro texto de McElroy et al., 2006.). Serão apresentadas algumas das associações mais frequentes pensando em impacto terapêutico bilateral, dado que, devido à associação, a complexidade de tratamento é maior.

Remetemos o leitor às referências para início de aprofundamento nessa vasta área.

Transtornos psiquiátricos em pacientes com obesidade

Pacientes com TPqs graves apresentam, em média, prevalência 1,5 a 2 vezes maior de diabetes *mellitus,* dislipidemia, hipertensão e obesidade em relação à população geral. Pacientes com obesidade, por outro lado, também apresentam maiores taxas de TPqs,

de modo aparentemente proporcional à gravidade da obesidade e parecem apresentar também maior taxa de suicídio, especialmente entre jovens.

O tratamento de TPqs não raramente é fator causal de obesidade iatrogênica, e os tratamentos biológicos antiobesidade (farmacológicos e cirúrgicos) são carregados de preconceitos sem respaldo na adequada prática baseada em evidências que traz dois complicadores: impede o tratamento adequado e obscurece os riscos reais desse tratamento.

Transtornos do humor e obesidade

Vários estudos com diversos desenhos realizados em adultos demonstraram um aumento consistente da chance de haver quadros depressivos em pessoas com obesidade (cerca de 33% a mais de chance). Esse achado foi replicado em estudos em adolescentes com chances aproximadamente semelhantes de desenvolver depressão na obesidade e vice-versa. Esses estudos fornecem também evidências de uma ligação bidirecional entre obesidade e depressão. Dados similares estiveram presentes em mulheres mais idosas.

Uma metanálise documentou que a probabilidade de uma pessoa com obesidade apresentar depressão e, inversamente, a chance de uma pessoa com depressão ter obesidade foram semelhantes e 50% maiores

Alguns estudos observaram o papel da etnia como um possível moderador, em que a obesidade foi associada a uma probabilidade significativamente maior de depressão apenas em mulheres caucasianas.

Tanto os transtornos depressivos quanto o transtorno bipolar do humor (TBH) se associam a outras condições de saúde mental e física e a riscos aumentados para obesidade, síndrome metabólica, diabetes *mellitus* e uso de substâncias quando comparados aos riscos na população geral.

Portadores de transtornos mentais graves, como TBH, também carregam um risco maior que a média de morte prematura por doença física, com expectativa de vida reduzida em 10 a 25 anos. Existem vários motivos para esse risco mais elevado, incluindo escolhas de estilo de vida pouco saudáveis, menor acesso e uso de cuidados de saúde apropriados, efeitos secundários atribuídos ao uso de medicamentos (p. ex., antidepressivos, antipsicóticos e estabilizadores do humor) e fatores biológicos relacionados à doença mental.

Embora vários estudos tenham apontado a presença de obesidade como fator de resposta pior e mais lenta a antidepressivos do que em pacientes que não têm obesidade, é difícil chegar a conclusões definitivas devido a vários fatores, entre eles:

- Variabilidade interindividual da composição e da distribuição de gordura corporal
- Diferenças metodológicas entre os estudos
- Diferenças de sexo e idade
- *Status* hormonal em mulheres
- Subtipos de sintomas depressivos
- Tipo de antidepressivo administrado.

Transtornos ansiosos e obesidade

Outros estudos mostram também forte associação entre transtornos ansiosos e obesidade.

Em um estudo, os autores constataram que as pessoas com obesidade tinham um risco 27% maior ao longo da vida de serem diagnosticados com transtorno de pânico (*odds ratio* [OR]: 1,27).

Em uma metanálise que avaliou estudos prospectivos e transversais separadamente, resultados variados foram observados: um estudo mostrou associação significativa entre obesidade e transtornos de ansiedade em homens (OR de 1,50 para homens *versus* 0,99 para mulheres); outro, realizado apenas entre as mulheres, mostrou uma associação extremamente alta (OR: 6,27); e 14 estudos transversais mostraram associação positiva, mas variável (OR: 1,10 a 2,73).

Transtornos alimentares e obesidade

Em um estudo realizado para avaliar as tendências temporais na prevalência de transtornos alimentares (TAs) e obesidade grave durante 10 anos, os resultados mostraram que os TAs e a obesidade grave tinham aumentado de 1% para 3,5% durante o período do estudo. Esse aumento da prevalência foi significativamente maior do que o aumento das taxas isoladas de obesidade ou TA.

Os TAs associados à obesidade serão mais bem abordados em outras partes desta obra.

Transtorno do déficit de atenção com hiperatividade e obesidade

O transtorno do déficit de atenção com hiperatividade (TDAH) persistente na vida adulta foi significativamente associado com a obesidade (OR: 1,44). Em mulheres, a associação foi significativa para todas as três categorias (TDAH remitido, persistente e ao longo da vida). Notavelmente, quando corrigido para possíveis fatores confundidores, a associação entre obesidade e TDAH ao longo da vida continuou a ser significativa apenas entre as mulheres, não entre homens.

Transtorno do uso de álcool e obesidade

O transtorno do uso de álcool (TUA) previu a obesidade apenas entre as mulheres (OR: 3,84). Ao contrário do que ocorre com os transtornos do humor e ansiosos, a obesidade não pareceu ser um fator de risco para o uso de álcool.

Esquizofrenia e obesidade

Historicamente, a esquizofrenia, termo usado para caracterizar um quadro grave, mas tratável, que afeta 1% da população mundial e é caracterizada por alucinações, delírios, pensamento desordenado, apatia e deterioração cognitiva, sempre esteve ligada a uma construção corporal astênica (esbelta). Em um estudo de coorte relativamente recente, homens que posteriormente desenvolveram esquizofrenia tiveram um índice de massa corporal (IMC) inicialmente menor do que seus pares. De fato, os homens que apresentavam IMC abaixo de 18,5 kg/m^2 tiveram um risco 30% maior de desenvolver esquizofrenia em comparação com seus pares.

Hoje, a esquizofrenia tornou-se intimamente associada à obesidade, mais acentuadamente desde a década de 1990, época em que os antipsicóticos de segunda geração se tornaram disponíveis.

Considerações finais

A comorbidade entre TPqs e a obesidade é um aspecto fundamental que não deve passar despercebido para os profissionais da saúde sob risco de prestação inadequada de serviço. Isso se deve, entre outros motivos, ao fato de que, por um lado, agentes psicofarmacológicos podem comumente causar ganho de peso e disfunção metabólica, notadamente nas áreas do metabolismo dos lipídeos e do açúcar, e, por outro lado, tratamentos farmacológicos e cirúrgicos da obesidade podem ter efeitos adversos neuropsiquiátricos de variadas gravidades em algumas situações. Associe-se a esses aspectos a elevada frequência com que essas patologias estão presentes ao mesmo tempo e o fato de que a presença de uma delas tem efeito prognóstico negativo sobre a outra.

Por conta disso, os especialistas de cada uma dessas áreas devem ser sensibilizados e adequadamente treinados a procurar ativamente pelas patologias que não pertencem à sua especialidade e a proceder aos encaminhamentos necessários, notadamente quando não estiverem inseridos em equipes multiprofissionais.

Como costumamos sempre dizer, o avanço e o acúmulo de conhecimento de saúde tornam praticamente impossível a um profissional da saúde dominar muitas áreas distintas desse conhecimento. Assim, particularmente em doenças tão complexas e com diversas comorbidades como obesidade e TPqs, o uso de equipes com vários profissionais de diversas áreas tem sido indicado. Idealmente, equipes multidisciplinares – sob várias denominações e nuances – são os modelos mais completos de tratamento nessas situações.

Devemos tentar nos aproximar o máximo possível desse ideal.

Bibliografia

Afzal M, Siddiqi N, Ahmad B, et al. Prevalence of overweight and obesity in people with severe mental illness: systematic review and meta-analysis. Front Endocrinol. 2021;12:769309.

American Psychiatric Association. Diagnostic and Statistical Manual of Mental Disorders. 5. ed. Washington, DC: American Psychiatric Association; 2022.

Bhalla S, Mehan S, Khan A, et al. Protective role of IGF-1 and GLP-1 signaling activation in neurological dysfunctions. Neurosci Biobehav Rev. 2022;142:104896.

Demetrio FN, Kussunoki DK. Riscos psiquiátricos das cirurgias bariátricas e metabólicas. B. Transtornos do humor. In: Segal A, Kussunoki DK, Freire CC, editores. Cirurgias bariátricas e metabólicas. Tópicos de Psicologia e Psiquiatria. Rio de Janeiro: Ed. Rubio; 2021. p. 181-9.

Gao H, Wang Y, Wang X, et al. Mediation of the association between screen time and suicidality by overweight/obesity and perceived overweight: results from the youth risk behavior surveillance system of the United States. Front Psychiatry. 2024;15:1287021.

Gonnissen HKJ, Hulshof T, Westerterp-Plantenga MS. Chronobiology, endocrinology, and energy- and food-reward homeostasis. Obes Rev. 2013;14(5):405-16.

Hölscher, C. Protective properties of GLP-1 and associated peptide hormones in neurodegenerative disorders. Br J Pharmacol. 2022;179(4):695-714.

Lopresti AL, Drummond PD. Obesity and psychiatric disorders: commonalities in dysregulated biological pathways and their implications for treatment. Prog Neuropsychopharmacol Biol Psychiatry. 2013;45:92-9.

McElroy SL, Kotwal R, Nelson EB, et al. Obesity and mood disorders. In: McElroy SL, Allison DB, Bray GA, editors. Obesity and Mental Disorders. Taylor & Francisco Group; 2006. p. 41-92.

McEvoy JP, Meyer JM, Goff DC, et al. Prevalence of the metabolic syndrome in patients with schizophrenia: baseline results from the Clinical Antipsychotic Trials of Intervention Effectiveness (CATIE) schizophrenia trial and comparison with national estimates from NHANES III. Schizophr Res. 2005;80(1):19-32.

Rajan TM, Menon V. Psychiatric disorders and obesity: A review of association studies. J Postgrad Med. 2017;63(3):182-90.

Seeman MV. Obesity in schizophrenia. Journal of Obesity Management. 2016;1(1):10-24.

Segal A. Obesidade e comorbidade psiquiátrica: caracterização e eficácia terapêutica de atendimento multidisciplinar na evolução de 34 pacientes. [Tese – Doutorado]. São Paulo: Faculdade de Medicina, Universidade de São Paulo; 1999.

Segal A, Freire CC. Recidiva da obesidade: qual o peso do psiquismo neste desfecho? In: Segal A, Kussunoki DK, Freire CC, editores. Cirurgias bariátricas e metabólicas. Tópicos de Psicologia e Psiquiatria. Rio de Janeiro: Ed. Rubio; 2021. p. 53-7.

Segal A, Kussunoki DK. Obesidade como fator desencadeador de transtornos mentais. In: Segal A, Kussunoki DK, Freire CC, editores. Cirurgias bariátricas e metabólicas. Tópicos de Psicologia e Psiquiatria. Rio de Janeiro: Ed. Rubio; 2021. p. 41-6.

Steardo Jr L, Fabrazzo M, Sampogna G, et al. Impaired glucose metabolism in bipolar patients and response to mood stabilizer treatments. J Affect Disord. 2019;245:174-9.

Thakore JH, Spelman L. Obesity and psychotic disorders. In: McElroy SL, Allison DB, Bray GA, editors. Obesity and mental disorders. Taylor & Francisco Group; 2006. p. 21-40.

57 Assédio, Discriminação e Preconceito contra a Pessoa com Obesidade

Arnaldo Pinto Lopes Filho

Introdução

Segundo a Organização Mundial da Saúde (OMS), em 2022, uma em cada oito pessoas no mundo vivia com obesidade. A obesidade na população mais que duplicou desde 1990, e nos adolescentes quadruplicou. No ano de 2022, 2,5 bilhões de adultos (18 anos ou mais) tinham excesso de peso, e destes, 890 milhões viviam com obesidade. Um total de 43% dos adultos com 18 anos ou mais tinham excesso de peso e 16% viviam com obesidade, e 37 milhões de crianças com menos de 5 anos tinham excesso de peso. Mais de 390 milhões de crianças e adolescentes com idades entre 5 e 19 anos tinham excesso de peso, incluindo 160 milhões que viviam com obesidade.

Esse crescimento mundial dos índices de obesidade é observado em vários países, inclusive em países onde até poucas décadas atrás prevalecia a desnutrição, como o Brasil; assim, ela tem caráter epidêmico e prevalência crescente tanto em países desenvolvidos quanto naqueles em desenvolvimento. Da mesma maneira que vem crescendo a prevalência de obesidade na população em geral, crescem também o preconceito, a discriminação e o assédio (*bullying*, no inglês) contra os portadores de obesidade, levando ao aparecimento e ao aumento do estigma com essas pessoas. Apesar da atenção significativa dada aos impactos médicos da obesidade, muitas vezes os resultados negativos do *bullying* que as crianças, os adolescentes e os adultos com obesidade experimentam são ignorados. Indivíduos com obesidade são frequentemente estigmatizados devido ao seu peso em muitos domínios da vida diária. Pesquisas documentam preconceitos consistentes contra o peso e estigmatização no emprego, nos cuidados por parte de profissionais da área da saúde, nas escolas, na mídia e nas relações interpessoais de maneira geral, inclusive dentro da própria casa, pelos pais e irmãos. Para os jovens com excesso de peso e obesidade, a estigmatização do peso traduz-se em vitimização generalizada, provocações e intimidação. Vários resultados adversos estão associados com a exposição à estigmatização do peso, incluindo depressão, ansiedade, baixa autoestima, insatisfação corporal, ideação suicida, absenteísmo escolar e baixo desempenho acadêmico, menor atividade física, comportamentos alimentares inadequados e evitação de cuidados de saúde, mostrando que é imprescindível que os profissionais da área da saúde e da educação revejam seus comportamentos para que não sejam agentes do preconceito e da estigmatização (Puhl e King).

Westbury et al. realizaram uma revisão na qual se percebe como a pessoa com obesidade é vista de forma equivocada, sendo responsabilizada pelo próprio excesso de peso – pesquisas mostram que a obesidade tem caráter multifatorial, envolvendo predisposição genética e fatores ambientais. Além dessa maneira errônea de enxergar a obesidade, existem fatores colaborativos para aumentar o estigma, como a maneira como as pessoas com obesidade são retratadas nas mídias sociais, em filmes ou programas televisivos e mesmo na literatura. A indústria do entretenimento alimenta essa visão negativa que, por sua vez, aumenta ainda mais o estigma. As propagandas e as notícias, muitas vezes veiculadas de forma a ridicularizar essas pessoas com obesidade, também colaboram para o estigma. A indústria dos alimentos oferece cada vez mais alimentos ultraprocessados que disponibilizam altos teores de açúcar e gordura, com baixo teor de fibras. As políticas públicas de saúde nem sempre são favoráveis ao indivíduo com obesidade, muito pelo contrário. Todos esses fatores colaboram para aumentar o estigma contra a obesidade e levam a graves consequências, como resultados pobres nos cuidados com saúde mental, redução da qualidade de vida, piora dos cuidados com a saúde física em geral, aumento da morbidade e da mortalidade, sobrecarga física crônica que leva a outros problemas, como alterações nas articulações dos joelhos e, no aspecto social, aumento da desigualdade nas chances de educação e de emprego, além da rejeição e da discriminação ou exclusão dos espaços públicos (Figura 57.1).

A obesidade é um fenômeno universal, que não envolve apenas uma questão de saúde, mas também mudanças de comportamentos por fatores sociais, econômicos e psicológicos. Nas últimas décadas do século XX, observou-se uma série de modificações na estrutura das famílias. Com a consolidação da mulher no mercado de trabalho, vêm ocorrendo mudanças de hábitos alimentares no dia a dia da sociedade sem que as pessoas percebam. Isso tem sido observado pelo consumo crescente de alimentos industrializados em detrimento da comida caseira, a abundante oferta de alimentos calóricos (p. ex., hambúrgueres, esfirras, salgadinhos, pizzas etc.) no lugar de alimentos saudáveis e o baixo custo dos alimentos do tipo *fast-food*, além de um declínio nas práticas de atividades físicas.

Kelly et al., em sua pesquisa com 282 crianças de 8 a 12 anos, mostram o quanto o *marketing* influencia no consumo de alimentos não saudáveis, colaborando para a obesidade.

Hoje, o ser humano conta com vários recursos que facilitam suas tarefas e, consequentemente, o deixam em uma posição confortável que favorece um gasto energético menor, levando a menor queima calórica e maior acúmulo de gordura. Nesse contexto, veem-se mudanças de hábitos que se iniciam na infância, como o ato de brincar: as crianças não brincam mais, por exemplo, de pega-pega, amarelinha, bicicleta, jogar bola (entre outros aspectos, por questões de segurança) e acabam ficando enclausuradas em casa. Atualmente, o entretenimento é eletrônico e os brinquedos atraentes são o

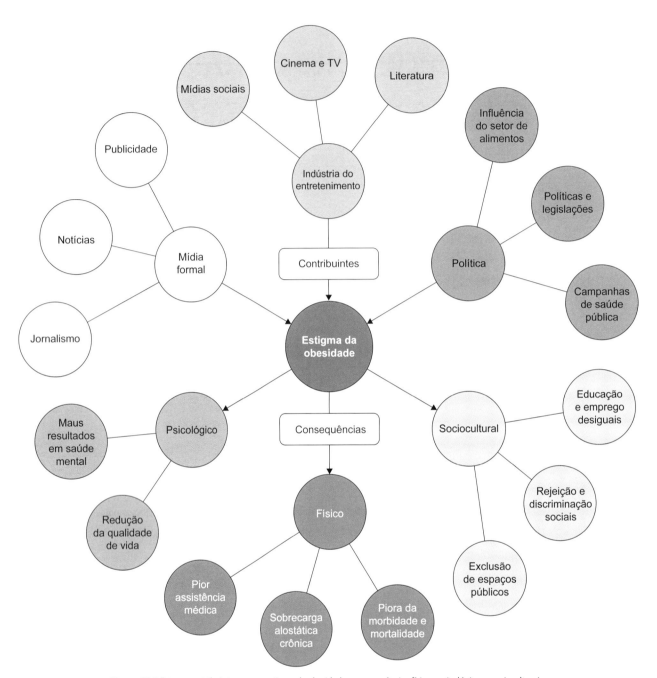

Figura 57.1 Fatores contribuintes para o estigma da obesidade e consequências físicas, psicológicas e socioculturais.

videogame, o computador e todos os demais que pertencem a esse segmento. Os novos hábitos marcam importantes mudanças de comportamento e um novo estilo de vida, determinado por fatores culturais, sociais e econômicos. Assim, pode-se pensar que o mundo atual favorece o aumento de peso e que o ambiente favorece a obesidade. É importante levar em consideração também a maneira como as crianças são educadas com relação à alimentação.

Sheinbein et al., em um estudo com crianças de 7 a 11 anos (n = 241) no qual elas e seus pais completaram avaliações antes de iniciar um tratamento comportamental de perda de peso baseado na família, avaliaram fatores associados a sintomas de depressão e ansiedade infantis.

Nessa amostra, 40% (96/241) atingiram os pontos de corte clínicos para sintomatologia de depressão e/ou ansiedade. A patologia do transtorno alimentar infantil, o uso do controle psicológico pelos pais (ou seja, um estilo parental caracterizado pela manipulação emocional) e o menor *status* social subjetivo da criança foram significativamente associados à maior sintomatologia de depressão infantil. Já a patologia do transtorno alimentar infantil e o controle psicológico dos pais foram significativamente associados à maior sintomatologia de ansiedade infantil. Assim, os prestadores de serviços pediátricos de perda de peso devem considerar a triagem e a abordagem de problemas de saúde mental (e fatores associados) antes e durante o tratamento.

Assim, é preciso analisar o papel psicossocial da obesidade na sociedade contemporânea. A questão psicossocial interfere no tratamento da obesidade, o que, em contrapartida, exerce uma forte pressão psicossocial. É importante determinar as características psicossociais em cada grupo de pacientes, como mostram Wu e Steele, pois ficou claro em seu estudo que os jovens que procuram tratamento para controle do peso podem apresentar padrões de dificuldades psicológicas e sociais com implicações nos resultados do tratamento. Ter ou estar com obesidade exerce um mecanismo sobre as condições afetivas da pessoa, provocando frequentemente um efeito negativo que leva a uma baixa interação interpessoal. Além de todos os malefícios provocados pela obesidade sobre a saúde geral dos pacientes e sua relação com outras doenças físicas bem estabelecidas, é marcante o aumento do efeito psicossocial de estar com obesidade na cultura ocidental.

A gravidade da obesidade também influencia de modo importante os estados psicológico e social, como demonstraram Algul et al. em um estudo que teve como resultado uma piora tanto do estado psicossocial quanto da qualidade de vida e do sono em pacientes com obesidade classe 2, em comparação a um grupo controle e a pacientes com obesidade classe 1.

Sarwer e Polonsky mostraram que entre 20 e 60% das pessoas com obesidade, particularmente aquelas com obesidade extrema, também sofrem de algum transtorno psiquiátrico, principalmente depressão, transtornos da alimentação, ansiedade e abuso de substâncias, números que são maiores do que na população em geral.

Discriminação e preconceito

Campos-Vazquez e Gonzalez fizeram um estudo de auditoria por correspondência no México que foi publicado em 2020. O México é um país no qual há a prática de solicitar características físicas e pessoais nos currículos para candidatura a vagas de empregos, além da fotografia. O estudo visava testar o efeito da obesidade na discriminação no emprego. Os autores utilizaram ambos os tipos de informação para avaliar a discriminação contra as pessoas com obesidade e identificar os seus potenciais canais. Enviaram dois currículos fictícios, um de mulher e outro de homem, um com e outro sem obesidade, em resposta a anúncios de vagas de emprego. A fotografia da pessoa com obesidade era uma manipulação digital da fotografia da mesma pessoa sem. Enviaram um total de 3.202 currículos em resposta a 1.696 anúncios de emprego. Existiram provas claras de discriminação contra mulheres com obesidade, mas não contra homens com a mesma condição. A taxa de retorno para as mulheres de peso normal foi de 29,1%, e para as mulheres com obesidade, 21,3%. A diferença foi estatística e economicamente significativa. Uma mulher com obesidade precisaria enviar 37% mais currículos para obter o mesmo número de retornos de chamada que uma mulher eutrófica.

Fatores de ordem social e econômica acrescidos de fatores individuais desempenham um importante papel na gênese e no desenvolvimento da obesidade. No entanto, a correlação de obesidade com fatores sociais e psicológicos ainda é controversa e exige estudos que a apontem e a comprovem. Sabe-se que o bem-estar psicológico está diretamente relacionado com uma boa condição de saúde, e que a compulsão por comer pode ser consequência de mudanças na dinâmica familiar, mudança de cidade, de escola, dificuldades financeiras e perda de emprego, podendo provocar sensações de insegurança, ansiedade, desprazer, tristeza e outros tantos fatores psicológicos ou sintomas psiquiátricos: tudo isso faz sentido e ganha forma dependendo de fatores genéticos e individuais, provocando ganho de peso excessivo ou déficit de peso.

Na sociedade atual, os indivíduos com obesidade passam por um forte sofrimento social, pois são intensamente discriminados. Comumente, essas pessoas apresentam um forte componente de autodepreciação, com muito sofrimento e autoconceito prejudicado, além de serem consideradas preguiçosas e sem força de vontade, como se a obesidade fosse apenas uma escolha de hábitos e comportamentos, e não uma doença multideterminada. Apesar do conhecimento e da preocupação com os riscos inerentes à condição, muitos profissionais da saúde demonstram muito preconceito e tendem a "investir" menos no tratamento desses pacientes; por vezes, alegam despreparo para lidar com a questão da obesidade ou falta de aderência e motivação dos pacientes, além de resultados ruins como motivo de sua frustração e falta investimento no tratamento. É preciso dedicar-se mais a esse aspecto, como o fizeram Kushner et al., que conduziram um estudo com estudantes de Medicina visando à diminuição do preconceito e à melhoria das habilidades para lidar com os pacientes com obesidade, tendo obtido um resultado bastante satisfatório, com aumento da empatia e do grau de confiança dos participantes.

A atitude dos profissionais da saúde envolvidos acarreta um comportamento de evitação por parte desses pacientes na busca de cuidados de saúde, em geral pelo simples receio de se mostrar. Um exemplo corresponde à necessidade de exames ginecológicos em pessoas com obesidade, que têm vergonha de se expor e hesitam em fazê-los. A atitude dessas pacientes é reforçada pelos próprios médicos, que se sentem envergonhados em examiná-las. Esse ciclo leva a um menor cuidado com a saúde dessas mulheres e à possibilidade de não detectar doenças importantes. No campo da saúde mental, ocorre um fato semelhante: os profissionais da saúde mental que trabalham com pacientes que apresentam obesidade tendem a atribuir sintomas negativos a eles em comparação às mesmas avaliações com pacientes de peso normal. Nesses casos, os profissionais precisam ter ainda mais cuidados no que diz respeito à ética em virtude da abrangência do quadro clínico multifatorial.

A entrevista motivacional representa uma ferramenta capaz de auxiliar os profissionais para facilitar a mudança de hábitos dos seus pacientes, além de estabelecer melhor relação médico-paciente. Essa técnica, que tem como princípios básicos o acolhimento (pela reflexão empática), a não confrontação e o desenvolvimento das discrepâncias, além da promoção da autoeficácia, requer um enfoque centrado nos pacientes e sua aplicação os leva a perceber suas dificuldades e as incongruências entre o que fazem e o que almejam. Sendo assim, os próprios pacientes traçam seus planos de ação e pontuam seu grau de confiabilidade e de importância em relação ao que desejam. Nas falas das pessoas com obesidade, surge, com muita frequência, a questão da ambivalência não tratada como patológica, e sim como uma experiência que faz parte do processo de conscientização e mudança. Cada paciente tem um ritmo e uma singularidade próprios, e o investimento terapêutico surge com o objetivo de transpor essa etapa ambivalente, visando à autoeficácia. Esse modelo de intervenção fundamenta-se na terapia centrada no paciente e em modelos cognitivo-comportamentais. Até mesmo os profissionais bem-preparados para lidar com a obesidade precisam adaptar seus métodos para cada grupo de pacientes.

Atualmente, a obesidade é considerada uma doença com causas diversas, produzindo vários outros problemas de saúde, física e emocional. Nesse sentido, não se pode deixar de abordar as questões genéticas, tanto biológicas quanto ambientais, desses pacientes, levando à necessidade de um esquema terapêutico interdisciplinar que envolva toda a família.

Alguns estudos mostram que os problemas psicossociais também estão ligados ao nível educacional, ainda que os mecanismos pelos quais o estado socioeconômico influencia a saúde permaneçam obscuros. Fatores psicossociais independem da classe social, mas o comportamento relacionado com a saúde está associado a ela, o que mostra a importância de determinar os fatores psicossociais envolvidos para programar as propostas de mudança de estilo de vida.

Claramente, o estigma e a discriminação tendem a ser "incorporados" pelos próprios pacientes, que passam a se ver de maneira tão negativa que buscam avidamente uma maneira de perder peso, com o uso de medicamentos por conta própria, sem se importar com os possíveis efeitos colaterais, ou submetendo-se a cirurgias bariátricas muitas vezes não indicadas. Essa visão negativa de si mesmos interfere intensamente em suas atividades de vida, como trabalho e estudo, bem como na possibilidade de se engajarem adequadamente a um tratamento da obesidade. Um dos maiores estressores psicossociais para eles consiste na pressão pela perda de peso por meio de atividade física em academias, além dos apelos midiáticos sobre corpos cada vez mais esbeltos. Muitas pessoas se sentem na obrigação de atender a essa demanda, mas, em geral, não têm condições de seguir determinado estilo de vida nem de alcançar os objetivos a que se propõem.

Nas últimas décadas, têm sido observadas cada vez mais numerosas publicações que cultuam a boa forma e o controle do peso, muitas vezes com sugestões de dietas exageradas ou arriscadas e "endossadas" por pessoas famosas, como profissionais da televisão. Essas publicações, além de colaborarem para comportamentos perigosos em relação à própria alimentação, podem contribuir com o preconceito e a discriminação contra as pessoas com obesidade.

A influência da discriminação pode desencadear transtornos psiquiátricos em pessoas com obesidade que tenham predisposição genética. A autodiscriminação já pode ocasionar sintomas depressivos e influenciar negativamente no seu desempenho nas atividades acadêmicas ou profissionais. Sofrer discriminação pela presença de obesidade na infância ou na adolescência pode ser pior, já que seus efeitos se reproduzirão na vida adulta, interferirão de maneira importante em suas atividades da vida e, possivelmente, desencadearão transtornos psiquiátricos.

Nos EUA, um estudo mostrou um dado importante no que diz respeito à discriminação. Ao concluir que a obesidade era mais prevalente entre as mulheres negras no país, o estudo mostrou a influência de outro tipo de discriminação – a racial – como fator estressante colaborativo para o desenvolvimento e a manutenção da obesidade.

Tovar et al. chamam a atenção para a necessidade de recomendações sobre riscos psicológicos e sociais para ganho de peso durante a gravidez, as quais muitas vezes não são feitas pelos médicos – que deveriam ser os responsáveis por esse tipo de orientação –, e sim por outros profissionais da saúde envolvidos na atenção às gestantes.

A questão psicológica e social está relacionada com fatores ocupacionais e outras doenças associadas, tanto psiquiátricas quanto clínicas, como diabetes *mellitus* tipo 2 (DM2); o estresse psicossocial no trabalho, por exemplo, dobra o risco de DM2 em mulheres de meia-idade.

Outro grupo que pode apresentar obesidade é o de pacientes que sofrem de síndrome do comer noturno, que têm menos autoestima, mais depressão, maior prejuízo no funcionamento global e, consequentemente, menor ajustamento social e psicológico.

Obesidade infantojuvenil

O problema da obesidade começa com as primeiras manifestações, na infância e adolescência. Portanto, daqui em diante, dar-se-á enfoque à população infantojuvenil, em virtude do número crescente de casos e pela experiência do autor deste capítulo com o segmento. Além da obesidade, crianças e adolescentes que são levadas para tratamento apresentam distúrbios de comportamento, retraimento ao contato, baixa autoestima, insatisfações com o próprio corpo e sentimentos de inadequação com relação ao ambiente, entre outros prejuízos sociais e psicológicos consequentes dessa doença. O excesso de peso nas crianças acarreta prejuízos nos contatos sociais e na autoestima, além de sentimentos de inadequação com relação ao ambiente. Bucchianeri et al., em estudo realizado durante um ano letivo (2009-2010) com 2.973 adolescentes de escolas públicas, detectaram, entre eles, assédio baseado no peso e na raça, com predominância do assédio baseado no peso nas meninas adolescentes, ao passo que adolescentes do sexo masculino referiram maior assédio quanto à raça. A prevalência de assédio baseado na situação financeira familiar e de assédio sexual foi proporcionalmente menor (Tabela 57.1).

Sendo assim, deve-se considerar o quanto a população infantil é frágil e dependente do ambiente em que vive, sobretudo por seu elemento mais fundamental: a família. As atitudes e os hábitos das crianças frequentemente são reflexo do ambiente familiar – quando este é desfavorável, poderá contribuir para o surgimento de transtornos alimentares. Eventualmente, essas alterações no ambiente fogem do controle dos pais, como nos casos de separações conjugais ou perda de entes queridos. As preferências alimentares e a prática de atividades físicas são influenciadas diretamente pelos hábitos dos pais, e, com frequência, persistem na vida adulta. Em outras palavras, a família exerce um papel formador e confirma a importância do fator ambiental na obesidade infantojuvenil.

A obesidade sofre muitas influências de hábitos familiares transmitidos às crianças, além de certas formas de relacionamento, determinantes do comportamento alimentar da criança. Assim, a família pode incentivar a hiperalimentação e a inatividade, deixar de estimular outras fontes de satisfação além dos alimentos, ser superprotetora e não estimular a espontaneidade, a iniciativa e a autoconfiança.

Tabela 57.1 Taxas de assédio percebidas na amostra.

Tipo de assédio	Amostra total N (%)	Meninas*# N (%)	Meninos N (%)
Com base na raça	983 (35,2)[a]	467 (31,4)[a]	516 (39,5)[a]
Com base no peso	986 (35,3)[a]	568 (38,2)[b]	416 (31,8)[b]
Com base no *status* socioeconômico	450 (16,1)[b]	208 (14)[c]	243 (16,6)[c]
Sexual	698 (25)[c]	431 (29)[a]	267 (20,4)[c]

Nota: Dados fornecidos como porcentagens do assédio percebido. *As porcentagens dentro da mesma coluna (ou seja, amostra total, colunas de meninas e meninos) sem letra sobrescrita igual são significativamente diferentes entre si (p < 0,01). #Os percentuais de meninas e meninos são estatisticamente diferentes entre si (p < 0,001).

Segundo relatos de mães de crianças com obesidade e observação direta do seu comportamento, toda criança tende a copiar o seu comportamento dos pais: por mais que a mãe fale, por exemplo, para não comer gordura em excesso, se o pai come, a criança também o faz, ou, se o pai não come berinjela, por mais que se tente ensinar à criança que deve comê-la, ela tenderá a não fazê-lo. As atitudes dos pais são mais determinantes do que o que falam e ensinam. Raramente, a história de crianças com obesidade fornece evidências de ausência ou negligência marcante de amor ou afeto; pelo contrário, o velho termo "superproteção" vale com frequência para descrever a atitude dos pais. Algumas vezes, porém, há uma dificuldade em interpretar as reações e as necessidades do bebê, quando qualquer mal-estar é relacionado com fome e, assim, todo choro é alimentado. Com isso, a criança pode aprender que todo desconforto é resolvido com comida, o que pode levá-la a associar os desconfortos emocionais à necessidade de comer. Com o tempo, o alimento pode adquirir o valor de afeto e carinho. Uma criança com obesidade que come sempre que vê um alimento, ou que o usa para aliviar vários estados de desconforto ou insatisfação, muito provavelmente foi educada por uma mãe ou um pai bem-intencionados, mas inseguros ou ansiosos, que indiscriminadamente alimentavam o filho quando este manifestava algum incômodo. Quanto maior a insegurança dos pais, com mais frequência reagirão inadequadamente àquilo de que a criança realmente precisa. Consequentemente, a criança crescerá confusa a respeito de suas sensações: se ela está sentindo fome ou outra sensação, ou se elas nascem de si ou vêm de fora. Quando a perturbação é grave, pode haver uma genuína falta de identidade, um sentimento de não "propriedade" do próprio corpo, além de dúvida e confusão acentuadas a respeito da eficácia interpessoal, com possibilidade de instalação de transtornos psiquiátricos, como transtornos depressivos ou ansiosos caso esteja presente uma predisposição genética.

Por volta dos 7 anos, a criança começa a se perceber diferente dos colegas, momento em que passa a olhar para si mesma e se reconhecer como tal, enfrentando a primeira decepção em relação a seu corpo: de se achar gorda, feia e, portanto, objeto de gozação das outras crianças. A imagem corporal definida como a representação mental que o indivíduo tem de seu corpo começa a se formar a partir das vivências do corpo no ambiente: como os colegas e os familiares o veem e falam de sua aparência. Essa vivência pode ser de prazer ou desprazer. Por ser criticada e vista como feia pelos padrões de beleza impostos pela sociedade, a criança que apresenta obesidade pode demonstrar desde muito jovem um forte sentimento de menos-valia e baixa autoestima, por não ter um corpo aceito. Se seus pais a chamam de "comilona", "gorda", "sem-vergonha", ela pode sentir que é incapaz de controlar o desejo de comer, o que reforça ainda mais sua baixa autoestima. É comum a criança apresentar um contato agressivo, grosseiro ou retraído, como se já esperasse um comentário negativo ou crítico pelo fato de estar gorda. Um estudo feito por Gouveia et al. mostra, por meio de uma escala de avaliação de qualidade de vida, que, a partir dos 12 anos, aumenta a insatisfação com o aumento do índice de massa corporal.

Nesse contexto, surge outro fenômeno muito comum no cotidiano da criança: o assédio, conforme citado anteriormente, ou seja, todo tipo de violência física e psicológica sem motivo aparente, com o objetivo de intimidar ou agredir o outro incapaz de se defender. Ações repetidas (apelidos dados na escola, como "baleia", "fofão", "hipopótamo" etc.) e desequilíbrio emocional são suas principais características, em virtude dos apelidos ofensivos,

que humilham, discriminam e excluem. As crianças não dispõem de recursos para reagir e fazer cessar os atos contra si próprias, o que provoca baixa autoestima, baixo rendimento escolar, recusa em ir à escola, entre outros, além da possibilidade de ocorrerem transtornos psíquicos, como ansiedade e depressão, inclusive com risco de suicídio. Şahin e Kirli, comparando 64 pacientes é incapaz com 51 pacientes sem, com idades entre 8 e 16 anos, usando a escala *Children's Depression Inventory* (CDI), para determinar o nível de depressão; a escala *State-Trait Anxiety Inventory* (STAI), para determinar o nível de ansiedade, e o *Revised Olweus Bully/ Victim Questionnaire for Students*, para avaliar o estado de assédio, compararam o efeito do assédio praticado pelos colegas sobre o estado mental dos pacientes, e detectaram um aumento dos níveis de depressão e de ansiedade entre os pacientes com obesidade. Naqueles que conseguem reagir, por já estarem transtornados pelo processo de assédio, podem ocorrer até mesmo agressões físicas ou, ainda, tentativas de homicídios contra os agentes do assédio, como mostram Rupp K e McCoy em artigo no qual pontuam a necessidade de se estar atento aos efeitos do assédio, que podem causar comportamentos agressivos e levar a sintomas depressivos. Aqui é preciso chamar a atenção para a importância do papel do professor nesse processo – é essencial o profissional discutir esses aspectos (apelidos) e, conjuntamente às crianças, elaborar regras que facilitem a situação. Torna-se importante o professor reconhecer a maneira como os próprios alunos se veem e como encaram seu estado físico, como ficou evidenciado no estudo de Rukavina e Li, no qual perceberam uma sensação de controle sobre a obesidade por parte de adolescentes do sexo masculino, mas não do sexo feminino. Existe ainda uma falsa crença de que o assédio possa motivar a criança ou adolescente a se controlar para se alimentar adequadamente e perder peso, quando, na verdade, o efeito é justamente o inverso, levando ao descontrole e ao aumento da compulsão alimentar, como mostram Pont et al.

A obesidade infantil exige uma abordagem interdisciplinar que vise à reeducação alimentar, com orientação de hábitos saudáveis de vida – dieta equilibrada, prática de exercícios físicos e escolha de comportamentos funcionais –, uma tarefa que não é fácil e que constitui um grande desafio para a equipe de saúde. Na maioria dos casos, não há necessidade nem desejo das próprias crianças em mudar sua condição (muitas não se percebem gordas); o desejo e a necessidade são dos pais, os quais desempenham um papel fundamental, tornando-se o primeiro requisito para o sucesso do tratamento, o que implica uma postura consciente de mudanças de hábitos, com a reeducação de toda a família. Fatores psicossociais podem interferir no desempenho cognitivo de adolescentes com obesidade, sobretudo naqueles com obesidade grave, cujo número vem aumentando de forma acentuada, o que levou a cirurgia bariátrica a passar a ser uma proposta de tratamento nessa faixa etária. Na metanálise realizada por Trooboff et al., em que se selecionaram, de 5.155 estudos, 20 que preenchiam os critérios qualitativos, 573 pacientes foram avaliados para estudar o impacto do procedimento cirúrgico na qualidade de vida a partir da aplicação de escalas. As cirurgias para tratamento da obesidade grave, independentemente da técnica, trouxeram melhora na qualidade de vida, mas ainda são necessários estudos a longo prazo para avaliar esse impacto.

Outro fator a se considerar refere-se ao grau de maturidade da criança, já que ela deverá conseguir discriminar os benefícios (sociais, físicos e psicológicos) que as trocas de alimentos acarretarão, e que acontecerão apenas a longo prazo. Mudar hábitos é

484 Parte 4 ▪ Efeitos da Obesidade em Órgãos e Sistemas

algo difícil e doloroso, exigindo, acima de tudo, querer conquistar condições física e psíquica diferentes. Técnicas cognitivas promovem melhor eficácia em relação às mudanças de hábitos exigidas pelo tratamento, visando basicamente ao autocontrole, à redução de ansiedade, à quebra da cadeia de pensamentos automáticos e ao desenvolvimento de estratégias funcionais que os habilitem a lidar com o seu cotidiano.

Com o desenvolvimento da criança para a adolescência, até chegar à fase adulta, se a obesidade não sofrer uma intervenção adequada que promova um controle, os efeitos psicossociais deletérios se alastrarão, provocando queda no desempenho escolar, nas relações sociais e na obtenção de uma boa colocação no mercado de trabalho, tendo como uma de suas consequências um rendimento salarial abaixo do esperado ou desejado. A prevenção da persistência da obesidade desde a infância até a vida adulta tem grande importância, pois estudos mostram que a obesidade limitada ao período infantil apresenta menor impacto socioeconômico e psicossocial na fase adulta.

Os assim chamados "mecanismos de defesa", ou seja, comportamentos ou atitudes involuntárias e inconscientes que as pessoas adotam para lidar com fatores estressores ou emoções, podem estar ligados ao início, à gravidade e à manutenção da obesidade e, portanto, precisam ser bem identificados e trabalhados. Esse aspecto fica claro no trabalho com obesidade na infância e na adolescência, períodos em que a obesidade, quando não hereditária, geralmente está relacionada com eventos importantes e de difícil enfrentamento. Quantificar a influência desses fatores estressantes pode ser feito por meio de escalas apropriadas.

Em conclusão, grande parte dos profissionais da saúde é agente de um forte preconceito, ainda que alguns estudos já tenham demonstrado que o preconceito contra pessoas com obesidade parta também de professores e dos próprios pais de crianças e adolescentes. As pessoas com obesidade, comumente, são vistas como preguiçosas, sem autocontrole, com falha de caráter e sem comprometimento com os tratamentos a que se propõem, uma situação que acarreta problemas de relacionamento com seus pares: ela acaba se isolando e buscando no alimento, principalmente naquele de alto valor calórico, uma compensação emocional para os sentimentos de tristeza e rejeição que vivencia, e dessa maneira, apresenta maior tendência ao sobrepeso e à obesidade.

Com o objetivo de fazer um trabalho preventivo com crianças, realizou-se na França um estudo com 2.341 crianças de 6 a 11 anos, com uma amostra final de 1.030 pacientes, sendo 17,3% com sobrepeso e 3,3% com obesidade. A partir desse estudo, foram propostos programas de prevenção em áreas com ganho financeiro menor, dando importância também a informações a respeito de estigma e discriminação.

Bibliografia

Algul A, Ates MA, Semiz UB, et al. Evaluation of general psychopathology, subjective sleep quality, and health-related quality of life in patients with obesity. Int J Psychiatry Med. 2009;39(3):297-312.

Birch V. Preventing childhood obesity: what works? International Journal of Obesity. 2009;S1(33):74-81.

Boneberger A, von Kries R, Milde-Busch A, et al. GME Study Group. Association between peer relationship problems and childhood overweight/obesity. Acta Pediatr. 2009;92(12):1950-5.

Brownell K, Puhl R. Stigma and discrimination in weight management and obesity. The Permanent Journal. 2003;7(3):21-3.

Bucchianeri MM, Eisenberg ME, Neumark-Sztainer D. Weightism, racism, classism, and sexism: shared forms of harassment in adolescents. J Adolesc Health. 2013;53(1):47-53.

Campos-Vazquez RM, Gonzalez E. Obesity and hiring discrimination. Econ Hum Biol. 2020;37:100850.

Carnell H. Genetic influence on appetite in children. International Journal of Obesity. 2008;(32)10:1468-73.

Carr D, Friedman MA, Jaffe K. Understanding the relationship between obesity and positive and negative affect: the role of psychosocial mechanisms. Body Image. 2007;4(2):165-77.

Chang CT, Chang KH, Cheah WL. Adults' perceptions of being overweight or obese: a focus group study. Asia Pac J Clin Nutr. 2009;18(2):257-64.

Coles N, Birken C, Hamilton J. Emerging treatments for severe obesity in children and adolescents. BMJ. 2016 Sep 29;354:i4116.

Cozier YC, Wise LA, Palmer JR, Rosenberg L. Perceived racism in relation to weight change in the Black Women's Health Study. Ann Epidemiol. 2009;19(6):379-87.

Golan M, Weizman A, Apter A, Fainaru M. Parents as the exclusive agents of change in the treatment of childhood obesity. American Journal of Nutrition. 1998;67:1130-35.

Gortmaker SL, Must A, Perrin JM, et al. Social and economic consequences of overweight in adolescence and young adulthood. N Engl J Med. 1993;329(14):1008-12.

Gouveia MJ, Frontini R, Canavarro MC, Moreira H. Quality of life and psychological functioning in pediatric obesity: the role of body image dissatisfaction between girls and boys of different ages. Qual Life Res. 2014;23(9):2629-38.

Green GC, Buckroyd J. Disordered eating cognitions and behaviours among slimming organization competition winners. J Hum Diet. 2008;21(1):31-8.

Heraclides A, Chandola T, Witte DR, Brunner EJ. Psychosocial stress at work doubles the risk of type 2 diabetes in middle-aged women: evidence from the Whitehall II study. Diabetes Care. 2009;32(12):2230-5.

Keaschuk RA, Newton AS, Kaczmarek TG, Ball GD. An interdisciplinary, family-centered approach to treating pediatric obesity in an 11-year-old female: a case report. Cases J. 2009;2:6677.

Kelly B, Boyland E, King L, et al. Children's exposure to television food advertising contributes to strong brand attachments. Int J Environ Res Public Health. 2019;16(13):2358.

Kendzor DE, Businelle MS, Mazas CA, et al. Pathways between socioeconomic status and modifiable risk factors among African American smokers. J Behav Med. 2009;32(6):545-57.

Kushner RF, Zeiss DM, Feinglass JM, Yelen M. An obesity educational intervention for medical students addressing weight bias and communication skills using standardized patients. BMC Med Educ. 2014;14:53.

Lahelma E, Lallukka T, Laaksonen M, et al. Social class differences in health behaviours among employees from Britain, Finland and Japan: the influence of psychosocial factors. Health Place. 2010;16(1):61-70.

Lokken KL, Boeka AG, Austin HM, et al. Evidence of executive dysfunction in extremely obese adolescents: a pilot study. Surg Obes Relat Dis. 2009;5(5):547-52.

Lorentzen V, Dyeremose V, Larsen BH. Severely overweight children and dietary changes – a family perspective. J Adv Nurs. 2012;68(4):878-87.

Manrique EM, de la Maza MP, Carrasco F, et al. Statement about diagnosis assessment and non pharmacological treatment of obesity. Rev Med Chil. 2009;137(7):963-71.

Miller WR, Rollnick S. Motivational interviewing preparing people to change. 2. ed. New York: Guilford Press; 2002.

Mold F, Forbes A. Patients' and professionals' experiences and perspectives of obesity in health-care settings: a synthesis of current research. Health Expect. 2013;16(2):119-42.

Murphree D. Patient attitudes toward physician treatment of obesity. J Fam Pract. 1994;38(1):45-8.

Mustajoki P. Psychosocial factors in obesity. Ann Clin Res. 1987;19(2):143-6.

Outlaw FH. Stress and coping: the influence of racism on the cognitive appraisal processing of African Americans. Issues Ment Health Nurs. 1993;14(4):399-409.

Ozier AD, Kendrick OW, Leeper JD, et al. Overweight and obesity are associated with emotion and stress-related eating as measured by the eating and appraisal due to emotions and stress questionnaire. J Am Diet Assoc. 2008;108(1):49-56.

Parham ES, King SL, Bedell ML, Martersteck S. Weight control content of women's magazines: bias and accuracy. Int J Obes. 1986;10(1):19-27.

Pitrou I, Shojaei T, Wazana A, et al. Child overweight, associated psychopathology, and social functioning: a French school-based survey in 6 to 11-year-old children. Obesity. 2010;18(4):809-17.

Pont SJ, Puhl R, Cook SR, Slusser W; Section on Obesity; Obesity Society. Stigma experienced by children and adolescents with obesity. Pediatrics. 2017;140(6). pii: e20173034.

Puhl RM, King KM. Weight discrimination and bullying. Best Pract Res Clin Endocrinol Metab. 2013;27(2):117-27.

Roquelaure Y, Ha C, Rouillon C, et al.; Members of Occupational Health Services of the Pays de la Loire Region. Risk factors for upper-extremity musculoskeletal disorders in the working population. Arthritis Rheum. 2009;61(10):1425-34.

Rosengren A, Subramanian SV, Islam S, et al.; INTERHEART Investigators. Education and risk for acute myocardial infarction in 52 high, middle and low-income countries: INTERHEART case-control study. Heart. 2009;95(24):2014-22.

Rukavina PB, Li W. Adolescents' perceptions of controllability and its relationship to explicit obesity bias. J Sch Health. 2011;81(1):8-14.

Rupp K, McCoy SM. Bullying perpetration and victimization among adolescents with overweight and obesity in a nationally representative sample. Child Obes. 2019;15(5):323-30.

Şahin N, Kırlı U. The relationship between peer bullying and anxiety-depression levels in children with obesity. Alpha Psychiatry. 2021;22(2):94-9.

Saravane D, Feve B, Frances Y, et al.; Avec le Soutien Institutionnel du Laboratoire Lilly. Drawing up guidelines for the attendance of physical health of patients with severe mental illness. Encephale. 2009;35(4):330-9.

Sarwer DB, Polonsky HM. The psychosocial burden of obesity. Endocrinol Metab Clin North Am. 2016;45(3):677-88.

Sheinbein DH, Stein RI, Hayes JF, et al. Factors associated with depression and anxiety symptoms among children seeking treatment for obesity: A social-ecological approach. Pediatr Obes. 2019;14(8):e12518.

Sonino N, Peruzzi P. A psychoneuroendocrinology service. Psychother Psychosom. 2009;78(6):346-51.

Striegel-Moore RH, Rosselli F, Wilson GT, et al. Nocturnal eating: Association with binge eating, obesity, and psychological distress. Int J Eat Disord. 2010;43(6):520-6.

Teixeira PJ, Silva MN, Coutinho SR, et al. Mediators of weight loss and weight loss maintenance in middle-aged women. Obesity. 2010;18(4):725-35.

Ten Have M. Ethical aspects of obesity prevention. Best Pract Res Clin Gastroenterol. 2014;28(2):303-14.

Tovar A, Chasan-Taber L, Bermudez OI, Hyatt RR, Must A. Knowledge, attitudes, and beliefs regarding weight gain during pregnancy among Hispanic women. Matern Child Health J. 2010;14(6):938-49.

Trooboff SW, Stucke RS, Riblet NB, et al. Psychosocial outcomes following adolescent metabolic and bariatric surgery: A systematic review and meta-analysis. Obes Surg. 2019;29(11):3653-64.

Venturini L, Petean EB. Obesidade infantil: percepção dos familiares e das próprias crianças de sua imagem corporal. São Paulo: I Simpósio da Associação Brasileira de Psicologia Aplicada à Cirurgia de Obesidade; 2000.

Webb MS, Carey MP. Psychosocial factors associated with weight control expectancies in treatment-seeking African American smokers. J Natl Med Assoc. 2009;101(8):793-9.

Westbury S, Oyebode O, van Rens T, et al. Obesity stigma: causes, consequences, and potential solutions. Curr Obes Rep. 2023; 12(1):10-23.

World Health Organization. Obesity and overweight [Internet]. Acessado em 01/07/2024. Available from: https://www.who.int/news-room/fact-sheets/detail/obesity-andoverweight.

Wu YP, Steele RG. Predicting health-related quality of life from the psychosocial profiles of youth seeking treatment for obesity. J Dev Behav Pediatr. 2013;34(8):575-82.

Zoccali R, Bruno A, Muscatello MR, et al. Defense mechanisms in a sample of non-psychiatric obese subjects. Eat Behav. 2008;9(1):120-3.

5 Tratamento Não Farmacológico da Obesidade e de suas Comorbidades

58 Redução da Densidade Energética no Tratamento da Obesidade no Adulto

Silvia Pereira

Introdução

A obesidade, considerada problema de saúde pública, vem aumentando exponencialmente em todo o mundo. Segundo dados do estudo de base populacional *NCD Risk Factor Collaboration* (NCD-RisC), de 2024, que incluiu 222 milhões de participantes em 200 países e territórios, um em cada oito indivíduos no mundo vive com obesidade. Projeções da Federação Mundial de Obesidade (World Obesity Federation) para 2035 revelam que esse número aumentará em aproximadamente 10% em relação ao observado em 2022.

No Brasil, a prevalência não difere do observado no cenário mundial. Dados dessa mesma Federação evidenciam que em 2035 nosso país terá 41% da população com obesidade e que o crescimento anual da doença será de 2,8%. Adicionalmente, dados do último Sistema de Vigilância de Fatores de Risco e Proteção para Doenças Crônicas por Inquérito Telefônico (Vigitel) mostraram que o excesso de peso atinge 57,3% da população e que a obesidade quase dobrou nos últimos 16 anos (de 11,6% em 2016 para 22,8% em 2021).

Concomitantemente ao aumento da obesidade, observa-se elevação no aparecimento de comorbidades que guardam estreita relação com o excesso de peso: hipertensão arterial sistêmica, dislipidemia, diabetes *mellitus* tipo 2 (DM2), doença cardiovascular (DCV), asma, câncer, depressão, doenças osteoarticulares, acidente vascular encefálico (AVE), entre outras. Algumas dessas alterações decorrentes do excesso ponderal, quando associadas, representam fatores de risco para o aumento de DCV e DM2. O sobrepeso e a obesidade são responsáveis por aproximadamente 80% dos casos de DM2, 30% da doença cardíaca isquêmica e 55% da doença hipertensiva na população adulta.

Diante do aumento da obesidade, considerada doença crônica, multifatorial e de difícil controle, associada à morbimortalidade, várias propostas para o controle dessa doença são estudadas com o objetivo de promover a adequação da ingestão calórica para geração do balanço energético negativo e, consequentemente, da perda de peso.

Contudo, o controle do sobrepeso e da obesidade é desafiador para os profissionais envolvidos, principalmente em função do desequilíbrio entre a ingestão excessiva de calorias e o gasto energético (defeito no gasto energético, efeito termogênico e atividade física). Além disso, outros aspectos, como estilo de vida inadequado, fatores socioeconômicos, alterações metabólicas e hormonais e componentes genéticos, também corroboram a dificuldade no controle da doença.

Entre os pilares para o controle do excesso ponderal, a dieta tem grande importância, não somente por proporcionar a perda de peso, mas principalmente por mantê-la, associada a mudança sustentada de estilo de vida, atividade física e, em alguns casos, farmacoterapia e tratamento psicológico/psiquiátrico.

A aceitação pública de novas dietas geralmente é grande, sobretudo porque representam para o indivíduo com obesidade uma tentativa ou chance adicional de emagrecer. Nesse sentido, as dietas da moda ganham cada vez mais adeptos por "prometerem" perda fácil e rápida de peso com a retirada de algum macronutriente (carboidrato, proteínas e lipídeos), jejum prolongado ou redução acentuada de calorias. Em geral, como são propostas muito radicais, não são passíveis de seguimento a longo prazo por não gerarem modificações comportamentais sustentadas que envolvam aumento no gasto energético e balanço energético negativo. Ademais, podem contribuir para déficits nutricionais e alterações metabólicas que culminam com a redução de chances de emagrecimento.

Os poucos estudos na literatura científica (revisão sistemática com metanálise), com acompanhamento médio de 1 ano, demonstram que essas dietas, como a de restrição de carboidratos (p. ex., *Atkins*, *Dukan*, entre outras), restrição ou excesso de gorduras, assim como o jejum intermitente, findam em resultados similares às dietas tradicionais com redução de calorias propostas pelos comitês vigentes – o que não justifica a utilização na prática clínica rotineira, pela falta de evidências de segurança e eficácia por período prolongado.

Os protocolos (dietas balanceadas com redução de calorias) aprovados e aceitos para perda do excesso de peso, contendo de 20 a 30% de gorduras, 55 a 60% de carboidratos e 15 a 20% de proteínas, resultam em perdas mais lentas de peso, contudo mantidas, além de favorecer a escolha de maior variedade de alimentos com boa adequação de macro e micronutrientes.

Segundo o posicionamento da Associação Brasileira para o Estudo da Obesidade e da Síndrome Metabólica (Abeso) sobre o tratamento nutricional do sobrepeso e da obesidade publicado em 2022, os planos alimentares recomendados com nível A de evidência são os planos convencionais com redução de calorias (*Low Calorie*), os *Plant-Based diet*/Dieta vegetariana (dependendo da motivação do paciente) e as dietas DASH (do inglês *Dietary Approach to Stop Hypertension*) e a dieta do Mediterrâneo. A maioria tem como pontos fortes alimentos naturais, menor consumo de gordura, açúcares, carboidratos refinados e redução/exclusão de alimentos industrializados e ultraprocessados – o que contribui para a diminuição da ingestão da densidade energética. Ademais, enfatiza que o aconselhamento nutricional baseado no consumo de alimentos e bebidas de baixa densidade energética, associado ao déficit calórico, pode ser útil no tratamento do excesso de peso (classe de recomendação 2a, nível de evidência B).

Nesse sentido, estratégias como a inclusão de alimentos de baixa densidade energética que possibilite o consumo de maior volume de alimentos (ricos em água e fibras e menos calóricos) pode contribuir para a perda e a manutenção da perda do peso, tendo em vista que comer pequenos volumes resulta em insatisfação, menor sensação de saciedade, abandono do tratamento e, consequentemente, menor aderência à dietoterapia.

Outro aspecto importante é a possibilidade de oferecer ao paciente um programa adaptado ao seu estilo de vida e às suas preferências individuais. Paralelamente, o programa dietético com alimentos de baixa densidade energética contribui para promoção de saúde (proteção contra as doenças crônicas não transmissíveis), visto que é rico em hortaliças, frutas e fibras, e controlado em cereais refinados, açúcar e gordura de adição e alimentos ultraprocessados.

No Brasil, apesar de o *Guia Alimentar para a População Brasileira*, em 2014, ter preconizado a ingestão de frutas, legumes e verduras, em detrimento da ingestão dos alimentos de alta densidade energética, dados do último Vigitel demonstraram que apenas 22,1% da população consomem cinco ou mais porções de hortaliças e frutas diariamente. Vale também destacar o aspecto custo, considerando que os alimentos de baixa densidade energética são mais dispendiosos que os ricos em gordura, açúcar e cereais refinados.

Densidade energética

A densidade energética dos alimentos é definida como a energia disponível por unidade de peso (quilocalorias por grama – **kcal/g**) e não como o peso do alimento *per se*. Relaciona-se com a quantidade de água (a água aumenta o peso sem adicionar calorias) que os alimentos apresentam, como é o caso das frutas, legumes e verduras que são considerados de baixa densidade energética, assim como os alimentos com baixa quantidade de água (farinhas, grãos, açúcar, óleos e manteiga) têm alta densidade energética.

É importante ressaltar que a dieta é influenciada pelo consumo de bebidas, e, dessa forma, determinar o tipo de bebida a ser incluída nos planos alimentares influenciará no cálculo da densidade calórica. Outro ponto importante é a relação dos alimentos de baixa densidade enérgica, como as fibras e a água – características importantes para a promoção da saciedade e, consequentemente, a perda de peso.

Os alimentos são classificados em quatro níveis de densidade energética:

- Densidade energética muito baixa: 0 a 0,7 kcal/g
- Densidade energética baixa: 0,7 a 1,5 kcal/g
- Densidade energética média: 1,5 a 4 kcal/g
- Densidade energética alta: 4 a 9 kcal/g.

De acordo com o nível de densidade energética, para uma mesma quantidade de calorias, os alimentos de baixa densidade podem ser consumidos em maior volume em relação aos de alta densidade energética.

No tocante ao manejo da obesidade, não há consenso universal sobre a definição de pontos de corte para classificar baixa e alta densidade energética de bebidas, alimentos e dietas; contudo, o World Cancer Research Fund/American Institute for Cancer Research estabeleceu que a média da densidade energética deve ser de 1,25 kcal/g (calculada excluindo-se as bebidas), com o intuito de controlar o peso e, por conseguinte, minimizar o risco da ocorrência de alguns tipos de câncer.

Densidade energética da dieta

O cálculo da densidade energética da dieta, apesar de aparentemente simples (kcal/g), pode apresentar diferenças, a depender da inclusão de líquidos (p. ex., água, bebidas *diet* etc.) que não fornecem calorias/nutrientes, em relação aos que fornecem calorias/nutrientes (leite, suco e bebida alcoólica), ou seja, além dos alimentos sólidos (carboidratos, proteínas e lipídeos), incluir ou não líquidos modificará a densidade de energia da dieta.

Não há consenso sobre os métodos para o cálculo da densidade energética, e é possível encontrar na literatura várias propostas que incluem:

- Alimentos sólidos e todas as bebidas, excluindo a água ingerida
- Alimentos sólidos e bebidas com calorias
- Alimentos sólidos e bebidas alcoólicas
- Alimentos sólidos e leite
- Alimentos sólidos e sucos naturais
- Alimentos sólidos, sucos e leite
- Alimentos sólidos e refeições líquidas reconstituídas
- Alimentos sólidos e líquidos que são tipicamente consumidos com alimentos
- Alimentos sólidos (exclusivamente)
- Apenas macronutrientes (proteínas, carboidratos e lipídeos)
- Apenas o conteúdo dos alimentos após secagem (excluindo a água das bebidas e da composição dos alimentos).

Trabalhos de revisão sistemática de Pèrez-Escamilla et al. e Johnson et al. apoiam a exclusão de bebidas e consideram que como os alimentos e bebidas têm efeitos diferentes na saciedade e na ingestão energética, esses dois fatores dietéticos devem ser tratados separadamente. Outros enfatizam que, independentemente do método utilizado para o cálculo da densidade da dieta, a ingestão de bebidas não deve ser ignorada, devendo ser utilizada, ainda que como covariável, na investigação e no controle do excesso de peso *versus* a densidade energética.

Deve-se salientar que, segundo o *Guia Alimentar para a População Brasileira*, a elevada densidade energética é característica comum à maioria dos alimentos ultraprocessados, oscilando em cerca de 2,5 kcal/g (maioria dos produtos panificados) a 4 kcal/g (p. ex., barras de cereal), podendo alcançar até 5 kcal/g em salgadinho de "pacote" e biscoitos recheados.

Para exemplificar, segue um dos cálculos de densidade energética que inclui os alimentos sólidos (carboidratos: 1 g = 4 kcal, proteínas 1 g = 4 kcal e lipídeos 1 g = 9 kcal) e o álcool 7 kcal/g.

$$\text{Densidade energética} = \frac{\text{Quilocalorias – kcal (carboidratos, lipídeos, proteínas, álcool)}}{\text{Gramas – g (carboidratos, lipídeos, proteínas, álcool)}}$$

A redução no consumo de alimentos e bebidas com alta densidade energética pode contribuir de duas formas na prevenção do ganho de peso: (1) pela redução do valor calórico; e (2) por meio do controle de sinalização do apetite.

Observa-se que a ingestão de alimentos com menor densidade contribui para menor ingestão energética possivelmente pelo maior volume alimentar ingerido, em relação aos de alta densidade energética. Estudos de Rolls, Song et al. e Blat et al. demonstraram que a quantidade de alimentos ingeridos tem maior constância ao longo dos dias do que as calorias presentes na alimentação.

Similarmente, Bell e Rolls, ao estudarem a densidade energética (alta e baixa) por meio de refeições contendo diferentes percentuais de gordura (25%, 35% e 45%), observaram que o consumo de calorias foi menor quando oferecida refeição com baixa densidade, composta de alimentos ricos em água e fibras como frutas, verduras, legumes, cereais integrais cozidos e sopas – alimentos relacionados com maior saciedade.

Raben et al., ao analisarem o impacto de quatro tipos de refeições – ricas em proteína, carboidratos, gordura e álcool – na saciedade e na sensação de fome, não observaram diferenças. Os autores atribuíram os resultados ao fato de as refeições conterem a mesma densidade energética.

Nos EUA, estudo epidemiológico com mais de 7 mil indivíduos demonstrou que aqueles que consumiam uma dieta de baixa densidade energética tendiam a consumir maior volume de alimentos, apesar do menor consumo calórico, e que esse padrão de alimentação era mais comum nos eutróficos quando comparados aos com obesidade. Demonstrou também que a energia obtida a partir de macronutrientes (gorduras, proteínas e carboidratos) foi menor na dieta com baixa densidade energética, assim como maior ingestão de vitaminas A, C, B6, folato, cálcio, ferro e potássio, em relação àqueles com alta densidade energética.

Na Ásia, outro estudo com mais de 15 mil indivíduos identificou correlação positiva entre a alta densidade energética da dieta com a gordura total e saturada e correlação negativa com proteínas, carboidratos e álcool (apenas no sexo feminino), fibra alimentar e várias vitaminas e minerais. Além disso, as mulheres que consumiam uma dieta com menor densidade energética apresentavam menor prevalência de obesidade abdominal.

No Brasil, em estudo que avaliou a densidade energética da dieta em uma amostra representativa do município de São Paulo, observaram-se valores elevados dela na alimentação (**1,98 kcal/g, superior ao recomendado, que é até 1,25 kcal/g**) e correlação positiva com a ingestão de energia, gordura total – *trans* e saturada –, colesterol, sacarose e açúcar de adição, assim como correlação negativa com a ingestão de fibras. Os autores concluíram que os elevados valores da densidade energética da dieta e a relação demonstrada com outros constituintes nutricionais denotam má qualidade da dieta nessa população, o que pode contribuir para a elevação da prevalência do excesso de peso.

Ainda no Brasil, Pereira et al., ao avaliarem a relação entre tamanhos de porções de alimentos com o sobrepeso em 1.005 adultos de São Paulo, mostraram que o sobrepeso foi associado a porções maiores de alimentos com alta densidade energética (p. ex., pizza, carne vermelha, arroz, salgados e refrigerantes). Na conclusão, os autores sugeriram que o excesso de peso pode estar relacionado ao consumo de maiores porções de uma série de grupos de alimentos, e não apenas de um grupo alimentar específico.

Outro ponto importante a ser considerado é a escassez de estudos que investiguem o aumento da densidade energética da dieta na população ao longo do tempo.

Grech et al. estudaram a densidade energética da dieta de indivíduos adultos na Austrália (National Nutrition Surveys) em 1995 (n = 10.986) e 2012 (n = 9.435), e observaram que um pequeno percentual deles consumia dietas de baixa densidade de acordo com as recomendações vigentes (13% em 1995 e 5% em 2012). Observaram, ainda, que houve aumento da densidade de energia entre os dois levantamentos nos adultos mais velhos, enquanto os adultos jovens mantiveram a ingestão de alta densidade em ambos os momentos avaliados. Os autores reforçaram que estratégias que reduzam a densidade energética da dieta devem ser consideradas para minimizar o risco de ganho de peso nos adultos.

Levando-se em consideração o impacto do tamanho das porções como um modulador do consumo de energia com maior promoção de saciedade, as dietas de menor densidade energética são ferramentas valiosas que podem compor programas de perda de peso em indivíduos com obesidade. Ademais, a inclusão de alimentos de baixa densidade (p. ex., sopas, salada ou frutas) antes das refeições principais pode aumentar a saciedade e reduzir a ingestão total de energia durante a refeição.

Em revisão sistemática, Rouhani et al. observaram que a ingestão de alimentos de baixa densidade energética antes da refeição principal (como uma "pré-carga") resultou em menor consumo de energia total na refeição, diferentemente do que ocorreu com os que ingeriram alimentos de alta densidade energética, apesar do mesmo conteúdo de energia. Os autores concluíram que fazer uma "pré-carga" com alimentos de baixa densidade energética pode contribuir para o aumento da saciedade e a menor ingestão de energia total na refeição.

Corroborando os trabalhos anteriores, em metanálise recente, Robinson et al. avaliaram o impacto da redução da densidade energética na ingestão diária de energia e no peso corporal, e concluíram que a redução da densidade energética da dieta pode diminuir consideravelmente a ingestão diária de energia com tendência à perda de peso. Enfatizaram que a redução da densidade energética da dieta pode ser uma abordagem eficaz de saúde pública para o controle do excesso ponderal.

Em síntese, considerando as evidências até o momento, deve-se considerar a redução da densidade energética da dieta como uma estratégia no tratamento do adulto com obesidade, tanto para perda quanto para manutenção do peso.

Bibliografia

Anton SD, Hida A, Heekin K, et al. Effects of popular diets without specific calorie targets on weight loss outcomes: systematic review of findings from clinical trials. Nutrients. 2017;9(8):822.

Apovian CM. Obesity: definition, comorbidities, causes, and burden. Am J Manag Care. 2016;22(7 Suppl):s176-85.

Bell EA, Rolls BJ. Energy density of foods affects energy intake across multiple levels off at content in lean and obese women. Am J Clin Nutr. 2001;73(6):1010-8.

Bernal RTI, Iser BPM, Malta DC, et al. Surveillance System for Risk and Protective Factors for Chronic Diseases by Telephone Survey (Vigitel): changes in weighting methodology. Epidemiol Serv Saude. 2017;26(4):701-12.

Blatt AD, Roe LS, Ledikwe JH, et al. Dietary energy to reduce energy intake and increase vegetable intake in adults. Am J Clin Nutr. 2011;93(4):756-63.

Brasil. Ministério da Saúde. Secretaria de Atenção à Saúde. Departamento de Atenção Básica. Guia Alimentar para a População Brasileira. 2. ed. Brasília: Ministério da Saúde; 2014. Disponível em: https://bvsms.saude.gov.br/bvs/publicacoes/guia_alimentar_populacao_brasileira_2ed.pdf. Acesso em: mar. 2024.

Brasil. Ministério da Saúde. Secretaria de Vigilância em Saúde. Departamento de Análise em Saúde e Vigilância de Doenças Não Transmissíveis. Vigitel Brasil 2021: vigilância de fatores de risco e proteção para doenças crônicas por inquérito telefônico: estimativas sobre frequência e distribuição sociodemográfica de fatores de risco e proteção para doenças crônicas nas capitais dos 26 estados brasileiros e no Distrito Federal em 2021. Brasília: Ministério da Saúde; 2021. Disponível em: https://www.gov.br/saude/pt-br/centrais-de-conteudo/publicacoes/svsa/vigitel/vigitel-brasil-2021-estimativas-sobre-frequencia-e-distribuicao-sociodemografica-de-fatores-de-risco-e-protecao-para-doencas-cronicas. Acesso em: mar. 2024.

Cioffi I, Evangelista A, Ponzo V, et al. Intermittent versus continuous energy restriction on weight loss and cardiometabolic outcomes: a systematic review and meta-analysis of randomized controlled trials. J Transl Med. 2018;16(1):371.

Cox DN, Mela DJ. Determination of energy density of freely selected diets: methodological issues and implications. Int J Obes Relat Metab Disord. 2000;24(1):49-54.

Ello-Martin JA, Roe LS, Ledikwe JH, et al. Dietary energy density in the treatment of obesity: a year-long trial comparing 2 weight-loss diets. Am J Clin Nutr. 2007;85(6):1465-77.

Frühbeck G, Toplak H, Woodward E, et al. Executive Committee of the European Association for the Study of Obesity. Obesity: the gateway to ill health – an EASO position statement on a rising public health, clinical and scientific challenge in Europe. Obes Facts. 2013;6(2):117-20.

Grech AL, Rangan A, Allman-Farinelli M. Dietary energy density in the Australian adult population from national nutrition surveys 1995 to 2012. J Acad Nutr Diet. 2017;117(12):1887-99.

Johnson L, Wilks DC, Lindroos AK, et al. Reflections from a systematic review of dietary energy and weight gain: is the inclusion of drinks valid? Obes Rev. 2009;10(6):681-92.

Ledikwe JH, Blanck HM, Khan LK, et al. Dietary energy density determined by eight calculation methods in a nationally representative United States population. J Nutr. 2005;135(2):273-8.

Ledikwe JH, Blanck HM, Khan LK, et al. Low-energy-density diets are associated with high diet quality in adults in the United States. J Am Diet Assoc. 2006;106(8):1172-80.

Ledikwe JH, Rolls BJ, Smiciklas-Wright H, et al. Reductions in dietary energy density are associated with weight loss in overweight and obese participants in the PREMIER trial. Am J Clin Nutr. 2007;85(5):1212-21.

Marchioni DML, Mendes A, Gorgulho B, et al. Dietary energy density and associated factors: how is the population of Sao Paulo doing? Arq Bras Endocrinol Metabol. 2012;56(9):638-45.

Murakami K, Livingstone MBE, Okubo H, et al. Energy density of the diets of Japanese adults in relation to food and nutrient intake and general and abdominal obesity: a cross-sectional analys is from the 2012 National Health and Nutrition Survey, Japan. Br J Nutr. 2017;117(1):161-9.

NCD Risk Factor Collaboration (NCD-RisC). Worldwide trends in underweight and obesity from 1990 to 2022: a pooled analysis of 3663 population-representative studies with 222 million children, adolescents, and adults. Lancet. 2024;403(10431):1027-50.

Pepe RB, Lottenberg AMP, Fujiwara CTH, et al. (coord). Posicionamento sobre o tratamento nutricional do sobrepeso e da obesidade: Departamento de Nutrição da Associação Brasileira para o Estudo da Obesidade e da Síndrome Metabólica (ABESO – 2022). São Paulo: ABESO; 2022. Disponível em: https://abeso.org.br/wp-content/uploads/2022/11/posicionamento_2022-alterado-nov-22-1.pdf. Acesso em: mar. 2024.

Pereira JL, Mendes A, Crispim SP, et al. Association of overweight with food portion size among adults of São Paulo – Brazil. PLoS One. 2016;11(10):e0164127.

Pèrez-Escamilla R, Obbady JE, Altman JM, et al. Dietary energy density and body weight in adults and children: a sistematic review. J Acad Nutr Diet. 2012:112(5):671-84.

Raben A, Agerholm-Larsen L, Flint A, et al. Meals with similar energy densities but rich in protein, fat, carbohydrate, or alcohol have different effects on energy expenditure and substrate metabolism but not on appetite and energy intake. Am J Clin Nutr. 2003;77(1):91-100.

Robinson E; Khuttan M, McFarland-Lesser I, et al. Calorie reformulation: a systematic review and meta-analysis examining the effect of manipulating food energy density on daily energy intake. Int J Behav Nutr Phys Act. 2022;19(1):48.

Rolls BJ. Dietary energy density: Applying behavioural science to weight management. Nutr Bull. 2017;42(3):246-53.

Rolls BJ, Roe LS, Meengs JS. Reductions in portion size, and eating occasions: contributions to increase energy intake. Am J Clin Nutr. 2006:83(1):11-7.

Roman YM, Dominguez MC, Easow TM, et al. Effects of intermittent versus continuous diet on weight and body composition in obese and overweight people: a systematic review and meta-analysis of randomized controlled trials. Int J Obes (Lond). 2019;43(10):2017-27.

Rouhani MH, Surkan PJ, Azadbakht L. The effect of preload/meal energy density on energy intake in a subsequent meal: A systematic review and meta-analysis. Eat Behav. 2017;26:6-15.

Smethers AD, Rolls BJ. Dietary management of obesity: cornerstones of healthy eating patterns. Med Clin North Am. 2018;102(1):107-24.

Song SW, Bae YJ, Lee DT. Effects of caloric restriction with varying energy density and aerobic exercise on weight change and satiety in young female adults. Nutr Res Pract. 2010;4(5):414-20.

World Cancer Research Fund/American Institute for Cancer Research. Food, nutrition, physical activity, and the prevention of cancer: a global perspective. Washington DC: AICR; 2007.

World Health Organization (WHO). Diet, nutrition and the prevention of chronic diseases: report of a joint WHO/FAO expert consultation. WHO technical report series 916. Geneva: WHO, 2003.

World Health Organization (WHO). Obesity: preventing and managing the global epidemic. Report of a WHO consultation. World Health Organ Tech Rep Ser. 2000;894:i-xii, 1-253.

World Obesity Federation. World Obesity Atlas 2023 [Internet]. 2023. [cited 2024 March]. Available from: https://www.worldobesityday.org/assets/downloads/World_Obesity_Atlas_2023_Report.pdf.

59 | Dieta de Muito Baixas Calorias

Mônica Beyruti

Introdução

A popularidade das dietas de muito baixas calorias (DMBC) é enorme, porém questões sobre sua segurança e eficácia a longo prazo persistem.

As DMBC são definidas como dietas que fornecem menos de 800 kcal/dia. Porém, essa definição é um tanto quanto arbitrária. Uma dieta de 700 kcal/dia, por exemplo, poderia induzir um déficit calórico relativamente modesto em uma mulher de baixa estatura, sedentária e com um gasto energético de repouso (GER) de 1.100 kcal/dia. Já uma dieta de 1.200 kcal/dia poderia induzir um déficit calórico considerável em um homem alto com GER de 2.500 kcal/dia. Esse homem poderia apresentar maior risco de desenvolver efeitos metabólicos adversos (que serão descritos mais adiante), mesmo que a ele tivesse sido prescrita uma dieta de baixas calorias (DBC) e, para a mulher, uma DMBC. Dessa maneira, uma definição alternativa para DMBC é uma dieta que forneça < 50% do GER calculado de um indivíduo.

As DMBC têm como objetivo produzir rápida perda de peso, com perda mínima de tecido magro. Isso é possível por meio da oferta de elevada quantidade de proteína dietética, ou seja, 70 a 100 g por dia ou 0,8 a 1,5 g de proteína por quilo de peso corporal ideal/dia.

A proteína deve ser de alto valor biológico e pode ser obtida por intermédio da substituição parcial ou total de refeições por pós-proteicos à base de leite, soja ou ovo, ou por fontes alimentares como carnes magras, peixes e frango. Devem fornecer baixo conteúdo de carboidratos ao dia e serem suplementadas com vitaminas, minerais, eletrólitos e ácidos graxos essenciais para alcançar 100% das recomendações diárias.

Alguns pesquisadores restringem rigorosamente o carboidrato para induzir a cetose, fato relacionado com a redução da fome. No entanto, estudos com DMBC que levam à cetose e DMBC que não levam à cetose têm demonstrado níveis de fome comparáveis.

Ambos os tipos de administração requerem que os pacientes bebam pelo menos 2 ℓ de bebidas isentas de calorias ao dia e produzem perdas de peso similares a curto prazo. No entanto, a escolha da dieta deve ser deixada a cargo do paciente.

Segurança no uso clínico das dietas de muito baixas calorias

Nos EUA, as DMBC são geralmente utilizadas como parte de uma intervenção que inclui monitoramento médico e modificação no estilo de vida. Cuidados devem ser oferecidos por uma equipe multiprofissional, que inclui médicos, nutricionistas, psicólogos e educador físico.

Na Europa, as DMBC são utilizadas com bem menos supervisão que as oferecidas nos EUA. Na maioria dos países, essas dietas são vendidas em lojas e em farmácias, sem necessidade de prescrição médica (exceto na França). Como recomendado pelo relatório SCOOP-VLCD, elaborado por uma equipe de especialistas europeus, consumidores podem usar as DMBC como fonte única de nutrição por 3 semanas, antes de procurar supervisão médica. Esse relatório, no entanto, também define que pessoas com comorbidades associadas à obesidade devem procurar um médico antes de iniciar a dieta. Assim, apesar de ser necessário que o médico se envolva na identificação apropriada das pessoas que podem ser submetidas às DMBC, fornecendo monitoramento após as primeiras 3 semanas, eles não têm o mesmo papel de controle que os médicos nos EUA.

Rossner e Torgerson revisaram a experiência sueca com DMBC e concluíram que esses programas podem ser fornecidos por nutricionistas, reduzindo a necessidade do envolvimento médico. Algumas empresas nos EUA vendem DMBC diretamente aos consumidores, aos quais orientam consultar um médico antes do início da dieta. No entanto, seu uso não supervisionado está em desacordo com as orientações recomendadas pelas equipes de especialistas norte-americanos.

As DMBC são consideradas seguras e efetivas quando usadas apropriadamente por indivíduos selecionados e sob supervisão médica e de nutricionistas.

Indicação de prescrição das dietas de muito baixas calorias

As dietas são designadas para pacientes com um índice de massa corporal (IMC) $\geq$ 30 kg/m², um grupo com risco aumentado de morbimortalidade cardiovascular e que também pode obter maior benefício da perda substancial de peso. O motivo pelo qual indivíduos com sobrepeso não devem seguir uma DMBC está relacionado com o balanço de nitrogênio negativo que ocorre com a perda de peso. À medida que o consumo calórico aumenta (de uma dieta bastante restritiva para cerca de 1.200 kcal/dia), a perda de nitrogênio diminui. Se houver uma quantidade de proteína suficiente na dieta (1,5 g/kg de peso ideal), o balanço de nitrogênio melhora. No entanto, existe uma imensa variabilidade entre os indivíduos. Por exemplo, mesmo em uma dieta de 800 kcal/dia, com quantidade suficiente de proteína de alto valor biológico, alguns indivíduos podem alcançar um balanço nitrogenado em um prazo de 28 dias, enquanto outros continuam a perder quantidades significativas de nitrogênio. O motivo dessa ocorrência ainda não está bastante claro. Outro fato a considerar é que pessoas com peso normal ou com sobrepeso, quando submetidas a DMBC, perdem predominantemente mais massa magra do que gordura. Portanto, sugere-se que indivíduos com IMC ≤ 30 kg/m² não sigam DMBC.

A distribuição de gordura corporal está diretamente ligada tanto à morbidade como à mortalidade. A obesidade abdominal está diretamente relacionada com o risco aumentado para saúde como diabetes, hipertensão, hiperlipidemia, doenças coronarianas, infarto e, ainda, alguns tipos de câncer. Portanto, as DMBC poderiam ser usadas como um tratamento mais vigoroso, principalmente para indivíduos com obesidade abdominal. Se houver este tipo de obesidade, sem fatores de risco associados, não seria tão recomendável a indicação de uma DMBC.

Contraindicação das dietas de muito baixas calorias

Indivíduos ganham mais gordura com a idade, mesmo que seu peso continue estável. Portanto, considera-se a idade um "processo engordativo". A quantidade anormal de gordura aos 25 anos pode não ser a mesma que aos 65. Além disso, com a redução dos hormônios anabólicos, como insulina, hormônio de crescimento, entre outros, que ocorre com a idade, a proporção da perda de nitrogênio com dietas hipocalóricas equivalentes é maior. Sendo assim, DMBC não são indicadas para indivíduos com mais de 65 anos; a não ser em casos particulares, naqueles cuja obesidade afete imediatamente a sua função física e independência. Para isso, cada caso deve ser avaliado com cautela, individualmente.

Há, também, pacientes que preenchem os critérios de classe de obesidade, distribuição de gordura e idade, e mesmo assim não devem seguir uma DMBC:

- Pacientes que tenham história ou evidente arritmia cardíaca
- Pacientes com história de cálculo biliar ou colecistite
- Pacientes com disfunção renal que sejam inábeis em preservar eletrólitos ou excretar nitrogênio adequadamente.

Nos EUA, espera-se que todos os candidatos a DMBC sejam submetidos a exame clínico e história familiar para que sejam determinadas contraindicações médicas e/ou de comportamento ao tratamento, como descrito em revisões anteriores. Como já foi observado, uma recomendação similar se aplica na Europa para indivíduos que apresentam comorbidades associadas.

Complicações do uso das dietas de muito baixas calorias

Nos EUA, pacientes em programas de DMBC supervisionados são monitorados por um médico a cada 2 semanas durante o período de rápida perda de peso (1,5 a 2,5 kg/semana). Nessa fase, eles têm maior risco de desenvolver cálculos biliares, intolerância ao frio, perda de cabelo, cefaleia, depleção de volume (com anormalidades nos eletrólitos), fadiga, tonturas, câimbras musculares e obstipação intestinal. Esses efeitos colaterais são leves e facilmente administrados.

Em seu estudo, Johansson et al. mostraram que o risco de colelitíase e/ou colecistectomia foi 3 vezes maior em indivíduos com uso de DMBC comparados a indivíduos seguindo DBC.

Na Europa, as DMBC não têm sido associadas a uma taxa de colelitíase maior do que a esperada. Esse fato se atribui à inclusão

de, no mínimo, 7 g de gordura nas dietas de substituição de refeição vendidas, como relatado por Festi et al., em 1998.

O uso não supervisionado de DMBC pode resultar em sérias complicações, incluindo morte. A maioria das fatalidades relatadas pelo uso de DMBC ocorreu nos anos 1970, quando indivíduos consumiam dietas com proteína de baixo valor biológico (p. ex., colágeno hidrolisado) e eram deficientes em vitaminas e minerais. Das 60 pessoas que morreram nos EUA, a maioria desenvolveu complicações cardíacas após uma perda de peso de cerca de 30 kg alcançada, em média, em um período de 4 meses. Nenhuma morte foi relatada em pessoas que seguiram a dieta por 8 semanas ou menos.

O relatório SCOOP-VLCD observou que, desde a inclusão de proteínas de alto valor biológico (p. ex., leite, soja, ovos e carnes magras em geral) às DMBC nos anos 1980, não foram mais relatadas mortes atribuíveis ao uso dessas dietas. Tampouco foram relatadas ocorrências nos EUA, que, nessa época, alcançaram seis casos de morte relacionados com o uso da dieta de Cambridge (330 kcal/dia). Dados observacionais podem levar a diferentes conclusões sobre a segurança de um produto devido às diferenças na maneira como ele é utilizado (p. ex., tempo de duração do uso do produto) ou na população que o consome (p. ex., indivíduos de peso normal *versus* com obesidade).

Duração do tratamento com dietas de muito baixas calorias

Sugere-se que pacientes sigam uma DMBC por períodos de 12 a 16 semanas e depois se preconize a adoção de outro tratamento para que a perda de peso venha a ser mantida. Porém, isso ocorre mais como exceção do que como regra. Em geral, mesmo os médicos mantêm os pacientes em DMBC por cerca de 25 semanas ou mais, o que é desaconselhável por uma série de motivos.

Um dos motivos já citados é a perda de nitrogênio, a qual ocorre proporcionalmente ao grau de restrição calórica. O segundo motivo é o risco de formação de cálculos biliares, que pode ocorrer enquanto o paciente estiver seguindo uma DMBC. Além disso, manter um paciente em privação alimentar tanto em termos de quantidade quanto de qualidade é bastante prejudicial do ponto de vista psicológico. Esse indivíduo não aprende a lidar com os alimentos no contexto social em que está inserido e tem maior chance de desenvolver compulsão alimentar. Ou seja, quanto maior o tempo que o paciente fica afastado de uma alimentação convencional, em uma muito restrita, maior a chance de sabotar essa dieta e recuperar o peso reduzido rapidamente.

Eficácia das dietas de muito baixas calorias

A maioria das avaliações das DMBC consiste em uma série de estudos de casos conduzidos em centros médicos acadêmicos ou por práticas médicas individuais. Grande parte dos estudos relata que pacientes que completaram um programa orientado de DMBC (que inclui modificação no estilo de vida) geralmente perderam 15 a 25% do peso inicial em 3 a 4 meses. Algumas evidências sugerem que uma rápida perda de peso inicial resulta em melhor manutenção do peso a longo prazo.

A adesão a esses programas tipicamente varia de 25 a 50% durante o período de 3 a 6 meses, e os pacientes geralmente voltam a ganhar de 40 a 50% do peso perdido 1 a 2 anos após o tratamento, na ausência de acompanhamento profissional.

Dietas de baixas calorias

Dietas de baixas calorias × dietas de muito baixas calorias × modificação comportamental

A equipe de especialistas do National Heart, Lung and Blood Institute (NHLBI) não recomenda o uso de DMBC como alternativa a DBC que forneçam de 1.000 a 1.500 kcal/dia com o uso de alimentos convencionais. A conclusão dessa equipe fundamentou-se em dados de estudos randomizados que mostraram que não há diferenças a longo prazo na perda de peso entre as DBC e as DMBC, principalmente devido ao grande reganho de peso que ocorre após o uso das últimas.

Apesar dessa conclusão, grande parte dos estudos randomizados individuais mostrou perdas de peso levemente maiores em indivíduos que seguiram DMBC por períodos longos. Em uma revisão qualitativa de alguns estudos, Astrup e Rossner concluíram que a perda de peso inicial consequente ao uso de DMBC estava associada a perdas de peso maiores a longo prazo. Essa conclusão presume que esses pacientes participaram de uma intervenção de manutenção de peso que incluiu modificação no estilo de vida.

Além disso, uma metanálise realizada por Tsai e Wadden (2006) chegou à mesma conclusão que o NHLBI, ou seja, o uso de DMBC induz a uma perda significantemente maior de peso a curto prazo do que as DBC, mas leva a uma redução de peso parecida a longo prazo. Essa equivalência na redução de peso, quando comparados os dois tipos de dieta, se atribui ao maior reganho de peso que ocorre entre os pacientes que seguiram as DMBC.

Fatores responsáveis pelo reganho de peso após o tratamento com DMBC são vários, como cansaço em aderir a dietas rigorosas e atividade física controlada excessivamente em um ambiente tóxico, mudanças compensatórias nos hormônios centrais e periféricos que regulam o apetite e o gasto energético.

Alguns estudos investigaram os benefícios da terapia comportamental na manutenção de peso após um período de rápido emagrecimento com o uso de DMBC.

Como exemplo, temos o estudo Look AHEAD (*Action for Health in Diabetes*), que foi criado para avaliar as consequências da perda de peso intencional em indivíduos com sobrepeso e obesidade com diabetes *mellitus* tipo 2 a longo prazo.

Mais de 5.100 participantes de 16 diferentes centros espalhados pelos EUA foram escolhidos e divididos aleatoriamente: um grupo recebeu tratamento convencional (TC) e outro recebeu intervenção intensiva no estilo de vida (IEV). O objetivo foi induzir uma perda de ≥ 7% do peso inicial e um aumento da atividade física para ≥ 175 min/semana. O grupo IEV frequentou durante os 6 primeiros meses sessões em grupo, 1 vez/semana, e uma sessão extra, individual, em que todas as dúvidas e particularidades no que diz respeito à dieta (diário alimentar, dieta convencional intercalada com substitutos de refeições na forma de *shakes*) e a prática de atividade física eram esclarecidas, enquanto o grupo TC recebeu, durante o primeiro ano inteiro, apenas três sessões que discutiram dieta, atividade física e apoio social. Os resultados do primeiro ano de tratamento revelaram uma perda de 8,6% do peso inicial no grupo IEV, independentemente da região ou da etnia dos participantes, comparada a uma perda significantemente menor de 0,7% para o grupo TC. Análises de correlação revelaram que, quanto maior o número de sessões frequentadas pelos pacientes, maior a quantidade de peso reduzida; ou seja, a perda de peso está

relacionada com a maior aderência às recomendações do estudo. Também foi relatado que o maior consumo de substitutos de refeições estaria relacionado com a maior perda de peso, já que eles proporcionam ao paciente uma facilidade para alcançar seu valor calórico prescrito, simplificando a escolha dos alimentos e facilitando mensurar o alimento consumido. Indivíduos que apresentam obesidade normalmente subestimam seu consumo calórico em 40 a 50% quando consomem uma dieta convencional, devido à dificuldade que apresentam em estimar o tamanho das porções.

Perfil metabólico das dietas de muito baixas calorias

A obesidade está frequentemente associada a alterações no perfil lipídico, porém não existe um consenso sobre o efeito da perda de peso sobre isso. Colesterol total (CT), colesterol de lipoproteínas de alta densidade (HDL), colesterol de lipoproteínas de baixa densidade (LDL), apolipoproteína A_1 (apo A_1) e apolipoproteína B (apo B) diminuem durante a perda de peso em alguns estudos, enquanto não se modificam ou ainda aumentam em outros. As concentrações de triglicerídeos (TG) geralmente permanecem iguais ou diminuem. A influência das DMBC é controversa. Dados de diversos estudos sugerem que a modificação do perfil lipídico está diretamente ligada ao tempo de duração do tratamento. Pode-se observar que tratamentos com restrição calórica por um curto período reduzem o CT, enquanto uma restrição calórica seguida por um longo período leva ao seu aumento.

Parenti et al., em 1992, avaliaram o efeito de uma DMBC sobre o perfil lipídico de um grupo de 24 indivíduos com obesidade grave, que receberam uma dieta com 12 g de gordura e 140 mg de colesterol por 8 semanas. Nessa dieta, o perfil lipídico se apresentou de diferentes maneiras diversas vezes. Inicialmente, o CT diminuiu, porém, após 3 semanas, voltou a aumentar parcialmente. O colesterol LDL diminuiu e depois voltou exatamente a seu valor inicial, e o colesterol HDL manteve o valor alcançado nesse período. Os TG melhoraram e mantiveram o mesmo valor durante toda a duração do estudo. A apo A_1 e a apo B reduziram seus valores significantemente após 3 semanas. Subsequentemente, enquanto a apo A_1 voltou a aumentar parcialmente, a apo B retornou a seu valor inicial. Após 30 dias de estudo, Ellis et al., em 1987, apresentaram resultados similares aos demonstrados por Parenti et al. Cominacini et al., em 1988, observaram diminuição das frações do colesterol e da apo A_1 e nenhuma mudança nos TG em pacientes que seguiram DMBC por 15 dias. Contaldo et al. 1980, em um estudo com o uso de DMBC por um período de 28 a 42 dias, observaram redução de TG e colesterol LDL, nenhuma modificação no CT e aumento do colesterol HDL.

Poucos estudos com duração mais longa estão disponíveis na literatura. Além disso, o que se observa normalmente é que eles apresentam dados coletados apenas no início e no fim do estudo, e não consideram a movimentação no perfil lipídico que costuma acontecer durante o tratamento. Assim, surge a questão sobre o que poderia acontecer caso esses dados fossem coletados durante o período do estudo.

Para avaliar o efeito das DMBC a longo prazo, Ellis et al., em 1987, submeteram 14 indivíduos com obesidade muito grave a uma dieta por 9 meses, relatando os resultados obtidos nos períodos de 1, 3, 6 e 9 meses. Após uma redução inicial no perfil lipídico, as subfrações do colesterol tenderam a aumentar novamente aos valores iniciais. Os TG mantiveram sua redução.

Com o início da restrição calórica, o colesterol sérico diminuiu devido ao fato de as células ficarem depletadas em colesterol e de o fígado aumentar a captação de colesterol por uma elevação nos receptores de colesterol LDL. Essa explicação é razoável para a redução inicial no colesterol sérico, porém, o aumento subsequente desse colesterol tem uma causa não muito clara. Estudos com animais mostram que ocorre redução na produção de ácidos biliares devido ao prolongado estado de restrição calórica, o que poderia levar a um acúmulo aumentado de colesterol no fígado, seguido de autorregulação dos receptores hepáticos de colesterol LDL. Outra explicação seria que o colesterol aumenta devido a uma elevação na taxa de efluxo do colesterol do tecido adiposo, à medida que o peso diminui. A melhora nos níveis de TG poderia ocorrer devido a uma queda na produção de lipoproteínas de muito baixa densidade (colesterol VLDL), o que provavelmente representa a principal causa pela qual o colesterol HDL também diminui, considerando que as colesterol VLDL são parcialmente responsáveis pela produção de colesterol HDL nativo.

Além disso, no estudo Look AHEAD, definido para avaliar as consequências da perda de peso intencional em mais de 5.100 indivíduos com sobrepeso e com obesidade com DM2 a longo prazo, os pacientes com DM2 que tiveram intervenção no estilo de vida apresentaram melhoras significantes na distribuição do tecido adiposo, sensibilidade à insulina (SI), glicose de jejum (GJ) e ácidos graxos livres (AGL) circulantes. Em seu estudo, Jackness et al. demonstraram que indivíduos com DM2 submetidos a DMBC apresentaram melhora do controle glicêmico similar à melhora de pacientes submetidos a *bypass* gástrico em Y de Roux no período de 21 dias.

Considerações finais

As DMBC parecem ser seguras quando aplicadas por curtos períodos de tempo. Utilizá-las por longos períodos sem acompanhamento profissional é desaconselhável, assim como também é desaconselhável seguir dietas hipocalóricas sem orientação, a fim de se evitarem complicações.

Pelo fato de as DMBC serem um método radical de perda de peso, elas não devem ser utilizadas como primeira opção de tratamento. Essa dieta só deve ser prescrita para o paciente que já passou por tentativas anteriores de emagrecer sem sucesso.

Também é importante que o paciente esteja bastante motivado a manter o peso reduzido, ou seja, esteja disposto a modificar seu comportamento, seguindo uma dieta adequada e aumentando a prática de atividade física. Portanto, é essencial que as DMBC sejam associadas a um programa de manutenção de peso e a mudanças no estilo de vida.

Bibliografia

Albu JB, Heilbronn LK, Kelley DE, et al. Metabolic changes following a 1-year diet and exercise intervention in patients with type 2 diabetes. Diabetes. 2010;59:627-33.

Anderson JW, Brinkman-Kaplan V, Hamilton CC, et al. Food-containing hypocaloric diets are as effective as liquid-supplement diets for obese individuals with NIDDM. Diabetes Care. 1994;17:602-4.

Anderson JW, Brinkman-Kaplan V, Lee H, Wood C. Relationship of weight loss to cardiovascular risk factors in morbidly obese individuals. J Am Coll Nutr. 1994;13:256-61.

Anderson JW, Konz EC, Frederich RC, Wood CL. Long-term weight maintenance: a meta-analysis of US studies. Am J Clin Nutr. 2001;74:579-84.

Astrup A, Rossner S. Lessons from obesity management programmes: greater initial weight loss improves long-term maintenance. Obes Rev. 2001;1:17-9.

Atkinson RL. Low and very-low-calorie-diet diets. Med Clin North Am. 1989;73:203-15.

Blackburn GL, Bistrian BR, Flatt JP. Role of a protein-sparing modified fast in a comprehensive weight reduction program. In: Howard AN, editors. Recent advances in obesity research. London: Newman Publishing; 1975. p. 279-81.

Cominacini L, Zocca I, Garbin U, et al. Effect of semistarvation on high density lipoprotein subfractions in obese patients. In: Enzi G, Melchionda N, Bosello O, editores. Obesità 88: Fisiopatologia, Clinica Terapia. Bologna (Itália): Edizioni L. Parma; 1988. p. 139-43.

Contaldo F, Strazzullo P, Postiglione A, et al. Plasma high-density lipoprotein in severe obesity after stable weight loss. Atherosclerosis. 1980;37:163-7.

Diretrizes Brasileiras de Obesidade. Associação Brasileira para o Estudo da Obesidade e da Síndrome Metabólica. 4. ed. São Paulo. 2016.

Ellis RW, Darga LL, Lucas CP. The short and long term effects of low-fat, cholesterol-free, hypocaloric diet on serum triglyceride and cholesterol distribution in severely obese humans. Int J Obes. 1987;11:29-40.

Festi D, Colecchia A, Orsini M, et al. Gallblader motility and gallstone formation in obese patients following very low calorie diets: use it (fat) to lose it (well). Int J Obes. 1998;22:592-600.

Harper C, Maher J, Grunseit A, et al. Experiences of using very low energy diets for weight loss by people with overweight or obesity: a review of qualitative research. Obes Rev. 2018;19(10):1412-23.

Haywood CJ, Prendergast LA, Purcell K, et al. Very low calorie diets for weight loss in obese older adults–a randomized trial. J Gerontol A Biol Sci Med Sci. 2017;73(1):59-65.

Jackness C, Karmally W, Febres G, et al. Very low-calorie diet mimics the early beneficial effect of Roux-en-Y gastric bypass on insulin sensitivity and β-cell Function in type 2 diabetic patients. Diabetes. 2013;62(9):3027-32.

Jensen MD, Ryan DH, Apovian CM, et al.; American College of Cardiology/American Heart Association Task Force on Practice Guidelines; Obesity Society. 2013 AHA/ACC/TOS Guideline for the Management of Overweight and Obesity in Adults: a report of the American College of Cardiology/American Heart Association Task Force on Practice Guidelines and The Obesity Society. Circulation. 2014;129(25 Suppl 2):S102-38.

Johansson K, Sundström J, Marcus C, et al. Risk of symptomatic gallstones and cholecystectomy after a very-low-calorie diet or low-calorie diet in a commercial weight loss program: 1-year matched cohort study. In J Ob. 2013;38:279-84.

Kamrath RO, Plummer LJ, Sadur CN, et al. Cholelithiasis in patients treated with a very low calorie diet. Am J Clin Nutr. 1992; 56:255-7S.

Liddle RA, Goldstein RB, Sexton J. Gallstone formation during weight-reduction dieting. Arch Inter Med. 1989;149:1750-3.

Mustajoki P, Pekkarimen T. Very low energy diets in the treatment of obesity. Obes Rev. 2001;2:61-72.

National Heart, Lung and Blood Institute. Clinical guidelines on the identification, evaluation and treatment of overweight and obesity in adults: the evidence report: National Institutes of Health/National Heart, Lung and Blood Institute. Obes Res. 1998;6:51-209S.

National Task Force on the Prevention and Treatment of Obesity, National Institutes of Health. Very low calorie diets. JAMA. 1993;270:967-74.

Parenti M, Babini AC, Cecchetto ME, et al. Lipid, lipoprotein, and apolipoprotein assessment during an 8-wk very-low-calorie-diet. Am J Clin Nutr. 1992;56:268S-70S.

Raynor H, Champagne CM. Position of the Academy of Nutrition and Dietetics: Interventions for the Treatment of Overweight and Obesity in Adults. J Acad Nutr Diet. 2016;116(1):129-47.

Rolland C, Johnston KL, Lula S, et al. Long-term weight loss maintenance and management following a VLCD: a 3-year outcome. Int J Clin Pract. 2014;68(3):379-87.

Rossner S, Torgerson JS. VLCD a safe and simple treatment of obesity. Lakartidningen. 2000;97:3876-9.

Sáez Belló M, Segarra Villalba C, Gras Colomer E, et al. Effectiveness and safety of very-low-calory diets in obese patients. Farm Hosp. 2014;38(1):50-6.

Saris WH. Very low calorie diets and sustained weight loss. Obes Res. 2001;9:295-301S.

SCOOP-VLCD Working Group. Scientific cooperation on questions relating to food: directorate-general health and consumer protection, European Union. Disponível em: http://www.foodedsos.org/scoop.pdf. Acesso em: 24 fev. 2006.

Tsai AG, Wadden TA. The evolution of very-low calorie-diets: an update and meta-analysis. Obesity. 2006;14:1283-93.

Wadden TA, Berkowitz RI. Very-low-calorie-diets. In: Fairburn CG, Brownell KD, editors. Eating disorders and obesity: a comprehensive handbook. 2. ed. New York: Guilford Press; 2002. p. 534-8.

Wadden TA, West DS, Neiberg RH, et al. One year weight losses in the Look AHEAD study: factors associated with success. Obesity. 2009;17:713-22.

60 | Terapia Nutricional em Portador de Obesidade com Diabetes, Hipertensão e Dislipidemia

Ana Maria Pita Lottenberg ▪ Milessa Silva Afonso ▪ Maria Silvia Ferrari Lavrador ▪ Roberta Marcondes Machado

Introdução

Os dados do Sistema de Vigilância de Fatores de Risco e Proteção para Doenças Crônicas por Inquérito Telefônico (Vigitel) 2023 mostram que 57,2% da população brasileira está com excesso de peso e 22,4% dos indivíduos apresentam obesidade, a qual está fortemente associada a hipertensão arterial, diabetes *mellitus* tipo 2 (DM2) e hipertrigliceridemia, condições que elevam o risco cardiovascular (RCV). Essas patologias fazem parte das doenças crônicas não transmissíveis (DCNT), as quais foram associadas a 74% das mortes no Brasil no ano de 2016, com ênfase para as doenças cardiovasculares (DCV). Nesse cenário, o padrão alimentar da população influencia tanto a gênese quanto a prevenção das doenças cardiometabólicas em indivíduos portadores de obesidade. O Plano de Ações Estratégicas para o Enfrentamento das Doenças Crônicas e Agravos não Transmissíveis (DCANT) no Brasil, elaborado pelo Ministério da Saúde para o período de 2021 a 2030, apresenta como um dos pilares mais importantes a promoção da alimentação saudável, com ênfase na prevenção da obesidade. Apesar de a obesidade ser decorrente da interação de genótipo e meio ambiente, a Organização Mundial da Saúde (OMS) vem reiterando o fato de que dietas inadequadas e a inatividade física são apontadas como as principais causas de mortalidade.

No contexto da obesidade, a hipertrigliceridemia é a principal dislipidemia e surge principalmente devido à resistência à insulina (RI), um hormônio que ativa a apolipoproteína CII. Esta, por sua vez, ativa a enzima lipase lipoproteica (LLP), que está localizada nos capilares dos tecidos extra-hepáticos e desempenha um papel crucial na hidrólise dos triglicerídeos (TG) presentes tanto nos quilomícrons quanto nas lipoproteínas de muito baixa densidade (VLDL). Além de causar menor hidrólise dessas partículas, a obesidade também contribui para a formação de VLDL maiores, que contêm quantidade maior de TG. Essas VLDL maiores acabam gerando lipoproteínas de baixa densidade (LDL) pequenas e densas, que são mais aterogênicas. Essas partículas menores têm maior propensão a serem captadas pelos macrófagos presentes na parede arterial. As principais diretrizes e posicionamentos internacionais elaborados pela American Heart Association (AHA), American Diabetes Association (ADA) e European Society of Cardiology (ESC)/European Atherosclerosis Society (EAS) e o Dietary Guidelines for Americans (2020-2025) indicam a importância do seguimento de padrões alimentares saudáveis, como o Padrão Mediterrâneo e a dieta DASH (do inglês *Dietary Approach to Stop Hypertension*). Nesse contexto, as características desses padrões alimentares recomendados também são encontradas no *Guia Alimentar para a População Brasileira*, que destaca a relevância do consumo de uma variedade de alimentos, como frutas, hortaliças, grãos, carnes magras e produtos lácteos magros, ao mesmo tempo que recomenda a redução do consumo de carboidratos refinados. Além disso, o guia reforça a ideia de que os benefícios para a saúde não devem ser atribuídos a alimentos específicos de forma isolada.

Nos EUA, observou-se redução do consumo de carboidratos refinados e de ácidos graxos saturados (SAT), conforme demonstrado pela NHANES (*National Health and Nutrition Examination Survey*), porém a população ainda extrapola a quantidade recomendada para esses alimentos. No Brasil, os dados do Vigitel mostraram que 32% da população ingere diariamente carnes com alto teor de gorduras. Conforme dados do Vigitel de 2023, a população está cada vez mais consumindo alimentos ultraprocessados, que geralmente têm baixo valor nutricional. Exemplos desses alimentos incluem biscoitos recheados, que fornecem grande quantidade de gorduras saturadas, açúcar e sal.

O *Global Burden of Disease Study 2019*, conduzido em 195 países, incluindo o Brasil, destacou que o alto consumo de sódio e de gorduras *trans* e a baixa ingestão de frutas, hortaliças, grãos e alimentos fontes de ácidos graxos poli-insaturados (POLI) associaram-se a maior impacto sobre morbidade e mortalidade associadas às DCNT.

Neste capítulo, serão abordadas as mais recentes recomendações nutricionais destinadas para o tratamento das dislipidemias, hipertensão arterial e DM2, principais comorbidades associadas à obesidade. O tratamento nutricional da hipertrigliceridemia na obesidade é embasado na recomendação de dieta hipocalórica, adequação da quantidade e qualidade de carboidratos e de gorduras na dieta. A quantidade e o tipo de gordura alimentar exercem influência direta tanto sobre a concentração plasmática de TG quanto de colesterol, bem como do tamanho e da composição das lipoproteínas. Os ácidos graxos (AG) alimentares influenciam tanto a concentração plasmática de TG, de colesterol, como a quantidade e o perfil das lipoproteínas.

Classificação dos ácidos graxos

A ação dos AG alimentares sobre os lipídeos e as lipoproteínas plasmáticas dependerá fundamentalmente de alguns aspectos, como o comprimento da cadeia de carbono, a configuração das duplas ligações e a posição dos AG na molécula de glicerol. Os AG da dieta são classificados em saturados, monoinsaturados, poli-insaturados ou *trans*, cujas ações sobre os lipídeos plasmáticos estão sendo mais bem compreendidas a partir dos avanços da nutrigenômica.

Os SAT caracterizam-se pela ausência de duplas ligações e cadeias retilíneas de carbono. São classificados de acordo com o comprimento das cadeias de carbono em cadeia curta: acetato (C2:0), propionato (C3:0) e butirato (C4:0); cadeia média: caproico (C6:0), caprílico (C8:0) e cáprico (C10:0); cadeia longa: láurico (C12:0), mirístico (C14:0), palmítico (C16:0) e esteárico (C18:0). São encontrados tanto em fontes animais, como carnes e lácteos, como em fontes vegetais, como o óleo de palma e a gordura de coco. Entre eles, o mais abundante na alimentação é o ácido palmítico (carnes e óleo de palma), seguido do esteárico (cacau), mirístico (leite e derivados) e, em quantidades muito pequenas, o ácido láurico (coco).

Os ácidos graxos insaturados são classificados em função do comprimento da cadeia de carbono (monoinsaturados ou poli-insaturados) e da quantidade de duplas ligações e podem pertencer a diferentes séries como ômega-3, ômega-6 ou ômega-9. O ácido graxo monoinsaturado (MONO) mais abundante da dieta é o oleico (18:1, ômega-9), o qual é principalmente encontrado nos óleos de oliva e canola e também em alimentos como abacate e oleaginosas (nozes, macadâmia e amendoim). Os POLI podem fazer parte da série ômega-6 ou ômega-3, em função da localização da primeira dupla ligação na cadeia carbônica a partir do terminal metila. Os ácidos graxos da série ômega-6 classificam-se em linoleico (18:2), cujas principais fontes são óleos (girassol, milho e soja), nozes e castanha-do-pará, e ácido araquidônico (20:4), obtido a partir da conversão endógena do ácido linoleico. Já os ácidos graxos da série ômega-3 são o ácido alfalinolênico (ALA [C18:3]), de origem vegetal, cujas fontes principais são soja, canola, linhaça e chia, e os ácidos eicosapentaenoico (EPA [C20:5]) e docosaexaenoico (DHA [C22:6]), cujas fontes são peixes e crustáceos encontrados em águas muito frias. Tanto os ácidos EPA quanto os DHA podem ser minimamente sintetizados no organismo humano sob ação das enzimas dessaturases e elongases a partir do ácido alfalinolênico. Ambos os ácidos graxos linoleico e linolênico são considerados essenciais para humanos.

Os ácidos graxos *trans* são caracterizados pela presença de dois átomos de hidrogênio localizados em lados opostos da dupla ligação na cadeia carbônica e podem ser sintetizados a partir da fermentação de bactérias em ruminantes, motivo pelo qual são achados em pequena quantidade na carne e no leite. Nesses produtos são encontrados o ácido vacênico, o qual não se relaciona com aumento de RCV. No entanto, o principal ácido graxo *trans* consumido na dieta é o elaídico, produzido pela hidrogenação catalítica dos óleos vegetais, conferindo consistência de semissólida a sólida. O consumo de alimentos ricos em AG *trans* produzidos industrialmente está associado ao aumento substancial do risco para DCV, em virtude de esses AG apresentarem cadeia de carbono rígida e linear, semelhante à de um SAT. Os principais alimentos industrializados produzidos com gordura *trans* são biscoitos, bolachas recheadas, empanados do tipo *nuggets*, sorvetes cremosos, tortas e alimentos comercializados em restaurantes do tipo *fast-food*.

Efeito dos ácidos graxos sobre a concentração plasmática de lipídeos e lipoproteínas

Quando consumidos em maior quantidade, os SAT elevam as concentrações plasmáticas de colesterol LDL, elevando o RCV, conforme demonstrado em estudos clínicos e epidemiológicos.

Entre os SAT, o mirístico (14:0), presente no leite e derivados, tem a maior capacidade de elevar a colesterolemia, aumentando-a em 4 vezes em relação aos demais. Além disso, também está associado ao aumento da trigliceridemia em virtude de ser rapidamente incorporado aos TG celulares. Apesar de o ácido mirístico elevar a colesterolemia, recente metanálise demonstrou que sua fonte alimentar pode influenciar diferentemente o RCV. O consumo de manteiga e queijo aumentou o risco; no entanto, o mesmo resultado não foi encontrado com o leite. Uma explicação para este fato é que os indivíduos com maior consumo de leite também apresentavam hábito alimentar mais saudável, com alto consumo de frutas e hortaliças. Além disso, as diferenças do efeito de SAT sobre os lipídeos plasmáticos observadas em estudos clínicos pode ser explicada pelas diferentes fontes alimentares em que se encontram. No leite, estão em emulsões de gordura, enquanto em biscoitos encontram-se em uma matriz sólida de óleo de palma e açúcar. O ácido esteárico (18:0), presente na gordura do cacau, não eleva a colesterolemia por ser rapidamente convertido em oleico no fígado, por meio da enzima estearoil-CoA dessaturase (SCD1).

As principais razões pelas quais os SAT elevam o colesterol e o LDL-c são:

- Redução do número de transcritos, do conteúdo proteico e da atividade de receptores hepáticos de LDL-c (B/E); alteração no conteúdo de AG das membranas que favorece a diminuição do catabolismo das partículas de LDL
- Aumento da atividade da enzima acetil-CoA-colesterol acetil-transferase (ACAT) hepática, que induz o enriquecimento de colesterol éster em lipoproteínas ricas em apolipoproteína B (Apo B)
- Aumento da síntese hepática de Apo B-100, principal proteína presente nas partículas de VLDL e LDL
- Indução da lipogênese hepática, por ativação do SREBP-1c (*sterol-regulatory element-binding protein-1c*), fator de transcrição envolvido na síntese de TG.

Em virtude de os SAT relacionarem-se com a elevação dos lipídeos plasmáticos, a AHA e o Posicionamento sobre o Consumo de Gorduras e Saúde Cardiovascular – 2021 recomendam o consumo máximo de 7% das calorias na forma de SAT para indivíduos com maior RCV. Apesar de haver uma limitação quanto ao seu consumo, a gordura saturada não deve ser totalmente retirada da dieta, pois desempenha importantes funções em vias metabólicas.

Em comparação com a gordura saturada, o ácido oleico não eleva o colesterol por ser rapidamente esterificado no fígado, não induzindo a supressão de receptores de colesterol LDL. Além disso, o oleico induz menor síntese endógena de colesterol e não provoca oxidação das partículas colesterol LDL quando comparado a POLI utilizados em grande quantidade. O consumo desse AG por populações da região do Mediterrâneo se relaciona com menor prevalência não só de obesidade, mas também de síndrome metabólica, DM2 e eventos cardiovasculares. No entanto, a prevenção dessas doenças também está associada ao alto consumo de grãos integrais, frutas, peixes e hortaliças. A importância da dieta do Mediterrâneo foi reafirmada no estudo PREDIMED (*Prevención con Dieta Mediterránea*), conduzido em 7.447 homens e mulheres com alto RCV. Os indivíduos foram submetidos a três padrões de dieta (enriquecida com nozes, azeite ou com baixo teor de gordura). Concluiu-se que o consumo de azeite de oliva reduziu em

30% os desfechos cardiovasculares, tais como acidente vascular encefálico (AVE) e infarto agudo do miocárdio.

Os POLI associam-se com menor RCV em virtude de não elevarem a concentração plasmática de colesterol. Entre os principais mecanismos apontados para o seu efeito benéfico sobre a saúde cardiovascular, destacam-se: redução da produção hepática de VLDL, precursora das partículas de LDL, tanto pelo maior catabolismo hepático de AG nos peroxissomos, quanto pela interferência com receptores nucleares; diminuição da secreção das partículas de VLDL por reduzir a expressão de MTP (do inglês *microsomal triacylglycerol transfer protein*), proteína responsável pela ligação dos TG à Apo B, condição necessária para a formação dessas partículas; promoção de maior fluidez das membranas do hepatócito, o que altera a atividade dos receptores de colesterol LDL, e da quantidade de receptores hepáticos B/E. Parece que esses AG não aumentam o mRNA para o receptor de colesterol LDL, sugerindo que a regulação ocorra em nível pós-traducional, em virtude da abundância da proteína do receptor. Além disso, ocupam mais espaço nas partículas de colesterol LDL, limitando a capacidade desta partícula em transportar o colesterol. Isto ocorre em função da presença da dobra na cadeia de carbono proporcionada pela configuração *cis* da dupla ligação. É importante lembrar que os poli-insaturados de configuração *trans* não apresentam tal propriedade, pois têm cadeia retilínea de carbono e comportam-se como a gordura saturada. A substituição de 1% do valor calórico total (VCT) oriundo de SAT por ômega-6 tem sido associada à redução de 2 a 3% na incidência de doença coronariana.

Os POLI participam ainda na redução da atividade transcricional de SREBP (do inglês *sterol regulatory element-binding protein*), responsável por controlar a expressão de genes envolvidos na lipogênese. Além disso, o menor acúmulo de gordura no tecido hepático mediante o consumo destes AG está associado à sua capacidade de induzir processos oxidativos mediados pelo PPAR-α (*peroxisome proliferator-activated receptors alpha*).

A maior concentração plasmática de ômega-6 foi associada a menor risco de eventos cardiovasculares, AVE isquêmico e mortalidade cardiovascular, conforme estudo que analisou os dados de 30 estudos prospectivos, totalizando 68.659 participantes. Esta publicação reitera os benefícios cardiovasculares atribuídos ao consumo do ômega-6.

Os AG *trans* elevam o RCV por induzirem elevação da concentração plasmática de LDL-c, na sua maioria enriquecidas com colesterol, pequenas e densas, o que confere maior aterogenicidade a essas partículas. Além disso, reduzem a concentração plasmática de colesterol HDL, por induzir aumento do catabolismo da apolipoproteína A1 (Apo A1), proteína que participa da primeira etapa do transporte reverso de colesterol, por seu envolvimento no efluxo de colesterol dos macrófagos da parede arterial para o fígado. A redução do HDL-c pelos AG *trans* também pode ser explicada pela maior atividade da proteína de transferência de colesterol (CETP). Outros mecanismos associados à elevação do RCV com *trans* devem-se à redução da expressão dos transportadores ABCA1, que são responsáveis pelo efluxo de colesterol dos macrófagos arteriais para as partículas de HDL e indução de apoptose de células endoteliais mediada pela ativação da via das caspases. Todos esses eventos culminam no desenvolvimento da placa aterosclerótica, proporcionando acúmulo de gordura e infiltrado de macrófagos.

A magnitude da sua associação a DCV, obesidade e diabetes não pode, no entanto, ser o resultado apenas da ação desses AG sobre os lipídeos no plasma. Provavelmente, outras ações sobre inflamação, disfunção endotelial, adiposidade visceral e RI devem ser consideradas. Os AG *trans* aumentam a quantidade de ácidos graxos livres (AGL) na circulação e diminuem a expressão da proteína estimuladora de acilação (ASP). As ASP estão envolvidas na síntese de TG e modulam a captação tanto de TG quanto de glicose pelo adipócito. É importante destacar que essa captação de glicose mediada pela ASP é independente da ação da insulina. Desta maneira, a diminuição dessas proteínas no plasma, induzida pelo consumo de AG *trans*, contribui indiretamente para a RI periférica.

Com relação ao efeito específico dos AG sobre a inflamação, diversos estudos têm encontrado forte associação entre o consumo de AG *trans* e SAT à síntese de biomarcadores inflamatórios, tais como interleucina-6 (IL-6) e proteína C reativa (PCR), em comparação aos MONO e POLI.

Diversas metanálise de estudos randomizados e controlados mostraram que a cada 1% do consumo de energia na forma de *trans* em substituição isocalórica a SAT, MONO e POLI aumentou a relação colesterol total e aumentou a razão Apo B/Apo A1. Em virtude do reconhecimento do seu impacto negativo no perfil lipídico, as diretrizes nacionais e internacionais recomendam sua exclusão da dieta.

Ácidos graxos ômega-3

Os AG da série ômega-3 – ALA, EPA e DHA – apresentam o maior comprimento de cadeia e são altamente poli-insaturados. Relacionam-se com a redução moderada de TG, pois diminuem a atividade da enzima diacilglicerolaciltransferase (DGAT), responsável pela síntese hepática de TG, que diminui a secreção hepática de partículas de VLDL. Além disso, aumentam a atividade transcricional de PPAR-α, envolvido na síntese da LLP.

Com relação a sua ação sobre vias inflamatórias, tanto os AG da série ômega-3 quanto ômega-6 são precursores da síntese de prostaglandinas e leucotrienos, envolvidos em processos de coagulação e inflamação, respectivamente (Figura 60.1). Os ômega-6 participam da via inflamatória e os ômega-3 ativam a via anti-inflamatória. A produção de eicosanoides pelas plaquetas e células da parede vascular modula os processos fisiológicos, inclusive complacência arterial, fluidez, agregação plaquetária e inflamação, minimizando o risco de aterosclerose. O balanço entre a produção das prostaglandinas é essencial para a prevenção de complicações trombóticas; por este motivo a ingestão adequada da série ômega-3 e ômega-6 é necessária para a manutenção da integridade vascular e na prevenção de complicações trombóticas. Todos esses efeitos contribuem para redução no RCV conforme demonstrado em estudos epidemiológicos e intervencionais.

A recomendação diária de AG ômega-3 é de aproximadamente 1,5 g, e a ingestão moderada de óleo de soja ou canola fornece as quantidades necessárias desse AG, não sendo imprescindível sua suplementação na dieta. Com relação à manutenção da proporção de ômega-6 e ômega-3 na prevenção cardiovascular, o estudo europeu OPTLIP reafirmou que, muito além da manutenção da proporção entre ômega-6 e ômega-3 na dieta, deve-se garantir o consumo das quantidades recomendadas. Do ponto de vista de prevenção de risco para eventos cardiovasculares, a suplementação com ômega-3 não se mostrou eficiente em estudos robustos como o ASCEND (2018), VITAL (2019) e STRENGHTH (2020), tanto com o consumo de 1 g quanto de 4 g por dia.

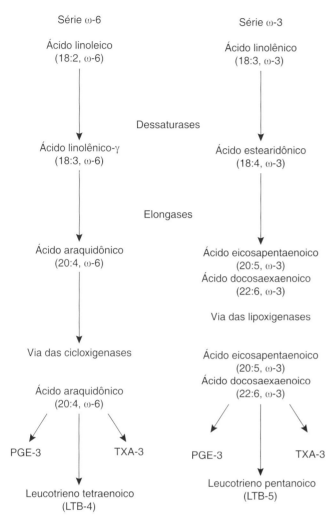

Figura 60.1 Efeitos dos ácidos graxos araquidônico e eicosapentanoico sobre a ativação/inibição da produção de mediadores inflamatórios. O ácido linoleico é convertido a ácido araquidônico enquanto o ácido alfalinolênico, o eicosapentaenoico e o docosaexanoico por meio das dessaturases. O ácido araquidônico é o precursor das prostaglandinas, tromboxano e leucotrienos da série par (PGE-2, TXA-2 e LTB-4, respectivamente), que têm atividade pró-inflamatória, vasoconstritora e promovem agregação plaquetária. O ácido eicosapentaenoico é convertido em prostaglandinas, tromboxano e leucotrienos da série ímpar (PGE-3, LTB-5 e TXA-3, respectivamente), com ações potencialmente anti-inflamatórias e antitrombóticas. Dessa maneira, o ômega-3 e ômega-6 competem por enzimas em vias metabólicas. O ácido araquidônico também é precursor da síntese de epóxidos, potentes vasoconstritores e responsáveis pelo aumento do depósito de cálcio nas células endoteliais. (Adaptada de James et al., 2001.)

Esteróis

O principal esterol da dieta é o colesterol, presente apenas nas gorduras de origem animal, sendo a gema de ovo, o leite e derivados, a carne bovina, a pele de aves e miúdos suas principais fontes alimentares. O consumo diário médio de colesterol é de aproximadamente 200 a 300 mg e estudos epidemiológicos mostraram forte associação entre seu alto consumo e o desenvolvimento precoce da aterosclerose, conforme demonstrado em países como a Finlândia e os EUA. Apesar de o colesterol alimentar relacionar-se com a elevação do colesterol plasmático, seu efeito é menor quando comparado com a ingestão de SAT e *trans*, ou mesmo quando comparado ao consumo total de gordura. Isso ocorre pelo fato de o principal contribuinte para o *pool* de colesterol no organismo ser proveniente da síntese endógena mediada pela enzima HMG-CoA redutase. Por isso, o colesterol alimentar exerce menor influência sobre a colesterolemia.

Estudo recente demonstrou que o incremento de 300 mg de colesterol na dieta-base contendo em média 300 mg de colesterol/dia foi associado a aumento de 17% do risco de incidência de DCV. O alto consumo de colesterol pode apresentar associação com o aumento do risco de desenvolvimento de DCV sendo recomendado monitoramento do seu consumo.

Assim como o colesterol, o consumo de fitoesterol na dieta também é de aproximadamente 200 a 300 mg/dia, e varia de acordo com o consumo de vegetais pelo indivíduo. Os fitoesteróis são minimamente absorvidos no intestino e apresentam-se em pequenas concentrações no plasma. Seu principal efeito é reduzir a concentração plasmática de colesterol, em virtude de interferirem na solubilização e incorporação do colesterol dentro da micela, aumentando sua excreção fecal. Por esse motivo, as *2019 ESC/EAS Guidelines for the Management of Dyslipidaemias: lipid modification to reduce cardiovascular risk* (ESC/EAS 2019) mantiveram a recomendação da suplementação de 2 g de fitoesteróis na dieta com a finalidade de redução da concentração plasmática de colesterol LDL em indivíduos portadores de hipercolesterolemia moderada. Nessa situação, o seu efeito deve ser testado, pois nem todos os indivíduos respondem favoravelmente à suplementação com fitoesteróis.

Recomendação nutricional no tratamento das dislipidemias

As recomendações nutricionais para o tratamento das dislipidemias baseiam-se nas diretrizes *The Task Force for the Management of Dyslipidaemias* da ESC, da EAS e da AHA. A mudança no estilo de vida, que abrange a adequação da dieta, a prática de atividade física e a mudança comportamental, foi o principal destaque desta diretriz.

A Tabela 60.1 mostra a estratificação de níveis de evidência para a alteração de nutrientes na dieta.

Tabela 60.1 Estratificação de níveis de evidência científica.

Categoria do tipo de evidência	Descrição do tipo de evidência
A	Ensaios clínicos randomizados, com maior número de participantes e adequadamente controlados
B	Pequenos ensaios controlados
C	Estudos observacionais e metabólicos
D	Experiência clínica
Impacto da evidência	**Descrição do impacto da evidência**
1	Evidência muito forte
2	Evidência moderadamente forte
3	Tendência forte

Recomendação nutricional no tratamento da hipertensão

Estudos epidemiológicos evidenciam correlação significativa entre sobrepeso e obesidade, principalmente visceral, e hipertensão arterial sistêmica (HAS) nas diferentes faixas etárias. Portanto, o tratamento da obesidade é fundamental para o controle da pressão arterial (PA) e deve basear-se na mudança comportamental e na adesão a um plano alimentar saudável. Sendo assim, recomenda-se o consumo de dieta com menor valor calórico (Tabela 60.2), que contenha nutrientes, cuja ação na redução da PA já tenha sido demonstrada. Diversas investigações mostraram a eficiência da intervenção nutricional na melhora da PA; dentre eles, o mais relevante estudo de intervenção é o DASH. Os participantes desse estudo consumiam quantidades superiores a 12 g de sal por dia e foram orientados ao consumo de 6 g. Além do controle da ingestão de sódio a redução mais significativa na PA foi associada ao maior consumo de frutas, hortaliças e laticínios com baixo teor de gordura. Essa intervenção promoveu a redução significativa tanto da PA sistólica como da diastólica em indivíduos de ambos os sexos, em comparação ao grupo-controle, e foi maior em indivíduos hipertensos, em relação aos normotensos. Outro estudo relevante publicado recentemente foi conduzido em mulheres hipertensas por um período de 14 anos e demonstrou que a dieta DASH provocou uma redução de 14% na PA. Finalmente, a eficiência deste padrão alimentar foi comprovada em metanálise que demonstrou relação inversa entre o consumo de alimentos ricos em potássio e magnésio com HAS. Ao contrário, dietas ricas em SAT e, portanto, significativamente deficientes em vegetais, relacionam-se positivamente com a elevação da PA e a mortalidade cardiovascular. Outra metanálise mais recente mostrou a associação inversa entre o consumo de dieta DASH e biomarcadores de RCV. Por fim, as diretrizes norte-americanas de HA indicam a recomendação da dieta DASH para o controle da PA, com nível "A" de evidência.

Critérios recomendados na dieta DASH

- Evitar o uso de produtos industrializados e molhos prontos ricos em sal
- Adequar o consumo de doces e evitar o consumo de bebidas preparadas com açúcar
- Incluir no cardápio carne de vaca magra, peixe e frango, limitando o consumo de gordura saturada
- Consumir 4 a 5 frutas por dia, em média
- Optar pelo consumo de leite e derivados desnatados
- Incluir alimentos integrais, tais como cereais, pão integral etc.
- Adicionar frutas oleaginosas à dieta (castanhas e nozes) ou leguminosas (feijão, ervilha, lentilha)
- Adequar o consumo de gorduras na dieta, priorizando os óleos vegetais, ricos em POLI e MONO.

Com relação à restrição de sal na dieta, a resposta é muito heterogênea, provavelmente em virtude de implicações genéticas ainda não totalmente elucidadas. Dessa maneira, existem indivíduos com maior ou menor sensibilidade ao sal. A taxa de filtração glomerular e a reabsorção tubular de sódio podem ser estimuladas naqueles com maior sensibilidade ao sal. Este fato pode redundar em piora progressiva da função renal e, posteriormente, comprometimento de órgãos-alvo. Estudos de intervenção mostram que o baixo consumo de sódio entre indivíduos hipertensos reduziu tanto a PA sistólica como a diastólica. Demonstrou-se também redução da PA em indivíduos hipertensos resistentes. Pelos resultados obtidos nesses estudos, a redução do consumo de sal na dieta

Tabela 60.2 Padrão alimentar.

Seguimento de padrão alimentar saudável	Adequação calórica, inclusão de grãos, frutas, hortaliças, carnes magras e produtos lácteos com menor teor de gorduras (A)
Ácidos graxos saturados	Elevam o colesterol LDL. Consumo < 7% do valor calórico da dieta (A)
Ácidos graxos *trans*	Elevam o colesterol LDL e reduzem o colesterol HDL. Exclusão da dieta (A)
Colesterol	Alto consumo de colesterol aumenta o colesterol LDL (A2, B1) Redução da ingestão de colesterol de alto para baixo diminui o colesterol LDL na maioria das pessoas (A1, B1)
Ácidos graxos monoinsaturados	Reduzem o colesterol LDL em relação aos AG saturados (A2, B2) Não diminuem o colesterol HDL e não aumentam os TG (A2, B2) Dieta rica em monoinsaturados provenientes de frutas, vegetais e grãos integrais e com baixo teor de gordura é associada à diminuição do RCV (C1)
Ácidos graxos poli-insaturados	O ácido linoleico, em substituição aos AG saturados, reduz o colesterol LDL (A1, B1) Podem causar pequena redução do colesterol HDL, em comparação com os AG monoinsaturados (B2) Estudos clínicos controlados mostram que a substituição de gordura saturada por poli-insaturada reduz o RCV (A2, B2)
Estanóis/esteróis	Ingestão de 2 a 3 g/dia de estanóis/esteróis reduz entre 6 e 15% o colesterol LDL (A2, B1)
Ácidos graxos ômega-3	Os mecanismos pelos quais os AG ômega-3 reduzem os eventos coronarianos não são totalmente elucidados e podem ser múltiplos Evidências de estudos clínicos em prevenção secundária sugerem que suplementação com ômega-3 reduz o risco de evento coronariano e a taxa de mortalidade (A2, C2)
Vitaminas	Não há estudos randomizados e controlados que comprovem o fato de que a diminuição dos níveis de homocisteína com a ingestão de vitamina B_{12}, vitamina B_6 e ácido fólico reduza o RCV
Antioxidantes	O estresse oxidativo do colesterol LDL está envolvido com o processo de aterogênese. Entretanto, até o momento os estudos clínicos não demonstraram que a suplementação da dieta com antioxidantes reduza o RCV (A2)

AG: ácido graxo; HDL: lipoproteínas de alta densidade; LDL: lipoproteínas de baixa densidade; RCV: risco cardiovascular; TG: triglicerídeos..

deve ser estimulada, especialmente ao se considerar que a população brasileira consome o dobro de sal recomendado. A recomendação diária de sódio é de 2,3 g, ou seja, aproximadamente, 5 g de sal de cozinha. A alta ingestão de sal é, na maioria das vezes, atribuída tanto ao consumo de produtos industrializados, como pela adição de sal em refeições às quais previamente já foi incorporado ao preparo. Dessa maneira, o uso de saleiro de mesa estimula o seu maior consumo. A recomendação de dieta hipossódica apresenta nível de evidência B.

Tratamento nutricional do diabetes *mellitus*

O grau de adiposidade corporal está intimamente ligado ao DM2, uma doença crônica relacionada com o metabolismo de nutrientes como carboidratos, proteínas e gorduras. O tratamento da obesidade desempenha um papel crucial no controle do diabetes e na desaceleração da progressão dos estágios de intolerância à glicose para o diabetes. Assim, a ênfase nutricional principal no tratamento da pessoa com obesidade e diabetes é seguir uma dieta hipocalórica com o objetivo de perder peso, o que pode resultar em melhora do controle glicêmico e redução potencial no uso de medicações. De acordo com a ADA (2024), uma perda de peso superior a 5% do peso inicial, por meio de mudanças no estilo de vida, incluindo padrões alimentares adequados, prática de atividade física e terapia comportamental, contribui para a prevenção e o controle da doença. Dados do estudo Diabetes Prevention Program (DPP) destacaram que a intervenção nutricional, resultando em perda de peso, pode reduzir a incidência de DM2 em até 58% em um período de 3 anos.

O objetivo da terapia nutricional é promover o seguimento de padrões alimentares saudáveis, com uma variedade de alimentos e, consequentemente, nutrientes em porções apropriadas, visando melhorar a saúde geral com a perda de peso, o controle glicêmico e a prevenção de fatores de RCV. Para o tratamento da obesidade associada ao DM2, a Diretriz da ADA (American Diabetes Association, 2024) recomenda um déficit energético de 500 a 750 kcal em relação ao valor calórico basal, resultando em uma dieta geralmente composta de aproximadamente 1.200 a 1.500 kcal para mulheres e 1.500 a 1.800 kcal para homens.

Atualmente, uma variedade de padrões alimentares é aceita no tratamento da pessoa com obesidade e diabetes. Entre as principais recomendações estão: priorizar o consumo de verduras, legumes, grãos e frutas; reduzir o consumo de grãos refinados e açúcar adicionado; e minimizar o consumo de alimentos ultraprocessados, que são ricos em açúcar, sal e gorduras saturadas.

Carboidratos

Devido à forte influência dos carboidratos da dieta no controle glicêmico, acreditava-se que era necessário retirá-los ou consumi-los minimamente. No entanto, atualmente, compreende-se que não há necessidade de restrição quanto ao tipo de carboidrato a ser consumido, desde que as quantidades estejam adequadas. As diretrizes recentes publicadas sobre o tratamento do diabetes refletem uma abordagem mais flexível em relação às intervenções nutricionais. Isso significa que os pacientes com diabetes podem desfrutar de uma variedade de carboidratos em sua dieta, desde que sejam consumidos de maneira equilibrada e em quantidades apropriadas, o que pode ser determinado em conjunto com um profissional da saúde qualificado. Essa abordagem flexível permite que os pacientes mantenham uma alimentação variada e nutritiva, enquanto ainda controlam seu diabetes de maneira eficaz.

Os carboidratos são classificados em monossacarídeos (glicose, frutose e galactose), dissacarídeos (sacarose e lactose) e polissacarídeos (amido). Os dissacarídeos são carboidratos de rápida absorção, sendo a sua principal fonte na dieta a sacarose, encontrada na cana-de-açúcar e no mel. Já os polissacarídeos são formados por milhares de moléculas de monossacarídeos, e o principal representante na dieta é o amido, presente em alimentos tais como grãos (arroz e trigo), tubérculos (batata, mandioca, mandioquinha), leguminosas, farinhas, pães e massas.

Os carboidratos também são fontes de fibras que podem ser classificadas em solúveis (betaglucanos, pectina e goma) ou insolúveis (celulose, hemicelulose e lignina). Todos os alimentos vegetais têm uma mistura de diferentes fibras e os seus componentes predominantes são mostrados na Tabela 60.3.

A OMS e as diretrizes internacionais para o tratamento do diabetes recomendam consumo mínimo de 130 g de carboidratos por dia. A Diretriz para o tratamento do DM da Sociedade Brasileira de Diabetes recomenda 45 a 60% das calorias da dieta na forma de carboidratos, sendo que o seguimento de dieta com percentual mais baixo de carboidratos deve ocorrer de forma individualizada e acompanhada por profissional especializado. Com relação às fibras, a SBD recomenda o consumo mínimo diário de 14 g para cada 1.000 kcal da dieta. A ação das fibras já foi evidenciada em diversos estudos clínicos, que demonstraram sua ação na prevenção e no controle de doenças crônicas, mais especificamente o DM. Fibras solúveis previnem os picos hiperglicêmicos pós-prandiais por diminuírem o tempo de esvaziamento gástrico e a velocidade de absorção de glicose. Mais recentemente, demonstrou-se também que a ingestão adequada de fibras na dieta eleva os níveis de adiponectina, o que resulta na melhora da sensibilidade à insulina, na redução de inflamação e na melhora da concentração plasmática de glicose em pessoas com diabetes.

Além disso, as fibras solúveis podem contribuir minimamente para a redução da concentração plasmática de colesterol, em virtude de diminuírem a absorção intestinal de ácidos biliares. Esta condição induz a mobilização de colesterol hepático para a produção de novos ácidos biliares.

Apesar desse efeito, não se evidenciou redução da colesterolemia com suplementação de fibras, e recomenda-se para o tratamento do diabetes o consumo de fibras proveniente de alimentos integrais para a população em geral. Ao mesmo tempo, enfatiza-se a importância do acompanhamento de dieta balanceada contendo alimentos ricos em fibras.

Já está bem documentado que os carboidratos simples, mono e dissacarídeos são digeridos e absorvidos quase que 100% entre 15 minutos e 2 horas após ingestão e que fatores como as fibras, teor de gordura e proteína dos alimentos podem interferir neste processo, tornando-o mais lento. Para indivíduos com obesidade e diabetes *mellitus* tipo 1 ou 2 em uso de insulinoterapia, recomenda-se a terapia de contagem de carboidratos por possibilitar o

Tabela 60.3 Principais fibras alimentares.

Grupo alimentar	Polímeros
Cereais (aveia)	Celulose, arabinose, betaglucanos, lignina, mucilagens, amido resistente
Frutas e hortaliças	Celulose, pectina, xiloglucanos, lignina
Sementes	Celulose, galactomananos

504 Parte 5 ▪ Tratamento Não Farmacológico da Obesidade e de suas Comorbidades

controle da glicemia pós-prandial, flexibilizar a escolha da refeição em relação à quantidade de carboidratos consumida, além de adaptar a dose de insulina à sensibilidade individual. Inicialmente, deve ser estabelecida a quantidade de carboidratos que será consumida na refeição. Para esta prática, estabelece-se a quantidade de unidades de insulina por gramas de carboidratos, cuja relação pode ser de aproximadamente 1 unidade de insulina para cada 15 gramas de carboidratos (amido, sacarose, lactose, xarope de milho). Esta razão insulina/carboidrato varia individualmente, dependendo da idade e das condições clínicas do paciente.

Apesar de a terapia de contagem de carboidrato flexibilizar o consumo de carboidratos, as refeições devem basear-se em padrões alimentares saudáveis preconizados no tratamento nutricional do DM2 sem uso da insulina, principalmente no que diz respeito a perda de peso e controle de calorias. Desse modo, mesmo com a possibilidade de se variar a quantidade de carboidratos ingeridos na refeição, o estabelecimento de um plano alimentar que contemple as necessidades energéticas dos indivíduos, com qualidade e equilíbrio, é recomendado para que não haja ganho de peso excessivo e desfavorável.

Sacarose

Vários estudos clínicos têm mostrado que a sacarose não agrava o controle glicêmico. No entanto, é crucial destacar que o consumo de alimentos com alto teor de açúcar pode ter efeitos negativos em outros aspectos metabólicos. Esses alimentos, em sua maioria, são também ricos em gordura e pobres em fibras, vitaminas e minerais, o que pode contribuir para o aumento do RCV e para o desenvolvimento da obesidade. Em 2015, a OMS emitiu uma diretriz sobre a ingestão de açúcar, mantendo a recomendação estabelecida em 2002 de que a ingestão de açúcar deve ser inferior a 10% das calorias totais. No entanto, destacou benefícios adicionais à saúde ao reduzir ainda mais essa ingestão, para menos de 5% das calorias totais, o que pode ajudar na prevenção de DCNT. Essa recomendação abrange tanto dissacarídeos (p. ex., sacarose) quanto monossacarídeos (p. ex., glicose e frutose), além de produtos industrializados que contenham esses carboidratos em sua composição, e os açúcares naturalmente presentes em alimentos como xaropes, sucos de frutas e mel.

Ao mesmo tempo, não há mais uma proibição absoluta do consumo de açúcar na dieta de pessoas com diabetes. É enfatizado que o consumo de açúcar deve ocorrer junto a alimentos ricos em fibras. Além disso, dependendo do controle do diabetes e da presença de complicações, a sacarose pode afetar de maneira diferente os níveis de glicose no sangue. Portanto, a quantidade de sacarose na dieta deve ser calculada individualmente.

Para pacientes que utilizam sacarose, é crucial considerar tanto o controle glicêmico quanto a incidência de complicações. Recomenda-se também monitorar o consumo de carboidratos, seja por meio da contagem de carboidratos, de uma lista de substituições ou de estimativas baseadas na experiência clínica (nível de evidência A).

Além disso, a ADA sugere substituir bebidas açucaradas por água e limitar o consumo de bebidas sem açúcar, *light* ou dietéticas sempre que possível. Ao optar por essas bebidas, é importante garantir que não haja uma compensação calórica, evitando aumentar o consumo de outros alimentos.

Álcool

Recomenda-se moderação no consumo de álcool, especialmente em pacientes com obesidade, devido ao seu alto teor calórico (7 kcal/g) e à sua capacidade de elevar os níveis de TG. O álcool é metabolizado principalmente pela enzima álcool desidrogenase, que o converte em acetil-CoA, um precursor da síntese de AG, resultando na síntese de TG. Em pacientes com diabetes, o consumo de álcool pode levar tanto à hipoglicemia, inibindo a produção de glicose pelo fígado, quanto à hiperglicemia, quando consumido com grandes quantidades de carboidratos. A ADA recomenda o consumo moderado de álcool por adultos, limitado a duas doses para homens e uma dose para mulheres, como medida preventiva (nível de evidência E). Para evitar hipoglicemia em pessoas com diabetes que usam insulina, é aconselhável ingerir álcool junto a alimentos (nível de evidência E). Não é recomendado o consumo de álcool para pacientes com hipertrigliceridemia e neuropatia diabética. O consumo de álcool junto a refeições ricas em carboidratos pode causar hiperglicemia (nível de evidência B, não há recomendação). Além disso, é recomendada a moderação no consumo de álcool como uma medida para prevenir complicações do diabetes e reduzir o RCV (nível de evidência E).

Proteínas

A recomendação deste macronutriente baseia-se naquela indicada para a população geral, ou seja, 0,8 g/kg de peso corporal (nível de evidência B). O consumo elevado de proteínas (> 20% do valor calórico total ou > 1,3 g de proteínas/kg de peso corporal) foi associado ao aumento da albuminúria e perda mais rápida da função renal em pessoas com diabetes.

O aumento do consumo de proteínas está indicado para indivíduos submetidos à diálise, uma vez que, nessa condição, a desnutrição é frequente.

Considerações finais

O tratamento dietético da obesidade e suas condições associadas, como dislipidemia, HAS e diabetes, tem como base a recomendação de uma dieta hipocalórica, que deve seguir a composição percentual de nutrientes recomendada pelas diretrizes da ADA e da AHA. Recomenda-se um controle rigoroso tanto na quantidade quanto na qualidade da gordura, bem como na adequação do consumo de sal e açúcar na dieta. Isso significa que a dieta deve ser cuidadosamente planejada para incluir quantidade adequada de gordura saudável, com ênfase em gorduras insaturadas, enquanto limita-se a ingestão de gorduras saturadas e recomenda-se a retirada de gordura *trans*. Além disso, é importante controlar o consumo de sal e açúcar, optando por alternativas mais saudáveis e minimizando o uso de alimentos processados e industrializados, que costumam ser ricos nessas substâncias. Essas medidas nutricionais são essenciais para ajudar no controle do peso e no manejo eficaz das comorbidades associadas à obesidade.

Bibliografia

Afonso MS, Castilho G, Lavrador MSF, et al. The impact of dietary fatty acids on macrophage cholesterol homeostasis. J Nutr Biochem. 2014;25(2):95-103.

American Diabetes Association Professional Practice Committee. 8. Obesity and weight management for the prevention and treatment of type diabetes: standards of care in diabetes-2024. Diabetes Care. 2024;47(Suppl 1):S145-S157.

Astrup A, Bertram HC, Bonjour JP, et al. WHO draft guidelines on dietary saturated and trans fatty acids: time for a new approach? BMJ. 2019;366:l4137.

Blumenthal JA, Babyak MA, Hinderliter A, et al. Effects of the DASH diet alone and in combination with exercise and weight loss on blood pressure and cardiovascular biomarkers in men and women with high blood pressure: the ENCORE study. Arch Intern Med. 2010;170(2):126-35.

Brasil. Ministério da Saúde. Secretaria de Atenção à Saúde. Departamento de Atenção Básica. Guia alimentar para a população brasileira/ Ministério da Saúde, Secretaria de Atenção à Saúde, Departamento de Atenção Básica. 2. ed. Brasília: Ministério da Saúde; 2014.

Brasil. Ministério da Saúde. Secretaria de Vigilância em Saúde. Departamento de Análise em Saúde e Vigilância de Doenças Não Transmissíveis. Plano de Ações Estratégicas para o Enfrentamento das Doenças Crônicas e Agravos não Transmissíveis no Brasil 2021-2030 [Internet]. Brasília: Ministério da Saúde; 2021. 118 p.

Brasil. Ministério da Saúde. Vigitel Brasil 2023: vigilância de fatores de risco e proteção para doenças crônicas por inquérito telefônico. Ministério da Saúde; 2023. 131 p.

Buonacorso V, Nakandakare ER, Nunes VS, et al. Macrophage cholesterol efflux elicited by human total plasma and by HDL subfractions is not affected by different types of dietary fatty acids. Am J Clin Nutr. 2007;86(5):1270-7.

GBD 2019. Diseases and Injuries Collaborators. Global burden of 369 diseases and injuries in 204 countries and territories, 1990-2019: a systematic analysis for the Global Burden of Disease Study 2019. Lancet. 2020;396(10258):1204-22.

Eckel RH, Borra S, Lichtenstein AH, Yin-Piazza; SY; Trans Fat Conference Planning Group. Trans Fat Conference Planning Group. Understanding the complexity of trans fatty acid reduction in the American diet: American Heart Association Trans Fat Conference 2006: report of the Trans Fat Conference Planning Group. Circulation. 2007;115(16):2231-46.

Eckel RH, Jakicic JM, Ard JD, et al.; American College of Cardiology/ American Heart Association Task Force on Practice Guidelines. 2013 AHA/ACC guideline on lifestyle management to reduce cardiovascular risk: a report of the American College of Cardiology/American Heart Association Task Force on Practice Guidelines. Circulation. 2014;129(25 Suppl 2):S76-99.

Estruch R, Ros E, Salas-Salvadó J, et al. Primary prevention of cardiovascular disease with a Mediterranean diet supplemented with extravirgin olive oil or nuts. N Engl J Med. 2018;378(25):e34.

Estruch R, Ros E, Salas-Salvado J, et al. Retraction and republication: primary prevention of cardiovascular disease with a Mediterranean diet. N Engl J Med 2018;378(25):2441-2.

Fernández-Real JM, Broch M, Vendrell J, Ricart W. Insulin resistance, inflammation, and serum fatty acid composition. Diabetes Care. 2003;26(5):1362-8.

Forman JP, Stampfer MJ, Curhan GC. Diet and lifestyle risk factors associated with incident hypertension in women. JAMA. 2009;302(4):401-11.

Forouhi NG, Koulman A, Sharp SJ, et al. Differences in the prospective association between individual plasma phospholipid saturated fatty acids and incident type 2 diabetes: the EPIC-InterAct case-cohort study. Lancet Diabetes Endocrinol. 2014;2(10):810-8.

Garbarino J, Sturley SL. Saturated with fat: new perspectives on lipotoxicity. Curr Opin Clin Nutr Metab Care. 2009;12(2):110-6.

Go AS, Mozaffarian D, Roger VL, et al. Executive summary: heart disease and stroke statistics - 2013 update: a report from the American Heart Association. Circulation. 2013;127(1):143-52.

Greenberg I, Stampfer MJ, Schwarzfuchs D, Shai I; DIRECT Group. DIRECT Group. Adherence and success in long-term weight loss diets: the dietary intervention randomized controlled trial (DIRECT). Am Coll Nutr. 2009;28(2):159-68.

Griffin BA. How relevant is the ratio of dietary n-6 to n-3 polyunsaturated fatty acids to cardiovascular disease risk? Evidence from the OPTILIP study. Curr Opin Lipidol. 2008;19(1):57-62.

Grundy SM, Stone NJ, Bailey AL, et al. 2018 AHA/ACC/AACVPR/ AAPA/ABC/ACPM/ADA/AGS/APhA/ASPC/NLA/PCNA Guideline on the Management of Blood Cholesterol: A Report of the American College of Cardiology/American Heart Association Task Force on Clinical Practice Guidelines. Circulation. 2019;139:e1082-e1143.

Hannan JM, Ali L, Rokeya B, et al. Soluble dietary fibre fraction of Trigonella foenum-graecum (fenugreek) seed improves glucose homeostasis in animal models of type 1 and type 2 diabetes by delaying carbohydrate digestion and absorption, and enhancing insulin action. Br J Nutr. 2007;97(3):514-21.

Harris WS, Mozaffarian D, Rimm E, et al. Omega-6 fatty acids and risk for cardiovascular disease: a science advisory from the American Heart Association Nutrition Subcommittee of the Council on Nutrition, Physical Activity, and Metabolism; Council on Cardiovascular Nursing; and Council on Epidemiology and Prevention. Circulation. 2009;119(6):902-7.

Hunter JE, Zhang J, Kris-Etherton PM. Cardiovascular disease risk of dietary stearic acid compared with trans, other saturated, and unsaturated fatty acids: a systematic review. Am J Clin Nutr. 2010;91(1):46-63.

Instituto Brasileiro de Geografia e Estatística. Pesquisa de orçamentos familiares 2017-2018: primeiros resultados/IBGE, Coordenação de Trabalho e Rendimento. Rio de Janeiro: IBGE; 2019.

Iqbal R, Anand S, Ounpuu S, et al. Dietary patterns and the risk of acute myocardial infarction in 52 countries results of the INTERHEART Study. Circulation. 2008;118(19):1929-37.

Izar MCO, Lottenberg AM, Giraldez VZR, et al. Posicionamento sobre o Consumo de Gorduras e Saúde Cardiovascular – 2021. Arq Bras Cardiol. 2021;116(1):160-212.

Jackson KG, Maitin V, Leake DS, et al. Saturated fat-induced changes in Sf 60-400 particle composition reduces uptake of LDL by HepG2 cells. J Lipid Res. 2006;47(2):393-403.

James MJ, Penglis P, Caughey G, et al. Eicosanoid production by human monocytes: does COX-2 contribute to a self-limiting inflammatory response? Inflamm Res. 2001;50:249-53.

Jenkins DJ, Wolever TMS, Taylor RH, et al. Glycemic index of foods: a physiologic basis for carbohydrate exchange. Am J Clin Nutr. 1981;34(3):362-6.

Jenkins DJA, Wolever TMS, Jenkins AL. Starchy foods and glycemic index. Diabetes Care. 1988;11:149-59.

Jump DB. N-3 polyunsaturated fatty acid regulation of hepatic gene transcription. Curr Opin Lipidol. 2008;19(3):242-7.

Keefe JH, Gheewala NM, O'Keefe JO. Dietary strategies for improving post-prandial glucose, lipids, inflammation, and cardiovascular health. J Am Coll Cardiol. 2008;51(3):249-55.

Kerr D, Cheyne E, Thomas P, Sherwin R. Influence of acute alcohol ingestion on the hormonal responses to modest hypoglycaemia in patients with type 1 diabetes. Diabet Med. 2007;24(3):312-6.

Lottenberg AM, Afonso MS, Lavrador MSF, et al. The role of dietary fatty acids in the pathology of metabolic syndrome. J Nutr Biochem. 2012;23(9):1027-40.

Luscombe ND, Clifton PM, Noakes M, et al. Effects of energy-restricted diets containing increased protein on weight loss, resting energy expenditure, and the thermic effect of feeding in type 2 diabetes. Diabetes Care. 2002;25(4):652-7.

Mach F, Baigent C, Catapano AL, et al. 2019 ESC/EAS Guidelines for the management of dyslipidaemias: lipid modification to reduce cardiovascular risk. Eur Heart J. 2020;41(1):111-88.

Machado RM, Nakandakare ER, Quintao ECR, et al. Omega-6 polyunsaturated fatty acids prevent atherosclerosis development in LDLr-KO mice, in spite of displaying a pro-inflammatory profile similar to trans fatty acids. Atherosclerosis. 2012;224(1):66-74.

Mayer-Davis EJ. Towards understanding of glycaemic index and glycaemic load in habitual diet: associations with measures of glycaemia in the Insulin Resistance Atherosclerosis Study. Br J Nutr. 2006;95(2):397-405.

Marklund M, Wu JHY, Imamura F, et al. Biomarkers of dietary omega-6 fatty acids and incident cardiovascular disease and mortality. Circulation. 2019;139(21):2422-36.

Mensink RP. Effects of saturated fatty acids on serum lipids and lipoproteins: a systematic review and regression analysis. Geneva, Switzerland: World Health Organization; 2016.

Mensink RP, Zock PL, Kester ADM, Katan MB. Effects of dietary fatty acids on plasma lipids: a meta-analysis of 60 controlled trials. Am J Clin Nutr. 2003;77:1146-55.

Miller ER, Erlinger TP, Appel LJ. The effects of macronutrients on blood pressure and lipids: an overview of the DASH and Omni Heart Trials. Curr Atheroscler Rep. 2006;8(6):460-5.

Moore TJ, Vollmer WM, Appel LJ, et al. Effect of dietary patterns on ambulatory blood pressure: results from the Dietary Approaches to Stop Hypertension (DASH) Trial. DASH Collaborative Research Group. Hypertension. 1999;34(3):472-7.

Mozaffarian D, Micha R, Wallace S. Effects on coronary heart disease of increasing polyunsaturated fat in place of saturated fat: a systematic review and meta-analysis of randomized controlled trials. PLoS Med. 2010;7:e1000252.

Nappo F, Esposito K, Cioffi M, et al. Postprandial endothelial activation in healthy subjects and in type 2 diabetic patients: role of fat and carbohydrate meals. J Am Coll Cardiol. 2002;39:1145-50.

O'Reilly M, Dillon E, Guo W, et al. High-density lipoprotein proteomic composition, and not efflux capacity, reflects differential modulation of reverse cholesterol transport by saturated and monounsaturated fat diets. Circulation. 2016;133(19):1838-50.

Pepe RB, Fujiwara CTH, Beyruti M, et al. coord. Posicionamento sobre o tratamento nutricional do sobrepeso e da obesidade. Departamento de Nutrição da Associação Brasileira para o Estudo da Obesidade e da Síndrome Metabólica (ABESO – 2022). São Paulo: ABESO; 2022.

Pimenta E, Gaddam KK, Oparil S, et al. Effects of dietary sodium reduction on blood pressure in subjects with resistant hypertension: results from a randomized trial. Hypertension. 2009;54(3):475-81.

Ramos S, Campos LF, Strufaldi DRBM, et al. Terapia nutricional no pré-diabetes e no diabetes mellitus tipo 2. Diretriz Oficial da Sociedade Brasileira de Diabetes; 2023.

Sacks FM, Svetkey LP, Vollmer WM, et al. Effects on blood pressure of reduced dietary sodium and the Dietary Approaches to Stop Hypertension (DASH) diet. DASH – Sodium Collaborative Research Group. N Engl J Med. 2001;344:3-10.

Shan Z, Rehm CD, Rogers G, et al. Trends in dietary carbohydrate, protein, and fat intake and diet quality among US adults, 1999-2016. JAMA. 2019;322(12):1178-87.

Siri-Tarino PW, Sun Q, Hu FB, Krauss RM. Saturated fat, carbohydrate, and cardiovascular disease. Am J Clin Nutr. 2010;91(3):502-9.

U.S. Department of Health and Human Services and U.S. Department of Agriculture. 2020 – 2025 Dietary Guidelines for Americans. 9. ed. December 2015. Disponível em: https://health.gov/our-work/food-nutrition/2015-2025-dietary-guidelines/guidelines/. Acesso em: 22 maio 2020.

Warensjö E, Sundström J, Vessby B, et al. Markers of dietary fat quality and fatty acid desaturation as predictors of total and cardiovascular mortality: a population-based prospective study. Am J Clin Nutr. 2008;88(1):203-9.

Willett WC, Dietz WH, Colditz GA. Primary care: guidelines for healthy weight. N Engl J Med. 1999;341:427-34. Acesso em: 21 dez 2014.

World Health Organization. Ensuring progress on noncommunicable diseases in countries. Disponível em: http://www.who.int/nmh/global_monitoring_framework/en/. Acesso em: 25 nov. 2014.

World Health Organization. WHO opens public consultation on draft sugars guideline. Disponível em: http://www.who.int/mediacentre/news/notes/2014/consultation-sugar-guideline/en/. Acesso em: 21 dez 2014.

Wolska A, Yang ZH, Remaley AT. Hypertriglyceridemia: new approaches in management and treatment. Curr Opin Lipidol. 2020;31(6):331-9.

Zhong VW, Van Horn L, Cornelis MC, et al. Associations of dietary cholesterol or egg consumption with incident cardiovascular disease and mortality. JAMA. 2019;321(11):1081-95.

61 Abordagem Nutricional da Obesidade na Infância e na Adolescência

Adriana Servilha Gandolfo

Introdução

A prevalência mundial da obesidade infantil vem apresentando um rápido aumento nas últimas décadas, sendo caracterizada como uma epidemia mundial.

O Estudo Nacional de Alimentação e Nutrição Infantil mostrou uma prevalência de 28,3% de crianças brasileiras menores de 5 anos classificadas entre risco de sobrepeso, sobrepeso e obesidade.

Neste estudo, na avaliação da qualidade da alimentação de crianças de 6 a 23 meses de vida, observou-se que:

- 80,5% consumiam alimentos ultraprocessados (hambúrguer ou embutidos: presunto, salame, mortadela, linguiça e salsicha)
- 20,9% consumiam temperos industrializados
- 22,2% não consumiam frutas e hortaliças
- 24,5% recebiam bebidas adoçadas
- 68,4% foram expostas ao açúcar.

De acordo com o Atlas Mundial da Obesidade de 2024, o percentual de crianças com índice de massa corporal (IMC) elevado passará de 35% em 2020 para 50% até 2035, e as principais correlações ambientais associadas à obesidade encontradas foram:

- Proporção da população que vive em área urbana em 2020 (%): 87,1%
- Proporção de adolescentes (11 a 19 anos) que praticam atividade física insuficiente em 2016: 83,6%
- Consumo de proteínas animais em 2021 (gramas *per capita* por dia): 64,3%
- Resíduos plásticos do último ano (kg *per capita*): 51,2%
- Proporção de adultos que praticam atividade física insuficiente em 2016: 47%
- Consumo de açúcar e adoçantes em 2021 (kg *per capita* por ano): 36,9%.

A Pesquisa de Orçamentos Familiares (POF, 2019), realizada pelo Instituto Brasileiro de Geografia e Estatística, mostrou que 26,1% dos adolescentes entre 15 e 17 anos apresentam sobrepeso ou obesidade.

Comparando os inquéritos da POF 2008-2009 com a POF 2017-2018, entre os adolescentes, observou-se uma redução no consumo de arroz, feijão, leite, frutas, refrescos e refrigerantes, e aumento no consumo de sanduíches, pizzas e sucos.

Com o objetivo de deter o avanço da obesidade infantil no Brasil, o Ministério da Saúde implementou o Programa PROTEJA como Estratégia Nacional de Prevenção e Atenção à Obesidade Infantil.

Entre as estratégias nacionais, foram elaborados os guias alimentares para a população brasileira e para crianças menores de 2 anos e o guia de atividade física para a população brasileira. Entre as estratégias internacionais, o Ministério da Saúde assinou um acordo, que estabelece políticas e medidas protetivas para prevenção e controle da obesidade, além de fortalecer a promoção de hábitos alimentares saudáveis e o cuidado integral à saúde.

O monitoramento do PROTEJA é realizado em Unidades Básicas de Saúde, nas quais são avaliados o estado nutricional (peso e altura), os marcadores de consumo alimentar e o número de atendimentos de crianças com obesidade.

A Organização Pan-Americana da Saúde (OPAS) e a Organização Mundial da Saúde (OMS) estabeleceram as seguintes ações para prevenção da obesidade em crianças e adolescentes:

- Iniciar a amamentação na primeira hora de vida
- Manter o aleitamento materno exclusivo até os 6 meses de vida e, de maneira complementar, até os 2 anos ou mais
- Adotar normas e/ou regulamentações sobre venda de alimentos e bebidas nas escolas
- Promover e fortalecer programas escolares que aumentem a atividade física nas escolas
- Políticas fiscais e regulamentação do *marketing* e rotulagem de alimentos, objetivando reduzir o consumo de bebidas açucaradas e produtos energéticos com poucos nutrientes para crianças e adolescentes
- Aumentar a disponibilidade e a acessibilidade de alimentos nutritivos; criação de espaços públicos, como parques, e implantação de programas de "ruas abertas"
- Monitorar as atividades e avaliar o progresso das ações propostas com o objetivo de atingir a meta.

O governo brasileiro, em 26 de novembro de 2018, estabeleceu um acordo com a indústria alimentícia para reduzir 144 mil toneladas de açúcar de alimentos industrializados no país até 2022. O Brasil foi um dos primeiros países do mundo a realizar acordo com a indústria, e a meta é reduzir o teor de açúcar de bebidas adoçadas, biscoitos, achocolatados em pó, bolos e misturas para bolos e produtos lácteos.

A RDC nº 429, de 8 de outubro de 2020, regulamenta no Brasil a nova rotulagem dos alimentos com o objetivo de informar as características nutricionais do produto, auxiliar nas escolhas alimentares mais saudáveis e contribuir com a reformulação de produtos por parte das empresas (Tabela 61.1).

Tabela 61.1 Classificação de produtos alimentícios quanto ao alto teor de açúcar, gordura saturada e sódio, de acordo com a nova rotulagem de alimentos.

Alto em açúcar adicionado	Quando houver 15 g ou mais por 100 g de alimento ou 7,5 g ou mais por 100 mℓ de alimento
Alto em gordura saturada	Quando houver 6 g ou mais por 100 g de alimento ou 3 g ou mais por 100 mℓ de alimento
Alto em sódio	Quando houver 600 mg ou mais por 100 g de alimento ou 300 mg ou mais por 100 mℓ de alimento

Em um mundo globalizado onde um dos pilares é a formação de consumidores e de centros comerciais, em substituição à formação de cidadãos e comunidades, foram alterados os valores, os costumes, as relações com o trabalho, a vida familiar e o lazer. A obesidade pode ser compreendida como um efeito colateral dessas mudanças. Observa-se, cada vez mais, que pais e mães concentram esforços no crescimento profissional e material para manterem seu poder aquisitivo e se conservarem no mercado de trabalho competitivo e exigente de produtividade e eficiência, e, sem tempo, não têm disposição para o convívio com os filhos. Atualmente, restaurantes do tipo *fast-food* são o protótipo da vida contemporânea, marcada pelo consumo solitário de alimentos ultraprocessados.

A obesidade é o fruto de um sistema desconcertado de vida, sintoma de uma sociedade em crise, e a alimentação da criança e do adolescente com obesidade torna-se um grande desafio, no qual a abordagem nutricional deve ter enfoque na família, para que haja mudanças no comportamento alimentar.

É necessário estabelecer estratégias de intervenção e o envolvimento da criança ou do adolescente no processo para se obterem bons resultados. A abordagem nutricional tem início a partir de uma anamnese alimentar que possibilite obter o maior número de informações possíveis sobre a alimentação da criança ou do adolescente, com o intuito de se identificar o comportamento alimentar da família.

A orientação nutricional deve considerar que se está lidando com crianças e deve preservar o consumo de guloseimas, se houver, mesmo que diariamente, porém de maneira disciplinada (definir a quantidade).

É importante trabalhar na reeducação alimentar, e esse processo requer participação da família, motivação, bem como envolvimento da criança, da sociedade, da escola e do governo.

O plano alimentar deve ser individualizado, e, se possível, realizado junto com a criança e seu responsável, evitando a imposição de dietas rígidas e extremamente restritivas, que podem prejudicar o crescimento e o desenvolvimento da criança ou do adolescente, bem como causar comportamentos inapropriados (p. ex., a criança ficar angustiada pela restrição de um alimento que ela gosta). A estratégia deve ser: combinar com a criança o que ela se dispõe a comer e auxiliar neste processo.

Composição da alimentação

O plano alimentar de crianças ou adolescentes deve ser adequado a idade, sexo e fases de crescimento e desenvolvimento.

A distribuição calórica entre os macronutrientes, de acordo com as *Dietary Reference Intakes* (DRI) de 2002 (www.nap.edu), para crianças entre 1 e 3 anos deve ser: carboidratos, de 45 a 65%;

proteínas, de 5 a 20%; e gorduras totais, de 30 a 40%. Para crianças e adolescentes de 4 a 18 anos, a distribuição deve ser: carboidratos, de 45 a 65%; proteínas, de 10 a 30%; e gorduras totais, de 25 a 30%.

Gorduras

Para crianças maiores de 2 anos, a porcentagem de gordura recomendada é de 30%, sendo: 10% saturadas, 10% monoinsaturadas e 10% poli-insaturadas (< 2% gordura *trans*, 4 a 13% ômega-6 e 1 a 2% ômega-3; 300 mg/dia colesterol).

Os alimentos preferidos por crianças e adolescentes são ricos em gorduras saturadas e *trans,* tais como: biscoito recheado, salgadinhos de pacote, sorvete, bolos recheados, batata frita, carne pré-processada do tipo hambúrguer e *steak,* pipoca de micro-ondas e chocolate. Estudos mostram que a ingestão excessiva desses alimentos pode contribuir para um ganho maior de peso quando comparado ao consumo de outros tipos de gordura. A gordura *trans* contribui para o aumento do colesterol de lipoproteínas de baixa densidade (LDL) e diminui o colesterol de lipoproteínas de alta densidade (HDL), agravando o risco de doença coronariana. Diante dos fatos, é importante deixar claro que é possível consumi-los desde que em quantidade controlada. Segundo a OMS, o consumo máximo permitido de gordura *trans* é de 2 g/dia, porém a Agência Nacional de Vigilância Sanitária (Anvisa), na Resolução nº 360 de 23/12/2003, legisla que todo produto que contenha até 0,2 g de gordura *trans* por porção é considerado zero gordura. Dessa maneira, é possível que a criança ou o adolescente ultrapasse a recomendação diária, dependendo da quantidade que ingere.

Carboidratos

Existe uma grande preocupação quanto à oferta excessiva de alimentos ricos em carboidratos altamente processados e energéticos, pois vários estudos mostram associação entre consumo excessivo e obesidade infantil.

Desde 2015, a OMS recomenda o limite máximo para açúcar de adição de 10% do valor energético total, e idealmente 5%.

A Sociedade Brasileira de Pediatria recomenda oferta de suco de fruta natural somente a partir de 1 ano e volume limitado a 120 mℓ/dia na faixa etária de 1 a 3 anos; 175 mℓ/dia para crianças de 4 a 6 anos e 250 mℓ/dia dos 7 aos 18 anos.

Os carboidratos não digeríveis (fibras) apresentam potencial efeito benéfico na prevenção de doenças relacionadas ao estilo de vida. Aqueles que sofrem fermentação são de especial interesse, dentre eles, os prebióticos que têm a capacidade de estimular o crescimento das bifidobactérias no cólon. A ingestão de uma alimentação que privilegie a inclusão de carboidratos não digeríveis tem efeito benéfico comprovado, capaz de reverter e reduzir o excesso de peso.

O consumo deve ser incentivado, e a quantidade de fibras recomendada para crianças é a seguinte:

Idade em anos + 5 anos = g fibras/dia (sendo o máximo 25 g/dia)

Recomenda-se o consumo de frutas, verduras e alimentos integrais.

Produtos industrializados

É importante encorajar as famílias a consumirem alimentos naturais ou minimamente processados. Quando houver consumo de produtos industrializados (ultraprocessados), a orientação de leitura do rótulo pode auxiliar na escolha de alimentos mais saudáveis, e alertá-las, por exemplo, que um sachê de tempero de macarrão instantâneo tem 1.400 mg de sódio, o que ultrapassa a recomendação diária para uma criança entre 4 e 8 anos.

Produtos *diet* e *light*

Segundo a Anvisa, o alimento *diet* é aquele isento de determinado nutriente para atender a uma alimentação específica.

O alimento *light* é aquele que contém uma redução de 25% de algum nutriente (gordura, proteína, carboidrato ou sódio) em relação ao produto convencional.

O uso de alimentos *diet* não está indicado para o manejo da obesidade infantil. Além de não contribuir na modificação do hábito alimentar, esses produtos podem não apresentar impacto na redução da ingestão total de calorias.

Os alimentos *light*, especialmente aqueles com redução do conteúdo de gordura, podem ser usados como coadjuvantes no tratamento nutricional.

Adoçantes

Quando houver necessidade de adoçar receitas ou bebidas, é aconselhável como primeira opção explorar os alimentos naturalmente doces, tais como banana, maçã, tâmaras, uva-passa, entre outros. O uso de adoçante é uma opção considerada segura para consumo, em quantidade estimada com base no peso corporal, e deve ser escolhido de maneira individualizada, conforme indicado pelo nutricionista ou outro profissional da saúde.

Considerando a insuficiência de estudos conclusivos sobre os efeitos a longo prazo no crescimento e no desenvolvimento de crianças e adolescentes, o uso de adoçantes em pediatria deve ser evitado sempre que possível.

Guia Alimentar para a População Brasileira

O *Guia Alimentar para a População Brasileira* (2014), documento oficial do Ministério da Saúde, consiste em abordar princípios e recomendações de alimentação adequada e saudável. Os dez passos para uma alimentação adequada e saudável, propostos pelo *Guia Alimentar para a População Brasileira*, são:

- Fazer de alimentos *in natura* ou minimamente processados a base da alimentação

- Utilizar óleos, gorduras, sal e açúcar em pequenas quantidades, ao temperar e cozinhar alimentos e criar preparações culinárias
- Limitar o consumo de alimentos processados
- Evitar o consumo de alimentos ultraprocessados
- Comer com regularidade e atenção, em ambientes apropriados e, sempre que possível, com companhia
- Fazer compras em locais que ofertem variedades de alimentos *in natura* ou minimamente processados
- Desenvolver, exercitar e partilhar habilidades culinárias
- Planejar o uso do tempo para dar à alimentação o espaço que ela merece
- Dar preferência, quando fora de casa, a locais que sirvam refeições feitas na hora
- Ser crítico quanto a informações, orientações e mensagens sobre alimentação veiculadas em propagandas comerciais.

Um dos pontos centrais do guia alimentar está em comer mais frequentemente preparações caseiras (o que significa cozinhar mais), limitando o consumo de alimentos processados e evitando os ultraprocessados.

Entre os alimentos ultraprocessados, estão aqueles que sempre foram considerados guloseimas ou inadequados para alimentação infantil (p. ex., suco artificial, refrigerante, macarrão instantâneo, salsicha, bala, chiclete, biscoito recheado, salgadinho de pacote). Entretanto, essa categoria também engloba alimentos que são habitualmente consumidos no café da manhã e lanches, como, por exemplo, pão de forma, bisnaga e iogurte. Estes últimos podem ser inadequados pelas técnicas de processamento industrial e pelos ingredientes adicionados (p. ex., gordura vegetal hidrogenada, espessantes, corantes, aromatizantes, emulsificantes e vários outros tipos de aditivos). Na prática, isso é um grande desafio, pois muitos pais não sabem ou não querem cozinhar e preferem "gastar" seu tempo com outras atividades. A disposição dos pais para aprender ou aprimorar suas habilidades culinárias e gastronômicas será fundamental nesse processo. Seguem adiante opções para variar o cardápio, substituindo alimentos ultraprocessados (Tabela 61.2).

Para cada família, existem diferentes realidades que podem facilitar ou dificultar a adoção dessas recomendações. É importante individualizar as estratégias de orientação para cada situação e propor mudanças gradativas em direção ao modelo ideal de alimentação.

No atendimento nutricional de crianças, é importante entender como o cuidador se comporta em relação à criança para auxiliar no tratamento. São listados, a seguir, os tipos de cuidadores:

Tabela 61.2 Sugestões para substituição de ultraprocessados no café da manhã e em lanches das crianças.

Exemplos de alimentos ultraprocessados	Substituições
Iogurte e bebida láctea adoçados com corantes e saborizantes	Iogurte natural com frutas ou mingau de aveia ou leite com cacau em pó
Biscoito industrializado Bolo industrializado Pão de forma Bisnaga doce Pão de hambúrguer Pão de cachorro-quente	Bolo caseiro ou vendido em casa de bolo/padaria Pão ou biscoito caseiro ou vendido em padaria Cuscuz de milho (tipo nordestino) Tapioca com manteiga/queijo Milho, mandioca ou batata cozida Pipoca Patês caseiros *Chips* de batata-doce ou mandioquinha assada
Barra de cereal Cereal matinal	Castanhas, amêndoas Fruta ou salada de frutas ou fruta seca ou suco de fruta natural

510 Parte 5 ▪ Tratamento Não Farmacológico da Obesidade e de suas Comorbidades

- Responsivo: é o cuidador que guia a alimentação de maneira positiva e responde aos sinais da criança em relação ao alimentar-se. É o estilo preferível
- Controlador: é o cuidador que ignora sinais de fome e saciedade da criança e pode utilizar a força, punição ou recompensas inapropriadas para obrigar a criança a comer
- Permissivo: é o cuidador que faz as vontades da criança, oferece à criança o que ela pede, geralmente preparando refeições especiais ou vários tipos de preparações. Este cuidador não estabelece limites à criança
- Negligente: é o cuidador que abandona a responsabilidade de alimentar a criança e pode falhar em oferecer alimentos ou estabelecer limites. As crianças maiores geralmente são deixadas para se alimentar por conta própria.

É muito comum a criança conviver com vários cuidadores. Podem ficar com avós, babás ou passar o dia inteiro na escola, ou, ainda, alternarem-se entre as casas de pais separados, entre outras situações. Conhecendo o estilo dos cuidadores, é possível direcionar melhor a estratégia de intervenção.

A abordagem nutricional deve ser direcionada para o estilo de cuidador *responsivo*, que envolve as ações descritas a seguir.

1. O que a criança vai comer:
   - Servir alimentos adequados, de acordo com a faixa etária
   - Ser responsável por determinar a compra e disponibilidade de alimentos adequados
   - Ser responsável pelo preparo de alimentos
   - Disponibilizar a mesma refeição para todos os familiares
   - Evitar a categorização de alimentos bons e ruins. Manter uma atitude agradável e neutra perante os alimentos.
2. Quando a criança vai comer:
   - Fornecer 4 a 6 refeições ao dia
   - Duração das refeições: 20 a 30 minutos
   - Evitar oferta de líquidos (exceto água) e outros alimentos entre as refeições e lanches (evitar beliscos)
   - Quando possível, permitir que a criança monte seu próprio prato.
3. Onde a criança vai comer:
   - Estimular a realização de refeições em família e em ambiente agradável
   - Comer sentada à mesa, sem distrações (televisão, celular, tablete etc.).
4. Como a criança vai comer:
   - Ser exemplo: passo a passo, ensinar às crianças, por exemplo, como se comportar durante as refeições
   - Estimular a mastigação, comer com atenção e prazer
   - Usar utensílios adequados à faixa etária, como pratos e talheres menores
   - Tolerar a bagunça da criança no momento das refeições, de acordo com a idade dela
   - No caso de crianças maiores, encorajá-las a se alimentarem (não oferecer os alimentos na boca).
5. Por que a criança vai comer:
   - Trabalhar questões emocionais que interferem na alimentação, como ansiedade
   - Não utilizar alimentos como forma de compensação emocional
   - Estimular a criança a reconhecer as sensações de fome e saciedade.

A Tabela 61.3 descreve ações de comportamento adequado em relação à alimentação da criança.

Dessa maneira, a criança recebe uma alimentação variada, sem a insistência dos cuidadores de que precisa comer tudo que está no prato, distraindo a criança com celular ou *tablet*. Práticas como alimentar a criança dormindo ou acalmá-la com alimento devem ser desencorajadas.

Quanto aos adolescentes, sua alimentação é influenciada não apenas pelos hábitos da família, mas também pela interação social (escola, amigos) e particularidades desse estágio de vida, no qual a imagem corporal e a influência da mídia têm papel importante nas escolhas alimentares.

Os adolescentes usam a autonomia para omitir refeições (geralmente o café da manhã), substituir refeições principais, como almoço e jantar, por lanches (como salgados, pizza, hambúrgueres) e aumentar o consumo regular de doces, salgadinhos, frituras e refrigerantes. Apresentam, também, baixo consumo de frutas, legumes e verduras (FLV), leite e derivados, e, consequentemente, inadequação de vitaminas, minerais e fibras. A falta de tempo, a influência da mídia e dos amigos, a rapidez e a praticidade, o baixo custo e a alta palatabilidade dos alimentos processados e do tipo *fast-food* contribuem para o aumento do seu consumo.

O papel do profissional da saúde é alertar os pais para a realidade e auxiliá-los nas mudanças necessárias no comportamento alimentar e atividade física dos seus filhos, de modo não proibitivo, julgador ou estigmatizador, e sim incentivador.

A percepção do estágio de mudança em que se encontram crianças e adolescentes é importante para que sejam elaboradas estratégias de ação para cada etapa (pré-contemplação, contemplação, decisão, ação e manutenção) com o objetivo de auxiliar no tratamento da obesidade (Tabela 61.4).

Meu Prato Saudável

A metodologia do *Meu Prato Saudável* desenvolvida pela LatinMed em parceria com o Hospital das Clínicas da Faculdade de Medicina da Universidade de São Paulo (Figura 61.1) foi criada com a finalidade de facilitar as orientações de distribuição dos grupos de alimentos na refeição, respeitando as recomendações nutricionais preconizadas na pirâmide alimentar, e contribui para auxiliar no processo de educação nutricional quanto à montagem de uma refeição saudável e equilibrada.

A montagem de uma refeição deve ser feita da seguinte maneira (Figura 61.2):

- Um quarto do prato de *carboidratos* (arroz, macarrão, polenta, batata, batata-doce, inhame, cará, mandioca ou mandioquinha)
- Um quarto do prato de *proteínas de origem animal* (carne bovina, frango, peixe, porco, miúdos ou ovo) e *proteína de origem vegetal* (feijão, lentilha, ervilha, grão de bico ou soja)
- Metade do prato de *verduras* (alface, escarola, agrião, rúcula, almeirão, acelga, repolho, couve ou outros) e *legumes* (cenoura,

Tabela 61.3 Divisão de responsabilidades entre os pais/cuidadores e a criança em relação à alimentação.

Responsável	Ações
Pais/cuidadores	Decidem o quê, quando e onde a criança vai comer
Criança	Decide se vai comer e quanto vai comer

Capítulo 61 ■ Abordagem Nutricional da Obesidade na Infância e na Adolescência **511**

Tabela 61.4 Estágios de mudança, seus significados e estratégias de ação.

Estágio de mudança	Significado	Estratégia de ação
Pré-contemplação	Não está pronto para mudar, negação sobre a necessidade de mudar. Pode ser resistente/defensivo para reconhecer ou modificar seus comportamentos e minimizar o problema.	Estabelecer vínculo, envolver e acolher. Evitar confrontos. Avaliar e estimular motivações intrínseca e extrínseca. Incentivar maior consciência sobre a decisão de mudar. Ampliar o foco. Aumentar a percepção sobre os riscos e os problemas do comportamento atual.
Contemplação	Sabe que precisa fazer mudanças, mas tem sentimentos ambivalentes sobre como mudar.	Identificar os problemas, começar a pensar em pequenas metas, empoderamento, encorajamento. Reduzir os "contras" da mudança. Aconselhamento baseado nas vantagens e desvantagens de mudar e no encorajamento. Conectar os pacientes com seus pontos positivos, explorar as melhores experiências com mudanças no passado.
Decisão	Paciente expressa o desejo de mudar no período próximo e está comprometido/decidido e confiante com essa mudança.	Estruturar um plano para mudança. Considerar adequação, viabilidade e dificuldades do planejamento. Explorar dificuldades em assumir novos comportamentos. Oferecer ajuda para que a pessoa encontre uma estratégia de mudança ou um objetivo que seja aceitável, apropriado e realizável – proporcionar treino e assistência, administrar expectativas. Identificar passos e habilidades necessárias para a mudança gradual. Discutir situações que podem ser problemáticas.
Ação	Tem alterações de comportamento – de entusiasmo e mudança. Requer mais comprometimento do paciente para colocar em ação o que planejou (pode ter impulso de voltar a antigos comportamentos).	Prática do plano de ação e compromisso de mudança: assistir, reforçar, encorajar, trabalhar a solução de problemas. Provocar uma mudança na área do problema. Se necessário, revisar o planejamento. Consolidar ganhos e aumentar a autoeficácia. Ter plano de enfrentamento para os momentos difíceis, estabelecer rede de suporte e compartilhar suas mudanças com os outros, plano de continuidade, suporte e fortalecimento, criar novos desafios. Evitar recaídas e consolidar ganhos obtidos durante a fase de ação. Reforçar o novo comportamento. Esclarecer que lapsos e recaídas são normais, reforçar os benefícios e conquista, manter o desafio, não julgar (identificar o que fez retomar os comportamentos de risco). Propor um plano de seguimento, suporte e fortalecimento. Explorar estratégias de superação.
Manutenção	Mantém as mudanças por tempo considerável.	

abobrinha, vagem, chuchu, quiabo, nabo, rabanete, pepino, tomate, berinjela, jiló, abóbora, beterraba, brócolis, couve-flor ou outros)
- Uma porção de *fruta*: banana, maçã, pera, mamão, melancia, abacate, abacaxi, uva, laranja, *kiwi*, caqui, morango, ameixa ou outra fruta da época.

Para os pré-escolares, a quantidade recomendada para montagem do prato é de 1/3 de alimentos fonte de carboidratos, 1/3 proteína animal e vegetal e 1/3 de verduras e legumes.

Para avaliação do consumo alimentar da população, o Ministério da Saúde estabeleceu um marcador de Consumo Alimentar (SISVAN) que é definido conforme a faixa etária (Tabelas 61.5 a 61.7), em que é possível identificar, de maneira rápida, a qualidade da alimentação de crianças e adolescentes.

Para auxiliar na intervenção nutricional, a SBP recomenda dividir as orientações em 5 etapas, como descrito a seguir.

Etapa 1: esclarecimentos:

- Conheça a alimentação da criança ou do adolescente
- Estabeleça estratégias de atuação a curto e longo prazos

- Desmitifique conceitos inadequados como: "dietas para emagrecer" ou "vou comer apenas verduras e frutas"
- Explique que não há alimentos proibidos; mesmo aqueles ricos em açúcar, sal e gorduras podem ser consumidos com moderação e quantidade controlada
- Ensine alimentação saudável.

Etapa 2: avaliação do comportamento:

- Perguntas que podem auxiliar: como é a mastigação, o local, o horário e a omissão das refeições, se algumas são omitidas, e se são realizadas com a família
- Proponha mudanças gradativas, de preferência aquelas que o paciente e sua família consideram mais simples de mudar, progredindo para as de maior grau de dificuldade.

Etapa 3: quantidade:

- Reduza gradativamente a quantidade de alimentos consumidos em excesso, com diminuição das porções e do número de repetições, pois o processo de redução abrupto pode deixar a criança com "fome" e atrapalhar a adesão e a evolução do tratamento.

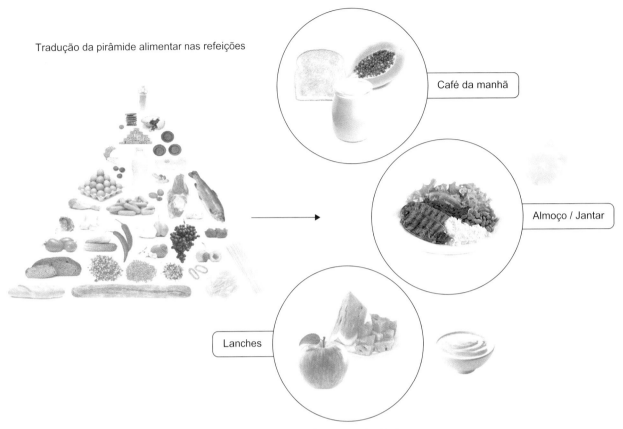

Figura 61.1 Orientações do *Meu Prato Saudável*.

Tabela 61.5 Marcador de Consumo Alimentar (SISVAN) de crianças menores de 6 meses de vida.

Crianças menores de 6 meses	Ontem a criança tomou leite do peito?	( ) Sim	( ) Não	( ) Não sabe
	Ontem a criança consumiu:			
	Mingau	( ) Sim	( ) Não	( ) Não sabe
	Água/chá	( ) Sim	( ) Não	( ) Não sabe
	Leite de vaca	( ) Sim	( ) Não	( ) Não sabe
	Fórmula infantil	( ) Sim	( ) Não	( ) Não sabe
	Suco de fruta	( ) Sim	( ) Não	( ) Não sabe
	Comida de sal (de panela, papa ou sopa)	( ) Sim	( ) Não	( ) Não sabe
	Outros alimentos/bebidas	( ) Sim	( ) Não	( ) Não sabe

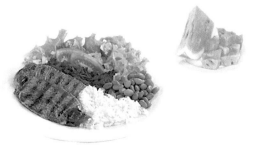

Figura 61.2 Exemplo do *Meu Prato Saudável*.

Etapa 4: qualidade:

- Nesta etapa, busca-se a melhoria da qualidade da alimentação, incentivando o consumo crescente de alimentos não habituais e de importância nutricional, como frutas, verduras e legumes.

Etapa 5: manutenção:

- Nesta fase o próprio paciente, ou sua família, utiliza as informações e os aprendizados adquiridos nas fases anteriores para se adaptar às diversas situações (festas, viagens, cotidiano), controlando os excessos, realizando substituições e buscando alcançar a alimentação equilibrada.

Capítulo 61 ▪ Abordagem Nutricional da Obesidade na Infância e na Adolescência   **513**

Tabela 61.6 Marcador de Consumo Alimentar (SISVAN) de crianças de 6 a 23 meses.

Crianças de 6 a 23 meses**	A criança ontem tomou leite do peito?	( ) Sim	( ) Não	( ) Não sabe
	Ontem, a criança comeu fruta inteira, em pedaço ou amassada?	( ) Sim	( ) Não	( ) Não sabe
	Se sim, quantas vezes? ( ) 1 vez	( ) 2 vezes	( ) 3 vezes ou mais	( ) Não sabe
	Ontem a criança comeu comida de sal (de panela, papa ou sopa)?	( ) Sim	( ) Não	( ) Não sabe
	Se sim, quantas vezes? ( ) 1 vez	( ) 2 vezes	( ) 3 vezes ou mais	( ) Não sabe
	Se sim, essa comida foi oferecida: ( ) Em pedaços ( ) Amassada ( ) Passada na peneira	( ) Liquidificada	( ) Só o caldo	( ) Não sabe
	Ontem a criança consumiu:			
	Outro leite que não o leite do peito	( ) Sim	( ) Não	( ) Não sabe
	Mingau com leite	( ) Sim	( ) Não	( ) Não sabe
	Iogurte	( ) Sim	( ) Não	( ) Não sabe
	Legumes (não considerar os utilizados como temperos, nem batata, mandioca/aipim/macaxeira, cará e inhame)	( ) Sim	( ) Não	( ) Não sabe
	Vegetal ou fruta de cor alaranjada (abóbora ou jerimum, cenoura, mamão, manga) ou folhas verde-escuro (couve, caruru, beldroega, bertalha, espinafre, mostarda)	( ) Sim	( ) Não	( ) Não sabe
	Verdura de folha (alface, acelga, repolho)	( ) Sim	( ) Não	( ) Não sabe
	Carne (boi, frango, peixe, porco, miúdos, outras) ou ovo	( ) Sim	( ) Não	( ) Não sabe
	Fígado	( ) Sim	( ) Não	( ) Não sabe
	Feijão	( ) Sim	( ) Não	( ) Não sabe
	Arroz, batata, inhame, aipim/macaxeira/mandioca, farinha ou macarrão (sem ser instantâneo)	( ) Sim	( ) Não	( ) Não sabe
	Hambúrguer e/ou embutidos (presunto, mortadela, salame, linguiça, salsicha)	( ) Sim	( ) Não	( ) Não sabe
	Bebidas adoçadas (refrigerante, suco de caixinha, suco em pó, água de coco em caixinha, xaropes de guaraná/groselha, suco de fruta com adição de açúcar)	( ) Sim	( ) Não	( ) Não sabe
	Macarrão instantâneo, salgadinhos de pacote ou biscoitos salgados	( ) Sim	( ) Não	( ) Não sabe
	Biscoito recheado, doces ou guloseimas (balas, pirulitos, chiclete, caramelo, gelatina)	( ) Sim	( ) Não	( ) Não sabe

Tabela 61.7 Marcador de Consumo Alimentar (SISVAN) de crianças com 2 anos ou mais e adolescentes.

Crianças com 2 anos ou mais e adolescentes	Você tem costume de realizar refeições assistindo à TV, mexendo no computador e/ou celular?	( ) Sim	( ) Não	( ) Não sabe
	Quais refeições você faz ao longo do dia? ( ) Café da manhã ( ) Lanche da manhã ( ) Almoço	( ) Lanche da tarde	( ) Jantar	( ) Ceia
	Ontem, você consumiu:			
	Feijão	( ) Sim	( ) Não	( ) Não sabe
	Frutas frescas (não considerar suco de frutas)	( ) Sim	( ) Não	( ) Não sabe
	Verduras e/ou legumes (não considerar batata, mandioca, aipim, macaxeira, cará e inhame)	( ) Sim	( ) Não	( ) Não sabe
	Bebidas adoçadas (refrigerante, suco de caixinha, suco em pó, água de coco de caixinha, xaropes de guaraná/groselha, suco de fruta com adição de açúcar)	( ) Sim	( ) Não	( ) Não sabe
	Macarrão instantâneo, salgadinhos de pacote ou biscoitos salgados	( ) Sim	( ) Não	( ) Não sabe
	Biscoito recheado, doces ou guloseimas (balas, pirulitos, chiclete, caramelo, gelatina)	( ) Sim	( ) Não	( ) Não sabe

Adaptada de Sistema de Vigilância Alimentar e Nutricional – SISVAN. Disponível em: http://sisaps.saude.gov.br/sisvan/public/file/ficha marcadores alimentar.pdf.

514   Parte 5 ▪ Tratamento Não Farmacológico da Obesidade e de suas Comorbidades

É importante estabelecer metas e tarefas para avaliar mudanças no comportamento. O número de tarefas pode variar de três a cinco. De acordo com Bandura e Simon, devem-se estabelecer metas que a criança e o adolescente tenham expectativas de alcançar.

Na maioria das vezes, o paciente que está sendo "tratado" já recebeu várias restrições alimentares e associa o consumo de frutas, verduras e legumes à privação de tudo que ele gosta de comer. Por isso, mexer na qualidade da alimentação deve ser uma etapa posterior; a criança ou adolescente precisa se sentir seguro de que não terá de fazer sacrifício ou ganhará peso porque tomou um sorvete, por exemplo.

A intervenção nutricional deve ocorrer de modo gradativo e por etapas, pois modificar os hábitos alimentares é um processo difícil que exige força de vontade, autoestima e motivação. Devem acontecer pequenas modificações na alimentação da criança (Tabelas 61.8 e 61.9), desde que fique claro que ela continuará comendo o que gosta, mas de modo disciplinado. Dicas para facilitar o preparo das refeições estão descritas na Tabela 61.10.

Entre as estratégias de intervenção, destacam-se as atividades em grupo, nas quais é possível trabalhar um assunto específico relacionado à obesidade e abrir espaço para a troca de ideias entre profissionais, crianças, adolescentes e familiares. Nesses encontros, a criatividade do profissional ganha destaque para atrair a atenção do público pediátrico. Recursos como cartazes, flanelógrafos, alimentos *in natura*, jogos, álbum seriado, figuras, livros, embalagens, música, fantoches, livros de história e dinâmicas de grupo são ótimos aliados, que facilitam a transmissão de conhecimento de maneira lúdica.

Alimentação na escola

Depois da família, o convívio escolar é o contato social mais importante para todas as crianças, e alguns cuidados são necessários. Quando há merenda escolar, é importante verificar se a criança aceita todos os alimentos, se repete a refeição e se come novamente

Tabela 61.8 Abordagem nutricional em erros comportamentais.

Erros comuns	Conduta
Omissão de café da manhã ou lanches intermediários	Incentivar o hábito de realizar o desjejum e os lanches. Negociar com a criança ou o adolescente os alimentos a serem ingeridos
Comer rápido	Diminuir a quantidade de alimento por garfadas Descansar os talheres enquanto mastiga os alimentos
Refeição com brincadeira ou televisão/celular/*tablet*	Desligar a televisão/celular/*tablet*, para melhorar a percepção da quantidade consumida
Líquidos durante as refeições	Estimular água no final da refeição em pequeno volume, com o intuito de melhorar a sensação de saciedade
Comer com frequência	Estabelecer horários para os lanches intermediários em ambiente adequado

Tabela 61.9 Abordagem nutricional em erros qualitativos e quantitativos.

Erros	Conduta
Excesso de alimentos Repetições de refeições ou alimentos	Redução gradativa de quantidades Diminuição da quantidade e do número de repetições
Líquidos com alta densidade energética: sucos e refrigerantes	Redução do volume Estimular consumo de água
Alimentos com alta densidade energética: bolos com coberturas e recheio	Modificar as preparações ou diminuir as porções
Carnes empanadas	Preferir cozidos ou grelhados ou assados Retirar ou diminuir o tamanho das porções
Sucos com açúcar	Reduzir ou retirar o açúcar
Biscoitos não recheados	Controlar o consumo ou substituir por pão
Beliscos	Abolir e incluir lanches nas refeições principais
Frituras	Limitar o número de frituras por semana Substituir por preparações assadas, refogadas, grelhadas ou cozidas Evitar mais de uma preparação frita por refeição
Doces, bolachas recheadas, salgadinhos e *fast-foods*	Controlar a quantidade, limitar o consumo para situações eventuais
Sobremesas	Evitar fazer parte da rotina diária; caso a criança insista, limitar a quantidade, como, por exemplo: dois a quatro quadradinhos de chocolate meio amargo
Consumo eventual de frutas ou hortaliças	Incentivar o consumo das frutas e verduras e legumes que a criança aprecia Aumentar a frequência consumida Evitar adição de açúcar, creme de leite, leite condensado, creme de avelã etc.
Recusa frutas ou verduras e legumes	Incentivar a experimentar pequenos pedaços Experimentar novas formas de preparo

Tabela 61.10 Exemplos de ações para facilitar a rotina de preparo das refeições no dia a dia.

Situações	Ações
Famílias referem falta de tempo para preparar salada diariamente	Higienizar verduras logo após a compra Retirar o excesso de água e guardar em recipiente de vidro tampado
Precisa de praticidade e facilidade de preparo dos alimentos	Comprar legumes e verduras pré-higienizados, picados ou fatiados; carnes fatiadas, moídas ou picadas
Preparações congeladas são úteis no dia a dia	Preparar em maior quantidade as refeições e congelar em porções
Cozinhar envolve: lista de compras, aquisição, preparo e organização da cozinha	Divisão de tarefas entre os membros da família

quando chega à casa, devendo as orientações estarem de acordo com as características individuais de cada criança ou adolescente.

O acesso à cantina pode ser controlado pelos pais, combinando com a criança o dia em que ela irá comprar alimentos e orientando quais devem ser preferidos de acordo com a disponibilidade. Desde 2015, a Lei nº 5.146/2013 regulamenta e proíbe a venda de alimentos não saudáveis em cantinas escolares. Isso ocorre com os produtos vendidos nas cantinas do Distrito Federal e mais 6 estados (Rio Grande do Sul, Santa Catarina, Mato Grosso, Rio de Janeiro, São Paulo e Paraná) e 11 municípios brasileiros [Aracaju (SE), Itapetininga (SP), Campo Grande (MS), Florianópolis (SC), Rio de Janeiro (RJ), Ribeirão Preto (SP), Belo Horizonte (MG), Pelotas (RS), Natal (RN), Jundiaí (SP) e Porto Alegre (RS)], que estão regulamentados pela Lei das Cantinas Escolares. A legislação restringe a venda de produtos industrializados como balas, biscoitos recheados, frituras e refrigerantes em instituições de ensino infantil e básico, com o intuito de incentivar também as famílias dos estudantes a adquirirem hábitos alimentares mais saudáveis a partir do exemplo dado dentro das escolas.

Se a criança leva lanche de casa, recomenda-se:

- Um líquido: água
- Uma fruta: banana, pera, maçã, morango, uva etc.
- Um tipo de carboidrato: pães e bolos simples (de preferência caseiros), milho ou mandioca ou inhame ou batata bolinha cozida, pipoca, tapioca, crepioca (ovo batido com goma de tapioca), cuscuz de milho (tipo nordestino); é importante atentar ao tamanho da porção para não exceder a quantidade recomendada para a faixa etária
- Um tipo de proteína: proteína animal – queijos, iogurte, ovo de galinha ou de codorna (se possível, manter em temperatura adequada) – ou proteína vegetal – feijões, soja, ervilha, lentilha, grão-de-bico em grãos ou em receitas.

Considerações finais

O diagnóstico precoce de excesso de peso em crianças e adolescentes é fundamental para que sejam trabalhadas mudanças nos hábitos alimentares da família. Em paralelo a isso, os avanços na promoção de alimentação adequada e saudável no Brasil são necessários, nos próximos anos, para que seja possível reverter as estatísticas de obesidade na infância e na adolescência.

Bibliografia

Bandura A, Simon KM. The role of proximal intentions in self-regulation of refractory behavior. Cognit Ther Res. 1997;1:177-93.

Brasil. Ministério da Saúde, Secretaria de Atenção à Saúde, Departamento de Atenção Básica. Guia alimentar para a população brasileira. 2. ed. Brasília: Ministério da Saúde; 2014.

Brasil. Ministério da Saúde. Secretaria de Atenção Primária à Saúde. Departamento de Promoção da Saúde. PROTEJA: Estratégia Nacional para a Prevenção e Atenção à Obesidade Infantil: orientações técnicas. Brasília: Ministério da Saúde; 2022.

Cassani RSL, Gracia CM, Spinelli MM, Gouvêa DP. Gastronomia infantil. In: Philippi ST, Colucci ACA. Nutrição e gastronomia. Barueri: Manole; 2018.

Cominato L, Di Biagio GF, Lellis D, et al. Obesity prevention: strategies and challenges in Latin America. Current Obesity Reports. 2018;7:97-104.

Diez-Garcia RW, Cervato-Mancuso AM. Mudanças alimentares e educação alimentar e nutricional. 2. ed. Rio de Janeiro: Guanabara Koogan; 2017.

Dunker K, Timerman F, Vicente Jr C, et al. Fundamentos e técnica da entrevista motivacional para Nutrição. In: Alvarenga M, Figueiredo M, Timerman F, et al. Nutrição comportamental. 2. ed. Barueri: Editora Manole; 2019. p. 201-26.

Gandolfo AS. Educação nutricional em consultório. In: Nascimento AG, Mattar LBF, Neri L de C, Yonamine GH, Silva APA. Educação nutricional em pediatria. Barueri: Manole; 2018.

Geserick M, Vogel M, Gausche R, et al. Acceleration of BMI in early childhood and risk of sustained obesity. N Engl J Med. 2018;379:1303-12.

Holley CE, Farrow C, Haycraft E. If at first you don't succeed: Assessing influences associated with mothers' reoffering of vegetables to preschool age children. Appetite. 2018;123:249-55.

Horodynski MA, Brophy-Herb HE, Martoccio TL, et al. Familial psychosocial risk classes and preschooler body mass index: The moderating effect of caregiver feeding style. Appetite. 2018;123:216-24.

Instituto Brasileiro de Geografia e Estatística (IBGE). Pesquisa de orçamentos familiares 2017-2018: análise do consumo alimentar pessoal no Brasil/IBGE, Coordenação de Trabalho e Rendimento. Rio de Janeiro: IBGE; 2020. 120 p.

Instituto Brasileiro de Geografia e Estatística (IBGE). Pesquisa Nacional de Saúde: 2019: atenção primária à saúde e informações antropométricas: Brasil/IBGE, Coordenação de Trabalho e Rendimento. Rio de Janeiro: IBGE; 2020. 66 p.

Kerzner B, Milano K, MacLean WC, et al. A practical approach to classifying and managing feeding difficulties. Pediatrics. 2015;135:344-53.

Paul IM, Savage JS, Anzman-Frasca S, et al. Effect of a responsive parenting educational intervention on childhood weight outcomes at 3 years of age. JAMA. 2018;320(5):461-8.

Petty ML, Figueiredo M, Koritar P, et al. Nutrição comportamental no atendimento de crianças e adolescentes. In: Alvarenga M, Figueredo M, Timerman F, Antonaccio C. Nutrição comportamental. Barueri: Manole; 2018.

Sociedade Brasileira de Pediatria. Departamento de Nutrologia. Manual de Alimentação: orientações para alimentação do lactente ao adolescente, na escola, na gestante, na prevenção de doenças e segurança alimentar. 4. ed. São Paulo: SBP; 2018.

Sociedade Brasileira de Pediatria. Departamento de Nutrologia. Obesidade na infância e adolescência: Manual de Orientação. 3. ed. São Paulo: SBP; 2019. 236 p.

Toral N, Slater B. Abordagem do modelo transteórico no comportamento alimentar. Ciên saúde coletiva. 2007;12(6):1641-50.

Tumas R, Gandolfo AS. Edulcorantes. In: Delgado A, et al. Nutrologia. Editora Manole; 2024.

Universidade Federal do Rio de Janeiro. Alimentação Infantil I: Prevalência de indicadores de alimentação de crianças menores de 5 anos: ENANI 2019. Rio de Janeiro: Universidade Federal do Rio de Janeiro; 2021. 135 p.

Universidade Federal do Rio de Janeiro. Estado Nutricional Antropométrico da Criança e da Mãe: Prevalência de indicadores antropométrico de crianças brasileiras menores de 5 anos de idade e suas mães biológicas: ENANI 2019. Rio de Janeiro: Universidade Federal do Rio de Janeiro; 2022. 96 p.

Vilela S, Hetherington MM, Oliveira A, Lopes C. Tracking diet variety in childhood and its association with eating behaviours related to appetite: The generation XXI birth cohort. Appetite. 2018;123: 241-8.

Vitolo MR. Intervenção nutricional. In: Nutrição da gestação ao envelhecimento. São Paulo: Rubio; 2015.

Wang X, Zhou G, Zeng J, et al. Effect of educational interventions on health in childhood. A meta-analysis of randomized controlled trials. Medicine. 2018;97:e11849.

Yonamine GH. Guia alimentar com instrumento de educação nutricional. In: Nascimento AG, Mattar LBF, Neri LCL, et al. Educação nutricional em pediatria. Barueri: Manole; 2018.

62 Dietas da Moda: do Mito à Evidência

Mônica Beyruti ▪ Ana Paola Monegaglia Vidigal

Introdução

A obesidade é uma doença crônica, que afeta crianças e adultos cada vez mais. Na última década, sua prevalência aumentou 32%. Nos países desenvolvidos, onde alimentos ricos em energia são abundantes e baratos, e os estilos de vida são cada vez mais sedentários, ela já é, há algum tempo, um problema significativo. Apesar de os países em desenvolvimento terem na desnutrição um dos maiores problemas, a obesidade vem crescendo alarmantemente e já é também considerada uma grave questão de saúde pública.

No Brasil, segundo dados do Vigitel (2023), a frequência de excesso de peso em adultos foi de 61,4%, sendo maior entre homens (63,4%) do que entre mulheres (59,6%). Essa condição tendeu a aumentar com a idade até os 54 anos e diminuir com a maior escolaridade. A frequência de adultos com obesidade foi de 24,3%, sendo semelhante em mulheres (24,8%) e homens (23,8%).

A obesidade é acompanhada por um aumento marcante no número de células adiposas. Com a perda de peso, o tamanho celular pode diminuir, mas este número de células permanece alto. O aumento deste número é maior quando o ganho de peso ocorre precocemente do que quando se inicia mais tarde. Não se sabe ao certo se esse estímulo é nutricional, endócrino, comportamental, genético ou se provém de alguma combinação dessas associações.

São vários os fatores incluídos na gênese da obesidade que ainda estão inconclusivos. Dentre eles, podemos destacar o papel dos macronutrientes.

Um estudo realizado no ambulatório de obesidade do Hospital das Clínicas da Faculdade de Medicina da Universidade de São Paulo (HC-FMUSP) mostra que indivíduos que procuram tratamento para redução de peso apresentam uma alimentação predominantemente hiperlipídica.

É indiscutível que, para perda de peso, é necessário que se obtenha um balanço energético negativo, ou seja, uma diminuição da ingestão calórica e/ou um aumento do gasto energético. Vários estudos pretendem destacar a interferência dos diferentes tipos de dieta para perda de peso.

A cada dia, surgem novas dietas que prometem grandes reduções de peso, sendo conhecidas como "dietas da moda". Para a maioria das pessoas com obesidade que já tentaram todas as alternativas para emagrecer, o surgimento de uma nova dieta significa renovar a esperança de alcançar o tão sonhado objetivo.

A partir de evidências clínicas e de artigos científicos, pretendemos analisar os diferentes tipos de dietas da moda para emagrecimento e verificar as implicações relativas ao bem-estar e ao estado de saúde, considerando o aporte de calorias e nutrientes, o perfil lipídico e o controle de fome e saciedade.

Dietas da moda

Existem vários tipos de dietas da moda. A seguir, estão relacionadas algumas delas.

Dieta páleo

Como é. Alimentos páleo incluem legumes frescos, frutas, carnes magras, aves, peixes, ovos, tofu, nozes e sementes, e proíbem cereais, grãos, feijões e laticínios.

Como surgiu. A dieta paleolítica (páleo) foi criada para imitar a maneira que os homens das cavernas comiam na Idade da Pedra, quando apenas alimentos não processados estavam disponíveis para consumo. A ideia por trás da criação dessa dieta é baseada em uma teoria de que genes pararam de evoluir há 10 mil anos, durante a Idade da Pedra; portanto, a genética humana é otimizada para esse tipo de dieta.

Pelo menos, nove estudos mostraram benefícios a curto prazo da dieta páleo, incluindo perda de peso, redução na circunferência da cintura, aumento da sensibilidade à glicose e melhora nos perfis lipídicos; no entanto, esses estudos são curtos e precisam de mais consistência. O maior estudo randomizado foi realizado por Mellberg et al. (2014) e incluiu 70 mulheres com obesidade pós-menopausadas que seguiram uma dieta páleo. Ao final de 6 meses, os indivíduos que fizeram a dieta páleo tiveram melhora significativa na redução de gordura e perda de peso; no entanto, não houve diferença nesses parâmetros em 24 meses. Outro fator que deve ser levado em consideração em relação à dieta páleo é a proibição de produtos lácteos, que faz com que ela tenda a ser baixa em cálcio, podendo assim predispor os indivíduos a diminuir densidade óssea.

Dieta do Dr. Atkins

Como é. Libera totalmente o consumo de gorduras e proteínas. Recomenda refeições ricas em carne vermelha, ovos, maionese, creme de leite e manteiga. Restringe a ingestão de carboidratos, que varia de 15 a 60 g (arroz, batata e derivados de grãos, pão, macarrão etc.) e proíbe ingredientes à base de açúcar. A quantidade de carboidrato varia conforme as fases da dieta, que são divididas em 3 (indução, continuação e manutenção). É pobre em vitaminas, minerais e fibras.

Quando surgiu. Foi proposta pela primeira vez nos anos 1970, pelo cardiologista americano Robert Atkins, e voltou a fazer sucesso quase 30 anos depois.

O que promete. Perda de peso "surpreendente", sendo um dos maiores estímulos para seguir a dieta pela "vida inteira".

Dieta de Scarsdale

Como é. Permite o consumo de todos os macronutrientes, mas também dá mais ênfase às proteínas. O regime deve ser feito nas seguintes proporções: 43% de proteínas, 34,5% de carboidratos e 22,5% de lipídeos.

O que promete. Perda de peso rápida.

Dieta de South Beach

Como é. É uma versão mais branda da dieta do Dr. Atkins. Estimula o consumo de gorduras monoinsaturadas (nozes, castanhas, azeite de oliva) e admite o consumo moderado de carnes e queijos magros, e frango sem pele. A partir da terceira semana, permite várias frutas, leite desnatado, carboidratos complexos e até vinho, com moderação.

Como surgiu. Foi desenvolvida pelo cardiologista americano Arthur Agatston, para pacientes com problemas cardíacos.

Dieta da "USP"

Como é. Uma heterodoxa combinação de alimentos deve ser seguida por 2 semanas. Recomenda o consumo de muita proteína e quase nenhum carboidrato. Presunto, ovos e café preto sem açúcar são os ingredientes principais.

Quando surgiu. Circula de mão em mão desde 1996. Usa indevidamente o nome da universidade. A Universidade de São Paulo (USP) criou um serviço de informações para orientar a população sobre os riscos do regime.

O que promete. Alardeia a redução de 1 kg/dia.

Dieta Dukan

Como é. Foi criada pelo médico francês Dr. Pierre Dukan, prioriza o consumo de proteína e é dividida em 4 fases:

- Fase 1 (fase de ataque): só é permitido comer alimentos ricos em proteínas. Não são permitidos quaisquer fontes de carboidrato e qualquer doce. Esta fase tem 3 a 7 dias e promete uma perda de 3 a 5 kg
- Fase 2: alguns legumes e verduras são introduzidos, mas não é permitido comer nenhum carboidrato nem qualquer outro doce além de gelatina *light*, para não comprometer o emagrecimento. Nesta 2ª fase, deve-se intercalar 1 dia comendo só proteína e outro dia comendo proteína, legumes e verduras, até completar 7 dias. Promete uma perda de 1 a 2 kg
- Fase 3 (etapa de manutenção): é permitido comer carnes, legumes, verduras e se acrescentam 2 porções de frutas por dia, 2 fatias de pão de forma integral e 1 porção de 40 g de queijo, de qualquer tipo. Pode-se comer 1 porção de carboidrato 2 vezes/semana, que pode ser arroz integral, macarrão integral ou feijão. Além disso, pode-se ter 2 refeições completas nas quais se pode ingerir qualquer alimento que já tenha sido consumido nesta dieta, acompanhado de uma taça de vinho ou de cerveja. Esta fase deve durar 10 dias para cada 1 kg que o indivíduo queira perder. Ou seja, se o indivíduo quer perder ainda mais 10 kg, esta fase deverá durar 100 dias

- Fase 4 (manter a forma): é preciso ter 1 dia por semana no qual se come somente carnes magras e leite desnatado, fazer 20 minutos de exercício físico por dia, abandonar o elevador e subir e descer sempre de escadas e ingerir 3 colheres de farelo de aveia por dia, sempre.

Dieta cetogênica

Como é. A dieta cetogênica permite um consumo de gordura de 60 a 70% do valor calórico total (VCT).

Quando surgiu. Tem sido utilizada desde 1920 como protocolo alternativo para o tratamento da epilepsia refratária. Inicia-se com a razão gorduras/carboidratos + proteína de 3:1 ou 4:1. A dieta voltou a ganhar notoriedade nos últimos anos por promover rápido emagrecimento a curto prazo.

Como funciona. A restrição de carboidratos em quantidades inferiores a 50 g/dia induz a produção hepática de corpos cetônicos, como acetoacetato e beta-hidroxibutirato, a partir de ácidos graxos. Esses mediadores serão utilizados como fonte alternativa de energia para tecidos extra-hepáticos, em substituição à glicose, promovendo a redução rápida de peso. É importante enfatizar os efeitos indesejáveis dessa dieta: possível aumento do colesterol LDL, podendo elevar o risco cardiovascular a longo prazo; baixo consumo de fibras e grãos integrais; desidratação; hipoglicemia; letargia; halitose; náuseas; vômitos; alopecia; entre outros.

Considerações sobre as dietas pobres em carboidratos e ricas em proteínas

As dietas citadas anteriormente têm praticamente as mesmas características: são pobres em carboidratos e ricas em proteínas.

Teoricamente, a dieta das proteínas não limita a ingestão de calorias, mas com a proibição dos carboidratos, a alimentação fica restrita, tornando-se pouco variada, monótona, como acontece com outras dietas da moda. Isso talvez venha a favorecer a perda de peso.

Foster et al., ao compararem a adesão da dieta do Dr. Atkins e da dieta convencional por 12 semanas, observaram uma perda de peso mais significativa e uma taxa de abandono menos expressiva na dieta do Dr. Atkins. O curto período de tempo do estudo pode ter facilitado a adesão a esta dieta.

De acordo com Foster et al. e Brehm et al. em uma comparação entre a dieta do Dr. Atkins e a dieta convencional, a primeira parece favorecer a relação colesterol LDL/colesterol HDL. No entanto, acreditamos que as frações colesterol HDL e colesterol LDL modificadas sejam as menos protetoras e as mais adipogênicas respectivamente, o que ainda deve ser investigado.

Uma revisão bibliográfica realizada por Freedman et al., em 2001, demonstrou que em dietas pobres em carboidrato, sem ingestão controlada de calorias, o aporte calórico é sempre reduzido e está abaixo dos requerimentos de acordo com a ingestão diária recomendada [do inglês, *recommended dietary allowances* (RDA)] (Tabela 62.1).

Hill et al., em 1992, demonstram que dietas ricas em gorduras aumentam o número de adipócitos, mas essa elevação é mais significativa quando a dieta é rica em gordura saturada.

Há mais de 40 anos se discute o papel dos macronutrientes na perda de peso e, apesar de todas as evidências, algumas dietas consideram o carboidrato como grande vilão, principalmente pelo fato de este macronutriente favorecer o aumento da insulina. De acordo com essas dietas, a insulina seria responsável por maior

Capítulo 62 ▪ Dietas da Moda: do Mito à Evidência **519**

Tabela 62.1 Composição de dietas pobres em carboidrato em estudos com dietas sem controle de volume ingerido.

Estudo	Total de calorias	Carboidrato		Gordura		Proteína	
		g	%	g	%	g	%
Evans (1974)	1.490	86	24	94	56	75	20
Yudikin (1960)	1.383	43	12	96	62	80	23
Rickman (1974)	1.325	7	1	73	50	160	48
Larosa (1980)	1.461	6	1,6	108	66	107	29

Fonte: Freedman et al., 2001.

acúmulo de gordura, maior retenção hídrica, aumento de triglicerídeos (TG) e maior risco de doenças cardiovasculares (DCV).

A hiperinsulinemia realmente aumenta a captação de nutrientes, inibe a lipólise, favorece um aumento no tamanho dos adipócitos, e está amplamente relacionada com a obesidade. A discussão ainda permanece, mas não se sabe ao certo se a elevação dos níveis de insulina é causa ou reflexo do sobrepeso.

Por outro lado, Schwartz, analisando estudos experimentais, afirma que a insulina tem uma função essencial no sistema nervoso central (hipotálamo), atuando no controle do gasto energético e da fome, na indução da saciedade e na regulação da leptina.

Além disso, o potencial de elevação de glicemia/insulinemia não está simplesmente relacionado com a ingestão de carboidratos, mas, sim, o tipo de carboidrato (simples ou complexo), a composição das refeições (proteínas e fibras) e outros estímulos, como a gordura saturada.

Os carboidratos são as moléculas orgânicas mais abundantes na natureza. Têm uma ampla faixa de funções, incluindo o fornecimento de uma fração significativa de energia na dieta da maioria dos organismos.

Durante o breve período absortivo, a glicose da dieta é a principal fonte de açúcar no sangue. Várias horas após a refeição, os níveis de glicose no sangue declinam suficientemente para causar uma mobilização rápida dos depósitos de glicogênio hepático. A glicogênese inicia-se de 4 a 6 horas após a última refeição e torna-se completamente ativa quando os depósitos de glicogênio hepático são exauridos.

Em sua dieta, Dr. Atkins propõe a restrição de carboidratos para estimular a cetose, que seria um indicador da mobilização de gordura, além de garantir a supressão da fome. Não há evidências científicas de que dietas cetogênicas tenham vantagens metabólicas.

De maneira geral, nessas dietas, os níveis de insulina circulante estão baixos e, com isso, a utilização e o transporte da glicose diminuem. Desse modo, a degradação de triacilgliceróis e a liberação de ácidos graxos (AG) no sangue aumentam. Os ácidos graxos livres (AGL) se ligam à albumina e são transportados a vários tecidos para serem utilizados como fonte de energia. Quando a degradação de triacilgliceróis aumenta muito, sem ser acompanhada por uma degradação proporcional de carboidratos, há produção mais alta que o normal de corpos cetônicos.

Com a baixa ingestão de carboidrato, algumas vias metabólicas tornam-se comprometidas. O oxalacetato é um dos substratos provenientes do metabolismo do carboidrato e é essencial para o funcionamento do ciclo de Krebs. Se este for produzido em quantidade insuficiente, o excesso de acetil-CoA, proveniente do metabolismo de lipídeos, não conseguirá entrar no ciclo de Krebs para a produção de energia. Dessa maneira, a oxidação lipídica é limitada pela baixa ingestão de carboidrato, além de, é claro, haver maior acúmulo de acetil-CoA.

O músculo utiliza os AG do tecido adiposo e os corpos cetônicos do fígado como combustíveis. Após um período de jejum, o músculo reduz a utilização de corpos cetônicos e oxida os AG quase exclusivamente. Isso leva a um aumento subsequente no nível dos corpos cetônicos circulantes, que já estava elevado.

Quando a produção desses corpos ultrapassa a capacidade de aproveitamento pelos tecidos extra-hepáticos (músculo esquelético e coração), há acidose metabólica.

Complicações decorrentes de dietas pobres em carboidratos e ricas em proteínas podem ser variadas, como deficiências vitamínicas, alteração da função cognitiva (uma complicação da cetose), aumento dos níveis de colesterol LDL e da taxa de filtração glomerular. Além disso, efeitos a longo prazo podem incluir nefrolitíase, osteoporose e progressão de insuficiência renal crônica.

O carboidrato também é considerado um "poupador de proteínas", pois a necessidade dietética de proteínas é influenciada pelo conteúdo de carboidratos da dieta. Quando a ingestão de carboidrato é baixa (< 150 g/dia), os aminoácidos são desaminados e liberam esqueletos de carbono para o fornecimento de energia.

Em seu estudo sobre a perda de peso, Gardner et al., em 2007, examinaram os efeitos das dietas Atkins, Ornish, Zone e LEARN e de sua diferente composição em carboidratos e das variáveis metabólicas de mulheres com sobrepeso e obesidade na pré-menopausa. A dieta que resultou em maior redução de peso, redução de TG e aumento de HDL-c foi a dieta do Dr. Atkins.

Hession et al. compararam dietas pobres em carboidrato e ricas em proteínas (LC/HP) com as pobres em gorduras e ricas em carboidratos. Treze estudos foram avaliados, demonstrando que dietas pobres em carboidrato e ricas em proteínas são mais eficazes em 6 meses na redução de peso e de risco cardiovascular (RCV) até 1 ano.

Um estudo *cross-over* de curta duração avaliou o efeito de dieta cetogênica (66% do VCT de gorduras e 5% de carboidratos) em comparação com dieta contendo quantidade moderada de carboidratos (34% de gorduras e 36% de carboidratos), ambas com a mesma quantidade de proteínas. Apesar de a perda de massa gorda ter sido igual nos dois grupos, o grupo com dieta cetogênica apresentou diminuição da fome e maior perda de peso (−6,34 kg *versus* −4,35 kg).

Dietas que restringem algum tipo de alimento ou permitem a ingestão de alimentos específicos

Não há evidências científicas de que esse tipo de dieta tenha efeito maior na redução de peso do que outras dietas hipocalóricas. Tais dietas acabam restringindo a quantidade calórica por excluírem vários alimentos, o que torna a alimentação monótona. Com isso, a pessoa não consegue segui-la por muito tempo, mas perde peso.

Dieta da Lua

Como é. Recomenda o consumo exclusivo de líquidos durante 24 horas, a cada mudança de fase da Lua. Sucos e caldos são os únicos alimentos permitidos.

Quando surgiu. Fez sucesso no Brasil durante os anos 1980.

O que promete. Perda de 1 kg por semana.

Dieta da sopa

Como é. Sopa de legumes batida no liquidificador. O repolho é o ingrediente predominante. Durante 1 semana, é o único alimento permitido nas 3 refeições.

Quando surgiu. Atravessou os anos 1990 como uma das dietas mais populares. Não se sabe quem a inventou.

O que promete. Emagrecimento de até 4 kg por semana.

Dieta Beverly Hills

Como é. Baseia-se em um rígido esquema alimentar, que proíbe misturar proteínas e carboidratos nas refeições e que, nos primeiros 10 dias, só permite comer frutas. No 11º dia, libera o consumo de carboidratos e manteiga, e no 19º introduz as proteínas.

Quando surgiu. Idealizada pela americana Judy Mazel, em 1983, fez sucesso nas praias da moda durante aquela década.

O que promete. Enzimas acelerariam a queima de grandes depósitos de gordura.

Dieta do biotipo

Como é. Afirma que cada pessoa é regida por um órgão vital: pulmão, rins, fígado ou coração. Para descobrir seu tipo físico, o leitor deve responder um questionário sobre hábitos e comportamentos. Há perguntas sobre pontualidade e postura no ambiente de trabalho. Além disso, oferece um cardápio específico para cada biotipo.

Como surgiu. Os seguidores dizem que é fundamentada na "biotipologia". Segundo essa teoria, todos os males podem ser tratados pela alimentação. O regime mistura antigos princípios da medicina praticada na Índia e na China.

O que promete. Perda mensal de 5 kg. E assegura que não há risco de flacidez.

Dieta do tipo sanguíneo

Como é. Propõe uma alimentação distinta para os portadores de cada tipo de sangue. Alguns exemplos: frutos do mar e espinafre para indivíduos com sangue tipo O, legumes e verduras para o tipo A, carne para o tipo B, leite para o tipo AB.

Quando surgiu. Em 1998, o livro *A dieta do tipo sanguíneo*, do americano Peter J. D'Adamo, fez sucesso. No Brasil, o método foi popularizado por alguns médicos.

O que promete. O indivíduo alcançaria o "peso ideal" após submeter-se ao regime. Não determina, contudo, a quantidade de quilos perdidos.

Dieta tipo vegetariana

Dieta do Dr. Ornish

Como é. Propõe uma dieta rica em frutas, vegetais e grãos integrais, sendo totalmente isenta de alimentos de origem animal. Proíbe carne vermelha, frango, peixes, azeite de oliva e derivados do leite.

Como surgiu. Foi criada pelo cardiologista californiano Dean Ornish, autor do livro *Salvando o seu coração*, publicado no Brasil em 1995.

O que promete. Diz que a redução do consumo de gordura a 10% do total diário de calorias previne doenças cardíacas, emagrece e prolonga a vida.

Este tipo de dieta apresenta as mesmas características de uma dieta vegetariana, na qual alimentos de origem animal são excluídos.

Smith et al., em 2000, compararam dois tipos de dieta: a vegetariana com a dieta para perda de peso. Eles verificaram que as pessoas que seguiram a primeira a mantiveram por mais de 1 ano, enquanto as que seguiram a para perda de peso permaneceram por pouco tempo, no máximo 3 meses. O motivo para o abandono dessa dieta foi a monotonia.

Segundo o estudo de Kennedy et al., pessoas que consomem a dieta vegetariana ingerem menos energia e menos gordura total e saturada do que as não vegetarianas. O consumo de carboidratos é bem maior entre os vegetarianos, porém a dieta vegetariana tem uma densidade calórica menor. Isso ocorre porque os vegetarianos não consomem alimentos de origem animal, os quais são ricos em proteínas e gorduras.

Rolls e Bell afirmam que a perda de peso é alcançada com mais facilidade se houver restrição de gordura; por isso é necessário fazer com que seja possível diminuir a densidade energética da dieta – componente mais expressivo para a perda de peso.

Ao limitar a ingestão de gorduras e aumentar a de alimentos ricos em água (frutas, vegetais, sopas), o aporte calórico é diminuído, sem que o volume da dieta seja alterado. Estudos demonstram que os indivíduos tendem a ingerir diariamente o mesmo volume de alimentos; por isso, dietas com alimentos de baixa densidade energética poderiam favorecer uma perda de peso mais sustentável e definitiva.

De acordo com o Guia Alimentar Americano, apesar de ser possível alcançar consumo proteico adequado, existe uma preocupação com o consumo de vitamina B12, presente apenas em alimentos de origem animal.

Jejum intermitente

Como é. Envolve o jejum por um longo período de tempo, geralmente 16 a 48 horas, com pouca ou nenhuma ingestão calórica, seguida de períodos de alimentação normal.

Dependendo do tipo de dieta de jejum intermitente, o tempo de jejum, bem como o consumo calórico admissível durante o período de jejum, pode variar significativamente.

O que promete. Além da redução de peso, várias alterações metabólicas podem ocorrer durante este período de jejum, tais como diminuição dos níveis de glicose, diminuição dos estoques de glicogênio, mobilização de ácidos graxos, redução da leptina etc.

Muitas pesquisas têm sido realizadas com esse tipo de abordagem; uma revisão sistemática e metanálise, com 6 estudos de ensaios clínicos randomizados com duração de 3 a 12 meses, mostrou que o jejum intermitente é efetivo para perda de peso, porém os resultados são comparáveis a uma dieta com restrição calórica; outra revisão sistemática de ensaios clínicos, com 40 artigos, tendo a maioria destes estudos duração de 12 a 13 semanas, mostrou que as medidas antropométricas e respostas adaptativas do organismo ao jejum intermitente são comparadas à dietas de restrição calórica.

Recente revisão sistemática de estudos randomizados com duração de 12 semanas a 12 meses evidenciou que o jejum intermitente não se mostrou superior à restrição calórica contínua com relação aos parâmetros como perda de peso e composição corporal.

Dieta sem restrição alimentar

Vigilantes do peso

Como é. Não proíbe nenhum alimento, desde que respeitadas as quantidades estabelecidas pelo método. Permite a combinação de carnes, massas, doces e pães. É preciso seguir a proporção entre carboidratos, proteínas e gorduras. Os sócios são estimulados por depoimentos de pessoas que tiveram obesidade em reuniões e palestras.

Quando surgiu. Em 1963, uma dona de casa americana criou o programa depois de amargar o fracasso de inúmeras dietas. Foi aperfeiçoado por nutricionistas, médicos e psicólogos.

O que promete. Perda mensal média de 4 a 6 kg.

Dieta dos pontos

Como é. O valor calórico dos alimentos é convertido em pontos. Cada ponto equivale a 3,6 calorias. As refeições devem ser equilibradas, incluindo carboidratos, gorduras e proteínas.

Quando surgiu. Este método foi criado há mais de 30 anos pelo médico Alfredo Halpern, mas muitos clínicos têm utilizado o método.

O que promete. Perda de peso média de 3 a 4 kg por mês.

Uma vez que nenhum alimento é proibido, o indivíduo aprende a comer de tudo um pouco e consegue se comportar diante de todas as situações que o levam a se alimentar, como festas, restaurantes, viagens etc. Sendo assim, há redução de peso e melhor manutenção deste.

Em revisão bibliográfica sobre os vários tipos de dieta, Freedman et al. demonstram que dietas hipocalóricas, independentemente da distribuição dos macronutrientes, resultam em perda de peso. Em outro estudo, Wing discute a melhora do controle glicêmico e diminuição da resistência à insulina (RI) como um reflexo do emagrecimento em qualquer tipo de dieta. Além disso, Raeini-Sarjaz et al. afirmam que restrição calórica é importante para melhora do perfil lipídico.

Segundo estudo de Monteiro et al., a participação relativa (%) de carboidratos, proteínas e lipídeos no consumo calórico total no Brasil, nos anos de 1962, 1975 e 1988, vem caindo com relação aos carboidratos, manteve-se com relação às proteínas e aumentou no que diz respeito aos lipídeos.

Esta marcante ingestão de gorduras pode estar relacionada com maior palatabilidade, mastigação menos trabalhosa, menor efeito sacietógeno no momento da ingestão, maior densidade energética e ainda um balanço energético menos eficiente.

É claro que o controle da fome e da saciedade depende de fatores neuroquímicos, genéticos, ambientais e emocionais, mas pode-se dizer que os macronutrientes também influenciam nessas sensações. Talvez, por causa de todas essas interferências orgânicas e em função da composição mista das refeições, encontremos algumas controvérsias acerca desse assunto.

Os estudos são mais conclusivos ao destacarem a contribuição do efeito térmico da dieta na saciedade. A proteína é comprovadamente o nutriente de maior termogênese.

Delany et al., em 2001, analisaram a oxidação dos diferentes tipos de AG e verificaram que os AG de cadeia longa são oxidados mais lentamente e os insaturados são oxidados mais rapidamente que os saturados.

O estudo conclui que AG de cadeia curta têm mais facilidade para serem queimados e, assim, há menor possibilidade de serem estocados no tecido adiposo.

Considerando-se todas as evidências científicas, podemos dizer que não basta discutirmos o papel dos carboidratos e das gorduras na alimentação, e, sim, dos diferentes tipos de carboidrato (simples ou complexo) e dos diferentes tipos de gordura (saturada, poli-insaturada, monoinsaturada e transisomérica).

Hu et al., em um estudo de 14 anos de duração com mais de 80 mil mulheres, relacionam a ingestão de gorduras saturadas e transisoméricas com o RCV.

O estudo analisa os efeitos de maior ingestão de carboidrato, em substituição à gordura, e de trocas entre os diferentes tipos de gordura (saturada, monoinsaturada, poli-insaturada e transisomérica) em dietas isocalóricas.

Pode-se verificar que os AG poli-insaturados (AGPI) são bastante efetivos na diminuição do risco de desenvolver DCV. Ao incluir 5% do valor calórico sob a forma de AGPI e retirar a mesma proporção do carboidrato, o risco de DCV diminui 60%. A troca de carboidratos por ácidos graxos monoinsaturados (AGMI) também traz benefícios à saúde, diminuindo o risco em 20%. Já a substituição de carboidratos por ácidos graxos saturados (AGS) aumenta o risco em quase 20%.

Este estudo surpreendentemente sugere que a substituição de gordura por carboidrato por si só não traz benefícios à saúde. Ao contrário, a substituição de carboidratos por gorduras insaturadas pode trazer efeitos protetores contra as comorbidades associadas à obesidade.

Concordando com todos os dados acerca deste assunto, o estudo também evidencia que a substituição de gordura saturada por carboidratos traz diminuição do RCV.

É importante ressaltar que os autores não especificam o tipo de carboidrato utilizado na dieta (simples ou complexo) e este fator pode ser determinante na observação dos efeitos da dieta sobre os RCV. O índice glicêmico tem uma clara relação com a insulinemia e todas as suas ações (já descritas) no organismo.

Garg et al. também demonstram que a substituição de gordura saturada por monoinsaturada contribui para diminuição dos níveis séricos de colesterol, colesterol LDL, TG e glicose, além de favorecer o aumento do colesterol HDL.

Em seu terceiro relatório, o National Cholesterol Education Program (NCEP) recomenda que as dietas tenham até 35% de gorduras, sendo 7% sob a forma de AGS ou *trans*; mais de 10% sob a forma de AGPI e mais de 10% sob a forma de AGMI. Esse aumento de 5% com relação às recomendações da RDA pretende uma diminuição mais acentuada do colesterol LDL, tido como um dos fatores de risco mais importantes no desenvolvimento de DCV.

Mattson e Grundy demonstram que dietas hipocalóricas ricas em carboidratos parecem ser menos efetivas na diminuição do colesterol LDL.

Enquanto há evidências a favor das gorduras insaturadas, a gordura saturada é amplamente associada a efeitos deletérios à saúde por favorecer o aumento dos níveis de colesterol, de colesterol LDL e da secreção de insulina.

É importante que as recomendações dietéticas no tratamento da obesidade enfatizem a troca de saturados e *trans* por gorduras não hidrogenadas e insaturadas, além de, é claro, enfatizar o balanço energético favorável.

As consequências da ingestão de gorduras não devem apenas focar-se no peso, mas também nas alterações metabólicas. De qualquer modo, sabe-se que a restrição energética por si só favorece o emagrecimento e a melhora do perfil lipídico. E este é um ponto positivo de qualquer dieta.

Freedman et al., em uma compilação sobre diversas dietas usadas para emagrecimento e manutenção, demonstram que indivíduos que obtiveram maior sucesso na manutenção do peso seguiram dieta balanceada.

O tratamento da obesidade é bastante complexo e problemático. Em teoria, o controle do excesso de peso deveria ser simples, mas, para a maioria dos pacientes com obesidade, a perda ponderal é extremamente difícil e a manutenção do peso reduzido é ainda mais.

É importante lembrar que tratamentos dietéticos que favorecem uma reeducação alimentar ainda são os mais seguros e claramente comprovados.

Considerações finais

A perda de peso não depende da composição de macronutrientes da dieta. Ela ocorre devido à restrição energética. Pode-se dizer, ainda, que qualquer dieta que leve à perda de peso melhora a glicemia e outros parâmetros metabólicos, como pressão arterial e até colesterol.

O acompanhamento de pacientes com obesidade com uma intervenção multidisciplinar traz resultados mais efetivos na perda de peso e na manutenção da boa saúde.

Para o tratamento da obesidade, é seguro afirmar que dietas hipocalóricas, balanceadas e individualizadas, considerando o estilo de vida e as preferências alimentares de cada um e que proponham uma reeducação alimentar, promovem resultados mais eficazes e duradouros.

São necessários estudos com maior duração para avaliar a possível eficácia clínica e a segurança de algumas dietas como ferramenta terapêutica na redução e na manutenção de peso a longo prazo.

Bibliografia

Atkins RC. A nova dieta revolucionária do dr. Atkins. 3. ed. Rio de Janeiro: Record; 2001.

Baker B. Weight loss and diet plans: several types of diet plans produce at least short-term weight loss; portion size may matter more than what we eat. A J Nursing. 2006;106(6):52-9.

Beyruti M, Oliva ABG, Monegaglia AP, Halpern A. Obesidade: abordagem dietoterápica. Rev Bras Nutr Clin. 2000;15(3):395-99.

Brasil. Ministério da Saúde. Secretaria de Vigilância em Saúde e Ambiente. Departamento de Análise Epidemiológica e Vigilância de Doenças Não Transmissíveis. Vigitel Brasil 2023: vigilância de fatores de risco e proteção para doenças crônicas por inquérito telefônico: estimativas sobre frequência e distribuição sociodemográfica de fatores de risco e proteção para doenças crônicas nas capitais dos 26 estados brasileiros e no Distrito Federal em 2023. Brasília: Ministério da Saúde; 2023. p. 41-46.

Bray GA, Popkin BM. Dietary fat intake does affect obesity. Am J Clin Nutr. 1998;68:1157-73.

Brehm BJ, Seeley RJ, D'Alessio DA, et al. Effects of a low carbohydrate diet on body weight and cardiovascular risk factors. In: Naaso Annual Meeting. 2001; Quebec. Obesity Research. 2001;9(Suppl 3):170-S.

Bueno NB, de Melo ISV, de Oliveira SL, et al. Very-low-carbohydrate ketogenic diet v. low-fat diet for long-term weight loss: a meta-analysis of randomised controlled trials. Br J Nutr. 2013;110(7):1178-87.

Dansinger ML, Gleason JA, Griffith JL, et al. Comparison of the Atkins, Ornish, Weight Watchers, and Zone diets for weight loss and heart disease risk reduction. JAMA. 2005;293(1):43-53.

Delany JP, Windhauser MM, Champagne CM, Bray GA. Differential oxidation of individual dietary fatty acids in human. A J Clin Nutr. 2001;72:905-11.

Dukan P. The Dukan diet: 2 steps to lose weight, 2 steps to keep it off forever. New York: Crown Archetype; 2011.

Foster GD, Wyatt HR, Hill JO, et al. Evaluation of the Atkins diet: a randomized controlled trial. In: Naaso Annual Meeting. Quebec. Obesity Research. 2001;9(Suppl 1):85S.

Freedman MR, King J, Kennedy E. Popular diets: a scientific review. Obesity research. 2001;9 (Suppl 1):1S-40S.

Gardner CD, Kiazand A, Alhassan S, et al. Comparison of the Atkins, Zone, Ornish, and LEARN diets for change in weight and related risk factors among overweight premenopausal women. JAMA. 2007;297(9):969-77.

Garg A, Bonanome A, Grundy SM, et al. Comparison of a high-carbohydrate diet with a high monounsaturated fat diet in patients with non-insulin-dependent diabetes. N Eng J Med. 1988;319(13):829-34.

Harris L, Hamilton S, Azevedo L, et al. Intermittent fasting interventions for treatment of overweight and obesity in adults: a systematic review and meta-analysis. JBI Database System Rev Implement Rep. 2018;16(2):507-17.

Hession M, Rolland C, Kulkarni U, et al. Systematic review of randomized controlled trials of low-carbohydrate vs. low-fat/low-calorie diets in the management of obesity and its comorbidities. Obes Rev. 2009;10(1):36-50.

Hill JO, Lin D, Yakubu F, Peters JC. Development of dietary obesity in rats: influence of amount and composition of dietary fat. Int J Obes Relat Metab Desord. 1992;16:321-33.

Hu FB, Stampfer MJ, Manson JE, et al. Dietary fat intake and risk of coronary heart disease in women. N Engl J Med. 1997;337(21):1491-9.

Johnston BC, Kanters S, Bandayrel K, et al. Comparison of weight loss among named diet programs in overweight and obese adults: a meta-analysis. JAMA. 2014;312(9):923-33.

Kennedy ET, Bowman SA, Spence JT, et al. Popular diets: correlation to health, nutrition, and obesity. J Amer Diet Assoc. 2001;101(4):411-20.

Kuchkuntla AR, Limketkai B, Nanda S, et al. Fad diets: hype or hope? Curr Nutr Rep. 2018;7(4):310-23.

Ludwig DS. The Ketogenic Diet: Evidence for optimism but high-quality research needed. J Nutr. 2020;150(6):1354-9.

Masood W, Annamaraju P, Uppaluri KR. Ketogenic Diet. 2021. In: StatPearls [Internet]. Treasure Island (FL): StatPearls Publishing; 2022.

Mattson FH, Grundy SM. Comparison of effects of dietary saturated, monounsaturated, and polyunsaturated fatty acids on plasma lipids and lipoproteins in men. J Lipid Res. 1985;26:194-202.

Malik VS, Hu FB. Popular weight-loss diets: from evidence to practice. Nat Clin Pract Cardiovasc Med. 2007;4(1):34-41.

Mellberg C, Sandberg S, Ryberg M, et al. Long-term effects of a Palaeolithic-type diet in obese postmenopausal women: a two-year randomized trial. Eur J Clin Nutr. 2014;68(3):350-7.

Meyer KA, Kushi LH, Jacobs Jr DR, Folsom AR. Dietary fat and incidence of type 2 diabetes in older Iowa women. Diabetes Care. 2001;24(9):1528-35.

Monteiro CA, Mondini L, de Souza AL, Popkin BM. The nutrition transition in Brazil. Eur J Clin Nutr. 1995;49(2):105-13.

Muscogiuri G, El Ghoch M, Colao A, et al; Obesity Management Task Force (OMTF) of the European Association for the Study of Obesity (EASO). European Guidelines for obesity management in adults with a very low-calorie ketogenic diet: a systematic review and meta-analysis. Obes Facts. 2021;14(2):222-45.

Obert J, Pearlman M, Obert L, Chapin S. Popular weight loss strategies: a review of four weight loss techniques. Curr Gastroenterol Rep. 2017;19(12):61.

Raeini-Sarjaz M, Vanstone CA, Papamandjaris AA, et al. Comparison of the effect of dietary fat restriction with that of energy restriction in human lipid metabolism. Am J Clin Nutr. 2001;73:262-67.

Rolls B, Bell EA. Dietary approaches to the treatment of obesity. Med Clin North Am. 2000;84:401-17.

Saimon R, Roekenes J, Zibellini J, et al. Do intermittent diets provide physiological benefits over continuous diets for weight loss? A systematic review of clinical trials. Mol Cell Endocrinol. 2015;418:153-72.

Santos RD. III Diretrizes brasileiras sobre dislipidemias e diretriz de prevenção da arterioesclerose do Departamento de Arterioesclerose da Sociedade Brasileira de Cardiologia. Arq Bras Cardiol. 2001;77(Suppl 3):9-44.

Schwartz MW. Staying slim with insulin in mind. Science. 2000;289:2065-66.

Smith CF, Burke LE, Wing RR. Vegetarian and weight-loss diets among young adults. Obesity Research. 2000;8:123-9.

Trecco SMLSS, Dias MCG, Stabe CFC, et al. Ingestão de nutrientes da dieta habitual de pacientes obesos em ambulatório de obesidade. Rev Bras Nutr Clín. 2000;15:267-9.

U.S. Department of Agriculture and U.S. Department of Health and Human Services. Dietary Guidelines for Americans, 2020-2025. 9th ed. Washington (DC): USDA; 2020. [cited 2021 Oct. 30]. Available from: https://www.dietaryguidelines.gov/sites/default/files/2020-12/Dietary_Guidelines_for_Americans_2020-2025.pdf.

Vitale R, Kim Y. The effects of intermittent fasting on glycemic control and body composition in adults with obesity and type 2 diabetes: a systematic review. Metab Syndr Relat Disord. 2020;18(10):450-61.

Wing RR. Caloric restriction per se is a significant factor in improvements in glycemic control and insulin sensitivity during weight loss in obese NIDDM patients. Diabetes Care. 1994;17:30-6.

Wyatt HR, Grunwald GK, Mosca CL, et al. Average steps per day for long-term weight loss in the national weight control registry. Obes Res. 2002;10:78-82.

Wirrell EC. Ketogenic ratio, calories, and fluids: do they matter? Epilepsia. 2008;49 Suppl 8(Suppl 8):17-9.

63 Orientação Nutricional no Transtorno da Compulsão Alimentar

Fernanda Pisciolaro

Conceito e diagnóstico

Os transtornos alimentares (TA) são doenças psiquiátricas caracterizadas pela presença de alterações no comportamento alimentar que causam grande impacto na vida e saúde do indivíduo. São síndromes comportamentais cujos critérios diagnósticos têm sido amplamente estudados nos últimos anos e são descritos como transtornos, e não como doenças, por ainda não se conhecer bem sua etiopatogenia.

O transtorno da compulsão alimentar (TCA) é um transtorno da alimentação que se caracteriza por ingestão de grande quantidade de alimento, em um período de tempo delimitado, que ocorre pelo menos 1 vez/semana durante 3 meses, associado à perda de controle sobre a qualidade e a quantidade de comida ingerida, sentimentos de angústia subjetiva, nojo, vergonha e culpa por não ter o autocontrole sobre o alimento, conflito de convivência social e isolamento, não acompanhados de comportamentos compensatórios dirigidos para a perda de peso.

A primeira descrição compatível com o diagnóstico do TCA ocorreu em 1955, por Stunkard, que observou episódios de descontrole alimentar em pacientes com obesidade, sugerindo a existência de um subgrupo de pacientes distintos dos que apresentam obesidade sem compulsão e dos pacientes com bulimia nervosa. Somente em 1991, Spitzer propôs que esse quadro alimentar fosse incluído no DSM-IV, como uma nova categoria entre os TA. Esforços na padronização das características clínicas e adequações nos critérios diagnósticos do TCA têm sido foco de especialistas, nesta última década.

Também conhecido como "comer compulsivo" ou, no inglês, *binge eating disorder*, o TCA foi formalmente definido pela primeira vez em 1994, na 4ª edição do *Manual Diagnóstico e Estatístico de Transtornos Mentais* pela Associação Psiquiátrica Americana, com critérios provisórios, sendo classificado na categoria de Transtorno Alimentar sem outra Especificação. Atualmente, na sua 5ª edição – DSM-5 –, o TCA foi reconhecido como um transtorno alimentar oficial, e seus critérios diagnósticos estão apresentados na Tabela 63.1.

Para compreender melhor o TCA, é necessário definir episódios de compulsão alimentar. Um episódio de compulsão alimentar é caracterizado pela ingestão de uma quantidade de alimentos definitivamente maior do que a maioria das pessoas consumiria no mesmo período de tempo em circunstâncias similares, com uma velocidade mais rápida que a habitual, seguida da sensação de perda de controle durante o episódio – por exemplo, um sentimento de que não é possível parar de comer – e sentimentos de tristeza, vergonha, culpa e acentuada angústia.

Quadro clínico

As evidências científicas ainda são controversas quanto à diferenciação de pacientes com obesidade com e sem TCA, sugerindo que aqueles com TCA têm hábitos alimentares mais caóticos, ingestão alimentar significativamente maior, maior descontrole ao comer em resposta a estados emocionais, além de maior proporção de desordens psicopatológicas. Apesar disso, outros achados não mostraram diferenças nas respostas para o tratamento da obesidade entre grupos com e sem TCA, e apontaram instabilidade ao longo do tempo nos episódios de compulsão alimentar e remissão, pelo menos a curto prazo, com uma variedade de tratamentos inespecíficos, inclusive placebo.

Pessoas com TCA são grupo de risco para ganho de peso, apresentando 3 a 6 vezes maior probabilidade de desenvolverem obesidade

Tabela 63.1 Critérios diagnósticos para o transtorno de compulsão alimentar – DSM-5.

A. Episódios recorrentes de compulsão alimentar. Um episódio de compulsão alimentar é caracterizado pelos seguintes aspectos:

(1) Ingestão, em um período determinado (p. ex., dentro de um período de 2 horas), de uma quantidade de alimento definitivamente maior do que a maioria das pessoas consumiria no mesmo período sob circunstâncias semelhantes.

(2) Sensação de falta de controle sobre a ingestão durante o episódio (p. ex., um sentimento de não conseguir parar ou controlar o que ou quanto se está comendo).

B. Os episódios de compulsão alimentar estão associados com **três (ou mais)** dos seguintes aspectos:

(1) Comer mais rapidamente que o normal.

(2) Comer até sentir-se desconfortavelmente cheio.

(3) Comer grandes quantidades de alimentos na ausência da sensação física de fome.

(4) Comer sozinho, em virtude do embaraço pela quantidade de alimentos que consome.

(5) Sentir repulsa por si mesmo, depressão ou demasiada culpa após comer excessivamente.

C. Acentuada angústia e sofrimento relativos à compulsão alimentar.

D. Os episódios de compulsão alimentar ocorrem, em média, pelo menos 1 dia por semana, por 3 meses.

E. A compulsão alimentar não está associada com o uso regular de comportamentos compensatórios inadequados como na bulimia nervosa, nem ocorre exclusivamente durante o curso de anorexia nervosa ou bulimia nervosa.

DSM-5: *Manual Diagnóstico e Estatístico de Transtornos Mentais*, 5ª edição. (Fonte: American Psychiatric Association, 2014.)

quando comparados às pessoas sem compulsão alimentar. Além disso, 65% dos indivíduos com TCA apresentam obesidade, e essa constatação já foi bem evidenciada em achados clínicos e populacionais. Apesar disso, o transtorno pode ocorrer também em indivíduos com peso eutrófico. Outro achado importante é que o TCA está frequentemente associado também ao histórico de obesidade e sobrepeso na infância.

Os pacientes com TCA que possuem obesidade apresentam risco de desenvolver doenças crônicas, como diabetes *mellitus*, hipertensão arterial sistêmica, doenças cardiovasculares e síndrome metabólica. Além disso, apresentam elevadas taxas de comorbidades psiquiátricas, particularmente depressão, assim como transtorno de ansiedade generalizada, ataques de pânico e abuso de álcool ou outras substâncias.

A maioria das pessoas com TCA têm uma longa história de repetidas tentativas de fazer dietas e sentem-se desesperadas acerca de sua dificuldade de controle da ingestão de alimentos. Alguns continuam tentando restringir o consumo de calorias, enquanto outros abandonam quaisquer esforços de fazer dieta, em virtude de fracassos repetidos. Costumam se autoavaliar, principalmente em função de seu peso e forma do corpo, e frequentemente apontam "traços" de personalidade como baixa autoestima, perfeccionismo, impulsividade, pensamentos dicotômicos (do tipo "tudo ou nada", ou seja, total controle ou total descontrole), evidenciam maior comprometimento no trabalho e nas relações sociais e apresentam sofrimento relativo a esse comportamento recorrente, tendo sua vida pessoal comprometida em virtude dessa enfermidade.

Epidemiologia

Estudos epidemiológicos mostram que o TCA é o mais comum dos TA, com uma prevalência estimada de 1,6% em mulheres e 0,8% em homens. Em determinadas populações, o TCA chega a ser 5 vezes mais comum que a anorexia nervosa e 2 vezes mais comum que a bulimia nervosa.

Devido à imprecisão de alguns dos critérios diagnósticos sugeridos para o TCA, as taxas de prevalência deste transtorno na população são bastante variadas e dependem da interpretação do investigador quanto a alguns critérios subjetivos. Assim, em pessoas com obesidade que procuram tratamento, a prevalência se eleva, podendo chegar a 29,7%. Em pessoas com obesidade, a prevalência atinge 8%, elevando-se de 30 até 50% em indivíduos com obesidade classes 2 e 3, respectivamente. Quanto maior a classe da obesidade, maior a prevalência desse transtorno.

É importante ressaltar também que apenas aproximadamente 20% das pessoas que se identificam como tendo compulsão alimentar recebem diagnóstico de TCA.

Esse transtorno acomete todas as raças, com distribuição aproximada entre os gêneros (três mulheres para cada dois homens), geralmente tendo início no final da adolescência.

Fatores etiológicos

O TCA não tem uma única causa definida; é uma síndrome multifatorial, que pode ser desencadeada por uma conjunção de aspectos que interagem entre si no desenvolvimento do transtorno. Fatores genéticos (como história de TA na família), vulnerabilidades biológicas e psicológicas (traços de personalidade e características psicológicas individuais), aspectos do contexto sociocultural (como a imposição de um único padrão de beleza e a supervalorização do corpo magro), assim como a adesão de práticas alimentares inadequadas (jejuns prolongados e/ou dietas extremamente restritivas), determinam a instalação do TCA.

Aspectos nutricionais

Para melhor compreender os aspectos nutricionais que envolvem o TCA, é necessário entender o conceito de atitudes alimentares. Sabe-se que mudanças nas atitudes alimentares são importantes preditoras da ingestão alimentar e do resultado geral em pacientes com TA.

Podemos dizer que as atitudes alimentares englobam crenças, pensamentos, sentimentos e comportamentos alimentares, e influenciam diretamente o consumo, ou seja, quantidade e qualidade dos alimentos ingeridos e sua distribuição nutricional, ações e estrutura da alimentação, no cuidado com a mastigação e com o ambiente, por exemplo, em relação aos alimentos e à sua dieta. Assim, incluem as escolhas alimentares, as situações em que comemos, o que pensamos e sentimos com relação ao alimento, e nossos atos em relação às questões alimentares.

O indivíduo com TA não consegue lidar facilmente com o simples fato de se alimentar e a relação com o alimento é angustiante e ineficaz, trazendo, muitas vezes, o sentimento de incapacidade em enfrentar e superar a situação. Assim, diversos aspectos das atitudes alimentares apresentam-se comprometidos nos pacientes com TCA.

Indivíduos com TCA têm hábitos alimentares caóticos e exibem maior descontrole ao comer em resposta a estados emocionais e obsessão pela comida. Ingerem aproximadamente 1.000 calorias a mais do que indivíduos sem TA com o mesmo índice de massa corporal (IMC), e proporcionalmente maior quantidade de sobremesas e alimentos do tipo *fast-food*. O consumo de gorduras pode estar aumentado e o de proteínas reduzido, enquanto o consumo de carboidratos geralmente não se apresenta alterado em relação à proporção recomendada, embora a quantidade total ingerida tenda a ser aumentada.

Há grande variabilidade de consumo alimentar durante os episódios de compulsão, porém em menor intensidade que na bulimia nervosa. É comum a falta de planejamento de horários, rotinas, local das refeições e a compra excessiva de alimentos, desorganização no estoque de alimentos e monotonia alimentar.

Os episódios de compulsão alimentar podem envolver uma grande quantidade de alimentos com perda de controle em um episódio específico, ou ainda, o consumo de quantidades moderadas repetidas de alimentos com perda de controle, ou seja, o paciente não consegue parar de comer. Esses episódios geralmente se mantêm até que o indivíduo esteja desconfortavelmente empanturrado, sinta-se esgotado ou mesmo sonolento, ou frente a alguma interrupção externa (p. ex., a chegada de algum familiar). Os indivíduos com TCA sentem-se constrangidos com a quantidade de alimentos ingeridos, e acabam comendo escondido ou o mais discretamente possível. Em público, é comum que o comportamento alimentar seja controlado, tendendo à ingestão de alimentos *light* e *diet*, ou com alegações especiais.

Esses indivíduos reconhecem os episódios de compulsão alimentar como anormais e depois se sentem culpados, deprimidos e preocupados com os efeitos a longo prazo em seu peso e formato corporal, o que reduz sua autoestima e pode levar ao aumento da fome. Apesar disso, não se associam ao uso regular e inadequado de comportamento compensatório. Esses pacientes podem tentar fazer dieta e ocasionalmente usar anorexígenos, mas não se submetem a jejuns prolongados ou abusam de medicamentos. O hábito de fazer dietas é geralmente posterior aos episódios de compulsão alimentar, diferentemente da bulimia e anorexia nervosas.

Os sentimentos em relação à alimentação são subjetivos, mas com alta relação com a sensação de perda de controle. O alimento pode ser usado como "premiação" por outros problemas e propicia a sensação de prazer exagerado na ingestão alimentar, seguida de sentimentos de angústia, vergonha, nojo ou culpa. Além disso, é comum existirem episódios de comer emocional, em que o paciente sente-se estressado ou chateado e utiliza a comida de maneira impulsiva, a fim de obter um prazer momentâneo. Do mesmo modo, os episódios de compulsão são alternados com momentos de hiperfagia, em que se come grande quantidade de alimentos em função de grande sensação de fome física.

Avaliação nutricional

Para um bom planejamento da estratégia a ser aplicada ao paciente com TCA, é importante a investigação, na anamnese, das experiências nutricionais anteriores, atitudes alimentares, fatores ambientais e genéticos, expectativas em relação à perda de peso, mudanças ponderais recentes, presença de comorbidades, funcionamento intestinal, hidratação, velocidade e capacidade mastigatória, tabagismo e etilismo, uso de medicamentos, atividade física diária e motivação do indivíduo.

A avaliação antropométrica visa determinar previamente a classe de obesidade do paciente por meio de medidas de peso corpóreo e altura; informações sobre o peso usual; cálculo do IMC; circunferência abdominal; relação cintura-quadril; e, eventualmente, avaliação da composição corporal.

O indicador nutricional mais utilizado para a antropometria é o IMC. A gravidade do quadro do TCA parece estar diretamente ligada ao aumento nos valores de IMC. A medida isolada da circunferência da cintura tem se mostrado suficiente para estabelecer risco à saúde, assim como o cálculo da relação cintura-quadril, na definição da distribuição central de gordura que estatisticamente se correlacionam com maior quantidade de gordura visceral e complementam o diagnóstico.

A avaliação da composição corporal pode ser feita por meio de medidas de pregas cutâneas, bioimpedância ou outras técnicas de uso menos comum, como interactância infravermelha, medida do potássio corporal, ativação de nêutrons, ultrassom, tomografia computadorizada, ressonância magnética ou absorciometria de fótons (DEXA), mas se deve atentar ao fato de que tais dados causam grande desconforto ao paciente e devem ser feitos apenas

quando absolutamente necessário e com foco no diagnóstico, e não no planejamento de metas específicas de mudança ponderal ou de composição corporal, que, inicialmente, podem aumentar os episódios de compulsão alimentar.

Para a avaliação do consumo alimentar, por meio da qual determinam-se as características da dieta habitual do indivíduo com TCA, devem ser investigados o fracionamento das refeições, o consumo calórico, a distribuição de macronutrientes (carboidratos, proteínas e gorduras), o consumo de vitaminas e minerais, a variedade de alimentos, o consumo de fibras, água, sal, o tamanho das porções, horários de refeições, tipos de preparações, as preferências e intolerâncias alimentares, a mentalidade de dieta, os alimentos classificados pelos pacientes como "proibidos" ou que são "gatilho para compulsões", o hábito do comer noturno, o acompanhamento das compulsões e o tipo de alimentos ingeridos durante esses episódios.

Para a avaliação dietética podem ser usados diversos instrumentos, como recordatório de 24 horas, história alimentar, questionário de frequência alimentar, análise da duplicata das porções ou técnicas computadorizadas, mas o diário alimentar é o principal recurso de automonitoramento, utilizado como ferramenta para avaliação e tratamento dos TA.

No diário alimentar são registrados diariamente todos os alimentos ingeridos, quantidade, especificações (tipo de preparação, uso de alimentos *light* ou *diet* etc.), local e horário, assim como o tempo de mastigação, a classificação em escalas de fome e saciedade, a identificação das compulsões alimentares e situações, pensamentos e sentimentos associados (Tabela 63.2). Tal monitoramento deve ser adaptado para cada paciente, de acordo com a motivação, as necessidades e fases do tratamento.

Todos os métodos de avaliação dietética dependem da veracidade das informações fornecidas. O uso de mais de uma avaliação é aconselhado para a obtenção de maior fidedignidade de resultados. Além disso, o nutricionista deve ter empatia e gerar acolhimento, além de garantir um olhar não julgador na leitura dessas informações.

Tratamento

Devido à condição multifatorial do TCA, o tratamento deve basear-se na presença ou não de comorbidades psiquiátricas ou clínicas e deve ter caráter interdisciplinar. Para pacientes com TCA sem associação com outros transtornos psiquiátricos, como quadros depressivos e/ou ansiosos, ou comorbidades clínicas (obesidade, diabetes *mellitus*, hipertensão, entre outros), o tratamento de escolha é o psicoterápico. Os poucos tratamentos eficazes documentados na literatura combinam a terapia cognitivo-comportamental (TCC), acompanhamento psiquiátrico e terapia nutricional.

Tabela 63.2 Diário alimentar para o transtorno de compulsão alimentar.

Nome:					Data:		
Horário da refeição	Alimento e quantidade ingeridos	Compulsão (sim/não)	Fome (0 a 10)	Saciedade (0 a 10)	Onde e com quem	Duração da refeição	Situações, pensamentos e sentimentos associados

Adaptada de Polacow et al., 2011.

Diversos ensaios clínicos mostraram que a TCC é a mais bem estudada e revela-se o padrão-ouro atual no tratamento do TCA, seguida pela psicoterapia interpessoal. Os estudos demonstram que essas abordagens reduzem a frequência dos episódios de compulsão alimentar e melhoram os aspectos psicológicos do TCA, reduzem a preocupação com a forma e o peso corporal e aumentam a satisfação com a imagem corporal.

Entretanto, o uso da TCC de maneira isolada não proporciona reduções clinicamente significativas do peso corpóreo. Quando a TCC foi associada a programas de orientação alimentar e atividade física, houve redução do peso, melhora significativa da restrição alimentar, melhora da resposta na diminuição da propensão para apresentar compulsão alimentar, melhora da sensação de fome e do comer social, das dificuldades interpessoais, da percepção da qualidade de vida e melhora significativa da ansiedade.

O tratamento farmacológico pode ser necessário como uma das intervenções a serem consideradas em pacientes com TCA. Sucintamente, as medicações estudadas objetivam o controle na impulsividade alimentar e incluem antidepressivos, agentes antiobesidade e estabilizadores de humor. Os inibidores seletivos da recaptação de serotonina (ISRS) são a classe de agentes antidepressivos mais estudada nos pacientes com TCA, dada a elevada prevalência de transtorno depressivo maior associado, sendo a fluoxetina o principal representante e considerada fármaco de primeira escolha no tratamento farmacológico do TCA. O uso de agentes antiobesidade pode ser considerado como promotor da saciedade e indutor da perda de peso em pacientes com obesidade, sendo a sibutramina, um inibidor de recaptação de serotonina e noradrenalina, uma escolha segura e eficaz. Da mesma maneira, o topiramato, agente estabilizador de humor e anticonvulsivante, tem se mostrado como uma opção entre os demais fármacos, reduzindo os episódios de compulsão alimentar e o peso corporal. Mais recentemente, foi aprovada para o tratamento do TCA a lisdexanfetamina, um profármaco da dextroanfetamina, de ação terapêutica não plenamente conhecida, mas com resultados positivos na redução das compulsões alimentares.

Conduta nutricional

O aconselhamento e a educação nutricional são componentes indispensáveis para todos os planos de tratamento dos TA. O nutricionista, como membro integrante da equipe interdisciplinar de tratamento, é unicamente qualificado para fornecer terapia nutricional específica para os pacientes com TCA. Para o atendimento desses pacientes, o nutricionista deve ter experiência na área e conhecimentos em psicologia, psiquiatria e técnicas de TCC. Deve ser criado um vínculo com o paciente, atuando de modo empático, colaborativo e flexível, desfazendo mitos, medos e preconceitos em relação aos alimentos.

O tratamento nutricional deve ser focado, em primeiro lugar, na correção das atitudes alimentares inadequadas, com a normalização da percepção de fome e saciedade, cessação do ciclo de restrição excessiva e compulsão alimentar e estabelecimento de uma estrutura alimentar adequada, correção das sequelas biológicas da obesidade e manutenção de um peso saudável e compatível com a realidade do paciente. Deve-se ter o cuidado para não focar o tratamento exclusivamente no peso e no corpo. O excesso de peso deve ser abordado, mas não deve ser o objetivo principal do tratamento.

Restabelecer uma alimentação equilibrada é uma das tarefas mais importantes e difíceis no tratamento do TCA. A manutenção de intervalos regulares de refeições, o uso de lista de compras previamente preparadas, o hábito de se levantar da mesa logo após o término da refeição e outras técnicas para o controle do estímulo que precede a alimentação inadequada auxiliam na modificação e na consequente prevenção dos fatores que antecipam os episódios compulsivos.

Apesar de não estarem ainda validadas para o tratamento da obesidade, as técnicas de controle sobre o ato de comer, como a diminuição da velocidade de ingestão alimentar, descansar o talher entre uma garfada e outra; fazer as refeições em um só local da casa; fazer refeições em companhia de outras pessoas; não comer em pé; não assistir à televisão, ler ou distrair-se durante as refeições, são bastante úteis no tratamento do TCA. Tais técnicas encontram-se dentro do protocolo de *Mindful Eating*, que se apropria de estratégias que incluem meditação para que o paciente aprenda a se alimentar com plena atenção.

A educação nutricional também é parte importante no processo de tratamento do paciente com TCA e visa à adequação nutricional gradativa, para a adaptação das quantidades e melhora da qualidade da alimentação. Devem ser abordados aspectos sobre o transtorno e sobre os episódios compulsivos, importância da adesão ao tratamento, identificação de compulsões alimentares, conhecimento das funções de cada um dos grupos alimentares, comportamento e planejamento alimentar, uso de alimentos *diet* e *light* ou "da moda", consequências do uso de dietas da moda, composição corporal, oscilações normais de peso e caracterização do peso saudável, mecanismos de fome e saciedade, funcionamento intestinal e técnicas para o estabelecimento de metas nutricionais e pessoais, visando ao controle do TCA e à adequação do peso.

Também é importante que o terapeuta nutricional trabalhe, com o paciente, formas alternativas para a solução de problemas e técnicas de modificação comportamental que auxiliem na execução das conquistas nutricionais. É aconselhável que o profissional ensine o paciente a alimentar-se adequadamente em situações especiais (festas, eventos, viagens etc.), incentive parcerias com pessoas do convívio social que os amparem no tratamento, dê orientações sobre como controlar a compulsão, enfatize a importância da padronização de horários de refeições para a prevenção dos episódios de compulsão, ensine o paciente sobre como estabelecer limites entre as restrições excessivas e as compulsões, treine métodos para a prevenção de recaídas, entre outros. Durante o tratamento, o terapeuta nutricional deve combater os pensamentos disfuncionais com conhecimentos científicos e as diversas crenças errôneas devem ser reestruturadas. Os lapsos no tratamento são esperados e o terapeuta nutricional deve ensinar o paciente a não transformá-los em fracasso, identificando situações desencadeantes e buscando soluções.

Outros temas sugeridos são a valorização da importância em "como" comer (prazer ao comer, comer social, identidade cultural), e não apenas nas escolhas alimentares baseadas em conceitos nutritivos; as associações entre humor e comida e o entendimento de que existem alternativas naturais ao comer em resposta aos sentimentos e formas de diferenciação dos motivos que levam às escolhas alimentares e sua relação com sentimentos; e mostrar aos pacientes que os padrões de beleza evoluem ao longo do tempo e são objeto de transformações sociais, enfatizando que o padrão atual de beleza é irreal e inatingível para a maioria das pessoas, auxiliando-os a desenvolver senso crítico frente ao conceito de beleza e promoção da aceitação corporal.

Como citado anteriormente, o diário alimentar é o principal instrumento na terapia nutricional, pois permite orientações individualizadas sobre o conhecimento do hábito alimentar, das situações que desencadeiam compulsões, das inadequações alimentares e dos pensamentos disfuncionais, fazendo com que o paciente adquira maior consciência sobre diversos aspectos de seu transtorno, exercendo constante disciplina e controle e estreitando o vínculo paciente-nutricionista.

As conquistas do paciente devem ser valorizadas e a abordagem no manejo do diário alimentar deve ser sempre positiva, evitando a recriminação e promovendo a motivação do paciente para o tratamento. Durante a intervenção nutricional devem ser abordados temas relativos ao transtorno, à alimentação e à mudança de comportamentos inadequados. As metas de tratamento devem ser feitas de modo gradual, sendo trabalhadas apenas uma ou duas metas pequenas por semana, com orientações simples e objetivas. Devem ser trabalhadas as problemáticas mais urgentes e a prescrição de dietas ou orientação de cardápios é desaconselhável.

Considerações finais

A participação do nutricionista no tratamento do TCA é fundamental, uma vez que o transtorno envolve alterações importantes nas atitudes alimentares dos pacientes, e deve ter enfoque positivo e valorizar as conquistas do paciente. A educação nutricional é muito importante para a evolução do paciente, mas deve sempre ser acompanhada da terapia nutricional individual, focada na mudança de comportamento alimentar.

O tratamento deve ser dirigido para a diminuição e remissão dos episódios de compulsão alimentar e o restabelecimento das atitudes alimentares e a melhora da relação com os alimentos e com o corpo. O excesso de peso pode ser abordado durante o tratamento, mas não deve ser seu foco; e a prescrição de dietas restritivas e de cardápios é desencorajada.

Bibliografia

Alvarenga M, Larino MA. Terapia nutricional na anorexia e bulimia nervosas. Rev Bras Psiquiatr. 2002;24(3):39-43.

American Dietetic Association (ADA). Position of the American Dietetic Association: nutrition intervention in the treatment of eating disorders. J Am Diet Assoc. 2011;111:1236-41.

American Psychiatric Association (APA). Transtornos alimentares. In: APA. Manual diagnóstico e estatístico de transtornos mentais (DSM-V). 5. ed. rev. Porto Alegre: Artmed; 2014.

Appolinário CJ. Transtorno da compulsão alimentar periódica: uma entidade clínica emergente que responde ao tratamento farmacológico. Rev Bras Psiquiatr. 2004;26(2):75-6.

Azevedo AP, Santos CC, Fonseca DC. Transtorno da compulsão alimentar periódica. Rev Psiquiatr Clin. 2004;31(4):170-2.

Borges MBF, Jorge MR. Evolução histórica do conceito de compulsão alimentar. Psiq Prat Med. 2000;3(4):113-8.

Brambilla F, Samek L, Company M, et al. Multivariate therapeutic approach to binge-eating disorder: combined nutritional, psychological and pharmacological treatment. Int Clin Psychopharmacol. 2009;24:312-7.

Brownell KD, Walsh T. Eating disorders and obesity: a comprehensive handbook. 3. ed. New York: The Guilford Press; 2017.

Claudino AM, Zanella MT. Transtornos alimentares e obesidade. São Paulo: Manole; 2005.

Cordás TA, Salzano FT. Aspectos gerais dos transtornos alimentares: características, critérios diagnósticos, epidemiologia e etiologia. In: Alvarenga M, Scagliusi FB, Philippi ST. Nutrição e transtornos alimentares: avaliação e tratamento. Barueri: Manole; 2011. p. 3-15.

Devlin MJ, Goldfin JA, Dobrow H. What is this called BED? Current status of binge eating disorders nosology. Int J Eat Disord. 2003;34(1):2-18.

Duarte C, Gouveia JP, Stubbs RJ. Compassionate attention and regulation of eating behaviour: a pilot study of a brief low-intensity intervention for binge eating. Clin Psychol Psychother. 2017;24(6):1-11.

Duchesne M, Appolinario JC, Rangé BP, et al. The use of a manual-driven group cognitive behaviour therapy in a Brazilian sample of obese individuals with binge-eating disorder. Rev Bras Psiquiatr. 2007;29(1):23-5.

Erskine HE, Whiteford HA. Epidemiology of binge eating disorder. Copsychiatry. 2018;32:1-9.

Erskine HE, Whiteford HA. Epidemiology of binge eating disorder. Curr Opin Psychiatry. 2018;31(6):462-70.

Fassino S, Leombruni P, Piero A, et al. Mood, eating attitudes, and anger in obese women with and without binge eating disorder. J Psychosom Res. 2003;54:559-66.

Fitzgibbon ML, Blackman LR. Binge eating disorder and bulimia nervosa: differences in the quality and quantity of binge eating episodes. Int J Eat Disord. 2000;27(2):238-43.

Fossati M, Amati F, Painot D, et al. Cognitive-behavioral therapy with simultaneous nutritional and physical activity education in obese patients with binge eating disorder. Eat Weight Disord. 2004;9:134-8.

Galmiche M, Déchelotte P, Lambert G, Tavolacci MP. Prevalence of eating disorders over the 2000–2018 period: a systematic literature review. Am J Clin Nutr. 2019;109(5):1402-13.

Grilo CM. Psychological and behavioral treatments for binge-eating disorder. J Clin Prychiatry. 2017;78(1):20-4.

Grilo CM, Masheb RM. Rapid response predicts binge eating and weight loss in binge eating disorder: findings from a controlled trial of orlistate with guided self-help cognitive behavioral therapy. Behav Res Ther. 2007;45(11):2537-50.

Grilo CM, Reas DL, Mitchell JE. Combining pharmacological and psychological treatments for binge eating disorder: current status, limitations, and future directions. Curr Psychiatry Rep. 2016;18(6):55.

Guerdjikova AI, Mori N, Casuto LS, McElroy SL. Binge eating disorder. Psychiatr Clin North Am. 2017;40(2):255-66.

Halmi K. Salient components of a comprehensive service for eating disorders. World Psychiatry. 2009;8:150-5.

Halpern A, Mancini MC. Manual de obesidade para o clínico. São Paulo: Roca; 2002.

Kober H, Boswell RG. Potential psychological & neural mechanisms in binge eating disorder: implications for treatment. Clin Psychol Rev. 2018;60:32-44.

Latterza AR, Dunker KLL, Scagliusi FB, et al. Nutritional treatment of eating disorders. Rev Psiquiatr Clin. 2004;31(4):173-76.

McCuen-Wurst C, Ruggieri M, Allison KC. Disordered eating and obesity: associations between binge-eating disorder, night-eating syndrome, and weight-related comorbidities. Ann N Y Acad Sci. 2018;1411:96-105.

Mitchell JE. Medical comorbidity and medical complications associated with binge-eating disorder. Int J Eat Disord. 2015;49(3):319-23.

Molinari E, Baruffi M, Croci M, et al. Binge eating disorder in obesity: comparison of different therapeutic strategies. Eat Weight Disord. 2005;10:154-61.

Naish KR, Laliberte M, MacKillop J, et al. Systematic review of the effects of acute stress in binge eating disorder. Eur J Neurosci. 2019;50(3):2415-29.

Painot D, Jotterand S, Kammer A, et al. Simultaneous nutritional cognitive-behavioural therapy in obese patients. Patient Educ Couns. 2001;42:47-52.

Philippi ST, Alvarenga M. Transtornos alimentares: uma visão nutricional. São Paulo: Manole; 2004.

Pisciolaro F, Azevedo AP. Transtorno da compulsão alimentar periódica. In: Cordás TA, Kachani AT, et al. Nutrição em psiquiatria. Porto Alegre: Artmed; 2010. p. 167-79.

Polacow V, Costa AC, Figueiredo M. Comer com atenção plena (mindful eating). In: Alvarenga M, Figueiredo M, Timerman F, Antonaccio C. Nutrição comportamental. Barueri: Manole; 2015. p. 263-80.

Polacow VO, Aquino RC, Scagliusi FB. Aspectos gerais da terapia nutricional para os transtornos alimentares: avaliação nutricional, objetivos, modalidades e alta. In: Alvarenga M, Scagliusi FB, Philippi ST. Nutrição e transtornos alimentares: avaliação e tratamento. Barueri: Manole; 2011. p. 239-56.

Rock CL, Curran-Celentano J. Nutritional management of eating disorders. Psych Clin North Am. 1996;19(4):701-11.

Salzano FT, Cordás TA. Tratamento farmacológico de transtornos alimentares. Rev Psiquiatr Clín. 2004;31(4):188-94.

Spitzer RL. Binge eating disorder: to be or not to be in DSM-IV. Int J Eat Disord. 1991;21(1):627-9.

Striegel-Moore RH, Cachalin FM, Dohm FA, et al. Comparison of binge eating disorder and bulimia nervosa in a community sample. Int J Eat Disord. 2001;29(2):157-65.

Strigel-Moore RH, Franko DL. Epidemiology of binge eating disorder. Int J Eat Disord. 2003;34:19-29.

Stunkard AJ, Allison KC. Two forms of disordered eating in obesity: binge eating and night eating. Inter J Obes. 2003;27:1-12.

Whiteside U, Chen E, Neighbors C, et al. Difficulties regulating emotions: do binge eaters have fewer strategies to modulate and tolerate negative affect? Eating Behaviors. 2007;8(2):162-9.

Wilfley DE, Wilson GT, Agras WS. The clinical significance of binge eating disorder. Int J Eat Disord. 2003;34(1):96-106.

Yager J. Binge eating disorder: the search for better treatments. Am J Psychiatry. 2008;165(1):51-8.

64 | Importância de Medidas Cognitivo-Comportamentais no Tratamento da Obesidade

Adriano Segal

Introdução

Desde seu uso inicial em obesidade, ao final dos anos 1960, até a data de hoje, o enfoque cognitivo-comportamental, que aqui será chamado "terapia cognitivo-comportamental" (TCC), tem sido foco de grande atenção em várias áreas da saúde, inclusive no tratamento da obesidade.

Naquela época, a obesidade era vista como consequência de um comportamento mal-adaptativo (comer em excesso), e, portanto, ao se modificar tal comportamento com a terapia comportamental, a resolução do problema ocorreria. Nesse referencial, naturalmente essa abordagem não se mostrou efetiva.

Ainda hoje os resultados são isoladamente modestos, mesmo quando técnicas como entrevista motivacional e *mindfulness* são utilizadas. Contudo, quando inserida em programas multiprofissionais abrangentes, incluindo medicações e cirurgias, quando necessárias, a TCC é considerada o centro do tratamento da obesidade.

Abordagem psicológica no tratamento da obesidade

A obesidade foi por muito tempo compreendida como uma manifestação somática (ou seja, uma consequência) de um conflito psicológico subjacente, que a pessoa com obesidade só conseguiria resolver por meio da ingestão calórica aumentada e/ou descontrolada, denotando formação egoica inadequada. Essa não é a postura científica aceita atualmente, mas, ainda hoje, muitos leigos e, infelizmente, muitos profissionais da saúde ainda a encaram desse modo.

Hoje, diante do conhecimento muito mais amplo, a obesidade não é classificada como quadro psicossomático nem como um transtorno psiquiátrico devido a vários motivos, dos quais serão citados três (para mais detalhes, leia o texto de McCuen-Wurst e Allison, na bibliografia recomendada):

- A definição de obesidade não inclui qualquer aspecto emocional, comportamental ou cognitivo
- A obesidade é causada/mediada/influenciada por vários fatores (p. ex., genéticos, ambientais e epigenéticos)
- Muitas pessoas com obesidade mantêm peso estável, ingerindo e gastando energia de modo equilibrado, apesar de a doença estar presente.

Estudos de larga escala na comunidade sugerem que não há diferenças significativas no funcionamento psicológico entre pessoas com e sem obesidade, apesar de haver maior prevalência de transtornos psiquiátricos nas primeiras. Esses estudos, usando instrumentos de avaliação padronizados e adequadamente validados, contrariam as ideias iniciais, de embasamento psicanalítico, provindas em boa parte de relatos de caso, usando medidas não padronizadas e de pequena confiabilidade ou de interpretações clínicas subjetivas.

Nas pessoas com obesidade que procuram por tratamento para ela, existe um aumento de prevalência de sintomas, sinais ou mesmo transtornos psiquiátricos, tais como depressivos, ansiosos e alimentares. Além disso, pacientes com comorbidades psiquiátricas parecem ter maiores taxas de abandono do tratamento antiobesidade. O tratamento dessas comorbidades aproxima os resultados do tratamento antiobesidade daqueles obtidos na população não psiquiátrica.

Os aspectos citados anteriormente realçam a necessidade da realização de diagnósticos psiquiátricos e da utilização de tratamentos incisivos. Como já dito em várias partes desta obra, a obesidade é uma doença de etiologia multifatorial, crônica, recidivante, grave, de custos extremamente elevados em todas as áreas da existência humana, individual e social. Além disso, um forte estigma, provavelmente advindo das teorias citadas anteriormente, está presente. Este se caracteriza por uma diversidade de atitudes negativas frente às pessoas com obesidade, tais como menores chances de empregabilidade, menor chance de estar envolvido em um relacionamento afetivo, objetos de uso diário com ergonomia inadequada para essa população e outros mais ou menos explícitos, porém igualmente agressivos. Nos dias de hoje, chama-se essa postura de "gordofobia", parente próxima de outras posturas, tais como homofobia e xenofobia. Não é exagero cogitar que pessoas com obesidade venham a ser tratadas como os fumantes são tratados hoje: alguém que veja uma pessoa com obesidade comendo poderia admoestá-lo dizendo coisas como "Por favor, seus hábitos me enojam. Coma longe de mim".

Como já dito, ainda pior é a presença dos mesmos comportamentos e sentimentos negativos na população de profissionais da área de saúde. Isso faz com que uma variedade de abordagens terapêuticas ineficazes ou que tenham segurança inadequada seja proposta, dada a baixa crença de que esse grupo de doentes responda a qualquer tratamento adequado.

Nesse cenário, a TCC não pretende buscar o *insight* psicológico (até porque os problemas psicológicos associados à obesidade parecem muito mais complicações dela do que uma de suas causas), e sim uma modificação dos hábitos de vida baseada no aqui e no agora, com a modificação comportamental como uma etapa inicial.

Aspectos gerais da terapia cognitivo-comportamental

A TCC começou a ser utilizada para obesidade nas décadas de 1960 e 1970 com técnicas principalmente comportamentais. Nos dias atuais, técnicas cognitivas estão associadas às primeiras, na maior parte dos programas de redução ponderal. Ela é utilizada também em vários programas comerciais, por exemplo, Vigilantes do Peso.

A TCC é derivada do condicionamento clássico, do condicionamento operante e das teorias de aprendizagem social, segundo os quais um animal (ou ser humano) aprende um comportamento, desenvolve expectativas sobre as consequências desse comportamento e pode mudar esse comportamento em resposta a mudanças do ambiente. Ela se baseia em alguns pressupostos, a saber:

- A ingestão alimentar e a atividade física alteram o peso corporal. Alterando-se esses dois comportamentos, altera-se o peso corporal
- Esses são comportamentos aprendidos e, como outros comportamentos aprendidos, podem ser modificados
- Para que essa modificação seja duradoura, é necessária a modificação do ambiente que os influencia.

Apesar de os tópicos anteriores não darem conta da etiologia multifatorial da obesidade, essa modalidade terapêutica reconhece esse aspecto. Mesmo assim, seu foco é restrito à modificação do balanço energético, por meio da modificação dos comportamentos citados anteriormente e de eventuais cognições ou emoções mal-adaptativas que os reforcem. Aspectos psicoeducacionais foram sendo incorporados ao tratamento.

A TCC utiliza a **Análise Funcional** dos comportamentos, qualquer que seja sua indicação, isto é, tanto em transtornos psiquiátricos quanto no tratamento da obesidade. Sua característica principal é a presença de objetivos claramente definidos desde o início do tratamento.

No caso específico da obesidade, a TCC objetivará a clarificação da associação entre o binômio **ingestão alimentar-atividade física**, em uma ponta, e eventos externos a esse binômio (p. ex., horários das refeições, presença de outras pessoas, humor, cognições, crenças, informações inadequadas, entre outros), na outra ponta.

Os elementos principais para a TCC são, portanto:

- Mudanças estruturadas de estilo de vida (incluindo tecnologia mais moderna, tais como programas baseados na internet)
- Métodos cognitivos para se mudar a postura existencial
- Estratégias para o aumento do suporte social e estratégias para a manutenção da motivação.

A TCC se estrutura em algumas fases, comuns a todas as indicações e fundamentais para o sucesso dela:

- Avaliação da motivação para a mudança
- Avaliação da história e do estado atual da condição a ser tratada
- Preparo de uma formulação teórica do problema
- Planejamento do programa de tratamento.

Terapia cognitivo-comportamental na obesidade

Quantificação da motivação

Os motivos que levam uma pessoa a se submeter a um programa de perda de peso variam amplamente. Na maior parte dos casos, são de ordem estética ou de saúde.

É muito importante que se faça a distinção entre a manifestação da vontade de perder peso, presente na totalidade das pessoas que se apresentam para tratamento, e a real disponibilidade para se engajar em programas que modificarão o estilo de vida mal-adaptativo em sua essência. Em determinado momento, isso ocorre apenas em uma parte dessas pessoas, já que essa disponibilidade é flutuante (como qualquer outra disponibilidade, em qualquer pessoa).

Várias técnicas são utilizadas na avaliação da motivação, como a avaliação da motivação expressa, a Avaliação de Decisão Balanceada (na qual o indivíduo manifesta sua avaliação dos custos e benefícios das mudanças), entrevistas motivacionais, entre outras, sem que uma técnica tenha se mostrado efetivamente superior a outra na área da obesidade.

É fundamental que esteja claro – tanto para o paciente quanto para o profissional da saúde – que querer emagrecer e manter-se mais saudável não é sinônimo de estar pronto ou de estar de acordo com implementar as profundas mudanças que são necessárias para a obtenção de sucesso.

Automonitoramento

Essa é uma técnica central nas TCCs e assim o é na TCC para a obesidade. O automonitoramento dos comportamentos visados é utilizado tanto para o mapeamento dos eventos ambientais, que permitirá tentativas de alteração daqueles que forem mal-adaptativos, quanto para o acompanhamento das mudanças alimentares e de atividade física. Ela é feita comumente por meio de um diário alimentar (Tabela 64.1, com a função de cada item), no qual é obtido o registro de vários aspectos que serão abordados nas consultas.

Estudos desenhados para a mensuração do consumo energético diário mostraram que pessoas com obesidade subestimam a ingestão calórica em aproximadamente 40% do total, contra 5 a 20% de subestimação por parte de pessoas sem obesidade, quando em entrevistas abertas.

Com o diário, essa subestimação tende a ser menor e, quando ocorre, pode ser de modo proposital (o paciente quer esconder o que comeu para não ser maltratado pelo profissional) ou, mais comumente do que se pensa, pode ser devido ao preenchimento do diário ser feito não imediatamente após o ato de comer. Essa demora pode gerar esquecimentos reais e subestimação da ingestão.

Tabela 64.1 Diário alimentar.

Como me sentia psicologicamente antes e depois de comer?	Avaliar a presença de gatilhos ou mantenedores emocionais e cognitivos
Com quem estava?	Avaliar a presença de gatilhos ou mantenedores comportamentais
Onde e como estava?	Avaliar a presença de gatilhos ou mantenedores comportamentais
Descontrole?	Avaliar a presença de episódios compulsivos
Fome?	Reeducar a sensação de fome e saciedade
O que e quanto comi?	Avaliar o tamanho e a composição das refeições
Dia Hora	Avaliar a frequência das refeições

Definição dos objetivos

Isso significa que, ao mesmo tempo que devemos ser continentes e respeitosos com o relato dos pacientes, devemos orientar o preenchimento do diário do modo mais completo possível e sempre imediatamente após a ingestão, com uma postura franca e firme.

As colunas do diário devem ser preenchidas a cada vez que houver ingestão alimentar.

Definição dos objetivos

Uma perda de 5 a 10% do peso inicial, mantida por períodos prolongados, sempre foi considerada sucesso terapêutico, dado que se associa à melhora em vários parâmetros de saúde e de qualidade vida. Perdas maiores são obtidas com a associação dos novos medicamentos antiobesidade disponíveis em nosso meio e com as cirurgias bariátricas.

Mesmo para a parcela de pacientes que não procura o tratamento primariamente por motivos estéticos, perder 5 a 10% é sentido como sendo insuficiente e frustrante. Assim, a correta discussão dos aspectos envolvidos e o estabelecimento de objetivos do tratamento devem ser realizados de modo científico, embasado, preciso e realista. É importante também incluir na discussão o caráter recidivante e crônico da obesidade, mesmo quando usados tratamentos mais incisivos, como medicações mais modernas e cirurgias bariátricas.

É comum que o paciente tenha metas menos realistas e, às vezes, até francamente fantasiosas. Isso é compreensível. Contudo, o profissional deve se abster de propor metas desse tipo e/ou de reforçar aquelas que vêm dos pacientes, quando inadequadas ou não realistas.

Metas fantasiosas por parte do profissional podem derivar de vontade bem-intencionada de aumentar a adesão do paciente ao tratamento, de mecanismo de defesa do profissional (que culparia o paciente por eventual fracasso), de desconhecimento sobre o tema ou, infelizmente, de má-fé. Em qualquer um dos casos, elas criam um paradoxo entre o desempenho "esperado" e o obtido. Isso pode levar a mudanças de humor, distorções cognitivas e uma série de efeitos indesejados, como desapontamento, frustração, culpa e baixa autoestima. O fracasso passa a ser a regra e os pacientes passam a receber com desprezo as orientações propostas por seu médico. Essas metas fantasiosas podem teoricamente até facilitar a aderência inicial do paciente, mas, na maior parte das vezes, causam o abandono mais precoce do tratamento.

Portanto, qualquer que seja o motivo para estimular metas fantasiosas, propô-las é errado. Novamente, uma postura realista e embasada é fundamental.

Nutrição

Apesar de fazer parte central de uma abordagem cognitivo-comportamental completa, ela será discutida mais apropriadamente no Capítulo 58, *Redução da Densidade Energética no Tratamento da Obesidade no Adulto*, e no Capítulo 63, *Orientação Nutricional no Transtorno da Compulsão Alimentar*.

Atividade física

Apesar de fazer parte central de uma abordagem cognitivo-comportamental completa, ela será discutida mais apropriadamente no Capítulo 66, *Exercício Físico no Tratamento da Obesidade: Como Prescrever?*

Atuação na imagem corporal

Com as ações inclusivas, muitas pessoas com obesidade provavelmente estão se sentindo bem com a presença do excesso de adiposidade, diminuindo muito o impacto psicossocial negativo da doença para essas pessoas.

Contudo, em pacientes com obesidade (ou seja, pessoas com obesidade que decidiram tratar a doença), a insatisfação com a imagem corporal é frequente. Evidências de que esse aspecto leva a uma diminuição da autoestima, com repercussão na motivação e na eficácia do tratamento, são frequentes na literatura.

Deve-se diferenciar a insatisfação da distorção de imagem corporal, um sintoma frequente em alguns transtornos alimentares. Na anorexia nervosa há distorção da imagem corporal e o excesso de adiposidade não é real, e na bulimia nervosa pode haver distorção da imagem corporal e o excesso de adiposidade comumente não é real. Nos pacientes com obesidade existe efetivamente uma quantidade de gordura acima da considerada saudável (e atraente por ainda grande parte da sociedade), que pode responder por essa insatisfação e que também define a presença da doença.

A insatisfação não é uniforme: mulheres com obesidade se sentem mais insatisfeitas com sua imagem corporal do que homens com obesidade. Entre as mulheres, observa-se uma distribuição também heterogênea, com algumas apresentando maior sofrimento do que outras, ainda que as mesmas características antropométricas estejam presentes.

A abordagem dessa questão deve ser diferenciada daquela utilizada nos transtornos alimentares, já que esses pacientes não apresentam necessariamente uma apreciação **patológica** de sua imagem corporal e já que a redução de peso obtida com as diversas modalidades terapêuticas, como dito anteriormente, pode não alcançar o nível "ideal" estipulado pelo paciente ou pela sociedade.

A melhora da imagem corporal deve ser obtida por meio da adequada relativização desse aspecto na avaliação do sucesso pessoal e do tratamento (alterações cognitivas e emocionais) e por meio do desencorajamento de que a avaliação da imagem corporal determine as escolhas de atividades, por exemplo, atividades físicas (alterações comportamentais).

Os melhores resultados nesse quesito parecem provir de tratamentos em grupo.

Padrões alimentares patológicos e episódios de compulsão alimentar

Boa parte dos pacientes com obesidade apresenta padrões de alimentação que variam consideravelmente a cada dia ou que são caracterizados por longos períodos de restrição alternando-se com longos períodos de excessos alimentares, sem que necessariamente se preencham os critérios diagnósticos para bulimia nervosa.

Estudos em animais demonstram que a fome e a saciedade podem ser condicionadas a gatilhos ambientais e que o tamanho de determinada refeição é diretamente proporcional à estimativa aprendida do intervalo de tempo entre as refeições. Possivelmente, o comportamento alimentar saudável nos seres humanos segue as mesmas linhas gerais, o que justifica a utilização de um padrão regular de alimentação logo no início do tratamento. Apesar de estudos mais recentes colocarem em xeque a ideia de que comer a intervalos mais longos possa desencadear transtornos alimentares, isso ainda está em discussão.

No caso de episódios de compulsão alimentar estarem claramente presentes, atenção especial deve ser destinada a eles com, ao menos, a mesma ênfase dada ao componente de controle de peso do tratamento.

Essa atenção inclui pesquisar a presença do transtorno da compulsão alimentar (TCA) propriamente dito. O TCA, cuja prevalência de associação à obesidade parece ser proporcional à gravidade dela, é um marcador independente de maior morbidade clínica e psiquiátrica. Estratégias especiais, incluindo medicamentosas (como a lisdexanfetamina, única medicação aprovada em nosso meio com essa finalidade, mas não para obesidade sem TCA) podem ser necessárias. Ver mais sobre o tratamento medicamentoso do TCA no Capítulo 55, *Transtornos Alimentares e Obesidade*.

Controle do estímulo

O controle do estímulo tem dois objetivos principais:

- Reduzir a exposição do paciente a estímulos que podem deflagrar os comportamentos que culminam com maior ingestão calórica e que, portanto, se deseja modificar
- Aumentar a exposição aos estímulos que favorecem essa modificação.

Entre outras estratégias, ensina-se ao paciente como estabelecer mudanças abrangentes na qualidade e na quantidade do alimento. Por exemplo, a aquisição de frutas, verduras, alimentos ricos em carboidratos complexos é estimulada assim como seu acesso fácil e atraente na geladeira. A aquisição de alimentos de elevado teor calórico e de baixo valor nutricional é desestimulada. Quando ela ocorre, sua estocagem em recipientes pouco atrativos e de difícil acesso é estimulada. Além disso, os assim chamados **gatilhos comportamentais**, como comer durante a realização de outra atividade que possa retirar a atenção do ato alimentar, comer em vários lugares da casa, comer em pé, comer em resposta a estados emocionais e outros, são identificados, discutidos e desestimulados.

Resolução de problemas

Técnicas de resolução de problemas são discutidas com os pacientes: estes passam a identificar situações que funcionam como os gatilhos citados anteriormente e, a partir disso, são estimulados a criarem possíveis soluções, a selecionar uma delas, testá-la e a avaliar o resultado obtido. No caso de a solução testada se mostrar ineficaz, o processo deve então ser reiniciado até que uma das soluções possíveis se mostre efetiva.

Essa técnica permite não só a individualização do tratamento, quando a abordagem é feita em grupo, como também o espraiamento da nova habilidade para outras áreas de problemas pessoais. Além disso, ela oferece a possibilidade de se criar grande variedade de estratégias individuais e independentes do terapeuta, após um tempo de prática.

Reestruturação cognitiva

Além de gatilhos físicos e ambientais, outros que desempenham papel importante nos hábitos que se pretende mudar são os gatilhos cognitivos. Pensamentos automáticos negativos ou autodepreciativos, pensamentos do tipo **tudo ou nada** (chamados "dicotômicos"), mitos nutricionais, desculpas e racionalizações que promovam os hábitos mal-adaptativos devem ser identificados, questionados ou desfeitos e, finalmente, substituídos por outros, mais adequados.

Esse aspecto tem papel de destaque na literatura e sua correta abordagem é fator fundamental, especialmente no sentido de resultados a longo prazo.

Prevenção de recaída

Os programas cognitivo-comportamentais deixam claro que desvios ou "escorregões" fazem parte do processo de perda e manutenção de peso. Assim, ensina-se a prever situações nas quais esses desvios têm alta chance de ocorrer e estratégias para se lidar com eles. O objetivo dessa técnica é evitar que um desvio se transforme em um desencadeante de recaída ao entrar em circuitos cognitivos negativos, como os dicotômicos, citados anteriormente.

A aprendizagem adquirida nesse tipo de programa deve se refletir em mudanças reais, aplicáveis e permanentes do estilo de vida do paciente com obesidade.

Com o conceito de obesidade como doença crônica em mente, propõem-se tratamentos crônicos. Assim, programas de mais longa duração são utilizados para que se mantenham os resultados obtidos por prazos mais extensos. O paciente deve ser exaustivamente orientado a respeito da cronicidade de sua doença, de seu aspecto recidivante e da necessidade da manutenção vitalícia dos novos hábitos para obtenção de resultados mais duradouros.

Resultados da terapia cognitivo-comportamental

A TCC combinada com dietas e atividade física produz resultados superiores do que os dois últimos isoladamente.

Os resultados em termos de perda de peso ao final de programas cognitivo-comportamentais abrangentes, isto é, incluindo orientação nutricional e atividade física, variam de 1,8 a 17 kg, com uma média de 9,7 kg nos diversos estudos. Os melhores resultados são obtidos em programas mais longos, isto é, de 6 a 12 meses de duração.

Em termos a longo prazo, a perda de peso é, em média, de 5,6 kg, sendo isso equivalente a uma perda de peso correspondente a 60% da perda inicial, isto é, aquela obtida ao final do programa.

Ensaios clínicos mais recentes que avaliaram a efetividade de TCC em programas abrangentes encontraram perda de peso em torno de 8 a 10% do peso inicial em até 30 semanas de seguimento. Após o primeiro momento, um reganho de peso gradual foi observado, resultando em perda de peso final variando de 4 a 5% após 8 anos de seguimento.

Estratégias como medicações e cirurgias podem e são usadas em associação, com resultados superiores aos de qualquer uma dessas três estratégias separadamente.

Considerações finais

A TCC é um instrumento, a um só tempo, limitado e poderoso. Seus limites se traduzem em resultados distantes dos esperados pelos primeiros pesquisadores da área e dos desejados pelo maior interessado: o paciente.

Os resultados também são pouco adequados em pacientes com obesidade classe 3, nos quais mesmo a perda esperada, isto é, 5 a 10% do peso inicial, será insuficiente para o quadro geral, ainda existindo classe elevada de obesidade e as consequências do grande excesso de peso.

Sua força vem da abordagem mais científica e de resultados mensuráveis, além da intuitiva e desejada inserção dessa abordagem em equipes multiprofissionais. Em conjunto com tratamentos abrangentes (p. ex., dietoterapia, atividade física, farmacoterapia, cirurgias bariátricas), a TCC parece aperfeiçoar os resultados obtidos. Como a TCC pode ser realizada em grupos, sua aplicação em termos de saúde pública não onera de modo desmedido o tratamento.

Ainda em relação aos tratamentos cirúrgicos, a TCC pode ser usada no preparo pré-operatório, buscando a diminuição do risco cirúrgico e a educação do paciente nessa área. Pode também ser usada no período pós-operatório, ajudando o paciente a se adaptar às profundas mudanças em várias áreas do funcionamento do indivíduo que decorrem dessa forma de abordagem.

Não há um tratamento que, isolado, seja 100% efetivo e seguro para a obesidade. Poder-se-ia argumentar que a TCC isoladamente seria segura mesmo se ineficaz. Porém, se usada isoladamente, ela poderá submeter o paciente com obesidade à manutenção das adversidades da obesidade por tempo maior. Assim, sua inserção em um modelo abrangente de tratamentos associados é a melhor opção.

Assim, é nossa opinião que cada um dos tratamentos citados neste ou nos Capítulos 55, 58, 63 e 66 poderá ter resultados inadequados caso seja utilizado de modo isolado, fazendo com que um ou outro aspecto dessa complexa doença seja negligenciado.

Bibliografia

American Psychiatric Association. Diagnostic and Statistical Manual of Mental Disorders. 5. ed. Washington, DC: American Psychiatric Association; 2022.

Antipatis VJ, Gill TP. Obesity as a global problem. In: Björntorp P, editor. International textbook of obesity. Chichester: John Wiley & Sons; 2001. p. 3-22.

Cooper Z, Fairburn CG. A new cognitive behavioural approach to the treatment of obesity. Behav Res Ther. 2001;39(5):499-511.

Devlin MJ. Binge-eating disorder and obesity. A combined treatment approach. Psychiatr Clin North Am. 2001;24(2):325-35.

Devlin MJ, Goldfein JA, Petkova E, et al. Cognitive behavioral therapy and fluoxetine as adjuncts to group behavioral therapy for binge eating disorder. Obesity Research. 2005;13(6):1077-88.

Dhurandhar NV. Stop the patient blame game: what actually causes obesity? [Internet]. Medscape; 2019. Available from: https://www.medscape.com/viewarticle/909500.

Golay A, Buclin S, Ybarra J, et al. New interdisciplinary cognitive-behavioural-nutritional approach to obesity treatment: a 5-year follow-up study. Eat Weight Disord. 2004;9(1):29-34.

Gomez-Rubalcava S, Stabbert K, Phelan S. Behavioral treatment of obesity. In: Wadden TA, Bray GA. Handbook of obesity treatment. 2. ed. New York: The Guilford Press; 2018. p. 336-48.

Harvey EL, Glenny A-M, Kirk SFL, et al. Improving health professionals' management and the organization of care for overweight and obese people (Cochrane Review). In: The Cochrane Library. Issue 1. Oxford: Update Software; 2006.

Hay PJ, Bacaltchuk J, Stefano S. Psychotherapy for bulimia nervosa and binging (Cochrane Review). In: The Cochrane Library. Issue 1. Oxford: Update Software; 2006.

Heshka S, Anderson JW, Atkinson RL, et al. Weight loss with self-help compared with a structured commercial program: a randomized trial. JAMA. 2003;289(14):1792-8.

Hróbjartsson A, Gøtzsche PC. Placebo interventions for all clinical conditions (Cochrane Review). In: The Cochrane Library. Issue 1. Oxford: Update Software; 2006.

Khaodhiar L, Blackburn GL. Health benefits and risks of weight loss. In: Björntorp P. International textbook of obesity. Chichester: John Wiley & Sons; 2001. p. 413-40.

Lagerros YT, Rössner S. Obesity management: what brings success? Therap Adv Gastroenterol. 2013;6(1):77-88.

Look AHEAD Research Group. Eight-year weight losses with an intensive lifestyle intervention: The look AHEAD study. Obesity (Silver Spring). 2014;22(1):5-13.

Look AHEAD Research Group; Wadden TA, West DS, Delahanty L, et al. The Look AHEAD study: a description of the lifestyle intervention and the evidence supporting it. Obesity (Silver Spring). 2006;14(5):737-52.

McCuen-Wurst C, Allison KC. Obesity, eating disorders, and addiction. In: Wadden TA, Bray GA. Handbook of obesity treatment. 2. ed. New York: The Guilford Press; 2018. p. 169-84.

Melchionda N, Besteghi L, Di Domizio S, et al. Cognitive behavioural therapy for obesity: one-year follow-up in a clinical setting. Eat Weight Disord. 2003;8(3):188-93.

Most J, Tosti V, Redman LM, et al. Calorie restriction in humans: An update. Ageing Res Rev. 2017;39:36-45.

Munsch S, Biedert E, Keller U. Evaluation of a lifestyle change programme for the treatment of obesity in general practice. Swiss Med Wkly. 2003;133(9-10):148-54.

Norris SL, Zhang X, Avenell A, et al. Long-term non-pharmacological weight loss interventions for adults with prediabetes (Cochrane Review). In: The Cochrane Library. Issue 1. Oxford: Update Software; 2006.

Norris SL, Zhang X, Avenell A, et al. Long-term non-pharmacological weight loss interventions for adults with type 2 diabetes mellitus (Cochrane Review). In: The Cochrane Library. Issue 1. Oxford: Update Software; 2006.

Perri MG, Nezu AM, McKelvey WF, et al. Relapse prevention training and problem-solving therapy in the long-term management of obesity. J Consult Clin Psychol. 2001;69(4):722-6.

Ramirez EM, Rozen JC. A comparison of weight control and weight control plus body image therapy for obese men and women. J Consult Clin Psychol. 2001;69(3):440-6.

Segal A. O erro de louvar o gordo [Internet]. Revista Veja; 2018. Disponível em: https://veja.abril.com.br/revista-veja/o-erro-de-louvar-o-gordo/. Acesso em: 4 jun. 2024.

Segal A. Obesidade e comorbidade psiquiátrica: caracterização e eficácia terapêutica de atendimento multidisciplinar na evolução de 34 pacientes [Tese de Doutorado]. São Paulo: Faculdade de Medicina, Universidade de São Paulo; 1999.

Segal A. Técnicas de modificação de comportamento do paciente obeso: psicoterapia cognitivo-comportamental. In: Halpern A, Mancini MC. Manual de Obesidade para o clínico. São Paulo: Roca; 2002. p. 121-41.

Segal A, Kussunoki DK, Larino MA. Post-surgical refusal to eat: anorexia nervosa, bulimia nervosa or a new eating disorder? A case series. Obes Surg. 2004;14(3):353-60.

Shaw K, O'Rourke P, Del Mar C, et al. Psychological interventions for overweight or obesity (Cochrane Review). In: The Cochrane Library. Issue 1. Oxford: Update Software; 2006.

Wadden TA, Bailey TS, Billings LK, et al. Effect of subcutaneous semaglutide vs placebo as an adjunct to intensive behavioral therapy on body weight in adults with overweight or obesity: The STEP 3 randomized clinical trial. JAMA. 2021;325(14):1403-13.

65 | Entrevista Motivacional

Maria Lucia Livramento

Introdução

A entrevista motivacional (EM) visa auxiliar os profissionais da saúde a terem uma postura mais empática a fim de fortalecer a motivação do paciente no seu processo de mudança. Essa técnica foi desenvolvida na Universidade do Novo México (EUA) e foi introduzida na área da saúde, inicialmente, no tratamento de dependentes químicos, na década de 1980, por Rollnick e Miller. A EM tinha como foco a mudança de comportamento, explorando a ambivalência dos pacientes, quando estes apresentavam dificuldades em se comprometerem a mudar determinado comportamento de risco. Na década de 1990 e até os dias atuais, a EM também passou a ser utilizada com pacientes crônicos, como aqueles que apresentam diabetes, hipertensão, obesidade, entre outros. As doenças crônicas exigem uma mudança de comportamento e hábitos, o que nos leva diretamente à questão da motivação para mudança. No tratamento das doenças crônicas, em particular na obesidade, nos deparamos com questões sobre alimentação saudável, atividade física, observando que orientações ou conselhos não vão resolver ou mudar a situação e estas desmotivam o paciente cada vez mais. Essas questões permeiam a consulta, exigindo do profissional uma habilidade a mais, uma vez que estamos falando de mudança de comportamento que não pode e não deve ser orientada, mas "conversada" para elaboração de plano de ação conjunto (paciente/profissional). A maneira como falamos com os pacientes sobre as questões de mudança de hábitos influenciam diretamente a motivação pessoal para mudar o comportamento. Segundo Miller e Rollnick, a EM é um meio de ajudar as pessoas a reconhecerem e a fazerem algo a respeito de suas dificuldades e ambivalência quanto à mudança. Não é uma técnica para "convencer as pessoas a fazerem algo que não queiram, e sim atua auxiliando os pacientes a desenvolverem sua própria motivação para a mudança e adesão ao tratamento".

A EM é uma conversa centrada no paciente, é mais que um aconselhamento, tem como objetivo estimular a mudança de comportamento, explorando e construindo estratégias que levem à resolução da ambivalência. O papel do profissional da saúde não é diretivo, não propomos soluções ou sugestões, o nosso papel é de oferecer condições de pensamento crítico que propiciem um espaço para mudança. Em outras palavras, buscam-se os motivos para que o paciente perceba os seus comportamentos e necessidade de mudança, em vez de impor ou tentar persuadi-lo sobre o comportamento desejado. Amplia a experiência do paciente, sem impor o saber do profissional. Esse é o "espírito" que norteia e conduz uma conversa colaborativa e possibilita a construção da motivação para a mudança.

Muitos confundem a EM com psicoterapia breve, terapia centrada no cliente, desenvolvida por Carl Rogers, com a terapia cognitivo-comportamental (TCC), apesar de usar algumas ferramentas e pressupostos dessas abordagens. Segundo seus idealizadores, a EM não visa psicoeducar, não diz respeito a desenvolver novas habilidades e muito menos propiciar reestruturação cognitiva. Rollnick e Miller afirmam que a EM estimula e orienta à mudança. Nesse sentido, a motivação será percebida pela vontade do paciente em mudar o comportamento problemático. A motivação se torna mais específica e pragmática, já que é vista como o compromisso com o tratamento. É uma ferramenta que pode ser utilizada por qualquer profissional da saúde e não pressupõe uma formação em Psicologia.

Por ser uma conversa colaborativa, a EM não é fácil, não é uma miscelânea de técnicas de várias correntes teóricas. Pelo fato de ser uma conversa guiada pelas "falas" dos pacientes, exige uma mudança de postura do profissional no sentido de nos despirmos do nosso lugar de *experts* e entrar no universo do paciente. A conversa na EM desenvolve-se *com a pessoa*; esse contexto é novo e tira o profissional da sua zona de conforto, já que este foi treinado para ter falas pontuais, prescritivas, fornecendo medicações, conhecimento e limitando-se ao tempo da consulta. A EM não é apenas tirar a história do paciente, e sim interagir, interessar-se e valorizar o potencial do paciente. O profissional e o paciente procuram soluções juntos. Nesse sentido, passamos a lidar com o que é possível e não mais o idealizado, e nesse caminhar, a cada etapa vai-se construindo a motivação. Lidar com o que é possível exige de nós, profissionais, certo desapego quanto aos resultados. Isso não quer dizer um desinteresse, mas uma "aceitação" de que as pessoas escolhem os seus caminhos e é o paciente quem decide quando e o que fazer. Ressalto essa questão, devido a termos um forte desejo de "arrumar as coisas", "consertá-las" a fim de promover o bem-estar, ou melhorar a saúde. Se insistimos em argumentar com o paciente o por que não, por exemplo, fazer uma atividade física que o beneficiaria a perder peso e este argumenta que é cansativo, que seu joelho dói, estaremos no caminho errado, já que estamos defendendo o nosso saber e a pertinência da aderência a esse comportamento, e o nosso paciente está resistindo a essa situação. Esses confrontos fazem com que a relação terapêutica, ou melhor, a relação paciente-profissional fique comprometida. São os motivos dos pacientes que os fazem mudar; em vez de dizermos o que ele tem de fazer, poderíamos perguntar se eles gostariam de fazer uma mudança e como poderiam fazê-la.

Precisamos ficar atentos para não cair na armadilha de que essa conversa se desenvolva como uma "conversa corriqueira" em que o paciente traz fatos do seu cotidiano que não têm pertinência com a questão a ser abordada. Essas falas podem ser necessárias, a fim de se estabelecer uma aliança terapêutica para que o paciente se sinta à vontade; entretanto, devemos ficar atentos para não perder o *timing* e desviarmos do nosso foco. Quando isso acontece, percebemos que a eficácia da EM torna-se bastante comprometida, e, muitas vezes, os pacientes se mostram mais resistentes à mudança.

Devemos considerar também que podemos ser tentados a eleger de imediato as questões que estão relacionadas à obesidade, como, por exemplo, a aderência de uma alimentação saudável e querer resolver a questão orientando. O importante é não se envolver em confrontos de quais tópicos devem ser abordados inicialmente, e sim explorar as preocupações e crenças do paciente.

Outra dificuldade que devemos considerar é que, na EM, o nosso papel não é prescritivo, embora, na nossa prática, dependendo de onde estivermos inseridos, tenhamos de perguntar, preencher protocolos, fichas e outros. Quando estamos nessa forma de atuação, geralmente assumimos um papel ativo, deixando o nosso paciente passivo, na medida em que passamos a deter todo o poder da situação, perguntando o que queremos saber. Essa forma de relação é desigual, na qual o profissional detém todo o poder. Esse contexto vai à contramão da EM, já que desempodera o paciente, dificulta a aliança terapêutica, e é oposto ao "espírito" da EM.

A EM pressupõe que o profissional acolha, seja empático, que suporte a autonomia do paciente, identificando as falas relevantes e dando um reforço positivo das mesmas. Se isso não acontece, o paciente provavelmente assume um papel de imobilidade, devido as suas ações não serem respeitadas, e a mudança não acontecerá.

Falamos inúmeras vezes o quanto é difícil o nosso paciente mudar sem, entretanto, olharmos para nós mesmos, o quanto nos causa uma sensação de estranhamento, por estarmos rompendo com princípios que aprendemos na nossa formação. Assumir esse novo lugar de empatia e acolhimento nos é penoso e exige muita *expertise*. A EM demanda um treinamento desse lugar de acolhimento, de respeito às falas do paciente, para que possamos facilitar esse processo de mudança.

Sabemos que, ao longo da vida, adquirimos hábitos e estes são difíceis de serem abandonados, o nosso cérebro, por enésimas repetições, os fazem ser imprescindíveis no nosso cotidiano. E, por mais que os nossos pacientes cheguem espontaneamente aos nossos serviços e se mostrem interessados no tratamento, os hábitos adquiridos no decorrer da vida os impedem de assumir novas formas de lidar com o seu problema. Os velhos hábitos nos fazem sentir confortáveis e nos aliviam nos momentos de tensão por mais que saibamos dos seus malefícios. Modificar hábitos e desenvolver novos comportamentos é um processo penoso e exige tempo.

Na perspectiva da EM, não podemos deixar de considerar dois conceitos importantes: ambivalência e prontidão para a mudança. Uma pessoa ambivalente não nos mostra apenas relutância, dúvida sobre qual direção seguir; vai além disso, nos mostra um conflito psicológico acerca de qual caminho seguir. A ambivalência em mudar um comportamento é difícil de resolver porque todo conflito tem seus benefícios. E, para que possamos trabalhar a ambivalência, se faz necessário que o paciente a perceba e se proponha a trabalhá-la e ter como meta a sua resolução, sendo que a prontidão para a mudança só ocorre quando surge o desejo de mudar, que é um estado interno e mutável.

Antes de discorremos sobre os princípios da EM, gostaríamos de ressaltar que, na década de 1970, Prochaska e Diclemente, pesquisadores americanos, elaboraram um modelo de cinco estágios motivacionais: pré-contemplação, contemplação, preparação, ação e manutenção. Nesse modelo, a mudança se faz por meio de um processo em que a pessoa passa por vários estágios. Esses estágios precisam ser superados para que a pessoa abandone os antigos hábitos e a mudança possa ocorrer. Os estágios nos ajudam a identificar a fase em que o nosso paciente se encontra e, assim, auxiliam-nos a ser mais acolhedores e empáticos.

No primeiro estágio motivacional, *pré-contemplação*, a pessoa não percebe a necessidade de mudança, nega a existência do problema e não considera a possibilidade de mudar. Podemos dizer que está em negação do problema e resistente ao mesmo. Nesse momento é crucial evitarmos confrontos.

No segundo estágio, *contemplação*, a pessoa passa a perceber a sua dificuldade, começa a aparecer alguma consciência em relação ao problema, embora não saiba por onde começar e sinta-se insegura e ambivalente acerca do desejo de mudar; como defesa, tenta justificar seus comportamentos. Considera a mudança e ao mesmo tempo a rejeita. Nessa fase percebemos que ambivalência alcança o seu ponto máximo, e devemos trabalhá-la para possibilitar um movimento em direção à mudança.

No terceiro estágio, *preparação*, a pessoa começa a ter uma percepção mais clara da sua situação, passa a entender e a querer ter algumas atitudes diferentes em relação ao seu problema; começa a se preparar para efetivar suas ações. Neste momento, devemos, conjuntamente, elaborar um plano de ação para aumentar o compromisso com a mudança.

O quarto estágio, *ação*, começa a pôr em prática seus esforços para mudar. É uma etapa que demanda muito acolhimento, encorajamento, reforço positivo de nossa parte, para que as ações de mudança sejam efetivamente implantadas.

E, por fim, temos o estágio de *manutenção*; este é um momento desafiador porque veremos se ações foram realmente efetivas. Essa fase exige um esforço máximo da pessoa e também demanda da equipe de saúde uma atenção redobrada e reforço positivo, a fim de que não ocorra uma recaída.

Os autores também afirmam que mesmo as pessoas que conseguem mudar os seus hábitos podem sofrer recaídas e denominam essa etapa *relapso*. Quando isso ocorre, nem sempre o recomeço é pelo estágio inicial, podendo se dar por qualquer um deles; nesse contexto, os autores colocam que esse processo de mudança ocorre como uma espiral, e que está sempre em constante movimento. A recaída deve ser encarada como um estado de transição que pode ser seguido por um processo de mudança ou não. Pressupomos que a recaída faz parte desse processo de mudança e muitas vezes pode levar a pessoa a ter mais consciência dos seus conflitos e recomeçar de uma maneira mais realística, sendo um processo de aprendizado.

Esse modelo de prontidão para a mudança nos auxilia a termos uma escuta mais realística das possibilidades de mudança, ou seja, de adesão ao tratamento e, portanto, poderá ser utilizada como uma ferramenta a mais para iniciarmos o nosso trabalho de desenvolver a motivação do paciente.

Segundo Miller e Rollnick, a EM tem cinco princípios básicos: expressar empatia, desenvolver as discrepâncias, evitar confrontações, trabalhar a resistência e estimular a autoeficácia.

Expressar a empatia

Expressar a empatia é a *essência* da EM e consiste em:

- Aceitar a pessoa do paciente como ela se apresenta, tentando entendê-lo sem julgamento e crítica, como, por exemplo, "não consigo ter horário para fazer as refeições e, às vezes, quando vou comer, repito 3 a 4 vezes a refeição"

- Escutar criticamente o que os autores chamam *reflective listening*. Não é apenas o ouvir, mas compreender o significado da fala do paciente e devolvê-la de maneira clara e afirmativa, como, por exemplo, "você está querendo me dizer que, para você, é muito difícil prestar atenção à quantidade de sua alimentação e se alimentar em horários regulares"
- Assumir a ambivalência como algo esperado e natural e parte do processo de mudança.

Desenvolver as discrepâncias

Desenvolver as discrepâncias entre o comportamento atual (p. ex., ter um comportamento beliscador) e seus objetivos mais amplos, ter uma alimentação saudável e perda de peso. Essas discrepâncias mostram onde o paciente está e onde ele gostaria de chegar ou estar. Essa situação é importante para que o paciente:

- Tenha consciência das consequências do seu comportamento atual
- Vendo as discrepâncias entre o comportamento atual e objetivos futuros, fique mais motivado para mudança. Exemplificando, podemos usar a imagem da balança com os dois pratos e, como estes estão desequilibrados, perguntar qual seria o primeiro passo para os pratos ficarem mais equilibrados
- Estimular que apresente argumentos para mudança.

Evitar as confrontações

Para evitar as confrontações, devemos considerar que:

- Discussões são improdutivas, suscitam resistência, e isto é um sinal para o profissional mudar de estratégia
- Discussões surgem como uma tentativa de o profissional confrontar o paciente com o seu problema, e que este se assuma (como beliscador, por exemplo); este tipo de categorização é desnecessário.

Fluir com a resistência

Fluir com a resistência em vez de enfrentá-la, e para tal:

- Reconhecer o momento do paciente e não confrontá-lo, mas usá-lo de maneira positiva
- Ter em mente que as percepções do paciente podem mudar principalmente quando estas forem relutâncias ao tratamento e à mudança. Respeitar o momento do paciente. Por exemplo, "estou percebendo que você ainda não está pronto para dar um passo na mudança de seus horários de refeições. Facilitaria você escolher apenas um dos horários de refeição? O que você me diz a esse respeito?"
- Novas perspectivas são geralmente bem recebidas desde que não sejam impostas. E o paciente, cada vez mais, vai se comprometendo com a sua mudança
- O próprio paciente é uma fonte rica para as possíveis soluções do seu problema.

Estimular a autoeficácia

- O paciente faz suas escolhas, sendo responsável por elas para alcançar a mudança

- Acreditar na variedade de estratégias a que o paciente pode recorrer
- Principalmente, acreditar na possibilidade de mudança.

A autoeficácia é um conceito importantíssimo de Bandura, já que esta reflete a crença da própria pessoa na sua habilidade, na sua capacidade de executar uma tarefa, e é considerada o elemento-chave no processo de motivação para a mudança.

Estratégias para facilitar a abordagem na entrevista motivacional

Para facilitar a abordagem na EM, utilizamos estratégias que aumentam a possibilidade de mudança. São elas: perguntas abertas, reflexões, reforço positivo, foco, valores e resumo. As *perguntas abertas* abrem caminho para que o paciente expresse seus pensamentos, suas crenças, suas dificuldades. Elas possibilitam um verdadeiro diálogo, em que ambos, tanto o paciente quanto o profissional, vão construindo os alicerces para mudança. As perguntas abertas encorajam os pacientes a falarem de si próprios, elas não podem ser respondidas apenas com um sim ou não. O paciente tem de refletir e elaborar o que quer expressar e, muitas vezes, nos surpreende e não necessariamente diz o que nós, profissionais, queríamos ouvir. Elas expressam o que os pacientes consideram importante e relevante para a situação. É uma estratégia que nos coloca mais próximo do paciente e promove a sua autonomia, uma vez que a nossa conversa vai se dando por meio do que o paciente traz, como, por exemplo, "você poderia me contar como foi sua alimentação nesse período". Devemos evitar as perguntas fechadas, já que elas nos apresentam uma resposta apenas em uma direção (sim/não).

Reflexão é uma estratégia crucial, e diz respeito ao que o profissional escuta e devolve ao paciente. Escutar reflexivamente exige treino e demanda se colocar no lugar do outro. A reflexão não é uma interpretação, e sim uma devolução do que o paciente expressou e tem como objetivo facilitar a elaboração de suas dificuldades. Ela pode ser de *forma simples*, que é apenas uma constatação do que foi dito, para ver se o paciente discorda ou acrescenta algo, e tem o intuito de explorar melhor a situação. Na *reflexão ampliada*, devolvemos para o paciente o que ele verbalizou de uma maneira ampliada; entretanto, precisamos ter cuidado para não sermos exagerados e nem darmos uma conotação de crítica. *Reflexão combinada ou complexa* exige maior habilidade do profissional, já que a nossa devolução está baseada na escuta crítica, em que constatamos o que o paciente falou e acrescentamos algum dado sobre a sua ambivalência em relação à mudança de comportamento.

No *reforço positivo*, podemos demonstrar nosso apoio e compreensão. Não pode ser uma indução, e sim o reconhecimento verdadeiro daquilo que foi o esforço do paciente, valorizando-o.

No *foco*, devemos ficar atentos se, apesar das estratégias utilizadas, perguntas abertas, reflexões, as defesas e resistências continuam aumentando; devemos entender essa situação como sinal de que nosso foco precisa ser reavaliado.

No âmbito dos *valores*, podemos elencar também com os pacientes quais são os seus principais valores e utilizá-los como uma estratégia para mudança. O paciente pode se conscientizar da força e importância que valor tem na sua vida, e isso favorecer a apropriação de um novo comportamento.

Resumir tem o efeito de organizar as ideias do paciente e também de mostrar para ele que o escutamos (falas de vários momentos da consulta) e de ele perceber que estamos atentos e interessados nas suas questões.

A EM é uma técnica objetiva e prática, que ajuda o profissional da saúde a entender as dificuldades do paciente e sua ambivalência, e nos auxilia a construir a motivação para mudança, ou seja, a maior aderência ao tratamento. É uma técnica bastante difundida nos EUA, na Europa e, mais recentemente, no nosso meio. É uma técnica que exige treino na capacidade empática, na habilidade da escuta reflexiva, nas perguntas abertas e, principalmente, na tolerância de sairmos da nossa zona de conforto e assumirmos uma postura colaborativa em que o paciente é autônomo e assume o lugar de "protagonista".

Bibliografia

Bandura A, Azzi RG, Polydoro S. Teoria social cognitiva: conceitos básicos. Porto Alegre: Artmed; 2008.

DiMarco ID, Klein DA, Clark VL, Wilson GT. The use of motivational interview techniques to enhance the efficacy of guided self-help behavioral weight loss treatment. Eat Behav. 2009;10(2):134-6.

Miller WR, Rollnick S. Ten things that motivational interviewing is not. Behav Cog Psych. 2009;37:129-40.

Oliveira MS. Por que é tão difícil mudar? Contribuições do modelo transteórico de mudança de comportamento na prática clínica e na promoção de saúde. Novo Hamburgo: Sinopsys; 2017.

Rollnick S, Miller WR. Entrevista motivacional: preparando as pessoas para a mudança de comportamentos adictivos. Porto Alegre: Artmed; 2000.

Rollnick S, Miller WR. What is motivacional interviewing? Behav Cog Psych. 1985;23:325-34.

Rollnick S, Miller WR, Butler CS. Entrevista motivacional no cuidado de saúde. Porto Alegre: Artmed; 2008.

Rosnicow K, Davis R, Rollnick S. Motivational interviewing for pediatric obesity: conceptual issues and evidence review. J Am Diet Assoc. 2006;106(12):2024-33.

66 | Exercício Físico no Tratamento da Obesidade: Como Prescrever?

Ana R. Dâmaso ▪ Priscila de Lima Sanches ▪ Helton de Sá Souza ▪
Júlia Pagotto Matos ▪ Ana Claudia Pelissari Kravchychyn

Introdução

De acordo com o Centers for Disease Control and Prevention (CDC), inatividade física, maus hábitos alimentares, consumo excessivo de álcool e tabagismo constituem os principais fatores de risco para o desenvolvimento de doenças crônicas não transmissíveis (DCNT): esse órgão demonstrou que, em 2016, os gastos com assistência médica nos EUA aumentaram 4,3%, atingindo US$ 3,3 trilhões. Entre as causas mais frequentes de morte e oneração nos cofres públicos norte-americanos e do mundo, estão doenças cardiovasculares (DCV), acidente vascular encefálico (AVE), câncer, diabetes e obesidade.

A importância da atividade física na prevenção e/ou no retardo do desenvolvimento dessas doenças representa um consenso na literatura. Porém, ao longo das últimas três décadas, o exercício físico passou a ser prioridade, compondo parte da primeira linha de tratamento de inúmeras condições crônicas, mostrando, em alguns casos, ser mais efetivo do que o tratamento medicamentoso ou capaz de potencializar seus principais benefícios, com a vantagem de apresentar menos efeitos colaterais. Segundo a Organização Mundial da Saúde (OMS), somado ao problema da inatividade física, tem-se tornado crescente, na sociedade atual, ligada aos avanços tecnológicos, a preocupação com o tempo diário gasto com comportamentos sedentários, que se caracterizam como atividades de pouca movimentação, no período de vigília, em que a pessoa se encontre na posição sentada ou reclinada, desencadeando o gasto energético similar ao observado em repouso. Como exemplos do comportamento sedentário, pode-se citar o tempo gasto com jogos eletrônicos, trabalhos em frente ao computador, o uso de celulares e televisores.

Visando à prevenção de DCNT em adultos, a OMS recomenda, ao menos, 150 min/semana de atividade física moderada ou 75 min/semana se a intensidade for vigorosa. No entanto, em nível mundial, a OMS em 2018 verificou que cerca de 80% dos adultos não atingem essas recomendações devido aos meios de transporte, às tecnologias e aos valores culturais. No Brasil, no ano de 2020, dados da Pesquisa Nacional de Saúde, apresentados pelo Instituto Brasileiro de Geografia e Estatística (IBGE), mostraram que 50% dos adultos não alcançam a recomendação, e que o percentual é ainda maior em adultos com sobrepeso e obesidade. Cabe comentar que, ao se compreender a obesidade como uma doença de etiologia multifatorial, o uso do exercício físico como treinamento deve ser associado a intervenções de outras especialidades da saúde, como a médica, a nutricional, a psicológica e a fisioterapêutica.

Neste capítulo, serão descritas as principais evidências dos efeitos dos diferentes tipos, volumes e intensidades de exercício físico sobre a fisiopatologia da obesidade e seus prováveis mecanismos de ação, assim como possíveis contraindicações.

Bases gerais para a prescrição do exercício físico em caso de obesidade

A obesidade é uma doença inflamatória crônica, pois leva à alteração da função secretora do tecido adiposo, instalando um estado inflamatório de baixo grau que favorece a associação a diversas comorbidades. Uma característica clássica observada em indivíduos com obesidade – índice de massa corporal (IMC > 30 kg/m^2) – em comparação aos indivíduos eutróficos, são os níveis aumentados das concentrações de adipocinas pró-inflamatórias, como o fator de necrose tumoral alfa (TNF-α), a interleucina-6 (IL-6), o inibidor do ativador do plasminogênio 1 (PAI-1), a proteína C reativa e a resistina, enquanto as adipocinas anti-inflamatórias, como a adiponectina, uma das citocinas mais abundantemente expressas pelo tecido adiposo, encontram-se em baixas concentrações.

Pessoas com obesidade apresentam taxa de mortalidade duas vezes maior do que eutróficos e, nos casos de obesidade grave (IMC $\geq$ 40 kg/m^2), a taxa de mortalidade associada a DCV aumenta de 10 a 12 vezes na faixa etária entre 25 e 30 anos. Além disso, a distribuição da gordura corporal influencia a gravidade da obesidade, já que o tecido adiposo visceral tem características morfológicas que o diferenciam do tecido adiposo subcutâneo e o tornam mais nocivo à saúde. Desse modo, o diagnóstico preciso da obesidade e de suas comorbidades torna-se uma importante ferramenta no controle e no acompanhamento de estratégias clínicas interdisciplinares, incluindo o exercício físico.

Existem fortes evidências na literatura de que o aumento da atividade física e o engajamento em programas de exercícios físicos regulares reduzem a patogênese da obesidade, resultando em melhor qualidade de vida dos portadores dessa doença. Independentemente dos valores de IMC, o nível de atividade física apresenta impacto positivo na pressão arterial, em níveis de ansiedade e depressão, correlação inversa com as concentrações de triglicerídeos (TG) e glicemia em jejum e correlação positiva com as lipoproteínas de alta densidade (colesterol HDL), tendo um importante papel na prevenção do aumento do peso, na própria perda de peso e no desenvolvimento de comorbidades relacionadas à síndrome metabólica (SM). Somado a isso, a última diretriz europeia de manejo da obesidade em adultos mostra evidências importantes relacionando o exercício físico à redução da gordura intra-abdominal e ao aumento da massa magra.

Nesse sentido, a prescrição do exercício físico pode ser considerada estratégia para alcançar três finalidades:

- Prevenção do ganho de peso
- Perda de peso
- Manutenção do peso ideal.

Em sua última revisão sobre estratégias para perda e prevenção do reganho de peso em indivíduos com obesidade maiores de 18 anos, sem comorbidades graves ou em uso de medicamentos, o American College of Sports Medicine (ACSM) considerou que, para prevenir um ganho de peso superior a 3% da massa corporal total, é necessário realizar um volume de exercício físico entre 150 e 200 minutos semanais (min/semana), com intensidade moderada, que corresponda a um gasto energético entre 1.220 e 2.000 calorias por semana (kcal/semana). Em relação ao peso perdido, o mesmo volume de treinamento apresentou resultados modestos na perda de peso, sendo mais eficiente um acúmulo entre 225 e 420 min/semana de exercício de intensidade moderada, o que sugere a possibilidade de existir um efeito dose-resposta em relação ao volume de exercício físico e à magnitude da perda de peso. Para efeitos de perda de peso, destacou-se o papel associativo entre exercício físico e restrição calórica para potencialização dos resultados relacionados ao balanço energético negativo diário.

Esse efeito dose-resposta também se aplica à prevenção do reganho de peso após a perda, já que a maioria dos estudos avaliados pelo ACSM preconiza que, quanto maior o volume, melhor será a manutenção do peso adquirido. Como não há consenso sobre qual é o melhor tipo de exercício físico para a manutenção da perda de peso a longo prazo, as estratégias de redução ponderal devem prever acompanhamentos sistematizados após o período de intervenção, comumente denominados *follow up*, para que, no futuro, essa questão seja solucionada. Contudo, o *follow up* de no mínimo 2 anos após o tratamento torna-se um ponto crítico de mensuração do sucesso da terapia. Estudos recentes têm demonstrado que a manutenção do peso perdido está altamente relacionada a uma rotina de exercícios físicos consistentes e que a manutenção desse hábito perpassa o estabelecimento de horários fixos para prática diária em 90% dos casos de sucesso de manutenção de resultados a longo prazo. Ainda, os estudos destacam que exercício físico no início da manhã foi fortemente correlacionado à manutenção do hábito de se exercitar e à estabilidade da rotina.

O aumento do peso é alarmante em todas as faixas etárias, porém em populações pediátricas esse fator é ainda mais preocupante, uma vez que crianças e adolescentes com sobrepeso e obesidade têm maior probabilidade de se tornarem adultos com excesso de peso e portadores de comorbidades associadas a essa doença. Por esse motivo, esse público deve ser alvo de intervenções interdisciplinares que incluam a prática de atividade e exercícios físicos sistematizados.

Em relação à prescrição de exercícios físicos para adolescentes com obesidade, estudos apontam que os de característica aeróbica com duração acima de 60 minutos e com baixa intensidade, combinados a exercícios resistidos com alto número de repetições (15 a 20 repetições máximas), aparentaram ser mais efetivos para a manutenção do peso, enquanto exercícios de intensidade moderada a alta, totalizando 155 a 180 min/semana, foram mais efetivos para reduzir a quantidade de gordura corporal. Nessa população específica, o estímulo para diminuir comportamentos sedentários, principalmente o tempo em frente à TV ou ao computador, também parece exercer grande influência no tratamento, embora o número de estudos controlados que abordem o tema na adolescência seja ainda muito pequeno.

A literatura aponta ainda que exercícios combinados têm papel relevante na redução da prevalência da SM e de seus fatores de risco (resistência insulínica – RI e adiposidade visceral), na prevalência e na gravidade da doença hepática esteatótica metabólica (DHEM, ou MASLD, do inglês *metabolic dysfunction associated steatotic liver disease*) e nas concentrações de citocinas pró-inflamatórias, além de aumento na concentração de adiponectina.

A melhora dos fatores de risco da SM em adolescentes com obesidade também foi verificada por um estudo que comparou dois tipos de periodizações (linear e ondulatória) que compuseram um programa de treinamento concorrente de 14 semanas (realização de exercícios aeróbicos e resistidos em uma mesma sessão de treinamento). Diferentemente da utilização de exercícios exclusivamente aeróbicos, a associação dos diferentes tipos de exercícios promoveu aumento significativo na quantidade da massa livre de gordura com os dois tipos de periodização, embora a periodização ondulatória tenha se mostrado mais eficaz na manutenção da taxa metabólica de repouso do que a linear, em que se observou diminuição significativa dessa variável. Esses resultados são muito importantes, já que podem auxiliar na prevenção do reganho de peso após intervenção.

Em um relevante estudo publicado no *JAMA Pediatrics*, que envolveu 304 adolescentes com obesidade distribuídos em três grupos de treinamento [aeróbico (n = 75), resistido (n = 78) e combinado (aeróbico + resistido) (n = 75)] e um grupo-controle sem exercício (n = 76), os resultados mostraram que os três protocolos de exercício físico promoveram redução significativa no percentual de gordura corporal dos adolescentes com obesidade. Porém, o treinamento combinado (aeróbico + resistido) apresentou uma tendência de maior magnitude da redução do percentual de gordura corporal, da circunferência da cintura e do IMC, além de somar melhoras de parâmetros que seriam obtidos pelo treinamento aeróbico ou pelo treinamento resistido realizados de maneira isolada: melhoras do sistema energético dependente do metabolismo oxidativo, da capacidade metabólica e da aptidão cardiorrespiratória e mudanças qualitativas no tipo de fibra muscular esquelética (relacionadas com a prática do exercício físico aeróbico) e mudanças quantitativas na massa muscular esquelética, e aumento do diâmetro da fibra e da força muscular (associado ao exercício físico resistido).

O estudo concluiu que os três tipos de treinamento conseguiram promover mudanças em relação à composição corporal, porém os adolescentes que almejam potencializar os efeitos do exercício físico em relação às variáveis citadas devem realizar o treinamento combinado. Indiretamente, a melhora desses parâmetros pode favorecer a perda e/ou prevenir o reganho de peso a longo prazo, já que o tratamento da obesidade é contínuo.

Vale ressaltar que este é o primeiro estudo randomizado que compara os efeitos de três protocolos distintos de exercício físico na composição corporal e de fatores de risco cardiometabólicos em uma ampla amostra de adolescentes com obesidade. Mesmo assim, houve uma evasão de 24,7% dos participantes, sobretudo por falta de interesse, dificuldade em cumprir com os compromissos de horário das intervenções e insatisfação com o grupo.

Para minimizar os altos índices de evasão ao tratamento, é fundamental atentar-se a fatores motivacionais e englobar a participação da família no trabalho com essa faixa etária. Estudos mostram que a prática de exercícios físicos de alta intensidade [de 65 a 80% da frequência cardíaca máxima (FCM) ajustada pela idade] na forma de jogos recreativos, durante o período de 1 ano (6 meses, 2 vezes/semana com duração de 50 minutos, e 6 meses por 2 vezes/mês com a mesma duração), concomitantemente ao constante estímulo à diminuição de comportamentos sedentários e ao aumento da prática de atividade física pelo menos 3 vezes/semana (caminhar, andar de bicicleta, subir e descer escadas), conseguiu diminuir significativamente o peso corporal, o IMC, o percentual e a quantidade de gordura corporal em kg, em comparação ao grupo-controle de crianças com sobrepeso que não realizaram a intervenção. Além disso, houve diminuição estatisticamente significativa da concentração plasmática de insulina e da RI, caracterizada pelo cálculo do *homeostasis model assessment of insulin resistance* (HOMA IR).

O efeito do exercício físico em diminuir a concentração de hemoglobina glicada (HbA1c) também se mostra clinicamente relevante. Dados referentes a alterações na concentração de insulina após um período de treinamento aeróbico e/ou resistido são divergentes na literatura, com possibilidade de haver ou não diminuição da hiperinsulinemia. Contudo, nenhum estudo constatou aumento nos níveis de insulina em resposta ao exercício.

Independentemente da faixa etária e da classe de obesidade, os pacientes devem ser informados sobre as metas reais quanto à expectativa da perda de peso induzida pelo exercício, assim como sobre os efeitos benéficos do exercício *per se* perante os fatores de riscos cardiometabólicos, para que não haja frustração e evasão ao treinamento, já que a incorporação da prática de exercícios físicos regulares como estratégia para redução ponderal apresenta uma correlação inversa à ocorrência de sérias comorbidades, que variam com a idade e a classe da obesidade.

O exercício físico representa o principal fator responsável pelo aumento do gasto calórico que favorece o balanço energético negativo, já que, em condição aguda ao esforço, o gasto calórico pode aumentar até 10 vezes em relação ao repouso. Entre os possíveis efeitos benéficos do exercício físico no tratamento de indivíduos com obesidade, estão aumento na taxa de lipólise sem aumento compensatório da ingestão alimentar, aumento na sensibilidade insulínica (SI) e redução dos processos inflamatórios mediados pelo aumento de adiponectina, além de redução de citocinas pró-inflamatórias e excesso de leptina (hiperleptinemia).

A seguir, será observada a contribuição da prática de exercícios físicos aeróbicos, intervalados e resistidos, isolada ou de maneira associada, na melhora do quadro de obesidade e de suas comorbidades. Ainda, serão descritas evidências sobre os efeitos do *high intensity interval training* (HIIT) no processo de perda de peso em indivíduos com obesidade e o impacto do exercício físico sobre a plasticidade do tecido adiposo, especificamente no processo de conversão de tecido adiposo branco em bege/marrom (*browning*).

Exercícios aeróbicos

Benefícios

Os exercícios físicos aeróbicos são caracterizados por movimentos contínuos e rítmicos de grandes grupos musculares, realizados por períodos prolongados, geralmente em intensidade moderada, e incluem a caminhada, a corrida, o ciclismo e a natação.

Por característica, esses exercícios promovem o aumento transitório da frequência cardíaca, da respiração e, consequentemente, do transporte de oxigênio para os músculos exercitados. Em exercícios aeróbicos há maior utilização dos estoques de gordura como substrato energético, enquanto o glicogênio muscular é pouco utilizado. Como é de se esperar, a prática regular desse tipo de exercício está associada a reduções significativas na quantidade de gordura corporal (total, abdominal e visceral), mas também é evidente a atenuação do estado inflamatório de baixo grau e à melhora da SI e da função endotelial, independentemente de redução significativa do peso corporal. A longo prazo, o treinamento aeróbico estimula ainda a redução da pressão arterial (PA) sistólica em indivíduos com obesidade, sejam eles hipertensos, sejam eles normotensos, e aumenta, em magnitudes diferentes, o enchimento diastólico do ventrículo esquerdo e a vasodilatação dependente do endotélio.

Assim, além de contribuir para o controle da obesidade, o exercício aeróbico é de suma importância para a prevenção de DCV, visto que a obesidade constitui um potente fator de risco cardiovascular (RCV) não apenas pelo acúmulo de gordura, mas também por estar, na maioria dos casos, associada ao sedentarismo e a baixos níveis de aptidão física e de consumo máximo de oxigênio (VO_2 máx.).

Corroborando essa hipótese, a Obesity Medicine Association, em 2020, apontou que a mortalidade por todas as causas é menor em pessoas fisicamente ativas com IMC elevado em comparação a pessoas com baixa aptidão física e IMC normal. Dessa forma, o exercício físico e a atividade física mostram-se capazes de promover mudanças metabólicas que reduzem o quadro inflamatório e o risco de morte de portadores de sobrepeso e obesidade, independentemente de mudanças em seu peso corporal.

Os principais benefícios da prescrição de exercícios aeróbicos para indivíduos com obesidade estão destacados na Figura 66.1.

Volume/intensidade

Enquanto o volume de exercício é representado pelas métricas quantitativas (incluindo o tempo total do treinamento e a frequência semanal, por exemplo), a intensidade é interpretada pelas qualitativas (como é o caso do percentual da frequência cardíaca, da percepção subjetiva de esforço etc.). Nesse sentido, a recomendação é que o volume diário de exercícios esteja entre 30 e 60 minutos, por 3 a 5 vezes/semana, cuja intensidade deve estar entre 75 e 85% da FCM (intensidade moderada). Cabe comentar que o controle da obesidade visa à aquisição de hábitos saudáveis para a vida inteira, então a adoção das rotinas regulares de exercícios aeróbicos também deve acompanhar este recorte temporal. Porém, alguns dados demonstram que a adoção desse comportamento por 1 mês já representa um gasto energético que culmina em uma perda de no mínimo 0,5 kg do peso corporal por semana, e, quanto maiores a duração, a frequência e/ou a intensidade desse tipo de exercício, maior será o gasto energético gerado.

Em relação à intensidade, exercícios contínuos prolongados de intensidade moderada induzem adaptações que aumentam o conteúdo de proteínas sinalizadoras-chave relacionadas com o metabolismo da glicose, como receptor de insulina, proteinoquinase B (Akt), substrato de AKT com peso molecular 160 kDa (AS160) e transportador de glicose tipo 4 (GLUT-4). A melhora da SI promovida pelo exercício aeróbico pode ser explicada por diversos mecanismos:

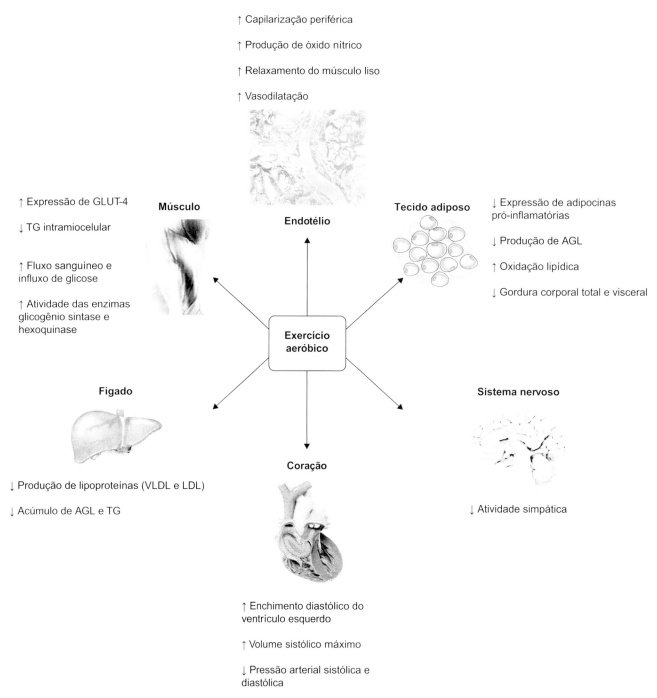

Figura 66.1 Efeitos sistêmicos da prescrição de exercícios físicos aeróbicos para indivíduos com obesidade. AGL: ácidos graxos livres; GLUT-4: transportador de glicose tipo 4; LDL: lipoproteína de baixa densidade; PA: pressão arterial; TG: triglicerídeos; VLDL: lipoproteína de baixíssima densidade.

- Aumento na expressão gênica de elementos intracelulares da via de sinalização da insulina, em particular GLUT-4, na musculatura esquelética
- Aumento da sinalização insulínica pós-receptor
- Melhora da função das células beta pancreáticas
- Aumento na expressão e na atividade da enzima monofosfato de adenosina (AMP) quinase
- Redução no conteúdo intramiocelular de TG e de seus metabólitos
- Aumento na atividade das enzimas glicogênio sintase e hexoquinase
- Diminuição da produção e aumento da depuração de ácidos graxos livres (AGL)
- Melhora do influxo de glicose para o músculo em razão do aumento da capilarização e do fluxo sanguíneo muscular.

Cronicamente, exercícios prescritos em intensidade moderada apresentam um efeito anti-hipertensivo, cujas hipóteses de explicação mais aceitas relacionam-se com a redução da vasoconstrição simpática e a atenuação do sistema renina-angiotensina-aldosterona, já que ambos estão exacerbados na obesidade e podem conduzir ao aumento da vasoconstrição, da inflamação e do estresse oxidativo.

Contraindicações

Os princípios do treinamento desportivo precisam ser respeitados para todas as populações – no caso de indivíduos com obesidade, deve-se dar maior atenção aos princípios de individualidade biológica, de adaptação do organismo ao treinamento e de sobrecarga progressiva, com a principal finalidade de evitar lesões que possam levar o indivíduo a abandonar o programa de treinamento.

A prescrição do exercício físico somente pode ser iniciada após a apresentação de atestado médico que certifique a ausência de limitações cardíacas, respiratórias, musculares e articulares que coloquem em risco a integridade do portador de obesidade.

Exercícios intervalados

Benefícios

O treinamento intervalado é definido por repetidos períodos de trabalho, em intensidade moderada a vigorosa, seguidos por períodos de recuperação em baixa intensidade ou repouso absoluto. O método de treinamento intervalado mais estudado é o HIIT, que alterna períodos de estímulos fortes ($\geq$ 80% da FCM) com períodos de recuperação ativa ou repouso. Esse tipo de exercício pode otimizar o processo de perda de peso por aumentar o efeito lipolítico e termogênico, observado ao final de uma sessão de treinamento, quando comparado ao treinamento contínuo moderado. Sua indicação está ainda relacionada com o menor tempo investido pela pessoa que deseja reduzir o peso corporal e melhorar a saúde metabólica, além de ter sido considerado mais prazeroso do que o treinamento contínuo de intensidade moderada a vigorosa. O HIIT também se mostrou eficiente em promover aumento na capacidade oxidativa do músculo esquelético, com melhora no conteúdo e na função mitocondrial deste, induzir um remodelamento fisiológico similar às mudanças obtidas por meio do treinamento aeróbico contínuo de intensidade moderada e atenuar a RI em indivíduos com obesidade, com melhora na composição corporal, no perfil lipídico e na função cardiovascular.

Os principais benefícios da prescrição de exercícios intervalados para indivíduos com obesidade estão destacados na Figura 66.2.

Volume/intensidade

Em altas intensidades, o gasto calórico total e a quantidade de gordura metabolizada por unidade de tempo são maiores. Além disso, a gordura parece representar o principal suprimento para o consumo excessivo de oxigênio pós-exercício (EPOC) nas primeiras horas após a realização de exercícios de alta intensidade. Essa forma de exercício também tem apresentado maiores benefícios associados à capacidade aeróbica e ao sistema cardiovascular e pode ser prescrita de maneira intervalada para indivíduos com sobrepeso ou obesidade. O possível mecanismo que explica esse fenômeno reside no fato de que, em intensidades mais elevadas, há um número maior de adaptações cardiovasculares, como aumento do volume sistólico máximo e consequente aumento do pulso de oxigênio, contribuintes para o aumento do VO_2 máx.

Todavia, o exercício intervalado precisa ser visto com precaução. Pessoas com obesidade extrema apresentam um vasto elenco de alterações metabólicas, funcionais, biomecânicas e comorbidades, amplamente conhecidas; desse modo, cuidados especiais devem ser incluídos na rotina de treinamento para evitar eventos indesejáveis e com consequências negativas para a saúde. No entanto, em casos de pessoas com obesidade leve a moderada, pode-se aplicar esse tipo de treinamento, com respeito à individualidade biológica e aos vetores básicos que regem a prescrição do exercício físico.

Vale destacar que tanto exercícios intensos quanto moderados, no indivíduo com obesidade, conseguem:

- Aumentar a concentração de adiponectina
- Melhorar a função endotelial
- Diminuir a quantidade de lipoproteínas de baixíssima densidade (VLDL) em portadores de obesidade dislipidêmicos.

Contraindicações

Pelo fato de exercícios de intensidade vigorosa conduzirem a uma sobrecarga articular maior que os exercícios de intensidade moderada, sua prescrição deve ser evitada para indivíduos com obesidade mais grave (IMC $\geq$ 35 kg/m^2), sedentários ou portadores de artrite e limitações na mobilidade. Nesses casos, aconselha-se a prática de exercícios físicos aquáticos, como natação e hidroginástica.

Exercícios resistidos

O treinamento resistido (TR) – um modelo de treinamento no qual se utiliza uma resistência externa (halteres, borrachas, ação da gravidade, entre outros) para execução das ações musculares – é classicamente utilizado como meio para aumentar força e potência, além de estimular hipertrofia muscular. Nos últimos anos, alguns trabalhos vêm demonstrando que também pode ser importante para a perda de peso. Uma das principais justificativas para a utilização do TR para a redução de peso é, além de estimular o aumento do metabolismo energético durante as sessões, preservar a massa livre de gordura a longo prazo, durante intervenções para redução de massa corporal, pelo aumento do balanço entre síntese e degradação proteica.

Benefícios

De acordo com o ACSM, o TR não promove, de maneira isolada, perda de peso clinicamente significativa. Contudo, trata-se de um potente auxiliar no processo de perda de peso, visto sua capacidade de aumentar a massa muscular que, por sua vez, aumenta o gasto energético total diário, uma vez que o tecido muscular é responsável por aproximadamente 70% da taxa metabólica basal – ou seja, aumentar ou preservar a massa muscular pode contribuir para o aumento do gasto calórico. Somado a isso, também se associa à atenuação dos fatores de DCV: aumento do colesterol HDL, diminuição do colesterol LDL, do TG e da PA sistólica e diastólica. Ainda, promove uma resposta hipotensiva pós-exercício, relacionada à ação do sistema nervoso simpático (SNS). Assim, o TR deve ser prescrito especialmente para a manutenção da massa magra durante a perda de peso e a diminuição dos riscos à saúde.

Evidências na literatura mostram que, além do exercício aeróbico e do treinamento intervalado de alta intensidade, o exercício resistido, principalmente de intensidade moderada e com alto volume (em torno de 15 a 20 repetições), é capaz de melhorar a SI e mostra-se um possível protetor contra o diabetes *mellitus* tipo 2 (DM2).

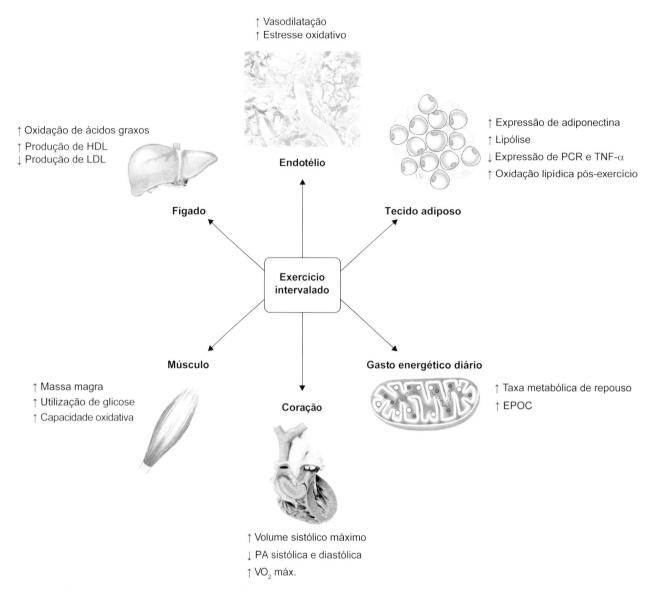

Figura 66.2 Efeitos sistêmicos da prescrição de exercícios físicos intervalados para indivíduos com obesidade. EPOC: consumo excessivo de oxigênio pós-exercício; HDL: lipoproteína de alta densidade; LDL: lipoproteína de baixa densidade; PA: pressão arterial; PCR: proteína C reativa; TNF-α: fator de necrose tumoral alfa; VO$_2$ máx.: volume máximo de oxigênio.

Os possíveis mecanismos que explicam a melhora da SI em portadores de obesidade submetidos a treinamento resistido são:

- Manutenção e/ou aumento da massa muscular
- Aumento da taxa metabólica de repouso
- Aumento do gasto energético diário
- Aumento da oxidação de gordura após o exercício
- Diminuição da sobrecarga articular e melhora da capacidade funcional, possibilitando aumento da prática de atividade física da vida diária, que contribui para o aumento do gasto energético diário.

Em pacientes com obesidade e DM2, o treinamento resistido pode aumentar a massa muscular e diminuir a proteólise associada aos casos mais graves da patologia, além de melhorar a SI e aumentar o consumo de glicose mediado pela insulina no músculo esquelético.

Os principais benefícios da prescrição de exercícios resistidos no tratamento de indivíduos com obesidade estão destacados na Figura 66.3.

Volume/intensidade

A relação volume/intensidade mais encontrada na literatura sobre prescrição de exercícios resistidos na obesidade refere-se a maior número de repetições com carga menos elevada, ou seja, maior volume e menor intensidade. As recomendações privilegiam a repetição rápida de movimentos que envolvam grandes grupos musculares, idealmente de 8 a 10 exercícios diferentes, em duas ou três séries, com 10 a 12 repetições cada, com frequência de 2 a 3 vezes/semana.

Geralmente, a intensidade de um treino de força é determinada com base na repetição máxima única (1RM) – uma intensidade

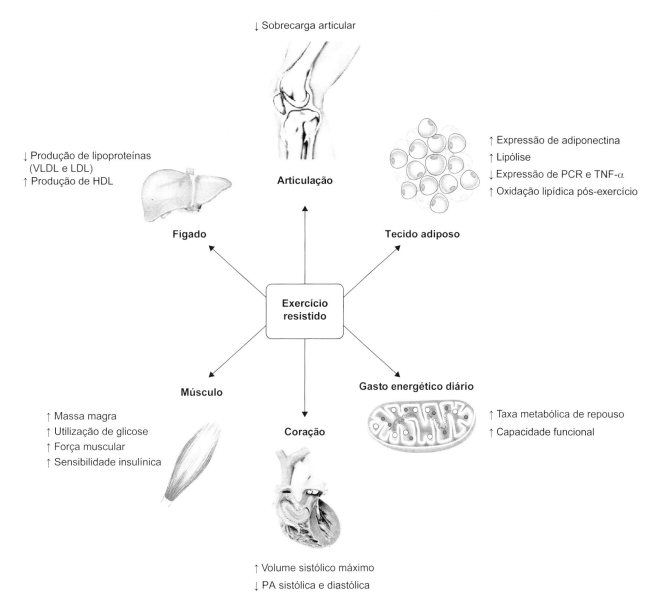

Figura 66.3 Efeitos sistêmicos da prescrição de exercícios físicos resistidos para indivíduos com obesidade. HDL: lipoproteína de alta densidade; LDL: lipoproteína de baixa densidade; PA: pressão arterial; PCR: proteína C reativa; TNF-α: fator de necrose tumoral alfa; VLDL: lipoproteína de baixíssima densidade.

considerada moderada é tipicamente estabelecida quando se ultrapassam 60% da 1RM. Desse modo, a carga adequada dependerá do nível de força e das limitações individuais.

Maiores intensidades de exercício resistido estão associadas a maior gasto energético durante sua realização que também culmina em maior gasto energético após o período de exercício.

Nesse princípio, é possível ainda utilizar algumas estratégias para otimizar os resultados do exercício resistido, como diferentes periodizações, caracterizadas por diversificações planejadas das variáveis agudas e crônicas de um programa de treinamento, a fim de maximizar seu efeito e estabelecer uma correta relação entre estímulo e recuperação. As periodizações mais recentemente empregadas como estratégia de intervenção para indivíduos com obesidade são: a linear, que consiste em um aumento gradual da intensidade concomitante a diminuição do volume em períodos de aproximadamente 4 semanas; e a não linear ou ondulatória, que também compreende uma variação inversamente proporcional entre volume e intensidade, porém em períodos bem menores, que variam dentro da mesma semana ou entre as semanas.

Contraindicações

Ao prescrever o exercício resistido para indivíduos com obesidade, deve-se considerar sua associação a comorbidades, como:

- Hipertensão arterial (HA), quando se deve evitar a utilização de cargas muito elevadas e a manobra de Valsalva, além de realizar o acompanhamento constante da PA do indivíduo (antes, durante e após a realização dos exercícios ou da sessão)
- Limitações musculoesqueléticas
- Limitações mecânicas ocasionadas pela obesidade
- Presença de placa ateromatosa.

Treinamento combinado

A associação entre o exercício aeróbico e o exercício resistido tem sido amplamente discutida na literatura, já que diversos estudos vêm mostrando que sua realização conjunta pode potencializar a perda ponderal e diminuir a probabilidade do reganho de peso posterior. Essa associação pode se dar de duas maneiras:

- Realização de exercícios aeróbicos e resistidos em dias intercalados
- Realização de exercícios aeróbicos e resistidos na mesma sessão de treino, também conhecido como "treinamento concorrente".

Evidências indicam que programas de exercícios com sessões aeróbicas de intensidade leve ou moderada associadas a sessões de exercícios resistidos promovem uma resposta metabólica mais satisfatória em comparação ao de sessões aeróbicas ou exercícios resistidos realizados isoladamente. Porém, visando à redução de peso e à manutenção da saúde, não há evidência científica sobre qual tipo de exercício deve ser prescrito inicialmente.

Incluindo o fato de o treinamento combinado ser mais dinâmico e motivador, os benefícios, os principais mecanismos e as contraindicações desse tipo de prescrição somam todos os já citados anteriormente para a prescrição de exercícios aeróbicos e resistidos isoladamente.

Evidências apontam que essa combinação é mais eficaz em prevenir o reganho de peso após a perda ponderal, pois pode promover diminuição da massa gorda, aumento/manutenção da massa magra e da taxa metabólica de repouso. Porém, é preciso haver mais estudos sobre a associação de exercícios aeróbicos e resistidos para prevenção do ganho de peso, perda de peso e prevenção do reganho de peso por meio de *follow up* para que haja um consenso literário.

Exercício físico e *browning*: impacto sobre o controle da obesidade

O treinamento físico leva tanto à hipertrofia muscular quanto à produção e à secreção de substâncias pelo músculo esquelético, denominadas "miocinas", parcialmente responsáveis pelos efeitos metabólicos benéficos da atividade física em outros órgãos, incluindo o tecido adiposo.

Durante o exercício físico, ocorre, no músculo esquelético, aumento da expressão de um coativador transcricional (molécula envolvida na regulação da expressão gênica), conhecido como "coativador 1-alfa do receptor ativado por proliferadores de peroxissoma gama (PGC-1-α)", identificado por exercer papel crítico na manutenção da homeostasia energética e no metabolismo da glicose e dos lipídeos. Além disso, o PGC-1-α estimula a expressão de algumas miocinas, como a IL-6, o fator de crescimento de fibroblastos 21 (FGF-21) e a irisina, que regulam positivamente a diferenciação de adipócitos brancos com função de armazenamento energético em adipócitos bege termogênicos, em um processo chamado "escurecimento da gordura" ou *browning*.

Em indivíduos com obesidade submetidos a um programa de tratamento incluindo o exercício físico como estratégia, níveis de FGF-21 aumentados foram correlacionados com a redução sérica do neuropeptídeo Y (NPY), um forte estimulador da fome e redutor do gasto energético. Ainda nessas condições clínicas, o aumento de FGF-21 mostrou-se associado à redução da RI e ao aumento na concentração de adiponectina. O comportamento dessa miocina, em resposta à perda de peso corporal, associa-se positivamente à massa muscular e negativamente à massa adiposa, um achado muito importante considerando o papel do exercício físico no combate à obesidade, uma vez que o FGF-21 pode variar em condições fisiopatológicas como obesidade e SM.

O peptídeo natriurético atrial (ANP), um hormônio cardíaco conhecido por seu papel no controle da HA, também tem se relacionado com o processo de *browning* em resposta ao exercício físico – em seres humanos sadios, ocorre aumento do ANP durante e imediatamente após o exercício físico. Tanto o ANP quanto as demais miocinas citadas ativam a proteína desacopladora 1 (UCP-1), localizada nas mitocôndrias dos adipócitos, resultando em maior termogênese e na formação de novas mitocôndrias, convertendo tecido adiposo branco em bege-marrom. A Figura 66.4 ilustra essa nova linha de entendimento da termogênese humana.

Vale ressaltar que a análise do comportamento dessas substâncias em diversas condições clínicas e em resposta a diferentes protocolos de exercício físico torna-se imprescindível para nortear os novos rumos da prescrição do exercício físico na obesidade e nas demais comorbidades metabólicas.

Considerações gerais

Essencialmente, a prescrição de exercícios como estratégia de redução ponderal para indivíduos com obesidade deve obedecer, entre outros, aos seguintes princípios do treinamento:

- Princípio da individualidade biológica
- Princípio da adaptação
- Princípio da sobrecarga
- Princípio da interdependência entre volume e intensidade.

Torna-se muito importante tentar conciliar todos esses princípios aos objetivos e gostos do aluno, visto que se sabe que, ao trabalhar com essa população especificamente, deve haver estratégias para diminuir o número de evasões ao tratamento, o ponto mais crítico da intervenção multi, inter ou transdisciplinar.

Embora não exista um padrão de prescrição de exercícios para indivíduos com obesidade, já que a resposta ao treinamento constitui o resultado da interação de genótipo e fenótipo e varia de pessoa para pessoa, a prescrição deve incluir exercícios aeróbicos, como caminhadas, corridas, ciclismo e natação, com duração de 30 a 60 min/sessão. Ainda, se baseada na segurança de exames prévios, o exercício físico pode ser prescrito de maneira contínua ou intervalada com intensidade moderada a vigorosa, definida por valores entre 60 e 85% da FCM estimada em teste ergométrico ou frequência cardíaca situada entre o limiar ventilatório 1 (limiar 1) e o ponto de compensação ventilatória (limiar 2), caso se realize uma ergoespirometria.

Os exercícios resistidos podem ser feitos em dias alternados ou na mesma sessão do treinamento aeróbico, com 2 a 4 séries de repetições inversamente proporcionais à carga, podendo começar com 12 a 15 repetições (intensidade baixa), progredindo para 8 a 12 repetições (intensidade moderada) e chegar até 6 a 8 repetições (intensidade alta) com sobrecarga variando de 50 a 80% da força de contração voluntária máxima.

A frequência da prática de exercícios físicos pode variar entre 3 e 7 vezes/semana, visando à incorporação de exercícios e/ou

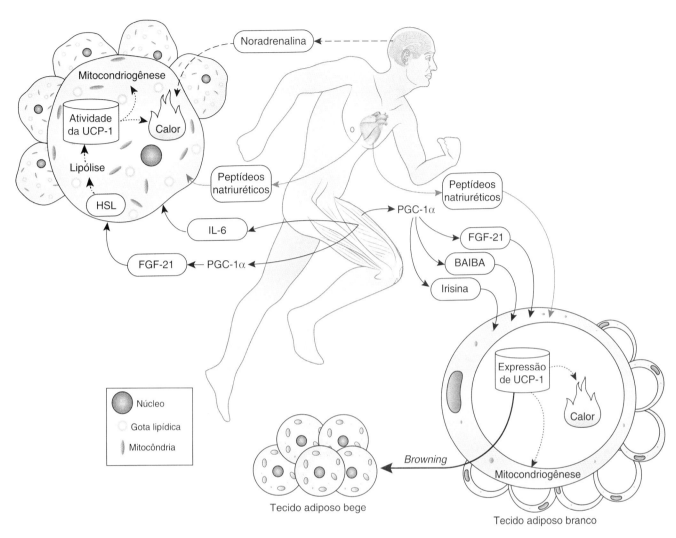

Figura 66.4 Mecanismos envolvidos no *browning* induzido pelo exercício físico. ANP: peptídeo natriurético atrial; BAIBA: ácido beta-aminoisobutírico; FGF-21: fator de crescimento de fibroblastos 21; HSL: lipase hormônio-sensível; IL-6: interleucina-6; PGC-1-α: coativador 1-alfa do receptor ativado por proliferadores de peroxissoma gama; UCP-1: proteína desacopladora 1. (Adaptada de Sanchez-Delgado et al., 2015.)

atividades físicas como um hábito, já que a constância compreende o grande segredo tanto para uma redução de peso saudável quanto para a incorporação de um novo estilo de vida e a consequente manutenção do novo peso adquirido e o controle da doença, que não tem cura.

Preconiza-se uma redução de peso entre 0,5 e 1,5 kg de massa corporal por semana, pois estudos mostram que a perda de peso muito rápida pode aumentar o influxo patológico de AGL provindos da lipólise da gordura visceral para o fígado, pela circulação portal, o que pode desencadear ou agravar o quadro de DHEM, além de favorecer o aumento da produção hepática de VLDL-c e das concentrações plasmáticas de colesterol LDL – esse ciclo vicioso deve ser evitado, já que se caracteriza como um forte fator aterogênico.

Ressalta-se mais uma vez que o exercício físico faz parte de uma terapia que deve envolver um programa de reeducação alimentar, estratégias que conduzam a equilíbrio psicológico e emocional e acompanhamento médico regular para que a obesidade isolada ou associada a suas comorbidades seja controlada durante e após o período de tratamento.

Considerações especiais para a prescrição do exercício físico na obesidade associada às comorbidades

Quando o indivíduo com obesidade é submetido a um tratamento multi, inter ou transdisciplinar, grande parte das comorbidades associadas a essa doença também é atenuada em virtude da melhora do quadro fisiopatológico como um todo. Nesse sentido, evidências indicam que o exercício físico regular promove melhoras sobre a RI, a HA, as dislipidemias e a disfunção endotelial. Porém, ao prescrever os exercícios para indivíduos com obesidade portadores dessas comorbidades, algumas precauções devem ser tomadas, sobretudo as abordadas a seguir.

Obesidade e diabetes *mellitus* tipo 2

Grande parte dos portadores de obesidade apresenta alterações no metabolismo da glicose, como RI, o principal precursor da intolerância à glicose, além de cerca de 40% das pessoas intolerantes à glicose desenvolverem DM2 em um intervalo entre 5 e 10 anos.

548 Parte 5 ▪ Tratamento Não Farmacológico da Obesidade e de suas Comorbidades

A existência de elevados níveis séricos de AGL contribui para o desencadeamento da RI por inibir a captação de glicose, a síntese de glicogênio e a glicólise e por aumentar a produção hepática de glicose, por meio da elevação da expressão de enzimas gliconeogênicas, incluindo a glicose-6-fosfatase.

Essas alterações podem explicar a RI no fígado, no músculo e no tecido adiposo, bem como acelerar o processo de apoptose das células beta pancreáticas, por ativarem o programa de morte, reduzindo o conteúdo total dessas células, o que eventualmente culmina no desenvolvimento do DM2.

A atividade e o exercício físico, independentemente da redução do peso e de mudanças na composição corporal, podem elevar a SI por mecanismos que envolvem o aumento:

- Da expressão de elementos intracelulares da via de sinalização da insulina
- Do fluxo sanguíneo, acarretando maior disponibilidade de insulina para os tecidos periféricos
- Da liberação local de bradicinina, que estimula a captação de glicose pelas células
- Da expressão das miocinas, principalmente as envolvidas no *browning*, que também atuam positivamente no metabolismo da glicose.

Há evidências de que a captação de glicose pelos adipócitos possa aumentar após o exercício físico, assim como a RI no fígado ser reduzida pela diminuição da produção hepática de glicose. Portanto, acredita-se que o exercício físico consiga melhorar a SI por meio de efeitos no músculo, no fígado e no tecido adiposo.

A recomendação do ACSM para a prática de exercícios físicos por portadores de DM2 consiste em:

- Exercício físico aeróbico: mínimo de 150 min/semana, com intensidade moderada a vigorosa, distribuídos em pelo menos 3 dias da semana, sem ultrapassar o limite de dois treinos aeróbicos consecutivos por semana
- Exercício físico resistido: além do treinamento aeróbico, pessoas com DM2 devem realizar treinamento de resistência com intensidade moderada a vigorosa, 2 a 3 dias não consecutivos por semana.

Vale ressaltar que, quando se fala de indivíduos com DM2 e obesidade, recomenda-se realizar o treinamento de maneira combinada, com ambos os tipos de exercício realizados na mesma sessão. Esse método de treinamento realizado 3 vezes/semana apresentou maiores benefícios em relação ao controle da glicemia basal e ao maior gasto calórico por sessão em comparação a exercícios aeróbicos e resistidos isolados.

Estudos recentes também apontam alguma redução da glicemia por meio da prática de ioga e *tai chi chuan*, embora sejam necessárias mais investigações para aumentar o grau de evidência desses achados.

Pacientes com obesidade e DM2 têm maior probabilidade de desenvolver complicações crônicas do aparelho locomotor, como a osteoartrite, e sintomas de doença cardíaca isquêmica, motivo pelo qual a prescrição do exercício deve ser extremamente individualizada. É preciso lembrar que as complicações tanto da obesidade quanto do DM2 estão relacionadas com a gravidade e o tempo de exposição às doenças.

Torna-se necessário o monitoramento glicêmico durante o treinamento, principalmente se o paciente fizer uso de medicamento ou de insulina, para que não ocorra um quadro de hipoglicemia.

Sempre que houver uma alteração no programa de exercícios, o monitoramento da glicemia deve ser feito antes, durante e depois da sessão de treino, para que seja possível verificar a resposta individual do sujeito ao novo estímulo.

No caso de neuropatia diabética, é necessária a utilização de um tênis especial para a prática de exercícios e movimentos repetitivos, a fim de evitar o surgimento de ulcerações nos pés, sendo mais aconselhados exercícios sem impacto ou na água. No caso de retinopatia, evitar exercícios resistidos de alta intensidade e a manobra de Valsalva.

Ainda, pelo fato de pacientes com diabetes com neuropatia autonômica poderem apresentar isquemia grave mesmo sem sintomas isquêmicos, torna-se imprescindível a realização de exames cardiológicos antes do início do programa de treinamento.

Obesidade e hipertensão arterial

Os mecanismos que associam a obesidade à ocorrência de HA são muito complexos e envolvem fatores genéticos, RI, ativação do sistema renina-angiotensina-aldosterona, aumento da retenção de sódio, concentrações alteradas de leptina e adiponectina, mudanças hemodinâmicas e aumento na ativação do SNS. Além disso, a gordura visceral apresenta maior relação com a incidência de HA do que somente o IMC ou o percentual de gordura corporal total.

Entre esses mecanismos, pode-se elencar algumas hipóteses, como a da ação sinérgica de leptina, insulina e ácidos graxos (AG), fatores que estão elevados na maioria dos indivíduos com obesidade e que podem contribuir para o aumento da atividade simpática e vasoconstrição, sendo a segunda potencializada na presença de RI e disfunção endotelial. Outra hipótese muito difundida consiste na exacerbação patológica do sistema renina-angiotensina-aldosterona, já que o tecido adiposo secreta angiotensinogênio, renina, enzima conversora de angiotensina (ECA) e receptores AT-1 e AT-2 de angiotensina II, que provocam o aumento da produção de aldosterona, elevando a reabsorção renal de sódio, além de favorecer a vasoconstrição, o estresse oxidativo e a inflamação.

Outra hipótese que associa a obesidade à HA refere-se à ativação do SNS, por meio de mecanismos que incluem disfunção barorreflexa, disfunção no eixo hipotálamo-hipófise, RI/hiperinsulinemia, hiperleptinemia, hipoadiponectinemia e elevação da concentração circulante de angiotensina II.

O acúmulo de gordura na região visceral está mais relacionado com o aumento da ativação do SNS e exerce aumento da pressão intra-abdominal, alterando a dinâmica renal, o que pode compreender mais uma hipótese a associar HA e obesidade central, além de um achado importante para entender o aumento do RCV em indivíduos com obesidade visceral. O aumento do influxo de AG para o fígado, por meio da circulação portal, pode estimular um reflexo mediado neuralmente, que resulta em aumento do tônus simpático vascular e da PA.

De acordo com o ACSM, o exercício físico constitui o pilar da terapia para prevenção primária, tratamento e controle da HA e deve seguir esta recomendação: exercício físico aeróbico de intensidade moderada (40 a 60% do VO_2 de reserva), com duração mínima de 30 minutos (contínuos ou fracionados ao longo do dia), realizado na maior parte dos dias da semana (se possível, todos os dias) e complementado com exercícios físicos resistidos. Indivíduos com HA devem evitar a manobra de Valsalva.

Obesidade e alterações cardiovasculares

As adipocinas pró-inflamatórias, associadas ou não a determinadas comorbidades, como dislipidemias, RI e HA, podem promover um aumento patológico do *shear stress*, o atrito que o sangue exerce sobre a parede do endotélio vascular, gerando um quadro de disfunção endotelial capaz de culminar em diversas DCV, como a aterosclerose.

Além disso, pode-se aumentar a chance de homens com obesidade desenvolverem disfunção erétil, quadro possivelmente revertido com a prática regular de exercícios físicos, associados ou não à perda de peso, sobretudo pela melhora da disfunção endotelial.

A hiperleptinemia é um fator de risco independente para o desenvolvimento de doença arterial coronariana (DAC), tendo sido proposto que a resistência leptínica hipotalâmica é seletiva, ou seja, enquanto seus efeitos sobre o controle do apetite e sobre a redução de peso são inibidos, seus efeitos excitatórios sobre o SNS se mantêm.

A obesidade a longo prazo também está associada a dilatação do ventrículo esquerdo e prejuízo na função sistólica do coração, mas o exercício físico pode melhorar a função diastólica do ventrículo esquerdo, aumentar a vasodilatação dependente do endotélio e reduzir a concentração de proteína C reativa, promovendo efeitos anti-inflamatórios e diminuindo o risco de desenvolver DCV.

Entre os possíveis mecanismos que associam a prescrição de exercícios a efeitos benéficos em indivíduos com obesidade e alterações cardiovasculares, incluem-se:

- Aumento da fibrinólise
- Redução da agregação plaquetária e formação de trombose
- Melhora na regulação da PA, no perfil lipídico, na função endotelial e nos fatores psicológicos e sociais.

A prescrição de exercício físico para portadores de obesidade e alterações cardiovasculares deve ser realizada somente mediante liberação e acompanhamento médico rigoroso, respeitando todas as limitações peculiares a cada tipo de alteração cardiovascular. Os pacientes devem ser instruídos a informar qualquer desconforto ou dor durante a sessão de exercício para que ela seja interrompida, além de, antes do início do programa de exercícios, realizarem o teste de esforço.

Avaliações, metas e precauções para a prescrição do exercício físico

Na maioria dos casos, a obesidade, independentemente de sua etiologia multifatorial, está associada ao sedentarismo, combinação que constitui a principal justificativa para a incorporação da prática da atividade e do exercício físico no tratamento dessa patologia.

Uma prescrição adequada para essa população deve incluir uma anamnese clínica e a realização de exames que liberem o indivíduo com obesidade para a prática de exercícios físicos, de acordo com suas necessidades individuais. Consultas periódicas são necessárias para o acompanhamento da evolução da terapia multidisciplinar e para a readequação das intensidades de treino, assim como para orientações alimentares e uso de medicamentos, quando necessários.

O exercício físico deve ser prescrito individualmente e, se possível, acompanhado por um profissional, adaptado de acordo com a classe de obesidade, a idade e a ocorrência de comorbidades e fatores de risco associados. Seus benefícios vão além do aumento da quantidade de energia utilizada para a redução de gordura corporal, já que também conseguem proteger contra a perda de massa magra durante o processo de perda de peso, melhorar a aptidão cardiorrespiratória, reduzir o estado inflamatório e os riscos cardiometabólicos associados à obesidade, e promover uma sensação de bem-estar e melhora da autoestima. Também é importante mencionar que os efeitos do exercício físico podem ser potencializados quando associado à restrição calórica, à reeducação alimentar – com ênfase em qualidade dos alimentos – e a estratégias de controle da ansiedade e demais fatores psicológicos capazes de induzir o indivíduo a um descontrole alimentar – e o contrário também pode acontecer, já que a diminuição da massa corporal total somente será possível mediante um balanço energético negativo, em que o gasto calórico diário total deve ser maior do que a ingestão calórica diária.

Caminhada na esteira, uso da bicicleta ergométrica e natação são recomendados, bem como a prática de outras atividades de lazer, como dança, caminhada ao ar livre e aumento das atividades físicas do cotidiano, com o intuito de tirar o indivíduo com obesidade do sedentarismo, proporcionando um novo estilo de vida, com atividade física mais intensa na vida diária e exercícios regulares supervisionados.

É imprescindível que o profissional de Educação Física esclareça o papel do treinamento físico dentro de um programa de perda de peso e a importância de incorporar um novo estilo de vida mais saudável e mais ativo, que ultrapasse os limites da academia ou do parque em que o indivíduo treinará e que fará parte de sua vida para sempre.

A Figura 66.5 demonstra de maneira esquemática o procedimento que deve ser tomado para a prescrição do exercício para essa população.

Considerações finais e futuras direções

Conforme observado neste capítulo, a prescrição do exercício físico para pessoas com obesidade deve ser individualizada, considerando os vários fatores de risco e comorbidades associados a essa patologia, mesmo em pacientes mais jovens. Intensidades moderadas e vigorosas de exercício também se mostraram mais benéficas do que as mais baixas para melhorar o perfil metabólico geral tanto na obesidade isolada quanto na relacionada com comorbidades.

O grande fascínio que envolve o estudo da prescrição do exercício para populações especiais está embasado nas infinitas possibilidades da prescrição e das respostas aos diferentes tipos de exercício, que podem provir da interação entre gene e ambiente. Assim como o exercício físico pode induzir a alterações genéticas, o genótipo do indivíduo é capaz de determinar a resposta que ele apresentará perante diferentes protocolos de exercício físico. Comparada a outras terapias, a prática de exercício físico regular pode apresentar menos efeitos colaterais do que determinados tipos de medicamentos, o que estimula a busca constante do aprimoramento de sua aplicação.

Cabe ao profissional de Educação Física estar sempre atento às respostas que diferentes indivíduos podem apresentar a um mesmo protocolo de exercício, a fim de realizar um ajuste fino da prescrição, de modo a torná-la mais eficaz para tratar os diversos tipos de patologias e mais prazerosa para seus praticantes.

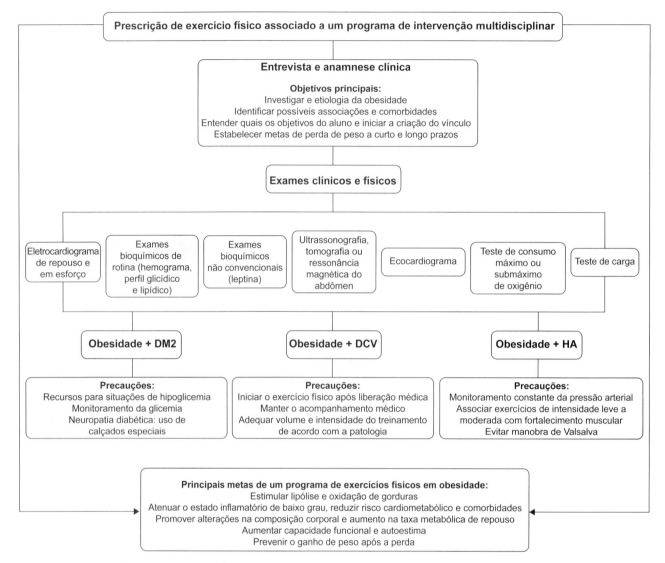

Figura 66.5 Organograma de prescrição de exercícios físicos para indivíduos com obesidade. DCV: doenças cardiovasculares; DM2: diabetes *mellitus* tipo 2; HA: hipertensão arterial.

Bibliografia

American College of Sports Medicine (ACSM). Position Stand. Appropriate physical activity intervention strategies for weight loss and prevention of weight regain for adults. Med Sci Sports Exerc. 2009;33(12):459-71.

Booth FW, Roberts CK, Laye MJ. Lack of exercise is a major cause of chronic diseases. Compr Physiol. 2012;2(2):1143-211.

Caranti DA, Mello MT, Prado WL, et al. Short and long term beneficial effects of a multidisciplinary therapy for the control of metabolic syndrome in obese adolescents. Metab Clin Exp. 2007;56:1293-300.

Colberg SR, Albright AL, Blissmer BJ, et al. Exercise and type 2 diabetes: American College of Sports Medicine and the American Diabetes Association: joint position statement. Exercise and type 2 diabetes. Med Sci Sports Exerc. 2010;42(12):2282-303.

Da Silveira Campos RM, Dâmaso AR, Masquio DCL, et al. The effects of exercise training associated with low-level laser therapy on biomarkers of adipose tissue transdifferentiation in obese women. Lasers Med Sci. 2018;33(6):1245-54.

De Piano A, Tock L, Carnier J, et al. Negative correlation between neuropeptide Y/agouti related protein concentration and adiponectinemia in nonalcoholic fatty liver disease obese adolescents submitted to a long term interdisciplinary therapy. Metabolism. 2010;59(5):613-9.

Fisher G, Brown AW, Bohan Brown MM, et al. High intensity interval- vs moderate intensity-training for improving cardiometabolic health in overweight or obese males: a randomized controlled trial. PLoS One. 2015;10(10):e0138853.

Foschini D, Araújo RC, Bacurau RFP, et al. Treatment of obese adolescents: the influence of periodization models and ACE genotype. Obesity. 2009;13:1-7.

Foschini D, Bacurau RFP, Prestes J, Foschini BTR. Prescrição do treinamento de força para obesos. In: Dâmaso A. Obesidade. 2. ed. Rio de Janeiro: Guanabara Koogan; 2009. p. 201-13.

Guerra PH, de Farias Júnior JC, Florindo AA. Comportamento sedentário em crianças e adolescentes brasileiros: revisão sistemática. Rev Saúde Pública, 2016;50:1-15.

Instituto Brasileiro de Geografia e Estatística (IBGE). Pesquisa Nacional de Saúde 2019: percepção do estado de saúde, estilos de vida, doenças crônicas e saúde bucal. Rio de Janeiro: IBGE; 2020.

Izquierdo M, Ibañez J, Calbet JAL, et al. Ciytokine and hormone responses to resistance training. Eur J Appl Physiol. 2009;1:1-13.

Kojta I, Chacińska M, Błachnio-Zabielska A. Obesity, bioactive lipids, and adipose tissue inflammation in insulin resistance. Nutrients. 2020;12(5):1305.

Matos MA, Vieira DV, Pinhal KC, et al. High-intensity interval training improves markers of oxidative metabolism in skeletal muscle of individuals with obesity and insulin resistance. Front Physiol. 2018;9:1451.

Obesity Medicine Association. Physical Fitness and Physical Activity [Internet]. 2020 [cited 2024 Feb. 17]. Available from: https://obesitymedicine.org/blog/physical-fitness-and-physical-activity/.

Olson TP, Dengel DR, Leon AS, Schmitz KH. Changes in inflammatory biomarkers following one year of moderate resistance training in overweight women. Int J Obes. 2007;31(6):996-1003.

Oppert JM, Bellicha A, van Baak MA, et al. Exercise training in the management of overweight and obesity in adults: Synthesis of the evidence and recommendations from the European Association for the Study of Obesity Physical Activity Working Group. Obes Rev. 2021;22 Suppl 4(Suppl 4):e13273.

Pedersen BK, Saltin B. Exercise as medicine – evidence for prescribing exercise as therapy in 26 different chronic diseases. Scand J Med Sci Sports. 2015:(Suppl. 3)25:1-72.

Poblete-Aro C, Russell-Guzmán J, Parra P, et al. Exercise and oxidative stress in type 2 diabetes mellitus. Rev Med Chile. 2018 Mar;146(3):362-72.

Sanches PL, Naccarato GAF, Xavier AF, Dâmaso A. Obesidade e doença artério-coronariana. In: Dâmaso A. Obesidade. 2. ed. Rio de Janeiro: Guanabara Koogan; 2009. p. 100-10.

Sanchez-Delgado G, Martinez-Tellez B, Olza J, et al. Role of exercise in the activation of brown adipose tissue. Ann Nutr Metab. 2015;67:21-32.

Savoye M, Shaw M, Dziura J, et al. Effects of a weight management program on body composition and metabolic parameters in overweight children. JAMA. 2007;297(24):2697-704.

Schumacher LM, Thomas JG, Raynor HA, et al. Relationship of consistency in timing of exercise performance and exercise levels among successful weight loss maintainers. Obesity (Silver Spring). 2019;27(8):1285-91.

Schumacher LM, Thomas JG, Wing RR, et al. Sustaining regular exercise during weight loss maintenance: the role of consistent exercise timing. J Phys Act Health. 2021;18(10):1253-60.

Sigal RJ, Alberga AS, Goldfield GS, et al. Effects of aerobic training, resistance training, or both on percentage body fat and cardiometabolic risk markers in obese adolescents: the healthy eating aerobic and resistance training in youth randomized clinical trial. JAMA Pediatr. 2014;168(11):1006-14.

Souza Neto EG, Peixoto JVC, Rank Filho C, et al. Effects of high-intensity interval training and continuous training on exercise capacity, heart rate variability and isolated hearts in diabetic rats. Arq Bras Cardiol. 2023;120(1):e20220396.

Stoner L, Rowlands D, Morrison A, et al. Efficacy of exercise intervention for weight loss in overweight and obese adolescents: meta-analysis and implications. Sports Med. 2016;46(11):1737-51.

van Baak MA, Pramono A, Battista F, et al. Effect of different types of regular exercise on physical fitness in adults with overweight or obesity: Systematic review and meta-analyses. Obes Rev. 2021;22 (Suppl 4):e13239.

Verreijen AM, Engberink MF, Memelink RG, et al. Effect of a high protein diet and/or resistance exercise on the preservation of fat free mass during weight loss in overweight and obese older adults: a randomized controlled trial. Nutr J. 2017;16(1):10.

Villareal DT, Aguirre L, Gurney AB, et al. Aerobic or resistance exercise, or both, in dieting obese older adults. N Engl J Med. 2017;376(20):1943-55.

World Health Organization (WHO). Global action plan on physical activity 2018-2030: more active people for a healthier world. Geneva: WHO; 2018.

World Health Organization (WHO). Global recommendations on physical activity for health. Geneva: WHO; 2010.

World Health Organization (WHO). WHO Guidelines on physical activity and sedentary behavior. [S.l.]: WHO; 2020.

Wu M, Wang XT, Xu SH, et al. Effects of caloric restriction and rope-skipping exercise on cardiometabolic risk factors in overweight or obese college students. Nutrients. 2021;13(9):3222.

Yu Z, Huang F, Zhang X, et al. Association of sugar-sweetened beverage consumption and moderate-to-vigorous physical activity with childhood and adolescent overweight/obesity: findings from a surveillance project in Jiangsu Province of China. Nutrients. 2023;15(19):4164.

Yumuk V, Tsigos C, Fried M, et al.; Obesity Management Task Force of the European Association for the Study of Obesity. European Guidelines for Obesity Management in Adults. Obes Facts. 2015;8(6):402-24.

67 | Gorduras: Verdade e Mitos

Ana Maria Pita Lottenberg ▪ Maria Silvia Ferrari Lavrador ▪ Roberta Marcondes Machado

Introdução

Os padrões alimentares recomendados para prevenir e tratar determinadas doenças crônicas não transmissíveis (DCNT), como obesidade, diabetes *mellitus* e doenças cardiovasculares (DCV), são bem estabelecidos e respaldados por diretrizes internacionais e brasileiras. No entanto, a disseminação de diversas dietas da moda, especialmente indicadas para o tratamento da obesidade, prejudica a perda de peso e sua manutenção a longo prazo. A obesidade é uma condição complexa com múltiplas causas, para as quais as modas alimentares oferecem soluções simplistas e rápidas, muitas vezes preconizando a exclusão de certos alimentos ou grupos alimentares e destacando supostos benefícios de alimentos específicos, categorizando-os como "bons" ou "ruins". Por vezes, essas abordagens se baseiam em estudos com pequenas amostras e alto risco de viés, e em desacordo com as recomendações de organizações científicas respeitáveis. A preocupação com as dietas da moda e os charlatanismos em recomendações nutricionais não é nova, sendo discutida já em 1957 pela American Heart Association (AHA), que alertava para os danos de seguir dietas sem embasamento científico na prevenção de DCV.

Assim como as modas alimentares, os mitos relacionados à alimentação comprometem a adoção de um padrão alimentar saudável. Esses mitos podem se originar de crenças antigas transmitidas ao longo de gerações ou serem alimentados por interesses midiáticos ou econômicos. A disseminação de informações pela internet, especialmente na área da Nutrição, contribui para a rápida propagação desses mitos, que são replicados em plataformas virtuais e influenciam muitas pessoas.

Os principais mitos na área da Nutrição relacionados ao tratamento da obesidade dizem respeito ao conteúdo e tipo de carboidratos e gorduras nas dietas. Neste contexto, é importante apresentar e desmistificar esses conceitos com base em evidências científicas sólidas.

Óleo de canola

Mito. Óleo de canola não existe na natureza e é produzido em laboratório.

Verdade. O óleo de canola não é um produto artificial e origina-se das sementes da colza, espécie de vegetal cultivada principalmente no Canadá, nos EUA, na Europa, na Austrália, na China e, inclusive, na região Sul do Brasil.

O óleo de canola é extraído das sementes de uma planta da família das crucíferas, pertencente à família Brassicaceae, que compreende aproximadamente 350 gêneros e 3.000 espécies, incluindo alimentos como mostarda, nabo, couve e couve-de-bruxelas. Essas sementes, cultivadas originalmente no Canadá e derivadas da colza, são ricas em ácidos graxos monoinsaturados (oleico, 18:1, ômega-9) e poli-insaturados (linolênico, 18:3, ômega-3). Apesar de sua qualidade nutricional, atribuída ao alto teor de ácidos graxos ômega-3 e ao baixo conteúdo de ácidos graxos saturados, originalmente essa semente dispunha de uma grande quantidade de ácido erúcico (22:1), inadequado para o consumo humano. Por isso, na década de 1950, iniciou-se um trabalho de melhoramento genético convencional para o desenvolvimento de sementes que fornecessem quantidades mínimas desse ácido graxo. O cultivo e a comercialização das sementes de canola começaram na década de 1970, e seu consumo seguro foi aprovado pelos EUA em 1985. A seguir, o óleo de canola recebeu um prêmio de qualidade outorgado pela American Health Foundations e de produto do ano pelo American College of Nutrition. A denominação "canola" origina-se da expressão *Canadian oil low acid*.

Pelo perfil de ácidos graxos, quando consumido em quantidades adequadas, o óleo de canola não eleva a concentração plasmática de colesterol e de triglicerídeos. Os resultados de uma revisão sistemática e metanálise publicada em 2019 mostraram que o consumo de óleo de canola reduziu significativamente a concentração plasmática de colesterol em comparação ao óleo de coco e de palma. O estudo *Canola Oil Multicenter Intervention Trial*, controlado, randomizado e cruzado, conduzido em indivíduos com obesidade mostrou que o consumo de dietas ricas em óleo de canola aumentou a capacidade das lipoproteínas de alta densidade (HDL) dos indivíduos em promover efluxo de colesterol em macrófagos THP-1, em comparação à dieta basal.

A comparação do efeito de cinco óleos vegetais, com concentrações variadas de mono e poli, sobre a composição corporal foi avaliada em um estudo multicêntrico com 130 indivíduos portadores de obesidade central: observou-se redução da adiposidade abdominal com o óleo de canola (rico em mono) em comparação à linhaça e ao açafrão (ricos em poli), um benefício acompanhado de redução na pressão arterial.

Óleo de coco

Mito. Óleo de coco contribui com o emagrecimento por ser termogênico e é mais saudável que os óleos de soja e de canola.

Verdade. Não existem estudos que justifiquem o uso do óleo de coco para a perda de peso. Além disso, devido ao seu teor elevado de ácidos graxos saturados e ao seu baixo teor de ácidos graxos essenciais, não é recomendado como substituto de óleos vegetais ricos em ômega-3 e 6, como os de soja e canola.

Embora o uso do óleo de coco para emagrecimento seja proposto por algumas pessoas, os estudos que apoiam essa alegação são predominantemente conduzidos em populações asiáticas, com amostras pequenas e sem grupo controle adequado. Além disso, algumas interpretações extrapolam os resultados para benefícios não investigados nos estudos. Os ácidos graxos de cadeia média presentes no óleo de coco, como o láurico, são oxidados mais rapidamente em algumas circunstâncias, o que levou à suposição de que o óleo de coco poderia auxiliar no emagrecimento, fato que não se sustenta. Um dos efeitos deletérios do uso da gordura de coco é o fato de ativar receptores *Toll-like* 4 pelo ácido láurico, induzindo resposta inflamatória, potencialmente causando mais danos do que benefícios.

Ácidos graxos saturados, como os ácidos palmítico e esteárico, têm sido associados à ativação de vias inflamatórias, incluindo os receptores *Toll-like*, que desempenham papel central na resposta imune. O ácido láurico, presente em grande parte no óleo de coco, demonstrou ter um potencial inflamatório ainda maior.

Apesar do aumento na produção e no consumo de óleo de coco nos últimos anos, principalmente nas Filipinas, na Indonésia e na Índia, é importante lembrar que ele é rico em ácidos graxos saturados e pobre em ácidos graxos essenciais. Além disso, o óleo de coco pode aumentar os níveis de colesterol total (CT) e de lipoproteína de baixa densidade (LDL), contribuindo para um perfil lipídico pró-aterogênico.

Para determinar com segurança os efeitos do óleo de coco sobre o perfil lipídico, a inflamação e os desfechos cardiovasculares, são necessários estudos prospectivos randomizados e bem controlados. Até o presente momento, seu consumo generalizado não é recomendado. O consumo de óleos tropicais, como coco e palma, não é recomendado por importantes sociedades internacionais, como a AHA e a European Society of Cardiology. Seu uso deve ocorrer apenas de forma ocasional.

Cápsulas de ômega-3

Mito. Cápsulas de ômega-3 devem ser utilizadas, pois promovem benefícios à saúde cardiovascular.

Verdade. Ácidos graxos ômega-3 não precisam ser suplementados na dieta, pois o consumo de apenas uma colher de sopa de óleo de canola ou soja já atende à recomendação diária de ômega-3 (1,5 a 2 g).

As diretrizes internacionais para o tratamento nutricional da hipercolesterolemia, divulgadas pela American Diabetes Association (ADA), pela AHA e pelo American College of Cardiology (ACC), recomendam adotar padrões alimentares saudáveis, enfatizando o consumo de frutas, verduras, legumes e grãos integrais. Elas também incentivam o consumo de ácidos graxos poli e monoinsaturados, enquanto sugerem limitar a ingestão de ácidos graxos saturados [menos de 10% do valor calórico total (VCT)], além de desencorajar o uso de óleos de coco e palma (óleos tropicais). É igualmente importante retirar ácidos graxos *trans* da dieta e ajustar o consumo calórico total para manter ou alcançar um peso saudável. Padrões alimentares como a dieta DASH (*Dietary Approaches to Stop Hypertension*) e a do Mediterrâneo, que seguem essas recomendações, podem promover benefícios para a saúde cardiovascular.

Estudos demonstraram que a substituição isocalórica de ácidos graxos saturados por poli-insaturados reduz o risco cardiovascular,

diminuindo as concentrações plasmáticas de CT, colesterol LDL e apolipoproteína B (Apo B). A substituição de 5 e 10% das calorias provenientes de saturados por poli-insaturados reduz, respectivamente, em 10 e 27% o risco de eventos cardiovasculares.

Quanto aos ácidos graxos ômega-3 de origem vegetal, como o ácido alfalinolênico (ALA), estudos prospectivos observacionais sugerem que seu consumo pode ser benéfico para a saúde cardiovascular. Por exemplo, dados do *Health Professionals Follow-up Study* e do *Nurses' Health Study* mostraram uma redução do risco cardiovascular com o consumo de ALA. No entanto, em estudos de prevenção secundária, a suplementação de margarina com ALA não reduziu eventos cardiovasculares, como evidenciado no estudo *Alpha Omega*.

Uma metanálise da Cochrane mostrou uma leve redução na mortalidade cardiovascular e no risco de eventos cardiovasculares e arritmias com um consumo maior de ALA.

Os ácidos graxos ômega-3 de fonte marinha, como o ácido docosaexaenoico (DHA), o ácido docosapentaenoico (DPA) e o ácido eicosapentaenoico (EPA), têm diversas ações que podem contribuir para a redução do risco cardiovascular. No entanto, uma revisão recente da Biblioteca Cochrane, que considerou estudos com acompanhamento entre 12 e 72 meses, indicou que a suplementação de EPA, DPA e DHA teve pouco ou nenhum efeito na mortalidade total, na mortalidade cardiovascular e em eventos cardiovasculares. Em dois importantes estudos, ASCEND (conduzido por um período de 7 anos) e VITAL (duração de 5 anos), foi realizada suplementação com 1 g de ômega-3 e observou-se ausência de efeitos sobre o risco e eventos cardiovasculares. Já no estudo Strength, os participantes foram submetidos a 4 g de ômega-3, mas a investigação que estava programada para o período de 5 anos foi descontinuada por não terem sido observados benefícios.

Portanto, tanto as diretrizes para o tratamento da hipercolesterolemia e prevenção do risco cardiovascular quanto os guias alimentares nacionais e internacionais enfatizam a importância de seguir padrões alimentares saudáveis que atendam às necessidades diárias de ácidos graxos essenciais. Eles incentivam o consumo de vegetais, frutas, grãos integrais, carnes magras e lácteos, enquanto desencorajam o consumo excessivo de sódio, açúcar simples, gordura saturada e alimentos ultraprocessados. É fundamental evitar gorduras *trans* na dieta e minimizar a ingestão de óleos tropicais. Assim, a suplementação com ômega-3 não é recomendada.

Ácidos graxos saturados

Mito. Ácidos graxos saturados não aumentam o risco cardiovascular.

Verdade. Os ácidos graxos saturados, quando consumidos em excesso, aumentam o risco cardiovascular, pois são capazes de elevar as concentrações plasmáticas de CT e colesterol LDL, principal fator de risco cardiovascular, sobretudo em comparação aos ácidos graxos poli-insaturados.

Assim, seu elevado consumo está relacionado com o aumento do risco de mortalidade cardiovascular. Após a publicação de trabalhos com resultados conflitantes associados ao consumo de saturados e risco cardiovascular, uma extensa metanálise publicada pela Biblioteca Cochrane em 2015, que incluiu cerca de 59 mil indivíduos e apenas estudos com alto grau de evidência, mostrou que a substituição parcial (> 2 anos) de saturados por poli-insaturados reduziu a concentração plasmática de colesterol LDL e eventos cardiovasculares em 17%. Em parte, a discrepância entre os resultados encontrados nos estudos pode estar relacionada com o tipo de macronutriente usado para substituir as calorias provenientes de saturados (ácidos graxos monoinsaturados ou poli-insaturados, carboidratos complexos ou simples). A substituição isocalórica de saturados por monoinsaturados ou poli-insaturados, bem como por carboidratos complexos apresenta resultados favoráveis; contudo, a substituição por gordura *trans* ou carboidratos refinados pode promover respostas de desfavoráveis a neutras com relação ao risco cardiovascular. Um estudo conduzido em duas importantes coortes (*Nurses' Health Study* e *Health Professionals Follow-up Study*) verificou que a substituição de 1% do VCT sob a forma de láurico, palmítico ou esteárico por poli-insaturados ou monoinsaturados conseguiu reduzir o risco de doença coronariana.

Entre os saturados, o ácido mirístico apresenta maior efeito hipercolesterolêmico, seguido do palmítico e do láurico, em comparação ao carboidrato. Por esse motivo, recomendam-se leite e derivados na forma desnatada para indivíduos com aumento de risco cardiovascular, como portadores de obesidade, diabetes e dislipidemias. Já o ácido esteárico, por ser rapidamente convertido a ácido oleico, não eleva a concentração plasmática de colesterol em comparação aos demais saturados. Isso se deve ao fato de o ácido esteárico ser o principal substrato para a enzima estearoil-CoA dessaturase-1 (SCD1). Assim, em função de sua cadeia carbônica, os ácidos graxos saturados se correlacionam de maneira distinta com risco cardiovascular e metabólico.

Um estudo que avaliou as concentrações dos diferentes tipos de saturados em fosfolipídeos plasmáticos verificou que mirístico, palmítico e esteárico se associam positivamente ao risco de doença coronariana e diabetes *mellitus* tipo 2 (DM2). Contudo, os ácidos graxos pentadecílico e margárico (15:0 e 17:0, respectivamente), bem como saturados de cadeia longa (20:0 a 24:0), apresentaram associação inversa com incidência de DCV e DM2. Nessa mesma coorte, demonstrou-se que a concentração plasmática de pentadecílico e margárico, marcadores de consumo de lácteos, se associou a um padrão alimentar saudável com maior consumo de frutas, verduras e legumes, carboidratos integrais e carnes magras. Já as concentrações plasmáticas de mirístico, palmítico e esteárico se associaram a um consumo maior de álcool, bebidas adoçadas e margarina, além de baixo consumo de frutas e verduras e óleos vegetais. Esses trabalhos ressaltam a grande importância do padrão alimentar na saúde cardiometabólica, como demonstrado anteriormente nos estudos epidemiológicos DASH, Interheart e Predmed. Vale ainda ressaltar que o uso de medicamentos como a estatina pode mascarar os efeitos do consumo de saturados sobre o risco cardiovascular, uma vez que diminuem as concentrações plasmáticas de CT e colesterol LDL, reduzindo, assim, o risco cardiovascular. Outro fator determinante na saúde cardiovascular é a matriz alimentar, como demonstrado na coorte do estudo MESA, em que se observou que o consumo de leite e derivados (apesar de ricos em mirístico) está inversamente relacionado com o risco cardiovascular, e o consumo de carnes processadas e embutidos (ricos em palmítico) associa-se positivamente ao risco cardiovascular.

O consumo excessivo de ácidos graxos saturados está associado a um aumento do risco cardiovascular, principalmente devido ao aumento das concentrações plasmáticas de colesterol e colesterol LDL, considerado o principal fator de risco cardiovascular, especialmente quando comparado aos ácidos graxos poli-insaturados.

Uma metanálise abrangente publicada pela Biblioteca Cochrane em 2015, que incluiu cerca de 59 mil indivíduos e estudos com alto grau de evidência, demonstrou que a substituição parcial de ácidos graxos saturados por ácidos graxos poli-insaturados reduziu a concentração plasmática de colesterol LDL e os eventos cardiovasculares em 17%. A substituição isocalórica de ácidos graxos saturados por ácidos graxos monoinsaturados ou poli-insaturados, bem como por carboidratos complexos, apresenta resultados favoráveis. No entanto, a substituição por gorduras *trans* ou carboidratos refinados pode promover respostas desfavoráveis ou neutras em relação ao risco cardiovascular.

Entre os ácidos graxos saturados, o ácido mirístico é o que apresenta maior efeito hipercolesterolêmico, seguido pelos ácidos palmítico e láurico. Por outro lado, o ácido esteárico, devido à sua rápida conversão em ácido oleico, não eleva significativamente as concentrações plasmáticas de colesterol.

Estudos demonstraram que os ácidos graxos saturados presentes em fosfolipídeos plasmáticos, como o mirístico, palmítico e esteárico, estão positivamente associados ao risco de doença coronariana e DM2. Por outro lado, ácidos graxos saturados de cadeia longa e ácidos graxos pentadecílico e margárico mostraram associação inversa com essas condições, especialmente quando consumidos como parte de um padrão alimentar saudável.

A matriz alimentar também desempenha um papel importante na saúde cardiovascular. Por exemplo, o consumo de leite e derivados, apesar de serem ricos em ácido mirístico, está inversamente relacionado ao risco cardiovascular, enquanto o consumo de carnes processadas e embutidos, ricos em ácido palmítico, está positivamente associado a esse risco.

É crucial considerar o impacto da matriz alimentar e a substituição adequada de ácidos graxos saturados por opções mais saudáveis para a prevenção de DCV. Além disso, o uso de estatinas pode mascarar os efeitos do consumo de ácidos graxos saturados sobre o risco cardiovascular, diminuindo as concentrações plasmáticas de CT e colesterol LDL.

Manteiga

Mito. O uso da manteiga está de volta, uma vez que não eleva o colesterol plasmático.

Verdade. Rica em ácidos graxos saturados, a manteiga deve ser consumida com moderação, contemplando a adequação de calorias e saturados.

Cada 100 g de manteiga fornecem cerca de 51,5 g de saturados, entre eles palmítico (24 g), esteárico (10 g), mirístico (8 g) e láurico (2 g), sendo o restante composto por monoinsaturados (21,9 g) e poli-insaturados (1,5 g). Uma recente revisão sistemática e metanálise de estudos bem conduzidos não encontrou associação entre o consumo de manteiga e desfecho cardiovascular, tendo sido observado que o consumo de manteiga, lácteos e derivados se associou inversamente à incidência de DM2 em estudo de coorte prospectivo que avaliou mais de 26 mil indivíduos. Em outro estudo prospectivo com seguimento de 10 anos, em que se avaliou, por questionário de frequência alimentar, a relação entre o consumo de saturados de diferentes fontes alimentares e a incidência de DCV, não se observou associação entre o consumo de manteiga e DCV. Deve-se ressaltar que, nesse estudo, a mediana do maior quintil de consumo foi inferior a 5 g/dia por pessoa. Entretanto, um estudo multicêntrico, randomizado, que envolveu 92 homens e mulheres com obesidade abdominal e baixas concentrações de colesterol HDL, comparando o efeito do consumo de dietas ricas em saturados proveniente de queijos ou manteiga ou dietas iso-calórica ricas em insaturados no risco cardiometabólico, mostrou que o consumo de manteiga elevou as concentrações de triglicerídeos, colesterol LDL e Apo B.

Esses resultados sugerem que o consumo de manteiga deve estar inserido em um padrão alimentar saudável e individualizado, levando-se em conta seu valor energético e as recomendações de ingestão de saturados.

Ovos

Mito. Ovos podem ser consumidos à vontade.

Verdade. Ovos são pobres em gordura saturada e ricos em colesterol. Apesar de o colesterol não constituir o fator da dieta com maior impacto sobre a colesterolemia, quando consumido em grande quantidade, pode elevar as concentrações plasmáticas de colesterol LDL.

Aproximadamente 200 a 300 mg/dia de colesterol são consumidos diariamente, sendo a gema de ovo uma das principais fontes, seguido de vísceras, camarão, crustáceos, pele de frango e gordura das carnes. Além de colesterol, os ovos são fonte de proteína de alto valor biológico, vitaminas e minerais, antioxidantes e ácidos graxos essenciais. Ainda é controversa a associação entre mortalidade/risco cardiovascular e o consumo de ovos ou mesmo colesterol da dieta: enquanto alguns estudos em humanos mostraram associação positiva entre o alto consumo de colesterol (500 mg a 1.000 mg/dia) e risco cardiovascular, outros não identificaram essa relação.

O debate sobre o impacto do colesterol da dieta na colesterolemia é antigo. Uma metanálise publicada em 1997, por Howell et al., que avaliou 224 estudos de intervenção, concluiu que a aderência às recomendações de adequação do consumo total de gorduras e de ácidos graxos saturados (< 10%) e colesterol (< 300 mg/dia) reduziria CT e colesterol LDL em 5%, em comparação ao consumo médio da população norte-americana.

Deve-se levar em conta que, para manter a homeostase de colesterol, o organismo lança mão de mecanismos compensatórios que regulam e coordenam as vias de síntese endógena e absorção de colesterol em direções opostas, promovendo o equilíbrio entre elas. Todavia, já se demonstrou que existe uma grande variabilidade entre os indivíduos com relação à resposta ao aumento do colesterol da dieta. McNamara et al., por exemplo, demonstraram que o aumento do colesterol alimentar, de 240 para 800 mg/dia, reduziu a síntese de colesterol em cerca de 21%; entretanto aqueles que não conseguiram reduzir a síntese endógena, a fim de compensar o aumento da ingestão de colesterol, apresentaram aumento das concentrações plasmáticas de colesterol. Assim, mecanismos de *feedback* que promovem o balanço de colesterol, regulando a síntese/absorção, impedem que o colesterol da dieta tenha grande influência sobre o colesterol plasmático na maioria dos indivíduos, mas não em todos. Fatores como etnia, adiposidade, idade, atividade física e influências genéticas podem interferir na resposta de regulação da homeostase do colesterol.

No estudo *Physicians' Health Study*, com seguimento de 20 anos, o maior consumo de ovos (> 7/semana) se associou a maior mortalidade, de maneira mais pronunciada em indivíduos com DM2, mas não se relacionou com a incidência de infarto agudo do miocárdio (IAM) ou acidente vascular encefálico (AVE). Já na coorte do estudo de *Framingham*, o consumo de ovos não se associou às concentrações de colesterol plasmático ou ao risco de doença arterial coronariana.

Pelo fato de estudos mais recentes não terem evidenciado impacto do colesterol alimentar sobre AVE ou doença coronariana, a AHA e o Guia Alimentar dos Estados Unidos passaram a não estabelecer um limite diário de consumo para colesterol, embora ressaltem que deve ser considerado no contexto do seguimento de plano alimentar saudável. Em 2018, um estudo que avaliou os dados de seis importantes estudos de coorte [*Atherosclerosis Risk in Communities* Study (ARIC), *Coronary Artery Risk Development in Young Adults Study* (CARDIA), *Framingham Heart Study* (FHS), *Framingham Offspring Study* (FOS), *Jackson Heart Study* (JHS) e *Multi-Ethnic Study of Atherosclerosis* (MESA)] reafirmou que o maior consumo de colesterol ou de ovos se associa, de forma dose-dependente, à incidência de mortalidade total e DCV.

Vale lembrar que, além do colesterol alimentar, outros componentes da dieta influenciam a concentração plasmática de colesterol, como fibras alimentares e o tipo de ácido graxo presente na dieta, especialmente os saturados. De modo geral, com exceção da gema de ovo, as fontes alimentares de colesterol são também importante fonte de gordura saturada; assim, limitar o seu consumo para < 10% do VCT seria suficiente para restringir o consumo excessivo de colesterol. Atenção especial deve ser dada aos indivíduos com risco cardiovascular elevado, tanto em relação ao consumo de saturados quanto de colesterol. Assim, em congruência com guias alimentares e diretrizes, nacionais e internacionais, é preciso enfatizar padrões alimentares saudáveis, respeitando as recomendações de consumo de saturados.

Banha de porco

Mito. Cozinhar com banha de porco é mais saudável do que com óleos vegetais.

Verdade. Cerca de 40% da banha de porco é composta por ácidos graxos saturados, além de conter quantidades de ácido palmítico de modo bastante semelhante à manteiga. O ácido palmítico, comparado aos insaturados, é capaz de elevar as concentrações de colesterol LDL, partícula fortemente relacionada com o aumento do risco cardiovascular. Importante acrescentar que a composição da banha de porco é similar à da carne de vaca.

Já está bastante estabelecido na literatura que a substituição isocalórica de saturados na dieta por insaturados reduz o risco cardiovascular, o que, na prática, significa substituir o consumo de alimentos de origem animal ricos em gordura saturada, como carnes gordas, manteiga e banha, por carnes magras, oleaginosas e óleos vegetais. A composição da gordura suína é bastante semelhante à da bovina, oferecendo cerca de 40 g de saturados, 45 g de monoinsaturados e 11,2 g de poli-insaturados por 100 g de gordura.

Em um estudo conduzido em camundongos deficientes para Apo E, modelo animal para estudo de desenvolvimento de aterosclerose, a dieta rica em saturados, proveniente de banha de porco e óleo de palma, elevou as concentrações plasmáticas de triglicerídeos e induziu maior área de lesão aterosclerótica, em comparação à dieta rica em poli-insaturado. Já em primatas submetidos a diferentes dietas hiperlipídicas, mostrou que o consumo de dieta enriquecida com banha de porco (grupo rico em saturados), em comparação à gordura poli-insaturada, elevou as concentrações plasmáticas de triglicerídeos e colesterol LDL, fato que culminou em maior desenvolvimento de aterosclerose.

Assim, tanto a banha de porco quanto a de boi não devem ser utilizadas no preparo dos alimentos em substituição aos óleos vegetais, e quando consumidas, devem estar inseridas nas recomendações de ingestão de gordura saturada.

Bibliografia

2019 ACC/AHA Guideline on the Primary Prevention of Cardiovascular Disease: A Report of the American College of Cardiology/American Heart Association Task Force on Clinical Practice Guidelines. J Am Coll Cardiol. 2019 March 17.

Abdelhamid AS, Brown TJ, Brainard JS, et al. Omega-3 fatty acids for the primary and secondary prevention of cardiovascular disease. Cochrane Database Syst Rev. 2018;11:CD003177.

American Diabetes Association. Standards of Medical Care in Diabetes – 2019 Abridged for Primary Care Providers. Clin Diabetes. 2019;37:11-34.

Arunima S, Rajamohan T. Influence of virgin coconut oil-enriched diet on the transcriptional regulation of fatty acid synthesis and oxidation in rats – a comparative study. Br J Nutr. 2014;111:1782-90.

Berger S, Raman G, Vishwanathan R, et al. Dietary cholesterol and cardiovascular disease: a systematic review. Am J Clin Nutr. 2015;102:276-94.

Brassard D, Tessier-Grenier M, Allaire J, et al. Comparison of the impact of SFAs from cheese and butter on cardiometabolic risk factors: a randomized controlled trial. Am J Clin Nutr. 2017;105:800-9.

Cheng P, Pan J, Xia J, et al. Dietary cholesterol intake and stroke risk: a meta-analysis. Oncotarget. 2018;9: 25698-707.

Chowdhury R, Warnakula S, Kunutsor S, et al. Association of dietary, circulating, and supplement fatty acids with coronary risk: a systematic review and meta-analysis. Ann Intern Med. 2014;160:398-406.

Cox C, Sutherland W, Mann J, et al. Effects of dietary coconut oil, butter and safflower oil on plasma lipids, lipoproteins and lathosterol levels. Eur J Clin Nutr. 1998;52:650-4.

Dawber TR, Nickerson RJ, Brand FN, Pool J. Eggs, serum cholesterol, and coronary heart disease. Am J Clin Nutr. 1982;36:617-25.

de Lima-Salgado TM, Alba-Loureiro TC, do Nascimento CS, et al. Molecular mechanisms by which saturated fatty acids modulate TNF-α expression in mouse macrophage lineage. Cell Biochem Biophys. 2011;59:89-97.

de Oliveira OMC, Mozaffarian D, Kromhout D, et al. Dietary intake of saturated fat by food source and incident cardiovascular disease: The Multi-ethnic Study of Atherosclerosis. Am J Clin Nutr. 2012;96:397-404.

de Oliveira OMC, Nettleton JA, Lemaitre RN, et al. Biomarkers of dairy fatty acids and risk of cardiovascular disease in the Multi-ethnic Study of Atherosclerosis. J Am Heart Assoc. 2013;2:e000092.

Djoussé L, Gaziano JM. Egg consumption in relation to cardiovascular disease and mortality: the Physicians' Health Study. Am J Clin Nutr. 2008;87:964-9.

Eckel RH, Jakicic JM, Ard JD, et al.; American College of Cardiology/American Heart Association Task Force on Practice Guidelines. 2013 AHA/ACC guideline on lifestyle management to reduce cardiovascular risk: a report of the American College of Cardiology/American Heart Association Task Force. Circulation. 2014;129(25 Suppl. 2):S76-99.

Ericson U, Hellstrand S, Brunkwall L, et al. Food sources of fat may clarify the inconsistent role of dietary fat intake for incidence of type 2 diabetes. Am J Clin Nutr. 2015;101:1065-80.

Estruch R, Martínez-González MA, Corella D, et al. Effects of a Mediterranean-style diet on cardiovascular risk factors: a randomized trial. Ann Intern Med. 2006;145:1-11.

Eyres L, Eyres MF, Chisholm A, Brown RC. Coconut oil consumption and cardiovascular risk factors in humans. Nutr Rev. 2016;74:267-80.

Farvid MS, Ding M, Pan A, et al. Dietary linoleic acid and risk of coronary heart disease: a systematic review and meta-analysis of prospective cohort studies. Circulation. 2014;130:1568-78.

Forouhi NG, Krauss RM, Taubes G, Willett W. Dietary fat and cardiometabolic health: evidence, controversies, and consensus for guidance. BMJ. 2018;361:k2139.

Fretts AM, Mozaffarian D, Siscovick DS, et al. Associations of plasma phospholipid SFAs with total and cause-specific mortality in older adults differ according to SFA Chain Length. J Nutr. 2016;146:298-305.

Godos J, Micek A, Brzostek T, et al. Egg consumption and cardiovascular risk: a dose-response meta-analysis of prospective cohort studies. Eur J Nutr. 2021;60(4):1833-62.

Grundy SM, Stone NJ, Bailey AL, et al.; AHA/ACC/AACVPR/AAPA/ABC/ACPM/ADA/AGS/APhA/ASPC/NLA/PC. A Guideline on the Management of Blood Cholesterol: A Report of the American College of Cardiology/American Heart Association Task Force on Clinical Practice Guidelines. J Am Coll Cardiol. 2019;73:e285-e350.

Gyárfás I, Keltai M, Salim Y; INTERHEART Study Investigators. Effect of potentially modifiable risk factors associated with myocardial infarction in 52 countries (the INTERHEART study): case-control study. Lancet. 2004;364:937-52.

Hooper L, Martin N, Abdelhamid A, Davey Smith G. Reduction in saturated fat intake for cardiovascular disease. Cochrane Database Syst Rev. 2015:CD011737.

Howell WH, McNamara DJ, Tosca MA, et al. Plasma lipid and lipoprotein responses to dietary fat and cholesterol: a meta-analysis. Am J Clin Nutr. 1997;65:1747-64.

Imamura F, Sharp SJ, Koulman A, et al. A combination of plasma phospholipid fatty acids and its association with incidence of type 2 diabetes: The EPIC-InterAct case-cohort study. PLoS Med. 2017;14:e1002409.

Izar MCO, Lottenberg AM, Giraldez VZR, et al. Position statement on fat consumption and cardiovascular health – 2021. Arq Bras Cardiol. 2021;116(1):160-212.

Jakobsen MU, O'Reilly EJ, Heitmann BL, et al. Major types of dietary fat and risk of coronary heart disease: a pooled analysis of 11 cohort studies. Am J Clin Nutr. 2009;89:1425-32.

Khaw KT, Friesen MD, Riboli E, et al. Plasma phospholipid fatty acid concentration and incident coronary heart disease in men and women: the EPIC-Norfolk prospective study. PLoS Med. 2012;9:e1001255.

Kromhout D, Giltay EJ, Geleijnse JM; Alpha Omega Trial Group. n-3 fatty acids and cardiovascular events after myocardial infarction. N Engl J Med. 2010;363:2015-26.

Larsson SC, Åkesson A, Wolk A. Egg consumption and risk of heart failure, myocardial infarction, and stroke: results from 2 prospective cohorts. Am J Clin Nutr. 2015;102:1007-13.

Lee JY, Sohn KH, Rhee SH, Hwang D. Saturated fatty acids, but not unsaturated fatty acids, induce the expression of cyclooxygenase-2 mediated through Toll-like receptor 4. J Biol Chem. 2001;276:16683-9.

Lee JY, Ye J, Gao Z, et al. Reciprocal modulation of Toll-like receptor-4 signaling pathways involving MyD88 and phosphatidylinositol 3-kinase/AKT by saturated and polyunsaturated fatty acids. J Biol Chem. 2003;278:37041-51.

Li Y, Hruby A, Bernstein AM, et al. Saturated fats compared with unsaturated fats and sources of carbohydrates in relation to risk of coronary heart disease: a prospective cohort study. J Am Coll Cardiol. 2015;66:1538-48.

Liu X, Garban J, Jones PJ, et al. Diets low in saturated fat with different unsaturated fatty acid profiles similarly increase serum-mediated cholesterol efflux from THP-1 macrophages in a population with or at risk for metabolic syndrome: The Canola Oil Multicenter Intervention Trial. J Nutr. 2018;148:721-8.

Markelonis G, Garbus J. Elaboration of medium chain free fatty acids and long chain fatty acid prostaglandin precursors by isolated anoxic rat liver mitochondria. FEBS Lett. 1975;51:7-10.

McNamara DJ, Kolb R, Parker TS, Batwin H, Samuel P, Brown CD, et al. Heterogeneity of cholesterol homeostasis in man. Response to changes in dietary fat quality and cholesterol quantity. J Clin Invest. 1987;79:1729-39.

Mensink RP. Effects of saturated fatty acids on serum lipids and lipoproteins: a systematic review and regression analysis. Geneva: World Health Organization; 2016.

Mensink RP, Zock PL, Kester AD, Katan MB. Effects of dietary fatty acids and carbohydrates on the ratio of serum total to HDL cholesterol and on serum lipids and apolipoproteins: a meta-analysis of 60 controlled trials. Am J Clin Nutr. 2003;77:1146-55.

Mozaffarian D, Micha R, Wallace S. Effects on coronary heart disease of increasing polyunsaturated fat in place of saturated fat: a systematic review and meta-analysis of randomized controlled trials. PLoS Med. 2010;7:e1000252.

Orsavova J, Misurcova L, Ambrozova JV, et al. Fatty acids composition of vegetable oils and its contribution to dietary energy intake and dependence of cardiovascular mortality on dietary intake of fatty acids. Int J Mol Sci. 2015;16:12871-90.

Page IH, Stareb FJ, Corcoran AC, et al. Atherosclerosis and the fat content of the diet. J Am Med Assoc. 1957;164:2048-51.

Pimpin L, Wu JHY, Haskelberg H, et al. Is butter back? A systematic review and meta-analysis of butter consumption and risk of cardiovascular disease, diabetes, and total mortality. Plos One. 2016;11:e0158118.

Praagman J, Beulens JW, Alssema M, et al. The association between dietary saturated fatty acids and ischemic heart disease depends on the type and source of fatty acid in the European Prospective Investigation into Cancer and Nutrition-Netherlands cohort. Am J Clin Nutr. 2016;103:356-65.

Reedy J, Krebs-Smith SM, Miller PE, et al. Higher diet quality is associated with decreased risk of all cause, cardiovascular disease, and cancer mortality among older adults. J Nutr. 2014;144:881-9.

Richard C, Cristall L, Fleming E, et al. Impact of egg consumption on cardiovascular risk factors in individuals with type 2 diabetes and at risk for developing diabetes: a systematic review of randomized nutritional intervention studies. Can J Diabetes. 2017;41:453-63.

Rudel LL, Haines J, Sawyer JK, et al. Hepatic origin of cholesteryl oleate in coronary artery atherosclerosis in African green monkeys. Enrichment by dietary monounsaturated fat. J Clin Invest. 1997;100:74-83.

Sacks FM, Appel LJ, Moore TJ, et al. A dietary approach to prevent hypertension: a review of the Dietary Approaches to Stop Hypertension (DASH) Study. Clin Cardiol. 1999;22:III6-10.

Schwab U, Lauritzen L, Tholstrup T, et al. Effect of the amount and type of dietary fat on cardiometabolic risk factors and risk of developing type 2 diabetes, cardiovascular diseases, and cancer: a systematic review. Food Nutr Res. 2014;58:10.3402/fnr.v58.25145.

Schwingshackl L, Bogensberger B, Benčič A, et al. Effects of oils and solid fats on blood lipids: a systematic review and network meta-analysis. J Lipid Res. 2018;59:1771-82.

Siri-Tarino PW, Sun Q, Hu FB, Krauss RM. Meta-analysis of prospective cohort studies evaluating the association of saturated fat with cardiovascular disease. Am J Clin Nutr. 2010;91:535-46.

Tanasescu M, Cho E, Manson JE, Hu FB. Dietary fat and cholesterol and the risk of cardiovascular disease among women with type 2 diabetes. Am J Clin Nutr. 2004;79:999-1005.

Temel R, Rudel L. Diet effects on atherosclerosis in mice. Current Drug Targets. 2007;8:1150-60.

U.S. Department of Health and Human Services and U.S. Department of Agriculture. 2015 – 2020 Dietary Guidelines for Americans. 8. ed. 2015. Disponível em: https://health.gov/our-work/food-nutrition/2015-2020-dietary-guidelines/guidelines/. Acesso em: 22 maio 2020.

Universidade Estadual de Campinas – Unicamp. Tabela brasileira de composição de alimentos – TACO. 4. ed. Campinas: Unicamp/NEPA; 2011.

Velloso LA, Folli F, Saad MJ. TLR4 at the crossroads of nutrients, gut microbiota, and metabolic inflammation. Endocr Rev. 2015;36:245-71.

Virtanen JK, Larsson SC. Eggs – a scoping review for Nordic Nutrition Recommendations 2023. Food Nutr Res. 2024 Feb 6;68.

Virtanen JK, Mursu J, Virtanen HE, et al. Associations of egg and cholesterol intakes with carotid intima-media thickness and risk of incident coronary artery disease according to apolipoprotein E phenotype in men: the Kuopio Ischaemic Heart Disease Risk Factor Study. Am J Clin Nutr. 2016;103:895-901.

Voon PT, Ng TK, Lee VK, Nesaretnam K. Diets high in palmitic acid (16:0), lauric and myristic acids (12:0 + 14:0), or oleic acid (18:1) do not alter postprandial or fasting plasma homocysteine and inflammatory markers in healthy Malaysian adults. Am J Clin Nutr. 2011;94:1451-7.

Weatherill AR, Lee JY, Zhao L, et al. Saturated and polyunsaturated fatty acids reciprocally modulate dendritic cell functions mediated through TLR4. J Immunol. 2005;174:5390-7.

Wolska A, Yang ZH, Remaley AT. Hypertriglyceridemia: new approaches in management and treatment. Curr Opin Lipidol. 2020;31(6):331-9.

Zhao B, Gan L, Graubard BI, et al. Associations of dietary cholesterol, serum cholesterol, and egg consumption with overall and cause-specific mortality: systematic review and updated meta-analysis. Circulation. 2022;145(20):1506-20.

Zhong VW, Van Horn L, Cornelis MC, et al. Associations of dietary cholesterol or egg consumption with incident cardiovascular disease and mortality. JAMA. 2019;321:1081-95.

Zong G, Li Y, Wanders AJ, et al. Intake of individual saturated fatty acids and risk of coronary heart disease in US men and women: two prospective longitudinal cohort studies. BMJ. 2016;355:i5796.

68 | Adoçantes: Verdades e Mitos

Carlos Alberto Werutsky

Introdução

Os substitutos do açúcar ou adoçantes, como comumente chamados, tornaram-se extremamente populares em todo o mundo. E as opções dietéticas que contêm esses adoçantes podem ajudar no controle de doenças, especialmente da obesidade e do diabetes. A revisão dos estudos sobre a segurança alimentar dos adoçantes pode estabelecer o que é verdade (propriedade de estar em conformidade com os fatos ou a realidade; exatidão, autenticidade, veracidade) ou mito (afirmação fantasiosa, inverídica, disseminada com fins de dominação, difamatórios, propagandísticos).

O primeiro grupo de adoçantes consiste em substâncias com intenso sabor doce (edulcorantes ou não nutritivos), usadas em pequenas quantidades para substituir maiores quantidades de açúcar. Por definição, os adoçantes não nutritivos, também conhecidos como "adoçantes com baixas calorias", "adoçantes artificiais", "adoçantes não calóricos" ou "edulcorantes intensos", são substâncias com uma alta intensidade de dulçor por grama do produto (Tabela 68.1).

O segundo grupo de adoçantes (polióis) tem ingredientes capazes de substituir o açúcar em dulçor e dar, principalmente, corpo ao alimento (Tabela 68.2).

Aprovação e uso

Os limites de segurança de cada adoçante são definidos no Brasil pela Agência Nacional de Vigilância Sanitária (Anvisa), do Ministério da Saúde; nos EUA, pela Food and Drug Administration (FDA); e, no Mercado Comum Europeu, pela European Food Safety Authority (EFSA).

Normalmente, segue-se a especificação dos limites de segurança de cada adoçante estabelecidos pelo Joint Expert Committee on Food Additives (JECFA) da World Health Organization (WHO) e da Food and Agriculture Organization (FAO), definidos, por sua vez, em termos de ingestão diária aceitável ou admissível (IDA, do inglês *acceptable daily intake*) – medida em mg/kg de peso corporal. O NOEL (*no-effect level*), determinado em estudos em modelo animal, corresponde à quantidade de determinado aditivo que pode ser ingerida todos os dias pelo animal sem causar nenhum dano detectável. Essa quantidade experimental (dose) é, então, dividida por um fator de segurança, em geral 100, cuja operação resultante será definida como IDA para humanos. Esse fator de segurança leva em conta as características individuais dos seres humanos quanto a idade, sexo, peso, estado de saúde etc. A IDA é um valor tão seguro que, se o indivíduo excedê-la, ocasionalmente,

Tabela 68.1 Adoçantes aprovados no Brasil.

Adoçantes não nutritivos	kcal/g	Adoçantes de corpo nutritivos	kcal/g
Acessulfame-K	0	Sorbitol	2,6
Aspartame	4*	Xarope de sorbitol**	< 2,6
Taumatina	4*	Manitol	1,6
Neotame	0	Xilitol	2,4
Ciclamato	0	Eritritol	0,2
Sacarina	0	Isomaltitol	2,0
Esteviosídeo	0	Lactitol	2,0
Sucralose	0	Maltitol	2,1
		Xarope de maltitol**	< 2,1

*Contribuição calórica desprezível pela pequena quantidade usada em alimentos e bebidas. **Os xaropes são misturas de oligossacarídeos hidrogenados com predomínio de sorbitol ou maltitol.

não existirá risco de intoxicação ou efeito adverso, porque ela se refere a um consumo diário, durante toda a vida, e não somente um ou outro dia.

Como dito, os valores da IDA estabelecidos pelo JECFA e os limites máximos de uso como aditivos para alimentos pela Anvisa (RDC nº 18, de 24 de março de 2008) são mostrados nas Tabelas 68.1 e 68.2. A publicação mais recente da Anvisa (RDC nº 818/2023) sobre os requisitos sanitários dos adoçantes de mesa e dos adoçantes dietéticos estabelece:

Art. 1º Esta Resolução dispõe sobre os requisitos sanitários dos adoçantes de mesa e dos adoçantes dietéticos.
Art. 2º Para fins desta Resolução, aplicam-se as seguintes definições:
I – adoçante de mesa: aditivo alimentar formulado com um ou mais edulcorantes autorizados, que é destinado ao uso pelo consumidor final para adoçar alimentos ou bebidas; e
II – adoçante dietético: adoçante de mesa que é formulado sem adição dos ingredientes sacarose, frutose e glicose.

Adoçantes intensos (edulcorantes)

Sacarina

A mais antiga dos edulcorantes, a sacarina, descoberta em 1878, é quimicamente representada por 2,3-di-hidro, 3-oxobenzeno-sulfanazol, produto sintético que pode ser obtido a partir do tolueno ou do anidrido ftálico, cujo dulçor varia entre 200 e 700 vezes em

Tabela 68.2 Resumo das avaliações realizadas pelo Joint Expert Committee on Food Additives (JECFA), de 2021, e atribuição de aditivos edulcorantes para alimentos e seus respectivos limites máximos de uso da Agência Nacional de Vigilância Sanitária (Anvisa), de 2008.

Aditivos	JECFA 2021 (IDA em mg/kg de peso corporal)	Anvisa 2008, limite máximo em alimentos e bebidas (g/100 g ou g/100 mℓ)
Aspartame	40	0,075
Neotame	0,3	0,0033 a 0,0065
Acessulfame-K	15	0,0035
Eritritol	Não especificado	Quantum satis
Isomalte (isomaltitol)	Não especificado	Quantum satis
Lactitol	Não especificado	Quantum satis
Ácido ciclâmico e seus sais de cálcio, potássio e sódio	11	0,03 a 0,04
Sacarina e seus sais de cálcio, potássio e sódio	15	0,01 a 0,015
Sorbitol	Não especificado	Quantum satis
Glicosídeos de esteviol	4	0,045 a 0,06
Sucralose	5	0,02 a 0,04
Taumatina	Não especificado	Quantum satis
Xilitol	Não especificado	Quantum satis
Manitol	Não especificado	Quantum satis

Obs.: Ingestão diária aceitável (IDA) não especificada é aplicada a substâncias do alimento de muito baixa toxicidade, cuja ingestão total na dieta, com base nos dados de avaliação (químico, bioquímico, toxicológico etc.), não representa risco para a saúde, motivo pelo qual se estabelece uma ingestão aceitável expressa de modo não necessariamente numérico. Quantum satis: quanto baste, o suficiente.

relação ao açúcar. Não é metabolizada pelo organismo humano, sendo rapidamente excretada pelos rins. A sacarina foi o mais popular substituto do açúcar em dietas de pessoas com diabetes, além do uso extensivo durante as duas Guerras Mundiais, diante da escassez do açúcar. Em 1972, vários estudos ligaram a exposição de altas doses de sacarina ao desenvolvimento de câncer de bexiga em ratos. A discussão que se seguiu sobre a segurança do uso da sacarina em humanos culminou em sua remoção da lista de substâncias provavelmente cancerígenas pela FDA. Em 1999, o relatório da International Agency for Research on Cancer (IARC) afirmava: "...é evidente que a habilidade da sacarina em causar tumores de bexiga em ratos é causada pela combinação de fatores críticos que parecem ser únicos para os ratos e consiste em um mecanismo proliferativo urotelial de efeito cancerígeno." Esse mecanismo não é relevante nos humanos porque há importantes diferenças entre as espécies na composição da urina. Em 2000, o National Toxicology Program determinou que a sacarina não deveria compor a lista de agentes potencialmente causadores de câncer e, em 2001, a legislação federal norte-americana removeu a necessidade de advertência nos rótulos de alimentos e bebidas contendo sacarina. Além dos EUA, a sacarina é aprovada em mais de 100 países da Comunidade Econômica Europeia. Seu sabor residual desagradável (amargo metálico ou adstringente) é mascarado pelo uso do adoçante ciclamato na proporção 1:10 em países onde se permite seu uso.

Ciclamato

Descoberto em 1937, o ciclamato ou ácido ciclo-hexilsulfâmico é o mais fraco dos edulcorantes, 30 a 50 vezes mais doce que a sacarose. A partir de 1970, seu uso foi banido nos EUA pela FDA depois de estudos sobre seu efeito no desenvolvimento de câncer de bexiga em ratos. Estudos reproduzidos em ratos, cães, hamsters

e macacos não mostraram associação entre ciclamato e câncer. A partir de um corpo completo de evidências, os cientistas concluíram que o ciclamato não era cancerígeno.

Estudos desenvolvidos paralelamente pela National Academy of Sciences concluíram que o ciclamato pode não ser cancerígeno em si, mas seus metabólitos ou a combinação com outras substâncias, potencialmente carcinogênicas, seriam capazes de promover o crescimento de tumores. A maioria das pessoas não metaboliza o ciclamato, mas uma parte da população converte até 60% do ciclamato em ciclo-hexilamina, metabólito com grande potencial de toxicidade. Estudos mais recentes e de longa duração com indivíduos que metabolizam o ciclamato deram suporte à falta de associação entre ciclamato e ciclo-hexamina e infertilidade masculina em humanos.

O ciclamato está aprovado para vários usos, aceito pelo Scientific Committee on Food (SCF) da União Europeia e pelo JECFA em mais de 50 países. A FAO/WHO não permite a utilização de ciclamatos (de sódio, de cálcio, de potássio e ácido ciclâmico) isoladamente, nem como aditivo de alimentos ou em formulações líquidas ou sólidas em adoçantes.

Aspartame

Descoberto em 1965 e aprovado pela FDA em 1981, o aspartame é considerado um edulcorante não nutritivo pela quantidade muito pequena usada para adoçar alimentos e bebidas (aporte calórico desprezível), pelo dulçor 200 vezes maior que o açúcar, embora 1 g de aspartame dê origem a 4 kcal.

A molécula do aspartame consiste em dois aminoácidos – fenilalanina e ácido aspártico esterificado com o metanol (Figura 68.1).

O aspartame é metabolizado no lúmen intestinal em metanol (10%), que é excretado, além do ácido aspártico (40%) e da fenilalanina (50%), utilizados pelo organismo. O Regulamento Técnico

Éster metílico do dipeptídeo aspartil-fenilalanina

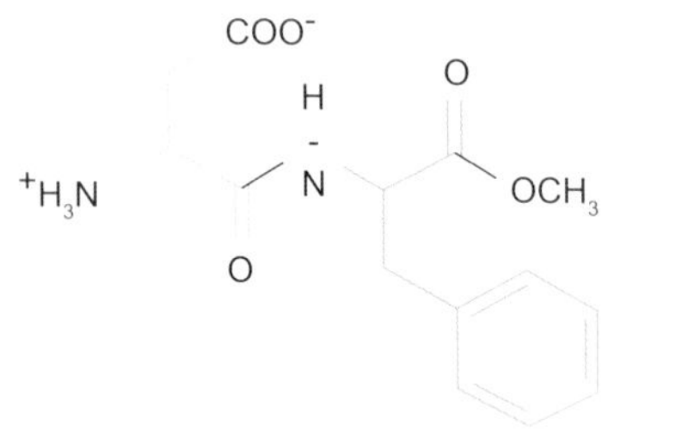

Figura 68.1 Fórmula estrutural do aspartame.

específico da Anvisa (RDC nº 18, de 24 de março de 2008) aponta: "Todos os alimentos e as bebidas contendo aspartame deverão obedecer aos requisitos de rotulagem referentes à existência do aminoácido fenilalanina, como informação necessária ao grupo populacional de fenilcetonúricos". A fenilcetonúria é uma doença autossômica recessiva que afeta aproximadamente 1 em cada 10 mil indivíduos da população caucasiana e se caracteriza pelo defeito ou pela ausência da enzima fenilalanina hidroxilase (PAH), que converte a fenilalanina em tirosina, que está envolvida na síntese da melanina. O tratamento da criança fenilcetonúrica consiste em uma dieta pobre em fenilalanina (p. ex., 300 a 500 mg/dia).

A comparação das quantidades de uma bebida com aspartame está relacionada com outros alimentos contendo fenilalanina (Figura 68.2).

O componente metanol do aspartame também tem ocorrência natural. Um litro de refrigerante *diet* contém 50 mg de metanol, comparado ao mesmo volume de suco de laranja (64 mg de metanol), de maçã (83 mg de metanol), de pomelo (183 mg de metanol) e de tomate (301 mg de metanol).

Em 20 anos, mais de 200 estudos de toxicidade com aspartame e seus produtos de decomposição foram conduzidos de forma aguda, subaguda e crônica em ratos, *hamsters* e cães, tendo sido demonstrada, de modo consistente, ausência de efeito adverso com doses de até 4.000 mg/kg de peso corporal/dia.

Os dados de extensa investigação sobre a possibilidade de efeito neurotóxico do aspartame não fundamentam a hipótese de que o aspartame, na dieta humana, possa afetar as funções do sistema nervoso, aprendizagem ou comportamento. Os estudos epidemiológicos sobre o aspartame incluem vários estudos casos-controle, um prospectivo bem conduzido com grande coorte, nos quais se mediu o seu consumo. Nenhuma evidência suportou a associação entre aspartame e câncer em algum tecido, tornando-o seguro para consumo como edulcorante não nutritivo. Recentemente, foram publicados os resultados de um estudo com 230 casos de câncer de estômago (547 controles), 326 casos de câncer de pâncreas (625 controles) e 454 casos de câncer de endométrio (908 controles), acrescentando mais evidências para a ausência de efeito adverso do consumo de edulcorantes, especialmente o aspartame, sobre o risco de desenvolvimento de câncer na população italiana.

O aspartame está presente em mais de 90 países ao redor do mundo, compondo mais de 6 mil produtos, sendo instável se sujeito a um prolongado aquecimento (em alimentos que necessitem de cozimento). Desde 1996, a FDA aprovou o aspartame como adoçante para uso geral, de aplicação irrestrita.

Acessulfame-K

Sal de potássio descoberto na Alemanha em 1967, o acessulfame-K é aproximadamente 200 vezes mais doce que a sacarose e estável durante o aquecimento. Na indústria de alimentos, aceita temperaturas de processamento em forno (superiores a 200 °C). Na indústria de bebidas, o acessulfame-K pode passar por processo de pasteurização sem perder o poder adoçante.

O acessulfame-K não é metabolizado no organismo humano, o que o torna isento de calorias. A FDA aprovou seu uso em alimentos secos (1988), em bebidas carbonatadas e não carbonatadas (1998) e, em 2003, para aplicação geral, de uso irrestrito. O JECFA, depois de avaliar cerca de 100 estudos sobre a segurança do acessulfame-K, aprovou sua IDA de 9 mg/kg/dia para 15 mg/kg/dia. Nenhum problema de saúde tem sido relatado na literatura científica associado ao consumo de acessulfame-K por mais de 15 anos, em 90 países. O SCF europeu concluiu que todos os estudos estão adequados sobre a avaliação do acessulfame-K e que seus resultados não indicam sua associação ao câncer.

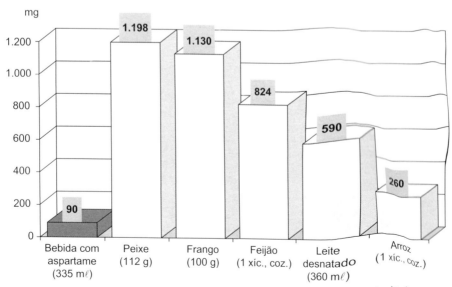

Figura 68.2 Conteúdo de fenilalanina de uma bebida com aspartame comparado ao conteúdo de fenilalanina de outros alimentos.

Sucralose

Descoberta em 1976, a sucralose é obtida da sacarose por um processo que substitui três grupos hidroxicílicos por três átomos de cloro, sem ser metabolizada pelo organismo humano. Em virtude dessa estrutura molecular, já se veiculou a informação de que a "sucralose é um composto clorado. Outras classes de moléculas cloradas incluem os pesticidas", "similaridade" que, aos olhos dos consumidores, é suficiente para provar que é prejudicial à saúde. Contudo, nesse sentido, a mesma correlação se aplicaria ao extenso consumo de sal de cozinha, em que o cloro constitui a metade do seu peso. A sucralose é o único edulcorante não calórico obtido a partir do próprio açúcar, sendo considerado seguro para todos os segmentos da população, incluindo pessoas com problemas crônicos de saúde, como o diabetes. A FDA aprovou seu emprego a partir de 1999 em todas as categorias de alimentos e bebidas, a partir dos estudos de segurança alimentar publicados, posteriormente, no volume 38 do suplemento do jornal *Food and Chemical Toxicology* em 2000.

A sucralose foi aprovada pelo JECFA e por autoridades em aproximadamente 80 países, como pelo SCF europeu em 2000. Os valores de dulçor da sucralose, como os de outros edulcorantes, são altamente dependentes do sistema pH, da temperatura e da concentração, variando de 400 a 800 vezes o dulçor da sacarose. Não apresenta residual amargo ou metálico (*after taste*), não é cariogênica, fica inerte durante o processo digestivo e é excretada rápida e totalmente nas fezes.

Taumatina

Trata-se de uma proteína natural encontrada em frutos de plantas do oeste africano (*Thaumatococccus daniellii*), não tóxica e usada como edulcorante e flavorizante em muitos alimentos. Pela dificuldade na limitação para obter a taumatina de fontes naturais, numerosas tentativas têm sido feitas para produzi-la em plantas transgênicas (p. ex., *Solanum tuberosum*) e em diferentes microrganismos por técnicas da biologia molecular. A forma recombinante da proteína taumatina é obtida em larga escala pela *Escherichia coli* e pelo *Saccharomyces cerevisiae*, entre outros, com o mesmo grau de pureza e dulçor que a taumatina natural da planta. A taumatina (isoformas I e II) é formada por 207 aminoácidos, com dulçor 1.600 vezes maior que a sacarose (10 mil vezes o dulçor sobre a base molar), aspecto que pode ser entendido a partir da estrutura tridimensional da taumatina (Figura 68.3), designada como *sweet fingers*, que se liga aos receptores de sabor doce *TIR2-TIR3* (*taste receptors*) localizados nas papilas gustativas e no trato gastrointestinal.

Neotame

Corresponde a um edulcorante formado por dois aminoácidos presentes no aspartame, a fenilalanina e o ácido aspártico, combinados com dois grupos orgânicos funcionais, um metil-éster e o outro neo-hexil. A estabilidade dessa estrutura molecular confere ao neotame a manutenção do dulçor em produtos forneados e lácteos (processo de pasteurização). Cerca de 20 a 30% do neotame ingerido é absorvido no trato digestivo, e praticamente todo o neotame consumido é convertido em um metabólito diesterificado e metanol, ambos rapidamente excretados pelas fezes ou pela urina. A exposição ao metanol do neotame é toxicologicamente insignificante – por exemplo, uma bebida carbonatada adoçada com neotame contém 1,37 mg/ℓ de metanol quando comparada ao conteúdo de metanol dos sucos de frutas (em média de 140 mg/ℓ).

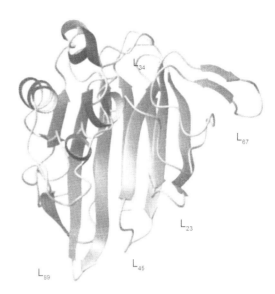

Figura 68.3 Estrutura tridimensional do peptídeo taumatina (*sweet fingers*). Cada "laço" (L) funciona como uma "sonda" dentro da cavidade do receptor. A taumatina apresenta IDA não especificada pelo JECFA desde 1999, tendo sido aprovada (o mais recente edulcorante aprovado) pela Anvisa em 2008.

A exposição à fenilalanina do neotame é muito baixa. A ingestão de neotame por crianças representa 0,3 a 0,4% do total da ingestão de fenilalanina recomendada pela dieta restrita em fenilalanina da ordem de 0,4 a 0,6 g/dia, não havendo, portanto, necessidade de advertência nos rótulos dos alimentos e da bebidas contendo neotame. Recentemente, foi veiculado o seguinte questionamento: "O neotame é uma neurotoxina similar ao aspartame?" A própria FDA publicou que "a afirmação de que a avaliação da segurança do neotame está baseada no aspartame é infundada e completamente falsa". A FDA aprovou o neotame em julho de 2002 para o uso irrestrito, e o JECFA publicou a avaliação favorável em 2004, estabelecendo sua IDA em 2 mg/kg de peso corporal/dia. Esse edulcorante não calórico é 30 a 60 vezes mais doce que o aspartame, ou 7 mil a 13 mil vezes mais doce que a sacarose.

Glicosídeos de esteviol

As folhas da *Stevia rebaudiana bortoni*, um arbusto da família do *Chrysanthemum*, são originárias da América de Sul (Paraguai), tendo sido abordadas cientificamente em 1887 pelos pesquisadores Betoni e Rebaudi. Em 1908, Rasenack confirmou a existência de vários adoçantes na estévia e, em 1931, Briedel e Lavieille cristalizaram o esteviosídeo. A denominação adequada de glicosídeos do esteviol inclui o rebaudiosídeo A e B, o esteviosídeo, o esteviolbiosídeo, o dulcosídeo e o rubusosídeo, que somam mais de 95% da substância desidratada. Dessa mistura, o esteviosídeo e o rebaudiosídeo A são os mais predominantes e de maior interesse comercial. Tanto o esteviosídeo quanto o rebaudiosídeo A são pouco absorvidos, mas podem ser hidrolisados pela flora intestinal, principalmente o esteviol, que é bem absorvido, oxidado e excretado pela urina. A folha da *Stevia rebaudiana bortoni* é 10 a 15 vezes mais doce que o açúcar, enquanto o esteviosídeo/rebaudiosídeo tem 200 a 300 vezes o dulçor da sacarose e sem calorias. O esteviosídeo/rebaudiosídeo é muito usado no Japão, e, embora tenha ocorrência natural, o JECFA, em 2004, estabeleceu sua IDA de 2 mg/kg de peso corporal/dia, provisoriamente, até que novos estudos de seus efeitos em humanos, incluindo populações especiais com diabetes e hipertensão, demonstrassem ausência de risco. Em 2009, novos estudos foram apresentados no Comitê de Especialistas do JECFA, os quais mostraram ausência de efeitos adversos quando o esteviosídeo/rebaudiosídeo foi usado na dose de 4 mg/kg de peso corporal/dia, expressado como esteviol, em 16 semanas, por indivíduos com diabetes *mellitus* tipo 2 e, em 4 semanas, por indivíduos com pressão média normal e com pressão abaixo da média normal. O Comitê concluiu que esses novos dados são suficientes para possibilitar um fator adicional de segurança, aumentando a IDA do esteviosídeo/rebaudiosídeo de 0 a 4 mg/kg de peso corporal/dia. De acordo com o Regulamento Técnico da Anvisa, esses glicosídeos de esteviol devem atender às especificações de pureza estabelecidas pelo JECFA.

Em recente publicação da Anvisa (DOU nº 188, de 2 de outubro de 2023) sobre os requisitos de composição, qualidade, segurança e rotulagem dos produtos que contêm adoçantes/edulcorantes, os adoçantes de mesa podem conter uma lista de ingredientes, como o propilenoglicol – PG (Tabela 68.3). Esse ingrediente, um emoliente e emulsificante encontrado em cosméticos, medicamentos e alimentos, é cada vez mais comum e é potencial alérgeno para pessoas sensíveis que podem desenvolver dermatites (reações cutâneas sistêmicas), cuja sensibilização ao PG é avaliada por testes apropriados de contato com o PG.

Adoçantes polióis: agentes de "corpo"

Os alcoóis poli-hídricos, açúcares alcoóis ou polióis se diferenciam de outros sacarídeos pela redução das funções cetona ou aldeído (obtenção por hidrogenação catalítica do grupo redutor de um sacarídeo específico, como sacarose, xilose, lactose etc.). Essa classe especial de carboidratos apresenta-se como monossacarídeos (sorbitol, manitol, xilitol e eritritol), dissacarídeos (maltitol, lactitol e isomalte) e uma mistura de sacarídeos e polissacarídeos hidrogenados (xarope de glicose hidrogenado). Esses polióis podem ser usados em alimentos para substituir o "corpo" ou o volume da sacarose, atuando como emulsificantes, estabilizantes, umectantes, crioprotetores e redutores do ponto de congelamento. Em geral, esses ingredientes substituem o açúcar na proporção de 1:1 em peso. O sorbitol e o xilitol têm ocorrência natural em certas frutas. Os polióis têm algumas vantagens sobre o açúcar como ingredientes alimentícios. Ao contrário do açúcar, eles não favorecem o desenvolvimento de cáries dentárias. Os polióis produzem baixo índice glicêmico (absorção passiva de

Tabela 68.3 Lista de ingredientes autorizados para uso em adoçantes de mesa.

Álcool etílico	Isomalte
Amidos e amidos modificados	Lactose
Água	Maltitol e seu xarope
Dextrinas	Maltodextrina
Dectrose	Manitol
Fruto-oligossacarídeos	Polidextrose
Isomalto-oligossacarídeos	Polietilenoglicol
Frutose e seus xaropes	Propilenoglicol
Xarope de glicose	Sacarose
Glicerina ou glicerol	Sorbitol

10 a 20 g/h), com vantagens de consumo por pessoas com diabetes, e são menos calóricos que o açúcar, em média 2 kcal/g, já que são incompletamente digeridos e mal absorvidos (25 a 50%). Embora a sensibilidade gastrointestinal varie entre os indivíduos, a flatulência e a diarreia osmótica podem ocorrer com a ingestão de mais de 50 g/dia de sorbitol ou mais de 20 g/dia de manitol. O manitol, o xilitol e o sorbitol figuram na lista de ingredientes com alegações de propriedades funcionais aprovadas pela Anvisa em 1999. A alegação "não produz ácidos que danificam os dentes. O consumo do produto não substitui hábitos adequados de higiene bucal e de alimentação" foi aprovada somente para gomas de mascar sem açúcar.

O eritritol aparece naturalmente em peras, melões e uvas, distinguindo-se dos demais polióis pelo seu baixíssimo valor calórico (0,2 kcal/g). Nos EUA, é preferido como agente de corpo em produtos com alegação de *light* ou *reduced calories*. Ainda, é completamente absorvido no trato gastrointestinal, sendo excretado de modo intacto na urina e sem efeitos laxativos.

No processo de produção industrial, a ação bacteriana controlada da sacarose produz isomaltulose, que, cataliticamente, é hidrogenada para produzir uma mistura equimolar de esteroisômeros do manitol e do sorbitol, chamada "isomalte" (isomaltitol). Com a metade do valor calórico da sacarose, o isomalte é digerido apenas no estômago. No intestino delgado, a hidrólise do isomalte em glicose, sorbitol e manitol é 12 vezes mais lenta que a da sacarose, com pequena excreção urinária e fecal (produção de ácidos graxos voláteis). Pela baixíssima hidroscopicidade, tem aplicações na produção de balas ou confeitos, entre outros, porque não mela, evitando a necessidade de embalagens individuais.

O lactitol não é encontrado na natureza e sua obtenção se dá por hidrogenação catalítica de uma solução de lactose a 30 a 40%, com redução de parte da molécula em sorbitol. Seu metabolismo é semelhante ao de uma fibra solúvel, sendo quase 100% não absorvido e fermentado pela flora colônica, melhorando, assim, a retenção de água. Portanto, pode resultar em flatulência e diarreia se a dose ingerida exceder 74 g/dia (para evitar o efeito laxativo, a dose não deve ser excedida em 20 g/dia). Na indústria, é especialmente indicado na elaboração de geleias e caramelos pela alta viscosidade, muito próxima à da sacarose e com a metade das calorias.

O manitol, isômero do sorbitol, é encontrado na natureza, em vegetais como aipo, cebola, beterraba, azeitonas, figos, cogumelos e algas marinhas. E, na indústria, é obtido por hidrólise da sacarose, seguida de hidrogenação da frutose ou do amido, ou, ainda, da extração de algas marinhas. É excretado na urina na mesma proporção em que é absorvido (cerca de 20%). O manitol apresenta ação laxativa mais pronunciada que os demais polióis. O Regulamento Técnico específico da Anvisa dispõe que "todos os alimentos e as bebidas contendo polióis deverão obedecer aos requisitos de rotulagem referentes a efeitos laxativos".

A principal aplicação do manitol, geralmente em mistura com o sorbitol, se dá em gomas de mascar sem açúcar, mas também é usado em bebidas dietéticas e pós para bebidas dietéticas no limite máximo de 2 g/100 mℓ.

Açúcares raros como substitutos do açúcar de mesa

Açúcares raros que ocorrem naturalmente surgiram recentemente como uma categoria alternativa de adoçantes – trata-se de monossacarídeos e seus derivados encontrados na natureza em pequenas quantidades. As vantagens potenciais dessa categoria de adoçantes incluem palatabilidade, ausência de sabor residual desagradável e falta de calorias significativas, porque não são metabolizados pelo corpo ou o são em menor grau que os açúcares naturais. Entre os açúcares raros na natureza, os que foram estudados como substitutos do açúcar de mesa incluem D-alulose, D-tagatose, D-sorbose e D-alose. A D-alulose é um epímero de D-frutose que tem 70% do dulçor da sacarose e 0,2 kcal/g. Por sua alta solubilidade e atividade antioxidante, compreende um bom aditivo para o processamento de alimentos (recentemente aprovado pela FDA para aplicações alimentares), além de ter se mostrado hipoglicêmico em indivíduos intolerantes à glicose.

A D-tagatose também é estruturalmente semelhante à D-frutose e tem boa palatabilidade, baixo teor calórico (2 kcal/g) e 92% do dulçor da sacarose. Ao contrário da frutose, apresenta menor índice de glicosilação, com efeito redutor na glicemia pós-prandial e na resposta à insulina em ensaios preliminares, sendo promissor seu uso no tratamento da obesidade.

A D-sorbose pode ser preparada diretamente a partir da D-tagatose e tem muitas de suas vantagens potenciais com 70% do dulçor da sacarose.

D-alose é outro adoçante não calórico com 80% do dulçor da sacarose, com efeitos antioxidantes e anticancerígenos. Em combinação com o tratamento de primeira linha do câncer, incluindo diferentes tipos de radioterapia e quimioterapia, a D-alose foi detectada com efeitos complementares favoráveis.

Adoçantes e câncer

O estudo de casos-controle de Gallus et al. examinou, especificamente, o papel do consumo dos edulcorantes sobre o risco de desenvolvimento de cânceres. Entre 1991 e 2004, 8.604 pacientes foram submetidos ao questionário de frequência alimentar, incluindo o consumo de vários edulcorantes expresso em sachês ou tabletes por semana, nos últimos 2 anos antes da confirmação do diagnóstico de câncer, pareados com 7.028 pacientes-controle. Os resultados mostraram falta de evidência da associação de sacarina e outros edulcorantes, especialmente o aspartame, no aumento do risco de desenvolvimento de vários tipos de câncer.

A seguir, foi publicado um estudo de perspectiva global sobre o consumo de adoçantes e o risco de câncer, que concluiu que "a evidência de estudos epidemiológicos não sugere que os adoçantes tenham um efeito detectável sobre o risco de algum tipo de câncer".

Interações de vários edulcorantes e adoçantes

Normalmente, os edulcorantes têm um efeito sinérgico com todos os demais edulcorantes e adoçantes. Os adoçantes naturais e artificiais também ativam o ramo gustativo de maneira diferente. O receptor do sabor doce é um heterodímero de dois receptores transmembranares acoplados à proteína G e que contém vários locais de ligação. Por exemplo, o aspartame e o ciclamato, respectivamente, se ligam a cada um dos dois monômeros, enquanto a sucralose compartilha sítios de ligação em ambos.

Uma mistura de acessulfame-K e de aspartame é 36% mais doce em relação ao emprego isolado de aspartame ou de acessulfame-K. Valores superiores a 7% indicam um incremento significativo em termos de dulçor. E valores entre –1 e 7% significam que não há uma variação relevante (Tabela 68.4).

A aplicação prática dessa sinergia reside na comparação de dois refrigerantes dietéticos. Na produção industrial do refrigerante A, cada 100 mℓ contêm 34,96 mg de aspartame como único edulcorante. Para produzir o refrigerante B, são misturados ciclamato, sacarina, acessulfame-K e aspartame em determinadas proporções. Nessa mistura, a participação do aspartame é de 15 mg/100 mℓ comparado ao refrigerante A pela sinergia com os demais edulcorantes da fórmula. As vantagens dessas associações são a redução do custo industrial para a produção de alimentos e bebidas com restrição de açúcar, e a segurança para os consumidores das menores doses desses aditivos edulcorantes.

Adoçantes e alterações do peso

Os estudos com edulcorantes em modelo animal, especialmente em ratos, revelam algumas características psicobiológicas desses animais em relação ao estímulo desses ingredientes alimentares. Os ratos consomem quantidades maiores de açúcares ou edulcorantes e gorduras em solução do que em pó, já que têm preferências pré-digestivas (com participação olfatória) e/ou pós-ingestivas capazes de determinar sua hiperfagia. Conforme a raça, a sacarina, por exemplo, pode estimular a hiperfagia e o ganho de peso, contrariamente a outra com fraca preferência pela sacarina, sem alterar o peso. Esse viés importante em estudos experimentais do efeito de edulcorantes sobre alterações do peso nesses animais não possibilita extrapolar resultados para o modelo humano.

Um estudo de 52 semanas testou a sacarina (825 ratos), a sucralose (480 ratos) e o neotame (630 ratos), mas não observou alterações significativas de peso nos animais. Entre a intensidade do estímulo (o dulçor do neotame é maior que 20 vezes o da sacarina) e o

Tabela 68.4 Interações de vários edulcorantes e adoçantes.

	Aspartame	Acessulfame-K	Frutose	Glicose	Ciclamato	Xilitol
Aspartame	1	36	7	9	20	7
Acessulfame-K	36	1	11	11	36	22
Frutose	7	11	1	–1	4	3
Glicose	9	11	–1	1	13	–1
Ciclamato	20	36	4	13	1	20
Xilitol	7	22	3	–1	20	1
Esteviosídeo	17	17	–11	–12	1	6
Sacarina	38	3	–	–	–	–

consumo crônico e excessivo do alimento doce, este último parece ter uma relação maior com a diminuição de receptores dopaminérgicos em ratos que se tornam obesos. Em humanos, Stice et al. mostram que indivíduos com obesidade podem apresentar diminuição de receptores da dopamina (polimorfismos do *TaqIA1* do gene *DRD2* do receptor D2 da dopamina) com hiperfagia para os alimentos doces e gordurosos, precisando comer quantidades maiores para sentirem o prazer. Os edulcorantes e poliois agem sobre os receptores do sabor doce na língua e no intestino, embora não haja evidências de ação no sistema nervoso central, com exceção dos seus metabólitos (Figura 68.4).

Postula-se que a doçura desacoplada do conteúdo calórico oferece ativação parcial, mas incompleta, dos caminhos da recompensa alimentar, o que pode estimular ainda mais o comportamento de busca de alimentos. Adoçantes artificiais poderiam incentivar desejos doces e dependência de açúcar de outros alimentos, embora falte o entendimento de como os sistemas neurais, como aqueles envolvidos na regulação do equilíbrio de energia e processos de recompensa, interagem para modular o comportamento alimentar, predeterminado geneticamente pelo menos em um subgrupo substancial de pessoas.

Uma revisão a respeito dos efeitos dos adoçantes sobre o sistema gastrointestinal mostrou que a secreção de incretinas não foi afetada; quanto às alterações do microbioma, os estudos foram conflitantes e heterogêneos quanto à população estudada e à dose-efeito dos adoçantes; portanto, não houve associação com ganho de peso.

Tem-se demonstrado que a ingestão de sucralose afeta a resposta metabólica glicêmica e insulínica ao teste de tolerância oral à glicose em pessoas com obesidade não usuários regulares do edulcorante. Esses resultados podem ter tido fatores de confusão como grau de atividade física, tipo de dieta e *status* menstrual.

Em 2023, Zhang et al., em uma revisão sistemática metanalítica em rede, examinaram as ações endócrino-metabólicas agudas de uma variedade de adoçantes não calóricos comparados com a água e bebidas açucaradas. As evidências disponíveis sugerem que as bebidas com adoçantes não calóricos não têm efeitos endócrino-metabólicos agudos semelhante aos da água. Essas descobertas fornecem suporte para as bebidas com adoçantes não calóricos como uma estratégia alternativa de substituição para bebidas açucaradas no cenário pós-prandial agudo. Além do neotame e da taumatina, os menos conhecidos (neo-hesperidina DC e advantame) são adoçantes de baixas calorias que foram aprovados para uso na Europa e em todo o mundo (Commission Regulation-EU, 2012). O alto poder de dulçor de todos esses adoçantes constitui uma estratégia potencial para perda de peso e seu impacto na percepção sensorial do sabor doce (geralmente diminuída na obesidade), atribuídas às mudanças de ações da dopamina e negativamente reguladas pela leptina (Figura 68.5). Essas alterações são reversíveis e melhoram com a redução do peso.

Os polióis como agentes de corpo podem ajudar a reduzir a carga glicêmica (CG) dos alimentos, e os adoçantes não nutritivos, o índice glicêmico (IG), melhorando o controle do peso e a homeostase glicêmica do diabetes.

Considerações finais

Os adoçantes não nutritivos – acessulfame-K, aspartame, neotame, sacarina, estévia e sucralose – são aprovados e seguros para consumo nos EUA, de acordo com a posição oficial da Academy of Nutrition and Dietetics de 2012: a de que os consumidores podem desfrutar com segurança dos vários tipos de adoçantes nutritivos e não nutritivos como parte das orientações dietéticas saudáveis.

Os profissionais envolvidos na terapia nutricional devem fornecer informações de base científica sobre os adoçantes e apoiar a investigação sobre seu uso na promoção de uma nutrição adequada e prazerosa.

A segurança alimentar no consumo de adoçantes é verdadeira e bem estabelecida por meio de seu periódico monitoramento por instituições internacionais, como JECFA/FAO/WHO, envolvendo a análise de grandes estudos.

A Organização Mundial da Saúde (OMS) publicou uma diretriz sobre o uso de adoçantes não calóricos, com uma recomendação condicional sugerindo que "os adoçantes não calóricos não sejam usados como meio de alcançar o controle de peso ou reduzir o risco de doenças crônicas não transmissíveis". Nos comentários enviados para a consulta pública *online* em resposta à versão preliminar da diretriz, agências governamentais, organizações não governamentais, associações industriais, bem como acadêmicos e pesquisadores, criticaram a decisão da OMS de basear uma recomendação para adoçantes não calóricos em uma base de

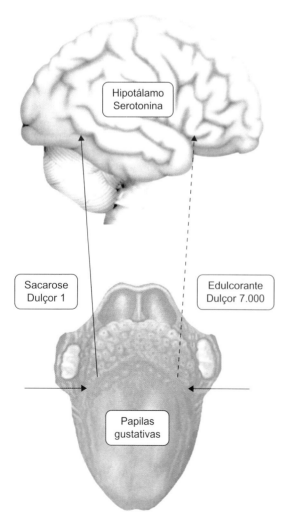

Figura 68.4 Intensidade do dulçor e estímulo no sistema nervoso central.

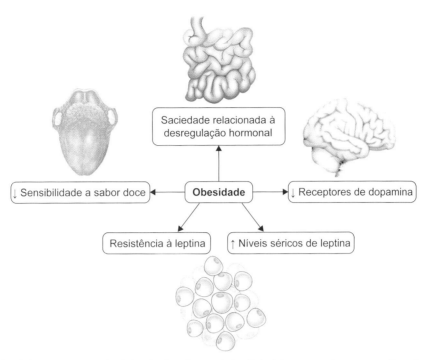

Figura 68.5 Relação entre obesidade e percepção prejudicada do sabor doce. Seta para baixo: diminuição; seta para cima: aumento. (Fonte: Servier Medical Art collection.)

evidências tão pobre e de baixa qualidade. Por exemplo, o Office for Health Improvement and Disparities, do Reino Unido, comentou que "a recomendação pode ser muito forte, dadas as limitações da base de evidências, incluindo possíveis preocupações em relação ao desenho do estudo e à causalidade reversa". Órgãos de segurança alimentar em todo o mundo, como The Joint FAO/WHO Expert Committee on Food Additives (JECFA), Food & Drug Administration (FDA) e European Food Safety Authority (EFSA), têm declarado que os adoçantes foram extensivamente pesquisados e aprovados e, a longo prazo, também confirmam um papel benéfico dos adoçantes na redução da ingestão calórica e no controle do peso, no controle glicêmico e na saúde bucal.

O uso de adoçantes de baixa e sem caloria permitiu que os fabricantes desenvolvessem alimentos e bebidas com menos açúcar e menos calorias, mantendo o sabor que os consumidores conhecem e esperam. Para avançar nos esforços para enfrentar o complexo desafio das doenças crônicas não transmissíveis (DCNT), sustentando e ampliando a reformulação, o setor conta com a confiança do consumidor nos adoçantes de baixa e sem caloria como ingredientes alimentares aprovados que oferecem uma escolha mais ampla.

A substituição total ou parcial do açúcar por adoçantes tem ajudado a tornar mais factível o plano alimentar, a médio e longo prazos, de pessoas que sofrem de doenças crônicas, como obesidade, diabetes e dislipidemias.

Contudo, estudos de intervenção demonstram que os edulcorantes podem beneficiar o controle de peso, especificamente quando usados no contexto de restrição calórica e perda intencional de peso.

Abordar as principais questões de pesquisa relacionadas com os efeitos dos adoçantes em uma variedade de populações e usar diferentes adoçantes (p. ex., aspartame, sacarose, sacarina) e vias de administração (p. ex., alimentos, bebidas, sachês) informarão a respeito do papel dos adoçantes no controle do peso e nas doenças crônicas, além de contribuir para recomendações de saúde pública que promovem ou desencorajam o seu uso. Pelo menos, até o momento, os órgãos reguladores globais e regionais de segurança de alimentos em todo o mundo apoiam consistentemente que os adoçantes de baixa ou sem caloria aprovados são seguros para o consumo.

Bibliografia

Academy of Nutrition and Dietetics. Position of the Academy of Nutrition and Dietetics: use of nutritive and nonnutritive sweeteners. J Acad Nutr Diet. 2012;112(5):739-58.

Agência Nacional de Vigilância Sanitária (Anvisa). Alimentos com alegações de propriedades funcionais e ou de saúde, novos alimentos/ingredientes, substâncias bioativas e probióticos. Resolução nº 18, de 30 de abril de 1999. Disponível em: portal.anvisa.org.br.

Agência Nacional de Vigilância Sanitária (Anvisa). Resolução de Diretoria Colegiada – RDC nº 18, de 24 de março de 2008. Dispõe sobre o "Regulamento técnico que autoriza o uso de aditivos edulcorantes em alimentos, com seus respectivos limites máximos". Diário Oficial da União. 2008 March 25;57.

Agência Nacional de Vigilância Sanitária (Anvisa). Resolução da Diretoria Colegiada – RDC nº 818, de 28 de setembro de 2023. Dispõe sobre os requisitos sanitários dos adoçantes de mesa e dos adoçantes dietéticos. Diário Oficial da União. 2023 Oct 2;188.

Ahmed FE, Thomas DB. Assessment of the carcinogenicity of the nonnutritive sweetener cyclamate. Crit Rev Toxicol. 1992;22:81-118.

American Dietetic Association. Position of the American Dietetic Association: use of nutritive and nonnutritive sweeteners. J Am Diet Assoc. 2004;104(2):255-75.

American Institute for Cancer Research (AICR). Food, nutrition, physical activity, and the prevention of cancer: a global perspective. Washington DC: AIRC; 2007.

Ashwell M, Gibson S, Bellisle F, et al. Expert consensus on low-calorie sweeteners: facts, research gaps and suggested actions. Nutr Res Rev. 2020;33(1):145-54.

Bosetti C, Gallus S, Talamini R, et al. Artificial sweeteners and the risk of gastric, pancreatic, and endometrial cancers in Italy. Cancer Epidemiol Biomarkers Prev. 2009;18(8):2235-8.

Commission Regulation (EU) № 231/2012 of 9 March 2012 laying down specifications for food additives listed in Annexes II and III to Regulation (EC) № 1333/2008 of the European Parliament and of the Council.

Depoortere I. Taste receptors in the gut tune the release of peptides in response to nutrients. Peptides. 2015;66:9-12.

Flamm WG, Blackburn GL, Comer CP, et al. Long-term food consumption and body weight changes in neotame safety studies are consistent with the allometric relationship observed for other sweeteners and during dietary restrictions. Regul Toxicol Pharmacol. 2003;38(2):144-56.

Food and Drug Administration. Determining the regulatory status of a food ingredient. Disponível em: https://www.fda.gov/Food/IngredientsPackaging-Labeling/FoodAdditivesIngredients/ucm228269.htm.

Food and Drug Administration. Food additives permitted for direct addition to food for human consumption: neotame. Fed Reg. 2002; 67:45300-10.

Gallus S, Scotti L, Negri E, et al. Artificial sweeteners and cancer risk in a network of case-control studies. Ann Oncol. 2007;18:40-4.

Gardner C, Wylie-Rosett J, Gidding SS, et al. Nonnutritive sweeteners: current use and health perspectives: a scientific statement from the American Heart Association and the American Diabetes Association. Diabetes Care. 2012;35:1798-808.

Houaiss A, Villar, MS. Dicionário Houaiss da Língua Portuguesa. Rio de Janeiro: Objetiva; 2001. p. 1936 e 2845.

International Sweeteners Association (ISA). ISA scientific response to the World Health Organization (WHO) guideline on use of non-sugar sweeteners [Internet]. 2023.

Jacob SE, Scheman A, McGowan MA. Propylene glycol. Dermatitis. 2018;29(1):3-5.

Joint Expert Committee on Food Additives. Joint FAO/WHO Expert Committee on Food Additives. Safety evaluation of certain food additives. Sixty-ninth meeting of Joint FAO/WHO. WHO/FOOD Additives Series: 60. Geneva: 2009.

Joint Expert Committee on Food Additives. Joint FAO/WHO Expert Committee on Food Additives. Sixty-third meeting, 8 to 17 June. Geneva: WHO; 2004.

Kelley AE, Will MJ, Steininger TL, et al. Restricted daily consumption of a highly palatable food (chocolate Ensure(R)) alters striatal enkephalin gene expression. Eur J Neurosci. 2003;18:2592-8.

Kroger M, Meister K, Kava R. Low-calorie sweeteners and other sugar substitutes: a review of the safety issues. Comprehensive Reviews in Food Science and Food Safety. 2006;5:35-47.

Magnuson BA, Burdock GA, Doull J, et al. Aspartame: a safety evaluation based on current use levels, regulations, and toxicological and epidemiological studies. Crit Rev Toxicol. 2007;37(8):629-727.

Masuda T, Kitabatake N. Developments in biotechnological production of sweet proteins. J Biosci Bioeng. 2006;102(5):375-89.

Mattes RD. Low calorie sweeteners: Science and controversy. Conference proceedings. Physiol & Behavior. 2016;164:429-31.

Monro JA, Shaw M. Glycemic impact, glycemic glucose equivalents, glycemic index, and glycemic load: definitions, distinctions, and implications. Am J Clin Nutr. 2008; 87 (Supl.):237S-43S.

Mooradian AD, Smith M, Tokuda M. The role of artificial and natural sweeteners in reducing the consumption of table sugar: A narrative review. Clin Nutr ESPEN. 2017;18:1-8.

Os polióis. Aditivos & Ingredientes. São Paulo: Insumos; 2008;58:35-48. Disponível em: http://insumos.com.br/aditivos_e_ingredientes/materias/81.pdf. Acesso em: 15 jun. 2020.

Renwick AG, Thompson JP, O'Shaughnessy M, Walter EJ. The metabolism of cyclamate to cyclohexylamine in humans during long-term administration. Toxicol Appl Pharmacol. 2004;196:367-80.

Romo-Romo A, Aguilar-Salinas CA, Gómez-Díaz RA, et al. Non-nutritive sweeteners: Evidence on their association with metabolic diseases and potential effects on glucose metabolism and appetite. Rev Invest Clin. 2017;69:129-38.

Scientific Committee on Food. Opinion of the Scientific Committee on Food on sucralose SCF/CS/ADDS/EDUL/190 final. Brussels: SCF; 2000.

Scientific Committee on Food. Opinion on the reevaluation of acesulfame-K with reference to the previous SCF opinion of 1991. SCF/CS/ADD/EDUL/194 final. Brussels: SCF; 2000.

Serra-Majem L, Raposo A, Aranceta-Bartrina J, et al. Ibero-American Consensus on Low- and No-Calorie Sweeteners: Safety, nutritional aspects and benefits in food and beverages. Nutrients 2018;10:818.

Spencer M, Gupta A, van Dam L, et al. Artificial sweeteners: A systematic review and primer for gastroenterologists. J Neurogastroenterol Motil. 2016;22:168-80.

Stice E, Spoor S, Bohon C, Small DM. Relation between obesity and blunted striatal response to food is moderated by TaqIA1 Gene. Science. 2008;322(5900):449-52.

Sylvetsky A, Rother KI. Nonnutritive sweeteners in weight management and chronic disease: A review. 2018;26:635-40.

Tancredi T, Pastore A, Salvadori S, et al. Interaction of sweet proteins with their receptor. Eur J Biochem. 2004;271:2231-40.

Wilk K, Korytek W, Pelczynska M, et al. The effect of artificial sweeteners use on sweet taste perception and weight loss efficacy. Nutrients.

World Health Organization. Evaluation of certain food additives and contaminants (Sixty-eighth report of the Joint FAO/WHO Expert Committee on Food Additives). WHO Technical Report Series, n. 947, 2007.

World Health Organization (WHO). Use of non-sugar sweeteners: WHO guideline. Geneva: World Health Organization; 2023.

Zhang R, Noronha JC, Khan TA, et al. The Effect of non-nutritive sweetened beverages on postprandial glycemic and endocrine responses: a systematic review and network meta-analysis. Nutrients. 2023;15(4):1050.

69 Medicina Culinária: Abordagem Transdisciplinar e Experiencial Aplicada à Obesidade

Caroline Dário Capitani ▪ Ana Carolina Junqueira Vasques ▪ Isabela Coral Gerólamo ▪ Sâmella de Oliveira Ananias Gonçalves ▪ Lício Augusto Velloso ▪ Bruno Geloneze

Introdução

A desnutrição em todas as suas manifestações, abrangendo excesso de peso, obesidade e outras doenças não transmissíveis relacionadas com a dieta, vem contribuindo para a morbidade e a mortalidade em todo o mundo. Ao longo da última década, professores de renome da Universidade de Harvard levantaram preocupações quanto à pouca abordagem dada à nutrição nos currículos médicos. Um estudo que abrangeu 109 escolas de medicina nos EUA evidenciou uma média de apenas 20 horas dedicadas a conceitos relacionados à nutrição na matriz curricular dos cursos de medicina. Além disso, foram identificadas lacunas na integração entre práticas alimentares humanas e em como orientar pacientes para implementarem mudanças alimentares saudáveis.

Diante dessa breve descrição, a medicina culinária surge oficialmente em 2012, como uma disciplina vinculada ao curso de medicina na Universidade de Tulane, nos EUA; posteriormente, difunde-se para outras universidades da Europa e da América Latina como uma "disciplina experiencial transdisciplinar". Atualmente, a medicina culinária pode ser reconhecida como uma disciplina baseada em evidências, que integra conhecimentos de nutrição, psicologia e gastronomia no contexto da formação em medicina, com foco em alimentação saudável, habilidades culinárias domésticas e abordagem comportamental, em consonância com o autocuidado médico.

No contexto da atual pandemia de obesidade, a medicina culinária figura como uma estratégia potencial de baixo custo e alto impacto para preparar futuros médicos, e outros profissionais da saúde, a atuar com habilidades práticas em nutrição a serem empregadas em ambientes clínicos e de saúde pública. Apesar do entusiasmo em torno da medicina culinária, seu conceito ainda é desconhecido por muitos médicos e profissionais da saúde. Este capítulo explora os diversos pilares da medicina culinária, lançando luz sobre seu arcabouço teórico e sua aplicação no contexto clínico da obesidade.

Pilares da medicina culinária no contexto da obesidade

A medicina culinária pode ser compreendida por meio de quatro pilares: autocuidado do médico; habilidades culinárias domésticas; conceitos e princípios fundamentais de nutrição; e abordagem comportamental para uma comunicação eficaz (Figura 69.1).

Esses pilares se integram de forma sinérgica dentro da prática clínica, com o objetivo de estimular o preparo de refeições em casa, promover uma alimentação saudável e incentivar a autonomia na escolha de alimentos saudáveis.

Primeiro pilar: autocuidado médico e sua relação com o cuidado do paciente portador de obesidade

Nas últimas décadas, estudos demonstraram associação positiva entre o estilo de vida do médico e os hábitos de vida dos seus pacientes em relação à realização de exames preventivos, vacinação, uso de protetor solar e monitoramento de níveis pressóricos, entre outros cuidados em saúde. No campo da alimentação, foi encontrada associação entre restrição da ingestão de gordura na dieta dos médicos e sua tendência em recomendar modificações no estilo de vida com o objetivo de reduzir o colesterol plasmático dos pacientes. Em outra pesquisa, pacientes assistiram a um vídeo de um médico fornecendo aconselhamento sobre alimentação saudável e exercícios físicos, inicialmente sem relatar suas experiências pessoais e, posteriormente, relatando tais experiências. A percepção dos pacientes sobre o aconselhamento mais inspirador para mudanças aconteceu na segunda intervenção. Essas evidências sugerem que as experiências pessoais positivas, em relação aos cuidados em saúde, podem ser incluídas durante o aconselhamento médico visando aprimorar os métodos tradicionais de aconselhamento em saúde.

Em um estudo americano com 500 médicos da atenção primária, aqueles com índice de massa corporal (IMC) dentro da faixa de normalidade eram mais propensos a abordar discussões sobre perda de peso com seus pacientes portadores de obesidade em comparação com médicos com sobrepeso e obesidade (30% *versus* 18%, p = 0,010). Médicos com IMC normal tinham maior confiança em sua capacidade de fornecer aconselhamento sobre alimentação saudável (53% *versus* 37%, p = 0,002) e exercícios (56% *versus* 38%, p = 0,001) aos seus pacientes com obesidade. Além disso, a probabilidade de um médico registrar um diagnóstico de obesidade (93% *versus* 7%, p < 0,001) ou iniciar uma conversa sobre perda de peso (89% *versus* 11%, p ≤ 0,001) com seus pacientes com obesidade foi maior quando a percepção do peso corporal dos pacientes atendia ou excedia o próprio peso corporal do médico.

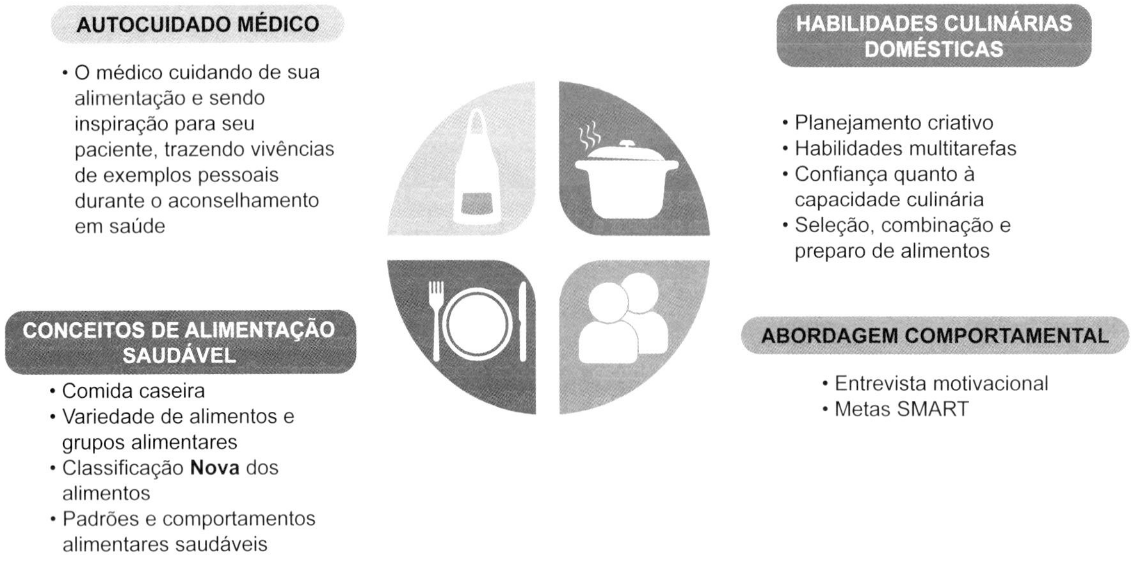

568 Parte 5 ▪ Tratamento Não Farmacológico da Obesidade e de suas Comorbidades

AUTOCUIDADO MÉDICO
- O médico cuidando de sua alimentação e sendo inspiração para seu paciente, trazendo vivências de exemplos pessoais durante o aconselhamento em saúde

HABILIDADES CULINÁRIAS DOMÉSTICAS
- Planejamento criativo
- Habilidades multitarefas
- Confiança quanto à capacidade culinária
- Seleção, combinação e preparo de alimentos

CONCEITOS DE ALIMENTAÇÃO SAUDÁVEL
- Comida caseira
- Variedade de alimentos e grupos alimentares
- Classificação **Nova** dos alimentos
- Padrões e comportamentos alimentares saudáveis

ABORDAGEM COMPORTAMENTAL
- Entrevista motivacional
- Metas SMART

Figura 69.1 Pilares da medicina culinária.

Sabe-se que a primeira linha de tratamento para indivíduos com obesidade é a melhoria não só do padrão alimentar, mas do estilo de vida como um todo. Frequentemente, os pacientes não conseguem aderir às modificações por acreditarem que o padrão alimentar saudável é monótono, restrito, regimentado, sem sabor ou até mesmo inacessível do ponto de vista financeiro. Nesse contexto, os bons hábitos alimentares dos médicos e/ou profissionais da saúde, bem como suas habilidades culinárias, podem ser compartilhados com seus pacientes, contribuindo para essa quebra de paradigma, auxiliando no tratamento e na prevenção de doenças crônicas como a obesidade.

No âmbito da medicina culinária, essas evidências permitem inferir que o bem-estar do médico pode não apenas beneficiar o próprio profissional, mas também ser vital para a prestação de cuidados em saúde de alta qualidade. Para tanto, uma das estratégias é abordar esses conceitos durante a formação profissional, para instruir e motivar os profissionais da saúde a adotar um estilo de vida saudável e, consequentemente, contribuir para o processo de comunicação mais eficaz sobre hábitos de saúde com seus pacientes.

Segundo pilar: habilidades culinárias e sua aplicação no contexto da obesidade

Diversos estudos destacaram, de forma consistente, os benefícios da prática de cozinhar mais e consumir alimentos feitos em casa para a saúde, no atual ambiente obesogênico como o de nossa sociedade. O foco na prática culinária como um importante comportamento de saúde é baseado tanto em evidências quanto nos benefícios do consumo de comida caseira, além de se pautar nas evidentes associações do consumo de *fast-food* e alimentos ultraprocessados com os desfechos de obesidade, diabetes *mellitus* tipo 2 e outras doenças crônicas não transmissíveis.

As evidências científicas sugerem que cozinhar refeições em casa e/ou consumir mais comida caseira associam-se a menor ingestão de energia, menor consumo de açúcar e gordura saturada, maior controle da qualidade dos ingredientes e dos temperos consumidos, maior consumo de frutas e hortaliças e melhor qualidade geral da dieta. Da mesma forma, o consumo frequente de refeições preparadas em casa está associado a vários marcadores de saúde cardiometabólica, incluindo menor probabilidade de excesso de peso e menor probabilidade de excesso de porcentagem de gordura corporal, sendo as associações mais fortes com consumo de comida caseira em cinco ou mais dias da semana.

Parafraseando o Prof. Rani Polack da Universidade de Harvard, entusiasta da medicina culinária nos EUA, "a dieta é um dos principais causadores da atual epidemia de obesidade que estamos enfrentando. Se quisermos solucionar este problema, precisamos ir para um nível abaixo da nutrição, discutir e abordar mais a culinária doméstica". Dentro desse contexto, a medicina culinária se apoia em fomentar o desenvolvimento ou aprimorar habilidades culinárias de médicos e seus pacientes. Atualmente, as habilidades culinárias podem ser compreendidas sob a ótica de quatro domínios básicos:

1. Planejamento criativo: considera a criatividade no planejamento e preparo de refeições caseiras com base em alimentos frescos e minimamente processados, bem como a antecipação de procedimentos que facilitam o ato de cozinhar.
2. Habilidades multitarefa: engloba a capacidade de realizar tarefas domésticas simultaneamente com práticas culinárias.
3. Confiança em relação às habilidades culinárias: refere-se à confiança individual relacionada ao uso de técnicas culinárias e utensílios na cozinha.
4. Seleção, combinação e preparação de alimentos: considera aspectos sensoriais e a quantificação de alimentos para realizar as compras e os diferentes procedimentos culinários.

Diante das evidências, o preparo de refeições em casa emerge como a pedra angular de uma dieta saudável, embora possa encontrar obstáculos, relacionados ou não ao indivíduo. Determinantes críticos para a prática culinária incluem gênero, emprego, rede de apoio familiar, cultura, etnia, tempo disponível, baixas habilidades culinárias e falta de confiança. Em contrapartida, alguns facilitadores podem incentivar o preparo de refeições em casa, como organização, planejamento e prazer em cozinhar. Alguns princípios básicos são essenciais para superar a barreira da baixa confiança em cozinhar, especialmente por meio de intervenções educacionais nas habilidades culinárias, de médicos e pacientes, no contexto da capacitação e da prática em medicina culinária, respectivamente.

Na Figura 69.2 estão detalhados os principais facilitadores para aprimorar ou desenvolver habilidades culinárias, visando melhorar o preparo de refeições saudáveis em casa e o consumo de alimentos caseiros. Entre os domínios que abarcam as habilidades culinárias, conhecimentos sobre manuseio de facas, planejamento de refeições, compras de supermercado, orçamento alimentar, preparo e utilização de ingredientes, técnicas de cozimento (p. ex., selar, assar), interpretação de rótulos e tabelas nutricionais e armazenamento adequado de alimentos podem ser ensinadas em aulas de medicina culinária.

Segundo o *Guia Alimentar para a População Brasileira* (GAPB), as habilidades culinárias são enfatizadas como uma prática emancipatória para a promoção de hábitos alimentares saudáveis para indivíduos e comunidades. Apesar de parecer um paradoxo da sociedade contemporânea, diante da necessidade de despender menos tempo para o preparo de refeições em casa, a culinária, na forma de oficinas, por exemplo, tem sido identificada como uma ferramenta estratégica para ações de Educação Alimentar e Nutricional (EAN) e para a promoção de hábitos alimentares saudáveis.

No Brasil, a valorização das práticas culinárias enquanto prática emancipatória também é reconhecida pelo Marco de Educação Alimentar e Nutricional (EAN) para Políticas Públicas, que fundamenta discussões acerca da educação alimentar e nutricional, e sua relação com os demais campos dos saberes, de forma intersetorial, multiprofissional e interdisciplinar.

Dentro da perspectiva da EAN, no Brasil, por exemplo, o Instrutivo "Metodologia de trabalho em grupos para ações de alimentação e nutrição na atenção básica", disponível no *site* do Ministério da Saúde, foi criado com o objetivo de apoiar os profissionais da Atenção Básica a realizar as ações de promoção da alimentação adequada e saudável de forma prática e efetiva, e traz estratégias

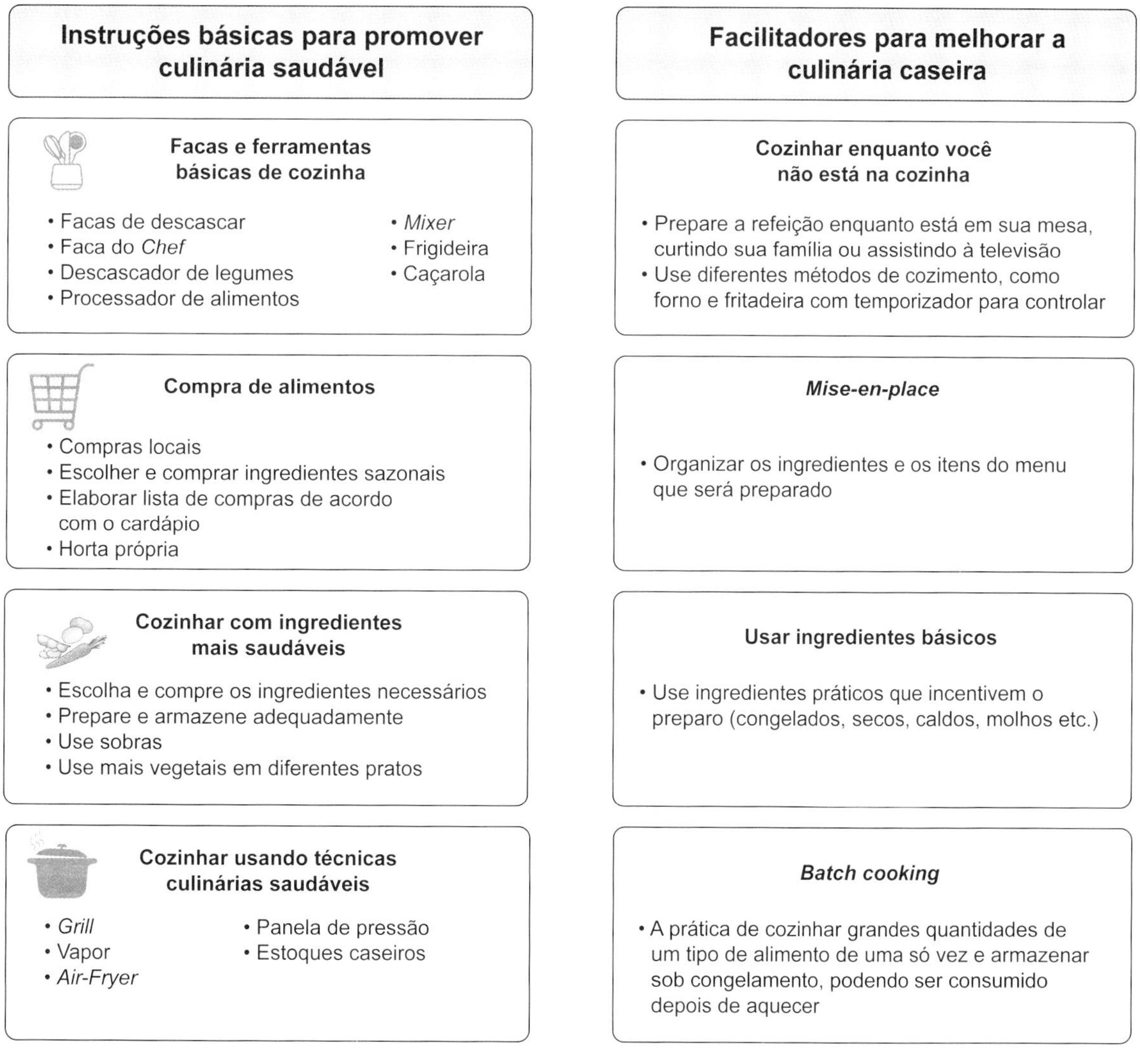

Instruções básicas para promover culinária saudável

Facas e ferramentas básicas de cozinha
- Facas de descascar
- Faca do *Chef*
- Descascador de legumes
- Processador de alimentos
- *Mixer*
- Frigideira
- Caçarola

Compra de alimentos
- Compras locais
- Escolher e comprar ingredientes sazonais
- Elaborar lista de compras de acordo com o cardápio
- Horta própria

Cozinhar com ingredientes mais saudáveis
- Escolha e compre os ingredientes necessários
- Prepare e armazene adequadamente
- Use sobras
- Use mais vegetais em diferentes pratos

Cozinhar usando técnicas culinárias saudáveis
- *Grill*
- Vapor
- *Air-Fryer*
- Panela de pressão
- Estoques caseiros

Facilitadores para melhorar a culinária caseira

Cozinhar enquanto você não está na cozinha
- Prepare a refeição enquanto está em sua mesa, curtindo sua família ou assistindo à televisão
- Use diferentes métodos de cozimento, como forno e fritadeira com temporizador para controlar

Mise-en-place
- Organizar os ingredientes e os itens do menu que será preparado

Usar ingredientes básicos
- Use ingredientes práticos que incentivem o preparo (congelados, secos, caldos, molhos etc.)

Batch cooking
- A prática de cozinhar grandes quantidades de um tipo de alimento de uma só vez e armazenar sob congelamento, podendo ser consumido depois de aquecer

Figura 69.2 Instruções básicas e facilitadores da medicina culinária para melhorar o preparo de refeições em casa e promover uma culinária saudável para aconselhamento de pacientes com obesidade.

Parte 5 ▪ Tratamento Não Farmacológico da Obesidade e de suas Comorbidades

e materiais educativos que objetivam promover encontros dinâmicos, participativos e compreensíveis para usuários com diferentes graus de instrução. Essa referência cita o uso de outros materiais instrucionais oficiais, como o livro de receitas *Na cozinha com as frutas, legumes e verduras*, abordando desde a compra até o preparo dos alimentos, focando em preparações culinárias saudáveis, baseadas no incentivo ao consumo de frutas e hortaliças. Ressalta-se que ambos os materiais citam oficinas culinárias como uma forma de desenvolver as habilidades culinárias dos participantes.

Em 2021, foi publicado, pelo Ministério da Saúde, o Programa "Estratégia de Prevenção e Atenção à Obesidade Infantil" (PROTEJA), com o objetivo de deter o avanço da obesidade infantil e contribuir para a melhoria da saúde e da nutrição das crianças brasileiras. Entre as diretrizes, o Programa preconiza, como uma das ações para a prevenção de obesidade infantil, promover o desenvolvimento de habilidades culinárias para uma autonomia no preparo dos alimentos, podendo ser usadas mídias sociais digitais e novas tecnologias, como jogos digitais e aplicativos, por todos os profissionais da atenção primária, bem como por professores.

Terceiro pilar: princípios básicos sobre alimentação saudável no contexto da obesidade

Como mencionado anteriormente, a primeira linha de tratamento para pessoas com obesidade é a modificação nutricional e do estilo de vida. No entanto, na atualidade, a desinformação nutricional prolifera em plataformas de mídia social, acompanhada de promessas falsas sobre regimes alimentares, alimentos milagrosos, terrorismo nutricional e nutrientes específicos. No contexto da medicina culinária, é essencial que os médicos, assim como outros profissionais da saúde, priorizem a aquisição de informações a partir de diretrizes oficiais e literatura científica bem fundamentada, para fornecer orientações adequadas sobre alimentação saudável aos seus pacientes.

É importante que as ações de EAN reafirmem a ideia de que a alimentação não diz respeito apenas ao alimento que se come, sendo imprescindível a valorização das culturas locais e a diversidade da comida, as quais são sinônimos de respeito aos diferentes saberes e referências local e/ou regionais. Nesse sentido, o GAPB, em seus princípios, descreve alguns conceitos e práticas essenciais para promover padrões alimentares saudáveis, como "a comida vai

além da ingestão de nutrientes", "endossar sistemas alimentares socialmente e ambientalmente sustentáveis" e "fomentar a autonomia nas escolhas alimentares e no preparo de comida caseira". O GAPB incentiva a consideração de aspectos culturais e sociais nas práticas alimentares, oferecendo orientações sobre o ato de comer e a comensalidade, ao abordar fatores contextuais como tempo, ambiente e companhia, que influenciam a satisfação relacionada à alimentação. Notavelmente, o *Guia* foi pioneiro na incorporação da classificação Nova, e sua "regra de ouro" é "a preferência por alimentos *in natura* ou minimamente processados e preparações culinárias, em detrimento dos produtos ultraprocessados".

Segundo as recentes Diretrizes Brasileiras de Obesidade, o tratamento dietético para sobrepeso e obesidade envolve mudanças comportamentais, alimentares e atividade física, a fim de gerar um balanço energético negativo, considerando a individualidade do paciente, prevenindo e melhorando as complicações relacionadas à perda de peso. Um planejamento alimentar adequado, que objetive a educação alimentar, geralmente obtém mais sucesso quando se consideram, para além da ingestão calórica, as preferências alimentares do paciente, a cultura e o regionalismo alimentar, o aspecto financeiro, o estilo de vida e a necessidade energética para a manutenção da saúde.

Ademais, no contexto da obesidade, as orientações devem ser baseadas em padrões dietéticos saudáveis, os quais englobam a variedade e a diversidade alimentar, envolvendo alimentos, enfatizando o consumo de frutas, vegetais, grãos integrais, fontes saudáveis de proteína (incluindo peixe, frutos do mar, legumes e nozes) e óleos vegetais líquidos (p. ex., azeite, canola e soja), os quais mantêm a integridade da matriz alimentar. Por outro lado, é importante moderar o consumo de bebidas açucaradas, produtos ultraprocessados, carnes processadas, alimentos ricos em sódio, bebidas alcoólicas e gordura saturada. Padrões dietéticos saudáveis bem estudados no contexto da obesidade incluem a Dieta Mediterrânea, a dieta DASH (do inglês *Dietary Approaches to Stop Hypertension*), dietas vegetarianas e, mais recentemente, a dieta baseada em plantas, ou *Plant-Based Diet*, e a dieta da Saúde Planetária.

Na Figura 69.3, encontra-se um resumo sobre o conceito de alimentação saudável trabalhado com os estudantes do curso de medicina, participantes da capacitação em medicina culinária oferecida pelo grupo de professores idealizadores do Projeto MeNu – Medicina Culinária e Nutrição na Atenção à Saúde, da Universidade Estadual de Campinas (Unicamp).

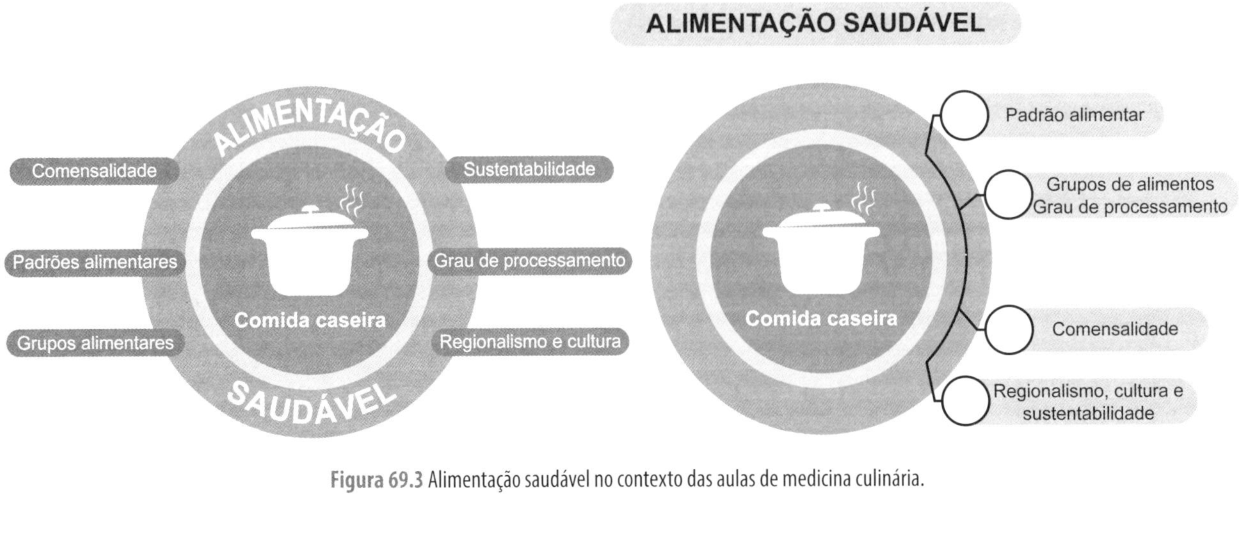

Figura 69.3 Alimentação saudável no contexto das aulas de medicina culinária.

Quarto pilar: abordagem comportamental para uma comunicação médico-paciente eficaz

A obesidade é uma doença crônica e seu tratamento é por toda a vida, envolvendo o controle de diversas condições e estímulos, que incluem mudanças no estilo de vida. No contexto da medicina culinária, é frequente que profissionais da saúde se questionem em como abordar pacientes que estão desmotivados, no processo de mudanças do comportamento alimentar e na alimentação e estilo de vida como um todo.

Para ajudar nesse processo, a medicina culinária adota a técnica de entrevista motivacional como uma das ferramentas para auxiliar na comunicação médico-paciente, promovendo uma comunicação mais empática e acolhedora, centrada no paciente. A técnica ajuda a perceber o paciente em suas particularidades, evocando a motivação intrínseca e estimulando a mudança comportamental de maneira mais efetiva. Sua aplicação inclui a utilização de perguntas abertas que permitem adentrar o universo do paciente, sem qualquer tipo de julgamento, auxiliando na construção conjunta de metas culinárias mais efetivas e/ou personalizadas. Evitam-se confrontos durante o aconselhamento e todos os progressos são valorizados, independentemente se a meta foi ou não completamente alcançada.

Uma revisão sistemática com metanálise demonstrou que, em termos de adesão aos conselhos médicos, a entrevista motivacional apresentou um efeito significativo no automonitoramento dos pacientes, que incluiu ações como o monitoramento dos níveis de glicose no sangue e da ingestão alimentar, bem como no incentivo ao comportamento não sedentário, como o aumento da frequência da prática de atividade física, o treinamento de força e a redução do tempo de tela. Além disso, produziu um aumento no sentimento de confiança dos pacientes sobre a aproximação da mudança ao lidar com condições como diabetes, problemas cardiovasculares ou tabagismo. A entrevista motivacional apresentou, também, um impacto positivo na redução na adiposidade corporal.

No contexto da mudança de comportamento em saúde, as metas SMART são outra ferramenta baseada em evidências científicas, adotada no âmbito da medicina culinária para auxiliar médicos e pacientes na construção de metas individualizadas acerca da alimentação. Seguindo essa proposta, as metas devem ser específicas (*specific*), mensuráveis (*mensurable*), alcançáveis (*achievable*), relevantes (*relevant*) e com prazo determinado (*time-bound*). Uma vez que um paciente demonstra interesse em realizar uma modificação de estilo de vida para melhorar sua saúde, os profissionais podem utilizar o processo de estabelecimento de metas SMART para ajudar o paciente a elaborar um plano de ação por escrito. Este, preferencialmente, deve ser definido de forma conjunta com o paciente, direcionando o foco culinário, as escolhas alimentares e o comportamento alimentar, com objetivos tangíveis e em consonância com a confiança do paciente.

Seguindo esse raciocínio, a aplicação transdisciplinar dos conceitos que integram a medicina culinária, pelo médico, sob a perspectiva dos quatro pilares que a compõem, pode ser representada sob a ótica de um círculo virtuoso de aprendizagem (Figura 69.4).

Atribuições dos profissionais da saúde acerca dos aspectos de alimentação e nutrição no tratamento da obesidade

Padrões dietéticos saudáveis e estado nutricional são aspectos cruciais que podem se intersectar com as práticas de todos os profissionais da saúde, especialmente no contexto do cuidado integrado

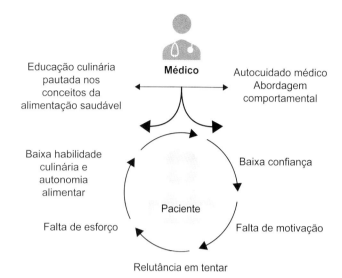

Figura 69.4 Círculo educacional com aplicação dos conhecimentos transdisciplinares que integram os quatro pilares da medicina culinária.

multidisciplinar. De fato, o estado nutricional está intrinsecamente ligado a todas as outras modalidades terapêuticas, sejam na clínica, sejam na cirurgia. Em uma publicação recente do Ministério da Saúde do Brasil, sobre o modelo de cuidado alimentar e nutricional na Atenção Primária à Saúde, enfatizou-se que a responsabilidade pelo cuidado nutricional deve ser um esforço coletivo envolvendo todos os membros da equipe de saúde de forma multidisciplinar. A colaboração na Atenção Primária à Saúde não requer a eliminação das práticas específicas de cada categoria profissional, mas exige que diferentes profissionais operem dentro do contexto de uma abordagem holística.

Além disso, médicos com treinamento aprimorado em alimentação e nutrição são mais propensos a reconhecer os benefícios e oportunidades associados às intervenções nutricionais, facilitando assim encaminhamentos mais eficazes para nutricionistas e permitindo-lhes sincronizar seu esforço na comunicação em um empenho coletivo para orientar os pacientes em direção a mudanças na dieta. Médicos bem treinados também estão mais bem preparados para advogar por políticas públicas que abordem os fatores subjacentes que contribuem para a má nutrição em todas as suas formas.

Segundo uma pesquisa realizada com participantes da capacitação em medicina culinária no programa norte-americano *Health Meets Food*, apesar de alguns estudantes de medicina não apresentarem inicialmente uma compreensão abrangente do papel dos nutricionistas no cuidado em saúde, essa compreensão dos papéis e das contribuições dos nutricionistas na equipe de saúde aumentou após participarem da disciplina eletiva de medicina culinária.

Em suma, consultas médicas são ótimas oportunidades para destacar a importância da alimentação e do estilo de vida como um todo para a boa saúde, fortalecendo o trabalho realizado pelos profissionais da área de Nutrição. Dada a complexidade inerente aos determinantes do *continuum* saúde-doença, a prática colaborativa envolvendo profissionais de diversas áreas é cada vez mais reconhecida e imperativa para tornar a prestação de cuidados em obesidade e saúde mais eficaz e abrangente.

Cozinhas pedagógicas como futuras salas de aula para educação em medicina culinária

Cozinhas didáticas, tradicionalmente associadas a cursos de Nutrição e Gastronomia, estão ganhando reconhecimento e destaque como laboratórios do futuro dentro da educação médica e em hospitais, centros de distribuição de alimentos, locais públicos e igrejas, entre outros lugares. De acordo com a equipe da Teaching Kitchen Collaborative, as cozinhas didáticas funcionam como laboratórios de aprendizado experiencial para habilidades de vida, enfatizando uma abordagem abrangente para promover uma alimentação saudável, o preparo de alimentos e escolhas dietéticas ponderadas, em vez de advogar por uma "dieta" específica. Em 2020, a Teaching Kitchen Collaborative, que foi criada em 2016, tornou-se uma organização independente sem fins lucrativos.

Segundo uma revisão de literatura recente, as cozinhas didáticas têm atendido a uma ampla variedade de públicos, como pacientes, profissionais da saúde, estudantes e funcionários. Segundo dados de 2023, as atividades didáticas realizadas nessas cozinhas, em sua maioria, incluem o desenvolvimento de habilidades culinárias e ações de EAN, com práticas de *mindfullness* incorporado nas atividades e intervenções clínicas, sob coordenação de uma equipe profissional multidisciplinar incluindo médicos, nutricionistas, gastrônomos, entre outros.

É exatamente dentro dessas cozinhas didáticas que os cursos de medicina culinária têm sido predominantemente ministrados em várias universidades, embora algumas instituições prefiram plataformas digitais, permitindo que professores e estudantes participem do treinamento culinário com familiaridade às cozinhas domésticas, promovendo maior alinhamento com as rotinas e os recursos cotidianos. Estudos recentes sugerem que aulas em cozinhas didáticas oferecidas virtualmente podem ser tão eficazes quanto aulas presenciais em cozinhas pedagógicas.

Nesse cenário diversificado, a maioria das capacitações em medicina culinária está vinculada às faculdades e universidades, e é caracterizada por aprendizado teórico-prático, exibindo considerável variação em termos de estrutura, estágio em que o aluno está dentro do curso de medicina e duração.

Impactos da medicina culinária no estilo de vida dos médicos e na saúde de seus pacientes

Recentemente, Asher et al. publicaram uma revisão de escopo com 33 publicações, com o objetivo de mapear programas de medicina culinária fornecidos a diferentes profissionais que têm o potencial de influenciar a mudança no comportamento de saúde. Os autores observaram a heterogeneidade nas intervenções. Os resultados indicaram uma grande melhoria no conhecimento culinário, na autoeficácia para cozinhar de forma mais saudável e nos padrões dietéticos mais saudáveis após os programas de treinamento de estudantes de medicina em medicina culinária em diferentes instituições dos EUA.

De forma pioneira, em 1996, o Estudo CADRE investigou se as intervenções educacionais e motivacionais para médicos poderiam aprimorar o aconselhamento nutricional de pacientes e, consequentemente, induzir alterações favoráveis nos hábitos alimentares e nos níveis de colesterol dos pacientes. Esse estudo multicêntrico, randomizado e controlado por placebo envolveu estudantes residentes de medicina e pacientes ambulatoriais adultos com níveis elevados de colesterol sanguíneo. Embora não tenham sido observadas mudanças significativas nos níveis de colesterol dos pacientes, o programa educacional aumentou significativamente os níveis de confiança dos médicos em relação ao aconselhamento dietético eficaz, dobrou a frequência do aconselhamento dietético pelos médicos e aumentou a probabilidade de os pacientes fazerem esforços para modificar seus hábitos alimentares. Os autores discutiram que a intervenção foi bem-sucedida por alterar resultados intermediários, avançando os pacientes ao longo das etapas de mudança.

O impacto da medicina culinária na saúde dos médicos e em sua orientação aos pacientes também foi avaliado por Eisenberg et al. Uma pesquisa anônima foi realizada no início e 12 semanas após a Conferência "Cozinhas Saudáveis, Vidas Saudáveis – Cuidando de Nossos Pacientes e de Nós Mesmos" (*Healthy Kitchens, Healthy Lives – Taking Care of Our Patients and Ourselves*). Os autores descreveram as mudanças nos comportamentos relacionados à alimentação, uma vez que os participantes relataram mudanças positivas na frequência de preparar suas próprias refeições, melhorias em sua capacidade de fornecer orientação nutricional eficaz a pacientes com sobrepeso ou obesidade e aprimoramentos em seu consumo de castanhas e frutas, melhorando a qualidade geral da dieta. A inclusão de "educação culinária" na forma de demonstrações/oficinas culinárias com preparo de alimentos (*hands-on cooking*) parece ser uma ferramenta de mediação pedagógica potencial para promover mudanças positivas nos comportamentos relacionados ao autocuidado nutricional e ao seu aconselhamento.

Utilizando as instalações do Goldring Center for Culinary Medicine, um ensaio clínico piloto randomizado alocou pacientes com diabetes *mellitus* tipo 2 em grupos controle e intervenção no instituto. Aulas práticas de culinária e nutrição foram ministradas por nutricionistas, *chefs* de cozinha, médicos e estudantes de medicina. O currículo de culinária e nutrição em seis módulos traduziu a Dieta Mediterrânea para cozinhas específicas de diferentes culturas e níveis socioeconômicos. O grupo controle recebeu o padrão de EAN, consistindo em uma consulta única com um nutricionista com a oportunidade de encaminhamento para uma aula de educação em diabetes certificada pela American Diabetes Association. Ao comparar os resultados, o grupo intervenção culinária teve maiores reduções na pressão arterial diastólica (p = 0,037) e no colesterol total (p = 0,044) e uma redução no valor de hemoglobina glicada (0,4% *versus* 0,3%, p = 0,575) que não foi estatisticamente significativa.

Recentemente, Thiara e Mvemba propuseram-se a estudar os efeitos de intervenções baseadas em medicina culinária no peso de pacientes com obesidade. Cada sessão incluiu 2,5 horas de prática culinária e orientações nutricionais; após os quatro encontros, houve redução no IMC médio dos participantes de –0,6 kg/m^2 (p < 0,001), com redução média do percentual de gordura de –1,6% (p < 0,001).

Na mesma perspectiva, Thang et al. avaliaram que a prática de culinária e a educação nutricional melhoraram, significativamente, a compreensão do "papel do provedor de saúde na gestão da obesidade", a "confiança no conhecimento sobre obesidade" e a "confiança no aconselhamento sobre obesidade" em residentes em Pediatria inscritos em um curso eletivo de 2 semanas. Ao longo dessas 2 semanas, o currículo do curso foi integrado para que os participantes residentes recebessem palestras didáticas, módulos de autoestudo e aulas práticas de culinária.

Da mesma forma, Monlezum et al. avaliaram que a prática de culinária e educação nutricional melhorou significativamente todos os aspectos das competências de aconselhamento nutricional e atitudes em relação ao impacto positivo do aconselhamento nutricional em práticas clínicas por estudantes de medicina. Esse estudo foi prospectivo de coorte multicêntrica, realizado ao longo de 5 anos, com diversos estudantes de medicina dos EUA. As práticas com oficinas culinárias e a EAN melhoraram a competência dos alunos para educar os pacientes sobre mais de 20 tópicos de nutrição (Dieta Mediterrânea, DASH, vegetariana, com baixo teor de gordura ou rica em proteínas, porções, consumo de álcool, distúrbios alimentares, colesterol, perda de peso com diabetes ou por obesidade, gorduras, antioxidantes, calorias, hidratação, pacientes celíacos, alergias alimentares, índice glicêmico, fibras, rótulos dos alimentos, osteoporose, IMC e exercícios físicos), além da melhora da dieta dos próprios alunos por meio do aumento da adesão à Dieta Mediterrânea.

Considerando que a medicina culinária é uma área emergente, os estudos sobre sua eficácia também são recentes, demonstrando impactos favoráveis a curto prazo – a maioria está limitada aos EUA. Cabe mencionar que os futuros estudos podem ter como objetivo utilizar instrumentos de avaliação validados e examinar os impactos a longo prazo da medicina culinária de forma ampliada sob diversos aspectos, intervenções e culturas alimentares.

Considerações finais

No contexto epidemiológico mundial de baixa qualidade da dieta e altas taxas de prevalência da obesidade, a medicina culinária surgiu como um conjunto de conhecimentos agrupados de forma transdisciplinar e trabalhados de maneira experiencial visando preencher a lacuna na formação nutricional médica, aprimorando as habilidades de comunicação dos médicos, com o aconselhamento de pacientes para a adoção do maior consumo de refeições caseiras e um padrão de dieta saudável. Em consonância com os fundamentos dos quatro pilares da medicina culinária – autocuidado do médico; habilidades culinárias; princípios fundamentais de nutrição; e comunicação eficaz –, é imperativo que as transformações no estilo de vida comecem com o médico para influenciar eficazmente os pacientes.

Nesse sentido, a medicina culinária vem sendo reconhecida como uma capacitação para aprimorar a saúde, ganhando espaço nos currículos médicos em todo o mundo. Seus resultados têm sido positivos e fundamentados em evidências científicas, com profissionais da área de Nutrição desempenhando papéis centrais em sua implementação.

Podemos ter a ousadia em sugerir que a medicina culinária representa o futuro entre as estratégias de educação alimentar e nutricional, sendo fundamental para todos os profissionais da saúde ao oferecer uma oportunidade única de colaboração entre médicos, nutricionistas, psicólogos, enfermeiros, *chefs* de cozinha e culinaristas, todos dedicados a promover a saúde dos portadores de obesidade, entre outras doenças crônicas, tendo como premissa o resgate da culinária saudável.

Bibliografia

Adams KM, Kohlmeier M, Zeisel SH. Nutrition education in U.S. medical schools: latest update of a national survey. Acad Med. 2010;85(9):1537-42.

American College of Preventive Medicine. Introduction to Culinary Medicine [Internet]. [cited 2023 Aug 11]. Available from: https://www.acpm.org/education-events/continuing-medical-education/2019/introduction-to-culinary-medicine/.

Asher RC, Shrewsbury VA, Bucher T, et al. Culinary medicine and culinary nutrition education for individuals with the capacity to influence health related behaviour change: A scoping review. J Hum Nutr Diet. 2022;35(2):388-95.

Aspry KE, Van Horn L, Carson JAS, et al. Medical nutrition education, training, and competencies to advance guideline-based diet counseling by physicians: a science advisory from the American Heart Association. Circulation. 2018;137(23):e821-e841.

Associação Brasileira para o Estudo da Obesidade e da Síndrome Metabólica. Diretrizes Brasileiras de Obesidade. 4. ed. São Paulo; 2016. 188 p.

Astbury CC, Penney TL, Adams J. Home-prepared food, dietary quality and socio-demographic factors: a cross-sectional analysis of the UK National Diet and nutrition survey 2008-16. Int J Behav Nutr Phys Act. 2019;16(1):82.

Badaracco C, Thomas OW, Massa J, et al. Characteristics of current teaching kitchens: Findings from recent surveys of the teaching kitchen collaborative. Nutrients. 2023;15(20):4326.

Bleich SN, Bennett WL, Gudzune KA, et al. Impact of physician BMI on obesity care and beliefs. Obesity (Silver Spring). 2012;20(5):999-1005.

Bortolini GA, Moura ALP, de Lima AMC, et al. Guias alimentares: estratégia para redução do consumo de alimentos ultraprocessados e prevenção da obesidade. Rev Panam Salud Publica. 2019;43:e59.

Böttcher S, Schonebeck LJ, Drösch L, et al. Comparison of effectiveness regarding a culinary medicine elective for medical students in Germany delivered virtually versus in-person. Nutrients. 2023;15(19):4281.

Brasil. Ministério da Educação. Diretrizes Curriculares Nacionais do Curso de Graduação em Medicina. Disponível em: http://portal.mec.gov.br/cne/arquivos/pdf/Med.pdf. Acesso em: 16 ago. 2023.

Brasil. Ministério da Saúde. PROTEJA: Estratégia Nacional para Prevenção e Atenção à Obesidade Infantil: orientações técnicas. Brasília: Secretaria de Atenção Primária à Saúde, Departamento de Promoção da Saúde; 2022.

Brasil. Ministério da Saúde. Secretaria de Atenção Primária à Saúde. Departamento de Promoção da Saúde. Matriz para organização dos cuidados em alimentação e nutrição na atenção primária à saúde. Brasília: Ministério da Saúde; 2022. 91 p. Disponível em: https://bvsms.saude.gov.br/bvs/publicacoes/matriz_organizacao_cuidados_alimentacao_aps.pdf. Acesso em: 16 ago. 2023.

Brasil. Ministério da Saúde. Universidade Federal de Minas Gerais. Na cozinha com as frutas, legumes e verduras. Brasil: Ministério da Saúde; 2016. 116 p.

Brasil. Ministério do Desenvolvimento Social e Combate à Fome. Marco de Referência de Educação Alimentar e Nutricional para as Políticas Públicas. Brasília; 2012. 68 p. Disponível em: https://www.cfn.org.br/wp-content/uploads/2017/03/marco_EAN.pdf. Acesso em: 16 ago. 2023.

Brazil. Ministry of Health of Brazil. Secretariat of Health Care. Primary Health Care Department. Dietary Guidelines for the Brazilian population. 2nd ed. Brasília, Brazil: Ministry of Health of Brazil; 2015. [cited 2023 Dec 4]. 150 p. Available from: https://bvsms.saude.gov.br/bvs/publicacoes/dietary_guidelines_brazilian_population.pdf.

Dallacker M, Hertwig R, Mata J. The frequency of family meals and nutritional health in children: a meta-analysis. Obes Rev. 2018;19(5):638-53.

Devries S, Dalen JE, Eisenberg DM, et al. A deficiency of nutrition education in medical training. Am J Med. 2014;127(9):804-6.

Devries S, Willett W, Bonow RO. Nutrition education in medical school, residency training, and practice. JAMA. 2019;321(14):1351-2.

Dr. PedChef project e-learning platform [Internet]. [cited 2023 Aug 16]. Available from: https://pedchef.eu/

Eisenberg DM, Myrdal Miller A, McManus K, et al. Enhancing medical education to address obesity: "See one. Taste one. Cook one. Teach one.". JAMA Intern Med. 2013;173(6):470-2.

Eisenberg DM, Pacheco LS, McClure AC, et al. Perspective: Teaching kitchens: Conceptual origins, applications and potential for impact within food is medicine research. Nutrients. 2023;15(13):2859.

Evans AT, Rogers LQ, Peden Jr JG, et al. Teaching dietary counseling skills to residents: patient and physician outcomes. The CADRE Study Group. Am J Prev Med. 1996;12(4):259-67.

Frank E, Breyan J, Elon L. Physician disclosure of healthy personal behaviors improves credibility and ability to motivate. Arch Fam Med. 2000;9(3):287-90.

Frank E, Dresner Y, Shani M, et al. The association between physicians' and patients' preventive health practices. CMAJ. 2013;185(8):649-53.

Frank E, Rothenberg R, Lewis C, et al. Correlates of physicians' prevention-related practices. Findings from the Women Physicians' Health Study. Arch Fam Med. 2000;9(4):359-67.

Fredericks L, Koch PA, Liu AA, et al. Experiential features of culinary nutrition education that drive behavior change: Frameworks for research and practice. Health Promot Pract. 2020;21(3):331-5.

Gatley A, Caraher M, Lang T. A qualitative, cross cultural examination of attitudes and behaviour in relation to cooking habits in France and Britain. Appetite. 2014;75:71-81.

Harvard Medical School. CHEF coaching beyond the basics course [Internet]. [cited 2023 Aug 16]. Available from: https://cmecatalog.hms.harvard.edu/chef-coaching-beyond-basics-winter.

Kalra S, Dhingra A, Kapoor N. Medical gastronomy and glucofriendly gastronomy: Tools for chronic disease and diabetes care. J Pak Med Assoc. 2023;73(11):2288-90.

La Puma J. What is culinary medicine and what does it do? Popul Health Manag. 2016;19(1):1-3.

Lichtenstein AH, Appel LJ, Vadiveloo M, et al. 2021 Dietary guidance to improve cardiovascular health: A scientific statement from the American Heart Association. Circulation. 2021;144(23):e472-e487.

Lundahl B, Moleni T, Burke BL, et al. Motivational interviewing in medical care settings: a systematic review and meta-analysis of randomized controlled trials. Patient Educ Couns. 2013;93(2):157-68.

Mills S, Brown H, Wrieden W, et al. Frequency of eating home cooked meals and potential benefits for diet and health: cross-sectional analysis of a population-based cohort study. Int J Behav Nutr Phys Act. 2017;14(1):109.

Mills S, White M, Brown H, et al. Health and social determinants and outcomes of home cooking: A systematic review of observational studies. Appetite. 2017;111:116-34.

Monlezun DJ, Dart L, Vanbeber A, et al. Machine learning-augmented propensity score-adjusted multilevel mixed effects panel analysis of hands-on cooking and nutrition education versus traditional curriculum for medical students as preventive cardiology: Multisite cohort study of 3,248 trainees over 5 years. Biomed Res Int. 2018;2018:5051289.

Monlezun DJ, Kasprowicz E, Tosh KW, et al. Medical school-based teaching kitchen improves HbA1c, blood pressure, and cholesterol for patients with type 2 diabetes: Results from a novel randomized controlled trial. Diabetes Res Clin Pract. 2015;109(2):420-6.

Mozaffarian D. Dietary and policy priorities to reduce the global crises of obesity and diabetes. Nat Food. 2020;1(1):38-50.

Polak R, Dill D, Abrahamson MJ, et al. Innovation in diabetes care: Improving consumption of healthy food through a "chef coaching" program: a case report. Glob Adv Health Med. 2014;3(6):42-8.

Scharf T, Hügli C, Martin Y, et al. Association between the colorectal cancer screening status of primary care physicians and their patients: Evidence from the Swiss Sentinella practice-based research network. Prev Med Rep. 2023;32:102140.

Segado-Fernández S, Lozano-Estevan MDC, Jiménez-Gómez B, et al. Health literacy and critical lecture as key elements to detect and reply to nutrition misinformation on social media: analysis between Spanish healthcare professionals. Int J Environ Res Public Health. 2022;20(1):23.

Teaching Kitchen Collaborative [Internet]. [cited 2023 Aug 16]. Available from: https://teachingkitchens.org/

Teixeira AR, Bicalho D, Slater B, et al. Systematic review of instruments for assessing culinary skills in adults: What is the quality of their psychometric properties? PLoS One. 2021;16(8):e0235182.

Teixeira AR, Camanho JSP, Miguel FS, et al. Instrument for measuring home cooking skills in primary health care. Rev Saúde Pública. 2022;56:78.

Thang CK, Guerrero AD, Garell CL, et al. Impact of a teaching kitchen curriculum for health professional trainees in nutrition knowledge, confidence, and skills to advance obesity prevention and management in clinical practice. Nutrients. 2023;15(19):4240.

Thiara D, Mvemba A. Culinary medicine – an experiential approach to treatment for obesity. Silver Spring 2022;30:271-2.

White ND, Bautista V, Lenz T, et al. Using the SMART-EST goals in lifestyle medicine prescription. Am J Lifestyle Med. 2020;14(3):271-3.

Willett W, Rockström J, Loken B, et al. Food in the Anthropocene: the EAT – Lancet Commission on healthy diets from sustainable food systems. Lancet. 2019;393(10170):447-92.

Wolfson JA, Bleich SN, Smith KC, et al. What does cooking mean to you?: Perceptions of cooking and factors related to cooking behavior. Appetite. 2016;97:146-54.

Wolfson JA, Leung CW, Richardson CR. More frequent cooking at home is associated with higher Healthy Eating Index-2015 score. Public Health Nutr. 2020;23(13):2384-94.

6 | Tratamento Farmacológico da Obesidade e de suas Comorbidades

70 | Farmacoterapia da Obesidade: Princípios Gerais do Tratamento

Marcio C. Mancini ▪ Maria Edna de Melo

Introdução

A obesidade é uma doença crônica caracterizada pelo excesso de gordura corporal, tendo se tornado a doença nutricional mais comum no mundo. Pelo aumento rápido de sua prevalência e o enorme encargo econômico provocado pela obesidade, seu tratamento representa uma das questões de saúde mais urgentes atualmente.

Princípios do tratamento

Por se tratar de uma doença crônica, a obesidade deve ser abordada da mesma maneira que outras doenças crônicas, como diabetes e hipertensão arterial sistêmica (HAS). Seu tratamento não deve ser de curto prazo, mas um contínuo ao longo da vida para manutenção de um corpo com peso mais próximo do normal. O American College of Physicians (ACP) recomenda que as estratégias de tratamento para sobrepeso e obesidade devem sempre incluir mudanças de estilo de vida e alterações comportamentais, como dieta e exercício. Cada doença é um fator associado a risco aumentado de uma série de doenças-alvo definidas: para a HAS, os alvos são insuficiência cardíaca (IC) e acidente vascular encefálico (AVE); para hipercolesterolemia, aterosclerose e doença arterial coronariana (DAC); e, para obesidade, diabetes *mellitus* tipo 2 (DM2), HAS, dislipidemia, certas formas de câncer, apneia do sono e osteoartrite (OA) etc. Ainda, o ACP sugere que se recomende o tratamento farmacológico para pessoas com obesidade ou com sobrepeso e comorbidades associadas, como DM2, doenças cardiovasculares (DCV) e apneia obstrutiva do sono (AOS). O ACP recomenda também que medicações não devem ser usadas apenas por motivos estéticos. Um estudo clínico revelou que a combinação de medicamentos e gerenciamento de estilo de vida, que inclui dieta, exercício e terapia comportamental, tem maior efeito na perda de peso que a medicação isoladamente; no entanto, o melhor resultado ocorre quando há modificação intensiva de estilo de vida e uso de medicamento em conjunto.

Por muito tempo, o tratamento farmacológico da obesidade foi visto como uma opção terapêutica controversa e sujeita a inúmeras críticas, em decorrência de vários fatores, como erros no uso racional dos agentes disponíveis, generalização da prescrição de medicamentos, práticas abusivas na comercialização de cápsulas manipuladas e desvalorização da orientação do tratamento clássico (orientação dietética hipocalórica, aumento de atividade física programada ou não programada, técnicas de modificação comportamental). Contudo, esse tratamento tem passado por uma reavaliação, principalmente quanto ao conceito emergente de uso a longo prazo de medicações para tratamento da obesidade somadas a outras terapias para perda de peso ou, ainda mais importante, com o objetivo de ajudar a manter o peso corporal ao longo do tempo.

Embora a quantidade de perda de peso (além do placebo) imputável às medicações para tratamento da obesidade mais comumente utilizadas seja modesta (10% do peso corporal), esse montante tem se mostrado suficiente para melhorar a sensibilidade à insulina (SI), o controle glicêmico, a dislipidemia e a HAS em pacientes com excesso de peso. Um dos principais objetivos do controle do peso corporal consiste em reduzir os riscos cardiovasculares e a morbimortalidade relacionados com a obesidade.

E, ainda que existam muitos fatores que contribuam para a obesidade, o equilíbrio entre a ingestão de calorias e o dispêndio de energia é fundamental para determinar o peso de um indivíduo.

Não existe uma estratégia particular ou medicação que deva ser recomendada para uso rotineiro. O indivíduo com obesidade deve ser avaliado detalhadamente em relação a erros quanto aos hábitos alimentares e de atividade física, presença de sintomas depressivos, de outras complicações ou doenças associadas à obesidade e possibilidade de desenvolvimento de efeitos colaterais. Ainda, a escolha de um medicamento para tratamento da obesidade precisa ser fundamentada na experiência prévia do paciente quanto ao uso anterior de medicamentos, embora a falência de um tratamento prévio não justifique a não utilização de determinado agente posteriormente.

Em qualquer discussão sobre o uso racional de medicamentos para tratamento da obesidade, torna-se importante entender alguns conceitos:

- O tratamento farmacológico somente se justifica em conjunção com orientação dietética e mudanças de estilo de vida. Os agentes farmacológicos apenas ajudam a aumentar a adesão dos pacientes a mudanças nutricionais e comportamentais
- O tratamento farmacológico da obesidade não cura a obesidade – quando descontinuado, ocorre reganho de peso. Como qualquer outro tratamento em medicina, os medicamentos não funcionam quando não são tomados, isto é, deve-se esperar a recuperação do peso perdido quando da suspensão dos medicamentos. Esse reganho de peso só confirma que o medicamento era eficaz e necessário naquele momento
- Medicações para tratar obesidade devem ser utilizadas sob supervisão médica contínua
- O tratamento e a escolha medicamentosa são moldados para cada paciente. Os riscos associados ao uso de um fármaco devem ser avaliados em relação aos riscos da persistência da obesidade
- O tratamento deve ser mantido apenas quando considerado seguro e efetivo para o paciente em questão.

Parte 6 ▪ Tratamento Farmacológico da Obesidade e de suas Comorbidades

Desde 2014, a Obesity Society lançou a campanha *Treat Obesity Seriously* ("Leve a obesidade a sério"), afirmando que "a obesidade não é apenas um problema. É uma doença que justifica tratamentos baseados em evidências bem fundamentadas e orientação nutricional, de atividade física e comportamental intensiva, terapia medicamentosa e cirurgia. Eu levo a obesidade a sério". No Brasil, desde 2016 a Associação Brasileira para o Estudo da Obesidade e Síndrome Metabólica (Abeso), em conjunto com a Sociedade Brasileira de Endocrinologia e Metabologia (SBEM), promove uma campanha com o mesmo alinhamento: "Obesidade: eu trato com respeito."

Na comunicação em obesidade, termos como gordo, obeso entre outros soam de forma pejorativa, sendo desconfortáveis para os pacientes. Assim, recomenda-se não adjetivar as pessoa e utilizar a linguagem *people first*: pessoa ou indivíduo com obesidade. Quando se fala de medicamentos, a utilização de termos como emagrecedores ou medicamento para emagrecer trazem uma ideia de estética ao tratamento da doença obesidade, o que pode ser evitado com termos como medicamento para o tratamento da obesidade.

Nem todos os agentes farmacológicos para tratamento de obesidade são recomendados para uso em crianças. No entanto, orlistate tem dados de segurança e eficácia, e foi aprovado nos EUA a partir dos 12 anos. A sibutramina também foi estudada em adolescentes, com bom perfil de eficácia e segurança. No Brasil, a liraglutida e a semaglutida são aprovadas para o tratamento de adolescentes.

Um medicamento útil para tratamento da obesidade deve apresentar as seguintes características:

- Demonstrar efeito em reduzir o peso corporal e promover a melhora das doenças dependentes do excesso de peso
- Ter efeitos colaterais toleráveis e/ou transitórios
- Não ter propriedades de adição
- Apresentar eficácia e segurança mantidas a longo prazo
- Ter mecanismo de ação conhecido
- Idealmente, ter um custo razoável.

Com o reconhecimento da obesidade como doença epidêmica que aflige globalmente a população, emerge a necessidade de melhorar a qualidade e a eficácia dos tratamentos disponíveis. O tratamento atual da obesidade baseia-se em terapias comportamentais direcionadas para a modificação das atividades e dos hábitos relacionados com a alimentação, exercício para aumentar o gasto calórico e orientações nutricionais para diminuir o consumo de calorias e, particularmente, de gordura. Os tratamentos com agentes farmacológicos são considerados auxiliares a essa terapêutica básica.

Critérios de avaliação da eficácia de tratamentos para obesidade

Atualmente, os critérios mais usados para avaliação da eficácia de tratamentos para obesidade são os da Food and Drug Administration (FDA), dos EUA, e da European Agency for the Evaluation of Medicinal Products (EMEA): a primeira cita como critério perda de peso maior que 5% em relação ao placebo e estatisticamente significativa, enquanto a segunda sugere perda maior que 10% em relação ao placebo. Além disso, as agências apontam um período de teste tipo *run-in*, análise categorial dos resultados (pacientes que perderam mais que 5% ou 10% do peso inicial) e melhora das comorbidades que acompanham a obesidade. A diferença básica entre os

critérios usados pelas agências norte-americana e europeia reside no vigor dado às recomendações ancilares, maior na europeia, que inclui modificações comportamentais no aconselhamento inicial do paciente nos estudos a longo prazo, o que aumenta a perda de peso do grupo placebo e dificulta a detecção de efeitos do princípio ativo. Se os pacientes estudados perdem peso rapidamente com um programa de modificações comportamentais ou uma dieta de muito baixas calorias, torna-se mais difícil observar efeitos adicionais de um medicamento para tratar obesidade.

Conceito de obesidade controlada

A história natural do peso corporal em pessoas com excesso de peso representa um ganho de aproximadamente 0,25 kg/ano. Um objetivo muito bom com uma visão populacional do problema seria a simples prevenção de qualquer aumento adicional de peso. Para indivíduos com obesidade, uma perda de peso de 5% mantida pode ser considerada um critério mínimo de sucesso, uma de 5 a 10% do peso inicial com ou sem melhora parcial de fatores de risco seria uma resposta razoável a boa, enquanto perdas além de 15% com normalização dos fatores de risco e redução do peso corporal abaixo de 25 kg/m² seriam excelentes e ideais, porém raramente atingíveis na prática clínica. Alguns benefícios na saúde conforme percentual de peso perdido são:

- > 2,5%: glicemia, triglicerídeos, fertilidade
- 5 a 10%: ↑ lipoproteínas de alta densidade (HDL), dor articular, depressão, qualidade de vida, mobilidade, incontinência urinária, função sexual
- > 10%: esteato-hepatite, eventos cardiovasculares
- >16%: mortalidade.

Diante dessas melhoras na saúde decorrentes da perda de peso mesmo sem a normalização do índice de massa corporal (IMC), a Abeso e a SBEM propuseram uma nova classificação para obesidade, tendo como referência o peso máximo do paciente ao longo da vida. A classificação não tem como objetivo substituir outras, mas conscientizar sobre os benefícios conseguidos e incentivar a manutenção do tratamento, adotando uma perspectiva mais realística, uma vez que as perdas significativas de peso para a saúde são valorizadas.

A base para os critérios de definição da nova classificação é a redução das complicações ou comorbidades associadas, de forma análoga ao tratamento do diabetes, no qual não se define como controle da doença uma hemoglobina glicada (HbA1c) normal, mas < 7% para a maioria dos pacientes. Conforme o percentual de perda de peso, a obesidade será classificada como inalterada, reduzida ou controlada. Na Figura 70.1 estão apresentados os pontos de corte para essa definição.

Medicações usadas no tratamento da obesidade

É possível classificar os tratamentos farmacológicos da obesidade existentes e promissores de acordo com o conhecimento atual de controle e regulação da adiposidade corporal. Um primeiro mecanismo envolve substâncias que reduzem a ingestão energética. Uma segunda estratégia seria desviar o metabolismo normal de substâncias ou macronutrientes (Tabelas 70.1 e 70.2), e uma terceira opção consiste em aumentar o gasto energético (no entanto, não há medicamentos disponíveis com esse mecanismo de ação).

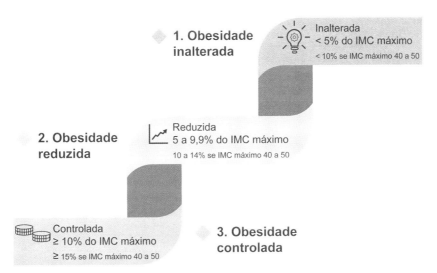

Figura 70.1 Critérios de definição para classificação da obesidade como inalterada, reduzida ou controlada em pacientes com IMC 30 a 39,9 kg/m² e com IMC 40 a 50 kg/m².

Tabela 70.1 Mecanismos envolvidos na ação das medicações para tratamento de obesidade disponíveis com indicação em bula.

Mecanismo envolvido	Medicação para obesidade
Redução de ingestão energética	Sibutramina, liraglutida, semaglutida, lorcasserina e combinação de naltrexona e bupropiona
Mudança do metabolismo normal de nutrientes	Orlistate

Tabela 70.2 Mecanismos envolvidos na ação das medicações para obesidade com indicação *off-label* disponíveis e em via de aprovação.

Mecanismo envolvido	Medicação para obesidade
Redução de ingestão energética	Topiramato, associação de bupropiona e naltrexona, associação de topiramato e fentermina, sertralina (para TCA), fluoxetina (para TCA) e lisdexanfetamina (para TCA)
Mudança do metabolismo normal de nutrientes	Dapagliflozina, canagliflozina, empagliflozina (em pacientes com diabetes *mellitus* tipo 2)

TCA: transtorno da compulsão alimentar.

Em 2010, foram relatados dados do estudo *Sibutramine Cardiovascular OUTcomes Trial* (SCOUT), que teve como objetivo avaliar se a sibutramina conseguia reduzir eventos cardiovasculares [incluindo infarto agudo do miocárdio (IAM), AVE, parada cardiorrespiratória revertida ou morte] em uma população com obesidade de altíssimo risco cardiovascular (pacientes com DM2 e outro fator de risco, e aqueles com histórico de evento cardiovascular prévio). No total, foram acompanhados 10.744 pacientes com 55 anos ou mais, com doença cardiovascular preexistente, DM2 ou ambos. Cabe ressaltar que os pacientes incluídos nesse estudo já eram de alto risco cardiovascular, uma contraindicação da bula da medicação. Houve um aumento discreto, porém significativo, desses desfechos no grupo de pacientes que receberam sibutramina (11,4% *versus* 10%), o que se deu no grupo de pacientes com DM2 e DCV. Os resultados do SCOUT motivaram a EMEA a suspender a comercialização da substância na Europa. A FDA e a Agência Nacional de Vigilância Sanitária (Anvisa) optaram por não suspender a substância (o laboratório Abbott voluntariamente retirou a medicação do mercado norte-americano), emitindo um parecer que reforçava contra o uso da medicação em pacientes com essas características, o que já era previsto em bula.

Bibliografia

Anvisa. Novas contraindicações de uso da sibutramina, ALERTA SNVS/Anvisa/Nuvig/Gfarm nº 01. Disponível em: http://portal.anvisa.gov.br/wps/wcm/connect/5ed68b004131ef458 f09 dfb3 f1e98 cad/Alerta_n1 sibutramina.pdf?MOD=AJPERES. Acesso em: 16 mar. 2010.

Bray GA. Historical framework for the development of ideas about obesity. In: Bray GA, Bouchard C, James WPT, editors. Handbook of obesity. New York: Marcel Dekker; 1998. p. 1-29.

Bray GA. Obesity – A time bomb to be refused. Lancet. 1998;352:160-1.

Bray GA, Greenway FL. Current and potential drugs for treatment of obesity. Endocrine Rev. 1999;20:805-75.

European Agency for the Evaluation of Medicinal Products, Committee for Proprietary Medicinal Products (CPMP). Clinical investigation of drugs used in weight control. The European Agency for the Evaluation of Medicinal Products, London; 1997.

European Medicines Agency, Release. Disponível em: http://www.ema.europa.eu/pdfs/human/referral/sibutramine/3940810en.pdf. Acesso em: 22 maio 2020.

Flint SW. Rethinking the label anti-obesity medication. Lancet Diabetes Endocrinol. 2024;12(5):301-02.

Food and Drug Administration. Early Communication about an Ongoing Safety Review of Meridia (sibutramine hydrochloride). Disponível em: http://www.fda.gov/Drugs/DrugSafety/PostmarketDrugSafetyInformationforPatientsandProviders/DrugSafetyInformationforHeathcareProfessionals/ucm191650.htm. Acesso em: 16 mar. 2010.

Food and Drug Administration. Guidance for the clinical evaluation of weight control drugs. Rockville, MD: Food and Drug Administration; 1996.

Geloneze B, Mancini MC, Coutinho W. Obesity: knowledge, care, and commitment, but not yet cure. Arq Bras Endocrinol Metab. 2009;53:117-9.

Halpern A, Mancini MC. Treatment of obesity: an update on antiobesity medications. Obes Rev. 2003;4:25-42.

Halpern A, Pepe RB, Monegaglia AP, et al. Efficacy and tolerability of the association of sibutramine and orlistat for six months in overweight and obese patients. J Obes. 2010;2010:602537.

Halpern B, Mancini MC, de Melo ME, et al. Proposal of an obesity classification based on weight history: an official document by the

Brazilian Society of Endocrinology and Metabolism (SBEM) and the Brazilian Society for the Study of Obesity and Metabolic Syndrome (ABESO). Arch Endocrinol Metab. 2022;66(2):139-151.

Halpern B, Mancini MC, van de Sande-Lee S, Miranda PAC. "Anti-obesity medications" or "medications to treat obesity" instead of "weight loss drugs" - why language matters - an official statement of the Brazilian Association for the Study of Obesity and Metabolic Syndrome (ABESO) and the Brazilian Society of Endocrinology and Metabolism (SBEM). Arch Endocrinol Metab. 2023;67(4):e230174.

James WP, Caterson ID, Coutinho W, et al.; SCOUT Investigators. Effect of sibutramine on cardiovascular outcomes in overweight and obese subjects. N Engl J Med. 2010;363(10):905-17.

Jung CH, Jang JE, Park JY. A novel therapeutic agent for type 2 diabetes mellitus: SGLT2 inhibitor. Diabetes Metab J. 2014;38(4):261-73.

Kakkar AK, Dahiya N. Drug treatment of obesity: Current status and future prospects. Eur J Intern Med. 2015;26(2):89-94.

Leung WYS, Thomas GN, Chan JCN, Tomlinson B. Weight management and current options in pharmacotherapy: orlistat and sibutramine. Clin Ther. 2003;25:58-80.

Mancini MC, Halpern A. Tratamento farmacológico da obesidade. Arq Bras Endocrinol Metab. 2002;46:497-513.

Mordes JP, Liu C, Xu S. Medications for weight loss. Curr Opin Endocrinol Diabetes Obes. 2015;22(2):91-7.

Pont SJ, Puhl R, Cook SR, et al. Stigma experienced by children and adolescents with obesity. Pediatrics. 2017;140(6):e20173034.

Pucci A, Finer N. New medications for treatment of obesity: metabolic and cardiovascular effects. Can J Cardiol. 2015;31(2):142-52.

Rossner S. Factors determining the long-term outcome of obesity treatment. In: Bjorntorp P, Brodoff BN, editors. Obesity. New York: J.B. Lippincott Co; 1992. p. 712-9.

Ryan DH, Yockey SR. Weight loss and improvement in comorbidity: differences at 5%, 10%, 15%, and over. Curr Obes Rep. 2017;6(2):187-194.

Shukla AP, Buniak WI, Aronne LJ. Treatment of obesity in 2015. J Cardiopulm Rehabil Prev. 2015;35(2):81-92.

Snow V, Barry P, Fitterman N, Qaseem A, Weiss K; Clinical Efficacy Assessment Subcommittee of the American College of Physicians. Pharmacologic and surgical management of obesity in primary care: A clinical practice guideline from the American College of Physicians. Ann Intern Med. 2005;142:525-31.

The Obesity Society [homepage]. Disponível em: https://www.obesity.org/. Acesso em: 25 mar. 2015.

van Gaal LF, Wauters MA, de Leeuw IH. The beneficial effects of modest weight loss on cardiovascular risk factors. Int J Obes Relat Metab Disord. 1997;21:S5-9.

Wadden TA, Berkowitz RI, Womble LG, et al. Randomized trial of lifestyle modification and pharmacotherapy for obesity. N Engl J Med. 2005;353:111-20.

Wilding JP. The role of the kidneys in glucose homeostasis in type 2 diabetes: clinical implications and therapeutic significance through sodium glucose cotransporter 2 inhibitors. Metabolism. 2014;63(10):1228-37.

Williamson DF. Dietary intake and physical activity as "predictors" of weight gain in observational, prospective studies. Nutr Rev. 1996;54(Suppl.):S101-S109.

World Health Organization (WHO). Consultation on Obesity. Preventing and managing the global epidemic. Geneva: WHO; 1998.

71 | Sibutramina

Marcio C. Mancini ▪ Maria Edna de Melo

Introdução

A sibutramina é um inibidor de recaptação de noradrenalina e serotonina que exerce efeitos predominantemente pela ação de metabólitos primários e secundários. Em modelos animais, reduz o peso corporal por uma ação dupla: diminuição da ingestão de alimento e aumento do gasto calórico.

Ainda, promove a redução da ingestão de alimento por uma elevação da resposta saciétogena decorrente do aumento da função noradrenérgica (pela inibição da recaptação de noradrenalina na terminação nervosa pré-sináptica) e serotoninérgica (pela inibição da recaptação de serotonina na terminação nervosa pré-sináptica) no sistema nervoso central (SNC), mediada por receptores serotoninérgicos e adrenérgicos beta-1 na célula nervosa pós-sináptica (Figura 71.1). Acredita-se que o aumento do gasto calórico em animais ocorra por uma elevação da atividade noradrenérgica termogênica mediada por receptores periféricos beta-3.

Estudos clínicos

Estudos de múltiplas doses demonstraram uma clara curva de resposta em doses de 1 a 30 mg, tendo sido consideradas ideais as de 10 e 15 mg. Uma metanálise dos dados dos estudos demonstra que, na semana 12, a perda de peso com placebo foi de 1,4 kg, comparada a 4,4 e 4,9 kg nos grupos de sibutramina 10 e 15 mg, respectivamente. A porcentagem de pacientes que perdeu pelo menos 5% do peso foi de 19% para o placebo e de 49 e 55% para a sibutramina 10 e 15 mg, nessa ordem.

No Reino Unido, Jones et al. (1994) realizaram um estudo de 52 semanas, controlado com placebo, utilizando sibutramina 10 e 15 mg em pacientes entre 18 e 65 anos, com obesidade e índice de massa corporal (IMC) entre 27 e 40 kg/m^2, com características de base similares: predominantemente do sexo feminino e idade média de 42 anos. Os pacientes nos grupos de sibutramina 10 e 15 mg, que completaram o estudo de 1 ano de duração, tiveram perdas de peso médias de 4,8 e 6,1 kg, respectivamente, comparados aos que receberam placebo e perderam 1,8 kg. Um quarto dos pacientes que recebeu sibutramina perdeu pelo menos 10 kg.

Na Tabela 71.1, é possível observar a comparação da perda de peso após 24 semanas entre o estudo de múltiplas doses norte-americano e o estudo inglês de 1 ano de duração.

Esse grau de perda de peso é importante do ponto de vista clínico, já que diversas evidências demonstram que mesmo perdas de

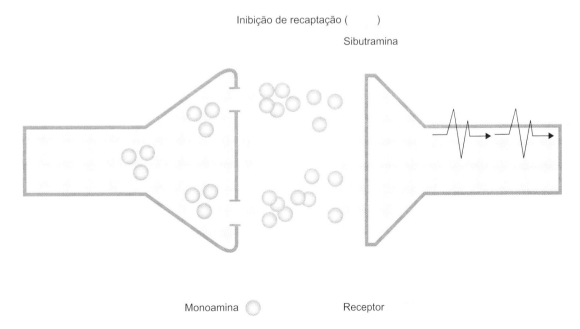

Figura 71.1 Mecanismo de ação da sibutramina no sistema nervoso central.

Parte 6 ▪ Tratamento Farmacológico da Obesidade e de suas Comorbidades

Tabela 71.1 Comparação da perda de peso após 24 semanas entre o estudo de múltiplas doses norte-americano (Bray et al., 1994) e o estudo inglês de 1 ano de duração (Jones et al., 1994).

Estudo	Placebo	Sibutramina 10 mg	Sibutramina 15 mg
Porcentagem de indivíduos que perderam pelo menos 5% do peso			
Bray et al.	13%	45%	53%
Jones et al.	26%	57%	69%
Porcentagem de indivíduos que perderam pelo menos 10% do peso			
Bray et al.	0%	12%	23%
Jones et al.	7%	24%	34%

Tabela 71.2 Maior redução de massa corporal com sibutramina ocorre na massa de tecido adiposo.

Região corporal	Massa de tecido	Placebo (n = 39)	Sibutramina (n = 40)
Massa corporal total	Adiposo	−0,2 kg	−1,8 kg
	Magro	−0,3 kg	−0,8 kg
Abdômen	Adiposo	−0,1 kg	−0,6 kg
	Magro	−0,2 kg	−0,1 kg
Periferia (membros)	Adiposo	−0,1 kg	−0,7 kg
	Magro	−0,1 kg	−0,5 kg

peso modestas (de 5 a 10% do peso corporal) promovem benefícios significativos para a saúde de pacientes com obesidade.

Outro grande estudo prospectivo randomizado e controlado, com duração de 1 ano, denominado *Long-Term Outcomes of Sibutramine Effectiveness on Weight* (LOSE Weight, estudo de eficácia e desfechos a longo prazo da sibutramina) arrolou 588 pacientes com obesidade. A perda de peso média em 6 meses foi de 6,8 kg no grupo medicado *versus* 3,1 kg no grupo-controle (p < 0,001), mantida até 12 meses e com observação de reduções significativas no IMC, na gordura corporal e na circunferência abdominal no grupo que recebeu sibutramina.

O estudo *Sibutramine Trial of Obesity Reduction and Maintenance* (STORM, ou "estudo de redução de peso e manutenção do peso perdido com sibutramina") investigou o uso desse fármaco para manutenção da perda de peso em 605 pacientes com IMC de 30 a 45 kg/m² após 6 meses iniciais de tratamento com sibutramina 10 mg/dia em conjunto com uma dieta hipocalórica (déficit calórico de 600 kcal/dia em relação ao gasto energético diário estimado do indivíduo). Portanto, nesse estudo, nos 6 primeiros meses, todos os pacientes receberam sibutramina. Na fase seguinte, chamada "manutenção de peso", que durou 18 meses, 467 pacientes (77%) que perderam pelo menos 5% do peso corporal foram randomizados em uma proporção de 3:1 para receber sibutramina (n = 352) ou placebo (n = 115) por 1 ano e meio. A dose de sibutramina podia ser ajustada entre 10 e 20 mg de acordo com parâmetros clínicos de eficácia e tolerabilidade. A taxa de descontinuação do estudo foi de 42% no grupo sibutramina e 50% no grupo placebo. Entre os pacientes que completaram o estudo, 43% do grupo da sibutramina e 16% do grupo placebo (p < 0,001) mantiveram pelo menos 80% da perda de peso inicial após 2 anos. A conclusão do estudo STORM, ratificada por revisões posteriores, reside no fato de que o uso contínuo de sibutramina ajudou a manter a perda de peso por até 2 anos após o início do tratamento.

Um estudo de 12 semanas com densitometria (DEXA) em pacientes com obesidade com diabetes *mellitus* tipo 2 (DM2) demonstrou que a maior redução de massa corporal com sibutramina ocorre na de tecido adiposo, o que implica um benefício da sibutramina na redução da gordura corporal, preferencialmente a outros tecidos magros (Tabela 71.2).

Outro estudo utilizou a tomografia computadorizada (TC) do abdômen em 18 pacientes com obesidade abdominal, que usavam sibutramina associada à dieta por 6 meses. Ao final do estudo, houve redução de 16% no peso corporal (p < 0,001) e de 23% na gordura corporal total (p < 0,001). Tomografias documentaram redução de 28,3% da gordura abdominal, sendo de 26% da gordura subcutânea (p < 0,001) e de 31% da gordura visceral (p < 0,001). Isso mostra que a perda de peso com sibutramina é mais intensa na gordura mais prejudicial à saúde – a visceral – seguida da abdominal subcutânea, também envolvida no risco cardiometabólico.

Estudos fase 4 e em pacientes com diabetes *mellitus* tipo 2, dislipidemia e hipertensão arterial

Com frequência, a obesidade está associada à síndrome metabólica (SM), e pacientes com obesidade abdominal têm maior risco cardiometabólico, devendo ser tratados o mais precocemente possível. A tríade (1) partículas de lipoproteínas de baixa densidade (colesterol LDL) pequenas e densas, (2) hipertrigliceridemia e (3) nível baixo de lipoproteínas de alta densidade (colesterol HDL), que ocorre na SM e em pacientes com DM2 e obesidade central, está relacionada com quase duas vezes a incidência de eventos cardiovasculares comparativamente ao colesterol LDL isoladamente. Nesse sentido, a perda de peso associada ao uso de sibutramina causa redução clinicamente relevante de frações lipídicas e outros fatores de risco ligados à SM. O tecido adiposo não é somente um depósito de gordura, mas tem uma função endócrina importante, secretando vários hormônios, assim como outros numerosos polipeptídeos, chamados "citocinas adipocitárias" ou "adipocitocinas".

Um estudo recente documentou que o tratamento clínico da obesidade com sibutramina por 6 meses em 21 pacientes com obesidade grave acarretou perda de peso significativa (p = 0,0001) e redução da circunferência abdominal de 4,5 cm, variações acompanhadas por diminuição dos níveis de resistina plasmática em 17% (p = 0,02), leptina plasmática em 22% (p = 0,02) e proteína C reativa plasmática em 9,7% (p = 0,03), bem como elevação da adiponectina plasmática em 27% (p = 0,04). Um grupo semelhante, com 20 pacientes, que recebeu orlistate não teve perda de peso significativa.

O tratamento com sibutramina não resulta apenas em perda de peso, mas em redução de gordura visceral, que está associada à resistência à insulina (RI) e à SM.

Uma metanálise de quatro estudos duplos-cegos controlados com placebo demonstrou que a sibutramina reduz a circunferência abdominal (p < 0,001) e a razão abdômen-quadril (p < 0,02). Durante o estudo STORM, em que se quantificou a distribuição de gordura de um subgrupo de pacientes por TC, observou-se, após o tratamento com sibutramina por 6 meses, redução de gordura abdominal total (18%), de gordura subcutânea total (17%) e de gordura visceral total (22%), associada a um aumento da relação entre gordura subcutânea e visceral (p < 0,05).

Estudos recentes sugerem que o ácido úrico representa um fator de risco independente para eventos cardiovasculares e que o nível de urato pode ser reduzido pela própria perda de peso, pela melhora da função renal, pelo efeito uricosúrico direto ou pela diminuição da RI. No estudo de Gokcel et al., de 2002, depois do tratamento de 6 meses com sibutramina, houve redução de 12% do nível de ácido úrico no grupo sibutramina (p < 0,01 *versus* nível basal), similar à registrada por Tambascia et al., em 2003. Ainda no estudo STORM, ao final de 2 anos de acompanhamento dos pacientes, ocorreu redução de 6,5% do nível de ácido úrico no grupo sibutramina e de 3% nos pacientes que receberam placebo (comparação entre os grupos: p < 0,05).

O ganho de peso é, sabidamente, o maior fator de risco para o desenvolvimento de DM2, que pode ser diminuído mesmo por reduções modestas de peso. Portanto, emagrecer constitui uma conduta fundamental no tratamento de pacientes com DM e sobrepeso ou obesidade ("diabesidade"), melhorando o controle glicêmico e outros fatores de risco associados à doença. A sibutramina pode contribuir no tratamento do DM2 em pacientes com obesidade e com sobrepeso, sendo considerada um agente "anti-diabesidade". Vários estudos avaliaram a eficácia desse medicamento em grupos de pacientes com DM, demonstrando perda de peso em geral menor nesses pacientes quando comparados àqueles com obesidade não complicada e redução variável da hemoglobina glicada entre os estudos. Boa parte dos pacientes tratados com sibutramina apresentou redução da hemoglobina glicada ≥ 1%.

Uma metanálise de estudos, que perfizeram um total de 1.093 pacientes com obesidade e DM2, analisou os dados de 35 artigos e concluiu que a adição de sibutramina ao tratamento com dieta e hipoglicemiantes orais ou insulina melhora o controle glicêmico e reduz o nível de hemoglobina glicada em até 0,42%. O estudo Norfolk demonstrou uma relação contínua entre nível de hemoglobina glicada, risco cardiovascular e mortalidade total (mesmo em indivíduos sem DM). Apesar de ter sido relativamente fraca a associação entre controle glicêmico e risco de infarto do miocárdio no estudo UKPDS (redução de 16%; p = 0,052), cada 1% de hemoglobina glicada reduzida resultou em um decréscimo de 14% nos infartos do miocárdio e em uma redução de 37% nos eventos microvasculares. Em pacientes com obesidade sem dislipidemia, ocorreram reduções dos níveis plasmáticos de triglicerídeos, colesterol total e LDL, enquanto a concentração plasmática de colesterol HDL sofreu elevação (Tabela 71.3). Tais alterações em pacientes com obesidade sem dislipidemia sugerem que a sibutramina pode apresentar benefícios também em pacientes com dislipidemia e obesidade. Em um estudo com mais de 300 pacientes com excesso de peso e dislipidemia, nos respondedores de perda de peso de 5 e 10% no grupo da sibutramina, a redução no nível de triglicerídeos foi 33 mg/dℓ e 72 mg/dℓ, respectivamente – houve aumento de 32 mg/dℓ no grupo placebo (p ≤ 0,05) e o aumento no nível de colesterol HDL foi 4,9 mg/dℓ e 6,7 mg/dℓ, respectivamente (aumento de 1,7 mg/dℓ no grupo placebo [p ≤ 0,05]). A perda de peso costuma ter efeitos favoráveis sobre o nível de lipoproteína (a). Um estudo documentou redução significativa da lipoproteína (a) plasmática após diminuição de peso utilizando sibutramina.

No estudo STORM, após 2 anos de tratamento com sibutramina, houve incremento de 21% no colesterol HDL, enquanto no grupo placebo se deu uma elevação de 12% (p < 0,01). Nesse mesmo estudo, a redução de triglicerídeos observada nos primeiros 6 meses de tratamento com sibutramina foi mantida no grupo que permaneceu usando a medicação, mas não no grupo placebo.

A magnitude das alterações verificada nas concentrações de colesterol HDL, lipoproteína de muito baixa densidade (VLDL) e triglicerídeos (mas não de colesterol LDL) excedeu o que se esperava pela perda de peso.

Embora o tratamento com sibutramina possa estar associado a elevações discretas de pressão arterial sistólica (PAS), pressão arterial diastólica (PAD) e frequência cardíaca (FC), a segurança e a eficácia do fármaco têm sido demonstradas inclusive em indivíduos com obesidade com hipertensão arterial sistêmica (HAS) controlada. Recomenda-se aferir regularmente PA e FC durante o uso da sibutramina, embora nem todas as análises demonstrem elevações de PA. Alguns estudos não encontraram diferença significativa, enquanto uma metanálise dos estudos da sibutramina controlados com placebo não determinou nenhuma influência da medicação sobre a PAS, identificando somente uma elevação discreta da PAD. Provavelmente, esses dados discrepantes podem ter resultado do aumento do tônus simpatomimético, promovido pela inibição da recaptação da noradrenalina do medicamento, mascarado pela redução de peso corporal, que, com muita frequência, implica redução da PA.

Vários estudos foram realizados com sibutramina em indivíduos com hipertensão, resultando em conclusões semelhantes: a perda de peso induzida pela sibutramina, apesar do aumento do tônus simpatomimético, promove um efeito redutor da PA, que contrabalança o efeito da medicação em elevá-la, tornando o fármaco seguro em grupos de pacientes hipertensos controlados.

Uma metanálise de 21 estudos controlados publicados, que abrangeu mais de 4.500 pacientes com obesidade e hipertensão, concluiu que a sibutramina está associada à leve elevação da PAS (1,6 mmHg) e da PAS (1,8 mmHg), em média menor do que em pacientes normotensos. A associação de metoprolol em baixa dose (10 mg) consegue atenuar o efeito de elevação da PA ou FC em pacientes com maior sensibilidade.

Estudos em pacientes com esteato-hepatite, disfunção endotelial e hipertrofia do miocárdio

A doença hepática esteatótica associada à disfunção metabólica representa a forma mais comum de doença hepática crônica e inclui um *continuum* de dano hepático, que vai da esteatose hepática (em geral associada a um prognóstico favorável) à esteato-hepatite metabólica, que tem o potencial de evoluir para cirrose e suas complicações, insuficiência hepática crônica e câncer de fígado. Nesse contexto, a perda de peso pode melhorar tanto a doença hepática gordurosa não alcoólica quanto a esteato-hepatite.

Tabela 71.3 Efeito da sibutramina em lipídeos plasmáticos.

Lipídeos plasmáticos	Efeito da sibutramina
Triglicerídeos	Diminuição
Colesterol total	Diminuição
Colesterol HDL	Aumento
Colesterol LDL	Diminuição
Lipoproteína (a)	Diminuição
Apolipoproteína B	Diminuição

Ao final de um estudo em que a sibutramina foi usada por 6 meses em associação a uma dieta pobre em calorias em 13 pacientes com obesidade (IMC de 37,3 kg/m^2) com esteato-hepatite metabólica, verificou-se que o fármaco causou redução de 10,2% do peso, diminuição da RI (–47%), da alanina aminotransferase (–59%) e da gama-glutamiltranspeptidase (–27%).

Pacientes com obesidade apresentam disfunção endotelial com uma frequência mais elevada em comparação àqueles com peso normal, sobretudo quando revelam doença arterial coronariana (DAC). É altamente desejável a modificação ou a reversão da disfunção endotelial, o que pode melhorar o prognóstico cardiovascular do paciente. Um estudo bastante recente analisou o impacto do tratamento por 4 meses com sibutramina sobre a função endotelial. Os critérios de inclusão foram idade > 20 anos, DAC e IMC ≥ 30 kg/m^2, e os principais critérios de exclusão corresponderam a angina instável, insuficiência cardíaca congestiva (ICC) classe funcional ≥ III, insuficiência renal crônica (IRC), infarto agudo do miocárdio (IAM) nos últimos 3 meses, HAS e DM. O tratamento com sibutramina causou redução do IMC de 11% e da proteína C reativa ultrassensível de 44%, além de melhora significativa da função endotelial [medida pela porcentagem de progresso na dilatação dependente de endotélio mediada pelo fluxo da artéria braquial (DMF)] com um aumento de 68% da porcentagem de DMF. Além disso, a hipertrofia miocárdica, sobretudo a hipertrofia do ventrículo esquerdo (VE), é comumente observada em pacientes com obesidade, especialmente na vigência de HAS. Após redução de peso, a massa do VE (MVE) diminui. Um estudo recente randomizado e controlado com placebo também avaliou a extensão da variação da MVE durante o tratamento a curto prazo com sibutramina: 195 pacientes de 18 a 65 anos, de ambos os sexos, com IMC entre 30 e 40 kg/m^2 (excluídos pacientes com PA > 180/110 mmHg e FC > 100 bpm) foram tratados com sibutramina na dose de 15 mg/dia ou placebo por 12 semanas e a MVE e a função sistólica foram avaliadas por ecocardiograma. O peso reduziu em 6,9 kg no grupo sibutramina contra 2,1 kg no placebo (p < 0,0001) e a gordura corporal em 5,2 kg *versus* 1,6 kg, respectivamente (p < 0,0001). No grupo sibutramina, a MVE, inclusive aquela por estatura, sofreu redução de 10,9 g (p = 0,049) e 2,5 g/m (p = 0,06). Não houve variação desses parâmetros no grupo placebo. Esse estudo documentou que a sibutramina, além de promover redução do peso corporal, levou à diminuição da MVE em pacientes com e sem HAS.

Estudos em pacientes com transtorno da compulsão alimentar

Atualmente, o transtorno da compulsão alimentar (TCA) é classificado em uma categoria diagnóstica provisória do *Manual Diagnóstico e Estatístico de Doenças Mentais* (DSM-V) para identificar indivíduos com comportamento compulsivo bulímico (compulsão por grande quantidade de alimentos em um curto período com perda do controle sobre o comportamento), que não se enquadram em uma conduta compensatória (vômito induzido, uso de laxantes, diuréticos ou atividade física intensa) (ver Capítulo 54, *Transtornos Alimentares Relacionados com o Ciclo Sono-Vigília*). O tratamento farmacológico com sibutramina é acompanhado de perda de peso moderada e redução significativa na frequência dos episódios de TCA. Em outro estudo, não houve redução do número de episódios, mas no número de calorias consumidas durante os episódios.

Estudos de segurança

Embora estudos em animais tenham demonstrado de modo convincente que a sibutramina não tem potencial de adição, foram realizados estudos em humanos para assegurar essa evidência.

Um deles avaliou o efeito de doses únicas de sibutramina 20 e 30 mg em comparação ao efeito de dexanfetamina 20 e 30 mg e placebo em voluntários usuários eventuais de drogas. O instrumento utilizado foi o questionário do *Addiction Research Centre Inventory* (ARCI, ou Centro de Pesquisa em Adição). A sibutramina não apresentou diferença em relação ao placebo, enquanto a dexanfetamina demonstrou efeitos estimulantes e euforizantes estatisticamente diferentes dos do placebo, como ilustrado na escala. Outro estudo demonstrou que a sibutramina é desprovida de qualquer potencial de abuso e dependência, mesmo administrada em doses superiores a 2 a 5 vezes a dose terapêutica. O uso de sibutramina não está associado a aumento do risco de hipertensão pulmonar e doença valvar cardíaca. Em um estudo duplo-cego, que envolveu 210 pacientes recebendo sibutramina ou placebo por 7,6 meses, a prevalência de disfunção valvar cardíaca esquerda avaliada por ecocardiograma transtorácico com doppler colorido foi semelhante nos dois grupos (2,3 e 2,6%, respectivamente).

Estudos em adolescentes

Berkowitz et al., em 2003, ao avaliarem se havia maior perda de peso em 82 adolescentes com obesidade quando se acrescentava sibutramina a um programa de controle de peso cognitivo-comportamental com participação familiar, chegaram à conclusão de que esse procedimento induziu maior perda de peso que o placebo. Posteriormente, foi realizado um estudo semelhante, randomizado, duplo-cego, controlado por placebo em 60 adolescentes com obesidade de 14 a 17 anos, com 7 meses de duração (e um período inicial de 1 mês, quando todos os adolescentes receberam placebo, dieta hipocalórica e exercício). O grupo sibutramina perdeu em média 10,3 kg, contra 2,4 kg do placebo (p < 0,001). Nenhum paciente abandonou o estudo por efeitos colaterais, nem foram observadas diferenças significativas em PA, FC ou parâmetros ecocardiográficos entre os grupos. A conclusão foi de que sibutramina mais dieta e exercício levaram à maior perda de peso em adolescentes com obesidade. Berkowitz, em 2006, também avaliou, 498 adolescentes com obesidade, que receberam terapia comportamental e sibutramina (10 mg/dia ajustado para 15 mg em 6 meses, se o IMC não reduzisse > 10%), que tiveram perda média de 8,4 kg e 2,9 kg/m^2 de IMC além do placebo após 12 meses. Houve também maior redução nos níveis de triglicerídeos e na RI e maior aumento nos níveis de HDL no grupo sibutramina. Uma metanálise recente documentou uma redução de 2,4 kg/m^2 no IMC relacionada com o tratamento de adolescentes com obesidade com sibutramina e maiores taxas de aumento da PA e FC do que naqueles que tomaram placebo.

Estudo SCOUT: a bula da sibutramina estava certa

Todos os estudos apresentados até agora mostraram a segurança e a eficácia da sibutramina a curto e médio prazos em relação ao controle dos fatores de risco. Já o *Sibutramine Cardiovascular Outcomes Trial* (SCOUT), estudo multicêntrico, randomizado, placebo-controlado, publicado recentemente, foi delineado justamente para avaliar os efeitos do uso de sibutramina a longo prazo na incidência de eventos cardiovasculares e morte cardiovascular em mais de 10 mil indivíduos de alto risco. Seus resultados finais mostraram aumento de 16% do risco de desfechos cardiovasculares não fatais no grupo sibutramina em relação ao grupo placebo (11,4 *versus* 10%, respectivamente): aumento de 28% no risco de IAM não fatal e de 36% no risco de acidente vascular encefálico (AVE) não fatal na população estudada, além de não ter havido diferença na mortalidade cardiovascular ou decorrente de qualquer outra causa. Tais resultados causaram uma grande preocupação na comunidade médica e levaram à proibição do uso do medicamento em diversos países, generalizando os resultados obtidos a partir de um grupo de alto risco para o restante da população; entretanto, deve-se ter cuidado ao fazer tal generalização.

Em 2010, essa diferença promoveu a suspensão da comercialização da sibutramina na Europa após uma avaliação da European Medicines Agency, que entendeu que o "aumento do risco de IAM não fatal e AVE supera o possível benefício de perda de peso da medicação". Mais tarde, no mesmo ano, o fabricante do medicamento de referência suspendeu a comercialização nos EUA e globalmente (inclusive no Brasil, onde ainda permaneceram os similares e genéricos da sibutramina). Em 2011, uma consulta pública foi realizada pela Agência Nacional de Vigilância Sanitária (Anvisa) com o objetivo de suspender a comercialização da sibutramina. Seguiram-se várias reuniões em que representantes de sociedades médicas [inclusive a Sociedade Brasileira de Endocrinologia e Metabologia (SBEM) e a Associação Brasileira para o Estudo da Obesidade (ABESO) e outras organizações] apresentaram seus argumentos em defesa da não restrição do tratamento de obesidade. Demonstrando independência das outras agências, a Anvisa não interrompeu a comercialização da sibutramina.

O SCOUT incluiu pacientes com idade igual ou superior a 55 anos, IMC entre 27 kg/m^2 e 45 kg/m^2 (ou IMC entre 25 kg/m^2 e 27 kg/m^2, se circunferência abdominal aumentada), com pelo menos um dos seguintes antecedentes: DAC manifesta ou multiarterial assintomática; AVE não hemorrágico comprovado; doença arterial periférica oclusiva (DAPO) manifesta; e DM2 com pelo menos um fator de risco (HAS controlada, dislipidemia, tabagismo, nefropatia diabética com microalbuminúria positiva) – ou seja, pacientes graves, de alto risco, para os quais já havia contraindicação em bula para o uso do medicamento (exceto aqueles com DM). Além disso, durante o período do estudo, os pacientes receberam sibutramina por tempo prolongado independentemente de estarem ou não perdendo peso de maneira significativa, situação que também contradiz a orientação na bula e que não ocorre na prática clínica.

Analisando em detalhes os dados do estudo, aproximadamente 24% dos mais de 10 mil pacientes triados apresentavam apenas DM e um fator de risco (sem DAC), 16% DAC sem DM e 60% DAC concomitante ao DM, proporção que não foi exatamente igual nos grupos placebo e sibutramina, com maior prevalência do grupo "DAC + DM" no grupo sibutramina (13,9% *versus* 11,9% no grupo placebo, p = 0,023). Ainda, entre os grupos, o único que mostrou de maneira isolada diferença em relação ao número de desfechos combinados foi justamente o grupo "DAC + DM": razão de chances 1,18 [intervalo de confiança (IC): 1,024 a 1,354, p = 0,023]. É possível especular que, se a amostra fosse

maior, o grupo DAC sem DM poderia apresentar aumento de risco com significância estatística. No grupo de pacientes incluídos no estudo por apresentarem apenas DM com mais um fator de risco, sem DAC manifesta, não houve aumento do risco de desfechos cardiovasculares.

Deveriam ter sido realizados estudos objetivando a avaliação de desfechos cardiovasculares e mortalidade com uso de sibutramina a longo prazo na população com obesidade de menor risco, sem doença cardiovascular estabelecida, a grande população-alvo do uso do medicamento. Entretanto, é pouco provável que tal estudo seja levado adiante, em virtude da suspensão do medicamento em diversos países. O próprio SCOUT mostrou ausência de risco associado ao uso prolongado de sibutramina em pacientes com DM sem DAC. Além disso, diversos outros estudos, conforme já mencionado, feitos em populações de menor risco, mostraram segurança e eficácia do fármaco na perda de peso e no controle dos fatores de risco cardiovascular. Deve-se ter cuidado ao extrapolar os resultados dos estudos, pois os pacientes com obesidade, que lutam para perder peso e controlar seus fatores de risco cardíacos, podem perder uma ferramenta importante, se usada em conjunto com mudanças do estilo de vida.

Posteriormente, outro estudo explorou a relação entre mudança de peso durante o primeiro ano de tratamento do estudo SCOUT e seus efeitos sobre os desfechos cardiovasculares na população total e nos dois grupos de tratamento randomizados, isto é, aqueles que receberam a sibutramina durante as 6 semanas iniciais (*run-in* ou período de indução) e, em seguida, foram randomizados para o grupo placebo, e aqueles que foram escolhidos aleatoriamente para o grupo sibutramina. No estudo SCOUT, as análises primárias não examinaram se a mudança de peso (perda ou ganho) afetou essas variáveis, devendo-se enfatizar que os indivíduos de alto risco não foram obrigados a interromper o tratamento com o medicamento (ou placebo) caso não tivessem perdido peso ou se recuperassem o peso anteriormente perdido.

Na população geral, maior perda de peso obtida no período inicial de tratamento com sibutramina por 6 semanas foi associada a maior queda no risco para ambos os eventos de resultado primário e de morte cardiovascular [eventos de desfecho primário para a intenção de tratar geral (*hazard ratio* [HR]/1 kg de perda de peso: 0,938; IC 95%: 0,910 a 0,967; p < 0,001) e mortalidade cardiovascular para a população global HR/1 kg de perda de peso: 0,925; IC 95%: 0,886 a 0,966; p < 0,001)]. Quando a análise considerou a gravidade da doença cardiovascular e o impacto do tratamento com sibutramina, a consequência foi ainda maior, já que a perda de peso modesta alcançada no curto período de 6 semanas pareceu ser benéfica em ambos os grupos (*i. e.*, sujeitos randomizados para continuar o tratamento com sibutramina e aqueles randomizados para o placebo) e aplicável a graus de doença cardiovascular preexistentes (leve, moderada e grave). Existem importantes implicações dessas descobertas para o atendimento de pacientes com sobrepeso ou obesidade com doença cardiovascular, visto que uma perda de peso intencional modesta, se mantida, reduz o risco de ambos os eventos de resultados cardiovasculares primários e morte cardiovascular. Esses dados são corroborados por um estudo de coorte britânico recente envolvendo mais de 100 mil pacientes, que avaliou o efeito da prescrição de sibutramina na prática clínica de rotina nos desfechos cardiovasculares *versus* um comparador ativo. A taxa de eventos em pacientes expostos à sibutramina foi de 34/23.927 *versus* 220/77.047 nos pacientes que usaram o comparador. Isso é explicado pelo uso da sibutramina na vida real, quando está contraindicada em pacientes com DAC. O *number needed to harm* (NNH), que representa uma medida epidemiológica que indica quantos pacientes precisam ser expostos a um fator de risco por um período específico para que um apresente um desfecho (que não teria ocorrido) em 4 meses de exposição é de 4.809 (IC 95%: 1.690 efeitos protetores) para a coorte geral e de 129 (IC 95%: 57 a 360) em pacientes com risco cardiovascular prévio. Os autores concluem que a falta de um risco aumentado claro em pessoas sem doença cardíaca de base e a baixa taxa absoluta global de eventos sugerem que a sibutramina poderia ter permanecido uma opção de tratamento adequado (na Europa) para pacientes sem história de doença cardiovascular e que as contraindicações na bula da sibutramina eram importantes e apropriadas. Além disso, uma revisão sistemática foi realizada para avaliar a eficácia clínica e a relação custo-eficácia de intervenções farmacológicas em pacientes com obesidade, tendo incluído 94 estudos envolvendo 24.808 indivíduos. Os resultados mostram que as intervenções farmacológicas são eficazes na redução de peso e IMC em comparação ao placebo. No caso de sibutramina, a dose mais elevada (15 mg) resultou em uma redução de peso maior do que a dose mais baixa (10 mg). As análises de relação custo-eficácia sugerem que a sibutramina 15 mg foi superior às outras três intervenções ativas e que representa a alternativa mais custo-efetiva de qualidade por ano de vida (QALY), significando que o custo médio é mais baixo e a QALY média é mais elevada, ou seja, paga-se menos para a qualidade de vida que se ganha com a perda de peso.

Outros estudos

Um grande estudo de vida real confirmou a segurança do uso da sibutramina na prática clínica em pacientes sem doença cardiovascular prévia. Um total de 98.774 pacientes (82,3% mulheres) de 142 cidades da Federação Russa participaram do estudo PRIMAVERA. A média de idade foi de $39,4 \pm 10,4$ anos, o peso de $99,1 \pm 14,3$ kg e o IMC de $35,7 \pm 4,4$ kg/m². A avaliação do tratamento foi realizada em 3%, 59,3%, e 37,7% dos pacientes aos 3, 6 e 12 meses de uso da medicação, respectivamente. A redução do peso nesses respectivos períodos foi de 9,5%, 15,1% e 19,7%. A redução ponderal foi acompanhada por uma discreta redução da pressão arterial e não levou a aumento significativo da FC. A perda de peso impactou na frequência de obesidade (IMC ≥ 30 kg/m²) na amostra, variando de 94,8% no início do estudo para 36,1% após 12 meses de tratamento.

Recentemente, um estudo retrospectivo brasileiro avaliou o efeito de medicamentos utilizados para o tratamento da recidiva de peso após cirurgia bariátrica em um serviço terciário de saúde. Foram avaliados 96 pacientes, com idade média de $59,0 \pm 10,1$ anos, 88,8% do sexo feminino, 91,2% brancos, a maioria submetida à gastroplastia com derivação gastrojejunal em Y de Roux (87,6%). A média do peso pré-operatório e do nadir após a cirurgia foram $127,9 \pm 25,5$ kg e $84,7 \pm 22,8$ kg, respectivamente. No início da medicação antiobesidade, o peso basal médio foi de $99,4 \pm 23,1$ kg. Após 2 anos de acompanhamento, houve perda de peso significativa nos grupos tratados com topiramato isolado (−3,2 kg), topiramato mais sibutramina (−6,1 kg) e orlistate isolado ou em combinação (−3,9 kg). Embora a maior perda ponderal tenha sido observada com a associação de sibutramina com topiramato, a sibutramina isolada não levou a perda de peso significativa.

Posologia, prescrição, regra de parada, efeitos adversos de interesse e interações medicamentosas

A sibutramina é prescrita em receituário de notificação B2, acompanhada do "termo de responsabilidade do prescritor para uso do medicamento contendo sibutramina". Está indicada no tratamento da obesidade ou quando há recomendação clínica de perda de peso, devendo ser usada em conjunto com dieta hipocalórica e exercícios, como parte de um programa de gerenciamento de peso, quando a dieta e os exercícios sozinhos comprovam-se ineficientes. A medicação é recomendada para pacientes com obesidade com um IMC inicial > 30 kg/m² ou com sobrepeso e outras doenças associadas, na dose inicial de uma cápsula de 10 mg/dia, pela manhã, com ou sem alimentação.

Se o paciente não perder pelo menos 2 kg nas primeiras 4 semanas de tratamento, o médico deve considerar a reavaliação do tratamento, como o aumento da dose para 15 mg ou sua suspensão, levando em consideração a variação da FC e da PA. Doses acima de 15 mg/dia não são recomendadas, embora vários estudos tenham pesquisado a dose diária de 20 mg (inclusive o estudo STORM). O uso da sibutramina demonstrou ser seguro e efetivo por até 24 meses em estudos duplos-cegos placebo-controlados. No caso de esquecimento de uma dose, a cápsula deve ser ingerida em outro horário do mesmo dia, sem prejuízo do tratamento. É preciso medir a PA e a FC antes de iniciar o tratamento com sibutramina, monitorando-as em intervalos regulares durante o tratamento. Não deve ser utilizada por paciente com hipertensão controlada inadequadamente ($> 145/90$ mmHg). Deve-se considerar a redução da dose ou a descontinuação do tratamento com sibutramina em pacientes que apresentem aumentos significativos da PA (> 10 mmHg em duas consultas consecutivas) ou da FC (> 10 ou > 100 bpm).

A sibutramina é contraindicada em casos de bulimia e anorexia, em pacientes que recebem doses de inibidores da monoamina oxidase ou em uso de medicamentos que sabidamente afetam a hemostasia ou a função plaquetária, naqueles com história de DAC, ICC, arritmias ou AVE, com insuficiência renal em estágio avançado e que realizam diálise e com insuficiência hepática. Ainda, não deve ser usada na suspeita de gravidez e durante a lactação. Epilepsia e glaucoma de ângulo fechado são contraindicações relativas.

Durante os estudos clínicos, a maior parte dos efeitos colaterais relatados se deu no início do tratamento (durante as primeiras 4 semanas), e sua gravidade e frequência diminuíram no decorrer do tempo. Em geral, os efeitos não foram graves, não levaram à descontinuação do tratamento e foram reversíveis. Os efeitos colaterais observados nos estudos clínicos de fases 2 e 3 por órgão/sistema (muito comuns $> 1/10$; comuns $\leq 1/10$ e $> 1/100$) estão relacionados na Tabela 71.4.

A sibutramina é contraindicada em indivíduos que utilizam inibidores da monoamina oxidase, devendo ser usada com cautela na presença de outros medicamentos inibidores seletivos da recaptação da serotonina e agentes terapêuticos para enxaqueca. Medicações com potencial de elevar a PA precisam ser evitadas.

A associação com medicamentos catecolaminérgicos usados no tratamento da obesidade e/ou do TCA (contendo bupropiona ou lisdexanfetamina, por exemplo) deve ser altamente evitada. Pacientes em uso de esteroides (esteroides anabólicos, corticosteroides, mineralocorticoides e estrogênios) e anti-inflamatórios não esteroides –, incluindo sais sódicos de naproxeno, ibuprofeno e diclofenaco e inibidores seletivos da ciclo-oxigenase-2 (COX-2) –,

Tabela 71.4 Efeitos adversos mais comuns da sibutramina.

Sistema ou órgão	Frequência	Efeitos indesejáveis
Cardiovascular	Comuns	Taquicardia, palpitações, aumento da pressão arterial/hipertensão, vasodilatação (ondas de calor)
Gastrointestinal	Muito comuns	Constipação intestinal
	Comuns	Náuseas, piora de hemorroida
Nervoso central	Muito comuns	Boca seca, insônia
	Comuns	Delírios, parestesia, cefaleia, ansiedade
Pele	Comuns	Sudorese
Gustatório	Comuns	Alterações do paladar

medicamentos descongestionantes, antitussígenos, antigripais e antialérgicos, que contêm substâncias como a pseudoefedrina, devem ser acompanhados com mais cuidado.

Substâncias inibidoras do metabolismo do citocromo P450-3A4, como o cetoconazol, a eritromicina e a cimetidina, podem aumentar as concentrações plasmáticas da sibutramina. A administração concomitante de sibutramina com álcool não resultou em interações com alterações adicionais do desempenho psicomotor ou funções cognitivas. Entretanto, o uso concomitante de excesso de álcool não é recomendado. A sibutramina não afeta a eficácia dos contraceptivos orais.

Bibliografia

American Psychiatric Association. Diagnostic and Statistical Manual of Mental Disorders (DSM-IV). 4. ed. Washington DC; 1994.

Appolinario JC, Bacaltchuk J, Sichieri R, et al. A randomized, double-blind, placebo-controlled study of sibutramine in the treatment of binge-eating disorder. Arch Gen Psychiatry. 2003;60:1109-16.

Ara R, Blake L, Gray L, et al. What is the clinical effectiveness and cost-effectiveness of using drugs in treating obese patients in primary care? A systematic review. Health Technol Assess. 2012;16(5):iii- xiv,1-195.

Arterburn DE, Crane PK, Veenstra DL. The efficacy and safety of sibutramine for weight loss. Arch Intern Med. 2004;164:994-1003.

Athyros VG, Elisaf M, Papageorgiou AA, et al. Effect of statins versus untreated dyslipidemia on serum uric acid levels in patients with coronary heart disease: a subgroup analysis of the GREek Atorvastatin and Coronary-heart-disease Evaluation (GREACE) study. Am J Kidney Dis. 2004;43:589-99.

Bach DS, Rissanen AM, Mendel CM, et al. Absence of cardiac valve dysfunction in obese patients treated with sibutramine. Obes Res. 1999;7:363-9.

Ballantyne CM, Olsson AG, Cook TJ, et al. Influence of low high-density lipoprotein cholesterol and elevated triglyceride on coronary heart disease events and response to simvastatin therapy in 4S. Circulation. 2001;104:3046-51.

Berkowitz RI, Fujioka K, Daniels SR, et al. Effects of sibutramine treatment in obese adolescents: a randomized trial. Ann Intern Med. 2006;145(2):81-90.

Berkowitz RI, Wadden TA, Tershakovec AM, Cronquist JL. Behavior therapy and sibutramine for the treatment of adolescent obesity: a randomized controlled trial. J Am Med Assoc. 2003;289:1805-12.

Boger BS, Queiroz NL, Noriega PEP, et al. Treatment with antiobesity drugs in weight regain after bariatric surgery: a retrospective cohort study. Obes Surg. 2023;33(9):2941-4.

Bray GA, Blackburn GL, Ferguson JM, et al. Sibutramine – dose response and long term efficacy in weight loss, a double-blind study. Int J Obes. 1994;18(Suppl. 2):60.

Bray GA, Blackburn GL, Ferguson JM, et al. Sibutramine produces dose-related weight loss. Obes Res. 1999;7:189-98.

Campbell L, Rössner S. Management of obesity in patients with type 2 diabetes. Diabet Med. 2001;18:345-54.

Caterson ID, Finer N, Coutinho W, et al.; SCOUT Investigators. Maintained intentional weight loss reduces cardiovascular outcomes: results from the Sibutramine Cardiovascular OUTcomes (SCOUT) trial. Diabetes Obes Metab. 2012;14:523-30.

Chaput J-P, Tremblay A. Current and novel approaches to the drug therapy of obesity. Eur J Pharmacol. 2006;62:793-803.

Cole JO, Kaiser PE, deHaan H. Sibutramine hydrochloride: evaluation of abuse potential. Obes Res. 1993;1(Suppl. 2):118S.

Dedov II, Melnichenko GA, Troshina EA, et al. Body weight reduction associated with the sibutramine treatment: overall results of the PRIMAVERA primary health care trial. Obes Facts. 2018;11(4):335-43.

Després J-P, Lemieux I, Prud'homme D. Treatment of obesity: need to focus on high risk abdominally obese patients. Br Med J. 2001;322:716-20.

Drouin P, Hanotin C, Courcier S, et al. A dose-ranging study: efficacy and tolerability of sibutramine in weight loss. Int J Obes. 1994;18(Suppl. 2):60.

Dujovne CA, Zavoral JH, Rowe E, Mendel CM. Effects of sibutramine on body weight and serum lipids: A double-blind, randomized, placebo-controlled study in 322 overweight and obese patients with dyslipidemia. Am Heart J. 2001;142(3):489-97.

Elliott WJ. Drug interactions and drugs that affect blood pressure. J Clin Hypertens. 2006;8:731-7.

Fanghanel G, Cortinas L, Sanchez-Reyes L, et al. Safety and efficacy of sibutramine in overweight Hispanic patients with hypertension. Adv Ther. 2003;20:101-13.

Gazi I, Liberopoulos E, Mikhailidis DP, Elisaf M. Metabolic syndrome: clinical features leading to therapeutic strategies. Vasc Dis Prevent. 2004;1:243-53.

Godoy-Matos AF, Carraro L, Vieira A, et al. Treatment of obese adolescents with sibutramine: a randomized, double-blind, controlled study. J Clin Endocrinol Metab. 2005;90:1460-5.

Gokcel A, Gumurdulu Y, Karakose H, et al. Evaluation of the safety and efficacy of sibutramine, orlistat and metformin in the treatment of obesity. Diabetes Obes Metab. 2002;4:49-55.

Griffiths J, Bloom SR, Finer N, et al. Body composition changes following weight loss induced by sibutramine. Int J Obes. 1995;19(Suppl. 2):144.

Gürsoy A, Erdogan MF, Cin MO, et al. Effect of sibutramine on blood pressure in patients with obesity and well-controlled hypertension or normotension. Endocr Pract. 2005;11:308-12.

Guven A, Koksal N, Cetinkaya A, et al. Effects of the sibutramine therapy on pulmonary artery pressure in obese patients. Diabetes Obes Metab. 2004;6:50-5.

Halpern A, Mancini MC. Diabesity – Are weight loss medications effective? Treat Endocrinol. 2005;4:65-74.

Hayes JF, Bhaskaran K, Batterham R, et al. The effect of sibutramine prescribing in routine clinical practice on cardiovascular outcomes: a cohort study in the United Kingdom. Int J Obes (Lond). 2015;39(9):1359-64.

Hazenberg BP. Randomized, double-blind, placebo-controlled, multicenter study of sibutramine in obese hypertensive patients. Cardiology. 2000;94:152-8.

Heal DJ, Frankland ATJ, Gosden J, et al. A comparison of the effects of sibutramine hydrochloride, bupropion and met-amphetamine on dopaminergic function: evidence that dopamine is not a pharmacological target for sibutramine. Psychopharmacol. 1992;107:303-9.

James WP, Astrup A, Finer N, et al. Effect of sibutramine on weight maintenance after weight loss: a randomised trial. STORM Study Group. Sibutramine Trial of Obesity Reduction and Maintenance. Lancet. 2000;356:2119-25.

James WP, Caterson ID, Coutinho W, et al.; SCOUT Investigators. Effect of sibutramine on cardiovascular outcomes in overweight and obese subjects. N Engl J Med. 2010;363(10):905-17.

Jones SP, Newman BM, Romanec FM. Sibutramine hydrochloride: weight loss in overweight subjects. Int J Obes. 1994;18(Suppl. 2):61.

Jones SP, Smith IG, Kelly F, Gray JA. Long term weight loss with sibutramine. Int J Obes. 1995;19(Suppl. 2):41.

Khaw KT, Warcham N, Bingham S, et al. Association of hemoglobin A1c level with cardiovascular disease and mortality in adults: the European prospective investigation into cancer in Norfolk. Ann Intern Med. 2004;141:413-20.

Kim SH, Lee YM, Jee SH, Nam CM. Effect of sibutramine on weight loss and blood pressure: a meta-analysis of controlled trials. Obes Res. 2003;11:1116-23.

Krejs GJ. Metabolic benefits associated with sibutramine therapy. Int J Obes Relat Metab Disord. 2002;26(Suppl. 4):S34-7.

Luscombe GP, Slater NA, Lyons NB, et al. Effect of radiolabelled monoamine uptake in vitro of plasma taken from healthy volunteers administered the antidepressant sibutramine hydrochloride. Psychopharmacol. 1990;100:345-9.

McGovern L, Johnson JN, Paulo R, et al. Treatment of pediatric obesity. A systematic review and meta-analysis of randomized trials. J Clin Endocrinol Metab. 2008;93(12):4600-5.

Mitchell JE, Gosnell BA, Roerig JL, et al. Effects of sibutramine on binge eating, hunger, and fullness in a laboratory human feeding paradigm. Obes Res. 2003;11:599-602.

Porter JA, Raebel MA, Conner DA, et al. The Long-Term Outcomes of Sibutramine Effectiveness on Weight (LOSE Weight) study: evaluating the role of drug therapy within a weight management program in a group-model health maintenance organization. Am J Manag Care. 2004;10:369-76.

Ryan DH. Sibutramine. Obes Res. 1995;3(Suppl. 3):317S.

Scheen AJ, Lefebvre PJ. Antiobesity pharmacotherapy in the management of type 2 diabetes. Diabetes Metab Res Rev. 2000;16:114-24.

Schuh LM, Schuster CR, Hopper JA, Mendel CM. Abuse liability assessment of sibutramine, a novel weight control agent. Psychopharmacology. 2000;147:339-46.

Shechter M, Beigel R, Freimark D, et al. Short-term sibutramine therapy is associated with weight loss and improved endothelial function in obese patients with coronary artery disease. Am J Cardiol. 2006;97:1650-3.

Tambascia MA, Geloneze B, Repetto EM, et al. Sibutramine enhances insulin sensitivity ameliorating metabolic parameters in a double-blind, randomized, placebo-controlled trial. Diabetes Obes Metab. 2003;5:338-44.

Trayhurn P, Wood IS. Adipokines: Inflammation and the pleiotropic role of white adipose tissue. Br J Nutr. 2004;92:347-55.

UK Prospective Diabetes Study (UKPDS) Group. Intensive blood glucose control with sulfonylureas or insulin compared with conventional treatment and risk of complications in patients with type 2 diabetes (UKPDS 33). Lancet. 1998;352:837-53.

Valsamakis G, McTernan PG, Chetty R, et al. Modest weight loss and reduction in waist circumference after medical treatment are associated with favorable changes in serum adipocytokines. Metabolism. 2004;53:430-4.

Van Gaal LF, Wauters M, Peiffer F, De Leeuw IH. Sibutramine and fat distribution: is there a role for pharmacotherapy in abdominal/visceral fat reduction? Int J Obes Relat Metab Disord. 1998;8(Suppl. 1):S38-40.

Vettor R, Serra R, Fabris R, et al. Effect of sibutramine on weight management and metabolic control in type 2 diabetes. Diabetes Care. 2005;28:942-9.

Wirth A, Scholze J, Sharma AM, et al. Reduced left ventricular mass after treatment of obese patients with sibutramine: an echocardiographic multicentre study. Diabetes Obes Metab. 2006;8:674-81.

Yip I, Go VL, Hershman JM, et al. Insulin-leptin visceral fat relation during weight loss. Pancreas. 2001;23:197-203.

Zannad F, Gille B, Grentzinger A, et al. Effects of sibutramine in ventricular dimensions and heart valves in obese patients during weight reduction. Am Heart J. 2002;144:508-15.

72 | Orlistate

Henrique Suplicy ■ Priscilla Rizental Coutinho ■ Júlia Oberger ■ Adriane Maria Rodrigues

Introdução

Atualmente, a obesidade é reconhecida como uma doença crônica, de etiologia multifatorial e de difícil manejo, exigindo múltiplas abordagens e terapias medicamentosas para alcançar resultados satisfatórios quanto ao controle do peso.

A ingestão excessiva de gordura tem se mostrado um fator importante na crescente incidência da obesidade, já que representa o macronutriente com a mais alta densidade de energia (9 kcal/g) e perfaz, em muitas sociedades, mais de 40% do valor calórico total (VCT) da dieta, a despeito da recomendação das diretrizes dietéticas de que as gorduras devam compor cerca de 30% do VCT da dieta.

A dieta e a atividade física, fundamentais no controle do peso, geralmente falham em manter a perda de peso a longo prazo, e a influência da composição energética da alimentação tem sido crucial na determinação de bons resultados.

Sabe-se que perdas da ordem de 5 a 10% de peso corporal reduzem significativamente as comorbidades associadas à obesidade, como hipertensão arterial (HA), diabetes *mellitus* (DM), resistência à insulina (RI), doenças cardiovasculares (DCV) e síndrome metabólica (SM).

O orlistate, um agente para tratamento da obesidade com ação não sistêmica que atua reduzindo a absorção de gordura da dieta no trato gastrointestinal, foi desenvolvido a partir de uma pesquisa sobre microrganismos que apresentavam atividade inibitória sobre a lipase gastrointestinal – a descoberta da lipstatina, um composto produzido pelo *Streptomyces toxitricini*, deu origem ao fármaco, que foi sintetizado como um derivado mais estável, parcialmente hidrogenado, denominado, no início, "tetra-hidrolipstatina" (Figura 72.1).

No processo de digestão de gorduras, as lipases gastrointestinais ligam-se aos triglicerídeos (TG) da dieta quebrando-os em ácidos graxos (AG) e monoglicerídeos, que serão, então, absorvidos pela mucosa intestinal. A semelhança estrutural do orlistate com os TG possibilita que esse fármaco se ligue às enzimas digestivas (lipases), impedindo a quebra dessas gorduras, o que reduz em 30% a absorção dos TG e acarreta, portanto, um déficit calórico (Figura 72.2).

O orlistate não atua em outras enzimas do trato gastrointestinal, motivo pelo qual não interfere na absorção de outros nutrientes. Deve ser utilizado durante ou até 1 hora após as refeições, período em que ocorre a secreção das lipases intestinais, e seu efeito é máximo quando utilizado na dose de 120 mg 3 vezes/dia, nas principais refeições (Figura 72.3). Sua absorção sistêmica é mínima, perfazendo 1% da dose total, e sua ação principal restringe-se ao trato gastrointestinal. Depois de sua descontinuação, a atividade da lipase é rapidamente restabelecida em virtude da secreção contínua de enzimas digestivas.

Os principais efeitos colaterais desse medicamento advêm da existência de gordura não digerida no intestino, que pode ocasionar evacuações oleosas, flatulência com perdas oleosas, urgência para evacuar, aumento das evacuações e, em raros casos, incontinência fecal. Esses efeitos se correlacionam diretamente com o conteúdo de gordura alimentar, sendo minimizados em dietas hipolipídicas. Independentemente da quantidade de gordura alimentar, a porcentagem de gordura excretada nas fezes mantém-se inalterada, aproximadamente 30% do total ingerido.

Inicialmente, o perfil de tolerabilidade e segurança de orlistate foi verificado em estudos de fases 1 a 3, nos quais 2.153 pacientes receberam o medicamento por pelo menos 1 ano e 884 por mais de 2 anos. Os eventos adversos se restringiram ao trato gastrointestinal, em geral leves e limitados pelo total de gordura ingerida. Os níveis de vitaminas lipossolúveis e de betacaroteno permaneceram dentro dos limites de normalidade durante o período de tratamento de 2 anos. Os pacientes devem ser orientados a manter uma dieta rica em frutas e vegetais, considerando-se a prescrição de suplementos com vitaminas A, D, E e K de acordo com a duração do tratamento previsto, sempre 2 horas antes ou após a administração do fármaco.

Os ácidos biliares podem ser tóxicos para a mucosa do cólon e ter implicações no desenvolvimento de câncer intestinal. Estudos com doses terapêuticas de orlistate detectaram uma quantidade reduzida de ácidos biliares nas fezes e o uso do fármaco não se correlacionou com o risco de neoplasia.

Não existem dados disponíveis sobre a segurança cardiovascular do orlistate a longo prazo, e nenhum ensaio foi desenhado para avaliá-los. No entanto, nenhum óbito foi relacionado ao uso de orlistate durante os 4 anos de estudo XENDOS.

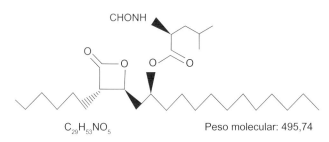

Figura 72.1 Estrutura química do orlistate. (Adaptada com autorização de Roche Farmacêutica.)

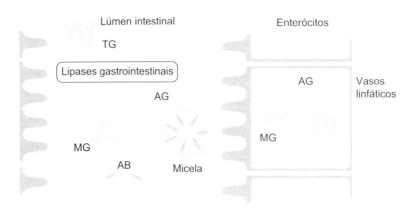

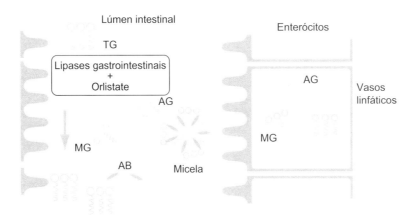

Figura 72.2 Mecanismo de ação do orlistate. AB: ácidos biliares; AG: ácidos graxos; MG: monoglicerídeos; TG: triglicerídeos. (Adaptada com autorização de Roche Farmacêutica.)

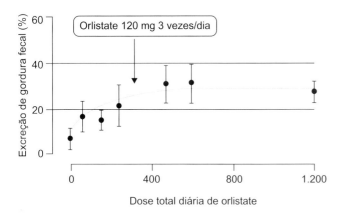

Figura 72.3 Relação da dose de orlistate com a inibição da absorção de gordura da dieta. (Adaptada com autorização de Roche Farmacêutica.)

O perfil de interação medicamentosa de orlistate foi estudado com substâncias frequentemente utilizadas por pessoas com excesso de peso. Nenhuma interação clinicamente significativa foi constatada na associação a digoxina, fenitoína, varfarina, glibenclamida, anti-hipertensivos e contraceptivos orais.

O orlistate está aprovado pela Food and Drug Administration (FDA) para uso em adolescentes entre 12 e 18 anos que apresentem 2 desvios acima do percentil 95 de peso para idade e sexo. A dose terapêutica é a usual (360 mg/dia), recomendando-se a reposição de vitaminas lipossolúveis.

O orlistate é contraindicado na gestação, mas estudos em ratos e coelhos não demonstraram qualquer embriotoxicidade ou teratogenicidade, mesmo em doses supraterapêuticas. A droga é mal absorvida por via oral, sendo improvável que afete negativamente o lactente. Por inibir a absorção de vitaminas lipossolúveis, as mães que o utilizam devem tomar um suplemento multivitamínico na hora de dormir.

Orlistate e perda de peso

Diversos estudos avaliaram a eficácia do orlistate na perda de peso, comparando-o ao placebo em grupos de pacientes com obesidade e com sobrepeso submetidos a dietas hipocalóricas.

Os estudos clínicos iniciais de fase 3 realizados com o fármaco incluíram um total de 4.230 pacientes com obesidade (índice de massa corporal [IMC] 28 a 43 kg/m²) em sete estudos, com duração de 1 a 2 anos e nos quais os pacientes foram acompanhados mensalmente, orientados em relação a mudanças de estilo de vida e submetidos à restrição calórica de 500 a 800 kcal/dia no primeiro ano, seguida de dieta isocalórica (restrição de 200 a 300 kcal/dia) no ano seguinte. Foi realizada metanálise dos dados obtidos da população que completou os estudos com pelo menos 52 ou 104 semanas de tratamento.

Os dados mais relevantes dessa metanálise mostram que o grupo que recebeu orlistate 3 vezes/dia perdeu peso mais rapidamente que o grupo placebo. Após 28 semanas de tratamento, o grupo placebo deixou de perder peso e muitos dos pacientes passaram a recuperar o peso perdido, enquanto, no grupo do fármaco, a perda de peso se estendeu até 36 semanas, aproximadamente, e tendeu a se estabilizar. Após 1 ano de tratamento, a perda média de peso nos estudos foi de 10,2% com orlistate *versus* 6,1% com placebo, uma diferença estatisticamente significativa (p < 0,001) (Figura 72.4).

Uma metanálise abrangente realizada por Rucker et al., em 2007, para avaliar a eficácia de fármacos no tratamento da obesidade, incluiu 30 ensaios clínicos controlados com placebo com 1 a 4 anos de duração, dos quais 16 utilizaram o inibidor de lipase e, destes, 14 foram incluídos na análise. Comparado ao placebo, o orlistate teve efeito adicional de redução de 2,9 kg (intervalo de confiança [IC] 95%: 2,5 a 3,2 kg) (Tabela 72.1). Efeitos adicionais do fármaco compreenderam redução da circunferência de cintura, dos níveis de pressão arterial sistólica (PAS) e diastólica (PAD), diminuição do colesterol total (CT), colesterol de lipoproteínas de baixa densidade (LDL), além de redução de glicemia plasmática de jejum (GJ) e hemoglobina A1c. Não houve mudança nos níveis de TG ou no escore de risco cardiovascular de Framingham, e os níveis de colesterol de lipoproteínas de alta densidade (HDL) diminuíram

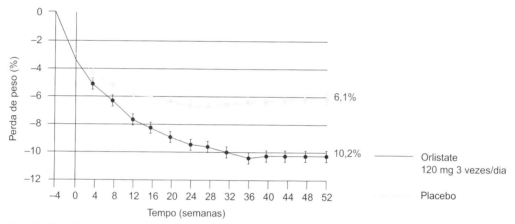

Figura 72.4 Dados de eficácia de um estudo multicêntrico com orlistate (população que concluiu o estudo). (Adaptada com autorização de Roche Farmacêutica.)

Tabela 72.1 Estudos com orlistate.

Estudos	N	Tratamento (DP) Redução da média de peso	N	Controles (DP) Redução da média de peso	Peso (%)	Diferença média no peso (IC 95%)
Derosa, 2003	25	–8,60 (5)	23	–7,60 (3,36)	1,99	–1 (–3,39 a –1,39)
Krempf, 2003	346	–5,30 (9,30)	350	–2,40 (9,35)	5,93	–2,90 (–4,29 a –1,51)
Swinburn, 2005	170	–4,70 (7,70)	169	–0,90 (4,20)	6,54	–3,80 (–5,12 a –2,48)
Hollander, 1998	163	–6,19 (6,51)	159	–4,31 (7,18)	5,07	–1,88 (–3,38 a –0,38)
Sjostrom, 1998	343	–10,30 (16,61)	340	–6,10 (16,61)	1,83	–4,20 (–6,69 a –1,71)
Davidson, 1999	657	–8,76 (9,48)	223	–5,81 (10)	5,06	–2,95 (–4,45 a –1,45)
Finer, 2000	110	–3,29 (6,05)	108	–1,31 (6,05)	4,41	–1,98 (–3,59 a –0,37)
Hauptman, 2000	210	–7,94 (8,26)	212	–4,14 (8,15)	4,64	–3,80 (–5,37 a –2,23)
Rossner, 2000	242	–9,40 (6,40)	237	–6,40 (6,70)	8,26	–3 (–4,17 a –1,83)
Bakris, 2002	267	–5,40 (6,40)	265	–2,70 (6,40)	9,62	–2,70 (–3,79 a –1,61)
Broom, 2002	259	–5,80 (8,50)	263	–2,30 (6,40)	6,81	–3,50 (–4,79 a –2,21)
Kelley, 2002	266	–3,89 (4,48)	269	–1,27 (4,59)	19,26	–2,62 (–3,39 a –1,85)
Miles, 2002	250	–4,70 (4,74)	254	–1,80 (4,78)	16,47	–2,90 (–3,73 a –2,07)
XENDOS	1.640	–5,80 (24,30)	1637	–3 (24,30)	4,11	–2,80 (–4,46 a –1,14)
Total (IC 95%)	4.948		4.509		100	–2,87 (–3,21 a –2,53)

DP: desvio-padrão; IC: intervalo de confiança; XENDOS: Xenical in the Prevention of Diabetes in Obese Subjects.

592 Parte 6 ▪ Tratamento Farmacológico da Obesidade e de suas Comorbidades

Tabela 72.2 Resumo dos resultados dos estudos com orlistate.

Parâmetro	Número de estudos (tamanho da amostra)	Diferença pareada pelo peso ou diferença de risco (ativo menos placebo)/IC 95%
Mudança no peso (kg)	15 (9.833)	−2,87 (−3,21 a −2,53)
Mudança no peso (%)	13 (6.196)	−2,93 (−3,35 a −2,50)
Respondedores de até 5% (diferença absoluta %)	14 (9.389)	0,21* (0,18 a 0,24)
Respondedores de até 10% (diferença absoluta %)	13 (8.857)	0,12* (0,09 a 0,14)
Circunferência de cintura (cm)	9 (4.631)	−2,06 (−2,86 a −1,26)
Índice de massa corporal	3 (1.276)	−1,05 (−1,40 a −0,71)
Pressão arterial sistólica (mmHg)	13 (6.965)	−1,52 (−2,19 a −0,86)
Pressão arterial diastólica (mmHg)	12 (8.322)	−1,38 (−2,03 a −0,74)
Colesterol total (mmol/ℓ)	13 (5.206)	−0,32 (−0,37 a −0,28)
Colesterol LDL (mmol/ℓ)	13 (5.206)	−0,26 (−0,30 a −0,22)
Colesterol HDL (mmol/ℓ)	11 (4.152)	−0,03 (−0,04 a −0,02)
Triglicerídeos (mmol/ℓ)	11 (4.456)	−0,03 (−0,12 a 0,07)
Peso nos pacientes com diabetes (%)	5 (1.678)	−2,61 (−3,06 a −2,17)
Peso nos pacientes com diabetes (kg)	4 (1.737)	−2,30 (−3 a −1,60)
Glicemia de jejum nos pacientes com diabetes (mmol/ℓ)	5 (1.678)	−1,03 (−1,49 a −0,57)
Hemoglobina A1c nos pacientes com diabetes	5 (1.678)	−0,38* (−0,59 a −0,18)
Eventos gerais gastrointestinais (%)	14 (8.938)	0,24* (0,20 a 0,29)
Incontinência fecal (%)	4 (1.636)	0,06* (0,05 a 0,08)
Descontinuação por eventos gastrointestinais	12 (5.994)	0,02 (0,01 a 0,03)

*Diferença de risco. Todos os demais resultados representam a diferença pareada pelo peso. HDL: lipoproteína de alta densidade; IC: intervalo de confiança; LDL: lipoproteína de baixa densidade. (Adaptada de Rucker et al., 2007.)

discretamente. Os efeitos colaterais típicos do fármaco, como fezes oleosas, urgência fecal e perdas oleosas, ocorreram em uma frequência de 15 a 30% na maioria dos estudos, e o percentual de pacientes em tratamento medicamentoso que atingiu perda de peso ≥ 5% e ≥ 10% foi de 21 e 12%, respectivamente (Tabela 72.2).

Uma metanálise de sete estudos menores, realizada em 2007, comparou agentes para tratar obesidade ao placebo em uma população média de 111 sujeitos por estudo e com média de 7 meses de duração, além de um total de 885 pacientes incluídos na avaliação. Sete estudos compararam sibutramina a orlistate e três compararam os fármacos em monoterapia e em combinação – a redução média de peso foi de 11,7 kg (10,1 a 13 kg) para sibutramina e 8 kg (5,5 a 9,5 kg) para orlistate. Na comparação direta dos fármacos, em 4 dos 7 estudos, a sibutramina mostrou-se significativamente mais eficaz na perda de peso, enquanto em três estudos a efetividade dos fármacos foi equivalente. Dos três estudos que associaram orlistate e sibutramina, dois mostraram que o uso associado dos fármacos foi significativamente melhor que o tratamento com orlistate isolado (–10,8 *versus* –5,5 kg; –13,7 *versus* –9,4 kg), mas não do que com a sibutramina isolada (–10,8 *versus* –10,1 kg; –13,7 *versus* –11,7 kg). O estudo que não mostrou benefício na terapia combinada teve uma amostra pequena (34 pacientes) em relação aos demais.

Uma diferença média de 2,2 kg favorecendo a sibutramina foi encontrada na análise dos sete estudos (Figura 72.5). Para uma avaliação mais acurada, separaram-se dois estudos que incluíram subgrupos de pacientes com diabetes e hipertensão. Obteve-se redução média ponderal de 3,4 kg favorecendo a sibutramina nos grupos homogêneos entre si, enquanto em dois estudos não houve diferença entre combinação e sibutramina isolada. É importante salientar que os dois últimos estudos não incluíram um braço de orlistate isolado. Nenhuma diferença nas taxas de abandono do estudo foi detectada entre os diferentes grupos de tratamento. Os pacientes com diabetes e hipertensão apresentaram menor resposta à terapia farmacológica para emagrecimento.

Outra metanálise de 28 estudos randomizados, realizada em 2015, comparou cinco agentes usados no tratamento da obesidade ao placebo em 1 ano de tratamento, incluindo um total de 29.018 pacientes com sobrepeso e obesidade (IMC médio de 36,1 kg/m²). Entre os estudos, 16 compararam o orlistate ao placebo. O orlistate teve efeito adicional de perda de 2,6 kg (IC 95%: –3,04 a –2,16 kg) quando comparado ao placebo. Nessa análise, o fármaco que mostrou maior efeito adicional na perda de peso foi a fentermina associada ao topiramato com perda média de 8,8 kg (IC 95%: –10,20 a –7,42 kg). O placebo foi associado a uma taxa média de 23% de perda de pelo menos 5% do peso inicial, enquanto com o orlistate essa taxa foi de 44%. Da mesma forma, 9% do grupo placebo atingiram perda de pelo menos 10% do peso inicial, *versus* 20% do grupo orlistate. Houve maior descontinuação por efeito colateral com o orlistate quando comparado ao placebo com *odds ratio* 1,84 (IC 95%: 1,55 a 2,18). Os estudos que incluíram grandes populações, como o XXL, que abrangeu

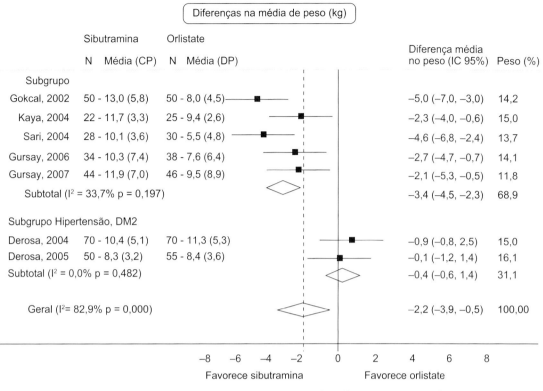

Figura 72.5 Diferença média de perda de peso (kg) entre sibutramina e orlistate estimada por modelo de efeito randômico. DM2: diabetes *mellitus* tipo 2; DP: desvio-padrão; IC: intervalo de confiança. (Adaptada de Neovius et al., 2008.)

11.131 mulheres e 4.418 homens, o XENDOS, com 3.305 participantes, e o X-PERT, que avaliou dois tipos de dietas hipocalóricas associadas ao tratamento com orlistate, apresentaram os resultados mostrados na Figura 72.6.

Para o estudo XXL, que teve aproximadamente 7,1 meses de duração, pacientes de ambos os sexos perderam 10,7% do seu peso basal com uso de orlistate: 87% mais de 5% e 51% acima de 10% do peso corporal inicial.

O estudo X-PERT avaliou dois tipos de intervenções dietéticas em 430 pacientes em tratamento com orlistate. Após 1 ano de terapia, os grupos submetidos à restrição calórica de 500 e 1.000 calorias/dia apresentaram, respectivamente, –11,4 *versus* –11,8 kg (p = 0,778). Esse estudo concluiu que, independentemente da restrição calórica, houve um benefício clínico significativo na perda de peso com o uso de orlistate.

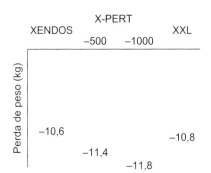

Figura 72.6 Perda de peso em diferentes modelos de estudo clínico com orlistate. (Adaptada com autorização de Roche Farmacêutica.)

O orlistate também foi efetivo na perda de peso em pacientes que apresentaram reganho após cirurgia bariátrica, com perda média de 3,9 kg em 2 anos de tratamento, segundo um estudo retrospectivo de Boger et al. de 2023.

Orlistate e diabetes *mellitus*

O maior estudo conduzido com orlistate e controlado com placebo foi o XENDOS (*Xenical in the Prevention of Diabetes in Obese Subjects*), prospectivo e que incluiu 3.305 pacientes. Seu objetivo consistiu em avaliar o efeito a longo prazo do orlistate em combinação com mudanças intensivas no estilo de vida, sobre a progressão para diabetes *mellitus* tipo 2 (DM2) e o peso corporal em pacientes com obesidade sem diabetes, com tolerância normal à glicose ou intolerância durante um período de 4 anos.

Os pacientes incluídos apresentavam idade de 30 a 60 anos e IMC ≥ 30 kg/m². Dieta com redução de 800 kcal contendo 30% de gordura e até 300 mg de colesterol/dia foi instituída aos participantes. Os pacientes receberam aconselhamento dietético e recomendações de atividade física, com acompanhamento regular, e foram submetidos a teste de tolerância à glicose com 75 g a cada 6 meses, a medidas antropométricas a cada 3 meses e a exames laboratoriais frequentes, incluindo a dosagem de vitaminas lipossolúveis.

A incidência cumulativa de DM2 após 4 anos, em todos os pacientes com obesidade (intolerantes ou não), foi de 6,2% no grupo orlistate *versus* 9% no grupo placebo, o que correspondeu a uma redução de 37,3% no risco de desenvolver diabetes no grupo que utilizou o fármaco.

Entre os pacientes com obesidade com intolerância à glicose, o benefício foi mais significativo, com 45% de redução no risco de desenvolvimento de diabetes no grupo tratado com orlistate. A taxa de incidência cumulativa foi de 18,8% para o fármaco *versus* 28,8% para placebo (Figura 72.7).

A perda de peso foi significativamente maior nos pacientes que utilizaram o orlistate: 10,6 *versus* 6,2 kg (p < 0,001) em 1 ano e 5,8 *versus* 3 kg ao término dos 4 anos (p < 0,001), com 2,7 kg de redução média no grupo em tratamento (Figura 72.8).

Um número maior de pacientes tratados com orlistate obteve perda de peso ≥ 5 e 10% no primeiro ano do estudo, o que se estendeu até o quarto ano de tratamento.

O estudo demonstrou que a adição de orlistate a mudanças intensivas no estilo de vida reduziu significativamente, no grupo intolerante à glicose, a incidência de DM2. A adição do fármaco resultou em redução de peso significativa em ambos os grupos (intolerantes ou não) e melhorou outros fatores de risco cardiovascular.

Estudos de prevenção de DM2 em pacientes com intolerância à glicose, como o *Diabetes Prevention Study Group* (DPS) e o *Diabetes Prevention Program* (DPP), já haviam demonstrado diminuição na taxa de progressão para a doença com adoção de mudanças intensivas no estilo de vida. Outros estudos de prevenção que incluíram intervenção farmacológica também mostraram benefício adicional na inclusão de medicamentos como metformina e glitazona, mas, no braço com mudanças intensivas de estilo de vida do estudo DPP, o tratamento medicamentoso com metformina foi menos impactante. Um diferencial no estudo XENDOS residiu no fato de que ambos os grupos foram submetidos a mudanças intensivas no estilo de vida; portanto, o impacto do fármaco pode ser avaliado de modo mais preciso.

Houve diminuição significativa no nível de vitaminas lipossolúveis ao longo dos 4 anos do estudo no grupo do fármaco, em relação ao placebo, mas que permaneceu. No entanto, os níveis permaneceram dentro das faixas consideradas referências de normalidade.

Tem-se falado muito no papel do orlistate na melhora da sensibilidade insulínica (SI) e de seus efeitos de melhora nos parâmetros glicêmicos independentemente da perda de peso em pacientes com DM2. Isso foi demonstrado por Jacob et al. em uma análise retrospectiva de sete estudos multicêntricos, duplos-cegos, controlados com placebo que incluíram 2.550 pacientes com DM2. A população estudada apresentava IMC entre 27 e 43 kg/m^2, hemoglobina

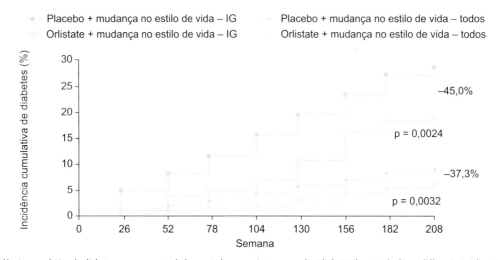

Figura 72.7 Incidência cumulativa de diabetes por grupo estudado: em todos os pacientes com obesidade intolerantes à glicose (IG) e não intolerantes e naqueles com intolerância à glicose. (Adaptada de Torgerson et al., 2004.)

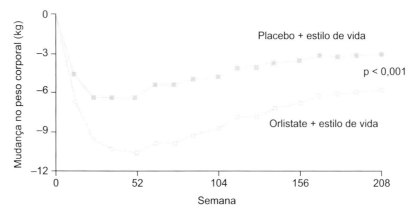

Figura 72.8 Perda de peso em 4 anos de tratamento com orlistate somado a mudança do estilo de vida ou placebo mais mudança do estilo de vida em pacientes com obesidade. (Adaptada de Torgerson et al., 2004.)

glicada (HbA1c) de 6,5 a 13% e recebeu orlistate 120 mg 3 vezes/dia ou placebo por 6 ou 12 meses. O grupo que recebeu orlistate apresentou melhora significativa na glicemia de jejum dentro das primeiras 4 semanas de tratamento, que se prolongou por todo o período de tratamento e esteve associada a uma pequena mudança de peso corporal nos grupos; por análise regressiva, observou-se que as mudanças nos parâmetros glicêmicos tiveram menor impacto da perda de peso no grupo do orlistate. Ao traçar uma análise dos pacientes com mínima mudança de peso (< 1% do peso corporal), novamente encontra-se benefício adicional no grupo orlistate em termos de melhores resultados na GJ e na HbA1c.

Em relação ao tratamento do DM, muitos estudos mostraram menor necessidade de hipoglicemiantes orais em pacientes tratados com orlistate – na análise, 24,3% dos pacientes descontinuaram ou diminuíram a dosagem dessas medicações comparados a 17,5% do grupo placebo. Outro autor já havia demonstrado que a dose média de insulina utilizada pelos pacientes também reduziu após o tratamento com orlistate por 6 meses.

Uma metanálise de 2015 avaliou 12 estudos randomizados, nos quais, por um período de 3, 6 e 12 meses, 2.802 pacientes com DM e excesso de peso foram estudados. A redução na HbA1c e na GJ foi maior no grupo com orlistate em comparação ao grupo placebo: a diferença média de redução de HbA1c no grupo que utilizou orlistate foi de –1,8% em comparação ao placebo, embora não estatisticamente significativo; e o efeito do orlistate na glicemia de jejum levou a uma redução média de 20 mg/dℓ em relação ao placebo. Kelley et al., em 2004, avaliaram indivíduos com DM e IMC > 27 kg/m^2 que foram submetidos a um regime rigoroso de modificações de estilo de vida com aconselhamento nutricional semanal e incentivo à prática de atividade física – 39 pacientes receberam tratamento com orlistate ou placebo por 6 meses e todos os pacientes descontinuaram as medicações para DM após as primeiras 4 semanas. A média de perda de peso foi de 10% para ambos os grupos, o que está acima da maioria dos estudos, provavelmente pela maior intensificação da mudança de estilo de vida. Houve melhora significativa no controle glicêmico nos dois grupos, e apenas oito pacientes necessitaram retomar o uso de hipoglicemiantes orais. A constatação mais relevante desse estudo foi a de que a melhora glicêmica (GJ e HbA1c) se correlacionou mais fortemente com a melhora na SI aferida pelo *clamp* euglicêmico-hiperinsulinêmico do que com a perda de peso, pois, com mudanças semelhantes no peso corporal e adiposidade regional, a melhora da SI foi significativamente maior no grupo orlistate. Também houve redução significativa nos níveis de ácidos graxos livres (AGL) de jejum e pós-prandiais no grupo orlistate, parâmetro que se correlacionou linearmente com a melhora na SI mesmo após ajuste para perda de peso. Como a gravidade da RI pode ser modulada pela maior concentração de AGL, o autor concluiu que se pode alcançar uma melhora significativa da SI com uso de orlistate, tendo como principal efeito a redução de AGL em pacientes com DM2.

Os possíveis mecanismos envolvidos na melhora do controle glicêmico independentemente da perda de peso por esse fármaco podem ser:

- Menor oferta de AGL no período pós-prandial, que resulta em melhora na sensibilidade hepática e periférica à insulina
- Redução do conteúdo total de gordura na dieta (o estudo Norfolk mostrou que o conteúdo total de gordura da dieta se correlaciona linearmente com níveis de HbA1c)

- Redução do tecido adiposo visceral e, consequentemente, do *turnover* de AGL (sabe-se que o tecido adiposo visceral é mais ávido pelos TG da dieta e aumenta a oferta de AGL ao fígado)
- Ocorrência de lipídeos em maior concentração no íleo estimularia maior secreção de peptídeo semelhante ao glucagon 1 (do inglês *glucagon-like peptide* 1 – GLP-1).

Orlistate e lipídeos

Diversos estudos avaliaram o efeito do orlistate em parâmetros metabólicos, como pressão arterial (PA), perfil lipídico, lipemia pós-prandial, insulinemia e SM. Na maioria dos casos, a melhora desses parâmetros se associa à perda de peso; no entanto, em relação ao perfil lipídico, diversos trabalhos demonstraram que a redução de colesterol LDL em pacientes com obesidade tratados com orlistate se deu em virtude da alteração da formação de micelas necessárias à absorção do colesterol dietético, reduzindo sua absorção em aproximadamente 25%. Há evidências de que a lipemia pós-prandial possa ser importante na patogênese da aterosclerose e que a concentração de lipídeos e os tipos de subclasse de lipoproteínas venham a ser importantes fatores de risco cardiovascular modificáveis. No estudo de Suter et al. de 2005, após administração de dose única de orlistate em comparação a placebo em voluntários que ingeriram dieta com moderada a alta concentração de gordura, houve diminuição nos níveis de TG pós-prandiais por até 8 horas, menores concentrações de partículas grandes ricas em TG e diminuição no tamanho da partícula de lipoproteína de muito baixa densidade (VLDL) nos pacientes que receberam orlistate. E um período mais curto de lipemia pós-prandial com retorno mais precoce aos valores de jejum ocorreu no grupo do fármaco. Uma vez que as partículas grandes de VLDL são preferencialmente metabolizadas a partículas pequenas e densas de colesterol LDL, o uso de orlistate poderá implicar perfil de lipoproteínas e de lipemia pós-prandial menos aterogênico; no entanto, estudos a longo prazo são necessários para confirmar essa hipótese.

Sahebkar et al., em 2017, realizaram uma metanálise com 33 estudos randomizados totalizando 9.732 participantes na qual compararam o tratamento de orlistate com placebo. Houve redução de –11,6 mg/dℓ (p < 0,001) no CT, de –10,4 mg/dℓ (p < 0,001) no colesterol LDL, de –3,47 mg/dℓ (p < 0,001) nos TG e de –1,31 mg/dℓ (p < 0,001) no colesterol HDL. Não houve diferença em relação à lipoproteína A. As reduções de CT e LDL foram mais consistentes nos pacientes que tiveram maior redução do peso corporal e menor duração de tratamento, sugerindo perda do efeito sobre o colesterol no tratamento a longo prazo.

Orlistate e síndrome metabólica

A alteração na produção de adipocitocinas está diretamente relacionada com a fisiopatologia da SM. Mudanças pequenas no peso e na circunferência de cintura apresentam impacto positivo na SM, com normalização nos níveis de adipocitocinas e reversão do fenótipo da SM. Perda de 5% do peso corporal reduz o risco de doenças e a melhora metabólica se correlaciona diretamente com a magnitude da perda de peso.

Uma metanálise de Derosa et al. avaliou os níveis de adiponectina, leptina e proteína C reativa em pacientes tratados com orlistate. Houve aumento dos níveis de adiponectina e redução de leptina e de proteína C reativa. Os efeitos positivos do orlistate nesses marcadores não podem ser explicados apenas pela mudança no peso corporal, pois a regressão estatística não sugeriu nenhuma associação significativa entre alterações nas concentrações plasmáticas de leptina, adiponectina e proteína C reativa com a redução no IMC. O estudo OLICARDIA, que incluiu 134 pacientes com diabetes e SM, não dependentes de insulinas e sem doença cardiovascular prévia, para tratamento com orlistate associado à dieta hipocalórica *versus* dieta hipocalórica isolada, concluiu que 35% dos pacientes tratados com orlistate, ao final de 6 meses, não preenchiam mais os critérios diagnósticos de SM *versus* 9% do grupo dieta (p < 0,0001). A média de perda de peso foi de 6% para o grupo do orlistate *versus* 2,5% para o grupo com tratamento dietético isolado. Apenas o grupo do fármaco alcançou perda de peso significativa (> 5%) para impactar os parâmetros da SM. CT, colesterol LDL, GJ, HbA1c, PAS e obesidade central apresentaram grande melhora com o tratamento com orlistate (Tabela 72.3).

Sahebkar et al., em 2017, realizaram uma metanálise de 27 estudos randomizados, com um total de 8.150 participantes, para avaliação do efeito do orlistate na PA. Comparativamente ao grupo-controle, observaram que houve redução da PAS de −1,15 mmHg (−2,11 a −0,19) e da PAD −1,07 mmHg (−1,69 a −0,45) sem diferença significativa entre os subgrupos divididos de acordo com a dosagem (360 mg/dia *versus* 180 mg/dia) e com o tempo de acompanhamento (> 12 meses *versus* ≤ 12 meses).

Orlistate e doença gordurosa hepática metabólica

O orlistate também tem demonstrado bons resultados na abordagem da esteato-hepatite metabólica (EHADM, ou MASH, do inglês *metabolic dysfunction-associated steatohepatitis*) Zelber-Sagi et al. demonstraram em pacientes com EHADM confirmada por ultrassonografia e biopsia hepática que, para uma mesma proporção de perda de peso, o uso desse medicamento, em comparação ao placebo, teve um impacto estatisticamente significativo na diminuição dos níveis de transaminases, com redução mais pronunciada e precoce dos níveis de alanina aminotransferase (ALT) e maior taxa de reversibilidade da infiltração gordurosa à ultrassonografia. Na histologia, houve melhora da ordem de 50% em relação ao grau de lesão hepática inicial.

Ainda que seja razoável assumir que os efeitos do orlistate na doença hepática sejam decorrentes da perda de peso, não se observou diferença nessa variável entre os grupos. Melhora da SI com orlistate

parece constituir uma explicação plausível para o padrão de redução da ALT que acompanhou o decréscimo dos níveis de insulina e RI aferida pelo *homeostatic model assessment* (HOMA), mostrando uma possível associação entre ALT elevada e diminuição da SI hepática.

Outro autor também relatou melhora na infiltração gordurosa, inflamação e fibrose hepática da ordem de 71%, 71% e 78%, respectivamente. A melhora da inflamação e da fibrose sugere que o orlistate pode melhorar a RI e a peroxidação lipídica independentemente da redução do conteúdo de gordura do fígado. Os níveis de transaminases, lipídeos (exceto colesterol HDL) e índice de RI (HOMA-IR) melhoraram em todos os pacientes do estudo.

Uma metanálise de Wang et al. avaliou 330 participantes em sete estudos de pacientes com EHADM e doença hepática esteatótica metabólica (DHEM, ou MASLD, do inglês *metabolic dysfunction associated steatotic liver disease*) que utilizaram orlistate em variáveis histológicas e marcadores de função hepática. Após o tratamento, o orlistate trouxe redução de aspartato aminotransferase (AST), ALT e gamaglutamiltransferase (gama GT) nos pacientes com DHEM, porém isso não aconteceu no grupo com EHADM. Não foram observadas melhoras nos parâmetros histológicos em quatro estudos incluídos. No entanto, esses resultados se baseiam em estudos pequenos e com alta heterogeneidade entre eles.

Um estudo mais recente realizado em uma população asiática demonstrou redução da gordura hepática avaliada por ressonância magnética em pacientes com DHEM, submetidos a dieta *low carb* ou controle em uso de orlistate. Um total de 80% dos participantes do grupo orlistate alcançou pelo menos 1 grau de melhora na esteatose hepática (43,6% no grupo dieta *low carb* e 33,3% no grupo controle, p < 0,01).

Orlistate e síndrome dos ovários policísticos

Uma revisão sistemática e metanálise recente que avaliou a eficácia de agentes para tratar obesidade na síndrome dos ovários policísticos (SOP) constatou que orlistate + estilo de vida foram superiores a placebo + estilo de vida para todos os desfechos antropométricos, incluindo peso, IMC e relação cintura-quadril (RCQ), e para testosterona total e todos os parâmetros lipídicos. Também em relação ao grupo do contraceptivo oral combinado (COC) + estilo de vida, o grupo orlistate + estilo de vida + COC apresentou valores de globulina de ligação a hormônios sexuais (SHBG) mais altos e de LDL mais baixos.

Tabela 72.3 Resultados do estudo OLICARDIA.

	Orlistate + dieta basal	Orlistate + dieta após 6 meses	P *versus* basal	Orlistate + dieta *versus* dieta apenas, após 6 meses
Peso (kg)	93,4 ± 15,2	87,8 ± 14,6	< 0,0001	0,0001
Circunferência abdominal (cm)	112 ± 12	103 ± 11	< 0,0001	< 0,001
HOMA	0,42 ± 0,04	0,34 ± 0,03	≤ 0,004	0,31
Colesterol total (mmol/ℓ)	5,7 ± 1,1	5,1 ± 1,0	< 0,0001	< 0,0001
Colesterol LDL	3,6 ± 1,2	3,1 ± 0,9	≤ 0,003	0,034
Colesterol HDL	1,2 ± 0,2	1,2 ± 0,3	≤ 0,36	0,41
PA sistólica	138 ± 20	130 ± 15	≤ 0,002	0,024
PA diastólica	81 ± 8	78 ± 7,5	≤ 0,04	0,27

HDL: lipoproteína de alta densidade; HOMA: *homeostatic model assessment*; LDL: lipoproteína de baixa densidade; PA: pressão arterial. (Adaptada de Didangelos et al., 2004.)

Em uma metanálise anterior comparando orlistate e metformina em pacientes com SOP, Graff et al. relataram benefícios de orlistate para redução de peso, de HOMA-IR e dos níveis de insulina e testosterona (dois estudos controlados randomizados). O orlistate apresentou mais eventos adversos, no entanto.

Considerações finais

No manejo da obesidade, sabe-se que, para atingir as metas de pelo menos 5 a 10% de redução de peso, a terapia farmacológica muitas vezes é necessária e responsável por boa parte do sucesso do tratamento.

Deve-se considerar a preocupação com o custo dos medicamentos, bem como o perfil geral de sua atuação frente à obesidade e às suas comorbidades, além dos efeitos colaterais resultantes da terapia.

O orlistate é uma medicação efetiva e segura no tratamento do sobrepeso e obesidade, não havendo dúvidas do seu papel adicional somado às intervenções convencionais de restrição calórica e aumento da atividade física. Esse medicamento também deve ser visto como um fármaco de impacto na melhora metabólica, no fenômeno de RI e de atuação positiva no perfil lipídico. No entanto, fatores limitantes à terapia incluem custo elevado e efeitos colaterais considerados desagradáveis por muitos pacientes.

Os estudos de associação de terapias medicamentosas de ações diferentes mostram resultados controversos, já que não conseguiram demonstrar com clareza se há um efeito somatório na adição dos fármacos.

Individualizar a proposta de tratamento farmacológico e orientar o paciente, de modo claro, quanto aos resultados possíveis de serem alcançados, confrontando-os com as suas expectativas de resultado, são atitudes essenciais para situar o paciente dentro do panorama de sua doença.

Distantes da terapia farmacológica ideal, os profissionais ainda se encontram no desafio constante do controle do peso corporal frente à epidemia crescente da obesidade nos dias atuais. Independentemente da intervenção medicamentosa, hábitos saudáveis de vida, controle alimentar e combate ao sedentarismo permanecem as bases fundamentais para uma terapia bem-sucedida.

Bibliografia

Adams LA, Angulo P. Recent concepts in non-alcoholic fatty liver disease. Diabet Med. 2005;(9):1129-33.

Aldekhail NM, Logue J, McLoone P, Morrison DS. Effect of orlistat on glycaemic control in overweight and obese patients with type 2 diabetes mellitus: a systematic review and meta-analysis of randomized controlled trials. Obes Rev. 2015;16(12):1071-80.

Alipour A, Elte JW, van Zaanen HC, et al. Novel aspects of postprandial lipemia in relation to atherosclerosis. Atheroscler Suppl. 2008;9(2):39-44.

Boger BS, Queiroz NL, Noriega PEP, et al. Treatment with antiobesity drugs in weight regain after bariatric surgery: a retrospective cohort study. Obes Surg. 2023;33(9):2941-4.

Coutinho W. The first decade of sibutramine and orlistat: a reappraisal of their expanding roles in the treatment of obesity and associated conditions. Arq Bras Endocrinol Metabol. 2009;53(2):262-70.

Coutinho W, Halpern B. Pharmacotherapy for obesity: moving towards efficacy improvement. Diabetol Metab Syndr. 2024;16(1):6.

Damci T, Yalin S, Balci H, et al. Orlistat augments postprandial increases in glucagon-like peptide 1 in obese type 2 diabetic patients. Diabetes Care. 2004;27(5):1077-80.

Derosa G, Maffioli P, Sahebkar A. Improvement of plasma adiponectin, leptin and C-reactive protein concentrations by orlistat: a systematic review and meta-analysis. Br J Clin Pharmacol. 2016;81(5):819-34.

Diabetes Prevention Program Research Group. 10-year follow-up of diabetes incidence and weight loss in the Diabetes Prevention Program Outcomes Study. Lancet. 2009;374(8702):1677-86.

Didangelos TP, Thanopoulou AK, Bousboulas SH, et al. The ORLIstat and Cardiovascular risk profile in patients with metabolic syndrome and type 2 DIAbetes (ORLICARDIA) Study. Curr Med Res Opin. 2004;20(9):1393-401.

Feng X, Lin Y, Zhuo S, et al. Treatment of obesity and metabolic-associated fatty liver disease with a diet or orlistat: A randomized controlled trial. Am J Clin Nutr. 2023;117(4):691-700.

Foster GD, Wadden TA, Vogt RA, Brewer G. What is a reasonable weight loss? Patients' expectations and evaluations of obesity treatment outcomes. J Consult Clin Psychol. 1997;65(1):79-85.

Godoy-Matos AF, Guedes EP, Souza LL, Martins MF. Management of obesity in adolescents: state of art. Arq Bras Endocrinol Metabol. 2009;53(2):252-61.

Golay A, Bobbioni E. The role of dietary fat in obesity. Int J Obes Relat Metab Disord. 1997;21(3):s2-s11.

Goldberg A, Graca S, Liu J, et al. Anti-obesity pharmacological agents for polycystic ovary syndrome: A systematic review and meta-analysis to inform the 2023 international evidence-based guideline. Obes Rev. 2024;14:e13704.

Goldstein DJ. Beneficial health effects of modest weight loss. Int J Obes Relat Metab Disord. 1992;16(6):397-415.

Gordon NF, Salmon RD, Franklin BA, et al. Effectiveness of therapeutic lifestyle changes in patients with hypertension, hyperlipidemia, and/or hyperglycemia. Am J Cardiol. 2004;94(12):1558-61.

Graff SK, Mario FM, Ziegelmann P, Spritzer PM. Effects of orlistat vs. metformin on weight loss-related clinical variables in women with PCOS: systematic review and meta-analysis. Int J Clin Pract. 2016;70(6):450-61.

Guerciolini R. Mode of action of orlistat. Int J Obesity.1997; 21(Suppl. 3):S12-S23.

Guerciolini R, Pace D, Zhi J. Lipase inhibition and colonic cell turnover in obese subject. Poster presented at 8 Congress of Obesity, Dublin, 1997.

Hartmann D, Güzelhan C, Zuiderwijk PBM, Odink J. Lack of interaction between orlistat and oral contraceptives. Eur J Clin Pharmacol. 1996;50:421-4.

Hochuli E, Kupfer E, Maurer R, et al. Lipstatin, an inhibitor of pancreatic lipase produced by Streptomyces toxytricini. Chemistry and structure elucidation. J Antibiot. 1997;XL:1086-91.

Hussein O, Grosovski M, Schlesinger S, et al. Orlistat reverse fatty infiltration and improves hepatic fibrosis in obese patients with non-alcoholic steatohepatitis (NASH). Dig Dis Sci. 2007;52(10):2512-9.

Jacob S, Rabbia M, Meier MK, Hauptman J. Orlistat 120 mg improves glycaemic control in type 2 diabetic patients with or without concurrent weight loss. Diabetes Obes Metab. 2009;11(4):361-71.

Kapoor JR. Postprandial triglyceride levels and cardiovascular risk. Am Fam Physician. 2008;1-77(11):1504.

Kelley DE, Kuller LH, McKolanis TM, et al. Effects of moderate weight loss and orlistat on insulin resistance, regional adiposity, and fatty acids in type 2 diabetes. Diabetes Care. 2004;27(1):33-40.

Khera R, Murad MH, Chandar AK, et al. Association of pharmacological treatments for obesity with weight loss and adverse effects. JAMA. 2015;315(22):2424-34.

Lemmens VEPP, Oenema A, Klepp KI, et al. A systematic review of the evidence regarding efficacy of obesity prevention interventions among adults. Obesity Reviews. 2008;9(5):446-55.

Lissner L, Heitmann BL. Dietary fat and obesity: evidence from epidemiology. Eur J Clin Nutr. 1995;49:79-90.

Luyckx FH, Lefebvre PJ, Scheen AJ. Non-alcoholic steatohepatitis: association with obesity and insulin resistance, and influence of weight loss. Diabetes Metab. 2000;26(2):98-106.

Ma J, King AC, Wilson SR, et al. Evaluation of lifestyle interventions to treat elevated cardiometabolic risk in primary care (E-LITE): a randomized controlled trial. BMC Fam Pract. 2009;12-10:71.

Marchesini G, Brizi M, Morselli-Labate AM, et al. Association of nonalcoholic fatty liver disease with insulina resistance. Am J Med. 1999;107:450-5.

Melia AT, Mulligan TE, Zhi J. The effect of orlistat on the pharmacokinetics of phenytoin in healthy volunteers. J Clin Pharmacol. 1996;36:654-8.

Melia AT, Zhi J, Koss-Twardy SG, et al. The influence of reduced dietary fat absortion induced by orlistat on the pharmacokinetics of digoxin in healthy volunteers. J Clin Pharmacol. 1995;35:840-3.

Mittendorfer B, Ostlund RE Jr, Patterson BW, Klein S. Orlistat inhibits dietary cholesterol absorption. Obes Res. 2001;9(10):599-604.

Neovius M, Johansson K, Rössner S. Head-to-head studies evaluating efficacy of pharmaco-therapy for obesity: a systematic review and meta-analysis. Obes Rev. 2008;9(5):420-7.

Neovius M, Narbro K. Cost-effectiveness of pharmacological antiobesity treatments: a systematic review. Int J Obes (Lond). 2008;32(12):1752-63.

Nuako A, Tu L, Reyes KJC, et al. Pharmacologic treatment of obesity in reproductive aged women. Curr Obstet Gynecol Rep. 2023;12(2):138-46.

O'Meara S, Riemsma R, Shirran L, et al. A systematic review of the clinical effectiveness of orlistat used for the management of obesity. Obes Rev. 2004;5(1):51-68.

Patel PS, Sharp SJ, Luben RN, et al. Association between type of dietary fish and seafood intake and the risk of incident type 2 diabetes: the European prospective investigation of cancer (EPIC)-Norfolk cohort study. Diabetes Care. 2009;32(10):1857-63.

Rizvi AA. Cytokine biomarkers, endothelial inflammation, and atherosclerosis in the metabolic syndrome: emerging concepts. Am J Med Sci. 2009;338(4):310-8.

Rucker D, Padwal R, Li SK, et al. Long term pharmacotherapy for obesity and overweight: updated meta-analysis. BMJ. 2007;335(7631):1194-99.

Sahebkar A, Simental-Mendía LE, Reiner Z, et al. Effect of orlistat on plasma lipids and body weight: A systematic review and meta-analysis of 33 randomized controlled trials. Pharmacol Res. 2017;122:53-65.

Scheen AJ, Ernest P. New antiobesity agents in type 2 diabetes: overview of clinical trials with sibutramine and orlistat. Diabetes Metab. 2002; 28(6 Pt. 1):437-45.

Sjöström L, Rissanen A, Andersen T, et al. Randomised placebo-controlled trial of orlistat for weight loss and prevention of weight regain in obese patients. European Multicentre Orlistat Study Group. Lancet. 1998;352(9123):167-72.

Suter PM, Marmier G, Veya-Linder C, et al. Effect of orlistat on postprandial lipemia, NMR lipoprotein subclass profiles and particle size. Atherosclerosis. 2005;180(1):127-35.

Tan KC, Tso AW, Tam SC, et al. Acute effect of orlistat on post-prandial lipaemia and free fatty acids in overweight patients with Type 2 diabetes mellitus. Diabet Med. 2002;19(11):944-8.

Toplak H, Ziegler O, Keller U, et al. X-PERT: weight reduction with orlistat in obese subjects receiving a mildly or moderately reduced-energy diet: early response to treatment predicts weight maintenance. Diabetes Obes Metab. 2005;7(6):699-708.

Torgerson JS, Hauptman J, Boldrin MN, Sjöström L. Xenical in the prevention of diabetes in obese subjects (XENDOS) study: a randomized study of orlistat as an adjunct to lifestyle changes for the prevention of type 2 diabetes in obese patients. Diabetes Care. 2004;27(1):155-61.

Tuomilehto J, Lindström J, Eriksson JG, et al.; Finnish Diabetes Prevention Study Group. Prevention of type 2 diabetes mellitus by changes in lifestyle among subjects with impaired glucose tolerance. N Engl J Med. 2001;3-344(18):1343-50.

Van Gaal LF, Broom JI, Enzi G, Toplak H. Efficacy and tolerability of orlistat in the treatment of obesity: a 6-month dose-ranging study. Orlistat Dose-Ranging Study Group. Eur J Clin Pharmacol. 1998;54(2):125-32.

Wang H, Wang L, Cheng Y, et al. Efficacy of orlistat in non-alcoholic fatty liver disease: A systematic review and meta-analysis. Biomed Rep. 2018;9(1):90-6.

Weber C, Tam YK, Schmidtke-Schrezenmeier G, et al. The effect of the lipase inhibitor orlistat on the pharmacokinetics of four antihypertensive drugs in healthy volunteers. Eur J Clin Pharmacol. 1996;51:87-90.

Wirth A. Reduction of body weight and co-morbidities by orlistat: The XXL-Primary Health Care Trial. Diabetes Obes Metab. 2005;7(1):21-7.

World Health Organization. Fact sheet n. 311. Obesity and overweight. WHO: Geneva; 2006.

Zelber-Sagi S, Kessler A, Brazowsky E, et al. A double-blind randomized placebo-controlled trial of orlistat for the treatment of nonalcoholic fatty liver disease. Clin Gastroenterol Hepatol. 2006;4(5):639-44.

Zhi J, Melia AT, Eggers H, et al. Review of limited systemic absorption of orlistat, a lipase inhibitor, in health human volunteers. J Clin Pharmacol. 1995;35:1103-8.

Zhi J, Melia AT, Guerciolini R, et al. Retrospective population based analysis of the dose-response (fecal fat excretion) relationship of orlistat in normal and obese volunteers. Clin Pharmacol Ther. 1994;56:82-5.

Zhi J, Melia AT, Guerciolini R, et al. The effect of orlistat on the pharmacokinetics and pharmacodynamics of warfarin in healthy volunteers. J Clin Pharmacol. 1996;36:659-66.

Zhi J, Melia AT, Koss-Twardy SG, et al. The influence of orlistat on the pharmacokinetics and pharmacodynamics of glyburide in healthy volunteers. J Clin Pharmacol. 1995;35:521-5.

73 | Liraglutida

Marcio C. Mancini

Introdução

Existe um grande interesse no potencial terapêutico de hormônios incretínicos para o tratamento de diabetes *mellitus* tipo 2 (DM2) e de obesidade, particularmente do peptídeo semelhante ao glucagon 1 (GLP-1, do inglês *glucagon-like peptide* 1). Após a secreção a partir de células L gastrointestinais, o GLP-1 se liga ao seu receptor nas células beta pancreáticas para estimular a síntese e a liberação de insulina (e, ao mesmo tempo, inibir a síntese e a liberação de glucagon) de modo dependente da glicose. Muitos pacientes com DM2 mostram uma resposta deficiente de incretinas após as refeições, atribuíveis à resistência ao polipeptídeo insulinotrópico dependente de glicose (GIP). Nesses casos, a infusão contínua de GLP-1 em níveis farmacológicos normaliza a glicemia de jejum. No entanto, o potencial terapêutico do GLP-1 nativo é limitado pela curta duração (1 a 2 minutos) de sua meia-vida e pela degradação rápida pela enzima dipeptidil peptidase-4 (DPP-4). Para superar essa meia-vida curta, desenvolveram-se duas classes de terapias incretínicas: os inibidores de DPP-4, que aumentam o nível endógeno de GLP-1 plasmático e de GIP (p. ex., sitagliptina, vildagliptina, saxagliptina, linagliptina); e os agonistas do receptor de GLP-1 (AR GLP-1) resistentes à enzima DPP-4 (p. ex., liraglutida, exenatida, lixisenatida, dulaglutida e semaglutida). Os primeiros se destinam ao tratamento do DM2, mas a liraglutida e a semaglutida também ao tratamento da obesidade.

A liraglutida compartilha com o GLP-1 humano nativo a sequência de aminoácidos com homologia de 97%. Modificações estruturais desses AR GLP-1 sintéticos garantem um período de ação prolongada *in vivo*. Por exemplo, a adição de um ácido graxo C16 à posição Lys26 da molécula da liraglutida torna possível que ela se ligue reversivelmente à albumina na corrente sanguínea, além de possibilitar a associação das moléculas aos locais de injeção subcutânea, o que resulta em meia-vida prolongada e possibilita a administração em uma dose única diária.

Nos estudos clínicos de fase 3, houve melhora do controle do DM2 em pacientes tratados com agentes de ambas as classes de terapias com base em incretina (inibidores de DPP-4 e AR GLP-1), embora com eficácia maior com os AR GLP-1, que promovem o benefício adicional de perda de peso. Pela localização de receptores de GLP-1 (GLP-1R) em muitos tecidos, efeitos sistêmicos adicionais acompanham o uso de terapias incretínicas (Figura 73.1), os quais, ainda que em sua maioria favoráveis, como aqueles relatados para os sistemas cardiovascular, gastrointestinal, nervoso central (SNC) e os rins, podem ser efeitos adversos quando relacionados com o sistema gastrointestinal, algo relativamente comum, sobretudo no início do tratamento. Ensaios clínicos com AR GLP-1 têm mostrado reduções significativas no peso corporal e na pressão arterial sistólica (PAS), além de melhora na função da célula beta. Como a disfunção progressiva da célula beta representa um fator subjacente no desenvolvimento do DM2, e o excesso de peso e a hipertensão são comuns nesses pacientes, o tratamento com AR GLP-1 parece ter o potencial de oferecer benefícios não glicêmicos atualmente não oferecidos pela maioria das outras terapias antidiabéticas.

Este capítulo avalia os efeitos não glicêmicos do GLP-1 e de ensaios pré-clínicos e clínicos com liraglutida.

Peptídeo semelhante ao glucagon 1 e liraglutida melhoram a função da célula beta

O declínio da função da célula beta constitui uma das marcas do DM2. O controle glicêmico inadequado comumente resulta em progressiva falência da função da célula beta, de modo que o tratamento do DM2 precisa ser intensificado à medida que a doença progride. Tanto estudos em animais quanto *in vitro* com exposição da célula beta com GLP-1 revelaram melhora potencial da massa celular por uma combinação de aumento da neogênese, proliferação e redução da apoptose. Alguns estudos em cultura demonstraram que o GLP-1 promoveu redução no nível de CK-20 (um marcador de células epiteliais do ducto), indicando que o GLP-1 promoveu a diferenciação de célula ductal pancreática em célula beta. Estudos em ratos Zucker com infusão contínua de 2 dias de GLP-1 e imunocoloração do pâncreas *ex-vivo* revelaram aumento do nível de Ki-67, marcador de proliferação de células beta, e diminuição do marcador de apoptose caspase-3.

Em um estudo de 6 semanas, pacientes com DM2 que receberam uma infusão contínua de GLP-1 nativo apresentaram aumento do peptídeo C em jejum, indicando melhora da função da célula beta. Em dose única, em um estudo controlado com placebo, a liraglutida restaurou a capacidade de resposta da célula beta à hiperglicemia fisiológica em 10 indivíduos com DM2. Além disso, em estudos de fase 3, índices de função da célula beta pancreática, como o modelo de avaliação hemostático (HOMA) e a relação proinsulina:insulina, melhoraram após o tratamento com liraglutida.

Em conjunto, esses dados sugerem que o uso precoce de AR GLP-1 pode ter a capacidade de limitar o dano às células beta e de atrasar a necessidade de terapia com insulina.

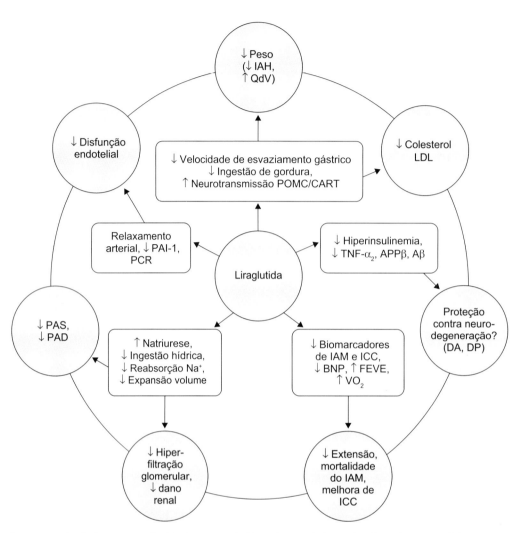

Figura 73.1 Localização generalizada dos receptores de GLP-1 (coração, endotélio, estômago, cérebro, rins) e efeitos pleiotrópicos da liraglutida. Aβ: amiloide beta; APPβ: proteína precursora do amiloide beta; BNP: peptídeo natriurético cerebral; CART: transcrito relacionado com cocaína e anfetamina; DA: doença de Alzheimer; DP: doença de Parkinson; FEVE: fração de ejeção do ventrículo esquerdo; IAH: índice apneia-hipopneia; IAM: infarto agudo do miocárdio; ICC: insuficiência cardíaca congestiva; LDL: lipoproteína de baixa densidade; Na⁺: sódio; PAD: pressão arterial diastólica; PAI-1: inibidor do ativador do plasminogênio 1; PAS: pressão arterial sistólica; POMC: pró-opiomelanocortina; PCR: proteína C reativa; QdV: qualidade de vida; TNF-α: fator de necrose tumoral alfa; VO$_2$: consumo de oxigênio.

Uma revisão recente avaliou o efeito da liraglutida na perda de peso como monoterapia e como complemento à metformina em pacientes com DM2 e sobrepeso ou obesidade. O tratamento com liraglutida por pelo menos 2 meses levou a uma perda de peso significativa de 4,75 kg e a uma diminuição significativa no índice de massa corporal (IMC) de 2,07.

O estudo SCALE Diabetes avaliou quase 400 indivíduos com sobrepeso ou obesidade e DM2, tratados com insulina basal e até dois antidiabéticos orais, que foram randomizados para receber liraglutida 3 mg (n = 198) ou placebo (n = 198) junto à terapia comportamental intensiva. Depois de 1 ano, a perda de peso foi –5,8% para liraglutida *versus* –1,5% para placebo (p < 0,0001), e a redução de hemoglobina glicada (HbA1c) e de glicose diurna também foi maior. Pacientes com liraglutida tiveram menor necessidade de insulina basal e menos episódios de hipoglicemia.

Um estudo de 12 semanas verificou se o uso de três doses diferentes de liraglutida (0,6, 1,2 e 1,8 mg/dia) associadas à insulina em 72 pacientes com diabetes *mellitus* tipo 1 (DM1) resulta em redução significativa da glicemia, do peso corporal e das doses administradas de insulina. Nos grupos de 1,2 e 1,8 mg, a redução semanal na glicemia média foi de 10 ± 2 e 10 ± 1 mg/dℓ, respectivamente (p < 0,0001), e permaneceu inalterada nos grupos de 0,6 mg e placebo. Apenas no grupo de 1,2 mg, a HbA1c caiu significativamente (–0,78 ± 15%, p < 0,01), e a dose diária total de insulina foi reduzida nos grupos de 1,2 e 1,8 mg (p < 0,05). O peso reduziu, em média, 5 kg nos dois grupos de dose mais alta (p < 0,05) e 2,7 kg (p < 0,01) no grupo de 0,6 mg *versus* 0 kg no grupo placebo.

No estudo LIRA-ADD2SGLT2i, de 26 semanas, o efeito da liraglutida (n = 202) ou placebo (n = 100) em adição a inibidor do cotransportador de sódio-glicose 2 (SGLT2i) com ou sem metformina sobre o controle glicêmico foi avaliado em pacientes com DM2. Houve redução da HbA1c de –0,98 e –0,30% (p < 0,001) e do peso corporal de –2,8 *versus* –2,0 kg, com liraglutida e placebo, respectivamente. Mais que o dobro dos pacientes tratados com liraglutida (51,8%) atingiu HbA1c < 7,0% *versus* 23,2% com placebo (p < 0,001).

Peptídeo semelhante ao glucagon 1, liraglutida e risco cardiovascular

Frequentemente, pacientes com DM2 apresentam hiperglicemia, hipertensão, obesidade e dislipidemia, todos fatores de risco para doença cardiovascular. Ao diminuir a ocorrência desses fatores de risco, a incidência de doenças cardiovasculares nessa população poderia ser reduzida.

Além disso, foi documentada expressão de GLP-1R em células endoteliais arteriais coronarianas, embora estudos *in vitro* tenham revelado um efeito de relaxamento vascular dependente da dose de GLP-1 na artéria femoral de ratos mediado pelo GLP-1R.

Em pacientes com DM2 e doença arterial coronariana (DAC) estável, a infusão de GLP-1 aumentou o diâmetro da artéria braquial, medido pela resposta de vasodilatação fluxo-mediada (3,1 ± 0,6% *versus* 6,6 ± 1,0%; p < 0,05), indicando um papel potencialmente cardioprotetor e de melhora de disfunção endotelial para GLP-1. Pacientes com infarto agudo do miocárdio (IAM) e angioplastia que receberam infusão de GLP-1 de 72 horas apresentaram melhora na função cardíaca que reduziu a taxa de mortalidade intra-hospitalar e da duração de internação. Além disso, pacientes com insuficiência cardíaca que receberam infusão de GLP-1 por 5 semanas (somado ao tratamento usual) tiveram melhora significativa da fração de ejeção do ventrículo esquerdo e do consumo de oxigênio do miocárdio em comparação àqueles que receberam apenas a terapia usual.

A liraglutida também parece desempenhar uma função cardioprotetora. Foi documentado em roedores que o tratamento com liraglutida protege contra o IAM. O tratamento prévio com liraglutida resultou em diminuição da mortalidade (28 dias após a ligadura, a mortalidade foi de 20% em ratos tratados previamente com liraglutida *versus* 77% com solução salina; p = 0,0001), redução na extensão do IAM (circunferência ventricular esquerda total de 20,9 ± 1,7% *versus* 28,8 ± 3,3% com liraglutida *versus* salina, respectivamente; p = 0,02). Além disso, os níveis de biomarcadores de insuficiência cardíaca e apoptose miocárdica diminuíram em ratos tratados com liraglutida.

Em estudos de fase 3, pacientes com DM2 tratados com liraglutida também apresentaram redução de níveis lipídicos (p. ex., diminuição do colesterol LDL em 7,7 mg/dℓ) e dos níveis de biomarcadores de risco cardiovascular, incluindo do inibidor do ativador de plasminogênio 1 (PAI-1; implicado na disfunção da célula endotelial), peptídeo natriurético cerebral (BNP) e proteína C reativa ultrassensível (PCRus) (respectivamente em −7,6%, −11,9% e −23,1%). Uma metanálise recente de dados de 10 ensaios randomizados controlados confirmou que o tratamento com AR GLP-1 promoveu maior redução no colesterol total em relação às intervenções de comparação, sejam elas placebo, antidiabéticos orais (ADO) ou insulina [diferença de média ponderada (DMP); intervalo de confiança (IC) 95%: −0,386 (−6,176; −1,544) mg/dℓ]. Em ensaios clínicos, observou-se uma diminuição de 2 a 5,6 mmHg na PAS desde o início até 26 semanas em pacientes tratados com 1,8 mg de liraglutida em comparação à diminuição de 0,9 a 1,8 mmHg nos do grupo placebo. Uma metanálise de dados de estudos randomizados controlados com AR GLP-1 documentou que a redução da PAS e da pressão arterial diastólica (PAD) é maior com AR GLP-1 do que com terapias de comparação [DMP; IC 95%: −3,57 (−5,49; −1,66) mmHg e −1,38 (−2,02; −0,73) mmHg, respectivamente]. O mecanismo causador da redução induzida pelo liraglutida resulta do aumento da natriurese e ocorre antes da perda de peso (ver Figura 73.1). Essas informações indicam que terapias com base em GLP-1 podem apresentar uma série de efeitos benéficos sobre fatores de risco cardiovascular, passíveis de medir pela ocorrência do GLP-1R em tecido cardíaco e que podem acontecer independentemente de perda de peso.

A segurança em relação a desfechos cardiovasculares a longo prazo de liraglutida foi formalmente avaliada no estudo LEADER, que randomizou 9.340 pacientes com DM2 para tratamento com liraglutida 1,8 mg ou placebo por um período de até 5 anos. A liraglutida reduziu significativamente o risco de eventos cardiovasculares adversos importantes, incluindo 13% de redução de morte por causas cardiovasculares, infarto do miocárdio não fatal ou acidente vascular encefálico (AVE) não fatal, mortalidade cardiovascular 22% menor e mortalidade por todas as causas 15% menor. O desfecho primário ocorreu significativamente em menos pacientes no grupo da liraglutida (608 de 4.668 pacientes – 13%) do que no grupo placebo (694 de 4.672 – 14,9%) (*odds ratio* [OR] 0,87; IC 95%: 0,78 a 0,97; p < 0,001 para não inferioridade; p = 0,01 para superioridade). Menos pacientes morreram de causas cardiovasculares no grupo da liraglutida (219 pacientes; 4,7%) do que no grupo do placebo (278; 6%) (taxa de risco 0,78; IC 95%: 0,66 a 0,93; p = 0,007). A taxa de morte por qualquer causa foi menor no grupo da liraglutida (381 pacientes; 8,2%) do que no grupo do placebo (447; 9,6%) (taxa de risco 0,85; IC 95%: 0,74 a 0,97; p = 0,02). As taxas de infarto do miocárdio não fatal, AVE não fatal e hospitalização por insuficiência cardíaca foram menores no grupo da liraglutida do que no grupo do placebo, sem significância estatística.

Uma análise exploratória do estudo LEADER, que mostrou um risco reduzido de eventos cardiovasculares para pacientes com DM2 que receberam liraglutida *versus* placebo, identificou como potenciais mediadores para o benefício cardiovascular, a relação albumina/creatinina urinária e, principalmente, a HbA1c.

O estudo FIGHT randomizou 300 pacientes com insuficiência cardíaca com fração de ejeção reduzida (ICFEr) e hospitalização recente por insuficiência cardíaca (ICh) para liraglutida *versus* placebo. Não houve diferença em tempo até a morte, tempo para nova hospitalização e NT-proBNP (N-terminal do pró-hormônio do peptídeo natriurético do tipo B), mas houve um aumento significativo na cistatina C entre pacientes randomizados para liraglutida, mas não foi associado à piora da função renal.

Pelo aumento da incidência de tumores de células C da tireoide em roedores, a Food and Drug Administration (FDA) declarou que a liraglutida é contraindicada em pacientes com histórico de câncer medular da tireoide ou neoplasia endócrina múltipla (MEN) tipo 2. Nos estudos SCALE e LEADER, não houve casos de carcinoma medular da tireoide ou hiperplasia de células C, além de o tratamento com liraglutida não ter aumentado as concentrações séricas de calcitonina.

A segurança cardiovascular da liraglutida na dose de 3 mg foi avaliada em uma análise *post hoc* usando dados de 5.908 participantes de cinco ensaios clínicos randomizados duplos-cegos e controlados por placebo. O desfecho composto primário dessa análise de tempo para evento foi a primeira ocorrência de morte cardiovascular, infarto do miocárdio não fatal ou AVE não fatal. Com liraglutida 3 mg, oito participantes tiveram eventos cardiovasculares (1,54 evento/1.000 pessoas/ano) em comparação a 10 participantes no grupo de comparadores (3,65 eventos/1.000 pessoas/ano), equivalente a uma taxa de risco para liraglutida 3 mg em relação aos comparadores de 0,42 (IC 95%: 0,17 a 1,08). Nessa análise, o tratamento com liraglutida 3 mg não foi associado a excesso de risco cardiovascular.

Peptídeo semelhante ao glucagon 1, liraglutida e efeito nos rins

O GLP-1R também é expresso nos rins, onde foi documentado que o GLP-1 regula a homeostase de sal e água. De fato, o excesso de reabsorção de sódio nos tubos proximais renais compreende uma característica comum de DM2 e obesidade, e a expansão do volume extracelular resultante pode levar à hipertensão arterial (HA).

A administração intravenosa de GLP-1 nativo em ratos (e de liraglutida 200 μg/kg em dose única em ratos normais e obesos) promoveu um aumento dependente da dose na diurese. Por sua vez, a ingestão de água foi inibida de modo dependente da dose pelo GLP-1. Quando tratados continuamente com liraglutida por 10 dias, os ratos obesos apresentaram redução no consumo de água, além de aumento da diurese, levando a um balanço hídrico negativo, que se normalizou 1 dia depois da interrupção do tratamento. Os níveis de eletrólitos não se modificaram. Em humanos saudáveis, a infusão de GLP-1 leva à redução da reabsorção de sódio após carga de sal oral ou intravenosa, aspecto associado a um aumento do pH urinário correspondente pela redução da secreção urinária de H^+. Como existe um *feedback* tubuloglomerular em resposta à elevada reabsorção de sódio em pessoas com obesidade, ocorre redução de 6% na taxa de filtração glomerular (TFG) provavelmente correlacionada com a diminuição concomitante da retenção de sódio. Esses dados indicam que o GLP-1 pode atuar sobre a troca Na^+/H^+ no túbulo proximal renal com o potencial de aumentar a excreção do sódio, que, por sua vez, reduz a expansão de volume e a hiperfiltração glomerular. Clinicamente, isso pode reduzir a incidência de HA e dano renal em pacientes com DM2 e até mesmo a obesidade (ver Figura 73.1).

O DM2 é a principal causa da disfunção renal por controle glicêmico inadequado. Uma metanálise de dados dos seis estudos clínicos de fase 3 *Liraglutide Effect and Action in Diabetes* (LEAD) não revelou qualquer diferença significativa no *clearance* de creatinina entre pacientes tratados com liraglutida com insuficiência renal (IR) leve em comparação à população geral do estudo, nem diferenças significativas na redução de HbA1c ou frequência de náuseas nessa população. Esses dados indicam que a eficácia e a segurança da liraglutida não são afetadas por IR leve, sugerindo que a liraglutida não tem efeito negativo na função renal. No entanto, em razão da experiência limitada em doentes com IR leve, moderada ou grave, a diretriz norte-americana recomenda seu uso com precaução nessa população e a europeia não a indica em pacientes com IR moderada ou grave.

Os resultados renais secundários (um composto de macroalbuminúria persistente de início recente, duplicação persistente do nível de creatinina sérica, doença renal em estágio terminal ou morte devido a doença renal) e alterações na taxa de filtração glomerular estimada e albuminúria do estudo LEADER foram analisados. O desfecho renal ocorreu em menos participantes no grupo liraglutida do que no grupo placebo (268 de 4.668 pacientes *versus* 337 de 4.672; OR 0,78; IC 95%: 0,67 a 0,92; p = 0,003). Esse resultado foi impulsionado principalmente pelo novo início de macroalbuminúria persistente, que ocorreu em menos participantes no grupo liraglutida do que no grupo placebo (161 *versus* 215 pacientes; OR 0,74; IC 95%: 0,60 a 0,91; p = 0,004). Assim, a liraglutida resultou em taxas mais baixas de desenvolvimento e progressão da doença renal diabética.

Uma análise *post hoc* avaliou a segurança do tratamento com liraglutida em doentes com doença renal crônica (DRC) no estudo LEADER. Os eventos adversos graves foram registrados com mais frequência em pacientes com DRC em comparação com aqueles sem DRC, mas ocorreram na mesma extensão naqueles que receberam liraglutida *versus* placebo. Não houve diferença em pacientes com micro ou macro *versus* normoalbuminúria. O risco de hipoglicemia grave foi reduzido com liraglutida em pacientes com DRC ou com micro ou macroalbuminúria. A conclusão foi que o uso de liraglutida em portadores de DRC foi seguro, sem diferença entre pacientes com e sem DRC.

Hipoglicemia é um efeito colateral comum da insulina e de alguns outros agentes usados para tratar o diabetes, e hipoglicemia grave tem sido associada a eventos adversos cardiovasculares. Uma análise *post hoc* do ensaio LEADER teve como objetivo demonstrar que taxas mais elevadas de hipoglicemia não grave estavam associadas a um risco mais elevado de hipoglicemia grave e eventos adversos cardiovasculares em indivíduos com DM2.

Peptídeo semelhante ao glucagon 1, liraglutida, trato gastrointestinal e efeitos na redução de peso e obesidade

A maioria dos indivíduos com diabetes *mellitus* tipo 2 apresenta sobrepeso ou obesidade ao diagnóstico, o que levou à criação do termo "diabesidade". O ganho de peso adicional observado com muitos tratamentos antidiabéticos pode trazer consequências muito deletérias. O emprego de terapias com base em incretinas, com o seu potencial para neutralidade em relação ao peso (inibidores de DPP-4) ou de promoção de perda de peso (AR GLP-1), poderia, portanto, ser particularmente benéfico para o tratamento do DM2. O mecanismo por meio do qual o GLP-1 influencia a ingestão de alimento (e, portanto, o peso) não é completamente entendido. A expressão do GLP-1R foi demonstrada em diversos locais do cérebro que controlam o apetite e saciedade, sugestivo de um mecanismo central.

Uma evidência clínica da ação central da liraglutida foi publicada recentemente pelo grupo do autor deste capítulo: o AR GLP-1 mostrou-se eficaz na redução do peso de pacientes submetidos a *bypass* gástrico com reganho de peso, nos quais o piloro está excluído do trânsito alimentar; portanto, sem ser factível o mecanismo de redução do esvaziamento gástrico. Mais recentemente, um estudo randomizado avaliou 70 participantes com uma resposta insatisfatória à perda de peso após *bypass* gástrico ou gastrectomia vertical para receber 3 mg de liraglutida ou placebo, com uma redução de peso na semana 24 de 8,8 kg com liraglutida *versus* 0,54 kg com placebo, resultados que apoiam o uso de liraglutida em pacientes com baixa perda de peso após cirurgia metabólica.

Um papel potencial do GLP-1 na supressão do apetite foi demonstrado em modelos animais. Em ratos Wistar, a administração intravenosa de GLP-1 levou à diminuição da ingestão de alimentos de modo dependente da dose, efeito abolido pela administração prévia de exendina (9-39), um composto que ocupa o receptor, antagonizando o efeito do GLP-1. Uma única injeção de liraglutida (200 μg/kg) reduziu a ingestão de alimentos tanto em ratos normais quanto obesos. Resultados similares foram observados em miniporcos obesos, com diminuição da ingestão de alimentos observada após 3 semanas de tratamento com liraglutida (7 mg/kg) 1 vez/dia para quase um terço do pré-tratamento. Além da redução da ingestão calórica, o tratamento com liraglutida está associado à mudança na preferência dos alimentos. Em ratos obesos alimentados com doces, o tratamento com liraglutida mudou a preferência alimentar de doces, diminuindo o desejo por carboidratos simples e gorduras, o que poderia auxiliar na perda de peso. Uma metanálise demonstrou que a infusão de GLP-1 reduz o consumo de calorias em média em 11,7% em humanos. A ingestão de alimentos diminuída observada em ratos e miniporcos também pode decorrer da redução da velocidade de esvaziamento gástrico observada após tratamento com liraglutida. Um estudo realizado em ratos obesos com obesidade induzida por dieta que tiveram a ingestão de alimentos e o peso corporal diminuídos em resposta à liraglutida documentou alterações de mRNA de neurotransmissores hipotalâmicos envolvidos no balanço energético. Um estudo recente demonstrou que, possivelmente, GLP-1R em neurônios do núcleo arqueado expressando pró-opiomelanocortina e transcrito relacionado com cocaína e anfetamina (POMC/CART, população de neurônios com efeito anorexígênico) medeia a perda de peso induzida por liraglutida. Um estudo recente utilizando imagens de ressonância magnética funcional (RMf) em 19 indivíduos tratados com placebo ou liraglutida em um total de 17 dias cada (0,6 mg/7 dias, 1,2 mg/7 dias e 1,8 mg/3 dias) demonstrou que a liraglutida diminuiu a ativação do córtex parietal para alimentos com elevado teor de gordura, em comparação a alimentos de baixo teor de gordura (p < 0,001, não corrigido), o que significa que esse fármaco pode alterar a atividade cerebral relacionada com a atenção ao estímulo a alimentos, conferindo um mecanismo central subjacente a seus efeitos no metabolismo e na perda de peso (ver Figura 73.1).

Os efeitos desejados sobre a perda de peso corporal têm sido demonstrados em vários estudos clínicos com AR GLP-1. Em indivíduos com diabetes tratados com liraglutida, o tratamento com doses de 1,8 mg resultou em até 3 kg de perda de peso após 26 semanas; com placebo, o peso variou de –1,5 kg a +0,6 kg. A menor perda de peso foi observada quando da combinação de liraglutida com sulfonilureia, em virtude dos efeitos promotores de aumento de peso da sulfa. Em um estudo de 1 ano em combinação com metformina, a perda de peso com liraglutida 1,8 mg foi de 3,7 kg. Houve aumento da sensação de saciedade e plenitude e redução da fome, resultando em diminuição da ingestão de energia. Em um estudo envolvendo pacientes do LEAD-2 e LEAD-3, ocorreu redução do tecido adiposo visceral e subcutâneo.

Astrup et al., em 2013, publicaram um estudo randomizado duplo-cego controlado por placebo de 20 semanas com extensão de 2 anos em 19 centros europeus, que envolveu 564 adultos (n = 90 a 98 por grupo, IMC entre 30 e 40 kg/m^2), dos quais 398 que entraram na fase de extensão e 268 completaram 2 anos. Os pacientes receberam dieta com déficit calórico de 500 kcal/dia e aconselhamento de exercícios durante a fase de 2 semanas de run-in, antes da randomização para uma injeção de liraglutida (1,2; 1,8; 2,4 ou 3 mg, n = 90 a 95), placebo (n = 98) ou orlistate (120 mg 3 vezes/dia; n = 95, open-label). Depois de 1 ano, os participantes em liraglutida e placebo mudaram para liraglutida 2,4 mg e, então, 3 mg. Da randomização até o ano 1, aqueles que receberam liraglutida 3 mg perderam 5,8 kg (IC 95%: 3,7 a 8) mais do que o grupo placebo e 3,8 kg (1,6 a 6) a mais do que o grupo orlistate (p = 0,0001; ITT, LOCF). No ano 2, os participantes em liraglutida 2,4/3 mg pelos 2 anos inteiros (grupo total n = 184) perderam 3 kg (1,3 a 4,7) mais do que os em orlistate (p < 0,001). Aqueles que completaram o estudo com liraglutida 2,4/3 mg mantiveram uma perda em 2 anos de 7,8 kg desde a triagem. Com liraglutida 3 mg, a gordura corporal em 20 semanas

diminuiu em 15,4% e o tecido magro em 2%. Os efeitos adversos foram leves a moderados, consistindo em náuseas e vômitos. Com liraglutida 2,4/3 mg, a prevalência de pré-diabetes e síndrome metabólica diminuiu, respectivamente, em 52% e 59%, com melhora da PA e dos lipídeos. Concluiu-se que a liraglutida foi bem tolerada, manteve perda de peso em 2 anos e melhorou os fatores de risco cardiovascular.

Mais recentemente, outro ensaio randomizado de fase 3 avaliou a eficácia da liraglutida na manutenção da perda de peso obtida com uma dieta de baixa caloria (LCD): o estudo SCALE, no qual foram arrolados participantes adultos com obesidade ou sobrepeso e comorbidades que perderam ≥ 5% do peso inicial com uma dieta de baixas calorias e foram aleatoriamente designados para receber liraglutida 3 mg/dia ou placebo (administração subcutânea) durante 56 semanas, com aconselhamento nutricional e atividade física durante todo o estudo. Os objetivos do estudo consistiram na porcentagem de alteração de peso desde a randomização e na proporção de participantes que mantiveram perda de pelo menos 5% de peso. Os participantes (n = 422) perderam em média 6% ± 0,9 de peso durante o run-in. Desde a aleatorização até a semana 56, houve diminuição de peso (adicional ao placebo) média de 6,2% ± 7,3 com liraglutida e 0,2% ± 7 com placebo (diferença –6,1%; IC 95%: –7,5; –4,6; p < 0,0001). Mais participantes que receberam liraglutida (81,4%) mantiveram ≥ 5% de perda de peso, em comparação aos que receberam placebo (48,9%) [razão de chances de 4,8 (3; 7,7); p < 0,0001]. A liraglutida produziu pequenas, mas estatisticamente significativas melhorias em vários fatores de risco cardiometabólico em comparação ao placebo. Efeitos adversos gastrointestinais foram notificados mais frequentemente com liraglutida do que com o placebo, mas a maioria dos eventos foi transitória e de gravidade leve ou moderada. Portanto, a liraglutida na dose de 3 mg, com dieta e exercício, manteve a perda de peso obtida por meio da restrição calórica e induziu maior perda de peso em mais 56 semanas. Também foram observadas melhorias em alguns fatores de doenças de risco cardiovascular.

A perda de peso e os desfechos relacionados com a apneia do sono e a qualidade de vida no Sleep Apnea trial (SCALE) foram examinados em uma análise post hoc. Adultos com obesidade que não queriam ou não toleravam pressão aérea positiva contínua (CPAP) com apneia moderada ou grave foram randomizados para receber liraglutida 3 mg (n = 180) ou placebo (n = 179) por 32 semanas. Os pacientes apresentavam em média peso de 117,6 kg com idade de 49 anos, 72% eram homens e o índice apneia-hipopneia (IAH) era de 49 eventos/h. Pacientes com liraglutida tiveram redução de IAH (–12 versus –6 eventos/h, p = 0,015) e peso (–5,7 versus –1,6%, p < 0,0001) versus placebo, significativamente associada à perda de peso independentemente do tratamento. Quanto pior a apneia no baseline, maior a redução do IAH (reduções de 0,7; 1,4; 2,8 eventos/h; coortes de IAH < 30, 30 a 59 e ≥ 60 eventos/h (p < 0,0001). A maior perda de peso também esteve associada a uma melhora maior na saturação de oxigênio, arquitetura do sono e desfechos de qualidade de vida (p < 0,01). O perfil de segurança foi semelhante ao da liraglutida no DM2 (ver Figura 73.1).

Outro estudo que foi fruto do SCALE mostrou que, na semana 56, os indivíduos que recebiam liraglutida 3 mg (n = 2.487) tiveram maior perda de peso (8% ± 6,7%) versus placebo [n = 1.244, 2,6% ± 5,7%; –5,4% diferença (IC 95%: –5,8; –5); p < 0,0001], acompanhada por melhora na qualidade de vida com liraglutida (10,6 ± 13,3) versus placebo [7,6 ± 12,8; diferença 3,1 (2,2; 4), p < 0,0001], impelida principalmente pela melhora da função física, incluindo os questionários *Treatment Related Impact Measure-Weight* (TRIM-W) [diferença 2,1 (1,3; 3), p < 0,0001], *Short-form-36* (SF-36) escores de saúde física e mental [diferença 1,7 (1,2; 2,2), p < 0,0001 e 0,9 (0,3; 1,5), p = 0,003], e todos os escores dos domínios do *Impact of Weight on Quality of Life* (IWQoL) e SF-36 melhorada com liraglutida *versus* placebo. Esse estudo foi corroborado por um que avaliou o impacto da perda de peso com liraglutida 3 mg, como adjuvante de dieta e exercício, em comparação ao placebo e liraglutida 1,8 mg sobre a qualidade de vida relacionada com a saúde (QdVRS) em adultos com excesso de peso e obesidade com DM2, uma vez que a obesidade é uma doença crônica associada à QdVRS baixa, que pode ser melhorada por uma perda de 5 a 10% do peso. Foram estudados 846 participantes com idade de 55 anos, 50% do sexo masculino, IMC 37 (27 a 68) kg/m², HbA1c de 7,9%, duração do diabetes de 7,3 (0,2 a 36) anos, 11% em dieta e exercício, 57% com metformina em monoterapia e 31% em antidiabéticos orais em combinação (sulfas, metformina, pioglitazona) randomizados (2:1:1) para 56 semanas de liraglutida 3 mg (n = 423), 1,8 mg (n = 211) ou placebo (n = 212), além de dieta com 500 kcal de déficit diário e recomendação de exercício. Utilizaram-se questionários específicos, como IWQoL e *Diabetes Treatment Satisfaction Questionnaire* (DTSQ), para avaliar a saúde relacionada com os resultados. Na semana 56, a perda de peso (média ± desvio padrão) foi de 5,9% ± 5,5%, 4,6% ± 5,5% e 2% ± 4,3% com liraglutida 3 mg, 1,8 mg e placebo, respectivamente. A pontuação total média de IWQoL-Lite foi melhorada com 3 mg (11,7 ± 14,7), mas não com 1,8 mg (9,1 ± 14,1), *versus* placebo [7,6 ± 12,6; diferença estimada (ED) e IC 95%: 2,7 (0,6 a 4,9); p = 0,014]. A liraglutida na dose de 3 mg, mas não 1,8 mg, melhorou também a DTSQ *versus* placebo [ED: 1,4 (0,4 a 2,5), p < 0,01], em razão da melhora da função física do paciente. Portanto, em indivíduos com sobrepeso e obesidade com diabetes, liraglutida 3 mg como adjuvante da combinação dieta e exercício foi superior ao placebo e à liraglutida 1,8 mg na perda de peso (p < 0,0001 e p = 0,0024, respectivamente) também melhorou significativamente a qualidade de vida e a satisfação no tratamento do DM2 (ver Figuras 73.1 e 73.2).

Na avaliação de 3 anos do estudo SCALE Obesidade e Pré-diabetes, avaliou-se a proporção de indivíduos com pré-diabetes diagnosticados com DM2. Na semana 160, 26 (2%) de 1.472 indivíduos no grupo liraglutida *versus* 46 (6%) de 738 no grupo placebo foram diagnosticados com diabetes. O tempo médio desde a randomização até o diagnóstico foi de 99 (desvio padrão = 47) semanas para os 26 indivíduos no grupo liraglutida e 87 (47) semanas para os 46 indivíduos no grupo placebo. O tempo para o início do diabetes foi 2,7 vezes maior com liraglutida do que com placebo (IC 95%: 1,99 a 3,9, p < 0,0001), correspondendo a uma taxa de risco de 0,21 (IC 95%: 0,13 a 0,34).

Um estudo examinou mudanças no apetite (fome, saciedade após as refeições, gosto pelas refeições e preocupação alimentar) em 113 adultos com obesidade (IMC = 38,8 ± 4,8 kg/m²) submetidos à terapia comportamental intensiva, com ou sem liraglutida, por 52 semanas. A perda de peso aumentou de 6,2 para 11,8% com a adição de liraglutida, com redução maior de fome e preocupação alimentar e aumento maior na plenitude sem diferença no gosto pelas refeições. Estudo recente avaliou se os efeitos adversos da liraglutida afetam a redução de peso e sua manutenção na prática do mundo real, por meio de revisão retrospectiva de prontuários de pacientes que receberam liraglutida pelo menos uma vez entre 2014 e 2019 (n = 157). Apenas 40,8% dos pacientes permaneceram em uso de liraglutida por 6 meses; 14,7% mantiveram o medicamento apesar dos efeitos adversos; e 40,1% descontinuaram o medicamento apesar da ausência de efeitos adversos. Todos os grupos tiveram redução de peso, sem diferenças. Portanto, os efeitos colaterais da liraglutida não afetaram a redução de peso.

Outro estudo de vida real avaliou a eficácia da liraglutida quando a dose máxima não é atingida. Foi um estudo belga de coorte retrospectivo (2016-2020) de pacientes que receberam prescrição de liraglutida, que foi iniciada com 0,6 mg/dia e aumentada semanalmente até 3 mg/dia ou dose máxima tolerada por 4 meses. De 115 pacientes avaliados na consulta após 4 meses, o peso corporal médio diminuiu significativamente em 9,2% (p < 0,001). Pacientes em uso de 3 mg/dia (n = 60) perderam 8 kg, e a perda foi semelhante nos pacientes que usaram dose diária menor por intolerância: 7,4 kg para 1,2 mg (n = 3), 7,8 kg para 1,8 mg (n = 16) e 9 kg para 2,4 mg/dia (n = 14).

A liraglutida foi aprovada para tratamento da obesidade na dose de 3 mg. Os ensaios de fase 3 não compararam semaglutida e liraglutida, para controle de peso em pacientes com sobrepeso e obesidade. O estudo STEP-8 (do inglês *Semaglutide Treatment Effect in People with Obesity*) comparou os perfis de eficácia e eventos adversos de semaglutida subcutânea 1 vez/semana, 2,4 mg, *versus* liraglutida subcutânea 1 vez/dia, 3 mg (ambos com dieta e atividade física), em pessoas com sobrepeso ou obesidade. Foi um ensaio randomizado aberto de 68 semanas fase 3b multicêntrico nos EUA em 338 adultos com IMC > 30 ou > 27 kg/m² com pelo menos uma comorbidade relacionada ao peso, sem diabetes. Os participantes foram randomizados para receber semaglutida subcutânea 1 vez/semana, 2,4 mg (escalonamento de 16 semanas; n = 126), ou placebo correspondente, ou liraglutida subcutânea 1 vez/dia, 3 mg (escalonamento de 4 semanas; n = 127), ou placebo correspondente, mais dieta e atividade física. Ao final, os grupos placebo foram agrupados (n = 85). O desfecho primário foi a mudança percentual no peso corporal, e os desfechos secundários confirmatórios foram a redução de peso de 10% ou mais, 15% ou mais e 20%. A idade média foi 49 anos, 78,4% eram mulheres, com peso corporal médio de 104,5 kg e IMC médio de 37,5 kg/m². A perda média do peso em foi de −15,8% com semaglutida *versus* −6,4% com liraglutida (p < 0,001); a alteração de peso com o placebo foi de −1,9%. Os participantes tiveram chances significativamente maiores de atingir 10% ou mais, 15% ou mais e 20% ou mais de perda de peso com semaglutida *versus* liraglutida.

O estudo SCALE IBT avaliou uma terapia comportamental intensiva administrada isoladamente (com placebo, n = 140) ou em combinação com liraglutida 3 mg (n = 142) em sujeitos com obesidade em unidade de atendimento primário. Depois de 56 semanas, a perda média de peso com liraglutida foi de 7,5% e com placebo 4,0% (sempre combinado com terapia comportamental intensiva) (p = 0,0003). Mais indivíduos que receberam liraglutida alcançaram perda de peso ≥ 5%, > 10 e > 15%.

Existe uma relação bidirecional entre obesidade e psoríase. A liraglutida melhora a gravidade das lesões psoriáticas em pacientes com DM2 e em pacientes com obesidade e psoríase. A melhora das lesões psoriáticas em pacientes que perderam pouco peso sugere uma potencial ação independente da perda de peso.

Pessoas com doenças mentais graves têm duas a três vezes mais probabilidade de ter excesso de peso ou obesidade do que a população em geral, e isso está associado à morbidade significativa e à mortalidade prematura. Liraglutida 3 mg é um agonista do receptor GLP-1 injetável 1 vez/dia, licenciado para o tratamento da obesidade na população em geral e tem potencial para ser usado em

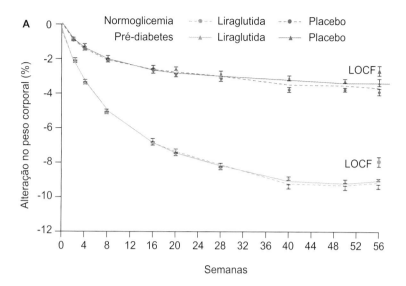

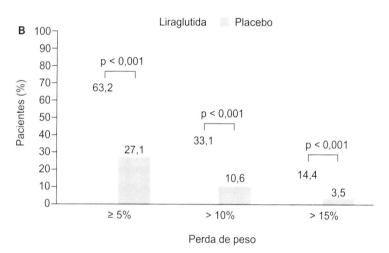

Figura 73.2 Média de perda de peso corporal e perda categórica de peso no estudo SCALE Obesidade e Pré-diabetes. **A.** Peso corporal médio dos pacientes que completaram cada visita agendada, de acordo com a existência ou não de pré-diabetes na triagem. As barras I indicam erro-padrão e os símbolos separados acima das curvas representam a alteração de peso de 56 semanas usando a imputação de última observação (LOCF). As porcentagens de alteração de peso no grupo liraglutida foram de 8% (LOCF) e 9,2% (*completers*). No grupo placebo, as alterações foram, respectivamente, de 2,6 e 3,5%. **B.** Proporções de pacientes que perderam pelo menos 5%, mais de 10% e mais de 15% do peso corporal basal. Os achados da análise de regressão logística mostraram uma razão de chances de 4,8 (IC 95%: 4,1 a 5,6) para pelo menos 5% de perda de peso, de 4,3 (IC 95%: 3,5 a 5,3) para perda de peso de pelo menos 10% e de 4,9 (IC 95%: 3,5 a 6,7) para pelo menos 15% de perda de peso. (Adaptada de Mancini e de Melo, 2017.)

pessoas com doenças mentais graves. Um inquérito com pessoas com esquizofrenia, transtornos esquizoafetivos ou primeiro episódio psicótico que receberam tratamento com liraglutida 3 mg em um ensaio clínico para o tratamento da obesidade mostrou que, apesar das reservas de alguns participantes sobre as injeções antes do estudo, a maioria daqueles que completaram o ensaio não relatou dificuldades no momento ou na administração das injeções.

A maioria dos efeitos adversos dos AR GLP-1 são gastrointestinais, principalmente náuseas, no início do tratamento. Dados clínicos revelaram que o efeito do tratamento com liraglutida na perda de peso ocorre independentemente dos efeitos adversos gastrointestinais.

Análises detalhadas de relatos de ideações ou ações suicidas recebidos no Sistema de Notificação de Eventos Adversos da FDA (FAERS) não demonstraram relação clara com o uso de liraglutida nem de outros agonistas do receptor de GLP-1.

Um ensaio multicêntrico de 52 semanas controlado por placebo avaliou crianças e adolescentes de 6 a 17 anos com síndrome de Prader-Willi e obesidade. Os pacientes foram randomizados na proporção de 2:1 para receber liraglutida 3 mg (ou dose máxima tolerada) ou placebo por 16 semanas; depois, o placebo foi interrompido e a liraglutida foi continuada por 52 semanas. Todos os pacientes seguiram uma dieta estruturada e um programa de exercícios durante todo o estudo.

A mudança no escore Z do IMC desde o início até as semanas 16 e 52 não foi significativamente diferente entre os tratamentos em adolescentes (–0,14 na semana 52) e crianças (–0,07), e houve redução de hiperfagia em adolescentes tratados com liraglutida *versus* nenhum tratamento.

Liraglutida é aprovada para tratamento em adolescentes a partir de 12 anos. Um estudo duplo-cego randomizado de 56 semanas com acompanhamento de 26 semanas incluiu adolescentes de

12 a menores de 18 anos com obesidade que foram designados aleatoriamente (1:1) para receber liraglutida (3 mg) ou placebo por via subcutânea 1 vez/dia, além de mudança de estilo de vida. Um total de 125 participantes foram designados para o grupo liraglutida e 126 para o grupo placebo. A liraglutida foi superior ao placebo, no que diz respeito à alteração desde o início do estudo no escore Z do IMC, na semana 56 (–0,22), e 51 dos 113 participantes no grupo liraglutida e 20 dos 105 participantes no grupo placebo tiveram redução no IMC de pelo menos 5% (43,3 *versus* 18,7%), enquanto em 33 e 9, respectivamente, a redução no IMC foi de, pelo menos, 10% (26,1 *versus* 8,1%).

Liraglutida e síndrome dos ovários policísticos

Vários ensaios clínicos randomizados controlados e revisões sistemáticas avaliaram a eficácia da liraglutida na síndrome dos ovários policísticos (SOP), levando à perda de peso satisfatória e à melhora da resistência à insulina. Uma parte das mulheres com SOP, que pode chegar a 50%, pode apresentar peso normal. Além disso, como muitos estudos usaram doses abaixo de 3 mg, nem sempre houve melhora nas características clínicas e metabólicas da SOP. Existem evidências pré-clínicas sobre a ação do GLP-1 na modulação direta do eixo hipotálamo-hipófise-gonadal (HHG), ou sobre o efeito de agonistas do receptor de GLP-1 na expressão clínica e bioquímica do hiperandrogenismo, vislumbrando um possível uso terapêutico em mulheres com SOP, independentemente da obesidade. Uma revisão recente analisou os resultados dos estudos que investigaram na SOP as alterações antropométricas e metabólicas da liraglutida, além da perda de peso. O receptor de GLP-1 está distribuído em todo o sistema reprodutivo e há evidências que sugerem que o GLP-1 pode modular a atividade do eixo HHG em diferentes níveis. Estudos *in vitro* e *in vivo* sugerem um efeito estimulante dependente da dose do GLP-1 na liberação de GnRH, em associação com aumento no nível de LH após injeção intracerebroventricular de GLP-1 (em ratos machos), além de aumento da amplitude do pico pré-ovulatório de LH com aumento do número de folículos e de corpos-lúteos (em ratas), provavelmente por ativação do sistema hipotalâmico da kisspeptina. Além disso, camundongos fêmeas *knockout* para GLP-1R apresentam puberdade retardada. O receptor de GLP-1 é expresso no ovário, nas células da granulosa e, em um modelo animal de SOP, a administração de liraglutida atenuou a apoptose dessas células em um efeito dependente da dose. Em mulheres com sobrepeso ou obesidade e SOP na pré-menopausa, vários estudos avaliaram a eficácia de liraglutida levando a aumento na SHBG e diminuição na testosterona livre, com restauração da ciclicidade menstrual. Um efeito na pontuação de Ferriman Gallwey nem sempre foi relatado, provavelmente devido à duração dos estudos. É difícil separar claramente o efeito direto da liraglutida no hiperandrogenismo do efeito derivado da perda de peso, mas estudos com doses baixas com pouco efeito no IMC e diminuição na testosterona total sugerem que o efeito no hiperandrogenismo não depende exclusivamente da perda de peso.

Peptídeo semelhante ao glucagon 1, liraglutida e sistema nervoso central

Pelo fato de a incidência da doença de Alzheimer, doença de Parkinson e AVE ser maior em pacientes com DM2, sugerem-se vias comuns de morte celular neuronal que podem estar relacionadas com a hiperinsulinemia. Uma dessensibilização do receptor de insulina, semelhante à observada no DM2, tem sido verificada no cérebro de pacientes portadores de Alzheimer, resultando na criação do termo "diabetes tipo 3". A dessensibilização expõe neurônios a influências tóxicas com potencial para levar à neurodegeneração. Foi documentado que liraglutida conseguiu atravessar a barreira hemoliquórica, ativando o GLP-1R, com reversão da dessensibilização do receptor de insulina neuronal, podendo fornecer proteção contra a neurodegeneração. O GLP-1 pode proteger contra o estresse oxidativo e alterar o processamento da proteína precursora de beta-amiloide (APP β). A infusão de GLP-1 reduziu o nível de amiloide beta (A β) no cérebro de camundongos. O A β, produzido após a clivagem da APP β, desempenha um papel abissal na patogênese da doença de Alzheimer. Esses resultados mostram claramente que o GLP-1 e a liraglutida podem induzir efeitos sobre a neurotransmissão cerebral, mas ainda é preciso comprovar se eles se traduzem em benefícios clínicos para a doença de Alzheimer (Figura 73.1).

Nosso grupo publicou um estudo em mulheres com e sem obesidade que demonstrou um aumento do metabolismo cerebral por tomografia de emissão de pósitrons, especialmente no giro cingulado posterior em relação às mulheres magras e que reverteu após a perda de peso com cirurgia de *bypass* gástrico. Esse é um achado precoce na doença de Alzheimer e uma das hipóteses reside no fato de que o aumento de GLP-1 que ocorre após a cirurgia bariátrica pode estar envolvido na melhora do quadro.

Considerações finais

Como resultado da ação generalizada do GLP-1 endógeno em vários tecidos e órgãos, espera-se que um AR GLP-1 como a liraglutida exerça efeitos múltiplos no organismo. Dados pré-clínicos e clínicos sugerem que, em adição à melhoria do controle glicêmico, o tratamento com liraglutida oferece benefícios para pacientes com DM2, incluindo perda de peso, redução da PAS e melhora da função da célula beta. Os principais efeitos adversos parecem corresponder a eventos gastrointestinais transitórios.

Um papel protetor da liraglutida no sistema cardiovascular foi sugerido em estudos pré-clínicos, elevando a possibilidade de que esse fármaco consiga diminuir o risco de doenças e eventos cardiovasculares em pacientes com DM2. O controle de fatores de risco cardiovascular é particularmente importante nessa população de pacientes.

Em resumo, além de melhor controle glicêmico, a liraglutida parece fornecer inúmeros outros efeitos pleiotrópicos para os pacientes com DM2 e com obesidade.

Bibliografia

Astrup A, Carraro R, Finer N, et al.; NN8022-1807 Investigators. Safety, tolerability and sustained weight loss over 2 years with the once-daily human GLP-1 analog, liraglutide. Int J Obes (Lond). 2012;36(6):843-54. Erratum in: Int J Obes (Lond). 2012;36(6):890. Int J Obes (Lond). 2013;37(2):322.

Barnard-Kelly K, Whicher CA, Price HC, et al. Liraglutide and the management of overweight and obesity in people with severe mental illness: qualitative sub-study. BMC Psychiatry. 2022;22(1):21.

Blonde L, Belousova L, Fainberg U, et al. Liraglutide as add-on to sodium-glucose co-transporter-2 inhibitors in patients with inadequately controlled type 2 diabetes: LIRA-ADD2SGLT2i, a 26-week, randomized, double-blind, placebo-controlled trial. Diabetes Obes Metab. 2020;22(6):929-37.

Blonde L, Montanya E. Comparison of liraglutide versus other incretin-related anti-hyperglycaemic agents. Diabetes Obes Metab. 2012;14(Suppl. 2):20-32.

Bosi E, Camisasca RP, Collober C, et al. Effects of vildagliptina on glucose control over 24 weeks in patients with type 2 diabetes inadequately controlled with metformin. Diabetes Care. 2007;30:890-5.

Bulotta A, Hui H, Anastasi E, et al. Cultured pancreatic ductal cells undergo cell cycle re-distribution and β-cell-like differentiation in response to glucagon-like peptide-1. J Mol Endocrinol. 2002;29:347-63.

Bunck MC, Diamant M, Corner A, et al. One-year treatment with exenatide improves betacell function, compared with insulin glargine, in metformin-treated type 2 diabetic patients: a randomized, controlled trial. Diabetes Care. 2009;32:762-8.

Buse JB, Bain SC, Mann JFE, et al.; LEADER Trial Investigators. Cardiovascular Risk Reduction With Liraglutide: An Exploratory Mediation Analysis of the LEADER Trial. Diabetes Care. 2020;43(7):1546-1552.

Buse JB, Henry RR, Han J, et al. Exenatide-113 Clinical Study Group. Effects of exenatide (exendin-4) on glycemic control over 30 weeks in sulfonylurea-treated patients with type 2 diabetes. Diabetes Care. 2004;27:2628-35.

Buse JB, Rosenstock J, Sesti G, et al. Liraglutide once a day versus exenatide twice a day for type 2 diabetes: a 26-week randomised, parallel-group, multinational, open-label trial (LEAD-6). Lancet. 2009;374:39-47.

Chagnac A, Herman M, Zingerman B, et al. Obesity-induced glomerular hyperfiltration: its involvement in the pathogenesis of tubular sodium reabsorption. Nephrol Dial Transplant. 2008;23:3946-52.

Chang AM, Jakobsen G, Sturis J, et al. The GLP-1 derivative NN2211 restores β-cell sensitivity to glucose in type 2 diabetic patients after a single dose. Diabetes. 2003;52:1786-91.

Davidson JA, Brett J, Falahati A, Scott D. Mild renal impairment has no effect on the efficacy and safety of liraglutide. Endocr Pract. 2010;6:1-31.

Davies MJ, Aronne LJ, Caterson ID, et al. Satiety and Clinical Adiposity – Liraglutide Evidence in individuals with and without diabetes (SCALE) study groups. Liraglutide and cardiovascular outcomes in adults with overweight or obesity: A post hoc analysis from SCALE randomized controlled trials. Diabetes Obes Metab. 2018;20(3):734-9.

DeFronzo RA, Hissa MN, Garber AJ, et al.; Saxagliptin 014 Study Group. The efficacy and safety of saxagliptin when added to metformin therapy in patients with inadequately controlled type 2 diabetes with metformin alone. Diabetes Care. 2009;32:1649-55.

DeFronzo RA, Ratner RE, Han J, et al. Effects of exenatide (exendin-4) on glycemic control and weight over 30 weeks in metformin-treated patients with type 2 diabetes. Diabetes Care. 2005;28:1092-100.

Diene G, Angulo M, Hale PM, et al. Liraglutide for weight management in children and adolescents with Prader-Willi syndrome and obesity. J Clin Endocrinol Metab. 2023;108:4-12.

Driver JA, Smith A, Buring JE, et al. Prospective cohort study of type 2 diabetes and the risk of Parkinson's disease. Diabetes Care. 2008;31:2003-5.

Faria AM, Mancini MC, Melo ME, et al. Progressos recentes e novas perspectivas em farmacoterapia da obesidade. Arq Bras Endocrinol Metab. 2010;54:516-29.

Farilla L, Hui H, Bertolotto C, et al. Glucagon-like peptide-1 promotes islet cell growth and inhibits apoptosis in Zucker diabetic rats. Endocrinology. 2002;143:4397-408.

Farr O, Tsoukas M, Thakkar B, et al. Liraglutide alters activation of the parietal cortex with high fat food cues. TLB-2004-P. 32nd Annual Scientific Meeting of The Obesity Society, Obesity Week 2-7 November 2014, Boston, MA, USA.

Flint A, Hindsberger C. The relationship between pharmacokinetics of the once-daily human GLP-1 analogue liraglutide and pharmacodynamic effects on glycemia, gastric emptying and energy intake. Diabetes. 2010;59(Suppl. 1):A420.

Flint A, Raben A, Astrup A, Holst JJ. Glucagon-like peptide 1 promotes satiety and suppresses energy intake in humans. J Clin Invest. 1998;101:515-20.

Fujioka K, Astrup A, Greenway F, et al. Liraglutide 3.0 mg reduces body weight and improves health-related quality of life (HRQoL) in overweight or obese adults without diabetes: the SCALE obesity and pre-diabetes randomized, double-blind, placebo-controlled, 56-week trial.

T-3031-OR. 32nd Annual Scientific Meeting of The Obesity Society, Obesity Week 2-7 November 2014, Boston, MA, USA.

Fujioka K, Wilding J, Astrup A, et al. Efficacy and safety of liraglutide 3.0 mg for weight management in overweight/obese adults: the SCALE Obesity and Prediabetes trial. Abstract, 50th EASD Annual Meeting, Vienna, Austria, Sep 2014.

Gaede P, Vedel P, Larsen N, et al. Multifactorial intervention and cardiovascular disease in patients with type 2 diabetes. N Engl J Med. 2003;348:383-93.

Gallwitz B, Vaag A, Falahati A, Madsbad S. Adding liraglutide to oral antidiabetic drug therapy: onset of treatment effects over time. Int J Clin Pract 2010;64:267-76.

Garber A, Henry R, Ratner R, et al. Liraglutide versus glimepiride monotherapy for type 2 diabetes (LEAD-3 Mono): a randomised, 52-week, phase III, double-blind, parallel-treatment trial. Lancet. 2009;373:473-81.

Garber AJ. Liraglutide in oral antidiabetic drug combination therapy. Diabetes Obes Metab. 2012;14(Suppl. 2):13-9.

Garvey WT, Birkenfeld AL, Dicker D, et al. Efficacy and safety of liraglutide 3.0 mg in individuals with overweight or obesity and type 2 diabetes treated with basal insulin: The SCALE insulin randomized controlled trial. Diabetes Care. 2020;43(5):1085-93.

Giorda CB, Avogaro A, Maggini M, et al. Incidence and risk factors for stroke in type 2 diabetic patients. Stroke. 2007;38:1154.

Goldstein BJ, Feinglos MN, Lunceford JK, et al. Effect of initial combination therapy with sitagliptin, a dipeptidyl peptidase-4 inhibitor, and metformin on glycemic control in patients with type 2 diabetes. Diabetes Care. 2007;30:1979-87.

Gutzwiller JP, Hruz P, Huber AR, et al. Glucagon-like peptide-1 is involved in sodium and water homeostasis in humans. Digestion. 2006;73:142-50.

Gutzwiller JP, Tschopp S, Bock A, et al. Glucagon-like peptide 1 induces natriuresis in healthy subjects and in insulin-resistant obese men. J Clin Endocrinol Metab. 2004;89:3055-61.

Halpern A, Mancini MC. Diabesity: are weight loss medications effective? Treat Endocrinol. 2005;4(2):65-74.

Heller SR, Geybels MS, Iqbal A, et al. A higher non-severe hypoglycaemia rate is associated with an increased risk of subsequent severe hypoglycaemia and major adverse cardiovascular events in individuals with type 2 diabetes in the LEADER study. Diabetologia. 2022;65(1):55-64.

Holst JJ. The physiology of glucagon-like peptide 1. Physiol Rev. 2007;87:1409-39.

Food and Drug Administration (FDA). Update on FDA's ongoing evaluation of reports of suicidal thoughts or actions in patients taking a certain type of medicines approved for type 2 diabetes and obesity [Internet]. FDA; 2023 [cited 2024 Feb. 5]. Available from: https://www.fda.gov/drugs/drug-safety-and-availability/update-fdas-ongoing-evaluation-reports-suicidal-thoughts-or-actions-patients-taking-certain-type.

Idorn T, Knop FK, Jørgensen M, et al. Safety and efficacy of liraglutide in patients with type 2 diabetes and end-stage renal disease: protocol for an investigator-initiated prospective, randomised, placebo-controlled, double-blinded, parallel intervention study. BMJ Open. 2013;3(4).

Irie F, Fitzpatrick AL, Lopez OL, et al. Enhanced risk for Alzheimer disease in persons with type 2 diabetes and APOE epsilon4: the Cardiovascular Health Study Cognition Study. Arch Neurol. 2008;65:89-93.

Jacobs MJ, Kleisli T, Pio JR, et al. Prevalence and control of dyslipidemia among persons with diabetes in the United States. Diabetes Res Clin Pract. 2005;70:263-9.

Jelsing J, Vrang N, Raun K, Knudsen LB. Liraglutide induced anorexia is not mediated by brainstem GLP-1 neurons. Diabetes. 2011; 60(Suppl. 1):A297.

Jendle J, Nauck MA, Matthews DR, et al.; LEAD-2 and LEAD-3 Study Groups. Weight loss with liraglutide, a once-daily human glucagon-like peptide-1 analogue for type 2 diabetes treatment as monotherapy or added to metformin, is primarily as a result of a reduction in fat tissue. Diabetes Obes Metab. 2009;11:1163-72.

Kelly AS, Auerbach P, Barrientos-Perez M, et al. A randomized, controlled trial of liraglutide for adolescents with obesity. N Engl J Med. 2020;382(22):2117-28.

Kendall DM, Riddle MC, Rosenstock J, et al. Effects of exenatide (exendin-4) on glycemic control over 30 weeks in patients with type 2 diabetes treated with metformin and a sulfonylurea. Diabetes Care. 2005;28:1083-91.

Klonoff DC, Buse JB, Nielsen LL, et al. Exenatide effects on diabetes, obesity, cardiovascular risk factors and hepatic biomarkers in patients with type 2 diabetes treated for at least 3 years. Curr Med Res Opin. 2008;24:275-86.

Kristensen SL, Rørth R, Jhund PS, et al. Cardiovascular, mortality, and kidney outcomes with GLP-1 receptor agonists in patients with type 2 diabetes: a systematic review and meta-analysis of cardiovascular outcome trials. Lancet Diabetes Endocrinol. 2019;7(10):776-85.

Kuhadiya ND, Dhindsa S, Ghanim H, et al. Addition of liraglutide to insulin in patients with type 1 diabetes: a randomized placebo-controlled clinical trial of 12 weeks. Diabetes Care. 2016;39(6):1027-35.

Kushner R, Bode B, Lewin A, Skjøth T, et al. Weight loss with liraglutide 3.0 mg is associated with improved health-related quality of life (HRQoL) and treatment satisfaction in overweight or obese adults with type 2 diabetes (T2D): The SCALE diabetes randomized, double-blind, placebo-controlled 56-week trial. T-3030-OR. 32nd Annual Scientific Meeting of The Obesity Society, Obesity Week 2-7 November 2014, Boston, MA, USA.

Larsen PJ, Fledelius C, Knudsen LB, Tang-Christensen M. Systemic administration of the long-acting GLP-1 derivative NN2211 induces lasting and reversible weight loss in both normal and obese rats. Diabetes. 2001;50:2530-9.

le Roux CW, Astrup A, Fujioka K, et al.; SCALE Obesity Prediabetes NN8022-1839 Study Group. 3 years of liraglutide versus placebo for type 2 diabetes risk reduction and weight management in individuals with prediabetes: a randomised, double-blind trial. Lancet. 2017;389(10077):1399-409.

Linnebjerg H, Kothare PA, Park S, et al. Effect of renal impairment on the pharmacokinetics of exenatide. Br J Clin Pharmacol. 2007;64:317-27.

Madsbad S. Liraglutide for the prevention of major adverse cardiovascular events in diabetic patients. Expert Rev Cardiovasc Ther. 2019;17(5):377-87.

Mancini MC. Novos tratamentos para diabetes tipo 2 – hoje e amanhã. Endocrinol Prime. 2011;4:12-3.

Mancini MC, de Melo ME. The burden of obesity in the current world and the new treatments available: focus on liraglutide 3.0 mg. Diabetol Metab Syndr. 2017;9:44.

Mann JFE, Fonseca VA, Poulter NR, et al.; LEADER Trial Investigators. Safety of liraglutide in type 2 diabetes and chronic kidney disease. Clin J Am Soc Nephrol. 2020;15(4):465-73.

Mann JFE, Ørsted DD, Brown-Frandsen K, et al.; LEADER Steering Committee and Investigators. Liraglutide and renal outcomes in type 2 diabetes. N Engl J Med. 2017;377(9):839-48.

Marques EL, Halpern A, Mancini MC, et al. Changes in neuropsychological tests and brain metabolism after bariatric surgery. J Clin Endocrinol Metab. 2014;99(11):E2347-52.

Marre M, Shaw J, Brandle M, et al.; LEAD-1 SU study group. Liraglutide, a once-daily human GLP-1 analogue, added to a sulphonylurea over 26 weeks produces greater improvements in glycaemic and weight control compared with adding rosiglitazone or placebo in subjects with type 2 diabetes (LEAD-1 SU). Diabet Med. 2009;26:268-78.

Marso SP, Daniels GH, Brown-Frandsen K, et al.; LEADER Steering Committee; LEADER Trial Investigators. Liraglutide and cardiovascular outcomes in type 2 diabetes. N Engl J Med. 2016;375(4):311-22.

Marso SP, Poulter NR, Nissen SE, et al. Design of the liraglutide effect and action in diabetes: evaluation of cardiovascular outcome results (LEADER) trial. Am Heart J. 2013;166(5):823-30.

Melo ME, Mancini MC. Obesidade – como diagnosticar e tratar. RBM. Rev Bras Med (Rio de Janeiro). 2009;66:100-8.

Mok J, Adeleke MO, Brown A, et al. Safety and efficacy of liraglutide, 3.0 mg, once daily vs placebo in patients with poor weight loss following metabolic surgery: the BARI-OPTIMISE randomized clinical trial. JAMA Surg. 2023;158(10):1003-11.

Nauck M, Frid A, Hermansen K, et al. Efficacy and safety comparison of liraglutide, glimepiride, and placebo, all in combination with metformin, in type 2 diabetes: the LEAD (liraglutide effect and action in diabetes)-2 study. Diabetes Care. 2009;32:84-90.

Nauck MA, Kleine N, Orskov C, et al. Normalization of fasting hyperglycaemia by exogenous glucagon-like peptide-1 7-36 amide] in type 2 (non-insulin dependent) diabetic patients. Diabetologia. 1993;36:741-4.

Navarro M, Rodriquez de Fonseca F, Alvarez E, et al. Colocalization of glucagon-like peptide-1 (GLP-1) receptors, glucose transporter GLUT-2, and glucokinase mRNAs in rat hypothalamic cells: evidence for a role of GLP-1 receptor agonists as an inhibitory signal for food and water intake. J Neurochem. 1996;67:1982-91.

Nicholl SM, Roztocil E, Davies MG. Plasminogen activator system and vascular disease. Curr Vasc Pharmacol. 2006;4:101-16.

Nicolau J, Nadal A, Sanchís P. Effects of liraglutide among patients living with psoriasis and obesity. Med Clin. 2023;161(7):293-6.

Nikolaidis LA, Mankad S, Sokos GG, et al. Effects of glucagon-like peptide-1 in patients with acute myocardial infarction and left ventricular dysfunction after successful reperfusion. Circulation. 2004;109:962-5.

Noyan-Ashraf MH, Momen MA, Ban K, et al. GLP-1 R agonist liraglutide activates cytoprotective pathways and improves outcomes after experimental myocardial infarction in mice. Diabetes. 2009;58:975-83.

Nystrom T, Gonon AT, Sjoholm A, Pernow J. Glucagon-like peptide-1 relaxes rat conduit arteries via an endothelium-independent mechanism. Regul Pept. 2005;125:173-7.

Nystrom T, Gutniak MK, Zhang Q, et al. Effects of glucagon-like peptide-1 on endothelial function in type 2 diabetes patients with stable coronary artery disease. Am J Physiol Endocrinol Metab. 2004;287:E1209-15.

Pajecki D, Halpern A, Cercato C, et al. Short-term use of liraglutide in the management of patients with weight regain after bariatric surgery. Rev Col Bras Cir. 2013;40(3): 191-5.

Peradze N, Farr OM, Perakakis N, et al. Short-term treatment with high dose liraglutide improves lipid and lipoprotein profile and changes hormonal mediators of lipid metabolism in obese patients with no overt type 2 diabetes mellitus: a randomized, placebo-controlled, cross-over, double-blind clinical trial. Cardiovasc Diabetol. 2019;18(1):141.

Perry T, Lahiri DK, Sambamurti K, et al. Glucagon-like peptide-1 decreases endogenous amyloid-β peptide (Aβ) levels and protects hippocampal neurons from death induced by Aβ and iron. J Neurosci Res. 2003;72:603-12.

Perry TA, Greig N. A new Alzheimer's disease interventive strategy: GLP-1. Curr Drug Targets. 2004;5:565-71.

Pi-Sunyer X, Astrup A, Fujioka K, et al.; SCALE Obesity and Prediabetes NN8022-1839 Study Group. A randomized, controlled trial of 3.0 mg of liraglutide in weight management. N Engl J Med. 2015;373(1):11-22.

Pratley R, Nauck M, Bailey T, et al.; 1860-LIRA-DPP-4 Study Group. One year of liraglutide treatment offers sustained and more effective glycaemic control and weight reduction compared with sitagliptin, both in combination with metformin, in patients with type 2 diabetes: a randomised, parallel-group, open-label trial. Int J Clin Pract. 2011;65:397-407.

Pratley RE, Nauck M, Bailey T, et al. Liraglutide versus sitagliptin for patients with type 2 diabetes who did not have adequate glycaemic control with metformin: a 26-week, randomised, parallel-group, open-label trial. Lancet. 2010;375:1447-56.

Pugliese G, de Alteriis G, Muscogiuri G, et al. Liraglutide and polycystic ovary syndrome: is it only a matter of body weight? J Endocrinol Invest. 2023;46(9):1761-74.

Raun K, von Voss P, Gotfredsen CF, et al. Liraglutide, a long-acting glucagon-like peptide-1 analog, reduces body weight and food intake in obese candy-fed rats, whereas a dipeptidyl peptidase-IV inhibitor, vildagliptin, does not. Diabetes. 2007;56:8-15.

Raun K, von Voss P, Knudsen LB. Liraglutide, a once-daily human glucagon-like peptide-1 analog, minimizes food intake in severely obese minipigs. Obesity (Silver Spring). 2007;15:1710-6.

Redouane B, Greene SJ, Fudim M, et al. Effects of liraglutide on worsening renal function among patients with heart failure with reduced ejection fraction: insights from the FIGHT trial. Circ Heart Fail. 2020;13(5):e006758.

Retnakaran R, Cull CA, Thorne KI, et al. Study Group UKPDS. Risk factors for renal dysfunction in type 2 diabetes: U.K. Prospective Diabetes Study 74. Diabetes. 2006;55:1832-39.

Rubino DM, Greenway FL, Khalid U, et al.; STEP 8 investigators. Effect of weekly subcutaneous semaglutide vs daily liraglutide on body weight in adults with overweight or obesity without diabetes: the STEP 8 randomized clinical trial. JAMA. 2022;327(2):138-50.

Russell-Jones D, Sesti G, Garber A, et al. Liraglutide causes reductions in body weight both in patients with and without gastrointestinal side effects. Diabetes. 2010;59(Suppl. 1):A493.

Russell-Jones D, Vaag A, Schmitz O, et al.; Liraglutide Effect and Action in Diabetes 5 (LEAD-5) met+SU Study Group. Liraglutide vs. insulin glargine and placebo in combination with metformin and sulfonylurea therapy in type 2 diabetes mellitus (LEAD-5 met+SU): a randomised controlled trial. Diabetologia. 2009;52:2046-55.

Secher A, Jelsing J, Baquero AF, et al. The arcuate nucleus mediates GLP-1 receptor agonist liraglutide-dependent weight loss. J Clin Invest. 2014;124(10):4473-88.

Sokos GG, Nikolaidis LA, Mankad S, et al. Glucagon-like peptide-1 infusion improves left ventricular ejection fraction and functional status in patients with chronic heart failure. J Card Fail. 2006;12:694-99.

Sowers JR, Epstein M, Frohlich ED. Diabetes, hypertension, and cardiovascular disease: an update. Hypertension. 2001;37:1053-9.

Steen E, Terry BM, Rivera EJ, et al. Impaired insulin and insulin-like growth factor expression and signaling mechanisms in Alzheimer's disease – is this type 3 diabetes? J Alzheimers Dis. 2005;7:63-80.

Steensgaard DB, Thomsen JK, Olsen HB, Knudsen LB. The molecular basis for the delayed absorption of the once daily human GLP-1 analogue, liraglutide. Diabetes. 2008;57(Suppl. 1):A164.

Steinberg WM, Nauck MA, Zinman B, et al; LEADER Trial investigators. LEADER 3 – lipase and amylase activity in subjects with type 2 diabetes: baseline data from over 9000 subjects in the LEADER Trial. Pancreas. 2014;43(8):1223-31.

Trenson L, Trenson S, van Nes F, et al. Liraglutide for weight management in the real world: significant weight loss even if the maximal daily dose is not achieved. Obes Facts. 2022;15(1):83-9.

Tronieri JS, Wadden TA, Walsh O, et al. Effects of liraglutide on appetite, food preoccupation, and food liking: results of a randomized controlled trial. Int J Obes (Lond). 2020;44(2):353-61.

UK Prospective Diabetes Study Group. UK prospective diabetes study 16. Overview of 6 years' therapy of type II diabetes: a progressive disease. Diabetes. 1995;44:1249-58. Erratum in: Diabetes. 1996;45(11):1655.

Verdich C, Flint A, Gutzwiller JP, et al. A meta-analysis of the effect of glucagon-like peptide-1 (7–36) amide on ad libitum energy intake in humans. J Clin Endocrinol Metab. 2001;86:4382-9.

Vilsbøll T, Agersø H, Krarup T, Holst JJ. Similar elimination rates of glucagon-like peptide-1 in obese type 2 diabetic patients and healthy subjects. J Clin Endocrinol Metab. 2003;88:220-4.

Vilsbøll T, Christensen M, Junker AE, et al. Effects of glucagon-like peptide-1 receptor agonists on weight loss: systematic review and meta-analyses of randomised controlled trials. BMJ. 2012;344:d7771.

Vilsbøll T, Garber AJ. Non-glycaemic effects mediated via GLP-1 receptor agonists and the potential for exploiting these for therapeutic benefit: focus on liraglutide. Diabetes Obes Metab. 2012;14(Suppl. 2):41-9.

Vilsbøll T, Knop FK, Christensen M, Gluud LL. Weight-lowering efficacy of glucagon-like peptide-1 receptor agonists: a meta-analysis. Diabetes. 2011;60(Suppl. 1):A315.

Vilsbøll T, Krarup T, Deacon CF, et al. Reduced post-prandial concentrations of intact biologically active glucagon-like peptide-1 in type 1 and type 2 diabetic patients. Diabetes. 2001;50:609-13.

Vrang N, Jelsing J, Raun K, Knudsen LB. Liraglutide regulates key hypothalamic appetite-related signals in diet-induced obese rats (Abstract 159). Diabetologia. 2010;53(Suppl. 1):S72.

Vrang N, Jelsing J, Raun K, Knudsen LB. The effect of liraglutide on gastric emptying and bodyweight is not mediated by vagal afferents nor the area postrema (Abstract 587). Diabetologia. 2011;54(Suppl. 1):S241.

Wadden TA, Hollander P, Klein S, et al.; NN8022-1923 Investigators. Weight maintenance and additional weight loss with liraglutide after low-calorie-diet-induced weight loss: the SCALE Maintenance randomized study. Int J Obes (Lond). 2013;37(11):1443-51. Erratum in: Int J Obes (Lond). 2013;37(11):1514.

Wadden TA, Tronieri JS, Sugimoto D, et al. Liraglutide 3.0 mg and intensive behavioral therapy (IBT) for obesity in primary care: the SCALE IBT randomized controlled trial. Obesity (Silver Spring). 2020;28(3):529-36.

Wei Y, Mojsov S. Tissue-specific expression of the human receptor for glucagon-like peptide-I: brain, heart and pancreatic forms have the same deduced amino acid sequences. FEBS Lett. 1995;358:219-24.

Yang S, Zhao L, He W, et al. The effect of oral antidiabetic drugs on improving the endocrine and metabolic states in women with polycystic ovary syndrome: a systematic review and network meta-analysis. Drugs. 2022;82(14):1469-80.

Young AA, Gedulin BR, Bhavsar S, et al. Glucose-lowering and insulin-sensitizing actions of exendin-4: studies in obese diabetic (ob/ob, db/db) mice, diabetic fatty Zucker rats, and diabetic rhesus monkeys (Macaca mulatta). Diabetes. 1999;48:1026-34.

Yu J, Lee J, Lee S-H, et al. A study on weight loss cause as per the side effect of liraglutide. Cardiovasc Ther. 2022;2022:5201684.

Zammit G, Foster G, Rosenberg R, et al. Improvements in sleep apnea endpoints and quality of life are related to the degree of weight loss: results from the randomized, double-blind SCALE sleep apnea trial. T-2144-P. 32nd Annual Scientific Meeting of The Obesity Society, Obesity Week 2-7 November 2014, Boston, MA, USA.

Zander M, Madsbad S, Madsen JL, Holst JJ. Effect of 6-week course of glucagon-like peptide 1 on glycaemic control, insulin sensitivity, and β-cell function in type 2 diabetes: a parallel-group study. Lancet. 2002;359:824-30.

Zinman B, Gerich J, Buse JB, et al.; LEAD-4 Study Investigators et al. Efficacy and safety of the human glucagon-like peptide-1 analog liraglutide in combination with metformin and thiazolidinedione in patients with type 2 diabetes (LEAD-4). Diabetes Care. 2009;32:1224-30.

Zorampari C, Gupta R, Gupta LK. Effect of liraglutide on weight loss and BMI among patients who are overweight and obese with type 2 diabetes: a systematic review and meta-analysis. Eur Med J. 2023;8(4):124-34.

74 | Semaglutida

Marcio C. Mancini ▪ Cintia Cercato

Introdução

O diabetes *mellitus* (DM) tornou-se uma das principais causas de morbidade e mortalidade nos países desenvolvidos e um pesado fardo no orçamento dos sistemas de saúde. O diabetes *mellitus* tipo 2 (DM2) é uma doença complexa com evolução progressiva. A obesidade, associada à resistência insulínica, representa a base na qual a deficiência relativa de insulina e outras alterações fisiopatológicas promovem o desenvolvimento de alterações metabólicas e cardiovasculares (CV), além do problema mais desafiador a ser administrado na prática clínica.

É importante mencionar que os tratamentos clássicos para DM2 (sulfonilureia [SU] e insulina etc.) estão associados a um aumento de peso clinicamente relevante. A segunda barreira mais significativa para atingir o objetivo do controle glicêmico no DM2 é o risco de hipoglicemia, cujos eventos representam uma enorme carga de custos em termos de qualidade de vida, morbidade e mortalidade. Além da associação com o aumento de peso, SU e insulina são as causas mais frequentes de hipoglicemia.

Nos últimos anos, novos tratamentos têm sido desenvolvidos para melhorar os resultados em eficácia e qualidade de vida de pessoas com DM2. Agentes incretínicos, incluindo inibidores da enzima dipeptidilpeptidase-4 (DPP-4) e agonistas do receptor de peptídeo semelhante ao glucagon 1 (GLP-1), melhoram o controle glicêmico por meio de vários mecanismos, incluindo aumento da secreção de insulina pelas células beta das ilhotas pancreáticas dependente de glicose, diminuição do esvaziamento gástrico e redução da secreção de glucagon pós-prandial pelas células alfa das ilhotas pancreáticas.

O último agonista do receptor de GLP-1 (GLP-1R) aprovado pela Food and Drug Administration (FDA), pela European Medicines Agency (EMA) e pela Agência Nacional de Vigilância Sanitária (Anvisa) foi a semaglutida, cuja farmacologia, dados clínicos centrais provenientes dos ensaios clínicos randomizados controlados (ECR) incluídos no programa de desenvolvimento, benefícios CV comprovados, questões de segurança e precauções para uso em populações especiais serão descritos a seguir.

A semaglutida também teve um robusto programa de desenvolvimento para o tratamento da obesidade incluindo a demonstração de benefício cardiovascular independente da presença de diabetes. Para essa indicação a dose do medicamento é mais elevada. A FDA aprovou a semaglutida para o tratamento da obesidade em adultos no ano de 2021 e para adolescentes acima de 12 anos em 2022. No Brasil, a aprovação aconteceu em 2023 tanto para adultos quanto para adolescentes.

Farmacologia

A eficácia e a segurança demonstradas pela liraglutida constituíram a base para o desenvolvimento da semaglutida. As diferenças na estrutura entre a liraglutida e a semaglutida são a substituição de Ala para Aib na posição 8, um ligante mais longo (gama-Glu-2xOEG *versus* gama-Glu) e um aumento no comprimento da cadeia de ácido graxo de C16 para C18. A semaglutida mantém 94% de homologia com o GLP-1 humano. A afinidade da semaglutida com a albumina foi aumentada em 5,6 vezes, conferindo uma meia-vida de 165 a 184 horas (aproximadamente 1 semana), com um tempo médio para a concentração máxima ($T_{máx}$) de 24 a 36 horas.

Sua longa duração permite a administração semanal de semaglutida com doses estabelecidas em estudos pré-clínicos em adultos com DM2: dose inicial de 0,25 mg, aumentada para 0,5 mg após 4 semanas e, ainda, para 1 mg, se necessário, após pelo menos 4 semanas. Para o tratamento da obesidade, a dose-alvo estudada foi 2,4 mg. Assim, após 4 semanas na dose de 1 mg, a dose é aumentada para 1,7 mg por mais 4 semanas. Após esse período, a dose é então aumentada pra 2,4 mg como dose de manutenção. Ocorrência de insuficiência renal ou hepática não altera significativamente a biodisponibilidade da semaglutida, que é excretada principalmente na urina (cerca de 3% da dose é excretada como semaglutida intacta) e nas fezes.

Eficácia clínica em diabetes *mellitus* tipo 2

O programa global de testes clínicos SUSTAIN (Sustentabilidade no Tratamento de Diabetes Tipo 2 de Semaglutida) incluiu uma série de ECR de fase 3A (SUSTAIN 1 a 5), projetados para avaliar a eficácia e a segurança de semaglutida via subcutânea (SC) 1 vez/semana em pacientes com DM2, desde aqueles que não haviam recebido ainda nenhum medicamento para tratamento de diabetes até os que receberam medicações antidiabéticas orais e/ou insulina. Além disso, o estudo SUSTAIN 7 comparou a semaglutida à dulaglutida (ambas agonistas de GLP-1 de ação prolongada administradas SC 1 vez/semana). O SUSTAIN 6 foi um estudo de segurança CV. As principais características desses ECR são resumidas na Tabela 74.1.

Efeitos glicêmicos

O desfecho primário nos ECR SUSTAIN 1 a 5 correspondeu à mudança na HbA1c desde o início até o final do tratamento. A semaglutida mostrou reduções significativas e sustentadas na

Tabela 74.1 Delineamento dos estudos clínicos fase 3A SUSTAIN 1 a 5 e fase 3B SUSTAIN 7.

SUSTAIN 1	SUSTAIN 2	SUSTAIN 3	SUSTAIN 4	SUSTAIN 5	SUSTAIN 7
Desenho do estudo					
Duplo-cego controlado por placebo, grupos paralelos, multicêntrico multinacional de 4 braços	Duplo-cego com controle ativo, grupos paralelos, multicêntrico multinacional de 4 braços	Aberto com controle ativo, grupos paralelos, multicêntrico multinacional de 2 braços	Aberto com controle ativo, grupos paralelos, multicêntrico multinacional de 3 braços	Duplo-cego controlado por placebo, grupos paralelos, multicêntrico multinacional de 4 braços	Aberto com controle ativo, grupos paralelos, multicêntrico multinacional de 4 braços
Medicação de base					
Nenhuma	Metformina (MET) com ou sem glitazona (TZD)	1 ou 2 ADO, entre MET, TZD ou SU	MET e/ou SU	Insulina basal com ou sem MET	MET
Medicação do estudo					
Semaglutida 0,5 ou 1 mg *versus* placebo (todos via SC 1 vez/semana)	Semaglutida 0,5 ou 1 mg *versus* placebo (todos via SC 1 vez/semana) + sitagliptina 100 mg ou placebo (VO 1 vez/dia)	Semaglutida 1 mg *versus* exenatida ER 2 mg (todos via SC 1 vez/semana)	Semaglutida 0,5 ou 1 mg (via SC 1 vez/semana) *versus* insulina glargina (via SC 1 vez/dia) iniciando com 10 UI	Semaglutida 0,5 ou 1 mg *versus* placebo (todos via SC 1 vez/semana)	Semaglutida 0,5 ou 1 mg *versus* dulaglutida 0,75 mg ou 1,5 mg (todos via SC 1 vez/semana)
Critérios de inclusão					
DM2 em tratamento com dieta/exercício com HbA1c 7 a 10%	DM2 em tratamento com MET ou TZD, ou MET + TZD com HbA1c 7 a 10,5%	DM2 em tratamento com 1 a 2 ADO (MET, TZD, ou MET + TZD ou SU) com HbA1c 7 a 10,5%	DM2 não tratados com insulina em tratamento com MET ou MET + SU com HbA1c 7 a 10%	DM2 tratados com insulina basal isoladamente ou associada a MET com HbA1c 7 a 10%	DM2 em tratamento com MET em monoterapia com HbA1c 7 a 10%
Referência					
Sorli et al. (2017)	Ahrén et al. (2017)	Ahmann et al. (2018)	Aroda et al. (2017)	Rodbard et al. (2018)	Pratley et al. (2018)

ADO: antidiabético oral; HbA1c: hemoglobina glicada; MET: metformina; SC: via subcutânea; SU: sulfonilureia; SUSTAIN: *semaglutide unabated sustainability in treatment of type 2 diabetes*; TZD: glitazona; VO: via oral.

HbA1c *versus* comparador em todos os ensaios (Figura 74.1): a redução foi de 1,2 a 1,5% com a dose de 0,5 mg e de 1,5 a 1,8% com a dose semanal de 1 mg. No ensaio SUSTAIN 7, as reduções de HbA1c foram de 1,5 e 1,8% com 0,5 mg e 1 mg de semaglutida e 1,1 e 1,4% com 0,75 mg e 1,5 mg de dulaglutida, respectivamente.

Efeitos no peso corporal no paciente com diabetes *mellitus* tipo 2

A obesidade constitui um fator fundamental na etiologia do DM2, além do fato de o ganho de peso estar associado ao aumento do risco cardiovascular e à redução da expectativa de vida. Semaglutida foi relacionada com reduções significativas no peso em relação ao comparador no programa SUSTAIN 1 a 5: a redução foi de 3,5 a 4,3 kg com a dose de 0,5 mg e 4,5 a 6,4 kg com a dose semanal de 1 mg. Com semaglutida na dose semanal de 1 mg, a perda de peso foi pelo menos o dobro do respectivo comparador em cada estudo clínico. A diferença na redução de peso contra cada comparador foi: -2,5 e -3,5 kg *versus* placebo, -1,4 e -4,2 kg *versus* sitagliptina, e -4,7 e -6,4 kg *versus* insulina glargina com doses de 0,5 e 1 mg de semaglutida, respectivamente; apenas a dose de 1 mg por semana foi testada contra exenatida ER 2 mg semanal e a diferença foi de -3,7 kg. No ensaio SUSTAIN 7, as reduções de peso foram de -4,6,

-6,5, -2,3 e -3 kg com 0,5 mg e 1 mg de semaglutida, e com 0,75 e 1,5 mg de dulaglutida, respectivamente.

As alterações da composição corporal induzidas por semaglutida foram avaliadas por pletismografia após 12 semanas de tratamento (perda de peso de 4 a 5 kg), tendo sido observada uma perda de massa adiposa três vezes maior que a de massa corporal magra. A redução de apetite foi descrita como um possível mecanismo de perda de peso corporal, o que levou a menor ingestão diária de energia (redução de 24%), mas não houve evidência de aumento do gasto energético. Semaglutida levou à preferência relativamente menor por alimentos ricos em gordura. Quando comparada ao placebo, não houve diferença na taxa de náuseas durante as refeições como uma possível causa para a redução de ingestão de energia.

Efeitos na pressão arterial

O aumento da pressão arterial (PA) representa um fator de risco para morbidade e mortalidade CV em indivíduos com DM2, e sua redução tem mostrado benefícios clínicos para pessoas com DM2. A semaglutida foi associada a reduções sustentadas na pressão arterial sistólica (PAS) desde o início pelo programa SUSTAIN. Com exceção do estudo clínico SUSTAIN 1, que incluiu pacientes sem tratamento prévio e com DM2 de duração relativamente curta, e do SUSTAIN 7 (que comparou com dulaglutida), as duas doses de semaglutida foram associadas a

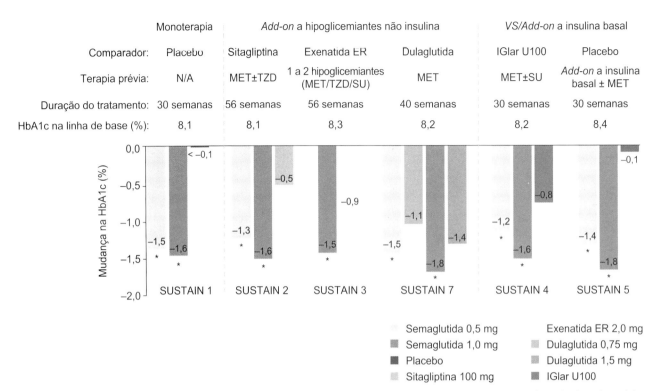

Figura 74.1 Redução na hemoglobina glicada nos estudos clínicos SUSTAIN 1 a 5 e 7. Nota: *p = 0,0001 versus comparador. ER: liberação prolongada; HbA1c: hemoglobina glicada; IGlar: insulina glargina; MET: metformina; SU: sulfonilureia; TZD: glitazona.

reduções significativas na PAS *versus* o comparador: redução de 2,4 a 5,1 mmHg e 2,7 a 7,3 mmHg com a dose semanal de 0,5 e 1 mg, respectivamente. A pressão arterial diastólica (PAD) geralmente diminuiu com o tratamento com semaglutida, porém sem diferença significativa.

Benefícios cardiovascular e renal

Com base nas recentes diretrizes da American Diabetes Association (ADA) e da European Association for the Study of Diabetes (EASD) de 2018, a adição de um agente com evidência de redução do risco CV deve ser considerada em pacientes com diabetes e doença CV estabelecida. A segurança CV foi examinada no estudo SUSTAIN 6, randomizado, duplo-cego, ensaio controlado com placebo, de quatro braços, com grupos paralelos de 109 semanas de duração. Medicação adicional para reduzir a glicose poderia ser adicionada para obter controle glicêmico a critério dos pesquisadores. A semaglutida reduziu o risco do desfecho primário em 26% *versus* placebo, de acidente vascular encefálico (AVE) não fatal em 39% e de infarto do miocárdio não fatal em 26%. Não se observou diferença no desfecho de morte CV. Além disso, o risco de nova nefropatia ou de piora (definida como macroalbuminúria persistente, persistente duplicação do nível de creatinina sérica e *clearance* de creatinina de 45 mℓ/min/1,73 m², ou necessidade de terapia de substituição renal) foi significativamente menor com semaglutida *versus* placebo (em cerca de 36%). O emprego de semaglutida resultou em reduções na HbA1c (-0,7% no grupo 0,5 mg e -1,0% no grupo 1 mg) e no peso corporal (-2,9 kg no grupo 0,5 mg e -4,3 kg no grupo 1 mg) *versus* placebo, com taxas semelhantes de hipoglicemia entre os grupos.

Indicações no paciente com diabetes *mellitus* tipo 2

A semaglutida é indicada como monoterapia quando há controle glicêmico inadequado somente com dieta e exercício e quando a metformina é considerada inadequada por intolerância ou quando há contraindicação e em combinação com outros medicamentos ADO, incluindo insulina, quando estes não fornecem controle glicêmico adequado.

Assim como com outros agonistas de GLP-1R, se a semaglutida for administrada em combinação com uma SU, deve-se considerar fortemente a redução na dose da SU para reduzir o risco de hipoglicemia. No ECR SUSTAIN 5 (adição de semaglutida à insulina basal), a dose de insulina foi reduzida em 20% na randomização nos pacientes que apresentavam HbA1c menor que 8%.

Diante dos resultados do estudo SUSTAIN-6, a semaglutida também é indicada para reduzir o risco de eventos cardiovasculares em adultos com DM2 e doença cardiovascular estabelecida.

Segurança e precauções em populações especiais

Os eventos adversos mais frequentemente associados ao uso de agonistas de GLP-1R são reações gastrointestinais, como náuseas, vômitos e diarreia, que podem ser especialmente preocupantes ao tratar pacientes com insuficiência renal e desidratação. Náuseas ocorreram em 17 e 19,9%, diarreia em 12,2 e 13,3% e vômitos em 6,4 e 8,4% dos pacientes tratados com semaglutida 0,5 e 1 mg, respectivamente. A maioria dos eventos teve gravidade leve a moderada e levou à interrupção do tratamento em 3,9 e 5% dos pacientes, respectivamente. A semaglutida deve ser suspensa se houver suspeita de pancreatite e usada com precaução em doentes com história de pancreatite. Como descrito com outros agonistas de GLP-1R, a frequência cardíaca aumentou em todos os grupos de tratamento, com aumento maior com semaglutida *versus* comparadores (respectivamente, 1,7 e 2,5 *versus* 0,4 bpm com semaglutida 0,5 e 1 mg *versus* comparador).

Somente no estudo SUSTAIN 6, o risco de piora de retinopatia (hemorragia vítrea, cegueira ou condições que resultaram em tratamento com agente intravítreo ou fotocoagulação) foi significativamente maior em comparação ao placebo (*hazard ratio* [HR] 1,76). A rápida melhora no controle da glicose foi associada a agravamento da retinopatia diabética em outros estudos. Exame oftalmológico prévio e acompanhamento (conforme cada caso) são aconselháveis quando se inicia a semaglutida em pacientes tratados com insulina e com histórico de retinopatia diabética ou mau controle prévio.

Uso em pessoas idosas

A eficácia e a segurança de semaglutida em todo o programa SUSTAIN (ECR 1 a 5) em pessoas com idade acima e abaixo de 65 anos foram comparadas em uma análise *post-hoc*: reduções similares na HbA1c e no peso corporal médio com semaglutida ocorreram em ambos os grupos de idade. O perfil de segurança também foi indistinguível, exceto por uma taxa mais alta de descontinuações prematuras do tratamento causadas por eventos adversos gastrointestinais em pacientes idosos *versus* não idosos. Não houve necessidade de ajuste posológico por idade.

Insuficiência renal ou hepática

Não se comprovou necessidade de ajuste de dose para pacientes com insuficiência renal ou hepática leve, moderada ou grave (taxa de filtração glomerular estimada de ≥ 15 a < 30 mℓ/min). No entanto, as informações com relação ao uso de semaglutida em pacientes com insuficiência hepática grave são limitadas.

Conclusões sobre o uso de semaglutida em diabetes *mellitus* tipo 2

A maior potência na redução da HbA1c em comparação a outros agonistas de GLP-1R e, ainda, a agentes orais faz da semaglutida uma escolha vantajosa para o tratamento do DM2, possibilitando atingir alvos glicêmicos em uma ampla população de DM2. As reduções clinicamente relevantes do peso e da PAS, além dos benefícios CV comprovados no estudo SUSTAIN 6, sustentam a escolha de semaglutida em pessoas com doença CV estabelecida. A tolerância gastrointestinal constitui a principal barreira para a adesão aos agonistas de GLP-1R. Informar adequadamente os pacientes sobre a redução do conteúdo de gordura e da quantidade de alimentos pode reduzir a incidência de náuseas e vômitos. Quando há eventos adversos gastrointestinais, deve-se considerar ajustar a titulação, mantendo ou reduzindo a dose de semaglutida para 0,5 ou 0,25 mg.

Semaglutida no tratamento da obesidade

O esvaziamento gástrico pode ser retardado após a administração de semaglutida. Além da redução da glicose, a semaglutida promove perda de peso, por diminuição da ingestão total de energia, que parece ser atribuída à supressão do apetite, e não a náuseas ou aversão alimentar. O tratamento com semaglutida induziu menos fome e desejo por comida, assim como menor preferência por alimentos ricos em gorduras, tendo sido associado a melhor controle de alimentação durante as refeições.

Pelo fato de a eficácia da perda de peso da liraglutida demonstrada ter sido mediada principalmente pela ativação de neurônios que expressam a pró-opiomelanocortina (POMC) e o transcrito relacionado com cocaína e anfetamina (CART) no núcleo arqueado do hipotálamo (e não pela ação periférica sobre o nervo vago gastrointestinal), os efeitos mencionados da semaglutida na supressão do apetite podem, provavelmente, ser dependentes de um mecanismo central relevante que envolve o hipotálamo. Estudos de neuroimagem foram capazes de revelar que, além de seu efeito no apetite homeostático, os análogos de GLP-1 são capazes de atuar em vias hedônicas, reduzindo o consumo de alimentos altamente palatáveis. Estudo clínico mecanístico demonstrou que o consumo calórico durante uma refeição *ad libitum* foi 35% menor com semaglutida comparativamente ao placebo.

Eficácia clínica em obesidade

O programa global de desenvolvimento clínico da semaglutida para o tratamento da obesidade denominado "STEP" (*Semaglutide Treatment Effect in People with obesity*) incluiu cinco ensaios clínicos de fase 3A randomizados, duplos-cegos, controlados com placebo em combinação com redução de calorias e aumento de atividade física (STEP 1 a 5). Um total de 4.988 participantes dos estudos STEP 1 a 5 foram randomizados para receber semaglutida ou placebo. Para mitigar os efeitos colaterais, os ensaios do programa STEP foram projetados para aumentar gradualmente a dose de semaglutida ao longo de um período de 16 semanas. Portanto, a medicação era aplicada no subcutâneo 1 vez/semana inicialmente com uma dose de 0,25 mg e aumentada a cada 4 semanas para os níveis de dose subsequentes de 0,5, 1 e 1,7 mg, até atingir a dose-alvo de 2,4 mg. O STEP 2 incluiu um braço de tratamento com semaglutida 1 mg no qual os pacientes foram aumentados, a cada 4 semanas, de 0,25 para 0,5 mg e depois para a dose-alvo de 1 mg. No STEP 3, os pacientes receberam tratamento de modificação comportamental intensiva de estilo de vida (definida como 30 visitas individuais a um nutricionista) incluindo uma dieta hipocalórica inicial de 8 semanas com substituição parcial de refeições seguida de uma dieta hipocalórica por 60 semanas, junto à atividade física (aumentando gradualmente de 100 minutos/semana para 200 minutos/semana).

Os principais objetivos e resultados relacionados à eficácia dos estudos STEP 1 a 5 encontram-se na Figura 74.2 e estão descritos a seguir.

- STEP 1: teve por objetivo mostrar a superioridade de semaglutida 2,4 mg *versus* placebo na perda de peso e comparar a segurança e a tolerabilidade em adultos com excesso de peso sem diabetes. Após 68 semanas de tratamento houve uma redução substancial, sustentada e clinicamente relevante no grupo que recebeu semaglutida em relação ao placebo (14,9% de perda de peso *versus* 2,4%, diferença de 12,5% entre os grupos).

Uma proporção de 86,4, 69,1, 50,5 e 32% dos participantes perderam mais que 5, 10, 15 e 20% do peso inicial, um resultado até então não visto com nenhuma droga para tratar obesidade na época de sua publicação
- STEP 2: esse estudo avaliou pacientes portadores de obesidade associada a DM2, e no qual foram comparadas as doses de 1 e 2,4 mg *versus* placebo em relação a perda de peso e controle glicêmico. A média de perda de peso no grupo que recebeu a semaglutida na dose de 2,4 mg foi de 9,6% *versus* 7,0% para semaglutida 1 mg e 3,4% para o grupo placebo. A dose mais elevada também se associou a um controle glicêmico ligeiramente melhor que a dose de 1 mg
- STEP 3: nesse estudo foi avaliado o impacto do uso de semaglutida 2,4 mg *versus* placebo associado a uma intervenção comportamental intensiva. A média de redução após 68 semanas de tratamento foi de 16% com semaglutida e 5,7% no grupo placebo, levando a uma diferença de perda de peso entre os grupos de 10,3%. Interpretando os achados do STEP 3 em relação aos resultados do STEP 1, a adição de intervenção intensiva de estilo de vida contribuiu com apenas modesta perda de peso adicional
- STEP 4: o objetivo desse estudo foi avaliar o efeito da semaglutida 2,4 mg semanal na manutenção da perda de peso. Para isso, todos os pacientes receberam semaglutida 2,4 mg subcutânea nas primeiras 20 semanas, e após esse período os participantes foram randomizados para manter semaglutida ou trocar para placebo, por mais 48 semanas. Os participantes perderam, em 20 semanas, uma média de 10,6% do peso e aqueles que continuaram a receber a semaglutida atingiram uma média de redução de peso de 17,4%, enquanto aqueles que trocaram para o placebo reganharam 6,9% do peso inicialmente perdido
- STEP 5: esse estudo testou a durabilidade da perda de peso com semaglutida 2,4 mg *versus* placebo ao longo de 2 anos. Não houve perda de peso adicional entre 52 e 104 semanas, mas houve uma manutenção da perda de peso a longo prazo significativamente maior que o placebo (−15,2% *versus* −2,6%), com uma diferença de −12,6% entre os grupos, sendo, portanto, comprovada a durabilidade do eficácia da semaglutida.

Perfil de segurança de semaglutida 2,4 mg no tratamento da obesidade

A semaglutida 2,4 mg semanal foi geralmente bem tolerada, com perfil de segurança similar aos vistos no programa SUSTAIN. Os eventos adversos mais comuns foram gastrointestinais (principalmente náusea, diarreia, vômitos e constipação). A maior parte dos eventos foi de intensidade leve a moderada, e, em geral, foi transitório e mais comum na fase de titulação da medicação. A titulação da medicação deve ser ajustada conforme a tolerabilidade, sendo importante a educação do paciente em relação aos efeitos colaterais, e orientações nutricionais devem ser realizadas com o intuito de mitigar os efeitos adversos. Na Tabela 74.2 encontram-se os principais efeitos adversos observados no programa STEP. Como os AR GLP-1 têm mecanismo de ação glicose-dependente, não é esperada hipoglicemia, sendo importante ressaltar que os estudos STEP não identificaram diferenças nas taxas de hipoglicemia em relação ao grupo placebo, exceto no STEP 2, no qual pacientes com DM2 faziam uso de medicações concomitantes que reduziam o nível de glicose. Nesse caso, é importante avaliar a necessidade de reduzir medicamentos hipoglicemiantes em pacientes com DM2 que receberão semaglutida associada.

Nos estudos STEP, pacientes com antecedente de pancreatite crônica não foram incluídos, mas eventos de pancreatite aguda foram raros e sem diferença entre o grupo que recebeu semaglutida e o que recebeu placebo. Foram observadas elevações de lipase e de amilase, porém sem significado clínico, não sendo preditores do desenvolvimento de eventos pancreáticos. Portanto, não se recomenda realizar essas dosagens de rotina em um paciente assintomático. A perda de peso é um conhecido fator de risco para o desenvolvimento de litíase biliar. Nos estudos STEP foi observado um aumento do risco de eventos biliares, sendo mais frequentes no grupo que recebeu semaglutida (em uma proporção de 2,6 a 4,9%), enquanto no grupo placebo essa proporção foi de 1,2 a 1,5%. Não há evidências de que a medicação altere a dinâmica de esvaziamento da vesícula biliar, e, no momento, acredita-se que tal achado esteja relacionado à maior perda de peso induzida pela droga. Nenhum caso de carcinoma medular de tireoide foi visto nos pacientes que receberam semaglutida nos estudos STEP 1 a 5.

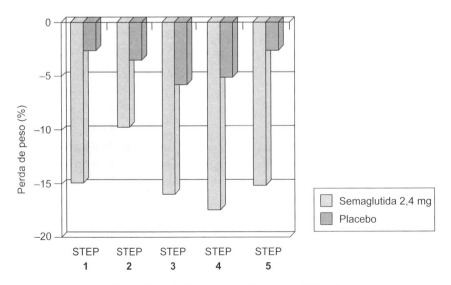

Figura 74.2 Perda de peso percentual dos estudos STEP 1 a 5.

Tabela 74.2 Eventos adversos observados nos estudos STEP 1 a 5.

	STEP 1		STEP 2			STEP 3		STEP 4[a]		STEP 5		STEP 8		
	Controle de peso		Controle de peso no diabetes *mellitus* tipo 2			Controle de peso com terapia comportamental intensiva		Controle de peso sustentado		Controle de peso por 2 anos		Semaglutida *vs.* liraglutida		
Náusea	577 (44,2)	114 (17,4)	136 (33,7)	129 (32,1)	37 (9,2)	237 (58,2)	45 (22,1)	75 (14)	13 (4,9)	81 (53,3)	33 (21,7)	77 (61,1)	75 (59,1)	19 (22,4)
Diarreia	412 (31,5)	104 (15,9)	86 (21,3)	89 (22,1)	48 (11,9)	147 (36,1)	45 (22,1)	77 (14,4)	19 (7,1)	53 (34,9)	36 (23,7)	35 (27,8)	23 (18,1)	22 (25,9)
Vômitos	324 (24,8)	43 (6,6)	88 (21,8)	54 (13,4)	11 (2,7)	111 (27,3)	22 (10,8)	55 (10,3)	8 (3)	46 (30,3)	7 (4,6)	32 (25,4)	26 (20,5)	5 (5,9)
Constipação	306 (23,4)	62 (9,5)	70 (17,4)	51 (12,7)	22 (5,5)	150 (36,9)	50 (24,5)	62 (11,6)	17 (6,3)	47 (30,9)	17 (11,2)	49 (38,9)	40 (31,5)	20 (23,5)
Perfil de segurança														
Distúrbios GIs	969 (74,2)	314 (47,9)	256 (63,5)	231 (57,5)	138 (34,3)	337 (82,8)	129 (63,2)	224 (41,9)	70 (26,1)	125 (82,2)	82 (53,9)	106 (84,1)	105 (82,7)	47 (55,3)
Distúrbios relacionados com a vesícula biliar	34 (2,6)	8 (1,2)	1 (0,2)	4 (1)	3 (0,7)	20 (4,9)	3 (1,5)	15 (2,8)	10 (3,7)	4 (2,6)	2 (1,3)	1 (0,8)	4 (3,1)	1 (1,2)
Distúrbios hepáticos	31 (2,4)	20 (3,1)	10 (2,5)	10 (2,5)	14 (3,5)	8 (2)	4 (2)	11 (2,1)	4 (1,5)	3 (2)	3 (2)	2 (1,6)	1 (0,8)	3 (3,5)
Pancreatite aguda	3 (0,2)	0	1 (0,2)	0	1 (0,2)	0	0	0	0	0	0	0	1 (0,8)	0
Distúrbios cardiovasculares	107 (8,2)	75 (11,5)	6 (1,5)	6 (1,5)	5 (1,2)	40 (9,8)	22 (10,8)	26 (4,9)	30 (11,2)	17 (11,2)	32 (21,1)	15 (12,7)	18 (14,2)	9 (10,6)
Reações alérgicas	96 (7,4)	54 (8,2)	26 (6,5)	22 (5,5)	18 (4,5)	35 (8,6)	19 (9,3)	26 (4,9)	11 (4,1)	23 (15,1)	8 (5,3)	9 (7,1)	11 (8,7)	10 (11,8)
Reações no local da injeção	65 (5)	44 (6,7)	12 (3)	6 (1,5)	10 (2,5)	22 (5,4)	12 (5,9)	14 (2,6)	6 (2,2)	10 (6,6)	15 (9,9)	0	14 (11)	5 (5,9)
Neoplasmas malignos	14 (1,1)	7 (1,1)	5 (1,2)	7 (1,7)	8 (2)	3 (0,7)	1 (0,5)	6 (1,1)	1 (0,4)	2 (1,3)	4 (2,6)	3 (2,4)	3 (2,4)	1 (1,2)
Transtornos psiquiátricos	124 (9,5)	83 (12,7)	24 (6)	23 (5,7)	15 (3,7)	60 (14,7)	24 (11,8)	46 (8,6)	35 (13,1)	26 (17,1)	25 (16,4)	7 (5,6)	19 (15)	9 (10,6)
Insuficiência renal aguda	3 (0,2)	2 (0,3)	4 (1)	2 (0,5)	2 (0,5)	0	0	1 (0,2)	1 (0,4)	0	0	1 (0,8)	0	1 (1,2)
Hipoglicemia	8 (0,6)	5 (0,8)	23 (5,7)	22 (5,5)	12 (3)	2 (0,5)	0	3 (0,6)	3 (1,1)	4 (2,6)	0	0	1 (0,8)	0

[a] Os dados são relatados para o período randomizado (ou seja, semanas 20 a 68). EA: eventos adversos; GI: gastrointestinal; ND: não disponível.

Benefícios cardiovasculares

Os benefícios dos análogos de GLP-1 no contexto do paciente com DM2 em relação à saúde cardiovascular e renal são bem conhecidos. Com o objetivo de avaliar o uso de semaglutida 2,4 mg na redução de eventos cardiovasculares maiores (MACE) em portadores de obesidade, foi realizado o estudo SELECT (*Semaglutide Effects on Cardiovascular Outcomes in People with Overweight or Obesity*). Foram incluídos 17.604 pacientes (idade ≥45 anos, índice de massa corporal – IMC ≥27 kg/m², de 41 países, com sobrepeso ou obesidade, com doença cardiovascular estabelecida (principalmente infarto do miocárdio prévio) e sem história de diabetes. O desfecho primário do estudo foi o desfecho composto da primeira ocorrência de MACE-3. Durante um acompanhamento médio de 33 meses, a semaglutida mostrou-se superior ao placebo, reduzindo o risco de morte cardiovascular, infarto do miocárdio ou AVE em 20% (6,5% *versus* 8,0%; HR 0,80; IC 95% 0,72 a 0,90, p < 0,001). Quanto aos desfechos secundários, o risco de morte cardiovascular ou hospitalização por insuficiência cardíaca diminuiu 18% (3,4% *versus* 4,1%; HR 0,82; IC 95% 0,71 a 0,96), bem como o risco de infarto do miocárdio não fatal foi 28% menor (2,7% *versus* 3,7%; HR 0,72; IC 95% 0,61 a 0,85). Além disso, houve redução na mortalidade por todas as causas (4,3% *versus* 5,2%; HR 0,81; IC 95% 0,71 a 0,93). A semaglutida foi associada a reduções significativas no peso corporal, na circunferência da cintura, nos níveis de colesterol e triglicerídeos, e à melhora na pressão arterial e nos níveis de proteína C reativa (PCR). Os achados desse estudo certamente irão impactar na prática clínica, pois, pela primeira vez, um medicamento para tratamento de obesidade demonstrou redução de eventos cardiovasculares e morte, sendo a obesidade um alvo importante de tratamento no contexto do paciente portador de doença aterosclerótica estabelecida.

Um estudo também avaliou o impacto do uso de semaglutida 2,4 mg *versus* placebo em pacientes com insuficiência cardíaca com fração de ejeção preservada (FEP), condição cada vez mais comum, especialmente em pessoas com obesidade. Ao contrário da insuficiência cardíaca de fração reduzida, poucas intervenções conseguiram demonstrar benefícios nessa população. Cerca de 60% das pessoas têm o fenótipo relacionado à obesidade, e evidências crescentes sugerem um papel determinante do excesso de peso no desenvolvimento e na progressão da insuficiência cardíaca com FEP.

Nesse contexto, foi desenhado o estudo STEP-HFPEF, avaliando o benefício da semaglutida em pacientes com obesidade e insuficiência cardíaca com FEP. Foram randomizados 529 pacientes para receber semaglutida 2,4 mg 1 vez/semana ou placebo por 52 semanas. Os desfechos primários foram a melhora sintomática (avaliada pelo questionário KCCQ-CSS) e a mudança no peso corporal. Os desfechos secundários incluíram a mudança na distância percorrida em 6 minutos; a alteração no nível de PCR; e um desfecho composto que incluiu morte, eventos de insuficiência cardíaca, melhora no KCCQ-CSS e no teste de caminhada de 6 minutos. A semaglutida demonstrou benefícios em todos os desfechos propostos. A mudança média no KCCQ-CSS foi de 16,6 *versus* 8,7 pontos com placebo, com redução no peso corporal de 13,3% *versus* 2,6% com placebo. Nos desfechos secundários houve melhora no teste de caminhada, redução na PCR e no NTproBNP. Esse foi o primeiro ensaio de um agente farmacológico para especificamente tratar a obesidade como uma estratégia de tratamento para insuficiência cardíaca com FEP, e a magnitude dos benefícios observados foi significativa.

Uso em adolescentes

A obesidade é um problema complexo cada vez mais comum em crianças e adolescentes. São aprovados orlistate e liraglutida 3 mg para o tratamento do excesso de peso em crianças com obesidade acima de 12 anos. Em 2023, a Anvisa aprovou o uso de semaglutida na dose de 2,4 mg 1 vez/semana para crianças e adolescentes acima de 12 anos.

O STEP-TEENS foi um estudo fase 3 que comparou o uso da semaglutida 2,4 mg com placebo em adolescentes com idade de 12 a < 18 anos. O desfecho primário foi a alteração percentual no IMC, e o desfecho secundário confirmatório foi uma redução no peso corporal de pelo menos 5%. Ao final de 68 semanas, a mudança média no IMC da linha de base até a semana 68 foi de –16,1% entre aqueles que receberam semaglutida 2,4 mg e 0,6% entre aqueles que receberam placebo (diferença estimada: –16,7 pontos percentuais [IC 95% –20,3 a –13,2]; p < 0,001). Ao avaliar o desfecho secundário de interesse, observou-se que 73% dos pacientes com semaglutida experimentaram uma perda de peso de 5% ou mais em comparação com apenas 18% daqueles randomizados para placebo (OR 14,0; IC 95% 6,3 a 31,0; p < 0,001). Um total de 37% dos adolescentes que receberam semaglutida perderam mais de 20% do peso em comparação com apenas 3% que receberam terapia com placebo. O perfil de segurança foi similar ao visto em adultos com os eventos adversos gastrointestinais, sendo a náusea, o vômito e a diarreia os mais comuns.

Semaglutida oral

A semaglutida é o único AR GLP-1 disponível tanto em uma formulação injetável quanto em uma formulação oral. Pensou-se que uma formulação oral poderia melhorar a conveniência, a aceitação e a adesão com a terapia com AR GLP-1, e fornecer uma opção adicional para o controle glicêmico e de peso, particularmente em pacientes que relutam em iniciar medicamentos injetáveis. A semaglutida administrada por via oral tem biodisponibilidade de ~1% e absorção variável. A absorção da semaglutida oral ocorre predominantemente no estômago. A presença de salcaprozato de sódio reduz localmente o pH e facilita a sua absorção. É recomendado tomar o comprimido com até 120 mℓ de água e esperar pelo menos 30 minutos antes de comer ou beber ou tomar outros medicamentos orais. Está aprovada em monoterapia ou em associação com outras drogas para o tratamento do DM2.

A semaglutida oral foi investigada em oito ensaios globais de fase 3A denominados "PIONEER" (*Peptide InnOvatioN for the Early diabEtes tReatment*), em mais de 8 mil indivíduos, com avaliação ampla em diferentes populações de pacientes portadores de DM2 com diferentes terapias de base (Figura 74.3).

Em relação à eficácia, uma metanálise em rede mostrou que a semaglutida oral 14 mg 1 vez/dia foi associada a reduções numericamente maiores de HbA1c do que a semaglutida subcutânea 0,5 mg 1 vez/semana, a dulaglutida 1,5 mg e a liraglutida 1,8 mg. Não foi observada diferença estatística na eficácia do controle glicêmico entre semaglutida oral 14 mg e semaglutida subcutânea 1 mg 1 vez/semana na semana 26, embora as reduções da HbA1c tenham sido numericamente maiores com semaglutida subcutânea 1 mg. Em relação à perda de peso corporal, a apresentação subcutânea foi mais eficaz que a oral em pacientes com diabetes.

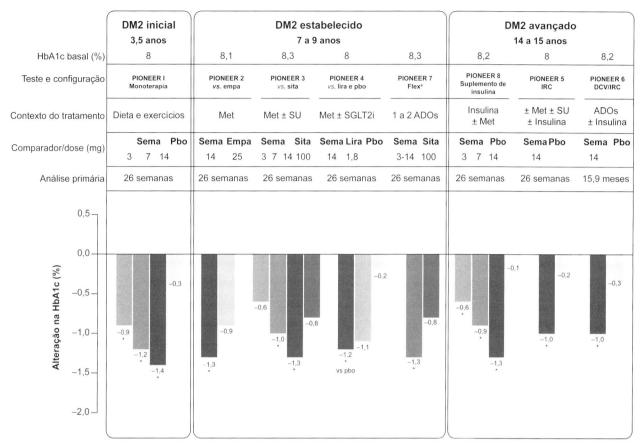

Figura 74.3 Redução de HbA1c em pacientes com diabetes *mellitus* tipo 2 (DM2) no programa PIONEER. *p < 0,05 *versus* comparador. DCV: doença cardiovascular; empa: empagliflozina; HbA1c: hemoglobina glicada; IRC: insuficiência renal crônica; lira: liraglutida; pbo: placebo; PIONEER: Peptide Innovation for Early Diabetes Treatment; sema: semaglutida; sita: sitagliptina.

O perfil de segurança da formulação oral é semelhante à subcutânea, e para mitigar os efeitos adversos gastrointestinais, sua dose também deve ser titulada. A dose inicial é de 3 mg 1 vez/dia por 1 mês. Após 1 mês, a dose deve ser aumentada para uma dose de manutenção de 7 mg 1 vez/dia. Após, pelo menos, 1 mês, a dose pode ser aumentada para uma dose de manutenção de 14 mg 1 vez/dia.

A semaglutida oral também vem sendo testada para o tratamento da obesidade. Recentemente, foi publicado o estudo OASIS-1, um ensaio clínico randomizado, multicêntrico, placebo-controlado, de fase 3, que incluiu adultos com IMC de, no mínimo, 30 kg/m², ou de pelo menos 27 kg/m² com complicações e comorbidades relacionadas ao peso corporal. No total, 667 participantes foram randomizados para receber semaglutida oral 50 mg ou placebo 1 vez/dia durante 68 semanas, associado a uma intervenção de estilo de vida. A semaglutida foi iniciada com dose de 3 mg e aumentada a cada 4 semanas para 7, 14, e 25 mg para atingir a dose de manutenção de 50 mg na semana 16. Os resultados foram bastante significativos. Ao longo das 68 semanas, a mudança média estimada no peso corporal foi de −15,1% para o grupo da semaglutida e −2,4% para o grupo placebo. Mais pacientes com semaglutida relataram eventos adversos gastrointestinais, incluindo náuseas, doença do refluxo gastroesofágico e dispepsia, com eventos ocorrendo tipicamente no período de titulação da dose. Assim, a semaglutida oral 50 mg tem potencial para ser uma opção futura eficaz para o tratamento de pacientes com sobrepeso ou obesidade.

Bibliografia

Ahmann AJ, Capehorn M, Charpentier G, et al. Efficacy and safety of once-weekly semaglutide versus exenatide ER in subjects with type 2 diabetes (sustain 3): a 56-Week, open-label, randomized clinical trial. Diabetes Care. 2018;41(2):258-66.

Ahrén B, Masmiquel L, Kumar H, et al. Efficacy and safety of once-weekly semaglutide versus once-daily sitagliptin as an add-on to metformin, thiazolidinediones, or both, in patients with type 2 diabetes (sustain 2): a 56-week, double-blind, phase 3A, randomised trial. Lancet Diabetes Endocrinol. 2017;5(5):341-54.

Aroda VR, Bain SC, Cariou B, et al. Efficacy and safety of once-weekly semaglutide versus once-daily insulin glargine as add-on to metformin (with or without sulfonylureas) in insulin-naive patients with type 2 diabetes (sustain 4): a randomised, open-label, parallel-group, multicentre, multinational, phase 3A trial. Lancet Diabetes Endocrinol. 2017;5(5):355-66.

Aroda VR, Erhan U, Jelnes P, et al. Safety and tolerability of semaglutide across the SUSTAIN and PIONEER phase IIIa clinical trial programmes. Diabetes Obes Metab. 2023;25(5):1385-97.

Blundell J, Finlayson G, Axelsen M, et al. Effects of once-weekly semaglutide on appetite, energy intake, control of eating, food preference and body weight in subjects with obesity. Diabetes Obes Metab. 2017;19(9):1242-51.

Chudleigh R, Bain SC. Semaglutide. GLP-1 receptor agonist, treatment of type 2 diabetes. Drugs Future. 2017;42(8):479.

Davies M, Færch L, Jeppesen OK, et al.; STEP 2 Study Group. Semaglutide 2·4 mg once a week in adults with overweight or obesity, and type 2 diabetes (STEP 2): a randomised, double-blind, double-dummy, placebo-controlled, phase 3 trial. Lancet. 2021;397(10278):971-84.

Davies M, Pieber TR, Hartoft-Nielsen ML, et al. Effect of oral semaglutide compared with placebo and subcutaneous semaglutide on glycemic control in patients with type 2 diabetes: a randomized clinical trial. JAMA. 2017;318(15):1460-70.

Garvey WT, Batterham RL, Bhatta M, et al.; STEP 5 Study Group. Two-year effects of semaglutide in adults with overweight or obesity: the STEP 5 trial. Nat Med. 2022;28(10):2083-91.

Gomez-Peralta F, Abreu C. Profile of semaglutide in the management of type 2 diabetes: design, development, and place in therapy. Drug Des Devel Ther. 2019;13:731-8.

Hinnen D. Glucagon-like peptide 1 receptor agonists for type 2 diabetes. Diabetes Spectr. 2017;30(3):202-10.

Jensen L, Helleberg H, Roffel A, et al. Absorption, metabolism and excretion of the GLP-1 analogue semaglutide in humans and nonclinical species. Eur J Pharm Sci. 2017;104:31-41.

Jensen L, Kupcova V, Arold G, et al. Pharmacokinetics and tolerability of semaglutide in people with hepatic impairment. Diabetes Obes Metab. 2018;20(4):998-1005.

Knop FK, Aroda VR, do Vale RD, et al.; OASIS 1 Investigators. Oral semaglutide 50 mg taken once per day in adults with overweight or obesity (OASIS 1): a randomised, double-blind, placebo-controlled, phase 3 trial. Lancet. 2023;402(10403):705-19.

Krieger JP, Arnold M, Pettersen KG, et al. Knockdown of GLP1 receptors in vagal afferents affects normal food intake and glycemia. Diabetes. 2016;65(1):34-43.

Kosiborod MN, Abildstrøm SZ, Borlaug BA, et al.; STEP-HFpEF Trial Committees and Investigators. Semaglutide in patients with heart failure with preserved ejection fraction and obesity. N Engl J Med. 2023;389(12):1069-84.

Lau J, Bloch P, Schäffer L, et al. Discovery of the once-weekly glucagon-like peptide-1 (GLP-1) analogue Semaglutide. J Med Chem. 2015;58(18):7370-80.

Lincoff AM, Brown-Frandsen K, Colhoun HM, et al.; SELECT Trial Investigators. Semaglutide and cardiovascular outcomes in obesity without diabetes. N Engl J Med. 2023;389(24):2221-32.

Marso SP, Bain SC, Consoli A, et al.; SUSTAIN-6 Investigators. Semaglutide and cardiovascular outcomes in patients with type 2 diabetes. N Engl J Med. 2016;375(19):1834-44.

O'Neil PM, Birkenfeld AL, McGowan B, et al. Efficacy and safety of semaglutide compared with liraglutide and placebo for weight loss in patients with obesity: a randomised, double-blind, placebo and active controlled, dose-ranging, phase 2 trial. Lancet. 2018;392(10148):637-49.

Pratley RE, Aroda VR, Lingvay I, et al.; SUSTAIN 7 investigators. Semaglutide versus dulaglutide once weekly in patients with type 2 diabetes (sustain 7): a randomised, open-label, phase 3B trial. Lancet Diabetes Endocrinol. 2018;6(4):275-86.

Rodbard HW, Lingvay I, Reed J, et al. Semaglutide added to basal insulin in type 2 diabetes (sustain 5): a randomised, controlled trial. J Clin Endocrinol. 2018;1103(6):2291-301.

Rubino D, Abrahamsson N, Davies M, et al.; STEP 4 Investigators. Effect of continued weekly subcutaneous semaglutide vs placebo on weight loss maintenance in adults with overweight or obesity: the STEP 4 randomized clinical trial. JAMA. 2021;325(14):1414-25.

Secher A, Jelsing J, Baquero AF, et al. The arcuate nucleus mediates GLP-1 receptor agonist liraglutide dependent weight loss. J Clin Invest. 2014;124(10):4473-88.

Shah M, Vella A. Effects of GLP1 on appetite and weight. Rev Endocr Metab Disord. 2014;15(3):181-7.

Sorli C, Harashima SI, Tsoukas GM, et al. Efficacy and safety of once-weekly semaglutide monotherapy versus placebo in patients with type 2 diabetes (sustain 1): a double-blind, randomised, placebo-controlled, parallel-group, multinational, multicentre phase 3A trial. Lancet Diabetes Endocrinol. 2017;5(4):251-60.

Thethi TK, Pratley R, Meier JJ. Efficacy, safety and cardiovascular outcomes of once-daily oral semaglutide in patients with type 2 diabetes: The PIONEER programme. Diabetes Obes Metab. 2020;22(8):1263-77.

Wadden TA, Bailey TS, Billings LK, et al.; STEP 3 Investigators. Effect of subcutaneous semaglutide vs placebo as an adjunct to intensive behavioral therapy on body weight in adults with overweight or obesity: the STEP 3 randomized clinical trial. JAMA. 2021;325(14):1403-13.

Warren M, Chaykin L, Trachtenbarg D, et al. Semaglutide as a therapeutic option for elderly patients with type 2 diabetes: pooled analysis of the sustain 1–5 trials. Diabetes Obes Metab. 2018;20(9):2291-7.

Weghuber D, Barrett T, Barrientos-Pérez M, et al.; STEP TEENS Investigators. Once-weekly semaglutide in adolescents with obesity. N Engl J Med. 2022;387(24):2245-57.

Wilding JPH, Batterham RL, Calanna S, et al.; STEP 1 Study Group. Once-weekly semaglutide in adults with overweight or obesity. N Engl J Med. 2021;384(11):989-1002.

Zinman B, Bhosekar V, Busch R, et al. Semaglutide once weekly as add-on to SGLT-2 inhibitor therapy in type 2 diabetes (SUSTAIN 9): a randomised, placebo-controlled trial. Lancet Diabetes Endocrinol. 2019;7(5):356-67.

75 | Combinação de Naltrexona e Bupropiona

Marcio C. Mancini

Introdução

As recomendações para o controle da obesidade e do sobrepeso consideram as intervenções dietéticas pautadas na redução de calorias e na prática regular de atividades físicas, que podem estar associadas a mudanças comportamentais. O tratamento farmacológico está indicado quando essas intervenções se mostrarem infrutíferas.

O Contrave® é uma combinação de dose fixa de cloridrato de naltrexona 8 mg e cloridrato de bupropiona 90 mg em comprimidos de liberação prolongada para administração oral. A naltrexona é um antagonista opioide usado para tratar alcoolismo, e a bupropiona, um inibidor da recaptação neuronal de dopamina e noradrenalina empregado no tratamento de depressão e na cessação do tabagismo.

Embora a bupropiona tenha efeito modesto na perda de peso em pessoas com obesidade e a naltrexona, efeito nulo, verifica-se um sinergismo quando da associação dos dois fármacos. Esse fato foi documentado em um ensaio randomizado duplo-cego controlado de 24 semanas, que contou com 419 pacientes com obesidade; no estudo, a combinação de naltrexona de liberação imediata em diferentes doses (16, 32 ou 48 mg/dia) com bupropiona de liberação sustentada 400 mg/dia foi comparada com placebo e com naltrexona e bupropiona como monoterapia em sete centros americanos. Na semana 24, a perda de peso subtraída do placebo de naltrexona/bupropiona (N/B)16 foi de 4,62% (intervalo de confiança [IC] 95%: 6,24 a 2,99; p < 0,001); de 4,65% (IC 95%: 6,20 a 3,09; p < 0,001) para N/B32 e de 3,53% (IC 95%: 5,15 a 1,90; p < 0,001) para N/B48 (Figura 75.1). Todas as três combinações de N/B resultaram em perda de peso estatisticamente significativa quando comparadas à monoterapia, com exceção de N/B48 *versus* bupropiona. Além disso, a associação N/B48 foi a que levou a mais efeitos adversos, motivo pelo qual foi descontinuada.

Para uma dose diária total de 32 mg de cloridrato de naltrexona e 360 mg de cloridrato de bupropiona, a posologia recomendada é de 2 comprimidos 2 vezes/dia, a qual deve ser titulada a cada semana. Na primeira semana, recomenda-se 1 comprimido pela manhã; na segunda, 1 comprimido pela manhã e outro à noite; na terceira, 2 comprimidos pela manhã e 1 à noite; por fim, chegando à quarta semana, a dose de manutenção deve ser de 2 comprimidos pela manhã e 2 à noite. Nos pacientes que experimentarem mais efeitos adversos no início do tratamento, o escalonamento de dose pode ser feito a cada 2 semanas.

Essa combinação é indicada para controle crônico de peso em adultos com índice de massa corporal (IMC) inicial $\geq$ 30 kg/m² ou $\geq$ 27 kg/m² na presença de pelo menos uma comorbidade relacionada ao peso (p. ex., hipertensão controlada, diabetes *mellitus* tipo 2 [DM2] ou dislipidemia).

Mecanismo de ação

O mecanismo da combinação de naltrexona e bupropiona (N/B) tem como ação central a redução do apetite e da vontade de comer, o que contribui para aumentar a tolerabilidade e a adesão do paciente a uma dieta de restrição calórica, levando à perda de peso e à prevenção do ganho de peso. Sob condições ambientais relativamente constantes, o peso corporal de um indivíduo é autorregulado, ou seja, o organismo processa vários sinais metabólicos relativos ao estado energético e ajusta suas respostas metabólicas. Trata-se da regulação homeostática do peso corporal, localizada primariamente no hipotálamo e no tronco cerebral, semelhante à de outros parâmetros fisiológicos, como temperatura corporal, pressão arterial ou nível de glicose no sangue. Fisiologicamente, a noradrenalina e a dopamina ativam os neurônios de pró-opiomelanocortina (POMC) do núcleo arqueado do hipotálamo, que clivam a POMC e geram o hormônio estimulador de melanócitos-alfa (α-MSH), um agonista dos receptores de melanocortina tipo 3 e tipo 4 (MC3R e MC4R) de neurônios de segunda ordem do núcleo paraventricular hipotalâmico. Como resultado, observa-se uma ação catabólica (anorexígena e estimuladora do sistema nervoso simpático). No entanto, a clivagem da POMC dá origem, também, à β-endorfina, que, ligando-se de modo autócrino, no próprio neurônio da POMC, ao receptor opioide mu (opioide μ), atenua a sua ativação.

Distinto do apetite homeostático, que também poderia ser chamado "metabólico", existe o apetite hedônico, o qual, de forma análoga, poderia ser denominado "apetite emocional", pois orienta a ingestão de alimentos com base no valor de recompensa. A região cerebral responsável por esse sistema de recompensa está situada em estruturas corticolímbicas. As vias neuronais envolvidas na avaliação da recompensa são ativadas quando o indivíduo vê alimentos saborosos; são, ainda, reguladas por emoção e estresse e mediadas por sinalização dos receptores opioide μ e canabinoide CB1 no núcleo *accumbens* do estriado, no núcleo pálido ventral e nos neurônios dopaminérgicos mesolímbicos da área tegmental ventral. Outras áreas do cérebro também participam do apetite hedônico, como o hipocampo, a amígdala e os córtex gustativo e orbitofrontal.

Alterações no sistema de recompensa alimentar, que levam à ingestão calórica excessiva e à obesidade, podem ser explicadas, em parte, por duas hipóteses predominantes, relacionadas aos aspectos de "gostar" e "querer" do sistema de recompensa.

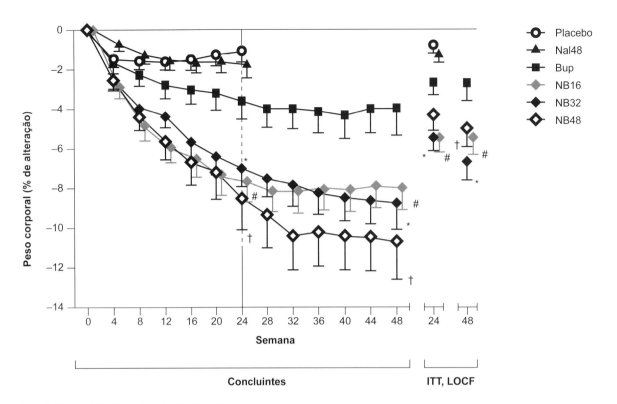

#p < 0,05 para NB16 vs. placebo, Nal48 e Bup
*p < 0,05 para NB32 vs. placebo, Nal48 e Bup
†p < 0,05 para NB48 vs. placebo, Nal48 e Bup

Significância estatística indicada apenas para as semanas 24 e 48. A linha tracejada indica o desfecho primário (semana 24).

Figura 75.1 Perda ponderal em ensaio randomizado duplo-cego controlado de 24 semanas, que comparou a combinação de naltrexona de liberação imediata em diferentes doses (16, 32 ou 48 mg/dia) com bupropiona de liberação sustentada 400 mg/dia, naltrexona e bupropiona como monoterapia e placebo. Bup: bupropiona; ITT: intenção de tratar; LOCF: última observação levada adiante; Nal: naltrexona; NB: naltrexona/bupropiona. (Adaptada de Greenway, 2009.)

Com a combinação de N/B, a bupropiona, graças à atuação da noradrenalina e da dopamina, causa a estimulação do neurônio de POMC, promovendo a ação catabólica, e a naltrexona promove o bloqueio do receptor opioide μ, o que potencializa essa ação (Figura 75.2). Essa combinação também tem efeito sobre o sistema hedônico: em estudos com ressonância magnética funcional, ela demonstrou aumentar a atividade de regiões cerebrais envolvidas no controle hedônico da ingestão de alimentos.

Estudos pivotais de fase 3

Os quatro principais ensaios clínicos randomizados multicêntricos, duplos-cegos, controlados por placebo, de grupos paralelos para N/B em uma combinação de dose fixa foram estudos de fase 3 de 56 semanas, que contaram com visitas inicial e a cada 4 semanas e foram conduzidos pelo patrocinador original (Orexigen Therapeutics, Inc.) em centros nos EUA (Tabelas 75.1 e 75.2).

O estudo COR-I (n = 1.742; 2007 a 2009) avaliou pacientes randomizados 1:1:1 para naltrexona 16 mg e bupropiona 360 mg/dia (dosagem não recomendada na monografia do produto), naltrexona 32 mg e bupropiona 360 mg/dia ou placebo. Todos receberam instruções para seguir dieta hipocalórica e prescrição de caminhada diária de, pelo menos, 30 minutos na maioria dos dias da semana (ver Tabela 75.2).

No estudo COR-II (n = 1.496; 2007 a 2009), os pacientes foram randomizados 1:1 para naltrexona 32 mg e bupropiona 360 mg/dia ou placebo correspondente. Os que não perderam pelo menos 5% do peso corporal entre as semanas 28 a 44 foram rerrandomizados para continuar a terapia ou para passar a receber naltrexona 48 mg e bupropiona 360 mg/dia (essa também não é uma dosagem recomendada na monografia do produto). Os pacientes receberam orientação de dieta hipocalórica e prescrição de caminhada diária de, pelo menos, 30 minutos em 3 dias da semana (ver Tabela 75.2).

No estudo COR-BMOD (n = 793; 2007 a 2008), os pacientes foram randomizados 1:1 para naltrexona 32 mg e bupropiona 360 mg/dia ou placebo correspondente. Todos participaram de um programa intensivo de modificação de comportamento, que incluiu instruções dietéticas, 28 sessões em grupos fechados e exercícios prescritos (ver Tabela 75.2).

Finalmente, no estudo COR-DM (n = 505; 2007 a 2009), os pacientes com DM2 foram randomizados 2:1 para naltrexona 32 mg e bupropiona 360 mg/dia ou placebo correspondente. Todos receberam instruções semelhantes às do COR-II (ver Tabela 75.2).

Nos ensaios principais, quanto às características iniciais, os pacientes dos grupos N/B e placebo eram bastante semelhantes em cada ensaio de fase 3, exceto pelo fato de que, no grupo placebo no estudo COR-DM, mais pacientes faziam uso de álcool (40,6% *versus* 28,7%). Nos estudos COR-I, COR-II e COR-BMOD, a média

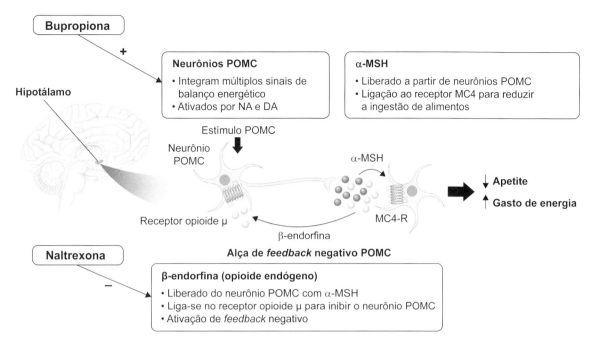

Figura 75.2 No hipotálamo, a noradrenalina e a dopamina ativam os neurônios de POMC do núcleo arqueado, promovendo a clivagem da POMC. Entre os produtos gerados, está o α-MSH, que é agonista do MC4R de neurônios de segunda ordem do núcleo paraventricular, o que acarreta uma ação catabólica (anorexígena e estimuladora do sistema nervoso simpático). A clivagem da POMC também dá origem à β-endorfina, que, ligando-se de modo autócrino ao receptor opioide mu (opioide μ), no próprio neurônio da POMC, reduz sua ativação. Assim, a bupropiona aumenta a ativação do neurônio POMC, ao mesmo tempo que a naltrexona antagoniza o receptor opioide μ. α-MSH: hormônio estimulador de melanócitos-alfa; MC4-R: receptor de melanocortina tipo 4; POMC: pró-opiomelanocortina. (Adaptada de Billes et al., 2014.)

Tabela 75.1 Efeito da combinação naltrexona/bupropiona em comorbidades relacionadas com a adiposidade e em outros parâmetros clínicos.

Parâmetro	Desfecho
Contraindicações	Hipertensão descontrolada, uso de opioides, história ou fatores de risco para convulsão, interrupção abrupta do uso de álcool ou de benzodiazepínico, administração concomitante de IMAO, transtorno afetivo bipolar, anorexia nervosa, bulimia nervosa, insuficiência hepática ou renal grave, gravidez, tentativa de gravidez, amamentação, tumor do SNC
EAs comuns	Náuseas, vômito, constipação intestinal, cefaleia, boca seca, tontura, diarreia, insônia, ansiedade, aumento da pressão arterial
EAs raros	Convulsão, piora da depressão
Interações medicamentosas	Pacientes que já recebem N/B: drogas metabolizadas pelo CYP2D6 devem ser iniciadas na menor dosagem recomendada e com titulação cautelosa (p. ex., ISRS, betabloqueadores, agentes antipsicóticos, agentes antiarrítmicos tipo 1C, antidepressivos tricíclicos, citalopram, metoprolol, risperidona, propafenona e desipramina) Para pacientes que já recebem essas drogas: considerar a redução da dose ao iniciar N/B. Considerar que a bupropiona pode reduzir a eficácia do tamoxifeno
Efeito em pré-diabetes	Não estudado
Efeito na pressão arterial (s.p.)	Sem significância estatística
Efeito em lipídeos (s.p.)	HDL +0,06 mmol/ℓ
Efeito na FC (s.p.)	+1,1 bpm
Efeito na A1c em pacientes com diabetes (s.p.)	−0,5%
Efeito em EA CV importantes (MACE)	Não estudado (ver "estudo LIGHT" adiante)
Efeito em EHADM	Não estudado
Efeito em SOP	Não estudado
Efeito em OA	Não estudado
Efeito em AOS	Não estudado
Efeito na função física e qualidade de vida	Melhora do IWQOL
Efeito no desejo alimentar (*craving*)	Melhora em controle de *craving*, humor positivo, controle de comidas doces e palatáveis

A1c: hemoglobina glicada; AOS: apneia obstrutiva do sono; CYP2D6: citocromo P2D6; EA: efeito adverso; EA CV: efeitos adversos cardiovasculares (MACE); FC: frequência cardíaca; HDL: lipoproteína de alta densidade; ISRS: inibidor seletivo de recaptação de serotonina; IMAO: inibidor da monoaminoxidase; IWQOL: questionário *Impact of Weight on Quality of Life*; EHADM: esteato-hepatite metabólica; N/B: naltrexona/bupropiona; OA: osteoartrose; SNC: sistema nervoso central; SOP: síndrome dos ovários policísticos; s.p.: subtraído do placebo. (Adaptada de Pedersen et al., 2022.)

Tabela 75.2 Características principais dos quatro estudos de fase 3.

	COR-I Greenway et al., 2010	COR-II Apovian et al., 2013	COR-BMOD Wadden et al., 2011	COR-DM Hollander et al., 2013
Design	Estudo multicêntrico duplo-cego controlado por placebo			
Centros	34	36	9	53
Localização/país	EUA	EUA	EUA	EUA
Randomização	n = 1.742	n = 1.496	n = 793	n = 505
Critérios de inclusão	• 18 a 65 anos • IMC 30 a 45 ou 27 a 45 com hipertensão controlada ou dislipidemia • Medicações estáveis por 6 semanas • PAs ≤ 140 e PAd ≤ 90 • IDS-SR < 2 em tristeza, irritabilidade, ansiedade/tensão e suicidabilidade		• 18 a 65 anos • IMC 30 a 45 ou 27 a 45 com hipertensão controlada ou dislipidemia • Medicações estáveis por 6 semanas • PAs ≤ 140 e PAd ≤ 90 • IDS-SR < 2 em tristeza, irritabilidade, ansiedade/tensão e suicidabilidade • Sem uso de tabaco por 6 meses • Betabloqueador não permitido • LDL < 190 • Completar diário alimentar de 6 a 7 dias na triagem	• 18 a 70 anos • IMC 27 a 45 • Diagnóstico de DM2 sem uso de insulina nos últimos 6 meses • Dose estável de hipoglicemiantes orais nos últimos 6 meses • HbA1c de 7 a 10%, glicemia de jejum < 270 mg/dℓ, triglicerídeos < 400 mg/dℓ • PAs ≤ 140 e PAd ≤ 90 • IDS-SR < 2 em tristeza, irritabilidade, ansiedade/tensão e suicidabilidade
Critérios de exclusão	• Obesidade de origem endócrina • Condições clínicas graves • História atual ou pregressa de doença psiquiátrica grave, ideação suicida atual ou tentativa de suicídio recente, internação por doença psiquiátrica recente, presença de doença bipolar ou necessidade de medicação psiquiátrica nos últimos 6 meses			• Obesidade de origem endócrina • Condições clínicas graves • História atual ou pregressa de doença psiquiátrica grave, ideação suicida atual ou tentativa de suicídio recente, internação por doença psiquiátrica recente, presença de doença bipolar ou necessidade de medicação psiquiátrica nos últimos 6 meses • Diabetes *mellitus* tipo 1 • Diabetes de difícil manejo • Admissão em PA ou hospitalização devido a controle pobre da doença nos últimos 6 meses • Variação > 5 kg nos últimos 6 meses • Doença microvascular ou macrovascular grave
Intervenção	Dose de N/B de manutenção 32 mg/360 mg ou 16 mg/360 mg, dividida em 2 tomadas/dia, com escalonamento fixo em 4 semanas	Dose de N/B de manutenção 32 mg/360 mg em 2 comprimidos 2 vezes/dia, com escalonamento rápido ou lento de naltrexona. Entre as semanas 24 a 48, os pacientes que não tiverem perdido > 5% do peso devem passar a receber dose de 48 mg/360 mg		Dose de N/B de manutenção 32 mg/360 mg em 2 comprimidos 2 vezes/dia, com escalonamento fixo em 4 semanas
Desfecho primário	• Porcentagem de perda de peso do basal até a semana 56 (no COR-I) ou até a semana 28 (no COR-II) • Proporção de pacientes que perderam ≥ 5% do basal até a semana 56 (no COR-I) ou até a semana 28 (no COR-II)			

COR: *Contrave Obesity Research*; DM2: diabetes *mellitus* tipo 2; IDS-SR: *Inventory of Depressive Symptomology – Subject-Rated Scale*; HbA1c: hemoglobina glicada; IMC: índice de massa corporal (kg/m²); LDL: lipoproteína de baixa densidade; N/B: combinação de naltrexona e bupropiona; PAd: pressão arterial diastólica; PAs: pressão arterial sistólica.

de idade variou de 43,7 a 45,9 anos, e o percentual de pacientes do sexo feminino ficou entre 85,1 e 91,6%. Em contraste, no estudo COR-DM, a idade média foi de 53,5 a 54,0 anos, e a porcentagem de pacientes do sexo feminino variou de 52,9 a 58,2%. Nos quatro ensaios principais, o IMC médio se situou entre 36 e 37 kg/m²; o IMC da maioria dos pacientes estava ≥ 30 kg/m², e apenas 0,9 a 5,4% se enquadravam na categoria de sobrepeso. Embora, nos estudos COR-I, COR-II e COR-BMOD, os participantes não

tivessem diabetes, 21,7 a 28% apresentavam glicemia de jejum alterada (ver Tabela 75.2).

Os desfechos coprimários foram alcançados em todos os quatro ensaios principais, demonstrando a superioridade da combinação N/B sobre o placebo na perda de peso. Os membros do grupo N/B perderam uma porcentagem maior do peso inicial em comparação com o placebo – desde o início dos estudos até a semana 56 (semana 28 no COR-II), as diferenças médias de mínimos quadrados (LSM) na variação percentual do peso corporal foram de –4,81% (IC 95%: –5,63 a –3,99%) no estudo COR-I, –4,56% (IC 95%: –5,19 a –3,93%) no COR-II, –4,21% (IC 95%: –5,56 a –2,86%) no COR-BMOD e –3,28% (–4,34 a –2,22%) no COR-DM (ver Tabela 75.2).

Maior porcentagem de pacientes alcançou pelo menos 5% de perda de peso no grupo N/B em comparação com o placebo desde o início dos estudos até a semana 56 (semana 28 no COR-II): as *odds ratios* (OR) para o grupo N/B *versus* o grupo placebo foram de 4,86 (IC 95%: 3,60 a 6,57) no estudo COR-I; 6,61 (IC 95%: 4,95 a 8,84) no COR-II; 2,89 (IC 95%: 2,02 a 4,13) no COR-BMOD; e 3,44 (IC 95%: 2,15 a 5,50) no COR-DM.

Avaliada como um desfecho secundário, a porcentagem de pacientes que atingiu pelo menos 10% de perda de peso desde o início dos estudos até a semana 56 (semana 28 no COR-II) foi maior no grupo N/B do que no placebo, atingindo uma OR para N/B *versus* placebo de 4,19 (IC 95%: 2,82 a 6,23) no estudo COR-I; 5,36 (IC 95%: 3,60 a 7,98) no COR-II; 2,89 (IC 95%: 2,02 a 4,13) no COR-BMOD; e 3,44 (IC 95%: 2,15 a 5,50) no COR-DM.

Os estudos demonstraram o benefício de N/B em relação ao placebo em termos de perda de peso em pacientes com sobrepeso (com hipertensão controlada e/ou dislipidemia) ou obesidade após 52 semanas de tratamento com a dosagem de manutenção (ou seja, após o escalonamento da dose). Os desfechos coprimários foram alcançados nos quatro ensaios principais. Da mesma forma, o porcentual de pacientes que relataram perda de ≥ 10% do peso foi significativamente maior com N/B (*versus* placebo) nos estudos COR-I, COR-II e COR-BMOD.

Um percentual maior de pacientes perdeu ≥ 5% do peso em ambos os grupos do COR-BMOD em comparação com outros estudos, o que provavelmente reflete a maior intensidade das intervenções realizadas.

Quanto às principais comorbidades relacionadas com a adiposidade e com potenciais contraindicações, efeitos adversos (EAs), interações medicamentosas e outros parâmetros clínicos, os resultados da combinação N/B podem ser encontrados na Tabela 75.1.

Seria possível pressupor que a perda de peso fosse menor em pacientes com diabetes, uma vez que vários agentes hipoglicemiantes tendem a promover ganho de peso; além disso, os pacientes que perdem peso podem se tornar mais propensos à hipoglicemia, o que os leva a aumentar a ingestão calórica. No entanto, não houve diferenças consistentes em relação à perda de peso entre os ensaios com pacientes sem diabetes (COR-I e COR-II) e os estudos COR-DM e LIGHT (nos quais a maioria dos pacientes tinha DM2). Os ensaios clínicos revelaram, ainda, perda de peso variável, com respondedores e não respondedores.

Acredita-se que a combinação N/B atue nas vias dopaminérgicas centrais, suprimindo o apetite. O polimorfismo Taq1A próximo ao gene *DRD2* (rs1800497) está associado à densidade dos receptores D2 da dopamina no estriado; os indivíduos portadores do alelo A (AA ou AG; denominados "A1+") têm 30 a 40% menos locais de ligação à dopamina do que aqueles que não carregam o alelo A (GG; denominados "A1–"). Com base nesses achados, um estudo avaliou a associação da variante rs1800497 ANKK1 c.2137G>A (p.Glu713Lys) com a perda de peso, durante o tratamento com N/B, em 33 indivíduos, concluindo que a perda de peso média foi de 5,9% ± 3,2% para o grupo com genótipo A1+ (n = 15) e de 4,2% ± 4,2% para o grupo A1– (n = 18). Além disso, a perda de peso para o grupo A1+ foi significativamente maior do que a meta predefinida de perda considerada clinicamente significativa, de 4% (p = 0,035), contrastando com o grupo A1– (p = 0,85). Dessa forma, foi possível identificar que indivíduos com genótipo A1+ parecem responder melhor ao N/B do que os com A1–.

Um outro estudo avaliou a variabilidade da perda de peso entre os pacientes tratados com N/B ao final de 1 ano, considerados todos os pacientes dos quatro ensaios clínicos de fase 3 que receberam a dose N/B 32/360 mg agrupados, analisando a relação entre perda de peso precoce e a longo prazo, sobretudo em participantes que haviam atingido o limite clinicamente recomendado de pelo menos 5% de perda de peso na semana 16. Foi, então, verificada a associação entre perda de peso no início do tratamento (semanas 8, 12, 16) e no fim, na semana 56. A perda de peso de pelo menos 5% na semana 16 se mostrou relacionada com uma perda de peso média de 11,7% na semana 56: 85% desses participantes tiveram uma perda de peso, na semana 56, de pelo menos 5%. Por fim, a adoção do limite recomendado de 5% de perda de peso na semana 16 identifica 80% dos pacientes que serão capazes de manter uma perda clinicamente significativa após 1 ano.

Segurança cardiovascular da combinação naltrexona/bupropiona

O estudo LIGHT (n = 8.910; 2012 a 2015) consistiu em um *trial* de desfecho cardiovascular (CVOT). Trata-se de um ensaio que randomizou pacientes com fatores de risco cardiovascular 1:1 para naltrexona 32 mg e bupropiona 360 mg/dia ou placebo correspondente dentro de um período de tratamento esperado de 3 a 4 anos. Nesse estudo, antes do tratamento, durante um período de introdução (*lead-in*) de 2 semanas, os participantes foram randomizados 1:1 para receberem, na primeira semana, naltrexona 8 mg e bupropiona 90 mg ou placebo. Os pacientes que descontinuaram o medicamento ou tiveram suspeita de eventos adversos cardíacos importantes (MACE, do inglês *major adverse cardiac events*) durante a etapa de introdução não foram elegíveis à randomização para o período de tratamento – o objetivo dessa fase foi excluir pacientes com probabilidade de baixa adesão ao tratamento. Todos os pacientes participaram de um programa abrangente de controle de peso conduzido pela internet; as visitas ocorreram no início do estudo e nas semanas 2, 8, 16 e 26, além de, posteriormente, a cada 26 semanas.

O estudo LIGHT foi realizado com o objetivo de evitar que pacientes em uso diário de naltrexona 32 mg e bupropiona 360 mg tivessem aumento do risco cardiovascular. Além disso, foi necessária a análise provisória dos primeiros 25% do número planejado de eventos para que a Food and Drug Administration (FDA) concedesse autorização para a comercialização. No cenário pós-aprovação, o órgão também exigiu a conclusão do ensaio, e, devido à divulgação pública dos resultados provisórios dos 25%, o estudo LIGHT foi encerrado precocemente pelos investigadores após 64% dos eventos planejados.

No estudo LIGHT, os pacientes tinham, pelo menos, 50 anos (mulheres) ou 45 anos (homens), IMC de 27 a 50 kg/m² e risco aumentado de resultados cardiovasculares adversos. Especificamente, os participantes deviam ter doença cardiovascular com diagnóstico confirmado ou alta probabilidade ou DM2 associado a dois fatores de risco cardiovascular (hipertensão, dislipidemia, baixo nível de colesterol de lipoproteína de alta densidade [HDL] e/ou tabagismo). Foram excluídos indivíduos que tivessem sofrido infarto do miocárdio (IM) recente ou angina de peito grau III ou IV, história de acidente vascular encefálico de grandes vasos, história de taquiarritmia (excluindo taquicardia sinusal), pressão arterial acima de 145 mmHg/95 mmHg ou história de convulsões ou predisposição a convulsões. Também não puderam participar do estudo pacientes com histórico de mania ou diagnóstico atual de psicose ativa, bulimia ativa ou anorexia nervosa, risco de tentativas de suicídio e doença depressiva aguda; ao contrário dos ensaios pivotais, os doentes estáveis em tratamento para depressão não foram excluídos.

Dado o encerramento precoce do estudo LIGHT, ficou faltando uma evidência da segurança cardiovascular de naltrexona, bupropiona ou da combinação dessas substâncias (N/B). Diante disso, uma revisão sistemática e metanálise teve como objetivo determinar a relação entre esses tratamentos e o risco de eventos adversos cardiovasculares maiores. Os ensaios clínicos randomizados (ECRs) de fase 3 aqui citados e outros, que investigaram isoladamente bupropiona e naltrexona *versus* grupos-controle, com incidência relatada de MACE, foram avaliados por um modelo de metanálise de rede aditiva para efeitos aleatórios, incluindo 12 ECRs, para perda de peso e para cessação do tabagismo, totalizando 19.176 pacientes e 7.354 pacientes-ano, que foram randomizados para um tratamento ativo (bupropiona [n = 2.965] ou N/B [n = 6.980] ou naltrexona [n = 249]) *versus* controle (placebo [n = 6.968] ou adesivo de nicotina [n = 2014]). O modelo de metanálise não mostrou associação entre N/B, em combinação ou isoladamente, e MACE, dotado de um poder estatístico para não inferioridade de 91%, o que lhe confere forte probabilidade de validade. A conclusão foi que naltrexona, bupropiona e N/B não estão associados à incidência de eventos adversos cardiovasculares maiores, em comparação com placebo.

Recentemente, mais uma revisão sistemática da literatura foi realizada para avaliar a segurança cardiovascular de N/B de liberação estendida, naltrexona combinada com bupropiona, bupropiona e naltrexona *versus* grupos comparadores (placebo ou outros tratamentos), contando com informações suficientes para determinar a frequência de eventos adversos cardiovasculares. Um total de 70 artigos atenderam aos critérios de elegibilidade: sete estudos de naltrexona/bupropiona ER ou naltrexona com bupropiona, 32 estudos de bupropiona e 31 estudos de naltrexona. Nenhum deles relatou um risco aumentado de MACE entre usuários de naltrexona/bupropiona ER, naltrexona com bupropiona ou bupropiona ou naltrexona individualmente, em comparação com não usuários. Metade dos estudos disponíveis (n = 35) não relatou nenhum evento cardiovascular e a outra metade (n = 35) indicou uma frequência de eventos diferente de zero. Como conclusão, compreendeu-se que que as evidências não apontam um risco aumentado de eventos cardiovasculares diante de N/B ou de seus componentes individuais.

Questionários de qualidade de vida, depressão e *craving*

O questionário *Impact of Weight on Quality of Life – Lite* (IWQoL-Lite), um instrumento projetado para avaliar o efeito da obesidade na qualidade de vida, foi administrado no início e nas semanas 8, 16, 28 e 56 nos estudos COR-I, COR-BMOD e COR-DM e no início e nas semanas 28 e 56 no COR-II. Constatou-se uma melhoria na pontuação total do instrumento significativamente maior no grupo N/B do que no placebo nos estudos COR-I (diferença LSM de 4,14; IC 95%: 2,73 a 5,56), COR-II (diferença LSM de 3,77; IC 95%: 2,46 a 5,09) e COR-BMOD (diferença de LSM na pontuação bruta de –3,89; IC 95%: –6,25 a –1,52).

O *36-Item Short-Form Health Survey* (SF-36), que mede a saúde geral do paciente, foi aplicado no início e nas semanas 28 e 56 no estudo COR-II; nesse intervalo, as mudanças nas pontuações de saúde mental e física foram desfechos exploratórios. Ainda que a pontuação média do SF-36 tenha aumentado em ambos os grupos (N/B e placebo), a diferença com N/B *versus* placebo foi de 1,04 (IC 95%: 0,35 a 1,73) a favor da combinação N/B.

O *Inventory of Depressive Symptomology – Subject Rated* (IDS-SR) é uma escala autoaplicável de 30 itens que mede a gravidade dos sintomas depressivos. Ela foi aplicada em cada visita dos estudos COR-I, COR-II e COR-BMOD e no início e nas semanas 8, 16, 28 e 56 do COR-DM. A alteração na pontuação do IDS-SR desde o início até a semana 56 (semana 28 no COR-II) foi um desfecho secundário nos ensaios principais. Já a mudança de pontuação total da escala, desde o início até a semana 56 (semana 28 no COR-II), mostrou-se semelhante entre os grupos de tratamento.

O *Food Craving Inventory* (FCI) consiste em um questionário autoaplicável composto de 28 itens, projetado para avaliar *cravings* (ou desejos alimentares específicos). Um episódio de *craving* é definido como um desejo intenso de consumir determinado alimento (ou um certo tipo de alimento) a que o paciente tem dificuldade de resistir. Organizado em quatro subescalas (alto teor de gordura; doces; carboidratos ou amidos; e gorduras de *fast-food*), o FCI foi aplicado no início e nas semanas 8, 16, 28 e 56 dos estudos. A alteração nas pontuações das subescalas de doces e carboidratos desde o início até a semana 56 (semana 28 no COR-II) foram desfechos secundários nos ensaios principais (o FCI não foi aplicado no estudo LIGHT).

O questionário de controle da alimentação (COEQ, do inglês *control feeding questionnaire*) é autoaplicável, conta com 21 itens e avalia o tipo e a intensidade dos desejos alimentares, bem como as sensações subjetivas de apetite e humor. É composto de seis seções, relacionadas ao apetite geral, humor geral, frequência de *craving*, intensidade do *craving*, desejos específicos e nível percebido de controle sobre a resistência a determinado item alimentar. Assim como o FCI, o COEQ foi administrado nos ensaios principais (também não foi aplicado no estudo LIGHT) no início e nas semanas 8, 16, 28 e 56. A pontuação que envolve o controle da alimentação diminuiu desde o início até a semana 56 (semana 28 no COR-II) em todos os grupos de tratamento; houve, ainda, reduções importantes com N/B *versus* placebo em todos os estudos de fase 3, com destaque para o estudo COR-I.

Desejos alimentares (*craving*) e compulsão alimentar

Uma amostra de 320 adultos (53% do sexo masculino; idade média 28,5 anos; IMC médio 27,1 kg/m²; 64% brancos e 24% negros) participou de um estudo que examinou as interações entre estresse, autocontrole e dependência, baseado em questionários demográficos, FCI e o no questionário de exame de transtornos alimentares. As pessoas com desejos alimentares (*craving*) exibiram maior risco de compulsão alimentar (OR ajustada: 2,65; p < 0,001). A relação entre desejo por comida e transtornos alimentares se revelou mais forte nas mulheres do que nos homens; não houve diferenças por raça.

O transtorno da compulsão alimentar (TCA) é o transtorno alimentar mais prevalente, frequentemente associado a obesidade, a comorbidades clínicas e psiquiátricas e a comprometimento funcional. O TCA permanece pouco reconhecido e raramente tratado (ver Capítulo 55, *Transtornos Alimentares e Obesidade*). Um estudo testou a eficácia de N/B e da terapia comportamental, de forma isolada e em combinação; um total de 136 pacientes com TCA (82% mulheres, idade média 46,5 anos, IMC médio 37,1 kg/m²) foram randomizados para uma entre quatro possibilidades de tratamento por 16 semanas: placebo, N/B, terapia comportamental associada a placebo e terapia comportamental somada à combinação N/B –

as taxas de remissão da compulsão alimentar por intenção de tratamento foram, respectivamente, de 17,7%, 31,3%, 37,1% e 57,1%. Os números revelaram que a presença de terapia comportamental conduziu a melhores resultados quando comparada à sua ausência e que sua associação a N/B foi superior à com placebo. Uma perda de peso de 5% ou mais foi alcançada, respectivamente, por 11,8%, 18,8%, 31,4% e 38,2%; portanto, a terapia comportamental somada à combinação N/B esteve atrelada a melhorias significativas no TCA.

Efeitos adversos

Nos ensaios principais, EAs foram mais comuns no grupo N/B do que no placebo: a porcentagem de pacientes com, pelo menos, 1 EA no grupo N/B foi de 83,1 a 93,7% face a 68,5 a 88,0% no placebo. Os EAs mais comuns no grupo N/B *versus* placebo foram constipação intestinal (15,7 a 24,1% *versus* 5,6 a 14%), boca seca (6,3% a 9,1 *versus* 1 a 3%), náuseas (29,2 a 42,3% *versus* 5,3 a 10,5%), vômitos (8,5 a 18,3% *versus* 2 a 6,5%), tontura (6,9 a 14,6% *versus* 2,6 a 5,3%), dor de cabeça (13,8 a 23,8% *versus* 8,7 a 17,5%) e insônia (7,5 a 11,1% *versus* 5,1 a 6,7%), além de distúrbios gastrointestinais (51 a 65,1% *versus* 23,9 a 39%), distúrbios psiquiátricos (14,8 a 24,8% *versus* 10,9 a 22,5%), ansiedade (1,6 a 5,4% *versus* 1,2 a 4,3%), aumento da pressão arterial (1,7 a 4,5% *versus* 0,9 a 3%), aumento da frequência cardíaca (0 a 3,4% *versus* 0 a 1,6%) e hipertensão (1,9 a 9,9% *versus* 1,6 a 4,1%). Outros EAs documentados e dignos de nota foram hipoglicemia, raiva, depressão, ideação suicida, reação anafilática, convulsão e infarto do miocárdio. No estudo LIGHT, os EAs não foram notificados, a menos que levassem à descontinuação do tratamento ou fossem considerados graves (ver Tabela 75.1).

Foram notificados EAs graves em 1,6 a 3,9% dos pacientes do grupo N/B *versus* 0,5 a 4,7% no placebo nos ensaios principais. Entre esses efeitos, angina de peito e fibrilação atrial acometeram mais de 1% dos participantes – cada qual ocorreu em dois pacientes do placebo do estudo COR-DM. No LIGHT, 9,7% dos pacientes do grupo placebo e 10,4% do N/B relataram EAs graves, mas nenhum efeito foi documentado em mais do que 1% (ver Tabela 75.1).

Nos ensaios principais, os EAs que levaram à descontinuação do tratamento foram mais comuns no grupo N/B do que no placebo (19,5 a 29,4% *versus* 9,8 a 15,4%, respectivamente). Entre esses efeitos, os que foram relatados por mais de 1% dos pacientes em pelo menos um grupo de tratamento são náuseas, tontura, dor de cabeça, ansiedade, perturbação da atenção, vômitos e urticária. Vale ressaltar que a descontinuação por náuseas foi mais comum no grupo N/B do que no placebo em todos os ensaios principais (4,6 a 15% *versus* 0 a 1,8%). No LIGHT, 9% dos pacientes do grupo placebo e 29% do N/B deixaram o estudo pela ocorrência de EAs – e os que ocorreram em pelo menos 1% foram náuseas (7,8% *versus* 0,5% para N/B *versus* placebo), constipação intestinal (2,9% *versus* 0,3%), vômito (2,0% *versus* < 0,1%), tremor (1,8% *versus* 0%), tontura (1,5% *versus* 0,2%) e dor de cabeça (1,1% *versus* 0,3%) (ver Tabela 75.1).

Um paciente do grupo N/B do estudo COR-I faleceu por infarto do miocárdio. Não houve outras mortes nos ensaios principais.

Interações medicamentosas

Existe uma associação significativa entre obesidade e depressão. Uma análise *post-hoc* examinou a segurança e a eficácia de N/B e de placebo entre indivíduos com sobrepeso ou obesidade que também estavam sob terapia antidepressiva (com classes diversas de antidepressivos) durante o estudo LIGHT (n = 8.910). Os indivíduos foram divididos em quatro subgrupos: N/B administrado a pacientes em uso de antidepressivos (n = 1.150), N/B sem antidepressivos (n = 3.300), placebo administrado a pacientes em uso de antidepressivos (n = 1.127) e placebo sem antidepressivos (n = 3.317). Entre os indivíduos que tomaram N/B, a incidência combinada de EAs graves e de EAs que levaram à descontinuação do tratamento não foi diferente entre aqueles que tomavam antidepressivos e os que não tomavam. As análises de eficácia quanto à perda de peso consideraram os indivíduos que permaneceram no estudo durante 104 semanas e que haviam ou não relatado uso de antidepressivos em cada uma das visitas (inicial, semana 52 e semana 104), o que significa que o estudo analisou pacientes que haviam e que não haviam usado antidepressivos durante todo o estudo. A alteração média do peso ajustado em indivíduos que tomaram antidepressivos (206 no grupo N/B e 130 no grupo placebo) não foi significativamente maior para N/B *versus* placebo (–6,3% *versus* –4,3%). Já os pacientes que não faziam uso de antidepressivos (890 no grupo N/B e 585 no grupo placebo) tiveram uma perda de peso significativamente maior para N/B *versus* placebo (–6,8% *versus* –3,6%). A subanálise concluiu que a combinação N/B geralmente é bem-tolerada por pacientes com sobrepeso ou obesidade em terapia com antidepressivos e se mostra eficaz na promoção da perda de peso independentemente do uso dessa classe de medicamentos. Dessa forma, os resultados sugerem que, para pacientes em terapia antidepressiva, a combinação N/B pode ser uma opção eficaz no manejo da obesidade.

Em pacientes que já estejam em uso da combinação N/B, as medicações metabolizadas pelo CYP2D6 devem ser iniciadas na menor dosagem recomendada e seguindo titulação cautelosa. Exemplos desses medicamentos são os antidepressivos tricíclicos, inibidores seletivos de recaptação de serotonina (ISRS), betabloqueadores, agentes antipsicóticos, agentes antiarrítmicos tipo 1C, citalopram, metoprolol, risperidona, propafenona e desipramina (ver Tabela 75.1). Para os pacientes que já façam uso de uma dessas medicações, deve-se considerar a redução da dose ao iniciar N/B. Cabe reforçar que a bupropiona pode reduzir a eficácia do tamoxifeno (ver Tabela 75.1).

Uso da combinação N/B na prática clínica

Não existem preditores estabelecidos de resposta ao tratamento com a combinação N/B. No entanto, os pacientes que apresentam uma resposta precoce à perda de peso têm maior probabilidade de alcançar e manter uma perda de peso clinicamente significativa a longo prazo. Evidentemente, o tratamento com N/B não é adequado para pacientes com contraindicações à naltrexona e/ou à bupropiona (ver Tabela 75.1).

Em termos gerais, uma redução sustentada de 5% do peso corporal é considerada uma resposta clinicamente relevante para a maioria dos indivíduos, uma vez que esse grau de perda de peso demonstrou ser benéfico em pacientes com comorbidades relacionadas à obesidade, como hipertensão ou DM2. A melhora de outras condições, porém, como apneia obstrutiva do sono ou osteoartrite, pode demandar uma perda de peso maior.

Embora a frequência de avaliação varie de pessoa para pessoa, dependendo da presença de comorbidades relacionadas ao peso e de outros fatores, os pacientes devem ser avaliados com regularidade, sobretudo quando a farmacoterapia for iniciada (a cada 2 a 4 semanas).

No caso de pacientes que não toleram ou não respondem à medicação, o uso de N/B deve ser interrompido. Uma vez que uma resposta precoce à perda de peso funciona como um preditor da perda e manutenção de peso a longo prazo, existe uma regra de interrupção para limitar o uso contínuo de N/B por pacientes que claramente não estejam respondendo ao tratamento. Segundo essa regra, se o paciente não tiver perdido pelo menos 5% do peso corporal basal depois de atingir a dose de tratamento (de 4 comprimidos/dia), a medicação deve ser interrompida pela improbabilidade de que ele alcance e mantenha uma perda de peso clinicamente significativa com a continuação do tratamento.

Acosta et al., em 2021, estudaram preditores de resposta a medicamentos usados para tratar obesidade, classificando 450 participantes com essa condição em quatro fenótipos de acordo com composição corporal, gasto energético de repouso, saciedade, comportamento alimentar e atividade física, os quais foram medidos por estudos e questionários validados. Em seguida, em um ensaio clínico de mundo real com duração de 12 meses, 312 pacientes foram aleatoriamente designados para tratamento guiado por fenótipo ou tratamento não guiado por fenótipo com medicamentos antiobesidade: fentermina, fentermina/topiramato, bupropiona/naltrexona, lorcaserina e liraglutida; a designação considerou os quatro fenótipos identificados: cérebro faminto (saciação anormal), fome emocional (comer hedônico), intestino faminto (saciedade anormal) e queima lenta (diminuição da taxa metabólica). Em 15% dos participantes, no entanto, não se identificou nenhum fenótipo. Durante o referido estudo, a combinação N/B foi utilizada por pacientes com fome emocional. Os resultados evidenciaram que a abordagem guiada pelo fenótipo esteve associada a uma perda de peso 1,75 vez maior após 12 meses (perda de peso média de 15,9% em comparação com 9,0% do grupo não guiado pelo fenótipo; diferença de –6,9%; p<0,001). Além disso, a proporção de pacientes que perdeu > 10% em 12 meses foi de 79% no grupo de tratamento guiado por fenótipo *versus* 34% no grupo de tratamento não foi guiado por fenótipo. O estudo concluiu que os fenótipos biológicos e comportamentais podem ser direcionados farmacologicamente com o objetivo de maximizar a perda de peso. A Figura 75.3 ilustra a diferença de perda de peso entre os pacientes que receberam terapia guiada pelo fenótipo e não guiada pelo fenótipo.

Recentemente, uma análise *post-hoc* do estudo LIGHT verificou a segurança do uso conjunto da combinação N/B em pacientes sob administração de agentes incretínicos, incluindo análogos de peptídeo semelhante ao glucagon 1 (GLP-1).

Houve, ainda, um estudo que se dedicou a investigar o efeito da combinação N/B em associação com aconselhamento dietético e comportamental, por 24 semanas, em 25 pacientes do sexo feminino com IMC de 27 a 43 kg/m^2 diagnosticadas com transtorno depressivo maior (TDM), segundo o DSM-IV, e com pontuação superior a 26 no IDS-SR. A pontuação na escala de avaliação de depressão de Montgomery-Asberg (*Montgomery-Asberg Depression Rating Scale* – MADRS) teve redução significativa, o peso diminuiu, em média, 9,2% e, com base na escala *Clinical Global Impressions-Improvement* (CGI-I), 95% das pacientes responderam ao tratamento e 70% estavam em remissão (p < 0,001 para todos os desfechos). O perfil de segurança e de tolerabilidade foi consistente com os componentes individuais da combinação N/B, além de haver melhora da depressão e perda de peso.

Foi conduzido um estudo aberto para determinar se a combinação N/B seria útil na cessação do tabagismo, caracterizada por abstinência, desejo de nicotina e ganho de peso. As ações da combinação naltrexona/bupropiona sobre os centros de recompensa cerebral e a eficácia da N/B na perda de peso, somados ao fato de que a bupropiona é um tratamento eficaz para a cessação do tabagismo, indicam que N/B pode ajudar as pessoas a parar de fumar, ao mesmo tempo que previne um risco de ganho de peso médio de 2 a 3 kg (maior em alguns casos) associado à interrupção do tabagismo. Um total de 30 fumantes com sobrepeso ou obesidade

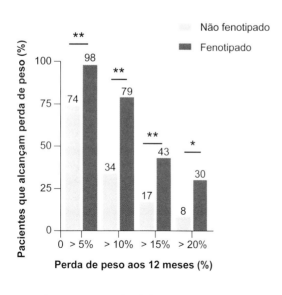

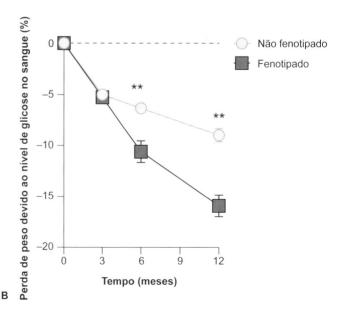

Figura 75.3 A farmacoterapia guiada pelo fenótipo para o controle da obesidade melhora os resultados da perda de peso. **A.** Porcentagem de pacientes que atingiram perdas de peso categoriais de 5%, 10%, 15% e 20% após 1 ano de tratamento não guiado pelo fenótipo (n = 228) ou guiado pelo fenótipo (n = 84). **B.** Porcentagem média de perda de peso corporal total em tratamento não guiado pelo fenótipo (*círculos cinza-claro*) e guiado pelo fenótipo (*quadrados cinza-escuro*) aos 3, 6 e 12 meses. *p < 0,01; **p < 0,001. (Adaptada de Acosta, 2021.)

participaram de um programa de aconselhamento comportamental para cessação do tabagismo e receberam N/B. Depois de 12 semanas, o consumo médio de cigarros diminuiu de 129 para 14 cigarros por semana, e metade dos indivíduos parou de fumar sem que houvesse aumento do peso corporal (–0,1%) e piora nos escores de abstinência de nicotina. Sendo assim, embora não tenha sido desenvolvida para tratar dependência de nicotina, a combinação N/B pode ser eficaz na cessação do tabagismo e na prevenção de ganho de peso em pessoas com excesso de peso e que fumam.

Considerações finais

A combinação de dose fixa de cloridrato de naltrexona 8 mg e cloridrato de bupropiona 90 mg em comprimidos de liberação prolongada de administração oral apresenta um sinergismo singular, capaz de elevar a sinalização melanocortinérgica anorexígena e a ação sobre o sistema límbico dopaminérgico. Como resultado de sua atuação sobre fome, saciedade e desejo de comer, verifica-se a diminuição dos apetites homeostático e hedônico.

Bibliografia

Acosta A, Camilleri M, Abu Dayyeh B, et al. Selection of antiobesity medications based on phenotypes enhances weight loss: a pragmatic trial in an obesity clinic. Obesity (Silver Spring). 2021;29(4):662-71.

Anderson JW, Greenway FL, Fujioka K, et al. Bupropion SR enhances weight loss: a 48-week double-blind, placebo-controlled trial. Obes Res. 2002;10(7):633-41.

Apovian CM, Aronne L, Rubino D, et al. A randomized, phase 3 trial of naltrexone SR/bupropion SR on weight and obesity-related risk factors (COR-II). Obesity (Silver Spring). 2013;21(5):935-43.

Barrea L, Pugliese G, Muscogiuri G, et al. New-generation anti-obesity drugs: naltrexone/bupropion and liraglutide. An update for endocrinologists and nutritionists. Minerva Endocrinol. 2020;45(2):127-37.

Billes SK, Sinnayah P, Cowley MA. Naltrexone/bupropion for obesity: an investigational combination pharmacotherapy for weight loss. Pharmacol Res. 2014;84:1-11.

Bjornsson TD, Callaghan JT, Einolf HJ, et al. The conduct of in vitro and in vivo drug-drug interaction studies: a PhRMA perspective. J Clin Pharmacol. 2003;43(5):443-69.

Chao AM, Grilo CM, Sinha R. Food cravings, binge eating, and eating disorder psychopathology: Exploring the moderating roles of gender and race. Eat Behav. 2016;21:41-7.

Clinical Review Report: Naltrexone Hydrochloride and Bupropion Hydrochloride (Contrave): (Bausch Health, Canada Inc.): [Internet]. Ottawa (ON): Canadian Agency for Drugs and Technologies in Health; 2020. Available from: https://www.ncbi.nlm.nih.gov/books/NBK565449/. Acesso em: 10 jun. 2024.

Corica F, Corsonello A, Apolone G, et al. Construct validity of the Short Form-36 Health Survey and its relationship with BMI in obese outpatients. Obesity (Silver Spring). 2006;14(8):1429-37.

Dahlberg S, Chang ET, Weiss SR, et al. Use of Contrave, naltrexone with bupropion, bupropion, or naltrexone and major adverse cardiovascular events: a systematic literature review. Diabetes Metab Syndr Obes. 2022;15:3049-67.

Dalton M, Finlayson G, Hill A, et al. Preliminary validation and principal components analysis of the Control of Eating Questionnaire (CoEQ) for the experience of food craving. Eur J Clin Nutr. 2015;69(12):1313-17.

Dalton M, Finlayson G, Walsh B, et al. Early improvement in food cravings are associated with long-term weight loss success in a large clinical sample. Int J Obes. 2017;41(8):1232-36.

Dhillon S, Yang LP, Curran MP. Bupropion: a review of its use in the management of major depressive disorder. Drugs. 2008;68(5):653-89.

Fujioka K, Plodkowski R, O'Neil PM, et al. The relationship between early weight loss and weight loss at 1 year with naltrexone ER/bupropion ER combination therapy. Int J Obes (Lond). 2016;40:1369-75.

Greenway FL, Dunayevich E, Tollefson G, et al.; N/B-201 Study Group. Comparison of combined bupropion and naltrexone therapy for obesity with monotherapy and placebo. J Clin Endocrinol Metab. 2009;94:4898-906.

Greenway FL, Fujioka K, Plodkowski RA, et al. Effect of naltrexone plus bupropion on weight loss in overweight and obese adults (COR-I): a multicentre, randomised, double-blind, placebo-controlled, phase 3 trial. Lancet. 2010;376(9.741):595-605.

Grilo CM, Lydecker JA, Fineberg SK, et al. Naltrexone-bupropion and behavior therapy, alone and combined, for binge-eating disorder: randomized double-blind placebo-controlled trial. Am J Psychiatry. 2022;179(12):927-37.

Halpern B, Mancini MC. Safety assessment of combination therapies in the treatment of obesity: focus on naltrexone/bupropion extended release and phentermine-topiramate extended release. Expert Opin Drug Saf. 2017;16(1):27-39.

Hollander P, Gupta AK, Plodkowski R, et al. Effects of naltrexone sustained-release/bupropion sustained-release combination therapy on body weight and glycemic parameters in overweight and obese patients with type 2 diabetes. Diabetes Care. 2013;36(12):4022-29.

Kolotkin RL, Crosby RD. Psychometric evaluation of the impact of weight on quality of life-lite questionnaire (IWQOL-lite) in a community sample. Qual Life Res. 2002;11(2):157-71.

Kolotkin RL, Crosby RD, Kosloski KD, et al. Development of a brief measure to assess quality of life in obesity. Obes Res. 2001;9(2):102-11.

Kolotkin RL, Head S, Brookhart A. Construct validity of the Impact of Weight on Quality of Life Questionnaire. Obes Res. 1997;5(5):434-41.

Kulak-Bejda A, Bejda G, Waszkiewicz N. Safety and efficacy of naltrexone for weight loss in adult patients – a systematic review. Arch Med Sci. 2020;17(4):940-53.

Le Roux CW, Fitzgerald I, Neff K. ASOI Adult Obesity Clinical Practice Guideline adaptation (ASOI version 1, 2022). In: Pedersen SD, Manjoo P, Wharton S. Canadian Adult Obesity Clinical Practice Guidelines: Pharmacotherapy for Obesity Management. Dublin: ASOI; 2022. Available from: https://asoi.info/guidelines/pharmacotherapy. Accessed on: 06 mar. 2024.

McElroy SL, Guerdjikova AI, Kim DD, et al. Naltrexone/bupropion combination therapy in overweight or obese patients with major depressive disorder: Results of a pilot study. Prim Care Companion CNS Disord. 2013;15(3): PCC.12 m01494.

McIntyre RS, Paron E, Burrows M, et al. Psychiatric safety and weight loss efficacy of naltrexone/bupropion as add-on to antidepressant therapy in patients with obesity or overweight. J Affect Disord. 2021;289:167-76.

Mullally JA, Chung WK, LeDuc CA, et al. Weight-loss response to naltrexone/bupropion is modulated by the Taq1A genetic variant near DRD2 (rs1800497): A pilot study. Diabetes Obes Metab. 2021;23:850-3.

Nicholls W, Hulbert-Williams L. British English translation of the Food Craving Inventory (FCI-UK). Appetite. 2013;67:37-43.

Nissen SE, Wolski KE, Prcela L, et al. Effect of naltrexone-bupropion on major adverse cardiovascular events in overweight and obese patients with cardiovascular risk factors: a randomized clinical trial. JAMA. 2016;315(10):990-1004.

Pedersen SD, Manjoo P, Wharton S. Canadian Adult Obesity Clinical Practice Guidelines: Pharmacotherapy for Obesity Management; 2022. Available from: https://obesitycanada.ca/guidelines/pharmacotherapy. Acesso em: 10 jun. 2024.

Sposito AC, Bonilha I, Luchiari B, et al. Cardiovascular safety of naltrexone and bupropion therapy: Systematic review and meta-analyses. Obes Rev. 2021;22:e13224.

Trivedi MH, Rush AJ, Ibrahim HM, et al. The Inventory of Depressive Symptomatology, Clinician Rating (IDS-C) and Self-Report (IDS-SR), and the Quick Inventory of Depressive Symptomatology, Clinician Rating (QIDS-C) and Self-Report (QIDS-SR) in public sector patients with mood disorders: a psychometric evaluation. Psychol Med. 2004;34(1):73-82.

Wadden TA, Foreyt JP, Foster GD, et al. Weight loss with naltrexone SR/bupropion SR combination therapy as an adjunct to behavior modification: the COR-BMOD trial. Obesity (Silver Spring). 2011;19(1):110-20.

Wang GJ, Tomasi D, Volkow ND, et al. Effect of combined naltrexone and bupropion therapy on the brain's reactivity to food cues. Int J Obes (Lond). 2014;38(5):682-8.

Wharton S, Yin P, Burrows M, et al. Extended-release naltrexone/bupropion is safe and effective among subjects with type 2 diabetes already taking incretin agents: A post-hoc analysis of the LIGHT trial. Int J Obes. 2021;45:1687-95.

White MA, Grilo CM. Psychometric properties of the Food Craving Inventory among obese patients with binge eating disorder. Eat Behav. 2005;6(3):239-45.

Wilcox CS, Oskooilar N, Erickson JS, et al. An open-label study of naltrexone and bupropion combination therapy for smoking cessation in overweight and obese subjects. Addict Behav. 2010;35:229-34.

Yu YH, Vasselli JR, Zhang Y, et al. Metabolic vs. hedonic obesity: a conceptual distinction and its clinical implications. Obes Rev. 2015;16(3):234-47.

76 | **Tirzepatida**

Cintia Cercato ▪ João Roberto Wiese Júnior

Introdução

Ocorrida em 1964, a descoberta do efeito incretínico, que revelou que uma dose de glicose administrada de forma oral é capaz de estimular a secreção de insulina em maior magnitude do que a administrada por via intravenosa, marcou o início de uma nova era no estudo do diabetes *mellitus* (DM) e do metabolismo de carboidratos. Em 1973, foi isolado e descrito o primeiro hormônio com efeito incretínico, então chamado "polipeptídeo gastrointestinal" (GIP, do inglês *gastrointestinal polypeptide*) e posteriormente renomeado "polipeptídeo insulinotrópico dependente de glicose" (do inglês *glucose-dependent insulinotropic polypeptide*), como forma de enfatizar a importância da capacidade de otimizar a secreção de insulina. Assim, o estudo e a busca por hormônios com efeito incretínico tornaram-se alvo de grande interesse, considerado como potencial tratamento para o diabetes *mellitus* tipo 2 (DM2). Na década de 1980, descreveu-se que o efeito incretínico se perde ou é bastante atenuado em pacientes com DM2, quando a administração de GIP proveniente de porcos falhou em otimizar a secreção de insulina em humanos com DM2.

Ao longo da década de 1980, foram descritos a estrutura da molécula de pró-glucagon e seus produtos de clivagem. Posteriormente, descobriu-se que a sequência de pró-glucagon humana continha dois peptídeos semelhantes ao glucagon (chamados "GLP-1" e "GLP-2", do inglês *glucagon-like peptide*). Houve, então um achado interessante: o GLP-1 apresentava um potente efeito incretínico, maior do que o descrito com o GIP. Subsequentemente, foi demonstrado que o GLP-1 é capaz de estimular a secreção de insulina mesmo em pacientes com DM2, além de inibir a secreção de glucagon – o que tornou essa molécula um novo alvo de interesse para o tratamento do DM2.

Os anos seguintes foram marcados por uma ascensão de estudos de possíveis alvos terapêuticos baseados no efeito incretínico do GLP-1. Na década de 1990, identificou-se o primeiro agonista do receptor de GLP-1 (AR GLP-1), a molécula da exendina-4. Ainda no final dessa década, estudos pré-clínicos evidenciaram o efeito de inibição do apetite e de redução do consumo alimentar mediante doses farmacológicas de GLP-1. Entretanto, a meia-vida curta do GLP-1 exógeno, associada à degradação pela protease dipeptidil peptidase-4 (DPP-4), revelou-se um grande obstáculo a essa descoberta.

No início dos anos 2000, iniciaram-se os estudos clínicos com foco na terapia incretínica. O primeiro, publicado em 2003, analisou a exenatida (molécula sintética análoga à exendina-4), demonstrando melhora do controle glicêmico em pacientes com DM2. No ano seguinte, foi publicado o primeiro estudo clínico com uma molécula inibidora de DPP-4, a vildagliptina, que também evidenciou benefício para o controle glicêmico. Nos anos subsequentes, novos agonistas do receptor de GLP-1 e outros inibidores de DPP-4 (iDPP-4) foram desenvolvidos, e todos foram capazes de promover a melhora no controle glicêmico. Nesse cenário, destaca-se a evolução do perfil farmacodinâmico dos AR GLP-1, que partiram de medicações usadas 2 vezes por dia (como a exenatida) para outras de menor frequência, de uso diário (liraglutida) e até semanal (semaglutida e dulaglutida), o que se tornou possível graças a modificações na sequência de aminoácidos, que conferiram maior afinidade da molécula à albumina plasmática e, consequentemente, prolongaram sua meia-vida.

Os estudos clínicos logo demonstraram algumas diferenças entre essas classes. Primeiramente, em relação à segurança cardiovascular: enquanto os iDPP-4 se mostraram apenas seguros, alguns exemplares dos AR GLP-1 se revelaram capazes de reduzir o risco cardiovascular em indivíduos com DM2. Além disso, o efeito no peso corporal também diferiu: enquanto os iDPP-4 tiveram atuação neutra sobre o peso corporal, alguns representantes dos AR GLP-1 mostraram um efeito interessante de perda de peso.

Tal achado inaugurou o estudo dos AR GLP-1 como medicações antiobesidade. A primeira medicação dessa classe, a liraglutida, foi aprovada em 2014, pela agência Food and Drug Administration (FDA), após a publicação dos resultados dos estudos SCALE (do inglês *Satiety and Clinical Adiposity – Liraglutide Evidence in individuals with and without diabetes*), que apontaram uma perda média de 8% do peso corporal com o uso da medicação. Posteriormente, os estudos STEP (do inglês *Semaglutide Treatment Effect in People with obesity*) evidenciaram perdas de peso mais substanciais com a semaglutida (na dose de 2,4 mg), de cerca de 15% do peso corporal, o que representou um novo marco de eficácia terapêutica para os fármacos antiobesidade, resultando na aprovação da droga para o tratamento da obesidade pela FDA, em 2021, e pela Agência Nacional de Vigilância Sanitária (Anvisa), em 2023, no Brasil. Mais recentemente, no ensaio clínico OASIS (do inglês *oral semaglutide for weight management*), foi estudada a apresentação oral da molécula da semaglutida em doses superiores às utilizadas para o tratamento do DM2; as perdas de peso observadas foram semelhantes às obtidas com a apresentação injetável.

Atualmente, quase 5 décadas após a sua descoberta, o GIP voltou a ser alvo de interesse no tratamento do DM2 e da obesidade, após o desenvolvimento da tirzepatida, um agonista dual de GIP e GLP-1, que demonstrou resultados sem precedentes no tratamento de tais condições. O estudo desse fármaco constitui o objetivo deste capítulo.

GLP-1 e GIP: mecanismos no controle glicêmico e regulação do balanço energético

Os hormônios GLP-1 e GIP pertencem ao grupo de hormônios gastrointestinais com efeito incretínico. O primeiro é produzido a partir de uma proteína precursora pró-glucagon, que é expressa predominantemente no intestino, no pâncreas e em algumas regiões do rombencéfalo. No intestino, as células L, que estão presentes em maior número nas porções mais distais do intestino delgado, produzem o GLP-1. Diversos nutrientes (como monossacarídeos, ácidos graxos, aminoácidos e proteínas), além de alguns fatores endócrinos (entre os quais insulina, GIP e ghrelina) estimulam a secreção de GLP-1. O hormônio, então, exerce seus efeitos pela ligação ao receptor de GLP-1, que está acoplado à proteína G e se expressa em diversos tecidos, como pâncreas, sistema nervoso central (SNC), trato gastrointestinal, coração e endotélio. Rapidamente degradado pela enzima DPP-4, a meia-vida do GLP-1 nativo é de apenas alguns minutos.

O GLP-1 exerce efeitos importantes no metabolismo glicêmico. Ele age nas células beta produtoras de insulina, estimulando a secreção desse hormônio de maneira glicose-dependente, além de apresentar efeito inibidor da apoptose nesse subtipo celular. Ademais, também é capaz de reduzir os níveis de glucagon ao estimular a secreção de insulina, zinco, ácido gama-aminobutírico (GABA), amilina e somatostatina – fatores conhecidos por inibir a secreção de glucagon pelas células alfa.

O peptídeo GLP-1 também exerce um papel importante na regulação do balanço energético, por meio da redução do consumo alimentar. O hormônio atua em regiões hipotalâmicas envolvidas no controle homeostático do apetite, sobretudo no núcleo arqueado, reduzindo os sinais homeostáticos de apetite e consumo alimentar. Além disso, existem receptores de GLP-1 em áreas envolvidas no controle de recompensa, motivação e adicção (como amígdala, área pré-óptica, núcleo *accumbens* e área tegumentar ventral). Por fim, a ingestão energética pode ser reduzida pelo GLP-1 graças à atuação sobre o controle do componente hedônico do apetite – que exerce um papel preponderante no consumo alimentar da maioria dos indivíduos com sobrepeso ou obesidade.

O GIP é outro hormônio que exerce um papel importante no controle glicêmico. É produzido pelas células K das porções proximais do intestino, pelas células alfa pancreáticas e por algumas regiões do SNC. De forma semelhante ao GLP-1, sua meia-vida também é curta, por ser rapidamente degradado pela enzima DPP-4. Um dos principais estímulos nutricionais para a secreção de GIP é a ingestão de gorduras. O hormônio age no receptor do GIP (GIPR), que também pertence à família dos receptores transmembrana acoplados à proteína G, expressos nas células beta, alfa e delta das ilhotas pancreáticas, endotélio vascular, adipócitos, cardiomiócitos e SNC.

O efeito mais conhecido do GIP está associado ao controle glicêmico, por agir nas ilhotas pancreáticas, estimulando a secreção de insulina em situações de hiperglicemia, bem como de glucagon em estados de hipoglicemia. Entretanto, além do controle glicêmico, o GIP exerce um papel significativo no metabolismo de lipídeos no tecido adiposo. Para compreendê-lo, alguns conceitos referentes ao metabolismo lipídico devem ser recordados.

O tecido adiposo branco (TAB) subcutâneo é um tecido dinâmico e multifuncional, composto de diferentes populações celulares, com capacidade de se expandir de acordo com a necessidade de armazenar energia em forma de triglicerídeos. Além da função endócrina, o TAB age como um sistema "tampão" diário para os lipídeos circulantes. No estado pós-prandial, em indivíduos sem obesidade, o TAB capta e armazena lipídeos por meio da hidrólise de triglicerídeos mediada pela lipase lipoproteica (LPL). Durante o jejum, as moléculas de triglicerídeos são quebradas por lipases intracelulares, liberando ácidos graxos livres na circulação, que servem como substrato energético sistêmico.

Em situações de excesso calórico, o TAB saudável é capaz de se expandir, armazenando o excedente de energia para manter o equilíbrio entre lipogênese e lipólise e a saúde metabólica. Entretanto, em condições de excesso calórico crônico e obesidade, a expansão do TAB ocorre de forma disfuncional, e o equilíbrio metabólico se perde. Como consequência, os ácidos graxos livres circulantes deixam de ser captados e armazenados exclusivamente pelo tecido adiposo, passando a ser capturados por tecidos do fígado, músculo e pâncreas, onde se infiltram e desencadeiam quadros de lipotoxicidade e resistência insulínica sistêmica, além de risco de evolução para DM.

Estudos em adipócitos de animais e humanos têm colaborado para o entendimento acerca do papel do GIP no equilíbrio metabólico do TAB. O GIP é capaz de aumentar o fluxo sanguíneo no TAB, reduzir a circulação de ácidos graxos livres e estimular a captação de glicose e triglicerídeos (TAG, de triacilglicerol) pelo TAB – tais efeitos também são observados após a infusão de GIP em indivíduos com DM2, embora mais atenuados, possivelmente pela menor expressão de GIPR nesses pacientes. O aumento da captação de TAG induzido pelo GIP ocorre tanto diretamente, pela ativação do GIPR, quanto indiretamente, graças à maior secreção de insulina. Por estimular a adipogênese, envolvendo a via do PPAR-γ (receptores ativados por proliferadores de peroxissoma-gama), a presença do GIP facilita, ainda, a expansão ordenada do TAB. Em conjunto, esses achados apoiam a hipótese de que o agonismo do GIPR pode elevar a capacidade do TAB de tamponar o excesso de ácidos graxos livres, que ocorre na obesidade, reduzindo o fenômeno chamado "transbordamento lipídico" em situações de balanço energético positivo crônico.

Outra função crucial do GIP, em relação ao balanço energético, reside no controle central do apetite. O seu receptor (GIPR) está presente em áreas hipotalâmicas cruciais para a regulação do consumo energético, como os núcleos arqueado, paraventricular e dorsomedial – que também expressam receptores para GLP-1 (GLP-1R) –, bem como no núcleo ventromedial, que não contém GLP-1R. Sabe-se que a ativação do GIPR nessas áreas resulta em um efeito anorexígeno (Figura 76.1). Por fim, linhas de pesquisa têm demonstrado que o efeito do GIP na regulação do apetite se dá, também, pela ativação de células não neuronais, como os oligodendrócitos, que podem aumentar o acesso de sinais periféricos ao núcleo arqueado. Dessa forma, é possível perceber que GIP e GLP-1 parecem exercer efeitos sinérgicos no controle do apetite, graças à ativação de populações neuronais específicas por cada um deles; outros mecanismos envolvidos são a ativação concomitante da mesma célula, que dá origem a sinais únicos, e o acesso do GLP-1 a populações neuronais anorexígenas.

Entretanto, vale ressaltar que os efeitos do GIP no balanço energético ainda são alvo de intenso debate. Estudos pré-clínicos iniciais em roedores identificaram que o antagonismo ou a inativação de genes do GIPR previne a obesidade induzida por dieta, além de reduzir a resistência insulínica. Em situações de obesidade previamente estabelecida, o antagonismo do GIPR não parece ter efeito importante na perda de peso, apesar de manter seu desempenho quanto à melhora da tolerância à glicose. Por outro lado, o aumento

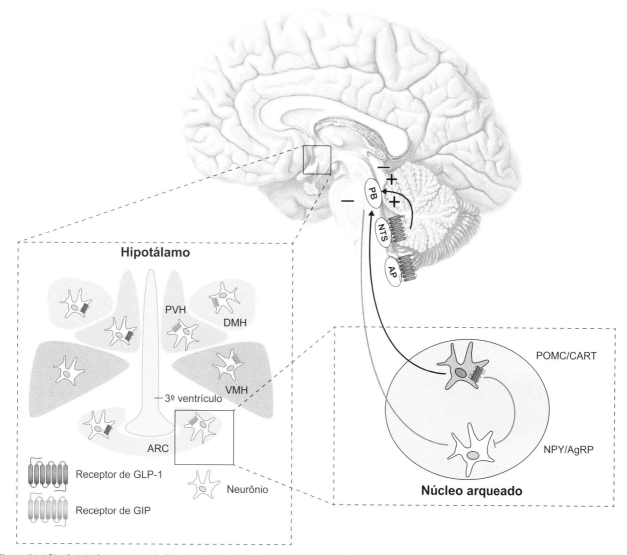

Figura 76.1 Distribuição dos receptores de GLP-1 e GIP em áreas do sistema nervoso central envolvidas na regulação do balanço energético. AgRP: peptídeo relacionado ao Agouti; AP: Áea postrema; ARC: núcleo arqueado; CART: transcrito regulado por cocaína e anfetamina; DMH: hipotálamo dorsomedial; GIP: polipeptídeo insulinotrópico glicose dependente; GLP-1: peptídeo semelhante ao glucagon 1; NTS: núcleo do trato solitário; PB: núcleo parabraquial; PVH: hipotálamo paraventricular; VMH: hipotálamo ventromedial; NPY: neuropeptídeo Y; POMC: pró-opiomelanocortina. (Adaptada de Nauck et al., 2021.)

da expressão de GIP pelas células K reduziu o consumo alimentar e o peso corporal, assim como melhorou a sensibilidade insulínica, feito que é bastante semelhante ao observado nos experimentos de antagonismo do GIPR. É interessante pontuar que os estudos desenvolvidos ao longo da última década envolvendo o agonismo do GIPR demonstraram redução do consumo alimentar e do peso corporal em indivíduos com obesidade preexistente. Essa discrepância de efeitos, somada aos achados de ações específicas do GIP e do GLP-1, reforça a hipótese de que o agonismo desses hormônios exerce efeitos superiores no controle glicêmico e do peso; com base nesse achado, foi desenvolvida a molécula tirzepatida. Um resumo dos efeitos do GIP e do GLP-1 é apresentado na Figura 76.2.

Tirzepatida

Também chamada "quimera" (figura mitológica com aparência híbrida de dois ou mais animais), a tirzepatida é a primeira molécula desenvolvida com efeito agonista duplo (em dois receptores: de GIP e GLP-1). Trata-se de um peptídeo sintético composto de 39 aminoácidos, com tamanho semelhante ao das moléculas de GIP e GLP-1 nativas, mas dotado de modificações que garantem seu efeito singular. A tirzepatida tem: sequência inicial dos primeiros 9 aminoácidos idêntica à da molécula de GIP, 10 aminoácidos comuns a GIP e GLP-1, 4 aminoácidos em posição idêntica à molécula de GLP-1, e 10 aminoácidos terminais iguais aos da exendina-4. Nas posições 2 e 13, foram adicionados resíduos de ácido 2-aminoisobutírico, para que a molécula resista à clivagem pela enzima DPP-4. Ademais, um ácido graxo de 20 carbonos foi inserido na posição 20 do aminoácido lisina, promovendo a ligação da molécula à albumina sérica e, como resultado, elevando sua meia-vida.

O peptídeo tem afinidade pelo receptor de GLP-1 semelhante ao hormônio nativo e um terço da afinidade pelo receptor de GIP, se comparado ao peptídeo endógeno. A molécula é administrada por via subcutânea; após a aplicação, atinge o pico plasmático em 8 a 72 horas. Sua meia-vida plasmática é de 5 dias, o que permite a administração semanal.

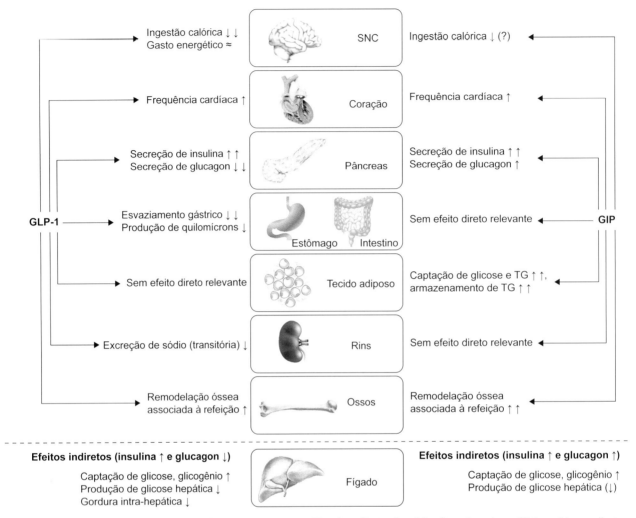

Figura 76.2 Principais efeitos do GLP-1 e do GIP nos diferentes órgãos e sistemas. GIP: polipeptídeo insulinotrópico glicose dependente; GLP-1: peptídeo semelhante ao glucagon 1; SNC: sistema nervoso central; TG: triglicerídeos. (Adaptada de Nauck et al., 2021.)

Estudos SURPASS

A eficácia da tirzepatida no controle glicêmico de pacientes com DM2 foi avaliada pelos estudos SURPASS (do inglês *Study of Tirzepatide in Participants with T2DM Not Controlled with Diet and Exercise Alone*), cujo desfecho primário foi a redução média da hemoglobina glicada (HbA1c).

O SURPASS-1 consistiu em um ensaio clínico randomizado, duplo-cego, que avaliou a eficácia da tirzepatida, comparada ao placebo, em pacientes com DM2 inadequadamente controlado por dieta e exercício. Seus resultados demonstraram que a tirzepatida teve desempenho superior ao placebo no controle glicêmico e na redução do peso corporal. Em todas as doses testadas, a medicação foi melhor que o placebo na redução de HbA1c, glicemia de jejum, peso corporal e proporção de indivíduos que atingiram metas de HbA1c inferiores a 7% e a 5,7% após 40 semanas. Nesse estudo, os participantes foram randomizados para receber tirzepatida 5 mg (n = 121), 10 mg (n = 121), 15 mg (n = 120) ou placebo (n = 113).

Em suma, o SURPASS-1 representa um grande marco, por ter estabelecido a eficácia do tratamento com tirzepatida, quanto à melhora do controle glicêmico, nas doses de 5 mg, 10 mg e 15 mg, 1 vez/semana, como monoterapia para DM2, em comparação com placebo. Quanto ao controle glicêmico, o fármaco apresentou uma eficácia robusta quando comparado ao placebo: 31 a 52% dos participantes atingiram normoglicemia (HbA1c < 5,7%). Também foram relatadas reduções significativas no peso corporal, não associadas a um risco aumentado de hipoglicemia clinicamente significativa ou grave (< 54 mg/dℓ) – a faixa de redução de peso foi de 7 a 9,5 kg. O perfil de segurança se mostrou consistente com os AR GLP-1 disponíveis no mercado (Figura 76.3).

O SURPASS-2, um estudo aberto fase 3, comparou a tirzepatida com a semaglutida, um AR GLP-1, em pacientes com DM2. Em todas as doses, a tirzepatida se provou não apenas não inferior, mas superior à semaglutida quanto à redução média de HbA1c. No estudo, os pacientes foram randomizados em uma proporção de 1:1:1:1 para receber tirzepatida 5 mg (n = 470), 10 mg (n = 469) ou 15 mg (n = 470) ou semaglutida 1 mg (n = 470). Com a tirzepatida, a redução média de HbA1c, com relação ao valor basal, foi de 2,01% (5 mg), 2,24% (10 mg) e 2,3% (15 mg); e com a semaglutida a redução média foi de 1,86%. As diferenças entre os grupos de 5, 10 mg e 15 mg de tirzepatida e o de semaglutida foram, portanto, de 0,15%, 0,39% e 0,45%, respectivamente.

A normoglicemia (meta de nível de HbA1c inferior a 5,7%) foi atingida por 27 a 46% dos pacientes que receberam tirzepatida e por 19% dos que tomaram semaglutida. Também a redução de peso corporal foi maior com tirzepatida (de 7,6 a 11,2 kg) do que com semaglutida (5,7 kg): os pacientes que receberam tirzepatida 5 mg, 10 mg e 15 mg perderam, respectivamente, 1,9 kg, 3,6 kg e 5,5 kg a mais do que os que utilizaram semaglutida. Tais resultados levantaram a hipótese de que um aumento da dose de tirzepatida poderia ter efeitos mais significativos no controle do diabetes e do peso corporal. (ver Figura 76.3)

No SURPASS-3, a tirzepatida foi comparada com a insulina degludeca com associação à metformina, com ou sem inibidores do cotransportador de sódio/glicose tipo 2 (iSGLT2), em pacientes com DM2 com controle glicêmico insatisfatório. Nesse estudo aberto de fase 3, os participantes foram randomizados na proporção 1:1:1:1 para receber tirzepatida 5 mg (n = 358), 10 mg (n = 360) ou 15 mg (n = 358) ou insulina degludeca, 1 vez por dia, em dose titulada para atingir alvos glicêmicos predeterminados (n = 359). A média de redução de HbA1c com tirzepatida 5 mg, 10 mg e 15 mg foi de, respectivamente, 1,93%, 2,20% e 2,37%, enquanto a insulina degludeca alcançou 1,34%. As diferenças entre os grupos de tirzepatida 5 mg, 10 mg e 15 mg e o de degludeca foram, portanto, de 0,59%, 0,86% e 1,04%, respectivamente. Até 93% dos participantes que receberam tirzepatida atingiram a meta de HbA1c inferior a 7%, e 26 a 48%, alcançaram normoglicemia.

No SURPASS-3, a redução de peso corporal foi maior com tirzepatida do que com insulina degludeca. As diferenças entre os grupos foram de 9,8 kg, 13 kg e 15,2 kg para as doses de 5 mg, 10 mg e 15 mg de tirzepatida, respectivamente. O tratamento com tirzepatida também demonstrou superioridade no controle glicêmico avaliado por sistema de monitoramento contínuo de glicose (CGM, de *continuous glucose monitoring*), em comparação com a insulina degludeca (ver Figura 76.3). Um subestudo do SURPASS-3, que utilizou ressonância magnética (RM), evidenciou que a tirzepatida foi capaz, ainda, de reduzir significativamente o conteúdo de gordura hepática, assim como o volume dos tecidos adiposos abdominais visceral e subcutâneo.

Com o objetivo de fornecer uma medida integrada dos efeitos fisiológicos da tirzepatida na homeostase da glicose, um estudo duplo-cego, randomizado de fase 1, comparou os efeitos hormonais e metabólicos desse fármaco (titulado até 15 mg 1 vez/semana) com os da semaglutida (titulada até 1 mg 1 vez/semana) ou placebo em pacientes com DM2. Foram utilizados testes estimulatórios dinâmicos padrão-ouro para avaliar a secreção e a sensibilidade à insulina (*clamps* euglicêmicos, hiperglicêmicos e hiperinsulinêmicos) e testes de tolerância à glicose com refeição mista. O estudo revelou que o aumento do índice de disposição do *clamp*, que ajusta a secreção de insulina para a sensibilidade insulínica concorrente, foi significativamente maior no braço da tirzepatida em comparação com o da semaglutida, havendo melhora tanto na taxa de secreção total de insulina quanto no nível de sensibilidade insulínica – este possivelmente relacionado com uma perda de peso maior (–11,2 kg *versus* –6,9 kg). As respostas ao teste de refeição mista indicaram incrementos glicêmicos atenuados com tirzepatida, em comparação com semaglutida, associados a menores níveis plasmáticos de insulina e glucagon, o que indica fortemente uma redução da resistência insulínica e da sobrecarga das células beta pancreáticas.

No estudo SURPASS-4, a tirzepatida foi comparada à insulina glargina em pacientes com DM2, inadequadamente controlado com hipoglicemiantes orais, e alto risco cardiovascular. Os pacientes foram randomizados para receber tirzepatida 5 mg (n = 326),

10 mg (n = 321) ou 15 mg (n = 334) ou insulina glargina (n = 978). Os resultados evidenciaram que todas as três doses de tirzepatida melhoraram significativamente o controle glicêmico, reduziram o peso corporal e trouxeram benefícios para o perfil de risco cardiovascular. Após 52 semanas, as alterações médias de HbA1c com tirzepatida foram de 2,24% (5 mg), 2,43% (10 mg) e 2,58% (15 mg) *versus* 1,44% com insulina glargina. Ao final do estudo, a diferença média entre os níveis de HbA1c com tirzepatida *versus* insulina glargina foi de 0,80% (para tirzepatida 5 mg), 0,99% (10 mg) e 1,14% (15 mg). A porcentagem de pacientes que atingiu normoglicemia usando tirzepatida variou de 23 a 43%, enquanto a perda de peso média, em relação ao início do estudo, foi de 7,1 kg, 9,5 kg e 11,7 kg para pacientes tratados com 5 mg, 10 mg e 15 mg de tirzepatida, respectivamente; os participantes que receberam insulina glargina tiveram um ganho de peso médio de 1,9 kg em relação ao início do estudo. As diferenças médias de peso com o uso de tirzepatida, face à insulina glargina, foram de 9 kg (5 mg), 11,4 kg (10 mg) e 13,5 kg (15 mg) (ver Figura 76.3).

No SURPASS-5, que analisou pacientes com DM2 e controle glicêmico inadequado apesar do tratamento com insulina glargina, a adição de tirzepatida à insulina glargina, em comparação com placebo, resultou em melhora estatisticamente significativa do controle glicêmico após 40 semanas. Os pacientes foram randomizados em uma proporção de 1:1:1:1 para receber tirzepatida na dose de 5 mg (n = 116), 10 mg (n = 119) ou 15 mg (n = 120) ou placebo (n = 120) durante 40 semanas. No final do estudo, a redução média da HbA1c, em relação ao valor basal, foi de 2,11% (5 mg), 2,4% (10 mg) e 2,34% (15 mg) *versus* 0,86% com placebo. A diferença entre os grupos de 5 mg, 10 mg e 15 mg do fármaco e o grupo placebo foi de 1,24%, 1,53% e 1,47%, respectivamente. A proporção de pacientes tratados com tirzepatida, em todas as doses, que atingiram normoglicemia variou de 24,4 a 49,6%. A alteração média de peso, em relação ao início do estudo, foi de –5,4 kg (5 mg), –7,5 kg (10 mg), –8,8 kg (15 mg) e +1,6 kg com placebo. A diferença entre os grupos de 5 mg, 10 mg e 15 mg do medicamento e o grupo placebo foi de 7,1 kg, 9,1 kg e 10,5 kg, respectivamente (ver Figura 76.3).

Nesses estudos, os principais efeitos adversos observados com o uso da tirzepatida foram de natureza gastrointestinal (náuseas, vômitos, diarreia e constipação intestinal), semelhantes aos provocados pelos AR GLP-1. Os estudos de fase 3 demonstraram que a incidência desses efeitos adversos parece ser dose-dependente – por exemplo, no SURPASS-2, 17% dos pacientes apresentaram náuseas com 5 mg de tirzepatida, número que cresce para 22% com a dose de 15 mg. A taxa de descontinuidade do tratamento devido aos efeitos adversos, mesmo na dose maior, foi menor que 10%.

Em dois estudos, observou-se uma tendência de eficácia numericamente maior da tirzepatida (5 mg) em comparação com dulaglutida ou semaglutida, no que diz respeito à redução de HbA1c e de peso corporal. No entanto, menos pacientes tratados com tirzepatida relataram efeitos colaterais gastrointestinais em comparação com os que receberam dulaglutida ou semaglutida. Tal achado pode indicar que, para determinada eficácia, a tirzepatida provoca menos efeitos adversos gastrointestinais do que os AR GLP-1 – estudos pré-clínicos observaram que o agonismo do GIPR foi capaz de reduzir náuseas e vômitos induzidos por GLP-1.

Após os resultados animadores demonstrados pelos estudos SURPASS, em setembro de 2023, a Anvisa aprovou o uso da medicação tirzepatida (comercializada sob o nome de Mounjaro®) para o tratamento de DM2.

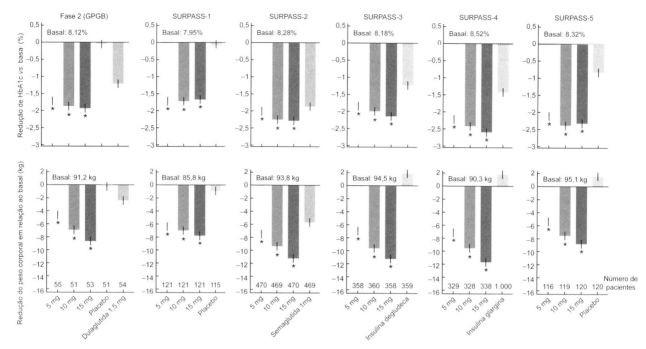

Figura 76.3 Principais resultados dos estudos de fase 2 e dos estudos de fase 3 SURPASS-1 a 5 quanto à redução percentual de HbA1c e à redução absoluta de peso. O número de pacientes por braço de tratamento é mostrado no painel de baixo. *p < 0,05 *versus* respectivo comparador. HbA1c: hemoglobina glicada.. (Adaptada de Nauck e D'Alessio, 2022.)

Estudos SURMOUNT

Devido à importante perda de peso observada nos pacientes em uso de tirzepatida com os estudos SURPASS, sua eficácia como droga antiobesidade foi avaliada pelo grupo de estudos intitulado SURMOUNT (do inglês *Study of Tirzepatide in Participants with Obesity or Overweight*).

O estudo SURMOUNT-1, ensaio clínico duplo-cego, randomizado e controlado, revelou que, em participantes com diagnóstico de obesidade, o uso de tirzepatida 5 mg, 10 mg ou 15 mg durante 72 semanas levou a reduções substanciais e sustentadas do peso corporal, bem como melhorou as medidas cardiometabólicas (como circunferência abdominal). Os critérios de exclusão foram diabetes, alteração do peso corporal superior a 5 kg nos 90 dias anteriores à triagem, tratamento cirúrgico prévio ou planejado para obesidade e terapia com medicamento que promova perda de peso nos 90 dias anteriores à triagem. Como desfechos coprimários, foram identificadas a alteração percentual do peso em relação ao valor basal e uma redução de peso de 5% ou mais.

Os participantes foram randomizados na proporção de 1:1:1:1 para receber tirzepatida 5 mg (n = 630), 10 mg (n = 636), 15 mg (n = 636) ou placebo (n = 643) durante 72 semanas, como complementares a medidas de mudança de estilo de vida. A alteração percentual média de peso, ao final do estudo, foi de 15%, 19,5% e 20,9% com tirzepatida 5 mg, 10 mg e 15 mg, respectivamente, e 3,1% com placebo. A porcentagem de participantes que teve uma redução de peso igual ou superior a 5% foi de 85%, 89% e 91% com tirzepatida 5 mg, 10 mg e 15 mg, respectivamente, e 35% com placebo; 50% dos participantes do grupo de 10 mg e 57% do grupo de 15 mg tiveram uma redução do peso corporal de 20% ou mais, em comparação com 3% no grupo placebo – valor, até então, nunca observado com o uso de medicamentos antiobesidade. O estudo evidenciou, ainda, reduções da circunferência da cintura: no grupo que recebeu tirzepatida, houve uma redução média da circunferência da cintura de 14 cm (5 mg), 17,7 cm (10 mg) e 18,5 cm (15 mg) *versus* 4 cm com placebo. As diferenças estimadas entre os grupos de 5 mg, 10 mg e 15 mg do fármaco e o grupo placebo foram de 10,1 cm, 13,8 cm e 14,5 cm, respectivamente.

O SURMOUNT-2, um ensaio clínico duplo-cego randomizado, controlado por placebo, avaliou a eficácia da tirzepatida como droga antiobesidade em indivíduos com índice de massa corporal (IMC) igual ou superior a 27 kg/m² e DM2, cujos valores de HbA1c estivessem entre 7 e 10%. Os pacientes foram randomizados na proporção de 1:1:1 para receber tirzepatida na dose de 10 mg ou 15 mg ou placebo. Os desfechos coprimários indicaram que houve um percentual de redução de peso, em relação ao início do estudo, e uma proporção de pacientes que atingiu perda maior ou igual a 5% do peso. Ao final de 72 semanas, a média de redução de peso corporal com o uso do medicamento foi de 12,8% (10 mg) e 14,7% (15 mg) *versus* 3,2% com placebo, resultando em uma diferença, entre os tratamentos com tirzepatida *versus* placebo, de 9,6% (10 mg) e 11,6% (15 mg). A proporção de pacientes que atingiu redução de peso igual ou superior a 5% com tirzepatida foi de 79 a 83% *versus* 32% com placebo.

No SURMOUNT-3, avaliou-se a eficácia da tirzepatida no controle do peso corporal após uma perda de peso bem-sucedida promovida por medidas intensivas de estilo de vida. Esse ensaio clínico duplo-cego randomizado estudou pacientes com obesidade ou IMC igual ou superior a 27 kg/m² que haviam atingido, pelo menos, 5% de perda de peso após 12 semanas de intervenção intensiva no estilo de vida. Os participantes foram randomizados na proporção 1:1 para receber tirzepatida (dose máxima tolerada: 10 mg ou 15 mg) ou placebo. Após 72 semanas, a média de perda adicional de peso com o fármaco foi de 18,4% *versus* 2,5% com placebo. No grupo tirzepatida, 87,5% dos pacientes atingiram uma perda adicional de peso igual ou superior a 5%, face a 16,5% do grupo placebo.

O SURMOUNT-4 analisou a eficácia da tirzepatida na manutenção da perda de peso a longo prazo. Nesse ensaio clínico, 670 pacientes com obesidade ou sobrepeso (indivíduos sem diabetes, com IMC de 27 kg/m² ou mais e pelo menos uma comorbidade relacionada) iniciaram o estudo utilizando tirzepatida na dose máxima tolerada (10 ou 15 mg) por 36 semanas, atingindo uma perda de peso de, em média, 20,9%. Após esse período, foram randomizados na proporção 1:1 para continuar recebendo tirzepatida ou placebo por mais 52 semanas. Finalizadas 88 semanas desde o início do estudo, os indivíduos que continuaram com tirzepatida haviam alcançado uma perda de peso adicional de 5,5%, enquanto os que utilizaram placebo tinham recuperado, em média, 14% do peso (Figura 76.4).

O estudo SURMOUNT-5, ainda em curso no momento da publicação deste capítulo, pretende comparar diretamente a eficácia, quanto à perda de peso, da tirzepatida *versus* semaglutida 2,4 mg em indivíduos com obesidade ou com sobrepeso associado a comorbidades.

Tirzepatida e segurança cardiovascular: perspectivas futuras

O efeito cardiovascular da tirzepatida está sendo analisado no SURPASS-CVOT, um ensaio clínico duplo-cego randomizado que está comparando tirzepatida *versus* dulaglutida – um AR GLP-1 com benefício cardiovascular estabelecido na literatura. O estudo incluiu 13.299 pessoas com DM2 e doença cardiovascular estabelecida, que foram randomizadas na proporção 1:1 para receber tirzepatida ou dulaglutida. Seu desfecho primário consiste no tempo necessário para a ocorrência de um evento adverso cardiovascular maior (MACE, do inglês *major adverse cardiovascular event*), caracterizado por morte relacionada com causa cardiovascular, infarto agudo do miocárdio (IAM) ou acidente vascular encefálico (AVE). O SURPASS-CVOT foi desenhado para avaliar a não inferioridade da tirzepatida quando comparada com a dulaglutida, o que confirmaria sua superioridade em relação ao placebo, mas também busca determinar se a tirzepatida é capaz de acarretar um benefício cardiovascular superior ao da dulaglutida.

O impacto da tirzepatida na redução da morbimortalidade associada à obesidade está sendo analisado no SURMOUNT-MMO. Iniciado em 2022 e com duração estimada em 5 anos, trata-se de um estudo duplo-cego e randomizado que pretende comparar a tirzepatida com placebo. O desfecho primário composto é o tempo até a evolução para mortalidade, IAM não fatal, AVE não fatal, revascularização coronária ou eventos relacionados à insuficiência cardíaca. Várias condições relacionadas à obesidade foram adotadas como desfechos secundários, entre as quais tempo para desenvolver DM2, evolução para doença renal crônica e funcionalidade física. O objetivo desse estudo reside em demonstrar que a redução expressiva de peso obtida com o uso da tirzepatida é capaz de diminuir a morbidade e até mesmo a mortalidade relacionadas ao excesso de peso. Caso demonstre resultados positivos, será mais um grande marco na evolução do tratamento farmacológico da obesidade.

Considerações finais

A terapia baseada em incretinas tem sido estudada há décadas para o tratamento do DM2, tendo experimentado uma grande evolução após o desenvolvimento dos AR GLP-1. Essa classe medicamentosa inaugurou também uma nova fase no tratamento da obesidade, ao evidenciar percentuais de perda de peso até então nunca atingidos. Em meio a esse cenário, surge a molécula de tirzepatida, a primeira medicação coagonista dos receptores de GLP-1 e GIP, que passou

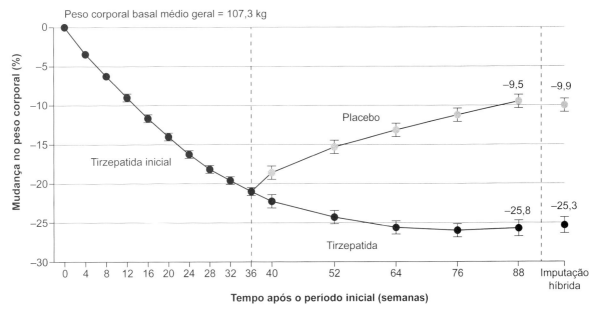

Figura 76.4 Evolução do peso corporal dos pacientes incluídos no estudo SURMOUNT-4. (Adaptada de Aronne et al., 2024.)

a demonstrar resultados inéditos no controle glicêmico e na redução do peso corporal, ultrapassando a barreira histórica de perda de peso média superior a 20% e dando início a uma nova era no tratamento do diabetes e da obesidade. Estudos sobre o impacto cardiovascular da tirzepatida em indivíduos com DM2 e na redução de morbidade e mortalidade associadas à obesidade estão em andamento. É altamente provável que demonstrem os resultados benéficos da perda de peso e do controle glicêmico, associados à tirzepatida, para a redução do risco cardiovascular e da morbimortalidade – reforçando ainda mais a miríade de vantagens da medicação contra duas condições crônicas de difíceis manejo e controle.

Bibliografia

Adriaenssens AE, Biggs EK, Darwish T, et al. Glucose-dependent insulinotropic polypeptide receptor-expressing cells in the hypothalamus regulate food intake. Cell Metab. 2019;30(5):987-96.

Aronne LJ, Sattar N, Horn DB, et al. Continued treatment with tirzepatide for maintenance of weight reduction in adults with obesity: the SURMOUNT-4 randomized clinical trial. JAMA. 2024; 331(1):38-48.

Chavda VP, Ajabiya J, Teli D, et al. Tirzepatide, a new era of dual-targeted treatment for diabetes and obesity: a mini-review. Molecules. 2022;27(13):4315.

Drucker DJ, Holst JJ. The expanding incretin universe: from basic biology to clinical translation. Diabetologia. 2023;66(10):1765-79.

Forzano I, Varzideh F, Avvisato R, et al. Tirzepatide: A systematic update. Int J Mol Sci. 2022;23(23):14631.

Garvey WT, Frias JP, Jastreboff AM, et al. Tirzepatide once weekly for the treatment of obesity in people with type 2 diabetes (SURMOUNT-2): a double-blind, randomised, multicentre, placebo-controlled, phase 3 trial. Lancet. 2023;402(10402):613-26.

Gilbert MP, Pratley RE. GLP-1 analogs and DPP-4 inhibitors in type 2 diabetes therapy: review of head-to-head clinical trials. Front Endocrinol (Lausanne). 2020;11:178.

Heise T, DeVries JH, Urva S, et al. Tirzepatide reduces appetite, energy intake, and fat mass in people with type 2 diabetes. Diabetes Care. 2023;46(5):998-1004.

Jastreboff AM, Aronne LJ, Ahmad NN, et al. Tirzepatide once weekly for the treatment of obesity. N Engl J Med. 2022;387(3):205-16.

Karagiannis T, Avgerinos I, Liakos A, et al. Management of type 2 diabetes with the dual GIP/GLP-1 receptor agonist tirzepatide: a systematic review and meta-analysis. Diabetologia. 2022;65(8):1251-61.

Knop FK, Aroda VR, do Vale RD, et al. OASIS 1 Investigators. Oral semaglutide 50 mg taken once per day in adults with overweight or obesity (OASIS 1): a randomised, double-blind, placebo-controlled, phase 3 trial. Lancet. 2023;402(10403):705-19.

Knudsen LB, Lau J. The discovery and development of liraglutide and semaglutide. Front Endocrinol (Lausanne). 2019;10:155.

Melson E, Ashraf U, Papamargaritis D, et al. What is the pipeline for future medications for obesity? Int J Obes (Lond). 2024; DOI: 10.1038/s41366-024-01473-y. Online ahead of print.

Min T, Bain SC. The role of tirzepatide, dual GIP and GLP-1 receptor agonist, in the management of type 2 diabetes: the SURPASS clinical trials. Diabetes Ther. 2021;12(1):143-57.

Nauck MA. The rollercoaster history of using physiological and pharmacological properties of incretin hormones to develop diabetes medications with a convincing benefit-risk relationship. Metab Clin Exp. 2020;103:154031.

Nauck MA, D'Alessio DA. Tirzepatide, a dual GIP/GLP-1 receptor co-agonist for the treatment of type 2 diabetes with unmatched effectiveness regrading glycaemic control and body weight reduction. Cardiovasc Diabetol. 2022;21(1):169.

Nauck MA, Quast DR, Wefers J, et al. The evolving story of incretins (GIP and GLP-1) in metabolic and cardiovascular disease: A pathophysiological update. Diabetes Obes Metab. 2021;23(Suppl 3):5-29.

Nicholls SJ, Bhatt DL, Buse JB, et al. Comparison of tirzepatide and dulaglutide on major adverse cardiovascular events in participants with type 2 diabetes and atherosclerotic cardiovascular disease: SURPASS-CVOT design and baseline characteristics. Am Heart J. 2024;267:1-11.

Samms RJ, Coghlan MP, Sloop KW. How may GIP enhance the therapeutic efficacy of GLP-1? Trends Endocrinol Metab. 2020;31(6):410-21.

Tan Q, Akindehin SE, Orsso CE, et al. Recent advances in incretin-based pharmacotherapies for the treatment of obesity and diabetes. Front Endocrinol (Lausanne). 2022;13:838410.

Wadden TA, Chao AM, Machineni S, et al. Tirzepatide after intensive lifestyle intervention in adults with overweight or obesity: the SURMOUNT-3 phase 3 trial. Nat Med. 2023;29(11):2909-18.

77 | Medicamentos Psiquiátricos no Tratamento de Transtornos Alimentares e Obesidade

Adriano Segal ▪ Debora K. Kussunoki

Introdução

Embora, desde a última edição desta obra, o arsenal de medicamentos aprovados para o tratamento da obesidade continue crescendo, ainda é muito pequeno frente ao desafio que o tratamento de tal doença, crônica e recidivante, representa, sobretudo quando considerados os custos dos novos agentes. E é por causa desse desafio que o interesse em agentes úteis para o tratamento da obesidade – porém não aprovados por órgãos normatizadores – continua a existir. Assim, qualquer fármaco que tenha ação sobre a redução ponderal é visto com um intenso otimismo que, por vezes, revela-se exagerado.

Neste capítulo, abordaremos medicamentos psiquiátricos capazes de desencadear efeitos positivos quanto à perda de peso. É importante ressaltar que boa parte desses medicamentos pode ser útil, também, na área dos transtornos alimentares (TAs), tema desenvolvido em detalhes no Capítulo 54, *Transtornos Alimentares Relacionados com o Ciclo Sono-Vigília*.

Cabe relembrar ao leitor, ainda, que a farmacoterapia, tanto da obesidade como dos TAs, deve estar inserida em um programa abrangente de modificações do estilo de vida, incluindo prática de atividade física e diminuição do sedentarismo. Ela não é, em nenhum dos casos, o único, tampouco o melhor, tratamento a ser implementado.

Medicamentos psiquiátricos e seu impacto na perda de peso

Para iniciarmos este capítulo, dividiremos os medicamentos psiquiátricos em cinco grupos:

1. Antidepressivos: podem ser usados, também, em transtornos ansiosos.
2. Estabilizadores de humor: sais de lítio e alguns anticonvulsivantes.
3. Antipsicóticos de primeira geração.
4. Antipsicóticos de segunda geração: podem exibir, ainda, propriedades estabilizadoras do humor e antidepressivas.
5. Ansiolíticos e indutores do sono.
6. Estimulantes do sistema nervoso central (SNC): um deles, a lisdexanfetamina, é aprovada para transtorno de compulsão alimentar (TCA) e para transtorno do déficit de atenção e hiperatividade (TDAH).

Em nosso meio, alguns antidepressivos, anticonvulsivantes e estimulantes do SNC são usados de modo *off-label* para o tratamento da obesidade, de alterações dos padrões de ingestão e do TCA propriamente dito. Os demais grupos, apesar de não terem função no tratamento da obesidade, podem e devem, quando indicados apropriadamente, ser usados em pacientes com obesidade e com comorbidade psiquiátrica que justifique seu uso.

O topiramato, um dos anticonvulsivantes utilizados como segunda opção no papel de estabilizador de humor (ou como coadjuvante para essa indicação) foi aprovado como agente para tratamento de obesidade (em associação com a fentermina) pela Food and Drug Administration (FDA). No Brasil, porém, isso ainda não ocorreu. O mais antigo dos estabilizadores de humor, o carbonato de lítio, considerado o padrão-ouro para essa estabilização, está relacionado com ganho de peso.

Os antipsicóticos, por sua vez, podem ser divididos em dois grupos: os de primeira e os de segunda geração. Seus efeitos metabólicos e ponderais são distintos tanto entre os grupos quanto dentro de cada um deles. Contudo, nenhum está associado à perda de peso.

Os ansiolíticos e indutores de sono não se correlacionam com perda de peso e podem, ainda, induzir parassonias, entre as quais a *Sleep Related Eating Disorder*.

Na Tabela 77.1, dividimos alguns psicofármacos de acordo com o potencial de indução de ganho de peso.

Antidepressivos e anticonvulsivantes

Os antidepressivos que foram estudados para o tratamento da obesidade não se mostraram efetivos. Por outro lado, a venlafaxina e a desvenlafaxina podem cursar com diminuição de peso e/ou do apetite, como possível paraefeito. A bupropiona, por sua vez, faz

Tabela 77.1 Categorização de alguns psicofármacos de acordo com seu efeito ponderal.

Perda de peso	Neutros	Ganho de peso
Bupropiona	Fluvoxamina*	ADTC
Venlafaxina	Vortioxetina*	IMAOs
Desvenlafaxina	Haloperidol	Paroxetina
Topiramato	Aripiprazol	Escitalopram
Zonisamida		Outros ISRS a médio e longo prazos
Lamotrigina		Mirtazapina
Ziprasidona		Sais de lítio
Naltrexona**		Olanzapina
		Clozapina
		Risperidona
		Carbamazepina
		Valproato
		Divalproato de sódio

*Há uma tendência inicial de perda de peso, com recuperação a médio e longo prazos. **Somente em combinação com a bupropiona. ADTC: antidepressivos tricíclicos; IMAOs: inibidores da monoaminoxidase; ISRS: inibidores seletivos de recaptação de serotonina. (Adaptada de Bray e Ryan, 2018.)

parte de duas associações comercialmente disponíveis nos EUA, o Contrave® (em associação com a naltrexona, fármaco já disponível no Brasil, como se pode constatar adiante e no Capítulo 75, *Combinação de Naltrexona e Bupropiona*) e o Empatic® (em associação com a zonisamida).

A fluvoxamina e a vortioxetina têm potencial de uso para o tratamento da obesidade. A vortioxetina, mais recente, está disponível no mercado brasileiro desde 2016 e, assim como a fluvoxamina, não está associada a ganho de peso ou a alterações da libido, duas das maiores causas de abandono do tratamento. Alguns pacientes, no entanto, podem apresentar esses dois tipos de efeitos adversos, ressaltando a importância de um acompanhamento individualizado.

Embora o uso isolado de nenhum dos antidepressivos tenha sido autorizado para o tratamento de obesidade, nem pela FDA nem pela Agência Nacional de Vigilância Sanitária (Anvisa), doses elevadas de fluoxetina (60 mg/dia) foram aprovadas para o tratamento da bulimia nervosa (BN). Por isso, a utilização desse medicamento para TCA foi muito estudada e é, ainda hoje, frequente, mesmo na presença de novas opções terapêuticas.

Os anticonvulsivantes mais estudados para o tratamento da obesidade e dos TAs caracterizados por compulsão alimentar são o topiramato e a zonisamida – não comercializada no Brasil até o final da redação deste capítulo. A maior limitação de ambos os agentes consiste no aparecimento de efeitos adversos cognitivos em uma parcela não desprezível da população que o utiliza.

Nenhum dos anticonvulsivantes é aprovado para uso isolado no tratamento de obesidade ou de qualquer dos TAs; ainda assim, trata-se uma área de interesse com número crescente de publicações. Já a combinação de topiramato com fentermina está disponível nos EUA para o tratamento da obesidade.

Como mencionaremos em outras tabelas deste capítulo, outros agentes antidepressivos foram pesquisados, notadamente para os TAs.

Tratamento medicamentoso da obesidade com psicofármacos

Ainda hoje, persiste uma postura algo negativa em relação ao uso de tratamento farmacológico (e cirúrgico) para obesidade. Uma provável causa central de tal polêmica – que ressalta o preconceito contra a obesidade, contra as pessoas com obesidade e contra aqueles que tratam a obesidade – é a escolha do referencial teórico adotado para a compreensão dessa condição. A partir do momento em que é identificada como uma doença crônica e grave, multifatorial e de bases biológicas cada vez mais amplas (ainda que não totalmente compreendidas), associada a comorbidades frequentes e igualmente graves – requerendo, portanto, tratamentos incisivos, crônicos e de eficácia, segurança e tolerabilidade adequadas a longo prazo –, essa polêmica perde força.

Mesmo no presente, essa falsa problemática se alimenta de argumentações históricas e pseudofilosóficas que remetem a teorias psicossomáticas e/ou a experiências negativas com tratamentos farmacológicos já abandonados e/ou a crenças preconceituosas e inúteis.

Como já dito, qualquer agente capaz de reduzir a ingestão alimentar tem potencial uso no tratamento da obesidade. Nenhum dos antidepressivos, dos anticonvulsivantes ou dos psicoestimulantes (aqui incluídos o metilfenidato, a modafinila e a lisdexanfetamina) foi aprovado por nossos órgãos normatizadores para o tratamento da obesidade, mas, ainda assim, sua utilização *off-label* é comum.

Inibidores seletivos da recaptação de serotonina

Existem várias famílias diferentes de receptores de serotonina – e algumas, por sua vez, englobam diversos subtipos. A maior parte desses subtipos se localiza nas famílias 5HT1 e 5HT2. Fármacos que inibem a recaptação de serotonina, tais como a fluoxetina e a sertralina, claramente diminuem a ingestão alimentar, ainda que de modo temporário e limitado pelos eventuais efeitos adversos. Aparentemente, as ações da fluvoxamina e da vortioxetina são mais prolongadas e resultam em menor reganho de peso; contudo, são medicamentos menos estudados nessa área.

Em relação ao uso da fluoxetina para o tratamento da obesidade, dados de numerosos estudos apontam um efeito superior ao do placebo, dose-dependente, quanto à redução de peso em voluntários de peso normal e, de forma mais acentuada, em pacientes com obesidade. Contudo, como já dissemos, essa perda de peso é tempo-limitada, mesmo com a manutenção do fármaco. A dose que se mostrou mais eficaz, em termos de perda de peso e de controle de ingestão alimentar, é de 60 mg/dia. Cabe ressaltar que uma das limitações da fluoxetina reside no potencial elevado de interações medicamentosas.

A sertralina, menos estudada para essa indicação do que a fluoxetina, parece ter efeitos similares, e está associada a menor chance de interação medicamentosa, devido ao seu menor efeito sobre a família do citocromo P450. A dose necessária, de 150 mg/dia, é também superior à recomendada para boa parte dos transtornos psiquiátricos para os quais está indicada. Os dados relativos a esse aspecto são, porém, mais escassos do que os disponíveis sobre a fluoxetina.

Um aspecto importante a ser ponderado quando da indicação de ISRS para pacientes com obesidade é, paradoxalmente, o ganho de peso. Em pacientes com quadros depressivos e que estejam em tratamento, ele pode significar a recidiva ou o resíduo de sintomas em depressões atípicas. Se, contudo, houver um aumento agudo de peso ou se o ganho permanecer mesmo após a remissão do quadro psiquiátrico, devemos pensar em efeito adverso do medicamento. Os antidepressivos mais comumente relacionados com aumento de peso corporal são os tricíclicos e os IMAOs, embora os ISRS também possam estar implicados em ganho ponderal. Em estudos clínicos controlados, notou-se que a maioria dos ISRS produziu um aumento de 3 a 4 kg após 6 a 12 meses de tratamento (ver Tabela 77.1).

Bupropiona e naltrexona

A bupropiona é utilizada para o tratamento de tabagismo, depressão e diminuição primária da libido feminina em doses que variam de 300 a 400 mg/dia. Diversos estudos mostraram redução modesta do peso com seu uso isolado.

Já a associação da bupropiona com a naltrexona, em comprimidos de liberação estendida contendo 90 mg e 8 mg de cada substância, respectivamente, foi aprovada para o tratamento da obesidade na dose-alvo de 2 comprimidos 2 vezes/dia (360 mg de bupropiona e 32 mg de naltrexona/dia). Mais detalhes sobre essa associação podem ser consultados no Capítulo 75, *Combinação de Naltrexona e Bupropiona*.

Topiramato e suas combinações

O topiramato é um anticonvulsivante aprovado para o tratamento de quadros epilépticos e de enxaqueca. Atua em receptores do ácido gama-aminobutírico a (GABAa), inibindo a anidrase carbônica, efeito que pode ser o responsável pela perda de peso continuada por até 18 meses, descrita nos primeiros estudos.

Seu uso é parcialmente limitado dado o perfil de efeitos adversos associados, que inclui parestesias, perversões de paladar, cálculos renais, alterações cognitivas importantes e, mais raramente, glaucoma de ângulo estreito. Em termos práticos, os efeitos que interromperam estudos do topiramato como fármaco para tratar obesidade foram de natureza neuropsicológica: alterações cognitivas e de fluxo de pensamento, além de sonolência e dificuldade para "achar palavras".

O topiramato vem sendo usado como adjuvante no tratamento de pacientes que costumam ganhar peso com o uso de medicações psiquiátricas, inclusive em faixas etárias mais baixas (ver Tabela 77.1).

Uma apresentação combina o topiramato com a fentermina, de liberação controlada, disponível apenas nos EUA.

Zonisamida

Trata-se de um anticonvulsivante não disponível no Brasil, aprovado pelas agências reguladoras americana e europeia para o tratamento de quadros epilépticos. Embora o uso isolado de zonisamida não tenha sido autorizado como terapia da obesidade, foram feitos estudos em que esse fármaco foi associado à bupropiona para tal finalidade (ver Tabela 77.1).

Em estudos com pacientes epilépticos, a zonisamida provocou perda de peso, o que a sinalizou como um possível medicamento para tratar obesidade. Porém, nesses indivíduos, seu uso foi associado a tonturas, alterações cognitivas, sonolência e, mais raramente, nefrolitíase e doenças hematológicas. Tem sido usada, também, no tratamento *off-label* da BN.

Tratamento medicamentoso dos transtornos alimentares com antidepressivos, anticonvulsivantes e psicoestimulantes

Como esta obra se dedica à obesidade, abordaremos BN, TCA e síndrome do comer noturno (SCN), temas que são desenvolvidos com mais detalhes nos Capítulos 53, *Infecções Virais, Covid-19 e Obesidade*, e 54, *Transtornos Alimentares Relacionados com o Ciclo Sono-Vigília*. Nas Tabelas 77.2 e 77.3, são apresentados os critérios diagnósticos dos dois primeiros quadros e, na Tabela 77.4, uma adaptação dos critérios propostos para a SCN, todos adaptados do DSM 5 TR™.

Bulimia nervosa

A BN é um quadro mais frequente que a anorexia nervosa (AN), além de mais responsivo a tratamentos combinados do que a qualquer forma de terapia isolada, ao menos na forma aguda. Sua prevalência estimada é de 1 a 3%, com incidência de 28,8/100.000 mulheres/ano e de 0,8/100.000 homens/ano. Há estimativas ainda mais impressionantes descritas na literatura, sobretudo quando são considerados quadros alimentares clinicamente muito parecidos, mas que não preenchem os critérios diagnósticos para BN.

A taxa de mortalidade relacionada à BN chega a 1% e sua morbidade pode ser maior do que a da AN, o que denota que a evolução da BN cursa com maior número de recorrências.

Opções farmacoterapêuticas disponíveis para o tratamento de bulimia nervosa

Diversos estudos demonstraram o efeito positivo dos antidepressivos, notadamente os ISRS. Apesar das metodologias variáveis, tais resultados sugerem serem os ISRS os agentes de primeira escolha – porém, apenas a fluoxetina é aprovada para essa indicação, inclusive no nosso meio. Além desses fármacos, a bupropiona, a venlafaxina, o topiramato e a zonisamida, entre outras substâncias, foram estudados.

Tabela 77.2 Critérios diagnósticos para bulimia nervosa.

A. Episódios recorrentes de comer compulsivo, caracterizados por:
- Comer, dentro de um período restrito de tempo (p. ex., 2 h), uma quantidade de comida flagrantemente maior do que outra pessoa comeria no mesmo período e nas mesmas circunstâncias
- Sensação de falta de controle sobre a ingestão alimentar

B. Comportamentos compensatórios inadequados e recorrentes com a intenção de não ganhar peso, tais como vômitos autoinduzidos, uso inapropriado de laxantes, diuréticos, enemas ou outras medicações, jejuns ou exercício abusivo

C. Ambos os episódios (comer compulsivo e comportamentos compensatórios inadequados) ocorreram, em média, ao menos 1 vez/semana nos últimos 3 meses

D. A autoavaliação está excessivamente ligada à forma corporal e ao peso

E. O quadro não ocorre exclusivamente durante episódios de anorexia nervosa

Especificação de remissão: parcial ou completa

Especificação de gravidade: leve (1 a 3 episódios compensatórios por semana), moderada (4 a 7 episódios compensatórios por semana), grave (8 a 13 episódios compensatórios por semana) ou extrema (mais de 14 episódios compensatórios por semana ou mais)

Adaptada de American Psychiatric Association (2022).

Tabela 77.3 Critérios diagnósticos de transtorno de compulsão alimentar.

A. Episódios bulímicos recorrentes, os quais são caracterizados por:
- Comer, em um período definido de tempo (p. ex., 2 h), uma quantidade de comida indubitavelmente maior do que a maior parte das pessoas comeria em um período similar de tempo e sob circunstâncias parecidas
- Sensação de falta de controle sobre a ingestão durante o episódio (sentir que não se consegue parar de comer ou que não pode controlar o que ou o quanto se está comendo)

B. Os episódios bulímicos estão associados a 3 (ou mais) dos seguintes aspectos:
- Comer muito mais rapidamente do que o habitual
- Comer até se sentir desconfortavelmente cheio
- Comer grandes quantidades de comida mesmo quando, fisicamente, não sente fome
- Comer sozinho por se sentir envergonhado pela quantidade que come
- Sentir-se mal a respeito de si, deprimido ou muito culpado após comer dessa forma

C. Angústia importante em relação aos episódios bulímicos

D. Os episódios bulímicos ocorrem, em média, pelo menos 1 vez/semana, por 3 meses

E. Os episódios bulímicos não estão associados à adoção regular de comportamentos compensatórios impróprios e não ocorrem exclusivamente durante a presença de anorexia nervosa ou bulimia nervosa

Especifique remissão: parcial ou completa

Especifique gravidade: leve (1 a 3 episódios de compulsão alimentar por semana), moderada (4 a 7 episódios de compulsão alimentar por semana), grave (8 a 13 episódios de compulsão alimentar por semana) ou extrema (14 episódios de compulsão alimentar por semana ou mais)

Adaptada de American Psychiatric Association (2022).

A bupropiona esteve associada ao aumento de convulsões em pacientes que se valiam de vômitos como método purgativo, inclusive quando utilizada na combinação de naltrexona e bupropiona de liberação prolongada, já discutida aqui; dessa forma, não é indicada para esse grupo.

Na Tabela 77.5, mostraremos os fármacos mais usados para o tratamento da BN, segundo seus grupamentos farmacológicos.

Tabela 77.4 Critérios propostos para o diagnóstico de síndrome do comer noturno.

A. Episódios recorrentes de comer noturno, caracterizados por comer após o despertar do sono ou pelo consumo excessivo de comida após a refeição da noite

B. Há consciência e recordação da alimentação

C. A alimentação noturna não é mais bem explicada por influências externas, como mudanças no ciclo vigília-sono do indivíduo ou por normas sociais locais

D. A alimentação noturna causa sofrimento significativo e/ou prejuízo no funcionamento

E. O padrão desordenado de alimentação não é mais bem explicado por diagnóstico de transtorno de compulsão alimentar ou de outro transtorno mental, incluindo o uso de substâncias

F. O padrão desordenado de alimentação não é atribuível a outra condição médica ou a um efeito da medicação

Adaptada de American Psychiatric Association (2022).

Transtorno de compulsão alimentar

O TCA passou a ser considerado um TA propriamente dito em 2013, pela Associação Psiquiátrica Americana. Trata-se do TA mais prevalente: até 4% entre a população em geral, chegando a 75% em pacientes que participam de programas de controle de peso; sua distribuição por sexo segue a proporção de 15 mulheres para cada 10 homens. Além disso, verifica-se um aumento de prevalência diretamente proporcional ao peso.

O TCA constitui um marcador de gravidade psiquiátrica e clínica, devido à elevada associação de comorbidades, independentemente do peso.

Opções farmacoterapêuticas disponíveis para o transtorno de compulsão alimentar

Em primeiro lugar, também para o TCA, a exemplo dos demais TAs, são obtidos resultados superiores quando estão presentes equipes multiprofissionais, o que torna essa forma de tratamento a mais indicada. Ao contrário do que ocorre em pacientes com BN e obesidade, não há polêmica quanto à adequação ou não da promoção de perda de peso acoplada ao tratamento do TCA em pacientes com obesidade, já que essa perda é indicada.

Aprovada pela Anvisa tanto para o tratamento de TDAH quanto para o de TCA, a lisdexanfetamina é um profármaco da dextroanfetamina. Após administração por via oral, ela é absorvida rapidamente a partir do trato gastrointestinal e hidrolisada à lisina, um aminoácido essencial, e à dextroanfetamina, responsável pela atividade clínica; não é metabolizada pelas isoenzimas do citocromo P450. Seu efeito foi bem-documentado, não só em termos de remissão do quadro de TCA, como também em relação à perda de peso e à manutenção do efeito por mais de 6 meses.

Na Tabela 77.6, encontram-se os principais psicofármacos utilizados para o tratamento do TCA.

Tabela 77.5 Psicofármacos e bulimia nervosa.

Grupo		Fármaco	Dose (mg/dia)	Efeito esperado	Cuidados especiais
Antidepressivos	Cíclicos	Imipramina* e desipramina*+	Doses antidepressivas	Melhora dos comportamentos alimentares e efeito antidepressivo	Pacientes com risco de suicídio (superdosagem pode ser letal); ganho de peso
		Amitriptilina*	Doses antidepressivas	Efeito antidepressivo	
	ISRS	Fluoxetina*+	60 a 80	Melhora dos comportamentos alimentares e efeito antidepressivo; efeito anti-OC	Abandono do tratamento por efeitos sexuais adversos
		Fluvoxamina	100 a 300	Melhora dos comportamentos alimentares, mesmo a longo prazo, e efeito antidepressivo; efeito anti-OC	Interação medicamentosa
	IMAOs		Doses antidepressivas	Melhora dos comportamentos alimentares e efeito antidepressivo; efeito anti-OC	Restrições dietéticas
Anticonvulsivantes	Topiramato		25 a 400 (dose média de 100)	Melhora dos comportamentos alimentares e efeito antidepressivo	Dificuldades cognitivas, piora de quadros psiquiátricos, cálculos renais, relatos de glaucoma; divisão de dose
	Zonisamida+		100 a 600	Melhora dos comportamentos alimentares	Dificuldades cognitivas e complicações psicológicas

*Estudos controlados realizados com esta finalidade; +Não disponível no Brasil. IMAOs: inibidores da monoaminoxidase; ISRS: inibidores seletivos de recaptação de serotonina; OC: obsessivo-compulsivo.

Capítulo 77 ▪ Medicamentos Psiquiátricos no Tratamento de Transtornos Alimentares e Obesidade **641**

Tabela 77.6 Psicofármacos e transtorno de compulsão alimentar.

Grupo	Fármaco	Dose (mg/dia)	Efeito esperado	Cuidados especiais
Psicoestimulantes				
	Lisdexanfetamina[β]	50 a 70	Remissão dos episódios de compulsão alimentar e perda de peso	Arritmias cardíacas, quadros de agitação, irritabilidade, CI em transtornos psicóticos
Antidepressivos				
ISRS	Citalopram*	20 a 60	Diminuição de frequência e intensidade dos *binges*, perda de peso e tratamento de sintomas depressivos associados	Interação medicamentosa com: outros medicamentos para tratamento de obesidade, hipertensão arterial e diabetes *mellitus*
	Fluvoxamina*	50 a 300		
	Sertralina*	50 a 300 (dose média: 150)		
	Fluoxetina*	60 a 80		
IRSN	Venlafaxina	75 a 300	Diminuição da ingestão e aumento discreto do gasto calórico	Hipertensão
IRND	Bupropiona	300	Melhora dos comportamentos alimentares e efeito antidepressivo	Risco aumentado de convulsões
Anticonvulsivantes				
	Topiramato*	25 a 400 (dose média de 100)	Melhora dos comportamentos alimentares e diminuição do peso	Dificuldades cognitivas, piora de quadros psiquiátricos, cálculos renais, relatos de glaucoma; dividir dose; orientar hidratação abundante e prática de atividade física; a titulação da dose deve ser lenta (incrementos de 25 mg/dia a cada 2 semanas)
	Zonisamida[+*]	100 a 600	Melhora dos comportamentos alimentares e diminuição do peso	Dificuldades cognitivas e complicações psicológicas

*Estudos controlados realizados; [+]Não disponível no Brasil; [β]Aprovada pela Anvisa para essa indicação. CI: contraindicado; ISRS: inibidores seletivos de recaptação de serotonina; IRSN: inibidores de recaptação de serotonina e noradrenalina; IRND: inibidor de recaptação de noradrenalina e dopamina.

Síndrome do comer noturno

A SCN é caracterizada por hiperfagia de ocorrência predominantemente noturna (despertares durante a madrugada, em geral após 2 a 3 horas do início do sono, com subsequente episódio de ingestão alimentar). Mais de 50% da ingestão calórica diária dos indivíduos com essa síndrome costumam acontecer no período da noite, e anorexia matinal é comum. A prevalência estimada da SCN é de 1,5% na população geral e de até 27% entre pacientes com obesidade grave.

Opções farmacoterapêuticas disponíveis para a síndrome do comer noturno

Ao contrário do TCA, a SCN conta com um número relativamente pequeno de estudos e poucas opções terapêuticas

adequadamente estudadas – um dos motivos para isso está na relativa falta de uniformidade entre os critérios diagnósticos. Contudo, parece responder bem ao topiramato e aos ISRS, dentre os quais a sertralina é o fármaco mais estudado. Na Tabela 77.7, encontram-se os principais psicofármacos empregados no tratamento da SCN.

Considerações finais

Os tópicos tratados neste capítulo são complexos e heterogêneos, além de envolverem uma variedade de particularidades que necessitam de maior aprofundamento. Assim, dedicamo-nos a fazer uma síntese geral, com a intenção de provocar a curiosidade do leitor. Recomendamos às pessoas que se interessarem

Tabela 77.7 Psicofármacos e síndrome do comer noturno.

Grupo		Fármaco	Dose (mg/dia)	Efeito esperado	Cuidados especiais
Antidepressivos	ISRS	Sertralina*	50 a 300 (dose média: 150)	Melhora do padrão alimentar e de sono	–
Anticonvulsivantes		Topiramato[++]	25 a 400 (dose média: 100)	Melhora dos comportamentos alimentares, indução do sono e efeito antidepressivo	Dificuldades cognitivas, piora de quadros psiquiátricos, cálculos renais, relatos de glaucoma; dividir dose, orientar hidratação abundante e prática de atividade física; a titulação da dose deve ser lenta (incrementos de 25 mg/dia a cada 2 semanas)

*Com estudo controlado; [++]Sem estudos controlados. ISRS: inibidores seletivos de recaptação de serotonina.

pelos temas aqui abordados que consultem a bibliografia recomendada e os Capítulos 53, *Infecções Virais, Covid-19 e Obesidade*, 54, *Transtornos Alimentares Relacionados com o Ciclo Sono-Vigília*, e 63, *Orientação Nutricional no Transtorno da Compulsão Alimentar*.

Bibliografia

American Psychiatric Association. Diagnostic and Statistical Manual of Mental Disorders. 5. ed. Text Revision. Washington, DC: American Psychiatric Association, 2022.

Arif H, Buchsbaum R, Weintraub D, et al. Patient-reported cognitive side effects of antiepileptic drugs: predictors and comparison of all commonly used antiepileptic drugs. Epilepsy Behav. 2009;14(1):202-9.

Bray GA, Ryan DH. The role of medications in weight management. In: Wadden TA, Bray GA. Handbook of obesity treatment. 2. ed. New York: The Guilford Press, 2018. p. 349-66.

Costa GPA, Moraes VRY, Assunção BR, et al. Efficacy of topiramate in reducing second-generation antipsychotic-associated weight gain among children: A systematic review and meta-analysis. Diabetes Obes Metab. 2024;26(6):2292-304.

Cercato C, Roizenblatt VA, Leanca CC, et al. A randomized double-blind placebo-controlled study of the long-term efficacy and safety of diethylpropion in the treatment of obese subjects. Int J Obes (Lond). 2009;33(8):857-65.

D'Agostino A, English CD, Rey JA. Vortioxetine (brintellix): a new serotonergic antidepressant. P T. 2015;40(1):36-40.

Fariba KA, Saadabadi A. Topiramate. [Updated 2023 Jan 31]. In: StatPearls [Internet]. Treasure Island (FL): StatPearls Publishing; 2024. Available from: https://www.ncbi.nlm.nih.gov/books/NBK554530/.

Garfield AS, Heisler LK. Pharmacological targeting of the serotonergic system for the treatment of obesity. J Physiol. 2009;587(Pt 1):49-60.

Hudson JI, Pope JR HG. Psychopharmacological treatment of binge eating disorder. In: Brownell KD, Walsh BT (editors). Eating disorders and obesity. 3. ed. New York: The Guilford Press, 2018. p. 308-13.

Klonoff DC, Greenway F. Drugs in the pipeline for the obesity market. J Diabetes Sci Technol. 2008;2(5):913-8.

Kumar RB, Aronne LJ. Pharmacological treatments of obesity. In: Brownell KD, Walsh BT (editors). Eating disorders and obesity. 3. ed. New York: The Guilford Press, 2018. p. 519-24.

McElroy SL, Guerdjikova AI, Martens B, et al. Role of antiepileptic drugs in the management of eating disorders. CNS Drugs. 2009;23(2):139-56.

McElroy SL, Kotwal R, Hudson JI, et al. Zonisamide in the treatment of binge-eating disorder: an open-label, prospective trial. J Clin Psychiatry. 2004;65(1):50-6.

McElroy SL, Shapira NA, Arnold LM, et al. Topiramate in the long-term treatment of binge-eating disorder associated with obesity. Erratum in: J Clin Psychiatry. 2005;66(1):138. J Clin Psychiatry;65(11):1463-9, 2004.

O'Reardon JP, Allison KC, Martino NS, et al. A randomized, placebo-controlled trial of sertraline in the treatment of night eating syndrome. Am J Psychiatry. 2006;163(5):893-8.

O'Reardon JP, Peshek A, Allison KC. Night eating syndrome: diagnosis, epidemiology and management. CNS Drugs. 2005;19(12):997-1008.

Ryan DH. Pharmacologic agents in the treatment of obesity. In: Mcelroy SL, Allison DB, Bray GA (editors). Obesity and mental disorders. New York: Taylor and Francis, 2006. p. 261-88.

Segal A, Kussunoki DK. Antidepressivos e anticonvulsivantes no tratamento de transtornos alimentares e obesidade. In: Mancini MC, Geloneze B, Salles JEN, et al. (editores). Tratado de Obesidade. 2. ed. Rio de Janeiro: Guanabara Koogan, 2015. p. 508-13.

Segal A, Kussunoki DK. Depressão e síndrome metabólica. In: Giacaglia LR, Da Silva MER, Dos Santos RF, et al. Tratado de síndrome metabólica. São Paulo: Roca, 2010. p. 513-20.

Segal A, Kussunoki DK. Transtornos da alimentação: obesidade e psiquiatria. In: Louzã Neto MR, Elkis H (editores). Psiquiatria básica. 2. ed. Porto Alegre: Roca, 2007. p. 372-80.

Segal A, Kussunoki DK, Larino MA. Post-surgical refusal to eat: Anorexia nervosa Bulimia nervosa or a new eating disorder? A case series. Obes Surg. 2004;14:353-69.

Stiles S. FDA approves new diet drug: Phentermine-topiramate combo. Medscape; 2012. Available from: https://www.medscape.com/viewarticle/791263. Acesso em: 10 jun. 2024.

Stunkard AJ, Allison KC. Two forms of disordered eating in obesity: binge eating and night eating. Int J Obes Relat Metab Disord. 2003;27(1):1-12.

Venvanse [Internet]. Jaguariúna: Takeda Pharma Ltda., [2024]. Available from: http://www.shire.com.br/documents/Venvanse_Bula_Profissional.pdf. Acesso em: 10 jun. 2024.

Westenberg HGM, Sandner C. Tolerability and safety of fluvoxamine and other antidepressants. Int J Clin Pract. 2006;60(4):482-91.

Zarzar MN, Graham J, Roberts J, et al. Effectiveness and weight effects of open-label lamotrigine with and without concomitant psychotropic medications in patients with bipolar I disorder. MedGenMed. 2007;9(2):41.

78 | Associações de Medicamentos no Tratamento da Obesidade

Bruno Halpern ▪ Luiz F. Viola ▪ Raquel Muniz

Introdução

A prevalência do sobrepeso e da obesidade é muito elevada no mundo, e tem aumentado progressivamente nos últimos anos. Um estudo publicado em 2022 destacou o aumento da prevalência de obesidade no Brasil, passando de 11,8% em 2006 para 20,3% em 2019, com projeções de que, em 2030, 68,1% dos brasileiros terão um índice de massa corporal (IMC) classificado na faixa de sobrepeso, e 29,6%, na de obesidade. Considerando que indivíduos com obesidade apresentam maior prevalência de comorbidades e maior risco cardiovascular, com perda de qualidade de vida, perda de capacidade funcional e menor expectativa de vida, a obesidade deve ser considerada um grande problema de saúde pública.

O tratamento da obesidade apresenta múltiplos desafios e limitações. Mudanças de estilo de vida, adotadas isoladamente, apresentam baixas taxas de adesão e resultados em geral insatisfatórios. Em uma revisão, Leblanc et al. verificaram uma média de perda de peso de apenas 3 kg com mudanças comportamentais. O tratamento farmacológico aumenta o sucesso terapêutico tanto na perda de peso média quanto na porcentagem de respondedores, ou seja, indivíduos que conseguem atingir perdas de ao menos 5, 10 ou 15% do peso inicial. Embora perdas pequenas de peso mantidas ao longo do tempo já se correlacionem com melhora nos fatores de risco cardiovascular, estudos mostram que cerca de 30 a 50% do peso corporal perdido é recuperado dentro de 1 ano, e mais da metade dos pacientes recupera o peso inicial dentro de 5 anos após o início do tratamento. Mesmo após cirurgias bariátricas, a recuperação de peso é um fenômeno comum. Isso ocorre porque o controle do peso corporal está sob regulação homeostática, e mecanismos fisiológicos complexos são ativados para contrabalançar as alterações no equilíbrio energético, mantendo um peso corporal estável. Em pessoas com obesidade, esse controle homeostático frequentemente defende um peso maior (teoria do *set point*), alterando tanto a ingestão energética quanto o gasto energético, além das dificuldades claras de se manter um padrão de alimentação constante em um ambiente altamente obesogênico.

Os mecanismos regulatórios do peso corporal são múltiplos, constituindo um sistema complexo e com vias regulatórias por vezes redundantes e respostas adaptativas que limitam a magnitude da perda de peso e facilitam a recuperação do peso perdido. Nesse sentido, agir em apenas uma via pode ser insuficiente para obter resultados satisfatórios a longo prazo.

A associação de medicamentos com diferentes mecanismos de ação, em semelhança ao adotado em doenças crônicas como hipertensão arterial sistêmica e diabetes *mellitus* tipo 2 (DM2), poderia levar à potencialização dos resultados, sobrepondo-se aos mecanismos adaptativos e inibindo os mecanismos compensatórios que promovem o platô, com resultados aditivos ou sinérgicos. Estes resultados sinérgicos ocorrem quando a perda de peso obtida com a associação é maior do que a esperada simplesmente pela soma dos resultados de cada medicamento, sugerindo a existência de um efeito de interação entre ambos. Ainda, a associação de fármacos possibilita o uso de doses menores de cada fármaco, o que minimiza os riscos de efeitos adversos.

A combinação de fármacos no tratamento da obesidade parece promissora. Novos tratamentos antiobesidade que regulam o apetite, como a semaglutida e a tirzepatida, mostraram-se bastante promissores em alcançar uma perda de peso superior a 15%. No entanto, além da regulação do apetite, o gasto energético, a oxidação de gordura e a preservação da massa magra são determinantes para a perda de peso e a manutenção do peso perdido.

No entanto, é preciso tomar cuidados adicionais, já que a associação de medicamentos pode promover interações medicamentosas indesejadas, maior quantidade de contraindicações, custos mais elevados e inflexibilidade de dosagens, além de um número potencialmente maior de efeitos colaterais. A seguir, são apresentados alguns prós e contras em relação às associações medicamentosas:

- Vantagens:
  - Aumento da eficácia terapêutica por ação aditiva ou sinérgica
  - Promoção de sinergismo endógeno
  - Ação simultânea em diferentes vias, que poderia se sobrepor aos mecanismos compensatórios com prevenção ou retardo do platô
  - Quando de medicamentos com efeitos colaterais opostos, pode-se aumentar a tolerabilidade ao tratamento
  - Uso de doses menores, reduzindo o risco de efeitos colaterais
- Desvantagens:
  - Aumento da incidência de efeitos colaterais por ação aditiva ou interação dos medicamentos
  - Inflexibilidade de dosagem em combinações prefixadas
  - Custos do tratamento
  - Maior probabilidade de interações medicamentosas e contraindicações.

Do ponto de vista histórico, duas combinações foram amplamente utilizadas, embora dados obtidos após sua ampla comercialização tenham identificado efeitos adversos graves, o que levou à suspensão dos medicamentos. Nos anos 1990, a associação de fentermina e fenfluramina explorou os efeitos da potencialização da ação noradrenérgica da fentermina com os efeitos serotoninérgicos

644 Parte 6 ▪ Tratamento Farmacológico da Obesidade e de suas Comorbidades

da fenfluramina, um estimulador da secreção e um inibidor da recaptação da serotonina. Essa associação conseguiu potencializar a perda de peso e possibilitou o uso de doses menores de cada medicamento. No entanto, foram relatados casos de valvopatias e hipertensão pulmonar, atribuídos à ação não específica da fenfluramina em receptores de serotonina 5-HT$_{2B}$ presentes em células intersticiais valvares, o que levou à proibição do uso da fenfluramina.

O uso isolado da efedrina não provoca perda expressiva de peso, porém a sua associação com cafeína ou ácido acetilsalicílico resulta em perda mais significativa: a efedrina aumenta a termogênese e o gasto energético, e a cafeína e o ácido acetilsalicílico reduzem a degradação da efedrina, potencializando seus efeitos. No entanto, a efedrina foi suspensa do mercado em virtude de um achado de aumento do risco de eventos cárdio e cerebrovasculares.

Desde então, o uso de combinações de medicamentos no tratamento da obesidade tinha sido relativamente abandonado, provavelmente por preocupações quanto à sua segurança após as experiências descritas. Contudo, um questionário realizado com médicos norte-americanos especialistas em obesidade já mostrava que 83% deles usavam medicações em combinação, dos quais 64% eram com medicações *off-label*.

Nas últimas décadas, tem-se observado o surgimento de novas combinações, com resultados animadores e, até o momento, sem descrição de eventos adversos graves que levem à suspensão dos medicamentos. Em uma revisão em 2015, Hussain et al. demonstraram que a chance de uma medicação para obesidade atingir a fase 3 era 10 vezes maior quando se tratava de uma combinação em dose fixa do que uma medicação em monoterapia, corroborando a hipótese de que agir em diversas vias pode otimizar resposta e reduzir colaterais.

Infelizmente, porém, ainda há poucos estudos com medicações em combinação, com exceção daquelas em dose fixa. A seguir, serão discutidas algumas das associações estudadas.

Combinações indisponíveis no Brasil

Fentermina/topiramato

A fentermina, a medicação mais prescrita para tratamento da obesidade nos EUA, é um análogo atípico da anfetamina com ação central que estimula a atividade da noradrenalina e, em menor intensidade, da dopamina e da serotonina, além de promover a redução do apetite e a perda de peso quando utilizada em monoterapia.

Por sua vez, o topiramato é um anticonvulsivante utilizado também para profilaxia primária de migrânea e tratamento do transtorno afetivo bipolar que apresenta perda de peso como efeito colateral. Os mecanismos para a perda de peso não são bem compreendidos. O uso em monoterapia em altas doses leva a perdas de peso significativas (16,5% em 1 ano na dose de 192 mg, contra perda de 8,9% no grupo placebo), porém a alta incidência de efeitos colaterais limita o seu uso em doses mais altas.

A combinação de fentermina e topiramato nas doses de 7,5 a 15 mg de fentermina com 46 a 92 mg de topiramato de liberação prolongada conseguiu promover perda ponderal média nos estudos de até 10,9% em 1 ano. Ao menos 5% do peso foi perdido por 70% dos pacientes, e 10% por 48% dos pacientes. Uma revisão sistemática e metanálise de seis ensaios clínicos randomizados comparando o uso de fentermina/topiramato com placebo revelou uma diferença média ponderada na perda total de peso corporal de 7,7 kg, em um período de 56 a 108 semanas, com uma resposta dose-dependente em favor da combinação.

De certo modo, os efeitos colaterais das duas medicações são opostos, contrapondo-se, o que melhora a tolerabilidade. Além disso, essa combinação induz perda significativa de peso com uso de doses menores do que em monoterapia, contribuindo para a redução da frequência de efeitos colaterais. A fentermina pode levar a sintomas simpatomiméticos, sendo os efeitos colaterais mais comuns agitação, insônia, cefaleia, constipação intestinal e boca seca, além de aumento da frequência cardíaca e da pressão arterial. O topiramato apresenta efeito mais sedativo, com sonolência, dificuldades de memória, atenção e concentração. Pacientes em uso de topiramato podem apresentar também parestesias, alterações visuais, nefrolitíase, piora do humor e risco de suicídio. Com o uso combinado, foram relatados efeitos adversos nesse mesmo espectro de sintomas, em menor frequência que o uso em monoterapia nas mesmas doses, sem efeitos adversos inesperados. Os efeitos colaterais mais comuns são boca seca e parestesias. Embora haja um risco potencial com o uso do topiramato, não se observou piora de sintomas depressivos ou do risco de suicídio.

Não existem estudos sobre a segurança cardiovascular da combinação, embora seu uso seja contraindicado na presença de doença cardiovascular. Há aumento da frequência cardíaca de 1,2 a 1,7 bpm e queda leve da pressão arterial, provavelmente por um impacto da perda de peso mais intenso do que o potencial hipertensivo da fentermina.

Por ser teratogênico, contraindica-se o topiramato durante a gestação, devendo ser interrompido imediatamente se houver suspeita de gravidez. Deve ser utilizado com muita cautela em mulheres em idade fértil, especialmente porque, em altas doses, pode reduzir a eficácia dos anticoncepcionais (doses acima de 200 mg). O topiramato pode também piorar glaucoma de ângulo fechado, situação em que está contraindicado. Há uma preocupação quanto a um potencial de abuso da fentermina, não confirmado até o momento nos estudos. Não existem evidências de que a fentermina aumente o risco de valvopatias, como foi observado com o uso de fenfluramina, outro simpatomimético retirado do mercado por essa motivação.

A fentermina não está aprovada para comercialização no Brasil.

Fentermina/canaglifozina

A canaglifozina é um inibidor do cotransportador de sódio-glicose-2 (SGLT-2) aprovado para tratamento do diabetes *mellitus*, que promove excreção urinária de glicose, com perda calórica diária de aproximadamente 200 kcal. Leva à perda de peso discreta e menor que o previsto pela perda urinária (apenas 0,9 a 1,6% acima do placebo), com estabilização precoce, a despeito de manter estável a excreção urinária de glicose. Isso sugere a ativação de mecanismos compensatórios que limitam a perda de peso potencial da medicação, como aumento da ingestão calórica ou mudanças no gasto energético.

A associação da canaglifozina com a fentermina tem sido estudada sob a suposição de que a fentermina poderia inibir um possível aumento compensatório do apetite e potencializar a perda de peso promovida pela canaglifozina. A perda de peso observada em estudo de fase 2 foi superior com a associação dos medicamentos (7,5% em 26 semanas) do que o esperado pelo efeito aditivo da perda de cada um utilizado isoladamente (4,1% com fentermina e 1,9% com canaglifozina); o grupo placebo perdeu 0,6%. Esse resultado sugere efeitos aditivo e sinérgico de perda ponderal. Ao fim do período de estudo, a perda de peso com a combinação ainda não havia atingido o platô, sugerindo que o benefício pode ser ainda maior com o uso por um período mais prolongado.

Houve aumento da frequência cardíaca em cerca de 4 bpm e queda da pressão arterial sistólica. A tolerabilidade à combinação foi boa, e os efeitos colaterais mais comuns compreenderam palpitações, fadiga, cefaleia, infecções fúngicas genitais e infecções urinárias baixas. Não se observou aumento de sintomas como agitação e insônia, e não houve casos de abuso ou abstinência.

Mais estudos são necessários para estabelecer melhor os benefícios e riscos da combinação, porém não se sabe se ela continuará a ser estudada, por questões internas da empresa.

Fentermina/lorcasserina

A lorcasserina é um agonista seletivo do receptor de serotonina 5-HT$_{2C}$. Reduz a ingestão calórica ao agir nos neurônios da pró-opiomelanocortina (POMC) e na regulação de sistemas dopaminérgicos relacionados com os comportamentos alimentares. Apresenta efeito na modulação de comportamentos impulsivos, com benefícios no controle do comer emocional (não homeostático).

Seus efeitos adversos mais comuns são cefaleia, tontura, fadiga, náuseas, boca seca e constipação intestinal. Por apresentar seletividade para os receptores 5-HT$_{2C}$, a lorcasserina não se associa a maior risco de valvopatia, mediada pelos receptores 5-HT$_{2B}$.

A combinação da lorcasserina com a fentermina está sendo estudada, ainda em fases iniciais, com o racional para uso semelhante ao da fentermina com fenfluramina. Nesse sentido, todos os estudos dessa combinação deverão ter o cuidado de avaliar a ocorrência de valvopatias, embora, pela seletividade da lorcasserina, os riscos teóricos sejam baixos. Um estudo para avaliação da tolerabilidade e do perfil de segurança comparou o uso de lorcasserina em monoterapia (10 mg 2 vezes/dia), lorcasserina associada à fentermina 15 mg 1 vez/dia e lorcasserina associada à fentermina 15 mg 2 vezes/dia: os efeitos adversos relatados foram boca seca, cefaleia, tontura, náuseas, insônia, diarreia, constipação intestinal e tosse. Foi registrado um episódio de fibrilação atrial, possivelmente relacionado com o uso dos medicamentos. Houve redução da pressão arterial e leve aumento da frequência cardíaca nos grupos em uso de fentermina. Não houve relatos de outros eventos adversos graves, além da não observação de casos de síndrome serotoninérgica, embora a amostra não tenha sido dimensionada para eventos raros como este ou para avaliação de segurança cardiovascular.

A perda de peso observada nas 12 semanas do estudo foi de 7,2% na associação de lorcasserina com fentermina 2 vezes/dia; 70,9% dos pacientes perderam ao menos 5% do peso inicial e 27,8% perderam ao menos 10%.

A lorcasserina foi retirada do mercado no início de 2020 por possível associação com aumento do risco de câncer.

Fentermina/orlistate

Orlistate é um inibidor parcial da hidrólise dos triglicerídeos da alimentação por inibição da lipase, levando à redução da absorção de gorduras em 30% e, consequentemente, à menor absorção de calorias.

Um estudo de 12 semanas investigou os efeitos do orlistate e da fentermina em adultos com sobrepeso e obesidade, sobre o metabolismo de esteróis, mas também observando a perda de peso como desfecho secundário. Foram incluídos 51 participantes com sobrepeso ou obesidade (IMC ≥ 27 kg/m^2), que foram divididos aleatoriamente para receber orlistate 120 mg 3 vezes/dia mais fentermina 37,5 mg 1 vez/dia ou placebo com a mesma dosagem de fentermina. Os resultados mostraram que participantes no grupo orlistate/fentermina tiveram uma perda significativa de peso em comparação com o grupo controle (placebo/fentermina). Durante a intervenção de 12 semanas, tanto o IMC quanto o índice de massa gorda tiveram reduções notáveis, com uma média de diminuição de peso de 6,9 kg no grupo placebo e de 8,6 kg no grupo experimental (p = 0,04).

Fentermina/liraglutida

A liraglutida é um medicamento análogo de GLP-1, uma incretina secretada pelas células L intestinais com efeitos na secreção de insulina, na motilidade gastrointestinal e no controle central do apetite. Os agonistas de GLP-1 são eficazes no tratamento do diabetes e do excesso de peso.

Um estudo piloto avaliou se a combinação de fentermina com liraglutida induziria maior perda de peso em participantes que já haviam perdido peso previamente apenas com liraglutida. O estudo contou com 45 adultos com obesidade (IMC médio de 34,3 ± 4,7 kg/m^2) que haviam perdido, em média, 12,6 ± 6,8% do peso inicial durante um ensaio clínico de 1 ano com liraglutida 3 mg e tratamento comportamental intensivo. Os participantes foram rerrandomizados, de forma duplo-cega, para receber liraglutida 3 mg mais fentermina 15 mg (LIRA-FEN) ou liraglutida mais placebo (LIRA-PLA). Após 12 semanas, os grupos LIRA-FEN e LIRA-PLA perderam, em média, 1,6 ± 0,6% e 0,1 ± 0,5% do peso, respectivamente, com uma tendência de perda de peso modesta adicional com a combinação, mas que não se mostrou estatisticamente significativa (p = 0,073). Dois participantes do grupo LIRA-FEN (9,1%) e um do grupo LIRA-PLA (4,3%) perderam ≥ 5% do peso após a rerrandomização. Os participantes do grupo LIRA-FEN relataram maiores reduções na fome durante as semanas iniciais do estudo.

Combinações possíveis no Brasil

Bupropiona/naltrexona

A combinação de naltrexona e bupropiona é um exemplo de sinergismo entre duas medicações que, isoladamente, têm resultados neutros ou pouco significativos na perda de peso.

A bupropiona é um fármaco inibidor da recaptação de noradrenalina e dopamina que age no núcleo arqueado estimulando os neurônios POMC a aumentar a secreção do hormônio estimulador de melanócitos alfa (α-MSH) e betaendorfina. Seria esperado que o aumento de α-MSH promovesse supressão do apetite e perda significativa de peso; no entanto, o uso da bupropiona em monoterapia tem resultados muito limitados, com perda média de 3 kg e rápida estabilização da perda. Isso ocorre pela ação das betaendorfinas que exercem um *feedback* negativo sobre os neurônios POMC e sobre a secreção de α-MSH, com redução dos efeitos anorexígenos da bupropiona e limitação da perda de peso.

A naltrexona é um antagonista do receptor opioide com atividade na modulação dos neurônios POMC, cujo uso diminui o tônus inibitório da betaendorfina sobre a via POMC, aumentando sua atividade anorexigênica. No entanto, o emprego dessa medicação em monoterapia não mostrou evidências de perda de peso significativa. A associação dos dois medicamentos possibilita o bloqueio da sinalização da betaendorfina sobre os neurônios POMC, liberando a ação do α-MSH e permitindo um efeito mais pronunciado da bupropiona como agente anorexígeno. A perda média de peso na associação é de 5,4 a 8,1% do peso inicial; cerca de 45% dos pacientes perdem ao menos 5% do peso inicial; 25%, ao menos 10%; e 12%, ao menos 15%.

Pelo fato de as duas medicações já serem utilizadas há algum tempo para o tratamento de outras condições, apresentam perfil de segurança e tolerabilidade bem conhecidos em monoterapia. A bupropiona é utilizada como antidepressivo e ansiolítico e no tratamento do tabagismo, e seus efeitos adversos mais frequentes são boca seca, constipação intestinal, cefaleia, insônia, taquicardia, agitação e tontura. Já a naltrexona é empregada no tratamento da dependência de álcool e de opioides e seus efeitos colaterais mais pronunciados são náuseas e vômitos. O uso combinado dos medicamentos apresenta perfil de efeitos colaterais em concordância com o previsto para cada um deles isoladamente, sem efeitos adversos inesperados resultantes de sua interação. Em diferentes estudos, o efeito colateral mais comum da associação foi náuseas, que representou o motivo mais frequente para a descontinuação do seu emprego, embora o sintoma possa melhorar com o tempo de uso. A segunda causa mais comum para abandono da associação foi cefaleia. Outros sintomas adversos relatados foram insônia, tontura e fadiga.

Quanto à segurança cardiovascular da associação, apesar do potencial efeito deletério da bupropiona na pressão arterial, houve queda dos níveis pressóricos nos estudos, uma resposta provavelmente secundária ao impacto da perda de peso na melhora da pressão arterial. Ainda, houve aumento da frequência cardíaca em aproximadamente 1 batimento por minuto (bpm). Não há dados consistentes sobre a segurança cardiovascular da combinação em termos de desfechos duros. O estudo dirigido para esse fim foi precocemente interrompido após os primeiros resultados intermediários sugerirem redução expressiva do risco cardiovascular. No entanto, nas análises subsequentes feitas com os dados coletados até a interrupção do estudo, o benefício se perdia (sem sugerir aumento do risco). Como o estudo não foi finalizado, não se pode tirar conclusões definitivas. No entanto, em uma metanálise recente, foi investigada a segurança cardiovascular da combinação de naltrexona e bupropiona e de bupropiona ou naltrexona isoladas, em relação a eventos cardiovasculares adversos maiores (MACE), como morte cardiovascular, infarto agudo do miocárdio (IAM) não fatal e acidente vascular encefálico não fatal. Estudos em várias situações clínicas, principalmente no manejo da obesidade e na cessação do tabagismo, foram incluídos para atingir poder estatístico. A conclusão principal foi que o uso de bupropiona, naltrexona ou combinação de naltrexona e bupropiona não esteve associado a risco de MACE.

A bupropiona não deve ser prescrita para pacientes com história de convulsões e glaucoma de ângulo fechado, pois pode reduzir o limiar convulsivo e piorar o glaucoma. E a naltrexona não deve ser prescrita para pacientes em uso de opioides para tratamento, por exemplo, de dor crônica, por antagonizar os seus efeitos. Não foi observado aumento no risco de suicídio, embora esta seja uma preocupação com o uso de antidepressivos em geral. A combinação não é aprovada para uso durante a gestação e a lactação.

A combinação é comercializada no Brasil sob o nome comercial Contrave®, na proporção de 90 mg de bupropiona e 8 mg de naltrexona, de liberação prolongada, com posologia inicial de 1 comprimido/dia e aumento progressivo até atingir a dose diária de 360 mg de bupropiona e 32 mg de naltrexona.

Sibutramina/orlistate

A sibutramina atua no sistema nervoso central inibindo a recaptação de serotonina e de noradrenalina com redução do apetite, aumento de saciedade e possível elevação da termogênese.

Tanto a sibutramina quanto o orlistate estão disponíveis no Brasil para tratamento da obesidade e do sobrepeso (IMC ≥ 27 kg/m²) em associação a comorbidades.

Vários estudos avaliaram a combinação dos dois medicamentos na perda de peso, que se mostrou semelhante àquela obtida com o uso da sibutramina em monoterapia. Ainda, a perda de peso observada com a sibutramina isolada ou em associação ao orlistate é maior que a obtida com o orlistate em monoterapia. Adicionalmente, a prescrição de orlistate a pacientes já em uso de sibutramina não promoveu perda adicional de peso. No entanto, pelo mecanismo de ação das medicações, acredita-se que os resultados insatisfatórios da combinação em estudos clínicos decorram mais do tempo de tratamento e da amostra do que da falta de eficácia aditiva. Por exemplo, em uma dieta de 1.200 kcal com sibutramina e restrição de gorduras, o efeito aditivo do orlistate será pequeno e, para atingir uma significância estatística, o estudo precisaria ser de longa duração ou com número alto de pacientes, o que não se mostrou o caso daqueles que estudaram a combinação.

Sibutramina/topiramato

Trata-se de uma combinação que apresenta diferentes perfis de ação e de efeitos colaterais. Como visto, a sibutramina é um inibidor da recaptação de serotonina e noradrenalina e o topiramato dispõe de mecanismos de ação no controle do apetite ainda pouco elucidados, provavelmente relacionados com vários neurotransmissores e receptores. Por apresentarem mecanismos de ação que modulam diferentes pontos do sistema de regulação da ingestão alimentar, a associação dos dois medicamentos é potencialmente benéfica. Extrapolando os resultados dos estudos da combinação entre fentermina e topiramato, e considerando-se que a sibutramina partilha de algumas similaridades com a fentermina, os efeitos colaterais da sibutramina e do topiramato poderiam ser amenizados quando de seu uso associado, eventualmente com o emprego de doses menores. No entanto, não há estudos clínicos avaliando objetivamente essa combinação. Em um estudo recente conduzido por Cercato et al., no Hospital das Clínicas da Faculdade de Medicina da Universidade de São Paulo (HCFMUSP), e apresentado no Congresso Internacional de Obesidade em 2024, foram avaliadas a eficácia e a segurança da combinação dos medicamentos topiramato e sibutramina no tratamento da obesidade. Esse estudo retrospectivo incluiu 247 pacientes com obesidade com idade ≥ 18 anos, tratados no sistema de saúde terciário entre 2012 e 2022, recebendo a combinação dos medicamentos por ao menos 6 meses. Os resultados mostraram uma redução média de 7,5 ± 12,4% do peso corporal inicial, com melhorias significativas nos biomarcadores cardiometabólicos em um acompanhamento médio de 24 meses. Além disso, foram observados efeitos adversos, como parestesia, sonolência, déficit de atenção e constipação, mas com uma taxa de descontinuação do tratamento de apenas 7,7% devido a eventos adversos. O uso da combinação pode ser considerado conforme o perfil de cada paciente e suas comorbidades, o perfil de segurança da sibutramina e do topiramato, o histórico de tratamentos do paciente e a disponibilidade de outros tratamentos com eficácia comprovada.

Orlistate/topiramato

A associação de orlistate com topiramato representa outra combinação com plausibilidade biológica e potencial terapêutico, embora não haja estudos que a avaliem. Mais uma vez, o uso pode ser considerado conforme o perfil clínico de cada paciente, os efeitos colaterais possíveis dos medicamentos e a disponibilidade de outras terapias. Durante o uso, é importante a monitorização quanto a riscos de litíase renal. Ainda que a obesidade seja um fator de risco para nefrolitíase, tanto o topiramato quanto o orlistate também podem aumentar o risco de formação de cálculos renais devido a mecanismos distintos. No caso do orlistate, a não absorção parcial de lipídeos pode levar a um aumento da "saponificação" de cálcio no trato gastrointestinal, reduzindo a disponibilidade de cálcio para formar complexos de oxalato de cálcio insolúveis. Isso pode resultar na absorção excessiva de oxalato e sua presença na urina, levando à deposição de oxalato de cálcio nos rins e, consequentemente, a condições como nefrocalcinose e nefrolitíase. Já o topiramato, por sua vez, provoca inibição da anidrase carbônica. Essa inibição no túbulo proximal renal resulta em acidose sistêmica devido à redução da reabsorção de bicarbonato. O aumento do pH da urina é um fator crítico na formação de cálculos de fosfato de cálcio, impactando também na reabsorção e/ou metabolismo de citrato, o que resulta em hipocitratúria, agravando ainda mais o risco de formação de cálculos.

Análogos de peptídeo semelhante ao glucagon 1 e demais medicações para obesidade

Não há ainda estudos avaliando a combinação de liraglutida ou semaglutida com outras medicações aprovadas para tratamento do excesso de peso, como lorcaserina, sibutramina e orlistate. Considerando que essas medicações apresentam perfis de ação distintos da liraglutida e da semaglutida, sua combinação pode apresentar bons resultados em termos de perda de peso, com boas tolerabilidade e segurança.

Análogos de peptídeo semelhante ao glucagon 1/ inibidores de cotransportador de sódio-glicose-2

Em pacientes com DM2 e obesidade, a combinação dessas duas classes de medicamento pode levar à perda de peso adicional. Considerando-se a íntima relação entre obesidade e DM2, a utilização de um esquema terapêutico antidiabético que promova perda de peso proporciona benefícios adicionais ao paciente. Além da perda de peso, a combinação otimiza o controle glicêmico, com potenciais benefícios cardiovasculares e renais, visto que medicações das duas classes já demonstraram, isoladamente, redução de morbimortalidade cardiovascular e de desfechos renais. Alguns estudos já demonstraram perda de peso adicional em pacientes com diabetes quando da adição de um inibidor de SGLT-2 ao tratamento com análogo de peptídeo semelhante ao glucagon 1 (GLP-1). Contudo, não há estudos em pacientes sem diabetes, e a menor glicemia inicial poderia restringir o efeito de perda de peso com análogos de SGLT-2.

Combinações de drogas baseadas em hormônios enteropancreáticos (peptídeo semelhante ao glucagon 1 e hormônios estimulados por nutrientes)

Vários hormônios enteropancreáticos, como o polipeptídeo insulinotrópico dependente de glicose (GIP), glucagon, amilina, agonistas de peptídeo YY (PYY) e antagonistas de GIP, estão sendo investigados isoladamente ou em combinação com agonista do receptor de GLP-1 para potencializar ou complementar o efeito do agonismo de GLP-1 sobre o peso corporal e o metabolismo. A abordagem de combinar terapias baseadas em hormônios enteropancreáticos para tratar a obesidade é respaldada pela eficácia da cirurgia bariátrica na perda de peso, que demonstra aumentar os níveis pós-prandiais de diversos hormônios enteropancreáticos.

Os poliagonistas são medicamentos em desenvolvimento que combinam duas ou mais drogas em uma única molécula, proporcionando uma ação simultânea sobre vários receptores de hormônios estimulados por nutrientes (NuSH). Exemplos em desenvolvimento incluem os agonistas de GLP-1/glucagon, GLP-1/amilina, GLP-1/GIP e GLP-1/glucagon/GIP.

O GLP-1, conforme visto anteriormente, é uma incretina com controle central na saciedade, na motilidade gastrointestinal e na glicemia. O glucagon é conhecido por seus efeitos hiperglicemiantes, mas apresenta também outros efeitos interessantes, como redução da ingestão alimentar, aumento do gasto energético, lipólise e inibição da liponeogênese. A associação do GLP-1 ao glucagon, em uma molécula única coagonista, leva à atenuação dos efeitos hiperglicemiantes do glucagon, com potencialização da perda de peso induzida pelos dois hormônios. A perda de peso em ratos com obesidade induzida por dieta foi de cerca de 25% após 14 dias a 28% em 30 dias. Foram realizadas modificações de alguns aminoácidos com o objetivo de reduzir a degradação da molécula e aumentar a sua meia-vida.

De maneira semelhante, o GIP apresenta ações incretínicas, com possível papel adipogênico. Sua associação ao GLP-1 potencializa o controle glicêmico e permite o controle do peso. O coagonismo de GLP-1, glucagon e GIP possibilita buscar controle glicêmico pelas ações do GLP-1 e do GIP contrabalanceando as ações hiperglicemiantes do glucagon, além da obtenção de perda ponderal pelas ações do GLP-1 e do glucagon. A perda de peso em ratos com obesidade induzida por dieta submetidos a tratamento com triagonistas por 7 dias foi de 20% do peso inicial.

A seguir, trazemos algumas combinações em estudo.

Agonistas duplos de peptídeo semelhante ao glucagon 1 e polipeptídeo insulinotrópico dependente de glicose

Nessa classe, a tirzepatida foi inicialmente aprovada pela Food and Drug Administration (FDA) em 2022, para tratamento de DM2, porém com evidências de perda de peso superiores à semaglutida na dose de 1 mg semanal, levando à posterior aprovação para tratamento de sobrepeso e obesidade em 2023. No Brasil, foi aprovada pela Agência Nacional de Vigilância Sanitária (Anvisa) para tratamento de DM2 em 2023. Ela é derivada da sequência nativa do GIP e atua como agonista nos receptores de GIP e GLP-1. Dados pré-clínicos demonstraram que a afinidade da tirzepatida pelos receptores de GIP é igual à afinidade do GIP nativo, enquanto sua ligação aos receptores de GLP-1 tem uma afinidade aproximadamente cinco vezes menor que a do GLP-1 nativo. O mecanismo de ação envolve redução da fome em nível central, por ação no hipotálamo, e redução do esvaziamento gástrico. Em estudos pré-clínicos, há um possível aumento do gasto energético por agonismo de GIP. No entanto, as evidências sobre aumento de gasto energético são controversas, e espera-se não encontrar esse efeito em seres humanos.

O estudo que fez a comparação da tirzepatida nas doses de 5, 10 e 15 mg, com semaglutida na dose de 1 mg (SURPASS-2), avaliou 1.879 participantes com HbA1c média inicial de 8,28%. Além da maior perda de peso, o grupo de uso de tirzepatida apresentou maior redução de HbA1c. A média de redução de HbA1c foi de 2, 2,2 e 2,3% nos grupos de uso da tirzepatida (doses de 5, 10 e 15 mg, respectivamente), comparados à redução de 1,8% no grupo de semaglutida.

Outro estudo de fase 3 (SURMOUNT-1) avaliou 2.539 adultos com sobrepeso ou obesidade e sem diagnóstico de diabetes, tendo como desfechos primários a perda de peso e a redução de mais de 5% do peso corporal. Os participantes foram randomizados para receber tirzepatida, em dose semanal subcutânea (5, 10, 15 mg), ou placebo. A perda de peso média, após 72 semanas de estudo, considerando 20 semanas de ajuste de dose, foi de 15% com 5 mg, 19,5% com 10 mg e 20,9% com 15 mg, enquanto o grupo placebo apresentou perda de 3,1%. Na dose de 5 mg, 85 e 30% dos participantes apresentaram perda de peso superior a 5 e 20%, respectivamente. Nos grupos de 10 e 15 mg, 89 e 91% apresentaram perda maior que 5% do peso, enquanto houve perda maior que 20% do peso em 50 e 57% dos participantes, respectivamente. Foram relatados benefícios cardiometabólicos, como redução da pressão arterial e da circunferência abdominal, além de melhora do perfil lipídico. Entre os pacientes com pré-diabetes no início do estudo, 95,3% apresentaram normoglicemia no final das 72 semanas de estudo.

Entre os efeitos colaterais, foram reportados efeitos gastrointestinais, como náuseas, diarreia e constipação, sendo esses efeitos transitórios e de intensidade leve a moderada. Com menor frequência, foram relatados efeitos como cefaleia, alopecia, reação no local de injeção, tontura e dor abdominal.

Coagonistas de peptídeo semelhante ao glucagon 1 e glucagon

Além de sua principal função, que é aumentar a produção hepática de glicose, o agonismo de glucagon é capaz de aumentar a termogênese e reduzir o apetite. Alguns medicamentos estão em estudo nessa classe, com diferentes combinações de GLP-1 e glucagon, assim como diferentes resultados e graus de efeitos colaterais. Além da perda de peso, algumas das medicações em estudo apresentaram redução da HbA1c e redução expressiva da quantificação de gordura hepática. Apesar de alguns estudos mostrando perda de peso superior à liraglutida na dose de 3 mg e semaglutida na dose de 1 mg, há também maior taxa de descontinuação dos coagonistas de GLP-1 e GIP devido aos efeitos colaterais gastrointestinais.

A survodutida, uma das medicações da classe, levou à perda de até 18,7% de peso em participantes com obesidade, após 46 semanas de estudo de fase 2. A medicação foi estudada em população com DM2, durante 16 semanas, levando à perda de peso de 9% e à redução de HbA1c de 1,9%, em comparação à perda de 5,4% de peso e à redução de 1,5% da HbA1c com uso de semaglutida na dose de 1 mg. Nesse último estudo, a taxa de descontinuação da survodutida variou de 10 a 30%, comparada a 4% no grupo de uso de semaglutida.

Entre outras medicações em estudo, a efinopegdutida levou à perda de peso em pacientes com obesidade em um estudo de fase 2 de 26 semanas (11,8% *versus* 7,5% no grupo liraglutida *versus* 1,8% no placebo). Em estudos com pacientes com diabetes, não apresentou redução importante de HbA1c em pacientes com DM2, porém

levou à redução da quantificação de gordura hepática superior à semaglutida. Após 24 semanas de uso da medicação na dose de 10 mg, em pacientes com DM2, houve redução de 72,7% do conteúdo de gordura hepática, comparado à redução de 42,3% com semaglutida 1 mg, apesar de percentuais similares de perda de peso. Os principais efeitos colaterais da medicação foram os gastrointestinais, também levando à maior taxa de descontinuação da medicação. No entanto, essa taxa de descontinuação foi reduzida de 24,5 para 5,6%, quando feito aumento gradual da dose.

Agonista duplo de peptídeo semelhante ao glucagon 1 e amilina

A amilina, cossecretada com a insulina pelas células β pancreáticas em resposta à ingestão de alimentos, atua por sinais de saciedade em regiões cerebrais, retarda o esvaziamento gástrico e suprime a secreção de glucagon pós-prandial. O potencial anorexígeno da amilina estimulou o desenvolvimento da pranlintida. A pranlintida é aprovada pela FDA para uso em pacientes com diabetes. Além disso, os efeitos da pranlintida na redução da ingestão de alimentos e do peso corporal não se limitam a pacientes com diabetes, levando ao estudo de outros análogos de amilina como agentes antiobesidade. O uso combinado de agonistas de GLP-1 e análogos de amilina mostra efeitos de perda de peso por vias distintas e complementares, sugerindo um efeito sinérgico na redução de peso.

A cagrilintida, um análogo de longa duração da amilina, foi estudada em combinação com a semaglutida. Em um estudo de fase 1b, 96 indivíduos com sobrepeso ou obesidade foram randomizados para receberem diferentes doses de cagrilintida junto à semaglutida 2,4 mg por 16 semanas. As reduções médias de peso corporal chegaram a 17,1% para cagrilintida 2,4 mg com semaglutida 2,4 mg *versus* 9,8% do placebo com semaglutida 2,4 mg.

Em outro estudo de 32 semanas, agora de fase 2, a combinação CagriSema (cagrilintida e semaglutida) demonstrou benefícios significativos na perda de peso em participantes com DM2. Foram randomizados 92 participantes com DM2 e IMC de 27 kg/m² ou superior, em uso de metformina com ou sem um inibidor de SGLT-2, para receber CagriSema por via subcutâneo 1 vez/semana, semaglutida ou cagrilintida apenas. A perda de peso foi mais expressiva no grupo CagriSema, com redução média de 15,6% do peso; os grupos com semaglutida e cagrilintida em monoterapia reduziram, respectivamente, 5,1 e 8,1% de seu peso inicial (p < 0,001).

A combinação de cagrilintida e semaglutida avançou, com anúncio de novos estudos de fase 3 para comparar a eficácia e a segurança da dose máxima de tirzepatida com CagriSema em uma terapia de combinação fixa de 2,4 mg de semaglutida com 2,4 mg de cagrilintida, em pacientes com obesidade (NCT06131437). Ainda, o estudo REDEFINE 3 (NCT05669755) analisará a combinação CagriSema na redução de desfechos cardiovasculares em pacientes com doença cardiovascular estabelecida e obesidade.

Agonistas triplos de peptídeo semelhante ao glucagon 1, polipeptídeo insulinotrópico dependente de glicose e glucagon

O advento de agonista triplos de receptores de GLP-1/GIP/glucagon vem para tentar atingir melhores taxas de redução de peso e controle glicêmico quando comparados aos agonistas duplos. A retatrutida é a representante dessa classe já em fases mais avançadas de estudos clínicos. Comparativamente, a retatrutida é menos potente em receptores de glucagon e GLP-1 humanos e mais potente no receptor GIP humano. Sua meia-vida de cerca de 6 dias permite uma administração semanal.

Em um estudo de fase 2 com a retatrutida, 338 adultos com obesidade ou sobrepeso com comorbidades receberam doses variadas do medicamento via subcutânea ou placebo por 48 semanas. Na semana 24, os resultados mostraram uma redução significativa de peso dose-dependente, com redução média de 7,2 a 17,5% nos grupos de retatrutida, comparada com 1,6% no grupo placebo. Já ao final de 48 semanas, a redução variou de 8,7 a 24,2% nas mesmas condições no grupo intervenção comparada a 2,1% no grupo placebo. Interessantemente, com a dose máxima estudada de retatrutida, uma redução mínima do peso de 5% ou mais foi observada em 100% dos participantes, em comparação com 27% nos que tomaram placebo. Ainda, 26% dos participantes que receberam a dose máxima tiveram uma redução do peso corporal de 30% ou mais.

Benefícios cardiometabólicos também foram notados, com melhora em parâmetros como níveis pressóricos, perfil lipídico e glicêmico. Na semana 48, 72% dos participantes que tinham pré-diabetes no início do estudo nos grupos que receberam retatrutida haviam revertido para normoglicemia (nível de hemoglobina glicada < 5,7%), em comparação com 22% no placebo.

Os sintomas gastrointestinais transitórios e principalmente de intensidade leve a moderada foram os eventos adversos mais frequentemente relatados e ocorreram com mais frequência nos grupos que iniciaram com doses mais elevadas.

Os ensaios de fase 3, em andamento, conhecidos como "programa TRIUMPH", estão avaliando o perfil de segurança a longo prazo e a eficácia do retatrutida na redução de peso em pacientes com obesidade e múltiplas comorbidades (DM2, doença cardiovascular, apneia obstrutiva do sono, osteoartrite).

Agonistas de peptídeo semelhante ao glucagon 1 e antagonistas de polipeptídeo insulinotrópico dependente de glicose

Além da possibilidade de agonismo ao GIP, estudos pré-clínicos com moléculas antagonistas de GIP apresentam melhora de perfil metabólico e redução de ingestão alimentar, com mecanismo ainda sendo compreendido. Um anticorpo monoclonal (AMG133) está atualmente em estudo de fase 2. Apresenta ação antagonista ao GIP, com associação de dois peptídeos de GLP-1 com ação agonista, sendo administrado por via subcutânea a cada 4 semanas. Estudo de fase 1 mostrou redução de até 14,5% do peso, em comparação a 1,5% no grupo placebo, em 85 dias, confirmando a necessidade de seguir em estudos para avaliação dessa medicação.

Outras combinações em estudos clínicos

Dapagliflozina/metformina

Um estudo clínico randomizado (NCT03968224) está em andamento no México para comparar a combinação de dapagliflozina com metformina em relação ao uso apenas de metformina em pacientes com obesidade (IMC > 40 kg/m²) e que tenham sido diagnosticados com diabetes *mellitus* ou pré-diabetes. O principal resultado medido é a mudança de peso ao longo de 12 meses. O estudo

tinha data prevista para término em julho de 2021. Até o momento da edição deste capítulo, não havia resultados publicados.

Acarbose/orlistate

A acarbose é um medicamento utilizado no tratamento do DM2. Sua ação, via inibição competitiva e reversível das enzimas alfa-amilase pancreática e alfaglicosidase hidrolase, diminui incursões hiperglicêmicas pós-prandiais ao retardar a digestão de carboidratos no intestino delgado. Alguns estudos evidenciaram que a acarbose diminui a taxa de esvaziamento gástrico e aumenta a secreção GLP-1.

Um estudo de prova de conceito avaliou o efeito de uma nova formulação oral de liberação modificada (a fim de aumentar a tolerabilidade) contendo orlistate e acarbose (denominada "EMP16") na perda de peso após 26 semanas, comparado com placebo. Uma soma de 149 participantes adultos com IMC ≥ 30 ou ≥ 28 kg/m² com fatores de risco foi randomizada para receber EMP16 120 mg orlistate/40 mg acarbose (EMP16-120/40), EMP-16 150 mg orlistate/50 mg acarbose (EMP16-150/50) ou placebo por 26 semanas. A posologia era 3 vezes/dia, antes das refeições principais, e a dose foi titulada até atingir a dose máxima descrita para melhorar a tolerabilidade. Os resultados mostraram que os grupos que receberam EMP16-120/40 e EMP16-150/50 tiveram uma média de diferença de perda de peso significativa de 4,70% (3,24 a 6,16%; p < 0,0001) e 5,42% (4,24 a 6,6%; p < 0,0001), respectivamente, em comparação com o placebo. Os eventos adversos mais comuns foram nasofaringite, diarreia e cefaleia. A diarreia foi reportada apenas nos grupos de tratamento ativo, levando à desistência precoce de quatro participantes (8%) no grupo EMP16-120/40 e cinco participantes (10%) no grupo EMP16-150/50. A maioria dos eventos adversos foi de intensidade leve a moderada e não houve eventos adversos graves durante o ensaio.

Um estudo de fase 2 (NCT05934110), randomizado e duplo-cego, em participantes com sobrepeso ou obesidade, está avaliando a eficácia, a segurança e a tolerabilidade na perda de peso da combinação do produto EMP16 (nas doses 120 mg orlistate/40 mg acarbose e 60 mg orlistate/20 mg acarbose) em comparação com o orlistate de liberação modificada (MR) 120 mg, orlistate convencional 120 mg e placebo.

Semaglutida/bimagrumabe

O bimagrumabe é um anticorpo monoclonal totalmente humano que se liga ao receptor do tipo II de ativina (ActRII), inibindo ações que regulam negativamente o crescimento muscular esquelético. Em um estudo de fase 2, randomizado, controlado por placebo e duplo-cego, com pacientes com DM2 e sobrepeso ou obesidade, o uso de bimagrumabe levou a uma significativa redução na massa de gordura corporal, aumento na massa magra e melhorias metabólicas, quando comparado ao placebo, ao longo de 48 semanas.

Um estudo de fase 2 (NCT05616013) pretende avaliar a eficácia do bimagrumabe, tanto isoladamente como em combinação com semaglutida, para determinar a eficácia e a segurança em pessoas com sobrepeso ou obesidade. O desenho do estudo inclui um período de tratamento principal de 48 semanas com nove braços de tratamento diferentes, combinando três doses de semaglutida (nenhuma, 1 e 2,4 mg) e três doses de bimagrumabe (0, 10 e 30 mg/kg). O protocolo inclui um período de tratamento principal seguido por um período de extensão de tratamento aberto de

24 semanas, no qual os participantes inicialmente designados para placebo ou bimagrumabe 10 mg/kg passarão a receber bimagrumabe 30 mg/kg. Todos os outros tratamentos permanecerão inalterados. Esse estudo pode trazer *insights* interessantes ao combinar drogas com efeitos tanto na regulação da saciedade quanto na preservação de massa magra.

Considerações finais

O avanço nas pesquisas sobre novas medicações para o tratamento da obesidade tem sido impulsionado pelo crescente aumento dessa condição ao redor do mundo e pela melhor compreensão da fisiopatologia do ganho de peso e da homeostase energética. Reconhecendo a complexidade da obesidade, muitas vezes é necessário utilizar uma combinação de medicações e moléculas para alcançar melhores resultados terapêuticos. No Brasil, a única combinação aprovada em bula pela Anvisa é a bupropiona/naltrexona. No entanto, combinações *off-label* podem ser consideradas em uma avaliação individualizada de cada paciente, levando em conta os potenciais benefícios, efeitos sinérgicos, possíveis contraindicações e interações medicamentosas.

Bibliografia

Allison DB, Gadde KM, Garvey WT, et al. Controlled-release phentermine/topiramate in severely obese adults: a randomized controlled trial (EQUIP). Obesity (Silver Spring). 2012 Feb;20(2):330-42.

Bohula EA, Wiviott SD, McGuire DK, et al.; Scirica, for the CAMELLIA-TIMI 61 Steering Committee and Investigators. Cardiovascular safety of lorcaserin in overweight or obese patients. N Engl J Med. 2018;379:1107-17.

Cercato C, Mancini MC, Freire GNC, et al. Combination of topiramate and sibutramine for the treatment of obesity in real-world clinical practice. Abstract presented at: International Congress on Obesity. São Paulo; 2024. Disponível em: https://www.icocongress2024.com/trabalhos/aprovados.php#menuanais. Acesso em: 1 ago. 2024.

Chakhtoura M, Haber R, Ghezzawi M, et al. Pharmacotherapy of obesity: an update on the available medications and drugs under investigation. EClinicalMedicine. 2023;58:101882.

Christoffersen BØ, Sanchez-Delgado G, John LM, et al. Beyond appetite regulation: Targeting energy expenditure, fat oxidation, and lean mass preservation for sustainable weight loss. Obesity (Silver Spring). 2022;30(4):841-57.

Day JW, Ottaway N, Patterson JT, et al. A new glucagon and GLP-1 co-agonist eliminates obesity in rodents. Nat Chem Biol. 2009;5(10):749-57.

Deol H, Lekkakou L, Viswanath AK, Pappachan JM. Combination therapy with GLP-1 analogues and SGLT-2 inhibitors in the management of diabesity: the real world experience. Endocrine. 2017 Jan;55(1):173-8.

Enebo LB, Berthelsen KK, Kankam M, et al. Safety, tolerability, pharmacokinetics, and pharmacodynamics of concomitant administration of multiple doses of cagrilintide with semaglutide 2·4 mg for weight management: a randomised, controlled, phase 1b trial. Lancet. 2021;397(10286):1736-48.

Estivaleti JM, Guzman-Habinger J, Lobos J, et al. Time trends and projected obesity epidemic in Brazilian adults between 2006 and 2030. Sci Rep. 2022;12(1):12699.

Finan B, Yang B, Ottaway N, et al. A rationally designed monomeric peptide triagonist corrects obesity and diabetes in rodents. Nat Med. 2014;21(1):27-36.

Frías JP, Davies MJ, Rosenstock J, et al.; SURPASS-2 Investigators. Tirzepatide versus semaglutide once weekly in patients with type 2 diabetes. N Engl J Med. 2021;385(6):503-15.

Frias JP, Deenadayalan S, Erichsen L, et al. Efficacy and safety of co-administered once-weekly cagrilintide 2·4 mg with once-weekly semaglutide 2·4 mg in type 2 diabetes: a multicentre, randomised, double-blind, active-controlled, phase 2 trial. Lancet. 2023;402(10403):720-30.

Fulcher G, Matthews DR, Perkovic V, et al.; Neal on behalf of the CANVAS trial collaborative group. Efficacy and safety of canagliflozin when used in conjunction with incretin-mimetic therapy in patients with type 2 diabetes. Diabetes Obes Metab. 2016;18:82-91.

Gadde KM, Allison DB, Ryan DH, et al. Effects of low-dose, controlled-release, phentermine plus topiramate combination on weight and associated comorbidities in overweight and obese adults (CONQUER): a randomised, placebo-controlled, phase 3 trial. Lancet. 2011 Apr 16;377(9774):1341-52.

Greenway FL, Fujioka K, Plodkowski RA, et al.; COR-I Study Group. Effect of naltrexone plus bupropion on weight loss in overweight and obese adults (COR-I): a multicentre, randomised, double-blind, placebo-controlled, phase 3 trial. Lancet. 2010 Aug 21;376(9741):595-605.

Halpern B, Mancini MC. Safety assessment of combination therapies in the treatment of obesity: focus on naltrexone/bupropion extended release and phentermine-topiramate extended release. Expert Opin Drug Saf. 2016.

Halpern B, Oliveira ESL, Faria AM, et al. Combinations of drugs in the treatment of obesity. Pharmaceuticals. 2010;3:2398-415.

Hendricks EJ, Rothman RB, Greenway FL. How physician obesity specialists use drugs to treat obesity. Obesity. 2009;17:1730-5.

Hermosillo AF. Effectiveness of dapagliflozin for weight loss [Internet]. 2019 [cited 2024 May]. Available from: https://classic.clinicaltrials.gov/ct2/show/NCT03968224.

Heymsfield SB, Coleman LA, Miller R, et al. Effect of bimagrumab vs placebo on body fat mass among adults with type 2 diabetes and obesity: a phase 2 randomized clinical trial. JAMA Netw Open. 2021;4(1):e2033457.

Hollander P, Bays HE, Rosenstock J, et al. Coadministration of canagliflozin and phentermine for weight management in overweight and obese individuals without diabetes: a randomized clinical trial. Diabetes Care. 2017:1-8.

Holmbäck U, Grudén S, Litorp H, et al. Effects of a novel weight-loss combination product containing orlistat and acarbose on obesity: A randomized, placebo-controlled trial. Obesity (Silver Spring). 2022;30(11):2222-32.

Humayun Y, Ball KC, Lewin JR, et al. Acute oxalate nephropathy associated with orlistat. J Nephropathol. 2016;5(2):79-83.

Hussain HT, Parker JL, Sharma AM. Clinical trial success rates of anti-obesity agents: the importance of combination therapies. Obes Rev. 2015;16:707-14.

Jastreboff AM, Aronne LJ, Ahmad NN, et al.; SURMOUNT-1 Investigators. Tirzepatide once weekly for the treatment of obesity. N Engl J Med. 2022;387(3):205-16.

Kwon YJ, Kwon GE, Lee HS, et al. The effect of orlistat on sterol metabolism in obese patients. Front Endocrinol (Lausanne). 2022;13:824269.

le Roux CW, Steen O, Lucas KJ, et al. Glucagon and GLP-1 receptor dual agonist survodutide for obesity: a randomised, double-blind, placebo-controlled, dose-finding phase 2 trial. Lancet Diabetes Endocrinol. 2024;12(3):162-73.

LeBlanc ES, O'Connor E, Whitlock EP, et al. Effectiveness of primary care-relevant treatments for obesity in adults: a systematic evidence review for the U.S. Preventive Services Task Force. Ann Intern Med. 2011;155:434-47.

Lei XG, Ruan JQ, Lai C, et al. Efficacy and safety of phentermine/topiramate in adults with overweight or obesity: a systematic review and meta-analysis. Obesity (Silver Spring). 2021;29(6):985-94.

Maalouf NM, Langston JP, Van Ness PC, et al. Nephrolithiasis in topiramate users. Urol Res. 2011;39(4):303-7.

Melson E, Ashraf U, Papamargaritis D, et al. What is the pipeline for future medications for obesity? Int J Obes (Lond). 2024.

Müller TD, Blüher M, Tschöp MH, et al. Anti-obesity drug discovery: advances and challenges. Nat Rev Drug Discov. 2022;21(3):201-23.

Müller TD, Clemmensen C, Finan B, et al. Anti-obesity therapy: from rainbow pills to polyagonists. Pharmacol Rev. 2018;70:712-46.

Nissen SE, Wolski KE, Prcela L, et al. Effect of naltrexone-bupropion on major adverse cardiovascular events in overweight and obese patients with cardiovascular risk factors: a randomized clinical trial. JAMA. 2016;315(10):990-1004.

Pocai A, Carrington PE, Adams JR, et al. Glucagon-like peptide 1/glucagon receptor dual agonism reverses obesity in mice. Diabetes. 2009;58:2258-66.

Rebello CJ, Nikonova EV, Zhou S, et al. Effect of lorcaserin alone and in combination with phentermine on food cravings after 12-week treatment: a randomized substudy. Greenway. Obesity. 2018;26:332-9.

Romero-Gómez M, Lawitz E, Shankar RR, et al.; MK-6024 P001 Study Group. A phase IIa active-comparator-controlled study to evaluate the efficacy and safety of efinopegdutide in patients with non-alcoholic fatty liver disease. J Hepatol. 2023;79(4):888-97.

Sánchez-Garrido MA, Brandt SJ, Clemmensen C, et al. GLP-1/glucagon receptor co-agonism for treatment of obesity. Diabetologia. 2017;60:1851-61.

Smith SR, Garvey WT, Greenway FL, et al. Coadministration of lorcaserin and phentermine for weight management: a 12-week, randomized, pilot safety study. Obesity. 2017;25:857-65.

Sposito AC, Bonilha I, Luchiari B, et al. Cardiovascular safety of naltrexone and bupropion therapy: Systematic review and meta-analyses. Obes Rev. 2021;22(6):e13224.

Tronieri JS, Wadden TA, Walsh OA, et al. Effects of liraglutide plus phentermine in adults with obesity following 1 year of treatment by liraglutide alone: A randomized placebo-controlled pilot trial. Metabolism. 2019;96:83-91.

Tschöp MH, Finan B, Clemmensen C, et al. Unimolecular polypharmacy for treatment of diabetes and obesity. Cell Metabolism. 2016;24(1):51-62.

Wilding JPH. Combination therapy for obesity. J Psychopharmacol. 2017:1-6.

79 | Tratamento Farmacológico da Obesidade na Infância e na Adolescência

Maria Edna de Melo ▪ Louise Cominato ▪ Ruth Rocha Franco

Introdução

A obesidade representa um grande desafio para a saúde pública, com sua incidência e prevalência aumentando nas últimas quatro décadas em todo o mundo. Entre 1 e 5,5% das crianças e adolescentes sofrem de obesidade grave, algumas vezes associada a condições como diabetes *mellitus* tipo 2 (DM2) e problemas psicológicos.

A obesidade na infância frequentemente persiste na idade adulta, acarretando grandes prejuízos para a saúde física e psicológica. Dessa forma, é crucial abordar o ganho de peso desde tenra idade para garantir maior expectativa de vida. Embora as diretrizes recomendem intervenções comportamentais multidisciplinares como primeira linha de tratamento, focadas em melhorar a dieta e aumentar a atividade física, seu impacto na redução de peso corporal é limitado. Geralmente, diminuem o índice de massa corporal (IMC) em cerca de 0,3 ponto no escore Z, podendo ser insatisfatório, dependendo da gravidade do caso. Nesses cenários, o uso de medicamentos para obesidade pode ser considerado. Durante a infância e a adolescência, os pacientes muitas vezes não têm maturidade para decidir sobre tratamentos medicamentosos, sendo essa decisão tomada em conjunto com o médico e os responsáveis, sempre que possível.

Apesar de haver escassez de estudos clínicos randomizados sobre o uso de medicamentos em crianças e adolescentes, após o ano de 2020, houve surgimento rápido e a aprovação de dois novos medicamentos para obesidade para adolescentes a partir de 12 anos, análogos do peptídeo 1 semelhante ao glucagon (GLP-1, do inglês *glucagon-like peptide-1*).

O uso de medicamentos para o tratamento da obesidade deve sempre complementar as mudanças no estilo de vida e nunca deve ser uma proposta de tratamento isolado. Apesar de a maioria das medicações aprovadas ser a partir de 12 anos, a decisão de iniciar um medicamento deve ser individualizada, levando em conta as comorbidades relacionadas e o envolvimento de todo o núcleo familiar, pois não há um limite claro definido para a idade de início do tratamento farmacológico.

Atualmente, são aprovados no Brasil os seguintes medicamentos para tratamento da obesidade em adultos: sibutramina, orlistate, liraglutida, semaglutida e combinação de naltrexona e bupropiona, e para adolescentes a partir de 12 anos: liraglutida e semaglutida. Embora a sibutramina e o orlistate tenham sido estudados em crianças e adolescentes, a primeira é indicada apenas para pacientes com mais de 18 anos, segundo a bula aprovada pela Agência Nacional de Vigilância Sanitária (Anvisa). A seguir, serão apresentados medicamentos citados por diretrizes de tratamento da obesidade infantil.

Medicamentos aprovados no Brasil para o tratamento de adolescentes com obesidade

Liraglutida

A liraglutida é um análogo do hormônio GLP-1, que desempenha um papel no aumento da produção de insulina, na diminuição do glucagon e na redução do esvaziamento gástrico, mas principalmente diminui o peso pela redução da fome e pelo aumento da saciedade, por ação no sistema nervoso central em áreas de controle do balanço energético. O Capítulo 73 discorre sobre a liraglutida com mais detalhes. O estudo *Satiety and Clinical Adiposity – Liraglutide Evidence in individuals with and without diabetes* (SCALE) Teens demonstrou que a liraglutida, quando combinada com mudanças no estilo de vida, foi eficaz na redução do peso corporal em adolescentes de 12 a <18 anos com sobrepeso ou obesidade. A redução média de peso corporal observada foi de aproximadamente 6,1% em comparação com o grupo placebo. A liraglutida foi considerada segura para uso em adolescentes, com efeitos colaterais geralmente leves e bem tolerados. Isso sugere que o medicamento pode ser uma opção viável para o tratamento da obesidade nessa faixa etária, desde que seja usado sob supervisão médica adequada. A dose recomendada é semelhante à dos adultos, começando com uma dose de 0,6 mg diariamente e aumentando gradualmente a cada 7 dias conforme tolerado, até a dose máxima de 3 mg/dia. A administração é feita por injeção subcutânea 1 vez/dia, geralmente na mesma hora todos os dias. A liraglutida, como qualquer medicamento, pode causar efeitos colaterais. Alguns dos efeitos colaterais mais comuns são: náuseas, diarreia, vômitos, constipação, dor de cabeça, tontura e reações no local da injeção. A maioria dos efeitos colaterais tende a diminuir com o tempo.

Semaglutida

A semaglutida, assim como a liraglutida, é um análogo do GLP-1, porém, diferentemente da liraglutida, sua ação é prolongada. Semaglutida induz a perda de peso diminuindo o apetite e aumentando a saciedade. Para adultos com obesidade, o tratamento com semaglutida na dose de 2,4 mg mais a intervenção no estilo de vida ocasionou perda de peso significativa e melhora em relação aos fatores de risco cardiometabólicos, como circunferência da cintura, hemoglobina glicada, lipídeos e alanina aminotransferase. O estudo *Semaglutide Treatment Effect in People with Obesity* (STEP) TEENS avaliou a eficácia e a segurança da semaglutida subcutânea 1 vez/semana mais intervenção no estilo de vida entre adolescentes

(12 a <18 anos) com obesidade. Os resultados desse estudo mostraram mudança média no IMC de −16,1% com semaglutida e 0,6% com placebo. Na semana 68, 73% dos participantes no grupo semaglutida tiveram uma perda de peso de 5% ou mais, em comparação com 18% no grupo placebo. Em relação aos efeitos colaterais, houve uma incidência maior de eventos adversos gastrointestinais com semaglutida em comparação com placebo, assim como a ocorrência de colelitíase em 4% dos participantes no grupo semaglutida. O Capítulo 74 discorre sobre a semaglutida.

Medicamentos usados *off-label* no tratamento da obesidade em adolescentes

Metformina

Trata-se de um hipoglicemiante oral que reduz a glicemia plasmática por vários mecanismos, sobretudo pela redução da neogliconeogênese hepática. A metformina foi aprovada e é efetiva no tratamento de DM2 em adultos e crianças a partir de 10 anos. Contudo, por sua ação sobre a perda de peso ser modesta, não está aprovada para o tratamento da obesidade, ainda que reduza a produção de glicose, aumente a sensibilidade periférica à insulina e seja capaz de reduzir o apetite em algumas pessoas.

Por compreender uma medicação associada a poucos efeitos colaterais sistêmicos, a metformina tem sido avaliada no tratamento da obesidade infantil. Os estudos realizados em crianças e adolescentes incluíram pacientes com obesidade e com resistência à insulina (acantose *nigricans*, insulinemia de jejum elevada e/ou *homeostatic model assessment* – HOMA elevado).

Em uma revisão sistemática publicada em 2009, Park et al. analisaram estudos em crianças e adolescentes com obesidade entre 6 e 19 anos, sem diabetes, com duração média de 6 meses. A metformina favoreceu a redução média de IMC de 1,42 kg/m² e do HOMA IR de −2,01. A dose utilizada nos estudos variou de 1.000 a 2.000 mg/dia. Os efeitos colaterais descritos foram alterações do trato gastrointestinal, como diarreia, dor ou desconforto abdominal.

O *Metformin in Obese Children and Adolescents* (MOCA) foi um estudo duplo-cego, placebo-controlado, conduzido em seis centros do Reino Unido, que incluiu 151 crianças e adolescentes com obesidade e idade entre 8 e 18 anos, com resistência à insulina e/ou pré-diabetes após 3 e 6 meses do uso de metformina (ou placebo) na dose total diária de 1,5 g. Observou-se um efeito discreto, mas significativo, na perda de peso no grupo metformina em relação ao grupo placebo.

Estudos em pacientes usando medicamentos antipsicóticos (olanzapina e clozapina, que costumam levar a ganho de peso excessivo) mostraram que a introdução da metformina diminuiu o ganho de peso e melhorou o perfil metabólico durante 12 a 16 semanas de tratamento, podendo tornar-se uma alternativa terapêutica nesses pacientes.

Em um estudo de 18 meses de duração, Van der Aa et al. incluíram adolescentes com obesidade e resistência à insulina, que receberam 2.000 mg de metformina ou placebo diariamente associado a treinamento físico 2 vezes/semana, avaliando o IMC, a segurança e a tolerabilidade dessa medicação. Em conclusão, o tratamento a longo prazo com metformina em adolescentes com obesidade e resistência à insulina resultou em estabilização do IMC e melhora da composição corporal em comparação ao placebo, além de ser

seguro, podendo ser considerada uma terapia adicional em combinação com intervenção no estilo de vida.

As situações nas quais a metformina pode auxiliar no tratamento da obesidade em pacientes pediátricos são aquelas sem resposta à terapêutica de mudança de estilo de vida e com contraindicação para a introdução de medicamentos para obesidade mais eficazes, com comorbidades associadas ou com sinais clínicos de resistência à insulina (acantose *nigricans* intensa), alterações da glicemia (glicemia de jejum alterada, intolerância à glicose) ou com história familiar de DM2 em parentes de primeiro grau precoce.

A dose inicial corresponde a 500 mg 1 vez/dia antes do almoço ou do jantar, podendo ser aumentada após 2 semanas para 500 mg, 2 vezes/dia, antes das principais refeições, até 2.000 mg/dia. O aumento deve ser gradual e realizado caso haja boa tolerabilidade da medicação para evitar o abandono do tratamento em razão dos efeitos colaterais. Em todas as consultas, devem ser ativamente pesquisadas dores abdominais, diarreia, sensação de plenitude gástrica e pirose.

Sibutramina

A sibutramina bloqueia a recaptação de serotonina e noradrenalina e, no hipotálamo, leva a sensação de saciedade, diminuição do apetite e do consumo alimentar, o que favorece o balanço energético negativo e, consequentemente, a perda de peso. Estudos em modelos animais com a sibutramina demonstram que, além do efeito na diminuição do consumo alimentar, ela induz a perda de peso por elevação do gasto energético mediado pelo tecido adiposo marrom. Ainda, outras pesquisas sugerem que a sibutramina aumenta a passagem cerebral de leptina, favorecendo o estado hiporético.

Em adultos, já foram realizados vários estudos randomizados com sibutramina, duplos-cegos e controlados com placebo, contabilizando mais de 2.500 pacientes. Uma metanálise envolvendo apenas estudos controlados com mais de 1 ano de seguimento e 2.636 pacientes concluiu que a perda de peso de 5% ou mais nos pacientes que usaram sibutramina foi de 55% em comparação a 27% do grupo placebo; para perda de 10% ou mais, 28% dos pacientes em uso de sibutramina alcançaram essa meta em comparação a apenas 10% dos pacientes do grupo placebo. A sibutramina também levou à melhora do perfil metabólico nos adultos avaliados, com valores mais baixos de trigliceridemia e insulinemia de jejum alcançados ao final do tratamento. Não houve alteração significativa de pressão arterial (PA), nem nos valores de partículas de colesterol de lipoproteína de baixa densidade (LDL), ou de partículas de colesterol de lipoproteína de alta densidade (HDL). Ocorreu elevação da frequência cardíaca em 4,5 batimentos cardíacos por minuto (bpm), em média. Após o estudo SCOUT em 2010, a prescrição de sibutramina ficou mais controlada e restrita pela Anvisa. A sibutramina está permitida oficialmente pela Anvisa em pacientes acima de 18 anos com IMC de 30 kg/m² ou mais que não tenham respondido a tentativa de mudança de estilo de vida. O estudo SCOUT, realizado em 16 países em pacientes com altíssimo risco cardiovascular (92% tinham contraindicação em bula para uso da droga), revelou um risco de eventos cardiovasculares primários de 11,4% com sibutramina *versus* 10% com placebo. O Capítulo 71 versa sobre a sibutramina.

Em estudos com crianças e adolescentes, a sibutramina demonstrou reduzir o IMC em média de 2,4 kg/m². Um estudo maior, com

498 pacientes, mostrou uma redução média de IMC entre 8,5 e 9% com sibutramina, comparado a 1,8 a 4% com placebo. Dos pacientes que receberam sibutramina, 45% tiveram uma redução de IMC de pelo menos 10%, enquanto nos do grupo placebo, apenas 6,3% alcançaram esse resultado. A sibutramina também reduziu os níveis de triglicerídeos, mas não levou a mudanças significativas no nível de glicose, colesterol HDL, colesterol LDL e insulina em jejum. Em crianças e adolescentes, 13% tiveram aumento da frequência cardíaca. A interrupção do tratamento é necessária em caso de aumento significativo da frequência cardíaca (mais do que 10 bpm em duas consultas consecutivas), da pressão arterial (mais do que 10 mmHg em duas consultas consecutivas) ou história de taquiarritmias. Os efeitos colaterais da sibutramina incluem boca seca, constipação intestinal, cefaleia, insônia e alterações comportamentais. Muitos desses efeitos tendem a melhorar após 2 semanas, mas, dependendo da intensidade, a suspensão do medicamento é recomendada. Embora a sibutramina seja contraindicada em crianças e adolescentes até 18 anos, pode ser considerada em casos de obesidade grave com comorbidades, após discussão com o paciente e os responsáveis. Reavaliações devem ocorrer a cada 2 semanas para monitorar o progresso. Após a suspensão, é comum a recuperação do peso perdido. A manutenção do peso está ligada à continuidade do tratamento por pelo menos 1 ano e à prática regular de atividade física. A medicação está contraindicada em pacientes com hipertensão não controlada. As reavaliações devem ser frequentes. No Brasil, a sibutramina está disponível em cápsulas de 10 e 15 mg. O tratamento deve ser iniciado com 10 mg, 1 vez/dia no período da manhã, sem a necessidade de jejum, com duração do efeito de mais de 24 horas. Em pacientes com boa resposta, sem efeitos colaterais relevantes, é possível manter o uso até que a criança deixe de ter obesidade grave ou melhore os fatores de risco. O peso perdido nos primeiros 3 meses de tratamento com sibutramina constituiu um fator prognóstico da perda de peso ao longo de 12 meses de tratamento, podendo-se afirmar que, em pacientes sem resposta satisfatória (pelo menos 5% do peso em 12 semanas) após esse período, outra opção terapêutica deve ser considerada. A sibutramina deve ser usada com cautela em pacientes em uso concomitante de inibidores da recaptação de serotonina (fluoxetina, sertralina), pelo risco de síndrome serotoninérgica.

Topiramato

Desenvolvido em 1979 para o tratamento de epilepsia em adultos e crianças, o topiramato é aprovado em bula para profilaxia da enxaqueca e, ainda, vem sendo utilizado no tratamento de transtornos do humor e alterações no comportamento alimentar. Em adultos com obesidade, o tratamento com topiramato é efetivo, principalmente em portadores de transtorno de compulsão alimentar (TCA), mas também em outros padrões alimentares. Em crianças com obesidade, ainda não há estudo clínico randomizado com topiramato para controle de peso, mas, naquelas que usam a medicação para controle de epilepsia, é relatada redução do apetite em 40% dos casos e perda ponderal em 10%. O topiramato compreende uma medicação com efeitos colaterais que podem, eventualmente, atrapalhar o desempenho escolar, como dificuldade de encontrar palavras durante a fala, raciocínio lento, sonolência, confusão e parestesias, mas muitos pacientes têm boa tolerabilidade ou conseguem manter o tratamento com redução da dosagem. Seu uso não é aprovado no tratamento da obesidade. Os pacientes pediátricos com obesidade que podem se beneficiar do tratamento com topiramato são aqueles com outras doenças associadas, como epilepsia, enxaqueca, transtorno afetivo do humor ou TCA, com acompanhamento psiquiátrico em conjunto. Por inibir a anidrase carbônica, a utilização em pacientes com pseudotumor cerebral também se justifica. Os Capítulos 55, 56 e 77 abordam o uso do topiramato em transtornos alimentares.

Antidepressivos inibidores da recaptação de serotonina

Os dois principais inibidores da recaptação de serotonina mais utilizados no tratamento da obesidade são a fluoxetina e a sertralina, que inibem a recaptação de serotonina no neurônio pré-sináptico. Os trabalhos em adultos mostram perda de peso inicial com o uso de sertralina e fluoxetina, mas tendência a recuperação após 6 meses de tratamento, motivo pelo qual atualmente esses fármacos não são ideais para tratamento da obesidade. Um grupo específico de pacientes parece ter melhor resposta ao tratamento com esse tipo de substância: portadores de TCA sem componentes purgativos, nos quais o uso de fluoxetina ou sertralina associado à terapia cognitivo-comportamental auxiliou na perda e na manutenção do peso perdido. Em pacientes que apresentam diagnóstico de TCA, as doses de tratamento variam entre 20 e 60 mg/dia de fluoxetina e entre 50 e 150 mg/dia de sertralina. Em crianças e adolescentes, não há trabalhos suficientes para justificar a utilização desse tipo de medicamento como tratamento inicial da obesidade. Possivelmente, alguns casos específicos, com componentes de TCA, mostram-se benéficos, mas ainda são necessários mais estudos. Os efeitos colaterais comumente descritos em adultos são constipação intestinal, insônia, náuseas, astenia e diminuição de libido. Vale ressaltar que se deve evitar a associação com sibutramina, pelo risco de desencadear um quadro de síndrome serotoninérgica.

Uma recente revisão sistemática com metanálise avaliou a eficácia dos medicamentos para obesidade (aprovados em bula e *off-label*) em crianças e adolescentes. Foram encontrados 35 ensaios (n = 4.331) com acompanhamento de 6 a 24 meses; com idade entre 8,8 e 16,3 anos e IMC entre 26,2 e 41,7 kg/m². Os medicamentos avaliados e a redução no IMC estão apresentados a seguir, na ordem do menor para o maior efeito na redução do IMC: orlistate (0,79 kg/m²); exenatida (1,0 kg/m²); metformina (1,27 kg/m²); liraglutida (1,58 kg/m²); sibutramina (1,70 kg/m²); fentermina/topiramato (4,57 kg/m²); e semaglutida (5,88 kg/m²).

Medicamentos usados para situações específicas em obesidade pediátrica

Leptina recombinante

A leptina é um hormônio produzido pelos adipócitos que, em situações fisiológicas, atua em receptores no núcleo arqueado do hipotálamo, estimulando neurônios anorexígenos e inibindo neurônios orexígenos, e portanto, induzindo a diminuição do consumo alimentar. A leptina recombinante é efetiva em raros pacientes com deficiência congênita de leptina.

Em 1999, Farooqi et al. descreveram o caso de uma paciente do sexo feminino, com 9 anos, filha de pais consanguíneos, com mutação no gene que codifica a leptina. A paciente apresentava hiperfagia desde o nascimento e obesidade muito grave, pesando

94,9 kg e medindo 140 cm na época, com o escore Z do IMC de +4,8 para idade e sexo; e com leptina sérica indetectável. Após o tratamento com leptina recombinante, houve normalização do fenótipo sem repercussão na estatura.

A metreleptina é um análogo da leptina aprovado pela Food and Drug Administration (FDA) em 2014 e pela Anvisa em 2023 como terapia de reposição para pacientes com lipodistrofia congênita ou adquirida. É administrada por injeção subcutânea 1 vez/dia, com dose dependendo do peso do paciente (começando com 0,06 mg/kg/dia com um máximo de 0,13 mg/kg/dia para pacientes com peso ≤ 40 kg e 2,5 mg (para homens) ou 5 mg (para mulheres) 1 vez/dia com um máximo de 10 mg/dia para pacientes com peso basal > 40 kg). Esse tratamento é efetivo somente nos casos raros de deficiência de leptina e em pacientes com lipodistrofia. Nos casos de obesidade poligênica (a maior parte), não tem efetividade, uma vez que ocorre resistência à ação da leptina. O Capítulo 13 aborda a genética molecular da obesidade, enquanto o Capítulo 25 discorre sobre lipodistrofias.

Setmelanotida

Nos EUA, mais de 12.800 indivíduos têm mutações de perda de função na via da melanocortina, para os quais a setmelanotida pode ser mais eficaz na perda de peso do que outros tratamentos. Setmelanotida é um peptídeo derivado da pró-opiomelanocortina (POMC), agonista do receptor MC4R 20 vezes mais potente que o α-MSH, que age restaurando a sinalização no receptor, aumentando a saciedade e promovendo a perda de peso. Em ensaios clínicos, pacientes com deficiência de POMC, deficiência do receptor de leptina (LEPR) e deficiência na enzima pró-hormônio-convertase 1 (PCSK1) mostraram perda significativa de peso em relação ao placebo – a média de perda de peso foi de cerca de 25% nos pacientes com deficiência da POMC, e de aproximadamente 10% nos pacientes com deficiência do LEPR. Desde 2021, a setmelanotida está aprovada pela FDA e European Medicines Agency (EMA) para pacientes com essas deficiências. Testes em síndromes como Bardt-Bield (BBS) e Alstrom mostraram redução de peso (média de redução de –16,3% do peso corporal após 12 meses) e melhora da hiperfagia. Estudos de fase 3 confirmaram eficácia e segurança em pacientes com BBS, levando à aprovação para obesidade em pacientes com BBS após 6 anos. A dose inicial recomendada é de 2 mg para maiores de 12 anos e 1 mg para crianças de 6 a 12 anos, aumentando para 3 mg para pacientes pediátricos. Efeitos colaterais comuns incluem hiperpigmentação da pele, reações no local da injeção, náuseas, dor de cabeça, diarreia, dor abdominal, vômito, depressão e ereção peniana espontânea. Trata-se de medicação de altíssimo custo para doenças muito raras. O custo anual do tratamento com setmelanotida é de aproximadamente 450 mil dólares para adultos e 300 mil dólares para pacientes pediátricos.

Octreotida

A octreotida é um análogo da somatostatina utilizado no tratamento de tumores hipersecretores de hormônio do crescimento (acromegalia e gigantismo) e tumores endócrinos gastroenteropancreáticos funcionais. Poucas são as publicações que tratam sobre a octreotida no tratamento da obesidade, sendo específica para pacientes com obesidade hipotalâmica. Essa possibilidade de uso baseia-se na observação de que nesses pacientes parece ocorrer diminuição do tônus inibitório exercido sobre a célula beta pancreática; consequentemente, a insulina é liberada de modo constante, favorecendo maior acúmulo de gordura corporal. O bloqueio que a octreotida exerce sobre receptores de somatostatina na célula beta pancreática diminui a secreção de insulina. Em 18 adolescentes com obesidade hipotalâmica randomizados para receber octreotida 5 a 15 µg/kg, em 3 doses/dia por via subcutânea durante 6 meses, houve redução no ganho de peso, com discreta redução do IMC (0,2 kg/m^2), dados significativamente melhores em comparação ao grupo no qual houve aumento do IMC de 2,2 kg/m^2. Os efeitos colaterais corresponderam a diarreia e desconforto abdominal em todos os pacientes do grupo octreotida durante as 2 primeiras semanas de aplicação; em 44%, surgiu lama ou litíase biliar diagnosticada na ultrassonografia de controle após 6 meses de tratamento; 22% evoluíram de normoglicemia para glicemia de jejum alterada, mas não foi diagnosticado diabetes. Em adultos com obesidade não hipotalâmica, a redução de IMC foi discreta (0,7 kg/m^2).

Perspectiva

Tirzepatida

A tirzepatida, um novo agonista duplo de receptores para os hormônios incretinas GLP-1 e polipeptídeo insulinotrópico dependente de glicose (GIP), mostrou potencial promissor para melhorar o controle glicêmico e diminuir o peso corporal em pessoas com DM2. Em 2022, a tirzepatida foi aprovada para tratamento de DM2 em adultos, e, no ano seguinte, o medicamento também foi aprovado para o tratamento de obesidade em doses de até 15 mg 1 vez/semana. Estudo com tirzepatida em adultos com obesidade evidenciou reduções médias de peso de 19,5 e 20,9% com doses de 10 e 15 mg de tirzepatida, respectivamente, em comparação com uma redução de peso de 3,1% com placebo. A tirzepatida está aprovada pela Anvisa para tratamento de DM2, mas ainda não como um medicamento para obesidade, mas está aprovada para tratamento de diabetes e de obesidade pela FDA e pela EMA. Existem vários ensaios clínicos de fase 3 que demonstraram uma eficácia superior da tirzepatida na perda de peso em comparação com semaglutida.

Considerações finais

A incidência da obesidade infantil vem aumentando no mundo todo em decorrência dos novos hábitos alimentares adquiridos e da rotina mais sedentária. O combate a ambiente tóxico deve envolver também ações governamentais para a obtenção de resultados mais efetivos. Orientação sobre práticas alimentares saudáveis e estímulo à atividade física representam as peças fundamentais no tratamento de crianças e adolescentes com sobrepeso e obesidade, devendo ser reforçados e estimulados em todas as consultas médicas. Em casos de crianças ou adolescentes com obesidade, principalmente se associada a comorbidades, nos quais a orientação de mudança comportamental não seja efetiva, pode ser necessária a utilização de medicamentos para auxiliar na redução do escore Z do IMC. Uma vez iniciado o tratamento medicamentoso nesses pacientes, as visitas devem acontecer em intervalos mais curtos, com atenção à eficácia e aos efeitos colaterais, como em qualquer tratamento de doenças crônicas.

Bibliografia

Atabec ME, Pirgon O. Use of metformin in obese adolescents with hyperinsulinemia: a 6-month, randomized, double-blind, placebo-controlled clinical trial. J Pediatric Endocrinol Metab. 2008;21(4):339-48.

Baker JL, Olsen LW, Sorensen TIA. Childhood body-mass index and the risk of coronary heart disease in adulthood. N Engl J Med. 2007;357(23):2329-37.

Baylei CJ. Metformin – An update. Gen Pharmacol. 1993;24(6):1299-309.

Berenson GS, Srinivasan SR, Bao W, et al. Association between multiple cardiovascular risk factors and atherosclerosis in children and young adults. The Bogalusa Heart Study. N Engl J Med. 1998;338(23):1650-6.

Berkowitz RI, Fujioka K, Daniels SR, et al. Sibutramine Adolescent Study Group. Effects of sibutramine treatment in obese adolescents: a randomized trial. Ann Intern Med. 2006;145(2):81-9.

Borgström B. Mode of action of tetrahydrolipstatin: a derivative of the naturally occurring lipase inhibitor lipstatin. Biochim Biophys Acta. 1988;962(3):308-16.

Bucaretchi F, de Capitani EM, Mello SM, et al. Serotonin syndrome following sibutramine poisoning in a child, with sequential quantification of sibutramine and its primary and secondary amine metabolites in plasma. Clin Toxicol (Phila). 2009;47(6):598-601.

Cacciottolo TM, Evans K. Research in brief: Effective pharmacotherapy for the management of obesity. Clin Med. 2021;21(5):e517-8.

Chanoine JP, Hampl S, Jensen C, et al. Effect of orlistat on weight and body composition in obese adolescents: a randomized controlled trial. JAMA. 2005;293(23):2873-83.

Clarson CL, Mahmud FH, Baker JE, et al. Metformin in combination with structured lifestyle intervention improved body mass index in obese adolescents, but did not improve insulin resistance. Endocrine. 2009;36(1):141-6.

Craig ME, Cowell CT, Larsson P, et al. KIGS International Board. Growth hormone treatment and adverse events in Prader-Willi syndrome: data from KIGS (the Pfizer International Growth Database). Clin Endocrinol (Oxf). 2006;65(2):178-85.

Daniels SR, Long B, Crow S, et al. Sibutramine Adolescent Study Group. Cardiovascular effects of sibutramine in the treatment of obese adolescents: result of a randomized, double-blind, placebo-controlled study. Pediatrics. 2007;120(1):147-57.

Danielsson P, Janson A, Norgren S, et al. Impact sibutramine therapy in children with hypothalamic obesity or obesity with aggravating syndromes. J Clin Endocrinol Metab. 2007;92(11):4101-6.

Darga LL, Carroll Michals L, Botsford SJ, et al. Fluoxetine's effect on weight loss in obese subjects. Am J Clin Nutr. 1991;54(2):321-5.

Davidson MH, Hauptman J, DiGirolamo M, et al. Weight control and risk factor reduction in obese subjects treated for 2 years with orlistat: a randomized controlled trial. JAMA. 1999;281(3):235-42.

Davies MJ, Bergenstal R, Bode B, et al. Efficacy of liraglutide for weight loss among patients with type 2 diabetes: the SCALE diabetes randomized clinical trial. JAMA. 2015;314(7):687-99.

Davignon A, Rautaharju P, Boiselle E, et al. Normal ECG standards for infants and children. Pediatr Cardiol. 1980;1:123-31.

de Lind van Wijngaarden RFA, Siemensma EPC, Festen DAM, et al. Efficacy and safety of long-term continuous growth hormone treatment in children with Prader-Willi syndrome. J Clin Endocrinol Metab. 2009;94(11):4205-15.

De Waele K, Ishkanian SL, Bogarin R, et al. Long acting octreotide treatment causes a sustained decrease in ghrelin concentrations but does not affect weight, behaviour and appetite in subjects with Prader-Willi syndrome. Eur J Endocrinol. 2008;159(4):381-8.

Diabetes Prevention Program Research Group; Knowler WC, Fowler SE, Hamman RF, et al. 10-year follow-up of diabetes incidence and weight loss in the Diabetes Prevention Program Outcome Study. Lancet. 2009;374(9702):1677-86.

Dubern B, Faccioli N, Poitou C, et al. Novel therapeutics in rare genetic obesities: A narrative review. Pharmacol Res. 2023;191:106763.

Duncan GE. Prevalence of diabetes and impaired fasting glucose levels among US adolescents: National Health and Nutrition Examination Survey, 1999-2002. Arch Pediatr Adolesc Med. 2006;160(5):523-8.

Eiholzer U. Deaths in children with Prader-Willi syndrome. A contribution to the debate about the safety of growth hormone treatment in children with PWS. Horm Res. 2005;63(1):33-9.

Eiholzer U, l'Allemand D, van der Sluis I, et al. Body composition abnormalities in children with Prader-Willi syndrome and long-term effects of growth hormone therapy. Horm Res. 2000;53(4):200-6.

Faccioli N, Poitou C, Clément K, et al. Current treatments for patients with genetic obesity. J Clin Res Pediatr Endocrinol. 2023;15(2):108-19.

Farooqi IS, Jebb SA, Langmack G, et al. Effects of recombinant leptin therapy in a child with congenital leptin deficiency. N Engl J Med. 1999;341(12):879-84.

Festen DAM, de Lind van Wijngaarden R, van Eekelen M, et al. Randomized controlled GH trial: effects on anthropometry, body composition and body proportions in a large group of children with Prader-Willi syndrome. Clin Endocrinol (Oxf). 2008;69(3):443-51.

Finer N, Ryan DH, Renz CL, et al. Prediction of response to sibutramine therapy in obese non-diabetic and diabetic patients. Diabetes Obes Metab. 2006;8(2):206-13.

Freedman DS, Dietz WH, Srinivasan SR, et al. Risk factors and adult body mass index among overweight children: the Bogalusa Heart Study. Pediatrics. 2009;123(3):750-7.

Freemark M. Pharmacotherapy of childhood obesity: an evidence-based, conceptual approach. Diabetes Care. 2007;30(2):395-402.

Gambineri A, Patton L, De Iasio R, et al. Efficacy of octreotide-LAR in dieting women with abdominal obesity and polycystic ovary syndrome. J Clin Endocrinol Metab. 2005;90(7):3854-62.

Hauptman JB, Jeunet FS, Hartmann D. Initial studies in humans with the novel gastrointestinal lipase inhibitor Ro 18-0647 (tetrahydrolipstatin). Am J Clin Nutr. 1992;55(Suppl. 1):309S-313S.

Hedges DW, Reimherr FW, Hoopes SP, et al. Treatment of bulimia nervosa with topiramate in a randomized, double-blind, placebo-controlled trial, part 2: improvement in psychiatrics measures. J Clin Psychiatry. 2003;64(12):1449-54.

Hermansen K, Mortensen LS. Bodyweight changes associated with antihyperglycaemic agents in type 2 diabetes mellitus. Drug Saf. 2007;30(12):1127-42.

Heusser K, Engeli S, Tank J, et al. Sympathetic vasomotor tone determines blood pressure response to long term sibutramine treatment. J Clin Endocrinol Metab. 2007;92(4):1560-3.

Hoopes SP, Reimherr FW, Hedges DW, et al. Treatment of bulimia nervosa with topiramate in a randomized, double-blind, placebo-controlled trial, part 1: improvement in binge and purge measures. J Clin Psychiatry. 2003;64(11):1335-41.

James WP, Astrup A, Finer N, et al. Effect of sibutramine on weight maintenance after weight loss: a randomised trial. STORM Study Group. Sibutramine Trial of Obesity Reduction and Maintenance. Lancet. 2000;356(9248):2119-25.

Jastreboff AM, Aronne LJ, Ahmad NN, et al. Tirzepatide once weekly for the treatment of obesity. N Engl J Med. 2022;387(3):205-16.

Jeanrenaud B. An hypothesis on the aetiology of obesity: dysfunction of the central nervous system as a primary cause. Diabetologia. 1985;28(8):502-13.

Kelly AS, Arslanian S, Hesse D, et al. Reducing BMI below the obesity threshold in adolescents treated with once-weekly subcutaneous semaglutide 2.4 mg. Obesity. 2023;31(8):2139-49.

Kendall D, Vail A, Amin R, et al. Metformin in obese children and adolescents: The MOCA Trial. J Clin Endocrinol Metab. 2013;98(1):322-9.

Knowler WC, Barrett-Connor E, Fowler SE, et al. Diabetes Prevention Program Research Group. Reduction in the incidence of type 2 diabetes with lifestyle intervention or metformin. N Eng L Med. 2002;346(6):393-403.

Levisohn PM. Safety and tolerability of topiramate in children. J Child Neurol. 2000;15(Suppl. 1):S22-6.

Lindgren AC, Hagenäs L, Müller J, et al. Growth hormone treatment of children with Prader-Willi syndrome affects linear growth and body composition favorably. Acta Paediatr. 1998;87(1):28-31.

Lindgren AC, Ritzén EM. Five years of growth hormone treatment in children with Prader-Willi syndrome. Swedish National Growth Hormone Advisory Group. Acta Paediatr Suppl. 1999;88(433):109-11.

Lookene A, Skottova N, Olivecrona G. Interactions of lipoprotein lipase with the active-site inhibitor tetrahydrolipstatin (orlistat). Eur J Biochem. 1994;222(2):395-403.

Love-Osborne K, Sheeder J, Zeitler P. Addition of metformin to a lifestyle modification program in adolescent with insulin resistance. J Pediatric. 2008;152(6):817-22.

Lustig RH, Greenway F, Velasquez-Mieyer P, et al. A multicenter, randomized, double-blind, placebo-controlled, dose-finding trial of a long-acting formulation of octreotide in promoting weight loss in obese adults with insulin hypersecretion. Int J Obes (Lond). 2006;30(2):331-41.

Lustig RH, Hinds PS, Ringwald-Smith K, et al. Octeotide therapy of pediatric hypothalamic obesity: a double-blind, placebo-controlled trial. J Clin Endocrinol Metab. 2003;88(6):2586-92.

Luttikhuis HO, Baur L, Jansen H, et al. Interventions for treating obesity in children. Cochrane Database Syst Rev. 2009;(1):CD001872.

Madsen EL, Rissanen A, Bruun JM, et al. Weight loss larger than 10% is needed for general improvement of levels of circulating adiponectin and markers of inflammation in obese subjects: a 3-year weight loss study. Eur J Endocrinol. 2008;158(2):179-87.

Mancini MC. Metabolic syndrome in children and adolescents – Criteria for diagnosis. Diabetol Metab Syndr. 2009;1:20.

Marchena Yglesias PJ, García González I, Rico Villoria N, et al. Lactic acidosis caused by metformin. An Med Interna. 2008;25(3):153-4.

Markham A. Setmelanotide: first approval. Drugs. 2021;81(3):397-403.

McDuffie JR, Calis KA, Booth SL, et al. Effects of orlistat on fat soluble vitamins in obese adolescents. Pharm. 2002;22(2):814-82.

McDuffie JR, Calis KA, Uwaifo GI, et al. Efficacy of orlistat as an adjunct to behavioral treatment in overweight African American and Caucasian adolescents with obesity related comorbid conditions. J Pediatr Endocrinol Metab. 2004;17(3):307-19.

McElroy SL, Arnold LM, Shapira NA, et al. Topiramate in the treatment of binge eating disorder associated with obesity: a randomized, placebo-controlled trial. Am J Psychiatry. 2003;160(2):255-61.

McGovern L, Johnson JN, Paulo R, et al. Clinical review: Treatment of pediatric obesity: a systematic review and meta-analysis of randomized trials. J Clin Endocrinol Metab. 2008;93(12):4600-5.

McMahon FG, Weinstein SP, Rowe E, et al.; Sibutramine in Hypertensives Clinical Study Group. Sibutramine is safe and effective for weight loss in obese patients whose hypertension is well controlled with angiotensin-converting enzyme inhibitors. J Hum Hypertens. 2002;16(1):5-11.

Mead E, Atkinson G, Richter B, et al. Drug interventions for the treatment of obesity in children and adolescents. Cochrane Database Syst Rev. 2016;11(11):CD012436.

Mendes MDSD, de Melo ME, Fernandes AE, et al. Effects of two diet techniques and delivery mode on weight loss, metabolic profile and food intake of obese adolescents: a fixed diet plan and a calorie-counting diet. Eur J Clin Nutr. 2017;71(4):549-51.

Miller LJ. Management of atypical antipsychotic drug-induced weight gain: focus on metformin. Pharmacotherapy. 2009;29(6):725-35.

Morrison JA, Cottingham EM, Barton BA. Metformin offsets weight gain in children on psychotropics. Am J Psychiatry. 2002;159(4):655-7.

O'Connor MB. An orlistat "overdose" in a child. Ir J Med Sci. 2009.

Ozkan B, Bereket A, Turan S, et al. Addition of orlistat to conventional treatment in adolescents with severe obesity. Eur J Pediatr. 2004;163(12):738-41.

Paolisso G, Amato L, Eccellente R, et al. Effect of metformin on food intake in obese subjects. Eur J Clin Invest. 1998;28(6):441-6.

Park MH, Kinra S, Ward KJ, et al. Metformin of obesity in children and adolescents: a systematic review. Diabetes Care. 2009;32(9):1743-5.

Pinelli L, Elerdini N, Faith MS, et al. Childhood obesity: results of a multicenter study of obesity treatment in Italy. J Pediatr Endocrinol Metab. 1999;12(Suppl. 3):795-9.

Pressley H, Cornelio CK, Adams EN. Setmelanotide: a novel targeted treatment for monogenic obesity. J Pharm Technol. 2022;38(6):368-73.

Raitakari OT, Juonala M, Kähönen M, et al. Cardiovascular risk factors in childhood and carotid artery intima-media thickness in adulthood: the Cardiovascular Risk in Young Finns Study. JAMA. 2003;290(17):2277-83.

Rodrigues AM, Randominski RB, Suplicy HL, et al. The cerebrospinal fluid/serum leptin ratio during pharmacological therapy for obesity. J Clin Endocrinol Metab. 2002;87(4):1621-6.

Rucker D, Padwal R, Li SK, et al. Long term pharmacotherapy for obesity and overweight: update meta-analysis. BMJ. 2007;335(7631):1194-9.

Savoye M, Shaw M, Dziura J, et al. Effects of a weight management program on body composition and metabolic parameters in overweight children: a randomized controlled trial. JAMA. 2007;297(24):2697-704.

Sjöström L, Rissanen A, Andersen T, et al. Randomized placebo-controlled trial of orlistat for weight loss and prevention of weight regain in obese patients. European Multicenter Orlistat Study Group. Lancet. 1998;352(9123):167-72.

Sramek JJ, Leibowitz MT, Weinstein SP, et al. Efficacy and safety of sibutramine for weight loss in obese patients with hypertension well controlled by beta adrenergic blocking agents: a placebo-controlled, double-blind, randomised trial. J Hum Hypertens. 2002;16(1):13-9.

Srinivasan S, Ambler GR, Baur LA, et al. Randomized, controlled trial of metformin for obesity and insulin resistance in children and adolescents: improvement in body composition and fasting insulin. J Clin Endocrinol Metab. 2006;91(6):2074-80.

Stevenson SB. Pseudotumor cerebri: yet another reason to fight obesity. J Pediatr Health Care. 2008;22(1):40-3.

Styne DM, Arslanian SA, Connor EL, et al. Pediatric obesity – Assessment, treatment, and prevention: An Endocrine Society Clinical Practice Guideline. J Clin Endocrinol Metab. 2017;102(3):709-57.

Torbahn G, Jones A, Griffiths A, et al. Pharmacological interventions for the management of children and adolescents living with obesity — An update of a Cochrane systematic review with meta-analyses. Pediatr Obes. 2024;19(5):e13113.

Torgerson J, Hauptman J, Boldrin MN, et al. Xenical in the Prevention of Diabetes in Obese Subjects (XENDOS) study: a randomized study of orlistat as an adjunct to lifestyle changes for the prevention of type 2 diabetes in obese patients. Diabetes Care. 2004;27(1):155-61.

Tziomalos K, Krassas GE, Tzotzas T. The use of sibutramine in management of obesity and related disorders: an update. Vasc Health Risk Manag. 2009;5(1):441-52.

van Baak MA, van Mil E, Astrup AV, et al.; STORM Study Group. Leisure-time activity is an important determinant of long-term weight maintenance after weight loss in the Sibutramine Trial on Obesity Reduction and Maintenance (STORM trial). Am J Clin Nutr. 2003;78(2):209-14.

Van der Aa MP, Elst MAJ, van de Garde EMW, et al. Long-term treatment with metformin in obese, insulin-resistant adolescents: results of a randomized double-blinded placebo-controlled trial. Nutr Diabetes. 2016;6(8):e228.

Whitaker RC, Wright JA, Pepe MS, et al. Predicting obesity in young adulthood from childhood and parental obesity. N Engl J Med. 1997;337(13):869-73.

Wilding J, Van Gaal L, Rissanen A, et al. OBES-002 Study Group. A randomized double-blind placebo-controlled study of the long-term efficacy and safety of topiramate in the treatment of obese subjects. Int J Obes Relat Metab Disord. 2004;28(11):1399-410.

Yanovski SZ, Yanovski JA. Long-term drug treatment for obesity: a systematic and clinical review. JAMA. 2014;311(1):74-86.

Yanovski SZ, Yanovski JA. Obesity. N Engl J Med. 2002;346(8):591-602.

Zelissen PMJ, Stenlof K, Lean MEJ, et al. Effect of three treatment schedules of recombinant methionyl human leptin on body weight in obese adults: a randomized, placebo-controlled trial. Diabetes Obes Metab. 2005;7(6):755-61.

80 | Prevenção de Diabetes *Mellitus* Tipo 2 por Mudança de Estilo de Vida e Farmacoterapia

Marcio C. Mancini ▪ Josivan Gomes de Lima ▪ Kênnyo E. F. Santos

Introdução

Diabetes *mellitus* tipo 2 (DM2) é uma doença comum, com prevalência universalmente crescente, que afeta, segundo as pesquisas mais recentes, 8% da população dos EUA e 7,8% da população brasileira de 30 a 69 anos, com a maior incidência na cidade de São Paulo (9,7%) e a menor em Brasília (5,2%). A prevalência aumenta proporcionalmente à classe de obesidade. Diante do alarmante aumento do número de indivíduos com sobrepeso e obesidade, bem como ao adicionar às estatísticas relacionadas com o DM2 os estados de "pré-diabetes" – tolerância diminuída à glicose (TDG) e glicemia de jejum alterada (GJA) –, é evidente a inevitabilidade de uma epidemia de DM2, com suas consequentes complicações macro e microvasculares, morbidade, mortalidade e elevação dos custos de saúde pública. Portanto, torna-se urgente o desenvolvimento de estratégias de prevenção. O termo "pré-diabetes" tem sido alvo de críticas por muitos autores; entretanto, várias sociedades o utilizam e aqui será usado por ser de mais fácil entendimento para o paciente que o termo "intolerante à glicose". Neste capítulo, ambos os termos serão empregados como sinônimos.

Está solidamente documentado que a mudança de estilo de vida, o que inclui dieta e implementação de atividade física, representa uma medida eficaz em relação à melhora da tolerância à glicose e à redução da incidência de DM2. Entretanto, em geral, dificilmente os pacientes conseguem manter tais modificações de estilo de vida a longo prazo, o que nos leva a questionar essa medida, mesmo com sua eficácia comprovada.

Assim, pode-se lançar mão de outro modo de prevenção do DM2 a partir do tratamento farmacológico para os indivíduos com alto risco de desenvolver a doença. No futuro, a identificação de variantes genéticas e de interações entre genes e gene-ambiente possibilitará que as estratégias de prevenção sejam individualizadas, ao observar exatamente quais indivíduos apresentam maior chance de ter melhor resposta terapêutica para determinado fármaco.

Identificação de pacientes com alto risco para desenvolver diabetes

Quanto maior o risco de evoluir para diabetes, maior o benefício de uma medida preventiva. Desse modo, os pacientes com intolerância à glicose (GJ entre 100 e 125 mg/dℓ e/ou glicemia

de 2 horas no teste oral de tolerância à glicose [TOTG] entre 140 e 199 mg/dℓ) seriam aqueles com maior potencial de benefício. Nem todos aqueles com intolerância à glicose evoluirão para diabetes, embora o risco seja comprovadamente aumentado nesse grupo. Atualmente, esses pacientes são alvo dos estudos clínicos de prevenção de DM2. Dieta inadequada e sedentarismo, que levam ao aumento do peso, constituem os principais fatores determinantes da evolução para DM2.

Além desses pacientes com intolerância à glicose detectada laboratorialmente, bem como aqueles com síndrome metabólica (SM) (para uma visão mais detalhada, os Capítulos 26, 27, 29 e 33 estão relacionados à SM), pode-se ainda utilizar escores de risco para pontuar determinadas variáveis e obter um valor numérico que, quanto maior, indicará maior risco de evoluir para diabetes. O FINDRISK (*Finnish Diabetes Risk Score*), desenvolvido pela Finnish Diabetes Research Society utilizando o banco de dados do *Diabetes Prevention Study* (DPS), atribui pontos para idade, índice de massa corporal (IMC), circunferência abdominal, atividade física, consumo de frutas e vegetais, uso de medicação para hipertensão, hiperglicemia prévia e história familiar de diabetes. De acordo com a pontuação, categoriza-se o paciente em risco baixo (1/100 desenvolverá diabetes), pouco elevado (1/25), moderado (1/6), alto (1/3) e muito alto (1/2). O cálculo do FINDRISK pode ser feito *online*. Existem outros escores de risco que também podem ser empregados, todos eficazes na detecção dos pacientes de alto risco, porém, infelizmente, são subutilizados, devendo ser estimulados. Outro cálculo é o escore de risco desenvolvido pela Diabetes UK (https://riskscore.diabetes.org. uk/start) e o Findrisc, adotado pela Sociedade Brasileira de Diabetes (https://diabetes.org.br/calculadoras/findrisc/).

Estudos preliminares têm investigado marcadores séricos, como o RBP4 (*retinol-binding protein 4*), os quais, se estiverem em níveis elevados, podem indicar os pacientes de maior risco para evolução de diabetes.

A International Diabetes Federation (IDF) sugeriu o diagnóstico de hiperglicemia intermediária baseado na glicemia de 1 hora no TOTG maior ou igual a 155 mg/dℓ. Aqueles com glicemia de 1 hora maior ou igual a 209 mg/dℓ são diagnosticados com DM2 e devem repetir o teste para confirmar o diagnóstico. Pacientes que preencham esse critério devem ser encorajados a fazer mudanças no estilo de vida (dieta e exercícios), mas não há estudos com medicações nessa população. A Sociedade Brasileira de Diabetes foi a primeira sociedade a adotar esses critérios (além dos já estabelecidos).

Intervenções não farmacológicas

As mudanças de estilo de vida (inclusive os hábitos alimentares saudáveis e os exercícios físicos regulares, com manutenção de um peso adequado), desde que realizadas com regularidade, representam as intervenções mais eficazes na prevenção do DM2, o que foi comprovado por alguns estudos. No *Malmö Study*, que avaliou 217 indivíduos com média de IMC de 26,6 km/m^2 durante 5 anos, houve uma redução no risco absoluto de 18%, sendo o número necessário para tratar (NNT) de 18 pacientes para prevenir um caso de DM2 (NNT = 18). Dois estudos de desenho semelhante (*Diabetes Prevention Study* – DPS e *Diabetes Prevention Program* – DPP), que avaliaram, respectivamente, 523 (IMC de 31 kg/m^2) e 2.161 (IMC de 34 kg/m^2, média de idade de 51 anos) pacientes durante 3 anos, chegaram a resultados similares, com redução de 58% no risco relativo (ambos os estudos) e NNT de 22 e 21. O *Da Qing Study*, que avaliou 500 pacientes com IMC 25,8 kg/m^2 durante 6 anos, também encontrou uma redução de risco relativo de 46%, com um NNT de 25. Houve reduções também no risco de doença cardiovascular e de mortalidade por todas as causas.

Ao avaliar esses quatro estudos, conclui-se que dieta saudável e atividade física regular certamente modificam a evolução da doença e levam a uma redução no risco absoluto, que varia de 12 a 27%. Além disso, é necessário tratar entre 21 e 28 pacientes para prevenir um caso de DM2. Pacientes com intolerância à glicose de jejum são menos beneficiados que aqueles diagnosticados com intolerância à glicose pós-sobrecarga (intolerante de 2 horas).

A dieta recomendada é pobre em gorduras saturadas e *trans*, pobre em carboidratos simples e rica em frutas, verduras e fibras (> 30 g/dia). A ingestão de sal deve ser limitada a menos de 6 g/dia. A atividade física deve ser predominantemente aeróbica e realizada, no mínimo, durante 150 minutos/semana, divididos em 3 a 5 dias (30 a 50 minutos/dia). Em uma metanálise publicada no *Annals of Internal Medicine*, concluiu-se que, embora com limitada evidência, dieta mediterrânea (rica em ácidos graxos poli-insaturados sem restrição lipídica) pode diminuir a incidência de DM2 em 30% [*hazard ratio* (HR): 0,70 (0,54 a 0,92)].

Parar o tabagismo e manter um IMC ≤ 25 kg/m^2 tornam-se obrigatórios nesse grupo de pacientes. Caso o paciente tenha excesso de peso, recomenda-se uma perda de pelo menos 10% do peso corporal, o que já melhora significativamente o risco cardiovascular; essa redução deve ocorrer preferencialmente na gordura visceral, avaliada por meio da medição da circunferência abdominal, que deverá ficar o mais próximo possível de 94 cm (homens) e 80 cm (mulheres) ou menor.

Os melhores resultados na prevenção de diabetes baseiam-se em múltiplas intervenções, incluindo educação sobre diabetes, mudanças dietéticas e aumento na atividade física. Assim, todos os adultos com sobrepeso ou obesidade e com risco para desenvolver DM2 devem ser encorajados a fazer modificações no estilo de vida, objetivando perder pelo menos 7% do peso corporal e realizar pelo menos 150 minutos de exercícios de moderada intensidade por semana.

Intervenções farmacológicas

Apresentaremos a seguir resultados de estudos com intervenção farmacológica para a prevenção de diabetes. O fato de existirem estudos que demonstram algum benefício não significa que as medicações tenham indicação para uso clínico. Algumas podem ser consideradas para uso principalmente em pessoas com pré-diabetes, com maior risco de evoluir para diabetes: IMC > 35 kg/m^2; glicemia de jejum 110 a 125 mg/dℓ; hemoglobina glicada (HbA1c) > 6%; e aquelas com histórico de diabetes gestacional.

Medicamentos para obesidade

Medidas que visam à mudança nos hábitos de vida, como aumento de atividade física, redução de gordura, adição de fibras na dieta e perda de peso da ordem de 5 a 10%, podem prevenir o DM2. No DPP, para cada kg perdido, houve uma redução de 16% no risco de progressão para DM2 em 3 anos. Da mesma maneira, intervenções cirúrgicas para tratamento de obesidade a curto prazo "curam" praticamente 80 a 90% dos pacientes com DM2 e quase reduzem a zero o aparecimento de novos casos da doença, tornando atraente a ideia de utilizar tais medidas como modo de prevenir a doença.

Muitos estudos demonstraram que as medicações que causam perda de peso conseguem melhorar o controle glicêmico. A primeira tentativa de demonstrar que esses medicamentos são efetivos na prevenção de DM2 consistiu em uma avaliação multicêntrica do orlistate, um inibidor de lipases que age reduzindo a absorção intestinal de gordura, composta por uma análise de três estudos clínicos randomizados controlados com placebo. Pacientes com obesidade classes 1 e 2, mas sem DM2, receberam orlistate ou placebo por 2 anos, além de dieta hipocalórica. Uma porcentagem menor de indivíduos do grupo orlistate progrediu de TDG para DM2 em relação ao grupo placebo (respectivamente, 3 e 7,6%), e, entre indivíduos com TDG basal, o nível glicêmico normalizou em mais pacientes do grupo orlistate em relação ao placebo (respectivamente, 72 e 49%, p = 0,04). Essas observações indicavam que o orlistate, adicionado à intervenção dietética, poderia prevenir o desenvolvimento de DM2 em pacientes com obesidade. No entanto, este foi um estudo retrospectivo.

A confirmação de tal hipótese apenas se deu com a publicação do estudo XENDOS (*Xenical in the Prevention of Diabetes in Obese Subjects*), randomizado, duplo-cego, controlado com placebo, paralelo e multicêntrico sueco, que objetivou a investigação do uso de orlistate e da mudança de estilo de vida em comparação à mudança de estilo de vida isoladamente por 4 anos em relação à prevenção de DM2 em indivíduos com obesidade. Pacientes sem diabetes, em um total de 3.305 indivíduos, foram arrolados e 21% da coorte apresentavam TDG. Os participantes receberam orlistate (120 mg, 3 vezes/dia, às refeições) ou placebo, além de uma dieta hipocalórica com um déficit calórico de 800 kcal em relação ao gasto energético total diário estimado e encorajamento para praticar exercício físico moderado diariamente. Como esperado, a perda ponderal foi maior no grupo orlistate (–6,9 kg; n = 1.640) do que no grupo placebo (–4,1 kg; n = 1.637; p = 0,001), uma diferença suficiente para reduzir a incidência de DM2 [6,2% no grupo orlistate *versus* 9% no grupo placebo; p = 0,0032; redução do risco relativo (RR) de 37,3%]. Em pacientes com obesidade e TDG, 28,8% dos que tomaram placebo desenvolveram diabetes, contra 18,8% no grupo orlistate (p < 0,005). O NNT pacientes para evitar um caso de DM2 foi de 11 (Figura 80.1 e Tabela 80.1). Uma análise mais detalhada sobre orlistate é apresentada no Capítulo 72.

O estudo multicêntrico multinacional SCOUT (*The Sibutramine Cardiovascular Outcomes Trial*), planejado para demonstrar benefícios a longo prazo para o controle do peso, associando a sibutramina a modificações de estilo de vida (dieta e exercício), recrutou cerca de 10 mil pacientes com sobrepeso ou obesidade com menos de

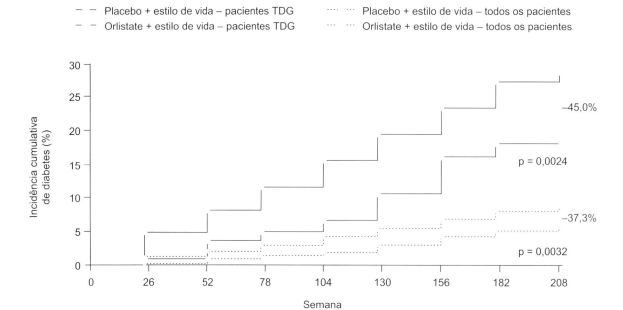

Figura 80.1 Incidência cumulativa de diabetes *mellitus* tipo 2 (DM2) por grupo em todos os pacientes com obesidade [tolerância diminuída à glicose (TDG) ou normal na linha de base] e apenas nos pacientes com obesidade e TDG na linha de base. A redução do risco de desenvolver DM2 no grupo orlistate somada à mudança de estilo de vida está indicada. Valores mostrados de p são obtidos por *log-rank test*. (Adaptada de Torgerson et al., 2004.)

Tabela 80.1 Prevenção farmacológica do diabetes *mellitus* tipo 2.

Agente	Estudo	Tempo de seguimento	N	Grupo estudado	Incidência de DM2 (%)
Orlistate	XENDOS	4 anos	3.305	Obesidade com ou sem TDG	–45
Sibutramina	SCOUT	6 anos	10.744	Sobrepeso e obesidade > 55 anos com DCV ou DM	Sem diferença em relação ao placebo
Metformina	DPP	2,8 anos	3.234		–31
	CPDS	3 anos	261	Pacientes com TDG	–76,8
	EDIT	6 anos	631	Pacientes com TDG ou GJA	
Tolbutamida	Malmöhus	10 anos	267	Pacientes com TDG	–29
Troglitazona	TRIPOD	30 meses	266	Hispânicas com AF de DMG	–56
	DPP	0,9 ano	585	Pacientes com ou sem TDG	–75
Rosiglitazona	DREAM	3 anos	5.269	Adultos com TDG ou GJA	–55,4
Pioglitazona	ACT NOW	2,6 anos	602	Pacientes com TDG ou GJA	–81
Acarbose	STOP-NIDDM	3,3 anos	1.429	Pacientes com TDG	–25
	CPDS	3 anos	261	Pacientes com TDG	–87,8
	EDIT	6 anos	631	Pacientes com TDG ou GJA	
Nateglinida	NAVIGATOR	5 anos	9.306	Pacientes com intolerância à glicose	Sem diferença em relação ao placebo
Dapagliflozina	DAPA-HF, DAPA-CKD	1,5 ano, 2,4 anos	2.408	Pacientes com ICC ou doença renal	–31 (HR 0,69; IC 95%: 0,52 a 0,91)
Empagliflozina	EMPEROR-Reduced	1,4 ano	1.268	Pacientes com ICC com fração ejeção reduzida	–14% (HR 0,86; IC 95%: 0,62 a 1,19)
	EMPEROR-Preserved	2,1 anos	1.979	Pacientes com ICC com fração ejeção preservada	–16% (HR 0,86; IC 95%: 0,62 a 1,19)
Liraglutida	SCALE	56 semanas + 2 anos extensão	2.210	IMC > 30 ou > 27 com comorbidades	–79% (HR 0,21; IC 95%: 0,13 a 0,34)

(continua)

Tabela 80.1 Prevenção farmacológica do diabetes *mellitus* tipo 2. *(Continuação)*

Agente	Estudo	Tempo de seguimento	N	Grupo estudado	Incidência de DM2 (%)
Semaglutida	STEP 1,4,5	48 a 104 semanas	1.583, 776, 295	Pacientes com sobrepeso ou obesidade	−55,3, −51,7, −58,6
Insulina glargina	ORIGIN	6,2 anos	1456	Pacientes com GJA ou TDG	−31
Pravastatina	WOSCOPS	3,5 a 6,1 anos	5.974	Homens sem DM2	−30
Atorvastatina e outras	Canadense	Retrospectivo	314	Transplantados renais sem DM2	−76
Bezafibrato	BIP	6,2 anos	303	Coronarianos sem DM2	−22

AF: antecedente familiar; DCV: doença cardiovascular; DM2: diabetes *mellitus* tipo 2; DMG: diabetes gestacional; GJA: glicemia de jejum alterada; HR: *hazard ratio*; IC: intervalo de confiança; ICC: insuficiência cardíaca; TDG: tolerância diminuída à glicose.

55 anos, de ambos os sexos, com risco cardiovascular (RCV) elevado (arteriopatias coronariana, cerebral ou periférica; TGD ou DM2, e pelo menos mais um fator de risco cardiovascular), com *follow up* de 6 anos. Embora seu objetivo primário tenha consistido em observar a morbidade e a mortalidade cardiovascular, é possível realizar algumas inferências em relação ao surgimento de diabetes entre os pacientes do grupo intervenção e o controle. Analisando o número absoluto de eventos, observa-se que não houve diferença entre os grupos, o que, salvo as limitações de tal inferência, sinaliza que o tratamento com sibutramina não apresenta impactos em relação à prevenção de DM.

O rimonabanto também vinha sendo estudado com a finalidade de prevenir o diabetes, porém foi retirado do mercado em virtude dos efeitos adversos.

A liraglutida e a semaglutida serão discutidas mais adiante, na seção "Agentes hipoglicemiantes".

Agentes hipoglicemiantes

Biguanidas

As biguanidas agem nos tecidos adiposo, muscular e hepático (preferencialmente no último) por meio de mecanismos distintos, promovendo melhora da resistência à insulina (RI). O principal estudo que avaliou o efeito da metformina na prevenção de DM2 foi o *Diabetes Prevention Program* (DPP), projetado para responder se as mudanças de estilo de vida ou o tratamento com o medicamento previnem o DM2. Os participantes somaram 3.234 indivíduos sem DM2, com ou sem TDG seguidos por uma média de 2,8 anos, que foram aleatoriamente distribuídos para uma das seguintes intervenções: placebo, metformina (850 mg, 2 vezes/dia) ou mudança de estilo de vida (envolvendo a prática de 150 minutos de exercício por semana e a perda de 7% do peso corporal em quase 3 anos). O programa de mudança de estilo de vida foi intensivo e incluiu nutricionistas, psicólogos comportamentais, fisiologistas do exercício, enfermeiros e médicos, além de uma extensa rede local e nacional que forneceu treinamento, *feedback* e suporte clínico aos pacientes. O estudo demonstrou que tanto as mudanças de estilo de vida quanto o uso de metformina reduziram a incidência de DM2, embora as mudanças tenham sido mais efetivas que o medicamento em 39% (p < 0,001). A incidência de DM2 foi reduzida em 58% com a intervenção no estilo de vida e em 31% com metformina em relação ao placebo (p < 0,001 para ambos) (Figura 80.2 e Tabela 80.1).

A vantagem da mudança de estilo de vida sobre a metformina foi maior entre os indivíduos com GJ e insulinemia de jejum mais elevadas, naqueles com mais de 60 anos e naqueles com IMC < 30 kg/m². Por sua vez, a metformina foi mais eficaz em pacientes com menos de 44 anos e IMC > 35 kg/m². Ambas as intervenções

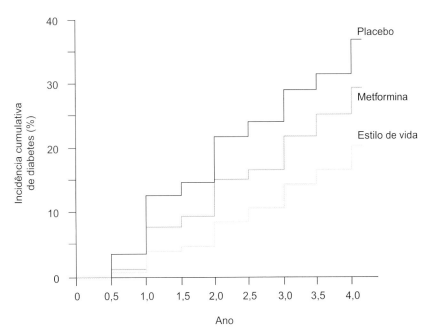

Figura 80.2 Incidência cumulativa de diabetes *mellitus* tipo 2 no grupo placebo, metformina e intervenção no estilo de vida no estudo DPP. (Adaptada de Knowler et al., 2002.)

foram igualmente eficazes em restaurar o nível normal de glicose de jejum, mas as modificações de estilo de vida foram mais efetivas em relação à normalização da glicose pós-prandial e da HbA1c. Em comparação ao grupo placebo, estimou-se que as intervenções no estilo de vida e com metformina acarretariam um atraso no desenvolvimento de DM2, respectivamente, de 11 e 3 anos. Pacientes com histórico de diabetes gestacional tiveram melhor resultado na prevenção com metformina.

Após o término do estudo DPP, iniciou-se o DPP-OS (*outcome study*) para acompanhar os três grupos e avaliar a incidência de diabetes. Dados de 15 anos (2013) mostram que os efeitos preventivos se deram durante o período de intervenção do DPP (após o término do estudo, permitia-se que os pacientes mudassem de grupo) e que, posteriormente, a incidência anual de diabetes foi similar nos grupos, apesar de a diferença cumulativa permanecer com o tempo. Em relação à HbA1c, inicialmente, o grupo de estilo de vida teve um efeito maior, porém, durante o acompanhamento, verificou-se um efeito mais elevado no grupo da metformina. Em relação a fatores cardiovasculares, a metformina reduziu a gravidade de calcificação coronariana, mas o estudo ainda não tem poder suficiente para avaliar eventos cardiovasculares. Está em curso uma nova fase do DPPOS (2014-2020), onde os resultados primários são a incidência de câncer e de doenças cardiovasculares.

Além disso, a metformina foi testada em relação à prevenção de DM2 em outros estudos (CPDS e EDIT) com um número menor de pacientes (ver Tabela 80.1). Devido ao risco de deficiência de vitamina B12, sugere-se o monitoramento dos níveis séricos dos usuários de metformina anualmente, principalmente se houver anemia ou neuropatia.

Sulfonilureias

Estudos iniciais com um número limitado de pacientes pretenderam avaliar a redução da incidência de DM2 com o uso de sulfonilureias. No *Malmohus County Study*, 267 homens com TDG receberam intervenção no estilo de vida (dieta e exercícios) ou a mesma intervenção associada à tolbutamida. Após 10 anos, a progressão para DM2 foi de 29% no grupo-controle, 13% no grupo com intervenção no estilo de vida e 0% no grupo com intervenção somada à medicação (ver Tabela 80.1).

Pelo menos mais dois estudos não demonstraram benefício na progressão de TDG para DM2, um com tolbutamida (*UK Bedford Study*) e outro com gliclazida (FHS).

Meglitinidas

As meglitinidas (nateglinida e repaglinida), outra categoria de medicamentos que estimulam a secreção de insulina durante a primeira fase após a refeição, ou seja, especificamente nas incursões pós-prandiais da glicemia, parecem ser efetivas na prevenção de DM2. O NAVIGATOR (*Nateglinide And Valsartan in Impaired Glucose Tolerance Outcomes Research*), estudo duplo-cego, randomizado, avaliou 9.306 pacientes com intolerância à glicose, randomizados para nateglinida (60 mg, 3 vezes/dia), valsartana (antagonista do receptor da angiotensina II – ARA) ou placebo, com avaliação do aparecimento de novos casos de DM2 e eventos cardiovasculares maiores [morte, infarto do miocárdio (IM), acidente vascular encefálico (AVE) e hospitalização por insuficiência cardíaca]. Após 5 anos de acompanhamento, a nateglinida, em comparação ao placebo, apresentou uma incidência acumulativa de diabetes de 36%, enquanto o placebo teve 34% [HR 1,07; intervalo de confiança (IC) 95%: 1,00 a 1,15]. Também em relação aos resultados cardiovasculares, não houve diferença estatisticamente significativa entre os grupos, porém ocorreu maior risco de hipoglicemia no grupo nateglinida.

Glitazonas

As glitazonas (ou tiazolidinedionas) são ligantes do receptor PPAR-γ (do inglês, *peroxisome proliferator-activated receptor-gamma*) que agem sensibilizando os tecidos, principalmente o músculo esquelético, à ação da insulina. Muitos estudos avaliaram a capacidade de essas substâncias prevenirem o desenvolvimento de DM2.

A troglitazona foi o primeiro composto dessa classe, embora não seja mais usada por sua hepatotoxicidade (motivo pelo qual foi descontinuada de estudos clínicos, em que estava sendo testada na prevenção de DM2, como o DPP, já citado anteriormente nos estudos com metformina). No estudo TRIPOD (*Troglitazone In the Prevention Of Diabetes*), 266 mulheres hispânicas com história prévia de diabetes gestacional (DMG), das quais aproximadamente 70% apresentavam TDG, foram aleatoriamente distribuídas entre placebo e troglitazona 400 mg/dia. A incidência de DM2 reduziu 56% em cerca de 30 meses; nos grupos placebo e troglitazona, a incidência foi de 12,3% e 5,4%, respectivamente (p < 0,01). O fator mais interessante residiu no fato de que, após um período de 8 meses de saída do estudo, os efeitos preventivos associados à preservação da função da célula beta ainda eram observados, mostrando que, de fato, a troglitazona parece prevenir o DM2, e não simplesmente atrasar o seu início. Além disso, uma análise dos 585 indivíduos com TDG que receberam troglitazona no protocolo original do DPP (grupo interrompido prematuramente pela retirada da medicação do mercado) mostrou que a redução da incidência de DM2 foi de 75% nesse grupo, comparada à de 58% no grupo intervenção no estilo de vida e 31% no grupo metformina. Durante menos de 1 ano, tempo que durou o tratamento com troglitazona no DPP, a incidência de DM2 foi de 3 casos/100 pessoas/ano, em comparação a 12 no grupo placebo (p < 0,001 *versus* troglitazona), 6,7 no grupo metformina (p = 0,02) e 5,1 no grupo intervenção não farmacológica (p = 0,18). Após os 3 anos que se seguiram à retirada da troglitazona, a incidência de DM2 foi semelhante à do grupo placebo.

No estudo DREAM (*Diabetes Reduction Assessment with ramipril and rosiglitazone Medication*), multicêntrico, duplo-cego, randomizado, com 5.269 participantes com 30 anos ou mais, sem doença cardiovascular, mas com TDG ou GJA, os pacientes receberam ramipril (até 15 mg/dia) ou placebo e rosiglitazona (8 mg/dia) ou placebo e foram seguidos por aproximadamente 3 anos. O desfecho composto foi desenvolvimento de DM2 ou morte. No grupo rosiglitazona, 11,6% dos participantes desenvolveram o desfecho primário composto, contra 26% no grupo placebo (p < 0,0001); 50,5% tornaram-se normoglicêmicos contra 30,3% no grupo placebo (p < 0,0001). No grupo rosiglitazona, 0,5% desenvolveu insuficiência cardíaca, contra 0,1% no grupo placebo (p = 0,01). Havia a dúvida sobre se as glitazonas poderiam tratar o pré-diabetes ou apenas atrasar a evolução para diabetes. Após o término do estudo DREAM, a rosiglitazona foi suspensa e os pacientes reavaliados após 3 meses. Boa parte deles terminou voltando ao estado inicial, o que fortaleceu a hipótese de que o efeito da medicação se dá apenas durante sua utilização, não havendo a cura do estado de tolerância alterada à glicose. No grupo do ramipril, houve uma redução de risco relativo de 9%, porém sem significado estatístico.

O estudo ACT NOW avaliou se 30 a 45 mg/dia de pioglitazona poderiam prevenir ou atrasar a evolução da doença em 602 pacientes com alto risco para diabetes (GJ 90 a 125 mg/dℓ e/ou intolerante à glicose no TOTG e pelo menos mais um componente da SM) acompanhados durante cerca de 2,6 anos, tendo sido verificada uma redução de 81% na ocorrência de DM2 em comparação ao placebo. Essa excelente redução de risco relativo leva a um NNT de apenas 3,5, o que qualifica a pioglitazona como uma das melhores medicações para prevenção de DM2. O medicamento com resultados mais próximos é a rosiglitazona, que reduziu 60% no estudo DREAM, levando a acreditar que a classe das glitazonas realmente apresenta um efeito protetor da célula beta, como também mostrado em pacientes com diabetes no estudo ADOPT (*A diabetes outcome progression trial*). A pioglitazona ainda aumentou a chance de normalizar a glicemia (42% *versus* 28% no grupo placebo). Em relação aos efeitos adversos, a prevalência de edema (25%) e de ganho de peso (3,5 kg) aumentou, mas as fraturas e a insuficiência cardíaca não foram elevadas. Tendo em vista que o benefício parece existir apenas durante o uso da medicação, sendo, portanto, contínuo, há a preocupação com o risco futuro desses efeitos adversos.

Acarbose

Como demonstrado no estudo STOP-NIDDM (*STOP non-insulin dependent diabetes mellitus*), outra medicação efetiva para prevenir diabetes é a acarbose, uma inibidora das alfaglicosidases do intestino delgado, que causa retardo na absorção da glicose. O estudo randomizou 1.429 pacientes intolerantes à glicose para acarbose (100 mg, 3 vezes/dia) ou placebo; 682 pacientes em cada grupo completaram o estudo, com um seguimento médio de 3,3 anos. O DM2 diagnosticado por meio de TOTG anual foi o desfecho primário. O grupo que recebeu acarbose teve a incidência de DM2 reduzida em 25% – 42% no grupo placebo e 32% no grupo acarbose (p = 0,0015) –, efeito notado a partir do primeiro ano, o qual persistiu durante o restante do estudo, sendo independente de sexo, idade e IMC. Mulheres com mais de 55 anos, IMC abaixo de 30 kg/m^2 e nível de insulina normal foram as que mais se beneficiaram. O tratamento com acarbose não somente reduziu a progressão para DM2, como também melhorou a intolerância à glicose. A taxa de abandono foi maior no grupo acarbose (30%) do que no grupo placebo (31%, p = 0,0001), principalmente pelos efeitos adversos gastrointestinais. O possível mecanismo pelo qual a acarbose previne o DM2 consiste na diminuição da ascensão pós-prandial da glicose plasmática, efeito capaz de evitar o estresse das células beta, adiando, desse modo, a conversão de TDG para DM2. Além disso, o tratamento com acarbose reduziu o risco relativo de eventos vasculares em 49%, de IM em 91% e de novos casos de hipertensão arterial sistêmica (HAS) em 34%, se comparado ao placebo. Entretanto, no estudo *Acarbose Cardiovascular Evaluation* (ACE), que avaliou durante 5 anos o uso de acarbose 50 mg 3 vezes/dia (n = 3.272) ou placebo (n = 3.250) em pacientes chineses com TDG e doença cardiovascular estabelecida, não houve redução no risco de eventos cardiovasculares, embora tenha se confirmado o efeito na prevenção de DM2 (13 *versus* 16%; HR 0,82, IC 95%: 0,71 a 0,94; p = 0,005).

A acarbose foi testada também em relação à prevenção de DM2 em estudos com um número menor de pacientes: DAISI (*Dutch Acarbose Intervention Study*) e EDIT (*Early Diabetes Intervention Trial*).

Inibidores do cotransportador de sódio-glicose 2

Os inibidores do cotransportador de sódio-glicose 2 (SGLT2) (dapagliflozina, empagliflozina) são indicados para o tratamento de diabetes e apresentam nefroproteção e redução significativa no risco de hospitalização por insuficiência cardíaca. Por esses motivos, foram estudados em pacientes sem diabetes, mas com doença renal ou insuficiência cardíaca. A análise permitiu avaliar seus papéis na prevenção do diabetes. Uma revisão sistemática com metanálise avaliou 4 RCT (do inglês *randomized clinical trials*, n = 5.655 pacientes com pré-diabetes; DAPA-HF (*Dapagliflozin and Prevention of Adverse Outcomes in Heart Failure*), DAPA-CKD (*Dapagliflozin and Prevention of Adverse Outcomes in Chronic Kidney Disease*), EMPEROR-reduced (*Empagliflozin Outcome Trial in Patients with Chronic Heart Failure and a Reduced Ejection Fraction*), EMPEROR-preserved (*Empagliflozin Outcome Trial in Patients with Chronic Heart Failure with Preserved Ejection Fraction*) e, quando analisados em conjunto, encontrou uma redução significante (21%) no risco de diabetes [risco relativo (RR) 0,79; IC 95%: 0,68 a 0,93], sendo maior com dapagliflozina (32%) que com empagliflozina (13%).

Incretinomiméticos

Alguns estudos têm sido publicados avaliando os efeitos dos inibidores da dipeptidil-peptidase 4 (DPP4) ou dos análogos do peptídeo semelhante ao glucagon 1 (GLP-1) na prevenção de diabetes. Em relação aos inibidores de DPP4, os estudos foram realizados com um pequeno número de pacientes e por pouco tempo. Análise com vildagliptina mostraram aumento no GLP-1 e no polipeptídeo insulinotrópico dependente de glicose (GIP) e, apesar de o pico de insulina não aumentar, houve redução dos picos glicêmicos em até 30%. Em um pequeno estudo com apenas 22 pacientes com intolerância de jejum, a sitagliptina também mostrou aumento de GLP-1, mas sem alterar a glicemia de jejum ou pós-prandial, nem insulina ou peptídeo C.

Em um estudo duplo-cego e controlado com placebo, durante 20 semanas, que avaliou 564 pacientes com obesidade (IMC 30 a 40 kg/m^2), 32% dos quais com intolerância de jejum ou de 2 horas, e no qual se utilizou liraglutida nas doses de 1,2 mg, 1,8 mg, 2,4 mg ou 3 mg, todas as doses levaram à perda de peso significativa, além de ter ocorrido diminuição na prevalência de pré-diabetes nas doses maiores (1,8 a 3 mg/dia). O SCALE (*Effect of Liraglutide on Body Weight in Non-diabetic Obese Subjects or Overweight Subjects With Comorbidities: SCALE™ Obesity and Prediabetes*) é um estudo de intervenção, duplo-cego, controlado por placebo, que avaliou o efeito da liraglutida na dose de 3 mg/dia em comparação ao placebo, analisando durante 56 semanas pacientes com IMC > 30 kg/m^2 ou > 27 kg/m^2 com comorbidades. Houve uma extensão adicional de 2 anos para avaliação de efeito em pacientes com pré-diabetes. Na semana 160, 2% dos pacientes no grupo liraglutida e 6% no grupo placebo desenvolveram diabetes. Observou-se uma redução significativa nos índices de HbA1c, glicemia de jejum e nos valores do teste de tolerância à glicose no grupo intervenção, além de menor porcentagem de pacientes com glicemia de jejum alterada ou DM2, demonstrando o efeito significativo da medicação sobre o controle glicêmico.

Semaglutida, análogo do GLP-1 de uso semanal usado para o tratamento de sobrepeso/obesidade, foi estudado na dose de 2,4 mg/semana (em comparação com placebo) no programa *Semaglutide Treatment Effect in People with obesity trials* (STEP) durante um período de até 104 semanas. Avaliando o risco de desenvolver diabetes em 10 anos, no *STEP 1 trial* (n = 1.583, 68 semanas) houve uma redução de 55,3% (IC 95%: 58,4 a 52,1) que foi mantida após 104 semanas (*STEP 5 trial* 58,6%; IC 95%: 64,8 a 51,3). A redução do risco espelhou a perda de peso corporal e foi maior naqueles pacientes com pré-diabetes no início dos estudos e com maiores riscos basais de desenvolver DM2.

Insulina

O estudo ORIGIN (*Outcome Reduction with an Initial Glargine Intervention*) avaliou o risco cardiovascular de 12.537 pacientes que usaram insulina glargina ou tratamento-padrão durante 6,2 anos, dos quais 1.456 não tinham diagnóstico de diabetes no momento da randomização (737 usaram insulina glargina e 719 não). A glargina foi aplicada à noite em uma dose média de 0,4 UI/kg, com o objetivo de manter a glicemia de jejum $\leq$ 95 mg/dℓ. Participantes que não tinham diabetes nem estavam usando medicamento antidiabético na última visita fizeram um primeiro TOTG, teste que era repetido 10 a 12 semanas depois se o primeiro não confirmasse diabetes. Considerando o primeiro teste, aqueles que usaram glargina tiveram 28% menos chance de desenvolver diabetes [*odds ratio* (OR) 0,72; IC 95%: 0,58 a 0,91; p = 0,006]. No segundo teste oral (mediana de 100 dias após a suspensão da insulina), outros casos de diabetes foram detectados, mas ainda com menos casos no grupo que usou a glargina (OR 0,80; IC 95%: 0,64 a 1,00; p = 0,05). Considerando ambos os testes, a glargina reduziu o desenvolvimento de diabetes em 31% (35% *versus* 43%; OR 0,69; IC 95%: 0,56 a 0,86; p = 0,001). Entretanto, houve aumento nos casos de hipoglicemia e no peso no grupo que usou glargina.

Agentes hipolipemiantes

Estatinas

Trata-se de inibidores da 3-hidroxi-3-metilglutaril-coenzima-A-redutase (HMG-CoA), para as quais não existe qualquer estudo com o objetivo específico de avaliar a prevenção de DM2. Todos os dados disponíveis na literatura se originam de subanálises de grandes estudos realizados com outras finalidades, o que dificulta conclusões definitivas sobre essas medicações. O estudo WOSCOPS (*West of Scotland Coronary Prevention Study*), um *trial* de prevenção primária para eventos cardiovasculares e que não foi desenhado para avaliar a prevenção de diabetes, demonstrou, entretanto, que o uso de pravastatina resultou em redução de 30% na incidência de DM2 (ver Tabela 80.1). Esse estudo envolveu 5.974 homens sem diabetes ou GJA. Uma possível limitação é que a prevalência de TDG não foi conhecida. Possíveis explicações incluem o efeito redutor de triglicerídeos da pravastatina, que conseguiria reduzir o risco de desenvolver resistência à insulina (embora, no estudo WOSCOPS, a redução de triglicerídeos tenha sido de somente 12%), seu efeito anti-inflamatório, que reduz a interleucina-6 (IL-6), o fator de necrose tumoral alfa (TNF-α) e a proteína C reativa, e o efeito benéfico sobre a função endotelial, melhorando a perfusão tecidual, e, portanto, o transporte de glicose e insulina.

Estudos com sinvastatina (HPS, *Heart Protection Study*) e atorvastatina (ASCOT-LLA, *Anglo-Scandinavian Cardiac Outcomes Trial Lipid-Lowering Arm*) não demonstraram diferença significativa na incidência de DM2.

O DM2 representa uma complicação frequente após transplantes de órgãos. Um estudo retrospectivo canadense de 314 pacientes sem diabetes transplantados (rim) demonstrou que o uso de estatinas associou-se a um decréscimo de 76% na incidência de DM2 (p = 0,0004). As estatinas usadas foram atorvastatina (85%), pravastatina (7%), sinvastatina (4%) e fluvastatina (4%).

Alguns grandes estudos, tendo sido o primeiro o JUPITER (*Justification for the Use of Statins in Primary Prevention: an Intervention Trial Evaluating Rosuvastatin*), que avaliou a rosuvastatina, mostraram um aumento no risco de diabetes nos pacientes que usavam estatinas. Na maioria dos estudos, deu-se um aumento no risco entre 9 e 11%. Entretanto, esses estudos não foram projetados com a finalidade de avaliar especificamente a prevenção/aparecimento de diabetes. A análise dos pacientes em uso de estatina no DPP mostrou que usuários desse medicamento apresentaram um aumento de 36% (HR 1,36; IC 95%: 1,17 a 1,58) no risco de diabetes, um resultado independente do grupo de estudo avaliado.

Fibratos

Para os ligantes do receptor PPAR-α (do inglês *peroxisome proliferator-activated receptor-alpha*), assim como para as estatinas, não há estudos com a finalidade de prevenir o DM2. Entretanto, no estudo *BIP*, durante 6,2 anos, 303 pacientes sem diabetes com doença arterial coronariana (DAC) e glicemia entre 110 e 125 mg/dℓ foram estudados, tendo recebido bezafibrato *retard* 400 mg ou placebo 1 vez/dia. Desenvolveram DM2 80/147 pacientes do grupo placebo (54%) e 66/156 pacientes do grupo bezafibrato (42%), correspondendo a uma redução na incidência de DM2 de 22% (p = 0,04). Além disso, o tempo médio de desenvolvimento de DM2 foi significativamente retardado nos pacientes que tomaram bezafibrato (4,6 anos) em relação aos do grupo placebo (3,8 anos, p = 0,004).

Agentes anti-hipertensivos

Muitos estudos avaliaram a relação entre pressão arterial (PA), anti-hipertensivos e incidência de DM2. O estudo ARIC é um acompanhamento de 12.550 adultos entre 45 e 64 anos, dos quais 3.804 tinham HAS. Durante um seguimento de 6 anos, ocorreram 1.146 novos casos de DM2, além de um risco relativo de 2,4 de desenvolver DM2 entre os indivíduos com HAS. Embora não seja possível estabelecer uma relação causa-efeito entre HAS e DM2, já que o aumento da prevalência de DM2 entre indivíduos com HAS pode resultar de anormalidades metabólicas subjacentes (p. ex., obesidade visceral ou RI), o trabalho deu subsídios para avaliações de tentativas de demonstrar que o controle da HAS é capaz de prevenir o DM2. A incidência de DM2 entre hipertensos pode depender também da escolha do agente anti-hipertensivo. No entanto, nenhum estudo até o momento avaliou o efeito das várias medicações anti-hipertensivas sobre o desenvolvimento de DM2.

Diuréticos

Em um estudo recente, o tratamento com diuréticos compreendeu um fator de predição independente de novos casos de DM2 (p = 0,004), o que é corroborado por diversos estudos. Os diuréticos tiazídicos podem piorar o controle glicêmico por diminuírem a secreção de insulina de modo dose-dependente e pela indução possível de hipopotassemia, um fator precipitante de DM2.

Betabloqueadores

O uso de betabloqueadores parece aumentar o risco de DM2. No estudo ARIC, por exemplo, o risco de DM2 aumentou 28% em indivíduos hipertensos que os utilizavam, quando comparados a hipertensos não tratados. Além disso, no estudo sueco HAPPHY (*Heart Attack Primary Prevention in Hypertension*), no qual uma coorte de 1.462 mulheres foi seguida por 12 anos, o risco relativo de DM2 foi de 3,4 para diuréticos, 5,7 para betabloqueadores e 11,4 para a combinação de diuréticos e betabloqueadores, comparativamente às pacientes que não tomavam anti-hipertensivos. Uma possível explicação para tais resultados pode residir na associação entre o uso de betabloqueadores e o ganho de peso, a redução de fluxo sanguíneo periférico e a atenuação da liberação de insulina das células beta mediada pelo receptor beta-2-adrenérgico. Os betabloqueadores seletivos para o receptor beta-1 parecem ter efeito mínimo sobre o controle glicêmico. Em suma, deve-se pesar criteriosamente o risco e o benefício frente a um paciente antes de prescrever um betabloqueador.

Bloqueadores de canal de cálcio

No estudo canadense INSIGHT (*Implementing New Strategies with Insulin Glargine for Hyperglycaemia Treatment*), que comparou a eficácia da associação de 25 mg de hidroclorotiazida e de 2,5 mg de amilorida com 30 mg de nifedipino de liberação lenta na prevenção de IM e AVE, foram recrutados 2.996 homens e 3.454 mulheres. Em 5.019 indivíduos sem DM2, a incidência de DM2 foi de 4,3% no grupo de nifedipino e de 5,6% no grupo da associação (p = 0,023), com redução de 23% da progressão para DM2.

No estudo ALHAT (*Antihypertensive and Lipid-Lowering Treatment to Prevent Heart Attack Trial*), a incidência de DM2 foi menor no grupo anlodipino (9,8%) em relação ao grupo clortalidona (11,6%; p = 0,04). No entanto, essas diferenças podem refletir um efeito adverso dos diuréticos no controle metabólico, e não

um efeito benéfico da terapia com bloqueadores de canal de cálcio. Os estudos com bloqueadores de canal de cálcio na prevenção de DM2 são apresentados na Tabela 80.2.

Inibidores do sistema renina-angiotensina

A inibição do sistema renina-angiotensina parece compreender uma maneira eficaz de prevenção de DM2. No estudo CAPP (*Captopril Prevention Program*), um *trial* randomizado de intervenção, que comparou o tratamento com captopril com o tratamento convencional com diuréticos ou betabloqueadores em 10.413 indivíduos com idade entre 25 e 66 anos, o risco relativo de DM2 reduziu 14% após 6,1 anos com o captopril. Novamente, essa diferença pode refletir um efeito adverso dos diuréticos ou betabloqueadores no controle metabólico, como também um efeito benéfico da terapia com captopril.

No estudo HOPE (*Heart Outcomes Prevention Evaluation*), que envolveu a randomização de 5.720 pacientes para 10 mg/dia de ramipril ou placebo por cerca de 4,5 anos, houve uma redução significativa de 34% (p < 0,001) na incidência de DM2 (5,4% no grupo placebo *versus* 3,6% no grupo ramipril), a despeito de a população estudada apresentar uma proporção elevada de indivíduos em uso de betabloqueadores (40%) e diuréticos (15%). Houve uma limitação do estudo em virtude do relato de novos casos de DM2 pelos pacientes, sem confirmação laboratorial oficial no protocolo do

Tabela 80.2 Prevenção farmacológica de diabetes *mellitus* tipo 2 com agentes anti-hipertensivos.

Agente	Estudo	Seguimento	N	Grupo estudado	Incidência de DM2
Nifedipino	INSIGHT	Cerca de 4 anos	5.019	Indivíduos sem DM2	−23% (*versus* diurético)
Anlodipino	ALHAT	4 anos	14.816	Hipertensão sem DM2 com > 1 fator de risco cardiovascular	−15,5% (*versus* diurético)
Captopril	CAPP	6,1 anos	10.413	Indivíduos com 25 a 66 anos	−14% (*versus* diurético ou betabloqueador)
Ramipril	HOPE	4,5 anos	5.720	Hipertensão sem DM2, muitos com diurético e betabloqueador	−34%
Lisinopril	ALHAT	4 anos	14.816	Hipertensão sem DM2 com > 1 fator de risco cardiovascular	−30% (*versus* diurético)
Verapamil/tandolapril	INVEST	2,7 anos	16.176	Hipertensão sem DM2	−14,6% (*versus* atenolol + HCT)
Perindopril/anlodipino	ASCOT-BPLA	5,4 anos	19.257	Hipertensão com 3 fatores de risco	−32% (*versus* atenolol + diurético)
Losartana	LIFE	> 4 anos	7.998	Hipertensão sem DM2, 55 a 80 anos, com HAS e HVE	−25% (*versus* atenolol)
Valsartana	VALUE	4,2 anos	15.245	Hipertensão sem DM2	−23% (*versus* anlodipino)
Valsartana	NAVIGATOR	5 anos	9.306	Hipertensão à glicose	14% (*versus* placebo)
Candesartana	CHARM	3,1 anos	5.439	Pacientes com ICC sem DM2	−22%
Candesartana/felodipino	ALPINE	1 ano	392	Hipertensão sem DM2	−77% (*versus* HCT + atenolol)
Telmisartana/ramipril	ONTARGET/ TRANSCEND	1 ano	25.620	Alto risco cardiovascular: coronariopatia, doença periférica e cerebrovascular ou DM	Tendência de melhora em relação ao placebo (sem significância estatística)

ASCOT-BPLA: *AngloScandinavian Cardiac Outcomes Trial-Blood Pressure Lowering Arm*; CAPP: *Captopril Prevention Project*; CHARM: *Candesartan in Heart Failure Assessment of Reduction in Mortality and morbidity*; DM2: diabetes *mellitus* tipo 2; HAS: hipertensão arterial sistêmica; HCT: hidroclorotiazida; HOPE: *Heart Outcomes Prevention Study*; HVE: hipertrofia de ventrículo esquerdo; ICC: insuficiência cardiaca congestiva; INSIGHT: *Implementing New Strategies with Insulin Glargine for Hyperglycaemia Treatment*; INVEST: *International Verapamil SR-Trandolapril Study*; LIFE: *The Losartan Intervention for Endpoint Reduction*; NAVIGATOR: *Nateglinide And Valsartan in Impaired Glucose Tolerance Outcomes Research*; ONTARGET: *Ongoing Telmisartan Alone and in Combination with Ramipril Global Endpoint Trial*; TRANSCEND: *Telmisartan Randomised AssessmeNt Study in ACE iNtolerant subjects with cardiovascular Disease*; VALUE: *Valsartan Antihypertensive Long-Term Use Evaluation*.

estudo. Os inibidores da enzima conversora da angiotensina (ECA) podem melhorar o controle glicêmico por prevenirem a hipopotassemia, promoverem a diferenciação adipocitária e melhorarem a RI em decorrência da promoção de um aumento do fluxo de sangue para o músculo esquelético e outros tecidos. Outro mecanismo potencial consiste na inibição da atividade adrenérgica (a qual promove a redução da secreção de insulina e da captação de glicose, via receptores alfa-2-adrenérgicos).

No estudo ALHAT, a incidência de DM2 foi 30% menor no grupo lisinopril do que no grupo clortalidona (p < 0,001). No entanto, essas diferenças, mais uma vez, podem refletir um efeito adverso dos diuréticos no controle metabólico, e não um efeito benéfico da terapia com lisinopril.

O estudo INVEST (*International Verapamil SR-Trandolapril Study*) comparou um tipo de liberação lenta de verapamil com tandolapril em um regime de atenolol mais hidroclorotiazida em 22.576 pacientes, dos quais 16.176 não apresentavam DM2. Após um seguimento médio de 2,7 anos, a associação verapamil/tandolapril resultou em uma redução de novos casos de DM2 (que ocorreram em 7% dos pacientes) em relação à associação atenolol/hidroclorotiazida (8,2%).

A incidência de DM2 também foi reduzida no estudo aberto ASCOT-BPLA (*Anglo Scandinavian Cardiac Outcomes Trial-Blood Pressure Lowering Arm*) em 32% dos pacientes que receberam a associação de anlodipino e perindopril, em relação aos que tomaram atenolol e bendroflumetiazida (p < 0,0001). Nesse *trial*, foram randomizados 19.257 pacientes, seguidos durante 5,4 anos.

No estudo DREAM (*Diabetes Reduction Assessment with ramipril and rosiglitazone Medication*), um dos poucos estudos com substâncias anti-hipertensivas projetado exclusivamente para avaliar a prevenção de diabetes, o ramipril não reduziu a incidência de DM2 (nem a mortalidade), mas os pacientes que o receberam apresentaram maior probabilidade de alcançar normoglicemia que os do grupo placebo, além de um nível menor de glicose 2 horas após a sobrecarga de glicose oral (TOTG).

Os estudos com inibidores da ECA em prevenção de DM2 estão listados na Tabela 80.2.

Bloqueadores do receptor da angiotensina II

O estudo LIFE (*The Losartan Intervention for Endpoint Reduction*), desenhado para avaliar se o bloqueio seletivo do receptor da angiotensina II melhora a hipertrofia ventricular esquerda (HVE), além de diminuir a PA, consequentemente reduzindo a morbimortalidade, demonstrou o efeito benéfico da losartana na prevenção de DM2, reduzindo a incidência em 25% (p = 0,001). Um total de 7.998 participantes sem DM2 com idade entre 55 e 80 anos, com HAS e HVE, foi randomizado para receber losartana ou atenolol e seguido por pelo menos 4 anos. Entretanto, essas diferenças podem refletir um efeito adverso do atenolol no controle metabólico, e não um efeito benéfico da terapia com losartana.

No estudo VALUE (*Valsartan Antihypertensive Long-Term Use Evaluation*), 15.245 hipertensos de alto risco foram randomizados para valsartana ou anlodipino e seguidos por cerca de 4,2 anos. A valsartana reduziu o DM2 incidente em 23%, quando comparada com o anlodipino (p < 0,0001), embora seja importante ressaltar que esse resultado se deu contra um medicamento teoricamente com ação neutra ou benéfica, do ponto de vista metabólico, e não contra um diurético ou betabloqueador, como em outros estudos.

O tratamento com candesartana levou a reduções significativas da incidência de DM2 nos estudos CHARM (*Candesartan in Heart Failure Assessment of Reduction in Mortality and morbidity*) e ALPINE (*Antihypertensive Treatment and Lipid Profile in a North of Sweden Efficacy Evaluation*).

As análises dos estudos de anti-hipertensivos para a prevenção de diabetes são limitadas, pois, na maioria das vezes, trata-se de subanálises de grandes estudos não projetados especificamente para essa finalidade. Uma vez que muitos pacientes com pré-diabetes também são hipertensos, conhecer as evidências que existem sobre as substâncias anti-hipertensivas e a prevenção do diabetes pode ajudar a escolher o melhor anti-hipertensivo. Entretanto, diferentemente do uso específico de metformina, glitazonas, acarbose e orlistate, esses medicamentos para hipertensão não devem ser usados em pessoas com pré-diabetes sem hipertensão com a finalidade exclusiva de prevenir a evolução para DM2.

O estudo NAVIGATOR testou a eficácia da valsartana na prevenção de DM2 e mostrou que, em comparação ao placebo, após 5 anos, houve uma redução de 14% na evolução de pacientes intolerantes à glicose que poderiam desenvolver diabetes. A incidência cumulativa de diabetes foi de 33,1% no grupo valsartana e de 36,8% no grupo placebo (HR 0,86; IC 95%: 0,80 a 0,92, p < 0,001). Não houve redução significativa na incidência de eventos cardiovasculares.

O estudo ONTARGET/TRANSCEND (*Ongoing Telmisartan Alone and in Combination with Ramipril Global Endpoint Trial/ Telmisartan Randomised Assessment Study in ACE Intolerant Subjects with Cardiovascular Disease*), que testou como desfecho secundário a eficácia de telmisartana e de ramipril isoladamente, e da associação de telmisartana e ramipril na redução da progressão para DM2, revelou uma tendência à proteção no grupo que utilizou a telmisartana em relação ao placebo, entretanto sem significância estatística (p > 0,05).

Terapia de reposição hormonal

O estudo HERS (*Heart and Estrogen/Progestin Replacement Study*), de reposição de estrogênio e progesterona, incluiu 2.029 mulheres no climatério, sem DM2, com DAC, randomizadas para TRH (0,625 mg de estrogênios conjugados com 2,5 mg de acetato de medroxiprogesterona) ou placebo por uma média de 4,1 anos, das quais 218 tinham TDG. A incidência de DM2 foi de 6,2% no grupo TRH e de 9,5% no grupo placebo (RR 0,65; p = 0,006), com um NNT de 30. De fato, é documentado que a TRH pode proporcionar a melhora do controle glicêmico em pacientes diabéticas, mas permanece em aberto a questão de a TRH compreender uma abordagem viável para a prevenção de DM2, uma vez que tal benefício deve ser pesado contra o potencial risco de eventos tromboembólicos e o desenvolvimento de neoplasias estrogênio-dependentes.

Considerações finais

A prevalência crescente de DM2 requer atenção imediata, uma vez que a doença é considerada um equivalente de DAC. Obviamente, as modificações de estilo de vida são mandatórias para a prevenção de DM2 em indivíduos de alto risco e devem sempre ser encorajadas. Apesar de revisarmos a literatura sobre as medicações que foram estudadas para prevenir DM2, a maioria dessas drogas não tem indicação formal para serem utilizadas clinicamente com essa finalidade. Deve-se individualizar a conduta, considerando o risco de ficar diabético e as características clínicas e laboratoriais de cada paciente. O uso de medicações pode ser necessário se as intervenções no estilo de vida não forem suficientes. Intervenções com múltiplas medicações podem mostrar-se mais efetivas que a monoterapia, mas não foram estudadas. As estratégias preventivas devem enfatizar grupos de risco, como pré-diabetes, SM, asiáticos e indivíduos com história familiar de DM2. Ainda, estudos com progressão para DM2 como desfecho primário precisam documentar se as medicações realmente "previnem", "retardam o desenvolvimento" ou "estão tratando" o estado diabético.

Bibliografia

American Diabetes Association. Prevention or delay of type 2 diabetes: Standards of Medical Care in Diabetes – 2024. Diabetes Care. 2024;47(Suppl. 1):S43-S51.

Astrup A, Rössner S, Van Gaal L, et al. Effects of liraglutide in the treatment of obesity: a randomised, double-blind, placebo-controlled study. Lancet. 2009;374(9701):1606-16.

Bergman M, Manco M, Satman I, et al. Inter-regional diabetes federation position statement on the 1-hour post-load plasma glucose for the diagnosis of intermediate hyperglycaemia and type 2 diabetes. Diabetes Res Clin Pract. 2024;209:111589.

Bloomfield HE, Koeller E, Greer N, et al. Effects on health outcomes of a Mediterranean diet with no restriction on fat intake: a systematic review and meta-analysis. Ann Intern Med. 2016;165(7):491-500.

Buchanan TA, Xiang AH, Peters RK, et al. Preservation of pancreatic beta-cell function and prevention of type 2 diabetes by pharmacological treatment of insulin resistance in high-risk Hispanic women. Diabetes. 2002;51(9):2796-803.

Chiasson JL, Josse RG, Gomis R, et al. Acarbose for prevention of type 2 diabetes melito: the STOP-NIDDM randomised trial. Lancet. 2002;359(9323):2072-7.

Crandall JP, Mather K, Rajpathak SN, et al.; Diabetes Prevention Program(DPP) Research Group. Statin use and risk of developing diabetes: results from the Diabetes Prevention Program. BMJ Open Diabetes Research and Care. 2017;5:e000438.

DeFronzo RA, Banerji MA, Bray GA, et al. Actos Now for the Prevention of Diabetes (ACT NOW) Study. BMC Endocrine Disorders. 2009;9:17.

Durbin RJ. Thiazolidinedione therapy in the prevention/delay of type 2 diabetes in patients with impaired glucose tolerance and insulin resistance. Diabetes Obes Metab. 2004;6(4):280-5.

Gerstein H, Yusuf S, Bosch J, et al.; DREAM (Diabetes REduction Assessment with ramipril and rosiglitazone Medication) Trial Investigators. Effect of rosiglitazone on the frequency of diabetes in patients with impaired glucose tolerance or impaired fasting glucose: a randomised controlled trial. Lancet. 2006; 368(9541):1096-105.

Gerstein H, Yusuf S, Holman R, et al. Effects of ramipril on the incidence of the diabetes: The DREAM trial. N Engl J Med. 2006;355(15):1551-62.

James WP, Caterson ID, Coutinho W, et al. Effect of sibutramine on cardiovascular outcomes in overweight and obese subjects. N Engl J Med. 2010;363:905-17.

Knowler WC, Barrett-Connor E, Fowler SE, et al. Reduction in the incidence of type 2 diabetes with lifestyle intervention or metformin. N Engl J Med. 2002;346(6):393-403.

le Roux CW, Astrup A, Fujioka K, et al. 3 years of liraglutide versus placebo for type 2 diabetes risk reduction and weight management in individuals with prediabetes: a randomised, double-blind trial. Lancet. 2017 Apr 8;389(10077):1399-409.

Mori Y, Duru OK, Tuttle KR, et al. Sodium-glucose cotransporter 2 inhibitors and new-onset type 2 diabetes in adults with prediabetes: systematic review and meta-analysis of randomized controlled trials. J Clin Endocrinol Metab. 2022;17;108(1):221-31.

Nijpels G, Boorsma W, Dekker JM, et al. A study of the effects of acarbose on glucose metabolism in patients predisposed to developing diabetes: the Dutch Acarbose Intervention Study in persons with impaired glucose tolerance (DAISI). Diabetes Metabol Res Rev. 2008;24(8):611-6.

Pi-Sunyer X, Astrup A, Fujioka K, et al. A randomized, controlled trial of 3.0 mg of liraglutide in weight management. N Engl J Med. 2015;373:11-22.

Rodacki M, Cobas RA, Zajdenverg L, et al. Diagnóstico de diabetes mellitus. Diretriz Oficial da Sociedade Brasileira de Diabetes (2024). Disponível em: https://diretriz.diabetes.org.br/diagnostico-de-diabetes-mellitus/#citacao. Acesso em: 30 jul. 2024.

The NAVIGATOR Study Group. Effect of nateglinide on the incidence of diabetes and cardiovascular events. N Engl J Med. 2010;362:1463-76.

The NAVIGATOR Study Group. Effect of valsartana on the incidence of diabetes e cardiovascular events. N Engl J Med. 2010;362:1477-90.

The ORIGIN Trial investigators. Basal insulin and cardiovascular and other outcomes in dysglycemia. N Engl J Med. 2012;367:319-28.

Torgerson JS, Hauptman J, Boldrin MN, Sjöström L. XENical in the prevention of diabetes in obese subjects (XENDOS) study: a randomized study of orlistate as an adjunct to lifestyle changes for the prevention of type 2 diabetes in obese patients. Diabetes Care. 2004;27(1):155-61.

Tuomilehto J, Lindstrom J, Eriksson JG, et al. Prevention of type 2 diabetes melito by changes in lifestyle among subjects with impaired glucose tolerance. N Engl J Med. 2001;344(18):1343-50.

Wilkinson L, Holst-Hansen T, Laursen PN, et al. Effect of semaglutide 2.4 mg once weekly on 10-year type 2 diabetes risk in adults with overweight or obesity. Obesity (Silver Spring). 2023;31(9):2249-59.

Yusuf S, Teo K, Anderson C, et al. Effects of the angiotensin-receptor blocker telmisartan on cardiovascular events in high-risk patients intolerant to angiotensin-converting enzyme inhibitors: a randomised controlled trial. Lancet. 2008;372(9644):1174-83.

Yusuf S, Teo KK, Pogue J, et al.; ONTARGET Investigators. Telmisartan, ramipril, or both in patients at high risk for vascular events. N Engl J Med. 2008;358(15):1547-59.

81 Tratamento Farmacológico da Obesidade no Paciente com Diabetes *Mellitus* Tipo 2

João Salles ▪ Ronaldo José Pineda Wieselberg

Introdução

As implicações da obesidade em pacientes com diabetes *mellitus* tipo 2 (DM2) são uma questão crítica de saúde pública, com significativo impacto na qualidade de vida dos indivíduos. Daousi et al., em 2006, indicaram que 86% das pessoas com DM2 apresentavam ou sobrepeso ou obesidade, o que agrava o manejo glicêmico e aumenta o risco de hipertensão e dislipidemia. Essas condições elevam substancialmente o perigo de complicações cardiovasculares, exigindo intervenções efetivas para o manejo do peso.

Além dos desafios individuais, a prevalência crescente dessas condições sobrecarrega os sistemas de saúde, aumentando os custos com tratamentos e reduzindo a disponibilidade de recursos para outras necessidades médicas. A obesidade e o DM2 também afetam a produtividade dos indivíduos, bem como sua qualidade de vida.

Intervenções que promovam estilos de vida saudáveis e políticas públicas que incentivem a alimentação balanceada e a atividade física são fundamentais. A educação em saúde pode capacitar os indivíduos a tomar decisões informadas sobre sua saúde, potencializando a prevenção e o controle dessas doenças.

O manejo farmacológico da obesidade é um componente vital também no tratamento do DM2. Medicamentos aprovados para a obesidade podem ajudar a reduzir o peso corporal e melhorar a resistência à insulina, facilitando o controle glicêmico. Isso não apenas ajuda a gerenciar o diabetes de modo mais efetivo, mas também pode diminuir a necessidade de medicamentos adicionais para o diabetes.

Além disso, a perda de peso induzida pelo tratamento pode ter efeitos benéficos em outros fatores de risco cardiovascular associados ao DM2, como hipertensão e dislipidemia. Ao melhorar esses parâmetros, o tratamento farmacológico da obesidade contribui para a redução do risco de eventos cardiovasculares, que são uma das principais causas de morbidade e mortalidade em indivíduos com DM2.

É importante ressaltar que o tratamento farmacológico deve ser acompanhado de mudanças no estilo de vida, como dieta e exercício, e fazer parte de um plano abrangente coordenado por uma equipe de saúde multidisciplinar. A combinação dessas abordagens maximiza os benefícios para a saúde e a qualidade de vida dos pacientes.

Opções farmacológicas para o manejo da obesidade em indivíduos com diabetes *mellitus* tipo 2

Liraglutida

Na dose de 3 mg/dia, por via subcutânea, esse medicamento é eficaz para pacientes com obesidade e DM2. Inicialmente, a dosagem de 1,8 mg/dia apresentou resultados benéficos e promissores para o manejo da hiperglicemia e a proteção cardiovascular de indivíduos com DM2, como relatado no ensaio clínico LEADER, o que motivou estudos com doses superiores. A liraglutida é um agonista do receptor do peptídeo semelhante ao glucagon 1 (GLP-1) e atua regulando a secreção de insulina e o apetite. Sua administração diária ajuda a controlar a glicemia e promove a perda de peso, sendo particularmente benéfica para indivíduos com diabetes e com obesidade.

O tratamento inicia-se com 0,6 mg/dia, aumentando-se semanalmente a dose em 0,6 mg/dia até a dose-alvo de 3 mg/dia, para melhorar sua tolerabilidade. Essa substância também retarda o esvaziamento gástrico, contribuindo para uma sensação prolongada de saciedade e redução da ingestão calórica. Além disso, reduz os níveis de glucagon, o que diminui a produção hepática de glicose.

A perda ponderal média com o uso de liraglutida na dose de 3 mg/dia foi de aproximadamente 6% em indivíduos com DM2, no estudo SCALE, e 54,3% dos indivíduos em uso da medicação nessa dosagem alcançaram mais de 5% de perda ponderal. Na dose de 1,8 mg/dia, utilizada para manejo de glicemia, essa perda ponderal média foi de 4,7% do peso total, e 40,4% dos indivíduos utilizando 1,8 mg/dia perderam mais de 5% do peso total.

A utilização da liraglutida também é segura para os rins, não sendo necessária correção de dose em caso de insuficiência renal. É uma medicação que apresenta como principais efeitos colaterais náusea, enjoos, empachamento, constipação intestinal, cefaleia e pode piorar sintomas de refluxo. A substância não deve ser utilizada em indivíduos com antecedente pessoal de carcinoma medular de tireoide ou gestantes. Em pessoas que apresentam cálculos biliares, é considerável realizar o tratamento da colelitíase antes do uso da medicação.

A dose de 1,8 mg/dia está aprovada para uso pediátrico em crianças e adolescentes com DM2 acima de 10 anos e pesando acima de 40 kg, e pode ainda ser utilizada por adolescentes entre 12 e 18 anos, com peso acima de 60 kg e obesidade. A Liraglutida é discutida mais detalhadamente no Capítulo 73.

Semaglutida

Subcutânea

Administrada na dose de 2,4 mg/semana, por via subcutânea, a semaglutida é uma opção terapêutica para o manejo da obesidade em indivíduos com DM2. Esse medicamento também é um análogo do GLP-1, atua prolongando a sensação de saciedade e retardando o esvaziamento gástrico, o que contribui para a redução da ingestão calórica e, consequentemente, perda de peso. Sua diferença em relação à liraglutida é a meia-vida de 7 dias, o que torna a aplicação semanal uma vantagem para muitos indivíduos.

Para minimizar os eventos adversos gastrointestinais, a titulação da semaglutida deve ser feita gradualmente, começando com 0,25 mg/semana e aumentando a cada 4 semanas a dosagem até a dose-alvo de 2,4 mg/semana, passando de 0,25 mg/semana para 0,5 mg/semana, 1 mg/semana, 1,7 mg/semana até a dose de 2,4 mg/semana. Essa abordagem ajuda a melhorar a tolerabilidade ao medicamento.

O estudo STEP 2 (*Semaglutide Treatment Effect in People with Obesity*) demonstrou que a semaglutida na dose de 2,4 mg/semana pode resultar em uma perda média de peso significativa, chegando a 9,6% em indivíduos com DM2 e obesidade. Além disso, essa substância mostrou benefícios no manejo glicêmico, o que é essencial para o tratamento do DM2. A dose de 1 mg/semana é indicada para o manejo da glicemia em indivíduos com DM2, além disso, também promoveu perda ponderal expressiva.

No mesmo estudo, 86,4% dos indivíduos em uso de semaglutida 2,4 mg obtiveram mais de 5% de perda ponderal, e 69,1% dos indivíduos eliminaram mais de 10% do peso total e 50,5% dos indivíduos perderam mais de 15% do peso total.

No estudo SUSTAIN 6, 3.297 pacientes com DM2 foram divididos aleatoriamente para receber semaglutida (0,5 mg ou 1,0 mg) ou placebo 1 vez/semana durante 104 semanas. Destes, 83,0% tinham doença cardiovascular estabelecida, doença renal crônica ou ambas. O desfecho composto primário foi a primeira ocorrência de morte cardiovascular, infarto do miocárdio não fatal ou acidente vascular encefálico não fatal. O grupo semaglutida teve redução de 26% no desfecho primário e de 39% no acidente vascular encefálico não fatal (p < 0,05 para ambos), enquanto infarto do miocárdio não fatal ocorreu em 2,9% dos pacientes que receberam semaglutida e em 3,9% dos que receberam placebo (p = 0,12). A taxa de morte por causa cardiovascular foi semelhante nos dois grupos. Esses resultados confirmaram a não inferioridade da semaglutida. As taxas de nefropatia nova ou piora foram menores no grupo semaglutida, mas complicações da retinopatia (hemorragia vítrea, cegueira ou tratamento com agente intravítreo ou fotocoagulação) foram 76% maiores no grupo semaglutida (p = 0,02), o que foi atribuído à redução muito rápida e acentuada da hemoglobina glicada.

Em outro estudo de segurança cardiovascular, o SELECT (*Semaglutide Effects on Heart Disease and Stroke in Patients with Overweight or Obesity*), com mais de 17.000 participantes de mais de 40 países, sendo 72,5% do sexo masculino com idade média de 61,6 anos e IMC de 33,3 kg/m^2, que foram acompanhados por cerca de 5 anos, houve uma redução de 20% de eventos cardiovasculares maiores. Entretanto, nesse estudo, os pacientes tinham, além de alto risco cardiovascular, sobrepeso ou obesidade, sem DM2.

O uso da semaglutida por via subcutânea também é seguro para os rins, não sendo necessária correção de dose em caso de insuficiência renal. No estudo FLOW, que recrutou mais de 3.500 participantes com DM2 e doença renal crônica (DRC) definida com base em taxa de filtração glomerular estimada e relação albumina/creatinina urinária, houve uma redução de 24% no desfecho renal composto (primeira ocorrência de um evento de desfecho primário composto, definido como início de redução persistente de 50% ou mais na TFGe em comparação com o valor basal, TFGe persistente inferior a 15 mℓ/min/1,73 m^2, início de diálise ou transplante renal e morte por doença renal ou cardiovascular) em indivíduos com DM2, o que motivou a interrupção precoce do estudo.

É uma medicação que apresenta como principais efeitos colaterais náusea, enjoos, empachamento, constipação intestinal, cefaleia e pode piorar sintomas de refluxo. Essa substância não deve ser utilizada em indivíduos com antecedente pessoal de carcinoma medular de tireoide ou gestantes. Em pessoas que apresentam cálculos biliares, é considerável realizar o tratamento da colelitíase antes do uso da medicação.

A semaglutida na dose de 2,4 mg/semana foi avaliada, no estudo STEP TEENS (*Semaglutide Treatment Effect in People with Obesity-TEENS*), para a população pediátrica acima de 12 anos, sendo indicada para o manejo de obesidade infantil, com perda ponderal média de 16,1% do peso total e perda ponderal superior a 5% em 73% dos indivíduos.

Oral

A semaglutida oral vem sendo estudada, na dose de 50 mg/dia, para o manejo de obesidade. O estudo OASIS (*Oral semaglutide for weight management*) demonstrou que seu uso em indivíduos sem DM2, na referida dose, proporcionou perda ponderal média de 15,1% do peso total, e 85% dos indivíduos no estudo perderam mais de 5% do peso total, uma eficácia comparável à da semaglutida pela via subcutânea. Atualmente, no entanto, não há nenhuma formulação de semaglutida oral aprovada para o manejo da obesidade.

Os desfechos cardiovasculares compostos em pacientes com DM2 também foram avaliados com a semaglutida oral no estudo PIONEER 6 em mais de 3.100 pacientes com idade média de 66 anos, dos quais 85% apresentavam doença cardiovascular ou renal crônica por 16 meses. Nesse estudo, o perfil de risco cardiovascular da semaglutida oral não foi inferior ao do placebo.

O uso desse medicamento pela via oral nas doses de 7 e 14 mg/dia é aprovado para o manejo de hiperglicemia em indivíduos com diabetes. Sua eficácia também é comparável com os dados encontrados na avaliação da semaglutida administrada pela via subcutânea, no programa de estudos PIONEER (*Peptide Innovation for Early Diabetes Treatment*). Na dose de 7 mg/dia de semaglutida oral, 26,9% dos indivíduos apresentaram perda ponderal acima de 5% do peso total; e na dose de 14 mg/dia, 41,3% dos indivíduos tiveram perda ponderal acima de 5%.

O uso dessa substância pela via oral para o manejo do diabetes é bem indicado, e, em indivíduos com obesidade e DM2, seu efeito cumulativo é benéfico. Apresenta os mesmos efeitos colaterais da via subcutânea, porém, em adição às contraindicações da versão injetável, a formulação para a via oral apresenta uma contraindicação adicional: indivíduos que passaram por gastrectomias e/ou procedimentos que acarretam alteração do estômago também não são elegíveis para uso da versão oral do fármaco, uma vez que sua absorção ocorre principalmente no estômago. O Capítulo 74 é dedicado a uma revisão mais detalhada sobre a semaglutida.

Tirzepatida

A tirzepatida é um medicamento inovador no tratamento de DM2 e obesidade. Diferente dos agonistas dos receptores do GLP-1, a tirzepatida tem um mecanismo de ação duplo, como agonista dos receptores do GLP-1 e do polipeptídeo insulinotrópico dependente de glicose (GIP), o que confere um desempenho superior nos estudos clínicos.

Esse medicamento melhora a liberação de insulina após as refeições, facilitando o controle da glicemia e ativa receptores das células relacionados com dois hormônios secretados durante a digestão: o GIP e o GLP-1. Essa ativação influencia vários processos metabólicos, incluindo a redução da glicose sanguínea e o controle do apetite. A molécula da tirzepatida tem maior afinidade pelo receptor de GIP do que de GLP-1.

A tirzepatida foi aprovada pela Food and Drug Administration para tratamento de DM2 e obesidade. No momento da redação deste capítulo, está aprovada no Brasil para tratamento de DM2. Há vários estudos em andamento avaliando seu efeito em comorbidades do DM2 e da obesidade, como apneia do sono, esteatose hepática, doença renal crônica (DRC) e insuficiência cardíaca. O estudo SURPASS avaliou a tirzepatida no manejo de obesidade nas doses de 5, 10 e 15 mg/semana, com resultado amplamente superior ao obtido anteriormente por outros fármacos. A dose de 5 mg/semana promoveu uma redução média de 15% do peso total, a de 10 mg/semana, de 19,5% do peso total, e a de 15 mg, de 20,9%. O que chamou a atenção nos resultados é que a redução de peso total foi superior a 5% em 85% dos indivíduos com a dose de 5 mg, 89% dos indivíduos com a dose de 10 mg e 91% dos indivíduos com a dose de 15 mg.

A administração da tirzepatida é feita por injeções semanais subcutâneas. A dose inicial é de 2,5 mg/semana, que deve ser escalonada a cada 4 semanas com o acréscimo de 2,5 mg/semana até o total de 5 a 15 mg/semana, que são as doses de manutenção.

Os efeitos colaterais incluem sintomas gastrointestinais como náuseas, enjoo, empachamento, constipação intestinal, cefaleia e piora de sintomas de refluxo. Não é necessário ajustar a dose da tirzepatida em pacientes com comprometimento da função renal, incluindo aqueles com DRC em estágio avançado. Diferentemente da semaglutida, não há estudos objetivando a avaliação de desfechos renais até o momento.

Da mesma maneira que os agonistas do GLP-1, a tirzepatida não deve ser utilizada em indivíduos com antecedente pessoal de carcinoma medular de tireoide ou gestantes. Em pessoas que apresentam cálculos biliares, é considerável realizar a avaliação e o tratamento da colelitíase antes do uso da medicação. Não há, até o momento, avaliação da tirzepatida na população pediátrica. Desse modo, a medicação não tem aprovação para uso em menores de 18 anos. O Capítulo 76 discute especificamente e com mais detalhes a tirzepatida.

Orlistate

O orlistate atua no sistema digestivo, inibindo a lipase pancreática, que é responsável pela digestão das gorduras no intestino. Ao impedir a ação dessas enzimas, o orlistate evita que cerca de 1/3 da gordura dos alimentos seja absorvida, promovendo assim a perda de peso do indivíduo sem suprimir o apetite. A gordura não digerida é eliminada nas fezes, o que promove a redução da absorção de calorias dos alimentos e auxilia na perda de peso.

O orlistate é indicado para o tratamento da obesidade em adultos, podendo melhorar condições associadas como pressão alta, colesterol alto, pré-diabetes e DM2. O estudo XENDOS demonstrou que o uso desse medicamento promoveu a redução de incidência de DM2, e inúmeros estudos demonstraram que o seu uso em indivíduos com diabetes levou a reduções significativamente estatísticas no valor de hemoglobina glicada e glicemia de jejum. Desse modo, o orlistate propiciou menor necessidade de outras terapias farmacológicas para o manejo do diabetes.

O uso do orlistate proporcionou perda ponderal acima de 5% do peso total em 65,7% dos indivíduos. A dose recomendada desse medicamento é de 120 mg, 3 vezes/dia, com administração durante a refeição principal ou até uma hora depois dela. Se uma refeição for omitida ou não contiver gordura, a dose de orlistate pode ser dispensada.

Os efeitos colaterais mais comuns estão relacionados com a eliminação de gordura nas fezes e podem incluir desconforto abdominal, flatulência com descarga, urgência fecal, entre outros. O orlistate também pode interferir na absorção de vitaminas lipossolúveis, como as vitaminas A, D, E e K, sendo recomendada a suplementação dessas vitaminas usando um polivitamínico quando do uso prolongado, que deve ser tomado 2 horas depois do uso do orlistate, ou antes de dormir.

As contraindicações incluem hipersensibilidade à substância ou a qualquer um dos excipientes do medicamento. Deve-se ter cautela em pacientes com síndrome de má-absorção crônica ou problemas na vesícula biliar, igualmente. Foram realizados estudos em adolescentes, que justificaram a aprovação do orlistate nos EUA para uso na população pediátrica, em indivíduos com mais de 12 anos. O orlistate tem um capítulo específico, o Capítulo 72.

Combinação de naltrexona e bupropiona

A combinação fixa de naltrexona e bupropiona foi avaliada pelo estudo COR-Diabetes, com resultados interessantes. Dentre os indivíduos com DM2 que receberam a medicação, houve perda ponderal média de 5%, e 44,5% deles perderam mais do que 5% do peso total. A redução de hemoglobina glicada foi de 0,6% ou 0,5% mais do que o placebo. Um total de 44,1% dos indivíduos que receberam a medicação alcançaram hemoglobina glicada menor do que 7%.

A combinação de naltrexona e bupropiona pode ser considerada para indivíduos com DM2. A perda ponderal média observada nos indivíduos com diabetes foi menor em comparação com aqueles sem diabetes, avaliados nos estudos COR-I e COR-II. Recomendamos a leitura do Capítulo 72, que é reservado exclusivamente para o orlistate.

Sibutramina

O estudo SCOUT avaliou desfechos cardiovasculares em uma população de altíssimo risco, com aumento de eventos cardiovasculares não fatais. sibutramina é contraindicada em indivíduos com DM2 e história de doença arterial coronariana, insuficiência cardíaca congestiva, taquicardia, doença arterial obstrutiva periférica, arritmia ou doença cerebrovascular. Os estudos que levaram à aprovação da sibutramina e os motivos que levaram a Agência Nacional de Vigilância Sanitária a manter a sibutramina no Brasil são apresentados no Capítulo 71.

Considerações finais

O manejo da obesidade em indivíduos com DM2 é um desafio na prática clínica, porém existem opções farmacológicas seguras para o controle dessa condição, como adjuvante às mudanças de estilo de vida.

Bibliografia

Aroda VR, Rosenstock J, Terauchi Y, et al. PIONEER 1: randomized clinical trial of the efficacy and safety of oral semaglutide monotherapy in comparison with placebo in patients with type 2 diabetes. Diabetes Care. 2019;42(9):1724-32.

Daousi C, Casson IF, Gill GV, et al. Prevalence of obesity in type 2 diabetes in secondary care: association with cardiovascular risk factors. Postgrad Med J. 2006;82(966):280-4.

Davies MJ, Bergenstal R, Bode B, et al. Efficacy of liraglutide for weight loss among patients with type 2 diabetes: The SCALE Diabetes Randomized Clinical Trial. JAMA. 2015;314(7):687-99.

Hollander P, Gupta AK, Plodkowski R, et al. Effects of naltrexone sustained-release/bupropion sustained-release combination therapy on body weight and glycemic parameters in overweight and obese patients with type 2 diabetes. Diabetes Care. 2013;36(12):4022-9.

Knop FK, Aroda VR, Vale RD, et al. Oral semaglutide 50 mg taken once per day in adults with overweight or obesity (OASIS 1): a randomised, double-blind, placebo-controlled, phase 3 trial. Lancet. 2023;402(10403):705-19.

Lincoff AM, Brown-Frandsen K, Colhoun HM, et al. Semaglutide and cardiovascular outcomes in obesity without diabetes. N Engl J Med. 2023;389(24):2221-32.

Maggioni AP, Caterson I, Coutinho W, et al. Tolerability of sibutramine during a 6-week treatment period in high-risk patients with cardiovascular disease and/or diabetes: a preliminary analysis of the Sibutramine Cardiovascular Outcomes (SCOUT) Trial. J Cardiovasc Pharmacol. 2008;52(5):393-402.

Marso SP, Daniels GH, Brown-Frandsen K, et al. Liraglutide and cardiovascular outcomes in type 2 diabetes. N Engl J Med. 2016;375(4):311-22.

Nelson RH, Miles JM. The use of orlistat in the treatment of obesity, dyslipidaemia and Type 2 diabetes. Expert Opin Pharmacother. 2005;6(14):2483-91.

Rossing P, Baeres FMM, Bakris G, et al. The rationale, design and baseline data of FLOW, a kidney outcomes trial with once-weekly semaglutide in people with type 2 diabetes and chronic kidney disease. Nephrol Dial Transplant. 2023;38(9):2041-51.

Torgerson JS, Hauptman J, Boldrin MN, et al. XENical in the prevention of diabetes in obese subjects (XENDOS) study: a randomized study of orlistat as an adjunct to lifestyle changes for the prevention of type 2 diabetes in obese patients. Diabetes Care. 2004;27(1):155-61.

Weghuber D, Barrett T, Barrientos-Pérez M, et al. Once-weekly semaglutide in adolescents with obesity. N Engl J Med. 2022; 387(24):2245-57.

Wilding JPH, Batterham RL, Calanna S, et al. Once-weekly semaglutide in adults with overweight or obesity. N Engl J Med. 2021;384(11):989-1002.

82 | Tratamento Farmacológico do Diabetes *Mellitus* Tipo 2 na Obesidade

Marcia Queiroz ▪ Carolina C. Rocha Betônico ▪ Márcia Nery

Introdução

O diabetes *mellitus* tipo 2 (DM2) é uma doença em cuja fisiopatologia estão envolvidos múltiplos componentes, com graus variáveis de deficiência secretória de insulina e de resistência dos tecidos periféricos à ação da insulina, além da desregulação da secreção de vários outros hormónios, entre os quais a amilina, o glucagon, o peptídeo semelhante ao glucagon 1 (GLP-1) e o polipeptídeo insulinotrópico glicose-dependente (GIP). Distúrbios relacionados com a excreção renal do excesso de glicose, o aumento da glicogênese hepática, o incremento da lipólise no tecido adiposo, e a disfunção de neurotransmissores resultantes da resistência à insulina (RI), no cérebro, são expressos em maior magnitude nos fenótipos de sobrepeso ou obesidade, especialmente quando se verifica o aumento do tecido adiposo visceral. Dessa maneira, o tratamento do DM2 envolve o uso de diversas medicações, com a finalidade de corrigir os múltiplos defeitos fisiopatológicos implicados nessa condição. Todas as outras doenças associadas ao diabetes *mellitus* (DM), como hipertensão arterial (HA) e dislipidemia, também devem ser tratadas com assertividade, a fim de diminuir o risco cardiovascular (RCV) e a progressão das complicações relacionadas com o diabetes.

Convém enfatizar que sobrepeso e obesidade consistem em fatores de risco independentes para as doenças cardiovasculares (DCVs) e que mais de 80% das pessoas com DM2 estão acima do peso adequado. Dessa forma, a cada consulta médica, cabe reforçar a importância de que o paciente mude hábitos de vida, o que inclui orientação nutricional e prática de atividade física regular.

Neste capítulo, serão discutidas as medicações disponíveis para o tratamento da hiperglicemia na vigência do DM2, discutindo-se os possíveis benefícios dos sensibilizadores de insulina e dos incretinomiméticos para a regulação metabólica, além do papel dos secretagogos de insulina, dos glicosúricos e da própria insulina na obtenção do controle glicêmico nesse perfil de pacientes.

Tratamento do diabetes

O tratamento de pessoas com DM tem como objetivo controlar as anormalidades metabólicas e as doenças frequentemente associadas ao quadro, como hipertensão, hiperlipemia e obesidade, para, assim, evitar o surgimento ou a evolução de complicações crônicas e melhorar a qualidade de vida do paciente. No que se refere ao controle glicêmico, a terapia do DM deve trazer a glicemia para os valores mais próximos possíveis dos limites estabelecidos de normalidade, sem promover hipoglicemia.

Estudos clássicos demonstraram que o controle glicêmico intensivo, quando instituído precocemente em pessoas com DM2, é capaz de reduzir a progressão da doença e prevenir complicações microvasculares, sem elevar a mortalidade. No entanto, a redução dos desfechos cardiovasculares compostos, particularmente do infarto do miocárdio, tornou-se evidente no seguimento a longo prazo.

Embora não haja dúvidas quanto à necessidade e à importância do controle glicêmico para a promoção de saúde e da qualidade de vida da pessoa com DM, a intensidade e o rigor desse controle devem superar os potenciais riscos associados à hipoglicemia ou mesmo os efeitos adversos das medicações – para tanto, é importante a adoção de metas individualizadas (Tabela 82.1).

O DM2 caracteriza-se como uma doença de caráter progressivo, marcada pela perda gradual da função das células beta pancreáticas; por isso, com o passar dos anos, a maioria dos pacientes não consegue atingir a normoglicemia sem o uso de medicações orais, o que torna o tratamento do DM2 mais complexo. Consequentemente, uma parcela das pessoas com essa condição, em algum momento da vida, irá precisar da terapia combinada de fármacos com diferentes perfis de ação e, em alguns casos, associados à insulina.

A escolha da melhor opção terapêutica deve ser sempre individualizada e baseada em aspectos como eficácia, disponibilidade, custo, segurança, tolerabilidade e conveniência posológica. Além disso, a prescrição inicial precisa contemplar o provável estágio da disfunção pancreática e a capacidade do fármaco de reverter o descontrole glicêmico, bem como os possíveis efeitos colaterais e as interações medicamentosas. As medicações que melhoram a sensibilidade ou potencializam a ação da insulina constituem a primeira linha de tratamento para as pessoas com DM e obesidade. Os secretagogos de insulina e a própria insulina, por sua vez, são reservados aos indivíduos com hiperglicemia mais acentuada e em estágios avançados de evolução da doença, nos quais a capacidade secretora das células beta pancreáticas se mostre claramente prejudicada. O momento adequado de se iniciar insulina ou seus secretagogos, no entanto, ainda é uma questão particularmente difícil.

Frequentemente, observam-se controles glicêmicos inaceitáveis em portadores de DM2 que utilizam sensibilizadores de insulina, o que poderia sinalizar a falência das células beta. Contudo, muitas vezes, esse fato é um reflexo da falta de adesão à dieta – o que pode ser constatado durante a internação hospitalar ou em períodos de alimentação controlada. Por sua vez, manter a hiperglicemia sob a alegação de que, do ponto de vista fisiológico, não há necessidade de fármacos que aumentem a secreção de insulina não parece lógico. Nesse caso, a política de redução de danos se

Tabela 82.1 Metas laboratoriais para o tratamento do diabetes *mellitus* tipo 2.

	Metas laboratoriais		
HbA1c	Glicemia jejum/pré-prandial	Glicemia ao deitar	Indicação
< 7%	80 a 130 mg/dℓ Glicemia pós-prandial < 180 mg/dℓ	90 a 150 mg/dℓ	Adultos (exceto gestantes) sem risco significativo de hipoglicemia
7 a 7,5%	80 a 130 mg/dℓ Glicemia pós-prandial < 180 mg/dℓ	80 a 180 mg/dℓ	Idosos saudáveis ou com poucas doenças coexistentes estáveis, além de função cognitiva e estado funcional preservados
< 8%	90 a 150 mg/dℓ	100 a 180 mg/dℓ	Indivíduos com déficit cognitivo, limitações funcionais, frágeis, com comorbidades graves e/ou quando a relação custo-benefício para tratamento do diabetes se mostrar menos favorável
*	100 a 180 mg/dℓ	100 a 200 mg/dℓ	Pessoas idosas com doenças muito complexas e/ou saúde debilitada; quando o benefício trazido pelo controle glicêmico mais rigoroso for mínimo

*Meta: evitar hipoglicemias. HbA1c: hemoglobina glicada. (Fonte: American Diabetes Association, 2024; Pititto et al., 2023.)

revela a mais apropriada: ainda que possam elevar a insulinemia e provocar ganho de peso, a insulina e seus secretores diminuem a glicemia, melhoram a glicotoxicidade e reduzem as complicações decorrentes da hiperglicemia.

Como o objetivo deste capítulo é abordar o tratamento do DM em indivíduos com sobrepeso ou obesidade, situação em que a RI é relevante para a fisiopatologia, as medicações atualmente disponíveis serão analisadas por classe terapêutica, a começar por aquelas que evidentemente atuam na RI ou promovem menor ganho de peso.

Sensibilizadores da ação insulínica

Biguanida

Única representante disponível dessa classe terapêutica, a metformina (MTF) é amplamente utilizada no tratamento do DM2 e de outras doenças relacionadas com RI, como a síndrome dos ovários policísticos (SOP).

Mecanismo de ação

A MTF diminui a produção hepática de glicose e aumenta a sensibilidade periférica à insulina, agindo nas vias de sinalização pós-receptor de insulina. No fígado, a ativação da AMPK (do inglês *adenosine 5-monophosphate-activated protein kinase*), por meio da fosforilação de proteínas-chave, funciona como um regulador do metabolismo intracelular de energia. Por equilibrar os processos que produzem energia (oxidação de lipídeos e captação de glicose) com os que a consomem, a AMPK restaura o balanço energético. Nos hepatócitos, sua ativação reduz a atividade da acetil-CoA carboxilase e a expressão de fatores de transcrição designados SREBP-1 (*sterol regulatory element-binding proteins*), o que, em conjunto com outros genes e proteínas lipogênicas, promove o aumento da oxidação de ácidos graxos (AGs) e a redução da síntese de lipoproteínas de muita baixa densidade (VLDL).

No músculo esquelético, a MTF: (1) estimula a captação de glicose, impulsionando o movimento de moléculas transportadoras de glicose insulinossensíveis para a membrana celular; (2) promove o aumento da atividade da enzima glicogênio-sintetase e, consequentemente, a síntese de glicogênio; (3) de forma independente da insulina, reduz com eficiência a oxidação de AGs e a trigliceridemia em indivíduos com hipertrigliceridemia. Esses mecanismos diminuem o suprimento energético destinado à gliconeogênese

hepática, resultando em efeitos favoráveis no ciclo ácido graxo-glicose (ou ciclo de Randle), no qual os AGs competem com a glicose como fonte energética celular. Já no leito esplênico, verifica-se o aumento do metabolismo da glicose, independente de insulina, o que contribui para a redução da glicemia e previne o ganho de peso em indivíduos com sobrepeso.

Posologia e eficácia

A MTF está disponível em comprimidos de 500 mg, 850 mg e 1 g e deve ser administrada de modo fracionado (2 ou 3 vezes/dia), preferencialmente após as refeições. Há, ainda, a apresentação de liberação prolongada de 500 mg, 750 mg e 1 g, cuja posologia é 1 vez/dia. Recomenda-se que a dose da medicação seja individualizada, levando em consideração a eficácia e a tolerância. Embora a dose máxima diária seja de 2.550 mg, sabe-se que pouco efeito adicional é alcançado com o uso de doses superiores a 2 g/dia.

A MTF é rapidamente absorvida. Além disso, é eliminada intacta na urina, e pode ser prescrita para indivíduos com taxa de filtração glomerular estimada (TFGe) $\geq$ 30 mℓ/min/1,73 m^2. Não é metabolizada, tampouco interfere na metabolização de outros fármacos coadministrados. Sua principal interação medicamentosa se dá com a cimetidina, capaz de elevar a concentração plasmática de MTF.

Com meia-vida de 2 a 5 horas, aproximadamente 90% da dose absorvida de MTF são eliminados em 12 horas. Sua depuração renal ocorre mais por secreção tubular do que por filtração glomerular. Promove redução das glicemias de jejum e pós-prandial em 36 a 72 mg/dℓ, levando à queda de 1 a 2% da hemoglobina glicada (HbA1c).

Alguns estudos mostram que a MTF tem impacto nulo ou leva à discreta redução do peso de indivíduos com obesidade e diabetes.

Efeitos adversos e preocupações

A MTF como monoterapia não está associada a aumento do risco de hipoglicemia. A maioria dos efeitos colaterais relacionados a esse fármaco é de natureza gastrointestinal, como náuseas, vômitos, desconforto abdominal e diarreia, sintomas que tendem a melhorar com o uso contínuo da medicação e que podem ser amenizados pela introdução gradual e progressiva da MTF; apenas um pequeno percentual dos pacientes necessita interromper o tratamento devido à persistência de diarreia. Cabe ressaltar que, durante terapias muito prolongadas, é possível que a absorção intestinal de vitamina B12 seja reduzida – motivo pelo qual é prudente solicitar suas dosagens séricas.

A principal preocupação associada ao uso de MTF refere-se à acidose láctica, a qual, apesar de extremamente rara, deve inspirar necessária cautela quando esse fármaco for utilizado por indivíduos com TFGe < 30 mℓ/min/1,73 m^2, em associação a medicamentos nefrotóxicos e/ou por pacientes muito idosos.

Efeitos sobre a evolução do diabetes, complicações e mortalidade

No estudo UKPDS (*The United Kingdom Prospective Diabetes Study*), indivíduos com DM2 recém-diagnosticados que foram tratados com MTF apresentaram redução das complicações e das causas de morte relacionadas com DM (32% e 42%, respectivamente), bem como decréscimo de todas as causas de morte (36%). O seguimento, após 10 anos, mostrou a manutenção do benefício no grupo tratado com MTF, tendo havido diminuição das complicações relacionadas ao DM (21%), infarto do miocárdio (33%) e mortalidade por todas as causas (27%) – não foi verificada, porém, redução significativa do peso em relação ao grupo controle.

Outras análises identificaram que, com exceção do acidente vascular encefálico, a MTF reduziu a mortalidade por todas as causas, a morte cardiovascular, o infarto do miocárdio e a doença vascular periférica, mas não conseguiu alcançar significância estatística quanto a nenhuma dessas complicações macrovasculares. Os efeitos antiateroscleróticos do fármaco, independentes do controle glicêmico, permanecem obscuros, o que indica a necessidade de um melhor entendimento sobre o seu possível mecanismo de ação.

Diversos estudos sugerem que o uso de MTF é seguro para a população com insuficiência cardíaca congestiva (ICC), demonstrando benefício adicional na redução da mortalidade e morbidade. A MTF também tem sido associada ao retardo da progressão da doença renal diabética, por modular disfunções metabólicas, como RI, autofagia, estresse oxidativo, estresse de retículo endoplasmático, inflamação e fibrose renal.

Por fim, estudos pré-clínicos indicaram consistentemente os efeitos antineoplásicos da MTF. Tanto análises observacionais como epidemiológicas relataram menores incidência e mortalidade relacionadas ao câncer em indivíduos que haviam recebido MTF. Os ensaios clínicos, contudo, mostraram benefícios modestos.

Efeitos sobre outras doenças relacionadas com a resistência à insulina

Alguns estudos mostraram que o uso de MTF por pessoas com doença hepática esteatótica metabólica (DHEM, ou MASLD, do inglês *metabolic dysfunction associated steatotic liver disease*) foi capaz de melhorar significativamente os marcadores laboratoriais e de histologia hepáticos. Evidência mais recente, porém, apontou que, embora reduza enzimas hepáticas, a MTF não age sobre a esteatose ou a fibrose, não sendo, por isso, recomendada para pessoas com DHEM e sem diabetes.

A SOP afeta de 5 a 10% das mulheres, entre as quais cerca de 60 a 70% têm obesidade; a hiperinsulinemia associada à resistência à ação da insulina, por sua vez, relaciona-se a todos os fatores da síndrome, como hiperandrogenismo, infertilidade, acne, hirsutismo, distúrbios metabólicos e, sobretudo, alteração do perfil lipídico e do metabolismo da glicose (intolerância à glicose e DM2), com consequente aumento do RCV. Nesses casos, o uso de MTF se mostrou eficiente em regularizar o ciclo menstrual e a ovulação, bem como

em reduzir concentrações séricas de androgênios, peso corporal e insulinemia, melhorando a RI e impactando positivamente a diminuição do RCV. O Capítulo 48 versa sobre SOP e obesidade.

Glitazonas

As glitazonas ou tiazolidinedionas (TZDs) são substâncias sensibilizadoras da insulina. O primeiro fármaco dessa classe a ser introduzido no mercado, em 1997, foi a troglitazona, seguida, 2 anos depois, da rosiglitazona e da pioglitazona. Em março de 2000, a comercialização da troglitazona foi encerrada devido à hepatotoxicidade; a rosiglitazona, por sua vez, foi retirada dos mercados brasileiro e europeu em 2010, por preocupações quanto à segurança cardiovascular, permanecendo, com restrições, no mercado norte-americano.

Mecanismos de ação

As TZDs são potentes agonistas sintéticos do PPAR-γ, membro da superfamília de fatores de transcrição PPAR (*peroxisome-proliferator-activated receptor*). Os PPAR-γ estão expressos, principalmente, no tecido adiposo, mas também podem ser encontrados nas células beta pancreáticas, no endotélio vascular e nos macrófagos. Atuam como reguladores do metabolismo lipídico e da homeostase da glicose, influenciando a proliferação, a diferenciação e a apoptose celulares. São capazes, também, de elevar a expressão do transportador de glicose GLUT-4, sensibilizar a ação da insulina – sobretudo no músculo esquelético e em tecidos periféricos – e diminuir a produção hepática de glicose. O estímulo à lipogênese, via PPAR-γ, reduz a concentração circulante dos AGs não esterificados (NEFA), graças à captação celular e à síntese de triglicerídeos (TGs), o que, por sua vez, eleva a utilização de glicose e reduz a gliconeogênese.

As TZDs reduzem a produção e a atividade da citocina derivada do adipócito, que consiste em um fator de necrose tumoral alfa (TNF-α) implicado no desenvolvimento da RI, e aumentam a produção de adiponectina no tecido adiposo. Além disso, estimulam diretamente a AMPK no fígado e nos adipócitos e diminuem a concentração sérica de TGs circulantes. Por conseguinte, contribuem para o controle glicêmico, reduzindo a RI e elevando as sensibilidades hepática e periférica à insulina.

Posologia e eficácia

A pioglitazona está disponível em comprimidos de 15 mg, 30 mg e 45 mg, que devem ser administrados em dose única diária; pode ser utilizada independentemente da alimentação, em monoterapia ou associada a outros fármacos antidiabéticos. Rapidamente absorvida, atinge o pico de concentração em 1 a 2 horas e é metabolizada pelo fígado. Seus metabólitos são ativos e secretados preferencialmente pela bile, o que acarreta a diminuição das glicemias de jejum e pós-prandial, além de queda da HbA1c entre 0,5 e 1,5%. Embora não tenha ação sobre o colesterol total, a pioglitazona reduz os TGs por um efeito semelhante ao do fibrato, via ativação do receptor PPAR-α.

Em geral, as TZDs são terapias de segunda escolha, adotadas caso a combinação de outros agentes orais não resulte no controle glicêmico adequado, especialmente quando o custo financeiro for uma preocupação. No entanto, podem ser vantajosas diante de alto risco de hipoglicemia, resistência grave à insulina e acidente vascular encefálico recente; e principalmente na presença de DHEM, quando sua indicação como primeiro medicamento é apropriada.

Efeito sobre o peso corporal

As TZDs estão relacionadas com o ganho de 1 a 4 kg de peso durante o primeiro ano de terapia, sobretudo quando associadas a sulfonilureias ou insulina. Alguns estudos sugerem alteração da distribuição corporal de gordura, caracterizada pela discreta redução, ou mesmo inalteração, dos adipócitos viscerais concomitantes com o aumento dos depósitos subcutâneos, resultando na formação de novos adipócitos, menores e mais sensíveis à ação da insulina.

Efeitos adversos e contraindicações

Como as biguanidas, as TZDs não provocam hiperinsulinemia, motivo pelo qual não causam hipoglicemia quando em monoterapia. Pode ocorrer edema – reversível com a suspensão do medicamento – em aproximadamente 5% dos pacientes em uso de pioglitazona em monoterapia, frequência que sobe para 7,5%, quando associada a sulfonilureias, e para 15,3% se combinada à insulina. As TZDs são contraindicadas para pacientes com ICC classes 3 e 4; não é necessário o ajuste de dose em pacientes com insuficiência renal, mas, devido ao risco de retenção hídrica, recomenda-se que seu uso seja conduzido com cautela. Anemia pode surgir por hemodiluição.

Fragilidade óssea e fraturas patológicas são complicações relacionadas com o uso das TZDs. Tal associação se deve à ativação do PPAR-γ, que inibe a formação óssea, desviando a formação de células mesenquimais osteogênicas para os adipócitos, bem como aumenta a reabsorção óssea ao estimular o desenvolvimento de osteoclastos, com consequentes diminuição da massa óssea e aumento de fraturas (em ambos os sexos).

A preocupação quanto à possibilidade de as TZDs estarem associadas a piora de edema de mácula não se confirmou com o estudo ACCORD (do inglês *Action to Control Cardiovascular Risk in Diabetes*), que analisou 2.856 participantes durante 4 anos; seus resultados não apontaram ligação entre o uso do fármaco e a perda de acuidade visual e a progressão do edema de mácula ou da retinopatia diabética.

Efeitos sobre a evolução do diabetes, complicações e mortalidade

Durante 5 anos de seguimento, a rosiglitazona em monoterapia se revelou mais eficaz no controle glicêmico de pessoas com DM2 recém-diagnosticadas quando em comparação com a MTF e a glibenclamida. Apesar de o estudo RECORD (*Rosiglitazone evaluated for cardiovascular outcomes in oral agent combination therapy for type 2 diabetes*) não ter sido desenhado para avaliar os desfechos cardiovasculares, o grupo com rosiglitazona apresentou um número maior de eventos cardiovasculares, principalmente ICC.

A pioglitazona, por sua vez, não parece induzir o mesmo perfil de risco cardiovascular aterosclerótico que a rosiglitazona; de fato, uma metanálise de 19 estudos mostrou que o primeiro fármaco está associado a menor risco de morte, infarto do miocárdio ou acidente vascular encefálico. Seu uso está atrelado a maior ocorrência de ICC grave, o que não acarreta, contudo, aumento da mortalidade.

Estudos prospectivos e metanálises têm associado o uso de pioglitazona ao câncer de bexiga. A Food and Drug Administration (FDA) publicou um comunicado que adverte sobre um possível incremento do risco de câncer de bexiga relacionado com a administração de pioglitazona; nesse documento, a agência a contraindica aos que tiverem recebido tal diagnóstico.

Efeitos sobre outras doenças relacionadas com a resistência à insulina

As TZDs têm efeito benéfico sobre a esteatose hepática, pois alteram o metabolismo lipídico e diminuem os ácidos graxos livres (AGLs). Um estudo envolvendo pacientes portadores DHEM e intolerância à glicose/DM2 demonstrou que o tratamento com pioglitazona foi capaz de melhorar os parâmetros metabólicos, ao promover o controle da glicemia e a diminuição dos AGLs, da inflamação hepática e da fibrose. Graças ao aumento da secreção de adiponectina, as TZDs diminuem a concentração hepática de gordura de 30 a 50%.

Como ficou demonstrado com o uso da MTF, o efeito benéfico da sensibilização à ação da insulina também se estende ao tratamento da SOP, embora ainda sejam poucos os estudos com o uso das TZDs – talvez por preocupações relacionadas com a segurança. No entanto, um grande estudo, placebo-controlado, da troglitazona apontou melhora da função ovulatória, hirsutismo e RI. Outros estudos menores, com pioglitazona, também indicaram melhora ovariana, associada, inclusive, ao aumento do número de gestações pós-tratamento.

Inibidores da absorção intestinal de carboidratos

Inibidores da alfaglicosidase

Os fármacos dessa classe diminuem a velocidade da absorção intestinal de glicose, reduzindo a hiperglicemia pós-prandial. A acarbose, lançada no início da década de 1990, é a única representante dos inibidores da alfaglicosidase no Brasil, composta, ainda, pelo miglitol e pelo voglibose.

Mecanismos de ação

Os inibidores da alfaglicosidase agem inibindo competitivamente as enzimas alfaglicosidase na borda em escova, responsáveis pela digestão dos carboidratos e pela sua conversão em complexos de monossacarídeos absorvíveis. Promovem a absorção mais lenta da glicose ao longo de todo o intestino, em vez de apenas no jejuno, alterando, por conseguinte, a liberação de hormônios que aumentam a secreção de insulina induzida pelo alimento. Dessa forma, a atuação dos inibidores de alfaglicosidase reduz a secreção do GIP – ao contrário do que ocorre com o GLP-1, secretado no íleo e no cólon, que tem sua secreção aumentada. De maneira geral, ao atenuarem o pico glicêmico, os medicamentos dessa classe reduzem a hiperinsulinemia pós-prandial.

Posologia e eficácia

Disponível em comprimidos de 50 mg e 100 mg, recomenda-se que a acarbose seja administrada em dose inicial de 50 mg, antes das três principais refeições. O tratamento pode ser iniciado com a dose de 50 mg antes de uma refeição, aumentando semanalmente, de forma a melhorar a tolerabilidade gastrointestinal. Se não houver resposta adequada após 4 a 8 semanas, tal dose pode ser aumentada, de modo progressivo e escalonado, para 100 mg 3 vezes/dia. A dose máxima (200 mg 3 vezes/dia) raramente é alcançada, devido à limitação imposta pelos efeitos colaterais.

A acarbose pode ser utilizada como monoterapia ou em associação a outros hipoglicemiantes e à insulina. Deve ser tomada com refeições que contenham carboidratos complexos – e não monossacarídeos, os quais não têm efeito direto sobre a absorção da glicose. Apenas 2% do fármaco são absorvidos; o restante

676 Parte 6 ▪ Tratamento Farmacológico da Obesidade e de suas Comorbidades

é degradado pela amilase e por bactérias intestinais no intestino delgado. Além disso, alguns desses subprodutos são absorvidos e eliminados na urina em 24 horas. O fármaco é capaz de diminuir a glicemia pós-prandial em 18 a 72 mg/dℓ e reduzir a HbA1c em 0,5 a 1%.

Efeitos adversos e contraindicações

O principal efeito adverso da acarbose consiste em intolerância gastrointestinal, descrita como desconforto e dor abdominais, flatulência, diarreia, náuseas, vômitos e dispepsia. Geralmente, esses sintomas estão relacionados com a desproporção entre a dose administrada e a quantidade de carboidratos complexos presentes na dieta, desequilíbrio que permite que os oligossacarídeos não digeridos cheguem ao intestino grosso e sejam fermentados pela flora bacteriana local. Na maioria dos casos, os efeitos colaterais ocorrem no início do tratamento, durante a fase de titulação de dose.

Hipoglicemias são infrequentes e estão associadas ao uso de outras medicações, como sulfonilureias e insulina. Embora não tenham sido descritas interações medicamentosas, sabe-se que os fármacos que atuam na motilidade intestinal podem potencializar a eficácia e os efeitos colaterais dos inibidores de alfaglicosidase. Em altas doses, foi verificado o aumento das transaminases em pacientes assintomáticos, uma alteração reversível com a suspensão do fármaco. A acarbose é contraindicada para indivíduos com TFGe < 25 mℓ/min. Não há necessidade de ajuste da dose em pacientes com insuficiência hepática preexistente.

O uso de inibidores da alfaglicosidase não está relacionado com alterações do peso corporal.

Efeitos sobre a evolução do diabetes, complicações e mortalidade

O uso de acarbose durante 3 anos, na transição de intolerância à glicose para diabetes manifesto, reduziu em 36% o aparecimento do diabetes, além de ter diminuído significativamente a incidência de infarto do miocárdio e de outros eventos cardiovasculares. No entanto, o estudo *Acarbose Cardiovascular Evaluation* demonstrou que a medicação não foi capaz de reduzir o risco de eventos cardiovasculares adversos maiores (MACE) em 5 anos (mediana) de acompanhamento.

Incretinomiméticos

O GLP-1 e o GIP são hormônios incretínicos secretados pelas células enteroendócrinas L, presentes no íleo e no cólon, e pelas células K, localizadas no duodeno e no jejuno. Esses hormônios mantêm a concentração sanguínea de glicose dentro dos limites de normalidade, por estimularem a secreção de insulina glicose-dependente, promovendo a captação de glicose mediada por insulina pelas células musculares e adiposas.

O GLP-1 e o GIP inibem, ainda, a secreção pós-prandial de glucagon e a produção hepática de glicose. No pâncreas, o GLP-1 leva ao aumento da secreção de insulina e à redução da liberação de glucagon, enquanto o GIP acarreta o aumento de ambos os hormônios. O GLP-1 tem efeitos adicionais sobre outros órgãos e tecidos: (1) retarda o esvaziamento gástrico; (2) melhora a sensibilidade à insulina; (3) reduz a produção hepática de glicose; e (4) diminui o acúmulo ectópico de lipídeos. Por sua vez, no tecido adiposo branco subcutâneo, o GIP melhora a sensibilidade à insulina e a capacidade de tamponamento lipídico, ao mesmo tempo que reduz a infiltração de células imunológicas pró-inflamatórias.

As concentrações plasmáticas de GLP-1 são baixas no jejum, elevando-se poucos minutos após o início da refeição, quando são, então, rapidamente degradadas por inativação enzimática promovida pela dipeptidil peptidase-4 (DPP-4).

Em pessoas com DM2, o efeito incretínico se mostra acentuadamente diminuído, o que resulta em concentrações plasmáticas de glicose mais altas e sustentadas após a ingestão de carboidratos. Considerando a ação desses hormônios, a ativação farmacológica do sistema GLP-1 – por medicamentos agonistas do receptor GLP-1 (AR GLP-1), pela inibição da enzima responsável por sua rápida degradação ou, ultimamente, pelo uso dos agonistas combinados dos receptores GLP-1 e GIP (GLP-1/GIP RA) – tem se mostrado eficaz no controle do diabetes e na perda de peso.

Agonistas do receptor de peptídeo semelhante ao glucagon 1

Exenatida e lixisenatida

Mecanismos de ação

A exenatida exibe 50% de homologia com a sequência do GLP-1 de mamíferos; a substituição de aminoácidos na posição 8 (AlaS Gly) a torna resistente à degradação pela enzima dipeptidil-peptidase 4 (DPP-4). A medicação tem meia-vida de 60 a 90 minutos, mantendo concentrações plasmáticas elevadas por 4 a 6 horas. Quanto à lixisenatida, sua estrutura se baseia na modificação da molécula de exendina-4 pela adição de seis resíduos de Lys na porção C-terminal. Essas mudanças conferem ao fármaco meia-vida curta (2 a 4 horas), mas uma forte ligação ao receptor de GLP-1, o que promove um efeito prolongado e permite a posologia de 1 aplicação/dia. Tanto exenatida quanto lixisenatida são eliminadas por filtração glomerular após degradação proteolítica; portanto, não são recomendadas para pacientes com prejuízo da função renal.

Assim como o GLP-1 humano, a exenatida e a lixisenatida estimulam a secreção de insulina dependente de glicose, suprimem a secreção de glucagon, diminuem o esvaziamento gástrico e reduzem a ingestão alimentar, controlando a glicemia pós-prandial.

Posologia e eficácia

Para a exenatida de liberação imediata, recomenda-se, durante o 1º mês, a aplicação subcutânea de 5 µg, 2 vezes/dia, 60 minutos antes do café da manhã e do jantar (ou antes das duas refeições principais do dia, com intervalo de 6 horas ou mais); após esse período, pode haver progressão da dose para 10 µg, 2 vezes/dia. A posologia proposta para exenatida de liberação prolongada é de 2 µg, 1 vez/semana.

Quanto à eficácia da exenatida, a redução da HbA1c com o uso da formulação de liberação imediata (5 a 10 µg) e prolongada (2 mg) foi próxima a 1 e 1,2%, respectivamente. Ambas as formulações podem ser utilizadas como monoterapia ou em associação a outros fármacos antidiabéticos, como MTF, sulfonilureias, TZDs e insulina. Contudo, no momento, sua comercialização é quase inexistente no Brasil.

A dosagem inicial de lixisenatida é de 10 µg, 1 vez/dia, por 14 dias, com progressão para dose de manutenção de 20 µg, 1 vez/dia. Deve ser administrada durante a hora anterior a qualquer uma das refeições, preferivelmente antes da mesma refeição todos os dias, conforme a conveniência do paciente. É possível prescrevê-la como monoterapia ou em associação a outros fármacos antidiabéticos. No que se refere à eficácia, a lixisenatida é capaz de reduzir a HbA1c em aproximadamente 0,8%.

Efeito sobre o peso corporal

O uso de exenatida correlaciona-se com a perda de peso de 0,7 a 2,1 kg, o que se deve, principalmente, à sua ação no sistema nervoso central (SNC) e no estômago, levando, respectivamente, ao aumento da saciedade e à redução do esvaziamento gástrico. A lixisenatida também induz perda de peso de 1,7 a 3 kg ao longo do tratamento.

A exenatida e a lixisenatida isoladamente não estão mais disponíveis no Brasil. A lixisenatida está disponível em combinação com insulina glargina.

Liraglutida

Mecanismos de ação

A estrutura da liraglutida conta com a adição de uma molécula de ácido graxo à cadeia lateral, o que possibilita sua ligação à albumina e faz com que esse fármaco funcione como um reservatório circulante de GLP-1. A ligação à albumina, por sua vez, limita a degradação de liraglutida pela DPP-4 e promove a liberação lenta, prolongando a meia-vida do complexo circulante. Além disso, a liraglutida, ao formar agregados micelares no local de aplicação, reduz a suscetibilidade da molécula à DPP-4.

A liraglutida tem meia-vida de aproximadamente 13 horas, mas com efeito no controle glicêmico por 24 horas; sua posologia indicada é de 1 aplicação/dia. Como não é eliminada preferencialmente por um único órgão, os pacientes com insuficiência renal ou hepática não necessitam de ajuste da dose.

Posologia e eficácia

Liraglutida é indicada em dose inicial de 0,6 mg/dia – que pode ser aumentada, após 1 semana, para 1,2 mg e, eventualmente, para a dose máxima diária, de 1,8 mg. Estudos com o medicamento, em monoterapia ou em associação a um ou dois antidiabéticos orais, por 26 a 52 semanas, mostraram redução de 0,6 a 1,5% da HbA1c. Quando liraglutida foi utilizada em monoterapia, a incidência de hipoglicemia leve a moderada variou de 3 a 12%, enquanto sua combinação com sulfonilureias levou a uma variação maior (5 a 27%). Apesar de atrasar o esvaziamento gástrico, esse efeito não altera a farmacocinética de outras substâncias administradas concomitantemente. Liraglutida na dose de 3 mg, dose superior à usada para o tratamento do DM, foi aprovada para o tratamento de indivíduos com obesidade ou sobrepeso e que tinham, pelo menos, uma comorbidade relacionada ao excesso de peso.

Efeito sobre o peso corporal

O efeito da liraglutida sobre o peso é dose-dependente, variando de 6 a 8,8 kg, como foi demonstrado pelos estudos SCALE, do inglês *Satiety and Clinical Adiposity – Liraglutide Evidence*. Na mesma pesquisa, a administração do fármaco em dose de 3 mg 1 vez/dia, somada à dieta e à prática de exercício, resultou em perda de peso adicional de 6%, em comparação à intervenção no estilo de vida isoladamente. A liraglutida é discutida mais detalhadamente no Capítulo 73.

Dulaglutida

Mecanismos de ação

A molécula de dulaglutida foi projetada para permitir que sua absorção e depuração fossem retardadas, a fim de viabilizar a posologia de 1 aplicação/semana. Sua meia-vida é de 4,7 dias, atingindo as concentrações plasmáticas máximas em 48 horas, e o platô, em 2 a 4 semanas. Não necessita de qualquer ajuste posológico nos casos de insuficiência hepática ou renal leve a moderada.

Posologia e eficácia

A dose inicial recomendada de dulaglutida é de 0,75 mg, 1 vez/semana, escalonada após 4 semanas para 1,5 mg, 1 vez/semana. Não há horário preferencial para aplicação do fármaco.

Utilizada em monoterapia, quando comparada ao placebo, a dulaglutida se mostrou capaz de reduzir significativamente a HbA1c, com uma diferença média ponderada de –1,0%. Um estudo de metanálise, que confrontou dulaglutida em monoterapia e controle (placebo, MTF e liraglutida), identificou uma redução significativa da HbA1c e da glicemia de jejum: as diferenças médias ponderadas foram de –0,68% e –16,2 mg/dℓ, respectivamente. Já o risco de hipoglicemia foi semelhante (7,8% *versus* 10,6%). Como intervenção complementar à medicação anti-hiperglicêmica oral e à insulina, em comparação com o controle (placebo, sitagliptina, exenatida, liraglutida e glargina), a dulaglutida diminuiu a HbA1c e o peso corporal de forma expressiva: foram encontradas diferenças médias ponderadas de –0,51% e –1,3 kg, respectivamente.

Efeito sobre o peso corporal

Embora tenha um efeito positivo na redução do índice de massa corporal e da circunferência da cintura, quanto à perda de peso, a dulaglutida demonstra um impacto modesto e dose-dependente. Duas doses diferentes da medicação (0,75 mg e 1,5 mg) foram comparadas à exenatida e ao placebo em indivíduos com DM2 após 26 semanas de terapia. Entre a primeira avaliação e a final, considerando-se o peso inicial, houve uma perda média de peso de 1,4% com dulaglutida 1,5 mg, ganho de 0,2% com dulaglutida 0,75 mg, perda de 1,1% com exenatida e, por fim, ganho de 1,3% com placebo. No estudo AWARD-5 (do inglês *Assessment of Weekly Administration of LY2189265 [dulaglutide] in Diabetes*), cujo objetivo principal foi comparar dulaglutida 1,5 mg *versus* sitagliptina com relação à redução de HbA1c em 52 semanas, a perda de peso foi significativamente maior com a dulaglutida do que com o comparador. Assim, a dulaglutida 1,5 mg e 0,75 mg levou à perda de 3,4% e 3% do peso inicial, respectivamente, enquanto a sitagliptina induziu perda de peso de 1,6%.

Semaglutida

Mecanismos de ação

A semaglutida liga-se, de forma seletiva, ao receptor de GLP-1, promovendo sua ativação. A apresentação injetável tem meia-vida longa, o que torna possível a administração, 1 vez/semana.

A coadministração de um intensificador de absorção (N-[8-(2-hidroxibenzoil) aminocaprilato de sódio] ou SNAC) ajuda a proteger a semaglutida da degradação proteolítica, no estômago, e facilita a sua absorção pela mucosa gástrica, possibilitando sua formulação oral. A concentração plasmática máxima do fármaco ocorre 1 hora após a ingestão da dose, e seu estado de equilíbrio foi alcançado depois de 4 a 5 semanas da administração, 1 vez/dia.

Posologia e eficácia

Para a formulação injetável, recomenda-se a titulação gradativa de semaglutida: a dose inicial, de 0,25 mg, 1 vez/semana, pode ser escalonada para 0,5 mg, 1 vez/semana, após 4 semanas.

Se necessário, um novo incremento da dose (para 1 mg 1 vez/semana) está indicado depois de, pelo menos, 4 semanas de tratamento com a dose de 0,5 mg. Doses semanais superiores a 1 mg não são recomendadas para o tratamento de diabetes, mas no tratamento de obesidade, podem ser usadas doses maiores, de 1,7 mg e de 2,4 mg. Quanto à eficácia, a aplicação subcutânea semanal de 1 mg de semaglutida se mostrou capaz de reduzir a HbA1c em 1,5 a 1,8% após 30 a 56 semanas – taxas significativamente maiores do que seus comparadores (sitagliptina, liraglutida, exenatida de liberação prolongada, dulaglutida, canagliflozina ou insulina glargina).

Existem três apresentações para a semaglutida oral: comprimidos contendo 3 mg, 7 mg ou 14 mg do princípio ativo. O medicamento deve ser tomado em jejum, antes do café da manhã. Para garantir sua absorção adequada, o ideal é esperar, pelo menos, 30 minutos antes de comer, beber ou ingerir outros medicamentos orais. No que diz respeito à eficácia, a dose oral de 14 mg de semaglutida, 1 vez/dia, durante 26 semanas, diminuiu a HbA1c em 1 a 1,4%, evidenciando sua superioridade em relação à sitagliptina e à empagliflozina e semelhança com a liraglutida.

Efeito sobre o peso corporal

Diversos estudos randomizados avaliaram a perda de peso proporcionada pela semaglutida subcutânea (1 mg, 1 vez/semana) em comparação com outros AR GLP-1; a redução do peso corporal variou de 4,6 a 6,5 kg e se mostrou expressivamente superior aos demais comparadores. De maneira semelhante, a semaglutida oral levou à diminuição de 2,4 a 4,4 kg em relação ao peso inicial. A semaglutida é discutida mais detalhadamente no Capítulo 74.

Tirzepatida

Mecanismos de ação

O tratamento com tirzepatida diminui o peso corporal e melhora o metabolismo da glicose em pacientes com obesidade e DM2. Embora o medicamento seja projetado para ativar receptores de GLP-1 e GIP, a contribuição da ativação do receptor GIP na eficácia geral da tirzepatida não é totalmente compreendida. No entanto, foi demonstrado que ela estimula a secreção de insulina no pâncreas humano por meio do receptor GIP. Esses resultados contrastam com os resultados em ratos, em que a tirzepatida estimulou principalmente a secreção de insulina através do receptor GLP-1. A tirzepatida também reduz o apetite, diminuindo a velocidade de esvaziamento gástrico e interagindo com áreas do cérebro que abrigam receptores de GLP-1 e GIP para sinalizar saciedade.

A tirzepatida é um peptídeo acilado composto de 39 aminoácidos e baseado na sequência nativa do GIP. Desempenha ação agonista combinada nos receptores GIP e GLP-1, além de exibir significativo potencial na redução da glicemia e na melhora da sensibilidade à insulina. É capaz, ainda, de induzir uma perda de peso corporal superior a 20% e melhorar o metabolismo lipídico. A concentração circulante máxima da tirzepatida é atingida em 1 a 2 dias, com meia-vida de aproximadamente 5 dias, o que possibilita sua administração subcutânea, 1 vez/semana.

Posologia e eficácia

Preconiza-se uma dose inicial de 2,5 mg, que deve ser escalonada a cada 4 semanas até atingir a dose manutenção (5 mg, 10 mg ou 15 mg/semana). Os ensaios clínicos em indivíduos com DM2 demonstraram queda de 1,24 para 2,58% da HbA1c com a administração de tirzepatida na dose de 5 a 15 mg/semana.

Efeito sobre o peso corporal

Em comparação com o placebo, qualquer uma das três doses de tirzepatida se provou capaz de promover uma perda de peso corporal de 5 a 15%. Da mesma forma, quando confrontada com outros AR GLP-1, esse fármaco acarretou maior redução de peso, variando de 1,687 kg (com 5 mg) a 7,162 kg (com 15 mg). Em termos absolutos, a literatura mostra perda de 5,4 a 11,7 kg. Também foram descritas alterações na circunferência da cintura, que ficaram entre –2,1 cm e –10,2 cm com o uso de tirzepatida, em comparação com –1,3 cm, para placebo, e –2,5 cm para dulaglutida. A tirzepatida é discutida mais detalhadamente no Capítulo 76.

Efeitos adversos e contraindicações dos AR GLP-1

Os principais efeitos colaterais dos AR GLP-1 incidem sobre o trato gastrointestinal, como diarreia, náuseas e vômitos, que tendem a melhorar com o decorrer do tratamento. Como esses sintomas se manifestam, inclusive, em indivíduos em jejum, provavelmente não estão relacionados aos efeitos dos AR GLP-1 sobre o trato gastrointestinal (como o retardo do esvaziamento gástrico), mas, sim, às interações diretas com os receptores GLP-1 no SNC. Tal desconforto gastrointestinal pode ser atenuado pela titulação padronizada em incrementos lentos e graduais. Episódios de hipoglicemia grave não são frequentes na monoterapia com AR GLP-1, tornando-se muito mais comuns e intensos quando de sua associação às sulfonilureias e/ou às insulinas.

Quando os AR GLP-1 foram introduzidos como novos agentes para o tratamento do DM2, surgiram várias incertezas sobre efeitos adversos potencialmente graves, como pancreatite aguda, e câncer de pâncreas e de tireoide. No entanto, estudo de metanálise não evidenciou elevação do risco de desenvolvimento de câncer pancreático ou de qualquer neoplasia maligna associada aos agonistas de GLP-1. Da mesma forma, em relação à pancreatite aguda, não foi observada alteração substancial ou significativa do risco relacionada com o uso do fármaco. Os receptores GLP-1 foram demonstrados em células C de ratos e camundongos, mas não estão presentes ou ocorrem em baixa concentração em células C de primatas não humanos e humanos. Mesmo assim, indivíduos com risco de câncer medular de tireoide (com base em histórico pessoal/familiar ou realização de testes genéticos) não devem ser tratados com AR GLP-1 e foram excluídos dos ensaios clínicos com AR GLP-1.

Efeitos sobre a evolução do diabetes, complicações e mortalidade

Um estudo de metanálise que analisou oito ensaios, compreendendo mais de 60 mil participantes, evidenciou que os AR GLP-1 reduziram os MACEs em 14%, sem que houvesse heterogeneidade significativa entre eles. Também foi identificada redução de 12% da mortalidade por todas as causas, e de 11% da internação hospitalar por ICC. Para o resultado renal composto – que consistia em desenvolvimento de macroalbuminúria, duplicação da creatinina sérica ou declínio de pelo menos 40% da TFGe, piora da função renal (com base na alteração da TFGe), terapia de substituição renal ou morte associada à doença renal –, a redução foi de 21%. Não houve aumento do risco de hipoglicemia grave, retinopatia ou efeitos adversos pancreáticos.

Inibidores da dipeptidil peptidase-4

As medicações dessa classe terapêutica disponíveis no Brasil são: sitagliptina, vildagliptina, linagliptina, alogliptina, saxagliptina e evogliptina.

Mecanismos de ação

A enzima serina-aminopeptidase DPP-4, presente na superfície das células, rapidamente degrada e inativa GLP-1, GIP e outros peptídeos pela clivagem de dois aminoácidos na cadeia N-terminal. As medicações que inibem essa enzima elevam, portanto, as concentrações endógenas circulantes de GLP-1 e GIP e, consequentemente, a secreção de insulina mediada pela glicose e a supressão do glucagon. Por não atravessarem a barreira hematoencefálica, não afetam a saciedade, tampouco retardam o esvaziamento gástrico.

Posologia

A maioria dos inibidores de DPP-4 (iDPP-4) contam com posologia única diária: sitagliptina 50 a 100 mg, saxagliptina, linagliptina e evogliptina 5 mg, alogliptina 25 mg/dia; apenas a vildagliptina deve ser administrada na dose de 50 mg 2 vezes/dia. Essas medicações podem ser utilizadas em monoterapia ou associadas a outras classes de hipoglicemiantes orais ou insulina, resultando, em geral, em baixa frequência de efeitos colaterais. Embora possam existir diferenças no metabolismo ou na farmacocinética entre elas, não parece haver grande disparidade quanto à capacidade de diminuir a concentração plasmática de glicose (queda da HbA1c em torno de 0,7%).

Os ajustes da dose dos iDPP-4 de eliminação renal dependem do composto utilizado e da gravidade da insuficiência renal.

Aproximadamente 80% da dose oral de sitagliptina são excretados intactos na urina, recomendando-se a redução da dose para 50 mg, no caso de pacientes com insuficiência renal moderada (depuração de creatinina de 30 a 50 mℓ/min), e para 25 mg quando a depuração de creatinina for inferior a 30 mℓ/min ou na presença de doença renal em estágio terminal.

Vildagliptina é metabolizada por hidrólise, no fígado, e excretada na urina. Embora tenha sido descrita a elevação das enzimas hepáticas, o prejuízo da função hepática não parece clinicamente relevante. De qualquer modo, não se recomenda o uso desse fármaco em pacientes com insuficiência hepática. Sua dose deve ser reduzida para 50 mg/dia se a depuração de creatinina for menor que 50 mℓ/min.

Por sofrer metabolização hepática e excreção renal, faz-se necessário reduzir a dose de saxagliptina para 2,5 mg/dia sempre que a depuração de creatinina for inferior a 50 mℓ/min. Seu uso por pacientes com doença hepática grave é contraindicado.

Cerca de 60 a 70% da dose de alogliptina são excretados como fármaco não metabolizado na urina. Assim, na vigência de TFGe entre 30 e 44 mℓ/min/1,73 m^2, preconiza-se a dose de 12,5 mg/dia; já se TFGe for inferior a 30 mℓ/min/1,73 m^2, a dose máxima diária deverá ser de 6,25 mg.

A evogliptina, eliminada por metabolização hepática, não requer ajuste de dose diante de disfunção renal leve, moderada ou grave. No entanto, a forma inalterada do fármaco pode persistir em concentração sérica mais elevada em indivíduos com comprometimento renal moderado a grave, em comparação àqueles com função renal normal. Dessa forma, recomenda-se que a evogliptina seja prescrita com cautela e acompanhada de adequado monitoramento da função renal.

Devido à sua eliminação preferencialmente por via biliar e baixa excreção renal, a linagliptina não necessita de correção de dose, podendo ser utilizada normalmente por pessoas com doença renal crônica ou doença hepática.

Uma compilação de dados de ensaios clínicos randomizados evidenciou o aumento do risco de colecistite com os iDPP-4 (especialmente em tratamentos prolongados), mas não do risco de colelitíase e de outras doenças biliares.

Os iDPP-4 demonstraram um impacto neutro sobre o peso corporal (inferior a 1 kg), semelhante ao uso de placebo.

Efeitos adversos e contraindicações

No início da pandemia, a DPP-4 foi implicada na patogênese da infecção por covid-19. Contudo, estudos posteriores não confirmaram ligação entre o uso de iDPP-4 e o aumento do risco de infecção ou das complicações causadas pela covid-19. Alguns estudos observacionais sugeriram que essas classes de fármacos, na verdade, teriam efeitos protetores durante e após a infecção e no pós-covid, inclusive com redução da mortalidade.

Os eventos adversos dos iDPP-4 descritos com maior frequência foram nasofaringite e lesões de pele. Ainda que raramente, reações de hipersensibilidade, entre as quais anafilaxia, angioedema e síndrome de Stevens-Johnson, também foram descritas com o uso de sitagliptina, saxagliptina, linagliptina e alogliptina. Houve, ainda, relatos raros de disfunção hepática, caracterizada por elevação das enzimas hepáticas ou hepatite, em indivíduos sob uso de vildagliptina e alogliptina.

Efeitos sobre a evolução do diabetes, complicações e mortalidade

Estudos de metanálise associaram a terapia com iDPP-4 a maiores riscos de cirrose, bem como de câncer de fígado e de pâncreas. No entanto, pesquisas sobre desfechos cardiovasculares em banco de dados, englobando estudos prospectivos, randomizados, controlados por placebo, não detectaram aumento da incidência de câncer de pâncreas ou de quaisquer neoplasias malignas com o uso de AR GLP-1 e DPP-4. Diante dos resultados ambíguos descritos na literatura médica, a farmacovigilância é indispensável para determinar a segurança dessa classe terapêutica quanto ao risco de pancreatite e de câncer de pâncreas.

Inibidores do cotransportador de sódio-glicose-2

Mecanismo de ação

Fisiologicamente, os rins são capazes de reabsorver toda a glicose filtrada com valores de glicemia plasmática perto de 180 mg/dℓ, valor descrito como limiar de excreção renal de glicose. Os cotransportadores de sódio-glicose 1 e 2 (SGLT1 e SGLT2) são responsáveis pela reabsorção da glicose do lúmen tubular para a corrente sanguínea: 10% da glicose são reabsorvidos pelo SGLT-1, localizado no segmento distal do túbulo proximal, e cerca de 90%, pelo SGLT2, presente na porção proximal do túbulo proximal. No DM2, a expressão do SGLT2 está aumentada, o que, por consequência, intensifica a capacidade de reabsorção de glicose pelos rins, mesmo diante de uma glicemia acima do valor fisiológico. Dessa forma, a glicose filtrada pelos glomérulos será reabsorvida totalmente, até que a concentração plasmática de glicose atinja valores próximos de 220 mg/dℓ.

Os medicamentos inibidores de SGLT2 (iSGLT2) bloqueiam a reabsorção tubular de glicose e promovem glicosúria na presença de valores inferiores ao limiar de excreção renal de glicose; assim, com a inibição desses cotransportadores, 50 a 100 g de glicose/dia (entre 200 e 400 kcal/dia) são excretados na urina. O aumento da glicosúria induz o metabolismo corporal a mudanças adaptativas, que envolvem fluxos de glicose, respostas hormonais, seleção de combustível e gasto energético.

Posologia e eficácia

Existem três iSGLT2 aprovados no Brasil, todos prescritos na frequência de 1 vez/dia: empagliflozina (10 mg e 25 mg), canagliflozina (100 mg e 300 mg) e dapagliflozina (10 mg). Em ensaios controlados por placebo, tais medicamentos reduziram a HbA1c em 0,6 a 1,2% e a glicemia de jejum em 30 mg/dℓ. Quando usados como monoterapia ou em conjunto com agentes orais não secretagogos de insulina, os episódios de hipoglicemia foram raros. A incidência de hipoglicemia aumenta com o uso de insulina ou de secretagogos de insulina, como as sulfonilureias.

Existem combinações de iSGLT2 com outros hipoglicemiantes e, algumas vezes, a administração é feita em duas doses diárias.

Os iSGLT2 induzem a perda de 2 a 3 kg do peso corporal ou, ainda, de 2,2 a 4,2% do peso inicial.

Efeitos adversos e contraindicações

O efeito colateral mais comum dos iSGLT2 são as infecções bacterianas e fúngicas do trato geniturinário. Por isso, recomenda-se informar aos pacientes os sinais e sintomas de infecções geniturinárias, os quais, caso se manifestem, deverão ser notificados ao médico logo no início. Pacientes com infecções recorrentes, graves ou difíceis de tratar devem descontinuar a terapia com iSGLT2 e evitar seu uso futuro.

Alguns estudos associaram esses medicamentos ao risco de fraturas, possivelmente em consequência de quedas relacionadas à redução da pressão arterial ou à hipovolemia, e não por ação direta sobre a fisiologia esquelética; por esse motivo, devem ser usados com cautela por pessoas com risco de quedas e fraturas.

Tontura, náuseas e hipotensão ortostática podem ser sintomas decorrentes de hipovolemia – evento adverso particularmente preocupante em idosos e em indivíduos com doença pulmonar obstrutiva crônica. Essa classe de fármacos é capaz, ainda, de provocar a redução aguda da função renal; portanto, seu uso deve ser ponderado quando em associação com medicamentos que predisponham à insuficiência renal aguda (como anti-inflamatórios, inibidores da enzima de conversão da angiotensina, bloqueadores da angiotensina e diuréticos). Os iSGLT2 devem ser suspensos durante períodos de perda de volume ou hipoperfusão (situações de diarreia ou sepse) e reiniciados somente após a completa recuperação do paciente.

Em pacientes com fatores de risco para ulceração nos pés (p. ex., neuropatia, deformidade nos pés, doença vascular e/ou história de ulceração prévia nos pés), aconselha-se prudência na prescrição de iSGLT2, pois foram associados a risco de infecção e a amputação dos membros inferiores.

O desenvolvimento de cetoacidose diabética (CAD) sem hiperglicemia representa uma manifestação colateral preocupante, tanto pela possibilidade de se tornar um enorme risco face à dificuldade diagnóstica quanto pela ausência de hiperglicemia e pela gravidade do distúrbio metabólico associado à cetose. Assim, durante períodos em que o risco de CAD seja maior (p. ex., infecção, hospitalização ou cirurgia), os iSGLT2 devem ser suspensos – e reiniciados apenas quando o paciente estiver recuperado. Consequentemente, pessoas com fatores predisponentes a essa condição precisam evitar o uso dessa classe de medicamentos. Em geral, o risco de cetose é maior em indivíduos magros, que façam uso abusivo de álcool e/ou sob dietas cetogênicas.

Efeitos sobre a evolução do diabetes, complicações e mortalidade

Estudos que avaliaram desfechos cardiovasculares em pessoas com DM2 identificaram moderada vantagem dos iSGLT2 na prevenção de eventos cardiovasculares adversos graves. Constatou-se, ainda, um benefício robusto na prevenção de hospitalizações por ICC, que parece ser independente da presença de doença cardiovascular aterosclerótica estabelecida, bem como de fatores de risco ou histórico de ICC.

A metanálise que englobou os três primeiros ensaios sobre desfechos cardiovasculares com os iSGLT2 demonstrou uma redução de 45% do desfecho composto de piora da função renal, doença renal em estágio terminal ou morte renal; a proteção renal foi, então, considerada um dos efeitos da classe dos iSGLT2. A Associação Americana de Diabetes e a Sociedade Brasileira de Diabetes recomendam o uso desses fármacos como terapia associada à MTF em pessoas com DM2 e doença renal crônica. Caso a TFGe $\geq$ 45 mℓ/min/1,73 m^2, cabe a prescrição de empagliflozina e dapagliflozina; já para TFGe $\geq$ 30 mℓ/min/1,73 m^2 e albuminúria superior a 300 mg/dia, o uso da canagliflozina é permitido.

Os iSGLT2 incorrem em menos benefícios glicêmicos se a TFGe < 30 a 45 mℓ/min/1,73 m^2; no entanto, como tratamento da doença renal, podem ser úteis mesmo nessa circunstância.

Secretagogos de insulina

Sulfonilureias

Utilizadas no tratamento do DM2 desde 1950, as sulfonilureias diminuem a glicemia por estimularem a liberação de insulina pelas células beta pancreáticas. A primeira geração de medicamentos dessa classe, entre os quais a tolbutamida e a clorpropamida, começou a ser utilizada em 1960, mas foi paulatinamente substituída pela segunda geração – glibenclamida, gliclazida, glipizida e glimepirida.

Mecanismos de ação

As sulfonilureias agem diretamente nas células beta, estimulando a produção e a liberação de insulina. Tais medicamentos se ligam ao receptor de sulfonilureia-1 (SUR-1) das células beta, que compõe o complexo transmembrana com os canais de potássio KIR 6.2, dependentes de trifosfato de adenosina (ATP). A ligação das sulfonilureias fecha esses canais de potássio, o que reduz o efluxo celular desse íon e favorece a despolarização da membrana, abrindo os canais de cálcio. Ocorre, então, a entrada de cálcio, com consequente ativação das proteínas cálcio-dependentes que controlam a liberação de insulina.

A ligação das sulfonilureias ao receptor SUR-1 leva à liberação imediata da insulina pré-formada, que estava estocada nos grânulos maduros próximos à membrana plasmática; esse processo também é chamado "primeira fase da liberação de insulina". Além disso, tais medicamentos aumentam a duração da liberação de insulina – trata-se da segunda fase, que se inicia 10 minutos após a primeira e envolve a translocação dos grânulos de insulina recém-formados ou imaturos do interior das células beta para a membrana plasmática. A secreção de insulina estimulada pelas sulfonilureias não é dependente da concentração plasmática de glicose, o que eleva o risco de hipoglicemia, já que ocorrerá a liberação de insulina mesmo quando as glicemias forem inferiores aos valores considerados fisiológicos.

Posologia e eficácia

As medicações dessa classe terapêutica são caracterizadas por boa absorção gastrointestinal, alcançando o pico de concentração plasmática em de 2 a 4 horas. São metabolizadas principalmente no fígado e eliminadas por diferentes vias, de acordo com os metabólitos gerados: (1) glibenclamida (2,5 a 15 mg/dia), duração intermediária a longa, excreção biliar; (2) glimepirida (1 a 6 mg/dia), duração intermediária, mais de 80% do fármaco são eliminados, por via renal, na forma de metabólitos ativos; (3) gliclazida de liberação prolongada (30 a 120 mg/dia), longa duração, cerca de 70% do medicamento são excretados forma de metabólitos inativos pelos rins.

As sulfonilureias apresentam um grande potencial de interação com outros medicamentos, como salicilatos, varfarina, fibratos, alopurinol, antibióticos e antifúngicos. Podem ser utilizadas como monoterapia ou em associação a outros hipoglicemiantes e à insulina, com exceção de fármacos que apresentem o mesmo mecanismo de ação. Sua associação à insulina, assim como o uso concomitante de bebidas alcoólicas, aumenta o risco de hipoglicemia.

Em virtude do potencial risco de hipoglicemia, deve-se iniciar as sulfonilureias em doses baixas, havendo pequenos incrementos entre a 2ª e a 4ª semana. Além disso, todos os pacientes precisam ser orientados para que sejam capazes de reconhecer e tratar adequadamente um episódio de hipoglicemia. Intuitivamente, os idosos e os indivíduos que apresentam melhor resposta a medidas comportamentais e à MTF estão sob maior risco de sofrer os efeitos colaterais das sulfonilureias. A própria correção da hiperglicemia também melhora a glicotoxicidade, ao restaurar parcialmente a função das células beta, o que pode contribuir para o aumento do risco de hipoglicemia.

Em monoterapia, as sulfonilureias reduzem a glicemia de jejum em 36 a 72 mg/dℓ e a HbA1c em 1 a 2%. As respostas individuais são variáveis, pois a eficácia dessa classe terapêutica depende da função residual das células beta.

Efeito sobre o peso corporal

Nos primeiros 6 meses, ocorre um ganho de peso que, geralmente, varia de 1 a 4 kg. Esse aumento do peso corporal está relacionado com a classe terapêutica, e não com uma substância específica, e reflete o efeito anabólico do aumento da insulina plasmática e a melhora do controle glicêmico, que resulta em menor glicosúria e, consequentemente, na redução da perda calórica, pela urina, em forma de glicose. A gliclazida de liberação prolongada, contudo, mostrou um impacto neutro sobre o peso corporal, além de menor risco de hipoglicemia.

Efeitos adversos e contraindicações

Os principais efeitos adversos das sulfonilureias são ganho de peso e hipoglicemia; como os fármacos dessa classe estimulam a liberação de insulina e inibem a produção hepática de glicose, pessoas cujos hábitos alimentares sejam irregulares, que façam consumo excessivo de álcool, idosos e indivíduos com comprometimento da função renal são os de maior risco para tais efeitos adversos. Transitórias, as reações cutâneas podem incluir febre, icterícia e discrasia sanguínea (raras), além de rubor (*flushing*) facial desencadeado pelo consumo de álcool, mesmo em pequenas quantidades – observado apenas com uso de clorpropamida.

Complicações e mortalidade

As controvérsias sobre a segurança cardiovascular das sulfonilureias surgiram com a identificação das isoformas SUR-2A e SUR-2B no músculo cardíaco e na musculatura lisa da parede vascular.

A interação dos fármacos de classe terapêutica com essas isoformas e, ainda, com os canais K-ATPase pode prejudicar o pré-condicionamento isquêmico e, assim, expor os pacientes a um aumento do RCV. Contudo, estudos experimentais mostram que a inibição dos canais K-ATPase reduz a incidência de arritmias ventriculares e melhora a sobrevida durante o infarto agudo do miocárdio e a reperfusão.

Vários estudos que avaliaram o RCV associado ao uso de hipoglicemiantes orais indicaram resultados um pouco contraditórios, como redução não significativa de 6% dos eventos cardiovasculares, aumento inesperado da taxa de mortalidade cardiovascular e a não alteração do número de eventos cardiovasculares em pacientes de alto risco. Assim, é possível concluir que as sulfonilureias não têm efeito cardioprotetor, mas também não apresentam ação deletéria comprovada sobre o sistema cardiovascular.

Outras doenças relacionadas com a resistência à insulina

Apesar da provável associação entre DM2 e câncer – que se deve, possivelmente, a um mecanismo comum de RI –, muito pouco se sabe sobre o papel dos medicamentos anti-hiperglicemiantes na mortalidade relacionada ao câncer.

Insulinas

Alcançar e manter um bom controle glicêmico representam os maiores desafios no tratamento de pacientes com DM2. Sem dúvida, constituem terapêuticas de escolha, sobretudo em indivíduos com sobrepeso e obesidade, a instituição de mudanças comportamentais e a adoção de terapia com fármacos orais que atuem sobre a RI e aumentem a sensibilidade à ação da insulina. No entanto, existem duas situações nas quais a insulinoterapia é indispensável: (1) quando forem identificados, a qualquer momento da evolução do paciente, sinais de deficiência da secreção da insulina, caracterizados, sobretudo, por perda de peso, inclusive temporária e (2) quando, pela própria evolução do diabetes, a secreção de insulina se tornar insuficiente, de maneira que o paciente deixe de obter o controle glicêmico apenas com as medicações empregadas.

A insulinoterapia melhora o controle glicêmico, reduz a glicotoxicidade e a variabilidade glicêmica, diminui a morbimortalidade e os custos de tratamento, além de elevar a qualidade de vida. Apesar de seus possíveis benefícios, é muito comum que o início da administração de insulina seja adiado, mesmo diante de um controle metabólico inadequado. A justificativa para esse atraso está ligada ao potencial ganho de peso associado ao uso do medicamento, uma das maiores preocupações de médicos e pacientes. Alguns autores têm advogado a favor do uso temporário de insulina em pacientes com DM2 recém-diagnosticado, com o intuito de levar ao rápido controle glicêmico e, assim, preservar a função das células beta, revertendo a hiperglicemia de modo duradouro.

Mecanismos de ação

As insulinas disponíveis comercialmente são as humanas, obtidas pela técnica de DNA recombinante (NPH [do inglês *neutral protamine hegedorn*] e regular), e os análogos da insulina humana, gerados a partir de trocas ou adição de aminoácidos à sua estrutura (detemir, glargina, degludeca, asparte, lispro e glulisina). Algumas pré-misturas de insulinas ou de análogos, em proporções fixas, foram desenvolvidas para melhorar a praticidade e a adesão ao tratamento. As preparações de insulina pré-mistura não têm picos separados e distintos das duas insulinas que formam a suspensão, havendo apenas um pico discreto, prolongado e assimétrico, intermediário entre os picos de ação da insulina rápida e da ultrarrápida.

Os análogos de insulina basal glargina e degludeca foram combinados, em proporções fixas, à lixisenatida e à liraglutida, respectivamente, dois análogos do receptor de GLP-1. O raciocínio em que se baseia essa formulação está na junção de mecanismos de ação diferentes, mas complementares – enquanto a insulina basal reduz, sobretudo, a glicemia de jejum, por supressão da produção hepática de glicose, os análogos do receptor de GLP-1 estimulam a liberação de insulina, suprimindo a secreção de glucagon, e retardam o esvaziamento gástrico, o que contribui para o controle da glicemia pós-prandial.

As características farmacocinéticas dos tipos de insulina disponíveis estão descritas na Tabela 82.2 e podem ser classificadas de acordo com a biodisponibilidade em:

- Insulina rápida: regular
  - Análogos de insulina rápidos: asparte, lispro e glulisina
  - Análogo de insulina ultrarrápida: asparte rápida
- Insulina de ação intermediária: NPH
- Análogos de insulina planos ou de ação prolongada: glargina, detemir e degludeca
- Insulinas pré-mistura
- Combinados de análogos de insulina basal e análogos do receptor de GLP-1.

Posologia

A insulinização deve ser individualizada e baseada na idade, nas complicações e nos hábitos de vida do paciente, como prática regular de exercício físico, atividade profissional, capacidade cognitiva e adesão ao tratamento. A insulinoterapia pode ser combinada com os medicamentos orais, exceto as glitazonas em pacientes com risco de ICC, como discutido anteriormente.

Para pacientes cujo controle esteja inadequado mesmo na vigência de tratamento com agentes orais, em geral, a adição de insulina ao deitar é a primeira escolha, com o objetivo de suprimir a produção hepática noturna de glicose. A dose inicial pode variar de 0,1 a 0,4 unidade de insulina/kg de peso, seguida de aumentos progressivos de 2 unidades a cada 3 dias, conforme o monitoramento da glicemia capilar de jejum e até a obtenção de valores glicêmicos desejáveis, sem hipoglicemias inexplicadas. Os riscos de hipoglicemia são pequenos em diabéticos do tipo 2 que façam uso de insulina NPH (ao deitar) ou de insulinas planas, mas devem ser considerados; por isso, recomenda-se orientar todos os pacientes sobre os sinais e sintomas de hipoglicemia e sobre as formas de corrigi-la.

A administração de insulina 2 vezes/dia, antes do café da manhã e ao deitar, pode ser adequada para pacientes que mantenham uma produção endógena de insulina, porém insuficiente para manter o controle glicêmico no período pós-absortivo. Apesar de não fisiológico, esse regime terapêutico é capaz de fornecer a insulina necessária para cobrir a produção endógena diurna de glicose e inibir a produção hepática noturna. Alguns pacientes podem exibir glicemias dentro do alvo antes das refeições e hiperglicemias pós-prandiais, por erro dietético ou falha dos agentes orais indicados para controle da glicemia pós-prandial. Se a orientação alimentar de manter quantidades semelhantes de carboidratos nas refeições não conseguir corrigir a hiperglicemia pós-prandial, a introdução de insulina de ação rápida (regular) ou ultrarrápida antes da refeição "problema"

Tabela 82.2 Metas laboratoriais para o tratamento do diabetes *mellitus* tipo 2.

Tipo de insulina	Início	Atividade da insulina (ação)	
		Pico	Duração
Ação rápida			
Regular	Cerca de 30 min	2 a 4 h	5 a 7 h
Análogos ultrarrápidos			
Lispro	5 a 15 min	60 a 90 min	60 a 90 min
Asparte	5 a 15 min	60 a 90 min	60 a 90 min
Glulisina	5 a 15 min	60 a 90 min	60 a 90 min
Ação intermediária			
NPH	Cerca de 2 h	6 a 10 h	13 a 20 h
Análogos planos			
Glargina	Cerca de 2 h	Sem pico	20 a 24 h
Detemir	Cerca de 2 h	Pico menos pronunciado	6 a 24 h
Degludeca	20 a 40 min	Não apresenta	> 42 h
Pré-mistura			
Mistura de insulina NPH 70% e regular 30%	30 a 60 min	Pico atenuado, porém prolongado	10 a 16 h
Suspensão com 75% de insulina lispro protamina e 25% de insulina lispro	5 a 15 min	Pico atenuado, porém prolongado	10 a 16 h
Suspensão com 50% de insulina lispro protamina e 50% de insulina lispro	5 a 15 min	Pico atenuado, porém prolongado	10 a 16 h
Suspensão com 70% de insulina lispro protamina e 30% de insulina lispro	5 a 15 min	Pico atenuado, porém prolongado	10 a 16 h

Adaptada da Sociedade Brasileira de Diabetes, 2015. NPH: *Neutral Protamine Hagedorn*.

está indicada, em vez de uma segunda dose de NPH, a qual corrigiria a hiperglicemia sem, contudo, promover hiperinsulinização.

Outra estratégia terapêutica consiste no uso de insulinas pré-misturas ou análogos de insulinas contendo protamina, disponíveis em diferentes proporções. Essas formulações, quando aplicadas antes das refeições, têm se mostrado úteis no controle da glicemia tanto pós-prandial quanto do período pós-absortivo.

Como o DM2 é caracterizado por uma evolução progressiva, que pode levar à falência completa da produção de insulina pelo pâncreas, alguns pacientes terão de intensificar a insulinoterapia, repondo integralmente a insulina de que necessitam por meio do esquema basal-*bolus*.

Como discutido anteriormente, a secreção normal de insulina caracteriza-se por:

- Liberação basal contínua, que corresponde à secreção mínima de insulina entre as refeições, responsável pelo bloqueio da produção hepática de glicose e por evitar a lipólise e o aumento excessivo de AGLs na circulação
- *Bolus* prandial, que consiste em um incremento na secreção de insulina desencadeado por pequenas oscilações da glicemia após a ingestão alimentar.

A insulinoterapia intensiva tem como objetivo mimetizar a secreção fisiológica de insulina. Assim, idealmente, a terapia insulínica deve englobar os dois componentes: a insulina basal (insulina NPH ou plana) e o *bolus* prandial (insulina rápida ou ultrarrápida utilizada antes das principais refeições).

A combinação de análogo de insulina e receptor de GLP-1 está disponível nas seguintes formulações: (1) Deg/Lira: 1 unidade da medicação combinada corresponde a 1 unidade de degludeca e 0,036 mg de liraglutida, cuja dose máxima preconizada é de 50 unidades (50 unidades de insulina degludeca + 1,8 mg de liraglutida); (2) Gla/Lixi (10 a 40 unidades): 1 unidade da medicação combinada corresponde a 1 unidade de glargina e 0,5 mcg de lixisenatida, e a dose máxima do dispositivo de aplicação é de 40 unidades (40 unidades de insulina glargina + 20 mcg de lixisenatida); e (3) Gla/Lixi (30 a 60 unidades): 1 unidade da medicação combinada corresponde a 1 unidade de glargina e 0,33 mcg de lixisenatida, e a dose máxima do dispositivo de aplicação é de 60 unidades (60 unidades de insulina glargina + 20 mcg de lixisenatida). As doses recomendadas para o início da terapia combinada de análogo do receptor do GLP-1 e análogo de insulina basal estão descritas na Tabela 82.3 – a titulação baseou-se no monitoramento glicêmico e foi realizada em incrementos de 2 unidades até o alcance da meta terapêutica ou da dose máxima recomendada. O uso dessa combinação levou a maior redução de HbA1c (0,72%), em comparação com a insulina basal isoladamente; a probabilidade de atingir HbA1c ≤ 7,0% também é maior do que a associada ao uso de cada agente específico.

Efeito sobre o peso corporal

Vários são os fatores relacionados com o ganho de peso em pacientes tratados com insulina, entre os quais: efeitos anabólicos na fibra muscular e no tecido adiposo; atenuação de respostas que controlam a fome, evocadas pela insulina no SNC desencadeando o aumento da fome e da ingestão alimentar; episódios de hipoglicemia que levam à necessidade de pequenos lanches; um falso sentimento de liberdade relatado pelos pacientes, que acarreta o consumo de alimentos, já que a insulina controlará a glicemia; características genéticas, pois pacientes com história familiar de DM2 têm maior ganho de peso quando iniciam insulinoterapia; correção da glicosúria, com redução da perda energética e consequente depósito dessa energia nos tecidos. O uso de insulina detemir parece levar a um menor ganho de peso quando comparada à NPH (1 kg × 1,8 kg em 26 semanas, respectivamente) e a insulina glargina (2,8 kg × 3,8 kg em 52 semanas, respectivamente).

Ensaios clínicos de pacientes tratados com terapia combinada de análogo de insulina e receptor de GLP-1 em proporção fixa mostraram variação no peso de –0,3 kg a –0,7 kg para glargina/lixisenatida e de –2,7 a +2 kg para degludeca/liraglutida.

Efeitos adversos e contraindicações

Em portadores de DM2, o risco de hipoglicemia leve a moderada é baixo no início da terapia insulínica, parecendo aumentar com o tempo de duração da doença e de uso da insulina. Essa menor frequência de hipoglicemia em pessoas com DM2 talvez seja resultante de uma relativa proteção conferida pela secreção residual de insulina

Tabela 82.3 Doses recomendadas para o início da terapia combinada de análogo do receptor do GLP-1 e análogo de insulina basal.

Terapia prévia	Doses iniciais da combinação GLP-1/insulina	Observação
Antidiabéticos orais ou AR GLP-1	Degludeca + liraglutida 10 unidades (equivalente a 10 unidades de insulina degludeca + 0,36 mg de liraglutida) Glargina + lixisenatida 10 a 40 unidades (10 unidades correspondem a 10 unidades de insulina glargina + 5 mcg de lixisenatida)	Considerar redução da dose de sulfonilureia Terapia com AR GLP-1 deve ser descontinuada antes de iniciar o tratamento
Insulina basal em dose inferior a 20 unidades/dia	Degludeca + liraglutida 16 unidades (equivalente a 16 unidades de insulina degludeca + 0,6 mg de liraglutida) Glargina + lixisenatida 10 a 40 unidades (10 unidades correspondem a 10 unidades de insulina glargina + 5 mcg de lixisenatida)	Tratamento prévio com insulina basal ou agonista do receptor de GLP-1 deve ser descontinuado antes de iniciar o tratamento
Insulina basal entre 20 e 30 unidades/dia	Degludeca + liraglutida 16 unidades (equivalente a 16 unidades de insulina degludeca + 0,6 mg de liraglutida) Glargina + lixisenatida 10 a 40 unidades (20 unidades correspondem a 20 unidades de insulina glargina + 10 mcg de lixisenatida)	
Insulina basal entre 30 e 60 unidades/dia	Degludeca + liraglutida sem orientação específica (sugestão: 16 a 30 unidades, que equivalem a 16 e 30 unidades de insulina degludeca e 0,6 e 1,08 mg de liraglutida, respectivamente) Glargina + lixisenatida 30 a 60 unidades (30 unidades correspondem a 30 unidades de insulina glargina + 10 mcg de lixisenatida)	

GLP-1: peptideo-1 semelhante ao glucagon; AR GLP-1: análogo do receptor do GLP-1.

e glucagon, pela própria RI e por maior resposta hiperglicemiante aos hormônios contrarreguladores, liberados, inicialmente, em resposta a pequenas variações glicêmicas, próximas da normalidade. Sem dúvida, a intensificação do tratamento, visando ao melhor controle glicêmico, aumenta a frequência de hipoglicemia. Na literatura, as taxas de hipoglicemia grave em diabéticos tipo 2 sob insulinoterapia variam de 1 a 3 até 10 a 73 episódios a cada 100 pacientes/ano. O uso de análogos de insulina se mostrou superior quanto à redução da frequência de hipoglicemias, especialmente as noturnas.

Efeitos sobre a evolução do diabetes, complicações e mortalidade

Em 2009, alguns estudos alertaram sobre o risco de câncer associado ao uso de insulina glargina. A partir de então, foram publicados vários estudos observacionais cujos resultados se revelaram contraditórios. Um estudo randomizado e outros observacionais, mais recentes, concluíram que a insulina glargina não aumenta o risco de câncer ou a taxa de mortalidade relacionada à doença em diabéticos. De todo modo, os pacientes com obesidade estão sob risco aumentado para vários tipos de cânceres; portanto, permanece válida a recomendação que sejam investigados principalmente os cânceres de mama, endométrio e cólon nesses indivíduos.

Bibliografia

Abd El Aziz M, Cahyadi O, Meier JJ, et al. Incretin-based glucose-lowering medications and the risk of acute pancreatitis and malignancies: a meta-analysis based on cardiovascular outcomes trials. Diabetes Obes Metab. 2020;22(4):699-704.

Altay M. Acarbose is again on the stage. World J Diabetes. 2022;13(1):1-4.

American Diabetes Association. Standards of Medical Care in Diabetes – 2024. Diabetes Care. 2024;77(Suppl 1):S111-S125.

American Diabetes Association. Standards of Medical Care in Diabetes – 2024. Diabetes Care. 2024;77(Suppl 1):S244-S257.

Apovian CM, Okemah J, O'Neil PM. Body weight considerations in the management of type 2 diabetes. Adv Ther. 2019;36(1):44-58.

Bosetti C, Rosato V, Buniato D, et al. Cancer risk for patients using thiazolidinediones for type 2 diabetes: a meta-analysis. Oncologist. 2013;18:148-56.

Davies MJ, Bergenstal R, Bode B, et al. Efficacy of liraglutide for weight loss among patients with type 2 diabetes: The SCALE Diabetes Randomized Clinical Trial. JAMA. 2015;314(7):687-99.

de Boer IH, Khunti K, Sadusky T, et al. Diabetes management in chronic kidney disease: a consensus report by the American Diabetes Association (ADA) and Kidney Disease: Improving Global Outcomes (KDIGO). Diabetes Care. 2022;45(12):3075-90.

DeFronzo RA. From the triumvirate to the ominous octet: a new paradigm for the treatment of type 2 diabetes mellitus. Diabetes. 2009;58(4):773-95.

Diretrizes SBD 2014-2015. Sociedade Brasileira de Diabetes, Ed. AC Farmacêutica; 2015.

El K, Douros JD, Willard FS, et al. The incretin co-agonist tirzepatide requires GIPR for hormone secretion from human islets. Nat Metab. 2023;5:945-54.

Flory J, Lipska K. Metformin in 2019. JAMA. 2019;321(19):1926-7.

He L, Wang J, Ping F, et al. Dipeptidyl peptidase-4 inhibitors and gallbladder or biliary disease in type 2 diabetes: systematic review and pairwise and network meta-analysis of randomised controlled trials. BMJ. 2022;377:e068882.

Home PD, Pocock SJ, Beck-Nielsen H, et al. RECORD Study Team. Rosiglitazone evaluated for cardiovascular outcomes in oral agent combination therapy for type 2 diabetes (RECORD): a multicentre, randomised, open-label trial. Lancet. 2009;373(9681):2125-35.

Huang Y, Wang X, Yan C, et al. Effect of metformin on nonalcoholic fatty liver based on meta-analysis and network pharmacology. Medicine (Baltimore). 2022;101(43):e31437.

Kao TW, Lee KH, Chan WP, et al. Continuous use of metformin in patients receiving contrast medium: what is the evidence? A systematic review and meta-analysis. Eur Radiol. 2022;32(5):3045-55.

Kasznicki J, Sliwinska A, Drzewoski J. Metformin in cancer prevention and therapy. Ann Transl Med. 2014;2(6):57.

Kotwal S, Perkovic E, Perkovic V. Combination therapy with kidney protective therapies: optimizing the benefits? Curr Opin Nephrol Hypertens. 2024;33(1):136-43.

Lazzaroni E, Ben Nasr M, Loretelli C, et al. Anti-diabetic drugs and weight loss in patients with type 2 diabetes. Pharmacol Res. 2021;171:105782.

Li CX, Liu TT, Zhang Q, et al. Safety of sodium-glucose transporter 2 (SGLT-2) inhibitors in patients with type 2 diabetes: a meta-analysis of cohort studies. Front Pharmacol. 2023;14:1275060.

Lim S, Stember KG, He W, et al. Electronic medical record cancer incidence over six years comparing new users of glargine with new users of NPH Insulin. PLoS One. 2014;9(10):e109433.

Lincoff AM, Wolski K, Nicholls SJ, et al. Pioglitazone and risk of cardiovascular events in patients with type 2 diabetes mellitus: a meta-analysis of randomized trials. JAMA. 2007;298(10):1180.

Liu SD, Chen WT, Chi CC. Association between medication use and bullous pemphigoid: a systematic review and meta-analysis. JAMA Dermatol. 2020;156(8):891-900.

Meier JJ. Efficacy of semaglutide in a subcutaneous and an oral formulation. Front Endocrinol (Lausanne). 2021;12:645617.

Moreira RO, Valerio CM, Villela-Nogueira CA, et al. Brazilian evidence-based guideline for screening, diagnosis, treatment, and follow-up of metabolic dysfunction-associated steatotic liver disease (MASLD) in adult individuals with overweight or obesity: A joint position statement from the Brazilian Society of Endocrinology and Metabolism (SBEM), Brazilian Society of Hepatology (SBH), and Brazilian Association for the Study of Obesity and Metabolic Syndrome (Abeso). Arch Endocrinol Metab. 2023;67(6):e230123.

Nauck M, Weinstock RS, Umpierrez GE, et al. Efficacy and safety of dulaglutide versus sitagliptin after 52 weeks in type 2 diabetes in a randomized controlled trial (AWARD-5). Diabetes Care. 2014;37(8):2149-58.

Pan Q, Lu X, Zhao C, et al. Metformin: the updated protective property in kidney disease. Aging (Albany NY). 2020;12(9):8742-59.

Patoulias DI, Boulmpou A, Teperikidis E, et al. Cardiovascular efficacy and safety of dipeptidyl peptidase-4 inhibitors: A meta-analysis of cardiovascular outcome trials. World J Cardiol. 2021;13(10):585-92.

Pititto B, Dias M, Moura F, et al. Metas no tratamento do diabetes. Diretriz Oficial da Sociedade Brasileira de Diabetes; 2023. Disponível em: https://diretriz.diabetes.org.br/metas-no-tratamento-do-diabetes/. Acesso em: 10 jun. 2024.

Rosol TJ. On-target Effects of GLP-1 Receptor Agonists on Thyroid C-cells in Rats and Mice. Toxicologic Pathology. 2013;41(2):303-09.

Roussel R, Darmon P, Pichelin M, et al; CORONADO investigators. Use of dipeptidyl peptidase-4 inhibitors and prognosis of covid-19 in hospitalized patients with type 2 diabetes: A propensity score analysis from the CORONADO study. Diabetes Obes Metab. 2021;23(5):1162-72.

Salvatore T, Pafundi PC, Marfella R, et al. Metformin lactic acidosis: Should we still be afraid? Diabetes Res Clin Pract. 2019:107879.

Sattar N, Lee MMY, Kristensen SL, et al. Cardiovascular, mortality, and kidney outcomes with GLP-1 receptor agonists in patients with type 2 diabetes: a systematic review and meta-analysis of randomised trials. Lancet Diabetes Endocrinol. 2021;9(10):653-62.

Sinha B, Ghosal S. Assessing the need for pioglitazone in the treatment of patients with type 2 diabetes: a meta-analysis of its risks and benefits from prospective trials. Sci Rep. 2020;10(1):15781.

Standl E, Theodorakis MJ, Erbach M, et al. On the potential of acarbose to reduce cardiovascular disease. Cardiovasc Diabetol. 2014;16:13:81.

Trujillo JM, Nuffer W, Smith BA. GLP-1 receptor agonists: an updated review of head-to-head clinical studies. Ther Adv Endocrinol Metab. 2021;12:2042018821997320.

Tsushima Y, Lansang MC, Makin V. The role of SGLT-2 inhibitors in managing type 2 diabetes. Cleve Clin J Med. 2021;88(1):47-58.

Wang M, Li M, Xie Y. Systematic review and meta-analysis: dipeptidyl peptidase-4 inhibitors and rheumatoid arthritis risk. Endocr J. 2021;68(6):729-38.

Wu S, Hopper I, Skiba M, et al. Dipeptidyl peptidase-4 inhibitors and cardiovascular outcomes: meta-analysis of randomized clinical trials with 55,141 participants. Cardiovasc Ther. 2014;32(4):147-58.

Xu B, Xing A, Li S. The forgotten type 2 diabetes mellitus medicine: rosiglitazone. Diabetol Int. 2021;13(1):49-65.

Zhang L, Zhang M, Zhang Y, et al. Efficacy and safety of dulaglutide in patients with type 2 diabetes: a meta-analysis and systematic review. Sci Rep. 2016;6:18904.

7 Tratamento Cirúrgico da Obesidade

83 | Cirurgia Bariátrica: Histórico

Denis Pajecki ▪ Marco Aurelio Santo

Introdução

A história do tratamento cirúrgico da obesidade teve início nos anos 1950, época na qual a doença não era epidêmica como nos dias atuais, o índice de massa corporal (IMC) ainda não constituía um parâmetro utilizado para sua classificação e as primeiras operações realizadas correspondiam a derivações intestinais ou *bypass* jejunoileal, embasadas na experiência clínica de tratamento de pacientes com grandes ressecções intestinais e em estudos experimentais sobre a importância nutricional dos diferentes seguimentos nutricionais.

Primeiras operações

Diferentes modelos de *bypass* jejunoileal foram aplicados por quase duas décadas. No Brasil, Chaib et al. trataram 42 pacientes na primeira metade da década de 1970 com a técnica de Scott e, apesar da boa perda de peso, o índice de complicações gastrointestinais, nutricionais e metabólicas foi muito elevado. De modo semelhante, De Wind e Payne (1976) publicaram sua experiência de mais de 10 anos com 230 pacientes operados, observando hipopotassemia em 23% dos casos, acidose metabólica crônica em 14% e mortalidade relacionada com a cirurgia em 10%, incluindo 10 casos de insuficiência hepática. Por isso, esse tipo de modelo cirúrgico, altamente disabsortivo, deixou de ser utilizado.

A partir do final dos anos 1960, as derivações gástricas ou *bypass* gástrico começaram a substituir as derivações intestinais. O *bypass* gástrico foi originalmente descrito em 1967 por Mason e Ito para encontrar uma operação eficaz, mas sem os efeitos adversos comumente observados no *bypass* jejunoileal. Seu conceito teve origem na observação de perda de peso em indivíduos submetidos à gastrectomia subtotal, sem, no entanto, realizar qualquer tipo de ressecção visceral, considerado, então, procedimento muito radical. Curiosamente, o primeiro paciente submetido a essa operação não teve o tratamento da obesidade propriamente dito como indicação primária, mas sim perda de peso necessária para minimizar o risco de recorrência em um reparo planejado de hérnia incisional.

A técnica cirúrgica baseou-se na divisão gástrica horizontal com exclusão de cerca de 80% do estômago distalmente. A bolsa gástrica proximal era essencialmente constituída pelo fundo e anastomosada a uma alça jejunal, cerca de 60 cm do ângulo de Treitz, à semelhança de uma reconstrução do tipo Billroth-II (BII), com ampla gastrojejunostomia. Nos anos seguintes, os mesmos autores publicaram modificações técnicas do procedimento, diminuindo o tamanho da bolsa e da anastomose, com base no conceito de restrição, que passou a influenciar o desenvolvimento da cirurgia e de novos procedimentos.

Nos anos 1970, modelos de *bypass* gástrico foram testados por autores distintos, cuja diferença residia no tamanho da bolsa gástrica proximal (*pouch*), na anastomose gastrojejunal, no modelo de derivação (em alça como na BII ou em Y de Roux), no comprimento de intestino desviado e em outros detalhes técnico-cirúrgicos menores.

No mesmo período e em paralelo, experimentos clínicos com procedimentos nos quais apenas se dividia parcialmente o estômago, sem anastomose com o intestino (as gastroplastias), caminharam na mesma direção do aumento progressivo da restrição, com bolsas progressivamente menores e bocas de saída mais estreitas.

Da gastroplastia vertical ao *bypass* gástrico

A partir dos anos 1980, o conceito da restrição como mecanismo fundamental de funcionamento das operações bariátricas se consolidou. A gastroplastia se tornou vertical e se somou à pequena curvatura gástrica, aumentando a restrição e diminuindo o risco de dilatação. Posteriormente, foram colocados anéis de contenção acima da sua boca de saída, com o intuito de retardar o esvaziamento gástrico, para o qual se testaram diferentes materiais, dada a frequência elevada de problemas relacionados com reação inflamatória, intrusão para o estômago ou deslizamento desses anéis. No Brasil, Garrido Jr. (1991) propôs a utilização do ligamento redondo para esse fim, configurando-se a técnica empregada no Serviço de Cirurgia do Estômago e Intestino Delgado da Disciplina de Cirurgia do Aparelho Digestivo do Hospital das Clínicas da Faculdade de Medicina da Universidade de São Paulo (HCFMUSP) até o início dos anos 1990.

Do mesmo modo, o *bypass* gástrico convergiu para modelos nos quais o *pouch* era realizado na pequena curvatura e a derivação intestinal em Y de Roux, com alças biliopancreáticas variando de 30 a 50 cm, alças alimentares de 70 a 100 cm e alças comuns longas. Assim como nas gastroplastias, alguns autores destacaram a importância do controle da restrição e do esvaziamento gástrico por meio da colocação de anéis ao redor do *pouch* – nessa linha, destacam-se as técnicas de Fobi e Capella, adotadas no serviço do HCFMUSP por Garrido Jr. a partir do início da década de 1990 e que tiveram grande influência sobre os cirurgiões bariátricos no Brasil. O *bypass* gástrico é discutido com mais detalhes no Capítulo 85, *Bypass Gástrico em Y de Roux*.

Na década de 1990, observou-se a consolidação da cirurgia bariátrica como opção de tratamento para pacientes com obesidade grave, auxiliado pela evolução dos materiais (grampeadores cirúrgicos) e da anestesia, que tornaram o procedimento mais seguro. Em 1991, um documento publicado pelo National Health Institute (NHI) dos EUA, que representou um marco fundamental, estabeleceu critérios de indicação, parâmetros de risco e eficácia e apontamentos sobre a necessidade de desenvolvimento dessa terapia por meio de pesquisas em ciência básica, ensaios clínicos e epidemiologia. Essas diretrizes foram importantes para a implantação de programas de cirurgia bariátrica em outros países e para o aumento expressivo de sua aplicação, dentro e fora dos EUA, a partir da segunda metade daquela década. Entre 1997 e 2003, o número estimado de operações feitas por ano no mundo saltou de 40 mil para 140 mil, a maior parte nos EUA, momento no qual o GB compreendeu o procedimento mais realizado. Contudo, apesar dos avanços, o procedimento ainda era considerado de risco. Nos primeiros 2 anos de experiência com o GB no serviço do HCFMUSP, com proporção elevada de pacientes com IMC acima de 50 kg/m^2, a mortalidade foi de quase 4%.

Da banda gástrica ajustável à gastrectomia vertical (*sleeve*)

Os anos 1990 também assistiram ao surgimento e ao desenvolvimento da cirurgia laparoscópica e, com ela, a possibilidade de realizar procedimentos bariátricos por via minimamente invasiva. Um método puramente restritivo surgido ainda nos anos 1980 ganhou destaque nesse período, principalmente na Europa: a banda gástrica ajustável, um dispositivo de silicone colocado ao redor do estômago, pouco abaixo da transição esofagogástrica, dotado de um mecanismo de ajuste capaz de promover uma restrição controlada. A possibilidade de realizá-lo por laparoscopia, a reversibilidade e o menor risco do procedimento foram chamarizes para sua ampla utilização a partir do final da década e, principalmente, no início dos anos 2000. A banda gástrica ajustável é discutida no Capítulo 89.

Por uma década, observou-se o aumento progressivo da utilização desse método, principalmente depois de sua aprovação nos EUA pela Food and Drug Administration (FDA). Entretanto, alguns fatores influenciaram o seu declínio, como a perda de peso insuficiente em grande parte dos pacientes, o desenvolvimento do *bypass* gástrico laparoscópico (e a drástica redução da morbidade relacionada com esse procedimento) e o surgimento da gastrectomia vertical.

Na gastrectomia vertical, realiza-se a secção de grande parte do estômago em sentido longitudinal, deixando-o com o formato de um tubo junto à pequena curvatura, lembrando o formato de manga de camisa (*sleeve*). Historicamente, foi inspirada em um procedimento que teve uma pequena repercussão e utilização, a cirurgia de Magenstrasse e Mill (M&M), considerada uma evolução da gastrectomia vertical de Mason, e no conceito de cirurgia estagiada, para pacientes de alto risco, por ter sido realizada, desde o final dos anos 1980, como parte do procedimento *duodenal switch* (DS), sobre o qual se falará mais adiante. O Capítulo 86, *Gastrectomia Vertical Laparoscópica*, aborda em minúcias a gastrectomia vertical.

Desde 2010, tem-se verificado o aumento progressivo na utilização da técnica de gastrectomia vertical, que hoje representa mais da metade dos procedimentos bariátricos realizados no mundo, fenômeno explicado por alguns fatores: trata-se de uma técnica laparoscópica sem derivação intestinal (portanto, com menor índice de complicações nutricionais), com efeito não apenas restritivo, como nas gastroplastias ou na banda gástrica, mas também com repercussões êntero-hormonais.

A compreensão dos mecanismos de funcionamento das operações bariátricas não apenas baseados em conceitos de restrição e disabsorção abriu um novo caminho para essa ciência, a partir do início dos anos 2000, com a identificação do papel dos êntero-hormônios, dos sais biliares e da microbiota intestinal nas complexas vias metabólicas envolvidas no controle da fome, da saciedade e da regulação do balanço energético, cumprindo, assim, o desafio imposto pelo NIH em 1991.

Embora todos os mecanismos não tenham sido ainda completamente compreendidos, sabe-se que na gastrectomia vertical a ressecção completa do fundo gástrico produz redução significativa da secreção da ghrelina e que o esvaziamento gástrico mais acelerado aumenta a produção de peptídeo semelhante ao glucagon 1 (GLP-1) no período pós-prandial e modifica a secreção de sais biliares e a microbiota intestinal. Acredita-se que todos esses fenômenos expliquem os melhores resultados dessa técnica em comparação aos métodos puramente restritivos mais antigos. Os resultados a longo prazo, entretanto, mostram taxas elevadas de refluxo gastroesofágico e recidiva da obesidade, o que poderá influenciar a escolha por essa técnica daqui em diante.

Esse conhecimento também influenciou o melhor entendimento do funcionamento do *bypass* gástrico. Pacientes com maior resposta êntero-hormonal apresentam melhor perda de peso a longo prazo, fenômeno que, do ponto de vista cirúrgico, se relaciona com bolsas gástricas (*pouch*) pequenas e que esvaziam bem, quebrando o paradigma da restrição como mecanismo fundamental. Nesse sentido, pode-se dizer que o *bypass* gástrico é, ainda hoje, passados 50 anos, uma cirurgia em transformação, na qual se procuram modelos capazes de proporcionar melhores resultados com base na melhor resposta êntero-hormonal, com menor morbidade cirúrgica e menores efeitos colaterais. O Capítulo 92 aborda os mecanismos de ação das cirurgias bariátricas com mais detalhes.

A manipulação do tamanho das alças intestinais desviadas, caminhando para certa individualização, e a realização de *bypass* gástrico com *pouch* vertical longo e anastomose única, como nos primeiros tempos, são algumas dessas tendências, que ainda precisam de avaliação ao longo do tempo.

Derivações biliopancreáticas

Em outra vertente histórica, Nicola Scopinaro trabalhou, a partir do final da década de 1970, em um modelo cirúrgico que, de certo modo, combinou os conceitos do *bypass* gástrico em Y de Roux com os princípios da *bypass* jejunoileal: a derivação biliopancreática (BPD), em que se realizava uma anastomose gastroileal (e não gastrojejunal como no *bypass* gástrico). Embora reconhecidamente eficaz no controle do peso e das comorbidades, essa técnica apresentou, em muitos pacientes, os mesmos problemas gastrointestinais, metabólicos e nutricionais do *bypass* jejunoileal. Foi utilizada rotineiramente por poucos cirurgiões até meados da última década, mas progressivamente abandonada em virtude de seus efeitos colaterais, que decorreram da manutenção de uma alça comum curta (50 a 70 cm). A cirurgia de Scopinaro é discutida no Capítulo 90, *Interposição Ileal*.

No final dos anos 1980, Picard Marceau, no Canadá, adotou uma modificação da BPD na qual fazia uma gastrectomia vertical, preservando o piloro, e uma anastomose duodenoileal, deixando uma alça comum um pouco mais longa (100 cm), tendo sido chamada *duodenal switch* (BPD-DS) e inspirada em um procedimento descrito por DeMeester et al. para o tratamento do refluxo alcalino. O objetivo era obter os mesmos resultados positivos da BPD, reduzindo seus efeitos adversos. Por se tratar de um procedimento mais complexo e estar associado, ainda que em menor proporção, aos referidos efeitos colaterais de uma BPD, sua adoção foi limitada. Na última década, modificações de BPD-DS foram propostas com o intuito de facilitar sua execução, diminuir seus efeitos colaterais ou melhorar ainda mais seus resultados metabólicos – são os casos da bipartição intestinal, do *duodenal switch* com anastomose única (SADI) e a interposição ileal, respectivamente. No momento, o SADI é a variação de BPD-DS mais utilizada. A derivação biliopancreática com *duodenal switch* é detalhada no Capítulo 87; a interposição ileal, no Capítulo 90; e a bipartição intestinal, no Capítulo 91.

Considerações finais

Como a proporção com que cada técnica cirúrgica é realizada e as mudanças de preferência dos cirurgiões ao longo do tempo são influenciadas por fatores relacionados com a eficácia e a segurança dos procedimentos, a gastrectomia vertical e o *bypass* gástrico constituem as técnicas mais realizadas, com suas respectivas diferenças regionais. Enquanto, nos EUA, a gastrectomia vertical representa 70% das cirurgias bariátricas realizadas, no Brasil tem-se a mesma proporção do *bypass* gástrico. BPD-DS, com suas diferentes variações (bipartição do trânsito intestinal, SADI e interposição ileal), em que pese representar o procedimento com melhor estímulo êntero-hormonal e com excelentes resultados clínicos, é menos realizado, por apresentar mais efeitos colaterais e risco nutricional.

A cirurgia bariátrica está em constante evolução, à medida que se incorporaram conceitos fisiológicos aos anatômicos, dando ênfase aos aspectos morfofuncionais, além do conhecimento transformador e inovador advindo do papel dos êntero-hormônios. Paralelamente, o conceito de centro de referência no tratamento da obesidade grave foi progressivamente desenvolvido. Nesse sentido, o Serviço de Cirurgia Bariátrica e Metabólica do HCFMUSP foi pioneiro, com as grandes contribuições na década de 1970 do Prof. Salomão Chaib e, posteriormente, nas décadas de 1990 e início dos anos 2000, com o Prof. Garrido Jr., tendo encampado os princípios acadêmicos de assistência, ensino e pesquisa de modo contínuo para proporcionar um tratamento de excelência aos pacientes com obesidade grave, contemplando a preparação, a avaliação e o acompanhamento no âmbito da multidisciplinaridade. A valorização da avaliação e o seguimento de aspectos de cunho psicológico e nutricional também foram incorporados ao seguimento clínico, cirúrgico e endocrinológico, além dos cuidados de enfermagem, fisioterapia e aplicação de conhecimentos da educação física terem proporcionado uma recuperação mais efetiva, e aspectos de assistência social aplicados na acolhida aos pacientes. Ainda, a padronização e a sistematização técnicas, aliadas aos cuidados no preparo pré-operatório, que incluem práticas de perda de peso nos pacientes com obesidade classe 4 ou mais, e ao incremento dos cuidados pós-operatórios em regime de terapia intensiva quando necessários, possibilitaram atingir resultados cirúrgicos altamente satisfatórios.

Assim, o conceito simplista de obesidade tem sido progressivamente substituído pela admissão da obesidade como doença grave, de caráter crônico e progressivo, que implica em um tratamento de natureza multimodal, cenário no qual a cirurgia bariátrica torna-se uma ferramenta fundamental aliada às mudanças comportamentais.

Bibliografia

Alden JF. Gastric and jejuno-ileal bypass: a comparison in the treatment of morbid obesity. Arch Surg. 1977;112:799-806.

Angrisani L, Santiacola A, Iovino P, et al. Bariatric surgery and endoluminal procedures: IFSO Worldwide Survey 2014. Obes Surg. 2017;27(9):2279-89.

Angrisani L, Santonicola A, Iovino P, et al. Bariatric surgery worldwide 2013. Obes Surg. 2015;25:1822-32.

Biertho L, Lebel S, Marceau S, et al. Biliopancreatic diversion with duodenal switch: surgical technique and perioperative care. Surg Clin North Am. 2016;96(4):815-26.

Capella RF, Capella JF, Mandec H, Nath P. Vertical banded gastroplasty-gastric bypass: preliminary report. Obes Surg. 1991;1(4):389-95.

Chaib SA, Bettarello A, Laudana AA, et al. O "curto circuito" intestinal para tratamento da obesidade excessiva. Rev Hosp Clin Fac Med. 1977;32(5):253-6.

DeMeester TR, Fuchs KH, Civalleri D, et al. Experimental and clinical results with proximal end-to-end duodenojejunostomy for pathologic duodenogastric reflux. Ann Surg. 1987;206:414-26.

DePaula AL, Stival AR, Halpern A, Vencio S. Surgical treatment of morbid obesity: mild term outcomes of the laparoscopic ileal interposition associated to a sleeve gastrectomy in 120 patients. Obes Surg. 2011;21(5):668-75.

De Souza Bastos E, Pajecki D. Gastric bypass: Historical evolution and technical development of a time-honored bariatric procedure. Journal of Bariatric Surgery. 2022;1(1):10.

De Wind LT, Payne JH. Intestinal by-pass surgery for morbid obesity. Long term results. JAMA. 1976;236(20):2298-301.

Fobi M, Lee H, Fleming A. The surgical technique of the banded Roux-en-Y gastric bypass. J Obes Wgt Reg. 1989;S(2):99-102.

Fobi MA, Fleming AW. Vertical banded gastroplasty vs gastric bypass in the treatment of obesity. J Natl Med Assoc. 1986;78(11):1091-8.

Garrido Jr AB. Cirurgia da obesidade mórbida: gastroplastia vertical e calibragem com ligamento redondo. Arq Bras Cirurgia Digestiva. 1991;(Suppl.)183.

Griffen Jr WO, Young VL, Stevenson CC. A prospective comparison of gastric and jejunoileal bypass procedures for morbid obesity. Ann Surg. 1977;186(4):500-7.

Johnston D, Dachtler J, Sue-Ling HM, et al. The Magenstrasse and Mill operation for morbid obesity. Obes Surg. 2003;13(1):10-6.

Kremen NA, Linner JH, Nelson CH. Experimental evaluation of the nutritional importance of proximal and distal small intestine. Ann Surg. 1954;140:439.

Lagace M, Marceau P, Marceau S, et al. Biliopancreatic diversion with a new type of gastrectomy: some previous conclusions revisited. Obes Surg. 1995;5(5):411-8.

Lee WJ, Lin YH. Single-anastomosis gastric by-pass (SAGB): appraisal of clinical evidence. Obes Surg. 2014;24(10):1749-56.

Mason EE. Vertical banded gastroplasty. Arch Surg. 1982;117:701-6.

Mason EE, Ito C. Gastric bypass in obesity. Surg Clin North Am. 1967;47:1345-51.

Mason EE, Printen KJ, Hartford CE, Boyd WC. Optimizing results of gastric bypass. Ann Surg. 1975;182(4):405-14.

Moy J, Pomp A, Dakin G, et al. Laparoscopic sleeve gastrectomy for morbid obesity. Am J Surg. 2008;196(5):e56-9.

Murad AJ Jr, Cohen RV, de Godoy EP, et al. A prospective single arm trial of modified biliopancreatic and short alimentary limbs Roux-en-Y gastric by-pass in type 2 diabetes patients with mild obesity. Obes Surg. 2018;28(3):599-605.

NIH Consensus Development Conference Panel. Gastrointestinal surgery for severe obesity. Ann Inter Med. 1991;115:956.

O'Brien PE, Dixon JB. Lap band: outcomes and results. J Laparoendoc Adv Surg Tech. 2003;13(4):265-70.

Pajecki D, Dalcanalle L, Oliveira CPMS, et al. Follow up of Roux-en-Y gastric by-pass patients at 5 or more years postoperatively. Obes Surg. 2007;17:601-7.

Payne JH, DeWind LT. Surgical treatment of obesity. Am J Surg. 1969:118:141-7.

Printen KJ, Mason EE. Gastric surgery for relief of morbid obesity. Arch Surg. 1973;106:428-31.

Ren CJ, Petterson E, Gagner M. Early results of laparoscopic biliopancreatic diversion with duodenal switch: a case series of 40 consecutive cases. Obes Surg. 2000:10(6):514-23.

Riccioppo D, Santo MA, Rocha M, et al. Small-volume, fast emptying gastric pouch leads to better long-term weight loss and food tolerance after Roux-en-Y gastric bypass. Obes Surg. 2018;28(3):693-701.

Sanchez-Pernaute A, Rubio MA, Cabrerizo L, et al. Single anastomosis duodenoileal by-pass with sleeve gastrectomy (SADI-S) for obese diabetic patients. Surg Obes Relat Dis. 2015;11(5):1092-8.

Santo MA, Riccioppo D, Pajecki D, et al. Weight regain after gastric by-pass: influence of gut hormones Obes Surg. 2016;26(5):919-25.

Santoro S, Castro LC, Velhote MC, ct al. Sleeve gastrectomy with transit bipartition: a potent intervention for metabolic syndrome and obesity. Ann Surg. 2012;256(1):104-10.

Scopinaro N, Gianetta E, Civalleri D, et al. Bilio-pancreatic by-pass for obesity: initial experience in man. Br J Surg. 1979;66(9):618-20.

Scott HWJ Jr, Dean RH, Shull HJ, et al. Surgical management of morbid obesity: current considerations in the use of extensive jejunoileal by-pass. South Med J. 1976;69:789.

Sista F, Abruzzese V, Clementi M, et al. The effect of sleeve gastrectomy on GLP-1 secretion and gastric emptying: a prospective study. Surg Obes Relat Dis. 2017;13(1):7-14.

Torres JC, Oca CF, Garrison RN. Gastric bypass: Roux-en-Y gastrojejunostomy from the lesser curvature. South Med J. 1983;76(10):1217-21.

Welbourn R, Holyman M, Kinsman R, et al. Bariatric surgery worldwide: baseline demographic description and one-year outcomes from the fourth IFSO Global Registry Report 2018. Obes Surg. 2019;29(3):782-95.

84 Princípios Básicos do Tratamento: Indicações e Objetivos

Luiz Vicente Berti ▪ Pedro Paulo de Paris Caravatto ▪ Thomas Szego ▪ Danilo Mardegam Razente

Introdução

Segundo a Organização Mundial da Saúde (OMS), em 2025, a estimativa é ter 2,3 bilhões de adultos no mundo acima do peso, e destes, 700 milhões com obesidade (índice de massa corporal – IMC ≥ 30 kg/m^2). No Brasil, o sobrepeso e a obesidade atingiram proporções epidêmicas, afetando mais de 60% da população do país. Dados recentes obtidos pela Pesquisa de Vigilância de Fatores de Risco e Proteção de Doenças Crônicas por Inquérito Telefônico (Vigitel) do Ministério da Saúde, divulgados em 2021, mostram que a obesidade está presente em 22,4%, e o excesso de peso ocorre em 57,2% dos habitantes das capitais dos estados e do Distrito Federal no Brasil, enquanto 57,2% da população brasileira apresenta sobrepeso. Os jovens representam a parcela da população que apresentou um disparo na prevalência da obesidade – aumento de 110% entre 2007 e 2017, quase o dobro da média observada nas demais faixas etárias (60%).

O Atlas da Obesidade, publicado em 2023 pela Federação Mundial de Obesidade, estima que, em 2035, 58% da população dos EUA apresentará obesidade, enquanto no Brasil, a obesidade afetará 41% da população, delineando um crescimento anual na população adulta de 2,8%, e de 4,4% nas crianças e adolescentes.

Assim, de acordo com esses dados, a obesidade tornou-se uma epidemia e uma questão de saúde pública no Brasil e no mundo. Mesmo com o advento e o desenvolvimento de novos medicamentos para o seu tratamento, a cirurgia bariátrica ainda é a ferramenta mais potente para perda e manutenção da perda de peso a longo prazo, além de contribuir para a melhora das doenças associadas à obesidade grave. Dados compilados pela Sociedade Brasileira de Cirurgia Bariátrica e Metabólica (SBCBM) apontam que, em 2017, foram realizadas 105.642 cirurgias no Brasil e, em 2022, 74.738.

A maior parte desses procedimentos foi realizada no sistema de saúde privado.

Indicações

A cirurgia bariátrica mostra-se como importante instrumento para tratamento de obesidade grave. O racional para a indicação do tratamento cirúrgico da obesidade baseia-se, principalmente, na falha do tratamento clínico e nos resultados satisfatórios da perda de peso causados pela operação, associados ao melhor controle das comorbidades e à redução da mortalidade relacionada à obesidade.

Na tentativa de estandardizar a indicação para tratamento operatório em pacientes portadores de obesidade, utiliza-se o IMC, uma forma objetiva e numérica de classificação da obesidade, sendo calculado pelo peso, medido em quilogramas, dividido pela altura, medida em metros ao quadrado (kg/m^2), como apresentado na Tabela 84.1. Ele é uma forma de estimar a distribuição do peso em relação à altura do paciente, porém apresenta falhas na avaliação global da obesidade, uma vez que não estima a composição corporal em relação à porcentagem de massa magra e gordura corporal, nem leva em consideração o prejuízo funcional da obesidade e suas comorbidades na vida do paciente. Apesar disso, o IMC ainda é a principal forma utilizada para classificar a obesidade e definir os grupos candidatos à cirurgia.

Os critérios inicialmente aceitos para indicação do tratamento cirúrgico da obesidade foram estabelecidos em 1991 nos EUA, em um consenso promovido pelo National Institute of Health (NIH), que estabeleceu que os critérios de elegibilidade para cirurgia bariátrica incluíam pacientes com IMC ≥ 40 kg/m^2 ou, ainda, com IMC ≥ 35 kg/m^2 quando portadores de comorbidades relacionadas com a obesidade, como apneia obstrutiva do sono grave, hipoventilação da obesidade ou diabetes *mellitus* tipo 2 (DM2) descompensado. Outra indicação para pacientes nessa faixa de IMC abrangia aqueles com problemas físicos, como artropatias e dificuldade para deambular e desempenhar funções profissionais e familiares. Em 1994, realizou-se uma revisão do consenso do NIH e, a partir dessa data, todos os pacientes com IMC entre 35 e 40 kg/m^2 que apresentavam pelo menos uma comorbidade relacionada com a obesidade eram candidatos à cirurgia bariátrica, desde que comprovado o insucesso de tratamento clínico anteriormente realizado.

No Brasil, segundo a Resolução nº 2.131/2015, do Conselho Federal de Medicina (CFM), as indicações gerais para cirurgia bariátrica são: pacientes com IMC ≥ 40 kg/m^2, ou pacientes com IMC ≥ 35 kg/m^2 e presença de comorbidades, isto é, doenças agravadas pela obesidade e que melhoram quando ela é tratada

Tabela 84.1 Classificação de obesidade pelo índice de massa corporal.

Classificação	IMC (kg/m^2)
Peso saudável	18,5 a 24,9
Sobrepeso	25 a 29,9
Obesidade classe 1	30 a 34,9
Obesidade classe 2	35 a 39,9
Obesidade classe 3	40 a 49,9
Obesidade classe 4	50 a 59,9
Obesidade classe 5	≥ 60

IMC: índice de massa corporal.

de forma eficaz, tais como: diabetes, apneia do sono, hipertensão arterial, dislipidemia, doenças cardiovasculares, incluindo doença arterial coronariana, infarto do miocárdio, angina, insuficiência cardíaca congestiva, acidente vascular encefálico, hipertensão e fibrilação atrial, cardiomiopatia dilatada, *cor pulmonale* e síndrome de hipoventilação, asma grave não controlada, osteoartrose, hérnias discais, refluxo gastroesofágico com indicação cirúrgica, colecistopatia calculosa, pancreatite aguda de repetição, doença hepática esteatótica metabólica, incontinência urinária de esforço na mulher, infertilidade masculina e feminina, disfunção erétil, síndrome dos ovários policísticos, veias varicosas e doença hemorroidária, hipertensão intracraniana idiopática, estigmatização social e depressão. Além desses dois critérios, a obesidade deve estar estabelecida e com tratamento clínico prévio insatisfatório de, pelo menos, 2 anos.

Em 2022, a International Federation for the Surgery of Obesity and Metabolic Disorders (IFSO), em conjunto com a American Society of Metabolic and Bariatric Surgery (ASMBS), publicaram uma atualização em relação às indicações do NIH de 1991, com recomendação de considerar a cirurgia bariátrica em pacientes com IMC entre 30 e 34,9 kg/m^2 que não atingiram controle do peso e das comorbidades associadas após tratamento não cirúrgico. Em virtude das críticas quanto à utilização dessa classificação, já se observa um esforço de sociedades clínicas e cirúrgicas para obter uma classificação em escore, como observado pelo II Fórum Metabólico – O Brasil em Busca de Soluções, promovido pela SBCBM, junto a outras sociedades médicas: Colégio Brasileiro de Cirurgiões (CBC), Colégio Brasileiro de Cirurgia Digestiva (CBCD), Associação Brasileira para o Estudo da Obesidade e da Síndrome Metabólica (ABESO), Sociedade Brasileira de Endocrinologia e Metabologia (SBEM) e Sociedade Brasileira de Diabetes (SBD). Porém, tanto no Sistema Único de Saúde, quanto na Agência Nacional de Saúde Suplementar, que regula os planos de saúde, o IMC ainda é usado para classificar a obesidade e definir os pacientes candidatos à cirurgia. Essa mesma publicação sugere considerar a cirurgia bariátrica para pacientes com IMC ≥ 35 kg/m^2, independentemente da presença de comorbidades.

A idade mínima permitida é de 16 anos e não existe um limite de idade máxima. A princípio, estabeleceu-se a idade máxima limite de 65 anos para a realização da cirurgia. Entretanto, diversos relatos da literatura demonstrando o sucesso desse tipo de tratamento para a população idosa, com taxas semelhantes de complicações quando comparadas às observadas na população mais jovem (desde que a operação seja realizada em centro de excelência nesse procedimento e por cirurgião experiente), levaram à ampliação da indicação de cirurgia para pacientes acima de 65 anos. Contudo, para pacientes idosos, deve-se ter maior atenção quanto à avaliação de condições associadas no pré-operatório. Em relação à idade mínima para realização da cirurgia, para pacientes entre 16 anos completos e menores de 18 anos, devem ser respeitadas algumas exigências exclusivas, como ter a concordância dos pais ou responsáveis legais, a presença de pediatra na equipe multiprofissional e a consolidação das cartilagens das epífises de crescimento dos punhos, com o risco-benefício devendo ser muito bem analisado. Para menores de 16 anos, a cirurgia não é autorizada, sendo considerada experimental. Nesse caso, pode ser feita somente com a liberação do sistema CEP/CONEP (Comitê de Ética em Pesquisa coordenados pela Comissão Nacional de Ética em Pesquisa, ligados ao Conselho Nacional de Saúde do Ministério da Saúde) para realização de

estudos experimentais. São contraindicações ao procedimento cirúrgico, o uso de drogas ilícitas ou alcoolismo, a presença de transtorno de humor grave ou de quadros psicóticos em atividade ou quadros demenciais, risco anestésico classificado como ASA IV, hipertensão portal com varizes esofagogástricas, síndrome de Cushing por excesso de produção de cortisol pela suprarrenal e limitação intelectual significativa em pacientes sem suporte familiar adequado. É de crucial importância a compreensão, por parte do paciente e dos familiares, dos riscos e das mudanças de hábitos inerentes a uma cirurgia de grande porte sobre o trato digestivo e da necessidade de acompanhamento pós-operatório com a equipe multidisciplinar, a longo prazo (Tabela 84.2). Os critérios aceitos para indicação do tratamento cirúrgico da obesidade foram definidos por especialistas na reunião promovida pelo NIH em 1991, citada anteriormente.

Além disso, no Brasil, existe outra importante indicação bem estabelecida de cirurgia bariátrica, para paciente com IMC entre 30 e 34,9 kg/m^2, formalizada pelo CFM em 2017: a cirurgia metabólica para DM2. Segundo a Resolução nº 2.172/2017 do CFM, são critérios de elegibilidade para cirurgia metabólica para tratamento do DM2 (deverá preencher todos os critérios):

- Pacientes com IMC entre 30 e 34,9 kg/m^2
- Idade mínima de 30 anos e máxima de 70 anos
- DM2 com menos de 10 anos de história da doença
- Refratariedade ao tratamento clínico por no mínimo 2 anos, após acompanhamento regular com endocrinologista
- Pacientes que não tenham contraindicação ao procedimento cirúrgico proposto.

Além disso, a indicação cirúrgica do paciente deve ser feita obrigatoriamente por dois médicos especialistas em endocrinologia, mediante parecer fundamentado atestando a refratariedade ao tratamento clínico otimizado com uso de antidiabéticos orais e/ou injetáveis e com mudanças no estilo de vida.

Ainda baseado naquela resolução, a derivação gastrojejunal em Y de Roux (gastroplastia ou *bypass* gástrico em Y de Roux)

Tabela 84.2 Indicações básicas de cirurgia bariátrica (Resolução CFM nº 2.131/2015).

Com relação à massa corpórea	IMC > 40 kg/m^2, independentemente da presença de comorbidades ou IMC entre 35 e 40 kg/m^2 na presença de comorbidades
Obesidade estabelecida	Obesidade estabelecida há pelo menos 5 anos com pelo menos 2 anos de tentativa de tratamento clínico sem sucesso
Precauções para indicação da cirurgia	Não uso de drogas ilícitas ou alcoolismo Ausência de quadros psiquiátricos ou demenciais graves ou moderados Compreensão, por parte do paciente e dos familiares, dos riscos e das mudanças de hábitos inerentes a uma cirurgia de grande porte sobre o trato digestivo e da necessidade de acompanhamento pós-operatório com a equipe multidisciplinar, a longo prazo
Idade	Idade mínima: 16 anos* Idade máxima: não há

*Adolescentes com 16 anos completos e menores de 18 anos poderão ser operados, respeitadas as condições anteriores, além das exigências legais, de ter a concordância dos pais ou responsáveis legais, a presença de pediatra na equipe multiprofissional, a consolidação das cartilagens das epífises de crescimento dos punhos e outras precauções especiais, com a relação risco-benefício devendo ser muito bem analisada. IMC: índice de massa corporal.

Capítulo 84 ▪ Princípios Básicos do Tratamento: Indicações e Objetivos **693**

é a primeira escolha como técnica cirúrgica, sendo a gastrectomia vertical a alternativa caso haja contraindicação ou desvantagem. Nenhuma outra técnica é reconhecida para tratamento desses pacientes.

Objetivos

O objetivo primordial da cirurgia bariátrica é auxiliar no tratamento da obesidade junto às medidas de mudança de estilo de vida, promovendo a perda de peso e sua manutenção a longo prazo, bem como na resolução ou controle das comorbidades associadas à obesidade (Tabela 84.3). Além disso, e não menos importante, o objetivo da cirurgia bariátrica também é melhorar a qualidade e a expectativa de vida do paciente com obesidade. Dados da literatura mostram que os pacientes submetidos à cirurgia bariátrica aumentam a sua expectativa de vida em 6 a 10 anos.

A redução da porcentagem de gordura corporal, principalmente a gordura visceral, observada após a cirurgia está associada a redução da resistência periférica à insulina (RI) e melhor controle dos níveis glicêmicos, redução dos níveis circulantes de ácidos graxos livres, interleucina 6, fator de necrose tumoral alfa e proteína C reativa e aumento dos níveis de adiponectina. Além disso, como resultado da redução significativa da pressão intra-abdominal que se segue após a perda de peso, observa-se melhora da incontinência urinária, do refluxo gastroesofágico, da hipertensão arterial sistêmica (HAS), da hipertensão intracraniana idiopática, da insuficiência venosa periférica e da hipoventilação.

Os benefícios mecânicos decorrentes da perda de peso já foram extensamente estudados na literatura, incluindo menor carga sobre as articulações, aumento da complacência pulmonar e diminuição da quantidade de tecido adiposo na região cervical, o que implica menor grau de obstrução de via respiratória superior, facilitando a respiração e diminuindo a ocorrência de apneia do sono, além de melhora do humor, da autoestima e da qualidade e quantidade de vida.

Outros benefícios clínicos abrangem melhora da função cardíaca e redução dos níveis pressóricos por alterações hormonais e hemodinâmica. Ainda, observam-se redução de triglicerídeos e colesterol, melhora da motilidade, redução de infecções relacionadas com a obesidade (p. ex., dermatites) e diminuição da incidência de úlceras varicosas, DHEM, asma, síndrome dos ovários policísticos e infertilidade, visto que muitas das pacientes com obesidade conseguem engravidar depois da perda do peso, algo antes

praticamente impossível pelas alterações hormonais causadas pela obesidade grave.

Além disso, um dos principais efeitos da cirurgia bariátrica é a ação sobre os êntero-hormônios, com a diminuição de alguns hormônios orexígenos e a elevação de alguns hormônios anorexígenos. A ghrelina, principal hormônio orexígeno produzido principalmente pelas células X/A-*like* localizadas nas glândulas oxínticas no fundo gástrico, é um hormônio que tem sua secreção diminuída após o *bypass* gástrico e a gastrectomia vertical. Alguns hormônios anorexígenos, como o peptídeo YY, o peptídeo semelhante ao glucagon 1, o peptídeo semelhante ao glucagon 2 e a oxintomodulina têm sua secreção estimulada e, após a cirurgia bariátrica, aumentam a saciedade, além promoverem ações metabólicas, como a liberação de insulina e a diminuição de glucagon, entre outras funções centrais e periféricas.

Observa-se que as cirurgias que envolvem a confecção de derivações do intestino proximal ou o aumento do esvaziamento gástrico promovem redução dos níveis glicêmicos de pacientes diabéticos precocemente, poucos dias após a cirurgia, antes mesmo de haver uma perda de peso efetiva, sugerindo que, além da dieta extremamente hipocalórica nas primeiras semanas de pós-operatório, o aumento de produção desses êntero-hormônios participa do mecanismo de controle do DM2, o que caracteriza a cirurgia como metabólica, além de bariátrica. Os mecanismos de ação das cirurgias bariátricas são discutidos no Capítulo 92, e a cirurgia metabólica em pacientes com obesidade classe 1, no Capítulo 105.

As taxas de controle do DM2 a curto prazo em pacientes submetidos à cirurgia bariátrica variam de 40 a 100% conforme o tipo de procedimento realizado. Os procedimentos associados a melhores índices de remissão do DM2 são o *bypass* gástrico e as derivações biliopancreáticas (Tabela 84.4).

Cabe mencionar o clássico estudo SOS, cujos resultados demonstram a superioridade do tratamento cirúrgico da obesidade em comparação ao clínico. Os resultados com relação à perda de peso após 20 anos são apresentados na Figura 84.1.

Alguns autores sugerem que operações chamadas, antigamente, "bariátricas" seriam melhor denominadas como "metabólicas", ressaltando a importância dos êntero-hormônios na fisiopatologia da obesidade e demonstrando melhor compreensão do mecanismo de ação das operações, deixando obsoletas as técnicas cirúrgicas que visavam somente à restrição e ao controle mecânico de ingestão oral. Isso nos faz compreender que a obesidade é uma doença com base hormonal e que a cirurgia bariátrica tem sua principal ação ajudando na regulação e na modulação hormonal e metabólica. Assim, torna-se essencial conhecer as diversas técnicas, suas aplicações, suas indicações e seus resultados.

Tabela 84.3 Efeitos da cirurgia bariátrica sobre as comorbidades relacionadas com a obesidade.

Comorbidades	Incidência pré-operatória (%)	% remissão após a cirurgia ($\Delta t > 2$ anos)
DM2, IG, HG	34	85
Hipertensão	26	66
Hipertrigliceridemia e colesterol HDL reduzido	40	85
Apneia do sono	22 (homens)	40
Síndrome de hipoventilação do paciente com obesidade	12	76

DM2: diabetes *mellitus* tipo 2; HDL: lipoproteína de alta densidade. (Adaptada de Greenway, 1996.)

Tabela 84.4 Taxas de remissão de diabetes *mellitus* tipo 2 após cirurgias bariátricas.

Procedimento	% remissão
Gastroplastia vertical (técnica de Mason)	75 a 83
Banda gástrica ajustável	40 a 47
Bypass gástrico em Y de Roux	83 a 92
Derivação biliopancreática	95 a 100

Adaptada de Greenway et al., 2002.

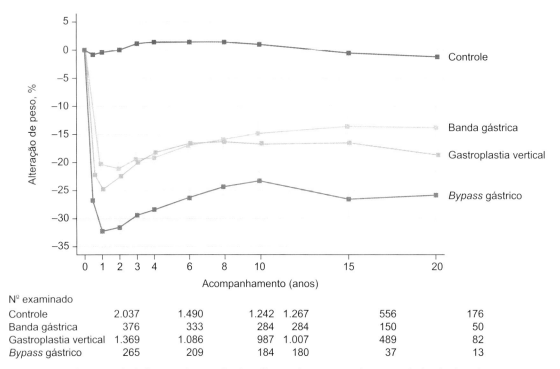

Figura 84.1 Perda de peso após cirurgia bariátrica (*bypass* gástrico × gastroplastia vertical × banda gástrica).

Bibliografia

Brasil. Ministério da Saúde. Secretaria de Vigilância em Saúde. Departamento de Análise em Saúde e Vigilância de Doenças Não Transmissíveis. Vigitel Brasil 2021: vigilância de fatores de risco e proteção para doenças crônicas por inquérito telefônico: estimativas sobre frequência e distribuição sociodemográfica de fatores de risco e proteção para doenças crônicas nas capitais dos 26 estados brasileiros e no Distrito Federal em 2021. Brasília: Ministério da Saúde; 2021.

Brechner RJ, Farris C, Harrison S, et al. Summary of evidence – bariatric surgery, 2004. Disponível em: http://www.cms.hhs.gov/FACA/downloads/id26c.pdf. Acesso em: 29 jun. 2020.

Buchwald H, Avidor Y, Braunwald E, et al. Bariatric surgery: a systematic review and meta-analysis [published correction appears in JAMA. 2005;293:1728]. JAMA. 2004;292:1724-37.

Centers for Medicare & Medicaid Services. Medicare expands national coverage for bariatric surgery procedures, 2006. Disponível em: https://www.cms.gov/newsroom/press-releases/medicare-expands-national-coverage-bariatric-surgery-procedures. Acesso em: 29 jun. 2020.

Consensus Development Conference Panel. NIH conference: gastrointestinal surgery for severe obesity. Ann Intern Med. 1991;115:956-61.

Cummings DE, Overduin J, Foster-Schubert KE. Gastric bypass for obesity: mechanisms of weight loss and diabetes resolution. J Clin Endocrinol Metab. 2004;89:2608-15.

Cummings DE, Overduin J, Foster-Schubert KE, Carlson MJ. Role of the bypassed proximal intestine in the antidiabetic effects of bariatric surgery. Surg Obes Relat Dis. 2007;3:109-15.

Eisenberg D, Shikora SA, Aarts E, et al. 2022 American Society of Metabolic and Bariatric Surgery (ASMBS) and International Federation for the Surgery of Obesity and Metabolic Disorders (IFSO) Indications for Metabolic and Bariatric Surg Obes Relat Dis. 2022;18(12):1345-56.

Fatima J, Houghton SG, Iqbal CW, et al. Bariatric surgery at the extremes of age. J Gastrointest Surg. 2006;10:1392-6.

Gastrointestinal surgery for severe obesity: National Institutes of Health Consensus Development Conference Statement. Am J Clin Nutr. 1992;55:615S-9S.

Gonzalez R, Lin E, Mattar SG, et al. Gastric bypass for morbid obesity in patients 50 years or older: is laparoscopic technique safer? Am Surg. 2003;69:547-53.

Greenway FL. Surgery for obesity. Endocrinol Metab Clin North Am. 1996;25:1005-27.

Greenway SE, Greenway FL III, Klein S. Effects of obesity surgery on non-insulin-dependent diabetes mellitus. Arch Surg. 2002;137:1109-17.

Kral JG, Sjostrom LV, Sullivan MB. Assessment of quality of life before and after surgery for severe obesity. Am J Clin Nutr. 1992;55:611S-614S.

Lambert DM, Marceau S, Forse RA. Intra-abdominal pressure in the morbidly obese. Obes Surg. 2005;15:1225-32.

Long SD, O'Brien K, MacDonald KG Jr, et al. Weight loss in severely obese subjects prevents the progression of impaired glucose tolerance to type II diabetes: a longitudinal interventional study. Diabetes Care. 1994;17:372-5.

Macgregor AM, Rand CS. Gastric surgery in morbid obesity: outcome in patients aged 55 and older. Arch Surg. 1993;128:1153-7.

Maggard MA, Shugarman LR, Suttorp M, et al. Meta-analysis: surgical treatment of obesity. Ann Intern Med. 2005;142:547-59.

Marceau P, Hould FS, Simard S, et al. Biliopancreatic diversion with duodenal switch. World J Surg. 1998;22:947-54.

Mechanick JI, Kushner RF, Sugerman HJ, et al. American Association of Clinical Endocrinologists, the Obesity Society & American Society for Bariatric and Metabolic Surgery Medical guidelines for clinical practice for the perioperative nutritional, metabolic, and nonsurgical support of the bariatric surgery patient. Surg Obes Relat Dis. 2008;4:S109-84.

Murr MM, Siadati MR, Sarr MG. Results of bariatric surgery for morbid obesity in patients older than 50 years. Obes Surg. 1995;5:399-402.

National Task Force on the Prevention and Treatment of Obesity. Very low calorie diets. JAMA. 1993;270:967-74.

Pories WJ, MacDonald KG Jr, Morgan EJ, et al. Surgical treatment of obesity and its effect on diabetes: 10-y follow-up. Am J Clin Nutr. 1992;55:582S-5S.

Rubino F, Gagner M. Potential of surgery for curing type 2 diabetes mellitus. Ann Surg. 2002;236:554-9.

Rubino F, Gagner M, Gentilesch P, et al. The early effect of the Roux-en-Y gastric bypass on hormones involved in body weight regulation and glucose metabolism. Ann Surg. 2004;240:236-42.

Sarwer DB, Wadden TA, Fabricatore AN. Psychosocial and behavioral aspects of bariatric surgery. Obes Res. 2005;13:639-48.

Sjöstrom CD, Peltonen M, Hans W, Sjöström L. Differentiates long-term effects of intentional weight loss on diabetes and hypertension. Hypertension. 2000;36:20-5.

Sjöström CD, Peltonen M, Sjöström L. Blood pressure and pulse pressure during long-term weight loss in the obese: The Swedish Obese Subjects (SOS) Intervention Study. Obes Res. 2001;9:188-95.

Sociedade Brasileira de Cirurgia Bariátrica e Metabólica. Mapeamento da obesidade no Brasil. Disponível em: http://www. sbcbm.org.br/asbcbm_pesquisa_obesidade_2007.php. Acesso em: 1 abr. 2010.

Sugerman H, Windsor A, Bessos M, et al. Effects of surgically induced weight loss on urinary bladder AACE/TOS/ASMBS.

Bariatric Surgery Guidelines/Surgery for Obesity and Related Diseases. 2008;4:S109-84.

Sugerman H, Windsor A, Bessos M, Wolfe L. Intra-abdominal pressure, sagittal abdominal diameter, and obesity comorbidity. J Intern Med. 1997;241:71-9.

Sugerman HJ. Effects of increased intra-abdominal pressure in severe obesity. Surg Clin North Am. 2001;81:1063-75.

Sugerman HJ, DeMaria EJ. Gastric surgery for morbid obesity. In: Zinner MJ, Schwartz SI, Ellis H, editors. Maingot's abdominal operations. 10. ed. Stamford, CT: Appleton & Lange; 1997. p. 1057-77.

Sugerman HJ, DeMaria EJ, Felton WL III, et al. Increased intra-abdominal pressure and cardiac filling pressures in obesity-associated pseudotumor cerebri. Neurology. 1997;49:507-11.

Sugerman HJ, DeMaria EJ, Kellum JM, et al. Effects of bariatric surgery in older patients. Ann Surg. 2004;240:243-7.

Sugerman HJ, Felton WL III, Sismanis A, et al. Gastric surgery for pseudotumor cerebri associated with severe obesity [with discussion]. Ann Surg. 1999;229:634-42.

World Obesity Federation. World Obesity Atlas 2023. 2023.

85 *Bypass* Gástrico em Y de Roux

Denis Pajecki ▪ Miller Barreto de Brito e Silva ▪ Marco Aurelio Santo

Introdução

As derivações gastrojejunais começaram a ser realizadas como tratamento cirúrgico da obesidade grave a partir do final dos anos 1960, tendo sido desenvolvidas e aperfeiçoadas diferentes técnicas desde então, variando entre si quanto ao volume da bolsa (*pouch*) gástrica e ao tipo de anastomose gastrojejunal, até chegar ao *bypass* gástrico em Y de Roux (BGYR), conforme conhecido hoje.

O BGYR foi originalmente introduzido em 1969 por Mason e Ito. No início da década de 1980, Torres et al. estabeleceram a confecção do *pouch* gástrico junto à pequena curvatura gástrica, com características anatômicas que impediam a sua dilatação. Anos depois, Fobi e Capella, separadamente, divulgaram técnicas de derivação gastrojejunal associadas à colocação de anel de restrição ao redor do *pouch*, método que conquistou vários adeptos no Brasil a partir de meados dos anos 1990, momento de grande expansão da cirurgia bariátrica no país.

Com o surgimento da cirurgia laparoscópica, deu-se início à primeira série de BGYR laparoscópicos em 1994, via de acesso cujas eficácia e segurança têm sido demonstradas por diversos estudos. Entre outras vantagens, citam-se a menor perda sanguínea, o menor tempo de internação hospitalar e a menor taxa de complicações relacionadas com ferida operatória, os quais, associados à padronização da técnica e à evolução do material cirúrgico, tornaram a via laparoscópica a via preferencial para a realização desse procedimento.

A utilização de anel no BGYR laparoscópico nunca foi unanimidade entre os cirurgiões, mesmo no Brasil. Com a publicação de estudos mostrando resultados semelhantes das derivações com e sem anel no tocante à perda ponderal e à resolução de comorbidades como hipertensão arterial, diabetes *mellitus* tipo 2 (DM2) e hipertrigliceridemia, em associação ao crescente número de relatos de complicações relacionadas com a presença do anel, sua colocação caiu em desuso também no país, estando hoje restrita a poucos centros.

Por muitos anos, o BGYR consistiu no procedimento cirúrgico bariátrico mais realizado no mundo, considerado o padrão-ouro (*gold standard*) nesse tipo de tratamento. Entretanto, em 2017, nos EUA, dos 228 mil procedimentos cirúrgicos bariátricos/metabólicos realizados, apenas 17,8% foram BGYR, contra 59,4% de gastrectomia vertical (*sleeve*). Esses números comprovam a tendência observada nos últimos anos de um aumento na preferência pela gastrectomia vertical, que superou o BGYR e se tornou a cirurgia bariátrica mais frequente nos EUA desde 2013 e no resto do mundo, mais recentemente. Não obstante, no Brasil o BGYR ainda constitui o procedimento cirúrgico bariátrico mais realizado.

Indicações

As condições para indicar realização do BGYR são as mesmas dos demais procedimentos bariátricos/metabólicos:

- Índice de massa corporal (IMC) $\geq$ 50 kg/m^2
- IMC $\geq$ 40 kg/m^2 com ou sem comorbidades, sem sucesso no tratamento clínico por no mínimo 2 anos
- IMC > 35 kg/m^2 e comorbidades, como diabetes *mellitus* e/ou hipertensão arterial sistêmica de difícil controle, apneia do sono, doenças articulares degenerativas, dislipidemias, síndrome metabólica, doença hepática esteatótica metabólica etc.

Em 2017, o Conselho Federal de Medicina (CFM) reconheceu, pela Resolução nº 2.172/2017, a cirurgia metabólica como opção terapêutica de alto risco e complexidade para pacientes portadores de DM2 com IMC entre 30 e 34,9 kg/m^2, desde que a enfermidade não tenha sido controlada com tratamento clínico. Pelos critérios estabelecidos, além do IMC entre 30 e 34,9 kg/m^2, pacientes poderão ser elegíveis para se submeter a esse procedimento se apresentarem: idade mínima de 30 anos e máxima de 70 anos; diagnóstico definido de DM2 há menos de 10 anos; apresentar mau controle com tratamento clínico; e ausência de contraindicações para o procedimento cirúrgico proposto. Além disso, a indicação para cirurgia deve ser feita obrigatoriamente por 2 médicos especialistas em endocrinologia, mediante parecer fundamentado atestando a refratariedade ao tratamento clínico otimizado com uso de hipoglicemiantes orais e/ou injetáveis e com mudanças no estilo de vida.

Considerações técnicas

O BGYR consiste na criação de um *pouch* (bolsa) gástrico pequeno, associado a um desvio (*bypass*) gastrointestinal. O segmento intestinal conectado ao *pouch* gástrico é conhecido como "alça alimentar" (AA) ou "alça de Roux", enquanto a outra porção intestinal envolvida no *bypass* se denomina "alça biliopancreática" (BP). Seguindo a direção do trânsito intestinal, após a junção dessas duas alças, tem-se a chamada "alça comum" (AC) (Figura 85.1).

Por se tratar de um procedimento cirúrgico largamente realizado em todo o mundo, espera-se que haja pequenas variações técnicas de acordo com as experiências e as preferências dos cirurgiões, as quais podem ocorrer principalmente no tamanho/volume do *pouch* gástrico, no tipo e no calibre da anastomose gastrojejunal e no comprimento das AA e BP.

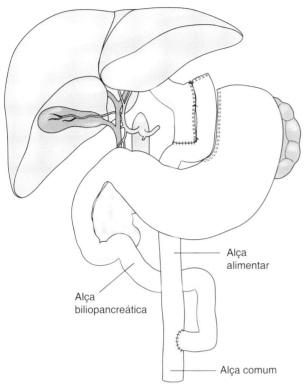

Figura 85.1 Desenho esquemático do *bypass* gástrico em Y de Roux.

Pouch gástrico

Há uma grande discussão na literatura a respeito de como o tamanho e o volume final do *pouch* gástrico interfeririam nos resultados do BGYR, além de qual seria o tamanho ideal do *pouch* a ser confeccionado, visando a uma maior perda ponderal e a um melhor perfil de resolução das comorbidades associadas.

Na série de BGYR publicada por Mason e Ito no fim dos anos 1960, os volumes do *pouch* gástrico oscilaram entre 100 e 150 mℓ, considerados ainda muito grandes pelos autores; consequentemente, a perda ponderal apresentada pelos pacientes foi considerada inadequada. Anos depois, Mason reforçou a necessidade de um "*pouch* gástrico pequeno". Publicações subsequentes mantiveram essa recomendação, sem apresentar, no entanto, dados conclusivos sobre um volume "ideal".

Para determinar o tamanho/volume adequado do *pouch*, muitas vezes se utiliza uma estimativa visual (p. ex., transeccionando o estômago em uma distância específica a partir da junção esofagogástrica ou entre o segundo e o terceiro vaso da arcada da artéria gástrica esquerda, ao longo da pequena curvatura), o que pode provocar pequenas variações de acordo com a anatomia do paciente operado ou as condições intraoperatórias. Além disso, já se demonstrou um aumento espontâneo do volume do *pouch* no período pós-operatório mais tardio. Entre as hipóteses para tal fenômeno, estariam envolvidas distensão passiva por excesso de ingestão alimentar e hiperplasia reacional da bolsa gástrica.

Há uma tendência entre os cirurgiões bariátricos de confeccionar *pouchs* gástricos de volumes pequenos, pois existe uma correlação desse volume com a perda ponderal, principalmente com 6 e 12 meses após a cirurgia. Uma pesquisa conduzida na Unidade de Cirurgia Bariátrica e Metabólica (UCBM) do Hospital das Clínicas da Faculdade de Medicina da Universidade de São Paulo (HCFMUSP) demonstrou que *pouchs* gástricos de volumes ≤ 40 mℓ estão relacionados com esvaziamento gástrico mais acelerado, bem como maior manutenção da perda de peso e melhor perfil de tolerância alimentar. De certo modo, esse estudo quebrou o paradigma vigente de que a melhora da perda de peso esteja relacionada com maior retenção e/ou restrição gástrica, o que justificou por anos a utilização de anel ao redor da bolsa ou a confecção de anastomoses muito justas (calibradas).

Anastomose gastrojejunal

Com o estabelecimento da videolaparoscopia como acesso preferencial, foram descritas diferentes técnicas para a confecção dessa anastomose, como sutura manual, grampeador circular ou grampeador linear. Em um estudo britânico com 426 pacientes submetidos a BGYR laparoscópico, Lee et al., em 2014, demonstraram que não houve diferença estatística na taxa de estenoses ou na perda de peso quando da comparação das três técnicas citadas.

O calibre da anastomose gastrojejunal compreende outro detalhe técnico que costuma ser implicado em melhor perda ponderal. Com o abandono do anel constritor em torno do *pouch*, a anastomose "calibrada", ou seja, com diâmetro interno pequeno, realizaria o efeito restritivo antes exercido pelo anel. Ainda, estudos que tentam associar o calibre da anastomose ao resultado de perda de peso a longo prazo apresentam resultados conflitantes.

Acredita-se que, ao contrário de um efeito restritivo, essa anastomose deve ter calibre suficiente para permitir um rápido esvaziamento do *pouch* e a chegada mais rápida do bolo alimentar à alça jejunal, o que desencadeia cascatas êntero-hormonais que levam ao incremento da saciedade.

No grupo do HCFMUSP, tem sido rotineiramente utilizado o grampeador laparoscópico linear para realização desse tempo cirúrgico, fechando-se o orifício do grampeador em dois planos, com um fio de absorção lenta. O calibre da anastomose é garantido pela passagem de uma sonda de Fouchet, com sua extremidade posicionada na AA, antes do fechamento.

Extensão das alças

O comprimento das alças intestinais na cirurgia do BGYR representa uma questão atual, mesmo 30 anos depois do momento de maior difusão da técnica. No procedimento cirúrgico clássico, a maioria dos estudos relatou um comprimento de AA oscilando entre 100 e 150 cm, e um de alça BP que variou de 50 a 75 cm – com essas medidas, nunca houve uma preocupação com o comprimento da AC.

Dados mais recentes de literatura apontam que o comprimento da AA interfere pouco na perda de peso, embora seja importante para evitar o refluxo biliar para o *pouch* e esôfago, que pode ocorrer mesmo em reconstruções tipo Y de Roux, quando de sua extensão mais curta. Nesse sentido, a maioria dos autores descreve AA de 100 cm.

Em relação à alça BP, há uma tendência atual em deixá-la mais longa, com pelo menos 100 cm de extensão, um aumento que pode estar relacionado com a melhora na perda de peso e no controle metabólico. Estudos que compararam alças BP longas, de até 250 cm, com alças *standard* de 75 cm mostraram melhores resultados com as primeiras. Essa conduta, entretanto, deve ser vista com cuidado e ressalva, já que o aumento da alça BP nessa proporção pode deixar a AC curta, levando à disabsorção importante. Para evitar tal complicação, a AA deve ser mais curta e o intestino delgado medido por inteiro, para estimativa do tamanho final da AC.

Mecanismos de ação

Apesar do *pouch* de volume pequeno, que restringe a capacidade de ingestão alimentar, e do desvio da porção mais proximal do intestino delgado, que diminui a absorção de uma porcentagem das calorias ingeridas, sabe-se que esses mecanismos não são os únicos envolvidos na perda de peso pós-operatória. O entendimento mais atual dessa operação superou o conceito clássico de restrição e disabsorção e apontou para a interferência em vias metabólicas de regulação do eixo intestino-cérebro, envolvidas com fenômenos fisiológicos de regulação de fome, saciedade e gasto energético.

Alterações hormonais

A ação dos êntero-hormônios é central nos mecanismos anteriormente citados. O peptídio semelhante ao glucagon 1 (GLP-1, do inglês *glucagon-like peptide 1*), o peptídeo YY (PYY) e a ghrelina foram alguns dos mais estudados no contexto de aumento da saciedade e manutenção prolongada da perda de peso após BGYR.

Respostas significativamente aumentadas de GLP-1 e PYY já podem ser observadas 2 dias após o BGYR, sustentadas por até 10 anos de pós-operatório. Também já se observou que pacientes com maior perda de peso pós-cirúrgica apresentaram os maiores níveis desses hormônios. Fisiologicamente, já foi comprovado que ambos retardam o trânsito intestinal, contribuindo, assim, para um aumento da saciedade pós-prandial e consequente menor ingestão alimentar. Além disso, o GLP-1 está relacionado com aumentos na secreção de insulina.

Embora os níveis de ghrelina apresentem queda no pós-operatório imediato, contribuindo para a diminuição da ingestão alimentar e perda inicial de peso, seu efeito a longo prazo é menos importante. No seguimento tardio do BGYR, há uma tendência de recuperação da secreção de ghrelina, próxima a valores observados no pré-operatório.

Mediadores neuronais

Parte da redução do consumo de calorias que ocorre após o BGYR é mediada por sinalizações neuronais. Alterações no perfil de ativação de determinadas porções do córtex cerebral e dos núcleos da base são supostamente responsáveis por mudanças no perfil de apetite e na redução da sensação de prazer após a alimentação, principalmente depois de refeições hipercalóricas, promovendo uma consequente perda ponderal.

Análises que empregam ressonância magnética funcional de crânio em pacientes submetidos ao BGYR mostraram uma redução na estimulação da via mesolímbica (primariamente dopaminérgica), porção do sistema nervoso central associada ao conceito de prazer e à sensação de recompensa. Tal via é fortemente ativada quando o indivíduo é exposto a estímulos externos supostamente "prazerosos", por exemplo, ao ver ou ao sentir o cheiro de uma refeição ou lanche bastante palatável.

Em comparação ao período pré-operatório, houve redução significativa da ativação de áreas cerebrais relacionadas com o "prazer pela comida". Além disso, ocorreu uma redução seletiva na preferência por alimentos de alta densidade calórica, ou seja, uma diminuição no desejo e na fissura por alimentos tipicamente desejados, como pizza e chocolate, o que não se deu com alimentos de "menor valor de recompensa", como vegetais e grãos.

Mudanças na microbiota intestinal

Os resultados de perda ponderal e melhora no perfil metabólico do paciente submetido ao BGYR foram associados a um aumento na variedade de espécies bacterianas que compõem a microbiota intestinal. Ainda, um aumento de 10 vezes na expressão de genes do tecido adiposo e de genes bacterianos 3 meses após cirurgia foi descrito na literatura, sugerindo existir um forte estímulo à interação entre a microbiota e seu hospedeiro no período pós-operatório.

Após o BGYR, ocorre diminuição da acidez na AA, levando a uma redução no fluxo de ácido clorídrico no trânsito intestinal, enquanto aumentam os ácidos biliares na alça BP. Isso causa mudanças na composição bacteriana normal presente na microbiota, como uma redução na família dos Bacteroidetes e um crescimento de *Escherichia coli*. Já se demonstrou em ratos que tais mudanças ocorrem independentemente de perda ponderal e da restrição calórica.

Complicações

O BGYR laparoscópico é considerado um procedimento seguro, com baixo índice de complicações cirúrgicas. Fatores como obesidade muito grave (classes 4 e 5), sexo masculino e apneia obstrutiva do sono estão associados a maior incidência de complicações, e, ainda, a maior circunferência abdominal e gordura visceral, com consequente dificuldade técnico-cirúrgica maior.

Complicações precoces, até 30 dias após a cirurgia, podem surgir em até 4% dos pacientes, sendo o sangramento a mais comum (2 a 4% dos casos), sobretudo no estômago excluso. Muitas vezes, o tratamento conservador é suficiente para a resolução do quadro.

Outra complicação precoce e potencialmente grave refere-se à deiscência ou fístula anastomótica, que, no BGYR, tem incidência baixa (de 0,8 até 1,5%). Além da anastomose gastrojejunal (GJ), outros locais possíveis de fístula são a linha de grampeamento do *pouch*, a linha de grampeamento do estômago excluso ou a êntero-enteroanastomose. Seu tratamento poderá ser conservador (jejum, nutrição parenteral, antibióticos), minimamente invasivo (drenagem guiada por tomografia) ou cirúrgico, de acordo com fatores como o momento de aparecimento, presença ou não de dreno e gravidade do paciente.

Entre as complicações mais tardias, podem-se citar obstrução intestinal, estenose da anastomose gastrojejunal (GJ) e úlcera marginal. A primeira é uma complicação potencialmente grave que pode ser causada por hérnias internas, com torção intestinal, e que deve ser suspeitada em todo paciente que se apresentar com dor abdominal em cólica de forte intensidade (com frequência irradiando para o dorso) e vômitos. Distensão abdominal nem sempre está presente. O diagnóstico é feito por tomografia, com possível indicação, em caso de resultado negativo, de laparoscopia, caso a suspeita clínica seja muito forte. A estenose da anastomose GJ é suspeitada quando o paciente apresenta vômitos e intolerância alimentar a partir de 30 dias de pós-operatório. Seu diagnóstico e tratamento são feitos por endoscopia e dilatação da anastomose com balão. A úlcera de boca anastomótica (marginal) é tratada inicialmente com inibidores de bomba protônica (IBP) e protetores de mucosa (sucralfato), tornando-se imperiosa, quando presente, a cessação do tabagismo e do uso de anti-inflamatórios não hormonais. O tratamento cirúrgico é reservado para casos refratários.

Até 10% dos pacientes submetidos a BGYR se queixam de dor abdominal crônica no pós-operatório, o que pode variar desde um desconforto inespecífico até cólicas abdominais intensas. Esse quadro pode estar relacionado com excesso de consumo de carboidratos e formação de gases, intolerâncias alimentares (p. ex., lactose) e disbiose. Deve-se suspeitar de hérnia interna em quadros de dor de maior intensidade.

As complicações nutricionais ocorrem em frequência variada e podem estar relacionadas com fatores cirúrgicos (comprimento das alças) e individuais (fluxo menstrual aumentado nas mulheres em idade fértil), além da aderência à prescrição de suplementos e hábitos alimentares (p. ex., consumo de proteína, carne vermelha). Há deficiência de ferro em até 50% dos pacientes operados, enquanto a vitamina B_{12} tem seus níveis diminuídos em até 70% dos casos (grande variação entre casuísticas) – ambas podem resultar em quadros de anemia carencial. A deficiência conjunta de cálcio e vitamina D nessa população também é bastante frequente, podendo levar à redução da densidade óssea. A reposição periódica rigorosa desses e outros sais minerais e vitaminas impede complicações mais graves no paciente operado. Os Capítulos 98 a 101 descrevem com mais detalhes os cuidados nutricionais pré e pós-cirurgia, bem como a prevenção e tratamento de deficiências de micronutrientes depois da operação.

Resultados

Os resultados de seguimento a longo prazo com o BGYR estão resumidos na Tabela 85.1. Embora a maioria dos estudos avalie resultados do BGYR padrão (sem anel e com AA e alça BP de até 100 cm), variações técnicas (p. ex., volume do *pouch*, calibre da anastomose, colocação de anel, comprimento das alças) dificultam a comparação dos resultados.

Na era da cirurgia por laparotomia, os resultados de perda de peso da derivação com anel foram superiores à média de resultados obtidos na derivação sem anel. Na UCBM do HCFMUSP, a perda de excesso de peso (PEP) em 8 anos de seguimento foi de 72% em derivações utilizando-se o anel, em uma população de pacientes com IMC pré-operatório médio de 56 kg/m², dados compatíveis com os apresentados por Fobi e Capella em suas respectivas casuísticas. Mesmo assim, o anel deixou de ser utilizado de rotina pelo serviço, dado o número elevado de complicações e efeitos colaterais a longo prazo (deslizamento, erosão, má adaptação alimentar, vômitos).

O impacto do BGYR no tratamento do DM2 ganhou grande destaque nos últimos anos: a cirurgia com desvio de trânsito intestinal já é aceita por diversas sociedades médicas como o melhor método no tratamento do DM2, tendo sido comprovada sua superioridade em relação ao tratamento clínico intensivo em diversos estudos prospectivos. Yan et al., em revisão sistemática publicada em 2016, demonstraram que pacientes com IMC desde 30 até > 40 kg/m² submetidos a BGYR têm 76 vezes mais chances de entrarem em remissão do DM2 quando comparados ao grupo submetido a controle medicamentoso.

Comparando BGYR com gastrectomia vertical por laparoscopia, as duas técnicas mais realizadas atualmente no mundo, observou-se que a perda de peso a médio prazo (entre 3 e 5 anos) não apresenta diferença significativa, o que muda a partir de 5 anos, quando se dá maior discrepância na PEP favorecendo o BGYR. Consulte no Capítulo 86, *Gastrectomia Vertical Laparoscópica*, outras comparações entre essas duas técnicas.

Perspectivas

Com o avanço das técnicas minimamente invasivas e o aperfeiçoamento do material cirúrgico e do aparato videolaparoscópico, o BGYR permanece uma excelente alternativa terapêutica para pacientes com obesidade grave e com alta prevalência de comorbidades metabólicas.

Sem dúvida, pacientes já submetidos a procedimento bariátrico prévio e que evoluem com ganho recorrente de peso representam um verdadeiro desafio enfrentado pelos cirurgiões e endocrinologistas que realizam o seguimento desses pacientes. No âmbito de cirurgias revisionais, o BGYR tem sido utilizado como alternativa em pacientes previamente submetidos a gastrectomia vertical e que evoluíram com recidiva da obesidade. Com o importante aumento no número de gastrectomias verticais realizados no mundo, associado aos casos cada vez mais frequentes de recidiva, possivelmente nos próximos anos haverá um aumento significativo na quantidade de BGYR indicados no contexto de uma cirurgia revisional. Outra indicação de conversão de gastrectomia vertical para BGYR corresponde a refluxo gastroesofágico mal controlado.

A cirurgia robótica é uma ferramenta que vem ganhando espaço no campo da cirurgia bariátrica, em particular para casos de maior complexidade, como em pacientes com obesidade classe 4 e 5 ou em cirurgias revisionais. Nessas situações, o equipamento proporciona a realização de movimentos mais precisos e delicados,

Tabela 85.1 Resultados descritos por diferentes estudos ao final do período de seguimento de pacientes submetidos a *bypass* gástrico em Y de Roux (BGYR).

Autor	Tipo de estudo	Técnica	Seguimento médio	IMC inicial (kg/m²)	%PEP médio	% remissão de DM2 (parcial ou completa)
Pajecki et al. (2007)	Retrospectivo	*Bypass* com anel	8 anos	57	71%	76%
Boza et al. (2012)	Prospectivo	*Bypass* sem anel	3 anos	37	93,1%	86%
Zhang et al. (2014)	Prospectivo	*Bypass* sem anel	5 anos	39,3	76,2%	87,5%
Yang et al. (2015)	Prospectivo	*Bypass* sem anel	3 anos	32,3	92,3%	93%
Kothari et al. (2017)	Retrospectivo	*Bypass* sem anel	4 anos	47,5	70%	52%
Lemmens (2017)	Prospectivo	*Bypass* sem anel *Bypass* com anel	5 anos	40,2 41,9	65,2% 74,0%	NA
McClelland et al. (2023)	Retrospectivo	*Bypass* sem anel	15 anos	48	60%	98% em 1 ano

%PEP: percentual do excesso de peso perdido; DM2: diabetes *mellitus* tipo 2; IMC: índice de massa corporal; NA: não se aplica.

com maior conforto para o cirurgião. O alto custo do equipamento e a necessidade de treinamento específico ainda são barreiras que impedem maiores disseminação e utilização desse recurso.

Considerações finais

Apesar de ter sido superado pela gastrectomia vertical nos EUA e em alguns outros países desenvolvidos como procedimento bariátrico mais realizado, o BGYR ainda mantém sua hegemonia como procedimento de primeira escolha no Brasil. Os excelentes resultados na perda do excesso de peso, na redução e na manutenção do IMC e na resolução de comorbidades clínicas, aliados a uma técnica cirúrgica padronizada, com baixo índice de complicações e curto período de internação hospitalar, tornam o BGYR uma ferramenta poderosa no combate à obesidade e à síndrome metabólica, devendo constar do portfólio de procedimentos de todo cirurgião bariátrico.

Bibliografia

Abdeen G, le Roux CW. Mechanism underlying the weight loss and complications of Roux-en-Y gastric bypass. Review. Obes Surg. 2016;26(2):410-21.

American Society for Metabolic and Bariatric Surgery (ASMBS). Estimate of Bariatric Surgery Numbers, 2011-2017. ASMBS.org, 2018. Disponível em: https://asmbs.org/resources/estimate-of-bariatric-surgery-numbers. Acesso em: 06 dez. 2018.

Arceo-Olaiz R, España-Gómez MN, Montalvo-Hernández J, et al. Maximal weight loss after banded and unbanded laparoscopic Roux-en-Y gastric bypass: a randomized controlled trial. Surg Obes Relat Dis. 2008 Jul-Aug;4(4):507-11.

Boza C, Gamboa C, Salinas J, et al. Laparoscopic Roux-en-Y gastric bypass versus laparoscopic sleeve gastrectomy: a case-control study and 3 years of follow-up. Surg Obes Relat Dis. 2012;8(3):243-9.

Buchwald H, Buchwald JN. Evolution of operative procedures for the management of morbid obesity 1950-2000. Obes Surg. 2002;12(5):705-17.

Buchwald H, Buchwald JN, McGlennon TW. Systematic review and meta-analysis of medium-term outcomes after banded Roux-en-Y gastric bypass. Obes Surg. 2014;24(9):1536-51.

Cahais J, Lupinacci RM, Oberlin O, et al. Less morbidity with robot-assisted gastric bypass surgery than with laparoscopic surgery? Obes Surg. 2019;29(2):519-25.

Capella JF, Capella RF. An assessment of vertical banded gastroplasty-Roux-en-Y gastric bypass for the treatment of morbid obesity. Am J Surg. 2002;183(2):117-23.

Conselho Federal de Medicina (CFM). Resolução CFM nº 2.172/2017. Publicada no Diário Oficial da União em 27 dezembro de 2017, Seção I, p. 205. Disponível em: https://sistemas. cfm.org.br/normas/visualizar/resolucoes/BR/2017/2172. Acesso em: 06 dez. 2018.

Dijkhorst PJ, Boerboom AB, Jansen IMC, et al. Failed sleeve gastrectomy: Single anastomosis duodenoileal bypass or Roux-en-Y gastric bypass? A multicenter cohort study. Obes Surg. 2018;28(12):3834-42.

Duran de Campos C, Dalcanale L, Pajecki D, et al. Calcium intake and metabolic bone disease after eight years of Roux-en-Y gastric bypass. Obes Surg. 2008;18(4):386-90.

Edholm D, Ottosson J, Sundbom M. Importance of pouch size in laparoscopic Roux-en-Y gastric bypass: a cohort study of 14,168 patients. Surg Endosc. 2016 May;30(5):2011-5.

Flanagan L. Measurement of functional pouch volume following the gastric bypass procedure. Obes Surg. 1996 Feb;6(1):38-43.

Fobi MA, Lee H. The surgical technique of the Fobi-Pouch operation for obesity (the transected silastic vertical gastric bypass). Obes Surg. 1998 Jun;8(3):283-8.

Fobi MA, Lee H, Holness R, Cabinda D. Gastric bypass operation for obesity. World J Surg. 1998 Sep;22(9):925-35.

Gan J, Wang Y, Zhou X. Whether a short or long alimentary limb influences weight loss in gastric bypass: a systematic review and meta-analysis. Obes Surg. 2018 Nov;28(11):3701-10.

Jung MK, Hagen ME, Buchs NC, et al. Robotic bariatric surgery: A general review of the current status. Int J Med Robot. 2017;13(4).

Kothari SN, Borgert AJ, Kallies KJ, et al. Long-term (> 10-year) outcomes after laparoscopic Roux-en-Y gastric bypass. Surg Obes Relat Dis. 2017 Jun;13(6):972-8.

Lee S, Davies AR, Bahal S, et al. Comparison of gastrojejunal anastomosis techniques in laparoscopic Roux-en-Y gastric bypass: gastrojejunal stricture rate and effect on subsequent weight loss. Obes Surg. 2014 Sep;24(9):1425-9.

Lemmens L. Banded gastric bypass: better long-term results? A cohort study with minimum 5-year follow-up. Obes Surg 2017;27(4):864-72.

Mason EE, Ito C. Gastric bypass. Ann Surg. 1969;170(3):329-39.

McClelland PH, Jawed M, Kabata K, et al. Long term outcomes following laparoscopic Roux-en-Y gastric bypass: weight loss and resolution of comorbidities at 15 years and beyond. Surg Endosc. 2023;37(12):8427-9440.

Ochner CN, Kwok Y, Conceição E, et al. Selective reduction in neural responses to high calorie foods following gastric bypass surgery. Ann Surg. 2011 Mar;253(3):502-7.

Pajecki D, Dalcanalle L, Souza de Oliveira CP, et al. Follow-up of Roux-en-Y gastric bypass patients at 5 or more years postoperatively. Obes Surg. 2007 May;17(5):601-7.

Podnos YD, Jimenez JC, Wilson SE, et al. Complications after laparoscopic gastric bypass: a review of 3464 cases. Arch Surg. 2003 Sep;138(9):957-61.

Riccioppo D, Santo MA, Rocha M, et al. Small-volume, fast-emptying gastric pouch leads to better long-term weight loss and food tolerance after Roux-en-Y gastric bypass. Obes Surg. 2018 Mar;28(3):693-701.

Roberts K, Duffy A, Kaufman J, et al. Size matters: gastric pouch size correlates with weight loss after laparoscopic Roux-en-Y gastric bypass. Surg Endosc. 2007 Aug;21(8):1397-402.

Santo MA, Riccioppo D, Pajecki D, et al. Weight regain after gastric bypass: influence of gut hormones. Obes Surg. 2016 May;26(5):919-25.

Torres JC, Oca CF, Garrison RN. Gastric bypass: Roux-en-Y gastrojejunostomy from the lesser curvature. South Med J. 1983 Oct;76(10):1217-21.

Valezi AC, Mali J Jr, Menezes MA, Sato RO. Calibrated gastrojejunostomy in gastric bypass: it's a myth. Obes Surg 2018;28(8):2517-20.

Yang J, Wang C, Cao G, et al. Long-term effects of laparoscopic sleeve gastrectomy versus Roux-en-Y gastric bypass for the treatment of Chinese type 2 diabetes mellitus patients with body mass index 28-35 kg/m(2). BMC Surg. 2015 Jul 22;15:88.

Yan Y, Sha Y, Yao G, et al. Roux-en-Y Gastric Bypass Versus Medical Treatment for Type 2 Diabetes Mellitus in Obese Patients: A Systematic Review and Meta-Analysis of Randomized Controlled Trials. Medicine (Baltimore). 2016;95(17):e3462.

Zhang Y, Zhao H, Cao Z, et al. A randomized clinical trial of laparoscopic Roux-en-Y gastric bypass and sleeve gastrectomy for the treatment of morbid obesity in China: a 5-year outcome. Obes Surg 2014;24(10):1617-24.

86 Gastrectomia Vertical Laparoscópica

Tarissa Beatrice Zanata Petry ■ Lívia Porto Cunha da Silveira ■ Ricardo V. Cohen

Introdução

A gastrectomia vertical laparoscópica (GVL), também chamada "*sleeve* gástrico" (ou manga gástrica), foi inicialmente descrita em 1999 como parte do duodenal *switch*. Posteriormente, passou a ser realizada como procedimento único, ou primeira parte da derivação biliopancreática com duodenal *switch*, como um procedimento em dois tempos.

Mais de 20 anos depois de sua introdução, a GVL passou a ser mais utilizada, porém ainda sem indicações bem estabelecidas, apesar de grandes progressos e discussões para encontrar seu lugar definitivo no arsenal da cirurgia bariátrica e metabólica. É interessante salientar que, atualmente, a GVL é a cirurgia mais realizada em diversos países para controle da obesidade, incluindo os EUA (no Brasil, é a segunda, depois do *bypass* gástrico em Y de Roux, um aumento em geral atribuído à sua teórica "facilidade" de realização e à grande adoção por cirurgiões que não têm a cirurgia bariátrica e metabólica como sua área de atuação primária.

No mundo inteiro, alguns grupos utilizam a GVL como o primeiro tempo em doentes de alto risco ou com índice de massa corporal (IMC) muito alto para, depois de perda ponderal razoável e melhor controle de suas comorbidades, indicar um procedimento "definitivo".

Técnica cirúrgica

A cirurgia é realizada preferencialmente por via laparoscópica e sob anestesia geral, comumente com a utilização de cinco trocartes. Após a introdução de uma sonda calibradora, com diâmetros variáveis de acordo com o grupo cirúrgico, passa-se para a desvascularização da grande curvatura gástrica. Depois, realiza-se a gastrectomia propriamente dita sobre a sonda calibradora desde 3 a 4 cm do piloro até o ângulo de His (Figura 86.1 A). Alguns cirurgiões fazem uma sobressutura da linha de grampeamento como reforço (Figura 86.1 B), e outros preferem usar tecidos biológicos ou sintéticos acoplados à carga do grampeador. O tempo operatório médio é de 45 a 60 minutos. A técnica operatória representa o primeiro ponto controverso da GVL, já que existe um debate sobre a distância do início da secção do estômago do piloro e do diâmetro da sonda calibradora e sua relação com perda ponderal e resolução das comorbidades. Além desses

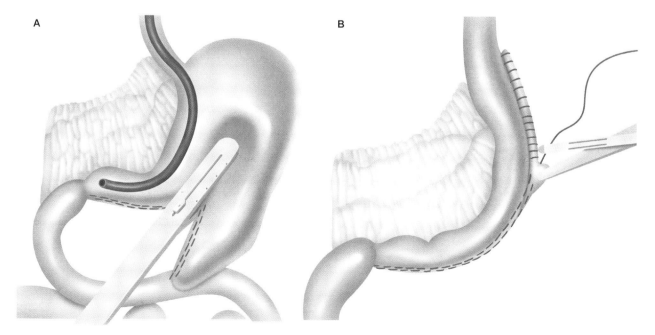

Figura 86.1 Gastrectomia vertical.

pontos, como será discutido a seguir, a GVL é, finalmente, um sistema de alta pressão intraluminal, tendo nas extremidades da manga gástrica o piloro e, mais proximalmente, o esfíncter inferior do csôfago; o último é mais complacente aos efeitos da elevada pressão dentro da manga gástrica, motivo pelo qual entre 25 e 40% dos pacientes desenvolverão refluxo gastroesofágico (RGE) no pós-operatório. Para tentar prevenir essa complicação, alguns cirurgiões propõem o fechamento sistemático do hiato esofágico, enquanto outros sugerem a realização rotineira de procedimentos antirrefluxo. Ambas as estratégias não mostram ser eficazes a longo prazo.

Indicações

Embora a GVL tenha sido inicialmente empregada nos pacientes de alto risco e/ou com IMC extremamente elevados, pode-se não indicar o segundo tempo se a perda de peso e/ou o controle das comorbidades forem alcançados.

Brethauer et al., em 2009, em uma revisão sistemática, demonstraram que, em procedimentos em dois tempos, em 13 trabalhos analisados, com 821 pacientes operados, a média de perda do excesso de peso (PEP) variou de 33 a 61,4% (média de 46,9%), com redução do IMC da média de 60 kg/m^2, no pré-operatório, para 44,9 kg/m^2, em um acompanhamento pós-operatório de 4 a 60 meses. Esses dados devem ser bem analisados, pois isso não significa uma resposta menos eficaz ao tratamento, e sim diminuição do risco dos pacientes e sua plena indicação para o segundo tempo, seja para conversão para um *bypass* gástrico, seja para um duodenal *switch*. Com equipes qualificadas, essa conversão é segura e factível.

Nos pacientes com obesidade classe 3, em que a GVL constituiu o procedimento de escolha para o tratamento, em 24 trabalhos analisados (1.749 pacientes) com IMC variando entre 37,2 e 54,5 kg/m^2, a PEP variou entre 36 e 85% (média de 60,4%), em um acompanhamento médio de 60,4 meses. O IMC médio pré-operatório foi de 46,6 kg/m^2, caindo para 32 kg/m^2 no pós-operatório.

Gastrectomia vertical laparoscópica e obesidade classe 1

Atualmente, existe a possibilidade de, eventualmente, considerar uma cirurgia metabólica para pessoas com obesidade classe 1 (IMC entre 30 e 35), com diabetes de difícil controle. Os resultados no trabalho de Kakoulidis et al. são entusiasmantes e comparáveis aos resultados do *bypass* gástrico nesses mesmos intervalos de IMC. Em seus primeiros 23 pacientes com mais de 6 meses de acompanhamento, a PEP foi em média de 100%, sem mortalidade e com um pequeno índice de complicações. Em outra publicação recente, de novembro de 2019, Varban et al. compararam cerca de 1.000 pacientes com IMC menor que 35 kg/m^2 com um grupo pareado de pacientes com características clínicas semelhantes, porém com IMC acima de 35. Em ambos os grupos, as cirurgias foram igualmente seguras, com baixos índices de complicações (cerca de 5% em ambos os grupos) e sem mortalidade. É interessante salientar que mais pacientes com IMC menor que 35 chegaram a IMC de 25 kg/m^2 (36,3% *versus* 6,01%, p < 0,0001).

Essas publicações iniciais podem representar um primeiro passo para estudos randomizados comparando-se a cirurgia bariátrica ao tratamento clínico em pessoas com obesidade classe 1 com comorbidades de difícil controle.

Mecanismos de ação: alterações hormonais gastrointestinais

Inicialmente, a perda ponderal após a GVL se dá por restrição volumétrica e de ingestão calórica. Após a ressecção do fundo gástrico, um dos principais locais produtores de ghrelina, há uma queda abrupta dos níveis de hormônio orexígeno, levando à diminuição da fome. Alguns estudos demonstram esvaziamento gástrico mais acelerado, o que promove um contato mais rápido da comida com o intestino e possibilita a secreção de hormônios societógenos gastrointestinais. Karamanakos et al., em 2008, em seu estudo randomizado, observaram menor fome por níveis séricos baixos de ghrelina e aumento em jejum e pós-prandial do peptídeo YY, um hormônio intestinal societógeno.

Diversos trabalhos foram publicados sobre a secreção hormonal gastrointestinal comparando a GVL e o *bypass* gástrico: pelo menos a curto/médio prazo, a secreção incretínica se assemelhou entre os dois procedimentos, porém seu papel parece ser coadjuvante no contexto fisiológico do controle do diabetes *mellitus* tipo 2 (DM2); e, ainda, alguns estudos demonstraram alterações hormonais gastrointestinais, como liberação de peptídeo semelhante ao glucagon 1 (GLP-1, do inglês *glucagon-like peptide 1*), polipeptídeo insulinotrópico dependente de glicose (GIP, do inglês *glucose-dependent insulinotropic polypeptide*) e PYY (peptídeo YY), provavelmente secundárias a um tempo de esvaziamento gástrico acelerado e consequente estímulo intestinal distal. Rizzello et al. mostraram diminuição da resistência à insulina nos primeiros 60 dias de pós-operatório de GVL, medida somente por intermédio do HOMA (do inglês *homeostatic model assessment*), um modelo matemático que mede indiretamente apenas a resistência hepática à insulina, tendo concluído que existe melhora glicêmica independentemente da perda ponderal.

Jimenez et al., ao bloquearem a ação do GLP-1 com exendina 9-39 em pacientes operados, não constataram descontrole metabólico ou ganho recorrente de peso, o que pode sugerir uma participação menor do GLP-1 no controle do DM2.

Em revisão sistemática e metanálise de 2019, McCarty et al. confirmaram a redução de ghrelina após gastrectomia vertical que se estende a longo prazo, diferentemente do *bypass* gástrico (alguns estudos documentaram que a diminuição ocorre nos primeiros 3 meses de pós-operatório), além do aumento de GLP-1 e PYY, que ocorre nos dois procedimentos, mais acentuadamente depois do *bypass*. O GIP não mostrou nenhuma alteração pós-GVL, diferentemente do que ocorre no *bypass* gástrico, na qual houve aumento desse hormônio.

No Oseberg Trial, estudo randomizado e controlado com pacientes com DM2, demonstrou-se que o pico de GLP-1 é maior, após estímulo com glicose oral, no *bypass* gástrico do que na GVL. Além disso, esse estudo confirma a redução da ghrelina pós-GVL, demonstrada em outros estudos. Entretanto, o Oseberg Trial não encontrou diferença em GIP e GLP-1 entre as duas técnicas cirúrgicas após 5 semanas e 1 ano.

Novos estudos em animais e em seres humanos claramente já comprovaram o papel dos ácidos biliares secundários na secreção de insulina incretino-independente e na saciedade. Quando o receptor farsenoide X5 (FXR5) foi bloqueado, em animais e seres humanos, a ação da GVL (e de outras cirurgias também) cessou tanto em relação aos efeitos metabólicos quanto à perda ponderal. Aparentemente, os ácidos biliares secundários exercem papel fisiológico importante, seja em conjunto com alterações favoráveis da microbiota intestinal, seja por meio de outros mecanismos, com participação relevante nos resultados a longo prazo das operações bariátricas e metabólicas, incluindo a GVL.

Resultados

Perda de peso

Existem evidências nível 1 de que a perda ponderal da GVL é menor quando comparada à do *bypass* gástrico.

Schauer et al., em 2017, demonstraram boa perda ponderal após a GVL em comparação ao tratamento clínico após 5 anos de seguimento, com cerca de 19% de perda de peso total. Depois do *bypass* gástrico, houve 23% de perda de peso, com significativa vantagem em relação à GVL. Peterli et al. (SM-BOSS *study*) mostraram que a perda absoluta de unidades de IMC não teve significância clínica, porém foi maior após o *bypass* (GVL 61,1% *versus bypass* gástrico, 68,3%). No estudo SLEEVEPASS, já com 10 anos de seguimento, Salminen et al. apontaram que a perda de excesso de peso foi satisfatória no grupo da GVL – 43,5% (intervalo de confiança [IC] 95%: 39,8 a 47,2%) –, porém estatisticamente menor do que no grupo do *bypass* – 51,9% (IC 95%: 48,1 a 55,6).

Publicado em 2024, o estudo SleeveBypass, randomizado, constatou que, novamente, a GVL (22,5%; IC 95%: 20,7 a 24,3%) apresentou uma perda de peso total estatisticamente menor do que o *bypass* gástrico (26,0%; IC 95%: 24,3 a 27,8%).

Quando bem indicada, a GVL apresenta boa perda de peso a longo prazo, porém estudos randomizados provam que é inferior à obtida pelo *bypass* gástrico a curto e longo prazos.

Controle do diabetes *mellitus* tipo 2

Define-se como cirurgia metabólica ou para diabetes qualquer intervenção sobre o trato gastrointestinal que promova remissão do diabetes, inicialmente por meio de mecanismos independentes da perda ponderal, mas também por conta da perda de peso, garantindo a manutenção dos bons resultados. Cirurgia metabólica não é uma cirurgia para IMC baixo, e sim uma cirurgia que tem como objetivo a melhora metabólica, principalmente do DM2, e a perda de peso.

A cirurgia metabólica apresenta resultados expressivos no controle ou remissão do DM2. A cirurgia de escolha para pacientes com DM2 é o *bypass* gástrico, já que com o desvio da primeira porção do intestino, por meio de mecanismos hormonais mais potentes, apresenta melhores resultados de eficácia para o controle/remissão do DM2.

Estudos randomizados e controlados revelaram algumas respostas interessantes em relação aos efeitos antidiabéticos diretos das operações derivativas, basicamente comparando o *bypass* gástrico e a GVL. No primeiro, conduzido por Lee et al., em 2011, em pacientes com 12 meses de pós-operatório, com a mesma perda ponderal (15% do peso total), demonstrou-se remissão do DM2 em 93,3% após *bypass*, contra 46,7% nos submetidos à GVL. Schauer et al., em 2017, comparando a remissão em 60 meses do DM2 em pacientes submetidos à GVL e ao *bypass*, observaram que o desfecho primário (hemoglobina glicada [HbA1c] < 6,0%, com ou sem medicação hipoglicemiante) foi atingido em 29% dos pacientes submetidos ao *bypass* e em 23% após GVL. Esse estudo não tinha poder estatístico para comparar as técnicas operatórias

entre si. Porém, os pacientes submetidos à GVL necessitaram de uma quantidade significativamente maior de medicações hipoglicemiantes do que aqueles submetidos ao *bypass* gástrico.

Novamente, o SM-BOSS e o *Sleevepass* tinham como desfecho primário a perda de peso, e não a remissão do DM2. A população de portadores de DM2 em ambos os estudos era menor do que 45% do total de pacientes. A remissão do DM2 foi estatisticamente semelhante, porém com tendência a melhores resultados em 5 e 10 anos favorável ao *bypass*.

Assim, a GVL apresenta-se como segunda opção como cirurgia metabólica, quando a DGJYR é contraindicada.

Calculadora de escore individualizado para escolha da técnica operatória para portadores de diabetes *mellitus* tipo 2 sem controle clínico

Em 2017, Aminian et al. desenvolveram uma calculadora para escolher a melhor técnica cirúrgica, a qual foi validada em duas coortes (650 pacientes norte-americanos validados por 260 pacientes da Espanha) e feita com base na quantidade de medicação oral utilizada, no uso de insulina, na duração do DM2 e na glicotoxicidade pré-operatória, medida pela HbA1c. Quanto maior o escore, maior a gravidade do DM2. Essa ferramenta recomenda o *bypass* gástrico para portadores de DM2 "leves" e "moderados", com base nos resultados obtidos em séries prospectivas, estudos prospectivos não randomizados e pareados randomizados controlados. Já naqueles pacientes com pior função da célula beta, reconhecida indiretamente pelo maior uso de medicações orais e insulina, glicotóxicos e com maior tempo de história da doença, a calculadora sugere a GVL. Nesses casos, qualquer intervenção cirúrgica terá pouca efetividade no controle do DM2 e na perda ponderal, contexto em que uma operação mais rápida e com menor risco teórico pode ser mais apropriada.

Complicações e acompanhamento pós-operatório

Assim como no *bypass* gástrico, as complicações pós-GVL não são frequentes (Tabela 86.1), já que se trata de um procedimento que exige treinamento, cuja técnica operatória com seus detalhes peculiares tem íntima relação com os resultados. Como nos outros procedimentos bariátricos e metabólicos, a mortalidade é pequena (0,09%).

A tendência da adoção da GVL como procedimento primário leva os cirurgiões a escolherem sondas calibradoras mais finas, o que pode aumentar o risco de estenose do tubo. Se houver ocorrência de eventual fístula, as estenoses podem representar um fator de agravamento. Em geral, estenoses são adequadamente tratadas com dilatações endoscópicas, ou com reoperação e conversão a *bypass* gástrico. Porém, no caso de fístulas persistentes na presença de estenose proximal, a gastrectomia total e a esofagojejunostomia, com altos riscos de morbidade e mortalidade, podem se tornar a única opção viável de tratamento. As complicações graves com risco de morte após a GVL são pouco comuns, porém, quando ocorrem, são mais difíceis de tratar.

O uso crônico de polivitamínicos específicos no pós-operatório é necessário após a GVL, já que os estudos mostram deficiências

Tabela 86.1 Complicações da gastrectomia vertical.

Complicação	Incidência (%)
Reoperação	3,5
Fístula	0,6
Sangramento cavitário	0,3
Embolia pulmonar	0,3
Esvaziamento gástrico retardado	0,3
Abscesso intra-abdominal	0,1
Infecção de ferida	0,1
Lesão de baço	0,1
Estenose do reservatório	2,1

principalmente de vitamina B12, vitamina D, ácido fólico e ferro. Uma revisão sistemática e metanálise mostrou que a deficiência de ferro e a anemia aumentam significantemente ao longo do seguimento pós-operatório de GVL, e, em alguns casos, como no estudo STAMPEDE, a incidência de anemia foi maior do que após o *bypass*. Algumas hipóteses para isso seriam a menor conversão do íon férrico para o ferroso, que é o absorvível devido à diminuição da secreção ácida gástrica pelo uso crônico de inibidores de bomba de prótons em razão do RGE, além da menor capacidade gástrica, do esvaziamento gástrico mais rápido e da suplementação de cálcio, que interferem na absorção do ferro da dieta.

A fim de evitar as deficiências nutricionais, o acompanhamento pós-operatório deve ser feito a cada 3 meses no primeiro ano e depois anualmente, ou conforme a necessidade; a cada visita, o médico e o nutricionista devem reforçar a necessidade do uso regular de polivitamínicos específicos com ferro, além de repô-lo adequadamente, em caso de deficiências.

Refluxo gastroesofágico após gastrectomia vertical laparoscópica

A obesidade está associada ao RGE, visto que ocorre em cerca de 70% das pessoas com obesidade (sintomáticas ou não). Teoricamente, depois da ressecção gástrica até o ângulo de His, a GVL predispõe ao RGE, já que é um sistema de alta pressão intraluminar em um esfíncter inferior do esôfago menos continente. Em geral, os sintomas de RGE são importantes e requerem tratamento prolongado com medicamentos bloqueadores de bomba de prótons, procinéticos, entre outros.

As evidências mostram uma incidência de, em média, cerca de 30% de RGE sintomático no pós-operatório de GVL em pacientes com ou sem o diagnóstico de RGE no pré-operatório. Nos últimos anos, com o crescimento da utilização da GVL, principalmente na Europa e nos EUA, existem relatos de até 50% de aparecimento de RGE no pós-operatório de GVL sem que os pacientes apresentassem RGE prévio. Essa condição denomina-se "RGE *de novo*", obrigando os pacientes a utilizarem ininterruptamente bloqueadores de prótons, e incorrendo nos riscos de seu uso contínuo, como nefropatia intersticial e osteoporose.

Mais preocupantes ainda são as primeiras descrições de esôfago de Barrett, conhecido fator de risco para carcinoma de esôfago, depois da GVL. Existem publicações que relatam de 15 a 20%

de esôfago de Barrett entre 5 e 10 anos após a GVL. É importante salientar que a ocorrência de RGE no pós-operatório está diretamente relacionada com o reganho de peso. Na maioria dos casos de pacientes portadores de RGE sintomático pós-GVL, a conversão para *bypass* gástrico torna-se a melhor solução.

A presença de RGE pré-operatório é contraindicação para GVL.

Gastrectomia vertical laparoscópica em crianças e adolescentes

Uma das potenciais indicações da GVL seria utilizá-la eventualmente em crianças e adolescentes, visto que se trata de uma cirurgia menos complexa do que cirurgias com derivação intestinal, e com a chance de ser convertida para outros procedimentos quando ocorre ganho recorrente de peso ou recorrência das comorbidades.

Porém, especialistas em pediatria e obesidade, nas últimas diretrizes americana e europeia apoiadas pela IFSO (International Federation for the Surgery of Obesity and Metabolic Disorders), ponderam que, apesar de a GVL ainda ser o procedimento preferido na população pediátrica, o *bypass* gástrico pode ser considerado, principalmente em jovens que já apresentem RGE no pré-operatório, com segurança devido aos resultados eficazes e com baixo índice de complicação a longo prazo nesta população. Os únicos estudos de nível 1 de evidência de cirurgia bariátrica em adolescentes são com a utilização do *bypass*, com bons resultados.

Considerações finais

A GVL ainda é bastante popular como operação primária para o tratamento da obesidade e suas comorbidades. Porém, o entusiasmo pela indicação generalizada da técnica, principalmente nos EUA, tem diminuído. Tal fato ocorre devido ao número elevado de reoperações por RGE e/ou recidiva do peso e do diabetes. Trata-se de uma cirurgia incorretamente classificada como "mais simples" do que outros procedimentos metabólicos e bariátricos, já que há nuances técnicas particulares quanto à sua realização. Ainda assim, existem pequenos índices de complicações operatórias e resultados razoáveis até o momento em relação à perda ponderal e à resolução de algumas doenças associadas, além de apresentar como vantagens a integridade do intestino, a menor incidência de *dumping* e a melhor absorção de alguns nutrientes. Compreende uma técnica com menor perda ponderal a longo prazo quando comparada ao *bypass* gástrico, com menor efeito metabólico a longo prazo consistentemente demonstrado por estudos randomizados e controlados, além de seus mecanismos fisiopatológicos ainda serem menos esclarecidos do que no *bypass*. A incidência aumentada de RGE também deve ser considerada devido à piora na qualidade de vida e ao aumento de chances de complicações no esôfago, além de a GVL ser contraindicada quando há RGE no pré-operatório.

Até o momento, a GVL é uma opção terapêutica importante para o tratamento da obesidade, mas não é a cirurgia padrão-ouro, principalmente em pacientes com DM2.

Bibliografia

Akkary E, Duffy A, Bell R. Deciphering the sleeve: technique, indications, efficacy, and safety of sleeve gastrectomy. Obes Surg. 2008;6;18(10):1323-9.

Aminian A, Brethauer SA, Andalib A, et al. Individualized metabolic surgery score: procedure selection based on diabetes severity. Ann Surg. 2017;266(4):650-7.

Arterburn DE, Bogart A, Sherwood NE, et al. A multisite study of long-term remission and relapse of type 2 diabetes mellitus following gastric bypass. Obes Surg. 2013;23(1):93-102.

Biter LU, Hart JWH, Noordman Bo J, et al. Long-term effect of sleeve gastrectomy vs Roux-en-Y gastric bypass in people living with severe obesity: a phase III multicentre randomised controlled trial (SleeveBypass). Lancet Reg Health Eur. 2024;38:100836.

Braghetto I, Lanzarini E, Korn O, et al. Manometric changes of the lower esophageal sphincter after sleeve gastrectomy in obese patients. Obes Surg. 2009;15;20(3):357-62.

Brethauer SA. Sleeve gastrectomy. Surg Clin North Am. 2011; 91(6):1265-79, ix.

Brethauer SA, Hammel JP, Schauer PR. Systematic review of sleeve gastrectomy as staging and primary bariatric procedure. SOARD. 2009;5(4):469-75.

Buchwald H, Avidor Y, Braunwald E, et al. Bariatric surgery: a systematic review and meta-analysis. JAMA. 2004;292(14):1724-37.

Burgerhart JS, Schotborgh CAI, Schoon EJ, et al. Effect of sleeve gastrectomy on gastroesophageal reflux. Obes Surg. 2014;24(9):1436-41.

Campos GM, Facs F. Gastroesophageal reflux disease and laparoscopic sleeve gastrectomy: more questions than answers. SOARD. 2014;1:1-3.

Cohen R. Sleeve gastrectomy: the ideal option for metabolic surgery? Nature Med. 2013;13:1-1.

Cohen RV, Petry TBZ. Does sleeve gastrectomy stand for its popularity? Lancet Reg Health Eur. 2024;38:100846.

Cohen RV, Pinheiro JC, Schiavon CA, et al. Effects of gastric bypass surgery in patients with type 2 diabetes and only mild obesity. Diabetes Care. 2012;35(7):1420-8.

Cummings DE, Cohen RV. Beyond BMI: the need for new guidelines governing the use of bariatric and metabolic surgery. The Lancet Diabetes & Endocrinology. 2014;27(2):175-81.

Cummings DE, Overduin J, Shannon MH, Foster-Schubert KE; 2004 ABS Consensus Conference. Hormonal mechanisms of weight loss and diabetes resolution after bariatric surgery. Surg Obes Relat Dis. 2005;1(3):358-68.

Deitel M, Crosby RD, Gagner M. The First International Consensus Summit for Sleeve Gastrectomy (SG), New York City, October 25-27, 2007. Obes Surg. 2008;18(5):487-96.

Del Genio G, Tolone S, Limongelli P, et al. Sleeve gastrectomy and development of "de novo" gastroesophageal reflux. Obes Surg. 2013;24(1):71-7.

Di Lorenzo N, Antoniou SA, Batterham RL, et al. Clinical practice guidelines of the European Association for Endoscopic Surgery (EAES) on bariatric surgery: update 2020 endorsed by IFSO-EC, EASO and ESPCOP. Surg Endosc. 2020;34(6):2332-58.

Dorman RB, Serrot FJ, Miller CJ, et al. Case-matched outcomes in bariatric surgery for treatment of type 2 diabetes in the morbidly obese patient. Ann Surg. 2012;255(2):287-93.

Elkhoury D, Elkhoury C, Gorantla VR. Improving access to child and adolescent weight loss surgery: a review of updated national and international practice guidelines. Cureus. 2023;15(4):e38117.

Fatima F, Hjelmesæth J, Birkeland KI, et al. Gastrointestinal hormones and β-cell function after gastric bypass and sleeve gastrectomy: a randomized controlled trial (Oseberg). J Clin Endocrinol Metab. 2022;107(2):e756-66.

Friedenberg FK, Xanthopoulos M, Foster GD, Richter JE. The association between gastroesophageal reflux disease and obesity. Am J Gastroenterol. 2008;103(8):2111-22.

Gagner M. Obesity: sleeve gastrectomy – the ideal choice for weight-loss surgery. Nature Med. 2013;21:1-2.

Himpens J, Dapri G, Cadière GB. A prospective randomized study between laparoscopic gastric banding and laparoscopic isolated sleeve gastrectomy: results after 1 and 3 years. Obes Surg. 2006;16(11):1450-6.

Himpens J, Dobbeleir J, Peeters G. Long-term results of laparoscopic sleeve gastrectomy for obesity. Ann Surg. 2010;252(2):319-24.

Hofso D, Fatima F, Borgeraas H, et al. Gastric bypass versus sleeve gastrectomy in patients with type 2 diabetes (Oseberg): a single-centre, triple-blind, randomised controlled trial. Lancet Diabetes Endocrinol. 2019;7(12):912-24.

Jimenez A, Casamitjana R, Viaplana-Masclans J, et al. GLP-1 action and glucose tolerance in subjects with remission of type 2 diabetes after gastric bypass surgery. Diabetes Care. 2013;36(7):2062-9.

Jiménez A, Ceriello A, Casamitjana R, et al. Remission of type 2 diabetes after Roux-en-Y gastric bypass or sleeve gastrectomy is associated with a distinct glycemic profile. Annals of Surgery, 2015;261(2):316-22.

Kakoulidis TP, Karringer Å, Gloaguen T, Arvidsson D. Initial results with sleeve gastrectomy for patients with class I obesity (BMI 30 a 35 kg/m2). SOARD. 2010;25;5(4):425-8.

Karamanakos SN, Vagenas K, Kalfarentzos F. Weight loss, appetite suppression, and changes in fasting and postprandial ghrelin and peptide-YY levels after Roux-en-Y gastric bypass and sleeve gastrectomy. Ann Surg. 2008;247(3):401-7.

Kleidi E, Theodorou D, Albanopoulos K, et al. The effect of laparoscopic sleeve gastrectomy on the antireflux mechanism: can it be minimized? Surg Endosc. 2013;9.

Kojima M, Hosoda H, Date Y, et al. Ghrelin is a growth-hormone-releasing acylated peptide from stomach. Nature. 1999;402(6762):656-60.

Kotidis EV, Koliakos GG, Baltzopoulos VG, et al. Serum ghrelin, leptin and adiponectin levels before and after weight loss: comparison of three methods of treatment--a prospective study. Obes Surg. 2006;16(11):1425-32.

Lalor PF, Tucker ON, Szomstein S, Rosenthal RJ. Complications after laparoscopic sleeve gastrectomy. SOARD. 2008;4(1):33-8.

Langer FB, Hoda MR, Bohdjalian A, et al. Sleeve gastrectomy and gastric banding: effects on plasma ghrelin levels. Obes Surg. 2005;15(7):1024-9.

Lee CM, Cirangle PT, Jossart GH. Vertical gastrectomy for morbid obesity in 216 patients: report of two-year results. Surg Endosc. 2007;21(10):1810-6.

Lee W-J, Chong K, Ser K-H, et al. Gastric bypass vs sleeve gastrectomy for type 2 diabetes mellitus: a randomized controlled trial. Arch Surg. 2011;146(2):143-8.

Mahawar KK, Jennings N, Balupuri S, Small PK. Sleeve gastrectomy and gastro-oesophageal reflux disease: a complex relationship. Obes Surg. 2013;23(7):987-91.

McCarty TR, Jirapinyo P, Thompson CC. Effect of sleeve gastrectomy on ghrelin, GLP-1, PYY, and GIp gut hormones: a systematic review and meta-analysis. Ann Surg. 2020;272(1):72-80.

Moo T-A, Rubino F. Gastrointestinal surgery as treatment for type 2 diabetes. Current Opinion in Endocrinology, Diabetes and Obesity. 2008;15(2):153-8.

Nie Y, Tian Z, Wang P, et al. Prevalence of anemia and related nutrient deficiencies after sleeve gastrectomy: A systematic review and meta-analysis. Obes Rev. 2022;24(1):e13516.

Parikh M, Gagner M, Heacock L, et al. Laparoscopic sleeve gastrectomy: does bougie size affect mean %EWL? Short-term outcomes. SOARD. 2008;4(4):528-33.

Peterli R, Wölnerhanssen BK, Peters T, et al. Effect of laparoscopic sleeve gastrectomy vs laparoscopic Roux-en-Y gastric bypass on weight loss in patients with morbid obesity: the SM-BOSS Randomized Clinical Trial. JAMA. 2018;16;319(3):255-65.

Pories WJ, Swanson MS, MacDonald KG, et al. Who would have thought it? An operation proves to be the most effective therapy for adult-onset diabetes mellitus. Ann Surg. 1995;222(3):339-50.

Rebecchi F, Allaix ME, Giaccone C, et al. Gastroesophageal reflux disease and laparoscopic sleeve gastrectomy. Ann Surg. 2014;260(5):909-15.

Rizzello M, Abbatini F, Casella G, et al. Early postoperative insulin-resistance changes after sleeve gastrectomy. Obes Surg. 2009;20(1):50-5.

Romero F, Nicolau J, Flores L, et al. Comparable early changes in gastrointestinal hormones after sleeve gastrectomy and Roux-en-Y gastric bypass surgery for morbidly obese type 2 diabetic subjects. Surg Endosc. 2012;26(8):2231-9.

Ryan KK, Tremaroli V, Clemmensen C, et al. FXR is a molecular target for the effects of vertical sleeve gastrectomy. Nature. 2014 May 8;509(7499):183-8.

Salminen P, Grönroos S, Helmiö M, et al. Effect of laparoscopic sleeve gastrectomy vs Roux-en-Y gastric bypass on weight loss, comorbidities, and reflux at 10 years in adult patients with obesity: the SLEEVEPASS randomized clinical trial. JAMA Surg. 2022;157(8):656-66.

Salminen P, Helmiö M, Ovaska J, et al. Effect of laparoscopic sleeve gastrectomy vs laparoscopic Roux-en-Y gastric bypass on weight loss at 5 years among patients with morbid obesity. The SLEEVEPASS Randomized Clinical Trial. JAMA. 2018;319(3):241-54.

Schauer PR, Bhatt DL, Kirwan JP, et al. Bariatric surgery versus intensive medical therapy for diabetes – 3-year outcomes. N Engl J Med. 2014;370:2002-13.

Schauer PR, Bhatt DL, Kirwan JP, et al. STAMPEDE Investigators. Bariatric surgery versus intensive medical therapy for diabetes – 5-year outcomes. N Engl J Med. 2017;376(7):641-51.

Schauer PR, Kashyap SR, Wolski K, et al. Bariatric surgery versus intensive medical therapy in obese patients with diabetes. N Engl J Med. 2012;366(17):1567-76.

Shah S, Shah P, Todkar J, et al. Prospective controlled study of effect of laparoscopic sleeve gastrectomy on small bowel transit time and gastric emptying half-time in morbidly obese patients with type 2 diabetes mellitus. SOARD. 2010;6(2):152-7.

Sjöström L, Peltonen M, Jacobson P, et al. Association of bariatric surgery with long-term remission of type 2 diabetes and with microvascular and macrovascular complications. JAMA. 2014;311(22):2297.

Spivak H, Rubin M, Sadot E, et al. Laparoscopic sleeve gastrectomy using 42-french versus 32-french bougie: the first-year outcome. Obes Surg. 2014;24(7):1090-3.

Toro JP, Lin E, Patel AD, et al. Association of radiographic morphology with early gastroesophageal reflux disease and saciety control after sleeve gastrectomy. J Am Col Surg. 2014;219(3):430-8.

Uglioni B, Wölnerhanssen B, Peters T, et al. Midterm results of primary vs. secondary laparoscopic sleeve gastrectomy (LSG) as an isolated operation. Obes Surg. 2009;19(4):401-6.

Varban OA, Bonham AJ, Finks JF, et al. Is it worth it? Determining the health benefits of sleeve gastrectomy in patients with a body mass index less than 35 kg/m². Surg Obes Relat Dis. 2020; 16(2):248-53.

Weiner RA, Weiner S, Pomhoff I, et al. Laparoscopic sleeve gastrectomy–influence of sleeve size and resected gastric volume. Obes Surg. 2007;17(10):1297-305.

Wilson-Pérez HE, Chambers AP, Ryan KK, et al. Vertical sleeve gastrectomy is effective in two genetic mouse models of glucagon-like peptide-1 receptor deficiency. Diabetes. Publish Ahead of Print, published online February 22, 2013.

Yeung KTD, Penney N, Ashrafian L, et al. Does sleeve gastrectomy expose the distal esophagus to severe reflux?: a systematic review and meta-analysis. Ann Surg. 2020;271(2):257-65.

Zellmer JD, Mathiason MA, Kallies KJ, Kothari SN. Is laparoscopic sleeve gastrectomy a lower risk bariatric procedure compared with laparoscopic Roux-en-Y gastric bypass? A meta-analysis. Am J Surg. 2014;208(6):903-10.

87 Derivação Biliopancreática com *Duodenal Switch*

João Batista Marchesini ■ Caetano Marchesini ■ João Victor Vecchi Ferri

Introdução

A derivação biliopancreática com desvio duodenal (DBP-DS) – termo abreviado, em inglês, como *duodenal switch* (DS) – é a combinação de uma gastrectomia parcial, havendo a preservação do piloro e de parte do bulbo duodenal, com anastomose entre o segmento proximal do bulbo duodenal e o íleo. O DBP-DS também usa a técnica Y de Roux, embora as alças tenham comprimentos muito diferentes do *bypass* gástrico em Y de Roux (BGYR).

Trata-se do procedimento bariátrico e metabólico mais efetivo que existe, atuando por meio de um componente restritivo, resultante de uma gastrectomia parcial vertical, um preponderantemente disabsortivo, decorrente da derivação do bolo alimentar para o intestino delgado distal, além dos mecanismos neuro-hormonais – tais mecanismos formam a base do tratamento cirúrgico de pacientes com índice de massa corporal (IMC) ≥ 40 kg/m².

Considerações históricas

O DS foi proposto, inicialmente, por Douglas Hess e publicado pela primeira vez por Picard Marceau et al. nos anos 1990. Inspirado no modelo técnico proposto por Nicola Scopinaro para o tratamento de pacientes com IMC ≥ 40 kg/m², diferenciou-se dele por substituir a gastrectomia distal (horizontal) por uma parcial vertical, o que possibilitou a preservação piloroduodenal (Figura 87.1). A conservação dessas áreas pretendia resguardar as funções moduladoras do esvaziamento gástrico e a participação absortiva e neuroendócrina do duodeno, bem como reduzir o potencial ulcerogênico.

O termo *duodenal switch*, de Hess e Marceau, foi emprestado de outro procedimento, desenvolvido por Tom DeMeester: uma derivação duodenojejunal em Y de Roux cuja finalidade era impedir o refluxo do conteúdo duodenal para o estômago. Esse tratamento consistia em cirurgia da gastrite alcalina de refluxo, entidade nosológica desacreditada após novos conhecimentos etiológicos.

Mecanismos de funcionamento do DS

O mecanismo de funcionamento do DS pode ser visto tanto sob um aspecto restritivo-disabsortivo quanto neuroendócrino. O primeiro, simplista, mas coerente e integrante, associa a perda de peso e a consequente melhora do estado metabólico à restrição do volume alimentar, a qual provoca saciedade precoce, e ao componente disabsortivo, decorrente da passagem do bolo alimentar para o intestino delgado distal, o que impede boa parte da absorção dos nutrientes e, assim, reduz o aporte calórico. Tem sido sugerido que o segundo aspecto, neuroendócrino, consiste no principal mecanismo de ação do DS. No cenário atual, novos conhecimentos fisiopatológicos demonstram que ocorre uma série de estímulos aferentes e eferentes entre o sistema nervoso central e o aparelho digestivo, seus anexos e a gordura abdominal. Somam-se a esses mecanismos a participação do genoma, da microbiota intestinal, do metabolismo de sais biliares, de transtornos psiquiátricos, psicológicos e comportamentais, entre outros. É importante considerar que todos esses fatores são igualmente importantes para o controle da fome, da saciedade, do gasto energético, do estado de saúde, do acúmulo de tecido adiposo e de doenças decorrentes da obesidade.

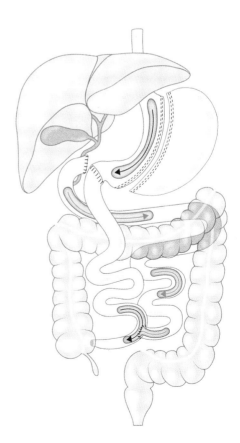

Figura 87.1 Derivação biliopancreática com desvio duodenal (*duodenal switch*).

Parte 7 ▪ Tratamento Cirúrgico da Obesidade

É preciso lembrar que o DS garante os efeitos, já conhecidos, da gastrectomia vertical (GV), ou *sleeve*, procedimento mais frequentemente realizado na atualidade (nos EUA – no Brasil ainda é o BGYR), e que também gera benefícios similares ao BGYR, tido como o procedimento padrão no tratamento de pacientes com obesidade grave.

Evolução de número e proporção das operações

Desde o seu início, o DS tem sido realizado por um menor número de cirurgiões, e as séries publicadas não são tão numerosas quanto as de outras técnicas utilizadas. Buchwald e Oien publicaram, em 2013, uma coletânea de 340.768 operações realizadas em vários serviços cirúrgicos que demonstraram que a DBP-DS foi executada em apenas 2,2% dos casos. Mais recentemente, estimativa da American Society for Metabolic and Bariatric Surgery (ASMBS) apontou que, de 2011 a 2018, houve um decréscimo na frequência da execução de DBP-DS, oscilando entre 0,6 e 1% (Tabela 87.1). No entanto, até 2022, essa técnica teve, progressivamente, um leve aumento de 2,1%, o que indica a necessidade de técnicas alternativas às cirurgias de primeira linha em determinados casos.

De acordo com os autores deste capítulo, o uso menos rotineiro do DS é resultado dos seguintes fatores:

- Complexidade técnica laparoscópica maior que as das demais operações
- Curva de aprendizado mais longa, exigindo um número maior de pacientes e mais tempo de aprendizado
- Baixa frequência de uso, o que desmotiva os cirurgiões, mesmo os mais habilitados
- Seguimento pós-operatório multidisciplinar complexo, imprescindível e obrigatório
- Baixa adesão dos pacientes aos programas de seguimento
- Maiores riscos cirúrgicos e sequelas nutricionais importantes
- Pouco apelo por parte dos pacientes, que participam da escolha da técnica cirúrgica a ser empregada.

Considerações técnicas

Os resultados cirúrgicos dependem não apenas do tratamento multidisciplinar pós-operatório, mas também de detalhes da técnica cirúrgica adotada. As diferentes formas de executar a gastrectomia vertical (p. ex., com maior ou menor volume, antro e fundo remanescentes e recorte do estômago de forma tubular até a junção esofagogástrica) podem levar a resultados diferentes. Embora não haja séries comparativas desses parâmetros que comprovem tal hipótese, os fatores restritivos de volume e de velocidade de esvaziamento gástrico, a quantidade de produção hormonal orexígena (p. ex., ghrelina) e as demais interações neuroendócrinas do órgão com os outros setores, provavelmente, exibem diferenças.

Indícios de que esses argumentos possam estar corretos estão contidos nas publicações sobre os *re-sleeves* (procedimento revisional que revisa, modifica ou corrige a GV anterior). É importante lembrar que, no DS, em comparação à GV primária, o volume gástrico deve ser maior (p. ex., sonda de Fouchet mais calibrosa) justamente para que o paciente consiga ingerir um volume maior de proteínas (p. ex., carnes), como forma de compensar um componente disabsortivo mais intenso. Outra consequência de se dispor de um tubo gástrico mais largo no DS consiste em afetar menos o esfíncter esofagiano inferior, levando a índices muito menores de doença do refluxo gastroesofágico causado pela GV.

As mesmas considerações são válidas quanto à escolha do local em que será realizada a enteroanastomose do Y de Roux, o que vai determinar o comprimento da alça comum. A literatura médica contempla várias propostas, entre as quais o uso de canais comuns com 50 cm, 75 cm, 100 cm ou tamanho proporcional ao comprimento total do intestino delgado. Essas escolhas técnicas podem mudar os resultados clínicos finais do DBP-DS.

A intervenção pode ser feita por laparotomia (cirurgia aberta), por laparoscopia ou, atualmente, também por assistência robótica. A despeito do tipo de acesso e da maior facilidade agregada pelo surgimento de novos equipamentos, os resultados bariátrico e metabólico são os mesmos, visto que a perda de peso e a melhora das comorbidades independem do modo como o ato operatório foi executado, desde que a comparação se refira às mesmas intervenções cirúrgicas.

Tabela 87.1 Levantamento das cirurgias bariátricas registradas no banco de dados da American Society for Metabolic and Bariatric Surgery no intervalo de 2011 a 2022.

	2011	2012	2014	2017	2018	2019	2021	2022
Total	158 mil	173 mil	193 mil	228 mil	252 mil	256 mil	262 mil	280 mil
Gastrectomia vertical	17,8%	33%	51,7%	59,4%	61,4%	59,5%	58,1%	57,3%
***Bypass* gástrico em Y de Roux**	36,7%	37,5%	26,8%	17,8%	17%	17,8%	22%	22,1%
Banda gástrica ajustável	35,4%	20,2%	9,5%	2,7%	1,1%	0,92%	0,4%	0,8%
Derivação biliopancreática com *duodenal switch*	0,9%	1%	0,4%	0,7%	0,8%	0,88%	2%	2,1%
Cirurgia revisional	6%	6%	11,5%	14,1%	15,4%	16,7%	11,7%	11%
Outros procedimentos	3,2%	2,3%	0,1%	2,5%	2,3%	2,3%	2,7%	2,2%
Balão intragástrico	–	–	–	2,8%	2%	1,8%	1,5%	1,5%
***Bypass* duodenoileal com anastomose única**	–	–	–	–	–	–	0,38%	0,55%
***Bypass* gástrico com anastomose única**	–	–	–	–	–	–	0,4%	0,37%

Quando contraposta à aberta, a técnica minimamente invasiva relaciona-se a menor tempo de internação, bem como a menores riscos de infecção da ferida operatória, sangramento, reoperação, readmissão e vazamentos anastomóticos. Já a técnica robótica, em casuística de 661 casos, mostrou-se promissora, por estar associada a baixos risco e taxa de complicações; porém, não demonstrou superioridade em relação à técnica laparoscópica. Materiais e instrumentos para anastomoses dos tipos mecânico ou manual, linear ou circular, com ou sem reforços, entre outros, não alteram o resultado clínico.

O DBP-DS deu origem a (ou, ao menos, inspirou) várias outras intervenções cirúrgicas bariátricas e metabólicas. A GV, derivada da DBP-DS, nasceu de uma intervenção abortada por motivos técnicos: uma operação denominada *staged operation* não pôde ser concluída e, por isso, foi suspensa já no primeiro tempo. Observou-se, então, uma perda de peso satisfatória e sustentável, o que tornou o segundo tempo desnecessário; surgiu, assim, uma nova operação definitiva.

Merz et al., em 2019, demonstraram, em um painel de consenso, que a DBP-DS é um bom método de cirurgia revisional – a GV malsucedida, por exemplo, pode ser transformada em DBP-DS com bons resultados. Esse tipo de revisão cirúrgica apresentou ótimos resultados quanto à perda de peso a curto prazo. Configura-se, então, como uma técnica efetiva e segura, sobretudo para pacientes com obesidade grave após a GV, que, ironicamente, volta a ser o primeiro tempo de uma *staged operation*. A conversão do BGYR para o DS também trouxe resultados interessantes, como a expressiva redução do excesso de peso corporal (média de 74,4%) e a resolução de comorbidades.

Complicações

A maior preocupação relacionada com a técnica de DBP-DS consiste na incidência de complicações como diarreia, flatos e fezes de odores pronunciados e pútridos e deficiências nutricionais – por ex., minerais, proteínas (hipoalbuminemia) e vitaminas, principalmente as lipossolúveis, como A, D, E e K. Ademais, embora figure entre as operações com melhor e maior sustentabilidade da perda de peso, como demonstram os seguimentos a longo prazo, a DBP-DS está associada aos piores efeitos colaterais. Esses são alguns dos argumentos que justificam não a elencar como primeira escolha.

Na tentativa de diminuir a incidência de transtornos nutricionais e de simplificar a reconstrução do trânsito gastrointestinal, criou-se a *single anastomosis duodeno-ileostomy – sleeve* (SADI-S), uma variante da DBP-DS. Trata-se de uma GV associada a uma anastomose duodenoileal terminolateral a 200 a 250 cm da válvula ileocecal (Figura 87.2). Seus resultados a curto e médio prazos têm sido promissores no que se refere a perda de peso, melhora ou resolução da síndrome metabólica e qualidade de vida. Resta observar se serão sustentáveis a longo prazo para que esse método possa ser considerado superior à DBP-DS.

Em um seguimento de 5 anos, a SADI-S revelou-se uma técnica mais segura, associada a menor deficiência proteica e a bons resultados. No entanto, em um prazo maior, a DBP-DS mostrou-se superior quanto a manutenção da perda de peso e remissão do diabetes *mellitus* (DM). Casos de refluxo biliar que demandaram revisão cirúrgica ocorreram somente na SADI-S. Por se tratar de uma técnica com menos riscos nutricionais e de menor

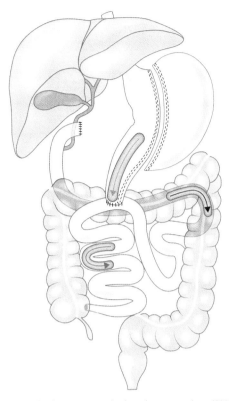

Figura 87.2 *Single anastomosis duodeno-ileostomy – sleeve* (SADI-S).

complexidade técnica, tem sido preferida em relação à DBP-DS – à qual fica reservado, então, a função de cirurgia revisional da SADI-S na presença por exemplo, de refluxo biliar.

A comparação da DBP-DS com um procedimento semelhante, denominado "SIPS" (do inglês *stomach intestinal pylorus sparing surgery*), evidenciou similares resultados bariátricos e metabólicos, embora a SIPS esteja associada a menores sequelas. Trata-se de uma derivação simplificada, diferente da SADI-S pela extensão do canal comum, que mede 300 cm, em vez de 200 ou 250 cm e pelo uso uma sonda menos calibrosa como molde para a GV. O trabalho de Mitzman et al., com seguimento de 1,5 ano, mostrou resultados interessantes, como a remissão do DM em 93% e, em contraste com a DBP-DS, a ausência de deficiências nutricionais. No entanto, como os seguimentos dos trabalhos foram curtos (até 18 meses), o método ainda deve ser considerado experimental.

A DBP-DS, por sua vez, vem sendo realizado há três décadas. O estudo de Strain et al., que analisou 275 pacientes, demonstrou bons resultados a longo prazo: o DM, cuja incidência era de 26% no início do estudo, caiu para 0% depois de 9 anos; a dislipidemia, de 44,7% caiu para 1,9%; e o IMC inicial, antes de 53,4 kg/m^2, diminuiu para 31,5 kg/m^2. Ainda, a perda média de IMC, que, no primeiro ano, foi de 70,6%, após 9 anos, chegou a 76,8%. Todos esses números documentam a sustentabilidade dos resultados.

Hess et al., em 2005, publicaram resultados de mais de 10 anos de seguimento, durante os quais 92% dos pacientes foram acompanhados, revelando uma perda média de excesso de peso de 76%. Passados 6 anos de seguimento, houve resolução do DM em todos os 105 pacientes estudados. Um estudo comparativo, conduzido por Prachand et al., em 2006, por um período de 36 meses, entre a DBP-DS e o BGYR, mostrou a superioridade da primeira. Sovik et al. também publicaram estudos comparativos entre essas duas técnicas em pacientes com IMC entre 50 e 60 kg/m², que passaram por 1 ano de seguimento; novamente, os resultados foram favoráveis à DBP-DS. Buchwald et al., em uma metanálise que utilizou 136 publicações e agrupou 22.094 pacientes, demonstraram a superioridade da DBP-DS em relação à banda gástrica e ao BGYR. Baltasar et al. publicaram, em 2019, os resultados da experiência de 25 anos com a DBP-DS; foram 950 pacientes, entre os quais 518 operados por método aberto e 432 por via laparoscópica. A mortalidade operatória foi de 0,84%, e a incidência de desnutrição, de 3,1%; após 5 anos, houve perda de excesso de peso de 80%.

De forma semelhante às outras operações, a DBP-DS pode atingir alguns resultados insatisfatórios quanto à perda de peso, seja por insuficiência ou pela ocorrência de recidiva da obesidade, seja pelo retorno de comorbidades ou por não cumprir as expectativas dos pacientes. De forma geral, a cirurgia bariátrica, independentemente do tipo de operação executada, está associada a algumas peculiaridades em pacientes com IMC entre 50 e 60 kg/m². Considere como exemplo: um procedimento que oferece 40% de perda do peso inicial de um paciente com 200 kg, 1,70 m de estatura e IMC de 69,2 kg/m² terá, como resultado, um peso final de 120 kg e IMC de 41,2 kg/m² (pressupondo que ocorre a mesma perda percentual de peso em qualquer classe de obesidade). Caso esse mesmo procedimento seja aplicado a um paciente com 120 kg, também 1,70 m de estatura e IMC de 41,52 kg/m², alcançará um peso final de 72 kg e IMC de 24,91 kg/m². A mesma operação, com idêntica expectativa de perda de peso, leva um dos pacientes a permanecer com IMC entre 40 e 50 kg/m², enquanto o outro, não. De forma geral, a perda de peso ou do excesso de peso esperada após a cirurgia bariátrica fatalmente trará resultados distintos entre as populações com IMC entre 50 e 60 kg/m² e entre 40 e 50 kg/m².

Biron et al., em 2004, avaliaram resultados obtidos 20 anos após a execução da DBP-DS e demonstraram que, quanto maior o IMC, menor o percentual de perda do excesso de peso e mais rápida a recidiva da obesidade. Os autores observaram, ainda, que o insucesso, baseado em um IMC de 40 kg/m², dobrou a cada 5 anos e que, dos pacientes com um IMC inicial de 50 kg/m², 40% retornaram a um IMC acima de 40 kg/m² em um período de 10 anos após a cirurgia – enquadravam-se novamente na classificação de pacientes com IMC entre 40 e 50 kg/m². Skogar e Sundbom tiveram igual experiência: com a DBP-DS (e também com o BGYR), os pacientes com IMC entre 50 e 60 kg/m² não foram contemplados com a mesma perda de peso atingida pelos pacientes com IMC entre 40 e 50 kg/m².

A recidiva de peso pode ser decorrente de hábitos de vida, transtornos do apetite não controlados por medicações psiquiátricas (ou mesmo induzidos por elas), uso de álcool ou drogas ilícitas ou, ainda, a adoção de hábitos alimentares inadequados para esse tipo de operação. Há, entretanto, causas anatômicas que podem explicar o ganho recorrente de peso depois da DBP-DS, como um estômago residual muito grande ou um canal comum muito longo (maior extensão desse canal pode ser causa de insucesso no controle do peso a longo prazo). Quando o motivo da recidiva corresponde ao aumento do volume gástrico, a suspeita diagnóstica se pauta na história clínica de ingestão alimentar de volumes exagerados, a ser confirmada por radiografia contrastada do estômago e endoscopia digestiva alta. Em geral, o exame radiológico mostra um estômago residual muito grande ou um fundo gástrico exuberante; na endoscopia, por sua vez, a manobra em U do aparelho é feita com grande facilidade, o que não ocorre em uma gastrectomia vertical considerada de diâmetro normal – nessas circunstâncias, deve-se considerar o *re-sleeve* gástrico. Já quando se trata de um canal comum muito longo, seja por relatos na descrição cirúrgica prévia, seja por estudo de trânsito intestinal utilizando métodos de imagem, pode-se considerar a revisão dos comprimentos das alças.

Devido a diferentes transtornos do apetite ou padrões alimentares, é possível chegar a resultados distintos quanto à perda ou à manutenção do peso ainda que se utilize a mesma técnica cirúrgica. Assim, o tratamento desses transtornos psiquiátricos são formas de mitigar o problema sem que seja necessária uma reoperação. Análises que examinam a qualidade de vida após a DBP-DS não o indicam como superior ao BGYR, como o *Short-Form-36 Health Survey* e o *Bariatric Analysis and Reporting Outcome System* (BAROS). A avaliação da qualidade de vida, apesar de se basear em certos parâmetros mensuráveis, depende muito da interpretação subjetiva do próprio paciente, a qual pode ser influenciada pelo estado de humor depressivo ou eufórico. Utilizando o método BAROS, o principal autor deste capítulo – em um estudo comparativo de DBP-DS, derivação biliopancreática de Scopinaro, banda gástrica ajustável, BGYR e gastroplastia de Mason – demonstrou melhor escore final do BGYR, superioridade confirmada pelo método *Short-Form-36 Health Survey*, de acordo com a publicação de Sovik et al. Efeitos colaterais, complicações ou sequelas influenciam negativamente as conclusões sobre a DBP-DS, a despeito de sua superioridade quanto à perda de peso (e manutenção dessa perda) e ao controle ou resolução das comorbidades associadas.

A partir do método BAROS, Skogar e Sundbom, em 2017, indicaram que diarreia, gases e fezes de odor muito pronunciados, no caso de pacientes com IMC entre 50 e 60 kg/m², consistiram em fatores importantes para a avaliação negativa da DBP-DS, independentemente de sua superioridade em relação ao BGYR. Os autores afirmaram, na conclusão do referido estudo, que os pacientes com IMC entre 50 e 60 kg/m² tiveram maior redução de peso e melhor controle do DM; não obstante, a DBP-DS se mostrou inferior à custa de maiores efeitos colaterais quando comparada à outra técnica. Acreditam, ainda, que o procedimento bariátrico-metabólico deve ser escolhido em comum acordo entre o cirurgião e o paciente, previamente bem-informado. Em uma publicação mais recente, de 2020, os mesmos autores reiteram os bons resultados bariátricos e metabólicos da DBP-DS e relatam que os cuidados pós-operatórios requeridos por essa técnica foram iguais aos dos pacientes submetidos ao BGYR. Também afirmam que as sequelas do procedimento foram compensadas pelos bons resultados na redução sustentável do peso e no controle ou resolução dos componentes da síndrome metabólica.

A desnutrição constitui o principal motivo pelo qual a DBP-DS não é utilizado com maior frequência ou acaba sendo abandonado em certos serviços cirúrgicos. Essas deficiências são observadas à medida que o tempo passa e sua frequência está associada à evasão do seguimento do paciente no período pós-operatório. Segundo Topart et al., em 2017, deficiências multivitamínicas e de minerais, desnutrição proteica, anemias multifatoriais, hiperparatireoidismo secundário, osteopenia, osteoporose e outras sequelas compõem o elenco de complicações a longo prazo da DBP-DS e de outras cirurgias disabsortivas. As consequências nutricionais são responsáveis por parte do índice de 14% de revisões cirúrgicas, enquanto poucas revisões foram motivadas por recidiva do peso ou resposta clínica de perda de peso subótima. Observou-se perda de peso sustentável por mais de 10 anos de seguimento, bem como perda de excesso de peso superior a 70%; além disso, aproximadamente 80% dos pacientes mantiveram um IMC menor que 35 kg/m^2 (lembrando que o IMC inicial era superior a 50 kg/m^2).

Segundo Joret et al., em estudo que analisou pacientes submetidos à DBP-DS e que dispuseram de acompanhamento regular e reposição vitamínica sistemática (o que comumente não é a regra), houve baixas taxas de deficiências, entre as quais vitamina A (3,3%), D (1,6%) e ferro (19,4%), índices que, em outras séries, atingiram até 60%, demonstrando a importância do seguimento regular após a DBP-DS. É importante lembrar que, nesse tipo de cirurgia, os transtornos nutricionais, se negligenciados, geralmente se relacionam a maior incidência de quadros graves e, por vezes, com consequências irreversíveis (p. ex., neuropatia causada pela deficiência de vitamina B12) do que nas demais técnicas, como o BGYR.

A desnutrição pós-derivações biliopancreáticas pode exigir medidas agressivas de correção nutricional, como internações e alimentação parenteral. Se as medidas clínicas, porém, não levarem a um resultado satisfatório e sustentável, é possível indicar correção cirúrgica. A área de absorção intestinal pode ser aumentada de três maneiras:

1. Reconstituição do trânsito intestinal pelo desmanche da derivação intestinal, deixando, ao final, somente a gastrectomia vertical.
2. Anastomose entre a alça alimentar e a alça biliopancreática a 200 ou 300 cm da válvula ileocecal, método que recebeu o nome de *Kissing-X* por Hess et al. em 2005.
3. Transferência da alça alimentar para um ponto mais acima da alça biliopancreática, entre 200 e 300 cm distantes da válvula ileocecal, como originalmente proposto por Scopinaro.

Entre essas diferentes maneiras de se corrigir a área de absorção do DS original, o *Kissing-X* é a mais fácil de executar.

Diante do cenário apresentado, cabe indagar se existe um paciente ideal a ser submetido à DBP-DS. Na interpretação dos autores deste capítulo, a resposta é positiva, e o procedimento deve ser recomendado para pacientes que possuam todos os itens abaixo:

- Bem-esclarecidos quanto à operação
- Aderentes e complacentes ao tratamento pós-operatório
- Capazes de custear o uso de suplementos
- Que se submetam a exames laboratoriais periódicos
- Habituados a comer grandes volumes e alimentos proteicos
- Indiferentes a doces
- Que não tenham hábito alcoólico ou de usar drogas ilícitas
- Que não usem psicotrópicos que induzam ganho de peso
- Preferencialmente pacientes com IMC entre 50 e 60 kg/m^2 ou > 60 kg/m^2
- Com síndrome metabólica.

Contudo, como essas situações são pouco frequentes em alguns países, regiões e camadas socioeconômicas, o método se torna elitizado, o que dificulta seu oferecimento a um número maior de pacientes – o que seria possível mediante um adequado suporte multidisciplinar pós-operatório.

Bibliografia

Abi Mosleh K, Lind R, Salame M, et al. Comparative multicenter analysis of sleeve gastrectomy, gastric bypass, and duodenal switch in patients with BMI ≥ 70kg/m^2: a 2-year follow-up. Surg Obes Relat Dis. 2024;20(4):399-405.

Al-Mazrou AM, Bellorin O, Dhar V, et al. Minimally invasive versus open duodenal switch: a nationwide retrospective analysis. Surg Endosc. 2022;36(9):7000-7.

Andalib A, Alamri H, Almuhanna Y, et al. Short-term outcomes of revisional surgery after sleeve gastrectomy: a comparative analysis of re-sleeve, Roux-en-Y gastric bypass, duodenal switch (Roux en-Y and single-anastomosis). Surg Endosc. 2021;35(8):4644-52.

Badaoui JN, Kellogg TA, Abu Dayyeh BK, et al. The outcomes of laparoscopic biliopancreatic diversion with duodenal switch on gastroesophageal reflux disease: the mayo clinic experience. Obes Surg. 2021;31(10):4363-70.

Baltasar A, Bou R, Pérez N, et al. Veinticinco años de cruce duodenal. Cómo cambiar al cruce. Nutr Hosp. 2019;36(6):1278-87.

Biertho L, Lebel S, Marceau S, et al. Perioperative complications in a consecutive series of 1000 duodenal switches. Surg Obes Relat Dis. 2013;9(1):63-8.

Biron S, Hould FS, Lebel S, et al. Twenty years of biliopancreatic diversion: what is the goal of the surgery? Obes Surg. 2004;14:160-4.

Boguszewski CL, Vand der Lely AJ. The role of the gastrointestinal tract in the control of energy balance. Transl Gastrointest Cancer. 2015;4(1):3-13.

Buchwald H, Avidor Y, Braunwald E, et al. Bariatric surgery: a systematic review and meta-analysis. JAMA. 2004;292:1724-37.

Buchwald H, Oien DM. Metabolic/bariatric surgery worldwide 2011. Obes Surg. 2013;23:427-36.

Cottam D, Qureshi FG, Mattar SG, et al. Laparoscopic sleeve gastrectomy as an initial weight-loss procedure for high-risk patients with morbid obesity. Surg Endosc. 2006;20:859-63.

Cummings DE, Overduin J. Gastrointestinal regulation of food intake. J Clin Invest. 2007;117(1):13-23.

Dapri G, Caddiere GB, Himpens J. Laparoscopic repeat sleeve gastrectomy versus duodenal switch after isolated sleeve gastrectomy for obesity. SOARD. 2011;7:38-44.

Demirel T. Mid-term results of laparoscopic conversion of gastric bypass to duodenal switch for weight regain: The review of the literature and single-center experience. Obes Surg. 2023;33(12):3889-98.

Gagner M, Rogula T. Laparoscopic reoperative sleeve gastrectomy for poor weight loss after biliopancreatic diversion with duodenal switch. Case report. Obes Surg. 2003;13:649-54.

Hess DS, Hess DW, Oakley RS. The biliopancreatic diversion with the duodenal switch: Results beyond 10 years. Obes Surg. 2005;15:408-16.

Holt BL, Rice WV. A prospective single-center study evaluating the efficacy of the stomach, intestinal, and pylorus-sparing procedure. Surgery for Obesity and Related Diseases. 2023;19(6):612-8.

Joret MO, Nanayakkara A, Kulasegaran S, et al. Duodenal switch combined with systematic post-operative supplementation and regular patient follow-up results in good nutritional outcomes. Obes Surg. 2022;32(7):1-11.

Marceau P, Biron S, Hould FS, et al. Duodenal switch: long-term results. Obs Surg. 2007;17:1421-30.

Marchesini JB. Laparoscopic reoperative surgery – biliopancreatic diversion: duodenal switch. In: Pitombo C, Jones K, Higa K, et al. Obesity surgery: Principles and practice. New York: McGraw Hill; 2007. p. 285-92.

Marchesini JB, Marchesini JC. Insucesso terapêutico, complicações tardias e reoperações. In: Garrido Jr AB, Ferraz EM, Barroso FL, et al.; Sociedade Brasileira de Cirurgia Bariátrica. Cirurgia da obesidade. São Paulo: Atheneu; 2002. p. 227-44.

Marchesini JB, Marchesini JCD, Freitas ACT. Tratamento cirúrgico da obesidade mórbida. In: Coelho JCU. Aparelho digestivo: Clínica e cirurgia. São Paulo: Atheneu; 2005. p. 622-32.

Marchesini JB, Marchesini JCD, Marchesini SD, et al. Derivações biliopancreáticas com gastrectomia distal (operação de Scopinaro) e gastrectomia vertical com preservação do piloro (*Duodenal Switch* de Hess e Marceau). In: Garrido Jr AB, Ferraz EM, Barroso FL, et al.; Sociedade Brasileira de Cirurgia Bariátrica. Cirurgia da obesidade. São Paulo: Atheneu; 2002. p. 163-71.

Marchesini JB, Nicareta JR. Comparative study of five different surgical techniques for the treatment of morbid obesity using BAROS. ABCD Arq Bras Cir Dig. 2014;27(Suppl 1):17-20.

Merz AE, Blackstone RB, Gagner M, et al. Duodenal switch in revisional bariatric surgery: conclusions from an expert consensus panel. Surg Obes Relat Dis. 2019;15:894-9.

Mitzman B, Cottam D, Goriparthi R, et al. Stomach Intestinal Pylorus Sparing (SIPS) Surgery for Morbid Obesity: Retrospective Analyses of Our Preliminary Experience. Obes Surg. 2016;26(9):2098-104.

Möller F, Hedberg J, Skogar M, et al. Long-term follow-up 15 years after duodenal switch or gastric bypass for super obesity: A randomized controlled trial. Obes Surg. 2023;33(10):2981-90.

Parikh M, Ayoung-Chee P, Romanos E, et al. Comparison of rates of resolution of diabetes mellitus after gastric banding, gastric bypass and biliopancreatic diversion. J Am Coll Surg. 2007;205:631-5.

Prachand VN, DaVee RT, Alverdy JC. Duodenal switch provides superior weight loss in the super-obese (BMI > or = 50 Kg/m2) compared with gastric bypass. Ann Surg. 2006;244:611-19.

Puzziferri N. Psychological issues in bariatric surgery: The surgeon's perspective. Surg Clin N Am. 2005;85:741-55.

Sanchez-Pernaute A, Herrera MAR, Perez-Aguirre ME, et al. Single anastomosis duodenoileal bypass with sleeve gastrectomy (SADI-S). One to three-year follow-up. Obes Surg. 2010;20:1720-6.

Scopinaro N. Malabsorptive procedures: Biliopancreatic diversion – Scopinaro procedure. In: Pitombo C, Jones K, Higa K, et al. Obesity surgery: Principles and practice. New York: McGraw-Hill; 2008. p. 111-29.

Skogar MI, Sundbom M. Duodenal switch is superior to gastric bypass in patients with super obesity when evaluated with Bariatric Analysis and Reporting Outcome System (BAROS). Obes Surg. 2017;27:2308-16.

Skogar MI, Sundbom M. Early complications, long-term adverse events, and quality of life after duodenal switch and gastric bypass in a matched national cohort. Surg Obes Relat Dis. 2020;16:614-9.

Sovik TT, Asheim ET, Taha O, et al. Weight loss, cardiovascular risk factors, and quality of life after gastric bypass and duodenal switch: A randomized trial. Ann Intern Med. 2011;155:281-91.

Sovik TT, Taha O, Aasheim ET, et al. Randomized clinical trial of laparoscopic gastric bypass versus laparoscopic duodenal switch for superobesity. Br J Surg. 2010;97:160-66.

Strain DW, Torghabeh MH, Gagner M, et al. The impact of biliopancreatic diversion with duodenal switch (BPD/DS) over 9 years. Obes Surg. 2017;27:787-94.

Surve A, Zaveri H, Cottam D, et al. A retrospective comparison of biliopancreatic diversion with duodenal switch with single anastomosis duodenal switch (SIPS-stomach intestinal pylorus sparing surgery) at a single institution with two year follow-up. Surg Obes Relat Dis. 2017;13:415-22.

Teixeira A, Jawad M, Ghanem M, et al. Robot-assisted duodenal switch with DaVinci Xi: surgical technique and analysis of a single-institution experience of 661 cases. J Robot Surg. 2023;17(3):923-31.

Topart P, Becouara G, Delarue J. Weight loss and nutritional outcome 10 years after biliopancreatic diversion with duodenal switch. Obes Surg. 2017;27:1645-50.

Yashkov Y, Bordan N, Torres A, et al. SADI-S 250 vs Roux-en-Y duodenal switch (RY-DS): results of 5-year observational study. Obes Surg. 2021;31(2):570-9.

88 | *Bypass* Gástrico com Anastomose Única

Daniel Riccioppo

Introdução

O *bypass* gástrico, ou gastroplastia, foi proposto por Mason e Ito em 1967. Tratava-se de cirurgia inicialmente análoga à gastrectomia à Billroth II (BII) (Figura 88.1), com o diferencial da preservação do segmento gástrico distal. Essa primeira descrição da gastroplastia para tratamento da obesidade grave apresentava a anastomose gastrojejunal em alça, ou seja, anastomose única (Figura 88.2). A técnica foi abandonada pela alta incidência de refluxo biliar, decorrente da anastomose em alça associada à bolsa gástrica pequena e horizontal. O procedimento sofreu, então, várias modificações subsequentes até se consolidar nos anos 1990 com o advento da laparoscopia no *bypass* gástrico em Y de Roux (*bypass*) atualmente realizado. Essa técnica, bem estabelecida, efetiva para tratamento da obesidade e mundialmente difundida, caracteriza-se pela pequena bolsa gástrica vertical e pelas duas anastomoses, gastrojejunal e jejunojejunal, que constroem as duas vias intestinais, alimentar e biliopancreática, e se unem na via comum onde as secreções gástrica e biliopancreática vão agir sobre o bolo alimentar (Figura 88.3).

Foram descritas dezenas de variações técnicas do *bypass* até Rutledge, em 1997, iniciar sua experiência com o *mini gastric bypass* (MGB). Rutledge, cirurgião do trauma, baseou-se em um caso em que tratou um ferimento por arma de fogo que necessitou de ressecção antral e intestinal, derivação duodenal e gastrojejunostomia. O tratamento desse ferimento gerou uma bolsa gástrica estreita e longa com anastomose gastrojejunal em alça (Figura 88.4). Essa cirurgia foi a precursora do MGB, publicado em 2001, no qual o autor mostrou sua experiência com essa técnica em 1.274 pacientes com obesidade. Em 2005, Rutledge e Walsh publicaram a experiência de 6 anos de seguimento de 2.410 pacientes submetidos ao MGB.

Tratava-se de procedimento com resultados iniciais semelhantes ao *bypass*, e mais simples e rápido, por necessitar de apenas uma anastomose, mas que suscitava dúvidas e receios referentes ao refluxo biliar, complicação comum das gastrectomias com reconstrução à BII, assim como das primeiras técnicas de gastroplastias em alça propostas por Mason nos anos 1960. A questão do refluxo biliar levou à descrição em 2002 de uma modificação técnica no MGB: uma angulação da alça aferente gerada pela fixação desta na região superior da bolsa gástrica, que orientaria o fluxo biliar distalmente, para a alça eferente, evitando o potencial refluxo jejunogástrico (Figura 88.5). Essa técnica de MGB modificada foi denominada "*bypass* gástrico com anastomose única" (OAGB, do inglês *one anastomosis gastric bypass*), ou *bypass gástrico de una anastomosis* (BAGUA), e se tornou a configuração técnica atual.

Nomenclatura

Nos anos 1980 e 1990 o termo "mini" entrou em voga para denominar procedimentos menos invasivos, realizados por meio de pequenas incisões abdominais (p. ex. minicolecistectomia). Nas laparoscopias, os procedimentos com número reduzido de portais de acesso à cavidade abdominal, ou com portais e instrumentais de fino calibre, foram denominados "minilaparoscopia". Nesse contexto histórico, Rutledge denominou sua proposta *mini gastric bypass*, denotando menor complexidade e maior rapidez de realização.

Outros nomes foram também utilizados, como *omega-loop bypass* ou Billroth II *bypass*. *Single-anastomosis gastric bypass* foi uma nomenclatura proposta por Wei-Jei Lee, cirurgião taiwanês com ampla experiência na técnica. Os termos *single anastomosis gastric bypass* e *one anastomosis gastric bypass* refletem o mesmo ponto fundamental da operação, a reconstrução do trânsito alimentar entre a bolsa gástrica e o intestino delgado por meio de

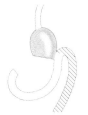

Figura 88.1 Gastrectomia à Billroth, 1889.

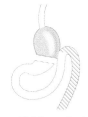

Figura 88.2 Gastroplastia com reconstrução BII, Mason, 1967.

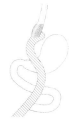

Figura 88.3 *Bypass* gástrico em Y de Roux, Wittgrove e Clark, 1994.

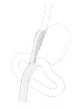

Figura 88.4 *Mini gastric bypass*, Ruttledge, 1997.

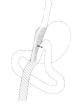

Figura 88.5 *Bypass* gástrico com anastomose única.

Parte 7 ▪ Tratamento Cirúrgico da Obesidade

uma única anastomose. O termo OAGB é o mais utilizado na atualidade, mas por questões históricas se mantém o termo MGB. Hoje é consensual o uso de ambas as nomenclaturas, utilizando-se tanto MGB como OAGB, ou mesmo MGB/OABG, para descrever o procedimento, em que pese que não concordamos com o uso do termo "mini" na medida em que possa subentender procedimento incompleto ou parcial, que denote erroneamente simplicidade ou rapidez na sua realização ou que minimize as complicações e os riscos da operação.

Técnica

O OABG inicia-se pela separação do estômago em dois reservatórios, um menor, conectado à transição esofagogástrica (TEG) e constituído pela cárdia e por parte do corpo gástrico, e um maior constituído do fundo, parte do corpo e antro gástricos, e da região pilórica, que se mantém ligada ao duodeno. Essa transecção é realizada por meio de grampeamento e secção do estômago. Uma diferença técnica importante em relação ao *bypass* é que no OAGB a bolsa gástrica é bem mais longa, iniciando no nível da incisura angular. A bolsa gástrica no OAGB tem em média 13 a 15 cm de extensão, podendo ter até 18 a 20 cm, enquanto no *bypass* tem em média 4 a 5 cm, e bolsas mais longas têm em torno de 9 cm.

Na sequência da operação realiza-se a contagem do segmento jejunal que será derivado, denominado "alça biliopancreática (ABP)", a partir do ângulo de Treitz. Essa derivação tem em média 200 cm de extensão. O final desse segmento jejunal é transposto ao andar supramesocólico do abdômen. Realiza-se, então, a fixação do jejuno em um ponto alto na lateral da bolsa gástrica. A anastomose gastrojejunal é realizada alguns centímetros abaixo desse ponto de fixação, por meio de grampeamento laterolateral entre o jejuno e a bolsa gástrica, de modo que fique um segmento de jejuno íntegro acima da anastomose. Esses detalhes técnicos visam orientar o fluxo da secreção biliopancreática para a alça jejunal eferente, minimizando o risco de refluxo biliar jejunogástrico (ver Figura 88.5).

O espaço entre o mesentério da alça intestinal e o mesocólon transverso deve ser fechado para evitar hérnias internas, e a hemostasia deve ser criteriosa. Por ser uma linha de grampeamento mais longa que a do *bypass* gástrico, o OAGB muitas vezes requer suturas hemostáticas na bolsa gástrica e sobretudo no estômago excluso. Outra diferença importante do OAGB em relação ao *bypass* refere-se à extensão de delgado excluída do trânsito alimentar. No caso do *bypass,* a ABP tem em torno de 1 metro, e a alça alimentar a mesma extensão. Ainda que haja apenas absorção parcial de nutrientes na alça alimentar, ela compõe a alça alimentar total em conjunto à alça comum. No caso do OAGB só há ABP (alça aferente) e alça comum (alça eferente). No caso de intestinos de menor extensão (cerca de 4% dos pacientes apresentam 4 metros ou menos de intestino delgado), essa configuração pode representar no OAGB risco nutricional em casos de ABP mais extensas, por gerar alça comum curta.

O OAGB segue as mesmas premissas do *bypass* gástrico: a construção de um reservatório gástrico de pequeno volume e a derivação de um segmento intestinal, resultando em técnica bariátrica classificada historicamente como técnica mista, restritiva e disabsortiva. Hoje essa classificação está em desuso em vista dos avanços no entendimento da fisiologia da cirurgia bariátrica, assim como da melhor compreensão da fisiopatologia da obesidade. De todo modo, do procedimento resulta uma bolsa gástrica vertical, orientada na curvatura gástrica menor, de pequeno volume, pouco distensível devido à exclusão do fundo gástrico e à exclusão da parte inicial do jejuno.

Essa configuração gera impacto metabólico importante, por alterações nos estímulos êntero-hormonais reguladores da fome e saciedade. Ainda que haja alguma restrição e disabsorção, mais que redução mecânica da ingestão alimentar ou redução da superfície absortiva intestinal, o impacto maior da cirurgia dá-se pela exclusão do fundo gástrico e pela aceleração do trânsito intestinal do bolo alimentar, além de alterações no ciclo êntero-hepático dos sais biliares e alterações na microbiota intestinal. Desses fenômenos culminam a redução de estímulos orexigênicos e o aumento da liberação de peptídeos intestinais anorexigênicos, importantes para os resultados em perda de peso e, assim, para o controle de doenças metabólicas.

Utilizando-se a classificação mais atual dos procedimentos bariátricos baseada nos estímulos metabólicos das operações, poderíamos talvez colocar o OAGB em uma posição superior ao *bypass* gástrico, uma vez que a maior extensão intestinal excluída do trânsito alimentar leva a estímulos incretínicos mais distais no intestino delgado.

Resultados

O OAGB, embora ainda pouco realizado no Brasil, é amplamente utilizado no mundo, devido a resultados favoráveis em perda de peso e controle metabólico, assim como por sua relativa facilidade técnica quando comparado ao *bypass* gástrico, que necessita da realização de duas anastomoses digestivas. Talvez por esse motivo o OAGB esteja em rápida ascensão e seja hoje o terceiro procedimento bariátrico mais realizado no mundo.

A relativa facilidade técnica é demonstrada pelo menor tempo operatório, comumente descrito na literatura. Baixo índice de complicações cirúrgicas, comparáveis a outras técnicas, e bons resultados em perda de peso e controle de comorbidades também são comuns nos estudos sobre OAGB. Em sua grande maioria, a literatura sobre essa técnica consiste em estudos retrospectivos com seguimento de até 5 anos, embora existam publicações com acompanhamentos mais longos, acima de 10 anos. Temos disponíveis também algumas séries prospectivas e randomizadas comparando OAGB com a gastrectomia vertical (comumente chamada *sleeve*) ou com o *bypass* gástrico. Desse conjunto de referências derivam ainda revisões sistemáticas e metanálises. O *bypass* gástrico e a gastrectomia vertical são discutidos minuciosamente nos Capítulos 85 e 86, respectivamente.

Perda de peso após OAGB

A experiência descrita na literatura apresenta médias entre 69 e 93% de perda do excesso de peso (PEP) para seguimento de até 5 anos. Uma revisão sistemática de estudos retrospectivos compilando mais de 12.000 casos mostra entre 73 e 78% de PEP para seguimentos entre 1 e 12 anos, embora o seguimento mediano para a amostra tenha sido de 2 anos (índice de massa corporal [IMC] médio de 47 kg/m², variando entre 26 e 88 kg/m²). Outras publicações retrospectivas com acompanhamentos longos corroboram esses resultados, como a de Carbajo, com 1.200 pacientes e 70% de seguimento cumulativo tardio (presencial e remoto), com 77% de PEP em 6 anos e 70% de PEP em 12 anos.

Estudos que utilizaram como parâmetro a perda de peso porcentual total (%PP) também mostram resultados bastante satisfatórios. Revisão retrospectiva com 2.223 pacientes mostrou %PP de

32%, 30% e 30% para 5, 10 e 15 anos de pós-operatório (1.117, 570 e 226 pacientes em cada grupo, respectivamente). A porcentagem de PEP correspondente foi de 77%, 68% e 68%.

Não parece haver influência importante de variações técnicas nos resultados do OAGB. Para a extensão média de comprimento intestinal, diferentes tamanhos de exclusões jejunais, entre 150 e 200 cm, não parecem ter relevância. O impacto só se evidencia conforme se estende muito a derivação intestinal, e a anastomose gastrointestinal se aproxima do íleo. Porém, à semelhança das cirurgias ileais, os melhores resultados em perda de peso e controle de comorbidades observados nessas cirurgias são acompanhados de maiores riscos nutricionais. Ponderando sobre o impacto nos resultados de diferentes tamanhos da anastomose gastrointestinal, e tendo como base os estudos sobre o tema no *bypass* gástrico, os efeitos do aumento de restrição só serão observados a curto prazo, e, assim como no *bypass*, anastomoses estreitas relacionam-se a maior incidência de refluxo gastroesofágico e pior qualidade de vida, com maior incidência de vômito e intolerâncias alimentares.

OAGB e obesidade classes 4 e 5

Historicamente, o controle cirúrgico da doença é mais desafiador em pacientes com IMC acima de 50 kg/m². Estes são pacientes de maior risco clínico e cirúrgico, o que se traduz em maior mor-bimortalidade peroperatória (durante o ato cirúrgico). Devido a essa característica, existem duas linhas de abordagem de trata-mento desses pacientes: a estagiada e a única. Na estagiada, mais de um procedimento, seja tratamento clínico pré-operatório, seja endoscópico ou cirurgias sequenciais, com a gastrectomia vertical normalmente sendo utilizada como procedimento-ponte, são uti-lizados para redução de riscos, manutenção de resultados e estabi-lização da doença a longo prazo. Na abordagem única apenas uma técnica cirúrgica é realizada (*standalone procedure*).

Seja na abordagem cirúrgica estagiada, seja na abordagem única, o OAGB pode ser uma boa alternativa para pacientes com IMC acima de 50 kg/m². Nesse grupo de pacientes, o peso médio no nadir, bem como o ganho de peso recorrente após a cirurgia são maiores que nos pacientes com IMC mais baixo. As cirurgias ileais, com grandes derivações intestinais, denominadas no pas-sado "cirurgias disabsortivas" (p. ex., cirurgia de Scopinaro, *duode-nal switch*, SADI-S – *single anastomosis duodenal-ileal bypass with sleeve gastrectomy*) são técnicas com melhores resultados nos pata-mares maiores de IMC, porém são reconhecidamente opções com maior risco nutricional. Por sua vez, as técnicas mais utilizadas na atualidade, a gastrectomia vertical e o *bypass* gástrico, têm resultados limitados, sobretudo a longo prazo, para esse subgrupo de pacientes com obesidade mais grave. O OAGB parece ser uma boa alternativa intermediária para o tratamento desses pacientes, apresentando resul-tados tardios mais atrativos que as duas técnicas citadas, com menor morbidade, sobretudo menor risco nutricional, que as cirurgias ileais. Estudo de 245 pacientes com IMC acima de 50 kg/m² submetidos a OAGB com 150 cm de ABP e até 60 meses de acompanhamento mos-trou em 184 pacientes (75% da amostra) aos 24 meses de seguimento 43,2% ± 0,9% de %PP (80% ± 15,7% de PEP). Em 79 dos pacientes (32% do grupo inicial) encontrou-se 41,9% ± 10% de %PP (78,1% ± 18% de PEP). Ambos os resultados aos 24 e 60 meses foram bastante bons, sobretudo para obesidades classe 4 e classe 5. Não foram descri-tos casos de desnutrição proteico-calórica nessa amostra.

Para IMC superior a 60 kg/m², avaliação de casuística com 1 a 3 anos após OAGB mostrou 43% de %PP tardia, enquanto pacientes

submetidos a gastrectomia vertical obtiveram 32% de %PP tardia no mesmo período de acompanhamento. Em que pese que a perda de seguimento entre 1 e 3 anos tenha sido acima de 75%, a diferença nos resultados é expressiva. O mesmo grupo estudou pacientes com IMC acima de 60 kg/m² submetidos a OAGB ou *bypass* gástrico. Para 2 anos de acompanhamento, o OAGB mostrou-se mais eficaz, com 44% de %PP (77% de PEP), ante 33% de %PP (57% de PEP) no *bypass*.

Já as cirurgias revisionais, mais comumente realizadas para tratamento do reganho de peso na população com IMC acima de 50 kg/m², são tecnicamente mais desafiadoras após o *bypass* gás-trico tradicional, e o OAGB pode representar uma alternativa mais viável também pensando-se na possibilidade de revisões futuras.

Estudos prospectivos randomizados, revisões sistemáticas e metanálises

Temos disponíveis alguns estudos randomizados controlados com-parando OAGB com *bypass* gástrico e com gastrectomia vertical.

Comparações randomizadas entre OAGB e gastrectomia vertical, de modo geral, mostram resultados similares a curto e médio prazos (1 a 3 anos) na faixa de 65% de PEP para ambas as técnicas nesses perí-odos de seguimento. Esses resultados se distanciam no pós-operatório mais tardio (5 anos), favorecendo o OAGB, com 65% de PEP ante 56% de PEP no grupo submetido a gastrectomia vertical (p = 0,09).

O estudo multicêntrico prospectivo e randomizado YOMEGA comparou OAGB e *bypass*, e os resultados de perda ponderal em 2 anos demonstraram não inferioridade do OAGB: 88% ± 24% con-tra 86% ± 23% de PEP. Entretanto, no seguimento de 5 anos (com 69,5% de retenção da amostra) houve aproximação dos resultados do OAGB e *bypass*, com perda de peso (76% ± 26,2% e 72,7% ± 29,9% de PEP, respectivamente) e reganho de peso sem diferenças estatísticas nos dois grupos, em torno de 10% para os dois grupos.

Lee et al. realizaram estudo prospectivo randomizando 80 pa-cientes (40 para OAGB e 40 para *bypass* gástrico) com seguimento de 2 anos. Em 1 ano houve maior perda de peso no OAGB (65% *versus* 59% de PEP, respectivamente), porém esses resultados per-deram significância estatística aos 2 anos de pós-operatório.

A questão relevante trata da comparação entre as variações téc-nicas do *bypass* gástrico e o OAGB. O *bypass* tem muitas variações e muitas delas relacionadas à extensão das alças da derivação intes-tinal, com impacto nos resultados da operação. Estudo randomi-zado controlado de 62 pacientes (IMC médio de 49 kg/m²) compa-rou o *bypass* com ABP longa e o OAGB. O *bypass* realizado tinha 225 cm de derivação intestinal, sendo 150 cm de ABP e 75 cm de alça alimentar, diante de 200 cm da ABP do OAGB. Para segui-mento de 6 meses não houve diferenças estatísticas entre perda de peso, com 55% e 50% de PEP nos grupos *bypass* gástrico e OAGB, respectivamente. Provavelmente no *bypass* com alças mais longas os resultados se aproximem mais do OAGB tanto na perda de peso como no controle de doenças metabólicas.

Temos também algumas revisões sistemáticas e metanálises buscando comparar o OAGB às técnicas mais consagradas. Uma revisão comparando OAGB com gastrectomia vertical, que ava-liou 17 estudos totalizando 6.761 pacientes, mostrou maior perda de peso, melhor controle de comorbidades e menor mortalidade com o OAGB, com incidência de fístulas e sangramento pós-operatório similares para as duas cirurgias. Outra revisão siste-mática e metanálise com comparação entre essas duas técnicas (9 estudos retrospectivos, 1.989 pacientes) mostrou melhor perda de peso do OAGB a curto e médio prazos, mas não a longo prazo.

O controle do diabetes *mellitus* tipo 2 (DM2) e a incidência de complicações também foram similares para OAGB e gastrectomia vertical na amostra analisada.

Uma metanálise com revisão sistemática comparando OAGB e *bypass*, com análise de 1.217 artigos e inclusão de 931 pacientes, mostrou melhores resultados com o OAGB em 1 e 2 anos de seguimento, tanto na perda de peso como no controle metabólico. Essas diferenças não foram encontradas aos 5 anos de pós-operatório.

Controle de doenças metabólicas

Considerando-se o DM2 a doença metabólica de maior relevância associada à obesidade, os dados de literatura demonstram bons resultados com o OAGB no controle da doença, que se mostram equivalentes ou superiores nas comparações entre o OAGB e o *bypass* gástrico ou gastrectomia vertical.

Uma revisão sistemática de estudos prospectivos e randomizados mostrou melhor resultado em remissão do DM2 com o OAGB em comparação ao *bypass* (razão de risco 1,13; intervalo de confiança [IC] 95%: 1,01 a 1,27). Uma metanálise compilando 12.445 pacientes também encontrou resultados favorecendo o OAGB no controle do DM2 em relação ao *bypass* gástrico.

O estudo YOMEGA mostrou melhor controle do DM2 com o OAGB em comparação ao *bypass* gástrico, com queda mais expressiva de hemoglobina glicada (HbA1c) em 2 anos de acompanhamento. Contudo, aos 5 anos de pós-operatório o nível de HbA1c foi similar nos dois grupos (ambos abaixo de 6,5%). A taxa de remissão do DM2 também foi equivalente para as duas técnicas (58,3% no OAGB e 53,3% no *bypass*).

As comparações com gastrectomia vertical no tratamento do DM2 mostram resultados mais favoráveis com o OABG. Lee et al. encontraram 60% de controle do DM2 no grupo OAGB (HbA1c ≤ 6,5%), e 30% na gastrectomia vertical, em 5 anos de seguimento. A análise êntero-hormonal mostrou maior efeito incretínico após o OAGB.

Todavia, devemos levar em consideração os preditores de resultados do tratamento cirúrgico, bem como as diversas apresentações e gravidades do DM2, na tomada de decisão da escolha da técnica cirúrgica.

Para casos de menor gravidade, provavelmente haverá equivalência no resultado entre os três procedimentos, OAGB, *bypass* gástrico e gastrectomia vertical. Já nos casos mais graves, caracterizados nos diversos escores disponíveis (DiaRem, ABCD) por idade avançada, tempo de doença prolongado, HbA1c elevada, peptídeo-C baixo, uso de múltiplas medicações anti-DM2 e uso de insulina, possivelmente procedimentos com maior potencial de estímulo êntero-hormonal terão maior chance de melhor resultado. Nesse contexto, possivelmente o *bypass* e o OAGB terão melhor performance que a gastrectomia vertical, e o OAGB terá maior potencial de controle do DM2 que o *bypass* padrão. Por sua vez, o *bypass* de alça longa apresenta na literatura resultados equivalentes ao OAGB em perda de peso, e esse resultado pode representar equivalência também no controle do DM2, sem levar em consideração os efeitos hipotéticos relacionados exclusivamente à ABP mais longa do OAGB.

Por outro lado, nos casos mais graves de DM2, com piores preditores de resultados de controle pós-operatório da doença, sobretudo nos pacientes de idade mais avançada, com outros fatores de risco e com maior morbidade, a gastrectomia vertical pode trazer benefícios com menor risco potencial.

Complicações

Uma revisão sistemática representando 12.807 casos de OAGB apresenta 1% de incidência de fístulas, 3% de sangramento e 0,1% de mortalidade. Comparando essas complicações cirúrgicas no *bypass* gástrico e na gastrectomia vertical, os resultados são similares. Um aspecto técnico relevante é que a bolsa gástrica mais longa diminui a tensão sobre a anastomose gastrojejunal e pode ter importância na prevenção de fístulas no OAGB, sobretudo nos pacientes com obesidade mais grave, de classes 4 e 5. A úlcera de boca anastomótica é uma das complicações do OAGB, com incidência de 2,7%, e podem ocorrer diarreia, esteatorreia, desnutrição proteico-calórica, refluxo biliar e hérnias internas. As hérnias internas parecem ter incidência (0,1%) menor que no *bypass* gástrico.

Uma complicação importante do OAGB relaciona-se ao refluxo biliar e aos refluxos jejunogástrico e gastroesofágico, que podem causar gastrite e esofagite alcalinas. Esta é uma grande preocupação dos cirurgiões e um ponto fundamental que ainda limita o crescimento da utilização do OAGB no Brasil.

Outra complicação potencialmente grave é a desnutrição proteico-calórica, que parece ter baixa incidência no OAGB. Um estudo envolvendo 1.425 casos em um único centro mostrou incidência de desnutrição proteico-calórica grave, necessitando de cirurgia revisional de 0,63% (9 pacientes). Nesses 9 pacientes reoperados, a ABP na cirurgia inicial variou entre 170 e 250 cm de extensão, mas nas revisões foram medidas ABPs de até 350 cm de extensão, com um caso apresentando alça comum de apenas 100 cm. Esses achados demostram que o peso da extensão da derivação intestinal em relação à extensão intestinal total nas complicações nutricionais tem sua relevância. Outra complicação relacionada a derivações intestinais mais longas no OAGB é a repercussão hepática da desnutrição, com relatos de falência hepática aguda levando a cirurgias revisionais de reversão parcial ou reversão total, ou conversão de técnica.

A derivação intestinal no OAGB, assim como no *bypass* gástrico, tem variações na sua extensão pois cada vez mais tem sido valorizado o papel da ABP nos resultados das operações bariátricas. Rutledge descreveu inicialmente uma extensão da ABP de 180 cm em 2001. Por sua vez, Carbajo et al., em 2017, iniciaram suas experiências com 200 cm, mas posteriormente aumentaram para 250 a 350 cm. Muitos cirurgiões ajustam a extensão da ABP dependendo do IMC do paciente ou da extensão intestinal total, mas a maioria descreve derivações entre 150 e 250 cm. A desnutrição parece estar associada às ABPs com mais de 250 cm.

As derivações mais longas associam-se a melhores resultados cirúrgicos. As causas são desconhecidas, mas além do aumento da disabsorção, outras hipóteses atribuem os melhores resultados a alterações nos sais biliares e na microbiota intestinal. O estímulo ileal precoce certamente tem papel importante, dados os conhecimentos atuais do papel dos êntero-hormônios no controle metabólico. Entretanto, ao benefício na perda de peso e melhora metabólica da extensão maior da derivação no OAGB (assim como no *bypass*), associa-se maior incidência de diarreia e de complicações nutricionais. Podemos afirmar que, quanto maior a derivação, maiores o potencial estímulo metabólico e a perda de peso, mas também maior o risco nutricional.

OAGB e refluxo biliar

O refluxo alcalino causa sintomas, comumente dor epigástrica e pirose retroesternal, que pode ser de difícil manejo clínico e demandar cirurgia revisional para conversão de técnica.

O histórico das experiências prévias com as reconstruções à BII, com alta incidência de refluxo biliar e associação dessa ocorrência com o câncer gástrico, recai sobre o OAGB e demanda respostas.

A associação entre o refluxo alcalino e o câncer traz preocupação em relação às gastrectomias à BII, porém o OAGB tem anatomia e fisiologia muito distintas daquelas operações, assim como das gastroplastias em alça de Mason. A bolsa gástrica longa e estreita do OAGB, em comparação às bolsas curtas e largas das gastroplastias em alça dos anos 1960 e 1970, dificultaria a ascensão de possível refluxo biliar ao esôfago, já que no OAGB a TEG encontra-se a cerca de 13 a 15 cm ou mais da anastomose gastrojejunal. Por sua vez, a angulação da alça aferente acima da anastomose orienta o fluxo da secreção biliopancreática para a alça eferente, tornando mais difícil o refluxo para a bolsa gástrica. Outra hipotética proteção ao refluxo biliar no OAGB em relação às outras técnicas que utilizaram BII é a presença da ABP (alça aferente) mais longa, o que altera as características bioquímicas da bile.

A literatura mostra ampla variação na incidência de refluxo após OAGB, entre 0,5 e 30%, mas aparentemente a incidência encontra-se mais próxima do limite superior que do inferior desse intervalo.

Um estudo retrospectivo com 2 anos de seguimento mostrou diferença significante de refluxo após OAGB em comparação ao *bypass* gástrico, respectivamente, 37,9% *versus* 7,1%.

O estudo prospectivo randomizado YOMEGA em avaliação de 2 anos encontrou sintomas de refluxo em 40,9% dos pacientes submetidos a OAGB, 16% de bile na bolsa gástrica e 10% de esofagite, em comparação com 18,4% de sintomas nos pacientes submetidos a *bypass* gástrico, respectivamente, 0% de bile na bolsa e 3% de esofagite. Após 5 anos de seguimento foram encontrados dois casos de esôfago de Barrett no grupo OAGB, convertidos para *bypass*.

Em contrapartida, Saarinen et al. estudaram com cintilografia biliar pacientes após OAGB e demonstraram refluxo jejunogástrico transitório, mas não encontraram refluxo biliar gastroesofágico no grupo submetido a OAGB.

Em que pesem todas as dúvidas e preocupações referentes ao tema, de modo geral, os casos de refluxo após OAGB apresentam bons resultados com tratamento clínico. Entretanto, a refratariedade ao tratamento clínico levará inevitavelmente à cirurgia revisional, geralmente com conversão para *bypass* gástrico.

OAGB e câncer

A maior preocupação no OAGB é o risco de câncer relacionado ao refluxo biliar. A bile gera inflamação crônica na mucosa da bolsa gástrica e do esôfago e associa-se, do ponto de vista fisiopatológico, com neoplasia gástrica (em geral na boca anastomótica), na TEG e no esôfago distal. A maior parte das evidências dessa associação advém de estudos experimentais e da era das gastrectomias à BII, embora naquela época não se tivesse conhecimento do papel do *Helicobacter pylori* na fisiopatologia do câncer gástrico, e as bolsas gástricas, tanto nas gastrectomias como nas gastroplastias iniciais de Mason, fossem mais produtoras de ácido devido à presença do fundo gástrico.

Apesar desse risco teórico, os casos conhecidos de câncer após OAGB são muito raros, com relatos na literatura de 8 casos em mais de 20 anos, sendo 5 deles no remanescente gástrico (estômago excluso). Dos três pacientes com doença na bolsa gástrica, na TEG e no esôfago, em dois deles o curto intervalo de tempo entre o OAGB e o diagnóstico do câncer torna improvável a carcinogênese relacionada ao refluxo biliar.

Não obstante, apesar de o refluxo biliar após o OAGB ainda ser uma situação controversa, ele é uma realidade na prática clínica, e a associação entre o câncer do esôfago e o refluxo gastroesofágico é bem estabelecida. O refluxo gastroesofágico deve ser investigado no pré-operatório, e os achados devem ser considerados na decisão de conduta. Os pacientes submetidos ao OAGB devem ser monitorados ativamente no pós-operatório, com endoscopias de rotina, e o risco relacionado com essa condição deve ser valorizado na escolha da técnica, sobretudo nos pacientes jovens.

A despeito dos mecanismos anatômicos teoricamente protetores do refluxo, os dados conflitantes da literatura mantêm dúvidas a respeito do risco de câncer no OAGB e nutrem a resistência à disseminação dessa técnica em nosso meio, demandando mais evidências.

Considerações finais

O uso do OAGB para tratamento cirúrgico da obesidade vem crescendo mundialmente. A literatura disponível, de mais de 20 anos, permite cada vez mais colocá-lo como opção no arsenal cirúrgico bariátrico. Em relação aos resultados em perda de peso e controle metabólico, está em patamar acima da gastrectomia vertical e em situação de não inferioridade em relação ao *bypass*. A incidência de complicações peroperatórias parece ser equivalente para as três técnicas.

Trata-se de operação que pode passar a impressão de facilidade técnica, mas que demanda atenção a detalhes que são potencialmente de grande impacto, tanto em termos de desfechos clínicos como de complicações. Extensões mais longas de ABP aparentemente melhoram os resultados em perda de peso e controle do DM2, mas aumentam os riscos nutricionais. Diferenças no tamanho da bolsa gástrica e nos aspectos técnicos da realização da anastomose gastrojejunal influenciam o risco de refluxo biliar.

O refluxo gastroesofágico é uma complicação encontrada na prática clínica após o OAGB, menos frequente que na gastrectomia vertical, porém mais frequente que no *bypass* gástrico. Seu tratamento é eminentemente clínico, mas pode levar à necessidade de cirurgia revisional. O refluxo biliar na bolsa gástrica, por sua vez, tem difícil manejo clínico, e seu efeito carcinogênico sobre o estômago, apesar da escassez de documentação na literatura, ainda gera preocupação sobre a segurança do OAGB a longo prazo.

Embora com aplicação mais recente em nosso meio e com volume incipiente em relação ao *bypass* gástrico e à gastrectomia vertical, a aplicação do OAGB está em franco crescimento. No mundo, este é um método endossado pela American Society for Metabolic and Bariatric Surgery (ASBMS) e pela International Federation for the Surgery of Obesity and Metabolic Disorders (IFSO) como opção técnica para cirurgias bariátricas e metabólicas. Em nosso meio, para a Sociedade Brasileira de Cirurgia Bariátrica e Metabólica (SBCBM), trata-se de técnica promissora, mas há necessidade de seguir na busca de dados comparativos com os métodos mais sedimentados, para confirmação de segurança e eficácia, ficando sua utilização a critério do julgamento do cirurgião.

Assim como ocorre em todos os procedimentos bariátricos e metabólicos, a ampliação do uso do OAGB ou o seu abandono serão regidos pelos avanços nos conhecimentos da fisiologia das cirurgias, assim como da fisiopatologia da obesidade, pela evolução tecnológica e, fundamentalmente, pela segurança e resultados ao longo do tempo.

Bibliografia

Abu-Abeid A, Goren O, Eldar SM, et al. Revisional surgery of one anastomosis gastric bypass for severe protein-energy malnutrition. nutrients. 2022;14(11):2356.

Angrisani L, Santamonica A, Iovino P, et al. Bariatric surgery survey 2018: Similarities and disparities among the 5 IFSO chapters. Obes Surg. 2021;31(5):1937-48.

Balasubaramaniam V, Pouwels S. Remission of type 2 diabetes mellitus (T2DM) after sleeve gastrectomy (SG), one-anastomosis gastric bypass (OAGB), and Roux-en-Y gastric bypass (RYGB): A systematic review. Medicina (Kaunas). 2023;59(5):985.

Barzin M, Ebadinejad A, Aminian A. Does one-anastomosis gastric bypass provide better outcomes than sleeve gastrectomy in patients with BMI greater than 50? A systematic review and meta-analysis. Int J Surg. 2023;109(3):277-86.

Brunaldi VO, Peixoto de Oliveira GH, Kerbage A, et al. Long-term follow-up after transoral outlet reduction following Roux-en-Y gastric bypass: Back to stage 0? Endosc Int Open. 2023;11(5):E538-E545.

Buchwald H, Avidor Y, Braunwald E, et al. Bariatric surgery: A sistematic review and meta analysis. JAMA. 2004;292:1724-37.

Carbajo MA, Garcia-Caballero M, Toledano M, et al. One-anastomosis gastric bypass by laparoscopy: results of the first 209 patients. Obes Surg. 2005;5:398-404.

Carbajo MA, Luque-de-Leon E. Mini-gastric bypass/one-anastomosis gastric bypass: standardizing the name. Obes Surg. 2015;25:858-9.

Carbajo MA, Luque-de-Leon E, Jimenez JM, et al. Laparoscopic one-anastomosis gastric bypass: Technique, results, and long-term follow-up in 1200 patients. Obes Surg. 2017;27(5):1153-67.

Chemaly R, Diab S, Khazen G, et al. Gastroesophageal cancer after gastric bypass surgeries: a systematic review and meta-analysis. Obes Surg. 2022;32(4):1300-11.

Deitel M. History of the MGB and OAGB operations. Int J Surg. 2019;66:79-83.

Desheng J, Huiwen T, Faramand A, et al. One anastomosis gastric bypass versus Roux-en-Y gastric bypass for obesity: a systematic review and meta-analysis of randomized clinical trials. Obes Surg. 2020;30(4):1211-18.

Ghiassi S, Nimeri A, Aleassa EM, et al. American Society for Metabolic and Bariatric Surgery Clinical Issues Committee. American Society for Metabolic and Bariatric Surgery position statement on one-anastomosis gastric bypass. Surg Obes Relat Dis. 2024;20(4):319-35.

Haddad A, Bashir A. The hardship of recovering a patient from liver failure after one anastomosis gastric bypass. Obes Surg. 2021;31(3):1395-8.

Jain M, Tantia O, Goyal G, et al. LSG vs MGB-OAGB: 5-year follow-up data and comparative outcome of the two procedures over long term-results of a randomised control trial. Obes Surg. 2021;31(3):1223-32.

Lazaridis II, Bosch AJT, Keller L, et al. Metabolic outcomes in obese mice undergoing one-anastomosis gastric bypass (OAGB) with a long or a short biliopancreatic limb. Am J Physiol Endocrinol Metab. 2024;326(6)e819-e831.

Lee WJ, Chong K, Lin Y, et al. Laparoscopic sleeve gastrectomy versus single anastomosis (mini-) gastric bypass for the treatment of type 2 diabetes mellitus: 5-year results of a randomized trial and study of incretin effect. Obes Surg. 2014;24(9):1552-62.

Lee WJ, Yu PJ, Wang W, et al. Laparoscopic Roux-en-Y versus mini-gastric bypass for the treatment of morbid obesity: a prospective randomized controlled clinical trial. Ann Surg. 2005;242:20-8.

Lee Y, Dang JT, Switzer N, et al. Bridging interventions before bariatric surgery in patients with BMI ≥ 50 kg/m2: a systematic review and meta-analysis. Surg Endosc. 2019;33(11):3578-88.

Liagre A, Martini F, Kassir R, et al. Is one anastomosis gastric bypass with a biliopancreatic limb of 150 cm effective in the treatment of people with severe obesity with BMI > 50? Obes Surg. 2021;31(9):3966-74.

Madhok B, Mahawar KK, Boyle M, et al. Management of super-super obese patients: comparison between mini (one anastomosis) gastric bypass and sleeve gastrectomy. Obes Surg. 2016;26(7):1646-9.

Magouliotis DE, Tasiopoulou VS, Svokos AS, et al. One-anastomosis gastric bypass versus sleeve gastrectomy for morbid obesity: a systematic review and meta-analysis. Obes Surg. 2017;27(9):2479-87.

Magouliotis DE, Tasiopoulou VS, Tzovaras G. One anastomosis gastric bypass versus Roux-en-Y gastric bypass for morbid obesity: an updated meta-analysis. obes surg. 2019;29(9):2721-30.

Mahawar KK, Kumar P, Carr WR, et al. Current status of mini-gastric bypass. J Minim Access Surg. 2016;12(4):305-10.

Mason EE, Ito C. Gastric bypass in obesity. Surg Clin N Am. 1967; 47(6):1345-51.

Parmar C, Abdelhalim MA, Mahawar KK, et al. Management of super-super obese patients: comparison between one anastomosis (mini) gastric bypass and Roux-en-Y gastric bypass. Surg Endosc. 2017;31(9):3504-09.

Parmar CD, Mahawar KK. One anastomosis (mini) gastric bypass is now an established bariatric procedure: a systematic review of 12,807 patients. Obes Surg. 2018;28(9):2956-67.

Rasera I Jr, Coelho TH, Ravelli MN, et al. A comparative, prospective and randomized evaluation of Roux-en-Y gastric bypass with and without the silastic ring: a 2-year follow up preliminary report on weight loss and quality of life. Obes Surg. 2016;26(4):762-8.

Riccioppo D, Santo MA, Rocha M, et al. Small-volume, fast-emptying gastric pouch leads to better long-term weight loss and food tolerance after Roux-en-Y gastric bypass. Obes Surg. 2018;28(3):693-701.

Robert M, Espalieu P, Pelascini E, et al. Efficacy and safety of one anastomosis gastric bypass versus Roux-en-Y gastric bypass for obesity (YOMEGA): a multicentre, randomised, open-label, non-inferiority trial. Lancet. 2019;393(10178):1299-309.

Rutledge R. The mini-gastric bypass: experience with first 1,274 cases. Obes Surg. 2001;11:276-80.

Rutledge R, Walsh TR. Rutledge R, et al. Continued excellent results with the mini-gastric bypass: six years study in 2,410 patients. Obes Surg. 2005;15:1304-8.

Saarinen T, Räsänen J, Salo J, et al. Bile Reflux scintigraphy after mini-gastric bypass. Obes Surg. 2017;27(8):2083-9.

Salman MA, Abelsalam A, Nashed GA, et al. Long biliopancreatic limb Roux-en-Y gastric bypass versus one-anastomosis gastric bypass: a randomized controlled study. Obes Surg. 2023;33:1966-73.

Scozzari G, Trapani T, Toppino M, et al. Esophagogastric cancer after bariatric surgery: systematic review of the literature. Surg Obes Relat Dis. 2013;9(1):133-42.

Tacchino RM. Bowel length: measurement, predictors, and impact on bariatric and metabolic surgery. Surg Obes Relat Dis. 2015;11(2):328-34.

Taha O, Abdelaal M, Abozeid M, et al. Outcomes of omega loop gastric bypass, 6-years experience of 1520 cases. Obes Surg. 2017;27(8):1952-60.

Valezi AC, Campos ACL, Von Bahten LC. Brazilian multi-society position statement on emerging bariatric and metabolic surgical procedures. Arq Bras Cir Dig. 2023;36:e1759.

Wittgrove AC, Clark GW, Schubert K. Laparoscopic gastric bypass, Roux-en-Y: technique and results 75 patients with 3-30 month follow-up. Obes Surg. 1996;6:500-4.

Xianting L, Xu H, Chendong F, et al. Efficacy and safety of one anastomosis gastric bypass versus Roux-en-Y Gastric bypass for obesity: a meta-analysis and systematic review. Obes Surg. 2023;33(2):611-22.

Zarchenas N, Tapsell LC, Batterham M, et al. Changes in anthropometric measures, nutritional indices and gastrointestinal symptoms following one anastomosis gastric bypass (OAGB) compared with Roux-en-Y gastric bypass (RYGB). Obes Surg. 2021;31:2619-31.

89 | Banda Gástrica Ajustável

Denis Pajecki

Introdução

A banda gástrica ajustável (BGA) é um método cirúrgico muito pouco utilizado atualmente. Apesar disso, é importante conhecê-lo, porque muitos pacientes foram operados com essa técnica e parte deles provavelmente será submetida a um procedimento de conversão. Ao contrário de outros métodos, seu mecanismo de ação é puramente restritivo: influencia a saciação (por efeito mecânico), mas não a saciedade, já que não interfere na secreção êntero-hormonal.

Trata-se de um dispositivo de silicone constituído de uma "cinta", um cateter e um portal de ajuste (Figura 89.1). A face interna da cinta é formada por uma câmara oca, que pode ser insuflada ou desinsuflada pela injeção de soro fisiológico no portal de ajuste; a transferência do soro do portal de ajuste para a câmara ocorre por meio de um cateter (Figura 89.2).

A BGA é colocada ao redor da cárdia por técnica cirúrgica videolaparoscópica; seu ajuste é realizado posteriormente, de maneira gradual, no consultório médico ou, se for feito um controle radiológico, na sala de raios X. À medida que é feito o ajuste, a banda comprime a parede gástrica e, assim, diminui o diâmetro interno pelo qual passam os alimentos. Dessa maneira, o paciente precisará mastigar mais os alimentos e comer mais devagar. Se, no entanto, a BGA não estiver bem-ajustada, a restrição será insuficiente, o volume ingerido, excessivo, e a perda de peso, pequena. Por outro lado, uma insuflação exagerada é capaz de impor grande dificuldade para a ingestão de alimentos sólidos, situação em que o paciente poderá apresentar disfagia, regurgitação e sintomas de refluxo gastroesofágico – sintomas que fazem com que passe a ingerir alimentos mais facilmente deglutidos, tais como doces ou líquidos calóricos. A Figura 89.3 nos ajuda a entender esse conceito, muito importante para o sucesso do tratamento por BGA.

O método da BGA pode ser aplicado em qualquer paciente com obesidade classes 2 ou 3 e para o qual esteja indicado o tratamento cirúrgico. Contudo, não deve ser considerado para pacientes com cirurgia prévia sobre a transição esofagogástrica ou com hipertensão portal e varizes de esôfago. Embora a BGA possa ser inserida em pacientes com pequenas hérnias hiatais (até 2 cm), não recomendamos que seja colocada em pacientes com grandes hérnias associadas, mesmo que sejam corrigidas no próprio ato cirúrgico.

Como a expectativa é um fator importante, o paciente deve estar ciente de que esse método está associado a uma perda de peso mais lenta. O método da BGA depende mais dos ajustes da alimentação do que as outras cirurgias bariátricas.

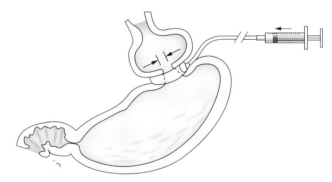

Figura 89.2 Mecanismo de ajuste: injeção de soro fisiológico pelo portal aumentando a compressão da parede gástrica e diminuindo o diâmetro de passagem.

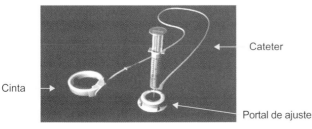

Figura 89.1 Banda gástrica ajustável.

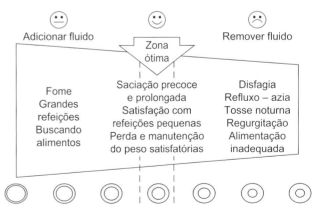

Figura 89.3 Diagrama para orientação do ajuste da banda. Com pouco ajuste, o paciente sente fome, come em grandes volumes e não perde peso suficiente (*lado esquerdo*). Com ajuste excessivo, o paciente tem disfagia e regurgitação, consumindo preferencialmente alimentos líquidos e hipercalóricos, o que o leva a não perder ou até mesmo recuperar peso (*lado direito*). Com o ajuste ideal, o paciente se satisfaz com pequenas quantidades de alimentos sólidos e apresenta perda de peso satisfatória (*centro*). (Cortesia de Dixon e O'Brien, 2002.)

Resultados

Os resultados do tratamento cirúrgico com a BGA em grandes séries estão sintetizados na Tabela 89.1, disposta a seguir. Já a Figura 89.4 mostra a variabilidade observada quanto à perda de peso em uma série de 20 pacientes, acompanhados prospectivamente no Hospital das Clínicas da Faculdade de Medicina da Universidade de São Paulo (HC-FMUSP) por 24 meses. Pacientes com ajuste inadequado e sem acompanhamento podem ser resgatados e voltar a perder peso após ajuste e reorientação.

A melhora das comorbidades após a colocação da BGA é dependente da perda de peso. Em estudos bem-controlados, demonstrou-se o controle do diabetes *mellitus* tipo 2 (DM2) em aproximadamente 55% dos casos, da hipertensão arterial (HA) em 70%, da apneia do sono em 90%, além de uma redução de 60% dos níveis séricos de triglicerídeos (TG). Também foi possível observar uma melhora significativa da qualidade de vida, avaliada por diferentes índices.

Complicações

As complicações tardias mais frequentes, quando utilizada a BGA, são o prolapso do estômago por baixo da banda (deslizamento) e a erosão da banda para dentro do estômago (migração). Ocorre deslizamento em até 50% dos casos em seguimento a longo prazo, cujo quadro clínico é caracterizado por intolerância alimentar, vômitos pós-prandiais e sintomas de refluxo. Essa complicação pode ser diagnosticada por raios X simples, nos quais se observa a mudança do eixo habitual da BGA. O tratamento inicial consiste no completo esvaziamento da banda,

Tabela 89.1 Resultados do tratamento cirúrgico da obesidade pelo método da banda gástrica ajustável em perda média de excesso de peso (%PEP) durante os meses (m) de acompanhamento.

Autor/ano	n	12 m	24 m	36 m	48 m	72 m	96 m
Dixon e O'Brien (2002)	706	47%	52%	–	53%	57%	–
Weiner et al. (2003)	984	–	–	–	–	–	59,3%[†]
Dargent (2004)	1.180	49%	56%	–	57%	54%	–
Buchwald et al. (2004)*	1.848	–	47,5%**	–	–	–	–
Cuneen (2008)	28.980	–	–	50 a 56%***	–	–	–
O'Brien et al. (2013)	3.227	–	–	–	–	–	47%
Dixon et al. (2012)*	12.129	–	–	–	–	–	55%

*Metanálise. **Tempo de acompanhamento aproximado. ***Resultados comparativos entre dois tipos (marcas diferentes) de banda. [†]Pacientes que completaram o período de acompanhamento. n: número de pacientes acompanhados.

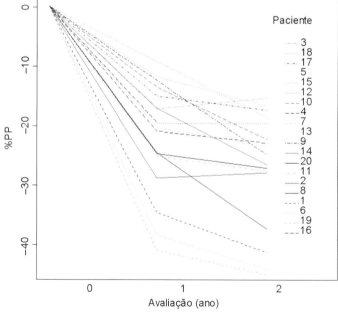

%PP = 24,3%

Figura 89.4 Variação de perda de peso porcentual total (%PP) em uma série bem-controlada de pacientes no Hospital das Clínicas da Faculdade de Medicina da Universidade de São Paulo (HCFMUSP) (n = 20).

acompanhado do tratamento cirúrgico, preferencialmente video-laparoscópico, para reposicionamento.

A erosão da parede gástrica pode estar relacionada com ajuste excessivo ("banda muito apertada") ou com fixação muito justa no estômago, e sua incidência varia de 0,5 a 4% em diferentes casuísticas. O tratamento para esse quadro é a retirada da banda, por videolaparoscopia ou por endoscopia, quando pelo menos 30% dela estiver dentro do estômago.

Considerações finais

A BGA é um procedimento em desuso, dada a inferioridade de resultados em comparação a outras técnicas cirúrgicas e à alta incidência de complicações relacionadas ao dispositivo, no seguimento a longo prazo. Boa parte dos pacientes será submetida a um procedimento de conversão para outra cirurgia bariátrica, após a retirada da banda. As cirurgias mais comuns são a conversão da banda gástrica em gastrectomia vertical e *bypass* gástrico em Y de Roux (ver Capítulos 85, *Bypass Gástrico em Y de Roux*, e 86, *Gastrectomia Vertical Laparoscópica*).

Bibliografia

Buchwald H, Avidor Y, Braunwald E, et al. Bariatric surgery: a systematic review and meta-analysis. JAMA. 2004;292(14): 1724-37.

Colles SL, Dixon JB, O'Brien PE. Grazing and loss of control related to eating: two high-risk factors following bariatric surgery. Obesity. 2008;16(3):615-22.

Cuneen SA. Review of meta-analytic comparisons of bariatric surgery with a focus on laparoscopic adjustable gastric banding. Surg Obes Rel Dis. 2008;4:S47-S55.

Dargent J. Surgical treatment of morbid obesity by adjustable gastric band: the case for a conservative strategy in the case of failure – a 9 year series. Obes Surg. 2004;14:986-90.

Dixon JB, O'Brien PE. Selecting the optimal patient for LAPBAND placement. Am J Surg. 2002;184(6b):17s-20s.

Dixon JB, Straznicky NE, Lambert EA, et al. Laparoscopic adjustable gastric banding and other devices for the management of obesity. Circulation. 2012;126(6):774-85.

Dolan K, Finch R, Fielding G, et al. Laparoscopic gastric banding and crural repair in the obese patient with a hiatal hernia. Obes Surg. 2003;13(5):772-75.

O'Brien P, Hindle A, Brennan L, et al. Long term outcomes after bariatric surgery: a systematic review and meta-analysis of weight loss at 10 years or more after all bariatric procedures and a single center review of 20-year outcomes after adjustable gastric banding. Obes Surg. 2019;29:3-14.

O'Brien P, Mac Donald L, Anderson M, et al. Long term outcome after bariatric surgery: fifteen year follow-up of adjustable gastric banding and a systematic review of the bariatric surgical literature. Ann Surg. 2013; 257(1):87-94.

Shen R, Dugay G, Rajaram K, et al. Impact of patient followup on weight loss after bariatric surgery. Obes Surg. 2004;14(10):1367-72.

Weiner R, Blanco-Engert R, Weiner S, et al. Outcome after laparoscopic adjustable gastric banding – 8 years experience. Obes Sur. 2003;13:427-34.

Zinzidohue F, Chevalier JM, Douard R, et al. Laparoscopic gastric banding: a minimally invasive surgical treatment for morbid obesity. Ann Surg. 2003;237(1):1-9.

90 | Interposição Ileal

Miller Barreto de Brito e Silva ■ Filippe Camarotto Mota ■ Denis Pajecki ■ Marco Aurelio Santo

Introdução

A prevalência da obesidade persiste em níveis epidêmicos no contexto do mundo ocidental, com crescimento anual no número de indivíduos acometidos e nos impactos econômicos gerados por essa patologia. Não obstante os consideráveis esforços empreendidos na pesquisa e no desenvolvimento de diferentes modalidades terapêuticas, ainda são escassas as estratégias capazes de induzir uma perda de peso significativa e duradoura ao longo do tempo.

Mesmo com o surgimento de novas medicações voltadas para o tratamento da obesidade grave, como os agonistas duplos, já aprovados pelas agências reguladoras (p. ex., tirzepatida) e triplos (p. ex., retatrutida, ainda em pesquisa), os procedimentos bariátricos ainda são considerados a modalidade terapêutica mais eficaz disponível, podendo promover perda de até 30 a 60% do excesso de peso, mantida por 5 anos ou mais. Com o aumento da incidência da obesidade e a ampliação das indicações cirúrgicas, tem-se observado um aumento concomitante no número de procedimentos realizados em todo o mundo. Isso tem contribuído para o aprimoramento da técnica cirúrgica, a padronização das diversas técnicas empregadas nesse contexto e a redução nos índices de complicações a curto e longo prazos.

Para além da significativa redução do excesso de peso em pacientes submetidos à intervenção cirúrgica, também ocorre uma melhoria parcial ou, em certos casos, a completa resolução de comorbidades comuns em indivíduos com obesidade, incluindo hipertensão arterial, diabetes *mellitus* tipo 2 (DM2) e dislipidemia, que, em última análise, constituem as principais causas de morbimortalidade nesse grupo de pacientes. Nos últimos anos, a cirurgia bariátrica tem se destacado como um tratamento eficaz e amplamente validado para o manejo do DM2, estabelecendo assim as bases para o conceito da cirurgia metabólica.

A derivação biliopancreática proposta por Scopinaro e a derivação biliopancreática com *duodenal switch* são conhecidas como as técnicas cirúrgicas mais efetivas no controle do DM2 em pacientes com índice de massa corporal (IMC) de 40 kg/m² ou mais, com taxas de resolução de até 100% em algumas séries. O controle glicêmico costuma ser duradouro, mantendo-se por períodos tão longos quanto 20 anos. No entanto, esses procedimentos cirúrgicos acarretam diversos eventos adversos ao paciente, como diarreia crônica, desnutrição proteica e carências vitamínicas de difícil tratamento. Tais procedimentos estão praticamente abolidos da prática cirúrgica atual (ver Capítulo 87).

Nesse contexto, a interposição ileal (II), foco deste capítulo, obteve destaque pelos bons resultados mostrados no tratamento da classe 3 ou superior e no controle/resolução do DM2, não apenas em nesses pacientes, mas também em pacientes com obesidade classe 1, sobrepeso e faixa normal de peso, sem apresentar os efeitos colaterais disabsortivos observados nas outras modalidades cirúrgicas.

Conceitos

O papel desempenhado pelos êntero-hormônios na perda de excesso de peso e na melhora do perfil glicêmico após procedimentos bariátricos está bem estabelecido na literatura. As técnicas cirúrgicas envolvendo desvio do trânsito intestinal acarretam uma chegada mais precoce do alimento ao íleo terminal, estimulando, assim, a produção de hormônios como o peptídeo semelhante ao glucagon 1 (GLP-1, do inglês *glucagon-like peptide 1*) e o peptídeo tirosina-tirosina (PYY), êntero-hormônios com efeito anorético, que reduzem a motilidade gastrointestinal (conceito conhecido como "freio ileal") e atuam na melhora da resistência insulínica.

Tais mecanismos foram agrupados no conceito da *hindgut theory*, ou teoria do intestino distal, pela qual a chegada mais rápida do alimento ao intestino distal (íleo) ocasionaria uma rápida elevação nos níveis dos êntero-hormônios, com destaque para o GLP-1. Por sua vez, os efeitos metabólicos do GLP-1, como redução da saciedade, aumento na produção de insulina e melhora da resistência insulínica, explicariam as consequências benéficas surgidas após a cirurgia.

A proposta de II como procedimento bariátrico é baseada no princípio fisiológico do mecanismo de freio ileal, já citado anteriormente, que atua no eixo neuroendócrino da saciedade e leva a uma redução sustentada na ingestão de alimentos. Os mecanismos de ação da cirurgia bariátrica são discutidos com mais detalhes no Capítulo 92.

A técnica cirúrgica consiste em seccionar um segmento de íleo distal e interpô-lo no jejuno proximal ou no duodeno, o que pode variar conforme a técnica empregada, como será visto adiante. Assim, o trecho de íleo distal assume uma posição mais proximal no trânsito intestinal, recebendo alimento não digerido/parcialmente digerido e sendo estimulado mais precocemente.

Em um estudo experimental em animais, a interposição do íleo demonstrou aumento na secreção de PYY e GLP-1, melhora na sensibilidade à insulina e na função das células beta pancreáticas, além de gerar um impacto positivo no perfil lipídico em comparação com o período pré-operatório.

Como um modelo de pesquisa, a II mostrou-se adequada para estudar especificamente os êntero-hormônios ileais, uma vez que possibilita uma estimulação otimizada da área sem os efeitos de disabsorção e/ou restrição observados com outros procedimentos bariátricos.

Aspectos técnicos

As primeiras descrições sobre a técnica remontam à década de 1980, quando Koopmans et al. conduziram inicialmente o procedimento em ratos, interpondo segmentos de íleo distal variando de 5 a 10 cm, que foram anastomosados no duodeno. Após a intervenção, os autores notaram uma redução significativa tanto na ingestão alimentar quanto no peso corporal dos animais.

A II permaneceu como procedimento experimental até os anos 1990, quando foi realizada pela primeira vez em humanos por Dorton, que descreveu o procedimento em cinco pacientes. Posteriormente, outros autores publicaram suas casuísticas, mostrando os efeitos benéficos e a segurança do procedimento.

É um procedimento cirúrgico viável do ponto de vista técnico, podendo ser realizado em pacientes com obesidade e DM2 com índices aceitáveis de complicações. Com o advento e a difusão da laparoscopia, a interposição ileal também passou a ser realizada por esse método, agregando as vantagens da abordagem minimamente invasiva.

Atualmente, uma gastrectomia vertical (GV) também é realizada em conjunto com a II, para otimizar os efeitos de perda ponderal. Dessa forma, temos a descrição de duas variações da mesma técnica: a II com GV (SGIT, do inglês *sleeve gastrectomy with ileal transposition*) e a II com GV desviada (DSIT, do inglês *diverted sleeve gastrectomy with ileal transposition*).

A SGIT começa com a secção do jejuno proximal a aproximadamente 50 cm do ângulo de Treitz, utilizando um grampeador linear. Um trecho de 100 cm de íleo distal, medido a partir de 50 cm proximal à válvula ileocecal, é então selecionado e interposto de forma isoperistáltica no jejuno proximal. Depois, o trânsito intestinal é reconstruído por meio de três anastomoses, uma em cada extremidade do segmento ileal interposto e uma anastomose jejunoileal mais distal. A GV pode ser confeccionada no início ou ao término do procedimento, seguindo os mesmos passos da cirurgia já padronizada para tratamento da obesidade.

Na DSIT, após a GV, a porção distal do tubo gástrico e o duodeno seccionado são trazidos para o andar inferior do abdômen pelo mesocólon. O segmento de íleo distal a ser interposto é, então, anastomosado de maneira isoperistáltica diretamente no duodeno. A anastomose da extremidade distal do segmento interposto é feita no jejuno a 50 cm do ângulo de Treitz. A última anastomose é a ileoileal, reestabelecendo o trânsito intestinal completo.

Resultados/complicações

Diversos estudos publicados descrevendo técnicas que envolvem a interposição de segmentos do íleo distal associados à GV apresentaram resultados promissores. A II demonstrou ser capaz de promover saciedade precoce, trazendo benefícios ao metabolismo da glicose e resultando em perda de peso a curto e médio prazos.

Ao analisar os efeitos em humanos após 6 a 18 meses, mostrou-se que a II conseguiu promover a remissão completa do DM2 em 80% dos pacientes; os outros 20% apresentaram melhora significativa, porém foi necessário manter tratamento com hipoglicemiantes orais.

De Paula et al., em uma série de casos com 120 pacientes publicada em 2010, relataram um acompanhamento médio de 38 meses, mostrando uma perda média de 84,5% do peso excedente, resolução de 82,3% do DM2 e resolução de 88,4% da hipertensão arterial. Da mesma forma, Tinoco et al. demonstraram, em um estudo com 30 pacientes acompanhados por 6 a 18 meses, uma taxa de remissão de 80% do DM2, sugerindo a interposição como um tratamento promissor para a doença.

Em algumas séries cirúrgicas de II, não houve relato de complicações; em outras, os efeitos adversos, como diarreia transitória e íleo paralítico prolongado, foram de pequena monta. Considerando-se a casuística global, apenas um óbito foi relatado.

A maioria das complicações cirúrgicas citadas pelos autores refere-se àquelas inerentes a procedimentos abdominais videolaparoscópicos em geral. Na casuística publicada por Celik et al., em 2015, com 360 pacientes – 229 homens e 131 mulheres –, todos portadores de DM2 e submetidos à DSIT, houve complicações pós-operatórias em 22 casos (6,1%), sendo a fístula a complicação mais comum em oito pacientes (quatro com fístula da anastomose, dois com fístula do coto duodenal e dois com fístula biliar pós-colecistectomia), seguida de sangramento (cinco casos, dos quais três apresentaram sangramento intracavitário e dois intraluminal, atribuído à linha de grampeamento).

Cabe ressaltar que, por motivos técnicos, a II envolve a realização de três anastomoses (como anteriormente citado), uma a mais do que no *bypass* gástrico em Y de Roux, a qual, teoricamente, aumentaria o tempo de duração do procedimento e o risco de fístulas no pós-operatório.

Um número significativo de publicações envolvendo modelos animais e a base fisiológica do procedimento indicam que este é uma alternativa cirúrgica viável e eficaz, demonstrando superioridade sobre o manejo clínico no tratamento da obesidade e do DM2. No entanto, mais publicações com níveis mais elevados de evidência e acompanhamento prolongado são necessárias para validar ainda mais a eficácia do procedimento de II.

Considerações finais

A II representou um avanço na prática da cirurgia bariátrica e metabólica, pois emergiu após uma compreensão mais profunda da fisiologia gastrointestinal e do papel dos hormônios intestinais na regulação da saciedade e da glicemia. Esse procedimento, seja realizado de forma isolada, seja realizado em combinação com uma GV, constitui uma alternativa válida para o tratamento da obesidade grave e do DM2, embora estudos adicionais ainda sejam necessários. É necessário saber, por exemplo, se as células L do íleo interposto continuarão a ser diferenciadas em densidade semelhante à do íleo intacto, exercendo suas funções, como a produção de GLP-1, ao longo do tempo. Assim, apesar dos trabalhos que já evidenciam a eficácia da II no manejo da obesidade e, particularmente, do DM2, sua inclusão em ensaios controlados a longo prazo permanece imperativa.

Bibliografia

Buchwald H, Avidor Y, Braunwald E, et al. Bariatric surgery: a systematic review and meta-analysis. JAMA. 2004;292(14):1724-37. Review. Erratum in: JAMA. 2005 Apr 13;293(14):1728.

Buchwald H, Estok R, Fahrbach K, et al. Weight and type 2 diabetes after bariatric surgery: systematic review and meta-analysis. Am J Med. 2009;122(3):248-256.e5.

Celik A, Ugale S, Ofluoglu H, et al. Technical feasibility and safety profile of laparoscopic diverted sleeve gastrectomy with ileal transposition (DSIT). Obes Surg. 2015;25(7):1184-90.

Correia SFBM. Análise da eficácia do tratamento cirúrgico do diabetes mellitus tipo 2 em obesos I submetidos a gastrectomia vertical com interposição Ileal versus derivação gástrica em Y de Roux [dissertação]. Recife: Universidade Federal de Pernambuco; 2015.

Cummings BP, Strader AD, Stanhope KL, et al. Ileal interposition surgery improves glucose and lipid metabolism and delays diabetes onset in the UCD-T2DM rat. Gastroenterology. 2010;138(7):2437-46, 2446.e1.

De Paula AL, Macedo AL, Mota BR, Schraibman V. Laparoscopic ileal interposition associated to a diverted sleeve gastrectomy is an effective operation for the treatment of type 2 diabetes mellitus patients with BMI 21-29. Surg Endosc. 2009a;23(6):1313-20.

De Paula AL, Macedo AL, Rassi N, et al. Laparoscopic treatment of type 2 diabetes mellitus for patients with a body mass index less than 35. Surg Endosc. 2008a; 22(3):706-16.

De Paula AL, Macedo AL, Rassi N, et al. Laparoscopic treatment of metabolic syndrome in patients with type 2 diabetes mellitus. Surg Endosc. 2008b;22(12):2670-8.

De Paula AL, Macedo AL, Schraibman V, et al. Hormonal evaluation following laparoscopic treatment of type 2 diabetes mellitus patients with BMI 20-34. Surg Endosc. 2009b;23(8):1724-32.

De Paula AL, Macedo ALV, Prudente AS, et al. Laparoscopic sleeve gastrectomy with ileal interposition ("neuroendocrine brake") – pilot study of a new operation. Surg Obes Relat Dis. 2006;2(4):464-7.

De Paula AL, Silva A, Paula CCL, et al. Aspectos técnicos da interposição ileal com gastrectomia vertical como possível opção ao tratamento do diabetes mellitus tipo 2. Arq Bras Cir Digest. (São Paulo). 2010a;23(2):128-30.

De Paula AL, Stival A, Halpern A, Vencio S. Thirty-day morbidity and mortality of the laparoscopic ileal interposition associated with sleeve gastrectomy for the treatment of type 2 diabetic patients with BMI < 35: an analysis of 454 consecutive patients. World J Surg. 2011a;35(1):102-8.

De Paula AL, Stival AR, DePaula CC, et al. Impact on dyslipidemia of the laparoscopic ileal interposition associated to sleeve gastrectomy in type 2 diabetic patients. J Gastrointest Surg. 2010b;14(8):1319-25.

De Paula AL, Stival AR, Halpern A, et al. Improvement in insulin sensitivity and beta-cell function following ileal interposition with sleeve gastrectomy in type 2 diabetic patients: potential mechanisms. J Gastrointest Surg. 2011b;15(8):1344-53.

De Paula AL, Stival AR, Halpern A, Vencio S. Surgical treatment of morbid obesity: mid-term outcomes of the laparoscopic ileal interposition associated to a sleeve gastrectomy in 120 patients. Obes Surg. 2011c;21(5):668-75.

De Paula AL, Stival AR, Macedo A, et al. Prospective randomized controlled trial comparing 2 versions of laparoscopic ileal interposition associated with sleeve gastrectomy for patients with type 2 diabetes with BMI 21-34 kg/m(2). Surg Obes Relat Dis. 2010c;6(3):296-304.

Goel R, Amin P, Goel M, Marik S. Early remission of type 2 diabetes mellitus by laparoscopic ileal transposition with sleeve gastrectomy surgery in 23-35 BMI patients. Int J Diabetes Dev C. 2011;31(2):91-6.

Greenway SE, Greenway FL 3rd, Klein S. Effects of obesity surgery on non-insulin-dependent diabetes mellitus. Arch Surg. 2002;137(10):1109-17.

Hess D, Hess D, Oakley R. The biliopancreatic diversion with the duodenal switch: results beyond 10 years. Obes Surg. 2005;15(3):408-16.

Koopmans HS, Sclafani A, Fichtner C, Aravich PF. The effects of ileal transposition on food intake and body weight loss in VMH-obese rats. Am J Clin Nutr. 1982 Feb;35(2):284-93.

Kota SK, Ugale S, Gupta N, et al. Remission of type 2 diabetes mellitus by ileal interposition with sleeve gastrectomy. Int J Endocrinol Metab. 2011;9(3):374-81.

Kral JG. Obesity surgery – state of the art. In: Van Itallie TB, Hirsch J, editors. Recent advances in obesity research IV. London: John Libbey; 1985. p. 237-46.

Park CW, Torquati A. Physiology of weight loss surgery. Surg Clin North Am. 2011;91(6):1149-61.

Payab M, Hasani-Ranjbar SH. Ileal interposition surgery for treatment of type 2 diabetes mellitus-pros and cons. J Diabetes Metab Disord. 2015;14:77.

Ramos AC, Chevallier JM, Mahawar K, et al. IFSO (International Federation for Surgery of Obesity and Metabolic Disorders) Consensus Conference Statement on One-Anastomosis Gastric Bypass (OAGB-MGB): results of a modified Delphi study. Obes Surg. 2020;30(5):1625-34.

Scopinaro N, Adami GF, Marinari GM, et al. Biliopancreatic diversion. World J Surg. 1998;22(9):936-46.

Souza PHO. Interposição ileal isolada no tratamento do diabetes mellitus tipo 2 em pacientes não obesos. Tese (Doutorado em Ciências pelo Programa de Pós-Graduação em Medicina Translacional). Universidade Federal de São Paulo; 2013.

Strader AD, Vahl TP, Jandacek RJ, et al. Weight loss through ileal transposition is accompanied by increased ileal hormone secretion and synthesis in rats. Am J Physiol Endocrinol Metab. 2005 Feb;288(2):E447-53.

Tinoco A, El-Kadre L, Aquiar L, et al. Shortterm and mid-term control of type 2 diabetes mellitus by laparoscopic sleeve gastrectomy with ileal interposition. World J Surg. 2011;35(10):2238-44.

Yan K, Chen W, Zhu H, et al. Ileal transposition surgery decreases fat mass and improves glucose metabolism in diabetic GK rats: Possible involvement of FGF21. Front Physiol. 2018;9:191.

91 | Gastrectomia Vertical com Bipartição Intestinal

Filippe Camarotto Mota ▪ Sérgio Santoro ▪ Marco Aurelio Santo

Introdução

Pela primeira vez na história, o mundo chegou a uma situação em que existem mais pessoas com obesidade do que com desnutrição. Em sua forma mais básica, a patogênese da obesidade parece simples – o consumo de calorias superando o gasto energético –, conceito com base no qual grande parte das pessoas enxerga a obesidade como resultado de decisões pessoais negativas, em associação a autoindulgência, preguiça e falta de força de vontade. No entanto, existem evidências crescentes que indicam que a patogênese da obesidade envolve processos muito mais complexos que o simples acúmulo passivo de calorias. De maneira fundamental, os seres humanos evolutivamente desenvolveram um sistema regulatório de homeostase energética predisposto a defender a gordura corporal como um fator de sobrevivência. Essa predisposição fisiológica associada à introdução da dieta moderna, baseada em alimentos refinados e ultraprocessados, em quantidades virtualmente ilimitadas, levou à duplicação da prevalência de obesidade em apenas 30 anos.

Já está bem demonstrado que o tratamento cirúrgico da obesidade é o mais eficaz em relação à manutenção da perda de peso a longo prazo e ao controle das comorbidades associadas. No entanto, os procedimentos cirúrgicos realizados estão em constante evolução, conforme os avanços técnicos, os dados de eficácia, as taxas de complicações a curto e longo prazos e o maior entendimento da fisiologia que explica seus resultados positivos.

Ao longo deste capítulo, será observado como o avanço no conhecimento sobre os conceitos de regulação do balanço energético e a relação entre os sinalizadores periféricos de fome e saciedade e o controle central da homeostase energética possibilitaram melhor compreensão dos efeitos metabólicos produzidos pela modificação da anatomia intestinal por cirurgia. Assim, desenvolveu-se o modelo da gastrectomia vertical (GV) com bipartição intestinal, que permitiu a otimização dos efeitos metabólicos da cirurgia, minimizando seus efeitos colaterais.

Bases fisiológicas

Regulação do balanço energético e os êntero-hormônios

O peso corpóreo e sua massa de gordura são regulados de forma homeostática do mesmo modo como acontece com muitos outros processos fisiológicos. Mudanças do peso corpóreo resultam da diferença entre a ingestão e o gasto energético, havendo um complexo mecanismo de defesa, comandado pelo sistema nervoso central (SNC), com o intuito de mantê-lo estável. Esse processo consegue, por meio da integração de decisões dinâmicas sobre a ingestão alimentar, que depende de uma série de sinalizações periféricas de adiposidade e do trato gastrointestinal (TGI), promover a regulação a longo prazo da homeostase energética.

Após a ingestão alimentar, os níveis plasmáticos desses peptídeos se alteram com o objetivo de regular a saciedade a curto prazo, regulando o tamanho e a frequência das refeições, assim como o metabolismo glicêmico. É interessante notar que tais sinalizações atuam de modo redundante e que cada hormônio, principalmente se em níveis suprafisiológicos, pode ser suficiente na sinalização da saciedade, mas provavelmente não é necessário do ponto de vista individual. Animais geneticamente modificados sem o gene que codifica sinalizadores específicos ou seus receptores, incluindo colecistoquinina (CCK), peptídeo semelhante ao glucagon 1 (GLP-1, do inglês *glucagon-like peptide 1*) e ghrelina, apresentam ingestão alimentar e peso corpóreo praticamente normais, demonstrando que outros sinais compensam prontamente a ausência de determinado peptídeo.

A seguir, serão discutidos alguns desses peptídeos que contribuem para o entendimento dos efeitos metabólicos da cirurgia bariátrica. Uma visão mais aprofundada da regulação central e periférica do balanço energético é apresentada nos Capítulos 9 e 10, e dos mecanismos de ação da cirurgia bariátrica, no Capítulo 92.

Ghrelina

Trata-se de um peptídeo produzido majoritariamente na região do fundo gástrico e, também, em outras regiões do intestino proximal. Um dos poucos sinalizadores orexígenos periféricos do organismo, sua ação primordial é no SNC, estimulando a ingestão alimentar, mas também tem ações periféricas, como a aceleração do esvaziamento gástrico e a inibição da secreção de insulina.

Os níveis plasmáticos de ghrelina e acil-ghrelina se elevam com o jejum, caem rapidamente após as refeições e apresentam nova elevação gradual até a próxima refeição. Uma vez que a meia-vida plasmática da ghrelina é de cerca de 30 minutos, os seus níveis pós-prandiais mais baixos provavelmente resultam de uma ação inibitória da sua secreção, a qual se dá por meio de vários sinalizadores do TGI (p. ex., CCK, peptídio YY [PYY]) liberados após a ingestão alimentar. Hormônios circulantes, como a insulina, também influenciam a inibição da secreção de ghrelina. Aparentemente, não há uma fase gástrica no período pós-prandial para a inibição da secreção da ghrelina, já que:

- A infusão de dieta não tem ação sobre os níveis de ghrelina em ratos quando restrita ao estômago pelo clampeamento do piloro

Parte 7 ▪ Tratamento Cirúrgico da Obesidade

- Os níveis plasmáticos de ghrelina apresentam redução compatível com infusões de glicose intragástrica e intraduodenal em homens e mulheres saudáveis
- As células produtoras de ghrelina são *closed-type* (não têm contato direto com o lúmen), sem sofrerem influência direta do conteúdo do lúmen gástrico.

Na obesidade, as concentrações em jejum e pós-prandiais de ghrelina são menores que em indivíduos de peso normal; no entanto, a proporção de ghrelina acilada (forma ativa de ghrelina, pela ligação de um ácido graxo) é maior nas pessoas com obesidade. Isso pode ser consequência da hiperinsulinemia característica da obesidade. A perda de peso pela restrição de calorias eleva substancialmente os níveis de ghrelina, fenômeno capaz de contribuir com as altas taxas de recidiva de peso após o tratamento clínico da obesidade.

Polipeptídeo insulinotrópico dependente de glicose

O polipeptídeo insulinotrópico dependente de glicose (GIP) é um peptídeo sintetizado e secretado pelas células K intestinais localizadas preferencialmente no duodeno e no jejuno proximal. Apresenta concentrações basais baixas em indivíduos em jejum e um aumento do seu nível sérico poucos minutos após a ingestão alimentar, atingindo um pico de concentração plasmática aproximadamente após 1 hora, retornando aos seus valores basais após algumas horas. Os principais estímulos para sua secreção são a ingestão oral de glicose, proteínas e lipídeos.

O GIP e o GLP-1 compreendem os principais fatores responsáveis pelo efeito incretínico (percentual de secreção insulínica mais elevado após ingestão oral de glicose em comparação a um estímulo intravenoso isoglicêmico). No entanto, o GIP também estimula a secreção do glucagon. Ambos os estímulos dependem das concentrações séricas de glicose, e o estímulo ao glucagon se dá especialmente em baixas concentrações. A interpretação fisiológica desse fenômeno é de que o GIP, visto se tratar de um hormônio secretado pelas porções mais proximais do intestino, tem uma ação estabilizadora da glicemia. Em um ambiente primitivo, no qual a dieta é pobre em açúcar livre, o GIP torna-se fundamental para evitar hipoglicemias reativas à ingestão alimentar.

No tecido adiposo, o GIP atua com caráter obesogênico, aumentando a absorção de lipídeos, exacerbando a secreção de adipocinas e promovendo ganho de peso, expansão do tecido adiposo e maior resistência à insulina. Ainda, há evidências de hipersecreção de GIP em indivíduos com obesidade.

Nos pacientes portadores de diabetes *mellitus* tipo 2 (DM2), apesar de as evidências não sugerirem diferenças na secreção do hormônio, o GIP não consegue estimular uma resposta insulinotrópica adequada, mesmo em concentrações acima dos níveis fisiológicos. No entanto, sua ação sobre o glucagon está preservada. Essa desregulação na ação do GIP contribui para a diminuição do efeito incretínico em associação à hiperglucagonemia observado em pacientes com DM2, perpetuando a deterioração do metabolismo glicêmico.

Peptídeo 1 semelhante ao glucagon

É sintetizado e secretado pelas células L intestinais, encontradas em todo o intestino delgado com um gradiente crescente de densidade a partir do duodeno em direção ao íleo, e, também, no cólon e no reto. O GLP-1 deriva da clivagem do proglucagon presente nas células L pela enzima pró-hormônio convertase 1/3 (PC 1/3).

O GLP-1, em conjunto com o GIP, é responsável pelo efeito incretínico e estimula a secreção de insulina de modo dependente da glicemia sérica. O limite inferior da glicemia a partir do qual o GLP-1 perde a capacidade de estimular a secreção insulínica foi identificado como aproximadamente 66 mg/dℓ. No entanto, diferentemente do GIP, o GLP-1 tem um efeito supressor da secreção de glucagon, particularmente em estados de hiperglicemia.

Além do efeito sobre a fisiologia pancreática, o GLP-1 atua diminuindo a secreção e a motilidade intestinal, estimulando a saciedade por uma ação central (particularmente no hipotálamo) e diminuindo a liberação de glicose pelo fígado.

A secreção de GLP-1 pelas células L ocorre rapidamente após a ingestão de nutrientes, quase em paralelo com a secreção de GIP, apesar da localização mais distal dessas células. Ainda representa uma questão controversa se esse fenômeno é indicativo de que a pequena densidade de células L no duodeno e no jejuno proximal é fonte suficiente de GLP-1 ou se existem sinais do intestino superior que ativam a secreção de GLP-1 pelas células L distais.

Nos pacientes com obesidade, observou-se uma redução na secreção do GLP-1 após estímulo alimentar, particularmente nos portadores de doença hepática esteatótica metabólica. Em relação aos pacientes portadores de DM2, ao contrário do GIP, o GLP-1 aparentemente mantém sua ação incretínica preservada.

Peptídeo YY

Trata-se de um peptídeo cossecretado pelas células L mais distais do intestino delgado em resposta à ingestão alimentar que tem duas formas, sendo o PYY 3-36 a mais abundante no estado pós-prandial. O PYY é secretado como PYY 1-36, que estimula a ingestão alimentar pela interação com os receptores Y1 e Y5 hipotalâmicos. Após a sua rápida metabolização pela dipeptil-peptidase 4 (DPP-4), converte-se em PYY 3-36, forma em que atua como um hormônio inibidor do apetite. O PYY 3-36 tem sua ação anorexígena mediada pelo receptor hipotalâmico Y2, encontrado no núcleo arqueado. As concentrações séricas e a secreção pós-prandial são menores em indivíduos com obesidade em comparação aos sem, sugerindo um papel importante desse peptídeo na gênese do aumento do peso.

Implicações da dieta moderna nos mecanismos de regulação energética e na epidemia de obesidade

Na natureza, pela evolução, a extensão do TGI dos mamíferos foi adaptada de acordo com a qualidade da dieta ingerida. Como regra geral, dietas ricas em fibras e pobres em proteínas exigem TGIs longos, que permitam a extração de nutrientes desse tipo de alimento pela fermentação. Os mamíferos com dietas mais ricas, como a de animais carnívoros, podem ter um TGI mais curto e mais simples.

Os primatas também obedecem essa regra. O *Australopithecus afarensis*, uma espécie ancestral de hominídeo que viveu há cerca de 2,5 milhões de anos, era herbívoro. Com as eras glaciais, alimentos vegetais se tornaram escassos, contribuindo para a extinção do *Australopithecus*, à medida que outros grupos de hominídeos passaram a adicionar dieta animal, aumentando seu valor energético. Essa transição nutricional entre o *Australopithecus* e o *Homo genus* permitiu a diminuição da extensão intestinal.

Outro argumento evolutivo para a adaptação do TGI humano diz respeito ao custo metabólico do desenvolvimento e suporte de cérebros maiores. Para isso, foram necessários dois processos: redução do TGI, outro órgão de alta demanda energética, e, por consequência, consumo de dietas ricas em energia.

Ironicamente, e apesar dos conhecimentos exponencialmente crescentes a respeito do controle molecular do metabolismo energético, nas últimas décadas os humanos utilizaram o legado de seu potencial cerebral superior para projetar um ambiente dietético que suplanta os sinais periféricos de saciedade e adiposidade, explora o sistema límbico e seus mecanismos de recompensa, é artificialmente hipercalórico e hiperpalatável, além de comercializado em quantidades potencialmente ilimitadas. Essa "evolução" do ambiente alimentar, em menos de um século, substituiu milhões de anos de otimização biológica e rapidamente transformou o *Homo sapiens* em uma espécie com prevalência elevada e crescente de obesidade. Ademais, essa transformação já pode estar impactando as gerações futuras por meio de uma programação epigenética prejudicial.

A regulação da motivação para comer é complexa e depende de fatores homeostáticos (com base na necessidade energética ou na deficiência de nutrientes específicos) e não homeostáticos (prazer, oportunidade, experiência, estresse, situação social). Em resumo, os fatores homeostáticos determinam o tamanho da refeição e se baseiam em sinais de saciedade (p. ex., CCK e GLP-1) e de adiposidade (p. ex., leptina e insulina) e em níveis locais de nutrientes que atingem áreas do hipotálamo (p. ex., glicose, ácidos graxos e alguns aminoácidos). Tais sinais convergem para as áreas motoras e determinam saciedade, atividade gastrointestinal e regulação glicêmica. Fatores não homeostáticos afetam tanto a ocorrência das refeições quanto a quantidade consumida, incluindo a hora do dia, as experiências, as situações sociais, o estresse e as emoções. Ambos os circuitos – homeostáticos e não homeostáticos – convergem para as áreas motoras posteriores e determinam o ato de comer e as respostas relacionadas com a refeição, além de se comunicarem e se influenciarem mutuamente.

A dieta moderna consegue influenciar de maneira deletéria tanto os fatores homeostáticos quanto os não homeostáticos, no sentido de favorecer o acúmulo calórico e a gênese da obesidade. Os principais ingredientes dos alimentos ultraprocessados (óleos, gorduras, açúcares, sal, farinha e amidos) os tornam ricos em gordura total, saturada ou gordura *trans*, açúcares e sódio, com uma densidade energética muito maior que a de alimentos minimamente processados, além de pobres em micronutrientes e fibras alimentares. Outrossim, são atraentes, hiperpalatáveis e oferecidos em quantidades teoricamente ilimitadas. A palatabilidade é um determinante crucial na decisão de comer, o que leva a um inevitável consumo maior desse tipo de alimento. Aliás, demonstrou-se recentemente que a percepção do açúcar no intestino está ligada aos circuitos dopaminérgicos com efeito hedônico positivo no cérebro, que estimulam a ingestão alimentar. Especificamente, a infusão de glicose no intestino, e não na boca, ativa a liberação de dopamina em regiões específicas do cérebro associadas ao sistema de recompensa, o qual se sobrepõe a qualquer sinal inibitório gerado na boca. Esses achados demonstram que o conteúdo energético dos alimentos pode até mesmo superar o paladar na escolha alimentar.

Somados a esses fatores, o refinamento e a pré-digestão dos alimentos ultraprocessados ocasionam uma atenuação da sinalização intestinal distal, responsável pela sinalização de saciedade. Isso foi demonstrado recentemente em um estudo que comparou a secreção de sinalizadores de saciedade (GLP-1, amilina e PYY) após uma refeição baseada em elementos vegetais com uma refeição composta por alimentos processados, ambas pareadas pelo valor energético e pela composição de macronutrientes. Esse estudo encontrou maior secreção de tais sinalizadores com a dieta primitiva associada a maior saciedade provocada por essa dieta. Em concordância, outro estudo recente, comparando dietas processadas e não processadas pareadas por densidade energética, macronutrientes, açúcar, sódio e fibras, demonstrou que a dieta processada promove maior ingestão calórica e está associada ao ganho de peso.

Assim, caracteriza-se um desequilíbrio entre as atividades endócrinas do intestino proximal e distal, que perpetua os elementos para a síndrome metabólica. Como visto, a atividade endócrina distal associada à saciedade e à regulação da glicemia está atenuada. No entanto, a dieta processada com ingredientes pré-digeridos e alto índice glicêmico tem alta capacidade absortiva nas primeiras porções do intestino, conseguindo superestimular a atividade endócrina proximal. De fato, pessoas com obesidade apresentam altas concentrações de GIP, cuja queda por ser auxiliada por dieta seguida de perda de peso. Ainda, como já observado, o GIP é obesogênico e em pacientes com DM2, contribui para a deterioração do metabolismo glicêmico.

Resistência à perda de peso

Indubitavelmente, o sistema que defende o corpo da perda de peso predomina sobre aquele que o defende do ganho de peso. Durante a evolução humana, o risco e as consequências da privação calórica sempre foram maiores que os do excesso de calorias. Assim, o organismo humano se tornou extremamente eficiente em se defender da perda de peso, o que torna o tratamento da obesidade um desafio ainda maior. Em estudos a longo prazo que avaliaram crianças e adultos após perda de peso, 80 a 90% retornaram aos percentis de peso inicial. Essa inabilidade da maior parte dos indivíduos de sustentar o peso perdido resulta de potentes e redundantes ações dos sistemas metabólico, neuroendócrino e autonômico. Em resumo, diante de um déficit calórico e da perda de massa de gordura, o organismo lança mão de dois mecanismos de defesa: o aumento do impulso para comer e uma expressiva diminuição no gasto energético.

E, frente a um déficit energético, a secreção dos sinalizadores periféricos de saciedade se altera para favorecer o aumento da ingestão alimentar. Os sinais relacionados com a adiposidade compreendem hormônios cuja secreção é proporcional ao total de massa gorda do organismo, sobretudo insulina e leptina, secretadas de forma proporcional à massa adiposa do organismo e com ação no SNC com efeitos catabólicos: reduzir a ingestão alimentar e diminuir o peso corpóreo. Níveis reduzidos de leptina no cérebro podem ocasionar obesidade, enquanto níveis reduzidos de insulina, como ocorre no diabetes *mellitus* tipo 1, resultam em polifagia crônica. Como os adipócitos não são capazes de estocar gordura na ausência de insulina, normalmente tais indivíduos desenvolvem polifagia sem aumento de massa gorda. Assim, a diminuição da gordura corporal e, por conseguinte, dos níveis de leptina e insulina, leva ao aumento do impulso para comer. De modo semelhante, os níveis de ghrelina estão persistentemente aumentados com a perda de peso, e esse hormônio atua em diferentes áreas do cérebro, promovendo o aumento da ingestão alimentar.

Além de influenciarem diretamente os circuitos hipotalâmicos, a insulina e a leptina atuam no cérebro posterior, no qual influem diretamente na ingestão alimentar ao ajustarem a sensibilidade aos sinais de saciedade. Por exemplo, quando um indivíduo perde peso, a secreção de insulina e leptina no cérebro diminui, reduzindo a sensibilidade para a ação de sinalizadores de saciedade, por exemplo, CCK e GLP-1. De forma mais agravante, já foi demonstrado que tal hiperfagia só é revertida após a recuperação da massa magra inicial e não do peso total. Dessa forma, tem-se um ganho de gordura adicional, muitas vezes ultrapassando o peso inicial.

A perda de peso também ocasiona necessariamente uma perda de tecido metabolicamente ativo (tanto massa magra quanto gorda), resultando em uma diminuição do gasto energético. No entanto, a diminuição no gasto energético após a perda de peso é maior do que o predito apenas pela alteração corporal, sugerindo uma adaptação metabólica para defender o organismo da perda de peso. A manutenção da redução de pelo menos 10% do peso corpóreo é acompanhada, tanto em indivíduos com peso normal quanto nos com obesidade, de um declínio de 20 a 25% no gasto energético de 24 horas, redução 10 a 15% mais proeminente do que o predito apenas por alterações na composição corporal do indivíduo. Assim, um indivíduo que previamente apresentava obesidade necessitará de aproximadamente 300 a 400 calorias por dia a menos para a manutenção do mesmo peso corpóreo e nível de atividade física que um indivíduo do mesmo peso corpóreo e composição corporal que nunca teve obesidade. De forma mais agravante, sugere-se que essa adaptação metabólica pode perdurar por anos.

Assim, a reversão desse processo fisiopatológico representa um grande desafio para a pesquisa médica atual. Até esse momento, o tratamento mais efetivo consiste na reorganização cirúrgica da anatomia gastrointestinal. Já se demonstrou que a cirurgia bariátrica resulta em uma ampla gama de benefícios metabólicos para a maior parte dos pacientes. No entanto, o avanço no conhecimento da regulação do balanço energético, da fisiopatologia da obesidade e dos mecanismos biológicos de resistência à perda de peso trouxe nova luz ao entendimento da cirurgia bariátrica, abandonando conceitos clássicos como os de restrição mecânica e de má-absorção calórica, a favor da ação metabólica e neuroendócrina das modificações anatômicas impostas pelo procedimento cirúrgico.

Cirurgia bariátrica: além da restrição e da má-absorção

O conceito de cirurgia bariátrica surgiu durante a década de 1950 quando procedimentos que envolviam ressecções e grandes desvios intestinais resultavam notadamente em perda de peso. Assim, os primeiros procedimentos bariátricos foram projetados especificamente com o intuito de induzir a perda de peso pela má-absorção calórica. No entanto, tais procedimentos apresentaram graves repercussões nutricionais, e foram abandonados. Pela observação de que pacientes submetidos a ressecções gástricas e/ou desvios intestinais para o tratamento de úlceras pépticas apresentaram perda de peso, Mason e Ito desenvolveram o *bypass* gástrico em 1967. Inicialmente, acreditava-se que esse procedimento atuava por meio de um componente restritivo pela redução acentuada da capacidade gástrica, em associação a um componente mal-absortivo secundário à exclusão dos segmentos proximais do intestino do trânsito alimentar. No entanto, passados mais de 50 anos, questiona-se o papel da restrição mecânica e da má-absorção calórica nos efeitos benéficos deste e de outros procedimentos cirúrgicos para obesidade.

Papel da restrição mecânica

Inicialmente, será avaliado o *bypass* gástrico. É fato que a ingestão alimentar após o *bypass* gástrico diminui drasticamente. No entanto, a ingestão alimentar é limitada pelo tamanho diminuto da bolsa gástrica, levando a uma restrição mecânica? Ou a diminuição da ingestão alimentar ocorre porque ativamente se opta por comer menos, em decorrência de menor fome associada à saciedade precoce e prolongada?

Estudos clínicos já determinaram de modo convincente que um dos maiores determinantes da diminuição da ingestão alimentar após o *bypass* gástrico é o fato de os pacientes apresentarem menos fome ao iniciarem uma refeição e que determinada porção consegue provocar maior saciedade em comparação a indivíduos não operados. Também foi demonstrado que, após o *bypass* gástrico, a fome entre refeições não é maior e que a saciedade após a refeição não é menor apesar da ingestão alimentar global diminuída – no caso da diminuição da ingestão alimentar secundária a um fator restritivo mecânico, esperar-se-ia o oposto.

Em concordância, é pouco provável que a pequena bolsa gástrica represente um obstáculo mecânico importante ao trânsito alimentar. Estudos de esvaziamento da bolsa gástrica mostram que o trânsito alimentar está muito acelerado após a cirurgia, indicando a mínima capacidade de armazenamento da bolsa gástrica. Além disso, já foi demonstrado que as cirurgias com bolsas gástricas com esvaziamento mais rápido apresentaram melhores resultados em relação à perda de peso, descartando, assim, a restrição mecânica como um determinante importante dos resultados benéficos da cirurgia.

Uma série de outros argumentos contraria o conceito de um impacto importante da restrição mecânica na alteração do hábito alimentar após o *bypass* gástrico. Primeiro, em estudos experimentais não há correlação entre o tamanho da anastomose gastrojejunal e a perda de peso depois do *bypass* gástrico em ratos. Segundo, a ingestão alimentar *ad libitum* tanto em ratos quanto em humanos submetidos ao *bypass* pode ser aumentada significativamente por análogos de somatostatina, que bloqueiam os sinais gastrointestinais de saciedade, porém não alteram a situação mecânica pós-operatória. Terceiro, estudos pós-*bypass* demonstraram uma mudança consistente no padrão alimentar, de alimentos com alto teor calórico para aqueles de baixo teor calórico. No caso de uma restrição mecânica, seria esperado o contrário na tentativa de superar tal restrição. Finalmente, em estudos experimentais, ratos submetidos ao *bypass* parecem conseguir ingerir grandes quantidades de alimentos caso seja metabolicamente necessário. A privação calórica temporária em ratos operados que já estão com o peso estabilizado promove um balanço energético negativo imediatamente compensado pelo aumento importante na ingestão alimentar, uma vez que a privação ao acesso à comida termine. O Capítulo 85 discorre com mais detalhes sobre o *bypass* gástrico.

Quando da avaliação da GV, encontram-se evidências semelhantes. O esvaziamento gástrico após a cirurgia também está muito acelerado após a GV em comparação a indivíduos normais, tanto para sólidos quanto para líquidos, tendo sido constatada a sua associação à maior liberação de sinalizadores distais de saciedade como o GLP-1. Stefater et al., em 2010, também demonstraram em estudo experimental em ratos a ausência de um componente restritivo após a GV. Ratos sujeitados a esse procedimento já com o peso estabilizado foram submetidos à restrição alimentar por 22 dias, produzindo perda de peso adicional. Após 11 dias de dieta *ad libitum*, os ratos reganharam a maior parte do peso perdido pelo consumo maior de calorias em comparação àqueles que não foram submetidos à restrição calórica inicial. Isso demonstra que os ratos submetidos à GV são totalmente capazes de aumentar a ingestão alimentar no caso de perceberem a necessidade de defender o peso corpóreo. Esse experimento mostra que o menor consumo calórico após a cirurgia e a consequente perda de peso não decorrem de uma restrição física à ingestão alimentar. Para mais detalhes sobre a GV, consulte o Capítulo 86.

Finalmente, aqueles procedimentos com ação exclusiva por restrição mecânica, como as bandas gástricas ajustáveis (BGA), apresentaram resultados decepcionantes a longo prazo. Os resultados frustros a longo prazo são fáceis de entender. Diante dessa complexidade do mecanismo de regulação do balanço energético, é difícil imaginar que apenas uma estenose intencional da parte proximal do TGI consiga suplantar os mecanismos fisiológicos de resistência à perda de peso. Assim, a maior parte dos pacientes submetidos a BGA apresentou reganho do peso inicial associado a complicações mecânicas, como disfagia e vômitos. Assim, a sua utilização está praticamente abandonada. A BGA é apresentada no Capítulo 89.

Papel da má-absorção calórica

Como mencionado anteriormente, os primeiros procedimentos bariátricos foram projetados especificamente com o intuito de induzir a perda de peso por má-absorção calórica, tendo sido abandonados, no entanto, por seus efeitos colaterais. Apesar disso, muitos dos procedimentos bariátricos subsequentes envolveram desvios intestinais, como o *bypass* gástrico e as derivações biliopancreáticas (DBP), por vezes ocasionando má-absorção com repercussões nutricionais relevantes. No entanto, a má-absorção calórica participa da força-motriz dos efeitos benéficos desses procedimentos ou constitui simplesmente um efeito colateral que deve ser evitado?

Em relação ao *bypass* gástrico, certamente o consumo de energia está diminuído após a cirurgia, embora não haja evidências de que resulte da má-absorção de macronutrientes. Primeiro, anatomicamente é muito pouco provável a ocorrência de má-absorção, já que, na maior parte dos modelos de extensão de alças biliopancreáticas (ABP) e alimentares, a alça comum remanescente supera os 300 cm de extensão, comprovadamente suficiente para a absorção dos macronutrientes em sua totalidade. Segundo, esteatorreia e hipoalbuminemia, evidências clínicas de má-absorção, são raras após o *bypass* gástrico e talvez estejam quase exclusivamente presentes naqueles pacientes com uma alça comum curta. Nesses casos aberrantes e que devem ser evitados é onde se pode encontrar evidências de má-absorção significativa. Terceiro, se os efeitos da cirurgia decorressem da incapacidade de absorção de macronutrientes, esperar-se-ia que os indivíduos apresentassem maior fome entre refeições e menor saciedade, do mesmo modo que um indivíduo em privação calórica. Como discutido anteriormente, após o *bypass* gástrico acontece o oposto. Finalmente, em um estudo com o objetivo de medir diretamente o impacto da má-absorção após o *bypass*, concluiu-se que essa condição representa apenas 6% em média da redução total da absorção energética.

Contudo, as DBP representam procedimentos verdadeiramente mal-absortivos, apresentando os melhores resultados em relação à perda de peso e à remissão de comorbidades, em especial o DM2, sobretudo a DBP com *duodenal switch* (DBP-DS). Porém, as consequências negativas da má-absorção, como esteatorreia, diarreia e desnutrição, limitaram muito seu emprego ao longo do tempo. No entanto, se a má-absorção não é a força-motriz dos efeitos metabólicos no *bypass* gástrico, porque seria nas DBP?

Segundo o entendimento da fisiologia intestinal, é possível relacionar os resultados superiores da DBP-DS à estimulação neuroendócrina ileal. Já se demonstrou que a densidade de população de células L aumenta à medida que se caminha distalmente no intestino delgado. Assim, quanto mais distal o estímulo precoce, provavelmente mais potente será esse estímulo. Isso já foi demonstrado inclusive em estudos clínicos que compararam pacientes submetidos a *bypass* gástrico com diferentes extensões de ABP: aquelas mais longas, com consequentes estímulos mais distais, resultaram em liberação êntero-hormonal mais exacerbada e efeito metabólico superior. Analogamente, um estudo que comparou a DBP-DS (com extensões de ABP 200 cm e AL de 100 cm) com o *duodenal switch* com reconstrução em anastomose única (SADI-S) com alça desviada de 300 cm encontrou maior secreção dos sinalizadores de saciedade como o GLP-1 nos casos de SADI-S. Isso corrobora o conceito de uma estimulação distal precoce com efeitos metabólicos positivos e ajuda na compreensão da má-absorção como um efeito colateral, e não como o impulsionador do procedimento. O Capítulo 87 fala minuciosamente sobre a DBP-DS.

Aspectos metabólicos

Conforme discutido anteriormente, fica evidente que o amplo impacto fisiológico da cirurgia não resulta da restrição e má-absorção. Os mecanismos multifatoriais associados a perda de peso e resolução de comorbidades após a cirurgia vêm sendo progressivamente compreendidos. Dois dos principais relacionados com esses benefícios metabólicos consistem na alteração na secreção de hormônios intestinais e no metabolismo dos ácidos biliares. Somado a isso, já se observou menor adaptação energética à perda de peso após a cirurgia em comparação à restrição calórica, aspecto que apresenta impacto relevante nos resultados positivos da cirurgia.

Mesmo cirurgias desenvolvidas com base nos conceitos clássicos de restrição e má-absorção, como *bypass* gástrico e GV, têm seus principais efeitos benéficos fundamentados nessas alterações metabólicas.

Ao contrário das alterações desfavoráveis nos hormônios intestinais que ocorrem após a perda de peso secundária a medidas clínicas, a cirurgia bariátrica frequentemente está associada a redução dos níveis de ghrelina e aumento expressivo dos níveis pós-prandiais dos sinalizadores de saciedade, como o GLP-1 e o PYY. Essas alterações hormonais precedem a perda de peso, já tendo sido demonstrado sua capacidade de se sustentar por mais de 10 anos.

Os níveis de ghrelina variam de acordo com a técnica cirúrgica aplicada. A banda gástrica eleva os níveis de ghrelina de modo similar ao emagrecimento por meio do manejo clínico, resultado esperado, visto que esse procedimento não altera a anatomia digestiva, apenas fornecendo uma restrição mecânica à ingestão alimentar. Em relação ao *bypass* gástrico, os resultados ainda são controversos. Enquanto alguns estudos encontraram diminuição dos níveis séricos de ghrelina após a cirurgia, outros não conseguiram replicar esse efeito ou mostraram que, após a queda inicial, os níveis de ghrelina tendem a retornar aos valores pré-operatórios, apesar de a fome e o consumo calórico permanecerem mais baixos. Essa queda inicial pode estar relacionada com o aumento expressivo e a liberação precoce de hormônios inibitórios de sua secreção, como o PYY. Já a GV leva a uma redução sustentada da ghrelina, com maior magnitude em comparação ao *bypass*. Tal efeito resulta da ressecção do fundo gástrico, no qual se localiza a maior parte das células produtoras desse hormônio.

Após o *bypass* gástrico, os níveis de PYY e GLP-1 estão acentuadamente elevados em virtude do rearranjo anatômico, como resultado da maior estimulação nutricional de uma região com maior densidade de células L, que cossecretam esses hormônios. Tal ação positiva sobre a secreção êntero-hormonal está presente com a estimulação tanto da via oral quanto duodenal, pela infusão de dieta por gastrostomia. A GV, pelo esvaziamento gástrico acelerado, também aumenta a secreção pós-prandial de PYY e GLP-1, porém em magnitude menor que os procedimentos com modificação da anatomia intestinal.

Pacientes com perda de peso insuficiente após a cirurgia, quando comparados a bons respondedores, relataram no pós-operatório maior fome e menor saciedade associadas a níveis circulantes mais baixos de PYY e GLP-1 e maior concentração de ghrelina. Esses achados sugerem que os hormônios intestinais têm um papel relevante na perda de peso pós-operatória. Somado a isso, demonstrou-se secreção hormonal distinta em pacientes que apresentaram recidiva de peso, hipótese reforçada por uma série de outras evidências. Primeiro, a administração de octreotida, análogo da somatostatina, para pessoas após o *bypass* gástrico leva ao aumento do apetite com consequentes aumento do consumo energético e ganho de peso. Além disso, a administração de inibidores de DPP-4 e exendina 9-39, que inibe a formação de PYY 3-36 e bloqueia a ação do GLP-1, promove aumento da ingestão alimentar após o *bypass*. Finalmente, em pacientes submetidos à GV, anorexia intensa com perda de peso pronunciada já foi associada a níveis significativamente elevados de PYY basal e pós-prandial.

Como visto, a ação disfuncional do GIP em pacientes obesidade e DM2 é danosa. Assim, uma desativação do intestino proximal com menor liberação de GIP pode ser benéfica, evento que se esperaria em pacientes após o *bypass* gástrico, já que o intestino proximal é excluído do trânsito. No entanto, os achados a respeito da secreção de GIP no pós-operatório ainda são controversos, já tendo sido descritos aumento, diminuição ou ausência de alteração. Essa discrepância provavelmente resulta de diferentes extensões de ABP, já que a densidade de população de células K é decrescente à medida que se caminha distalmente no intestino. Assim, desvios com ABP curtas podem oferecer nutrientes de maneira acelerada a uma região com células K ainda presentes, ocasionando até mesmo a elevação de sua concentração pós-prandial.

Os níveis de ácidos biliares circulantes e sua composição se alteram após a cirurgia bariátrica, tendo sido demonstrado que tais alterações contribuem com a perda de peso e a melhora no metabolismo da glicose. Os ácidos biliares agem como hormônios por meio de dois receptores: um receptor de membrana, o receptor 1 de ácido biliar acoplado à proteína G (TGR5 ou GP-BAR 1), e um fator de transcrição nuclear (FXR). A ativação do TGR5 estimula a secreção de GLP-1 nas células L intestinais e estimula o gasto energético no músculo e no tecido adiposo. O FXR, altamente expresso no fígado, no intestino, nos rins e nas glândulas suprarrenais, é crucial na regulação do metabolismo da glicose e dos lipídeos, além da síntese de ácidos biliares.

A ativação intestinal do FXR resulta na síntese e na liberação de fator de crescimento de fibroblastos 19 (FGF-19), que, por sua vez, regula a síntese hepática de ácidos biliares e o enchimento da vesícula biliar. Além disso, o FGF-19 tem efeitos benéficos sobre o metabolismo da glicose: aumenta a captação hepática de glicose e a síntese de glicogênio por uma via independente da insulina, inibe a lipogênese e diminui os triglicerídeos hepáticos e o colesterol. Já se verificou que a cirurgia pode elevar tanto os níveis de ácidos biliares como de FGF-19.

Como visto, o intestino distal guarda uma enorme reserva de células endócrinas responsáveis pelas sinalizações de saciedade e controle do metabolismo glicêmico. Diante da dieta atual, com alta densidade energética e pouco eficiente na ativação dessa sinalização, a manipulação da anatomia intestinal com estimulação distal precoce e seus benefícios metabólicos relacionados com a secreção êntero-hormonal e o metabolismo dos ácidos biliares torna-se de grande valia. Existem algumas formas de modificação anatômica para promover esse contato, como ressecção, exclusão, interposição ou bipartição.

Ressecções intestinais extensas que possibilitem a estimulação ileal precoce guardam semelhança ao que ocorre na natureza em relação à transição nutricional para dietas com maior densidade energética: o encurtamento do intestino e a aproximação do intestino distal. No entanto, no caso cirúrgico tal transformação é súbita, e não um produto da evolução. Sabe-se que diferentes porções do intestino têm funções distintas e complementares; assim, ressecções intestinais podem comprometer essa funcionalidade integrada. Além disso, teoricamente o tamanho ideal da ressecção intestinal para trazer benefícios metabólicos e não ocasionar efeitos colaterais disabsortivos é individual e ainda não se dispõe de meios de precisar individualmente a extensão ótima a ser ressecada.

De modo semelhante, as exclusões intestinais conseguem aproximar o intestino distal, embora exclusões modestas, como encontrado no *bypass* gástrico, tragam benefícios metabólicos modestos a longo prazo. Por sua vez, exclusões extensas, como nas DBP-DS, são capazes de promover benefícios metabólicos mais vigorosos, ainda que sejam acompanhadas de efeitos colaterais importantes relacionados com a disabsorção, como já discutido neste capítulo. Além disso, exclusões intestinais apresentam outros inconvenientes, pois estimulam a hiperproliferação bacteriana, a atrofia da mucosa, a perda da função absortiva de micronutrientes (p. ex., cálcio, ferro e ácido fólico) no duodeno e perda de acesso endoscópico à via biliar.

A proposta de interposição ileal, discutida no Capítulo 90, também tem desvantagens. Primeiro, a disposição anatômica da interposição apresenta maior dificuldade técnica, maior número de anastomoses e brechas mesenteriais, com maior risco de complicações. Segundo, dependendo da técnica empregada, a parte do íleo interposta está exposta a nutrientes antes do contato com a bile e o suco pancreático, sendo, em sua maior parte, não digeridos. Teoricamente, isso levaria a um menor poder para o estímulo da secreção êntero-hormonal. Além disso, como no segmento interposto não há bile, a sinalização dos receptores FXR dos ileócitos e secreção de FGF-19 também não estaria otimizada, reduzindo os benefícios metabólicos da estimulação ileal precoce.

A bipartição do trânsito, por anastomose gastroileal, possibilita o estímulo precoce e amplificado da sinalização distal de saciedade em associação à desativação parcial dos estímulos neuroendócrinos proximais. No entanto, ao se manter parte do fluxo de nutrientes pela via duodenal, minimizam-se efeitos colaterais relacionados com a má-absorção calórica e de micronutrientes. Não produz alças exclusas e, por conseguinte, nenhum dos seus inconvenientes mencionados, além de permitir acesso endoscópico à via biliar e todo o intestino proximal e ampliá-lo, já que permite o estudo endoscópico do íleo pela anastomose gastroileal. A seguir, serão discutidos em detalhes os aspectos técnicos e fisiológicos da GV com bipartição intestinal.

Gastrectomia vertical com bipartição intestinal

Descrição técnica

O procedimento se inicia com a realização de uma GV típica, fazendo-se a ligadura de toda a grande curvatura gástrica, liberando o fundo gástrico. A abordagem do hiato esofágico e a realização de hiatoplastia são individualizadas e dependem da hérnia de hiato e/ou da doença do refluxo gastroesofágico. Após a liberação do estômago, realiza-se um grampeamento com grampeador linear laparoscópico, iniciando-se desde 5 cm do piloro até o ângulo de His, calibrado por sonda de Fouchet introduzida no estômago. Assim, cria-se um tubo gástrico com a ressecção de maior parte do corpo e fundo do estômago.

Após a GV, seleciona-se um ponto entre 260 e 300 cm da válvula ileocecal para a confecção da anastomose gastroileal, realizada no antro gástrico com a utilização de um grampeador linear laparoscópico. Para o grampeamento, utilizam-se 3 a 4,5 cm do grampeador. A anastomose é finalizada com o fechamento do orifício de grampeamento em dois planos (total e seromuscular). É importante a inclusão da camada mucosa do estômago e do íleo no plano total da sutura a fim de evitar estenose da anastomose. A decisão do tamanho da alça ileal e da anastomose depende de fatores individuais como IMC inicial, presença e gravidade de doenças metabólicas e do hábito intestinal. Assim, é possível individualizar a cirurgia para cada perfil metabólico dos pacientes; no entanto, não se deve fugir dessas faixas pelos riscos de atenuar demasiadamente os efeitos metabólicos da cirurgia, ou, por outro lado, incorrer no risco de má-absorção.

Interrompe-se o trânsito proximal junto à anastomose e se reconstrói o trânsito intestinal com nova anastomose enteroenteral a 40 cm da anastomose gastroileal. Tais extensões de alças foram adaptadas desde a descrição inicial do procedimento. O entendimento crescente dos mecanismos fisiológicos responsáveis pelos efeitos metabólicos da cirurgia levou a um progressivo encurtamento da alça alimentar e ao alongamento da alça comum, o que não afetou os resultados positivos da cirurgia no controle do peso e das comorbidades e diminuiu ainda mais a incidência de efeitos colaterais indesejados, como amolecimento das fezes.

Realizadas as anastomoses, as duas brechas mesentéricas são fechadas com sutura contínua com fio não absorvível e se retira o estômago ressecado da cavidade. Na Figura 91.1, há um esquema ilustrativo desse procedimento.

Interpretação fisiológica e resultados

A GV tem grandes vantagens adaptativas em relação à dieta moderna, reduzindo drasticamente os níveis de ghrelina, enquanto acelera o esvaziamento gástrico e eleva os sinalizadores distais de saciedade. A GV como procedimento único já foi descrita como estratégia benéfica para fases iniciais da obesidade pelos seus componentes metabólicos. De fato, esse procedimento apresenta bons resultados para aqueles pacientes com obesidade menos grave. No entanto, para pacientes com obesidade mais grave ou com comorbidades relevantes, como DM2, a GV tende a ser insuficiente em seguimento a longo prazo.

Depois da bipartição do trânsito intestinal, que consegue potencializar os efeitos da GV, o fluxo de nutrientes divide-se entre a anastomose gastroileal e o duodeno. Essa modificação anatômica ajuda a corrigir o desequilíbrio hormonal proximal/distal discutido anteriormente. Em um estudo que avaliou as alterações êntero-hormonais após a GV com bipartição intestinal, foi possível demonstrar diminuição do GIP em associação à elevação expressiva do GLP-1 e do FGF-19 após a cirurgia. Conforme discutido anteriormente, essas alterações são benéficas tanto para a perda de peso quanto para o controle do DM2.

As alterações metabólicas descritas acima têm correlação com excelentes desfechos clínicos. Em um estudo de coorte com a inclusão de mais de 1.000 pacientes operados, a perda do excesso de índice de massa corporal (IMC) foi de 74% em média após 5 anos, e 86% apresentaram remissão do DM2. Esses resultados foram reproduzidos em ensaio clínico randomizado em pacientes com obesidade moderada (IMC de 30 a 35) e DM2 grave (Hb1Ac > 8 em uso de insulina). Em um seguimento de 2 anos, o grupo cirúrgico alcançou remissão de 90% do DM2 e 100% de resolução de comorbidades, como hipertensão arterial sistêmica e hipercolesterolemia. Outros estudos também foram capazes de reproduzir os resultados favoráveis da GV com bipartição intestinal.

Recentemente, em um estudo prospectivo com 366 pacientes, Aghajani et al. demonstraram perda do excesso de peso de 93,3% e resolução do diabetes em 93% dos pacientes em seguimento de 4 anos com a GV com bipartição intestinal em anastomose única, sem repercussões nutricionais relevantes.

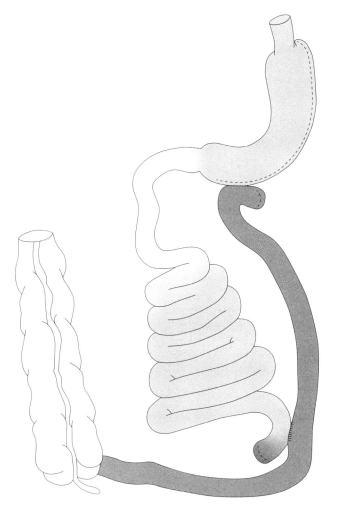

Figura 91.1 Gastrectomia vertical com bipartição intestinal.

Os resultados cirúrgicos da GV com bipartição intestinal se assemelham aos da DBP-DS, porém a manutenção do trânsito alimentar parcial pelo duodeno leva à redução substancial dos efeitos colaterais relacionadas com a má-absorção. De fato, em um estudo que comparou as duas cirurgias, obteve-se perda de peso semelhante, embora, em relação à hipoalbuminemia, tenha havido incidência de 20% na DBP-DS e nenhum caso na GV com bipartição intestinal. O fluxo parcial de nutrientes pela via duodenal diminui drasticamente os eventos de má-absorção, possibilitando, inicialmente, que parte dos nutrientes percorra o caminho natural do intestino delgado contemplando todas as suas funções de absorção de macro e micronutrientes. Conforme discutido neste capítulo, em outros modelos cirúrgicos como a GV e o *bypass* gástrico, com superfície intestinal absortiva adequada, o organismo consegue se defender de uma privação calórica com aumento da ingestão alimentar, a despeito das alterações metabólicas vigentes, no sentido de impedir a desnutrição. Da mesma forma, ao se manter uma superfície absortiva integral para, pelo menos, uma porcentagem do que é ingerido na GV com bipartição intestinal, o organismo pode ter um controle central da ingestão alimentar para que esta seja suficiente para manter a nutrição adequada. Por fim, em casos de perda de peso insuficiente, é possível, teoricamente, realizar um ajuste simples da anastomose gastroileal por meio de dilatação endoscópica, com o objetivo de otimizar o resultado.

A disseminação da utilização da GV com bipartição intestinal fez com que alguns autores adaptassem a técnica à derivação intestinal em anastomose única, sem a reconstrução do trânsito em Y de Roux (Figura 91.2). Tal adaptação técnica apresenta baixo impacto nos efeitos metabólicos da cirurgia, mantendo excelentes resultados em relação à perda de peso e à resolução de comorbidades.

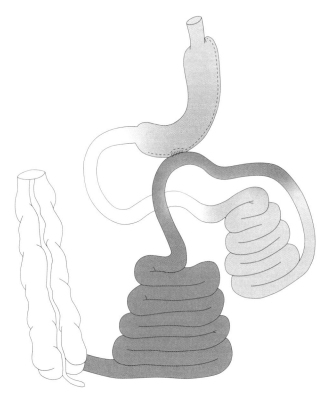

Figura 91.2 Gastrectomia vertical com bipartição intestinal com derivação em anastomose única.

Além de potencializar seus efeitos metabólicos, a bipartição aprimora a GV em outros aspectos: a anastomose gastroileal fixa a grande curvatura impedindo torções do estômago tubulizado e a presença da anastomose reduz a pressão intragástrica, diminuindo um dos principais fatores etiológicos para a doença do refluxo gastroesofágico após a GV.

Considerações finais

A prevalência de obesidade permanece em plena ascensão, podendo-se afirmar tratar-se de uma pandemia resultada de uma exposição universal a um ambiente obesogênico. Assim, o combate eficiente dessa epidemia não pode ser realizado de maneira individual, tornando-se imprudente imaginar que será resolvido por meio de um ou de outro procedimento cirúrgico. Assim, para o seu enfrentamento é fundamental uma abordagem universal por lideranças governamentais com ações concretas, a fim de alterar esse ambiente nocivo, modificando a maneira como se produzem e se comercializam os alimentos atualmente.

No entanto, é preciso lidar com milhões de pessoas com obesidade já estabelecida, diversas comorbidades associadas e enormes prejuízos pessoais. Uma vez estabelecida a obesidade, o tratamento com medidas clínicas apresenta resultados mais modestos e insuficientes para os quadros mais graves. Em relação ao tratamento cirúrgico, frequentemente deve-se escolher entre procedimentos com poucos efeitos colaterais, porém com resultados modestos, ou procedimentos potentes com efeitos colaterais significativos. Nesse contexto, a GV com bipartição intestinal pode ter um papel fundamental, desenvolvida a partir de conceitos fisiológicos, com otimização dos benefícios metabólicos e minimização dos seus efeitos colaterais. Baseia-se em um conceito de restrição funcional pela ação êntero-hormonal para a diminuição da ingestão alimentar, e não pela restrição mecânica. Como não dispõe de segmentos excluídos, mantém uma superfície intestinal absortiva a fim de evitar má-absorção, apesar de estimular de maneira vigorosa os sinalizadores intestinais distais de saciedade e de controle do metabolismo glicêmico e lipídico. Assim, apresenta excelentes resultados em relação ao controle do peso e de suas comorbidades, sem efeitos colaterais significativos.

Bibliografia

Aarts EO, Dogan K, Koehestanie P, et al. Long-term results after laparoscopic adjustable gastric banding: a mean fourteen year follow-up study. Surg Obes Relat Dis. 2014;10(4):633-40.

Aghajani E, Schou C, Gislason H, Nergaard BJ. Mid-term outcomes after single anastomosis sleeve ileal (SASI) bypass in treatment of morbid obesity. Surg Endosc. 2023;37(8):6220-7.

Aiello L, Wheeler P. The expensive-tissue hypothesis: the brain and the digestive system in human and primate evolution. Curr Anthropol. 1995;36:199-221.

Akkary E, Sidani S, Boonsiri J, et al. The paradox of the pouch: prompt emptying predicts improved weight loss after laparoscopic Roux-Y gastric bypass. Surg Endosc. 2009;23(4):790-4.

Azevedo FR, Santoro S, Correa-Giannella ML, et al. A prospective randomized controlled trial of the metabolic effects of sleeve gastrectomy with transit bipartition. Obes Surg. 2018;28(10):3012-9.

Barazzoni R, Zanetti M, Nagliati C, et al. Gastric bypass does not normalize obesity-related changes in ghrelin profile and leads to higher acylated ghrelin fraction. Obesity (Silver Spring). 2013;21(4):718-22.

Begg DP, Woods SC. The endocrinology of food intake. Nat Rev Endocrinol. 2013;9(10):584-97.

Berry MA, Urrutia L, Lamoza P, et al. Sleeve gastrectomy outcomes in patients with BMI between 30 and 35 – 3 years of follow-up. Obes Surg. 2018;28(3):649-55.

Bilecik T. Metabolic effects of sleeve gastrectomy with transit bipartition in obese females with type 2 diabetes mellitus: Results after 1-year follow-up. Obes Surg. 2019;29(3):805-10.

Borg CM, le Roux CW, Ghatei MA, et al. Progressive rise in gut hormone levels after Roux-en-Y gastric bypass suggests gut adaptation and explains altered satiety. Br J Surg. 2006;93:210-5.

Bozadjieva N, Heppner KM, Seeley RJ. Targeting FXR and FGF19 to treat metabolic diseases-lessons learned from bariatric surgery. Diabetes. 2018;67(9):1720-8.

Braghetto I, Davanzo C, Korn O, et al. Scintigraphic evaluation of gastric emptying in obese patients submitted to sleeve gastrectomy compared to normal subjects. Obes Surg. 2009;19(11):1515-21.

Brown JC. Gastric inhibitory polypeptide. Heidelberg: Springer-Verlag; 1982.

Browning MG, Rabl C, Campos GM. Blunting of adaptive thermogenesis as a potential additional mechanism to promote weight loss after gastric bypass. Surg Obes Relat Dis. 2017;13(4):669-73.

Brüning JC, Gautam D, Burks DJ, et al. Role of brain insulin receptor in control of body weight and reproduction. Science. 2000;289:2122-25.

Bueter M, Lowenstein C, Ashrafian H, et al. Vagal sparing surgical technique but not stoma size affects body weight loss in rodent model of gastric bypass. Obes Surg. 2010;20:616-22.

Calanna S, Christensen M, Holst JJ, et al. Secretion of glucose-dependent insulinotropic polypeptide in patients with type 2 diabetes: systematic review and meta-analysis of clinical studies. Diabetes Care. 2013;36:3346-52.

Carr RD, Larsen MO, Winzell MS, et al. Incretin and islet hormonal responses to fat and protein ingestion in healthy men. Am J Physiol Endocrinol Metab. 2008;295: E779-84.

Chakravarthy MV, Booth FW. Eating, exercise, and "thrifty" genotypes: connecting the dots toward an evolutionary understanding of modern chronic diseases. J Appl Physiol. 2004;96:3-10.

Clapp B, Wynn M, Martyn C, et al. Long term (7 or more years) outcomes of the sleeve gastrectomy: a meta-analysis. Surg Obes Relat Dis. 2018;14(6):741-7.

Clemmensen C, Müller TD, Woods SC, et al. Gut-brain cross-talk in metabolic control. Cell. 2017; 168(5):758-74.

Cooper JA. Factors affecting circulating levels of peptide YY in humans: a comprehensive review. Nutr Res Rev. 2014; 27:186-97.

Creutzfeldt W, Ebert R, Willms B, et al. Gastric inhibitory polypeptide (GIP) and insulin in obesity: increased response to stimulation and defective feedback control of serum levels. Diabetologia. 1978;14:15-24.

Cummings DE, Weigle DS, Frayo RS, et al. Plasma ghrelin levels after diet-induced weight loss or gastric bypass surgery. N Engl J Med. 2002;346(21):1623-30.

Dar MS, Chapman WH 3rd, Pender JR, et al. GLP-1 response to a mixed meal: what happens 10 years after Roux-en-Y gastric bypass (RYGB)? Obes Surg. 2012;22(7):1077-83.

de Cleva R, Mota FC, Gadducci AV, et al. Resting metabolic rate and weight loss after bariatric surgery. Surg Obes Relat Dis. 2018 Jun;14(6):803-7.

Deschamps I, Heptner W, Desjeux JF, et al. Effects of diet on insulin and gastric inhibitory polypeptide levels in obese children. Pediatr Res. 1980;14(4 pt. 1):300-3.

Di Angelantonio E, Bhupathiraju S, Wormser D, et al.; Global BMI Mortality Collaboration. Body-mass index and all-cause mortality: individual-participant-data meta-analysis of 239 prospective studies in four continents. Lancet. 2016;388:776-86.

Dirksen C, Jorgensen NB, Bojsen-Moller KN, et al. Gut hormones, early dumping and resting energy expenditure in patients with good and poor weight loss response after Roux-en-Y gastric bypass. Int J Obes. 2013;37(11):1452-45.

Dorman RB, Serrot FJ, Miller CJ, et al. Case-matched outcomes in bariatric surgery for treatment of type 2 diabetes in the morbidly obese patient. Ann Surg. 2012 Feb;255(2):287-93.

Dulloo AG, Jacquet J, Montani JP, Schutz Y. How dieting makes the lean fatter: from a perspective of body composition autoregulation through adipostats and proteinstats awaiting discovery. Obes Rev. 2015;16(Suppl 1):25-35.

Eissele R, Göke R, Willemer S, et al. Glucagon-like peptide-1 cells in the gastrointestinal tract and pancreas of rat, pig and man. Eur J Clin Invest. 1992;22:283-91.

English WJ, DeMaria EJ, Brethauer SA, et al. American Society for Metabolic and Bariatric Surgery estimation of metabolic and bariatric procedures performed in the United States in 2016. Surg Obes Relat Dis. 2018 Mar;14(3):259-26.

Faerch K, Torekov SS, Vistisen D, et al. GLP-1 response to oral glucose is reduced in prediabetes, screen-detected type 2 diabetes, and obesity and influenced by sex: the ADDITION-PRO Study. Diabetes. 2015;64:2513-25.

Falken Y, Hellstrom PM, Holst JJ, Naslund E. Changes in glucose homeostasis after Roux-en-Y gastric bypass surgery for obesity at day three, two months, and one year after surgery: role of gut peptides. J Clin Endocrinol Metab. 2011;96(7):2227-35.

Fenske WK, Bueter M, Miras AD, et al. Exogenous peptide YY3-36 and Exendin-4 further decrease food intake, whereas octreotide increases food intake in rats after Roux-en-Y gastric bypass. Int J Obes (Lond). 2012;36:379-84.

Fernandes G, Santo MA, Crespo AFCB, et al. Early glycemic control and incretin improvement after gastric bypass: the role of oral and gastrostomy route. Surg Obes Relat Dis. 2019 Apr;15(4):595-601.

Fothergill E, Guo J, Howard L, et al. Persistent metabolic adaptation 6 years after "The Biggest Loser" competition. Obesity (Silver Spring). 2016 Aug;24(8):1612-9.

Frühbeck G, Diez-Caballero A, Gil MJ, et al. The decrease in plasma ghrelin concentrations following bariatric surgery depends on the functional integrity of the fundus. Obes Surg. 2004;14(5):606-12.

Frühbeck G, Rotellar F, Hernández-Lizoain JL, et al. Fasting plasma ghrelin concentrations 6 months after gastric bypass are not determined by weight loss or changes in insulinemia. Obes Surg. 2004;14(9):1208-15.

Gribble FM, Reimann F. Enteroendocrine cells: Chemosensors in the intestinal epithelium. Annu Rev Physiol. 2016;78:277-99.

Guedes TP, Martins S, Costa M, et al. Detailed characterization of incretin cell distribution along the human small intestine. Surg Obes Relat Dis. 2015 Nov-Dec;11(6):1323-31.

Hall KD, Ayuketah A, Brychta R, et al. Ultra-processed diets cause excess calorie intake and weight gain: an inpatient randomized controlled trial of ad libitum food intake. Cell Metab. 2019 Jul 2;30(1):67-77.

Hansen TK, Dall R, Hosoda H, et al. Weight loss increases circulating levels of ghrelin in human obesity. Clin Endocrinol (Oxf). 2002;56:203-6.

Hedberg J, Sundbom M. Superior weight loss and lower HbA1c 3 years after duodenal switch compared with Roux-en-Y gastric bypass – a randomized controlled trial. Surg Obes Relat Dis. 2012;8(3):338-43.

Hedberg J, Sundström J, Sundbom M. Duodenal switch versus Roux-en-Y gastric bypass for morbid obesity: systematic review and meta-analysis of weight results, diabetes resolution and early complications in single-centre comparisons. Obes Rev. 2014 Jul;15(7):555-63.

Holdstock C, Engström BE, Ohrvall M, et al. Ghrelin and adipose tissue regulatory peptides: effect of gastric bypass surgery in obese humans. J Clin Endocrinol Metab. 2003;88(7):3177-83.

Holst JJ. The physiology of glucagon-like peptide 1. Physiol Rev. 2007;87(4):1409-39. Review.

Huypens P, Sass S, Wu M, et al. Epigenetic germline inheritance of diet-induced obesity and insulin resistance. Nat Genet. 2016;48:497-9.

Jacobsen SH, Olesen SC, Dirksen C, et al. Changes in gastrointestinal hormone responses, insulin sensitivity, and betacell function within 2 weeks after gastric bypass in non-diabetic subjects. Obes Surg. 2012;22(7):1084-96.

Jørgensen NB, Jacobsen SH, Dirksen C, et al. Acute and long-term effects of Roux-en-Y gastric bypass on glucose metabolism in subjects with type 2 diabetes and normal glucose tolerance. Am J Physiol Endocrinol Metab. 2012;303(1):E122-31.

Katsuma S, Hirasawa A, Tsujimoto G. Bile acids promote glucagon-like peptide-1 secretion through TGR5 in a murine enteroendocrine cell line STC-1. Biochem Biophys Res Commun. 2005;329:386-90.

Kawamata Y, Fujii R, Hosoya M, et al. A G protein-coupled receptor responsive to bile acids. J Biol Chem. 2003;278:9435-40.

Kim KS, Seeley RJ, Sandoval DA. Signalling from the periphery to the brain that regulates energy homeostasis. Nat Rev Neurosci. 2018 Apr;19(4):185-196. Epub 2018 Feb 22. Review.

Kirchner H, Heppner KM, Tschop MH. The role of ghrelin in the control of energy balance. Handb Exp Pharmacol. 2012;209:161-84.

Klementova M, Thieme L, Haluzik M, et al. A plant-based meal increases gastrintestinal hormones and satiety more than an energy- and macronutrient-matched processed-meat meal in t2d, obese, and healthy men: a three-group randomized crossover study. Nutrients. 2019;11(1).

Laferrère B, Teixeira J, McGinty J, et al. Effect of weight loss by gastric bypass surgery versus hypocaloric diet on glucose and incretin levels in patients with type 2 diabetes. J Clin Endocrinol Metab. 2008;93(7):2479-85.

Lamont BJ, Drucker DJ. Differential antidiabetic efficacy of incretin agonists versus DPP-4 inhibition in high fat fed mice. Diabetes. 2008;57:190-8.

le Roux CW, Welbourn R, Werling M, et al. Gut hormones as mediators of appetite and weight loss after Roux-en-Y gastric bypass. Ann Surg. 2007;246(5):780-5.

Lindgren O, Carr RD, Holst JJ, et al. Dissociated incretin hormone response to protein versus fat ingestion in obese subjects. Diabetes Obes Metab. 2011;13:863-5.

Lo CM, Zhang DM, Pearson K, et al. Interaction of apolipoprotein AIV with cholecystokinin on the control of food intake. Am J Physiol Regul Integr Comp Physiol. 2007;293:R1490-4.

Loh K, Herzog H, Shi YC. Regulation of energy homeostasis by the NPY system. Trends Endocrinol Metab. 2015; 26:125-35.

Lutz TA, Bueter M. Physiological mechanisms behind Roux-en-Y gastric bypass surgery. Dig Surg. 2014;31:13-24.

Ma K, Saha PK, Chan L, Moore DD. Farnesoid X receptor is essential for normal glucose homeostasis. J Clin Invest. 2006;116:1102-9.

Mahdy T, Al Wahedi A, Schou C. Efficacy of single anastomosis sleeve ileal (SASI) bypass for type-2 diabetic morbid obese patients: gastric bipartition, a novel metabolic surgery procedure: a retrospective cohort study. Int J Surg. 2016;34:28-34.

Makishima M, Okamoto AY, Repa JJ, et al. Identification of a nuclear receptor for bile acids. Science. 1999;284:1362-5.

Mason EE, Ito C. Gastric bypass in obesity. Surg Clin N Am. 1967;47(6):1345-51.

Matikainen N, Bogl LH, Hakkarainen A, et al. GLP-1 responses are heritable and blunted in acquired obesity with high liver fat and insulin resistance. Diabetes Care. 2014;37:242-51.

McGuire M, Wing R, Klem M, Hill J. Behavioral strategies of individuals who have maintained long-term weight losses. Obes Res. 1999;7:334-41.

Mingrone G, Panunzi S, De Gaetano A, et al. Bariatric surgery versus conventional medical therapy for type 2 diabetes. N Engl J Med. 2012;366(17):1577-85.

Mingrone G, Panunzi S, De Gaetano A, et al. Bariatric-metabolic surgery versus conventional medical treatment in obese patients with type 2 diabetes: 5 year follow-up of an open-label, single-centre, randomised controlled trial. Lancet. 2015 Sep 5;386(9997):964-73.

Morínigo R, Moizé V, Musri M, et al. Glucagon-like peptide-1, peptide YY, hunger, and satiety after gastric bypass surgery in morbidly obese subjects. J Clin Endocrinol Metab. 2006;91(5):1735-40.

Nauck MA, Bartels E, Irskov C, et al. Additive insulinotropic effects of exogenous synthetic human gastric inhibitory polypeptide and glucagon-like peptide-1-(7-36) amide infused at near-physiological insulinotropic hormone and glucose concentraions. J Clin Endocrinol Metab. 1993;76:912-7.

Nauck MA, Heimesaat MM, Behle K, et al. Effects of glucagon-like peptide 1 on counterregulatory hormone responses, cognitive functions, and insulin secretion during hyperinsulinemic, stepped hypoglycemic clamp experiments in healthy volunteers. J Clin Endocrinol Metab. 2002;87:1239-46.

Nauck MA, Meier JJ. The incretin effect in healthy individuals and those with type 2 diabetes: physiology, pathophysiology, and response to therapeutic interventions. Lancet Diabetes Endocrinol. 2016;4(6):525-36.

Neegard BJ, Leifsson BG, Hedenbro J, Gislason H. Gastric bypass with long alimentary limb or long pancreato-biliary limb – Long-term results on weight loss, resolution of comorbidities and metabolic parameters. Obes Surg. 2014 Oct;24(10):1595-602.

Nora M, Morais T, Almeida R, et al. Should Roux-en-Y gastric bypass biliopancreatic limb length be tailored to achieve improved diabetes outcomes? Medicine (Baltimore). 2017 Dec;96(48):e8859.

Odstrcil EA, Martinez JG, Santa Ana CA, et al. The contribution of malabsorption to the reduction in net energy absorption after long-limb Roux-en-Y gastric bypass. Am J Clin Nutr. 2010 Oct;92(4):704-1.

Pan WW, Myers MG Jr. Leptin and the maintenance of elevated body weight. Nat Rev Neurosci. 2018 Feb;19(2):95-105.

Patrício BG, Morais T, Guimarães M, et al. Gut hormone release after gastric bypass depends on the length of the biliopancreatic limb. Int J Obes (Lond). 2019 May;43(5):1009-18.

Payne JH, Dewind LT, Commons RR. Metabolic observations in patients with jejunocolic shunts. Am J Surg. 1963;106:273-89.

Pereira SS, Guimarães M, Almeida R, et al. Biliopancreatic diversion with duodenal switch (BPD-DS) and single-anastomosis duodeno-ileal bypass with sleeve gastrectomy (SADI-S) result in distinct post-prandial hormone profiles. Int J Obes (Lond). Epub 2018 Dec 11.

Persaud SJ, Bewick GA. Peptide YY: more than just an appetite regulator. Diabetologia. 2014;57:1762-9.

Prachand VN, Ward M, Alverdy JC. Duodenal switch provides superior resolution of metabolic comorbidities independent of weight loss in the superobese (BMI > or = 50 kg/m2) compared with gastric bypass. J Gastrointest Surg. 2010 Feb;14(2):211-20.

Pucci A, Cheung WH, Jones J, et al. A case of severe anorexia, excessive weight loss and high peptide YY levels after sleeve gastrectomy. Endocrinol Diabetes Metab Case Rep. 2015:150020.

Ranganath LR, Beety JM, Morgan LM, et al. Attenuated GLP-1 secretion in obesity: cause or consequence? Gut. 1996;38:916-9.

Riccioppo D, Santo MA, Rocha M, et al. Small-volume, fast-emptying gastric pouch leads to better long-term weight loss and food tolerance after Roux-en-Y gastric bypass. Obes Surg. 2018;28(3):693-701.

Rosenbaum M, Leibel RL. Adaptive thermogenesis in humans. Int J Obes. 2005;34(Suppl. 1):S47-55.

Rubino F, Gagner M, Fukuyama S, Diamond E. The early effect of the Roux-en-Y gastric bypass on hormones involved in body weight regulation and glucose metabolism. Ann Surg. 2004(2):236-42.

Santo MA, Riccioppo D, Pajecki D, et al. Weight regain after gastric bypass: influence of gut hormones. Obes Surg. 2016 May;26(5):919-25.

Santoro S. Adaptive and neuroendocrine procedures: a new pathway in bariatric and metabolic surgery. Obes Surg. 2008;18(10):1343-5.

Santoro S. From bariatric to pure metabolic surgery: new concepts on the rise. Ann Surg. 2015 Aug;262(2):e79-80.

Santoro S. Is sleeve gastrectomy a restrictive or an adaptive procedure? Reflections on the concepts of restriction and adaptation. Ann Surg. 2010;252(5):892-3.

Santoro S, Castro LC, Velhote MC, et al. Sleeve gastrectomy and transit bipartition: a potent intervention for metabolic syndrome and obesity. Ann Surg. 2012;256:104-10.

Santoro S, Mota FC, Aquino CG. Treating severe GERD and obesity with a sleeve gastrectomy with cardioplication and a transit bipartition. Obes Surg. 2019;29(4):1439-41.

Santoro S, Mota FC, Aquino CG, Artoni RF. Does evolutionary biology helps the understanding of metabolic surgery? a focused review. Arq Bras Cir Dig. 2020 Jul 8;33(1):e1503.

Schauer PR, Bhatt DL, Kirwan JP, et al.; STAMPEDE Investigators. Bariatric surgery versus intensive medical therapy for diabetes – 5-year outcomes. N Engl J Med. 2017;376(7):641-51.

Schwartz MW, Woods SC, Seeley RJ, et al. Is the energy homeostasis system inherently biased toward weight gain? Diabetes. 2003;52:232-38.

Scrocchi LA, Brown TJ, Brubaker PL, et al. Glucose intolerance but normal satiety in mice with a null mutation in the glucagon-like peptide 1 receptor gene. Nat Med. 1996;2:1254-8.

Sherman CD Jr, May AG, Nye W, Waterhouse C. Clinical and metabolic studies following bowel by-passing for obesity. Ann N Y Acad Sci. 1965;131(1):614-22.

Sista F, Abruzzese V, Clementi M, et al. The effect of sleeve gastrectomy on GLP-1 secretion and gastric emptying: a prospective study. Surg Obes Relat Dis. 2017;13(1):7-14.

Sjöstrom L. Review of the key results from the Swedish Obese Subjects (SOS) trial – a prospective controlled intervention study of bariatric surgery. J Intern Med. 2013;273(3):219-34.

Sloth B, Holst JJ, Flint A, et al. Effects of PYY1-36 and PYY3-36 on appetite, energy intake, energy expenditure, glucose and fat metabolism in obese and lean subjects. Am J Physiol Endocrinol Metab. 2007;292(4):E1062-8.

Stano S, Alam F, Wu L, et al. Effect of meal size and texture on gastric pouch emptying and glucagon-like peptide 1 after gastric bypass surgery. Surg Obes Relat Dis. 2017;13(12):1975-83.

Stefater MA, Pérez-Tilve D, Chambers AP, et al. Sleeve gastrectomy induces loss of weight and fat mass in obese rats, but does not affect leptin sensitivity. Gastroenterology. 2010;138(7):2426-36.e1-3.

Steinert RE, Feinle-Bisset C, Asarian L, et al. Ghrelin, CCK, GLP-1, and PYY (3-36): secretory controls and physiological roles in eating and glycemia in health, obesity, and after RYGB. Physiol Rev. 2017 Jan;97(1):411-63.

Sundbom M, Holdstock C, Engström BE, Karlsson FA. Early changes in ghrelin following Roux-en-Y gastric bypass: influence of vagal nerve functionality? Obes Surg. 2007;17(3):304-10.

Svane MS, Jorgensen NB, Bojsen-Moller KN, et al. Peptide YY and glucagon-like peptide-1 contribute to decreased food intake after Roux-en-Y gastric bypass surgery. Int J Obes. 2016; 40(11):1699-706.

Tellez LA, Han W, Zhang X, et al. Separate circuitries encode the hedonic and nutritional values of sugar. Nat Neurosci. 2016;19:465-70.

Topart PA, Becouarn G, Finel J-B. Comparative results of biliopancreatic diversion with duodenal switch and transit bipartition in the treatment of superobesity surgery for obesity and related diseases. 2018;14(11):S111.

Vilsbøll T, Holst JJ. Both GLP-1 and GIP are insulinotropic at basal and postprandial glucose levels and contribute nearly equally to the incretin effect of a meal in healthy subjects. Regul Pept. 2003;114(2-3):115-21.

Vilsbøll T, Krarup T, Madsbad S, Holst JJ. Defective amplification of the late phase insulina response to glucose by GIP in obese Type II diabetic patients. Diabetologia. 2002;45:1111-9.

Vinzens F, Kilchenmann A, Zumstein V, et al. Long-term outcome of laparoscopic adjustable gastric banding (LAGB): results of a Swiss single-center study of 405 patients with up to 18 years' follow-up. Surg Obes Relat Dis. 2017;13(8):1313-9.

Watanabe M, Houten SM, Mataki C, et al. Bile acids induce energy expenditure by promoting intracellular thyroid hormone activation. Nature. 2006;439:484-9.

Welbourn R, Pournaras DJ, Dixon J, et al. Bariatric surgery worldwide: baseline demographic description and one-year outcomes from the Second IFSO Global Registry Report 2013-2015. Obesity Surgery. 2018;28:313-22.

Weyer C, Walford R, Harper I, et al. Energy metabolism after 2 y of energy restriction: the biosphere 2 experiment. Am J Clin Nutr. 2000;72:946-53.

Whitson BA, Leslie DB, Kellogg TA, et al. Entero-endocrine changes after gastric bypass in diabetic and nondiabetic patients: a preliminary study. J Surg Res. 2007;141(1):31-9.

Wortley KE, Anderson KD, Garcia K, et al. Genetic deletion of ghrelin does not decrease food intake but influences metabolic fuel preference. Proc Natl Acad Sci USA. 2004;101:8227-32.

Yormaz S, Yilmaz H, Ece I, Sahin M. Laparoscopic ileal interposition with diverted sleeve gastrectomy versus laparoscopic transit bipartition with sleeve gastrectomy for better glycemic outcomes in T2DM patients. Obes Surg. 2018;28(1):77-86.

Yousseif A, Emmanuel J, Karra E, et al. Differential effects of laparoscopic sleeve gastrectomy and laparoscopic gastric bypass on appetite, circulating acyl-ghrelin, peptide YY3-36 and active GLP-1 levels in non-diabetic humans. Obes Surg. 2014;24(2):241-52.

92 | Mecanismos de Ação das Cirurgias Bariátricas e Metabólicas

Bruno Geloneze ▪ Ana Carolina Junqueira Vasques ▪ Luciana Mela Umeda ▪ José Carlos Pareja ▪ Everton Cazzo

Introdução

A pandemia de obesidade representa um desafio significativo para a saúde pública global, com implicações graves para a morbidade e a mortalidade relacionadas a doenças crônicas. No Brasil, as estatísticas recentes mostram uma prevalência alarmante de obesidade, com cerca de um quarto da população adulta classificada como portadora de obesidade, de acordo com dados do Ministério da Saúde. Internacionalmente, a situação não é menos preocupante, com a Organização Mundial da Saúde (OMS) estimando que mais de 1,9 bilhão de adultos em todo o mundo estão acima do peso, dos quais cerca de 1 bilhão têm obesidade. Esses números ressaltam a magnitude da crise da obesidade e suas consequências devastadoras para a saúde pública, incluindo um aumento significativo no risco de doenças cardiovasculares, diabetes *mellitus* tipo 2 (DM2), alguns tipos de câncer e outras condições crônicas. Portanto, é crucial implementar estratégias eficazes de prevenção e controle da obesidade em níveis nacional e global. Como amplamente discutido nos capítulos anteriores, a cirurgia bariátrica, que atualmente tem sido denominada "cirurgia bariátrica e metabólica", consagrou-se como uma alternativa para o tratamento da obesidade em pacientes com insucesso à perda de peso pelo tratamento clínico-comportamental convencional. Além do índice de massa corporal (IMC), as indicações atuais da cirurgia bariátrica perpassam as comorbidades metabólicas, particularmente DM2, sintomas físicos, psicológicos/psiquiátricos e limitações funcionais de cada paciente. A consagração da cirurgia para a obesidade se fundamenta nas taxas muito baixas de complicações peri e pós-operatórias, na perda de peso significativa e sustentada e na melhora pronunciada do controle metabólico, proporcionando melhoria da qualidade de vida e das comorbidades relacionadas com o excesso de adiposidade corporal.

Com o avanço das pesquisas na área de metabologia, diversos mecanismos de ação pelos quais ocorrem essas mudanças metabólicas favoráveis têm sido esclarecidos de maneira cada vez mais profunda e interconectada, embora diversas lacunas ainda persistam. Considerando as principais técnicas em cirurgia bariátrica/metabólica [banda gástrica, gastrectomia vertical, *bypass* gástrico em Y de Roux (BGYR) e derivações biliopancreáticas], neste capítulo serão abordadas questões mecanísticas a respeito desses procedimentos, descrevendo de forma detalhada os princípios responsáveis pela perda de peso, pela resolução de comorbidades e pela reprogramação metabólica decorrentes das alterações estruturais anatômico-funcionais do trato digestivo secundárias aos procedimentos, com o objetivo de permitir ao leitor a construção de uma visão sistêmica, local e funcional desses mecanismos.

Aspectos técnicos dos principais procedimentos cirúrgicos bariátricos

Considerando os principais procedimentos cirúrgicos empregados com intuitos bariátricos e metabólicos, serão descritas a seguir as principais características de cada operação.

Banda gástrica ajustável

Caracteriza-se pela implantação de um dispositivo constituído de uma banda (cinta) circular, predominantemente composta de silicone, acoplada a um cateter conector de um reservatório de longa permanência. A banda gástrica circular é colocada ao redor da porção proximal do estômago, logo após a transição esofagogástrica, determinando uma constrição no local. O reservatório em geral é implantado na gordura subcutânea abdominal, de forma similar a um cateter de longa permanência, permitindo que seja instilado ou aspirado conteúdo líquido (geralmente soro fisiológico), de forma a aumentar ou reduzir o diâmetro da área de constrição na face interna da banda (Figura 92.1) (ver Capítulo 89, *Banda Gástrica Ajustável*).

Gastrectomia vertical

Esse procedimento é realizado por meio da ressecção de cerca de 80% do estômago mediante grampeamento e secção da maior parte da grande curvatura gástrica, iniciando-se cerca de 2 a 4 cm proximais ao piloro, estendendo-se verticalmente até a completa ressecção do fundo gástrico. Dessa forma, é confeccionado um estômago de formato tubular e de menores dimensões (Figura 92.2) (ver Capítulo 86, *Gastrectomia Vertical Laparoscópica*).

Bypass gástrico em Y de Roux

Nessa operação, o estômago é septado e seccionado de forma que seja confeccionado um reservatório gástrico na pequena curvatura com volume aproximado de 20 a 50 mℓ, sem que seja realizada a ressecção do restante do órgão (gastroplastia redutora com exclusão), associada a uma derivação gastrointestinal em Y de Roux em que são completamente excluídos do trânsito alimentar o duodeno e as porções proximais do jejuno. Em geral, o comprimento total intestinal excluído do trânsito fica próximo de 200 cm (Figura 92.3) (ver Capítulo 85, *Bypass Gástrico em Y de Roux*).

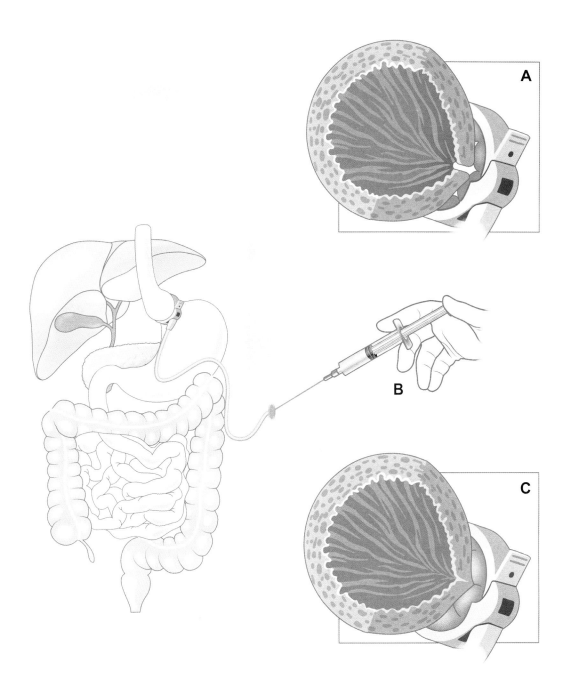

Figura 92.1 Banda gástrica ajustável. (© Dr Levent Efe, cortesia de IFSO.)

Derivação biliopancreática com *duodenal switch*

As derivações biliopancreáticas incluem dois procedimentos principais: a cirurgia de Scopinaro e derivação biliopancreática com *duodenal switch* (DBP-DS). Dada a evolução recente acerca de aspectos técnicos, a DBP-DS tornou-se a derivação biliopancreática de escolha, sendo considerada uma evolução mais funcional e apropriada da cirurgia de Scopinaro. Ela se caracteriza pela ressecção da grande curvatura gástrica, de forma similar à realizada na gastrectomia vertical, associada a uma derivação intestinal duodenoileal distal, com exclusão funcional considerável de segmentos de intestino delgado. Nesse procedimento, restam como canal comum, ou seja, intestino pelo qual passam tanto alimentos quanto a secreção biliopancreática, cerca de 100 a 150 cm de íleo terminal (Figura 92.4) (ver Capítulo 87, *Derivação Biliopancreática com Duodenal Switch*).

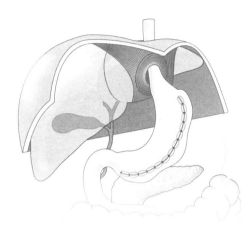

Figura 92.2 Gastrectomia vertical. (© Dr Levent Efe, cortesia de IFSO.)

Aspectos mecânicos

Historicamente, acreditava-se que os procedimentos bariátricos/metabólicos provocassem perda de peso por meio de dois mecanismos fundamentais: restrição e má absorção.

Restrição

A restrição é obtida por meio da redução da capacidade de ingestão alimentar, que ocorria pela diminuição volumétrica do estômago (gastrectomia vertical, BGYR e DBP-DS) ou pela implantação de dispositivos capazes de provocar constrição do diâmetro gástrico (banda gástrica ajustável). Trata-se de um mecanismo relevante, especialmente no período perioperatório, porém insuficiente para explicar a redução de ingestão alimentar. Atualmente, sabe-se que parte significativa da redução de aporte calórico após as cirurgias está mais relacionada a complexos mecanismos relacionados à regulação da saciedade em níveis local e central, bem como a alterações no equilíbrio energético dos indivíduos operados.

Apesar disso, a banda gástrica ajustável ainda é considerada um procedimento puramente restritivo, uma vez que não se relaciona a mecanismos sacietógeno-incretínico-neuronais mais elaborados. Não por acaso, trata-se de um procedimento notável por se associar a resultados mais significativos apenas na fase perioperatória, com elevados índices de reganho de peso e recidiva da obesidade, que inclusive fizeram com que esse procedimento tenha sido gradativamente preterido na prática bariátrica em prol de cirurgias com maior efetividade.

A gastrectomia vertical também parte de um pressuposto de restrição volumétrica associada à redução da capacidade de ingestão. Porém, atualmente, sabe-se que esse procedimento também afeta a secreção êntero-hormonal de forma significativa, além de se associar à aceleração do esvaziamento gástrico, fator sabidamente relacionado à sensação de saciedade. Esses mecanismos também são aplicáveis à DBP-DS, uma vez que parte desse procedimento engloba a confecção de uma gastrectomia vertical.

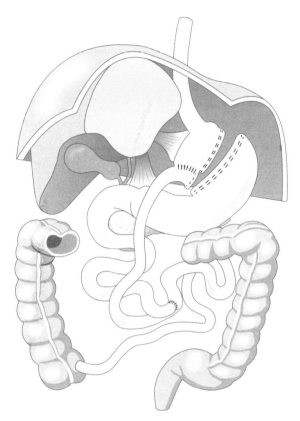

Figura 92.3 *Bypass* gástrico em Y de Roux. (© Dr Levent Efe, cortesia de IFSO.)

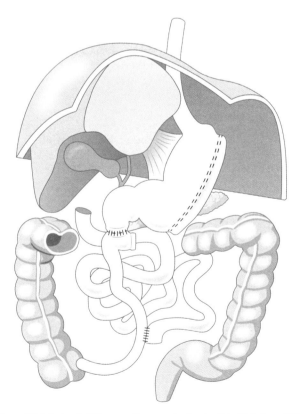

Figura 92.4 Derivação biliopancreática com *duodenal switch*. (© Dr Levent Efe, cortesia de IFSO.)

A porção restritiva do BGYR diz respeito à confecção de um reservatório gástrico de pequeno volume. Curiosamente, há evidências bastante consistentes demonstrando que o formato e o ritmo de esvaziamento desse reservatório gástrico são mais relacionados à perda de peso do que propriamente seu volume ou sua capacidade de restringir mecanicamente a ingestão alimentar. Dessa forma, a restrição tem seu papel nesse procedimento, porém, de forma mais modesta do que se supunha inicialmente.

Má-absorção

Os primeiros procedimentos bariátricos foram desenvolvidos baseados na observação de que indivíduos submetidos a grandes ressecções intestinais por variados motivos apresentavam perda de peso substancial. As propostas iniciais eram a realização de derivações intestinais significativas, com desvio de trânsito desde o jejuno proximal até, respectivamente, o cólon transverso (derivação jejunocólica) e o íleo terminal (derivação jejunoileal), ambas com sepultamento do coto de jejuno desviado (Figura 92.5). A derivação jejunoileal rapidamente tornou-se um procedimento popular, uma vez que, apesar de se associar a profusa diarreia e deficiências nutricionais bastante relevantes, apresentava inquestionável efetividade. Porém, um inquietante fenômeno descrito poucos anos após sua ascensão fez com que os procedimentos puramente calcados na má-absorção fossem não apenas abandonados, mas também proscritos da prática médica. Tratava-se da ocorrência de uma forma grave de hepatopatia, que cursava com rápida progressão para cirrose hepática com insuficiência hepatocítica e risco de morte. Os mecanismos fisiopatológicos relacionados à ocorrência dessa hepatopatia nunca foram completamente esclarecidos, mas observou-se que a reversão dos procedimentos era capaz de evitar sua progressão e até obter regressão das alterações hepáticas instaladas. As principais hipóteses para essa ocorrência dizem respeito ao supercrescimento bacteriano nos segmentos intestinais excluídos, especialmente na alça jejunal sepultada e completamente desprovida de trânsito tanto alimentar quando de secreção biliopancreática; esse supercrescimento propiciaria a liberação de mediadores inflamatórios, especialmente lipopolissacarídeos de parede, prontamente absorvidos pela circulação portal e levados ao fígado, com potencial hepatotoxicidade. Além disso, a desnutrição proteica associada a esses procedimentos também poderia estar relacionada a déficit de síntese de fatores hepatotróficos essenciais para a recuperação do fígado e a uma forma de hepatopatia relacionada à privação alimentar e causada por rápida perda de peso, caracterizada pelo desenvolvimento subagudo e paradoxal de formas graves de esteato-hepatite.

Procedimentos desenvolvidos após esses acontecimentos aproveitavam o conceito de má absorção de forma mais prudente. O BGYR promove uma exclusão intestinal modesta, em geral, inferior a 30% do comprimento total do intestino delgado. Na DBP-DS, o grau de má-absorção é maior, com cerca de 70 a 80% de exclusão. Porém, em ambas as situações, há adaptações funcionais que visam reduzir o grau de desfuncionalização intestinal, principalmente o fato de que, nesses procedimentos, em todas as alças, exclusas do trânsito alimentar ou não, ocorre a passagem de algum conteúdo, seja alimentar, seja secreção biliopancreática. Ainda assim, sabe-se que as derivações intestinais atuam por mecanismos diversos à simples má-absorção e mais relacionados à secreção de mediadores tanto de saciedade quanto de recompensa e modulação do equilíbrio energético, que serão abordados à frente.

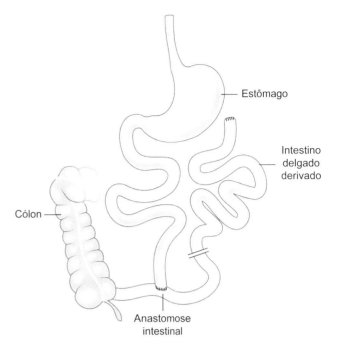

Figura 92.5 *Bypass* jejunoileal. (Adaptada de Justice et al., 2018.)

Aspectos funcionais

A evolução do conhecimento em fisiologia gastrointestinal trouxe uma compreensão muito mais acurada e complexa acerca da importância do trato digestivo como um sistema relacionado a funções que vão muito além de digestão, transporte e absorção de nutrientes, e excreção de resíduos desse processamento. Na verdade, o trato digestivo exerce importantes funções relacionadas à regulação da necessidade de nutrientes dentro de um contexto amplo de modulação do equilíbrio energético. Essas funções envolvem sinalização local e no sistema nervoso central relacionada à saciação intrarrefeição (curto prazo) e à saciedade inter-refeições (longo prazo), e a interface entre intestino, pâncreas e sistema nervoso central relacionada à absorção e ao metabolismo de glicose e seus substratos. Essa sinalização é realizada por meio de comunicação sináptica direta por estímulos diretos ao nervo vago, assim como por intermédio de mediadores e hormônios produzidos no próprio trato digestivo e que executam a comunicação por vias parácrinas, endócrinas e neurais. Os hormônios gastrointestinais que atuam diretamente na regulação do metabolismo glicêmico e na secreção de insulina são chamados "incretinas". O conceito de eixo enteroinsular foi proposto ainda na década de 1960 por Unger e Eisentraut, tendo sua base teórica como conexão entre trato digestivo, pâncreas e sistema nervoso central por meio de sinalização direta por nutrientes estabelecida por Creutzfeldt.

Hormônios gastrointestinais

Diversos hormônios produzidos por células endócrinas dispersas por todo o trato gastrointestinal foram descritos nas últimas décadas como importantes mediadores da regulação da saciedade e do metabolismo glicêmico. A interface entre trato digestivo, pâncreas e hipotálamo é chamada "eixo enteroinsular-neural", justamente por representar uma importante via de processamento metabólico, estabelecida por meio de diferentes sinais e estímulos. Os principais hormônios gastrointestinais cuja importância foi amplamente discutida e estudada em períodos recentes são a ghrelina, o peptídeo YY (PYY), o polipeptídeo insulinotrópico dependente de glicose (GIP), o peptídeo semelhante ao glucagon 1 (GLP-1), o peptídeo semelhante ao glucagon 2 (GLP-2) e a oxintomodulina. Os principais hormônios gastrointestinais e seus sítios de secreção são descritos na Figura 92.6.

Ghrelina

A ghrelina é um peptídeo produzido principalmente no fundo gástrico e derivado da pré-pró-ghrelina, cujas concentrações no hipotálamo aumentam durante o jejum e antes das refeições para estimular o apetite e aumentar as secreções digestivas. Em estudos experimentais, a administração crônica de ghrelina causa hiperfagia e aumento da adiposidade. Estudos em animais demonstram que a inativação do gene da pré-pró-ghrelina em ratos magros causa reduções na glicemia de jejum e da produção endógena de glicose, além de aumento dos níveis de insulina estimulada pela glicose, em comparação a ratos selvagens. Isso indica que a ghrelina pode limitar a neoglicogênese e a síntese de glicogênio mediada pela insulina. Em seres humanos, as concentrações plasmáticas de ghrelina estão inversamente correlacionadas com o grau de adiposidade e mudanças no IMC e no peso corporal. Os indivíduos com obesidade apresentam níveis circulantes mais baixos de ghrelina, rapidamente aumentados caso sejam submetidos a uma dieta hipocalórica para perda de peso.

A ghrelina é produzida principalmente pelas células P/D1 humanas (chamadas "células X/A like em roedores") do fundo gástrico e é degradada principalmente pela enzima chamada "peptidase ligada à membrana" (MME), também conhecida como "enzima de conversão da angiotensina" (ACE2). Evidências sólidas apontam que procedimentos que incluam a ressecção (gastrectomia vertical e DBP-DS) ou exclusão funcional (BGYR) do fundo gástrico causam redução acentuada de seus efeitos fisiológicos, levando à redução significativa do apetite.

A redução dos níveis de ghrelina foi demonstrada no acompanhamento de pacientes diabéticos submetidos à cirurgia de BGYR no Laboratório de Investigação em Metabolismo e Diabetes da Universidade Estadual de Campinas (Unicamp), a qual pode se associar ao efeito sacietógeno da cirurgia e à prevenção do retorno do ganho de peso. Em um trabalho que comparou a perda de peso induzida por dieta e por cirurgia de BGYR, observaram-se aumento do perfil circadiano de ghrelina no grupo dieta e supressão no grupo cirurgia. Nannipieri et al., em 2013, ao estudarem pacientes com DM2 submetidos à cirurgia de gastrectomia vertical e ao BGYR, observaram, após 1 ano de acompanhamento, redução das concentrações de ghrelina em ambos os grupos.

Hipótese do intestino proximal

Para que sejam compreendidas as alterações observadas nos níveis de secreção de GIP, GLP-1, GLP-2 e oxintomodulina, é necessário um preâmbulo em que sejam analisadas as duas principais hipóteses que se propõem a explicar por que alterações anatômico-estruturais no fluxo alimentar alteram as secreções desses hormônios gastrointestinais. A Figura 92.6 apresenta uma representação esquemática dos principais sítios de produção e secreção desses hormônios.

A "hipótese do intestino proximal", inicialmente proposta por Pories e Albrecht, postula que o diabetes seria provocado por estimulação excessiva do intestino proximal, especialmente o duodeno, o que levaria a hiperinsulinemia, resistência à insulina (RI) e hiperglicemia. Posteriormente, Rubino sugeriu que, em indivíduos suscetíveis, o desvio do intestino proximal, do duodeno e do jejuno, do trânsito de nutrientes, promoveria a inibição da liberação de um sinal diabetogênico que causaria RI e DM2, ou seja, um fator ainda não identificado no intestino proximal com capacidade de prejudicar o efeito e a ação das incretinas. Quando os alimentos param de fluir pelo duodeno e pelo jejuno proximal após a cirurgia de BGYR, esse fator "anti-incretínico" é inibido, contribuindo para o controle glicêmico. A "hipótese do intestino proximal" compreende um mecanismo ainda a ser definitivamente demonstrado na melhora da homeostase glicêmica após cirurgia de BGYR.

Geloneze et al., a fim de compararem o tratamento convencional com a cirurgia de *bypass* ou derivação duodenojejunal (DDJ) proposta por Rubino, avaliaram pacientes sem diabetes, usuários de insulina, sem obesidade (IMC 25 a 29,9 kg/m²), com função residual de células beta (peptídeo C > 1 ng/mℓ) e sem autoimunidade, durante 3, 6 e 12 meses. Observou-se que não houve remissão da doença em nenhum dos dois grupos avaliados, porém, no grupo operado, o controle glicêmico foi mais efetivo que no grupo convencional, ocorrendo redução das dosagens de insulina e, em alguns casos, a sua retirada. O grupo operado apresentou melhora da sensibilidade à insulina (SI) no 3º mês pós-operatório e na função das células beta. Não se observaram redução de peso nem da

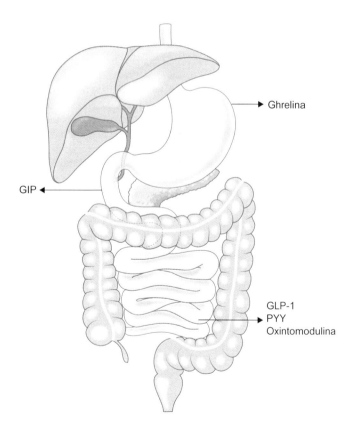

Figura 92.6 Representação esquemática dos sítios de secreção dos principais hormônios gastrointestinais.

distribuição e composição corporal em nenhum dos grupos. Houve redução importante da leptina, mas nenhuma alteração das concentrações de GLP-1 e aumento dos níveis da enzima dipeptidilpeptidase 4 (DPP-4). A redução da leptina exócrina provocada pela exclusão do duodeno poderia ter causado a diminuição de seus níveis plasmáticos, fator que teria levado à melhora da SI. Apesar de a cirurgia de DDJ ter efeitos favoráveis em pacientes sem obesidade com DM2 usuários de insulina, sua indicação deve ser individualizada com cautela, pois não promove remissão da doença e seus efeitos na evolução a longo prazo do DM2 ainda não são conhecidos.

Polipeptídeo insulinotrópico dependente de glicose

O GIP é produzido por células K localizadas principalmente no duodeno e no jejuno proximal, e é secretado em resposta à passagem de glicose e gordura. Estimula a síntese e a secreção de insulina pelas células beta pancreáticas. Em indivíduos com obesidade e DM2, foi demonstrada a ocorrência de níveis mais elevados de GIP, enquanto naqueles com obesidade sem diabetes, os níveis são em geral normais. Observou-se redução dos níveis pós-prandiais de GIP após cirurgia bariátrica em indivíduos com obesidade e diabetes, mas não naqueles sem diabetes. Sugere-se que o GIP aumente a captação de nutrientes e a lipogênese no tecido adiposo e que, em níveis anormais, possa predispor à obesidade. A existência de um potencial estado de "resistência ao GIP" em indivíduos com diabetes também tem sido aventada, devido à redução na expressão do gene do receptor de GIP (GIPR). Foi observada também falha na resposta ao GIP associada à RI, o que sugere uma associação entre RI e GIP.

Em procedimentos que incluem a exclusão funcional do duodeno e do jejuno proximal da passagem de nutrientes, como o BGYR e as derivações biliopancreáticas, acredita-se que a supressão do hipotético "fator anti-incretínico" tenha efeito crítico sobre os níveis e a atividade do GIP. Há resultados conflitantes até o presente momento na literatura, com estudos demonstrando aumento transitório dos níveis de GIP em indivíduos com obesidade e diabetes, até outros demonstrando redução deles em indivíduos com obesidade sem diabetes. Porém, existe um entendimento de que há grande melhora na sensibilidade ao GIP após esses procedimentos, o que habilitaria melhora importante e associada da SI, à função pancreática endócrina e à regulação do equilíbrio energético.

Hipótese do intestino distal

A "hipótese do intestino distal", proposta por Rubino et al., sugere que a melhora do controle glicêmico atingida pelos pacientes diabéticos, após a cirurgia bariátrica, resulta da chegada mais precoce dos nutrientes ao intestino distal, produzindo um sinal fisiológico que melhora a homeostase glicêmica. Os potenciais mediadores desses efeitos seriam o GLP-1, o PYY e a oxintomodulina, sendo o GLP-1 a principal incretina relacionada a essa hipótese.

Peptídeo semelhante ao glucagon 1

Considera-se o GLP-1 a principal incretina, sendo produzido pelas células enteroendócrinas L, principalmente no íleo terminal, em resposta à passagem de nutrientes. A chegada mais rápida de alimento parcialmente digerido ao intestino distal resulta na acentuada secreção de GLP-1, aumentando a tolerância à glicose por elevar a secreção de insulina dependente do alimento, suprimir a secreção de glucagon, inibir o esvaziamento gástrico e, possivelmente, melhorar a SI. Pacientes com DM2 têm deficiência de incretinas, que se dá em razão da secreção reduzida de GLP-1 e do prejuízo do efeito insulinotrópico do GIP. Nesses casos, as concentrações plasmáticas de GLP-1 estão diminuídas, mas seu efeito biológico em estimular a secreção de insulina está preservado. A enzima DPP-4 é responsável pela degradação de GIP e GLP-1, tendo alguns estudos já demonstrado aumento da sua atividade em estados hiperglicêmicos. O efeito incretínico representa o fenômeno da maior secreção de insulina em resposta à ingestão oral de glicose em comparação àquela após a administração intravenosa de glicose. O efeito corresponde à maior parte da secreção pósprandial de insulina, estando diminuído em pacientes com DM2. As diversas modalidades de cirurgia bariátrica que realizam o desvio do trânsito intestinal, como BGYR e DBP-DS, parecem corrigir essa disfunção metabólica, levando a alterações dos hormônios intestinais e à consequente mudança na secreção de insulina. Recentemente, foi descrito que, após a gastrectomia vertical, observa-se uma aceleração do esvaziamento gástrico que ocasiona chegada mais precoce e rápida de nutrientes ao jejuno e ao íleo, o que também estimularia a secreção de GLP-1, levando à melhora da SI por meio de mecanismo independente da perda de peso.

O GLP-1 também exerce importante efeito hiporexígeno por meio de estimulação direta aos centros de apetite do hipotálamo, sendo considerado um dos principais mediadores do mecanismo chamado "freio ileal" (*ileal break*). Dessa forma, o aumento dos níveis pós-prandiais de GLP-1 observado após os procedimentos com desvio intestinal é também responsável pelo estado de saciedade exacerbada após esses procedimentos.

Peptídeo YY

O PYY é um hormônio peptídico secretado principalmente pelas células enteroendócrinas localizadas no íleo e no cólon do trato gastrointestinal. É composto de 36 aminoácidos e pertence à família dos peptídeos pancreáticos, que também inclui o polipeptídeo pancreático (PP) e o GIP. A secreção de PYY é estimulada pela presença de alimentos no trato gastrointestinal, especialmente gorduras e proteínas. Após a ingestão, a liberação de PYY ocorre em resposta à distensão do intestino delgado e à presença de nutrientes, particularmente ácidos graxos de cadeia longa. Essa liberação é mediada por mecanismos neurais e hormonais, incluindo a estimulação do nervo vago e a liberação de hormônios intestinais, como o GLP-1.

Após ser secretado, o PYY exerce seus efeitos principalmente por meio da ligação aos receptores de peptídeo YY localizados no sistema nervoso central e no trato gastrointestinal. No sistema nervoso central, o PYY regula a ingestão alimentar, induzindo a sensação de saciedade e reduzindo a motilidade gástrica, enquanto no trato gastrointestinal, ele retarda o esvaziamento gástrico e reduz a secreção ácida gástrica.

Ele é degradado principalmente pela enzima DPP-4 e pela exopeptidase carboxipeptidase E, resultando em fragmentos menores de peptídeo inativo.

O BGYR e a DBP-DS resultam em alterações significativas na anatomia e na fisiologia do trato gastrointestinal, afetando a secreção hormonal, incluindo a regulação do PYY. Estudos têm demonstrado que ambos os procedimentos resultam em aumentos significativos nos níveis circulantes de PYY após as refeições. Isso pode contribuir para a perda de peso observada em pacientes submetidos a esses procedimentos, devido ao aumento da saciedade e à redução da ingestão alimentar. Estudos têm demonstrado também que a gastrectomia vertical pode levar a alterações nos níveis de PYY. Após a cirurgia, os níveis de PYY aumentam em resposta à ingestão de alimentos. Esse aumento nos níveis de PYY pode contribuir para a redução da ingestão alimentar e para a perda de peso observada em pacientes submetidos à gastrectomia vertical. Embora os mecanismos exatos pelos quais a gastrectomia vertical afeta os níveis de PYY não sejam completamente compreendidos, a redução do volume gástrico, a aceleração do esvaziamento do estômago e as alterações na motilidade gastrointestinal após a cirurgia podem desempenhar um papel importante.

Oxintomodulina

A oxintomodulina é um hormônio peptídico secretado principalmente pelo intestino delgado em resposta à ingestão de gorduras e proteínas. Ela é degradada por várias enzimas, incluindo a DPP-4. Seu estímulo de secreção é principalmente a presença de nutrientes no trato gastrointestinal. A oxintomodulina atua como um regulador da ingestão alimentar, induzindo a sensação de saciedade e suprimindo o apetite. Além disso, tem sido implicada na regulação do metabolismo energético e na modulação da função pancreática. Estudos sobre o impacto das cirurgias bariátricas nos níveis de oxintomodulina são limitados.

Hipótese do intestino distal e "freio ileal"

O "freio ileal" (*ileal break*) é um mecanismo fisiológico pelo qual a presença de alimentos no íleo terminal (a última parte do intestino delgado) suprime a motilidade gástrica e reduz a ingestão alimentar. Esse processo é mediado pela liberação de hormônios intestinais, incluindo o PYY e o GLP-1.

Tanto o GLP-1 quanto o PYY são secretados pelas células endócrinas L localizadas no intestino delgado em resposta à presença de alimentos, especialmente gorduras e proteínas. Após a ingestão, esses hormônios são liberados e exercem efeitos no sistema nervoso central e no trato gastrointestinal para regular a ingestão alimentar e a homeostase energética. O GLP-1 e o PYY têm efeitos semelhantes no *ileal break*, reduzindo a motilidade gástrica e retardando o esvaziamento gástrico. Além disso, eles induzem a sensação de saciedade e suprimem o apetite, o que contribui para a regulação do consumo de alimentos. No entanto, apesar de seus efeitos semelhantes, os mecanismos de ação do GLP-1 e do PYY podem ser distintos em alguns aspectos. O GLP-1, por exemplo, tem sido associado à regulação da secreção de insulina e à melhoria da SI, o que o torna um alvo terapêutico importante no tratamento do DM2 e da obesidade. Além disso, o GLP-1 pode ter efeitos diretos sobre os centros de recompensa do cérebro, reduzindo a preferência por alimentos ricos em gordura. Por outro lado, o PYY parece exercer seus principais efeitos no sistema nervoso central por meio da ligação aos receptores Y1 e Y2 no hipotálamo e em outras áreas cerebrais envolvidas no controle da ingestão alimentar. Além disso, o PYY tem sido implicado na regulação do metabolismo energético e na modulação da atividade das células beta pancreáticas.

Em conjunto, o GLP-1 e o PYY desempenham papéis importantes na regulação da ingestão alimentar e do metabolismo energético, e o *ileal break* é um dos mecanismos pelos quais esses hormônios influenciam esses processos fisiológicos. Além de GLP-1 e PYY, outros hormônios também desempenham papéis importantes no *ileal break* e na regulação da ingestão alimentar. Alguns desses hormônios incluem colecistoquinina (CCK), ghrelina, GIP e neuropeptídeo Y.

A gastrectomia vertical, o BGYR e o *duodenal switch* são procedimentos cirúrgicos bariátricos que podem influenciar o *ileal break* de diferentes maneiras. A gastrectomia vertical o afeta por meio da chegada mais precoce de nutrientes ao intestino delgado, aumentando a secreção de GLP-1 e PYY, enquanto BGYR e DBP-DS têm uma influência maior ao produzir aumento substancial do nível desses hormônios devido à passagem de mais nutrientes pelo íleo terminal. Cabe ressaltar que o grau de estimulação êntero-hormonal é proporcional ao volume de desvio intestinal, isto é, quanto mais distal for uma derivação, maior será o impacto sobre os níveis de GLP-1 e PYY. Dessa forma, as derivações biliopancreáticas são os procedimentos que ocasionam maior ativação dessa via metabólica.

Peptídeo semelhante ao glucagon 2 e adaptação metabólica

O GLP-2 é um hormônio intestinal produzido pelas células L localizadas principalmente no intestino delgado, especialmente no íleo e no cólon. Sua secreção ocorre em resposta à ingestão de alimentos, especialmente após a ingestão de gorduras e proteínas. A liberação do GLP-2 é mediada pela presença de nutrientes no trato gastrointestinal e por outros hormônios, como o GLP-1 e a CCK.

As funções fisiológicas básicas do GLP-2 incluem estimular a proliferação de células intestinais, incluindo os enterócitos, ajudando na renovação e na manutenção da mucosa intestinal; aumento da absorção de nutrientes, facilitando a absorção de aminoácidos, glicose e eletrólitos e aumentando a captação intestinal desses nutrientes, proporcionando melhor aporte metabólico para os próprios enterócitos; regulação da motilidade gastrointestinal, promovendo a contração e o relaxamento coordenados do trato gastrointestinal, o que facilita o transporte de alimentos e nutrientes por meio do sistema digestivo; manutenção da integridade da barreira intestinal, ajudando a prevenir a permeabilidade aumentada da mucosa intestinal associada à translocação bacteriana e absorção indevida de lipopolissacarídeos e outros mediadores pró-inflamatórios, reduzindo, dessa forma, a inflamação.

Além dos receptores de GLP-2 encontrados no intestino, há evidências de que também existem receptores de GLP-2 em outros tecidos e órgãos do corpo humano. Embora os receptores intestinais sejam os mais estudados e melhor compreendidos devido ao papel do GLP-2 na regulação da função gastrointestinal, os receptores extraintestinais têm sido identificados em vários tecidos, incluindo o sistema cardiovascular, o sistema nervoso central, o tecido adiposo, o fígado e os ossos. Estudos sugerem que o GLP-2 pode ter efeitos cardiovasculares, como a regulação da pressão arterial e a melhora da função cardíaca. Além disso, o GLP-2 pode influenciar o metabolismo energético e o armazenamento de gordura no tecido adiposo, bem como ter propriedades hepatoprotetoras.

Tecido adiposo branco

Pode-se dividir em duas grandes categorias – tecido adiposo visceral, localizado na cavidade peritoneal, e tecido adiposo subcutâneo, encontrado sob a pele –, cada uma das quais com diferentes características funcionais. Na obesidade, há um acúmulo aumentado de tecido adiposo branco (TAB) acompanhado de um quadro de inflamação crônica, sistêmica e de baixa intensidade, com hipoxia intracelular e RI. O tamanho dos adipócitos influencia drasticamente a função metabólica intracelular. Adipócitos maiores estão associados a DM2 e doença metabólica. O TAB hipertrofiado apresenta um infiltrado de macrófagos e células T, que, por sua vez, são fonte de muitas adipocitocinas pró-inflamatórias vistas como causa e consequência dessa resposta imune alterada e da inflamação crônica. Adipócitos hipertrofiados se tornam resistentes à insulina, com atividade lipolítica acelerada e aumento do fluxo de ácidos graxos livres (AGL) parcialmente desviado do tecido adiposo para depósitos ectópicos, como fígado, músculo e outros órgãos – a esse quadro, dá-se o nome de adiposopatia.

Redução da massa adiposa e dos diferentes depósitos de gordura corporal

A literatura científica das últimas duas décadas sugere que a cirurgia bariátrica consegue melhorar o estado inflamatório em indivíduos com obesidade, o que não se correlaciona apenas com a redução da massa adiposa *per se*, mas também com a extensão em que diferentes depósitos anatômicos de tecido adiposo são afetados.

Um estudo do nosso laboratório de pesquisa na Unicamp avaliou o efeito da derivação biliopancreática na espessura do tecido adiposo abdominal subcutâneo e visceral, além dos tecidos adiposo epicárdico e pericárdico de mulheres com obesidade e DM2. Ambos os tecidos – subcutâneo e visceral – tiveram reduções significativas no primeiro mês e 12 meses após a cirurgia, com melhora no nível de RI e nos níveis de adiponectina. As espessuras dos tecidos adiposo epicárdico e pericárdico exibiram redução significativa 12 meses após a cirurgia. As pacientes com maior acúmulo de gordura visceral, epicárdica e pericárdica no início do estudo foram as que tiveram maior redução em suas respectivas magnitudes, 12 meses após a cirurgia. Um ano depois da intervenção, a espessura do tecido adiposo visceral e pericárdico atingiu níveis comparáveis aos de indivíduos com peso saudável. Com relação a outros depósitos de gordura ectópica, em um estudo com pacientes com obesidade 6 meses após a derivação biliopancreática demonstrou-se que a privação lipídica depleta seletivamente os estoques de gordura intramiocelular e induz a uma condição metabólica normal com relação à SI, sinalização insulínica intracelular e leptina circulante, independentemente da persistência do excesso de massa gorda total. Estudos recentes demonstraram que a perda de peso induzida pelo BGYR e a remissão da RI foram associadas às reduções nos estoques de lipídeos intramiocelulares e às melhorias qualitativas na morfologia das gotículas lipídicas e na dinâmica mitocondrial.

Estudos que avaliaram o tamanho dos adipócitos do tecido adiposo subcutâneo após a cirurgia bariátrica demonstraram que os adipócitos se tornaram menores, com menor conteúdo lipídico, aproximando-se do diâmetro dos adipócitos de indivíduos magros, ainda que o número total de adipócitos tenha permanecido inalterado. Depois de 6 meses do BGYR, foram identificados adipócitos menores em pacientes que tiveram o risco de DM2 minimizado, em comparação àqueles em que esse risco não melhorou. Demonstrou-se, ainda, associação positiva entre o maior nível de SI e a maior redução no tamanho dos adipócitos 2 anos após a cirurgia.

Apesar da associação epidemiológica existente entre TAB visceral e pior perfil metabólico, estudos de remoção de gordura omental em humanos realizados em combinação com a gastrectomia vertical ou com o BGYR produziram resultados clínicos tímidos. A maioria demonstra nenhuma alteração metabólica superior no grupo omentectomia em relação aos controles não omentectomizados. Um estudo identificou redução na inflamação da musculatura esquelética no grupo omentectomizado. Em nosso grupo de pesquisa, realizou-se a omentectomia em associação à técnica de BGYR em mulheres com síndrome metabólica (SM) e obesidade classe 3. A omentectomia foi associada a maior perda de peso em todos os momentos, com menores níveis de proteína C reativa (PCR) após 12 meses e com preservação da secreção de insulina em comparação ao grupo-controle. Contudo, a omentectomia não influenciou as adipocinas e outros parâmetros metabólicos, como a SI. Os resultados positivos da omentectomia, quando identificados, não foram clinicamente relevantes a ponto de justificarem o maior risco cirúrgico inerente ao procedimento.

Regulação da homeostase lipídica pela insulina e pelas catecolaminas

A capacidade do TAB de responder à insulina pode ser avaliada incluindo AGL no teste de *clamp* euglicêmico-hiperinsulinêmico, uma técnica laboratorial sofisticada que controla rigidamente os níveis de insulina e glicemia do avaliado. Na obesidade, estudos de *clamp* evidenciaram que a capacidade da insulina de suprimir a lipólise está diminuída e que, após a cirurgia bariátrica, os níveis de AGL estão aumentados em comparação aos níveis pré-operatórios, tanto na presença quanto na ausência de hiperinsulinemia. A longo prazo, os níveis de AGL de jejum passam a não se diferenciar entre indivíduos eutróficos e operados. Cerca de 3 anos após o BGYR, o teste de *clamp* evidenciou que a inibição da lipólise nos pacientes operados foi semelhante à dos indivíduos de peso saudável. Os autores desse trabalho concluíram que a cirurgia esteve associada à melhora na SI do tecido adiposo a níveis semelhantes aos dos indivíduos saudáveis e magros e também à restauração na resposta do metabolismo da glicose à insulina, alterações que podem decorrer da redução preferencial da gordura visceral e da diminuição da disponibilidade de AGL.

Ao contrário da insulina, as catecolaminas plasmáticas desempenham papel importante na estimulação da lipólise. Evidências substanciais apontam que o tecido adiposo de pacientes com obesidade é resistente à lipólise induzida por catecolaminas, o que também explica o motivo pelo qual os lipídeos se acumulam nos depósitos adiposos, apesar de a obesidade estar ligada ao aumento da ativação simpática. Esse fato impediria o tecido adiposo de ser apropriadamente catabolizado no jejum e no exercício físico. A estimulação catecolaminérgica da lipólise nos adipócitos se dá por meio da estimulação de receptores adrenérgicos. O subtipo mais bem descrito é o receptor beta-3 adrenérgico, que provoca uma forte resposta lipolítica quando ativado. Pesquisadores finlandeses realizaram biopsia do tecido adiposo abdominal de indivíduos magros saudáveis, de pacientes com obesidade que foram submetidos ao BGYR que tiveram perda média de 38% do peso corporal inicial e de pacientes com obesidade que não foram operados. Os achados demonstraram que os efeitos lipolíticos da estimulação farmacológica de receptores beta-adrenérgicos estavam reduzidos nos com obesidade em comparação aos indivíduos magros, enquanto a resposta dos pacientes bariátricos foi maior que nos controles magros, apesar de não haver diferença na densidade de receptores entre os grupos. Em um estudo experimental, no tecido adiposo visceral de camundongos, a expressão gênica do receptor beta-3 adrenérgico após o BGYR estava aumentada.

Secreção e expressão do tecido adiposo de fatores anti-inflamatórios e pró-inflamatórios após a cirurgia bariátrica

Além de estocar energia, o TAB é considerado um órgão endócrino que secreta diferentes adipocinas e fatores pró e anti-inflamatórios, com ações autócrina, parácrina e sistêmica. Essas substâncias atuam nas homeostases lipídica e da glicose, e realizam *crosstalk* com o sistema imunológico, com o hipotálamo e com outros órgãos, como fígado e musculatura esquelética. Após a cirurgia bariátrica, diversos estudos mostram mudanças favoráveis no perfil plasmático desses marcadores circulantes, achados que apontam fortemente para o que se pode chamar de uma recuperação endócrina do tecido adiposo após a cirurgia. A seguir, serão discutidos de modo sucinto os níveis sistêmicos e a expressão do tecido adiposo de fatores anti-inflamatórios e pró-inflamatórios após a cirurgia bariátrica.

Fatores anti-inflamatórios

A adiponectina é uma adipocina bem caracterizada, que exerce seus efeitos por receptores expressos no músculo e no fígado e, em certa medida, por ações autócrinas, causando melhor SI e estimulando a utilização de glicose e a oxidação dos ácidos graxos. Sua secreção em níveis normais representa um marcador de função adipocitária saudável, visto que se encontra diminuída em pacientes com obesidade e SM. Várias publicações científicas demonstraram aumento dos seus níveis após cirurgia bariátrica, fato também confirmado por diversos trabalhos do nosso grupo de pesquisa, nos quais se pôde observar melhora da adiponectina 90 dias após o BGYR e 30 dias após a derivação biliopancreática. Em seguimentos de mais de 12 meses, a cirurgia bariátrica parece ter efeitos benéficos sobre a expressão do gene *SCAT* de adiponectina, independentemente do tipo de cirurgia e de maneira consistente com o aumento nos níveis de adiponectina circulante.

A interleucina 10 (IL-10) é uma citocina anti-inflamatória secretada pelos adipócitos dos com obesidade e visceral e pelos macrófagos M2, que inibe a produção das IL-1, IL-6 e IL-8, do fator de necrose tumoral alfa (TNF-α) e de quimiocinas, além de aumentar os níveis do antagonista anti-inflamatório da IL-1. Em um grupo de pacientes resistentes à insulina sem diabetes submetidos à banda gástrica laparoscópica e ao BGYR, houve aumento significativo da IL-10 após 20% de perda de peso em 4 a 6 meses, resultados que não foram influenciados pelo tipo da cirurgia. Em outro estudo com BGYR em mulheres, o gene da IL-10 foi regulado positivamente 3 meses após o procedimento. A longo prazo, em mulheres sem diabetes, outro estudo relatou diminuição significativa na expressão de mRNA de *SCAT* de IL-10 2 anos após a gastrectomia vertical, mas a redução não foi significativa aos 6 e 12 meses. Mais estudos deverão avaliar o potencial efeito da cirurgia bariátrica nos níveis circulantes de IL-10.

A omentina compreende outro fator anti-inflamatório com efeitos sensibilizadores da ação da insulina. Trata-se de adipocitocina expressa predominantemente no tecido adiposo omental, cujos níveis plasmáticos e de expressão gênica estão inversamente associados ao nível de adiposidade corporal. No entanto, a perda de peso induzida por cirurgia parece influenciar os níveis de omentina plasmáticos antes de qualquer perda de massa gorda. Em um estudo canadense com adultos, após a DBP-DS, os níveis plasmáticos de omentina melhoraram acentuadamente em 1 dia, 5 dias e 6 meses após a cirurgia em comparação aos níveis pré-cirúrgicos. No seguimento de 1 ano, os níveis de omentina no plasma ainda estavam significativamente aumentados em comparação aos valores basais. Esse resultado foi consistente com outros dois ensaios clínicos que avaliaram os níveis de omentina após a gastrectomia vertical. Contudo, no estudo canadense, em 18% dos pacientes, os níveis plasmáticos de omentina diminuíram agudamente no primeiro dia de pós-operatório, mantendo-se reduzidos 1 ano após a cirurgia. Esse subgrupo de pacientes, a curto e longo prazos, foram caracterizados por níveis elevados de marcadores de risco cardiovascular, como a homocisteína e a porção N-terminal do pró-hormônio do peptídeo natriurético do tipo B (NT-proBNP), o que levou os autores a sugerirem que a diminuição dos níveis de omentina pode ser um marcador de um subgrupo de alto risco cardiovascular. Em resumo, para a maioria dos pacientes, a cirurgia bariátrica parece reverter a secreção alterada de omentina observada na obesidade.

A proteína *secreted frizzled-related protein 5* (SFRP5) foi identificada recentemente como uma nova adipocitocina anti-inflamatória. Em camundongos, a SFRP5 inibe a ativação da sinalização quinase N-terminal WNT5Ac-Jun (JNK), que está envolvida na inflamação do tecido adiposo. Posteriormente, demonstrou-se que os níveis circulantes de SFRP5 não foram diferentes em indivíduos normoglicêmicos com obesidade ou com DM2 em comparação a indivíduos magros, enquanto os níveis plasmáticos de WNT5A foram significativamente aumentados nos dois primeiros grupos. Em 2014, pesquisadores espanhóis foram os primeiros a examinar o efeito da perda de peso obtida pelo BGYR na SFRP5, com achados que demonstraram que não houve aumento significativo na SFRP5 sérica após cerca de 1 ano de pós-operatório. Contudo, a diminuição da concentração de WNT5A sérica foi significativa. Nesse cenário, os autores sugeriram que a WNT5A poderia servir como um biomarcador clínico para avaliar os efeitos anti-inflamatórios comprovados da perda de peso alcançada pela cirurgia bariátrica, o que será confirmado melhor por estudos futuros.

Fatores pró-inflamatórios

A leptina é uma adipocitocina intimamente associada à homeostase energética produzida, principalmente, pelos adipócitos, e que está elevada na obesidade e em estados de aumento da massa adiposa. Ela age no hipotálamo, reduzindo o apetite e aumentando o dispêndio energético. Na obesidade, há uma resistência à ação da leptina, tornando-a incapaz de transmitir com sucesso esse estado de energia excedente ao cérebro e levando a um estado de fome constante. Ainda, a leptina estimula a resposta imune pró-inflamatória porque aumenta a produção de citocinas pró-inflamatórias pelas células imunológicas. Independentemente do tipo de cirurgia e do tempo de seguimento, diversos estudos demonstraram que a redução da adiposidade corporal induzida pela cirurgia bariátrica, a curto, médio e longo prazos, diminui os níveis de leptina circulante. Em paralelo, existe uma redução da expressão do gene da leptina no TAB subcutâneo, modificação que contribui para melhora da inflamação, aumento da SI e diminuição da mortalidade cardiovascular.

Outras adipocinas menos investigadas associadas à obesidade são a visfatina e a quemerina. A origem do termo "visfatina" tem como base a hipótese inicial de que ela seria produzida pelo tecido adiposo visceral. Atualmente, sabe-se que a visfatina é predominantemente sintetizada por leucócitos, incluindo os macrófagos infiltrados no tecido adiposo visceral em resposta aos sinais inflamatórios. Ainda, favorece as vias relacionadas com a inflamação ao promover o aumento da síntese de citocinas pró-inflamatórias pelos monócitos, como IL-1β, IL-6 e TNF-α. Também está significativamente aumentada em indivíduos com excesso de peso, SM e doença cardiovascular. A quemerina, por sua vez, recebeu interesse por suas ações autócrinas no adipócito, sobretudo porque se trata de um fator necessário para a adipogênese e que regula o metabolismo celular dos adipócitos. Tanto a visfatina quanto a quemerina geralmente diminuem após as diversas técnicas em cirurgia bariátrica, tendo alguns ensaios clínicos relatado uma associação entre reduções nos níveis dessas adipocinas e melhorias na RI, esteatose hepática e inflamação.

Diversos estudos com cirurgia bariátrica avaliaram diversos biomarcadores pró-inflamatórios comuns, como a PCR, o TNF-α, a IL-6 e a proteína inflamatória quimiotáxica de monócito. De forma consistente, a IL-6 é considerada um marcador inflamatório que reduz após a cirurgia, embora haja alguns poucos relatos de nenhuma mudança. Existe menos consenso em relação aos níveis de TNF-α, pois há estudos que identificaram diminuição, ausência de mudança ou até mesmo aumento em seus níveis após a cirurgia bariátrica. O impacto da cirurgia bariátrica na expressão de mRNA do TNF-α no TAB subcutâneo é menos controverso do que com os seus próprios níveis circulantes, possivelmente refletindo uma resolução localizada da adiposopatia, enquanto concentrações sistêmicas podem ser influenciadas por outros fatores (p. ex., estresse). Para a concentração plasmática da proteína inflamatória quimiotáxica de monócito da adipocina-1 (MCP-1), há praticamente consenso geral sobre sua diminuição após a cirurgia bariátrica. Por fim, os níveis de PCR parecem estar reduzidos rapidamente pela perda de peso induzida pela cirurgia, provavelmente em razão da melhora geral no perfil inflamatório.

Tecido adiposo marrom

Em adultos, o tecido adiposo marrom (TAM) está localizado principalmente no depósito do tecido adiposo supraclavicular. Os adipócitos marrons apresentam um número elevado de mitocôndrias, ricas na proteína desacopladora 1, que desacopla a fosforilação oxidativa da produção de trifosfato de adenosina (ATP), levando à geração de calor. Quando ativados por frio, insulina ou outros estímulos, os adipócitos marrons podem aumentar sua captação de glicose em até 12 vezes, o que sugere sua eventual importância na homeostase da glicose em todo o corpo. A atividade do TAM/bege é inversamente proporcional à adiposidade corporal. A redescoberta do TAM em adultos há mais de uma década colocou a possível ativação desse tecido ou a indução do "acastanhamento" do TAB (tecido adiposo bege) como um meio para aumentar o gasto energético e auxiliar no manejo terapêutico da obesidade.

Há evidências de que o TAM aumenta a SI em todo o corpo em relação ao metabolismo da glicose. Uma baixa quantidade de TAM está associada ao excesso de adiposidade e ao DM2, enquanto a perda de peso induzida pelas dietas de muito baixa caloria, pela cirurgia de banda gástrica e pela cirurgia de BGYR aumenta a atividade do TAM. Embora esta última cirurgia provoque um aumento das concentrações plasmáticas de ácidos biliares e GLP-1, o que pode aumentar a atividade metabólica do TAM e provocar o acastanhamento do TAB, não se sabe se a perda de peso induzida por esse procedimento causa um aumento maior no TAM do que a restrição calórica isoladamente.

Estudos demonstraram que indivíduos com obesidade submetidos a abordagens distintas visando à redução da massa corporal apresentavam diferentes graus de ativação dos tecidos adiposo bege e marrom. No entanto, não se sabia, até recentemente, se esse efeito benéfico da redução da massa corporal se aplicava a pacientes com DM2. Nosso grupo de pesquisa investigou se a perda de peso maciça produzida pelo BGYR resultava em uma ativação diferente do TAM pelo frio em pessoas com obesidade com e sem DM2. Todas as medidas foram realizadas antes e 8 meses após a cirurgia, com captação de glicose marcada em combinação com tomografia computadorizada (^{18}F-FDG-PET/CT) e determinação da expressão tecidual de marcadores do TAM e da sinalização de insulina. No pós-operatório, embora a redução ponderal tenha sido semelhante entre os grupos, a atividade do TAM foi bastante aumentada no grupo sem diabetes e inalterada em indivíduos com diabetes. Esse efeito foi correlacionado com melhoria mais pronunciada da RI, avaliada pelo *clamp* euglicêmico-hiperinsulinêmico, em indivíduos sem diabetes, em comparação àqueles com DM2. Nos estudos com biologia molecular em tecido adiposo bege/marrom, a ativação da cascata de sinalização de insulina foi mais pronunciada nos indivíduos sem diabetes considerando-se a fosforilação em serina-473 da Akt (proteinoquinase B). Esses achados sugerem que a RI no próprio TAM possa representar um fator limitante de sua ativação, em especial em indivíduos com DM2. Ainda, o TAM de indivíduos com DM2 pode ter a sua inervação comprometida, representando uma nova forma de neuropatia autonômica.

A atividade do TAM/bege é inversamente proporcional à adiposidade corporal.

Modulação da função neuronal do hipotálamo

A disfunção hipotalâmica e a inflamação são características encontradas em modelos de obesidade experimental. Em modelos animais, a atividade disfuncional dos neurônios especializados no hipotálamo é considerada crucial para o desenvolvimento da obesidade. Em um artigo publicado por nosso grupo, em que se compararam indivíduos com e sem obesidade, verificou-se que aqueles com obesidade apresentavam áreas de atividade disfuncional em algumas regiões cerebrais. Após a perda pronunciada de peso pela cirurgia bariátrica, houve reversão parcial da disfunção hipotalâmica e aumento da atividade anti-inflamatória no líquido cefalorraquidiano (LCR) caracterizada pelo aumento das concentrações de IL-10 e IL-6. Essa melhora parcial da atividade hipotalâmica pode explicar por que uma parcela dos indivíduos volta a adquirir peso após cirurgia bariátrica. Magro et al., em 2008, em um estudo longitudinal realizado na Unicamp, avaliando 782 pacientes operados, verificaram o retorno do ganho de peso entre 18 e 60 meses após a cirurgia de BGYR, além da observação de que, em aproximadamente 50% dos pacientes operados, havia algum grau de ganho de peso. A maior porcentagem de ganho de peso verificada se deu aos 48 meses de pós-operatório. Cazzo et al. analisaram a mesma casuística 10 anos após o BGYR e observaram que a maioria dos pacientes conseguiu manter uma perda de peso significativa ao longo do seguimento. No entanto, houve uma tendência de reganho de peso ao longo do tempo, com uma média de perda de peso de aproximadamente 25 a 30% do peso inicial ainda mantida após uma década. Além disso, os pesquisadores observaram melhorias significativas nos parâmetros metabólicos, como redução da pressão arterial, dos níveis de glicose no sangue e dos níveis de lipídeos, indicando benefícios metabólicos do BGYR a longo prazo. Indivíduos com IMC acima de 50 kg/m² apresentaram índices significativamente maiores de reganho de peso, porém houve uma clara tendência à estabilização de peso após 5 anos. O peso mínimo foi atingido na maioria dos casos entre 18 e 24 meses após o procedimento, seguido por uma tendência ao reganho até 5 anos e manutenção a partir de então. Esse estudo destacou a eficácia a longo prazo do BGYR na promoção da perda de peso sustentada e na melhoria dos parâmetros metabólicos em pacientes com obesidade grave.

Homeostase glicêmica

A prevenção, melhora ou mesmo reversão do DM2 são observadas nas diversas modalidades de cirurgias bariátricas. O estudo *Greenville Gastric Bypass* mostrou que 82,9% dos 146 pacientes com obesidade e diabetes e 98,7% dos 152 com intolerância à glicose tornaram-se euglicêmicos em 14 anos de acompanhamento após a cirurgia bariátrica. Já no estudo *Swedish Obese Subjects* (SOS), o efeito da cirurgia bariátrica foi comparado ao tratamento clínico em uma série de pacientes com obesidade, demonstrando-se que, em 2 anos, a incidência de DM2 foi de 1% no grupo operado e 8% no grupo-controle, e, após 10 anos, 7% no grupo operado e 24% no grupo-controle. Além disso, Schauer et al. mostraram remissão do DM2 em 83% dos 192 pacientes com obesidade e diabetes submetidos ao BGYR e melhora clínica do DM2 nos 17% restantes. Scopinaro et al., em 2005, analisaram, retrospectivamente, 201 pacientes que haviam sido submetidos à derivação biliopancreática, e relataram normalização da glicemia em 97% dos casos em 10 anos. Em uma ampla revisão de literatura sistemática com metanálise, publicada em 2009 por Buchwald et al., mostrou-se uma gradação dos efeitos da cirurgia bariátrica na resolução do DM2. No geral, 78,1% dos pacientes com diabetes tiveram resolução completa, e o diabetes foi melhorado ou resolvido em 86,6% dos casos. A perda de peso e a resolução do diabetes foram maiores nos pacientes submetidos à derivação biliopancreática, seguida de BGYR, e menos frequente para os procedimentos de banda gástrica (Tabela 92.1). Os níveis de insulina diminuíram significativamente no pós-operatório, assim como os valores de hemoglobina glicada (HbA1c) e glicemia de jejum. Recentemente, uma metanálise em rede publicada em 2018 representou a síntese mais abrangente de dados em termos de remissão do diabetes para tratamento não cirúrgico *versus* oito tratamentos cirúrgicos bariátricos atualmente disponíveis. As análises gerais e os resultados de várias análises de sensibilidade indicaram que as derivações biliopancreáticas e o BGYR estavam entre as mais eficazes para pacientes com DM2 e obesidade.

Tabela 92.1 Eficácia das diferentes técnicas cirúrgicas na resolução do diabetes *mellitus* tipo 2.

Técnica cirúrgica	Perda do excesso de peso	Remissão do DM2
Banda gástrica	46,2%	56,7%
Gastroplastia vertical	55,5%	79,7%
Bypass gástrico em Y de Roux	59,7%	80,3%
Derivação biliopancreática	63,6%	95,1%

DM2: diabetes *mellitus* tipo 2. (Adaptada de Buchwald et al., 2009.)

Melhora da sensibilidade à insulina

Classicamente, o DM2 se caracteriza por insuficiência da função das células beta pancreáticas e da secreção de insulina para compensar um nível prevalente de RI, em geral associado à obesidade visceral. A RI, por sua vez, constitui uma anormalidade metabólica na qual há resposta diminuída à ação da insulina e a SI representa o grau de resposta do organismo ao estímulo da insulina e, assim, a capacidade de redução da glicemia. A cirurgia bariátrica tem efeito na melhora da SI e da RI.

Em um trabalho realizado por Guidone et al., em 2006, no qual foram avaliados pacientes com obesidade e diabetes submetidos à derivação biliopancreática, houve rápida melhora na SI pelo teste de *clamp*, com 7 a 10 dias de pós-operatório, quando a perda de peso não era significativa. Em um estudo conduzido por nosso grupo de pesquisa, 10 pacientes com DM2 foram submetidos ao BGYR, tendo sido observada logo aos 7 dias de pós-operatório redução significativa do índice de resistência insulínica (HOMA-IR), demonstrando melhora precoce da SI hepática. Em concordância, Lima et al., do nosso grupo, observaram, em um estudo com mulheres na menacme, que o BGYR não promovia melhora da SI determinada pelo *clamp*, mas somente melhora do HOMA-IR no final do 1º mês de pós-operatório, mostrando melhora da sensibilidade hepática à insulina. Alterações precoces da RI hepática observadas após o BGYR podem, pelo menos em parte, ser atribuídas à redução da ingestão de alimentos, de modo semelhante a uma dieta de muito baixa caloria. A restrição calórica e a subsequente perda de peso podem ter efeitos potentes na SI. Kirk et al. demonstraram que uma restrição calórica de 1.100 kcal/dia durante 48 horas pode resultar na melhora da sensibilidade hepática à insulina com redução da gliconeogênese, embora tal efeito não seja observado na sensibilidade muscular, que somente se modifica com perda significativa de peso em indivíduos com obesidade.

Um estudo realizado na Università degli Studi di Roma La Sapienza, em parceria com a Unicamp, comparando as técnicas disabsortiva (derivação biliopancreática com a técnica de Scopinaro) e mista (BGYR) em pacientes com obesidade classe 3, demonstrou que a derivação biliopancreática determinava melhora mais rápida e pronunciada da SI em relação à cirurgia de BGYR. A melhora aguda na SI hepática e periférica parece ser um efeito específico da técnica de derivação biliopancreática, estando relacionada com a modulação de fatores intestinais pela cirurgia. Embora os mecanismos de melhora rápida na SI com a derivação biliopancreática não estejam totalmente elucidados, modificações na absorção de nutrientes, especialmente má-absorção de lipídeos, depleção de gordura intramiocelular, alterações no metabolismo de ácidos biliares e a sinergia entre modificações na microbiota intestinal, na permeabilidade intestinal e na gliconeogênese intestinal, podem ser todos importantes para a melhora da SI. O aumento nos níveis de adiponectina sérica após a cirurgia bariátrica reflete a diminuição da adiposopatia, a qual pode também contribuir para a melhora na SI. Como explicado anteriormente, a adiponectina é uma citocina sensibilizadora da ação da insulina que atua na diminuição da gliconeogênese hepática e no aumento da oxidação muscular de ácidos graxos.

Para a técnica de gastrectomia vertical, usando um teste de refeição mista antes, 15 dias e 1 ano após a cirurgia, Nannipieri et al., em 2013, demonstraram que a SI periférica melhorou mais tarde e proporcionalmente à perda de peso. Avaliações longitudinais com o teste de *clamp* realizadas aos 3, 6 e 12 meses após a gastrectomia vertical mostraram que a SI melhora significativamente aos 3 meses após a cirurgia, melhorando ainda mais aos 6 meses e, depois, permanecendo em um platô. A gastrectomia vertical e o BGYR estão associados a uma supressão acentuada dos níveis de ghrelina. O papel mais importante da ghrelina provavelmente consiste em ajudar a regular a SI e a homeostase da glicose. Curiosamente, em camundongos *knockout* para receptor de ghrelina, a SI periférica é bastante aumentada, enquanto a produção de glicose hepática é reduzida. Estudos que avaliaram os níveis de ghrelina serão mais bem discutidos a seguir.

Todos os resultados anteriormente citados sugerem uma possível relação dos mecanismos dependentes e independentes da perda de peso com a melhora da RI nas diferentes modalidades cirúrgicas.

Melhora da função das células beta pancreáticas e da secreção de insulina

A célula beta do pâncreas constitui uma das mais complexas células endócrinas, e pequenas alterações em seu funcionamento podem causar impactos significativos na homeostase glicêmica. Há vários mecanismos envolvidos na disfunção das células beta, acelerada pela aminotoxicidade, pela lipotoxicidade e pela glicotoxicidade. A primeira manifestação de disfunção das células beta no DM2 se caracteriza pelo decréscimo e pela perda da primeira fase de secreção de insulina, evoluindo paulatinamente para diminuição da segunda fase de secreção conforme a evolução da doença. Aproximadamente 80% da insulina secretada pelas células beta e 50% da insulina infundida via intravenosa são extraídos pelo fígado. Na obesidade, especialmente na obesidade abdominal, assim como no DM2, a extração hepática de insulina está diminuída. O acúmulo de gordura hepática está associado ao comprometimento da depuração de insulina. Tal fato pode ser explicado pela observação de que, após a ligação da insulina aos seus receptores no fígado, ela é internalizada nos hepatócitos e degradada, processo que ocorre mais rapidamente sob condições normais de SI hepática.

Existem testes funcionais que avaliam a capacidade funcional das células beta, realizados em jejum ou seguindo protocolos de testes dinâmicos. No primeiro caso, as concentrações basais de glicose e insulina são dosadas com o intuito de estimar a função das células beta com base na homeostase glicêmica, embora dependa da precisão dos ensaios clínicos e somente reflita um único aspecto da curva dose-resposta da relação glicose-insulina. Já os testes dinâmicos são considerados mais complexos e fidedignos para essa avaliação, dividindo-se em testes de estímulo oral e intravenoso. Os testes de estímulo oral, nos quais a ingestão alimentar incita o eixo enteroinsular, favorecendo a liberação de hormônios incretínicos que aumentam a secreção de insulina, proporcionam

uma avaliação mais fisiológica da função das células beta em comparação ao teste intravenoso. Porém, no teste intravenoso do *clamp* hiperglicêmico, pode-se avaliar a primeira e a segunda fases de secreção de insulina pela infusão intravenosa de glicose.

GLP-1, GLP-2 e glucagon são secretados em proporção equimolar em certas condições fisiológicas. Esses três peptídeos são produzidos a partir da clivagem pós-translacional do pró-glucagon, uma grande molécula precursora, pelas enzimas específicas nos intestinos, no pâncreas e em outros tecidos. Essa clivagem resulta na formação de GLP-1, GLP-2 e glucagon em proporções aproximadamente iguais. Essa proporção equimolar é observada principalmente após a ingestão de alimentos, quando o pró-glucagon é processado nas células intestinais L. Nesse contexto, os níveis desses peptídeos aumentam na corrente sanguínea em resposta à presença de nutrientes no intestino delgado, desempenhando papéis importantes na regulação da homeostase metabólica.

Conforme previamente descrito, o GLP-1 é conhecido por seu papel na regulação da glicose sanguínea, estimulando a secreção de insulina e suprimindo a liberação de glucagon pelo pâncreas, contribuindo assim para a manutenção da glicemia dentro de níveis normais. Além disso, o GLP-1 retarda o esvaziamento gástrico e promove a saciedade, ajudando a controlar o apetite e o consumo alimentar. O GLP-2, por sua vez, está envolvido na regulação da função gastrointestinal, promovendo o crescimento e a proliferação das células intestinais, estimulando a absorção de nutrientes e contribuindo para a integridade da mucosa intestinal, ou seja, é um hormônio com propriedades tróficas essenciais para a manutenção da barreira intestinal. O glucagon, embora seja mais conhecido por seu papel na regulação da glicose sanguínea, também desempenha funções importantes na estimulação da gliconeogênese e da liberação de glicose pelo fígado, especialmente em resposta a estados de hipoglicemia. Dessa forma, ressalta-se que GLP-1, GLP-2 e glucagon são secretados em proporções equimolares e desempenham papéis complementares na regulação do metabolismo energético e da homeostase metabólica.

Em um estudo realizado por Salinari et al., em 2013, pacientes com obesidade e diabetes foram submetidos à cirurgia de derivação biliopancreática e comparados a indivíduos-controle de peso normal, 1 mês após o procedimento cirúrgico. Verificaram-se naqueles com diabetes e obesidade o restabelecimento total da primeira fase de secreção de insulina no teste de tolerância à glicose intravenosa e a normalização da SI pelo teste oral e intravenoso, semelhantemente aos indivíduos-controle. Briatore et al. avaliaram o efeito da cirurgia de derivação biliopancreática na secreção de insulina em pacientes com obesidade e diabetes, demonstrando restauração da resposta aguda de secreção de insulina após o estímulo de glicose intravenosa 1 mês depois do procedimento, evidenciando que essa modalidade cirúrgica melhora de modo pronunciado o estímulo de secreção de insulina, levando à normalização das concentrações de glicose. Vasques et al., do nosso grupo de pesquisa, investigaram o efeito da cirurgia de derivação biliopancreática na função das células beta, em pacientes diabéticos com obesidade classes 1 e 2, usando sobrecarga oral e intravenosa de glicose. O trabalho demonstrou melhora da função das células beta, da SI e da extração hepática de insulina com 1 mês de pós-operatório, ainda mais acentuada na avaliação de 12 meses após a cirurgia.

Os efeitos do BGYR na secreção de insulina também são muito relevantes clinicamente. Em um de seus estudos, Laferrère et al. demonstraram melhora do efeito incretínico 1 mês após a cirurgia de BGYR, com elevação precoce dos níveis de GLP-1 e GIP, além de subsequente aumento da secreção de insulina. Ainda observaram, em outro trabalho, que havia melhora do efeito incretínico somente nos pacientes submetidos à cirurgia, mas não naqueles que apresentaram a mesma perda de peso com dieta hipocalórica. Em outro estudo conduzido por nosso grupo, 10 pacientes com DM2 foram estudados antes e após a cirurgia de BGYR. Antes da cirurgia, observou-se uma curva embotada de insulina e GLP-1 após teste de refeição padrão; logo aos 7 dias de pós-operatório, verificou-se um pico precoce de insulina e GLP-1 aos 30 minutos após teste de refeição-padrão, níveis que permaneceram elevados mesmo 5 anos após a cirurgia. Nesse estudo, encontrou-se uma correlação positiva entre o pico de GLP-1 e de insulina. O efeito do GLP-1 na liberação de insulina após efeitos do BGYR é responsável por cerca de 40% da secreção total de insulina, como mostrado por Salehi et al., em 2011. Em outro estudo, a secreção de insulina durante um teste de tolerância oral à glicose foi 52% maior após a cirurgia. O *disposition index*, o produto da SI *versus* a secreção de insulina, foi maior naqueles pacientes que alcançaram a remissão do diabetes após o BGYR do que em não respondedores, sugerindo que a função preservada das células beta constitui um pré-requisito importante para a reversão do diabetes.

O PYY é um hormônio anorexígeno cossecretado com o GLP-1 pelas células L intestinais em resposta ao estímulo dos nutrientes, que age diminuindo a fome e aumentando a saciedade, além de ser responsável por inibir o esvaziamento gástrico e a motilidade intestinal. O PYY promove a saciedade em indivíduos com peso normal e com obesidade. Sabe-se que nas pessoas com obesidade os níveis de PYY estão diminuídos tanto em jejum quanto após as refeições. Muitos estudos demonstram elevação do PYY em conjunto com o GLP-1 após a cirurgia de BGYR, não sendo observada após a realização das cirurgias restritivas, como a banda gástrica. Le Roux et al. demonstraram acentuação da resposta do PYY durante um teste de refeição de 420 kcal 12 meses após BGYR em relação a controles com peso normal e com obesidade em pré-operatório. Provavelmente, a chegada precoce e excessiva de alimentos à porção distal do intestino delgado seja responsável pela maior secreção de PYY, cujo aumento pode contribuir para a perda de peso.

A CCK é um peptídeo que atua no controle da saciedade, na contração da vesícula biliar e do pâncreas, na secreção gástrica ácida e na homeostase glicêmica, produzido pelas células I do intestino, principalmente no duodeno e no jejuno, e secretado em resposta à passagem do alimento no lúmen intestinal, principalmente lipídeos e proteínas. Apresenta um pico de secreção de 15 minutos após a alimentação e parece ter um efeito aditivo ao GLP-1. Em estudos experimentais, a CCK demonstrou estimular a secreção de insulina mediada pela glicose. Sua infusão em indivíduos com diabetes aumenta a concentração plasmática de insulina e reduz a glicemia pós-prandial. Há estudos que já demonstraram aumento pós-prandial da CCK 2 semanas após o BGYR. E outros comparando técnicas cirúrgicas demonstram que as concentrações pós-prandiais de CCK 1 ano após a cirurgia aumentam menos no grupo que realizou o BGYR em comparação aos submetidos a cirurgias de gastrectomia vertical e derivação biliopancreática, possivelmente pela exclusão importante do duodeno, observada na primeira técnica cirúrgica.

Em geral, esses estudos evidenciam que as técnicas em cirurgia bariátrica, que incluem em seu protocolo o desvio intestinal, produzem uma potente modulação hormonal no organismo capaz de melhorar parcial ou completamente a primeira fase de secreção de insulina, reduzem a secreção absoluta basal e total de insulina e melhoram a sensibilidade das células beta à glicose.

Síndrome de *dumping* e hipoglicemia reativa

A síndrome de *dumping* é uma condição caracterizada pela rápida passagem de alimentos do estômago para o intestino delgado, principalmente em situações em que há anastomoses gastrointestinais que permitem rápido esvaziamento gástrico, levando a uma série de sintomas desconfortáveis. Essa síndrome foi inicialmente observada em pacientes submetidos a gastrectomias parciais ou totais para tratamento de câncer gástrico ou úlceras pépticas refratárias. Com o avanço da cirurgia bariátrica, associado às similaridades que muitas de suas técnicas compartilhavam com as reconstruções das gastrectomias, a síndrome de *dumping* tornou-se uma preocupação significativa, pois pode ocorrer como uma complicação após procedimentos como a gastrectomia vertical e, principalmente, o BGYR.

Existem duas formas distintas da síndrome: a precoce, que ocorre minutos a 1 hora após a ingestão de alimentos ricos em carboidratos ou açúcares, resultando em sintomas como sudorese, palpitações, náuseas e diarreia; e a tardia, que ocorre cerca de 1 a 3 horas após as refeições, apresentando sintomas semelhantes, mas geralmente relacionados à hipoglicemia devido à liberação excessiva de insulina.

A fisiopatologia da síndrome de *dumping* precoce não é completamente compreendida, porém sua ocorrência parece estar relacionada às consequências do aporte abrupto de nutrientes e solutos para o intestino delgado, desencadeando respostas hormonais e neuro-humorais que resultam nos sintomas característicos da síndrome de *dumping* precoce. Uma das principais teorias envolve a liberação excessiva de hormônios intestinais, como a serotonina e o peptídeo intestinal vasoativo (VIP). Esses hormônios têm efeitos vasodilatadores e aumentam a permeabilidade capilar, causando uma redistribuição rápida de fluidos do compartimento intravascular para o intraluminal. Outro aspecto importante da fisiopatologia do *dumping* precoce é o aumento da atividade do sistema nervoso autônomo, especialmente do sistema nervoso simpático, que pode contribuir para sintomas como taquicardia, sudorese e palpitações.

A síndrome de *dumping* tardia, também conhecida como "hipoglicemia tardia pós-prandial", é uma complicação menos comum, porém significativa, que pode ocorrer após os mesmos procedimentos cirúrgicos. Uma rápida queda da glicose sanguínea algumas horas após as refeições, quando o pico de ação da insulina é atingido. A rápida entrada de alimentos no intestino delgado estimula a secreção de hormônios intestinais, como o GLP-1 e o PYY, que, por sua vez, estimulam a liberação de insulina pelo pâncreas. No entanto, em alguns pacientes, essa resposta insulinotrópica pode ser exagerada, levando a uma hipoglicemia reativa. Além disso, a alteração na anatomia do trato gastrointestinal após a cirurgia pode resultar em uma absorção mais rápida e eficiente de nutrientes, especialmente carboidratos, levando a picos de glicose seguidos por uma resposta insulinotrópica exagerada. Isso pode resultar em uma rápida queda da glicose sanguínea algumas horas após as refeições, desencadeando sintomas como sudorese, tremores, confusão mental e palpitações. A hipoglicemia tardia pós-prandial pode ser uma complicação debilitante para pacientes submetidos à cirurgia bariátrica e requer uma abordagem multidisciplinar para o manejo eficaz, incluindo orientação dietética, monitoramento cuidadoso dos níveis de glicose sanguínea e, em alguns casos, medicações que reduzam a absorção de carboidratos, como a acarbose, para controlar os sintomas e prevenir episódios recorrentes.

A síndrome de *dumping* tardia e a hipoglicemia hiperinsulinêmica pós-prandial (HHPP) são condições correlatas e fisiopatologicamente relacionadas, porém são em geral consideradas fenômenos diferentes. Ambas envolvem uma resposta exagerada à ingestão de alimentos em uma situação de anatomia cirurgicamente alterada, resultando em uma queda rápida da glicose sanguínea após as refeições. No entanto, existem diferenças importantes entre essas condições. No *dumping* tardio, os sintomas de hipoglicemia ocorrem geralmente de 1 a 3 horas após as refeições, enquanto na HHPP os sintomas podem ocorrer dentro de 2 a 4 horas após a ingestão de alimentos. No *dumping* tardio, a principal causa é uma resposta hiperinsulinêmica exagerada devido à rápida entrada de alimentos no intestino delgado, que estimula a secreção de insulina pelo pâncreas. Na HHPP, a hipoglicemia é causada por uma resposta excessiva à insulina em relação à glicose sanguínea, independentemente da rapidez da absorção dos alimentos. O *dumping* tardio está exclusivamente associado a procedimentos cirúrgicos gástricos, nos quais há alterações na anatomia do trato gastrointestinal que afetam a absorção e o metabolismo dos nutrientes, enquanto a HHPP pode ocorrer em indivíduos sem histórico de cirurgia gástrica, estando, nesses casos, associada a distúrbios metabólicos, como resistência à insulina, SM e DM2.

O manejo do *dumping* tardio envolve principalmente estratégias dietéticas, como evitar alimentos ricos em açúcares simples e carboidratos de rápida absorção, e, em alguns casos eventuais, medicamentos para controlar os sintomas. Cabe ressaltar que, geralmente, a adesão às medidas dietéticas basta para controlar o *dumping* tardio. No caso da HHPP, o tratamento geralmente envolve orientação dietética para evitar grandes picos de glicose no sangue e uma resposta insulinotrópica exagerada, bem como ajustes na medicação vigente ou introdução de novos medicamentos, se necessário. O uso de acarbose após o BGYR para tratamento de HHPP apresenta alta efetividade, havendo ainda a possibilidade de utilização de outras drogas, como diazóxido e octreotida. Alguns autores sugerem o uso de canaglifozina e liraglutida. Em casos graves, existe necessidade de adequado diagnóstico diferencial com condições em que haja produção exagerada de insulina, como insulinoma, nesidioblastose e síndromes paraneoplásicas. Nessas situações, os níveis de insulina são constantemente altos, não havendo relação com a ingestão de alimentos, ao contrário da HHPP. Em casos extremos de HHPP pós-cirurgia bariátrica, pode ser necessário o tratamento cirúrgico, por meio da reversão do procedimento ou ressecção parcial do pâncreas; em geral, todas as medidas clínicas devem ser esgotadas antes que essas modalidades terapêuticas sejam cogitadas.

Embora haja sobreposição nos sintomas e na fisiopatologia, entender as diferenças entre o *dumping* tardio e a HHPP é crucial para diagnóstico e manejo adequados. Na prática clínica, nem sempre a diferenciação é simples, mas, de modo geral, é realizada de acordo com a gravidade dos sintomas e a resposta às medidas dietéticas. Situações prontamente resolvidas com adesão à orientação dietética são consideradas como *dumping*, enquanto os casos mais refratários, com necessidade de intervenções mais agressivas, são rotulados como HHPP.

Ácidos biliares

Após procedimentos bariátricos em que há derivações intestinais, como o BGYR e as derivações biliopancreáticas, os ácidos biliares circulantes aumentam devido à menor reciclagem no intestino delgado e à redução da reabsorção no cólon. Maiores níveis de ácidos biliares têm um impacto significativo no receptor farnesoide X (FXR), um receptor nuclear envolvido na regulação de diversos processos metabólicos, incluindo o metabolismo de lipídeos, glicose e ácidos biliares.

Quando os níveis de ácidos biliares estão elevados, o FXR é ativado. A ativação do FXR tem efeitos multifacetados no metabolismo, incluindo a regulação da síntese e secreção de bile, o controle da homeostase de lipídeos, a modulação da SI, a regulação da inflamação e a proteção contra o acúmulo de gordura no fígado. Em relação ao metabolismo lipídico, a ativação do FXR promove a captação de lipídeos e a redução da síntese de colesterol no fígado. Além disso, o FXR regula a expressão de genes envolvidos na síntese e no transporte de lipídeos, influenciando assim o perfil lipídico no organismo. No contexto da regulação da glicose, o FXR tem sido implicado na modulação da SI e na regulação da produção de glicose pelo fígado. A ativação do FXR pode melhorar a SI e reduzir a produção de glicose hepática, contribuindo assim para o controle da glicemia. Além disso, o FXR desempenha um papel importante na regulação da inflamação e no metabolismo energético. Sua ativação pode reduzir a inflamação no fígado e em outros tecidos, além de modular o balanço energético por meio da regulação da expressão de genes envolvidos no metabolismo de energia.

Em resumo, maiores níveis de ácidos biliares ativam o FXR, que desempenha um papel crucial na regulação do metabolismo de lipídeos, glicose e ácidos biliares, bem como na modulação da inflamação e do balanço energético. Esses mecanismos têm implicações importantes na fisiologia metabólica e na patogênese de distúrbios metabólicos, como obesidade, diabetes e doença hepática esteatótica metabólica.

Os ácidos biliares também exercem um impacto significativo sobre o receptor TGR5, também conhecido como GP BAR1 (receptor de bile ácida tipo 1 acoplado à proteína G). O TGR5 é um receptor acoplado à proteína G que é ativado pelos ácidos biliares, especialmente pelo ácido litocólico e pelo ácido taurocólico. A ativação do TGR5 por ácidos biliares desencadeia uma série de respostas metabólicas, incluindo a modulação da secreção de hormônios intestinais, a regulação da homeostase de glicose e lipídeos, e a influência na função imunológica e na motilidade gastrointestinal. Em relação ao metabolismo, a ativação do TGR5 também promove a liberação de hormônios intestinais, como o GLP-1, que desempenha um papel importante na regulação da glicose sanguínea, estimulando a secreção de insulina e reduzindo a produção de glicose pelo fígado. Além disso, a ativação do TGR5 aumenta a oxidação de ácidos graxos e a termogênese, o que pode contribuir para a regulação do peso corporal e do metabolismo energético. Além disso, o TGR5 ativado pode reduzir a inflamação e modular a resposta imunológica, além de influenciar a motilidade do trato gastrointestinal.

Alguns trabalhos já verificaram aumento duas vezes maior da concentração sérica de ácidos biliares em pacientes que realizaram a cirurgia de BGYR em comparação ao grupo controle, fator que se correlacionou positivamente com a adiponectina e o pico de GLP-1, mas negativamente com a glicemia pós-prandial e

750 Parte 7 ▪ Tratamento Cirúrgico da Obesidade

o nível de triglicerídeos. A rota alterada dos nutrientes pelas alterações anatômicas causadas pela cirurgia pode afetar a recirculação êntero-hepática dos ácidos biliares e contribuir para a melhora do controle glicêmico. Portanto, a manipulação cirúrgica e a mudança da homeostase dos ácidos biliares pode representar um dos mecanismos de melhora do DM2 após a cirurgia.

Gliconeogênese intestinal

Após a cirurgia bariátrica, os indivíduos são submetidos a um estado de baixo consumo alimentar, período no qual pode haver ativação de enzimas responsáveis pela neoglicogênese intestinal, expressas no intestino delgado. Tal mecanismo, que parece atuar de modo independente da ação das incretinas (como o GLP-1), utiliza sensores da veia porta que promovem diminuição da produção hepática de glicose e aumento da sensibilidade hepática à insulina.

Mudanças na microbiota intestinal

Evidências científicas indicam que a microbiota intestinal pode participar na fisiopatologia da inflamação, da RI, da obesidade e do DM2. Camundongos *germ-free* (sem microrganismos) apresentam gordura corporal 40% menor que camundongos com microbiota intestinal normal, mesmo quando os últimos são submetidos a uma ingestão calórica 30% inferior que os primeiros. Quando os *germ-free* receberam a microbiota intestinal de camundongos normais, observaram-se aumento de 60% da gordura corporal e surgimento de RI, mesmo com controle da ingestão calórica. O lipopolissacarídeo (LPS) bacteriano, componente da parede celular das bactérias gram-negativas, parece ser o fator que explica a associação entre microbiota intestinal e inflamação crônica observada na obesidade e no DM2. Em um estudo realizado por Cani et al., verificou-se aumento significativo dos níveis de LPS circulantes em camundongos submetidos a 2 a 4 semanas de dieta hiperlipídica. Em outros camundongos, a infusão de LPS durante 4 semanas causou o mesmo perfil metabólico observado naqueles submetidos à dieta hiperlipídica, como obesidade, RI, DM2 e esteatose hepática.

Estudos em animais e humanos revelam que a composição da flora intestinal pode se modificar após a cirurgia bariátrica. As cirurgias mistas e disabsortivas proporcionam melhora intensa no perfil metabólico e inflamatório, além de levar a mudanças anatômicas e funcionais capazes de afetar a microbiota intestinal. As modificações da anatomia do trato alimentar causadas pela cirurgia, a maior concentração de ácidos biliares e a diminuição das concentrações de ácido clorídrico resultam no aumento do pH e contribuem para mudanças na composição bacteriana. A diminuição da acidez intestinal após a cirurgia pode favorecer o aumento de um grupo de bactérias que favoreçam a diminuição da inflamação e melhora da RI. Os pacientes com obesidade apresentam redução das espécies de *Bacteroides* se comparados a indivíduos de peso normal ou que perderam peso, acompanhado do aumento de espécies do filo Firmicutes. Zhang et al., em 2009, ao avaliarem pacientes após 8 a 15 meses de BGYR com IMC médio de 27,7 kg/m², comparando-os a indivíduos com obesidade e com peso normal, demonstraram que o procedimento altera a flora intestinal. *Firmicutes* era o filo dominante nos dois grupos, mas estava significativamente diminuído após a cirurgia. *Bacteroidetes* foram encontrados praticamente na mesma proporção nos dois grupos.

Após a cirurgia, houve aumento proporcional de *Gammaproteobacteria*, enquanto *Verrucomicrobia* estava abundante nos indivíduos de peso normal e após BGYR, mas não naqueles com obesidade.

Furet et al., em 2010, avaliaram a microbiota intestinal pelas fezes de 13 pacientes-controle eutróficos e 30 pacientes com obesidade, sendo sete portadores de DM2, que se submeteram à cirurgia de BGYR. Observou-se menor ocorrência dos gêneros *Bacteroides/Prevotella* em pacientes com obesidade quando comparados aos controles. Houve um aumento de *Escherichia coli* após a cirurgia, que se correlacionou inversamente com a massa gorda e os níveis de leptina. Notou-se redução das bactérias produtoras de ácidos láticos após a cirurgia e que pacientes com DM2 apresentavam menor quantidade de bactérias da espécie *Faecalibacterium prausnitzii*, estando inversamente correlacionados com marcadores de inflamação.

Faria et al. demonstraram que pacientes submetidos ao BGYR com maior diversidade bacteriana e uma composição bacteriana específica associada a um perfil metabólico mais favorável tendiam a apresentar melhores resultados de perda de peso e manutenção a longo prazo. Por outro lado, pacientes com menor diversidade bacteriana ou com uma microbiota intestinal menos favorável tinham maior propensão ao ganho recorrente de peso após a cirurgia. Esses achados sugerem que a composição da microbiota intestinal desempenha um papel crucial na regulação do metabolismo e na resposta à cirurgia bariátrica. Uma microbiota intestinal saudável e diversificada pode ajudar a manter a perda de peso a longo prazo após o BGYR, possivelmente por meio de sua influência na absorção de nutrientes, no metabolismo energético e na regulação do apetite. Algumas das bactérias associadas a melhores resultados incluíam aquelas pertencentes aos gêneros *Roseburia* e *Faecalibacterium*. O grupo BGYR sem reganho apresentou maior abundância do gênero *Akkermansia* quando comparado aos controles com obesidade e BGYR com ganho de peso recorrente. Estudos anteriores sugeriram que essas bactérias estão associadas a um metabolismo mais favorável de carboidratos e gorduras, bem como a uma redução da inflamação. Por outro lado, certas bactérias associadas a piores resultados após a cirurgia incluíam aquelas pertencentes ao gênero *Alistipes*. Essas bactérias foram correlacionadas com marcadores metabólicos e inflamatórios adversos.

Albaugh et al. demonstraram que o desvio da bile para o íleo melhora a homeostase da glicose por meio de um eixo intestinal FXR-GLP-1. A disponibilidade alterada de ácidos biliares intestinais, independentemente da perda de peso, e a presença da bactéria *Akkermansia muciniphila* no microbioma intestinal parecem mediar as alterações metabólicas observadas após a cirurgia bariátrica. Dessa forma, há evidências de que o impacto do microbioma intestinal, das alterações no circuito êntero-hepático de ácidos biliares e da secreção de incretinas no intestino distal atuem de forma integrada e conjugada na melhora metabólica observada após os procedimentos.

Receptores gustativos

Os receptores gustativos, que são encontrados principalmente nas células gustativas da língua, desempenham um papel crucial na percepção do sabor dos alimentos. Tradicionalmente, acreditava-se que esses receptores estavam envolvidos principalmente na detecção de sabores básicos, como doce, salgado, azedo e amargo.

No entanto, estudos recentes têm revelado que esses receptores também estão presentes em vários tecidos extraorais, incluindo o sistema gastrointestinal, o tecido adiposo, o pâncreas e até mesmo o cérebro. Essa distribuição extragustativa de receptores gustativos sugere que eles podem desempenhar papéis além da percepção do sabor, incluindo regulação do metabolismo energético e ingestão alimentar. Por exemplo, os receptores gustativos no intestino delgado e no pâncreas estão envolvidos na regulação da liberação de hormônios intestinais, como GLP-1 e insulina, que são importantes na regulação do apetite e do metabolismo da glicose. Além disso, estudos em modelos animais e humanos sugerem que disfunções nos receptores gustativos podem estar associadas à obesidade e a distúrbios metabólicos relacionados. Por exemplo, a sensibilidade reduzida ao sabor pode levar a um aumento na ingestão alimentar para compensar a falta de prazer sensorial, o que pode contribuir para o ganho de peso.

A relação entre cirurgia bariátrica e receptores gustativos ainda é um campo em desenvolvimento na pesquisa, mas há algumas evidências sugerindo que a cirurgia bariátrica pode influenciar a percepção gustativa. Alguns estudos indicaram que a cirurgia bariátrica, especialmente o BGYR, pode levar a alterações na sensibilidade gustativa, principalmente em relação ao sabor doce. Por exemplo, alguns pacientes submetidos ao BGYR relataram uma diminuição na preferência por alimentos doces após a cirurgia. Isso pode estar relacionado a mudanças nas vias de sinalização ou na expressão de receptores gustativos no trato gastrointestinal e no cérebro. Uma possível explicação para essas alterações na percepção gustativa após a cirurgia bariátrica pode estar relacionada às mudanças no metabolismo energético e na liberação de hormônios intestinais, como o GLP-1 e o PYY, que também desempenham papéis na regulação da ingestão alimentar e do apetite.

No entanto, é importante notar que os estudos nessa área são ainda incipientes e os mecanismos exatos pelos quais a cirurgia bariátrica afeta os receptores gustativos não são totalmente compreendidos, havendo necessidade de maior volume de pesquisas a esse respeito.

Novos hormônios, citocinas e miocinas moduladores do metabolismo

A xenina é um hormônio produzido na mucosa gástrica, secretado após as refeições, que atua reduzindo a ingestão alimentar por agir no hipotálamo. Nosso grupo estudou os níveis de xenina no plasma e no LCR de pacientes com e sem obesidade, verificando sua elevação no sangue dos com obesidade e redução após realizarem cirurgia bariátrica. Nesses pacientes, as concentrações de xenina são 10 vezes menores no LCR que no sangue, mas ambos comparativamente menores que em pacientes controle de peso normal. Tanto no sangue quanto no LCR, a xenina está correlacionada com adiposidade, leptina e insulina.

O fator de crescimento 19 dos fibroblastos (FGF-19) é secretado pelos enterócitos do íleo em resposta à absorção de sais biliares e tem ganhado destaque nos últimos estudos. Sua infusão contínua em roedores promove perda de peso significativa e melhora da tolerância à glicose, além de estimular a síntese de proteínas hepáticas e aumentar a síntese de glicogênio, independentemente da ação da insulina. Em humanos com obesidade e SM, os níveis de FGF-19 estão baixos e apresentam correlação negativa a fatores de risco cardiovasculares, como triglicerídeos, PCR e HbA1c. Portanto, sua restauração poderia estar correlacionada com melhora do controle glicêmico após a cirurgia bariátrica.

A irisina é uma miocina produzida pelo tecido muscular ocasionada pelo exercício prolongado, capaz de melhorar a SI e promover o aumento da quantidade de TAM, aumentando o gasto energético e a termogênese. Estudos demonstram que a injeção de irisina em camundongos obesos e com intolerância à glicose promove melhora da tolerância à glicose e perda de peso. Há poucos estudos que avaliaram a concentração de irisina na obesidade, com resultados contraditórios, como a descrição do aumento de suas concentrações em alguns e diminuição de seus níveis em outros.

A betatrofina é um hormônio expresso no fígado e no tecido adiposo, capaz de controlar a multiplicação das células beta pancreáticas. Pesquisadores da Harvard University descobriram que a injeção desse hormônio em modelos animais de RI promovia acentuada proliferação e expansão da massa de células beta pancreáticas. Ainda não há estudos correlacionando as concentrações de betatrofina com melhora metabólica verificada após cirurgia bariátrica em pacientes com diabetes e obesidade.

A miostatina é um fator de crescimento expresso no tecido musculoesquelético e no tecido adiposo que regula negativamente a massa muscular. A superexpressão de um derivado transgênico da miostatina em ratos proporcionou redução da massa muscular e aumento da massa gorda. Outro estudo em ratos *knockout* para miostatina verificou acentuado aumento da massa muscular, redução da massa gorda e aumento da resistência à obesidade. Alguns estudos clínicos sugerem que a miostatina possa estar envolvida na redução da massa muscular em pacientes com a síndrome da imunodeficiência adquirida e nas neoplasias. O músculo é um tecido consumidor de glicose; portanto, a utilização de um fármaco que bloqueie o receptor da miostatina, ou mesmo mutação genética que cause depleção da miostatina, pode contribuir para perda de peso e melhora da hiperglicemia e da RI.

A folistatina constitui o mais potente antagonista da miostatina, sendo essencial para a formação e o crescimento da fibra muscular. Sua expressão suprime os níveis de miostatina, causando aumento da massa e da força do músculo esquelético em murinos. Seu papel está bem estabelecido no músculo, mas já se detectou sua expressão no TAM e no TAB subcutâneo. O TAM é responsável pelo aumento do gasto energético, pela produção de calor, por promover a depuração dos triglicerídeos e melhorar a oferta de glicose nos tecidos. Estudos recentes demonstram que a diferenciação dos adipócitos marrons é inibida pela miostatina. Sabe-se que a folistatina, ao contrário, pode induzir o "acastanhamento" ou *browning* do tecido adiposo e regular o gasto energético. Ainda não há estudos na literatura sobre cirurgia bariátrica, parâmetros antropométricos, metabólicos e dosagens de miostatina e folistatina.

A IL-17 é uma citocina pró-inflamatória produzida pelas células T *helper* (TH) envolvida na patogênese da doença aterosclerótica, na diferenciação dos adipócitos e no metabolismo da glicose por indução da inflamação de baixo grau. Medeia o gatilho da resposta imune pela produção de outras citocinas inflamatórias, como a IL-6 e o TNF-α, intimamente envolvidos na patogênese da RI. Alguns estudos já demonstraram aumento dos níveis plasmáticos de IL-17 em humanos com obesidade e diabetes. Ohshima et al. demonstraram aumento sérico da IL-17 em ratos com diabetes em comparação a animais saudáveis. A introdução de um anticorpo anti-IL-17 promoveu melhora da tolerância à glicose e da SI em nível muscular. Houve aumento das concentrações séricas de adiponectina e diminuição das concentrações de TNF-α. O tratamento do TAB com o anticorpo causou aumento da expressão de marcadores de diferenciação de adipócitos e aumento da adiponectina. Sumarac-Dumanovic et al. verificaram aumento da IL-17 em pacientes diabéticos com controle glicêmico ruim (HbA1c > 7%) em comparação a indivíduos mais controlados (HbA1c < 7%). O tratamento mais intensivo no grupo mal controlado causou diminuição significativa das concentrações de IL-17, a qual tem um papel importante na patogênese da RI e no DM2. Contudo, ainda não se sabe como ela se comporta em pacientes com DM2 submetidos à cirurgia bariátrica.

Já a IL-13 é uma citocina produzida pelo linfócito Th tipo 2 que parece estar envolvida na regulação da produção hepática de glicose. Stanya et al. utilizaram ratos *knockout* do gene da IL-13 para verificar o seu papel na homeostase glicêmica. Os animais avaliados apresentaram hiperglicemia, evoluindo para RI hepática e sistêmica. Esse estudo demonstrou que a IL-13 inibe a transcrição de genes da gliconeogênese, agindo diretamente no hepatócito via *signal transducer and activator of transcription 3* (STAT3), suprimindo a produção hepática de glicose no fígado. STAT3 é um fator de transcrição e mediador do efeito supressivo da IL-13. Nos hepatócitos em que não há STAT3 ou receptor para IL-13, o efeito da inibição da produção hepática de glicose é perdido. Portanto, a via IL-13/STAT3 constitui um alvo terapêutico para o controle glicêmico e melhora da RI no DM2.

A *fatty acid binding protein* (FABP4) é uma proteína citoplasmática expressa nos macrófagos e no tecido adiposo, que parece estar associada a obesidade, RI e SM. Estudos pré-clínicos em animais demonstraram que ratos com deficiência do ativador da proteína 2 (AP2), homólogo à FABP4 em humanos, estão protegidos de desenvolver hiperinsulinemia, hiperglicemia e RI em modelos de obesidade induzida pela dieta e genético. Terra et al. (2013) avaliaram os níveis circulantes de FABP4 em 84 mulheres [38 com peso normal (IMC ≤ 25 kg/m²) e 43 com obesidade classe 3 (IMC ≤ 40 kg/m²]: 30 das últimas foram acompanhadas por 6 e 12 meses após serem submetidas à cirurgia bariátrica por via laparoscópica (BGYR). Houve maior elevação dos níveis plasmáticos de FABP4 nas pacientes com obesidade em relação às de peso normal, e, 12 meses após a cirurgia, ocorreu redução dos níveis plasmáticos de até 30% nas pacientes operadas. Nesse estudo, os níveis plasmáticos de FABP4 se correlacionaram negativamente com os níveis de adiponectina e positivamente com leptina, TNF-α, PCR e IL-6, sendo mais fortemente correlacionada com o HOMA-IR. Ainda, observou-se que os níveis mais elevados de FABP4 se correlacionaram com maior número de componentes da SM. Cabré et al. verificaram que as concentrações plasmáticas de FABP4 estão mais elevadas em pacientes com DM2 e SM se comparados a indivíduo sem diabetes com SM e pacientes saudáveis sem diabetes e SM, verificando que os níveis de FABP4 se correlacionavam com os níveis de triglicerídeos, marcadores de inflamação e pressão arterial sistólica.

A *osteocalcina* (OC) é uma proteína não colagenosa, com 49 aminoácidos, produzida pelos osteoblastos. Após sua produção, é parcialmente incorporada pela matriz óssea e cerca de 20% acabam passando para circulação, onde pode ser dosada. Atua na mineralização e na homeostase de íons cálcio no organismo.

O papel do esqueleto na homeostase energética e glicêmica tem ganhado maior atenção em estudos recentes. A OC vem sendo reconhecida como um fator importante na secreção e na SI. A forma não carboxilada da OC tem sido apontada como indutora de expressão da adiponectina, insulina e marcadores de proliferação celular das ilhotas pancreáticas. Estudos em animais sugerem que a sinalização de insulina no osteoblasto aumenta a secreção de OC que promove a homeostase glicêmica via OC não carboxilada, podendo evitar o desenvolvimento de RI, intolerância à glicose e ganho anormal de peso. Kanazawa et al. verificaram que a OC não carboxilada se correlacionava com o acúmulo de gordura visceral e níveis plasmáticos de glicose em homens com DM2. Esse estudo sugere que a OC e a OC não carboxilada se associam ao metabolismo lipídico e glicídico do DM2. Foresta demonstrou que o tecido adiposo *in vitro* é capaz de liberar OC e OC não carboxilada na circulação. Nesse estudo, a relação OC/OC não carboxilada está baixa em populações com excesso de massa gorda (com obesidade classe 3), podendo representar um preditor negativo para o acúmulo de massa gordurosa. Iglesias avaliou os níveis de OC em 64 pacientes com obesidade submetidas ao teste oral de tolerância à glicose (TOTG) e classificadas de acordo com seu grau de tolerância. Nas 24 pacientes com DM2, os níveis de OC foram significativamente mais baixos em comparação às normotolerantes. A análise de regressão multivariada mostrou que a concentração sérica de OC constituiu um fator independente correlacionado com a glicemia de 2 horas do TOTG. O estudo sugere que a OC é um marcador do metabolismo ósseo relacionado com vários graus de tolerância à glicose, além de não ter sido encontrada correlação entre a OC e os índices de SI. Alguns pesquisadores acreditam que a hiperglicemia possa causar baixo *turnover* ósseo, provocando disfunção nos osteoblastos, suprimento dos níveis séricos de OC. Ratos programados geneticamente para terem excesso de OC não carboxilada desenvolvem hipoglicemia grave e estão protegidos contra obesidade e DM2. São necessários estudos para elucidar a associação entre DM2, obesidade e tecido ósseo. A influência das concentrações séricas desses novos hormônios, citocinas e miocinas e sua relação com a melhora do controle glicêmico após a cirurgia bariátrica são fronteiras do conhecimento que poderão auxiliar na compreensão da fisiopatologia do DM2.

Aminotoxicidade

Após a cirurgia de BGYR, outros fatores além das incretinas podem contribuir para a melhora precoce do controle metabólico em pacientes com DM2. Pesquisas mais recentes demonstram uma forte correlação entre as concentrações plasmáticas de aminoácidos de cadeia ramificada e metabólitos relacionados com RI em humanos. Estudos em animais sugerem que a elevação dos aminoácidos de cadeia ramificada possa contribuir para a perda da SI, achados que aumentam a possibilidade de que a rápida remissão do diabetes nos pacientes submetidos ao BGYR esteja relacionada com uma mudança mais pronunciada nos aminoácidos de cadeia ramificada e outros metabólitos do que nas outras intervenções utilizadas para perda de peso.

Laferrère et al. estudaram a resposta metabólica da mesma perda de peso, induzida por intervenções dietéticas e BGYR, em pacientes com obesidade e DM2. Aminoácidos e acilcarnitinas circulantes foram dosados em jejum pelo espectrômetro de massa antes e após a perda de 10 kg por cirurgia ou dieta. O estudo verificou que o total de aminoácidos de cadeia ramificada diminuiu, significativamente, após a cirurgia, mas não depois da intervenção dietética. Metabólitos derivados da oxidação dos aminoácidos de cadeia ramificada também só declinaram no grupo operado. Os dados desse estudo sugerem que o decréscimo da circulação de aminoácidos após cirurgia de BGYR ocorre por mecanismos independentes da perda de peso e podem contribuir para a melhora consistente da homeostase glicêmica observada com a intervenção cirúrgica.

Considerações finais

A cirurgia bariátrica e metabólica é eficaz na promoção de perda de peso sustentada a longo prazo, na melhora da adiposopatia e do controle metabólico em pacientes com obesidade. Possivelmente, mudanças estruturais e funcionais do trato gastrointestinal, causadas pela cirurgia, sejam responsáveis pela melhora da regulação do equilíbrio energético e do controle glicêmico, metabólico, levando à redução de risco cardiovascular por meio de mecanismos não dependentes da perda de peso. Porém, a redução da massa gordurosa obtida a longo prazo e sustentada também exerce efeitos essenciais para a manutenção desses benefícios, deixando claro que a perda massiva de peso não é um desfecho que possa ser menosprezado em detrimento das alterações agudamente obtidas por meio da disrupção funcional do trânsito alimentar. Além disso, deve-se ressaltar que os mecanismos conhecidos não atuam de forma isolada, promovendo, de forma integrada e sinérgica, benefícios metabólicos substanciais e sustentados. Deve-se considerar que não são completamente compreendidos todos os mecanismos responsáveis por essa melhora até o momento, havendo necessidade de mais estudos mecanísticos para que, no futuro, sua compreensão ajude na melhor indicação cirúrgica e na identificação de novos alvos terapêuticos para o tratamento da obesidade e do DM2.

Bibliografia

Aghamohammadzadeh R, Greenstein AS, Yadav R, et al. Effects of bariatric surgery on human small artery function: evidence for reduction in perivascular adipocyte inflammation, and the restoration of normal anticontractile activity despite persistent obesity. J Am Coll Cardiol. 2013;62:128-35.

Albaugh VL, Banan B, Antoun J, et al. Role of bile acids and GLP-1 in mediating the metabolic improvements of bariatric surgery. Gastroenterology. 2019;156(4):1041-1051.e4.

Andersson DP, Thorell A, Lofgren P, et al. Omentectomy in addition to gastric bypass surgery and influence on insulin sensitivity: a randomized double blind controlled trial. Clin Nutr. 2014;33:991-6.

Appachi S, Kashyap SR. 'Adiposopathy' and cardiovascular disease: the benefits of bariatric surgery. Curr Opin Cardiol. 2013;28(5):540-6.

Batterham RL, Cowley MA, Small CJ, et al. Gut hormone PYY(3-36) physiologically inhibits food intake. Nature. 2002;418(6898):650-4.

Beiroa D, Imbernon M, Gallego R, Senra A, et al. GLP-1 agonism stimulates brown adipose tissue thermogenesis and browning through hypothalamic AMPK. Diabetes. 2014;63:3346-58.

Bezençon C, le Coutre J, Damak S. Taste-signaling proteins are coexpressed in solitary intestinal epithelial cells. Chem Senses. 2007;32(1):41-9.

Bradley D, Conte C, Mittendorfer B, et al. Gastric bypass and banding equally improve insulin sensitivity and beta cell function. J Clin Invest. 2012;122:4667-74.

Brasil. Ministério da Saúde. Secretaria de Vigilância em Saúde. Departamento de Vigilância de Doenças e Agravos não Transmissíveis e Promoção da Saúde. Vigitel Brasil 2017: vigilância de fatores de risco e proteção para doenças crônicas por inquérito telefônico: estimativas

sobre frequência e distribuição sociodemográfica de fatores de risco e proteção para doenças crônicas nas capitais dos 26 estados brasileiros e no Distrito Federal em 2017/Ministério da Saúde, Secretaria de Vigilância em Saúde. Brasília: Ministério da Saúde; 2018.

Brasil. Ministério da Saúde. Vigitel Brasil 2021: vigilância de fatores de risco e proteção para doenças crônicas por inquérito telefônico. Brasília: Ministério da Saúde; 2021.

Briatore L, Salani B, Andraghetti G, et al. Restoration of acute insulin response in T2DM subjects 1 month after biliopancreatic diversion. Obes (Silver Spring). 2008;16(1):77-81.

Broeders Evie PM, Nascimento Emmani BM, Havekes B, et al. The bile acid chenodeoxycholic acid increases human brown adipose tissue activity. Cell Metab. 2015;22:418-26.

Buchwald H, Estok R, Fahrbach K, et al. Weight and type 2 diabetes after bariatric surgery: systematic review and meta-analysis. Am J Med. 2009;122(3):248-256.e5.

Bueter M, le Roux CW. Gut hormones as mediators of appetite and weight loss after Roux-en-Y gastric bypass. Ann Surg. 2014;259(4):474-85.

Cabré A, Lázaro I, Girona J, et al. Plasma fatty acid binding protein 4 is associated with atherogenic dyslipidemia in diabetes. J Lipid Res. 2008;49(8):1746-51.

Camastra S, Vitali A, Anselmino M, et al. Muscle and adipose tissue morphology, insulin sensitivity and beta-cell function in diabetic and nondiabetic obese patients: effects of bariatric surgery. Sci Rep. 2017;7:9007.

Cancello R, Henegar C, Viguerie N, et al. Reduction of macrophage infiltration and chemoattractant gene expression changes in white adipose tissue of morbidly obese subjects after surgery-induced weight loss. Diabetes 2005;54:2277-86.

Cani PD, Possemiers S, Van de Wiele T, et al. Changes in gut microbiota control inflammation in obese mice through a mechanism involving GLP-2-driven improvement of gut permeability. Gut. 2009;58(8):1091-103.

Casella G, Soricelli E, Castagneto-Gissey L, et al. Changes in insulin sensitivity and secretion after sleeve gastrectomy. Br J Surg. 2016;103(3):242-8.

Catalan V, Gomez-Ambrosi J, Rodriguez A, et al. Activation of noncanonical Wnt signaling through WNT5A in visceral adipose tissue of obese subjects is related to inflammation. J Clin Endocrinol Metab. 2014;99:E140717.

Cazzo E, Gestic MA, Utrini MP, et al. Correlation between pre and postoperative levels of GLP-1/GLP-2 and weight loss after Roux-en-Y gastric bypass: a prospective study. Arq Bras Cir Dig. 2016;29(4):257-9.

Cazzo E, Gestic MA, Utrini MP, et al. GLP-2: a poorly understood mediator enrolled in various bariatric/metabolic surgery-related pathophysiologic mechanisms. Arq Bras Cir Dig. 2016;29(4):272-5.

Cazzo E, Pareja JC, Chaim EA, et al. GLP-1 and GLP-2 levels are correlated with satiety regulation after Roux-en-Y gastric bypass: results of an exploratory prospective study. Obes Surg. 2017;27(3):703-8.

Cazzo E, Pareja JC, Geloneze B, et al. Postprandial GLP-2 levels are increased after biliopancreatic diversion in diabetic individuals with class I obesity: a prospective study. Obes Surg. 2017;27(7):1809-14.

Chondronikola M, Volpi E, Borsheim E, et al. Brown adipose tissue improves whole-body glucose homeostasis and insulin sensitivity in humans. Diabetes. 2014;63:4089-99.

Colquitt JL, Pickett K, Loveman E, Frampton GK. Surgery for weight loss in adults. Cochrane Database Syst Rev. 2014(8):Cd003641.

Cotillard A, Poitou C, Torcivia A, et al. Adipocyte size threshold matters: link with risk of type 2 diabetes and improved insulin resistance after gastric bypass. J Clin Endocrinol Metab. 2014;99:E1466-70.

Curry TB, Roberts SK, Basu R, et al. Gastric bypass surgery is associated with near-normal insulin suppression of lipolysis in nondiabetic individuals. Am J Physiol Endocrinol Metab. 2011;300:E746-E51.

De Luca M, Angrisani L, Himpens J, et al. Indications for surgery for obesity and weight-related diseases: position statements from the International Federation for the Surgery of Obesity and Metabolic Disorders (IFSO). Obes Surg. 2016 Aug;26(8):1659-96.

Di Taranto G, Cicione C, Visconti G, et al. Qualitative and quantitative differences of adipose-derived stromal cells from superficial and deep subcutaneous lipoaspirates: a matter of fat. Cytotherapy. 2015;17(8):1076-89.

Dirksen C, Bojsen-Møller KN, Jørgensen NB, et al. Exaggerated release and preserve insulinotropic action of glucagon-like peptide-1 underlie insulin hypersecretion in glucose-tolerant individuals after Roux-en-Y gastric bypass. Diabetologia. 2013;56(12):2679-87.

Dotson CD, Spector AC. The functional impact of taste receptor expression in other places than the tongue. Drug Discov Today Dis Mech. 2007;4(4):259-67.

Dunn JP, Abumrad NN, Breitman I, et al. Hepatic and peripheral insulin sensitivity and diabetes remission at 1 month after Roux-en-Y gastric bypass surgery in patients randomized to omentectomy. Diabetes Care. 2012;35:137-42.

Dyer J, Salmon KSH, Zibrik L, et al. Expression of sweet taste receptors of the T1R family in the intestinal tract and enteroendocrine cells. Biochem Soc Trans. 2005;33(Pt 1):302-5.

Efe L; International Federation for Surgery of Obesity & Metabolic Disorders. Atlas of bariatric and metabolic surgery [Internet]. [cited 2024 March 31]. Available from: https://www.ifso.com/atlas-of-bariatric-and-metabolic-surgery/.

Fabbrini E, Tamboli RA, Magkos F, et al. Surgical removal of omental fat does not improve insulin sensitivity and cardiovascular risk factors in obese adults. Gastroenterology. 2010;139:448-55.

Faria SL, Santos A, Magro DO, et al. Gut microbiota modifications and weight regain in morbidly obese women after Roux-en-Y gastric bypass. Obes Surg. 2020;30(12):4958-4966.

Ferrannini E, Mari A. Beta cell function and its relation to insulin action in human: a critical appraisal. Diabetologia. 2004;47(5):943-56.

Foresta C, Strapazzon G, De Toni L, et al. Evidence for osteocalcin production by adipose tissue and its role in human metabolism. J Clin Endocrinol Metab. 2010;95(7):3502-6.

Foster SR, Porrello ER, Purdue B, et al. Expression, regulation and putative nutrient-sensing function of taste GPCRs in the heart. PLoS One. 2013;8(5):e64579.

Frikke-Schmidt H, O'Rourke RW, Lumeng CN, et al. Does bariatric surgery improve adipose tissue function? Obes Rev. 2016;17(9):795-809.

Fu L, John LM, Adams SH, et al. Fibroblast growth factor 19 increases metabolic rate and reverses dietary and leptin-deficient diabetes. Endocrinology. 2004;145(6):2594-603.

Furet JP, Kong LC, Tap J, et al. Differential adaptation of human gut microbiota to bariatric surgery-induced weight loss: links with metabolic and low-grade inflammation markers. Diabetes. 2010;59(12):3049-57.

Geloneze B. Diabetologia intervencional: uma nova abordagem para o tratamento cirúrgico do diabetes tipo 2. Arq Bras Endocrinol Metabol. 2011;55(6):357-58.

Geloneze B, Geloneze SR, Chaim E, et al. Cirurgia metabólica para diabetes não obesos tipo 2: incretinas, adipocitocinas e alterações da secreção de insulina/resistência em um estudo clínico de intervenção de 1 ano controlada. Ann Surg. 2012 Jul;256(1):72-8.

Geloneze B, Pareja JC. Does bariatric surgery cure the metabolic syndrome? Arq Bras Endocrinol Metabol. 2006 Apr;50(2):400-7.

Geloneze B, Tambascia MA, Pilla VF, et al. Ghrelin and gut-brain hormone. Effect of gastric bypass. Obes Surg. 2003;13:17-22.

Greco AV, Mingrone G, Giancaterini A, et al. Insulin resistance in morbid obesity: reversal with intramyocellular fat depletion. Diabetes. 2002;51(1):144-51.

Guidone C, Manco M, Valera-Mora E, et al. Mechanisms of recovery from type 2 diabetes after malabsorptive bariatric surgery. Diabetes. 2006;55(7):2025-31.

Iglesias P, Arrieta F, Piñera M, et al. Serum concentrations of osteocalcin, procollagen type 1 N-terminal propeptide and beta-CrossLaps in obese subjects with varying degrees of glucose tolerance. Clin Endocrinol (Oxf). 2011;75(2):184-8.

Jiménez A, Casamitjana R, Flores L, et al. GLP-1 and the long-term outcome of type 2 diabetes mellitus after Roux-en-Y gastric bypass surgery in morbidly obese subjects. Ann Surg. 2013;257(5):894-99.

Junqueira Vasques AC, Pareja JC, de Oliveira MS, et al. Beta-cell function improvements in grade I/II obese subjects with type 2 diabetes 1 month after biliopancreatic diversion: results from modeling analyses of oral glucose tolerance tests and hyperglycemic clamp studies. Diabetes Care. 2013 Dec.;36(12):4117-24.

Justice A, Keilani Z, Tribble J. A unique case report of jejunoileal bypass reversal with review of the literature. Int J Surg Case Rep. 2018; 50:88-91.

Kaartinen JM, LaNoue KF, Martin LF, et al. Beta-adrenergic responsiveness of adenylate cyclase in human adipocyte plasma membranes in obesity and after massive weight reduction. Metabolism. 1995;44:1288-92.

Kanazawa I, Yamaguchi T, Yamamoto M, et al. Serum osteocalcin level is associated with glucose metabolism and atherosclerosis parameters in type 2 diabetes mellitus. J Clin Endocrinol Metab. 2009;94(1):45-9.

Kanazawa I, Yamaguchi T, Yamauchi M, et al. Serum undercarboxylated osteocalcin was inversely associated with plasma glucose level and fat mass in type 2 diabetes mellitus. Osteoporos Int. 2011;22(1):187-94.

Kirk E, Reeds DN, Finck BN, et al. Dietary fat and carbohydrates differentially alter insulin sensitivity during caloric restriction. Gastroenterology. 2009;136(5):1552-60.

Kodama S, Fujihara K, Horikawa C, et al. Network meta-analysis of the relative efficacy of bariatric surgeries for diabetes remission. Obes Rev. 2018 Dec;19(12):1621-9.

Kristensen MD, Petersen SM, Møller KE, et al. Obesity leads to impairments in the morphology and organization of human skeletal muscle lipid droplets and mitochondrial networks, which are resolved with gastric bypass surgery-induced improvements in insulin sensitivity. Acta Physiol (Oxf). 2018 Dec;224(4):e13100.

Laferrère B, Heshka S, Wang K, et al. Incretin levels and effect are markedly enhanced 1 month after Roux-en-Y gastric bypass surgery in obese patients with type 2 diabetes. Diabetes Care. 2007 July;30(7):1709-16.

Laferrère B, Reilly D, Arias S, et al. Differential metabolic impact of gastric bypass surgery versus dietary intervention in obese diabetic subjects despite identical weight loss. Sci Transl Med. 2011 Apr. 27;3(80):80re2.

Laferrère B, Teixeira J, McGinty J, et al. Effect of weight loss by gastric bypass surgery versus hypocaloric diet on glucose and incretin levels in patients with type 2 diabetes. J Clin Endocrinol Metab. 2008;93(7):2479-85.

Lambert G, Lima MMO, Felici AC, et al. Early regression of carotid intima-media thickness after bariatric surgery and its relation to serum leptin reduction. Obes Surg. 2018;28(1):226-33.

Lapointe M, Poirier P, Martin J, et al. Omentin changes following bariatric surgery and predictive links with biomarkers for risk of cardiovascular disease. Cardiovasc Diabetol. 2014;13:124.

le Roux CW, Aylwin SJ, Batterham RL, et al. Gut hormone profiles following bariatric surgery favor an anorectic state, facilitate weight loss, and improve metabolic parameters. Ann Surg. 2006;243(1):108-14.

le Roux CW, Bueter M, Theis N, et al. Gastric bypass reduces fat intake and preference. Am J Physiol Regul Integr Comp Physiol. 2010;299(5):R1465-71.

le Roux CW, Welbourn R, Werling M, et al. Gut hormones as mediators of appetite and weight loss after Roux-en-Y gastric bypass. Ann Surg. 2007;246(5):780-5.

Lee Y, Pędziwiatr M, Major P, et al. The effect of omentectomy added to bariatric surgery on metabolic outcomes: a systematic review and meta-analysis of randomized controlled trials. Surg Obes Relat Dis. 2018 Nov;14(11):1766-82.

Lima MM, Pareja JC, Alegre SM, et al. Visceral fat resection in humans: effect on insulin sensitivity, beta-cell function, adipokines, and inflammatory markers. Obesity (Silver Spring). 2013;21:E182-9.

Magro DO, Cazzo E, Kotze PG, et al. Glucose metabolism parameters and post-prandial GLP-1 and GLP-2 release largely vary in several distinct situations: a controlled comparison among individuals with Crohn's disease and individuals with obesity before and after bariatric surgery. Obes Surg. 2018;28(2):378-88.

Magro DO, Geloneze B, Delfini R, et al. Long-term weight regain after gastric bypass: a 5 year prospective study. Obes Surg. 2008;18(6):648-51.

Magro DO, Ueno M, Coelho-Neto JS, et al. Long-term weight loss outcomes after banded Roux-en-Y gastric bypass: a prospective 10-year follow-up study. Surg Obes Relat Dis. 2018;14(7):910-7.

Masclee GMC, Masclee AAM. Dumping syndrome: pragmatic treatment options and experimental approaches for improving clinical outcomes. Clin Exp Gastroenterol. 2023;16:197-211.

Mingrone G, Cummings DE. Changes of insulin sensitivity and secretion after bariatric/metabolic surgery. Surg Obes Relat Dis. 2016 Jul;12(6):1199-205.

Moreno-Navarrete JM, Ortega F, Serrano M, et al. Irisin is expressed and produced by human muscle and adipose tissue in association with obesity and insulin resistance. J Clin Endocrinol Metab. 2013 Apr;98(4):E769-78.

Muscelli E, Mingrone G, Camastra S, et al. Differential effect of weight loss on insulin resistance in surgically treated obese patients. Am J Med. 2005 Jan.;118(1):51-7.

Nannipieri M, Baldi S, Mari A, et al. Roux-en-Y gastric bypass and sleeve gastrectomy: mechanisms of diabetes remission and role of gut hormones. J Clin Endocrinol Metab. 2013;98(11):4391-9.

NCD Risk Factor Collaboration (NCD-RisC). Worldwide trends in body-mass index, underweight, overweight, and obesity from 1975 to 2016: a pooled analysis of 2416 population-based measurement studies in 128,9 million children, adolescents, and adults. Lancet. 2017;390(10113):2627-42.

Neinast MD, Frank AP, Zechner JF, et al. Activation of natriuretic peptides and the sympathetic nervous system following Roux-en-Y gastric bypass is associated with gonadal adipose tissues browning. Mol Metab. 2015;4:427-36.

Ohshima K, Mogi M, Jing F, et al. Roles of interleukin 17 in angiotensin II type 1 receptor-mediated insulin resistance. Hypertens. 2012;59(2):493-9.

Ouchi N, Higuchi A, Ohashi K, et al. Sfrp5 is an anti-inflammatory adipokine that modulates metabolic dysfunction in obesity. Science. 2010;329:454-7.

Parlee SD, Wang Y, Poirier P, et al. Biliopancreatic diversion with duodenal switch modifies plasma chemerin in early and late post-operative periods. Obesity. 2015;23:1201-8.

Pepino MY, Bradley D, Eagon JC, et al. Changes in taste perception and eating behavior after bariatric surgery-induced weight loss in women. Obes Surg. 2014;24(2):187-92.

Pories WJ, Albrecht RJ. Etiology of type II diabetes mellitus: role of the foregut. World J Surg. 2001;25(4):527-31.

Porter C, Chondronikola M, Sidossis LS. The therapeutic potential of brown adipocytes in humans. Front Endocrinol (Lausanne). 2015;6:156.

Qi Y, Longo KA, Giuliana DJ, et al. Characterization of the insulin sensitivity of ghrelin receptor KO mice using glycemic clamps. BMC Physiol. 2011;11:1.

Rachid B, van de Sande-Lee S, Rodovalho S, et al. Distinct regulation of hypothalamic and brown/beige adipose tissue activities in human obesity. Int J Obes (Lond). 2015;39:1515-22.

Rodovalho S, Rachid B, De-Lima-Junior JC, et al. Impairment of body mass reduction-associated activation of brown/beige adipose tissue in patients with type 2 diabetes mellitus. Int J Obes (Lond). 2017 Nov;41(11):1662-8.

Rubino F, Forgione A, Cummings DE, et al. The mechanism of diabetes control after gastrointestinal bypass surgery reveals a role of the proximal small intestine in the pathophysiology of type 2 diabetes. Ann Surg. 2006;244:741-9.

Saito M, Okamatsu-Ogura Y, Matsushita M, et al. High incidence of metabolically active brown adipose tissue in healthy adult humans: effects of cold exposure and adiposity. Diabetes. 2009;58:1526-31.

Salehi M, Prigeon RL, D'Alessio DA. Gastric bypass surgery enhances glucagon-like peptide 1-stimulated postprandial insulin secretion in humans. Diabetes. 2011;60(9):2308-14.

Salinari S, Bertuzzi A, Guidone C, et al. Insulin sensitivity and secretion changes after gastric bypass in normotolerant and diabetic obese subjects. Ann Surg. 2013;257(3):462-8.

Scarpellini E, Arts J, Karamanolis G, et al. International consensus on the diagnosis and management of dumping syndrome. Nat Rev Endocrinol. 2020;16(8):448-66.

Schauer PR, Burguera B, Ikramuddin S, et al. Effect of laparoscopic Roux-en-Y gastric bypass on type 2 diabetes mellitus. Ann Surg. 2003;238(4):467-84.

Schauer PR, Kashyap SR, Wolski K, et al. Bariatric surgery versus intensive medical therapy in obese patients with diabetes. N Engl J Med. 2012;366(17):1567-76.

Schirra J, Nicolaus M, Roggel R, et al. Endogenous glucagon-like peptide 1 controls endocrine pancreatic secretion and antro-pyloroduodenal motility in humans. Gut. 2006;55(2):243-51.

Scopinaro N, Marinari GM, Camerini GB, et al. Specific effects of biliopancreatic diversion on the major components of metabolic syndrome: a long-term follow-up study. Diabetes Care. 2005;2(10):2406-11.

Sdralis E, Argentou M, Mead N, et al. A prospective randomized study comparing patients with morbid obesity submitted to sleeve gastrectomy with or without omentectomy. Obes Surg. 2013;23:965-71.

Shin AC, Zheng H, Townsend RL, et al. Longitudinal assessment of food intake, fecal energy loss, and energy expenditure after Roux-en-Y gastric bypass surgery in high-fat-fed obese rats. Obes Surg. 2011;21(12):1950-8.

Shrestha C, He H, Liu Y, et al. Changes in adipokines following laparoscopic Roux-en-Y gastric bypass surgery in Chinese individuals with type 2 diabetes mellitus and BMI of 22 a 30 kgm(−2.). Int J Endocrinol. 2013; 2013:240971.

Sjöström L. Review of the key results from the Swedish Obese Subjects (SOS) trial – A prospective controlled intervention study of bariatric surgery. J Intern Med. 2013 Mar;273(3):219-34.

Stanya KJ, Jacobi D, Liu S, et al. Direct control of hepatic glucose production by interleukin-13 in mice. J Clin Invest. 2013;123(1):261-71.

Steinert RE, Feinle-Bisset C, Asarian L, et al. Ghrelin, CCK, GLP-1, and PYY(3-36): Secretory controls and physiological roles in eating and glycemia in health, obesity, and after RYGB. Physiol Behav. 2017;176:129-44.

Sumarac-Dumanovic M, Jeremic D, Pantovic A, et al. Therapeutic improvement of glucoregulation in newly diagnosed type 2 diabetes patients is associated with a reduction of IL-17 levels. Immunobiol. 2013;218(8):1113-8.

Tamboli RA, Hajri T, Jiang A, et al. Reduction in inflammatory gene expression in skeletal muscle from Roux-en-Y gastric bypass patients randomized to omentectomy. PLoS One. 2011;6:e28577.

Terra X, Auguet T, Guiu-Jurado E, et al. Long-term changes in leptin, chemerin and ghrelin levels following different bariatric surgery procedures: Roux-en-Y gastric bypass and sleeve gastrectomy. Obes Surg. 2013;23:1790-8.

Trachta P, Dostalova I, Haluzikova D, et al. Laparoscopic sleeve gastrectomy ameliorates mRNA expression of inflammation-related genes in subcutaneous adipose tissue but not in peripheral monocytes of obese patients. Mol Cell Endocrinol. 2014;383:96-102.

Umeda LM, Pereira AZ, Carneiro G, et al. Postprandial adiponectin levels are associated with improvements in postprandial triglycerides after Roux-en-Y gastric bypass in type 2 diabetic patients. Metab Syndr Relat Disord. 2013 Oct;11(5): 343-48.

Umeda LM, Silva EA, Carneiro G, et al. Early improvement in glycemic control after bariatric surgery and its relationships with insulin, GLP-1, and glucagon secretion in type 2 diabetic patients. Obes Surg. 2011 July; 21(7):896-901.

Urbanova M, Dostalova I, Trachta P, et al. Serum concentrations and subcutaneous adipose tissue mRNA expression of omentin in morbid obesity and type 2 diabetes mellitus: the effect of very-low-calorie diet, physical activity and laparoscopic sleeve gastrectomy. Physiol Res. 2014;63:207-18.

Van de Sande-Lee S, Cardoso AR, Garlipp CR, et al. Cerebrospinal fluid xenin levels during body mass reduction: no evidence for obesity associated defective transport across the blood-brain barrier. Int J Obes (Lond). 2013 Mar;37(3):416-19.

Van de Sande-Lee S, Pereira FR, Cintra DE, et al. Partial reversibility of hypothalamic dysfunction and changes in brain activity after body mass reduction in obese subjects. Diabetes. 2011 June; 60(6):1699-704.

Vasques AC, Pareja JC, de Oliveira MS, et al. Long-term outcomes of biliopancreatic diversion on glycemic control, insulin sensitivity and beta cell function. Obes Surg. 2016 Nov;26(11):2572-80.

Vasques AC, Pareja JC, Souza JR, et al. Epicardial and pericardial fat in type 2 diabetes: favourable effects of biliopancreatic diversion. Obes Surg. 2015;25(3):477-85.

Vijgen GH, Bouvy ND, Teule GJ, et al. Increase in brown adipose tissue activity after weight loss in morbidly obese subjects. J Clin Endocrinol Metab. 2012;97:E1229-33.

Vilarrasa N, Bretón I, Ballesteros-Pomar M, et al.; GOSEEN (Grupo de Obesidad de la Sociedad Española de Endocrinología y Nutrición). Recommendations for the diagnosis and treatment of hypoglycaemia after bariatric surgery. Endocrinol Diabetes Nutr (Engl Ed). 2022;69(9):723-31.

Wang Q, Lin H, Shen C, et al. Gut microbiota regulates postprandial GLP-1 response via ileal bile acid-TGR5 signaling. Gut Microbes. 2023;15(2):2274124.

World Health Organization (WHO). Obesity and overweight [Internet]. Geneva: WHO; 2024 [cited 2024 Mar 14]. Available from: https://www.who.int/news-room/fact-sheets/detail/obesity-and-overweight

Zhang H, DiBaise JK, Zuccolo A, et al. Human gut microbiota in obesity and after gastric bypass. Proc Natl Acad Sci EUA. 2009;106(7):2365-70.

93 | Urgências em Cirurgia Bariátrica

Hilton T. Libanori ▪ Irineu Rasera Junior

Introdução

A cirurgia bariátrica consagrou-se como o procedimento de referência para o tratamento dos casos de obesidade classes 2 com síndrome metabólica e/ou outras comorbidades e classe 3. A cada ano, centenas de milhares de cirurgias bariátricas e metabólicas são realizadas com essas finalidades no mundo inteiro. Paralelamente, os materiais e os equipamentos cirúrgicos vêm apresentando desenvolvimento contínuo, e a robótica já é uma realidade. Os bons resultados continuam evidentes na literatura. Contudo, as complicações após a alta hospitalar ou mesmo tardias não são incomuns. Algumas delas são caracterizadas como urgências próprias dessa população submetida à bariátrica e exigem conhecimento específico para o manejo adequado. As condições relacionadas com os antecedentes de grande excesso de peso e da anatomia alterada por cirurgias requerem uma estratégia de gerenciamento diferente. Chegar ao diagnóstico nem sempre é simples. Médicos emergencistas das unidades de pronto atendimento e os cirurgiões não atuantes na área bariátrica precisam ter um entendimento básico das técnicas operatórias, além das possíveis complicações e dos manejos apropriados. Este capítulo propõe discutir esses tópicos e se concentrará nas principais urgências pós-bariátricas observadas na prática diária.

Urgências clínicas do paciente submetido a cirurgia bariátrica

De certa maneira, o relato do paciente de ter sido submetido a uma cirurgia bariátrica pode inibir o raciocínio diagnóstico amplo por parte do socorrista na sala de emergência, perdendo-se a oportunidade de um diagnóstico precoce de doenças mais prevalentes, não relacionadas com cirurgias bariátricas. Essa situação, que já foi mais frequente no passado, ainda afeta profissionais cuja falta de familiaridade com a especialidade é clara. Não são poucos os trágicos exemplos de "distração" causada pelo relato de cirurgia bariátrica prévia em pacientes apresentando infartos agudos do miocárdio, infecções ou urgências neoplásicas que acabaram evoluindo mal por terem sido negligenciados ou terem diagnósticos atrasados. Afecções mais comuns e corriqueiras, tanto clínicas quanto cirúrgicas, também são as mais frequentes nos pacientes que foram operados e não devem ser desconsideradas.

Presentes na maior parte dos pacientes com obesidade grave, as comorbidades representam as principais indicações ou motivações para as cirurgias bariátricas, cuja maioria é controlada ou entra em remissão em períodos variados após esses procedimentos.

O controle das comorbidades depende de fatores como tempo de doença prévia, gravidade, idade do paciente, seguimento clínico pós-operatório e até mesmo da técnica cirúrgica escolhida. Algumas das principais comorbidades, como diabetes *mellitus* do tipo 2 (DM2) e hipertensão arterial sistêmica (HAS), podem ser controladas de maneira apenas parcial, o que exige o seguimento clínico e farmacológico, bem como atenção quanto à possibilidade de eventos cardiovasculares quando da admissão em pronto atendimento de um paciente operado. Embora ocorra uma importante redução do risco cardiovascular associado à obesidade, esse risco não pode ser considerado nulo ou desprezível. Os antecedentes de coronariopatias, miocardiopatias, alterações de ritmo cardíaco, apneia do sono e eventos trombóticos devem ser obtidos em uma anamnese detalhada quando por ocasião de um atendimento de urgência.

Eventos tromboembólicos – trombose venosa profunda e tromboembolismo pulmonar – podem ser predispostos pela obesidade ainda presente ou antecedente, associada aos demais fatores classicamente conhecidos. O mesmo raciocínio também vale para as neoplasias, sendo a obesidade, dentro dos conhecimentos mais atuais, um dos principais fatores de risco para diversos tipos de cânceres em ambos os sexos.

Pacientes em avançado estado de desnutrição podem adentrar nas salas de urgências em uma vasta possibilidade de apresentações clínicas. As mais frequentes são as deficiências proteico-calóricas-vitamínicas, associadas a complicações pós-operatórias tardias, a técnicas cirúrgicas não padronizadas, a técnicas classificadas como mal absortivas, ou também a distúrbios psiquiátricos, como depressão, bulimia, drogadição e alcoolismo. Em muitos desses casos, ao contrário do citado anteriormente, pode haver ocultação ou desinformação sobre o antecedente da cirurgia bariátrica e dos detalhes sobre a técnica utilizada, intercorrências, seguimentos e eventos associados. A investigação clínica e os exames de imagem e endoscópicos podem ser esclarecedores em boa parte dos casos. Na fase de reposição de quadros graves de desnutrição proteico-calórica, é necessário ter em mente a chamada "síndrome da realimentação", cujas consequências podem agravar ainda mais o quadro inicial.

Sintomas relacionados com quadros de anemia também podem motivar a procura por serviços de urgência. Em geral, a anemia acomete mulheres que apresentam hemorragias uterinas frequentes, prolongadas, mas também portadores de quadros de desnutrição em geral, abuso crônico de álcool e neoplasias. A irregularidade e o uso incorreto de polivitamínicos e a negligência no controle ambulatorial estão relacionados. A investigação da origem da perda sanguínea é essencial para o controle a longo prazo. A deficiência de ferro é

758 Parte 7 ▪ Tratamento Cirúrgico da Obesidade

a mais comum, sendo a reposição endovenosa a mais eficiente nos quadros mais graves. As deficiências de vitamina B12 também são observadas, facilmente repostas por diversas vias, porém a resposta clínica pode ser um pouco mais demorada.

As obstruções altas por corpos estranhos alimentares têm sido menos frequentes, principalmente em virtude de mudanças nos procedimentos cirúrgicos, como a não colocação de anéis e bandas de restrição, e possuem fácil resolução com remoção endoscópica em alguns casos.

Urgências cirúrgicas do paciente submetido a cirurgia bariátrica

Os três grandes grupos de complicações cirúrgicas que levam pacientes bariátricos a necessitar de atendimento urgente são: as obstruções intestinais, as hemorragias e as perfurações. Novamente, ressalta-se a necessidade de atenção às afecções mais prevalentes e não relacionadas com o pós-bariátrico, que podem passar despercebidas no atendimento inicial. Apendicites e colecistites também são mais prevalentes que complicações específicas da cirurgia bariátrica e correm o risco de serem negligenciadas ou esquecidas. A colecistectomia não faz parte da rotina intraoperatória obrigatória na maioria dos centros bariátricos e até 15% dos pacientes com emagrecimento acentuado podem evoluir com litíase biliar.

Obstruções intestinais

Pacientes bariátricos que desenvolvem quadro de abdômen agudo obstrutivo podem se apresentar com dois tipos de sintomatologia: o primeiro se caracteriza pelo quadro clássico de vômitos, distensão abdominal e parada de eliminação de gases e fezes, característico de obstruções em segmentos do intestino delgado que permanecem no trânsito alimentar, com achados cirúrgicos mais comuns de aderências intestinais e hérnias internas. O segundo, mais complexo, envolve segmentos de alças intestinais que foram excluídas do trânsito alimentar, como o trato biliopancreático na cirurgia de *bypass* gástrico, cujos sintomas incluem dor abdominal em cólicas de forte intensidade e difusas, mas principalmente no hipocôndrio e no flanco esquerdo, com irradiação para a região lombar esquerda. Pode não ocorrer distensão abdominal, nem parada de eliminação de gases e fezes ou vômitos, apenas dor abdominal. Esse diagnóstico é mais difícil. O quadro se assemelha mais a um abdômen agudo inflamatório do que obstrutivo.

A demora diagnóstica pode ter consequências graves, como necroses intestinais, perfurações, ruptura do estômago excluso e sepse. As necroses intestinais podem ser extensas, provocando síndromes do intestino curto. Em ambos os casos de obstruções intestinais, dentro ou fora do trânsito alimentar, a tomografia computadorizada contrastada do abdômen pode ser útil para investigação no paciente estável. A seriografia com contraste hidrossolúvel (exame contrastado de trânsito intestinal) pode não diagnosticar obstruções fora do trânsito alimentar, além de ser proibitiva na urgência. Os achados tomográficos incluem localização do segmento herniado de alça jejunal acima do nível gástrico, rotação dos vasos mesentéricos (em formato de "J") acompanhada de densificação da gordura mesenterial, trajeto descendente do íleo médio/distal a partir do hipocôndrio esquerdo e deslocamento anterior e para a direita do ângulo de Treitz. Nos casos suspeitos, mesmo sem confirmação diagnóstica por tomografia, está indicada a laparoscopia diagnóstica e terapêutica.

Hemorragias

As hemorragias digestivas pós-bariátricas resultam de úlceras marginais (ou "de boca anastomótica") ou até mesmo de úlceras duodenais e gástricas, ou do estômago excluso, que podem sangrar e se exteriorizar na forma de melena ou enterorragia. Assim como nas úlceras perfuradas, histórico de tabagismo e consumo de antiinflamatórios não seletivos para cicloxigenase 2 (COX-2) e anticoagulantes são associações frequentes. Em muitos casos, o diagnóstico e o tratamento podem se resumir à endoscopia e ao uso de inibidores da bomba de prótons (IBP). O desafio diagnóstico se dá no caso de pacientes submetidos ao *bypass* gástrico em Y de Roux (BGYR), nos quais sangramento na porção exclusa do trânsito alimentar é também excluído do acesso endoscópico rotineiro. Poucos centros no país dispõem de equipamentos endoscópicos capazes de acessar retrogradamente o duodeno e o estômago excluso via alça biliopancreática do Y de Roux. As alternativas incluem arteriografia e/ou utilização de radioisótopos, embora igualmente com frequência não estão disponíveis. Por fim, o diagnóstico e o tratamento podem acabar ocorrendo na cirurgia, com acesso direto aos focos de hemorragia ou abrindo acesso para a endoscopia intraoperatória com equipamentos rotineiros.

As hemorragias intraperitoneais podem surgir no pós-operatório imediato, com a mesma sintomatologia e se encaixar nos protocolos de cirurgias gerais para essa ocorrência. Podem ocorrer já no domicílio, visto que o tempo de hospitalização é cada vez menor. O diagnóstico pode ser confirmado com exames de imagem, principalmente a tomografia abdominal. No conjunto de pontos vulneráveis a sangramentos nas técnicas bariátricas, destacam-se as linhas de grampeamentos e anastomoses. A adoção de medidas preventivas durante o ato operatório é recomendável, como a sutura transfixante, o uso de cargas de grampeamento com tamanhos de grampos apropriados e outros reforços de suturas.

Perfurações

Pacientes bariátricos com quadro de abdômen agudo perfurativo requerem o mesmo atendimento rápido e tratamento preciso que os não bariátricos. Referem dor abdominal difusa, de forte intensidade e já podem apresentar sinais incipientes de sepse, como taquicardia e aumento da frequência respiratória. Têm a expressão facial de ansiedade, mas permanecem quietos, com pouca movimentação em virtude da dor. No pós-operatório recente de cirurgias bariátricas, são mais frequentes as fístulas gástricas e intestinais, decorrentes de vazamentos nas linhas de suturas das anastomoses ou nas linhas de grampeamentos. No *bypass* gástrico, até 95% das fístulas são descritas como resultado das anastomoses gastrojejunais ou da linha de grampeamento do reservatório gástrico. Na gastrectomia vertical (*sleeve*), até 80% se localizam no terço proximal da grande curvatura, entre 5 e 8 dias de pós-operatório, com muita frequência após 10 dias, e, na maior parte das vezes, após alta hospitalar. Também são descritas fístulas do estômago excluso no *bypass* gástrico, em anastomoses jejunais na linha de grampeamento da gastrectomia vertical e nas demais técnicas. As operações bariátricas revisionais, as cirurgias de conversão de técnica bariátrica e até mesmo as cirurgias bariátricas primárias em pacientes submetidos previamente à hiatoplastia com fundoplicatura estão sujeitas a toda sorte de perfurações em virtude das dissecções mais complexas, dos tecidos espessos que dificultam os grampeamentos, da retirada de materiais não biológicos (como anéis e bandas gástricas) e de isquemias teciduais.

No pós-operatório tardio, as perfurações são bem menos frequentes. Podem ser consequentes a úlceras duodenais ou do estômago excluso, principalmente em pacientes com histórico de tabagismo e consumo de anti-inflamatórios não seletivos para COX-2. Úlceras marginais (ou "de boca anastomótica") são mais raras.

Nem sempre as perfurações se apresentam em um quadro caracterizado por pneumoperitônio volumoso visto na radiografia simples. Mais frequentemente, as perfurações chegam já tamponadas ou em quadro séptico decorrente de peritonite ou de coleções intraperitoneais. Na gastrectomia vertical e no *bypass* gástrico pode ocorrer um tipo de fístula tardia, originada na linha de sutura do ângulo de His e eventualmente apresentada como uma fístula gastrobrônquica, ou gastropleural, de difícil e demorada resolução, que pode levar vários meses.

As fístulas apresentam mortalidade alta, com amplo aumento do tempo de internação hospitalar e dos custos associados, capazes de comprometer os resultados esperados e serem passíveis de judicialização. Sua incidência nas cirurgias de *bypass* gástrico e gastrectomia vertical se dá entre 0,1 e 8,3%, de acordo com a experiência cirúrgica, a quantidade de cirurgias realizadas por ano (centros de grande volume cirúrgico apresentam menor incidência de fístulas, abaixo de 0,5%) e as características gerais do centro bariátrico (p. ex., instituições dedicadas ao ensino médico). Acompanhar esses algoritmos pode contribuir para aperfeiçoar os resultados.

Pacientes instáveis devem ser considerados para cirurgia o mais precocemente possível. Os procedimentos se resumem a identificação do vazamento, limpeza e drenagem externa, além de antibioticoterapia e medidas de suporte. A rafia do orifício fistuloso é questionável, haja vista que a quase totalidade volta a abrir nas próximas 48 horas seguintes. O emprego de fios e materiais não absorvíveis deve ser evitado.

O emprego de técnicas endoscópicas para drenagem interna de fístulas pós-bariátricas vem crescendo e mostrando bons resultados – quanto mais tardio o aparecimento da fístula, mais se deve considerar a abordagem endoscópica. Esses resultados animadores têm trazido a indicação para a realização cada vez mais cedo. Basicamente, houve uma inversão de paradigma, com o objetivo de fechar a fístula pelo uso de colas, suturas e clipes, preferindo-se atualmente a septotomia, com ampliação da drenagem interna, que associa dispositivos de drenagem e até mesmo o uso de pressão negativa para aspiração.

Bibliografia

Altieri MS, Yang J, Nie L, et al. Incidence of cholecystectomy after bariatric surgery. Sur Obes Rel Dis. 2018;14(7):992-6.

De Simone B, Chouillard E, Ramos AC, et al. Operative management of acute abdomen after bariatric surgery in the emergency setting: the OBA guidelines. World J Emerg Surg. 2022;17(1):51. Erratum in: World J Emerg Surg. 2022;17(1):58.

Eisenberg D, Shikora SA, Aarts E, et al. American Society for Metabolic and Bariatric Surgery (ASMBS) and International Federation for the Surgery of Obesity and Metabolic Disorders (IFSO): Indications for Metabolic and Bariatric Surgery. Surg Obes Relat Dis. 2022;18(12):1345-56.

Gero D, Favre L, Allemann P, et al. Laparoscopic roux en y gastric bypass improves lipid profile and decreases cardiovascular risk: a 5 year longitudinal cohort study. Obes Surg. 2018;28(3):805-11.

Gupta A, Shah MM, Kalaskar SN, et al. Late postoperative bleeding after Roux en Y gastric bypass: management and review of literature. BMJ Case Rep. 2018;11(1):1-3.

Higa K. Surgical Management of Bariatric Complications and Weight Regain. Gastroenterol Clin North Am. 2023;52(4):707-17.

Khoraki J, Mazzini GS, Shah AS, et al. Early small bowel obstruction after laparoscopic gastric bypass: a surgical emergency. Surg Obes Relat Dis. 2018;14(8):118-25.

Lorenzo D, Guilbaud T, Gonzalez JM, et al. Endoscopic treatment of fistulas after sleeve gastrectomy: a comparison of internal drainage versus closure. Gastrointest Endosc. 2018;87(2):429-37.

Mechanick JI, Apovian C, Brethauer S, et al. Clinical practice guidelines for the perioperative nutrition, metabolic, and nonsurgical support of patients undergoing bariatric procedures – 2019 update: cosponsored by American Association Of Clinical Endocrinologists/American College Of Endocrinology, The Obesity Society, American Society For Metabolic & Bariatric Surgery, Obesity Medicine Association, And American Society Of Anesthesiologists – executive summary. Endocr Pract. 2019;25(12):1346-59.

Nuzzo A, Czernichow S, Hertig A, et al. Prevention and treatment of nutritional complications after bariatric surgery. Lancet Gastroenterol Hepatol. 2021;6(3):238-51.

Yamashita W, Nishida K, Kawada S, et al. Hooking intestine sign: a typical diagnostic CT finding of Petersen's hernia. Japan Journal of Radiology. 2017;35(12);718-23.

94 | Limites para Exames Radiológicos no Paciente com Obesidade Grave

Thiago Dieb Ristum Vieira ■ Giovanni Guido Cerri

Introdução

A obesidade é considerada um importante problema de saúde pública em países desenvolvidos e uma epidemia global de acordo com a Organização Mundial da Saúde (OMS), cujas últimas projeções indicam que, em 2022, cerca de 2,5 bilhões de adultos (com idade superior a 18 anos) estavam com sobrepeso e mais de 890 milhões com obesidade. A obesidade está associada a doenças cardiovasculares, diabetes *mellitus* tipo 2 (DM2) e alguns tipos de câncer.

Existe uma crescente preocupação quanto ao impacto da obesidade no sistema de saúde, uma vez que todos os estágios da atenção médica ao paciente com obesidade são comprometidos por conta de seu peso e/ou suas dimensões. Isso envolve a realização de exames de imagem, já que transporte, acomodação e obtenção de imagens de boa qualidade são algumas das responsabilidades dos serviços de diagnóstico por imagem limitadas por essa condição.

Entre os aspectos relacionados com os estudos radiológicos limitados pela obesidade, merece destaque a má qualidade das imagens, fator que tem impacto econômico direto no sistema de saúde em virtude dos custos mais elevados gerados pela necessidade de realização de mais exames e consequente aumento dos índices de hospitalização. Os custos diretos de exames radiológicos incompletos nos EUA causados pela obesidade foram estimados em 100 mil dólares em 2003, mais do que o triplo de 1995. Apesar de relativamente baixos, esses custos têm aumentado exponencialmente nos últimos anos, devido ao crescente aumento da população com obesidade e, consequentemente, da procura desses indivíduos por serviços de saúde. Um estudo publicado em 2006 demonstrou que, em um período de 15 anos (de 1999 a 2003), houve um aumento significativo do uso dos termos "limitado pelo biotipo do paciente" por radiologistas na tentativa de interpretar estudos de imagem de pacientes com obesidade.

Assim, atualmente, a escolha do exame de imagem mais apropriado para determinado paciente vai além da indicação clínica; o peso do paciente e o diâmetro corporal são também fundamentais.

O propósito deste capítulo é revisar alguns conceitos radiológicos e apresentar como a realização de exames de imagem de qualidade adequada é comprometida em pacientes com obesidade.

Radiologia convencional

A obesidade limita a obtenção de imagens radiológicas convencionais de boa qualidade pois o feixe de raios X é atenuado pelos tecidos corporais: quanto mais volumosos, menos radiação os atravessa e incide no filme radiossensível, resultando em baixo contraste de imagem (Figura 94.1). Além disso, o aumento da espessura corporal através da qual o feixe de raios X precisa atravessar leva à necessidade maior de radiação. Isso resulta em aumento no tempo de exposição, promovendo mais riscos para o paciente e propiciando a formação de artefatos de movimentação.

Entre os exames radiológicos convencionais aos quais os pacientes com obesidade são submetidos, destaca-se o estudo contrastado do trato digestivo alto, cuja utilização vem crescendo recentemente pelo aumento da realização de cirurgias para obesidade. Esses estudos podem fornecer informações importantes quanto à anatomia e às complicações relacionadas com tais procedimentos, como obstruções ou fístulas (Figura 94.2).

Além disso, a fluoroscopia é muito utilizada durante procedimentos cirúrgicos vasculares e ortopédicos, principalmente para a orientação de colocação de próteses. Porém, torna-se limitada em pacientes com obesidade pela necessidade de aumento da distância entre a mesa e o tubo, além do limite de peso da mesa. Desse modo, muitas vezes não é possível visualizar adequadamente a anatomia desses pacientes, o que compromete o sucesso dos procedimentos.

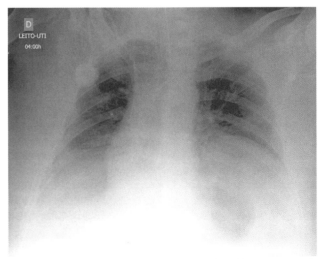

Figura 94.1 Radiografia de tórax de qualidade limitada por baixa penetração do feixe de raios X, determinando dificuldade para a visualização do parênquima pulmonar, principalmente nas bases.

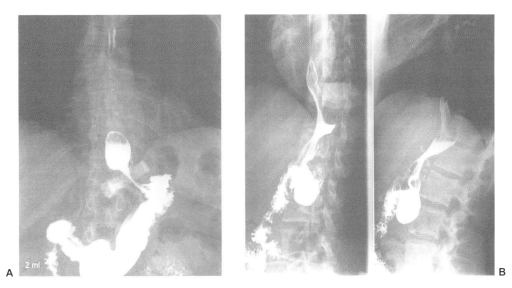

Figura 94.2 A. Estudo contrastado do trato digestivo alto demonstrando banda gástrica bem posicionada. **B.** Estudo contrastado do trato digestivo alto em duas incidências demonstrando alterações pós-operatórias de cirurgia bariátrica de Fobi-Capella.

Ultrassonografia

Trata-se do estudo por imagem mais limitado pela obesidade, com destaque para os exames do abdômen, sobretudo por dois aspectos: o aumento da espessura do tecido adiposo resulta em baixa penetração do feixe sonoro além da profundidade focal determinada; e o aumento da atenuação do feixe sonoro à medida que ele atravessa a gordura subcutânea e intraperitoneal ocorre a uma taxa de 0,63 dB/cm.

A distribuição da gordura corporal também é relevante para a qualidade das imagens ultrassonográficas. O tecido celular subcutâneo é mais limitante, determinando redução da penetração das ondas sonoras e prejudicando a visualização das estruturas internas (Figura 94.3). Já a gordura intraperitoneal pode dificultar a avaliação de órgãos mais posteriores e distantes do transdutor, como o pâncreas.

Entretanto, a utilização de transdutores convexos de baixa frequência (1 mHz a 5 mHz), recentemente introduzidos no mercado, possibilita melhor visualização de estruturas profundas (até 30 cm), minimizando os efeitos do tecido adiposo. Além disso, já estão disponíveis alguns novos modelos de cristais produtores de ondas sonoras que aperfeiçoam a eficiência do efeito piezoelétrico. A tecnologia de correção de tecidos compreende outro recurso capaz de auxiliar na melhoria da qualidade das imagens ultrassonográficas em pacientes com obesidade, uma vez que possibilita ao sistema detectar problemas na penetração do feixe pela gordura e corrigir a imagem, obtendo melhor contraste e menos artefatos. Técnicas ultrassonográficas como a harmônica e a harmônica com inversão de pulso também têm demonstrado melhor resolução e menos artefatos no paciente com obesidade.

A melhoria das imagens ultrassonográficas pode reduzir o tempo de exame, a fadiga do radiologista e o número de exames não diagnósticos, diminuindo a quantidade de avaliações complementares por tomografia computadorizada (TC) e ressonância magnética (RM).

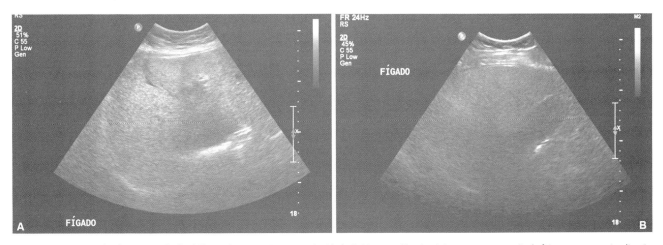

Figura 94.3 Imagens de ultrassonografia do abdômen de uma paciente com obesidade de 32 anos evidenciando importante atenuação do feixe sonoro com visualização prejudicada do fígado (**A**) e da vesícula biliar (**B**).

Tomografia computadorizada

As principais restrições ao paciente com obesidade grave para a realização de exames de TC são os limites de peso da mesa e do diâmetro da abertura do pórtico. Caso o paciente não exceda esses limites, as imagens obtidas frequentemente são diagnósticas. Nos casos em que o diâmetro da cintura escapular for impeditivo, pode-se posicionar o paciente de maneira invertida, ou seja, com os pés primeiro, para a avaliação da região abdominal. O limite de peso tradicional das mesas dos tomógrafos é de 205 kg; entretanto, equipamentos mais modernos são capazes de acomodar pacientes com até 308 kg. O diâmetro médio do pórtico é de 70 cm, com alguns aparelhos de até 90 cm, e a mesa ocupa de 15 a 18 cm do diâmetro. Outra particularidade reside no fato de que a área de imagem reconstruída depende do FOV (*fiel of view*) de reconstrução, normalmente de 50 cm de diâmetro, mas que pode chegar até 82 cm, tornando-se necessário posicionar o local de interesse do paciente no centro do FOV de reconstrução.

Caso um paciente com obesidade apresente peso e dimensões que possibilitem a realização da TC, os dois maiores problemas passam a ser a necessidade de aumento da dose de radiação, para que o feixe de raios X atravesse toda a espessura corporal, e os artefatos decorrentes do aumento das dimensões corporais, que degradam as imagens.

Existem dois artefatos principais decorrentes do aumento das dimensões corporais pela obesidade: o primeiro é o ruído, consequência da penetração mais baixa da radiação e seu espalhamento, que se apresenta como uma granulação das imagens e pode ser reduzido aumentando-se a quilovoltagem e a miliamperagem efetiva; e o segundo é o endurecimento do feixe de raios X, o qual ocorre pela disparidade entre o diâmetro do paciente e o campo de visão, caracterizando-se por faixas que distorcem as imagens e que podem obscurecer a visualização das estruturas (Figura 94.4). O artefato de endurecimento do feixe pode ser solucionado movimentando-se o paciente pelo pórtico até a área de interesse.

Além disso, imagens mais espessas, maior colimação, redução da velocidade da mesa e utilização de modulação da corrente do tubo são capazes de melhorar a qualidade das imagens.

Apesar desses artefatos, é importante ressaltar que a gordura intracavitária proeminente pode auxiliar na avaliação das estruturas abdominais, uma vez que proporciona melhor separação dessas estruturas (Figura 94.5).

Ressonância magnética

Existem limitações importantes para a realização de exames de RM em pacientes com obesidade grave, como limite de peso da mesa, diâmetro de abertura do tubo, comprimento do tubo e qualidade das imagens, que inclui redução do contraste e da relação sinal-ruído, limitação do campo de visão e artefatos.

Os tubos dos magnetos apresentam diâmetro de abertura de 60 cm e o limite de peso das mesas é de 159 kg, com alguns aparelhos mais novos tendo um diâmetro de abertura de 70 cm e limite de peso de até 250 kg. Muitos pacientes não se encaixam nesses parâmetros, quando se recomenda a utilização de aparelhos de RM de campo aberto com limites de peso de até 250 kg em média, chegando até 300 kg em alguns aparelhos. O sistema de RM de campo aberto tem a vantagem de o diâmetro horizontal ser de até 160 cm, embora apresente limitação da abertura vertical (de 40 a 45 cm, sendo de até 82 cm em alguns aparelhos), menor intensidade do campo (geralmente inferior a 1 tesla) e gradientes mais fracos. Apesar de grande parte dos exames poder ser feita em equipamentos de campo mais baixo, algumas avaliações exigem campos mais elevados.

O desafio de adaptar o espaço necessário para acomodar, confortavelmente, o paciente com obesidade sem perder a qualidade das imagens tem sido vencido por meio da criação de novos equipamentos com campos de até 1,5 tesla e tubos mais curtos, de 125 cm, e diâmetro de abertura de até 70 cm. Magnetos com tubo curto possibilitam que o paciente permaneça com a cabeça e os ombros para o lado externo, melhorando a tolerabilidade do exame.

Artefatos frequentemente identificados em exames de pacientes com obesidade incluem aumento do ruído, situação em que as imagens parecem "granuladas" ou "ruidosas", e artefatos de retroprojeção, nos quais uma das extremidades da área englobada na imagem se projeta sobre a extremidade diametralmente oposta. Outro artefato que, embora menos comprometedor, deve ser salientado, corresponde à heterogeneidade de saturação do sinal da gordura, que ocorre pelo maior volume do segmento avaliado (Figura 94.6).

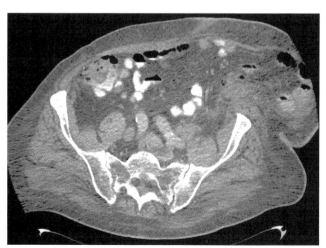 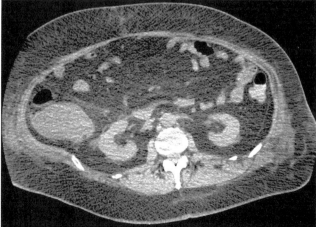

Figura 94.4 Imagens axiais de tomografias computadorizadas de pacientes com obesidade cujas circunferências abdominais ultrapassam a largura do campo de visão do pórtico, promovendo artefatos de endurecimento do feixe de raios X.

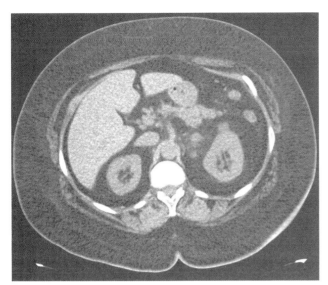

Figura 94.5 Imagem de tomografia computadorizada de abdômen de um paciente com obesidade evidenciando maior separação das estruturas abdominais pela gordura intracavitária.

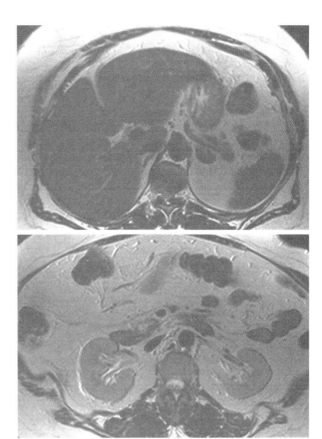

Figura 94.7 Imagens axiais de ressonância magnética ponderadas em T2 de um paciente com obesidade demonstrando desproporção entre a circunferência abdominal e o campo de visão com consequente exclusão das estruturas mais periféricas.

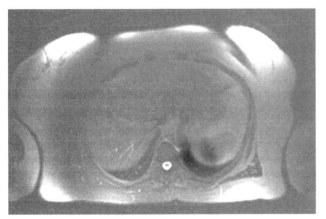

Figura 94.6 Imagem axial de ressonância magnética ponderada em T2 demonstrando heterogeneidade de saturação do sinal da gordura por abundância do tecido celular subcutâneo.

O ruído excessivo, produzido pelo excesso de gordura subcutânea, pode ser minimizado aumentando-se a intensidade do sinal e o tempo de aquisição das sequências e utilizando-se bandas de saturação. Os artefatos de retroprojeção podem ser solucionados com campos de visão mais amplos. No entanto, o aumento dos campos de visão promove a redução da relação sinal-ruído, ou seja, imagens mais ruidosas. Assim, muitas vezes não se pode aumentar o campo de visão de modo a englobar toda a circunferência do paciente, eventualmente fazendo com que estruturas mais periféricas sejam excluídas das imagens e provoquem artefatos que distorçam as imagens onde há interface dessas estruturas com o limite do campo de visão (Figuras 94.7 e 94.8). Dessa maneira, são necessários múltiplos ajustes nos protocolos para que as imagens de exames de pacientes com obesidade tenham boa qualidade, o que leva, em última instância, ao aumento no tempo desses exames.

Outro aspecto importante a ressaltar refere-se ao risco mais elevado de queimaduras de pele em pacientes com obesidade em virtude da proximidade da superfície cutânea com a parede do tubo,

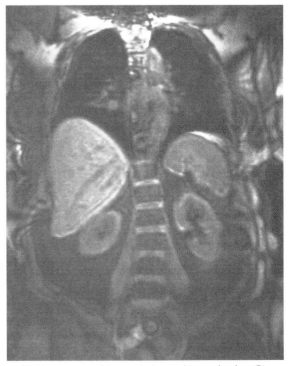

Figura 94.8 Imagem coronal de ressonância magnética ponderada em T1 que evidencia artefatos de retroprojeção por desproporção entre a circunferência abdominal e o campo de visão.

764 Parte 7 ■ Tratamento Cirúrgico da Obesidade

o qual aumenta, ainda, com a sudorese, que pode funcionar como condutor. Recomenda-se, assim, a colocação de proteção de algodão entre a pele do paciente e o tubo.

Medicina nuclear

Assim como em outras modalidades, as duas maiores limitações encontradas nos exames de medicina nuclear de pacientes com obesidade são aquelas relacionadas com a adequação dos indivíduos aos equipamentos e com a qualidade das imagens.

Diferentemente da fluoroscopia e da TC, não existem sistemas automáticos que garantam a exposição adequada. Nos exames de medicina nuclear, injeta-se uma dose-padrão de isótopo radioativo para determinado estudo, sendo as únicas variáveis o tempo de leitura e o grau com que cada indivíduo atenua o sinal (p. ex., conforme sua massa).

A obesidade afeta as imagens da tomografia por emissão de pósitrons (PET, do inglês *positron emission tomography*) em consequência do aumento da atenuação dos fótons e das frações de dispersão, o que resulta no aumento dos níveis de ruído, já que essas imagens são maiores no modo tridimensional.

Algumas estratégias para a solução desses problemas incluem aquisições mais longas, aumento na dose administrada e técnicas com posicionamentos diversos, como cadeira ou cama, nos casos em que houver impedimento em virtude dos limites de peso. Entretanto, as aquisições mais longas aumentam a chance de artefatos de movimentação. Além disso, o aumento das doses com base no peso do paciente acarreta aumento da exposição à radiação não só para o paciente, mas também para a equipe profissional envolvida.

Mamografia

O aumento da espessura da mama comprimida em pacientes com obesidade resulta na degradação da qualidade das imagens. Perda de nitidez, redução do contraste das imagens e aumento da susceptibilidade a artefatos de movimentação são alguns dos fatores que favorecem a degradação da qualidade da imagem, o que, por sua vez, contribui para a dificuldade na detecção de tumores. Isso justifica o maior número de lesões mais avançadas encontradas em mulheres com sobrepeso e com obesidade em relação às demais pacientes.

Radiologia intervencionista

O primeiro risco a que o paciente com obesidade está exposto em exames de radiologia intervencionista antecede o procedimento em si: o transporte deve ser feito em camas ou cadeiras de roda reforçadas, além de reforço extra para transferir o paciente para a mesa de fluoroscopia.

Recomenda-se, também, que a sedação intravenosa seja usada apenas quando o paciente estiver na mesa de procedimentos. Ainda, é de extrema importância que toda a equipe esteja atenta quanto ao risco mais elevado de comprometimento respiratório desses pacientes. Além disso, deve-se realizar o monitoramento contínuo da pressão arterial com manguito adequado.

E, como manter um paciente com obesidade em decúbito dorsal horizontal pode induzir hipoxia, deve-se buscar posições alternativas, como decúbito lateral, sempre que possível.

O acesso venoso frequentemente é difícil em pacientes com obesidade, exigindo algumas vezes que a punção seja guiada por ultrassonografia.

A palpação da artéria femoral pode ser difícil em decorrência do excesso de gordura subcutânea na região inguinal, além da gordura abdominal pendente, fatores que aumentam a incidência de pseudoaneurismas.

O comprimento das agulhas utilizadas também é importante, principalmente para a administração de medicamentos por via intramuscular. Caso seja utilizada agulha de comprimento inadequado, os fármacos administrados podem se depositar no tecido celular subcutâneo, levando à formação de granulomas.

Imagens de baixa qualidade nos procedimentos de radiologia intervencionista guiados por fluoroscopia promovem aumento do tempo de procedimento e, consequentemente, de exposição dos indivíduos à radiação. Portanto, pacientes com obesidade submetidos a procedimentos guiados por fluoroscopia recebem, frequentemente, doses de radiação mais elevadas; assim, há múltiplos relatos de lesões de pele diagnosticadas nesses pacientes com obesidade, especialmente aqueles com suscetibilidade aumentada em virtude de DM, decorrente da maior absorção de fótons de baixa energia pela superfície cutânea. Uma solução para esse problema consiste na rotação do feixe para melhor distribuição da dose.

Independentemente do biotipo do paciente, algumas medidas, como manter o tubo a uma distância segura e o intensificador de imagem próximo a ele e usar fluoroscopia pulsada podem ajudar a reduzir a dose de radiação.

Considerações finais

As principais limitações na avaliação do paciente com obesidade por exames de imagem são aquelas relacionadas com a adequação dos indivíduos aos equipamentos e com a obtenção de imagens de boa qualidade. Apesar dos recentes avanços tecnológicos com alguma melhora nessa avaliação, ela ainda representa um desafio. Assim, é de extrema importância que os profissionais envolvidos conheçam as vantagens e as limitações dos diferentes métodos e equipamentos para que consigam oferecer alternativas mais adequadas a esses pacientes. Além disso, o contato do radiologista com os demais especialistas é fundamental para que, com base na suspeita clínica, possa esclarecê-los quanto às melhores opções para o estudo da área de interesse.

Bibliografia

Buckley O, Ward E, Ryan A, et al. European obesity and the radiology department. What can we do to help? Eur Radiol. 2009;19:298-309.

Carucci LR. Imaging obese patients: problems and solutions. Abdominal Imaging. 2012;38(4):630-46.

Chandler RC, Srinivas G, Chintapalli KN, et al. Imaging in bariatric surgery: a guide to postsurgical anatomy and common complications. AJR Am J Roentgenol. 2008;190(1):122-35.

Coulden RA, Dixon AK. Avoidance of ring artifacts in lumbar spine computed tomography in obese patients. [Letter] Br J Radiol. 1987;60(713):518.

Elmore JG, Carney PA, Abraham LA, et al. The association between obesity and screening mammography accuracy. Arch Intern Med. 2004;164(10):1140-7.

Goldsmith P, Patel A, Farmer R, et al. A novel technique for CT imaging the brain of the obese patient. Clin Rad. 2008;62:575-6.

Guest AR, Helvie MA, Chan HP, et al. Adverse effects of increased body weight on quantitative measures of mammographic image quality. AJR. 2000;175:805-10.

Halpern BS, Dahlbom M, Quon A, et al. Impact of patient weight and emission scan duration on PET/CT image quality and lesion detectability. J Nucl Med. 2004;45(5):797-801.

Handolin LE, Hiltunin OJ. Peroperative difficulties in fluoroscopy of the femoral head in massive obese patient: enhanced visualization by intra-articular contrast agent. Arch Orthop Trauma Surg. 2006;126(7):498-9.

Hong HS, Han JK, Kim TK, et al. Ultrasonographic evaluation of the gallbladder: comparison of fundamental tissue harmonic and pulse inversion harmonic imaging. Ultrasound Med. 2001;(1):35-41.

Klein HM, MeynersW, Neeb B, et al. Cardiac magnetic resonance imaging using an open 0.35 T system. J Comput Assist Tomogr. 2007;31(3):430-4.

Modica MJ, Kanal KM, Gunn ML. The obese emergency patient: imaging challenges and solutions. Radiographics. 2011;31(3):811-23.

Rosenthal SJ, Jones PH, Wetzel LH. Phase inversion tissue harmonic sonographic imaging: a clinical utility study. AJR Am J Roentgenol. 2001;176(6):1393-8.

Silverman DH, Ratib O, Czernin J. Optimizing imaging protocols for overweight and obese patients: a lutetium orthosilicate PET/CT study. J Nuclear Med. 2005;46(4):603-7.

Uppot RN. Impact of obesity on radiology. Radiol Clin North Am. 2007; 45(2):231-46.

Uppot RN. Technical challenges of imaging & image-guided interventions in obese patients. Br J Radiol. 2018;91(1089):20170931.

Uppot RN, Sahani DV, Hahn PF, et al. Impact of obesity on medical imaging and image guided intervention. AJR Am J Roentgenol. 2007;188(2):433-40.

Uppot RN, Sahani DV, Hahn PF, et al. Effect of obesity on image quality: 15-year longitudinal study for evaluation of dictated radiology reports. Radiology. 2006;240(2):435-9.

Uppot R, Sheehan A, Seethamraju R. Obesity and MR imaging. In: MRI hot topics 2005. Malvern, PA: Siemens Medical Solutions EUA; 2005.

iles R, Meredith SM, Mullany JP, Wiles T. Are English CT departments and radiographers prepared for the morbidly obese patient? Radiography. 2017;23(3):187-90.

Wittmer MH, Duszak R, Lewis ER, Wagner BJ. Does obesity degrade image quality of helical CT for suspected pulmonary embolism? AJR Am J Roentgenol. 2004;182(4):113.

95 | Avaliação Pré-Operatória Cardiorrespiratória de Pacientes com Obesidade

Cintia Cercato ■ Marcio C. Mancini ■ Paula Pires

Introdução

O tratamento cirúrgico da obesidade tem aumentado consideravelmente em vários países, incluindo o Brasil: um levantamento da Sociedade Brasileira de Cirurgia Bariátrica e Metabólica estima que quase 75 mil cirurgias tenham sido feitas em 2022 no país. A avaliação do risco pré-operatório tem grande importância, mas diretrizes para a população com obesidade são escassas. A American Heart Association (AHA) identificou a obesidade como um fator de risco independente para doença cardiovascular, uma ação que deve aumentar a conscientização do clínico sobre a importância da obesidade e estimular uma abordagem mais vigorosa da prevenção e do tratamento de doenças cardiovasculares.

Apesar de os dados serem limitados, a mortalidade hospitalar relatada para procedimentos bariátricos é de 0,1 a 0,2%. Complicações pulmonares ocorrem em uma frequência de 4 a 7% e cardíacas em 1 a 1,4% dos pacientes. Levando-se em conta as doenças associadas à obesidade e o risco inerente ao procedimento cirúrgico, pode-se considerar que a cirurgia bariátrica compreende uma cirurgia de risco intermediário.

Uma anamnese completa e um exame físico detalhado devem ser realizados antes de cirurgias em pacientes com obesidade, para avaliação de comorbidades como hipertensão arterial, diabetes, apneia obstrutiva do sono e deficiências vitamínicas, condições que podem aumentar o risco de complicações no intra e no pós-operatório. Muitos desses pacientes apresentam doenças não diagnosticadas, como documentou um estudo com 882 pacientes com obesidade em avaliação pré-operatória. Nesse estudo, 119 pacientes (25,5%) apresentaram o diagnóstico de apneia obstrutiva do sono não diagnosticada previamente.

Um escore de risco de mortalidade em cirurgia de obesidade foi validado em quatro programas de cirurgia bariátrica, incluindo 4.431 pacientes nos EUA. Esse escore (*Obesity Surgery Mortality Risk Score*) compreende cinco variáveis de risco (Tabela 95.1), que correspondem a 1 ponto cada uma. Então, os pacientes foram agrupados como classe A (baixo risco) se apresentassem escore de 0 a 1, classe B (risco intermediário) de 2 a 3 pontos, e classe C (alto risco) de 4 a 5 pontos. A mortalidade foi de 0,2% para classe A, 1,2% para classe B e 2,4% para classe C; a maioria das mortes (75%) se deu nos primeiros 30 dias após a cirurgia. As principais limitações desse escore residiram no fato de que apenas 3% dos pacientes foram classificados como classe C, apenas uma técnica cirúrgica foi avaliada (*bypass* gástrico em Y de Roux) e a mortalidade compreendeu a única variável de desfecho analisada.

Avaliação cardiovascular

Pacientes que realizam uma cirurgia não cardíaca podem estar sob risco de morbidade e mortalidade cardíaca não apenas no intraoperatório, mas também durante o período de recuperação. Em todos esses pacientes, deve-se realizar uma avaliação do risco de sofrer um evento cardiovascular perioperatório. Entre as diretrizes clínicas que auxiliam na avaliação pré-operatória cardiovascular em cirurgia não cardíaca, a mais utilizada é a proposta pelo American College of Cardiology/AHA (ACC/AHA) em 2007 e revisada em 2014 (Figura 95.1).

O desafio do clínico antes da cirurgia consiste em identificar o paciente que está com risco cardiovascular pré-operatório aumentado, realizando, de maneira ponderada, avaliações pré-operatórias suplementares e manejando o risco pré-operatório.

Considerações gerais

Um dos pontos básicos na avaliação cardiovascular pré-operatória corresponde à análise da capacidade funcional do paciente. Um eletrocardiograma (ECG) em todos os pacientes com pelo menos um fator de risco ou pouca tolerância ao exercício deve ser obtido, avaliando-se a presença de ondas Q ou alterações significativas (supra ou infra) do segmento ST, visto que tais alterações

Tabela 95.1 Fatores de risco de mortalidade em cirurgia bariátrica.

IMC ≥ 50 kg/m²

Sexo masculino

Hipertensão arterial sistêmica

Risco de embolia pulmonar, definido como existência de tromboembolismo venoso, colocação prévia de filtro de veia cava, história de insuficiência cardíaca direita ou hipertensão pulmonar e/ou história ou achados físicos de estase venosa incluindo ulcerações ou edema

Idade ≥ 45 anos

IMC: índice de massa corporal.

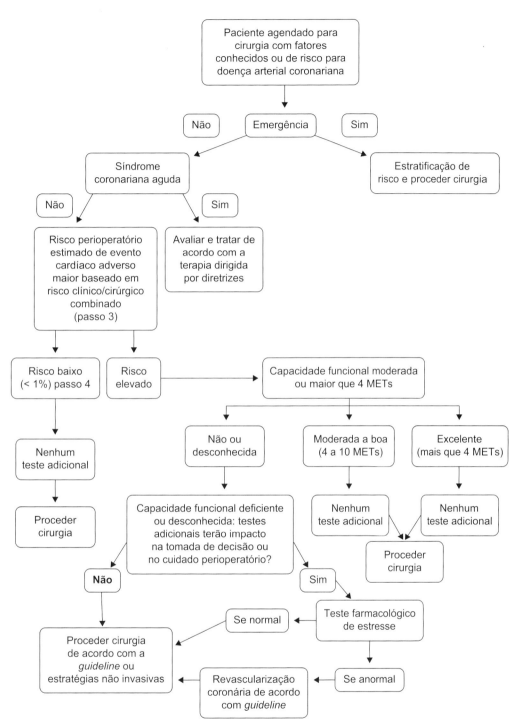

Figura 95.1 Abordagem gradual para avaliação de risco cardíaco perioperatório para doença arterial coronariana. (Adaptada de Fleisher et al., 2014.)

aumentam a possibilidade de isquemia miocárdica prévia, hipertrofia de ventrículo esquerdo, prolongamento do segmento QT, bloqueios ou arritmias. Dispor de um ECG basal pré-operatório pode ser útil caso o ECG pós-operatório se modifique. O ecocardiograma (ECO) deve ser solicitado em pacientes selecionados.

Na literatura científica, não há diretrizes específicas para avaliação pré-operatória de pacientes com obesidade grave, candidatos à cirurgia bariátrica.

Um estudo avaliou quais os exames necessários no pré-operatório para impedir eventos cardíacos e pulmonares no pós-operatório. Ele incluiu 67 mulheres e 10 homens, com idade de 39 ± 10 anos e índice de massa corporal (IMC) de 43 ± 4 kg/m², submetidos à colocação de banda gástrica por videolaparoscopia, e avaliou o risco pré-operatório com os seguintes exames: ECG de repouso, ECO com Doppler, teste de esforço, escala de sonolência de Epworth, polissonografia, espirometria, gasometria arterial e radiografia de tórax. Na população estudada, o ECG demonstrou anormalidades de condução ou segmento ST alterados em 48 pacientes (62%), além de prolongamento do intervalo QT maior que 10% em 13 pacientes (17%). Os testes de estresse foram negativos em 56 pacientes (73%) e não interpretáveis nos 21 casos restantes (27%). O ECO mostrou hipertrofia do ventrículo esquerdo em 47 pacientes (61%), e a polissonografia mostrou apneia obstrutiva do sono-hipopneia em 31 pacientes (40%), levando à indicação de pressão positiva contínua nas vias respiratórias (CPAP) no pré-operatório em 17 pacientes (22%). Ainda, 10 pacientes (13%) apresentaram alterações menores na radiografia de tórax, e a espirometria demonstrou doença pulmonar obstrutiva em 13 pacientes (17%) e doença pulmonar restritiva em cinco (6%). Hipoxemia < 80 mmHg foi observada em 21 pacientes (27%) e hipercapnia > 45 mmHg em seis pacientes (8%), porém sem quaisquer consequências no tratamento do período perioperatório. Como conclusão, o estudo recomendou que a avaliação pré-operatória de pacientes com obesidade classe 3 se iniciasse com a avaliação clínica, um ECG e uma polissonografia. Para pacientes com história cardíaca ou pulmonar e/ou ECG alterado, recomendou-se um ECO, uma espirometria e uma gasometria.

Condições particulares relacionadas com a obesidade devem ser lembradas, visto que possíveis sintomas cardíacos, como dispneia aos esforços e edema de membros inferiores, são comuns, embora inespecíficos em pacientes com obesidade. Além disso, o exame físico e o ECG comumente subestimam a existência e o grau de disfunção cardíaca nesses pacientes. O peso corporal pode ocultar a estase de jugulares, e as bulhas cardíacas frequentemente são hipofonéticas. Todos esses fatores constituem obstáculos importantes na avaliação dos pacientes que apresentam obesidade.

Algoritmo para avaliação cardiovascular

Nosso serviço se baseia nas recomendações propostas pelo ACC/AHA para a avaliação cardiovascular, embora com algumas adaptações pertinentes ao tipo de paciente avaliado (ver Figura 95.1).

O primeiro passo consiste em avaliar a ocorrência de condição cardíaca ativa, visto que algumas condições cardíacas instáveis ou potencialmente instáveis aumentam dramaticamente o risco de morbimortalidade cardíaca, o que exige sua identificação. São elas:

- Síndromes coronarianas instáveis: angina grave ou instável (classe III ou IV); infarto agudo do miocárdio (IAM) recente (período inferior a 30 dias)
- Insuficiência cardíaca descompensada: New York Heart Association (NYHA) classe IV ou piora ou novo início de insuficiência cardíaca
- Arritmias significativas: bloqueio atrioventricular (BAV) de alto grau; BAV de 3º grau; arritmia ventricular sintomática, arritmias supraventriculares (incluindo fibrilação atrial) com alta resposta ventricular [frequência cardíaca (FC) superior a 100 bpm]; bradicardia sintomática, taquicardia ventricular recentemente conhecida
- Doença valvar grave: estenose aórtica grave, estenose mitral sintomática.

Se houver alguma dessas condições cardíacas ativas, o paciente deverá ser referido ao cardiologista, que avaliará a necessidade de corrigi-las antes do procedimento cirúrgico proposto. Caso contrário, deve-se prosseguir com a avaliação.

O segundo passo corresponde a avaliar a capacidade funcional do paciente, o que, em alguns casos, é determinado pela história clínica. Um paciente que não consegue realizar suas atividades cotidianas (vestir-se, tomar banho sozinho) por conta de sintomas cardíacos, obviamente, apresenta baixa capacidade funcional. Já aquele que consegue jogar uma partida de futebol ou praticar natação tem ótima capacidade funcional. De maneira bastante prática, Freeman e Gibbons sugerem duas simples questões para determinar a capacidade funcional do indivíduo:

- Primeira questão: você caminha quatro quadras sem parar por sintomas limitantes?
- Segunda questão: você é capaz de subir dois andares de escada sem parar por sintomas limitantes?

Uma resposta afirmativa para essas questões indica uma capacidade funcional adequada ao paciente, liberando-o para a cirurgia sem investigação adicional. Essas atividades correspondem a uma tolerância ao exercício de 4 a 5 equivalentes metabólicos (MET), geralmente correspondente ao estresse fisiológico da maioria das cirurgias não cardíacas que requerem anestesia geral. Por sua vez, uma resposta negativa a uma delas pode confirmar baixa capacidade funcional, exigindo-se melhor investigação clínica do paciente.

Entretanto, quando se avaliam indivíduos com obesidade, particularmente os portadores de obesidade classe 3 ou superior, é muito difícil predizer a capacidade funcional apenas por meio da história clínica. Existência de doença pulmonar, artrose e mau condicionamento físico torna a avaliação de sintomas cardiovasculares bastante complexa. Na impossibilidade de avaliar a capacidade funcional do paciente ou se, clinicamente, o paciente não apresenta boa capacidade funcional, dá-se continuidade à avaliação.

Segundo um estudo de coorte prospectivo de 2018, concluiu-se que a capacidade funcional pré-operatória avaliada subjetivamente não identificou com precisão pacientes com baixa capacidade cardiopulmonar ou que predissessem morbidade ou mortalidade pós-operatória. Nesse estudo com 1.401 pacientes agendados para cirurgia não cardíaca e que apresentavam um ou mais fatores de risco para complicações cardíacas, a capacidade preditiva da avaliação subjetiva da capacidade funcional (METs) foi comparada ao questionário padronizado *Duke Activity Status Index* (DASI), ao teste de exercício cardiopulmonar formal (TECP) e à medição das concentrações de peptídeo natriurético, todos previamente validados como capazes de prever eventos cardiovasculares pós-operatórios. O desfecho primário foi morte ou infarto do miocárdio dentro de 30 dias após a cirurgia. A avaliação subjetiva da capacidade funcional teve uma sensibilidade de 19,2% e uma especificidade de 94,7% para prever a capacidade de atingir 4 METs. Em outras palavras, a avaliação subjetiva resultou em uma classificação errônea substancial de pacientes de alto risco como baixo risco.

O terceiro passo consiste em avaliar o índice de risco cardíaco, etapa na qual, vale ressaltar, são avaliadas as condições clínicas associadas a aumento do risco de eventos cardíacos no momento da cirurgia. Não representa um objetivo da avaliação pré-operatória o diagnóstico de condições clínicas que não estarão associadas a aumento de eventos cardíacos precipitados pelo procedimento cirúrgico.

São consideradas condições de risco cardíaco aumentado:

- História de doença cardíaca isquêmica: IAM prévio; teste de estresse prévio positivo; angina típica; ondas Q no ECG; angioplastia ou cirurgia de revascularização miocárdica prévia; uso de nitratos
- História de insuficiência cardíaca congestiva prévia compensada: passado de edema agudo de pulmão; existência de terceira bulha; estertores crepitantes em bases pulmonares; evidência de insuficiência cardíaca em radiografia de tórax
- História de doença cerebrovascular prévia: acidente isquêmico transitório prévio; acidente vascular encefálico (AVE) prévio
- Diabetes *mellitus* (DM) há mais de 5 anos e/ou com evidência de complicações microvasculares
- Insuficiência renal: creatinina > 2 mg/dia
- Múltiplos fatores de risco cardiovascular (três ou mais das seguintes condições: hipertensão arterial [HA], colesterol de lipoproteínas de baixa densidade (LDL) elevado, colesterol de lipoproteínas de alta densidade (HDL) diminuído, tabagismo, intolerância à glicose ou diabetes).

No entanto, em pacientes com obesidade cuja avaliação da capacidade funcional foi limitada por condições associadas à própria obesidade, como osteoartrose grave, e nos quais a existência de insuficiência cardíaca tiver sido duvidosa, a dosagem do peptídeo natriurético tipo B (BNP) ou seu fragmento de clivagem aminoterminal (NT-proBNP) pode se tornar útil (se disponível), ainda que se deva levar em consideração que os níveis desses peptídeos podem ser mais baixos em pacientes com maior IMC, o que exige sua valorização quando elevados. Estudos em pacientes com obesidade classe 3 ou superior sugerem que o NT-proBNP tem acurácia superior ao BNP, devendo ser preferido de acordo com a disponibilidade no serviço.

Analisadas as condições de risco cardíaco aumentado, é preciso avaliar a necessidade de realização de testes cardíacos não invasivos e do uso de betabloqueador.

Se o paciente não apresentar nenhum dos seis indicadores de risco cardíaco, poderá proceder com a cirurgia programada sem necessidade de testes cardíacos adicionais. Nesses casos, o risco antecipado de eventos cardíacos maiores perioperatórios é de aproximadamente 0,5%.

É consenso geral que o betabloqueador deve ser continuado em pacientes que se submeterão à cirurgia e que já utilizavam a terapia para tratar angina, arritmias e HA. Sua interrupção em alguns pacientes pode levar a angina recorrente, hipertensão de rebote e fibrilação atrial no pós-operatório, período em que o paciente é particularmente vulnerável a um estresse fisiológico adicional.

Pacientes que não faziam uso prévio de betabloqueador e apresentam uma a duas condições de risco cardíaco aumentado podem beneficiar-se do uso dessa medicação. Na existência de três ou mais indicadores de risco, o uso de betabloqueador visando à redução da FC torna-se mandatório, com dose titulada individualmente, objetivando-se uma FC de repouso inferior a 65 bpm. O aumento de dose deve ser gradual e pelo menos 1 mês antes do procedimento. O paciente deverá ser monitorado no período perioperatório para evitar o uso de doses excessivas, uma vez que doses inadequadas estão associadas a hipotensão sintomática e bradicardia. O estudo *Perioperative Ischemic Evaluation* (POISE), em que o betabloqueador foi iniciado imediatamente antes de cirurgia não cardíaca, demonstrou aumento significativo de

hipotensão e bradicardia, acarretando maior mortalidade aos 30 dias de pós-operatório. Portanto, é fundamental uma titulação gradual no período pré-operatório para que o benefício seja superior ao risco do uso do bloqueador.

Já os testes cardíacos não invasivos somente devem ser considerados se o seu resultado tiver o potencial de modificar a conduta. Como o betabloqueador será instituído no paciente com risco cardíaco aumentado, o mais adequado ao teste não invasivo é descobrir quais pacientes deverão sofrer um procedimento de revascularização coronariana antes da cirurgia bariátrica. É preciso lembrar que o objetivo da avaliação pré-operatória consiste em minimizar os riscos precipitados pela cirurgia, e não necessariamente diagnosticar com precisão sua condição cardíaca. A indicação de testes não invasivos limitar-se-ia a um número pequeno de condições, como um paciente com IAM prévio, com angina estável e baixa capacidade funcional, mesmo com FC adequada em uso de betabloqueador.

Os testes cardíacos não invasivos mais utilizados incluem ECO ou estudo de perfusão miocárdica, ambos depois de exercício ou estresse farmacológico. Os testes com exercícios são limitados em pessoas com obesidade muito grave, em virtude de seu peso ou por problemas ortopédicos, situações em que se prefere o emprego de estresse farmacológico. A escolha do tipo de teste dependerá da disponibilidade e da experiência do serviço.

A obesidade pode reduzir a acurácia de testes de perfusão com tálio 201 ou tecnécio 99m, exigindo-se a correção da atenuação para melhorar a especificidade em pacientes com IMC $\geq$ 30 kg/m². O ECO com estresse pode ter a qualidade da imagem limitada em decorrência da obesidade. O uso da técnica transesofágica oferece imagens de qualidade superior, embora sua segurança venha sendo questionada nesses pacientes. Poucos estudos realizaram avaliação do risco pré-operatório utilizando o ECO transesofágico com estresse em pacientes com obesidade classe 3 ou superior.

Pacientes com achados positivos nos testes não invasivos devem ser referidos para angiografia e avaliação do cardiologista, que, então, analisará a necessidade de revascularização coronariana antes do procedimento cirúrgico.

Avaliação respiratória

Na avaliação pré-operatória do paciente bariátrico, sob o ponto de vista respiratório, são importantes o reconhecimento e a avaliação das seguintes condições:

- Doenças pulmonares associadas à obesidade, como a síndrome da apneia obstrutiva do sono (SAOS) e a síndrome da hipoventilação da obesidade (SHO)
- Doenças pulmonares intrínsecas que podem ser agravadas pela obesidade, como doença pulmonar obstrutiva crônica (DPOC), asma brônquica, fibroses pulmonares, hipertensão pulmonar e tromboembolismo pulmonar (TEP) de repetição.

A obesidade abdominal causa redução dos volumes pulmonares, reduz a complacência da parede torácica e aumenta a demanda total do organismo por oxigênio. Além disso, doenças associadas à obesidade, como o diabetes *mellitus* tipo 2 (DM2), podem provocar dano neuropático e vascular, comprometendo a função dos músculos respiratórios e dos músculos dilatadores da faringe. Na SHO, os pacientes apresentam padrão restritivo na avaliação da função pulmonar em razão da redução da complacência da parede torácica. O mais comum é uma redução da capacidade pulmonar total em consequência da redução do volume residual expiratório e do volume

770 Parte 7 ▪ Tratamento Cirúrgico da Obesidade

residual funcional, levando a uma distribuição anormal da ventilação e piora da troca gasosa. Soma-se a isso a limitação de fluxo expiratório, com aumento do trabalho da musculatura diafragmática.

Uma metanálise de Buchenwald et al. mostrou que a cirurgia bariátrica proporcionou resolução da SAOS em 86% dos pacientes, embora, pelo fato de os pacientes com SAOS apresentarem maior risco em razão de maior gravidade do quadro clínico, estes devam ser cuidadosamente avaliados antes da cirurgia.

A SAOS está associada ao aumento da sensibilidade aos efeitos depressores respiratórios de sedativos e opioides, à tendência a obstruir as vias respiratórias quando sedado ou durante ventilação com máscara e laringoscopia mais difícil.

Considerações sobre a síndrome da apneia obstrutiva do sono e a síndrome da hipoventilação da obesidade

A doença respiratória mais comumente associada à obesidade é a SAOS, definida como o colabamento repetitivo da faringe (parcial ou completo) durante o sono mais do que 5 vezes por hora [índice de apneia e hipopneia (IAH)] associada à sonolência diurna. Seus sinais e sintomas mais comuns compreendem sonolência diurna, sono não reparador, noctúria, ronco alto, apneias presenciadas e sensação de sufocamento, com HA de difícil controle. Mais comum em homens e em mulheres após a menopausa, evolui com a idade e o aumento de peso, sua única variável modificável. A obesidade pode predispor à SAOS em razão do acúmulo de gordura em volta da orofaringe e na própria musculatura da faringe, alterando a geometria da via respiratória, o que resulta no aumento da pressão extraluminal e na propensão a colabamento. Algumas vezes, as alças fluxo-volume podem apresentar "dentes de serra" pela existência de tecidos moles redundantes e edemaciados em pacientes com SAOS. A medida da circunferência cervical (CC) refere-se à medida antropométrica que mais se associa à SAOS, podendo ser ajustada de acordo com a ocorrência de outros sintomas e sinais (CC ajustada ou CCaj) (Tabela 95.2). A sonolência diurna pode ser avaliada a partir da escala de sonolência de Epworth (ESE) (Tabela 95.3).

Menos comum, mas provavelmente subdiagnosticada, é a SHO, definida como o desenvolvimento de hipercapnia ($PaCO_2 > 45\,mmHg$) em vigília em indivíduo com obesidade (IMC $\geq 30\,kg/m^2$) na ausência de outros motivos para hipoventilação, por exemplo, deformidade torácica, doença pulmonar ou neuromuscular coexistente. Esses pacientes compartilham muitas características clínicas com os pacientes com SAOS (e muitos apresentam ambas as doenças),

Tabela 95.2 Circunferência cervical ajustada e probabilidade clínica de síndrome da apneia obstrutiva do sono.

Se o paciente:	
For hipertenso	Somar 4 cm
For um roncador habitual	Somar 3 cm
Relatar engasgo ou sufocação na maioria das noites	Somar 3 cm
Total:	.... cm
Probabilidade clínica:	
Inferior a 43 cm: baixa	
De 43 a 48 cm: intermediária	
Superior a 48 cm: elevada	

Tabela 95.3 Escala de sonolência de Epworth.

Situação	Chance de cochilar
Sentado lendo	( )
Assistindo à TV	( )
Sentado inativo em lugar público (p. ex., reunião, teatro)	( )
Como passageiro em um carro por 1 h sem parar	( )
Deitado para descansar após o almoço se as circunstâncias forem favoráveis	( )
Sentado conversando com alguém	( )
Sentado em um lugar calmo após o almoço sem álcool	( )
Em um carro parado por alguns minutos em virtude do trânsito	( )

Pontos	Resultados
0: Nenhuma chance de cochilar	0 a 10: Normal
1: Chance leve de cochilar	11 a 12: Limítrofe
2: Chance moderada de cochilar	> 12: Anormal

ainda que a SHO seja mais grave e esteja associada a maior morbimortalidade, normalmente relacionada com o comprometimento cardíaco e respiratório. Na experiência dos autores no Ambulatório de Obesidade do Hospital das Clínicas da Faculdade de Medicina da Universidade de São Paulo (FMUSP), a medida da saturação periférica de oxigênio possibilita identificar pacientes com maior risco de apresentar SHO e/ou SAOS, estando alterada ($SpO_2 < 95\%$) em aproximadamente 33% dos pacientes com IMC $\geq 30\,kg/m^2$. Pacientes com SHO que não recebem suporte ventilatório não invasivo [VNI; pressão aérea positiva contínua (CAP); pressão aérea positiva em modo duplo (BPAP), oxigenoterapia] durante o tratamento apresentam mortalidade de 23% em 18 meses, e de 46% em 7 anos, contra 3% e 22%, respectivamente, naqueles que recebem suporte por VNI, que deve ser instituída, preferencialmente, antes da cirurgia bariátrica.

Um método de *screening* rápido, baseado em perguntas simples, é validado e muito utilizado pelos norte-americanos: o *STOP-Bang questionnaire* (*Snoring, Tired, Observed, Pressure, Body mass index, Age, Neck size, Gender*), que consiste nos seguintes questionamentos:

1. Você ronca tão alto que outra pessoa pode escutá-lo com a porta fechada?
2. Você sente-se muito fadigado, sonolento e cansado ao longo do dia (podendo chegar a dormir enquanto dirige)?
3. Alguém já observou você parando de respirar ou engasgando durante o sono?
4. Você tem pressão alta?
5. Seu IMC está acima de $35\,kg/m^2$?
6. Você tem mais de 50 anos?
7. Qual é a medida do seu pescoço? Tem mais de 43 cm para homens ou mais de 40 cm para mulheres?
8. Sexo: masculino?
9. Critério de risco para apneia obstrutiva do sono:
   - Baixo risco: até 2 respostas positivas
   - Risco intermediário: 3 a 4 respostas positivas
   - Alto risco: de 5 a 8 respostas positivas.

Para aqueles com risco elevado, faz-se a polissonografia pré-operatória, pois essa condição aumenta muito o risco de doenças cardíacas, como HA, IAM e arritmias cardíacas. No caso de pacientes com risco intermediário, solicitam-se testes de função pulmonar, como a espirometria.

A relação da obesidade com apneia do sono e hipoventilação é discutida no Capítulo 41.

Avaliação respiratória do paciente antes da cirurgia bariátrica

Pacientes com obesidade e forte suspeita clínica de SHO que serão submetidos à cirurgia de moderado ou alto risco devem ser examinados quanto à retenção de CO_2 e hipoxemia com eletrólitos séricos e gasometria arterial. Um ecocardiograma para avaliar a hipertensão pulmonar e, especificamente, a função cardíaca direita é sugerido por alguns especialistas para pacientes com sinais clínicos de SHO e retenção de CO_2. A maioria dos pacientes com SHO tem SAOS e até dois terços têm hipertensão pulmonar.

Então, a avaliação inicial do paciente antes da cirurgia bariátrica prevê a realização, além da história e do exame físico detalhados, de medida da CCaj, radiografia de tórax, ECO, aplicação do inquérito ESE e medida da SpO_2 (Figura 95.2).

Idealmente, pacientes com sonolência excessiva diurna (ESE > 10) e/ou CCaj > 43 cm devem ser submetidos à polissonografia mesmo quando a SpO_2 for normal. Na impossibilidade de realização de polissonografia ou na existência de SAOS diagnosticada, fisioterapia respiratória com CPAP e uso de VNI noturna estão indicados. Os pacientes com SpO_2 < 95% e/ou bicarbonato em sangue venoso ≥ 27 mEq/ℓ (na ausência de oxímetro, a gasometria venosa pode ser usada, avaliando-se o nível de bicarbonato) devem ser submetidos à gasometria arterial para avaliação da pressão parcial de CO_2. Caso se confirme o diagnóstico de SHO, a oxigenoterapia está indicada. É de suma importância descartar a existência de doença pulmonar intrínseca ativa por meio de anamnese cuidadosa, radiografia de tórax, ECO e espirometria. Esses pacientes, bem como os tabagistas, devem ser encaminhados ao pneumologista, que avaliará a gravidade da doença e o risco cirúrgico. Nesse grupo, estão os pacientes com doença respiratória associada à elevação da pressão arterial (PA) pulmonar, nos quais é preciso avaliar, em conjunto com o endocrinologista, o potencial de redução da hipertensão pulmonar com a perda de peso, para julgar se a cirurgia é factível para a sua melhora. É mandatória a cessação de tabagismo pelo menos 2 meses antes da cirurgia (ver Figura 95.2).

Uma avaliação cuidadosa e detalhada da via respiratória superior do paciente com obesidade é necessária antes de uma intubação traqueal eletiva, e mesmo a ventilação com máscara pode ser consideravelmente difícil. A incidência de dificuldades na intubação por anestesistas gira em torno de 13%, sobretudo em pacientes com escore de Mallampati classes III e IV (Figuras 95.2 e 95.3). Esses problemas são causados pela existência de depósitos gordurosos em face, região malar, tórax, língua e pelo pescoço curto com excesso de tecidos moles em palato, faringe e região superior e anterior da laringe. Além disso, pode haver restrição à abertura da boca e limitações da flexão e extensão da coluna cervical e da articulação atlanto-occipital. Equipamento para cricotireoidostomia e ventilação transtraqueal deve estar sempre disponível. O exame desses pacientes precisa incluir uma análise da região cefálica e cervical, incluindo flexão, extensão e rotação lateral do pescoço, mobilidade da mandíbula e abertura da boca, inspeção da orofaringe, dentição e patência das narinas, sendo importante questionar o paciente sobre dificuldades anteriores na ventilação ou intubação.

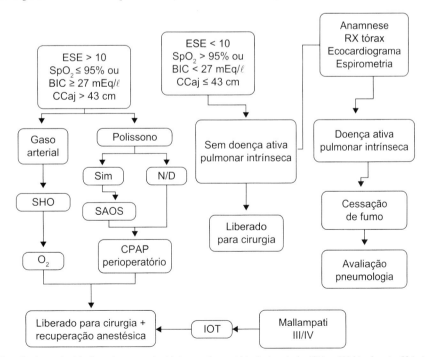

Figura 95.2 Organograma da avaliação respiratória do paciente com obesidade no pré-operatório de cirurgias bariátricas. BIC: bicarbonato; CCaj: circunferência cervical ajustada; CPAP perioperatório: pressão aérea positiva contínua perioperatória; ESE: escala de sonolência de Epworth; Gaso: gasometria; IOT: possível dificuldade na intubação orotraqueal; N/D: não disponível; Polissono: polissonografia de noite inteira; RX: radiografia de tórax; SAOS: síndrome da apneia obstrutiva do sono; SHO: síndrome da hipoventilação da obesidade; SpO_2: saturação periférica de O_2.

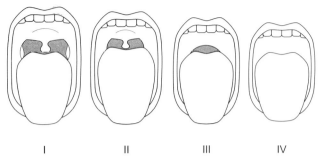

Figura 95.3 Escores de Mallampati classes I a IV.

Pacientes com obesidade grave sob sedação não devem ventilar espontaneamente, em razão da probabilidade de hipoventilação, com consequente instalação ou agravamento de hipoxia e hipercapnia. Em geral, o paciente com obesidade requer ventilação mecânica com alta fração inspirada de O_2 e, muito provavelmente, adição de pressão expiratória final positiva (PEEP).

É importante orientar o paciente tabagista a parar de fumar antes da cirurgia, visto haver fortes associações do uso de cigarro com a incidência de úlcera péptica, aumento do risco de complicações pulmonares perioperatórias, aumento de úlceras nas anastomoses pós-operatórias e sangramentos. Deve-se orientá-lo a parar de fumar pelo menos 8 semanas antes da cirurgia bariátrica e encaminhá-lo para programas de cessação de tabagismo.

Resumindo a abordagem geral para testes cardiorrespiratórios no pré-operatório para pacientes com obesidade:

- Todos os pacientes com obesidade: PA, hemoglobina glicada, teste de triagem para SAOS e avaliação clínica para distúrbios respiratórios relacionados ao sono
- Obesidade com distúrbios respiratórios relacionados ao sono conhecidos ou que apresentem resultados positivos para tais distúrbios: testes adicionais individualizados, levando em consideração a extensão e a natureza do procedimento planejado; pode incluir eletrólitos séricos com determinação de bicarbonato, gasometria arterial, ECG e ecocardiograma
- Obesidade (IMC > 40 kg/m²) com fator de risco para doença coronariana (diabetes, tabagismo, hipertensão ou dislipidemia) ou baixa tolerância ao exercício: ECG de 12 derivações e radiografia de tórax (posteroanterior e lateral).

Terapia de pressão positiva nas vias respiratórias

Pacientes com obesidade com diagnóstico de SAOS ou SHO que usam terapia com CPAP ou BiPAP (que tem dois níveis de pressão: uma sobre a inspiração [IPAP] e outra a expiração [EPAP]) devem ser instruídos a aderir ao seu regime de tratamento até o dia da cirurgia eletiva para manter os benefícios do tratamento. Os mais importantes incluem redução do volume da língua e aumento do volume do espaço faríngeo (um efeito que ocorre após 4 a 6 semanas de terapia), melhora dos parâmetros cardíacos e melhora do impulso ventilatório em pacientes com SHO. CPAP ou BiPAP devem ser continuados no período perioperatório sempre que possível.

Pacientes com cirurgia prévia para perda de peso

Após cirurgia para perda de peso, particularmente banda gástrica ou gastrectomia vertical, os pacientes devem ser avaliados quanto a quaisquer sinais ou sintomas de disfagia que podem indicar um risco aumentado de aspiração.

Além dessa avaliação, vale a pena ressaltar que um histórico completo de medicação deve ser obtido e todos os médicos envolvidos no manejo do paciente devem revisar esse histórico. Isso deve incluir todos os medicamentos de venda livre e fitoterápicos/complementares, bem como medicamentos prescritos. Além disso, devem ser obtidas informações sobre o uso de substâncias (incluindo álcool, nicotina e drogas ilícitas).

Nos pacientes com obesidade, uma atenção específica deve ser dada às drogas mais utilizadas por essa população, como agonistas do receptor do peptídeo semelhante ao glucagon 1 (GLP-1) e estatinas.

Agonistas do receptor GLP-1

O esvaziamento gástrico retardado é um efeito colateral potencial dos agonistas do receptor GLP-1 (p. ex., semaglutida, liraglutida), que são usados para tratar diabetes e obesidade. Para pacientes em dosagem diária, considere suspender liraglutida 48 horas antes do procedimento/cirurgia; para pacientes em dosagem semanal, semaglutida deve ser suspensa 10 a 21 dias antes do procedimento/cirurgia – consulte sempre o protocolo do hospital. Considere consultar um endocrinologista para evitar hiperglicemia.

Em pacientes que se apresentam para a cirurgia e que não suspenderam o agonista do receptor GLP-1 pelo tempo recomendado, a ultrassonografia gástrica pode ser considerada para avaliar a presença de conteúdo gástrico e adiar a cirurgia se necessário ou orientar a necessidade de intubação de sequência rápida (ISR). Se a ultrassonografia gástrica não estiver disponível ou for inconclusiva, é razoável o adiamento ou a realização de ISR para minimizar o risco de aspiração.

Houve relatos de cetoacidose diabética euglicêmica pós-operatória em pacientes com DM2 tomando inibidores do cotransportador de sódio-glicose tipo 2 – iSGLT-2 (p. ex., empagliflozina, dapagliflozina, canagliflozina). Esses agentes devem ser interrompidos 3 a 4 dias antes da cirurgia.

Estatinas

As evidências tornaram-se convincentes de que os inibidores da HMG-CoA redutase (estatinas) podem prevenir eventos vasculares no período perioperatório. É recomendada a continuação das estatinas durante todo o período perioperatório.

Bibliografia

Bottini P, Redolfi S, Dottorini ML, Tantucci C. Autonomic neuropathy increases the risk of obstructive sleep apnoea in obese diabetics. Respiration. 2008;75:265-71.

Buchenwald H, Avidor Y, Braunwald E, Jensen MD, Pories W, Fahrbach K, et al. Bariatric surgery: a systematic review and meta-analysis. JAMA. 2004;292:1724-37.

Catheline JM, Bihan H, Le Quang T, Sadoun D, Charniot J-C, Onnen I, et al. Preoperative cardiac and pulmonary assessment in bariatric surgery. Obes Surg. 2008;18:271-7.

de Sousa AG, Cercato C, Mancini MC, Halpern A. Obesity and obstructive sleep apnea-hypopnea syndrome. Obes Rev. 2008;9(4):340-54.

DeMaria EJ, Portenier D, Wolfe L. Obesity surgery mortality risk score: proposal for a clinically useful score to predict mortality risk in patients undergoing gastric bypass. Surg Obes Relat Dis. 2007;3(2):134-40.

Fernandes F, Ramires FJ, Buck PC, et al. N-terminal-pro-brain natriuretic peptide, but not brain natriuretic peptide, is increased in patients with severe obesity. Braz J Med Biol Res. 2007;40(2):153-8.

Fleisher LA, Fleischmann KE, Auerbach AD, et al. 2014 ACC/AHA guideline on perioperative cardiovascular evaluation and management of patients undergoing noncardiac surgery: executive summary: a report of the American College of Cardiology/American Heart Association Task Force on Practice Guidelines. Circulation. 2014;130(24):2215.

Freeman WK, Gibbons RJ. Perioperative cardiovascular assessment of patients undergoing noncardiac surgery. Mayo Clin Proc. 2009;84(1):79-90.

Grant MC, Gibbons MM, Ko CY, et al. Evidence review conducted for the agency for healthcare research and quality safety program for improving surgical care and recovery: focus on anesthesiology for bariatric surgery. Anesth Analg. 2019;129:51.

Huxtable CA, Roberts LJ, Somogyi AA, et al. Acute pain management in opioid-tolerant patients: a growing challenge. Anaesth Intens Care. 2011;39(5):804-23.

Kress JP, Pohlman AS, Alverdy J, Hall JB. The impact of morbid obesity on oxygen cost of breathing at rest. Am J Respir Crit Care Med. 1999;160:883-6.

Mancini MC. Obstáculos diagnósticos e desafios terapêuticos no paciente obeso. Arq Bras Endocrinol Metab. 2001;45(6):584-608.

Marin JM, Carrizo SJ, Vicente E, Agusti AGN. Long-term cardiovascular outcomes in men with obstructive sleep apnoea-hypopnoea with or without treatment with continuous positive airway pressure: an observational study. Lancet. 2005; 365:1046-53.

Mechanick JI, Apovian C, Brethauer S, et al. Clinical practice guidelines for the perioperative nutrition, metabolic, and nonsurgical support of patients undergoing bariatric procedures – 2019 update: cosponsored by American Association of Clinical Endocrinologists/American College of Endocrinology, the Obesity Society, American Society for Metabolic & Bariatric Surgery, Obesity Medicine Association, and American Society of Anesthesiologists – executive summary. Endocr Pract 2019;25(12):1346-59.

Nepomnayshy D, Hesham W, Erickson B. Sleep apnea: is routine preoperative screening necessary? Obes Surg. 2013;23(3):287-91.

Poirier P, Alpert MA, Fleisher LA, et al.; American Heart Association Obesity Committee of Council on Nutrition, Physical Activity and Metabolism, Council on Cardiopulmonary Perioperative and Critical Care, Council on Cardiovascular Surgery and Anesthesia, Council on Cardiovas. Cardiovascular evaluation and management of severely obese patients undergoing surgery: a science advisory from the American Heart Association. Circulation. 2009;120(1):86-95.

Silveira SQ, da Silva LM, de Campos Vieira Abib A, et al. Relationship between perioperative semaglutide use and residual gastric content: A retrospective analysis of patients undergoing elective upper endoscopy. J Clin Anesth. 2023;87:111091.

Van Klei WA, Bryson GL, Yang H, et al. The value of routine preoperative electrocardiography in predicting myocardial infarction after noncardiac surgery. Ann Surg. 2007;246(2):165.

Wijeysundera DN, Pearse RM, Shulman MA, et al.; METS study investigators. Assessment of functional capacity before major non-cardiac surgery: an international, prospective cohort study. Lancet. 2018;391(10140):2631.

96

Avaliação do Paciente com Doença Arterial Coronariana Antes da Cirurgia Bariátrica

Fernanda Reis de Azevedo ▪ Daniela Calderaro ▪ Danielle Menosi Gualandro ▪ Pai Ching Yu ▪ Bruno Caramelli

Epidemiologia

No Brasil, é crescente a prevalência de obesidade, tendo aumentado de 17,5% da população em 2013, para 25,9% em 2019. O excesso de peso corporal está relacionado com o aumento do risco cardiovascular em razão de suas diversas comorbidades associadas, incluindo diabetes *mellitus* (DM), hipertensão arterial, dislipidemia e apneia obstrutiva do sono. Por isso, a obesidade é considerada um problema de saúde pública, já que onera o Sistema Único de Saúde (SUS), cujos gastos anuais perfazem R$ 488 milhões com o tratamento de doenças relacionadas com essa condição.

A obesidade classe 3, diagnóstico que se aplica para indivíduos com índice de massa corporal (IMC) maior ou igual que 40 kg/m^2, é refratária tanto à dieta quanto à terapia medicamentosa, mas responde bem à cirurgia bariátrica, que tem se mostrado a estratégia mais sustentada de perda ponderal, a qual, por sua vez, reduz a incidência de diabetes *mellitus* tipo 2 (DM2), controla a hipertensão arterial e a dislipidemia e melhora os sintomas de apneia do sono, além de reduzir a mortalidade total.

Risco cardiovascular nas pessoas com obesidade

Existem diversos estudos que mostram uma relação linear entre o aumento do IMC e a mortalidade por todas as causas, associação confirmada pelo estudo de Berrington et al. em uma população de aproximadamente 1,5 milhão de indivíduos advinda de análise conjunta de 19 estudos prospectivos. As principais causas de mortalidade associada ao aumento do IMC nessa amostra foram as doenças cardiovasculares, e o risco relativo associado a essa condição triplicou para indivíduos com IMC acima de 35 kg/m^2.

Hoje, a cirurgia bariátrica se caracteriza como a estratégia com melhores resultados na redução da mortalidade na população com obesidade. O estudo SOS avaliou a mortalidade total em uma população de quase 5 mil indivíduos de perfil similar, submetida ou não à cirurgia bariátrica. Após 16 anos de acompanhamento, os resultados demonstraram redução importante na mortalidade do grupo submetido à cirurgia em relação àqueles mantidos em tratamento clínico. Apesar de não se tratar de um estudo randomizado, o grau de redução apresentado foi bastante relevante, apresentando redução da ordem de 35% no risco de morte por todas as causas. Um resultado similar foi encontrado por Adams et al. em seu estudo que avaliou uma população semelhante ao longo de 7 anos: os resultados apontaram redução da ordem de 40% na mortalidade total no grupo com cirurgia bariátrica em comparação ao grupo não operado, e a redução isolada no número de mortes por doença arterial coronariana (DAC) foi ainda superior (56% no grupo cirúrgico).

Apesar desses resultados bastante positivos em relação ao impacto da cirurgia bariátrica na saúde dos indivíduos com obesidade, o aumento da popularidade desse procedimento cirúrgico vem levando a preocupação com sua segurança nessa população já sensível do ponto de vista cardiovascular e portadora de outras enfermidades, que, isoladamente, já estão associadas a um risco maior de complicações. O melhor caminho é realizar uma adequada estimativa do risco de complicações cardiovasculares, em especial para aqueles já com o diagnóstico de DAC, e oferecer recomendações para reduzir sua ocorrência.

Segurança na cirurgia bariátrica

Com os estudos crescentes quanto à segurança na realização da cirurgia bariátrica, espera-se reduzir a incidência de complicações e conhecer os principais fatores de risco relacionados com sua ocorrência. O estudo Avaliação Longitudinal de Cirurgia Bariátrica (LABS) demonstrou muitos dados importantes na determinação da segurança desse procedimento. Essa coorte observacional multicêntrica utilizou um questionário padronizado para avaliar os principais fatores de risco existentes em pacientes submetidos à cirurgia bariátrica e sua associação a complicações nos 30 dias que se seguiram ao procedimento. Os desfechos avaliados foram óbito, ocorrência de eventos tromboembólicos, necessidade de reintervenção e internação por mais de 30 dias.

Após avaliarem 4.601 pacientes submetidos a diferentes procedimentos (banda gástrica ajustável, *bypass* gástrico em Y de Roux por via laparoscópica ou aberta), os autores observaram baixa mortalidade, em torno de 0,3%, nos pacientes operados. Em relação à ocorrência de eventos adversos, a taxa observada na população foi de 4,3%, sendo 3,1% a porcentagem de necessidade de reintervenção e 0,4% de incidência de trombose venosa profunda. Fatores de risco, como histórico de eventos tromboembólicos (8,8%), apneia do sono (5%), baixa capacidade funcional e obesidade extrema, representada por um IMC igual ou superior a 50 kg/m^2, constituíram os principais preditores de eventos encontrados no estudo, todos independentemente associados a risco aumentado de ocorrência dos desfechos estudados.

Os pacientes que apresentaram as condições listadas mostraram taxa de eventos adversos superior a 10%, enquanto aqueles sem essas características não ultrapassaram 3% de incidência de intercorrências. Ainda, os autores encontraram correlação entre o desfecho composto e diabetes (5,5%), o tipo de cirurgia e a capacidade de o paciente andar mais de 61 m sem dispneia (15,9%). O tipo de cirurgia com melhor desfecho foi o da banda gástrica laparoscópica (1%) comparado a *bypass* gástrico em Y de Roux laparoscópico (4,8%) e *bypass* gástrico em Y de Roux laparotômico (7,8%). Fatores como idade, raça, etnia e sexo não apresentaram correlação com os desfechos avaliados. O menor risco relacionado com peso foi encontrado naqueles pacientes cujo IMC estava abaixo de 53 kg/m^2.

O estudo de Sanni et al. também avaliou a morbidade e a mortalidade total até 30 dias após a realização da cirurgia bariátrica em um banco de dados, integrante do *American College of Surgeons National Surgical Quality Improvement Program*, com informações de mais de 20 mil pacientes submetidos a diferentes procedimentos, todos laparoscópicos. O estudo buscou investigar a relação existente entre morbidade cirúrgica, IMC e idade por meio de um modelo de regressão logística. Os dados mostraram que a ocorrência de comorbidades associadas à obesidade, como diabetes, hipertensão arterial, dispneia e doença pulmonar obstrutiva crônica, representa um importante fator de risco para o desenvolvimento de complicações no pós-operatório. O risco também aumentou 1% a cada ano a mais de idade e 2% a cada aumento de 1 ponto no IMC. Dessa maneira, os autores concluíram que características diversas influem no sucesso cirúrgico.

Um último dado interessante resulta do estudo de Ballantyne et al., que avaliaram os principais fatores preditivos para o aumento do tempo de internação após a cirurgia bariátrica. Os resultados reforçaram as associações vistas anteriormente, mas encontraram uma importante relação entre o aumento do risco de complicações e a existência de doença coronariana. Assim, os indivíduos com doença coronariana instalada apresentavam risco 12,2 vezes maior de ter a estadia no hospital prolongada quando submetidos à cirurgia de *bypass* gástrico por via laparoscópica. A associação também foi observada em mulheres submetidas ao *bypass* gástrico por via laparotômica, embora com força menor, representada por um aumento de risco da ordem de 8,65.

A influência da doença coronariana no aumento do risco cirúrgico dos pacientes submetidos à cirurgia bariátrica tem alta relevância na avaliação do risco perioperatório desse grupo de pacientes. A obesidade pode promover o desenvolvimento e a progressão da doença coronariana pela alteração de padrões metabólicos aterogênicos, por piora da função endotelial e pelo maior risco de trombose, além do aumento do risco de comorbidades a ela associadas, como diabetes, dislipidemia, hipertensão arterial e apneia obstrutiva do sono. Assim, o que se observa na prática é uma prevalência significativa, da ordem de até 30%, de indivíduos com obesidade com indicação para cirurgia bariátrica que apresentam diferentes graus de comprometimento cardiovascular prévio que potencializam seu risco cirúrgico.

Entender os fatores que estão por trás do risco torna-se fundamental para o desenvolvimento de modelos de estratificação de risco para essa população específica, que cresce a cada dia. O maior desafio, no entanto, se dá pela complexa relação existente entre os fatores de risco e os eventos adversos, que precisa ser esclarecida para que se consiga determinar os valores preditivos de risco para a cirurgia bariátrica.

Avaliação perioperatória

A avaliação de risco perioperatório deve ser realizada nos indivíduos com indicação para realizar a cirurgia bariátrica seguindo as orientações da Sociedade Brasileira de Cardiologia, além de outros órgãos internacionais, mas com especial atenção às peculiaridades e ao aumento de risco advindos da concomitância de obesidade e doença coronariana, além do próprio procedimento cirúrgico.

Desse modo, a III Diretriz de Perioperatório orienta os médicos a seguirem algumas etapas para a estratificação do risco individual dos pacientes que serão submetidos a cirurgias em geral. A avaliação deve ser iniciada com a identificação das variáveis de risco associadas a condições cardíacas dos pacientes (histórico, exame físico e testes diagnósticos). Após essa etapa, avalia-se a capacidade funcional do paciente, por exemplo, por meio da história clínica, com informações sobre limitações da deambulação (velocidade, capacidade de subir escadas, efetuar tarefas domésticas, prática de exercícios regulares). A baixa capacidade funcional está associada à pior evolução após a cirurgia bariátrica.

A próxima etapa diz respeito ao risco da cirurgia em questão para a ocorrência de eventos cardiovasculares, como infarto agudo do miocárdio (IAM) fatal ou não fatal. No caso da cirurgia bariátrica, a maioria dos estudos que avaliam a sua segurança e seu risco encontrou baixa taxa de mortalidade (da ordem de 0,1 a 0,3%) e uma taxa de complicações no período perioperatório (até 30 dias após a cirurgia) variando entre 3,8 e 4,3%. Entre as complicações, eventos cardiovasculares não foram tão frequentes. No estudo de Sanni et al., apenas 0,06% da amostra apresentou IAM, e 0,2% algum evento tromboembólico, enquanto, na amostra do estudo LABS, 0,4% dos indivíduos apresentou trombose venosa profunda ou tromboembolismo. É importante frisar que o risco de mortalidade estimado para cirurgia bariátrica nada mais é do que a média obtida por dados originados de muitos estudos; no entanto, esse risco pode subir consideravelmente quando se trata de indivíduos de alto risco. Alguns estudos mostram que, em indivíduos com perfil de risco alto, o risco de mortalidade pode aumentar até 7%, ao passo que naqueles com risco considerado baixo o risco de mortalidade está próximo a 0% na maioria dos estudos, aspectos que devem ser levados em conta na hora da avaliação do risco perioperatório dos pacientes.

Para realizar a estimativa do risco, a III Diretriz sugere consultar um algoritmo criado por DeMaria et al. denominado *Obesity Surgery Mortality Risk Score* (OS-MRS), que visa estimar o risco dos indivíduos que serão submetidos, exclusivamente, à cirurgia bariátrica. Trata-se de um sistema de pontuação de risco criado a partir de dados obtidos em um banco de dados com mais de 2 mil indivíduos submetidos à cirurgia bariátrica acompanhados ao longo de 10 anos. Os autores conferiram 1 ponto a cada um dos cinco fatores de risco independentemente associados à morte no perioperatório, estimando-se, a partir da soma dos pontos obtidos pelos indivíduos, o aumento do risco. As variáveis utilizadas na pontuação incluíram idade acima de 45 anos, IMC > 50 kg/m^2, sexo masculino, existência ou não de hipertensão arterial e risco ou não de tromboembolismo pulmonar (TEP). O risco para TEP foi definido como TEP prévio, ocorrência de filtro de veia cava, insuficiência cardíaca direita e/ou hipertensão pulmonar, estase venosa crônica e síndrome de apneia obstrutiva do sono. O objetivo dos autores consistiu em criar uma ferramenta simples

776 Parte 7 ▪ Tratamento Cirúrgico da Obesidade

para a avaliação do risco de mortalidade nesses pacientes a fim de apurar a tomada de decisões dos cirurgiões e as estratégias para minimizar esses riscos (Tabela 96.1).

Após a definição de risco do procedimento, é importante decidir se há necessidade da realização de algum teste de avaliação complementar da função cardíaca e adequar o tratamento medicamentoso, corrigindo a posologia, acrescentando novos medicamentos e orientando a manutenção ou não do tratamento no período perioperatório.

Depois da cirurgia, deve-se manter o cuidado perioperatório para garantir o sucesso do procedimento e a minimização do risco cardiovascular. A avaliação pós-operatória compõe-se por monitoramento ecocardiográfico, dosagens de marcadores de lesão miocárdica, correção de distúrbios hidreletrolíticos, identificação e tratamento de anemia, infecção ou insuficiência respiratória. Ainda, é de suma importância considerar a profilaxia para trombose venosa profunda e TEP.

Cuidados adicionais em pacientes com doença arterial coronariana antes da cirurgia bariátrica

A ocorrência de DAC diagnosticada ou oculta aumenta o risco cirúrgico de qualquer procedimento. É muito importante reconhecer a existência dessa condição para que sejam tomadas as devidas providências e minimizados os riscos de mortalidade e morbidade a ela associados.

A obesidade e suas comorbidades associadas podem aumentar o risco do desenvolvimento de doença coronariana, motivo pelo qual se salienta a necessidade de investigar a existência dessa condição em indivíduos que serão operados.

Um estudo de base populacional avaliando 25 mil indivíduos no perioperatório de cirurgia bariátrica verificou uma taxa de complicações cardíacas variando entre 6,8 e 15,3 a cada 100 pacientes. A prevalência de paradas cardíacas e mortes anuais em decorrência de causas cardiovasculares nessa população foi de 1,6% e 1,5%, respectivamente. E, apesar de não ter sido contabilizada a prevalência de doença coronariana pré-cirúrgica, o autor enfatiza que essa taxa de eventos cardiovasculares é substancialmente superior àquela encontrada em outros tipos de cirurgia geral.

A avaliação desse paciente específico tem como objetivo minimizar seu risco cirúrgico, para o qual se devem abordar todos os fatores relevantes no prognóstico dos portadores de DAC, independentemente do contexto perioperatório. Os principais pontos que precisam ser acompanhados no período perioperatório são existência de angina, insuficiência cardíaca, sinais eletrocardiográficos, extensão e limiar da isquemia, além da anatomia coronária, nos casos pertinentes.

A realização de exames suplementares de maneira indiscriminada não apresenta nenhum benefício comprovado, mesmo naqueles pacientes com doença coronariana já diagnosticada.

Tabela 96.1 Escore de risco de mortalidade da cirurgia bariátrica.

Classe	Número de comorbidades	Risco estimado (%)
A	0 a 1	0,31
B	2 a 3	1,90
C	4 a 5	7,56

Fonte: DeMaria et al., 2007.

Resumo das recomendações da III Diretriz de avaliação cardiovascular perioperatória da Sociedade Brasileira de Cardiologia em cirurgias bariátricas eletivas

A. Estimativa do risco

Grau de recomendação I

História e exame físico completos. **Nível de evidência B**

Grau de recomendação IIa

- Rastreamento de distúrbios respiratórios do sono por meio de escore apropriado e encaminhamento para avaliação com especialista em doenças do sono se o rastreamento for positivo. **Nível de evidência B**
- Eletrocardiograma para portadores de doenças coronarianas, arritmias, doença arterial periférica, cerebrovascular ou estrutural cardíaca, exceto em caso de cirurgia de baixo risco. **Nível de evidência B**
- Creatinina em caso de diabetes, hipertensão ou história de nefropatia. **Nível de evidência C**
- A realização de testes adicionais como estudos de coagulação, testes pulmonares funcionais não é mandatória e não deve ser rotina na avaliação perioperatória de indivíduos com obesidade. Testes adicionais precisam ser selecionados com base na história clínica. **Nível de evidência B**

Grau de recomendação IIb

- Eletrocardiograma pode ser considerado para pacientes assintomáticos sem doença coronariana e a serem submetidos a cirurgia de porte intermediário ou alto. **Nível de evidência B**
- Ecocardiograma para indivíduos com dispneia de origem desconhecida ou com diagnóstico de insuficiência cardíaca e piora da dispneia ou estado clínico. **Nível de evidência B**
- A reavaliação de função ventricular pode ser considerada em pacientes estáveis e com último ecocardiograma há mais de 1 ano. **Nível de evidência C**
- Oximetria não invasiva pode ser útil. Se a saturação for inferior a 95%, avaliação adicional está indicada pelo risco de doença respiratória significativa. **Nível de evidência C**

B. Redução do risco

Grau de recomendação I

- Cessação do tabagismo 6 semanas antes da cirurgia. **Nível de evidência B**
- Monitoramento da pressão arterial com manguito apropriado para paciente com obesidade. **Nível de evidência B**

Grau de recomendação IIa

- Fisioterapia respiratória. **Nível de evidência C**
- Se houver apneia do sono documentada por polissonografia, considerar a instalação de pressão positiva contínua nas vias respiratórias (CPAP) no perioperatório nos pacientes que não fazem uso e não descontinuar naqueles que já usam. **Nível de evidência B**
- Deambulação precoce. **Nível de evidência B**
- Providenciar equipamento apropriado para o paciente com obesidade, incluindo macas, mesas cirúrgicas e cadeiras. Cuidados com as lesões por posicionamento na cama cirúrgica. **Nível de evidência C**
- Posicionamento em Trendelenburg reverso na indução anestésica. **Nível de evidência B**
- Pré-oxigenação: realizada com o fornecimento de oxigênio a 100% por meio de máscara, com o paciente respirando espontaneamente (por um período de 3 minutos), com cabeceira elevada ou sentado. **Nível de evidência B**
- Aplicação de pressão positiva expiratória final (PEEP) melhora a oxigenação e previne atelectasias. **Nível de evidência B**
- Rápida sequência de indução anestésica com pressão cricoide durante a intubação. **Nível de evidência B**
- Preferir anestesia regional, quando possível. **Nível de evidência B**
- Recomenda-se equipe de anestesia com experiência em anestesia em pessoas com obesidade e equipe extra para mobilização adequada do paciente e para intercorrências. **Nível de evidência C**

(continua)

Resumo das recomendações da III Diretriz de avaliação cardiovascular perioperatória da Sociedade Brasileira de Cardiologia em cirurgias bariátricas eletivas (*Continuação*)

C. Cuidados no pós-operatório

Grau de recomendação I

- Cuidados pós-operatórios em unidade de terapia intensiva (UTI) para pacientes de alto risco em razão de comorbidades, aqueles que tiveram falência na extubação pós-operatória, que sofreram complicações no intraoperatório ou que tenham obesidade classe 4 ou mais (IMC >50 kg/m²). **Nível de evidência C**
- Preferir o manejo do paciente em posição sentada ou com a cabeceira elevada a 45° e elevação do queixo. **Nível de evidência C**
- Oximetria não invasiva contínua durante recuperação anestésica, mensuração após recuperação da anestesia (se normal, não é preciso repetir) e medida contínua durante o sono (em intervenções de porte intermediário a alto em pacientes com apneia). **Nível de evidência C**
- Suplementar oxigênio até o paciente ter mobilidade. **Nível de evidência C**
- Instalar CPAP em casos de diagnóstico prévio de apneia do sono e uso residencial do equipamento. **Nível de evidência B**

Grau de recomendação IIa

- Manutenção de normovolemia. **Nível de evidência C**
- Fisioterapia respiratória para todos os submetidos às cirurgias de porte intermediário a alto. **Nível de evidência C**

Assim, a indicação de testes como provas funcionais e cineangiocoronariografia deve ficar restrita a casos específicos que exijam uma análise mais aprofundada para sanar alguma dúvida essencial. Para os demais pacientes, a cautelosa anamnese associada à propedêutica direcionada ao sistema cardiovascular e exames básicos como eletrocardiograma de repouso e radiografia de tórax mostram-se suficientes para determinar o risco cirúrgico real da população em questão.

Bibliografia

Adams TD, Gress RE, Smith SC, et al. Long-term mortality after gastric bypass surgery. N Engl J Med. 2007;357:753-61.

American College of Physicians (ACP). Guidelines for assessing and managing the perioperative risk from coronary artery disease associated with major noncardiac surgery. Ann Intern Med. 1997;127(4):309-12.

Athyros VG, Tziomalos K, Karagiannis A, Mikhailidis DP. Cardiovascular benefits of bariatric surgery in morbidly obese patients. Obes Rev. 2011;12(7):515-24.

Ballantyne GH, Svahn J, Capella RF, et al. Predictors of prolonged hospital stay following open and laparoscopic gastric bypass for morbid obesity: body mass index, length of surgery, sleep apnea, asthma and the metabolic syndrome. Obes Surg. 2004;14:1042-50.

Berrington de Gonzalez A, Hartge P, Cerhan JR, et al. Body-mass index and mortality among 1.46 million white adults. N Engl J Med. 2010;363:2211-9.

Borkgren-Okonek MJ, Hart RW, Pantano JE, et al. Enoxaparin thromboprophylaxis in gastric bypass patients: extended duration, dose stratification, and antifactor Xa activity. Surg Obes Relat Dis. 2008;4(5):625-31.

Brasil. Ministério da Saúde. Boletim Informativo. Portal da Saúde. Doenças ligadas à obesidade custam R$ 488 milhões. Brasília: Ministério da Saúde; 2013.

Brasil. Ministério da Saúde. Secretaria de Vigilância em Saúde. Vigitel Brasil 2013: vigilância de fatores de risco e proteção para doenças crônicas por inquérito telefônico. Brasília: Ministério da Saúde; 2014.

DeMaria EJ, Murr M, Byrne TK, et al. Validation of the obesity surgery mortality risk score in a multicenter study proves it stratifies mortality risk in patients undergoing gastric bypass for morbid obesity. Ann Surg. 2007;246(4):578-82; discussion 583-4.

Eagle KA, Berger PB, Calkins H, et al. ACC/AHA guideline update for perioperative cardiovascular evaluation for noncardiac surgery – Executive summary a report of the American College of Cardiology/American Heart Association Task Force on Practice Guidelines (Committee to Update the 1996 Guidelines on Perioperative Cardiovascular Evaluation for Noncardiac Surgery). Circulation. 2002;105:1257-67.

Fleisher LA, Beckman JA, Brown KA, et al. ACC/AHA 2007 guidelines on perioperative cardiovascular evaluation and care for noncardiac surgery: a report of the American College of Cardiology/American Heart Association Task Force on Practice Guidelines (Writing Committee to Revise the 2002 Guidelines on Perioperative Cardiovascular Evaluation for Noncardiac Surgery): developed in collaboration with the American Society of Echocardiography, American Society of Nuclear Cardiology, Heart Rhythm Society, Society of Cardiovascular Anesthesiologists, Society for Cardiovascular Angiography and Interventions, Society for Vascular Medicine and Biology, and Society for Vascular Surgery. Circulation. 2007;116(17):e418-99.

Fletcher GF, Balady G, Froelicher VF, et al. Exercise standards. A statement for healthcare professionals from the American Heart Association. Writing Group. Circulation. 1995;91(2):580-615.

Goulenok C, Monchi M, Chiche JD, et al. Influence of overweight on ICU mortality: a prospective study. Chest. 2004;125(4):1441.

Gualandro DM, Yu PC, Caramelli B, et al. 3ª Diretriz de Avaliação Cardiovascular Perioperatória da Sociedade Brasileira de Cardiologia. Arq Bras Cardiol. 2017;109(3 Supl.1):1-104.

Heinisch RH, Barbieri CF, Nunes Filho JR, et al. Prospective assessment of different indices of cardiac risk for patients undergoing noncardiac surgeries. Arq Bras Cardiol. 2002;79(4):327-38.

Heneghan HM, Meron-Eldar S, Brethauer SA, et al. Effect of bariatric surgery on cardiovascular risk profile. Am J Cardiol. 2011;108(10):1499-507.

Khan MA, Grinberg R, Johnson S, et al. Perioperative risk factors for 30-day mortality after bariatric surgery: Is functional status important? Surg Endosc. 2013;27:1772-7.

Krauss RM, Winston M, Fletcher RN, Grundy SM. Obesity: impact of cardiovascular disease. Circulation. 1998;98:1472e6.

Lee TH, Marcantonio ER, Mangione CM, et al. Derivation and prospective validation of a simple index for prediction of cardiac risk of major noncardiac surgery. Circulation. 1999;100(10):1043-9.

Livingston EH, Arterburn D, Schifftner TL, et al. National Surgical Quality Improvement Program analysis of bariatric operations: modifiable risk factors contribute to bariatric surgical adverse outcomes. J Am Coll Surg. 2006;203:625-33.

Livingston EH, Langert J. The impact of age and Medicare status on bariatric surgical outcomes. Arch Surg. 2006;141:1115-20.

Loop FD, Lytle BW, Cosgrove DM, et al. J. Maxwell Chamberlain memorial paper. Sternal wound complications after isolated coronary artery bypass grafting: early and late mortality, morbidity, and cost of care. Ann Thorac Surg. 1990;49:179-86; discussion 186-7.

Machado FS. Determinantes clínicos das complicações cardíacas pós-operatórias e de mortalidade geral em até 30 dias após cirurgia não cardíaca. [Tese.] São Paulo: Faculdade de Medicina da Universidade de São Paulo; 2001.

Palda VA, Detsky AS. Perioperative assessment and management of risk from coronary artery disease. Ann Intern Med. 1997;127(4):313-28.

Pinho C, Grandini PC, Gualandro DM, et al. Multicenter study of perioperative evaluation for noncardiac surgeries in Brazil (EMAPO). Clinics (São Paulo). 2007;62(1):17-22.

Poirier P, Alpert MA, Fleisher LA, et al.; American Heart Association, Obesity Committee of Council on Nutrition, Physical Activity and Metabolism, Council on Cardiopulmonary Perioperative and Critical Care, Council on Cardiovascular Surgery and Anesthesia, Council on Cardiovascular evaluation and management of severely obese patients undergoing surgery: a science advisory from the American Heart Association. Circulation. 2009; 120(1):86-95.

Rocha AT, de Vasconcellos AG, da Luz Neto ER, et al. Risk of venous thromboembolism and efficacy of thromboprophylaxis in hospitalized obese medical patients and in obese patients undergoing bariatric surgery. Obes Surg. 2006;16(12):1645-55.

Romeo S, Maglio C, Burza MA, et al. Cardiovascular events after bariatric surgery in obese subjects with type 2 diabetes. Diabetes Care. 2012;135(12):2613-7.

Sanni A, Perez S, Medbery R, et al. Postoperative complications in bariatric surgery using age and BMI stratification: a study using ACS-NSQIP data. Surg Endosc. 2014;28(12):3302-9.

Shamsuzzaman AS, Gersh BJ, Somers VK. Obstructive sleep apnea: implications for cardiac and vascular disease. JAMA. 2003;290:1906e14.

Simone EP, Madan AK, Tichansky DS, et al. Comparison of two low-molecular-weight heparin dosing regimens for patients undergoing laparoscopic bariatric surgery. Surg Endosc. 2008;22(11):2392-95.

Sjostrom L. Bariatric surgery and reduction in morbidity and mortality: experiences from the SOS study. Int J Obes. 2008;32:S93-S97.

The Longitudinal Assessment of Bariatric Surgery (LABS) Consortium. Perioperative Safety in the Longitudinal Assessment of Bariatric Surgery. N Engl J Med. 2009;361:445-54.

Tognolini A, Arellano CS, Marfori W, et al. Cardiac dual-source CT for the preoperative assessment of patients undergoing bariatric surgery. Clin Radiol. 2013;68:e154ee163.

Vest AR, Heneghan HM, Agarwal S, et al. Bariatric surgery and cardiovascular outcomes: a systematic review. Heart. 2012; 98(24): 1763-77.

Vogel JA, Franklin BA, Zalesin KC, et al. Reduction in predicted coronary heart disease risk after substantial weight reduction after bariatric surgery. Am J Cardiol. 2007;99(2):222-6.

Wigfield CH, Lindsey JD, Muñoz A, et al. Is extreme obesity a risk factor for cardiac surgery? An analysis of patients with a BMI ≥ 40. Eur J Cardiothorac Surg. 2006; 29(4):434-40.

97 | Avaliação Psiquiátrica Pré-Cirurgias Bariátricas e Metabólicas

Adriano Segal ▪ Debora K. Kussunoki

Introdução

Há uma expectativa quase mística, tanto por parte de parcela da população leiga quanto da não leiga, envolvendo as avaliações psiquiátrica e psicológica pré-operatórias de cirurgias bariátricas e metabólicas: de modo velado ou mesmo não consciente, espera-se que esses profissionais, isto é, psicólogas, psicólogos e psiquiatras, possam efetivamente ler mentes e/ou prever o futuro. Isso não é real; não temos instrumentos com tal impacto prognóstico. Infelizmente, em nossa experiência, alguns profissionais das áreas de psicologia e psiquiatria se comportam como se fosse possível essa previsão.

Contudo, há embasamento racional para a avaliação psiquiátrica pré-operatória, que é a alta prevalência de transtornos psiquiátricos na população em questão, como citado nos Capítulos 56, *Transtornos do Humor e Outros Transtornos Psiquiátricos Associados à Obesidade*, e 57, *Assédio, Discriminação e Preconceito Contra a Pessoa com Obesidade*. Importante frisar que a avaliação não se destina a encontrar os casos em que haja contraindicação à cirurgia, ainda que, em situações muito específicas e excepcionais, isso possa ocorrer. Ela se destina a tentar otimizar resultados pós-operatórios na maioria dos casos. Conquanto a qualidade da evidência científica ainda não permita essa otimização de modo pleno, acreditamos que esse cenário está mudando paulatinamente, o que garante a manutenção desses procedimentos.

Obesidade e preconceito

Como afirmado no Capítulo 56, a obesidade não é classificada como um transtorno mental, embora compartilhe com esse último da cronicidade, de etiologias multifatoriais (inclusive, algumas vias fisiopatológicas comuns) e do forte e espraiado estigma social.

Por conta disso, os pacientes com obesidade e com transtornos mentais sofrem uma dupla discriminação e, muitas vezes, o tratamento global fica prejudicado. O preconceito ocorre não apenas por parte da sociedade como um todo, mas com frequência também por profissionais da área da saúde: muitos ainda tendem a ter menor expectativa de sucesso de tratamento e subestimam a capacidade do paciente com obesidade. Essa postura abre espaço para um menor empenho por parte do profissional e/ou da equipe de saúde, ou então para atitudes negativas e para procedimentos sem eficácia ou segurança comprovadas. Esses comportamentos, no mínimo, causam impacto econômico indesejado e retardam o início do tratamento adequado.

O estereótipo negativo do paciente com obesidade é indefensável, mas sua compreensão é possível: por conta de uma ausência anterior de evidências de intrincadas correlações genéticas e ambientais com a causalidade da doença, muitas pessoas e profissionais se atêm a aspectos históricos do entendimento da obesidade, sempre ligados a alguma conotação negativa. Exemplos são encontrados na cultura judaico-cristã, que prega a gula como um dos pecados capitais, e no Budismo, que associava a obesidade a uma consequência cármica de falha moral no século XII. Teorias mais recentes, datadas do final do século XIX e do início do século XX, repetem essa visão de modo um pouco menos moralista. Essas teorias colocam a obesidade como um resultado de um conflito psicológico subjacente em pessoas incapazes de resolvê-lo. Do ponto de vista de teorias psicológicas, as teorias cognitivo-comportamentais têm vários méritos, entre eles, não fazerem julgamentos valorativos e terem uma abordagem mais pragmática do problema, tema desenvolvido no Capítulo 64, *Importância de Medidas Cognitivo-Comportamentais no Tratamento da Obesidade*.

A partir do momento que a obesidade é identificada como uma doença crônica, recidivante e grave, de bases biológicas, genéticas e ambientais, e com causa psicológica de menor relevância em termos de frequência, a polêmica tende a se reduzir, e, com isso, os tratamentos podem buscar técnicas efetivas, baseadas em evidências científicas, e abandonar relatos anedóticos.

Em termos da avaliação pré-operatória de pacientes candidatos a essas operações, esses aspectos anacrônicos e não comprovados ainda encontram eco entre alguns profissionais da saúde. Esse fato, aliado à relativamente baixa qualidade das evidências científicas concernentes a esse tema, faz com que essa área não seja tão bem definida como todos desejam.

Relação dos transtornos psiquiátricos com a obesidade

A interface entre transtornos psiquiátricos (TPqs) e obesidade é bastante complexa. Apresentaremos a seguir algumas associações de interesse:

- Obesidade é bastante comum em pacientes com esquizofrenia, transtornos do humor (TH), transtorno de déficit de atenção e hiperatividade (TDAH) e alguns transtornos alimentares (TA)
- Os TPqs citados anteriormente são comuns entre os pacientes que procuram tratamento para obesidade. Deve-se salientar que pacientes com TA têm uma taxa mais elevada de associação com TH e uso abusivo de substâncias
- TH, sobrepeso e obesidade são bastante associados a episódios de compulsão alimentar (o sintoma, não o TA). Já o transtorno da compulsão alimentar (TCA) propriamente dito está presente em 4 a 6% das pessoas com obesidade, em 30% dos pacientes com obesidade que buscam tratamento para essa condição e em cerca de 45% dos candidatos a cirurgia bariátrica

780 Parte 7 ▪ Tratamento Cirúrgico da Obesidade

- Obesidade, síndrome metabólica, transtorno depressivo (TD), transtorno bipolar do humor (TBH) e esquizofrenia estão isoladamente associados a elevadas morbidade e mortalidade por doenças cardiovasculares e diabetes *mellitus* tipo 2 (DM2)
- Dados epidemiológicos mostram uma relação positiva entre presenças de obesidade, de TD e de TBH, tanto em homens quanto em mulheres, com variações referentes a classe de obesidade e idade de início. Pacientes com TBH têm altas taxas de sobrepeso, obesidade e obesidade abdominal. Por outro lado, as presenças de sobrepeso, obesidade e obesidade visceral também estão associadas a alguns TPqs
- Indivíduos com episódios depressivos na infância têm duas vezes mais chance de ter sobrepeso na vida adulta.

Além desses dados, ainda há o aspecto dos efeitos adversos de medicamentos, de ambos os lados da moeda: medicações psiquiátricas em grande parte favorecem ganho de peso (nesse caso, a medicação não pode ser considerada como única vilã: pacientes com TAB e esquizofrenia sem tratamento medicamentoso prévio também apresentam média de peso mais alta que a população em geral), e medicações para perda de peso eventualmente podem induzir e/ou piorar quadros psiquiátricos, notadamente as de ação no sistema nervoso central, nas vias dopaminérgicas e noradrenérgicas.

Avaliação psiquiátrica pré-operatória

A prevalência de TPq é maior entre os pacientes candidatos à cirurgia de obesidade, com relação à população em geral.

Marcus et al. constataram que 66% dos pacientes que procuravam tratamento cirúrgico apresentavam pelo menos um diagnóstico de eixo I[a] ao longo da vida. O TH (15,6%), o transtorno de ansiedade (TAn; 24%) e o TCA (16,3%) foram os diagnósticos mais encontrados.

Segal e Cardeal e também Sarwer et al. encontraram resultados similares, com cerca de 25% dos pacientes sem patologia psiquiátrica, aspecto comum a um estudo mais recente com população maior, realizado em nosso meio por Duarte-Guerra et al.

Os pacientes candidatos a cirurgia bariátrica apresentam maior utilização de psicofármacos com relação à população geral (mas não suficientemente proporcional à mais alta prevalência de TPq nesse universo, demonstrando provável subdiagnose), variando de 34 a 41% no momento da avaliação pré-operatória. A maioria das medicações é composta de antidepressivos (30%), ansiolíticos (6,6%) e antipsicóticos (3,3%), e é prescrita frequentemente por médicos não psiquiatras, o que reforça o preconceito citado anteriormente.

Relação dos transtornos psiquiátricos com a cirurgia bariátrica e metabólica

Discute-se com frequência se há algum fator psiquiátrico ou psicológico preditivo de sucesso ou não na cirurgia bariátrica e metabólica. Herpertz et al. encontraram a presença de quadro psiquiátrico como um fator de bom prognóstico da cirurgia bariátrica, com exceção de quadros de eixos I e II[b] muito graves. Em outras revisões e estudos,

---

[a]Os diagnósticos psiquiátricos foram organizados no DSM-IV em cinco eixos. O eixo I compreende distúrbios clínicos, como os principais transtornos mentais e distúrbios de aprendizagem: depressão, transtorno de ansiedade, distúrbio bipolar, TDAH e esquizofrenia.
[b]O eixo II inclui transtornos de personalidade, transtornos invasivos do desenvolvimento e deficiência intelectual.

constatou-se que pacientes com TD perderam mais peso que seus pares e que, nos candidatos à cirurgia, o TCA não apresentou impacto significativo nos resultados da cirurgia tipo *bypass* gástrico.

O TCA é mais comprometedor quando surge ou se mantém no pós-operatório, mas não há como prever de modo confiável o aparecimento, a manutenção ou a remissão do quadro em determinado paciente. Assim, para esse TPq, é razoável concluir que o acompanhamento pós-operatório é mais importante do que a avaliação pré-operatória. Esses dados vão contra o senso comum de que o paciente com TPq ou mesmo com TCA teria um resultado pós-operatório pior.

Existem alguns consensos, diretrizes e normas com relação à questão da saúde mental nas cirurgias bariátricas e metabólicas. Destacaremos alguns deles, mesmo que de modo superficial e objetivo.

I Consenso Brasileiro de Cirurgia Bariátrica

Em 2005, várias associações brasileiras se reuniram e publicaram o I Consenso Brasileiro de Cirurgia Bariátrica, elaborado para nortear os procedimentos relacionados com as cirurgias bariátricas, seguindo as melhores evidências científicas disponíveis à época.

Participaram a Sociedade Brasileira de Cirurgia Bariátrica e Metabólica (SBCBM), o Colégio Brasileiro de Cirurgiões (CBC), o Colégio Brasileiro de Cirurgia Digestiva (CBCD), a Sociedade Brasileira de Cirurgia Laparoscópica (SOBRACIL), a Associação Brasileira para o Estudo da Obesidade e Síndrome Metabólica (Abeso) e a Sociedade Brasileira de Endocrinologia e Metabologia (SBEM).

O Consenso é um documento abrangente, não apenas na área específica da saúde. Em termos psiquiátricos, ele diz que:

Em condições adversas, não se recomenda a realização de cirurgias bariátricas e metabólicas para controle da obesidade nas seguintes situações:

a. Quadros depressivos graves atuais sem controle
b. Quadros psicóticos atuais sem controle
c. Quadros de uso abusivo/dependência de drogas atuais
d. Quadros de limitação intelectual significativa em pacientes sem suporte familiar adequado.

Observação: quadros psiquiátricos graves, porém sob controle, não contraindicam os procedimentos.

Os itens *a* e *b* são obviamente importantes, mas, uma vez tratados e remitidos, não se configuram como contraindicações. É necessário apenas que esses pacientes estejam sob acompanhamento psiquiátrico adequado após a remissão.

Com relação ao item *c*, diante das evidências atuais, acredita-se que quadros de uso abusivo/dependência de álcool ou seu uso nocivo para a saúde são os que mais acarretam problemas. Há poucas informações sobre tabagismo nessa área, mas dados recentes o relacionam com o risco intraoperatório e complicações como perfurações e úlceras de boca anastomótica. Ver Capítulo 93, sobre urgências relacionadas com as cirurgias bariátricas.

Atenção especial e individualizada deve ser dada a pacientes que se enquadram no item *d*. Os casos de quadros sindrômicos, como Síndrome de Prader-Willi (SPW), quadros demenciais, entre outros, devem ser discutidos em profundidade com a família e com a equipe, avaliando de modo cauteloso a relação custo-benefício, uma vez que não há algoritmos nem evidências em quantidade suficiente para conclusões generalizadas. A SPW e outras síndromes genéticas associadas à obesidade são abordadas no Capítulo 31.

Ministério da Saúde, Brasil, 2013

São consideradas contraindicações psiquiátricas às cirurgias bariátricas e metabólicas:

- Limitação intelectual significativa em pacientes sem suporte familiar adequado
- Quadro de transtorno psiquiátrico não controlado, incluindo uso abusivo de álcool ou drogas ilícitas; no entanto, quadros psiquiátricos graves sob controle não são contraindicações obrigatórias à cirurgia.

Conselho Federal de Medicina, Brasil, 2015

São consideradas precauções para indicação das cirurgias bariátricas e metabólicas:

- Não uso de drogas ilícitas ou alcoolismo
- Ausência de TH grave, quadros psicóticos em atividade ou quadros demenciais
- Compreensão, por parte do paciente e dos familiares, dos riscos e das mudanças de hábitos inerentes a uma cirurgia de grande porte sobre o tubo digestivo e da necessidade de acompanhamento pós-operatório com a equipe multiprofissional, a longo prazo.

Diretrizes da Associação Americana de Cirurgia Metabólica e Bariátrica, 2016

Sogg, Lauretti e West-Smith sugerem que os seguintes domínios façam parte da avaliação pré-operatória na área de saúde mental:

- História ponderal: apesar de ser rotineiramente coberta pela equipe nutricional; na área de saúde mental, ela é relevante por esclarecer as condições em que as mudanças de peso ocorreram e por fornecer informações sobre quais intervenções terapêuticas da obesidade foram utilizadas e qual a aderência aos tratamentos
- Sinais e sintomas de TAs: apesar de os dados provenientes de pesquisas serem inconclusivos, a American Society for Metabolic and Bariatric Surgery (ASMBS) cita que a experiência clínica, os especialistas e a maioria das diretrizes apontam para a importância da correta avaliação desse tópico. Ressaltam que a simples presença deles não se configurava em contraindicação para as cirurgias bariátricas e metabólicas
- História psicossocial e psiquiátrica: apesar de dados conflitantes na literatura, a presença de diagnósticos psiquiátricos foi, em alguns estudos, um fator de mau prognóstico cirúrgico. Assim, a ASBMS sugeria que se avaliassem os TPqs e os seus tratamentos na população candidata a essas operações

- História familiar e de desenvolvimento: objetiva-se obter um retrato abrangente de história psicossocial remota e recente, incluindo eventos vitais marcantes e vida sexual
- Tratamento atual e passado de saúde mental: a história psiquiátrica, incluindo internações, deve ser avaliada. Dados concernentes à adesão ao tratamento e às medicações psiquiátricas das quais o paciente fez ou fazia uso devem ser obtidos. Alterações farmacocinéticas após algumas técnicas cirúrgicas devem ser avaliadas
- Funcionamento cognitivo: foram demonstradas dificuldades cognitivas, especialmente na área executiva, em pacientes que buscam por cirurgias bariátricas e metabólicas. Além disso, elevada associação entre obesidade com TDAH e elevada prevalência desse transtorno em pacientes candidatos a elas foram encontradas
- Uso de substâncias e transtorno do uso de substâncias (TUS): a avaliação inclui o *status* atual e passado com relação ao uso de álcool e outras substâncias de uso abusivo, além de medicações
- Outros aspectos: traços de personalidade e temperamento, estressores atuais, qualidade de vida, tabagismo, adesão, atividade física, expectativas de perda de peso, motivação e conhecimento sobre o procedimento, seus riscos e benefícios.

Diretrizes da Federação Internacional para Cirurgia de Obesidade e Metabólica, 2016

A International Federation for the Surgery of Obesity and Metabolic Disorders (IFSO) introduziu o tópico sobre saúde mental com um texto em que a classifica como um desafio para os candidatos às operações. Disse ainda que as cirurgias bariátricas e metabólicas não são contraindicadas para pacientes com TH, TAn, TCA e síndrome do comer noturno (SCN), desde que sob tratamento adequado. Contudo, realçou que elas são contraindicadas em casos de TBH graves e não tratados, em casos de esquizofrenia instável e outras psicoses graves, bulimia nervosa (BN) não tratada e em casos de TUS e transtornos do uso de álcool intratáveis.

Prosseguiu dividindo o tema em sete posicionamentos (*statements*), acompanhados do nível de evidência (NE) e do grau de recomendação (GR):

- A obesidade está associada a ônus psicossocial e psicopatologia significativos, que podem impactar os resultados das cirurgias bariátricas e metabólicas e, ocasionalmente, ser contraindicações para elas (NE 2, GR C)

- TH e TAn são considerados fatores de mau prognóstico nas cirurgias bariátricas e metabólicas, mas não uma contraindicação, desde que tratamento adequado esteja sendo feito (NE 2, GR A)
- TBH grave e/ou não tratado geralmente é considerado contraindicação para cirurgias bariátricas e metabólicas, assim como esquizofrenia instável e grave (NE 2, GR C)
- TUS ativo ou recente (incluindo uso abusivo de álcool) é uma contraindicação para cirurgias bariátricas e metabólicas (NE 3, GR C)
- Pacientes com TCA poderão perder menos peso do que os sem TCA. Por isso, o TCA deve ser acompanhado antes e depois das cirurgias bariátricas e metabólicas (NE 3 e GR B)
- BN é considerada contraindicação para as cirurgias bariátricas e metabólicas (NE 2, GR B)
- Pacientes com SCN poderão perder menos peso com as cirurgias bariátricas e metabólicas do que os que não têm SCN. Assim, a SCN deve ser acompanhada antes e depois dessas operações (NE 3, GR C).

782 Parte 7 ▪ Tratamento Cirúrgico da Obesidade

Diretrizes conjuntas ASMBS/IFSO 2022

Não são encontrados critérios psiquiátricos de exclusão, porém a avaliação pré-operatória é estimulada no sentido de resolver questões que possam ter um impacto negativo, seja ponderal, seja psiquiátrico, tais como TUS, TAs e outros TPqs.

Cirurgia bariátrica e metabólica em adolescentes

A avaliação da adequação da indicação cirúrgica para adolescentes deve ser realizada com o paciente e com os pais ou cuidadores.

Nessa faixa etária, as grandes preocupações são o uso abusivo e a dependência de álcool, as questões relacionadas com sexualidade, gestação, contracepção e o aumento de prevalência de TPqs em pacientes com indicação cirúrgica.

Essas preocupações se justificam pela alteração na metabolização do álcool após a cirurgia, por alterações hormonais relacionadas com a perda de peso e o possível aumento da fertilidade feminina em uma fase da vida na qual os jovens estarão bastante expostos a esses estímulos e pela atipia de alguns TPqs em pacientes mais jovens.

Contudo, mesmo nessa faixa etária, as cirurgias bariátricas e metabólicas parecem ter relação custo-benefício positiva, nas áreas clínica e psiquiátrica, mantida em prazos mais longos. O Capítulo 103 aborda a cirurgia bariátrica em adolescentes.

Considerações finais

Todas as abordagens psiquiátricas associadas às cirurgias bariátricas e metabólicas devem idealmente ser implementadas por psiquiatras especializados em – ou pelo menos bastante familiarizados com a obesidade e as operações.

A avaliação psiquiátrica pré-operatória nessas cirurgias é importante e necessária; entretanto, não deve ser mais uma fonte de preconceito e, sim, um item de excelência no cuidado com o paciente.

No período pré-operatório, doenças já manifestadas podem ser identificadas; pode-se também participar do cuidados multiprofissionais, fortalecendo vínculos entre equipe e paciente. Além disso, é possível proceder a processos psicoeducacionais tanto no sentido da obesidade e seus tratamentos quanto no sentido das eventuais complicações pós-operatórias ou no aparecimento *de novo* de quadros psiquiátricos sem relação de causalidade com as cirurgias bariátricas e metabólicas, notadamente nos pacientes mais jovens.

Um papel adicional que sempre exercemos no hospital e na clínica privada é o de desmistificar essas operações, os TPqs e as possíveis inter-relações entre eles, não só para o paciente e os familiares, mas também para outros membros da equipe que eventualmente ainda não adquiriram familiaridade com os TPqs.

A consulta psiquiátrica abre a oportunidade de rever expectativas e motivação, além de fomentar a discussão de informações de grande valor, reforçando a atuação da psicologia. Vale a pena ressaltar que a psicologia e a psiquiatria não são áreas intercambiáveis: o atendimento de excelência e ideal deve contar com ambas as áreas.

Os pacientes que tenham TPqs podem ser beneficiados pela abordagem de sua patologia no período pré-operatório e pelo planejamento de seguimento após a cirurgia, incluindo ações para driblar as alterações da absorção de medicamentos psiquiátricos.

São raras as situações em que o TPq é uma contraindicação, e o preparo psiquiátrico pré-operatório propriamente dito é limitado a situações excepcionais. Portanto, ao observarmos o que o I Consenso Brasileiro de Cirurgia Bariátrica preconizou, todos os itens (eventual exceção ao item *c*) são mais facilmente identificáveis pela equipe em geral, mesmo que sem o rigor de um diagnóstico preciso.

O acompanhamento psiquiátrico pós-operatório é indicado apenas para os pacientes que necessitarem dele, mas apenas para eles. É provavelmente aqui que reside o mais importante papel da psiquiatria, dados a elevada prevalência desses transtornos e o fato de que boa parte dos pacientes passará a maior parte de suas vidas no pós-operatório.

Por fim, a obesidade não é um transtorno psiquiátrico ou uma doença psicossomática. Obrigar os pacientes, independente de terem ou não um diagnóstico psiquiátrico ou uma demanda psicológica específica, a longas intervenções das áreas "psi" como parte de um protocolo multidisciplinar geral é desperdício de recursos, oriundo primariamente de teorias não comprovadas que se cristalizaram em preconceitos, além de eventualmente promover um atraso da implementação do tratamento adequado.

Bibliografia

Alger-Mayer S, Rosati C, Polimeni JM, Malone M. Preoperative binge eating status and gastric bypass surgery: a long-term outcome study. Obes Surg. 2009;19(2):139-45.

Averbukh Y, Heshka S, El-Shoreya H, et al. Depression score predicts weight loss following Roux-en-Y gastric bypass. Obes Surg. 2003;13(6):833-6.

Bruze G, Järvholm K, Norrbäck M, et al. Mental health from 5 years before to 10 years after bariatric surgery in adolescents with severe obesity: a Swedish nationwide cohort study with matched population controls. Lancet Child Adolesc Health. 2024;8(2):135-146.

De Luca M, Angrisani L, Himpens J, et al. Indications for surgery for obesity and weight-related diseases: position statements from the International Federation for the Surgery of Obesity and Metabolic Disorders (IFSO). Obes Surg. 2016;26(8):1659-96.

Duarte-Guerra L, Coêlho B, Santo M, Wang Y. Psychiatric disorders among obese patients seeking bariatric surgery: results of structured clinical interviews. Obes Surg. 2014;25(5):830-37.

Eisenberg D, Shikora SA, Aarts E, et al. American Society for Metabolic and Bariatric Surgery (ASMBS) and International Federation for the Surgery of Obesity and Metabolic Disorders (IFSO): indications for metabolic and bariatric surgery. Surg Obes Relat Dis. 2022;18(12):1345-56.

Freire CC, Zanella MT, Arasaki CH, et al. Binge eating disorder is not predictive of alcohol abuse disorders in long-term follow-up period after Roux-en-Y gastric bypass surgery. Eat Weight Disord. 2020;25(3)637-42.

Hagedorn JC, Encarnacion B, Brat GA, et al. Does gastric bypass alter alcohol metabolism? Surg Obes Relat Dis. 2007;3(5):543-8.

Herpertz S, Kielmann R, Wolf A M, et al. Do psychosocial variables predict weight loss or mental health after obesity surgery? A systematic review. Obes Res. 2004;12:1554-69.

Marcus MD, Karlachian MA, Courcoulas AP. Psychiatry evaluation and follow-up of bariatric surgery patients. Am J Psychiatry. 2009;166:3.

McElroy SL, Allison DB, Bray GA (eds). Obesity and mental disorders. Taylor & Francisco Group; 2006.

Olbers T, Beamish AJ, Gronowitz E, et al. Laparoscopic Roux-en-Y gastric bypass in adolescents with severe obesity (AMOS):

a prospective, 5-year, Swedish nationwide study. Lancet Diab Endocrinol. 2017;5(3)174-183.

Sarwer DB, Cohn NI, Gibbons LM, et al. Psychiatric diagnoses and psychiatric treatment among bariatric surgery candidates. Obes Surg. 2004;14(9):1148-56.

Segal A. Obesidade e comorbidade psiquiátrica: caracterização e eficácia terapêutica de atendimento multidisciplinar na evolução de 34 pacientes. Tese Doutorado. São Paulo: Faculdade de Medicina da Universidade de São Paulo; 1999.

Segal A, Cardeal MV. Prevalência de transtornos psiquiátricos em pacientes na fila de espera de tratamento de obesidade no HCFMUSP 1997. Dados não publicados.

Segal A, Kussunoki DK. Depressão e síndrome metabólica. In: Louzã Neto MR, Elkis H, et al. Psiquiatria básica. 2. ed. Porto Alegre: Roca; 2007. p. 372-80.

Segal A, Kussunoki DK, Larino MA. Post-surgical refusal to eat: anorexia nervosa, bulimia nervosa or a new eating disorder? A case series. Obes Surg. 2004;14(3):353-60.

Sociedade Brasileira de Cirurgia Bariátrica, Colégio Brasileiro de Cirurgiões, Colégio Brasileiro de Cirurgia Digestiva, Sociedade Brasileira de Cirurgia Laparoscópica, Associação Brasileira para o Estudo da Obesidade, Sociedade Brasileira de Endocrinologia e Metabologia. Consenso Brasileiro Multissocietário em Cirurgia da Obesidade; 2006. Disponível em: https://www.sbcbm.org.br/consenso/. Acesso em: 7 ago. 2024.

Sogg S, Lauretti J, West-Smith L. Recommendations for the presurgical psychosocial evaluation of bariatric surgery patients. Surg Obes Relat Dis. 2016;12(4):731-49.

Umberg EN, Shader RI, Hsu LK, Greenblatt DJ. From disordered eating to addiction: the "food drug" in bulimia nervosa. J Clin Psychopharmacol. 2012;32(3):376-89.

98 | Cuidados Nutricionais Pré e Pós-Cirurgia

Mario Kehdi Carra ▪ Patricia Cruz

Introdução

A alimentação é um dos fatores que predispõe o surgimento do sobrepeso e da obesidade em pessoas geneticamente suscetíveis. Quando o tratamento é tradicional, com dieta, atividade física e medicação, contudo essa tríade por vezes falha no alcance do peso saudável ou na manutenção do peso perdido, a depender de outros critérios, pode ser indicada a cirurgia bariátrica. Ver Capítulo 84, sobre indicações e objetivos da cirurgia.

A técnica à qual o paciente será submetido deve ser conhecida por toda a equipe multiprofissional para que inicie as orientações pré-cirúrgicas pertinentes a cada profissional.

As primeiras técnicas utilizadas para o tratamento cirúrgico de pacientes com índice de massa corporal (IMC) entre 40 e 50 kg/m² surgiram em 1954, com as derivações jejunoileais, com o papel de reduzir a absorção de nutrientes em decorrência da derivação de grande parte do intestino delgado. Essas operações excluíam a maior parte do intestino delgado e estavam associadas a graves sequelas metabólicas e nutricionais (Tabela 98.1).

Atualmente, as técnicas realizadas se dividem em restritivas e restritivo-disabsortivas. Nas técnicas restritivas, restringe-se o conteúdo gástrico, provocando saciedade precoce com uma pequena quantidade de alimento ingerido, incluindo o balão intra-gástrico (método endoscópico), a banda gástrica ajustável (BGA) e a gastroplastia vertical com bandagem (GVB), também conhecida como "cirurgia de Mason". Essas técnicas não envolviam mecanismos metabólicos e hormonais.

Já as técnicas restritivo-disabsortivas apresentam uma parcela restritiva e evitam ou diminuem a absorção de nutrientes por meio de uma derivação no intestino delgado, diminuindo sua área absortiva. O que diferencia as técnicas nesse grupo é o comprimento de intestino delgado derivado e/ou o segmento de intestino delgado derivado (duodeno/jejuno e/ou íleo). Entre esses procedimentos, estão o *bypass* gástrico em Y de Roux (cirurgia de Fobi ou de Capella, quando um anel de constrição é colocado em volta do *pouch* gástrico), a derivação biliopancreática (DBP) com gastrectomia distal (DBP-S, cirurgia de Scopinaro) e a DBP com gastrectomia vertical e preservação do piloro (DBP-DS, *duodenal switch*). As técnicas que envolvem derivações promovem saciedade precoce, alteração da secreção de ghrelina e aumento da liberação de peptídeo YY (PYY), oxintomodulina e peptídeo semelhante ao glucagon 1 (GLP-1), que, em conjunto, atuam promovendo redução da ingestão alimentar. Essas operações são discutidas nos Capítulos 85 e 87.

Gastrectomia vertical. Na gastrectomia vertical, o estômago é seccionado próximo ao piloro em direção ao ângulo de His e 80% é removido, deixando uma câmara tubular no formato de uma manga ou *sleeve*. Ocorre redução de ghrelina, que é produzida no fundo gástrico removido e o esvaziamento mais rápido promove produção dos hormônios intestinais citados anteriormente. O Capítulo 86 versa sobre essa cirurgia.

Balão intragástrico. Prótese de silicone que, em seu estado inicial, tem o formato cilíndrico, introduzida no paciente pela cavidade oral com monitoramento endoscópico, com a capacidade de preenchimento variável entre 400 e 700 mℓ de líquido, com 10% de azul de metileno, diminuindo o reservatório gástrico e o volume disponível para o alimento. O Capítulo 106 discorre sobre o tratamento endoscópico da obesidade.

Banda gástrica ajustável. Técnica pouco invasiva, ajustável e reversível, consiste em um "anel" de silicone que suporta internamente uma

Tabela 98.1 Técnicas cirúrgicas e endoscópicas.

Grupo	Técnica	Nome
Restritivo	Balão intragástrico	Balão
	Banda gástrica ajustável (BGA)	Banda
	Gastroplastia vertical com bandagem (GVB)	Cirurgia de Mason
Restritivo-disabsortivas hormonais	*Bypass* gástrico em Y de Roux (DGYR)	*Bypass* gástrico
	Gastrectomia vertical	*Sleeve*
	Derivação biliopancreática com gastrectomia horizontal (DBP-S)	Cirurgia de Scopinaro
	Derivação biliopancreática com gastrectomia vertical e preservação do piloro (DBP-DS)	*Duodenal switch*

câmara, também de silicone, anelado, inflável, conectada a um portal de insuflação fixado no subcutâneo e que possibilita fácil regulação, o que restringirá a passagem do alimento. A parte superior da banda é colocada a 2 cm da cárdia, circulando e criando um reservatório gástrico acima da compressão de 20 a 30 mℓ. A principal vantagem dessa técnica consiste na possibilidade de regular o tamanho do reservatório gástrico, proporcionando perda nem sempre sustentável de peso. Está associada a um número elevado de cirurgias revisionais. A banda gástrica é descrita com mais detalhes no Capítulo 89.

Gastroplastia vertical com bandagem – cirurgia de Mason. Introduzida inicialmente na década de 1970, consistindo na criação de uma pequena bolsa gástrica superior, junto à pequena curvatura, com uma via de saída para o resto do estômago, foi aprimorada na década de 1980 por Mason, considerada uma técnica relativamente simples e rápida. Baseia-se na restrição mecânica à ingestão de alimentos, ocorrendo retardo do esvaziamento do pequeno reservatório. Nos dias de hoje, está abandonada em virtude do frequente ganho recorrente de peso devido à má-adaptação alimentar. Leia mais sobre a GVB no Capítulo 83, *Cirurgia Bariátrica: Histórico*.

Bypass gástrico em Y de Roux. Técnica muito realizada em todo o mundo, por ser considerada segura, eficaz e, principalmente, sustentável no tratamento da obesidade, é feita em duas etapas. Na primeira, cria-se uma bolsa gástrica com volume de 20 a 30 mℓ. A segunda consiste na exclusão de 75 a 100 cm de intestino delgado proximal e do restante do estômago, sendo o jejuno seccionado anastomosado ao *pouch*. Alguns poucos cirurgiões colocam um anel de silicone em volta dessa bolsa gástrica a fim de evitar a dilatação do novo estômago (técnica de Capella ou de Fobi), mas alguns estudos mostram que a ausência do anel não compromete o resultado da cirurgia. Apresenta perda em torno de 65 a 80% do excesso de peso em 1 a 2 anos após a cirurgia.

Derivação biliopancreática com gastrectomia distal (cirurgia de Scopinaro). Consiste em uma gastrectomia distal com reconstrução em Y de Roux, com a enteroenteroanastomose realizada a 50 cm da válvula ileocecal (alça comum responsável pela absorção de gorduras). A alça alimentar começa na gastroenteroanastomose e vai até a válvula ileocecal, compreendendo 250 cm; a alça biliopancreática não tem contato com os alimentos e, consequentemente, a absorção de nutrientes, fica restrita ao segmento da alça comum. Está associada a um alto risco de desnutrição e deficiência de vitaminas lipossolúveis, além de recuperação do apetite e da capacidade do reservatório gástrico antes da estabilização do peso.

Derivação biliopancreática com gastrectomia vertical e preservação do piloro (duodenal switch). Envolve uma gastrectomia vertical e uma secção do duodeno, criando três alças: alça biliopancreática, alça comum (75 a 100 cm) e alça alimentar (200 a 250 cm). O risco de déficits nutricionais, e de vitaminas lipossolúveis também é elevado.

Fase pré-operatória

Anamnese alimentar

A ficha de avaliação nutricional deve apresentar uma anamnese completa que envolve, além do registro dos dados demográficos, informações antropométricas habituais, história clínica, queixa, duração, tratamentos anteriores e atuais, antecedentes médicos e familiares, prática de atividade física, uso de medicações, drogas, dentição, mastigação, deglutição, digestão, hábito intestinal (frequência, consistência, uso de laxantes), tabagismo e etilismo, preferências alimentares, aversões, intolerâncias, alergias alimentares, apetite, saciedade, preparos e consumo de água. Empregam-se vários métodos para avaliar o consumo alimentar, todos com vantagens e desvantagens. Ainda não há um método "ouro", embora os mais utilizados sejam o recordatório de 24 horas (R24H) e o diário alimentar, embora o uso de aplicativos e mesmo o registro de imagens dos pratos, alimentos e bebidas com o telefone celular possa ser útil.

O R24H foi proposto pela primeira vez por Bertha Burke, na década de 1930, e consiste em registrar e quantificar toda a ingestão de alimentos e líquidos nas últimas 24 horas ou no dia anterior. Em geral, o R24H é composto por dados como horário do consumo de qualquer alimento, local, tipo de preparação e detalhamento do alimento e quantidade consumida (a última é estimada em medidas usuais, unidades ou porções de alimentos e transformada, posteriormente, em gramas). Outra ferramenta capaz de mensurar o consumo de alimentos e líquidos de 1 dia, o diário é realizado pelo indivíduo, e o registro pode ser feito de duas maneiras: pela estimativa do tamanho da porção em medidas usuais, unidades e porções ou pela pesagem dos alimentos e líquidos. Tem sido muito empregado no tratamento da obesidade como uma ferramenta de conscientização para mudanças no comportamento alimentar.

Plano alimentar pré-operatório

É relativamente frequente a ingestão excessiva de alimento rico em gordura (principalmente gorduras saturadas e *trans*) e pobre em fibras e carboidratos complexos. Por outro lado, é menor a ingestão de frutas, verduras, legumes e carboidratos complexos.

O estudo de Rangel et al., de 2007, mostra que 66,6% dos pacientes responderam ter preferência por alimentos ricos em carboidratos, seguida de carnes e, depois, doces. Outro dado importante é que 60% dos pacientes já haviam sido orientados anteriormente. Sarwer et al. demonstram que os cuidados nutricionais, como dieta balanceada no pré-operatório, otimizam o sucesso no pós-operatório, reduzindo ou amenizando as complicações inerentes da técnica utilizada. É importante identificar os erros alimentares e estimular a modificação do hábito alimentar, adotando um plano alimentar saudável.

Além disso, sabe-se que indivíduos candidatos à cirurgia bariátrica com frequência apresentam deficiências nutricionais no pré-operatório. Flancbaum et al., em 2006, analisaram, retrospectivamente, os valores pré-operatórios de cálcio sérico, albumina, vitamina D, ferro, ferritina, hemoglobina, vitamina B_{12} e tiamina em 379 pacientes com IMC médio de 51,8 kg/m^2. Mais da metade (51,8%) da amostra apresentava deficiência de ferro, 29% de tiamina, 8,4% de ferritina e mais de dois terços (68,1%) de vitamina D.

Em relação aos cuidados nutricionais, o principal objetivo no pré-operatório consiste na introdução de práticas alimentares saudáveis com restrição calórica suficiente objetivando uma redução de 10% do peso inicial, suficiente para diminuir a morbimortalidade e facilitar a técnica cirúrgica. Também pode ser necessária a suplementação de vitaminas e minerais a fim de reduzir complicações pós-operatórias.

Os objetivos dietoterápicos devem possibilitar um balanço energético negativo para alcançar a redução de peso, reduzir a ingestão de calorias, diminuir o consumo de gorduras saturada e *trans*, ofertar e controlar o consumo de gorduras mono e poli-insaturadas, aumentar a ingestão de fibras na forma de frutas, legumes, verduras e cereais integrais, e reduzir a ingestão de açúcares, sódio, bem como introduzir conceitos como fome, saciedade, desejo, orientar sobre alimentos *diet, light*, zero, baixo teor e isento. Além disso, deve-se dar atenção especial aos seguintes tópicos: valor calórico dos alimentos, composição dos nutrientes, preparo dos alimentos, redução do consumo de álcool, mastigação adequada e tempo de refeição.

Segundo Philippi et al., para o planejamento de dietas saudáveis é preciso incorporar o conceito de "escolha inteligente", ou seja, escolher alimentos e/ou preparações com o intuito de diminuir o consumo de gorduras, açúcares, sal e aumentar o consumo de frutas, legumes, verduras, grãos integrais, leite, queijo e iogurte desnatados. O consumo adequado e variado de todos os grupos de alimentos contribui para a promoção da saúde.

O consumo de calorias deve apresentar uma redução de 500 a 1.000 kcal. Estudos mostram que dietas de baixo valor calórico (LCD), com redução de 500 kcal/dia, são responsáveis pela redução de peso e por maior adesão ao tratamento.

Em um ensaio multicêntrico, foram analisados 63 pacientes divididos em dois grupos – grupo da dieta pobre em carboidrato e dieta convencional (60% de carboidrato, 25% de gordura e 15% de proteína) –, além de terem sido pesados e orientados em 3 meses, 6 meses e 12 meses. Os pesquisadores concluíram que a redução de peso nos primeiros trimestre e semestre foi superior à do grupo de dieta convencional, porém, ao final de 1 ano, não houve diferença, sugerindo que ocorre maior recuperação do peso no grupo com dieta pobre em carboidrato e que a adesão a longo prazo é muito difícil.

Dietas diferentes têm efeitos distintos sobre os fatores de risco cardiovascular e o perfil metabólico. Essencialmente, a dieta deve ser prescrita a fim de promover redução de peso, modificar os hábitos alimentares e favorecer a adesão ao tratamento. As abordagens nutricionais, incluindo restrição calórica em pessoas com obesidade, hipertensão e diabetes, em adultos, adolescentes e crianças, dieta de muito baixas calorias e dietas da moda são discutidas nos Capítulos 58 a 62.

Fase pós-operatória

Objetivos dietoterápicos

Geralmente, os pacientes reduzem cerca de 25% do seu excesso de peso nos primeiros 12 meses pós-cirurgia e alcançam o nadir ou platô no segundo ano.

As complicações nutricionais são evitáveis e tratáveis por meio de suplementação vitamínica e progressão adequada da dieta nas diferentes fases do pós-operatório (Tabela 98.2).

No estudo de Olbers et al. de 2006, que compararam a dieta entre dois grupos de pacientes submetidos a *bypass* gástrico e GVB, constatou que ambos os grupos apresentaram redução do total diário de calorias, de 1.465 para 940 kcal após 1 ano de cirurgia. O consumo de macronutrientes manteve-se adequado

Tabela 98.2 Complicações nutricionais e metabólicas associadas à cirurgia bariátrica.

Complicações	GV	DBP	BGYR
Desnutrição		X	X
Deficiência de vitamina B_{12}		X	X
Deficiência de ferro	X	X	X
Má absorção de gorduras		X	Rara
Deficiência de ácido fólico		X	X
Deficiência de tiamina (B_1)	Raro	X	Raro
Deficiência de vitaminas lipossolúveis		X	
Deficiência de cálcio	X	X	X

BGYR: *bypass* gástrico em Y de Roux; DBP: derivação biliopancreática; GV: gastrectomia vertical.

no grupo *bypass* (15% proteína, 51% carboidrato e 30,5% de lipídeos), apresentando menor consumo de gordura em comparação ao grupo GVB.

Evolução da dieta

A dieta será, essencialmente, hipocalórica e deve evoluir ao longo das semanas. O nutricionista deve se atentar a enjoos, vômitos, mastigação, quantidade ofertada e consumida, horários e frequência das refeições, assim como ao preparo adequado dos alimentos.

As dietas com aporte calórico entre 400 e 800 kcal e entre 800 e 1.200 kcal são classificadas, respectivamente, em VLCD (*very low calorie density*) e LCD (*low calorie density*). Contudo, boa parte dos pacientes submetidos à cirurgia bariátrica permanecem em dieta hipocalórica por tempo indeterminado, proporcionando perda de peso significativa e sua manutenção a longo prazo.

No 1º mês pós-cirúrgico, o paciente recebe, aproximadamente, 400 a 600 kcal/dia, e, durante o 2º e o 3º mês, em torno de 700 a 800 kcal/dia, evoluindo para 1.000 a 1.200 kcal/dia a longo prazo. A perda de massa magra que ocorre, em torno de 25% do total de peso perdido, não é preocupante em indivíduos com IMC > 30 kg/m², pois nas duas primeiras semanas grande parte do peso perdido é proveniente de fluido e glicogênio, e não de massa muscular. Em dietas restritivas, a perda de fluidos é acarretada pela queda nos níveis de insulina, responsável pela retenção de sódio nos rins. Outra consequência das dietas restritivas consiste no excesso de excreção de corpos cetônicos pelos rins, produzidos pela oxidação da gordura, podendo interferir no *clearance* renal de ácido úrico.

Em relação à evolução da dieta, Soares e Falcão acompanharam 80 pacientes submetidos à BGA por um período de 12 meses, estabelecendo um padrão para a evolução da consistência da dieta, sendo 4 semanas com dieta líquida, evoluindo gradativamente para dieta habitual. Outro estudo realizado por Kushner (2000) sugere que, no 1º mês, o paciente tenha uma dieta líquida com no máximo 1.000 kcal/dia, e todas as fases devem priorizar a mastigação e a seleção de alimentos adequados do ponto de vista nutricional, garantindo o aporte de calorias e micronutrientes e a redução de peso.

A evolução da dieta pode ser realizada em cinco fases:

- 1º a 2º dia pós-cirúrgicos: oferta de líquidos claros isentos de açúcar, baixo teor de resíduos
  - Objetivos: restabelecer a função e testar a passagem de líquidos no novo trato gastrointestinal
  - Volume: 50 mℓ (equivalente a um copinho plástico de cafezinho) com frequência, objetivando um mínimo de 2.000 mℓ por dia. Uma orientação prática durante a fase de alimentação líquida é empilhar 40 desses copinhos e ir descartando à medida que os líquidos são ingeridos. O objetivo é, ao final do dia, ter usado todos eles.
- Fase 1 – fase da alimentação líquida: compreende as duas primeiras semanas após a cirurgia, período no qual a redução de peso é intensa
  - Objetivos: não prejudicar a cicatrização da área operada, hidratação e evitar a impactação alimentar em virtude do edema da área manipulada e da restrição de volume de algumas técnicas
  - Dieta: oferta de água e líquidos ricos em proteínas isentos de açúcar
  - Alimentos sugeridos: água de coco, chás claros, suco de fruta natural, sucos concentrados isentos de açúcar (*diet/light*), gelatina dietética, caldo de verduras e legumes com carne, frango, leite desnatado, iogurte natural desnatado, iogurte *diet/light*, caldo de feijão, isotônicos sem açúcar
  - Recomendações:
    - Nessa fase, todas as preparações devem ser liquidificadas e coadas
    - Pode haver intolerância à lactose em alguns pacientes, provocando náuseas, vômitos e diarreia. Nesse caso, a lactose deve ser excluída da dieta líquida
    - Se necessário, oferecer maior suporte de proteínas por meio de suplementos proteicos, como Ensure®, Ensure® HN etc.
    - Iniciar suplementação de vitaminas A e D, citrato de cálcio
    - Verificar a ocorrência de diarreia, obstipação intestinal
- Fase 2 – fase de evolução da dieta de líquida para pastosa, deve acontecer de acordo com a tolerância individual
  - Objetivo: treinar mastigação e tempo de refeição
  - Tempo: 2 a 4 semanas, de acordo com a tolerância do paciente e as necessidades individuais
  - Dieta: oferta de alimentos pastosos
  - Volume: 90 mℓ/refeição
  - Alimentos sugeridos: iogurte, sopas, queijos pastosos, ovos, arroz papa, purês de legumes e verduras, frutas raspadas
  - Recomendações:
    - Enfatizar a ingestão de proteína (1 a 1,5 g/kg de peso ideal – cerca de 75 g/dia)
    - Fracionamento: 4 a 6 refeições/dia
    - Mastigar bem os alimentos
    - Comer devagar
    - Verificar a ocorrência de vômitos
    - Preparações somente liquidificadas
    - Se houver diarreia, ofertar alimentos constipantes
- Fase 3 – fase da seleção qualitativa e mastigação exaustiva: inicia-se após 30 dias de cirurgia e dura cerca de 4 semanas
  - Objetivos: realizar mastigação exaustiva, reconhecer intolerâncias e fazer escolhas alimentares inteligentes

- Dieta: alimentos cozidos, como arroz, feijão, carne vermelha moída e desfiada, frango, peixes, pães, biscoitos, saladas e frutas
- Recomendações:
  - Diminuir a frequência das refeições (três grandes refeições e dois lanches intermediários)
  - A mastigação é fundamental nessa fase
  - Verificar a ocorrência de vômitos
  - Verificar o uso correto de suplementações
  - Ofertar alimentos fontes de ferro, cálcio e vitaminas
  - Verificar interação e biodisponibilidade de nutrientes
- Fase 4 – fase da otimização da dieta, na qual a alimentação evolui gradativamente para consistência sólida dos alimentos. Ocorre a partir do 3º mês pós-cirúrgico
  - Objetivos: otimizar a mastigação e reconhecer volumes tolerados, tolerâncias e intolerâncias alimentares
  - Dieta: alimentos sólidos e bem cozidos
  - Recomendações:
    - Mostrar que o volume sempre será pequeno
    - Explicar a necessidade de manter a boa qualidade da alimentação, a fim de garantir a redução de peso
    - Verificar o uso correto dos suplementos e explicar sua necessidade
    - Observar o tempo de refeição e a ocorrência de vômitos
    - Verificar frequência de refeições (número, horário)
- Fase 5 – fase da adaptação final e independência alimentar: inicia-se no 4º mês pós-cirúrgico. Nessa etapa, o paciente já reconhece suas tolerâncias e aversões e está seguro para fazer suas escolhas alimentares de acordo com as recomendações que foram dadas ao longo do tratamento pré e pós-cirúrgico
  - Recomendações:
    - Acompanhar o paciente mensalmente para verificar o peso
    - Observar sinais de carências nutricionais
    - Reavaliar o consumo dos suplementos
    - Verificar ocorrência de vômitos
    - Estimular a prática de atividade física.

Complicações clínicas e nutricionais

Muitas vezes, as complicações compreendem uma resposta adaptativa das alterações fisiológicas quanto às mudanças gástrica, gastrointestinal e hormonal, além da adaptação individual em relação à nova condição, isto é, adesão ao tratamento e alterações nas atitudes alimentares. O acompanhamento da equipe é fundamental para monitorar, tratar e evitar tais complicações.

Intolerância alimentar

Presente no pós-operatório, principalmente no 1º ano, varia muito entre os pacientes e de acordo com a técnica utilizada e o tempo de surgimento no pós-operatório. No estudo de Quadros et al, a intolerância alimentar ocorreu em 46,6% dos pacientes. Os alimentos que mais apresentaram intolerância foram carne (40%), arroz (12,5%) e doces em geral (5,8%). Ao longo do pós-operatório, a prevalência também se altera; nos primeiros 6 meses, foi de 47%, após 1 ano de 46,5% e alguns pacientes continuaram a apresentá-la (44,8%) após 24 meses de pós-operatório. A intolerância é medida por meio da ocorrência ou não de vômitos, diarreia e síndrome de *dumping* após a ingestão de alimentos.

Vômitos

Vômitos frequentes podem causar hipovitaminoses e, em pacientes submetidos ao *bypass*, podem ocorrer eventualmente. Deve-se avaliar a quantidade de alimento ingerida e se atentar à mastigação. Podem ser indicativos de estenoses no trato gastrointestinal, com menor possibilidade para úlceras marginais à anastomose.

São mais frequentes nos primeiros meses pós-operatórios, principalmente nas técnicas restritivas e mistas. Quando apresentam surgimento tardio (após 6 meses do pós-operatório) e disfagia para sólidos, podem decorrer de estenoses da anastomose ou complicações do anel, com menor possibilidade para úlceras marginais à anastomose, situação em que o paciente deve ser avaliado por endoscopia digestiva.

Por serem responsáveis pela deficiência de nutrientes, a conduta recomendada consiste em:

- Verificar o volume de alimentos no talher
- Checar a velocidade e a qualidade da mastigação
- Adequar à fase de evolução da dieta
- Evitar a mistura de líquidos e sólidos
- Atentar-se para o tempo de refeição.

Síndrome de *dumping*

Ocorre em 50% dos pacientes após *bypass*, embora possa ocorrer depois de gastrectomia vertical. Caracteriza-se por náuseas, agitação, diaforese e diarreia logo após a ingestão de alimentos ricos em carboidrato simples. Muitas vezes, é considerada um efeito positivo, especialmente nos comedores de açúcar, pois promove a aversão aos alimentos inadequados.

Alimentos ricos em açúcar e com alto índice glicêmico provocam o rápido esvaziamento gástrico e a passagem para o intestino, desencadeando uma cascata de eventos.

Há dois tipos de *dumping*:

- Precoce: Poucos minutos após a ingestão do alimento, cujos sintomas incluem taquicardia, palpitações, sudorese, náuseas, diarreia, rubor, cãibras
- Tardio: 1 a 3 horas após a refeição, cujos sintomas se assemelham aos da hipoglicemia reativa, incluindo sudorese, tonturas, fome e desmaios.

O tratamento da síndrome de *dumping* breve consiste na adequação das escolhas alimentares, e o quadro tardio também inclui a adequação do plano e a prescrição de medicações (p. ex., acarbose ou somatostatina).

Queda de cabelo

Muito frequente entre o 3º e o 6º mês do pós-operatório, prolongando-se por 6 até 12 meses. Está relacionada com perda de peso excessiva e, consequentemente, com a desnutrição energético-proteica e a baixa absorção dos nutrientes. O aporte adequado de proteínas e micronutrientes ameniza o quadro.

Transtornos alimentares

Podem surgir no pós-operatório sem história prévia. A avaliação do impacto na evolução da cirurgia bariátrica é mais complexa e depende do tipo de técnica utilizada. No entanto, a maioria dos estudos demonstrou associação entre a cirurgia bariátrica e a redução dos transtornos alimentares na evolução pós-operatória.

Suplementação nutricional

As deficiências nutricionais observadas após a cirurgia da obesidade são múltiplas e podem ser responsáveis por manifestações clínicas e biológicas variadas, dependendo, significativamente, do tipo de técnica cirúrgica realizada.

Os disabsortivos, como a DBP-DS, e restritivo-disabsortivos, como o *bypass* gástrico, podem resultar em distúrbios nutricionais quando não controlados e prevenidos pela administração de suplementos após a cirurgia. As deficiências mais comuns de vitaminas compreendem tiamina, vitamina B_{12}, ácido fólico, vitamina D, e de minerais, ferro, zinco, cálcio e magnésio (Tabela 98.3).

Desnutrição energético-proteica

É responsável por 1% de internação hospitalar no primeiro ano após a cirurgia. Os sinais e sintomas característicos consistem em excessiva e rápida perda de peso, vômitos frequentes, diarreia grave ou esteatorreia, hiperfagia, redução extrema de massa magra (marasmo) e edema (*kwashiorkor*), secundário à hipoalbuminemia.

Restrição à ingestão de proteína de alto valor biológico é comum nesses pacientes. A carne vermelha não é bem tolerada em virtude da falta de mastigação apropriada, bem como da diminuição das secreções gástricas, restringindo, assim, as opções proteicas. Portanto, é importante a mastigação adequada e a correção dos problemas dentários, e se necessário, a suplementação proteica, a fim de alcançar um mínimo de 60 g/dia. Dietas com menos de 50 g/dia de proteína estão associadas a maior consumo de massa magra.

Tiamina: vitamina B_1

Estudos evidenciam que 15 a 29% dos pacientes apresentavam graus leves de deficiência de vitamina B_1, absorvida no intestino delgado, principalmente no jejuno e no íleo. Sua deficiência pode ocorrer após a cirurgia bariátrica em virtude de redução na produção de ácido pelo estômago, pela redução do consumo de alimentos, pelo abuso crônico de álcool, por repetidos episódios de vômitos e por uma rápida redução de peso. Apresenta importante participação no metabolismo dos carboidratos como catalisador da conversão de piruvato em acetilcoenzima A, sendo responsável, também, pela iniciação da propagação do impulso nervoso, independente da coenzima.

A deficiência de tiamina é conhecida como "beribéri" e está associada a complicações cardiovasculares, gastrointestinais e

Tabela 98.3 Deficiências nutricionais mais frequentes em cada técnica cirúrgica.

Técnica	Deficiência	Suplementação
Bypass gástrico	Ferro Vitamina B_{12}, tiamina (B_1) Ácido fólico, vitamina D, cálcio	200% do valor diário recomendado
DBP-DS	Proteínas Vitaminas lipossolúveis (A, D, E, K) Ferro, cálcio, vitamina B_{12}, tiamina (B_1), ácido fólico, cálcio	200% do valor diário recomendado
Gastrectomia vertical	Ferro, cálcio	200% do valor diário recomendado

DBP-DS: derivação biliopancreática com *duodenal switch*.

Capítulo 98 ▪ Cuidados Nutricionais Pré e Pós-Cirurgia

neurológicas (centrais ou periféricas). Os sinais e sintomas iniciais são fadiga, irritabilidade, perda de memória, dor precordial, anorexia, desconforto abdominal e constipação intestinal. O diagnóstico laboratorial pode ser realizado por meio da medida de tiamina sérica, da excreção urinária de tiamina.

Nos pacientes gastrectomizados, é mais comum o beribéri seco, caracterizado por alterações sensitivas e motoras e geralmente manifestado com dor e perda de reflexos e queimação nos pés.

No sistema nervoso central, ocorrem síndrome de Wernicke-Korsakoff, confusão mental e oftalmoplegia e ataxia, que, se não tratadas, podem evoluir para coma e morte. Nesses casos, a terapia consiste na oferta de 20 a 30 mg/dia até o desaparecimento dos sintomas. Na ocorrência de vômitos, recomenda-se a suplementação de 50 a 100 mg/dia intravenoso ou intramuscular. Os pacientes que apresentarem graus avançados de deficiência, como a síndrome de Wernicke-Korsakoff, necessitam de mais de 100 mg/dia até a remissão ou a atenução dos sintomas (Tabela 98.4). O Capítulo 99 aborda a deficiência de tiamina após cirurgia bariátrica.

Tabela 98.4 Fonte, função, tratamento, deficiência e recomendação de consumo para vitamina B_1.

Sinais e sintomas da deficiência	Anorexia Irritabilidade Parestesia Dores musculares Cãibras musculares
RDA	1,1 mg/dia ♀ 1,2 mg/dia ♂ 1,4 mg/dia gravidez e lactação
Diagnóstico	↓ excreção urinária de tiamina ↓ transcetolase eritrocitária ↓ tiamina sérica ↓ ácido láctico ↓ piruvato
Valores bioquímicos normais	Tiamina urinária > 60 μg/g de creatinina
Fontes alimentares	Carnes vermelhas: bovina, aves, suína (principalmente) Grãos (lentilha, feijão, grão-de-bico, semente de girassol) Leite de soja
Interações alimentares	Ingestão de café, chá preto, mate (diminui a absorção) Vitamina C ajuda na absorção Deficiência de ácido fólico diminui Magnésio – ofertar alimentos que sejam fontes
Suplementação	Sintomas precoces: 20 a 30 mg/dia até o desaparecimento dos sintomas Com hiperêmese: 100 mg/dia parenteral por 7 dias, seguido de 50 mg/dia VO até a recuperação Casos graves: > 100 mg/dia IV seguido de doses IM ou VO por meses, até a remissão dos sintomas Tratar deficiência de magnésio, caso haja

IM: intramuscular; IV: intravenoso; RDA: *recommended dietary allowances*; VO: via oral.

Piridoxina: vitamina B_6

Poucos estudos relacionam a vitamina B_6 com as técnicas cirúrgicas, pois, nos protocolos de atendimento, não é rotina a mensuração dos níveis no pré e pós-operatório.

Reconhecida por sua importância em várias reações metabólicas, dá-se por três diferentes formas – a piridoxina (PN), a piridoxamina (PM) e o piridoxal (PL) –, que serão fosforilados. A segunda forma, piridoxal 5-fosfato, atua no metabolismo dos aminoácidos, na síntese de ferro heme, na gliconeogênese e na síntese de neurotransmissores (como serotonina, taurina, dopamina, noradrenalina e histamina), na integridade do sistema imune e no desenvolvimento do sistema nervoso.

Antes da cirurgia, até 64% dos pacientes apresentam níveis abaixo do adequado (Tabela 98.5).

Cobalamina: vitamina B_{12}

A deficiência de vitamina B_{12} é comum entre os pacientes submetidos à cirurgia bariátrica, principalmente após *bypass* gástrico; cerca de 33 a 40% apresentam deficiência no primeiro ano. Na técnica de DBP-DS, a deficiência está em torno de 22% em 4 anos.

A vitamina B_{12} é absorvida pela combinação da ação do ácido clorídrico e da pepsina no estômago, sendo liberada e combinando-se com a proteína R ligadora da saliva e do suco gástrico, além de sofrer ação das enzimas pancreáticas, encontrando rapidamente o fator intrínseco (FI), a forma resistente à proteólise. Nos pacientes submetidos ao *bypass*, há deficiência de ácido clorídrico, que não possibilita a conversão do pepsinogênio em pepsina, necessária à liberação da vitamina B_{12} das proteínas, e, também,

Tabela 98.5 Fonte, função, tratamento, deficiência e recomendação de consumo para vitamina B_6.

Sinais e sintomas da deficiência	Glossite atrófica Alterações eletrencefalográficas Depressão, confusão Anemia macrocítica, hipocrômica Disfunção plaquetária Hiper-homocisteína Deficiência grave: neuropatia
RDA	1,3 a 1,7 mg/dia ♀ 1,3 a 1,5 mg/dia ♂ 1,9 mg/dia gestação 2 mg/dia lactação Dosagem máxima (UL): 100 mg/dia
Diagnóstico	↓ piridoxina plasmática Hemograma completo (↓ Hb e Ht) Hiper-homocisteinemia
Valores bioquímicos normais	Plasma > 50 ng/dℓ
Fontes alimentares	Carnes vermelhas: fígado bovino, peito de frango, coração Peixes: atum em lata, salmão, bacalhau Grãos: lentilha, feijão, soja Iogurte desnatado Vegetais: espinafre, brócolis, alface
Tratamento	50 mg/dia Estimular consumo de alimentos-fonte

Hb: hemoglobina; Ht: hematócrito; RDA: *recommended dietary allowances*; UL: limite superior.

Parte 7 ■ Tratamento Cirúrgico da Obesidade

uma absorção inadequada no íleo terminal em virtude da ausência ou da baixa concentração do FI. No entanto, a vitamina B_{12} sintética é minimamente absorvida por via oral e pode ser administrada por via nasal, sublingual e intramuscular.

A deficiência pode resultar em anemia macrocítica e doenças neurológicas (Tabela 98.6). O Capítulo 99 versa sobre a deficiência de vitamina B_{12} após a cirurgia bariátrica.

Ácido fólico: vitamina B_9

Trata-se de uma vitamina hidrossolúvel, também conhecida pelo nome de "folacina", que atua na formação de produtos intermediários do metabolismo que está envolvido na formação celular, na síntese de DNA e RNA, na formação e na maturação de hemácias e leucócitos. Cerca de 80% do folato presente na dieta encontra-se sob a forma de poliglutamatos, que são absorvidos no intestino delgado e no jejuno sob a forma de 5-metiltetra-hidrofolato.

A deficiência de ácido fólico também cursa para anemia megaloblástica e ocorre após poucos meses da cirurgia se não houver suplementação adequada.

Após o *bypass* gástrico, a deficiência de B_9 é menos comum que a deficiência de B_{12}. Baixos níveis séricos de ácido fólico são encontrados em até 65% de pacientes submetidos ao *bypass*, em 6 meses de pós-operatório, dos quais 24% apresentam deficiência de vitamina B_{12} e 50% de tiamina. A deficiência se dá pela ingestão alimentar inadequada e é indicativa de baixa adesão ao uso dos polivitamínicos (Tabela 98.7) (ver Capítulo 99, *Prevenção e Tratamento de Deficiências de Vitamina B_1, Vitamina B_{12} e Ácido Fólico no Paciente Bariátrico*).

Vitamina A

Tem papel essencial em um grande número de funções fisiológicas, que compreendem visão, crescimento, reprodução, hematopoese e imunidade.

Tabela 98.6 Fonte, função, tratamento, deficiência e recomendação de consumo para vitamina B_{12}.

Sinais e sintomas de deficiência	Anemia macrocítica Icterícia (pele e olhos) Fadiga Delírios Tonturas Anorexia Diarreia
RDA	2,4 µg/dia
Diagnóstico	Hemograma completo (↑ VCM e ↑ RDW; ↓ reticulócitos) ↑ homocisteína
Valores bioquímicos normais	< 300 pg/mℓ: insuficiência < 200 pg/mℓ: deficiência
Fontes alimentares	Alimentos de origem animal: carnes bovinas, aves e suínas Ovos Leite e derivados
Suplementação	Deficiência: 1.000 µg/semana de B_{12} cristalina IM por 8 semanas + 350 a 500 µg/dia VO Preventivo: 1.000 a 5.000 µg/dia VO, 1.000 µg/mês de B_{12} cristalina IM ou 5.000 µg/trimestral

IM: intramuscular; RDA: *recommended dietary allowances*; RDW: índice de anisocitose; VCM: volume corpuscular médio; VO: via oral.

Tabela 98.7 Fonte, função, tratamento, deficiência e recomendação de consumo para vitamina B_9.

Sinais e sintomas de deficiência	Anemia megaloblástica Diarreia Glossite e queilite Esquecimento Irritabilidade
RDA	400 µg/dia, limite superior adequado: até 1.000 µg/dia Necessidade diária 800 µg/dia
Diagnóstico	Hemograma completo: ↑ VCM e RDW ↓ ácido fólico ↑ homocisteína
Valores bioquímicos normais	Ácido fólico sérico > 6 ng/mℓ
Fontes alimentares	Fígado de galinha, fígado de boi, ovo cozido, lentilha, feijão, espinafre, brócolis, folhas de mostarda, laranja
Tratamento	1.000 µg/dia VO. Correção ocorre após 1 a 2 meses de reposição Estimular consumo de alimentos-fonte Atenção para mulheres em idade fértil que desejam engravidar

RDA: *recommended dietary allowances*; RDW: índice de anisocitose; VCM: volume corpuscular médio; VO: via oral.

Pelo fato de compreender uma vitamina lipossolúvel, é absorvida na existência de lipídeos na forma de quilomícrons e lipoproteínas. No fígado, é sintetizada em ácido retinoico e absorvida no intestino delgado. Nas técnicas disabsortivas como a DBP-DS, com quadros de diarreia e esteatorreia, há queda frequente dos níveis de vitaminas lipossolúveis.

Mais da metade dos pacientes desenvolve deficiência de vitamina A após 1 ano de cirurgia, tanto no *bypass* quanto na DGYR. Os estudos revelam que, 2 a 4 anos após a técnica de DBP, 61 a 69% dos pacientes apresentam deficiência. A suplementação profilática não impede a deficiência em todos os pacientes, encontrando-se alterações agudas da visão independentemente do tempo de pós-operatório, o que exige dosagem bioquímica anual (Tabela 98.8).

Vitamina D

A vitamina D faz parte do grupo de vitaminas lipossolúveis. A concentração de 25(OH)D inferior a 20 ng/mℓ é considerada deficiência e 62% das mulheres candidatas à cirurgia já apresentam hipovitaminose D. A diminuição na absorção de cálcio da dieta pode levar ou não à hipocalcemia, porém, quando ocorre, estimula a liberação do paratormônio (PTH), causando hiperparatireoidismo secundário. É absorvida no jejuno e no íleo; em técnicas disabsortivas e mistas (*bypass* e DGYR), há redução na absorção da vitamina D, pois os sais biliares não se misturam completamente. No estudo de Johnson et al. de 2006, fica evidente a deficiência da vitamina D, visto que 49% dos pacientes apresentaram níveis sanguíneos menores que 30 ng/mℓ, acompanhados de elevados níveis de PTH.

Recentes estudos têm demonstrado uma relação da vitamina D com diabetes *mellitus* tipo 2, visto que a $1,25(OH)_2$ D ativa a transcrição do gene receptor da insulina humana, ativando a expressão do receptor de insulina, melhorando o transporte de glicose insulinomediada (Tabela 98.9). A prevenção e o tratamento da deficiência de vitamina D e cálcio são discutidos no Capítulo 100.

Capítulo 98 ▪ Cuidados Nutricionais Pré e Pós-Cirurgia   **791**

Tabela 98.8 Fonte, função, tratamento, deficiência e recomendação de consumo para vitamina A.

Sinais e sintomas	Mancha de Bitot Xerose e hiperqueratinização da pele Cegueira noturna Dificuldade de cicatrização Queratomalacia
RDA	900 μg/dia ♂ (19 a > 70 anos) 700 μg/dia ♀ (19 a > 70 anos) UL (2.800 a 3.000 μg/dia para ambos os sexos) 1 RAE = 1 μg de retinol, 12 μg de betacaroteno Em suplementos: 1 RE = 1 RAE
Diagnóstico	↓ vitamina A sérica ↓ retinol plasmático ↓ RBP
Valores bioquímicos normais	Plasma > 20 μg/dℓ
Fontes alimentares	Leite e derivados: manteiga, iogurtes, queijos Vísceras: fígado bovino, fígado de aves Ovo de galinha
Tratamento	Ausência de lesão córnea: 10.000 a 25.000 UI/dia de vitamina A VO por 1 a 2 semanas Com lesão córnea: 50.000 a 100.000 UI/dia durante 3 dias consecutivos IM seguida de 50.000 UI/dia IM, por 2 semanas Profilaxia: 10.000 UI/dia VO Verificar deficiência de ferro e cobre que pode prejudicar o metabolismo da vitamina A

IM: intramuscular; RAE: *retinol activity equivalents*; RBP: proteína ligadora de retinol; RDA: *recommended dietary allowances*; RE: retinol equivalente; UI: unidades internacionais; UL: limite superior; VO: via oral.

Tabela 98.9 Fonte, função, tratamento, deficiência e recomendação de consumo para vitamina D.

Sinais e sintomas	Osteomalacia Deficiência de cálcio Aumento do número de fraturas
RDA	Apenas AI (ingestão adequada) e UL (nível máximo de ingestão) 5 μg/dia (19 a 50 anos) 10 μg/dia (51 a 70 anos) 15 μg/dia (> 70 anos) 50 μg/dia = UL 1 μg/dia = 40 UI
Diagnóstico	↓ 25-hidroxicolicalciferol ↓ fósforo sérico ↑ PTH ↓ fosfatase alcalina ↓ cálcio urinário A concentração de cálcio plasmático pode ser baixa ou normal
Valores bioquímicos normais	25-hidroxivitamina D plasmática ≥ 30 ng/mℓ
Fontes alimentares	Leite integral, queijos, coxão mole, ovo de galinha, ostra, camarão, salmão, atum fresco, óleo de fígado de bacalhau, bacalhau seco
Tratamento	Deficiência: 50.000 UI/semana de ergocalciferol (D_2) VO ou IM por 8 semanas Suplementação: 400 a 800 UI/dia VO + citrato de cálcio Oferta de alimento-fonte Estimular exposição ao sol

IM: intramuscular; PTH: paratormônio; RDA: *recommended dietary allowances*; UI: unidades internacionais; VO: via oral.

Cálcio

Em geral, 20 a 30% do cálcio ingerido são absorvidos no duodeno. Vitamina D, acidez do suco gástrico, lactose, ocorrência moderada de gorduras, ingestão de proteínas e necessidades aumentadas estimulam a absorção de cálcio. Contudo, deficiência de vitamina D, ingestão excessiva de gorduras, sódio e fibras, motilidade gástrica acelerada e níveis elevados de fósforo a diminuem.

Pacientes submetidos ao *bypass* e à DBP-DS têm maior risco de apresentar alterações no metabolismo do cálcio. Após 4 anos de cirurgia, até 48% dos pacientes apresentam hipocalcemia acompanhada de hipovitaminose D (63%).

Os mecanismos responsáveis pela perda de massa óssea podem corresponder à perda de peso em si, com perda de massas gorda e magra, ingestão e/ou absorção insuficientes de cálcio e alterações hormonais (esteroides, hormônio de crescimento e insulina). Estudos evidenciam que tanto o conteúdo de tecido muscular quanto adiposo estão positivamente correlacionados com a densidade mineral óssea (DMO).

O IMC é um importante determinante da massa óssea e está positivamente correlacionado com a DMO, e a redução de peso, rápida ou a longo prazo, constitui um fator de risco para osteoporose (Tabela 98.10). Leia o Capítulo 100, *Prevenção e Tratamento da Deficiência de Vitamina D e Cálcio e da Perda Óssea após Cirurgia Bariátrica*, para complementação.

Ferro

A homeostase corporal do ferro é mantida pela regulação da absorção intestinal, podendo ocorrer em todo o intestino delgado, embora mais eficiente no duodeno. Para ser absorvido, primeiro precisa ser solubilizado pelo ácido clorídrico presente no estômago e reduzido à forma ferrosa para tornar-se biodisponível.

Todas as técnicas interferem de maneira diferente na absorção de ferro. No *bypass*, os principais mecanismos que influenciam a má-absorção do ferro são a exclusão do duodeno, a diminuição da disponibilidade de receptores para o ferro, a aceleração do trânsito intestinal (diminuindo o tempo do ferro com a mucosa), a redução da ingestão de alimentos-fonte, a hipocloridria gástrica e a suplementação de outros micronutrientes (p. ex., cálcio), ocasionando deficiência de ferro e/ou anemia até 7 anos depois da cirurgia. A prevalência de deficiência alcança cerca de 20 a 49%, e, após o *bypass*, a deficiência é de 49 a 52% e os quadros de anemia ficam em torno de 35 a 74% 3 anos após a cirurgia.

O estudo de Skroubis et al., que acompanharam pacientes submetidos ao *bypass* e à DBP por 5 anos, mostrou que os níveis de ferritina sofreram redução em ambos os grupos durante os dois primeiros anos; no entanto, aqueles submetidos ao *bypass* apresentaram maior queda dos níveis.

Estudos envolvendo suplementação verificaram que, em mulheres na idade fértil e climatério e em adolescentes, muitas vezes a suplementação oral com sulfato ferroso (320 mg/dia), 2 vezes/dia, evitou a deficiência, ainda que tenha sido insuficiente para evitar o surgimento da anemia. Em caso de intolerância ao tratamento com ferro por via oral, falha de tratamento com ferro por via oral ou anemia ferropriva intensa (hemoglobina < 8 g/dℓ) em pacientes

Parte 7 • Tratamento Cirúrgico da Obesidade

Tabela 98.10 Fonte, função, tratamento, deficiência e recomendação de consumo para cálcio.

Sinais e sintomas	Hipocalcemia Tetania Hipertensão Hiperexcitabilidade neuromuscular Osteopenia/osteoporose Cãibras nas pernas Osteomalacia Raquitismo
RDA	1.000 a 1.200 mg/dia UL = 2.500 mg/dia
Diagnóstico	↑ PTH ↓ cálcio iônico e sérico ↓ 25-hidroxicolicalciferol Alterações na densidade óssea
Valores bioquímicos normais	Cálcio total: 8,5 a 10,9 mg/dℓ Cálcio ionizado: 4,5 a 5,6 mg/dℓ
Fontes alimentares	Leite de vaca, leite de cabra, bebidas lácteas, queijos, sardinhas, ostras, semente de gergelim, amêndoa, castanha-do-pará
Tratamento	1.200 mg/dia, oferecer citrato de cálcio (melhor absorção) + vitamina D Iniciar com apresentações mastigáveis ou líquidas Dividir as doses em várias tomadas diárias de 500 a 600 mg/dia Administrar pelo menos 2 h após suplementação de polivitamínicos ou de ferro 1.700 mg/dia + vitamina D no período de perda de peso intensa (3 a 6 meses pós-operatório) Estimular o consumo de alimentos-fonte Prática de atividade física

PTH: paratormônio; RDA: *recommended dietary allowances*; UL: limite superior.

Tabela 98.11 Fonte, função, tratamento, deficiência e recomendação de consumo para ferro.

Sinais e sintomas	Anemia microcítica hipocrômica Disfagia, enteropatia, aumento da frequência cardíaca Fadiga Taquicardia, palpitações
RDA	8 mg/dia ♂ 18 mg/dia ♀ (19 a 50 anos) UL = 45 mg/dia
Diagnóstico	Hemograma completo (↓Hb e Ht e VCM) ↓ ferro sérico ↓ ferritina sérica ↓ saturação de transferrina ↑ transferrina ↑ TIBC
Valores bioquímicos normais	60 a 170 µg/dℓ
Fontes alimentares	Carne bovina, suína, de aves Vísceras: rim, coração, fígado Peixes e mariscos Ovos Leguminosas (feijão, lentilha, soja)
Tratamento	Dose profilática na menacme: 50 a 100 mg/dia de ferro elementar Deficiência: ≥ 300 mg/dia de ferro elementar em 3 a 4 tomadas via oral Oferecer alimentos-fonte de ferro e vitamina C Oferecer vitamina C (70 a 90 mg/dia) nas refeições que contenham ferro não heme

Hb: hemoglobina; Ht: hematócrito; RDA: *recommended dietary allowances*; TIBC: capacidade total de ligação do ferro; UL: limite superior; VCM: volume corpuscular médio.

hemodinamicamente estáveis, pode ser necessária a administração de sacarato de óxido férrico ou de carboximaltose férrica. A justificativa para esse achado consiste na baixa adesão ao tratamento, com irregularidade do uso da suplementação. Contudo, no pós-operatório, até 52% dos pacientes podem desenvolver deficiência de ferro e 74% anemia ferropriva após 3 anos do *bypass* (Tabela 98.11). O Capítulo 101 aborda a prevenção e o tratamento da deficiência de ferro e anemia depois da cirurgia bariátrica.

Zinco

Constituinte de mais de 300 metaloenzimas que participam no metabolismo de carboidratos, lipídeos e proteínas, e na síntese e degradação de ácidos nucleicos, tem função no metabolismo energético e da vitamina A, na síntese de proteína, na estabilização de macromoléculas, na regulação de transcrição do DNA e na divisão celular, além de armazenar e liberar insulina. A deficiência de zinco pode ser causa frequente de queda de cabelo em pacientes bariátricos.

O sítio primário de absorção é o intestino delgado, principalmente o duodeno e as primeiras porções do jejuno, e depende da absorção de gordura. Estudos demonstram que mais de 50% dos pacientes submetidos a DBP-DS e cerca de 35% após *bypass* apresentam baixos níveis de zinco. A intolerância alimentar

aos alimentos-fonte, principalmente à carne vermelha, pode ser fator determinante para a manutenção dos baixos níveis (Tabela 98.12).

Considerações importantes

A suplementação de vitaminas torna-se necessária no pós-operatório imediato, muitas vezes com necessidade de doses superiores às *recommended dietary allowances* (RDA) (Tabela 98.13). O padrão para suplementação imediata deve seguir: polivitamínicos 1 a 2 dias pós-operatório, citrato de cálcio com vitamina D_3 (1.200 a 2.000 mg/dia), ácido fólico (400 µg/dia), ferro 40 a 65 mg/dia e vitamina B_{12} > 350 µg/dia VO ou 1.000 µg/mês IM.

Deve-se atentar aos cuidados no momento da prescrição e ao modo de administração a fim de otimizar os resultados e garantir a adesão dos pacientes:

- Os polivitamínicos devem conter 100% dos valores necessários diários em pelo menos 2/3 dos nutrientes
- Administrar, inicialmente, com formulações mastigáveis, líquidas
- Progredir conforme a tolerância para cápsulas ou comprimidos
- Evitar apresentações de liberação prolongada ou comprimidos revestidos

Tabela 98.12 Fonte, função, tratamento, deficiência e recomendação de consumo para zinco.

Sinais e sintomas	Hipogeusia (diminuição do paladar) Alterações olfatórias Inapetência Irritabilidade Dificuldade de cicatrização Diarreia Alopecia Perda de massa muscular Dermatite
RDA	11,0 mg/dia ♂ (acima de 19 anos) 8 mg/dia ♀ UL = 40 mg/dia (para ambos os sexos)
Diagnóstico	↓ níveis séricos e plasmáticos ↓ zinco na hemácia e leucócitos ↓ FAL ↓ testosterona plasmática
Níveis bioquímicos normais	Valor sérico 55 a 150 mg/dℓ
Fontes alimentares	Carne vermelha Peixes e frutos do mar Grãos: feijão, lentilha, soja Leite e derivados Arroz branco e integral Abacate Espinafre
Tratamento	60 mg/dia de zinco elementar, 2 vezes/dia Oferta de alimentos-fonte
Toxicidade	Aguda: diarreia, vômitos e febre Crônica (uso de dosagem máxima a longo prazo): depressão da função imune causando anemia hipocrômica como resultado da deficiência de cobre

FAL: fosfatase alcalina; RDA: *recommended dietary allowances*; UL: limite superior.

Tabela 98.13 Principais suplementações isoladas para tratamento e prevenção.

Nutriente	Dosagem
Tiamina	20 a 30 mg/dia (prevenção oral)
Vitamina B$_{12}$	> 350 µg/dia (prevenção oral) > 500 µg/dia (tratamento oral)
Citrato de cálcio	1.500 a 2.500 mg/dia
Ferro elementar	40 a 65 mg/dia (prevenção oral) 300 mg/dia (tratamento oral)
Vitamina A	10.000 a 100.000 UI/dia
Vitamina D	> 3.000 UI (colicalceferol)

UI: unidades internacionais. (Adaptada de Bordalo et al., 2011.)

- Dar preferência a formulações que contenham magnésio associado, especialmente para DBP-DS
- Evitar fórmulas infantis, pois geralmente são incompletas
- Não misturar polivitamínicos contendo ferro com suplementos de cálcio; são necessários intervalos de 2 horas entre ambos
- A suplementação de cálcio deve ser feita por meio do citrato de cálcio de vitamina D$_3$

- Dividir as doses de cálcio em várias tomadas diárias de 500 a 600 mg
- Dividir as doses de ferro em 3 a 4 tomadas diárias, sempre acompanhadas de vitamina C e fruto-oligossacarídeos, para evitar constipação intestinal e melhorar a flora intestinal
- Doses de 1.700 mg/dia de cálcio provenientes da dieta e suplementação são necessárias para evitar a perda de massa óssea durante o período de rápida perda de peso
- Em pacientes com anemia, evitar uso excessivo de chás em decorrência da interação com o tanino
- A maioria dos suplementos contém altas doses de betacaroteno (forma inativa de vitamina A), que não contribui para a toxicidade da vitamina A.
- A deficiência de cobre pode provocar anemia, sendo recomendada por alguns autores a suplementação de 50 a 900 µg/d de cobre de acordo com a técnica cirúrgica utilizada. A suplementação de zinco pode colocar o paciente em risco de deficiência de cobre, portanto, uma proporção de 1 mg de cobre é recomendada para pelo menos 8 a 15 mg de zinco.

Bibliografia

Aills L, Blankenship J, Buffington C, et al. ASMBS Allied Health Nutritional Guidelines for the Surgical Weight Loss Patient. Surg Obes Relat Dis. 2008;4:S73-S108.

Alvarez JA, Asharaf A. Role of vitamin D in insulin secretion and insulin sensitivity for glucose homeostasis. Int J Endocrinol. 2010;2010:351-85.

Alves LFA, Gonçalves RM, Cordeiro GV, et al. Beribéri pós-bypass gástrico: uma complicação não tão rara. Relato de dois casos e revisão de literatura. Arq Bras Endocrinol Metab. 2006; 50(3):564-68.

Arone LJ. Classification of obesity and assessment of obesity-related health risks. Obes Res. 2002;10:S105-15.

Berti LV, Oliveira MR, Garrido AB. Gastroplastia vertical com bandagem. In: Garrido AB et al. Cirurgia da obesidade. São Paulo: Atheneu; 2002. p. 149-61.

Bittar T, Moraes A, Benchimol A. Avaliação clínica pré e pós-operatória na cirurgia bariátrica. São Paulo: AC Farmacêutica; 2009. p. 11-134.

Bordalo LA, Teixeira TFS, Bressan J, Mourão DMM. Bariatric surgery: how and why to supplement. Rev Assoc Med Bras. 2011;57(1):113-20.

Buchwald H; Consensus Conference Statement. Bariatric surgery for morbid obesity: health implications for patients, health professionals, and third-party payers. J Am Coll Surg. 2005;200:593-604.

Cabral MD. Tratamento clínico na obesidade mórbida. In: Garrido AB, Ferraz EM, Barroso FL, et al. Cirurgia da obesidade. São Paulo: Atheneu; 2002. p. 35-44.

Cambi MPC, Marchesini JB. Acompanhamento clínico, dieta e medicação. In: Garrido AB, Ferraz EM, Barroso FL, et al. Cirurgia da obesidade. São Paulo: Atheneu; 2002. p. 255-72.

Cotta-Pereira R, Benchimol AK. Cirurgia bariátrica: aspectos cirúrgicos. In: Nunes MA, Appolinário JC, Galvão AL, Coutinho W. Transtornos alimentares e obesidade. 2. ed. Porto Alegre: Artmed; 2006. p. 353-66.

Cozzolino SMF, Bortoli MC, Cominetti C. Grupo dos óleos e gorduras. In: Philippi ST. Fundamentos básicos da nutrição. Barueri: Manole; 2008. p. 167-208.

Cumming DE, Weiglle DS, Frayo RS, et al. Plasma ghrelin levels after diet-induced weight loss of gastric bypass surgery. N Engl J Med. 2002;346(6):1623-30.

Dunker KLL, Alvarenga M, Moriel P. Grupo do leite, queijo e iogurte. In: Philippi ST. Fundamentos básicos da nutrição. Barueri: Manole; 2008. p. 99-166.

Fandiño JN, Appolinário JC. Avaliação psiquiátrica da cirurgia bariátrica. In: Nunes MA, Appolinário JC, Galvão AL, Coutinho W. Transtornos alimentares e obesidade. 2. ed. Porto Alegre: Artmed; 2006. p. 367-74.

Farias LM, Coelho MPSS, Barbosa RF, et al. Aspectos nutricionais em mulheres obesas submetidas à gastroplastia vertical com derivação gastrojejunal em Y de Roux. Rev Bras Nutr Clin. 2006;21(2):99-103.

Flancbaum L, Belsley S. Preoperative nutritional status of patiente undergoing Roux-en-Y gastric bypass for morbid obesity. J Gastrointest Surg. 2006 Jul-Aug;10(7):1033-7.

Folope V, Coëffier M, Dèchelotte P. Carences nutrutionalles liées à la chirurgie de l'obésité. Gastroentérologie Clinique et Biologique. 2007;31(4):369-77.

Hidalgo L, Clave EP, Estorch M, et al. Effect of cholecystokinin – A receptor blockade on postprandial insulinemia and gastric emptying in humans. Neurogastroenterol. 2008;14:519-25.

Hojo VE, Melo JM, Nobre LN. Alterações hormonais após cirurgia bariátrica. Rev Bras Nutr Clin. 2007;22(1):77-82.

Johnson JM, Maher JW, Demaria EJ, et al. The long-term effects gastric bypass on vitamin D metabolism. Ann Surg. 2006;243(5):701-5.

Kaila B, Raman M. Obesity: a review of pathogenesis and management strategies. Can J Gastroenterol. 2008;22(1):61-8.

Kushner R. Managing the obese patient after bariatric surgery: a case report of severe malnutrition and review of the literature. JPEN. 2000;24:126-32.

Lima K, Costa MCR, Gonçalves MCR, Sousa BS. Micronutrient deficiencies in the pre-bariatric surgery. Arq Bras Cir Dig. 2013;26(S1):63-6.

Malone M. Recommended nutritional supplements for bariatric surgery patients. Ann Pharmacother. 2008;42(12):1851-8.

Marchesini JB. Balão intragástrico. In: Garrido AB, Ferraz EM, Barroso FL, et al. Cirurgia da obesidade. São Paulo: Atheneu; 2002. p. 61-9.

Mechanick JI, Kushner RF, Sugerman HJ, et al.; American Association of Clinical Endrocrinologists; Obesity Society; American Society for Metabolic & Bariatric Surgery. American Association of Clinical Endocrinologists, The Obese Society, and American Society for Metabolic & Bariatric Surgery medical guidelines for clinical practice for the preoperative nutritional, metabolic, and nonsurgical support of the bariatric surgery patient. Obesity (Silver Spring). 2009 Apr;(17 Suppl. 1):S1-70. Erratum in: Obesity (Silver Spring). 2010 Mar;18(3):649.

Mechanick JI, Kushner RF, Sugerman HJ, et al. American Association of Clinical Endocrinologists, The Obesity Society and American Society for Metabolic & Bariatric Surgery medical guidelines for clinical practice for the perioperative nutritional, metabolic, and nonsurgical support of the bariatric surgery patient. Surg Obes Relat Dis. 2008;4:S109-84.

Olbers T, Björkman S, Lindroos AK. Body composition, dietary intake, and energy expenditure after laparoscopic Roux-en-Y gastric bypass and laparoscopic vertical banded gastroplasty. Ann Surg. 2006;244:715-22.

Pereira FA, Castro JAS, Santos JE, et al. Impact of market weight loss induced by bariatric surgery on bone mineral density and remodeling. Braz J Med Bio Res. 2007;40:509-17.

Philippi ST, Jaime PC, Ferreira CM. Grupo de frutas, legumes e verduras. In: Philippi ST. Fundamentos básicos da nutrição. Barueri: Manole; 2008. p. 69-98.

Quadros MRR, Savaris AN, Ferreira MV, Branco Filho AB. Intolerância alimentar no pós-operatório de pacientes submetidos à cirurgia bariátrica. Rev Bras Nutr Clin. 2007;22(1):15-9.

Rangel LOB, Faria VSP, Magalhães EA, et al. Perfil de saúde e nutricional de pacientes portadores de obesidade mórbida candidatos à cirurgia bariátrica. Rev Bras Nutr Clin. 2007;22(2):214-9.

Repetto G, Rizzolli J. Cirurgia bariátrica: acompanhamento clínico. In: Nunes MA, Appolinário JC, Galvão AL, Coutinho W. Transtornos alimentares e obesidade. 2. ed. Porto Alegre: Artmed; 2006. p. 343-52.

Saris WHM. Very-low calorie diets and sustained weight loss. Obes Res. 2001;9:295S-301S.

Sarwer DB, Wadden TA, Moore RH, et al. Preoperative eating behavior, postoperative dietary adherence and weight loss following gastric bypass surgery. Surg Obes Relat Dis. 2008;4(5):640-6.

Scott SM. Nutritional and metabolic complications of bariatric surgery. Am J Med Sci. 2006;331(4):221-5.

Skroubis G, Anesidis S, Kehagias L, et al. Roux-en-Y gastric bypass versus a variant of BPD in a non-superobese population: prospective comparision of the efficacy and the incidence of metabolic deficiencies. Obes Surg. 2006;16:488-95.

Soares CC, Falcão MC. Abordagem nutricional nos diferentes tipos de cirurgia bariátrica. Rev Bras Nutr Clin. 2007;22(1):59-64.

Villamor E, Fawzi WW. Effects of vitamin A supplementation on immune responses and correlation with clinical outcomes. Clin Microbiol Rev. 2005;18(3):446-64.

99 | Prevenção e Tratamento de Deficiências de Vitamina B_1, Vitamina B_{12} e Ácido Fólico no Paciente Bariátrico

Daniéla Oliveira Magro ▪ Carina Rossoni

Introdução

A cirurgia bariátrica constitui uma opção consagrada para o tratamento da obesidade, resultando em perda de peso e controle das comorbidades e da mortalidade.

Contudo, os diversos procedimentos cirúrgicos podem causar deficiências nutricionais: diminuição dos níveis séricos de vitaminas e minerais são comuns tanto nas cirurgias metabólicas bariátricas (p. ex., *bypass* gástrico em Y de Roux e *bypass* gástrico com anastomose única [OAGB]) quanto na gastrectomia vertical e derivações biliopancreáticas (ver Capítulos 85 a 88).

Deficiências nutricionais, quando detectadas no pós-operatório, podem, de maneira equivocada, ser atribuídas à intervenção cirúrgica, pois poucos estudos avaliaram o perfil de vitaminas e minerais no pré-operatório. As deficiências mais comuns nos candidatos à cirurgia bariátrica são de ácido fólico, vitamina B_{12}, ferro, vitamina D, zinco, cálcio e fósforo. Um estudo realizado com 200 indivíduos submetidos à gastrectomia vertical encontrou deficiência de vitamina D, vitaminas B_1, B_6 e B_{12} e de ácido fólico (81%, 5,5%, 3%, 11,5% e 24%, respectivamente) no pré-operatório; outro estudo verificou deficiência de vitamina B_1 de 1,8% no pré-operatório, podendo atingir até 29%.

As deficiências de pelo menos um micronutriente (vitamina D, vitamina B_{12}, folato e ferro) no pré-operatório foram observadas em 20 a 30% dos candidatos às cirurgias bariátricas.

Os níveis séricos de vitaminas B_1, B_6 e B_{12}, ácido fólico e ferro tendem a diminuir após a intervenção cirúrgica, independentemente da técnica adotada.

Exames prévios são importantes no pré-operatório e, consequentemente, no seguimento. Deve-se adotar um protocolo de avaliação bioquímica conforme as necessidades específicas de cada indivíduo, avaliando-se a melhor forma de administração de cada suplemento nutricional, a quantidade preconizada e a periodicidade de avaliação, de acordo com as diferentes técnicas cirúrgicas.

Todos os procedimentos cirúrgicos induzem a algum grau de desnutrição, seja por redução do volume, pela modificação na escolha dos alimentos ou pela má-absorção dos nutrientes.

No pós-operatório, são possíveis vários distúrbios nutricionais, como a deficiência de vitaminas do complexo B, principalmente a cobalamina (vitamina B_{12}), a tiamina (vitamina B_1) e o ácido fólico (vitamina B_9), discutidos a seguir.

Deficiência de vitamina B_1 (tiamina)

A vitamina B_1 ou tiamina é uma vitamina hidrossolúvel absorvida no jejuno proximal e encontrada em fontes alimentares como legumes, carne de porco, fígado, aves, peixes, cereais integrais, ervilha, lentilha, nozes e castanhas. A tiamina é essencial no metabolismo dos carboidratos e regula o fluxo de eletrólitos dentro e fora das células musculares e nervosas.

O estoque humano de vitamina B_1 é de aproximadamente 25 a 30 mg, com maiores concentrações no músculo esquelético, no cérebro, no fígado e nos rins. Entretanto, os níveis de tiamina podem ser depletados após 2 ou 3 semanas de deficiência alimentar ou má-absorção, uma vez que o tempo de meia-vida da tiamina é de 9 a 18 dias. Durante períodos de baixa ingestão dessa vitamina, o cérebro é o último tecido a perder seus estoques. Seu excesso é excretado pela urina, com uma pequena proporção excretada pela bile.

Em 1933, Peters e Sinclair verificaram que a tiamina tinha papel em mais de uma fase do metabolismo das células cerebrais. Sua deficiência resulta em mudanças importantes no metabolismo e em toxicidade no sistema nervoso central (SNC), podendo levar à morte das células neuronais. Por suas funções essenciais no sistema nervoso, a tiamina é conhecida como "vitamina antineurítica".

Ocorrência de vômitos persistentes, dieta deficiente em vitaminas ou utilização excessiva de tiamina pelo corpo podem resultar em um estado grave de depleção dessa vitamina em um curto período, produzindo sintomas de beribéri.

Tanto o beribéri seco quanto o úmido são doenças indicativas de deficiência de tiamina, sendo a primeira relativa ao sistema nervoso e a segunda, ao sistema cardiovascular.

O beribéri seco corresponde à síndrome de alterações neurológicas periféricas, mais comum em pacientes com restrição calórica e inatividade física, caracterizando-se por alterações sensoriais e motoras (bilaterais e simétricas). Geralmente, manifesta-se com dor, parestesia e perda de reflexos. Inicia com parestesias nos artelhos, queimação nos pés, cãibras nas panturrilhas e dores nas pernas. A continuidade da deficiência leva à perda da sensação vibratória e posicional dos dedos, à atrofia da panturrilha e ao pé caído.

No sistema nervoso, a deficiência de tiamina pode levar à síndrome de Wernicke-Korsakoff (SWK), caracterizada por oftalmoplegia, ataxia e perda de memória, é associada ao uso

Parte 7 ▪ Tratamento Cirúrgico da Obesidade

abusivo de álcool e à desnutrição. Cerca de 30 a 80% dos etilistas apresentam sinais laboratoriais compatíveis com a deficiência de tiamina.

O álcool inibe a absorção de tiamina, interferindo em seu movimento pela membrana basolateral. Os mecanismos de obtenção de energia a partir da tiamina ficam prejudicados e podem causar despolarização, afetando o potencial de membrana e levando à degeneração neural.

No beribéri úmido, há um mau funcionamento cardíaco e edema generalizado, geralmente manifestando-se no paciente com ingestão calórica elevada e atividade física extenuante.

O diagnóstico laboratorial pode ser realizado por meio de medida da tiamina sérica, da excreção urinária de tiamina e da atividade da transcetolase de eritrócitos.

A tiamina sérica não representa um indicador sensível do estado nutricional. A ativação da apo-transcetolase no eritrócito, lisado pela tiamina difosfato adicionada *in vitro*, tem se tornado o índice mais aceito – e mais amplamente utilizado – do estado nutricional relativo à tiamina. Um coeficiente de ativação > 1,25 é indicativo da deficiência e < 1,15 é considerado adequado em relação ao estado nutricional.

São poucos os estudos quanto à fisiologia da tiamina, a começar por sua absorção e transporte, já que há questões ainda não esclarecidas. Sabe-se que a tiamina, quando ingerida em baixa concentração, é absorvida no intestino delgado. A maior absorção ocorre no jejuno e no íleo.

Recomendações nutricionais

A ingestão diária recomendada (DRI, do inglês *dietary reference intake*) de tiamina é 1 mg/dia para homens e 0,9 mg/dia para mulheres. Os grupos que necessitam de quantidades maiores de tiamina são os de pacientes sob terapia renal, hemodiálise ou diálise peritoneal, aqueles com síndrome de má-absorção, submetidos ao tratamento cirúrgico da obesidade, gestantes e lactantes.

Deficiência de tiamina e tratamento cirúrgico da obesidade

O *bypass* gástrico está associado à deficiência de tiamina como consequência direta da ressecção da maior porção intestinal e diminuição da área gástrica, bem como náuseas, vômitos e ingestão inadequada de vitamina B_1.

Casos de beribéri são descritos como complicação do pós-operatório da cirurgia bariátrica, aparecendo entre 4 e 12 semanas, mais comumente em mulheres jovens com vômitos frequentes por longos períodos. Os sinais e sintomas apresentados pelos pacientes são de beribéri seco com parestesias e dor em membros, e de SWK com nistagmo, confabulação e confusão mental.

Pesquisadores observaram que 15% dos candidatos ao tratamento cirúrgico da obesidade apresentavam deficiência de vitaminas no pré-operatório, cujos resultados ainda mostraram que a diferença era significativa entre a etnia e os níveis de tiamina – cerca de 6,7% dos brancos apresentaram deficiência de tiamina, contra 31% dos afro-americanos e 47% dos hispânicos. Sem considerar a etnia, outros estudos encontraram deficiência de tiamina entre 1,8 e 5,5% dos indivíduos submetidos à gastrectomia vertical e de 22% naqueles que seriam submetidos ao *bypass* gástrico.

No pós-operatório, a prevalência de neuropatia encontrada foi de 16%, e os fatores de risco observados foram a quantidade de perda de peso, a persistência de sintomas gástricos, a não aderência ao acompanhamento nutricional, a redução de albumina e transferrina.

Outro estudo que avaliou a deficiência de tiamina no *bypass*, após 1 ano, observou que 12 a 16% dos sujeitos apresentavam deficiência e 10 a 15% na derivação biliopancreática com *duodenal switch*, valores que aumentaram para 27% após 3 anos de cirurgia. Na gastrectomia vertical, a deficiência de tiamina foi de 25,7% após 1 ano de pós-operatório.

Monitoramento e suplementação de tiamina

Independentemente da cirurgia adotada, dá-se um aumento nas necessidades de vitaminas, devendo-se monitorar a tiamina, uma vez que sua deficiência pode causar distúrbios neurológicos.

Os pacientes que apresentam náuseas e vômitos podem necessitar de tratamento sublingual, intramuscular ou intravenoso de tiamina. Náuseas e vômitos são mais comuns no pós-operatório imediato em todos os procedimentos cirúrgicos. Os vômitos persistentes podem depletar os estoques e desencadear deficiência de tiamina. Os sintomas de SWK são mais observados nos pacientes submetidos a *bypass* após 2 ou mais semanas de vômitos persistentes.

Quando da ocorrência dos primeiros sintomas de neuropatia, o tratamento deve ser realizado com a administração oral de 20 a 30 mg/dia de tiamina até o desaparecimento dos sintomas. Em geral, pacientes mais sintomáticos necessitam de 100 mg/dia de tiamina parenteral por aproximadamente 7 a 14 dias e, então, 10 mg/dia (oral) até a recuperação completa dos sintomas neurológicos, uma recomendação que independe do procedimento cirúrgico. Metade dos pacientes apresenta melhora completa com o tratamento e a outra apenas melhora parcial ou não tem benefícios.

Alguns pesquisadores sugerem a suplementação oral ou parenteral de tiamina no pós-operatório imediato, com prognóstico favorável para a maioria dos casos. Depois do bypass gástrico, a recomendação profilática é de 300 a 500 µg/dia (oral).

A tiamina não pode ser produzida e estocada e depende de fontes exógenas. Os estudos recomendam aos candidatos à cirurgia bariátrica a suplementação profilática (ela está presente nos polivitamínicos adequados para uso no pós-operatório) ao longo da vida, uma vez que as complicações neurológicas podem aparecer após décadas da intervenção cirúrgica.

Vitamina B_{12} (cobalamina) e vitamina B_9 (ácido fólico)

A vitamina B_{12} e o ácido fólico estão envolvidos na maturação dos eritrócitos. Em geral, a deficiência de ambos pode levar à anemia macrocítica, uma condição caracterizada por pouca produção de eritrócitos e diminuição da habilidade de transporte de oxigênio.

Vitamina B_{12} (cobalamina)

Sintetizada exclusivamente por microrganismos, está presente em todos os tecidos animais, de modo que a fonte natural de vitamina B_{12} na dieta restringe-se aos alimentos de origem animal (especialmente leite, carnes e ovos). A vitamina B_{12} atua no metabolismo dos carboidratos e lipídeos, sendo essencial para o crescimento.

Sua deficiência pode ocasionar transtornos hematológicos, neurológicos e cardiovasculares, além de aumentar os níveis de homocisteína, capazes de contribuir para o desenvolvimento de doenças ateromatosas.

O diagnóstico precoce da deficiência de vitamina B_{12} tem grande importância com o objetivo de evitar danos irreversíveis.

A vitamina B_{12} é liberada pela digestão de proteínas de origem animal, sendo depois degradada pelas proteases pancreáticas, com consequente transferência da molécula de vitamina B_{12} para o fator intrínseco gástrico (FI) produzido pelas células parietais do estômago. A ligação da vitamina B_{12} ao FI forma um complexo na mucosa, que resiste às enzimas proteolíticas do lúmen intestinal e que, posteriormente, adere aos receptores das células epiteliais do íleo terminal, onde a vitamina B_{12} é absorvida e ligada a um transportador plasmático na circulação. Na ausência do FI, a absorção da vitamina B_{12} dos alimentos é prejudicada, podendo levar à sua deficiência. A vitamina B_{12} sintética é minimamente absorvida por via oral.

Em comparação à população geral, a deficiência de vitamina B_{12} é mais prevalente em candidatos ao tratamento cirúrgico, variando de 2,3 a 21% no *bypass* e de 9 a 30,3% na gastrectomia vertical.

É difícil estimar a real incidência de deficiência de vitamina B_{12}, uma vez que os estudos diferem quanto aos critérios de inclusão e à metodologia laboratorial.

Recomendações nutricionais

A DRI de vitamina B_{12} é 2 µg/dia para homens e mulheres.

Deficiência de cobalamina e tratamento cirúrgico da obesidade

Má-absorção e ingestão alimentar insuficiente representam as principais causas de deficiência de vitamina B_{12} no pós-operatório das cirurgias bariátricas.

Estudos apresentam prevalências amplamente variáveis de deficiências de vitamina B_{12}. Aos 12 meses de pós-operatório, as deficiências variaram de 6,5 a 33% no *bypass* gástrico, diminuindo para 5,4% aos 24 meses de seguimento e aumentando para 7,2% aos 36 meses (incluídos cinco estudos com 829 pacientes). Em pacientes submetidos a gastrectomia vertical, a deficiência de vitamina B_{12} variou de 17,2 a 20% no 1º ano de pós-operatório, permanecendo em 18% após 24 meses.

Nas cirurgias bariátricas, pode ocorrer deficiência de vitamina B_{12} causada por falha na absorção da cobalamina, consequência da inabilidade de síntese do FI, pH gástrico e absorção reduzida no íleo. A falha na absorção da vitamina B_{12} resulta em deficiências clínicas entre 1 e 9 anos depois do *bypass* (60%) e da gastrectomia vertical (42%).

Outro aspecto relacionado com a deficiência de vitamina B_{12} inclui a intolerância alimentar no pós-operatório, principalmente no 1º ano de cirurgia.

A deficiência assintomática de vitamina B_{12} pode ocorrer por longos períodos antes do surgimento de qualquer sinal ou sintoma clínico, desencadeando uma deficiência crônica que, se mantida durante anos, pode promover manifestações neurológicas irreversíveis. De acordo com a literatura, a suplementação corrigiu 81% dos casos de deficiência.

As manifestações clínicas da deficiência de vitamina B_{12} são polimórficas, variando de estados brandos até condições muito graves. De modo geral, trata-se de um transtorno que se manifesta por um quadro clássico caracterizado por anemia megaloblástica (eritrócitos grandes e imaturos) associada a sintomas neurológicos, com frequente aparecimento da tríade fraqueza, glossite e parestesias, além de incontinência urinária e perdas visuais por lesões do nervo óptico. Danos neurológicos podem ocorrer mesmo na ausência de anemia. As alterações hematológicas típicas da deficiência de vitamina B_{12} se caracterizam por diminuição de hemoglobina, aumento de volume dos eritrócitos e redução da contagem plaquetária.

Monitoramento e suplementação de cobalamina

Os níveis de vitamina B_{12} são considerados insuficientes, para a população bariátrica, quando os valores estão entre 200 e 400 pg/mℓ (ideal 400 a 1.100 pg/mℓ). Estudos demonstraram que cerca de 30 a 37% dos pacientes apresentam deficiência de vitamina B_{12} (< 350 pg/mℓ) entre 1 e 9 anos da cirurgia.

Na deficiência de vitamina B_{12}, o nível de ácido metilmalônico aumenta mais de cem vezes (50 a 100 umol/ℓ para um nível normal de 0,1 a 0,4 umol/ℓ). A homocisteína pode estar elevada em casos de deficiência de vitamina B_{12} e ser utilizada como um marcador sérico.

Os sintomas da deficiência são rapidamente reduzidos quando da suplementação intramuscular da vitamina B_{12}, embora possa ocorrer erupção acneiforme após a administração diária de megadoses de vitamina B_{12}, desaparecendo prontamente ao se interromper a suplementação.

A American Society for Metabolic and Bariatric Surgery (ASMBS), a partir de 2008, preconizou a suplementação rotineira de B_{12} após a cirurgia bariátrica. As doses recomendadas incluem 1.000 µg/dia via oral (VO), ou 1.000 µg intramuscular (IM), mensalmente ou 1.000 a 3.000 µg IM a cada 6 a 12 meses ou 500 µg semanalmente por *spray* nasal. A via oral tem menor biodisponibilidade em relação às vias sublingual, nasal e intramuscular.

Doses de 1.000 µg mensais administradas IM são efetivas para evitar alterações hematológicas e neurológicas causadas pela deficiência de vitamina B_{12} no pós-operatório de *bypass* gástrico. Após a cirurgia de derivação biliopancreática (Scopinaro ou *duodenal switch*), a suplementação de vitamina B_{12} pode ser administrada por via sublingual (350 µg/dia) ou por *spray* nasal (500 µg/semana), iniciada brevemente no pós-operatório e realizada de maneira contínua.

Para indivíduos sintomáticos, a recomendação é de 1.000 µg a cada 5 a 7 dias, por 4 semanas, seguida da manutenção mensal IM.

A administração de vitamina B_{12} intravenosa está associada a choque anafilático e deve ser evitada.

O monitoramento sérico deve ser realizado no pré-operatório e, depois da cirurgia, a cada semestre ou mais precocemente, em caso de suspeita de deficiência. A análise de duas enzimas dependentes de cobalamina – o ácido metilmalônico e a homocisteína – tem sido atualmente a técnica mais acurada para diagnosticar precocemente deficiência de cobalamina intracelular.

Os indivíduos bariátricos precisam ser monitorados por toda a vida, em virtude da possibilidade de ocorrer anemia grave com ou sem suplementação. A deficiência subclínica da vitamina B_{12} pode contribuir silenciosamente para problemas cardíacos e neurológicos, desde aqueles de ordem sensorial até os distúrbios psiquiátricos e da aprendizagem.

Ácido fólico

Também chamado "folato", é essencial para reações de transferência de carbono, compreendendo um importante cofator na síntese de DNA. Apesar de sua absorção ocorrer preferencialmente na porção proximal do duodeno, pode se dar ao longo de todo o intestino por uma adaptação fisiológica depois da cirurgia.

Os fatores que aumentam o risco de deficiência de ácido fólico incluem falta de seguimento, alimentação inadequada, não adesão ao uso do polivitamínico, má-absorção e uso de medicamentos (anticonvulsivante, contraceptivo oral e alguns quimioterápicos).

A deficiência de folato se dá entre 3,4 e 65% dos pacientes submetidos ao *bypass* gástrico e os níveis séricos começam a diminuir com 6 meses de pós-operatório, podendo haver deficiência no pós-operatório tardio (52%, 35% e 28% aos 12, 24 e 36 meses de cirurgia, respectivamente).

A suplementação de vitaminas também se faz necessária depois da gastrectomia vertical. Até 40% dos indivíduos precisaram de suplementação aos 24 meses de pós-operatório de gastrectomia vertical. Deficiência de ácido fólico ocorreu entre 5,5 e 24% dos candidatos à gastrectomia vertical; aos 12 meses de cirurgia, a deficiência persistiu entre 12,4 e 13,8%.

Os autores atribuem a deficiência de folato na gastrectomia vertical às modificações anatômicas e fisiológicas do trato gastrointestinal, bem como à escolha dos alimentos e à diminuição da ingestão de legumes e vegetais verde-escuros (fonte de folato), além da interrupção de seguimento e do uso de suplementos.

Com frequência, as deficiências de vitamina B_{12} e folato acontecem de forma concomitante e podem causar hiper-homocisteinemia, aumentando o fator de risco para aterosclerose, câncer e distúrbios psiquiátricos.

Os indivíduos com deficiência de folato podem apresentar amnésia, irritabilidade, hostilidade e até mesmo comportamentos paranoicos. Níveis elevados de homocisteína podem indicar diminuição dos níveis séricos de folato e maior risco para defeito na formação do tubo neural, com indicativo de risco para doenças cardiovasculares e/ou estresse oxidativo na população não bariátrica.

Recomendações nutricionais

A DRI de ácido fólico é 320 µg/dia para homens e mulheres.

Monitoramento e suplementação de ácido fólico

A ASMBS preconiza que a suplementação de ácido fólico seja de 400 a 1.000 µg/dia. A suplementação acima dessa dosagem não é recomendada, pois pode mascarar a deficiência de vitamina B_{12}. A homocisteína constitui o indicador mais sensível de deficiência dos níveis de ácido fólico associado ao folato eritrocitário.

Além dos fatores citados anteriormente, vale lembrar que a deficiência de ácido fólico em gestantes está relacionada com maior risco de defeito no tubo neural em recém-nascidos. Portanto, a suplementação e o monitoramento constante das mulheres em idade fértil, incluindo pacientes pré e pós-cirúrgicas, são essenciais na prevenção de defeitos no tubo neural de fetos em desenvolvimento.

As deficiências de ácido fólico no pré-operatório estão diretamente associadas às escolhas alimentares.

Os estudos referenciados neste capítulo mostram que as prevalências de deficiências de vitaminas variam em função da população estudada e das variáveis associadas do ponto de vista cultural, econômico e ambiental.

A quantidade de ácido fólico existente nos polivitamínicos basicamente corrige a deficiência na maioria dos pacientes bariátricos.

Diante dessa visão ampla, os estudos tornam-se ferramentas capazes de auxiliar na elaboração de um protocolo clínico e nutricional a ser aplicado no pré-operatório e seguido no pós-operatório, independentemente da técnica cirúrgica adotada pela equipe multiprofissional.

Cirurgia bariátrica metabólica: técnicas inovadoras

O OAGB (do inglês *one anastomosis gastric bypass*) e a derivação duodenoileal de anastomose única com gastrectomia vertical ou SADI-S (*single anastomosis duodeno-ileal bypass with sleeve gastrectomy*) são reconhecidos pela International Federation for the Surgery of Obesity and Metabolic Disorders (IFSO) e pela ASMBS. Outras técnicas como a gastrectomia vertical com bipartição intestinal, que pode ser feita com anastomose única e a interposição ileal têm sido praticadas com bons resultados (ver Capítulos 90 e 91).

Alguns estudos enfatizam que o OAGB e a SADI-S aumentariam o risco de desnutrição proteico-calórica e anemia, destacando a importância do aumento da ingestão de proteínas, prevenindo assim deficiências secundárias de ácido fólico e vitamina B_{12}.

Bypass gástrico de anastomose única

O OAGB é a terceira técnica mais realizada no mundo. A sua crescente ascensão deve-se à maior simplicidade do conceito, a qual acarreta um conjunto de vantagens teóricas, e, sobretudo, à qualidade dos seus resultados tanto na redução de peso quanto na remissão de comorbilidades, entre essas o diabetes *mellitus* tipo 2 (DM2). Não é isenta de complicações, como todas as demais técnicas, das quais é possível citar as deficiências nutricionais.

A descrição da técnica cirúrgica é determinante para a avaliação e a definição da intervenção nutricional na OAGB, tanto com relação à ingestão proteica quanto de vitaminas e minerais. As evidências atuais sugerem que o ácido fólico necessita apenas do intestino delgado para a digestão e a absorção; entretanto, ferro, vitamina B_{12} e cobre necessitam tanto de estômago quanto de intestino delgado. Assim, como no *bypass* gástrico convencional (ver Capítulo 85, *Bypass Gástrico em Y de Roux*), o volume do estômago remanescente e o comprimento do intestino delgado são determinantes nos resultados das deficiências nutricionais evidenciadas no OAGB. A descrição da técnica cirúrgica do OAGB é apresentada no Capítulo 88, *Bypass Gástrico com Anastomose Única*.

Pesquisadores avaliaram as deficiências nutricionais de acordo com três comprimentos de alça biliopancreática ou aferente (200, 250 e 300 cm) de 94 pacientes ao longo de 3 anos de pós-operatório. Os achados foram: 27,7% pacientes com déficit de ferro; 13,8%, com déficit de vitamina B_{12}, 19,1%, com déficit de ácido fólico; e 7,4%, com hipoalbuminemia; sem diferença estatística entre os três subgrupos.

É importante verificar a presença de déficits nutricionais no período pré-operatório. Um estudo retrospectivo avaliou a presença de deficiências nutricionais em 155 pacientes submetidos a OAGB com três comprimentos diferentes de alça biliopancreática

Capítulo 99 ▪ Prevenção e Tratamento de Deficiências de Vitamina B_1, Vitamina B_{12} e Ácido Fólico no Paciente Bariátrico **799**

(ou aferente): curta (150 cm), intermediária (200 cm) e longa (250 cm). No pré-operatório, 93,1% apresentaram deficiência de vitamina D; 27,6%, de ácido fólico; 5,5%, de vitamina A; 4,1%, de ferritina; e 2,3%, de vitamina B_{12}. O nível de ácido fólico foi menor depois de 24 meses de pós-operatório no grupo de pacientes submetidos a OAGB com alça aferente longa. Não houve diferença no nível de vitaminas D, A, E, B_{12} e ferro. Nenhum paciente teve desnutrição proteico-calórica grave.

Faz-se necessário ressaltar a heterogeneidade dos resultados apresentados até o momento e a necessidade de estudos prospectivos, randomizados com relação ao papel do OAGB e as deficiências nutricionais.

Derivação duodenoileal de anastomose única com gastrectomia vertical

A SADI-S é uma técnica baseada nos princípios das cirurgias de derivação biliopancreática (DBP), que visa à simplificação, à redução de taxas de complicações potenciais, com semelhantes resultados da técnica original. Nessa técnica, realiza-se uma gastrectomia vertical e o duodeno é seccionado a 1 a 2 cm do piloro. A junção ileocecal é identificada e 250 cm são medidos proximalmente ao longo do íleo. Neste ponto, a alça do intestino é levantada até o coto duodenal e faz-se uma anastomose duodenojejunal terminolateral.

Pesquisadores europeus demonstraram, aos 3 anos de acompanhamento de pacientes, apenas 10% dos pacientes apresentaram níveis baixos de hemoglobina, e 22%, de ferro. As mulheres jovens, férteis, principalmente, apresentaram anemia ferropênica. Na derivação biliopancreática, a prevalência estimada de anemia é de 40%, taxa reduzida para 5% quando a suplementação de ferro e ácido fólico é administrada adequadamente. Assim, como nas demais cirurgias bariátricas metabólicas, as características das técnicas têm relação com a ocorrência de deficiências nutricionais, tais como o comprimento do canal comum na SADI-S.

Esses resultados foram demonstrados por meio de um estudo prospectivo com pacientes que viviam com obesidade classe 4 ou superior submetidos à SADI-S, nos quais foi investigada a presença de déficits nutricionais, a médio prazo, em 2 anos de pós-operatório. Esses pesquisadores demonstraram claramente uma relação entre o comprimento do canal comum e os déficits nutricionais, entre estes: proteína (58,3%), vitamina B_{12} (33,3%), ácido fólico (18,2%), vitamina D (55,6%) e cálcio (45,5%). Aos 5 anos de acompanhamento, também foram analisados os resultados da SADI-S comparando os comprimentos do canal comum (< 250 e > 250 cm). Constataram-se, nos pacientes com canal comum < 250 cm, as complicações graves de má-absorção, além de terem sido aqueles que necessitaram de correção cirúrgica, demonstrando essa associação. Nesse mesmo estudo, nos pacientes com canal comum de 300 cm, nos primeiros 18 meses, os estoques da maioria dos nutrientes foram esgotados; entretanto, mantiveram-se estáveis de 24 a 36 meses e continuaram com tendência ascendente até os 60 meses. Esses resultados vêm ao encontro da fisiologia da cirurgia – teoricamente, essa tendência ascendente se deve à "adaptação intestinal".

O cirurgião que propôs a SADI-S apresentou os seus resultados a longo prazo – 10 anos de acompanhamento de 139 pacientes, que representavam 75% da casuística. Demonstrou que 82% dos pacientes mantiveram a suplementação nutricional de vitamina D a longo prazo; 75%, de cálcio; 45%, de ferro; 25%, de vitamina E; e 20,5%, de vitamina A. Apesar da suplementação nutricional, constataram-se deficiências, tais como: ferritina (66,7%), vitamina D (57,9%) e vitamina A (26,7%)e hipoproteinemia recorrente (7,3%). Doze pacientes foram submetidos a cirurgia revisional.

Cabe ressaltar que os resultados das deficiências nutricionais nas técnicas OAGB e SADI-S descritos na literatura são mais controversos e, muitas vezes, conflitantes. Faz-se necessário considerar que há fatores que influenciam esses resultados variáveis, tais como a seleção dos pacientes, as características das técnicas, os protocolos de suplementação aplicados, a experiência dos profissionais da equipe e a adesão ao acompanhamento. É notório que a qualidade alimentar e nutricional por meio da ingestão proteica adequada, associada à suplementação nutricional (vitamina B_{12}, ácido fólico, cobre, ferro, cálcio e vitaminas lipossolúveis) e ao acompanhamento, deve ser rigorosamente praticada, pois visa minimizar as deficiências nutricionais pós-cirurgias ileais.

Considerando esse contexto, – a inexistência robusta de diretrizes práticas e o reconhecido interesse, crescente, nas técnicas OAGB e SADI-S –, alguns pesquisadores levantam a hipótese de que as possíveis necessidades nutricionais poderiam ser supridas por meio das mesmas recomendações para o RYGB e BDP-DS. Assim, recomenda-se o apresentado na Tabela 99.1 e na Figura 99.1.

Considerações finais

A deficiência de micronutrientes é comum no tratamento cirúrgico da obesidade, e os candidatos devem ser informados sobre os possíveis sintomas e riscos associados às deficiências de vitaminas no pós-operatório. Medidas preventivas incluem o início precoce de suplementação de maneira continuada e o seguimento frequente desses pacientes.

Tabela 99.1 Recomendações nutricionais de proteína e vitaminas do complexo B no *bypass* gástrico com anastomose única e na derivação duodenoileal de anastomose única com gastrectomia vertical.

Macro e micronutrientes	OAGP BR 150 cm	OAGB BP > 150 cm SADI-S*
Proteína	60 a 70 g – 1,5 g/kg/dia	90 a 120 g – 2,1 g/kg/dia
Vitamina B_1	300 a 500 µg/dia (oral)	300 a 500 µg/dia (oral)
Vitamina B_9	400 a 800 µg/dia 800 a 1.000 µg/dia – mulheres em idade reprodutiva	400 a 800 µg/dia 800 a 1.000 µg/dia – mulheres em idade reprodutiva
Vitamina B_{12}	1.000 µg/dia via oral (VO) 1.000 µg intramuscular (IM), mensalmente 1.000 a 3.000 µg IM a cada 6 a 12 meses 500 µg semanalmente por *spray* nasal	1.000 µg/dia VO 1.000 µg IM, mensalmente 1.000 a 3.000 µg IM a cada 6 a 12 meses 500 µg semanalmente por *spray* nasal

*Ferro, cobre e vitaminas lipossolúveis, recomendações nutricionais/teores aumentados.

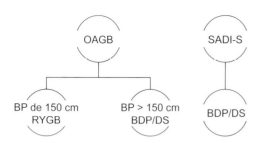

Figura 99.1 Recomendações nutricionais para *bypass* gástrico com anastomose única (OAGB), de acordo com o tamanho da alça eferente (se de 150 cm, as mesmas do *bypass* gástrico em Y de Roux – RYGB; se >150 cm, as mesmas da derivação biliopancreática com *duodenal switch* –DBP-DS) e para derivação duodenoileal de anastomose única com gastrectomia vertical (SADI-S), as mesmas da DBP-DS.

A tiamina e a vitamina B_{12} são as vitaminas mais comumente relacionadas com complicações neurológicas pós-cirurgia bariátrica.

A maioria dos polivitamínicos disponíveis no mercado não é adequada para suprir os déficits de vitaminas B_1 e B_{12} no pós-operatório, o que exige a incorporação de suplementos adicionais ao seguimento do paciente ou suplementos específicos desenvolvidos para cirurgia bariátrica.

O número de deficiências nutricionais é maior em sujeitos que não seguem o acompanhamento clínico e nutricional e naqueles que não aderem às suplementações indicadas.

Os indivíduos devem ser informados no pré-operatório sobre o aumento da morbidade e das sequelas (que podem ser irreparáveis) causadas pela deficiência de vitaminas e minerais após as cirurgias, principalmente pela não aderência à suplementação, que é obrigatória e de extrema importância. O paciente deve entender os motivos pelos quais precisa aderir rigorosamente a essa medida.

Bibliografia

Aarts EO, van Wageningen B, Janssen IM, Berends FJ. Prevalence of anemia and related deficiencies in the first year following laparoscopic gastric bypass for morbid obesity. J Obes. 2012:193705.

Al Mansoori A, Shakoor H, Ali HI, et al. The effects of bariatric surgery on vitamin B status and mental health. Nutrients. 2021;13(4):1383.

Alves LF, Gonçalves RM, Cordeiro GV, et al. [Beriberi after bariatric surgery: not an unusual complication. Report of two cases and literature review]. Arq Bras Endocrinol Metabol. 2006;50(3):564-8.

Angrisani L, Santonicola A, Lovino P, et al. Bariatric surgery survey 2018: similarities and disparities among the 5 IFSO chapters. Obes Surg. 2021:1-12.

Balibrea JM, Vilallonga R, Hidalgo M, et al. Mid-term results and responsiveness predictors after two-step single-anastomosis duodenoileal bypass with sleeve gastrectomy. Obes Surg. 2017;275):1302-8.

Becker DA, Balcer LJ, Galetta SL. The neurological complications of nutritional deficiency following bariatric surgery. J Obes. 2012;2012:608534.

Bhandari M, Nautiyal HK, Kosta S, et al. Comparison of one-anastomosis gastric bypass and Roux-en-Y gastric bypass for treatment of obesity: a 5-year study. Surg Obes Relat Dis. 2019;15(12):2038-44.

Bolckmans R, Himpens J. Long-term (>10 yrs) outcome of the laparoscopic biliopancreatic diversion with duodenal switch. Ann Surg. 2016;264(6):1029-37.

Caron M, Hould FS, Lescelleur O, et al. Long-term nutritional impact of sleeve gastrectomy. Surg Obes Relat Dis. 2017;13(10):1664-73.

Charalampos T, Maria N, Vrakopoulou VGZ, et al. Tailored one anastomosis gastric bypass: 3-year outcomes of 94 patients. Obes Surg. 2019;29(2):542-51.

Chen M, Krishnamurthy A, Mohamed AR, Green R. Hematological disorders following gastric bypass surgery: emerging concepts of the interplay between nutritional deficiency and inflammation. Biomed Res Int. 2013;2013:205467.

Damms-Machado A, Friedrich A, Kramer KM, et al. Pre- and postoperative nutritional deficiencies in obese patients undergoing laparoscopic sleeve gastrectomy. Obes Surg. 2012;22(6):881-9.

de Paula AL, Silva A, Paula ACCL, et al. Aspectos técnicos da interposição ileal com gastrectomia vertical como possível opção ao tratamento do diabetes mellitus tipo 2. ABCD Arq Bras Cir Dig. 2010;23(2):128-30.

Dolan K, Hatzifotis M, Newbury L, et al. A clinical and nutritional comparison of biliopancreatic diversion with and without duodenal switch. Ann Surg. 2004;240(1):51-6.

Donadelli SP, Junqueira-Franco MV, de Mattos Donadelli CA, et al. Daily vitamin supplementation and hypovitaminosis after obesity surgery. Nutrition. 2012;28(4):391-6.

Edholm D, Svensson F, Näslund I, et al. Long-term results 11 years after primary gastric bypass in 384 patients. Surg Obes Relat Dis. 2013;9(5):708-13.

Frame-Peterson LA, Megill RD, Carobrese S, Schweitzer M. Nutrient deficiencies are common prior to bariatric surgery. Nutr Clin Pract. 2017;32(4):463-9.

Ghiassi S, Nimeri A, Aleassa EM, et al.; American Society for Metabolic and Bariatric Surgery Clinical Issues Committee. American Society for Metabolic and Bariatric Surgery position statement on one-anastomosis gastric bypass. Surg Obes Relat Dis. 2023;S1550-7289(23)00793-1. https://doi.org/10.1016/j.soard.2023.11.003.

Goodman JC. Neurological complications of bariatric surgery. Curr Neurol Neurosci Rep. 2015;15(12):79.

Gudzune KA, Huizinga MM, Chang HY, et al. Screening and diagnosis of micronutrient deficiencies before and after bariatric surgery. Obes Surg. 2013;23(10):1581-9.

Haddad A, Kow L, Herrera MF, et al. Innovative bariatric procedures and ethics in bariatric surgery: the IFSO position statement. Obes Surg. 2022;32(10):3217-30.

Hess DS, Hess DW, Oakley RS. The biliopancreatic diversion with the duodenal switch: results beyond 10 years. Obes Surg. 2005;15(3):408-16.

Homan J, Betzel B, Aarts EO, et al. Vitamin and mineral deficiencies after biliopancreatic diversion and biliopancreatic diversion with duodenal switch – the rule rather than the exception. Obes Surg. 2015;25(9):1626-32.

Institute of Medicine (US) Standing Committee on the Scientific Evaluation of Dietary Reference Intakes and its Panel on Folate, Other B Vitamins, and Choline. Dietary Reference Intakes for Thiamin, Riboflavin, Niacin, Vitamin B6, Folate, Vitamin B12, Pantothenic Acid, Biotin, and Choline. Washington (DC): National Academies Press (US); 1998.

Jastrzębska-Mierzyńska M, Ostrowska L, Wasiluk D, Konarzewska-Duchnowska E. Dietetic recommendations after bariatric procedures in the light of the new guidelines regarding metabolic and bariatric surgery. Rocz Panstw Zakl Hig. 2015;66(1):13-9.

Jedamzik J, Eilenberg M, Felsenreich DM, et al. Impact of limb length on nutritional status in one anastomosis gastric bypass: 3-year results. Surg Obes Relat Dis. 2020;16(4):476-84.

Krzizek EC, Brix JM, Stöckl A, et al. Prevalence of micronutrient deficiency after bariatric surgery. Obes Facts. 2021;14(2):197-204.

Kwon Y, Kim HJ, Lo Menzo E, et al. Anemia, iron and vitamin B12 deficiencies after sleeve gastrectomy compared to Roux-en-Y gastric bypass: a meta-analysis. Surg Obes Relat Dis. 2014;10(4):589-97.

Landais A. Neurological complications of bariatric surgery. Obes Surg. 2014;24(10):1800-7.

Lewis CA, de Jersey S, Seymour M, et al. Iron, vitamin B12, folate and copper deficiency after bariatric surgery and the impact on anaemia: a systematic review. Obes Surg. 2020;30(11):4542-91.

Magouliotis DE, Tasiopoulou VS, Tzovaras G. One anastomosis gastric bypass versus Roux-en-Y gastric bypass for morbid obesity: an updated meta-analysis. Obes Surg. 2019;29(9):2721-30.

Mahdy T, Al Wahedi A, Schou C. Efficacy of single anastomosis sleeve ileal (SASI) bypass for type-2 diabetic morbid obese patients: Gastric bipartition, a novel metabolic surgery procedure: A retrospective cohort study. Int J Surg. 2016;34:28-34.

Majumder S, Soriano J, Louie Cruz A, Dasanu CA. Vitamin B12 deficiency in patients undergoing bariatric surgery: preventive strategies and key recommendations. Surg Obes Relat Dis. 2013;9(6):1013-9.

Marincola G, Velluti V, Voloudakis N, et al. Medium-term nutritional and metabolic outcome of single anastomosis duodeno-ileal bypass with sleeve gastrectomy (SADI-S). Nutrients. 2023;15(3):742.

Murphy SP, Yates AA, Atkinson SA, et al. History of nutrition: The long road leading to the dietary reference intakes for the United States and Canada. Adv Nutr. 2016;7(1):157-68.

O'Kane M, Parretti HM, Pinkney J, et al. British Obesity and Metabolic Surgery Society Guidelines on perioperative and postoperative biochemical monitoring and micronutrient replacement for patients undergoing bariatric surgery-2020 update. Obes Rev. 2020;21(11):e13087.

Ortiz-Zuniga AM, Forner PC, Cirera de Tudela A, et al. The impact of the length of the common intestinal loop on metabolic and nutritional outcomes of patients with severe obesity who undergo of single anastomosis duodeno-ileal bypass with sleeve gastrectomy: 5-year follow-up. J Laparoendosc Adv Surg Tech A. 2022;32(9):955-61.

Parmar CD, Mahawar KK. One anastomosis (mini) gastric bypass is now an established bariatric procedure: a systematic review of 12,807 patients. Obes Surg. 2018;28(9):2956-67.

Parrott JM, Craggs-Dino L, Faria SL, et al. The optimal nutritional programme for bariatric and metabolic surgery. Curr Obes Rep. 2020;9(3):326-38.

Pech N, Meyer F, Lippert H, et al. Complications and nutrient deficiencies two years after sleeve gastrectomy. BMC Surg. 2012;12:13.

Ramos AC, Chevallier J-M, Mahawar K, et al. IFSO (International Federation for Surgery of Obesity and Metabolic Disorders) consensus conference statement on one-anastomosis gastric bypass (OAGB-MGB): results of a modified Delphi study. Obes. Surg. 2020;30(5):1625-34.

Ribeiro R, Viveiros O, Taranu V, et al. One anastomosis transit bipartition (OATB): rational and mid-term outcomes. Obes Surg. 2024;34(2):371-81.

Robert M, Espalieu P, Pelascini E, et al. Efficacy and safety of one anastomosis gastric bypass versus Roux-en-Y gastric bypass for obesity (YOMEGA): a multicentre, randomised, open-label, non-inferiority trial. Lancet. 2019;393(110178):1299-309.

Roberts NB, Taylor A, Sodi R. Vitamin and trace elements. In: Rifai N. Tietz textbook of clinical chemistry and molecular diagnostics. 6. ed. Elsevier, 2017. p. 639-718.

Rossoni C, Bragança R, Santos Z, et al. OAGB bowel function in patients with up to 5 years follow-up: updated outcomes. Obes Surg. 2024;34(1):141-9.

Saab R, El Khoury M, Farhat S. Wernicke's encephalopathy three weeks after sleeve gastrectomy. Surg Obes Relat Dis. 2014;10(5):992-4.

Sánchez-Pernaute A, Herrera MÁR, Ferré NP, et al. Long-term results of single-anastomosis duodeno-ileal bypass with sleeve gastrectomy (SADI-S). Obes Surg. 2022;32(3):682-9.

Sánchez-Pernaute A, Herrera MAR, Pérez-Aguirre ME, et al. Single anastomosis duodeno-ileal bypass with sleeve gastrectomy (SADI-S). One to three-year follow-up. Obes Surg. 2010;20(12):1720-6.

Santoro S, Castro LC, Velhote MCP, et al. Sleeve gastrectomy with transit bipartition: a potent intervention for metabolic syndrome and obesity. Ann Surg. 2012;256(1):104-10.

Schijns W, Schuurman LT, Melse-Boonstra A, et al. Do specialized bariatric multivitamins lower deficiencies after RYGB? Surg Obes Relat Dis. 2018;14(7):1005-12.

Scopinaro N. Biliopancreatic diversión: mechanisms of action and long-term results. Obes Surg. 2006;16(6):683-9.

Scopinaro N, Adami GF, Marinari GM, et al. Biliopancreatic diversion. World J Surg. 1998;22(9):936-46.

Sherf Dagan S, Zelber-Sagi S, Webb M, et al. Nutritional status prior to laparoscopic sleeve gastrectomy surgery. Obes Surg. 2016;26(9):2119-26.

Shoar S, Poliakin L, Rubenstein R, et al. Single anastomosis duodeno-ileal switch (SADIS): a systematic review of efficacy and safety. Obes Surg. 2018;28(1):104-13.

Stein J, Stier C, Raab H, Weiner R. Review article: The nutritional and pharmacological consequences of obesity surgery. Aliment Pharmacol Ther. 2014;40(6):582-609.

Stenberg E, Dos Reis Falcão LF, O'Kane M, et al. Guidelines for perioperative care in bariatric surgery: enhanced recovery after surgery (ERAS) Society recommendations: a 2021 update. World J Surg. 2022;46(4):729-51.

Stroh C, Manger T, Benedix F. Metabolic surgery and nutritional deficiencies. Minerva Chir. 2017;72(5):432-41.

Tang L, Alsulaim HA, Canner JK, et al. Prevalence and predictors of postoperative thiamine deficiency after vertical sleeve gastrectomy. Surg Obes Relat Dis. 2018;14(7):943-50.

Topart P, Becouarn G, Delarue J. Weight loss and nutritional outcomes 10 years after biliopancreatic diversion with duodenal switch. Obes Surg. 2017;27:1645-50.

Topart P, Becouarn G, Finel JB. Is transit bipartition a better alternative to biliopancreatic diversion with duodenal switch for superobesity? Comparison of the early results of both procedures. Surg Obes Relat Dis. 2020;16(4):497-502.

Uhe I, Douissard J, Podetta M, et al. Roux-en-Y gastric bypass, sleeve gastrectomy, or one-anastomosis gastric bypass? A systematic review and meta-analysis of randomized-controlled trials. Obesity (Silver Spring). 2022;30(3):614-27.

Valezi AC, Campos ACL, Von Bahten LC. Brazilian multi-society position statement on emerging bariatric and metabolic surgical procedures. ABCB Arq Bras Cir Dig 2023;36:e1759.

van Rutte PW, Aarts EO, Smulders JF, Nienhuijs SW. Nutrient deficiencies before and after sleeve gastrectomy. Obes Surg. 2014;24(10):1639-46.

Via MA, Mechanick JI. Nutritional and micronutrient care of bariatric surgery patients: Current evidence update. Curr Obes Rep. 2017;6(3):286-96.

Weng TC, Chang CH, Dong YH, et al. Anaemia and related nutrient deficiencies after Roux-en-Y gastric bypass surgery: a systematic review and meta-analysis. BMJ Open. 2015; 5(7):e006964.

100 | Prevenção e Tratamento da Deficiência de Vitamina D e Cálcio e da Perda Óssea após Cirurgia Bariátrica

Regina Matsunaga Martin

Introdução

A obesidade é problema de saúde pública mundial. Refletindo a epidemia da obesidade, o número de cirurgias bariátricas realizadas internacionalmente tem aumentado. Esse ganho de popularidade na cirurgia bariátrica é explicado por vários fatores, incluindo sua eficácia estabelecida para a perda de peso a longo prazo, bem como para melhor controle glicêmico e frequentemente remissão do diabetes em pessoas com diabetes *mellitus* tipo 2. Além disso, a cirurgia bariátrica melhora ou resolve múltiplas comorbidades associadas à obesidade, incluindo dislipidemia, apneia obstrutiva do sono e doenças cardiovasculares, e a própria mortalidade relacionada com a doença. No entanto, evidências crescentes mostram que a cirurgia bariátrica apresenta efeitos deletérios sobre a saúde óssea.

Este capítulo reúne evidências recentes sobre o impacto da cirurgia bariátrica sobre o tecido ósseo, incluindo risco de fratura, avaliação dos marcadores de remodelação óssea, da densidade mineral óssea (DMO), da microarquitetura e da resistência óssea. Também serão considerados os dados referentes aos possíveis mecanismos para as alterações esqueléticas após procedimentos bariátricos, como fatores nutricionais e hormonais, composição corporal e alterações da medula óssea e redução da carga mecânica após perda intensa de peso. Ao final, são consideradas estratégias para a promoção de saúde óssea antes e após a cirurgia bariátrica, incluindo as medidas para prevenção e tratamento da deficiência de vitamina D e cálcio.

Visão global dos procedimentos bariátricos

Tradicionalmente, os procedimentos bariátricos têm sido classificados em restritivos, disabsortivos ou combinados com base nos mecanismos pelos quais eles promovem a perda de peso. Cirurgias restritivas limitam a ingestão de alimentos, reduzindo o tamanho do estômago. A banda gástrica ajustável laparoscópica (BGA) e a gastrectomia vertical ou *sleeve* (GV) pertencem a essa categoria. As cirurgias restritivas e disabsortivas combinadas incluem o *bypass* gástrico em Y de Roux (RYGB) e a derivação biliopancreática com *duodenal switch* (DBP-DS). Além de seu componente restritivo, esses procedimentos limitam a absorção de alimentos e nutrientes pelos "desvios" impostos do intestino delgado. Esta é uma visão tradicional e antiga, que tem sido desafiada por mecanismos hormonais e metabólicos.

Mais recentemente, tem-se reconhecido que alterações nos hormônios derivados do trato gastrointestinal (ghrelina, peptídeo semelhante ao glucagon 1 – GLP-1 e peptídeo YY – PYY), devido às alterações anatômicas induzidas pela cirurgia, são responsáveis por alguns dos benefícios da GV, do *bypass* e da DBP-DS, reduzindo o apetite e melhorando a homeostase da glicose. No entanto, o conhecimento do impacto das mudanças dos hormônios derivados do trato gastrointestinal com a cirurgia bariátrica na massa óssea ainda está sendo paulatinamente alcançado, bem como as alterações hormonais nos esteroides sexuais, adiponectina e leptina devido à perda de peso e por suas repercussões ósseas.

Banda gástrica ajustável laparoscópica

A BGA é um procedimento puramente restritivo, mas devido à perda de peso relativamente modesta, às altas taxas de recuperação de peso e às complicações tardias, está praticamente abandonado. No entanto, existem milhares de pacientes que foram submetidos a esse procedimento. O Capítulo 89 discorre sobre a BGA.

Gastrectomia vertical ou *sleeve*

Atualmente, a GV é o procedimento bariátrico mais comumente realizado nos EUA (no Brasil, o número de cirurgias de GV vem crescendo, mas o *bypass* gástrico ainda é mais frequente). Envolve a ressecção longitudinal da grande curvatura do estômago, da região antropilórica ao ângulo de His, para criar um tubo gástrico estreito, removendo 80% do estômago. Enquanto a GV restringe a quantidade de ingestão de alimentos por meio da redução do tamanho do estômago, também promove saciedade, diminuindo os níveis de ghrelina e aumentando os níveis de GLP-1 e PYY. A GV é detalhada no Capítulo 86.

Bypass gástrico em Y de Roux

O *bypass* tem sido um dos procedimentos bariátricos mais preferidos em todo o mundo, concorrendo com a gastrectomia vertical. Trata-se de um procedimento que promove alterações de hormônios gastrointestinais, resultando em melhora da glicemia e redução do peso corporal.

Derivação biliopancreática com *duodenal switch*

A DBP-DS, atualmente, representa apenas 1% de todos os procedimentos bariátricos realizados em todo o mundo. A parte restritiva do procedimento é uma GV. Para o desvio intestinal, o duodeno é, primeiramente, seccionado cerca de 2 cm distal ao piloro; em seguida, o intestino delgado é seccionado a 250 cm da válvula ileocecal e a extremidade distal é conectada ao coto duodenal menor para criar uma alça alimentar. Finalmente, a alça biliopancreática é conectada a 75 a 100 cm da válvula ileocecal para criar um canal comum. O resultado final é má-absorção substancial. As respostas de GLP-1 e PYY após a ingestão de glicose são aprimoradas. O excesso de perda de peso após DBP-DS é de aproximadamente 70 a 80% por conta do grau intenso de disabsorção, contando também com maiores complicações.

Repercussões ósseas após a cirurgia bariátrica

Risco de fratura

Desde 2012, pelo menos 10 estudos epidemiológicos retrospectivos, envolvendo um grande número de participantes, têm avaliado o impacto de vários procedimentos bariátricos quanto ao risco de fratura. Com exceção do estudo de Nakamura et al., que envolveu apenas 258 cirurgias bariátricas, os demais se basearam em casuísticas variando de 2.064 a 38.971 pacientes submetidos à cirurgia bariátrica em Reino Unido, EUA, Taiwan, Canadá, Suécia e França. Apesar de os desenhos desses estudos terem sido heterogêneos, com diferenças no tempo de seguimento, tipos de procedimentos cirúrgicos e, principalmente, em relação ao grupo controle pareado (nem sempre ajustado para fatores confundidores), duas boas revisões sobre o tema, ao analisarem essas publicações, destacaram alguns pontos.

- Primeiro: em relação ao perfil dos pacientes que recorrem à cirurgia bariátrica. Enquanto a maioria dos estudos é constituída de mulheres ao redor dos 40 aos 50 anos, a média de idade no momento da cirurgia em Taiwan foi de 30 anos. A média do índice de massa corporal (IMC) no momento da cirurgia variou de 43 a 49 kg/m^2 nos estudos em que esses dados estavam disponíveis. Além disso, o estudo de Rousseau et al. também chama atenção para o fato de que pessoas com obesidade também estão sob risco de fraturas, particularmente aquelas com obesidade grave, com maior incidência de fraturas na tíbia, no tornozelo e nos pés. Nos estudos nos quais não foram excluídos pacientes com histórico prévio de fratura, entre 11 e 36% dos pacientes tiveram pelo menos uma fratura antes da cirurgia bariátrica.
- Segundo: quanto ao tipo de procedimento. Os dados gerados por esses estudos sugerem que o risco de fratura após a cirurgia bariátrica varia de acordo com o tipo de procedimento cirúrgico. Pacientes submetidos à BGA parecem não ter risco aumentado de fratura, pelo menos a curto prazo (média de seguimento de 2,2 anos). Por outro lado, quando avaliados procedimentos que envolvem derivações, tais como *bypass* gástrico e DBP-DS, houve risco relativo aumentado de 1,4 a 2,3, dependendo do estudo. Embora o risco absoluto de fratura nessa população geralmente jovem ainda seja baixo, afetando cerca de 10 por 1.000 pessoas-ano, é importante considerar que, à medida que a população envelhece e as mulheres passam pela menopausa, esse risco tende a se elevar. Apesar do número crescente de GV, ainda faltam

dados suficientes para tirar conclusões sobre o risco de fratura relacionado a esse procedimento
- Terceiro: em relação à localização das fraturas. A maioria desses estudos não teve eventos de fratura suficientes para avaliar o risco de fratura por sítio, e os estudos que puderam fazer essa análise identificaram risco aumentado de fratura em sítios osteoporóticos (antebraço, úmero, coluna vertebral e quadril) após a cirurgia bariátrica. Vale lembrar que, no estudo de Taiwan, os autores referiram predomínio de fraturas em clavícula, escápula, esterno e pés após a cirurgia bariátrica; não está claro se esses achados estão relacionados à etnia e, devido ao baixo número de fraturas e à faixa etária dos pacientes, não se identificou número aumentado de fraturas osteoporóticas
- Quarto: quanto ao tempo de surgimento das fraturas após a cirurgia. Evidências disponíveis sugerem que o risco de fratura surge a partir de 2 a 5 anos de cirurgia. Nos estudos de Rousseau et al. e de Yu et al. o risco de fratura ocorreu 2 a 3 anos após a cirurgia. Já Lalmohamed et al. relataram uma tendência para um aumento no risco de fratura 3 a 5 anos após a cirurgia. Por sua vez, Nakamura et al. mostraram que, embora o risco de fratura de 0 a 5 anos após a cirurgia já fosse maior do que na população em geral, era ainda maior após 5 a 10 anos da cirurgia. Particularmente no estudo de Rousseau et al. foi identificado um primeiro pico de incidência de fratura aos 3 anos de cirurgia, o risco de fratura atingiu o platô e começou a aumentar novamente no ano 8 para atingir um segundo pico mais alto no ano 11 após a cirurgia. Considerando que sua casuística era composta majoritariamente de mulheres ao redor dos 40 anos no momento da cirurgia, é especulativo considerar que o segundo pico de fratura tenha ocorrido durante a passagem pela menopausa.

Em resumo, as evidências coletadas de estudos epidemiológicos sugerem que o *bypass* gástrico e a DBP-DS estão associados a um risco aumentado de fratura em locais osteoporóticos e que o risco de fratura começa a se manifestar entre 2 e 5 anos após a cirurgia. Ainda não é possível afirmar se o *status* da menopausa influencia o risco de fratura na população bariátrica, porque raros estudos tiveram um acompanhamento longo o suficiente para capturar um grande número de mulheres na menopausa. Embora a BGA, técnica muito usada no passado que atualmente está praticamente abandonada, pareça não aumentar o risco de fratura, pelo menos a curto prazo, não é possível, neste momento, determinar se a GV é segura para a saúde esquelética. São necessários grandes estudos de coorte de base populacional que comparem vários procedimentos bariátricos a longo prazo em grupos pareados por importantes fatores de confusão, incluindo o IMC.

Remodelação óssea, massa óssea e microarquitetura

À medida que estudos epidemiológicos têm demonstrado aumento do risco de fraturas após cirurgia bariátrica, novos estudos têm procurado elucidar as alterações em nível tecidual ósseo que podem ser responsáveis pelo aumento da fragilidade esquelética com base em dados envolvendo marcadores da remodelação óssea, dados de densidade mineral óssea (DMO) obtidos não só por absorciometria de dupla energia por raios X (DEXA, do inglês *dual energy X-ray absorptiometry*), mas também por tomografia computadorizada quantitativa (QCT) no esqueleto axial e tomografia computadorizada quantitativa periférica de alta resolução

(HR-pQCT) capaz de informar mais a respeito da microarquitetura óssea e resistência óssea dos pacientes.

Os primeiros estudos para avaliação dos efeitos esqueléticos da cirurgia bariátrica foram avaliados por DEXA. No entanto, a avaliação da densidade mineral óssea areal (DMOa) por DEXA pode estar enviesada no cenário de acentuada perda de peso devido a alterações na composição do tecido mole ao redor do osso, e porque a DEXA não é capaz de distinguir os compartimentos ósseos corticais dos trabeculares, nem avaliar elementos da microestrutura óssea ou estimar a resistência óssea, estudos mais recentes passaram a avaliar a densidade mineral óssea volumétrica (DMOv) por QCT no esqueleto axial e/ou a HR-pQCT para avaliar a DMOv, a microestrutura e a resistência estimada no esqueleto apendicular.

Para a avaliação dos resultados esqueléticos em pacientes pós-cirurgia bariátrica, os dados de literatura são mais robustos com o *bypass* gástrico, por ser, em número absoluto, o procedimento bariátrico mais comumente realizado em todo o mundo. Com a redução do número de procedimentos BGA e DBP-DS, menos informações estão disponíveis sobre esses procedimentos, e como a GV é um procedimento mais recente, seus efeitos esqueléticos ainda não foram bem definidos.

Marcadores da remodelação óssea

A cirurgia bariátrica induz aumentos precoces e dramáticos nos marcadores da remodelação óssea. Após o *bypass* gástrico, a elevação sérica do telopeptídeo C-terminal do colágeno tipo 1 (CTX1) foi documentada 10 dias após a cirurgia e atinge um pico em 6 a 12 meses, permanecendo elevado. O CTX1 aumenta até 200% durante o primeiro ano pós-operatório. Marcadores de formação óssea aumentam, mas tipicamente em menor grau, sugerindo um potencial desacoplamento entre reabsorção e formação, que também foi relatado em modelos de ratos submetidos ao *bypass* gástrico. Os poucos estudos para comparar aumentos de marcadores após *bypass* e GV observaram, ou aumentos semelhantes nos dois procedimentos ou aumentos maiores após *bypass*. Também são documentadas elevações significativas de CTX1 após DBP-DS persistentes em até 4 anos, enquanto se registram elevações modestas em casos de BGA.

Avaliação de massa óssea (DMOa e DMOv)

Desde 2004, muitos estudos prospectivos usaram a DEXA para examinar a alteração da DMO após o *bypass* gástrico; uma metanálise resumiu as reduções evidentes na DMOa relatadas por estudos publicados antes de 2014, e estudos subsequentes produziram resultados semelhantes. No fêmur proximal, a magnitude do declínio da DMOa pela DEXA é particularmente impressionante, com reduções em 12 meses variando de 6 a 11%, aproximadamente comparáveis à massa óssea que uma mulher pode perder nos primeiros 3 a 4 anos da menopausa. Dois estudos avaliaram a DMOv do fêmur proximal por QCT e observaram declínios de menor magnitude do que os encontrados na DMOa pela DEXA. No primeiro estudo, nenhuma perda de massa óssea foi detectada pela QCT durante o primeiro ano, apesar de um declínio substancial na DMOa pela DEXA, mas em 2 anos, a DMOv pela QCT foi 7% menor nos pacientes submetidos a *bypass* gástrico em comparação aos controles não cirúrgicos. No segundo estudo, a DMOv total do quadril por QCT diminuiu significativamente durante o primeiro ano, embora em menor grau do que o total de DMOa do quadril por DEXA. Esses achados sugerem que a massa óssea diminui no quadril após o *bypass*, embora a DEXA possa superestimar o declínio.

Na coluna lombar, a DMOa avaliada por DEXA geralmente diminui, embora a magnitude da mudança seja geralmente menor do que no quadril e em alguns estudos não atingiu significância estatística. No entanto, três estudos que avaliaram a DMO da coluna vertebral por DEXA e QCT demonstraram reduções na DMOv da coluna vertebral pela QCT de maior magnitude do que os declínios de DMOa encontrados na DEXA. Crawford et al., por exemplo, notaram redução de 8% na DMOv da coluna vertebral pela QCT 1 ano após *bypass* gástrico, embora nenhuma queda tivesse sido registrada na DMOa de coluna medida por DEXA. Tendo em vista que DMOa da coluna vertebral por DEXA pode ser superestimada por condições artefatuais (presença de calcificações vasculares e osteófitos), os resultados de QCT de coluna vertebral sugerem que a massa óssea diminui na coluna após o *bypass*, e a DEXA pode subestimar o declínio.

Após o *bypass* gástrico, a DMO também diminui no esqueleto apendicular. Alterações relatadas na DMO no antebraço pela DEXA têm sido variáveis, frequentemente com diminuições no rádio ultradistal (que tem predomínio de osso trabecular) e total durante o primeiro ano pós-operatório, mas nenhuma alteração no terço distal do rádio (que tem predomínio de osso cortical). Quatro estudos usaram a HR-pQCT para examinar os efeitos esqueléticos do *bypass* e documentaram declínios na DMOv no rádio e na tíbia. Os declínios medidos na DMOv no rádio e na tíbia pela HR-pQCT foram menores que na coluna vertebral e no quadril, mas experimentos com HR-pQCT simulando gordura indicam que essa técnica possa subestimar a diminuição da DMOv no cenário de diminuição da massa gorda. A observação de que mudanças prejudiciais ocorrem em função de maior (tíbia) ou menor (rádio) ação gravitacional sinaliza que os efeitos esqueléticos do *bypass* gástrico são, pelo menos em parte, de natureza sistêmica. Ao examinar os compartimentos corticais e trabeculares, os estudos de HR-pQCT identificaram um padrão consistente: diminuição na DMOv total no rádio distal à custa do componente trabecular, enquanto, na tíbia, o declínio da DMOv total é devido à alteração do compartimento cortical ou nos dois compartimentos.

Considerando diversos estudos que avaliaram a DMO após o *bypass*, alguns padrões têm sido observados. As alterações surgem precocemente, com reduções documentadas por DEXA, QCT e HR-pQCT apenas 6 meses no pós-operatório. A DMO continua a diminuir com o tempo, mesmo após os platôs de perda de peso e o peso estabilizar. Em dois estudos com RYGB, a perda de peso atingiu o platô entre 12 e 24 meses, mas a DMO diminuiu progressivamente ao longo dos 24 meses. Em uma coorte de 59 mulheres, houve um declínio de 10,2% na DMOa do colo do fêmur avaliada por DEXA no primeiro ano e, em seguida (apesar do leve aumento de peso entre 1 e 3 anos de cirurgia), um declínio adicional de DMOa de 2,7% durante esse período. Uma extensão de um dos estudos de 24 meses também demonstrou declínios contínuos na DMOv na coluna, no rádio e na tíbia entre 2 e 5 anos após a cirurgia, apesar da estabilidade no peso.

Os efeitos do RYGB na massa óssea podem afetar particularmente as mulheres na pós-menopausa. Como aproximadamente 80% dos pacientes submetidos a cirurgia bariátrica são mulheres, e a idade média no momento do procedimento é de 40 anos, os estudos de *bypass* e saúde óssea incluem muito poucos homens e mulheres na pós-menopausa, provavelmente diminuindo a heterogeneidade da amostra.

Capítulo 100 ▪ Prevenção e Tratamento da Deficiência de Vitamina D e Cálcio e da Perda Óssea após Cirurgia Bariátrica

Vilarrasa et al., em sua casuística, notaram que mulheres na pós-menopausa não só apresentaram valores médios de DMOa avaliados por DEXA mais baixos com 3 anos de pós-operatório, mas também apresentaram maiores declínios de DMOa na coluna e no colo de fêmur quando comparadas às mulheres pré-menopausa.

No estudo de Crawford et al. que incluiu mulheres na pré-menopausa, mulheres na pós-menopausa e homens, a massa óssea pré-operatória foi menor entre as mulheres na pós-menopausa. Após 1 ano de cirurgia (*bypass* gástrico e GV), os declínios absolutos e percentuais da DMOa no quadril por DEXA, DMOv na coluna vertebral por QCT e DMOv na tíbia por HR-pQCT foram piores nas mulheres na pós-menopausa do que nos homens ou nas mulheres na pré-menopausa. Por exemplo, o declínio da DMOa do colo do fêmur foi 12,2% nas mulheres na pós-menopausa, 7,2% nas mulheres na pré-menopausa e 6,8% nos homens (p < 0,05 para diferença entre as mulheres na pós-menopausa e cada um dos outros grupos), indicando maior vulnerabilidade do esqueleto na pós-menopausa.

Poucos estudos têm avaliado a DMOa por DEXA após DBP-DS e resultaram em queda. Após a BGA, a DMOa por DEXA parece diminuir modestamente no quadril, mas não na coluna, com declínios no quadril menores do que aqueles após o *bypass*. Após a GV, a DMO parece diminuir, mas não está claro se ela diminui tanto quanto após o *bypass* gástrico, e os estudos atuais da GV são limitados pelo tamanho pequeno da amostra, pela curta duração, pela falta de desenho prospectivo e/ou pelo uso exclusivo de DEXA.

No estudo de Carrasco et al. que comparou mulheres submetidas a GV e *bypass* gástrico, a DMOa avaliada por DEXA mostrou declínio discretamente superior após *bypass* do que GV, embora a diferença não fosse estatisticamente significativa. Dois estudos recentes mostraram declínios semelhantes na DMOa, incluindo uma análise de um estudo randomizado de GV e *bypass versus* terapia médica para diabetes. Em um dos estudos, o declínio médio no total da DMOa do quadril 2 anos após *bypass* e GV foi de 9,5 e 9,2%, respectivamente.

Outros estudos utilizaram a QCT para avaliar a DMOv axial após GV. Em um, em sete participantes do *bypass* e 14 da GV, nenhuma alteração na DMOv da coluna vertebral foi detectada dentro ou entre os grupos após 6 meses. No outro, em nove participantes do grupo *bypass* e 10 do grupo GV, o declínio de DMOa do quadril por DEXA após 1 ano foi maior no grupo *bypass* do que no grupo GV, mas as alterações na DMOv do quadril pelo QCT foram semelhantes, assim como as diminuições na DMOa e na DMOv da coluna. Agora que a GV e o *bypass* gástrico são os procedimentos bariátricos predominantemente realizados, será importante que uma tomada de decisão compreenda os efeitos relativos dos dois procedimentos na DMO.

Avaliação da microarquitetura óssea

Como a microarquitetura óssea cortical e trabecular influencia na qualidade e na resistência óssea, alguns estudos sobre os efeitos esqueléticos da cirurgia bariátrica têm avaliado esses parâmetros. Em um estudo de adultos com obesidade submetidos à DBP-DS, as biopsias da crista ilíaca no pré-operatório e 4 anos no pós-operatório demonstraram alterações, incluindo aumento do volume osteoide e diminuição da espessura cortical. Pelo menos quatro estudos têm avaliado a microarquitetura óssea por HR-pQCT em indivíduos submetidos a *bypass* gástrico, GV e BGA e documentaram a deterioração da arquitetura trabecular e cortical. Em todos eles, foram identificados redução da espessura cortical e aumento da área trabecular, consistente com a reabsorção endocortical. A porosidade cortical aumentou dramaticamente e, dentro do compartimento trabecular,

identificou-se menor número de trabéculas com maiores separação e grau de heterogeneidade entre elas. A resistência óssea, estimada pela análise do elemento finito, diminui tanto no rádio quanto na tíbia, consistente com o aumento do risco de fraturas.

Mecanismos potenciais para mudanças ósseas após cirurgia bariátrica

Os efeitos esqueléticos deletérios da cirurgia bariátrica são multifatoriais, e seus principais mecanismos envolvem fatores nutricionais, redução de carga mecânica, fatores hormonais e alterações na composição corporal e na gordura da medula óssea.

Fatores nutricionais

Antes da cirurgia bariátrica, deficiências de micronutrientes e macronutrientes são comumente encontradas em pacientes com obesidade grave. A ingestão de alimentos pobres em nutrientes pode levar a uma ingestão insuficiente de nutrientes importantes para a saúde óssea, incluindo vitamina D, cálcio e proteína. Se não forem tratadas adequadamente, as deficiências nutricionais podem ser agravadas após todos os procedimentos bariátricos e, especialmente, após o *bypass* e procedimentos francamente disabsortivos, como a DBP-DS.

Em uma revisão sistemática de estudos observacionais, as concentrações séricas médias de 25-hidroxivitamina D (25OHDD) antes da cirurgia foram < 20 ng/mℓ e de 20 a 30 ng/mℓ em 42% e 33% dos estudos incluídos, respectivamente. Pessoas com obesidade podem estar predispostas à deficiência de vitamina D por causa do sequestro ou da diluição volumétrica do hormônio lipossolúvel nos estoques de gordura e exposição inadequada à luz solar. Após a cirurgia bariátrica, a vitamina D é mal absorvida e, na maioria dos estudos, as concentrações séricas médias de 25OHD permanecem < 30 ng/mℓ, apesar dos diversos regimes de suplementação de vitamina D.

A ingestão pré-operatória de cálcio está abaixo da dose recomendada em quase metade da população submetida a cirurgia bariátrica, e a combinação de deficiência de vitamina D e baixa ingestão de cálcio na dieta provavelmente explica por que o hiperparatireoidismo secundário é tão prevalente na obesidade, com taxas de prevalência variando de 21 a 66%.

Após o *bypass* gástrico, a absorção intestinal de cálcio diminui. Isso ocorre mesmo no cenário otimizado de vitamina D. Schafer et al. demonstraram que, apesar de manter um *status* adequado de vitamina D (a maioria dos participantes com 25OHD > 30 ng/mℓ) e ingestão de cálcio (ingestão diária total de 1.200 mg de suplementos alimentares e citrato de cálcio), ocorre uma redução drástica da fração de absorção de cálcio (FAC) intestinal, de uma média de 33 para 7%, em 6 meses após o *bypass*. Paralelamente, as concentrações de paratormônio (PTH) aumentam e a excreção urinária de cálcio nas 24 horas diminuiu. Houve uma correlação inversa entre a alteração na FAC e a alteração no CTX1, sugerindo que o declínio na FAC pode ser prejudicial à saúde óssea a longo prazo. Os efeitos de outros procedimentos bariátricos na FAC não foram determinados. No geral, à luz da má-absorção e da ingestão inadequada de vitamina D e cálcio após a cirurgia bariátrica, não surpreende que o hiperparatireoidismo secundário seja comum no pós-operatório, atingindo cerca de 40, 57, 74 e 70% após BGA, GV, *bypass* e DBP-DS, respectivamente, 5 anos após o procedimento cirúrgico.

Três meses após o *bypass* gástrico, foi observado um aumento no nível da maioria dos aminoácidos, o que possivelmente reflete o catabolismo muscular. Nas situações de restrição calórica não cirúrgica e após cirurgia bariátrica, foi demonstrado que a ingestão adequada de proteínas minimiza a perda muscular e óssea. No entanto, atender às recomendações alimentares para ingestão de proteínas pode ser um desafio depois de todos os procedimentos bariátricos, devido à ingestão calórica muito restrita e/ou intolerância aos alimentos fonte de proteínas.

Redução de carga mecânica

O esqueleto se adapta à carga mecânica de modo que a massa óssea pode ser incrementada em resposta ao aumento de carga ou reduzida em resposta ao desuso. Assim, efeitos prejudiciais sobre a massa óssea e a microarquitetura foram documentados com repouso no leito, redução de carga mecânica após cirurgia ortopédica e após longas viagens espaciais. Após a cirurgia bariátrica, uma perda drástica de peso resulta em redução relativa de carga para o esqueleto. Muschitz et al. documentaram aumento de esclerostina no pós-operatório de cirurgias bariátricas que se correlacionou com aumentos nos marcadores de remodelação óssea e diminuições na DMO.

Em vários estudos com cirurgia bariátrica, maior perda de peso tem sido associada a maior declínio na DMOa proximal do fêmur pela DEXA. No entanto, uma associação entre a extensa perda de peso e o declínio da DMO pode não ser atribuível somente aos efeitos da redução de carga mecânica, mas também a fatores nutricionais ou hormonais. Dentro desse contexto, já foi registrada perda contínua de massa óssea no rádio (sítio menos sujeito a ações gravitacionais) após a cirurgia bariátrica óssea mesmo após cessação de perda de peso.

Fatores hormonais

Após a cirurgia bariátrica, as alterações hormonais ocorrem como consequência da perda de peso e das alterações anatômicas induzidas pela cirurgia. De fato, a perda de massa gorda aumenta a adiponectina, o fator de crescimento semelhante à insulina tipo 1 (IGF-1) e a testosterona (no caso dos homens), enquanto reduz a leptina, o estradiol (nas mulheres) e a insulina. Além disso, a maioria dos procedimentos bariátricos aumenta as concentrações de GLP-1 e PYY, com efeitos variáveis na ghrelina. Com base em estudos pré-clínicos, prevê-se que o aumento da adiponectina e do PYY e a redução de estradiol, leptina, insulina e, potencialmente, ghrelina diminuem a massa óssea, enquanto o aumento da testosterona, de GLP-1 e do IGF-1 favorecem o ganho de massa óssea. Embora o envolvimento do tecido adiposo e dos hormônios derivados do intestino na fisiopatologia da perda óssea após cirurgia bariátrica seja atraente, resultados conflitantes emergiram dos pequenos estudos observacionais, em que associações entre alterações nos marcadores da remodelação óssea ou DMO e alterações nos fatores hormonais foram procuradas. Além disso, a maioria dos estudos analisou essas associações após o *bypass* gástrico e a GV, enquanto apenas um deles dizia respeito à BGA e nenhum abordava a DBP-DS.

Entre todos os participantes do estudo STAMPEDE (*bypass* gástrico, GV e grupos de terapia intensiva para diabetes), houve uma associação entre redução da leptina e perda de DMO do quadril por DEXA após 2 anos que não foi significativa após o ajuste para perda de peso, sugerindo que a alteração na leptina pode ser um mediador da relação entre perda de peso e perda óssea do quadril. Achados semelhantes foram destacados em outro estudo no qual a diminuição da leptina foi um preditor significativo do aumento de telopeptídeo N-terminal do colágeno tipo 1 (NTX1) 6 meses após o *bypass*, independentemente da alteração no IMC.

Além disso, o aumento da adiponectina em 1 ano após o *bypass* correlacionou-se com a diminuição da DMO total por DEXA independentemente de alterações nos parâmetros de composição corporal. Em outro estudo, a redução na ghrelina também foi associada à perda total de DMO por DEXA após *bypass* gástrico e à perda de DMO da coluna lombar após *bypass* e GV. Alterações na dosagem do PYY em jejum também exibiram forte correlação com as alterações de CTX1 (r = 0,70, p < 0,001) e de propeptídeo amino-terminal do procolágeno tipo 1 (P1NP) (r = 0,77, p = 0,014) medidos 10 dias e 1 ano após *bypass*. Por outro lado, não foi encontrada correlação entre alterações no IGF-1 e alterações na DMO pela DEXA 1 ano após *bypass* e GV; alterações na insulina também não correlacionaram marcadores ósseos e DMO medida por DEXA após 2 anos de RYGB.

Finalmente, embora a cirurgia bariátrica esteja associada a um aumento na testosterona em homens, uma associação entre alterações nos hormônios sexuais e resultados ósseos após a cirurgia bariátrica não foi identificada em uma amostra muito pequena de homens submetidos ao *bypass* gástrico. Em resumo, são necessários estudos maiores para determinar se e quais alterações hormonais desempenham um papel na perda óssea após vários procedimentos bariátricos.

Composição corporal e tecido adiposo da medula óssea

O músculo fornece estímulo mecânico anabólico crítico para o tecido ósseo, e a massa e a força muscular também são importantes para a função física e para evitar quedas. A cirurgia bariátrica resulta em perda de massa muscular, embora a perda relativa de massa gorda seja maior que a de músculo. A maioria das perdas de massa muscular ocorre nos primeiros 6 meses de pós-operatório e, depois disso, é altamente variável, com alguns pacientes experimentando manutenção ou ganho de massa muscular e outros com perda contínua. É possível que diminuições absolutas ou relativas na massa muscular exacerbem diminuições na massa e na qualidade ósseas, enquanto as melhorias musculares poderiam mitigar os efeitos negativos da cirurgia bariátrica no osso. De fato, vários estudos relataram que aqueles com maior declínio na massa magra apresentam maior declínio na DMO por DEXA ou deterioração da microestrutura pela HR-pQCT.

A medula óssea é um local de depósito de tecido adiposo, mas o significado fisiológico da gordura da medula óssea permanece incerto. Quanto maior o conteúdo de gordura da medula óssea, menor são massa óssea, a perda óssea e o risco de fratura vertebral. A regulação da gordura da medula óssea parece distinta da regulação de outros depósitos de gordura, pois a restrição calórica aumenta paradoxalmente a gordura da medula óssea em camundongos e em mulheres com anorexia nervosa. Esses achados levaram à hipótese de que, se a gordura da medula óssea aumentar com dramática perda de peso após a cirurgia bariátrica, esse aumento poderá ser um mecanismo para o declínio pós-operatório da saúde esquelética. Pelo menos três estudos examinaram a gordura da medula após cirurgia bariátrica, quantificando a gordura da medula com espectroscopia de ressonância magnética de prótons (1H-MRS). Ivaska et al. não encontraram nenhuma mudança significativa de 6 meses no

Capítulo 100 ▪ Prevenção e Tratamento da Deficiência de Vitamina D e Cálcio e da Perda Óssea após Cirurgia Bariátrica **807**

conteúdo de gordura da medula óssea vertebral em 21 participantes (14 SG e 7 RYGB) submetidos à cirurgia bariátrica. Bredella et al. observaram, após 12 meses, aumento no tecido adiposo da medula óssea vertebral e femoral em 10 participantes submetidos à GV, mas nenhuma alteração em 11 submetidos ao *bypass*. Kim et al. descobriram que, entre as mulheres submetidas ao *bypass*, o tecido adiposo da medula óssea vertebral diminuiu ao longo de 6 meses entre aquelas com diabetes (n = 13). Naquelas sem diabetes (n = 12), em média, não houve alteração do tecido adiposo da medula óssea, mas as que perderam mais gordura corporal total foram as mais propensas a aumentar o tecido adiposo da medula óssea.

Além disso, as alterações da gordura da medula óssea correlacionaram-se com o declínio da DMO, de modo que as mulheres com aumento no conteúdo de gordura da medula apresentaram maiores reduções na DMOa do colo do fêmur por DEXA e na DMOv na coluna vertebral por QCT. Essa descoberta sugere que, embora a gordura da medula não possa explicar sozinha o declínio da massa óssea após a cirurgia bariátrica, ela poderia contribuir para os efeitos esqueléticos negativos.

Estratégias para a promoção de saúde óssea antes e após a cirurgia bariátrica

Em 2018, Gagnon e Schafer propuseram estratégias para a promoção de saúde óssea antes e após a cirurgia bariátrica, conforme sintetizado na Tabela 100.1.

Visto que pacientes com obesidade têm risco elevado de deficiência de vitamina D, deve-se medir 25OHD sérica e corrigir a deficiência de vitamina D no pré-operatório. Após todos os tipos de procedimentos bariátricos, é indicada a monitorização de rotina dos níveis séricos de 25OHD, cálcio, albumina e PTH. A frequência recomendada dessas medições varia entre as diretrizes. Uma abordagem razoável é realizar a triagem bioquímica de rotina a cada 6 meses nos primeiros 2 anos e, depois,

anualmente. No entanto, a frequência dos testes deve ser ajustada com base nos dados clínicos. A medição do cálcio urinário de 24 horas e dos marcadores de remodelação óssea sérica pode ser útil às vezes.

Após todos os procedimentos bariátricos, recomenda-se ingestão suficiente de cálcio, vitamina D e proteína e atividade física adequada para minimizar os impactos negativos dos procedimentos nos ossos e nos músculos. A evidência de que essas medidas podem ser eficazes coletivamente vem de um estudo controlado randomizado conduzido por Muschitz et al. O estudo de dois braços testou uma abordagem multimodal composta de suplementação pré-operatória de vitamina D (28.000 UI por semana de vitamina D_3 durante 8 semanas); depois, no pós-operatório, uma combinação de 28.000 UI de vitamina D_3 por semana, citrato de cálcio 1.000 mg/dia, ingestão de proteína ajustada para o IMC (35 a 60 g de proteína diariamente) e um programa de atividade física (caminhada e musculação). O grupo-controle não recebeu vitamina D no pré-operatório, nenhuma suplementação pós-operatória com vitamina D, cálcio ou proteína e nenhuma orientação para atividade física. Ao longo de 2 anos, a intervenção múltipla reduziu – embora não tenha impedido – o impacto negativo do *bypass* e da GV nos marcadores de remodelação óssea, DMOa medida por DEXA e massa magra. Serão necessários ensaios adicionais para entender a importância relativa dos componentes individuais da intervenção multimodal, mas os resultados são encorajadores. Em outro estudo recente, um programa supervisionado de musculação e exercícios aeróbicos 2 vezes por semana durante 36 semanas também atenuou a diminuição da DMO e da massa magra observada após o *bypass*.

Em relação à suplementação de vitamina D, as diretrizes da Sociedade Americana de Cirurgia Metabólica e Bariátrica (ASMBS) sugerem uma dose inicial de 3.000 UI/dia de vitamina D_3 após BGA, GV e *bypass* gástrico, para se atingir 25OHD > 30 ng/mℓ. Doses mais altas de vitamina D são frequentemente

Tabela 100.1 Estratégias para a promoção de saúde óssea antes e após a cirurgia bariátrica, conforme Gagnon e Schafer.

Antes da cirurgia bariátrica	
Avaliação laboratorial	Dosagem da 25OHD e tratamento da deficiência de vitamina D
Avaliação densitométrica	A DEXA deve ser solicitada com base em diretrizes voltadas para a população geral • Considerar DEXA em pacientes selecionados • Considerar DEXA de antebraço ou QCT lombar em pacientes selecionados
Após a cirurgia bariátrica	
Medidas nutricionais	Citrato de cálcio para alcançar um total diário de cálcio elementar (dieta e suplementos): • BGA, GV e *bypass* gástrico: 1.200 a 1.500 mg/dia de cálcio elementar • DBP-DS: 1.800 a 2.400 mg/dia de cálcio elementar
	Cerca de 3.000 UI/dia de vitamina D_3 para se atingir 25OHD ≥ 30 ng/mℓ
	60 a 75 g/dia de proteína
Avaliação laboratorial	Cálcio, albumina, PTH, 25OHD a cada 6 meses por 2 anos, e, depois, anualmente
	Considerar calciúria de 24 horas em casos especiais (p. ex., PTH elevado com 25OHD adequada)
Exercício	Atividade física moderada aeróbica (mínimo de 150 min/semana) e musculação (2 a 3 vezes/semana)
Avaliação densitométrica	A DEXA deve ser solicitada com base em diretrizes voltadas para a população geral • Considerar DEXA após 1 a 2 anos em paciente de alto risco • Considerar DEXA de antebraço ou QCT de coluna em pacientes selecionados

25OHD: 25-hidroxivitamina D; DBP-DS: derivação biliopancreática com *duodenal switch*; DEXA: absorciometria de dupla energia por raios X; BGA: banda gástrica ajustável laparoscópica; DBP: derivação gástrica em Y de Roux; PTH: paratormônio; QCT: tomografia computadorizada quantitativa; GV: gastrectomia vertical ou *sleeve* gástrico.

necessárias para a DBP. Em relação à suplementação de cálcio, o citrato de cálcio é preferível ao carbonato de cálcio, com 2 a 3 doses fracionadas para atingir uma ingestão diária total de cálcio (da dieta mais suplementos) de 1.200 a 1.500 mg/dia para BGA, SG e RYGB e 1.800 a 2.400 mg diariamente para DBP. A escolha do citrato de cálcio é baseada principalmente em um pequeno estudo que relatou maior biodisponibilidade do citrato de cálcio em comparação com o carbonato de cálcio após *bypass* gástrico. A ingestão recomendada de cálcio pode não ser suficiente para uma proporção substancial de pacientes, pelo menos após o *bypass* e possivelmente também após a DBP, monitorando com PTH e a calciúria de 24 horas.

A utilidade da DEXA antes e após a cirurgia bariátrica é debatida. De fato, a DEXA pode subestimar o risco de fratura na obesidade, e as alterações na DMO por DEXA podem ser imprecisas no contexto de perda aguda de peso. Além disso, a idade média da cirurgia bariátrica é de 40 anos e, na maioria dos pacientes no pré e pós-operatório precoce, a DMO é bem normal. Como resultado, há uma falta de concordância entre as diretrizes sobre em quem e quando a DMO deve ser avaliada na população bariátrica. Gagnon e Schafer sugerem que a DEXA seja realizada no pré-operatório em pacientes de alto risco, incluindo mulheres na pós-menopausa, homens com idade acima de 50 anos e aqueles com fatores de risco para osteoporose. Também pode ser considerada no pós-operatório, talvez após 2 anos, em pacientes selecionados. A DEXA do terço distal do antebraço ou QCT da coluna vertebral pode ser útil se o peso do paciente exceder o limite do aparelho de DEXA, embora os modernos *scanners* DEXA possam acomodar pacientes com até 200 kg. A análise do antebraço também pode ser interessante em pacientes com hiperparatireoidismo secundário, pois essa condição afeta predominantemente o osso cortical. Além disso, a QCT da coluna vertebral pode ser útil se os resultados da DEXA forem difíceis de interpretar.

Alguns estudos em andamento (NCT04279392, NCT03411902) têm como objetivo avaliar o efeito dos bifosfonatos nas alterações na DMO do quadril e da coluna lombar avaliados por DEXA após diferentes tipos de cirurgia bariátrica. A escolha de antirreabsortivos potentes ósseos é racional, em função da alta taxa de remodelação com perda óssea que ocorre principalmente logo após a cirurgia bariátrica. Liu et al. realizaram um estudo piloto de 24 semanas em uma pequena série de quatro mulheres na pós-menopausa (comparadas com 10 controles) para examinar a segurança e eficácia preliminares do ácido zoledrônico para suprimir os marcadores ósseos e prevenir declínios na DMO (por DEXA e QCT) após *bypass* gástrico. Após 24 semanas, uma dose única de ácido zoledrônico antes do *bypass* pareceu atenuar transitoriamente, mas não prevenir totalmente, uma renovação óssea elevada. Além disso, o ácido zoledrônico pode preservar a DMOv trabecular na coluna (por QCT), mas aparentemente não foi suficiente para prevenir a perda óssea no quadril (por DEXA). Swafford et al. publicaram recentemente o desenho do estudo de um ensaio clínico randomizado com risedronato após GV. Os resultados parciais desse estudo sugerem que o uso de risedronato oral 1 vez/mês durante 6 meses em uma população de pacientes submetidos a GV para o tratamento profilático da perda cirúrgica de peso associada à perda óssea parece viável. Os próximos dados desse estudo produzirão informações nas estimativas do efeito do tratamento inicial entre risedronato e placebo nas medidas derivadas de DEXA/QCT e nos valores dos marcadores ósseos, bem como o resultado da intervenção após 12 meses.

Os dados sobre o uso de denosumabe para prevenir a perda óssea após cirurgia bariátrica são ainda mais limitados. Há um estudo em andamento sobre denosumabe para prevenir perda óssea de alta renovação após *bypass* ou GV (NCT04087096). O denosumabe será administrado nos meses 1, 7 e 13 após a cirurgia, seguido por uma única infusão de ácido zoledrônico no mês 19.

Independentemente dos estudos de antirreabsortivos ósseos com o intuito de reduzir a perda de massa óssea que se segue após uma cirurgia bariátrica, em pacientes com risco moderado ou alto de fratura, agentes antirreabsortivos devem ser considerados preferencialmente após tratamento de causas secundárias de osteoporose e somente após a suplementação de vitamina D e cálcio ser considerada suficiente com base na medição de 25OHD sérica, cálcio corrigido, PTH e cálcio urinário de 24 horas. De fato, essa população está particularmente em risco de hipocalcemia grave após a administração de terapia antirreabsortiva óssea potente. A via parenteral é preferida devido a preocupações com a absorção adequada e potencial ulceração na anastomose gastrojejunal com bifosfonatos orais.

Atualmente, ainda faltam ensaios clínicos randomizados controlados definitivos que nos orientem como proceder no tratamento dos pacientes antes e após diferentes procedimentos bariátricos quanto às repercussões ósseas. Há várias diretrizes publicadas que fornecem sugestões sobre como avaliar o paciente bariátrico. No entanto, a maioria das recomendações é baseada em evidências de baixa qualidade ou na opinião de especialistas. De acordo com o último posicionamento de 2019 da Associação Americana de Endocrinologistas Clínicos/Colégio Americano de Endocrinologia (AACE/ACE), da ASMBS, da Sociedade de Obesidade e da Associação de Medicina da Obesidade, e de 2020 do Comitê de Assuntos Clínicos da ASMBS, referentes às mudanças osteometabólicas após uma cirurgia bariátrica, seguem as principais conclusões e recomendações:

- Identificar e tratar pacientes com deficiência de vitamina D e hiperparatireoidismo antes da cirurgia bariátrica
- Pacientes submetidos à cirurgia bariátrica devem ser acompanhados pelo resto da vida em relação à reposição de micronutrientes, oligoelementos, minerais e vitaminas
- O citrato de cálcio é preferível ao carbonato de cálcio, devido à melhor absorção na ausência ou redução da acidez gástrica
- A suplementação com cálcio elementar após BGA, GV e *bypass* gástrico deve ser entre 1.200 e 1.500 mg/dia, que podem ser divididos em 2 a 3 tomadas, com 4 a 5 horas de intervalo, para absorção ideal. A suplementação mínima de vitamina D_3 é de 3.000 UI/dia, com objetivo de se alcançarem valores de 25OHD acima de 30 ng/mℓ
- Após DBP pela técnica de Scopinaro e DBP-DS, recomenda-se suplementação com cálcio elementar entre 1.800 e 2.400 mg/dia e suplementação mínima de vitamina D_3 de 3.000 UI/dia com o objetivo de se alcançarem valores de 25OHD acima de 30 ng/mℓ
- A reposição da deficiência de vitamina D após qualquer procedimento bariátrico deve incluir vitamina D de pelo menos 3.000 até 6.000 UI/dia ou 50.000 UI de vitamina D 1 a 3 vezes/semana. A vitamina D_3 é recomendada por ser mais potente que a D_2, mas ambas as formas podem ser utilizadas
- Para a avaliação de perda de massa óssea, recomenda-se pelo menos uma dosagem anual de albumina (para rastrear desnutrição proteica), fosfatase alcalina, cálcio, PTH e 25OHD. Em pacientes com comprometimento renal, a $1,25(OH)_2$ vitamina D deve ser monitorada. Com o intuito de avaliação de ingestão

alimentar de cálcio suficiente, o cálcio urinário de 24 horas também pode ser considerado

- O monitoramento da perda óssea também pode incluir dosagem de marcadores de remodelação óssea, particularmente o CTX em mulheres na peri e pós-menopausa com níveis reduzidos de estrogênio ou pacientes identificados com alto risco de osteoporose
- Parece haver um conjunto de dados razoável para apoiar o risco aumentado de fratura após a cirurgia bariátrica, com maior risco na DBP-DS, seguida pelo *bypass* gástrico e menor risco na GV, justificando avaliação contínua. Dados prospectivos e avaliações randomizadas adicionais, bem como ensaios de intervenção, são essenciais para se identificarem os pacientes de maior risco e determinar estratégias de monitoramento, intervenções e tratamentos ideais
- Pacientes submetidos ao *bypass* gástrico ou à DBP-DS devem ser monitorizados em relação à osteoporose com realização de densitometria óssea (DEXA) imediatamente antes da cirurgia e 2 anos após o procedimento
- O exercício após a cirurgia bariátrica pode ajudar a minimizar algumas das alterações ósseas adversas e, a menos que seja contraindicado, também é recomendado para todos os pacientes com meta de atividade física aeróbica moderada que inclua um mínimo de 150 minutos/semana e uma meta de 300 minutos/semana, incluindo treinamento de força 2 a 3 vezes por semana.

Bibliografia

Axelsson KF, Werling M, Eliasson B, et al. Fracture risk after gastric bypass surgery: a retrospective cohort study. J Bone Miner Res. 2018;33(12):2122-31.

Bredella MA, Greenblatt LB, Eajazi A, et al. Effects of Roux-en-Y gastric bypass and sleeve gastrectomy on bone mineral density and marrow adipose tissue. Bone. 2017;95:85-90.

Bruno C, Fulford AD, Potts JR, et al. Serum markers of bone turnover are increased at six and 18 months after Roux-en-Y bariatric surgery: correlation with the reduction in leptin. J Clin Endocrinol Metab. 2010;95(1):159-66.

Carrasco F, Basfi-Fer K, Rojas P, et al. Changes in bone mineral density after sleeve gastrectomy or gastric bypass: relationships with variations in vitamin D, ghrelin, and adiponectin levels. Obes Surg. 2014;24(6):877-84.

Carrasco F, Ruz M, Rojas P, et al. Changes in bone mineral density, body composition and adiponectin levels in morbidly obese patients after bariatric surgery. Obes Surg. 2009;19(1):41-6.

Chakhtoura M, Rahme M, El-Hajj Fuleihan G. Vitamin D metabolism in bariatric surgery. Endocrinol Metab Clin North Am. 2017;46(4):947-82.

Crawford MR, Pham N, Khan L, et al. Increased bone turnover in type 2 diabetes patients randomized to bariatric surgery versus medical therapy at 5 years. Endocr Pract. 2018;24(3):256-64.

Douglas IJ, Bhaskaran K, Batterham RL, et al. Bariatric surgery in the United Kingdom: a cohort study of weight loss and clinical outcomes in routine clinical care. PLoS Med. 2015;12(12):e1001925.

Frost HM. Muscle, bone, and the Utah paradigm: a 1999 overview. Med Sci Sports Exerc. 2000;32(5):911-7.

Gagnon C, Schafer AL. Bone health after bariatric surgery. JBMR Plus. 2018;2(3):121-33.

Heber D, Greenway FL, Kaplan LM, et al. Endocrine and nutritional management of the post-bariatric surgery patient: an Endocrine Society Clinical Practice Guideline. J Clin Endocrinol Metab. 2010;95(11):4823-43.

Hsin MC, Huang CK, Tai CM, et al. A case-matched study of the differences in bone mineral density 1 year after 3 different bariatric procedures. Surg Obes Relat Dis. 2015;11(1):181-5.

Isom KA, Andromalos L, Ariagno M, et al. Nutrition and metabolic support recommendations for the bariatric patient. Nutr Clin Pract. 2014;29(6):718-39.

Ivaska KK, Huovinen V, Soinio M, et al. Changes in bone metabolism after bariatric surgery by gastric bypass or sleeve gastrectomy. Bone. 2017;95:47-54.

Khalid SI, Omotosho PA, Spagnoli A, et al. Association of bariatric surgery with risk of fracture in patients with severe obesity. JAMA Netw Open. 2020;3(6):e207419.

Kim J, Nimeri A, Khorgami Z, et al. Metabolic bone changes after bariatric surgery: 2020 update, American Society for Metabolic and Bariatric Surgery Clinical Issues Committee position statement. Surg Obes Relat Dis. 2021;17(1):1-8.

Kim TY, Schwartz AV, Li X, et al. Bone marrow fat changes after gastric bypass surgery are associated with loss of bone mass. J Bone Miner Res. 2017;32(11):2239-47.

Lalmohamed A, de Vries F, Bazelier MT, et al. Risk of fracture after bariatric surgery in the United Kingdom: population based, retrospective cohort study. BMJ. 2012;345:e5085.

Liu C, Wu D, Zhang JF, et al. Changes in bone metabolism in morbidly obese patients after bariatric surgery: a meta-analysis. Obes Surg. 2016;26(1):91-7.

Liu Y, Côté MM, Cheney MC, et al. Zoledronic acid for prevention of bone loss in patients receiving bariatric surgery. Bone Rep. 2021;14:100760.

Lu CW, Chang YK, Chang HH, et al. Fracture risk after bariatric surgery: a 12-year nationwide cohort study. Medicine (Baltimore). 2015;94(48):e2087.

Lyytinen T, Liikavainio T, Pääkkönen M, et al. Physical function and properties of quadriceps femoris muscle after bariatric surgery and subsequent weight loss. J Musculoskelet Neuronal Interact. 2013;13(3):329-38.

Maghrabi AH, Wolski K, Abood B, et al. Two-year outcomes on bone density and fracture incidence in patients with T2DM randomized to bariatric surgery versus intensive medical therapy. Obesity (Silver Spring). 2015;23(12):2344-8.

Marceau P, Biron S, Lebel S, et al. Does bone change after biliopancreatic diversion? J Gastrointest Surg. 2002;6(5):690-8.

Mechanick JI, Apovian C, Brethauer S, et al. Clinical practice guidelines for the perioperative nutrition, metabolic, and nonsurgical support of patients undergoing bariatric procedures - 2019 update: cosponsored by American Association of Clinical Endocrinologists/ American College of Endocrinology, The Obesity Society, American Society for Metabolic & Bariatric Surgery, Obesity Medicine Association, and American Society of Anesthesiologists. Surg Obes Relat Dis. 2020;16(2):175-247.

Mechanick JI, Youdim A, Jones DB, et al. Clinical practice guidelines for the perioperative nutritional, metabolic, and nonsurgical support of the bariatric surgery patient--2013 update: cosponsored by American Association of Clinical Endocrinologists, the Obesity Society, and American Society for Metabolic & Bariatric Surgery. Surg Obes Relat Dis. 2013;9(2):159-91.

Muschitz C, Kocijan R, Haschka J, et al. The impact of vitamin D, calcium, protein supplementation, and physical exercise on bone metabolism after bariatric surgery: the BABS study. J Bone Miner Res. 2016;31(3):672-82.

Muschitz C, Kocijan R, Marterer C, et al. Sclerostin levels and changes in bone metabolism after bariatric surgery. J Clin Endocrinol Metab. 2015;100(3):891-901.

Nakamura KM, Haglind EGC, Clowes JA, et al. Fracture risk following bariatric surgery: a population-based study. Osteoporos Int. 2014;25(1):151-8.

Paccou J, Martignène N, Lespessailles E, et al. Gastric bypass but not sleeve gastrectomy increases risk of major osteoporotic fracture: French population-based cohort study. J Bone Miner Res. 2020;35(8):1415-23.

Paccou J, Tsourdi E, Meier C, et al. Bariatric surgery and skeletal health: A narrative review and position statement for management by the European Calcified Tissue Society (ECTS). Bone. 2022;154:116236.

Parrott J, Frank L, Rabena R, et al. American Society for Metabolic and Bariatric Surgery Integrated Health Nutritional Guidelines for the Surgical Weight Loss Patient 2016 Update: Micronutrients. Surg Obes Relat Dis. 2017;13(5):727-41.

Rousseau C, Jean S, Gamache P, et al. Change in fracture risk and fracture pattern after bariatric surgery: nested case-control study. BMJ. 2016;354:i3794.

Schafer AL, Weaver CM, Black DM, et al. Intestinal calcium absorption decreases dramatically after gastric bypass surgery despite optimization of vitamin D status. J Bone Miner Res. 2015;30(8):1377-85.

Shanbhogue VV, Støving RK, Frederiksen KH, et al. Bone structural changes after gastric bypass surgery evaluated by HR-pQCT: a two-year longitudinal study. Eur J Endocrinol. 2017;176(6):685-93.

Sheu Y, Cauley JA. The role of bone marrow and visceral fat on bone metabolism. Curr Osteoporos Rep. 2011;9(2):67-75.

Stein EM, Carrelli A, Young P, et al. Bariatric surgery results in cortical bone loss. J Clin Endocrinol Metab. 2013;98(2):541-9.

Stein EM, Silverberg SJ. Bone loss after bariatric surgery: causes, consequences, and management. Lancet Diabetes Endocrinol. 2014;2(2):165-74.

Swafford AA, Ard JD, Beavers DP, et al. Risedronate to prevent bone loss after sleeve gastrectomy: study design and feasibility report of a pilot randomized controlled trial. JBMR Plus. 2020;4(10):e10407.

Tardio V, Blais JP, Julien AS, et al. Serum parathyroid hormone and 25-hydroxyvitamin D concentrations before and after biliopancreatic diversion. Obes Surg. 2018;28(7):1886-94.

Tothill P, Hannan WJ, Cowen S, et al. Anomalies in the measurement of changes in total-body bone mineral by dual-energy X-ray absorptiometry during weight change. J Bone Miner Res. 1997;12(11):1908-21.

Vilarrasa N, San José P, García I, et al. Evaluation of bone mineral density loss in morbidly obese women after gastric bypass: 3-year follow-up. Obes Surg. 2011;21(4):465-72.

Wei JH, Lee WJ, Chong K, et al. High incidence of secondary hyperparathyroidism in bariatric patients: comparing different procedures. Obes Surg. 2018;28(3):798-804.

Yu EW. Bone metabolism after bariatric surgery. J Bone Miner Res. 2014;29(7):1507-18.

Yu EW, Bouxsein ML, Putman MS, et al. Two-year changes in bone density after Roux-en-Y gastric bypass surgery. J Clin Endocrinol Metab. 2015;100(4):1452-9.

Yu EW, Kim SC, Sturgeon DJ, et al. Fracture risk after Roux-en-Y gastric bypass vs adjustable gastric banding among Medicare beneficiaries. JAMA Surg. 2019;154(8):746-53.

Yu EW, Lee MP, Landon JE, et al. Fracture risk after bariatric surgery: Roux-en-Y gastric bypass versus adjustable gastric banding. J Bone Miner Res. 2017;32(6):1229-36.

101 | Prevenção e Tratamento de Deficiência de Ferro e Anemia após Cirurgia Bariátrica

Jacqueline Rizzolli ▪ Taíse Rosa de Carvalho

Introdução

Todos os tipos de cirurgias bariátricas aumentam o risco de gerar deficiências de micro e/ou macronutrientes a curto, médio ou longo prazo. Por esse motivo, todos os pacientes devem receber o esclarecimento sobre esse risco no pré-operatório e deverão ser orientados a reduzir esse risco por meio de suplementação vitamínica e seguimento regular para realização de exames periódicos para o resto da vida. As cirurgias com componente disabsortivo, como as derivações gástricas em Y de Roux (*bypass* gástrico) e as derivações biliopancreáticas (discutidas com mais detalhes nos Capítulos 85 e 87, respectivamente), apresentam maior necessidade de suplementação vitamínica quando comparadas às técnicas puramente restritivas; portanto, podem precisar de doses maiores de suplementação. Neste capítulo, serão abordados aspectos importantes da fisiopatologia, da avaliação e do tratamento da deficiência de ferro em pacientes bariátricos.

Papel biológico do ferro

O ferro é um micronutriente que desempenha importantes funções no metabolismo humano. Trata-se de um mineral que atua como cofator de hemoproteínas (hemoglobina e mioglobina) e proteínas não heme. As hemoproteínas são responsáveis por reações envolvendo o metabolismo do oxigênio (transporte e atuação enzimática), enquanto as proteínas não heme são usadas na síntese de DNA, na proliferação e diferenciação celular, na regulação de genes e na síntese de esteroides. Cerca de 60% (3 a 5 g) do ferro do organismo pode ser encontrado sob a forma de hemoglobina, 15% na forma de mioglobina e enzimas, e o restante na forma de reserva de ferro.

Absorção, transporte e armazenamento de ferro

O ferro é absorvido no duodeno e no jejuno proximal pelos enterócitos. O duodeno exerce o papel mais importante na absorção do ferro. No duodeno, o ferro pode ter dois destinos: entrar na circulação para ser transportado pela transferrina ou então ficar estocado nos enterócitos. A quantidade de ferro elementar absorvida é influenciada, especialmente, por três fatores:

- Necessidade individual (considerando reservas e perdas)
- Capacidade de absorção
- Biodisponibilidade do ferro exógeno.

Em condições normais, quando não há perda de sangue ou gestação, a quantidade de ferro do organismo é preservada, sendo perdida apenas uma pequena quantidade a cada dia. Nesses casos são necessários aproximadamente 40 mg de ferro por dia, e grande parte desse ferro acaba vindo como resultado da reciclagem do ferro existente no próprio organismo.

Após a absorção, de acordo com o estado nutricional de ferro do organismo, este pode ser armazenado como ferritina no citosol da célula intestinal, podendo retornar ao lúmen intestinal pela descamação natural das células da mucosa. Esse mecanismo se dá em um período de 2 a 4 dias ou pode ser rapidamente transportado pela célula e entrar no fluido intracelular e no plasma. No plasma, é oxidado pela ferroxidase I e liga-se à transferrina, estando disponível para a captação por qualquer tecido com receptores de transferrina.

O ferro dos alimentos também pode estar na forma heme – de origem animal, que está ligado à hemoglobina e à mioglobina e é abundantemente encontrado nas carnes vermelhas, especialmente em vísceras como fígado, rim e coração – e não heme – obtida em alimentos de origem vegetal, como grãos de leguminosas (p. ex., feijão, lentilha, grão-de-bico, soja), além de vegetais folhosos e verduras, como espinafre, couve, rúcula, agrião etc. O ferro não heme também pode ser encontrado em alguns alimentos de origem animal (como ovos e leite) em menor quantidade. O ferro heme apresenta alta biodisponibilidade e consegue ser absorvido pelo intestino em porcentagem maiores (15 a 35%). Já o ferro não heme tem biodisponibilidade variável, mas geralmente mais baixa do que a do ferro heme.

O mecanismo de absorção do ferro heme se diferencia daquele do ferro não heme. A hemoglobina é catabolizada no lúmen intestinal e a molécula heme é absorvida pelo enterócito como uma metaloporfirina intacta, realizando-se a internalização por endocitose. Uma vez absorvido, o ferro é liberado do anel porfirínico por ação da heme oxigenase. O ferro não heme é reduzido da forma férrica (de mais difícil absorção) para ferrosa durante o processo digestivo. A concomitância de vitamina C nesse processo auxilia na conversão da forma férrica para ferrosa, aumentando a solubilidade e a absorção do ferro.

A reciclagem fisiológica do ferro é tão eficiente que se torna necessário apenas 1 a 1,5 mg de ferro, proveniente da absorção intestinal, para manter o balanço interno. O baço, o fígado e a medula óssea são zonas importantes de reciclagem do ferro presente nos eritrócitos ao final da vida útil dessas células. O parênquima hepático constitui um tecido especialmente rico em receptores da transferrina que captam o complexo transferrina-ferro e o interiorizam em uma vesícula intracelular na qual o ferro é liberado, fazendo o complexo transferrina-receptor retornar para a superfície celular e disponibilizando novamente a transferrina para o plasma. Os hepatócitos são ricos em ferritina, uma proteína de armazenamento de ferro, da qual o ferro pode ser libertado por ação de agentes redutores como o ácido ascórbico, a cisteína e a glutationa redutase.

No fígado também existe a formação de hepcidina, que controla a liberação do ferro existente dentro dos enterócitos e dos macrófagos para dentro da circulação. A hepcidina é uma proteína sintetizada no fígado, que circula no plasma, é excretada na urina e funciona como reguladora do metabolismo do ferro. A expressão da hepcidina é regulada por quatro tipos de sinais: sinais de aumento da atividade eritropoética, sinais de resposta à concentração de ferro circulante, sinais de resposta inflamatória e sinais de estresse do retículo endoplasmático.

Em condições de sobrecarga de ferro, a hepcidina é liberada fisiologicamente para reduzir os níveis de ferro circulante e proteger o organismo da toxicidade do ferro. Por outro lado, nos casos de anemia e depleção de ferro, o aumento dos níveis de eritropoetina leva a uma redução da hidroxilação da hepcidina, fazendo com que suas reservas permaneçam inativas no fígado e reduzindo as formas ativas circulantes.

O acúmulo de ferro e o processo inflamatório frequentemente visto nos pacientes com doença hepática esteatótica metabólica e obesidade estimulam a síntese de hepcidina, que inibe a liberação de ferro no plasma. Desse modo, o ferro permanece retido nas células duodenais e é amplamente eliminado nas fezes.

Nos pacientes bariátricos em pós-operatório recente, principalmente até o 6º mês pós-operatório, o *status* inflamatório é ainda importante, com aumento da hepcidina e consequente eliminação de ferro nas fezes, que, somado ao baixo aporte dietético e à disabsorção duodenal, pode promover uma rápida depleção de suas reservas.

O balanço corporal do ferro pode ser negativo se houver carência alimentar, aumento das necessidades (infância, adolescência, gestação e lactação), sangramento anormal, perdas crônicas pelo trato gastrointestinal ou má-absorção intestinal. Nessas situações, há diminuição do ferro corporal armazenado, os eritrocitos apresentam-se microcíticos e hipocrômicos, os níveis circulantes de hemoglobina, ferro e ferritina diminuem e ocorre um aumento de transferrina, levando à diminuição da saturação de transferrina (ou seja, sobra transferrina livre) – essa condição caracteriza a anemia ferropriva.

Não existe uma via corporal destinada para a excreção de ferro (como excreção renal ou hepática). A perda diária de ferro se dá pelas células descamativas intestinais e pelas células da epiderme (cerca de 1 mg/dia) e, nas mulheres, pelo ciclo menstrual (0,5 mg/dia).

Biodisponibilidade do ferro

O tipo de ferro presente nos alimentos (forma heme ou não heme) compreende um dos principais fatores relacionados com a sua biodisponibilidade. Como citado anteriormente, o ferro heme, de mais fácil absorção e maior biodisponibilidade, é encontrado em alimentos de origem animal. Já o ferro não heme, de mais difícil absorção e menor biodisponibilidade, pode ser encontrado em alimentos de origem animal ou vegetal.

Alguns fatores dietéticos, como os polifenóis, incluindo os taninos (chás e outras substâncias encontradas no café), o ácido oxálico (espinafre, acelga, chocolate etc.), os fitatos (encontrados, por exemplo, em grãos integrais e no milho), o ácido etilenodiaminotetracético (como conservante), entre outros, inibem a absorção do ferro não heme.

Chás ou cafés consumidos junto ou logo após as refeições podem reduzir a absorção do ferro em 60 e 40%, respectivamente. Os polifenóis se ligam ao ferro, formando complexos entre os grupos hidroxila dos compostos fenólicos e as moléculas de ferro, tornando-o indisponível para absorção.

O magnésio e o zinco inibem a absorção do ferro, principalmente quando a sua quantidade for 300 e 5 vezes maior que a do ferro, respectivamente. A absorção de ferro também fica prejudicada em 50 a 60% quando da administração concomitante de alimentos ricos em cálcio. Segundo alguns estudos, a quantidade inferior a 150 mg de cálcio em uma refeição não afeta a absorção do ferro.

A deficiência de vitamina A inibe a utilização do ferro; entretanto, a vitamina C aumenta a sua biodisponibilidade.

A absorção de metais próximos ao ferro na tabela periódica, como cobalto, níquel, manganês, zinco e cádmio, aumenta quando da deficiência de ferro, o que ocorre também com o chumbo.

Sinais e sintomas de deficiência de ferro e anemia ferropriva

O paciente com deficiência de ferro ou com níveis baixos de ferritina costuma ser assintomático ou apenas apresentar sintomas leves e inespecíficos, como fadiga aos esforços e queda de cabelo.

Na vigência de anemia ferropriva, principalmente com níveis de hemoglobina inferiores a 10 g/dℓ, os sintomas tendem a se intensificar, com fadiga mais intensa, cefaleia, aumento da frequência cardíaca e taquicardia aos esforços, queda de cabelo mais pronunciada, palidez cutânea, de mucosas e de conjuntivas.

Casos mais graves, com hemoglobina inferior a 8 g/dℓ, podem evoluir com dispneia, sopro sistólico, aumento de área cardíaca na radiografia de tórax, com possível evolução até mesmo para insuficiência cardíaca. Sintomas neurológicos como sonolência, déficit cognitivo, depressão e confusão mental são raros, porém podem ocorrer e ser confundidos com outras doenças. Outros sintomas menos específicos relacionados com a anemia ferropriva são anorexia, náuseas, diminuição de libido, alterações menstruais, unhas quebradiças, glossites e queilites e perversão do paladar (alotriofagia, picacismo ou picafagia).

Biomarcadores para identificação da deficiência de ferro

- Hemoglobina e hematócrito: quando baixos, são marcadores de anemia, além de deficiência de ferro. Quando a anemia é identificada como hipocrômica e microcítica, a maior probabilidade é de ser por carência de ferro, mas outros marcadores de estoques de ferro devem ser solicitados para complementação
- Ferritina: é uma proteína de armazenamento do ferro. Indica a reserva de ferro no organismo. Quando baixa sugere estoques baixos de ferro no organismo. Pode se encontrar elevada em situações de inflamação ou infecção
- Ferro sérico: mede o ferro na circulação; quando baixo, sugere níveis baixos de ferro no organismo
- Saturação de transferrina: indica a porcentagem de proteínas ligadoras do ferro que estão saturadas. Quando baixa, sugere níveis baixos de ferro no organismo

Capítulo 101 ▪ Prevenção e Tratamento de Deficiência de Ferro e Anemia após Cirurgia Bariátrica **813**

- Transferrina: é uma proteína de ligação do ferro. Menos utilizada na prática clínica, pode auxiliar em casos nos quais a ferritina pode estar falseada pelo estado inflamatório; valores elevados do nível de transferrina e baixos do índice de saturação de transferrina indicam um estoque de ferro baixo.

Se um ou mais resultados forem consistentes com deficiência de ferro, isso normalmente é suficiente para fazer o diagnóstico, desde que excluídas potenciais interferências laboratoriais.

Diagnóstico de deficiência de ferro e anemia ferropriva

A deficiência de ferro se caracteriza pela redução nos níveis de estoque desse mineral no organismo, o que se evidencia pela redução do índice de saturação de transferrina e do nível de ferritina, com ou sem a ocorrência de anemia, ou seja, trata-se de uma situação subclínica.

A anemia ferropriva é um estado no qual há redução da quantidade total de ferro corporal até a exaustão de suas reservas, com insuficiente reposição, sem suprir as necessidades do organismo. Caracteriza-se pela deficiência no tamanho, na quantidade de hemácias ou na quantidade de hemoglobina presente nessas células. Portanto, define-se a anemia como o estado patológico que apresenta níveis mais reduzidos que os aceitáveis de hemoglobina ou hematócrito.

A dosagem de ferritina é o melhor teste diagnóstico individual e o primeiro a se alterar nos quadros de carência de ferro.

Na literatura, há variados pontos de corte para definição de deficiência de ferro e de anemia ferropriva, sendo um dos critérios mais práticos e de baixo custo o descrito a seguir:

- Deficiência de ferro:
  - Sem deficiência: ferritina ≥ 50 ng/mℓ
  - Deficiência leve: ferritina 30 a 49 ng/mℓ
  - Deficiência moderada: ferritina 10 a 29 ng/mℓ
  - Deficiência grave: ferritina < 10 ng/mℓ
- Anemia ferropriva (geralmente associado a níveis de ferritina < 50 ng/mℓ):
  - Leve: hemoglobina 12,9 a 11 g/dℓ em homens; hemoglobina 11,9 a 11 g/dℓ em mulheres
  - Moderada: hemoglobina 10,9 a 8 g/dℓ em ambos os sexos
  - Grave: hemoglobina < 8 g/dℓ em ambos os sexos.

O estado nutricional do ferro pode ser avaliado por outros exames laboratoriais, em acréscimo ao hemograma. Os vários testes disponíveis frequentemente refletem diferentes aspectos do metabolismo do ferro, como deficiência de ferro armazenado (ferritina) e deficiência de ferro em transporte (dosagens de transferrina, índice de saturação da transferrina, protoporfirina eritrocitária livre e do receptor de transferrina). Entretanto, é importante lembrar que a ferritina pode se elevar em processos inflamatórios, devendo em geral ser avaliada em conjunto com outros métodos de avaliação do ferro se houver suspeita carencial.

Os critérios indicados pela Organização Mundial da Saúde (OMS) para diagnosticar a anemia baseiam-se na concentração de hemoglobina, considerando-se anêmicos homens, mulheres em idade fértil e gestantes com valores inferiores a 13 g/dℓ, 12 g/dℓ e 11 g/dℓ, respectivamente.

Mesmo com níveis de hemoglobina ainda dentro dos limites da normalidade, a deficiência de ferro já pode ser identificada por estoques inadequados mediante dosagem de ferritina sérica e índice de saturação de transferrina.

Cirurgia bariátrica e deficiência de ferro

A cirurgia bariátrica altera a anatomia e a fisiologia do trato gastrointestinal, causando: restrição da capacidade gástrica a um volume alimentar maior, aumento da saciedade, alteração na absorção de nutrientes e mudança da percepção da palatabilidade dos alimentos. Toda essa mudança, que é responsável pelo excelente resultado na perda ponderal, também é responsável pela redução da absorção do ferro no trato gastrointestinal.

A deficiência de ferro pode atingir até metade dos pacientes no pós-operatório, compreendendo, provavelmente, a deficiência de micronutriente mais comum após a cirurgia bariátrica. Pode ocorrer desde o estágio inicial, nos primeiros meses, ou em qualquer momento da vida do paciente depois da cirurgia. Por isso, o monitoramento do ferro deve ocorrer de modo regular e ininterrupto em todos os pacientes.

O grupo de maior risco para desenvolvimento de anemia e deficiência de ferro no pós-operatório de cirurgia bariátrica compõe-se por:

- Mulheres em idade fértil (com perdas pela menstruação)
- Gestantes
- Adolescentes
- Índice de massa corporal (IMC) pré-operatório ≥ 50 kg/m^2
- Deficiência concomitante de vitamina B$_{12}$
- Procedimentos com componente disabortivo (derivação biliopancreática e *bypass* gástrico).

Em uma coorte de 1.252 pacientes submetidos a *bypass*, foi observada uma prevalência de anemia ferropriva de 14% e de deficiência de ferro de 28% no pré-operatório e de 30% de anemia e 60% de deficiência de ferro no pós-operatório. Um estudo similar com 1.125 pacientes e a mesma técnica cirúrgica evidenciou 12% de anemia no pré-operatório e 23% no pós-operatório. A anemia nos pacientes com obesidade classe 3 não operados pode ser atribuível ao *status* inflamatório e à ação da hepcidina, perdas pela menstruação, bem como a erros alimentares e consumo inadequado de macronutrientes e micronutrientes.

As causas para deficiência de ferro e anemia ferropriva no pós-operatório ocorrem por alteração no metabolismo do ferro, incluindo:

- Perdas por hemorragia, sendo o mais comum em mulheres com metrorragia
- Absorção insuficiente de ferro dos alimentos e dos suplementos orais pelo desvio do duodeno e da primeira porção do jejuno
- Aumento da concentração de hepcidina decorrente do *status* inflamatório crônico da obesidade com consequente excreção elevada de ferro nas fezes
- Redução do ácido clorídrico pela pequena bolsa gástrica, necessária para facilitar a absorção de ferro dos alimentos e suplementos orais ou uso de inibidores de bomba de prótons
- Redução no consumo de carne vermelha, por intolerância e/ou saciedade precoce, sendo esta a principal fonte alimentar de ferro
- Alteração da adesão diária a suplementos alimentares com ferro.

A intolerância à carne vermelha é mais frequente nos procedimentos de banda gástrica ajustável que nos de *bypass* gástrico, apesar de a anemia ferropriva ser mais frequente neste último.

814 Parte 7 ▪ Tratamento Cirúrgico da Obesidade

A maior intolerância à carne vermelha nos procedimentos de banda justifica-se pelo menor tamanho do reservatório gástrico, e a maior incidência de anemia ferropriva nos procedimentos de *bypass* indica que a diminuição na ingestão de ferro e carne vermelha não é a única explicação para a deficiência de ferro.

Qualquer cirurgia de ressecção ou derivação gástrica, como no *bypass*, que envolve a derivação do fundo, maior parte do corpo e antro pilórico (com permanência no trânsito apenas da cárdia e parte do corpo) do estômago, resultará em redução das células parietais e da secreção de suco gástrico, impedindo a conversão do ferro férrico para ferro ferroso e reduzindo a absorção do ferro no duodeno. Em contraste, procedimentos de banda gástrica mantêm a comunicação entre o estômago íntegro e o duodeno, de modo que as taxas de deficiência nutricional e deficiência de ferro são menores que nos procedimentos de *bypass*.

Além disso, os pacientes submetidos ao *bypass* também têm o duodeno excluído da passagem alimentar, apresentando menor nível de ferro sérico e de hemoglobina em comparação àqueles submetidos a procedimentos de banda, que preservam a integridade duodenal. A quantidade de superfície absortiva do jejuno tem pouco impacto na absorção de ferro, sugerindo que o resto do intestino delgado não pode aumentar a absorção de ferro de modo suficiente para compensar a exclusão duodenal que ocorre em procedimentos de *bypass*. Brolin et al., ao compararem a taxa de deficiência de ferro entre grupos de pacientes submetidos a *bypass* com diferentes comprimentos de jejuno funcional, não encontraram diferenças significativas na deficiência de ferro entre os grupos. Um estudo prospectivo comparando pacientes submetidos ao *bypass* gástrico e à derivação biliopancreática com *duodenal switch* observou níveis de ferritina equivalentes em ambos os grupos após 2 anos da cirurgia, apesar de diferentes comprimentos de superfície absortiva de jejuno.

Além da exclusão do duodeno do trânsito intestinal, a cirurgia de *bypass* atrasa a interação das enzimas pancreáticas e da secreção biliar com o bolo alimentar, diminuindo a habilidade de liberar o heme da mioglobina e da hemoglobina.

Pacientes submetidos a *bypass* podem experimentar sangramento gastrointestinal na alça de intestino excluída do trato intestinal. Outras fontes de perda sanguínea incluem úlceras marginais, que sabidamente podem ocorrer no sítio de anastomose do jejuno com o corpo gástrico. Ainda, os pacientes submetidos a *bypass* podem apresentar uma enteropatia perdedora de ferro e um supercrescimento bacteriano, especialmente na alça biliopancreática, resultando em dano e excreção do epitélio intestinal e perda do ferro livre estocado.

Na maioria dos estudos, não se pode definir se a rápida perda de peso contribui para a deficiência de ferro. Algumas evidências sugerem que a quantidade de perda de peso e a velocidade com que isso ocorre não influenciam o grau de deficiência de ferro.

Tratamento de deficiência de ferro e anemia ferropriva

Modificações da dieta

A orientação para ingestão de alimentos ricos em ferro deve ser realizada concomitantemente ao tratamento medicamentoso, sendo importante ressaltar que, no máximo, 15 a 35% do ferro de alimentos de origem animal e 2 a 20% daqueles de origem vegetal serão absorvidos.

Cerca de 90% do ferro dos alimentos está na forma de sais de ferro, denominados "ferro não heme", cujo grau de absorção é altamente variável e depende das reservas de ferro do indivíduo e de outros componentes da dieta. Os outros 10% do ferro da dieta estão na forma de ferro heme provenientes principalmente da hemoglobina e da mioglobina, sendo um pouco melhor absorvidos. Ainda, embora seu nível de absorção seja pouco influenciado pelas reservas orgânicas do mineral ou por outros constituintes da dieta, não se conhece exatamente o mecanismo de absorção e biodisponibilidade do ferro em dietas mistas cujos alimentos são consumidos em diferentes proporções e de maneira não uniforme em cada refeição, uma vez que os constituintes da dieta que interferem na biodisponibilidade do ferro não heme do *pool* de ferro intraluminal podem ser classificados em estimuladores e inibidores da absorção de ferro.

O ácido ascórbico converte o ferro férrico em ferroso, tornando-o solúvel no meio alcalino do intestino delgado. Além disso, no pH ácido do estômago, o ácido ascórbico forma um quelato com o cloreto férrico que permanece estável em pH alcalino.

Entre os inibidores da absorção, estão os polifenóis, os fitatos, os fosfatos e os oxalatos. Os polifenóis são metabólitos secundários de origem vegetal, ricos em grupos hidroxila fenólicos que formam complexos insolúveis com ferro. Aqueles de alto peso molecular – os taninos –, presentes no chá e no café, são os maiores inibidores da absorção de ferro dos alimentos.

Os fosfatos ligados ou não a proteínas formam complexos insolúveis com ferro e são os principais responsáveis pela baixa biodisponibilidade do ferro de ovos, leite e derivados. Os fitatos, que constam em muitos cereais, inibem a absorção do ferro não heme da dieta pela formação de complexo insolúvel de fitato di e tetraférrico. O leite de vaca contém cerca de 0,5 a 1 mg de ferro, mas somente cerca de 10% são absorvidos. Acredita-se que a baixa biodisponibilidade do ferro do leite de vaca esteja relacionada com a alta concentração de cálcio e fosfoproteínas, somado à baixa concentração de vitamina C.

As dietas ocidentais tradicionais contêm cerca de 6 mg de Fe/1.000 kcal, estimando-se um consumo diário de 12 a 18 mg de ferro para a maioria dos indivíduos. Para prevenção de deficiência de ferro, com objetivo de manter bom estoque basal de ferro, após cirurgia bariátrica, mulheres na menacme são orientadas a ingerir 45 a 60 mg de ferro elementar diariamente, e homens, 18 mg de ferro elementar, incluída a suplementação em polivitamínico.

Para aumentar as reservas orgânicas de ferro por intermédio da dieta, torna-se necessário:

- Aumentar o consumo de ferro heme
- Aumentar o consumo de vitamina C e outros estimuladores da absorção de ferro nas refeições
- Diminuir, durante as refeições, o consumo dos inibidores da absorção de ferro (chá, café, alguns cereais, leite e derivados).

Depois da cirurgia bariátrica, dificilmente se consegue controlar os níveis de ferro, de outros micronutrientes e de vitaminas apenas com cuidados alimentares, condutas de controle da qualidade de alimentação que devem ser estimuladas, embora se reforce que a suplementação vitamínica é indispensável e deva ser continuada ininterruptamente por toda a vida.

Tratamento medicamentoso

Deve ser utilizado em todos os pacientes com diagnóstico clínico-laboratorial de deficiência de ferro e/ou anemia ferropriva, uma vez que a modificação da dieta, por si só, não é suficiente para corrigir a deficiência de ferro em pacientes bariátricos.

Para avaliar a importância da integridade do estômago na absorção do ferro por via oral (VO), um estudo foi feito na Itália, por Santarpia et al., em 2013, envolvendo 10 pacientes gastrectomizados e 10 controles não operados que receberam 1 dose de 100 mg de ferro elementar VO, na forma de sulfato ferroso. Os pacientes-controles obtiveram uma elevação de 150 $\mu g/m\ell$ dos níveis basais de ferro sérico e os operados obtiveram uma elevação de 50 $\mu g/m\ell$. Apesar de a absorção ser parcial e muito inferior à dos controles, os pesquisadores a consideraram uma resposta satisfatória, com possibilidade de utilizá-la como alternativa em casos mais leves de deficiência de ferro ou em pacientes com intolerância à suplementação parenteral em casos de deficiências menos graves. Na Tabela 101.1, há uma descrição da composição dos principais sais de ferro disponíveis para a suplementação oral.

Idealmente, o ferro VO deve ser ingerido com o estômago vazio, ainda que isso possa aumentar seus efeitos colaterais e reduzir a adesão. O tempo necessário para corrigir os estoques de ferro por terapia oral e as doses podem aumentar de acordo com as respostas aos exames séricos, mas é de pelo menos 4 meses. A dosagem recomendada é de 200 mg de ferro elementar por dia (fracionado em 2 a 3 tomadas), ou seja, 4 comprimidos de sulfato ferroso ou 2 comprimidos de ferro quelado (500 mg), o que dificulta o tratamento pela baixa adesão.

A absorção do sulfato ferroso, que contém 20% de ferro elementar, pode ser facilitada pela administração conjunta de fontes de vitamina C, como suco de laranja ou limão, e 500 mg de vitamina C VO.

Os efeitos adversos mais comuns ao uso de suplementos orais de ferro são: constipação intestinal, diarreia, dores abdominais, câimbras em membros inferiores, náuseas e/ou vômitos e fezes com coloração escura. Geralmente, são leves e toleráveis, mas podem prejudicar a adesão ao tratamento se persistentes.

Os complexos multivitamínicos orientados aos pacientes no pós-operatório incluem o ferro no estado ferroso, contudo com uma concentração bem abaixo das doses recomendadas, insuficiente para tratar a deficiência.

Os minerais são mais bem absorvidos no trato digestório na sua forma quelada. Existem muitos veículos de quelação com uma grande variação na absorção. A captação dos minerais aminoácidos quelados pelas células intestinais é mais rápida que quantidades similares de íons metálicos, em razão do estado previamente quelato dos metais, o que leva à sua absorção como moléculas semelhantes a dipeptídeos.

O ferro quelado sobrevive ao pH ácido do estômago sem alteração e não sofre as mesmas influências dos compostos de ferro inorgânico, além de a efetividade quanto à absorção de ferro quelado ser até 4 vezes maior que a dos sais ferrosos.

As quantidades superiores a 100 mg de ferro elementar por dose são dificilmente absorvidas, pois a mucosa intestinal atua como barreira, impossibilitando a absorção excessiva. Alguns autores sugerem que todas as mulheres operadas que menstruam deveriam receber preventivamente suplementação de 100 mg de ferro elementar por dia desde o 1º mês de pós-operatório e mantê-la por um período indeterminado (talvez até a menopausa).

A reposição de ferro na forma intravenosa (IV) é a mais eficaz em pacientes pós-cirurgia bariátrica e pode ser usada em pacientes com anemia ferropriva e níveis de ferritina abaixo de 20 $ng/m\ell$. Atualmente, dispõe-se de duas apresentações comercial de ferro IV no Brasil – o sacarato de hidróxido férrico (ou ferro sacarato) e o ferro carboximaltose –, ambos com boa tolerância, ótimos resultados e baixo risco de complicações, diferenciando-se pela concentração de ferro, pelo limite de dose semanal e pelos custos.

Para calcular a dosagem de ferro IV, utiliza-se a fórmula de Ganzoni:

Déficit de ferro (mg) = [Peso (kg) × (Hb ideal – Hb real) × 2,4] + 500

Partindo desse cálculo, uma paciente com hemoglobina (Hb) 8 $g/d\ell$ e pesando 60 kg precisaria receber, para chegar a Hb 12 $g/d\ell$, a seguinte dose de ferro: [60 × (12,0 – 8,0) × 2,4)] + 500 = 1.076 mg de ferro elementar, ou seja, aproximadamente 10 ampolas de ferro sacarato (10 ampolas = 1.000 mg de ferro elementar) ou duas ampolas de ferro carboximaltose (duas ampolas = 1.000 mg).

Estima-se que a administração de quatro ampolas de ferro sacarato IV (duas aplicações de 200 mg cada) consiga aumentar em pelo menos 1 $g/d\ell$ a concentração de hemoglobina, efeito similar ao obtido com a transfusão de 1 unidade de concentrado de eritrocitos.

Orientações práticas para o uso de sacarato de hidróxido férrico intravenoso

- Cada ampola (5 $m\ell$/ampola) apresenta 100 mg de ferro elementar
- Diluir em soro fisiológico (SF) 0,9% (não diluir em soro glicosado)
- Diluir no mínimo 100 $m\ell$ SF 0,9% para cada ampola de 5 $m\ell$ com 100 mg de ferro elementar
- Infundir lentamente (15 minutos para cada ampola). Por exemplo: se duas ampolas, aplicar no mínimo em 30 minutos
- Respeitar o tempo de intervalo entre as aplicações de, no mínimo, 24 horas
- Respeitar a dose máxima de 200 mg por aplicação e 600 mg por semana
- Aplicar em ambiente hospitalar ou ambulatorial, por equipe experiente e sob supervisão de enfermagem treinada.

Tabela 101.1 Composição dos principais sais de ferro disponíveis para a suplementação oral.

Sal de ferro – comprimido, gotas, solução oral ou comprimido mastigável	Ferro total	Ferro elementar
Sulfato ferroso	300 mg	50 a 60 mg
Fumarato ferroso	200 mg	30 a 60 mg
Gliconato ferroso	300 mg	36 mg
Sacarato de hidróxido férrico polimaltosado	333 mg	100 mg
Ferro quelato glicinato	500 mg	100 mg

Orientações práticas para o uso de carboximaltose férrica

- Cada ampola (10 mℓ/ampola) apresenta 500 mg de ferro elementar
- Diluir em 100 mℓ de SF 0,9% cada ampola de 10 mℓ
- Infundir em bólus IV lento (6 minutos se uma ampola e 15 minutos se duas ampolas)
- Aplicar no máximo uma dose de 1.000 mg por semana.

Os principais efeitos adversos durante a aplicação do ferro IV são: gosto metálico na boca (disgeusia), hipotensão postural, tremores, sensação de calor e/ou rubor facial, náuseas e/ou vômitos e *rash* cutâneo. Geralmente, essas reações são raras e podem ser amenizadas com redução de velocidade da infusão. Se houver reação alérgica aguda, recomenda-se interromper a infusão, aplicar 100 mg de hidrocortisona IV e hidratação IV com SF 0,9%.

A aplicação intramuscular (IM) do sacarato de ferro intramuscular (não é a mesma do IV) serve como alternativa na impossibilidade de realizar a aplicação IV, porém tem absorção irregular e mais efeitos indesejáveis, como dor local, mancha hipercrômica no local da aplicação (se o ferro extravasar para o tecido subcutâneo), náuseas, hipotensão e, raramente, necrose muscular. É indispensável fazer a aplicação IM profunda, com agulha longa, idealmente na nádega, com aplicação "em Z" para evitar o retorno do medicamento injetado.

Compreendem contraindicações para o uso do ferro IV: hipersensibilidade aos excipientes, anemias não ferropênicas, saturação da transferrina > 45% (as formas livres de ferro no sangue aumentam o risco de eventos adversos), ferritina > 1.000 ng/mℓ, infecção sistêmica ativa, disfunção hepática grave, insuficiência cardíaca descompensada e 1º trimestre de gestação.

A absorção do ferro eleva-se nas primeiras semanas de tratamento. O aumento da contagem de reticulócitos ao final da 1ª semana de tratamento ou de 1 g/dia na hemoglobina e 3% no hematócrito após 1 a 2 meses seriam indicativos de eficácia no tratamento com ferro oral. Cada 1.000 mg de ferro elementar IV costuma elevar a hemoglobina em 2 a 2,5 g/dℓ, o equivalente ao observado com transfusão de 2 UI de concentrado de eritrocitos, o que pode ser visto após 2 semanas da última aplicação do ferro.

Em pacientes mulheres em idade fértil, com fluxo menstrual aumentado, não havendo contraindicação, pode-se cogitar o uso de método anticoncepcional que bloqueie a menstruação, como dispositivo intrauterino (DIU) com progestógeno, anticoncepcional oral contínuo e medroxiprogesterona IM trimestral a fim de manter as reservas de ferro.

Considerações finais

A deficiência de ferro e a anemia ferropriva representam complicações muito frequentes e podem ocorrer em qualquer momento do pós-operatório de cirurgia bariátrica, principalmente nas técnicas que envolvem derivações intestinais. Uma dieta rica em proteínas de origem animal e ferro pode ajudar a prevenir e amenizar a deficiências, porém, uma vez instalada, a deficiência não é passível de ser corrigida sem reposição de ferro VO ou IV, apesar de todos os cuidados com a alimentação.

A compreensão do mecanismo fisiopatológico da deficiência de ferro no paciente bariátrico pelos profissionais da saúde que atendem esses pacientes e a escolha individualizada do melhor tratamento são fundamentais para obter um bom resultado.

Bibliografia

Abell TL, Minocha A. Gastrointestinal complications of bariatric surgery: Diagnosis and therapy. Am J Med Sci. 2006;331:214-8.

Aills L, Blankenship J, Buffington C, et al. Allied Health Sciences Section Ad Hoc Nutrition Committee. ASMBS Allied Health Nutritional Guidelines for the Surgical Weight Loss Patient. Surg Obes Relat Dis. 2008;4(Suppl. 5):S73-108.

Andrews NC. Forging a field: the golden age of iron biology. Blood. 2008;112(2):219-30.

Averbach M, Thomas D. Single-dose intravenous iron for iron deficiency: a new paradigm. Hematology. 2016;1:56-63.

Boecke R, Brauenboer B, Smulders FJF. Iron deficiency before and after bariatric surgery: the need for iron supplementation. Neth J Med. 2013;71(7):412-7.

Brolin RE, Robertson LB, Kenler HA, Cody RP. Weight loss and dietary intake after vertical banded gastroplasty and Roux-en-Y gastric bypass. Ann Surg. 1994;220(6):782-90.

Brolin RE, LaMarca LB, Kenler HA, Cody RP. Malabsorptive gastric bypass in patients with superobesity. J Gastrointest Surg. 2002;6(2):195-203.

Cançado RD, Lobo C, Friedrich JR. Tratamento da anemia ferropriva com ferro por via parenteral. Arq Bras Hematol Hemoter. 2010; 32(Supl. 2):121-8.

Cozzolino SMF. Biodisponibilidade de nutrientes. Barueri: Manole; 2005.

Chen M, Krishnamurthy A, Mohamed AR, Green R. Hematological disorders following gastric bypass surgery: emerging concepts of the interplay between nutritional deficiency and inflammation. BioMed Res Int. 2013:205467. [Epub 2013, jul 25.]

Engebretsen KV, Blom-Hogestol IK, Hewitt S, et al. Anemia following Roux-en-Y gastric bypass for morbid obesity. A 5 year follow-up study. Scand J Gasterol. 2018;53(4):912-22.

Fujioka K. Follow-up of nutritional and metabolic problems after bariatric surgery. Diabetes Care. 2005;28(2):481-4.

Guasquiera I, Lanoo M, Augustijns P, et al. Iron deficiency after Roux-en-Y gastric bypass: insufficient iron absortion from oral iron supplements. Obes Surg. 2014; 24:56-61.

Gasteyger C, Suter M, Calmes JM, et al. Changes in body composition, metabolic profile and nutritional status 24 months after gastric banding. Obes Surg. 2006;16(3):243-50.

Jericó C, Breton I, Gordejuela AGR, et al. Diagnóstico y tratamiento del déficit de hierro, con o sin anemia, pre y pos cirugía bariátrica. Endocrinología y Nutrición. 2016;63(11):32-42.

Jóia-Neto L, Lopes-Júnior AG, Eduardo C. Alterações metabólicas e digestivas no pós-operatório de cirurgia bariátrica. Arquivos Brasileiros de Cirurgias Digestivas. 2010;23(4).

Levinson R, Silverman JB, Catella JG, et al. Pharmacotherapy prevention and management of nutritional deficiencies post Roux-en-Y gastric by-pass. Obes Surg. 2013;23(7):992-1000.

Mancini MC. Bariatric surgery – An update for the endocrinologist. Arq Bras Endocrinol Metabol. 2014 Dec;58(9):875-88.

Mechanick JI, Apovian C, Brethauer S, et al. Clinical practice guidelines for the perioperative nutrition, metabolic, and nonsurgical support of patients undergoing bariatric procedures - 2019 update: cosponsored by American Association of Clinical Endocrinologists/American College of Endocrinology, The Obesity Society, American Society for Metabolic & Bariatric Surgery, Obesity Medicine Association, and American Society of Anesthesiologists - Executive Summary. Endocr Pract. 2019;25(12):1346-59.

Mechanick JI, Youdim A, Jones DB, et al. Clinical practice guidelines for the perioperative nutritional, metabolic and nonsurgical support of the bariatric surgery patient – 2013 update: cosponsored by American Association of Clinical Endocrinologist, The Obesity Society, and American Society for Metabolic and Bariatric Surgery. Surg Obes Relat Dis. 2013 Mar-Apr 9(2):159-91.

Munoz M, Botella-Romera F, Gomez-Ramirez S, et al. Iron deficiency and anemia in bariatric surgical patients. Nutr Hosp. 2009; 24:640-54.

Parrot J, Franck L, Dilks R, et al. ASMBS Integrated Health and Nutritional Guidelines for the Surgical Weight Loss Patient 2016 Update: Micronutrients. Surg Obes Relat Dis. 2017;13(5):727-41.

Santarpia L, Pagano MC, Cuomo R, et al. Iron absortion following a single dose of ferrous sulfate or ferric gluconate in patients with gastrectomy. Ann Nutr Metab. 2013;63:55-9.

Shah M, Simha V, Garg A. Review: long-term impact of bariatric surgery on body weight, comorbidities, and nutritional status. J Clin Endocrinol Metab. 2006;91(11):4223-31.

Skolmowska D, Głąbska D. Analysis of heme and non-heme iron intake and iron dietary sources in adolescent menstruating females in a national Polish sample. Nutrients. 2019;11(5):1049.

Skroubis G, Anesidis S, Kehagias I, et al. Roux-en-Y gastric bypass versus a variant of biliopancreatic diversion in a non-superobese population: prospective comparison of the efficacy and the incidence of metabolic deficiencies. Obes Surg. 2006;16(4):488-95.

Von Dryglaski A, Andris DA, Nuttleman PR, et al. Anemia after bariatric surgery cannot be explained by iron deficiency alone: results of a large cohort study. Surg Obes Relat Dis. 2011;7:151-6.

Yiannikourides A, Latunde-Dada GO. A short review of iron metabolism and pathophysiology of iron disorders. Medicines. 2019;6(3):85.

102 | Risco Cirúrgico e Anestésico no Paciente com Obesidade Grave

Luciana Boavista Barros Heil ▪ Pedro Leme Silva ▪ Fernanda Ferreira Cruz ▪ Patricia Rieken Macedo Rocco

Introdução

A prevalência da obesidade e sobrepeso vem aumentando de forma alarmante em todas as faixas etárias, com previsão de crescimento de 14% em 2020 para 24% nos próximos 15 anos e acometimento de 2 bilhões de indivíduos entre adultos, adolescentes e crianças em 2035. Esses dados refletem o aumento no número de internações e de procedimentos diagnósticos e terapêuticos em pessoas com obesidade. O excesso de tecido adiposo modifica a fisiologia de todos os órgãos, cria um ambiente pró-inflamatório e pró-trombótico, bem como acarreta alterações sistêmicas, predispondo a maior risco de complicações pós-operatórias. A cirurgia bariátrica, em comparação ao tratamento clínico, acarreta mais benefícios a curto prazo, mais duradouros, reduzindo a morbidade e a mortalidade em função do controle da hipertensão arterial, da apneia obstrutiva do sono (AOS), do diabetes *mellitus* tipo 2 (DM2), da doença cerebrovascular, e melhora dos marcadores de doença metabólica nos pacientes com obesidade grave. Entretanto, a terapêutica cirúrgica nessa população, mesmo em caráter eletivo, envolve riscos de complicações peroperatórias e pós-operatórias. Logo, a avaliação pré-operatória dos pacientes com obesidade grave é importante na escolha da proposta cirúrgica, na otimização de comorbidades pré-operatórias e na maior vigilância peroperatória.

Modelo atual de conhecimento, educação e aprendizado

A prática da Medicina baseada em evidência se insere no contexto integrativo entre experiência clínica, análise crítica e aplicações de forma racional, em que a informação científica é empregada para melhorar a qualidade na assistência. Nesse cenário, a Medicina baseada em evidência integra as descobertas laboratoriais e clínicas, bem como sua aplicação na prática médica para a obtenção de melhores resultados terapêuticos.

A disseminação e o emprego de protocolos e diretrizes gerais baseados nos melhores níveis de evidências têm sido encorajados, no intuito de garantir uniformidade nos cuidados pré-, per e pós-operatórios dos pacientes com obesidade, tornando as intervenções cirúrgicas mais seguras. As principais sociedades – American Association of Clinical Endocrinologists (AACE), The Obesity Society (TOS) e American Society for Metabolic and Bariatric Surgery (ASMBS) – revisam e atualizam as diretrizes para suporte pré-operatório clínico, metabólico e nutricional dos pacientes submetidos à cirurgia bariátrica. Tais diretrizes foram atualizadas e amplamente adotadas por outras sociedades, como: European Association for the Study of Obesity (EASO), International Association for the Study of Obesity (IASO), Society of American Gastrointestinal and Endoscopic Surgeons (SAGES) e International Federation to the Surgery of Obesity and Metabolic Disorders (IFSO). Vale ressaltar a importância da avaliação clínica individualizada e a experiência clínica. A maior parte dos parâmetros utilizados para avaliar o risco cirúrgico em pacientes com obesidade grave foi elaborada no contexto da cirurgia bariátrica e pode ser considerada para outros procedimentos cirúrgicos nessa população (Tabela 102.1).

Avaliação de risco pré-operatório

A abordagem inicial do paciente com obesidade grave deve ser multidisciplinar, com a participação conjunta de clínicos, anestesiologistas, cirurgiões, nutricionistas e psicólogos atuando na educação, na assistência e na facilitação do processo terapêutico. A American Society of Anesthesiologists (ASA) recomenda que a avaliação pré-operatória seja direcionada para estabilizar previamente e, se possível, tratar as comorbidades preexistentes de modo a propiciar um período peroperatório seguro. A diretriz do American College of Cardiology/American Heart Association (ACC/AHA), publicada no Capítulo 95, *Avaliação Pré-Operatória Cardiorrespiratória de Pacientes com Obesidade*, é referência para a avaliação cardiovascular dos pacientes que serão submetidos à cirurgia não cardíaca, independentemente do índice de massa corporal (IMC), incluindo a cirurgia bariátrica e ressaltando as particularidades concernentes a essa população. A diretriz propõe estratificação dos procedimentos cirúrgicos em baixo ou alto risco, podendo estar associados a eventos cardíacos adversos maiores, como o infarto agudo do miocárdio (IAM).

Avaliação do risco cardiovascular

A avaliação deve ser guiada pela história clínica, pelo exame físico e pelo tipo de intervenção cirúrgica. As informações relevantes da história clínica podem contribuir na identificação de condição cardíaca ativa ou, ainda, causas secundárias associadas à obesidade, como hipotireoidismo, síndrome de Cushing e insulinoma, que eventualmente exigem estabilização e/ou tratamento prévios (Figura 102.1). Os determinantes do índice de risco cardíaco (IRC) devem ser considerados, entre os quais fatores clínicos e cirúrgicos associados ao aumento do risco peroperatório de ocorrência de eventos cardíacos adversos maiores (MACE):

- História de síndromes coronarianas (angina instável ou de difícil controle ou IAM prévio)
- História de insuficiência cardíaca prévia compensada ou piora dos sintomas ou início de novos sintomas, arritmias cardíacas e doença orovalvar descompensada
- História de doença cerebrovascular, acidente vascular isquêmico transitório, acidente vascular encefálico (AVE) prévios
- Resistência insulínica ou diabetes *mellitus* ou evidência de complicações microvasculares
- Insuficiência renal
- Presença combinada de múltiplos fatores de risco que compõem a síndrome metabólica, tais como hipertensão arterial, dislipidemia ou hipercolesterolemia, resistência insulínica ou diabetes e, ainda, tabagismo.

Tabela 102.1 Principais fatores de risco cirúrgico.

	Turner et al. (2011)	Gupta et al. (2011)
Neurológico	AVE com déficit neurológico, coma ≥ 24 h	AVE, coma
Cardiovascular	Parada cardíaca com RCP, IAM, sangramento com necessidade de transfusões	IAM, parada cardíaca, transfusão sanguínea (> 4 unidades) em 72 h
Pulmonar	Pneumonia, embolia pulmonar, necessidade de VM > 48 h; IT não prevista	Pneumonia, reintubação, insuficiência respiratória, VM > 48 h, embolia pulmonar
Renal	Insuficiência renal aguda	Insuficiência renal aguda
Ferida operatória	Infecção superficial e/ou profunda de ferida operatória	Infecção profunda de ferida operatória
Gerais	Infeções sistêmicas: sepse, síndrome da resposta inflamatória sistêmica, choque séptico	Trombose venosa profunda, sepse, choque séptico, reoperação

AVE: acidente vascular encefálico; IAM: infarto agudo do miocárdio; IT: intubação traqueal; RCP: reanimação cardiopulmonar; VM: ventilação mecânica.

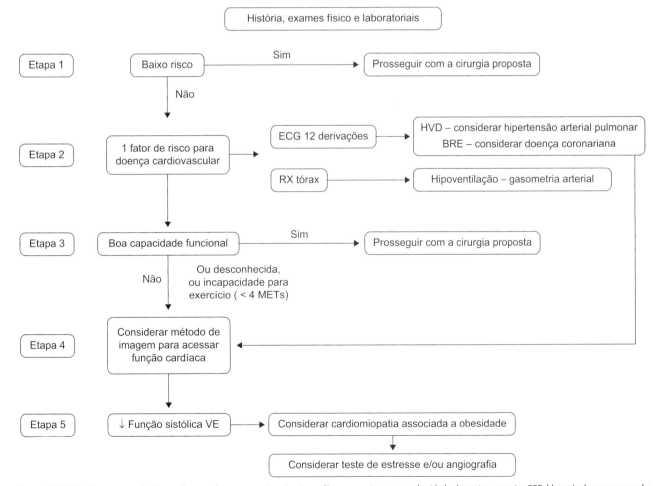

Figura 102.1 Algoritmo para avaliação cardíaca e pulmonar para cirurgia não cardíaca em pacientes com obesidade classe 4 ou superior. BRE: bloqueio de ramo esquerdo; ECG: eletrocardiograma; HVD: hipertrofia ventricular direita; MET: equivalente metabólico; RX: raios X; VE: ventrículo esquerdo. (Adaptada de Poirier et al., 2009.)

820 Parte 7 ▪ Tratamento Cirúrgico da Obesidade

Ademais, faz-se necessário conhecer os medicamentos de uso regular e orientar a manutenção, a interrupção e o ajuste de doses, já que eles podem interagir com fármacos utilizados no peroperatório. Por exemplo, pacientes em uso regular de bloqueadores beta-adrenérgicos (p. ex., atenolol, propranolol) devem continuar seu uso e, caso necessário, a dose deverá ser ajustada para manter a frequência cardíaca entre 60 e 65 bpm. A diretriz do ACC/AHA considera recomendação classe 1 a manutenção de estatinas no período peroperatório ou seu início em grupos de alto risco com o intuito de reduzir a morbidade e a mortalidade. Na avaliação inicial, o anestesiologista deve estar atento à ocorrência de AOS e de alterações cardiorrespiratórias.

O exame físico do paciente com obesidade grave é difícil principalmente no que tange à ausculta pulmonar e à avaliação da intensidade das bulhas cardíacas. Hipertensão arterial pulmonar é frequente nos pacientes com AOS e aumenta o risco de complicações no peroperatório. Logo, torna-se fundamental a solicitação de exames complementares para detectar alterações não diagnosticadas no exame clínico e documentar a extensão das comorbidades. Leia mais sobre AOS e obesidade no Capítulo 41, *Obesidade, Apneia Obstrutiva do Sono e Hipoventilação*.

Avaliação da capacidade funcional e para o exercício

A estimativa da capacidade funcional é componente importante da avaliação do risco antes de cirurgias não cardíacas. Essa estimativa, apesar de subjetiva, avalia a aptidão cardiovascular e pulmonar por meio de escalas, história clínica e exame físico.

A capacidade de caminhar é importante elemento da qualidade de vida, pois reflete a capacidade de executar tarefas diárias. Ela é descrita utilizando equivalentes metabólicos (MET), correspondentes ao consumo de oxigênio basal em repouso para um indivíduo adulto (40 a 70 anos e 70 kg de peso). Em virtude das características particulares das pessoas com obesidade, pode ser difícil estimar a capacidade funcional, seja pela dificuldade, seja pela limitação para deambulação por questões ortopédicas. A referência para a avaliação é um paciente que alcança mais de 4 METs de atividade (p. ex., capaz de subir um lance de escadas, uma rampa ou caminhar em uma superfície plana a 6,4 km/h). A incapacidade de alcançar mais de 4 METs coloca o paciente sob maior risco cardíaco peroperatório. Quando prejudicada ou fraca, pode constituir um importante preditor de morbidade e mortalidade durante a internação hospitalar. Leia mais sobre a capacidade funcional no Capítulo 95, *Avaliação Pré-Operatória Cardiorrespiratória de Pacientes com Obesidade*.

Em pacientes com baixa capacidade funcional é importante distinguir entre pouco ou baixo condicionamento físico ou alguma condição cardiovascular de base cardíaca. Outros instrumentos validados para essa estimativa compreendem o teste de exercício cardiopulmonar (CPET), considerado padrão-ouro no acesso não invasivo à tolerância ao exercício e associado a maiores morbidade peroperatória e tempo de permanência hospitalar, mas é restrito àqueles capazes de se exercitarem. O teste da caminhada de 6 minutos também permite acessar a capacidade funcional, seja no pré-operatório, seja no pós-operatório, em pacientes com dificuldade de locomoção.

Outras ferramentas podem ser utilizadas na estratificação de risco, melhorando a precisão diagnóstica em pacientes submetidos à cirurgia não cardíaca, tais como: o questionário do índice de estado de atividade de Duke (DASI) e a dosagem dos níveis plasmáticos de peptídeo natriurético tipo B (BNP), sobretudo a porção aminoterminal (NT-pró-BNP), que constituem bons métodos para avaliar a capacidade funcional e excluir insuficiência cardíaca.

A obesidade grave não apenas aumenta o risco, mas também impõe desafios às investigações do risco cardiovascular, seja pela mobilidade mais restrita, dificultando acessar a reserva cardiovascular, seja pela identificação de limitações ao fluxo coronariano.

Testes para avaliação do risco cardiovascular

Pacientes com obesidade grave podem apresentar dispneia aos esforços e edema em membros inferiores, sendo necessário descartar algum grau de insuficiência cardíaca e baixa capacidade funcional. Nesses casos, exames complementares, como eletrocardiograma (ECG) e radiografia de tórax, devem ser feitos em todos os pacientes que serão submetidos à cirurgia. Vale ressaltar que, nos pacientes com obesidade, o ECG pode apresentar achados falso-positivos para IAM, sugerindo a realização de novos exames para descartá-lo. Na impossibilidade de acessar a capacidade funcional, recomenda-se um método de imagem, como o ecocardiograma (ECO), para avaliar a função cardíaca. O ECO, apesar de constituir excelente ferramenta para acessar a função sistólica, as pressões nas câmaras cardíacas direitas e avaliar a hipertensão arterial pulmonar, apresenta antecipada dificuldade técnica em função do biotipo.

Caso o paciente se encontre com capacidade funcional ruim ou desconhecida, além de alto risco para evento cardíaco adverso (como IAM), as diretrizes do ACC/AHA sugerem a avaliação de risco por teste de estresse não invasivo, técnica por meio da qual, quando há doença cardíaca, podem ser provocadas alterações isquêmicas ou sintomas cardíacos. Nesse caso, nos pacientes com obesidade grave, recomenda-se o teste com estresse farmacológico. Na situação do paciente que tem obesidade com capacidade funcional adequada, na presença de três ou mais fatores de risco para doença cardíaca ou diagnóstico definido de doença cardíaca, pode ser necessário o teste de estresse. No caso de pacientes que não conseguem completar o teste de estresse funcional ou farmacológico, a alternativa consiste na realização de ecocardiografia transtorácica (ETT) para acessar a função sistólica biventricular e identificar a presença de doença orovalvar. A principal característica da cardiomiopatia dos pacientes com obesidade grave refere-se à redução da função sistólica esquerda. Caso a função ventricular esteja prejudicada, sugere-se investigar a perfusão miocárdica por meio da angiografia. É importante correlacionar esses achados com a ocorrência de AOS por meio da polissonografia.

Finalizada a estratificação de risco do paciente, na consulta de retorno, estima-se o Índice de Risco Cardíaco Revisado (IRCR), que avalia fatores clínicos e cirúrgicos associados ao aumento do risco peroperatório de um evento cardíaco.

Avaliação pulmonar

A obesidade é associada a múltiplas comorbidades do aparelho respiratório, como hiper-reatividade de vias respiratórias, asma, AOS, síndrome de hipoventilação alveolar, hipertensão arterial pulmonar e doença pulmonar restritiva (os Capítulos 41 e 42 abordam AOS, hipoventilação e asma). A ocorrência de complicações pulmonares pós-operatórias (PPC) é tão frequente quanto a de complicações pós-operatórias cardíacas e impacta na morbidade, na mortalidade e no prolongamento do tempo de internação hospitalar. Ao analisar o banco de dados do ACS-NSQIP (*American College of Surgeons National Surgical Quality Improvement Program*) em cirurgias abdominais, o IMC não foi identificado como fator de risco isolado para complicações pulmonares – definidas nesse estudo como pneumonia, necessidade de reintubação e manutenção em ventilação mecânica (VM) prolongada por 48 horas ou mais –, porém com tempo cirúrgico prolongado. Alguns escores foram propostos para predizer o risco de PPC, como o ARISCAT (*Assess respiratory RIsk in Surgical patients in CATalonia*) e o LAS VEGAS (*Local ASsessment of VEntilatory management during General Anesthesia for Surgery*), e necessidade de pós-operatório em Unidade de Terapia Intensiva (UTI). As PPC foram redefinidas abrangendo infeção respiratória, insuficiência respiratória, derrame pleural, atelectasias, pneumotórax, broncospasmo e pneumonia por aspiração. Os escores ARISCAT e LAS VEGAS sugerem que a obesidade isoladamente não constitui um fator de risco, a menos que haja sinal de hipoxemia (saturação de oxigênio < 93% em ar ambiente) previamente à cirurgia. Um estudo recente observacional em pacientes envolvidos no estudo LAS VEGAS associou a ocorrência de PPC à idade, à obesidade classe 3 (IMC ≥ 40 kg/m²), à AOS, ao tempo de duração da anestesia, à pressão de pico de vias respiratórias e à manobra de recrutamento manual com compressão da bolsa ventilatória. O pós-operatório imediato em UTI após a cirurgia bariátrica não constitui rotina, mas pode ser necessário quando há alguns fatores de risco, como: IMC ≥ 50 kg/m², AOS ou síndrome de hipoventilação alveolar grave, necessidade de ventilação não invasiva e controle glicêmico.

Tem sido motivo de atenção especial o papel da AOS nos desfechos relacionados com as comorbidades pulmonares associadas à obesidade. Essa condição é reconhecida como associada de modo independente a complicações cardiopulmonares, incluindo necessidade de intubação, transferência para UTI e ocorrência de IAM. A diretriz sobre os cuidados peroperatórios do paciente para cirurgia bariátrica sugere considerar rastreamento pré-operatório para AOS em todo paciente programado para cirurgia bariátrica, sendo o questionário STOP-BANG (*Snoring, Tiredness, Observed apnea, blood Pressure, Body mass index, Age, Neck circumference, Gender*) uma ferramenta já validada, muito utilizada e disponível em http://www.stopbang.ca. Estudos mostraram que pacientes com AOS não tratados no período pré-operatório com a utilização de pressão positiva contínua nas vias respiratórias (CPAP) apresentaram maior risco de PPC comparados aos que foram tratados. A diretriz da ASA recomenda o início pré-operatório da utilização de CPAP, sobretudo nos pacientes que apresentam a forma grave da AOS. O Capítulo 41 aborda AOS e hipoventilação.

A estratégia ventilatória utilizada no peroperatório também impacta a incidência de PPC. Pacientes com obesidade grave têm alterações fisiológicas pulmonares características, com destaque para a redução nos volumes pulmonares, especialmente a redução no volume de reserva expiratório, na capacidade residual funcional, maiores pressões pleurais e resistência de vias respiratórias aumentada. Medidas de proteção contra lesão pulmonar induzida pela VM incluem evitar a utilização de altas pressões e consequente barotrauma, altos volumes correntes e consequente volutrauma e manutenção de baixos volumes associados a abertura e fechamento cíclicos de vias respiratórias e consequente atelectrauma. A otimização dos níveis de pressão positiva ao final da expiração (PEEP) constitui tema de debate na comunidade científica. Os resultados do ensaio randomizado multicêntrico PROBESE adicionaram evidências sobre níveis ótimos de PEEP durante anestesia geral para cirurgia em pacientes com obesidade comparando a ventilação peroperatória com PEEP de 12 cmH$_2$O e manobras de recrutamento *versus* PEEP de 4 cmH$_2$O sem manobras de recrutamento em pacientes com IMC ≥ 35 kg/m². Nesse contexto, esse estudo demonstrou que, nos pacientes com obesidade operados sob anestesia geral, uma estratégia de ventilação mecânica intraoperatória com PEEP maior e manobras de recrutamento alveolar, em comparação com uma estratégia com PEEP menor, não reduziu as complicações pulmonares pós-operatórias. Em resumo, deve-se utilizar VM protetora reduzindo o volume corrente (V$_T$), níveis de PEEP, pressão de distensão (*driving pressure*) e fração inspirada de oxigênio.

Avaliação e planejamento para o acesso à via respiratória do paciente com obesidade grave

Problemas relacionados com dificuldade de acesso à via respiratória podem acarretar elevada morbidade, dano cerebral irreversível ou morte. Estratégias seguras e preestabelecidas foram propostas por diferentes sociedades de anestesiologia e facilitam a tomada de decisão em situações de crise. O foco inicial deve ser a identificação de dados clínicos que possam antecipar a dificuldade na manutenção de oxigenação, ventilação sob máscara e intubação traqueal. Em pacientes com obesidade, o escore de Mallampati classes 3 ou 4 associado à circunferência do pescoço superior a 43 cm em homens e 41 cm em mulheres, AOS e relação cintura/quadril superior a 0,8 em homens e 0,9 em mulheres são preditores de dificuldade de intubação traqueal. Apesar de não haver evidência clara de maior frequência de intubação traqueal difícil no paciente com obesidade grave comparado ao paciente sem obesidade, esse sempre representa um aspecto desafiador. Assim, sugere-se a presença de dois anestesiologistas experientes e treinados durante o período da indução anestésica. O planejamento adequado também prevê a utilização de dispositivos como fibroscopia, videolaringoscópios ou máscaras laríngeas de nova geração para auxiliar no acesso e na manutenção da via respiratória de forma segura. A prática da pré-oxigenação no posicionamento correto da mesa cirúrgica "em rampa" ou Trendelenburg reverso (cabeceira a 25°) melhora a dinâmica ventilatória e facilita o controle da via respiratória e a visualização da laringe (Figura 102.2). Para garantir a segurança do ato, quando necessário, são indicados o suporte ventilatório não invasivo ou cânulas que oferecem altos fluxos nasais.

Controle glicêmico e nutricional

O controle glicêmico deve ser otimizado com base nos níveis estabelecidos pelas diretrizes da AACE, da TOS e da ASMBS. A avaliação da hemoglobina glicada fornece estimativa do controle glicêmico dos últimos 3 meses e pistas acerca da adesão do paciente ao controle nutricional e medicamentoso. A força-tarefa dos EUA recomenda rastreamento para alterações glicêmicas em adultos como parte da estratificação do risco para doença cardiovascular. A hiperglicemia deve ser rigorosamente evitada, uma vez que pode aumentar o risco de infecção da ferida operatória.

Deve-se também avaliar a ocorrência de deficiências nutricionais, já que a recuperação pós-operatória é melhor quando taxas de minerais e micronutrientes estão em equilíbrio.

Complicações tromboembólicas

A obesidade é reconhecida como fator de risco independente para tromboembolismo venoso (TEV), importante causa de morbidade e mortalidade. Os principais fatores associados ao maior risco de TEV incluem: IMC elevado, idade avançada, sexo

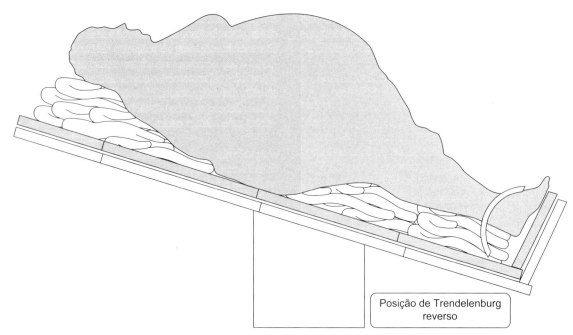

Figura 102.2 Posicionamento ideal para indução e intubação na obesidade classe 4 ou superior.

masculino, imobilidade, evento prévio de TEV, condições de hipercoagulabilidade, alterações na circulação pulmonar, estase venosa, insuficiência cardíaca, uso de terapia hormonal, tempo cirúrgico prolongado, cirurgia aberta e ocorrência de outras complicações pós-operatórias, como sangramento ou necessidade de transfusão. De acordo com as recentes recomendações e posicionamentos da ASMBS sobre profilaxia de TEV em cirurgia bariátrica, recomenda-se para todo paciente cirúrgico a terapia profilática combinada, mecânica e farmacológica, durante a permanência hospitalar, o estímulo à deambulação precoce e a hidratação adequada.

Sobre a profilaxia farmacológica, de forma geral, ainda não há consenso na escolha, na dose e na duração após a cirurgia. Apesar de ainda haver debate, as melhores evidências disponíveis sugerem que, na obesidade grave, a heparina de baixo peso molecular (HBPM) oferece profilaxia mais eficaz que a heparina não fracionada (HNF), por apresentar melhor biodisponibilidade e menor risco de trombocitopenia sem aumentar a chance de sangramentos. Os níveis de atividade do antifator Xa devem ser monitorados para ajuste de dose. Considerando a prática atual, a tendência de redução do tempo de permanência hospitalar, mais de 80% dos eventos tromboembólicos ocorrem após a alta hospitalar. Por isso, pacientes de maior risco são beneficiados da manutenção da profilaxia farmacológica após a alta hospitalar. Essa diretriz não recomenda a instalação de filtro de veia cava inferior de forma profilática antes da cirurgia bariátrica. Esse dispositivo pode ser considerado em situações específicas associado a outras medidas profiláticas em pacientes selecionados de maior risco.

Algumas ferramentas foram desenvolvidas para estratificar o risco e contribuir para a tomada de decisão compartilhada na determinação dos candidatos elegíveis à profilaxia farmacológica estendida. A comparação entre as ferramentas disponíveis e sua capacidade de predizer o TEV após a alta hospitalar mostrou heterogeneidade em relação aos fatores de risco considerados e a definição de maior risco. Nessa análise, a calculadora de risco da Cleveland Clinic apresentou melhor desempenho na indicação da profilaxia farmacológica após a alta hospitalar.

Sistemas de escore de riscos

A geração e a progressão de conhecimento com o intuito de estabelecer as melhores práticas impulsionam diversas sociedades para o estudo da obesidade na determinação de ferramentas para predição da extensão do risco, seja para o melhor planejamento, seja para a escolha adequada da melhor técnica cirúrgica, seja para a otimização pré-operatória das comorbidades, resultando em maior segurança peroperatória e melhores desfechos. A classificação do IMC por si só não é um bom preditor do risco peroperatório em pacientes com obesidade grave, o que contribui para o desenvolvimento de outros sistemas de escores para estimar ou predizer morbidade e mortalidade peroperatórias. Dessa forma, alguns sistemas de escores de risco foram desenvolvidos e têm sido utilizados no peroperatório na avaliação desses pacientes.

Diversos estudos propuseram a elaboração de escores ou calculadoras de risco para avaliar a morbidade e a mortalidade dos pacientes com obesidade antes da cirurgia, ferramentas que foram desenvolvidas e validadas utilizando informações de bancos de dados multicêntricos, muitos dos quais mostrando que IMC mais alto, idade e cirurgia aberta de *bypass* gástrico estavam relacionados com maior risco de complicações no pós-operatório.

Entre os principais sistemas de escore de riscos desenvolvidos e, atualmente, utilizados na população com obesidade, destacam-se:

- Escore de risco de mortalidade da cirurgia da obesidade (OS-MRS)
- Sistema de classificação de risco de mortalidade bariátrico (BMR)
- Sistema de estadiamento da obesidade de Edmonton (EOSS)
- Escore de acuidade metabólica (MAS)
- Normograma para predição de complicações cirúrgicas

- Escore de risco cardíaco para cirurgia não cardíaca
- Sistema de classificação do estado físico pela ASA, que estratifica comorbidades não especificamente em pacientes com obesidade, mas de forma geral.

O grupo que constituiu o consórcio para avaliação longitudinal da cirurgia bariátrica (LABS) desenvolveu uma escala de risco contínua baseada nos fatores de risco, na história de trombose venosa profunda e na AOS, que foram relacionados com complicações como reoperação, tromboembolismo ou permanência hospitalar por mais de 30 dias ou mortalidade.

O escore de risco metabólico proposto por Blackstone e Cortés em 2010 avaliou condições em que os manejos pré-operatório e peroperatório foram mais rigorosos, o que levou a menores taxas de complicações e diminuiu a incidência de readmissões e reoperações após a cirurgia bariátrica. Nesse estudo, os autores avaliaram prospectivamente a incidência de complicações, readmissões e reoperações em 2.416 pacientes submetidos ao *bypass* gástrico em Y de Roux ou à banda gástrica ajustável (ver Capítulos 85 e 89). As seguintes variáveis foram avaliadas: idade, IMC, história de tromboembolismo pulmonar, AOS, diabetes, hipertensão, doença cardíaca, imobilidade e alteração psicológica.

O escore de risco de mortalidade na cirurgia da obesidade (OS-MRS, do inglês *Obesity Surgery Mortality Risk Score*) foi proposto como ferramenta para avaliar e estratificar o risco de pacientes submetidos ao *bypass* gástrico, tendo sido desenvolvido com 2.075 casos para cirurgia aberta ou via laparoscópica em um período de 10 anos e determinado fatores pré-operatórios relacionados com mortalidade em 90 dias. As variáveis independentes foram IMC $\geq$ 50 kg/m², sexo masculino, idade $\geq$ 45 anos, hipertensão arterial e presença de fatores de risco pulmonares (história de trombose venosa profunda, presença de filtro de veia cava, hipertensão arterial pulmonar e hipoventilação). Ao sistema de escore desenvolvido, foi atribuído 1 ponto para cada variável, e o risco de mortalidade foi estratificado em classes A (baixo), B (intermediário) e C (alto risco). Esse escore de risco foi validado em quatro centros norte-americanos e um canadense, que previram o risco de morte em 4.431 pacientes incluídos entre as classes A, B e C. Apesar de compreender uma ferramenta simples e de fácil utilização, o escore define os grupos de risco apenas pelas características dos pacientes, sem distinguir entre cirurgia aberta ou via laparoscópica, além de se limitar a pacientes submetidos ao *bypass* e utilizar um método estatístico pouco robusto. Em um estudo posterior, o escore de risco OS-MRS contribuiu tanto para a decisão quanto para o procedimento na cirurgia bariátrica.

Outros grupos desenvolveram calculadoras de risco para morbidade e mortalidade utilizando a base de dados ACS-NSQIP dos EUA. De modo geral, os resultados enfatizaram a natureza segura da cirurgia bariátrica em uma população de alto risco. Utilizando-se uma análise estatística mais elaborada, constataram-se mortalidade em 30 dias de 0,19% e morbidade de 4%.

Turner et al., em 2011, desenvolveram um modelo para predizer com maior precisão a morbidade e a mortalidade 30 dias após a cirurgia bariátrica, o qual utiliza diferentes categorias de fatores de risco alinhados a um escore. A pontuação total é determinada pela soma dos escores das comorbidades, quando, então, estima-se a probabilidade predita. Os pacientes submetidos à cirurgia bariátrica entre 2005 e 2008 apresentaram baixas morbidade (3,8%) e mortalidade (0,14%). Diferentemente de outros modelos propostos, diabetes, hipertensão arterial, tabagismo e doença pulmonar obstrutiva crônica (DPOC) não foram considerados variáveis de contribuição importantes no cálculo dos riscos, apesar de, em conjunto, indicarem maior risco de complicações. Esses dados são mais bem interpretados e aplicados em situações nas quais se pode identificar e modificar ou melhorar as variáveis no pré-operatório para que consigam, efetivamente, reduzir possíveis complicações.

Nesse contexto, Boodaie et al., em 2018, desenvolveram um mapa de cuidados peroperatórios para expandir as melhores práticas e precauções já utilizadas nos pacientes com obesidade grave cirúrgicos bariátricos e submetidos a outras intervenções cirúrgicas. Compararam retrospectivamente, por meio de um sistema de banco de dados, entre outros, desfechos relacionados com a ocorrência de eventos adversos pós-operatórios, readmissão hospitalar, reoperação, tempo total de permanência hospitalar e duração do pós-operatório em ambiente hospitalar nesses pacientes submetidos a procedimentos cirúrgicos. A melhora nos desfechos associados à morbidade, sobretudo na obesidade mais grave, foi atribuída à implementação e à boa adesão das medidas do mapa de cuidados por toda a equipe.

Outros sistemas de escores foram desenvolvidos para avaliar as comorbidades relacionadas à obesidade em pacientes submetidos à cirurgia bariátrica, seja pela utilização de sistemas de escores validados com base em comorbidades relacionadas à obesidade, seja pelos escores associados ao DM2 e à doença hepática esteatótica metabólica.

Os sistemas de escores e escalas contribuem também para melhor aconselhamento pré-operatório e capacitação dos pacientes para a tomada de decisões conscientes. O acesso aos sistemas de escores como OS-MRS, BMR, EOSS e o risco cardíaco são ferramentas úteis que podem guiar o planejamento individualizado. Esses sistemas de escores tiveram por base dados coletados há alguns anos, e, como tal, podem não ter considerado os avanços tecnológicos em dispositivos e sistemas de monitoramento. As calculadoras de risco e os sistemas de escores derivam não apenas de dados retrospectivos, mas também de registros nacionais, porém com o rápido e crescente avanço na área, ao identificar pacientes de maior risco, pode haver alguma superestimativa do risco associado à cirurgia em um dado grupo de pacientes.

Um sistema de escore de risco ideal que acessa cada paciente com maior precisão ainda não está disponível, mas deveria estratificar o risco tanto de morbidade quanto de mortalidade, considerando o risco cirúrgico do procedimento proposto, o risco geral relacionado ao procedimento anestésico e, sobretudo, os fatores de risco individuais de cada paciente. A IFSO propôs a criação de um registro global compilando dados de diferentes países para utilização no desenvolvimento de sistemas de escores atualizados na predição do risco de morbidade e mortalidade em pacientes elencados à cirurgia bariátrica.

Risco anestésico

A avaliação pré-anestésica deve ser a mais detalhada possível, considerando as alterações anatômicas e fisiopatológicas, as comorbidades presentes e o grau de acometimento. A classificação do estado físico baseada na ASA e utilizada pela Sociedade Brasileira de Anestesiologia (SBA) categoriza pacientes com obesidade grave em ASA 3 *per se*. Entre as principais comorbidades diretamente relacionadas, estão hipertensão arterial, diabetes, dislipidemias, doença coronariana, insuficiência vascular periférica, AOS e refluxo gastroesofágico.

Parte 7 ■ Tratamento Cirúrgico da Obesidade

Com a elevação da prevalência da obesidade, o número de cirurgias bariátricas tem aumentado, sucesso atribuído, em parte, à evolução da técnica. Atualmente, a abordagem laparoscópica constitui o método de escolha, sendo os mais frequentes o *bypass* gástrico e a gastrectomia vertical (*sleeve*). Considerando as particularidades dos pacientes com obesidade, a adoção de protocolos ACERTO (ACEleração da Recuperação TOtal pós-operatória) ou ERAS (*Enhanced Recovery After Surgery*) em cirurgia bariátrica tem sido bem aceita e mostrou proporcionar menor tempo de internação hospitalar, menor tempo de duração da cirurgia com consequente menor número de intercorrências e complicações pós-operatórias, e, por conseguinte, redução nos custos em saúde.

A abordagem anestésica individualizada com base nos preceitos desses protocolos constitui o pilar para os cuidados peroperatórios multimodais.

As condutas e as melhores práticas em pacientes com obesidade classe 5 (IMC $\geq$ 60 kg/m^2) foram revisadas por meio de consenso utilizando a metodologia de questionário Delphi modificado. Foi evidenciada a necessidade de atenção e cuidados especiais relacionados à segurança para a cirurgia metabólica e bariátrica nessa população. Foi alcançado consenso nas seguintes condutas, sendo desejável:

- Perda de peso pré-operatória, seja por modificação de estilo de vida, seja por medicação, seja por instalação do dispositivo do balão intragástrico
- Manutenção de níveis de hemoglobina glicada em pacientes com DM2 < 8%
- Rastreio para AOS, seja pelo questionário STOP-BANG, seja pela Escala de sonolência de Epworth, seja pela polissonografia
- Pacientes com AOS moderada a grave devem utilizar o CPAP ao menos 1 mês antes da cirurgia
- Controle adequado da hipertensão arterial
- Avaliação pré-operatória pela equipe da anestesiologia
- Esclarecimentos acerca dos riscos, das complicações e da mortalidade relacionada ao procedimento
- Obtenção do consentimento esclarecido e informado específico às condições do paciente e do procedimento proposto
- Realização dos procedimentos em centros adequadamente equipados com instalações, estrutura, materiais, presença de UTI e banco de sangue
- Utilização de meias de compressão pneumática durante a cirurgia
- Início precoce da tromboprofilaxia farmacológica durante a permanência hospitalar
- Utilização de CPAP durante a permanência hospitalar, caso a saturação periférica de oxigênio seja < 90%
- Suplementação nutricional de acordo com as diretrizes atuais.

Equipamentos, pré-medicação e posicionamento

Em relação ao preparo para a indução anestésica, deve-se verificar a disponibilidade de materiais e equipamentos adequados (diferentes tamanhos de manguitos para aferição da pressão arterial, máscaras faciais, lâminas de laringoscópio e estrutura física adequada). Em geral, evita-se a pré-medicação anestésica pelo risco de hipoventilação; quando administrada, ocorre por meio de fármacos de curtíssima duração e de forma muito cautelosa com monitoramento contínuo da oxigenação até a chegada ao centro cirúrgico.

Na chegada à sala cirúrgica, é preciso ter cuidado especial com o posicionamento do paciente, evitando pontos de pressão e otimizando condições para acesso à via respiratória. A pré-oxigenação na posição de Trendelenburg reverso otimiza a capacidade residual funcional e prolonga o período seguro em apneia durante as manobras de intubação traqueal. A avaliação e o planejamento para acesso à via respiratória do paciente com obesidade grave, assim como estratégias ventilatórias protetoras que impactam a incidência de PPC, foram anteriormente abordadas.

Indução e manutenção anestésica

As evidências atuais não apontam um fármaco anestésico ideal para utilização no paciente com obesidade grave, porém consideram fundamental a recuperação completa da consciência e dos reflexos protetores das vias respiratórias ao final da cirurgia. Para tal, deve ser ratificada a importância da utilização de fármacos de curta duração com rápido início de ação e recuperação. A obesidade altera a farmacocinética de muitos fármacos, o que leva a se atentar à escolha dos diferentes medicamentos. Ademais, é preciso ter cuidado com a dosagem dos fármacos, isto é, seu cálculo deve ser feito em função do peso corpóreo ideal, e não do peso corporal total, para não acarretar sobredosagem.

A decisão quanto à escolha de agentes anestésicos inalatórios ou intravenosos deve ser individualizada. O anestésico inalatório propicia indução e despertar suaves, enquanto o venoso acarreta recuperação mais rápida da anestesia. Uma metanálise revisando 11 estudos que comparam diferentes anestésicos no que concerne aos tempos de despertar, extubação e liberação da sala de recuperação, bem como incidência e gravidade de náuseas e vômitos no pós-operatório, constatou que o desflurano promove menor tempo de recuperação.

A indução anestésica em sequência rápida reduz o risco de dessaturação e aspiração de conteúdo gástrico, mas, em contrapartida, está associada ao maior risco de consciência peroperatória. A utilização do bloqueador neuromuscular rocurônio para indução em sequência rápida deve sempre considerar o uso de seu agente reversor sugamadex. Logo, deve-se avaliar individualmente as vantagens e as desvantagens da indução em sequência rápida *versus* a convencional.

De acordo com o protocolo ERAS, recomenda-se o uso de opioides de curta duração com o intuito de reduzir a incidência de náuseas e vômitos, depressão respiratória e hiperalgesia. A diretriz peroperatória para cirurgia bariátrica enfatiza o uso da dexmedetomidina (agonista alfa 2 seletivo) como analgesia multimodal, parte do protocolo ERAS em cirurgia bariátrica para melhores desfechos. Nesse contexto, recente metanálise evidenciou efeitos favoráveis da dexmedetomidina na redução de escores de dor no pós-operatório imediato, náuseas e vômitos precoces, taxa de depressão respiratória associada à utilização de opioides, aumentando a segurança no pós-operatório imediato, e redução no tempo de permanência hospitalar.

Analgesia

Para o controle da dor pós-operatória, deve-se evitar a administração de agentes opioides potentes e substituí-los por analgesia multimodal sistêmica, que preconiza o uso de agentes analgésicos não opioides associados à incorporação de agentes adjuvantes, como dexmedetomidina, magnésio, cetamina em baixas doses e lidocaína. Além da detecção e da prevenção precoce da dor neuropática, é preciso realizar analgesia regional sempre que possível.

Medidas para redução de náuseas e vômitos pós-operatórios e a adequada profilaxia para TEV fazem parte do protocolo.

Considerações finais

Pacientes com obesidade grave apresentam maior risco para complicações peroperatórias, muitas delas relacionadas com os aparelhos cardiovascular e respiratório. Adequada avaliação pré-operatória, manejo peroperatório e suporte pós-operatório são fundamentais para desfechos favoráveis. A analgesia multimodal contribui para a redução de complicações pulmonares pós-operatórias, assim como o protocolo ERAS adaptado para esses pacientes. Atualmente, o desafio não está relacionado somente com o desenvolvimento de procedimentos clínico-cirúrgicos seguros, tornando-se fundamental o restabelecimento funcional do indivíduo.

Bibliografia

8th Global Registry Report [Internet]. International Federation for Surgery for Obesity and Metabolic Disorders; 2022. Available from: https://www.ifso.com/pdf/8th-ifso-registry-report-2023.pdf.

Abbott TEF, Fowler AJ, Pelosi P, et al. A systematic review and consensus definitions for standardised end-points in perioperative medicine: pulmonary complications. Br J Anaesth. 2018;120(5):1066-79.

American Society of Anesthesiologists Task Force on Perioperative Management of patients with obstructive sleep apnea. Practice guidelines for the perioperative management of patients with obstructive sleep apnea: an updated report by the American Society of Anesthesiologists Task Force on Perioperative Management of patients with obstructive sleep apnea. Anesthesiology. 2014;120(2):268-86.

Aminian A, Andalib A, Khorgami Z, et al. Who should get extended thromboprophylaxis after bariatric surgery?: A risk assessment tool to guide indications for post-discharge pharmacoprophylaxis. Ann Surg. 2017;265(1):143-50.

Aminian A, Vosburg RW, Altieri MS, et al.; American Society for Metabolic and Bariatric Surgery Clinical Issues Committee. The American Society for Metabolic and Bariatric Surgery (ASMBS) updated position statement on perioperative venous thromboembolism prophylaxis in bariatric surgery. Surg Obes Relat Dis. 2022;18(2):165-74.

Apfelbaum JL, Hagberg CA, Connis RT, et al. 2022 American Society of Anesthesiologists Practice Guidelines for Management of the Difficult Airway. Anesthesiology. 2022;136(1):31-81.

Ball L, Hemmes SNT, Serpa Neto A, et al. Intraoperative ventilation settings and their associations with postoperative pulmonary complications in obese patients. Br J Anaesth. 2018;121(4):899-908.

Blackstone RP, Cortés MC. Metabolic acuity score: effect on major complications after bariatric surgery. Surg Obes Relat Dis. 2010;6(3): 267-73.

Bluth T, Teichmann R, Kiss T, et al. Protective intraoperative ventilation with higher versus lower levels of positive end-expiratory pressure in obese patients (PROBESE): study protocol for a randomized controlled trial. Trials. 2017;18(1):202.

Boodaie BD, Bui AH, Feldman DL, et al. A perioperative care map improves outcomes in patients with morbid obesity undergoing major surgery. Surgery. 2018;163(2):450-6.

Buchwald H, Estok R, Fahrbach K, et al. Trends in mortality in bariatric surgery: a systematic review and meta-analysis. Surgery. 2007;142(4):621-32; discussion 32-5.

Canet J, Gallart L, Gomar C, et al. Prediction of postoperative pulmonary complications in a population-based surgical cohort. Anesthesiology. 2010;113(6):1338-50.

Chiappetta S, Stier C, Weiner RA; members of StuDoQ|MBE of Deutsche Gesellschaft für Allgemein- und Viszeralchirurgie/StuDoQ. The Edmonton obesity staging system predicts perioperative complications and procedure choice in obesity and metabolic surgery – a German nationwide register-based cohort study (StuDoQ|MBE). Obes Surg. 2019;29(12):3791-9.

Clerico A, Zaninotto M, Aimo A, et al. Evaluation of the cardiovascular risk in patients undergoing major non-cardiac surgery: role of cardiac-specific biomarkers. Clin Chem Lab Med. 2022;60(10):1525-42.

Colquitt JL, Pickett K, Loveman E, et al. Surgery for weight loss in adults. Cochrane Database Syst Rev. 2014;2014(8):CD003641.

Cruz FF, Ball L, Rocco PRM, et al. Ventilator-induced lung injury during controlled ventilation in patients with acute respiratory distress syndrome: less is probably better. Expert Rev Respir Med. 2018;12(5): 403-14.

Dang JT, Switzer N, Delisle M, et al. Predicting venous thromboembolism following laparoscopic bariatric surgery: development of the BariClot tool using the MBSAQIP database. Surg Endosc. 2019;33(3): 821-31.

DeMaria EJ, Murr M, Byrne TK, et al. Validation of the obesity surgery mortality risk score in a multicenter study proves it stratifies mortality risk in patients undergoing gastric bypass for morbid obesity. Ann Surg. 2007;246(4):578-82.

DeMaria EJ, Portenier D, Wolfe L. Obesity surgery mortality risk score: proposal for a clinically useful score to predict mortality risk in patients undergoing gastric bypass. Surg Obes Relat Dis. 2007;3(2):134-40.

Efthimiou E, Court O, Sampalis J, et al. Validation of obesity surgery mortality risk score in patients undergoing gastric bypass in a Canadian center. Surg Obes Relat Dis. 2009;5(6):643-7.

Fleisher LA, Fleischmann KE, Auerbach AD, et al.; American College of Cardiology; American Heart Association. 2014 ACC/AHA guideline on perioperative cardiovascular evaluation and management of patients undergoing noncardiac surgery: a report of the American College of Cardiology/American Heart Association Task Force on practice guidelines. J Am Coll Cardiol. 2014;64(22):e77-137.

Froylich D, Corcelles R, Davis M, et al. Factors associated with length of stay in intensive care after bariatric surgery. Surg Obes Relat Dis. 2016;12(7):1391-6.

Futier E, Constantin JM, Pelosi P, et al. Noninvasive ventilation and alveolar recruitment maneuver improve respiratory function during and after intubation of morbidly obese patients: a randomized controlled study. Anesthesiology. 2011;114(6):1354-63.

García-García ML, Martín-Lorenzo JG, Lirón-Ruiz R, et al. Failure of the Obesity Surgery Mortality Risk Score (OS-MRS) to predict postoperative complications after bariatric surgery. A Single-Center Series and Systematic Review. Obes Surg. 2017;27(6):1423-9.

Gudzune KA, Huizinga MM, Chang HY, et al. Screening and diagnosis of micronutrient deficiencies before and after bariatric surgery. Obes Surg. 2013;23(10):1581-9.

Gupta PK, Franck C, Miller WJ, et al. Development and validation of a bariatric surgery morbidity risk calculator using the prospective, multicenter NSQIP dataset. J Am Coll Surg. 2011;212(3):301-9.

Halvorsen S, Mehilli J, Cassese S, et al.; ESC Scientific Document Group. 2022 ESC Guidelines on cardiovascular assessment and management of patients undergoing non-cardiac surgery. Eur Heart J. 2022;43(39):3826-924.

Hansel J, Rogers AM, Lewis SR, et al. Videolaryngoscopy versus direct laryngoscopy for adults undergoing tracheal intubation. Cochrane Database Syst Rev. 2022;4(4):CD011136.

Hlatky MA, Boineau RE, Higginbotham MB, et al. A brief self-administered questionnaire to determine functional capacity (the Duke Activity Status Index). Am J Cardiol. 1989;64(10):651-4.

Imbus JR, Jung AD, Davis Jr S, et al. Extended postoperative venous thromboembolism prophylaxis after bariatric surgery: a comparison of existing risk-stratification tools and 5-year MBSAQIP analysis. Surg Obes Relat Dis. 2023;19(8):808-16.

Ingrande J, Lemmens HJM. Dose adjustment of anaesthetics in the morbidly obese. Br J Anaesth. 2010;105(Suppl. 1):i16-23.

Khan MA, Grinberg R, Johnson S, et al. Perioperative risk factors for 30-day mortality after bariatric surgery: is functional status important? Surg Endosc. 2013;27(5):1772-7.

Lemanu DP, Srinivasa S, Singh PP, et al. Optimizing perioperative care in bariatric surgery patients. Obes Surg. 2012;22(6):979-90.

Liu FL, Cherng YG, Chen SY, et al. Postoperative recovery after anesthesia in morbidly obese patients: a systematic review and meta-analysis of randomized controlled trials. Can J Anaesth. 2015;62(8):907-17.

Longitudinal Assessment of Bariatric Surgery (LABS) Consortium; Flum DR, Belle SH, King WC, et al. Perioperative safety in the longitudinal assessment of bariatric surgery. N Engl J Med. 2009;361(5):445-54.

Mayhew D, Mendonca V, Murthy BVS. A review of ASA physical status – historical perspectives and modern developments. Anaesthesia. 2019;74(3):373-9.

Mechanick JI, Apovian C, Brethauer S, et al. Clinical practice guidelines for the perioperative nutrition, metabolic, and nonsurgical support of patients undergoing bariatric procedures – 2019 Update: Cosponsored by American Association of Clinical Endocrinologists/American College of Endocrinology. Endocr Pract. 2019;25(Suppl 2):1-75.

Mokhlesi B, Hovda MD, Vekhter B, et al. Sleep-disordered breathing and postoperative outcomes after elective surgery: analysis of the nationwide inpatient sample. Chest. 2013;144(3):903-14.

Mutter TC, Chateau D, Moffatt M, et al. A matched cohort study of postoperative outcomes in obstructive sleep apnea: could preoperative diagnosis and treatment prevent complications? Anesthesiology. 2014;121(4):707-18.

NCD Risk Factor Collaboration (NCD-RisC). Worldwide trends in underweight and obesity from 1990 to 2022: a pooled analysis of 3663 population-representative studies with 222 million children, adolescents, and adults. Lancet. 2024;403(10431):1027-50.

Neto AS, da Costa LGV, Hemmes SNT, et al. The Las Vegas risk score for prediction of postoperative pulmonary complications: An observational study. Eur J Anaesthesiol. 2018;35(9):691-701.

Nguyen NT, Nguyen B, Smith B, et al. Proposal for a bariatric mortality risk classification system for patients undergoing bariatric surgery. Surg Obes Relat Dis. 2013;9(2):239-46.

Pandit JJ, Andrade J, Bogod DG, et al.; Royal College of Anaesthetists; Association of Anaesthetists of Great Britain and Ireland. 5th National Audit Project (NAP5) on accidental awareness during general anaesthesia: summary of main findings and risk factors. Br J Anaesth. 2014;113(4):549-59.

Petrini F, Di Giacinto I, Cataldo R, et al.; Obesity Task Force for the SIAARTI Airway Management Study Group. Perioperative and periprocedural airway management and respiratory safety for the obese patient: 2016 SIAARTI Consensus. Minerva Anestesiol. 2016;82(12):1314-35.

Poirier P, Alpert MA, Fleisher LA, et al. Cardiovascular evaluation and management of severely obese patients undergoing surgery: a science advisory from the American Heart Association. Circulation. 2009;120(1):86-95.

Ponce de Leon-Ballesteros G, Pouwels S, Romero-Velez G, et al. Metabolic and bariatric surgery in patients with obesity class V (BMI > 60 kg/m²): a Modified Delphi Study. Obes Surg. 2024;34(3):790-813.

Porhomayon J, Leissner KB, El-Solh AA, et al. Strategies in postoperative analgesia in the obese obstructive sleep apnea patient. Clin J Pain. 2013;29(11):998-1005.

Schultz MJ, Neto AS, Pelosi P. Should the lungs be rested or open during anaesthesia to prevent postoperative complications? Lancet Respir Med. 2018;6(3):163-5.

Siu AL, U.S. Preventive Services Task Force. Screening for abnormal blood glucose and type 2 diabetes mellitus: U.S. Preventive Services Task Force Recommendation Statement. Ann Intern Med. 2015;163(11): 861-8.

Sjöholm K, Carlsson LMS, Taube M, le Roux CW, et al. Comparison of preoperative remission scores and diabetes duration alone as predictors of durable type 2 diabetes remission and risk of diabetes complications after bariatric surgery: a post hoc analysis of participants from the Swedish Obese Subjects Study. Diabetes Care. 2020;43(11):2804-11.

Smith NA, Batterham M, Shulman MA. Predicting recovery and disability after surgery in patients with severe obesity: The role of the six-minute walk test. Anaesth Intensive Care. 2022;50(3):159-68.

Stenberg E, Dos Reis Falcão LF, O'Kane M, et al. Guidelines for perioperative care in bariatric surgery: Enhanced Recovery After Surgery (ERAS) Society Recommendations: A 2021 Update. World J Surg. 2022;46(4):729-51.

Sudré ECM, de Batista PR, Castiglia YMM. Longer immediate recovery time after anesthesia increases risk of respiratory complications after laparotomy for bariatric surgery: a randomized clinical trial and a cohort study. Obes Surg. 2015;25(11):2205-12.

Turner PL, Saager L, Dalton J, et al. A nomogram for predicting surgical complications in bariatric surgery patients. Obes Surg. 2011;21(5): 655-62.

Wang T, Sun S, Huang S. The association of body mass index with difficult tracheal intubation management by direct laryngoscopy: a meta-analysis. BMC Anesthesiol. 2018;18(1):79.

World Obesity Federation. Obesity Atlas 2024. London: World Obesity Federation; 2024. [cited 2024 March 25]. Available from: https://data.worldobesity.org/publications/?cat=22.

Yang CK, Teng A, Lee DY, et al. Pulmonary complications after major abdominal surgery: National Surgical Quality Improvement Program analysis. J Surg Res. 2015;198(2):441-9.

Yang W, Zhan M, Li Z, et al. Major adverse cardiovascular events among obese patients with diabetes after metabolic and bariatric surgery: a meta-analysis of matched cohort and prospective controlled studies with 122,361 participates. Obes Surg. 2023;33(7):2098-107.

Yeo SC, Ong WM, Cheng KSA, et al. Weight loss after bariatric surgery predicts an improvement in the non-alcoholic fatty liver disease (NAFLD) fibrosis score. Obes Surg. 2019;29(4):1295-300.

Zhang Y, Zhou Y, Hu T, et al. Dexmedetomidine reduces postoperative pain and speeds recovery after bariatric surgery: a meta-analysis of randomized controlled trials. Surg Obes Relat Dis. 2022;18(6):846-53.

103 | Cirurgia Bariátrica em Adolescentes

Marcelo Roque de Oliveira ▪ Alexandre Amado Elias ▪ Renato Massaru Ito ▪
Henrique Yoshio Shirozaki ▪ Ruth Rocha Franco ▪ André Morrell

Introdução

Apesar das parcas tentativas de prevenção e das escassas medidas de saúde pública contra a obesidade, a incidência mundial, tanto em adultos quanto em crianças, continua aumentando. A prevalência de adolescentes com obesidade grave também vem se elevando significativamente. Em 2020, a prevalência de obesidade entre crianças e adolescentes dos EUA foi de 19,7%, ou seja, aproximadamente 14,7 milhões de jovens dos EUA com idades entre 2 e 19 anos têm obesidade. Um total de 6,1% das crianças e adolescentes norte-americanas apresenta obesidade grave. Da mesma maneira que em adultos, a obesidade na adolescência associa-se a comorbidades que colocam em risco a qualidade e a expectativa de vida, como a dislipidemia, a doença cardiovascular, o diabetes *mellitus* tipo 2 (DM2), a resistência insulínica (RI), a pneumopatia restritiva, a osteoartropatia, a apneia obstrutiva do sono (AOS), a doença hepática esteatótica metabólica (DHEM), e o pseudotumor cerebral. Além disso, a obesidade na infância interfere no desenvolvimento psicossocial e na integração social. Crianças com obesidade são rejeitadas durante as brincadeiras e têm baixa autopercepção, baixa autoestima, imagem corporal negativa e maior índice de diagnósticos psiquiátricos em relação aos seus colegas de peso normal, além de taxas acima da média de depressão, ansiedade, transtornos alimentares, retraimento social e problemas comportamentais. Entre adolescentes com obesidade, existe um aumento da mortalidade a partir dos 30 anos em comparação aos adolescentes eutróficos.

O tratamento clínico, não produz resultados satisfatórios nos casos graves, por falta de adesão aos esquemas de tratamento, por falta de medicação suficientemente eficaz e pela suscetibilidade biológica geneticamente determinada. Como o risco de comorbidade cresce com o aumento do IMC, a necessidade de uma solução eficaz para a perda de peso é urgente para crianças e adolescentes com obesidade grave. A intervenção precoce é imperativa, pois pode interromper a história natural da progressão da doença e evitar que o adolescente com obesidade grave se torne um adulto com obesidade (possivelmente ainda mais) grave com comorbidades e risco de morte precoce. O tratamento mais efetivo para os casos de obesidade grave ainda é a cirurgia bariátrica (CB), que se tornou, atualmente, o tratamento de escolha para boa parte desses casos extremos. Trata-se de uma estratégia eficaz em adolescentes, pois, além dos efeitos metabólicos benéficos, melhora o *status* psicossocial a curto prazo. Os critérios de seleção, segurança e eficácia da CB estão bem estabelecidos em adultos, mas são menos definidos para adolescentes. Em razão das considerações éticas e do potencial de complicações, a CB em crianças e adolescentes tem uma aceitação limitada, mas compreende uma opção de tratamento em jovens e adolescentes com obesidade grave resistentes à terapia convencional e medicamentosa. São poucos os estudos de coorte prospectivos sobre CB na adolescência publicados, e a maioria aborda banda ajustável laparoscópica (BGA), gastrectomia vertical laparoscópica (*sleeve*, GV) e *bypass* gástrico em Y de Roux. Em geral, os estudos sugerem perda efetiva de peso por até 36 meses (–10 a –15 pontos de IMC, de acordo com o procedimento). No entanto, apenas um estudo controlado randomizado foi realizado para comparar a CB ao tratamento convencional em adolescentes, resultando em –12,7 contra –1,3 ponto de IMC após 2 anos para intervenção e grupo-controle, respectivamente. A falta de dados disponíveis a longo prazo sobre segurança e eficácia da CB em jovens leva à defesa de uma abordagem extremamente cautelosa e um monitoramento intensivo no crescimento e desenvolvimento desses pacientes. Além disso, alguns jovens, por imaturidade, podem não compreender bem as implicações do tratamento cirúrgico: riscos, inconvenientes, necessidade de mudanças de hábito e de acompanhamento multiprofissional a longo prazo. A participação dos pais ou responsáveis é de suma importância. A Resolução do Conselho Federal de Medicina (CFM) nº 2131/2015, define que adolescentes com 16 anos completos e menores de 18 anos podem ser operados com a concordância dos pais ou responsáveis legais, a presença de pediatra na equipe multiprofissional e a consolidação das cartilagens das epífises de crescimento dos punhos com risco benefício bem analisado. A cirurgia bariátrica em menores de 16 anos é considerada experimental (só pode ser realizada sob as normas do sistema CEP/CONEP).[a]

Cirurgia bariátrica em adolescentes

Bases etiopatogênicas

A etiopatogenia da obesidade é multifatorial, sendo amplamente aceito que resulta de um desequilíbrio entre ingestão e gasto de energia, com um balanço energético positivo, intimamente associado à predisposição genética, que influencia o estilo de vida e

---

[a]Comitê de Ética em Pesquisa coordenados pela Comissão Nacional de Ética em Pesquisa, do Conselho Nacional de Saúde, do Ministério da Saúde.

as preferências de ingestão alimentar. Os fatores de risco para a obesidade infantil incluem ingestão alimentar inadequada, atividade física e comportamento sedentário, cujo impacto é moderado por fatores como idade, sexo, características da família e estilo de vida dos pais. Fatores ambientais, como políticas escolares, dados demográficos e demandas relacionadas com o trabalho dos pais, influenciam ainda mais os comportamentos alimentares. No entanto, existem evidências crescentes que apontam que o fator genético representa um importante determinante para o desenvolvimento da obesidade. A herança é poligênica; sabe-se que, se um dos pais apresentar obesidade, o risco de o filho desenvolvê-la também é de 40%; se os dois pais apresentarem obesidade, o risco aumenta para 80%; e, se nenhum deles tiver obesidade, o risco é de somente 10%. Alguns estudos evidenciaram que o IMC é de até 60% transmitível geneticamente, visto que famílias com pelo menos um dos pais com obesidade grave têm 2,6 vezes mais chances de ter um ou mais filhos adultos com obesidade grave em comparação à população em geral. No entanto, a suscetibilidade genética geralmente precisa ser associada à contribuição de fatores ambientais e comportamentais para afetar o peso. Entre os fatores ambientais, destacam-se o estímulo à ingestão exagerada de alimentos inadequados e o sedentarismo. A ampla disponibilidade de *fast-foods*, *snacks*, o apelo das propagandas de alimentos ultraprocessados para crianças e a dificuldade no preparo de uma alimentação adequada direcionam a um hábito errado. O cardápio é repleto de alimentos ultraprocessados, como bolachas recheadas, hambúrgueres, *nuggets*, salgadinhos, batatas fritas, macarrão instantâneo, refrigerantes, doces e chocolates, e houve uma troca de refeições tradicionais, que incluíam de modo equilibrado verduras, legumes, carnes, carboidratos e frutas, por alimentos hipercalóricos, ingeridos em grande quantidade e de maneira desordenada. Nas médias e grandes cidades, com o aumento da criminalidade, as crianças deixam de brincar na rua, jogar bola e andar de bicicleta, ficando restritas ao lazer dentro de casa, vendo TV, jogando *videogame* ou usando o computador e o telefone celular. A atividade física frequentemente restringe-se à escola, em geral uma vez na semana. Quando o peso dessas crianças aumenta, mesmo quando estas gostam de exercícios, por não acompanharem o rendimento das outras crianças nas brincadeiras, são vítimas de chacotas, comentários maldosos e se retraem cada vez mais.

Além da obesidade poligênica, deve-se lembrar que a obesidade monogênica (muito rara) e a obesidade sindrômica fazem parte do diagnóstico diferencial de crianças e adolescentes com obesidade grave (ver Capítulos 13, *Genética Molecular da Obesidade*, 30, *Avaliação da Obesidade na Infância e na Adolescência*, e 31, *Síndromes Genéticas Associadas à Obesidade*). Existem várias síndromes específicas associadas à obesidade grave, como Prader-Willi, Laurence-Moon-Biedl, e outras. Causas endócrinas, como hipotireoidismo, síndrome de Cushing, déficit de hormônio de crescimento e craniofaringeomas, devem ser também lembradas. E as causas podem também envolver uso de medicamentos, como corticoides, antipsicóticos, ou problemas físicos que prejudiquem a atividade, como paralisia infantil, espinha bífida, paraplegia, distrofia muscular e acidentes com sequelas.

A reversão desse quadro depende da mudança do comportamento familiar, como realização de programas de lazer não associados a alimentos (p. ex., jogos, cinema, passeios, esportes), reconhecimento do esforço da criança e do adolescente presenteando-os com roupas, perfumes, jogos e livros em vez de guloseimas, adesão de avós, padrinhos e madrinhas, estimulando a continuidade do tratamento e não oferecendo comida como demonstração de afeto ou segurança.

Doenças associadas

O risco metabólico para crianças e adolescentes com obesidade é amplamente conhecido, grupo no qual se pode observar diversas condições, como RI, e em alguns pacientes subsequente DM2, AOS, DHEM, dislipidemia, hipertrofia ventricular esquerda (HVE), hipertensão arterial sistêmica (HAS) e problemas ortopédicos, levando a um maior risco de insuficiência renal, problemas cardíacos e morte prematura. A incidência de diabetes aumentou cerca de 10% no período de 1982 a 1994 nos EUA. Assim, a criança e o adolescente com obesidade devem ser analisados quanto ao risco dessas doenças associadas. A criança com obesidade pode apresentar aceleração no crescimento, com avanço da maturação óssea, o que não causa prejuízo na estatura final. Puberdade precoce (principalmente nas meninas) e hipogonadismo (principalmente nos meninos) podem surgir. A relação entre a adiposidade e a puberdade é discutida no Capítulo 50. Deve-se atentar à criança e/ou ao adolescente com obesidade e velocidade de crescimento abaixo do normal, caso em que uma investigação mais detalhada deve ser feita para descartar possíveis endocrinopatias, como hipotireoidismo e síndrome de Cushing. Em 36 adolescentes submetidos à CB, foram observadas as comorbidades expressas nas Figuras 103.1 e 103.2.

Classificação da obesidade na infância

A classe de obesidade na criança e no adolescente é obtida pelo cálculo do IMC, definido pela fórmula: IMC = peso (kg)/altura^2 (m^2), cujos valores devem ser plotados nas curvas do Centers for Disease Control and Prevention (CDC; em percentis) ou da Organização Mundial da Saúde (OMS; em escore Z). O Brasil utiliza preferencialmente as curvas da OMS.

Para crianças maiores de 5 anos:

- Sobrepeso: valores entre os percentis 85 e 97 ou escore Z entre +1 e +2
- Obesidade: valores entre os percentis 97 e 99,9 ou escore Z entre +2 e +3
- Obesidade grave: valores acima do percentil 99,9 ou escore Z maior que +3.

Para crianças de 0 a 5 anos:

- Risco de sobrepeso: valores entre os percentis 85 e 97 ou com escore Z entre +1 e +2
- Sobrepeso: valores entre os percentis 97 e 99,9 ou com escore Z entre +2 e +3
- Obesidade: valores acima do percentil 99,9 ou escore Z maior que +3.

Para os cálculos, é possível também utilizar o *software* disponibilizado gratuitamente no *site* da OMS (http://www.who.int/childgrowth/en) ou no *site* da Associação Brasileira para o Estudo da Obesidade e Síndrome Metabólica (https://abeso.org.br/obesidade-e-sindrome-metabolica/calculadora-imc/).

Tratamento

O tratamento de crianças e adolescentes com obesidade exige, preferencialmente, a participação de uma equipe multiprofissional com nutricionista, psicólogo, educador físico, endocrinologista e, às vezes, psiquiatra, quando a inadequação psicossocial for extrema

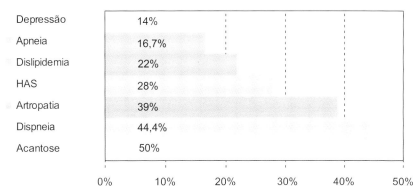

Figura 103.1 Doenças em adolescentes submetidos à cirurgia bariátrica. HAS: hipertensão arterial sistêmica.

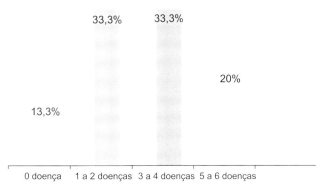

Figura 103.2 Doenças associadas à obesidade em adolescentes submetidos à cirurgia bariátrica.

e requerer medicação. A indicação de tratamento medicamentoso deve ser avaliada individualmente pesando os riscos e benefícios. O retorno frequente com a equipe multiprofissional é fundamental para a boa aderência ao tratamento e melhor resultado de perda de peso. Nos casos de obesidade extrema com falha ao tratamento clínico medicamentoso, pode-se indicar a CB somente após avaliação psicológica minuciosa, com anuência informada do paciente e da família. O comprometimento em manter o acompanhamento no pós-operatório com toda a equipe (médico, psicólogo, nutricionista) é essencial para a boa evolução a longo prazo.

Opções cirúrgicas

Durante muito tempo, a indicação de CB na faixa etária pediátrica foi desaconselhada por se desconhecerem os comportamentos fisiológico e emocional no pós-operatório dos pacientes com idade inferior a 18 anos. Em 2004, em uma reunião de consenso da American Society for Bariatric Surgery (ASMBS – hoje renomeada como "American Society for Metabolic and Bariatric Surgery"), foi aceita a inclusão de adolescentes como pacientes que também poderiam se beneficiar do tratamento cirúrgico da obesidade. Esse posicionamento abriu um campo novo para o tratamento cirúrgico de adolescentes com obesidade extrema. Atualmente, as diretrizes da International Pediatric Endosurgery Group preconizam que, em adolescentes com obesidade, a intervenção cirúrgica deva ser considerada, caso eles já estejam próximos da estatura final. Apesar de o número de CB em adolescentes ter crescido rapidamente, triplicando entre os anos 2000 e 2003 nos EUA, os dados sobre os efeitos metabólicos a longo prazo do procedimento nessa população ainda são escassos. Muitos grupos já publicaram diretrizes para a indicação correta de CB para adolescentes com obesidade grave. Os critérios de indicação para cirurgia nessa população são mais rígidos quando comparados à população adulta. São considerados candidatos os pacientes com IMC maior ou igual a 50 kg/m^2 independente da presença de comorbidades, ou acima de 40 kg/m^2, se houver comorbidades. O preparo antes da cirurgia deve envolver equipe multidisciplinar e avaliação psicológica do paciente e de seus familiares. No Brasil, de acordo com resolução nº 2.131/2015 do Conselho Federal de Medicina (CFM), a cirurgia pode ser feita em adolescentes entre 16 e 18 anos respeitando os seguintes critérios:

- Concordância dos pais ou responsáveis
- Presença de pediatra na equipe multidisciplinar
- Consolidação das cartilagens das epífises de crescimento dos punhos

O paciente adolescente e seus familiares que procuram tratamento cirúrgico para obesidade devem conhecer as opções e expectativas do tratamento: independente da idade, é necessário um bom preparo pré-operatório, acompanhamento multidisciplinar, adesão à dieta e melhora na prática de atividade física.

Tipos de cirurgia bariátrica

Inicialmente, as CB consistiam na associação de procedimentos cirúrgicos com componentes restritivos e disabsortivos objetivando a perda de peso e sua manutenção por longo tempo.

Hoje, a CB mais realizada em adultos é o *bypass* gástrico em Y de Roux. Alguns grandes serviços de CB têm pequenas casuísticas com essa técnica em adolescentes com bons resultados. Em 2006, foram publicados os primeiros resultados de um grupo de CB pediátrica multicêntrica nos EUA (Cincinnati, Gainesville e Birmingham) utilizando essa técnica:

1. Gastroplastia vertical com anel. Septação gástrica vertical com anel – funciona somente por restrição à ingestão de alimentos, mediante obstáculo mecânico. Mason operou com a técnica 47 adolescentes de 14 a 21 anos, 32 meninas e 15 meninos, com médias de peso pré-operatória de 138,7 kg, altura de 1,68 m e IMC de 48,4 kg/m^2. Não houve morte ou complicação grave no pós-operatório imediato. Em 25 pacientes, a média de peso diminuiu de 138 para 103,6 kg e o IMC médio de 52,8 para 38,7 kg/m^2 em 5 anos. Em 14 pacientes, a média de peso caiu de 135,8 para 107,6 kg e o IMC de 49,6 para 39,6 kg/m^2 em

10 anos. Alguns pacientes ganharam peso novamente (na maioria, mulheres) e foram reoperados conforme a necessidade. Essa técnica está abandonada devido à elevada taxa de ganho recorrente de peso.

2. Banda gástrica ajustável (BGA). Trata-se também de uma cirurgia restritiva, com uma cinta ao redor do estômago, que regula a velocidade de saída do alimento da pequena bolsa criada para o estômago distal. Por ser um procedimento puramente restritivo sem má-absorção e totalmente reversível, alguns autores defendem seu uso em adolescentes. No estudo de Silberhumer et al. de 2006, que trataram 50 casos com idade entre 9 e 17 anos, com banda gástrica, o IMC caiu de 45 para 32 kg/m^2, e, no de Fielding e Duncombe, com 42 adolescentes, o IMC caiu de 42 a menos de 30 kg/m^2 com o uso da banda gástrica, sem anormalidades metabólicas. Essa técnica está praticamente abandonada devido ao ganho recorrente de peso. O Capítulo 89 discute a BGA com mais detalhes.

3. *Bypass* gástrico. Cirurgia na qual se cria uma pequena bolsa gástrica, que se liga diretamente ao jejuno, excluindo a maior parte do estômago, o duodeno e a porção proximal do jejuno, podendo causar discreta disabsorção proteico-calórica. A perda de peso é da ordem de 30 a 35%. Exige controle de ferro, cálcio, proteínas, hemograma, outros minerais e vitaminas por exames laboratoriais periodicamente. Adolescentes submetidos ao *bypass* gástrico perdem aproximadamente 50 a 85% do excesso de peso corporal, com resolução quase completa da maioria das comorbidades. A perda de peso aos 12 meses após o procedimento é de aproximadamente 17 kg/m^2 (o dobro da BGA). A HAS é resolvida em 61 a 100% dos pacientes, a dislipidemia em 56 a 100% e o DM2 em 79 a 100%. No estudo de Strauss et al. de 2001, que avaliaram 10 adolescentes de 7 a 10 anos submetidos ao *bypass* gástrico, a perda de peso foi de 30 kg em média, sendo necessárias quatro reoperações tardias. Já no de Buchwald (2005), que operou 15 adolescentes entre 13 e 17 anos, 3 derivações jejunoileais, 7 gastroplastias verticais com banda e 5 *bypass* gástricos, não houve mortalidade a longo prazo e a redução do IMC foi de 45%. O autor salienta que esses adolescentes devem se submeter a uma avaliação especial com equipe multiprofissional experiente e que o seguimento precisa ser a longo prazo. Na análise de Cohen et al. de 2006, que operaram 42 jovens entre 13 e 18 anos (35 do sexo masculino) com IMC médio de 45 kg/m^2 utilizando o *bypass* gástrico, o IMC final foi de 25 kg/m^2. Morton e Albanese, em uma revisão de 188 adolescentes submetidos à CB em vários hospitais-escola, não verificaram morbimortalidade. Já Varela et al., que também analisaram 309 casos de hospital-escola, sendo 69% de *bypass* gástrico, não encontraram mortalidade cirúrgica.

4. Derivações biliopancreáticas (DBP). Compreendem procedimentos com maior componente mal absortivo, que podem causar deficiência proteica, de ferro, de folatos e cálcio em maior proporção, exigindo reposição vitamínica, proteica, de eletrólitos e de ferro, muitas vezes por via parenteral, não sendo recomendado em adolescentes.

5. Gastrectomia vertical ou *sleeve* (GV). Tem se mostrado mais efetiva que o balão intragástrico e a BGA. A diminuição da ghrelina pode ser um fator de melhor resultado tendo sido relatado com alguma frequência refluxo gastroesofágico. A maior complicação consiste de fístula próxima ao ângulo de His, que acarreta longo período de internação com necessidade de colocação de *stents* ou operações de revisão. Entre as possibilidades cirúrgicas, esta vem ganhando destaque, pois representa um tratamento com boa perda de peso e resolução das comorbidades, com baixa taxa de complicações. Em uma avaliação de 226 pacientes com idades entre 5 e 21 anos após GV, a média do escore Z do IMC foi de 2,99 ± 0,35 para 1,66 ± 0,65 com uma diminuição média do IMC de 20 kg/m^2; 90% das comorbidades (dislipidemia, HAS, AOS, DM2, pré-hipertensão e pré-diabetes) melhoraram ou foram resolvidas em até 3 anos de pós-operatório. Boza et al. descreveram perda de excesso de peso em 96,2% dos adolescentes após 1 ano de GV; 100% dos pacientes apresentaram melhora da qualidade de vida.

As complicações a curto prazo da CB em adolescentes são comparáveis às de adultos, e a morbidade hospitalar varia de 4,2 a 5,9% em adolescentes. O estudo prospectivo Teen-LABS avaliou 242 adolescentes submetidos à CB em cinco centros diferentes nos EUA – a menor taxa de complicações nos primeiros 30 dias foi de 7,9% e a maior foi de 14,9%, incluindo obstrução intestinal, sangramento, fístula gastrointestinal, sepse, trombose venosa profunda, embolia pulmonar, conversão para um procedimento aberto e ideação suicida. As queixas mais frequentes após a alta hospitalar foram dor abdominal, desidratação, diarreia e náuseas. Mais recentemente, foram relatadas complicações após um período de 3 anos, com ocorrência de uma morte em um paciente que havia sido submetido a *bypass* gástrico e teve complicações relacionadas com a hipoglicemia. A taxa de reoperação foi de 4,3%, semelhante à de adultos. A prevalência de estenose da anastomose gastrojejunal foi de 17%, fístula de 7%, desidratação de 7% e necessidade de reoperação de 12%. A desnutrição constitui o efeito adverso mais comum em adolescentes submetidos ao *bypass* gástrico e requer suplementação ao longo da vida, pois pode resultar em má-absorção de ferro, cálcio, outros minerais e várias vitaminas, entre elas a vitamina B$_{12}$. No Teen-LABS, a maior taxa de morbidade antes de 30 dias de pós-operatório foi de 16,4%, semelhante à taxa de 14,2% em um estudo com adultos. Uma metanálise de cinco estudos com 272 pacientes, que não relatou mortalidade, exibiu taxa de complicações perioperatórias de 0,7% e taxa de complicações tardias de 1,2%. Diversas publicações mostraram eficácia e segurança da GV em adolescentes, sendo considerada por alguns autores a técnica ideal para o tratamento cirúrgico da obesidade na adolescência, no que pese que o ganho recorrente de peso não é incomum. Essa situação ocorre em cerca de 10 a 15% dos pacientes e inicia-se a partir dos 18 a 24 meses da cirurgia. Há necessidade de desenvolver programas de CB em adolescentes, mas ainda falta consenso sobre quais pacientes seriam elegíveis, o tipo de cirurgia e o melhor modelo de acompanhamento pós-operatório.

A experiência inicial do Hospital das Clínicas da Faculdade de Medicina da Universidade de São Paulo (HCFMUSP) analisou retrospectivamente os dados de 36 adolescentes operados – 22 meninas e 14 meninos com idade média de 15,8 anos (13 a 17), peso pré-operatório médio de 136,2 kg (91 a 195,8), altura pré-operatória média de 1,69 m (1,56 a 1,83), IMC pré-operatório médio de 47,49 kg/m^2 (36 a 59,8) – 75% dos quais apresentavam comorbidades importantes. Todos foram submetidos ao *bypass* gástrico com anel (operação de Fobi e de Capella) (Figura 103.3).

O seguimento variou de 3 meses a 4 anos: 7 pacientes foram acompanhados por 3 a 9 meses, 20 por 1 a 2 anos e 9 por 3 a 4 anos. Foram observados dois tipos de evolução, divididos, assim, em dois grupos. O grupo A comportou-se como os adultos, alcançando a perda máxima do IMC de 31 a 35% após 1 a 2 anos, permanecendo assim após 3 a 4 anos. A redução do IMC no grupo B foi maior que no grupo A: com 1 a 2 anos, de 38%, e especialmente aos 3 a 4 anos de seguimento, de 43,7%, o que se explica pelo aumento da altura, pois ainda estavam crescendo (Tabela 103.1).

No grupo B, com a análise do crescimento em relação à idade, observou-se que os mais novos cresceram mais que os mais velhos, condição que, obviamente, já era esperada (Tabela 103.2). Quanto ao sexo, como as meninas entram na puberdade mais precocemente, param de crescer mais cedo. Já os meninos crescem por mais tempo pois o estirão acontece no estágio final da puberdade (Figura 103.4).

Outra técnica cirúrgica empregada no Instituto da Criança do HCFMUSP foi a GV: os dados de seguimento de 22 pacientes submetidos a esta técnica evidenciaram uma perda média de peso de 34,5 kg nos primeiros 12 meses pós GV, o que correspondeu a uma perda média do excesso de peso (PEP) de 60%, bem como uma redução média do IMC de 12,3 kg/m². Após 24 meses, a PEP média foi de 45%, correspondente a uma perda média de peso de 13,3 kg. Antes da cirurgia, mais da metade dos pacientes apresentavam HAS e DHEM e dois tinham HVE; todas as comorbidades foram resolvidas após a GV.

Independentemente da técnica cirúrgica adotada, a readaptação desses adolescentes ao dia a dia, a reintegração escolar e social e a melhora das comorbidades revelaram resultados satisfatórios. Os acompanhamentos médico e nutricional, a readaptação à atividade física, os exames de controle, os cuidados com os fármacos e o suporte emocional com psicólogo para ajudar a reaprender a lidar com os problemas cotidianos são de suma importância. É preciso lembrar esses pacientes sempre de que a cirurgia não é milagre, e sim um investimento contínuo. A CB em adolescentes tem um papel em pacientes com obesidade classe 3 ou superior e não atrapalha o crescimento quando da realização do correto manejo pós-operatório. Deve ser feita somente com responsabilidade e anuência dos médicos, pais e adolescentes, os quais têm a vida inteira pela frente e precisarão de uma assistência terapêutica a longo prazo.

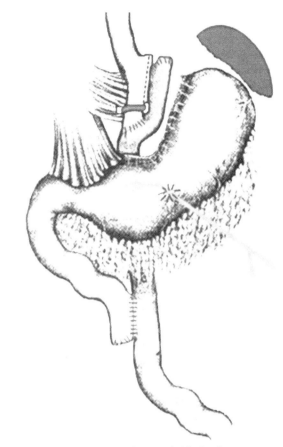

Figura 103.3 Operação de Fobi-Capella.

Tabela 103.1 Redução pós-operatória média do índice de massa corporal.

Grupo	IMC 3 a 9 meses	IMC 1 a 2 anos	IMC 3 a 4 anos
Grupo A	27%	39%	35,5%
Grupo B	32,6%	38%	43,7%

IMC: índice de massa corporal.

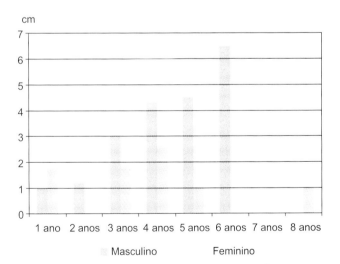

Figura 103.4 Crescimento pós-operatório médio relacionado com o sexo (grupo B).

Tabela 103.2 Crescimento pós-operatório médio (PO) em relação à idade no grupo B.

Idade	1 ano PO	2 anos PO	3 anos PO	4 anos PO	5 anos PO	6 anos PO	7 anos PO	8 anos PO
13 a 15 anos	1,3 cm (n = 1)	–	3 cm (n = 2)	7 cm (n = 2)	4,5 cm (n = 2)	12 cm (n = 1)	–	1 cm (n = 1)
16 a 17 anos	1 cm (n = 6)	1 cm (n = 4)	1,8 cm (n = 5)	2,5 cm (n = 6)	1 cm (n = 1)	1 cm (n = 1)	–	–

Bibliografia

Agência Nacional de Saúde. Resolução Normativa nº 428 de 8 de novembro de 2017. Atualiza o Rol de Procedimentos e Eventos em Saúde, que constitui a referência básica para cobertura assistencial mínima nos planos privados de assistência à saúde, contratados a partir de 1º de janeiro de 1999; fixa as diretrizes de atenção à saúde; e revoga as Resoluções Normativas – RN nº 387, de 28 de outubro de 2015, e RN nº 407, de 3 de junho de 2016.

Anderson PM, Butcher KE. Childhood obesity: trends and potential causes. Future Child. 2006;16:19-45.

Antal SC, Levin H. Biliopancreatic diversion in Prader-Willi syndrome associated with obesity. Obes Surg. 1996;6(1):58-62.

August GP, Caprio S, Fennoy I, et al. Prevention and treatment of pediatric obesity: an endocrine society clinical practice guideline based on expert opinion. J Clin Endocrinol Metab. 2008;93(12):4576-99.

Baltazar A, Bou R, Bengochea M, et al. Use of a Roux limb to correct esophagogastric junction fistulas after sleeve gastrectomy. Obes Surg. 2007;17(10):1408-10.

Barlow SE. Expert committee recommendations regarding the prevention, assessment, and treatment of child and adolescent overweight and obesity: summary report. Pediatrics. 2007;120(Suppl 4):S164-92.

Black JA, White B, Viner RM, Simmons RK. Bariatric surgery for obese children and adolescents: a systematic review and meta-analysis. Obes Rev. 2013;14(8):634-44.

Boza C, Viscido G, Salinas J, et al. Laparoscopic sleeve gastrectomy in obese adolescents: results in 51 patients. Surg Obes Relat Dis. 2012;8(2):133-7; discussion 137-9.

Brasil. Ministério da Saúde. Portaria nº 390 de 06 de julho de 2005. Brasília: Ministério da Saúde; 2005.

Brasil. Ministério da Saúde. Portaria nº 425 de 19 de março de 2013. Brasília: Ministério da Saúde; 2013.

Brasil. Pesquisa de Orçamentos Familiares (2013-2014) – Antropometria e estado nutricional de crianças, adolescentes e adultos no Brasil. Ministério da Saúde e Ministério do Planejamento. Rio de Janeiro: IBGE; 2015.

Breaux CW. Obesity surgery in children. Obes Surg. 1995;5(3):279-84.

Buchwald H. Consensus Conference Statement. Bariatric surgery for morbid obesity; health implications for patients, health professionals, and third party payers. Surg Obes Relat Dis. 2005;1(3):371-81.

Calle EE, Rodriguez C, Walker-Thurmond K, Thun MJ. Overweight, obesity, and mortality from cancer in a prospectively studied cohort of US adults. N Eng J Med. 2003;348(17):1625-38.

Capella JF, Capella RF. Bariatric surgery in adolescence: is this the best age to operate? Obes Surg. 2003;13(6):826-32.

Capella JF, Capella RF, Mandac H, Nath P. Vertical banded gastroplasty – gastric bypass: prelimary report. Obes Surg. 1991;1(4):389-95.

Casillas RA, Kim B, Fischer H, et al. Comparative effectiveness of sleeve gastrectomy versus Roux-en-Y gastric bypass for weight loss and safety outcomes in older adults. Surg Obes Relat Dis. 2017;13:1476-83.

Center for Disease Control and Prevention. Contributing factors. 2010. Disponível em: http://www.cdc.gov/obesity/childhood/contributing_factors.html. Acesso em: 22 maio 2020.

Cohen R, Pinheiro JS, Correa JL. Bariatric surgery in adolescents is safe and effective. Surg Obes Relat Dis. 2006;2(3):289.

Davis MM, Slish K, Chao C, Cabana MD. National trends in bariatric surgery, 1996-2002. Arch Surg. 2006;141:71-4.

DeLuca M. Indications for surgery for obesity and weight related diseases: position statement from the International Federation for the Surgery of Obesity and Metabolic Disorders (IFSO). Obes Surg. 2016;26:1659-96.

Ferraz AAB, Campos JM, Martins JBC. Superobeso: um desafio no tratamento cirúrgico. In: Cecconello I, D'Albuquerque LAC, Bresciani C, et al. Atualização em cirurgia do aparelho digestivo e coloproctologia. São Paulo: Tecart; 2009. p. 37-45.

Field AE, Coakley EH, Must A, et al. Impact of overweight on the risk of developing common chronic diseases during a 10-year period. Arch Intern Med. 2001;161(13):1581-6.

Fielding GA, Duncombe JE. Laparoscopic adjustable banding in severe obese adolescents. Surg Obes Relat Dis. 2005;1(4):399-407.

Fitch A, Fox C, Bauerly K, Heim C, et al. Prevention and management of obesity for children and adolescents. Institute for Clinical Systems Improvement; 2013. Disponível em: https://www.icsi.org/_asset/tn5 cd5/ObesityChildhood.pdf. Acesso em: 22 maio 2020.

Fobi MAL, Lee H. Silastic ring vertical banded gastric bypass for the treatment of obesity: two years of follow-up in 84 patients. J Natl Med Assoc. 1994;86:125-7.

Forsell P, Hellers G, Laveskog U, Westman L. Validation of pouch size measurement following the Swedish Adjustable Gastric Banding using endoscopy, MRI and barium swallow. Obes Surg. 1996;6(6):463-7.

Freedman DS, Mei Z, Srinivasan SR, et al. Cardiovascular risk factors and excess adiposity among overweight children and adolescents: the Bogalusa heart study. J Pediatr. 2007;150(1):12-7.

Freidl EK, Sysko R, Devlin MJ, et al. School and cognitive functioning problems in adolescent bariatric surgery candidates. Surg Obes Relat Dis. 2013;9(6):991-6.

Frühbeck G, Diez-Caballero A, Gil MJ, et al. The decrease in plasma Ghrelin concentrations following bariatric surgery depends on the functional integrity of the fundus. Obes Surg. 2004;14(5):606-12.

Garofalo F, Denis R, Pescarus R, et al. Long-term outcome after laparoscopic sleeve gastrectomy in patients over 65 years old: a retrospective analysis. Surg Obes Relat Dis. 2017;13(1)1-6.

Greenstein RJ, Rabner JG. Is adolescent gastric-restrictive antiobesity surgery warranted? Obes Surg. 1995;5(2):138-44.

Hallowell PT, Stekato TA, Schuster M, et al. Avoidance of complications in older patients and medicare recipients undergoing gastric bypass. Arch Surg. 2007;142:506-12.

Halpern A, Matos AFG, Suplicy HL, et al., editores. Obesidade. São Paulo: Lemos; 1998. p. 67-111.

Halpern ZSC. Situações especiais: tratamento da obesidade em crianças. In: Halpern A, Matos AFG, Suplicy HL, et al., editores. Obesidade. São Paulo: Lemos; 1998. p. 319-30.

Hammer LD, Kraemer HC, Wilson DM, et al. Standardized percentile curves of body-mass-index for children and adolescents. AJDC. 1991;145:259-63.

Himpens J, Dapri G, Cadiere GB. A prospective randomized study between laparoscopic gastric banding and laparoscopic isolated sleeve gastrectomy: results after 1 and 3 years. Obes Surg. 2006;16(11):1450-6.

Inge TH, Krebs NF, Garcia VF, et al. Bariatric surgery for severely overweight adolescents: concerns and recommendations. Pediatrics. 2004;114(1):217-23.

Inge TH, Zeller MH, Jenkins TM, et al. Perioperative outcomes of adolescents undergoing bariatric surgery: The Teen-Longitudinal Assessment of Bariatric Surgery (Teen-LABS) study. JAMA Pediatr. 2014;168(1):47-53.

Ingelfinger JR. Bariatric surgery in adolescents. N Engl J Med. 2011;365(15):1365-7.

Kolata G. Obese children: a growing problem. Science. 1986;232:20-1.

Langer FB, Reza Hoda MA, Bohdjalian A, et al. Sleeve gastrectomy and gastric banding: effects on plasma ghrelin levels. Obes Surg. 2005;15(7):1024-9.

Lau DCW, Douketis JD, Morrison KM, et al.; members of the Obesity Canada Clinical Practice Guidelines Expert Panel. 2006 Canadian clinical practice guidelines on the management and prevention of obesity in adults and children [summary]. CMAJ. 2007;176(8):S1-13.

Livingston EH, Langert J. The impact of age and medicare status on bariatric surgical outcomes. Arch Surg. 2006;141:1115-20.

Lobstein T, Baur L, Uauy R. Obesity in children and young people: a crisis in public. Health Obes Rev. 2004;5(Suppl. 1):4-85.

Maghrabi AH, Wolski K, Abood B, et al. Two-year outcomes on bone density and fracture incidence in patients with T2DM randomized to bariatric surgery versus intensive medical therapy. Obesity (Silver Spring). 2015;23:2344-8.

Mason EE. Vertical banded gastroplasty. Arch Surg. 1982;117:701-6.

Mason EE, Scott DH, Doherty C, et al. Vertical banded gastroplasty in the severely obese under age twenty-one. Obes Surg. 1995;5(1):23-33.

Messiah SE, Lopez-Mitnik G, Phil M, et al. Changes in weight and co-morbidities among adolescents undergoing bariatric surgery: 1-year results from the Bariatric Outcomes Longitudinal Database. Surg Obes Relat Dis. 2014;9(4):503-13.

Miller DK, Goodman GN. Gastric bypass procedures. In: Deitel M. Surgery for the morbidly obese patient. Philadelphia: Lea & Febiger; 1989. p. 113-33.

Milone L, Strong V, Gagner M. Laparoscopic sleeve gastrectomy is superior to endoscopic intragastric baloon as a first stage procedure for the superobese patient (BMI > 50). Obes Surg. 2005;15(5):612-7.

Monteiro CA. Epidemiologia da obesidade. In: Halpern A, Matos AFG, Suplicy HL, et al., editores. Obesidade. São Paulo: Lemos; 1998. p. 15-30.

Monteiro CA, Mondini L, Souza ALM, Popkin BM. The nutrition transition in Brazil. Eur J Clin Nutr. 1995;49:105-13.

Morton JM, Albanese CT. National in-patient outcomes for adolescent bariatric surgery. Surg Obes Relat Dis. 2005;2(2):158.

National Institutes of Health conference. Gastrointestinal surgery for severe obesity. Consensus Development Conference Panel; Ann Intern Med. 1991;115(12):956-61.

National Institutes of Health Consensus Development Conference. Gastrointestinal surgery for severe obesity: Proceedings of a National Institutes of Health Consensus Development Conference. March 25-27,1991; Bethesda, MD. Am J Clin Nutr. 1992;55(Suppl.):487S-619S.

Nelson LG, Lopez PP, Haines KL, et al. Outcomes of bariatric surgery in patients ≥ 65 years. Surg Obes Relat Dis. 2006;2(3):384-8.

O'Brien PE, Sawyer SM, Laurie C, et al. Laparoscopic adjustable gastric banding in severely obese adolescents: a randomized trial. JAMA. 2010;303(6):519-26.

Papadia F, Marinari GM, Camerini G, et al. Long-term results of biliopancreatic diversion in subjects with Prader-Willi syndrome. Obes Surg. 2001;11(4):405-6.

Patel AG, Murgatroyd B, Ashton WD. Single incision laparoscopic adjustable gastric banding: 111 cases. Surg Obes Relat Dis. 2012;8(6):747-51.

Paulus GF, de Vaan LE, Verdam FJ, et al. Bariatric surgery in morbidly obese adolescents: a systematic review and meta-analysis. Obes Surg. 2015;25(5):860-78.

Pedroso FE, Angriman F, Endo A, et al. Weight loss after bariatric surgery in obese adolescents: a systematic review and meta-analysis. Surg Obes Relat Dis. 2018;14(3):413-22.

Perry CD, Hutter MM, Smith DB, et al. Survival and changes in comorbidities after bariatric surgery. Ann Surg. 2008;247(1):21-7.

Popkin BM, Doak C. The obesity epidemic is a worldwide phenomenon. Nutri Rev. 1998;56:95-103.

Roebroek YGM, Paulus GF, van Mil EGA, et al. Bariatric surgery in adolescents: a prospective randomized controlled trial comparing laparoscopic gastric banding to combined lifestyle interventions in adolescents with severe obesity (BASIC trial). BMC Pediatrics. 2019;19(34).

Rosembaum M, Leibel RL. Obesity in childhood. Pediatr Rev. 1989;11:43-55.

Sarno LA, Lipshultz SE, Harmon C, et al. Short-and long-term safety and efficacy of bariatric surgery for severely obese adolescents: a narrative review. Pediatr Res. 2020;87(2):202-9. Epub 2019 Aug 11.

Scopinaro N, Adami GF, Marinari GM, et al. Biliopancreatic diversion. World J Surg. 1998;22:936-46.

Serra C, Baltazar A, Andreo L, et al. Treatment of gastric leaks with coated self-expanding stents after sleeve gastrectomy. Obes Surg. 2007;17(7):866-72.

Silberhumer GR, Miller K, Krivanek S, et al. Laparoscopic adjustable gastric banding in adolescents: the Austrian experience. Obes Surg. 2006;16(8):1062-7.

Strauss SR, Bradley LJ, Brolin RE. Gastric bypass surgery in adolescents with morbid obesity. J Pediatr. 2001;138:499-504.

Thomas H, Agrawal S. Systematic review of obesity surgery mortality risk score – preoperative risk stratification in bariatric surgery. Obes Surg. 2012;22(7):1135-40.

Treadwell JR, Sun F, Schoelles K. Systematic review and meta-analysis of bariatric surgery for pediatric obesity. Ann Surg. 2008;248(5):763-76.

Trooboff SW, Stucke RS, Riblet NB, et al. Psychosocial outcomes following adolescent metabolic and bariatric surgery: a systematic review and meta-analysis. Obes Surg. 2019;29:3653-64.

Tsai WS, Inge TH, Burd RS. Bariatric surgery in adolescents: recent national trends in use and in-hospital outcome. Arch Pediatr Adolesc Med. 2007;161(3):217-25.

Varela E, Hinojosa M, Nguyen N. Bariatric surgery in adolescents: analysis of 309 cases. Surg Obes Relat Dis. 2007;3(3):278.

Vega GL. Results of expert meetings: obesity, the metabolic syndrome, and cardiovascular disease. Am Heart J. 2001;142:1108-16.

Wittgrove AC, Buchwald H, Sugerman H. Bariatric surgery for the severely obese patients: further insight from the American Society for Bariatric Surgery. Pediatrics. 2004;114:252-4.

World Health Organization. Obesity: preventing and managing the global epidemic. Report of a WHO consultation on obesity. Geneva: WHO; 1998.

Yanovski JA. Intensive therapies for pediatric obesity. Pediatr Clin North Am. 2001;48:1041-53.

Yermilov I, McGory ML, Shekelle PW, et al. Appropriateness criteria for bariatric surgery: beyond the NIH guidelines. Obesity. 2009;17(8):1521-7.

Yusuf S, Hawken S, Ounpun S, et al. Effect of potentially modifiable risk factors associated with myocardial infarction in 52 countries (the INTERHEART study) case-control study. Lancet. 2004;364(9438):937-52.

Zlochevsky ERM. Obesidade. In: Monte O, Longui CA, Calliari LEP, editores. Endocrinologia para o pediatra. São Paulo: Atheneu; 1998. p. 286-90.

104 | Cirurgia Bariátrica em Idosos

Denis Pajecki ▪ Marco Aurelio Santo

Introdução

A expectativa de vida das populações aumentou significativamente nas últimas décadas. Em paralelo ao envelhecimento populacional, o mundo experimenta uma epidemia de obesidade. No Brasil, sua prevalência atingiu o índice de 26,8% da população adulta, sendo maior nas pacientes do sexo feminino, e crescente na população de baixa renda e de baixa escolaridade.

Segundo a Organização Mundial da Saúde, nos países desenvolvidos são considerados idosos os indivíduos com 65 anos ou mais; e, nos países em desenvolvimento, aqueles com 60 anos ou mais. No Brasil, essa definição é reforçada pelo estatuto do idoso. A população acima de 65 anos dobrou em nosso meio nos últimos 20 anos, chegando a mais de 22 milhões de pessoas. A prevalência de sobrepeso e obesidade nessa faixa etária também aumentou, atingindo 64,4% e 22% dos indivíduos, respectivamente.

Os objetivos do tratamento da obesidade podem variar segundo os grupos etários: enquanto em jovens a prevenção de complicações sistêmicas, diminuição de risco e tratamento de comorbidades como diabetes, hipertensão arterial e dislipidemias são primordiais, em idosos a prioridade está em proporcionar anos de vida com menor incapacidade e melhora da qualidade de vida. Nessa população, a redução da quantidade de medicações para controle de doenças crônicas e a melhora de aspectos mecânicos relacionados com mobilidade e funcionalidade são desfechos de maior relevância. Dieta, atividade física e programas de modificação de estilo de vida são os pilares do tratamento clínico da obesidade. A utilização de medicação específica para obesidade em idosos deve ser feita com máxima cautela, devido aos efeitos colaterais e ao risco de interação medicamentosa, considerando o uso frequente de polifarmácia nessa população. Não obstante, a utilização de análogos do peptídeo semelhante ao glucagon 1 (GLP-1) tem se mostrado não somente segura, mas capaz de reduzir desfechos cardiovasculares e mortalidade em pacientes idosos de alto risco cardiovascular.

No processo de envelhecimento, ocorrem mudanças biológicas de caráter fisiológico, bioquímico e funcional. Nesse período, são observadas mudanças na composição corporal, como a diminuição da massa magra e da densidade mineral óssea, com concomitante aumento de gordura. Dentre os compartimentos corporais, a massa muscular é o componente relacionado com capacidade funcional e mobilidade do idoso, ou seja, relacionados com autonomia e independência para a realização das atividades diárias instrumentais e básicas como, por exemplo, realizar tarefas domésticas, vestir-se, caminhar e sair do leito.

A perda progressiva de massa muscular associada à perda de força pode levar esses indivíduos à sarcopenia, que está relacionada a maior número de quedas, fraturas, incapacidade, hospitalizações recorrentes e maior mortalidade. A sarcopenia é decorrente da interação complexa de muitos fatores, sendo um deles o fator nutricional.

Nesse sentido, a obesidade agrava o processo de limitação funcional em idosos. Em nosso meio, por exemplo, foi observado declínio funcional em quase metade dos pacientes com obesidade classe 3 ou superior com mais de 60 anos relacionado com o aumento progressivo do índice de massa corporal (IMC). Por outro lado, estudos prospectivos demonstram que tratamentos para perda de peso levam a recuperação funcional e aumento da sobrevida nessa população. Nesse contexto destaca-se, em particular, a importância da preservação da massa magra, por meio de intervenções nutricionais e exercícios físicos de resistência.

Cirurgia bariátrica em pacientes idosos: histórico e regulamentação

Com o crescente número de pacientes idosos com obesidade grave, a cirurgia bariátrica tem se tornado uma opção de tratamento cada vez mais frequente para essa população. A primeira diretriz estabelecendo os critérios de indicação de cirurgia bariátrica, publicada pelo Instituto Nacional de Saúde (NIH) dos EUA em 1991 e utilizada como referência para essa prática desde então, não estabeleceu limites rígidos de idade em relação à população idosa. Recomendou-se, entretanto, que pacientes com mais de 65 anos fossem avaliados individual e criteriosamente para que se estabelecesse a relação risco/benefício do tratamento cirúrgico. Entretanto, até o início dos anos 2000, o número de pacientes idosos operados foi muito pequeno. Perry et al., em 2008, demonstraram aumento da sobrevida em pacientes operados com mais de 65 anos quando comparados com pacientes não operados. Não obstante, em 2009, Yermilov et al. revisaram os critérios do NIH referentes ao limite de idade e, contrariamente, propuseram que, para pacientes com mais de 65 anos, as indicações para cirurgia deveriam ser mais rígidas; somente para pacientes com IMC acima de 40 kg/m^2 e com graus mais graves de diabetes, hipertensão, apneia do sono ou dor articular crônica. No entanto, pouca importância tinha sido dada ao agravamento da qualidade de vida como fator de indicação cirúrgica. Apenas em 2016 a International Federation for the Surgery of Obesity and Metabolic Disorders (IFSO) publicou diretrizes destacando a importância dos riscos e benefícios do tratamento nesses pacientes e que o objetivo principal seria a melhora de sua qualidade de vida.

No Brasil, a resolução do Conselho Federal de Medicina nº 1.766/05 de 11 de julho de 2005 definia que pacientes idosos (sem menção à idade) só poderiam ser operados mediante precauções especiais e avaliações de "custo-benefício". Entretanto, pela portaria do Ministério da Saúde nº 1.075 de 04 de julho de 2005, o protocolo de indicação de tratamento cirúrgico da obesidade classe 3 ou superior no âmbito do Sistema Único de Saúde (SUS) estabeleceu em 60 anos o limite de idade para indicação cirúrgica. Segundo esse protocolo, os pacientes com mais de 60 anos deveriam ser excluídos do programa e exceções discutidas e decididas por equipe multiprofissional e multidisciplinar. O documento atentava ainda para a maior morbimortalidade do tratamento cirúrgico nos indivíduos "muito idosos".

Mais recentemente, a portaria nº 424/2013 do Ministério da Saúde e a resolução nº 2.131/2015 do CFM destacaram que pacientes com mais de 65 anos podem ser operados, desde que cumpridas premissas gerais de indicação, devendo-se avaliar individualmente o risco cirúrgico, o risco/benefício da operação, a expectativa de vida e os benefícios do emagrecimento.

Não obstante, o tratamento cirúrgico da obesidade em pacientes com mais de 65 anos continuou controverso. Embora nas diretrizes do SUS a idade não seja um critério absoluto de exclusão, a Agência Nacional de Saúde (ANS) não considera obrigatória a cobertura desse tipo de procedimento para pacientes com mais de 65 anos. Para os pacientes nessa faixa etária, prevalece o conceito segundo o qual deve ser avaliada a relação risco/benefício do procedimento, para cada paciente individualmente, sem determinar critérios ou desfechos objetivos que caracterizem esse benefício.

Do ponto de vista do risco cirúrgico, não se observa diferença nesse aspecto em pacientes na faixa dos 60 aos 65 anos quando comparados à população mais jovem. Em pacientes com mais de 65 anos, de um modo geral, observa-se maior risco cirúrgico (semelhante ao observado para outros tipos de cirurgia), relacionado com maiores prevalência e tempo de evolução de comorbidades clínicas e com menor capacidade funcional. Nos pacientes idosos, a menor capacidade de deambular e de realizar tarefas de modo independente e a fragilidade estão associadas a maior risco cirúrgico.

Um levantamento realizado em nosso serviço em 2011 mostrou que, dentre 1.600 pacientes com obesidade grave cadastrados para tratamento cirúrgico, havia 213 (13,5%) com 60 anos ou mais. A idade média nesse grupo foi de 65 ± 5,5 anos e as comorbidades mais comuns foram: hipertensão arterial em 198 (91%), diabetes *mellitus* tipo 2 (DM2) em 101 (46,5%), dislipidemia em 96 (44%), apneia obstrutiva do sono em 43 (19,8%), insuficiência cardíaca congestiva em 13 (6%), doença coronariana em 10 (4,6%) e problemas ortopédicos associados à limitação funcional importante em 52 (24%). Atualmente, a proporção de pacientes nessa faixa etária é de mais de 20%.

O risco cirúrgico aumentado nos pacientes com mais de 65 anos consiste, sem dúvida, em fator limitante para a indicação mais ampla da cirurgia bariátrica. A utilização de escores de risco específicos, como o *Obesity Surgery Mortality Risk Score* (OS-MRS), pode ser útil na seleção de pacientes e tem sido aplicada por alguns autores. A escolha da via de acesso e da técnica cirúrgica também têm relação com essa questão. Nesse aspecto, ressalta-se que a morbimortalidade cirúrgica em pacientes com mais de 65 anos foi maior na era da cirurgia bariátrica convencional e teve redução significativa na era da cirurgia laparoscópica, aproximando-a dos índices observados na população mais jovem.

Em resumo, pode-se dizer que houve um aumento da população de idosos elegíveis para cirurgia bariátrica nos últimos anos, mas que aspectos relacionados aos objetivos do tratamento e aos desfechos a longo prazo ainda precisam ser mais bem definidos.

Consideram-se os seguintes fatores determinantes na chamada "relação risco/benefício" do tratamento:

- Risco: risco cardiovascular, saúde óssea, declínio funcional (fragilidade)
- Benefício: controle de comorbidades clínicas, melhora funcional, melhoria de qualidade de vida e sobrevida.

Embora tenhamos avançado bastante em alguns desses pontos, são necessários ainda resultados de estudos prospectivos e de maior seguimento para melhor definição do papel da cirurgia bariátrica em influenciar os chamados "desfechos duros", como mortalidade, de modo que seja incorporada a diretrizes de tratamento dessa população.

Avaliação pré-operatória

Inicialmente, o paciente idoso deve submeter-se ao mesmo protocolo de avaliação pré-operatória aplicado a indivíduos mais jovens. Três capítulos deste Tratado são dedicados a essa avaliação: Capítulos 95, *Avaliação Pré-Operatória Cardiorrespiratória de Pacientes com Obesidade*, 96, *Avaliação do Paciente com Doença Arterial Coronariana Antes da Cirurgia Bariátrica*, e 102, *Risco Cirúrgico e Anestésico no Paciente com Obesidade Grave*. Entretanto, no processo de decisão sobre a indicação cirúrgica, a avaliação geriátrica é importante, tendo em vista que essa população apresenta maior prevalência de comorbidades e perda funcional.

A Avaliação Geriátrica Ampla (AGA) é o instrumento utilizado rotineiramente para a avaliação de pessoas idosas, que visa identificar doenças, limitações funcionais e cognitivas, além de fragilidades físicas e psicossociais, para gerar estratégias de abordagem e tratamento mais eficazes na prevenção de perda funcional e mortalidade.

Estudos que avaliaram pacientes idosos submetidos a procedimentos cirúrgicos oncológicos destacam a importância da funcionalidade e fragilidade pré-operatória como marcadores de prognósticos.

Pacientes com história de quedas têm maior risco de novas quedas com perda progressiva de funcionalidade. Na AGA, pergunta-se se houve queda nos últimos 6 meses, sendo esse um fator prognóstico importante. Na investigação de possível sarcopenia, são feitas avaliações de composição corporal (bioimpedância ou absorciometria por raios X de dupla energia [DEXA]), força (*hand grip*) e desempenho muscular (testes de velocidade de marcha e de levantar da cadeira).

Realiza-se também rotineiramente a avaliação da saúde óssea nos pacientes idosos que serão submetidos à cirurgia da obesidade. Essa avaliação é importante dado o aumento da incidência de osteopenia e osteoporose nessa faixa etária e porque, após a cirurgia, ocorre diminuição de ingestão e de absorção de micronutrientes, que pode levar à perda da densidade mineral óssea nesses indivíduos.

Resultados do tratamento cirúrgico da obesidade em idosos

Do ponto de vista do risco, a morbidade cirúrgica nos pacientes com mais de 60 anos, na maioria das casuísticas publicadas, não é diferente da observada nos pacientes mais jovens. Esse dado pode ser observado mesmo em casuísticas da era da cirurgia bariátrica convencional. Dunkle-Blatter et al. relataram os mesmos índices de complicações maiores e menores e mortalidade aos 30 e 90 dias. Resultados semelhantes foram observados por Hazzan et al. e

836 Parte 7 ▪ Tratamento Cirúrgico da Obesidade

St Peter et al. Em pacientes do sistema público de saúde norte-americano (*Medicare*), que habitualmente esperam mais tempo pelo tratamento cirúrgico e apresentam número maior de comorbidades, Hallowell et al. também relataram os mesmos resultados. O controle do excesso de peso e das comorbidades nos pacientes operados com mais de 60 anos também são semelhantes aos da população adulta mais jovem.

Para os pacientes com mais de 65 anos, em particular na era da cirurgia convencional, os dados foram diferentes. Nesse cenário, levantamento em banco de dados americanos (*National Hospital Discharge Survey* e *National Inpatient Survey*), analisando mais de 25 mil cirurgias bariátricas, revelou mortalidade de 3,2% na população idosa (contra 0,2 a 0,7% na população mais jovem) e efeitos adversos em 32,3% (contra 21,6% nos mais jovens). Nelson et al. relataram mortalidade de 4% e risco de complicações cirúrgicas de até 20% dos pacientes. Em nosso meio, em estudo com seguimento médio de 5 anos, Pajecki et al. avaliaram retrospectivamente 30 pacientes entre 60 e 65 anos e 16 com mais de 65 anos no momento da cirurgia (*bypass* gástrico convencional). A perda de peso média e a taxa de resolução das comorbidades de ambos os grupos foram semelhantes às de indivíduos mais jovens. Contudo, os pacientes com mais de 65 anos tiveram maior índice de complicações.

O'Keefe et al. analisaram 157 pacientes com mais de 65 anos, submetidos ao *bypass* gástrico laparoscópico em centros de excelência nos EUA, e relataram complicações maiores (obstrução intestinal, fístula, hemorragia digestiva, insuficiência respiratória, pneumonia, infarto do miocárdio e tromboembolismo pulmonar) em 7% e complicações menores (estenose de anastomose, úlcera marginal, infecção de ferida, hematoma de ferida e hematoma intra-abdominal) em 33,1%. Em comparação, população mais jovem submetida à mesma técnica cirúrgica nos mesmos centros apresentou índice de complicações semelhante, mas mortalidade menor (mortalidade de 1,3% contra zero a 0,4% nos pacientes mais jovens). Apesar disso, o estudo considerou o procedimento seguro e eficaz para os pacientes com mais de 65 anos e sugere que a idade não deveria ser uma barreira para os pacientes com obesidade grave que desejassem submeter-se ao tratamento cirúrgico. Nos últimos anos, o número de publicações avaliando os resultados da cirurgia bariátrica em pacientes com mais de 65 anos

aumentou consideravelmente e seus resultados e estão resumidos na Tabela 104.1.

As vantagens da via laparoscópica, nessa situação em especial, são claras. Dentre as técnicas cirúrgicas mais aplicadas, destacam-se a gastrectomia vertical (*sleeve*) e o *bypass* gástrico em Y de Roux, que juntas representam praticamente 90% das operações bariátricas realizadas no mundo. A maioria dos estudos que avaliaram as duas técnicas em pacientes idosos são retrospectivos, prospectivos não randomizados ou contemplaram apenas uma técnica. Moon et al. concluíram que, em pacientes idosos, a perda de peso com *bypass* gástrico foi maior, mas a morbidade cirúrgica com a gastrectomia vertical foi menor, não havendo diferença na resolução de comorbidades com as duas técnicas. Pequignot et al. também demonstraram que a gastrectomia vertical é uma técnica segura para pacientes com mais de 60 anos, expondo taxas de complicações até 30 dias semelhantes às dos adultos mais jovens (17,9 e 17,6%). Conduzimos no HCFMUSP um estudo prospectivo e randomizado comparando as duas técnicas em pacientes com mais de 65 anos. A morbidade cirúrgica foi menor com a gastrectomia vertical, enquanto a perda de peso e o controle do DM2 e da dislipidemia foram superiores com o *bypass* gástrico, com 1 e 3 anos de seguimento. Os pacientes submetidos ao *bypass* tiveram também maior perda de densidade mineral óssea, o que aponta para a necessidade de maior vigilância no acompanhamento. Na Tabela 104.2, apresenta-se um resumo de estudos que compararam as duas técnicas cirúrgicas em pacientes idosos.

Considerações finais

A indicação de cirurgia bariátrica para pacientes idosos com obesidade grave cresceu significativamente nos últimos anos, acompanhando o aumento da expectativa de vida e a incidência de obesidade nessa população. A idade *per se* deixou de ser um fator limitante para indicação desse tratamento, devendo-se considerar o risco individual de cada paciente e as expectativas de melhora da qualidade de vida e sobrevida que a perda de peso pode proporcionar. Em tal contexto, as metas de perda de peso nessa população podem ser diferentes daquelas utilizadas para indivíduos mais jovens, o que pode, de algum modo, influenciar na escolha da técnica cirúrgica.

Tabela 104.1 Resultados do tratamento cirúrgico da obesidade em pacientes com 65 anos ou mais.

Autor	Ano	Técnica	n	%PEP	Seguimento (meses)	Mortalidade (90 dias)
Wilkomm et al.	2010	*Bypass* laparoscópico	100	75%	12	0
Parmar et al.	2017	*Bypass* laparoscópico (8) Gastrectomia vertical (2)	10	74% (total)	12	0
Chow et al.	2016	*Bypass* laparoscópico	1.835	66,2%	26,6	0,14
Dorman et al.	2011	*Bypass*	1.994	NA	NA	0,4% (< 70 anos) 0,6% (> 70 anos)
Garofalo et al.	2017	Gastrectomia vertical	30	52,9%	36	0
O'Keefe et al.	2010	*Bypass* laparoscópico 79,3% Banda gástrica 17,2% Gastrectomia vertical 3%	197	55% (média dos procedimentos)	12	0

NA: não disponível; %PEP: porcentagem de perda do excesso de peso.

Capítulo 104 ▪ Cirurgia Bariátrica em Idosos

Tabela 104.2 Comparação entre gastrectomia vertical (*sleeve*) e *bypass* gástrico em pacientes idosos.

Autor	Ano	n	Idade média	%PEP	Complicações	Mortalidade (90 dias)
Kaplan et al.	2018	*Bypass* 175 GV 29	NA	*Bypass* 56,75% GV 42,21%	Total 13,5%	0%
Gray et al.	2018	*Bypass* 69 GV 65	64	*Bypass* 87,3% GV 84,3% (12 meses)	*Bypass* 4,58% GV 3,47%	0%
Casillas et al.	2017	*Bypass* 177 GV 252	67	*Bypass* 66% GV 42,3% (4 anos)	*Bypass* 30,5% GV 15,4%	*Bypass* 1,7% GV 0%
Moon et al.	2016	*Bypass* 212 GV 73	*Bypass* gástrico 62,6 GV 64,1	*Bypass* 67,1% GV 60,8% (24 meses)	*Bypass* 4,7% GV 2,7%	*Bypass* 1,4% GV 0
Pajecki et al.	2023	*Bypass* 18 GV 18	67	*Bypass* 68% GV 60%	*Bypass* 16,6% GV 0%	*Bypass* 0 GV 0

GV: gastrectomia vertical; NA: não disponível; %PEP: porcentagem de perda do excesso de peso.

Bibliografia

Agência Nacional de Saúde. RN nº 428 de 2017. Atualiza o Rol de Procedimentos e Eventos em Saúde, que constitui a referência básica para cobertura assistencial mínima nos planos privados de assistência à saúde, contratados a partir de 1º de janeiro de 1999; fixa as diretrizes de atenção à saúde; e revoga as Resoluções Normativas – RN nº 387, de 28 de outubro de 2015, e RN nº 407, de 3 de junho de 2016. Diário Oficial da União; 2017.

Bales CW, Buhr G. Is obesity bad for older persons? A systematic review of the pros and cons of weight reduction in later life. J Am Med Dis Assoc. 2008;9(5):302-12.

Batsis JA, Dolkart KM. Evaluation of older adults with obesity for bariatric surgery: a geriatrician's perspective. J Clin Gerit Geront. 2015;6:45-53.

Baumgartner R. Body composition in healthy aging. Ann N Y Acad Sci. 2000;904:437-48.

Brasil. Lei nº 10.741, de 1º de outubro de 2003. Dispões sobre o Estatuto da Pessoa Idosa e dá outras providências. Diário Oficial da União. 2003;(1):1.

Casillas RA, Kim B, Fischer H, et al. Comparative effectiveness of sleeve gastrectomy versus Roux-en-Y gastric bypass for weight loss and safety outcomes in older adults. Surg Obes Relat Dis. 2017;13: 1476-863.

Chow A, Switzer NJ, Gill RS et al. Roux-en-Y gastric by-pass in the elderly: a systematic review. Obes Surg. 2016;26:826-30.

Conselho Federal de Medicina. Resolução nº 1.766/05, de 11 de julho de 2005. Estabelece normas seguras para o tratamento cirúrgico da obesidade mórbida, definindo indicações, procedimentos aceitos e equipe. Diário Oficial da União. 2005;11(seção 1):114.

Corsi GC, Pinheiro MCA, Caldas APS, et al. Bone health assessment of elderly patients undergoing bariatric surgery. Arq Gastroenterol. 2022;59(4):513-21.

Davis MM, Slish K, Chao C, et al. National trends in bariatric surgery 1996-2002. Arch Surg. 2006;141:71-4.

DeLuca M. Indications for surgery for obesity and weight related diseases: position statement from the International Federation for the Surgery of Obesity and Metabolic Disorders (IFSO). Obes Surg. 2016;26:1659-96.

Dorman RB, Abraham AA, Al-Rafaie WB, et al. Bariatric surgery outcome in the elderly: an ACS NSQIP study. J Gastrintest Surg. 2012;16(1):35-44.

Dunkle-Blatter SE, St Jean MR, Whitehead C, et al. Outcomes among elderly bariatric patients at a high-volume center. Surg Obes Rel Dis. 2007;3:163-70.

Garofalo F, Denis R, Pescarus R, et al.; Long-term outcome after laparoscopic sleeve gastrectomy in patients over 65 years old: a retrospective analysis. Surg Obes Relat Dis. 2017;13(1):1-6.

Gray KD, Moore MD, Belorin O, et al. Increased metabolic benefit for obese elderly patients undergoing Roux-en-Y gastric bypass vs sleeve gastrectomy. Obes Surg. 2018;28:636-42.

Hallowell PT, Stekato TA, Schuster M, et al. Avoidance of complications in older patients and Medicare recipients undergoing gastric bypass. Arch Surg. 2007;142:506-12.

Hazzan D, Chin EH, Steinhagen E, et al. Laparoscopic bariatric surgery can be safe for treatment of morbid obesity in patients older than 60 years. Surg Obes Rel Dis. 2006;2:613-6.

Horie NC, Cercato C, Mancini MC, et al. Long term pharmacotherapy for obesity in the elderly patients. Drug Aging. 2010;27(6):497-506.

Kaplan U, Penner S, Farrokhyar F. Bariatric surgery in the elderly is associated with similar surgical risks and significant long-term health benefits. Obes Surg. 2018;28(8):2165-70.

Merchant RA, Seetharaman S, Au L, et al. Relationship of fat free mass index and fat free mass index with body fat mass index and association with function, cognition and sarcopenia in pre-frail older adults. Frot Endocrinol. 2021;12:765415.

Ministério da Saúde. Portaria nº 390/05, de 06 de julho de 2005. Define unidade de assistência em alta complexidade ao paciente portador de obesidade grave. Diário Oficial da União; 2005.

Ministério da Saúde. Portaria nº 425/13, de 19 de março de 2013. Estabelece regulamento técnico, normas e critérios para a assistência de alta complexidade ao indivíduo com obesidade. Diário Oficial da União; 2013.

Ministério da Saúde. Ministério do Planejamento. Pesquisa de orçamentos familiares 2019: Antropometria e estado nutricional de crianças, adolescentes de adultos no Brasil. Rio de Janeiro: IBGE; 2020. 127p.

Moon RC, Kreimer F, Teixeira AF, et al. Morbidity rates and weight loss after Roux-en-Y gastric bypass, sleeve gastrectomy, and adjustable gastric banding in patients older than 60 years old: which procedure to choose? Obes Surg. 2016;26(4):730-6.

Nelson LG, Lopez PP, Haines K, et al. Outcomes of bariatric surgery in patients > or = 65 years. Surg Obes Relat Dis. 2006;2(3):384-8.

NIH conference. Gastrointestinal surgery for severe obesity. Consensus Development Conference Panel. Ann Intern Med. 1991;115(12): 956-61.

O'Keefe KL, Kemmeter PR, Kemmeter KD, et al. Bariatric surgery outcomes in patients aged 65 years and older at an American Society for Metabolic and Bariatric Surgery Centers of Excellence. Obes Surg. 2010;20(9):1199-205.

Otto M, et al. Handgrip strength as a predictor for post bariatric body composition. Obes Surg. 2014;24:2082-8.

Ozeki Y, Masaki T, Katama A, et al. The effectiveness of GLP-1 receptor agonist Semaglutide on body composition in elderly obese diabetic patients: a pilot study. Medicines (Basel). 2022;9(9):47.

Pajecki D, Dantas ACB, Kanaji AL, et al. Bariatric surgery in the elderly: a randomized prospective study comparing safety of sleeve gastrectomy and Roux en Y gastric bypass (BASEtrial). Surg Obes Relat Dis. 2020;16(10):1436-40.

Pajecki D, Dantas ACB, Tustumi F, et al. Sleeve gastrectomy versus Roux-en Y gastric bypass in the elderly: 1 year preliminary outcomes in a randomized trial (BASE trial). Obes Surg. 2021;31(6):2359-63.

Pajecki D, Pinheiro MCA, Dantas ACB, et al. Sleeve gastrectomy versus Roux-en Y gastric bypass for treating obesity in patients > 65 years old: 3 year outcomes of a randomized trial. J Gastrintest Surg. 2023;27(4):780-2.

Pajecki D, Santo MA, et al. Functional assessment of older obese patients candidates for bariatric surgery. Arq Gastroenterol. 2014;51(1):25-8.

Pajecki D, Santo MA, Joaquim HD, et al. Bariatric surgery in the elderly: results of a mean follow-up of five years. Arq Bras Cir Dig. 2015;28(Suppl 1):15-8.

Parmar C, Mahawar KK, Karr WRJ, et al. Bariatric surgery in septuagenarians: a comparison with < 60 year olds. Obes Surg. 2017;27:3165-9.

Pequignot A, Prevot F, Dhahri A, et al. Is sleeve gastrectomy still contraindicated for patients aged > 60 years? A case-matched study with 24 months follow-up. Surg Obes Rel Dis. 2015;11(5):1008-13.

Perry CD, Hutter MM, Smith DB, et al. Survival and changes in comorbidities after bariatric surgery. Ann Surg. 2008;247(1):21-7.

Sandrett KG, Zuckerbraun BS, Peitzman AB. Operative risk stratification in the older adult. Surg Clin N Am. 2015;95:149-72.

Santo MA, Pajecki D, de Cleva R, et al. Morbidity and mortality of bariatric surgery in patients over 60: how to deal with morbid obesity in the elderly?. Obes Surg. 2011;21(8):1136.

Shea MK, et al. ADAPT study. J Gerontol A Biol Sci Med Sci. 2010; 65(5):519-25.

St Peter SD, Craft RO, Tiede JL, et al. Impact of advanced age on weight loss and health benefits after laparoscopic gastric by-pass. Arch Surg. 2005;140:165-8.

Thomas H, Agrawal S. Systematic review of obesity surgery mortality risk score – preoperative risk stratification in bariatric surgery. Obes Surg. 2012;22(7):1135-40.

Weinheimer EM, Sands LP, Campbell WW. A systematic review of the separate and combined effects of energy restriction and exercise on fat-free mass in middle-aged and older adults: implications for sarcopenic obesity. Nutr Rev. 2010;68:375-88.

Willkomm CM, Fischer TL, Barnes GS, et al. Surgical weight loss > 65 years old: is it Worth the risk?. Surg Obes Relat Dis. 2010;6(5):491-6.

Yermilov I, McGory ML, Shekelle PW, et al. Appropriateness criteria for bariatric surgery: beyond the NIH guidelines. Obesity. 2009;17(8):1521-7.

105 | Cirurgia Metabólica em Pacientes com Obesidade Classe 1

Hilton T. Libanori

Introdução

A partir da primeira conferência dedicada à cirurgia bariátrica, realizada pelo National Institutes of Health (NIH), em 1978, estabeleceu-se o índice de massa corporal (IMC) como o principal parâmetro para indicação de cirurgia bariátrica. Desde então, a cirurgia bariátrica passou a ser indicada para pacientes com obesidade classes 3 (IMC a partir de 40 kg/m^2) e 2 (IMC igual ou acima de 35 kg/m^2 com doenças associadas).

No entanto, ao longo do tempo, a indicação baseada no IMC tem sofrido críticas, uma vez que nem sempre esse índice está relacionado com a adiposidade. Além disso, como sabemos, há doenças metabólicas que podem ser claramente beneficiadas por cirurgias bariátricas em pacientes cujo IMC é menor que 35 kg/m^2. Para contemplar esses potenciais candidatos a tratamento cirúrgico, criou-se o termo "cirurgia metabólica".

Com o tempo, foi possível obter resultados a longo prazo sobre as cirurgias bariátricas no que tange à melhora metabólica, bem como estudar e melhor compreender os mecanismos envolvidos. Percebeu-se que a melhora metabólica não estava diretamente relacionada somente com perda ponderal, mas com outros mecanismos de ação intrínsecos da operação, entre os quais melhor resposta incretínica, o aumento de sais biliares regulados pelo fator de crescimento de fibroblastos 19, a modulação da flora intestinal e a dieta profundamente hipocalórica nas primeiras semanas. Portanto, por que não utilizar esse benefício a favor de pacientes com menor quantidade de gordura corporal e, do ponto de vista metabólico, mais doentes? Leia o Capítulo 28, sobre pacientes de peso normal, mas metabolicamente com obesidade.

Basicamente, as técnicas empregadas na cirurgia metabólica são as mesmas utilizadas na cirurgia bariátrica; o que as diferencia é o objetivo primário do tratamento: na metabólica, o foco recai sobre o benefício metabólico, e não especificamente sobre a perda ponderal. Com isso, uma gama maior de pacientes pode ser englobada, inclusive aqueles com obesidade classe 1 (IMC entre 30 e 35 kg/m^2).

Contribuiu para essa ampliação da indicação do tratamento cirúrgico a própria evolução das operações bariátricas em si. Até 1978, quando aconteceu a primeira reunião do NIH, imperavam as operações disabsortivas, como a derivação jejunoileal – técnica há muito abandonada pelos graves efeitos colaterais. A partir de então, ganharam espaço as gastroplastias, que, finalmente, evoluíram para a derivação gástrica ou *bypass* gástrico em Y de Roux. Mais recentemente, também ganhou destaque a gastrectomia vertical (ou *sleeve*), que é, hoje, a operação mais realizada mundialmente. Essas duas últimas operações, por serem as mais frequentes, são o foco deste capítulo, e são discutidas com mais detalhes nos Capítulos 85 e 86.

Além da diminuição de complicações a médio e longo prazos, promovida pelas operações atualmente utilizadas, cumpre-se salientar a grande evolução da técnica cirúrgica em si. Grandes laparotomias em pacientes com obesidade praticamente não ocorrem mais; as cirurgias minimamente invasivas, por videolaparoscopia, tornaram-se o padrão em cirurgia bariátrica e metabólica. Equipes cirúrgicas se especializaram nos procedimentos, ao mesmo tempo que equipamentos e instrumental passaram por um considerável desenvolvimento. Como resultado, as operações se tornaram mais seguras, associadas a baixas morbidade e mortalidade, além de proporcionarem rápida recuperação, alta precoce e retorno célere às atividades profissionais. Comparativamente, o risco de tais procedimentos, se realizados sob essas condições, assemelha-se ao de uma colecistectomia por videolaparoscopia.

Mais recentemente, as plataformas robóticas vêm ganhando espaço nas cirurgias bariátrica e metabólica, por garantirem maior conforto para o cirurgião e melhores visualização do campo cirúrgico e precisão dos movimentos. Apesar de ainda mais cara que a via laparoscópica, mostra-se vantajosa em casos complexos, como reoperações.

Indicações

Considerar a possibilidade de indicação da cirurgia metabólica para pacientes com obesidade classe 1 se tornou consistente face a estudos que demonstraram sua eficácia e efetividade no controle e na remissão de condições associadas à obesidade, como diabetes *mellitus* tipo 2 (DM2), hipertensão arterial sistêmica, dislipidemia, apneia do sono e doença do refluxo gastroesofágico.

Para essas doenças (e várias outras), o tratamento clínico frequentemente não se mostra efetivo ou não é tolerável pelo paciente – mesmo os modernos agonistas de incretinas, que por um lado levaram à redução de desfechos duros em estudos de segurança cardiovascular com pacientes de alto risco cardiovascular, por outro lado, podem causar efeitos colaterais intensos em algumas pessoas. Por outro lado, essas condições, sendo crônicas, têm efeito cumulativo, o que contribui para o desenvolvimento de desfechos graves, como os macrovasculares, nefropatia e câncer. A procura ou a espera por um tratamento clínico efetivo pode levar anos, um tempo precioso quando consideramos a profilaxia dos desfechos graves. Dessa forma, a indicação cirúrgica, nesses casos, deve ser amplamente debatida entre o paciente e os médicos que o acompanham nas diversas especialidades, com ênfase para o endocrinologista.

A principal contraindicação para as cirurgias bariátricas e metabólicas consiste na drogadição, principalmente no que tange ao etilismo, já que essas operações (especialmente o *bypass* gástrico em Y de Roux) levam à aceleração da absorção do álcool. Consequentemente, desencadeiam maior risco de etilismo em pacientes operados, o que já está bem-estabelecido.

É necessário considerar que essas operações estão associadas à diminuição da absorção de vitaminas e minerais, sobretudo ferro e cálcio; logo, a indicação para pacientes com osteoporose precisa ser melhor estudada quanto aos riscos e benefícios. Além disso, indivíduos que apresentarem anemia ferropriva ou mulheres em idade reprodutiva poderão necessitar de reposições periódicas de ferro parenteral. Essa menor absorção de vitaminas e minerais, decorrente das operações, obriga os pacientes a um seguimento perene, acompanhado de reposição e controle. Vale enfatizar que, em alguns pacientes, o seguimento e o controle são muito mais simples após a cirurgia metabólica do que o controle metabólico sem cirurgia.

A gastrectomia vertical (*sleeve*) prejudica mecanismos naturais de contenção do refluxo gastroesofágico e cria uma câmara gástrica menor, em que há maior pressão interna; por conseguinte, pacientes com refluxo gastroesofágico prévio estão sujeitos a uma piora do quadro, e indivíduos livres de esofagite de refluxo no pré-operatório podem desenvolvê-la após a operação. Trata-se, portanto, de um fator a ser levado em conta para a indicação dessa técnica específica. Por outro lado, o *bypass* gástrico em Y de Roux costuma tratar o refluxo e a esofagite.

Em 2016, foi realizado, em Londres, o DSS-II (do inglês *Diabetes Surgery Summit*), um encontro entre as maiores autoridades em diabetologia e cirurgia bariátrica em que foram apresentados os mais recentes estudos sobre cirurgia metabólica – em comparação ao tratamento clínico do DM2 – disponíveis à época. Desse encontro, extraíram-se 32 recomendações para que se pudesse considerar a indicação da cirurgia metabólica, que rapidamente foram referendadas por sociedades de todo o mundo, inclusive a Sociedade Brasileira de Diabetes. Posteriormente, a possibilidade de considerar a indicação cirúrgica para pacientes com IMC abaixo de 35 kg/m² passou a figurar em resolução do Conselho Federal de Medicina do Brasil. Desse modo, considerar a cirurgia metabólica uma indicação cirúrgica para pacientes com DM2 e síndrome metabólica cujo IMC esteja entre 30 e 35 kg/m² e que não apresentem adequado controle após tratamento clínico é uma realidade.

Vale salientar que o tratamento clínico está em constante evolução e que, nos últimos anos, novos fármacos foram acrescentados ao arsenal disponível para tratamento da síndrome metabólica e, mais especificamente, do DM2. Entre eles, merecem destaque os análogos do peptídeo semelhante ao glucagon 1 (GLP-1, do inglês *glucagon-like peptide-1*) e outros fármacos, ainda em desenvolvimento, que irão atuar sobre o polipeptídeo insulinotrópico dependente de glicose (GIP, do inglês *glucose-dependent insulinotropic polypeptide*), glucagon e amilina (ou, ainda, com ação combinada). Tal fato só corrobora a necessidade de indicação cirúrgica sob a avaliação de diferentes especialistas e após tentativa de tratamento adequado e atualizado.

Resultados

Acreditava-se que o efeito metabólico das operações fosse menos intenso em pacientes com menor grau de obesidade, uma vez que perderiam menos peso proporcionalmente ou mesmo porque teriam maior disfunção das células beta. No entanto, Cummings e Cohen, em metanálise publicada em 2016, em associação com o DSS-II, demonstraram que a melhora do DM2 foi tão significativa em estudos nos quais os pacientes tinham uma média de IMC acima de 35 kg/m² quanto nos estudos cuja média estava abaixo desse valor.

No mesmo evento, Schauer et al., em 2016, apresentaram os resultados de 11 estudos prospectivos, randomizados, que compararam diferentes técnicas de cirurgia metabólica com o tratamento clínico. Em todos eles, foi identificada uma ampla vantagem para o grupo cirúrgico, havendo diferenças entre as técnicas no que se refere à queda da hemoglobina glicada. O melhor resultado em relação ao desfecho de remissão do DM2 foi alcançado nos pacientes submetidos à cirurgia de derivação biliopancreática, enquanto aqueles operados pela técnica de gastrectomia vertical e *bypass* gástrico em Y de Roux tiveram resultados ótimos, mas menos intensos, enquanto nos que receberam a bandagem gástrica ajustável, os resultados foram modestos. Apesar do bom desempenho, devido às complicações e aos efeitos colaterais relacionados à má-absorção, as derivações biliopancreáticas não costumam ser utilizadas, a não ser em casos de exceção.

Uma das primeiras publicações, na literatura internacional, a mostrar resultados da cirurgia metabólica em pacientes com obesidade classe 1 foi feita por Cohen et al., em 2012. Sessenta e seis pacientes com diabetes diagnosticado em média há 12,5 anos e hemoglobina glicada média de 9,7%, apesar do tratamento clínico, foram submetidos ao *bypass* gástrico. Mesmo 6 anos após a cirurgia, 88% dos pacientes apresentavam remissão do diabetes, 11% exibiam melhora no controle do quadro e apenas um paciente não teve melhora. A média de hemoglobina glicada caiu para 5,9%, de forma que a maioria dos pacientes pôde deixar de tomar hipoglicemiantes. É bastante interessante notar que não houve correlação entre a melhora glicêmica e a perda ponderal, evidenciando que consistem em eventos paralelos, e não necessariamente interdependentes.

Comparando as principais operações – gastrectomia vertical e *bypass* gástrico em Y de Roux – com o tratamento clínico, Schauer et al., em 2017, no estudo STAMPEDE (*Surgical Treatment and Medications Potentially Eradicate Diabetes Efficiently*), demonstraram resultado muito superior do grupo cirúrgico quanto ao controle do diabetes. Após 5 anos, entre 150 pacientes inicialmente randomizados, apenas 5% do grupo clínico tinham hemoglobina glicada abaixo de 6%, contra 29% do grupo de *bypass* gástrico e 23% do de gastrectomia vertical. Sobre o uso de medicamentos, o grupo de gastrectomia vertical necessitou de, em média, 3 vezes mais fármacos que o grupo de *bypass* gástrico em Y de Roux para alcançar o mesmo resultado, o que indica a superioridade da última operação. Cabe salientar que esse estudo englobou pacientes com IMC entre 27 e 43 kg/m², entre os quais 37% tinham IMC abaixo de 35 kg/m².

Quanto à duração da remissão ou da melhora do diabetes, Courcoulas et al. recentemente publicaram o resultado do seguimento médio de 11 anos de 262 pacientes randomizados em cirurgia metabólica ou tratamento clínico. Tanto o *bypass* gástrico quanto a gastrectomia vertical foram utilizadas, e o IMC médio ficou em 36,4 kg/m². O estudo demonstrou que o grupo cirúrgico alcançou melhor controle glicêmico e remissão do diabetes, necessitando de menos medicamentos que o grupo clínico; não houve diferença quanto a eventos cardiovasculares maiores ou mortalidade. O grupo cirúrgico, no entanto, apresentou mais eventos como anemia, fraturas e sintomas digestivos. Ainda assim, 25% dos pacientes randomizados para tratamento clínico acabaram, também, sendo submetidos à cirurgia metabólica.

Quando se fala de cirurgia metabólica, outros parâmetros, que não unicamente o controle glicêmico, são igualmente importantes. Salienta-se o controle da hipertensão arterial sistêmica (HAS), da dislipidemia, da apneia do sono e da doença hepática esteatótica metabólica (DHEM ou MASLD, do inglês *metabolic-associated steatotic liver disease*).

Estudo retrospectivo, publicado por Altieri et al., em 2022, incluiu 1.296 pacientes com obesidade classe 1 submetidos à cirurgia em vários centros dos EUA, que passaram por seguimento de 3 anos. Os resultados mostraram que a perda de peso foi de cerca de 20% do IMC inicial, enquanto a remissão do DM2, aos 2 anos, atingiu 45%. A probabilidade de remissão da HAS foi de 60% para *bypass* gástrico e de 50% para gastrectomia vertical; já a remissão da dislipidemia foi de 50% e 25%, respectivamente, para os mesmos procedimentos. Não houve diferença quanto à perda ponderal e ao controle do diabetes entre as duas técnicas.

O estudo GATEWAY (do inglês *Gastric Bypass to Treat Obese Patients With Steady Hypertension*), realizado em nosso meio por Schiavon et al., em 2024, randomizou 100 pacientes com IMC médio de 36,9 kg/m^2 para tratamento clínico da HAS e obesidade, adicionando ou não o tratamento cirúrgico com o *bypass* gástrico. Após 5 anos, o grupo cirúrgico exibiu queda do IMC para 28 kg/m^2, contra 36,4 kg/m^2 do grupo clínico. Já o índice de remissão da HAS foi de 2,4% no grupo clínico, contra 46,9% no cirúrgico. Os autores concluíram que o *bypass* gástrico é uma forma altamente efetiva e durável para o tratamento da HAS em pacientes com obesidade classes 1 e 2. Uma subanálise do mesmo estudo, aos 3 anos de seguimento, estudou as diferenças entre os grupos quanto à apneia do sono. Observou-se o aumento de 5 eventos por hora nos 13 pacientes do grupo clínico, contra queda de 13 eventos por hora nos 24 pacientes do grupo cirúrgico. No grupo cirúrgico, houve 70% de remissão completa da apneia do sono. É importante ressaltar que a melhora da apneia do sono facilita o controle pressórico e diminui outros eventos, como as arritmias cardíacas.

Examinando a remissão da DHEM, Lassailly et al., em 2020, demonstraram que a cirurgia bariátrica foi capaz não só de fazer regredir ou levar à remissão completa na maioria dos casos, mas também de, após 5 anos, promover a regressão da fibrose em 60% dos pacientes que a apresentavam. Cabe salientar que os pacientes operados tinham obesidade classe 2 ou 3. A DHEM está claramente associada à síndrome metabólica, podendo progredir para esteatohepatite metabólica (MASH), que, por sua vez, evolui para fibrose, cirrose e falência hepática. A MASH é, hoje, a principal indicação de transplante hepático nos EUA – para a qual a cirurgia bariátrica e metabólica tem se mostrado o melhor tratamento disponível.

Assim, os resultados da cirurgia metabólica não se resumem à perda ponderal e/ou ao controle do DM2, mas envolvem toda a gama de doenças ligadas à síndrome metabólica.

Discussão

Foi demonstrado, há muitos anos, que a cirurgia bariátrica é capaz de elevar a expectativa de vida dos pacientes, principalmente dos portadores de DM2. Também é bem-conhecido o risco de desfechos graves, como os cardiovasculares e renais, em pacientes cronicamente malcontrolados para essa doença. É importante, assim, o estabelecimento de um tratamento eficaz e efetivo, o qual deve ser, ainda, eficiente – o que significa ter custo aceitável, baixa morbidade e efeitos colaterais de fácil controle.

Quando analisamos o arsenal farmacêutico disponível para o controle da síndrome metabólica, é possível observar uma rápida evolução, marcada pelo surgimento de fármacos cada vez mais eficazes. A despeito disso, a eficácia medicamentosa parece ainda não ter se igualado à da cirurgia metabólica em boa parte dos pacientes e o custo dos novos medicamentos dificulta o uso crônico e inviabiliza o uso para a grande maioria da população. Mesmo havendo fármacos gratuitos para hipertensão arterial e DM2 em nosso meio, essas doenças estão longe de estar bem-controladas na população. Pacientes submetidos à cirurgia metabólica, ainda que também requeiram acompanhamento e controle, estão mais controlados do ponto de vista metabólico.

Não parece haver diferença entre o benefício do tratamento cirúrgico em pacientes com obesidade classe 1 e indivíduos com obesidade mais grave no que tange à perda ponderal e ao controle das doenças associadas. No entanto, o benefício metabólico parece não incidir sobre pacientes com IMC abaixo de 30 kg/m^2, cuja indicação cirúrgica carece de comprovação, conforme discutido por Segal-Lieberman et al., em 2016.

Alguns pontos merecem maior discussão, por serem áreas de reflexão quanto ao tratamento cirúrgico. Destacamos o etilismo, as fraturas patológicas e a doença do refluxo gastroesofágico.

É bem sabido que as operações bariátricas e metabólicas fazem com que o álcool seja absorvido mais rapidamente, sobretudo o *bypass* gástrico. Esse fenômeno causa maior e mais célere elevação da alcoolemia em pacientes operados, em comparação com indivíduos não operados, para uma mesma dose. A aceleração do efeito do álcool proporciona a perda mais rápida das inibições e maior consumo, que se torna abusivo com maior frequência. Dessa forma, cresce a chance do desenvolvimento de dependência física e psíquica e do comprometimento hepático, pancreático, neurológico e psiquiátrico. Por isso, sem dúvida, o etilismo deve ser um parâmetro de contraindicação do tratamento. Por outro lado, os pacientes com comprovada remissão prolongada de vários anos desse quadro e avaliação psiquiátrica podem ser operados. Também é fundamental que os indivíduos não elitistas sejam orientados a não adquirir o hábito de consumir bebidas alcoólicas após a operação.

Estudos a longo prazo têm identificado maior probabilidade de osteoporose e fraturas patológicas em pacientes submetidos ao *bypass* gástrico. Várias são as explicações para essa relação, como a perda ponderal, a baixa absorção de cálcio e os níveis reduzidos de vitamina D. Deve-se, portanto, repensar a indicação do procedimento para a população de risco, bem como manter rígido e perene controle pós-operatório.

A doença do refluxo gastroesofágico é bastante prevalente na obesidade. Devido ao desenho das duas operações mais frequentes, observamos, a esse respeito, efeitos antagônicos. Enquanto pacientes submetidos à gastrectomia vertical podem ter piora da esofagite de refluxo ou mesmo desenvolvê-la *de novo*, o *bypass* gástrico pode ser um tratamento para essa condição clínica. Sendo assim, devemos discutir esse ponto com os pacientes, contraindicando a gastrectomia vertical sempre que houver queixas de refluxo ou esofagite erosiva de difícil controle. Já o *bypass* gástrico pode ser oferecido como tratamento, na medida em que o refluxo gastroesofágico é uma das indicações que corroboram a escolha dessa técnica. Pacientes pós-gastrectomia vertical com refluxo gastroesofágico muito sintomático, de difícil controle, podem ser tratados por meio da conversão da operação para o *bypass* gástrico em Y de Roux – essa, inclusive, é a melhor indicação para tal conversão.

Cabe, ainda, mencionar a possibilidade de cirurgia metabólica para dislipidemias graves, incontroláveis clinicamente, independentemente do IMC. Pacientes com hipertrigliceridemia grave (inclusive nas formas familiares) associada a um histórico de pancreatites agudas e à necessidade de plasmaférese se beneficiarão de operações com componente disabsortivo, como a derivação biliopancreática com *duodenal switch*. No entanto, essa ainda não é uma recomendação da Diretriz Brasileira de Dislipidemia e Prevenção da Aterosclerose, carecendo da devida validação.

Quando se indica a cirurgia metabólica para pacientes com obesidade classe 1, devemos pensar não somente no controle glicêmico, pressórico ou da síndrome metabólica, já que seu principal objetivo está em se evitarem desfechos graves. Aminian et al., em 2019, compararam, retrospectivamente, 2.287 pacientes com DM2 submetidos à cirurgia metabólica na Cleveland Clinic; esses indivíduos foram pareados a um grupo controle 5 vezes maior a partir do banco de dados. Após seguimento médio de 3,9 anos, os autores puderam constatar a diminuição significativa dos eventos cardiovasculares maiores (como os coronarianos, cerebrovasculares, insuficiência cardíaca e fibrilação atrial), além da redução de nefropatia e mortalidade por todas as causas.

Ainda considerando o efeito sobre desfechos, Cohen et al., em estudo prospectivo randomizado, compararam o *bypass* gástrico em Y de Roux ao melhor tratamento clínico em pacientes com obesidade e DM2 e com disfunção renal leve. Os resultados demonstraram que, após 2 anos, a remissão da albuminúria ocorreu em 82% dos pacientes do grupo cirúrgico, contra 55% do grupo clínico.

Os benefícios da cirurgia metabólica para o paciente, mesmo nos que apresentam obesidade classe 1, estão bem-estabelecidos. As discussões servem para elucidar diferenças entre as técnicas empregadas quanto aos efeitos metabólicos benéficos e quanto aos efeitos colaterais. É fundamental que o clínico conheça essas nuances e as discuta com o paciente e com o cirurgião, a fim de otimizar o tratamento e evitar complicações.

Considerações finais

A cirurgia metabólica em pacientes com obesidade classe 1 é uma realidade, prevista, por consensos de sociedades de especialistas. Realizada por equipe cirúrgica especializada e por técnica minimamente invasiva, trata-se de uma operação segura, com baixa morbidade e baixíssima mortalidade. Pacientes portadores de DM2 de difícil controle clínico são os melhores candidatos. Uso de insulina e >10 anos de diagnóstico reduzem a chance de remissão.

Há diferenças entre as técnicas cirúrgicas propostas, as quais devem ser conhecidas pela equipe médica e pelo paciente. É fundamental, ainda, que as opções de tratamento clínico, custo, efeitos colaterais, complicações possíveis e resultado a longo prazo sejam analisados e apresentados aos pacientes. Do mesmo modo, os possíveis efeitos colaterais e complicações das operações, assim como os benefícios a longo prazo devem ser discutidos abertamente com os pacientes, que devem ser parte ativa na decisão do tratamento.

Bibliografia

Altieri MS, DeMaria E, Lensing C, et al. Real-world retrospective analysis of outcomes in patients undergoing bariatric surgery with class 1 obesity. Surg Obes Relat Dis. 2022;18(5):569-76.

Aminian A, Zajichek A, Arterburn DE, et al. Association of metabolic surgery with major adverse cardiovascular outcomes in patients with type 2 diabetes and obesity. JAMA. 2019;322(13):1271-82.

Baldwin D, Sanchez-Johnsen L, Bustos R, et al. Metabolic surgery outcomes in U.S. patients with class I obesity. Bariatr Surg Pract Patient Care. 2021;16(2):85-91.

Carlsson LMS, Carlsson B, Jacobson P, et al. Life expectancy after bariatric surgery or usual care in patients with or without baseline type 2 diabetes in Swedish Obese Subjects. Int J Obes (Lond). 2023;47(10): 931-8.

Cohen RV, Pereira TV, Aboud CM, et al. Effect of gastric bypass vs best medical treatment on early-stage chronic kidney disease in patients with type 2 diabetes and obesity: A randomized clinical trial. JAMA Surg. 2020;155(8):e200420.

Cohen RV, Pinheiro JC, Schiavon CA, et al. Effects of gastric bypass surgery in patients with type 2 diabetes and only mild obesity. Diabetes Care. 2012;35(7):1420-8.

Conselho Federal de Medicina (CFM). Resolução CFM nº 2.172/2017. Diário Oficial da União, Brasília, p. 205, 27 dez. 2017, seção I.

Courcoulas AP, Patti ME, Hu B, et al. Long-term outcomes of medical management vs bariatric surgery in type 2 diabetes. JAMA. 2024;331(8):654-64.

Cummings DE, Cohen RV. Bariatric/metabolic surgery to treat type 2 diabetes in patients with a BMI < 35 kg/m2. Diabetes Care. 2016;39(6):924-33.

Furlan SF, Drager LF, Santos RN, et al. Three-year effects of bariatric surgery on obstructive sleep apnea in patients with obesity grade 1 and 2: a sub-analysis of the GATEWAY trial. Int J Obes (Lond). 2021;45(4):914-17.

Klockhoff H, Näslund I, Jones AW. Faster absorption of ethanol and higher peak concentration in women after gastric bypass surgery. Br J Clin Pharmacol. 2002;54(6):587-91.

Lassailly G, Caiazzo R, Ntandja-Wandji LC, et al. Bariatric surgery provides long-term resolution of nonalcoholic steatohepatitis and regression of fibrosis. Gastroenterology. 2020;159(4):1290-1301.e5.

Melissas J, Braghetto I, Molina JC, et al. Gastroesophageal reflux disease and sleeve gastrectomy. Obes Surg. 2015;25(12):2430-5.

Paccou J, Tsourdi E, Meier C, et al. Bariatric surgery and skeletal health: A narrative review and position statement for management by the European Calcified Tissue Society (ECTS). Bone. 2022;154:116236.

Rubino F, Nathan DM, Eckel RH, et al. Metabolic surgery in the treatment algorithm for type 2 diabetes: a Joint Statement by International Diabetes Organizations. Obes Surg. 2017;27:2-21.

Schauer PR, Bhatt DL, Kirwan JP, et al.; STAMPEDE Investigators. Bariatric surgery versus intensive medical therapy for diabetes – 5-year outcomes. N Engl J Med. 2017;376(7):641-51.

Schauer PR, Mingrone G, Ikramuddin S, et al. Clinical outcomes of metabolic surgery: Efficacy of glycemic control, weight loss, and remission of diabetes. Diabetes Care. 2016;39(6):902-11.

Schiavon, C, Cavalcanti, A, Oliveira, J, et al. Randomized trial of effect of bariatric surgery on blood pressure after 5 years. J Am Coll Cardiol. 2024;83(6):637-48.

Segal-Lieberman G, Segal P, Dicker D. Revisiting the role of BMI in the guidelines for bariatric surgery. Diabetes Care. 2016;39(Suppl 2):S268-73.

Wolfe BM, Walker E, Sarwer D, et al. The role of the NIH in the development of metabolic and bariatric surgery. ACS Bulletin. 2019;104(5).

106 | Tratamento Endoscópico da Obesidade

Eduardo Guimarães Hourneaux de Moura ▪ Diogo Turiani Hourneaux de Moura ▪ Rocío Miluska Parrales Donayre

Introdução

A obesidade é uma doença crônica e multifatorial associada a várias condições cardiometabólicas. De acordo com a Organização Mundial da Saúde (OMS), sua prevalência quase triplicou desde 1975, afetando mais de 650 milhões de pessoas em todo o mundo em 2016. As terapias conservadoras, incluindo modificações no estilo de vida e medicamentos para perda de peso, têm eficácia limitada e sustentabilidade a longo prazo.

Porém, apesar de obter redução inicial do peso, essa abordagem consegue manter resultados a longo prazo em apenas cerca de 5% dos casos. Nas últimas duas décadas, as terapias endoscópicas bariátricas e metabólicas (TEBM) surgiram como opções seguras, eficazes e menos invasivas para o tratamento da obesidade e suas comorbidades.

A cirurgia bariátrica (CB), apontada como tratamento de escolha nos pacientes portadores de obesidade classes 2 e 3, pode ser efetiva e durável. De fato, apesar dos riscos, as cirurgias para perda de peso têm menor incidência de mortalidade que a obesidade não tratada ao longo do tempo.

As TEBM surgiram como opções seguras e eficazes para pacientes que não são elegíveis para a CB ou para aqueles que desejam uma abordagem de tratamento menos invasiva e que preserve a anatomia. Várias TEBM são usadas atualmente na prática clínica.

Tradicionalmente, as técnicas bariátricas são classificadas em restritivas, disabsortivas e mistas (restritivas/disabsortivas). Mais recentemente, estudos têm apontado para alterações de hormônios gastrointestinais, ditos "êntero-hormônios", como outros importantes mediadores da perda ponderal no contexto bariátrico. As técnicas restritivas mais comuns são representadas pela banda gástrica ajustável por laparoscopia (BGA) e, com menor frequência, pelas variantes laparoscópicas e tradicionais (de campo aberto) da gastroplastia vertical com bandagem (GVB), hoje abandonada. Atualmente, a técnica disabsortiva mais frequentemente realizada é a derivação biliopancreática com desvio duodenal (DBP com *duodenal switch*, DBP-DS). Entre as técnicas mistas, a mais executada em nosso meio é o *bypass* gástrico em Y de Roux, que combina restrição, disabsorção e alterações êntero-hormonais.

O National Institute of Health (NIH), dos EUA, com o objetivo de pesquisar a literatura existente e fazer recomendações sobre o manejo de pacientes com obesidade, vem publicando e atualizando o consenso sobre a obesidade. Entre as recomendações destaca-se que os pacientes procurem reduzir em 10% o excesso de peso corporal por meios não cirúrgicos antes de tentar medidas mais invasivas de redução de peso, em prazo de até 6 meses.

O motivo para essa perda é que mesmo uma redução modesta pode diminuir significativamente os riscos de doenças relacionadas com a obesidade, melhorar o estado de saúde geral, atestar a disposição do paciente em perder peso, reduzir riscos de complicações peroperatórias, acostumá-lo ao estilo de vida com restrição alimentar e, possivelmente, aumentar a redução de peso total. Esses fatores em conjunto podem aumentar a probabilidade de sucesso na redução de peso a longo prazo. Essa recomendação passou a ser incorporada por diversos grupos cirúrgicos e associações profissionais, como a American Dietary Association e o Framingham Heart Study Group.

Apesar de a CB ser amplamente difundida, ela está disponível para apenas 1% dos pacientes com indicação, seja por questões financeiras, seja por dificuldade de acesso ao cirurgião, seja por medo ou recusa cirúrgica. Assim, terapias endoscópicas para controle da obesidade são oportunas, dado que podem fornecer alguns dos benefícios obtidos com a CB, ampliando sua cobertura. Os procedimentos endoscópicos têm a vantagem de poder ser reversíveis, apresentarem menor perfil de risco e poderem ser utilizados em pacientes que não se enquadram nas indicações de cirurgia ou que apresentem alto risco cirúrgico. Além disso, esses procedimentos podem ajudar na redução pré-operatória de peso e no controle de comorbidades, como diabetes *mellitus* tipo 2 (DM2), dislipidemia e doença hepática esteatótica metabólica (DHEM, ou MASLD, do inglês *metabolic dysfunction associated steatotic liver disease*), reduzindo o risco cirúrgico.

Terapias endoscópicas bariátricas e metabólicas

Na última década, o conceito de TEBM tem evoluído. Compreende um espectro de técnicas e/ou dispositivos minimamente invasivos que utilizam um acesso endoscópico flexível, principalmente para gerir a perda de peso, bem como a resolução de problemas associados.

A TEBM foi inicialmente proposta como uma forma de preencher a brecha entre a abordagem médica e a CB, especialmente para o paciente com índice de massa corporal (IMC) entre 30 e 35 kg/m^2 ou para o paciente com obesidade mais grave (IMC ≥ 35 kg/m^2) que não deseja realizar procedimentos tradicionais de CB.

Em 2015, embora não existam diretrizes formais para TEBM nos EUA, a Sociedade Americana para Endoscopia Gastrointestinal (ASGE) publicou recomendações preliminares para o uso de TEBM em pacientes com obesidade, e a Sociedade

Americana para Cirurgia Metabólica e Bariátrica (ASMBS) definiu limites aceitáveis de segurança e eficácia para as TEBMs primárias, como 25% de perda de excesso de peso (%PEP) aos 12 meses e taxa de complicações de 5%. Mais tarde, em 2019, a Associação para Endoscopia Bariátrica (ABE), em junção com a ASGE, publicou um posicionamento sobre TEBMs, concluindo que esses procedimentos podem ser aceitos e integrados na prática. Essas sociedades estão empenhadas em garantir a segurança e a qualidade na realização da TEBM.

Essas terapias foram consideradas superiores às intervenções no estilo de vida e à farmacoterapia, com redução de eventos adversos em ensaios clínicos randomizados (ECR) e são recomendadas principalmente para pacientes que falharam na perda de peso ou na manutenção de peso não cirúrgica com intervenção no estilo de vida sozinha e farmacoterapia, e que tenham condições médicas que exijam perda de peso para benefícios adicionais.

Esses procedimentos se enquadram em duas categorias distintas, dependendo do mecanismo primário envolvido: restritivo ou disasortivo.

Procedimentos endobariátricos restritivos

Aumentam a saciedade e retardam o esvaziamento gástrico, diminuindo a ingestão de alimentos.

O primeiro procedimento restritivo foi a colocação do balão intragástrico (BIG). O primeiro BIG foi desenvolvido nos EUA e ficou conhecido como "bolha gástrica de Garren Edwards" (GEGB). A GEGB foi inicialmente aprovada em 1985 pela Food and Drug Administration (FDA), mas foi mais tarde retirada do mercado, em 1992, por problemas relacionados com a deflação espontânea da bolha, necessitando de remoção cirúrgica. Além disso, estudos mostraram que a GEGB não tinha benefício em comparação com a inserção simulada (procedimento falso no grupo controle ou *sham*) combinada com um programa padrão de perda de peso. Mais tarde, foram desenvolvidos BIGs eficazes e mais seguros, como o Orbera®, o ReShape® e o Obalon®. O Orbera® é um dos mais eficazes, apresentando menos eventos adversos nos estudos clínicos. A Tabela 106.1 apresenta um resumo dos principais BIGs.

O BIG é uma TEBM restritiva. Nesse procedimento, um balão cheio de solução salina com azul de metileno é colocado no sentido de ocupar parte do estômago com o objetivo de induzir uma saciação precoce, reduzindo o tamanho do lúmen gástrico disponível. O BIG é a técnica endoscópica mais utilizada para o tratamento da obesidade (Figura 106.1). Ele é composto de uma esfera de silicone que pode permanecer no estômago por um período de 4, 6 ou 12 meses.

Os BIGs podem diferir com relação ao método de inserção e remoção, ao volume de enchimento, à capacidade de ajuste e à duração do implante, mas foram projetados para ocupar espaço no estômago, causando distensão gástrica mecânica e proporcionando sensação de saciedade, redução na ingestão de alimentos, resultando em perda de peso.

De acordo com o Consenso Brasileiro de Balão Intragástrico, realizado em São Paulo em junho de 2016, os candidatos ao implante de balão devem ter mais de 12 anos, com puberdade estabelecida, com avaliação da equipe multiprofissional e autorização por escrito de ambos os pais. Não há limite máximo de idade, dependendo da avaliação clínica. O IMC mínimo é de 25 kg/m², após falha do tratamento clínico. A presença de úlcera gástrica ou

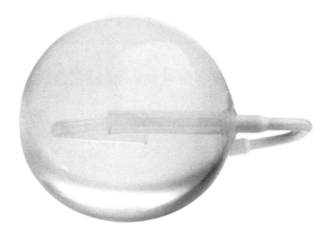

Figura 106.1 Balão Spatz-3. (Fonte: Stavrou et al., 2021.)

duodenal ativa, de varizes gástricas ou esofágicas, de hérnia hiatal maior que 5 cm e de cirurgia gástrica prévia, além de uso de anticoagulante são contraindicações absolutas. São contraindicações relativas para o implante de balão: angiectasias sem sinais de sangramento, esofagite eosinofílica, positividade para o vírus da imunodeficiência humana (HIV) e transtornos psiquiátricos sem controle. A simples presença de gastrite, de esofagite Los Angeles A ou B, de pólipos hiperplásicos ou benignos e de *H. pylori* positivo não são contraindicações.

O balão é introduzido endoscopicamente sob sedação consciente e preenchido com 400 a 1.000 mℓ de solução salina e azul de metileno, que muda a coloração da urina em caso de ruptura do balão. Sua retirada também é realizada endoscopicamente, ao final de 6 ou 12 meses. Está disponível também um balão (GIB Elipse®) preenchido com fluido que pode ser engolido e desinflado espontaneamente na 16ª semana, e que passa pelo intestino sendo eliminado naturalmente, com a vantagem de ser implantado e removido sem necessidade de anestesia e endoscopia. Por outro lado, a ausência de vigilância endoscópica do estômago para detectar qualquer patologia antes de sua inserção pode ser causa de intolerância. A facilidade de inserção e remoção automática permitem que médicos não endoscopistas façam uso do tratamento.

A seguir, serão descritas as características técnicas dos balões mais frequentemente usados, com informações sobre sua eficácia e segurança, com base nos estudos clínicos de larga escala (Tabela 106.1).

Orbera®

Aprovado pela FDA em 2015, é o BIG com mais dados disponíveis. Courcoulas et al. fizeram um ensaio clínico multicêntrico, aberto e randomizado, avaliando a eficácia e a segurança do BIG Orbera® (Apollo Endosurgery, Austin, Texas, EUA). Verificou-se que o grupo BIG (associado a mudanças de estilo de vida) apresentou uma porcentagem de perda de peso corporal total (%PPCT) significativamente mais elevada aos 6 meses (10,2% *versus* 3,3%), aos 9 meses (9,1% *versus* 3,4%) e aos 12 meses (7,6% *versus* 3,1%) após o implante, em comparação com o grupo com somente mudança do estilo de vida. A taxa de eventos adversos (EA) graves relacionados com o dispositivo ou com o procedimento foi de 10%, enquanto 18,8% dos doentes tiveram o dispositivo removido antes dos 6 meses devido a um EA grave ou a pedido do paciente.

Tabela 106.1 Resumo dos tipos de balões intragástricos.

Tipo de balão	Aprovado pela FDA/CE					Aprovado pela CE
	Orbera®	Remodelar Duo™	Obalon®	Heliosfera®	Spatz®	Elipse™
Fabricante	Apollo Endosurgery	ReShape Médica	Terapêutica Obalon	Implantes médicos de helioscopia	Spatz FGIA	Allurion Tecnologias
Preenchido com	Solução salina	Solução salina	Gás nitrogênio	Ar	Solução salina	Líquido
Capacidade (mℓ)	400 a 700	450 × 2	250 × 3	900 a 1000	300 a 900	550
Número de balões	1	2	Até 3	1	1	1
Inserção	Endoscopia	Endoscopia	Deglutido	Endoscopia	Endoscopia	Deglutido
Remoção	Endoscopia	Endoscopia	Endoscopia	Endoscopia	Endoscopia	Eliminação espontânea
Duração	6	6	6	6	12	4
Ajustável	Não	Não	Não	Não	Sim	Não

CE: Comunidade Europeia; FDA: Food and Drug Administration. (Fonte: Stavrou et al., 2021.)

Uma metanálise realizada por Abu et al. em 2015, na qual avaliaram 55 estudos com o BIG, estimou uma redução média de 13,2% no excesso de peso após 6 meses e de 11,3% após 12 meses. Em outra revisão, incluindo 22 estudos com 4.371 pacientes implantados com o BIG, foi demonstrada uma perda de peso média de 17,6 kg, variando de 4,9 a 28,5 kg, sendo que as perdas absolutas maiores ocorreram em pacientes com IMC mais elevado. Em comparação à dieta e aos procedimentos falsos (*sham*), Moura et al. demonstraram superioridade estatística do balão preenchido com > 400 mℓ em termos de redução de IMC, perda de peso e %PPCT.

Em relação à utilização do balão como preparo para a CB, um estudo comparativo entre a gastrectomia vertical (GV) e o BIG pelo período de 6 meses em pacientes com obesidade classe 4 ou mais, mostrou que a cirurgia definitiva de DBP-DS apontou melhores resultados no grupo cirúrgico como primeiro passo. Porém, Weiner et al. e Busetto et al. a utilizaram como preparo pré-operatório de banda gástrica com sucesso. Em um estudo semelhante, Genco et al. observaram que, após 6 meses de acompanhamento, a média do IMC não apresentou diferença estatisticamente significativa, ao passo que, após 12 meses, houve aumento do IMC no grupo de BIG e contínua perda de peso no grupo submetido à GV.

Estudos semelhantes relataram que os BIGs têm um papel na classificação de doenças relacionadas com a obesidade. Uma série de casos de 143 pacientes que foram submetidos à inserção de BIG BIB® (Balão Intragástrico Bioentérico InamedHealth, Santa Barbara, CA, EUA) documentou uma diminuição da incidência de síndrome metabólica de 34,8% para 14,5% aos 6 meses; particularmente, a incidência de diabetes diminuiu de 32,6% para 20,9%, bem como houve uma %PPCT de 14%. Esse efeito foi sustentável até 1 ano após a remoção do BIG, com uma elevada %PPCT (11,2%) e uma baixa incidência de síndrome metabólica e diabetes (11,6 e 21,3%, respectivamente).

Um estudo prospectivo, avaliando o efeito do balão no peso, na resistência insulínica e na DHEM em pacientes com obesidade, demonstrou que 76% dos pacientes obtiveram uma redução no IMC de 3,5 kg/m² ou mais. A perda de peso média em relação à linha de base foi de 16,4 kg, com redução média do IMC de 6,4 kg/m². A porcentagem absoluta de participantes com níveis glicêmicos maiores que 100 mg/dℓ reduziu de 50% para 12% e a porcentagem de pacientes com hipertrigliceridemia maior que 150 mg/dℓ reduziu de 58% para 19%. O porcentual de pacientes que apresentavam aumento da alanina aminotransferase (ALT) também reduziu de 38% para 7%.

É importante considerar que não são todos os pacientes que apresentam uma perda de peso satisfatória. Entre os pacientes com BIG, 20 a 40% falham em obter uma perda de peso significativa (geralmente definida como > 10% do peso inicial ou mais do que 25% do excesso de peso). Essas falhas podem ser relacionadas com a retirada precoce nos pacientes que apresentam intolerância digestiva ao balão, o desaparecimento precoce dos efeitos sobre a fome e a saciedade precoce, ou a adaptação da alimentação do paciente com ingestão de alimentos muito calóricos.

Provavelmente, há diferenças étnicas no aspecto de tolerância ao BIG. Ganesh et al. relataram a pouca tolerabilidade dos asiáticos e o rápido reganho de peso.

Spatz®

O BIG Spatz® (Spatz Medical, Great Neck, NY, EUA) utiliza um balão de silicone que é inserido endoscopicamente e insuflado com soro fisiológico, que pode ser ajustado para reduzir os efeitos secundários adversos e aumentar a perda de peso. Esse dispositivo, no momento da redação deste capítulo, ainda não tinha sido aprovado pela FDA. O ajuste também permite que o balão permaneça inserido com segurança no estômago durante 1 ano. Embora não tenha sido aprovado nos EUA, estudos recentes utilizando a versão mais recente (Spatz3®) do BIG mostraram 26,4% e 38,8% de %PEP 6 e 12 meses após a sua inserção no estômago. No entanto, 39% dos pacientes que tiveram o balão Spatz® removido precocemente desenvolveram cisalhamento do cateter, úlcera gástrica perfurante, deflação, gastrite e lacerações de Mallory-Weiss. Outro estudo do Reino Unido mostrou que o Spatz3® aumentou a %PEP para 45,7% em comparação com o grupo controle. No entanto, quase 30% dos pacientes tiveram o BIG removido precocemente.

Abu et al. mencionaram os resultados de um ensaio aleatório multicêntrico que avaliou a eficácia e a segurança do BIG Spatz ajustável (Spatz FGIA, Great Neck, Nova Iorque, EUA). O estudo relatou uma %PPCT significativamente mais elevada em 32 semanas no grupo BIG, em comparação com o grupo com somente intervenção no estilo de vida (15,0% *versus* 3,3%, respetivamente). No geral, 92% dos pacientes do grupo BIG atingiram uma %PPCT superior ou igual a 5%. Foram observados EAs sérios relacionados com o dispositivo em 4% dos pacientes. Esses resultados favoráveis levaram recentemente a FDA a aprovar a utilização desse dispositivo para pacientes com IMC entre 30 e 40 kg/m² que anteriormente não conseguiram atingir e manter o objetivo de perda de peso apesar de um programa de perda de peso supervisionado.

Uma revisão sistemática e metanálise recente avaliou a segurança do BIG em 452 doentes com DHEM, revelando uma melhora da DHEM em 83,5% e da resistência à insulina (estimada pelo HOMA-IR) em 64,5%. O volume do fígado medido na tomografia computorizada (TC) também foi significativamente reduzido em 93,9% dos pacientes.

O BIG é um TEBM eficaz e relativamente seguro, que melhora vários parâmetros metabólicos, incluindo a sensibilidade à insulina, o perfil lipídico e a DHEM, mas continua a ser subutilizado na obesidade. O dispositivo parece ter efeitos favoráveis em parâmetros metabólicos que justificam maior utilização em várias condições metabólicas, como o DM2 e a DHEM.

O BIG pode ser um complemento no tratamento dos pacientes com obesidade, atuando como adjuvante da terapia medicamentosa e reduzindo as complicações metabólicas associadas à obesidade. De acordo com Forlano et al., apesar de o balão não levar a uma redução do peso a longo prazo, ele pode facilitar o controle de algumas comorbidades e melhorar a qualidade de vida em pacientes com sobrepeso e obesidade, incluindo aqueles que não querem ser submetidos à CB. Para Dumonceau, o balão também pode ter um valor potencial em grupos específicos de pacientes, como os pacientes com obesidade classe 5 (IMC ≥ 50 kg/m²), que precisam perder peso antes do procedimento cirúrgico definitivo.

TransPyloric Shuttle®

O TransPyloric Shuttle (TPS®) (BAROnova Inc., Goleta, CA, EUA), aprovado pela FDA em 2019, é outro dispositivo de ocupação de espaço implantado endoscopicamente no nível do piloro. Consiste em dois bolbos de silicone ligados por um cabo flexível. O bolbo esférico maior reside no antro pilórico com o objetivo de impedir a migração do dispositivo, enquanto o bolbo cilíndrico menor fica livre no duodeno, permitindo que o dispositivo se posicione através do piloro. O TPS® é constituído de um silicone esférico ligado a uma ampola de silicone menor, para funcionar como uma "válvula esférica". O estudo-piloto que utilizou o TPS® em 20 pacientes mostrou uma %PEP de 31,3% e 50% aos 3 e 6 meses, respectivamente. Um ensaio clínico (*Endobesity II trial*) será realizado nos EUA para determinar a eficácia e a segurança do TPS em uma amostra maior.

Marinos et al., em um pequeno ensaio australiano, apresentaram resultados promissores, com 25,1% de %PEP aos 3 meses e 41% aos 6 meses após a inserção do dispositivo. No entanto, 10% dos pacientes tiveram o dispositivo removido mais cedo do que o esperado em razão da ulceração gástrica sintomática. Embora o TPS® tenha sido aprovado pela FDA em 2019, as publicações relativas ao seu uso e eficácia na prática clínica são limitadas (Figura 106.2).

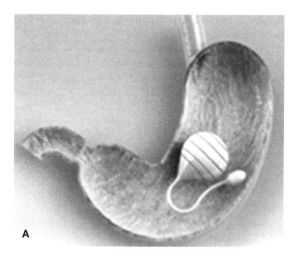

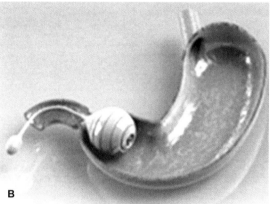

Figura 106.2 TransPyloric Shuttle® nas posições (**A**) gástrica e (**B**) transpilórica. (Fonte: Marinos et al., 2014.)

Outras terapias endoscópicas

Injeção de toxina botulínica A

A injeção de toxina botulínica é uma técnica simples e com baixo índice de complicações. A toxina botulínica A (BTX-A) é um inibidor seletivo da acetilcolina que bloqueia os músculos lisos e estriados do trato gastrointestinal, realizada por meio da sua injeção na camada muscular do antro e fundo gástrico, que poderia induzir perda de peso, retardando o esvaziamento gástrico e induzindo saciedade por meio da inibição das contrações intestinais mediadas pelo vago.

Utilizando essa técnica, De Moura et al., em 2019, avaliaram a efetividade do método no tratamento pré-operatório de cirurgia bariátrica em pacientes com obesidade classe 5 com injeções guiadas por ultrassonografia comparados com um grupo placebo que recebeu injeções de solução salina). Apesar de perda ponderal significativa nos dois grupos, não houve diferença estatística entre injeção de solução salina e de toxina botulínica. As análises de esvaziamento gástrico com cintilografia também não mostraram diferenças entre os tipos de injeção. Por fim, em uma revisão sistemática com metanálise, Bustamante et al. demonstraram ausência de diferença no tratamento com toxina botulínica e no tratamento com aplicação de placebo.

Sistema de anastomose magnética sem incisão

Nos últimos anos, foram desenvolvidos outros tipos de TEBM, incluindo o sistema de anastomose sem incisão. O sistema de anastomose magnética sem incisão (IMAS, do inglês *incisionless magnetic anastomosis system*; GI Windows Inc., Bridgewater, MA, EUA) envolve a criação de um *bypass* enteral de via dupla usando um par de ímãs que se juntam. O intestino delgado é acessado por meio de colonoscopia e enteroscopia simultâneas. Os ímãs são implantados a partir do canal de trabalho de cada endoscópio no jejuno e no íleo sob visualização fluoroscópica, e os ímãs implantados se unem e causam gradualmente uma necrose ao comprimir a parede intestinal. Após a conclusão da anastomose, o dispositivo é eliminado pelas fezes. De acordo com Na et al., nos casos iniciais em seres humanos, as dificuldades técnicas relacionadas ao uso dessa abordagem endoscópica exclusiva exigiram assistência laparoscópica (Figura 106.3). As indicações para o uso do IMAS ainda não foram estabelecidas.

Sistema de terapia de aspiração (Aspire Assist®)

O sistema Aspire Assist® (Aspire Bariatrics, King of Prussia, PA, EUA) é uma bomba de tubo de gastrostomia percutânea. O dispositivo permite remover parte de uma refeição ingerida por meio de uma porta cutânea externa 20 a 30 minutos após o consumo. É um dispositivo de longa duração e é mantido durante pelo menos 1 ano, podendo permanecer a longo prazo. As principais complicações do Aspire Assist® são náuseas e vômitos. Esse é o primeiro dispositivo endoluminal aprovado pela FDA.

Os estudos iniciais revelaram que o Aspire Assist® apresentou um aumento de 49% na %PEP em comparação com os controles, sendo, aparentemente, ainda mais eficaz do que um BIG. Thompson et al. conduziram um ensaio clínico randomizado controlado, com 10 centros norte-americanos com 171 participantes com o braço de tratamento recebendo o dispositivo e terapia de mudança de estilo de vida e o braço de controle recebendo somente terapia de mudança de estilo de vida. Dos 82 participantes do grupo com terapia de aspiração que completaram 1 ano, 58 continuaram além dessa fase do ensaio. O IMC basal médio desses 58 pacientes foi de 41,6 kg/m² e no final do primeiro ano (que corresponde ao início do estudo de acompanhamento), reduziu para um IMC de 34,1 kg/m² com uma perda de peso percentual total (%PP) de 18,3%. De acordo com o protocolo, os pacientes apresentaram uma %PP estatisticamente significativa de 14,2%, 15,3%, 16,6% e 18,7% em 1, 2, 3 e 4 anos, respectivamente. Quarenta dos 58 pacientes (69%) alcançaram pelo menos 10% de %PP aos 4 anos ou no momento da saída do estudo. Melhoras nos escores de qualidade de vida e parâmetros cardiometabólicos foram mantidas ao longo de 4 anos. Os resultados desse estudo a médio prazo mostraram que a terapia de aspiração é uma alternativa de perda de peso segura, eficaz e durável para pessoas com obesidade classe 2 ou 3 e que estão dispostas a se comprometer com o uso da terapia. Esse tratamento foi indicado em casos de obesidade classe 2 ou 3.

Gastroplastia vertical endoluminal com grampeamento

Na linha de desenvolvimento de métodos restritivos, Devière et al., utilizando variante técnica de sutura, grampos da câmara gástrica e sistema de sutura por grampeamento TOGA™, realizaram um estudo-piloto com 21 pacientes com IMC entre 35 e 53 kg/m², acompanhados por 6 meses. Observou-se uma %PEP crescente, de 16,2% no primeiro mês, 22,6% no terceiro mês e 24,4% no sexto mês. Foram relatados EA leves, como vômito, dor, náuseas e disfagia temporária. A reavaliação da área de grampeamento do sistema de gastroplicação endoscópica EndoCinch® evidenciou, após 6 meses, espaços entre as linhas de suturas em 13 dos 21 pacientes.

A proposta da sutura mecânica preconizada nessa técnica causa a desconfiança de possível complicação local (p. ex., aderências, lesões de órgãos adjacentes, entre outras), quando da necessidade de intervenção operatória convencional. Nesse sentido, Closset et al. relataram que de 71 pacientes submetidos à sutura por grampeamento TOGA™, quatro não obtiveram o resultado desejado mesmo após o segundo procedimento, tendo sido submetidos à cirurgia de *bypass* gástrico. A conversão operatória foi de fácil execução, sem complicações nem mortalidade. Essa contribuição traz tranquilidade quanto ao risco de sequelas e estimula a adoção dessa terapêutica em casos selecionados.

Chiellini et al., com o objetivo de avaliar a influência do procedimento de gastroplastia transoral na secreção e sensibilidade à insulina, empregaram tal método em nove pacientes. Obtiveram significativa perda de peso após 3 meses e melhora da sensibilidade à insulina com consequente redução de sua secreção. No entanto, não é relatado em que momento a produção de insulina diminuiu, se antes ou após a perda de peso.

Pela perspectiva mecanicista, a perda de peso induzida por essas técnicas endoluminais restritivas é inferior à observada após os procedimentos cirúrgicos restritivos. No entanto, esses resultados fornecem uma justificativa favorável para estudos randomizados controlados para avaliar a segurança, a durabilidade e a eficácia dessas intervenções para comorbidades relacionadas com

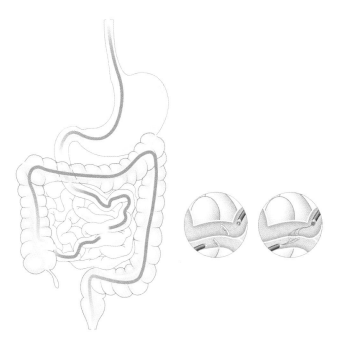

Figura 106.3 Sistema de anastomose magnética sem incisão. (Fonte: Na et al., 2021.)

a obesidade. Entretanto, assim como o EndoCinch®, o TOGA™ não é mais comercializado, o que inviabiliza substancialmente a realização de novos estudos.

Gastroplastia de fundo gástrico com sistema de plicaturas: POSE

O procedimento POSE (do inglês *primary obesity surgery endoluminal*) foi desenvolvido com o objetivo de reduzir a complacência do fundo gástrico, agindo duplamente como restritor e regulador da secreção de ghrelina. Esse acessório utiliza uma plataforma operatória endoluminal específica (IOP®) que permite a utilização de grandes pinças de tração tecidual e clipadores que disparam plicaturas de espessura total. São confeccionadas diversas plicaturas no fundo gástrico, em retrovisão, até que este atinja o nível da cárdia. Então, de visão frontal, algumas plicaturas adicionais podem ser realizadas no corpo gástrico.

Miller et al. avaliaram a eficácia e a segurança da POSE em vários estudos e ensaios. Uma revisão sistemática e uma metanálise recentemente publicadas comunicaram uma %PPCT média agrupada de 13,5% e 12,7% dos 3 aos 6 meses e dos 12 aos 15 meses, respectivamente. A taxa global de EA graves foi de 2,8%, com casos relatados de hemorragia gastrointestinal e extragástrica, abscesso hepático, dor intensa, náuseas e vômitos.

A técnica POSE tradicional foi recentemente modificada e passou a ser conhecida como "procedimento POSE 2.0", com a premissa de aumentar a durabilidade da plicatura e melhorar os resultados da perda de peso. A técnica POSE 2.0 utiliza a mesma plataforma *Incisionless Operative Platform* (USGI Medical, San Clemente, Califórnia, EUA) para criar múltiplas plicaturas interrompidas de espessura total no nível do corpo gástrico, preservando o fundo, o que resulta em um estômago curto e estreito (Figura 106.4). Nessa experiência inicial em 73 pacientes com obesidade, os autores relataram resultados promissores de perda de peso com uma %PPCT de 15,7% aos 6 meses.

Um estudo prospetivo de Maselli et al. comparou as alterações na fisiologia gástrica entre as técnicas POSE 1 e POSE 2, demonstrando um impacto discrepante de cada procedimento no esvaziamento gástrico. Aos 6 meses de seguimento, a POSE 2 induziu uma aceleração significativa do esvaziamento gástrico, com um tempo de meio esvaziamento gástrico de fase sólida ($GE_{1/2}$) de 19,3 minutos e uma diminuição da retenção gástrica em 2 horas (GE_{2h}) (12,52%) em comparação com a linha de base. Essas alterações não foram demonstradas com a POSE 1. Além disso, os dois grupos apresentaram diferenças significativas no $GE_{1/2}$ e no GE_{2h} aos 6 meses, e na alteração do GE_{2h} desde o início até os 6 meses.

Estão em curso estudos adicionais que avaliam a segurança, a eficácia e as alterações dos hormônios gastrointestinais e da motilidade.

Indicações

A gastroplastia endoscópica de fundo gástrico (ESG, *endoscopic sleeve gastroplasty*) com sistema de plicaturas pela técnica POSE está indicada em pacientes com obesidade classes 2 (IMC de 35 a 40 kg/m²) e 3 (IMC ≥ 40 kg/m²).

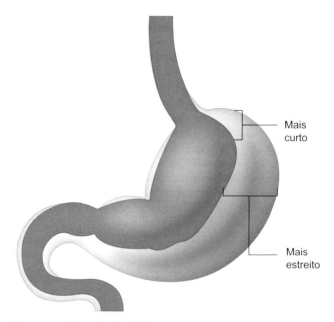

Figura 106.4 Cirurgia de obesidade primária endoluminal 2.0. (Fonte: Abu Dayyeh et al.)

Exposição endoscópica de tecidos

Gastroplastia vertical endoluminal com fios de sutura com Overstitch®

Esse procedimento é realizado utilizando-se o dispositivo endoscópico de sutura Overstitch® (Apollo Endosurgery). A manga restritiva é criada com a colocação de suturas de espessura total ao longo da curvatura maior do estômago, estendendo-se do pré-piloro até o estômago proximal, preservando o fundo do estômago.

Esse dispositivo de uso único acopla-se a um endoscópio terapêutico de duplo canal e utiliza um acessório em "saca-rolhas" para tração tecidual. Os pontos são realizados de distal para proximal de modo a tubulizar o corpo gástrico, diminuindo consideravelmente sua complacência. O fundo gástrico era suturado nas descrições iniciais, mas passou a ser preservado com o intuito de agir como um grande divertículo que retarda o esvaziamento.

O sistema de sutura Apollo OverStitch® cria uma manga restritiva. Aplica suturas de espessura total ao longo da curvatura maior do estômago por meio de um gastroscópio terapêutico de canal duplo. Reduz a capacidade funcional do estômago e aumenta a saciedade.

Em 2019, em um grande estudo observacional prospetivo de Alqahtani et al., 1 mil pacientes consecutivos com IMC 33,3 ± 4,5 kg/m² foram submetidos à ESG com o OverStitch® system. A %PPCT média foi de 8,9%, 10,5%, 13,7%, 15,2%, 15,0% e 14,8% em 1, 3, 6, 9, 12 e 18 meses, respectivamente. Dor abdominal e náuseas (92,4%) foram as queixas mais relatadas durante os primeiros 5 dias após a cirurgia. Não houve necessidade de intervenção emergente nem mortalidade. Uma análise retrospectiva de uma base de dados mantida prospectivamente de 248 pacientes submetidos à ESG com o sistema OverStitch® mostrou uma %PPCT de 15,2% e 18,6% aos 6 e 24 meses, respectivamente. Concluiu-se que a ESG parece ser bem tolerada, segura e eficaz e ocorre uma perda de peso significativa durante os primeiros 18 meses sem mortalidade ou morbilidade significativas.

De acordo com Abu Dayyeh et al., essa nova técnica oferece vantagens potenciais sobre a gastrectomia vertical cirúrgica, como a manutenção da integridade estrutural e da inervação da parede gástrica, reversibilidade, mínima invasão e custo reduzido.

Um estudo-piloto incluindo quatro pacientes com obesidade, idade média de 36 anos e IMC médio de 36 kg/m^2 demonstrou a possibilidade técnica de se realizar uma redução do volume gástrico utilizando uma técnica endoscópica transoral, com resultado final similar ao obtido na cirurgia de gastrectomia vertical. Imediatamente depois do procedimento, três dos quatro pacientes apresentaram náuseas e vômitos, que foram tratados clinicamente. Dois pacientes realizaram endoscopia controle após 3 meses, demonstrando linhas de sutura intactas.

Desde então, inúmeros estudos descrevendo a segurança e a eficácia da técnica foram publicados. Lopez-Nava et al. reportaram um trabalho multicêntrico internacional com 248 pacientes submetidos à gastroplastia endoscópica com idade média de 44,5 anos e IMC médio de 37,8 kg/m^2. Aos 6 e 24 meses (215 e 57 pacientes, respectivamente), apresentaram %PPCT média de 15,2 e 18,6%, respectivamente. A análise por protocolo mostrou perda total >10% em 84,2% dos pacientes com 2 anos de seguimento. Cinco EA graves foram descritos (2%): duas coleções fluidas perigástricas necessitando de drenagem e antibióticos, um sangramento extraluminal requerendo transfusão sanguínea, um episódio de tromboembolismo pulmonar e um pneumoperitônio com pneumotórax que necessitou de drenagem torácica.

Um segundo estudo multicêntrico, publicado por Sartoretto et al., com 112 pacientes com idade média de 45,1 anos e IMC médio de 37,9 kg/m^2, descreveu bons resultados do método. Aos 1, 3 e 6 meses foram relatados, respectivamente, perda de peso de 9,0 kg (%PPCT 8,4%), 12,9 kg (%PPCT 11,9%) e 16,4 kg (%PPCT 14,9%). Com 6 meses de seguimento, 81% dos pacientes apresentaram %PPCT superior a 10%. A análise multivariada mostrou que sexo masculino, maior peso de base e ausência de procedimentos bariátricos prévios foram preditores de maior perda ponderal. Três EA graves (2,7%) foram relatados, sendo duas hemorragias digestivas e uma coleção fluida perigástrica, sem necessidade de intervenção, evoluindo para resolução completa após conduta conservadora.

Atualmente, a ESG é um dos TEBM mais comumente realizados para o tratamento da obesidade em razão de sua eficácia e perfil de segurança favorável. Também foi demonstrado que a ESG melhora vários parâmetros metabólicos, como a sensibilidade à insulina, o perfil lipídico e as enzimas hepáticas, e poderia desempenhar um papel no tratamento da DHEM.

Indicações

A cirurgia de ESG está indicada em pacientes com obesidade classes 2 (IMC de 35 a 40 kg/m^2) e 3 (IMC ≥ 40 kg/m^2).

Procedimentos endobariátricos disabsortivos

Os pacientes com *bypass* gástrico em Y de Roux mostraram uma redução 27% maior na PPCT e uma taxa de mortalidade por todas as causas menor a longo prazo em comparação com o grupo controle. Outros estudos mostraram que os pacientes com *bypass* gástrico apresentaram remissão de diabetes e restauraram os níveis de ghrelina, peptídeo semelhante ao glucagon 1 (GLP-1, do inglês *glucagon-like peptide 1*), peptídeo YY (PYY) e colecistoquinina (CCK).

As TEBM de má-absorção promovem perda de peso e secreção de insulina, impedindo a absorção de nutrientes e melhorando a secreção de peptídeos de células enteroendócrinas intestinais, como GLP-1 e PYY. O mecanismo primário que originou essas TEBM é baseado nos princípios cirúrgicos do *bypass* gástrico, descrito em detalhes no Capítulo 88, Bypass *Gástrico com Anastomose Única*, mas que desvia da passagem do alimento o estômago, o duodeno e o jejuno proximal. Três TEBM, o *bypass* endoluminal, o EndoBarrier® e o recapeamento da mucosa duodenal foram desenvolvidos para mimetizar esse mecanismo.

EndoBarrier®, dispositivo endoscópico temporário de exclusão duodenojejunal

A manga de desvio duodenojejunal (ou dispositivo endoscópico temporário de exclusão duodenojejunal, DETEDJ, EndoBarrier®, GI Dynamics Inc., EUA) é um dispositivo endoscópico esterilizado de uso único, minimamente invasivo, empregado sob radioscopia, composto de um sistema de ancoragem de nitinol com diminutas farpas laterais de fixação e manga impermeável de polímero de flúor com 62 cm de extensão, que impede o contato do quimo com as secreções biliopancreáticas até os segmentos iniciais do jejuno. O dispositivo do DETEDJ apresenta três componentes: o implante (âncora de fixação e manga) e os sistemas para implantação e remoção. Foi projetado para simular os efeitos de um *bypass* gástrico, e tem sido muito bem-sucedido na obtenção de uma perda de peso eficaz e na redução da hemoglobina glicada (HbA1c). Uma metanálise de três estudos, avaliando 105 pacientes com obesidade e DM2, demonstrou uma perda de peso de 35,3% em 12 meses, junto a redução significativa na HbA1c, de 1% em comparação com o controle. Nem o DETEDJ, nem sua contraparte mais longa, o *bypass* gastroduodenojejunal (*bypass* endoluminal), estão atualmente aprovados pela FDA.

Em uma metanálise envolvendo 136 artigos com 22.094 pacientes submetidos a diferentes técnicas de cirurgia bariátrica, foi demonstrado que a melhora e a resolução do DM2 ocorreram, respectivamente, em 86% e 76,8% dos pacientes. Na análise específica da técnica operatória empregada, observou-se remissão completa do diabetes em 48% dos pacientes submetidos à colocação de banda gástrica, em 84% após o *bypass* gástrico e em cerca de 95% após DBP-DS. A exclusão de um segmento do intestino delgado proximal parece exercer papel importante na melhora do metabolismo da glicose. Nasceu assim o conceito básico para o desenvolvimento de um dispositivo endoscópico que possibilite a exclusão temporária do duodeno.

Iniciaram-se os testes clínicos com base na perspectiva de que a colocação do DETEDJ em posição duodenal mimetize algumas das características do *bypass* gástrico, como a exclusão do fluxo dos alimentos no intestino proximal, a chegada dos nutrientes ingeridos diretamente no jejuno, a segregação das secreções digestivas do fluxo alimentar e a chegada dos nutrientes parcialmente digeridos no intestino distal. Os possíveis mecanismos de ação incluem má-absorção de calorias, alteração da motilidade gastrointestinal e modulação da sinalização neuro-hormonal gastrointestinal.

Rodriguez-Grunert et al. realizaram o primeiro implante em seres humanos e a primeira publicação dos resultados clínicos em acompanhamento de 3 meses pré-operatório, em estudo de primeira fase. Envolveu 12 pacientes (sete mulheres e cinco homens) com idade entre 28 e 54 anos e IMC entre 35 e 51 kg/m^2, obtendo como resultado boa tolerância, sem queixas ou EA graves, com tempo médio de inserção de 27 minutos e período médio de exposição à radiação de 15 minutos. Os pacientes manifestaram dor abdominal e náuseas de leve intensidade nas primeiras 2 semanas do implante. Após esse período, os efeitos adversos foram autolimitados e relacionados com transgressão dietética. Todos os pacientes perderam peso absoluto, em média 23,6% (variando de 12,5 a 41,5%), e significativa %PEP. Houve a necessidade de remoção do DETEDJ em dois pacientes em decorrência de posicionamento inadequado. Tarnoff et al. publicaram o primeiro estudo randomizado controlado para perda de peso envolvendo a implantação do dispositivo *versus* o grupo controle com dieta de baixas calorias. A perda do excesso de peso foi significativamente superior no grupo com o DETEDJ (22% *versus* 5% no grupo controle), demonstrando eficácia na obtenção da perda de peso a curto prazo. No entanto, somente 80% dos pacientes se mantiveram com o dispositivo até completar 12 semanas. A remoção do dispositivo foi efetuada em cinco pacientes pela ocorrência de hemorragia (3), migração (1) e obstrução (1). No estudo de Rodriguez-Grunert et al. foi observado um efeito no controle de pacientes com DM2 que não usavam insulina, o que desencadeou o interesse no emprego desse dispositivo, em protocolo específico para pacientes com obesidade e DM2, no nosso serviço.

Em 2011, um segundo trabalho foi publicado (de Moura et al.) incluindo 54 pacientes com obesidade e DM2, nos quais, além de se avaliar a perda de peso e a melhora no DM2, foi avaliada a redução da resistência insulínica e do risco cardiovascular, utilizando a relação triglicerídeos/colesterol de lipoproteína de alta densidade (TG/HDL). Essa relação é diretamente proporcional à resistência insulínica, e quanto maior o seu valor, maior a quantidade de partículas densas e pró-aterogênicas de colesterol de lipoproteínas de baixa densidade (LDL). Valores aumentados dessa relação estão fortemente associados ao aumento do risco de eventos cardiovasculares. Nesse estudo, observa-se uma redução da relação TG/HDL de 5,75 para 4,36, indicando redução da resistência insulínica e do risco cardiovascular. Os pacientes perderam, em média, 12,6% do peso inicial e 70,3% deles controlaram o DM2, apresentando valores de HbA1c abaixo de 7% ao final do estudo.

Em 2012, foi publicado, por de Moura et al., o resultado obtido por 22 pacientes implantados com o DETEDJ por um período de 1 ano. Esse grupo obteve uma perda média de 39% do excesso de peso e uma redução na HbA1c de 2,1%, com 73% dos pacientes apresentando níveis de HbA1c menores que 7% ao final do estudo.

Uma ampla revisão sistemática publicada por Jirapinyo et al. avaliou a eficácia no controle do diabetes do tratamento com o DETEDJ. Quatorze estudos com 412 indivíduos com obesidade com diabetes relataram redução da HbA1c no momento da remoção do dispositivo (redução média de 1,3%), e o índice de HOMA-IR diminuiu em 4,6 pontos. Em comparação com o controle, houve uma redução da HbA1c 0,9% superior no grupo submetido ao DETEDJ. No momento da remoção da manga, os pacientes apresentaram perda média de 11,3 kg, correspondendo à redução de 4,1 kg/m² de IMC e perda percentual total de 18,9%. A redução da HbA1c foi de 0,9% em relação ao pré-procedimento 6 meses após sua retirada, mostrando manutenção parcial dos efeitos benéficos. Interessantemente, alterações êntero-hormonais apresentadas pelos pacientes são similares às encontradas pós-*bypass* gástrico.

Entretanto, conforme estudos prospectivos grandes foram sendo publicados, ficou evidente a taxa elevada de EA graves relacionados ao dispositivo. Quezada et al. descreveram uma série com 80 pacientes submetidos ao DETEDJ, entre os quais 68% apresentaram complicações graves: abscessos hepáticos (3), hemorragias

digestivas altas (4), colangite (1), pancreatite (1), entre outras. Forner et al., em estudo com 114 pacientes, relataram 74% de eventos adversos, incluindo dois abscessos hepáticos. Por fim, Betzel et al. publicaram uma revisão sistemática avaliando apenas eventos adversos do DETEDJ. No total, encontraram 891 complicações em 1.056 pacientes, sendo 33 classificadas como graves. A mais comum dessas consistiu em abscessos hepáticos, totalizando 11 casos descritos. A maioria dos EA foi atribuída às garras do sistema de ancoragem, que determinam ulceração no nível do bulbo e provável translocação bacteriana. O DETEDJ foi indicado para pacientes com obesidade classes 2 e 3.

Recapeamento da mucosa duodenal

O recapeamento (*resurfacing*) da mucosa duodenal (RMD) é uma nova TEBM que utiliza o Revita® Device (Fractyl, Lexington, Massachusetts, EUA). Essa técnica envolve a ablação hidrotérmica circunferencial da mucosa duodenal pós-papilar, com subsequente cicatrização da mucosa e possível "redefinição" do eixo êntero-neuro-hormonal intestino-cérebro. O mecanismo exato de ação não é totalmente compreendido. Um estudo multicêntrico internacional de 1 ano avaliou o papel do RMD no tratamento do DM2 e relatou uma melhora significativa nos parâmetros metabólicos em 24 semanas de acompanhamento em comparação com a linha de base. O estudo mostrou redução significativa na HbA1c em 0,9% e na glicemia de jejum de 1,7 mmol/ℓ (30,6 mg/mℓ), no HOMA-IR em 2,9 e na ALT em 9 U/ℓ; esses efeitos observados foram mantidos em 12 meses de acompanhamento. O estudo também relatou uma modesta perda de peso (2,5 kg em 24 semanas), sem correlação entre as alterações na HbA1c e a redução de peso.

A melhora nos parâmetros metabólicos também foi observada em uma metanálise recente, que documentou melhora significativa na HbA1c aos 3 meses (1,7%) e aos 6 meses (0,9%), na glicemia de jejum aos 6 meses (15,8 mg/dℓ), na ALT aos 3 meses (10,5 UI/ℓ) e aos 6 meses (16,8 UI/ℓ), e na DHEM aos 3 meses em comparação com a linha de base. Embora o estudo tenha relatado uma redução modesta, porém significativa, no peso aos 3 meses (3,1 kg), não houve perda de peso significativa aos 6 meses (1,8 kg). Embora os relatórios iniciais sugiram efeitos modestos na perda de peso, o RMD demonstrou ter efeitos metabólicos benéficos. São necessários estudos adicionais para avaliar a sua eficácia como uma técnica metabólica complementar às terapias endoscópicas de perda de peso. O RMD é indicado para pacientes com DM2 mal controlado (considerada uma HbA1c > 7,5%).

Considerações finais

Atualmente, as opções de tratamento do DM2 e da obesidade são insuficientes. O desenvolvimento de novas opções terapêuticas que possam efetivamente atuar na crescente epidemia dessas afecções é essencial. Os procedimentos endoscópicos apresentados mostram-se como opções viáveis após adequada seleção de pacientes e devem desempenhar importante papel no controle da obesidade no futuro próximo.

A declaração de posição da ASGE e da ABE enfatiza a importância de uma abordagem multidisciplinar no tratamento da obesidade. Esse princípio inclui a TEBM. O tratamento bem-sucedido dessa condição inclui uma abordagem multidisciplinar com intervenções focadas na modificação do estilo de vida, terapias farmacêuticas e CB.

Bibliografia

Abu Dayyeh BK, Kumar N, Edmundowicz SA, et al. ASGE Bariatric Endoscopy Task Force and ASGE Technology Committee. ASGE Bariatric Endoscopy Task Force systematic review and meta-analysis assessing the ASGE PIVI thresholds for adopting endoscopic bariatric therapies. Gastrointest Endosc. 2015;82(3):425-38.

Abu Dayyeh BK, Maselli DB, Rapaka B, et al. Adjustable intragastric balloon for treatment of obesity: a multicentre, open-label, randomised clinical trial. Lancet. 2021;398(10315):1965-73.

Alqahtani A, Al-Darwish A, Mahmoud AE, et al. Short-term outcomes of endoscopic sleeve gastroplasty in 1000 consecutive patients. Gastrointest Endosc. 2019;89(6):1132-8.

Betzel B, Drenth JPH, Siersema PD. Adverse events of the duodenal-jejunal bypass liner: A systematic review. Obes Surg. 2018;28(11):3669-77.

Busetto L, Segato G, De Luca M, et al. Preoperative weight loss by intragastric balloon in super-obese patients treated with laparoscopic gastric banding: a case-control study. Obes Surg. 2004;14(5):671-6.

Bustamante F, Brunaldi VO, Bernardo WM, et al. Obesity treatment with botulinum toxin-A is not effective: A systematic review and meta-analysis. Obes Surg. 2017;27(10):2716-23.

Chandan S, Mohan BP, Khan SR, et al. Efficacy and safety of intragastric balloon (IGB) in non-alcoholic fatty liver disease (NAFLD): a comprehensive review and meta-analysis. Obes Surg. 2021;31(3):1271-9.

Chiellini C, Iaconelli A, Familiari P, et al. Study of the effects of transoral gastroplasty on insulin sensitivity and secretion in obese subjects. Nutr Metab Cardiovasc Dis. 2010;20(3):202-7.

Closset J, Germanova D, Loi P, et al. Laparoscopic gastric bypass as a revision procedure after transoral gastroplasty. Obes Surg. 2011;21(1):1-4.

Courcoulas A, Abu Dayyeh BK, Eaton L, et al. Intragastric balloon as an adjunct to lifestyle intervention: a randomized controlled trial. Int J Obes (Lond). 2017;41(3):427-33.

de Moura EGH, Martins BC, Lopes GS, et al. Metabolic improvements in obese type 2 diabetes subjects implanted for 1 year with an endoscopically deployed duodenal-jejunal bypass liner. Diabetes Technol Ther. 2012;14(2):183-9.

de Moura EGH, Orso IRB, Martins BC, et al. Improvement of insulin resistance and reduction of cardiovascular risk among obese patients with type 2 diabetes with the duodenojejunal bypass liner. Obes Surg. 2011;21(7):941-7.

de Moura EGH, Ribeiro IB, Frazão MSV, et al. EUS-guided intragastric injection of botulinum toxin A in the preoperative treatment of super-obese patients: A randomized clinical trial. Obes Surg. 2019;29(1):32-9.

Devière J, Valdes GO, Herrera LC, et al. Safety, feasibility and weight loss after transoral gastroplasty: First human multicenter study. Surg Endosc. 2008;22(3):589-98.

Dumonceau J-M. Evidence-based review of the Bioenterics intragastric balloon for weight loss. Obes Surg. 2008;18(12):1611-7.

Forlano R, Ippolito AM, Iacobellis A, et al. Effect of the BioEnterics intragastric balloon on weight, insulin resistance, and liver steatosis in obese patients. Gastrointest Endosc. 2010;71(6):927-33.

Forner PM, Ramacciotti T, Farey JE, et al. Safety and effectiveness of an endoscopically placed duodenal-jejunal bypass device (EndoBarrier®): Outcomes in 114 patients. Obes Surg. 2017;27(12):3306-13.

Ganesh R, Rao AD, Baladas HG, Leese T. The Bioenteric Intragastric Balloon (BIB) as a treatment for obesity: poor results in Asian patients. Singapore Med J. 2007;48(3):227-31.

Genco A, Balducci S, Bacci V, et al. Intragastric balloon or diet alone? A retrospective evaluation. Obes Surg. 2008;18(8):989-92.

Genco A, Cipriano M, Materia A, et al. Laparoscopic sleeve gastrectomy versus intragastric balloon: a case-control study. Surg Endosc. 2009;23(8):1849-53.

Goyal H, Kopel J, Perisetti A, et al. Endobariatric procedures for obesity: clinical indications and available options. Ther Adv Gastrointest Endosc. 2021;14:2631774520984627.

Ibrahim Mohamed BK, Barajas-Gamboa JS, Rodriguez J. Endoscopic bariatric therapies: Current status and future perspectives. JSLS. 2022;26(1):e2021.00066.

Jirapinyo P, Haas AV, Thompson CC. Effect of the Duodenal-jejunal bypass liner on glycemic control in patients with type 2 diabetes with obesity: A meta-analysis with secondary analysis on weight loss and hormonal changes. Diabetes Care. 2018;41(5):1106-15.

Lopez-Nava G, Sharaiha RZ, Vargas EJ, et al. Endoscopic sleeve gastroplasty for obesity: A multicenter study of 248 patients with 24 months follow-up. Obes Surg. 2017;27(10):2649-55.

Marinos G, Eliades C, Raman Muthusamy V, et al. Weight loss and improved quality of life with a nonsurgical endoscopic treatment for obesity: clinical results from a 3- and 6-month study. Surg Obes Relat Dis. 2014;10(5):929-34.

Maselli DB, Matar R, Vargas EJ, et al. Sa1992 Primary obesity surgery endoluminal 1 and 2 have distinct impacts on gastric physiology in a prospective cohort study. Gastroenterol. 2020;158(6):S-492.

Miller K, Turró R, Greve JW, et al. MILEPOST multicenter randomized controlled trial: 12-month weight loss and satiety outcomes after pose^SM vs. Medical therapy. Obes Surg. 2017;27(2):310-22.

Moura D, Oliveira J, De Moura EGH, et al. Effectiveness of intragastric balloon for obesity: A systematic review and meta-analysis based on randomized control trials. Surg Obes Relat Dis. 2016;12(2):420-9.

Moura EGHD. Six months results of the duodenal-jejunal bypass liner for the treatment of obesity and type 2 diabetes. J Gastrointest Dig Syst. 2013;S2(1):1-5.

Na HK, De Moura DTH; The Study Group for Endoscopic Bariatric and Metabolic Therapies of the Korean Society of Gastrointestinal Endoscopy. Various novel and emerging technologies in endoscopic bariatric and metabolic treatments. Clin Endosc. 2021;54(1):25-31.

Neto MG, Silva LB, Grecco E, et al. Brazilian Intragastric Balloon Consensus Statement (BIBC): practical guidelines based on experience of over 40,000 cases. Surg Obes Relat Dis. 2018;14(2):151-9.

Quezada N, Muñoz R, Morelli C, et al. Safety and efficacy of the endoscopic duodenal-jejunal bypass liner prototype in severe or morbidly obese subjects implanted for up to 3 years. Surg Endosc. 2018;32(1):260-7.

Rodriguez-Grunert L, Galvao Neto MP, Alamo M, et al. First human experience with endoscopically delivered and retrieved duodenal-jejunal bypass sleeve. Surg Obes Relat Dis. 2008;4(1):55-9.

Sartoretto A, Sui Z, Hill C, et al. Endoscopic sleeve gastroplasty (ESG) is a reproducible and effective endoscopic bariatric therapy suitable for widespread clinical adoption: A large, international multicenter study. Obes Surg. 2018;28(7):1812-21.

Stavrou G, Shrewsbury A, Kotzampassi K. Six intragastric balloons: Which to choose? World J Gastrointest Endosc. 2021;13(8):238-59.

Tarnoff M, Rodriguez L, Escalona A, et al. Open label, prospective, randomized controlled trial of an endoscopic duodenal-jejunal bypass sleeve versus low calorie diet for pre-operative weight loss in bariatric surgery. Surg Endosc. 2009;23(3):650-6.

Thompson CC, Abu Dayyeh BK, Kushnir V, et al. Aspiration therapy for the treatment of obesity: 4-year results of a multicenter randomized controlled trial. Surg Obes Relat Dis. 2019;15(8):1348-54.

Weiner R, Gutberlet H, Bockhorn H. Preparation of extremely obese patients for laparoscopic gastric banding by gastric balloon therapy. Obes Surg. 1999;9(3):261-4.

107 | Tratamento Endoscópico das Complicações da Cirurgia da Obesidade

Eduardo Guimarães Hourneaux de Moura ▪ Diogo Turiani Hourneaux de Moura ▪
Rocío Miluska Parrales Donayre

Introdução

A obesidade é uma doença metabólica complexa associada a múltiplas comorbidades médicas. É uma condição que atinge proporções pandêmicas e que exige tratamento multidisciplinar antes e após a intervenção. Sendo uma doença metabólica complexa, está associada a uma multiplicidade de comorbidades, como a hipertensão, as doenças cardiovasculares, a apneia obstrutiva do sono, certas doenças malignas e um aumento da mortalidade por todas as causas.

De acordo com a Organização Mundial da Saúde (OMS), em 2022, 43% da população mundial acima de 18 anos estava com sobrepeso. As terapias medicamentosas para obesidade classe 3 ou superior são limitadas e se apresentam como uma alternativa, tendo muitos estudos demonstrado benefícios da cirurgia bariátrica na perda de peso e na melhora ou resolução de comorbidades relacionadas com o excesso de peso.

A cirurgia bariátrica como a derivação gástrica em Y de Roux ou *bypass* gástrico e a gastrectomia laparoscópica em manga ou gastrectomia vertical (*sleeve* ou GV) provaram ser uma intervenção eficaz no tratamento da obesidade e das suas comorbidades associadas. No Brasil, houve um aumento de 22,9% no número de cirurgias bariátricas realizadas entre os anos de 2019 e 2022, chegando a 74.738 cirurgias no ano de 2022, conforme uma pesquisa realizada pela Sociedade Brasileira de Cirurgia Bariátrica e Metabólica (SBCBM). A taxa de mortalidade a 90 dias da cirurgia bariátrica ou metabólica é muito baixa, de 0,1 a 0,3%. A taxa global de complicações a 90 dias é de 7 a 10%, sendo 4% complicações graves.

Com o aumento dos procedimentos cirúrgicos bariátricos, também vem aumentando o número de complicações associadas. É importante ressaltar que, para realizar o diagnóstico e o tratamento precoce de tais complicações, toda a equipe multiprofissional deve estar a par das alterações anatômicas e endoscópicas dos principais métodos cirúrgicos bariátricos, como o *bypass*, a GV e a banda gástrica ajustável (BGA).

Antigamente, muitas das complicações eram tratadas com reoperações, o que se associava a uma importante morbidade. A endoscopia bariátrica (EB), interface entre a endoscopia terapêutica avançada e a cirurgia bariátrica, tem possibilitado uma abordagem menos invasiva no tratamento dessas complicações. Como resultado, os endoscopistas têm se envolvido cada vez mais com o cuidado do paciente cirúrgico bariátrico. A revisão cirúrgica continua a ser uma tarefa perigosa, dado o elevado risco operatório e a morbidade e mortalidade associadas, que podem atingir 60 e 14%, respectivamente.

O principal método de diagnóstico e tratamento de muitas complicações precoces é a endoscopia flexível; uma vasta gama de intervenções terapêuticas endoscópicas oferece uma intervenção de risco relativamente baixo no tratamento dessas complicações. Neste capítulo, serão abordadas as terapêuticas endoscópicas atuais no tratamento das complicações pós-operatórias mais comumente associadas à cirurgia bariátrica. Além disso, será estudado o papel do endoscopista no diagnóstico e no tratamento das complicações pós-operatórias das principais cirurgias bariátricas, em situações nas quais é possível uma abordagem menos invasiva com eficácia.

Hemorragia digestiva

Em geral, o sangramento gastrointestinal ocorre no pós-operatório imediato, secundariamente a complicações técnicas. É mais comum surgir sangramento intraluminal, apresentando-se como forma de melena, enterorragia ou hematêmese, compreendendo, em sua maioria, um quadro autolimitado. O sangramento ocorre mais frequentemente nas linhas de grampos, na gastrojejunostomia, na jejunojejunostomia, no remanescente gástrico ou no *pouch* gástrico, ou como resultado da formação de úlceras agudas (p. ex., uma úlcera marginal em pacientes que foram submetidos ao *bypass*). A endoscopia é normalmente o primeiro método para investigação do local de sangramento, porém, quando em um quadro grave, associado à instabilidade hemodinâmica, torna-se necessária uma nova abordagem cirúrgica. Estudos mostram que nas primeiras 48 horas após o *bypass*, ocorre sangramento em 1 a 4% dos pacientes, dos quais 30 a 63% precisarão receber transfusão sanguínea, porém sem necessidade de abordagem terapêutica. A terapêutica endoscópica do sangramento gastrointestinal no pós-operatório recente deve ser realizada de modo cuidadoso. Devido ao pequeno calibre dos lumens pós-GV e *bypass*, deve haver um baixo limite para realizar o procedimento sob anestesia geral com proteção das vias aéreas, uma vez que apresenta um risco aumentado de lesionar as linhas de grampo e as anastomoses pela insuflação excessiva, estando reservada apenas aos pacientes que apresentaram falha no tratamento conservador. Entre os principais métodos terapêuticos se a hemorragia for maciça está a colocação de um *overtube* para permitir uma fácil remoção da acumulação de coágulos. Para obter hemóstase, considere-se a utilização de técnicas mecânicas, como clipes *through-the-scope* (TTS), em vez de métodos ablativos térmicos para minimizar o risco de uma fuga consequente na área.

Nos casos em que os clipes TTS não conseguem obter hemóstase, as alternativas incluem pós-hemostáticos (TC-325: Hemospray, Cook Medical, Winston-Salem, NC), clipes *over-the-scope* (OTSC®) (Ovesco Endoscopy – Tübingen, Alemanha; Padlock Clip® – Aponos Medical Co, Kingston, NH), e sutura endoscópica (OverStitch® – Apollo Endosurgery, Austin, TX).

Por fim, a terapia mecânica com uso dos hemoclipes consiste na aplicação de clipes metálicos diretamente sobre o vaso sangrante, comprimindo os tecidos adjacentes sobre o sítio de sangramento. São diversos os tipos de clipes disponíveis, que variam quanto ao tamanho e ao grau de abertura.

Em um grande estudo retrospectivo que avaliou 933 pacientes após *bypass*, 30 apresentaram sangramento gastrointestinal precoce, dos quais 27 realizaram endoscopia e 23 necessitaram de uma intervenção endoscópica (85%). Todos os sangramentos resultaram da anastomose gastrojejunal. As terapêuticas foram realizadas com injeção de adrenalina, eletrocautério, hemoclipes ou uma combinação de dois métodos: 16 pacientes apresentaram ressangramento (59%), dos quais cinco precisaram realizar uma nova endoscopia e três, uma terceira endoscopia. Nenhum paciente necessitou de nova abordagem cirúrgica e dois apresentaram complicações (uma aspiração e uma perfuração da gastrojejunostomia). A Figura 107.1 apresenta um algoritmo para o tratamento endoscópico de sangramento após cirurgia bariátrica.

Úlcera marginal

Define-se úlcera como uma lesão com fundo fibrinoso, de tamanho e profundidade variáveis. A úlcera marginal ocorre em uma anastomose após *bypass* gástrico, pode ocorrer precoce ou tardiamente, geralmente se localiza no lado jejunal da anastomose gastrojejunal, que não foi previamente exposta ao ácido gástrico. Seus sintomas mais comuns são dor epigástrica, náuseas, vômitos, intolerância alimentar e sangramento. Pode ser encontrada em 27 a 36% dos pacientes sintomáticos; curiosamente, também é detectada incidentalmente em até 6% dos pacientes assintomáticos após a cirurgia. A endoscopia digestiva alta tem um papel primário em identificar o diagnóstico, visto se tratar de um dos achados endoscópicos mais comuns em pacientes com dor epigástrica (52%).

O desenvolvimento de uma úlcera marginal ou anastomótica após *bypass* pode ser explicado pela preservação do antro e do nervo vago, causando hipergastrinemia e aumento da produção de ácido gástrico. Além disso, pensa-se que a utilização de suturas permanentes na anastomose gastrogástrica aumenta o risco dessas úlceras, pelo que a maioria dessas anastomoses é feita com suturas absorvíveis.

Quando da identificação de uma úlcera marginal, é preciso fazer uma avaliação detalhada em busca de fístulas. Os principais fatores de risco para desenvolver úlcera são tabagismo e uso de anti-inflamatórios não esteroides (AINEs). O tratamento das úlceras marginais deve incluir terapia com um inibidor de bomba de prótons (IBP) em altas doses (por pelo menos 2 meses) e sucralfato (10 dias).

A endoscopia digestiva alta deve ser repetida para garantir a cicatrização. A maioria dos cirurgiões bariátricos utiliza rotineiramente IBPs no pós-operatório para reduzir o risco dessas úlceras. No entanto, não há consenso sobre a duração da profilaxia.

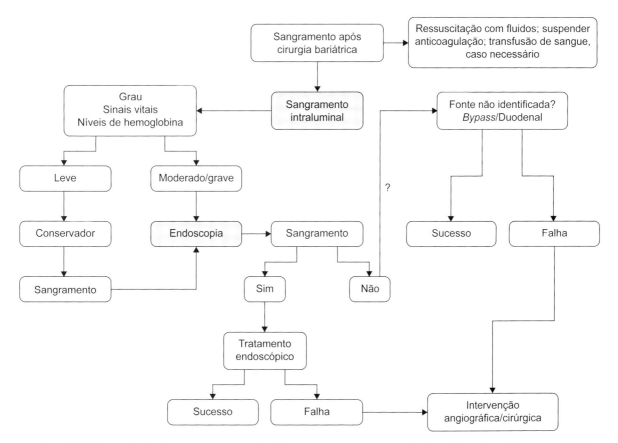

Figura 107.1 Proposta de algoritmo para o tratamento endoscópico de sangramento após cirurgia bariátrica. (Adaptada de De Moura et al., 2022.)

854 Parte 7 ▪ Tratamento Cirúrgico da Obesidade

O papel da endoscopia nesses doentes é principalmente diagnóstico e para avaliar a causa da dor abdominal. Se houver hemorragia, esta pode ser tratada endoscopicamente com injeção de adrenalina, clipes e diatermia, tal como acontece com as úlceras pépticas hemorrágicas.

Fugas de anastomose: deiscência

As fugas são uma complicação rara, mas grave, das operações bariátricas. Uma fuga é o precursor de uma fístula. Quando existe uma linha de grampos (como na GV) ou a formação de anastomose (como no *bypass*), deve ocorrer uma cicatrização suficiente nesses locais para evitar o derrame do conteúdo luminal no espaço peritoneal, o que pode levar a peritonite, formação de abscessos, sepse e, potencialmente, falência de múltiplos órgãos e morte. As fugas (deiscências) anastomóticas ou da linha de grampos ocorrem em até 4,8% dos casos de *bypass* gástrico e em até 2,4% dos casos de GV. Essas fugas são caracterizadas por uma descontinuidade na anastomose da linha cirúrgica, resultando em um derrame do conteúdo luminal para o peritônio.

Fístulas após cirurgia bariátrica geralmente se localizam ao longo das linhas de grampeamento, relacionadas com a deiscência ou a divisão incompleta do estômago durante a formação do *pouch*. Pacientes submetidos ao *bypass* são mais suscetíveis a fístulas na anastomose gastrojejunal, enquanto aqueles submetidos à GV tendem a apresentar fístulas próximo da junção esofagogástrica. As fugas na linha de agrafos (grampos) ocorrem mais frequentemente no terço proximal do estômago; teoricamente resultam de um sistema de alta pressão gerado pela pressão criada pelo estreitamento da incisura após a cirurgia. Se o estreitamento na incisura estiver presente no contexto de uma fuga, deve ser tratado ao mesmo tempo que a fuga para garantir a cicatrização. Esse procedimento é normalmente efetuado com uma dilatação por balão.

No *bypass* gástrico, as fugas são mais comuns na anastomose gastrojejunal. O reconhecimento precoce dessa complicação é vital em razão de suas sequelas potencialmente fatais.

Os principais fatores que provocam o aparecimento das fístulas são: isquemia tecidual, tensão da anastomose e estenose distal, ocasionando aumento da pressão intraluminal. Apesar de incomuns, estão associadas a significativa morbimortalidade, com incidência que varia de 0,1 a 5,6% após *bypass* gástrico e aproximadamente 2,4% após GV.

Sintomas como taquicardia, dor abdominal ou febre constituem sinais de que pode haver uma fístula e devem ser cuidadosamente avaliados pelo cirurgião. No pós-operatório recente, a fístula pode levar à formação de abscesso, peritonite, sepse e inclusive óbito, se não tratada adequadamente. Os princípios no tratamento desses pacientes incluem o controle infeccioso e o suporte nutricional, além da intervenção terapêutica adequada. A reanimação com fluidos e antibióticos intravenosos (IV) adequados é fundamental para o tratamento inicial da sepse.

Para controlar a origem da sepse, é possível extrair a contaminação extraluminal e o pus com uma combinação de drenos. Estes podem ser inseridos por laparoscopia, guiados por radiologia através de uma via percutânea, ou cada vez mais são efetuados por meio de uma abordagem endoscópica.

Além disso, as técnicas endoscópicas têm um papel a desempenhar para impedir o extravazamento dos conteúdos gastrointestinais e promover a cicatrização do defeito luminal. Os tratamentos endoscópicos para a gestão de fugas surgiram nas últimas décadas como um complemento seguro e eficaz da terapia médica para reduzir o número de pacientes que necessitam de intervenção cirúrgica, o que acarreta os seus próprios riscos adicionais e morbilidade associada. Essas técnicas podem ser adequadas em pacientes hemodinamicamente estáveis com uma fuga contida, ou como adjuvante da intervenção cirúrgica.

Fístula

Uma fístula é uma comunicação entre duas superfícies epitelizadas. A incidência tem diminuído nos últimos anos (atualmente é de aproximadamente 1%). Uma fuga pode evoluir para uma fístula com um trato epitelizado se a fuga não cicatrizar oportunamente; as fugas são mais frequentes nas primeiras semanas após a cirurgia, e essa complicação continua a estar associada a uma elevada morbilidade. A incidência de desenvolvimento de fístula é de 14% dos pacientes com fugas anastomóticas.

A patogênese pode ser explicada, em alguns casos, por isquemia do ângulo de His, aumento da pressão intraluminal após a cirurgia e falha da linha de agrafos ou sutura. As fístulas podem ser causadas pela tensão na linha de anastomose, pela falha do grampeamento e pela obstrução distal.

Os locais mais comuns para a formação de fístulas são as fístulas gastrogástricas e gastrocutâneas. Uma fístula gastrogástrica pode ser considerada como uma complicação específica do *bypass* com uma comunicação entre a bolsa gástrica e o remanescente gástrico.

A fístula pode ser de difícil controle e, em alguns casos, o tratamento convencional não é suficiente para atingir a cicatrização (reoperação, drenagem intra-abdominal e alimentação distal à fístula). Quando a drenagem externa não é adequada, é possível desenvolver uma fístula interna crônica (gastrocutânea, gastrogástrica, gastrojejunal, gastrocólica e gastrobrônquica).

O tratamento endoscópico antes das 3 semanas tem um sucesso clínico de 100%, e o de mais de 3 semanas, 70% dos casos. O tratamento precoce e oportuno é o mais importante.

A mortalidade não está relacionada com a complicação em si, e sim à inabilidade do diagnóstico e tratamento precoce. A prevalência da fístula no *bypass* é de 0,4 a 5,6%; no *sleeve*, de 1,9 a 5,3%. A mortalidade é de 0,12 a 2,6%.

A endoscopia digestiva alta facilita o diagnóstico e a terapêutica minimamente invasiva simultânea. Nas fugas de *bypass* gástrico, uma estenose pode geralmente ser identificada distalmente à fístula e deve ser tratada. A estricturoplastia e a dilatação com balão podem tratar essa estenose, facilitando o esvaziamento do saco gástrico, reduzindo a pressão intragástrica e diminuindo o débito da fístula. Além disso, a oclusão da abertura interna da fístula é possível com o implante de um *stent* autoexpansível removível. Quando se tenta o encerramento cirúrgico direto, a cicatrização da fístula pode ser difícil devido ao aumento da pressão na bolsa gástrica, secundária à estenose distal. A cirurgia é recomendada em casos selecionados para drenagem de abscessos e deve ser sempre realizada em caso de peritonite.

As fugas agudas (menos de 7 dias) e precoces (7 a 45 dias) são tratadas com *stents*, obtendo-se bons resultados. Nas fases tardia (1,5 a 3 meses) e crônica (mais de 3 meses), a dilatação com balão e a septotomia com eletrocautério ou coagulação com plasma de árgon são as melhores opções. A estenotomia (incisão das bandas fibróticas seguida de dilatação com balão) é utilizada nos casos de estenose da bolsa gástrica. Esses procedimentos são repetidos semanalmente em ambulatório, até que o fluxo de secreção digestiva e o eixo do saco sejam corrigidos, favorecendo a cicatrização permanente da fístula.

Outros procedimentos, como a colocação de clipes e a aplicação endoscópica de adesivos, também foram descritos em pequenas séries de casos, embora possam não ser eficazes quando a estenose distal não é tratada. As fugas após a GV tendem a ser mais difíceis de cicatrizar, devido ao aumento da pressão da bolsa gástrica. O tratamento endoscópico segue os mesmos princípios descritos para as fugas do *bypass*. As opções disponíveis para tratar uma fístula crônica após GV são reoperações abertas/laparoscópicas ou procedimentos endoscópicos. Ainda não existe um padrão de tratamento para essas condições.

Muitas vezes, a abordagem cirúrgica tende a ser complexa. A endoscopia terapêutica tem bons resultados, com baixas taxas de complicações, por meio da colocação de *stent*, estenotomia, septotomia e dilatação com balões de 30 mm.

A terapêutica endoscópica é indicada apenas para aqueles pacientes que não apresentam instabilidade hemodinâmica. As opções de tratamento endoscópico das fístulas consistem em sutura, clipes, próteses, colas de fibrina e, mais recentemente, terapia a vácuo.

Coleção: método drenagem

Uma coleção cavitária ou intraluminal desde uma fuga pode progredir rapidamente para um abscesso com paredes e levar à rápida deterioração clínica do paciente. A drenagem adequada de qualquer conteúdo vazado deve ser a prioridade antes de qualquer fechamento primário do defeito na parede. Portanto, a aspiração ou o desbridamento do fluido precede a cobertura ou fechamento do vazamento. Para fugas precoces, os drenos percutâneos colocados por cirurgia ou radiologia intervencionista podem ser uma opção.

Entretanto, em fugas tardias, a drenagem interna endoscópica está ganhando força, especialmente em uma coleção de fluido bem circunscrita.

A terapia endoscópica a vácuo (EVT), a colocação de drenagem interna endoscópica e a septotomia se tornaram as técnicas endoscópicas favoritas no tratamento de fugas com coleções de fluido associadas.

A escolha do tratamento depende da cronicidade da fuga, da localização e da estenose distal concomitante.

Terapia endoscópica a vácuo

A terapia de vácuo endoscópica, também conhecida como "terapia EVT", foi inicialmente utilizada na cirurgia gastrointestinal superior em doentes que apresentavam fugas pós-esofagectomia com bons resultados. A sua utilização em fugas bariátricas está a aumentar.

Envolve a colocação de uma esponja no defeito luminal que é fixada a um tubo nasogástrico (NG), normalmente com 16 a 18 French de diâmetro, que é passada pelo nariz e ligada a um gerador de vácuo. Isso permite uma terapia de pressão negativa na área da fuga, incentivando e acelerando o processo de cicatrização.

Também permite a drenagem de detritos e fluido infeccioso. Idealmente, a esponja é deixada no local durante 3 a 5 dias, devendo ser mudada endoscopicamente durante o tratamento. Embora seja uma intervenção relativamente simples e de baixo custo, a necessidade de procedimentos frequentes para mudar a esponja significa que consome muito tempo e pode resultar em custos globais elevados. Apesar desses fatores, os resultados são favoráveis.

A EVT tornou-se a abordagem endoscópica mais eficaz para os defeitos gastrointestinais transmudais em comparação com as estratégias endoscópicas tradicionais. Um estudo multicêntrico realizado por De Moura et al., que analisou 144 pacientes que desenvolveram defeitos gastrointestinais transmurais e foram tratados com terapia endoscópica a vácuo caseiro (Homemade-EVT – H-EVT), concluiu que é viável, seguro e eficaz para o tratamento. O tratamento foi bem-sucedido em 88,89% dos casos, após uma média de 3,49 trocas de H-EVT em uma média de 23,5 dias. A localização e a classificação do defeito não tiveram impacto na taxa de sucesso clínico.

Drenagem interna endoscópica para fugas agudas e crônicas

É bem descrito na literatura o *stent* duplo *pigtail*, normalmente variando de 1 a 10 French, que é posicionado através do orifício, colocando uma extremidade na coleção de fluido e uma extremidade no lúmen gástrico. Os cateteres *pigtail* são trocados, em média, a cada 4 a 6 semanas até que ocorra a cicatrização do vazamento. O dreno interno endoscópico pode ser usado como terapia de primeira linha ou de segunda linha quando outras intervenções falharam. O sucesso clínico (ausência de extravasamento de contraste oral fora do lúmen gastrointestinal) foi relatado entre 78 e 98% em pequenas séries de casos em uma média de 47 a 112 dias (intervalo de 28 a 224), com uma média de 3 a 5 endoscopias realizadas por paciente. Embora sejam incomuns, as complicações incluem peritonite, migração, encarceramento da parede e estenose.

Septotomia endoscópica para fugas crônicas

Septotomia endoscópica, nas mãos de um endoscopista experiente, é usada para facilitar a drenagem interna de vazamentos refratários por meio da incisão do trato fistuloso, criando uma via de drenagem entre o lúmen gastrogástrico e a coleção perigástrica. De fato, antes da septotomia, a maioria dos pacientes foi submetida a vários procedimentos prévios como uma tentativa de resolução dos sintomas, incluindo drenagem percutânea, OTSC® e *stents* de metal autoexpansíveis (SEMS), todos sem sucesso.

Uma média de 2,3 (variação de 1 a 4) procedimentos de septotomia endoscópica foram realizados sem nenhum evento adverso grave relatado. A abordagem de septotomia endoscópica também foi descrita por outros grupos, principalmente em pequenas séries de casos com bons resultados clínicos e eventos adversos mínimos. É importante observar que em mais de 50% dos pacientes com vazamentos crônicos em que foram realizadas septotomias, havia estenoses concomitantes na incisura angular que foram todas dilatadas endoscopicamente. Isso destaca o fato de que é preciso abordar os fatores predisponentes que podem perpetuar os vazamentos.

A dilatação nesses casos permitiu a diminuição da pressão intragástrica, o redirecionamento do conteúdo gástrico e a drenagem interna da cavidade. A septotomia deve ser sempre realizada na presença de septo junto ao orifício fistuloso.

Fugas: método encerramento

Colas: adesivo tissular

Em comparação com a cobertura de uma fuga que promove a cicatrização natural do defeito, o encerramento com cola, clipes e suturas permite a aposição e o fecho imediatos dos tecidos. Dois adesivos de tecido normalmente utilizados são cola de fibrina e Histoacryl®.

No entanto, até a data, grande parte das provas da eficácia do endoscópico injetado de fibrina e do Histoacryl® como única intervenção para o tratamento de fugas permanece anedótica. Em 2022, Kim et al. relataram o fechamento endoscópico bem-sucedido de fístulas anastomóticas em 20 pacientes com deiscência anastomótica (< 2 cm) usando a colocação de *stent*, a colocação de clipe, Histoacryl®, ou uma combinação dos métodos anteriores. Dos 20 pacientes, três conseguiram o fechamento completo utilizando apenas Histoacryl®. No entanto, maior sucesso no fechamento do vazamento foi com a terapia combinada (Histoacryl® mais clipe). Embora esses selantes possam não ser adequados como terapia única, os dados permanecem limitados a pequenos estudos; por agora, a melhor utilidade desses selantes pode ser dada em conjunto com outras terapias. É pouco efetiva, com necessidade de múltiplas sessões, alto custo e indicada em casos selecionados.

Clipes de parede total: clipes *over-the-scope*

Os OTSC® foram recentemente introduzidos como um método eficaz de tratamento de defeitos da parede gastrointestinal, como fugas e perfurações. Esses clipes são feitos de uma liga superelástica e são colocados em um suporte sobre a ponta do endoscópio. Os clipes convencionais não são indicados.

Uma revisão sistemática realizada por Shoar et al. analisou nove estudos, incluindo 73 pacientes que desenvolveram coleções e fístulas no pós-operatório e foram tratados com OTSC®, com sucesso clínico de 63,5%. As fístulas mediam 3 a 20 mm e requereram terapia combinada em 86,3% dos casos. O estudo concluiu que os OTSC® são indicados em casos selecionados, incluindo orifícios fistulosos pequenos não associados a coleções intracavitárias.

Ainda que a utilização de clipes represente uma opção, há poucos dados na literatura avaliando seu sucesso no fechamento de fístulas nas linhas de grampo. Um estudo retrospectivo que avaliou o uso do OTSC® em 26 pacientes com fístulas após GV mostrou uma taxa de sucesso de 80,7% (21 pacientes). Outro estudo, que avaliou 19 pacientes, exibiu uma taxa de sucesso em 74% (11 pacientes).

Sutura endoscópica

A sutura endoscópica tem ganhado popularidade para o manejo de complicações após cirurgias bariátricas, com a possibilidade de realizar suturas de espessura total. A sutura requer uma mucosa relativamente saudável em torno do defeito da fístula para manter as suturas unidas. A sutura endoscópica permite o fechamento de grandes defeitos em comparação com clipes (mais de 2 cm de tamanho).

Atualmente, a sutura endoscópica é realizada utilizando um dispositivo OverStitch® (Apollo Endosurgery, Austin, TX, EUA).

A sutura é especialmente eficaz no tratamento de fístulas que se desenvolvem após a cirurgia bariátrica. Em uma grande série que comparou a sutura endoscópica com a clipagem endoscópica para o tratamento da fístula gastrogástrica após *bypass* gástrico, 95% dos pacientes tiveram fechamento completo, porém a reabertura foi observada em 65%. No entanto, os dados devem ser vistos com cautela, dada a informação limitada. Além disso, a sutura é um processo complicado em diferentes locais do trato gastrointestinal. Por conseguinte, as técnicas de sutura necessitam de mais modificações para se tornarem uma terapia bem-sucedida para o encerramento da fístula.

Fugas agudas ou crônicas: método cobertura ou exclusão

Stents para fístulas agudas ou crônicas

Depois que a drenagem adequada de um abscesso tiver sido estabelecida e a fuga pós-operatória persistir, o endoscopista especialista pode tentar fechar ou cobrir a fístula. A implantação de *stent* para vazamentos pós-operatórios foi bem descrita na literatura. O *stent* enteral atua como uma barreira entre o conteúdo endoluminal (p. ex., bactérias, ácido entérico) e o local da anastomose/grampo. Isso, por sua vez, promove a cicatrização e permite a continuidade da alimentação enteral.

Os *stents* autoexpansíveis podem ser amplamente classificados em SEMS ou *stents* de plástico (SEPS), e consistem em cilindros de malha metálica tecida, cortados a *laser*, cobertos com uma liga de aço inoxidável, que geralmente são embalados, comprimidos e restritos até a entrega, quando exercem forças autoexpansivas para atingir seu diâmetro máximo fixo. Os *stents* metálicos podem ser totalmente cobertos (FCSEMS) ou parcialmente cobertos (PCSEMS) com um revestimento de silicone ou poliuretano. Os PCSEMS têm um segmento exposto de 1 a 2 cm em suas extremidades metálicas, sem cobertura, que, por sua vez, permite o crescimento de tecido e a diminuição da migração à custa de maior dificuldade na remoção do *stent*. Esses *stents* não são aprovados pela Food and Drug Administration para indicações benignas.

O *design* e a composição do *stent* continuaram a evoluir para aliviar os eventos adversos e as limitações associadas.

Menos comumente, úlceras, refluxo, sangramento gastrointestinal e erosões foram descritos na literatura. No entanto, o evento adverso mais notável continua sendo a migração do *stent*, variando entre 6 e 15% dos PCSEMS, e entre 40 e 59% dos FCSEMS.

Stents específicos para bariátricos foram projetados para resolver o problema da migração. Esses *stents* normalmente são: (1) mais longos; (2) flexíveis (adaptam-se à anatomia tortuosa da cirurgia bariátrica); (3) totalmente cobertos (permitem fácil remoção); (4) com diâmetro maior (aumentam a compressão e a coaptação contra a parede luminal); e (5) normalmente têm um flange na extremidade proximal e/ou distal para evitar a migração.

Os efeitos adversos foram quase universalmente presentes, intolerância que exigiu a remoção, o desenvolvimento de estenoses esofágicas, o sangramento e a perfuração.

Um estudo multicêntrico realizado por De Moura et al., que analisou 37 pacientes que desenvolveram fístulas/deiscências agudas e foram tratados precocemente com próteses bariátricas, concluiu que são métodos endoscópicos efetivos no tratamento das deiscências e das fístulas pós-cirurgia bariátrica. O tratamento foi bem-sucedido em 78,3% dos casos, e com outras terapias combinadas houve sucesso clínico em 94,6% dos casos. Apesar de efetiva, a prótese bariátrica está associada a alta taxa de efeitos adversos graves (oito migrações) e deve ser utilizada com cautela, preferencialmente em protocolos de estudo.

Stents revestidos

Os *stents* revestidos são a modalidade endoscópica mais comumente utilizada no tratamento de fugas. Criam uma barreira, impedindo que o conteúdo endoluminal e as bactérias entrem na área da fuga, permitindo a sua cicatrização. Além disso, permitem a reintrodução precoce de nutrição entérica, que é preferível à nutrição parenteral. Os *stents* podem ser altamente eficazes no fechamento de fugas. Uma revisão sistemática e metanálise realizada por Okasaki et al., que analisou 24 artigos com pacientes que desenvolveram fístulas após cirurgia bariátrica e foram tratados com próteses, concluiu que a prótese é um método efetivo, porém associado a altas taxas de migração. O tratamento foi bem-sucedido em 72,8% dos casos, e a taxa de migração foi de 28,2%.

A utilização de próteses autoexpansíveis apresenta diversas vantagens, como a diminuição da pressão intraluminal, a diminuição da contaminação peritoneal, a cicatrização do trajeto fistuloso e a possibilidade de aporte nutricional por via oral (VO). Trata-se do tratamento endoscópico para fístulas com o maior número de evidências na literatura. Uma metanálise que avaliou sete estudos mostrou uma taxa de sucesso de 88% no fechamento das fístulas, com uma taxa de sucesso na remoção da prótese em 92% dos casos e uma taxa de migração da prótese em 17%, compreendendo a complicação mais comumente relacionada com o procedimento.

Apesar de não haver um consenso sobre o melhor momento para colocar a prótese, a maioria dos especialistas sugere fazê-lo logo após o diagnóstico. Normalmente, a prótese é bem tolerada pelos pacientes, e sintomas como náuseas, vômitos e desconforto abdominal são, em geral, passageiros. Porém, outras complicações mais graves podem resultar em uma remoção precoce da prótese, como migração, sangramento gastrointestinal e dor.

Prótese duplo *pigtail*: *stents double pigtail*

Os *stents double pigtail* (DPS) têm ganhado popularidade como tratamento de primeira linha na gestão de fugas em GV devido à sua elevada taxa de sucesso, ao fato de ser minimamente invasivo e econômico. Normalmente variando de 1 a 10 French (uma prótese/sonda de 10 French tem 3,3 mm; 3 Fr = 1 mm), são colocados endoscopicamente com uma extremidade na coleção extraluminal e a outra no lúmen intestinal, permitindo a drenagem interna e o colapso da cavidade do abscesso; eles são trocados, em média, a cada 4 a 6 semanas até que ocorra a cicatrização da fuga. O dreno interno endoscópico pode ser usado como terapia de primeira linha ou terapia de resgate quando outras intervenções falharam. O sucesso clínico (ausência de extravasamento de contraste oral fora do lúmen gastrointestinal) foi relatado entre 78 e 98% em pequenas séries de casos em uma média de 47 a 112 dias (intervalo de 28 a 224) com uma média de três a cinco endoscopias realizadas por paciente. As complicações são incomuns, mas incluem peritonite, migração, encarceramento da parede e estenose.

Um estudo realizado por Donatelli et al., que analisou 617 pacientes que desenvolveram fístulas e coleção no pós-operatório da GV e foram tratados com drenagem interna endoscópica com prótese duplo *pigtail*, concluiu que essa drenagem é segura e efetiva como abordagem primária nas complicações pós-GV com resultados satisfatórios a longo prazo. O tratamento foi bem-sucedido em 84,7% dos casos.

Oclusor cardíaco

Em razão das limitações das abordagens terapêuticas atuais no tratamento das fístulas gastrointestinais, tem sido relatada a utilização *off-label* do oclusor de defeitos do septo cardíaco (CSDO), que se destina ao encerramento percutâneo de defeitos do septo auricular ou ventricular. No entanto, a literatura existente consiste atualmente apenas em relatos de casos.

Um estudo realizado por Baptista et al., que analisou 43 pacientes (31 submetidos a GV e 12 a *bypass*) que desenvolveram fugas e fístulas no pós-operatório e foram tratados com oclusor cardíaco, concluiu que o uso *off-label* do oclusor cardíaco é seguro e efetivo no tratamento da fístula tardia e crônica pós-cirurgia bariátrica; o tratamento foi bem-sucedido em 90,7% dos casos. A Figura 107.2 apresenta uma proposta para o tratamento endoscópico de fugas/fístulas após cirurgia bariátrica.

Estenose

A incidência de estenose varia de acordo com a técnica utilizada. Geralmente são complicações tardias após o *bypass* gástrico e a maioria se apresenta dentro de 3 meses após a cirurgia. Elas ocorrem mais comumente na anastomose gastrojejunal do que na anastomose jejunojejunal.

A etiologia pode decorrer de isquemia do remanescente gástrico, retração cicatricial, falha técnica ou até mesmo reação ao fio de sutura e hipersecreção gástrica. Os fatores de risco para o desenvolvimento dessas estenoses incluem o uso de um grampeador circular, a presença de úlceras marginais e fugas anastomóticas. Os fatores de risco devem ser otimizados se forem observadas úlceras marginais, incluindo a interrupção do tabagismo, IBPs e sucralfato.

Os pacientes geralmente apresentam disfagia que piora com sólidos, regurgitação, náuseas, vômitos, disfagia e dor abdominal. Esses sintomas tendem a se apresentar de forma insidiosa e os pacientes podem não procurar tratamento médico imediato, pois podem considerar os sintomas como "normais" após o *bypass*. A endoscopia mostrará uma resistência à passagem do aparelho pela área estenosada, podendo apresentar dilatação a montante e alimentos não digeridos. Esses pacientes geralmente não conseguem progredir para alimentos sólidos texturizados e preferem a dieta de purê que teria sido iniciada logo após a cirurgia; portanto, eles podem perder mais peso do que o esperado.

A endoscopia pode ser tanto diagnóstica quanto terapêutica no tratamento dessas estenoses; portanto, é mais vantajosa do que os estudos de imagem. Os endoscópios padrão para adultos têm 10 mm de diâmetro; logo, a incapacidade de atravessar a anastomose com esses endoscópios sugere um tamanho de lúmen menor que 10 mm, o que exigiria intervenção.

Nos casos de estenose precoce, que ocorre na primeira semana após a cirurgia, a administração inicial de corticosteroides pode reduzir o edema anastomótico; quando isso não melhora os sintomas, a terapia endoscópica é indicada. O tratamento de primeira linha para as estenoses anastomóticas gastrojejunais após o *bypass* gástrico consiste na dilatação endoscópica, com balão. Eles podem ser guiados por fio e usados junto à fluoroscopia, especialmente se houver resistência. O balão é passado através do endoscópio e seu ponto médio é colocado na parte mais estreita da estenose. A anastomose é dilatada sequencialmente até 12 a 15 mm por alguns minutos. Após a dilatação, o endoscópio é passado através da

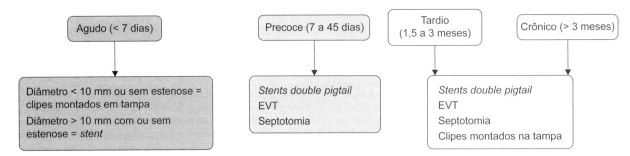

Figura 107.2 Algoritmo para o tratamento endoscópico de fugas/fístulas após cirurgia bariátrica. EVT: terapia endoscópica a vácuo. (Adaptada de De Moura et al., 2018, 2019.)

anastomose e a mucosa é cuidadosamente inspecionada quanto a perfurações e úlceras marginais. Sessões subsequentes de dilatação com balão de até 20 mm podem ser usadas conforme necessário. A estenose persistente após duas dilatações ou a presença de fibrose na gastrojejunostomia é tratada com a divisão da estenose fibrosa (estenotomia), que pode ser realizada com uma *needle knife*. As taxas de complicações do procedimento de dilatação podem chegar a 2,5%. A mais comum é a perfuração, que ocorre em até 1,86% dos pacientes, com tratamento conservador na maioria dos casos.

Devem ser consideradas estratégias de tratamento alternativas, incluindo a remodelagem da anastomose. O principal risco da dilatação com balão é a perfuração. Se as estenoses persistirem após duas ou três sessões, devem ser consideradas estratégias de tratamento alternativas, incluindo a remodelagem da anastomose.

O objetivo da dilatação corresponde à melhora dos sintomas, eventualmente alcançada com um diâmetro do lúmen entre 10 e 12 mm. O tamanho dos balões a serem utilizados dependerá de diversos fatores, como a gravidade da estenose, o tempo da cirurgia, o tamanho inicial da anastomose e a ocorrência de úlcera marginal.

Apesar de menos frequente, a estenose após GV, em geral na altura da incisura ou na transição esofagogástrica, apresenta um tratamento mais desafiador, que consiste na dilatação com balão, com ou sem a colocação de prótese, estenotomia ou, caso não haja melhora, conversão para *bypass* gástrico. O sucesso após a dilatação balonada é muito variável, indicando-se múltiplas sessões apenas em pacientes que apresentaram algum grau de melhora após a primeira. É importante ressaltar que em alguns casos a estenose é funcional, ocorrendo por rotação do eixo do órgão, casos nos quais a dilatação dificilmente apresenta resultados. Mais recentemente, próteses têm sido empregadas para o tratamento de estenoses refratárias às dilatações na GV, embora venham ocorrendo relatos de sintomas como dor e migração da prótese. Em casos selecionados, a estenotomia pode ser utilizada para abrir a área de estenose, com a realização de incisões longitudinais no local da obstrução.

Complicações de gastrectomia vertical

Tubo gástrico torcido após gastrectomia vertical

A bolsa gástrica pode permanecer torcida após a GV, uma complicação raramente descrita na literatura internacional, levando a intolerância alimentar, náuseas/vômito e fugas. O diagnóstico pode ser feito por meio de radiografia simples ou com contraste, tomografia computadorizada (TC) e endoscopia. As imagens de raios X podem ser difíceis de interpretar, pois há evidências radiológicas de estenose na ausência de estenose no exame endoscópico. Na endoscopia, as pregas gástricas torcidas com desvio do eixo são patognomônicas de tubo gástrico torcido. O tratamento endoscópico pode ser tentado por dilatação com balão de 30 mm. Se o problema persistir, é indicada a incisão aberta da grande curvatura, incluindo a primeira camada muscular, seguida de dilatação por balão. Esse procedimento pode ser realizado com plasma de argônio ou eletrocautério (Needle Knife®, Cook).

Complicações da banda gástrica ajustável laparoscópica

A BGA é uma intervenção cirúrgica que consiste na colocação, por via laparoscópica, de uma banda inflável de silicone em torno da porção superior do estômago, pressionando a parede desse órgão, impedindo a livre passagem do alimento. É colocada também sob a pele do abdômen uma válvula que permite regular o calibre dessa banda no pós-operatório.

As complicações da banda gástrica compreendem o deslizamento, a estenose do *pouch* gástrico e a erosão durante sua longa permanência abaixo da transição esofagogástrica. Entre elas, a mais comum é a erosão da banda.

Erosão da banda intragástrica

A erosão da banda, com sua migração para a posição intragástrica, promove sintomas como reganho de peso, dor epigástrica, infecção do portal e sangramento gastrointestinal, ainda que muitos pacientes possam permanecer assintomáticos. O diagnóstico é realizado por meio de exame radiológico e confirmado com a endoscopia digestiva alta, mostrando um segmento da banda migrada para o lúmen gástrico. Sua incidência é variável na literatura, de 0,3 a 1,9% dos casos, mais comumente 12 meses após a colocação do dispositivo.

Uma revisão sistemática que avaliou 15.775 pacientes mostrou uma incidência global de 1,5%.

A apresentação clínica pode ser caracterizada por dor epigástrica com irradiação para o ombro, dor retroesternal, infecção subcutânea da porta ou ganho de peso. A endoscopia diagnóstica é o exame de escolha, com a vantagem de poder facilitar o tratamento na maioria dos casos. Na retroflexão, a banda em erosão pode ser vista diretamente no lúmen gástrico, no nível da cárdia.

O tratamento clássico reside na remoção cirúrgica, porém a remoção por via endoscópica é possível após a retirada do portal de acesso localizado no tecido subcutâneo. A abordagem endoscópica tem a vantagem de ser menos invasiva, mas deve ser realizada apenas nos casos em que mais da metade da banda se encontra no lúmen, a fim de evitar complicações como sangramento e infecção intra-abdominal. Um procedimento em dois tempos foi descrito utilizando uma prótese plástica autoexpansível para acelerar a erosão completa da banda, por induzir necrose da parede gástrica entre a banda e a prótese. Uma vez que esteja suficientemente migrada, a secção da banda pode ser realizada com diversos dispositivos, como tesouras ou plasma de argônio. Devem ser prescritos IBPs para minimizar mais danos por ácido gástrico até que a banda seja removida.

A remoção endoscópica da BGA é menos invasiva e, portanto, é cada vez mais preferida à remoção cirúrgica. A divisão da BGA pode ser realizada com um cortador de banda gástrica (GBC; Agency for Medical Innovations, A.M.I. GmbH, Götzis, Suíça), facilitando a remoção endoscópica da banda, seguida da remoção cirúrgica do portal subcutâneo.

Deslizamento da banda gástrica ajustável laparoscópica

O deslizamento da banda gástrica ocorre quando ela é deslocada na parede anterior ou posterior do estômago, há uma dilatação subsequente da bolsa gástrica proximal podendo ocasionar náuseas, vômitos, dor abdominal e perda de peso; em casos nos quais o deslizamento é volumoso, há possibilidade de ocorrer sofrimento gástrico, levando à necrose.

O diagnóstico é realizado por meio de uma esôfago-estômago-duodenografia e uma endoscopia digestiva alta, e o tratamento é sempre cirúrgico, com a opção de remover ou reposicionar a banda. A banda deve ser imediatamente desinflada em todos os pacientes com suspeita de deslizamento, o que permite que o estômago retorne à sua posição anatômica normal, diminuindo a necessidade de cirurgia de emergência na maioria dos pacientes. Caso isso não resolva os sintomas, uma endoscopia digestiva alta pode ser realizada para avaliar se a banda ainda está deslocada. Nesses casos, a hiperinflação do estômago ajuda a forçar o deslocamento proximal da banda, reposicionando-a em seu local habitual, com alívio temporário dos sintomas obstrutivos. Esse procedimento é realizado com o paciente em decúbito lateral sob sedação consciente. É importante observar que essa é uma medida temporária que permite o tratamento definitivo por meio da remoção cirúrgica da banda em um ambiente eletivo no futuro. Nos casos em que isso falhar, a banda precisa ser removida cirurgicamente.

Deslizamento do anel

A presença do anel intragástrico é uma condição frequente após a cirurgia bariátrica do tipo *bypass* gástrico em Y de Roux pelas técnicas de Fobi e de Capella. O anel é colocado durante a cirurgia bariátrica, logo acima da anastomose da neocâmara gástrica (*pouch*) com o intestino.

A finalidade do anel é manter calibrada a anastomose e evitar que ela, com o passar dos anos, dilate. Entretanto, em muitos casos há a migração do anel para dentro do estômago ou o seu deslizamento para o segmento proximal do intestino, e sinais e sintomas, como disfagia, perda de peso, dilatação do esôfago e refluxo, podem ocorrer.

Tanto nos casos em que o anel migra para dentro do estômago quanto nos casos em que ocorre o deslizamento, pode ser necessário o tratamento endoscópico. Nos casos de anel migrado para o interior, a sua retirada por endoscopia é o tratamento de escolha. Nas situações em que há o deslizamento, pode ser necessária a sua dilatação ou a colocação de prótese para a sua retirada.

Deslizamento do anel, intolerância e estenose, vômitos pós-prandiais, disfagia e outros sintomas obstrutivos devem sempre ser investigados em pacientes bariátricos, especialmente quando um anel foi usado. O deslizamento do anel corresponde ao deslocamento distal da prótese, causando posteriormente sintomas obstrutivos. Nos casos de deslizamento completo, pode haver sinais de esofagite por vômito excessivo, dilatação da bolsa gástrica ou formação de um "neofundo" gástrico. Resíduos de alimentos também podem ser vistos na bolsa gástrica.

Alguns pacientes podem ter episódios frequentes de vômito sem evidência de estenose, uma condição citada pelos autores como "intolerância alimentar secundária à presença do anel". A dilatação com um balão de 30 mm (Rigiflex® – Boston Scientific, Natick, MA) promove o estiramento ou a ruptura do anel e das bandas fibróticas causadas por sua presença, o que pode aliviar os sintomas, mesmo nos pacientes diagnosticados com intolerância alimentar e sem estenose. Se os sintomas persistirem, um *stent* plástico autoexpansível pode ser usado, promovendo a erosão do anel intragástrico e permitindo uma remoção completamente endoscópica com complicações mínimas.

Ganho recorrente de peso

São vários os mecanismos que promovem o ganho de peso recorrente, mais comumente relacionados com ingestão calórica abusiva e sedentarismo, embora possa ter ampla influência de um *pouch* gástrico dilatado ou uma anastomose gastrojejunal, por permitirem uma dieta mais liberal. No tratamento endoscópico para a diminuição do calibre da anastomose e do *pouch* gástrico, têm sido utilizados dispositivos de sutura e plicatura.

Anastomose ideal deve ter um diâmetro aproximado de 10 mm, não excedendo 14 mm, embora isso não seja um consenso. Coagulação com plasma de argônio também tem sido empregada para induzir a retração cicatricial na anastomose e diminuir o seu calibre. Para produzir o efeito desejado, a anastomose deve ser coagulada de forma circunferencial. Há um edema inicial e uma resposta inflamatória, causando restrição imediata. Esse efeito diminui com o tempo, e o edema é substituído por fibrose. É necessária mais de uma sessão para obter efeitos duradouros. Isso leva a um atraso no esvaziamento gástrico, saciedade precoce e perda de peso. No estudo retrospectivo que incluiu 558 pacientes, houve perda de peso entre 6 e 10% em 12 meses.

Dispositivos de sutura endoscópica, como o Apollo OverStitch® (Apollo Endosurgery, Austin, Texas), foram apresentados como alternativas minimamente invasivas e podem ser usados sozinhos ou em associação com a coagulação por plasma de argônio. O procedimento envolve a sutura da mucosa interna, restringindo assim o lúmen gástrico. As suturas são realizadas sob visão direta, com o auxílio de uma agulha curva. Em um estudo piloto que avaliou 94 pacientes submetidos ao procedimento, o diâmetro da anastomose foi reduzido, em média, de 35 para 8 mm, com um seguimento de 1 ano, mostrando uma queda no índice de massa corporal (IMC) de 32,8 para 27,4 kg/m^2.

Obstrução luminal

A etiologia da obstrução aguda geralmente é diferente daquela que se apresenta semanas ou meses após a cirurgia. De forma aguda, pode ocorrer edema pós-operatório ou hematoma na anastomose. Se uma endoscopia for realizada dentro de horas ou dias após a cirurgia para controlar uma obstrução, deve-se considerar a colocação de um SEMS. Se a obstrução ocorrer em um paciente que tenha sido submetido a uma GV e estiver no nível da incisura angular ou no local de uma BGA anterior, a colocação de um SEMS esofágico coberto fixado com sutura endoscópica ou o *stentfix* OTSC® (Ovesco Endoscopy) pode ser preferível. A fixação do *stent* é obrigatória, pois a extremidade distal do *stent* pode residir distalmente ao piloro ou à anastomose gastrojejunal. Se a obstrução estiver na anastomose gastrojejunal em um paciente submetido a *bypass*, a colocação de um *stent* metálico que se opõe ao lúmen (Boston Scientific, Marlborough, MA) pode ser realizada se a anatomia permitir. Os *stents* de grande calibre (15 a 20 mm) são seguros e não causam deiscência das linhas de grampos frescos.

Coledocolitíase

A alteração fisiológica após a cirurgia bariátrica leva a uma hipersaturação de bile com colesterol, secundária à rápida perda de peso, o que favorece a formação de cálculos. Além disso, a colecistectomia não é realizada rotineiramente durante a cirurgia bariátrica laparoscópica. Logo, colelitíase é identificada em 50% dos pacientes durante o seguimento após o *bypass* gástrico, podendo provocar suas complicações, como a coledocolitíase. A terapia da coledocolitíase pode ser realizada por cirurgia e/ou endoscopia; todavia, quando ocorre após *bypass*, o tratamento se torna desafiador, uma vez que, para realizar a colangiopancreatografia retrógrada endoscópica (CPRE) por via oral seria necessário passar pela gastrojejunostomia e pela anastomose jejunojejunal até acessar a alça biliopancreática e identificar a papila duodenal, o que não acontece após GV ou BGA.

Tentando vencer essas dificuldades, há a alternativa de realizar o tratamento combinado de CPRE e laparoscopia, em que se realiza um acesso transgástrico e se coloca um trocarte de 15 mm pela gastrostomia para a passagem do duodenoscópio, com a possibilidade de realizar um procedimento semelhante ao convencional pela via oral. Outra opção consiste no tratamento combinado de CPRE e enteroscopia de simples ou duplo balão, permitindo o acesso à papila duodenal sem violar a cavidade abdominal. Estudos mostram uma taxa de sucesso na remoção do cálculo por volta de 60% com esse método.

Considerações finais

As terapias endoscópicas são seguras e efetivas no manejo de deiscências e fístulas pós-cirurgia bariátrica. A endoscopia digestiva alta se tornou uma ferramenta essencial no manejo das complicações pós-cirurgias bariátricas, com aplicações tanto no diagnóstico quanto no tratamento, reduzindo, assim, a necessidade de novas abordagens cirúrgicas de alto risco.

É importante conhecer os achados endoscópicos normais para poder realizar uma adequada correlação entre os achados anatômicos da endoscopia e a sintomatologia. O paciente com quadros mais complexos precisa de uma conduta individualizada e frequentemente mais de uma terapia é necessária, sendo recomendável o seu encaminhamento para um centro de excelência.

O tratamento da hemorragia digestiva apresenta diversas modalidades, como a terapia com injeção, térmica e mecânica, normalmente com o uso de clipes, apresentando bons resultados com a terapia combinada.

As fístulas gástricas permanecem um desafio para o endoscopista, uma vez que apresentam importante morbimortalidade. Embora o uso de próteses esteja bem estabelecido, terapia a vácuo representa outra opção descrita na literatura.

Para as estenoses, a primeira linha de tratamento compreende a dilatação com balão. Nos casos pós-GV, a estenotomia e a colocação de prótese podem ser alternativas.

Para o ganho recorrente de peso, estudos indicam que se deve considerar a diminuição da anastomose gastrojejunal. A coagulação com plasma de argônio vem sendo utilizada para esse fim.

Não existe nenhum algoritmo preciso para o manejo das complicações pós-cirurgia bariátrica. Deve-se levar em consideração a disponibilidade de dispositivos e a experiência local ao escolher a melhor terapia. Além disso, o tratamento multidisciplinar é essencial.

Bibliografia

Abu Dayyeh BK, Lautz DB, Thompson CC. Gastrojejunal stoma diameter predicts weight regain after Roux-en-Y gastric bypass. Clin Gastroenterol Hepatol. 2011;9(3):228-33.

Aly A. Argon plasma coagulation and gastric bypass – A novel solution to stomal dilation. Obes Surg. 2009;19(6):788-90.

American Society for Metabolic and Bariatric Surgery. Estimate of bariatric surgery numbers, 2011-2022 [Internet]. [cited 2024 March 3]. Available from: https://asmbs.org/resources/estimate-of-bariatric-surgery-numbers/

Ardila-Gatas J, Pryor A. Endoscopic approach for the treatment of bariatric surgery complications. Mini-invasive Surg. 2020;4:16.

ASGE Technology Committee; Varadarajulu S, Banerjee S, Barth B, et al. Enteral stents. Gastrointest Endosc. 2011;74(3):455-64.

Aurora AR, Khaitan L, Saber AA. Sleeve gastrectomy and the risk of leak: a systematic analysis of 4,888 patients. Surg Endosc. 2012;26(6):1509-15.

Baker RS, Foote J, Kemmeter P, et al. The science of stapling and leaks. Obes Surg. 2004;14(10):1290-8.

Baptista A, Hourneaux De Moura DT, Jirapinyo P, et al. Efficacy of the cardiac septal occluder in the treatment of post-bariatric surgery leaks and fistulas. Gastrointest Endosc. 2019;89(4):671-9.e1.

Baretta GAP, Alhinho HCAW, Matias JEF, et al. Argon plasma coagulation of gastrojejunal anastomosis for weight regain after gastric bypass. Obes Surg. 2015;25(1):72-9.

Barola S, Magnuson T, Schweitzer M, et al. Endoscopic suturing for massively bleeding marginal ulcer 10 days post Roux-en-Y gastric bypass. Obes Surg. 2017;27(5):1394-6.

Benosman H, Rahmi G, Perrod G, et al. Endoscopic management of post-bariatric surgery fistula: A tertiary care center experience. Obes Surg. 2018;28(12):3910-5.

Boru C, Silecchia G. Bariatric emergencies: what the general surgeon should know. Chirurgia (Bucur). 2010;105(4):455-64.

Bouchard S, Eisendrath P, Toussaint E, et al. Trans-fistulary endoscopic drainage for post-bariatric abdominal collections communicating with the upper gastrointestinal tract. Endoscopy. 2016;48(09):809-16.

Campos JM, Siqueira LT de, Meira MR de L, et al. Fístula gastrobrônquica como complicação rara de gastroplastia para obesidade: relato de dois casos. J Bras Pneumol. 2007;33(4):475-9.

Chandrasekar VT, Desai M, Aziz M, et al. Efficacy and safety of over-the-scope clips for gastrointestinal bleeding: a systematic review and meta-analysis. Endoscopy. 2019;51(10):941-9.

Chang J, Sharma G, Boules M, et al. Endoscopic stents in the management of anastomotic complications after foregut surgery: new applications and techniques. Surg Obes Relat Dis. 2016;12(7):1373-81.

Christou NV, Look D, Maclean LD. Weight gain after short- and long-limb gastric bypass in patients followed for longer than 10 years. Ann Surg. 2006;244(5):734-40.

Coblijn UK, Goucham AB, Lagarde SM, et al. Development of ulcer disease after Roux-en-Y gastric bypass, incidence, risk factors, and patient presentation: a systematic review. Obes Surg. 2014;24(2):299-309.

Collazo-Clavell ML, Shah M. Common and rare complications of bariatric surgery. Endocrinol Metab Clin North Am. 2020;49(2):329-46.

Dammaro C, Lainas P, Dumont JL, et al. Endoscopic internal drainage coupled to prompt external drainage mobilization is an effective approach for the treatment of complicated cases of sleeve gastrectomy. Obes Surg. 2019;29(9):2929-35.

De Moura DTH, Dantas ACB, Ribeiro IB, et al. Status of bariatric endoscopy–what does the surgeon need to know? A review. World J Gastrointest Surg. 2022;14(2):185-99.

De Moura DTH, de Moura BFBH, Manfredi MA, et al. Role of endoscopic vacuum therapy in the management of gastrointestinal transmural defects. World J Gastrointest Endosc. 2019;11(5):329-44.

De Moura DTH, de Moura EGH, Neto MG, et al. Outcomes of a novel bariatric stent in the management of sleeve gastrectomy leaks: a multicenter study. Surg Obes Relat Dis. 2019;15(8):1241-51.

De Moura DTH, Hirsch BS, McCarty TR, et al. Homemade endoscopic vacuum therapy device for the management of transmural gastrointestinal defects. Dig Endosc. 2023;35(6):745-56.

De Moura DTH, Sachdev AH, Thompson CC. Endoscopic full-thickness defects and closure techniques. Curr Treat Options Gastroenterol. 2018;16(4):386-405.

De Palma GD, di Matteo E, Romano G, et al. Plastic prosthesis versus expandable metal stents for palliation of inoperable esophageal thoracic carcinoma: a controlled prospective study. Gastrointest Endosc. 1996;43(5):478-82.

Donatelli G, Dumont J-L, Cereatti F, et al. Treatment of leaks following sleeve gastrectomy by endoscopic internal drainage (EID). Obes Surg. 2015;25(7):1293-301.

Donatelli G, Spota A, Cereatti F, et al. Endoscopic internal drainage for the management of leak, fistula, and collection after sleeve gastrectomy: our experience in 617 consecutive patients. Surg Obes Relat Dis. 2021;17(8):1432-9.

Egberts K, Brown WA, O'Brien PE. Systematic review of erosion after laparoscopic adjustable gastric banding. Obes Surg. 2011;21(8):1272-9.

El-Hayek K, Timratana P, Shimizu H, et al. Marginal ulcer after Roux-en-Y gastric bypass: what have we really learned? Surg Endosc. 2012;26(10):2789-96.

El Mourad H, Himpens J, Verhofstadt J. Stent treatment for fistula after obesity surgery: results in 47 consecutive patients. Surg Endosc. 2013;27(3):808-16.

Fernandez-Esparrach G, Lautz DB, Thompson CC. Reparo endoscópico de fístula gastrogástrica após bypass gástrico em Y-de-Roux: uma abordagem menos invasiva. Surg Obes Relat Dis. 2010;6(3):282-8.

Fukumoto R, Orlina J, McGinty J, et al. Use of Polyflex stents in treatment of acute esophageal and gastric leaks after bariatric surgery. Surg Obes Relat Dis. 2007;3(1):68-71.

Gonzalez J, Lorenzo D, Guilbaud T, et al. Internal endoscopic drainage as first line or second line treatment in case of postsleeve gastrectomy fistulas. Endosc Int Open. 2018;6(6):E745-50.

Hamed H, Said M, Elghadban H, et al. Outcome and adverse events of endoscopic bariatric stents for management of leakage after bariatric surgery. Obes Surg. 2020;30(3):982-91.

Kim Y-I, Lee JY, Khalayleh H, et al. Efficacy of endoscopic management for anastomotic leakage after gastrectomy in patients with gastric cancer. Surg Endosc. 2022;36(5):2896-905.

Krishnan V, Hutchings K, Godwin A, et al. Long-term outcomes following endoscopic stenting in the management of leaks after foregut and bariatric surgery. Surg Endosc. 2019;33(8):2691-5.

Kumbhari V, Cummings DE, Kalloo AN, et al. AGA clinical practice update on evaluation and management of early complications after bariatric/metabolic surgery: Expert review. Clin Gastroenterol Hepatol. 2021;19(8):1531-7.

Leeman M, van Mil SR, Biter LU, et al. Reducing complication rates and hospital readmissions while revising the enhanced recovery after bariatric surgery (ERABS) protocol. Surg Endosc. 2021;35(2):612-9.

Mahadev S, Kumbhari V, Campos JM, et al. Endoscopic septotomy: an effective approach for internal drainage of sleeve gastrectomy-associated collections. Endoscopy. 2017;49(5):504-8.

Marchesini SD, Baretta GAP, Cambi MPC, et al. Endoscopic plasma argon coagulation in treatment of weight regain after bariatric surgery: what does the patient think about this? Arq Bras Cir Dig. 2014;27(suppl 1):47-50.

Martin del Campo SE, Mikami DJ, Needleman BJ, et al. Endoscopic stent placement for treatment of sleeve gastrectomy leak: a single institution experience with fully covered stents. Surg Obes Relat Dis. 2018;14(4):453-61.

Nasser H, Munie S, Kindel TL, et al. Comparative analysis of robotic versus laparoscopic revisional bariatric surgery: perioperative outcomes from the MBSAQIP database. Surg Obes Relat Dis. 2020;16(3):397-405.

Neto MG, Rodriguez L, Zundel N, et al. Endoscopic revision of Roux-en-Y gastric bypass stomal dilation with a suturing device: Preliminary results of a first out-of-United-States series [Internet]. Bariatric Times; 2011 [cited 2024 March 3]. Available from: https://bariatrictimes.com/endoscopic-revision-of-roux-en-y-gastric-bypass-stomal-dilation-with-a-suturing-device-preliminary-results-of-a-first-out-of-united-states-series/.

Neto MG, Silva LB, Campos JM. International perspective on the endoscopic treatment of bariatric surgery complications. In: Bariatric Surgery Complications. Cham: Springer International Publishing; 2017. p. 77-84.

Neto MPG, Ramos AC, Campos JM, et al. Endoscopic removal of eroded adjustable gastric band: lessons learned after 5 years and 78 cases. Surg Obes Relat Dis. 2010;6(4):423-7.

Okazaki O, Bernardo WM, Brunaldi VO, et al. Efficacy and safety of stents in the treatment of fistula after bariatric surgery: A systematic review and meta-analysis. Obes Surg. 2018;28(6):1788-96.

Pequignot A, Fuks D, Verhaeghe P, et al. Is there a place for pigtail drains in the management of gastric leaks after laparoscopic sleeve gastrectomy? Obes Surg. 2012;22(5):712-20.

Pickhardt PJ, Bhalla S, Balfe DM. Acquired gastrointestinal fistulas: Classification, etiologies, and imaging evaluation. Radiology. 2002;224(1):9-23.

Puli SR, Spofford IS, Thompson CC. Use of self-expandable stents in the treatment of bariatric surgery leaks: a systematic review and meta-analysis. Gastrointest Endosc. 2012;75(2):287-93.

Renehan AG, Tyson M, Egger M, et al. Body-mass index and incidence of cancer: a systematic review and meta-analysis of prospective observational studies. Lancet. 2008;371(9612):569-78.

Rodrigues-Pinto E, Morais R, Vilas-Boas F, et al. Role of endoscopic vacuum therapy, internal drainage, and stents for postbariatric leaks. VideoGIE. 2019;4(10):481-5.

Salinas A, Baptista A, Santiago E, et al. Self-expandable metal stents to treat gastric leaks. Surg Obes Relat Dis. 2006;2(5):570-2.

Sapala JA, Wood MH, Sapala MA, et al. Marginal ulcer after gastric bypass: A prospective 3-year study of 173 patients. Obes Surg. 1998;8(5):505-16.

Shoar S, Poliakin L, Khorgami Z, et al. Efficacy and Safety of the Over-the-Scope Clip (OTSC) System in the Management of Leak and Fistula After Laparoscopic Sleeve Gastrectomy: a Systematic Review. Obes Surg. 2017;27(9):2410-18.

Silva LB, Moon RC, Teixeira AF, et al. Gastrobronchial fistula in sleeve gastrectomy and Roux-en-Y gastric bypass – A systematic review. Obes Surg. 2015;25(10):1959-65.

Southwell T, Lim TH, Ogra R. Endoscopic therapy for treatment of staple line leaks post-laparoscopic sleeve gastrectomy (LSG): Experience from a large bariatric surgery centre in New Zealand. Obes Surg. 2016;26(6):1155-62.

Souto-Rodríguez R, Alvarez-Sánchez M-V. Endoluminal solutions to bariatric surgery complications: A review with a focus on technical aspects and results. World J Gastrointest Endosc. 2017;9(3):105-26.

Spota A, Cereatti F, Granieri S, et al. Endoscopic management of bariatric surgery complications according to a standardized algorithm. Obes Surg. 2021;31(10):4327-37.

Spyropoulos C, Argentou M-I, Petsas T, et al. Management of gastrointestinal leaks after surgery for clinically severe obesity. Surg Obes Relat Dis. 2012;8(5):609-15.

Tao W, Plecka-Östlund M, Lu Y, et al. Causes and risk factors for mortality within 1 year after obesity surgery in a population-based cohort study. Surg Obes Relat Dis. 2015;11(2):399-405.

Tsai Y-N, Wang H-P, Huang C-K, et al. Endoluminal stenting for the management of leak following sleeve gastrectomy and loop duodenojejunal bypass with sleeve gastrectomy. Kaohsiung J Med Sci. 2018;34(1):43-8.

Vakalopoulos KA, Daams F, Wu Z, et al. Tissue adhesives in gastrointestinal anastomosis: a systematic review. J Surg Res. 2013;180(2):290-300.

van Rutte PWJ, Smulders JF, de Zoete JP, et al. Outcome of sleeve gastrectomy as a primary bariatric procedure. Br J Surg. 2014;101(6):661-8.

Vazquez G, Duval S, Jacobs DR, et al. Comparison of body mass index, waist circumference, and waist/hip ratio in predicting incident diabetes: A meta-analysis. Epidemiol Rev. 2007;29(1):115-28.

Westerveld DR, Sharaiha RZ. Endoscopic therapeutic interventions for management of postoperative bariatric surgery complications. Tech Innov Gastrointest Endosc. 2020;22(4):212-9.

Wilson JA, Romagnuolo J, Byrne TK, et al. Predictors of endoscopic findings after Roux-en-Y gastric bypass. Am J Gastroenterol. 2006;101(10):2194-9.

8 Tópicos Atuais e Perspectivas

108 | Nutrigenômica e Nutrigenética na Obesidade

Eliane Lopes Rosado

Introdução

A obesidade é uma doença crônica, multifatorial, amplamente crescente no mundo. Adicionalmente, é uma enfermidade complexa com crescentes evidências de interações gene e ambiente, que impactam tanto na sua etiologia quanto no seu tratamento. É considerada um grave problema de saúde pública por estar associada com a gênese de outras doenças crônicas não transmissíveis (DCNT), como as cardiovasculares, o diabetes *mellitus* tipo 2 (DM2) e alguns tipos de câncer. O Atlas Mundial da Obesidade conclui que das 41 milhões de mortes anuais atribuídas às DCNTs, 5 milhões são impulsionadas pelo índice de massa corporal (IMC) elevado (≥ 25 kg/m^2). Quase 4 milhões dessas mortes estão relacionadas apenas ao diabetes *mellitus* (DM), ao acidente vascular encefálico, à doença coronariana e ao câncer.

No Brasil, segundo a Pesquisa Nacional de Saúde (PNS) de 2019, de 2002 a 2019, o sobrepeso passou de 43,3 para 60% e de 43,2 para 63,3%, em homens e mulheres, respectivamente. E a obesidade cresceu na mesma proporção, passando de 9,6 para 22,8% e de 14,5 para 30,2%, em homens e mulheres, respectivamente.

Investigações sobre a arquitetura genética e a relação dieta-doença são particularmente relevantes, desde os estudos com gêmeos que demonstraram que o perfil genético desempenha papel importante na ingestão calórica e de macronutrientes, padrões alimentares e ingestão de grupos alimentares específicos.

Uma série de fatores pode interferir no equilíbrio do peso corporal e sua estabilização, e a predisposição genética do indivíduo, em interação com fatores ambientais, como dieta e estilo de vida, é decisiva na regulação desse equilíbrio. Nesse sentido, alguns genes e/ou seus variantes podem contribuir para a suscetibilidade individual para o ganho de peso em ambientes específicos. Dessa forma, tecnologias que envolvem nutrigenômica e nutrigenética poderão auxiliar no entendimento e na criação de estratégias para o ajuste do peso corporal. A compreensão de como e em que medida os diferentes contribuintes influenciam o peso corporal pode permitir o desenho de intervenções que visem à perda e à manutenção do peso corporal de forma mais eficaz do que aquelas que estão disponíveis até o momento. Porém, ainda são necessários estudos, tanto em nível clínico quanto epidemiológico, para que se possa delinear com maior precisão as interações mais relevantes e propor a dieta verdadeiramente personalizada.

A Associação Brasileira para o Estudo da Obesidade e da Síndrome Metabólica propõe que alguns genes podem predispor à obesidade, assim como polimorfismos podem determinar o "genótipo econômico", porém ainda faltam evidências suficientes para o uso de painéis genéticos para o tratamento da obesidade. O Capítulo 13 trata da genética molecular da obesidade.

A nutrigenômica é um novo campo de pesquisa que focaliza a interação entre componentes dietéticos bioativos e o genoma. A nutrigenética é definida como o impacto da variação genética individual nos requerimentos de nutrientes dos indivíduos. A predisposição genética individual se manifesta por mutações ou polimorfismos, principalmente aqueles que ocorrem em um único nucleotídeo (SNP, do inglês *single nucleotide polimorphism*), que podem alterar a resposta individual a determinada dieta ou padrão alimentar. Comprovando-se a existência dessas interações e que cada indivíduo tem um perfil genético específico e vive em ambientes variados, os guias alimentares atuais podem não ser igualmente adequados para uma proporção importante da população, o que induz a ideia de que as recomendações dietéticas podem ser personalizadas para o controle de peso corporal. Os Capítulos 11, 12, 14 a 16 abordam fatores dietéticos e ambientais na gênese da obesidade.

No presente capítulo, tem-se como objetivo analisar a influência de alguns genes relacionados com o balanço energético e a adiposidade corporal, e a regulação deles por fatores dietéticos. Por se tratar de uma enfermidade poligênica, a análise conjunta de todos os genes candidatos à obesidade ainda é complexa e de alto custo, restringindo-nos, muitas vezes, à avaliação de um número reduzido de genes e de suas variantes com resultados mais evidentes de associação com a obesidade.

Classificação da obesidade quanto à etiologia genética

A obesidade pode ser classificada como monogênica, sindrômica ou poligênica. A obesidade monogênica resulta da alteração de um único gene. Estudos de mutações homólogas em roedores identificaram vários tipos de obesidade monogênica humana, porém essas síndromes são raras. Mutações nos genes que codificam a leptina (LEP) e seu receptor (LEPR), a pró-opiomelanocortina (POMC), o receptor de melanocortina 4 (MC4R) e o pró-hormônio convertase (PC1) são exemplos de genes que predispõem à obesidade monogênica.

Existem mais de 30 síndromes raras causadas por discretos defeitos genéticos ou anormalidades cromossômicas, as quais associam a obesidade com deficiência intelectual. A síndrome mais frequente é a de Prader-Willi, um distúrbio autossômico dominante que se caracteriza por obesidade, hiperfagia, hipotonia muscular, retardo mental, baixa estatura e hipogonadismo hipogonadotrófico. Geralmente é causado pela deleção da região cromossômica 15q11.2-q12, de origem paterna.

Apesar da importância da obesidade monogênica e sindrômica, as formas mais comuns de sobrepeso e obesidade são de origem poligênica, ou seja, resultam do efeito de diversos genes alterados, além de envolverem interações complexas entre diferentes genes e entre genes e fatores ambientais; como consequência, ocorrem fenótipos de obesidade multifatoriais.

Genética e obesidade

Os genes e seus variantes são selecionados como candidatos a determinadas doenças se eles apresentam efeito conhecido ou hipótese de envolvimento no metabolismo, ou se eles se localizam em uma região do genoma associada com a obesidade, que tenha sido identificada em estudos de ligação.

Fatores genéticos apresentam papel importante na determinação da gordura corporal total (GCT) em resposta a alterações crônicas no balanço energético. No entanto, a influência dos genes na obesidade é bastante complexa, visto que a maioria dos casos é determinada pela interação de vários genes (poligênica) e destes com o ambiente.

Locke et al. realizaram um estudo de associação de todo o genoma e uma metanálise do IMC em até 339.224 indivíduos e identificaram 97 *loci* associados ao IMC, dos quais 56 eram novos. As análises das vias forneceram forte suporte para a função do sistema nervoso central (SNC) na susceptibilidade à obesidade, e alguns genes foram relacionados ao metabolismo energético, à adipogênese, à secreção/ação de insulina, entre outras.

Em 2017, Castillo et al. relataram grande número de estudos que identificaram variantes genéticos associados à obesidade humana, os quais interagem com múltiplos fatores ambientais e aumentam a susceptibilidade à doença. Na Figura 108.1, os autores mostram o ideograma cromossômico com os *loci* dos genes associados com a obesidade, destacando que 127 *loci* estejam associados com a obesidade.

Em 2006, Ferguson já relatava que mais de 500 mil polimorfismos já tinham sido identificados em seres humanos e que alguns destes, associados a padrões dietéticos, estavam relacionados com a obesidade. Alguns genes têm sido alvo de muitos estudos, como o gene da leptina e LEPR, as proteínas desacopladoras (UCP2 e 3), moléculas envolvidas na diferenciação de adipócitos (receptores ativados por proliferadores de peroxissomas – PPAR) e, ainda, substâncias relacionadas ao metabolismo, como adenosina desaminase, fosfatase ácida, fator de necrose tumoral alfa (TNF-α), neuropeptídeos hipotalâmicos e seus receptores (receptores 3, 4 e 5 da melanocortina, POMC e neuropeptídeo y [NPY]) e receptores adrenérgicos (β2 e β3).

Alguns genes candidatos à obesidade estão envolvidos no controle da ingestão alimentar, e incluem aqueles que codificam receptores relacionados com a sensação do gosto ou peptídeos de sinalização periférica (insulina, leptina, ghrelina, colecistoquinina) e seus receptores. Outros genes encontram-se envolvidos na modulação do gasto energético, e incluem aqueles que codificam os receptores adrenérgicos α e β, as UCPs, a lipase hormônio-sensível (LHS) e o TNF-α. Também os PPARs são destacados por regularem o crescimento e a diferenciação dos adipócitos. O gene *fat mass and obesity-associated* (*FTO*) também foi descrito nos anos 2000 e tem relação com a obesidade, podendo estar associado com a regulação da ingestão alimentar.

Além da nutrigenômica e da nutrigenética, os estudos dos genes e interações com componentes da dieta têm ganhado proporções maiores e, atualmente, há o conceito da nutrição de precisão, que é uma abordagem terapêutica emergente que leva em consideração as informações genéticas e epigenéticas de um indivíduo, bem como a idade, o sexo ou o estado fisiopatológico específico. Os avanços nas ciências genômicas estão contribuindo não somente para a melhor compreensão do papel das variantes genéticas na obesidade, mas também dos fatores epigenéticos e dos padrões de expressão gênica no desenvolvimento dessa enfermidade. Intervenções nutricionais, incluindo nutrientes e compostos dietéticos bioativos, têm sido propostas como possíveis componentes que modificam padrões epigenéticos, o que tem aberto perspectivas para o desenho de estratégias inovadoras para o controle de doenças crônicas, incluindo a obesidade. No entanto, ainda não há evidências suficientes para o seu uso no aconselhamento nutricional.

Fatores ambientais e regulação da expressão gênica

Apesar dos grandes esforços na identificação de genes e variantes genéticos envolvidos na obesidade, atualmente tem-se observado que aqueles genes conhecidos explicam uma pequena parte da variação do risco para desenvolvimento da doença. Nesse sentido, os fatores ambientais cada vez mais têm merecido destaque. A regulação metabólica adequada durante a vida adulta não somente exige um bom equilíbrio entre a ingestão e o gasto energético, mas também pode estar sendo afetada por fatores ambientes pré e pós-natais. A restrição nutricional materna durante a gravidez pode alterar o fenótipo metabólico da prole por meio de regulação epigenética de genes específicos, e isso pode ser passado para as próximas gerações. Adicionalmente, recentes pesquisas mostram o aumento contínuo de "obesogênicos" no ambiente e na alimentação.

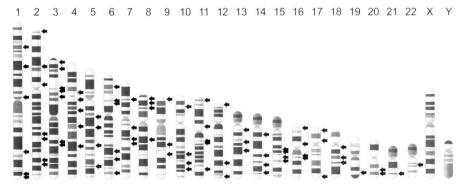

Figura 108.1 Ideograma cromossômico com os *loci* dos genes associados com a obesidade. (Adaptada de Castillo et al., 2017.)

Nesse contexto, a obesidade, assim como outras doenças crônicas, pode ser controlada por intervenções dietéticas, visto que se tem demonstrado que alguns nutrientes influenciam funções celulares e regulam várias vias metabólicas por meio da interação genômica. Nutrientes podem influenciar as respostas celulares e, portanto, exercer efeitos sobre os parâmetros e resultados de saúde. Também podem modular a expressão e a ativação de genes que codificam hormônios reguladores, que, por sua vez, são agentes de sinalização que afetam fortemente o metabolismo e, subsequentemente, os níveis de risco para certas doenças metabólicas.

Dados epidemiológicos destacam alguns fatores ambientais associados com a obesidade em indivíduos adultos geneticamente predispostos à doença. Pode-se destacar alguns deles considerando os hábitos alimentares atuais, ricos em bebidas adoçadas, frituras, elevado consumo de lipídeos saturados, estilo de vida sedentário e características do sono.

Entre os fatores ambientais, particularmente dietéticos, envolvidos na regulação da expressão de genes, os lipídeos são destacados por serem moléculas sinalizadoras que controlam a atividade de receptores nucleares e podem afetar a expressão gênica, podendo causar alterações no metabolismo energético, na diferenciação e no crescimento celular. O grau de saturação e o tamanho de cadeia dos ácidos graxos podem apresentar atuação diferenciada como ligantes de genes.

Evidências da interação gene *versus* dieta

Genes envolvidos na regulação da ingestão alimentar

Mudanças na ingestão e no gasto energético podem ser reguladas por hormônios produzidos no sistema digestório, no pâncreas e no tecido adiposo, os quais regulam os sinais orexígenos e anorexígenos, e, consequentemente, o balanço energético, atuando em regiões específicas do SNC.

Leptina e seu receptor

A leptina é uma proteína codificada pelo gene *ob* (no camundongo) e *LEP* (no ser humano), produzida principalmente nos adipócitos e funciona como um "adipostato", regulando os estoques de gordura corporal em roedores e humanos. O balanço energético corporal envolve regulação complexa da ingestão e do gasto energético em resposta a sinais agudos (p. ex., insulina e catecolaminas) e a longo prazo via sinais crônicos, os quais podem resultar de mudanças no estado fisiológico (p. ex., gestação), nutricional (p. ex., inanição) ou em resposta a doenças (p. ex., inflamação e caquexia). As principais ações da leptina incluem a redução da ingestão alimentar e o aumento do gasto energético, além de regular a absorção dos nutrientes.

As dietas hiperlipídicas podem elevar as concentrações séricas de leptina e sua resistência, com aumento do apetite. No entanto, dietas hiperglicídicas podem reduzir a produção de leptina, sem afetar o apetite, sugerindo redução da resistência à sua ação. Estudo com coelhos sugeriu que o acúmulo de gordura visceral resultante da ingestão de dieta hiperlipídica leva à ativação do sistema nervoso simpático, o qual está relacionado com o aumento da resposta simpática. A redução da ativação dos neurônios hipotalâmicos pela leptina sugere "resistência seletiva à leptina" nesses animais.

Para investigar os efeitos dos lipídeos da dieta nas concentrações plasmáticas de leptina em indivíduos com e sem predisposição genética à obesidade, mulheres com obesidade e controles foram submetidas à dieta *ad libitum*, hiperlipídica ou rica em carboidratos complexos ou rica em sacarose, por 14 dias. Foram avaliadas as concentrações plasmáticas de leptina em jejum e pós-prandial, sendo verificada maior concentração pós-prandial do hormônio nas mulheres com obesidade, nas três dietas. Em ambos os grupos, a leptina em jejum e a pós-prandial foram superiores após dieta rica em sacarose, possivelmente associada com o aumento da secreção de insulina.

Sabendo da relação dos lipídeos com a secreção de leptina, Priego et al. avaliaram ratos Wistar que receberam dieta normolipídica e hiperlipídica (10 e 45% do total de energia diário, respectivamente) objetivando verificar a influência dos lipídeos na expressão do LEPR em diferentes depósitos de tecido adiposo (mesentérico, retroperitonial e inguinal) e sua relação com a capacidade oxidativa dos ácidos graxos. A dieta hiperlipídica resultou em decréscimo significativo da expressão do RNA mensageiro (RNAm) do LEPR no depósito mesentérico, sendo mais expressivo nos animais machos, além do aumento do peso dos depósitos avaliados. Os autores concluíram que a ingestão crônica de dieta hiperlipídica altera a expressão do RNAm do LEPR no tecido adiposo branco (depósito mesentérico), e que esse efeito é dependente do sexo. Portanto, estudos confirmam a associação entre os níveis de leptina e seu receptor com a ingestão lipídica.

Entre os polimorfismos nos genes que codificam a leptina e seu receptor, destacam-se o rs7799039 e o rs1137101, respectivamente. Dougkas et al. verificaram que homens homozigotos GG para o rs7799039 da leptina apresentavam menor plenitude gástrica, comparados com os portadores do alelo AA, sugerindo que esse polimorfismo esteja associado com saciedade e redução de consumo alimentar. Domínguez-Reyes et al., em estudo com mexicanos, verificaram que o rs1137101 do LEPR esteve presente em mais de 60% da população, sem diferença entre aqueles com eutrofia e com obesidade, e que a elevada ingestão de lipídeos e ácidos graxos saturados (AGS) aumentou o risco de obesidade.

Ghrelina

A ghrelina é um hormônio orexígeno produzido no estômago, que está envolvido no controle do peso corporal a longo prazo, tendo uma variação circadiana (aumenta o jejum antes das refeições e diminui no período pós-prandial). Estudos com animais (ratos) demonstraram que a ghrelina endógena apresenta papel importante na determinação do tipo de substrato utilizado pelo organismo, particularmente em casos de ingestão hiperlipídica. Concentrações sanguíneas aumentadas de ghrelina são observadas durante a perda de peso induzida pela dieta.

Perreault et al., em estudo com ratos com obesidade submetidos à dieta hipo ou hiperlipídica, observaram que esses animais apresentavam redução na sensibilidade à ghrelina, comparados com ratos de peso normal. A dieta hipolipídica reduziu o efeito orexígeno da ghrelina em ratos com obesidade.

Saidpour et al. também afirmaram que a expressão e a secreção da ghrelina parecem ser influenciadas pelo teor de lipídeos da dieta, porém permanecia a falta de consenso sobre o efeito da qualidade desse lipídeo nas concentrações do hormônio. Com o objetivo de investigar os efeitos dos lipídeos da dieta nas concentrações de ghrelina em jejum, os pesquisadores utilizaram cinco grupos de ratos Wistar recém-desmamados que receberam dieta hiperlipídica rica em óleo de peixe, óleo de soja, azeite de oliva, manteiga ou controle. Os níveis de expressão do RNAm da ghrelina do fundo gástrico e do duodeno foram menores após consumo da manteiga, comparado com o controle. O grupo óleo de peixe apresentou maior expressão do RNAm no duodeno, comparado com óleo de soja e manteiga. Comparando os quatro tipos de lipídeos, os autores sugeriram que o óleo de peixe e de soja podem estimular a expressão e aumentar as concentrações plasmáticas de ghrelina, podendo influenciar a ingestão alimentar.

Alguns polimorfismos no gene da ghrelina e sua associação com a obesidade já foram relatados na literatura, apesar de resultados ainda controversos. O sequenciamento do gene identificou 12 SNPs, dos quais o mais estudado, Leu72Met (rs696217), foi relacionado com a obesidade. Saliba et al., em estudo com mulheres com obesidade submetidas à intervenção hipocalórica, verificaram que a perda de peso foi semelhante, independentemente da presença do polimorfismo.

Gueorguiev et al. verificaram que a frequência do polimorfismo Leu72Met (C247A) foi detectada em 15,6% dos indivíduos com obesidade, com 12,5% heterozigotos e 3,1% homozigotos, enquanto em indivíduos sem obesidade verificou-se polimorfismo em 12,5% (todos heterozigotos) da amostra. Pacientes com essa variante também demonstraram um tipo particular de comportamento alimentar e ausência de sensação de saciedade.

Fat mass and obesity-associated

O gene FTO foi descrito pela primeira vez em 2007 e está localizado na posição 12.2 no braço longo (q) do cromossomo 16. Consiste em 9 éxons e um comprimento total de mais de 400 kb. Trata-se de um ácido nucleico dependente da 2-oxoglutarato da família do AlkB relacionada com ferro não heme. O gene é expresso, predominantemente, no cérebro, especificamente no núcleo arqueado do hipotálamo, porém sua expressão também foi encontrada em tecido adiposo, no pâncreas, no fígado, na musculatura esquelética estriada e cardíaca, nos rins, nas gônadas, entre outros. Apesar da sua possível relação com a obesidade, sua função exata ainda é pouco conhecida.

Polimorfismo do gene FTO tem sido indicado como preditor da obesidade na população, estando associado com a ingestão alimentar, possivelmente com influência na regulação da fome e da saciedade.

Baseados nessa hipótese, Karra et al. avaliaram 359 indivíduos com peso adequado submetidos à refeição teste e avaliação da ghrelina plasmática pós-prandial e observaram que os indivíduos com o alelo AA para o SNP rs9939609 do FTO apresentaram maiores concentrações de ghrelina circulante, comparados aos indivíduos com os alelos TT. Esses resultados sugerem que mudanças pós-prandiais na ghrelina circulante podem contribuir para a alteração do apetite e da ingestão alimentar em indivíduos com polimorfismo do FTO.

A interação do gene FTO com a dieta ainda permanece pouco conhecida, porém, nos últimos anos, vários grupos de pesquisa têm investigado interações do gene com componentes alimentares. Gustavsson et al. analisaram estudos de caso controle de base populacional incluindo 1.381 pacientes com doença coronariana e 4.290 controles genotipados para o rs9939609 do FTO. Os autores concluíram que não existem evidências claras da interação entre o genótipo do FTO com os macronutrientes sobre o risco de doença cardíaca coronária ou IMC, apesar de terem observado que o genótipo TA/AA, comparado com TT, foi associado com aumento do risco da doença coronária em indivíduos com menor ingestão de lipídeos e AGS na dieta, ou com maior ingestão percentual de carboidratos e proteínas. A média de IMC foi superior (0,3 a 0,6 kg/m²) em indivíduos com o genótipo TA/AA, comparado com TT.

Outro estudo investigou a associação do rs9939609 no gene FTO com preferências alimentares em crianças chinesas. Indivíduos com genótipo TA ou AA tiveram risco aumentado de obesidade em comparação com aqueles com genótipo TT. Participantes com genótipo TT apresentavam preferência por dieta à base de vegetais, e aqueles com o genótipo AA eram mais propensos a preferir dieta à base de carne. Os autores indicaram que a variação genética de rs9939609 está associada à obesidade e a preferências alimentares em crianças e adolescentes chineses.

O International HapMap Consortium mostrou a prevalência do rs9939609 em diversas populações, por meio do gráfico do HapMap (Haplotype Map of the Human Genome). O percentual de indivíduos com o genótipo de risco homozigoto AA variou de cerca de 3 a 35% em estudos realizados com europeus, chineses, japoneses (Tóquio), africanos (Ioruba), indivíduos com ascendência africana no sudoeste dos EUA, indianos em Houston no Texas, alguns povos no Quênia, ancestrais mexicanos em Los Angeles, nos EUA, e na região da Toscana, na Itália. Somando os genótipos AA e AT, a frequência variou de 20 a 80%. Gulati e Yeo relatam que cerca de 50% da população mundial é portadora do alelo de risco do FTO.

Estudo publicado pelo nosso grupo de pesquisa, com 70 mulheres adultas com obesidade grave, no Rio de Janeiro, verificou elevada frequência genotípica do alelo de risco AA do rs9939609 do FTO (33% TT, 50% TA e 17% AA) e frequência de 42% do alelo A. Após ingestão de refeição padrão normolipídica, normoproteica e normoglicídica, aquelas com genótipo TT apresentaram decréscimo das concentrações plasmáticas pós-prandiais de leptina, e as AA, decréscimo da ghrelina pós-prandial. Paralelamente, a sensação pós-prandial de fome foi menor nas AA, comparadas com as TT. Ao final de 180 minutos pós-prandiais, as AA também apresentaram maior saciedade que as TT. No entanto, o desejo de comer salgados e aperitivos foi menor nas mulheres com alelo TT. Esses resultados sugerem que o alelo AA possa estar associado com preferências alimentares e não necessariamente com fome e saciedade, o que pode influenciar no ganho de peso corporal. Ademais, o mesmo estudo verificou que mulheres com alelo TT e TA não apresentaram compulsão alimentar, enquanto as mulheres com alelo AA tinham compulsão alimentar moderada.

Essa compulsão alimentar pode ser minimizada pela dieta hipocalórica e pelo aumento da proteína na dieta, como demonstrado no estudo de Huang et al., que verificou que portadores do alelo A apresentavam maior redução da compulsão alimentar e do apetite após dieta hipocalórica rica em proteínas. O estudo de de Luis et al. também demonstrou maior perda de peso em portadores do alelo A submetidos à dieta hiperproteica.

Sonestedt et al. verificaram que as dietas ricas em lipídeos e baixos níveis de atividade física acentuam a obesidade em portadores do alelo A. Também Moleres et al., em estudo caso-controle, verificaram que os AGS modificavam o efeito do SNP9939609 do gene FTO no risco de obesidade em crianças e adolescentes, visto que aqueles com alelo A que consumiam mais de 12% de AGS na dieta apresentavam maior risco de obesidade, comparados com aqueles com alelo TT. Por outro lado, de Luis et al. mostraram melhora metabólica secundária à perda de peso proporcionada pela dieta hipocalórica rica em ácidos graxos poli-insaturados (AGPI).

Também o padrão dietético mediterrâneo parece favorecer a perda de peso em portadores do alelo A.

Diante dos estudos atuais, particularmente com o rs9939609 do gene *FTO*, parece que a associação do alelo A com o risco de obesidade possa estar relacionada com alterações no comportamento e preferências alimentares que podem aumentar a ingestão calórica. Por outro lado, intervenções dietéticas hipocalóricas, melhorando a qualidade lipídica da dieta, aumentando a ingestão proteica e adotando o padrão dietético mediterrâneo, podem apresentar bons resultados na perda de peso de portadores do alelo de risco.

Receptor de melanocortina 4

Expresso no tecido adiposo, em músculos e em algumas regiões do cérebro, particularmente no núcleo paraventricular hipotalâmico, o MC4R desempenha papel central no controle da ingestão alimentar e do balanço energético. Sua associação com o peso corporal foi descrita em 1997, quando verificada a relação das alterações no gene com a hiperfagia e a hiperinsulinemia em ratos. Em seguida, foram identificados os primeiros polimorfismos no gene do MC4R em seres humanos, os quais se associavam com extremos de obesidade, apesar do fato de que dois alelos comuns (I251L e V103I) têm estado associados com redução do risco de obesidade.

Neurônios do núcleo arqueado do hipotálamo (ARC), envolvidos com o equilíbrio entre a ingestão alimentar e o gasto energético, estão relacionados com a regulação do MC4R. O estímulo à saciedade, o aumento do gasto energético e a perda de peso são favorecidos pela expressão da POMC, que promove a síntese do hormônio estimulador de melanócito alfa (α-MSH), em resposta à alimentação. Por outro lado, a expressão do peptídeo relacionado ao gene *agouti* (AgRP), do NPY e do ácido gama-aminobutírico (GABA) estimula o consumo calórico, conservando o gasto energético e promovendo o ganho de peso. A ligação do α-MSH com o MC4R estimula as vias neurais anorexígenas, resultando em diminuição do apetite e da ingestão de alimentos. O contrário ocorre quando o AgRP se liga ao MC4R; por ser um antagonista do receptor, o AgRP impede a ligação do α-MSH e aumenta o apetite.

Um dos SNPs mais estudados, o rs17782313, tem demonstrado associação com a obesidade. É constituído de dois alelos, C e T, em que o alelo T é o ancestral e o alelo de risco é o C, causando resistência à insulina, aumento do perímetro da cintura e elevação da ingestão lipídica.

A prevalência do rs17782313 para diversas populações pode ser visualizada no gráfico do HapMap, perfazendo entre 25 e 50% de indivíduos com os genótipos CT e CC, em populações europeia, japonesa, africana e norte-americana.

Ratos com polimorfismo do MC4R que consumiam ração normal cursaram com perda de peso igual aos ratos selvagens, porém quando submetidos a uma dieta rica em lipídeos, começaram a ganhar peso rapidamente. Em seres humanos, observa-se que aqueles que carregam o alelo I251L do MC4R mostram maior perda de peso durante a restrição calórica, bem como após o *bypass* gástrico em Y de Roux. Sugere-se que indivíduos portadores do alelo I251L podem apresentar aumento do gasto energético e ingestão de alimentos reduzida, o que resultaria em maior perda de peso, comparados com os indivíduos que têm o alelo V103I.

Genes envolvidos na modulação do gasto energético

Receptores adrenérgicos β2

Os receptores adrenérgicos β são mediadores dos efeitos lipolíticos das catecolaminas. Observam-se maiores densidade e sensibilidade desses receptores na gordura intra-abdominal, e, dessa forma, indivíduos com maior perímetro da cintura apresentam maiores concentração e atividade desse receptor, comparados com indivíduos que apresentam maior concentração de gordura gluteofemoral.

Entre os receptores adrenérgicos β, a isoforma 2 se destaca, estando localizada no cromossomo 5 em seres humanos. Pertence à família dos receptores acoplados à proteína G e está distribuído fundamentalmente no tecido adiposo branco. A interação com proteínas ativa a adenil ciclase, e provoca aumento nas concentrações intracelulares de cAMP, os quais provocam a ativação da proteinoquinase A que fosforila outras proteínas como a LHS, que promove a liberação dos ácidos graxos do tecido adiposo. Dessa forma, os receptores adrenérgicos β2 participam da homeostase energética, pois estimulam a redução da utilização do glicogênio e o aumento da mobilização dos lipídeos.

Estudo realizado com homens com obesidade e eutrofia verificou que, durante a estimulação do receptor, houve menor aumento no gasto energético e redução nas concentrações de ácidos graxos plasmáticos não esterificados e glicerol naqueles com obesidade. Adicionalmente, o aumento significativo na oxidação de lipídeos foi observado nos homens com eutrofia. Assim, sugeriu-se que o aumento na termogênese e a utilização de lipídeos mediada pelo receptor adrenérgico β2 foram prejudicados em homens com obesidade.

O polimorfismo no gene do receptor adrenérgico β2, resultante da substituição do aminoácido glutamina pelo ácido glutâmico no códon 27 (Gln27Glu), associa-se com o ganho de peso corporal, sendo influenciado pelo sexo e pela composição corporal. Esse fato pode ser confirmado em razão da variação observada no peso corporal associada com esse alelo em mulheres, além de se verificar que a frequência desse polimorfismo é superior em mulheres com obesidade, comparadas com aquelas com eutrofia.

Martínez et al., em estudo caso-controle incluindo 159 indivíduos com obesidade e 154 controles, avaliaram a influência do polimorfismo Gln27Glu e da dieta no risco de obesidade. Foi verificado que mulheres com o alelo Glu27 e que consumiam mais carboidratos apresentavam maior risco de obesidade, confirmando a associação entre carboidratos e o gene que codifica o receptor adrenérgico β2.

No entanto, não existem muitos estudos associando o gene com componentes dietéticos. Estudo conduzido em um centro de pesquisa na Espanha, com 60 mulheres adultas com obesidade, verificou que os fatores ambientais e o polimorfismo Gln27Glu não influenciaram diretamente o gasto energético das participantes. Porém, a prática de atividade física pode favorecer a perda de peso na presença desse polimorfismo por elevar a oxidação de lipídeos nesse grupo. Diante da observação de elevada frequência do genótipo com o alelo de risco (63,3%), o estímulo à prática de exercício físico deve ser intensificado. Nesse contexto, Szendrei et al. avaliaram 173 indivíduos com excesso de peso corporal, os quais receberam intervenção que incluía dieta hipocalórica e exercício

870 Parte 8 ▪ Tópicos Atuais e Perspectivas

físico por 22 semanas, e verificaram que o genótipo Glu27 apresentou tendência maior de redução de peso, comparado com o alelo Gln27.

Proteínas desacopladoras

As UCPs são proteínas relacionadas com a cadeia respiratória mitocondrial e regulam a oxidação do substrato, em resposta ao excesso de ingestão calórica a longo prazo, estando envolvidas na regulação do metabolismo energético. Podem ser divididas em três tipos, UCP1, UCP2 e UCP3, que são codificadas no cromossomo 11q13.

A UCP1 é expressa no tecido adiposo marrom, tendo importância na regulação da termogênese. O RNAm da UCP2 é expresso em vários tecidos; contudo, a síntese da proteína é restrita ao pâncreas, baço, estômago, pulmão e cérebro. O papel fisiológico da UCP2 permanece controverso, mas pode agir como um sinal na transdução da superóxido. O RNAm da UCP3 é expresso, assim como a síntese proteica, em poucos tecidos, predominantemente no músculo esquelético, cardíaco e no tecido adiposo marrom. A expressão aumentada da UCP3 no músculo esquelético está associada com a proteção contra a resistência à insulina em ratos. Nos indivíduos com DM2, a proteína UCP3 no músculo é reduzida em 50%, comparados com indivíduos saudáveis. Sugere-se influência das UCP2 e UCP3 no metabolismo dos ácidos graxos e na atenuação do dano provocado por espécies reativas de oxigênio.

Clément et al. relataram que o polimorfismo nas UCPs pode se relacionar com a obesidade. Nesse sentido, Ukkola et al. avaliaram 24 homens com eutrofia com dieta hipercalórica por 6 dias durante 100 dias com retornos aos 4 meses e 5 anos, e observaram que a variação no peso corporal não diferiu entre os grupos com polimorfismo na UCP1 e na UCP2, mas o quociente respiratório aumentou em ambos, refletindo menor oxidação lipídica.

A expressão de diferentes UCPs se relaciona com o consumo de oxigênio e gasto energético. Contudo, a proteína dietética e os lipídeos influenciam a expressão do RNAm da UCP2 no fígado e no músculo esquelético, consequentemente, no balanço energético. Os autores sugeriram que futuros experimentos avaliassem a regulação do gene da UCP pela proteína dietética, podendo ser uma estratégia na regulação do peso corporal. No entanto, atualmente, ainda não há evidências de que a proteína da dieta possa regular a expressão de genes que codificam as UCPs em seres humanos.

Zhang et al., por meio de uma metanálise que objetivou avaliar associações entre os polimorfismos do gene da UCP2 com o sobrepeso e a obesidade, verificaram que o alelo T do polimorfismo Ala55Val foi associado com risco aumentado de obesidade na população asiática. Considerando que a frequência desse polimorfismo variou de 18,8 a 48,8% nas diferentes populações incluídas no estudo, torna-se importante considerá-lo em futuros estudos. Por outro lado, o alelo A do polimorfismo A866G apresentou efeito protetor para o ganho de peso corporal, especialmente em europeus, e se apresentou com frequências variadas nas diferentes populações (22,7 a 53,8%). Yoon et al. estudaram diferentes polimorfismos dos genes da UCP2 e da UCP3 em mulheres coreanas e verificaram que um haplótipo comum (UCP2-UCP3-HT1 – mblGTACC) e um SNP da UCP2 866G>A foram associados com a redução da massa gorda induzida pela dieta hipocalórica. Até o momento, sugere-se que a influência dos polimorfismos das UCPs na obesidade, assim como a regulação da sua expressão pela dieta necessitam de mais investigações.

Lipase hormônio-sensível

A LHS é responsável pela catálise da conversão de triglicerídeos a ácidos graxos livres (AGL), tendo papel importante na mobilização da gordura corporal.

Garenc et al., em estudo com adultos sedentários, verificaram que o polimorfismo C-60G no gene da LHS apresentou influência importante na composição corporal, e que esse efeito foi dependente do sexo, da idade e da raça. Somente nas mulheres houve forte correlação entre raça e gene para o IMC e a GCT. As mulheres brancas com o alelo variante apresentaram menor percentual de GCT, comparadas com mulheres sem variante, enquanto as mulheres negras com o alelo variante apresentaram maiores IMC e GCT.

Também a dieta representa outro fator que pode influenciar na expressão do gene da LHS. Zhang et al. avaliaram ratos machos com 24 dias de vida, os quais foram divididos em quatro grupos: A, dieta rica em carboidratos; B, dieta rica em proteínas; C, dieta rica em ácidos graxos insaturados (AGI); e D, dieta rica em AGS, por 3 semanas. Em seguida, fez-se outra subdivisão: parte do grupo A (A1) permaneceu com dieta padrão, e a outra parte do grupo A (A2) e os grupos B, C e D ficaram com dieta rica em lipídeos por 6 semanas. Houve aumento na expressão da LHS em B e C. Os AGI e as proteínas regularam a expressão do gene que codifica a LHS, contribuindo para a redução do peso, da gordura corporal e da glicemia, induzidos pela dieta hiperlipídica em ratos. O mesmo grupo de pesquisa mostrou, em estudo publicado em 2005, que a dieta rica em proteínas também reduziu o peso corporal e a gordura corporal e aumentou a lipólise em ratos alimentados com dieta rica em lipídeos.

Genes envolvidos na regulação da adipogênese

Receptores ativados por proliferadores de peroxissomas

A proliferação de peroxissomas é uma resposta celular a uma variedade de compostos químicos e certas condições fisiopatológicas. Os PPARs são fatores de transcrição da subfamília de receptores nucleares e exercem função regulatória diretamente no promotor de genes-alvo.

Os PPARs constituem uma subfamília de três isoformas: PPAR-α, PPAR-γ e PPAR-β/δ. Esses fatores de transcrição exercem funções essenciais na regulação do metabolismo lipídico, variando de acordo com o tipo celular envolvido.

A isoforma alfa está envolvida no metabolismo lipídico; a gama, na diferenciação de adipócitos; e a beta/delta, na gênese do câncer de cólon e metabolismo lipídico, porém as isoformas alfa e gama são mais estudadas.

O PPAR-α é predominantemente expresso em tecidos com alta capacidade para a oxidação de ácidos graxos – AG (fígado, coração, músculo esquelético, tecido adiposo marrom e rins); logo, seus genes-alvo são aqueles que participam do catabolismo de lipídeos, como as proteínas envolvidas na oxidação de AG em microssomas, peroxissomas e mitocôndrias. Sua expressão também foi confirmada em amostras de tecido adiposo branco de camundongos.

A ativação hepática de PPAR-α por AGPI dietéticos é capaz de estimular a oxidação de AG por meio de alterações na expressão de várias enzimas envolvidas no metabolismo lipídico, desencadeando efeitos não só nos lipídeos hepáticos como na composição e na secreção de colesterol de lipoproteínas de muito baixa densidade (VLDL).

O PPAR-γ se apresenta em dois subtipos, gama1 e gama2, ambos derivados do mesmo gene. A série gama2 tem um adicional de 30 aminoácidos na extremidade N-terminal. Dessa forma, seu domínio de ativação ligante independente é cinco vezes mais efetivo que o domínio de ativação ligante independente do PPAR-γ1. Posteriormente, identificou-se a série gama3, a qual é responsável pela tradução de uma proteína diferente da gerada pelo PPAR-γ1, sendo expressa no cólon e no tecido adiposo.

O receptor PPAR-γ1 é expresso em altos níveis nos adipócitos, mas também em outros tecidos, enquanto a expressão do PPAR-γ2 ocorre principalmente no tecido adiposo, correspondendo a aproximadamente 15% dos RNAm totais da isoforma gama. A isoforma gama2 é expressa no cromossomo 3 e está relacionada com o DM2 e a obesidade, ambos fenótipos complexos determinados pela combinação de múltiplos fatores genéticos e ambientais.

Segundo Mueller et al., tanto a isoforma gama1 quanto a gama2 são capazes de desencadear a adipogênese, além de levar à expressão de um perfil genético similar e demonstrarem resposta semelhante à insulina. Todavia, na presença de baixas concentrações de ligante, o PPAR-γ2 apresenta maior capacidade para induzir a lipogênese.

O PPAR-γ2 influencia a reserva de ácidos graxos no tecido adiposo participando da diferenciação dos adipócitos, por meio da indução da maturação dos pré-adipócitos em células adiposas maduras, participa da hipertrofia dos adipócitos, atua estimulando a hidrólise dos triglicerídeos circulantes que culmina com a entrada dos AG nas células adiposas, além de estimular a ligação e a ativação dos AG do citosol, eventos esses necessários para a síntese de triglicerídeos.

A maior parte dos genes ativados pelo PPAR-γ2 codifica proteínas diretamente envolvidas nas vias lipogênicas, incluindo a lipase lipoproteica (LPL), proteína que medeia a entrada de AG na célula; a proteína adipocitária de união do AG; a acil-CoA sintetase, que catalisa a ativação dos AG antes de sua esterificação a glicerol; a fosfoenolpiruvato carboquinase, associada com a produção de glicerol para a síntese de triglicerídeos; e o transportador de glicose 4 (GLUT-4), que medeia a entrada de glicose nos adipócitos estimulada pela insulina.

Não somente os AG, mas também alguns hormônios e vitaminas, são considerados ligantes ou agonistas lipofílicos, isto é, moléculas sinalizadoras extracelulares capazes de atravessar a membrana celular por difusão simples ou facilitada e se ligar a receptores intracelulares, como é o caso dos PPARs.

Os efeitos do jejum e da realimentação na expressão de PPAR-γ1 e γ2 foram investigados nas amostras de tecido adiposo de ratos. A privação de alimentos (jejum de 12 a 48 horas) foi associada com a queda significativa na expressão do PPAR-γ2, inclusive nos animais com obesidade.

Em roedores, a expressão do gene PPAR-γ pode ser regulada *in vivo* por dietas hiperlipídicas. Após a administração de uma dieta de cafeteria (60% de lipídeos) a curto prazo (15 dias), Rodríguez et al. avaliaram os efeitos desta na expressão de fatores de transcrição adipogênicos, incluindo o PPAR-γ2, no tecido adiposo visceral e subcutâneo de ratos. Foram observados aumento no peso corporal, no tecido adiposo e nas concentrações de lipídeos séricos; o incremento na adiposidade foi mais relacionado com o tecido adiposo visceral em razão da expressão elevada dos fatores de transcrição adipogênicos, com destaque para o PPAR-γ2.

Os efeitos dos AGS e dos AGPI na expressão dos genes PPAR-γ1 e PPAR-γ2 em adipócitos foram investigados por Spurlock et al. Os animais que receberam dieta suplementada com óleo de açafrão (cerca de 80% de ácido linoleico – C18:2n-6) apresentaram níveis de RNAm de PPAR-γ2 quadruplicados em relação ao grupo controle; todavia, a expressão do PPAR-γ1 não sofreu alterações.

Variantes genéticas do PPAR-γ2 têm sido identificadas, entre estas, o polimorfismo Pro12Ala (C34G, rs1801282), que vem sendo largamente estudado há alguns anos. Esse polimorfismo é caracterizado pela substituição do aminoácido prolina pela alanina na posição 12 (Pro12Ala e Ala12Ala).

Meirhaeghe et al. e Luan et al. verificaram associação entre o PPAR-γ2 e a obesidade grave representada pelo aumento do IMC. Porém, destacaram que pesquisas realizadas com a variante Pro12Ala têm mostrado resultados controversos. Vaccaro et al. concluíram que esse polimorfismo não é o principal determinante da obesidade grave em caucasianos, apesar de contribuir para o surgimento da obesidade precoce.

Deeb et al., ao contrário da maioria dos demais estudos, relataram que o alelo Pro12Ala está associado com menor IMC e maior sensibilidade à insulina (SI), refletindo provavelmente menor atividade transcricional do PPAR-γ e, consequentemente, menor acúmulo de tecido adiposo, que parece ser o fator responsável pelos efeitos positivos na SI.

A possível associação entre o polimorfismo no gene PPAR-γ com fenótipos da obesidade também foi investigada em um estudo envolvendo brasileiros de descendência europeia (n = 335), com IMC entre 16,2 e 42,4 kg/m². Não houve diferença na frequência do alelo de risco entre indivíduos de IMC adequado, com sobrepeso ou obesidade, e a frequência do alelo Ala foi de 0,09. Entre os homens, verificou-se associação positiva entre o polimorfismo Pro12Ala e o IMC; contudo, a associação não foi detectada nas mulheres.

Soriguer et al. avaliaram 538 indivíduos do sul da Espanha e encontraram prevalências de 13,4% para o variante heterozigoto (Pro12Ala) e de 0,8% para a forma homozigota (Ala12Ala). Os indivíduos com obesidade e o alelo Ala que consumiam menos ácidos graxos monoinsaturados (AGMI) demonstraram maior resistência à insulina estimada pelo HOMA-IR (do inglês *Homeostasis Model Assessment*). Tal fato sugere interação entre o polimorfismo e a obesidade dependendo do lipídeo da dieta.

Rosado et al. verificaram, em estudo com 60 mulheres espanholas com obesidade, que o polimorfismo Pro12Ala influenciou o metabolismo energético. A presença do alelo Ala promoveu aumento na oxidação lipídica, comparado com o alelo Pro. Também foi verificada relação inversa entre a oxidação de lipídeos e a ingestão de AGMI, após 10 semanas de intervenção com dieta hipocalórica. Resultados de pesquisa desenvolvida pelo nosso grupo, com 32 mulheres com obesidade e genótipo Pro12Pro para o gene *PPARG2*, submetidas à dieta hipocalórica rica em AGMI ou AGPI, demonstraram que o grupo que recebeu AGMI apresentou menos fome e maior perda de peso. Porém, o perfil lipídico da dieta não influenciou a expressão do gene no tecido adiposo da região gluteofemoral. Esses resultados sugerem que os AGPI podem auxiliar na perda de peso em portadores do alelo Ala, enquanto os AGMI seriam mais recomendados para portadores do alelo Pro (sem polimorfismo).

De forma distinta, Garaulet et al., em estudo com 1.465 pacientes inscritos em um programa de tratamento comportamental para a obesidade com base na dieta mediterrânea, verificaram que o alelo Ala foi relacionado com menor IMC quando os indivíduos consumiram mais AGMI, porém, quando o consumo lipídico era elevado, os portadores do alelo Ala apresentaram menor perda de peso, comparados àqueles sem o polimorfismo.

Considerando a baixa frequência de ocorrência do polimorfismo Ala na população com obesidade, como exemplo do estudo de Rosado et al. (83,3% Pro12Pro e 16,7% Pro12Ala e Ala12Ala), a recomendação do aumento dos AGMI na dieta poderia favorecer a perda de peso corporal na população com obesidade. Porém, os estudos clínicos controlados ainda são escassos e controversos para se modificarem as diretrizes atuais quanto à recomendação de lipídeos na obesidade, principalmente considerando que se trata de uma doença, na maioria das vezes, poligênica.

Apesar de as pesquisas mostrarem que a mudança do perfil lipídico da dieta pode favorecer a perda de peso em portadores do alelo Ala, Nicklas et al., em estudo com 70 mulheres na pós-menopausa submetidas à dieta hipocalórica por 6 meses, verificaram que a recuperação do peso corporal foi superior nas mulheres com o polimorfismo. Da mesma forma, Adamo et al. verificaram que a presença do alelo Ala predispõe à resistência à perda de peso induzida pela dieta.

Revisão sistemática publicada em 2014 por Lapice e Vaccaro confirma a relação do polimorfismo Pro12Ala no *PPARG2* com o IMC, a composição corporal e parâmetros metabólicos. O conteúdo calórico e a composição da dieta afetam mais esses indicadores nos portadores do alelo Ala do que nos homozigotos Pro/Pro. Na maioria dos estudos relatados na revisão, os portadores do alelo Ala com um estilo de vida obesogênico (dietas com elevado conteúdo calórico, ricas em carboidratos e, até certo ponto, com elevada quantidade de gordura) apresentam mais obesidade do que os homozigotos Pro. No entanto, estudos de intervenção bem planejados, com um tamanho de amostra suficientemente grande, mostram consistentemente que os portadores do alelo Ala são mais propensos à perda de peso quando expostos a um estilo de vida saudável, apesar de não manterem esse benefício quando retornam a um estilo de vida sedentário e a comportamentos inadequados de dieta.

Os resultados controversos das pesquisas podem ser atribuídos a diferentes aspectos quanto à heterogeneidade das populações estudadas, destacando-se fenótipos clínicos como magreza e obesidade; tipo de estudo; população estudada; aspectos clínicos e fatores dietéticos. Ademais, a composição lipídica da dieta, destacando-se a relação entre gordura poli-insaturada e saturada; as interações gene-gene ou gene-ambiente; entre outros, podem ser destacados.

O *PPARG2* foi um dos primeiros genes estudados em relação à obesidade; no entanto, após os avanços científicos, atualmente, vários outros genes têm merecido igual ou maior destaque. Porém, ao se falar de uma enfermidade multifatorial e poligênica, em sua maioria, não se deve focar apenas em genes relacionados com o balanço energético (consumo *versus* gasto energético), mas também em genes como o *PPARG2*, que está envolvido com o processo de adipogênese e diferenciação de adipócitos.

Interação entre genes

Variações na forma dos genes (polimorfismos) podem resultar em alterações na sua função e, dessa forma, a influência da dieta na expressão do gene pode ser modificada. Da mesma forma, o fato de a obesidade ser, na maioria das vezes, de origem poligênica, a interação entre genes com diferentes funções, assim como de suas

variantes, em um ambiente com modificações dietéticas, pode resultar em diferenças individuais na suscetibilidade ao ganho e à perda de peso corporal. Atualmente, com o grande avanço nas ciências ômicas, os painéis genéticos têm estado cada vez mais acessíveis, sendo possível observar claramente a interação gene-gene e o papel de um componente dietético influenciando, ao mesmo tempo, vários genes.

Estudo que visou analisar o efeito de vários genes no ganho de peso corporal incluiu os polimorfismos Lys109Arg, Gln223Arg e Lys656Asn no gene do receptor de leptina; substituição A382G no gene que codifica a UCP1; Ala55Val no gene da UCP2; Pro12Ala no gene *PPARG2*; e Gly16Arg e Gln27Glu no gene do receptor adrenérgico β2. Verificou-se que, após avaliar várias combinações, os homens apresentaram interação significativa entre o polimorfismo A382G na UCP1 e o Lys656Asn no receptor de leptina, e entre Lys109Arg no receptor de leptina e Ala55Val na UCP2. Em mulheres, as combinações entre os polimorfismos Gly16Arg no adrenérgico β2 e Ala55Val na UCP2, e alguns polimorfismos no adrenérgico β2 e Pro12Ala no *PPARG2*, apresentaram efeito significativo no ganho de peso.

Hsueh et al. avaliaram 453 indivíduos adultos com excesso de peso corporal e verificaram associação entre o polimorfismo Trp64Arg no gene do receptor adrenérgico β3 e Pro12Ala no gene *PPARG2*. Indivíduos com polimorfismo nos dois genes apresentaram aumento do IMC, da insulina e da leptina, ao contrário daqueles que apresentavam somente a variante Ala no *PPARG2*. A variante no gene do receptor adrenérgico β3 não se associou com a obesidade. Indivíduos com a variante no gene *PPARG2* apresentaram aumento na insulina em jejum, na leptina e no perímetro da cintura.

Sabe-se que o tipo de AG da dieta influencia na oxidação de lipídeos, o que pode se relacionar com determinados genes e variantes genéticas. Nesse sentido, Rosado et al., em estudo realizado com mulheres espanholas submetidas à dieta com variação na quantidade e qualidade dos lipídeos, verificaram que aquelas sem polimorfismo nos genes *PPARG2* e adrenérgico β2 apresentaram maior oxidação de lipídeos. O aumento na ingestão de AGS promoveu maior oxidação de carboidratos em mulheres com polimorfismo no adrenérgico β2. Mulheres com polimorfismo em ambos os genes oxidaram maior quantidade das calorias ingeridas, após dieta hiperlipídica e rica em AGS, e a ingestão de AGPI favoreceu a perda de peso nelas. Os autores recomendaram o controle da ingestão de lipídeos totais e AGS para as mulheres com polimorfismo no adrenérgico β2 e prioridade na ingestão de AGPI em mulheres com polimorfismo em ambos os genes.

Um projeto multicêntrico conduzido por pesquisadores europeus, NUGENOB (do inglês *nutrient-gene interaction in human obesity*), incluiu a genotipagem de 42 polimorfismos em 26 genes relacionados com a regulação hipotalâmica do apetite, a eficiência no gasto energético, a regulação da diferenciação e a função dos adipócitos, do metabolismo lipídico e glicídico, e a produção de várias adipocinas. A interação gene × nutriente mais marcante encontrada nesse estudo se referiu à combinação do polimorfismo no gene que codifica a lipase hepática C514T e a ingestão de fibras. Esse achado pode refletir o papel da fibra e da lipase hepática na excreção biliar fecal, no metabolismo do colesterol e na obesidade. No entanto, também se verificou associação dos polimorfismos nos genes do TNF-α, *PPARG2* e *PPARG3* com variáveis dietéticas. A interação entre a ingestão de lipídeos e a obesidade foi encontrada no polimorfismo C681G do *PPARG3*.

Em razão da diversidade de genes associados com a obesidade, e da possibilidade de interação deles com uma série de componentes dietéticos, ainda se torna muito complexa a discussão de como ocorre a influência dos genes e de suas interações com outros genes e com componentes dietéticos no ganho e na perda de peso corporal. Essas evidências fazem com que ainda não seja possível delinear adequadamente a dieta personalizada baseada no perfil genético individual.

A Abeso, em seu posicionamento sobre o tratamento do sobrepeso e da obesidade, publicado em 2022, relata que componentes nutricionais como os lipídeos saturados e os polifenóis podem modular o processo inflamatório e o peso corporal, considerando seu papel na regulação da expressão gênica. Da mesma forma, polimorfismos e mutações podem influenciar a predisposição à obesidade. No entanto, ainda não há evidência científica suficiente ou mesmo razoável para a utilização de "painéis de exames genéticos" para o tratamento ou prevenção da obesidade.

Considerações finais

É indiscutível o papel dos genes na etiologia (predisposição) da obesidade, e a interação entre genes e gene *versus* ambiente tem se tornado cada vez mais evidente. Pesquisas que envolvem a interação entre genes, produtos de genes e hábitos dietéticos são fundamentais para identificar benefícios reais dos componentes dietéticos no organismo e delinear estratégias de intervenção mais individualizadas e adequadas para o controle da doença. No entanto, na prática clínica, o mapeamento genético individual ainda é de alto custo e o uso dos painéis genéticos ainda não tem evidências científicas comprovadas para ser utilizado no tratamento da obesidade. No entanto, alterações nos planos alimentares individuais, principalmente em relação à quantidade e à qualidade lipídica, podem ser realizadas, independentemente do mapeamento genético, tendo como base o conhecimento dos principais genes envolvidos na regulação do balanço energético, das formas pelas quais se pode regular a expressão e a função deles, dos componentes dietéticos que interagem como ligantes naturais de tais genes e da frequência de ocorrência dos principais polimorfismos.

Até o momento, sugere-se que o estímulo à ingestão de uma dieta normo a hipolipídica pode auxiliar na perda e na manutenção do peso corporal perdido, considerando que a dieta hiperlipídica poderá aumentar a ingestão energética, via elevação da resistência à leptina e do efeito orexígeno da ghrelina, além de estimular a expressão de genes lipogênicos. Também o excesso de lipídeos na dieta pode reduzir a capacidade de oxidar lipídeos em indivíduos com obesidade.

A dieta hiperproteica pode auxiliar tanto no aumento do gasto energético, via UCPs e LHS, quanto no controle do apetite, auxiliando na perda de peso em portadores do alelo A do gene *FTO*, o que se torna relevante considerando a elevada frequência desse polimorfismo na população com obesidade.

A restrição calórica continua sendo uma conduta assertiva e essencial no controle da obesidade, pois, além de seus efeitos conhecidos no balanço energético, pode favorecer a perda de peso considerando o polimorfismo nos genes *FTO* e *UCP2*.

A qualidade dos lipídeos da dieta também deve ser considerada na regulação da ingestão energética, porém seus efeitos são bem distintos, dependendo do gene estudado. Os AGI podem aumentar a mobilização lipídica, via interação com a LHS, porém também podem promover a lipogênese por estimular a expressão de fatores de transcrição adipogênicos como o PPAR-γ2. O efeito dos AGI na lipogênese influenciada pelo PPAR-γ2 é dependente da qualidade do lipídeo insaturado, visto que a ingestão de AGMI parece favorecer a perda de peso em portadores do alelo selvagem e os AGPI podem beneficiar portadores do alelo de risco. Porém, deve-se atentar para a baixa frequência de ocorrência desse polimorfismo na população, o que nos faz sugerir que o aumento do consumo de AGMI poderia ser mais favorável na obesidade, considerando esse gene.

Por outro lado, investigando o gene *FTO*, um estudo mostrou que o aumento do consumo de AGPI pode favorecer a perda de peso em portadores do alelo de risco A. Já as dietas ricas em lipídeos e pobres em fibras poderão prejudicar a perda de peso desses indivíduos. Considerando a escassez de estudos que comprove o efeito benéfico dos AGPI em portadores do alelo de risco para o *FTO*, seria mais prudente se considerar, além do perfil lipídico da dieta, a quantidade de lipídeos totais e fibras, ou seja, um plano alimentar disciplinado baseado em uma alimentação saudável.

Os lipídeos saturados têm sido associados com redução da oxidação lipídica e prejuízo na perda de peso, considerando vários genes estudados relacionados com a ingestão calórica, o gasto energético e a adipogênese.

Apesar dos grandes avanços nos conhecimentos sobre a nutrigenômica e a nutrigenética na obesidade, salientamos que se trata de uma doença multifatorial, que envolve participação de vários genes com funções distintas, estimulados por diferentes ligantes, o que torna difícil a escolha de um componente dietético que favoreça a saciedade, aumente o gasto energético e reduza a diferenciação dos adipócitos e a lipogênese de forma simultânea. Porém, os genes cujo alelo de risco é muito frequente na população com obesidade, no futuro ajudará o profissional na escolha dos nutrientes ou padrões alimentares que poderão auxiliar na regulação da expressão desses genes e, consequentemente, na perda e na manutenção do peso corporal.

Bibliografia

Adamo KB, Dent R, Langefeld CD, et al. Peroxisome proliferator-activated receptor gamma 2 and acyl-CoA synthetase 5 polymorphisms influence diet response. Obesity (Silver Spring). 2007;15(5):1068-75.

Arner P. Genetic variance and lipolysis regulation: implications for obesity. Ann Med. 2001;33(8):542-6.

Associação Brasileira para o Estudo da Obesidade e da Síndrome Metabólica (ABESO). Posicionamento sobre o tratamento nutricional do sobrepeso e da obesidade: departamento de nutrição da Associação Brasileira para o estudo da obesidade e da síndrome metabólica. Pepe RB, Fujiwara CTH, Beyruti M, coordenadores. 1. ed. São Paulo: Abeso; 2022. Disponível em: https://abeso.org.br/wp-content/uploads/2022/11/posicionamento_2022-alterado-nov-22-1.pdf. Acesso em: 14 jun. 2024.

Barkoukis H, Marchetti CM, Nolan B, et al. A high glycemic meal suppresses the postprandial leptin response in normal healthy adults. Ann Nutr Metab. 2007;51(6):512-8.

Bell CG, Walley AJ, Froguel P. The genetics of human obesity. Nat Rev Genet. 2005;6(3):221-234.

Burgio E, Lopomo A, Migliore L. Obesity and diabetes: from genetics to epigenetics. Mol Biol Rep. 2015;42(4):799-818.

Castillo JJ, Orlando RA, Garver WS. Gene-nutrient interactions and susceptibility to human obesity. Genes Nutr. 2017;12:29.

Cecil JE, Watt P, Palmer CN, et al. Energy balance and food intake: The role of PPARgamma gene polymorphisms. Physiol Behav. 2006;88(3):227-33.

Chambers JC, Elliott P, Zabaneh D, et al. Common genetic variation near MC4R is associated with waist circumference and insulin resistance. Nat Genet. 2008;40(6):716-8.

Chambrier C, Bastard JP, Rieusset J, et al. Eicosapentaenoic acid induces mRNA expression of peroxisome proliferator-activated receptor gamma. Obes Res. 2002;10(6):518-25.

Clément K, Dina C, Basdevant A, et al. A sib-pair analysis study of 15 candidate genes in French families with morbid obesity: indication for linkage with islet 1 locus on chromosome 5q. Diabetes. 1999;48(2):398-402.

de Luis DA, Aller R, Izaola O, et al. Effects of a high-protein/low-carbohydrate diet versus a standard hypocaloric diet on weight and cardiovascular risk factors: role of a genetic variation in the rs9939609 FTO gene variant. J Nutrigenet Nutrigenomics. 2015;8(3):128-36.

de Luis DA, Aller R, Izaola O, et al. Role of rs9939609 FTO gene variant in weight loss, insulin resistance and metabolic parameters after a high monounsaturated vs a high polyunsaturated fat hypocaloric diets. Nutr Hosp. 2015;32(1):175-81.

Deeb SS, Fajas L, Nemoto M, et al. Pro12Ala substitution in PPARγ2 associated with decrease receptor activity, lower body mass index and improved insulin sensitivity. Nat Genet. 1998;20(3):284-7.

Desvergne B, Wahli W. Peroxisome proliferator-activated receptors: nuclear control of metabolism. Endocr Rev. 1999;20(5):649-88.

Domínguez-Reves T, Astudillo-López CC, Salgado-Goytia L, et al. Interaction of dietary fat intake with APOA2, APOA5 and LEPR polymorphisms and its relationship with obesity and dyslipidemia in young subjects. Lipids Health Dis. 2015;14:106.

Dougkas A, Yaqoob P, Givens DI, et al. The impact of obesity-related SNP on appetite and energy intake. Brit J Nutr. 2013;110(6):1151-6.

Farooqi IS, O'Rahilly S. Genetic factors in human obesity. Obes Rev. 2007;8(Suppl 1):37-40.

Farooqi IS. Genetic and hereditary aspects of childhood obesity. Best Pract Res Clin Endocrinol Metab 2005;19(3):359-74.

Federação Mundial de Obesidade. Atlas Mundial da Obesidade 2024 [Internet]. Londres; 2024. Disponível: https://painelobesidade.com.br/biblioteca/atlas-mundial-da-obesidade-2024/. Acesso em: 14 jun. 2024.

Ferguson LR. Nutrigenomics: integrating genomic approaches into nutrition research. Mol Diagn Ther. 2006;10(2):101-8.

Fiévet C, Fruchart J-C, Staels B. PPARα and PPARγ dual agonists for the treatment of type 2 diabetes and the metabolic syndrome. Curr Opin Pharmacol. 2006;6(6):606-614.

Frayling TM, Timpson NJ, Weedon MN, et al. A common variant in the FTO gene is associated with body mass index and predisposes to childhood and adult obesity. Science. 2007;316(5836):889-94.

Garaulet M, Smith CE, Hernández-González T, et al. PPARγ Pro12Ala interacts with fat intake for obesity and weight loss in a behavioural treatment based on the Mediterranean diet. Mol Nutr Food Res. 2011;55(12):1771-9.

Garenc C, Pérusse L, Chagnon YC, et al. The hormone-sensitive lipase gene and body composition: the HERITAGE Family Study. Int J Obes Relat Metab Disord. 2002;26(2):220-7.

Garfield AS, Lam DD, Marston OJ, et al. Role of central melanocortin pathways in energy homeostasis. Trends Endocrinol Metab. 2009;20(5):203-15.

Garfield AS, Li C, Madara JC, et al. A neural basis for melanocortin-4 receptor-regulated appetite. Nat Neurosci. 2015;18(6):863-71.

Gerken T, Girard CA, Tung YCL, et al. The obesity-associated FTO gene encodes a 2-oxoglutarate-dependent nucleic acid demethylase. Science 2007;318(5855):1469-72.

Grill HJ. Distributed neural control of energy balance: contributions from hindbrain and hypothalamus. Obesity (Silver Spring). 2006;14(Suppl 5):216S-221S.

Gueorguiev M, Lecoeur C, Meyre D, et al. Association studies on ghrelin and ghrelin receptor gene polymorphisms with obesity. Obesity (Silver Spring, Md.). 2009;17(4):745-54.

Gulati P, Yeo GSH. The biology of FTO: from nucleic acid demethylase to amino acid sensor. Diabetologia. 2013;56(10):2113-21.

Gustavsson J, Mehlig K, Leander K, et al. FTO gene variation, macronutrient intake and coronary heart disease risk: a gene-diet interaction analysis. Eur J Nutr. 2016;55(1):247-55.

Hatoum IJ, Stylopoulos N, Vanhoose AM, et al. Melanocortin-4 receptor signaling is required for weight loss after gastric bypass surgery. J Clin Endocrinol Metab. 2012;97(6):E1023-31.

Haupt A, Thamer C, Staiger H, et al. Variation in the FTO gene influences food intake but not energy expenditure. Exp Clin Endocrinol Diabetes. 2009;117(4):194-7.

Hellström PM, Geliebter A, Näslund E, et al. Peripheral and central signals in the control of eating in normal, obese and binge-eating human subjects. Br J Nutr. 2004;92(Suppl 1):S47-57.

Hellström, L, Large V, Reynisdottir S, et al. The different effects of a Gln27Glu beta2-adrenoceptor gene polymorphism on obesity in males and in females. J Intern Med. 1999;245(3):253-9.

Hontecillas R, Diquardo M, Duran E, et al. Catalpic acid decreases abdominal fat deposition, improves glucose homeostasis and upregulates PPARα expression in adipose tissue. Clin Nutr. 2008;27(5):764-72.

Hsueh WC, Cole SA, Shuldiner AR, et al. Interactions between variants in the beta3-adrenergic receptor and peroxisome proliferator-activated receptor-gamma2 genes and obesity. Diabetes Care. 2001;24(4):672-7.

Huang T, Qi Q, Li Y, et al. FTO genotype, dietary protein, and change in appetite: the preventing overweight using dietary strategies trial. Am J Clin Nutr. 2014;99(5):1126-30.

Huszar D, Lynch CA, Fairchild-Huntress V, et al. Targeted disruption of the melanocortin-4 receptor results in obesity in mice. Cell. 1997;88(1):131-41.

Ichihara S, Yamada Y. Genetic factors for human obesity. Cell Mol Life Sci. 2008;65(7-8):1086-98.

Instituto Brasileiro de Geografia e Estatística (IBGE). Pesquisa Nacional de Saúde. Atenção primária à saúde e informações antropométricas. Ministério da Saúde: IBGE; 2019. 70 p.

International HapMap Consortium. The International HapMap Project. Nature. 2003;426(6968):789-96.

Jia JJ, Zhang X, Ge CR, et al. The polymorphisms of UCP2 and UCP3 genes associated with fat metabolism, obesity and diabetes. Obes Rev. 2009;10(5):519-26.

Jiang Y, Tsai TF, Bressler J, et al. Imprinting in Angelman and Prader-Willi syndromes. Curr Opin Genet Dev. 1998;8(3):334-42.

Joffe YT, Houghton CA. A novel approach to the nutrigenetics and nutrigenomics of obesity and weight management. Curr Oncol Rep. 2016;18(7):43.

Jump DB, Clarke SD. Regulation of gene expression by dietary fat. Annu Rev Nutr 1999;19:63-90.

Jump DB. N-3 polyunsaturated fatty acid regulation of hepatic gene transcription. Curr Opin Lipidol. 2008;19(3):242-7.

Kanunfre CA. PPAR – Receptor ativado por proliferadores de peroxissoma um receptor nuclear para ácidos graxos. In: Curi R, Pompéia C, Miyasaka CK, et al. Entendendo a gordura – os ácidos graxos. 1. ed. São Paulo: Manole; 2002. Cap. 18, p. 227-48.

Karra E, O'Daly OG, Choudhury AI, et al. A link between FTO, ghrelin, and impaired brain food-cue responsivity. J Clin Invest. 2013;123(8):3539-51.

Kersten S, Desvergne B, Wahli W. Roles of PPARs in health and disease. Nature 2000;405(6785):421-4.

Krashes MJ, Lowell BB, Garfield AS. Melanocortin-4 receptor-regulated energy homeostasis. Nat Neurosci. 2016;19(2):206-19.

Kubota N, Terauchi Y, Miki H, et al. PPAR gamma mediates high-fat diet-induced adipocyte hypertrophy and insulin resistance. Mol Cell. 1999;4(4):597-609.

Kussmann M, Raymond F, Affolter M. OMICS-driven biomarker discovery in nutrition and health. J Biotechnol. 2006;124(4):758-87.

Lapice E, Vaccaro O. Interactions between Pro12Ala polymorphism of PPAGgamma and diet on adiposity phenotypes. Curr Atheroscler Rep. 2014;16(12):462.

Locke AE, Kahali B, Berndt SI, et al. Genetic studies of body mass index yield new insights for obesity biology. Nature. 2015; 518(7538):197-206.

Lönnqvist F, Nordfors L, Schalling M. Leptin and its potential role in human obesity. J Intern Med. 1999;245(6):643-52.

Loos RJF, Lindgren CM, Li S, et al. Common variants near MC4R are associated with fat mass, weight and risk of obesity. Nat Genet. 2008;40(6):768-75.

Loos RJF. The genetic epidemiology of melanocortin 4 receptor variants. Eur J Pharmacol. 2011;660(1):156-64.

Luan J, Browne PO, Harding AH, et al. Evidence for Gene-Nutrient Interaction at the PPARgamma Locus. Diabetes. 2001;50(3):686-9.

Magno FCCM, Guaraná HC, Fonseca ACP, et al. Influence of FTO rs9939609 polymorphism on appetite, ghrelin, leptin, IL6, TNFα levels, and food intake of women with morbid obesity. Diabetes Metab Syndr Obes 2018;11:199-207.

Magré J, Laurell H, Fizames C, et al. Human hormone-sensitive lipase: genetic mapping, identification of a new dinucleotide repeat, and association with obesity and NIDDM. Diabetes. 1998;47(2):284-6.

Marques-Lopes I, Marti A, Moreno-Aliaga MJ, et al. Aspectos genéticos da obesidade. Rev Nutr. 2004;17(3):327-38.

Martínez JA, Corbalán MS, Sánchez-Villegas A, et al. Obesity risk is associated with carbohydrate intake in women carrying the Gln-27Glu beta2-adrenoceptor polymorphism. J Nutr. 2003;133(8):2549-54.

Mattevi VS, Zembrzuski VM, Hutz MH. Effects of a PPARG gene variant on obesity characteristics in Brazil. Br J Med Biol Res. 2007;40(7):927-32.

Meirhaeghe A, Fajas L, Helbecque N, et al. Impact of the peroxisome proliferator Activated Receptor γ2 Pro12Ala polymorphism on adiposity lipids and non-insulin-dependent diabetes mellitus. Int J Obes Relat Metab Disord. 2000;24(2):195-9.

Meirhaeghe A, Luan J, Selberg-Franks P, et al. The effect of the Gly16Arg polymorphism of the beta(2)-adrenergic receptor gene on plasma free fatty acid levels modulated by physical activity. J Clin Endocrinol Metab. 2001;86(12):5881-7.

Mirshahi UL, Still CD, Masker KK, et al. The MC4R (I251L) allele is associated with better metabolic status and more weight loss after gastric bypass surgery. J Clin Endocrinol Metab. 2011;96(12):E2088-96.

Moleres A, Ochoa MC, Rendo-Urteaga T, et al. Dietary fatty acid distribution modifies obesity risk linked to the rs9939609 polymorphism of the fat mass and obesity-associated gene in a Spanish case-control study of children. Br J Nutr. 2012;107(4):533-82.

Mueller E, Drori S, Aiyer A, et al. Genetic analysis of adipogenesis through peroxisome proliferator-activated receptor gamma isoforms. J Biol Chem. 2002;277(44):41925-30.

Nicklas BJ, van Rossum EF, Berman DM, et al. Genetic variation in the peroxisome proliferator-activated receptor-gamma2 gene (Pro12Ala) affects metabolic responses to weight loss and subsequent weight regain. Diabetes. 2001;50(9):2172-6.

Ochoa M del C, Martí A, Martínez JA. Obesity studies in candidate genes. Med Clin (Barc). 2004;122(14):542-51.

Perreault M, Istrate N, Wang L, et al. Resistance to the orexigenic effect of ghrelin in dietary-induced obesity in mice: reversal upon weight loss. Int J Obes Relat Metab Disord. 2004;28(7):879-85.

Pérusse L, Bouchard C. Gene-diet interactions in obesity. Am J Clin Nutr. 2000;72(5 Suppl):1285S-90S.

Petzke KJ, Riese C, Klaus S. Short-term, increasing dietary protein and fat moderately affect energy expenditure, substrate oxidation and uncoupling protein gene expression in rats. J Nutr Biochem. 2007;18(6):400-7.

Priego T, Sánchez J, Palou A, et al. Effect of high-fat diet feeding on leptin receptor expression in white adipose tissue in rats: depot- and sex-related differential response. Genes Nutr. 2009;4(2):151-6.

Prior LJ, Eikelis N, Armitage JA, et al. Exposure to a high-fat diet alters leptin sensitivity and elevates renal sympathetic nerve activity and arterial pressure in rabbits. Hypertension. 2010;55(4):862-8.

Qi L, Kraft P, Hunter DJ, et al. The common obesity variant near MC4R gene is associated with higher intakes of total energy and dietary fat, weight change and diabetes risk in women. Hum Mol Genet. 2008;17(22):3502-8.

Raben A, Astrup A. Leptin is influenced both by predisposition to obesity and diet composition. Int J Obes Relat Metab Disord. 2000;24(4):450-9.

Rajender Rao K, Lal N, Giridharan NV. Genetic & epigenetic approach to human obesity. Indian J Med Res. 2014;140(5):589-603.

Razquin C, Martinez JA, Martinez-Gonzalez MA, et al. A 3-year intervention with a Mediterranean diet modified the association between the rs9939609 gene variant in FTO and body weight changes. Int J Obes (Lond). 2010;34(2):266-72.

Risch N, Merikangas K. The future of genetic studies of complex human diseases. Science. 1996;273(5281):1516-7.

Rodríguez E, Ribot J, Rodríguez AM, et al. PPAR-gamma2 expression in response to cafeteria diet: gender- and depot-specific effects. Obes Res. 2004;12(9):1455-63.

Rosado EL, Bressan J, Hernández JAM, et al. Efecto de la dieta y de los genes PPARgamma2 y β2-adrenérgico en el metabolismo energético y en la composición corporal de mujeres obesas. Nutr Hosp 2006;21(3):317-31.

Rosado EL, Bressan J, Martínez JA, et al. Interactions of the PPARgamma2 polymorphism with fat intake affecting energy metabolism and nutritional outcomes in obese women. Ann Nutr Metab. 2010;57(3-4):242-50.

Rosado EL, Bressan J, Martínez JA. Environmental factors and beta2-adrenergic receptor polymorphism: influence on the energy expenditure and nutritional status of obese women. Lipids. 2015;50(5):459-67.

Saidpour A, Kimiagar M, Zahediasl S, et al. The modifying effects of fish oil on fasting ghrelin mRNA expression in weaned rats. Gene. 2012;507(1):44-9.

Sáinz N, Barrenetxe J, Moreno-Aliaga MJ, et al. Leptin resistance and diet-induced obesity: central and peripheral actions of leptin. Metabolism. 2015;64(1):35-46.

Saliba LF, Reis RS, Brownson RC, et al. Obesity-related gene ADRB2, ADRB3 and GHRL polymorphisms and the response to a weight loss diet intervention in adult women. Genet Mol Biol. 2014;37(1):15-22.

Santos JL, Boutin P, Verdich C, et al. Genotype-by-nutrient interactions assessed in European obese women. A case-only study. Eur J Nutr. 2006;45(8):454-62.

Scerif M, Goldstone AP, Korbonits M. Ghrelin in obesity and endocrine diseases. Mol Cell Endocrinol 2011;340(1):15-25.

Schiffelrs SL, Saris WH, Boomsma F, et al. β1- and β2-adrenoceptor-mediated thermogenesis and lipid utilization in obese and lean men. J Clin Endocrinol Metab. 2001;86(5):2191-9.

Scuteri A, Sanna S, Chen WM, et al. Genome-wide association scan shows genetic variants in the FTO gene are associated with obesity-related traits. PLoS Genet. 2007;3(7):1200-10.

Seoane LM, Lage M, Al-Massadi O, et al. Role of ghrelin in the pathophysiology of eating behaviour. Rev Med Univ Navarra. 2004;48(2):11-7.

Serra-Majem L, Bautista-Castaño I. Etiology of obesity: two "key issues" and other emerging factors. Nutr Hosp. 2013;28(supl. 5):32-43.

Sonestedt E, Roos C, Gullberg B, et al. Fat and carbohydrate intake modify the association between genetic variation in the FTO genotype and obesity. Am J Clin Nutr. 2009;90(5):1418-25.

Soriguer F, Morcillo S, Cardona F, et al. Pro12Ala polymorphism of the PPARG2 gene is associated with type 2 diabetes mellitus and peripheral insulin sensitivity in a population with a high intake of oleic acid. J Nutr. 2006;136(9):2325-30.

Speakman JR, Rance KA, Johnstone AM. Polymorphisms of the FTO gene are associated with variation in energy intake, but not energy expenditure. Obesity (Silver Spring). 2008;16(8):1961-5.

Spurlock ME, Houseknecht KL, Portocarrero CP, et al. Regulation of PPARgamma but not obese gene expression by dietary fat supplementation. J Nutr Biochem. 2000;11(5):260-6.

Szendrei B, González-Lamuño D, Amigo T, et al. Influence of ADRB2 Gln27Glu and ADRB3 Trp64Arg polymorphisms on body weight and body composition changes after a controlled weight-loss intervention. Appl Physiol Nutr Metab. 2016;41(3):307-14.

Tschritter O, Haupt A, Preissl H, et al. An Obesity Risk SNP (rs17782313) near the MC4R Gene Is Associated with Cerebrocortical Insulin Resistance in Humans. J Obes. 2011;2011:283153.

Ukkola O, Tremblay A, Sun G, et al. Genetic variation at the uncoupling protein 1, 2 and 3 loci and the response to long-term overfeeding. Eur J Clin Nutr. 2001;55(11):1008-15.

Vaccaro O, Mancini FP, Sabatino L, et al. Pro12Ala mutation in the peroxisome proliferator-activated receptor γ2 (PPARγ2) and severe obesity: a case-control study. Int J Obes Metab Relat Disord 2000;24(9):1195-9.

van Rossum CTM, Hoebee B, Seidell JC, et al. Genetic factors as predictors of weight gain in young adult Dutch men and women. Int J Obes Relat Metab Disord. 2002;26(4):517-28.

Vidal-Puig A, Jimenez Liñan M, Lowell BB, et al. Regulation of PPAR gamma gene expression by nutrition and obesity in rodents. J Clin Invest 1996;97(11):2553-61.

Yang M, Xu Y, Liang L, et al. The effects of genetic variation in FTO rs9939609 on obesity and dietary preferences in Chinese Han children and adolescents. PLoS One. 2014;9(8):e104574.

Yeo GS, Farooqi IS, Aminian S, et al. A frameshift mutation in MC4R associated with dominantly inherited human obesity. Nat Genet. 1998;20(2):111-2.

Yoon Y, Park BL, Cha MH, et al. Effects of genetic polymorphisms of UCP2 and UCP3 on very low calorie diet-induced body fat reduction in Korean female subjects. Biochem Biophys Res Commun. 2007;359(3):451-6.

Zechner JF, Mirshahi UL, Satapati S, et al. Weight-independent effects of Roux-en-Y gastric bypass on glucose homeostasis via melanocortin-4 receptors in mice and humans. Gastroenterology. 2013;144(3):580-90.e7.

Zhang M, Wang M, Zhao ZT. Uncoupling protein 2 gene polymorphisms in association with overweight and obesity susceptibility: a meta-analysis. Meta Gene. 2014;31(2):143-59.

Zhang XH, Sun CH, Wang SR, et al. Effects of different diet composition after weaning on the obesity in rats induced by high-energy diet. Wei Sheng Yan Jiu. 2005;34(4):439-41.

Zhang XH, Wang XC, Zhao LJ, et al. Effect of different post-weaning dietary compositions on body fat content and hormone-sensitive lipase gene expression in rats fed with high-fat diet. Wei Sheng Yan Jiu 2006;35(5):569-72.

Zhang Y, Proenca R, Maffei M, et al. Positional cloning of the mouse obese gene and its human homologue. Nature. 1994;372(6505):425-32.

109 | Papel da Metabolômica na Obesidade e Doenças Associadas

Rodrigo Ramos Catharino ▪ Diogo N. de Oliveira ▪ Mônica Siqueira Ferreira ▪ Jeany Delafiori ▪ Flávia Luísa Dias-Audibert ▪ Patricia Yukari Saiki ▪ Geovana Manzan Sales

Introdução

A disponibilidade e o compartilhamento de dados científicos ao domínio público trazem aos pesquisadores a oportunidade de conectar os genes a suas funções, descrevendo sistemas biológicos do genótipo ao fenótipo. A compreensão da função dos genes impulsiona a análise sistemática dos diversos níveis de expressão, como RNAm, proteínas e metabólitos, e a integração dos "OMAs" (o genoma, o transcriptoma, o proteoma, o metaboloma). Entender não apenas a rede de componentes individualmente, mas também como eles interagem, constitui uma das principais bases para caracterizar os sistemas biológicos (Figura 109.1).

A metabolômica caracteriza-se como o estudo sistemático completo da série de intermediários de baixo peso molecular, não proteicos, sintetizados endogenamente (o metaboloma) e contidos em uma célula, e que representam o produto final da expressão gênica. Entre eles, estão os aminoácidos, ácidos nucleicos, açúcares e lipídeos. Assim, a partir da metabolômica surgiram subáreas, como a glicômica e a lipidômica, focadas em classes de metabólitos. A metabolômica torna-se importante no estudo de fluxos metabólicos e mecanismos, e na identificação de biocomponentes existentes em diferentes condições fisiopatológicas; por meio da metabolômica, revelam-se potenciais biomarcadores e amplia-se a compreensão da etiopatogenia de doenças. Uma vez conhecidos os componentes metabólicos e seus níveis, é possível constatar a alteração na atividade de vias metabólicas, entender os mecanismos moleculares e avaliar o impacto do metaboloma no início e na progressão de doenças. Tais reflexões auxiliam no delineamento de intervenções em estágio subclínico ou na identificação de biomarcadores de doenças para a prática clínica.

O desenvolvimento de instrumentos analíticos modernos com altas resolução e sensibilidade, em conjunto com a elaboração de métodos cada vez mais precisos e exatos, proporciona um grande avanço na área de metabolismo celular. A partir de meados da década de 1980, análises por ressonância magnética (RM) e por espectrometria de massas (EM) acoplada ou não a métodos de separação molecular tornaram-se mais comuns. Tais técnicas analíticas associadas a análises estatísticas robustas, especialmente nos ramos de bioinformática e aprendizagem de máquina, possibilitaram que os estudos de metabolômica atingissem um novo patamar; o aumento no número e na complexidade das amostras analisadas foi facilitado por ferramentas de processamento de grande quantidade de dados e de reconhecimento de padrões metabólicos por meio de análises estatísticas multivariadas. As estratégias metabolômicas utilizadas na identificação de biomarcadores subdividem-se em:

- *Profiling* metabólico: identificação e quantificação de um número predefinido de metabólitos, que geralmente são relacionados com vias metabólicas específicas ou classes de compostos
- *Fingerprint* metabólico: análises globais focadas em estabelecer o perfil metabólico de uma amostra ("impressões digitais") a ser utilizada de forma comparativa para diferenciar estados biológicos frente a estímulos ambientais, perturbações genéticas e/ou doenças (caso/controle)
- *Footprint* metabólico: análise dos metabólitos secretados ou não captados por uma unidade celular, tecido ou organismo.

A Tabela 109.1 define outros termos relacionados com a metabolômica.

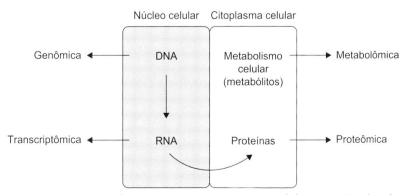

Figura 109.1 Interação entre os componentes do genoma, transcriptoma, proteoma e metaboloma e respectivas áreas de estudo ("ômicas").

878   Parte 8 ▪ Tópicos Atuais e Perspectivas

Tabela 109.1 Definições relacionadas com a metabolômica.

Termo	Definição
Metabólitos	Pequenas moléculas que participam de reações metabólicas e que são necessárias para a homeostasia, o crescimento e as funções normais de uma célula. Caracterizam-se pelo baixo peso molecular compreendendo açúcares, ácidos nucleicos, aminoácidos, lipídeos, entre outros
Metaboloma	Conjunto de todos os metabólitos de um organismo
Metabolômica	Identificação e/ou quantificação dos metabólitos de um sistema biológico
Lipidômica	Segmento da metabolômica focado na identificação e/ou quantificação dos lipídeos e derivados de um sistema biológico

Técnicas analíticas empregadas em análises metabolômicas

A metabolômica utiliza técnicas analíticas clássicas para a determinação qualitativa e quantitativa de metabólitos de uma amostra, como o uso de espectroscopia por infravermelho com transformada de Fourier (IV-TF), cromatografia líquida de alta eficiência (HPLC, do inglês *high-performance liquid chromatography*), eletroforese capilar (CE, do inglês *capillary electrophoresis*), RM e EM. A combinação entre essas técnicas é comumente utilizada, sendo os métodos de detecção de metabólitos mais populares em metabolômica a EM e a espectroscopia por RM. Ambas as técnicas vêm sendo utilizadas desde o final dos anos de 1970 para investigar perfis metabólicos, mecanismos biológicos e progressão de doenças.

Ressonância magnética

A RM é uma técnica espectroscópica na qual um campo magnético é incidido sobre a amostra, observando-se a "resposta" dos átomos a essa incidência. Geralmente é utilizada para detectar núcleos de átomos cujo *spin* total seja diferente de zero. Isso significa que apenas os isótopos de átomos com número ímpar de nêutrons ou prótons são detectáveis por RM, como ^1H, ^{13}C e ^{15}N. A RM fornece valiosas informações sobre a estrutura química de moléculas, por exemplo, a resolução de isômeros. Além de ser uma técnica não destrutiva, consegue extrair informações estruturais de materiais sólidos e líquidos de forma qualitativa e quantitativa, proporcionando uma visão abrangente do perfil metabólico de um organismo em determinado período. Entre as mais diversas estratégias, pode-se utilizar a detecção de núcleos previamente marcados com isótopos ^{13}C e ^{15}N para a obtenção de informações sobre o fluxo de moléculas por meio de vias metabólicas.

Essa técnica tem sido aplicada na análise de diferentes biofluidos, como urina, bile, plasma, líquido cefalorraquidiano, saliva, fluido seminal, extratos e biopsia de tecidos, atendendo a critérios importantes para uma técnica analítica aplicada em metabolômica:

- Pouco ou nenhum preparo de amostras com agentes químicos e/ou físicos
- Bom custo-benefício, embora a aquisição e a manutenção de um equipamento de RM tenham altos custos financeiros e operacionais

- Baixa interferência
- Rapidez nas análises
- Consistência nas informações produzidas
- Reprodutibilidade.

Em humanos, vários metabólitos presentes na urina têm sido identificados por RM, possibilitando o diagnóstico de erros inatos do metabolismo, estados patológicos, biomarcadores e eficácia de tratamentos medicamentosos. Com animais de experimentação, a urianálise por RM tem sido muito importante para estudos de pré e pós-dose, refletindo períodos característicos do ciclo circadiano e estados fisiológicos pela presença, ausência ou modificações nas concentrações de metabólitos, inclusive de xenobióticos, possibilitando o monitoramento da progressão ou o tratamento de doenças. Em estudos toxicológicos, a RM mostra-se bastante eficiente na identificação de toxinas presentes em fígado e rins de ratos. Geralmente, utilizando-se uma sequência de pulso unidimensional simples, 30 a 100 metabólitos são observados na urina, 20 a 30 metabólitos em plasma e soro e 10 a 30 metabólitos em extratos teciduais.

Espectrometria de massas

A EM [em inglês, *mass spectrometry* (MS)] é uma técnica altamente sensível capaz de identificar e quantificar compostos existentes em matrizes biológicas. Nela, as moléculas são inicialmente ionizadas e, depois, analisadas e detectadas de acordo com sua relação massa/carga (*m/z*). A ionização da amostra pode ocorrer por meio de inúmeras estratégias, sendo as mais comuns a ionização por *electrospray* (ESI), a ionização química à pressão atmosférica (APCI), a ionização/dessorção a *laser* assistida por matriz (MALDI), a ionização por dessorção via *electrospray* (DESI) e a ionização por elétrons (EI), cuja escolha depende da natureza da amostra e das moléculas-alvo da análise. Os sistemas de análise com base em EM têm sido utilizados para resolver compostos na faixa de nanomols/ℓ a picomols/ℓ e até mesmo fentomols/ℓ, enquanto, comparativamente, a identificação por RM está na faixa de 1 nmol/ℓ ou superior. A versatilidade da espectrometria de massas permite sua combinação a técnicas de separação e análises de fragmentação para facilitar a quantificação e a identificação de compostos e otimizar as análises.

A técnica de EM pode utilizar uma combinação de fatores para uma rápida e eficiente identificação dos diferentes componentes de amostras biológicas:

- Alta exatidão de massas proveniente de analisadores de massas de alta resolução [Orbitrap, *time-of-flight* (TOF), *Fourier-transform ion cyclotron resonance* (ICR)]
- Análise de fragmentação de íons, também conhecida como "espectrometria de massas sequencial" (MS/MS), auxiliada por *softwares* desenvolvidos com o objetivo de reconhecer padrões ou regras de fragmentação de estruturas moleculares e/ou reações em fase gasosa
- Padrão isotópico
- Tempo de retenção, quando acoplado a técnicas de separação.

As análises por EM podem ser realizadas pela infusão direta de amostra na fonte de ionização ou acopladas a metodologias de separação, como cromatografia líquida (LC, do inglês *liquid chromatography*), cromatografia gasosa (GC, do inglês *gas chromatography*) e CE, alçando elevados padrões de separação, detecção e quantificação de metabólitos. Alternativamente, pode-se obter informações metabólicas espacialmente distribuídas por meio do imageamento de tecidos provenientes de biópsias e experimentação animal, ou culturas celulares por meio do uso da ionização por MALDI e DESI.

A cromatografia gasosa acoplada à espectrometria de massas (GC-MS) fornece informações estruturais (principalmente de compostos constantes em bancos de dados), precisão quantitativa e alta capacidade de análise por amostras (mais de 100 amostras/dia). Sua sensibilidade é, no mínimo, duas ordens de magnitude maior que a da RM. Entre as limitações da GC estão o preparo de amostra laborioso e a aplicação limitada a um seleto grupo de metabólitos. Entretanto, como vantagem, a técnica apresenta grande quantidade de metabólitos já elucidados e estabelecidos em bancos de dados para consulta.

A grande vantagem da aplicação de cromatografia líquida acoplada à espectrometria de massas (LC-MS) aos estudos metabolômicos consiste na grande flexibilidade dessa técnica em estudos farmacológicos e toxicológicos. Diferentes combinações de fases móveis e estacionárias possibilitam a separação de inúmeros compostos, isóbaros, isômeros, inclusive de compostos quirais, quando em condições adequadas. O número de análises por LC-MS gira em torno de 20 a 100 amostras/dia. Entre as limitações técnicas, pode-se citar a relativa dificuldade em obter precisão quantitativa, o pré-tratamento de determinadas amostras, em especial aquelas com grande quantidade de proteínas, e a grande quantidade de material necessário (p. ex., número de células). Uma das técnicas mais difundidas é o acoplamento de cromatografia líquida de ultra-alta eficiência (UHPLC, do inglês *ultra high performance liquid chromatography*) à EM. Com diâmetro de partículas de separação bem menor (inferior a 2 µm), colunas bem empacotadas e trabalhando em altíssimas pressões no sistema de bombas, as análises realizadas são mais rápidas, mais bem resolvidas, com economia de solventes da fase móvel, gerando menos resíduos e com redução no tempo de retenção das amostras, aumentando significativamente o custo-benefício das análises. Recentemente, a incorporação de sistemas de mobilidade iônica (IM, do inglês *ion mobility*) tem ganhado espaço ao fornecer um parâmetro físico-químico adicional para a identificação de metabólitos, os valores de seção de choque (CCS, do inglês *collision cross section*). A mobilidade iônica é influenciada pelo tamanho, formato, carga molecular e gás utilizado, que em conjunto com demais informações analíticas traz mais especificidade ao íon analisado, corroborando sua identificação, além de sua incorporação pouco interferir no tempo total despendido na análise.

Outra técnica para a separação de compostos, embora não cromatográfica, mas com igual importância, é a eletroforese capilar acoplada à espectrometria de massas (CE-MS), cuja vantagem reside na alta resolução, podendo se tornar uma alternativa complementar como técnica de separação prévia, como LC e GC.

Aplicações da metabolômica em obesidade e doenças associadas

Obesidade

O aumento epidêmico de doenças associadas ao comportamento alimentar tornou-se um dos principais problemas de saúde pública em países desenvolvidos e em desenvolvimento, com um número crescente de pacientes com obesidade em todo o mundo. Considerando sua importância, a descoberta de biomarcadores

que conduzam à prevenção da obesidade e à detecção de doenças associadas precocemente é fundamental. Nesse contexto, a metabolômica surge como uma ferramenta mais moderna e específica para a compreensão dos processos metabólicos envolvidos com a obesidade e a resposta metabólica dos indivíduos quando submetidos à variação da dieta e/ou perfil antropométrico. A análise de produtos finais do metabolismo pode fornecer uma visão mais abrangente dos mecanismos ligados à obesidade e auxiliar na determinação de biomarcadores diretos e indiretos das comorbidades. A descoberta de marcadores de risco também pode revelar caminhos etiológicos para a identificação de indivíduos potencialmente suscetíveis à obesidade e às suas comorbidades.

Nos últimos anos, a metabolômica tem sido aplicada para pesquisar mudanças de perfil de metabólitos envolvidos no ganho de peso e na obesidade, estudos dos quais emerge a forte evidência de que alterações no perfil de aminoácidos estão associadas à obesidade. Ratos obesos Zucker (*fa/fa*) demonstraram anormalidades nas funções mitocondriais e no metabolismo de metionina. Análises feitas por ^{1}H-RMN demonstraram aumento na concentração de ácidos graxos e triglicerídeos (TG) e análises de ^{31}P-RMN indicaram acentuado decréscimo na razão ATP/ADP no tecido hepático. Além disso, decréscimo nos níveis de glutationa e na razão ácidos graxos poli-insaturados/ácidos graxos monoinsaturados foi observado. Todos esses resultados indicam estado energético hepático reduzido. Outros experimentos com a mesma linhagem usando GC-MS identificaram ureia, ácido araquidônico e tocoferol como marcadores, enquanto análises por UHPLC-MS identificaram taurocolato aumentado nesses animais. Taurina é sintetizada a partir do aminoácido essencial metionina, e estudos sugerem que mudanças no metabolismo de taurina estão relacionadas com o desenvolvimento de diabetes, uma das principais comorbidades associadas à obesidade.

Em seres humanos, alterações nos níveis de aminoácidos, especialmente glutamato, asparagina, leucina, e N2,N2-dimetilguanosina e cianureto levaram à classificação de indivíduos em dois grupos: grupo de peso normal com metaboloma de obesidade e grupo com obesidade, mas com metaboloma de peso normal. A partir dessa classificação, constatou-se que indivíduos de peso normal com metaboloma de obesidade apresentam duas vezes mais risco de diabetes *mellitus* tipo 2 (DM2) e risco aumentado de 80% em todas as causas de mortalidade quando comparados a indivíduos de peso aumentado, mas com metaboloma de peso normal. Em outro estudo, indivíduos metabolicamente não saudáveis apresentaram elevado risco de eventos cardiovasculares independentemente do índice de massa corporal (IMC). Isso demonstra a relevância da avaliação metabólica na estratificação do risco. A construção de classificadores baseados em dados metabolômicos também obteve sucesso na classificação de indivíduos com ganho de peso. Altas especificidade e sensibilidade foram obtidas por meio de cinco metabólitos relacionados à patogenicidade e à cronicidade da inflamação no processo de ganho de peso. Quando comparados grupos de pessoas eutróficas e pessoas com obesidade, concentrações plasmáticas de glicina, glutamina e glicerofosfatidilcolina 42:0 (PC 42:0) estavam aumentadas em pessoas com obesidade, enquanto níveis PC 32:0, PC32:1 e PC40:5 encontravam-se diminuídos quando comparados com indivíduos saudáveis. Adicionalmente, células-tronco do tecido adiposo humano revelaram metabólitos associados ao ciclo de Krebs, à glicogênese e às vias do poliol e da pentose fosfato, como característicos na comparação entre pessoas com e sem obesidade, ligando a obesidade ao metabolismo de carboidratos.

Adicionalmente aos aminoácidos, o acúmulo lipídico é de extrema importância na obesidade e evidencia o envolvimento hepático no processo metabólico. Análise de sangue e tecido hepático de ratos obesos revelou que a obesidade estava relacionada com o acúmulo de lipídeos no fígado. Alterações no metabolismo de ácidos graxos levam à infiltração de lipídeos no fígado e estão associadas a doença hepática esteatótica metabólica (DHEM, ou MASLD, do inglês *metabolic dysfunction associated steatotic liver disease*). DHEM compreende uma faixa de doenças que vai de esteatose até esteato-hepatite metabólica (EHADM, ou MASH, do inglês *metabolic dysfunction-associated steatohepatitis*), culminando em fibrose e cirrose. Infiltração de lipídeos no fígado pode ocorrer pelo aumento na captação ou na síntese de ácidos graxos ou por sua redução da excreção ou catabolismo. Um comprometimento do balanço energético (baixa [ATP/ADP]) com decréscimo na atividade mitocondrial e aumento na atividade glicolítica foi observado. Aumento acentuado de metionina e decréscimo na concentração de betaína foram evidentes em animais obesos, sugerindo alteração no metabolismo de metionina. Níveis reduzidos de glutationa, bem como redução na razão ácidos graxos poli-insaturados/ácidos graxos monoinsaturados também foram observados em ratos obesos, indicando aumento do estresse oxidativo e da peroxidação lipídica.

Ratos submetidos à dieta normal e à dieta hiperlipídica apresentaram biomarcadores lipídeos, monossacarídeos, aminoácidos, compostos ácidos e serotonina como discriminantes. A dieta hiperlipídica provocou aumento de lipídeos e diminuição de intermediários do metabolismo lipídico, corroborando o observado acúmulo de gordura proveniente da diminuição da betaoxidação. Foi observado que níveis de serotonina, betaína, ácido úrico e ácido pipecólico estão relacionados, positiva ou negativamente, com doenças associadas à obesidade.

Diabetes e doenças cardiovasculares

As comorbidades associadas com maior frequência à obesidade são as doenças cardiovasculares e o diabetes. Nos últimos anos, as ferramentas analíticas tornaram-se fundamentais na compreensão do perfil metabólico do diabetes e de doenças cardiovasculares em diferentes modelos animais e em ensaios clínicos. Com isso, espera-se que o uso integrado das ômicas auxilie na identificação de biomarcadores capazes de predizer o desenvolvimento de doenças e os fatores de risco relacionados associados à obesidade. Vários modelos animais são utilizados nos estudos fisiopatológicos de diabetes e suas complicações. O rato obeso Zucker (*fa/fa*) e o camundongo C57BL/KsJ db/db representam importantes modelos para o estudo de DM2. Os dois modelos têm distúrbios autossômicos recessivos que provocam um defeito no gene do receptor de leptina, afetando a regulação da massa corporal e a homeostasia energética. Vários estudos utilizam esses modelos para determinar biomarcadores de diabetes a partir da análise de biofluidos e tecidos desse modelo animal. Cavalos também são modelos animais utilizados para o estudo de DM2 em virtude da alta incidência desse distúrbio metabólico.

Em camundongos db/db, a concentração de insulina está aumentada nos primeiros 8 a 10 meses de vida, período após o qual declina para valores abaixo do nível demonstrado em controles não diabéticos. Esse camundongo apresenta sinais clínicos de resistência à leptina, hiperfagia, obesidade e resistência à insulina (RI), sintomas relacionados com o DM2. Similarmente, o rato obeso Zucker (*fa/fa*) exibe sinais de resistência à leptina,

hiperlipidemia, hiperinsulinemia, hiperglicemia em jejum e DM2. Análises de urina de camundongo db/db mostraram maior excreção de beta-hidroxibutirato e acetona, enquanto intermediários do ciclo do ácido tricarboxílico (ciclo de Krebs), como citrato, 2-oxoglutarato e fumarato, bem como alantoína, creatina, N-metilnicotinamida, hipurato, meta-hidroxifenil ácido propiônico e sulfato indoxil, estavam reduzidos com o aumento da idade.

Em urina humana, um aumento na concentração relativa de acetoacetato, acetato, n-butirato, alfa-hidroxila-n-butirato, N, N-dimetilglicina, dimetilamina, N-metilnicotinamida e N-acetilaspartato foi observado em DM2. Decréscimo na concentração relativa foi encontrado para creatinina, grupos N-acetil (incluindo proteínas), N-metilnicotinamida, amino-hipurato, hipurato, fenilacetil-glicina, alantoína, fumarato e succinato. Essa grande quantidade de metabólitos alterados contribui muito para a separação desse modelo humano dos modelos animais analisados concomitantemente.

Outro estudo comparou a flora intestinal e sua interação com ratos obesos Zucker homozigotos (*fa/fa*) a ratos magros Zucker heterozigotos (*fa/–*) e homozigotos magros (*–/–*), que, ao contrário do Zucker (*fa/fa*), não desenvolvem RI. Nesse estudo, ratos Zucker apresentaram níveis mais elevados de acetato e níveis reduzidos de hipurato e creatinina, tendo a creatinina os valores mais discrepantes entre os grupos. Em relação ao Zucker (*fa/fa*) e ao Zucker (*–/–*), o que difere no espectro do plasma é o acetoacetato, com níveis mais elevados no Zucker (*fa/fa*). Outro dado encontrado reside no fato de que, no plasma do Zucker (fa/fa), há níveis mais elevados de lipoproteínas de densidade baixa (colesterol LDL) e níveis reduzidos de lipoproteínas de densidade muito baixa (colesterol VLDL).

Hipurato compreende um cometabólito do ácido benzoico, que pode ser gerado por vários tipos de microrganismos intestinais a partir de outros compostos aromáticos ou polifenólicos de baixo peso molecular, sendo conjugado à glicina na mitocôndria e excretado na urina. Considerando que a alimentação dos grupos analisados foi controlada e constante, acredita-se que as diferenças estejam relacionadas com a atividade metabólica distinta da flora intestinal entre os grupos. Há um consenso de que o hipurato na urina está positivamente relacionado com o fenótipo magro.

Outros estudos sugerem que a associação entre o metabolismo da flora com o metabolismo do hospedeiro está, direta ou indiretamente, relacionada com o desenvolvimento de RI, o DM2 e DHEM. Para o diabetes, foi encontrada, em camundongos (129S6) suscetíveis a doenças associadas ao DM2, desregulação no metabolismo de colina relacionada com microrganismos intestinais. Durante a conversão de colina a metilaminas, em dietas ricas em lipídeos, a biodisponibilidade de colina é reduzida e os efeitos de dietas deficientes de colina são mimetizados, levando à DHEM. Para o DM2, vários metabólitos têm sido detectados como possíveis biomarcadores, como creatina, acetato, betaína, corpos cetônicos, alanina e glicose, que estão, normalmente, com níveis alterados em indivíduos com esse tipo de diabetes. Alterações em lipídeos séricos de pacientes com DM2 têm se mostrado muito eficientes para caracterizar e identificar indivíduos pertencentes a esse grupo. Foram encontrados níveis elevados de fosfoetanolaminas e decréscimo de lisofosfocolinas nesse grupo. Em modelos de DM2, pode-se verificar repostas metabólicas associadas a estresse sistêmico, mudanças no ciclo do ácido tricarboxílico (ciclo de Krebs) e perturbações no metabolismo de nucleotídeos e de metilamina. Análises de ácidos graxos plasmáticos em pacientes com DM2 também indicaram que a principal diferença entre eles e indivíduos saudáveis consiste na mudança na concentração de ácidos graxos, em particular

C16:0, C18:0 e C18:1. Indivíduos com DM2 apresentando elevado estresse sistêmico encontram-se mais propensos ao desenvolvimento de complicações e RI. Níveis elevados de cisteína, tirosina e fenilalanina, e níveis baixos de citrulina, estão associados ao aumento do estresse oxidativo nesses pacientes.

Cultura de células beta pancreáticas, produtoras de insulina, quando estimuladas por concentrações altas e baixas de glicose no meio, apresenta alterações em metabólitos relacionados com o ciclo de Krebs e a via das pentoses fosfato. Além disso, modificações nos níveis de aminoácidos, alguns deles neoglicogênicos, também estão presentes. Esse estudo traz um bom modelo para experimentos sobre glicotoxicidade e se relaciona com a obesidade em estudos já descritos, tornando-se uma possível explicação para a interação das duas condições metabólicas.

Em relação aos efeitos de tratamentos medicamentosos para DM2 sobre o perfil metabólico de indivíduos tratados, estudos mostraram o efeito de três fármacos: metformina, repaglinida e rosiglitazona. Alterações significativas em vários metabólitos séricos, aumento de valina, maltose, glutamato, urato, butanoato e ácidos graxos de cadeia longa (C16:0, C18:1, C18:0, octadecanoato e araquidonato) e decréscimo de glicuronolactona, lisina e lactato foram observados. Os três fármacos reduziram os altos níveis de glutamato sérico em pessoas com DM2. Entretanto, a rosiglitazona foi mais eficaz na redução dos níveis anormais de valina, lisina, glicuronolactona, C16:0, C18:1, urato e octadecanoato, sugerindo maior eficiência que as demais em pacientes com DM2.

Em doenças cardiovasculares, a metabolômica tem sido utilizada para analisar metabólitos plasmáticos, lactato, hipoxantina e ionosina (produtos finais de catabolismo de monofosfato de adenosina) e, principalmente, metabólitos relacionados com processos aterogênicos, de fibrilação atrial, hipoxia e vias pró-inflamatórias. Há também grande interesse na análise da composição de ácidos graxos plasmáticos e intracelulares, bem como do próprio colesterol, de membranas, do metabolismo e transporte de ácidos graxos, das reações anapleróticas associadas ao ciclo de Krebs e ao metabolismo energético, dos marcadores de dano oxidativo e dos marcadores de sinalização intra e extracelulares. Ao avaliar metabólitos circulantes durante a perda e a manutenção de peso, observou-se que a diminuição dos níveis circulantes de fosfatidilcolinas e esfingomielinas pode estar associada com um decréscimo nos fatores de risco cardiovascular, uma vez que tais marcadores podem impactar os níveis de colesterol LDL e colesterol total. O uso de marcadores metabólitos pode ser incorporado à análise de massa corporal fornecendo informações relevantes sobre o aumento do risco de doenças cardiovasculares e doenças oculares.

Todas as alterações apresentadas anteriormente, determinadas a partir de estudos de metabolômica, mostram a promissora área da investigação de metabólitos relacionados com a obesidade e suas comorbidades associadas. Há grandes possibilidades de descoberta de biomarcadores que permitirão auxiliar no diagnóstico, na determinação da progressão de doenças e na verificação da eficácia de tratamentos medicamentosos ou nutricionais.

Biomarcadores, saúde individualizada e metabolômica

Um dos maiores interesses nos estudos de metabolômica reside na determinação de possíveis biomarcadores de alterações metabólicas e/ou estados patológicos. Com a aplicação das metodologias descritas anteriormente (RM, GC-MS, LC-MS, UHPLC-MS, CE-MS etc.), há um grande potencial para a pesquisa e a descoberta de biomarcadores, beneficiando inúmeras áreas e ampliando o conceito de medicina personalizada. A identificação de moléculas características de cada doença possibilita a determinação de vias metabólicas alteradas e alvos terapêuticos. Portanto, os biomarcadores são ferramentas importantes no diagnóstico, no desenvolvimento farmacêutico e na avaliação da eficácia terapêutica e identificação de resistência a tratamentos.

No desenvolvimento tecnológico, o uso de biomarcadores pela indústria farmacêutica pode promover uma redução de custo nos testes dos medicamentos e no acompanhamento da eficácia de tratamentos, podendo predizer com maior exatidão os eventuais graus de toxicidade. Empresas do setor farmacêutico e químico mundial já utilizam a metabolômica em estudos pré-clínicos na avaliação da hepatotoxicidade dos compostos testados.

Além da toxicologia, os biomarcadores são essenciais na identificação precoce de doenças. O desenvolvimento de pesquisa em metabolômica e a descoberta de biomarcadores dos diversos tipos de câncer são importantes para a detecção precoce e a avaliação da resposta aos tratamentos administrados. Nesse contexto, a identificação de heterogeneidade nas amostras de pacientes torna-se relevante para a avaliação de fatores que desencadeiam a malignificação e a progressão da doença. Estudos de célula única, já estabelecidos na genômica e na transcriptômica, têm sido aprimorados nas áreas de proteômica e metabolômica, trazendo novas informações sobre o metabolismo celular. Em doenças nas quais as formas atuais de detecção ocorrem em estágios avançados, a descoberta de novos biomarcadores torna-se essencial para as taxas de sobrevida dos pacientes.

A área de transplantes também se beneficia com a descoberta de biomarcadores, uma vez que já é possível avaliar a eficácia de um transplante de órgãos por meio do *profiling* metabólico", no qual se verificam quais metabólitos encontram-se alterados após o transplante. Esse tipo de estudo permite correlacionar as alterações encontradas com a aceitação ou a rejeição de órgãos pelo organismo do receptor, além do acompanhamento do caso.

A metabolômica também traz grandes contribuições na área de nutrição (em inglês, *foodomics*), pois possibilita analisar como a alimentação e os nutrientes interferem no metabolismo dos indivíduos, e como se dá a sua biodisponibilização. Terapias nutricionais poderão ser mais bem acompanhadas, verificando sua eficácia e permitindo que haja um atendimento voltado para a saúde individualizada de pacientes, com base em seu perfil metabólico individual. Tais fatores tornam-se especialmente relevantes em estudos de obesidade e doenças associadas, nos quais a metabolômica pode auxiliar na definição de uma estratégia de controle, prevenção e classificação da obesidade.

A assertividade de um estudo metabolômico na promoção da saúde individualizada depende do seu correto delineamento. A má escolha do método analítico e a matriz de análise (células, urina, sangue etc.) podem comprometer a detecção de biomarcadores relevantes para o estudo, prejudicando ou mesmo invalidando todo o procedimento, impedindo a reprodutibilidade e a validação dos métodos. O delineamento experimental deve levar em consideração alguns itens, como:

- Determinação de número amostral adequado e dos grupos de estudo
- Otimização do método analítico e dos protocolos de preparo de amostras

- Processamento adequado de dados, sendo importante para a tomada de decisões, principalmente quanto à escolha das análises estatísticas
- Uso de bancos de dados metabolômicos, obedecendo a padrões internacionais.

Portanto, como demonstrado na Figura 109.2, o processo de descoberta em metabolômica precisa ser bem elaborado e conduzido para obter respostas adequadas e de qualidade.

A determinação de biomarcadores, embora seja apenas o primeiro passo para que toda essa verdadeira revolução na maneira de ver o metabolismo aconteça, representa o ponto mais importante de todo o processo, pois somente depois da identificação desses compostos biomarcadores seus significados biológicos podem ser determinados.

Análises estatísticas e inteligência artificial em metabolômica

Com o desenvolvimento da área de bioinformática, principalmente na última década do século XX e nas duas primeiras do século XXI, várias ferramentas estatísticas conseguiram colaborar para os estudos das "ômicas" de maneira geral, principalmente em análises que envolvem grandes volumes de dados e múltiplas variáveis. Nesse sentido, as análises estatísticas multivariadas consistem em procedimentos estatísticos capazes de correlacionar variáveis distintas e verificar como elas se distribuem nos grupos estudados, como interagem entre si e como devem ser trabalhadas para promover análises o mais exatas e precisas possíveis.

Nos estudos metabolômicos, são comuns as seguintes análises estatísticas: ANOVA; análise de componente principal (PCA); projeção de mínimos quadrados parciais para análise discriminante (PLS-DA); projeção ortogonal de mínimos quadrados para análise discriminante (OPLS-DA) análises de algoritmos; análise discriminante funcional (DFA); espectroscopia de correlação total estatística (STOCSY); e heteroespectroscopia estatística (variação derivada da STOCSY com a finalidade de permitir a coanálise de dados obtidos a partir de diferentes técnicas espectroscópicas). Além dos métodos multivariados, a análise diferencial univariada por testes t de Student e Mann-Whitney U é comumente empregada. Em todos os casos é de extrema importância a validação dos modelos por teste de permutação e validação cruzada, assim como a correção do valor de p para múltiplas comparações. Cada um desses testes estatísticos atende a uma necessidade específica no trabalho com os dados obtidos nas técnicas analíticas, e a escolha do mais adequado é fundamental para a correta interpretação dos resultados.

Diversas iniciativas para auxiliar na escolha e na realização dos testes estatísticos em metabolômica foram criadas ao longo dos anos. Entre as mais populares encontra-se o MetaboAnalyst, já na versão 6.0, uma plataforma *online* que reúne um grande conjunto de testes univariados, multivariados, de clusterização e classificação supervisionada (*machine learning*, ML) que oferece suporte à análise de dados de estudos metabolômicos utilizando RM, infusão direta EM, LC-MS e GC-MS. Além dos métodos convencionais citados para a análise estatística de dados em metabolômica, o uso do método computacional para a geração de modelos classificatórios é tendência, por meio de abordagens como ML (*random forest*, *support vector machines*), redes neurais e *deep learning*, podendo assim valer-se tanto de métodos supervisionados (nos quais há um resultado – *output* – esperado e/ou conhecido) quanto métodos não supervisionados (nos quais se conhece pouco ou quase nada do resultado/correlação esperados). Assim, esse conjunto de algoritmos permite a comparação supervisionada de um grande número de dados, levando à discriminação e à classificação de amostras biológicas de acordo com os metabólitos prevalentes em cada condição. Estudos recentes já demonstraram as vantagens da aplicação de ML para diagnóstico de diversas doenças, e inclusive aplicados a dados metabolômicos e lipidômicos na área de obesidade e comorbidades relacionadas, grande parte pela capacidade que o modelo apresenta em predizer e se auto-otimizar conforme novos dados são imputados.

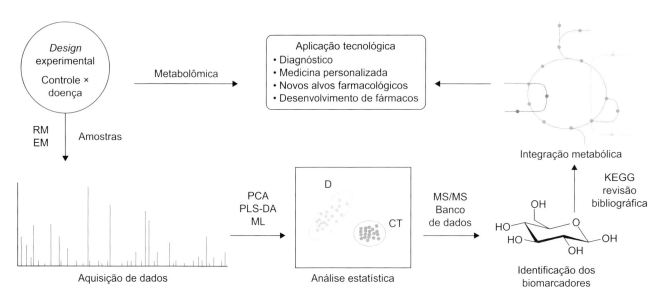

Figura 109.2 Processo de identificação molecular em metabolômica e áreas de aplicação.

Banco de dados metabolômicos: identificação e vias metabólicas

Em estudos comparativos dos perfis metabólicos de controle *versus* doença/intervenção, muitas vezes é utilizada a abordagem de *fingerprint* metabólico, na qual não há informações prévias sobre uma molécula-alvo, mas sim um conjunto de metabólitos que definem determinado estado patológico. Nessas ocasiões, para a identificação molecular e determinação da relevância biológica das moléculas encontradas e seu potencial como biomarcador, é necessária a pesquisa em bancos de dados e bibliotecas de metabólitos. Entre eles, destacam-se o HMDB (*Human Metabolome Database*), PubChem [mantido pelo National Center for Biotechnology Information (NCBI)], LIPID MAPS, Metlin, KEGG (*Kyoto Encyclopedia of Genes and Genomes*) e METASPACE.

Considerações finais

Sem dúvida, a área de metabolômica constitui o campo de conhecimento que mais tende a crescer nas próximas décadas, pois a compreensão de como alterações metabólicas estão associadas ao desenvolvimento de processos patológicos e às vias de sinalização desperta muito interesse. Além disso, a possibilidade de verificar a progressão de doenças e averiguar a eficácia de tratamentos torna as análises metabolômicas poderosas ferramentas na área médica, biomédica, farmacêutica, veterinária, de nutrição etc. O aprimoramento analítico é peça fundamental para que, futuramente, haja inúmeros biomarcadores conhecidos e o atendimento individualizado possa ser uma realidade, possibilitando transpor os conhecimentos científicos em melhorias para a sociedade.

Bibliografia

Acharjee A, Ament Z, West JA, et al. Integration of metabolomics, lipidomics and clinical data using a machine learning method. BMC Bioinformatics. 2016;17(15):440.

Adams SH. Emerging perspectives on essential amino acid metabolism in obesity and the insulin-resistant state. American Society of Nutrition. Adv Nutr. 2011;2:445-56.

Ashbrook SE, Griffin JM, Johnston KE. Recent advances in solid-state nuclear magnetic resonance spectroscopy. Annu Rev Anal Chem. 2018;11:1.1-1.24.

Bala CG, Rusu A, Ciobanu D, et al. Amino acid signature of oxidative stress in patients with type 2 diabetes: targeted exploratory metabolomic research. Antioxidants. 2021;10(4):610.

Bao Y, Zhao T, Wang X, et al. Metabonomic variations in the drug treated type 2 diabetes mellitus patients and healthy volunteers. J Proteome Res. 2009;8(4):1623-30.

Chen P, Liu J. Metabonomics and diabetes mellitus. Adv Ther. 2007; 24(5):1036-45.

Dettmer K, Aronov PA, Hammock BD. Mass spectrometry-based metabolomics. Mass Spectrom Rev. 2007;26(1):51-78.

Dias-Audibert FL, Navarro LC, de Oliveira DN, et al. Combining machine learning and metabolomics to identify weight gain biomarkers. Front Bioeng Biotechnol. 2020;8:6.

Faber JH, Malmodim D, Toft H, et al. Metabonomics in diabetes research. J Diabetes Sci Technol. 2007;1(4):549-57.

Fernandez C, Fransson U, Hallgard E, et al. Metabolomic and proteomic analysis of a clonal insulin-producing beta-cell line (INS-1 832/13). J Proteome Res. 2008;7(1):400-11.

Gipson GT, Tatsuoka KS, Ball RJ, et al. Multi-platform investigation of the metabolome in a leptin receptor defective murine model of type 2 diabetes. Mol Biosyst. 2008;4(10):1015-23.

Greef J, Hankemeier T, McBurney RN. Metabolomics-based systems biology and personalized medicine: moving towards n = 1 clinical trials? Pharmacogenomics. 2006;7(7):1087-94.

Griffin JL, Vidal-Puig A. Current challenges in metabolomics for diabetes research: a vital functional genomic tool or just a ploy for gaining funding? Physiol Genomics. 2008;12:34(1):1-5.

Griffiths WJ, Wang Y. Mass spectrometry: from proteomics to metabolomics and lipidomics. Chem Soc Rev. 2009;38(7):1882-96.

Kaddurah-Daouk R, Kristal BS, Weinshilboum RM. Metabolomics: a global biochemical approach to drug response and disease. Annu Rev Pharmacol Toxicol. 2008;48:653-83.

Karu N, Deng L, Slae M, et al. A review on human fecal metabolomics: methods, applications and the human fecal metabolome database. Anal Chim Acta. 2018;1030:1-24.

Kim HJ, Kim JH, Noah S, et al. Metabolomic analysis of livers and serum from high-fat diet induced obese mice. J Proteome Res. 2011;10:722-31.

Kim SH, Yang SO, Kim HS, et al. 1H-nuclear magnetic resonance spectroscopy-based metabolic assessment in a rat model of obesity induced by a high-fat diet. Anal Bioanal Chem. 2009;395(4):1117-24.

Lenz EM, Wilson ID. Analytical strategies in metabonomics. J Proteome Res. 2007;6(2):443-58.

Lewis GD, Asnani A, Gerszten RE. Application of metabolomics to cardiovascular biomarker and pathway discovery. J Am Coll Cardiol. 2008;52(2):117-23.

Mastrangelo A, Armitage EG, García A, Barbas C. Metabolomics as a tool for drug discovery and personalized medicine. A review. Curr Top Med Chem. 2014;14(23):2627-36.

Mastrangelo A, Panadero MI, Pérez LM, et al. New insight on obesity and adipose-derived stem cells by comprehensive metabolomics. Biochem J. 2016;BCJ20160241.

Nicholson JK, Lindon JC. Systems biology: metabonomics. Nature. 2008;455(7216):1054-6.

Ottosson F, Smith E, Ericson U, et al. Metabolome-defined obesity and the risk of future type 2 diabetes and mortality. Diabetes Care. 2022;45(5):1260-7.

Paglia G, Smith AJ, Astarita G. Ion mobility mass spectrometry in the omics era: Challenges and opportunities for metabolomics and lipidomics. Mass Spectrom Rev. 2022;41(5):722-65.

Palmer A, Phapale P, Chernyavsky I, et al. FDR-controlled metabolite annotation for high-resolution imaging mass spectrometry. Nat Methods. 2016;14(1):57-60.

Papandreou C, Harrold JA, Hansen TT, et al. Changes in circulating metabolites during weight loss and weight loss maintenance in relation to cardiometabolic risk. Nutrients. 2021;13(12):4289.

Qiu Y, Rajagopalan D, Connor SC, et al. Multivariate classification analysis of metabolomic data for candidate biomarker discovery in type 2 diabetes mellitus. Metabolomics. 2008;4:337-46.

Salek RM, Maguire ML, Bentley E, et al. A metabolomic comparison of urinary changes in type 2 diabetes in mouse, rat, and human. Physiol Genomics. 2007;29(2):99-108.

Sussulini A, editor. Metabolomics: from fundamentals to clinical applications. Cham: Springer; 2017. p. 965.

Waldram A, Holmes E, Wang Y, et al. Top-down systems biology modeling of host metabotype-microbiome associations in obese rodents. J Proteome Res. 2009;8(5):2361-75.

Wei D, González-Marrachelli V, Melgarejo JD, et al. Cardiovascular risk of metabolically healthy obeseity in two European populations: Prevention potential from a metabolomic study. Cardiovasc Diabetol. 2023;22(1):82.

Xia J, Sinelnikov IV, Han B, Wishart DS. MetaboAnalyst 3.0-making metabolomics more meaningful. Nucleic Acids Res. 2015; 43(W1):W251-7.

Zeng MC, Che Z, Liang Y, et al. GC-MS based plasma metabolic profiling of type 2 diabetes mellitus. Chromatographia. 2009;69:941-8.

Zhang A, Sun H, Wang X. Power of metabolomics in biomarker discovery and mining mechanisms of obesity. Obes Rev. 2013;14(4):344-9.

Zhong P, Tan S, Zhu Z, et al. Metabolomic phenotyping of obesity for profiling cardiovascular and ocular diseases. J Transl Med. 2023;21(1):384.

110 | Sobrecarga de Ferro e Disfunção Metabólica Associada à Doença Hepática Esteatótica

Paula Pessin Fabrega Branisso ▪ Cintia Cercato

Introdução

A disfunção metabólica associada à doença esteatótica hepática (MASLD) é caracterizada pela presença de esteatose hepática relacionada com alterações metabólicas como sobrepeso, obesidade, aumento de circunferência abdominal, alteração glicêmica ou presença de diabetes *mellitus* tipo 2 (DM2), hipertensão, hipertrigliceridemia ou colesterol de lipoproteínas de alta densidade (HDL) baixo. Muitos autores a consideram o componente hepático da síndrome metabólica (SM). Atualmente, trata-se da hepatopatia crônica mais prevalente nos países ocidentais, com uma prevalência global de 25%. Cerca de 10 a 15% desses pacientes desenvolvem esteato-hepatite metabólica (MASH) e 20% apresentam cirrose e suas complicações.

Estudo realizado em pacientes submetidos à cirurgia bariátrica demonstrou a prevalência de 100% de MASLD, dos quais 67% apresentavam MASH e 5,5% cirrose. Há alguns preditores clínicos e laboratoriais que indicam quais pacientes são mais suscetíveis a um pior prognóstico histológico: entre os clínicos, estão a SM e o DM2, e, entre os laboratoriais, a hiperferritinemia.

Um estudo populacional avaliou a relação de hiperferritinemia, hiperinsulinemia e MASLD, sugerindo que a existência de elevados níveis de ferritina em um paciente metabólico seria preditor de MASLD ainda não diagnosticada.

Kowdley et al., em 2012, analisaram 628 indivíduos com MASH e identificaram hiperferritinemia em 20% de sua amostra, correlacionando essa variável com fibrose avançada e pior prognóstico histológico, confirmados por uma metanálise. Hagstrom et al., em 2016, acompanharam 355 pacientes com MASLD, 222 com hiperferritinemia e 133 com ferritina normal, por cerca de 15 anos, evidenciando um aumento da mortalidade no grupo com hiperferritinemia. Isoladamente, a hiperferritinemia é tida como um marcador de mortalidade por todas as causas, segundo um estudo populacional associado a metanálise.

A ferritina é uma proteína encontrada em bactérias, fungos, plantas e animais, tem um arcabouço entremeado por canais pelos quais o ferro entra para ser oxidado antes de seu armazenamento. Trata-se de um indicador dos estoques de ferro corporal, cuja variabilidade é influenciada pela biodisponibilidade sérica desse metal. A hiperferritinemia é também relacionada com o aumento do estresse oxidativo, resultando no acúmulo de espécies reativas de oxigênio (EROs) e contribuindo para o aumento de resistência à insulina (RI), aterosclerose e doença cardiovascular. Vários autores têm demonstrado a associação entre hiperferritinemia, DM2, RI e SM.

A hiperferritinemia em pacientes com MASLD tem seu fator desencadeante bem controverso – seria somente o fator inflamatório próprio da doença e/ou reflexo de um depósito de ferro? Alguns trabalhos defendem que o depósito de ferro exerceria uma influência importante nos níveis de ferritina. Assim, sabe-se que a sobrecarga de ferro moderada a grave no fígado leva ao aumento da RI na musculatura periférica e no fígado provavelmente por aumentar o estresse oxidativo, acarretando maior risco de desenvolvimento de DM2, MASH e cirrose. Há cerca de 20 anos, foi descrita a síndrome dismetabólica relacionada com a sobrecarga de ferro (SDDF), a partir da observação de pacientes com alterações metabólicas e depósito discreto de ferro na ausência de mutações para hemocromatose.

Síndrome dismetabólica relacionada com o depósito de ferro

A observação de que a SDDF relaciona hiperferritinemia, saturação de transferrina normal ou discretamente elevada com leve depósito de ferro hepático, em indivíduos com alterações metabólicas como obesidade, dislipidemia, RI ou diabetes foi feita a partir de pacientes com depósito de ferro discreto identificado pela biopsia hepática e sem a presença de mutações do gene *HFE* que o justificassem. Posteriormente, ressaltou-se a associação entre MASLD e SDDF. Estudos indicam uma prevalência de SDDF em 33% dos pacientes com MASLD, geralmente associada à SM.

A patogênese da SDDF está relacionada com uma regulação alterada do transporte de ferro associado a esteatose, RI e inflamação crônica de baixo grau. Os pacientes com SDDF apresentam um depósito hepático de leve a moderado, com predomínio de leve.

Estudos que realizaram flebotomia nos pacientes com síndrome metabólica e SDDF, visando à melhora metabólica, não observaram melhora de HOMA-IR (do inglês *homeostasis model assessment-insulin resistance*) ou nos níveis séricos de insulina. Mostrou-se discreta melhora nos níveis de transaminase glutâmico-pirúvica (TGP) pós-flebotomia.

A correlação de SDDF e doenças metabólicas e hepáticas ainda é controversa devido aos resultados divergentes da literatura. Fica interrogada a participação do depósito leve de ferro na progressão da doença hepática e no fator de risco para doenças metabólicas.

Metabolismo do ferro e hepcidina

O ferro é fundamental para o metabolismo celular, devendo ser rigorosamente regulado para que seus níveis séricos permaneçam adequados. Esse mineral é liberado na circulação via enterócitos, hepatócitos e macrófagos. Os enterócitos são responsáveis pela absorção de 1 a 2 mg ferro provenientes da dieta, e os macrófagos reciclam internamente de 20 a 25 mg de ferro (hemácias senescentes), devolvendo-o para a circulação.

O ferro é absorvido como Fe^{2+} pelos enterócitos do duodeno proximal, via transportador divalente de metal 1 [*divalent metal transporter 1* (DMT1)] e liberado pela membrana basolateral para a corrente sanguínea via ferroportinas-1 (FPN1). Antes de se ligar à transferrina, o ferro é oxidado em uma membrana contendo cobre e hefastina ferroxidase e, depois da ligação, transportado na corrente sanguínea até os órgãos-alvo. O ferro (Fe^{3+}) entra nas células-alvo por meio de receptores de transferrina, sendo um elemento essencial para a produção de heme na medula óssea e de outras enzimas mitocondriais. Há ferroportinas nas células intestinais, nos hepatócitos e nos macrófagos, sempre como única via de saída do ferro das células.

Como não há um mecanismo fisiológico eficaz para a excreção de ferro, é necessário um controle fino da absorção entérica desse metal. O principal regulador da absorção do ferro é a hepcidina, que age internalizando e degradando as ferroportinas, resultando na redução da absorção intestinal do ferro e levando ao seu acúmulo em macrófagos e hepatócitos. Esse ferro permanece na célula entérica, sendo eliminado durante a descamação. No paciente com MASDL, em virtude da inflamação causada pelo depósito de gordura, há uma redução das ferroportinas hepáticas, aumentando o risco de sobrecarga de ferro. Por fatores genéticos ou dietéticos ainda não bem estabelecidos, alguns pacientes acumulam mais ferro, exacerbando o ambiente inflamatório intra-hepático. A inflamação acarreta maior inefetividade das ferroportinas, reduzindo a via de saída do ferro hepático. Com a sobrecarga progressiva de ferro, ocorre um estímulo à produção hepática de hepcidina, exercendo um mecanismo de defesa ao reduzir a absorção entérica de ferro. A dieta rica em gordura estimula a secreção de hepcidina, favorecendo o aprisionamento de ferro no fígado.

Seus mecanismos fisiológicos e patológicos estão ilustrados na Figura 110.1.

O hepatócito tem um duplo papel no metabolismo do ferro, sendo seu maior sítio de armazenamento e o principal secretor de hepcidina.

A hepcidina representa o principal agente regulador da homeostase do ferro, agindo por um mecanismo hormônio-símile. É produzida principalmente pelos hepatócitos, embora seja também encontrada, em menor escala, em macrófagos, células da ilhota pancreática e tecido adiposo. A produção hepática de hepcidina é influenciada por vários estímulos, alguns indutores e outros supressores. Os principais fatores estimulatórios são a própria deposição de ferro, inflamação hepática, inflamação do tecido adiposo [interleucina-6 (IL-6) e fator de necrose tumoral alfa (TNF-α)], lipopolissacarídeo (LPS) intestinal e hiperleptinemia. E, entre os supressores, estão a atividade eritropoética, a deficiência de ferro e a hipoxia. Os níveis séricos de hepcidina variam de 20 a 200 ng/mℓ.

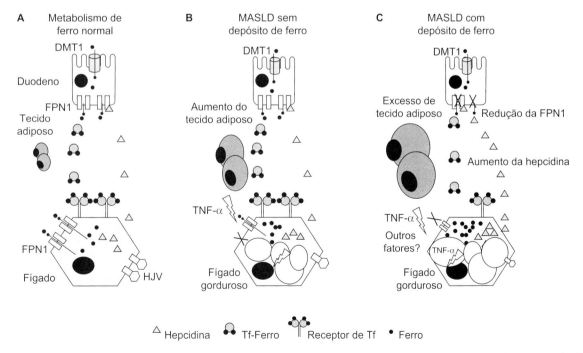

Figura 110.1 Mecanismos fisiológicos e patológicos do metabolismo do ferro. Comportamento da hepcidina nos diferentes cenários. Modelo demonstrativo das alterações do metabolismo do ferro ocorridas na doença hepática esteatótica metabólica (MASLD). **A.** Regulação do ferro em condições fisiológicas. A quantidade de ferro absorvida via enterócitos duodenais é rigorosamente controlada pela hepcidina. Geralmente, não há depósito de ferro hepático. **B.** Resumo das alterações que ocorrem no metabolismo de ferro em MASLD sem depósito de ferro. Baixa expressão de ferroportina-1 (FPN1) e hemojuvelina (HJV), mesmo na ausência de depósito de ferro. A hepcidina e a expressão das FPN1 entérica são iguais aos controles. **C.** Alterações no metabolismo do ferro em MASLD com depósito de ferro. O depósito de ferro na MASLD está associado a um aumento importante de agentes inflamatórios como fator de necrose tumoral alfa (TNF-α). O excesso de ferro progride em virtude do efeito de inibição das ferroportinas exercido pelos agentes inflamatórios. Pelo acúmulo de ferro, há um estímulo à produção de hepcidina, que, por sua vez, diminui a absorção de ferro via enterócitos. DMT1: *divalent metal transporter 1*; FPN1: ferroportina-1; HJV: hemojuvelina; Tf: transferrina; TNF-α: fator de necrose tumoral alfa. (Adaptada de Aigner et al., 2008.)

886   Parte 8 ▪ Tópicos Atuais e Perspectivas

A hemocromatose hereditária é causada por uma deficiência de hepcidina, resultando em maior absorção de ferro e consequente sobrecarga. Já em pacientes com SDDF, estudos mostram níveis elevados de hepcidina em relação aos controles saudáveis e com hemocromatose. Nesses pacientes, a elevação da hepcidina é secundária ao excesso de ferro associado a um estado de resistência à hepcidina, resultando em uma absorção intestinal diminuída de ferro e de seu aprisionamento em hepatócitos e macrófagos. Na Tabela 110.1, está descrito o perfil de ferro em diferentes condições clínicas.

Relação entre sobrecarga de ferro e alterações glicêmicas

A relação entre a sobrecarga de ferro e alterações glicêmicas começou a ser observada a partir do século XIX em pacientes com hemocromatose, sendo descrito o diabético bronze ou bronzeado, no qual o papel do ferro no desenvolvimento da RI e DM2 é bem estabelecido. O excesso de ferro resulta em redução progressiva da função das células beta pancreáticas, pela apoptose progressiva das mesmas. Já em pacientes com discreto depósito de ferro, como é o caso da SDDF, não há apoptose das células pancreáticas. O desequilíbrio na homeostase glicêmica ocorre principalmente pela indução de RI no fígado, na musculatura e no tecido adiposo.

O ferro influencia reciprocamente a ação da insulina. A insulina promove o aumento da síntese de ferritina e a expressão dos receptores de transferrina na superfície celular, acarretando maior influxo de ferro em diferentes tecidos e células. A insulina também reduz a expressão da hepcidina em adipócitos e hepatócitos, estimulando a expressão de ferroportinas, e cadeias leves e pesadas da ferritina. Outra ação da insulina reside na redução da expressão da transferrina nos adipócitos. O principal mecanismo de RI associado ao depósito de ferro é a formação de EROs, aumentando o estresse oxidativo, principalmente no tecido adiposo.

Estudos com flebotomia reforçam essa fisiopatologia. A retirada de ferro estimula a sinalização da insulina, e seu excesso age de maneira oposta.

Em um modelo animal, a depleção de ferro intracelular com deferoxamina mostrou aumento da fosforilação AKT/proteinoquinase B (Akt/PKB), com estímulo do fator de transcrição da família *forkhead* O1 (FOXO1) e 3 beta-glicogênio sintetase (GSK3-beta), resultando na redução da gliconeogênese e da glicogenólise. Em associação a esses achados, houve um aumento da proteína transportadora de glicose 1 (GLUT-1) e uma estabilização do fator de hipoxia tecidual (H1F1-α) nas células hepáticas cursando, com melhora do *clearance* da glicose.

O excesso de ferro também afeta a musculatura esquelética, principal órgão efetor da insulina. Exercícios resistivos resultaram em redução dos níveis séricos dos receptores de transferrina. A medida dos receptores de transferrina circulantes é equivalente à expressão dos receptores de transferrina celulares. E, quanto maiores os níveis desses receptores, maior o nível de RI. Um estudo *in vitro* utilizando quelantes do ferro demonstrou a melhora da RI pelo aumento da expressão de GLUT-1 muscular, observando-se, em modelos animais, que dietas ricas em ferro levaram à redução da sinalização da insulina em tecido muscular e hepático. Durante o processo de envelhecimento, a quantidade muscular de ferro não heme aumenta em virtude da elevação da expressão dos receptores DMT1 e da redução da expressão das ferroportinas nas células musculares. O ferro induz a produção de radicais livres, resultando em lesão oxidativa e disfunção característica da musculatura senescente. A relação entre o aumento do conteúdo de ferro e RI na população idosa ainda precisa ser mais investigada.

Alterações na homeostase do ferro interferem na diferenciação dos adipócitos. Dietas ricas em ferro resultam em sobrecarga de ferro nos adipócitos, redução da massa adipocitária, aumento da RI, alteração da expressão gênica mediada pela elevação da hepcidina e aumento da secreção de resistina. Estudos que utilizaram quelantes do ferro, como a deferoxamina, mostraram redução da hipertrofia dos adipócitos e da infiltração dos macrófagos. A infiltração de ferro nos macrófagos tem um papel-chave na disfunção do tecido adiposo. A secreção de adipocinas também é afetada pela sobrecarga de ferro. Estudos em animais mostraram a relação entre leptina, adiponectina e sobrecarga de ferro. A realização de flebotomia acarretou aumento da adiponectina e melhora da sensibilidade à insulina. O ferro reduz a transcrição de adiponectina via FOXO1.

Investigação de sobrecarga de ferro em pacientes com síndrome metabólica

O principal uso clínico da ferritina sérica refere-se ao diagnóstico da deficiência de ferro. Valores inferiores a 20 ng/mℓ refletem uma real depleção dos estoques de ferro. Já o significado de níveis elevados da ferritina é muito controverso, promovendo uma preocupação quanto a um diagnóstico errôneo de sobrecarga de ferro. A ferritina sérica é considerada normal quando entre 30 e 300 ng/mℓ em homens e 15 e 200 ng/mℓ em mulheres. Em pacientes com SM, são observados níveis de ferritina de aproximadamente 500 ng/mℓ, podendo exceder 1.000 ng/mℓ.

Tabela 110.1 Perfil do ferro de acordo com a condição clínica.

Doença	Hepcidina	Ferritina	ST	Ferro sérico	Ferro SRE	Ferro HC
HH	↓↓	↑↑↑	↑↑	↑↑	–	+++
ADC	↑↑	↑↑	↓↓	↓↓	+++	–
MASLD	↑	↑	↑	↔	+	+
Álcool	↓	↑↑	↑↑	↑↑	–	+
HCV	↓	↑	↑	↑	–	+
Obesidade classe 3	↑	↑	↓	↓	n/a	n/a

ADC: anemia de doença crônica; ferro HC: depósito de ferro hepatocelular; ferro SRE: depósito de ferro no sistema retículo endotelial/células de Kupffer; HCV: hepatite C; HH: hemocromatose; MASLD: doença hepática esteatótica metabólica; n/a: não se aplica; ST: saturação de transferrina; ↓: reduzido; ↑ elevado ↔: sem alteração; +: presente; –: ausente. (Adaptada de Datz et al., 2013.)

Embora a ferritina sofra influência importante da inflamação, ainda é o melhor exame de triagem para detectar sobrecarga de ferro, quando associada à saturação de transferrina. Em um paciente com SM e obesidade, um valor de corte sugerido da ferritina sérica é de 450 ng/mℓ. Em caso de índice de saturação de transferrina elevado (> 50%), é mandatória a exclusão de hemocromatose. Para tanto, torna-se necessária a pesquisa das mutações do gene *HFE* (C282Y, H63D e S65C). Pacientes com anemias hemolíticas, como talassemia e anemia falciforme, também apresentam saturação de transferrina elevada, principalmente se já foram politransfundidos. Aqueles com níveis de ferritina acima de 1.000 ng/mℓ devem ser investigados para anemia hemolítica e hemocromatose, independentemente do nível de saturação de transferrina.

Já os indivíduos com hiperferritinemia e saturação de transferrina normais (< 50%) correspondem à maioria dos pacientes com obesidade e SM. As principais causas da hiperferritinemia são MASLD e SM, abuso de álcool, síndromes inflamatórias e citólise (muscular ou hepática), deflagradoras de 90% dos casos dessa condição e que podem ser identificadas por meio de exames bioquímicos de rotina. Os exames sugeridos compreendem hemograma, proteína C reativa, enzimas hepáticas, saturação de transferrina, lipidograma, creatinofosfoquinase (CPK), glicemia, sorologia para hepatites virais crônicas e ultrassonografia de abdômen. Se a causa não for identificada, deve-se pesquisar etiologias mais raras, como porfiria cutânea tarda, hipertireoidismo, síndrome da catarata congênita, malignidades, doença de Gaucher e doenças hematológicas (p. ex., doença de Still).

Os pacientes com SM e sobrecarga de ferro raramente têm indicação de biopsia hepática, exigindo métodos não invasivos para mensurar o ferro.

A ressonância magnética é considerada o melhor método não invasivo para quantificar o conteúdo de ferro hepático, visando à confirmação diagnóstica e ao seguimento de medidas de depleção de ferro com alta sensibilidade, especificidade, valores preditivos positivos e negativos.

Ainda, trata-se do método mais disponível, cujas técnicas mais utilizadas são a razão de intensidade de sinal e a relaxometria, a última a mais indicada para a detecção de discretos depósitos de ferro, já que consegue quantificar com maior precisão a esteatose hepática com diferentes picos de gordura e, assim, quantificar melhor a concentração de ferro. Nessa técnica, uma série de imagens é adquirida em vários tempos de gradiente eco em um mesmo tecido, no caso o fígado, sendo avaliado o decaimento de sinal. Esses valores podem ser expressos em R_2 (1/T2) ou R_2^* (1/T2*). O conteúdo do ferro, medido de maneira indireta, é relacionado com o valor de R_2^*(segundo^{-1}). A ressonância magnética pode ser realizada em máquinas de 1,5 tesla (T) e 3 T, obtendo valores distintos de R_2^*. Há fórmulas de correção validadas para a conversão dos valores de R_2^* de acordo com a máquina. Estudos em ambas as máquinas encontraram níveis de corte de R^{2*} de 77 segundos^{-1} capazes de identificar discretos depósitos de ferro, correlacionando esse valor com a concentração hepática de ferro (LIC, do inglês *liver iron concentration*) de 36 μmol/g. A deposição hepática é considerada leve a moderada quando a LIC se encontra entre 37 e 78 μmol Fe/g e alta quando acima de 79 μmol Fe/g. Os pacientes com SDDF apresentam níveis de leves a moderados, enquanto aqueles com hemocromatose e anemias hemolíticas se mostram com níveis bem mais elevados de LIC, em torno de 150 μmol Fe/g. LIC > 60 μmol Fe/g já é suficiente para deflagrar a cascata de fibrose hepática; níveis maiores que 250 μmol Fe/g já tornam a cirrose hepática inevitável.

Na Figura 110.2, sugere-se um fluxograma que resume a investigação de hiperferritinemia na SM.

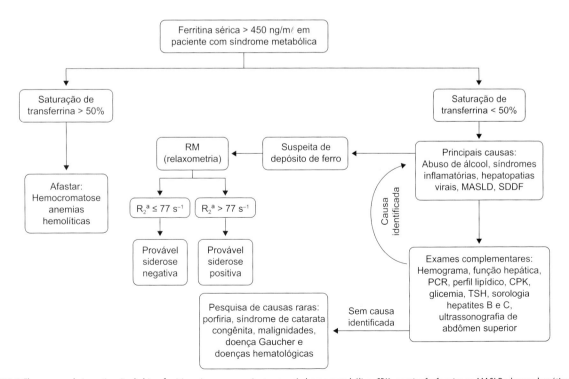

Figura 110.2 Fluxograma de investigação de hiperferritinemia em um paciente com síndrome metabólica. CPK: creatinofosfoquinase; MASLD: doença hepática esteatótica metabólica; PCR: proteína C reativa; RM: ressonância magnética; SDDF: síndrome dismetabólica relacionada com o depósito de ferro; TSH: hormônio tireoestimulante.

Conduta terapêutica

Controle das comorbidades

Os pacientes com sobrecarga de ferro e SM devem ter comorbidades como obesidade, dislipidemia, hipertensão e diabetes controladas. Mudança no estilo de vida com melhora da alimentação e atividade física são fundamentais para o tratamento da SDDF. É preciso tratar a obesidade e desencorajar fortemente o consumo de álcool. Algumas medicações para controles das comorbidades se mostraram também eficazes no controle da MASLD, como pioglitazona, inibidores de cotransportador de sódio-glicose-2 (SGLT-2), agonistas do peptídeo semelhante ao glucagon 1 (GLP-1), bloqueadores dos receptores de angiotensina II e estatinas. A escolha de cada medicação deve ser individualizada.

Flebotomia

Foi aventada como uma possibilidade terapêutica nos pacientes com hiperferritinemia, principalmente se persistente. Estudos que realizaram flebotomia em roedores com SDDF mostraram benefício metabólico e histológico. Os estudos em humanos mostraram resultados semelhantes, porém com a ressalva de amostras pequenas e/ou não controladas e randomizadas. No entanto, dois estudos controlados e randomizados não comprovaram o benefício metabólico e histológico da flebotomia em pacientes com SDDF.

Uma metanálise comparou os principais estudos randomizados e controlados que realizaram flebotomia em pacientes com SDDF e MASLD. A conclusão foi de que a flebotomia, com base nos estudos existentes, não é indicada como tratamento em pacientes com essas comorbidades. A questão da causalidade do ferro e das alterações metabólicas e histológicas ainda representa motivo de debate, exigindo mais estudos.

As técnicas de quelagem de ferro e flebotomia em pacientes com depósito de ferro grave (anemias hemolíticas, hemocromatose e politransfundidos) são bem estabelecidas com protocolos bem definidos.

Considerações finais

A sobrecarga de ferro no paciente com SM, incluindo MASLD, se dá em cerca de 1/3 dos casos. A associação de hiperferritinemia e sobrecarga de ferro confere um pior prognóstico metabólico e histológico, além de aumento de mortalidade por todas as causas. O principal indicador laboratorial de sobrecarga de ferro hepática é a hiperferritinemia, porém com as restrições já discutidas. A ressonância magnética representa o melhor método não invasivo para diagnosticar e mensurar o depósito de ferro hepático. O tratamento é a modificação do estilo de vida e o controle de comorbidades. Até o presente momento, nesta população de baixo depósito de ferro, a flebotomia não é indicada, sendo bem estabelecida em indivíduos com alto depósito de ferro.

Bibliografia

Abboud S, Haile DJ. A novel mammalian iron-regulated protein involved in intracellular iron metabolism. J Biol Chem. 2000;275(26):19906-12.

Adams LA, Crawford DH, Stuart K, et al. The impact of phlebotomy in nonalcoholic fatty liver disease: A prospective, randomized, controlled trial. Hepatology. 2015;61(5):1555-64.

Adams PC, Barton JC. A diagnostic approach to hyperferritinemia with a non-elevated transferrin saturation. J Hepatol. 2011;55(2):453-8.

Adams PC, Reboussin DM, Barton JC, et al. Hemochromatosis and iron-overload screening in a racially diverse population. N Engl J Med. 2005;352(17):1769-78.

Aigner E, Theurl I, Theurl M, et al. Pathways underlying iron accumulation in human nonalcoholic fatty liver disease. Am J Clin Nutr. 2008;87(5):1374-83.

Aigner E, Weiss G, Datz C. Dysregulation of iron and copper homeostasis in nonalcoholic fatty liver. World J Hepatol. 2015;7(2):177-88.

Barisani D, Pelucchi S, Mariani R, et al. Hepcidin and iron-related gene expression in subjects with dysmetabolic hepatic iron overload. J Hepatol. 2008;49(1):123-33.

Beaton MD, Chakrabarti S, Adams PC. Inflammation is not the cause of an elevated serum ferritin in non-alcoholic fatty liver disease. Ann Hepatol. 2014;13(3):353-6.

Branisso PPF, Oliveira CPM, Filho HML, Cercato C. Non invasive methods for iron overload evaluation in dysmetabolic patients. 2022;27(4).

Calzadilla Bertot L, Adams LA. The natural course of non-alcoholic fatty liver disease. Int J Mol Sci. 2016;17(5):774.

Chalasani N, Younossi Z, Lavine JE, et al. The diagnosis and management of non-alcoholic fatty liver disease: practice guideline by the American Association for the Study of Liver Diseases, American College of Gastroenterology, and the American Gastroenterological Association. Am J Gastroenterol. 2012;107(6):811-26.

Chen L, Li Y, Zhang F, et al. Association of serum ferritin levels with metabolic syndrome and insulin resistance in a Chinese population. J Diabetes Complications. 2017;31(2):364-8.

Chen LY, Chang SD, Sreenivasan GM, et al. Dysmetabolic hyperferritinemia is associated with normal transferrin saturation, mild hepatic iron overload, and elevated hepcidin. Ann Hematol. 2011;90(2):139-43.

Corradini E, Ferrara F, Pietrangelo A. Iron and the liver. Pediatric endocrinology reviews: PER. 2004;2(Suppl. 2):245-8.

Corradini E, Pietrangelo A. Iron and steatohepatitis. J Gastroenterol Hepatol. 2012;27(Suppl. 2):42-6.

Crook MA. Hyperferritinaemia; laboratory implications. Ann Clin Biochem. 2012;49(Pt 3):211-3.

d'Assignies G, Paisant A, Bardou-Jacquet E, et al. Non-invasive measurement of liver iron concentration using 3-Tesla magnetic resonance imaging: validation against biopsy. Eur Radiol. 2018;28(5):2022-30.

Datz C, Felder TK, Niederseer D, Aigner E. Iron homeostasis in the metabolic syndrome. Eur J Clin Invest. 2013;43(2):215-24.

Datz C, Muller E, Aigner E. Iron overload and non-alcoholic fatty liver disease. Minerva Endocrinol. 2017;42(2):173-83.

DeRuisseau KC, Park YM, DeRuisseau LR, et al. Aging-related changes in the iron status of skeletal muscle. Exp Gerontol. 2013;48(11):1294-302.

Deugnier Y, Bardou-Jacquet E, Lainé F, et al. [Diagnosis of hepatic iron overload]. La Revue de Medecine Interne. 2012;33(Suppl. 1):S10-4.

Deugnier Y, Lainé F. [Dysmetabolic iron overload syndrome: a systemic disease?]. Presse Med. 2014;43(6 Pt 1):625-7.

Dongiovanni P, Fracanzani AL, Fargion S, Valenti L. Iron in fatty liver and in the metabolic syndrome: a promising therapeutic target. J Hepatol. 2011;55(4):920-32.

Dongiovanni P, Lanti C, Gatti S, et al. High fat diet subverts hepatocellular iron uptake determining dysmetabolic iron overload. PloS One. 2015;10(2):e0116855.

Dongiovanni P, Ruscica M, Rametta R, et al. Dietary iron overload induces visceral adipose tissue insulin resistance. Am J Pathol. 2013;182(6):2254-63.

Dongiovanni P, Valenti L, Fracanzani AL, et al. Iron depletion by deferoxamine up-regulates glucose uptake and insulin signaling in hepatoma cells and in rat liver. Am J Pathol. 2008;172(3):738-47.

Du SX, Lu LL, Geng N, et al. Association of serum ferritin with non-alcoholic fatty liver disease: a meta-analysis. Lipids Health Dis. 2017;16(1):228.

Ellervik C, Marott JL, Tybjaerg-Hansen A, et al. Total and cause-specific mortality by moderately and markedly increased ferritin concentrations: general population study and metaanalysis. Clin Chem. 2014;60(11):1419-28.

Facchini FS, Hua NW, Stoohs RA. Effect of iron depletion in carbohydrate-intolerant patients with clinical evidence of nonalcoholic fatty liver disease. Gastroenterology. 2002;122(4):931-9.

Fargion S. Dysmetabolic iron overload syndrome. Haematologica. 1999;84(2):97-8.

Fargion S, Mattioli M, Fracanzani AL, et al. Hyperferritinemia, iron overload, and multiple metabolic alterations identify patients at risk for nonalcoholic steatohepatitis. Am J Gastroenterol. 2001;96(8):2448-55.

Fernandez-Real JM, Izquierdo M, Moreno-Navarrete JM, et al. Circulating soluble transferrin receptor concentration decreases after exercise-induced improvement of insulin sensitivity in obese individuals. Int J Obes (Lond). 2009;33(7):768-74.

Fernandez-Real JM, Lopez-Bermejo A, Ricart W. Cross-talk between iron metabolism and diabetes. Diabetes. 2002;51(8):2348-54.

Fernandez-Real JM, McClain D, Manco M. Mechanisms linking glucose homeostasis and iron metabolism toward the onset and progression of type 2 diabetes. Diabetes Care. 2015;38(11):2169-76.

Furuya CK Jr., de Oliveira CP, de Mello ES, et al. Effects of bariatric surgery on nonalcoholic fatty liver disease: preliminary findings after 2 years. J Gastroenterol Hepatol. 2007;22(4):510-4.

Gabrielsen JS, Gao Y, Simcox JA, et al. Adipocyte iron regulates adiponectin and insulin sensitivity. J Clin Invest. 2012;122(10):3529-40.

Guillygomarc'h A, Mendler MH, Moirand R, et al. Venesection therapy of insulin resistance-associated hepatic iron overload. J Hepatol. 2001;35(3):344-9.

Hagstrom H, Nasr P, Bottai M, et al. Elevated serum ferritin is associated with increased mortality in non-alcoholic fatty liver disease after 16 years of follow-up. Liver Int. 2016;36(11):1688-95.

Hankins JS, McCarville MB, Loeffler RB, et al. R2* magnetic resonance imaging of the liver in patients with iron overload. Blood. 2009;113(20):4853-5.

Hentze MW, Muckenthaler MU, Galy B, Camaschella C. Two to tango: regulation of Mammalian iron metabolism. Cell. 2010;142(1):24-38.

Houschyar KS, Ludtke R, Dobos GJ, et al. Effects of phlebotomy-induced reduction of body iron stores on metabolic syndrome: results from a randomized clinical trial. BMC Med. 2012;10:54.

Jin Y, He L, Chen Y, Fang Y, Yao Y. Association between serum ferritin levels and metabolic syndrome: an updated meta-analysis. Int J Clin Exp Med. 2015;8(8):13317-22.

Kanwar P, Nelson JE, Yates K, et al. Association between metabolic syndrome and liver histology among NAFLD patients without diabetes. BMJ Open Gastroenterol. 2016;3(1):e000114.

Kowdley KV, Belt P, Wilson LA, et al. Serum ferritin is an independent predictor of histologic severity and advanced fibrosis in patients with nonalcoholic fatty liver disease. Hepatology. 2012;55(1):77-85.

Lainé F, Reymann JM, Morel F, et al. Effects of phlebotomy therapy on cytochrome P450 2e1 activity and oxidative stress markers in dysmetabolic iron overload syndrome: a randomized trial. Aliment Pharmacol Ther. 2006;24(8):1207-13.

Lainé F, Ruivard M, Loustaud-Ratti V, et al. Metabolic and hepatic effects of bloodletting in dysmetabolic iron overload syndrome: A randomized controlled study in 274 patients. Hepatology. 2017;65(2):465-74.

Leibold EA, Aziz N, Brown AJ, Munro HN. Conservation in rat liver of light and heavy subunit sequences of mammalian ferritin. Presence of unique octapeptide in the light subunit. J Biol Chem. 1984;259(7):4327-34.

Lewis JR, Mohanty SR. Nonalcoholic fatty liver disease: a review and update. Dig Dis Sci. 2010;55(3):560-78.

Lorcerie B, Audia S, Samson M, et al. Diagnosis of hyperferritinemia in routine clinical practice. Presse Med. 2017;46(12 Pt 2):e329-e38.

Ma X, Pham VT, Mori H, et al. Iron elevation and adipose tissue remodeling in the epididymal depot of a mouse model of polygenic obesity. PLoS One. 2017;12(6):e0179889.

Mehta JK, Farnaud JS, Sharp P. Iron and liver fibrosis: Mechanistic and clinical aspects. World J Gastroenterol. 2019;25(5):521-538.

Moirand R, Mortaji AM, Loreal O, et al. A new syndrome of liver iron overload with normal transferrin saturation. Lancet. 1997;349(9045):95-7.

Murali AR, Gupta A, Brown K. Systematic review and meta-analysis to determine the impact of iron depletion in dysmetabolic iron overload syndrome and non-alcoholic fatty liver disease. Hepatol Res. 2018;48(3):E30-E41.

Padwal MK, Murshid M, Nirmale P, Melinkeri RR. Association of Serum Ferritin Levels with Metabolic Syndrome and Insulin Resistance. J Clin Diagn Res. 2015;9(9):BC11-3.

Pietrangelo A. Hepcidin in human iron disorders: therapeutic implications. J Hepatol. 2011;54(1):173-81.

Pietrangelo A. Iron and the liver. Liver Int. 2016;36(Suppl. 1):116-23.

Pietrangelo A, Caleffi A, Corradini E. Non-HFE hepatic iron overload. Semin Liver Dis. 2011;31(3):302-18.

Piperno A, Vergani A, Salvioni A, et al. Effects of venesections and restricted diet in patients with the insulin-resistance hepatic iron overload syndrome. Liver Int. 2004;24(5):471-6.

Reeder SB, Sirlin CB. Quantification of liver fat with magnetic resonance imaging. Magn Reson Imaging Clin N Am. 2010;18(3):337-57, ix.

Riva A, Trombini P, Mariani R, et al. Revaluation of clinical and histological criteria for diagnosis of dysmetabolic iron overload syndrome. World J Gastroenterol. 2008;14(30):4745-52.

Ruivard M, Lainé F, Deugnier Y. Iron absorption in nonalcoholic steatohepatitis and dysmetabolic iron overload syndrome. Hepatology. 2016;63(5):1737-8.

Sandnes M, Ulvik RJ, Vorland M, Reikvam H. Hyperferritinemia: A clinical overview. J Clin Med. 2021;10(9):2008.

Trombini P, Paolini V, Pelucchi S, et al. Hepcidin response to acute iron intake and chronic iron loading in dysmetabolic iron overload syndrome. Liver Int. 2011;31(7):994-1000.

Valenti L, Fracanzani AL, Fargion S. Effect of iron depletion in patients with nonalcoholic fatty liver disease without carbohydrate intolerance. Gastroenterology. 2003;124(3):866; author reply-7.

Vigano M, Vergani A, Trombini P, et al. Insulin resistance influence iron metabolism and hepatic steatosis in type II diabetes. Gastroenterology. 2000;118(5):986-7.

Younossi ZM, Koenig AB, Abdelatif D, et al. Global epidemiology of nonalcoholic fatty liver disease: Meta-analytic assessment of prevalence, incidence, and outcomes. Hepatology. 2016;64(1):73-84.

Yu FJ, Huang MC, Chang WT, et al. Increased ferritin concentrations correlate with insulin resistance in female type 2 diabetic patients. Ann Nutr Metabol. 2012;61(1):32-40.

Zelber-Sagi S, Nitzan-Kaluski D, Halpern Z, Oren R. NAFLD and hyperinsulinemia are major determinants of serum ferritin levels. J Hepatol. 2007;46(4):700-7.

111 | Microbiota Intestinal e Obesidade

Andrey Santos ▪ Dioze Guadagnini ▪ Heloisa Balan Assalin ▪ Mario José Abdalla Saad

Introdução

Trilhões de microrganismos influenciam o funcionamento do corpo humano, tanto é que se costuma dizer que o número de microrganismos que colonizam diversas regiões do nosso corpo supera o número de células do corpo humano. Porém, em uma recente estimativa, calculou-se que essa proporção é menor, chegando a um valor de uma célula humana para cada célula do microrganismo. A maior concentração de microrganismos é encontrada no trato gastrointestinal e consiste principalmente em bactérias, além de fungos, arqueobactérias e vírus. A distribuição bacteriana no trato gastrointestinal varia de acordo com a região e é influenciada pelo pH, pelo oxigênio e pela disponibilidade de nutrientes. Mais de 90% da população bacteriana é exclusivamente anaeróbica. Os ácidos biliares e as secreções pancreáticas reduzem a colonização de bactérias no estômago e no intestino delgado proximal. Entretanto, o cólon é colonizado com aproximadamente 10^{12} organismos/g de conteúdo intestinal. Os filos Bacteroidetes e Firmicutes são considerados os dois principais filos de bactérias no trato gastrointestinal, correspondendo a mais de 90% de todas as bactérias. A microbiota intestinal desempenha papel importante na função intestinal normal e na manutenção da saúde do hospedeiro. Produz muitas enzimas envolvidas na capacidade de extrair energia da dieta do hospedeiro e depositá-la em forma de gordura. No entanto, isso depende de um equilíbrio entre bactérias potencialmente patogênicas e vários microrganismos não patogênicos que promovem a saúde. As bactérias comensais no intestino podem fornecer os benefícios de um órgão extra eficaz, retirando energia da digestão de fibras alimentares, melhorando o desenvolvimento e a maturação do sistema imunológico intestinal e sistêmico.

As interações entre o organismo humano e a microbiota intestinal começam no nascimento e, a partir de então, sofrem várias alterações. A contribuição da dieta para a modulação da microbiota é evidente desde o início da vida, quando os oligossacarídeos do leite humano (HMO) participam da maturação da microbiota no início da infância, seguida pelo aumento da diversidade bacteriana associado à introdução de alimentos sólidos, e finaliza com a diminuição desta diversidade durante o envelhecimento, como já observado em populações centenárias. Isso ocorre em virtude das mudanças na dieta dos idosos ou de um efeito direto do envelhecimento? Ou por uma somatória dos dois eventos? Embora ainda existam muitas perguntas sobre a microbiota intestinal que precisam ser respondidas, sabe-se que ela desempenha papéis diferentes no metabolismo. Ela não é apenas sensível ao tipo e às proporções de certos constituintes da dieta, mas também responde diferentemente à nutrição em uma infinidade de contextos temporais e ambientais. Além disso, bactérias diferentes podem desempenhar a mesma função metabólica e bactérias da mesma espécie podem ser hospedeiras de bacteriófagos (vírus de bactérias), os quais alteram seu metabolismo celular, o que dificulta a identificação de um perfil microbiano ideal. Por sua vez, pode-se explicar parte da variabilidade encontrada entre a composição da microbiota em hospedeiros semelhantes ou em hospedeiros diferentes com a mesma composição da microbiota.

Estudos usando camundongos *germ-free* (criados em ambientes estéreis e, consequentemente, sem microbiota) vêm demonstrando que a microbiota intestinal é crítica para a manutenção da função normal gastrointestinal e imunológica, além da digestão normal de alimentos. Animais *germ-free* são mais suscetíveis a infecções e têm reduzida vascularização, atividade enzimática digestiva, motilidade e níveis séricos de imunoglobulinas.

A microbiota intestinal melhora a extração de energia da dieta, modula os níveis plasmáticos de lipopolissacarídeo (LPS), que pode iniciar uma inflamação crônica de baixo grau, levando à obesidade e ao diabetes *mellitus* tipo 2 (DM2), e modula alguns genes e proteínas do hospedeiro que regulam o estoque e o gasto de energia. Portanto, neste capítulo, será discutido como a composição da microbiota intestinal pode induzir o desenvolvimento de obesidade e resistência à insulina (RI).

Microbiota feto-materna

Convencionalmente, o ambiente fetal humano é considerado estéril, e, portanto, a colonização microbiana intestinal inicia-se no parto tanto vertical (a partir da microbiota materna) quanto horizontalmente (a partir da microbiota da equipe de parto e do ambiente).

No entanto, alguns estudos recentes indicam que a colonização microbiana intestinal poderia ser iniciada no útero. Embora os sistemas do hospedeiro e sua microbiota estejam bem separados pelo epitélio intestinal, essa barreira não parece ser absoluta e um pequeno número de microrganismos vivos ou partículas deles pode ser detectado nos órgãos do hospedeiro, tanto em modelos animais quanto em humanos. Durante o final da gravidez e no período pós-natal imediato, a translocação de microrganismos intestinais e orais aumenta em modelos animais e em humanos, o que resulta na existência de microrganismos na placenta e no leite. Embora certas infecções e bactérias intrauterinas de grupos como *Burkholderia*, Actinomycetales e Alphaproteobacteria estejam associadas ao parto prematuro, demonstrou-se que outras bactérias podem estar presentes na placenta, no cordão umbilical, no líquido amniótico e no mecônio em uma gravidez normal. A microbiota materna parece ser translocada para o útero pela corrente sanguínea, uma ideia apoiada pela detecção de *Enterococcus faecium* detectada no mecônio de camundongos grávidas inoculadas.

No entanto, tais observações ainda não fornecem evidências definitivas da colonização durante o desenvolvimento fetal com uma microbiota viva, persistente e funcional e, portanto, o conceito de microbiota fetal permanece objeto de estudos. Por outro lado, a presença de microrganismos patogênicos nos espaços intrauterinos tem sido bem conhecida como o principal fator para condições pró-inflamatórias que podem levar a resultados adversos. Assim, pelo menos para os tecidos placentário e fetal, os números de microrganismos devem ser mantidos em níveis extremamente baixos; caso contrário, poderão ocorrer resultados adversos na gestação, como parto prematuro e óbito fetal, e complicações pré-termo ao nascimento decorrentes de infecção intrauterina.

Contudo, embora não haja consenso na literatura a respeito da presença de microrganismos comensais no ambiente intrauterino e no feto, os sinais moleculares originados pela microbiota materna certamente influenciam a formação microbiana fetal e a configuração do sistema imunitário neonatal. Os componentes da dieta no intestino materno são metabolizados pela microbiota intestinal, e os produtos moleculares resultantes podem ser absorvidos no corpo da mãe e, subsequentemente, transferidos para a prole. Assim, o tipo de dieta materna pode influenciar a composição ou os metabólitos produzidos pela própria microbiota intestinal materna e, consequentemente, modular os nutrientes fornecidos para a prole. Além dos componentes da dieta, vários membros da microbiota intestinal humana têm o potencial de metabolizar substâncias químicas xenobióticas que se originam de plantas ou fontes farmacêuticas no intestino materno e, assim, alterar a exposição química do feto. Crianças tratadas com os antibióticos gentamicina e ampicilina dentro de 48 horas após o nascimento apresentaram, após 8 semanas, uma grande quantidade de bactérias do filo Proteobacteria, além de diminuição da diversidade de espécies pertencentes ao gênero *Bifidobacterium* em relação ao grupo de crianças sem tratamento. Um estudo de coorte realizado na Inglaterra com mais de 11 mil crianças demonstrou que crianças tratadas com antibióticos nos primeiros 6 meses de vida apresentaram ganho significativo de peso quando comparadas a crianças sem tratamento.

O uso de antibiótico na fase inicial da vida da criança pode alterar a microbiota intestinal e, por consequência, o sistema imunológico, influenciando negativamente a saúde a longo prazo. Assim, a prescrição de antibióticos na fase inicial da vida deveria ser mais bem direcionada e pelo período mais breve possível.

A idade gestacional também pode moldar o microbioma intestinal. Ao comparar a composição da microbiota intestinal de recém-nascidos prematuros e a termo, há significativamente mais Enterobacteriaceae, Enterococcaceae e ácidos graxos de cadeia curta (AGCC), e um número limitado de *Bifidobacterium* e *Bacteroides* anaeróbios obrigatórios em bebês prematuros. Esse padrão bacteriano, com colonização intra e extraútero por microrganismos patogênicos, representa um fator de risco a curto prazo para doenças como sepse e enterocolite necrosante.

O tipo de parto também contribui para o processo de colonização microbiana dos neonatos. Evidências demonstraram que crianças nascidas por parto natural desenvolvem uma microbiota similar à microbiota vaginal de sua mãe (*Lactobacillus* spp.,

Prevotella spp., *Sneathia* spp.), enquanto aquelas nascidas por meio de cesarianas se caracterizam por uma microbiota similar não somente à microbiota da pele da mãe (*Staphylococcus* spp., *Corynebacterium* spp., *Propionibacterium* spp.), mas também da pele de outras pessoas que participaram do parto, como médicos e enfermeiros, e do próprio ambiente hospitalar. Um estudo realizado por Shao et al. em 2019, que analisou quase 600 nascimentos no Reino Unido, constatou que bebês nascidos por cesariana apresentavam baixa quantidade de bactérias comensais principalmente do filo Bacteroidetes, e uma grande quantidade de bactérias oportunistas, como *Enterococcus* e *Klebsiella*, que circulam nos hospitais. Embora meses após o nascimento a microbiota dos bebês nascidos por cesariana passasse a ter semelhança com os de nascidos de parto normal, cerca de 60% desses bebês ainda abrigavam poucos ou nenhum Bacteroidetes na composição da sua microbiota intestinal. Pesquisas anteriores sugeriram que algumas espécies de Bacteroidetes influenciam o sistema imunológico de seus hospedeiros e ajudam a conter a inflamação, colonização que contribuirá para a manutenção da barreira intestinal, a melhor assimilação de carboidratos e a modulação do sistema imune da mucosa. Dessa maneira, o tipo de parto pode influenciar futuramente o aparecimento de doenças como asma e alergias, descritas como mais frequentes em crianças nascidas por meio de cesarianas.

Além disso, a alimentação nos primeiros meses de vida pode ser considerada fator determinante para uma vida saudável tanto na fase infantil quanto adulta. As crianças que são amamentadas, por exemplo, adquirem um alto perfil de *Bifidobacterium* nos primeiros dias de vida. O leite materno pode atuar como um prebiótico, uma vez que os oligossacarídeos, principais componentes do leite materno humano, são fermentados principalmente por *Bifidobacterium* para produção de AGCC, deixando o meio ácido, o que restringe o crescimento de bactérias patogênicas, como as espécies *Escherichia coli* e *Clostridium perfringens*. Por sua vez, crianças alimentadas com fórmula têm predominância de bactérias do gênero *Clostridium*. Além disso, o leite materno contém numerosos fatores que modulam e promovem o desenvolvimento do sistema imunitário infantil, como imunoglobulinas, lisozima, citocinas imunorreguladoras etc.

Posteriormente, com a introdução dos primeiros alimentos sólidos e substituindo gradativamente a dieta láctea, a composição microbiana intestinal muda significativamente, de acordo com o tipo de alimento oferecido, com o aumento progressivo da diversidade alfa[a]. O desmame causa uma mudança rápida e importante no processo de colonização intestinal e começa a orientar a composição e a atividade da microbiota em direção à microbiota adulta, progressivamente, entre 1 e 3 anos. No entanto, as crianças parecem abrigar maiores quantidade e diversidade de espécies de *Bifidobacterium* e *Enterobacterium* em comparação aos adultos durante algum tempo, até que, eventualmente, a microbiota se torna semelhante à observada em adultos.

Além disso, outros fatores também são importantes na modulação do microbioma intestinal. Há evidências crescentes que indicam que a genética do hospedeiro, a etnia, a localização geográfica, o estilo de vida, os membros da família (irmãos e animais de estimação) e o ritmo circadiano também podem moldar os processos de propagação e estabilização do microbioma intestinal.

---

[a]A diversidade alfa analisa uma única amostra, enquanto a diversidade beta compara amostras de locais ou indivíduos diferentes.

Assim, uma rede de fatores heterogênicos participa da formação de uma microbiota mais complexa ao longo do desenvolvimento da criança e alterações da composição e diversidade da microbiota podem conferir suscetibilidade a uma variedade de condições crônicas de saúde na idade adulta. Desde a concepção até aos primeiros anos de vida do bebê, a microbiota materna tem uma grande influência na propagação e no estabelecimento do microbioma da sua prole. Portanto, situações inerentes à saúde materna também podem condicionar o microbioma da prole. O microbioma materno disbiótico em diferentes locais do corpo (intestino, vagina, endométrio) está associado a resultados adversos para mães e recém-nascidos. Alguns trabalhos têm demonstrado que filhos de mães com sobrepeso ou obesidade apresentam risco três vezes maior de se desenvolverem obesidade em um período de 1 ano, o qual aumenta em cinco vezes quando associado ao parto cesáreo. Essas crianças, no 1º mês de vida, tinham uma microbiota típica de um quadro de excesso de peso, reforçando a ideia de transmissão vertical do fenótipo de mãe para filho via microbiota.

O impacto imunológico e de desenvolvimento estabelecido entre a microbiota materna e a microbiota da primeira infância se estende muito além do sistema imunológico da mucosa intestinal, incluindo fortes evidências de que há um eixo intestino-cérebro mediado pela microbiota, controlando o desenvolvimento neuroimune e a suscetibilidade a distúrbios do desenvolvimento neurológico (p. ex., autismo) e doenças psiquiátricas (p. ex., depressão).

A formação da imunidade na prole é criticamente dependente da microbiota materna, embora a extensão desses achados precise ser mais bem compreendida. Além disso, essa relação entre a microbiota materna, a colonização no início da vida e o desenvolvimento imunológico continua a coevoluir ao longo da vida (Figura 111.1).

Microbiota intestinal e obesidade

Os primeiros estudos demonstrando que a obesidade é acompanhada por mudança na composição da microbiota intestinal surgiram a partir da caracterização de mais de 5 mil sequências gênicas de bactérias intestinais, em que se observou que camundongos obesos (*ob/ob*) tinham uma redução de 50% na abundância de bactérias do filo Bacteroidetes e aumento proporcional de bactérias do filo Firmicutes em comparação aos camundongos controles magros. De modo similar, indivíduos com obesidade apresentam redução de colonização pelo filo Bacteroidetes e aumento pelo filo Firmicutes em comparação a pessoas com peso normal, um padrão que foi alterado quando os indivíduos com obesidade perderam peso após 52 semanas em dieta hipocalórica.

Utilizando uma abordagem metodológica diferente, alguns pesquisadores transplantaram microbiota fecal humana adulta em camundongos da linhagem C57BL/6J *germ-free*. Após receberem a microbiota humana, os animais foram submetidos à dieta hiperlipídica por cerca de 4 semanas. Após esse período, a microbiota desses animais foi transplantada para um segundo grupo de receptores, camundongos de peso normal também *germ-free*. Nesse estudo, constataram que os animais receptores da microbiota intestinal dos obesos desenvolviam adiposidade aumentada mesmo quando submetidos à dieta hipocalórica, sugerindo que a microbiota do animal com obesidade pode, por si só, contribuir para o aumento da adiposidade, independentemente da dieta. Uma análise da microbiota intestinal dos camundongos animais que receberam dieta hiperlipídica demonstrou aumento de bactérias relacionadas com hidrolases glicosídicas, capazes de quebrar polissacarídeos considerados indigeríveis normalmente. Em paralelo, verificou-se aumento de proteínas transportadoras e enzimas envolvidas na fermentação de açúcares simples, que podem ser utilizados para lipogênese hepática. Esses mecanismos conseguem explicar, pelo menos em parte, um

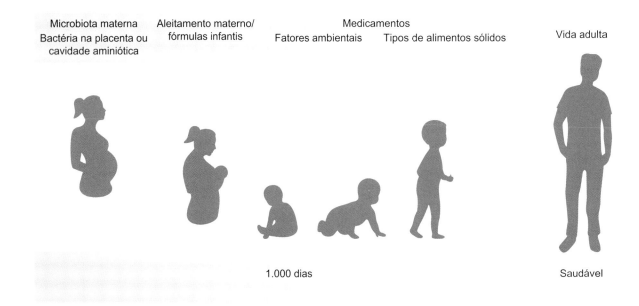

Figura 111.1 Alterações relacionadas com a idade na microbiota intestinal e fatores potenciais capazes de afetar a composição da microbiota em diferentes estágios da vida.

aumento de extração de energia da dieta e, por conseguinte, aumentar a oferta de energia para o hospedeiro.

A microbiota intestinal é responsável pela síntese de AGCC que impactam na habilidade de o indivíduo absorver e armazenar a energia advinda dos nutrientes da dieta. A produção de AGCC, incluindo o acetato, o butirato e o propionato, ocorre pela fermentação de fibras solúveis e amido resistente presentes na dieta por bactérias que compõem a microbiota intestinal. Os AGCC se ligam aos receptores acoplados à proteína G GPR41 e GPR43 e regulam vias de sinalização que influenciam indiretamente a expressão gênica, com aumento da expressão de peptídeo semelhante ao glucagon 1 (GLP-1) e peptídeo YY (PYY) no intestino. Tanto o GLP-1 quanto o PYY inibem apetite, reduzem o peso corporal e melhoraram a RI em ratos obesos. No entanto, na ausência de sinalização GPR41, os níveis plasmáticos de PYY diminuem, causando aumento na motilidade intestinal e redução na quantidade de energia obtida nas refeições. Além disso, o acetato influencia positivamente o apetite, a liberação de insulina e ghrelina, favorecendo a obesidade e seus efeitos adversos associados em decorrência da modulação do sistema nervoso parassimpático. Por outro lado, o propionato está associado à RI e à hiperinsulinemia, ao aumento do glucagon e de proteínas de ligação a ácidos graxos, à ativação do sistema nervoso simpático e à indução da obesidade e alterações metabólicas. Portanto, mais pesquisas são necessárias para explorar a relação entre os tipos e as quantidades de AGCC e a obesidade, pois os estudos conduzidos até o presente momento mostram que os AGCC parecem atuar como mediadores entre a dieta, a microbiota intestinal e a fisiologia corporal. Ademais, ainda são necessários mais estudos para a melhor compreensão acerca da diferença encontrada entre a microbiota intestinal de pessoas de peso normal e aquelas com obesidade, e se essa diferença é consequência dos diferentes tipos de dieta ingerida ou se são as condições genéticas e ambientais que predizem o tipo de microbiota.

Microbiota intestinal e fatores ambientais

A composição da microbiota humana é determinada por múltiplos fatores, mas a contribuição relativa da genética do hospedeiro permanece desconhecida. Um recente estudo que analisou gêmeos estimou que a herdabilidade geral da microbiota fica entre 1,9 e 8,1%. Em outro trabalho, publicado por um grupo de pesquisadores de Israel, em que se analisaram dados do genótipo e da microbiota de mais de 1.000 indivíduos saudáveis com diferentes origens ancestrais, mas que compartilhavam um ambiente relativamente comum, demonstrou-se que a microbiota intestinal não está significativamente associada ao ancestral genético e que a genética do hospedeiro teve papel menor na determinação da composição da microbiota. Ao contrário do que se esperava, existe uma similaridade significativa na composição da microbiota de indivíduos não relacionados geneticamente e que compartilham a mesma casa, e que mais de 20% da variabilidade da microbiota interpessoal está associada a fatores relacionados com dieta, medicamentos e medidas antropométricas. Esse relevante trabalho demonstrou ainda que dados da microbiota melhoram significativamente a acurácia na predição de muitos traços humanos, como medidas de glicemia e obesidade, em comparação a modelos que usam somente a genética do indivíduo e dados ambientais. Tomados em conjunto, esses resultados demonstraram que a genética do hospedeiro e a

microbiota são complementares para predizer o fenótipo do hospedeiro, de modo que o emprego desses dois dados pode melhorar substancialmente essa predição.

Microbiota intestinal e processo inflamatório subclínico

Atualmente, algumas hipóteses estão sendo confirmadas e vêm contribuindo para explicar a relação entre microbiota intestinal e obesidade. Uma delas indica que o LPS, derivado de bactérias intestinais, pode ser o gatilho desencadeador de inflamação em indivíduos que ingerem dieta hipercalórica. De fato, estudos em animais demonstraram que dieta rica em lipídeos muda a composição da microbiota intestinal e favorece o aumento relativo de bactérias que apresentam LPS na sua membrana. Essa mudança foi associada ao aumento de permeabilidade intestinal, absorção e, consequentemente, elevação dos níveis circulantes de LPS. De modo complementar, demonstrou-se que a infusão de doses baixas de LPS simula as alterações observadas após dieta hiperlipídica, que seriam: aumento do tecido adiposo, ganho de peso, doença hepática esteatótica metabólica (DHEM), RI e processo inflamatório subclínico. Em confirmação a essa hipótese, a modificação da microbiota intestinal de animais obesos pela administração de antibióticos reduziu os níveis circulantes de LPS e melhorou a sensibilidade à insulina (SI) e suas consequências.

Estudos em humanos reforçam tais achados e mostram que, em pacientes com DM2, ou naqueles com obesidade, os níveis circulantes de LPS são mais elevados e estão correlacionados com o grau de RI. Esses níveis de LPS podem se elevar rapidamente após a ingestão de uma refeição rica em lipídeos (Figura 111.2). O mecanismo pelo qual o LPS aumentaria a inflamação subclínica se daria por estímulo dos receptores do sistema imune inato [*Toll like receptors* (TLR)], principalmente o TLR4 (Figura 111.3).

Os mecanismos pelo qual a dieta hiperlipídica (HFD) induz aumento da permeabilidade intestinal envolvem ainda outros vários processos. A ingestão de HFD está associada à redução na quantidade de bactérias responsáveis pela manutenção da integridade da barreira da mucosa e ao aumento na quantidade de bactérias que comprometem essa integridade. Essa alteração é caracterizada pela redução relativa na abundância de Bacteroidetes e pelo aumento relativo na abundância de Firmicutes. Ademais, os níveis de LPS aumentam proporcionalmente a quantidade de actinomicetos, enquanto o número de *Bifidobacteria* reduz proporcionalmente o aumento de *Vibrio desulfonate*. O excesso de sulfato é convertido em sulfito de hidrogênio, que compromete ainda mais a integridade da barreira intestinal e promove a inflamação. Adicionalmente a integridade da barreira intestinal é reforçada por *Akkermansia muciniphila*, que degrada mucinas, estimulando a produção de muco e tem efeito anti-inflamatório e efeitos protetores na barreira mucosa intestinal.

A ingestão de HFD promove aumento da geração de espécies reativas de oxigênio (EROs), ferro, cobre, aldeídos e peroxidação lipídica. As EROs promovem aumento da permeabilidade da célula intestinal, levando, em última análise, à destruição da função da barreira intestinal e à proliferação de bactérias nocivas como *Salmonella* e *Escherichia coli*. Além disso, o sulfeto de hidrogênio gerado pela HFD inibe a cadeia respiratória mitocondrial, o que facilita a infecção de mais células por bactérias patogênicas.

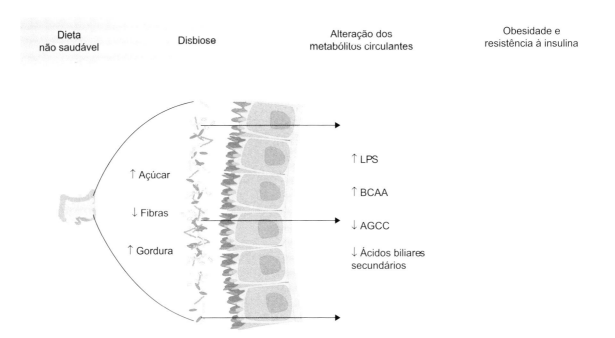

Figura 111.2 Dieta rica em gordura e açúcar e pobre em fibras, levando a uma disbiose que induz alteração na barreira intestinal associada a um aumento na absorção e níveis circulantes de lipopolissacarídeos (LPS) e aminoácidos de cadeia ramificada (BCAA) e uma redução de ácidos graxos de cadeia curta (AGCC) e ácidos biliares secundários.

Além disso, os ácidos graxos livres gerados em decorrência do consumo de HFD impactam diretamente o sistema imunológico intestinal, aumentando os níveis de citocinas que danificam a barreira, como fator de necrose tumoral alfa (TNF-α), interleucina 1-beta (IL-1 β), interleucina-6 (IL-6) e interferon-gama (IFN-γ), ao mesmo tempo que diminui as citocinas protetoras de barreira, como interleucina-10 (IL-10), interleucina-17 (IL-17) e interleucina-22 (IL-22), levando, em última análise, ao aumento da permeabilidade intestinal. As alterações patológicas resultantes, incluindo inflamação de baixo grau, diminuição da expressão de peptídeos antimicrobianos, secreção de muco e expressão de proteína de junção estreita, impactam múltiplas funções do sistema e levam a obesidade e suas complicações metabólicas (RI, hiperglicemia, inflamação sistêmica e dislipidemia).

O consumo de gordura na dieta e a secreção de ácidos biliares apresentam correlação positiva; entretanto, em condições fisiológicas normais, as células do epitélio intestinal têm a capacidade de resistir à degradação dos ácidos biliares. No entanto, o consumo de HFD induz efeitos a longo prazo, com aumento na secreção de ácidos biliares, principalmente o ácido cólico e o ácido desoxicólico, que estão associados a danos na mucosa intestinal, indução de dano oxidativo e apoptose nas células intestinais, e ao aumento da permeabilidade intestinal.

Ademais, sabe-se que a HFD inibe o proliferador de peroxissomo ativado via receptor gama (PPAR-γ) em camundongos, causando a interrupção da camada de muco intestinal, a diminuição da secreção de eletrólitos, o aumento da permeabilidade intestinal e o prejuízo da defesa imunológica da mucosa. Em estudo realizado com camundongos obesos, mostrou-se que 1 semana de tratamento com um agonista específico do PPAR-γ, a rosiglitazona, ou o retorno à dieta normal pode reverter a alteração deletéria na permeabilidade epitelial intestinal causada pela HFD.

Microbiota intestinal e balanço energético

A microbiota intestinal tem importante papel sobre a fisiologia de mamíferos por meio de vários mecanismos, como a lipogênese hepática mediada por dois genes, o *CHREBP* (*carbohydrate response element binding protein*) e o *SREBP* (*sterol response element binding protein type 1*). Estudos mostraram que animais *germ-free*, quando expostos à microbiota de animais obesos, ganham peso pela maior absorção de monossacarídeos, o que induz lipogênese hepática mediada por *CHREBP* e *SREBP*.

Também se evidenciou que a microbiota intestinal pode suprimir uma proteína reguladora, a Fiaf (*fasting induced adipocyte factor*), que inibe a atividade da lipase lipoproteica, catalisando a liberação de ácidos graxos dos triglicerídeos (TG). Com a supressão da Fiaf, aumenta-se a atividade da lipase lipoproteica, levando ao aumento no armazenamento de calorias na forma de gordura. Por sua vez, em animais *germ-free*, os níveis de Fiaf estão elevados e modulam o metabolismo de ácidos graxos por dois mecanismos adicionais:

- Aumento dos níveis de coativador 1-alfa do receptor ativador proliferação de peroxissomas (PGC 1-α) que aumenta genes da oxidação de ácidos graxos
- Aumento da atividade de monofosfato de adenosina quinase (AMPK), que também eleva a oxidação desses lipídeos.

A concentração circulante dos aminoácidos de cadeia ramificada (BCAA) tem correlação clara com a RI, e seu aumento na circulação está associado a um risco cinco vezes maior de desenvolver DM2. Embora os mecanismos pelos quais BCAA estejam aumentados na obesidade e na RI sejam controversos e pouco conhecidos, trabalhos têm demonstrado que a microbiota intestinal tem importante papel para o fornecimento dos BCAA para seus hospedeiros. Pedersen et al. descobriram que os metabólitos de indivíduos resistentes à

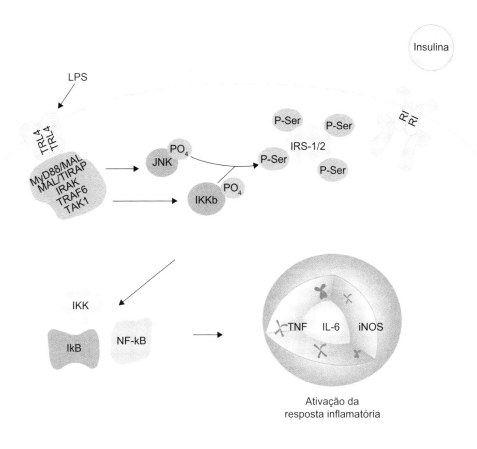

Figura 111.3 Mecanismo molecular da resistência à insulina (RI) induzida por lipopolissacarídeos (LPS). A disbiose promove uma quebra da barreira intestinal levando à translocação de LPS para circulação, que pode compreender um fator inicial no desenvolvimento da inflamação e RI em humanos e roedores. O LPS se liga ao TLR4 ativando-o, e este sofre uma dimerização e recruta moléculas adaptadoras como a MyD88/MAL para iniciar uma resposta inflamatória. O MyD88/MAL/TIRAP ativa os complexos IRAK, TRAF6, TAK1, JNK e IKK. O complexo IKK converge para NF-kappa-B (NF-kB), que é mantido no estado inativo por IkB. Por sua vez, isso é degradado por proteossomas, resultando na translocação de NF-kB para o núcleo, ativando a resposta inflamatória. A sinalização de TLR4 ativa as serina quinases que induzem a fosforilação em serina do IRS, interferindo na ligação entre o receptor de insulina e as proteínas IRS1/2, sendo importante para estabelecer a RI. iNOS: óxido nítrico sintase induzível.

insulina se caracterizam pela presença de altos níveis de BCAA, um aumento correlacionado com bactérias envolvidas na via biossintética de BCAA. Esses autores observaram que, ao tratar roedores alimentados com dieta hiperlipídica com *Prevotella copri*, aumentavam-se os níveis de BCAA no soro, agravando a intolerância à glicose e a RI. Além disso, uma dieta rica em gordura aumenta a produção de ácidos biliares, o que se correlaciona com maior número de bactérias do gênero *Clostridium*. Este pode ser um efeito indireto dos lipídeos atuando na microbiota, uma vez que o crescimento de bactérias do gênero *Clostridium* vem sendo associado a maior produção de BCAA por proteólise.

Outro mecanismo ocorre mediante a fermentação realizada pelas bactérias intestinais a partir de fibra dietética, processo que produz metabólitos, principalmente AGCC, que desempenham papel importante no metabolismo energético e são representados em sua maior parte por acetato, propionato e butirato, que têm efeitos fisiológicos em diferentes tecidos.

O butirato, por exemplo, atua como fonte de energia para células das mucosas e pode desempenhar um papel fundamental no crescimento e na diferenciação celular. A administração de acetato ou o aumento da produção mediado pela microbiota intestinal modulam a ativação da AMPK (*5-α-AMP-activated protein kinase*), a qual inibe a acetil-CoA carboxilase, promovendo a oxidação dos ácidos graxos, o aumento do gasto energético levando à melhora da sinalização à insulina e a redução da intolerância à glicose em ratos diabéticos e camundongos em dieta hiperlipídica. Outros estudos em modelos animais sugerem que o propionato afeta a lipogênese e a gliconeogênese hepática e que o acetato atua como substrato para a síntese de colesterol.

A administração de butirato também promove o aumento da ativação da AMPK no músculo, culminando em melhora do gasto energético, assim como aumento da expressão da proteína desacopladora 1 (UCP1) em tecido adiposo marrom. Outras moléculas com funções de regulação metabólica podem ser liberadas por bactérias do intestino, como o ácido linoleico conjugado (CLA), ácidos biliares e gases (p. ex., metano e H_2S), mas que têm funções menores na fisiologia dos mamíferos quando comparados com AGCC. Tanto em modelos experimentais de obesidade (ratos e camundongos) quanto em humanos com obesidade, demonstrou-se redução dos níveis de AGCC, indicando ser este último modulado pela microbiota do indivíduo com obesidade.

No entanto, outros estudos não vincularam totalmente a abundância intestinal de AGCC à obesidade e a distúrbios metabólicos relacionados. Portanto, embora seja convincente usar a teoria de maior capacidade de extração de energia para explicar a forte ligação entre a microbiota intestinal e o desenvolvimento de distúrbios metabólicos, esta teoria é mais complexa do que uma simples variação da quantidade de AGCC nas fezes. De fato, a quantidade e a porcentagem relativa de cada AGCC provavelmente contribuem para a regulação da homeostase do hospedeiro. Além disso, a proporção de AGCC que entra no sangue e atinge órgãos específicos é provavelmente ainda mais importante que os AGCC intestinais. Assim, os AGCC são usados como fontes de energia e podem contribuir para várias vias metabólicas, incluindo a gliconeogênese e a lipogênese, atuando para a homeostase energética do corpo inteiro.

Componentes do eixo somatotrófico, como o fator de crescimento semelhante à insulina 1 (IGF-1), a IGFBP-3 (*insulin-like growth factor binding protein-3*) e a Akt (*protein kinase B*), estão todos envolvidos no crescimento pós-natal e apresentam-se diminuídos em camundongos *germ-free*. Assim, a microbiota intestinal pode ter papel regulador do eixo somatotrófico, contribuindo para a diminuição do ganho de peso corporal, como observado em camundongos *germ-free*. Ainda, foi demonstrado que a colonização de camundongos *germ-free* com cepas de *Lactobacillus plantarum*, conhecida pelo seu papel na sinalização de hormônio de crescimento e na extração de energia dos alimentos, compensou parcialmente esses defeitos pela ativação do eixo somatotrófico. Com todos esses estudos, fica demonstrado que os AGCC são capazes de atuar em situações opostas, ou seja, durante o balanço energético positivo, como obesidade, mas também em condições como desnutrição infantil, que tem sido um complexo desafio se as medidas forem voltadas apenas à melhora da dieta.

Estudo da microbiota de pessoas com obesidade por meio de *metagenome-wide association study*

Zahavi et al. examinaram 12.686.191 SNPs (do inglês *single nucleotide polymorphism*) bacterianos em relação ao índice de massa corporal (IMC) em uma coorte de 7.190 indivíduos saudáveis. Eles encontraram 1.358 associações entre SNPs bacterianos individuais e IMC, totalizando 40 associações independentes. Essas associações mostraram-se robustas aos efeitos da dieta, dos medicamentos e da atividade física do hospedeiro, e foram confirmadas em uma coorte independente.

O estudo revelou que a diversidade intraespécie da microbiota, no nível do nucleotídeo, está associada à diversidade nos estados fisiológicos humanos, destacando a importância de considerar esse nível de informação em pesquisas futuras sobre hospedeiro-microbiota. A abordagem de *metagenome-wide association study* (MWAS) oferece a vantagem de formular hipóteses mecanicistas, permitindo a associação de cada SNP com uma bactéria específica, gene e até domínio proteico, para fins de investigação funcional.

As 40 associações encontradas entre SNPs bacterianos e IMC do hospedeiro abrem um caminho para orientar futuras intervenções baseadas na microbiota. Alguns desses SNPs associados podem desempenhar um papel causal ou adaptativo, refletindo o efeito da saúde e do estilo de vida do hospedeiro na microbiota. A determinação da natureza causal dessas associações exigirá estudos de transplante de microbiota baseados em SNPs, os quais necessitam do isolamento e do cultivo de cepas específicas, da manipulação genética e do desenvolvimento de modelos adequados para investigar os impactos nos hospedeiros e nas bactérias.

Associações resultantes de SNPs causais podem orientar o desenvolvimento de terapias, com tratamentos direcionados às bactérias portadoras dos alelos associados à saúde, às enzimas ou produtos metabólicos relacionados. SNPs com grandes diferenças fenotípicas entre alelos podem indicar tratamentos com efeitos significativos. Embora novas ferramentas de análise estejam sendo desenvolvidas para uma investigação mais aprofundada das interações hospedeiro-microbiota, a interpretação dos resultados ainda enfrenta limitações.

Considerações finais

A colonização do intestino por microrganismos começa ao nascimento e sofre diversas mudanças principalmente nos primeiros anos de vida. Além disso, estudos recentes demonstraram que a microbiota intestinal muda rapidamente de acordo com a alteração na ingestão alimentar, o que torna a dieta claramente um fator essencial na composição da microbiota intestinal.

A composição da microbiota intestinal é diferente no estado de obesidade e no de peso eutrófico, tanto em animais quanto em seres humanos. Diversos mecanismos têm sido propostos para explicar a ligação entre microbiota intestinal, obesidade e RI, destacando-se:

- Aumento dos níveis circulantes de LPS, por aumento de bactérias que contêm LPS na membrana e aumento da permeabilidade intestinal
- Redução dos níveis circulantes de AGCC, pela redução das espécies de bactéria que produzem esses compostos
- Aumento dos níveis circulantes de aminoácidos de cadeia ramificada, produzidos pela microbiota
- Modulação de sais biliares secundários.

Além desses mecanismos, outros que envolvem aumento da extração de energia de polissacarídeos indigeríveis da dieta também vêm sendo considerados atualmente.

Merecem destaque também os estudos que demonstraram que o transplante de microbiota em roedores que receberam transplante prévio de microbiota de humanos com obesidade e dieta hiperlipídica em receptores magros *germ-free*, mesmo em dieta hipocalórica, induziu o aumento de adiposidade.

Apesar de todos esses avanços no entendimento de como a microbiota intestinal pode regular o balanço energético, muitas questões ainda não foram respondidas. Por exemplo, não está claro se pequenas mudanças na extração de calorias de polissacarídeos indigeríveis da dieta poderiam induzir mudanças significativas no peso corporal.

O intestino humano é mais povoado por microrganismos do que qualquer outro órgão, e a modulação da microbiota intestinal pode representar uma nova abordagem terapêutica para o tratamento da obesidade. Entretanto, a função de prebióticos, probióticos e antibióticos sobre a modulação da microbiota intestinal na obesidade ainda não está bem definida. Probióticos são organismos vivos frequentemente usados como reguladores dietéticos que influenciam a composição da microbiota intestinal, e prebióticos são componentes alimentares não digeríveis que estimulam a proliferação ou a atividade da microbiota intestinal, aumentando o crescimento de microrganismos comensais benéficos.

Dessa maneira, um melhor entendimento sobre a microbiota e a possibilidade de identificar fatores de risco para o desenvolvimento de doenças metabólicas como a obesidade, doenças cardíacas e diabetes tornou-se crucial e de grande importância para que no futuro seja possível e seguro utilizar medicamentos como antibióticos, probióticos e prebióticos para a modulação controlada da microbiota intestinal de crianças e, assim, prevenir o surgimento dessas doenças na vida adulta.

Bibliografia

Backhed F, Ding H, Wang T, et al. The gut microbiota as an environmental factor that regulates fat storage. Proc Natl Acad Sci USA. 2004;101:15718-23.

Backhed F, Manchester JK, Semenkovich CF, Gordon JI. Mechanisms underlying the resistance to diet-induced obesity in germ-free mice. Proc Natl Acad Sci USA. 2007;104:979-84.

Goodrich JK, Davenport ER, Beaumont M, et al. Genetic Determinants of the gut microbiome in UK twins. Cell Host Microbe. 2016;19:731-43.

Hooper LV, Gordon JI. Commensal host-bacterial relationships in the gut. Science. 2001;292:(5519):1115-8.

Lee JY, Cevallos SA, Byndloss MX, et al. High-fat diet and antibiotics cooperatively impair mitochondrial bioenergetics to trigger dysbiosis that exacerbates pre-inflammatory bowel disease. Cell Host Microbe. 2020:28(2):273-84.

Ley RE, Backhed F, Turnbaugh P, et al. Obesity alters gut microbial ecology. Proc Natl Acad Sci USA. 2005;102:11070-5.

Pedersen HK, Gudmundsdottir V, Nielsen HB, et al. Human gut microbes impact host serum metabolome and insulin sensitivity. Nature. 2016;535:376-81.

Rothschild D, Weissbrod O, Barkan E, et al. Environment dominates over host genetics in shaping human gut microbiota. Nature. 2018;555:210-5.

Saad MJ, Santos A, Prada PO. Linking gut microbiota and inflammation to obesity and insulin resistance. Physiology (Bethesda). 2016;31:283-93.

Saari A, Virta LJ, Sankilampi U, et al. Antibiotic exposure in infancy and risk of being overweight in the first 24 months of life. Pediatrics. 2015;135:617-26.

Shao Y, Forster SC, Tsaliki E, et al. Stunted microbiota and opportunistic pathogen colonization in caesarean-section birth. Nature. 2019;574(7776):117-21.

Storelli G, Defaye A, Erkosar B, et al. Lactobacillus plantarum promotes Drosophila systemic growth by modulating hormonal signals through TOR-dependent nutrient sensing. Cell Metab. 2011;14:403-14.

Suau A, Bonnet R, Sutren M, et al. Direct analysis of genes encoding 16S rRNA from complex communities reveals many novel molecular species within the human gut. Appl Environ Microbiol. 1999;65:4799-807.

Zahavi L, Lavon A, Reicher L, et al. Bacterial SNPs in the human gut microbiome associate with host BMI. Nat Med. 2023; 29(11):2785-92.

112 | Perspectivas do Tratamento Farmacológico da Obesidade

Fabiana Mandel Cyrulnik ▪ André Faria ▪ Beatriz Sant Anna ▪ Marcio C. Mancini

Introdução

O surgimento de uma nova era no cuidado da obesidade foi impulsionado pelos avanços recentes na Endocrinologia e por uma compreensão mais profunda da obesidade como uma doença crônica. No cerne dessa transformação, encontram-se o desenvolvimento e a introdução de novas medicações que demonstrem uma superioridade significativa sobre as terapias anteriormente disponíveis, tanto em termos de eficácia quanto de segurança. Apesar do grande ônus devido ao sofrimento dos pacientes e dos custos socioeconômicos associados à obesidade, a doença e suas consequências são frequentemente subestimadas, levando a uma carência generalizada de acesso a tratamentos baseados em evidências. Essa falha dos sistemas de saúde em abordar adequadamente a obesidade destaca a necessidade urgente de novas práticas terapêuticas que possam revolucionar a forma como os clínicos gerenciam a doença e, em última instância, beneficiar maior número de pacientes.

Nas décadas de 1950 e 1960, aminas simpatomiméticas foram aprovadas para a redução de peso a curto prazo, seguidas pelo orlistate, em 1999, e a sibutramina, em 1997. Medicamentos como fentermina/topiramato ER, naltrexona ER/bupropiona ER e liraglutida 3 mg foram aprovados de 2012 a 2014 para o tratamento crônico do peso. Em 2021, a Food and Drug Administration (FDA) aprovou a semaglutida 2,4 mg, um agonista do receptor de peptídeos semelhantes ao glucagon 1 (GLP-1), que dobrou a perda de peso observada em ensaios clínicos em comparação com medicamentos existentes, representando um avanço significativo no tratamento da obesidade.

Na busca pela próxima geração de farmacoterapias para obesidade, inúmeras moléculas com diversos alvos e ações metabólicas estão sendo investigadas em combinação com o efeito já conhecido dos agonistas dos receptores de GLP-1, entre elas: polipeptídeo insulinotrópico dependente de glicose (GIP), glucagon, agonistas de amilina e peptídeo YY, e antagonistas de GIP. O objetivo das associações é potencializar e complementar o efeito do agonismo do GLP-1 no peso e no metabolismo por meio de diferentes mecanismos de ação. De fato, o potencial terapêutico de combinar múltiplos hormônios gastrointestinais é respaldado por estudos préclínicos e dados de ensaios clínicos de fase inicial.

A tirzepatida marca essa nova era na farmacoterapia da obesidade, em uma combinação de hormônios gastrointestinais para alcançar perda de peso comparável à gastrectomia vertical. Na atualidade, vários outros agonistas duplos/triplos inovadores estão com ensaios clínicos de fases 2 e 3 em desenvolvimento para o tratamento potencial da obesidade e diabetes *mellitus* tipo 2 (DM2).

Neste capítulo, abordaremos os principais dados disponíveis para diversos medicamentos em diferentes fases de desenvolvimento e pesquisa, tanto para terapias incretínicas quanto para terapias não relacionadas a hormônios gastrointestinais.

Terapias incretínicas

Agonismo do receptor de peptídeo semelhante ao glucagon 1

Semaglutida de 50 mg via oral

A semaglutida é um análogo do GLP-1, com papel na regulação da glicose e da saciedade. Sua administração oral, com o potencializador de absorção salcaprozato de sódio ou caprilato de sódio N-(8-[2-hidroxibenzoil] amino), aprovada para o tratamento de DM2 na dose de até 14 mg, apresenta um novo potencial no manejo do sobrepeso e da obesidade.

O estudo de fase 2 com a finalidade de encontrar a dose adequada, 40 mg, tomada 1 vez/dia, resultou em reduções de peso corporal de aproximadamente 5,7 kg ao longo de 26 semanas em portadores de DM2, com ou sem sobrepeso ou obesidade, com um perfil de segurança consistente com outros agonistas do receptor GLP-1.

O objetivo do ensaio clínico de fase 3 (OASIS 1) foi avaliar a eficácia e a segurança da semaglutida oral na dose de 50 mg, tomada 1 vez/dia, em combinação com intervenção no estilo de vida, em adultos com índice de massa corporal (IMC) ≥ 27 kg/m^2 e < 40 kg/m^2, mantendo um perfil de segurança semelhante à dose de 40 mg.

Durante o estudo, 709 participantes foram avaliados, dos quais 667 foram aleatoriamente designados para receber semaglutida oral 50 mg (n = 334) ou placebo (n = 333). A mudança média estimada no peso corporal da linha de base até a semana 68 foi de −15,1% com semaglutida oral 50 mg *versus* −2,4% com placebo (diferença de tratamento estimada de −12,7%, intervalo de confiança de 95% [IC 95%]: −14,2 a −11,3; p < 0,0001). Mais participantes alcançaram reduções de peso de pelo menos 5% (269 [85%] de 317 *versus* 76 [26%] de 295; *odds ratio* [OR] 12,6, IC 95%: 8,5 a 18,7; p < 0,0001), 10% (220 [69%] *versus* 35 [12%]; OR 14,7, IC 95%: 9,6 a 22,6), 15% (170 [54%] *versus* 17 [6%]; OR 17,9, IC 95%: 10,4 a 30,7) e 20% (107 [34%] *versus* 8 [3%]; OR 18,5, IC 95%: 8,8 a 38,9) na semana 68 com semaglutida oral 50 mg *versus* placebo. Eventos adversos gastrointestinais (principalmente leves a moderados) foram relatados em 268 (80%) participantes com semaglutida oral 50 mg e 154 (46%) com placebo.

Semaglutida de 7,2 mg via subcutânea

A semaglutida, um análogo de GLP-1, administrada por via subcutânea 1 vez/semana, com uma dose inicial de 0,25 mg, é aprovada pela FDA para tratamento da obesidade baseada nos resultados dos ensaios STEP.

No estudo STEP 1, um total de 1.961 adultos com obesidade ou sobrepeso com comorbidades (exceto diabetes) foram randomizados para receber semaglutida 2,4 mg por semana ou placebo, bem como intervenção no estilo de vida. O estudo demonstrou mudança média no peso corporal desde o início até a semana 68 de −14,9% para o grupo semaglutida e −2,4% para o grupo placebo, para uma diferença de tratamento estimada de −12,4% (p < 0,001). O ensaio STEP 4 demonstrou o efeito benéfico do tratamento a longo prazo com semaglutida para perda de peso. Todos os participantes do estudo receberam 2,4 mg de semaglutida por 20 semanas, seguido por um período de 48 semanas em que o grupo de intervenção continuou a receber 2,4 mg de semaglutida semanalmente e o grupo de controle recebeu um placebo. O grupo da semaglutida continuou a perder e depois manteve a perda de peso durante as 48 semanas seguintes, enquanto o grupo do placebo recuperou peso e teve agravamento dos fatores de risco cardiovascular.

O estudo de fase 3 (STEP UP), randomizado, duplo-cego, controlado por placebo tem por objetivo primário avaliar o tratamento da obesidade com semaglutida 7,2 mg, comparar semaglutida 7,2 mg com semaglutida 2,4 mg, e ambas as doses em relação ao placebo. Os resultados (ainda não publicados) sugerem que a semaglutida 7,2 mg apresente uma significativa redução no peso corporal em comparação ao placebo, melhorias no perfil lipídico, na pressão arterial e na glicemia de jejum. A análise também demonstra uma redução no número de eventos adversos em comparação ao placebo.

Orforgliprona

A orforgliprona, um agonista do receptor de GLP-1 não peptídico administrado por via oral, foi avaliada em um ensaio clínico de fase 2 com 272 participantes. Os participantes tinham idade média de 55 anos, com uma proporção equilibrada entre os sexos. O estudo foi randomizado, duplo-cego e controlado por placebo, com os participantes distribuídos em diferentes doses de orforgliprona (12 mg, 24 mg, 36 mg e 45 mg) e grupo placebo. A duração do estudo foi de 36 semanas, com desfechos primários e secundários avaliados em intervalos específicos. Os desfechos incluíram mudanças no peso corporal, no IMC, na circunferência abdominal, na pressão arterial sistólica e diastólica, bem como níveis lipídicos em jejum. A mudança percentual média no peso corporal em relação ao basal e a semana 26 variou de −8,6% a −12,6% com orforgliprona, em comparação com −2,0% no grupo placebo (p < 0,001; IC 95%: −10,2 a −6,8). Na semana 36, a redução no peso variou de −9,4% a −14,7% com orforgliprona e −2,3% com placebo (p < 0,001; IC 95%: −11,1 a −7,3). Uma redução de peso de pelo menos 10% na semana 36 foi observada em 46 a 75% dos participantes com orforgliprona, em comparação com 9% no grupo placebo (p < 0,001; IC 95%: −50,2 a −35,8).

A melhora na pressão arterial sistólica foi clinicamente significativa, com uma redução média de −10,5 mmHg na semana 26 e na semana 36 com orforgliprona, em comparação com −3,6 e −1,8 mmHg, respectivamente, no grupo placebo (p < 0,001; IC 95%: −12,3 a −8,7). Não houve alterações clinicamente significativas na pressão arterial diastólica com orforgliprona.

Os níveis lipídicos em jejum também apresentaram melhorias significativas com orforgliprona, incluindo triglicerídeos, colesterol total, colesterol HDL, colesterol não HDL, colesterol LDL e colesterol VLDL (p < 0,001; IC 95%: −15,6 a −8,9).

Os eventos adversos gastrointestinais, como náuseas e vômitos, foram os mais prevalentes, com incidências variando de 37 a 58% para náuseas e de 14 a 32% para vômitos.

Agonismo duplo glucagon/peptídeo semelhante ao glucagon 1

Survodutida

A survodutida é um novo agonista dual dos receptores de glucagon/GLP-1, subcutâneo, em desenvolvimento para o tratamento de pessoas com DM2, obesidade e esteato-hepatite metabólica (EHADM, ou MASH, do inglês *metabolic dysfunction-associated steatohepatitis*). A adição de um ácido graxo C18 ao peptídeo acetilado, como princípio de extensão da meia-vida, permite a administração semanal de survodutida. Estudos pré-clínicos em modelos murinos demonstraram que a survodutida ativa simultaneamente os receptores de GLP-1 e glucagon, resultando em reduções no peso corporal, esvaziamento gástrico e ingestão de energia, além de aumentar o gasto energético e melhorar a tolerância à glicose. A survodutida foi avaliada em estudos de fase 2, em portadores de DM2, em um estudo aberto com grupo controlado por placebo e semaglutida, além da avaliação em pacientes com obesidade sem diabetes, em ensaio de fase 2, randomizado, duplo-cego, controlado por placebo, para definição de dose (Figura 112.1).

Após 16 semanas de tratamento com survodutida, houve uma redução significativa nos níveis de hemoglobina glicada (HbA1c) em todos os grupos de dose, sendo mais pronunciada em doses mais altas. O efeito do tratamento foi menor no grupo de dose mais baixa (0,3 mg, 1 vez/semana) e atingiu um platô de resposta a partir de 1,8 mg, 1 vez/semana, sem aumento adicional no efeito terapêutico em doses mais altas. Os resultados mostraram que a survodutida reduziu os níveis de HbA1c de forma dose-dependente, com uma diminuição máxima de até −1,71%. Após 16 semanas de tratamento, os resultados mostraram que a survodutida levou a uma redução favorável no peso corporal em comparação com a semaglutida. As estimativas médias ajustadas (IC 95%) para as mudanças absolutas no peso corporal foram de até −8,4 kg para os grupos de dose 1,8 mg de survodutida, em comparação com −5,2 kg para os participantes que receberam semaglutida, até 1 mg, subcutânea. Os principais eventos adversos no grupo tratado com survodutida foram relacionados a distúrbios gastrointestinais, como náuseas, vômitos, diarreia e cefaleia. Especificamente, a ocorrência de náuseas foi de 44,9% no grupo tratado com survodutida 1,8 mg, 12% no grupo tratado com semaglutida 1 mg e 8,5% no grupo que recebeu placebo.

Cotadutida

A oxintomodulina (OXM) é um peptídeo de 37 aminoácidos produzido a partir do gene da pró-glucagon e liberado pelas células L do intestino delgado que ativa os receptores de GLP-1 e do glucagon. O peptídeo endógeno reduz o peso corporal em indivíduos com obesidade e exibe efeitos glicorreguladores em pacientes DM2. No entanto, a utilidade clínica da OXM é limitada em razão de sua menor potência *in vitro* e curta meia-vida *in vivo*. Para superar esses problemas, foram desenvolvidos análogos de OXM

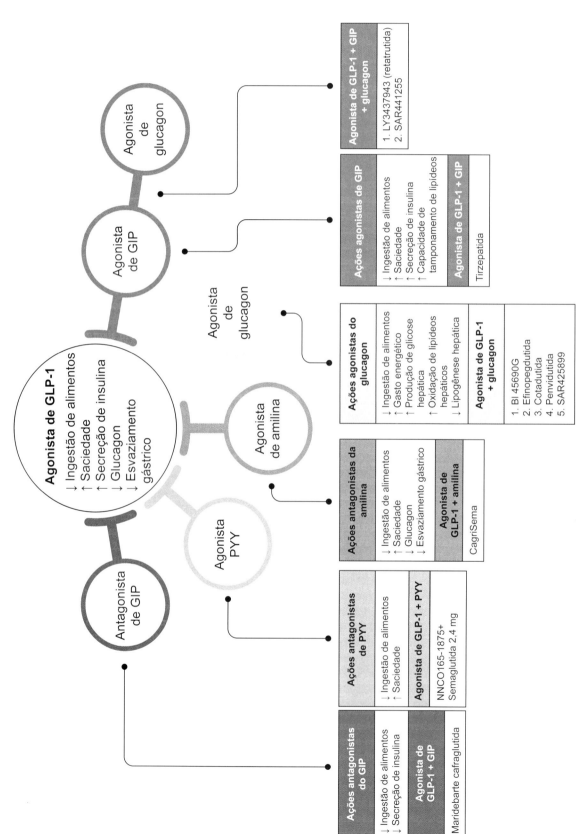

Figura 112.1 Fármacos em desenvolvimento combinando agonista de GLP-1 com outros hormônios gastrointestinais e ações relacionadas. GIP: polipeptídeo insulinotrópico dependente de glicose; GLP-1: peptídeo semelhante ao glucagon 1; PYY: peptídeo YY. (Adaptada de Melson et al., 2023.)

grampeados, de ação prolongada e altamente potentes, com atividades equilibradas nos receptores de GLP-1 e de glucagon (ver Figura 112.1).

Um agonista duplo com atividade nos receptores de glucagon/GLP-1, subcutâneo e diário, a cotadutida, está atualmente em desenvolvimento para o tratamento do DM2, bem como de EHADM, conforme evidenciado por ensaios clínicos em andamento (NCT03555994, NCT04019561).

Adicionalmente, os agonistas de GLP-1/glucagon têm sido alvo de estudos como uma estratégia terapêutica para o tratamento da obesidade. Estudos de segurança desenvolvidos para tratamento de DM2 demonstram redução do apetite e da ingestão calórica, promovendo a saciedade e aumentando a oxidação de gorduras. Esse conjunto de efeitos resultou em uma significativa perda de peso em indivíduos com sobrepeso e obesidade em comparação ao placebo (–4,19%; IC 90%: –5,20 a –,3,19 *versus* –0,16%; IC 90%: –1,22 a 0,90; p < 0,001).

Em pacientes com doenças hepáticas, como doença hepática esteatótica metabólica (DHEM) e EHADM, os agonistas de GLP-1/glucagon também têm sido investigados devido aos seus potenciais benefícios, como a redução da inflamação e a melhora da função hepática.

Em um ensaio de fase 2a, randomizado, duplo-cego, controlado por placebo, para avaliar segurança e melhora de função renal em pacientes portadores de DM2 (HbA1c, 6,5 a 10,5%, CKD-EPI > 30 e < 60 mℓ/min/1,73 m² e IMC de 25 a 45 kg/m²) em uso de 20 UI insulina/dia, a cotadutida demonstrou uma perda de peso de –3,69% *versus* –0,21% em relação ao placebo (p < 0,001) e redução de 35,2% na dose de insulina (p = 0,012), em comparação ao basal no 32º dia do estudo.

Um ensaio de fase 2b randomizado, duplo-cego e controlado por placebo (NCT03235050), e um braço liraglutida, apresentou resultados encorajadores. Entre os pacientes diagnosticados com DM2 com sobrepeso ou obesidade, foram observadas reduções significativas nos níveis de HbA1c e no peso corporal em todas as doses de cotadutida (100 μg, 200 μg e 300 μg), 1 vez/dia, desde o início até a semana 14, em comparação com o grupo placebo.

O ensaio clínico (NCT0374537), randomizado, duplo-cego, controlado por placebo, desenhado para avaliar a segurança, tolerabilidade, farmacocinética e eficácia da cotadutida em pacientes DM2 com sobrepeso, com ajuste de dose para até 600 μg, evidenciou uma perda de peso superior a 5% em aproximadamente 80% da população estudada em 77 dias, sem eventos adversos maiores, com boa tolerabilidade e diferença de eficácia com ajuste de dose.

Essas descobertas reforçam o potencial da cotadutida como agente terapêutico no tratamento do DM2 e das comorbidades associadas, oferecendo esperança de melhores resultados para os pacientes com obesidade.

Penvidutida

A penvidutida é um agonista dual dos receptores de glucagon/GLP-1 em desenvolvimento para o tratamento de obesidade e de disfunção metabólica associada à EHADM. Em ensaios clínicos, a administração semanal da penvidutida demonstrou eficácia na perda de peso, reduções robustas em triglicerídeos, colesterol LDL, conteúdo de gordura hepática e pressão arterial, com um bom perfil de segurança até o momento. A FDA concedeu a designação de via rápida (*fast track*) para a penvidutida no tratamento de EHADM. Essa designação foi respaldada por dados do ensaio de fase 1b (NCT05006885), que avaliou a penvidutida em pacientes com DHEM. A penvidutida, recentemente, também completou o estudo clínico de fase 2

para pessoas com obesidade e sobrepeso, o ensaio MOMENTUM, assim como está sendo estudada em ensaio de fase 2b, sob nome de IMPACT, para tratamento de EHADM.

O estudo MOMENTUM, de 48 semanas, avaliou a segurança e a eficácia da penvidutida em 391 indivíduos com sobrepeso ou obesidade. Os participantes foram randomizados em quatro grupos, recebendo diferentes doses e acompanhamento do estilo de vida. Observou-se uma perda de peso média de 15,6% com penvidutida 2,4 mg na 48ª semana – 30% dos participantes perderam 20% ou mais do peso corporal. Além disso, houve uma redução substancial nos níveis de triglicerídeos (55,8%), colesterol total (20%) e colesterol LDL (17,4%) em pacientes com níveis elevados de lipídeos no início do estudo. Eventos adversos gastrointestinais, comuns em agentes incretínicos, foram, principalmente, de leve a moderada intensidade. Não houve aumento de eventos adversos cardíacos, incluindo arritmias e aumentos clinicamente significativos na frequência cardíaca.

Efinopegdutida

A efinopegdutida é uma molécula sintética que combina a OXM com a região constante da IgG4 humana. Essa combinação confere à efinopegdutida a capacidade de atuar como um agonista dual, estimulando tanto o receptor de GLP-1 quanto o receptor de glucagon, com uma potência de aproximadamente 2:1 a favor do receptor de GLP-1. Estudos anteriores demonstraram que a OXM tem a capacidade de reduzir o apetite e o peso corporal em indivíduos com sobrepeso e obesidade.

Em ensaios clínicos anteriores de fase 2, a efinopegdutida foi avaliada em pacientes com obesidade, com ou sem DM2, e demonstrou uma redução, dose-dependente, significativa no peso corporal. Com base nesses resultados promissores, o estudo de fase 2a foi realizado a fim de comparar a eficácia e a segurança da efinopegdutida com a semaglutida em pacientes com DHEM, com ou sem DM2 (ver Figura 112.1).

Um estudo de fase 2a comparou a eficácia e a segurança da efinopegdutida com a semaglutida 1 mg, em 145 pacientes com DHEM, com ou sem DM2. Os participantes foram avaliados quanto à redução do conteúdo de gordura hepática e à perda de peso ao longo de 24 semanas. Os principais resultados mostraram que a efinopegdutida levou a uma redução significativamente relevante do conteúdo de gordura hepática em comparação com a semaglutida; cerca de dois terços dos participantes tratados com a efinopegdutida apresentaram normalização desse parâmetro. De modo interessante, entre os pacientes que apresentaram menos de 5% de perda de peso, a efinopegdutida resultou em uma redução de 52,4% na gordura hepática, enquanto a semaglutida teve uma redução de apenas 13,4%. A redução média do peso foi de 8,5% com a efinopegdutida e 7,1% com a semaglutida (p = 0,085).

A efinopegdutida teve ocorrência de mais eventos adversos, principalmente gastrointestinais, do que a semaglutida, mas sem impacto na descontinuação do tratamento ou diferença em eventos adversos graves.

Agonismo duplo amilina/peptídeo semelhante ao glucagon 1

Cagrilintida + semaglutida

A amilina é um peptídeo cossecretado com a insulina pelas células β pancreáticas, com efeito na redução da glicemia pós-prandial, retardando o esvaziamento gástrico e aumentando a sensação de saciedade. Esse hormônio também é secretado no estômago, nos gânglios simpáticos e no hipotálamo, estimulando a sensação de saciedade e afetando a ingestão alimentar relacionada com o mecanismo de recompensa, por meio da ação na área tegmentar ventral e no núcleo *accumbens*. Além disso, a amilina tem efeito sinérgico com a leptina na redução da ingestão de alimentos. Por outro lado, a amilina pode agregar-se e formar depósitos amiloides nas células das ilhotas pancreáticas. Esse processo, que provavelmente estimula hiperglicemia, leva à degradação progressiva das ilhotas pancreáticas e, consequentemente, ao desenvolvimento de DM2. Estudos em modelos animais confirmaram o efeito positivo dos análogos da amilina (algumas das substâncias utilizadas são agonistas duplos dos receptores de calcitonina e amilina) na redução de peso (em até 10%) e na melhoria do metabolismo da glicose (ver Figura 112.1).

Atualmente, a pranlintida é o único análogo da amilina registrado para o tratamento de pacientes com diabetes. Estudos randomizados, duplos-cegos, controlados com placebo e realizados com a pranlintida por algumas semanas demonstraram perdas de peso discretas da ordem de 2 a 3,5%. Embora esses resultados sejam insignificantes, é importante ressaltar que, em estudos envolvendo terapias combinadas, como pranlintida com sibutramina, ou pranlintida com fentermina, a eficácia da perda de peso aumentou para cerca de 11%.

A cagrilintida é um análogo da amilina de ação prolongada, administrada semanalmente, por via subcutânea. Em um estudo de fase 2, 26 semanas de cagrilintida em doses de 0,3 a 4,5 mg resultou em maior perda de peso em comparação ao placebo em pacientes com obesidade (6 a 10,8% *versus* 3%). Na dose de 4,5 mg, a perda de peso com cagrilintida foi ligeiramente superior à liraglutida 3 mg (10,8% *versus* 9%). A dose de 4,5 mg também resultou em ≥ 10% de perda de peso corporal em 53,5% dos participantes e ≥ 15% em 18,7% dos participantes. A medicação foi bem tolerada, com abandonos resultantes predominantemente por efeitos adversos gastrointestinais (principalmente náuseas), que foram comparáveis aos da liraglutida (ver Figura 112.1).

A perda de peso com análogos do receptor de GLP-1 e análogos da amilina é atingida por meio de vias distintas e sobrepostas. Dessa forma, a terapia combinada com ambas as substâncias pode produzir efeitos sinérgicos em relação à perda de peso devido à maior potência da associação na redução do apetite. Em um estudo de fase 1b, a combinação de cagrilintida 2,4 mg mais semaglutida 2,4 mg, 1 vez/semana, em pessoas com obesidade, resultou em perda de peso de 17,1% em 20 semanas em comparação com 9,8% de redução com placebo mais semaglutida 2,4 mg, sem piora da tolerabilidade.

Um comunicado de imprensa sobre os resultados do estudo de fase 2 revelou que, em pessoas com DM2 e obesidade, 32 semanas da combinação resultaram em maior perda de peso (15,6%) em comparação com semaglutida 2,4 mg (5,1%) e cagrilintida 2,4 mg (8,1%) isoladamente, bem como maior redução de HbA1c, sugerindo potencial ação sinérgica. Um estudo de fase 3 (REDEFINE, NCT05567796), que avalia a segurança e a eficácia de CagriSema em diferentes populações com obesidade, encontra-se em andamento.

Amicretina

Recentemente, a cagrilintida, um análogo da amilina, demonstrou perda de peso consistente em sua associação com análogo de GLP-1 subcutâneo de ação prolongada, sendo um tratamento promissor para controle do sobrepeso e da obesidade.

Baseado nos resultados do análogo de amilina/GLP-1 subcutâneo, um estudo fase 1, randomizado, duplo-cego e controlado por placebo foi desenhado para avaliar a segurança, a tolerabilidade e a farmacocinética de administrações orais da molécula, a amicretina, em participantes com sobrepeso ou obesidade, porém sem dados publicados até o presente momento (ver Figura 112.1).

Antagonismo de polipeptídeo insulinotrópico dependente de glicose conjugado com agonismo de peptídeo semelhante ao glucagon 1

Maridebarte cafraglutida

A maridebarte cafraglutida é uma molécula biespecífica, o que significa que tem a capacidade de interagir com dois alvos específicos: foi desenvolvida por meio da conjugação de um anticorpo monoclonal humano contra o GIPR com um agonista análogo do GLP-1. Neste caso, a AMG 133 foi projetada para interagir com o receptor de GIP e o receptor de GLP-1. O objetivo principal do desenvolvimento da AMG 133 foi criar uma terapia que combina a capacidade de bloquear o receptor de GIP com a capacidade de ativar o receptor de GLP-1, resultando em efeitos sinérgicos que promovam a perda de peso e melhorem os marcadores metabólicos, em condições como a obesidade (ver Figura 112.1).

Um estudo clínico de fase 1 foi realizado para avaliar a segurança, a tolerabilidade, a farmacocinética e a farmacodinâmica da AMG 133 em adultos com obesidade. Durante o tratamento com doses semanais subcutâneas de 0,25 mg/kg ou 0,75 mg/kg de AMG 133 por 6 semanas, houve uma redução média de 11 a 13% no peso corporal em relação ao valor inicial. Além disso, observou-se uma redução na ingestão total de calorias, níveis de insulina em jejum, triglicerídeos, colesterol total e colesterol LDL. Nesse estudo, os eventos adversos mais comumente relacionados ao tratamento foram sintomas gastrointestinais, especialmente náuseas e vômitos, em sua maioria, leves e solucionados dentro de 48 horas após a administração. Não foram relatados eventos adversos graves que levassem à interrupção permanente do estudo.

Agonismo triplo de polipeptídeo insulinotrópico dependente de glicose/glucagon/peptídeo semelhante ao glucagon 1

Retatrutida

GLP-1, GIP e glucagon são peptídeos de tamanhos similares, com alto grau de homologia em suas sequências e com sinalização bioquímica feita por meio de receptores da proteína G acoplados à superfície celular. Sua estrutura comum os torna candidatos atrativos para agir de maneira agonista nos três receptores.

Com base na demonstração dos benefícios já publicados em relação ao duplo agonismo de GLP-1/glucagon e GLP-1/GIP, foi aventada a hipótese de que a ação simultânea e balanceada nos três receptores por uma única molécula seria capaz de promover benefícios metabólicos incomparáveis. A estratégia fundamentou-se no efeito anorexigênico do GLP-1 em sinergia com a ação lipolítica e as propriedades termogênicas do glucagon para diminuir o peso corporal, enquanto a ação insulinotrópica combinada do GLP-1 e do GIP duplamente restringiria o risco hiperglicêmico do glucagon, o que potencialmente aumentaria a segurança terapêutica do glucagon em relação aos seus efeitos hiperglicêmicos.

No tocante aos agonistas GLP-1/GIP, referidos por não aumentarem o gasto energético, o componente glucagon da molécula triagonista contribui com o aumento do metabolismo basal, adicionando potencial de perda de peso à molécula. De maneira análoga, a integração de atividade GIP na molécula origina mecanismos independentes que diminuem os efeitos hipoglicêmicos do glucagon. A molécula triagonista, portanto, apresenta perfil misto, em que a potência relativa nos diferentes receptores pode ser equilibrada para que, por exemplo, o glucagon tenha efeito máximo com menores efeitos adversos. Por último, o componente de GIP contribui, adicionalmente, para a melhora da sensibilidade insulínica e, com isso, diminui o potencial obesogênico da hiperinsulinemia.

Dada a eficácia e os benefícios do agonista de receptor duplo GLP-1/GIP (tirzepatida) e os agonistas duplos do receptor de GLP-1/glucagon, um agonista triplo direcionado a todos os três receptores (GLP-1/GIP/glucagon) pode resultar em perda de peso corporal e controle glicêmico ainda superiores em comparação aos agonistas duplos (ver Figura 112.1).

A retatrutida, um novo agonista triplo, resultou em maior perda de peso em comparação com a tirzepatida em estudos pré-clínicos e melhorou o perfil glicêmico. Em um estudo de fase 1b em pessoas com DM2, a retatrutida 1 vez/semana por via subcutânea, durante 12 semanas, levou a uma redução da HbA1c ajustada por placebo de até 1,6% e perda de peso corporal ajustado por placebo dose-dependente de até 8,96 kg no grupo utilizando a dose mais alta. O perfil de segurança da retatrutida foi comparável ao de outros medicamentos incretínicos.

Mais recentemente, a retatrutida produziu com segurança perda de peso em níveis nunca antes vistos em dois estudos de fase 2, que, juntos, randomizaram mais de 600 pessoas com sobrepeso ou obesidade, com ou sem DM2. Entre 338 pessoas randomizadas, com sobrepeso ou obesidade e sem DM2, 48 semanas de tratamento com retatrutida na dose de 12 mg, administrada por injeção subcutânea semanal (a dose mais alta testada), produziram com segurança uma redução média de 24% em relação ao peso corporal basal. Entre 281 pessoas randomizadas com sobrepeso ou obesidade e DM2, a mesma dose de retatrutida produziu uma redução de quase 17% no peso em relação ao valor basal após 36 semanas de tratamento.

Terapias não incretínicas

Anticorpos antimiostatina e antirreceptor de activina tipo 2

Bimagrumabe

Apesar de o foco principal das pesquisas para o tratamento da obesidade basear-se em combinações de hormônios gastrointestinais, moléculas direcionadas a diferentes mecanismos e vias também estão sendo avaliadas. O bimagrumabe, um anticorpo monoclonal humano aplicado a cada 4 semanas por via intravenosa, contra o receptor de activina tipo 2, promove hipertrofia muscular e reduz a gordura corporal, demonstrando uma interessante possibilidade para o tratamento da obesidade sarcopênica. O mecanismo de ação envolve bloqueio da ação de ligantes naturais ao receptor de activina 2, incluindo a miostatina e a activina A, que atuam regulando negativamente o crescimento do músculo esquelético.

Em um estudo de fase 2, o uso de bimagrumabe por 48 semanas, em portadores de DM2 e obesidade, levou à redução de 6,5% de peso corporal (5,9 kg) *versus* 0,5% com placebo e à redução subsequente na massa gorda corporal total de 7,49 kg associada a pequeno aumento de massa magra (3,6%). Os níveis de HbA1c reduziram em 0,76% com bimagrumabe, mas permaneceu estável com placebo. De forma interessante, a ingestão alimentar baseada no recordatório de 24 horas não diferiu da linha de base no final do estudo, sugerindo que o aumento no gasto energético pode ser um mecanismo de ação para a perda de peso com esse medicamento. Um ensaio clínico de fase 2 que avalia a segurança e a eficácia do bimagrumabe em combinação com diferentes doses de semaglutida em paciente com obesidade encontra-se em andamento (NCT05616013).

Taldefgrobep

O taldefgrobep alfa, inicialmente desenvolvido para tratamento de doenças neuromusculares, é uma proteína recombinante humana projetada para se ligar à miostatina e inibir a sinalização da miostatina e da activina A, ambas reguladores-chave do tecido muscular e adiposo. O complexo miostatina-taldefgrobep atua, então, como um antagonista do receptor de activina 2b. A terapia antimiostatina tem um mecanismo de ação que pode reduzir a massa gorda, ao mesmo tempo que aumenta a massa magra. O taldefgrobep oferece o potencial para uma redução significativa na massa gorda, o principal tecido patogênico na obesidade, enquanto aumenta a massa magra.

Em um modelo de camundongo com obesidade induzida por dieta, os que receberam veículo exibiram um aumento de 31% na massa gorda, enquanto os tratados com taldefgrobep tiveram aumento de 25% na massa magra em relação ao basal e perderam 11% de gordura em comparação com o grupo controle. Os níveis de insulina e leptina foram mais baixos nos ratos tratados com taldefgrobep. Não houve diferença na ingestão de alimentos ao longo do tempo entre os ratos taldefgrobep e os não tratados. Um estudo de fase 2 com taldefgrobep em obesidade está em planejamento.

Apitegromabe

O anticorpo monoclonal apitegromabe é um novo inibidor experimental com elevada afinidade pela miostatina (não se liga aos membros da família do fator transformador de crescimento beta [TGF-β]: activina-A e fator de diferenciação de crescimento 11 [GDF11]) para o tratamento de obesidade. O apitegromabe demonstrou ser bem tolerado no ensaio SAPPHIRE, de fase 3, duplo-cego e controlado por placebo que avaliou a eficácia e a segurança do apitegromabe em pacientes com atrofia muscular espinhal de início tardio. Os dados completos do estudo ainda não foram publicados.

Estudos em camundongos com obesidade induzida por dieta mostraram que o apitegromabe em combinação com um agonista do receptor de GLP-1 (AR GLP-1) (liraglutida ou semaglutida) impediu a perda de massa magra (efeito dependente da dose) durante a perda de peso mediada pelo AR GLP-1, promoveu o aumento da perda de massa gorda e a redução da glicemia de jejum.

Um estudo de fase 2, randomizado, duplo-cego, controlado por placebo para avaliar a preservação segura da massa muscular magra como terapia adjuvante em pacientes com sobrepeso e obesidade com apitegromabe em pacientes em tratamento com AR GLP-1, está em planejamento.

Fator de crescimento de fibroblastos 21, GDF15 e mitocôndrias como potenciais alvos terapêuticos

Fator de crescimento de fibroblastos 21

O fator de crescimento de fibroblastos 21 (FGF21) é um hormônio metabólico induzível por jejum e estresse, produzido principalmente no fígado. Sua ação é principalmente mediada pelo receptor do fator de crescimento de fibroblastos (FGFR, especialmente FGFR1c). Além disso, foi descrito que o FGF21 atua em um complexo de sinalização, que consiste não apenas em FGFR, mas também na família *Klotho* de correceptores e ligantes do fator de crescimento de fibroblasto. O FGF21 regula a homeostase energética via ações no hipotálamo, mas também afeta diretamente o tecido adiposo (p. ex., melhorando a sensibilidade à insulina) e o fígado (reduzindo a sobrecarga lipídica). Na última década, um grande esforço tem sido feito no desenvolvimento de derivados de FGF21 ou agonistas específicos de FGF21 como agentes terapêuticos para vários distúrbios metabólicos, como DM2, obesidade e DHEM.

O análogo de FGF21 (PF-05231023) demonstrou reduzir o peso corporal e melhorar o perfil lipídico em primatas não humanos. Em indivíduos com obesidade e DM2, o PF-05231023 melhorou a dislipidemia e aumentou os níveis de adiponectina, mas apresentou efeitos insignificantes sobre o peso corporal, ressaltando diferenças entre as espécies nas ações do FGF21. Nenhum efeito positivo no controle glicêmico foi visto em seres humanos, mas evidenciaram-se efeitos benéficos na dislipidemia, no conteúdo de gordura e em marcadores séricos de fibrose hepática em pacientes com EHADM. Em um estudo fase 2b recente, em pacientes com EHADM não cirrótica comprovada por biópsia, o tratamento com o análogo do FGF21 (pegozafermina) levou a melhorias significativas no grau de fibrose hepática, o que torna esse medicamento um candidato promissor para o tratamento da EHADM, mesmo em estágios avançados.

Fator de diferenciação de crescimento 15

O fator de diferenciação de crescimento 15 (*GFD15*), citocina inibitória de macrófagos 1 (MIC1, também conhecido como "GDF15"), membro da superfamília de proteínas TGF-β, é expresso em vários tecidos, com aumento após inflamação ou lesão tecidual. Na obesidade, o GDF15 pode induzir o gasto energético, aumentando a termogênese, o metabolismo oxidativo e a lipólise.

Recentemente, avanços importantes dessa molécula resultaram na identificação de um receptor endógeno e na localização biológica do sistema receptor, com impacto na homeostase energética; e na identificação de moléculas adequadas para a administração de GDF15 em seres humanos como um possível tratamento antiobesidade. A depleção do GDF15 resulta em aumento do peso corporal em camundongos. Um papel fisiológico do GDF15 na regulação do apetite por meio do "receptor da família GDNF tipo alfa" foi proposto, tendo um agonista promovido perda de peso em camundongos e primatas não humanos. Um primeiro estudo recente em seres humanos utilizando um análogo do GDF15 (LY3463251) mostrou reduções no apetite e na ingestão de alimentos, resultando em uma modesta redução de peso corporal (apenas 3%) em comparação ao placebo, durante um período experimental de 12 semanas em pacientes com sobrepeso e obesidade. Períodos de tratamento mais longos são necessários para demonstrar se os análogos do GDF15 podem ser um alvo eficaz e seguro no tratamento da obesidade.

Mitocôndrias como alvo terapêutico na obesidade

É sabido que o estresse oxidativo e a disfunção mitocondrial são envolvidos na fisiopatologia de muitos aspectos de distúrbios metabólicos como obesidade, diabetes e doenças cardiovasculares. As mitocôndrias utilizam um complexo sistema, que compreende a quebra de ácidos graxos e piruvato, acoplado à fosforilação oxidativa, para desempenhar seu papel essencial na produção celular de energia. O excesso de nutrientes a longo prazo induz à fragmentação mitocondrial e à inibição do fluxo autofágico, levando ao "branqueamento" do tecido adiposo marrom. Consequentemente, o acúmulo de mitocôndrias disfuncionais resulta em aumento da produção de espécies reativas de oxigênio.

Nesse cenário, as mitocôndrias podem ser abordadas como potenciais alvos terapêuticos de formas distintas para aumentar o gasto energético e induzir a perda de peso corporal. Por exemplo, desacopladores mitocondriais direcionados, como o 2,4-dinitrofenol (DNP), aumentam a ineficiência mitocondrial, tornando o metabolismo e a produção de ATP menos eficientes e produzindo mais calor. De forma interessante, o DNP foi introduzido como um dos primeiros agentes terapêuticos antiobesidade, em 1934, mas foi removido do mercado devido a eventos adversos muito graves. O BAM15, um novo desacoplador mitocondrial, demonstrou reduzir gordura corporal e aumentar a sensibilidade à insulina sem afetar a ingestão de alimentos ou temperatura corporal em estudos com roedores. Como o BAM15 ainda não foi testado em humanos, eventos adversos semelhantes aos observados com o DNP não podem ser afastados.

Além das vias de ativação da termogênese mitocondrial, induzir o "escurecimento" do tecido adiposo branco pode constituir uma interessante abordagem baseada em mitocôndrias para combater a obesidade. Alguns estudos demonstraram que o exercício aumenta o escurecimento do tecido adiposo branco, e sabe-se também que várias "miocinas" são secretadas pelo músculo em contração e atuam como reguladores positivos (p. ex., FNDC4, BAIBA) ou negativos (miostatina) do escurecimento da gordura. Além disso, um estudo demonstrou que uma proteína denominada "OPA1" (atrofia óptica 1), um peptídeo-chave na regulação da fusão mitocondrial, promove o escurecimento do tecido adiposo. A superexpressão de OPA1 em camundongos resultou em perda de peso, aumento da sensibilidade à insulina e escurecimento do tecido adiposo.

Além de seu papel crucial na regulação do metabolismo energético, as mitocôndrias também estão ligadas à inflamação, não apenas como fonte de espécies reativas de oxigênio. A ativação pró-inflamatória dos macrófagos do tecido adiposo é intimamente associada à obesidade e aos distúrbios associados à obesidade. Na obesidade, macrófagos infiltram-se no tecido adiposo e compreendem até 40 a 50% de todas as células desse tecido, criando assim um fenótipo pró-inflamatório "*M1-like*". Macrófagos M1 parecem sofrer alterações metabólicas relacionadas às mitocôndrias, tornando-os mais dependentes da glicólise e reduzindo a capacidade para fosforilação oxidativa. Nesse contexto, abordar como alvo a fosforilação oxidativa nas mitocôndrias pode ser uma promissora estratégia de tratamento para a obesidade, mas, até o momento, não existem agentes farmacológicos com ação específica no metabolismo mitocondrial dos macrófagos do tecido adiposo. Recentemente, uma pequena molécula denominada "IR-61" (fluoróforo próximo ao infravermelho), que preferencialmente se acumula nas mitocôndrias dos macrófagos do tecido adiposo e potencializa a fosforilação oxidativa, foi testada em camundongos e apresentou um efeito benéfico sobre a obesidade induzida por dieta, bem como na resistência à insulina e no teor de gordura hepática. Em resumo, aumentar a termogênese por meio do desacoplamento mitocondrial, aumentar o escurecimento do tecido adiposo ou modular a inflamação associada às mitocôndrias pode fazer parte de futuras estratégias de tratamento da obesidade e da síndrome metabólica.

Perspectivas envolvendo o sistema endocanabinoide

O sistema endocanabinoide é responsável pela homeostase e pelo equilíbrio do metabolismo humano, com importante papel na regulação de várias vias ligadas à ingestão alimentar, reservas e gasto energético. Para regular essas vias, o receptor CB1 pode ser ativado e desativado, afetando muitas vias metabólicas envolvendo diversas enzimas e proteínas, como a leptina, a insulina e a ghrelina.

A maior densidade de receptores CB1 encontra-se no cérebro. No entanto, diversos tipos de células fora do sistema nervoso central (SNC), incluindo hepatócitos, células β pancreáticas, adipócitos, miócitos e células epiteliais do trato gastrointestinal, também expressam o receptor CB1 (CB1R).

Sabe-se que os agonistas inversos do CB1R ou bloqueadores CB1R têm efeitos significativos no equilíbrio energético, no peso corporal e no perfil cardiometabólico. Eles também demonstram efeitos significativos na melhoria do controle glicêmico no diabetes, reduzindo lipídeos – particularmente triglicerídeos e colesterol LDL – enquanto aumentam o colesterol HDL e reduzem a fibrose em órgãos-alvo.

Os agonistas inversos do CB1R de primeira geração, como o rimonabanto, foram associados a eventos adversos de piora de ansiedade, depressão e ocorrências raras de ideação suicida. Esses efeitos colaterais psiquiátricos estão diretamente ligados ao envolvimento do alvo (atividade nos CB1Rs) no cérebro após a penetração e o acúmulo no SNC. No entanto, foi relatado que essa classe de medicamentos poderia ter efeitos periféricos benéficos, como aumento da adiponectina e diminuição da produção de leptina pelo tecido adiposo. Dessa forma, foi proposto que valeria a pena o desenvolvimento de agonistas inversos do CB1R, sem efeitos cerebrais centrais.

Originalmente, a penetração no SNC era supostamente necessária para reduzir o apetite e o peso, mas essa teoria provou-se incorreta. Estudos em mamíferos indicam que os CB1Rs periféricos são onipresentes na periferia, principalmente, no fígado e nas células adiposas. Os endocanabinoides e os CB1Rs são regulados positivamente no fígado e no tecido adiposo de camundongos geneticamente obesos. Em seres humanos, os níveis de endocanabinoides estão elevados no tecido adiposo de indivíduos com obesidade em comparação com controles magros. Aventou-se, portanto, a hipótese de que o agonismo inverso nos CB1Rs periféricos, com penetração limitada no SNC, constitui uma abordagem farmacológica clinicamente relevante para reduzir o apetite, induzindo perda de peso e melhoria dos parâmetros metabólicos sem causar os eventos adversos psiquiátricos observados com as moléculas anteriores de primeira geração.

O INV-202 (monlunabanto) é um bloqueador do CB1R, o primeiro da classe, desenvolvido para o tratamento de distúrbios metabólicos. Ele foi projetado para bloquear preferencialmente os CB1Rs em tecidos periféricos, como rins, trato gastrointestinal, fígado, pâncreas, tecido adiposo, músculos e pulmões. Os efeitos terapêuticos de um bloqueio periférico do CB1R em uma série de doenças cardiometabólicas e fibróticas estão bem documentados, abrindo caminho para o potencial tratamento de um grande número de pacientes com uma série de condições clínicas. Um estudo fase 2b, com 37 participantes adultos e características de síndrome metabólica e intolerância à glicose, examinou segurança, tolerabilidade, absorção oral e farmacocinética em dose repetida, INV-202 25 mg *versus* placebo, oral 1 vez/dia.

O INV-202 foi bem tolerado por 28 dias, sem eventos adversos graves, sendo os eventos mais comuns relacionados ao bloqueio do CB1R no trato gastrointestinal. O estudo demonstrou uma perda de peso média de 3,5 kg (3,3% *versus* placebo que ganharam em média 0,6 kg [0,5%]), reduções significativas de circunferência abdominal e do IMC (p ≤ 0,03). Não houve diferença significativa na área sob a curva do teste oral de tolerância à glicose (TOTG) de zero a 3 horas para INV-202 *versus* placebo. O estudo de fase 2, já em andamento, será divido em duas partes. A Parte A será um estudo multicêntrico, randomizado, duplo-cego, controlado por placebo, com variação de dose, avaliando eficácia, segurança, tolerabilidade e farmacocinética do INV-202 para o tratamento de participantes adultos com obesidade (IMC 30 kg/m^2) e síndrome metabólica. Durante a Parte B, a eficácia e a segurança de INV-202 20 mg/dia, com a possibilidade de dose alternativa de 10 mg, de acordo com os resultados de toxicologia crônica e/ou de estudos clínicos em andamento, serão avaliadas posteriormente ao longo de mais 36 semanas, até a semana 52.

Como complicação relevante do diabetes *mellitus* tipo 1 e do DM2, a nefropatia diabética afeta aproximadamente uma em cada três pessoas que vivem com diabetes nos EUA. A hiperatividade dos CB1R periféricos desempenha um papel fundamental na nefropatia diabética, e a investigação em modelos pré-clínicos mostrou que a inibição da sinalização do CB1R tem o potencial de reduzir significativamente a piora progressiva da função renal. Espera-se que ambos os estudos de fase 2 com o INV-202 (para obesidade e para nefropatia diabética) sejam concluídos no segundo semestre de 2025.

A série INV-300 é a próxima geração de bloqueadores CB1R da Inversago/Novo Nordisk, com base no crescente conhecimento da empresa sobre a biologia dos bloqueadores dos receptores endocanabinoides, como a biologia avançada do receptor acoplado à proteína G e a via de sinalização da β-arrestina. Esses candidatos da próxima geração dessas moléculas foram projetados com o objetivo de maximizar a potência e a segurança. Em janeiro de 2024, a Novo Nordisk iniciou um estudo de fase 2 com um bloqueador oral de CB1R, molécula de próxima geração, o INV-347, com objetivo de avaliação de segurança, tolerabilidade e farmacocinética do medicamento.

Medicações aprovadas pela Food and Drug Administration (não disponíveis no Brasil)

Fentermina + topiramato

Uma combinação de fentermina e topiramato, em comprimidos de uso oral e de liberação prolongada, foi aprovada em 2012 para uso em adultos com obesidade ou sobrepeso acompanhado de comorbidades; recentemente, em 2023, a autorização foi estendida para adolescentes a partir dos 12 anos que apresentam obesidade, definida por IMC no percentil igual ou maior que 95, ajustado para idade e sexo. O medicamento atua por meio de uma combinação de dois agentes farmacológicos com mecanismos de ação complementares: a fentermina, que suprime o apetite, e o topiramato, que promove a sensação de saciedade e pode auxiliar na redução dos sintomas relacionados com a compulsão alimentar. As dosagens disponíveis da combinação são 3,75 mg/23 mg, 7,5 mg/46 mg, 11,25 mg/69 mg e 15 mg/92 mg de fentermina/topiramato, respectivamente.

A eficácia e a segurança do medicamento foram avaliadas em estudos de fase 3, incluindo os estudos EQUIP, CONQUER e SEQUEL. O estudo CONQUER, um ensaio clínico de 56 semanas, randomizado, duplo-cego e controlado por placebo, avaliou a eficácia de duas dosagens da combinação medicamentosa fentermina/topiramato, no tratamento da obesidade e do sobrepeso, envolvendo 2.487 pacientes com IMC entre 27 e 45 kg/m², todos com pelo menos duas comorbidades relacionadas ao peso. As mudanças médias no peso corporal foram de −1,4 kg para o grupo placebo, −8,1 kg para o grupo tratado com fentermina/topiramato 7,5 mg/46 mg, e −10,2 kg para o grupo recebendo fentermina/topiramato 15 mg/92 mg, todas com significância estatística (p < 0,001). Os eventos adversos mais comuns, em ordem de frequência, foram boca seca, parestesias, constipação intestinal, infecção de vias aéreas superiores, alteração do gosto e insônia. A taxa de abandono global foi de 31 a 43% para os pacientes fazendo uso da combinação e de 47% para os do grupo placebo. Dos pacientes tomando a dose mais alta, 18% abandonaram o estudo por efeitos colaterais contra 9% do grupo placebo. Não foi descrita alteração clinicamente significativa na função cognitiva, nas escalas de depressão e ansiedade ou em efeitos em habilidades psicomotoras nos pacientes em uso da medicação.

Setmelatonida

A setmelanotida foi aprovado pela FDA em 2020 para o manejo crônico do peso em pacientes adultos e pediátricos a partir dos 6 anos com obesidade monogênica ou sindrômica em razão da deficiência de pró-opiomelanocortina (POMC), proproteína convertase subtilisina/kexina tipo 1 (PCSK1) ou receptor de leptina (LEPR), além da síndrome de Bardet-Biedl. A setmelanotida está disponível na forma de injeção, com uma concentração de 10 mg/mℓ, em um frasco-ampola multidose de 1 mℓ em aplicação subcutânea diária.

A setmelanotida é um agonista do receptor de melanocortina 4 (MC4), apresentando uma atividade 20 vezes menor nos receptores de melanocortina 3 (MC3) e melanocortina 1 (MC1). Os receptores de MC4, localizados no cérebro, desempenham um papel crucial na regulação da fome, da saciedade e do gasto energético. Por outro lado, o receptor de MC1, expresso nos melanócitos, é responsável pelo acúmulo de melanina, levando ao aumento da pigmentação da pele de maneira independente da exposição à luz ultravioleta.

Os estudos de fase 3 envolveram pacientes com variantes genéticas consideradas patogênicas, seja por homozigose, seja por uma presumida composição heterozigótica, provavelmente patogênica ou de significado incerto (VUS) nos genes *POMC*, *PCSK1* ou no gene *LEPR*. Ajustes na dosagem ocorreram em um intervalo de 2 a 12 semanas, seguidos por um tratamento aberto durante 10 semanas. Entre os 21 pacientes avaliados quanto à eficácia do tratamento, 80% daqueles com obesidade em razão da deficiência nos genes *POMC* ou *PCSK1* atingiram o objetivo principal, uma perda de peso de ≥ 10% após 1 ano de tratamento. Adicionalmente, 46% dos pacientes com obesidade por deficiência no gene *LEPR* também alcançaram uma perda de peso de ≥ 10%. Os principais eventos adversos encontrados, listados por ordem de ocorrência, são: reação no local da injeção, seguida por hiperpigmentação da pele, dor abdominal e depressão. Outros efeitos, como náuseas, vômitos, cefaleia, diarreia, dor nas costas e fadiga, também foram relatados.

Hidrogel

Em 2019, a FDA autorizou o Gelesis100 para controle de peso em adultos com IMC de 25 a 40 kg/m², quando usado em conjunto com dieta e exercícios.

O produto é feito pela ligação cruzada de dois blocos de origem natural, celulose modificada e ácido cítrico, que, juntos, criam uma matriz tridimensional. As partículas abundantes absorvem rapidamente a água no estômago e se misturam homogeneamente com os alimentos ingeridos. Em vez de formar uma grande massa, cria milhares de pequenos pedaços individuais de gel com a elasticidade e a firmeza de alimentos sólidos à base de plantas (p. ex., vegetais), sem valor calórico. O hidrogel aumenta o volume e a elasticidade do conteúdo do estômago e do intestino delgado, induzindo a uma sensação de plenitude e saciedade. Ao chegar ao intestino grosso, o hidrogel é parcialmente decomposto por enzimas e perde sua estrutura tridimensional junto a grande parte de sua capacidade de absorção. A água liberada é reabsorvida no intestino grosso e o material celulósico restante é eliminado por meio dos processos digestivos naturais do corpo.

Os dados que apoiam os seus efeitos positivos sobre o peso fazem dele uma interessante ferramenta para ajudar no controle do peso. Os aspectos mais atraentes dessa abordagem são a sua eficácia, o novo mecanismo de ação e os sólidos dados de segurança. A aprovação desse dispositivo vem de dados de um estudo principal multicêntrico, duplo-cego e controlado por placebo, que avaliou a mudança de peso corporal em 436 pacientes adultos com sobrepeso ou obesidade (IMC ≥ 27 e ≤ 40 kg/m²) após completar 6 meses de tratamento. Os dois desfechos primários predefinidos do estudo foram 35% ou mais de pacientes no grupo ativo atingindo pelo menos 5% de perda de peso (desfecho categórico) e perda de peso ajustada por placebo com uma margem de superioridade de 3%. Cerca de 59% das pessoas no grupo de tratamento apresentaram pelo menos 5% de perda de peso. O hidrogel demonstrou superioridade sobre o placebo (−6,4% *versus* −4,4%; p = 0,0007), mas não atingiu o desfecho de superioridade de 3% em relação ao placebo. Aqueles que receberam o hidrogel tiveram duas vezes mais chances de alcançar pelo menos 5% de perda de peso em comparação com o placebo (OR ajustada 2; p = 0,0008). Mais de um quarto (26%) dos pacientes que concluíram o estudo foi grande respondedor ao hidrogel, definido pelos investigadores como uma perda de peso de pelo menos 10%. Os participantes desse grupo perderam, em média, 15% ou aproximadamente 30 kg. Os eventos adversos foram semelhantes nos grupos de tratamento e placebo. Os efeitos colaterais relacionados ao tratamento mais frequentemente observados foram distúrbios gastrointestinais (38% no grupo hidrogel *versus* 28% no grupo placebo), infecções e infestações (1% em cada um dos grupos, Gelesis100 e placebo) e distúrbios musculoesqueléticos e do tecido conjuntivo (1% no grupo hidrogel e 0% no grupo placebo). Nenhum evento adverso grave ocorreu no grupo hidrogel e um ocorreu no grupo placebo.

Dispositivos minimamente invasivos

Balão intragástrico deglutível

Outras opções de tratamento minimamente invasivas estão sendo exploradas. Apesar de vários agentes farmacológicos terem provado sua eficácia na perda de peso, alguns pacientes podem apresentar efeitos colaterais que limitam sua utilização. Por outro lado, a maioria dos balões intragástricos (BIs) precisa ser colocada endoscopicamente, o que, embora represente menor risco que um procedimento cirúrgico, continua sendo uma técnica invasiva. A diferença do BI deglutível, é que o dispositivo é engolido pelo paciente.

Assim que a cápsula com o balão chega à cavidade gástrica, o balão infla com líquido em seu interior. Após 16 semanas, um filamento preso à válvula do balão é dissolvido, ela se abre e o balão esvazia no estômago. O fluido e o balão esvaziado serão excretados pelo trato intestinal.

Estudos que avaliaram a perda de peso após um período de tratamento de 16 semanas com o BI deglutível mostraram resultados semelhantes de perda de peso total (10 a 14%) com o uso isolado dele em comparação a seu uso associado à mudança no estilo de vida e/ou medicação antiobesidade.

Embora a duração típica de permanência do balão deglutível seja de aproximadamente 16 semanas, os estudos com BIs de 12 meses de permanência demonstraram resultados semelhantes na perda de peso. Vale ressaltar que cerca de 80% da perda de peso ocorrem nos primeiros 3 meses de tratamento com BIs de longa permanência.

Uma vantagem do menor tempo de permanência do balão é a redução do risco de complicações relacionadas à parede gástrica, como ulceração ou trauma por pressão, que são mais comuns em balões com tempo de permanência prolongado. No entanto, embora raras, complicações podem ocorrer, como sintomas de intolerância que levaram à remoção endoscópica do balão.

Considerações finais

Diante da crescente epidemia de obesidade, torna-se imperativa a necessidade de desenvolver terapias inovadoras que garantam uma perda de peso significativa e sustentada, com efeitos favoráveis no que concerne à segurança e à eficácia no tratamento de comorbidades associadas. Além disso, é essencial que tais intervenções sejam viáveis para uso prolongado, refletindo a natureza crônica dessa condição clínica.

Bibliografia

Ackerman P, Ansarullah A, Luo S, et al. Taldefgrobep alfa reduces fat and increases muscle in an obese mouse model. Poster 211, ObesityWeek 2023, Dallas TX, USA.

Blüher M, Rosenstock J, Hoefler J, et al. Dose-response effects on HbA1c and bodyweight reduction of survodutide, a dual glucagon/GLP-1 receptor agonist, compared with placebo and open-label semaglutide in people with type 2 diabetes: a randomised clinical trial. Diabetol. 2024;67(3):470-82.

Clément K, van den Akker E, Argente J, et al. Efficacy and safety of setmelanotide, an MC4R agonist, in individuals with severe obesity due to LEPR or POMC deficiency: Single-arm, open-label, multicentre, phase 3 trials. Lancet Diabetes Endocrinol. 2020;8(12):960-70.

Crater GD, Lalonde K, Ravenelle F, et al. Effects of CB1R inverse agonist, INV-202, in patients with features of metabolic syndrome. A randomized, placebo-controlled, double-blind phase 1b study. Diabetes Obes Metab. 2024;26(2):642-9.

Crawford TO, Darras BT, Day JW, et al. Safety and efficacy of apitegromab in patients with spinal muscular atrophy types 2 and 3: the phase 2 TOPAZ Study. Neurology. 2024;102(5):e209151.

Darren R. Cotadutide (MEDI0382), a dual receptor agonist with glucagon-like peptide-1 and glucagon activity, is well-tolerated (≤ 600 μg) with robust effects on blood glucose in patients with T2DM. ADA; 2020.

Darren R. Cotadutide (MEDI0382), a dual receptor agonist with glucagon like peptide-1 and glucagon activity, modulates hepatic glycogen and fat stores. ADA; 2020. Virtual Meeting.

Davies M, Pieber TR, Hartoft-Nielsen ML, et al. Effect of oral semaglutide compared with placebo and subcutaneous semaglutide on glycemic control in patients with type 2 diabetes: a randomized clinical trial. JAMA. 2017;318(15):1460-70.

Food and Drug Administration. Imcivree (setmelanotide) injection, for subcutaneous use. U.S. Prescribing Information; 2020.

Frias JP, Deenadayalan S, Erichsen L, et al. Efficacy and safety of co-administered once-weekly cagrilintide 2·4 mg with once-weekly semaglutide 2·4 mg in type 2 diabetes: a multicentre, randomised, double-blind, active-controlled, phase 2 trial. Lancet. 2023;402(10403):720-30.

Frias JP, Hsia S, Eyde S, et al. Efficacy and safety of oral orforglipron in patients with type 2 diabetes: a multicentre, randomised, dose-response, phase 2 study. Lancet. 2023;402(10400):472-83.

Gadde KM, Allison DB, Ryan DH, et al. Effects of low-dose, controlled-release, phentermine plus topiramate combination on weight and associated comorbidities in overweight and obese adults (CONQUER): a randomised, placebo-controlled, phase 3 trial. Lancet. 2011;377(9774):1341-52.

Garvey WT, Ryan DH, Look M, et al. Two-year sustained weight loss and metabolic benefits with controlled-release phentermine/topiramate in obese and overweight adults (SEQUEL): a randomized, placebo-controlled, phase 3 extension study. Am J Clin Nutr. 2012;95(2):297-308.

Garvey WT. New horizons. A new paradigm for treating to target with second-generation obesity medications. J Clin Endocrinol Metab. 2022;107(4):e1339-47.

Gengo A, Ernesti I, Ienca R, et al. Safety and efficacy of a new swallowable intragastric balloon not needing endoscopy: Early Italian Experience. Obes Surg. 2018;28(2):405-9.

Greenhill, C. Phase I results for AMG 133. Nat Rev Endocrinol. 2024;20:193.

Greenway FL, Aronne LJ, Raben A, et al. A randomized, double-blind, placebo-controlled study of Gelesis100: A novel nonsystemic oral hydrogel for weight loss. Obesity (Silver Spring). 2019;27(2):205-16.

Heymsfield SB, Coleman LA, Miller R, et al. Effect of bimagrumab vs placebo on body fat mass among adults with type 2 diabetes and obesity: A phase 2 randomized clinical trial. JAMA Netw Open. 2021;4(1):e2033457.

Jastreboff AM, Kaplan LM, Frías JP, et al.; Retatrutide phase 2 obesity trial investigators. Triple-hormone-receptor agonist retatrutide for obesity – A phase 2 trial. N Engl J Med. 2023;389(6):514-526.

Jourdan T, Godlewski G, Kunos G. Endocannabinoid regulation of β-cell functions: implications for glycemic control and diabetes. Diabetes Care. 2014;37(6):1837-48.

Kloock S, Ziegler CG, Dischinger U. Obesity and its comorbidities, current treatment options and future perspectives: Challenging bariatric surgery? Pharmacol Ther. 2023;251:108549.

Konp FK, Aroda VR, do Vale RD, et al. Oral semaglutide 50 mg taken once per day in adults with overweight or obesity (OASIS 1): a randomised, double-blind, placebo-controlled, phase 3 trial. Lancet. 2023;402(10403):705-19.

Melson E, Miras AD, Papamargaritis D. Future therapies for obesity. Clin Med (Lond). 2023;23(4):337-46.

National Library of Medicine. A research study on HOW NNC0487-0111 works in people with overweight or obesity [Internet]. ClinicalTrials.gov; 2023. Identificador NCT06064006.

National Library of Medicine. A research study to see how semaglutide helps people with excess weight, lose weight (STEP UP) [Internet]. ClinicalTrials.gov; 2022. Identificador NCT05646706.

National Library of Medicine. Efficacy and safety of ALT-801 in the treatment of obesity [Internet]. ClinicalTrials.gov; 2022. Identificador NCT05295875.

National Library of Medicine. Efficacy and safety of setmelanotide for the treatment of rare genetic disorders of obesity (Setmelanotide) [Internet]. ClinicalTrials.gov; 2020. Identificador NCT03746522.

National Library of Medicine. Study of INV-202 in patients with obesity and metabolic syndrome [Internet]. ClinicalTrials.gov; 2023. Identificador NCT05891834.

Pacher P, Bátkai S, Kunos G. The endocannabinoid system as an emerging target of pharmacotherapy. Pharmacol Rev. 2006;58(3):389-462.

Parker VER, Hoang T, Schlichthaar H, et al. Efficacy and safety of cotadutide, a dual glucagon-like peptide-1 and glucagon receptor agonist, in a randomized phase 2a study of patients with type 2 diabetes and chronic kidney disease. Diabetes Obes Metab. 2022;24(7):1360-9.

Philip A, Parker VE, Stumvoll M, et al. MEDI0382, a GLP-1 and glucagon receptor dual agonist, in obese or overweight patients with type 2 diabetes: a randomised, controlled, double-blind, ascending dose and phase 2ª study. Lancet. 2018;391(10140):2607-18.

Raftopoulos I, Giannakou A. The Elipse Balloon, a swallowable gastric balloon for weight loss not requiring sedation, anesthesia or endoscopy: a pilot study with 12-month outcomes. Surg Obes Relat Dis 2017;13(7):1174-82.

Romero-Gómez M, Lawitz E, Shankar RR, et al. MK-6024 P001 Study Group. A phase IIa active-comparator-controlled study to evaluate the efficacy and safety of efinopegdutide in patients with non-alcoholic fatty liver disease. J Hepatol. 2023;79(4):888-97.

Rubino D, Abrahamsson N, Davies M, et al. STEP 4 Investigators. Effect of continued weekly subcutaneous semaglutide vs placebo on weight loss maintenance in adults with overweight or obesity: The STEP 4 randomized clinical trial. JAMA. 2021;325(14):1414-25.

Tam J, Cinar R, Liu J, et al. Peripheral cannabinoid-1 receptor inverse agonist reduces obesity by reversing leptin resistance. Cell Metab. 2012;16(2):167-79.

Tsai VWW, Husaini Y, Manandhar R, et al. Anorexia/cachexia of chronic diseases: a role for the TGF-β family cytokine MIC-1/GDF15. J Cachexia Sarcopenia Muscle. 2016;7(4):363-71.

Véniant MM, Lu SC, Atangan L, et al. A GIPR antagonist conjugated to GLP-1 analogues promotes weight loss with improved metabolic parameters in preclinical and phase 1 settings. Nat Metab. 2024;6(2):290-303.

Vivus, Inc. QSYMIA (phentermine and topiramate extended-release) capsules, for oral use, CIV: U.S. Prescribing Information; 2012.

Wharton S, Blevins T, Connery L, et al. Daily oral GLP-1 receptor agonist orforglipron for adults with obesity. N Engl J Med. 2023;389(10):877-88.

Wilding JPH, Batterham RL, Calanna S, et al. STEP 1 Study Group. Once-weekly semaglutide in adults with overweight or obesity. N Engl J Med. 2021;384(11):989-1002.

113 | Relevância da Melatonina na Regulação do Metabolismo Energético e do Peso Corpóreo

José Cipolla Neto ▪ Fernanda Gaspar do Amaral

Introdução

A melatonina (N-acetil 5-metoxitriptamina) é uma indolamina de peso molecular 232,3 sintetizada a partir do triptofano transformado em serotonina após uma hidroxilação (catalisada pela triptofano hidroxilase) e uma descarboxilação subsequente. Já a serotonina é acetilada pela arilalquilamina-N-acetiltransferase (AANAT, EC 2.3.1.87) e, a seguir, tem o grupamento hidroxila trocado por metil pela acetilserotonina O-metiltransferase (ASMT, EC 2.1.1.4, antes conhecida como "HIOMT – hidroxi-indol-oximetiltransferase").

A estrutura química da molécula da melatonina, com os anéis benzênico e pirrólico, além do grupamento metoxi, no carbono 5, e do grupamento acil, ligado ao nitrogênio do grupo amina, dá à molécula a característica de anfifilicidade, isto é, a melatonina tem um coeficiente de partição tal que lhe confere a propriedade de difundir-se, tanto em meios hidrofílicos quanto lipofílicos. Dessa forma, a melatonina, uma vez produzida na glândula pineal, é imediatamente secretada (*i. e.*, não fica armazenada na glândula) e pode ser encontrada em todos os compartimentos do organismo. Além disso, os carbonos 2 e 3 do anel pirrólico apresentam dupla ligação instável, que resulta na possibilidade de doar elétrons, conferindo à melatonina uma alta capacidade redutora ou antioxidante, sendo considerada um dos mais poderosos agentes antioxidantes naturais.

A melatonina compreende uma molécula ubiquamente encontrada nos seres vivos, sendo descrita tanto em seres procariotos quanto em eucariotos (unicelulares e pluricelulares). Dadas essas características históricas de aparecimento, manutenção e prevalência da melatonina, desenvolveu-se, ao longo da evolução, uma série de mecanismos de ação mediando a função dessa molécula. Assim, de acordo com o local de sua produção e da organização do ser vivo considerado, ela pode agir intracrinamente, ou seja, no interior da própria célula que a produz. Da mesma maneira, ela pode sair da célula que a produz e exercer ações autócrinas (na própria célula), parácrinas (em células vizinhas) e endócrinas (em células-alvo localizadas a distância). Nesse processo evolutivo, a melatonina, para exercer seu papel de agente sinalizador intra e intercelular importante, precisou inicialmente interagir molécula a molécula, exercendo um essencial papel antioxidante e de regulação enzimática e, posteriormente, quando da sua ação à distância, passou a interagir com moléculas receptoras específicas, de membrana, citosólicas ou nucleares.

Como consequência dessas características evolutivas, em um organismo mais complexo como o dos vertebrados, a melatonina pôde ser produzida em vários órgãos e tipos celulares, como na retina, nas células do trato gastrointestinal, nas células imunocompetentes, nas células da medula óssea, na pele etc., embora para uso estritamente local, autócrino e/ou parácrino, não se refletindo na circulação sistêmica.

No entanto, adicionalmente à melatonina de ação local, desenvolve-se nos vertebrados uma glândula endócrina – a pineal –, que produz melatonina, agora com caráter hormonal, uma vez que é lançada diretamente na circulação agindo a distância em células-alvo caracterizadas pela ocorrência de receptores específicos.

A glândula pineal desenvolve-se embrionariamente a partir de uma evaginação dorsal da parede do terceiro ventrículo, tendo, portanto, uma origem embriológica semelhante à das retinas. Essa semelhança pode ser observada em vertebrados não mamíferos, nos quais, além de órgão endócrino, a pineal é um órgão fotorreceptor. Em mamíferos, no entanto, os fotorreceptores transformam-se nos pinealócitos que passam a ter, exclusivamente, um caráter endócrino e produtor de melatonina, perdendo a capacidade fotorreceptiva. Sua composição celular em mamíferos consiste em pinealócitos (cerca de 90%) e astrócitos e fibroblastos (cerca de 10%).

A melatonina produzida é liberada nos espaços perivasculares da glândula, difundindo-se desse local para a circulação. Deve-se acrescentar que, estando a pineal em íntimo contato com o chamado "recesso pineal do terceiro ventrículo cerebral", parte da produção de melatonina é diretamente secretada no sistema ventricular cerebral. No III ventrículo, em particular, sua concentração é quase 100 vezes maior que na circulação sistêmica. Essa secreção privilegiada para o sistema nervoso central (SNC) torna-o um alvo importante de ação da melatonina, que age tanto em mecanismos gerais, como neurotransmissão, quanto em sistemas funcionais específicos, regulando diversas funções do organismo.

Na circulação, a melatonina é transportada pela conjugação à albumina plasmática. A concentração plasmática de pico noturno, em humanos, é de aproximadamente 100 pg/mℓ. No entanto, deve-se ter cuidado ao considerá-la a única dose "fisiológica", uma vez que em alguns tecidos e compartimentos, como no líquido cefalorraquidiano e na mitocôndria, a melatonina pode ser encontrada em concentrações bem mais altas.

A vida média da melatonina circulante é de cerca de 25 a 50 minutos, e sua metabolização se dá primariamente pelo fígado, em particular pelas enzimas do complexo de citocromos P450 (principalmente CYP1A2), transformando-a em 6-hidroximelatonina, que, após conjugação, é excretada na urina sobretudo sob a forma de 6-sulfatoximelatonina. Como a concentração desse metabólito urinário mantém relação direta e estreita com os níveis circulantes de melatonina, sua medição (em geral por métodos enzimáticos de ELISA) constitui uma das maneiras não invasivas de avaliar o total da produção noturna pineal de melatonina (outra forma, também clinicamente importante e não invasiva, é a dosagem direta da melatonina salivar). No SNC, a melatonina pode ser transformada em quinureninas sob a ação da 2,3 indolamina dioxigenase.

Como já dito, existem receptores específicos tanto de membrana quanto nucleares para a melatonina. Nos mamíferos, estão bem caracterizados dois tipos de receptores de membrana, adequadamente clonados e molecularmente caracterizados. Os receptores de alta afinidade MT1 (MTNR1A ou Mel1A) e MT2 (MTNR1B ou Mel1B) pertencem à superfamília dos receptores ligados à proteína G. Em particular, ligam-se às proteínas Gi ou G_0, podendo promover uma redução na produção do monofosfato de adenosina cíclico (cAMP). No caso do MT1, além de ligar-se à Gi, o receptor tem afinidade pelas proteínas G_q ou G_{11}, o que lhe confere a característica de, ativando a fosfolipase C, aumentar a produção de diacilglicerol e inositol trifosfato (IP3), podendo, por consequência, elevar a concentração intracelular de cálcio e a atividade da proteinoquinase C (PKC). Os mecanismos mobilizados pela Gi, quando da ativação do receptor MT2, também podem resultar em uma redução do monofosfato de guanosina cíclico (cGMP). Esses receptores de alta afinidade estão distribuídos por todo o organismo desde o SNC, onde estão presentes em muitas estruturas, até a periferia do organismo, sendo encontrados em muitos órgãos e tecidos. Um terceiro tipo de molécula aceptora para melatonina existente em mamíferos é uma enzima citosólica, a quinona redutase, cujas ações não estão completamente esclarecidas. Eventualmente, essa molécula pode ser chamada "receptor MT_3", apesar de não ter as características clássicas de um receptor. Além disso, a melatonina apresenta afinidade para ligação a um receptor nuclear órfão da família dos receptores de ácido retinoico do tipo RZR/ROR. Alguns dos efeitos atribuídos a essa interação são a regulação da expressão da enzima lipo-oxigenase, da expressão das enzimas antioxidantes, da síntese de interleucina 2 e seu receptor, além da regulação da síntese do receptor de estrogênio do tipo $E_{2\alpha}$.

É importante assinalar que a síntese de melatonina pela glândula pineal depende de uma via neural com origem nos núcleos paraventriculares hipotalâmicos e que termina com a ativação do sistema nervoso simpático torácico alto (T1, T2). Daí, os neurônios pré-ganglionares projetam-se sobre os gânglios cervicais superiores que, pelos nervos conários, atingem o interstício da glândula pineal, onde liberam noradrenalina e outros cotransmissores, como o trifosfato de adenosina (ATP). A noradrenalina interage com os receptores alfa (subtipo α-1B) e beta (subtipo β-1) adrenérgicos presentes na membrana dos pinealócitos. O receptor fundamental na síntese de melatonina é o do tipo β-1. A ativação desses receptores noradrenérgicos resulta na ativação da AANAT e, consequentemente, um desvio do metabolismo da serotonina para a síntese de melatonina. Deve-se lembrar aqui que medicações betabloqueadoras com afinidade pelo receptor adrenérgico β-1 podem reduzir e, até mesmo, dependendo da dosagem, bloquear a síntese diária de melatonina pineal com as consequências discutidas a seguir.

As características da produção de melatonina pela glândula pineal são especiais e se diferenciam das glândulas dependentes do eixo hipotálamo-hipofisário. Em primeiro lugar, a produção de melatonina depende de um circuito neural, que, como visto, termina com a inervação simpática direta da glândula. Em segundo lugar, a produção de melatonina não está sujeita aos controles de retroalimentação clássicos conhecidos, ou seja, a concentração plasmática de melatonina não interfere na sua produção pela glândula pineal.

Por sua vez, como uma característica essencial, a melatonina é produzida sob o controle direto do sistema de temporização circadiana (núcleo supraquiasmático e suas projeções), estando sob controle, portanto, do ciclo de iluminação ambiental característico do dia e da noite, o que se dá de maneira tão extensiva que, na enorme maioria das espécies estudadas (de atividade diurna, noturna ou crepuscular), a produção de melatonina é exclusivamente noturna e a magnitude e a duração de sua concentração no extracelular são estritamente dependências da duração do período de escuro (escotoperíodo) da noite. Assim, e adicionalmente, o perfil plasmático de melatonina varia de acordo com as noites mais longas ou mais curtas típicas das diversas estações do ano.

É preciso enfatizar que o pico da produção diária de melatonina, sendo sempre noturno, independentemente da espécie, constitui um dos sinalizadores circadianos mais poderosos para o meio interno, ou seja, a melatonina sinaliza para o meio interno, por sua presença (ou maior concentração) e ausência (ou menor concentração) diária na circulação e nos diversos líquidos corpóreos, se é noite ou dia no meio exterior. Ainda, pela duração do seu perfil secretório noturno, a melatonina sinaliza para o meio interno qual é a estação do ano. Essa capacidade funcional de temporizar sistemas de osciladores centrais e periféricos, temporizando ritmicamente as expressões funcionais de um organismo, coloca a melatonina na categoria dos agentes chamados "cronobióticos". Como cronobiótico, portanto, a melatonina consegue temporizar circadianamente vários fenômenos fisiológicos e comportamentais, como o ciclo vigília/atividade-sono/repouso, o metabolismo energético (visto adiante), o sistema cardiovascular, o sistema imunológico etc.

Tendo em vista ainda a produção de melatonina em humanos, deve-se ter em conta que seu perfil plasmático diário apresenta uma variação característica ao longo do desenvolvimento ontogenético: sua produção e secreção são máximas na infância, apresentam uma redução precedendo a puberdade, estabilizam-se na fase de adulto jovem e reduzem consideravelmente em idosos, com valores que podem chegar a 20% da produção dos adultos jovens a partir dos 70 anos.

Dadas, portanto, as características específicas de origem filogenética antiga e da produção hormonal da melatonina discutidas, a melatonina desenvolveu o que se pode chamar de modos de ação, que lhe são particulares. É preciso assinalar que a única maneira de compreender o papel funcional da melatonina como hormônio e, portanto, sua fisiologia e fisiopatologia, consiste em compreender e entender, em cada sistema estudado, os diversos modos de ação desse hormônio.

Assim, como qualquer mensageiro químico (hormônios em particular), a melatonina, assim que cai na circulação e interage com seus aceptores moleculares específicos, exerce os seus chamados "efeitos imediatos". Obviamente, esses efeitos dependem da afinidade

Capítulo 113 ▪ Relevância da Melatonina na Regulação do Metabolismo Energético e do Peso Corpóreo **911**

(e suas modificações) de seus receptores, da concentração da melatonina circulante (portanto, da fase da noite) e da duração dessa interação, podendo ser chamados "endocrinológicos clássicos" e que são estudados como classicamente se faz em experimentos *in vivo*, nos quais se administra ou se retira melatonina (animal pinealectomizado ou animal submetido à luz constante) ou *in vitro*, em que tecidos ou células são incubados com melatonina, com ou sem bloqueadores específicos de seus receptores, e os efeitos avaliados.

Entretanto, além desses efeitos imediatos, a melatonina, quando da imediata interação com seus aceptores moleculares, prepara efeitos que apenas serão observados quando ela não estiver mais presente na circulação. São os chamados "efeitos futuros", que podem ser de dois tipos:

- Aqueles que surgem imediatamente após cessar a produção de melatonina pineal (ou seja, no começo da manhã) e que levam o nome de efeitos futuros proximais ou consecutivos, principalmente dependentes da supersensibilização do sistema de transdução da adenilciclase/cAMP/proteinoquinase A (PKA)/elemento de resposta ao cAMP (CREB)
- Aqueles que podem aparecer a qualquer momento do dia seguinte e que dependem da regulação de processos de transcrição e tradução gênicas de genes específicos (genes-relógio ou *clock genes* e dos genes que dependem desses genes-relógio) e da homeostasia das proteínas resultantes. São os chamados "efeitos futuros distantes ou prolongados".

Dadas as características funcionais da produção e a secreção da melatonina pineal, é preciso mencionar outros modos de ação. Um deles, fundamental na interpretação da fisiologia e da fisiopatologia da melatonina, refere-se a seu modo de ação cronobiológico, ou seja, a melatonina regula de modo importante a ritmicidade circadiana, que depende da diferença noite/dia de sua produção, e sazonal, que depende da duração da sua produção noturna. Assim, quando da administração de melatonina ou em casos nos quais haja, comprovadamente, uma produção menor ou ausência de melatonina, deve-se fazer um estudo detalhado da organização rítmica dos indivíduos, sobretudo a circadiana, observando a relação temporal entre as diversas variáveis fisiológicas e comportamentais. Desse modo, a melatonina é essencial para garantir uma organização circadiana saudável, o que implica a relação temporal adequada dos ciclos de vigília-sono (atividade-repouso) com, por exemplo, maior ingestão alimentar e jejum, respectivamente. Da mesma maneira, o metabolismo energético de um organismo saudável determina maior sensibilidade insulínica e tolerância à glicose ligadas às fases de vigília e maior ingestão alimentar e, por sua vez, resistência insulínica e menor tolerância à glicose associadas ao período de sono e de jejum. Qualquer alteração na produção de melatonina pode levar a uma alteração dessa ordenação temporal diária, e, por consequência, a uma situação chamada "cronorruptura", que, invariavelmente, provoca distúrbios patológicos, inclusive aqueles ligados ao metabolismo energético e ao sono, podendo promover quadros de obesidade.

Melatonina e regulação do metabolismo energético

O primeiro trabalho que mostrou a ação direta, *in vitro*, da melatonina regulando a ação da insulina foi publicado em 1994, demonstrando que adipócitos isolados de tecido adiposo branco visceral, previamente incubados com melatonina, apresentavam um deslocamento para a esquerda da curva de captação de glicose induzida por insulina, o que indicava que a melatonina aumentava a sensibilidade do tecido adiposo à ação da insulina. Em 1998, demonstrou-se, pela primeira vez, que o animal pinealectomizado apresentava um quadro de resistência insulínica e intolerância à glicose. Todos os dados subsequentes da literatura, tanto *in vitro* quanto *in vivo*, confirmaram o papel da melatonina, agindo por meio de seus receptores de membrana, na potenciação de praticamente todos os efeitos estudados da insulina: captação de glicose pelos tecidos musculares esqueléticos e cardíacos e tecido adiposo branco visceral, síntese de leptina e adiponectina pelo tecido adiposo, lipogênese, síntese de glicogênio hepático e muscular, regulação da gliconeogênese hepática, ação central da insulina etc.

Esse efeito da melatonina, responsável pela potenciação da ação da insulina, se deve, nos tecidos adiposo e muscular estriado esquelético e cardíaco, a um aumento da transcrição e da tradução gênicas do transportador de glicose GLUT-4, que tem sua expressão reduzida a 50% na ausência da melatonina. Ainda, a melatonina é capaz, nestes e em outros tecidos, por si só de induzir, por sua interação com os seus receptores de membrana, fosforilação em resíduos tirosis e ativação da subunidade beta da tirosinoquinase do receptor de insulina e a fosforilação do substrato do receptor de insulina-1 (IRS-1), além de provocar a mobilização de toda a cascata de sinalização da insulina (p. ex., as associações IRS-1/fosfatidilinositol 3 quinase (PI3k)-quinase e IRS-1/região de homologia Src fosfatase 2 (SHP-2)) e a fosforilação de AKT e de proteinoquinase ativada por mitógeno (MAP). Deve-se ressaltar que a melatonina tem também o importante papel de preparar os tecidos metabolicamente importantes para responderem a outros hormônios (como os glicocorticoides) envolvidos no controle do metabolismo energético.

Outros estudos, importantes por seus achados, mostram que animais pinealectomizados não conseguem desenvolver as alterações metabólicas adaptativas ao treinamento físico aeróbico (e seus benefícios) e, portanto, não apresentam o mesmo desempenho de animais-controles treinados. Da mesma maneira, animais idosos, que sabidamente produzem menos melatonina, não conseguem se adaptar ao exercício físico. Em consequência, animais que apresentam ausência ou redução da produção de melatonina (idosos, diabéticos, indivíduos sujeitos à estimulação luminosa noturna, trabalhadores em turno noturno ou em turnos etc.) não conseguem a mesma eficiência na reversão da resistência insulínica pelo treinamento físico que se consegue em indivíduos ou animais jovens e/ou que apresentem produção normal de melatonina. No entanto, estudos experimentais mostram que, nesses casos, a suplementação terapêutica com melatonina reverte completamente o quadro, tornando os animais metabolicamente aptos ao exercício e, quando for o caso, revertendo o quadro de intolerância à glicose apresentado.

A melhora do sinal insulínico pela melatonina pode ser observada em outro modelo animal: o animal idoso, que, como visto, apresenta uma redução na produção de melatonina. Os trabalhos existentes estudaram o papel da reposição terapêutica de melatonina nesse modelo animal que, sabidamente, pode apresentar, além da resistência insulínica e da intolerância à glicose, obesidade e hipertensão. Demonstra-se que a reposição da melatonina por via oral provoca redução do peso corporal, pequena redução da ingestão alimentar, redução da massa adiposa, aumento da sensibilidade insulínica e da tolerância à glicose, bem como apresenta aumento da capacidade de adaptar-se ao treinamento físico.

Deve-se ressaltar, no entanto, que a maioria dos efeitos da melatonina sobre a sensibilidade insulínica, em geral, e sobre a melhora da sinalização insulínica, em particular, foi evidenciada antes da perda de peso pelos animais tratados, indicando uma ação direta da melatonina e, portanto, não mediada pela perda de peso. No hipotálamo, a reposição terapêutica da melatonina promoveu um aumento de fosforilação de IRS-1 e 2 e da AKT/proteinoquinase B (PKB) após o estímulo agudo com insulina, que poderia, em parte, explicar a menor ingestão alimentar nesses animais. No tecido muscular estriado esquelético, a melatonina aumentou o grau de fosforilação do IRS-2 e das quinases reguladas por sinal extracelular (ERKs)-1/2, contribuindo mais para os efeitos mitogênicos estimulados pela insulina do que para a captação de glicose e melhora da sensibilidade à insulina. No fígado, o aumento da fosforilação do IRS-2 e da associação desse substrato e do IRS-1 com PI3-quinase sugerem que o tratamento com melatonina melhorou tanto a homeostase glicêmica quanto o metabolismo lipídico, considerando os papéis diferenciados de tais substratos no tecido hepático. A maior fosforilação da AKT/PKB reforça essa sugestão, pois a redução de IRS-1 e 2 no fígado está associada à diminuição da ativação da AKT/PKB. No tecido adiposo, o tratamento com melatonina aumentou a fosforilação do IRS-1, o que mostra que seus efeitos podem ser os responsáveis pela melhoria na sensibilidade à insulina observada nesses animais. Da mesma maneira, demonstrou-se o aumento da capacidade de captação basal e máxima de glicose nos tecidos adiposo e muscular dos animais tratados com melatonina, confirmando a sua possível importância na redução da resistência insulínica do idoso. Demonstrou-se, ainda, um aumento da liberação de leptina, apesar de a massa adiposa ser menor (graças a uma redução do volume celular sem redução da celularidade), indicando maior capacidade de produção e secreção de leptina nos adipócitos dos animais tratados com melatonina, como já era esperado, tendo em vista que, como observado anteriormente, a melatonina potencia a síntese de leptina induzida pela insulina. Esse aumento da leptina circulante nos animais idosos submetidos à reposição terapêutica com melatonina deve ter contribuído, além da melhora da sinalização insulínica no hipotálamo, para a redução da ingestão alimentar e do peso corpóreo.

Há na literatura um conjunto extenso de trabalhos que mostram o papel da melatonina na regulação da secreção de insulina pelas células B pancreáticas. A melatonina, agindo por meio de seus receptores de membrana, tem um efeito imediato inibitório agudo sobre a secreção de insulina, que depende da redução do cAMP e da PKA. Por sua vez, essa inibição noturna prolongada induz, na manhã seguinte, como um exemplo do chamado "efeito proximal ou consecutivo", um período de até 4 horas de supersensibilização a qualquer agente secretagogo que mobilize as vias do cAMP, como as incretinas. Em ilhotas pancreáticas, adicionalmente ao seu papel inibitório da secreção da insulina, a melatonina mobiliza as vias de sinalização da insulina e do fator de crescimento similar à insulina-1 (IGF-1), importantes para o trofismo delas. A importância clínica desse efeito da melatonina sobre a secreção de insulina se evidencia pela demonstração, em estudos epidemiológicos usando estudos de associação genômica ampla (GWA, do inglês *genome-wide association*), de que indivíduos com variantes do receptor MTNR1B para melatonina (MT2, em humanos) apresentam maior tendência à hiperglicemia matutina e ao desenvolvimento de diabetes do tipo 2.

Entre os trabalhos que tratam da correlação funcional entre melatonina e insulina, há aqueles que estudam a produção de melatonina pela glândula pineal tanto de animais diabéticos induzidos por estreptozotocina quanto de pacientes com diabetes *mellitus* tipo 1 (DM1). Os estudos experimentais, inclusive usando a técnica da microdiálise pineal, demonstram uma redução de 50% na produção de melatonina após a indução do quadro diabético por estreptozotocina. Essa redução na síntese de melatonina não depende de qualquer dano celular na glândula, mas depende diretamente de uma redução da tradução e da atividade da enzima AANAT, resultado de uma redução da atividade da Na-K-ATPase e da sinalização noradrenérgica. Para esclarecer o agente causador da queda da melatonina pineal quando do quadro de diabetes experimental – a queda da insulina circulante e/ou a hiperglicemia resultante –, estudos *in vitro* (culturas de células pineais dissociadas em meio com alta concentração de glicose) ou *in vivo* (usando a técnica da microdiálise reversa da glândula pineal com soluções com altas concentrações de glicose) mostram clara e definitivamente que a hiperglicemia tem um papel inibitório sobre a síntese de melatonina. Essa hipótese foi então testada com pacientes com DM1 nos quais sabidamente é muito difícil o controle glicêmico, estando sujeitos, portanto, a variações consideráveis da glicemia. Nesses casos, encontrou-se uma forte correlação negativa entre os níveis glicêmicos e a produção de melatonina avaliada pela excreção urinária de 6-sulfatoximelatonina. Assim, pode-se concluir que o quadro diabético decorrente da redução da secreção de insulina e hiperglicemia não controlada leva a uma redução da produção de melatonina, promovendo um quadro fisiopatológico que resulta no agravamento do próprio quadro diabético.

Deve-se assinalar que, além desses efeitos da ausência, da redução ou da reposição da melatonina em animais adultos, a melatonina é importante na programação fetal do metabolismo, e sua ausência durante a gestação provoca nos filhotes, quando adultos, intolerância à glicose, resistência insulínica e grave deficiência na secreção pancreática de insulina induzida por glicose.

Melatonina e ritmicidade biológica do metabolismo energético

Os ritmos biológicos circadianos, onipresentes nos seres vivos, constituem uma estratégia adaptativa altamente eficiente, uma vez que garantem a relação temporal entre os seres vivos e seu meio ambiente, em geral sincronizada pelo claro-escuro do dia e da noite. Para isso, o sistema de temporização circadiana organiza temporalmente todos os processos fisiológicos e comportamentais de modo a fazer com que os sistemas funcionais no organismo se expressem com intensidades e qualidades diferentes de acordo com a hora do dia, garantindo, assim, essa relação temporal vital entre os seres vivos e seu ambiente, o que aumenta as chances da sobrevivência individual e da espécie.

Contudo, é princípio fundamental que todos os seres vivos mantenham um equilíbrio adequado entre a aquisição, o armazenamento e o consumo energético. No caso dos animais e dos mamíferos, em particular, é absolutamente necessário que a procura de alimento esteja alocada à fase de atividade da espécie e perfeitamente sincronizada com o momento do dia em que a probabilidade de aquisição energética seja a maior possível, diante de outros fatores que coloquem a vida em perigo, como predação. Nesse caso, o processo de aquisição energética não está necessariamente alocado, estritamente, em todas as espécies, ao dia ou à noite. No entanto, a aquisição energética, por depender de forrageamento e coleta no animal adulto, está necessariamente alocada ao grande surto diário de atividade típico da espécie, ou seja, no processo de organização circadiana das funções de atividade e repouso e a sua sincronização com o meio ambiente, a fase de aquisição energética (alimentação) está quase sempre alocada ao dia ou à noite, dependendo se a espécie é de atividade diurna ou noturna, respectivamente. Assim, de modo correspondente, as funções metabólicas se modificam circadianamente para dar conta da distribuição diária das fases de atividade-alimentação e de repouso-jejum.

Como mencionado anteriormente, uma das estratégias mais importantes desenvolvidas filogeneticamente pelos vertebrados, sobretudo mamíferos, para garantir a sincronização dos processos rítmicos fisiológicos e comportamentais com o meio ambiente foi a de, independentemente das características de atividade da espécie, acoplar o processo secretório diário de melatonina pineal à fase escura, em um processo de secreção que, adicionalmente, varia de maneira sazonal, de acordo com a duração do dia e da noite. Assim, o perfil diário de produção de melatonina consegue sinalizar para o meio interno dois aspectos temporais do meio externo: dia ou noite e estações do ano. Da mesma maneira, em todos os mamíferos, a produção diária de cortisol/corticosterona, estando estritamente associada ao início do surto diário de atividade, precedendo-o imediatamente e atingindo seu pico no começo do surto de atividade diário, é, também, um importante marcador circadiano.

Restringindo-se, aqui, à discussão do papel da melatonina, pode-se afirmar, portanto, que o controle rigoroso da produção de melatonina, associando-a estritamente à noite, torna esse hormônio um importantíssimo agente sincronizador do meio interno (cronobiótico, como dito anteriormente), agindo tanto sobre o SNC (inclusive sobre o próprio relógio circadiano, o núcleo supraquiasmático) quanto perifericamente no organismo. Dessa forma, a melatonina pode regular e sincronizar, circadiana e sazonalmente, processos fisiológicos vitais, como atividade e repouso, sono e vigília, processos reprodutivos e secreções hormonais, e todos os processos fisiológicos e comportamentais envolvidos com a regulação do metabolismo energético – a aquisição, o armazenamento e o consumo de energia.

Nesse sentido, a integridade do sistema circadiano é fundamental para a manutenção da saúde, cuja ruptura leva necessariamente a doenças, inclusive aquelas ligadas à fisiopatologia do metabolismo e do balanço energéticos. Assim, além do que é fartamente conhecido sobre os distúrbios metabólicos associados ao trabalho em turnos ou em turno noturno, experimentalmente demonstra-se que alterações gênicas dos chamados "genes-relógio" (*clock genes*, responsáveis pela ritmicidade circadiana de todo o metabolismo celular) levam a supressão das variações diárias na glicose e triglicerídeos plasmáticos (gene *Bmal1*), obesidade, hiperleptinemia, hiperlipemia e resistência insulínica (gene *Clock*); ao contrário, doenças metabólicas como o DM1 experimental e obesidade podem provocar alterações da ritmicidade diária dos genes-relógio.

A melatonina parece regular a expressão rítmica circadiana dos genes-relógio nos tecidos metabolicamente importantes (muscular, adiposo e hepático) em animais de experimentação. A ausência da melatonina elimina ou altera a ritmicidade diária dos genes *Clock, Bmal1, Per (1 e 2)* e *Cry (1 e 2)*, o que é corrigido pela reposição diária de melatonina. Mais interessante é a demonstração do papel sincronizador da melatonina, *in vitro*, sobre a expressão de genes-relógio e a função de adipócitos brancos viscerais isolados. Nesse tipo de cultura de adipócitos isolados provenientes de roedores noturnos, a incubação com melatonina de forma intermitente (12 horas com e 12 horas sem, por vários ciclos) conseguiu não

somente sincronizar os genes-relógio desse tecido, mas também sincronizar as funções básicas de lipólise e lipogênese, de modo que a lipólise estivesse associada ao "dia induzido" (ausência de melatonina no meio de cultura) e a lipogênese à "noite induzida" (presença de melatonina no meio de cultura).

Dessa forma, pode-se supor que a regulação exercida pela melatonina sobre o metabolismo dos tecidos periféricos seria mediada pela regulação que ela exerce sobre a expressão dos genes de temporização circadiana, reenfatizando seu papel de verdadeiro sincronizador endógeno ou agente cronobiótico, em especial das funções ligadas ao metabolismo energético.

Vários parâmetros metabólicos apresentam um ritmo diário, entre os quais a glicemia e a insulinemia. Apesar da esperada flutuação da glicemia dependente da alimentação, demonstra-se sua flutuação rítmica diária em animais em jejum. Da mesma maneira, Bellinger et al. e Bizot-Espiard et al. demonstraram, em animais em jejum, um ritmo diário de insulinemia. Além disso, sabe-se que em pacientes humanos ocorre uma flutuação diária no teste de tolerância à glicose, tanto oral quanto intravenoso, assim como na sensibilidade periférica à insulina. A tolerância à glicose e a sensibilidade insulínica são maiores no início do período diário de atividade (neste caso, manhã) e menores precedendo o período de repouso (neste caso, fim da tarde e noite).

Cipolla-Neto et al. demonstraram que animais pinealectomizados (portanto, na ausência de melatonina) não apresentam a esperada variação diária no teste de tolerância à glicose (GTT) e no teste de tolerância à insulina (ITT), assim como têm uma alteração da secreção diária de insulina que está dessincronizada do período de maior atividade e surto alimentar. Constata-se ainda que a pinealectomia provoca uma alteração dos parâmetros rítmicos metabólicos diários dos adipócitos (lipólise e lipogênese) e da resistência hepática à insulina e, consequentemente, da neoglicogênese.

Esse conjunto de dados demonstra que a ausência de melatonina ou sua redução parecem impedir as preparações metabólicas rítmicas circadianas típicas do período de atividade (adaptação à atividade física e à aquisição energética pela alimentação) ou do repouso (adaptação ao jejum). Esse desajuste rítmico ou dessincronização metabólica interna (cronorruptura), que leva a distúrbios metabólicos e obesidade, desaparece se os animais forem tratados diariamente com melatonina.

Melatonina e regulação do balanço energético

A sobrevida depende de um adequado equilíbrio entre a ingestão energética, seu armazenamento, a mobilização dos estoques e o gasto energético. O resultado desse equilíbrio energético é o último determinante do peso corpóreo.

A melatonina age em cada um dos passos do equilíbrio energético (ingestão alimentar, fluxo para e dos estoques e gasto) de modo a regulá-lo, tendo ao final, portanto, uma ação antiobesogênica.

Sabe-se que, em ratos, a ausência da produção de melatonina provoca obesidade e que o tratamento substitutivo ou suplementar leva à regularização do peso corpóreo. Demonstra-se que, mesmo em animais que apresentam uma produção normal de melatonina, a sua suplementação leva a uma redução a longo prazo do peso corpóreo e da adiposidade visceral. Esse efeito antiobesogênico e redutor do peso corpóreo pode ser visto, claramente, no animal idoso quando suplementado com melatonina. Animais de meia-idade, com obesidade, com resistência insulínica e intolerância à glicose, e tratados com melatonina, apresentam uma redução considerável do peso corpóreo e da adiposidade visceral que desaparecem quando da suspensão do tratamento. Há uma redução discreta da ingestão alimentar e um aumento da atividade e do gasto energéticos durante o período circadiano de vigília. Esse aumento do gasto energético provocado pela melatonina depende de um aumento da massa e da atividade do tecido adiposo marrom, além de uma elevação do escurecimento do tecido adiposo branco visceral. A intolerância à glicose e a resistência insulínica (central e periférica) desaparecem, precedendo a redução do peso corpóreo. Ressalte-se que não há alteração dos níveis de tri-iodotironina (T3) e tiroxina (T4), testosterona e de glicocorticoides. Deve-se assinalar, como dito anteriormente, que a suplementação com melatonina no animal idoso melhora consideravelmente os efeitos metabólicos e de redução de peso corpóreo induzidos pelo treinamento físico.

É importante notar, como parte do efeito antiobesogênico da melatonina, a sua importância crítica na regulação do trofismo e da atividade do tecido adiposo marrom. Trabalhos recentes em humanos pinealectomizados e em animais de experimentação demonstram esse papel importante da melatonina na regulação do gasto energético.

Considerações finais

A melatonina parece ter um papel importante na regulação do peso corpóreo, regulando e potenciando a ação da insulina, além de ser responsável pela sincronização circadiana dos fenômenos metabólicos às fases diárias de atividade/repouso e ingestão alimentar/jejum. Ainda, age em todos os pontos do ciclo de energia no organismo, regulando a ingestão alimentar, o fluxo de nutrientes para e dos estoques e, principalmente, o gasto energético.

Dessa forma, passa a ser essencial para a homeostasia metabólica do organismo a manutenção de uma produção adequada diária de melatonina, mantendo seu perfil plasmático e sua ritmicidade circadiana, com respeito ao seu horário de início e à quantidade produzida. Para isso, é absolutamente necessário manter a ritmicidade circadiana o mais intacta possível, livre das interferências muito comuns na sociedade contemporânea, como horários extenuantes de trabalho (em turnos e noturno), iluminação noturna intensa, uso noturno de equipamentos eletrônicos e o chamado *jet lag* social, em que se estimula o lazer em períodos noturnos tardios, aumentando a exposição noturna à luz e a privação de sono.

Por consequência, sugere-se que se considere a reposição terapêutica de melatonina no arsenal clínico, tomando-se o cuidado de repô-la, diariamente à noite, em uma formulação e dose que reproduzam as características típicas do seu perfil plasmático circadiano. Ainda, é preciso considerar o uso dos seus análogos, medicações desenvolvidas como agonistas de algum de seus receptores de membrana, sobretudo aqueles que são (foram) desenvolvidos mais especificamente para a regulação metabólica.

Bibliografia

Alonso-Vale MIC, Andreotti S, Borges-Silva CN, et al. Intermittent and rhythmic exposure to melatonin in primary cultured adipocytes enhances the insulin and dexamethasone effects on leptin expression. J Pineal Res. 2006;41:28-34.

Alonso-Vale MIC, Andreotti S, Mukai PY, et al. Melatonin and the circadian entrainment of metabolic and hormonal activities in primary isolated adipocytes. J Pineal Res. 2008;45:422-9.

Amaral FG, Andrade-Silva J, Kuwabara WMT, Cipolla-Neto J. New insights into the function of melatonin and its role in metabolic disturbances. Expert Rev Endocrinol Metab. 2019;14(4):293-300.

Amaral FG, Cipolla-Neto J. A brief review about melatonin, a pineal hormone. Arch Endocrinol Metab. 2018;62:472-9.

Amaral FG, Turati AO, Barone M, et al. Melatonin synthesis impairment as a new deleterious outcome of diabetes-derived hyperglycemia. J Pineal Res. 2014; 57:67-79.

Anhe GF, Caperuto LC, Pereira-da-Silva M, et al. In vivo activation of insulin receptor tyrosine kinase by melatonin in the rat hypothalamus. J Neurochem. 2004;90(3):559-66.

Arendt J, Skene DJ. Melatonin as a chronobiotic. Sleep Med Rev. 2005;9:25-39.

Bellinger LL, Mendel VE, Moberg GP. Circadian insulin, GH, prolactin, corticosterone and glucose rhythm in fed and fasted rats. Horm Metab Res. 1975;7:132-5.

Ben-Dyke R. Diurnal variation of oral glucose tolerance in volunteers and laboratory animals. Diabetologia. 1971;7:156-9.

Bizot-Espiard JG, Doublé A, Guardiola-Lemaitre B, et al. Diurnal rhythms in plasma glucose, insulin, growth hormone and melatonin levels in fasted and hyperglycaemic rats. Diabetes Metab. 1998;24:235-401.

Bouatia-Naji N, Bonnefond A, Cavalcanti-Proença C, et al. A variant near MTNR1B is associated with increased fasting plasma glucose levels and type 2 diabetes risk. Nat Genet. 2009;41:89-94.

Cipolla-Neto J, Amaral FG. Melatonin as a hormone: new physiological and clinical insights. Endocr Rev. 2018;39:990-1028.

Cipolla-Neto J, Amaral FG, Afeche SC, et al. Melatonin, energy metabolism and obesity: a review. J Pineal Res. 2014;56:371-81.

Dawson D, Armstrong SM. Chronobiotics – drugs that shift rhythms. Pharmacol Ther. 1996;69:15-36.

Erren TC, Reiter RJ. Defining chronodisruption. J Pineal Res. 2009;46:245-7.

Ferreira DS, Amaral FG, Mesquita CC, et al. Maternal melatonin programs the daily pattern of energy metabolism in adult offspring. Plos One. 2012;7:e38795.

Gibson T, Jarrett RJ. Diurnal variation in insulin sensitivity. Lancet. 1972;2:947-48.

Gibson T, Stimmler L, Jarrett RJ, et al. Diurnal variation in the effects of insulin on blood glucose, plasma non-esterified fatty acids and growth hormone. Diabetologia. 1975;11:83-8.

Gomes PRL, Vilas-Boas EA, Almeida Leite E, et al. Melatonin regulates maternal pancreatic remodeling and B-cell function during pregnancy and lactation. J Pineal Res. 2021;71(1):e12717.

Halpern B, Mancini M, Bueno C, et al. Melatonin increases brown adipose tissue volume and activity in melatonin deficient patients: a proof-of-concept study. Diabetes. 2019;68(5):947-52.

Jarrett RJ, Baker IA, Keen H, Oakley NW. Diurnal variation in oral glucose tolerance: blood sugar and plasma insulin levels morning, afternoon, and evening. Br Med J. 1972;1:199-201.

Jarrett RJ, Keen H, Baker IA. Diurnal variation in oral glucose tolerance. Clin Sci. 1971;40:28.

Lima FB, Machado UF, Bartol I, et al. Pinealectomy causes glucose intolerance and decreases adipose cell responsiveness to insulin in rats. Am J Physiol. 1998;275:934-41.

Lima FB, Matsushita DH, Hell NS, et al. The regulation of insulin action in isolated adipocytes. role of periodicity of food intake, time of the day and melatonin. Braz J Med Biol Res. 1994;27:995-1000.

Marqueze EC, Nogueira LFR, Vetter C, et al. Exogenous melatonin decreases circadian misalignment and body weight among early types. J Pineal Res. 2021;71(2):e12750.

Mendes C, Lopes AMS, Amaral FG, et al. Adaptations of the aging animal to exercise: role of daily supplementation with melatonin. J Pineal Res. 2013;55:229-39.

Pauly JE. Chronobiology: anatomy in time. Am J Anat. 1983;168: 365-88.

Pauly JE, Scheving LE. Circadian rhythms in blood glucose and the effect of different lighting schedules, hypophysectomy, adrenal medullectomy and starvation. Am J Anat. 1967;120:627-36.

Prokopenko I, Langenberg C, Florez JC, et al. Variants in MTNR1B influence fasting glucose levels. Nat Genet. 2009;41:77-81.

Rudic RD, McNamara P, Curtis AM, et al. Fitzgerald GA. BMAL1 and CLOCK, two essential components of the circadian clock, are involved in glucose homeostasis. PloS Biol. 2004;2:e377.

Souza CAP, Gallo CC, Camargo LS, et al. Melatonin multiple effects on brown adipose tissue molecular machinery. J Pineal Res. 2019;66:e12549-18.

Tan DX, Manchester LC, Fuentes-Broto L, et al. Significance and application of melatonin in the regulation of brown adipose tissue metabolism: relation to human obesity. Obes Rev. 2011;12:167-88.

Turek FW, Joshu C, Kohsaka A, et al. Obesity and metabolic syndrome in circadian Clock mutant mice. Science. 2005;308;1043-5.

Whichelow MJ, Sturge RA, Keen H, et al. Diurnal variation in response to intravenous glucose. Br Med J. 1974;1:488-91.

Wolden-Hanson T, Mitton DR, McCants RL, et al. Daily melatonin administration to middle-aged male rats suppresses body weight, intraabdominal adiposity, and plasma leptin and insulin independent of food intake and total body fat. Endocrinology. 2000;141:487-97.

Young ME, Wilson CR, Razeghi P, et al. Alterations of the circadian clock in the heart by streptozotocin-induced diabetes. J Mol Cell Cardiol. 2002;34:223-31.

Zanuto R, Siqueira-Filho MA, Caperuto LC, et al. Melatonin improves insulin sensitivity independently 1 of weight loss 2 in old obese rats. J Pineal Res. 2013;55:156-65.

Índice Alfabético

A

Abordagem nutricional
- da obesidade na infância e na adolescência, 507
- em erros
- - comportamentais, 514
- - qualitativos e quantitativos, 514
Abortamentos, 452
Absorção de ferro, 811
Acanthosis nigricans, 277, 280
Ação, 217, 511, 536
Acarbose, 663
- orlistate, 649
Acessulfame-K, 560
Acidente vascular encefálico, 362
Ácido(s)
- ascórbico, 814
- biliares, 749
- fólico, 790, 796, 798
- graxos, 72, 336, 396, 498, 499
- - e asma, 379
- - insaturados, 127
- - livres, 117, 154
- - ômega-3, 349, 500
- - saturados, 553
- hialurônico, 406
- nicotínico, 350
- quenodesoxicólico, 172
- zoledrônico, 403
Acne, 95
Açúcares raros como substitutos do
açúcar de mesa, 562
Acúmulo de gordura ectópica, 143
Adesivo tissular, 856
Adição por comida, 472
Adipocinas, 230, 334, 359, 360, 420, 549
Adipócito(s), 163, 334
- bege, 227
- brancos, 227
- marrons, 227
Adipocitocinas, 159, 295
Adipogênese, 158
Adiponectina, 84, 160, 181, 228, 232,
295, 360, 744
- trimérica, 337
Adiposidade
- central e síndrome metabólica, 124
- e início da puberdade humana, 436
- e puberdade, 430
Adipsina, 161, 338
Adoçantes, 509
- e alterações do peso, 563
- e câncer, 563
- intensos, 558
- polióis, 562
Agentes
- anti-hipertensivos, 664

- hipoglicemiantes, 661
- hipolipemiantes, 664
Agonista(s)
- de GLP-1 e antagonistas de GIP, 649
- do peptídeo semelhante ao glucagon 1, 356
- do receptor de peptídeo semelhante ao
glucagon 1, 299, 676, 772, 898
- duplo de GLP-1 e amilina, 648
- duplos de GLP-1 e GIP, 647, 899
- triplos de GLP-1, GIP e glucagon, 648, 902
Água duplamente marcada, 221
Álcool, 504
Aldocetorredutase-1 C3 (AKR1C3), 425
Algoritmo para avaliação cardiovascular, 768
Alimentação, 784
- escolar, 54
- na escola, 514
- saudável, 570
Alimentos
- ricos em purinas, 407
- ultraprocessados, 135, 138, 139
- - diretrizes clínicas e políticas públicas, 139
- - e a classificação de alimentos Nova, 135
- - e diabetes, 138
- - e obesidade, 135
Alteração(ões)
- do metabolismo lipídico na síndrome
metabólica, 254
- hormonais gastrointestinais, 702
- menstruais, 95
- na função das células beta pancreáticas, 343
- no padrão do sono, 44
Altitude, 92
Ambiente, 60
Amicretina, 902
Amilina, 83
Aminotoxicidade, 752
Aminotransferase glutâmico-pirúvica (TGP), 238
Analgesia, 824
Analgésicos, 406
Análise(s)
- de ativação de nêutrons *in vivo* (IVNA), 21
- de fragmentação de íons, 878
- funcional, 531
- metabolômicas, 878
- - estatísticas em, 882
- molecular, 15
Análogos de peptídeo semelhante ao
glucagon 1, 647
Anamnese alimentar, 210, 785
Anastomose gastrojejunal, 697
Anastrozol, 449
Anemia, 757
- após cirurgia bariátrica, 811
- ferropriva, 812, 813, 814
Anestesia, 453
Angiotensina II, 415

Angiotensinogênio, 161, 231, 360
Anomalias mitocondriais e resistência à
ação da insulina, 340
Anorexia nervosa, 468
Anti-hipertensivos, 357
Anti-inflamatórios não esteroides, 406
Antiandrogênicos, 427
Anticonvulsivantes, 637, 639
Anticorpos antimiostatina e antirreceptor
de activina tipo 2, 903
Antidepressivos, 356, 637, 639
- inibidores da recaptação de serotonina, 654
Antilipólise, 228
Antioxidantes e estresse oxidativo
na asma, 380
Antropometria, 16
Apelina, 228, 338
Apetite, 213
Apitegromabe, 903
Apneia do sono, 44, 287
- obstrutiva, 90, 369, 370, 371
Apo A-1, 347
Apolipoproteína A-IV, 81
Armazenamento
- de energia, 120
- de ferro, 811
Arritmias cardíacas, 363
Artrite gotosa, 406
Asma, 379
- antioxidantes e estresse oxidativo na, 380
- benefícios do treinamento físico na,
e na obesidade, 381
- efeito da dieta em pessoas com, 380
- frutas e vegetais e inflamação na, 380
- inatividade física e obesidade, 381
- mecanismos modificadores, 379
- papel
- - da cirurgia bariátrica, 382
- - da dieta na, 379
- - da ingestão de fibras na fisiopatologia da, 380
- - do exercício físico na, 381
Aspartame, 559
Aspectos epidemiológicos, 124
Asprosina, 85
Assédio, 479
Associações de medicamentos no tratamento
da obesidade, 643
Astrócitos hipotalâmicos, 432
Aterosclerose, 253, 255, 323, 359
- e síndrome metabólica, 253, 255
Ativação
- do PPAR-γ, 402
- do tecido adiposo marrom, 171
Atividade
- física, 53, 67, 297, 532
- glicocorticoide e, 96

918 Índice Alfabético

- inflamatória do tecido adiposo, 162
- metabólica do tecido adiposo branco, 159
- simpática
- - e hipertensão associada à obesidade, 181
- - e termogênese, 177
Atuação na imagem corporal, 532
Aumento
- da capacidade de armazenar gordura, 65
- da idade da gestação, 92
- da ingestão alimentar, 61
- da massa do tecido adiposo marrom, 172
- da sensibilidade ao cortisol, 96
Autoeficácia, 537
Automonitoramento, 531
Avaliação
- cardiovascular, 766
- da capacidade funcional e para o exercício, 820
- da composição corporal, 15
- - em situações especiais, 21
- da eficácia de tratamentos para obesidade, 578
- da ingestão e do comportamento alimentar, 205
- da microarquitetura óssea, 805
- da obesidade
- - em adultos com 60 anos ou mais, 303
- - na infância e na adolescência, 259
- de corpo inteiro, 16
- de massa óssea, 804
- de risco pré-operatório, 818
- dinâmica do eixo hipotalâmico-hipofisário-adrenal, 151
- do gasto energético e da oxidação de substratos energéticos, 220
- do paciente com
- - doença arterial coronariana, 774
- - obesidade e síndrome metabólica, 235
- do padrão de comportamento alimentar, 215
- do risco cardiovascular, 818
- e planejamento para o acesso à via respiratória do paciente com obesidade grave, 821
- perioperatória, 775
- pré-operatória, 835
- - cardiorrespiratória, 766
- pré-anestésica, 823
- preconceptiva, 453
- psiquiátrica
- - pré-cirurgias bariátricas e metabólicas, 779
- - pré-operatória, 780
- pulmonar, 820
- respiratória, 769, 771
- - do paciente antes da cirurgia bariátrica, 771
- tecidual, 16

B

Balanço
- de carboidratos, 60
- de gorduras, 60
- de proteínas, 60
- energético, 59, 177, 178, 466
- - aspectos fisiológicos do, 224
- - definição e regulação do, 75
- - e puberdade, 435
- - nutrição perinatal e, 119
Balão intragástrico, 784
- deglutível, 906
Banco de dados metabolômicos, 883

Banda gástrica ajustável, 403, 688, 719, 736, 784, 830
- complicações, 720
- laparoscópica, 802
- resultados, 720
Banha de porco, 555
Beliscamento, 471
Beribéri, 788
- seco, 795
- úmido, 796
11 beta-hidroxiesteroide desidrogenase tipo 1, 96
Betabloqueadores, 664
Betatrofina, 751
Bíceps, prega cutânea, 17
Biguanidas, 661, 673
Bimagrumabe, 903
Biodisponibilidade do ferro, 812
Bioimpedância elétrica, 18
Biologia dos adipócitos, 66
Biomarcadores, 812, 881
- para identificação da deficiência de ferro, 812
Bisfenóis, 91
Bloqueadores
- de canal de cálcio, 665
- do receptor da angiotensina II, 666
Brazilian Metabolic Syndrome Study, 194
Bulimia nervosa, 463, 469, 639
Butirato, 895
Bypass gástrico, 403, 687, 696, 698, 699, 736, 785, 802, 830
- com anastomose única, 713-717, 798
- - complicações, 716
- - controle de doenças metabólicas, 716
- - e câncer, 717
- - e obesidade classes 4 e 5, 715
- - e refluxo biliar, 717
- - nomenclatura, 713
- - perda de peso após, 714
- - resultados, 714
- - técnica, 714
- em Y de Roux, 403, 736, 785, 802
- - complicações, 698
- - considerações técnicas, 696
- - indicações, 696
- - mecanismos de ação, 698
- - perspectivas, 699
- - resultados, 699

C

Cagrilintida + semaglutida, 901
Calcifediol, 403
Cálcio, 401, 791
Calcitriol, 401
Cálculos
- de colesterol, 390
- pigmentados, 390
Calculose renal, 416
Calorimetria
- direta, 220
- indireta, 221
Canais de receptores transientes de potencial, 169
Câncer, 239, 247, 717
- epidemiologia, 419

- mecanismos biológicos entre obesidade e, 420
- renal, 416
- risco de câncer relacionado com a obesidade, 421
Cannabis sativa, 100
Capsaicina, 406
Cápsulas de ômega-3, 553
Carboidratos, 503, 508, 519
Carboximaltose férrica, 816
Carnitina palmitoiltransferase 1, 341
Catch up de crescimento e obesidade, 120
Catecolaminas, 187
Catequinas, 172
Causas não tradicionais para ganho de peso, 89
Células
- bege/*brite*, 169
- beta pancreáticas, 343, 599, 747
Cérebro e resistência à ação da insulina, 341
Cesta básica, 52
Chemerina, 228
Ciclamato, 559
Ciclicidade do peso, 59, 66
Ciclo
- circadiano, 230
- obesidade-hipogonadismo, 443
Ciência do estudo da obesidade, 5
Circunferência, 17
- abdominal, 283
- braquial, 18
- da cintura, 18
- da coxa, 18
- do quadril, 18
Cirrose descompensada, 397
Cirurgia
- bariátrica, 173, 266, 300, 375, 428, 446, 798
- - alterações hormonais, 806
- - anemia após, 811
- - asma, 382
- - doença do refluxo gastroesofágico, 388
- - e deficiência de ferro, 813
- - e hipertensão arterial sistêmica, 356
- - e metabólica em adolescentes, 782
- - em adolescentes, 827
- - - em crianças e, 300
- - em idosos, 834
- - fatores nutricionais, 805
- - gestação após, 453
- - histórico, 687
- - indicações, 691
- - metabólica, 798
- - mudanças ósseas após, 805
- - objetivos, 691, 693
- - prevenção e tratamento de deficiências de vitamina, 795
- - promoção de saúde óssea antes e após a, 807
- - restrição e má-absorção, 728
- - segurança na, 774
- - síndrome dos ovários policísticos, 428
- - urgências em, 757
- de Mason, 785
- de Scopinaro, 785
- metabólica, 736
- - em pacientes com obesidade classe 1, 839
Citocinas, 164, 334, 751
Citrato de clomifeno, 447, 448

Índice Alfabético **919**

Clamp
- hiperglicêmico, 196
- hiperinsulinêmico euglicêmico, 195
Classificação
- da obesidade na infância, 828
- de alimentos Nova, 135
Clipes
- de parede total, 856
- *over-the-scope*, 856
Clusterina, 338
Coagonistas de GLP-1 e glucagon, 648
Cobalamina, 789, 796
Colas, 856
Coleção, 855
Colecistectomia, 392
Colecistolitíase, 390, 391
- e obesidade, 391
- epidemiologia, 390
- fatores de risco
- - exógenos, 391
- - genéticos, 391
- fisiopatologia, 390
- tratamento, 391
Colecistoquinina, 78
Coledocolitíase, 860
Comorbidades psiquiátricas dos transtornos
    alimentares, 472
Competição pela oxidação, 65
Complicações
- da banda gástrica ajustável laparoscópica, 858
- de gastrectomia vertical, 858
- materno-fetais na gestante com obesidade, 452
- tromboembólicas, 821
Componentes do gasto energético, 63
Comportamento
- alimentar, 214, 215, 466
- - desinibido, 93
- - na obesidade, 150
- sedentário, 90
Composição
- corporal, 806
- - de acordo com a faixa etária, 21, 22
- - - diabetes *mellitus*, 22
- - - gestação, 21
- - - variações étnico-raciais na, 22
- - e envelhecimento, 303
- da alimentação, 508
- das cestas básicas, 51
- de macronutrientes da dieta, 62
Compulsão alimentar, 624
Comunicação médico-paciente, 571
Concentração plasmática de lipídeos e
    lipoproteínas, 499
Condroitina, 406
Condroprotetores, 406
Confrontações, 537
Consumo alimentar, 205
Contemplação, 217, 511, 536
Contraceptivos orais combinados, 427
Controle
- central da homeostase energética, 70
- da atividade simpática, 183
- da dislipidemia na obesidade, 349
- da fome, 72
- do apetite, 98
- do diabetes *mellitus* tipo 2, 703

- do estímulo, 533
- funcional dos neurônios de segunda ordem, 72
- glicêmico e nutricional, 821
Coração, 256
Corticosteroides, 406
Cortisol, 147
Cotadutida, 899
Covid longa, 459
Covid-19, 455, 456
- maior gravidade e obesidade, 456
- fisiopatologia, 455
- tratamento em pacientes com obesidade, 456
Coxa, prega cutânea, 17
Cozinhas pedagógicas, 572
Crescimento fetal, 453
Cromatografia
- gasosa acoplada à espectrometria de massas, 879
- líquida, 878
- - de ultra-alta eficiência, 879
Cuidador
- controlador, 510
- negligente, 510
- permissivo, 510
- responsivo, 510
Cuidados nutricionais pré e pós-cirurgia, 784
Curva(s)
- de Frank-Starling, 361
- pôndero-estaturais, 261
Custo econômico da obesidade, 35
- no mundo
- - adultos, 36
- - crianças e adolescentes, 38

D

Dapagliflozina, 649
- metformina, 649
Decisão, 511
Deficiência(s)
- da pró-opiomelanocortina, 106
- de ácido fólico, 790, 798
- de carboxipeptidase E e pró-hormônio
    convertase subtilisina/kexina tipo 1, 107
- de cobalamina, 797
- de ferro, 811-814
- de hormônio de crescimento, 99
- de leptina, 105
- de tiamina, 788, 796
- de vitamina
- - A, 790
- - B$_1$, 789, 795, 797
- - B$_{12}$, 789, 797
- do receptor
- - de leptina, 106
- - de melanocortina tipo 4, 107
- nutricionais maternas, 453
Déficit cognitivo, 307
Definição(ões)
- antropométricas da obesidade, 7
- dos objetivos, 532
Deiscência, 854
Demência, 307
Densidade
- energética da dieta, 490
- mineral óssea, 402
Depósitos de gordura corporal, 743
Depressão, 328

Derivação biliopancreática, 403, 404, 688, 830
- com *duodenal switch*, 707-709, 737, 803
- - complicações, 709
- - considerações
- - - históricas, 707
- - - técnicas, 708
- - mecanismos de funcionamento do, 707
- com gastrectomia
- - distal, 785
- - vertical e preservação do piloro, 785
Derivação duodenoileal de anastomose única
    com gastrectomia vertical, 799
Desejos alimentares, 624
Desenvolver as discrepâncias como princípio
    da entrevista motivacional, 537
Desequilíbrio energético, 61
Desidroepiandrosterona (DHEA), 430
Deslizamento
- da banda gástrica ajustável laparoscópica, 859
- do anel, 859
Desnutrição
- energético-proteica, 788
- perinatal, 117
- proteica e expressão de genes envolvidos
    na homeostase de lipídeos, 119
Despertares noturnos recorrentes, 44
Desreguladores endócrinos, 91
Determinantes
- do desequilíbrio energético, 61
- endócrinos da obesidade, 95
DEXA, 19
Diabesidade, 331
Diabetes
- alimentos ultraprocessados e, 138
- gestacional, 453
- *mellitus*, 22, 452, 593, 658, 659, 668
- - orlistate e, 593
- tipo 2, 246, 320, 582, 672
- - - e sua inter-relação com a obesidade, 331
- - - prevenção, 344
- - - - identificação de pacientes com alto
        risco, 658
- - - - intervenções farmacológicas, 659
- - - - intervenções não farmacológicas, 659
- - - - medicamentos para obesidade, 659
- - - - por mudança de estilo de vida e
        farmacoterapia, 658
- - - tratamento farmacológico da obesidade, 668
- - tratamento nutricional do, 503
- obesidade e doença renal crônica, 416
Diário alimentar, 531
- para o transtorno de compulsão alimentar, 526
Dieta(s), 93, 297
- Beverly Hills, 520
- cetogênica, 518
- da USP, 518
- da Lua, 520
- da moda, 517
- da sopa, 520
- DASH, 502
- de baixas calorias, 495
- de cafeteria, 93
- de muito baixas calorias, 493
- - complicações do uso das, 494
- - contraindicação, 494
- - duração do tratamento, 494

920 Índice Alfabético

- - indicação de prescrição, 493
- - segurança no uso clínico das, 493
- de Scarsdale, 518
- de South Beach, 518
- do biotipo, 520
- do dr. Atkins, 517
- do dr. Ornish, 520
- do tipo sanguíneo, 520
- dos pontos, 521
- Dukan, 518
- e hipertrigliceridemia, 349
- hiperlipídicas, 867
- páleo, 517
- sem restrição alimentar, 521
- tipo vegetariana, 520
Dietilestilbestrol, 91
Diferenciação do tecido adiposo, 158
Diminuição
- da secreção de insulina, 341
- do gasto energético, 63
- do tabagismo, 92
- na massa de células beta pancreáticas, 342
Dinitrofenol-metil éter, 145
Dipeptidil peptidase-4 (DPP-4), 338
Disbiose intestinal, 396
Discriminação, 479, 481
Disfunção
- de célula beta, 164
- do tecido adiposo, 165
- endotelial, 362, 583
- erétil, 240
- hipotalâmica, 73, 745
- metabólica associada à doença hepática esteatótica, 884
- sexual em homens, 441
Dislipidemia(s), 95, 236, 287, 322, 414, 498, 501, 582
Dispositivo(s)
- endoscópico temporário de exclusão duodenojejunal, 849
- minimamente invasivos, 906
Distrofia retiniana, 271
Distúrbio(s)
- alimentar relacionado com o sono, 464
- da síntese e função de corticosteroides, 246
- do estado redox, 246
- do sono e associação com obesidade e comorbidades, 44
- genéticos em seres humanos com obesidade, 73
- no crescimento fetal, 452
Diuréticos, 664
Doença(s)
- arterial coronariana antes da cirurgia bariátrica, 776
- cardiocerebrovascular, 323
- cardiovascular(es), 880
- - tromboembólica, 359
- da artéria coronária, 361
- de Alzheimer, 307
- do refluxo gastroesofágico
- - complicações, 387
- - fisiopatologia, 386
- - quadro clínico e diagnóstico, 386
- - tratamento, 388

- gordurosa hepática metabólica, orlistate e, 596
- hepática
- - crônica, 245
- - esteatótica, 884
- - - associada à disfunção metabólica, 395
- - - metabólica, 237, 245, 323
- - gordurosa não alcoólica, 395
- metabólicas, 165
- monogênicas, 104
- osteometabólicas, 401
- renal crônica, 238, 410, 411
- - obesidade como fator de risco para a, 411
- vascular periférica, 362
Drenagem interna endoscópica para fugas agudas e crônicas, 855
Dual-energy x-ray absorptiometry (DEXA), 19
Dulaglutida, 677
Dumping
- precoce, 748
- tardio, 748, 749
Dupla carga de doenças, 32
Duração do sono, 89

E

Educação alimentar e nutricional (EAN), 569
Edulcorantes, 558
Efeito(s)
- da dieta em pessoas com asma, 380
- de restrições dietéticas crônicas, 67
- intrauterinos e intergeracionais, 92
- protetor da gordura periférica, 165
- sanfona, 64
Efinopegdutida, 901
Eixo
- hipotalâmico-hipofisário-adrenal, 147
- hipotalâmico-hipofisário-ovariano, 424
- hipotálamo-hipófise-tireoide, 190
- hormônio do crescimento-fator de crescimento similar à insulina tipo 1, 117
Elastografia por ressonância magnética, 397
Empatia, 536
Endobarrier®, 849
Endocanabinoides, 339
Endotélio vascular, 365
Êntero-hormônios, 725
Enterostatina, 83
Entrevista motivacional, 535, 537
Envelhecimento e mudança de composição corporal, 303
Epidemia
- de diabesidade, 331
- de obesidade e seus impactos na saúde, 35
Epidemiologia
- da obesidade, 25
- descritiva do excesso de peso e obesidade no mundo, 32
Episódios de compulsão alimentar, 532
Equilíbrio entre os nutrientes, 59
Eritritol, 562
Erosão da banda intragástrica, 858
Escala(s)
- analógica visual (VAS), 214, 215
- de avaliação dos componentes do apetite, 215
- de compulsão alimentar periódica, 216
- de magnitude e intensidade de saciedade, 215
Escâner fotônico tridimensional, 20

Espectrometria de massas, 878
Espectroscopia por ressonância magnética, 397
Esquizofrenia e obesidade, 477
Estadiamento de Tanner, 431
Estado estável de glicose plasmática, 196
Estado pró-trombótico, 236
Estatinas, 349, 664, 772
Esteato-hepatite, 583
Esteato-hepatite associada à disfunção metabólica, 395
Esteatose hepática, 246, 287, 395
Estenose, 857
Esteroides, 224, 225
Esteróis, 501
Estigma do peso, 328
Estratégias populacionais para a prevenção da obesidade, 51
Estresse oxidativo, 254, 336, 339, 365, 366
Estrogênios, 180, 231, 415
Estudo(s)
- BRAMS, 166
- de associação de genoma completo (GWAS), 74, 108, 424
- de Riscos Cardiovasculares em Adolescentes, 28
- Longitudinal de Saúde do Adulto (ELSA Brasil), 210
- Acional de Alimentação e Nutrição Infantil, 28
Etnia, 92, 223
Eventos tromboembólicos, 452, 757
Exames radiológicos, 760
Excesso de peso, 42
Exenatida, 676
Exercício(s) físico(s), 297, 381, 428, 539, 546
- aeróbicos, 405, 541
- e *browning*, 546
- intervalados, 543
- na asma, 381
- no tratamento da obesidade, 539
- resistidos, 543
Exposição endoscópica de tecidos, 848
Extensão das alças, 697

F

Farmacoterapia da obesidade, 577
Fase
- pós-operatória, 786
- pré-operatória, 785
Fat mass and obesity-associated, gene, 868
Fator(es)
- ambientais e regulação da expressão gênica, 866
- anti-inflamatórios, 744
- autócrinos e parácrinos, 170
- de crescimento
- - de fibroblasto 19, 751
- - de fibroblasto 21, 171, 232, 295, 903
- - semelhante à insulina tipo 1, 232, 420
- de diferenciação de crescimento 15, 904
- de necrose tumoral alfa, 161, 232, 336
- derivado de fibroblastos-21 (FGF-21), 145
- dietéticos, 124
- pró-inflamatórios, 744
- sociocomportamentais, 62
- transformador de crescimento beta, 415
Fatty acid binding protein (FABP4), 752

Índice Alfabético 921

Fenótipo
- cintura hipertrigliceridêmica, 199
- tipo B, 443
Fentermina, 644
- canaglifozina, 644
- liraglutida, 645
- lorcasserina, 645
- orlistate, 645
- topiramato, 644, 905
Ferritina, 397, 812, 884, 887
Ferro, 791, 811, 812
Fibras
- insolúveis, 127
- na fisiopatologia da asma, 380
- solúveis, 127
Fibratos, 349, 664
Fibrilação atrial, 361
Fibrose hepática, 324
Fígado, 81, 238, 339
- e resistência à ação da insulina, 339
Fingerprint metabólico, 877
Fisiologia
- da puberdade, 430
- do tecido adiposo, 227
- e morfologia do tecido adiposo humano, 154
- óssea, 401
Fisiopatologia
- da obesidade, 59
- do tecido visceral, 233
- renal, 413
Fístula, 854
Fitoestrógenos, 91
Flebotomia, 888
Foco, 537
Folistatina, 751
Fome, 213
Fontes de erros na avaliação do consumo
  alimentar, 211
Footprint metabólico, 877
Formação de LDL pequenas e densas, 347
Fórmulas, 221
Fortalecimento muscular, 405
Fragilidade, 304
Fragmentação do sono, 44
Frutas e vegetais e inflamação na asma, 380
Ftalatos, 91
Fugas, 854, 856
- agudas ou crônicas, 856
- de anastomose, 854
Função(ões)
- endócrinas do tecido adiposo, 162
- endotelial, 365, 366

G

Ganho de peso
- e depressão, 328
- e o efeito sanfona, 64
- recorrente, 859
Gasto
- com atividade física, 224
- energético, 63, 220
- - de repouso, 63
- - pela atividade física, 63
- metabólico de repouso, 220
Gastrectomia vertical, 388, 403, 688,
  736, 784, 802, 830
- com bipartição intestinal, 731

- - aspectos metabólicos, 729
- - bases fisiológicas, 725
- - complicações de, 858
- laparoscópica, 701
- - complicações e acompanhamento
    pós-operatório, 703
- - e obesidade classe 1, 702
- - em crianças e adolescentes, 704
- - mecanismos de ação, 702
- - resultados, 703
- - técnica cirúrgica, 701
Gastroplastia
- de fundo gástrico com sistema de
    plicaturas (POSE), 848
- vertical, 687
- - com anel, 829
- - com bandagem, 785
- - endoluminal
- - - com fios de sutura com Overstitch®, 848
- - - com grampeamento, 847
Gatilhos comportamentais, 533
Gene(s)
- *ADCY3*, 108
- *ADRB2*, 109
- associado à obesidade e à massa gorda
    (FTO), 74, 110, 437
- *BDNF*, 108, 110
- *CART*, 109
- *CCDC28B*, 271
- *CCKAR*, 109
- *CHREBP*, 894
- *CPE*, 108
- *DLK1*, 424, 438
- do receptor glicocorticoide, 96
- envolvidos na
- - homeostase de lipídeos, 119
- - modulação do gasto energético, 869
- - regulação
- - - da adipogênese, 870
- - - da ingestão alimentar, 867
- *GCCR*, 109
- *GDF15*, 903
- *GHRL*, 109
- *GNPDA2*, 110
- *GPRC5B*, 110
- *KSR2*, 108
- *LEP*, 108, 109
- *LEPR*, 108, 109
- *MC4R*, 108, 109, 110
- *myocardin-like 2* (MKL2), 438
- na obesidade, 96
- *NPY5R*, 109
- *NTRK2*, 108
- *PCSK1*, 108
- *POMC*, 108, 109
- *PPARG*, 109
- *pro-glucagon*, 79
- *SEC16B*, 110
- *SH2B1*, 108
- *SLC39A8*, 110
- *SREBP*, 894
- *TMEM18*, 110
- *TUB*, 108
Genética, 60
- e obesidade, 866
- molecular da obesidade, 104, 107, 111, 115

Gestação
- após cirurgia bariátrica, 453
- implicações da obesidade na, 452
- prolongada, 453
- síndromes hipertensivas na, 452
Ghrelina, 434, 725, 740, 867
- acilada, 77, 78
- desacilada, 77, 78
- - e obestatina, 78
Glicemia, 195
- e secreção de insulina, 197
Glicocorticoides, 117, 150, 230, 402
Gliconeogênese intestinal, 750
Glicosídeos de esteviol, 561
Glicotoxicidade, 343
Glitazonas, 145, 158, 300, 402, 662, 674
Glomerulopatia relacionada à obesidade, 411
GLP-1 (*glucagon-like peptide 1*), 79
Glucagon, 82, 902
Gonadotrofina coriônica humana, 447, 449
Gordura(s), 508, 552
- abdominal, 227
- disfuncional, 165
- epicárdica e pericárdica, 165
- funcional, 165
- perivascular, 256
- retroperitoneal, 227
- subcutânea, 227
- tópica *versus* ectópica, 164
- visceral, 227
Gota, 327, 401, 406
Grau de sobrepeso, 223
Guia Alimentar para a População Brasileira
  (GAPB), 509, 569

H

Habilidades
- culinárias, 568
- multitarefa, 568
Hábitos dietéticos e adiposidade corporal
  na síndrome metabólica, 125
HDL2, 347
HDL3, 347
Hematócrito, 812
Hemoglobina, 211, 812
Hemorragia digestiva, 852
- pós-bariátrica, 758
Hepcidina, 228
Herdabilidade, 104
Hidrogel, 906
Hidrometria, 20
Hiperandrogenemia, 425, 426
Hiperandrogenismo, 238, 425, 426
Hiperatividade do eixo
  hipotálamo-hipófise-suprarrenal, 95
Hipercapnia, 376
Hipercortisolismo, 95
Hiperfagia, 98
Hiperferritinemia, 884
Hiperglicemia, 240
- crônica do paciente diabético, 255
Hiperinsulinemia, 420, 435
Hiperleptinemia, 354, 549
Hiperlipidemia, 414
Hiperplasia do tecido adiposo, 233
Hipersecreção hepática de colesterol, 390

922 Índice Alfabético

Hipertensão
- arterial, 95, 116, 181, 236, 254, 287, 322, 352, 363, 582
- - e obesidade e doença renal crônica, 415
- intracraniana idiopática, 327
- pulmonar, 364
Hipertrigliceridemia, 349
Hipertrofia
- do miocárdio, 583
- glomerular, 414
Hiperuricemia, 287, 294, 407
Hipoglicemia
- hiperinsulinêmica pós-prandial, 749
- reativa, 748
- tardia pós-prandial, 748
Hipogonadismo, 239
- definição e sintomas de, 441
- diagnóstico do, 443
- e risco cardiovascular, 444
- fisiopatologia do, 442
- funcional da obesidade, 441
- masculino secundário à obesidade, 445
- obesidade e síndrome metabólica, 441
Hipomotilidade da vesícula biliar, 390
Hipoparatireoidismo e cirurgia bariátrica, 404
Hipopituitarismo, 245
Hipótese
- da massa gorda crítica, 432
- do intestino
- - distal, 741, 742
- - proximal, 740
Hipotireoidismo, 97
Hipotonia, 268
Hipurato, 880
Hirsutismo, 95
História alimentar, 208, 210
Homeostase
- energética, 70
- glicêmica, 746
Homeostasis model assessment of insulin resistance, 198
Hormônio(s)
- concentrador de melanina, 72
- corticotrófico (ACTH), 430
- da tireoide, 180
- do crescimento, 99
- enteropancreáticos, 647
- estimulados por nutrientes, 647
- foliculoestimulante, 424, 430
- - hidroxipregnenolona, 430
- gastrointestinais, 739
- GLP-1 e GIP, 630
- hipotalâmico estimulador da secreção de gonadotrofinas (GnRH), 430
- liberador
- - de corticotrofina, 72, 100
- - de gonadotrofinas, 424
- - de tireotrofina, 72
- luteinizante, 430
- que regulam a termogênese via atividade simpática, 180
- reguladores do apetite, 150
- tireoestimulante, 72, 97, 189
- tireoidiano, 97, 169, 187, 189, 190

I

Iatrogênese farmacológica, 92
Idade, 92
IFN-γ, 336
Impedância elétrica, 18
Incapacidade, 304
Incretinas, 403
Incretinomiméticos, 299, 663
Índice
- de gordura corporal, 19
- de massa corporal, 7, 260, 283
- de obesidade de Newen-Goldstein, 261
- de Quetelet, 7, 260
- de triglicerídeos e glicose, 199
- ponderal (de Rohrer), 261
- transaminase glutâmico-oxaloacética (TGO)/ transaminase glutamicopirúvica (TGP), 294
Indivíduos de peso normal metabolicamente com obesidade, 249
Indução e manutenção anestésica, 824
Infecção(ões)
- de ferida operatória, 453
- virais, 455
Infertilidade, 452
- e síndrome dos ovários policísticos, 427
- em homens, 441
Inflamação, 163, 230, 334, 745
- bioquímica, 247
- crônica, 420
Ingestão
- alimentar, 215
- - atividade física, 531
- de cálcio, 93
Inibidor(es)
- da absorção intestinal de carboidratos, 675
- da alfaglicosidase, 675
- da dipeptidil peptidase-4, 300, 403, 418, 678
- das alfaglicosidases, 300
- de aromatase, 447, 449
- de cotransportador de sódio-glicose tipo 2, 300, 325, 403, 647, 663, 679
- do ativador do plasminogênio 1, 161, 230, 236
- do sistema renina-angiotensina, 665
- seletivos da recaptação de serotonina, 638
Injeção de toxina botulínica A, 846
Insuficiência
- cardíaca, 324, 363
- - de fração de ejeção preservada cardiometabólica, 324
- hepática, 613
- renal, 613
- - crônica terminal (IRCT), 410
Insulina, 71, 81, 183, 229, 415, 434, 664, 681
Inteligência artificial em metabolômica, 882
Interação entre genes, 872
Interactância, 21
Interleucina-6, 85, 161, 232, 336, 360
Interleucina-8, 336
Interleucina-10, 744
Interleucina-13, 752
Interleucina-17, 751
Interposição ileal, 722, 723
Intervenções alimentares na escola, 52
Intolerância
- à glicose, 95, 246
- alimentar, 787

Irisina, 169, 751
Irregularidade menstrual, 426

J

Jejum intermitente, 128, 520

K

Kisspeptina, 432, 433

L

Lactitol, 562
Lecitina colesterol aciltransferase (LCAT), 347
Leptina, 71, 83, 98, 105, 145, 159, 160, 181, 182, 190, 191, 228, 231, 337, 360, 401, 415, 432, 654, 744, 867
Letrozol, 449
Ligante 14 de quimiocina, 171
Lipase
- hormônio-sensível, 870
- lipoproteica (LPL), 227
Lipedema, 165
Lipidômica, 878
Lipodistrofia, 165, 227
- generalizada congênita, 277
- parcial familiar, 278, 279
Lipogênese, 228
Lipólise, 65, 228
Lipoproteína de alta densidade, 236
Lipotoxicidade, 343, 366
Liraglutida, 399, 446, 652, 668, 677
- efeito nos rins e, 602
- peptídeo semelhante ao glucagon 1 e, 599
- risco cardiovascular e, 601
- síndrome dos ovários policísticos e, 606
- sistema nervoso central e, 606
- trato gastrointestinal e efeitos na redução de peso e obesidade, 602
Lisdexanfetamina, 470
Lixisenatida, 676
LPL, 230

M

Má-absorção calórica, 729, 739
Mamografia, 764
Manitol, 562
Manteiga, 554
Manutenção, 217, 511, 536
- da perda de peso, 68
Marcador(es)
- antropométricos e comportamentais, 296
- basais de atividade do eixo hipotalâmico-hipofisário-adrenal, 151
- bioquímicos para avaliação do consumo alimentar, 210
- clínicos de resistência à insulina, 199
- da remodelação óssea, 804
- de Consumo Alimentar (SISVAN)
- - de crianças
- - - com 2 anos ou mais e adolescentes, 513
- - - de 6 a 23 meses, 513
- - - menores de 6 meses de vida, 512
- inflamatórios, 254
- para síndrome metabólica, 296
Maridebarte cafraglutida, 902
Marketing de alimentos dirigidos ao público infantil, 51

Índice Alfabético 923

Más-formações fetais, 452
Massa
- gorda, 223
- magra, 19, 223
- - apendicular (MMA), 19
- muscular esquelética (MME), 19
- óssea, 803
Mecanismos
- associados do controle alimentar e ciclo
 sono-vigília, 466
- de ação da insulina, 332
- de proliferação celular, 247
- de resistência seletiva à leptina, 182
- efetores do controle da fome e da
 termogênese, 72
Mediadores neuronais, 698
Medicações
- antiobesidade, 5
- usadas no tratamento da obesidade, 578
Medicamentos
- antagonistas do SRAA, 417
- para obesidade, 446
- psiquiátricos, 637
Medicina
- culinária, 567, 572
- nuclear, 764
Medida(s)
- antropométricas relacionadas com a
 distribuição de gordura, 8
- cognitivo-comportamentais, 530
- da pressão arterial, 352
Medula óssea, 806
Meglitinidas, 662
Melanocortina, 169, 181
Melatonina, 909, 910,
- e regulação do
- - balanço energético, 913
- - metabolismo energético, 911
- e ritmicidade biológica do metabolismo
 energético, 912
Melhora da sensibilidade à insulina, 746
Metabolismo
- das HDL na resistência à insulina, 347
- de carboidratos, 331
- de colesterol no tecido adiposo, 348
- de lipídeos, 346
- de quilomícrons e VLDL na resistência à
 insulina, 346
- do ferro e hepcidina, 885
- e fatores de risco para obesidade, 225
- fatores que influenciam, 223
- ósseo, 402
Metabólitos, 878
Metaboloma, 878
Metabolômica, 211, 877-879, 881
Metformina, 145, 297, 298, 356, 403, 653
Método(s)
- cobertura ou exclusão, 856
- de avaliação, 228
- - da composição corporal, 16
- - laboratorial, 195
- de detecção laboratorial das anormalidades do
 eixo hipotalâmico hipofisário-adrenal, 151
- de determinação dos componentes do
 apetite, 213
- de imagens, 20

- drenagem, 855
- encerramento, 856
Meu Prato Saudável, 510, 512
Microarquitetura óssea cortical e
 trabecular, 803, 805
Microbiota
- de pessoas com obesidade por meio de
 metagenome-wide association study, 896
- feto-materna, 890
- intestinal, 81, 698, 750
- - e balanço energético, 894
- - e fatores ambientais, 893
- - e obesidade, 890, 892
- - e processo inflamatório subclínico, 893
Microinflamação, 414
Micro-RNA 455, 171
Miocinas, 751
Miostatina, 751
Mitocôndrias, 903, 904
Modelo
- de avaliação da homeostase (HOMA), 236
- transteórico, 217
Modernidade e obesidade, 45
Modificação(ões)
- comportamental, 495
- do estilo de vida, 445
Modulação da função neuronal do
 hipotálamo, 745
Monoaminas, 224, 225
Monofosfato de adenosina cíclico (cAMP), 97
Motivação, 217, 531
- intrínseca, 217
Múltiplos Passos (MPM), método, 208

N

Naltrexona e bupropiona, 638, 645, 670
- efeitos adversos, 625
- interações medicamentosas, 625
- mecanismo de ação, 619
- segurança cardiovascular, 623
- uso na prática clínica, 625
Neoplasias, 325
Neotame, 561
Neurônios
- de segunda ordem, 72
- do neuropeptídeo Y, 71
- KNDy, 432, 434
Neuropeptídeo V, 71, 98
Neurregulina 4, 171
Níveis
- de androgênios e estrogênios, 99
- de insulina em jejum, 198
Normas de rotulagem de alimentos
 embalados, 51
Núcleo arqueado, 71
Número de néfrons reduzidos, 416
Nutrição, 112, 119, 121, 532
- perinatal
- - e balanço energético, 119
- - e controle hipotalâmico do balanço
 energético na vida adulta, 121
- - no desenvolvimento da obesidade e da
 síndrome metabólica, 112
Nutrientes, 224
Nutrigenética, 865, 866
Nutrigenômica, 865, 866

O

Obesidade, 3, 4, 5, 7
- abordagem psicológica no tratamento da, 530
- acidente vascular encefálico e, 362
- alimentos ultraprocessados e, 135
- alterações cardiovasculares e, 549
- apneia obstrutiva do sono e, 369
- arritmias cardíacas e, 363
- artrite gotosa e, 406
- assédio, discriminação e preconceito, 479
- aterosclerose e, 359
- atividade do sistema nervoso simpático na, 177
- calculose renal e, 416
- câncer e, 419
- - renal e, 416
- central, 95
- ciência do estudo da, 5
- colecistolitíase e, 390, 391
- como fator de risco para a doença renal
 crônica, 411
- comorbidades e, 304
- consequências na saúde, 4
- controlada, 578
- covid na infância e na adolescência e, 460
- deficiência de hormônio de crescimento e, 99
- definições antropométricas, 7
- desfechos oncológicos e, 421
- determinantes endócrinos da, 95
- diabetes *mellitus* tipo 2 e, 547
- diagnóstico na população idosa, 310
- disfunção
- - endotelial e, 362
- - hipotalâmica e, 73
- e doença(s)
- - associadas, 315
- - cardiovascular tromboembólica, 359
- - da artéria coronária, 361
- - do refluxo gastroesofágico, 386
- - renal crônica, 410
- - vascular periférica, 362
- e metabolismo
- - de carboidratos, 331
- - de lipídeos, 346
- - ósseo, 402
- eixo hipotalâmico-hipofisário-adrenal e, 147
- em crianças e adolescentes, 10
- envelhecimento no Brasil e, 303
- epidemiologia da, 25
- estratégias populacionais para a
 prevenção da, 51
- eventos adversos do tratamento
 oncológico e, 421
- exercício físico no tratamento da, 539
- farmacoterapia da, 577
- fatores
- - de risco para, 43
- - sociais, psicológicos e culturais, 3
- fisiopatologia da, 59
- genética 866
- - molecular da, 104
- hipercortisolismo como determinante da, 95
- hipertensão
- - arterial sistêmica e, 352, 353, 363, 548
- - - mecanismos renais, 353
- - pulmonar e, 364

924 Índice Alfabético

- hipogonadismo funcional da, 441
- hipotireoidismo como determinante da, 97
- história da, 3
- hormônios tireoidianos e, 187
- impacto na mortalidade além do índice de massa corporal, 319
- implicações na gestação, 452
- incapacidade e, 304
- infantojuvenil, 482
- infecções virais, covid-19 e, 455
- insuficiência cardíaca e, 363
- metabolicamente não saudável, 166
- metabolômica e, 877
- microbiota intestinal e, 890
- modernidade e, 45
- monogênica, 865
- na infância e na adolescência, 45, 263
- - avaliação metabólica, 264
- - cirurgia bariátrica, 266
- - comorbidades, 263
- - definição, 259
- - diagnóstico diferencial, 263
- - epidemiologia, 259
- - etiologia, 262
- - tratamento, 264, 265
- - - medicamentoso, 265
- - - farmacológico da, 652
- níveis de androgênios e estrogênios e, 99
- nutrigenômica e nutrigenética na, 865
- osteoporose e, secundárias, 402
- parto e, 453
- pediátrica, 47
- poligênica, 865
- pós-operatório de bariátrica e, 22
- preconceito e, 779
- prevenção da, 41
- progressão da doença renal crônica e, 416
- quanto à etiologia genética, 865
- risco(s)
- - à saúde e, 41
- - de institucionalização e, 304
- sarcopênica, 22
- síndrome(s)
- - dos ovários policísticos e, 423
- - genéticas associadas à, 268
- - metabólica em populações e, 128
- sindrômica, 865
- sistema endocanabinoide como causa da, 100
- terapia cognitivo-comportamental na, 531
- transtornos
- - alimentares e, 468
- - psiquiátricos associados à, 475, 779
- tratamento
- - associações de medicamentos no, 643
- - em pessoas idosas, 311
- - endoscópico da, 843
- - farmacológico da, 898
- - no paciente oncológico, 421
- tumores hipotalâmicos como determinantes da, 99
- vacinação para covid-19 e, 456
- visceral, 233, 361
- vitamina D e, 402
Objetivos dietoterápicos, 786

Obstrução(ões)
- intestinais, 758
- luminal, 860
Oclusor cardíaco, 857
Octreotida, 655
Óleo
- de canola, 552
- de coco, 552
Omentina, 162, 228, 338
Orbera®, 844
Orexina, 169, 466
Orforgliprona, 899
Orientação nutricional no transtorno da compulsão alimentar, 524
Orlistate, 297, 298, 356, 402, 428, 589, 647, 670
- e diabetes *mellitus*, 593
- e doença gordurosa hepática metabólica, 596
- e lipídeos, 595
- e perda de peso, 590
- e síndrome
- - dos ovários policísticos, 596
- - metabólica, 595
- topiramato, 647
Osso, 401
Osteoartrite, 327
Osteoartrose, 401, 404
Osteoblastos, 401
Osteocalcina, 752
Osteócitos, 401
Osteoclastos, 401
Osteodistrofia hereditária de Albright, 273
Osteoporose, 304, 312
Ovos, 555
Oxidação
- de substratos energéticos, 220
- deficiente das gorduras, 65
- lipídica, 336
Oxigenoterapia, 376
Oxintomodulina, 80, 742, 899

P

Padrão(ões)
- abordagem dietética para parar a hipertensão (DASH), 128
- alimentares patológicos, 532
- dietéticos com manipulação de macronutrientes, 128
PAI-1, 360
Pâncreas, 81
Parabenos, 91
Paradoxo da obesidade, 310
Paraoxonase, 347
Paratormônio, 401
Partição energética, 246
Parto, 453
PCR, 360
Pensamentos do tipo tudo ou nada, 533
Penvidutida, 901
Peptídeo(s), 224
- semelhante ao glucagon 1, 181, 418, 428, 726, 741
- - liraglutida e, 599
- - - e efeito nos rins, 602
- - - e risco cardiovascular, 601
- - - e sistema nervoso central, 606
- - - trato gastrointestinal e efeitos na redução de peso e obesidade, 602

- na ingestão alimentar, 225
- natriuréticos, 170
- relacionado com agouti, 98
- semelhante ao glucagon 2 e adaptação metabólica, 742
- YY, 79, 726, 741
Percentual de compensação energética, 214
Perda
- de peso, 355, 392
- - e função renal, 417
- - medicamentos psiquiátricos e, 637
- - na disfunção endotelial, 367
- - na fertilidade, 427
- - no controle da pressão arterial, 355
- do sono, 44
- óssea após cirurgia bariátrica, 802
- ponderal, 375
Perfil metabólico das dietas de muito baixas calorias, 495
Perfurações, 758
Perguntas abertas, 537
Período
- da alimentação, 90
- perinatal do desenvolvimento, 112
Pesagem hidrostática, 16
Peso, 16, 223, 249
- e índice de massa corporal, 16
- normal metabolicamente com obesidade paciente de, 249
Pesquisa
- de orçamentos familiares, 25
- nacional de saúde, 27
Pioglitazona, 399
Piridoxina, 789
Planejamento criativo, 568
Plano
- alimentar pré-operatório, 785
- de ações estratégicas para o enfrentamento das doenças crônicas e agravos não transmissíveis, 140
Plasma rico em plaquetas, 406
Pletismografia por deslocamento de ar, 20
Polipeptídeo
- insulinotrópico dependente de glicose, 80, 726, 741
- pancreático, 82
Polissonografia, 462
Políticas públicas de saúde na prevenção da obesidade, 51
Poluentes persistentes orgânicos, 91
Ponto de ajuste do peso corporal, 66
População nipo-brasileira, 129
Potenciais alvos terapêuticos, 144
Pouch gástrico, 697
PPAR-γ, 158
Prática de atividade física em espaços comunitários, 51
Pré-contemplação, 217, 511, 536
Preconceito, 479, 481
Pregas cutâneas, 17, 261
Prematuridade, 416, 453
Preparação, 217, 536
Prescrição do exercício físico em caso de obesidade, 539
Pressão positiva contínua nas vias aéreas (CPAP), 326, 376

Prevenção
- da obesidade, 41
- de recaída, 533
Pró-opiomelanocortina, 106
Probenecida, 408
Procedimento(s)
- cirúrgicos bariátricos, 736
- endobariátricos
- - disabsortivos, 849
- - restritivos, 844
- POSE, 848
Processos metabólicos regulados pelo
   hormônio tireoidiano, 187
Produtos
- *diet* e *light*, 509
- endócrinos do tecido adiposo, 230
- industrializados, 508
Profiling metabólico, 877
Programação fetal, 116
Progressão para o diabetes, 332
Pró-opiomelanocortina, 126
Prostaglandina(s), 169
- D sintetase tipo lipocalina (PGDS), 170
Proteína(s), 504
- agouti, 126
- 4 de ligação aos ácidos graxos, 338
- desacopladoras, 870
- 27 específica de gordura (FSP27), 334
- estimuladora da acilação, 161, 230
- fosfatase de dupla especificidade 26, 342
- ligante do retinol-4, 171
- microssomal de transferência de
   triglicerídeos, 346
- morfogenéticas ósseas, 229
- PRDM-16, 168
- quimiotática de monócitos 1 (MCP-1), 336
- quinase ativada por monofosfato de
   adenosina (AMPK), 435
- relacionada ao receptor de LDL, 346
- *secreted frizzled-related protein 5* (SFRP5), 744
- sinalizadoras da ação intracelular da
   insulina, 117
- transportadora de éster de colesterol
   (CETP), 230
Proteinúria associada à obesidade, 413
Prótese duplo *pigtail*, 857
Psicoestimulantes, 639
Psicofármacos, 638
Puberdade, 430, 435, 437, 438
- balanço energético e, 435
- e adiposidade, evidências genéticas da
   associação entre, 437
- e resistência insulínica, 435
- precoce central de origem genética, 438
Publicidade, 113

Q

Quantitative insulin sensitivity check index, 199
Queda de cabelo, 788
Questionário(s)
- ADAM, 443
- alimentar de três fatores, 216
- de controle da alimentação, 624
- de frequência alimentar, 208, 209
- de qualidade de vida, depressão e *craving*, 624

Quilomícrons, 346
Quimiocinas, 335

R

Radiologia
- convencional, 760
- intervencionista, 764
Recapeamento da mucosa duodenal, 850
Receptor(es)
- ABCG-1, 347
- adrenérgicos β2, 869
- ativados por proliferadores de
   peroxissomas, 232, 870
- de kisspeptina, 434
- de leptina, 106
- de melanocortina tipo 4, 107, 869
- endocanabinoides CB1, 100
- gustativos, 750
Recomendação nutricional no tratamento
- da hipertensão, 502
- das dislipidemias, 501
Recordatório de 24 horas, 207, 208
Redução
- da densidade energética, 489
- da massa adiposa, 743
- de carga mecânica, 806
Reestruturação cognitiva, 533
Reflexão, 537
- ampliada, 537
- combinada ou complexa, 537
Refluxo
- biliar, 717
- gastroesofágico, 704
Reforço positivo, 537
Registro alimentar, 206-208
- por pesagem, 207, 208
Regulação
- central do balanço energético, 70
- da homeostase lipídica pela insulina e
   pelas catecolaminas, 743
- da reatividade dos vasos sanguíneos, 246
- metabólica da puberdade, 432
- neuroendócrina da puberdade, 432
- periférica do balanço energético, 75
Reguladores de sinalização da adipogênese, 229
Regulamentação do *marketing* e da
   publicidade infantil, 53
Remodelação óssea, 803
Reposição de ferro, 815
Resistência, 537
- à insulina, 116, 143, 163, 164, 235, 246,
   250, 253, 286, 332, 427
- - conceito e causa da, 194
- - durante o processo de ganho de peso, 142
- - e hiperinsulinemia, 354
- - investigação laboratorial da, 194
- - marcadores clínicos de, 199
- - síndrome dos ovários policísticos e, 423
- à perda de peso, 727
Resistina, 84, 161, 232, 338, 360
Resolução de problemas, 533
Ressonância magnética, 762, 878
Restrição(ões), 738
- dietéticas crônicas, 67
Resumo, na entrevista motivacional, 537
Retatrutida, 902

Rins, 413
Risco
- anestésico, 823
- cardiovascular
- - associado à reposição de testosterona, 448
- - nas pessoas com obesidade, 774
- cirúrgico e anestésico no paciente com
   obesidade grave, 818
- de câncer, 325
- de fratura, 803
- de institucionalização, 304
Ritmo circadiano, 90, 912
Rotulagem nutricional, 52

S

Sacarato de hidróxido férrico, 815
Sacarina, 558
Sacarose, 504
Saciação, 213, 214
Saciedade, 213, 214
Sarcopenia, 304
Saturação de transferrina, 812
Saúde individualizada, 881
Secreção de insulina, 195, 747
Secretagogos de insulina, 680
Segurança na cirurgia bariátrica, 774
Semaglutida, 649, 652, 669, 677, 898, 899
- benefícios cardiovascular e renal, 612, 616
- bimagrumabe, 649
- efeitos
- - glicêmicos, 610
- - na pressão arterial, 611
- - no peso corporal no paciente com
   diabetes *mellitus* tipo 2, 611
- eficácia clínica
- - em diabetes *mellitus* tipo 2, 610
- - em obesidade, 613
- - em diabetes *mellitus* tipo 2, 613
- farmacologia, 610
- indicações, 612
- insuficiência renal ou hepática, 613
- no tratamento da obesidade, 613
- oral, 616
- segurança e precauções em populações
   especiais, 612
- uso em adolescentes, 616
- uso em pessoas idosas, 613
Sensibilidade tecidual aos glicocorticoides, 96
Sensibilizadores da ação insulínica, 673
Sensor de ácidos graxos, 87
Septotomia endoscópica para fugas
   crônicas, 855
Setmelanotida, 655, 906
Sibutramina, 297, 298, 355, 402, 470, 646, 653, 670
- efeitos adversos, 586
- estudo(s)
- - SCOUT, 584
- - clínicos, 581
- - de segurança, 584
- - em adolescentes, 584
- - em pacientes com
- - - esteato-hepatite, disfunção endotelial e
   hipertrofia do miocárdio, 583
- - - transtorno da compulsão alimentar, 584
- interações medicamentosas, 586

926 Índice Alfabético

- orlistate, 646
- posologia, 586
- prescrição, 586
- topiramato, 646
Sinais
- carreados por nutrientes, 71
- de adiposidade, 71
- gerados nos tecidos periféricos, 70
- gustativos, 76
- hormonais, 71
Sinalização da insulina, 334
Síndrome(s)
- complexas associadas com a resistência
  à insulina, 280
- da apneia obstrutiva do sono, 90, 239, 326, 770
- da hiperestimulação ovariana, 427
- da hipoventilação da obesidade, 770
- de Alström, 262, 272, 280
- de Bardet-Biedl, 104, 262, 270
- de Berardinelli-Seip, 277
- de Börjeson-Forssman-Lehmann, 273
- de Cohen, 272
- de Cushing, 95, 402
- de Donohue, 280
- de Down, 273
- de *dumping*, 748, 749, 788
- - precoce, 748
- - tardia, 748, 749
- de hipoventilação da obesidade, 326, 373
- de Kabuki, 273
- de Meckel-Gruber, 272
- de Prader-Willi, 104, 262, 268, 269, 865
- de pseudotumor cerebral, 327
- de Rabson-Mendenhall, 280
- de Reaven, 243
- de resistência à insulina, 243
- - decorrentes de defeitos na sinalização
    da insulina, 280
- de Rubinstein-Taybi, 273
- de Simpson-Golabi-Behmel, 273
- de Werner, 280
- de Wernicke-Korsakoff, 795
- dismetabólica, 243
- - relacionada com o depósito de ferro, 884
- do comer noturno, 462, 471, 641
- dos ovários policísticos (SOP), 238, 596, 606
- - associada à obesidade e genética, 424
- - cirurgia bariátrica, 428
- - critérios diagnósticos da, 424
- - impacto da obesidade na, 425
- - infertilidade, 427
- - liraglutida e, 606
- - orlistate e, 596
- - papel da resistência insulínica, 423
- - patogênese da, 423
- - risco cardiovascular, 426
- - tratamento da obesidade e, 426, 427
- genéticas
- - associadas à obesidade, 268
- - causadoras de resistência à insulina, 277
- hipertensivas na gestação, 452, 453
- lipodistróficas, 277
- Mckusick-Kaufman, 272
- metabólica, 112, 116, 147, 235, 237-239, 243,
  282, 296, 321, 406

- - adiposidade central e, 124
- - alterações do metabolismo lipídico na, 254
- - aspectos práticos da avaliação clínica da, 240
- - aterosclerose c, 253, 255
- - câncer e, 239
- - classificação, 236
- - comorbidades, 244
- - complexidade da, 246
- - componentes da, 283
- - condições associadas, 237
- - controvérsias, 240
- - doença
- - - hepática esteatótica metabólica e, 237
- - - renal crônica e, 238
- - em nipo-brasileiros, 129
- - epidemiologia, 243
- - fenótipo, 244
- - fisiopatologia, 235, 246, 283
- - hipogonadismo e, 239
- - idade, 244
- - marcadores para, 296
- - na infância e na adolescência, 282
- - no adulto, diagnóstico de, 243
- - origem étnica, 243
- - orlistate e, 595
- - síndrome
- - - da apneia obstrutiva do sono e, 239
- - - dos ovários policísticos e, 238
- - terapia antirretroviral e, 240
- plurimetabólica, 243
- pós-covid em pacientes com obesidade, 459
- X, 243
Sirtuínas, 436
Sistema(s)
- Aspire Assist®, 847
- cardiovascular, 256
- de anastomose magnética sem incisão, 847
- de escore de riscos, 822
- de prazer e recompensa, 63
- de terapia de aspiração, 847
- de Vigilância de Fatores de Risco e
    Proteção para Doenças Crônicas
    por Inquérito Telefônico, 28
- endocanabinoide, 86, 100, 905
- gustativo, 75
- hipocretinas/orexinas, 466
- hipotalâmico, 87
- homeostático, 63
- nervoso
- - central, 178
- - simpático, 177, 354
- renina-angiotensina-aldosterona, 339, 354
Sleeve gástrico, 701
Sobrecarga de ferro, 884, 886
- e alterações glicêmicas, 886
- em pacientes com síndrome metabólica, 886
Sorbitol, 562
Spatz®, 845
Stents
- *double pigtail*, 857
- para fístulas agudas ou crônicas, 856
- revestidos, 857
Subescapular, prega cutânea, 17
Substâncias vasoativas e fibrogênicas, 414

Sucralose, 561
Sulfato
- de glucosamina, 406
- ferroso, 815
Sulfonilureias, 299, 403, 662, 680
Superfície corpórea, 223
Suplementação nutricional, 788
Suprailíaca, prega cutânea, 17
Survodutida, 899
Sutura endoscópica, 856

T

Taldefgrobep, 903
Taumatina, 561
Taxa metabólica baixa, 98
Taxação de bebidas açucaradas, 51, 52
Tecido
- adiposo, 83, 85, 154, 156, 158, 187,
    256, 333, 339, 806
- - bege, 166, 167, 179
- - bege/*brite*, 166, 167
- - branco, 155, 227, 743
- - como órgão endócrino, 420
- - da medula óssea, 806
- - diferenciação do, 158
- - dinâmica metabólica do, 228
- - do epicárdio e perirrenal e resistência
    à ação da insulina, 339
- - e resistência à ação da insulina, 333
- - e sistema cardiovascular, 256
- - ectópico, 142
- - humano, 154
- - marrom, 85, 166, 167, 187, 745
- - - como órgão secretor de fatores
      autócrinos e parácrinos, 170
- - - em seres humanos, 179
- - nos fenótipos metabólicos da obesidade, 166
- - perivascular, 366
- - subcutâneo, 143
- - visceral, 142, 227, 228
- muscular
- - e resistência à ação da insulina, 340
- - esquelético, 233
Técnica(s)
- analíticas empregadas em análises
    metabolômicas, 878
- de *clamp*, 195
- de diluição, 20
- de *taping*, 405
Tecnologia digital para mensurar a
    ingestão alimentar, 211
Temperatura, 92
Tempo de tela, 90
Terapia(s)
- antirretroviral, 240
- centradas no tecido adiposo marrom, 171
- cognitivo-comportamental, 530, 531, 533
- de pressão positiva nas vias respiratórias, 772
- de reposição
- - com testosterona, 447
- - hormonal, 666
- endoscópica(s), 846
- - a vácuo, 855
- - bariátricas e metabólicas, 843
- incretínicas, 898
- não incretínicas, 903
- nutricional, 498

Termogênese, 72, 177
- adaptativa, 187
- alimentar, 224
- obrigatória, 187
Teste(s)
- de supressão de insulina, 196
- de tolerância
- - à insulina, 197
- - intravenosa à glicose com amostragem frequente, 197
- - oral à glicose, 197
- *Enhanced Liver Fibrosis* (ELF®), 397
- para avaliação do risco cardiovascular, 820
Testosterona, 425
Tiamina, 788, 795
Tirzepatida, 145, 629, 631, 635, 655, 670, 678
TNF-α, 360
Tomografia computadorizada, 762
Topiramato, 638, 654
Topografia do tecido adiposo, 227
Traços de personalidade do indivíduo, 93
Transferrina, 813
Transplante de tecido adiposo marrom, 172
Transporte de ferro, 811
TransPyloric Shuttle®, 846
Transtorno(s)
- alimentares, 462, 477, 639, 788
- - e obesidade, 477
- - relacionados com o ciclo sono-vigília, 462
- ansiosos e obesidade, 476
- da compulsão alimentar, 463, 469, 584, 640
- - aspectos nutricionais, 525
- - avaliação nutricional, 526
- - conduta nutricional, 527
- - e sibutramina, 584
- - epidemiologia, 525
- - fatores etiológicos, 525
- - orientação nutricional no, 524

- - quadro clínico, 524
- - tratamento, 526
- do déficit de atenção com hiperatividade e obesidade, 477
- do humor, 475
- - e obesidade, 476
- do uso de álcool e obesidade, 477
- psiquiátricos
- - e cirurgia bariátrica e metabólica, 780
- - e obesidade, 779
- - em pacientes com obesidade, 476
Tratamento
- comportamental, 297
- endoscópico
- - da obesidade, 843
- - das complicações da cirurgia da obesidade, 852
- nutricional do diabetes *mellitus*, 503
Trato gastrointestinal, 76
Treinamento
- combinado, 546
- resistido, 543
Tri-iodotironina (T$_3$), 97, 170
Tributilestanhos, 91
Tríceps, prega cutânea, 17
Triglicerídeos, 346
Tromboembolismo
- pulmonar, 757
- venoso, 821
Trombose venosa profunda, 757
Tubo gástrico torcido após gastrectomia vertical, 858
Tumores hipotalâmicos, 99

U

UCP-1, 187, 188
Úlcera marginal, 853
Ultrassonografia, 761
Urbanização, 92
Urgências em cirurgia bariátrica, 757

V

Vacinação para covid-19, 456
Valores, 537
Variação cíclica do peso
- na evolução da obesidade, 67
- na morbimortalidade, 67
Vaspina, 228, 338
Via(s)
- de parto, 453
- de resistência à insulina, 144
- de sinalização que regulam o tecido adiposo marrom, 169
- hiperglicemiantes derivadas da lipólise, 144
Vigilantes do Peso, 521
Vírus AD36, 262
Visfatina, 161, 228, 338
Vitamina
- A, 790, 795
- antineurítica, 795
- B, 788
- B$_1$, 788, 789, 796
- B$_6$, 789
- B$_9$, 790, 796
- B$_{12}$, 789, 796
- D, 401, 402, 790
- E, 399
VLDL, 346
Vômitos, 788

X

Xenina, 751
Xilitol, 562

Z

Zinco, 792
Zona termoneutra, 92
Zonisamida, 639